Lehrbuch der Anaesthesiologie und Wiederbelebung

Herausgegeben von R. Frey · W. Hügin · O. Mayrhofer

Unter Mitarbeit von H. Benzer

Mit Beiträgen von F. E. Adelstein · F. W. Ahnefeld · R. Beer · G. Benad
A. Benke · H. Bergmann · J. Brunner · H. P. Burri · F. Chott · A. Doenicke · R. Droh
R. Dudziak · R. A. van Dyke · H. Eisterer · V. Feurstein · H. Foitzik · M. Frahm
G. Franz · R. Frey · R. Fritsch · P. Fritsche · M. Gemperle · O. Giebel · U. Gött
J. Grote · M. Günther · B. Haid · M. Halmágyi · H. J. Harder · O. Harth
W. F. Henschel · P. Herzog · L. P. Holländer · K. L. Horatz · W. Hügin · O. H. Just
F. Kern · E. Kolb · H. Kreuscher · R. Kucher · H. L'Allemand · P. Lawin
Ch. Lehmann · S. J. Loennecken · H. Lutz · K. H. Martin · J. Maurath · I. Maurhoff
O. Mayrhofer · K. Miyamoto · W. Niederer · H. Nolte · O. P. Norlander · H. Oehmig
P. Porges · H. Poulsen · K. G. Pulver · K. Rehder · I. Remes · E. Rügheimer
K. Soehring · D. Soga · K. Steinbereithner · J. Stoffregen · G. Thews · B. Tschirren
Th. Valerius · H. R. Vogel · W. Vogel · K. H. Weis · W. Weissauer
K. Wiemers · L. Wilken · F. X. Wohlzogen · W. E. Zimmermann · M. Zindler

Zweite, neubearbeitete und erweiterte Auflage

Mit 384 Abbildungen und einer Falttafel

Springer-Verlag Berlin · Heidelberg · New York 1971

ISBN 3-540-05196-1 Springer-Verlag Berlin · Heidelberg · New York
ISBN 0-387-05196-1 Springer-Verlag New York · Heidelberg · Berlin

Satz-, Druck- und Bindearbeiten: Universitätsdruckerei H. Stürtz AG., Würzburg

Vorwort zur zweiten Auflage

Wohl kaum ein zweites Spezialfach der klinischen Medizin hat in den vergangenen 15 Jahren seit dem Erscheinen der ersten Auflage unseres Lehrbuches eine so gewaltige Entwicklung und Ausweitung genommen wie die Anaesthesiologie. Es erschien daher hoch an der Zeit, der ersten Auflage dieses Buches, deren deutsche und spanische Versionen seit Jahren vergriffen waren, eine zweite, völlig neu bearbeitete, folgen zu lassen.

1955, als die erste Auflage erschien, wurde in Scheveningen beim Ersten Weltkongreß für Anaesthesiologie der Weltbund der Anaesthesiegesellschaften (WFSA) gegründet. Ihm gehörten damals 27 nationale Gesellschaften mit insgesamt ca. 3000 Mitgliedern an. Heute umfaßt die WFSA 60 Mitgliedsgesellschaften mit über 25000 individuellen Mitgliedern.

Aber auch qualitativ, nicht nur quantitativ, ist unser Fach seit 1955 gewachsen: Die Anaesthesiologie ist keine Hilfswissenschaft mehr, kein Anhängsel der Chirurgie, sondern sie ist der gleichberechtigte Partner aller anderen klinischen Disziplinen, mit denen sie in innigstem täglichem Kontakt steht. Dementsprechend genießen auch ihre Vertreter das gleiche akademische Ansehen und stehen in den gleichen Positionen wie die Vertreter anderer Fächer. Im deutschen Sprachraum, wo um 1960 die ersten Universitätsprofessoren für Anaesthesiologie ihre Antrittsvorlesungen hielten, sind im abgelaufenen Jahrzehnt die Lehrstühle und die selbständigen Anaesthesieabteilungen wie die Pilze aus dem Boden gewachsen.

Und wie hat sich doch das Fach selbst inzwischen ausgeweitet! Neue Agentien wurden entwickelt und zwar sowohl auf dem Sektor der Inhalationsnarkose (Halothan, Methoxyfluran), der i.v. Narkose (Neuroleptika, Analgetika, Propanidid, Ketamin etc.), der Relaxantien und der Lokalanaesthetika. Die Methoden sind sicherer und angenehmer für den Patienten geworden und haben die Tätigkeit der Operateure erleichtert und erweitert. Die offene Herzchirurgie, 1955 noch in den Kinderschuhen, hat sich inzwischen bis zur Herztransplantation entwickelt. Und die Anaesthesiologie hat Schritt gehalten: Aus der akuten Reanimation wurde die chronische mit Langzeitbeatmung; Reanimationszentralen und Intensivtherapiestationen sind aus den Aufwachräumen der 50er Jahre entstanden – und der weitere Fortschritt ist noch kaum voraussehbar.

Entsprechend der Ausweitung unseres Fachgebietes hat sich auch der Rahmen dieses Werkes erweitert zum „Lehrbuch der Anaesthesiologie *und* Wiederbelebung“. Um jedoch den Umfang des Buches noch in tragbaren Grenzen zu halten, haben wir das Kapitel „Intensivmedizin“ bewußt auf die

Behandlung der wichtigsten Grundlagen beschränkt, zumal es auf diesem Sonderbereich schon ausführliche einschlägige Spezialwerke gibt.

Die Herausgeber dieses Buches sind die gleichen geblieben. Von den ursprünglichen Bearbeitern weilen leider manche nicht mehr unter uns. Andere konnten aus verschiedenen sonstigen Gründen an der zweiten Auflage nicht mehr mitwirken. Wir glauben aber, daß es uns gelungen ist, neben vielen altbewährten Autoren der Erstauflage eine ausgezeichnete Gruppe junger Wissenschaftler aus der zweiten Generation unseres Faches, sowie Experten aus den angrenzenden Wissensgebieten als neue Co-Autoren gewonnen zu haben. Ihnen allen gilt unser Dank für die Ablieferung der Manuskripte, aber auch für ihr Verständnis für die schwierige Aufgabe der Herausgeber, die oft recht heterogenen Beiträge auf einen Nenner zu bringen, zu streichen, wo allzu krasse Überschneidungen vorlagen und zu ergänzen, wo noch etwas fehlte. Besonderer Dank gebührt Herrn Oberarzt Dr. P. FRITSCHE, Homburg a. d. Saar, und Frau Priv.-Doz. Dr. L. WILKEN, Freiburg, die in der Vorphase, und Herrn Univ.-Doz. Dr. HERBERT BENZER, Wien, der in der Endphase des Entstehens dieser zweiten Auflage die diffizile Aufgabe der Detailredaktion übernahm und damit die Herausgeber ganz außerordentlich entlastete. Nicht zuletzt aber möchten wir auch diesmal wieder dem Verlag danken, der einmal mehr keine Mühen und Kosten gescheut hat, um diesem Buch den entsprechenden äußeren Rahmen zu geben.

Als vor 15 Jahren die erste Auflage dieses Werkes auf den Markt kam, bestand im deutschen Sprachgebiet ein ausgesprochener Nachholbedarf auf dem Sektor der Anaesthesieliteratur. Heute existieren wohl Kurzlehrbücher und Einzeldarstellungen aus dem Gesamtgebiet der Anaesthesiologie. Trotzdem sind wir überzeugt, daß auch diese zweite, erweiterte und völlig überarbeitete Auflage ihren Leserkreis unter Ärzten und Studierenden finden wird, weil sie die heute verfügbare Literatur ergänzt und das Gesamtgebiet unseres Faches in einem Band zusammenfaßt.

Mainz, Basel und Wien, im Januar 1971 — Die Herausgeber

Vorwort zur ersten Auflage

Die Anaesthesiologie als Spezialgebiet der Medizin kann auf ein über 100jähriges Bestehen zurückblicken. Die Monographien von JOHN SNOW, dem ersten hauptberuflichen Anaesthesisten, haben den Reigen der grundlegenden Sammelwerke über die Anaesthesie eröffnet.

Im deutschen Sprachgebiet kamen die ersten Einzelwerke über das anfangs als „Narkologie" bezeichnete Fach um die Jahrhundertwende heraus. Sie waren – entsprechend der in Zentraleuropa erst spät einsetzenden Spezialisierung der Anaesthesie – zunächst von Chirurgen, Zahnärzten, Pharmakologen und Physiologen verfaßt. An neueren Werken seien erwähnt: v. BRUNN (1913); HESSE, LENDLE und SCHÖN (1927); KILLIAN (1934); SCHIFFBÄUMER (1947); MORITSCH (1949); MOSER (1951); IRMER und KOSS (1951); SCHÖN (1952); KILLIAN und WEESE (1954) u. a.

Deutschsprachige Anaesthesisten sind bisher nur mit Monographien über *Einzelgebiete* unseres Faches hervorgetreten, wie MAYRHOFER (1949) und HÜGIN (1951). Darüber hinaus gibt es noch eine Reihe von Übersetzungen wertvoller ausländischer Arbeiten, z. B. die Bücher von HENLEY (1951), BEECHER (1952), HUNTER (1952), GILLESPIE (1953) und MACINTOSH (1953).

Nach einem von in der Praxis stehenden Anaesthesisten für in der Praxis stehende Anaesthesisten geschriebenen, *alle* Gebiete der modernen Anaesthesiologie umfassenden *Sammelwerk* in deutscher Sprache besteht ein ausgesprochenes Bedürfnis. Diese Lücke auszufüllen, ist der Zweck unseres Buches. Es soll in knapper und übersichtlicher Form dem Studenten und Arzt einen Einblick in das neue Fachgebiet ermöglichen, dem in Ausbildung begriffenen Anaesthesisten ein zuverlässiger Ratgeber, dem praktisch tätigen Anaesthesiologen in Zweifelsfällen als Nachschlagewerk zur Hand sein, dem auf dem Gebiet der Anaesthesie tätigen Forscher als literarische Basis für seine weitere Arbeit dienen und den Angehörigen der Nachbargebiete, insbesondere der operativen Fächer, der Inneren Medizin, Neurologie, Psychiatrie, Kinderheilkunde usw., der Grundlagenforschung in Physiologie, Pharmakologie und Pathologie, sowie der chemisch-pharmazeutischen und physikalisch-technischen Forschung die *Probleme und Möglichkeiten der modernen Anaesthesie* nahebringen.

Da alle deutschsprachigen Anaesthesisten infolge des Mangels an ausgebildeten Mitarbeitern noch allzu tief in der täglichen praktischen Arbeit im Operationssaal und bei der Ausbildung des Nachwuchses stecken, war die Fertigstellung dieses Buches nur durch rationelle Teilung der Arbeit möglich, indem jeder Mitarbeiter Gebiete übernahm, in die er sich bereits besonders eingearbeitet hatte. Die redaktionelle Zusammenfassung, die Einhaltung einer einheitlichen Linie und die Vermeidung von Wiederholungen war durch die Vielzahl der Helfer naturgemäß erschwert. Das Literaturverzeichnis konnte bei allem Streben nach Vollständigkeit nur eine Auswahl der wichtigsten und zugänglichsten Arbeiten bringen. Die Herausgeber hoffen, ihre Aufgabe dank der unermüdlichen und großzügigen Unterstützung durch den Verlag gelöst und ein Buch aus der Praxis für die Praxis, ein klinisches Buch, geschrieben zu haben.

Zum Schluß sei es uns gestattet, den zahlreichen Freunden und Förderern unseres Faches in aller Welt zu danken, ohne deren Rat und Hilfe dieses Buch nicht zustande gekommen wäre. Es ist gar nicht möglich, ihre Verdienste im einzelnen zu würdigen und auszudrücken, was wir ihnen schulden.

Heidelberg, Basel und Wien, im August 1955 — Die Herausgeber

Inhaltsverzeichnis

C. Praxis der Anaesthesie

D. Wiederbelebung

F. Der Anaesthesist

Autorenverzeichnis

Frau Priv.-Doz. Dr. Felicitas Elisabeth Adelstein
Universitäts-Augenklinik, D-6300 Gießen, Friedrichstraße 18
Professor Dr. F. W. Ahnefeld
Leiter der Abteilung für Anaesthesiologie der Universität, D-7900 Ulm, Steenhövelstraße 9
Professor Dr. R. Beer
Vorstand des Instituts für Anaesthesiologie der Universität, D-8000 München 15, Nußbaumstraße 20
Doz. Dr. med. habil. G. Benad
Direktor der Anaesthesie-Abteilung des Bereiches Medizin der Universität Rostock, DDR-25 Rostock, Leninallee 35
Dr. med. univ. A. Benke
Leitender Facharzt für Anaesthesiologie, Krankenanstalt Rudolfstiftung, A-1030 Wien, Boerhaavegasse 8
Univ.-Doz. Dr. H. Benzer
Oberarzt am Institut für Anaesthesiologie der Universität, A-1090 Wien, Spitalgasse 23
Univ.-Doz. Dr. H. Bergmann
Vorstand des Instituts für Anaesthesiologie, Allgemeines öffentliches Krankenhaus, A-4020 Linz
Dr. J. Brunner
Oberarzt am Institut für Anaesthesiologie der Universität, A-1090 Wien, Spitalgasse 23
Oberarzt Dr. H. P. Burri
Blutspendezentrum SRK, Ch-4000 Basel, Hebelstraße 10
Dr. F. Chott
Oberarzt am Institut für Anaesthesiologie der Universität, A-1090 Wien, Spitalgasse 23
Professor Dr. A. Doenicke
Vorstand der Anaesthesie-Abteilung der Chirurgischen Poliklinik, D-8000 München 15, Pettenkoferstraße 8a
Dr. R. Droh
Chefarzt der Städtischen Krankenanstalten, D-4500 Osnabrück
Professor Dr. R. Dudziak
Abteilung für Anaesthesiologie der Universität, D-4000 Düsseldorf, Moorenstraße 5
R. A. van Dyke, Ph. D., Consultant, Assistant Professor of Biochemistry
Department of Anesthesiology, Mayo Clinic, 200 First Street Southwest, Rochester, Minnesota 55901, U.S.A.
Dr. H. Eisterer
Oberarzt am Institut für Anaesthesiologie der Universität, A-1090 Wien, Spitalgasse 23
Univ.-Doz. Dr. V. Feurstein
Vorstand der Abteilung für Anaesthesiologie, Landeskrankenhaus, A-5020 Salzburg

Dr. H. Foitzik
Anaesthesie-Abteilung des Allgemeinen Krankenhauses Altona, D-2000 Hamburg 50, Allee 164

Doz. Dr. med. Margarete Frahm
Pharmakologisches Institut der Universität, D-2000 Hamburg 20, Martinistraße 52

Dr. G. Franz
Institut für Anaesthesiologie der Universität, D-7800 Freiburg i. Br., Hugstetterstraße 55

Professor Dr. med. R. Frey, F.F.A.R.C.S.,
Direktor des Instituts für Anaesthesiologie der Johannes Gutenberg-Universität, D-6500 Mainz, Langenbeckstraße 1

Priv.-Doz. Dr. med. vet. R. Fritsch
Chirurgische Universitäts-Tierklinik, D-8000 München 22, Veterinärstraße 13

Dr. P. Fritsche
Oberarzt der Anaesthesie-Abteilung der Universitätskliniken, D-6650 Homburg a. d. Saar

Professor Dr. M. Gemperle
Direktor des Instituts für Anaesthesiologie der Universität Hospital Cantonal, CH-1200 Genf

Priv.-Doz. Dr. O. Giebel
Chefarzt der Anaesthesie-Abteilung des Ev. Krankenhauses „Bethesda“, D-4050 Mönchengladbach, Ludwig-Weber-Straße 15

Professor Dr. U. Gött
Chefarzt der Anaesthesie-Abteilung, Städtische Krankenanstalten, D-5400 Koblenz

Priv.-Doz. Dr. med. Dr. rer. nat. J. Grote,
Physiologisches Institut der Johannes Gutenberg-Universität, D-6500 Mainz, Saarstraße 21

Dr. Maria Günther
Städtisches Krankenhaus, Anaesthesieabteilung, D-7850 Lörrach

O. Univ.-Professor Dr. B. Haid
Vorstand des Instituts für Anaesthesiologie der Universität Innsbruck, A-6010 Innsbruck

Priv.-Doz. Dr. M. Halmágyi
Oberarzt am Institut für Anaesthesiologie der Universität, D-6500 Mainz, Langenbeckstraße 1

Dr. med. H. J. Harder
Chefarzt der Anaesthesie-Abteilung, Blut-Depot des Krankenhauses München-Schwabing, D-8000 München 23

Priv.-Doz. Dr. O. Harth
Physiologisches Institut, D-6500 Mainz, Saarstraße 21

Obermedizinalrat Dr. W. F. Henschel
Direktor der Allgemeinen Anaesthesie-Abteilung der Kliniken der Freien Hansestadt Bremen, D-2800 Bremen, St. Jürgenstraße

Dr. P. Herzog
Anaesthesiologisches Forschungslaboratorium, Thoraxklinik, Karolinska Krankenhaus, S-10401 Stockholm

Professor Dr. L. P. Holländer
Leiter des Blutspendenzentrums, CH-4000 Basel, Hebelstraße 10

Professor Dr. K. L. Horatz
Direktor der Anaesthesie-Abteilung der Chirurgischen Universitätsklinik, D-2000 Hamburg 20, Martinistraße 52

Professor Dr. W. HÜGIN
Direktor des Instituts für Anaesthesiologie der Universität, Bürgerspital, CH-4000 Basel
Professor Dr. O. H. JUST, Ordinarius für Anaesthesiologie der Universität Heidelberg
Direktor des Instituts für Anaesthesiologie der Chirurgischen Universitätsklinik, D-6900 Heidelberg
Dr. F. KERN
Chefarzt der Anaesthesie-Abteilung, Kantonspital, CH-9000 St. Gallen
Professor Dr. E. KOLB
Leiter der Anaesthesie-Abteilung der Medizinischen Fakultät der Freien Universität, Westendkrankenhaus, D-1000 Berlin 19, Spandauer Damm 130
Priv.-Doz. Dr. H. KREUSCHER
Oberarzt am Institut für Anaesthesiologie der Universitätskliniken, D-6500 Mainz, Langenbeckstraße 1
Univ.-Professor Dr. R. KUCHER
I. Oberarzt am Institut für Anaesthesiologie der Universität, A-1090 Wien, Spitalgasse 23
Professor Dr. H. L'ALLEMAND
Direktor der Abteilung für Anaesthesiologie der Universitätskliniken, D-6300 Gießen, Klinikstraße 37
Priv.-Doz. Dr. P. LAWIN
Chefarzt der Anaesthesie-Abteilung des Allgemeinen Krankenhauses Altona, D-2000 Hamburg 50, Allee 164
Dr. CHARLOTTE LEHMANN
Chefärztin der Anaesthesie-Abteilung und des Blutspendedienstes der Chirurgischen Klinik und Poliklinik rechts der Isar, D-8000 München 8, Ismaningerstraße 22
Professor Dr. S. J. LOENNECKEN
Leiter der Anaesthesie-Abteilung der Neurochirurgischen Universitätsklinik, D-5000 Köln-Lilienthal, Josef-Stelzmann-Straße 9
Priv.-Doz. Dr. H. LUTZ
Direktor der Anaesthesie-Abteilung, Klinikum Mannheim der Universität Heidelberg, D-6800 Mannheim
Dr. med. habil. K. H. MARTIN
Leiter der Anaesthesie-Abteilung der Chirurgischen Universitätsklinik, DDR-402 Halle-Saale, Leninallee 16
Professor Dr. J. MAURATH
Leiter des Krankenhauses, D-7630 Lahr
Dr. I. MAURHOFF
Institut für Anaesthesiologie der Universität, D-7800 Freiburg i. Br., Hugstetterstraße 55
Univ.-Professor Dr. med. O. MAYRHOFER, F.A.C.A., F.F.A.R.C.S.,
Vorstand des Instituts für Anaesthesie der Universität Wien, A-1090 Wien, Spitalgasse 23
Dr. K. MIYAMOTO
Oberarzt des Instituts für Anaesthesiologie der Universität Basel, Bürgerspital CH-4000 Basel, Spitalstraße 21
Dr. med. W. NIEDERER
Oberarzt am Institut für Anaesthesiologie der Universität Basel, Bürgerspital, CH-4000 Basel, Spitalstraße 21
Priv.-Doz. Dr. H. NOLTE, M.D.D.A.
Chefarzt des Instituts für Anaesthesie, Stadt- und Kreiskrankenhaus, D-4950 Minden, Portastraße 9

Dozent Dr. O. P. NORLANDER
Leiter der Anaesthesieabteilung, Thoraxklinik, Karolinska Krankenhaus, S-10401 Stockholm

Professor Dr. H. OEHMIG, Ordinarius für Anaesthesiologie
Direktor des Anaesthesie-Zentrums der Universitätskliniken, D-3550 Marburg a. d. Lahn, Robert-Koch-Straße 8

Dr. P. PORGES
Oberarzt am Institut für Anaesthesiologie der Universität, A-1090 Wien, Spitalgasse 23

Professor Dr. H. POULSEN
Institut für Anaesthesiologie der Universität, Kommunehospital, DK-8000 Aarhus

Priv.-Doz. Dr. K. G. PULVER
Chefarzt der Anaesthesieabteilung der Krankenanstalten Sarepta, D-4813 Bethel, Burgsteig 13

Professor K. REHDER, M.D.
Professor of Anaesthesiology, Mayo Clinic, Department of Anesthesiology, Rochester, Minnesota 55901, U.S.A.

Primaria Dr. ILSE REMES
Leitende Anaesthesistin am a. ö. Krankenhaus der Stadt St. Pölten, A-3100 St. Pölten

Professor Dr. E. RÜGHEIMER
Vorstand der Anaesthesie-Abteilung der Chirurgischen Universitätsklinik, D-8520 Erlangen, Krankenhausstraße 12

Professor Dr. K. SOEHRING
Direktor des Pharmakologischen Instituts der Universität, D-2000 Hamburg 20, Martinistraße 52

Dr. D. SOGA
Institut für Anaesthesiologie der Universität, D-8000 München 15, Nußbaumstraße 20

Professor Dr. K. STEINBEREITHNER
Oberarzt am Institut für Anaesthesiologie der Universität, A-1090 Wien, Spitalgasse 23

Professor Dr. J. STOFFREGEN
Direktor des Instituts für klinische Anaesthesie der Universität, D-3400 Göttingen, Goßlerstraße 10

Professor Dr. med. Dr. rer. nat. G. THEWS
Direktor des Physiologischen Instituts der Johannes Gutenberg-Universität, D-6500 Mainz, Saarstraße 21

Professor Dr. B. TSCHIRREN
Chefarzt der Anaesthesie-Abteilung der Universitätskliniken, Inselspital, CH-3008 Bern

TH. VALERIUS, Leitende Anaesthesieschwester
Institut für Anaesthesiologie der Universität, D-6500 Mainz, Langenbeckstraße 1

Professor Dr. med. H. R. VOGEL
Leiter der Sportphysiologischen Abteilung des Staatlichen Hochschulinstituts für Leibeserziehung, D-6500 Mainz, Saarstraße 21

Dr. W. VOGEL
Oberarzt am Institut für Anaesthesiologie der Universität, D-7800 Freiburg i. Br., Hugstetterstraße 55

Professor Dr. K. H. WEIS
Vorstand der Anaesthesie-Abteilung der Universitätskliniken, Luitpoldkrankenhaus, D-8700 Würzburg, Josef-Schneider-Straße 2

Ministerialdirigent W. Weissauer
Justizpalast, D-8050 Freising, Eckerstraße 34
Professor Dr. K. Wiemers
Direktor des Instituts für Anaesthesiologie der Universität, D-7800 Freiburg i. Br., Hugstetterstraße 55
Priv.-Doz. Dr. Lisa Wilken
Chefärztin der Anaesthesieabteilung des Städtischen Krankenhauses Lemgo, D-4920 Lemgo, Rintelnerstraße 85
Univ.-Professor Dr. F. X. Wohlzogen
Vorstand des Instituts für medizinische Statistik und Dokumentation der Universität, A-1090 Wien, Schwarzpanierstraße 17
Priv.-Doz. Dr. W. E. Zimmermann
Chirurgische Universitätsklinik, D-7800 Freiburg i. Br., Hugstetterstraße 55
Professor Dr. M. Zindler
Vorstand des Instituts für Anaesthesiologie der Universität, D-4000 Düsseldorf, Moorenstraße 5

Kapitel A: Allgemeine Vorbemerkungen

I. Einleitung

R. Frey, W. Hügin und O. Mayrhofer

Dieses Buch ist in erster Linie geschrieben worden, um dem angehenden Facharzt für Anaesthesie ein Lehrmittel in die Hand zu geben, das ihn durch die gesamte Spezialisierung in Anaesthesie und Wiederbelebung begleiten möge. Zu den einzelnen Abschnitten des Fachgebietes soll es ihm aus kompetenter Feder eine Übersicht geben. Das Buch kann auch dem Chirurgen, der sich für die Probleme der Anaesthesie interessiert, als Nachschlagewerk dienen und die Möglichkeiten aufzeigen, die in einem bestimmten Fall zur Verfügung stehen. Auch dem klinischen Studenten, der sich eingehender mit dem Fach beschäftigen möchte, kann es sehr nützlich sein.

Es ist unvermeidlich, daß ein so umfassendes Werk bis zu seinem Erscheinen schon leichte Alterserscheinungen aufweist, und dennoch besteht ein Bedürfnis für ein Lehrmittel von diesem Umfang und von dieser Ausführlichkeit. Selbstverständlich erübrigen sich dadurch Monographien nicht; im Gegenteil, sie sind immer moderner, tiefgründiger und auf der Höhe der Wissenschaft, also notwendig.

Ein weiterer Nachteil eines umfassenden Lehrbuches ist, daß es kaum mehr von einem einzigen oder wenigen Autoren geschrieben werden kann, sondern es wird ein Vielmännerbuch sein, wie das vorliegende Werk. Damit sind Wiederholungen und Überschneidungen praktisch unvermeidlich. Die Herausgeber hatten nicht die Absicht, alle Überschneidungen auszumerzen; im Gegenteil, solche sind bisweilen gerade dann erwünscht, wenn verschiedene Autoren zum gleichen Problem verschiedene Ansichten haben. Wie in allen Spezialitäten der Medizin besteht zu vielen Fragen der Anaesthesie weitgehende Übereinstimmung der Ansichten, vor allem dort, wo die Grundlagenwissenschaften Wirkungen und Zusammenhänge überzeugend nachgewiesen haben. Doch viele Fragen warten noch auf eine wissenschaftliche Beantwortung und solange sie fehlt, stehen divergenten Theorien und persönlichen Ansichten Tür und Tor offen. Selbst dort, wo die Forschung oder Empirie Führungslinien geschaffen haben, gibt es bisweilen viele begehbare Wege und es wäre erstaunlich, wenn nicht alle beschritten würden, auch solche, die beschwerlicher sind als andere. Die Herausgeber haben den Autoren in dieser Hinsicht Freiheiten eingeräumt und es für wünschenswert erachtet, daß der junge Facharzt auch über kontroverse Ansichten ins Bild gesetzt wird.

II. Die Stellung der Anaesthesiologie und die Aufgaben des Anaesthesisten in der heutigen Medizin

R. Frey, W. Hügin und O. Mayrhofer

Die Anaesthesiologie ist als eines der jüngsten Fachgebiete der Medizin in seiner Bedeutung, Anerkennung und Einordnung noch lebhaft diskutiert. Über den Anaesthesisten selbst und seine Aufgaben bestehen zum Teil eigenartige Auffassungen, an denen die historische Entwicklung des Faches schuld sein mag, die in verschiedenen Ländern sehr unterschiedlich verlaufen ist. Teilweise ist die Organisation des Anaesthesiewesens noch so sehr der Tradition verhaftet, daß sich Fortschritte nur äußerst langsam durchsetzen. Es lohnt sich, am Anfang dieses Buches auf das Wesen der Anaesthesie, auf die Funktion des modernen Anaesthesisten, auf seine Stellung in der Medizin und im Spital als Ganzem, auf Tendenzen der Entwicklung und das künftige Ziel der Ausbildung einzugehen.

Der eigentliche Grund für die Existenz des Anaesthesisten ist das Problem des Schmerzes, das die Menschen immer beschäftigt haben dürfte. Dieses Problem hat seit Beginn der wissenschaftlichen biologischen Forschung im Vordergrund gestanden und es wundert nicht, daß zu den ersten pharmakologischen Errungenschaften schmerzlindernde Medikamente gehören. Trotz der unübersehbaren Arbeit, die dem Schmerzproblem gewidmet worden ist, und obwohl antalgetische Substanzen in reichlichem Maß verwendet werden, wissen wir über das Zustandekommen der Schmerzwahrnehmung und über das Wesen der Analgesiewirkung wenig. Die Forschung konnte sich nicht auf die Untersuchung des anaesthetischen Zustandes beschränken; sie hat neuere Gebiete wie das der Psychopharmakologie mit eingeschlossen, ja sie befaßt sich notgedrungen mit dem Grundproblem der Biologie, mit dem Leben selbst und mit der Erregbarkeit der lebenden Materie. H. K. Beecher wies darauf hin, daß eine einzige Wirksubstanz, z. B. ein Barbiturat, in verschiedener Blutkonzentration qualitativ verschiedene Effekte auszulösen vermag. In geringer Konzentration erweist sich die Substanz als Sedativum und Tranquillizer, bei leichter Konzentrationserhöhung ist sie ein Schlafmittel, immer stärker dosiert wird sie zum Schmerzmittel und zum Ego-Depressor, dann zum Anaestheticum, das zuletzt die Erregbarkeit der lebenden Materie und die Funktion wichtiger Organe unterbricht, ja unter bestimmten Bedingungen das Zellgefüge zerstört. Es ist wahrscheinlich, daß allen diesen Effekten ein gleichartiger Wirkungsmechanismus zugrunde liegt. Alles, was die Erregbarkeit der lebenden Stoffe erhöht, oder vermindert, ist von brennendem Interesse. Diese Wirkungen liegen im Zentrum der Tätigkeit des Anaesthesisten, sei er experimenteller Forscher, der an diese Tatsachen fortwährend erinnert wird, sei er klinischer Anaesthesist, der ein Bewußtsein dafür haben muß, wie tiefgreifend sein „kontrollierter physiologischer Eingriff" ist, wie ihn John Gillies genannt hat.

Die Möglichkeiten in die physiologischen Abläufe einzugreifen haben sich in den letzten Jahren gewaltig erweitert, aber auch zur Korrektur pathophysiologischer Abweichungen bieten sich stets bessere Möglichkeiten dar. Der Anaesthesist unterbricht nicht nur das Bewußtsein und dadurch auch die Schmerzwahrnehmung, er läßt diese Funktionen nach Wunsch zurückkehren. Er kann die Sensibilität in einem begrenzten oder ausgedehnteren Körperbereich aufheben, er unterbricht die Spontanatmung absichtlich und eventuell für längere Zeit durch Dämpfung der Atemzentren oder durch Aufhebung der physiologischen Atemerregung. Er blockiert die Verbindung zwischen Nerven und Muskeln und lähmt den Körper. Er hemmt die Funktion autonomer Ganglien, so daß sich die Blutgefäße erweitern und senkt dadurch absichtlich den Blutdruck. Es stehen ihm aber auch Vasoconstrictoren zur Verfügung, mit denen er den Strömungswiderstand der Gefäße vergrößern, und den Blutdruck heben kann. Es ist gelungen, den Sauerstoffbedarf des Organismus durch Eingriffe in den Stoffwechsel und in die Temperaturregulation erheblich zu senken. Man hat also über die vitalen

Funktionen von Empfindung, Wahrnehmung, Bewußtsein, Atmung, Kreislauf, Nervenleitung und Stoffwechsel weitgehend Einfluß. Aufgabe des klinischen Anaesthesisten ist es nun, diese physiologischen Eingriffe an einem Menschen zweckmäßig und in kontrollierter Form vorzunehmen, bei dem sich ungünstige Bedingungen kombinieren, nämlich Krankheit, chirurgische Operation, Blutverlust und ungewöhnliche Lagerung.

Der Anaesthesist, dessen Hauptaufgabe sich im Operationssaal stellt, beschränkt sich indessen nicht mehr auf dieses Gebiet allein, zu seinem unmittelbaren Verantwortungsbereich gehören auch die Vorbereitung zu einer Operation und die Aufwachphase, bzw. die Zeit bis zur Rückkehr physiologischer Verhältnisse. Man konzentriert heute Schwerkranke und Patienten nach sehr eingreifenden Operationen auf Intensivpflegestationen, die eine Weiterentwicklung des Aufwachraumes oder des Recovery Ward sind, also von Behandlungseinheiten, die ursprünglich vom Anaesthesisten allein geführt worden sind. Je nach Spitalorganisation ist der Anaesthesist heute auch als Leiter oder Berater an der Betreuung der Patienten auf Intensivpflegestationen beteiligt. Dementsprechend gehört zu seiner Ausbildung ein Turnus in Innerer Medizin, den er auf Stationen für bronchopulmonale, metabolisch-nephrologische und kardiovasculäre Krankheiten zubringen soll. Er benötigt ferner ein Praktikum auf der Blutbank, eine Ausbildung in den Methoden der Lungenfunktions- und Blutgasanalysen und idealerweise auch eine längere Tätigkeit in einem Pharmakologischen Institut.

Mit der Erweiterung und Vertiefung seiner Ausbildung erreichte der Anaesthesist die erstrebte Anerkennung als Facharzt, die ihm lange Zeit vorenthalten blieb. War er auf dem europäischen Kontinent noch lange Zeit „Erfüllungsgehilfe", so steht er heute auf der gleichen Rangstufe wie der Chirurg und hat einen festen Platz in der gesamten Betreuung des Kranken. Seine Verantwortung ist ähnlich der des Operateurs, und er ist auf seinem Gebiet kompetent und selbst verantwortlich.

Wir müssen jedoch feststellen, daß die praktische Anaesthesie auf dem europäischen Kontinent noch längst nicht jenen Stand der Entwicklung erreicht hat, der ihrer Wichtigkeit entspricht. Eine Besserung ist möglich, wenn wir die Ursachen der Stagnation aufdecken. Das soll hier versucht werden.

Das Fach der Anaesthesie hat, wie jedes andere, auch seine Schattenseiten. Ein Grund dafür liegt in der Vorherrschaft des Chirurgen und in seinem Anspruch, bei Entscheidungen das letzte Wort zu behalten. Das war in früheren Zeiten notwendig, heute auch noch dort, wo der Operateur notgedrungen mit einem nicht kompetenten Narkotiseur zusammenarbeiten muß. Tüchtige Anaesthesisten werden aber feststellen, daß man sich durch gute Leistungen Respekt und Ansehen verschaffen kann. Je mehr tüchtige Ärzte wir zu Anaesthesisten ausbilden, desto mehr wird der Anlaß für die feindselige Haltung der früheren Zeiten oder für die Isolation verschwinden, in die sich manche Pioniere unseres Faches begeben haben. Dieser Tatbestand läßt sich nur abschaffen, wenn es gelingt, den Facharzt für Anaesthesie in die Gesamtmedizin einzuordnen und den Beweis zu erbringen, daß er innerhalb der gesteckten Grenzen kompetenter ist als irgend ein anderer. Der Anaesthesist muß an der allgemeinen Entwicklung der Medizin teilhaben, mit ihr Schritt halten, zeigen, daß er seine Kompetenzen auf neue Gebiete ausdehnen kann. Das Verhältnis nach außen wird sich bessern, wenn wir für unser Fachgebiet Leute gewinnen, die primär Interesse an der Anaesthesie haben und nicht einen Mangel an Interesse für andere Dinge.

Viel zu häufig begegnet man der Ansicht, der Anaesthesist sei mehr oder weniger eine geübte technische Hilfsperson, und tatsächlich begaben sich in den letzten 50 Jahren zu viele Ärzte in dieses Gebiet, weil sie auf anderen versagten und Anaesthesie als eine leichtere, vorwiegend technisch ausgerichtete Beschäftigung betrachteten. Man muß sich nicht wundern, wenn man dann von tüchtigen Chirurgen als eine Art bessere Narkoseschwester angesehen wird. Tatsächlich haben sich erstklassige Anaesthesisten immer mehr vom Status der Hilfsperson entfernt, aber an solchen Leuten besteht immer noch ein sehr großer Mangel. Dieser kann nur auf lange Sicht und nur durch Verbesserung der Ausbildung und Examinierung behoben werden. In Europa haben führende Chirurgen bisweilen zu ihrer eigenen Unzufriedenheit beigetragen, indem sie einen Assistenten beurlaubten und hofften, daß er an einem bekannten Zentrum in der kurzen Zeit von einigen Wochen oder Monaten alles über die moderne Anaesthesie lernt. Wenn nun dieser als „Anaesthesist" titulierte Mitarbeiter nach seiner Rückkehr nicht in der Lage ist, die klinische Anaesthesie auf die Höhe der Zeit zu bringen, gibt sich der väterliche Chirurg gewöhnlich zu wenig Rechenschaft darüber, daß nicht die geringen Möglichkeiten der Spezialität, sondern seine eigene geringe Einsicht in die wahren Verhältnisse schuld an der Mittelmäßigkeit seines Anaesthesisten ist.

Zu grotesken Situationen führt bisweilen die Vorschrift, nach der jeder angehende Chirurg eine „Schnupperlehre“ in Anaesthesie absolvieren muß, in der Meinung, daß er später als Chefarzt an einem kleineren Krankenhaus in der Lage sein muß, das Anaesthesiewesen zu organiseren und zu leiten. Wir befürworten es absolut, daß ein angehender Chirurg, der sich für Anaesthesie interessiert, in einen Ausbildungsturnus aufgenommen wird und jede mögliche Förderung erfährt. Auf diese Weise gewinnt der Anaesthesist einen wertvollen Bundesgenossen. Jedoch gewisse Bedingungen müssen an Person und verfügbare Zeit gestellt werden, wenn nicht das Ganze in einem Fiasko enden soll.

Einen schlechten Dienst leisten Lehrer der Anaesthesie ihrem Fach, wenn sie bei der Ausbildung von ärztlichen Anaesthesisten und nichtärztlichem Narkosepersonal Ziel und Kompetenzen nicht klar trennen. Es ist hier kaum der Platz, um auf das große Problem der Versorgung der Bevölkerung mit genügend und qualifiziertem Fachpersonal einzutreten. Tatsache ist, daß wir in Europa in weiten Gebieten den nicht-ärztlichen Narkotiseur brauchen, und die Praxis an vielen renommierten Krankenhäusern beweist, daß man mit verschiedenen Organisationssystemen vergleichbar gute Resultate haben kann. Die Kompetenzen der ärztlichen und nicht-ärztlichen Anaesthesisten können aber nicht dieselben sein und das muß sich in der Reglementierung der Ausbildung, der Examinierung und der Erteilung von Arbeitsbewilligungen eindeutig auswirken.

Alte und eingefahrene Gewohnheiten müssen immer wieder neu überdacht werden. Ein jüngerer, in einem Arbeitsverhältnis stehender Anaesthesist läßt sich leider häufig von einem selbstbewußtungeduldigen Operateur zu überhitztem Arbeitstempo antreiben. Sicherlich gibt es Situationen, in denen schnelles Handeln geboten ist. In den meisten Fällen läßt es sich aber bei späterer Prüfung nicht rechtfertigen. Der Leidtragende ist der Patient, der unnötig große Dosen verschiedener Substanzen erhalten hat, und dessen Sicherheit unter der mangelnden Sorgfalt leidet, die mit jeder Hast verbunden ist.

Zusammen mit dem Problem des Arbeitstempos erhebt sich die Frage der technischen Hypertrophie, die bei viel zu vielen Fällen kritiklos Anwendung findet. Es sieht manchmal so aus, als ob sich der Anaesthesist gegenüber dem Chirurgen durch eine übertriebene technische Vielfalt behaupten möchte. In der Tat hat die Anaesthesie wenig technische Vielfalt zu bieten, und erfahrene Anaesthesisten erzielen ihre gleichmäßig guten Resultate mit erstaunlich einfachen Geräten und wenigen Medikamenten. Dem steht die Tendenz zur Komplizierung und Vergrößerung der Apparate gegenüber; von diesem technischen Aufwand, der in weitaus den meisten Fällen unnötig ist, hat der Patient keinen Vorteil. Vielleicht sind die monströsen Apparate in Einzelfällen ganz nützlich, vielleicht sind sie für den Anaesthesisten bequem, aber bestimmt führen sie neue Risiken ein, deren Berechtigung nicht eo ipso gegeben ist.

Der Trend zur technischen Hypertrophie konzentriert sich in letzter Zeit auf Überwachungseinrichtungen; tatsächlich gibt es einen Narkoseapparat, der hauptsächlich aus einer großen Säule mit elektronischen Verstärkern, Galvanometern und Direktschreibern besteht, und an dessen einer Seite, fast nur als Anhängsel, noch ein Kreisatmer befestigt ist. Selbstverständlich ist jede Information über das Ergehen des Patienten wertvoll, und in diesem Sinn ist ein gewisser technischer Aufwand für das Monitoring bestimmt am Platz. Man täuscht sich nur leicht über den Wert der Informationen, die einem von den verschiedenen Hilfsmitteln zukommen, und darüber wollen wir uns etwas verbreitern.

Wir alle haben gelernt, während der Anaesthesie den Puls und Blutdruck in regelmäßigen Abständen zu messen und dies und anderes ins Protokoll aufzunehmen, unter anderem damit sich ein Unbeteiligter ein Bild vom Verlauf der Anaesthesie machen kann. Kann er das wirklich? Anhand der üblichen Eintragungen auf dem Anaesthesie-Protokoll kann man sich – zumindest was den Kreislauf betrifft – herzlich wenig vorstellen. Denn Hinweise auf Befunde, die eine viel größere Aussagekraft hätten als der Blutdruck und die Pulsfrequenz, und die erst noch einfacher und schneller festzustellen wären, fehlen praktisch auf jedem Anaesthesieblatt. Wir kommen darauf noch zurück. Demgegenüber ist viel Redens und Schreibens von einem „stabilen“ Kreislauf, was immer das sei, ja es werden gewisse Anaesthetica besonders deshalb empfohlen, weil unter ihrer Wirkung ein „stabiler“ Blutdruck zu bekommen sei.

Wieviel Information über den Kreislauf gibt uns die schöne Blutdruckkurve wirklich? Ist ein „stabiler“ Verlauf der Kurve überhaupt wünschenswert? Oder ist eine unausgeglichene Kurve etwas Schlechtes? Auf alle diese Fragen gibt es keine Antwort, weil schon die Frage falsch gestellt ist; denn was wir über die Kreislauffunktionen an erster Stelle wissen möchten, ist das Herz-Zeit-

Volumen. Die üblichen Aufzeichnungen geben darüber so wenig Hinweise, daß man sie – käme es darauf allein an – weglassen könnte. Jedenfalls ist in dieser Hinsicht eine stärkere Abweichung des Blutdruckes von der Norm in keiner Weise identisch mit Verschlechterung des Kreislaufes und ein unstabiler Blutdruck oder Pulsfrequenzänderungen können durchaus wünschenswert sein. Wenn ein Operateur fragt, wie der Blutdruck ist, soll man ihm selbstverständlich die gewünschte Antwort geben, aber man sollte vielleicht auch zurückfragen, ob er noch etwas über den Kreislauf erfahren möchte. Eine Orientierung darüber könnte nicht so selten das Bild, das er sich macht, total ändern. Als einer von uns bei einem Patienten, der flach narkotisiert war, einen sehr unregelmäßigen Blutdruckverlauf feststellte und sich deswegen Sorgen machte, und seinen damaligen Lehrer, MACINTOSH, fragte, was zu tun sei, sagte er: „beruhigen Sie sich und hören Sie auf, den Blutdruck zu messen". Man muß das richtig verstehen! Selbstverständlich ist es erwünscht, physiologische Parameter zu messen, vorausgesetzt, daß sie einen Informationswert haben, oder daß sie therapeutische Maßnahmen indizieren. Messen um des Messens willen wäre aber nichts als Zeitverlust, manchmal auf Kosten von Wichtigerem. Das hatte MACINTOSH im Sinn, als er das Blutdruckmessen für unwichtig bezeichnete, denn wenn in einem Fall die periphere Durchblutung offensichtlich in Ordnung ist, spielt es keine Rolle bei welchem Blutdruck. Die Messung eines einzelnen Parameters ist von geringem Wert, wenn ein zweiter oder dritter Meßwert nötig wäre, um eine Schlußfolgerung zu ziehen, nämlich immer dann, wenn eine mathematische Gleichung zwei oder drei Unbekannte enthält. So ist es mit der Blutdruckmessung in bezug auf die Beurteilung des Kreislaufes, denn anhand dieses Parameters kann nicht auf das geschlossen werden, was uns am meisten interessiert: das Herz-Zeit-Volumen. Mit anderen Worten: der Blutdruck hat diesbezüglich keinen Informationswert. Trotzdem muß man für seine regelmäßige Messung eintreten, weil man mit relativ wenig technischem Aufwand bei stärkeren Abweichungen vom Ausgangswert auf Gefahren aufmerksam wird. Beispielsweise ist der mittlere Aortendruck für die coronare Durchblutung maßgebend und zeigt annähernd die Grenze, bis zu der man den Kopf des Patienten hochlagern darf. Er muß aber als Mittel der Kreislaufbeurteilung unbedingt ergänzt werden von Feststellungen von hoher Aussagekraft, die ebenso protokolliert werden sollten. Das sind in der Reihenfolge der Wichtigkeit:

1. die capillare Wiederfüllung auf Fingerdruck (Stirnhaut, Fingernagel),

2. die Farbe, Wärme und Feuchtigkeit der Haut an der Stirn- oder Handfläche,

3. die Pulsqualitäten an einer kleineren Arterie und der Verlauf der Pulsfrequenz,

4. eventuell in Ergänzung dazu der zentrale Venendruck und die Urinmenge in kürzeren Zeitabständen.

Das sind alles Dinge, die mit wenig Aufwand festgestellt werden können. Wenn der Anaesthesist überdies die Lungenventilation approximativ messen kann und wenn sein Auge für die Schätzung des Blutverlustes geschult worden ist, dann ist er – was das Monitoring betrifft – mit wenigen Ausnahmen für alle Fälle gewappnet.

Ebenfalls mit einfachen, nicht-elektronischen, Hilfsmitteln läßt sich der arterielle Blutdruck kontinuierlich verfolgen, ein Meßwert, der außer in der kardio-vasculären Chirurgie bei Schwerstkranken oder sehr eingreifenden Operationen intra- und postoperativ bedeutungsvoll sein kann. Auch für die Messung der Kerntemperatur gibt es spezielle Quecksilberthermometer, die wenig kosten, obwohl die elektrische Messung aus Gründen der Bequemlichkeit meistens vorgezogen wird.

Ein größerer technischer Aufwand mit elektronischen Geräten ist außer in der Ausbildung und Forschung bei verschiedensten Sachlagen indiziert, die in den einschlägigen Kapiteln dieses Buches besprochen werden. Mit obigen Vorbemerkungen sollte lediglich darauf hingewiesen werden, daß auch der Einsatz von Überwachungsgeräten in einem vernünftigen Verhältnis zu den Problemen des Operationsfalles stehen sollte und daß die erhaltenen Meßdaten auf ihren wirklichen Informationsgehalt geprüft werden müssen. Wenn ein größerer technischer Aufwand angezeigt ist, dann dürfte auch eine besondere Hilfsperson nötig sein, die den Anaesthesisten von der Bedienung der Monitoren und von der Protokollführung entlastet, sonst kommt es leicht dazu, daß die Aufmerksamkeit des Anaesthesisten durch Monitoren zu sehr vom Patienten abgezogen wird.

Eine Gefahr für die Entwicklung der Spezialität besteht in der Abwendung des Anaesthesisten von seiner eigentlichen Aufgabe im Operationssaal, indem er in zunehmendem Maß Arbeiten in pflegeintensiven Stationen übernimmt (Wachstationen, Intensivbehandlungseinheiten), mit der Folge, daß er selbst immer weniger Anaesthesien durchführt. Hier muß das gute Mittelmaß gefunden werden.

Es ist bestimmt nichts dagegen einzuwenden, wenn der Anaesthesist Aufgaben außerhalb des Operationssaales übernimmt, vorausgesetzt, daß die Probleme im Operationssaal gelöst sind und daß man es personalmäßig verkraften kann. Wenn diese Bedingungen erfüllt sind, dann soll der Anaesthesist sein Können und Wissen auch außerhalb des Operationssaales investieren, je nach Neigung in Intensivbehandlungsstationen oder in Forschungslaboratorien. Dadurch werden die Möglichkeiten der Ausbildung erweitert und die Verbindungen zu anderen Disziplinen vertieft.

Man ist zur Erkenntnis gelangt, daß Anaesthesie ein Bindeglied zwischen den großen Disziplinen Pharmakologie, Innere Medizin und Chirurgie sein kann. In historischer Sicht beginnt mit der Anaesthesie nicht nur der Anbruch des modernen Zeitalters der Chirurgie, sie leitet auch die Entwicklung der Pharmakologie zu einer selbständigen Wissenschaft ein. Bei entsprechender Neigung kann sich der Anaesthesist, ebenso wie der Internist, als klinischer Pharmakologe betätigen. Er kann Voraussetzungen für den Fortschritt der Chirurgie schaffen, oder die Arbeit des Chirurgen noch in höherem Grad erleichtern. Das scheint in Zukunft vor allem durch die Einbeziehung der wachsenden Kenntnisse auf dem Gebiet der Physiologie möglich. Sie zeigen unter anderem, wie wenig die Narkose dem Schlaf gleicht, vielmehr daß sie als ein erheblicher Eingriff zu werten ist. Daß die Art ein Mittel zu geben wichtiger sei als das, was man gibt, gilt eigentlich nur für eine schwach wirkende Dosis oder Konzentration und der Kern von Wahrheit, der in dieser Sentenz steckt, wird immer kleiner, je höher die Konzentration einer Wirksubstanz im Blut steigt, je tiefer also die Narkose wird. Denn die verschiedenen Substanzen erweisen sich als mehr oder weniger toxisch, wenn sie genügend hoch dosiert werden. Das Suchen nach immer besseren Anaesthetica dauert deshalb an und der Anaesthesist sieht sich einer verwirrenden Vielfalt neuer Medikamente gegenüber. Viele erheben den Anspruch mit gesteigerter Spezifität einem bestimmten Zweck besser zu dienen, und es besteht große Gefahr, daß sie ungenügend voruntersucht den Weg in die Klinik finden. Man sollte aus der Tatsache lernen, daß uns die Forschung immer mehr Einsicht in die Pharmakologie von Substanzen verschafft, die längst eingeführt sind und als bewährte, gute Mittel taxiert werden und die wir durch und durch zu kennen glauben. Wenn das für so altbekannte Substanzen wie Äther oder Zyklopropan gilt, dürfen wir bei moderneren Mitteln noch mit vielen, bisher nicht entdeckten Tatsachen rechnen. Vom Halothan darf man beispielsweise behaupten, es sei sehr gut voruntersucht in die Klinik eingeführt und indessen intensiv weiterbearbeitet worden. Doch wer könnte die Frage mit Sicherheit beantworten, ob das Mittel an den ihm zugeschriebenen massiven Lebernekrosen unschuldig ist, noch ob es in der frühen Gravidität den Keim unbeschadet läßt? Wie steht es mit der scheinbar höheren Incidenz von Leukämien bei Anaesthesisten? Werden wir einmal der Fahrlässigkeit bezichtigt, weil wir narkotische Gase und Dämpfe so leichtfertig in die Luft des Operationssales ablassen, statt sie wegzusaugen, vor allem Dämpfe, die bei vielen Anfängern der Anaesthesie Kopfschmerzen auslösen und schon dadurch anzeigen, daß sie chronisch inhaliert noziv sein können?

Wer über den weitgespannten Bogen einer langen Anaesthesistentätigkeit blickt, lächelt wenn er wieder und wieder bei der Einführung einer neuen Substanz oder einer neuen Technik in den anfänglich fast immer enthusiastischen Artikeln liest, die Neuerung bewähre sich besonders bei „Risikopatienten" oder Greisen, oder bei gestörter Leberfunktion. Wenn diese stereotypen Angaben stimmen würden, müßten wir das ideale Anaestheticum schon gefunden haben, oder hart an dessen Auffindung stehen. Man lächelt auch über die Erfolgsberichte, die in der Folge einer Neueinführung nachweisen, die Neuerung habe sich in der Geburtshilfe, in der Urologie, in der Neurochirurgie etc. bewährt. Man liest dann in den Berichten, die Neuerung sei „das Mittel der Wahl" bei diesen und jenen Operationen etc. Selbstverständlich gibt es Verfahren, die sich bei bestimmten Situationen besser eignen als bei andern. Man wird die Spinalanaesthesie nicht unbedingt als Zweckmäßigstes für eine Kraniotomie oder für die Operation eines eingewachsenen Zehennagels bezeichnen, ebenso wenig wie man dem praktischen Arzt für die Incision eines Furunkels kaum Methoxyfluran empfehlen wird. Aber außer solchen Extremen sind der Wahl des Verfahrens weite Grenzen gelassen und tatsächlich ist die Wahl der Mittel oft weniger wissenschaftlich fundiert als eine Geschmackssache. Uns persönlich haben die Autoren nicht so sehr beeindruckt, die für Risikopatienten oder für Greise ein bestimmtes Verfahren optimal bezeichneten, als RINK, der sagte, in diesen Fällen braucht es grundsätzlich keine anderen Methoden als sonst, hingegen verhalte er sich im Risikofalle so, wie wenn er nachts auf einer regennassen Straße Auto fährt. Mit anderen Worten: noch vorsichtiger als sonst.

Diese Weisheit ist wahrscheinlich die wahre Ursache für alle guten Erfolge, ungeachtet der angewendeten Mittel. Dennoch suchen wir weiter nach einem „idealen" Anaestheticum. Es lohnt, sich eine Vorstellung von dieser Substanz zu machen, weil wir die dadurch gemachten Fortschritte besser würdigen und der Forschung ein Ziel geben können (H. K. BEECHER).

Um sich ein abgerundetes Bild des idealen Narkosemittels zu machen, muß man die Wünsche verschiedener Leute berücksichtigen, die in direkter Beziehung dazu stehen: der Pharmakologe, der Anaesthesist, der Operateur, der Patient und der Hersteller. Ihre Ansprüche an die Substanz decken sich nur teilweise.

Der *Pharmakologe* wünscht eine gas- oder dampfförmige Substanz, denn nur solche sind wirklich steuerbar, d. h. man kann sie willkürlich einverleiben und willkürlich aus dem Körper eliminieren. Selbst wenn es zum Atemstillstand gekommen ist, kann man ein Inhalationsanaestheticum schnell und ohne großen technischen Aufwand herausventilieren. Der Pharmakologe wünscht ferner eine Begrenzung der Toxizität auf die primäre Narkosewirkung; es sollen also Nebenwirkungen fehlen. Das Mittel müßte in klinisch nötiger Konzentration z. B. keine Wirkungen auf den Kreislauf oder die Atemfunktion haben. Er verlangt eine hohe Wirkungsstärke, die bei Vollnarkose die Zugabe von wenigstens 20% Sauerstoff (bei 760 mm Hg Atmosphärendruck) erlaubt. Gewünscht wird ferner eine große therapeutische Breite und daß die Substanz nicht brennbar ist. Die Löslichkeit müßte niedrig sein, so daß die Narkoseeinleitung und das Erwachen schnell vor sich gehen.

Zu diesen Wünschen fügt der *Anaesthesist* die technisch einfache Anwendung hinzu. Die Erfüllung dieses Wunsches verlangt von der Substanz eine Wirkungsstärke, die wesentlich höher ist, als die vom Pharmakologen postulierte, denn technisch ist die Applikation eines Inhalationsanaestheticum immer dann einfach, wenn Luft als Trägergas verwendet werden kann. Dazu dürfen die Gase oder Dämpfe bei Vollnarkose bis zu etwa 10 Vol-% beanspruchen. Luft steht überall in unbeschränkter Menge zur Verfügung. Man muß lediglich dafür sorgen, daß mit jedem Atemzug frische Luft eingeatmet wird. Der Sauerstoff-Partialdruck kann durch O_2-Zugabe stark erhöht werden, wie es bisweilen in der Thoraxchirurgie oder beim Schock indiziert ist. Der Anaesthesist betont sodann vor allem Sicherheit und wünscht kleines, praktisches Gerät. Sicherheit ist aber weitgehend von technischer Einfachheit abhängig.

Der *Patient* verlangt vom idealen Anaestheticum eine schnelle, angenehme Einschlafwirkung, ohne Geruchsbelästigung und ohne Schleimhautreizung. Beim Aufwachen sollen keine Nachwirkungen bestehen. Der Patient legt also auf Annehmlichkeit den größten Wert und weiß nicht, daß er manchmal Komfort gegen Sicherheit eintauscht.

Der *Operateur* hingegen wünscht vor allem Muskelerschlaffung, keine oder verminderte Blutung und das Fehlen jeglicher Feuersgefahr.

Der *Hersteller* wünscht eine einfache, billige Fabrikation, leichte Darstellung in chemisch reiner Form, Stabilität unter allen Bedingungen der Lagerhaltung, einfache Verpackung (keine Druckgaszylinder) und die Möglichkeit einer leichten Verfrachtung mit allen Transportmitteln. Letzteres deckt sich weitgehend mit Unbrennbarkeit der Substanz (Flugtransport).

Unter den gasförmigen Substanzen kommt *Lachgas* den Idealforderungen am nächsten. Es ist aber aus mehreren Gründen nicht ideal: einmal fehlt ihm die Wirkungsstärke, zum andern erfordert es einen Apparat, der durch seine Kompliziertheit allein schon gefährlich ist. Ferner ist die Herstellung nur an bestimmten Orten möglich und zum Transport sind Behälter notwendig, deren Eigengewicht in keinem günstigen Verhältnis zum Inhalt steht. Zu jedem Zylinder N_2O braucht es überdies etwa zwei gleich große Zylinder mit Sauerstoff.

Unter den dampfförmigen Substanzen stehen *Äther* und *Halothan* heute im Vordergrund. Unter den Bedingungen der klinischen Anaesthesie sind Ätherdämpfe in Luft bis zu 3 Vol.-% nicht feuergefährlich und in keinem Mischungsverhältnis mit Luft explosibel. Allein die Zugabe von Sauerstoff schafft in allen praktisch verwendeten Verhältnissen ein hochexplosibles Gemisch. Das Einschlafen mit Äther allein wäre unangenehm und zeitraubend und in der geringen Konzentration von 2–4 Vol.-% hat Äther keine stärkere Wirkung als etwa 70 Vol.-% Lachgas. Im übrigen entspricht Äther weitgehend einem idealen Anaestheticum, vor allem was seine Herstellung, Lagerhaltung und allgemeine Toxizität betrifft. Allein der Flugtransport stößt auf Schwierigkeiten. Die notwendige Apparatur kann einfach, klein und zuverlässig konstruiert sein.

Halothan erfüllt die Bedingungen eines idealen Anaestheticums weitgehend, mit Ausnahme seiner depressorischen Wirkungen auf Kreislauf und Atmung, der mangelhaften Relaxation und der Billigkeit.

Kombinationen der genannten Substanzen vermögen ihre Mängel teilweise zu kompensieren, aber die Hinzuziehung von weiteren Substanzen, vor allem der Relaxantien, ist unumgänglich. In der Tat spielen heute in der klinischen Anaesthesie die erwähnten oder ähnliche Kombinationen eine überragende Rolle, nur ist manchmal die Grenze zwischen vernünftiger Kombination von Substanzen und unnötiger Polypharmacie verwischt.

Obwohl es kein ideales Anaestheticum gibt, kommen die vorhandenen Mittel einzeln oder in vernünftiger Kombination dem Ideal so nahe, daß man den Patienten volle Sicherheit bieten kann. Gewisse Voraussetzungen technischer Art und bestimmte Vorsichtsmaßnahmen, die man vielleicht als „Elemente der Sicherheit" zusammenfassen darf, spielen dabei eine so maßgebliche Rolle, daß sie immer und unter allen Umständen beachtet werden müssen. Das erste dieser Elemente ist die möglichst genaue Kenntnis des Allgemeinzustandes des Patienten und die bestmögliche Hebung desselben vor der Anaesthesie. Hierin liegt eine fundamental wichtige, nicht selten entscheidende Aufgabe des Anaesthesisten, bei der er oft den Rat anderer Spezialisten suchen wird. Aber es kann nicht Aufgabe z. B. eines Internisten sein, dem Anaesthesisten eine bestimmte Technik oder bestimmte Anaesthetica vorzuschreiben. In der Wahl der Mittel und der Art ihrer Anwendung ist allein der Anaesthesist kompetent. Vielmehr ist es Aufgabe des internistischen Konsiliarius, eine möglichst genaue Diagnose zu stellen und eine Therapie vorzuschlagen.

Die nächstfolgenden Sicherheitselemente sind der freie Luftweg und die ausgiebige Lungenventilation. Diese sind in den nachfolgenden einschlägigen Kapiteln ausführlich beschrieben und es genügt hier dem angehenden Facharzt nur nochmals zuzurufen: immer und unter allen Umständen. Die Bedeutung dieser beiden Elemente geht vielleicht am besten daraus hervor, daß weitaus die meisten schweren Komplikationen der Anaesthesie auf unfreiem Luftweg und insuffizienter Lungenventilation beruhen.

Zur Sicherheit gehört als nächstes die fortwährende Bestimmung der Narkosetiefe anhand klinischer Symptome, bzw. die Kenntnis der eingeatmeten Gas- und Dampfkonzentrationen und Vermeidung von Überdosierungen. Darüber gibt es wenig mehr zu sagen, als daß diese Aufgabe durch technische Verbesserungen weitgehend erleichtert worden ist.

Sodann gehört zu den Sicherheitselementen die Bereitschaft zum Blut- und Flüssigkeitsersatz und ein freier Venenweg. Zur Beurteilung, wieviel Flüssigkeit gegeben werden muß, gehören außer dem geschulten Auge einige objektive Hilfsmittel, von denen schon die Rede war.

Als letztes Sicherheitselement möchten wir die kontinuierliche Beobachtung während und nach der Anaesthesie nennen, mit anderen Worten: den wachen, aufmerksamen Anaesthesisten und die gute Wachsaalschwester.

Diese Elemente der Sicherheit sind bei jeder anaesthesiologischen Behandlung von so überragender Bedeutung, daß daneben die pharmakologischen Eigenschaften verschiedener Substanzen verblassen. Jedenfalls ist es von sekundärer Bedeutung, ob man dieses oder jenes Anaestheticum anwendet, wenn die erwähnten Sicherheiten gewährleistet sind.

Solange ein ideales Anaestheticum nicht gefunden ist, spielt die *Kunst* des Anaesthesisten eine überragende Rolle, eine Kunst, die bei gewissen charakterlichen und geistigen Voraussetzungen erlernt werden kann. Man könnte viel darüber schreiben, wer Anaesthesist werden soll und wer sich besser einer anderen Betätigung zuwendet. Die Zukunft unserer Spezialität hängt so stark vom Persönlichen ab, daß hier einige Hinweise angebracht scheinen.

Der Anaesthesist muß ein Arzt mit profunden allgemein-medizinischen und speziellen Kenntnissen sein, der sich in ein Operationsteam einfügen kann, der gesund und ausdauernd ist um die Unregelmäßigkeiten, die in jedem fleißigen Operationsbetrieb vorkommen, ohne Mühe durchzustehen. Er muß bereit sein, ein Arbeitsprogramm zu übernehmen, das zumeist ein anderer für ihn aufstellt (der Chirurg) und er muß zufrieden sein, Patienten zu betreuen, die primär nicht seine, sondern des Chirurgen Patienten sind, mit denen er einen relativ kurzen, dafür umso intensiveren Kontakt hat. Er muß technisches Geschick haben und befähigt sein, die Grundlagenkenntnisse zweckmäßig in die Praxis zu übertragen.

Jeder Mensch ist naturgemäß auf den Aufschwung, den sein Fach genommen hat, stolz, aber es bedarf der nüchternen Einschätzung der erzielten Fortschritte. Menschen neigen dazu, eine Neuerung schon als Fortschritt zu betrachten; der Wert einer Weiterentwicklung in der Anaesthesie entscheidet sich daran, ob die Sicherheit des Patienten erhöht worden ist, oder daran, ob etwas möglich geworden ist, das früher nicht möglich war. H. K. BEECHER behauptete 1963, es sei in keiner einzigen Veröffentlichung über ein neues Verfahren der letzten

20 Jahre der Beweis erbracht worden, daß das neue Verfahren sicherer wäre als ein altes. Die „Fortschritte" stellten sich vielmehr in der Form einer Erleichterung für den Chirurgen oder Anaesthesisten dar. Ohne Zweifel ist auch das wichtig und kann indirekt mehr Sicherheit für den Patienten bedeuten.

Der Anaesthesist steht heute unter einem Überangebot von Medikamenten und Apparaten und die verwirrende Vielfalt dieser Dinge führt manchmal dazu, daß wir uns zuviel mit ihnen befassen und den Grund unserer Existenz vergessen: die Versorgung der chirurgischen Patienten, aller Patienten, denen auf operativem Weg geholfen werden kann. Alle Operationen sollten flott ablaufen, nicht nur die meisten. Auch im kleinen Krankenhaus und weitab von großen Städten sollten alle Anaesthesien gut verlaufen. Es sollten keine erheblichen Komplikationen vorkommen und niemand sollte wegen Anaesthesie sterben. Wer immer Anaesthesie gibt, sollte seine Hilfsmittel vollständig verstehen und die klinische Situation mit geschulten Augen, Ohren und Händen meistern. Das Kernproblem liegt darin, aus dem Fachanaesthesisten einen Arzt im eigentlichen Sinn zu machen und zu erreichen, daß er sowohl von seinen medizinischen Kollegen, als auch von der Öffentlichkeit, als solcher anerkannt wird. In diesen wenigen Sätzen zeigt sich die Aufgabe, die den Ausbildungsstätten gestellt ist in ihrer ganzen Größe und mit ihrem ganzen Gewicht. Obwohl im kontinentalen Europa der Nachwuchsbedarf von vielen klar erkannt worden ist, obwohl eine Reihe von Ausbildungsinstituten und Lehrstühlen geschaffen worden sind, können wir bei weitem nicht die Zahl von Anaesthesisten heranbilden, die heute gefragt sind, noch können wir der Ausbildung die Tiefe geben, die sie haben sollte. Die Spezialisierung ist eine postuniversitäre Aufgabe, die klinisch und akademisch koherent sein müßte und für die ein ebenso klares, wohl organisiertes Schulungsprogramm existieren müßte wie für das Medizinstudium selbst. Statt dessen besteht keine Kontinuität der Ausbildung zwischen den verschiedenen Lehrinstituten, weil kein Grundplan der Spezialisierung existiert, an den sich die Schulen halten müßten. Der angehende Facharzt erwirbt seine praktischen Kenntnisse oft als billiger Substitut anstelle eines vollkompetenten eigenverantwortlichen Spezialisten, der sein Lehrer sein sollte. Prüfstein für das Können und Wissen des Spezialisten müßten Examina sein und nicht so, wie es jetzt ist, ein Ausweis über eine bestimmte Zahl absolvierter Jahre. Die intensive Hausarbeit, die neben der praktisch klinischen Tätigkeit Voraussetzung zur Ertüchtigung ist, wird nur geleistet, wenn der angehende Spezialist schwierige Examina ablegen muß, nämlich mindestens eines etwa nach dem ersten Jahr und ein abschließendes Diplomexamen nach etwa 5 Jahren. Auch die Lehrinstitute haben den Zwang der Examensvorbereitung nötig, um sich mit den notwendigen erfahrenen Spezialisten zu versehen, die den theoretischen und praktischen Unterricht erteilen. Die klinischen Institute müssen unter sich einen Lehrplan verabreden, der es den Kanditaten ermöglicht ihre Stelle zu wechseln und anderswo, ohne wesentlichen Zeitverlust, im Lehrplan weiterzufahren. Sobald einmal der Engpaß überwunden ist, gibt es für größere Anaesthesie-Abteilungen keine Entschuldigung mehr dafür, daß sie fähigen Mitarbeitern eine erdrückende Last an klinischer Arbeit aufbürden und sich dann beklagen, daß diese Leute keine Zeit für wissenschaftliche Arbeiten haben. Es kann nicht genug betont werden, wie wichtig es für Anaesthesisten ist, an der wissenschaftlichen und klinischen Entwicklung teilzunehmen.

Hintergrund dieser ganzen Betrachtung war bisher allein die Situation in den deutschsprechenden Ländern und der immer noch große Nachholbedarf in diesen Ländern, wenn man von den Universitätskliniken oder sonstwie favorisierten Krankenhäusern absieht. Mit dem Blick auf die Weltsituation des Anaesthesiewesens stellt sich die Aufgabe nochmals um eine Zehnerpotenz größer. Wir können aus vielen Gründen für die Länder nur wenig tun, denen man am meisten helfen müßte, aber indem wir nach Möglichkeit mithelfen, das Anaesthesiewesen auch in Entwicklungsländern zu heben, tun wir gleichzeitig etwas für uns selbst. Denn es ist einleuchtend, daß sich weitab vom Luxus hochzivilisierter Länder nur das Einfachste und Sicherste bewähren wird, das jeder Anfänger als Erstes lernen sollte. In jeder Berufsschulung beginnt der Lehrling mit dem Elementaren und steigt zum Schwierigen auf, sobald er das Einfachere beherrscht. Auch in der Anaesthesielehre sollte es so sein. Während sein chirurgischer Kollege noch lange Zeit geführt und unmittelbar überwacht wird, indem ein Erfahrener bei der Operation assistiert, wird aber der Lehrling der Anaesthesie leider schon früh über längere Zeiten allein gelassen oder muß Nacht- und Notfalldienste leisten, wo schnelle Entscheidungen getroffen werden müssen, manchmal noch bevor er die Sicherheit erworben hat, in jedem Fall eine Maske dicht und den Luftweg frei zu halten. Das soll nur ein Hinweis dafür sein, wie wichtig es wäre, in der Ausbildung längere Zeit beim Elementaren zu bleiben, ungefähr bei dem, was wir für viele, weniger begünstigte Orte dieser Welt, als Wichtigstes bezeichnen würden. Daneben darf man nicht vergessen, daß die Beschränkung auf das Elementare die Sicherheit des Patienten erhöht.

In den nachfolgenden Abschnitten wird dem Leser ein Gesamtüberblick über das weitere Gebiet der Anaesthesie und Wiederbelebung geboten. Obwohl darin eine große Fülle von Fakten und technischer Anweisungen enthalten sind, kann man nicht erwarten, auf alle Fragen eine Antwort zu finden. Es geht nicht ohne gelegentliche Konsultation spezieller Publikationen, die am Ende jedes Kapitels angeführt sind. Auch das Studium der laufenden Zeitschriften gehört zur immerwährenden Fortbildung im Leben des Arztes. Diese Tätigkeit wird durch die enorme zeitliche Beanspruchung stark gehemmt. Hinzu kommt noch die Tatsache, daß die wertvollsten Unterlagen, auf die wir unsere Tätigkeit stützen, nicht allein in den Periodica der Anaesthesie zu finden sind, sondern weit verstreut in den Zeitschriften der Physiologie, Pharmakologie und allgemeinen Medizin, von denen die meisten in einer Fremdsprache erscheinen. Die Zukunft wird hoffentlich Lösungen bringen, um die Essenz des umfangreichen Schrifttums jedem praktizierenden Arzt und Spezialisten leicht zugänglich zu machen. Besonders wünschenswert wäre aber ein viel intensiverer Austausch von Erfahrungen, vor allem der schlechten, aus denen man noch mehr lernen kann als aus einem Buch.

III. Wichtige Daten aus der Geschichte der Anaesthesie*

R. FREY und O. MAYRHOFER

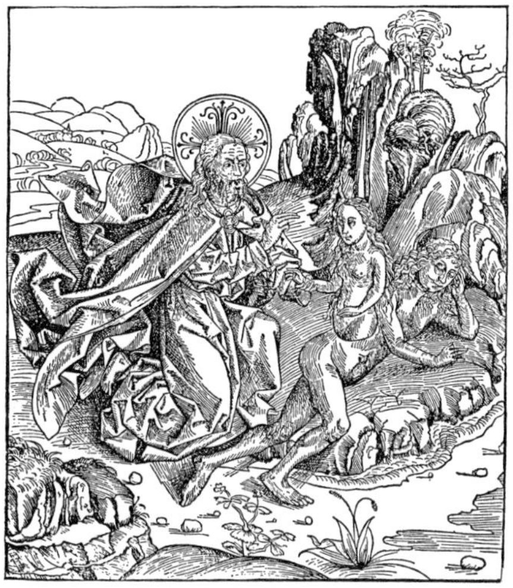

Etwa 3500 v. Chr. GENESIS II, 21. Erste Beschreibung einer Narkose für chirurgische Zwecke.

Etwa 1200 v. Chr. ASKLEPIOS (Griechenland). Der Stammvater der Ärzte führt durch einen Trunk „Nepenthe" Schmerzunempfindlichkeit bei chirurgischen Eingriffen herbei.

Etwa 1149 v. Chr. HOMER (Odyssee). Helena gibt ein Mittel in den *Wein*, das Leiden beseitigt, Angst verjagt und alle Krankheit vergessen läßt.

Etwa 1000 v. Chr. CHARAKA (Indien). *Alkoholrausch* zur Erzeugung von Empfindungslosigkeit bei Operationen.

Etwa 450 v. Chr. HIPPOKRATES. Inhalationsnarkose mittels *Kräuterdämpfen.*

Etwa 400 v. Chr. (PLATON). Erster Gebrauch des Wortes ἀναίσθητος

Etwa 255 v. Chr. PIEN CHIAO (China). Orale Narkose mittels Weingeist und *Hanf*extrakt.

54 v. Chr. DIOSCURIDES (Rom). *Mandragora*-Wein ($^1/_2$ Glas) vor Operationen und Punktionen führt zu „Anaesthesie".

79 n. Chr. PLINIUS (Rom). Bestätigung von DIOSCURIDES.

Etwa 220 n. Chr. HUA TO (China). Alkohol mit Hanfextrakt.

Etwa 800 BAMBERGER Antidotarium (Deutschland). SIGERIST verwendet *Schlafschwämme* zu Narkosezwecken.

Etwa 800 MONTE CASSINO Codex (Italien). Die Schlafschwämme werden in einen Aufguß aus Opium, Stechapfel, Maulbeersaft, Hanf, Mandragora und Eisenhut getaucht und getrocknet. Bei erneuter Anfeuchtung führen die Dämpfe zu Inhalationsnarkose.

Etwa 1200 R. LULLIUS (Spanien) entdeckt den *Äther.*

Etwa 1200 H. DE LUCCA (Italien) bereitet ein Anaestheticum aus Opium, Hanf und Mandragora, das in einem essiggetränkten Schwamm unter die Nase gehalten wird.

Etwa 1300 GUY DE CHALIAC (Frankreich) verwendet den Schlaftrank und berichtet über *Komplikationen* (Asphyxie, Kongestion und Tod).

1542 A. VESALIUS. Tierversuche mit *endotrachealer Intubation.*

1546 VALERIUS CORDUS (Deutschland) beschreibt die Äthersynthese.

Etwa 1547 PARACELSUS V. HOHENHEIM empfiehlt den Äther bei schmerzhaften Leiden.

1564 AMBROISE PARÉ (Frankreich) bewirkt *Lokalanaesthesie* durch Kompression der Nervenstämme.

1589 G. DELLA PORTZ (Italien). Inhalationsanaesthesie mit verschiedenen einschläfernden Mitteln.

1600 VALVERDI (Italien). Örtliche Betäubung durch Abschnürung oder Kompression der versorgenden Nerven und Gefäße.

1646 M. A. SEVERINO (Italien). Lokalanaesthesie durch Packungen mit *Schnee und Eis.*

---

* Wir danken Herrn Professor T. KEYS M. A. und Herrn Professor Dr. J. LUNDY (Rochester, Minn.) für ihre freundliche Unterstützung bei der Zusammenstellung dieser Daten.

1766–1800 F. A. MESMER (Deutschland und Frankreich). Suggestion und *Hypnose* zur Vermeidung von Schmerzen.

1771 J. PRIESTLEY und SCHEELE (England und Schweden) entdecken den *Sauerstoff*.

1772 J. PRIESTLEY (England) entdeckt das *Stickoxydul* (Lachgas).

1779 J. INGENHOUSZ (Holland) entdeckt das *Äthylen*.

1792 FROBENIUS (Deutschland) führt die Bezeichnung *Äther* für das bisherige „süße Vitriol" ein.

1795 J. WATTS (England) konstruiert einen *Gasinhalator*.

1798 H. DAVY (England) entdeckt die analgesierende Wirkung des *Lachgases* und wendet es zur Behandlung von Zahnschmerzen an („Pneumatisches Institut"). Er empfiehlt es 1800 zur Verwendung bei Operationen.

1806 F. SERTÜRNER (Deutschland) isoliert das *Morphin* aus Opium.

1807 LARRAY, der Leibarzt Napoleons, führt auf dem Schlachtfeld schmerzlose Amputationen durch bei minus 19° *Kälte*.

1831 LATTA (Schottland) führt die intravenöse Infusion *physiologischer Kochsalzlösung* ein zur Behandlung des *Schocks*.

1831 GUTHRIE, LIEBIG und SOUBEIRAN (Europa) entdecken das *Chloroform*.

1842 CLARKE (USA) verwendet Äther zur Schmerzstillung bei Zahnextraktionen.

1842 C. W. LONG (USA) führt eine *Äthernarkose* aus zur Entfernung eines Tumors am Hals.

1844 HORACE WELLS (USA) verwendet *Lachgas* bei der Zahnextraktion. Seine Demonstration in Boston scheitert.

1846 JACKSON (USA) empfiehlt die Anwendung von Äther.
MORTON (Boston) führt eine erfolgreiche Äthernarkose durch.

1847 PIROGOFF (Rußland). Rectale Ätheranaesthesie.

1847 J. SNOW (England). Der erste hauptberufliche *Anaesthesist*, veröffentlicht seine Monographie über die Äthernarkose.

1847 J. SIMPSON (Schottland). Einführung des *Chloroforms*. Das erste in Chloroformnarkose geborene Kind wurde „Anaesthesia" getauft.

1848 NUNNELEY (England). Einführung der *Alkohol-Chloroform-Äthermischung* (ACE).

1848 HEYFELDER (Deutschland). Chloräthyl.

1853 J. SNOW (England). Narkose à la Reine bei der Königin Victoria mit Chloroform.

1853 PRAVAZ (Frankreich). Einführung der *Injektionsspritze*.

1860 A. NIEMANN (Deutschland). Isolierung des *Cocains*.

1862 SCHIMMELBUSCH (Deutschland) führt seine *Äthertropfmaske* ein.

1867 JUNKER (Deutschland) konstruiert seinen *Ätherinhalationsapparat*.

1869 F. TRENDELENBURG (Deutschland). Die erste endotracheale Narkose am Menschen (mittels Tracheotomie).
O. LIEBREICH (Deutschland). Chloralhydrat eingeführt.

1874 ORÉ (Frankreich). Chloralhydrat als intravenöses Anaestheticum.

1878 W. MACEWEN (Schottland). *Intubationsnarkose* peroral.

1882 A. v. FREUND (Österreich) entdeckt das *Cyclopropan*.

1884 C. KOLLER (Österreich) verwendet Cocain als *Lokalanaestheticum* am Auge.

1885 J. L. CORNING (USA). Die erste *Periduralanaesthesie*.

1891 H. QUINCKE (Deutschland) führt die *Lumbalpunktion* ein.

1891 K. L. SCHLEICH (Deutschland) propagiert die *Infiltrationsanaesthesie*.

1893 England. Gründung der „Society of Anaesthetists".

1895 KIRSTEIN (Deutschland) konstruiert das erste *Laryngoskop* mit direkter Sicht für die endotracheale Intubation.

1898 A. BIER (Deutschland) führt die *Spinalanaesthesie* ein.

1900 H. BRAUN (Deutschland) setzt zur Cocainlösung *Adrenalin* hinzu, um die Wirkung zu verlängern.

1900 SCHNEIDERLEIN (Deutschland) verwendet Morphin + Scopolamin zur *Prämedikation*.

1901 MEYER (Österreich) und OVERTON (USA). Lipoidtheorie der Narkose.

1903 E. FISCHER (Deutschland) synthetisiert *Veronal*.

1904 A. EINHORN (Deutschland) synthetisiert *Novocain*.

1905 H. SELLHEIM (Deutschland) beschreibt die Paravertebralanaesthesie.

1909 BURKHARDT (Deutschland). Intravenöse Anaesthesie mit Äther.

1909 A. Bier (Deutschland) injiziert *Novocain intravenös* zur Lokalanaesthesie.

1910 Neu, Gottlieb und Madelung (Deutschland) konstruieren den ersten *Lachgas-Sauerstoff-Narkoseapparat* mit Rotameter.

1910 A. Laewen (Deutschland) führt die Sacralanaesthesie ein und macht die ersten klinischen Versuche zur Anwendung von Curare bei der Anaesthesie.

1910 Fedoroff (Rußland). Hedonal als intravenöses Narkoticum.

1911 F. Kuhn (Deutschland). Monographie „*Die perorale Intubation*".

1914 A. Hustin (Belgien) verwendet *Citratblut* zur Transfusion.

1914 R. Foregger (USA) konstruiert seinen Narkoseapparat mit *Wasser-Durchströmungsmesser („Flowmeter")*.

1915 D. E. Jackson (USA) verwendet den *Kohlensäureabsorber* für die Narkose.

1917 Boyle (England) konstruiert seinen N_2O-O_2-Äther-Narkoseapparat.

1918 Luckhardt (USA) entdeckt die anaesthetischen Eigenschaften des *Äthylens*.

1920 J. W. Magill und Rowbotham (England) führen die *endotracheale Narkose* auf breiter Basis ein.

1920 F. Pages (Peru) operiert in *Periduralanaesthesie*.

1922 Current Researches in Anaesthesia and Analgesia (USA) beginnen zu erscheinen.

1923 H. Finsterer (Österreich) führt die Splanchnicusanaesthesie ein.

1923 Gauss und Wieland (Deutschland) führen *Narcylen* ein.

1926 Butzengeiger und Eichholtz (Deutschland) führen das *Avertin* ein.

1927 R. Bumm (Deutschland) führt das Pernocton als *intravenöses Narkoticum* ein.

1928 B. Sword (USA) konstruiert seinen Kreislaufnarkoseapparat.

1928 Lucas und Henderson (Canada) führen *Cyclopropan* in die Anaesthesie ein.

1929 Schmerz, Narkose und Anaesthesie (Deutschland) beginnt zu erscheinen.

1930 Waters und Schmidt (USA) verwenden *Cyclopropan* zum erstenmal am Menschen.

1931 Dogliotti (Italien) verfeinert die Technik der *Extraduralanaesthesie*.

1932 H. Weese (Deutschland). Einführung des *Evipans*.

1935 Anesthésie et Analgésie (Frankreich) erscheint erstmalig.

1939 H. Killian (Deutschland) führt *Isopropylchlorid* ein.

1940 W. Lemmon (USA) entwickelt die *kontinuierliche Spinalanaesthesie*.

1940 Anesthesiology (USA) erscheint erstmalig.

1941 Hewer (England) führt das *Trilen* ein.

1942 Allen (USA) empfiehlt die *Eisanaesthesie* für Amputationen.

1942 Griffith und Johnson (Canada) führen *Curare* in die klinische Praxis ein.

1945 Anaesthesia (England) erscheint erstmalig.

1949 Bovet (Italien) erkennt die relaxierende Wirkung von *Flaxedil* und *Succinylcholin*.

1949 Ginzel, Mayrhofer und Chott (Österreich). *Guajacol-Glycerin-Äther* als Muskelrelaxans.

1949 Kopenhagen. Erstes Behandlungszentrum für Vergiftungen am Bispjeberg-Hospital.

1950 Enderby (England). Künstliche Blutdrucksenkung mit Hexamethonium.

1951 Gross, Bein u. Müller. Künstliche Blutdrucksenkung mit Pendiomid.

1951 Sarnoff (USA). Künstliche Blutdrucksenkung mit Arfonad.

1951 Brücke et al., Mayrhofer u. Hassfurther (Österreich). Einführung des Muskelrelaxans Succinylcholinchlorid.

1951 Thesleff (Schweden). Succinylcholinjodid.

1951 Hugenard u. Laborit (Frankreich). Künstliche Hibernation.

1952 Dänemark. Poliomyelitisepidemie. Erste Beatmungs (=Intensivpflege)-Stationen.

1952 Deutschland, Österreich, Schweiz. Erste Nummer der Zeitschrift „Der Anaesthesist".

1955 Scheveningen (Holland). 1. Weltkongreß für Anaesthesiologie und Gründung des Weltbundes der Anaesthesiegesellschaften (WFSA).

1956 Suckling, Raventos u. Johnstone (England). Synthese, pharmakolog. Erprobung und klinische Erstanwendung von *Halothan*.

1959 Mundleer u. de Castro (Belgien). Neuroleptanalgesie.

1959 Haid, Innsbruck (Österreich). Erste Lehrkanzel und Institut für Anaesthesiologie im deutschen Sprachraum.

1960 Toronto (Kanada). 2. Weltkongreß für Anaesthesiologie.

1960 Artusio, van Poznak (USA). Methoxyfluran (Penthrane) als Inhalationsnarkoticum eingeführt.

1960 KOUWENHOVEN, JUDE und KNICKERBOCKER (USA). Äußere Herzmassage als Methode der Wiederbelebung.

1962 Wien (Österreich). 1. Europäischer Kongreß für Anaesthesiologie.

1963 HILTMANN, WOLLWEBER, WIRTH, HOFFMEISTER (Deutschland). Propanidid (Epontol), kurzwirkendes i.v. Narkoticum.

1964 São Paulo (Brasilien). 3. Weltkongreß für Anaesthesiologie.

1965 CHEN, CORSSEN, DOMINO (USA). „Dissociation Anaesthesia" mit Ketamin (Ketalar).

1966 Kopenhagen (Dänemark). 2. Europäischer Kongreß für Anaesthesiologie.

1967 Caracas (Venezuela). Erstes Internationales Anaesthesie-Ausbildungszentrum der WFSA.

1968 London (England). 4. Weltkongreß für Anaesthesiologie.

1970 Prag (CSSR). 3. Europäischer Kongreß für Anaesthesiologie.

Kapitel B: Grundlagen der Anaesthesie

I. Zur Anatomie des Respirationstraktes

P. Fritsche

Wenn auch der Anaesthesist bei der Durchführung seiner Aufgaben den Patienten in seiner Gesamtheit sehen und berücksichtigen muß, so kann doch im Rahmen eines Lehrbuches der Anaesthesiologie die ganze menschliche Anatomie nicht in extenso abgehandelt, sondern nur das für den Anaesthesisten Notwendigste zusammengefaßt und auf Besonderheiten aufmerksam gemacht werden. Alles übrige muß den einschlägigen Lehrbüchern vorbehalten bleiben.

Da der Anaesthesist vor allem mit den anatomischen Gegebenheiten des Respirationstraktes vertraut sein muß, wurde hier lediglich dieses Kapitel der Anatomie, auf anaesthesiologische Besonderheiten komprimiert, dargestellt. Wenn notwendig, wurde in den entsprechenden Spezialabschnitten auf anatomische Grundlagen eingegangen.

1. Mundhöhle

Obgleich bei strenger Einteilung die Mundhöhle im allgemeinen zum Verdauungstrakt gerechnet wird, soll sie doch hier an erster Stelle dargestellt werden, da sie in der Anaesthesie zumeist den einfachsten Zugang zu den mittleren und tieferen Abschnitten des Respirationstraktes bildet. Auch ist sie als Zugangsweg zum Oesophagus und Magen für uns von besonderer Bedeutung.

Durch die Zahnreihen, deren Form, Stellung, Festigkeit und Vollständigkeit erheblich variieren können, wird die Mundhöhle in eine vordere und hintere Abteilung geteilt. Wenn sich das Zahnfleisch, Gingiva, das den Schmelzüberzug der Zahnkrone unten umfaßt, zurückzieht, wird die Zementschicht freigelegt, so daß sie den Schädlichkeiten ausgesetzt ist, die zum Auftreten der Zahncaries führen. Die Anwesenheit von pathogenen Keimen ist daher bei solchen Gebissen anzunehmen, und mit ihrer Verschleppung in die tieferen Luftwege bei der Durchführung von Allgemeinanaesthesien ist zu rechnen.

Bei Neugeborenen und Säuglingen bedecken Zahnfleisch und Zahnsäckchen noch die Zahnanlagen des Ober- und Unterkiefers. Die Milchzähne, die bläulich-weiß und porzellanartig erscheinen, haben insgesamt einen dünneren Schmelzmantel und sind wesentlich kleiner als die bleibenden Zähne. Die Schmelzprismen, die senkrecht zur Pulpa und damit etwa auch zur Oberfläche stehen, können bei unvorsichtiger Manipulation, vor allem mit Metallinstrumenten, herausbrechen. Werden Schmelzteile allein abgesplittert, dann ist ein solcher Defekt dem Resultat einer Abkauung gleichzusetzen. Bei Eröffnung der Pulpa entwickelt sich eine infizierte Pulpitis ulcerosa, falls die Pulpa noch lebte (Meyer). Die oberen Frontzähne sind hinsichtlich Verletzungen am stärksten gefährdet und daher am häufigsten betroffen, vor allem wenn Fehlbildungen des Gebisses vorliegen, bei denen eine Protrusion der oberen Schneidezähne das auffallendste Symptom ist (Reichenbach).

Die eigentliche Mundhöhle (Cavum oris proprium) erhält ihre Vorder- und Seitenwände durch die Alveolarfortsätze des Ober- und Unterkiefers sowie die Zähne, ihr Dach durch den harten und weichen Gaumen (Palatum durum et molle), und wird bis zum Isthmus faucium gerechnet. Häufig sind Variationen in der Breite des harten Gaumens sowie in der Höhe des Transversalbogens anzutreffen, und sie stehen in Korrelation zur Gesichtsform. Entwicklungsanomalien können erhebliche Formvariationen des Gaumens bedingen, die bei der Intubation oder Einführung von Sonden beachtet werden müssen. Der weiche Anteil des Gaumens macht etwa ein Drittel aus und trennt die Mundhöhle von der oberen Etage des Pharynx. Beim Schluckakt bewegt sich der weiche Gaumen nach oben und schließt den mittleren Abschnitt des Pharynx gegen den oberen ab. Die miteinander verflochtenen Muskeln des weichen Gaumens setzen sich in die Uvula, dem Zäpfchen fort. Die in ihrer Größe von Mensch zu Mensch sehr variable Zunge (Makroglossie bei Akromegalie, Myxödem, Franceschetti- und Rodin-Syndrom u. a.) wird durch quergestreifte, vom N. hypoglossus motorisch innervierte Muskulatur gebildet und stellt den Boden der Mundhöhle dar. In der Narkose oder bei Bewußtlosigkeit kann der Zungengrund nach hinten sinken und den Kehldeckel nach unten drücken, so daß der Kehlkopfeingang verlegt und die Atmung erheblich behindert wird.

Die Tonsilla palatina ist jederseits zwischen den beiden Gaumenbögen eingebettet. Diese ziehen vom Palatum molle seitlich herab, wobei der vordere Gaumenbogen, Arcus glossopalatinus, zum Zungenrücken, der hintere, Arcus pharyngopalatinus, an der seitlichen Wand der Pars oralis pharyngis verläuft. Die Gaumenmandeln sind im Kindesalter am größten entwickelt und können zusammen mit dem übrigen am Übergang zur Rachenhöhle angeordneten lymphatischen Gewebe Entzündungserscheinungen zeigen und Ausgangsort von Keimverschleppungen werden. Auch können durch sie die direkte Laryngoskopie und die orotracheale Intubation beträchtlich erschwert werden.

2. Nasenraum

Der Nasenraum, vorwiegend zum Respirationstrakt gehörig, mündet als kompliziert gebautes, durch das mediane Septum in zwei Hälften geteiltes paariges Raumsystem nach vorn in den äußeren Nasenöffnungen, nach hinten (Choanen) in die Pars nasalis des Rachenraumes und steht mit einer Reihe von Nebenräumen, Sinus paranasales, in Verbindung (Abb. 1). Die drei von der seitlichen Nasenwand ausgehenden Muscheln (Conchae) enden nach vorn in einer schiefen Linie, wobei die untere Muschel am weitesten nach vorn reicht. Der Boden der Nasenhöhle, der eine knöcherne Grundlage besitzt, zeigt vorn die engste Stelle, wird nach hinten breiter und verschmälert sich gegen die Choanen hin. Die Schleimhaut der Nasenscheidewand ist reichlich vascularisiert und liegt der knöchernen Unterlage dicht auf. Beim Einführen von Instrumenten und Kathetern kann sie daher leicht verletzt werden, so daß mehr oder minder starke Blutungen auftreten. Auch zeigt die Nasenhöhle in ihren Räumen sehr starke individuelle Unterschiede, wobei die rechte und linke Seite asymmetrisch gebaut und Septumleisten und -deviationen vorhanden sein können. Für den Anaesthesisten kann die unterschiedliche Höhe der Choanen von Bedeutung sein.

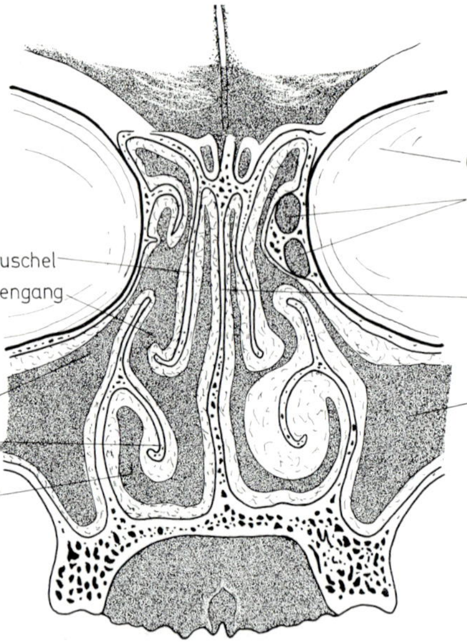

Abb. 1. Frontalschnitt durch die Nasenhöhle von hinten gesehen. Darstellung des Schwellgewebes in den Nasenmuscheln und am Ausführungsgang der Kieferhöhle. Schwellgewebe links in kontrahiertem Zustand, rechts bei starker Füllung. (Nach Falk)

Die Nasenhöhle des Kindes weicht oft erheblich von den Verhältnissen des Erwachsenen ab. Im Säuglingsalter ist die Nasenatmung infolge eines zu engen Naseninnern oft nicht ausreichend, da das Septum relativ breit ist, die großen Muscheln sowohl voneinander als vom Septum nur durch einen schmalen Spalt getrennt sind und die Choanalöffnung nur die Weite eines dünnen Taschenbleistiftes hat (Falk). Andererseits ist in dieser Altersstufe infolge der normalerweise extrem hohen Lage des Kehlkopfes bis in den Mesopharynx die Mundatmung erschwert.

Zwischen unterer Muschel und Nasenboden liegt der in *sagittaler* Richtung verlaufende untere Nasengang. Durch ihn werden bei der nasotrachealen Intubation bzw. beim Absaugen des Nasenrachenraumes der Katheter und bei Vermeidung des oralen Weges die Magensonde geschoben. Dabei darf also nicht etwa eine Richtung schräg nach cranial dorsal entsprechend dem Nasenrücken gewählt werden. Da die Richtung des Nasenvorraumes, des Vestibulum nasi, jedoch schräg nach oben verläuft (Abb. 2), muß die Nasenspitze angehoben werden. Durch gewaltsame Manipulation oder bei Verwendung eines zu dicken Tubus kann es zu einer im allgemeinen harmlosen Infrak-

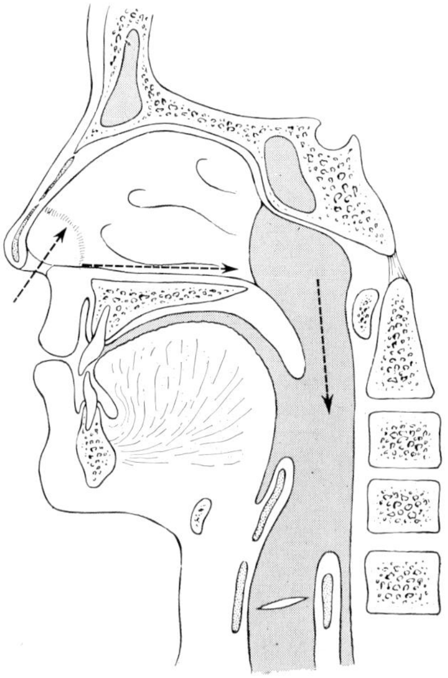

Abb. 2. Sagittalschnitt durch den Gesichtsschädel des Erwachsenen. Die Pfeile zeigen die Achse des Vestibulum nasi, des unteren Nasenganges und des Pharynx. Der Atlaskörper findet sich in der Verlängerung des Nasenbodens. Der Kehlkopf steht tief. (Nach M. Körner)

tion der unteren Muschel oder beim Eindringen in den mittleren Nasengang der mittleren Muschel kommen.

Die Schleimhaut der Nasenhöhle zeichnet sich durch ein mehrreihiges, zylindrisches Flimmerepithel mit vielen Becherzellen aus, wobei der Flimmerstrom rachenwärts gerichtet ist. Besonders an den Nasenmuscheln und an den Ausführungsgängen der Nasennebenhöhlen findet sich kavernöses Gewebe, die Schwellkörper (Abb. 1). Der von der Schleimhaut produzierte Schleim stammt von zahlreichen seromukösen Drüsen.

3. Rachenraum

Hinter der Mund- und Nasenhöhle sowie dem Kehlkopf befindet sich als gemeinsamer Vorraum für Trachea und Oesophagus der Rachenraum (Pharynx), ein mit Schleimhaut ausgekleideter Muskelschlauch, an dem man den Epi-, Meso- und Hypopharynx oder die Pars nasalis, oralis und laryngea unterscheidet. Er reicht von der Schädelbasis bis zum Beginn der Speiseröhre und liegt vor den Halswirbeln. Der obere Teil schließt sich an die Nasenhöhle an und hat über die beidseitige Tuba auditiva (Eustachii) mit den Mittelohrräumen Verbindung. Die Pars nasalis ist beim Neugeborenen ungewöhnlich niedrig und steht in der unmittelbaren Verlängerung des Bodens der Nasenhöhle, also annähernd horizontal (Heiderich).

Im Kindesalter reichlich vorhandenes lymphatisches Gewebe am Rachendach und an der -hinterwand wird als Tonsilla pharyngea bezeichnet und bildet mit den beiden Gaumenmandeln und dem übrigen lymphatischen Gewebe am Zungengrund und an den Seiten der hinteren Rachenwand den Waldeyerschen Rachenring als Abwehrorgan am Eingang zum Atmungs- und Verdauungstrakt. Eine große Rachenmandel bildet stets ein mechanisches Atemhindernis durch Verlegung des Nasenrachenraumes und führt zu Mundatmung, die ihrerseits die Entstehung krankhafter Veränderungen in den tieferen Luftwegen begünstigt. Beim Vorschieben eines Endotrachealkatheters auf nasalem Wege kann er am Atlaswulst und an der Rachenmandel hängen bleiben und dort eventuell sogar eine Blutung verursachen. Sie kann vermieden werden, wenn der Tubus mit einem gebogenen Mandrin armiert ist und so gleich nach der Passage der Choanen nach caudal gleitet, um den natürlicherweise gegebenen etwa rechten Winkel zwischen dem Verlauf des unteren Nasenganges und der Achse des Pharynx zu überwinden (Körner). Das Fehlen einer fibrösen Kapsel an der Rachenmandel erhöht die Verletzungsgefahr. Auch beim Vorliegen eines retropharyngealen Abscesses ist besondere Vorsicht geboten.

Im Mesopharynx kreuzen sich der Luft- und Speiseweg, so daß er ein besonderes Gefahrengebiet für den Anaesthesisten darstellt (Abb. 3). Es ist hervorzuheben, daß die Schleimhaut im Bereich der Rachenhinterwand der knöchernen Unterlage der Halswirbelkörper direkt aufliegt, so daß sie beim unsachgemäßen Einführen des Laryngoskops leicht verletzt werden kann.

Im Hypopharynx befindet sich an seiner vorderen Wand der Kehlkopf mit seinen verschiedenen Knorpeln und der sie deckenden Muskulatur (Abb. 3). Zu beiden Seiten des Kehlkopfes in Höhe der Aryknorpel kommt es zu einer relativ

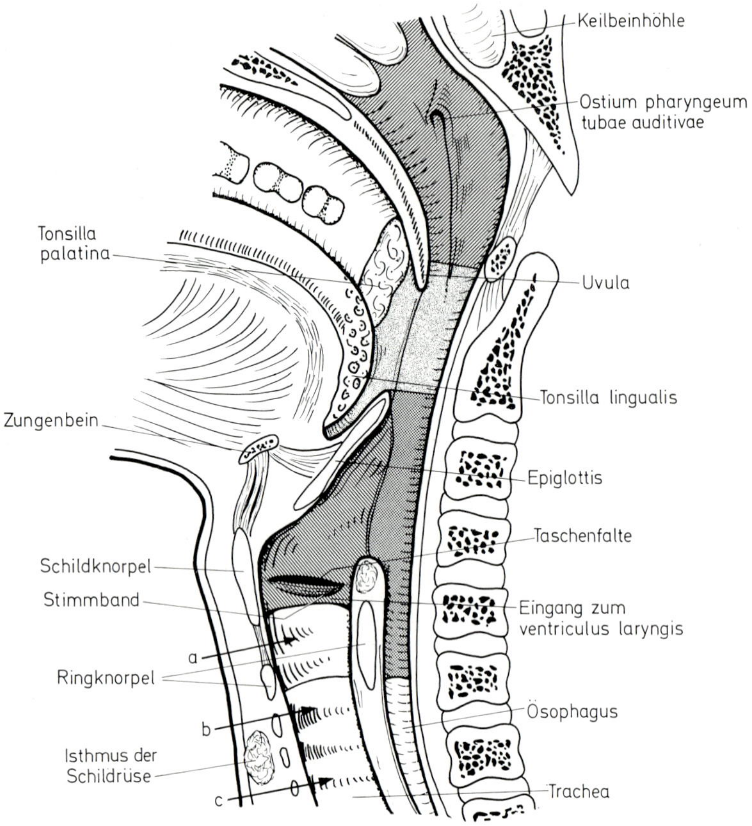

Abb. 3. Etagen des Pharynx und Larynx. (Nach FALK) Pharynx: Epipharynx gestrichelt von hinten oben nach vorn unten; Mesopharynx grau kleinpunktiert; Hypopharynx grob punktiert. Larynx: Vestibulum laryngis, Glottis und subglottischer Raum gestrichelt von vorn oben nach hinten unten. Operativer Zugang zu Kehlkopf und Luftröhre: *a* Coniotomie, *b* obere Tracheotomie, *c* untere Tracheotomie

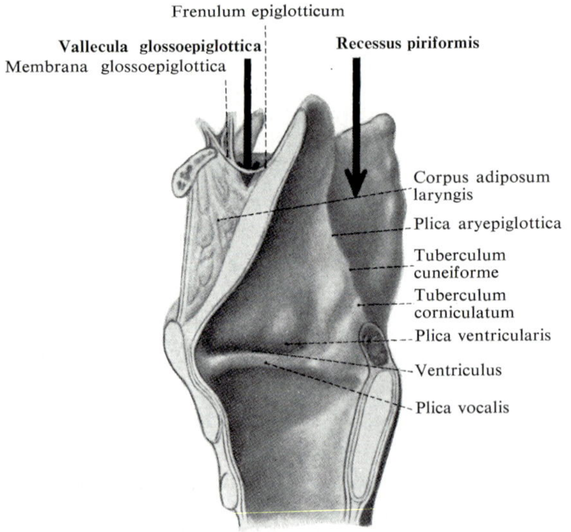

Abb. 4. Vestibulum laryngis auf dem Medianschnitt. (Nach LANZ-WACHSMUTH)

tiefen Einbuchtung in der Vorderwand des Hypopharynx, den Recessus piriformes, wohin Speisen und eingeführte Instrumente bei Verfehlen des richtigen Weges gelangen können (Abb. 4).

Die Schleimhaut ist im Epipharynx mit einem mehrreihigen Flimmerepithel bedeckt, während der übrige Rachenraum mit geschichtetem Plattenepithel überzogen ist. Die Submucosa enthält zahlreiche Schleimdrüsen.

4. Kehlkopf

Der Kehlkopf, der zusammen mit der Luftröhre und den Bronchien die unteren Luftwege darstellt, ist für den Anaesthesisten als Zugangspforte zur Trachea und aufgrund seiner besonderen Struktur von eminenter Bedeutung. Beim Erwachsenen erstreckt er sich über eine Distanz von etwa drei Halswirbeln (3.–6.). Seine Struktur ist im wesentlichen durch mehrere Knorpel bedingt, die durch Bänder beweglich miteinander verbunden sind und in ihrer Lage zueinander und zu anderen benachbarten Organen durch eine Reihe von Muskeln verändert werden können. In der Form und seiner topographischen Lage sind deutliche individuelle und altersabhängige Unterschiede zu erkennen. Beim erwachsenen Mann beträgt die Länge etwa 7 cm, die Breite ca. 4 cm in Höhe der Prominentia und die Tiefe etwa 3 cm, während der Rauminhalt des

Kehlkopfes der Frau um etwa ein Drittel kleiner ist als der des männlichen Kehlkopfes. Zu beiden Seiten des Kehlkopfes verlaufen wichtige Gefäße und Nerven, von denen nur die A. carotis, V. jugularis, N. phrenicus und N. vagus erwähnt werden

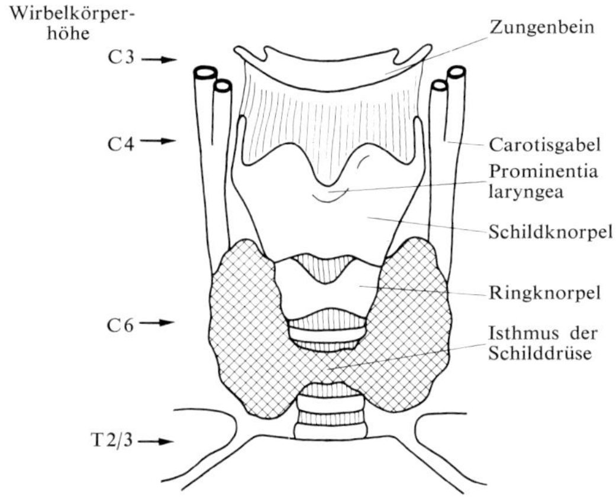

Abb. 5. Schematische Darstellung der Vorderansicht des Kehlkopfes und seine Lage zur Wirbelkörperhöhe und zu den Nachbarorganen. (In Anlehnung an H. ELLIS und M. MCLARTY)

Durchmesser den sagittalen übertrifft. Er ist relativ hoch gelegen und wandert erst im Laufe der Kindheit caudalwärts. Auch bei der Frau befindet er sich etwas höher als beim männlichen Erwachsenen, während er im Greisenalter bis in Höhe des 2. Brustwirbels sinken kann. Diese unterschiedlichen topographischen Verhältnisse in den verschiedenen Lebensaltern sind auf den Abb. 7a–g zu erkennen und haben für den Anaesthesisten große Bedeutung (s. auch Tabelle 1). Mit dem erheblichen Wachstum während der Pubertät nimmt vor allem die Lichtung zu, so daß die Gefahr des Stimmritzenverschlusses durch Schwellung der Schleimhaut im Vergleich zum Kindesalter deutlich geringer wird (Abb. 6).

Der Abstand zwischen Ringknorpel und der Incisura jugularis des Sternum beträgt etwa zwei Querfinger, so daß hier ein genügend großer Zugang für eine Tracheotomie gegeben ist (Abb. 3). Eine feste Verbindung mit dem Skelet besitzt der Kehlkopf nicht, elastisch-muskuläre Züge bewirken seine Lage und schaffen die Verspannung einerseits über das Zungenbein mit der Schädelbasis und andererseits über die Trachea und den

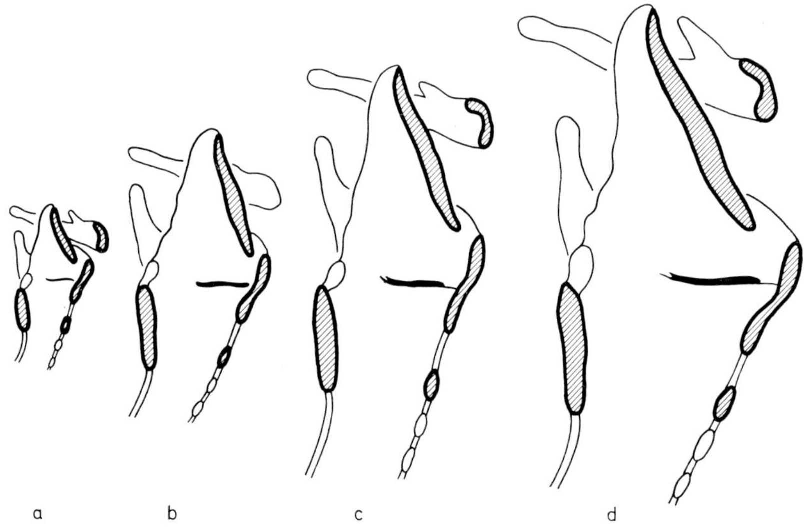

Abb. 6a–d. Größenwachstum des Kehlkopfes am Medianschnitt (nach LANZ-WACHSMUTH). a Säugling, b 7jähriges Kind, c Erwachsene Frau, d Erwachsener Mann

sollen. Die beiden Seitenlappen der Schilddrüse bedecken den Kehlkopf seitlich, ein Mittellappen ist nicht immer ausgebildet (Abb. 5).

Während der kindlichen Entwicklung (Abb. 6) zeigt der Kehlkopf ein nur relativ langsames Wachstum, vom 5. Lebensjahr bis zur Pubertät vergrößert er sich fast gar nicht, aber danach kommt es zu einer erheblichen Größenzunahme, vor allem beim Manne.

Der Kehlkopf des Neugeborenen ist im Vergleich zum übrigen Körper ziemlich groß, wobei der quere

Oesophagus mit dem Brustkorb. Auf diese Weise werden die vielfältigen Lageänderungen bei der Atmung, beim Schluckakt und bei Bewegungen des Kopfes und der Halswirbelsäule ermöglicht. Bei starker Reklination des Kopfes kann sich der Kehlkopf um die Höhe eines Wirbelkörpers nach cranial bewegen.

Das Skelet des Kehlkopfes besteht aus mehreren Knorpeln, von denen der Schild- und Ringknorpel, die beiden Stellknorpel und der Kehldeckel erwähnt werden sollen (Abb. 8). Der Schleim-

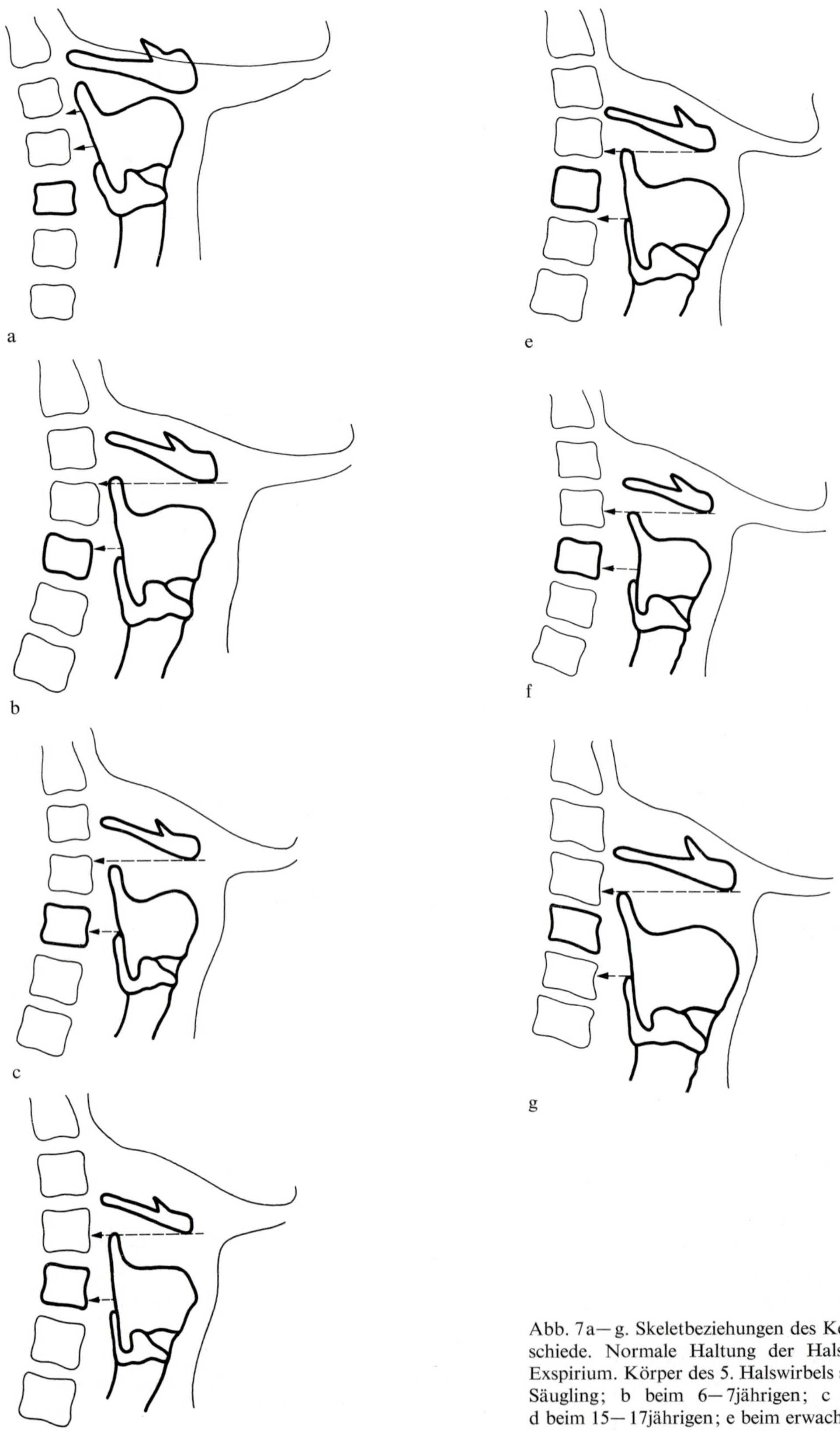

Abb. 7a—g. Skeletbeziehungen des Kehlkopfes. Altersunterschiede. Normale Haltung der Halswirbelsäule; mittleres Exspirium. Körper des 5. Halswirbels stark umrissen. a Beim Säugling; b beim 6—7jährigen; c beim 10—12jährigen; d beim 15—17jährigen; e beim erwachsenen Mann; f bei der erwachsenen Frau; g beim Greis (nach LEUZE)

Tabelle 1. *Lage des Kehlkopfes in bezug auf die Wirbelsäule.* (Nach HEIDERICH und SYMINGTON)

Alter	Geschlecht	Oberes Ende der Epiglottis	Unterer Rand des Ringknorpels	Kopfhaltung
Fetus etwa im 9. Monat	m	zwischen Körper und Zahn des Epistropheus	Mitte des 5. Halswirbels	gebeugt
Kind von $3^1/_2$ Monaten	m	unterer Rand des Atlas	unterer Rand des 4. Halswirbels	aufrecht
Kind von 4 Monaten	m	unterer Rand des Atlas	oberer Rand des 5. Halswirbels	schwach gebeugt
Kind von 6 Monaten	w	etwas unterhalb des Atlas	Oberer Rand des 5. Halswirbels	aufrecht
Kind von 8 Monaten	m	unterer Rand des Atlas	Mitte der Zwischenwirbelscheibe zwischen 3. und 4. Halswirbel	gestreckt
Kind von 12 Monaten	w	etwas unterhalb des Atlas	oberer Rand des 5. Halswirbels	aufrecht
Kind von 1 Jahr 10 Monate	w		oberer Rand des 6. Halswirbels	stark gebeugt
Kind von 2 Jahren 2 Monate	w	etwas unterhalb des Atlas	oberer Rand des 5. Halswirbels	gestreckt
Kind von 5 Jahren	m	unterer Rand des Epistropheus	oberer Rand des 6. Halswirbels	aufrecht
Kind von 6 Jahren	m	unterer Rand des Epistropheus	unterer Rand des 5. Halswirbels	aufrecht
Kind von 13 Jahren	w	Mitte des 3. Halswirbels	oberer Rand des 7. Halswirbels	gebeugt
Erwachsener	m	oberhalb der Mitte des 3. Halswirbels	oberer Rand des 7. Halswirbels	aufrecht
Erwachsener	w	unterer Rand des 3. Halswirbels	oberer Rand des 7. Halswirbels	aufrecht
Erwachsener	w	oberer Rand des 4. Halswirbels	Zwischenwirbelscheibe zwischen 6. und 7. Halswirbel	aufrecht

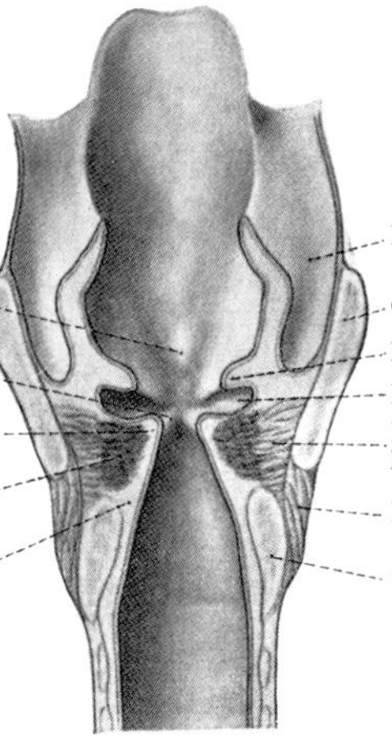

Abb. 8. Kehlkopf im Schnitt mit M. vocalis. (Nach LANZ-WACHSMUTH)

hautschlauch der Luftröhre verengert sich innerhalb des Ringknorpels und bildet mit den beiden Stimmbändern, Plicae vocales, die dazwischengelegene, sagittal gestellte und spaltförmige Stimmritze, Rima glottidis. Diese Stimmbänder öffnen und schließen infolge der Veränderung der Ring-Stellknorpelverbindungen die Stimmritze (Abb. 9). Die Stimmbänder tragen geschichtetes Plattenepithel, während die übrige Kehlkopfschleimhaut von zylindrischem Epithel überzogen ist.

Die Länge der Stimmritze beträgt beim Manne 2,0–2,4 cm, bei der Frau $^1/_5$ weniger. Die Glottis ist die engste Stelle der oberen Luftwege im Erwachsenenalter, während bei Kindern bis zu etwa 8 Jahren der Raum unterhalb der Stimmritze am engsten gefunden wird. So kann im Kindesalter u. U. ein Tubus die Stimmritze passieren, dann aber für das Lumen des Schildknorpels zu dick sein. Die Entfernung von der Zahnreihe bis zur Stimmritze schwankt beim Erwachsenen zwischen 11 und 14 cm. Aus der Tabelle 2 sind weitere Größenangaben zu entnehmen:

Tabelle 2. *Durchschnittliche Längenmaße* (Nach K. DIETZEL)

	Kinder bis 2 Jahre	Kinder 3 bis 8 Jahre	Erwachsene
Obere Zahnreihe — Glottis (cm)	ca. 9	ca. 10	ca. 14
Glottis — Bifurkation (cm)	3,5	6	10–13
Durchmesser der Trachea (mm)	6–7	8–10	13–20

Oberhalb der Stimmbänder bildet die Schleimhaut beim Übergang zum Kehlkopfvorraum ein zweites Faltenpaar, die Taschenfalten, Plicae ventriculares oder vestibulares. In der Mitte vom unteren Rande des Schildknorpels bis zum oberen Rande des Bogens des Ringknorpels spannt sich das Lig. cricothyroideum, auch Lig. conicum genannt. Hier erfolgte die früher häufiger durchgeführte Coniotomie.

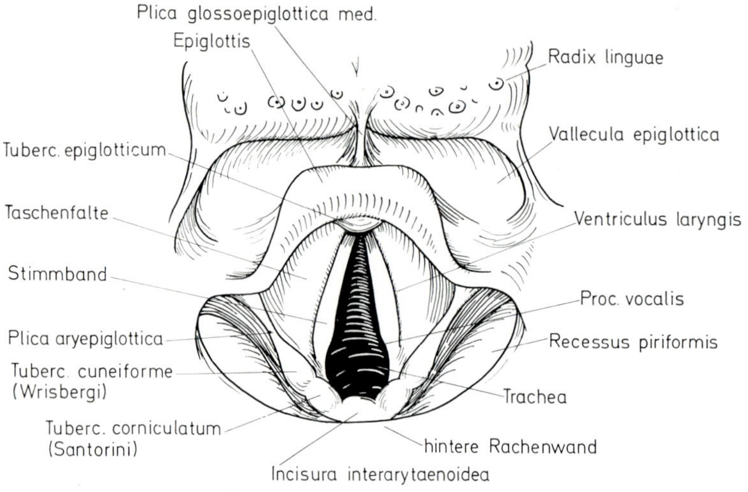

Abb. 9. Spiegelbild eines normalen Kehlkopfes bei ruhiger Atmung. (Nach FALK)

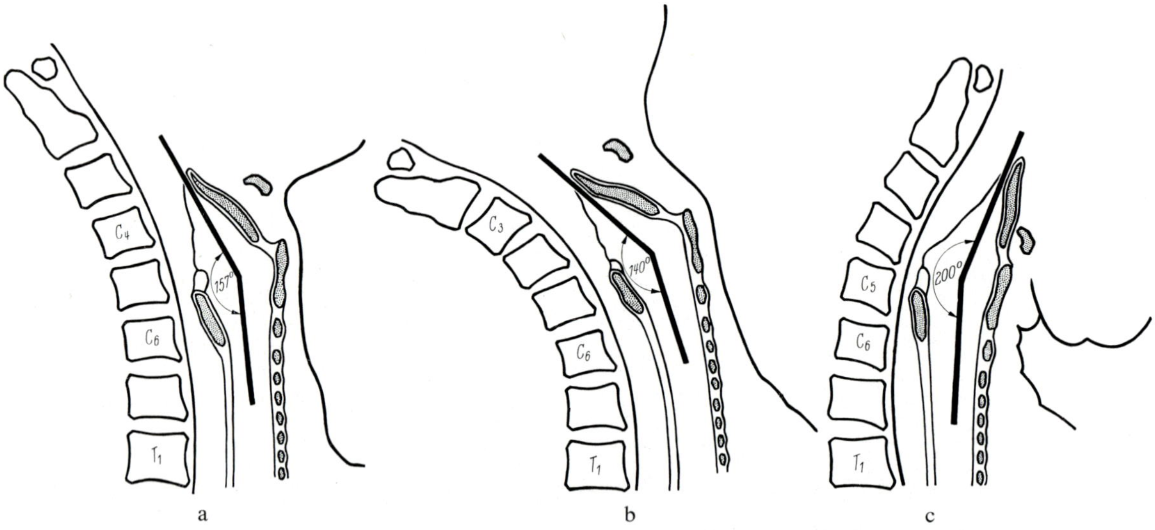

Abb. 10a—c. Kehlkopf-Luftröhrenwinkel bei verschiedener Kopfhaltung (nach LANZ-WACHSMUTH). a Bei Normalhaltung. Winkel ~160°. Zungenbein in Höhe C_4 caudal. Ringplattenunterkante C_6. b Bei dorsal gebeugtem Kopf. Winkel ~140°. Zungenbein in Höhe C_3 cranial. Ringplattenunterkante C_5/C_6. c Bei ventral gebeugtem Kopf. Winkel ~200°. Zungenbein in Höhe C_4/C_5. Ringplattenunterkante C_6

Die Epiglottis ist eine spatelförmige Knorpelplatte, die mit der Umgebung durch verschiedene Bindegewebszüge und Falten in Verbindung steht. Drei Falten zur Zunge, die Plicae glossoepiglotticae, sind für den Anaesthesisten von besonderer Bedeutung, weil hier bei der Intubation unter Sicht mit dem gebogenen Laryngoscop (nach MACINTOSH) die Spitze des Instruments zu liegen kommt.

In der Ruheposition ist die Epiglottis fast senkrecht aufgerichtet und mit ihrem oberen Ende der Zunge genähert. Ihre Höhenstellung ändert sich während des Lebens. Beim Neugeborenen und Säugling steht sie so hoch, daß sie sich an die Uvula anlegt. Auf diesen topographischen Unterschied zum Erwachsenen wird wegen seiner Bedeutung für die Intubation besonders verwiesen.

Die Achse des Kehlkopfes erfährt in der Höhe der Glottis eine leichte Abknickung, so daß beide Abschnitte, der obere und untere Kehlkopftrichter, in der mittleren Etage nach rückwärts zueinander abgewinkelt sind (Abb. 3, 10a—c). Der supraglottische Teil ragt ein wenig in den Pharynx und zieht etwas nach hinten, also gegen die Wirbelsäule zu. Der subglottische Abschnitt dagegen entfernt sich nach unten zu etwas von der vorderen Thoraxwand und zielt so auf die in gleicher Richtung verlaufende Trachea.

Große Strumen oder andere Tumoren im Halsbereich, vor allem bei einseitiger Ausbildung, verändern die symmetrische Einstellung des Kehlkopfes. Seine Lage kann dann durch Betasten der Prominentia laryngea, des Adamapfels, festgestellt werden.

Aus den verschiedenen Achsenverläufen der einzelnen Abschnitte ergibt sich, daß man zur Intubation und Einführung eines starren Rohres wie bei der Bronchoskopie den Zungengrund nach ventral wegdrücken und die Ebene des Oropharynx mit der Richtung des subglottischen Kehlkopfabschnittes und der Trachea in Einklang bringen muß. Eventuell ist von außen an der Prominentia laryngea ein entsprechender Druck auszuüben.

Der Kehlkopf dient zwei Hauptaufgaben:

1. der Stimmbildung und
2. dem Pförtnermechanismus für die tieferen Luftwege.

Der Phonation liegt das Prinzip einer Lippenpfeife zugrunde, wobei der vorbeistreichende exspiratorische Luftstrom die Stimmbänder in Schwingung versetzt. Ihr vollständiger Verschluß wird beim Hustenstoß schlagartig gesprengt (Abb. 8).

Ist es zu einer Störung des zweiten Funktionsbereiches gekommen, so ist ein Verschlucken die Folge. Speisen und Fremdkörper gelangen in die Lunge (Aspiration).

Die sensible Versorgung der Kehlkopfschleimhaut erfolgt durch den N. laryngeus superior. Er anastomosiert mit dem N. laryngeus inferior, der als Ast des Recurrens vagi im Oesophago-Trachealwinkel den Kehlkopf erreicht und die inneren Kehlkopfmuskeln innerviert.

5. Luftröhre

Durch den Einbau von etwa 16–20 Knorpelspangen in die Wand der vorderen und seitlichen Abschnitte wird das Lumen der Luftröhre für die Luftzufuhr unter allen Umständen gesichert. Neben den Knorpelspangen besteht die Wand der Trachea aus reichlich elastischem Gewebe, so daß ein derbfilziger Schlauch gebildet wird, der sich vor allem an den Ringknorpel anheftet. Die Schleimhaut ist durch ein mehrreihiges Flimmerepithel charakterisiert, in das zahlreiche Becherzellen eingelagert sind und dessen Flimmerstrom oralwärts gerichtet ist. In der Submucosa befinden sich zahlreiche Drüsen, Glandulae tracheales, teils seröser, teils gemischter Art.

Die Länge der Luftröhre ist von der Körpergröße und vom Geschlecht abhängig und beträgt beim Erwachsenen etwa 9–15 cm, der Durchmesser etwa 1,5–3 cm, wobei im mittleren Lebensalter die Distanz vom 6. Hals- bis zum 4. Brustwirbel überbrückt wird. Sie verläuft in Rückenlage in einem Winkel von 20–24°. Hier teilt sich die Luftröhre asymmetrisch in einem Winkel von etwa 70–80° in die beiden Hauptbronchien: Bifurcatio tracheae, von innen kenntlich an der Carina tracheae. Diese Höhe kann auf den Angulus sterni projiziert werden. Der Abstand von der oberen Zahnreihe bis zur Hauptcarina beträgt bei dorsal flektiertem Kopf in Rückenlage bronchoskopisch gemessen beim Erwachsenen durchschnittlich 25 cm (beim Mann etwa 25,5 cm, bei der Frau etwa 24 cm).

Die Luftröhre verläuft in der Medianebene des Körpers von cranial ventral nach caudal dorsal und ist vor dem Oesophagus gelegen. Zwischen beiden steigt der N. recurrens zum Kehlkopf auf. Vor der 2.–5. Knorpelspange ist der Isthmus der Schilddrüse anzutreffen. Beim Vorliegen einer Struma kann diese mit ihren Seitenlappen die Trachea aus der Medianebene verdrängen oder stark seitlich komprimieren (Säbelscheidentrachea). In der Fossa jugularis zieht der pulsierende Truncus brachiocephalicus, von links nach rechts aufsteigend, an der Vorderseite der Trachea entlang. Weiter cranial verläuft zu beiden Seiten die A. carotis communis. Zwischen den beiden Pleurasäcken liegt die Trachea an der Grenze zwischen vorderem und hinterem Abschnitt des Mediastinums und folgt dabei etwa der natürlichen Kyphose der Brustwirbelsäule.

Bei Verwendung von Endotrachealtuben mit aufblasbaren Manschetten kann allzu hoher Druck innerhalb der Manschette oder seine allzu lange Einwirkung auf die Schleimhaut eine Druckschädigung bewirken. Dadurch werden die Flimmerhaare des Trachealepithels in ihrer Abwehrbewegung behindert. In der Schleimhaut selbst werden Kreislaufstörungen hervorgerufen, ja sogar ulceröse Prozesse und tiefe Nekrosen können verursacht werden, vor allem durch starre und scharfkantige Tracheotomiekanülen. Diese Faktoren können nach CSERNOHORSZKY zu einer Senkungstracheitis oder sogar zu einer Mediastinitis führen. Die zirkuläre Unterbrechung der Flimmerbewegungen durch den Druck der Tubusmanschette kann in der postnarkotischen Phase das Aushusten des Tracheal- und Bronchialsekrets erschweren und so die Entstehung von Entzündungen in den tieferen Luftwegen begünstigen. Immerhin bleibt die Zerstörung des Flimmerepithels unvollständig. Hier und da bleiben intakte Inseln zurück, so daß die Regeneration im allgemeinen in den ersten Tagen nach der Extubation wieder vollständig ist.

Vor allem bei Kindern kann infolge ihrer größeren Neigung zu reaktiven Erscheinungen eine unvorsichtige Intubation oder eine längere Verweildauer des Tubus eine Hyperämie und ein subglottisches subepitheliales Ödem mit erheblicher Atmungsbehinderung bewirken, was zumeist erst einige Stunden nach der Extubation zu beobachten ist und uns dann vor die schwerwiegende Entscheidung einer Tracheotomie im Kindesalter stellen kann (KLEY) (s. auch Kapitel „Tracheotomie", S. 926 und „Gefahren der endotrachealen Intubation", S. 475).

6. Bronchialbaum

Der Bau der Bronchien gleicht dem der Trachea weitgehend. Der rechte, etwa 1,5–3,5 cm lange Hauptbronchus, Bronchus dexter, setzt etwa die Richtung der Luftröhre fort, indem er nach lateral abwärts zum Lungenhilus zieht. Er verläuft steiler nach caudalwärts als der linke und ist in seinem Lumen auch etwas weiter. Daher gelangen aspirierte Fremdkörper vorwiegend in das rechte Bronchialsystem, gleichfalls gleiten geradförmige Katheter fast immer in die rechte Seite.

Der rechte Oberlappenbronchus verläßt im Vergleich zur linken Seite den Hauptbronchus bereits nach kurzer Distanz von der Bifurkation und liegt als einziger eparteriell zur A. pulmonalis.

Der linke Hauptbronchus ist mit 3–6 cm länger als der rechte, außerdem auch etwas enger und verläßt die Trachea wesentlich weniger steil als der rechte. Der Bronchus zum linken Oberlappen und zur Lingula geht aus dem Hauptbronchus in einem erheblich größeren Abstand von der Bifurkation hervor als der rechte Oberlappenbronchus. Dieser unterschiedliche Bau der Bronchialbäume auf beiden Seiten ist von großer Bedeutung beim blinden oder gezielten Absaugen von Sekret, bei der Bronchoskopie und -graphie, bei der Blockierung einzelner Lungenabschnitte und bei zu tiefer Einführung von Intubationstuben (s. auch Kapitel „Bronchoskopie", S. 939).

7. Lungen

Die beiden Lungen füllen beiderseits vom Mediastinum her die Pleurahöhlen bis auf einen capillären Spaltraum vollkommen aus. Sie sind überall, auch in den Interlobärspalten, von der Pleura pulmonalis bedeckt, die am Lungenhilus in die Pleura parietalis übergeht. Im Lungenhilus befinden sich Bronchien, Blut- und Lymphgefäße sowie Nerven. Die Pleura parietalis bildet im Bereiche der vorderen und hinteren Umschlagsränder Komplementärräume, die sich im Inspirium entfalten und vom medialen bzw. unteren Rand der sich blähenden Lungen ausgefüllt werden.

Die Lungen bestehen gewöhnlich aus rechts drei, links zwei Lappen, wobei jedoch Größe und Zahl der Lappen schwanken können. Die weitere Aufgliederung erfolgt in Lobuli und Segmente. Die Unterteilung eines Lungenlappens in einzelne bronchopulmonale Segmente ermöglicht eine exakte Lokalisation intrapulmonaler Krankheitsprozesse und hat auch für die Anaesthesie große Bedeutung. Andererseits kann man sagen, daß sich fast jede Lunge in bezug auf Belüftung und gefäßanatomische Besonderheiten von anderen unterscheidet.

Als *anatomischen Totraum* bezeichnet man die Atemwege vom Eingang der Nase und des Mundes bis hinab zu den Alveoli, aber ohne diese einzuschließen. Der Ausdruck „Totraum" soll besagen, daß die in ihm enthaltene Luftmenge nicht am Austausch von Sauerstoff und Kohlendioxyd teilnimmt. Die Größe des anatomischen Totraumes ist vom Alter und Geschlecht abhängig, beträgt im Durchschnitt 150 ml, kann sich jedoch bei jungen Frauen auf nur 100 ml belaufen, bei Greisen dagegen auf 200 ml erhöht sein (TÖNDURY). Die endotracheale Intubation und die Tracheotomie verkleinern ihn erheblich.

Die Nervenversorgung der Lungen ist dadurch gewährleistet, daß der N. vagus zusammen mit Ästen des Truncus sympathicus und vielleicht auch des N. phrenicus aus dem Mediastinum in den Hilus übertritt. Es werden zahlreiche kleinere Geflechte und Äste gebildet, die die Bronchien und Arterien bis in das Lungenparenchym begleiten. Vagus- und Sympathicusäste enden schließlich synaptisch an der glatten Muskulatur der Bronchien, Gefäße und den septalen und alveolären Muskelnetzen.

Von der Vielfalt der Blutgefäßversorgung soll nur auf das doppelte Gefäßsystem der Pulmonal- und Bronchialgefäße hingewiesen werden. Von besonderer Bedeutung sind Anastomosen der Aa. bronchiales mit der A. pulmonalis. Sie sind als Kurzschlüsse zwischen Körper- und Lungenkreislauf aufzufassen und sind durch ihren besonderen Bau den regulatorischen Anforderungen angepaßt. Der Blutdruck liegt in den Aa. bronchiales weitgehend konstant und höher als in den starken respiratorischen Schwankungen unterworfenen Ästen der A. pulmonalis. Nach VON HAYEK bestehen unter der Pleura und an der Bronchialwand auch arterio-venöse Anastomosen, in denen entsprechend dem jeweiligen Regulationsmechanismus arterielles Blut aus der A. bronchialis oder venöses Blut aus der A. pulmonalis fließt. Nach Schätzungen VON HAYEKS kann bis zu $^1/_5$ der Gesamtblutmenge durch den Lungenkreislauf strömen, ohne am Gasaustausch teilzunehmen.

8. Zwerchfell

Das Diaphragma trennt als aktiv und passiv bewegliche Platte die Brust- von der Bauchhöhle und besteht aus einem Muskel mit zentraler Sehnenplatte und Fascien. Innerviert wird das Zwerchfell beiderseits vom N. phrenicus (C. 3–5). Form und Lage der Zwerchfellkuppel werden wechselweise von mehreren Faktoren bestimmt (v. HAYEK):

a) Form und Höhenlage der unteren Thoraxapertur,

b) Elastizität der Zwerchfellfascie und der -muskulatur,

c) Befestigung an den Gebilden des Mediastinums,

d) vom Thoraxraum aus wirkender Druck und Form der anliegenden Flächen der Brustorgane,

e) vom Bauchraum aus wirkender Druck und Form der anliegenden Organflächen,

f) Kontraktion der Zwerchfellmuskulatur.

Jede Verminderung des elastischen Zuges der Lungen wie beim Emphysem oder seine Aufhebung (Pneumothorax) führt zu einem Tiefstand des Zwerchfells.

Der vom Bauchraum auf das Diaphragma einwirkende Druck ist sehr wesentlich von der Körperlage abhängig. So tritt in Rückenlage der dorsale Teil nach oben, während in Bauchlage dies für den ventralen Abschnitt gilt. Bei Seitenlage kommt es zu asymmetrischen Lageänderungen des Zwerchfells, wobei ebenfalls der der Unterlage anliegende Abschnitt einem höheren Druck vom Bauchraum ausgesetzt ist als der der Unterlage abgelegene Teil. Dieser Unterschied gilt vor allem für die Exspirationsstellung, während bei der Inspiration die Kontraktionskraft des Zwerchfells einen Ausgleich herbeizuführen vermag.

Hinsichtlich der unterschiedlichen Belüftungs- und Durchblutungsverhältnisse der Lungen in den verschiedenen Seitenlagen sei auf die Darstellung und Behandlung der damit zusammenhängenden und für die Anaesthesie wichtigen Probleme von BARTH verwiesen. Hier soll nur nach v. HAYEK darauf verwiesen werden, daß die untere Zwerchfellkuppel stärkere Exkursionen zeigt und daß daher bei reiner Zwerchfellatmung die jeweils untenliegende Lunge besser belüftet wird als die obere (s. auch Kapitel „Atmung und Beatmung", S. 430).

Literatur

BARTH, L., MEYER, M.: Moderne Narkose, 2. Aufl. Stuttgart: Fischer 1965.

CSERNOHORSZKY, V., INCZE, F., Jr., KARÁCSONYI, S.: Über die Bewertung der Intubationsveränderungen von Kehlkopf und Trachea. Zbl. Chir. **86**, 1759–1764 (1961).

DIETZEL, K.: Anatomie und Physiologie der Luftröhre und der Bronchien sowie endoskopische Untersuchungstechnik der unteren Luftwege. In: Hals-Nasen-Ohrenheilkunde. Hrsg. von J. BERENDES, R. LINK und F. ZÖLLNER. Bd. I. Obere und untere Luftwege. Stuttgart: Thieme 1964.

DORNETTE, W. H. L.: Anatomy for anaesthesiologists. Springfield, Illinois: Thomas 1963.

ELLIS, H., MCLARTY, M.: Anatomy for anaesthetists, 2nd edit. Oxford: Blackwell 1969.

FALK, P.: Einführung in die Hals-Nasen-Ohrenheilkunde, 3. Aufl. Stuttgart: Thieme 1970.

HAFFERL, A.: Lehrbuch der topographischen Anatomie, 2. Aufl. Berlin-Göttingen-Heidelberg: Springer 1957.

HAYEK, H. VON: Die menschliche Lunge. Berlin-Göttingen-Heidelberg: Springer 1953.

HEIDERICH, F.: Kopf, Hals, Bauch und Becken des Neugeborenen. In: Handbuch der Anatomie des Kindes. Hrsg. von K. PETER, G. WETZEL und F. HEIDERICH. München: Bergmann 1934.

KLEY, W.: Persönliche Mitteilung.

KÖRNER, M.: Die nasotracheale Intubation. In: Anaesthesiologie und Wiederbelebung, Bd. 39. Berlin-Heidelberg-New York: Springer 1969.

LANZ-WACHSMUTH: Praktische Anatomie, Bd. I, Teil 2: Hals. Berlin-Göttingen-Heidelberg: Springer 1955.

LEUZE, H.: Anatomische und röntgenologische Untersuchungen zur Lage und zur Verschieblichkeit des menschlichen Kehlkopfes. Inaug.-Diss. Med. Fak. Univ. München 1955.

MEYER, W.: Pathologie der Zähne und des Gebisses. In: Die Zahn-, Mund- und Kieferheilkunde. Hrsg. von K. HÄUPL, W. MEYER und K. SCHUCHARDT. München-Berlin: Urban & Schwarzenberg 1958.

PERNKOPF, E.: Topographische Anatomie des Menschen. Wien-Innsbruck: Urban & Schwarzenberg 1952.

— Atlas der topographischen und angewandten Anatomie des Menschen, Bd. I: Kopf und Hals; Bd. II: Brust. München-Berlin: Urban & Schwarzenberg 1964.

PETER, K.: Handbuch der Anatomie des Kindes. Hrsg. von K. PETER, G. WETZEL und F. HEIDERICH. München: Bergmann 1934.

RAUBER-KOPSCH: Lehrbuch und Atlas der Anatomie des Menschen, 19. Aufl. Bd. II: Eingeweide, Nervensystem, Sinnesorgane. Stuttgart: Thieme 1955.

REICHENBACH, E.: Verletzungen der Kiefer- und Gesichtsknochen und der benachbarten Weichteile. In: Die Zahn-Mund-Kieferheilkunde. Hrsg. von K. HÄUPL, W. MEYER und K. SCHUCHARDT, Bd. III, Teil 1. München-Berlin: Urban & Schwarzenberg 1958.

SYMINGTON, I.: The topographical anatomy of the child. Edinburgh 1887.

TÖNDURY, G.: Anatomische Vorbemerkungen. In: Handbuch der Inneren Medizin. Hrsg. von G. v. BERGMANN, W. FREY und H. SCHWIEGK, Bd. IV, Teil 1. Berlin-Göttingen-Heidelberg: Springer 1956.

WYLIE, W. D., CHURCHILL-DAVIDSON, H. C.: A practice of anaesthesia, 2nd edit. London: Lloyd-Luke 1966.

II. Die physiologischen Grundlagen

1. Grundlagen der Atmungsphysiologie*

G. Thews und H. R. Vogel

Der Effekt der äußeren Atmung wird von vier Teilprozessen bestimmt, die sich in ihrer Wirksamkeit gegenseitig beeinflussen können. Auf den kürzesten Nenner gebracht, lassen sie sich als Ventilation,

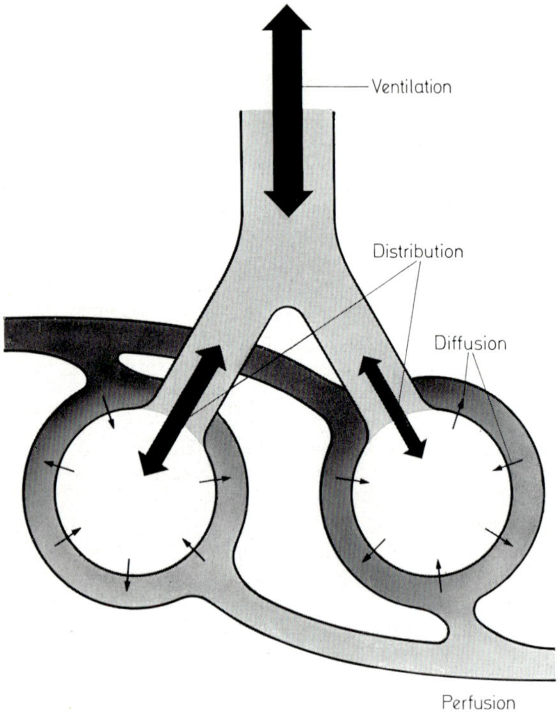

Abb. 1. Schematische Darstellung der für den Arterialisierungseffekt in der Lunge maßgebenden Faktoren

Perfusion, Diffusion und Distribution kennzeichnen (s. Abb. 1). Die alveoläre Ventilation bestimmt die Sauerstoffmenge, die pro Zeiteinheit in die Alveolen transportiert wird, und die Kohlendioxydrate, die von hier aus an die Umgebungsluft abgegeben wird. Damit stellt die Ventilation einen wesentlichen Faktor für die Einstellung der austauschbestimmenden O_2- bzw. CO_2-Drucke in den Alveolen dar. Die Perfusion der Lunge ist maßgebend für den Antransport des Kohlendioxyds und den Abtransport des Sauerstoffes. Sie bestimmt also ganz wesentlich die O_2- bzw. CO_2-Drucke in den Lungencapillaren. Die Diffusionsgröße schließlich entscheidet über die Gasmengen, die bei gegebenen Druckgradienten zwischen Alveole und Lungencapillare ausgetauscht werden. Für ein kleines Austauschgebiet ist der Arterialisierungseffekt durch diese drei Größen vollständig festgelegt. In bezug auf die Leistung der gesamten Lunge hat man jedoch noch einen vierten Faktor zu berücksichtigen. Wir wissen nämlich, daß schon beim Gesunden, in verstärktem Maße aber unter pathologischen Bedingungen, Ventilation, Perfusion und Diffusion nicht gleichmäßig über alle Lungenabschnitte verteilt sind. Diese ungleichmäßige Verteilung oder Distribution kann den Arterialisierungseffekt entscheidend mit beeinflussen und darf daher bei einer Beurteilung der Lungenfunktion nicht vernachlässigt werden.

a) Ventilation

Für den Ventilationsvorgang sind die statischen Lungenvolumina, die dynamischen Ventilationsgrößen und die atmungsmechanischen Größen maßgebend.

α) Lungenvolumina

Die Lungenvolumina, also die Rauminhalte der Lunge bei verschiedenen Atemlagen, sind in Abb. 2 in der jetzt gültigen Nomenklatur zusammengestellt. Dazu sind die Normalwerte angegeben. Von diesen Größen kommt eigentlich nur der Vitalkapazität und dem Residualvolumen bzw. der funktionellen Residualkapazität eine gewisse diagnostische Bedeutung zu.

Die *Vitalkapazität*, die Volumendifferenz zwischen maximaler Inspiration und maximaler Exspiration, ist ein Maß für die Ausdehnungsfähigkeit

* Siehe auch „Die Lungenfunktionsdiagnostik", S. 183.

von Lunge und Thorax. Jede Einschränkung der Beweglichkeit kann zur Abnahme der Vitalkapazität führen. Sie wird als restriktive Ventilationsstörung bezeichnet. Eine herabgesetzte Vitalkapazität findet man z. B. bei Lähmung des neuromuskulären Systems, bei Bewegungseinschränkung des Thoraxskelets, bei Behinderung der Zwerchfellbeweglichkeit und bei raumfordernden intrathorakalen Prozessen.

β) Ventilationsgrößen

Wichtiger als die statischen Lungenvolumina sind die dynamischen Ventilationsgrößen. Hierzu gehört in erster Linie das *Atemzeitvolumen*, d. h. die in der Minute ventilierte Gasmenge. Sie errechnet sich aus Atemzugvolumen und Atemfrequenz. Entscheidend für die Lungenfunktion ist nun derjenige Anteil des Atemzeitvolumens, der in die Alveolen gelangt und

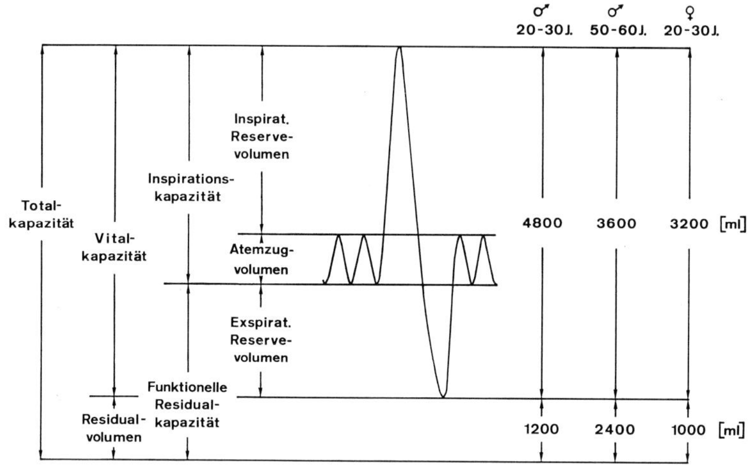

Abb. 2. Bezeichnungen und Normwerte der Atemvolumina

Das *Residualvolumen* ist dasjenige Luftvolumen, das sich nach maximaler Exspiration noch in der Lunge befindet. Dieses Volumen kann bei erhöhter Lungenstarre, z. B. bei diffuser Lungenfibrose, Sarkoidose und bei Lungenstauung, eingeschränkt

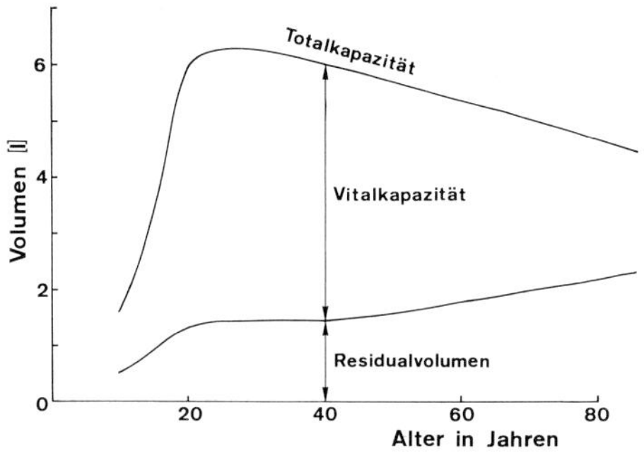

Abb. 3. Altersabhängigkeit von Totalkapazität, Vitalkapazität und Residualvolumen (nach DEJOURS)

sein. Häufiger findet man jedoch ein pathologisch vergrößertes Residualvolumen und sieht diesen Befund als charakteristisch für das Lungenemphysem an. Aber auch in diesem Fall braucht der Arterialisierungseffekt der Lunge nicht gestört zu sein. Wie Abb. 3 zeigt, kann das Verhältnis des Residualvolumens zur Totalkapazität im Alter schon normalerweise erheblich zunehmen und 40 bis 50% betragen.

dort am Gasaustausch teilnehmen kann. Er wird sinngemäß als funktionelle alveoläre Ventilation bezeichnet. Den auf die Toträume entfallenden Anteil des Atemzeitvolumens bezeichnet man als Totraumventilation. Das Atemzeitvolumen setzt sich also additiv zusammen aus alveolärer Ventilation und Totraumventilation. Die alveoläre Ventilation entscheidet letzten Endes darüber, welche O_2- und CO_2-Drucke sich in den Alveolen einstellen und welche Druckgefälle für den Gasaustausch zur Verfügung stehen. Eine generelle alveoläre Hypoventilation hat stets eine Senkung des arteriellen O_2-Druckes, also eine Hypoxie, und vor allem eine Erhöhung des arteriellen CO_2-Druckes, also eine Hyperkapnie, zur Folge. Zur Kompensation der primär auftretenden respiratorischen Acidose können Basensparmechanismen der Niere eintreten. Im Gegensatz zu einer metabolischen Acidose ist in diesem Fall der Standard-Bicarbonat-Wert erhöht. Diesen Zustand, manchmal auch als Globalinsuffizienz gekennzeichnet, finden wir z. B. bei fortgeschrittenem Lungenemphysem, meist gekoppelt mit einem Cor pulmonale, bei Poliomyelitis und anderen zentralen und peripheren Störungen der Atmungsantriebe.

Die Bestimmung des Atemzeitvolumens kann auf einfache Weise im geschlossenen spirometrischen System erfolgen. In neuerer Zeit findet jedoch das kompliziertere offene Meßverfahren immer häufiger Verwendung in der klinischen

Funktionsdiagnostik, da hiermit einige wesentliche Vorteile verbunden sind (s. Abb. 4). Die alveoläre Ventilation kann im Gegensatz zur Größe der Gesamtventilation nur indirekt, beispielsweise über die Messung der alveolären CO_2-Konzentration, erfaßt werden. Nach Einführung der schnellen CO_2-

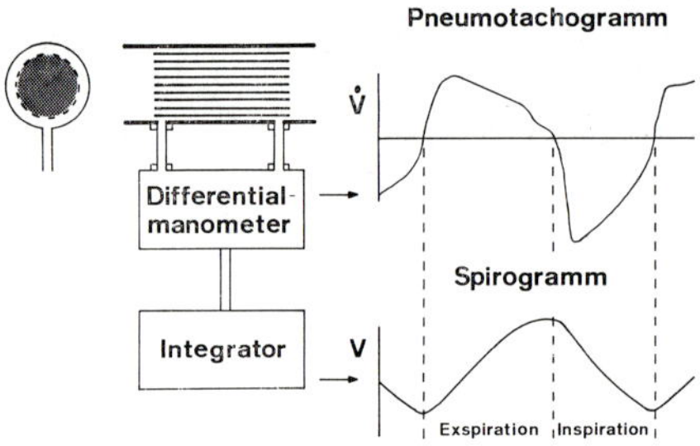

Abb. 4. Prinzip der Atemzeitvolumen-Bestimmung im offenen spirometrischen System. Mit Hilfe eines Pneumotachographen werden die Stromzeitvolumina der Exspirations- und Inspirationsluft registriert. Eine elektronische Integrationseinrichtung berechnet hieraus die Volumina für jeden einzelnen Atemzug, die, mit der Atemfrequenz multipliziert, das Atemzeitvolumen ergeben. Die Anordnung arbeitet weitgehend trägheitslos und mit geringen Toträumen

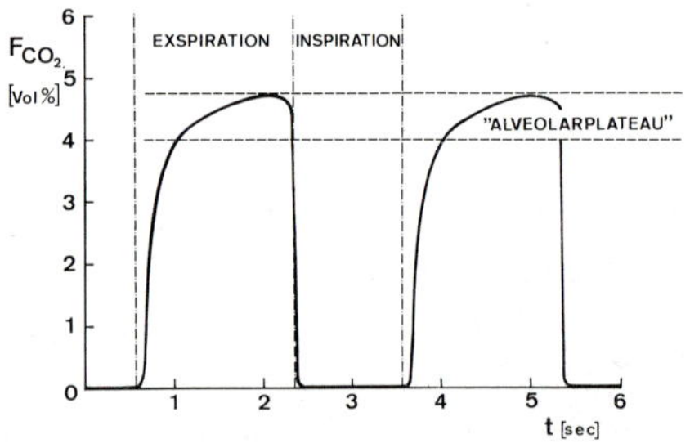

Abb. 5. CO_2-Konzentration während der Exspiration und Inspiration, mittels eines Ultrarotabsorptionsschreibers (URAS) registriert

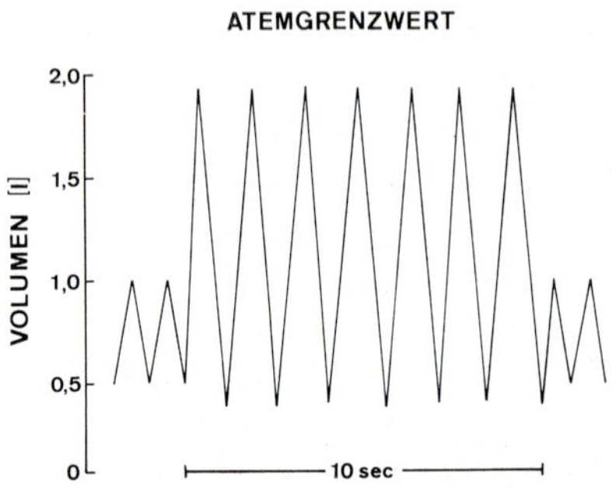

Abb. 6. Aufnahme des Atemgrenzwertes. Eine forcierte willkürliche Hyperventilation muß für die Dauer von 10 sec mindestens mit einer Frequenz von 60—70 Atemzügen/min durchgeführt werden. Niedere Atemfrequenzen erfordern einen Korrekturfaktor

Messung mit Hilfe der Ultrarotabsorption ist es möglich, die CO_2-Konzentration während jedes einzelnen Atemzuges fortlaufend zu bestimmen. Abb. 5 zeigt die von einem Ultrarotabsorptionsschreiber aufgezeichnete CO_2-Konzentration während der In- und Exspiration. Wegen der Schwierigkeit, einen bestimmten Punkt des sog. „Alveolarplateaus" dem alveolären CO_2-Druck zuzuordnen, bevorzugen einige Untersucher die CO_2-Druckmessung im arteriellen Blut. In sehr vielen Fällen kann man nämlich den arteriellen CO_2-Druck dem alveolären gleichsetzen, weil infolge hoher Diffusionsgeschwindigkeit ein vollständiger CO_2-Druckausgleich in der Lunge stattfindet.

Von besonderem diagnostischem Interesse ist nun die Ventilationsgröße bei willkürlich forcierter, maximaler Atmung, weil die Inanspruchnahme der

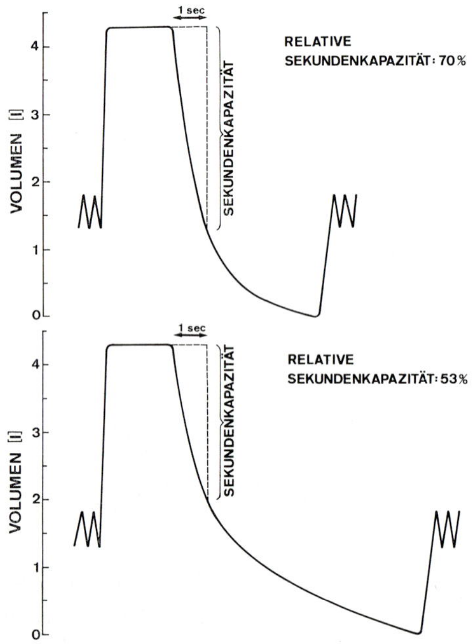

Abb. 7. Aufnahme der Sekundenkapazität bei einem Lungengesunden (oben) und einem Patienten mit obstruktiver Ventilationsstörung (unten)

Atmungsreserven am ehesten geeignet ist, Funktionsstörungen aufzudecken. Das Atemzeitvolumen bei maximal forcierter, willkürlicher Hyperventilation, das als *Atemgrenzwert* bezeichnet wird, läßt sich bei Mitarbeit des Patienten verhältnismäßig leicht im geschlossenen oder offenen spirometrischen System bestimmen (s. Abb. 6). Der Sollwert für den Atemgrenzwert hängt vom Alter und den Körpermaßen ab und liegt beim gesunden Jugendlichen zwischen 100 und 170 l/min. Eine Abnahme des Atemgrenzwertes finden wir sowohl bei restriktiven als auch bei obstruktiven Ventilationsstörungen. Während die ersteren durch eine Einschränkung der Ausdehnungsfähigkeit der Lunge ausgezeichnet sind, handelt es sich bei den letzteren um alle diejenigen Zustände, die mit einer Erhöhung des Atemwiderstandes einhergehen. Hauptursachen der obstruktiven Störungen sind Bronchialverengungen durch Sekret, Schleimhautschwellungen, Spasmen der Bronchialmuskulatur und Bronchialkompressionen infolge intrapulmonaler Druckerhöhung, wobei eine Abnahme der Retraktionskraft des Lungengewebes als zusätzliche Exspirationsbehinderung wirkt. Besonders ausgeprägt ist die obstruktive Komponente bei Asthma bronchiale, spastischer Bronchitis und beim obstruktiven Lungenemphysem.

Eine Entscheidung darüber, ob eine restriktive oder eine obstruktive Ventilationsstörung vorliegt,

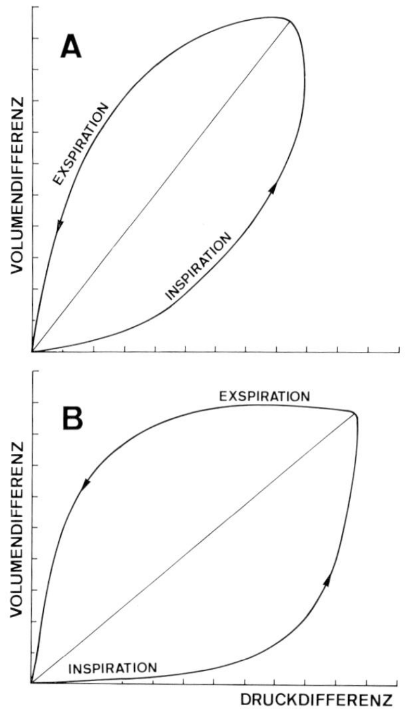

Abb. 8. Druck-Volumen-Kurve (Atemschleife) für einen Lungengesunden (A) und einen Patienten mit vorwiegend obstruktiver Ventilationsstörung (B). Die Neigung der Geraden, die zum Punkt des Inspirations-Exspirations-Wechsels führt, ist ein Maß für die Dehnbarkeit (Compliance) der Lunge

ist verhältnismäßig einfach durch die Bestimmung der *Sekundenkapazität*, auch Tiffeneau-Test genannt, möglich. Es handelt sich dabei um die spirometrische Erfassung desjenigen Volumens, das innerhalb 1 sec forciert ausgeatmet werden kann (siehe Abb. 7). Die Sekundenkapazität wird meist relativ, d. h. bezogen auf die Vitalkapazität, angegeben. Man verlangt dabei für den Gesunden, daß mindestens 70–80% der Vitalkapazität innerhalb 1 sec ausgeatmet werden soll. Eine Einschränkung auf 40, 30 oder gar 20% ist bei obstruktiven Ventilationsstörungen keine Seltenheit.

γ) *Atemmechanische Größen*

Der Begriff Atemmechanik wird gewöhnlich in einem sehr speziellen Sinn gebraucht, und zwar als Ausdruck für die Druck-Volumen-Beziehung bei der Atmung. Die Atemarbeit hat sowohl elastische als auch viscöse Widerstände zu überwinden. Den wesentlichen elastischen Widerstand bei der Inspiration bildet die elastische Retraktion von Lungenparenchym und Thorax. Für die elastische Komponente besteht eine lineare Abhängigkeit von Volumsverschiebung und transpulmonaler Druckänderung. Zu den nichtelastischen oder viscösen Widerständen gehören vor allem die Strömungswiderstände in den zuleitenden Luftwegen, ferner die nichtelastischen Deformationswiderstände von Eingeweiden und Thorax und der kleine Trägheitswiderstand der Luftsäule. Alle diese Widerstände erfordern einen zusätzlichen Arbeitsaufwand sowohl bei der Einatmung, als auch bei der Ausatmung. Die Druck-Volumen-Kurve (s. Abb. 8A) ist aus diesem Grund im Inspirationsteil nach unten und im Exspirationsteil nach oben durchgebogen. Eine solche Druck-Volumen-Beziehung für einen vollständigen Atemcyclus wird als *Atemschleife* bezeichnet.

Aus der Atemschleife lassen sich obstruktive Ventilationsstörungen, die mit einer Erhöhung der viscösen Widerstände einhergehen, an der verstärkten Durchbiegung der Kurve nach unten und oben erkennen (s. Abb. 8B). Veränderungen der elastischen Komponente können ebenfalls in der Atemschleife erfaßt werden. Im Augenblick des Überganges von der Inspiration zur Exspiration herrscht nämlich Strömungsstillstand, so daß die Verbindungslinie dieses Punktes mit dem Nullpunkt in etwa das elastische Verhalten von Lunge und Thorax widerspiegelt. Je steiler diese Linie, um so dehnbarer ist das System. Quantitativ wird das elastische Verhalten durch die sog. *Compliance* angegeben. Die Compliance oder Dehnbarkeit der Lunge ist das Verhältnis von Volumenänderung zur Druckänderung unter statischen Bedingungen. Der Normwert für den gesunden Erwachsenen liegt zwischen 0,15 und 0,25 l/cm H_2O. Größere Werte zeigen besondere Dehnbarkeit, kleinere Werte zu große Starrheit an.

Der Strömungswiderstand in den Atemwegen wird durch die sog. *Resistance* erfaßt. Diese Größe ist definiert als die Druckdifferenz zwischen Mund- und Alveolarraum, dividiert durch das zugehörige Stromzeitvolumen. Ihre Dimension ist demnach cm H_2O/l/sec.

Zur dynamischen Registrierung der Atemschleife bedient man sich eines *x-y*-Schreibers (Abb. 9). Über die *x*-Achse wird die Druckdifferenz zwischen Mund- und

Alveolarraum, über die y-Achse gleichzeitig die Volumengröße registriert. Die Druckdifferenz läßt sich mit Hilfe eines Differentialmanometers messen, wobei ein Druckfühler im distalen Oesophagus liegt. Mit praktisch ausreichender Genauigkeit entspricht nämlich der Oesophagusdruck dem Druck im Alveolarraum. Die Messung des Volumens erfolgt simultan mit der Druckmessung über ein Spirometer, an das der Proband mittels Mundstück angeschlossen ist, oder besser mit Hilfe eines Pneumotachographen, dessen Werte

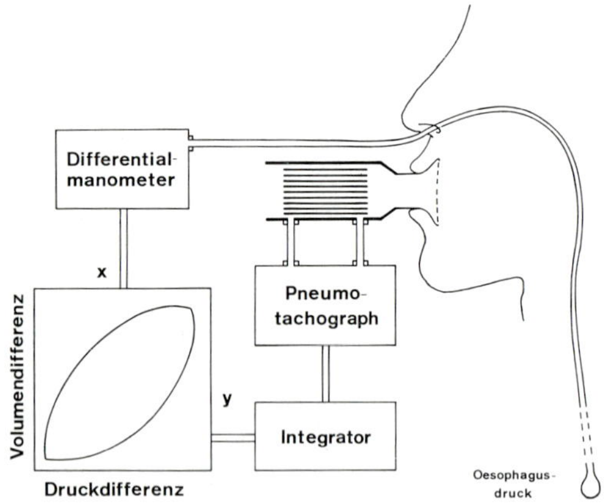

Abb. 9. Aufnahme der Atemschleife mit Hilfe eines x-y-Schreibers

Unter pathologischen Bedingungen kann der Kurzschluß-Blutanteil u. U. ein beträchtliches Ausmaß annehmen. Dabei haben wir zu unterscheiden zwischen anatomischen und funktionellen Shunts. Im erstgenannten Fall erfolgt die Einmischung des venösen Blutes in das arterielle System über abnorme Verbindungen zwischen der venösen und arteriellen Strombahn. Funktionelle Shunts stellen diejenigen Gebiete in der Lunge dar, die zwar durchblutet aber nicht mehr belüftet werden, wie dies z. B. in atelektatischen Bezirken der Fall ist. Der Effekt besteht auch hier in einer Beimischung von venösem zum arteriellen Blut. Am ausgeprägtesten ist der Kurzschlußeffekt bei kongenitalen Herzvitien und Gefäßanomalien, er tritt jedoch auch bei einer Reihe von Lungenerkrankungen wie Pneumonie, Bronchiektasie und Lungenemphysem in wechselndem Maße in Erscheinung.

Wichtiger als der Absolutwert der Lungencapillardurchblutung ist das Verhältnis von alveolärer Ventilation zur Perfusion $\dot{V}_A/\dot{Q}$. Dieses Verhältnis bestimmt ganz wesentlich den Arterialisierungseffekt, d. h. die Höhe der arteriellen O_2- und CO_2-Drucke. Qualitativ sind die Variationsmöglichkeiten für die Ventilations-Perfusions-Relation in Abb. 10 erläutert. Der Normalwert des Lungengesunden für $\dot{V}_A/\dot{Q}$ liegt im Bereich 0,8 – 1,0 (Mitte der Abbildung). In diesem Fall stellt sich im Alveolarraum (in der Abbildung durch eine einzige

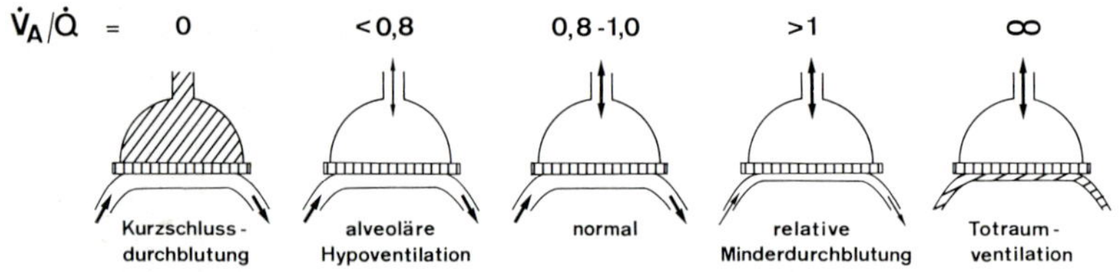

Abb. 10. Schematische Darstellung zur Erläuterung des Einflusses, den das Ventilations-Perfusions-Verhältnis $\dot{V}_A/\dot{Q}$ auf den Arterialisierungseffekt ausübt. Weitere Einzelheiten im Text

für das Stromzeitvolumen elektronisch integriert werden. Der Vorteil der integrierend pneumotachographischen gegenüber der spirographischen Messung liegt in nahezu trägheitsfreien und totraumarmen Momentanregistrierungen.

Eine weitere Möglichkeit zur Messung des Atemwegswiderstandes stellt die Körperplethysmographie dar, die auf dem Boyleschen Gesetz beruht. Da mit ihr auch andere entscheidende Größen der Lungenfunktion bestimmt werden können, kommt ihr trotz eines erheblichen apparativen Aufwandes eine zunehmende Bedeutung zu.

b) Perfusion

Bei der Diskussion der Perfusionsverhältnisse haben wir davon auszugehen, daß der überwiegende Anteil des Herzzeitvolumens mit der Alveolarluft in Diffusionskontakt tritt und am Gasaustausch teilnimmt. Nur ein kleiner Anteil, beim Gesunden sind es etwa 2%, wird nicht arterialisiert. Dieses sog. Kurzschluß-Blut oder auch Shunt-Blut gelangt mit niedrigen Sauerstoffdrucken und hohen Kohlendioxyddrucken in die arterielle Strombahn und vermindert dort den Arterialisierungseffekt.

Alveole repräsentiert) ein O_2-Druck von 100 mm Hg und ein CO_2-Druck von 40 mm Hg ein; nach dem Gasaustausch hat auch das Lungencapillarblut diese Partialdrucke angenommen. Nimmt die Ventilationsgröße bei gleicher Durchblutung ab ($\dot{V}_A/\dot{Q} < 0{,}8$), dann führt die relative Minderbelüftung zu einem Absinken des O_2- und zu einem Anstieg des CO_2-Druckes. Dieser Zustand ist (links von der Mitte) als alveoläre Hypoventilation charakterisiert. Den gleichen Effekt hat eine Perfusionszunahme bei normaler Ventilation. Als Extremfall einer alveolären Hypoventilation kann man den Zustand auffassen, bei dem durchblutete Alveolen überhaupt nicht mehr belüftet werden ($\dot{V}_A/\dot{Q} = 0$). In einem solchen Lungengebiet findet keine Arterialisierung statt, das venöse Blut gelangt unverändert in die arterielle Strombahn, so daß man von einer funktionellen Kurzschlußdurchblutung sprechen kann. Nimmt das Ventilations-Perfusions-Verhältnis über den Normalwert hinaus zu ($\dot{V}_A/\dot{Q} > 1$), dann steigt zwar der O_2-Druck entsprechend an, dies hat aber kaum Einfluß auf die Sauerstoffbeladung des Capillarblutes, da schon normalerweise 95% des Hämoglobins mit Sauerstoff gesättigt sind. Ein solcher Zustand der relativen Hyperventilation bzw. der relativen Minderdurchblutung (in der Abbildung rechts von der Mitte dargestellt) wirkt sich also weniger auf die Sauerstoffaufnahme als vielmehr die Kohlendioxydabgabe aus. Der Extremfall in

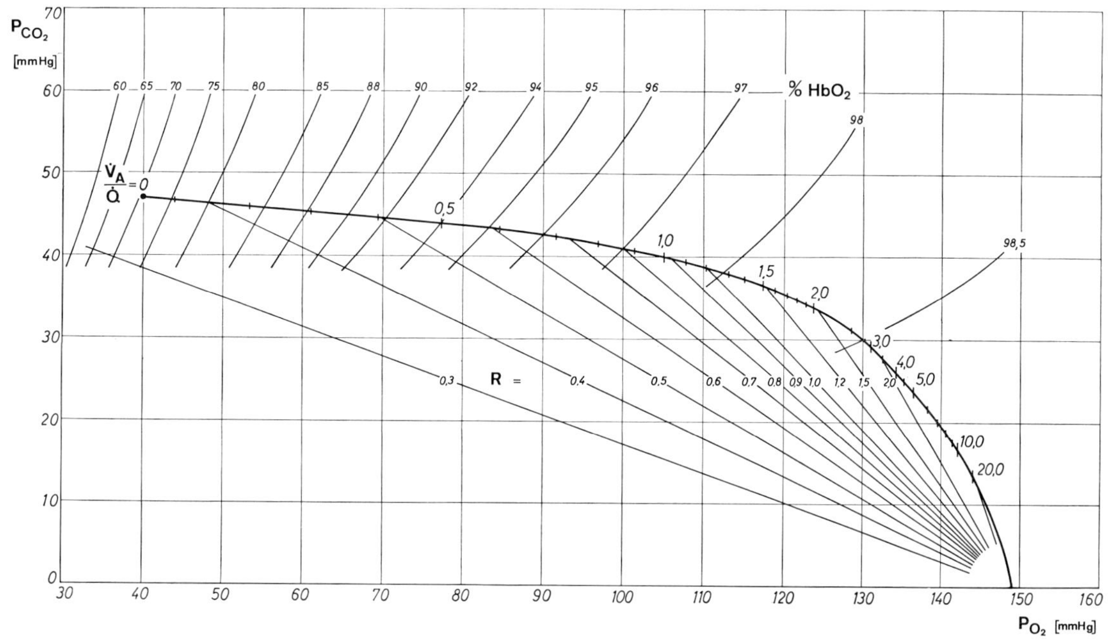

Abb. 11. Modifiziertes Rahn-Fenn-Diagramm für die Abhängigkeit der alveolären bzw. arteriellen O_2- und CO_2-Drucke (P_{O_2}, P_{CO_2}) vom Ventilations-Perfusions-Verhältnis $\dot{V}_A/\dot{Q}$. Zwei weitere Kurvenscharen geben die Sättigungswerte des arteriellen Blutes (% HbO_2) und die zugehörigen Respiratorischen Quotienten (R) an

dieser Richtung ($\dot{V}_A/\dot{Q} = \infty$) ist gegeben, wenn belüftete Alveolen überhaupt nicht mehr durchblutet werden, wenn also eine alveoläre Totraumventilation vorliegt.

Die hier qualitativ erläuterte Abhängigkeit des Arterialisierungseffektes vom Ventilations-Perfusions-Verhältnis zeigt Abb. 11 in einer quantitativen Fassung. In diesem Nomogramm nach Rahn und Fenn ist jedem auf der Kurve eingetragenen $\dot{V}_A/\dot{Q}$-Wert ein bestimmter CO_2-Druck auf der Ordinate und O_2-Druck auf der Abszisse zugeordnet. Die Partialdruckangaben gelten primär für den Alveolarraum, dann aber auch, sofern keine Diffusionsstörungen vorliegen, für das endcapilläre Blut. Hierauf beziehen sich auch die zusätzlich eingetragenen O_2-Sättigungswerte (% HbO_2) des Hämoglobins. Ferner können die zugehörigen Respiratorischen Quotienten (R) aus dem Nomogramm abgelesen werden.

c) Diffusion

Als Dritten der Faktoren, die für die Lungenfunktion maßgebend sind, müssen wir den Diffusionsprozeß betrachten. Entscheidend für den Gasaustausch in den Alveolen ist das Bestehen von Partialdruckgefällen für die Atemgase. So wandern die O_2-Moleküle vom Ort des höheren Partialdruckes in den Alveolen zum Ort des geringeren Partialdruckes in den Lungencapillaren. Ein entgegengesetztes Gefälle besteht für die CO_2-Moleküle (s. Abb. 12).

Für den Gasaustausch zwischen Alveolen und Lungencapillarblut steht eine Zeit von ca. 0,2 bis 0,3 sec zur Verfügung, in der die Erythrocyten mit der Alveolarluft in Diffusionskontakt stehen. Diese Zeit reicht beim Gesunden für einen vollständigen Partialdruckangleich ohne weiteres aus. Abb. 13 läßt erkennen, wie dieser Druckangleich für den Sauerstoff bei körperlicher Ruhe erfolgt.

Als Maß für die Diffusionsfähigkeit der Lunge dient die sog. O_2-*Diffusionskapazität* D_L. Das ist diejenige O_2-Menge, die pro Minute und je mm Hg mittlerer O_2-Druckdifferenz zwischen Alveole und Capillarinnerem vom Blut aufgenommen wird. Der Normwert für die O_2-Diffusionskapazität liegt bei 25 ml/min mm Hg.

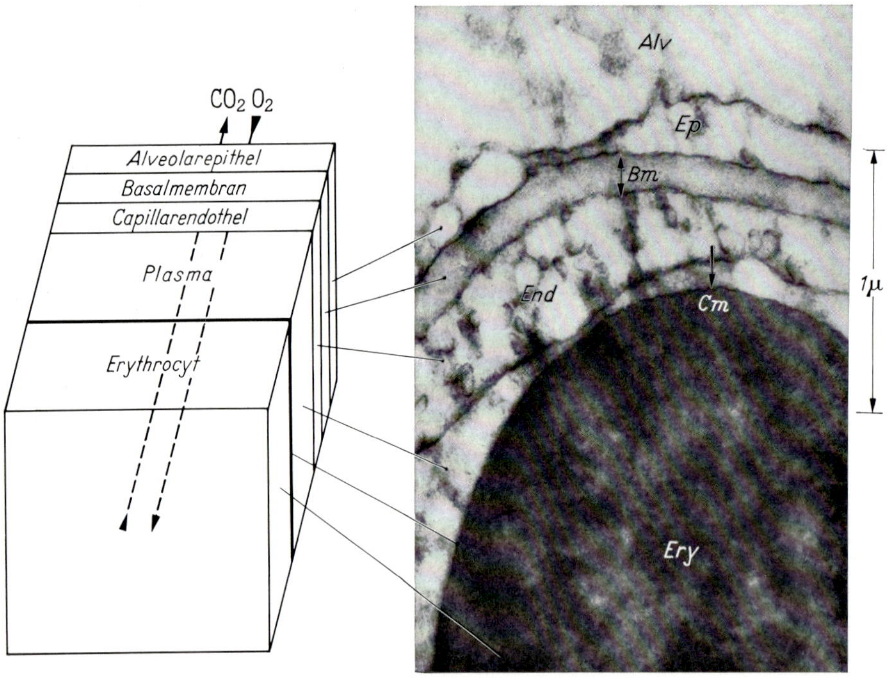

Abb. 12. Diffusionswege des Sauerstoffs und Kohlendioxyds beim Gasaustausch in der Lunge

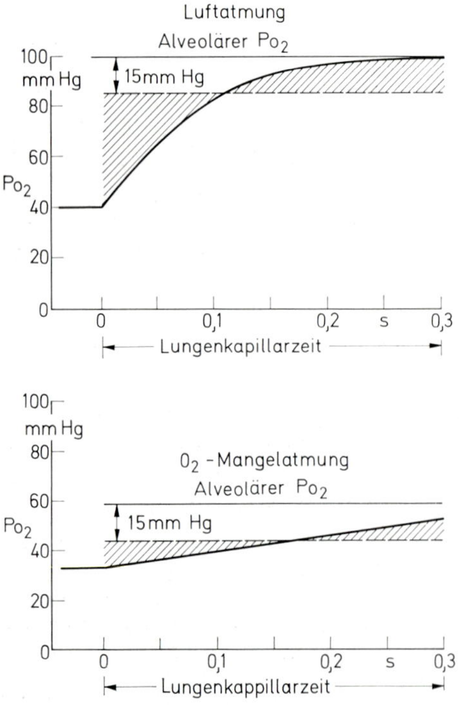

Abb. 13. O_2-Druckanstieg im Erythrocyten bei seiner Passage durch die Lungencapillare unter Normoxie- und Hypoxiebedingungen, modifiziert nach COMROE et al. Bei Luftatmung kommt es zu einem vollständigen Angleich an den alveolären O_2-Druck, bei O_2-Mangelatmung bleibt eine alveolär-endcapilläre O_2-Druckdifferenz bestehen

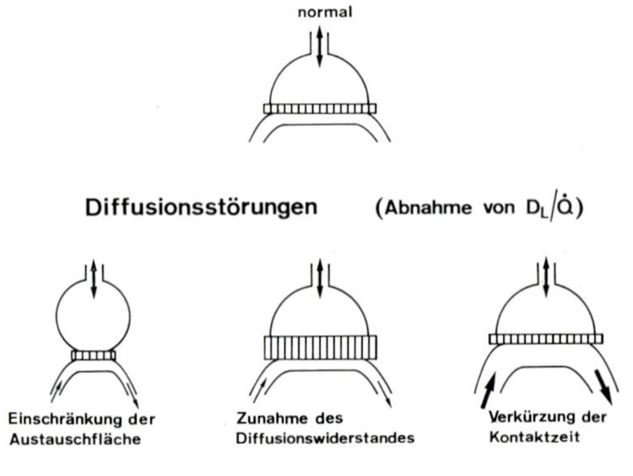

Abb. 14. Schematische Darstellung zur Erläuterung der prinzipiellen Ursachen für eine Diffusionsstörung

Ähnlich wie die Wirksamkeit der Ventilation nur in Abhängigkeit von der zugeordneten Durchblutung beurteilt werden kann, muß auch die O_2-Diffusionskapazität jeweils auf die Perfusionsgröße bezogen werden. Entscheidend für den Austauscheffekt ist also das O_2-Diffusionskapazitäts-Perfusions-Verhältnis ($D_L/\dot{Q}$). Eine Abnahme dieses Verhältnisses wird als Diffusionsstörung gekennzeichnet. Es kann sich dabei, wie in Abb. 14 schematisch dargestellt, um eine Einschränkung der Austauschfläche oder um eine Zunahme des Diffusionswiderstandes in der alveolocapillären Membran oder schließlich um eine Verkürzung der Kontaktzeit infolge Durchblutungssteigerung handeln. In allen Fällen ist ein Angleich des capillären an den alveolären O_2-Druck nicht mehr möglich. Das Blut verläßt die Capillaren mit einem deutlich herabgesetzten O_2-Druck. Eine solche Diffusionsstörung findet man z. B. bei Fibrose, Pneumokoniose, Bronchopneumonie, Miliartuberkulose und Pulmonalsklerose.

d) Distribution

Eine wesentliche Bedeutung für den Arterialisierungseffekt kommt schließlich den funktionellen Inhomogenitäten in der Lunge zu. Schon beim Gesunden, in besonderem Maße aber beim Lungen-

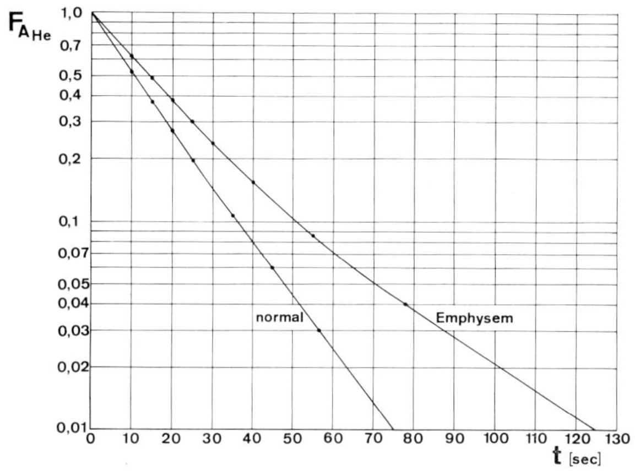

Abb. 15. Helium-Einmischkurven in logarithmischem Maßstab für einen Lungengesunden und einen Emphysematiker. Beim Vorliegen von ventilatorischen Verteilungsstörungen sind die Einmischzeiten verlängert

kranken findet man eine ungleichmäßige Verteilung von Ventilation, Perfusion und Diffusion auf die verschiedenen Lungenabschnitte. Diese Inhomogenitäten führen stets zu einer Herabsetzung des arteriellen O_2-Druckes und in geringerem Maße zu einem Anstieg des arteriellen CO_2-Druckes. Sofern der Inhomogenitätseffekt stärker ins Gewicht fällt, spricht man von einer Verteilungsstörung in der Lunge.

Die ungleichmäßige Verteilung der Ventilation ist am besten der Funktionsanalyse zugänglich. Handelt es sich um pathologische Prozesse, die auf einen Lungenflügel beschränkt sind, wie z. B. bei Pleuraschwarten, Pneumothorax und cirrhotischen Lungenprozessen, dann kann die Bronchospirometrie ein zuverlässiges Bild von der Funktionseinschränkung vermitteln. Über einen doppellumigen Katheter wird dabei jede Lungenseite mit einem eigenen Spirometer verbunden. Auf diese Weise lassen sich Ventilationsgrößen und Sauerstoffaufnahme der beiden Lungenflügel getrennt, jedoch synchron bestimmen.

Häufiger als die einseitigen sind die generellen Verteilungsstörungen der Ventilation, bei denen die Inhomogenitäten über den gesamten Ventilationsraum gestreut sind. Diese Inhomogenitäten erfaßt man am besten mit der Helium-Einmischmethode.

Dabei atmet der Patient im offenen spirometrischen System von einem bestimmten Zeitpunkt an ein Gasgemisch ein, das 10—15% He enthält. Die He-Konzentration in der Exspirationsluft wird fortlaufend verfolgt. Helium ist ein schlecht diffusibles Gas und kann daher den Alveolarraum praktisch nicht durch Diffusion verlassen. Die He-Einmischung hängt also in ihrem zeitlichen Ablauf nur von der Größe und Verteilung der Ventilation ab. Abb. 15 zeigt die He-Einmischkurven in logarithmischem Maßstab für einen Gesunden und einen Patienten mit obstruktivem Lungenemphysem.

Wenn auch die ventilatorischen Verteilungsungleichmäßigkeiten oft dominieren, so dürfen doch die Inhomogenitäten der Perfusion nicht außer acht gelassen werden. Wie oben bereits festgestellt, ist das Verhältnis von alveolärer Ventilation $\dot{V}_A$ zur Perfusion $\dot{Q}$ die maßgebende Größe für die alveolären Partialdrucke. Die Inhomogenitäten von $\dot{V}_A/\dot{Q}$ zu analysieren, bereitet jedoch auch heute noch einige Schwierigkeiten.

Es gelingt dies unter Verwendung radioaktiver Gase oder mittels der Methode des inspiratorischen Sauerstoffsprunges. Neuerdings ist es sogar gelungen, die Verteilung des Diffusionskapazitäts-Perfusions-Verhältnisses in einem Verfahren zu bestimmen, bei dem drei Inspirationsgase, Helium, Sauerstoff und Kohlendioxyd, plötzlich in ihrer Konzentration verändert und die nachfolgend alveolären Ein- und Ausmischungen fortlaufend registriert werden. Auch diese neuen Möglichkeiten dürften demnächst klinisch benutzt werden.

e) Atmungsregulation

Ziel und Aufgaben der Atmungsregulation lassen sich folgendermaßen beschreiben:

1. In Ruhe und Belastung ist die Ventilationsgröße dem jeweiligen Herzzeitvolumen optimal anzupassen.

2. Dabei sind die Regelgrößen O_2-Druck, CO_2-Druck und pH-Wert des arteriellen Blutes auf vorgegebenen Werten zu halten.

3. Atemtiefe und Atmungsfrequenz sind so aufeinander abzustimmen, daß die Atmungsarbeit unter möglichst ökonomischen Bedingungen erfolgt.

4. Modifikationen des Atmungsrhythmus durch Sprechen, Schlucken usw. dürfen die Regelgrößen nicht in stärkerem Maße beeinflussen.

Für diese Aufgabe stehen dem Organismus zentrale, chemisch-reflektorische und mechanisch-reflektorische Mechanismen zur Verfügung.

α) Regulationszentren

Seit altersher gilt die Medulla oblongata als der Sitz des Atmungszentrums. Die Untersuchungen der letzten 100 Jahre zeigten jedoch, daß nicht ein einzelnes lokalisiertes Zentrum, sondern mehrere miteinander gekoppelte Funktionskreise im Rhombencephalon für die Aufrechterhaltung der rhythmischen Atembewegungen und deren Anpassung verantwortlich sind. Nach den klassischen Reiz- und Ausschaltungsexperimenten stellt sich die Situation etwa folgendermaßen dar:

1. Die koordinierte Folge von Inspiration und Exspiration wird durch ein bulbäres Atmungszentrum aufrechterhalten. Die Fähigkeit zur autonomen rhythmischen Aktivierung der Atemmuskulatur bleibt auch bestehen, wenn alle bekannten afferenten Einflüsse auf dieses Zentrum ausgeschaltet werden.

2. Bei einem Schnitt, der das obere Drittel der Brücke vom darunterliegenden Hirnstamm abtrennt, kommt es zu vertieften Inspirationsbewegungen. Offenbar werden bei dieser Schnittführung die hemmenden Einflüsse höherer Funktionskreise auf die führenden Motoneuren des Inspirationszentrums ausgeschaltet.

3. Die Abtragungsversuche gaben Anlaß, im oberen Drittel der Brücke ein sog. pneumotaktisches Zentrum anzunehmen. Heute neigt man dazu, dieses weniger als ein eigenständiges Zentrum, vielmehr als die funktionelle Einheit aller Rückmeldekreise für die Atmungsregulation in Verbindung mit höheren Gebieten aufzufassen.

4. Bei Ausfall des Atmungszentrums in der Medulla oblongata tritt ein phylogenetisch älteres, tiefer gelegenes Schnappatmungszentrum in Funktion. Unter der Führung dieses spinalen Zentrums kommt es in langen zeitlichen Abständen zu kurzen, krampfhaften Inspirationsbewegungen, die allerdings im allgemeinen nicht in der Lage sind, das notwendige Atemzeitvolumen zu fördern. Bei Frühgeborenen dagegen kann diese Form der Schnappatmung die Zeit bis zur Aufnahme der medullären Atmung überbrücken.

Die Ergebnisse der Reiz- und Ausschaltungsexperimente lassen noch eine Reihe wichtiger Fragen offen. Insbesondere sind sie nicht in der Lage, über die Ursache der autonomen Bildung rhythmischer Impulsmuster irgendwelche Auskunft zu geben. Erst die Einführung einer besonderen Untersuchungstechnik hat in neuerer Zeit das Problem einer Klärung näher gebracht. Mit Hilfe von Mikroelektroden werden die Aktionspotentiale einzelner Zellen im Rhombencephalon abgeleitet und zu den Phasen der gleichzeitig registrierten Atmung in Beziehung gesetzt. Auf diese Weise gelingt es, durch systematische Durchmusterung der fraglichen Gebiete diejenigen Zellen und Zellgruppen zu lokalisieren, die vorwiegend in der Inspirationsphase oder überwiegend exspiratorisch tätig sind.

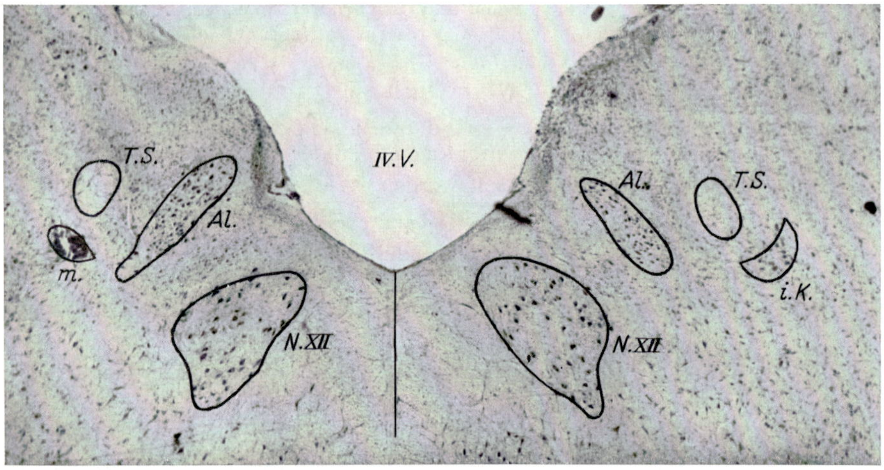

Abb. 16. Lage des Inspirationszentrums (*i.K.*). in der Nähe des Tractus solitarius (*T.S.*) nach v. Baumgarten, Balthasar und Koepchen. Auf der linken Seite ist der Ort der inspiratorisch tätigen Zellen durch Coagulation markiert (*m*)

Diese Untersuchungen haben, vereinfacht dargestellt, zu folgenden Ergebnissen geführt: Eine größere Zahl respiratorischer Neuren ist diffus über weite Gebiete der Substantia reticularis verteilt. Daneben gibt es jedoch auch Anhäufungen von Zellen, die sich gemeinsam während bestimmter Atemphasen entladen, die man also nach der üblichen Nomenklatur als Zentren bezeichnen könnte. Eine derartige Zellgruppe, die ventral vom Tractus solitarius lokalisiert ist, entlädt sich vorwiegend während der Inspirationsphase. Dieses Inspirationszentrum umfaßt ein kleines halbmondförmiges Gebiet, das auf der rechten Seite der Abb. 16 mit i.K. bezeichnet ist. Auf der linken Seite erkennt man den hierzu symmetrisch gelegenen Ort (m), an dem mit einer eingeführten Mikroelektrode die inspiratorischen Neuren nachgewiesen

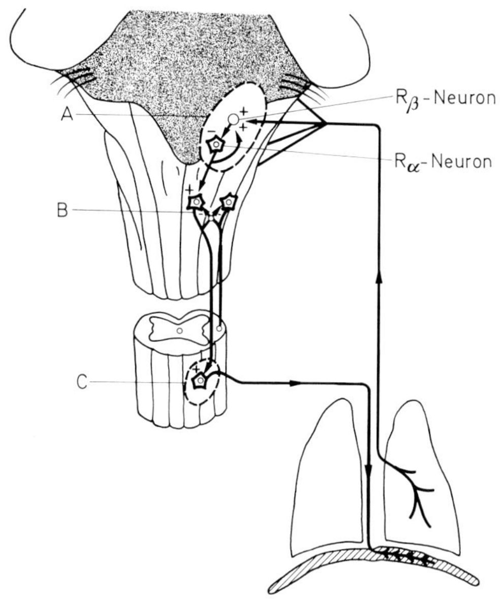

Abb. 17. Schematische Darstellung der bulbären Atmungszentren mit den für die Autorhythmie wesentlichen Bahnverbindungen, nach v. BAUMGARTEN. *A* Inspirationszentrum mit R_α-Neuren und hemmenden R_β-Neuren; *B* Exspirationszentrum; *C* motorischer Phrenicuskern

logischen Schrittmacher der Atembewegungen darstellen.

Weitere Untersuchungen haben gezeigt, daß die inspiratorischen Erregungsmuster von den sog. R_α-Neuren des rostralen Atmungszentrums (*A* in Abb. 17) ausgehen. Diese Erregungen bewirken 1. eine reziproke Innervation der exspiratorischen Neuren (*B*) und gelangen 2. zu den motorischen Kernen des Rückenmarks, von wo aus die Atmungsmuskulatur innerviert wird. Eine Rückmeldung erfolgt über Impulse von den Dehnungsreceptoren der Lunge, die die sog. R_β-Zellen aktivieren. Diese Zellgruppe hat ihrerseits die Aufgabe, die R_α-Neuren zu hemmen. Außerdem wird den R_β-Zellen über Kollateralen der R_α-Neuriten eine Kopie des Entladungsvorganges übermittelt, so daß eine zentrale Eigenhemmung einsetzen kann. In dieser Hinsicht sind die R_β-Zellen mit den Renshaw-Rückkopplungszellen des Rückenmarks zu vergleichen, die eine ähnliche Funktion bei der Begrenzung des Eigenreflexes haben. Neben dem über Mechanoreceptoren kontrollierten peripheren Regelkreis haben wir also noch einen zentralen Regelkreis anzunehmen, der für einen geordneten Wechsel von Inspiration und Exspiration sorgt. Wenn auch vieles an den geschilderten Vorgängen im Rhombencephalon noch nicht ausreichend geklärt ist, so können diese Vorstellungen doch zum ersten Mal einen Eindruck von den Grundlagen der Atmungsautorhythmie liefern. Ungeachtet dessen liegen die eigentlichen Mechanismen für die rhythmische Erregungsbildung in den Atmungszentren auch heute noch weitgehend im Dunklen.

β) Chemische Kontrolle der Regulationsvorgänge

Die chemischen Atmungsantriebe bilden die Grundlage für die Aufrechterhaltung des Blutgas- und des Säure-Basen-Status unter verschiedenen Umwelt-

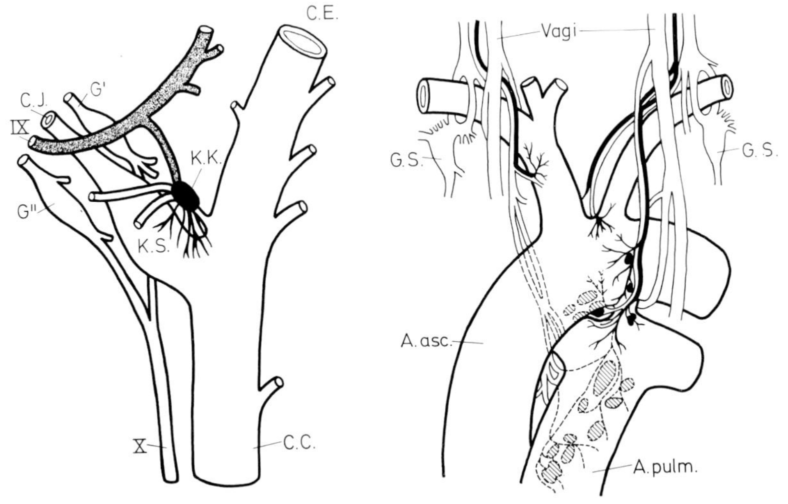

Abb. 18. Glomus caroticum (links) und Paraganglien des Aortenbogens (rechts) beim Hund, nach COMROE. Das Glomus caroticum (*K.K.*) wird von der A. occipitalis aus der A. carotis externa (*C.E.*) versorgt. Die Paraganglien des Aortenbogens (ventral schwarz und dorsal schraffiert gekennzeichnet) erhalten Blut aus einem kleinen Ast der Aorta

und durch nachträgliche Koagulation markiert wurden. Eine weitere respiratorische Zellgruppe findet sich im Gebiet des Nucleus ambiguus. Die hier lokalisierten Zellen sind vor allem in der Exspirationsphase tätig. Wir dürfen annehmen, daß diese beiden Zentren im Gebiet des Obex die physio-

und Belastungsbedingungen. Seit den entscheidenden Untersuchungen von HEYMANS ist bekannt, daß chemische Veränderungen des Blutes nicht nur direkt die Atmungszentren beeinflussen, sondern auch über Chemoreceptoren in der Peripherie reflektorisch die Atemgröße verändern können.

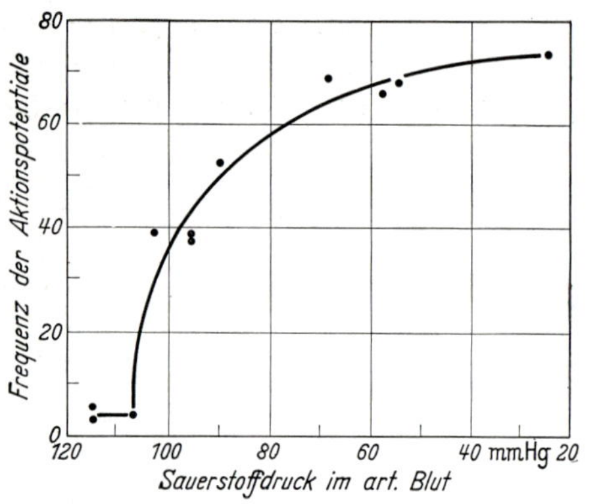

Abb. 19. Abhängigkeit der Frequenz der chemoreceptorischen Aktionspotentiale vom arteriellen Sauerstoffdruck, nach WITZLEB et al.

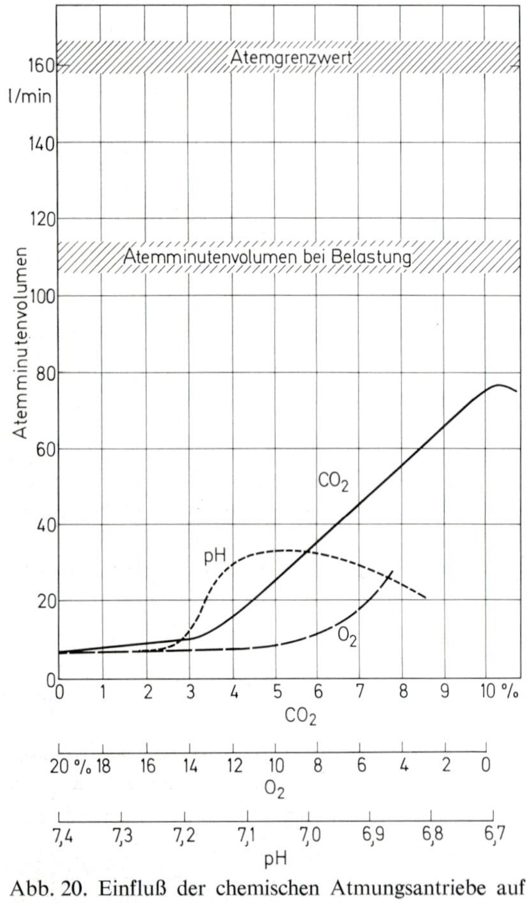

Abb. 20. Einfluß der chemischen Atmungsantriebe auf das Atemzeitvolumen, nach COMROE. Zunahme der inspiratorischen CO_2-Konzentration, Abnahme der O_2-Konzentration und Erniedrigung des pH-Wertes im Blut führen zu unterschiedlichen Atmungssteigerungen, die jedoch nicht die Werte bei schwerer körperlicher Arbeit und maximaler willkürlicher Hyperventilation (Atemgrenzwert) erreichen

Chemoreceptoren sind bisher mit einiger Sicherheit im Glomus caroticum und in den Paraganglien des Aortenbogens nachgewiesen worden (s. Abb. 18). Ob darüber hinaus spezielle Chemoreceptoren im Lungengefäßsystem und im Herzen an der chemischen Kontrolle der Atmung mitwirken, wie es neuerdings von einigen Autoren angenommen wird, läßt sich z. Zt. noch nicht abschließend sagen.

Als Paradigma für die chemoreceptorischen Wirkungen darf die Ventilationssteigerung bei Sauerstoffmangel angesehen werden. Ein Absinken des Sauerstoffdruckes im arteriellen Blut veranlaßt die Chemoreceptoren vor allem im Glomus caroticum, eine gesteigerte Zahl von Impulsen auszusenden, die auf der zugehörigen afferenten Bahn den Atmungszentren zugeleitet werden. Dadurch wird die Arbeitsweise der Zentren so modifiziert, daß am Erfolgsorgan eine Zunahme von Atemfrequenz und Atemtiefe eintritt. Die Wirkung des Sauerstoffdruckes auf die Chemoreceptoren läßt sich am besten verfolgen, wenn man im Tierexperiment bei unterschiedlichen Sauerstoffangeboten die Aktionspotentiale von den afferenten chemoreceptorischen Bahnen ableitet. Das Ergebnis einer solchen Untersuchung zeigt Abb. 19. Hier ist die Frequenz der registrierten Aktionspotentiale gegen den arteriellen Sauerstoffdruck aufgetragen. Man erkennt, daß jede Abweichung des O_2-Druckes vom Normbereich (75 – 95 mm Hg) durch die Chemoreceptoren mit einer Zunahme oder Abnahme der Impulsfrequenz beantwortet wird. Danach wäre zu erwarten, daß sowohl ein Abfall als auch ein Anstieg des O_2-Druckes zu einer Veränderung des Atemzeitvolumens führen müßte. Tatsächlich hat jedoch ein Anstieg des O_2-Druckes nur geringen Einfluß auf die Atmung. Der Grund hierfür ist in der Wechselwirkung mit den übrigen chemischen Atmungsantrieben zu suchen (s. u.).

Die größte Bedeutung unter den chemischen Atmungsreizen kommt dem Kohlendioxyd zu. Dies zeigt sich, wenn man die drei relevanten Parameter, O_2-Druck, CO_2-Druck und pH-Wert, in ihrem Einfluß auf die entscheidende Atmungsgröße, das Atemzeitvolumen, miteinander vergleicht. Bei derartigen Untersuchungen ist streng darauf zu achten, daß jeweils immer nur einer der drei Parameter variiert wird, während die beiden anderen möglichst konstant gehalten werden. Aus Abb. 20 geht die führende Rolle des Kohlendioxyds bei der chemischen Atmungsregulation deutlich hervor. Eine Zunahme der inspiratorischen CO_2-Konzentration hat einen größeren Einfluß auf das Atemzeitvolumen als eine gleichgroße Abnahme der inspiratorischen O_2-Konzentration. Eine im Maßstab schwer vergleichbare Senkung des arteriellen pH-Wertes führt im allgemeinen erst unterhalb von pH = 7,2 zu einer merklichen Steigerung der Atmung. Bei Veränderung des chemischen Milieus kann über die O_2-Abnahme das Atemzeitvolumen maximal verdreifacht werden, während die pH-Wirkung eine vierfache und die CO_2-Zunahme sogar eine zehnfache Steigerung der Atmung ermöglicht. In keinem Fall wird allerdings ein Atemzeitvolumen erreicht, wie es bei schwerer körperlicher Belastung oder gar bei maximaler willkürlicher Hyperventilation (Atemgrenzwert) auftreten kann.

Die Angriffspunkte der CO_2-Wirkung liegen 1. in den Chemoreceptoren des Glomus caroticum und der Paraganglien im Aortenbogen, 2. jedoch auch in den Atmungszentren selbst. In dieser Hinsicht besteht ein wesentlicher Unterschied zum Atmungsantrieb durch Sauerstoffmangel, der allein reflektorisch über die Chemoreceptoren erfolgt. Noch in einem zweiten Punkt liegen bei der chemischen Atmungsregulation durch CO_2 kompliziertere Verhältnisse vor. Da jede Zunahme des CO_2-Druckes im Blut und in den Zellen mit einer Abnahme des pH-Wertes gekoppelt ist, läßt sich schwer entscheiden, ob CO_2 einen spezifischen Atemreiz darstellt oder ob die Wasserstoff-Ionen den entscheidenden Einfluß im cellulären Bereich ausüben. Man neigt heute zu der Ansicht, daß CO_2 einmal eine spezifisch fördernde Wirkung auf die Synapsen des Atmungszentrums hat und zum anderen über eine Veränderung der Wasserstoffionenkonzentration im Liquor cerebrospinalis wirksam ist. Nach LOESCHCKE liegen die H^+-empfindlichen Strukturen in den lateralen Recessus des 4. Ventrikels. Von dorther könnten auch die azidotischen Ventilationssteigerungen ausgelöst werden.

γ) Mechanische und andere Kontrollmechanismen für die Atmungsregulation

Die bereits erwähnten Dehnungsreceptoren in der Lunge haben auf reflektorischem Wege einen Einfluß auf die Atmungsform. Die Reizung dieser Receptoren durch Dehnung des Lungenparenchyms führt zu einer Hemmung des Inspirationszentrums, so daß eine Exspiration eingeleitet wird. Dieser sog. Hering-Breuer-Reflex ist also mitbestimmend für die rhythmische Folge von Inspiration und Exspiration sowie für das Verhältnis von Atemtiefe zu Atemfrequenz. Beispielsweise führt eine Unterbrechung des Reflexbogens bei der Durchschneidung beider Nn. vagi im Tierversuch zu einer starken Vertiefung der Atmung. Neben den Dehnungsreceptoren der Lunge können auch die Mechanoreceptoren der Atmungsmuskulatur in die Feinregulierung des Atmungsablaufes eingreifen und damit zur Ökonomisierung der Atmungsarbeit beitragen.

Ferner ist gerade in neuerer Zeit deutlich geworden, daß bei körperlicher Arbeit noch weitere Atmungsantriebe im Spiel sein müssen. Das geht schon daraus hervor, daß zu Beginn einer Belastung das Atemzeitvolumen bereits zu einer Zeit erhöht wird, da die Atemgaskonzentration im Blut noch kaum verändert sein kann. Außerdem werden, wie bereits erwähnt, bei körperlicher Arbeit Atemzeitvolumina erreicht, wie sie bei Veränderungen der Blutgaswerte nie vorkommen. Man nimmt daher an, daß weitere Atmungsantriebe von hypothetischen Receptoren der gesamten Skeletmuskulatur

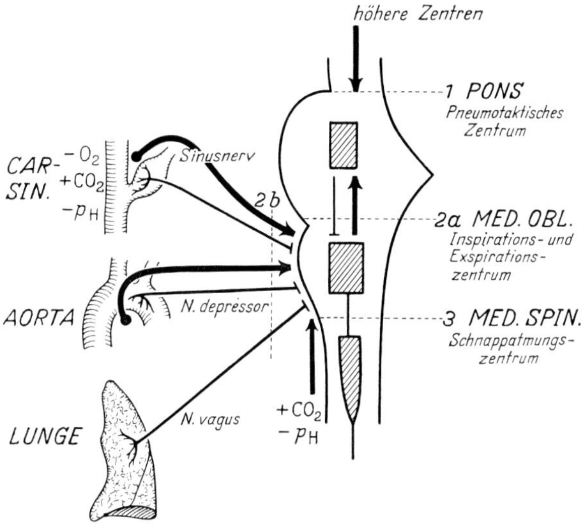

Abb. 21. Schematische Darstellung der Regulationszentren für die Atmung mit den wichtigsten chemischen und mechanischen Kontrollmechanismen, nach SCHNEIDER

ausgehen. Darüber hinaus ist eine zentrale Mitinnervation der Atmungszentren mit der Aktivierung größerer Muskelgruppen sehr wahrscheinlich. Schließlich beeinflussen die Pressoreceptoren im Carotissinus und im Aortenbogen direkt, oder über den Umweg des Kreislaufzentrums die Atmung und nehmen damit teil an der Feinabstimmung der Ventilation auf die Perfusionsgröße.

Anhand einer schematischen Darstellung (siehe Abb. 21) seien die wichtigsten Regulationsmechanismen für die Atmung noch einmal im Zusammenhang betrachtet. Die rhythmische Folge der Atemexkursionen wird vom Inspirations- und Exspirationszentrum in der Medulla oblongata gesteuert. In diesem Ablauf können das sog. pneumotaktische Zentrum und höhere Zentren modifizierend eingreifen. Änderungen des CO_2-Druckes im Blut und des pH-Wertes im Liquor cerebrospinalis werden direkt von den Zentren registriert und durch eine entsprechende Veränderung der Atemgrößen beantwortet. Eine weitere Kontrolle des Blutmilieus erfolgt über die Chemoreceptoren des Glomus caroticum und der Paraganglien im Aortenbogen, die bei Abnahme des O_2-Druckes und Zunahme des CO_2-Druckes sowie bei stärkerer pH-Erniedrigung die Atmungszentren aktivieren. Schließlich sind die hemmenden Einflüsse von den Dehnungsreceptoren in der Lunge und den Pressoreceptoren im Carotissinus und Aortenbogen in der Abbildung schematisch angedeutet.

Literatur

1. Zusammenfassende Darstellungen

Anthony, A. J., Venrath, H.: Funktionsprüfung der Atmung. Leipzig: J. A. Barth 1962.

Bopp, K. Ph., Hertle, F. H. (Hrsg.): Chronische Bronchitis. Stuttgart-New York: F. K. Schattauer 1969.

Comroe, J.H.: Physiologie der Atmung. Stuttgart-New York: F. K. Schattauer 1968.

— Forster, R. E., Dubois, A. B., Briscoe, W. A., Carlsen, E.: Die Lunge. Klinische Physiologie und Lungenfunktionsprüfungen. Stuttgart: F. K. Schattauer 1964.

Cotes, J. E.: Lung function. Assessment and application in medicine. Oxford: Blackwell 1965.

Dejours, P.: Respiration. New York: Oxford University Press 1966.

Hertz, C. W. (Hrsg.): Begutachtung von Lungenfunktionsstörungen. Stuttgart: Thieme 1968.

Rossier, P. H., Bühlmann, A., Wiesinger, K.: Physiologie und Pathophysiologie der Atmung. Berlin-Göttingen-Heidelberg: Springer 1958.

Scherrer, M.: Störungen des Gasaustausches in der Lunge. Bern: Huber 1961.

Thews, G.: Die theoretischen Grundlagen der Sauerstoffaufnahme in der Lunge. Ergebn. Physiol. **53**, 42—107 (1963).

Ulmer, W. T., Reif, E., Weller, W.: Die obstruktiven Atemwegserkrankungen. Stuttgart: Thieme 1966.

2. Originalarbeiten

Baumgarten, R. v.: Rautenhirn. In: Landois-Rosemann, Lehrbuch der Physiologie des Menschen. München-Berlin: Urban & Schwarzenberg 1962.

— Balthasar, K., Koepchen, H. P.: Über ein Substrat atmungsrhythmischer Erregungsbildung im Rautenhirn der Katze. Pflügers Arch. ges. Physiol. **270**, 504—528 (1960).

Loeschcke, H. H.: A concept of the role of intracranial chemosensitivity in respiratory control. In: Cerebrospinal fluid and the regulation of ventilation, p. 182—207 (C. M. Brooks, F. F. Kao, B. B. Lloyd, eds.). Oxford: Blackwell 1965.

Rahn, H., Fenn, W. O.: A graphical analysis of the respiratory gas exchange. Washington: Amer. Physiol. Soc. 1955.

Witzleb, E., Bartels, H., Budde, H., Mochizucki, M.: Der Einfluß des arteriellen O_2-Drucks auf die chemorezeptorischen Aktionspotentiale im Carotissinusnerven. Pflügers Arch. ges. Physiol. **261**, 211—218 (1955).

2. Grundlagen der Herzphysiologie

J. Grote und G. Thews

Das Herz ist ein vierkammeriges muskuläres Hohlorgan mit der Funktion einer Pumpe. Es hat die Aufgabe, den Blutkreislauf aufrechtzuerhalten und den jeweiligen Bedürfnissen des Organismus anzupassen. Die Pumpenfunktion des Herzens wird ermöglicht durch charakteristische Eigenschaften des Herzmuskelgewebes. Der Aufbau des Myokards aus einem Netzwerk von Muskelfasern, die Abgrenzung der einzelnen Muskelfasern durch Glanzstreifen, die eine weitgehend unbehinderte Erregungsausbreitung von einem Sarkomer zum anderen ermöglicht, und die schnelle Erregungsleitung durch spezielle Muskelstrukturen fassen das Herzmuskelgewebe zu einer funktionellen Einheit zusammen. Die überschwellige Erregung der Herzmuskulatur führt stets zu einer Kontraktion des ganzen Herzens. Die Refraktärzeit der Herzmuskelfaser ist im Vergleich zu der einer Skeletmuskelfaser sehr lang, tetanische Kontraktionen des Myokards sind nicht auslösbar.

Unter den Bedingungen körperlicher Ruhe kontrahiert sich das gesunde menschliche Herz ca. 70mal pro Minute. Ein einzelner Herzcyclus besteht aus einer Kontraktionsphase, der Systole und einer Ruhephase, der Diastole. Die Systolendauer beträgt bei normaler Herzfrequenz ca. $^1/_3$ der Aktionsdauer. Mit steigender Herzfrequenz verändert sich dieses Verhältnis, die Zeitspanne für die Diastole nimmt stärker ab als die für die Systole. Nach Überschreiten einer Frequenz von 90/min ist der Zeitbedarf der Systole länger als der der Diastole.

a) Erregungsvorgänge am Herzen

α) Erregungsbildung und -ausbreitung

Die Erregungen, welche unter normalen Bedingungen den Kontraktionscyclus des Herzens auslösen, werden in der Herzmuskulatur selbst gebildet (Autorhythmie).

Als Orte der Erregungsbildung lassen sich histologisch besonders gekennzeichnete Muskelstrukturen im Bereich des Sinus venosus (Sinusknoten), an der Vorhof-Kammer-Grenze (Atrioventricularknoten) und in der Kammerscheidewand (Hissches

Bündel) sowie dem Kammermyokard (Purkinje-Fasern) nachweisen. Das Hissche Bündel und seine Kammerschenkel sowie die Purkinje-Fasern zeichnen sich durch eine hohe Erregungsleitungsgeschwindigkeit aus (Erregungsleitendes System).

Entsprechend der Zahl der Erregungen, die in den genannten Muskelbezirken unter Ruhebedingungen gebildet werden können, werden ein primäres Erregungsbildungszentrum (Erregungsfrequenz ca. 70/min, Sinusknoten), ein sekundäres Erregungsbildungszentrum (Erregungsfrequenz ca. 50—60/min, A.-V.-Knoten) und tertiäre Erregungsbildungszentren (Erregungsfrequenz zwischen 25 und 45 pro Minute, Hissches Bündel, Purkinje-Fasern) unterschieden.

Um einen koordinierten Kontraktionsablauf der Herzmuskelfasern im Vorhof- und Kammermyokard zu gewährleisten, muß eines der potentiellen Erregungsbildungszentren die Führung übernehmen. Schrittmacher des Erregungsablaufes in der Herzmuskulatur ist der Sinusknoten, das Zentrum mit der höchsten Erregungsfrequenz. Bei Ausfall des Sinusknotens kann das nachgeschaltete Erregungszentrum mit der größten Frequenz (Atrioventricularknoten) als Schrittmacher in Funktion treten.

Die Koordination des Kontraktionsablaufes in der Vorhof- und Kammermuskulatur setzt eine gesetzmäßige Erregungsausbreitung voraus. Jede vom Sinusknoten gebildete Erregung breitet sich mit einer Geschwindigkeit von ca. 1 m/sec in der Muskulatur der Vorhöfe aus. Da die Erregungsleitung über den Atrioventricularknoten eine größere Zeitspanne benötigt, ist die gesamte Vorhofmuskulatur erregt, bevor die Erregungswelle die Kammermuskulatur erreicht. Die Vorhöfe kontrahieren sich vor den Kammern. Die Ausbreitung der Erregung innerhalb der Herzkammern (4—5 m/sec) wird begünstigt durch die Fortleitung in den Fasern des erregungsleitenden Systems (Hissches Bündel, Kammer-Schenkel, Purkinje-Fasern), die gleichzeitig die Ausbreitungsrichtung festlegen. Die Erregungsausbreitung innerhalb des Kammermyokards erfolgt von den subendokardialen Muskelfasern fortschreitend bis zu den subepikardialen Muskelschichten. Trotz des unterschiedlichen Zeitbedarfes für die Erregungsleitung in den einzelnen Bezirken des Myokards ist die Erregung aller Muskelfasern der Herzkammern nahezu gleichzeitig abgeschlossen.

β) Elektrophysiologie der Erregung

Die Vorgänge der Erregungsbildung und -ausbreitung in der Herzmuskulatur können mit Hilfe von Mikroelektroden durch die Ableitung des elektrischen Potentials an der lokalen Zellmembran analysiert werden. Eine unerregte Herzmuskelzelle weist zwischen dem Zellinnenraum und dem Extracellularraum eine Potentialdifferenz von ca. 70 bis 95 mV (Ruhemembranpotential) auf.

An der Zellmembran einer Myokardfaser bestehen ungleiche Ionenverteilungen. Innerhalb der Herzmuskelfaser ist die K^+-Konzentration etwa 30—40mal größer als in der extracellulären Flüssigkeit. Die Na^+-Konzentrationen im Innen- und Außenraum sind im Verhältnis von etwa 1:15 verteilt. Einem passiven Kationentransport in Richtung der Konzentrationsgradienten setzt die Zellmembran einen Widerstand entgegen, der für die einzelnen Ionen jedoch von ungleicher Größe ist. Unter Ruhebedingungen ist die Permeabilität der Membran für K^+-Ionen ca. 20mal größer als für Na^+-Ionen.

Die unterschiedliche Leitfähigkeit der Zellmembran für die einzelnen Ionen ist als Ursache für die Entstehung des Ruhemembranpotentials anzusehen. Es entspricht quantitativ dem Potential, welches aus der Ungleichverteilung von K^+-Ionen im Zellinnenraum und im Zellaußenraum entsteht und wird als K^+-Diffusionspotential gedeutet.

Wird die Zellmembran durch eine natürliche Erregung oder einen elektrischen Reiz depolarisiert, so tritt eine Änderung ihrer Eigenschaften ein. Die Permeabilität der Membran für Na^+-Ionen steigt an. Erreicht die lokale Membrandepolarisation einen bestimmten kritischen Wert (kritische Schwelle), so nimmt die Na^+-Permeation innerhalb einer $^1/_{1000}$ sec sprunghaft zu. Ein Na^+-Einstrom in den Zellinnenraum und die Umpolarisierung der Membran sind die Folge. Da die Membrandurchlässigkeit für Na^+ nur kurzzeitig erhöht bleibt und sich eine Phase gesteigerter K^+-Permeabilität der Zellmembran anschließt, tritt nach kurzer Zeit eine Repolarisation der Membran ein. Die kurzzeitige Spannungsänderung an der Zellmembran nach überschwelliger Depolarisation wird Aktionspotential genannt, sie bildet den Grundvorgang der Erregung (Abb. 1).

Während des Ablaufes eines Aktionspotentials ist die Herzmuskelfaser zunächst unerregbar, absolut refraktär, während des Endabschnittes der Repolarisationsphase vermindert erregbar, relativ refraktär. Die Refraktärzeit beträgt unter Normalbedingungen ca. 100—300 msec.

Die Aktionspotentiale der Arbeitsmuskulatur des Herzens zeichnen sich gegenüber denen von Nerven- und Skeletmuskelfasern durch einen verzögerten Erregungsrückgang und die Ausbildung eines Plateaus aus. An den Zellmembranen der erregungsbildenden Muskulatur läßt sich eine spontane Depolarisation (Präpotential) nachweisen, die bei Überschreiten des Schwellenpotentials ein Aktionspotential und damit eine fortgeleitete Erregung auslöst. Die einzelnen erregungsbildenden Zentren des Herzmuskelgewebes unterscheiden sich durch den zeitlichen Verlauf dieser Spontandepolarisation.

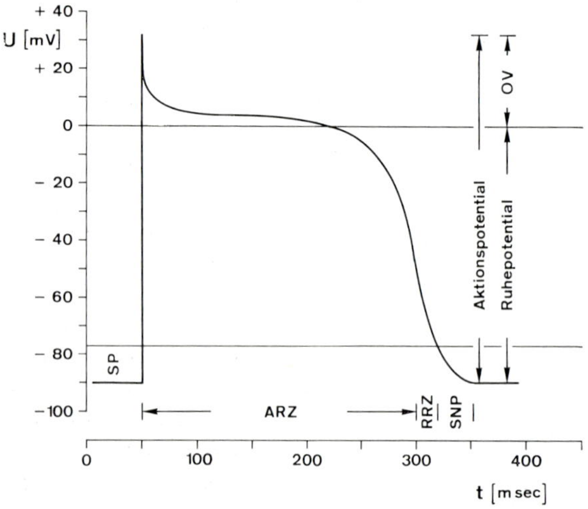

Abb. 1. Schematische Darstellung eines intracellulär abgeleiteten Aktionspotentials einer Herzmuskelfaser. Abszisse: Zeit (msec). Ordinate: Intracelluläre — extracelluläre Potentialdifferenz (mV). *OV* Anteil des Spitzenpotentials, der die Nullinie übersteigt (overshoot); *SP* Abstand des Schwellenpotentials vom Ruhepotential; *ARZ* Absolute Refraktärzeit; *RRZ* Relative Refraktärzeit; *SNP* Zeit erhöhter Erregbarkeit der Herzmuskelfaser

γ) Elektrokardiogramm (EKG)

Eine erregte Herzmuskelfaser verhält sich an ihrer Zelloberfläche gegenüber einer unerregten Faser elektrisch negativ. Während des Erregungsablaufes in der Herzmuskulatur entstehen zwischen unerregten und erregten Zellen Potentialdifferenzen. Da das Herz von leitenden Medien umgeben ist, breitet sich um das Herz ein Stromlinienfeld aus. Unter bestimmten Ableitbedingungen können an definierten Punkten der Körperoberfläche vom Herzen ausgehende Potentialänderungen typischer Größe und von typischem zeitlichen Verlauf registriert werden (EKG).

Das EKG ist durch die charakteristische Folge von Wellen, Zacken und zwischengeschalteten, auf der isoelektrischen Linie verlaufenden Strecken ausgezeichnet (s. Abb. 2). Sie geben eine Information über die Erregungsausbreitung in den Vorhöfen (*P*-Welle) und Herzkammern (QRS, Kammerkomplex) sowie die Erregungsrückbildung in der Kammermuskulatur (*T*-Welle). Spezielle EKG-Ableitungen lassen Aussagen über die Erregungsbildung und die Erregungsausbreitung im Herzen, die Lage der Herzachse im Thorax, die Bedingungen für die O_2-Versorgung des Myokards und über Veränderungen der Konzentrationen von K^+ und Ca^{++} in der extracellulären Flüssigkeit zu.

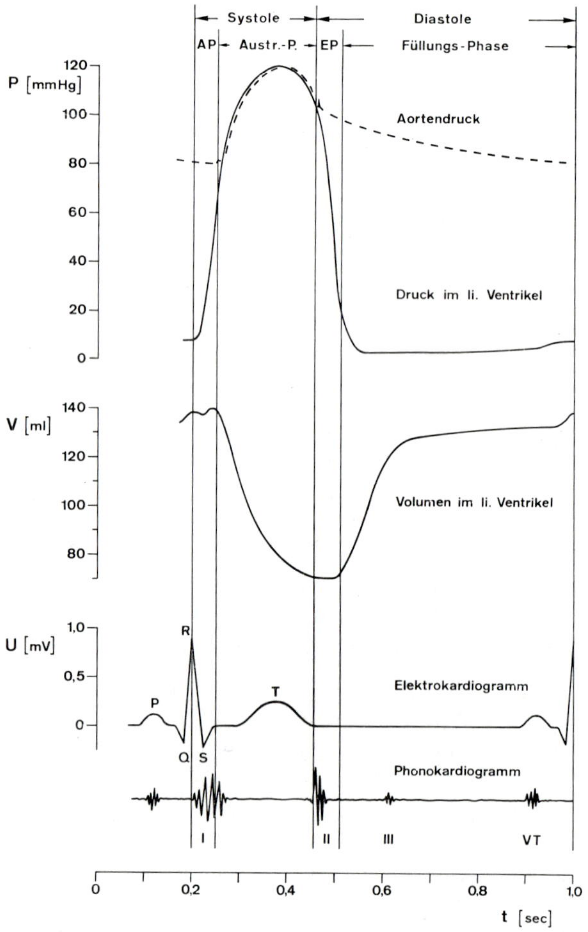

Abb. 2. Normale Veränderungen des Druckes im linken Ventrikel und in der Aorta ascendens, des Volumens im linken Ventrikel sowie des Elektrokardiogramms und des Phonokardiogramms und ihre zeitliche Zuordnung im Verlauf einer Herzaktion beim Menschen. *AP* Anspannungsphase; *Austr.P.* Austreibungsphase; *EP* Entspannungsphase; *I, II, III* = 1., 2. und 3. Herzton; *VT* Vorhofton

b) Mechanische Vorgänge am Herzen

α) Kontraktionsablauf

Die vom Sinusknoten ausgehenden Erregungswellen führen etwa 70mal in der Minute zu einem Kontraktionscyclus der Herzmuskulatur, einer gleichartig wiederkehrenden Aufeinanderfolge von

Druck- und Volumenänderungen in den einzelnen Herzabschnitten. Der Herzcyclus beginnt mit der Kontraktion der Vorhöfe, der nach kurzem Intervall die Kontraktion der Kammermuskulatur folgt. Es schließt sich die Ruhepause mit gleichzeitiger Wiederauffüllung der Ventrikelvolumina an. Unter den Bedingungen der körperlichen Ruhe werden

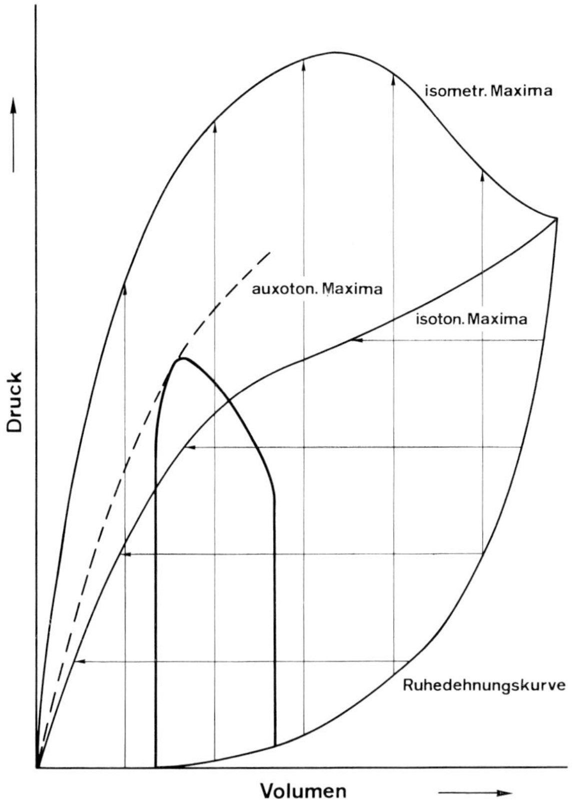

Abb. 3. Druck-Volumen-Beziehungen im linken Ventrikel eines isolierten Säugetierherzens. Ruhedehnungskurve = Druck-Volumen-Abhängigkeit am ruhenden, nicht schlagenden Herzen. Kurve der isometrischen Maxima = maximale Druckentwicklung bei isovolumetrischer Kontraktion des Myokards in Abhängigkeit von der Ventrikelfüllung. Kurve der isotonischen Maxima = maximale Volumenverschiebung bei isotonischer Kontraktion des Myokards in Abhängigkeit von der Ventrikelfüllung. Kurve der auxotonischen Maxima = maximale Druckentwicklung und Volumenverschiebung bei auxotonischer Kontraktion des Myokards in Abhängigkeit von der Ventrikelfüllung. Zusätzlich eingetragen in die Abbildung sind die Druck-Volumen-Änderungen im linken Ventrikel während einer normalen Herzaktion (Arbeitsdiagramm)

während einer Systole vom linken und rechten Ventrikel je ca. 70 ml Blut ausgeworfen. Das normale Herzzeitvolumen beträgt 5 l/min. Die Richtung des Blutstromes vom Herzen in das Kreislaufsystem wird durch die Ventilfunktion von Herzklappen zwischen den Vorhöfen und Herzkammern (Tricuspidalklappe, Mitralklappe) und am Beginn der Ausstrombahnen (Pulmonalklappe, Aortenklappe) vorgegeben. Die Klappen werden passiv, bestimmt vom Verhältnis der Drucke zu beiden Seiten, geöffnet oder geschlossen. Während des Blutstromes durch eine Herzklappe bleibt diese „gestellt“ (Bernoulli-Effekt), sie legt sich nicht an die Herz- oder Gefäßwand an. Kurzzeitig einsetzende Druckänderungen können damit einen raschen Klappenschluß herbeiführen.

Entsprechend den Veränderungen des Druckes und des Volumens in den Herzkammern (s. Abbildung 2) wird die Systole in eine Anspannungsphase (Herzklappen geschlossen, isovolumetrische Kontraktion der Herzmuskulatur, Druckanstieg bei konstantem Volumen) und eine Austreibungsphase (geöffnete Ausstrombahn, auxotonische Kontraktion der Herzmuskulatur, Volumenabnahme bei zunächst weiterem Druckanstieg und anschließendem -abfall) unterteilt. Die Diastole beginnt mit der Entspannungsphase (geschlossene Herzklappen, Druckabfall bei konstantem Volumen) und endet mit der Füllungsphase (geöffnete Einstrombahn, passive Volumenzunahme bei geringem Druckanstieg). In Form eines Druck-Volumen-Diagrammes können die Veränderungen der genannten Größen im Verlauf eines Herzcyclus dargestellt werden (Abb. 3).

Der während der Systole in der linken Herzkammer eines Jugendlichen erreichte Maximaldruck beträgt ca. 120, in der rechten Herzkammer ca. 25 mm Hg. Das enddiastolische Volumen ist in beiden Ventrikeln je ca. 140 ml.

β) Füllung der Ventrikel

Der zur Füllung des rechten Ventrikels notwendige Blutstrom zum Herzen wird durch folgende Faktoren bewirkt:

1. durch die kinetische Energie des Blutes in den Venen des großen Kreislaufes,

2. durch die Druckdifferenz zwischen dem intra- und extrathorakalen Raum und

3. die Sogwirkung des Herzens auf das Blut in der Vena cava bei Verlagerung der Ventilebene in der Austreibungsphase und während der diastolischen Füllung der Ventrikel. Jede Drucksteigerung im Thorakalraum beeinträchtigt den Blutrückstrom zum rechten Herzen und kann unter Extrembedingungen zu dessen vollständiger Unterbrechung führen. Die Kontraktion der Vorhofmuskulatur übt bei normaler Herzfrequenz nur einen geringen Einfluß auf die Füllung der Ventrikel aus. Die

Füllung des linken Ventrikels erfolgt bei körperlicher Ruhe vorwiegend durch die Kontraktion der rechten Herzkammer, da der Strömungswiderstand im kleinen Kreislauf unter physiologischen Bedingungen gering ist.

γ) Herzarbeit

Während der Kontraktionsphase verrichtet die Herzmuskulatur durch Spannungsentwicklung und Faserverkürzung eine Druck-Volumen-Arbeit gegen den peripheren Strömungswiderstand und zusätzlich, infolge der Geschwindigkeitszunahme des Blutes bei der Austreibung, eine Beschleunigungsarbeit. Die Gesamtarbeit der einzelnen Herzkammer ergibt sich als Summe beider physikalischen Arbeitsformen. Unter physiologischen Bedingungen beträgt die Arbeit des ganzen Herzens während eines Kontraktionsablaufes ca. 0,11 mkp. Der Anteil der Beschleunigungsarbeit an der Gesamtarbeit ist im Normalfall gering (linker Ventrikel ca. 1—2 %, rechter Ventrikel ca. 10 %). Belastungsbedingungen führen jedoch zu einer deutlichen Zunahme des relativen Anteils der Beschleunigungsarbeit. Bei normaler Schlagfrequenz kann die Leistung des Herzens mit etwa 0,13 mkp/sec oder 24 Cal/Tag angegeben werden. Da der Wirkungsgrad der Herzmuskulatur etwa 30 % beträgt, muß pro Tag eine Energiemenge von ca. 80 Cal für die Herzarbeit bereitgestellt werden; das sind etwa 5—7 % des Grundumsatzes.

c) Anpassungsvorgänge

Die Anpassung der Herzarbeit an einen kurzfristig einsetzenden erhöhten Leistungsbedarf kann durch intrakardiale und extrakardiale Mechanismen erfolgen.

α) Intrakardiale Mechanismen

Untersuchungen an isolierten Herzpräparaten und an Herzen unter den Bedingungen in situ ergaben, daß die Stärke der Kontraktion der Ventrikelmuskulatur eine Funktion der Länge oder der Vorspannung der Herzmuskelfasern ist. Das gesunde Herz ist in der Lage, unbeeinflußt von extrakardialen Mechanismen, bei erhöhter enddiastolischer Kammerfüllung gegenüber den Ausgangsbedingungen einen erhöhten Druck zu entwickeln und ein vergrößertes Blutvolumen auszuwerfen. Die Voraussetzung für diesen nach den Erstbeschreibern „Frank-Straub-Starling-Mechanismus" genannten Anpassungsvorgang ist in den Eigenschaften der Herzmuskulatur selbst zu suchen; die Ursachen sind bisher nicht vollständig geklärt.

Der Frank-Straub-Starling-Mechanismus ermöglicht es der einzelnen Herzkammer, sich kurzfristig veränderten Ausgangsbedingungen anzupassen und damit die Strömungskontinuität im großen und kleinen Kreislauf zu wahren (Abb. 4).

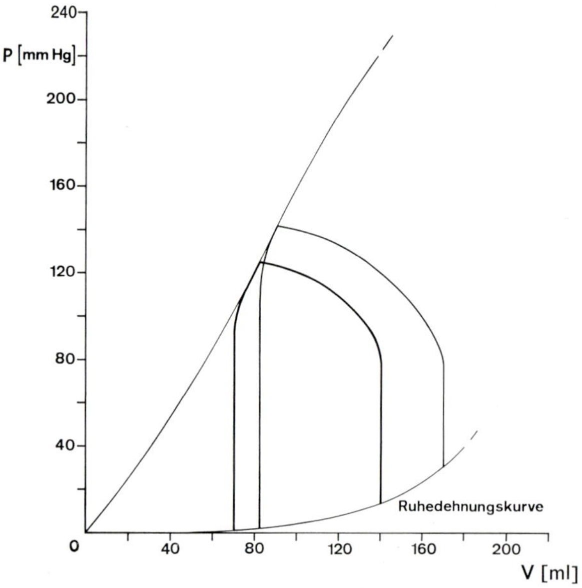

Abb. 4. Schematische Darstellung des Arbeitsdiagramms des linken Ventrikels eines menschlichen Herzens unter Ruhebedingungen (—) und bei kurzfristiger Anpassung der Herzarbeit an erhöhte Belastung nach dem Frank-Straub-Starling-Mechanismus ohne Veränderung des Sympathicotonus (—). Infolge der vermehrten Vordehnung der Herzmuskelfasern bei erhöhter enddiastolischer Ventrikelfüllung ist das Myokard in der Lage einen höheren Druck zu entwickeln und ein größeres Volumen auszuwerfen als unter Ruhebedingungen

β) Extrakardiale Mechanismen

Der unter Belastungsbedingungen erhöhte Blutbedarf des Organismus kann vom Herzen durch die Steigerung der Herzfrequenz (bis ca. 200/min) und des Schlagvolumens (bis ca. 150 ml) ausgeglichen werden. Das Herzzeitvolumen eines untrainierten Herzens kann Extremwerte bis etwa 30 l/min erreichen. Unter dem Einfluß eines erniedrigten Vagotonus und eines gesteigerten Sympathicotonus nimmt die Herzfrequenz zu (positiv chronotrope Wirkung), und die Kontraktionskraft der Herzmuskulatur wird erhöht (positiv inotrope Wirkung).

Die positiv chronotrope Wirkung ist auf Veränderungen der Membranpermeabilität für Na^+ an den Schrittmacherzellen und auf einen schnelleren

Ablauf der Spontandepolarisation zurückzuführen. Die positiv inotrope Wirkung kann durch die Zunahme der Maximalwerte, welche der Herzmuskel nach unveränderter enddiastolischer Füllung während der Kontraktion erreicht, nachgewiesen werden. Die Kurve der auxotonischen Maxima (s. Abb. 5) nimmt einen steileren Verlauf. Unter diesen Voraussetzungen ist es dem Herzmuskel möglich, bei gleichbleibendem Füllungsvolumen ein größeres Schlagvolumen zu fördern und einen höheren Druck zu erzeugen.

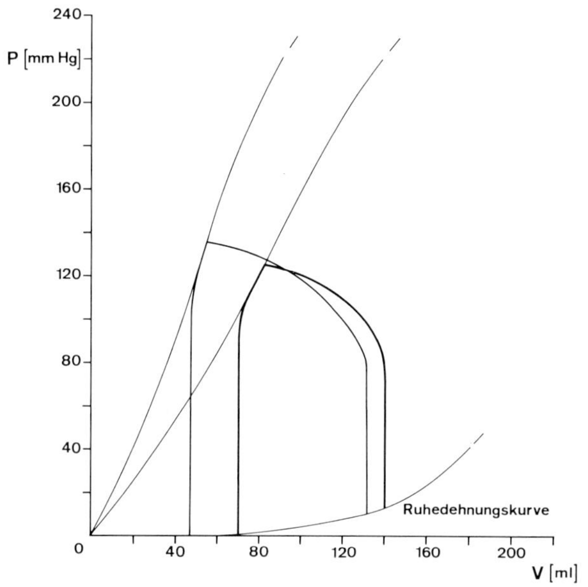

Abb. 5. Schematische Darstellung des Arbeitsdiagramms des linken Ventrikels eines menschlichen Herzens unter Ruhebedingungen (—) und bei körperlicher Belastung (—). Unter Belastungsbedingungen führt der erhöhte Sympathicotonus zu einer Linksverlagerung der Kurve der auxotonischen Maxima. Die Herzmuskulatur ist unter diesen Voraussetzungen in der Lage bei gleicher oder geringerer Vordehnung höhere Drucke zu entwickeln und ein größeres Schlagvolumen auszuwerfen als unter Ruhebedingungen

Die Wirkungen der Herznerven sowie deren Wirkstoffe können nach ENGELMANN ganz allgemein in 4 charakteristische Qualitäten unterteilt werden. Man beobachtet Veränderungen der Herzfrequenz (chronotrope Wirkung), der Erregbarkeit (bathmotrope Wirkung), der Erregungsleitungsgeschwindigkeit (dromotrope Wirkung) und der Kontraktionskraft (inotrope Wirkung).

Bei Erhöhung des Sympathicotonus kann im allgemeinen ein positiver Effekt auf die genannten Größen nachgewiesen werden, bei Erhöhung des Parasympathicotonus findet man Veränderungen im negativen Sinne. Da jedoch das Haupteinflußgebiet des rechten Vagus am Herzen im Bereich des Sinusknotens liegt, wird die Herzfrequenz vorrangig von der Höhe des Vagotonus bestimmt. Veränderungen der Kontraktilität des Kammermyokards sind hauptsächlich zurückzuführen auf die Zunahme oder die Verminderung der efferenten sympathischen Einflüsse.

Die Überträgerstoffe der sympathischen und der parasympathischen Fasern aktivieren adrenerge und cholinerge Receptoren im Herzmuskelgewebe. Aufgrund der unterschiedlichen pharmakologischen Beeinflußbarkeit wird angenommen, daß verschiedene adrenerge Receptoren (α- und β-Receptoren) vorhanden sind, deren Aktivierung einander entgegenstehende Reaktionen auslöst (α-Receptoren: Erregung der glatten Gefäßmuskulatur; β_2-Receptoren: Hemmung der glatten Gefäßmuskulatur, β_1-Receptoren positiv inotrope, chronotrope und bathmotrope Wirkung am Herzen).

γ) Strukturelle Veränderungen

Über größere Zeiträume andauernde Mehrbelastungen oder häufig wiederkehrende Belastungssituationen regen strukturelle Anpassungsvorgänge in der Herzmuskulatur an (Hypertrophie, Dilatation). Das Gewicht eines normal entwickelten gesunden Herzens beträgt ca. 0,5% des Körpergewichtes. Es kann durch die Größenzunahme der einzelnen Muskelfasern sowie durch die Vermehrung der Faserzahl folgenlos bis zu einem kritischen Herzgewicht von 500 g ansteigen. Nach Überschreiten des Grenzwertes tritt in vielen Fällen ein Mißverhältnis zwischen der Größe der arteriellen Gefäßstrombahn und des zu versorgenden Muskelgewebes auf, das Ursache für eine O_2-Mangelversorgung wird. Diese führt zum Untergang einzelner Herzmuskelfasern und löst die Entwicklung einer exzentrischen Hypertrophie und Gefügedilatation aus.

Am insuffizienten Herzen mit einer Gefügedilatation ist keine oder nur eine verminderte positive inotrope Wirkung bei Erhöhung des Sympathicotonus nachzuweisen. Jede Mehrbelastung des Herzens führt zu einer Vermehrung der enddiastolischen Füllung der Ventrikel und, wie angenommen wird, zu einer Leistungsanpassung vorrangig durch den Frank-Straub-Starling-Mechanismus.

d) Sauerstoffversorgung des Myokards

Der Sauerstoffbedarf des Herzmuskelgewebes beträgt in körperlicher Ruhe 8—10 ml/100 g.min. Unter Belastungsbedingungen steigt der O_2-Verbrauch des Myokards mit zunehmender Herzfrequenz an. Als Maximalwert wird eine O_2-Aufnahme von 30 ml/100 g.min angenommen.

Für die Coronardurchblutung wird ein mittlerer Wert von 80 ml/100 g.min bestimmt. Bei erhöhter körperlicher Leistung kann die Durchblutung der Coronargefäße bis auf das Vierfache des Ruhewertes ansteigen. Die Regulation der Coronardurchblutung wird hauptsächlich durch chemische Reize innerhalb der Herzmuskulatur nach Veränderung der Bedingungen für den normalen aeroben Stoffwechsel bewirkt. Myokardialer O_2-Mangel hat einen direkten Einfluß auf die Größe der Coronardurchblutung. Die arteriovenöse Differenz der O_2-Konzentrationen im Coronarblut ist gegenüber vergleichbaren Organen relativ groß und beträgt ca. 14—15 Vol.-%. Im coronarvenösen Blut ist mit einem mittleren Sauerstoffpartialdruck von 17 bis 25 mm Hg zu rechnen.

Da während der Kontraktionsphase die Drucke im Myokard über den intravasalen Druck ansteigen, kann im Verlauf der Systole die Coronardurchblutung eingeschränkt und die Durchblutung in den Herzmuskelinnenschichten kurzzeitig unterbrochen sein. Die Sauerstoffversorgung des Myokards in den Phasen geringer oder aufgehobener Durchblutung wird durch die Abgabe des an den Muskelfarbstoff, Myoglobin, reversibel gebundenen Sauerstoffs sichergestellt. Die intracellulären Sauerstoffspeicher werden während der Systole entladen und in der anschließenden Phase guter Durchblutung (Diastole) wieder aufgefüllt. Sie sind damit in der Lage die rhythmischen O_2-Versorgungsänderungen des Herzmuskelgewebes auszugleichen.

Literatur

Bauereisen, E.: Normale Physiologie des Herzens. In: Bargmann-Doerr, Das Herz des Menschen, Bd. I. Stuttgart: Tieme 1963.

Bretschneider, H. J.: Sauerstoffbedarf und -versorgung des Herzmuskels. Verh. dtsch. Ges. Kreisl.-Forsch. **27**, 32—59 (1961).

Burton, A. C.: Physiologie und Biophysik des Kreislaufs. Stuttgart-New York: Schattauer 1969.

Delius, L., Goerttler, Kl., Tobien, H.-H., Schlepper, M.: Klinische Physiologie des Herzens. In: Bargmann-Doerr, Das Herz des Menschen, Bd. II. Stuttgart: Thieme 1963.

Fleckenstein, A.: Physiologie und Pathophysiologie des Myokardstoffwechsels im Zusammenspiel mit den bioelektrischen und mechanischen Fundamentalprozessen. In: Bargmann-Doerr, Das Herz des Menschen, Bd. I. Stuttgart: Thieme 1963.

Gauer, O. H.: Kreislauf des Blutes. In: Landois-Rosemann, Lehrbuch der Physiologie des Menschen, Bd. I. München-Berlin: Urban & Schwarzenberg 1960.

Grote, J., Thews, G.: Die Bedingungen für die Sauerstoffversorgung des Herzmuskelgewebes. Pflügers Arch. ges. Physiol. **276**, 142—165 (1962).

Linzbach, A. J.: Die pathologische Anatomie der Herzinsuffizienz. In: Handbuch der inneren Medizin, Bd. 9/1. Berlin-Göttingen-Heidelberg: Springer 1960.

Riecker, G.: Zur Pathophysiologie der Herzinsuffizienz. Dtsch. med. Wschr. **32**, 1557—1563, 1610—1613 (1962).

Schütz, E.: Physiologie des Herzens. Berlin-Göttingen-Heidelberg: Springer 1958.

3. Grundlagen der Kreislaufphysiologie

J. Grote und G. Thews

Das Kreislaufsystem wird von einer geschlossenen Anordnung hintereinander und parallel geschalteter Gefäße gebildet. Eingefügt in das Gefäßsystem sind als Pumpen das rechte und das linke Herz. Die unter Ruhebedingungen zu beobachtende Verteilung des Herzzeitvolumens auf die Strombahnen der einzelnen Organe ist der Abb. 1 zu entnehmen. Je nach dem vorherrschenden Einfluß hämodynamischer oder hämostatischer Gesetzmäßigkeiten in den einzelnen Bereichen des Kreislaufes unterteilt man ihn in ein Hochdrucksystem und ein Niederdrucksystem. Zum Hochdrucksystem (Arterielles System) gehören der linke Ventrikel während der Systole sowie die Arterien und die Arteriolen des großen Kreislaufes. Zum Niederdrucksystem sind die Capillaren, die Venolen und die Venen des großen Kreislaufes, das rechte Herz, der kleine Kreislauf, der linke Vorhof und der linke Ventrikel während der Diastole zu rechnen.

a) Hochdrucksystem

α) Allgemeine Gesetzmäßigkeiten der Hämodynamik

Die pro Zeiteinheit durch ein Gefäß strömende Blutmenge, d. h. das Stromzeitvolumen $\dot{Q}$, ist direkt proportional der Druckdifferenz ΔP zwischen dem Anfang und dem Ende eines Gefäßabschnittes. Analog dem Ohmschen Gesetz ist

$$\dot{Q} = \Delta P / R.$$

Der reziproke Proportionalitätsfaktor R stellt den Strömungswiderstand dar, der sich aufgrund der

Wandreibung und der inneren Reibung dem Blutstrom entgegensetzt. Die Einzelwiderstände in hintereinander geschalteten Gefäßen addieren sich, entsprechend der 1. Kirchhoffschen Regel, zu einem Gesamtwiderstand ($R_S = R_1 + R_2 + R_3 \ldots$), während sich der reziproke Widerstand in einem Kreislaufabschnitt mit parallel geschalteten Gefäßen als Summe aller reziproken Werte der Einzelwiderstände

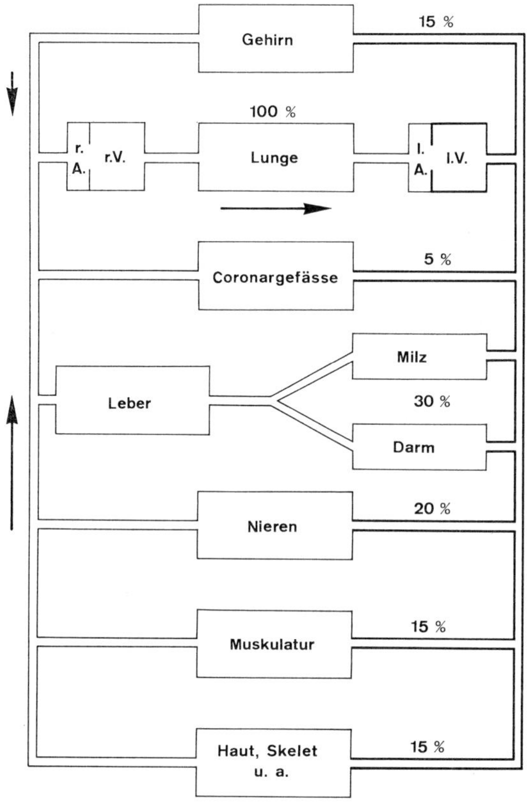

Abb. 1. Schematische Darstellung des Herzkreislaufsystems. Das Hochdrucksystem (Arterielles System) ist gegenüber dem Niederdrucksystem durch eine stärkere Strichführung hervorgehoben. Die eingetragenen Zahlenwerte geben etwa den prozentualen Anteil der Durchblutungsgröße vom Herzzeitvolumen in den einzelnen Kreislaufabschnitten unter Ruhebedingungen an

ergibt ($1/R_S = 1/R_1 + 1/R_2 + 1/R_3 \ldots$, 2. Kirchhoffsche Regel).

Die Größe des Strömungswiderstandes ist abhängig von der Gefäßweite und von der Viscosität des Blutes, die in erster Linie durch den Hämatokritwert bestimmt wird. Steigende Hämatokritwerte rufen eine Zunahme der Viscosität hervor. Jede Veränderung der Gefäßweite führt zu einer entgegengerichteten Änderung des Gefäßwiderstandes. Nach dem Hagen-Poiseuilleschen Gesetz bewirkt die Verdopplung des Gefäßquerschnittes eine Widerstandsabnahme um den Faktor vier. Da die Gefäßwände dehnbar sind, kann mit der Erhöhung oder der Erniedrigung des Blutdruckes eine gleichartige passive Änderung des Gefäßquerschnittes einhergehen. Als Folge ist zu beobachten, daß bei steigendem Gefäßinnendruck das Verhältnis von Stromzeitvolumen und Druck nicht konstant bleibt, sondern daß die Stromstärke stärker zunimmt, als dies aufgrund des Ohmschen Gesetzes zu erwarten wäre. In ausgeprägtem Maße ist eine derartige Stromstärke-Druck-Charakteristik in den Lungenarterien nachzuweisen (Abb. 2, Kurve A_1).

Gegenteilige Befunde können besonders am Gefäßsystem der Nieren und des Gehirns erhoben werden. Oberhalb einer bestimmten Blutdruckschwelle bleibt trotz steigender Gefäßinnendrucke in physiologischen Druckbereichen das Stromzeitvolumen konstant (Autoregulation, Abb. 2, Kurve B). Das Verhalten der Nierenrinden- und Hirngefäße ist auf druckabhängige Änderungen des Tonus der glatten Gefäßmuskulatur zurückzuführen (Bayliss-Effekt). Dieses zeigt sich in gleicher Weise auch nach Denervierung der genannten Kreislaufabschnitte.

Ein freier Blutstrom in den Strombahnen des Hochdrucksystems ist möglich, wenn der Blutdruck einen kritischen Gefäßverschlußdruck, der von der Höhe des Tonus der Gefäßmuskulatur bestimmt wird, überschreitet. Unter Normbedingungen beträgt der kritische Druckwert für eine freie Plasmadurchströmung ca. 5—10 mm Hg, für den ungehinderten Blutstrom ca. 20 mm Hg.

β) Blutströmung, Blutdruck

Auf die einzelne Kontraktionsphase des Herzens folgen in der arteriellen Strombahn kurzfristige Druck-, Strömungs- und Volumenänderungen, die sich wellenförmig über das gesamte Hochdrucksystem ausbreiten (Druck-, Strömungs- und Volumenpuls). Die rhythmischen Druck- und Volumenschwankungen im arteriellen System werden gedämpft durch die Funktion der Aortenklappen und die elastischen Eigenschaften der Aorta und der großen Arterien. Während der Austreibungsphase werden die Gefäßwände gedehnt und nehmen einen Teil der Strömungsenergie auf. Die erweiterten Gefäßabschnitte speichern in der Systole bis etwa 50% des Schlagvolumens. Bei sinkendem Gefäßinnendruck im Verlaufe der Diastole wird das gespeicherte Blutvolumen an die anschließenden Gefäßabschnitte weitergegeben.

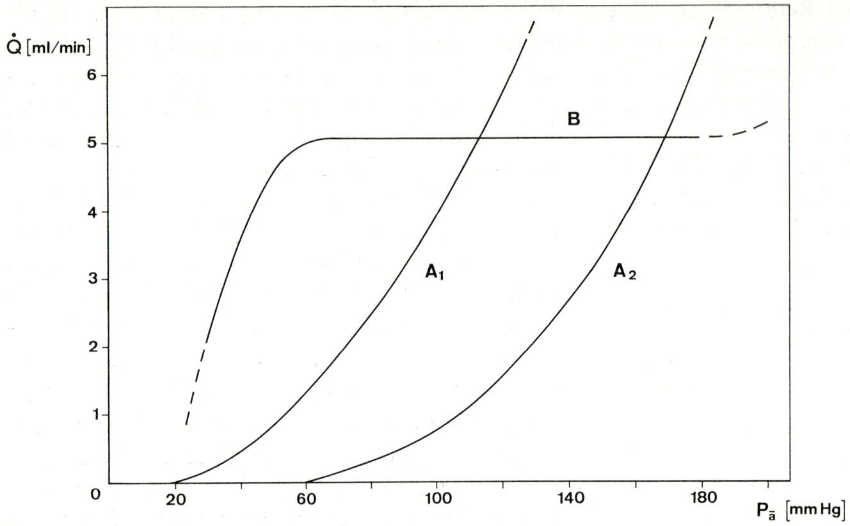

Abb. 2. Druck-Stromstärke-Beziehungen in Strombahnen mit und ohne Autoregulation. Druckstromstärke-Diagramm eines arteriellen Gefäßes ohne Autoregulation vor (A_1) und nach Reizung des Sympathicus (A_2). Erhöhungen des Gefäßinnendruckes führen zu einer druckpassiven Zunahme der Gefäßweite und einer Verminderung des Strömungswiderstandes. Die Stromstärke steigt entsprechend der Widerstandsabnahme nicht linear mit dem Druck an (nach GUYTON, A. C.: Textbook of Medical Physiology, Philadelphia and London: Saunders 1968). Druck-Stromstärke-Diagramm eines arteriellen Gefäßes mit Autoregulation (B). In einem arteriellen Gefäß des Hirnkreislaufes z. B. bleiben unter physiologischen Bedingungen langfristige Änderungen des Blutdruckes im Bereich zwischen etwa 70 und 180 mmHg ohne Einfluß auf die Stromstärke. [Nach LASSEN, N. A.: Physiol. Rev. **39**, 183 (1959)]

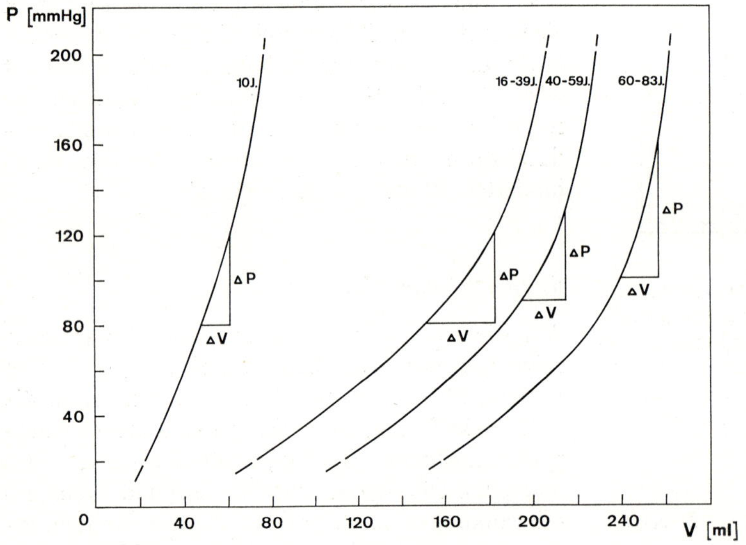

Abb. 3. Druck-Volumen-Diagramm der Aorta des Menschen und seine Altersabhängigkeit. Mit zunehmendem Lebensalter steigt das Volumen der Aorta als Folge des Wachstums in der Jugend und der Umbauprozesse in den Gefäßwänden im Alter an. Als Maß für die elastischen Eigenschaften einer Gefäßwand dient der Volumenelastizitätskoeffizient $E' = \Delta P/\Delta V$. [Nach SIMON, E., MEYER, W. W.: Klin. Wschr. **36**, 424 (1958) und GAUER, O. H.: Kreislauf des Blutes (1960)]

Die Funktion der elastischen Gefäße der arteriellen Strombahn wird mit der eines Windkessels verglichen. Die Windkesselfunktion der elastischen Gefäße ermöglicht trotz rhythmischer Herztätigkeit einen weitgehend gleichförmigen Blutstrom in den peripheren Gefäßabschnitten und erhöht zusätzlich die Ökonomie der Herztätigkeit, da in einem starrwandigen Gefäßsystem während jeder Kontraktionsphase das gesamte Blutvolumen innerhalb des Kreislaufes durch die Kontraktion der Herzmuskulatur beschleunigt werden müßte.

Als Maß für die elastischen Eigenschaften der Gefäßwände dient der Volumenelastizitätskoeffizient ($E' = \Delta P/\Delta V$) oder sein reziproker Wert die Dehnbarkeit (Compliance). Beide Größen können anhand des Druck-Volumen-Diagramms (Abb. 3) für beliebige Gefäße ermittelt werden. Im höheren Alter nimmt die Dehnbarkeit ($\Delta V/\Delta P$) der Gefäße im jeweils gültigen Druckbereich ab.

Die Geschwindigkeit des Blutstromes in gleichartigen Abschnitten des Kreislaufes wird von der Größe des Gesamtquerschnittes der jeweiligen Strombahn bestimmt. Der Querschnitt der Aorta verhält sich zur Summe aller Querschnitte der kleinen Arterien, der Arteriolen und der Capillaren des großen Kreislaufes etwa wie 1:8:15:700. Entsprechend ist in der Aorta die größte Blut-

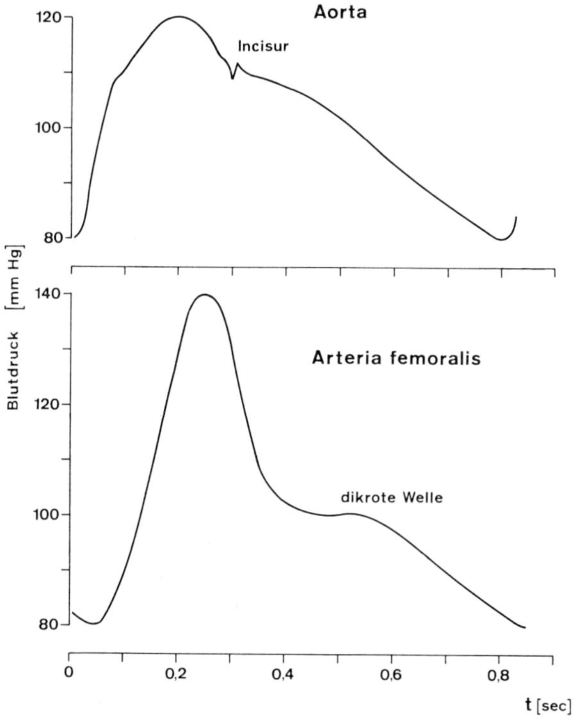

Abb. 4. Druckpulse im Aortenbogen und in der Arteria femoralis bei einer gesunden liegenden Versuchsperson. [Nach KROCKER, J., WOOD, E. H.: Circulat Res. **3**, 623 (1955)]

stromgeschwindigkeit zu erwarten. Sie beträgt unter Ruhebedingungen ca. 30—40 cm/sec. In den Capillaren nimmt mit der Vergrößerung des Gesamtquerschnittes die Strömungsgeschwindigkeit des Blutes stark ab. Nach theoretischen und experimentellen Untersuchungen beträgt sie etwa 0,5 mm/sec. Die Verweildauer des einzelnen Erythrocyten innerhalb der Capillaren liegt im Bereich von ca. 1—2 sec. Diese Zeit ist für einen vollständigen Gas- und Stoffaustausch zwischen dem Blut und dem Gewebe ausreichend.

Die Druckschwankungen in den großen Gefäßen des Hochdrucksystems während einer Herzaktion werden im allgemeinen durch die Angabe der Extremwerte, des systolischen und des diastolischen Blutdruckes gekennzeichnet. Bei jugendlichen Personen beträgt unter Normalbedingungen der systolische Blutdruckwert ca. 120 mm Hg, der diastolische Blutdruckwert ca. 80 mm Hg, die Blutdruckamplitude entsprechend 40 mm Hg und der mittlere Blutdruck ca. 100 mm Hg. Die Blutdruckwerte sind altersabhängig. Mit zunehmendem Lebensalter steigen der systolische und weniger stark der diastolische Blutdruck an, die Blutdruckamplitude wird geringgradig erhöht (s. Abb. 3). Die Höhe des systolischen und diastolischen Blutdruckwertes, der Blutdruckamplitude sowie des Mitteldruckes wird von der Größe des Schlagvolumens, von der systolischen Spannungsentwicklung des Herzens, von den elastischen Eigenschaften der Gefäßwände und von der Größe des peripheren Widerstandes bestimmt.

Die zeitlichen Druckschwankungen in den großen Gefäßen des Hochdrucksystems im Verlauf einer Herzaktion können anhand bestimmter Pulsqualitäten näher gekennzeichnet werden. Die zeitliche Folge der Pulswellen wird als Pulsus regularis oder irregularis charakterisiert, Änderungen der Pulsfrequenz von der Norm als Pulsus frequens oder rarus. Die Veränderungen der Blutdruckamplitude kennzeichnet man als Pulsus magnus oder parvus, die Veränderungen des Mitteldruckes als Pulsus durus oder mollis und die Steilheitsänderungen für den Druckanstieg vom diastolischen zum systolischen Wert als Pulsus celer oder tardus.

Direkte Registrierungen des Blutdruckes in der Aorta ascendens zeigen im Normfall das in Abb. 4 dargestellte zeitliche Druckverhalten. Während der Austreibungsphase des Herzens steigt der Gefäßinnendruck innerhalb von ca. 0,2 sec vom diastolischen Ausgangswert auf den systolischen Maximalwert an. Der langsamere, annähernd exponentiell verlaufende Druckabfall während der Diastole wird abrupt durch eine kurzzeitige Druckschwankung unterbrochen (Frankschе Incisur), die auf die Druckentlastung beim Schluß der Aortenklappen zurückzuführen ist.

Die Ausbreitungsgeschwindigkeit der Pulswelle innerhalb der einzelnen Strombahnen des Hochdrucksystems wird von den jeweiligen elastischen Eigenschaften der Gefäßwände bestimmt. In der Aorta beträgt die Pulswellengeschwindigkeit unter physiologischen Bedingungen ca. 3—5 m/sec, in kleineren Arterien erreicht sie Maximalwerte bis ca. 30 m/sec.

Da die Pulswelle in Kreislaufabschnitten mit herabgesetzter Gefäßwanddehnbarkeit reflektiert wird, bildet sich im Hochdrucksystem eine stehende Druckwelle aus. Diese führt in peripheren Abschnitten der arteriellen Strombahn zum Anstieg der systolischen Blutdruckwerte sowie der Blutdruckamplitude und zu einer zweiten kurzzeitigen Druckschwankung während der Diastole, die sich der primären Druckwelle überlagert (dikrote Welle) (Abb. 4).

Die Höhe des mittleren Blutdruckes in den verschiedenen Kreislaufregionen steht in direkter Abhängigkeit zur Größe des jeweiligen Gefäßwiderstandes. In der Aorta und in den großen arteriellen Gefäßen beträgt der Mitteldruck unter Normbedingungen etwa 100 mm Hg, in den kleinen Arterien 90 mm Hg. In den Arteriolen findet ein erheblicher Druckabfall statt von ca. 85 mm Hg auf ca. 30 mm Hg. Die Arteriolen bilden als Widerstandsgefäße den wesentlichen Anteil des „peripheren Widerstandes“. Bereits geringgradige Änderungen ihres Durchmessers können den Blutdruck und die Durchblutung in den nachgeschalteten Kreislaufabschnitten stark beeinflussen (Abb. 5).

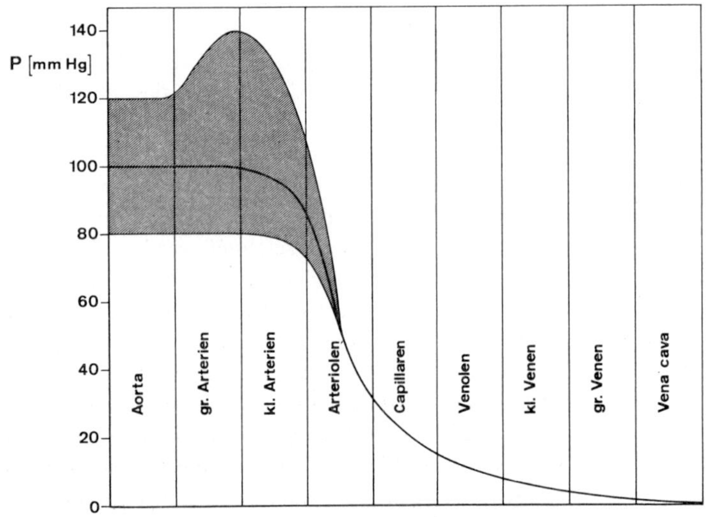

Abb. 5. Schematische Darstellung der Änderung des mittleren Blutdruckes in den einzelnen Abschnitten des Kreislaufsystems eines Menschen unter Ruhebedingungen. Die systolischen und diastolischen Blutdruckwerte in den verschiedenen Bereichen des arteriellen Systems bilden die Begrenzungslinien des schraffierten Feldes

b) Niederdrucksystem

α) Capillaren

Innerhalb einer einzelnen Capillare fällt der Blutdruck von ihrem arteriellen bis zum venösen Ende um ca. 20 mm Hg von 30 bis 40 mm Hg auf 10 bis 15 mm Hg ab. Der mittlere funktionelle Capillardruck beträgt ca. 17 mm Hg. Im Zusammenwirken mit dem kolloidosmotischen Druck des Blutes und der interstitiellen Flüssigkeit sowie dem Gewebsdruck bestimmt der Capillardruck den Flüssigkeitsaustausch und den Austausch wasserlöslicher Substanzen zwischen dem Capillarblut und der extravasalen Flüssigkeit (Filtration, Reabsorption). Da das Ausmaß der Filtration das der Reabsorption übersteigt, besteht ein Nettoflüssigkeitsstrom in den Extravasalraum der durch die Drainage über das Lymphsystem ausgeglichen werden muß.

Die Durchblutung der einzelnen Capillaren ist diskontinuierlich. Etwa 6—12mal pro Minute folgen kurzzeitige Phasen freier und unterbrochener Durchblutung aufeinander. Die Zahl der durchströmten Capillaren in einem Gewebebezirk kann erheblich schwanken. Sie wird bestimmt von der Stoffwechselaktivität des zu versorgenden Gewebes. Verantwortlich für die Einstellung der Capillardurchblutung ist der Tonus der glatten Muskulatur der Metarteriolen und der präcapillären Sphincteren.

β) Venensystem

Der Blutdruck in den großen Venen des Niederdrucksystems wird in erster Linie von der Höhe des hydrostatischen Druckes bestimmt. Der Strömungswiderstand in den venösen Strombahnen ist gering. Änderungen des Herzzeitvolumens bleiben nahezu ohne Einfluß auf die Größe des venösen Blutdruckes.

Von besonderer Bedeutung für die Regulation des Herzzeitvolumens ist der Blutdruck im rechten Vorhof, bzw. der zentrale Venendruck. Seine Größe wird unmittelbar beeinflußt von der Leistungsstärke des Herzens sowie dem Ausmaß des venösen Blutrückstromes.

Da im Bereich niederer Drucke die Dehnbarkeit der venösen Gefäße ca. 200mal größer ist als die der elastischen Gefäße des arteriellen Systems, werden ca. 50% des gesamten Blutvolumens von den Körpervenen des Niederdrucksystems aufgenommen (kapazitive Gefäße). Die hohe Dehnbarkeit und geringe Wandstabilität der venösen Strombahn führen dazu, daß bereits geringe Änderungen des transmuralen Druckes in starkem Maße auf den Strömungswiderstand und das Blutvolumen in den Gefäßen zurückwirken.

Der Rückstrom des Blutes zum Herzen wird vor allem durch die folgenden Faktoren bestimmt:

1. dem negativen Druck im Thorax, der während der Inspiration seine stärkste Wirkung ausübt,
2. die systolische Bewegung der Ventilebene des Herzens, die zur Erhöhung des Druckgefälles im Venensystem führt,
3. die transmuralen Druckschwankungen im Venensystem (Muskelpumpe), die durch die Venenklappen in eine gerichtete Strömung umgesetzt werden,
4. die quantitativ unerhebliche kinetische Energie des in die Venen einströmenden Blutes.

Die während der Kontraktion der Vorhofmuskulatur vom rechten Vorhof ausgehenden Druck- und Volumenschwankungen in den großen herznahen Venen können an liegenden Versuchspersonen (z. B. an der Vena jugularis) aufgezeichnet werden. Sie lassen Rückschlüsse auf den Ablauf der Herzkontraktionen sowie die Funktion der Klappen im rechten Herzen zu.

c) Verteilung des Blutvolumens im Kreislauf

Die Verteilung des Blutvolumens auf die verschiedenen Abschnitte des Kreislaufes wird von der Dehnbarkeit der einzelnen Strombahnen bestimmt. Auf das gesamte arterielle System entfallen etwa 15% der zirkulierenden Blutmenge, auf den intrathorakalen Abschnitt des Niederdrucksystems ca. 30% und auf den extrathorakalen Abschnitt ca. 55%.

Von besonderer physiologischer Bedeutung ist die Größe des intrathorakalen Blutvolumens. Jeder kurzfristige Volumenbedarf des linken Ventrikels bei Steigerung des Herzzeitvolumens unter erhöhten Belastungsbedingungen wird solange aus dem Blutreservoir des kleinen Kreislaufes und des linken Ventrikels (zentrales Blutvolumen) gedeckt (ca. 10 bis 15 Schlagvolumina), bis erneut das Strömungsgleichgewicht im gesamten Kreislauf eingestellt ist. Die intrathorakalen Gefäße des Niederdrucksystems sind in der Lage, größere Schwankungen des Blutrückstromes nach Vasoconstriction der peripheren Strombahn oder nach Transfusionen auszugleichen.

Die große Speicherfähigkeit der intrathorakalen Venen ist auf die besonders starke Dehnbarkeit ihrer Gefäßwände zurückzuführen. Die Mobilisierung des gespeicherten Blutvolumens wird durch die Veränderung des Tonus der Gefäßmuskulatur herbeigeführt.

Die Einstellung des zirkulierenden Blutvolumens ist weiterhin möglich durch eine Veränderung der Flüssigkeitsfiltration oder -reabsorption im Capillargebiet, sowie durch eine erhöhte Harnausscheidung, ausgelöst nach Aktivierung von Spannungsreceptoren im Niederdrucksystem vorrangig im linken Vorhof (Diurese-Reflex, Gauer und Henry).

d) Kreislaufregulation

Die Anpassung der Durchblutung des gesamten Organismus und der Durchblutung einzelner Organe an den jeweils herrschenden Bedarf wird durch eine Reihe lokalchemischer Prozesse sowie durch nervöse und humorale Regelmechanismen sichergestellt. (Abb. 6). Die Aufgabe der Kreislaufregulation besteht darin:

1. den normalen Blutdruck im arteriellen System aufrecht zu erhalten,
2. das Herzzeitvolumen im Kreislaufsystem dem Durchblutungsbedarf anzupassen und
3. die Durchblutungsgröße in den einzelnen Organen auf den herrschenden Funktionszustand einzustellen.

α) Lokale Durchblutungsregulation

Unter den Faktoren, die die Durchblutung der verschiedenen Organe dem jeweiligen Bedarf anpassen, sind an erster Stelle chemische Einflüsse zu nennen. Anstieg des lokalen CO_2-Druckes, Abfall des pH-Wertes und stärkeres Absinken des O_2-Druckes können in einzelnen Organen in unterschiedlichem Ausmaß eine Vasodilatation und damit eine Mehrdurchblutung bewirken. Auf diese Weise kann beispielsweise in einer Skeletmuskelgruppe zu Beginn einer körperlichen Arbeit aufgrund des verstärkten Anfalls von CO_2 und Milchsäure eine lokale Durchblutungssteigerung eingeleitet werden. Die Coronardurchblutung wird hingegen vorrangig über den lokalen O_2-Druck reguliert. In den übrigen parenchymatösen Organen sind ähnliche, z. T. aber auch völlig andersartige Regulationsprinzipien realisiert. So spricht die Hirndurchblutung zunächst auf Änderungen des CO_2-Druckes und erst bei stärkerer Hypoxie auf einen Abfall des O_2-Druckes an. In der Niere ist die lokale Durchblutung, die durch

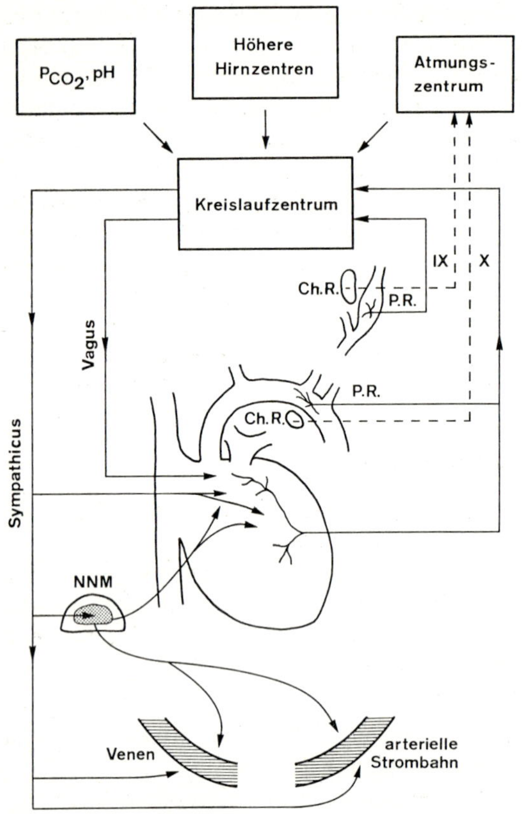

Abb. 6. Schematische Darstellung wichtiger auf das Kreislaufzentrum wirkender oder von ihm ausgehender Einflüsse[1]. *Ch.R.* Chemoreceptoren im Glomus caroticum und in den Paraganglien des Aortenbogens; *P.R.* Pressoreceptoren in der Wand der Arteria carotis und der Aorta; *NNM* Nebennierenmark; *IX* N. glossopharyngeus; *X* N. vagus

autoregulatorische Einrichtungen weitgehend konstant gehalten wird, von der Höhe der Na^+-Konzentration und der Konzentration von Endprodukten des Eiweißstoffwechsels abhängig.

Die lokalen Mechanismen sind eingeordnet in die Gesamtregulation, deren Zentrum im Stammhirn afferente Einflüsse von Presso- und Chemoreceptoren erhält und über das vegetative Nervensystem sowie humorale Faktoren auf das Herz und das Gefäßsystem wirkt.

β) Zentrale Regulationseinrichtungen

Das Kreislaufzentrum in der Formatio reticularis der Medulla oblongata muß nach den Ergebnissen von Reizuntersuchungen in ein bilateral gelegenes excitatorisches Zentrum (Vasomotorenzentrum) und ein medial gelegenes inhibitorisches Zentrum gegliedert werden. Reizungen der bilateralen Felder führen zu einer Erhöhung des Sympathicotonus und damit zu fördernden Einflüssen auf das Herz sowie einer Constriction der Gefäße; Reizungen der medialen Felder führen zu einer Hemmung des Sympathicotonus bei gleichzeitiger Erhöhung des Parasympathicotonus, so daß hemmende Einflüsse auf das Herz und eine Vasodilatation resultieren.

Es wird angenommen, daß das Vasomotorenzentrum direkt über das sympathische Nervensystem Einfluß auf die Herztätigkeit und den Tonus der Gefäßmuskulatur gewinnt, während das Hemmzentrum vorwiegend indirekt durch Hemmung des Vasomotorenzentrums und Förderung des benachbarten Vaguszentrums wirkt.

Das Vasomotorenzentrum besitzt eine tonische Aktivität und bestimmt den Ruhetonus der Gefäßmuskulatur. Durchschneidungen des Hirnstammes unterhalb der medullären Kreislaufzentren oder ihre direkte Ausschaltung durch Spinalanaesthesie lösen einen Blutdruckabfall bis auf Werte zwischen 40 und 50 mm Hg aus. Durchschneidungen des Hirnstammes oberhalb des Kreislaufzentrums bleiben nur bei narkotisierten Versuchstieren ohne unmittelbare Rückwirkungen auf den normalen Blutdruck. Bei nicht narkotisierten Tieren treten charakteristische Blutdruckänderungen auf in Abhängigkeit von der Schnitthöhe.

Übergeordnete Hirnzentren insbesondere der Hirnrinde und des Hypothalamus können direkt oder über das Kreislaufzentrum in der Medulla oblongata die Regulation des Kreislaufes beeinflussen. Bei Reizversuchen konnten von diesen Gebieten ausgehende vasodilatatorische (z. B. von den dorsalen Hypothalamuskernen) und vasoconstrictorische (z. B. von den ventralen Hypothalamuskernen) Effekte ausgelöst werden. Diffuse Reizungen des Hypothalamus führen zur Vasodilatation in der Muskulatur und gleichzeitigen allgemeinen Vasoconstriction sowie zu einer positiven inotropen und chronotropen Wirkung am Herzen. Der Gesamteffekt besteht in einer Zunahme des Herzzeitvolumens und einem Anstieg des arteriellen Mitteldruckes (Abwehrreaktion, Wutreaktion). Ähnliche Wirkungen werden nach Reizung des primären motorischen Rindenzentrums erzielt (Startreaktion). Eine direkte Beeinflussung der kreislaufregulatorischen Hirnzentren und einen Anstieg des Tonus der Gefäßmuskulatur beobachtet man nach Er-

1 Es kann bisher nicht mit Sicherheit angegeben werden, ob Impulse, die von den Chemoreceptoren im Glomus caroticum und in den Paraganglien des Aortenbogens ausgehen, direkt oder über das Atmungszentrum auf das Kreislaufzentrum wirken oder ob beide Möglichkeiten realisiert sind.

höhung des CO_2-Druckes im arteriellen Blut. Es ist bisher nicht bekannt, ob lokale Änderungen des pH-Wertes oder der CO_2-Konzentration die Aktivierung des Vasomotorenzentrums auslösen. Vergleichbare Effekte können auch bei Hirnischämie nachgewiesen werden.

γ) Afferente Einflüsse

Afferente Impulse gelangen zu den medullären Kreislaufzentren über Fasern des Glossopharyngeus und des Vagus, ausgehend von Presso- und Chemoreceptoren. Pressoreceptoren mit direktem Einfluß auf das Kreislaufzentrum befinden sich in den Carotissinus, in der Wand des Aortenbogens und in der Wand der Arteria anonyma. Die von diesen Druckreceptoren ausgehenden Impulse führen zu einer Hemmung des Vasomotorenzentrums und einer Erniedrigung des Sympathicotonus (Blutdruckzügler). Vergleichbare depressorische Wirkungen rufen Druckreceptoren im linken Ventrikel hervor (Bezold-Jarisch-Reflex). Die Dehnung des rechten Vorhofes löst eine Frequenzsteigerung der Herzaktion aus (Bainbridge-Reflex).

Die Erniedrigung des O_2-Druckes und des pH-Wertes und die Erhöhung des CO_2-Druckes im arteriellen Blut führen zu stärkerer Erregungsbildung in den Chemoreceptoren im Glomus caroticum und in den Paraganglien im Aortenbogen und lösen pressorische Reaktionen aus.

δ) Efferente und humorale Wirkungen

Nach Aktivierung des sympathischen Nervensystems beobachtet man am Herzen vor allem eine Steigerung der Kontraktilität und der Schlagfrequenz, an den Gefäßen in der Mehrzahl der Fälle eine Erhöhung des Tonus der glatten Gefäßmuskulatur. Im arteriellen System tritt als unmittelbare Folge eine Erhöhung des Strömungswiderstandes auf, im Niederdrucksystem eine Abnahme der Compliance und damit eine Herabsetzung der Speicherfähigkeit der venösen Strombahn.

Die Überträgerstoffe an den postganglionären Fasern des Sympathicus sind das Noradrenalin und in geringerem Maße das Adrenalin. Als Orte der Informationsübermittlung werden α- und β-Receptoren angenommen. Aktivierung der α-Receptoren führt zur Vasoconstriction, Aktivierung der β-Receptoren zur Vasodilatation (β_2-Receptoren) sowie zu einem positiven Einfluß auf die Kontraktilität und die Schlagfrequenz des Herzens (β_1-Receptoren). Eine vasodilatatorische Wirkung des Noradrenalins nach Aktivierung von β-Receptoren konnte nicht nachgewiesen werden.

Die an verschiedenen Organen (Herzmuskel, Skeletmuskel) nach Erhöhung des Sympathicotonus zu beobachtende Vasodilatation wird auf die Erregung cholinerger postganglionärer sympathischer Nervenfasern oder die Aktivierung von β_2-Receptoren mit vasodilatatorischer Wirkung zurückgeführt.

Der Einfluß des Parasympathicus auf die Kreislaufregulation ist nur gering und beschränkt sich in erster Linie auf die Erregungsbildung im Herzen. Nach Reizung parasympathischer Nervenfasern zu registrierende Durchblutungsanstiege sind nur in wenigen Organen (Hirnhäute, Genitalorgane) auf eine direkte Wirkung cholinerger postganglionärer Fasern auf die Gefäßmuskulatur zurückzuführen. Die nach Erhöhung des Parasympathicotonus in den Speicheldrüsen sowie im Mesenterialgefäßsystem nachzuweisende Vasodilatation wird durch die Ausschüttung des vasoaktiven Bradykinins ausgelöst.

Eine integrierende Regulierung verschiedener Kreislaufgrößen durch humorale Mechanismen ist nach Ausschüttung von Adrenalin und Noradrenalin durch das Nebennierenmark und andere chromaffine Zellen zu beobachten, vergleichbar der Wirkung eines erhöhten Sympathicotonus.

Eine Sonderstellung im Rahmen der Kreislaufregulation nimmt das Renin-Angiotensin-System ein. Das nach Freisetzung von Renin durch die Niere im Blutplasma gebildete Angiotensin löst eine Vasoconstriction vorrangig in der Kreislaufperipherie aus und führt zu einer Erhöhung des arteriellen Mitteldruckes und einer Zunahme der Nierendurchblutung.

Das Zusammenspiel der an der Kreislaufregulation beteiligten Faktoren (s. Abb. 6) tritt besonders deutlich hervor an den Herz- und Gefäßreaktionen während körperlicher Belastungen. Mit Beginn der Arbeit entsteht in den betreffenden Muskelgruppen (Aktionsgebiet) ein verstärkter Anfall von CO_2, Milchsäure und weiteren Metaboliten, der zu einer lokalen Vasodilatation und Mehrdurchblutung führt. Der drohende Blutdruckabfall wird dadurch verhindert, daß die Pressoreceptoren in der arteriellen Strombahn bereits auf Änderungen der Blutdruckamplitude ansprechen und das Kreislaufzentrum zu Gegenregulationen veranlassen. Die allgemeine Aktivierung des sympathischen Systems führt zur Steigerung des Herzzeitvolumens und in den nicht arbeitenden Organen (Kompensationsgebiet) zu einer Vasoconstriction und Minderdurchblutung. Die gleichzeitige Ausschüttung von Adrenalin und Noradrenalin besitzt den gleichen Effekt und führt zur Neuverteilung der Durchblutungsgrößen zugunsten der tätigen Organe. In die geschilderten Vorgängen greifen Einflüsse von den venösen Dehnungsreceptoren, von den Pressoreceptoren im Herzen und in der arteriellen Strombahn sowie den arteriellen Chemoreceptoren modifizierend ein. Daneben wird heute die Möglichkeit einer durch zentrale oder periphere Mitinnervation ausgelösten Aktivierung des Kreislaufzentrums mit den entsprechenden Folgen für die Herzarbeit und die Verteilung des Blutstromes diskutiert.

Literatur

BURTON, A. C.: Physiologie und Biophysik des Kreislaufs. Stuttgart-New York: Schattauer 1969.

GAUER, O. H.: Kreislauf des Blutes. In: LANDOIS-ROSEMANN, Lehrbuch der Physiologie des Menschen, Bd. 1. München-Berlin: Urban & Schwarzenberg 1960.

GUYTON, A. C.: Circulation physiology: Cardiac output and its regulation. Philadelphia-London: W. B. Saunders 1963.

Handbook of Physiology, Sect. 2: Circulation. Vol. I (1962), Vol. II (1963), Vol. III (1965). Washington: American Physiological Society.

McDONALD, D. A.: Blood flow in arteries. London: Arnold 1960.

WETTERER, E., KENNER, TH.: Grundlagen der Dynamik des Arterienpulses. Berlin-Heidelberg-New York: Springer 1968.

4. Grundlagen der Physiologie des Nervensystems

O. HARTH

Das Zentralnervensystem steht mit allen Organen über die peripheren Nerven in ständiger Wechselbeziehung. Es hat die Aufgabe, die körperlichen Funktionen zu kontrollieren und sie nach Maßgabe äußerer und innerer Gegebenheiten aufeinander abzustimmen. Ein System, das auf vielfältige Weise Kontrollfunktionen ausübt, läßt sich als ein informationsverarbeitendes System charakterisieren. Seine Einzelfunktionen bestehen in der Aufnahme, Leitung, Verarbeitung, Speicherung und Abgabe von Informationen.

Die funktionelle und morphologische Einheit des Nervensystems ist das *Neuron* (Abb. 1). Jedes Neuron erfüllt die Funktionen, die sich aus seiner Aufgabe als einer informationsverarbeitenden Einheit ergeben:

1. Die Informationsaufnahme (= *rezeptive Funktion*) erfolgt in den sensiblen Nervenendigungen oder in den subsynaptischen Bezirken der Dendriten und des Zellsomas.

2. Die Informationsleitung (= *Leitungsfunktion*) ist Aufgabe der Neuriten, wobei die Information in dem zeitlich-räumlichen Muster der gleichförmigen fortgeleiteten Erregungen enthalten ist.

3. Die Informationsabgabe (= *effektorische Funktion*) erfolgt in den axonalen Endigungen in Form einer Freisetzung von Überträgerstoffen.

4. Kurzzeitige *Informationsspeicherung* erfolgt innerhalb des neuronalen Netzwerkes in Form kreisender Erregungen. Über den Mechanismus der Langzeitspeicherung bestehen bisher nur hypothetische Annahmen (GALAMBOS und MORGAN).

Zwei Funktionsäußerungen des Neurons sind meßtechnisch zugänglich: die Erregungsvorgänge als Änderungen des elektrischen transmembranalen

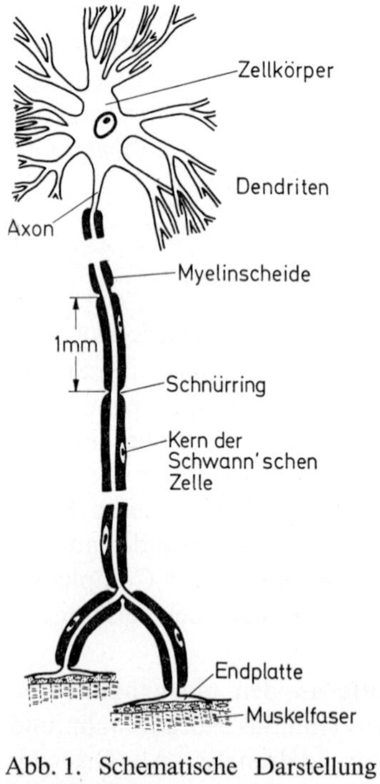

Abb. 1. Schematische Darstellung eines Neurons. (Nach B. KATZ, Sci. Amer. 1961)

Potentials mit den Methoden der Elektrophysiologie und die Bildung und Freisetzung der Überträgerstoffe mit chemischen, histochemischen und biologischen Testverfahren.

a) Elektrophysiologie des Neurons und Ionentheorie der Erregung

α) *Das Ruhe-Membranpotential*

Das gemeinsame Kennzeichen aller erregbarer Gebilde ist ein relativ hohes Ruhe-Membranpotential. Es beträgt im Mittel etwa 70 mV, wobei das Membraninnere negativ gegenüber dem äußeren Bezugspotential geladen ist. Die Erniedrigung des Membranpotentials (Depolarisation) geht mit einer erhöhten Erregbarkeit einher, seine Erhöhung (Hyperpolarisation) mit einer Erregbarkeitserniedrigung. Die Höhe des Membranpotentials wird von zwei Faktoren bestimmt:

1. von den transmembranalen Konzentrationsgradienten von Ionen und
2. von der Ionenpermeabilität der Membran.

Die transmembranalen Konzentrationsgradienten werden durch energieverbrauchende Transportmechanismen geschaffen und aufrechterhalten. Dieser Transport ist an einen ATP-abhängigen Mechanismus gebunden, dessen Natur noch ungeklärt ist. Man spricht von einer Ionenpumpe, um den Effekt des Transportmechanismus zu kennzeichnen. Die Pumpen vermögen die Ionen, die durch Diffusion (also passiv) durch die Membran den extra- oder intracellulären Raum verlassen haben, aktiv gegen das bestehende Konzentrationsgefälle zurückzutransportieren. Es spricht vieles dafür, daß die Zelle diese Leistung nach Art eines gekoppelten Transportes für Kationen vornimmt (gekoppelte Na^+- und K^+-Pumpe), während der Anionentransport (insbesondere für Cl^-) als Folge der elektrostatischen Kräfte passiv erfolgt.

Es hat sich gezeigt, daß transmembranale Konzentrationsgradienten der einwertigen Ionen K^+, Na^+ und Cl^- im wesentlichen für die Höhe des Membranpotentials und seiner Änderungen verantwortlich sind. Die Zusammenhänge lassen sich aus der Goldman-Gleichung ableiten:

$$E_m = \frac{RT}{F} \ln \frac{P_K [K^+]_a + P_{Na} [Na^+]_a + P_{Cl} [Cl^-]_i}{P_K [K^+]_i + P_{Na} [Na^+]_i + P_{Cl} [Cl^-]_a}.$$

Hierin bedeuten: E_m = Membranpotential in mV, R = die allgemeine Gaskonstante, T = absolute Temperatur in °K, F = Faradaysche Konstante, P = Permeabilitätskoeffizient für das betreffende Ion, [] = molare Konzentrationen der Ionen, die Indices kennzeichnen a = Außenflüssigkeit, i = intracelluläre Flüssigkeit.

Die Permeabilitätskoeffizienten P für die drei Ionen sind für die Membranphase außerordentlich verschieden. In Ruhe ist die K^+-Permeabilität etwa 50mal größer als die für Na^+-Ionen. Dies bedeutet, daß bei den gegebenen Konzentrationsunterschieden zu beiden Seiten der Membran (s. Tabelle 1) die Na^+-Ionen nur einen vernachlässigbar kleinen Anteil zum Membranpotential beitragen. In Ruhe sind die K^+-Ionen potentialbestimmend. Dies ist experimentell gesichert (Abb. 2).

Tabelle 1. *Ionenkonzentrationen und berechnete Gleichgewichtspotentiale der Motoneurone der Katze.* (Nach ECCLES)

Ion	Außen mM./l	Innen mM./l	Gleichgewichtspotential mV
Na^+	150	ca. 15	ca. +60
K^+	5,5	150	—90
Cl^-	125	9	—70

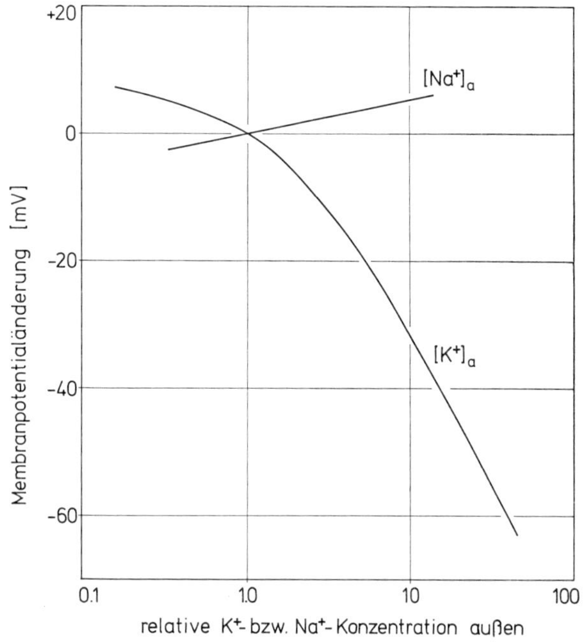

Abb. 2. Einfluß der extracellulären K^+- und Na^+-Konzentrationen auf das Ruhemembranpotential. [Nach CURTIS u. COLE: J. cell. comp. Physiol. **19**, 135 (1942) und HODGKIN und KATZ: J. Physiol. (Lond.) **108**, 37 (1949)]

Im stationären Zustand stellen sich die Cl^--Ionen passiv ein. Ihre Verteilung zu beiden Seiten der Membran entspricht stets einem Gleichgewichtspotential. Sobald Membranpotential und Cl^--Gleichgewichtspotential nicht mehr übereinstimmen (etwa durch Änderung der extracellulären Cl^--Konzentration oder durch Änderung des Membranpotentials), kommt es zu einer Cl^--Diffusion und Mitbeteiligung der Cl^--Ionen am momentanen Membranpotential.

β) *Das Membranpotential bei Erregung*

Änderungen des Membranpotentials weisen bei Erregung an den zur Erregungsleitung spezialisierten Axonmembranen (sog. *konduktilen Membranen*) Impulscharakter auf und zeichnen sich durch einen stets gleichartigen Verlauf aus: sie gehorchen der Alles- oder Nichts-Regel. Ein weiteres Kennzeichen des Aktionspotentials ist die kurzfristige Umpolarisation der Membran (überschießende Depolari-

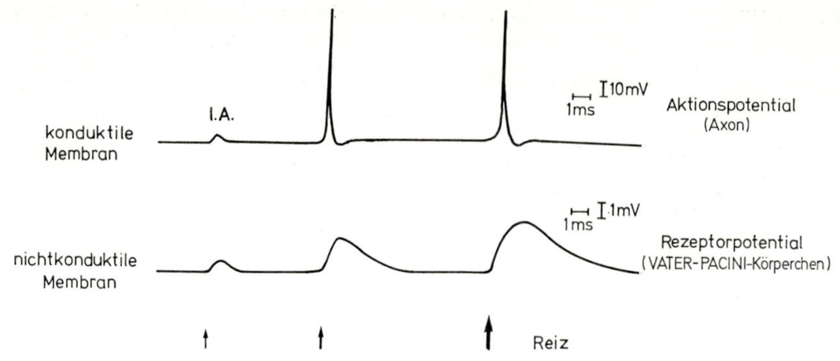

Abb. 3. Elektrophysiologische Phänomene an konduktilen und nichtkonduktilen Membranen. Konduktile Membranen reagieren mit einer reizgrößenabhängigen lokalen Antwort (I. A.), die bei Überschreiten einer Schwelle die impulsartige, fortgeleitete Erregung (Aktionspotential) auslöst. Nichtkonduktile Membranen bilden eine graduell mit der Reizstärke anwachsende lokale Erregung (Receptorpotential bzw. postsynaptisches Potential)

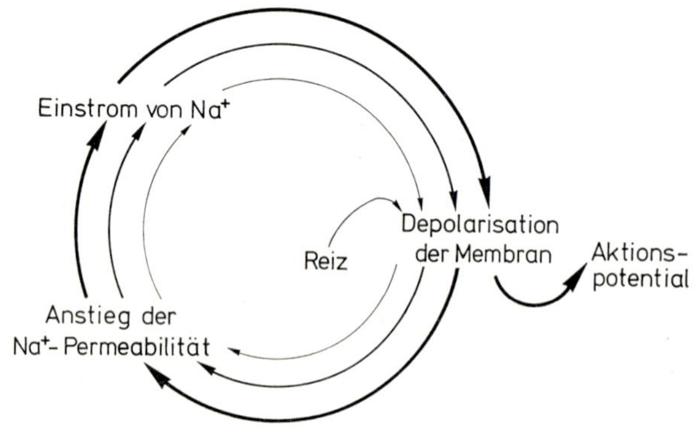

Abb. 4. Der Na^+-spezifische Permeabilitätscyclus in konduktilen Membranen. Bei Depolarisation steigt die Membranpermeabilität für Na^+- relativ steiler an als für K^+-Ionen. Die einströmenden Na^+-Ionen verstärken die Depolarisation und bewirken eine weitere Permeabilitätssteigerung für Na^+. Dieser Prozeß beschleunigt und erschöpft sich schnell. Für eine kurze Zeit werden dabei die Na^+-Ionen potentialbestimmend (Overshoot). Die Repolarisation des Membranpotentials und die nachfolgende Hyperpolarisation werden weitgehend von der K^+-Permeabilität der Membran bestimmt

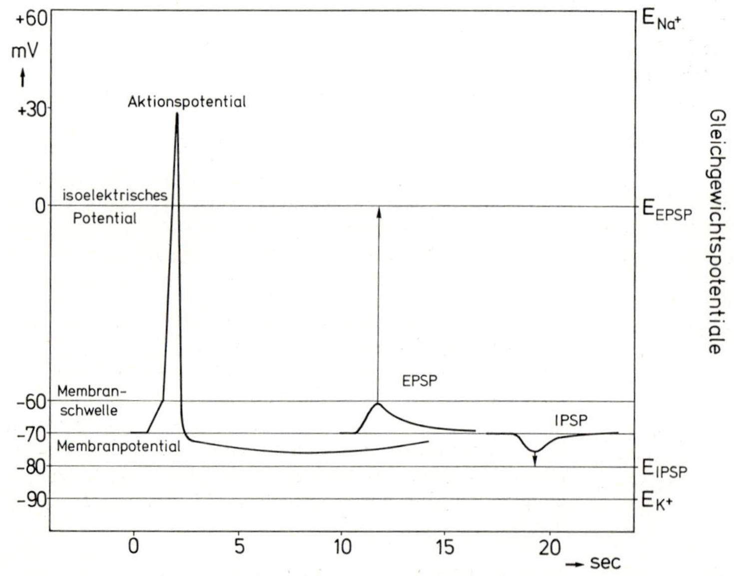

Abb. 5. Die intracellulär ableitbaren Potentiale einer Nervenzelle und ihre Deutung nach der Ionentheorie der Erregung. Bei der impulsartigen Entladung (Aktionspotential) strebt das Membranpotential in differenzierten Membranabschnitten dem Na^+-Gleichgewichtspotential von etwa +60 mV zu. Das excitatorische postsynaptische Potential (EPSP) wird auf eine unspezifische Steigerung der Membranpermeabilität für kleinere Ionen zurückgeführt. Es strebt dem Gleichgewichtspotential von Null mV zu. Das inhibitorische postsynaptische Potential (IPSP) wird durch eine selektive Permeabilitätssteigerung für K^+ und Cl^- hervorgerufen. Das angestrebte Gleichgewichtspotential beträgt —80 mV

sation, Overshoot). Demgegenüber laufen die Änderungen des Membranpotentials bei Erregung an den postsynaptischen Membranen und den Receptormembranen (sog. *nichtkonduktilen Membranen*) langsamer ab und wachsen graduell mit der Reizstärke an (Abb. 3).

Die Ionentheorie der Erregung deutet diese unterschiedlichen elektrophysiologischen Phänomene bei konduktilen und nichtkonduktilen Membranen durch die verschiedenartigen Änderungen der Membranpermeabilitäten für die einzelnen Ionen:

1. Konduktile Membranen. Das Spitzenpotential mit seinem Overshoot kommt durch eine kurzfristige, immense Steigerung der Na^+-Permeabilität zustande. Hierdurch wird der transmembranale

Na^+-Gradient potentialbestimmend. Da dieser dem in Ruhe führenden K^+-Gradienten entgegengesetzt gerichtet ist, ändert sich dabei die Polarität der Membran. Mit der schnellen Abnahme der Na^+-Permeabilität repolarisiert die Membran und die K^+-Ionen werden wieder potentialbestimmend.

Zur Auslösung der fortgeleiteten Erregung bedarf es eines überschwelligen depolarisierenden Reizes. Unterschwellige Reize bewirken nur eine lokale Antwort in Form einer vorübergehenden lokalen, nicht fortgeleiteten Membrandepolarisation. Man nimmt an, daß mit der Depolarisation die Permeabilität für Na^+ ansteigt und der hierbei erfolgende Einstrom der Na^+-Ionen die Permeabilität weiter erhöht. Dies zieht eine weitere, lawinenartig anschwellende Depolarisation der Membran nach sich (Abb. 4). Novocain verhindert diesen Vorgang. Darauf beruht seine Wirksamkeit als Lokalanaestheticum. Novocain hat dagegen keine Wirkung auf nichtkonduktile Membranen.

2. *Nichtkonduktile Membranen.* Die Änderungen der Ionenpermeabilität bei diesen Membranen gehen nicht mit einem Na^+-spezifischen Permeabilitätscyclus einher.

a) *Receptormembranen* und die *postsynaptischen Membranen von erregenden Synapsen* zeigen ein elektrophysiologisch vergleichbares Verhalten, sie depolarisieren bei Reizung. Die Permeabilitätssteigerung dieser Membranen tritt für alle Ionen ein. Sie führt zu einem Kurzschlußstrom und einem Kompromißpotential, das zwischen dem Ruhepotential und Null liegt (Abb. 5).

b) Postsynaptische Membranen in *hemmenden Synapsen* werden bei Erregungsübertragung hyperpolarisiert. Dies läßt sich nach ECCLES durch eine *selektive* Zunahme der *K^+- und Cl^--Permeabilität* deuten (Abb. 5).

b) Synapsen

In den Synapsen wird die Fortleitung der Erregung, die als elektrischer Vorgang aufzufassen ist, durch die Zwischenschaltung eines chemischen Übertragungsmechanismus unterbrochen. Dieser Vorgang gewährleistet eine unidirektionale Informationsweiterleitung, da die Übertragung nur von der Seite aus stattfinden kann, auf der sich der Überträgerstoff befindet (Ventilfunktion). Die *neuromuskuläre* Synapse ist die motorische Endplatte an den Skeletmuskelfasern. Wie bei jeder Synapse unterscheidet man auch hier einen präsynaptischen und postsynaptischen Teil. Zwischen beiden liegt der synaptische Spaltraum (Abb. 6a u. b). In dem präsynaptischen Ende der Nervenfaser liegen zahlreiche Mitochondrien und die mit dem Überträgerstoff Acetylcholin (ACH) gefüllten Vesikel.

Die *Freisetzung des Überträgerstoffes* erfolgt unter der Wirkung einer ankommenden Erregung. Hierbei spielen die extracellulären Ca^{++}-Ionen eine Kopplungsfunktion: Die von der Erregung hervor-

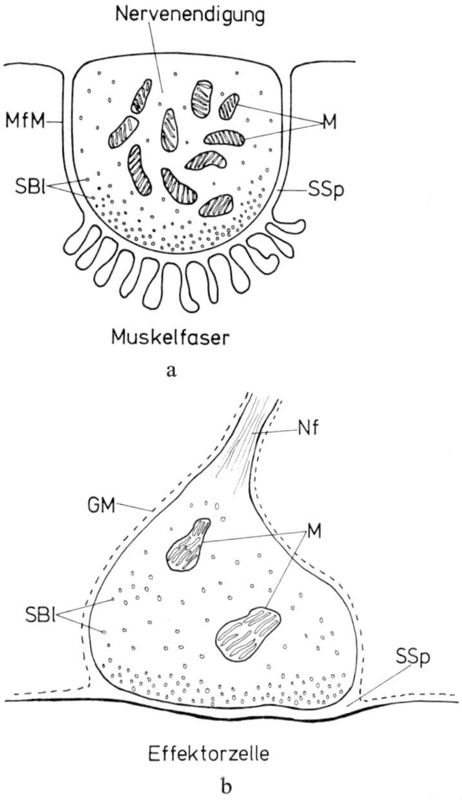

Abb. 6a u. b. Schematische Darstellung einer neuro-muskulären (a) und neuro-neuronalen (b) Synapse. *GM* Gliazellmembran, *M* Mitochondrien, *MfM* Muskelfasermembran, *Nf* Neurofibrillen, *SBl* synaptische Bläschen, *SSp* subsynaptischer Spaltraum

gerufene Depolarisation führt zu einem Ca^{++}-Einstrom, der die Freisetzung des ACH aus den Vesikeln auslöst (Mg^{++}-Ionen haben den entgegengesetzten Effekt).

Die Wirkung des ACH auf die postsynaptische Membran besteht in einer Depolarisation. Diese wird auf eine Zunahme der Na^+- und K^+-Permeabilität zurückgeführt. Bei genügend großer Freisetzung von ACH (z. B. durch eine rasche Folge mehrerer afferenter Erregungen) nimmt das postsynaptische Membranpotential stark ab. Die lokalen Depolarisationen wirken als Generatorpotential auf die benachbarten konduktilen Membranabschnitte der Muskelfaser-Membran. Die hier ausgelösten fortgeleiteten Erregungen lösen dann die Kontraktion der Faser aus (elektromechanische Kopplung).

Die *Inaktivierung des ACH* erfolgt durch die Cholinesterase, die in einer so hohen Aktivität vorliegt, daß die Spaltung von ACH innerhalb einiger Millisekunden vollzogen ist.

Beeinflussung der synaptischen Übertragung kann durch verschiedene Pharmaka erfolgen: 1. Anticholinesterasen (Prostigmin u. a.) hemmen die Cholinesterase reversibel. Hierdurch wird die Wirkungsdauer von freigesetztem ACH verlängert. 2. Curare blockiert die ACH-Receptoren (Wirkorte) und hemmt so die Wirkung des ACH. Hierbei handelt es sich um eine kompetitive Hemmung. Prostigmin-Injektion verhindert die ACH-Spaltung, so daß ACH nun kompetitiv Curare verdrängen kann. Curare ist ein „Stabilisationsblocker", da es die Depolarisation der subsynaptischen Membran verhindert. Dagegen ist Succinylcholin, das wie ACH wirkt, aber nur langsam von der Cholinesterase gespalten wird, ein „Depolarisationsblocker". Die *erregenden neuro-neuronalen Synapsen* (Abb. 6b) im ZNS und in den Ganglien zeigen im Prinzip die gleichen Phänomene wie die neuromuskuläre Synapse. Allerdings ist es fraglich, ob ACH der alleinige Überträgerstoff für solche Synapsen ist.

Bei den *hemmenden neuro-neuronalen Synapsen* tritt ein hyperpolarisierendes postsynaptisches Potential auf. Welcher Überträgerstoff hier die selektiven Änderungen der Membranpermeabilität für K^+ und Cl^- hervorruft, ist noch unbekannt, ebenso der Mechanismus für die Freisetzung des Transmitters.

Bei der *präsynaptischen Hemmung* liegt ein Mechanismus vor, bei dem sich auf der postsynaptischen Seite keine direkt durch diesen Hemmungsmechanismus hervorgerufene Änderung des Potentials nachweisen läßt. Allerdings wird das exzitatorische postsynaptische Potential, das durch einen Testreiz hervorgerufen wird, bei gleichzeitiger präsynaptischer Hemmung kleiner. Wahrscheinlich werden die elektrischen Auswirkungen der afferenten Erregungen auf der präsynaptischen Seite durch einen kurzschlußähnlichen Effekt abgelenkt (weniger Ca^{++} strömt ein) und hierdurch weniger Überträgerstoff freigesetzt.

c) Die peripheren Nerven (Erregungsleitung)

Die peripheren Nerven enthalten in der Regel sensible, motorische und vegetative Fasern (gemischte Nerven). Die einzelne Nervenfaser ist von dem Endoneurium, der ganze Nerv von dem Epineurium umhüllt. Diese Hüllen stellen für viele Stoffe ein Diffusionshindernis dar und schützen außerdem die Nervenfasern vor mechanischen Einwirkungen. Die Fasern lassen sich nach ihrem Gehalt an Myelin in markarme und markhaltige unterteilen. Die markhaltigen Fasern weisen Ranviersche Schnürringe auf. Hier ist die Markscheide unterbrochen und der Achsencylinder frei vom isolierenden Myelin. Die Dicke der Fasern ist ausschlaggebend für die Leitungsgeschwindigkeit bei markarmen und markhaltigen Fasern (Abb. 7). Eine Nervenfaser kann die Erregung nach beiden Seiten leiten. Normalerweise entsteht jedoch die fortgeleitete Erregung nur an den Nervenendigungen (sensible Nerven) oder am initialen Segment des Neuriten (motorische und vegetative Nerven). Dort auftretende Membrandepolarisationen lösen meist mehrere fortgeleitete Erregungen aus, wobei zwischen diesem sog.

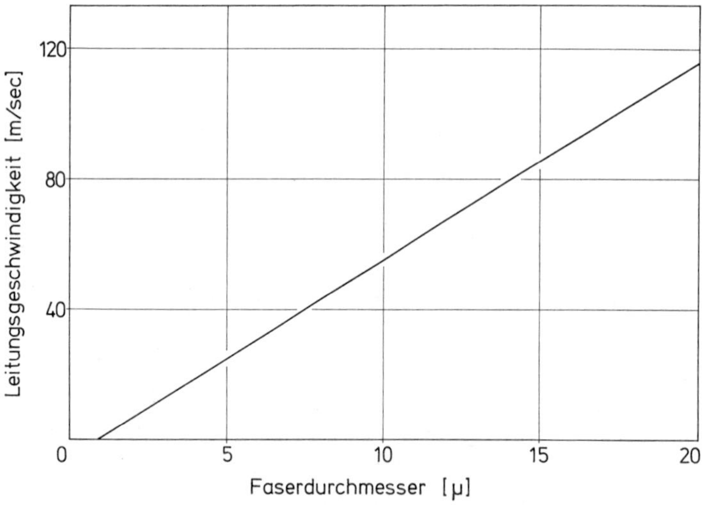

Abb. 7. Beziehung zwischen dem Durchmesser von Nervenfasern und ihrer Erregungsleitungsgeschwindigkeit. Die Erregungsleitungsgeschwindigkeit wächst mit der Zunahme des Faserdurchmessers pro 6 µ um etwa 10 m/sec an

Generatorpotential und der Frequenz der fortgeleiteten Aktionspotentiale eine lineare Beziehung besteht. Depolarisation an anderen Stellen der Fasermembran ruft nur eine einmalige Erregung hervor. Bei Erniedrigung der extracellulären Ca^{++}-Ionen neigen Fasern zu rhythmischen Erregungen (Tetanie).

Die Fortleitung der Erregung beruht auf der Ausbreitung des elektrischen Stromes entlang der Faser (Abb. 8). Ein einmal an einem Ort entstandenes Aktionspotential geht mit

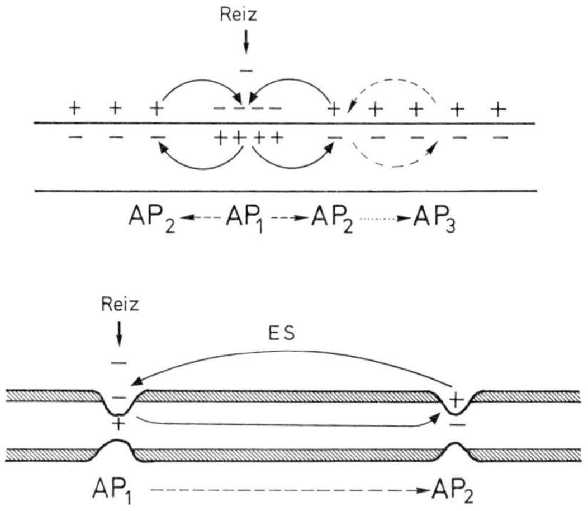

Abb. 8. Elektrotonische Ausbreitung des Stromes. Bei lokalen Änderungen des transmembranalen Potentials durch einen depolarisierenden Reiz oder durch ein Aktionspotential treten elektrische Ausgleichsströme auf, die sich als Stromschleifen entlang der Fasermembran ausbreiten. Derartige Stromschleifen vermögen an benachbart liegenden erregbaren Membranstellen ein neues Aktionspotential auszulösen, das wieder einen elektrischen Ausgleichsstrom hervorruft. Bei markarmen Fasern liegen die erregbaren Membranabschnitte relativ eng benachbart (obere Darstellung). Bei markhaltigen Fasern fließt der Ausgleichsstrom bis zum nächsten Schnürring und löst hier die Erregung aus (untere Darstellung). *AP* Aktionspotential. Die Indices 1, 2, 3 kennzeichnen die zeitliche Folge des Auftretens der Aktionspotentiale. *ES* elektrotonisierender Strom

ausreichend großen Potentialänderungen auf beiden Seiten der Membran einher, die das elektrische Gleichgewicht innen und außen stören. Auf diese Weise fließen innen und außen entgegengesetzt gerichtete Ausgleichsströme. Diese depolarisieren die Membran in der Längsrichtung. Eine benachbarte erregbare Stelle kann hierdurch überschwellig depolarisiert werden und ein Aktionspotential bilden. Dies tritt bei den markarmen Fasern in unmittelbarer Nachbarschaft ein, bei den markhaltigen Nerven am nächsten Schnürring. Da die Ausbreitung des Ausgleichsstromes sehr schnell erfolgt, werden bei den markhaltigen Fasern die internodalen Strecken schnell zurückgelegt. Das Springen der Erregung von Schnürring zu Schnürring erhöht auf diese Weise die Leitungsgeschwindigkeit (saltatorische Erregungsleitung gegenüber der kontinuierlichen).

α) Einteilung der Fasern

In einem gemischten peripheren Nerv sind markhaltige und markarme Fasern enthalten. Aufgrund ihrer unterschiedlichen Leitungsgeschwindigkeit teilt man sie in die Gruppen A, B und C ein, wobei sich innerhalb der A-Fasergruppe noch die Untergruppen α bis δ unterscheiden lassen. Die Funktionen dieser Fasergruppen zusammen mit ihren charakteristischen Daten sind in Tabelle 2a angegeben.

Tabelle 2a. *Einteilung der Fasern*

Fasertyp	Faserdurchmesser μ	Leitungsgeschwindigkeit m/sec	Vorkommen
A α	10—22	60—120	motorische Fasern Spindelafferenzen
β	7—15	40—90	Afferenzen der Haut (Druck, Berührung)
γ	4—8	30—45	Efferenzen zu Muskelspindeln
δ	1—6	15—25	Hautafferenzen (Temperatur, Schmerz)
B	1—3	3—15	präganglionäre vegetative Fasern
C	0,3—1		postganglionäre sympathische Fasern, Hautafferenzen (Schmerz, Wärme, Berührung)

Tabelle 2b. *Einteilung der afferenten Fasern*

Fasertyp	Faserdurchmesser μ	Vorkommen	Zuordnung zur Gruppe der A- und C-Fasern
I	12—21		A α, β
II	6—12	Muskelafferenzen	A β, γ
III	1—6	Hautafferenzen	A γ, δ
IV	markarme		C

Neben dieser Einteilung wird in der Literatur auch noch die Untergruppierung der afferenten Fasern nach ihrem Faserdurchmesser gebraucht (Tabelle 2b).

Die verschiedenen Fasern sprechen unterschiedlich schnell auf schädigende Einwirkungen und auch auf Lokalanaesthetica an. Bei Lokalanaesthesie fallen zuerst die C-Fasern aus, zuletzt die dicken A-Fasern, das heißt, daß es zuerst zu einer Analgesie und einer Vasodilatation kommt (C-Schmerzfasern und C-postganglionäre sympathische Fasern).

Bei Druckeinwirkung werden zuerst die A-Fasern geschädigt und bei Ischämie zuerst die B-Fasern, gefolgt von A- und C-Fasern.

d) Die afferenten Systeme

α) Die Initiierung der afferenten Erregungen. Kodierung und Dekodierung

Die Erregungsinitiierung in den peripheren Receptoren erfolgt in zwei Schritten. Der erste Schritt besteht in der *Reiz-Erregungs-Transduktion* und stellt einen Meßvorgang dar. Die Höhe des ausgelösten Receptorpotentials ist mit der Reizstärke streng korreliert. Der zweite Schritt führt zur Verschlüsselung des Meßsignals (*Kodierung*) in diskret analoge Impulsfrequenzen (Abb. 9).

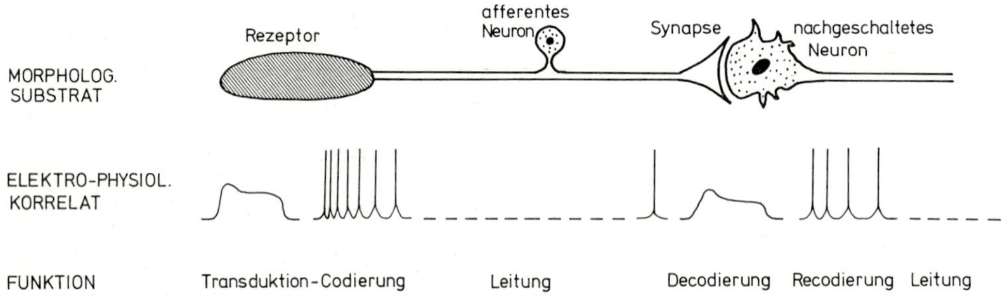

Abb. 9. Prinzipien der nervösen Informationsverarbeitung. Die im Reizmuster enthaltene Information wird in den Receptoren in zwei Schritten verschlüsselt: 1. in die Amplituden-Zeitfunktion des Receptorpotentials und 2. in die Impulsfrequenz-Zeitfunktion der afferenten Erregungen. In der nachfolgenden Synapse erfolgt eine Decodierung des afferenten Erregungsmusters in ein postsynaptisches Potential mit analoger Amplituden-Zeitfunktion. Dieses wird erneut verschlüsselt und in Form eines Impulsfrequenz-Zeitmusters über den Neuriten weitergeleitet

Die meisten Receptoren zeigen bei Reizung ein proportional-differentiales Verhalten, d. h. sie reagieren auf einen rechteckförmigen Reizsprung überschießend. Die differentialempfindliche Komponente ist das elektrophysiologisch faßbare Korrelat der Adaptation (Anpassung des Receptors an einen persistierenden Reiz).

In jeder nachfolgenden Synapse wird die verschlüsselte Information über die Reizgröße *dekodiert* und von der Nervenzelle wieder neu verschlüsselt weitergeleitet.

β) Spezifisches und unspezifisches afferentes System

Die einzelnen, zum afferenten System zählenden Sinneskanäle steigen jeweils in ihrer oligosynaptischen Bahn (3 bis 4 Neurone) über die spezifischen Schaltkerne des Thalamus zur Rinde auf, wo sie in sog. Projektionsfeldern enden. Von diesen *spezifischen Sinneskanälen* gehen zahlreiche Kollateralen ab (Kleinhirn, Formatio reticularis, Hypothalamus, limbisches System).

In der Formatio reticularis konvergieren die Erregungszuflüsse aus allen spezifischen Sinneskanälen und bilden aufsteigend einen *unspezifischen Sinneskanal*, der zu den mittleren Thalamuskernen zieht und diffus in die Rinde projiziert. Aus diesem multisynaptischen Kanal führen Verbindungen zum Hypothalamus und limbischen System, sowie zu den verschiedenen Kerngruppen des Thalamus und des Großhirns.

Die spezifischen Sinneskanäle stehen im Dienste der Reflexmechanismen (subcorticale Stufe), der Kontrolle animalischer Leistungen (subcorticale und corticale Stufe) und der Information über Zustände und Vorgänge in der Umwelt und innerhalb des Körpers und vermitteln bewußte Erlebnisinhalte (corticale Stufe).

Der unspezifische Sinneskanal steht im Dienste der Aktivierung der Großhirnrinde und ist durch diese Funktion wesentlich an der Steuerung und Aufrechterhaltung des Bewußtseins beteiligt. Außerdem steht er in enger Beziehung zu dem vegetativen System. Eine weitere Bedeutung kommt ihm bei der Kontrolle der afferenten Erregungen zu und bei der Einstellung der Aufmerksamkeit.

γ) Die Kontrolle des afferenten Erregungsflusses

Mit den peripheren Sinneseinrichtungen kann ein immenser Informationsstrom aufgenommen werden. Von den aufgenommenen Informationen gelangt jedoch nur ein verschwindend kleiner Teil bis auf die Stufe der bewußten Wahrnehmung. Es muß demnach im Bereich der afferenten Bahnen eine strenge Selektion stattfinden. Diese besteht aber nicht in einer vollständigen Auslöschung der Erregungen in den Sinneskanälen, auf die die Aufmerksamkeit gerade nicht gerichtet ist, sondern lediglich in einer Dämpfung. Die evozierten Potentiale bleiben in allen sensorischen Rindenfeldern erhalten.

Wie die Informationsauswahl getroffen wird, ist noch unklar. Zwei verschiedenartigen Mechanismen kommt hierbei eine Bedeutung zu. Einmal handelt es sich dabei um die Kontrolle der afferenten Erregungen und zum anderen um eine komplizierte Wechselwirkung zwischen dem aufsteigenden unspezifischen Kanal und den einzelnen spezifischen Sinneskanälen, die sich im Bereich der Schaltkerne im Thalamus und in der Hirnrinde abspielt.

Zur bewußten Wahrnehmung der Umweltreize müssen die afferenten Erregungen sowohl über den spezifischen als auch über den unspezifischen Sinneskanal die Hirnrinde erreichen. Unterbrechung eines spezifischen Traktes zwischen der Formatio reticularis und der Rinde setzt die kognitiven Leistungen für die betroffene Modalität herab. Es bleiben jedoch noch spezifische Grundleistungen erhalten, z. B. solche, die im Dienste der Motorik stehen oder vegetative Reaktionen auslösen. Wird dagegen der unspezifische, aufsteigende Sinneskanal unterbrochen, so resultiert eine tiefe Bewußtlosigkeit. Der unspezifische Sinneskanal ist ein ganz wesentlicher Bestandteil des aufsteigenden, retikulären aktivierenden Systems oder sogar mit diesem identisch. Narkose unterbricht die Aktivierung der Hirnrinde durch dieses aufsteigende System; Reizung der peripheren Sinneseinrichtungen ruft jedoch dann noch über den spezifischen Sinneskanal evozierte Potentiale in den sensorischen Rindenfeldern hervor. Im Schlaf lösen solche Reize eine Weckreaktion über die retikuläre Aktivierung aus.

Die *Erregungskontrolle* im afferenten spezifischen Sinneskanal erfolgt über die rückläufige Hemmung in den zentralen Synapsen, besonders in der Umschaltstelle vom ersten auf das zweite Neuron. Sie läßt sich durch Reizung in verschiedenen Teilen der Formatio reticularis experimentell hervorrufen. Diese negative feed-back Wirkung kann physiologischerweise in einem Sinneskanal auftreten, wenn die Erregungsfrequenz infolge intensiver Reizung ansteigt, aber auch mit der Zuwendung der Aufmerksamkeit auf Ereignisse, die über einen anderen Sinneskanal übermittelt werden.

Bei der lokalen Applikation von Transmittersubstanzen hat sich gezeigt, daß die aktivierenden und hemmenden Funktionen der Formatio reticularis wahrscheinlich besser durch ihre cholinergen und adrenergen Mechanismen zu charakterisieren sind, als durch ihre Lokalisation (MARCZINSKY).

δ) *Die Kopplung zwischen afferenten und efferenten Systemen*

Die Übertragung der afferenten Erregungen auf eine efferente Bahn auf der Stufe des Unbewußten ist die klassische Definition für den Reflexmechanismus. Diese Übertragung erfolgt bei den einfachen Reflexen auf den präformierten Bahnen der unbedingten Reflexe. Durch Konditionierung werden im Laufe der individuellen Entwicklung neue Bahnen erschlossen oder offengehalten. Konditionierung scheint auch notwendig, um die vegetativen Begleitreaktionen (z. B. Kreislaufreflexe) bei körperlichen Leistungen zu gewährleisten. Es ist deshalb schwierig, heute eine strenge Definition der Konditionierung zu geben. Für die klassische Konditionierung im Sinne PAVLOWS (konditionierender Reiz: Klingelzeichen, unbedingter Reflex: Magensaftsekretion durch Nahrungsreiz) ist bei den höherentwickelten Lebewesen die Funktion der Hirnrinde von wesentlicher Bedeutung. Bereits eingeschliffene bedingte Reflexe bleiben jedoch erhalten, auch wenn die Hirnrinde abgetragen ist. In diesem Zustand erfolgt die Erregungsübertragung von der afferenten Seite auf die efferente in den integrierenden Zentren im Bereich des Hirnstamms und des Zwischenhirns. Diese Zentren übernehmen gleichzeitig mit der Aktivierung der Effektoren, die zur Durchführung der konditionierten Antwort notwendig sind, zugleich auch die Hemmung in anderen Funktionskreisen.

Aus diesen Hinweisen geht hervor, daß die Kopplung zwischen den afferenten und efferenten Systemen auf allen Stufen des Zentralnervensystems erfolgt. Es scheint von besonderer Bedeutung für die praktische Medizin, daß bei den Kopplungsmechanismen wiederum den unspezifischen Systemen eine große Bedeutung zukommt. Diese sind besonders an der Durchführung der vegetativen Begleitreaktionen beteiligt, und häufig sind gerade diese Ursache funktioneller Störungen. Während sich die afferente Erregungsleitung in den oligosynaptischen spezifischen Kanälen (abgesehen von den bereits genannten nervösen Hemmungsmechanismen) wenig beeinflussen läßt, sprechen die polysynaptischen unspezifischen Systeme auf pharmakologische Wirkstoffe an (Psychopharmaka).

ε) *Empfindung und Wahrnehmung, Affekte. Zentrales Schmerzsystem*

Die psychischen Korrelate, die über die afferenten Systeme vermittelt werden, sind Empfindungen und Wahrnehmungen. Diese sind gekennzeichnet durch ihre sinnesspezifische Modalität (Seh-, Hör-, Tast-, Schmerzmodalität usw.).

Die Sinnesempfindungen weisen einen Dualismus auf: sie sind einerseits objektbezogen (sog. primäre „Sinnesqualität") und andererseits subjektiv verhaftet (sekundäre „Sinnesqualität"). Die primäre Sinnesqualität dient dem Erkennen der Reizeigenarten und der Reizlokalisation, während die sekundären Qualitäten mit einer subjektiven Bewertung im Sinne einer positiven oder negativen, affektiven Gefühlstönung einhergehen. Innerhalb der verschiedenen Modalbereiche treten die primären und sekundären Qualitäten in unterschiedlichem Verhältnis zueinander auf: vornehmlich objektbezogen sind die Erlebnisinhalte bei den höheren Sinnen (Gesichts- und Hörempfindungen), vornehmlich affektiv bei den chemischen Sinnen (Geschmack und Geruch und besonders Schmerz).

Man schreibt heute der Informationsverarbeitung in den diencephalen und limbischen Strukturen eine führende Rolle für das Zustandekommen der affektiven Reaktionen und Erlebnisse zu. Für den Schmerzaffekt ist das subcorticale Schmerzsystem, das aus Kollateralen des Tractus spinothalamicus im Bereich des Hirnstamms hervorgeht, bedeutungsvoller als das spino-thalmico-corticale System. Es hat sich gezeigt, daß ein Schmerzleiden, das jeder sonstigen Behandlung trotzt, neurochirurgisch nur erfolgreich behandelt werden kann, wenn neben der Ausschaltung im Bereich des eigentlichen thalamischen Schmerzkerns auch der zum subcorticalen System zählende Nucl. limitans zerstört wird (Hassler). Dagegen sind Operationen im Bereich des corticalen Projektionsfeldes (Gyrus postcentralis) ohne nennenswerten Einfluß auf das affektive Schmerzerlebnis.

Die affektiven Empfindungen werden von individuellen, erzieherischen und soziologischen Faktoren geprägt. Tiere, die in völliger Isolierung aufgewachsen sind und die Bedeutung des Schmerzerlebnisses nicht im Kollektiv erfahren haben, reagieren auf Schmerzreize rein reflektorisch und ohne emotionale Zeichen (Melzack und Scott; Nissen, Chow und Semmes). Erfahrung und Gedächtnis bestimmen offensichtlich mit, in welchem Maße sich Affekte und Emotionen auswirken. Auch hier scheint der Konditionierung eine große Bedeutung zuzukommen.

Die kognitiven Fähigkeiten, die mit der Sinneswahrnehmung einhergehen und der Objektivierung der Sinnesreize dienen, sind an die neocorticalen sensorischen Rindenfelder gebunden. Es handelt sich hierbei um die Rindengebiete, die hinter der Zentralfurche liegen (Parietal-, Occipital- und Temporallappen). Ausfall in diesen Regionen führt zur Aufhebung der spezifischen Sinneswahrnehmung (z. B. Rindenblindheit oder -taubheit) oder zu Agnosien. Die Umschaltung der Afferenzen für diese Felder erfolgt in den spezifischen Schaltkernen des Thalamus.

Im Gegensatz zu diesen oligosynaptischen Verbindungen, die hauptsächlich über schneller leitende Fasern zur Hirnrinde aufsteigen, zählen die Bahnen, die mit dem affektiven Geschehen zu tun haben, zu den langsamleitenden und sind durch häufige Umschaltungen charakterisiert. Dies ist vielleicht der Grund, warum Psychopharmaka gerade diese Erlebniskomponente beeinflussen, dagegen die kognitiven Fähigkeiten wenig berühren, es sei denn über die unspezifische Sedierung.

ζ) Die Aktivierungsfunktion der Formatio reticularis. Schlaf-Wachzustand. EEG-Veränderungen

Durch die Untersuchungen von Magoun et al. wurde die Funktion der Formatio reticularis als die eines aktivierenden Systems, das der Aufrechterhaltung des Bewußtseins oder des Wachzustandes dient, aufgezeigt (Abb. 10). Ohne die aktivierende Wirkung der aufsteigenden Impulse, die auf einem multisynaptischen Weg über die retikulären Thalamuskerne zur Rinde gelangen, besteht tiefe Somnolenz. Beim schlafenden Tier führt die elektrische Reizung der Formatio reticularis (mit höher frequenten Reizen) zu einer Weckreaktion. Das gleiche tritt auch ein bei geeigneten Sinnesreizen (akustische oder starke Lichtreize oder Berührungsreize). Läsionen in diesem Gebiet führen zu Somnolenz.

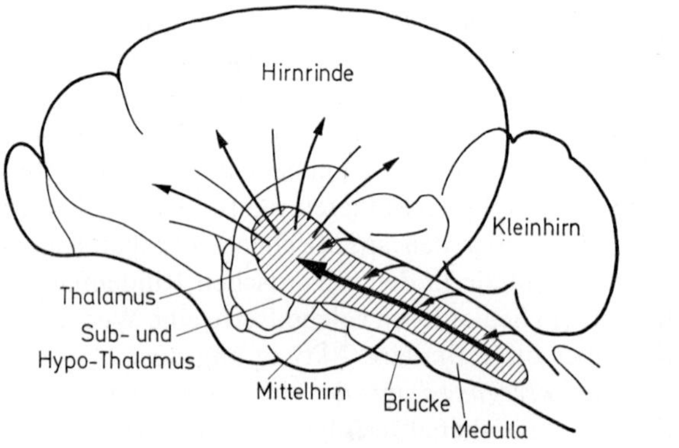

Abb. 10. Das aufsteigende retikuläre aktivierende System [Nach Starzl et al.: J. Neurophysiol. **14**, 479 (1951)]

Außer der Formatio reticularis kommt noch dem hinteren Hypothalamus für die Aufrechterhaltung des

Wachzustandes eine eigene Bedeutung zu. Zum Teil wirkt der Hypothalamus über die Formatio reticularis. Jedoch führen doppelseitige Läsionen im dorsalen Hypothalamus zu tiefer Somnolenz, die ohne die typischen EEG-Veränderungen einhergeht (FELDMAN und WALLER). Der Mechanismus ist noch ungeklärt.

Die elektrophysiologischen Korrelate, die mit dem Wach- oder Schlafzustand einhergehen, sind EEG-Veränderungen. Unter der Reizung der Formatio reticularis kommt es zu einer „Aktivierung" des EEG, d. h. es tritt eine Desynchronisierung auf: langsame Potentialwellen (α-Wellen) gehen in höherfrequente β-Wellen von kleinerer Amplitude über. α-Wellen erhält man beim schlafenden Menschen oder im Wachzustand, wenn Sinnesreize jeglicher Art fehlen und völlige psychische und körperliche Entspannung vorliegt.

Mit dem EEG leitet man vorwiegend die Potentialänderungen aus der oberen Rindenschicht ab. In diese gelangen die Erregungen, die aus der Formatio reticularis stammen. Die Erregungen aus den spezifischen Sinneskanälen münden in die tieferen Rindenschichten (III und IV) ein.

e) Das vegetative System

Die Funktionen der inneren Organe dienen der Aufrechterhaltung eines konstanten inneren Milieus. Die inneren Organe verfügen über eine Grundaktivität, die unabhängig vom steuernden Nervensystem ist. Im Interesse einer besseren Anpassung des Gesamtorganismus werden jedoch die Funktionen der inneren Organe einer nervösen Kontrolle unterzogen. Dies geschieht über das periphere vegetative Nervensystem. Die integrativen Leistungen zur Abstimmung der vegetativen Funktionen an die aktuellen Aktivitäten und Bedürfnisse des Gesamtorganismus erfolgen in übergeordneten Teilen des Zentralnervensystems, insbesondere im Hypothalamus, wo auch die Kontrolle über das hormonale System ausgeübt wird.

α) Das periphere vegetative Nervensystem

Das periphere vegetative Nervensystem wird aus morphologischen und funktionellen Gründen in den thorakolumbalen *Sympathicus* und den kraniosacralen *Parasympathicus* unterteilt. Alle vegetativen Nerven werden in peripheren Ganglien umgeschaltet. Für die dem Zentralnervensystem entspringenden präganglionären sympathischen Fasern geschieht diese Umschaltung in der *paravertebralen Ganglienkette des Grenzstranges* bzw. den *prävertebralen Ganglien.* Die Ganglien des Parasympathicus liegen dagegen mehr in der Nähe der Effektororgane oder sogar diffus innerhalb der Organe (*parasympathische Ganglien* im Bereich des Kopfes, *Beckenplexus* und *intramurale Ganglienkette* in der Wand des Magen-Darm-Kanals). Die vegetativ innervierten Organe degenerieren nach einer Denervierung nicht und bleiben im Gegensatz zu den somatisch innervierten Skeletmuskeln funktionstüchtig. Die vegetative Denervierung schränkt allerdings die adaptive Funktionsbreite der inneren Organe ein und mindert damit die Leistungs- und Anpassungsfähigkeit des Gesamtorganismus. Die vegetativen Nerven steuern die Funktionen der glatten Muskulatur, des Herzens und der Drüsen (Tabelle 3).

Tabelle 3. *Schematische Übersicht über die Wirkungen der vegetativen Nerven auf verschiedene Organe*

Organ	Wirkung	
	Sympathicus	Parasympathicus
Tränendrüse	Vasoconstriction	Vasodilatation, Sekretion
Auge	Pupillenerweiterung Vasoconstriction Fern-Akkommodation Lidhebung	Pupillenverengung Nah-Akkommodation
Speicheldrüsen	Vasoconstriction Sekretion (viscös)	Vasodilatation Sekretion (dünnflüssig)
Herz	Frequenzsteigerung Herzkraft gesteigert Überleitung verkürzt Coronarerweiterung?	Frequenzerniedrigung Überleitung verlängert Coronarverengung?
Lungen	Erweiterung der Bronchien	Verengung der Bronchien
Speiseröhre		Kontraktion der glatten Muskulatur
Haut	Vasoconstriction Piloerektion Schweißdrüsensekretion	
Magen-Darm-Kanal	Hemmung der Peristaltik Vasoconstriction	Förderung der Peristaltik Sekretion
Leber	Glykogenolyse	
Nebennierenmark	Ausschüttung von Markhormonen	
Beckenorgane	Kontraktion des Blasensphincter Vasoconstriction Ejakulation	Kontraktion des Blasenmuskels Erektion

1. Die Überträgerstoffe

Die Erregungsübertragung in den sympathischen und parasympathischen Ganglien erfolgt durch Freisetzung von Acetylcholin aus den präganglionären Fasern (*cholinerger Mechanismus*), ebenso in den postganglionären parasympathischen Fasern. Der Überträgerstoff der postganglionären sympathischen Fasern ist Noradrenalin (*adrenerger Mechanismus*). Ausnahmen sind die cholinergen sympathischen Fasern der Schweißdrüsen und einiger vasodilatorischer Fasern in der Skeletmuskulatur und wahrscheinlich auch in der Haut.

Eine scheinbare Ausnahme macht das *Nebennierenmark*. Dieses ist jedoch entwicklungsgeschichtlich ein spezialisiertes sympathisches Ganglion, das dementsprechend von präganglionären cholinergen Fasern innerviert wird. Das Nebennierenmark enthält als sympathische Wirkstoffe zwei Katecholamine, und zwar zu etwa 85% *Adrenalin* und 15% *Noradrenalin*. Beide Stoffe werden bei der Aktivierung des Sympathicus vermehrt ins Blut abgegeben. Die Wirkung einer solchen Ausschüttung der Markhormone oder ihre Injektion entspricht der einer starken sympathischen Erregung.

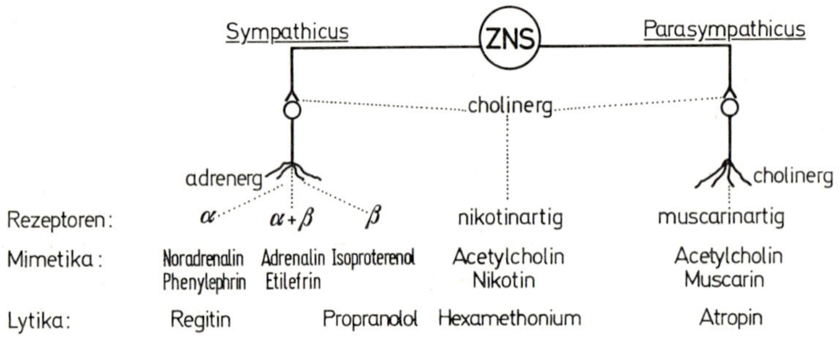

Abb. 11. Übertragungsmechanismen im peripheren vegetativen Nervensystem

Sie geht jedoch mit einer stärkeren Aktivierung des Stoffwechsels einher. Über die Mobilisation von Fettsäuren aus dem sympathisch innervierten Fettgewebe erfolgt die erhöhte Wärmeproduktion bei sympathischer Aktivierung (natürlicherweise bei Kältereizen, aber auch bei Steigerung der körperlichen und psychischen Leistungen) über vermehrte Verbrennung der Fette.

Verschiedene Organe sind sympathisch und parasympathisch innerviert (Herz, Bronchien und Darmmuskulatur). Hier sind die beiden Systeme Gegenspieler. Ihr jeweiliger Tonus (Grundaktivität der Erregung) bestimmt, welcher der beiden Anteile in der Wirkung überwiegt. Bei den Speicheldrüsen unterscheiden sich die Wirkungen in der Art des produzierten Speichels (im Sympathicotonus: zähflüssiger Speichel, Parasympathicotonus: dünnflüssiger Speichel). Ausschließlich sympathisch innerviert sind Schweißdrüsen und Piloerektoren und die Gefäße, ausschließlich parasympathisch die Drüsen des Verdauungstraktes, die Tränen- und Nasen-Rachenraum-Drüsen.

2. Die adrenergen und cholinergen Receptoren

Die beiden sympathischen Wirkstoffe Adrenalin und Noradrenalin zeigen nicht in allen Effectorzellen parallel gehende Wirkungen. Unterschiede ergeben sich auch bei verschiedenen adrenergen Wirkstoffen (Sympathomimetika) und Hemmstoffen (Sympatholytica). Dies läßt sich verstehen, wenn man annimmt, daß die Wirkung der Katecholamine und ihrer Derivate nur eintritt, wenn sie sich mit gewissen Strukturen der Effectorzellen (Wirkungsorte) verbinden. Diese werden als α- und β-Receptoren charakterisiert. *α-Receptoren* vermitteln die exzitatorische Wirkung an der glatten Muskulatur, *β-Receptoren* die inhibitorische Wirkung an der glatten Muskulatur und die fördernde Wirkung am Herzen und im Stoffwechsel.

In den verschiedenen Strukturen, die cholinerg spezialisiert sind, muß man differente Receptoren annehmen. So wirkt Nicotin erregend auf die cholinergen Ganglien und Muscarin (Gift des Fliegenpilzes) auf die peripheren cholinergen Effectoren. Beide werden von Acetylcholin erregt. Atropin hemmt die periphere Wirkung des Acetylcholins, Hexamethonium die ganglionäre, wie man annimmt durch Blockierung der muscarinartigen bzw. nicotinartigen Receptoren (Abb. 11).

β) Das zentrale vegetative System. Hypothalamus

Im Bereich des *Rückenmarks* besteht eine Kopplung der Afferenzen aus der Haut und den Beckenorganen mit den sympathischen und parasympathischen Zentren. Hieraus ergeben sich die vegetativen Reflexe: cuti-viscerale, Miktions-, Defäkations- und Erektionsreflexe. Im *Hirnstamm* erfolgt die reflektorische Steuerung des *Herz-Kreislauf-*

systems. Hier liegt auch das Zentrum des cranialen Anteils des Parasympathicus, dessen präganglionäre Fasern mit den Hirnnerven III, VII, IX und X zu den peripheren Umschaltstellen verlaufen.

Die übergeordneten Zentren für das vegetative Nervensystem liegen im *Hypothalamus.* Bei elektrischer Reizung konnte HESS und seine Schule zwei sich überlappende Zonen abgrenzen, bei deren Reizung vorwiegend das sympathische oder das parasympathische Nervensystem aktiviert wird. Diese Reizzonen sind zwar effectorisch wirksame Repräsentationsorte für die beiden Anteile des vegetativen Nervensystems, sie bilden jedoch zusammen mit anderen Neuronen Integrationsgebiete, in denen somatomotorische und viscerale Funktionskomplexe in den Dienst der Homöostase, der Selbsterhaltung und der Fortpflanzung gestellt werden. Hierbei lassen sich Funktionskomplexe, die mit überwiegender Aktivität des sympathischen Systems einhergehen, als *ergotrope Reaktionslage* kennzeichnen, im Gegensatz zu den *endophylaktisch-trophotropen*, die von vorwiegend parasympathischen Symptomen begleitet werden. Bei ergotroper Reaktionslage sind die visceralen, humoralen und auch die somatomotorischen Voraussetzungen getroffen, die den Organismus zur Leistungsentfaltung befähigen: Aktivierung des Herz-Kreislaufsystems mit Mehrdurchblutung der Aktionsgebiete, Bereitstellung von Substraten (Glucose- und Fettmobilisation), erhöhter Reflextonus und erhöhte Reflexbereitschaft. Der endophylaktisch-trophotropen Reaktionslage entspricht eine Entlastungsfunktion des Organismus. Die klassischen Reizversuche haben gezeigt, daß sich diese Funktionskomplexe aber auch differenziert äußern, so daß nicht stets die Gesamtaktivierung des sympathischen oder des parasympathischen Systems zustande kommt. Hinzu kommt, daß die Reaktivität auch von äußeren und inneren Gegebenheiten abhängt.

Während auf der Stufe der Medulla oblongata die vegetativen Steuerungen des Herz-Kreislaufsystems überwiegend reflektorisch erfolgen (über Pressoreceptoren des Carotissinus und des Aortenbogens), tritt auf der Ebene des Hypothalamus noch die Aktivierung der Zentren durch humorale Faktoren hinzu. Veränderungen in der osmotischen Blutkonzentration, der Blutglucosekonzentration oder der Bluttemperatur bestimmen die Aktivität in den Zentren für den Wasserhaushalt, den Stoffwechsel und den Wärmehaushalt. Zum Teil können diese Veränderungen über das vegetative Nervensystem reguliert werden (Änderung der Hautdurchblutung oder Schweißproduktion zur Veränderung der Wärmeabgabe, parasympathisch ausgelöste Änderungen der Insulinausschüttung oder Mobilisation von Nebennierenmarkhormon über den Sympathicus bei Störung des Glucosegleichgewichtes). Unter anderen Umständen bedarf es jedoch zur Beseitigung der Störgröße aktiver Maßnahmen des Organismus in Form von motivierten Handlungen (Nahrungsaufnahme, Trinken, usw.). Die Grundmuster solchen Verhaltens sind auf dieser Stufe des Zentralnervensystems in der nervösen Organisation bereits enthalten. An ihrer Durchführung sind die afferenten Systeme beteiligt. Die Initiierung und kontrollierte Durchführung der Verhaltensreaktionen bleibt aber diesen mehr effectorischen Zentren nicht allein überlassen. Zwischen Hypothalamus und dem *limbischen System* und schließlich auch zum *Neocortex* (Frontallappen) bestehen auf- und absteigende Verbindungen.

Diesem gesamten Komplex kommt in der Neurophysiologie der Motivation, des Affektes und der Emotion die führende Rolle zu. Bei affektiven und emotionalen Erregungen treten stets ausgeprägte viscerale Funktionsänderungen auf, die über das vegetative Nervensystem bewirkt werden.

f) Das motorische System

Die gesamte Skeletmuskulatur steht unter der Kontrolle des Zentralnervensystems. Die Skeletmuskeln und ihre Proprioceptoren werden von den schnellstleitenden Fasern innerviert. Nahezu alle Änderungen in der zentralnervösen Aktivität wirken sich auf die Skeletmuskulatur aus: Jede Art psychischer Anspannung verändert den Muskeltonus oder ruft gar eine motorische Unruhe hervor. Daneben steht die Skeletmuskulatur noch im Dienste der Homöostase und wird in ihrem Tonus im Rahmen der Temperaturregulation beeinflußt.

Die vielfältigen Leistungen des motorischen Systems basieren auf der nervösen Organisation des Rückenmarks. Die übergeordneten Zentren der Motorik im Hirnstamm, Klein-, Zwischen- und Großhirn benutzen die segmentale Organisation und wirken auf die bahnenden und hemmenden Neurone ein. Nur ein äußerst kleiner Teil der descendierenden Fasern beeinflussen die motorischen Vorderhornzellen der Skeletmuskeln (α-Motoneurone) direkt.

α) *Die segmentale Organisation des motorischen Systems (Rückenmarksreflexe)*

Die Eigenfunktion des Rückenmarks besteht in der Vermittlung einfacher Muskelreflexe. Die afferenten Erregungen stammen entweder aus den Muskelreceptoren, den Sehnenreceptoren oder aus der Haut. Mit Ausnahme der dicken afferenten Fasern der Muskelspindeln werden alle afferenten Nerven im Segment auf Schaltneurone umgeschaltet. Die Schaltneurone bilden ein intra- und intersegmentales Netzwerk. Teile dieses Netzwerks sind so geschaltet, daß Erregungskreise zustande kommen können. Diese Schaltneurone werden von den afferenten II, III und IV Fasern benutzt (s. S. 61). Daneben gibt es Schaltneurone, die hemmend auf die Motoneurone einwirken. Diese spielen eine große Rolle für die hemmende Wirkung afferenter Erregungen auf antagonistische Muskelgruppen: Zwischen einem Muskel und seinen Antagonisten besteht eine *reziproke Innervation.*

Im Vorderhorn des Rückenmarks findet man zwei Arten von Motoneuronen. Die *α-Motoneurone* versorgen jeweils Gruppen von Muskelfasern der Arbeitsmuskulatur (motorische Einheiten). Die *γ-Motoneurone* innervieren die motorischen Fasern in den Muskelspindeln (intrafusale Muskelfasern).

1. Der Eigenreflex (Abb. 12)

Der Reflexbogen des Eigenreflexes besteht aus zwei Neuronen und ist deshalb *monosynaptisch*. Die Auslösung des Eigenreflexes erfolgt experimentell durch Schlag auf die gespannte Sehne eines Muskels (daher die unkorrekte Bezeichnung: *Sehnenreflex*). Der Schlag bewirkt die passive Dehnung des Muskels, die sich auf die *Muskelspindeln* überträgt. Die von diesen Receptoren initiierten afferenten Erregungen gelangen direkt zum zugehörigen α-Motoneuron. Eine Kollaterale hemmt über ein Zwischenneuron das Motoneuron des antagonistischen Muskels. Der Reflexerfolg besteht in einer Einzelzuckung des gereizten Muskels. Die Reflexzeit beträgt für derartige Reflexe im Mittel etwa 20 msec.

Die natürliche Auslösung dieses Reflexes erfolgt bei plötzlicher passiver Dehnung (z. B. beim Umknicken eines Fußes). Die ausgelöste aktive Kontraktion des gedehnten Muskels wirkt der Störung entgegen.

Ein zweiter reflektorischer Vorgang kann durch die *Sehnenreceptoren* eingeleitet werden. Er verhindert bei zu großer Zugspannung der Sehne am Knochen einen möglichen Abriß. Die Afferenzen der Sehnenreceptoren wirken über ein Zwischenneuron hemmend auf das zugehörige α-Motoneuron. Dieser Reflex ist *bisynaptisch*. Seine Bedeutung erhält er bei starken aktiven Kontraktionen, die hierdurch bei einer bestimmten Spannungsentwicklung in der Sehne gehemmt werden (*autogene Hemmung*, Schutzreflex).

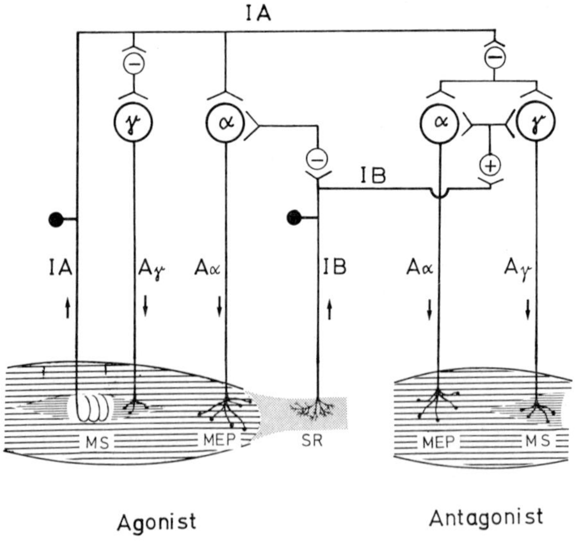

Abb. 12. Die segmentalen propriozeptiven Reflexbögen. Die Muskelspindeln werden erregt bei passiver Dehnung des Muskels und aktiver Kontraktion ihrer eigenen kontraktilen Fasern (intrafusale Fasern). Die IA-Afferenzen der Muskelspindeln erregen das zugehörige α-Motoneuron und hemmen das γ-Motoneuron. Die Motoneurone des antagonistischen Muskels werden gehemmt. Die Sehnenreceptoren sprechen auf erhöhte Spannung der Sehne an (aktive Kontraktion und passive Dehnung des Muskels). Ihre IB-Afferenzen hemmen die zugehörigen α- und γ-Motoneurone und bahnen die des antagonistischen Muskels

2. Das γ-Fasersystem und seine physiologische Bedeutung

Wie oben erwähnt, sind die γ-Motoneurone im Rückenmark die Ursprungszellen für die motorischen A-γ-Fasern der Muskelspindeln. Die Spindeln enthalten spezialisierte Muskelfasern, deren Mittelteil frei von kontraktilen Filamenten ist. Dieser Teil hat Receptorfunktion. Von ihm gehen zwei Fasern aus, die zur Gruppe der I und II Fasern[1] gehören. Die dickeren Fasern (wegen ihrer terminalen Endigungen annulospirale Fasern genannt)

1 Die Afferenzen aus dem Muskel nannte man früher A- und B-Afferenzen. Die A-Afferenzen stammen von den Muskelspindeln, die B-Afferenzen von den Sehnenreceptoren. Diese Bezeichnung blieb erhalten. Sie wird durch die Gruppenbezeichnung der afferenten Fasern ergänzt: I A-Fasern und II A-Fasern sind Spindelafferenzen, I B-Fasern Afferenzen der Sehnenreceptoren.

vermitteln bei Dehnung der Spindel den Eigenreflex. (Die „blütendoldenähnlichen“ II A-Afferenzen vermitteln einen polysynaptischen Reflex). Dehnung des receptiven Mittelteils der Spindel bewirkt eine Erregung der I A-Afferenzen. Diese Dehnung kann aber auf zwei Arten zustande kommen:

1. durch passive Dehnung des Muskels (s. o.),
2. durch aktive Kontraktion der eigenen kontraktilen Fasern in der Spindel (= intrafusale Fasern) bei ruhendem Arbeitsmuskel.

Da die I A-Spindelafferenzen das zugehörige α-Motoneuron erregen, kann eine Kontraktion des Muskels auch über die aktive Kontraktion der intrafusalen Fasern zustande kommen. Hierzu müssen nur die γ-Motoneurone entsprechend erregt werden.

Andererseits wird das receptive Mittelteil entspannt, wenn sich der Muskel — oder genauer die zugehörige motorische Einheit — aktiv kontrahiert, oder wenn die Erregungen in den γ-Fasern ausbleiben. Dies hat dann zur Folge, daß die Spindelafferenzen aussetzen. Hierdurch wird der Aktivierungsgrad der α-Motoneurone herabgesetzt: der Muskel bzw. die Fasern der motorischen Einheit erschlaffen.

Welche Bedeutung kommt diesem komplizierten System zu, das die Aktivität der α-Motoneurone und damit der Arbeitsmuskulatur über zwei Zugänge beeinflußt?

Ein Gesichtspunkt ist die *Bereichseinstellung der Muskelspindeln:* Über die A-γ-Efferenzen kann die Muskelspindel auf jede Länge des Muskels eingestellt werden und ihre Empfindlichkeit beibehalten, erhöhen oder erniedrigen. Eine große Bedeutung besitzt der zweite Zugang über das A-γ-Fasersystem für die Beeinflussung der Motorik von seiten der supraspinalen Systeme. Die supraspinalen motorischen Zentren greifen vorwiegend über die γ-Motoneurone in die Steuerung der Muskeltätigkeit ein. Wirken solche supraspinalen bahnenden Einflüsse auf das gesamte System der γ-Motoneurone (also auf Agonisten und Antagonisten), so führt dies auf dem Weg über die I A-Afferenzen zu einer allgemeinen Aktivierung der α-Motoneurone. Unter diesen Bedingungen resultiert aus dem supraspinalen Einfluß keine sichtbare Kontraktion von Muskeln, jedoch die Zunahme des Muskeltonus. Da dieser auf dem Weg des Eigenreflexbogens vermittelt wird, spricht man von *Reflextonus.*

Ein gesteigerter Reflextonus geht mit einer gesteigerten Reflexerregbarkeit einher (zwei Gründe: Muskelspindelspannung ist erhöht, bahnender Einfluß der I A-Afferenzen ist vermehrt). Auf dieser Bahnung beruht die Wirksamkeit des Jendrassikschen Handgriffes, da die willentliche motorische Kraftentfaltung in den Händen eine Aktivierung des übergeordneten, bahnenden Zentrums für die γ-Motoneurone in der Formatio reticularis des Mittelhirns bewirkt. Schwer auszulösende Eigenreflexe können dann gegebenenfalls ausgelöst werden. Auch das Übereinanderschlagen der Beine wirkt begünstigend auf die Auslösung des Patellarsehnenreflexes, da hierbei der M. quadriceps und mit ihm seine Muskelspindeln passiv vorgedehnt werden.

Die supraspinalen Systeme können auch die verschiedenen Systeme von Zwischenneuronen aktivieren. Diese sind dann durch ihre segmentalen und intrasegmentalen Verbindungen Vermittler einer gleichsinnigen Aktivierung oder Hemmung von α- und γ-Motoneuronen und einer gegensinnigen von Agonisten und Antagonisten u.a.m. Aufgrund der segmentalen Organisation ergeben sich die Grundprogramme für Bewegungen. Die meisten supraspinalen Systeme benutzen diesen Weg.

3. Fremdreflexe (Abb. 13)

Bei Fremdreflexen werden afferente Erregungen stets über Zwischenneurone auf die Motoneurone übertragen (*polysynaptischer Reflex*). Die Schaltneurone entsenden Kollateralen an mehrere Motoneurone im gleichen Segment wie auch in den benachbarten Segmenten. Die Reflexantwort erfaßt deshalb ganze Muskelgruppen auf der gleichen und auf der Gegenseite.

Die Auslösung eines motorischen Fremdreflexes erfolgt durch Reizung von Hautreceptoren (insbesondere Noziceptoren). Die typische Reflexantwort besteht in der Kontraktion der Flexoren (*Beugereflexe*) auf der gereizten Seite und bei noziceptiven Reizen auch einer Kontraktion der Strecker auf der Gegenseite (= gekreuzter Streckreflex).

Die Hautafferenzen aktivieren die α- und γ-Motoneurone der Beuger und hemmen die der Strecker. Dies steht im Gegensatz zu den Eigenreflexen, bei denen die α- und γ-Motoneurone gegensinnig beeinflußt werden. Die gleichsinnige, bahnende Wirkung der Hautafferenzen erhöht den Tonus der Flexoren, auch wenn keine besonderen Reize von außen appliziert werden. Dieser Einfluß der Hautafferenzen wird jedoch normalerweise durch die zentrale Aktivierung der γ-Motoneurone kompensiert, die besonders auf die Streckmuskulatur einwirkt. Bei Unterbrechung der supraspinalen Einflüsse (z. B. bei Querschnittsgelähmten) findet man eine Beugestellung der Extremitäten. Diese verschwindet, wenn man den afferenten Erregungsstrom aus der Haut unterbindet (z. B. durch Lokalanaesthetica).

vegetative und motorische Funktionen des Nervensystems integriert werden. Innerhalb ihres Maschennetzwerks von Neuronen wurden durch Reizversuche ein ausgedehntes rostrales *Bahnungsgebiet* und ein caudales Hemmungsgebiet festgestellt. Beide Gebiete stehen unter der Kontrolle frontaler Rindenbezirke, wie auch des Kleinhirns (Abb. 14).

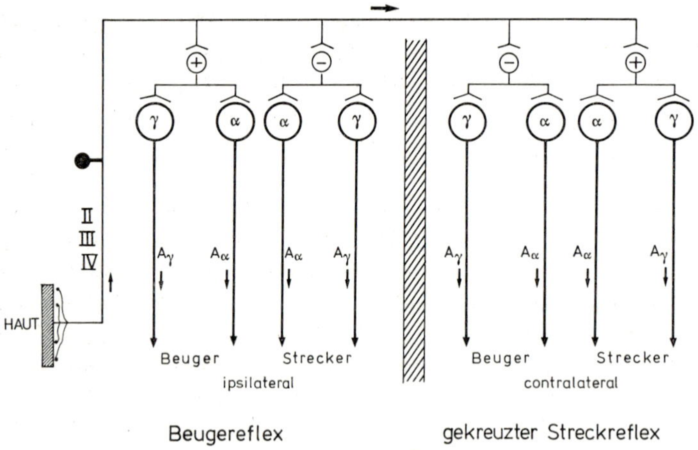

Abb. 13. Fremdreflexe des Skeletmuskels. Afferente Erregungen von der Haut (II-, III- und IV-Fasern) erregen die α- und γ-Motoneurone vorwiegend der Beuger und hemmen die der Strecker. Auf der Gegenseite ist die Beeinflussung reziprok. Starke Hautreizung kann einen gekreuzten Streckreflex auslösen

Die Prüfung eines Fremdreflexes durch Hautreizung wird durch mehrfaches, schnell aufeinanderfolgendes Bestreichen der Haut ggf. mit einem spitzen Gegenstand durchgeführt (Bauchdeckenreflex, Cremasterreflex, Fußsohlenreflex). Hierbei nutzt man die zentrale Summation aus (zeitliche und räumliche), die sich aus der polysynaptischen Schaltung ergibt. Die Kontraktionsform des Erfolgsmuskels verläuft beim Fremdreflex nach Art einer tetanischen Kontraktion.

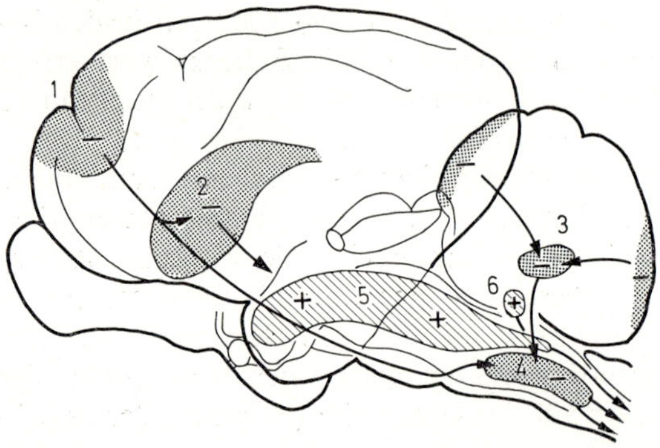

Abb. 14. Zentrale Bahnungs- und Hemmungssysteme für den Muskeltonus. Die corticobulboreticulären (1), caudatospinalen (2), cerebelloretikulären (3) und retikulospinalen (4) Bahnen hemmen den Muskeltonus, die retikulospinalen (5) und vestibulospinalen (6) Bahnen erhöhen den Muskeltonus. [Nach LINDSLEY et al.: J. Neurophysiol. **12**, 197 (1949)]

β) Die supraspinalen motorischen Systeme

Die Formatio reticularis des Hirnstamms stellt die erste supraspinale Region dar, in der sensible,

Die bahnenden Einflüsse wirken besonders auf die Streckmuskulatur. Sie gleichen den erhöhten Flexorentonus aus, der sich aus den Hautafferenzen ergibt. Die Formatio reticularis wirkt hauptsächlich auf die γ-Motoneurone des Rückenmarks ein. Dieser Einfluß ist entscheidend wichtig für die Aufrechterhaltung des Reflextonus. Im Schlaf oder in Narkose ist die Aktivität der Formatio reticularis herabgesetzt und mit ihr auch der Muskeltonus und die Reflexerregbarkeit. Durch sensorische und proprioceptive Afferenzen wird dagegen die Aktivität im Bahnungsgebiet gesteigert. Auch von den vegetativen Zentren des Hypothalamus (Wärmezentrum) gelangen aktivierende (bei einer Erwärmungsreaktion) oder hemmende (bei Anstieg der Körpertemperatur) Impulse in dieses Gebiet. Wird der hemmende Einfluß aus den höheren Abschnitten des Zentralnervensystems unterbrochen, so resultiert daraus eine Steigerung des Muskeltonus, besonders der Strecker. Durch einen Schnitt in der Gegend der Vierhügelplatte läßt sich dieser hemmende Einfluß beseitigen, und die sog. *Dezerebrierungsstarre* mit Opisthotonus tritt auf.

Die Beeinflussung und Einstellung des Reflextonus und der Reflexerregbarkeit ist für die Motorik von elementarer Bedeutung. Auch die Einflüsse, die vom Kleinhirn auf den Reflextonus ausgeübt werden, verlaufen über die Formatio reticularis. Da diese hauptsächlich ihre Wirkung über die γ-Motoneurone ausübt und über die propriozeptiven Fasern eine Reafferenz hergestellt wird, kann man die Formatio reticularis als das übergeordnete Zentrum für das γ-Fasersystem bezeichnen.

Die *motorischen Funktionen des Kleinhirns* bestehen in der Kontrolle komplizierter Bewegungen, insbesondere von solchen, bei denen es auf zeitliche

Koordination ankommt. Es ist hierzu besonders geeignet, da es über Projektionsfelder aus fast allen afferenten Systemen verfügt. Diese Funktion erfüllt das *Neocerebellum*, das mit den extrapyramidalen Kernen und der motorischen Großhirnrinde in Wechselbeziehung steht. Es verarbeitet alle Afferenzen, die der Kontrolle willkürlicher und unwillkürlicher Bewegungen dienen (propriozeptive, visuelle u. a.) und meldet Abweichungen zur Nachkorrektur an die Großhirnrinde zurück. Ausfall des Neocerebellum führt zu cerebellarer Asynergie mit den Leitsymptomen der Adiadochokinese, der Asthenie, des Intentionstremor und des Augenzitterns.

Das *Paleocerebellum* übt einen hemmenden Einfluß auf den Muskeltonus und die Reflexerregbarkeit aus. Sein Ausfall bewirkt eine Steigerung des Extensorentonus.

Das *Archicerebellum* steht in einer doppelläufigen Verbindung zu den Vestibulariskernen. Es ist mit ihnen an der Kontrolle des körperlichen Gleichgewichtes beteiligt. Sein Ausfall (durch Brückenwinkeltumore, multiple Sklerose) führt zu einer cerebellaren Ataxie mit Geh- und Gleichgewichtsstörungen (Abasie und Astasie).

Die *motorischen Funktionen des Labyrinths* dienen einmal der Aufrechterhaltung des körperlichen Gleichgewichtes zum anderen einer Anpassung des visuellen Systems bei Drehbewegungen und Beschleunigungen des Körpers durch reflektorische Augenbewegungen.

Die adäquaten Reize für die Erregung der Maculaorgane ist die *Linearbeschleunigung des Körpers* (hierzu zählt auch die Schwerkraft) und für die Bogengangsapparate die *Winkelbeschleunigung des Kopfes*. Die Vestibulariskerne stehen mit dem Rückenmark, dem Kleinhirn, der Formatio reticularis, dem Hypothalamus und auch mit der Hirnrinde in Verbindung.

Die Beeinflussung der spinalen Zentren erfolgt auch hier vorwiegend über die γ-Motoneurone der Strecker. Dies ist zu verstehen, wenn man berücksichtigt, daß der überwiegende Streckertonus für eine aufrechte Körperhaltung unerläßlich ist. Die Maculaorgane zeigen eine Spontanaktivität, die von der Schwerkraft ausgelöst ist. Bei zusätzlichen Linearbeschleunigungen werden α- und γ-Motoneurone der Extensoren gleichzeitig aktiviert (Liftreaktion). Bei Körperdrehungen werden, um die optische Orientierung beizubehalten, Halsmuskeln und äußere Augenmuskeln gemeinsam reflektorisch beeinflußt. Die Augenbewegungen erfolgen entweder kompensatorisch oder bei Volldrehung nach Art eines Nystagmus. Beim sog. Drehnystagmus ist die langsame Komponente labyrinthär bedingt.

Die *Basalganglien* sind noch bei den Vögeln die höchsten motorischen Zentren. Bei den Säugern und Primaten ist ihre motorische Kontrollfunktion weitgehend auf die Hirnrinde übergegangen. Welche Rolle die Basalganglien und die anderen Kerne des extrapyramidal-motorischen Systems (Nucl. ruber und niger und einige Thalamuskerne) physiologischerweise innerhalb des motorischen Systems beim Menschen spielen, ist nicht genau bekannt. Läsionen im Bereich dieser Kerne treten beim Menschen meist als Folge diffuser pathologischer Prozesse auf, so daß die Ausfallerscheinungen oder motorischen Störungen keine eindeutigen Rückschlüsse zulassen. Auffallend ist jedoch, daß hierbei zwei Syndrome von gegensätzlicher Symptomatik beobachtet werden: ein hyperkinetisch-atonisches Syndrom (Chorea, Ballismus, Athetose) oder ein akinetisch-hypertonisches Syndrom (M. Parkinson).

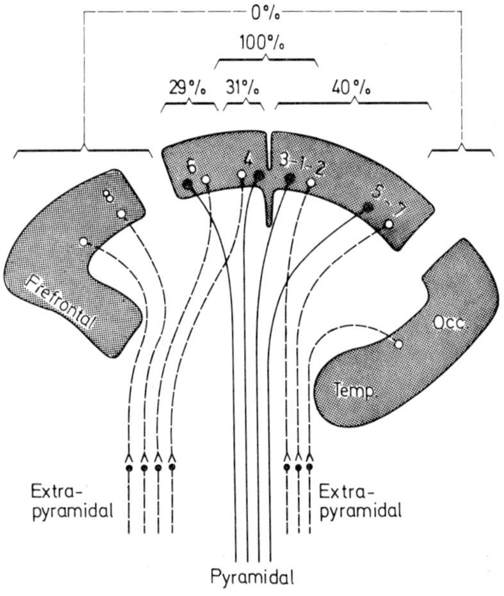

Abb. 15. Ursprung der Pyramidenbahnen und der corticalen extrapyramidalen Bahnen. Aus dem Gyrus praecentralis geht ein Anteil von etwa 31% der corticospinalen Fasern hervor. 29% entspringen aus der frontal gelegenen Area 6 und 40% aus den postzentralen (parietalen) Arealen 1—7. Die Ursprungsgebiete für die cortical entspringenden Bahnen des extrapyramidal- und pyramidal-motorischen Systems überlappen sich. [Nach RUSSEL u. DE MYER: Neurology (Minneap.) **11**, 96 (1961)]

Die übergeordnete Kontrolle der Motorik erfolgt in der *Hirnrinde*. Hier liegen mehrere somatotopisch gegliederte motorische Felder (Projektionsgebiete): im Gyrus praecentralis, ein weiteres in dessen lateraler Fortsetzung und das dritte im Bereich des Gyrus cinguli. Wie sich aus Ausfallserscheinungen gezeigt hat, kommt einigen frontalen und parietalen Gebieten eine Rolle bei der Durchführung komplizierter motorischer Leistungen zu. Störungen in diesen sog. Assoziationsfeldern führen zu Apraxien, wie z. B. die Agraphie. Auch die motorische Aphasie ist hierzu zu rechnen, die bei Ausfall des Broccaschen Sprechzentrums auftritt. Ein wichtiges frontales Assoziationsfeld dient der Kontrolle der Blickbewegungen (Ausfälle: Blicklähmung oder Blickwendung zur erkrankten Seite = Deviation conjugée).

Die Einteilung der Rinde in Abschnitte, die ausschließlich der Willkürmotorik dienen, gegenüber anderen Teilen des motorischen Systems, ist heute schwer zu treffen. Die klassische Einteilung in ein pyramidales (= willkürliches) und ein extrapyramidales (= unwillkürliches) motorisches System läßt sich aufgrund zahlreicher Befunde funktionell nicht recht stützen. In der Rinde, im Gyrus praecentralis wie auch im Gyrus postcentralis liegen pyramidal- und extrapyramidal-motorische Neurone gemeinsam vor (Abb. 15). Durchtrennung der Pyramidenbahn ruft keinen absoluten Ausfall der Willkürmotorik hervor. Die Plastizität des Zentralnervensystems gilt auch für das motorische System.

Literatur

ECCLES, J. C.: The physiology of nerve cells. Baltimore: Johns Hopkins Press 1957.

— The physiology of synapses. Berlin-Göttingen-Heidelberg: Springer 1964.

— ITO, M., SZENTÁGOTHAI, J.: The cerebellum as a neuronal machine. Berlin-Heidelberg-New York: Springer 1967.

ERLANGER, J., GASSER, H. S.: Electrical signs of nervous activity. Philadelphia: Univ. Penn. Press 1937.

FELDMAN, S. M., WALLER, H. J.: Dissociation of electrocortical activation and behavioural arousal. Nature (Lond.) **196**, 1320—1322 (1962).

FIELD, J., MAGOUN, H. W., HALL, V. E.: Handbook of physiology, sect. I: Neurophysiology, vol. I, II and III. Washington, D.C.: American Physiological Society 1960.

GOLDMAN, D. E.: Potential, impedance and rectification in membranes. J. gen. Physiol. **27**, 37—60 (1943).

HASSLER, R.: Die Extrapyramidalen Rindensysteme und die zentrale Regelung der Motorik. Dtsch. Z. Nervenheilk. **175**, 233—258 (1956).

— Die zentralen Systeme des Schmerzes. Acta neurochir. (Wien) **8**, 353—423 (1960).

— Spezifische und unspezifische Systeme des menschlichen Zwischenhirns. In: BARGMANN, W., and J. P. SCHADÉ, Progress in brain research, vol. 5, Lectures on the diencephalon. Amsterdam: Elsevier 1964.

HASSLER, R.: Das Schmerzerlebnis in Abhängigkeit von neuronalen Systemen. Psychother. Psychosom. **14**, 345—364 (1966).

— RIECHERT, T.: Klinische und anatomische Befunde bei stereotaktischen Schmerzoperationen im Thalamus. Arch. Psychiat. Nervenkr. **200**, 93—122 (1959).

— — Wirkungen der Reizungen und Koagulationen in den Stammganglien bei stereotaktischen Hirnoperationen. Nervenarzt **32**, 97—109 (1961).

HENSEL, H.: Allgemeine Sinnesphysiologie. Hautsinne, Geschmack, Geruch. Berlin-Heidelberg-New York: Springer 1966.

HESS, W. R.: Das Zwischenhirn. Syndrome, Lokalisationen, Funktionen. Basel: Schwabe 1954.

HODGKIN, A. L.: The conduction of the nervous impulse. Liverpool: Liverpool Univ. Press 1964.

HOLTZ, P., PALM, D.: Brenzkatechine und andere sympathicomimetische Amine. Biosynthese und Inaktivierung, Freisetzung und Wirkung. Ergebn. Physiol. **58**, 1—580 (1966).

JOUVET, M.: Neurophysiology of the states of sleep. Physiol. Rev. **47**, 117—177 (1967).

KEIDEL, W. D.: Codierung, Signalleitung und Decodierung in der Sinnesphysiologie. In: Aufnahme und Verarbeitung von Nachrichten durch Organismen, S. 28—49. Stuttgart: Hirzel 1961.

KUSCHINSKY, G., LÜLLMANN, H.: Kurzes Lehrbuch der Pharmakologie, 4. Aufl. Stuttgart: Thieme 1970.

LLOYD, D. P. C., CHANG, H. T.: Afferent fibres in muscle nerves. J. Neurophysiol. **11**, 199—207 (1948).

LULLIES, H.: Über Reizgesetze und unsere Vorstellungen von den Vorgängen bei der Erregung der Nerven. Ergebn. Physiol. **47**, 1—23 (1952).

MAGOUN, H. W.: The waking brain. Springfield, III: Ch. C. Thomas 1963.

MARCZYNSKI, T. J.: Topical application of drugs to subcortical brain structures and selected aspects of electrical stimulation. Ergebn. Physiol. **59**, 86—159 (1967).

MARTIN, A. R.: Quantal nature of synaptic transmission. Physiol. Rev. **46**, 51—66 (1966).

MCLENNAN, H.: Synaptic transmission. Philadelphia: W. B. Saunders 1963.

MELZACK, R., SCOTT, T. H.: The effects of early experience on the response to pain. J. comp. physiol. Psychol. **50**, 155—161 (1957).

MONNIER, M.: Function of the nervous system, vol. I general physiology. Autonomic functions. (Neurohumoral regulations.) Amsterdam: Elsevier Publ. 1968.

NISSEN, W. W., CHOW, K. L., SEMMES, J.: Effects of restricted opportunity for tactual, kinesthetic, and manipulative experience on the behaviour of a chimpanzee. Amer. J. Psychol., **64** 485—507 (1951).

RUCH, T. C., PATTON, H. D.: Physiology and biophysics. Philadelphia: W. B. Saunders 1965.

RÜDIGER, W.: Probleme der Physiologie des Gehirns. Berlin: VEB Volk u. Gesundheit 1965.

STÄMPFLI, R.: Bau und Funktion isolierter markhaltiger Nervenfasern. Ergebn. Physiol. **47**, 70—165 (1952).

TRENDELENBURG, U.: Some aspects of the pharmacology of autonomic ganglion Cells. Ergebn. Physiol. **59**, 1—85 (1967).

WIESENDANGER, M.: The pyramidal tract. Recent investigations on its morphology and functions. Ergebn. Physiol. **61**, 72—136 (1969).

5. Der Wasser- und Elektrolythaushalt

M. HALMÁGYI

a) Verteilung von Wasser und Elektrolyten im Körper

Der prozentuale Wasseranteil des Körpers, der in den ersten embryonalen Monaten etwa 97% beträgt, verringert sich mit zunehmendem Alter. Bei Neugeborenen liegt der Wasseranteil bei 75—80% des Körpergewichtes, davon sind 55% extracellulär und 45% intracellulär gelagert (BLAND).

Bis zum 9. Lebensjahr gleichen sich die Verhältnisse denen der Erwachsenen an.

Bezogen auf die fettfreie Körpermasse besteht der menschliche Organismus aus 70% Wasser. Da das Fettgewebe nur wenig Wasser enthält, schwankt der Wassergehalt — bezogen auf das Körpergewicht — zwischen 45 und 65% (Tabelle 1).

Tabelle 1. *Beziehung zwischen Körperbau und Gesamtkörperwasser*

Mann	% des Körpergewichts	Frau	% des Körpergewichts
dünn	65	dünn	55
normal	60	normal	50
fett	55	fett	45

Die Unterteilung des Körperwassers in das Zweikammersystem des intracellulären (IZR) und des extracellulären (EZR) Raumes hat sich für klinische Belange sehr bewährt.

Unter normalen Umständen befinden sich etwa $^2/_3$ des Körperwassers im intracellulären und etwa $^1/_3$ im extracellulären Raum (BLACK; EDELMAN et al.).

Das intracelluläre Wasser verteilt sich nicht gleichmäßig in den verschiedenen Zellen. Der überwiegende Teil des intracellulären Wassers steht als Lösungswasser für kristalloide Substanzen zur Verfügung. Der Rest ist als Hydrationswasser an die Kolloide gebunden, kann jedoch teilweise als Lösungswasser dienen, da — abhängig von der elektrischen Ladung — sich der Hydrationsmantel der Kolloide ändern kann (BARGER et al.).

Der EZR wird noch weiter unterteilt in einen interstitiellen Raum (ISR) und einen intravasalen Raum (IVR). Der intravasal liegende Teil des extracellulären Wassers ist das Plasmawasser (PW). Die Wasserbestände dieser beiden Räume zeigen ein Verhältnis von 1:5. Es sind jedoch nur etwa 50% des interstitiellen Wassers (ISW) biologisch aktiv, d. h. leicht diffusibel, 40% sind in Bindegewebe und Knochen gebunden. Das Größenverhältnis zwischen Plasmawasser und dem biologisch aktiven Teil des interstitiellen Raumes beträgt nur etwa 2,7.

Der restliche Teil des ISW — etwa 10% — befindet sich in dem sog. III. Raum und wird unter dem Namen transcelluläre Flüssigkeit gesondert aufgeführt. Die Wasserbestände des III. Raumes (seröse Flüssigkeit der Körperhöhlen, Körpersäfte im Magen-Darm-Trakt, Galle, Speichel, Liquor usw.) sind unter normalen Umständen für den Wasser- und Elektrolythaushalt kaum von Bedeutung, da die sezernierte Menge größtenteils wieder rückdiffundiert (BAUR; BERNING). Unter pathologischen Verhältnissen (z. B. Ascites, Magenatonie, Ileus, Fistel) können jedoch beträchtliche Mengen an Wasser und Elektrolyten bzw. an Säuren und/oder basischen Valenzen verlorengehen. Die täglich sezernierte Menge von Verdauungsflüssigkeiten und ihre Elektrolytkonzentrationen sind in der Tabelle 2 angegeben.

Die Unterteilung der Körperflüssigkeiten in einen intracellulären und einen extracellulären Teil beruht auf der Tatsache, daß die Elektrolytzusammensetzung in den beiden Räumen sehr unterschiedlich ist (Tabelle 3).

Tabelle 2. *Die tägliche Menge der Verdauungsflüssigkeiten und ihre Elektrolytkonzentrationen*

Verdauungssäfte	durchschnittliche Menge ml	Na^+ mval/l	K^+ mval/l	H^+ mval/l	Cl^- mval/l	HCO_3^- mval/l
Magensaft	2500	20—100	5—15	20—100	80—135	0
Galle	500	120—150	3—12		80—120	30—50
Pankreassaft	700	110—150	3—10		40—80	70—100
Darmsaft	3000					
Dünndarm		105—144	6—14		90—136	20—40
Dickdarm		66—132	5—11		18—88	—
Rectum		3—8	5—7		—	—

Tabelle 3. *Durchschnittlicher Elektrolytgehalt der Flüssigkeitsräume*

Elektrolyte	Plasma mval/l	Interstitielle Flüssigkeit mval/l	Intracelluläre Flüssigkeit mval/l
Kationen			
Natrium	142	138	33
Kalium	5	5	136
Calcium	5	5	—
Magnesium	3	3	26
Kationen, total	155	151	195
Anionen			
Chlorid	103	111	—
Bicarbonat	27	29	10
Phosphat (HPO_4)	2	2	110
Sulfat	1	1	1
Organische Säuren	6	6	—
Proteine	16	2	74
Anionen, total	155	151	195

Das Hauptkation des extracellulären Raumes ist das Natrium, da seine Konzentration ($[Na^+_E]$) die der anderen Ionen weit übertrifft. Die Kaliumkonzentration ($[K^+_E]$) ist im extracellulären Raum sehr gering (DARROW et al.; GAMBLE; SCHWAB et al., 1959).

Umgekehrt ist im IZR die Natriumkonzentration ($[Na^+_I]$) niedrig und die Kaliumkonzentration ($[K^+_I]$) hoch (BEATJEV).

Die Konzentrationsunterschiede der freien Kationen ($[K^+_I]/[K^+_E] = 23$ und $[Na^+_E]/[Na^+_I] = 9{,}4$) stellen für die Zelltätigkeit einen wichtigen elektrochemischen Energievorrat dar. Wenn Kalium und Natrium entlang ihrer Konzentrationsgefälle verschoben werden, wird Energie freigesetzt. Die freigesetzten Energiebeträge müssen dann bei der Wiederherstellung der normalen Konzentrationsgradienten zur Verfügung stehen. Um 1 mval K^+ gegen das Konzentrationsgefälle in die Zelle zu transportieren, wird der Energiebetrag, der durch die oxydative Verbrennung von 1 mMol Glucose entsteht, benötigt. Diese ununterbrochenen Reparationsvorgänge an den Zellmembranen verbrauchen etwa 30% der Produktion des Ruheumsatzes (DANOWSKI; ELKINTON et al.; FLECKENSTEIN; HODGKIN et al.).

Derart hohe Energiebeträge können nur durch die oxydativen Stoffwechselvorgänge erbracht werden.

Die zwei Flüssigkeitsräume des EZR haben auch nicht die gleiche Elektrolytzusammensetzung. Die Konzentrationsdifferenz der Eiweißanionen bewirkt eine Umverteilung der Anionen und Kationen im Sinne des Donnanschen Gleichgewichtes. Somit liegt im ISR die Kationenkonzentration (Na^+, K^+) etwas niedriger und die der Anionen (Cl^-) etwas höher als im IVR. Diese Unterschiede fallen jedoch für die Praxis kaum ins Gewicht.

Trotz der differierenden Zusammensetzung und Gesamtkonzentration der Ionen herrscht in allen Flüssigkeitsräumen (mit Ausnahme des III. Raumes) die gleiche Osmolarität, da ein Teil der intracellulären Kationen nicht dissoziiert ist und ein Teil der Anionen mehrwertig ist (KEITEL; MOORE et al., 1952).

b) Wasserhaushalt

Die normalen täglichen Wasserverluste sind in Tabelle 4 angegeben.

Tabelle 4. *Normaler täglicher Wasserverlust*

	Urin ml	Stuhl ml	Persp. ins. ml/h/kg-KG	Gesamtmenge ml/Tag
Säugling (2—10 kg)	200— 500	25—40	1—1,2	300— 840
Kinder (10—40 kg)	500— 800	40—100	0,6—0,8	840—1500
Erwachsene (60 kg)	1300—1600	100	0,5—0,7	1800—2500

Die Wasserabgabe durch die Haut und die Lunge ist obligatorisch. Die Größe dieser Verluste hängt im wesentlichen von dem Energieumsatz (42 ml/100 Cal) und somit auch der Körpertemperatur ab. So steigen die Verluste mit jedem °C um etwa 300—400 ml/Tag an. Weitere obligatorische Abgaben an Wasser erfolgen durch Stuhl, Schweiß und durch die minimale Harnausscheidung, die für die Elimination der harnpflichtigen Substanzen bei maximaler Konzentrationsfähigkeit der Niere (1200 bis 1400 mosm/l) erforderlich ist. Sie beträgt etwa 300—500 ml/Tag. Diesen Verlusten steht die Wasserproduktion (Oxydationswasser) des Organismus von nur etwa 300—350 ml/Tag gegenüber. Das Oxydationswasser entsteht bei der Verbrennung der Nahrungsmittel. 1 g Kohlehydrat gibt 0,56 ml, 1 g Eiweiß 0,39 ml und 1 g Fett 1,07 ml Wasser durch die Verbrennung frei (BLAND; CARSTENSEN).

Größere Wassermengen stehen im Organismus nicht zur Verfügung. Die Wasserbestände der einzelnen Gewebearten sind in Tabelle 5 angegeben. Das Wasser des Knochengewebes ist nicht aus-

Tabelle 5. *Wassergehalt der einzelnen Gewebe*

Gewebe	Wassergehalt in %	Prozentualer Anteil am Gesamtwasser des Körpers
Knochen	22—34	9—13
Fettgewebe	29—32	12—13
Weiße Nervensubstanz	69—75	2,5—3
Hautgewebe	72—74	6—11
Quergestreifte Muskel	73—77	47—51
Lungengewebe	78—81	2,5
Blut	78—83	4,7—9

tauschbar. So verbleibt die Muskulatur als das einzig größere „Wasserreservoir". Diese Wassermengen dienen jedoch nur einer Notpufferung von Bilanzstörungen. Daher müssen die Nettoverluste an Wasser durch Zufuhr ersetzt werden.

Die Aufnahme von Wasser wird durch Durst reguliert. Es ist offensichtlich, daß hierbei mehrere Faktoren, wie Veränderung der Osmolarität und/oder des Volumens der einzelnen Flüssigkeitsräume, Austrocknung der Schleimhäute und psychische Einflüsse zusammenwirken.

Leider ist es so, daß bei Kranken der Durst als Warnsignal oft fehlt (BAUR).

c) Natriumhaushalt

Das Gesamtkörpernatrium beträgt 58,4 mval/kg-KG, wovon der austauschbare Anteil mit 69,4% (40,5 mval/kg-KG) angenommen wird (FORBES et al., 1951; MERTZ).

Die durchschnittliche tägliche Natriumausscheidung ist in Tabelle 6 angegeben. Unter normalen Umständen sind die Verluste durch Schweiß und Stuhl so gering, daß sie vernachlässigt werden können (AHLMAN et al.).

Das Natrium wird in der Niere durch die Glomeruli filtriert. 80—82% der filtrierten Menge werden bereits in den proximalen und 18—20% in den distalen Tubuli rückresorbiert. Der Austausch gegen H^+ und K^+ erfolgt in dem distalen Teil der Nierenkanälchen. Die eigentliche Regulation des Natriumbestandes des Körpers geschieht in den distalen Tubuli und im Sammelrohr. Die einzelnen Regulationsmechanismen sind so ausgerichtet, daß Änderungen der glomulären Filtration des Natriums durch die tubuläre Rückresorption kompensiert werden. Dieses glomerulo-tubuläre Gleichgewicht wird durch die Funktion der Macula densa-Zellen des juxtaglomerulären Apparates aufrechterhalten, wobei noch andere — endokrine, hämodynamische und onkotische — Faktoren ihren Einfluß haben.

Die hormonalen Einflüsse auf den Wasser- und Natriumhaushalt sind im eigentlichen Sinne volumen- und osmoregulatorische Funktionen des neuroendokrinen Systems.

d) Regulation der Isotonie und Isovolämie des EZR

Alle homoiostatischen Regulationsmechanismen sind eng miteinander gekoppelt.

Sie werden einerseits angeregt durch die Abweichungen des Volumens und der Zusammensetzung des extracellulären Raumes von der Norm, andererseits regulieren sie dann diese Größen im Sinne des homoiostatischen Gleichgewichtes.

Abgesehen von der volumenregulatorischen Fähigkeit der einzelnen Zelle sind die Volumenänderungen des intracellulären Raumes von der jeweiligen Osmolarität des extracellulären Raumes abhängig.

Das Natriumchlorid ist für etwa 94% des osmotischen Druckes im EZR verantwortlich. Natrium kann durch andere Ionen nicht ersetzt werden, während das Chloridion und das Bicarbonation sich als Anionenpartner des Natriums gegenseitig vertreten können. Die konsekutiven Konzentrationsänderungen dieser Ionen sind — abgesehen von der Bedeutung für den Säure-Basen-Haushalt[1] — als zusätzliche Sicherungen des Konstanthaltens der Natriumkonzentration im EZR aufzufassen (AEBI).

Die eigentliche *Osmoregulation* erfolgt in der Niere durch die Änderungen der freien Wasserclearance unter dem Einfluß des Adiuretins (ADH).

Das ADH (Arginin-Vasopressin) wird im Hypothalamus (nuclei paraventriculares und nuclei supraoptici) gebildet und im Hypophysenhinterlappen gespeichert. Die Freisetzung von ADH erfolgt bei Steigerung des osmotischen Druckes auf Impulse, die von den Osmoreceptoren der A. carotis interna und der Leber über den Hypothalamus zum Hypophysenhinterlappen geleitet werden.

Das ADH bewirkt eine Permeabilitätssteigerung der Zellen in den Tubuli und den Sammelrohren und steigert hierdurch das Abströmen von Wasser in die hypertone interstitielle Flüssigkeit des Nierenmarks. Eine Überproduktion führt zur Wasserretention, ein Mangel zum Diabetes insipidus.

1 Siehe S. 83.

Tabelle 6. *Durchschnittliche Elektrolytkonzentrationen in den Ausscheidungsflüssigkeiten*

Ausscheidungs-flüssigkeit	Na^+ mval/l	K^+ mval/l	Cl^- mval/l
Urin	100—180	60—90	100—200
Stuhl	35	72	73
Schweiß	58	10	45

Es beeinflussen noch andere Impulse — die von den Volumenreceptoren der größeren Venen und des Vorhofes kommen — die Wasserresorption in der Niere.

Die Reglermechanismen zur Aufrechterhaltung der Isotonie werden jedoch überwiegend durch die Osmoreceptoren gesteuert (FORBES et al., 1956; FRIEDBERG; LEWIS; VERNEY).

Die Eigenregulation des intravasalen Volumens unterliegt den Gesetzen des Starlingschen Mechanismus. Somit sind der ungestörte Ablauf der Austauschvorgänge im Capillargebiet und die damit verbundenen Änderungen des intravasalen Volumens von der Eiweißkonzentration im Serum abhängig.

Für die Aufrechterhaltung der *Isovolämie* des gesamten extracellulären Raumes sind in erster Linie die Volumenreceptoren (Baroreceptoren) verantwortlich. Sie sind in den Vasa afferens des juxtraglomerulären Apparates der Niere, im linken und rechten Vorhof und in den Lungenvenen lokalisiert.

Von den Volumenreceptoren ausgehende Impulse erhöhen die Inkretion des Aldosterons bzw. die der Mineralocorticoide durch Aktivierung des Renin-Angiotensin- und des Hypophysen-Nebennierenrindensystems. Im letzteren ist ACTH das Vermittlungshormon. Die vermehrte Produktion von Aldosteron bzw. Mineralocorticoiden führt zu einer gesteigerten Natriumrückresorption in den distalen Tubuli (GAUER; LEWIS; MERTZ; VERNEY).

Das Angiotensin II hat noch eine direkte renale Wirkung und reguliert die glomerulo-tubuläre Balance für das Natrium.

Diese Mechanismen bewirken eine Wasser- und Natrium-Retention in der Niere, insbesondere bei intravasaler Hypovolämie.

Die homoiostatische Schutzwirkung wird jedoch nach einigen Tagen abgeschwächt (Escape-Phänomen). Natrium und Wasser werden trotz des erhöhten Spiegels der Hormone im Blut nicht mehr retiniert, wobei die erhöhte Sekretion von Kalium durch die Mineralocorticoide fortbestehen bleiben kann.

e) Kaliumhaushalt

Das Gesamtkörperkalium beträgt etwa 53,0 mval/kg-KG, hiervon sind 90% (48,5 mval/kg-KG) austauschbar. Der nichtaustauschbare Teil ist in den Zellstrukturen eingebaut, so bindet z. B. 1 g Stickstoff 2,38 mval K^+ und 1 g Glykogen 0,36 mval K^+ (BURNELL et al.; FORBES et al., 1956; KÜHNS et al., 1956; MERTZ).

Das physiologische Gleichgewicht des Kaliums ist mit der Hydrogenionenkonzentration des extracellulären Raumes eng verbunden (s. auch „Störungen des Kaliumhaushaltes").

Bei Anstieg der extracellulären Kaliumkonzentration nimmt die Leber Kalium aus dem Plasma auf und unter Wirkung der Mineralocorticoide wird Kalium vermehrt ausgeschieden. Bei Hypokaliämie wird Kalium mit Hilfe von Adrenalin durch beschleunigten Abbau von Glykogen freigesetzt.

Die durchschnittliche Tagesausscheidung von Kalium ist in der Tabelle 6 angegeben.

Etwa 20% verläßt den Organismus durch den Stuhl, etwa 80% werden durch die Niere ausgeschieden.

Normalerweise wird die gesamte, durch die Glomeruli filtrierte, Kaliummenge in dem proximalen Tubulus rückresorbiert und in dem distalen Tubulus, unter der regulierenden Wirkung der Mineralocorticoide und des Hydrogenionengleichgewichtes, sezerniert.

Die Regulation der Kaliumausscheidung ist nicht so vollkommen wie die des Natriums. So können pathologische Veränderungen der Kaliumkonzentration im EZR leichter entstehen.

f) Magnesium-, Calcium-, Phosphor-, Chlorid- und Bicarbonathaushalt

Chlorid und Bicarbonat sind mit dem Säure-Basen-Gleichgewicht engstens verbunden. Somit werden die diesbezüglichen Probleme nicht in diesem Kapitel abgehandelt.

Magnesium, Calcium und Phosphor haben überwiegend stoffliche Funktionen im menschlichen Organismus. Hinsichtlich der klinischen Probleme der Störungen des Wasser- und Elektrolythaushaltes sind sie nach unserem heutigen Wissen von geringer Bedeutung. Durch Verschiebung des Ionengleichgewichtes im EZR können ihre Konzentrationsänderungen zu Störungen der elektromechanischen Reizübertragung führen.

g) Störungen des Wasser- und Elektrolythaushaltes

Entgleisungen des Wasser- und Elektrolythaushaltes führen entweder zu hypo- bzw. hypervolämischen Zuständen und/oder resultieren in Störungen der elektrischen bzw. elektromechanischen Koppelungen im menschlichen Organismus (HALMÁGYI, 1969).

Hinsichtlich der einzelnen Störung ist es entscheidend:

1. ob sich die normalen osmotischen Verhältnisse in dem EZR änderten, und
2. ob die physiologischen Relationen der Ionen zueinander gestört wurden.

h) Störungen des Wasser- und Natriumhaushaltes

Abhängig von den osmotischen Verhältnissen im EZR können 6 Arten von Störungen unterschieden werden:

1. Hypotone Hyperhydration,
2. Isotone Hyperhydration,
3. Hypertone Hyperhydration,
4. Hypotone Dehydration,
5. Isotone Dehydration,
6. Hypertone Dehydration.

Die hypotone Hyperhydration entsteht durch einen Überschuß an reinem Wasser. Das elektrolytfreie Wasser verteilt sich proportional in den beiden Flüssigkeitsräumen (IZR und EZR), d. h., es werden beide Räume hypoton. Dieser Zustand kann insbesondere bei Kindern, aber auch bei Erwachsenen entstehen, wenn bei der Infusionstherapie das Oxydationswasser nicht berücksichtigt wurde, oder man Zuckerlösungen im Übermaß infundierte.

Bei der isotonen Hyperhydration oder Dehydration sind Wasser und Natrium im isotonischen Verhältnis verlorengegangen, oder im Überschuß vorhanden, daher betrifft diese Störung nur den extracellulären Raum, das intracelluläre Volumen bleibt unverändert.

Die Zunahme der Natrium- und Wasserbestände des EZR über die Norm hinaus mit erhöhter Na^+-Konzentration führt zu der hypertonen Hyperhydration.

Somit wird die extracelluläre Flüssigkeit gegenüber der intracellulären hyperton. Der extracelluläre Raum vergrößert sich nicht nur um die aufgenommene Wassermenge, sondern darüberhinaus tritt Wasser aus dem intracellulären Raum in den extracellulären über. Begleitet werden diese Wasserbewegungen durch die Abnahme des intracellulären Volumens.

Bei der hypotonen Dehydration geht überwiegend Natrium verloren, dadurch wird der extracelluläre Raum gegenüber dem intracellulären hypoton. In diesem Fall verhalten sich die Wasserbestände der beiden Räume gegensinnig. Es fließt Wasser aus dem hypotonen extracellulären Raum in die Zelle hinein. Der intracelluläre Raum nimmt zu, das extracelluläre Volumen nimmt ab.

Bei der hypertonen Dehydration geht überwiegend Wasser verloren. Dadurch werden beide Räume proportional betroffen und in gleichem Maße hypertonisch. Bei dieser Störung wird der intracelluläre Raum der Hauptleidtragende sein, da etwa $^2/_3$ des Verlustes den intracellulären Raum und nur $^1/_3$ den extracellulären Raum betreffen.

Die klinisch bedeutenden Störungen des Natrium- und Wasserhaushaltes sind in erster Linie die isotone, hypertone und hypotone Dehydration.

Bei der hypertonen Dehydration verursachen Verluste von 2—3 Liter außer Durst und Oligurie keine erheblichen klinischen Symptome. Ausgeprägte Oligurie, allgemeine Schwäche und Trockenheit kommen meistens bei einem Verlust von 4 bis 5 Liter vor. Bei gestörtem Bewußtsein oder Verwirrtheit und Schock kann man mit einem Wasserdefizit von über 7 Liter rechnen.

Der überschüssige Wasserverlust ergibt sich aus der Formel:

$$\text{Wasserdefizit} = \frac{([Na^+]\text{-Istwert} — ([Na^+]\text{-Sollwert}) \times 0{,}2 \times \text{kg-KG}}{[Na^+]\text{-Sollwert}}.$$

Damit ist natürlich nur das Defizit des extracellulären Raumes errechnet. So muß bei dieser Störung das errechnete Defizit verdreifacht werden, um auch den intracellulären Wasserverlust zu bestimmen.

Bei der isotonen Dehydration bewirkt ein Verlust von 2 Liter Flüssigkeit Müdigkeit, Tachykardie, Neigung zum orthostatischen Kollaps bei noch normalen Blutdruckwerten. Bei einem Verlust von 4 Liter und darüber hinaus treten Blutdruckabfall, Apathie, Bewußtseinstrübungen und Schock auf. Die Größe dieser Verluste wird nicht durch die Natriumkonzentration im Serum widergespiegelt.

Bei der hypotonen Dehydration handelt es sich meist ursprünglich um Verluste isotonischer Flüssigkeit. Da sie jedoch protrahiert erfolgen, kann die Auffüllung der Flüssigkeitsräume durch Trinkwasser und vor allem durch das Oxydationswasser mit den Verlusten beinahe Schritt halten. So steht die Herabsetzung der Natriumkonzentration zuerst im

Tabelle 7. *Diagnose der Störungen des Wasser- und Natriumhaushaltes.* (Nach SCHWAB)

Art der Störung	Ery-Zahl Hb-Gehalt	Protein-Gehalt	Hämatokrit	Mittleres Erythroc.-Volumen	Mittlerer Hb-Gehalt des Erythroc.	$[Na^+]$	Bemerkungen
Hypotone							
Hyper-hydration	erniedrigt	erniedrigt	mäßig erniedrigt	erhöht	erniedrigt	mäßig erniedrigt	vorwiegende Veränderungen des intracellulären Raumes
Dehydration	erhöht	erhöht	mäßig erhöht	erniedrigt	erhöht	mäßig erhöht	
Isotone							
Hyper-hydration	erniedrigt	erniedrigt	erniedrigt	normal	normal	normal	vorwiegende Veränderungen des extracellulären Raumes
Dehydration	erhöht	erhöht	erhöht	normal	normal	normal	
Hypertone							
Hyper-hydration	erniedrigt	erniedrigt	stark erniedrigt	erniedrigt	erhöht	erhöht	die Veränderungen des intracellulären und extracellulären Raumes sind gegensinnig
Dehydration	erhöht	erhöht	stark erhöht	erhöht	erniedrigt	erniedrigt	

Vordergrund und nicht der Volumenmangel (HALMÁGYI, 1969; SCHWAB, 1960). Das Natriumdefizit kann anhand des Serumnatriumspiegels errechnet werden:

Natriumdefizit =

$$([Na^+]\text{-Sollwert}) - ([Na^+]\text{-Istwert}) \times 0{,}2 \times \text{kg-KG}.$$

Zwei weitere Tatsachen müssen noch in der Klinik berücksichtigt werden:

1. Durst als Symptom kommt bei der hypertonen und isotonen Dehydration regelmäßig vor. Bei der hypotonen Dehydration (Zellödem!) kann es durchaus fehlen.

2. Die Oligurie ist bei der hypertonen Dehydration regelmäßig vorhanden. Bei der isotonen und hypotonen Dehydration besteht die Oligurie nur zu Beginn, im weiteren Verlauf kann sie oft durch normale oder übernormale Urinausscheidung abgelöst werden. Die Ursache dieses Verhaltens ist in der mangelhaften Konzentrationsfähigkeit der Niere zu suchen, welche durch die Mangeldurchblutung entsteht.

Der Hydrationszustand des extracellulären Raumes wird auch durch die Konzentrationswerte der einzelnen Blutbestandteile angezeigt (Tabelle 7). Der Hydrationszustand des intracellulären Raumes wird durch das Verhalten des Einzelerythrocytenvolumens und der mittleren Hämoglobinkonzentration in den Erythrocyten widergespiegelt. Diese Konzentrationswerte können durch folgende Formeln errechnet werden:

Mittlere Erythrocytenvolumen

$$(\text{MCV}) = \frac{\text{Hämatokritwert}\,(\%) \times 10}{\text{Ery-Zahl (Mill.)}}$$

und

Mittlere erythrocytäre Hämoglobinkonzentration

$$(\text{MCHC}) = \frac{\text{Hämoglobinkonzentration (g\%)} \times 100}{\text{Hämatokritwert}\,(\%)}.$$

Bei bereits bestehenden Störungen der Nierenfunktion sind die Konzentrationswerte von Kreatinin, Harnstoff und Rest-N im Serum erhöht.

Man muß jedoch bedenken, daß alle bisher besprochenen Laboratoriumsbefunde lediglich die Konzentration der genannten Substanzen wiedergeben und damit Volumenänderungen des extracellulären Raumes nicht anzeigen.

Quantitative Hinweise auf Volumenveränderungen können nur mit Hilfe der Blutvolumenbestimmung erhalten werden. Das zirkulierende Plasmavolumen wird nämlich jedesmal entsprechend seinem Volumenanteil an dem gesamten extracellulären Raum verändert sein. So spiegeln die Änderungen des zirkulierenden Plasmavolumens anteilmäßig die Abnahme oder Zunahme der Wasserbestände des extracellulären Raumes wider. Das zirkulierende Plasmavolumen kann heute in der Klinik mit der Isotopen-Verdünnungs-Methode wiederholt gemessen werden, und das Plasmavolumendefizit mit Hilfe der Normalwerte für das zirkulierende Blutvolumen (Tabelle 8) und der des Hämatokritwertes errechnet werden.

Hierdurch ist es möglich, auf das extracelluläre Volumendefizit und mit Hilfe der Konzentrationswerte der Ionen auf das extracelluläre Ionendefizit rückzuschließen.

Der logische Gedankengang ergibt sich aus den folgenden Gleichungen:

Tabelle 8. *Zirkulierendes Blutvolumen bei Gesunden in ml*

Körpergewicht	Mann Körperbau und % des Körpergewichts				Frau Körperbau und % des Körpergewichts			
	normal	fett	dünn	muskulös	normal	fett	dünn	muskulös
kg	7,0%	6,0%	6,5%	7,5%	6,5%	5,5%	6,0%	7,0%
40	2800	2400	2600	3000	2600	2200	2400	2800
45	3150	2700	2920	3370	2920	2470	2700	3150
50	3500	3000	3250	3750	3250	2750	3000	3500
55	3850	3300	2570	4120	3570	3020	3300	3850
60	4200	3600	3900	4500	3900	3300	3600	4200
65	4550	3900	4220	4870	4220	3570	3900	4550
70	4900	4200	4550	5250	4550	3850	4200	4900
75	5250	4500	4870	5620	4870	4120	4500	5250
80	5600	4800	5200	6000	5200	4400	4800	5600
85	5950	5100	5520	6370	5520	4670	5100	5960
90	6300	5400	5850	6750	5850	4950	5400	6300
95	6650	5700	6170	7120	6170	5220	5700	6650
100	7000	6000	6500	7500	6500	5500	6000	7000

(I) $$PV_{Ist} = \frac{BV_{Ist} \times (100 - Htk_{Ist})}{100},$$

(II) $$PV_{Soll} = \frac{BV_{Soll} \times (100 - Htk_{Soll})}{100},$$

(III) $$PV_{Def.} = PV_{Soll} - PV_{Ist},$$

(IV) $$PV_{Def.} = \frac{BV_{Soll} \times (100 - Htk_{Soll})}{100} - \frac{BV_{Ist} \times (100 - Htk_{Ist})}{100},$$

(V) $$EZR_{Soll}/PV_{Soll} = 5,$$

(VI) $$EZR_{Soll} = 5 \times PV_{Soll},$$

(VII) $$EZR_{Ist} = 5 \times PV_{Ist},$$

(VIII) $$EZR_{Def.} = 5 \times PV_{Def.},$$

(IX) $$EZR_{Def.} = 5 \times \left(\frac{BV_{Soll} \times (100 - Htk_{Soll})}{100} - \frac{BV_{Ist} \times (100 - Htk_{Ist})}{100}\right),$$

(X)[1] $$Ion_{Soll} = EZR_{Soll} \times [Ion]_{Soll},$$

(XI) $$Ion_{Ist} = EZR_{Ist} \times [Ion]_{Ist},$$

(XII) $$Ion_{Def.} = (EZR_{Soll} \times [Ion]_{Soll}) - (EZR_{Ist} \times [Ion]_{Ist}).$$

Soll-Wert = Normalwert; Ist-Wert = gemessener Wert; Htk = Hämatokritwert; [Ion] = Ionenkonzentration (mval/l).

Selbstverständlich handelt es sich bei den so errechneten Mengen an Wasser und Ionen nur um Annäherungswerte. So erfolgt z. B. bei schnellen (Stunden) Veränderungen im EZR ein Äquilibrium zwischen dem aktiven Teil des ISR und dem IVR. Das Verhältnis der beiden Räume beträgt nur 2,7.

1 Hinsichtlich der Umrechnung von mval in mg s. Tabelle 9.

Tabelle 9. *Ionengewicht, Wertigkeit und Milliäquivalentgewicht*[a] *der wichtigsten Elektrolyte*

Elektrolyte	Ionengewicht in g	Wertigkeit	Milliäquivalentgewicht in mg
Na^+	23,00	1	23,00
K^+	39,10	1	39,10
Ca^{++}	40,08	2	20,04
Mg^{++}	24,32	2	12,16
H^+	1,01	1	1,01
Cl^-	35,46	1	35,46
HCO_3^-	61,02	1	61,02
HPO_4^{--}	95,99	2	47,99
$H_2PO_4^-$	97,00	1	97,00
SO_4^{--}	96,07	2	48,03
$Lactat^-$	89,07	1	89,07
$Acetat^-$	59,04	1	59,04

[a] $$\text{Milliäquivalentgewicht (mval)} = \frac{\text{Äquivalentgewicht}}{1000},$$

$$\text{Äquivalentgewicht} = \frac{\text{Ionengewicht}}{\text{Wertigkeit}}.$$

Es ist jedoch der einzig mögliche Weg, heute in der Klinik quantitative Schätzungen anzustellen. Diese Werte sollen nicht isoliert betrachtet werden, sondern in Verbindung mit den klinischen Parametern der Kreislauffunktion im Rahmen der Gesamtdiagnose ihre Verwendung finden.

i) Störungen des Kaliumhaushaltes

Bei Störungen des Kaliumhaushaltes kann man zwei Formen unterscheiden:

1. Störungen der physiologischen Verteilung,
2. Verschiebung des normalen Verhältnisses zwischen Kaliumkapazität und Kaliumgehalt.

Die Störungen der physiologischen Verteilung führen zu Veränderungen des Kalium- und Natriumquotienten.

Da die Aufrechterhaltung der Konzentrationsunterschiede für die beiden Ionen (Na^+ und K^+) an den ungestörten Ablauf der oxydativen Stoffwechselvorgänge gebunden ist, ist es verständlich, daß hypoxämische Zustände eine Störung der Transmineralisationsvorgänge an den Zellmembranen verursachen. Hierdurch kommt es zu einer Hyperkaliämie im EZR. Die Kaliumkonzentration im Serum kann extreme Werte (über 15 mval/l) erreichen. Bei solchen hohen Kaliumkonzentrationen im Serum liegt bereits ein Kreislaufstillstand vor (STEWART).

Unabhängig hiervon verursachen auch die Veränderungen des Säure-Basen-Gleichgewichtes Störungen in der Kaliumverteilung. Da in dem intracellulären Raum K^+ und H^+ sich gegenseitig vertreten können, kommt es bei der extracellulären Acidose zum Austausch von 3 K^+ gegen 1 H^+ und 2 Na^+ (GOLDBERGER; REISSIGL). Das Resultat ist eine extracelluläre Hyperkaliämie. Bei Alkalosen verläuft der K^+ und H^+-Austausch in umgekehrter Richtung. So kommt es bei Alkalosen zu einer Hypokaliämie des EZR. Da in den Tubuluszellen die gleichen Vorgänge ablaufen können, wird die Alkalose zusätzlich verstärkt (BURNELL et al., 1956; MOORE et al., 1955).

Eine ausgeprägte extracelluläre Hyperkaliämie kann auch durch Hämolyse und durch Massentransfusion von älteren Blutkonserven auftreten (LE VEEN et al.).

Beide Zustandsbilder gehören aber im eigentlichen Sinne zu der zweiten Form der Störungen des Kaliumhaushaltes.

Die Kaliumkapazität wird definiert als die Anzahl aller Anionen, die imstande sind, Kaliumionen zu binden (BURNELL et al., 1957; MUDGE). In den Begriff Kaliumkapazität muß aber auch das Kaliumbindungsvermögen der Zellsubstanzen (Stickstoff und Glykogen) miteingeschlossen werden.

In diesem Sinne treten die Störungen des Kaliumhaushaltes dann auf, wenn Kaliumgehalt und Kaliumkapazität des Organismus sich nicht in einem physiologischen Gleichgewichtszustand befinden.

Ein Kaliumüberschuß entsteht, wenn die Kaliumkapazität unproportional abnimmt (renale Insuffizienz, Nebennierenrindeninsuffizienz, starke Katabolie, fehlerhafte parenterale Ernährung) oder die Kaliumbelastung unproportional zunimmt (fehlerhafte Infusionstherapie) (LINDENSCHMIDT; MOORE et al., 1952).

Kaliummangelzustände treten dann auf, wenn das Gesamtkörperkalium geringer wird als es der Kaliumkapazität entsprechen würde (tubuläre Acidose, Polyurie, Hyperaldosteronismus, Steroidbehandlung; wiederholte Anwendung von Osmotherapeutika, Diuretika; Unterernährung).

Es kann aber auch durch plötzliche kalorien- und eiweißreiche Ernährung die Kaliumkapazität erhöht werden. Ohne ausreichende gleichzeitige Kaliumzufuhr kommt es infolge der unproportionalen Erhöhung der Kaliumkapazität zu einem Kaliummangelzustand (ATCHLEY et al.; HALMÁGYI, 1967).

Kaliummangel und Kaliumüberschuß können zu Hypo- oder Hyperkaliämie des extracellulären Raumes führen.

Gleichgültig, aus welchen Ursachen Kaliummangel aufgetreten ist, kommt es zu Tachykardien, Extrasystolen, Digitalisüberempfindlichkeit des Myokards, Muskelschwäche, Hypotonie, Parese, Magen- und Darm-Atonie, metabolischen Alkalose, Herz- und Kreislaufversagen (KÜHNS, 1958; MOORE et al., 1954; ORAM et al.).

Ebenfalls werden die Symptome eines Kaliumüberschusses wie neuromuskuläre Störungen, hyperkaliämische Lähmung, Herzrhythmusstörungen und Kammerflimmern durch eine elektromechanische Entkoppelung ausgelöst. Letzten Endes sind diese Störungen dann immer mit einer Verschiebung des physiologischen Gleichgewichtes der Natrium- und Kaliumionenkonzentration im Organismus verbunden.

Die Kaliumkonzentration des Serums ist bei Kaliummangel oder Kaliumüberschuß zu Beginn nicht immer pathognostisch. Der Normalwert liegt zwischen 3,8 und 5,1 mval/l. Die Veränderungen dürfen nur nach Ausgleich einer evtl. vorhandenen Störung des Säure-Basen-Haushaltes bewertet werden.

Es besteht jedoch eine gute Korrelation zwischen dem Serumkaliumspiegel und den Veränderungen des Quotienten von Kaliumgehalt und Kaliumkapazität (SCRIBNER et al.; TRUNIGER).

Die Berechnung der Kaliumkapazität kann aus der Kreatininausscheidung in 24 Std mit der Formel

$$\underset{\text{(in mval/l)}}{\text{Kaliumkapazität } (C_{K^+})} = 1{,}75 \times \underset{\text{(in mg/24 Std)}}{\text{Kreatininausscheidung}}$$

errechnet, oder aus dem Kräftezustand und dem Körpergewicht des Patienten geschätzt werden (Tabelle 10).

Tabelle 10. *Kaliumgehalt des Körpers in Abhängigkeit vom Ernährungszustand*

Ernährungszustand	Männer	Frauen
Normal	45 mval/kg-KG	35 mval/kg-KG
Mittlerer Gewichtsverlust	32 mval/kg-KG	25 mval/kg-KG
Schwerer Gewichtsverlust	23 mval/kg-KG	20 mval/kg-KG

Ist die Kaliumkonzentration und der pH-Wert des Serums sowie die Kaliumkapazität bekannt, so kann man aus der Abb. 1 das Kaliumdefizit ablesen (BURNELL et al., 1957).

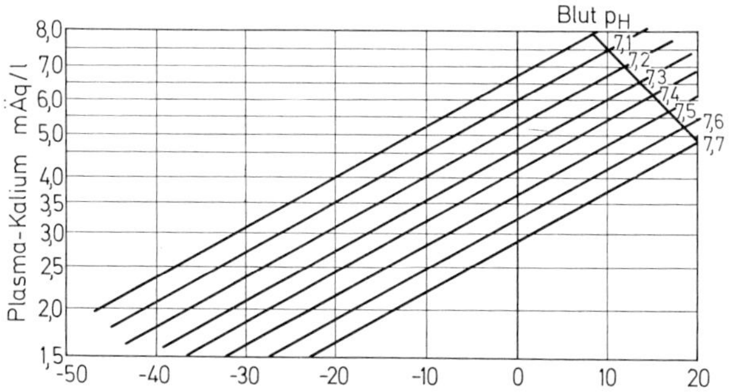

Abb. 1. Nomogramm zur Berechnung eines Kalium-Defizits oder eines Kalium-Überschusses (nach BURNELL und SCRIBNER). Auf der Abszisse ist das Kaliumdefizit in % der Kaliumkapazität angegeben

Eine Faustregel besagt, daß je 1 mval/l Abweichung der Kaliumkonzentration im Serum von der Norm 100—200 ml Defizit bei Serumkaliumwerten über 3 mval/l und 200—400 ml Defizit bei Serumkaliumwerten unter 3 mval/l entsprechen (TRUNIGER).

Einen Hinweis auf die intracelluläre Konzentration des Kaliums kann man durch Berechnung der Erythrocytenkaliumkonzentration erhalten:

$$[K^+_{Ery}] = \frac{100\,([K^+_B] - [K^+_S])}{Htk\,(\%)} + [K^+_S],$$

$[K^+_{Ery}]$ = Kaliumkonzentration in Erythrocyten (mval/l),
$[K^+_B]$ = Kaliumkonzentration im Blut (mval/l),
$[K^+_S]$ = Kaliumkonzentration im Serum (mval/l),
Htk = Hämatokritwert.

Man muß jedoch bedenken, daß die Höhe der Kaliumkonzentration in den Erythrocyten (Normalwerte 81—107 mval/l) nicht für die Kaliumkonzentration in den übrigen Körperzellen repräsentativ ist (HARRIS).

In vielen, allerdings nicht allen Fällen treten insbesondere bei Kaliummangel charakteristische Störungen im EKG auf (KÜHNS, 1958; MUDGE). Am häufigsten kommen die Veränderungen an den Endstrecken: Senkung der ST-Strecke, Abflachung und Negativwerden der T-Welle (bei Hyperkaliämie ist die T-Welle relativ erhöht), Verlängerung der QT-Zeit durch Verbreiterung der T-Welle und Verschmelzung der U- und T-Wellen.

Seltener treten die relative Erhöhung der P-Welle, Verlängerung des P-R-Intervalls und Verbreiterung des QRS-Komplexes auf.

Letzten Endes kann ein Kaliumdefizit durch die Anwendung des sog. Kalium-Defizit-Testes aufgedeckt werden (KÜHNS et al., 1956). Die Beurteilung der Ausscheidung setzt ebenfalls ein physiologisches Gleichgewicht des Säure-Basen-Haushaltes, eine normale Nierenfunktion sowie einen normalen Mineralocorticoid-Spiegel im Serum voraus.

Die Abhandlung der Therapie erfolgt im Kapitel „Intensivtherapie", S. 892.

Es sollen an dieser Stelle noch die beiden wichtigsten Gesichtspunkte der Analyse der Störungen des Wasser-Elektrolythaushaltes in zwei Punkten zusammengefaßt werden:

1. Die Beachtung des Gesetzes der Isotonie aller Flüssigkeitsräume und die Beachtung der regulatorischen Funktion der Natriumkonzentration im EZR führen zum Verständnis der einzelnen Störungen des Wasser- und Natriumhaushaltes.

2. Die Störungen des Kaliumhaushaltes sind Bilanzstörungen und Verteilungsstörungen, die mit den oxydativen Stoffwechselvorgängen, dem Säure-Basen-Gleichgewicht und mit dem Eiweiß- und Energiehaushalt eng verbunden sind.

Literatur

AEBI, H.: Die Dynamik des Elektrolyt- und Wasserhaushalts. Dtsch. med. J. **7**, 13 (1956).

AHLMAN, K. I., ERÄNKÖ, J., KARVONEN, M. J., LEPPÄNEN, V.: Mineral composition of thermal sweat in healthy persons. J. clin. Endocr. **12**, 773 (1953).

ATCHLEY, D. W., LOEB, R. F., DICKINSON, W. R., BENEDICT, E. M., DRISCOLL, M. E.: On diabetic acidosis: A study of elektrolyte balance following the withdrawal and reestablishment of insulin therapy. J. clin. Invest. **12**, 297 (1933).

BARGER, E. Y. et al.: Intracellular water in man. Amer. J. Physiol. **162**, 318 (1950).

BAUR, H.: Physiologie und Pathologie des Wasser- und Elektrolythaushaltes. Stuttgart: Thieme 1957.

BEATJEV, A. M.: The diffusion of potassium from resting sceletal muscles following a reduction in the blood supply. Amer. J. Physiol. **112**, 139 (1935).

BERNING, H.: Die pathologische Physiologie des Wasser- und Elektrolythaushaltes. Ärztl. Fortbild. **11**, 1 (1956).

BLACK, D. A. K.: Essentials of fluid balance. Philadelphia: Davis 1964.

BLAND, J. H.: Störungen des Wasser- und Elektrolythaushaltes. Stuttgart: Thieme 1959.

BURNELL, J. M., SCRIBNER, B. H.: The serum potassium concentration as a guide to potassium needs. J. Amer. med. Ass. **164**, 959 (1957).

— VILLAMIL, M. F., UYENO, T., SCRIBNER, B. H.: The effect in humans of extracellular pH change on the relationship between serum potassium concentration and intracellular potassium. J. clin. Invest. **9**, 935 (1956).

CARTENSEN, E.: Infusionstherapie und parenterale Ernährung in der Chirurgie. Grundlagen und Indikation. Stuttgart: Schattauer 1964.

DANOWSKI, T. S.: The transfer of potassium across human blood cell membrane. J. biol. Chem. **139**, 693 (1941).

DARROW, D. C., PRATT, E. L.: Fluid-therapy: relation to tissue composition and the expendiature of water and elektrolyte. J. Amer. med. Ass. **143**, 365 (1950).

EDELMAN, J. S., OLNEY, J. M., JAMES, A. H.: Body composition: studies in human beings by dilution principle. Science **115**, 447 (1952).

ELKINTON, J. R., WINKLER, A. W.: Transfers of intracellular potassium in experimental dehydration. J. clin. Invest. **23**, 93 (1944).

FLECKENSTEIN, A.: Der Kalium-Natrium-Austausch als Energieprinzip in Muskel und Nerv. Berlin-Göttingen-Heidelberg: Springer 1955.

FORBES, G. B., LEWIS, A. M.: Total sodium, potassium and chloride in adult man. J. clin. Invest. **35**, 596 (1956).

— PERLEY, A.: Estimation of total body sodium by isotope dilution. J. clin. Invest. **30**, 558 (1951).

FRIEDBERG, V.: Untersuchungen über die Ursachen der postoperativen Wasser- und Elektrolytretention. Melsunger Med. Pharmaz. Mitt. **93**, 1881 (1960).

GAMBLE, J. L.: Chemical anatomy, physiology and pathology of extracellular fluid. Cambridge, Mass.: Harvard Univ. Press 1950.

GAUER, O. H.: Die volumenregulatorische Komponente im Elektrolyt- und Wasserhaushalt. Melsunger Med. Pharmaz. Mitt. **88**, 1543 (1957).

GOLDBERGER, E.: A primer of water, electrolyt and acidbase syndrom. Philadelphia: Lea & Febinger 1965.

HALMÁGYI, M.: Die Bedeutung der klinischen Vollbilanzierung bei der parenteralen Ernährung. In: Fettstoffwechsel 2. Lochham: Pallas 1967.

— Wiederbelebung bei Störungen des Wasser-Elektrolythaushaltes. Phys. Med. Rehab. **10**, 95 (1969).

HARRIS, E. J.: The influence of the metabolism of human erythrocytes on their potassium content. J. biol. Chem. **141**, 579 (1941).

HODGKIN, A. L., HOROWICZ, P.: Movements of Na and K in single muscle fibers. J. Physiol. (Lond.) **145**, 405 (1959).

KEITEL, H. G.: The pathophysiology and treatment of body fluid disturbances. New York: Appleton-Century-Crofts 1962.

KÜHNS, K.: Die Pathogenese von Herzkomplikationen bei Störungen des Mineralhaushalts und der kardialen Elektrolytkonzentrationen. Melsunger Med. Pharmaz. Mitt. **89**, 1645 (1958).

— HOSPES, K.: Klinische Bedeutung und Anwendung eines Kaliumdefizit-Testes unter Berücksichtigung der Therapie mit 1-Dehydrocortison (Prednison). Schweiz. med. Wschr. **27**, 783 (1956).

LEVEEN, H. H., PASTERNACK, H. S., LUSTRIN, I., SHAPIRO, R. B., BECKER, E., HELFT, A. E.: Hemorrhage and transfusion as the major cause of cardiac arrest. J. Amer. med. Ass. **173**, 770 (1960).

LEWIS, A. A. G.: Neurohypophysis and regulation of water excretion. Arch. Middx Hosp. **â**, 142 (1952).

LINDENSCHMIDT, TH. O.: Das Eiweißproblem in der Chirurgie. Langenbecks Arch. klin. Chir. **265**, 302 (1950).

MERTZ, D. P.: Die extrazelluläre Flüssigkeit. Stuttgart: Thieme 1962.

MOORE, F. D., BALL, M. P.: Metabolic response to surgery. Springfield, Ill.: Ch. C. Thomas 1952.

— BOLING, E. A., DITMORE, H. B., SICULAR, A., TETERICK, J. E., ELLISON, A. E., HOYE, S. J., BALL, M. R.: Body sodium and potassium. V. The relationship of alkalosis, potassium deficiency and surgical stress to acute hypokalemia in man. Metabolism **4**, 379 (1955).

— EDELMAN, I. S., OLNEY, J. M., JAMES, A. H., BROOKS, L., WILSON, G. M.: Body sodium and potassium. III. Interrelated trends in alimentary, renal, and cardio-vascular disease; lack of correlation between body stores and plasma concentration. Metabolism **4**, 334 (1954).

— HALEY, H. B., BERING, E. A., BROOKS, L., EDELMAN, I. S.: Further observations on total bodywater. II. Changes of body composition in disease. Surg. Gynec. Obstet. **95**, 155 (1952).

MUDGE, G. H.: Potassium imbalance. Bull. N.Y. Acad. Med. **29**, 846 (1953).

ORAM, S., RESNEKOV, L., DAVIES, P.: Digitalis as a cause of paroxysmal atrial tachycardia with atrioventricular block. Brit. med. J. **1960 II**, 1402.

REISSIGL, H.: Praxis der Flüssigkeitstherapie. München-Berlin: Urban & Schwarzenberg 1965.

SCHWAB, M.: Die Grundlagen der Flüssigkeits- und Elektrolyttherapie. Melsunger Med. Pharmaz. Mitt. **93**, 1903 (1960).

— KÜHNS, K.: Die Störungen des Wasser- und Elektrolytstoffwechsels. Berlin-Göttingen-Heidelberg: Springer 1959.

SCRIBNER, B. H., BURNELL, J. M.: Interpretation of the serum potassium concentration. Metabolism **5**, 468 (1956).

STEWART, J. S. S., STEWART, W. K., GILLIES, H. G.: Cardiac arrest and acidosis. Lancet **1962 II**, 967.

TRUNIGER, B.: Wasser- und Elektrolytfibel. Diagnostik und Therapie des Flüssigkeitshaushaltes. Stuttgart: Thieme 1967.

VERNEY, E. B.: Diurèse aquense et lobe postérieur de l'hypophyse. Rev. méd. Liège **1**, 44 (1946).

6. Der Säure-Basen-Haushalt

K. Rehder

a) Einleitung

Fundierte Kenntnisse über die wichtigsten Zusammenhänge des Säure-Basen-Haushaltes sind heute für einen Anaesthesisten unerläßlich. Mehr als jeder andere Arzt muß er sich mit solchen Problemen auseinandersetzen, sei es bei der Behandlung von Schockzuständen verschiedener Genese, während der Narkose, bei der künstlichen Beatmung, während der Hypothermie, der extrakorporalen Zirkulation, bei der Reanimation, bei Vergiftungen usw. Labortechnische Möglichkeiten zur Bestimmung des Säure-Basen-Zustandes sind Voraussetzung für die Erkennung und Behandlung von Störungen des Gleichgewichts und sollten daher in jeder Klinik vorhanden sein, in der Schwerkranke behandelt werden.

Im folgenden Kapitel sollen Grundbegriffe des Säure-Basen-Gleichgewichtes erklärt und definiert werden, soweit sie für den klinisch tätigen Anaesthesiologen von Wichtigkeit sind. In diesem Zusammenhang erscheint es zweckmäßig, auch auf die Technik der Bestimmung von Werten einzugehen, die für den Säure-Basen-Zustand repräsentativ sind.

Der erwachsene Mensch gibt täglich über die Lunge etwa 330 Liter Kohlendioxyd ab, was 15 Grammäquivalent entspricht. Bei der Therapie des Säure-Basen-Haushaltes ist weniger das Gewicht der Moleküle oder Ionen interessant, sondern vielmehr ihre elektrochemische Aktivität. Sie wird durch die Wertigkeit der Ionen ausgedrückt. Zweiwertige Kationen können doppelt so viele Anionen binden wie einwertige. Bezieht man also die Bindungsfähigkeit auf ein Mol, dann ergibt sich für einwertige Ionen = Molgewicht/1 und für zweiwertige Ionen = Molgewicht/2. Dieser Quotient wird Grammäquivalent (val), der tausendste Teil davon Milliäquivalent (mval) genannt. Das immer noch häufig verwendete Maß mg-% kann nach folgender Gleichung in mval/l umgerechnet werden:

$$\text{mval/l} = \frac{\text{mg-\%} \times 10 \times \text{Wertigkeit}}{\text{Atomgewicht}}.$$

Als Radikale der Phosphor- und Schwefelsäure werden durch den Stoffwechsel laufend Phosphat- und Sulfationen frei. Sie werden in einer Menge von etwa 160 mval täglich durch die Niere ausgeschieden.

Obwohl durch den Stoffwechsel ständig Wasserstoffionen freigesetzt werden, kommt es nur zu unwesentlichen Veränderungen der Wasserstoffionenkonzentration im Blut. Mehrere Puffersysteme gewährleisten eine sehr feine Regulierung.

Puffer sind Verbindungen, die bei Zusatz von Säure oder Base nur eine geringe pH-Veränderung erlauben. Der wichtigste Puffer im Blut ist das Hämoglobin. Demgegenüber beträgt die Pufferkapazität der Plasmaproteine nur etwa $^1/_6$.
Ein weiterer wichtiger Puffer im Blut ist das H_2CO_3-HCO_3^--System. Es ist zwar chemisch gesehen bei einem pH von 7,4 nur wenig wirksam. Je weiter sich der konstant zu erhaltende pH-Wert vom pK-Wert des Puffersystems entfernt, desto schwächer ist die Pufferung des pH-Wertes. Bei Zusatz von 2 mMol Säure bei einem pH von 7,4 würde sich das Verhältnis Salz/Säure von 20/1 auf 6,25/1 ändern, während sich bei einem pH von 6,10 das Verhältnis nur von 1/1 auf 1/1,38 ändern würde.

In vivo hat das H_2CO_3-HCO_3^--Puffersystem wegen der Möglichkeit der CO_2-Abgabe in der Lunge eine gute Pufferwirkung. Das $HPO_4^{=}$-$H_2PO_4^-$-Puffersystem schließlich ist ein wichtiger intracellulärer Puffer.

Das im Gewebe gebildete Kohlendioxyd diffundiert aufgrund des Kohlendioxyd-Spannungsgradienten zwischen Gewebe und Blut ins Plasma. Dort bildet Kohlendioxyd zusammen mit dem Plasmaeiweiß Carbaminoverbindungen ($R\text{-}NH_2 + CO_2 \rightleftharpoons R\text{-}NHCOO^- + H^+$). Ein anderer Teil des Kohlendioxyds vereinigt sich mit Wasser zu Kohlensäure (Hydratation), ein anderer Teil bleibt in Lösung. Der größte Anteil des Kohlendioxyds diffundiert in die Erythrocyten, wo es teilweise in Lösung bleibt und zum Teil eine chemische Verbindung mit der NH_2-Gruppe des Hämoglobinmoleküls eingeht. Der größte Teil bildet unter Mitwirkung des Enzymes Carboanhydrase zusammen mit Wasser rasch Kohlensäure nach der Formel:

$$H_2O + CO_2 \rightleftharpoons H_2CO_3. \qquad (1)$$

Im Plasma ist die Konzentration des gelösten Kohlendioxyds etwa 1000mal größer als die der Kohlensäure. Die Tabelle 1 mag Aufschluß geben über die quantitative Verteilung des Kohlendioxyds im Blut.

Kohlensäure (H_2CO_3) dissoziiert nach der Formel:

$$H_2CO_3 \rightleftharpoons H^+ + HCO_3^-. \qquad (2)$$

Tabelle 1. *Quantitative Verteilung des Kohlendioxyds in einem Liter Blut des Menschen mit einem Hämatokrit von 0,40 und einer Hämoglobinkonzentration von 9,93 mMol/Liter.* (Nach Davenport, H. W.: The ABC of Acid-Base Chemistry. Chicago: Chicago University Press)

	Arteriell mMol[a]	Venös mMol
Gesamtes CO_2 in einem Liter Blut	21,53	23,21
Gesamtes CO_2 im Plasma von einem Liter Blut (600 ml Plasma)	15,94	16,99
Davon als gelöstes CO_2	0,71	0,80
Als HCO_3^--Ion	15,23	16,19
Gesamtes CO_2 in den Erythrocyten von einem Liter Blut (400 ml Erythrocyten)	5,59	6,22
Davon als gelöstes CO_2	0,34	0,39
Als Carbamino CO_2 (R-$NHCOO^-$)	0,97	1,42
Als HCO_3^--Ion	4,28	4,41

[a] 1 Mol CO_2 nimmt bei 0° C und 760 mm Hg (STPD) 22,26 Liter ein. Um mMol in Vol.-% (ml CO_2 in 100 ml Blut) umzuformen, muß man mMol mit dem Faktor 2,226 multiplizieren.

In den Erythrocyten werden die meisten H^+-Ionen vom Hämoglobin gepuffert. Die freiwerdenden Bicarbonationen diffundieren ins Plasma, und Cl-Ionen wandern dafür in die Erythrocyten zurück (Hamburger-Phänomen). Durch Zunahme der intracellulären HCO_3^--Ionen wird das Donnan-Gleichgewicht der diffusiblen intra- und extracellulären Ionen gestört. Je mehr Kohlensäure dissoziiert, desto mehr Kohlensäure kann aus Kohlendioxyd und Wasser nachgebildet werden.

Für die Pufferung der durch Hydratation entstehenden Wasserstoffionen (Protonen) ist das reduzierte Hämoglobin besonders geeignet. Reduziertes

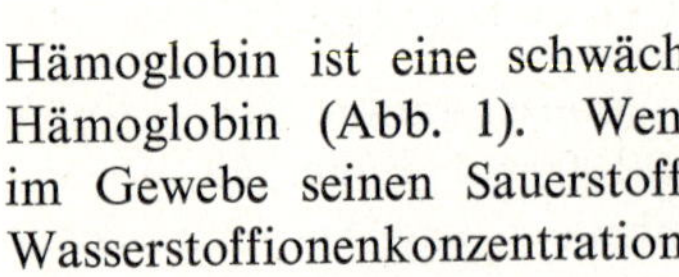

Abb. 1. Die Imidazolgruppe des Hämoglobins ist im physiologischen Bereich von pH 7,00—7,80 einer der Hauptpuffer des Blutes. Reduziertes Hämoglobin ist eine schwächere Säure als Oxy-Hämoglobin

Hämoglobin ist eine schwächere Säure als Oxy-Hämoglobin (Abb. 1). Wenn Oxy-Hämoglobin im Gewebe seinen Sauerstoff abgibt, würde die Wasserstoffionenkonzentration sinken, wenn nicht gleichzeitig Kohlendioxyd aus dem Gewebe in das Blut eintreten und dort in Verbindung mit Wasser H^+- und HCO_3^--Ionen bilden würde. Die neu gebildeten Wasserstoffionen werden zum Teil vom reduzierten Hämoglobin aufgenommen. Wird 1,0 mMol Oxy-Hämoglobin[1] durch Freisetzung von 22,4 ml Sauerstoff reduziert, dann können 0,7 mMol H^+-Ionen, d. h. 0,7 mMol[2] Kohlendioxyd (d. h. 15,6 ml CO_2) ohne pH-Veränderung vom Blut aufgenommen werden (isohydrischer Transport).

Beim Gasaustausch in der Lunge liegen die Verhältnisse ähnlich. Durch die Oxygenierung wird Hämoglobin zu einer stärkeren Säure; es können weniger Wasserstoffionen gebunden werden. Das Gleichgewicht der Gleichung [Formel (2)] wird nach links verschoben, es entsteht mehr undissoziierte Kohlensäure. Da aber nur etwa ein Tausendstel des Kohlendioxyds in Form von H_2CO_3 vorliegen kann, wird auch das Gleichgewicht der Formel (1) nach links verlagert. Das gebildete Kohlendioxyd wird dann durch die Lunge ausgeschieden. Oxygenierung des Hämoglobins und Kohlendioxydausscheidung in der Lunge, sowie Sauerstoffabgabe und Kohlendioxydaufnahme im Gewebe gehen also Hand in Hand. Außerdem hat die Kohlendioxydspannung eine direkte Wirkung auf die Sauerstoffdissoziationskurve und somit auf die Sauerstoffbindung durch das Hämoglobinmolekül (Bohr- und Haldane-Effekt).

Werden dem Blut Säuren zugesetzt, die stärker sind als Kohlensäure, dann geht die Ionisation der Kohlensäure, des Hämoglobins und der Eiweiße zurück. Ein Teil der zugesetzten Wasserstoffionen kann somit gepuffert werden.

Als Anaesthesist muß man sich täglich mit dem Gasaustausch in der Lunge befassen. Die meisten Analgetica und Hypnotica, sowie die Muskelrelaxantien beeinflussen das Atemvolumen und somit den Gasaustausch in der Lunge. Nicht selten übernimmt der Anaesthesist für den Patienten die Lungenventilation, d. h. der Patient wird künstlich beatmet. Dabei werden Atemfrequenz und Volumen vom Anaesthesisten bestimmt. Bei inadäquater Beatmung oder bei Hyperventilation kann es zu schwerwiegender Beeinflussung des Säure-Basen-Haushaltes kommen.

Aber nicht nur die Lunge ist für die Konstanterhaltung der Wasserstoffionen-Konzentration im Blut verantwortlich. Die Niere spielt ebenfalls eine wichtige Rolle. Allerdings kann die Niere nur relativ langsam in den Säure-Basen-Haushalt eingreifen. Die Anionen, die täglich aus dem Eiweißstoffwechsel anfallen, überwiegen an Menge die Zufuhr

1 16,7 g Hämoglobin entsprechen 1 mMol Hämoglobin.

2 44 mg CO_2 entsprechen 1m Mol CO_2 (d. h. 22,26 ml CO_2).

von Kationen durch Nahrungsaufnahme um etwa 50—100 mval pro Tag. Diese durch den Stoffwechsel anfallenden Anionen müssen durch die Niere ausgeschieden werden. Durch die Einstellung des pH-Wertes des Urins kann die Niere das pH des Plasmas regulieren. Die H^+-Ionen im sauren Urin stammen aus dem Blut.

Die Zellen der Tubuli sezernieren H^+-Ionen in den Tubulusurin. Für jedes H^+-Ion, das die Tubuluszelle verläßt, bleibt ein OH^--Ion in der Zelle zurück. Dadurch wird das Milieu innerhalb der Zelle nach der alkalischen Seite verlagert und das Gleichgewicht der Formel (2) nach rechts verschoben. Die Hydroxylionen verbinden sich mit den H^+-Ionen und die HCO_3^--Ionen wandern in das venöse Plasma ab. Mit anderen Worten, es erscheint für jedes im Urin ausgeschiedene H^+-Ion ein HCO_3^--Ion im Blut. Dieses HCO_3^--Ion wird von einem aus dem Glomerulumfiltrat rückresorbierten Na^+-Ion begleitet.

Die Niere kann einen Urin mit einer maximalen Acidität von pH = 4,5 produzieren. Im Urin ist das Mono-Diphosphat-Puffersystem unter normalen Bedingungen der einzige Puffer von Bedeutung. Er sorgt dafür, daß genügend Wasserstoffionen ausgeschieden werden.

Mit der alveolären Kohlendioxydspannung ändert sich auch die HCO_3^--Rückresorption in der Niere. Bei Hyperventilation werden weniger HCO_3^--Ionen rückresorbiert. Sie verlassen den Körper als $NaHCO_3$ über den Urin. Umgekehrt werden bei Hypoventilation mehr HCO_3^--Ionen in der Niere rückresorbiert. Der Ionen-Ausgleich über die Niere beansprucht wesentlich längere Zeitabschnitte als die Kompensation einer metabolischen Störung auf dem Weg über die Lunge.

Die Aufrechterhaltung eines normalen Säure-Basen-Haushaltes ist für den Organismus von größter Wichtigkeit. Alle Enzyme benötigen für ihre Funktion einen bestimmten pH-Wert, und nur wenn sich die Wasserstoffionenkonzentration in diesem Bereich befindet, ist eine normale Zell- und Organfunktion gewährleistet.

Steigt die Kohlensäurespannung im Blut durch alveolare Hypoventilation (d. h. CO_2-Retention) an, dann spricht man von einer respiratorischen Acidose. Eine metabolische Acidose kann z. B. durch Anhäufung von Ketokörpern (Diabetes) oder durch Gabe von Ammoniumchlorid erzeugt werden. Eine respiratorische Alkalose entsteht durch alveolare Hyperventilation mit vermehrter CO_2-Abgabe und eine metabolische Alkalose z. B. durch Gabe von Natriumbicarbonat. Eine respiratorische Acidose kann durch eine metabolische Alkalose und eine metabolische Acidose durch eine respiratorische Alkalose ganz oder teilweise kompensiert werden. Ist z. B. eine metabolische Acidose vollständig durch eine respiratorische Alkalose kompensiert, dann liegt ein normaler pH-Wert vor. Einige Autoren (NUNN) bezeichnen den unkompensierten Zustand als Acidämie bzw. Alkalämie im Gegensatz zum kompensierten Zustand, den sie Acidose bzw. Alkalose nennen. Die Abb. 2 mag die Zusammenhänge zwischen den verschiedenen

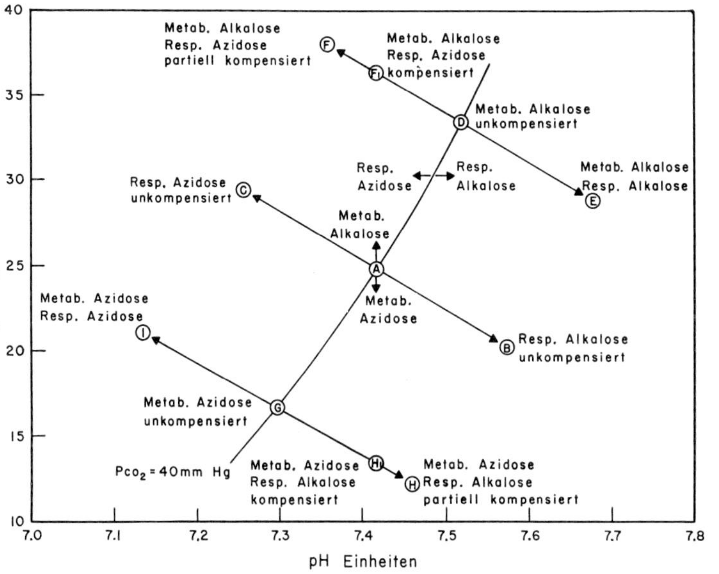

Abb. 2. Zusammenhänge zwischen den verschiedenen möglichen Komplikationen von Acidose und Alkalose. Werte, die links von der $PCO_2 = 40$ mm Hg Isobare liegen, bedeuten eine respiratorische Acidose, rechts der Isobare eine respiratorische Alkalose. Werte, die oberhalb der normalen Pufferlinie liegen, bedeuten eine metabolische Alkalose; diejenigen, die unter der normalen Pufferlinie liegen, bedeuten eine metabolische Acidose. (Nach DAVENPORT, H. W.: The ABC of Acid-Base Chemistry. Chicago, Ill.: Chicago University Press 1958)

Formen von Acidose und Alkalose und deren Kompensation erläutern. Alle Werte links von der PCO_2-Isobaren bedeuten eine respiratorische Acidose, alle Werte rechts davon eine respiratorische Alkalose. Die Werte oberhalb der normalen Pufferlinie (s. Abb. 14) bedeuten eine metabolische Alkalose, die unterhalb der Pufferlinie eine metabolische Acidose.

Im Gegensatz zur Chemie des Säure-Basen-Haushaltes im Blut und Plasma sind unsere Kenntnisse über die Verhältnisse in der Zelle selbst noch recht unbefriedigend. Viele Theorien und Vermutungen sind entwickelt worden, und zahlreiche Versuche wurden ausgeführt, um unser Wissen auf diesem wichtigen Gebiet zu erweitern. Man hat Messungen der Protonenkonzentration an lysierten Zellen und an Zellflüssigkeit ausgeführt, Mikroelektroden in Zellen eingeführt und Messungen über die Verteilung von schwachen organischen Säuren und Basen durchgeführt. Die Abhandlung der Ergebnisse all dieser Untersuchungen würde hier zu weit gehen.

b) Henderson-Hasselbalchsche Gleichung

Um einen Einblick in die Zusammenhänge des Säure-Basen-Haushaltes zu gewinnen, ist die Kenntnis bestimmter Zusammenhänge erforderlich. Die Henderson-Hasselbalchsche Gleichung zeigt die gegenseitige Abhängigkeit von Wasserstoffionenkonzentration, Kohlendioxyd und Bicarbonat im Plasma.

Die Gaskonzentration in einer Flüssigkeit ist direkt proportional dem Partialdruck des Gases (Henrysches Gesetz). Für Kohlendioxyd gilt also:

$$[CO_2] = a' \times PCO_2,^{3} \qquad (3)$$

wobei a' die Proportionalitätskonstante bedeutet. Gelöstes Kohlendioxyd ist mit Kohlensäure im Gleichgewicht

$$CO_2 + H_2O \rightleftharpoons H_2CO_3. \qquad (4)$$

Aus Gl. (3) und (4) folgt, daß die Konzentration an Kohlensäure (H_2CO_3) ebenfalls der Kohlensäurespannung proportional sein muß. Sind Kohlendioxyd und Kohlensäure der Kohlendioxydspannung proportional, dann muß schließlich auch die Summe dieser beiden zur Kohlendioxydspannung proportional sein.

$$[CO_2] + [H_2CO_3] = a\,PCO_2, \qquad (5)$$

wobei a eine Proportionalitätskonstante darstellt, die aber von der in Gl. (3) verschieden ist. Da die Kohlensäure-Konzentration im Plasma sehr gering ist (nur etwa ein Tausendstel der Konzentration an gelöstem Kohlendioxyd), kann man Gl. (5) vereinfacht schreiben:

$$[CO_2] = a\,PCO_2, \qquad (6)$$

wobei $[CO_2]$ die Summe von H_2CO_3 und gelöstem CO_2 darstellt.

Kohlensäure dissoziiert nach folgender Gleichung:

$$H_2CO_3 \rightleftharpoons H^+ + HCO_3^- \qquad (7)$$

Dieser Vorgang gehorcht dem Massenwirkungsgesetz, d. h. das Produkt von $[H^+] \times [HCO_3^-]$, dividiert durch $[H_2CO_3]$, ist konstant.

$$\frac{[H^+] \times [HCO_3^-]}{[H_2CO_3]} = K. \qquad (8)$$

Da die H^+-Ionen-Konzentration als pH (neg log H^+) ausgedrückt wird, kann man Gl. (8) wie folgt umformen:

$$\log [H^+] + \log \frac{[HCO_3^-]}{[H_2CO_3]} = \log K, \qquad (9)$$

das heißt:

$$\log [H^+] = \log K - \log \frac{[HCO_3^-]}{[H_2CO_3]}\,^{4},$$

$$pH = -\log [H^+],$$

$$pH = -\log K + \log \frac{[HCO_3^-]}{[H_2CO_3]},$$

$$pK = -\log K,$$

$$pH = pK + \log \frac{[HCO_3^-]}{[H_2CO_3]}. \qquad (10)$$

Da die Kohlensäurekonzentration direkt proportional der Kohlendioxydspannung ist, wird aus Gl. (10)

$$pH = pK + \log \frac{[HCO_3^-]}{a\,PCO_2}. \qquad (11)$$

Im Plasma kommt Kohlendioxyd in 3 Formen vor, nämlich als gelöstes Kohlendioxyd, als Kohlensäure und als Bicarbonat:

$$[\text{Gesamtes } CO_2]_{pl} = [a PCO_2]_{pl} + [H_2CO_3]_{pl} + [HCO_3^-]_{pl},$$

wobei H_2CO_3 wegen seiner geringen Konzentration vernachlässigt werden kann. Umgeformt lautet diese Formel dann:

$$[HCO_3^-]_{pl} = [\text{Gesamtes } CO_2]_{pl} - [a PCO_2]_{pl}.$$

Setzt man diese Formel in Formel (11) ein, dann bekommt man:

3 Eckige Klammern bedeuten Konzentrationen.

4 Das Verhältnis von Salz zu Säure beträgt normalerweise 20/1 (s. Tabelle 1).

$$\mathrm{pH} = \mathrm{pK} + \log \frac{[\text{gesamtes}\, CO_2]_{pl} - a\, PCO_2}{a\, PCO_2}. \quad (12)$$

Bei Körpertemperatur beträgt pK = 6,10 und $a = 0{,}0301$, wenn das gesamte CO_2 in mMol/Liter und PCO_2 in mm Hg ausgedrückt sind.

$$\mathrm{pH} = 6{,}10 + \log \frac{[\text{gesamtes}\, CO_2]_{pl} - 0{,}0301\, PCO_2}{0{,}0301\, PCO_2} \quad (13)$$

Diese Gleichung enthält 3 Größen, nämlich pH, gesamtes CO_2 und PCO_2, von denen zwei bekannt sein müssen, um die dritte berechnen zu können. Die Henderson-Hasselbalchsche Gleichung gilt nur für Plasma, nicht aber für Vollblut.

c) Wasserstoffionenkonzentration

Im Laufe der Zeit haben sich verschiedene Definitionen für die Begriffe Säure und Base eingebürgert (Tabelle 2). ARRHENIUS (1887) hatte ursprünglich Säuren als Wasserstoffionenspender (Protonenspender) und Basen als Hydroxylionenspender $[OH^-]$ bezeichnet. BRØNSTED (1923) bezeichnete als Säure ein Molekül, das ein Wasserstoffion (Proton) abgibt und als Base ein Molekül, das ein Wasserstoffion (Proton) aufnimmt. In wäßrigen Lösungen besteht zwischen der Brønsted- und Arrheniusschen Definition kein wesentlicher Unterschied, denn ein OH^--Ion nimmt in wäßriger Lösung ein H^+-Ion auf ($H^+ + OH^- \rightleftharpoons H_2O$). Die Brønsted-Definition gilt aber nicht nur für wäßrige Lösungen. Neuerdings werden Säuren als Elektronempfänger und Basen als Elektronspender bezeichnet.

In der medizinischen Literatur hat sich aber seit langer Zeit eine andere Definition für Säure und Base eingebürgert. Als Säuren werden alle Anionen außer $[OH^-]$ bezeichnet. Diese zunächst paradoxe Definition ist folgendermaßen zu verstehen. Jedes Anion muß wegen der elektrischen Neutralität von einem Kation begleitet sein. Ist das Kation ein H^+-Ion, dann handelt es sich auch im Sinne BRØNSTEDS um eine Säure; ist das Kation dagegen kein H^+-Ion, sondern z. B. ein Na^+-Ion, dann ist die „Säure" (Anion) durch eine Base (Kation) neutralisiert und wir sprechen von einem Salz. Umgekehrt liegen die Verhältnisse für die Basen. Wenn ein Kation zusammen mit dem Hydroxylion vorkommt, dann handelt es sich auch im Sinne BRØNSTEDS um eine Base. Ist aber das Kation von einem anderen Anion als OH^- begleitet, dann wird die „Base" (Kation) durch eine Säure (Anion) zu einem Salz neutralisiert.

Tabelle 2. *Definitionen der Begriffe Säure und Base.* (Nach SIGGAARD ANDERSEN)

	Säure	Base
ARRHENIUS	H^+-Spender (Protonenspender)	OH^--Spender
BRØNSTED	H^+-Spender (Protonenspender)	H^+-Acceptor (Protonenacceptor)
LEWIS	Elektron-Acceptor	Elektron-Spender
„Med. Nomenklatur"	Anion (außer OH^-)	Kation (außer H^+)

Die Bezeichnung Wasserstoffionenkonzentration ist eigentlich aus 2 Gründen nicht ganz korrekt. Erstens ist mit Wasserstoffionenkonzentration in Wirklichkeit die Wasserstoffionenaktivität gemeint. Nur bei ganz starker Verdünnung sind die beiden Ausdrücke gleichbedeutend. Zweitens existieren im Wasser keine freien Wasserstoffionen, sondern H_3O^+-Ionen.

Nach dem Vorschlag von SØRENSEN bezeichnet man die Wasserstoffionenkonzentration mit dem Symbol pH (potentia hydrogenii). Der pH-Wert ist der negative dekadische Logarithmus der H-Ionenkonzentration:

$$\mathrm{pH} = -\log [H^+]. \quad (14)$$

Im Wasser befinden sich ungefähr 10^{-7} Mol Wasserstoffionen pro Liter, d. h. der pH-Wert für Wasser beträgt 7. Blut hat normalerweise einen pH-Wert von 7,4. Die Wasserstoffionenkonzentration im Blut ist demnach:

$$\mathrm{pH} = -\log [H^+] = 7{,}4,$$

$$\log [H^+] = -7{,}4 = 0{,}6 - 8{,}0,$$

$$[H^+] = 3{,}98 \times 10^{-8},$$

denn der Antilogarithmus von 0,6 ist 3,98 und der Antilogarithmus von —8,0 ist 10^{-8}. Im Blut befinden sich also normalerweise $3{,}98 \times 10^{-8}$ Mol pro Liter, d. h. annähernd $3{,}98 \times 10^{-8}$ g Wasserstoffionen pro Liter.

Häufig wird vergessen, daß zahlenmäßig gleich große Veränderungen des pH-Wertes in verschiedenen Bereichen nicht den gleichen Veränderungen der H^+-Ionenkonzentration entsprechen. Der Tabelle 3 können wir entnehmen, daß eine Veränderung des pH von 7,00 auf 7,10 einem Abfall der H^+-Ionenkonzentration um 2×10^{-8} Mol/Liter entspricht. Dagegen bedeutet eine pH-Verschiebung von 7,30 auf 7,40 nur einen Abfall der H^+-Ionenkonzentration um 1×10^{-8} Mol/Liter. Ein pH von 7,00 entspricht einer H^+-Ionenkonzentration von 10×10^{-8} Mol/Liter und ein pH von 8,00 entspricht 1×10^{-8} Mol/Liter $[H^+]$. Ein Anstieg des pH-Wertes um eine Einheit von 7,00 auf 8,00 bedeutet also einen Abfall der H^+-Ionenkonzentration auf ein Zehntel. Der normale pH-Bereich des Blutes liegt etwa zwischen 7,36 und 7,42 (d. h. etwa 8 nmol/Liter)[5]. Der maximale noch mit dem Leben zu vereinbarende pH-Bereich liegt zwischen pH 6,90 und 7,80. Dies entspricht einer Veränderung der H^+-Ionenkonzentration um etwa das Achtfache.

Tabelle 3. *Das Verhältnis von pH zur H^+-Ionenkonzentration. Man sieht, daß ein Anstieg des pH-Wertes von 7,00 auf 8,00 einem 10fachen Abfall der H^+-Ionenkonzentration entspricht, ferner, daß gleichgroße Veränderungen des pH-Wertes in verschiedenen Bereichen nicht den gleichen Veränderungen der H^+-Ionenkonzentration entsprechen*

pH	H^+-Ionen-Konzentration g/Liter	H^+-Ionen-Konzentration nmol/Liter
6,9	$12,7 \times 10^{-8}$	127
7,0	10×10^{-8}	100
7,1	8×10^{-8}	80
7,2	$6,25 \times 10^{-8}$	62,5
7,3	5×10^{-8}	50
7,4	4×10^{-8}	40
7,5	$3,13 \times 10^{-8}$	31,3
7,6	$2,5 \times 10^{-8}$	25
7,7	2×10^{-8}	20
7,8	$1,56 \times 10^{-8}$	15,6
7,9	$1,25 \times 10^{-8}$	12,5
8,0	1×10^{-8}	10,0

Die Wasserstoffionenkonzentration kann mit einer Wasserstoffelektrode oder mit einer Glaselektrode gemessen werden. Letztere hat in der medizinischen Praxis die Wasserstoffelektrode verdrängt. Glaselektroden sind verhältnismäßig billig, und die Messungen werden nicht so leicht durch oxydierende Substanzen beeinflußt, wie bei der Wasserstoffelektrode. Glaselektroden werden häufig leicht defekt und müssen nach einigen Monaten ersetzt werden.

Die pH-Messungen sind relative, niemals absolute Messungen. Die Glaselektrode muß vor und nach jeder Messung mit Pufferlösungen geeicht werden, deren pH bekannt ist. Die Puffer sollen mit ihrem pH-Wert knapp ober- und unterhalb des zu messenden pH liegen.

Jede pH-Messung ist temperaturabhängig. Messung und Eichung sollen daher möglichst bei Körpertemperatur vorgenommen werden. Mit fallender Temperatur steigt der pH-Wert linear an (ROSENTHAL). Stimmen Meß- und Körpertemperatur nicht überein, dann gelten nach ROSENTHAL folgende Korrekturfaktoren:

Für Blut:

$$\text{Blut } pH_{38} = pH_t - 0{,}0147 \times (38 - t). \quad (15)$$

Für Plasma:

$$\text{Plasma } pH_{38} = pH_t - 0{,}0118 \times (38 - t). \quad (16)$$

5 nmol (nanomol) = 10^{-9} mol.

d) Kohlendioxyd

Die alveolare Kohlendioxydkonzentration (F_ACO_2) ist indirekt proportional der alveolaren Ventilation:

$$\dot{V}_A = \frac{\dot{V}_{CO_2}}{F_{A_{CO_2}}} \quad (\dot{V}_A \text{ und } \dot{V}_{CO_2} \text{ in BTPS}).^6 \quad (17)$$

Will man die alveolare Kohlendioxydkonzentration durch alveolare Kohlendioxydspannung ($P_{A_{CO_2}}$) ersetzen, dann wird aus Gl. (17)

$$\dot{V}_A = \frac{\dot{V}_{CO_2} \times 0{,}863}{P_{A_{CO_2}}}. \quad (18)$$

Kohlendioxyd diffundiert schnell durch die Alveolarcapillarmembran (20mal schneller als O_2). Unter normalen Bedingungen besteht deshalb kein Unterschied zwischen der alveolaren und arteriellen Kohlendioxydspannung. Man kann deshalb $P_{A_{CO_2}}$ durch $P_{a_{CO_2}}$ in der Gl. (18) ersetzen:

$$\dot{V}_A = \frac{\dot{V}_{CO_2} \times 0{,}863}{P_{a_{CO_2}}} \quad (19)$$

Aus dieser Gleichung geht hervor, daß ein Anstieg der arteriellen CO_2-Spannung einen Abfall der alveolaren Ventilation (Hypoventilation) bedeutet, vorausgesetzt, daß die CO_2-Produktion konstant bleibt. Alle Autoren stimmen überein, daß die Bestimmung der arteriellen Kohlendioxydspannung eindeutigen Aufschluß über die alveolare Ventilation und somit über den respiratorischen Anteil des Säure-Basen-Haushaltes gibt.

Die Regulation der Kohlendioxydspannung im Blut ist für den Anaesthesisten besonders wichtig, weil fast alle Anaesthetica die Atmung beeinflussen. VANCE und FOWLER fanden, daß der menschliche Körper etwa 1,30—2,05 ml CO_2 pro Kilogramm Körpergewicht pro mm Hg Anstieg der Kohlendioxydspannung aufnimmt. Daraus würde folgen, daß ein 70 kg schwerer Mann mit einer CO_2-Produktion von 200 ml pro Minute unter Atemstillstand einen Anstieg des PCO_2 von etwa 1,5—2,2 mm

6 BTPS = Körpertemperatur und -druck, wasserdampfgesättigt.

Hg pro Minute zeigen würde. EGER und SEVERINGHAUS fanden eine deutliche Abhängigkeit vom Ausgangs-PCO_2. Nach vorhergehender Hyperventilation beobachteten sie einen Anstieg von 3,05 mm Hg pro Minute, während ohne diese der Anstieg 4,20 mm Hg betrug. In der ersten Minute steigt der PCO_2-Wert besonders stark an. Aus diesen Angaben geht hervor, wie schnell die Kohlendioxydspannung bei ungenügender Lungenventilation auf gefährliche Werte ansteigen kann. Bei einem akuten Anstieg des PCO_2 auf etwa 100 mm Hg verliert der Patient das Bewußtsein. Um die Abhängigkeit des arteriellen pH-Wertes allein vom PCO_2 ohne metabolische Komplikation zu zeigen, hat SIGGAARD ANDERSEN einen „respiratorischen pH-Wert" errechnet:

Tabelle 4. *Aus der Tabelle ist ersichtlich, wie stark die Wasserstoffionenkonzentration vom PCO_2 abhängig ist.* (Nach SIGGAARD ANDERSEN)

PCO_2 mm Hg	„Respiratorisches pH"
10	7,782
15	7,670
20	7,591
25	7,529
30	7,479
35	7,437
40	7,400
45	7,367
50	7,338
60	7,288
70	7,245
80	7,209
90	7,176
100	7,147
120	7,097
140	7,054

Für die Bestimmung der Kohlendioxydspannung stehen dem Kliniker verschiedene Methoden zur Verfügung. Sie kann direkt mit der PCO_2-Elektrode gemessen oder indirekt mit der Rückatmungsmethode bestimmt werden, oder sie läßt sich indirekt durch Interpolation oder mit Hilfe der Henderson-Hasselbalchschen Gleichung errechnen. Auf die Messung der endexspiratorischen CO_2-Spannung wird nicht eingegangen, da diese bei veränderter Lungenfunktion mit der arteriellen Kohlendioxydspannung oft nicht übereinstimmt.

e) Methoden zur Messung der Kohlendioxydspannung

1. Messung der Kohlendioxydspannung mit der PCO_2-Elektrode. STOW, BAER und RANDALL haben 1957 zum ersten Mal eine PCO_2-Elektrode zur direkten Messung der Kohlendioxydspannung beschrieben. Die Oberfläche einer Glaselektrode zur pH-Messung wurde mit einem dünnen Film destillierten Wassers überschichtet und mit einer Latexmembran überzogen. Das Kohlendioxyd der zu analysierenden Probe diffundiert durch die Latexmembran in das destillierte Wasser und bildet Kohlensäure ($H_2O + CO_2 \rightleftharpoons H_2CO_3$). Die daraus resultierende pH-Veränderung des Wassers ist

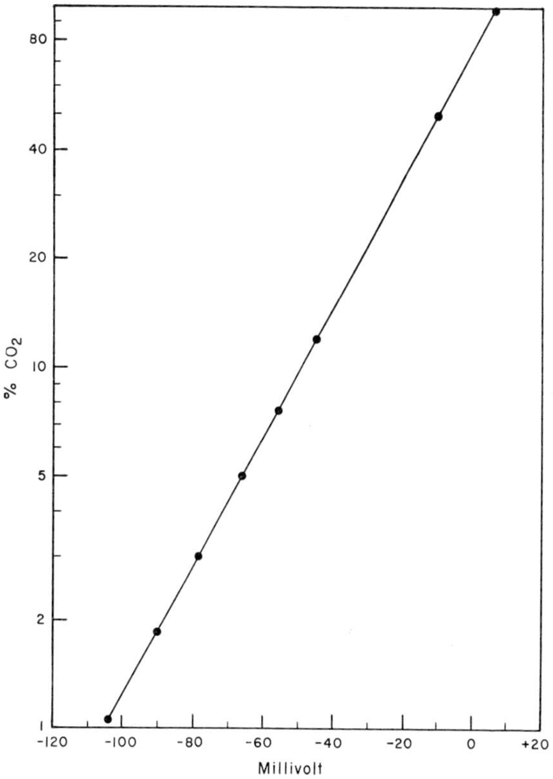

Abb. 3. Eichkurve einer PCO_2-Elektrode. Es besteht eine lineare Beziehung zwischen Millivolt bzw. pH-Einheiten und der CO_2-Konzentration bzw. CO_2-Spannung. (Nach SEVERINGHAUS, J. W.: A Symposium in pH and Blood Gas Measurement. Hrsg. R. F. WOOLMER. Boston: Little, Brown & Co. 1959)

direkt proportional dem Logarithmus der Kohlendioxydspannung. SEVERINGHAUS in USA und LÜBBERS in Deutschland verbesserten diese Elektrode. SEVERINGHAUS verwendete statt destillierten Wassers eine verdünnte Bicarbonatlösung (0,005 bis 0,01 molar). Dadurch wird die Empfindlichkeit um fast das Doppelte gesteigert. Zusätzlich fügte SEVERINGHAUS 0,1 molares NaCl und 0,1 molares $AgNO_3$ zur Stabilisierung zum Elektrolyten der Glaselektrode. Die speziell hierfür konstruierte Glaselektrode wurde in eine verchromte Kupfer-

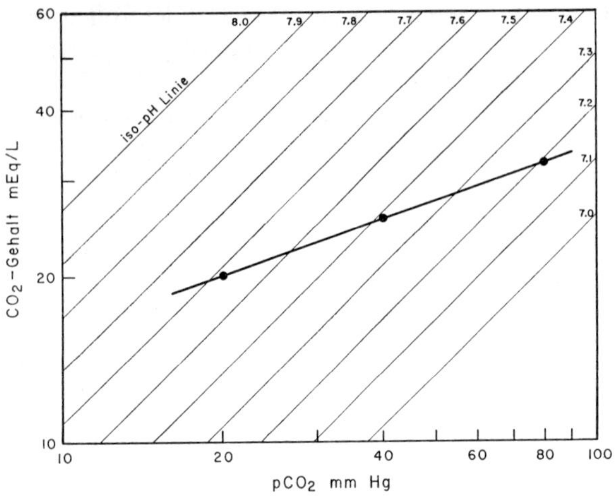

Abb. 4. Es besteht ein annähernd lineares Verhältnis zwischen dem Logarithmus des CO_2-Gehalts und dem Logarithmus der CO_2-Spannung. Wenn die Gerade durch zwei Punkte gegeben ist, kann bei bekanntem CO_2-Gehalt die CO_2-Spannung durch Interpolation gewonnen werden. (Nach NUNN, J., in: Modern Trends in Anaesthesia, Hrsg. F. T. EVANS u. T. C. GRAY. London: Butterworth 1962)

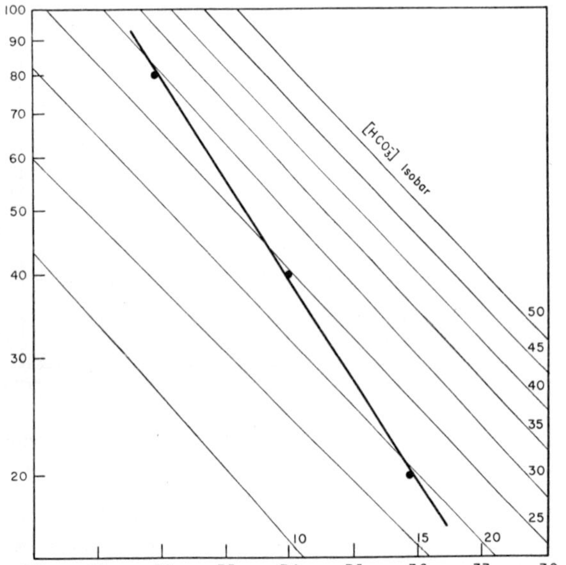

Abb. 5. Zwischen pH-Wert und dem Logarithmus des PCO_2-Wertes besteht ein lineares Verhältnis im physiologischen Bereich. Ist die Gerade durch 2 Punkte gegeben, kann für jeden pH-Wert der dazugehörige PCO_2-Wert angegeben werden. (Nach NUNN, J., in: Modern Trends in Anaesthesia. Hrsg. F. T. EVANS u. T. C. GRAY. London: Butterworth 1962)

küvette montiert. Eine solche PCO_2-Elektrode ergibt eine lineare Beziehung zwischen dem pH-Wert und dem Logarithmus des PCO_2-Wertes zwischen 7 und 700 mm Hg PCO_2 (Abb. 3).

SEVERINGHAUS fand 1959 eine Abweichung der Linearität nur unterhalb 7 mm Hg PCO_2. Bei dünnen Teflonmembranen (0,024 mm) beträgt je nach der zu messenden Konzentration die Ansprechzeit der Elektrode zwischen 30 sec und 2 min.

Die PCO_2-Elektrode kann leicht und schnell mit 2 oder mehreren Gasgemischen bekannter CO_2-Konzentration geeicht werden. Es ist nicht nötig, die PCO_2-Elektrode mit äquilibriertem Blut zu eichen. SEVERINGHAUS fand für Blut und Gas identische Eichkurven. Vor jeder Messung sollte ein Gasgemisch mit einem PCO_2, das annähernd dem des zu messenden Blutes entspricht, zur Äquilibrierung der Membran und der Küvette eingebracht werden. Brauchbare PCO_2-Elektroden werden heute von mehreren Firmen hergestellt.

Beim Aufbau der PCO_2-Elektrode muß darauf geachtet werden, daß die Elektrode horizontal befestigt wird. Gase zur Eichung und Messung müssen immer von oben einströmen, damit eventuelle Flüssigkeitsrückstände in der Küvette entfernt werden. Umgekehrt sollen Blut und andere Flüssigkeiten von unten in die Küvette eintreten, weil dadurch die Bildung von „Gastaschen" in der Küvette verhindert wird. Die PCO_2-Elektrode ist sehr temperaturempfindlich und deshalb in einem thermostatisch kontrollierten Wasserbad montiert.

Die PCO_2-Elektrode erlaubt eine schnelle und genaue Bestimmung der arteriellen Kohlendioxydspannung. Das elektrische Signal des Verstärkers kann bei entsprechender Angleichung mit einem geeigneten Schreiber registriert werden.

2. Die indirekte Bestimmung der Kohlendioxydspannung durch Interpolation. a) Aus dem CO_2-Gehalt: VAN SLYKE, AUSTIN und CULLEN haben 1922 die arterielle CO_2-Spannung durch Interpolation aus dem arteriellen CO_2-Gehalt bestimmt. Der CO_2-Gehalt der entnommenen Blutprobe wird gemessen, die Blutprobe in zwei gleiche Teile geteilt und mit zwei bekannten, aber verschiedenen Kohlendioxydspannungen tonometriert. Der Kohlendioxydgehalt dieser beiden Blutproben wird erneut gemessen. Aus der CO_2-Dissoziationskurve kann durch Interpolation mittels des aktuellen CO_2-Gehaltes der Blutprobe die Kohlendioxydspannung der Blutprobe errechnet werden, da zwischen dem Logarithmus des CO_2-Gehaltes und dem Logarithmus der CO_2-Spannung ein annähernd lineares Verhältnis besteht (s. Abb. 4). Die Methode wird heute kaum mehr verwendet.

b) Aus dem pH-Wert: BREWIN, GOULD, NASHAT und NEILL haben 1955 zum ersten Mal darauf aufmerksam gemacht, daß ein lineares Verhältnis zwischen pH und dem Logarithmus der Kohlendioxydspannung besteht (s. Abb. 5). Diese Tatsache bildet die Grundlage für die Methode nach ASTRUP et al.

Mikromethode von ASTRUP et al.

Im Jahre 1956 beschrieben ASTRUP et al. eine einfache Apparatur zur Bestimmung des PCO_2. Es soll hier näher darauf eingegangen werden, weil heute der Astrup-Apparat weit verbreitet ist. Mit dieser Methode können auch die metabolischen Größen des Säure-Basen-Haushaltes bestimmt werden. Darauf wird unten noch näher eingegangen.

Capillarblut wird entweder aus der Fingerbeere oder besser aus dem Ohrläppchen anaerob mit Hilfe von kleinen heparinisierten Glascapillaren entnommen. (Man hat festgestellt, daß bei guter peripherer Zirkulation zwischen Capillarblut und arteriellem Blut kein wesentlicher Unterschied besteht.) Das Blut muß frei in das Glasröhrchen fließen und darf nicht mit Luft in Berührung kommen. Nach Einführen eines Drahtstiftchens werden die beiden Enden des Röhrchens mit Kitt luftdicht verschlossen. Anschließend wird das Drahtstiftchen mit einem Magneten hin- und herbewegt, so daß sich die Blutprobe mit dem Heparin vermischt und ungerinnbar bleibt. Zunächst wird das aktuelle pH mit einer Mikro-Glaselektrode gemessen, die mit zwei Pufferlösungen von bekanntem pH geeicht ist. Zu diesem Zwecke wird das Blut über ein dünnes Plastikröhrchen aus der Glascapillare in die Glaselektrode gesaugt. Dabei ist darauf zu achten, daß keine Luftbläschen in die Capillare der Glaselektrode gelangen. Der Rest der Blutprobe wird zum Tonometrieren in eine Doppelkammer gebracht und dort 3 min (nach der Stoppuhr) mit zwei analysierten und auf 38° C angewärmten und wasserdampfgesättigten Gasen äquilibriert. Es handelt sich jeweils um Sauerstoff, der im einen Fall ca. 4%, im anderen Fall ca. 8% CO_2 enthält. Da der CO_2-Gehalt genau analysiert ist, kann aus dem Produkt von Barometerstand minus Wasserdampfspannung und Kohlendioxydkonzentration die Kohlendioxydspannung der beiden Gasgemische errechnet werden:

$$PCO_2 = \frac{(B - 50)^7 \times \text{Vol}\,\%\,CO_2\ ^8}{100}.$$

Das pH dieser beiden Blutproben wird nach dem Äquilibrieren mit der Mikroglaselektrode gemessen.

7 50 = PH_2O in mm Hg bei 38° C.

8 Daltonsches Gesetz. Der Druck eines Gasgemisches gleicht der Summe der Einzeldrucke der im Gasgemisch vorhandenen Gase. Den Druckanteil eines Gases am Gesamtdruck nennt man Partialdruck, der mit dem Symbol P bezeichnet wird.

Zwischen den Messungen muß die Glaselektrode mit Pufferlösung und destilliertem Wasser gut gespült werden. Die Meßwerte werden in ein Nomogramm eingetragen.

Das Nomogramm von SIGGAARD ANDERSEN *und* ENGEL.

SIGGAARD ANDERSEN und ENGEL beschrieben 1960 ein Nomogramm zur schnellen graphischen Be-

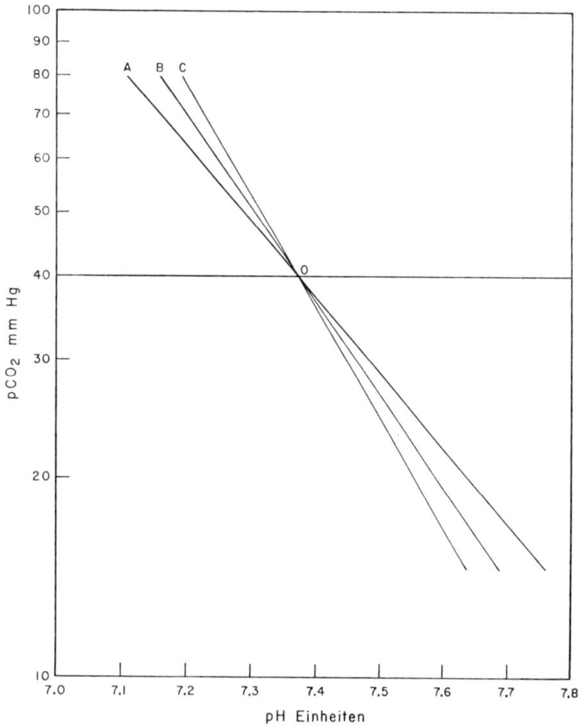

Abb. 6. Log PCO_2-pH-Kurven für eine Blutprobe mit 3 verschiedenen Hämoglobingehalten. Für Kurve A entspricht der Hämoglobingehalt 0 gm, für Kurve B 10 gm/100 ml und für Kurve C 20 gm/100 ml. Mit zunehmender Hämoglobinkonzentration wird die Neigung der Geraden steiler. [Nach ASTRUP, P.: Clin. Chem. 7, 1—15 (1961)]

stimmung der für das Säure-Basen-Gleichgewicht wichtigen Größen. Das Nomogramm ist für eine Bluttemperatur von 38° C konstruiert. Es dient zur Bestimmung des aktuellen PCO_2-Wertes und des Basenüberschusses bzw. der Pufferbase oder des Standardbicarbonates für die Mikro-Methode nach ASTRUP. Das Nomogramm ist semilogarithmisch mit einem pH-Bereich von 6,8—7,8 auf der Abszisse und einem PCO_2 von 10—150 mm Hg auf der Ordinate. Die Beziehung zwischen diesen beiden Größen ist im physiologischen Bereich annähernd linear (s. o.). Durch Auftragen der beiden Wertepaare pH-PCO_2 nach dem Äquilibrieren erhält man eine Gerade, deren Neigungswinkel von der Hämoglobinkonzentration des Blutes abhängt. Mit zu-

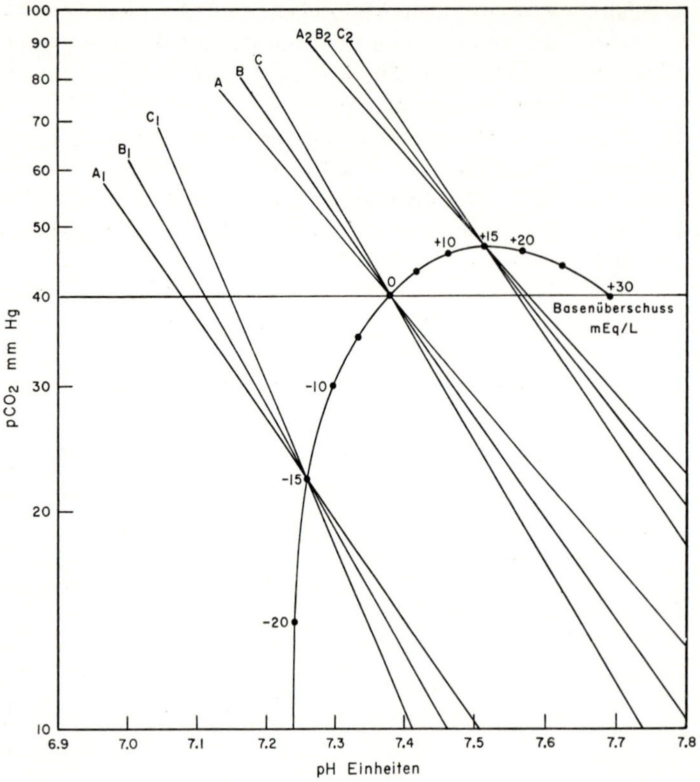

Abb. 7. Verschiebung der log PCO_2-pH-Kurvenschar nach links durch Zusatz von 15 mval Säure und nach rechts durch Zusatz von 15 mval Base. Aus den Schnittpunkten der Kurvenscharen $A_1B_1C_1$, ABC und $A_2B_2C_2$ wird die Basenüberschußkurve gebildet. [Nach Astrup, P.: Clin. Chem. **7**, 1—15 (1961)]

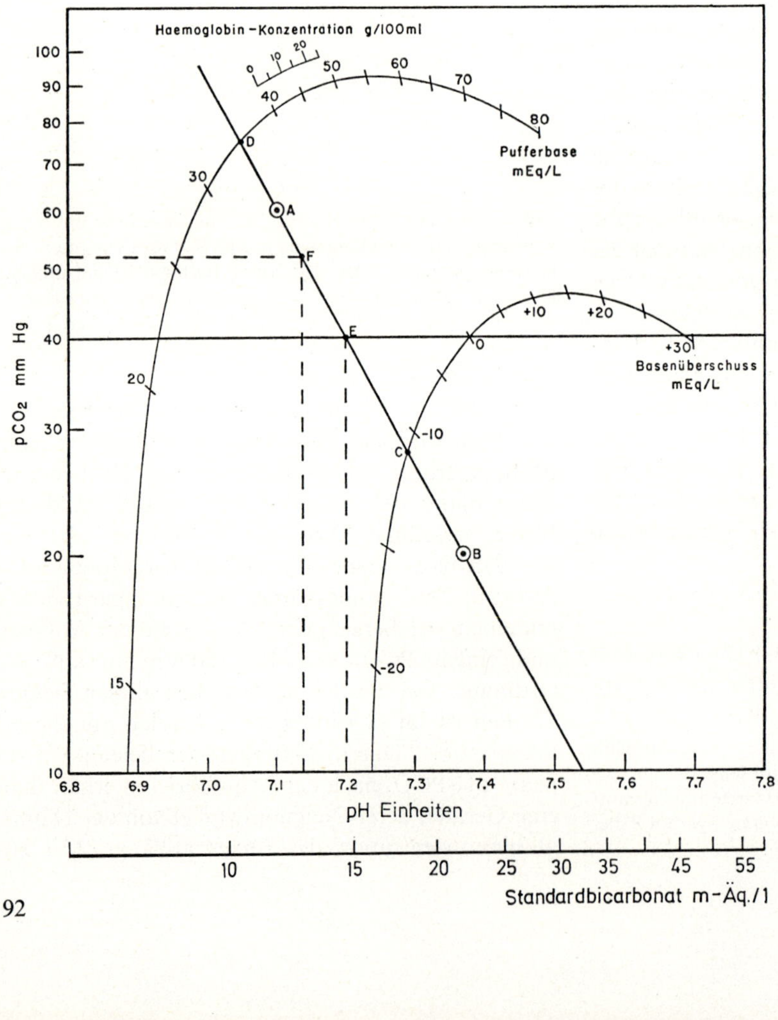

Abb. 8. Das Säure-Basen-Nomogramm von Siggaard Andersen und Engel. [Nach Siggaard Andersen, O., Engel, K.: Scand. J. clin. Lab. Invest. **12**, 177—186 (1960)]

nehmender Hämoglobinkonzentration wird der Verlauf der Geraden steiler (s. Abb. 6). Durch Zusatz von fixen Säuren oder Basen wird die Gerade parallel nach rechts bzw. links verschoben. Aus den Schnittpunkten der pH- log PCO_2-Kurvenscharen mit verschiedenem Hämoglobingehalt nach Zusatz von verschiedenen Säure- und Basen-Konzentrationen wird die Basenüberschußkurve gewonnen (s. Abb. 7). Außerdem ist im Nomogramm eine Kurve zur graphischen Bestimmung der Pufferbase eingezeichnet. Der Schnittpunkt der pH- log PCO_2-Kurve mit der Basenüberschußkurve und mit der Pufferbasenkurve gibt die Pufferbase und den

Dies entspricht einem Hämoglobingehalt von 14,7 g pro 100 ml Blut [s. u. Formel (26)]. Die so errechnete Hämoglobinkonzentration muß mit der gemessenen Hämoglobin-Konzentration auf ± 2 g pro 100 ml übereinstimmen.

Siggaard Andersen beschrieb 1963 ein d'Ocagne-Nomogramm, in dem genau die gleichen Größen wie in dem vorgehenden Nomogramm bestimmt werden können.

3. Bestimmung der arteriellen Kohlendioxydspannung durch Rückatmung. Das Prinzip dieser Methode ist, die Lunge als Tonometer zu benutzen. Die Spannung des Kohlendioxyds in der Lunge ($P_{A_{CO_2}}$) wird

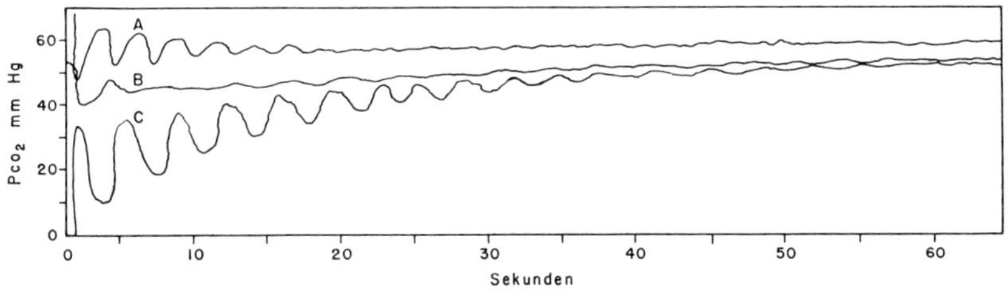

Abb. 9. Verhalten der Kohlendioxydspannung einer normalen Versuchsperson bei Rückatmung. Bei der Kurve A betrug die CO_2-Spannung im Atembeutel am Anfang des Versuches 95 mm Hg, bei Kurve B 54 mm Hg und bei Kurve C 0 mm Hg. (Nach Campbell, E. J. M., Howell, J. B. C., in: A Symposium on pH and Blood Gas Measurement. Hrsg. R. F. Woolmer. Boston: Little, Brown & Co. 1959)

Basenüberschuß direkt in mval pro Liter an. Schließlich ist noch die Bicarbonatkonzentration bei einem PCO_2 von 40 mm Hg, d. h. die Standardbicarbonat-Konzentration, eingezeichnet.

Die Abb. 8 zeigt das Nomogramm und eine eingetragene pH-log PCO_2-Kurve für eine Blutprobe. Punkt A entspricht einem pH-Wert von 7,10, gemessen in einer Blutprobe, die mit einem PCO_2 von 60 mm Hg äquilibriert worden ist. Punkt B entspricht einem pH-Wert von 7,37 einer Blutprobe, die mit einem PCO_2 von 20 mm Hg äquilibriert worden ist. Beide Punkte werden durch eine Gerade (pH-log PCO_2-Kurve) miteinander verbunden. Der aktuelle pH-Wert der anaerob entnommenen Blutprobe betrug 7,14, d. h. der aktuelle PCO_2-Wert muß 51 mm Hg (Punkt F) betragen. Die Schnittpunkte der Geraden mit der Basenüberschußkurve (Punkt C) und der Pufferbasenkurve (Punkt D) zeigen einen Basenüberschuß von —11,2 mval pro Liter und eine Pufferbase von 34,9 mval pro Liter. Der Standardbicarbonatwert beträgt 14,5 mval pro Liter.

Die Normal-Pufferbase (NBB^+) ergibt dann

$NBB^+ = BB^+ - BE = 34{,}9 - (-11{,}2) = 46{,}1$ mval pro Liter

(BB^+ = Buffer Base; BE = Base Excess)

mit der Kohlendioxydspannung im Mischvenenblut ($P_{\bar{v}CO_2}$) ins Gleichgewicht gebracht. Seitdem Methoden zur raschen und fortlaufenden Analyse von Kohlendioxyd zur Verfügung stehen, hat sich diese Methode in einigen Instituten eingebürgert. Daß die Kohlendioxydspannung des Mischvenenblutes und nicht die arterielle Kohlendioxydspannung gemessen wird, ist ein gewisser Nachteil. Andererseits repräsentiert die arterielle Kohlendioxydspannung nicht die Kohlendioxydspannung im extracellulären Raum, während die Mischvenen-Kohlendioxydspannung diesem sicherlich näher kommt. Da selbst bei großen Veränderungen des Herzminutenvolumens die Differenz zwischen arterieller und Mischvenen-Kohlendioxydspannung sich nur unwesentlich ändert, kann man durch Subtraktion von 6 mm Hg aus dem Mischvenenblut die arterielle Kohlendioxydspannung errechnen.

Nach der Methode von Collier (1956) (Abb. 9) wird ein kleiner Atembeutel von 0,5—1,0 Liter Inhalt mit 7—8% Kohlendioxyd (53—61 mm Hg) in Luft gefüllt. Die Nase des Patienten wird mit einer Nasenklemme verschlossen. Der Patient wird dann aufgefordert, für etwa 20 sec durch ein Mundstück das Gasgemisch aus dem Atembeutel einzuatmen. Während Rückatmung wird die Kohlendioxyd-Spannung der Luft mit einem Capnographen (z. B.

URAS), d. h. einem Gerät zur schnellen und fortlaufenden CO_2-Messung fortlaufend registriert. Wenn ein Plateau erreicht ist, d. h. wenn die Kohlendioxydkonzentration sich von der vorherigen Exspiration um weniger als 0,1 % unterscheidet, steht die Kohlendioxydkonzentration der Lunge mit derjenigen des Atembeutels im Gleichgewicht. Die Kohlendioxydspannung des Plateaus entspricht also derjenigen des gemischt venösen Blutes, und die arterielle ist um etwa 6 mm Hg geringer. Die Fehlerbreite liegt um etwa ± 6 mm Hg (COLLIER).

4. Berechnung der Kohlendioxydspannung aus der Henderson-Hasselbalchschen Gleichung. Die Henderson-Hasselbalchsche Gleichung kann umgeformt folgendermaßen geschrieben werden:

$$PCO_2 = \frac{CO_2\text{-Gehalt}_{pl}}{0{,}0301 \times (10^{pH-pK}+1)}\,. \qquad (20)$$

Zur Lösung dieser Gleichung müssen der Kohlendioxydgehalt des Plasmas und der pH-Wert bestimmt werden. Angenommen, wir hätten einen Plasma-Kohlendioxydgehalt von 25 mval pro Liter und einen pH-Wert von 7,40 gemessen, dann würde die Gleichung lauten:

$$PCO_2 = \frac{25}{0{,}0301\left(10^{7{,}40-6{,}10}+1\right)}$$

$$= \frac{25}{0{,}0301\,(19{,}95+1)} = 39{,}7 \text{ mm Hg.}$$

(19,95 ist der Antilogarithmus von 1,3).

f) Die metabolischen Größen des Säure-Basen-Gleichgewichtes

Es besteht Übereinstimmung über den Wert des PCO_2 für die Beurteilung des respiratorischen Status, man kann sich aber nicht einigen über die Frage, welches die beste Größe zur Beurteilung des metabolischen Status ist. Verschiedene Begriffe wie Alkalireserve, Pufferbase, Basenüberschuß, Standardbicarbonat, aktuelles Bicarbonat und reduzierte Wasserstoffionenkonzentration sind eingeführt worden. Diese Begriffe sollen im folgenden Abschnitt näher definiert werden; es soll außerdem versucht werden, ihre Vorteile und Nachteile aufzuzeigen.

1. Standardbicarbonat. JØRGENSEN und ASTRUP haben 1957 den Begriff Standardbicarbonat eingeführt, der auch auf ihrem Nomogramm übernommen wurde. „Standard" soll zum Ausdruck bringen, daß der Bicarbonatgehalt unter standardisierten Bedingungen bestimmt werden muß. Er wird bei einem PCO_2 von 40 mm Hg und völlig oxydiertem Hämoglobin[9] bei 38 °C bestimmt, um den respiratorischen Einfluß auf das Säure-Basen-Gleichgewicht der Blutprobe auszuschließen. Wenn man in die Henderson-Hasselbalchsche Gleichung einen PCO_2-Wert von 40 mm Hg einsetzt, kann man für jeden gewünschten pH-Wert den Standardbicarbonatwert berechnen (s. Abb. 5). Der pH-Wert, der für einen PCO_2-Wert von 40 mm Hg gewonnen wird, ist von HASSELBALCH als die *„reduzierte Wasserstoffionenkonzentration"* bezeichnet worden. Dieser Wert gibt ähnlich wie der Standardbicarbonatwert einen Aufschluß über die metabolische Seite des Säure-Basen-Haushaltes.

Betrachtet man die Werte für das Standardbicarbonat unter den verschiedensten respiratorischen Bedingungen, dann fällt auf, daß im Gegensatz zu dem aktuellen Bicarbonat, der Alkalireserve und dem Kohlendioxyd-Gehalt der Wert für das Standardbicarbonat unverändert bleibt (Tabelle 5).

Aus der Tabelle 5 geht deutlich hervor, daß alle Werte mit Ausnahme des Standardbicarbonats vom PCO_2 und von der Oxygenierung des Blutes abhängig, also für die Charakterisierung des metabolischen Status des Säure-Basen-Haushaltes ungeeignet sind.

Bestimmung des Standardbicarbonats. Die Bestimmung des Standardbicarbonats ist deshalb im klinischen Betrieb besonders wertvoll, weil sie zuverlässig und schnell ausgeführt werden kann. Es werden 5 ml Blut in ein vorher mit Heparin und Fluorid benetztes Reagenzglas gefüllt. Im Wasserbad werden bei 38° C 30 min lang 20—25 ml Sauerstoff mit 5,6 % CO_2 (40 mm Hg PCO_2) pro Minute durch das Blut geleitet.

Die Kohlendioxydspannung des Gases zum Äquilibrieren kann nach folgender Gleichung berechnet werden: $PCO_2 = (P_B—PH_2O) \times F_{CO_2}$. Es bedeuten in dieser Gleichung: P_B = Barometerstand. PH_2O = Wasserdampfspannung bei 38° C und F_{CO_2} = Kohlendioxydkonzentration. Ist die Kohlendioxydspannung des Gases nicht genau 40 mm Hg, dann muß der pH-Wert korrigiert werden:

$$pH_{40} = pH_{gemessen} + 0{,}006 \times (PCO_2—40).$$

Durch Zusatz eines Tropfens Antischaum-Emulsion (SE) wird Schaumbildung im Blut vermieden. Nach dem Äquilibrieren wird der pH-Wert gemessen (*reduzierte Wasserstoffionenkonzentration* nach HASSELBALCH). Aus der umgeformten

9 daher Sauerstoff als Hauptbestandteil der Äquilibriergasgemische.

Tabelle 5. *Eine Blutprobe wird in sechs gleiche Teile geteilt. Drei Blutproben enthalten 100% oxygeniertes und drei enthalten 100% reduziertes Blut. Die drei oxygenierten und reduzierten Blutproben werden mit einem PCO_2 von 20, 40 und 80 mm Hg äquilibriert. In diesen sechs Blutproben werden der gesamte CO_2-Gehalt, das aktuelle Bicarbonat, die Alkalireserve und das Standardbicarbonat bestimmt.* [Nach JØRGENSEN, K., ASTRUP, P.: Scand. J. Clin. Lab. Invest. **9**, 122—132 (1957)]

	PCO_2 = 20 mm Hg		PCO_2 = 40 mm Hg		PCO_2 = 80 mm Hg	
	100% reduziert	100% oxygeniert	100% reduziert	100% oxygeniert	100% reduziert	100% oxygeniert
Gesamter CO_2-Gehalt	19,6	16,8	25,7	22,2	34,8	30,0
Aktuelles Bicarbonat	19,0	16,2	24,5	21,0	32,4	27,6
Alkalireserve	21,0	18,0	25,7	22,2	31,9	27,5
Standardbicarbonat	21,0	21,0	21,0	21,0	21,0	21,0

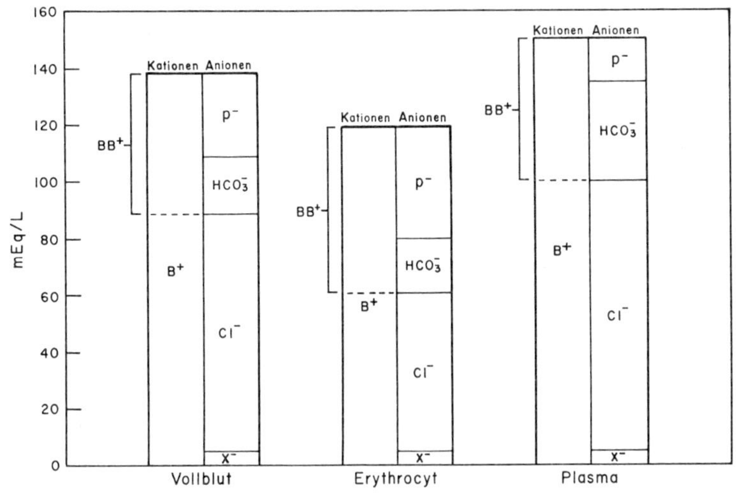

Abb. 10. Im Blut, im Erythrocyt und im Plasma kann man grundsätzlich zwei Formen von Anionen, nämlich die fixen Säuren und die Pufferanionen, unterscheiden. Die Pufferkationen, die den Pufferanionen (einschließlich HCO_3^-) entsprechen, nennt man Pufferbase (BB^+). [Nach SINGER, R. B., HASTINGS, A. B.: Medicine (Baltimore) **27**, 223—242 (1948)]

Henderson-Hasselbalchschen Gleichung kann der Wert für das Standardbicarbonat berechnet werden:

$$[HCO_3^-]_{pl} = aPCO_2 \text{ (Antilog. pH—pK)}. \quad (21)$$

Die Bestimmung des Standardbicarbonats kann am Vollblut vorgenommen werden, weil der pH-Wert für Blut und Plasma praktisch identisch ist.

Der Normalwert für Standardbicarbonat wurde ursprünglich von JØRGENSEN und ASTRUP mit 21,7 mval/Liter angegeben, wird aber heute von den meisten Autoren mit 22—26 mval/Liter angenommen.

2. Pufferbase (BB^+). SINGER und HASTINGS haben 1948 den Begriff der Pufferbase (buffer base) eingeführt. Sie verstehen unter Pufferbase (BB^+) die Konzentration der Kationen, die der Summe der Pufferanionen (einschließlich HCO_3^-) entspricht.

$$BB^+ = (HCO_3^-) + (P^-), \quad (22)$$

$$BB^+ = (B^+) — (A^-). \quad (23)$$

Nach SINGER und HASTINGS sind 5 Faktoren für eine genaue Definition des Säure-Basen-Haushaltes nötig: der Hämatokrit V_C, die arterielle Kohlendioxydspannung, das Plasma-pH, die Pufferbase und der Plasma- oder Blut-Kohlendioxydgehalt. Sind drei Größen bekannt, können die beiden anderen mit dem Nomogramm bestimmt werden.

Die Anionen im Blut kann man in zwei Gruppen teilen und zwar in die „fixen" Säuren und in die Pufferanionen (Abb. 10). Die „fixen" Säuren bestehen vor allen Dingen aus Chlorionen (Cl^-) und zusätzlich Sulfat-, Lactat- und anderen Anionen (X^-). Man nennt sie „fixe" Säuren, weil ihre Konzentration unabhängig vom pH ist. Die restlichen Anionen (Pufferanionen) bestehen aus Bicarbonationen (HCO_3^-) und Eiweißanionen (P^-). Die Konzentration der Eiweiß- und Bicarbonatanionen ist abhängig von PCO_2 und pH. Die Summe dieser Pufferanionen ist aber unabhängig vom PCO_2 und damit als metabolische Größe (Abb. 11) wertvoll.

Die Konzentration der Eiweißionen $R_p^{\pm}$ in mval/Liter beträgt:

$$R_p^{\pm} = 0{,}104\,(1 - V_c) \times 10n \times (\text{pH} - 5{,}08) \quad (24)$$

V_c = Hämatokrit, n = Gramm Plasmaprotein pro 100 ml.

Die Konzentration des ionisierten Hämoglobins $R_h^{\pm}$ in mval/Liter beträgt:

$$R_h^{\pm} = 2{,}8\,(\text{pH}-6{,}81) \times 0{,}5988\,\text{n} \qquad (25)$$

n = Gramm Hämoglobin pro 100 ml Blut.

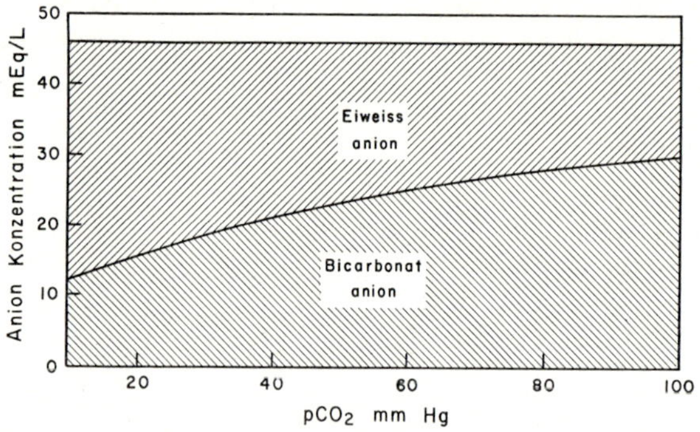

Abb. 11. Die Konzentration der Eiweißanionen und der Bicarbonatanionen ist abhängig vom PCO_2, aber die Summe dieser Anionen (Pufferanionen) ist unabhängig vom PCO_2-Wert. (Nach NUNN, J., in: Modern Trends in Anaesthesia. Hrsg. F. T. EVANS u. T. C. GRAY. London: Butterworth, Inc. 1962)

Nach der Definition von BRØNSTED sind Säuren dadurch charakterisiert, daß sie H-Ionen abgeben (Protonenspender) und Basen dadurch, daß sie H-Ionen aufnehmen können (Protonenacceptor) (s. o.). Demnach sind die von SINGER und HASTINGS als Basen (B^+) bezeichneten Kationen in Wirklichkeit weder Säuren noch Basen, während HCO_3^- und HPO_4^{--} sowohl Säuren als auch Basen sein können. Da die Bicarbonat-Ionen bei dem im Blut herrschenden pH sich wie Basen verhalten, wird heute vielfach die Summe der Pufferanionen als Pufferbase bezeichnet (ASTRUP).

Als normale Pufferbase (NBB^+) bezeichnet man die Pufferbase bei einem pH von 7,40 und einem PCO_2 von 40 mm Hg. Die normale Pufferbase ist abhängig von der Hämoglobinkonzentration:

$$NBB^+ = 40{,}8 + 0{,}36 \times \text{Hämoglobinkonzentration.} \qquad (26)$$

Aus Abb. 10 ist weiter ersichtlich, daß die Konzentration von HCO_3^-- und anderen Puffer-Anionen im Erythrocyt und im Plasma unterschied-

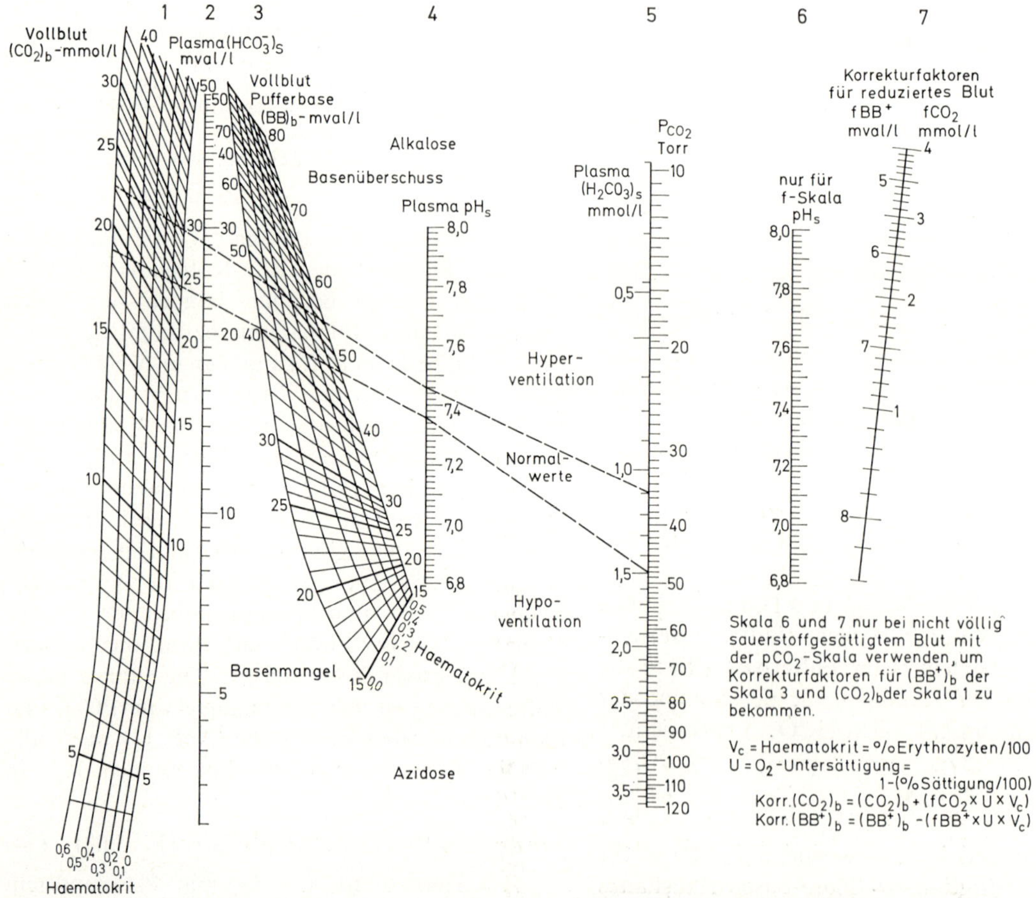

Abb. 12. Das Nomogramm nach SINGER und HASTINGS. Erklärung und Beispiel siehe Text

lich ist. Im Vollblut ist deshalb die Konzentration der HCO_3^--Ionen und der anderen Puffer-Anionen wesentlich vom Hämatokrit, d. h. dem Verhältnis von Plasmavolumen zu Erythrocytenvolumen, abhängig.

Nomogramm von SINGER *und* HASTINGS. SINGER und HASTINGS entwickelten zur graphischen Bestimmung der Pufferbase ein Nomogramm. Für die Proteinkonzentration im Plasma nahmen sie 72 g pro Liter Plasma an und für die Hämoglobinkonzentration in den Erythrocyten 20 mMol O_2-Kapazität pro Liter Erythrocyten. Das Nomogramm besteht aus 7 Skalen, die von links nach rechts bedeuten (s. Abb. 12):

1. CO_2-Gehalt von Blut mit unterschiedlichem Hämatokrit (V_c) (0,0—0,6) in mMol/Liter,
2. Plasma-Bicarbonatgehalt in mval/Liter,
3. Pufferbase von Blut bei unterschiedlichem Hämatokrit (V_c) (0,0—0,6) in mval/Liter,
4. Plasma-pH,
5. Plasma-HCO_3^- in mMol/Liter und pCO_2 in Torr.
6. Eine zusätzliche pH-Skala, die im Zusammenhang mit der Skala (7) Korrekturen für Pufferbase und CO_2-Gehalt bei nicht völlig oxygeniertem Blut ermöglicht.
7. Korrekturfaktoren für CO_2-Gehalt und Pufferbase von nicht völlig oxygeniertem Vollblut. (Oxyhämoglobin ist saurer als reduziertes Hämoglobin.)

Wenn die arterielle Sättigung bei 90% oder darunter liegt, müssen der CO_2-Gehalt und der Wert für die Pufferbase korrigiert werden.

Ein Beispiel mag die praktische Anwendung des Singer-Hastings-Nomogramms erklären. Angenommen, in einer völlig mit Sauerstoff gesättigten Blutprobe herrsche ein pH-Wert von 7,48, der Hämatokrit sei 0,48 und der Kohlendioxydgehalt 28,8 mMol pro Liter. In der Skala 1 auf dem Nomogramm wird für einen Hämatokritwert von 0,48 der Punkt 28,8 bestimmt. Dann wird auf Skala 4 der pH-Wert von 7,48 aufgesucht. Beide Punkte werden durch eine Gerade verbunden. Auf Skala 5 kann dann im Schnittpunkt mit der eingezeichneten Geraden der PCO_2-Wert von 48 Torr abgelesen werden. Der Schnittpunkt der eingezeichneten Geraden mit der Skala 3 bei einem Hämatokrit von 0,48 ergibt eine Pufferbase von 58,5 mval/Liter. Es handelt sich also um eine respiratorische Acidose und metabolische Alkalose.

Der Normalwert für die Pufferbase liegt bei 45—50 mval pro Liter. Das Nomogramm kann für Vollblut angewendet werden. Da das Nomogramm für Eiweißkonzentration von 7,2 g pro 100 ml und für eine Hämoglobinkonzentration entsprechend 20 mMol O_2-Kapazität pro Liter Zellen berechnet wurde, können geringe Fehler in der Bestimmung der Pufferbase bei Hypo- oder Hyperproteinämie, sowie bei hypo- und hyperchromen Anämien entstehen. Diese Fehler sind aber gering und spielen für die Klinik keine wesentliche Rolle. Das Nomogramm von SINGER und HASTINGS gilt für eine Temperatur von 37° C.

3. Basenüberschuß (BE). Das Standardbicarbonat ist zwar von Sauerstoff- und Kohlendioxydspannung (s. o.) unabhängig, es gibt aber nicht quantitativ an, wieviel fixe Säuren fehlen oder im Überschuß sind. ASTRUP et al. haben daher den Begriff Basenüberschuß (base excess) eingeführt, weil dieser, ähnlich wie die Pufferbase, die Menge an akkumulierten oder fehlenden „fixen" Säuren in mval/Liter angeben kann. Der Wert für die Pufferbase ist abhängig von der Hämoglobinkonzentration (s. o.), der Wert für den Basenüberschuß nicht.

SIGGAARD ANDERSEN und ENGEL haben den Begriff des Basenüberschusses folgendermaßen definiert: Basenüberschuß ist die Menge titrierbarer Base in mval pro Liter Vollblut, die bei Titration des Blutes mit einer starken Säure auf einen pH-Wert von 7,40 bei einem pCO_2 von 40 mm Hg und einer Temperatur von 38° C gemessen wird (neuerdings nimmt man als Temperatur 37° C). Der Basenüberschuß hängt mit der Pufferbase und der normalen Pufferbase wie folgt zusammen:

$$BE = BB - NBB. \qquad (27)$$

Der Wert für den Basenüberschuß ändert sich bei Anhäufung von fixen Säuren oder Basen im Blut. Veränderungen des Basenüberschusses durch Hyperkapnie oder Hypokapnie sind so gering, daß sie keine klinische Bedeutung haben (SIGGAARD ANDERSEN).

Wenn die Menge an Base, die im Vollblut bei einem pH von 7,40 und einem pCO_2 von 40 mm Hg bei 37° C enthalten ist, gleich Null gesetzt wird, dann geben alle positiven Werte einen tatsächlichen Basenüberschuß und alle negativen Werte einen Mangel an Base an. Der Normalwert für BE beträgt: $-2{,}4$ mval/Liter bis $+2{,}2$ mval/Liter.

Die beiden Tabellen 6 und 7 zeigen die Abhängigkeit der Pufferbase vom Hämoglobingehalt, während der Wert für den Basenüberschuß unabhängig davon ist.

Tabelle 6 und 7. *Die beiden Tabellen zeigen den Einfluß von 10 mval starker Säure und 10 mval starker Base auf die Werte von Pufferbase, Basenüberschuß und Standardbicarbonat. In Tabelle 6 ist der Hämoglobingehalt 7,5 g/ 100 ml und in Tabelle 7 15 g/100 ml.* [Nach ASTRUP, P.: Clin. Chem. 7, 1—15 (1961)]

Tabelle 6

		10 mval starke Säure	10 mval starke Base
Pufferbase mval/Liter Blut	43,5	33,5	53,5
Basenüberschuß mval/Liter Blut	0	−10	+10
Standardbicarbonat mval/Liter Plasma	22,9	15,4	31,0
Hämoglobingehalt	7,5 g/ 100 ml	7,5 g/ 100 ml	7,5 g/ 100 ml

Tabelle 7

		10 mval starke Säure	10 mval starke Base
Pufferbase mval/Liter Blut	46,2	36,2	56,2
Basenüberschuß mval/Liter Blut	0	−10	+10
Standardbicarbonat mval/Liter Plasma	22,9	15,9	30,4
Hämoglobingehalt	15 g/ 100 ml	15 g/ 100 ml	15 g/ 100 ml

MELLEMGARD und ASTRUP fanden 1960 experimentell, daß nach folgender Formel

$$\text{BE (extracellulär)} = 0{,}3 \times \text{Körpergewicht (kg)} \times \text{BE}_{\text{(Blut)}} \quad (28)$$

der Bedarf des Organismus an Bicarbonat bei einer metabolischen Acidose abgeschätzt werden kann. Diese Formel hat sich in der klinischen Praxis bewährt.

4. Aktuelles Bicarbonat. Pufferbase, Standardbicarbonat und Basenüberschuß haben sich in letzter Zeit bei der klinischen Analyse des Säure-Basen-Haushaltes eingebürgert. Sie haben angeblich den Vorteil, daß die metabolische Komponente von der respiratorischen getrennt werden kann. Allerdings beruht dies auf der Annahme, daß sich die drei Größen bei Äquilibrierung mit verschiedenen Kohlendioxydspannungen in vitro und in vivo gleichsinnig verhalten. Ob diese Annahme berechtigt ist, ist nicht gesichert. SCHWARTZ und RELMAN haben 1963 in Boston starke Bedenken gegen die Verwendung der Begriffe Pufferbase, Standardbicarbonat und Basenüberschuß angemeldet. Sie sind der Meinung, daß sie verwirren und zu Irrtümern bei der Diagnose und Behandlung von Störungen des Säure-Basen-Haushaltes führen können. Sie benutzen weiterhin das aktuelle Bicarbonat zur Definition des metabolischen Status.

Die CO_2-Titrationskurven *in vivo* und *in vitro* stimmen nach SCHWARTZ und RELMAN nicht überein. *In vitro* können sich nämlich die HCO_3^--Ionen nur im Plasma und in den Erythrocyten verteilen; dagegen können die HCO_3^--Ionen *in vivo* sich im ganzen extracellulären Raum ausbreiten, wo auch

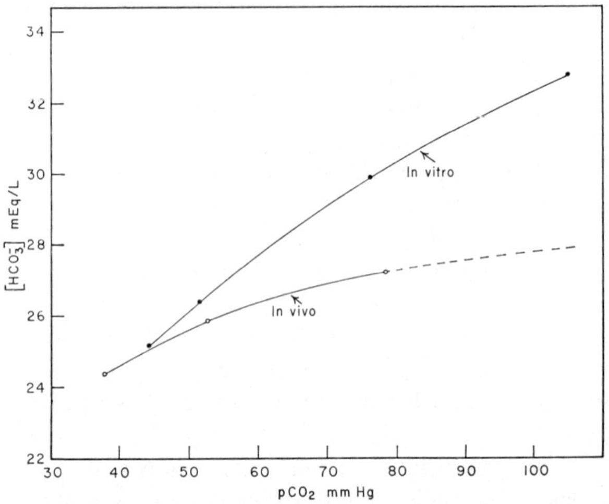

Abb. 13. Äquilibrierung von Blut *in vitro* und *in vivo* mit verschiedenen pCO_2-Werten. Die untere Kurve wurde aus Versuchen gewonnen, in denen 7 normale Versuchspersonen 7—10% Kohlendioxyd einatmeten. Die gestrichelte Verlängerung der Kurve wurde durch Extrapolation berechnet. [Nach SCHWARTZ, W. B., RELMAN, A. S.: New Engl. J. Med. **268**, 1382—1388 (1963)]

andere Puffer zur Verfügung stehen (Abb. 13). SCHWARTZ und RELMAN glauben, daß nur die *in vivo* gewonnenen Meßwerte einen wahren Aufschluß über die Verhältnisse bei gemischter Säure-Basen-Gleichgewichtsstörung geben können. Die Abb. 13 zeigt, daß bei akuter Hyperkapnie die Bicarbonatkonzentration im lebenden Organismus geringer ist als in einer Blutprobe *in vitro*. Deshalb könnte die kleinere Bicarbonatkonzentration als zusätzliche metabolische Acidose falsch interpretiert werden. Die unterschiedliche Bicarbonatkonzentration bei Proben *in vivo* und *in vitro* ist darauf zurückzuführen, daß sich das Bicarbonat *in vivo* in einem größeren Raum verteilen kann. Die Differenz von 3 mval/Liter Bicarbonat zwischen der *in vivo* und der *in vitro* Blutprobe wird üblicherweise aber fälschlich als metabolische Acidose bezeichnet, denn nach der *in vitro* Äquilibrierung wäre ja ein höherer Plasmabicarbonatgehalt zu erwarten gewesen.

5. *Alkalireserve.* VAN SLYKE und CULLEN führten 1917 den Begriff der Alkalireserve ein. Man versteht unter Alkalireserve die Bicarbonatkonzentration von abgetrenntem Plasma, das mit einer Kohlendioxydspannung von 40 mm Hg äquilibriert wurde, wobei 1,2 mMol/Liter für das in Lösung befindliche Kohlendioxyd subtrahiert werden muß.

Man weiß heute, daß durch die Abtrennung des Plasmas von den Erythrocyten mit anschließender Acidose die Bicarbonatkonzentration bei abgetrenntem Plasma zu hoch bestimmt.

Selbst bei normalem PCO_2 im Blut können durch falsche Technik große Fehler entstehen. Angenommen, das zu untersuchende Blut habe ein PCO_2 von 40 mm Hg und liege auf Punkt B in unserer Abbildung. Wenn beim Zentrifugieren des Blutes CO_2 entweicht, sinkt die Kohlendioxydspannung und die Bicarbonatkonzentration fällt in Richtung Punkt A der Linie BA folgend. Beim anschließenden Äquilibrieren des „abgetrennten"

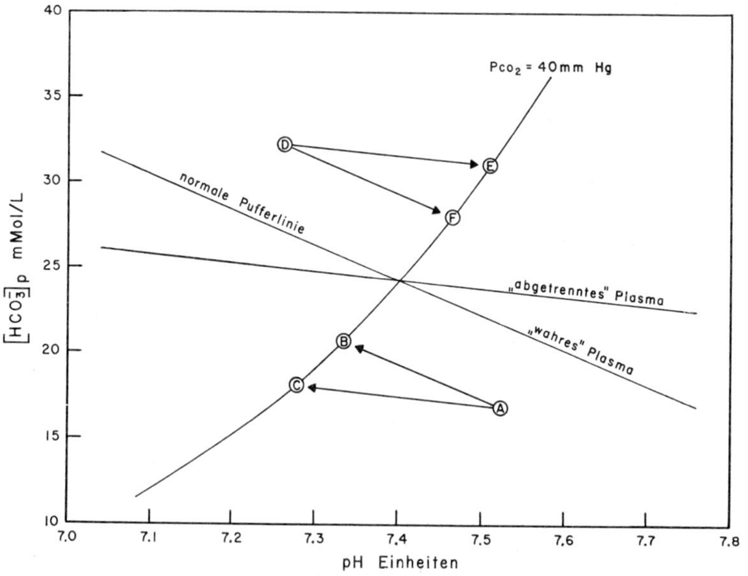

Abb. 14. Erklärung des Begriffes Alkalireserve. Zur weiteren Beschreibung siehe Text. (Modifiziert nach DAVENPORT, H. W.: The ABC of Acid-Base Chemistry. Chicago, Ill.: Chicago University Press 1958)

Äquilibrierung (abgetrenntes Plasma) wesentliche Fehler in der Interpretierung der Alkalireserve entstehen können. Dies soll anhand der Abb. 14 erklärt werden.

Angenommen, wir befänden uns im Koordinatensystem auf Punkt A. Würde das Blut zuerst mit einem Gasgemisch von 40 mm Hg pCO_2 äquilibriert (wahres Plasma) und erst dann das Plasma von den Erythrocyten getrennt, dann würde die Pufferlinie parallel zu der des „wahren" Plasmas verschoben und in Punkt B die pCO_2 = 40 mm Hg Isobare schneiden. Würde aber das Plasma zuerst von den Erythrocyten getrennt und dann mit einem pCO_2 von 40 mm Hg äquilibriert (abgetrenntes Plasma), dann würde die Pufferlinie parallel der des „abgetrennten" Plasmas folgend verschoben, bis es die pCO_2 = 40 mm Hg Isobare bei Punkt C schneidet. Bei abgetrenntem Plasma würde man also im Falle einer respiratorischen Alkalose (vgl. Abb. 2) die Bicarbonatkonzentration zu niedrig messen. Umgekehrt würde bei einer respiratorischen Plasmas würde es der Linie AC folgend die pCO_2 = 40 mm Hg Isobare in Punkt C schneiden. Die HCO_3^--Konzentration würde zu niedrig gemessen. Die Temperatur, bei der das Blut äquilibriert wird, ist für die Korrektur des in Lösung befindlichen Kohlendioxyds entscheidend und somit eine andere Fehlerquelle. Bei 20° C müssen 1,8 anstatt 1,2 mMol pro Liter subtrahiert werden. Schließlich spielt die Zusammensetzung des Gasgemisches zum Äquilibrieren eine Rolle. Oft wird einfach ausgeatmete Luft zum Äquilibrieren genommen. Dies erfordert sehr viel Erfahrung, denn meistens hat die ausgeatmete Luft ein pCO_2 von etwa 25 mm Hg anstatt 40 mm Hg.

Eine normale Alkalireserve kann in Verbindung mit einem normalen pH, einer kombinierten respiratorischen und metabolischen Acidose oder einer kombinierten respiratorischen und metabolischen Alkalose vorkommen. Ein erhöhter Wert für die Alkalireserve kommt bei der metabolischen Alkalose (mit oder ohne respiratorischer Acidose) und bei der

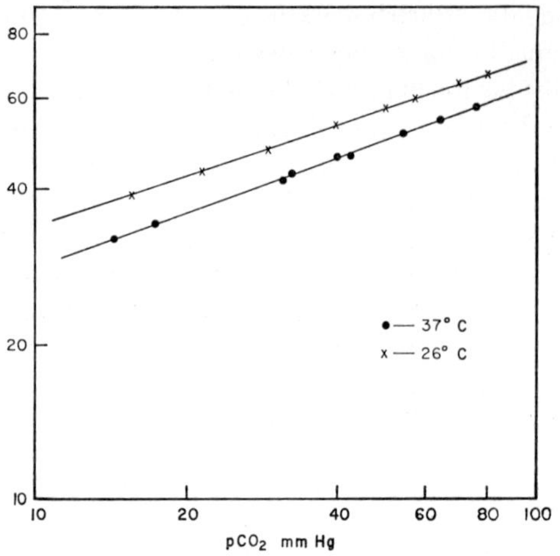

Abb. 15. CO_2-Dissoziationskurve für 37° C und 26° C. Mit fallender Temperatur nimmt die CO_2-Löslichkeit zu. (Nach NEILL, E., in: A Symposium on pH and Blood Gas Measurement. Hrsg. R. T. WOOLMER. Boston: Little, Brown & Co. 1959)

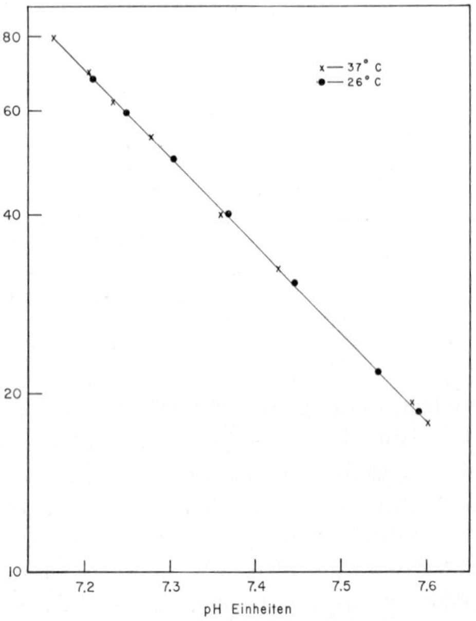

Abb. 16. Die pH- log pCO_2-Kurve bleibt bei Temperaturverschiebung und bei unveränderter Pufferbase gleich. (Nach NEILL, E., in: A Symposium on pH and Blood Gas Measurement. Hrsg. R. T. WOOLMER. Boston: Little, Brown & Co. 1959)

respiratorischen Acidose (mit oder ohne metabolischer Alkalose) vor. Ein niedriger Wert kann schließlich bei metabolischer Acidose (mit oder ohne respiratorischer Alkalose) oder bei respiratorischer Alkalose (mit oder ohne metabolischer Acidose) beobachtet werden.

Viele Kliniker haben gelernt, die Alkalireserve in Verbindung mit der klinischen Beurteilung der Atmung zu verwerten. Der Begriff der Alkalireserve ist veraltet und sollte nicht mehr verwendet werden. Zur Definition des Säure-Basen-Haushaltes stehen heute bessere Methoden zur Verfügung.

g) Das Säure-Basen-Gleichgewicht während Hypothermie

Die Temperatureinwirkungen auf den Kohlendioxydtransport sind sehr kompliziert, ebenso die Beziehungen zwischen Kohlendioxydspannung, Wasserstoffionen- und Bicarbonationen-Konzentration. Erstens steigt die Löslichkeit des Kohlendioxyds mit fallender Temperatur und sinkt mit steigender Temperatur (Abb. 15). Zweitens nimmt mit fallender Temperatur die Dissoziation der Eiweißmoleküle ab; dadurch steigt die Bindungsfähigkeit des Blutes für Kohlendioxyd. Ebenso nimmt mit fallender Temperatur die Carbamino-Hämoglobinmenge zu. Die Löslichkeitszunahme und Zunahme der Kohlendioxydbindungsfähigkeit sind bezüglich ihres Einflusses auf den pH-Wert entgegengesetzt gerichtet. Sie sind von annähernd gleicher Größe und heben sich deshalb nahezu auf. Drittens ändert sich bei Temperaturverschiebungen der pK-Wert des Plasmas, und zwar steigt er mit sinkender Temperatur um 0,005 pro Grad Celsius. Außerdem ist der pK-Wert vom pH abhängig. Trotz dieser Temperatureffekte bleibt die pH-log pCO_2-Kurve des Blutes bei gleichbleibender Pufferbase unverändert (Abb. 16). Schließlich ist bei der Beurteilung des Säure-Basen-Haushaltes bei Hypothermie zu bedenken, daß die Dissoziation des Wassers temperaturabhängig ist. Nur bei 25° C liegt der Neutralpunkt des Wassers bei einem pH von 7,00; bei Körpertemperatur liegt der Neutralpunkt dagegen bei 6,83. Bleibt also der pH-Wert beim Abkühlen unverändert, so entspricht dies einer Verschiebung des Säure-Basen-Gleichgewichts nach der sauren Seite.

Die vermehrte Löslichkeit des Kohlendioxyds im Blut bei fallenden Temperaturen bewirkt einen Anstieg der Kohlensäurekonzentration [s. o., Formel (1)], vorausgesetzt daß die Kohlendioxydspannung konstant bleibt. Dadurch werden Hämoglobin- und Eiweiß-Puffer zugunsten des im physiologischen Bereich weniger wirksamen HCO_3^--H_2CO_3-Puffers verringert. Das bedeutet, daß bei Zusatz der gleichen Menge Säure bei tiefen Temperaturen größere Abweichungen des pH-Wertes als bei normaler Körpertemperatur gefunden werden (COOPER und ROSS). So bedeutet z. B. ein Anstieg der arteriellen Kohlendioxydspannung von

40 mm Hg auf 50 mm Hg bei normaler Körpertemperatur etwa einen Abfall des pH-Wertes von 7,400 auf 7,338. Bei 28° C würde derselbe Anstieg des pCO_2-Wertes von 40 mm auf 50 mm Hg einen Abfall des pH-Wertes von 7,400 auf 7,250 bedeuten. Selbstverständlich gelten diese Betrachtungen auch im Falle einer metabolischen Acidose.

Von den meisten Autoren wird während und nach Unterkühlung eine metabolische Acidose beobachtet. Ihr Ausmaß hängt entscheidend von der Länge und Art der Hypothermie, der Narkose, von der Art der Operation und von den Kreislaufverhältnissen ab. Kältezittern trägt entscheidend zur Entwicklung einer metabolischen Acidose bei. Wird tiefe Hypothermie (profound hypothermia) zusammen mit extrakorporalem Kreislauf verwendet, so zeigen die Patienten nach Wiedererwärmung keine metabolische Acidose, wahrscheinlich, weil während der Hypothermie die Perfusion und Sauerstoffversorgung des Gewebes adäquat blieb und keine lokale Hypoxie auftrat (Rehder et al.). Während der Hypothermie ist die regulatorische Funktion der Niere beeinträchtigt. Ganz besonders muß während des Wiedererwärmens darauf geachtet werden, daß sich keine respiratorische Acidose entwickelt (Recurarisation!). Während Hypothermie ist die Kohlendioxydausscheidung durch die Lunge nicht beeinträchtigt; es muß aber auf ein ausreichendes Atemvolumen geachtet werden. Da Patienten bei tiefen Körpertemperaturen nur eine oberflächliche Atmung zeigen, wird sich bei Spontanatmung zur metabolischen Acidose noch eine respiratorische Acidose entwickeln. Künstliche Beatmung ist deshalb angezeigt. Infolge Hypoventilation und metabolischer Acidose kann es zu Atemstillstand, gehäuften Arrhythmien oder sogar zum Herzstillstand kommen.

Messungen des pH-Wertes, des pCO_2, des Standardbicarbonats, des Basenüberschusses oder der Pufferbase sind von größter Wichtigkeit in der Nachbehandlung von Patienten, die unterkühlt waren. Besondere Vorsicht ist bei der Beurteilung dieser Daten angezeigt. Gleichgültig, nach welcher Methode gekühlt wird (Oberflächenkühlung, Herz-Lungen-Maschine), bestehen große Temperaturdifferenzen im Körper. Keine Temperaturmessung an einer einzigen Stelle ist wirklich repräsentativ für die Körpertemperatur.

Geringe Abweichungen von der Körpertemperatur können mit Hilfe des Rosenthal-Faktors (s. o.) korrigiert werden. Bei rasch sich verändernden Temperaturen ist es unmöglich, die pH-Glaselektrode für jede Messung auf Körpertemperatur zu bringen. Deshalb ist von einigen Autoren vorgeschlagen worden, alle Messungen bei 38° C vorzunehmen und auch alle Meßergebnisse für 38° C ohne Rücksicht auf die wahre Körpertemperatur anzugeben. Sicherlich kann man auf diese Weise viele Schwierigkeiten umgehen, bleibt aber weit von einer Ideallösung, nämlich von Messungen bei Körpertemperatur, entfernt. Man kann z. B. den Blut-pH-Wert und den Plasmakohlendioxydgehalt bei Körpertemperatur messen. Die Kohlendioxydspannung und die HCO_3^--Konzentration können dann aus der Henderson-Hasselbalchschen Gleichung berechnet werden, wobei die Temperatur- und pH-Abhängigkeit des pK-Wertes und die Temperaturabhängigkeit der Kohlendioxydlöslichkeit zu beachten sind.

Literatur

Monographien

A symposium on pH and blood gas measurement, methods and interpretation. Hrsg. R. F. Woolmer. Boston: Little, Brown & Co. 1959.

Bartels, H., Bücherl, E., Hertz, C. W., Rodewald, G., Schwab, M.: Lungenfunktionsprüfungen. Berlin-Göttingen-Heidelberg: Springer 1959.

Bühlmann, A. A., Rossier, P. H.: Pathophysiologie der Atmung. Berlin-Heidelberg-New York: Springer 1970.

Comroe, J. H., Jr.: Physiology of respiration. Chicago: Year Book Medical Publishers, Inc. 1965.

— Forster, R. E., Dubois, A. B., Briscoe, W. A., Carlsen, E.: The lung: Clinical physiology and pulmonary function tests, 2nd edit. Chicago: Year Book Medical Publishers, Inc. 1962.

Cooper, K. E., Ross, D. N.: Hypothermia in surgical practice. London: Cassel 1960.

Current concepts of acid-base measurement. Ann. N.Y. Acad. Sci. **133** (April) (1966).

Davenport, H. W.: The ABC of acid-base chemistry, 4th edit. Chicago, Ill.: University Chicago Press 1958.

Modern trends in anaesthesia. 2. Aspects of hydrogen ion regulation and biochemistry in anaesthesia. Hrsg. Evans, F. T., and Gray, C. T. London: Butterworth 1962.

Peters, J. P., Slyke, D. D. van: Quantitative clinical chemistry, vol. II, Methods. Baltimore: The Williams & Wilkins Co. 1932.

Siggaard-Andersen, O.: The acid-base status of the blood, 3rd edit. Baltimore: The Williams & Wilkins Co. 1965.

Symposium: Carbon dioxide and man. Anesthesiology **21**, 585—758 (1960).

Zeitschriften

Albers, C.: Die ventilatorische Kontrolle des Säure-Basen-Gleichgewichts in Hypothermie. Anaesthesist **11**, 43—51 (1962).

Berglund, E., Malmberg, R., Stenhagen, S.: Determination of carbon dioxide tension of whole blood by pH measurements and interpolation. Scand. J. clin. Lab. Invest, **16**, 185—191 (1964).

Bohr, C.: Absorptionscoëfficienten des Blutes und des Blutplasmas für Gase. Skand. Arch. Physiol. **17**, 104—112 (1905).

BRACKETT, N. C., JR., COHEN, J. J., SCHWARTZ, W. B.: Carbon dioxide titration curve of normal man: Effect of increasing degrees of acute hypercapnia on acid-base equilibrium. New Engl. J. Med. **272**, 6—12 (1965).

BREWIN, E. G., GOULD, R. P., NASHAT, F. S., NEIL, E.: An investigation of problems of acid-base equilibrium in hypothermia. Guy's Hosp. Rep. **104**, 177—214 (1955).

BRØNSTED, J. N.: Einige Bemerkungen über den Begriff der Säuren und Basen. Rec. Trav. chim. Pays-Bas **42**, 718—728 (1923).

COLLIER, C. R.: Determination of mixed venous CO_2 tensions by rebreathing. J. appl. Physiol. **9**, 25—29 (1956).

CULLEN, G. E.: Studies of acidosis. III. The electrometric titration of plasma as a measure of its alkaline reserve. J. biol. Chem. **30**, 369—388 (1917).

EGER, E. I., SEVERINGHAUS, J. W.: The rate of rise of $P_{A_{CO_2}}$ in the apneic anesthetized patient. Anesthesiology **22**, 419—425 (1961).

FITZ, R., SLYKE, D. D. VAN: Studies of acidosis. IV. The relationship between alkaline reserve and acid excretion. J. biol. Chem. **30**, 389—400 (1917).

FROSTAD, S., FROSTAD, E.: Campbell and Howell's method of estimating the carbon dioxide tension in arterial and mixed venous blood. Scand. J. clin. Lab. Invest. **16**, 192—194 (1964).

GLEICHMANN, U., LÜBBERS, D. W.: Die Messung des Kohlensäuredruckes in Gasen und Flüssigkeiten mit der pCO_2-Elektrode unter besonderer Berücksichtigung der gleichzeitigen Messung von pO_2, pCO_2 und pH im Blut. Pflügers Arch. ges. Physiol. **271**, 456—472 (1960).

HASSELBALCH, K. A.: Die „reduzierte" und die „regulierte" Wasserstoffzahl des Blutes. Biochem. Z. **74**, 56—62 (1916).

— Die Berechnung der Wasserstoffzahl des Blutes aus der freien und gebundenen Kohlensäure desselben, und die Sauerstoffbindung des Blutes als Funktion der Wasserstoffzahl. Biochem. Z. **78**, 112—144 (1917).

HENDERSON, L. J.: Concerning the relationship between the strength of acids and their capacity to preserve neutrality. Amer. J. Physiol. **21**, 173—179 (1908).

HENDERSON, Y., MORRISS, W. H.: Applications of gas analysis. I. The determination of CO_2 in alveolar air and blood, and the CO_2 combining power of plasma, and of whole blood. J. biol. Chem. **31**, 217—227 (1917).

— HAGGARD, H. W.: Respiratory regulation of the CO_2 capacity of the blood. I. High levels of CO_2 and alkali. J. biol. Chem. **33**, 333—344 (1918).

— — Respiratory regulation of the CO_2 capacity of the blood. II. Low levels of CO_2 and alkali induced by ether. Their prevention and reversal. J. biol. Chem. **33**, 345—353 (1918).

— — Respiratory regulation of the CO_2 capacity of the blood. III. The effects of excessive pulmonary ventilation. J. biol. Chem. **33**, 355—363 (1918).

— — Respiratory regulation of the CO_2 capacity of the blood. IV. The sequence of trauma, excessive breathing, reduced CO_2 capacity, and shock. J. biol. Chem. **33**, 365—371 (1918).

HESSLER, O., REHDER, K.: Die Bestimmung von pH und PCO_2 zur Beurteilung der Ventilation bei Maskenbeatmung in Bauchlage. Anaesthesist **13**, 3—5 (1964).

HITCHCOCK, D. I., TAYLOR, A. C.: The standardization of hydrogen ion determinations. II. A standardization of the pH scale at 38°. J. Amer. chem. Soc. **60**, 2710—2714 (1938).

JØRGENSEN, K., ASTRUP, P.: Standard bicarbonate, its clinical significance, and a new method for its determination. Scand. J. clin. Lab. Invest. **9**, 122—132 (1957).

KOCH, G.: Comparison of carbon dioxide tension, pH and standard bicarbonate in capillary blood and in arterial blood with special respect to relations in patients with impaired cardiovascular and pulmonary function and during exercise. Scand. J. clin. Lab. Invest. **17**, 223—229 (1965).

LILIENTHAL, J. L., JR., RILEY, R. L.: On the determination of arterial oxygen saturations from samples of „Capillary" blood. J. clin. Invest. **23**, 904—906 (1944).

— — On the estimation of arterial carbon dioxide from samples of cutaneous (capillary) blood. J. Lab. clin. Med. **31**, 99—104 (1946).

MACINNES, D. A., BELCHER, D., SHEDLOVSKY, TH.: The meaning and standardization of the pH scale. J. Amer. chem. Soc. **60**, 1094—1099 (1938).

MELLEMGAARD, K., ASTRUP, P.: The quantitative determination of surplus amounts of acid or base in the human body. Scand. J. clin. Lab. Invest. **12**, 187—199 (1960).

NAHAS, G. G.: Statement on acid-base terminology. Report of ad hoc Committee of New York Academy of Sciences Conference (Nov. 23 and 24, 1964). Anesthesiology **27**, 7—12 (1966).

REHDER, K., KIRKLIN, J. W., MACCARTY, C. S., THEYE, R. A.: Physiologic studies following profound hypothermia and circulatory arrest for treatment of intracranial aneurysm. Ann. Surg. **156**, 882—889 (1962).

ROSENTHAL, T. B.: The effect of temperature on the pH of blood and plasma in vitro. J. biol. Chem. **173**, 25—30 (1948).

SCHWARTZ, W. B., RELMAN, A. S.: A critique of the parameters used in the evaluation of acid-base disorders: "Whole-blood buffer base" and "standard bicarbonate" compared with blood pH and plasma bicarbonate concentration. New Engl. J. Med. **268**, 1382—1388 (1963).

— — "Archives of Acid-Base Balance". New Engl. J. Med. **272**, 318—319 (1965).

SHOCK, N. W., HASTINGS, A. B.: Studies of acid-base balance of the blood. IV. Characterization and interpretation of displacement of the acid-base balance. J. biol. Chem. **112**, 239—262 (1935).

SIGGAARD ANDERSEN, O.: A graphic representation of changes of the acid-base status. Scand. J. clin. Lab. Invest. **12**, 311—314 (1960).

— Sampling and storing of blood for determination of acid-base status. Scand. J. Clin. Lab. Invest. **13**, 196—204 (1961).

— Factors affecting the liquid-junction potential in electrometric blood pH measurement. Scand. J. clin. Lab. Invest. **13**, 205—211 (1961).

— The first dissociation exponent of carbonic acid as a function of pH. Scand. J. clin. Lab. Invest. **14**, 587—597 (1962).

— The pH- log pCO_2 blood acid-base nomogram revised. Scand. J. clin. Lab. Invest. **14**, 598—604 (1962).

— Blood acid-base alignment nomogram: Scales for pH, pCO_2, base excess of whole blood of different hemoglobin concentrations, plasma bicarbonate, and plasma total-CO_2. Scand. J. clin. Lab. Invest. **15**, 211—217 (1963).

SJGGAARD ANDERSEN, ENGEL, K.: A new acid-base nomogram. An improved method for the calculation of the relevant blood acidbase data. Scand. J. clin. Lab. Invest. **12**, 177—186 (1960).

— — JØRGENSEN, K., ASTRUP, P.: A micro method for determination of pH, carbon dioxide tension, base excess and standard bicarbonate in capillary blood. Scand. J. clin. Lab. Invest. **12**, 172—176 (1960).

SINGER, R. B., HASTINGS, A. B.: An improved clinical method for the estimation of disturbances of the acid-base balance of human blood. Medicine (Baltimore) **27**, 223—242 (1948).

SØRENSEN, S. P. L.: Etudes Enzymatiques. II. Sur la mesure et l'importance de la concentration des ions hydrogène dans les réactions enzymatiques. C. R. Lab. Carlsberg **8**, 1—168 (1909).

STILLMAN, E., SLYKE, D. D. VAN, CULLEN, G. E., FITZ, R.: Studies of acidosis. VI. The blood, urine, and alveolar air in diabetic acidosis. J. biol. Chem. **30**, 405—456 (1917).

SLYKE, D. D. VAN: Studies of acidosis. II. A method for the determination of carbon dioxide and carbonates in solution. J. biol. Chem. **30**, 347—368 (1917).

— Studies of acidosis. XVII. The normal and abnormal variations in the acid-base balance of the blood. J. biol. Chem. **48**, 153—176 (1921).

SLYKE, D. D. VAN: On the measurement of buffer values and on the relationship of buffer value to the dissociation constant of the buffer and the concentration and reaction of the buffer solution. J. biol. Chem. **52**, 525—570 (1922).

— CULLEN, G. E.: Studies of acidosis. I. The bicarbonate concentration of the blood plasma: Its significance, and its determination as a measure of acidosis. J. biol. Chem. **30**, 289—346 (1917).

— SENDROY, J., JR.: Studies of gas and electrolyte equilibria in blood. XV. Line charts for graphic calculations by the Henderson-Hasselbalch equation, and for calculating plasma carbon dioxide content from whole blood content. J. biol. Chem. **79**, 781—798 (1928).

— STILLMAN, E. CULLEN, G. E.: Studies of acidosis. V. Alveolar carbon dioxide and plasma bicarbonate in normal men during digestive rest and activity. J. biol. Chem. **30**, 401—404 (1917).

— Studies of acidosis. XIII. A method for titrating the bicarbonate content of the plasma. J. biol. Chem. **38**, 167—178 (1919).

— WU, H, MCLLEAN, F. C.: Studies of gas and electrolyte equilibria in the blood. V. Factors controlling the electrolyte and water distribution in the blood. J. biol. Chem. **56**, 765—849 (1993).

VANCE, J. W., FOWLER, W. S.: Adjustment of stores of carbon dioxide during voluntary hyperventilation. Dis. Chest **37**, 304—313 (1960).

III. Pharmakologie der Narkose

K. SOEHRING und M. FRAHM

1. Allgemeiner Teil

Die Narkose, mit anderen Worten die reversible Herabsetzung von Lebensfunktionen, ist ein Problem der allgemeinen Biologie. Im Prinzip ist alles Lebendige narkotisierbar; die Existenz eines differenzierten Zentralnervensystems ist *keine* Voraussetzung.

Im Rahmen dieses Lehrbuches interessiert nur ein Teilgebiet, das zugleich das wichtigste ist: Die *Narkose zu operativen Zwecken*. Unter praktischen Gesichtspunkten kann man diesem Begriff auch die *zentrale Analgesie*, die meist mit den gleichen Mitteln in anderer Dosierung erreichbar ist, zuordnen. Wir haben 1951 beide Begriffe wie folgt definiert:

Unter *Zentralanalgesie* verstehen wir die Ausschaltung der Schmerzempfindung unter Erhaltung des Bewußtseins und mehr oder weniger geringer Beeinträchtigung aller übrigen Funktionen durch physikalisch-chemische Mittel, die am Zentralnervensystem angreifen.

Die *Narkose zu operativen Zwecken* erreicht dasselbe Ziel mit Ausschaltung des Bewußtseins und Aufhebung einer Anzahl von Reflexen sowie Muskelerschlaffung. Die lebenswichtigen Funktionen — Atmung, Kreislauf — sollen bei richtiger Durchführung nicht beeinträchtigt werden (SOEHRING).

Diese Definitionen decken gegenwärtig das Handeln des Anaesthesisten nicht mehr voll: Gezielte Einschränkung vegetativer Funktionen — Unterkühlung, Dämpfung der Aktivität des limbischen Systems und der Formatio reticularis — gehören seit Einführung des Chlorpromazin und der Neuroleptanalgesie (HENSCHEL et al.) zur täglichen Praxis des Anaesthesisten. Gerade dieses Teilgebiet scheint immer wichtiger zu werden. Wenn man schwierige und große Eingriffe durchführen kann, ohne das ZNS bis zum totalen Bewußtseinsverlust auszuschalten und dennoch Amnesie erreicht, ist dies sicher ein Fortschritt.

Solche Fortschritte waren und sind aber nur möglich, weil die experimentelle Medizin heute die *Voraussetzungen für das Zustandekommen der Narkose* weit besser kennt als in den Anfängen. Die Forschung hat sich mehr und mehr den meßbaren *Wirkungsbedingungen* zugewandt. Die früher weit übliche Überwertung einzelner Bedingungen, die zur Aufstellung zahlreicher „Narkosetheorien“ ohne genügende Berücksichtigung der Gegebenheiten im menschlichen und tierischen Organismus führte, tritt mehr und mehr in den Hintergrund.

Dies geht aus einer Äußerung von FEATHERSTONE deutlich hervor: „Wenn ein Anaesthesist von Lipoidlöslichkeit spricht, können wir annehmen, daß er sich bewußt oder unbewußt auf ‚Olivenöl-Löslichkeit‘ bezieht. Wir können aber ebenso sicher annehmen, daß in den meisten Gegenden der USA die Olivenöl-Konzentration im menschlichen Körper ziemlich niedrig ist.“

Hauptaufgabe des allgemeinen Teils unserer Darstellung wird also die Schilderung unserer Kenntnisse von Aufnahme, Verteilung und Elimination der Narkotica im Organismus sein. Die Elimination gliedert sich weiter in Abbau durch den Stoffwechsel und Ausscheidung mit Galle und Harn. Die Kenntnis dieser Zusammenhänge ist Voraussetzung für das Verständnis der erwünschten und unerwünschten Wirkungen, zu denen die verschiedenen Narkosestadien, aber auch nicht geplante Beeinflussungen spezieller Funktionskreise gehören. Einige gesicherte Daten zur Wirkung auf den Hirnstoffwechsel und andere meßbare Hirnfunktionen werden schließlich die Basis für eine Erörterung der „Narkosetheorien“, die sämtlich Hypothesen sind, schaffen.

a) Resorption

Theoretisch wäre die Zufuhr narkotisch wirkender Pharmaka auf allen Applikationswegen möglich. Aus praktischen Gründen werden heute zwei Wege bevorzugt: *Inhalation und intravenöse Injektion.* Die vor einigen Jahrzehnten sehr übliche *rectale Zufuhr* spielt, soweit wir sehen, nur noch auf speziellen Gebieten, so z.B. in der Kinderchirurgie, eine Rolle (s. „Die rectale Narkose", S. 273). *Orale* Gaben betreffen kaum die narkotisch wirksamen Stoffe

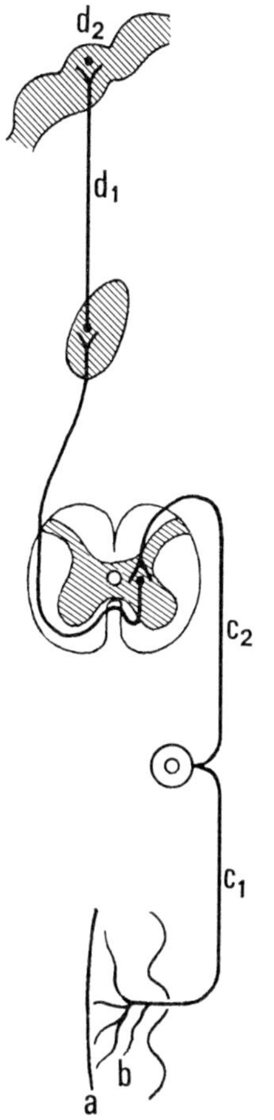

Abb. 1. Schema der Reizleitung für Schmerzreize. Die Unterbrechung mit chemischen Mitteln ist möglich bei *a* Oberflächenanalgesie; *b* Infiltrationsanalgesie; c_1 und c_2 verschiedene Unterbrechungen am Nervenstamm; $d_1$und d_2 intracerebrale Unterbrechung bzw. Aufhebung der Schmerzwahrnehmung. (Aus SOEHRING, K.: Zur Pharmakologie der Schmerzempfindung, 1953)

selbst, sondern sind auf die Prämedikation beschränkt. Der Vollständigkeit halber soll noch auf die Applikation an das periphere, bzw. an bestimmte Abschnitte des zentralen Nervensystems hingewiesen werden. Abb. 1 zeigt die hier gegebenen Möglichkeiten, die von der Oberflächenanalgesie bis zur epiduralen und intraduralen Injektion reichen. Möglichkeiten und Grenzen dieser Formen der *Lokalanalgesie* werden im einzelnen später besprochen. Hier soll nur festgestellt werden, daß die lokale Schmerzausschaltung, wenn sie technisch ausführbar und humanitär zumutbar ist, in allen Formen den *Allgemeinnarkosen* gegenüber einen großen Vorteil hat: Da die Zufuhr nicht über den Blutweg geht, die Resorption durch Vasokonstringentien noch verringert und verlangsamt werden kann, wird das Ziel der Schmerzausschaltung weitgehend ohne Beeinträchtigung vitaler Funktionen erreicht. Für die epi- und intradurale Form gilt dies allerdings nur dann, wenn in tieferen Segmenten injiziert wird; im Thorax- oder gar Halsbereich werden bei der Injektion so viele vegetative Leitungen mitbetroffen, daß mit ernsthaften und nicht immer vorhersehbaren vegetativen Dysregulationen gerechnet werden muß.

Ihrer Bedeutung entsprechend, werden wir uns vor allem mit den Resorptionsbedingungen der Inhalationsnarkotica zu befassen haben; daneben werden wir auf die rectale Resorption eingehen. Für die wichtige intravenöse Narkose entfällt die Resorption; wir werden ihr daher im nächsten Abschnitt „Verteilung" Raum geben müssen.

α) *Resorption auf dem Inhalationswege*

Bei der Aufnahme von Gasen und Dämpfen durch die Lungen kann man leicht zwei Problemkreise trennen:

1. Verhalten der Wirkstoffe im Gasraum — Atemwege, Lungen.
2. Übergang aus dem Alveolarraum in die Blutbahn.

Dieses Vorgehen stellt allerdings eine Vereinfachung dar, die den tatsächlichen Verhältnissen nicht voll gerecht wird. Sie ist aber u.E. für das Verständnis der Grundvorgänge notwendig.

1. Verhalten der Wirkstoffe im Gasraum

Zufuhr von narkotisch wirksamen Gasen und Dämpfen in den Gasraum der oberen und tieferen Luftwege bedeutet zunächst, daß eine neue Komponente in das N_2/O_2-Gemisch, die Einatmungsluft, eingeführt wird. Hierfür gelten, wenn es sich um ein indifferentes Behältnis — etwa ein Glasgefäß — handelt, die seit langem bekannten physikalischen *Gasgesetze*, die allerdings streng auch nur für „ideale" Gase Gültigkeit haben. Für Dämpfe — und viele unserer Narkotica sind Dämpfe — bestehen bereits Einschränkungen. Hinzu kommt, daß der physiologische Gasraum weder ein konstantes Volumen noch starre Wände hat. Die Sekretion kann schon unter normalen Bedingungen die Aufnahmebedingungen stark beeinflussen. Unter pathologischen Verhältnissen — Bronchitis, Emphysem, Infiltrate, Tumoren — werden die Verteilungsbedingungen im Gasraum in kaum meßbarer Weise verändert. Mit allen diesen Vorbehalten muß daher die nachstehende kurze Zusammenfassung der physikalischen Voraussetzungen für eine Aufnahme von Narkotica aus der Alveolarluft gesehen werden.

Für die Verteilung der einzelnen Komponenten in einem Gasgemisch sind unter idealen Bedingungen die folgenden Gesetze und Faktoren bestimmend:

1. Die relative Dichte oder das *spezifische Gewicht* — bezogen auf Luft = 1. Die meisten Narkotica, insbesondere die Dämpfe, sind schwerer als Luft; so beträgt der Wert für Distickstoffmonoxid 1,5, für Ätherdampf 2,5.

2. *Das Verhältnis zwischen Druck und Volumen eines Gases.* Bei konstanter Temperatur verhalten sich Volumen und Druck umgekehrt proportional (Boyle-Mariottesches Gesetz).

3. *Einfluß der Temperatur.* Bei konstantem Volumen ist der Druck der absoluten Temperatur direkt proportional (Gay-Lussacsches Gesetz)

$$p_t = p_o\,(1 + \frac{1}{273}\,t).$$

4. *Partialdruck.* Der Gesamtdruck eines Gasgemisches ist gleich der Summe der Partialdrucke der einzelnen Gase (Daltons Gesetz).

Das Narkoticumangebot an die resorbierende Alveolarmembran hängt also vom Partialdruck in der Einatmungsluft, von der Größe des Atem-Minutenvolumens, vom Beatmungsdruck und der in der Lunge herrschenden Temperatur, schließlich vom spezifischen Gewicht ab. Der vom Narkoseapparat etwa konstant angebotene Partialdruck, gemessen am Ausflußventil, nimmt in der ersten Phase durch Vermischung der Einatmungsluft mit der Totraum- und Residualluft individuell verschieden ab. Um einen Ausgleich der Partialdrucke zwischen Alveolar- und Inspirationsluft schnell zu erreichen, wird in der Anaesthesiepraxis im Anfang der Narkose entweder der Partialdruck in der Einatmungsluft höher als später gewählt oder das Beatmungsvolumen erhöht. In der älteren deutschen Literatur spricht man auch von einer „Sättigungsdosis", die bis zum Erreichen des Diffusionsgleichgewichts benötigt wird, im Gegensatz zu der dann erforderlichen „Erhaltungsdosis".

Die für den Ersatz der Residualluft benötigte Zeit hängt von den physikalischen Eigenschaften des Narkoticums, vom Atemvolumen, vom angewandten Partialdruck, schließlich vom Funktionszustand der Lungen ab. Beim Emphysem z. B. kann dieser in der englischen Fachsprache als „lung washout" bezeichnete Vorgang erheblich länger als die normalerweise benötigten wenigen Minuten beanspruchen.

Ein großer Fortschritt gegenüber den alten Tropfmethoden ist die mit den heute üblichen Geräten exakt durchführbare Einstellung der Partialdrucke für Gase und Dämpfe. In manchen Fällen und für spezielle Narkotica sind Verdampfergeräte konstruiert worden, die eine exakte Dosierung ermöglichen. Dies gilt z.B. für Halothan. Da früher z.B. Chloroform „freihändig" getropft wurde, ist ein exakter Vergleich toxikologischer Daten zwischen beiden Stoffen aufgrund der klinischen Erfahrungen nicht möglich. In neuerer Zeit haben SIESS et al. mit geeigneten Verdampfern für Halothan und Chloroform narkotische und letale Konzentrationen für Mäuse bestimmt und z.B. nach 60 min die folgenden Werte (Konzentrationen in %) gefunden:

	Chloroform	Halothan
ND_{50}	0,81%	0,71%
LD_{50}	2,4%	2,6%

Unter ihren Versuchsbedingungen waren also die für Seitenlage und Letaleffekt erforderlichen Konzentrationen — Partialdrucke — am Verdampfer für beide Stoffe praktisch gleich. Die unterschiedliche Giftigkeit der beiden Stoffe zeigt sich also im akuten Versuch überhaupt nicht, sondern wird erst bei chronischer Beobachtung deutlich.

Die *Ventilationsgröße* — ausgedrückt als Minutenvolumen — bestimmt das Angebot an die Alveolarmembran in erheblichem Maße. Dabei muß der Totraum, der nach neueren Ergebnissen auch physiologisch keine konstante Größe ist, berücksichtigt werden. Wenn z. B. vom Erwachsenen mit einem Atemzug 500 ml Luft bewegt werden, kommen nach den früheren Vorstellungen hiervon rd. 350 ml in Austausch mit der Alveolarluft. Diese Menge kann aber nur dann ausgenutzt werden, wenn das Capillarnetz in allen Lungenabschnitten gleichmäßig und optimal durchblutet ist. Wie VANDAM feststellt, ist diese Voraussetzung jedoch keineswegs immer gegeben. Zum „statischen", anatomisch bedingten Totraum ist also häufig ein dynamisch bedingtes, in der Praxis schwer erfaßbares Volumen hinzuzurechnen. Mit den ausgebauten Verfahren der Lungenfunktionsprüfung lassen sich diese Werte jedoch bestimmen.

2. Übergang aus dem Alveolarraum in die Blutbahn

Die Aufnahme der Narkotica in die Blutbahn — die *Resorption* im engeren Sinne — beginnt mit dem Erscheinen der Pharmaka in der Alveolarluft. Der Austausch erfolgt durch eine etwa 10 µ dicke, zwischen 50 und 100 m² große Membran, die im wesentlichen aus Alveolar- und Capillarepithel besteht. Das Angebot entspricht dem jeweils erreichten Partialdruck in den Alveolen. Für die Aufnahme sind — neben anderen — die folgenden Faktoren bestimmend:

1. die spezifische Membrandurchlässigkeit,
2. die Durchblutungsgröße,
3. die Löslichkeit der Narkotica im Blut,
4. der erreichte Partialdruck im Blut,
5. der Lungenfunktionszustand.

a) Membrandurchlässigkeit. Unter der vereinfachenden Annahme, die Membran selbst wäre eine wäßrige Phase, gilt das altbekannte Henrysche Gesetz: Die Löslichkeit eines Gases in Wasser ist proportional seinem Partialdruck im Gasgemisch. Unter diesen Bedingungen gilt weiter die von FICK beschriebene Gesetzmäßigkeit: Die Diffusion eines Gases in einer Richtung ist proportional dem Diffusionskoeffizienten und dem Partialdruck, umgekehrt proportional der linearen Entfernung. Der Diffusionskoeffizient wiederum ist umgekehrt proportional der Quadratwurzel aus dem Molekulargewicht. Die Diffusion erfolgt mit dem Gradienten der Partialdrucke: Sie verläuft also in Richtung Blut, solange der Partialdruck in der Alveolarluft höher als im Blut ist; kehrt sich das Partialdruckverhältnis um, erfolgt die Diffusion in umgekehrter Richtung. Bei Ausgleich der Partialdrucke kommt die Diffusion zum Stillstand. Hieraus ergibt sich der große Vorteil des Inhalationsweges: Bei Einstellung der Zufuhr mit der Einatmungsluft wird das Narkoticum sehr weitgehend wieder abgeatmet; rd. 90% der verabreichten Diäthyläthermenge werden nach Absetzen in der Ausatmungsluft gefunden und nur geringe Mengen finden sich infolge der begrenzten Wasserlöslichkeit des Äthers in Harn, Schweiß und Milch. In manchen Fällen, wie z.B. beim Trichloräthylen, wird die ausgeatmete Menge noch dadurch verringert, daß ein Teil durch den Stoffwechsel in wasserlösliche Formen übergeführt und durch die Nieren ausgeschieden wird (s. auch „Der Metabolismus flüchtiger Anaesthetica“, S. 115).

b) Durchblutungsgröße. Im Idealfall sind in allen Lungenabschnitten die Capillaren optimal durchblutet. Dann kommt es auf der ganzen Fläche der Alveolarmembran zum schnellen Ausgleich der Partialdrucke im Gas- und Capillarraum; die tatsächlich aufgenommene Narkoticummenge wird dann im wesentlichen von der Löslichkeit des verwendeten Pharmakons im Blut — nicht in Wasser — begrenzt. In der Praxis wird es aber vorkommen, daß gut beatmete Alveolen schlecht durchblutet sind und umgekehrt. Die Wahrscheinlichkeit derartiger Abweichungen vom Idealfall nimmt mit steigendem Alter zu; sie ist besonders groß bei pathologischen Veränderungen der Lungen selbst. Ohne die Möglichkeit einer exakten Lungenfunktionsprüfung wird der Anaesthesist diese Schwankungen aufgrund des klinischen Bildes ausgleichen müssen.

c) Löslichkeit. Für die Verteilung zwischen Gasraum und Blut gilt mit noch zu erörternden Einschränkungen der Bunsensche Absorptionskoeffizient, der das in einem bestimmten Volumen Flüssigkeit bei 0°C und 1 at Druck gelöste Gasvolumen angibt. In der modernen Literatur wird eine ähnliche Größe, der sog. Ostwaldsche Löslichkeitskoeffizient, bevorzugt. Er gibt das bei einer gegebenen Temperatur in der Volumeinheit Flüssigkeit gelöste Gasvolumen an, wenn der Partialdruck des gelösten Gases 760 mm Hg entspricht. In einem Gas/Flüssigkeitssystem ist er mit dem sog. Verteilungskoeffizienten identisch (LARSON).

Für wäßrige Phasen gilt, daß die Löslichkeit von Gasen mit ansteigender Temperatur abnimmt. Dies gilt nach Versuchen von HAGGARD mit Diäthyläther im großen und ganzen auch für Blut. Weniger bekannt ist die von MARKHAM und KOBE gefundene Tatsache, daß diese Beziehung in organischen Lösungsmitteln im Ausgleich mit einer Gasphase im allgemeinen nicht gilt: Hier nimmt die Löslichkeit mit steigender Temperatur oft zu. Dieser Effekt wird mit zunehmenden Drucken deutlicher. Die Bedeutung dieser Tatsache für die Anaesthesiepraxis ist schwer abzuschätzen, da eine Gas/Lipoidphase im wesentlichen nur an der Alveolarmembran in Betracht kommt. Quantitative Werte sind hier kaum zu bestimmen.

In den letzten Jahren ist die theoretische Erfassung der Verteilungsvorgänge in der Lunge und an den Alveolargrenzflächen durch Einführung variabler elektronischer und mathematischer Modelle stark bereichert worden. Man ersetzt das physikalisch-chemisch schwer erfaßbare Gasgefälle z.B. durch Spannungsgefälle und führt entsprechende elektrische Größen analog ein. Mit Hilfe solcher „Simulatoren“ lassen sich Kurven gewinnen, die z.B. den Einfluß der Löslichkeit verschiedener Narkotica auf den Partialdruck im Alveolarraum vorauszuberechnen ermöglichen (SEVERINGHAUS; EGER). Bei der Verwendung derartiger Modelle muß man sich aber immer bewußt sein, daß damit nur „Normalverhältnisse“, die den eingesetzten Konstanten entsprechen, erfaßbar werden. Die Lungen- und Gefäßpathologie macht viele Konstanten zu Variablen, so daß der Einzelfall in der Praxis des Anaesthesisten mit diesen naturwissenschaftlichen Hilfsmitteln nur selten optimal bestimmbar wird. Die weitere Entwicklung solcher Möglichkeiten, die auch in abgewandelter Form für die Lungenfunktionsprüfung u. a. in der Raumfahrtmedizin von Bedeutung sind, sollte aber von den Anaesthesisten aufmerksam verfolgt werden. Es ist durchaus denkbar, daß sich Geräte entwickeln lassen, die auch pathologischen Verhältnissen weitgehend gerecht werden.

β) Andere Zufuhrwege

Wie schon früher erwähnt, spielen Fragen der Resorption bei der *intravenösen Injektion*, die wohl den zweithäufigsten Applikationsweg darstellt, keine Rolle.

Dagegen sind sie durchaus bei *rectaler Zufuhr* zu berücksichtigen. In der älteren Literatur findet sich häufig die Behauptung, daß durch Abfluß des Venenblutes aus den Vv. haemorrhoidales in das System der V. cava bei rectaler Gabe die Leber umgangen und so ein direkter Angriff dieses größten Stoffwechselorgans auf die Wirkstoffmoleküle vermieden werden. Diese Anschauung ist sowohl durch anatomische (SOBOTTA) als auch pharmakologisch-physiologische Untersuchungen (z. B. BUCHER) nicht mehr zu halten. Es hat sich nämlich einerseits gezeigt, daß die V. haemorrhoidalis sup. direkt in das Pfortadersystem einmündet; andererseits sind Anastomosen auch aus den unteren Venen bekannt geworden, die einen Abfluß in Cava- und Pfortadergebiet ermöglichen. Zahlreiche Untersuchungen ergaben weiter, daß eine feste Relation der auf beiden Wegen abtransportierten Stoffmengen anscheinend nur selten gefunden wird. So bestimmte BUCHER das Resorptionsverhältnis mit markiertem Natriumphosphat in beide Venenprovinzen mit 1:1. Bei organischen Verbindungen, wie sie in der Anaesthesie eine Hauptrolle spielen, ließ sich ein eindeutiges Ergebnis meist nicht erzielen (Literatur bei KUHNE) (s. auch „Die rectale Narkose", S. 273).

Die Aufnahme von der Rectalschleimhaut wird sowohl vom physikalisch-chemischen Zustand der Wirkstoffe im Darmvolumen, als auch von einer Reihe physiologischer Größen — Durchblutung, Größe der resorbierenden Membran, Quellungszustand und aktuelle Reaktion der Darmoberfläche — bestimmt. Nach umfangreichen Untersuchungen von SCHANKER und HOGBEN kann als gesichert gelten, daß im wesentlichen die *undissoziierte* Form von schwachen Säuren und Basen im gesamten Magen-Darmtrakt unmittelbar aufgenommen wird. Führt man also in Lösung oder in Zäpfchen ein Natrium-Barbiturat zu, so wird der undissoziierte Anteil schnell aufgenommen: Die Wirkung beginnt schnell und hält so lange an, wie nach dem Massenwirkungsgesetz und entsprechend der Dissoziationskonstante undissoziierte Form im Lumen noch zur Verfügung steht. Verwendet man aber das praktisch unlösliche Phenobarbital im Zäpfchen, muß dies erst unter Zuhilfenahme von Na^+-Ionen im Darm in Lösung gebracht werden. Der Wirkungseintritt ist infolgedessen verzögert und oft auch unsicher, wie dies KUHNE an Kaninchen eindrucksvoll gezeigt hat. Andere physikalisch-chemische Größen, die das Ausmaß der Resorption bestimmen, sind z. B. Molekülstruktur, Molekularvolumen, Polarität, Teilchengröße und die pharmazeutische Zubereitungsform.

Es soll hier nicht verschwiegen werden, daß die tatsächlichen Resorptionsbedingungen spezieller Präparate vom Rectum her nicht ausreichend untersucht zu sein scheinen. Häufig stehen pharmazeutisch-technische Gesichtspunkte — z. B. Haltbarkeit — vorrangig vor der Prüfung der Resorption. In Extremfällen kann — z. B. bei der Verwendung von Kunststoffen als Behälter — die Wirksubstanz aus der Lösung im Laufe der Lagerung vollständig verschwunden und an die Behälterwand absorbiert sein, wie dies NEUWALD demonstriert hat.

Die *Resorption aus dem Subcutangewebe* und aus der *Muskulatur* interessiert den Anaesthesisten im wesentlichen in der Prämedikation. Umfangreiche Studien haben gezeigt, daß die intramuskuläre Injektion von Wirkstofflösungen ähnlich, wenn auch etwas langsamer, den Wirkungseintritt erkennen läßt wie die intravenöse Gabe. Dies gilt natürlich nur, wenn man keine Verzögerungszusätze — Beispiel Procain/Penicillin! — macht. *Subcutan* kommt es in der Regel zu einem späteren Wirkungseintritt; die Aufnahme in der Zeiteinheit ist umgekehrt proportional der angewendeten Konzentration und der injizierten Flüssigkeitsmenge!

Diese Gesetzmäßigkeit kann man praktisch verwerten: Wie SOEHRING gezeigt hat, hat die gleiche Morphinmenge bei s.c. Injektion in steigenden Volumina (1 ml, 10 ml, 100 ml) eine zunehmende Wirkungsausbeute. Setzt man die am Hund gemessene Wirkung im 1. Fall gleich 100%, erreicht man mit 100 ml Lösungsvolumen bereits 250%! Das Verfahren kann also dazu dienen, Morphin und andere stark wirksame Analgetica einzusparen und zugleich die Wirkung zu verlängern.

b) Verteilung im Blut

Wie bereits früher erwähnt, spielt die Löslichkeit sowohl inerter Gase als auch anderer Pharmaka im Blut eine wesentliche Rolle für die dem Gehirn und den Geweben angebotene effektive Konzentration (Tabelle 1). Die Tabelle gibt daher für einige Narkotica die Löslichkeitskoeffizienten nach OSTWALD. Ihr ist zu entnehmen, daß sie je nach den verwen-

Tabelle 1. *Löslichkeitskoeffizienten nach* Ostwald *für einige Narkosemittel*[a] *(37° C, 760 mm Hg)*

Narkosemittel	Wasser/Gas (Dampf)	Blut/Gas (Dampf)	Öl/Gas (Dampf)	Gewebe/Blut	Gewebe/Blut
Äthylen	0,081	0,140	1,28	1,00 (Herz)	
Cyclopropan	0,204	0,415	11,2	0,91 (Muskel)	
Distickstoffmonoxyd	0,435	0,468	1,4	1,13 (Herz)	1,06 (Gehirn)
Diäthyläther	15,61	15,2	50,2	1,14 (Gehirn)	1,00 (Lunge)
Divinyläther	1,40		58		
Chloroform	3,8	10,3	265	1,00 (Herz)	1,00 (Gehirn)
Trichloräthylen	1,55	9,15			
Halothan	0,74	2,3	224	2,6 (Gehirn) 1,7 (Niere) 60 Fett	2,60 (Leber) 3,50 (Muskel)

[a] Nach Larson (1963).

deten Phasensystemen keineswegs einheitlich sind. Auch wenn man die Löslichkeit in absoluten Werten (vol/vol) für Blut ausdrückt, kommt man zu stark wechselnden Werten. Schließlich ist der letzten Spalte in Tabelle 1 zu entnehmen, daß die Verteilung zwischen Blut und Geweben zwar in den meisten hier berücksichtigten Fällen recht gleichmäßig ist, daß aber im Falle des Halothan schon erhebliche Abweichungen auftreten. Für andere narkotisch wirksame Stoffe — wie z.B. Thiobarbiturate — kann die Konzentration im Fettgewebe ein Vielfaches der Blutkonzentration betragen. Wir kommen hierauf in Abschnitt c noch näher zu sprechen.

Die *Konzentration im Blut* ist unter gleichen Bedingungen nicht gleich der in Wasser zu setzen. Dies gilt sowohl für inerte Gase und Dämpfe als auch für schwache Säuren und Basen. So beträgt z.B. die Löslichkeit von Chloroform bei 15° C in Wasser 0,15%, während Serum unter gleichen Bedingungen rd. 4% aufnimmt. Featherstone hat mit Recht darauf aufmerksam gemacht, daß für die Inhalationsnarkotica diese Dinge bisher weniger beachtet wurden als für intravenös verabreichte Pharmaka. Wenn auch klar ist, daß ein erhöhter Lipidgehalt im Blut die Löslichkeit steigert, sofern es sich um lipophile Stoffe handelt, erklärt diese Tatsache den auch unter Normalverhältnissen im Vergleich mit Wasser hohen Löslichkeitswert nicht. Es scheint daher, daß der Proteingehalt allgemein, aber auch, wie Possati und Faulconer wahrscheinlich machten, z.B. der Hämoglobinwert hier einen Einfluß hat.

Die *Bindung an Serumeiweiße* ist in der allgemeinen Pharmakologie immer wieder intensiv untersucht worden, seit Bennhold seine bekannte Monographie veröffentlichte. Sie ist gerade gegenwärtig wieder Gegenstand der Diskussion. Featherstone hat die hier anstehenden allgemeinen Probleme für die Zwecke der Anaesthesie übersichtlich dargestellt. Dabei haben sich einige Bindungstypen ergeben, die hier kurz referiert werden sollen. Zunächst muß festgestellt werden, daß auch Proteine mit Lipiden im Plasma Aggregate bilden können, die eine exakte Bestimmung der Anteile für diese beiden Fraktionen wieder erheblich erschweren. Proteine selbst haben sowohl hydrophile als auch hydrophobe Zentren, die für die Anlagerung von Fremdstoffen verschiedene Wertigkeit haben können. Aus einer von Featherstone et al. aufgestellten Rechnung geht hervor, daß selbst ein „absolut inertes“ Gas wie Xenon an Eiweiß in allerdings unbekannter Weise angelagert werden kann. Die *klassischen Bindungstypen* — neben anderen — sind die van der Waals'sche Anlagerung (gegenseitige Atomanziehung bei Annäherung) und die Wasserstoffbindung (Anziehung von Sauerstoff oder Stickstoff durch positiven Wasserstoff). Dagegen treten die ebenfalls vorkommenden Covalenz- und Ionenbindungen erheblich an Bedeutung zurück. Die beiden wichtigen Bindungsarten unterscheiden sich dadurch, daß die van der Waals-Bindung unter sehr geringem Energieeinsatz reversibel ist, während die Wasserstoffbindung ähnlich wie die Ionenbindung höhere Energiemengen hierfür benötigt; am festesten sind Covalenzbindungen.

Es war lange Zeit üblich, für viele Stoffe die „gebundenen“ und die „freien“ Fraktionen im Serum oder Plasma zu bestimmen und daraus Schlüsse auf die Abgabe in Gewebe zu ziehen. Hier muß nun festgestellt werden, daß einzelne Blutproben in dieser Hinsicht nur den Wert von Momentaufnahmen haben. Bei der Komplexität der Bindungsvorgänge, die oben angedeutet wurde, muß mit fortlaufenden Änderungen gerechnet werden, oder mit anderen Worten: Zwischen der gebundenen und der freien

Fraktion besteht ein *Fließgleichgewicht*, dessen korrekte Ermittlung über längere Zeitverläufe theoretisch mit mathematischen und — neuerdings — auch experimentellen Methoden möglich geworden ist (s. hierzu z. B. KRÜGER-THIEMER). Der Einsatz von Autoanalyzern, Gaschromatographen etc. mit über die Zeit laufender fortlaufender Registrierung wird in Zukunft hier wesentliche Fortschritte ermöglichen.

Die Konzentration im Blut wird aber auch bestimmt durch den *Dissoziationsgrad*, der u. U. zu sehr festen polaren — Ionen- — Bindungen an Plasmaeiweiße führt. Sie hängt weiter von der verabreichten *Dosis* nicht linear ab: Es sind Fälle bekannt, in denen sich der gebundene Anteil mit der Höhe des Angebots erheblich ändert. Schließlich muß auch mit der Aufnahme der Pharmaka in *Blutzellen* gerechnet werden, worauf GREISER und SOEHRING am Beispiel des Pentobarbitals kürzlich hingewiesen haben.

c) Verteilung in Gewebe

OVERTON und MEYER hatten am Beispiel der derzeit bekannten Narkotica festgestellt, daß ein Zusammenhang zwischen der Lipoidlöslichkeit und der narkotischen Wirkung besteht. Diese später als „Narkosetheorie" bezeichnete Beschreibung einer Wirkungsbedingung hat zu zahlreichen Spekulationen Anlaß gegeben. Der Verteilungskoeffizient „ÖL/WASSER" wurde zum Schlüssel der narkotischen Wirksamkeit. Diese heute nicht mehr im einzelnen zu erörternde Regel war jedoch schon immer nicht ohne Ausnahmen: So wirken z. B. höhere Äthanolkonzentrationen bei Mensch und Tier narkotisch, obwohl sich Äthanol weitgehend mit dem Körperwasser verteilt, während höhere aliphatische Alkohole den gleichen Effekt haben und viel besser lipoidlöslich sind. Man kann allerdings noch heute feststellen, daß zahlreiche Narkosemittel der Overton/Meyer-Regel folgen.

In der Zwischenzeit ist eine ganze Anzahl von Wirkungsbedingungen zusätzlich bekannt geworden, die z. T. in ähnlicher Weise wie beim Übergang aus der Lunge in das Blut auch hier gelten:

α) Dissoziationsgrad

Dissoziierte Verbindungen werden im wesentlichen mit dem Anteil in die Gewebe aufgenommen, der in *undissoziierter Form* in Lösung vorliegt. Dieser Anteil ist eine einfache Funktion des pK_a- bzw. pK_b- und des pH-Wertes im Blut. Für dissoziierbare Stoffe kommt also als limitierender Faktor zu der ebenfalls wichtigen Lipoidlöslichkeit der Dissoziationsgrad hinzu. Dies gilt z. B. für Barbiturate, Thiobarbiturate, Morphin und neuere synthetische Analgetica und viele andere Hilfsstoffe in der Anaesthesie.

β) Durchblutungsgröße der Gefäßprovinz

Die Abgabe von Pharmaka an die einzelnen Organe und deren Teilbereiche hängt in wesentlichem Maße auch von der Durchblutung dieser Bezirke ab. Die Durchblutung bestimmt in erster Linie die Aufnahmegeschwindigkeit und nicht immer unmittelbar die aufgenommene Menge. Dies wird leicht verständlich, wenn man bedenkt, daß auch der Austritt aus dem Gewebe in das Blut von der Durchblutungsgröße abhängt. Die zu einem bestimmten Zeitpunkt in einem Gewebe gefundene Konzentration ist also das dynamische Gleichgewicht zwischen Aufnahme und Abgabe. So wird verständlich, daß das Gehirn als Ganzes in der Regel schnell und in ziemlich großem Umfang Pharmaka aus dem Blut aufnimmt, da seine Durchblutung pro Gewichtseinheit und Minute etwa 5mal größer als die Durchblutung des gesamten Körpers ist. Entsprechend reichern sich Fremdstoffe auch leicht in den Nieren und in der Leber an, die in bezug auf ihre Masse ebenfalls sehr stark durchblutet sind.

Die bei manchen Fremdstoffen, z. B. beim Thiobarbital zu beobachtende Anreicherung im wenig durchbluteten Fettgewebe hat einen anderen Grund: Lipoidlösliche Substanzen, die relativ langsam in das Fettgewebe hineingelangen, werden aufgrund ihrer Fettlöslichkeit dort gespeichert. Die relativ geringe Durchblutung ermöglicht auch nur langsam eine Wiederaufnahme in das Blut. PRICE hat berechnet, daß Fettgewebe höchstens 2,5 ml/100 g/min Blut erhält, während die entsprechenden Werte für Gehirn bei 50 ml/100 g/min liegen.

Die echte Durchblutungsgröße ist aber keine Konstante für eine bestimmte Gefäßprovinz. Sie hängt weiter vom Spannungszustand des vegetativen Nervensystems ab, der die Gefäßweite im Bereich der präcapillaren Arteriolen reguliert. Die gleichen Gefäßabschnitte bestimmen zu einem erheblichen Teil den peripheren Widerstand. Durch den Einfluß der Prämedikation, aber auch der Narkosemittel selbst muß man damit rechnen, daß die physiologisch optimale Widerstandsregelung Einbußen erfährt, die die Verteilung der Pharmaka sehr wesentlich ändern kann. Zahlreiche in der Anaesthesie verwendete Stoffe senken den peripheren Widerstand, z. B. in der Muskulatur, was sich klinisch als Blutdrucksenkung auswirkt. Insofern haben die zur Narkose verwendeten Arzneimittel in ihrer Summe oft selbst einen — meist ungünstigen — Einfluß auf ihre eigene Verteilung.

Hier muß erwähnt werden, daß das Zusammenwirken der vielen Stoffe, die vor und während der Narkose verabreicht werden, das Bild wieder wandeln kann; diese „Wechselwirkungen" sind bisher wenig erforscht.

FRAHM, HÖLTJE und SOEHRING studierten den Einfluß von Äthanol auf die Barbitalverteilung in 5 Geweben bei der Ratte; sie fanden unter Äthanol stets niedrigere Werte und eine im ganzen stark verzögerte Elimination des Barbiturats aus dem Organismus.

γ) Übergang in das Zentralnervensystem (ZNS)

Für das Ausmaß der narkotischen Wirkung ist nach klassischer Anschauung die Konzentration im ZNS maßgebend; zuletzt hat KETY den Partialdruck in der Inspirationsluft, im Gehirn und die Narkosestadien zu korrelieren versucht. Dabei ergab sich für Distickstoffmonoxyd ein Partialdruck von rd. 100 mm Hg für das Narkosestadium III, 3.

Bis heute wird aber diskutiert, ob für die Aufnahme in das Gehirn Sonderregelungen im Vergleich mit dem Übergang in andere Organe gelten. Die ungewöhnlich große *Durchblutung* wurde bereits erwähnt; hier soll noch der Einfluß der Chemo- und Pressoreceptoren am Carotissinus erörtert werden. Nimmt man die umfangreiche Literatur über die physiologische Durchblutungsregulation (siehe z.B. SOKOLOFF und KETY) als Grundlage, so ergibt sich, daß der CO_2-Spannung im Plasma (p_{CO_2}) die Hauptrolle in der Steuerung der Hirndurchblutung über die Carotissinus-Receptoren zukommt. Daneben mögen p_{O_2} und der pH-Wert des Blutes, sowie Druck- und Volumenänderungen ebenfalls von Bedeutung sein. Unter Normalbedingungen macht die Regeleinrichtung im Glomus caroticum die Hirndurchblutung jedoch weitgehend unabhängig vom übrigen Körperkreislauf. Für das Zustandekommen der Narkose muß aber auch berücksichtigt werden, daß im wachen Zustand — jedenfalls bei der Katze — sehr erhebliche Unterschiede in der Durchblutung einzelner Hirnabschnitte bestehen: So erhält nach KETY et al. die sensorische und motorische Hirnrinde rd. 1,4 ml/g/min, während z.B. die Formatio reticularis nur von rd. 0,6 ml/g/min durchflossen wird. Unter leichter Thiopentalnarkose werden diese Unterschiede fast vollkommen nivelliert; Bezirke mit hohem Verbrauch stellen sich auf die in weniger versorgten Regionen gemessenen Werte ein.

Die *Blut-Hirn-Schranke*, der im Vergleich mit anderen biologischen Membranen lange Zeit besondere, wenn auch nicht gut definierte Eigenschaften zugeschrieben wurden, verhält sich nach Untersuchungen von MAYER, MAICKEL und BRODIE, sowie nach SCHANKER im wesentlichen wie eine Lipoid/Wasser-Grenzschicht. Zwischen dem Verteilungskoeffizienten Öl/Wasser und dem Permeabilitätskoeffizienten besteht für viele Stoffe eine relativ gute Übereinstimmung. Die meisten Narkotica sind ausreichend lipoidlöslich, so daß die Annahme einer Diffusion ohne spezielle „aktive" Transporteinrichtungen heute weitgehend akzeptiert ist. Auch hier gilt die Regel, daß dissoziierbare Stoffe vorwiegend in der undissoziierten Form permeieren; die pH-Werte auf beiden Seiten der Membran haben ebenfalls einen Einfluß auf die Permeationsgröße. Die Aufnahmegeschwindigkeit in einzelne Hirnabschnitte wechselt mit deren Durchblutung: So fanden ROTH und BARLOW, daß Phenobarbital in die weiße Hirnsubstanz viel langsamer als in die graue eindringt.

Bei abnehmender Konzentration im Plasma wandern die Pharmaka mit umgekehrtem Konzentrationsgradienten auf den gleichen Wegen aus der Hirnsubstanz in das Blut zurück; daneben gibt es noch einen Filtrationsprozeß aus dem Liquor cerebrospinalis in das Blut und in einigen Sonderfällen auch „aktive" Transportvorgänge (PROCKOP).

d) Wirkungen der Narkotica auf Hirnfunktion und -stoffwechsel

Narkose ist ein anderes Wort für reversible und selektive Herabsetzung von Lebensfunktionen; entsprechend ist zu erwarten, daß auch die in Nervenzellen meßbaren Kriterien ihrer Tätigkeit unter dem Einfluß von Narkotica verminderte Werte zeigen. Man kann den *depressorischen* Effekt tatsächlich mit den verschiedensten Methoden nachweisen, was in der klinischen Anaesthesie in zunehmendem Maße zum Ausbau von Überwachungs- und Kontrollmaßnahmen geführt hat. Hier ist das *Elektroencephalogramm* (BERGER), an dem die depressorischen Wirkungen gut ablesbar sind, in vielen Kliniken zur Routine geworden. SCHNEIDER und THOMALSKE haben eine mit einigen Abwandlungen von zahlreichen Anaesthesisten benutzte Stadieneinteilung gegeben, so daß sich eine ausführliche Darstellung hier erübrigt. Die meisten „klassischen" Narkosemittel lassen sich im Hirnstrombild, das in der Toleranz viel Ähnlichkeit mit dem natürlichen Schlafbild hat, nicht unterscheiden. Abweichungen hiervon haben KUBITZKI und ZADECK bei der von ihnen verwendeten Form der Neuroleptanalgesie gesehen. Die Zuordnung aller EEG-Veränderungen zu den später zu erörternden klinischen Narkosestadien stößt aber wohl immer noch auf Schwierigkeiten.

Wie schon früher erwähnt, ist die *Abnahme des Sauerstoffverbrauchs* ein weiteres Zeichen der Leistungsdepression des Hirngewebes. QUASTEL hat die Verminderung des Sauerstoffverbrauchs in Beziehung zu fermentativen Vorgängen, insbesondere zur Glucoseoxydation im Gehirn, gesetzt. Dabei wurde besonders das Flavoprotein-Cytochrom-System als empfindlich festgestellt. QUASTEL und WHEATLY hatten einen verminderten Sauerstoffverbrauch auch unter N_2O, das als „inert" gilt, gefunden. Neuere Arbeiten von LEVY und FEATHERSTONE erbrachten keine Änderung des O_2-Verbrauchs und der oxydativen Phosphorylierung in Hirnschnitten von Meerschweinchen unter dem narkotisch wirksamen Xenon und unter N_2O. Schließlich haben COOK und SOUTH sogar eine Steigerung des O_2-Verbrauchs und eine Abnahme der anaeroben Glykolyse unter Argon, Helium und Xenon bei Mäusen gefunden.

Die vorstehend kurz erörterten Diskrepanzen zeigen, daß man bei der Verallgemeinerung von Befunden mit einer bestimmten Stoffklasse nicht vorsichtig genug sein kann. Die gegenwärtigen Kenntnisse gestatten jedenfalls kaum die Aufstellung einer allgemein gültigen Narkosetheorie auf der Basis des oxydativen Hirnstoffwechsels.

KLAUS, der an elektrisch gereizten Hirnschnitten arbeitete, fand unter der Wirkung verschiedener Narkotica einen Rückgang der funktionsbedingten O_2-Verbrauchssteigerung auf Normalwerte; auch die unter der Reizung beobachteten Änderungen des K/Na-Austausches wurden weitgehend aufgehoben.

Versuche, die narkotische Wirkung mit einfach meßbaren physikalisch-chemischen Größen ursächlich in Beziehung zu bringen, haben heute nur noch historischen Wert. Sie haben zwar eine Reihe von Wirkungsvoraussetzungen geklärt, aber zur Aufklärung der Wirkungsweise nichts beitragen können. Hierher gehören die schon erwähnte *Lipoidtheorie* (MEYER; OVERTON), die *Oberflächenspannungs-* und die *Adsorptionstheorie* (TRAUBE; WARBURG). Sie alle sind, wie HAUSCHILD richtig betont, eher Theorien der Narkotica als Narkosetheorien. Sie beschreiben nämlich physikalisch-chemische Eigenschaften von Pharmaka, die häufig — nicht immer — Voraussetzungen der narkotischen Wirkung sind.

Von erheblich größerer Bedeutung sind die Versuche, die narkotische Wirkung als Folge einer durch die Narkotica bedingten *Membranänderung* zu erklären. HÖBER hat die Aufmerksamkeit auf die Beeinflussung von Vorgängen an der Membran wohl zuerst geweckt: „Die wenigen einschlägigen Erfahrungen, die bisher vorliegen, sprechen also für die Auffassung, daß *die Narkotica eine bei der Erregung zustande kommende Auflockerung der Plasmahaut zu hemmen imstande sind.*" Die fast nicht mehr übersehbare Literatur über die Physiologie der Erregung hat aufgedeckt, daß die Erregungswelle an Zellmembranen parallel mit einer Depolarisationswelle und diese wieder mit Permeabilitätssteigerungen einhergeht. Stoffe, die die Permeabilitätszunahme hemmen, müssen also auch Rückwirkungen auf die Erregbarkeit und die Fortleitung von Reizen haben. Die Fortschritte unserer Kenntnisse vom Aufbau der Zellmembranen haben über den oben zitierten Höberschen Satz hinaus die Möglichkeit gegeben, spezielle Vorstellungen von der Angriffsweise der Narkotica an der erregbaren und leitenden Struktur — eben der Zellmembran — zu entwickeln. Die Phospholipide und Proteine in den Zellmembranen haben eine für die physiologische Funktion erforderliche räumliche Anordnung, die durch lipoidlösliche Stoffe gestört werden kann. Verschiebung des Verhältnisses Lipoid/Protein — etwa durch lipoidlösliche oberflächenaktive Stoffe — in der Oberfläche muß zwangsläufig zu einer Störung dieser physiologischen Ordnung führen. Veränderungen der Teilchengröße der wäßrigen bzw. der Lipoidphase — bis zum Extremfall der Umkehrung einer Wasser in Öl- in eine Öl in Wasser-Emulsion — müssen die Permeabilitätsverhältnisse in Mitleidenschaft ziehen. Auf dieser Basis hat z. B. SEELICH eine Hypothese entwickelt, die die durch Fremdstoffe erreichbare Funktionsminderung an Membranen auf wechselnde Hydratation in den Membranen bezieht. Lipoidlösliche Stoffe, die häufig die Oberflächenspannung Lipoid/Wasser herabsetzen, vergrößern so die Lipoidoberfläche, was zu einer Abnahme der Lösungsoberfläche für wasserlösliche Stoffe — Ionen etc. — führen muß; damit wird auch die Permeabilität für die elektrischen Ladungsträger beeinträchtigt, so daß die Depolarisationsvorgänge behindert werden. Die modernste Fassung dieser Hypothesen (PAULING) nimmt die Bildung von Hydrat-Mikrokristallen in der Nervensubstanz an, die sich um unpolare Moleküle und Radikale herum bilden können. Diese sog. „Clathrate" sind allerdings bei Körpertemperatur wenig stabil. Die Stabilität nimmt jedoch zu, wenn verschiedene nichtpolare Zentren beteiligt sind, was für die Zellmembran mit Protein- und Lipoidbestandteilen anzunehmen ist (GERO). Eine neueste Untersuchung von BURGEN macht es wahrscheinlich, daß beim Zustandekommen der Narkose die

„Stabilisierung" der lipoiden Phase eine wichtigere Rolle als die Beeinflussung der nicht-polaren Molekülanteile der Proteine spielt. Aggregation und Dissoziation von Lipoiden und Proteinen — Lipoproteinbildung — muß aber unseres Erachtens bei zukünftigen Erklärungsversuchen ebenfalls beachtet werden.

Eine über den Rahmen dieses Buches hinausgehende breite Diskussion der vorliegenden Hypothesen würde ergeben, daß keine der bis heute entwickelten Vorstellungen ausreicht, um eine für alle Narkotica gültige allgemeine Narkosetheorie aufzustellen. Die neue Entwicklung z. B. der Neuroleptanalgesie wird sich z. B. kaum in die bisherigen Hypothesen zur Wirkungsweise einordnen lassen. Immerhin steht zu erwarten, daß mit zunehmender Kenntnis der cytologischen und erregungsphysiologischen Vorgänge auch die Grundlagen der narkotischen Wirkung immer besser verständlich werden.

e) Elimination

α) Inhalationsnarkotica

Beim Absetzen der Narkotica in der Einatmungsluft kehrt sich der Konzentrationsgradient um. Infolgedessen werden Dämpfe und Gase, soweit sie im Organismus nicht verändert werden, aus dem Blut in die Lungen wieder abgegeben; die hier geltenden Gesetzmäßigkeiten entsprechen — mit umgekehrtem Vorzeichen — denen bei der Aufnahme. Zahlreiche Messungen haben jedoch selbst für den „klassischen" Diäthyläther gezeigt, daß nur rd. 90% der verabreichten Dosis in der Expirationsluft wieder erscheinen. Für den Rest ist mit großer Wahrscheinlichkeit die Wasserlöslichkeit des Äthers verantwortlich zu machen, so daß kleine Mengen mit Harn, Schweiß und anderen Exkreten ausgeschieden werden. Nach neueren Befunden kann aber auch eine Umwandlung von als stabil angesehenen Stoffen — z. B. Halothan und Chloroform — in allerdings geringem Umfang im Stoffwechsel stattfinden: Van Dyke hat 8% des verabreichten ^{14}C-Chloroforms innerhalb von 43 Std als $^{14}CO_2$ in der Ausatmungsluft wiedergefunden.

Es ist also auch für diese Stoffe denkbar, daß für Spätschäden z. B. an der Leber nicht die Ausgangssubstanzen, sondern Metaboliten verantwortlich sind. Ob und in welchem Umfang dies für die Klinik Bedeutung hat, kann vorerst noch nicht abgeschätzt werden (s. auch „Der Metabolismus flüchtiger Anaesthetica", S. 115).

β) Intravenös und rectal verabreichte Narkotica

Im Gegensatz hierzu spielt die Umwandlung zu unwirksamen und meist besser wasserlöslichen Metaboliten bei dieser Gruppe eine sehr wichtige Rolle. Es kann aber — wie im Falle von Thiobarbituraten — auch vorkommen, daß im Stoffwechselprozeß zunächst wirksame Metaboliten entstehen, die eine Verlängerung der Wirkung — meist in Form des sog. „hang over" — verursachen.

Der wichtigste Ort, an dem diese Stoffwechselprozesse stattfinden, ist das „retikuläre Endothel" der Leber, das auch als Ergastoplasma bezeichnet wird. Bei der heute weit geübten Zellfraktionierung entstehen hieraus — künstlich — corpusculäre Elemente, die Mikrosomen. Die Enzyme dieser Fraktion sind für Stoffwechselprozesse an Fremdstoffen — also auch an Arzneimitteln — weitgehend verantwortlich.

Zur Zeit sind mindestens 7 oxydative Stoffwechselwege an diesem System bekannt (Albert):

1. aliphatische C-Hydroxylierung,
2. aromatische C-Hydroxylierung,
3. N-Oxydation,
4. S-Oxydation,
5. O-Dealkylierung,
6. N-Dealkylierung,
7. Oxydative Desamidierung.

Weitere enzymatische Prozesse, die bei der Umwandlung von Arzneimitteln eine Rolle spielen können, sind Reduktionen, Konjugation mit Glucuronsäure und Schwefelsäure; auch eine Halidase, die Halogene von Kohlenstoffbindungen abspaltet, ist in der Leber beschrieben. Schließlich sollen die nicht nur in der Leber vorkommenden Esterasen erwähnt werden, die z. B. bei der Inaktivierung von Procain und anderen Lokalanalgetica der Estergruppe eine Rolle spielen.

Die hier kurz zusammengestellten Enzyme sind in der Regel nicht hochspezifisch und damit wenig wählerisch in der Wahl ihrer Substrate. Die physiologische Rolle der Ergastoplasma-Enzyme war Gegenstand vieler Spekulationen. Weitgehend akzeptiert ist die Hypothese von Brodie, der ihnen eine Rolle bei der Entgiftung von toxischen Nahrungsbestandteilen und bakteriellen Zersetzungsprodukten aus dem Darm zuschreibt. Inzwischen hat sich aber gezeigt, daß die meisten Arzneimittel von ihnen angegriffen werden. Nicht immer entstehen dabei unwirksame Produkte, wie wir bereits erwähnten. Bei der Einführung neuer Medikamente in die Anaesthesiologie sollten die Hersteller, wenn irgend angängig, Angaben über das Schicksal ihrer Produkte im Organismus machen. Dies gilt auch für Derivate aus bekannten Gruppen: So wird z.B. Barbital kaum, Hexobarbital schnell zu unwirksamen Produkten abgebaut. Es ist allerdings auch nicht zulässig, aus kurzen Wirkungszeiten unmittelbar auf schnelle Inaktivierung zu schließen: Hierfür bieten die Thiobarbiturate mehrere Beispiele, bei denen die Inaktivierung durch Aufnahme und Speicherung in pharmakologisch „stumme" Körperbezirke — Muskulatur, Fettgewebe — mitbestimmt wird.

Die eingehende Analyse der zugrunde liegenden Vorgänge hat nun gezeigt, daß Geschwindigkeit und Richtung des Arzneimittelabbaus nicht unbedingt konstant sind. Durch Vorbehandlung — z.B. mit Pentobarbital — gelingt es, eine Enzyminduktion auszulösen und damit die Prozesse erheblich zu beschleunigen (CONNEY et al.; REMMER). Die Stimulierung betrifft nicht nur den Abbau der zur Vorbehandlung benutzten Substanz, sondern auch den anderer Verbindungen. Diese im vollen Fluß befindlichen Arbeiten — siehe z.B. REMMER et al. — sind gerade für den Anaesthesisten von größter Bedeutung, da in der Prämedikation und auch während der Narkose selbst zahlreiche Mittel kombiniert werden.

REMMER zitiert z.B. die Kombination Dicumarol/Phenobarbital. Unter der Phenobarbitalbehandlung wurde Dicumarol schneller hydroxyliert, die Konzentration im Plasma und damit die Prothrombinzeit nahmen erheblich ab. Steigert man bei solchen Patienten die Dicumaroldosis wegen des Wirkungsverlusts und läßt das Phenobarbital fort, so kann eine akut bedrohliche Situation entstehen.

Aber auch qualitativ kann der Stoffwechsel durch Kombinationen verändert werden: Wir konnten kürzlich zeigen, daß z.B. die Konjugation mit Glucuronsäure bei p-Hydroxyacetanilid bei Ratten erheblich gesteigert wird, wenn Äthanol in etwa $1^{0}/_{00}$-Konzentration zu den Leberschnitten zugesetzt wird. Andere Stoffwechselprozesse — Demethylierung, Desamidierung — werden unter gleichzeitigem Alkoholabbau gehemmt, so daß bei unter Alkohol stehenden Patienten mit Änderungen in der Inaktivierung verschiedener Arzneimittel gerechnet werden muß. DAVIS et al. haben dies am Beispiel eines biogenen Amins — Serotonin — auch beim Menschen gezeigt.

Die Abbaugeschwindigkeit hängt darüber hinaus von weiteren Faktoren — Ernährungslage, Alter — ab und zeigt auch genetisch bedingte Faktoren. Eiweißarme Ernährung und traumatisch bedingte Eiweißverluste führen nicht selten zur Abnahme der Fermentaktivitäten.

Literatur

ALBERT, H.: Patterns of metabolic disposition of drugs in man and other species. In: WOLSTENHOLME, G., u. R. PORTER (ed.), Drug responses in man. London: CIBA Found (1966).

BENNHOLD, H.: Die Eiweißkörper des Blutplasmas. Leipzig 1938.

BUCHER, K.: Zit. nach KUHNE, J., Helv. physiol. pharmacol. Acta **6**, 821 (1948).

BURGEN, A. S. V.: Anaesthetics and cell membranes. Naunyn-Schmiedebergs Arch. Pharmak. exp. Path. **259**, 149 (1968).

CONNEY, A. H., BURNS, J. J.: Factors influencing drug metabolism. Advanc. Pharmacol. **1**, 31 (1962).

DYKE, R. A. VAN: Diskussion zu J. J. BURNS, Role of biotransformation. In: Uptake and distribution of anaesthetic agents (PAPPER, E. M., u. R. J. KITZ, eds.). New York-Toronto-London: Blakiston Company, Division of McGraw-Hill Book Company 1963.

EGER, E. J.: A mathematical model of uptake and distribution. In: Uptake and distribution of anaesthetic agents (PAPPER, E. M., u. R. J. KITZ, eds.). New York-Toronto-London: Blakiston Company, Division of McGraw-Hill Book Company 1963.

FEATHERSTONE, R. M.: Bindings on protein and fat. In: Uptake and distribution of anaesthetic agents (PAPPER, E. M., u. R. J. KITZ, eds.). New York-Toronto-London: Blakiston Company, Division of McGraw-Hill Book Company 1963.

GERO, A.: Possible mechanisms of drug action. In: Drill's Pharmacology in medicine, 3. Aufl. New York-Toronto-Sidney-London: Blakiston Company, Division of McGraw-Hill Book Company 1965.

HAGGARD, H. W.: Accurate method of determining small amounts of ethyl ether in air, blood and other fluids together with a determination of the coefficient of distribution of ether between air and blood at various temperatures. J. biol. Chem. **55**, 131 (1923).

HAUSCHILD, F.: Pharmakologie und Grundlagen der Toxikologie, 2. Aufl. Leipzig 1960.

HENSCHEL, W. F. (ed.): Die Neuroleptanalgesie. Berlin-Heidelberg-New York: Springer 1966.

HÖBER, R.: Physikalische Chemie der Zelle und der Gewebe, 3. Aufl. Leipzig 1911.

KLAUS, W.: Über den Einfluß elektrischer Reizung auf den Sauerstoffverbrauch und den Elektrolytgehalt von Hirngewebe in vitro. Pflügers Arch. ges. Physiol. **278**, 83 (1963/64).

KRÜGER-THIEMER, E.: Die Lösung pharmakologischer Probleme durch Rechenautomaten. VI. Modelle für den Einfluß der Eiweißbindung auf die Clearance von Arzneimitteln. Arzneimittel-Forsch. **16**, 1431 (1966).

KUBICKI, ST., ZADECK, P.: EEG-Veränderungen durch Neuroleptanalgesie. In: W. F. HENSCHEL, Die Neuroleptanalgesie. Berlin-Heidelberg-New York: Springer 1966.

KUHNE, J.: Vergleichende Untersuchungen über die rektale Resorption von Wirkstoffen aus Ol. Cacao und Adeps solidus. Diss. Techn. Hochschule Braunschweig (1960).

LARSON, C. P. Jr.: Solubility and partition coefficients. In: Uptake and distribution of anaesthetic agents (PAPPER, E. M., u. R. J. KITZ, eds.). New York-Toronto-London: Blakiston Company, Division of McGraw-Hill Book Company 1963.

MARKHAM, A. E., KOBE, K. A.: Solubility of gases in liquids. Amer. chem. Soc. J. **63**, 449 (1941).

MAYER, S., MAICKEL, R. P., BRODIE, B. B.: Kinetics of penetration of drugs and other foreign compounds into cerebrospinal fluid and brain. J. Pharmacol. exp. Ther. **127**, 205 (1959).

NEUWALD, F.: Persönliche Mitteilung.

PAPPER, E. M. (eds.), KITZ, R. J.: Uptake and distribution of anesthetic agents. New York-Toronto-London: Blakiston Company, Division of McGraw-Hill Book Company 1963.

PAULING, L.: A molecular theory of general anesthesia. Science **134**, 15 (1961).

POSSATI, S., FAULCONER, A.: Effects of concentration of hemoglobin on solubility of cyclopropane in human blood. Anesth. Analg. **37**, 338 (1958).

PRICE, H. L.: Circulation: General considerations. In: Uptake and distribution of anaesthetic agents (PAPPER, E. M., u. R. J. KITZ, eds.). New York-Toronto-London: Blakiston Company, Division of McGraw-Hill Book Company 1963.

PROCKOP, L. D.: Exit of drugs from the central nervous system. In: Uptake and distribution of anaesthetic agents (PAPPER, E. M., u. R. J. KITZ, eds.). New York-Toronto-London: Blakiston Company, Division of McGraw-Hill Book Company 1963.

QUASTEL, J. H.: Biochemical aspects of narcosis. Anesth. Analg. **31**, 151 (1952).

REMMER, H.: Störungen in der Umwandlung und Verteilung von Arzneimitteln im Organismus als Ursachen schädlicher Wirkungen. Internist (Berl.) **1**, 427 (1960).

ROTH, L. J., BARLOW, C. F.: Drugs in the brain. Science **134**, 22 (1961).

SCHANKER, L. S.: Mechanisms of drug absorption and distribution. Ann. Rev. Pharmacol. **1**, 29 (1961).

SCHNEIDER, J., THOMALSKE, G.: Betrachtungen über den Narkosemechanismus unter besonderer Berücksichtigung des Hirnstammes. Zbl. Neurochir. **16**, 185 (1956).

SEELICH, FR.: Zur Frage der narkotischen Erregung und der narkotischen Lähmung. Ergebn. Physiol. **44**, 425 (1941).

SIESS, M.: Vergleichende Untersuchungen über narkotische Wirkung und Toxizität von Halothan und Chloroform an der Maus. Bruns' Beitr. klin. Chir. **206**, 461 (1963).

SOEHRING, K.: Über den Verdünnungseffekt. Z. Naturforsch. **2B**, 453 (1947).

— Pharmakologie für Zahnärzte und Studierende der Zahnheilkunde. Konstanz 1951.

— Zur Pharmakologie der Schmerzempfindung. Ärztl. Forsch. **7I**, 85 (1953).

SOKOLOFF, L., KETY, S. S.: Regulation of cerebral circulation. Physiol. Rev. **40**, Suppl. 4 (1960).

SEVERINGHAUS, J. W.: Role of lung factors. In: Uptake and distribution of anaesthetic agents (PAPPER, E. M., u. R. J. KITZ, eds.). New York-Toronto-London: Blakiston Company, Division of McGraw-Hill Book Company 1963.

VANDAM, L. D.: Uptake and transport of Anesthetics and stages of anesthesia. In: Drill's Pharmacology in medicine. New York-Toronto-Sidney-London: Blakiston Company, Division of McGraw-Hill Book Company 1965.

γ) Der Metabolismus flüchtiger Anaesthetica

K. REHDER und R. A. VAN DYKE

Flüchtige Anaesthetica wurden bis vor kurzem als inert, d. h. nicht metabolisierbar, angesehen. Im Jahre 1963 haben aber VAN DYKE in den USA und STIER in Deutschland unabhängig voneinander zeigen können, daß Halothan und Chloroform im Körper in kleineren Mengen abgebaut werden und nicht, wie ursprünglich angenommen, chemisch unverändert durch die Lunge in der Ausatemluft ausgeschieden werden. Wenig später wurde dann vor allem durch die Untersuchungen von VAN DYKE et al. aufgedeckt, daß alle bisher untersuchten flüchtigen Anaesthetica im Körper mehr oder weniger chemisch verändert werden. Das Interesse am Metabolismus der Anaesthetica und alle damit verbundenen Fragen und Probleme haben rasch zugenommen, so daß jetzt schon zwei Übersichtsreferate in englischer Sprache erschienen sind, auf die der interessierte Leser hingewiesen sei.

Für den Kliniker hat die Kenntnis des Metabolismus der flüchtigen Anaesthetica bis heute nur begrenzte praktische Bedeutung. Aber es liegt wohl auf der Hand, daß genaue Kenntnis der möglichen biochemischen Abbaumechanismen bei der Entwicklung neuer Anaesthetica von Bedeutung sein könnte. Ferner können möglicherweise toxische Nebenwirkungen mit dem Metabolismus zusammenhängen. Bis heute ist nicht bekannt, ob es sich bei dem Abbau der flüchtigen Anaesthetica um einen vergiftenden oder entgiftenden Vorgang handelt. Soweit wir wissen, sind alle bislang identifizierten Metaboliten nicht toxisch, zumindest nicht in den Konzentrationen, in denen sie im Körper vorkommen. Die Zwischenprodukte des Stoffwechsels sind aber nur sehr unvollständig bekannt, und es besteht die Möglichkeit, daß sie für eventuell vorkommende toxische Nebenwirkungen verantwortlich sind. Handelt es sich dagegen um einen entgiftenden Vorgang, dann wäre es von Vorteil, wenn man den metabolischen Abbau z. B. durch Enzyminduktion (s. u.) beschleunigen würde.

Säugetiere besitzen Enzyme, die die flüchtigen Anaesthetica abbauen können. Diese Enzyme sind noch nicht genau untersucht, man darf aber annehmen, daß es sich um dieselben Enzyme handelt, die auch die körpereigenen Steroide sowie andere Pharmaka abbauen[1]. Der Metabolismus der flüch-

1 In diesem Kapitel werden die Begriffe Biotransformation, Metabolismus und chemischer Abbau synonym gebraucht.

tigen Anaesthetica kann den Abbau anderer Pharmaka beeinflussen, umgekehrt können andere Pharmaka auf den Abbau der flüchtigen Anaesthetica einwirken. Es ist bekannt, daß die flüchtigen Anaesthetica Enzyme induzieren können, die für die chem. Veränderung der körpereigenen Steroide und anderer Pharmaka, sowie für ihren eigenen Abbau verantwortlich sind. Unter *Enzyminduktion* versteht man eine Zunahme des Enzymproteins, die mit einer Zunahme der Aktivität verbunden sein kann. Die Induktion der Enzyme in der Leber hat eine große pharmakologische Bedeutung. Intensität und Wirkungsdauer der Pharmaka können dadurch beeinflußt werden. In der folgenden Tabelle sind nur einige für den Anaesthesisten wichtige Medikamente herausgegriffen. Der interessierte Leser sei auf das Übersichtsreferat von CONNEY hingewiesen.

Tabelle

Pharmaka	Induktion
Phenobarbital	+
N_2O	+
Methoxyfluran	+
Diphenylhydantoin	+
Phenylbutazon	+
Chlorpromazin	+
Chlordiazepoxid	+

Vorbehandlung von Tieren mit Phenobarbital oder Methoxyfluran in niedriger Konzentration hat eine vermehrte Aktivität der chlorabspaltenden Enzyme zur Folge. Vorbehandlung mit Phenobarbital mit nachfolgender Methoxyflurannarkose induziert das Enzymsystem der Ätherspaltung. Nicht nur das Methoxyfluran, sondern auch Diäthyläther, Trichloräthylen und Lachgas haben eine enzyminduzierende Wirkung. Die maximale Wirkung der Enzyminduktion tritt innerhalb von 24—48 Std auf und wird in 2—3 Wochen wieder auf den ursprünglichen Stand reduziert.

Die Enzyminduktion hat heute schon klinische Bedeutung; z. B. wurden zwei Säuglinge mit kongenitaler, nichthämolytischer Gelbsucht mit Phenobarbital behandelt. Der Ikterus besserte sich, weil die enzymatische Konjugation von Bilirubin an Glucuronid durch das Phenobarbital stimuliert wurde. Der enzymatische Abbau von Dicumarol kann durch Enzyminduktion beschleunigt werden. Höhere Dosen von Dicumarol sind deshalb bei gleichzeitiger Gabe von Phenobarbital nötig (z. B. bei der Behandlung des Herzinfarktes). Patienten mit einem Cushing-Syndrom wurden durch Diphenylhydantoin gebessert, weil der enzymatische Abbau des Cortisons durch Enzyminduktion beschleunigt wurde (s. auch Abschnitt „Elimination intravenös verabreichter Narkotica", S. 113).

Es gibt aber nicht nur eine Induktion, sondern umgekehrt auch eine *Hemmung der Enzyme*. Man hat z. B. beim Tier beobachtet, daß die Diäthyläthernarkose durch Phenobarbital verlängert wird, weil offensichtlich der Metabolismus des Phenobarbitals durch den Äther gehemmt wird. Ein weiteres Beispiel für eine Enzymhemmung ist das Abgewöhnungsmittel Disulfiram (Antabus). Trotz Gaben von Antabus wird der Äthylalkohol zu Acetaldehyd abgebaut, aber der enzymatische Metabolismus des Acetaldehydes ist durch Antabus gehemmt.

Anscheinend gibt es eine große Anzahl von Enzymsystemen im endoplasmatischen Reticulum der Zelle, die für den Abbau von Pharmaka verantwortlich sind. Es sind dieselben Enzyme, die auch den Abbau der körpereigenen Steroide bewerkstelligen. Es werden also die gleichen chemischen Umsetzungen an verschiedenen Substraten von gleichen Enzymsystemen vorgenommen. Man teilt die Enzyme deswegen auch nach der Natur des chemischen Abbaus ein:

O-Dealkylierung ($R\text{-}O\text{-}CH_3 \rightarrow R\text{-}OH + HCHO$),

N-Dealkylierung ($R\text{-}NH\text{-}CH_3 \rightarrow RNH_2 + HCHO$),

aromatische Hydroxylation 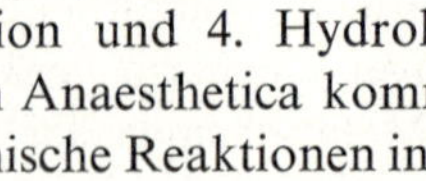 und

S-Oxydation ($R\text{-}S\text{-}R \rightarrow R\text{-}\underset{\underset{O}{\|}}{S}\text{-}R$). Beim metabolischen Abbau von Pharmaka stehen grundsätzlich vier verschiedene chemische Reaktionen zur Verfügung: 1. Reduktion, 2. Oxydation (enzymatisch und nichtenzymatisch), 3. Konjugation und 4. Hydrolyse. Beim Abbau der flüchtigen Anaesthetica kommen grundsätzlich nur zwei chemische Reaktionen in Betracht, und zwar die Ätherspaltung und die Abspaltung von Halogenen (enzymatisch und nichtenzymatisch). Die Enzymaktivität ist am höchsten in der Leber und am zweithöchsten in der Niere.

In den folgenden Seiten soll die chemische Veränderung einiger spezieller flüchtiger Anaesthetica besprochen werden.

Chloroform ($CHCl_3$). Chloroform ist heute praktisch wegen der gehäuft auftretenden Leberschäden nicht mehr im klinischen Gebrauch. Es kann auf enzymatischem und nichtenzymatischem Wege metabolisiert werden. Einmal wird es an das Kobalt des Vitamin B_{12} gebunden; dabei verliert es ein Chloratom. Quantitativ spielt diese Möglichkeit der Biotransformation nur eine untergeordnete Rolle. Der Hauptanteil des Chloroformstoffwechsels erfolgt auf enzymatischem Wege. Die Untersuchungen von COHEN und HOOD zeigten eindrucksvoll eine Anreicherung von Chloroformmetaboliten in der Leber nach Beendigung der Narkose. Diese Autoren fanden zwei nichtflüchtige, noch nicht näher identifizierte Metaboliten.

Diäthyläther (C_2H_5-O-C_2H_5). HAGGARD fand 1924 bei seinen klassischen Untersuchungen über Aufnahme, Verteilung und Ausscheidung von Diäthyläther, daß er bis zu 87% des aufgenommenen Äthers zurückgewinnen konnte. Die fehlenden 13% wurden auf Ungenauigkeiten in der Methodik zurückgeführt. Man schloß daraus, daß der Diäthyläther im Körper chemisch nicht verändert wird. Seit den Untersuchungen von VAN DYKE im Jahre 1964 wissen wir, daß Diäthyläther im Körper metabolisiert wird. Dies ist auch nicht besonders verwunderlich, denn es ist ja schon lange bekannt, daß Methyl- und Äthylgruppen sowohl von Stickstoff als auch Sauerstoff abgespalten werden können. Man nennt diesen Vorgang N-Dealkylierung und O-Dealkylierung (s. o.). Vom Diäthyläther könnte durch O-Dealkylierung eine Äthylgruppe abgespalten werden. Es entständen dann Äthylalkohol und Acetaldehyd. Diese beiden Metaboliten könnten weiter zu Kohlendioxyd oxydiert werden. Wenn Äther auf diese Weise abgebaut würde, müßte man radioaktives Kohlendioxyd nach Narkose mit radioaktivem Äther in der Ausatemluft nachweisen können. Tatsächlich fand VAN DYKE, daß zwischen 2—4% des aufgenommenen Äthers in Form von Kohlendioxyd innerhalb der ersten 24 Std nach der Narkose ausgeschieden werden. COHEN et al. fanden nach Äthernarkose eine Anreicherung von Äthermetaboliten in Leber und Niere. Sie konnten vier verschiedene Stoffwechselprodukte 2 Std nach Beendigung der Narkose nachweisen. Wie lange diese Metaboliten gespeichert werden können, wann sie ausgeschieden werden und ob sie eventuell die Funktion der Leber und Niere beeinflussen, muß noch untersucht werden.

Halothan ($CF_3CHBrCl$). Der Metabolismus des Halothans ist bisher am besten untersucht worden. VAN DYKE und CHENOWETH zeigten, daß Chlor enzymatisch vom Halothanmolekül abgespalten wird. STIER und STIER et al. fanden, daß Brom ebenfalls vom Halothan abgespalten und vermehrt im Urin ausgeschieden wird. STIER konnte außerdem zeigen, daß die Trifluoressigsäure der Hauptmetabolit, wenn nicht sogar der einzige des Halothanstoffwechsels ist, der im Urin ausgeschieden wird. Dies stimmt mit den Beobachtungen von VAN DYKE überein, der ein radioaktives C-Atom in die Trifluormethylgruppe einführte und nach Narkose mit dieser Substanz nur sehr geringe Mengen radioaktiven Kohlendioxyds, aber größere Mengen radioaktiven Materials im Urin nachwies. Demnach ist die Trifluormethylgruppe sehr stabil (s. auch Fluroxen). REHDER et al. konnten schließlich am Menschen nach Halothannarkose aufgrund der renalen Trifluoressigsäure- und Bromausscheidung einen 15—20%igen Abbau des Halothans berechnen.

Methoxyfluran ($CH_3OCF_2CHCl_2$). Methoxyfluran wird auf zwei verschiedenen Wegen enzymatisch transformiert. Einmal wird es ähnlich wie Diäthyläther an der Sauerstoffbrücke (O-Dealkylierung) angegriffen und zweitens wird Chlor und wahrscheinlich auch sekundär Fluor abgespalten. Das folgende Schema mag veranschaulichen, wie man sich den Abbau des Methoxyflurans vorstellen kann:

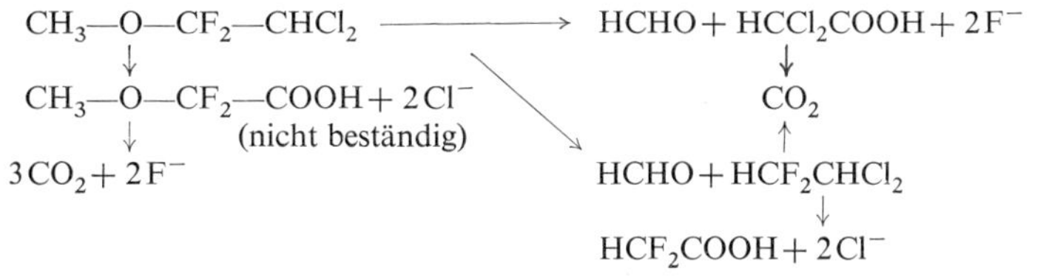

Trichloräthylen (CCl_2CHCl). Schon 1933 wurde der metabolische Abbau von Trichloräthylen beschrieben, und im Jahre 1939 wurde die Trichloressigsäure als der Hauptmetabolit isoliert und identifiziert. Bei der Entstehung der Trichloressigäure muß entweder ein Chloratom von dem einen an das andere Kohlenstoffatom wandern, oder aber ein Kohlenstoffatom wird dechloriniert, während das andere chloriniert wird. Die Tatsache, daß sich offenbar das Chlor des Trichloräthylens nicht mit dem Chlorreservoir des Körpers vermischt (DANIEL), deutet darauf hin, daß es sich um eine Chlorwanderung handelt.

Außer der Trichloressigsäure sind Chloralhydrat und möglicherweise Monochloressigsäure als weitere Abbauprodukte gefunden worden. Die Metaboliten des Trichloräthylens werden ähnlich wie die des Halothans über längere Zeiträume ausgeschieden.

Den Abbau des Trichloräthylens kann man sich nach folgendem noch unbewiesenen Schema vorstellen:

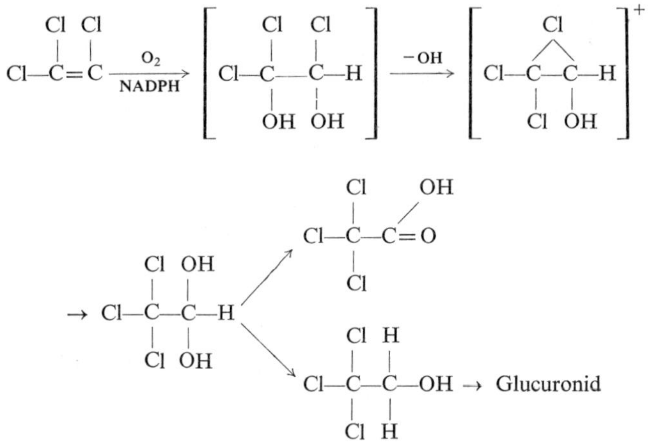

Fluroxen ($CF_3CH_2OCHCH_2$). Der Metabolismus des Fluroxens wurde von Blake et al. untersucht. Als Abbauprodukte wurden neben Kohlendioxyd und Trifluoressigsäure an Glucuronid gebundenes Trifluoräthanol gefunden. Ähnlich wie beim Halothanstoffwechsel wird die Trifluormethylgruppe nicht abgebaut. Blake et al. wiesen ferner darauf hin, daß Fluroxen anscheinend seinen eigenen Abbau hemmen kann, mit anderen Worten, je höher die Dosis von Fluroxen, desto geringer sein Abbau, oder umgekehrt, je geringer die Dosis, desto höher die Abbaurate. Den Abbau des Fluroxens kann man sich folgendermaßen vorstellen:

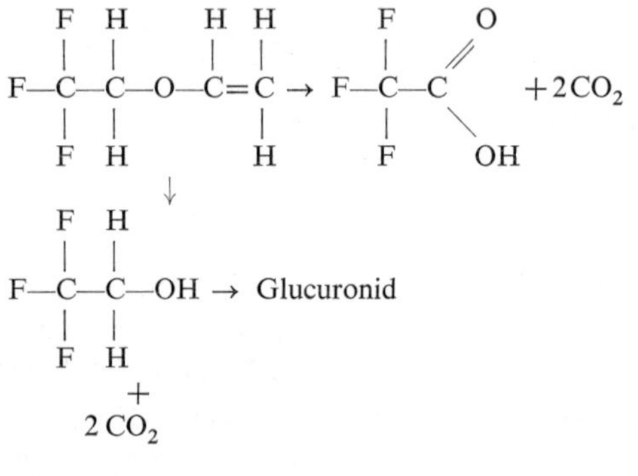

Das Gebiet des Metabolismus der flüchtigen Anaesthetica ist noch sehr unvollständig erforscht, und man kann damit rechnen, daß noch viele interessante Zusammenhänge aufgedeckt werden. Der Kliniker wird gut daran tun, die Entwicklung weiter aufmerksam zu verfolgen.

Literatur

I. Übersichtsreferate

Conney, A. H.: Pharmacological implications of microsomal enzyme induction. Pharmacol. Rev. **19**, 317—366 (1967).

Dyke, R. A. van, Chenoweth, M. B.: Metabolism of volatile anesthetics. Anesthesiology **26**, 348—357 (1965).

Greene, N. M.: The metabolism of drugs employed in anesthesia. Part I. Anesthesiology **29**, 127—144 (1968). Part II. Anesthesiology **29**, 327—360 (1968).

II. Einzelarbeiten

Barrett, H. M., Johnston, J. H.: The fate of trichlorethylene in the organism. J. biol. Chem. **127**, 765—770 (1939).

Blake, D. A., Rozman, R. S., Cascorbi, H. F., Krantz, J. C., Jr.: Anesthesia LXXIV: Biotransformation of fluroxene. I. Metabolism in mice and dogs *in vivo*. Biochem. Pharmacol. **16**, 1237—1248 (1967).

Brüning, A., Schnetka, M.: Über den Nachweis von Trichloräthylen und anderen halogenhaltigen organischen Lösungsmitteln. Arch. Gewerbepath. Gewerbehyg. **4**, 740—747 (1933).

Cohen, E. N., Hood, N.: Application of low-temperature autoradiography to studies of the uptake and metabolism of volatile anesthetics in the mouse. I. Chloroform. Anesthesiology **30**, 306—314 (1969).

— — Application of low-temperature autoradiography to studies of the uptake and metabolism of volatile anesthetics in the mouse: II. Diethyl ether. Anesthesiology **31**, 61—68 (1969).

Daniel, J. W.: The metabolism of ^{36}Cl-labelled trichloroethylene and tetrachloroethylene in the rat. Biochem. Pharmacol. **12**, 795—802 (1963).

Dyke, R. A. van, Chenoweth, M. B. Discussion. In: Papper, E. M., R. J. Kitz, eds.): Uptake and distribution of anesthetic agents. pp. 187—188. New York: Blakiston Company, Division of McGraw-Hill Book Company Inc. 1963.

— Chenoweth, M. B.: The metabolism of volatile anesthetics. II. *In vitro* metabolism of methoxyflurane and halothane in rat liver slices and cell fractions. Biochem. Pharmacol. **14**, 603—609 (1965).

— — Poznak, A. van: Metabolism of volatile anesthetics. I. Conversion *in vivo* of several anesthetics to $^{14}CO_2$ and chloride. Biochem. Pharmacol. **13**, 1239—1247 (1964).

Haggard, H. W.: The absorption, distribution, and elimination of ethyl ether. I. The amount of ether absorbed in relation to the concentration inhaled and its fate in the body. J. biol. Chem. **59**, 737—751 (1924).

Rehder, K., Forbes, J., Alter, H., Hessler, O., Stier, A.: Halothane biotransformation in man: A quantitative study. Anesthesiology **28**, 711—715 (1967).

Stier, A.: Zur Frage der Stabilität von Halothan (2-Brom-2-Chlor-1,1,1-Trifluoräthan) im Stoffwechsel. Naturwissenschaften **51**, 65 (1964).

— Alter, H.: Stoffwechselprodukte des Halothan im Urin. Anaesthesist **15**, 154—155 (1966).

— — Hessler, O., Rehder, K.: Urinary excretion of bromide in halothane anesthesia. Anesth. Analg. Curr. Res. **43**, 723—728 (1964).

2. Spezieller Teil

K. SOEHRING und M. FRAHM

a) Inhalationsnarkotica

Es ist ein wesentlicher Vorteil der Inhalationsanaesthetica, daß sie über eine relativ große Resorptionsoberfläche dem Organismus zugeführt werden und diesen ohne wesentliche Stoffwechselleistung auf dem gleichen Wege zu einem sehr hohen Prozentsatz wieder verlassen, woraus sich eine leicht steuerbare Beziehung zwischen Angebot und wirksamer Konzentration ergibt. Auf der Suche nach Narkotica, die andere Funktionen des Organismus möglichst unbeeinflußt lassen, sind im Laufe des letzten Jahrhunderts zahlreiche Verbindungen erprobt worden, von denen sich aber nur einige wirklich durchsetzen konnten. Im wesentlichen werden heute verwendet:

α) Äther,

β) halogenierte Kohlenwasserstoffe,

γ) Distickstoffmonoxyd (Lachgas),

δ) Cyclopropan, ein cyclischer Kohlenwasserstoff.

α) Äther

1. Diäthyläther, C_2H_5—O—C_2H_5, Äther pro narcosi „Hoechst"

Geschichte. 1543 von VALERIUS CORDUS synthetisiert, wurde Diäthyläther erstmals von LONG (1842), kurz darauf von MORTON (1846) zur Narkose verwendet.

Chemie. Diäthyläther ist eine farblose Flüssigkeit mit einem spez. Gewicht von 0,714, die bei 35° C siedet. Die Wasserlöslichkeit ist mit ca. 6% relativ gut. Ätherdämpfe sind schwerer als Luft; im Gemisch mit Luft kann es bei Ätherkonzentrationen über 3% zur Deflagration, bei Anreicherung mit Sauerstoff, bzw. in Gemischen von Lachgas-Sauerstoff und Äther zu Explosionen kommen. Unter Licht- und Sauerstoffeinwirkung kann Dioxydiäthylperoxyd, dann Wasserstoffperoxyd und Acetaldehyd entstehen, so daß Aufbewahrung in geschlossenen braunen Flaschen bis zur Verwendung notwendig ist.

Allgemeine Wirkungen. Die Wirkung von Diäthyläther auf das *Atemzentrum* ist bis zum Stadium III/2 (Blutkonzentration von 100—140 mg-%) relativ gering, doch kann es während der Anflutungsphase zu kurzfristiger Tachypnoe oder flüchtigem Atemstillstand kommen, die durch die schleimhautreizende Ätherwirkung reflektorisch — wahrscheinlich von Chemoreceptoren im Bronchialbereich — ausgelöst werden. Da die Irritation der Schleimhaut bei Konzentrationen über 4 Vol-% auch zu vermehrter Sekretion führt, die sowohl die Aufnahme des Narkoticums als auch den O_2/CO_2-Austausch erschweren könnte, ist eine Prämedikation mit Atropin unerläßlich. Bei Vertiefung der Narkose setzt eine vom Großhirn zur Medulla fortschreitende zentrale Depression ein, die im Stadium III/2 auch das Atemzentrum erreicht und dessen Empfindlichkeit gegen CO_2-Anreicherung herabsetzt. Die Atmung wird in diesem Stadium weitgehend durch die Aktivität peripherer Chemoreceptoren gesteuert.

Das *kardiovasculäre System* wird durch Äther in der üblichen Konzentration kaum beeinflußt. Während der Narkoseeinleitung können leichter Blutdruckanstieg und Tachykardie auftreten, die zumindesten z.T. als Folge einer vermehrten Katecholamin-Freisetzung angesehen werden. Im Verlauf der Äthernarkose bleibt durch herabgesetzte inhibitorische Vaguswirkung auf das Herz die Pulsfrequenz meist etwas erhöht, während der Blutdruck — je nach Ausmaß der peripheren Vasodilatation — zur Norm zurückkehrt oder leicht absinken kann. Wesentliche Abweichungen von den normalen Kreislaufgrößen treten jedoch meist nicht auf, da unter der Ätherwirkung bis zu Konzentrationen, die dem chirurgischen Narkosestadium entsprechen, Coronardurchblutung und Herzminutenvolumen vergrößert sind und die Katecholamin-Freisetzung fortdauert. Erst bei Überschreitung von Stadium III/2 sinkt der Blutdruck durch zunehmende Lähmung der medullären Kreislaufzentren und der peripheren Vasopressoren bedrohlich ab. Die durch Äther bedingte Myokardschädigung dürfte bei normalem Narkoseverlauf kaum Bedeutung haben, da sie — nach experimentellen Untersuchungen — erst bei mit dem Leben nicht zu vereinbarenden Blutkonzentrationen von 550 mg-% per se zum Herzstillstand führt. Herzarrhythmien (supraventriculäre Extrasystolen) kommen während der Äthernarkose vor, bleiben im allgemeinen aber ohne ernstere Folgen für die Herz- und Kreislauffunktion. Eine Sensibilisierung des Reizleitungssystems für Adrenalin tritt nicht ein.

Der *Skeletmuskeltonus* ist unter der Ätherwirkung infolge Hemmung der spinalen Reflextätigkeit und der neuromuskulären Reizübertragung erniedrigt, so daß relativ geringe Mengen muskelrelaxierender Substanzen für eine ausreichende Muskelerschlaffung erforderlich sind.

Die *Stoffwechselleistung der parenchymatösen Organe* ist zu Beginn der Äthernarkose oft etwas erhöht, was evtl. als Folge der durch die Katecholamin-Freisetzung bedingten Erregung adrenerger Strukturen angesehen werden kann (Hyperglykämie durch Glykogenfreisetzung aus der Leber). In tieferen Narkosestadien findet sich eine allgemeine Leistungsverminderung, ohne daß einzelne Funktionen speziell beeinträchtigt werden. Für die herabgesetzte Nierensekretion wird z.T. auch die vermehrte Wasserabgabe durch die Haut (allgemeine Sekretionssteigerung) verantwortlich gemacht.

Da ein geringer Prozentsatz Äther mit dem Harn ausgeschieden wird, können durch passagere Reizung der abführenden Harnwege in den ersten 2—3 Tagen nach einer Äthernarkose Erythrocyten und Eiweiß im Harn gefunden werden.

Die *Toxicität* von Äther bezieht sich somit vornehmlich auf Überdosierung während der Narkose. Als erster lebensbedrohlicher Ausfall tritt bei Blutkonzentrationen von 170—190 mg-% die vollständige Lähmung des Atemzentrums ein.

Nachhaltige Schädigungen der parenchymatösen Organe werden durch Äther in üblicher Anwendung nicht hervorgerufen, so daß eine Spättoxicität kaum zu befürchten ist.

2. Divinyläther, $CH_2=CH—O—CH=CH_2$, Vinydan

Geschichte. Divinyläther wurde 1931 von RUIGH und MAJOR synthetisiert, nachdem theoretische Überlegungen von LEAKE (1930) von dieser Verbindung als Kombination der Wirkungen von Äthylen und Diäthyläther besondere narkotische Wirksamkeit erwarten ließen. Die klinische Anwendung (seit etwa 1934) bestätigte diese Erwartungen.

Chemie. Divinyläther ist eine farblose Flüssigkeit mit einem spez. Gewicht von 0,77, die bei 28,3°C siedet und mit Luft, Sauerstoff und Lachgas leicht brennbare Gemische bildet. Die Flüssigkeit zersetzt sich an der Luft unter Bildung von Aldehyden, Peroxyden und Ameisensäure. Divinyläther löst sich zu ca. 0,5% in Wasser. Der handelsüblichen Lösung werden 7,7 mg-% Phenyl-α-naphthylamin als Stabilisator und 3,5% Äthanol zur Erhöhung des Siedepunktes zugesetzt.

Allgemeine Wirkungen. Die narkotische Wirksamkeit von Divinyläther ist erheblich höher als die von Diäthyläther; die Wirkung tritt außerordentlich schnell ein (Bewußtlosigkeit in 1—2 min), zur Vollnarkose werden Blutkonzentrationen von 11 bis 12 mg-% benötigt.

Die Wirkung auf *Atmung und Kreislaufsystem* entspricht der von Diäthyläther; die bei höheren Konzentrationen auftretende Salivation muß durch Vorgabe von Atropin unterdrückt werden. In narkotischen Konzentrationen bewirkt Divinyläther durch Reizung tieferer Rückenmarkszentren klonische Zuckungen besonders der unteren Extremitäten.

Die schnelle Anflutung von Divinyläther, die sich günstig auf die Narkoseeinleitung auswirkt, erschwert die Steuerung der Narkose in den tieferen Stadien, zumal der weiteren Inhalation von seiten der Atmung kein Widerstand entgegengesetzt wird. Dies, wie die Beobachtung von *Leber- und Nierenschädigungen* (hepatorenales Syndrom, Leberatrophie) nach Narkosen mit Divinyläther, haben zu einer Begrenzung der Anwendung auf kurzdauernde Eingriffe, bei denen vornehmlich das analgetische Stadium ausgenutzt wird, und zur Narkoseeinleitung geführt.

β) Halogenierte Kohlenwasserstoffe

Von den halogenierten Kohlenwasserstoffen (siehe Zusammenstellung) werden nur *Chloroform*, *Halothan* und *Methoxyfluran zur Vollnarkose* verwendet, während bei *Chloräthyl* und *Trichloräthylen* lediglich das *analgetische eben unterhalb der Exzitationsschwelle liegende Stadium* ausgenutzt wird oder werden sollte.

Name	Formel	Siedepunkt
Chloräthyl	$CH_3—CH_2—Cl$	12°C
Chloroform	$CHCl_3$	61°C
Trichloräthylen	$CHCl=CCl_2$	86—88°C
Halothan	$CF_3—CHClBr$	50,2°C
Methoxyfluran	$CHCl_2—CF_2—O—CH_3$	104°C

Die Wirkungsähnlichkeit der zur Vollnarkose verwendbaren halogenierten Kohlenwasserstoffe erlaubt u.E. eine gemeinsame Besprechung der allgemeinen Wirkungen dieser drei Verbindungen.

1. Chloroform, Trichlormethan, Chloroformium pro narcosi

Geschichte. Chloroform wurde 1831 fast gleichzeitig von LIEBIG und von SOUBEIRAM u. GUTURIE synthetisiert und erstmals klinisch zur Narkose von SIMPSON resp. von SNOW verwendet.

Chemie. Chloroform ist eine farblose Flüssigkeit mit einem spez. Gewicht von 1,5, die bei 61° C siedet; die Dämpfe sind viermal schwerer als Luft. Chloroform löst sich sehr gut in Öl, wenig in Wasser; der Verteilungskoeffizient beträgt ca. 100. Chloroform ist nicht brennbar und nicht explosibel, im Kontakt mit offener Flamme oder mit Funken bildet sich jedoch das sehr giftige Phosgen. Das zur Narkose angebotene Chloroform ist mit 1 % Äthanol stabilisiert und wird lichtgeschützt in braunen Flaschen geliefert, die erst unmittelbar vor Gebrauch geöffnet werden sollen.

2. Halothan, 1,1,1-Trifluor-2-brom-2-chlor-äthan, Fluothane, Halothan „Hoechst"

Geschichte. Halothan wurde 1951 von SUCKLING synthetisiert und 1956 von RAVENTÓS für die klinische Anwendung empfohlen.

Chemie. Halothan ist eine schwere farblose Flüssigkeit (spez. Gewicht: 1,85), die bei 50,2° C siedet. Die Wasserlöslichkeit ist geringer als bei Chloroform, der Verteilungskoeffizient Öl/Wasser beträgt ca. 220. Halothan ist unter den im Operationssaal zu erwartenden Bedingungen nicht explosibel und nicht brennbar. Die Lösung wird zur Stabilisierung mit 0,01 % Thymol versetzt.

3. Methoxyfluran, 1,1-Difluor-2,2-dichloräthylmethyläther, Penthrane

Geschichte. Methoxyfluran wurde 1960 von v. POZINAR und ARTUSIO bei der Untersuchung einer Reihe fluorierter Kohlenwasserstoffe als besonders günstiges Narkoticum gefunden.

Chemie. Methoxyfluran ist eine klare, farblose Flüssigkeit, die bei 104° C siedet und einen charakteristischen Fruchtgeruch aufweist. Trotz des hohen Siedepunktes verdampft Methoxyfluran etwa 12mal schneller als Wasser. Der relativ langsamen Verdampfung bei Raumtemperatur entsprechend werden im allgemeinen nicht mehr als 4% im Inhalationsgemisch erreicht. In dieser Konzentration und bei Temperaturen unter 75° C ist Methoxyfluran nicht brennbar. Die Handelsform ist zur Stabilisierung mit 0,01 % Butylhydroxytoluol versetzt.

Allgemeine Wirkungen. Bei Vergleich der Wirkungen von Chloroform, Halothan und Methoxyfluran muß versucht werden, von gleichen Anwendungsmöglichkeiten auszugehen, so daß hier nur neuere Untersuchungen berücksichtigt werden sollen.

Alle drei Verbindungen wirken hemmend auf das *Atemzentrum*, so daß bei zunehmender Narkosetiefe eine Atemdepression durch verminderte Ansprechbarkeit auf CO_2 auftritt. Der bei Narkoseeinleitung mit Chloroform zu beobachtende Atemstillstand ist demgegenüber auf eine erhöhte vagale Reflextätigkeit zurückzuführen und kann unter modernen Anwendungsverfahren und Prämedikation mit Atropin weitgehend vermieden werden.

Am *kardiovasculären System* zeigen sich ebenfalls Zeichen vagaler Erregung, die zu Bradykardie bei der Narkoseeinleitung und zunehmender Hypotonie mit steigender Konzentration im Blut führen, d.h. der Narkosetiefe parallel verlaufen. Nach Untersuchungen an Katzen (MORGENSTERN et al.) sinkt der Blutdruck kontinuierlich bei beiden Narkotica — bei Chloroform etwas mehr als bei Halothan — ab. Durch Erhöhung der Inhalationskonzentration tritt bei Chloroform praktisch unmittelbar eine zusätzliche Senkung auf, die bei Verringerung sofort wieder zurückgeht; Halothan löst diese Reaktion ebenfalls, jedoch zeitlich etwas verzögert, aus. Diese Hypotonien sind neben der meist vorhandenen Bradykardie und peripheren Vasodilatation durch eine Herabsetzung der Contractilität des Herzmuskels bedingt. Am Katzenherzen in situ läßt sich die Halothan-Hypodynamie durch Digitalisglykoside nur so lange günstig beeinflussen, wie die Schädigung 50 % des Ausgangswertes nicht überschritten hat. Die Neigung zu Arrhythmien wird bei Halothan-Anwendung seltener beobachtet als bei Chloroform und heute oft mit unzureichender CO_2-Abatmung in Zusammenhang gebracht. Bei allen drei halogenierten Narkotica können durch gleichzeitige Verabreichung von Adrenalin schwere ventriculäre Tachykardien und Kammerflimmern ausgelöst werden.

In experimentellen Untersuchungen an Katzen ließ sich bei Anwendung von Chloroform und Halothan in vergleichbaren narkotischen Konzentrationen praktisch keine erschlaffende Wirkung auf die *Kontraktionskraft der Skeletmuskulatur* nachweisen. Für die muskelrelaxierende Wirkung von Chloroform (Stadium III/2) dürften höhere Konzentrationen erforderlich sein, als sie unter modernen Narkosebedingungen erreicht werden. Die Wirkung von Methoxyfluran soll etwa der von Chloroform entsprechen.

Aus Vergleichsuntersuchungen über die *narkotische Wirksamkeit* von Chloroform und Halothan an Katzen (MORGENSTERN et al.) geht hervor, daß die nach einem i.v. verabreichten Barbiturat benötigten Einleitungskonzentrationen — bezogen auf Vol.-% — bei Halothan niedriger liegen als bei Chloroform, während für die Aufrechterhaltung einer z. B. 2stündigen Narkose weniger Chloroform als Halothan verbraucht wird. Bezogen auf Moläquivalente läßt sich aus diesen Befunden jedoch ableiten, daß die narkotische Wirksamkeit von Halothan etwas besser ist als die von Chloroform.

Bei Bestimmung der *akuten Toxicität* tritt bei allen drei halogenierten Kohlenwasserstoffen der Tod durch Atemlähmung ein. Nach Vergleichsuntersuchungen von SIESS et al. an Mäusen ist der Sicherheitsfaktor, errechnet aus dem Verhältnis von mittlerer tödlicher Dosis zu mittlerer Seitenlagendosis für definierte Zeiten, bei Halothan (3,7 bei 60 min) etwas höher als bei Chloroform (3,0). Während hier also keine wesentlichen Unterschiede zwischen beiden Substanzen erkennbar sind, deckt die Weiterbeobachtung überlebender Tiere nach einmaliger Zufuhr an toxische Bereiche grenzender Inhalationsmengen erhebliche Differenzen auf: Bei den mit Chloroform behandelten Tieren treten nach einem praktisch symptomlosen Intervall Störungen auf, die bei einem relativ hohen Prozentsatz innerhalb von ca. 7 Tagen zum Tode führen und deren Ursache in schweren degenerativen Veränderungen des Leberparenchyms und Verfettung der Leberepithelzellen zu suchen ist. Ein sicherer Zusammenhang zwischen Höhe der applizierten Dosis und Schwere der Veränderungen ließ sich jedoch nicht eindeutig erkennen, da auch nach mittleren Chloroformmengen entsprechende Bilder gesehen werden. Wie weit diese Veränderungen als direkte Chloroform-Wirkung auf die Leberzellen oder als sekundäre Erscheinungen infolge O_2-Mangel und CO_2-Anreicherung (Chloroform bewirkt eine Herabsetzung der Sauerstoffkapazität und des CO_2-Bindungsvermögens der Erythrocyten) anzusehen sind, scheint bis heute ungeklärt. Nach Halothan-Verabreichung unter entsprechenden Versuchsbedingungen sind derartige Veränderungen erheblich seltener zu beobachten. Klinische Beobachtungen über schwere Leberfunktionsstörungen auch nach Halothannarkosen (DYKES et al.) zeigen jedoch, daß auch dieses Mittel entsprechende Wirkungen haben kann. Überhöhte Konzentrationen bei forcierter Narkosevertiefung, Verschiebung des O_2/CO_2-Gleichgewichts mit der daraus resultierenden Acidose und latente Vorschädigungen der Leber dürften dabei eine nicht unwesentliche Rolle spielen. Gelegentlich wurden Verunreinigungen aus dem Produktionsgang für Leberfunktionsstörungen nach Halothangabe verantwortlich gemacht (COHEN et al.). MANCHER und KLAVEHN konnten jedoch zeigen, daß in dem in Deutschland hergestellten Präparat das angeschuldigte Hexafluorodichlorbuten nicht nachweisbar ist.

Über entsprechende Wirkungen von Methoxyfluran liegen — soweit wir sehen — noch keine Beobachtungen vor; auf Grund der Wirkungsähnlichkeit muß jedoch auch bei diesem Präparat mit derartigen Störungen gerechnet werden.

An weißen Mäusen beobachteten SIESS et al. bereits nach einmaliger Anwendung von Chloroform zudem Zellnekrosen an den Nierentubuli, während Halothan unter gleichen Bedingungen keine Schädigungen hervorrief. An Kaninchen konnten MORGENSTERN et al. keine Nierenveränderungen nach Chloroformapplikation feststellen.

4. Chloräthyl, Äther chloratus

Geschichte. Die Verwendung von Chloräthyl zur Narkose ist bereits seit 1848 bekannt, fand aber erst durch die zufällige Beobachtung einer zentralen Analgesie durch CARLSON (1893) bei einer Zahnextraktion erneut Beachtung.

Chemie. Chloräthyl ist eine leicht flüchtige, farblose Flüssigkeit (spez. Gewicht: 0,92), die bei 12° C siedet, leicht brennbar ist und beim Aufsprühen auf die Haut eine intensive Abkühlung verursacht (Kälteanaesthesie, „Vereisung"). In Gasform ist es schwerer als Luft, löst sich gut in Wasser und sehr gut in Lipoiden. Im Blut werden bei 37° C bis zu 1,3 % gelöst.

Allgemeine Wirkungen. Chloräthyl wirkt ähnlich wie Chloroform, so daß auch hier *primärer Atemstillstand* durch gesteigerte vagale Reflextätigkeit, *Herzstillstand* bei zu hoher Dosierung, *Herzirregularitäten mit Sensibilisierung für Adrenalin* und Herabsetzung der *Herzmuskelleistung* auftreten. Wegen der außerordentlich schnellen Resorption und Verteilung im Organismus wird das Analgesiestadium mit beginnendem Bewußtseinsverlust schnell erreicht, was zur Narkoseeinleitung oder für einen kurzfristigen Eingriff (Reposition von Luxationen, Absceßspaltung etc.) von Nutzen ist. Die Blut- und Organkonzentration steigt jedoch bei weiterer Verabreichung so schnell an, daß Exzitationen bereits nach wenigen weiteren Atemzügen auftreten können.

Die Gefahr von Laryngospasmen und spastischen Kontrakturen der Pharynxmuskulatur in diesem Stadium verbietet die weitere Anwendung. Der schnelle Anstieg der Chloräthyl-Konzentration im Gehirn, insbesondere in der Medulla oblongata, kann bei Überschreitung des Analgesiestadiums zu schweren Zwischenfällen führen, zumal die individuelle Empfindlichkeit sehr unterschiedlich ist, wie auch aus Untersuchungen an Hunden hervorgeht.

Bei erhaltener Atemfunktion kommt es zu einer schnellen Elimination durch die Lungen, die auch die meist als toxische Wirkung von Chloräthyl angesehenen Larynx- und Pharynxspasmen und die Kontraktur der Rückenmuskulatur verschwinden lassen.

Unter diesen Bedingungen ist es außerordentlich schwierig, eine gleichbleibende Konzentration im Organismus aufrechtzuerhalten, so daß die klinische Anwendbarkeit von Chloräthyl — sofern sie heute überhaupt noch vertretbar ist — auf eine kurzfristige zentrale Analgesie begrenzt ist. Bei kurzen Einwirkungszeiten scheint die Gefahr von Leber- und Nierenparenchymschäden nicht groß zu sein.

5. Trichloräthylen, Trichloräthylen pro analges. „Brunnengräber“, Narkosoid

Geschichte. Trichloräthylen ist seit Mitte des 19. Jahrhunderts bekannt und wurde vorwiegend als Lösungs- und Reinigungsmittel verwendet. Nach ersten Versuchen von LEHMANN wurde seine zentralanalgetische Wirkung seit 1935 klinisch mehr ausgenutzt.

Chemie. Trichloräthylen ist eine farblose Flüssigkeit, die bei 87° C siedet, ein spez. Gewicht von 1,47 aufweist und dessen Dämpfe 4,5mal schwerer als Luft sind. Nur in Verbindung mit reinem Sauerstoff ist Trichloräthylen explosibel; unter normalen Bedingungen ist der Dampf nicht brennbar. Trichloräthylen ist in Wasser praktisch nicht löslich, jedoch gut in Ölen etc. und mit Äther in jedem Verhältnis mischbar. Durch Alkali (Atemkalk) wird Trichloräthylen unter Bildung von Dichloracetylen, das außerordentlich giftig ist, und Salzsäure zersetzt. Seine Verwendung in Narkosesystemen mit CO_2-Absorbern ist daher unmöglich.

Zur Stabilisierung enthalten Trichloräthylen-Handelsformen 0,01% Thymol, ferner — um Verwechslungen z.B. mit Chloroform vorzubeugen — einen indifferenten blauen Farbstoff.

Allgemeine Wirkungen. Im Gegensatz zu den bereits beschriebenen halogenierten Kohlenwasserstoffen scheint die primäre Vaguswirkung von Trichloräthylen relativ gering zu sein, so daß Atem- und Herzstillstand in der Anflutungsphase nicht beobachtet werden. Vielmehr tritt bei Überschreitung des Analgesiestadiums eine *Tachypnoe* auf, die auf eine erhöhte Erregung der Chemoreceptoren im Carotissinus zurückgeführt wird und bei Steigerung der Atemfrequenz auf das 2—3fache zu einem unzureichenden O_2/CO_2-Austausch führt. Diese Wirkung und die bei weiterer Narkosevertiefung auftretenden schweren *Herzrhythmusstörungen* — meist ventriculäre Extrasystolen — begrenzen die Anwendung auf das Analgesiestadium. Leichtere Irregularitäten werden auch in diesem Stadium häufig beobachtet.

Die *narkotische Wirksamkeit* von Trichloräthylen ist relativ groß (ca. das 13fache von Chloroform), so daß bereits nach wenigen Atemzügen das analgetische Stadium erreicht ist, obwohl die Aufnahme in das Blut nur langsam erfolgt. Das gleiche gilt auch für die Abatmung: eine einmal erreichte Analgesie kann bis zu 15 min anhalten und dann durch wenige Atemzüge wieder herbeigeführt werden.

Während die anderen halogenierten Kohlenwasserstoffe fast vollständig wieder über die Lunge eliminiert werden, wird ein Teil des inhalierten Trichloräthylens (die Angaben schwanken von einigen bis zu 50%) im Organismus über Chloralhydrat zu Trichloressigsäure abgebaut und mit dem Harn ausgeschieden. Die Hauptmenge wird in den ersten 7 Std, der Rest innerhalb von 6—7 Tagen im Harn gefunden.

Neben den durch Tachypnoe und Herzarrhythmien bedingten Störungen können langfristige Inhalationen bei protrahierter Analgesie oder z.B. auch bei der „Tri-Sucht“ zu Leber- und Nierenparenchymschäden führen, wie sie nach Chloroform gesehen werden. Ferner können entsprechend einer besonderen Affinität von Trichloräthylen zu den Hirnnerven Paraesthesien oder Lähmungen in deren Ausbreitungsgebiet auftreten.

γ) Distickstoffmonoxyd, N_2O, Stickoxydul, Lachgas

Geschichte. Nach der Darstellung von N_2O durch PRIESTLEY (1775) folgte 1799 die Entdeckung der narkotischen Wirksamkeit in Tierversuchen durch DAVY und 1844 die erste Anwendung zu Zahnextraktionen beim Menschen durch WELLS. Der unglückliche Verlauf einer Demonstration führte zu einer jahrzehntelangen Diskriminierung dieser Substanz und zum Selbstmord WELLS'. Bedeutung gewann Lachgas erst wieder durch die von MINNITT inaugurierte Anwendung zur zentralen Analgesie in der Geburtshilfe und schließlich durch die Möglichkeit der Applikation mit Narkoseapparaten.

Chemie. Distickstoffmonoxyd (Siedepunkt 89,5° C) ist unter normalen Bedingungen ein Gas, das aber in Spezialflaschen unter Überdruck flüssig in den Handel kommt. N_2O ist an sich nicht brennbar, unterstützt aber wie Sauerstoff Verbrennungsprozesse. Daher kommt es, daß z.B. Mischungen von Lachgas mit Diäthyl- oder Divinyläther in niedrigen Konzentrationen explosibel sind. N_2O ist eine außerordentlich reaktionsträge Verbindung mit geringer Löslichkeit in Wasser oder Blut. Die bei Narkosen im Gehirn gefundenen Werte liegen um ca. das Dreifache höher als die gleichzeitig im Blut nachgewiesenen Konzentrationen.

Allgemeine Wirkungen. Die *narkotische Wirksamkeit* von Lachgas ist relativ gering, so daß selbst mit Konzentrationen von 80 Vol.-% im Inhalationsgemisch, was nach etwa 15 min zum Verteilungsgleichgewicht mit Blutkonzentrationen von ca. 70 mg-% führt, noch keine tiefe Narkose erreicht werden kann. Die analgetische Wirkung ist jedoch bereits bei 35—40 Vol.-% Lachgas im Inhalationsgemisch deutlich und von beginnendem Bewußtseinsverlust begleitet. Da N_2O im Organismus kaum eine Bindung eingeht, wird es relativ schnell durch die Lungen wieder eliminiert.

Unter ausreichender Sauerstoffzufuhr (80 Vol.-% N_2O + 20 Vol.-% O_2) kann Lachgas als atoxisches Narkoticum angesehen werden. Die *Atmung* wird praktisch nicht beeinflußt, die Ansprechbarkeit des Atemzentrums und die Aktivität peripherer Receptoren bleiben voll erhalten. Auch am *Kreislaufsystem* werden keine charakteristischen Veränderungen — abgesehen von gelegentlichen supraventriculären Extrasystolen — feststellbar, solange die O_2-Versorgung ausreichend ist. Andere Organe, wie Leber, Niere, glatte oder quergestreifte Muskulatur, werden durch N_2O nicht beeinflußt.

Intensive Träume außerordentlicher Lebendigkeit während der Lachgasanalgesie haben vielfach zu Beschuldigungen, gelegentlich auch zu „Abwehrreaktionen" geführt, die Patienten wie Anaesthesisten z.T. stark belastet haben. Es muß daher heute bei Lachgasanwendung — auch zu kurzfristigen Analgesien — immer die Anwesenheit einer dritten Person gefordert werden.

δ) Cyclopropan, 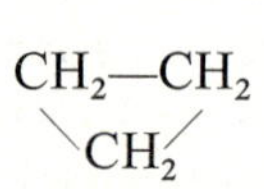

Geschichte. Cyclopropan wurde 1882 von v. Freund synthetisiert und 1929 von Lucas und Henderson experimentell auf seine narkotische Wirksamkeit untersucht. Die klinische Einführung erfolgte erst nach längerer Erprobung durch Waters und Schmidt.

Chemie. Cyclopropan ist unter normalen Bedingungen ein Gas, das ca. 1,5mal schwerer ist als Luft. Es ist leicht brennbar und gemischt mit Sauerstoff explosibel. Bereits bei 5 atü wird Cyclopropan flüssig. In Anwesenheit von katalytisch wirkenden Metallspuren kann es zur Bildung von Propylen kommen. Bei längerer Aufbewahrung der im Handel befindlichen Stahlflaschen — vor allem bei Zimmertemperatur — muß der Inhalt daher gelegentlich auf seinen Propylengehalt geprüft werden.

Cyclopropan ist in Wasser fast unlöslich, nur wenig in Blut, und auch die Löslichkeit in Lipoiden ist relativ gering.

Allgemeine Wirkungen. Cyclopropan ist 7—8mal stärker narkotisch wirksam als Lachgas, so daß mit wesentlich niedrigeren Konzentrationen im Inhalationsgemisch (3—5 Vol.-%) das Analgesiestadium, mit 4—7 Vol.-% bereits Bewußtlosigkeit herbeigeführt wird; für das Toleranzstadium genügen 20—25 Vol.-%. Bei 40 Vol.-% tritt zentrale Atemlähmung ein.

Unter der Cyclopropaneinwirkung nehmen *Atemfrequenz und -amplitude* infolge einer fortschreitenden Desensibilisierung des Atemzentrums gegen den CO_2-Gehalt des Blutes allmählich ab. Bei Verwendung von Inhalationsgemischen mit hoher O_2-Konzentration kann gleichzeitig die durch O_2-Mangel stimulierte reflektorische Atmungsregulation unterdrückt werden (z.B. bei schwerem Lungenemphysem). Bei Cyclopropan-Anwendung ist daher immer eine künstliche manuelle oder maschinelle Atemvertiefung erforderlich, sobald über eine kurzfristige zentrale Analgesie hinausgegangen werden soll.

Der *Blutdruck* wird unter Einhaltung des O_2/CO_2-Gleichgewichts durch Cyclopropan etwas angehoben, aber bei Vertiefung der Narkose treten konzentrationsabhängig *Herzarrhythmien* auf, die vorwiegend ventriculär ausgelöst und durch sympathicomimetische Amine verstärkt werden (Gefahr von Kammerflimmern). Neben der Eigenwirkung von Cyclopropan mögen Hypoxie und CO_2-Retention für die Auslösung mitverantwortlich sein. Mit Verminderung der Cyclopropankonzentration im Inhalationsgemisch verschwinden diese Störungen. Ferner kommt es schon im Beginn der Cyclopropan-Gabe zu einer *Stimulierung vagaler Reflexe*, die am Herzen zu Sinus-Bradykardie, in schweren Fällen zu atrioventriculärem Block führen können. Vorbehandlung mit Atropin ist daher unerläßlich.

Der *Skeletmuskeltonus* wird während der Cyclopropan-Narkose herabgesetzt, auch die Funktion *glattmuskeliger Organe* (Magen-Darm-Trakt, Blase) wird vermindert.

Die *Stoffwechselleistung* wird nur wenig beeinflußt, Leber- und Nierenparenchymschäden treten

Tabelle 1. *Zusammenstellung einiger Barbitursäurederivate nach Struktur der Seitenketten und Wirkung bei oraler Applikation. Aus Wirkungsdauer und üblicher hypnotischer Dosis lassen sich gewisse Rückschlüsse auf die Wirkungsintensität ziehen*

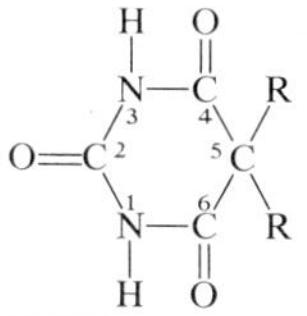

Freiname (Warenzeichen)	Substituenten an C^5		Wirkung	
			Dauer	übliche Dosis in g
Barbital (früher Veronal)	$C^5(CH_2{-}CH_3)(CH_2{-}CH_3)$	Diäthyl-	sehr lang	0,5
Butobarbital Soneryl	$C^5(CH_2{-}CH_3)(CH_2{-}CH_2{-}CH_2{-}CH_3)$	Äthyl- butyl-	lang	0,1—0,2
Butabarbital Asturidon Neravan	$C^5(CH_2{-}CH_3)(CH(CH_3){-}CH_2{-}CH_3)$	Äthyl- 1-methyl-propyl-	mittel	0,15
Pentobarbital Neodorm Repocal Nembutal	$C^5(CH_2{-}CH_3)(CH(CH_3){-}CH_2{-}CH_2{-}CH_3)$	Äthyl- 1-methyl-butyl-	mittel	0,1
Butyvinal Speda	$C^5(CH{=}CH_2)(CH(CH_3){-}CH_2{-}CH_2{-}CH_3)$	Vinyl- 1-methyl-butyl-	mittel	0,15
Secobarbital als Na-Salz: Imesonal Seconat	$C^5(CH_2{-}CH{=}CH_2)(CH(CH_3){-}CH_2{-}CH_2{-}CH_3)$	Allyl- 1-methyl-butyl-	kurz	0,1
Noctal	$C^5(CH(CH_3){-}CH_3)(CH_2{-}C(Br){=}CH_2)$	Isopropyl- 2-brom-allyl-	mittel	0,1
Pernocton	$C^5(CH(CH_3){-}CH_2{-}CH_3)(CH{-}C(Br){=}CH_2)$	1-Methyl-butyl- 2-brom-allyl-	kurz	0,2
Cyclobarbital Phanodorm Pronox	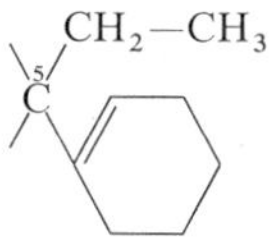	Äthyl- cyclohexenyl-	mittel	0,2
Heptabarbital Medomin Heptadorm	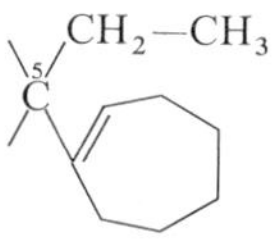	Äthyl- cycloheptenyl-	mittel	0,2

Tabelle 1 (Fortsetzung)

Freiname (Warenzeichen)	Substituenten an C^5		Wirkung	
			Dauer	übliche Dosis in g
Cyclopentobarbital Cyclopal	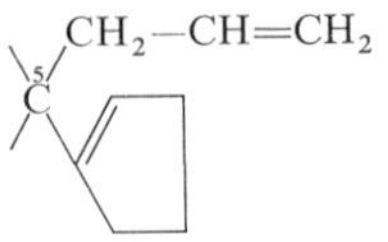	Allyl- cyclopentenyl-	mittel	0,2
Phenobarbital Luminal Phenaemal Phenobarbyl	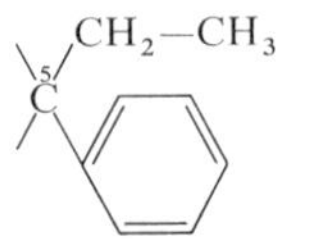	Äthyl- phenyl-	sehr lang	0,1

bei Beachtung des O_2/CO_2-Gleichgewichts nicht auf.

Nachteilig wird das relativ häufige Auftreten postnarkotischer Nausea und Emesis empfunden (bei ca. 15%).

b) Injizierbare Narkotica

Der Versuch, durch intravenöse Injektion eines Schlafmittels ein schnelles und für den Patienten angenehmes Einschlafen zu erreichen, war schon früher, z. B. unter Verwendung von Chloralhydrat oder Magnesiumsulfat, unternommen und nie zufriedenstellend gelöst worden. Erst mit Hilfe gewisser Barbitursäure-Derivate wurde hier ein Fortschritt erzielt.

Gegenüber der Inhalationsnarkose haften der „intravenösen Narkose" neben den Annehmlichkeiten für den Patienten und der einfachen Verabreichung jedoch Nachteile an, die weniger den z. Z. verwendeten Substanzen als dem Verfahren selbst zur Last zu legen sind: Die einmal in den Organismus zur Erzielung der gewünschten Schlaftiefe eingebrachten Stoffe verlieren ihre Wirkung erst durch Verteilungsphänomene, Abbau und Elimination, die von verschiedenen individuellen Faktoren, wie Kreislaufverhältnissen, Stoffwechselleistung, Nierenfunktion etc., abhängig und daher kaum beeinflußbar sind. Da die Dauer der narkotischen Wirkung bei den üblicherweise verwendeten Substanzen relativ kurz ist und bei wiederholter oder protrahierter Gabe zur Aufrechterhaltung einer längeren Narkose toxische Konzentrationen erreicht würden, können sie lediglich für Kurznarkosen und zur Narkoseeinleitung eingesetzt werden.

Für die intravenöse Narkose stehen heute im wesentlichen die folgenden Substanzen oder Substanzgruppen zur Verfügung:

α) Barbitursäure-Derivate,

β) Propanidid,

γ) γ-Hydroxybuttersäure-Derivate.

Das vor einigen Jahren noch viel verwendete Hydroxydion (Presuren, Viadril) wurde wegen zahlreicher Nebenwirkungen und nur geringer Vorteile inzwischen verlassen; die Präparate befinden sich nicht mehr im Handel.

α) Barbitursäure-Derivate

Geschichte. Die hypnotische Wirkung der alkylierten Barbitursäure wird seit 1903 (Einführung von Barbital durch FISCHER u. v. MEHRING) ausgenutzt und hat zu einer Vielzahl von Präparaten geführt. Die Suche nach dem für jeden Zweck idealen Derivat ist bis heute nicht abgeschlossen.

Chemie. Barbitursäure — ein Kondensationsprodukt aus Malonsäure und Harnstoff — gewinnt die hypnotische Wirkung erst durch Disubstitution an C^5. Die große Zahl synthetisierter Substanzen dieser Konfiguration gestattet die Aufstellung gewisser Struktur-Wirkungs-Relationen (Tabelle 1): So wurde eine Zunahme der Wirksamkeit festgestellt von der 5,5-Dimethyl- über die 5,5-Diäthyl- bis zur 5-Äthyl-5-Butyl-Verbindung. Weitere Verlängerung einer Seitenkette über 4 C-Atome ließ die hypnotische Wirkung wieder abnehmen und bei mehr als 8 C-Atomen in beiden Seitenketten zusammen steigt die Toxicität stark an. Eine verzweigte Seitenkette an C^5 zeigt sich wirksamer als die gleiche Zahl C-Atome in gerader Kette.

Durch ungesättigte Gruppen oder Halogene (besonders Brom) läßt sich bei gleicher Zahl der C-Atome eine Wirkungssteigerung erreichen.

Ein Phenyl-Rest an C^5 schwächt die hypnotische Wirkung leicht ab, steigert aber die antikonvulsiven und antiepileptischen Eigenschaften, während Einführung einer zweiten Phenylgruppe zu völligem Wirkungsverlust führt. Benzyl-Reste lassen aus den Barbitursäure-Derivaten Krampfmittel werden, wie überhaupt durch Variation der Substituenten die konvulsive Wirkungskomponente bei dieser Verbindungsgruppe hervortreten kann.

Ersatz des Sauerstoffs an C^2 durch Schwefel führt zu der bekannten schnellen und intensiven hypnotischen Wirkung, die aber auf Grund von Verteilung im Organismus (Fettdepots) und Instabilität der Substanzen relativ kurz ist, so daß diese Verbindungen nur zur i.v. Applikation verwendet werden. N-methylierte Derivate nehmen eine Zwischenstellung ein, die sie sowohl als i.v.-Narkotica als auch bei Einnahme per os als kurzwirkende Schlafmittel geeignet erscheinen läßt. Die zur i.v. Verabreichung z.Z. verwendeten Derivate sind in Tabelle 2 zusammengestellt.

Allgemeine Wirkungen. Die hypnotische Wirkung der Barbiturate wird im allgemeinen als „Hemmung des Zentralnervensystems" bezeichnet, wobei letzte Erkenntnisse über den Wirkungsmechanismus bis heute fehlen. Es kann als gesichert angesehen werden, daß eine zunehmende Erregbarkeitshemmung in der aufsteigenden retikulären Formation sedative, hypnotische und narkotische Effekte der Barbiturate begleitet. Aber auch in anderen Hirnbereichen, wie Cortex, Thalamus, Hypothalamus, Limbischem System etc., lassen sich entsprechende Effekte nachweisen. Die Aktionspotentiale einzelner Neuronen lassen vermuten, daß die Wirkung vor allem durch eine Verlängerung der Refraktärphase nach einem Reiz zustande kommt. Entsprechende Änderungen der Erregbarkeit wurden bei allen klinisch verwendeten Barbitursäure-Derivaten festgestellt, so daß die beobachteten Wirkungsunterschiede, die früher als Effekt verschiedener Angriffspunkte (z.B. Hirnstamm und Hirnrinde) gedeutet wurden, heute vornehmlich als Ausdruck unterschiedlicher Wirkungsintensität und -dauer angesehen werden können. Eine selektive Anreicherung in bestimmten Hirnabschnitten ließ sich nicht nachweisen, wenn auch phylogenetisch jüngere Bereiche stärker gehemmt werden als ältere, wie z.B. die Kerngebiete in der Medulla oblongata.

Herzaktion und Blutdruck werden bei normotensiven Patienten durch sedative und hypnotische Dosen kaum mehr beeinflußt als im natürlichen Schlaf. Erst bei höherer Dosierung kommt es zu einer deutlichen Blutdrucksenkung, wobei die Pulsfrequenz meist ansteigt und das Schlagvolumen des Herzens abnimmt. Obwohl eine gewisse Myokarddepression im Tierversuch (Herz-Lungen-Präparat nach Thiopental-Gabe) nachweisbar ist, dürfte vor allem der verminderte Blutrückfluß aus der Peripherie infolge allgemeiner Gefäßdilatation und herabgesetztem Venentonus als Ursache anzunehmen sein. Erst bei sehr hohen Dosen (Intoxikation) kommt es auch zu einer direkten Depression der zentralen Kreislaufregulation.

Der nach langsamer i.v.-Verabreichung von Thiobarbituraten gelegentlich beobachtete Blutdruckanstieg läßt sich evtl. auf eine — für Thiopental nachgewiesene — Erhöhung des peripheren Widerstands zurückführen. Im Gegensatz zu den übrigen Barbitursäure-Derivaten können die Thiobarbiturate auch die Ansprechbarkeit des Herzens für vagale Impulse erhöhen, so daß Herzrhythmusstörungen — meist ventriculäre Extrasystolen — auftreten. Eine Sensibilisierung des Reizleitungssystems für Adrenalin tritt jedoch in keinem Fall ein.

Stärker als das Kreislaufsystem wird die *Atmung* durch die in der Anaesthesie üblichen Barbituratgaben beeinflußt. Während nach hypnotischen Dosen lediglich eine Abnahme der Atemfrequenz auffällt, nimmt mit steigender Dosierung auch das Atemvolumen progressiv ab, so daß es zu einem allmählichen Sistieren der Atmung kommen kann. Diese Wirkung geht auf eine direkte Hemmung des medullären Atemzentrums zurück, dessen Empfindlichkeit gegen den natürlichen Reiz — CO_2-Anreicherung — erlischt. Da die Chemoreceptoren, z.B. am Carotissinus, relativ resistent gegen die Barbituratwirkung sind, kann die Atmung durch den Hypoxiereiz auf diese Regulationsmechanismen noch einige Zeit aufrechterhalten werden. In diesem Stadium führt die Gabe von reinem Sauerstoff zu Apnoe.

Bei den zur Narkose i.v. applizierten Barbituraten tritt — besonders nach schneller Injektion — eine vorübergehende Apnoe als Folge des steilen Konzentrationsanstiegs auf, der unregelmäßige, in Frequenz und Amplitude herabgesetzte Atemzüge folgen. Schwerwiegender als diese flüchtige und bei entsprechender Injektionstechnik vermeidbare Apnoe kann die Bronchoconstriction nach Thiobarbiturat-Verabreichung sein, die durch eine erhöhte Ansprechbarkeit auf vagale Reize verursacht wird. Laryngospasmen, die mit allen i.v. applizierbaren Barbituraten und nicht nur zu Beginn der Narkose gesehen werden, gehen ebenfalls

Tabelle 2. *Zusammenstellung der intravenös applizierbaren Barbitursäure-Derivate*

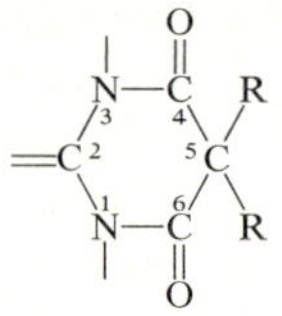

	Freiname (Warenzeichen)	Chemische Bezeichnung	Substituenten an C^5	Weitere Substituenten	Narkotische Dosis
N^1- oder N^3-alkylierte Barbitursäure-Derivate	Hexobarbital (als Na-Salz: Evipan Na)	Acid. 1-methyl-5-cyclohexenyl-5-methylbarbituric.	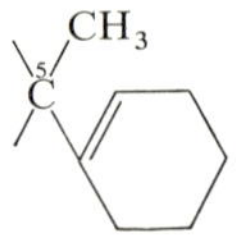	N^1: $—CH_3$	i.v. 0,5 g bis 1,0 g
	Methohexital (als Na-Salz: Brevimytal) Brevital, Bretel	Acid. 1-methyl-5-allyl-5-(1′-methyl-2′-pentinyl)-barbituric.	$CH_2—CH{=}CH_2$; $CH(CH_3)—C{\equiv}C—CH_2—CH_3$	N^1: $—CH_3$	i.v. 0,07 g bis 0,12 g
	(als Hydrochlorid: Hexamid-HCl)	Acid. 3-(β-diäthylaminoäthyl)-5-äthyl-5-phenyl-barbituric.	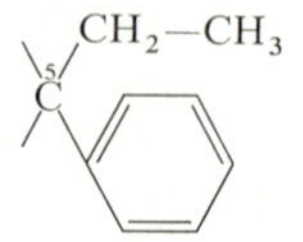	N^3: $—CH_2—CH_2—N(C_2H_5)_2$	i.v. 0,1 g
	(als Na-Salz: Eunarcon)	Acid. 1-methyl-5-(2′-bromallyl)-5-isopropyl-barbituric.	$CH(CH_3)_2$; $CH_2—C(Br){=}CH_2$	N^1: $—CH_3$	i.v. 0,5 g bis 1,0 g
Thiobarbitursäure-Derivate	Thiopental (als Na-Salz: Trapanal Penthotal-Na)	Acid. 5-äthyl-5-(1′-methyl-n-butyl)-thiobarbituric.	$CH_2—CH_3$; $CH(CH_3)—CH_2—CH_2—CH_3$	C^2: $=S$	i.v. 0,5 g bis 1,0 g
	(als Na-Salz: Inactin)	Acid. 5-äthyl-5-(1′-methyl-n-propyl)-thiobarbituric.	$CH_2—CH_3$; $CH(CH_3)—CH_2—CH_3$	C^2: $=S$	i.v. 0,5 g bis 1,0 g
	Methitural (als Na-Salz: Thiogenal)	Acid. 5-(β-methylthioäthyl)-5-(1′-methyl-butyl)-thiobarbituric.	$CH_2—CH_2—S—CH_3$; $CH(CH_3)—CH_2—CH_2—CH_3$	C^2: $=S$	i.v. 0,5 g bis 1,0 g
	Buthalital (als Na-Salz: Baytinal)	Acid. 5-allyl-5-(2′-methyl-n-propyl)-thiobarbituric.	$CH_2—CH{=}CH_2$; $CH_2—CH(CH_3)—CH_3$	C^2: $=S$	i.v. 0,8 g bis 1,5 g

auf reflektorische Übererregbarkeit zurück. Es ist daher unumgänglich notwendig, vor allen i.v.-Narkosen mit Barbitursäure-Derivaten Atropin zu geben (s. auch „Laryngospasmus und Bronchospasmus", S. 483).

Am *Gastrointestinaltrakt* finden sich wenig Veränderungen. Die *Nierenfunktion* wird nach narkotischen Dosen allgemein herabgesetzt; Filtrationsrate, Harnmenge, Konzentration und Elektrolytausscheidung gehen zurück. Bei stärkerem

Blutdruckabfall können diese Wirkungen zu Olig- oder Anurie führen.

Die *Leberfunktion* wird durch hypnotische und narkotische Barbituratmengen unter normalen Bedingungen nicht wesentlich beeinflußt. In kurzen Zeitabständen wiederholte Barbiturat-Narkosen können jedoch — besonders bei Verwendung von Thiobarbituraten — zu schweren Leberparenchymschäden führen. Bei bereits gestörter Leberfunktion (latenten Leberschäden) kann die Belastung durch den Barbiturat-Abbau — wahrscheinlich im Zusammenwirken mit weiteren Anaesthesiemaßnahmen und den Folgen des operativen Eingriffs — zu schweren Störungen führen.

Stoffwechsel. Der Abbau der Barbiturate erfolgt vornehmlich durch Oxydation einer Seitenkette zu sekundären Alkoholen, resp. durch Hydroxylierung der Phenylgruppe in para-Stellung durch mikrosomal gebundene Enzymsysteme der Leber. Ein Teil gelangt in dieser Form gebunden an Glucuronsäure zur Ausscheidung, der Rest wird weiter zu Ketonen und Carbonsäuren oxydiert. Bei längeren Seitenketten werden zunächst mit Hilfe der sog. Beta-Oxydation zwei C-Atome abgespalten. Bei den N-methylierten Derivaten kommt es außerdem zu einer Sprengung des Barbitursäureringes, so daß im Harn keine mit den üblichen Barbiturat-Nachweismethoden darstellbaren Metaboliten auftreten. Von den Thiobarbituraten unterliegt ein Teil nach Ersatz des Schwefels durch Sauerstoff den oben beschriebenen Abbauvorgängen.

Die Ausscheidung der Barbiturate erfolgt zum überwiegenden Teil mit dem Harn, wobei neben der Reinsubstanz verschiedene Metaboliten je nach verabreichter Substanz und individueller Stoffwechselleistung in unterschiedlicher Zahl und Menge auftreten. Die Elimination — auch der Reinsubstanzen — überdauert die Wirkung z.T. recht erheblich, so daß kumulative Effekte möglich sind. Bei den zur Narkose verwendeten Derivaten ist ebenfalls mit Ausscheidungszeiten von 2—3 Tagen zu rechnen, da erst allmählich die in verschiedenen Geweben gespeicherten Substanzen zu Abbau und Elimination gelangen.

Nebenwirkungen. Die Nebenwirkungen ergeben sich weitgehend aus den allgemeinen Wirkungen, die nach Überdosierung oder bei verstärkter individueller Empfindlichkeit deutlicher hervortreten. Allergische Reaktionen sind — wenn man die Häufigkeit der Anwendung von Barbituraten als Schlaf- oder in Schmerzmitteln berücksichtigt — extrem selten und treten im wesentlichen als Hautaffektionen in Erscheinung. Bei fortgeschrittener Arteriosklerose können anstelle der Beruhigung Verwirrtheits- und Erregungszustände vorkommen, die oft die Folge der hypotensiven Barbituratwirkung sind und durch kleine Dosen eines peripheren Kreislaufmittels beherrscht werden können.

β) Propanidid, 3-Methoxy-4-(N,N-diäthylcarbamoyl-methoxy)-phenylessigsäure-propylester, Epontol

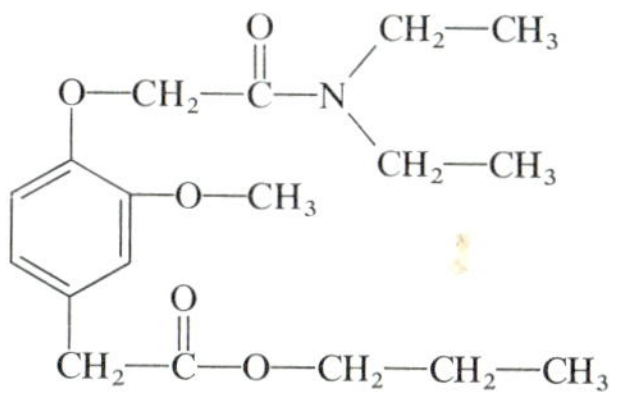

Geschichte. Die narkotische Wirkung eines alkylierten Eugenolderivates (2-Methoxydi-4-allylphenoxyessigsäure-diäthylamid) wurde erstmals von THUILLIER u. DOMENJOZ beschrieben. In Anlehnung an diese chemische Konstitution wurde eine Reihe von Phenoxyessigsäureestern (HILTMANN et al.) synthetisiert, von denen Propanidid die günstigsten Wirkungen aufwies (WIRTH u. HOFFMEISTER).

Chemie. Propanidid ist ein fast farbloses Öl. Zur Herstellung injizierbarer Lösungen ist der Zusatz eines Lösungsvermittlers erforderlich. Im Epontol wird 20%iges Cremophor EL (= äthoxyliertes Ricinusöl) verwendet, in dem sich bis zu 5% Propanidid lösen. Dieses „Aquat" ist unbeschränkt mit Wasser oder 0,9%iger NaCl-Lösung mischbar, ohne daß der Wirkstoff ausfällt. Erhitzen über 50° C führt zu einer für nicht ionogene Emulgatoren charakteristischen Trübung, die bei Erkalten ohne Wirkungsverlust zurückgeht.

Allgemeine Wirkungen. Zur Erzielung einer für kurzfristige chirurgische Maßnahmen erforderlichen Narkose werden bei Erwachsenen durchschnittlich 7—10 mg/kg, d.h. ca. 0,5 g, innerhalb von 20 bis 30 sec injiziert, bei alten oder kachektischen Patienten reicht oft die halbe Dosis.

Innerhalb der ersten Minuten nach Verabreichung von Propanidid kommt es zu einem Abfall des systolischen und diastolischen Blutdruckes um ca. 20—30 mm Hg, bei hypertonen und alten Patienten ist die depressorische Wirkung oft etwas ausgeprägter. Im allgemeinen kehren die Blutdruckwerte noch während der Narkose (also innerhalb von 3—4 min) zur Norm zurück. Diese Blutdrucksenkung mit peripherer Gefäßdilatation und herabgesetztem peripheren Widerstand wird von einer kompensatorischen Steigerung der Pulsfrequenz begleitet. Aus Kreislaufanalysen (HENSCHEL u.

BUHR) geht hervor, daß in dieser Phase das Herzminutenvolumen praktisch unverändert bleibt und erst mit Abnahme der Pulsfrequenz reduziert wird. In anderen Untersuchungen wurden auch Minutenvolumen-Steigerungen beobachtet, die zum mindesten bei vorgeschädigten Herzen eine Belastung darstellen können.

Entsprechend einer nicht unerheblichen oberflächenanaesthetischen Wirkung von Propanidid lassen sich endoanaesthetische Effekte feststellen, die über eine inhibitorische Wirkung auf die Receptoren der depressorischen Afferenz den Blutdruckabfall gegenregulatorisch beeinflussen (LANGREHR).

An der *Atmung* zeigt sich zunächst eine Hyperventilationsphase unmittelbar nach der Injektion, die von Frequenzminderung bis zu kurzfristigem Atemstillstand gefolgt wird. Während für die Hyperventilation eine vorübergehende Desensibilisierung der Lungendehnungsreceptoren evtl. unter Einschluß chemosensibler Afferenzen als Ausdruck der endoanaesthetischen Wirkung von Propanidid verantwortlich gemacht wird, ist die Ursache der folgenden hypo- oder apnoischen Phase bisher nicht vollständig geklärt. Die während der Hyperventilation meßbaren Blutgaswerte gestatten kaum die Annahme einer posthyperventilatorischen Apnoe. Prämedikation mit Promethazin-Pethidin verstärkt die hypopnoische Wirkung von Propanidid, während Atropin ohne wesentlichen Einfluß zu sein scheint (PODELSCH u. ZINDLER).

Die Funktionen von *Magen-Darm-Trakt* und *Leber* werden durch einmalige Gabe von Propanidid nicht charakteristisch verändert, die *Harnausscheidung* wird vorübergehend leicht gehemmt. Im Harn finden sich gelegentlich in den ersten Tagen nach der Anwendung Zeichen einer leichten Reizung (Albumin, Erythrocyten, vereinzelt granulierte und hyaline Cylinder). Die relativ häufige Erhöhung der Urobilinogen- und auch der Urobilin-Ausscheidung kann als Ausdruck der bei einer Reihe von Patienten nachgewiesenen *hämolytischen Wirkung* von Propanidid angesehen werden, die sich auch in einem Anstieg der Hämoglobinkonzentration im Plasma um ca. 50—60% niederschlägt (PODLESCH u. ZINDLER).

Stoffwechsel. Propanidid wird im Organismus außerordentlich schnell durch Abspaltung des Propylrestes in die entsprechende Phenylessigsäure überführt, die narkotisch wirkungslos ist. Nach Versuchen mit Propanidid-C^{14} ist anzunehmen, daß ca. 90% der verabreichten Menge in Form dieses Metaboliten den Organismus mit dem Harn verlassen; ca. 2% unterliegen weiterem oxydativem Abbau (Abspaltung der Diäthylamino-Gruppe). Unveränderte Substanz wird nicht ausgeschieden.

Die Esterspaltung erfolgt vornehmlich im Blutplasma und in der Leber und stellt den entscheidenden Inaktivierungsfaktor dar. Im Gehirn konnten entsprechende Vorgänge bisher nicht nachgewiesen werden. Die Wirkungszeitbegrenzung ist demnach im wesentlichen von der Verteilung unveränderter Substanz zwischen Blut und Gehirn abhängig.

Die Beendigung der Narkose darf auch bei dieser Substanz nicht mit einer völligen Aufhebung der Wirkung gleichgesetzt werden.

Nebenwirkungen, Giftigkeit. In Tierversuchen zeigt Propanidid eine geringere Toxicität als die zum Vergleich eingesetzten Barbiturate Thiopental und Hexobarbital; bei etwa gleich narkotisch wirksamer Dosis läßt sich daraus ein etwas höherer Sicherheitsfaktor errechnen.

Die Nebenwirkungen ergeben sich aus den allgemeinen Wirkungen, wie z.B. das Sistieren der Atmung. Beobachtet wurden z.T. schwere allergische Reaktionen. Die Möglichkeit eines schweren Kreislaufversagens mit Bradykardie und Kollaps infolge vagaler Übersteuerung (PODLESCH u. ZINDLER) zeigt die Notwendigkeit der Atropin-Prämedikation — zumindesten aber der Bereitstellung von Atropin — bei allen Epontol-Narkosen auf.

Die Wirkung von Propanidid ist — wie die der anderen Narkosemittel — bei Alkoholikern oft erheblich abgeschwächt, so daß auch Verdoppelung der üblichen Dosis nicht immer zu ausreichender Ruhigstellung des Patienten führt.

γ) γ-Hydroxybuttersaures Natrium, $HO—CH_2—CH_2—CH_2—COONa$, Somsanit

Geschichte. Erstmalig wurde 1960 von LABORIT et al. über die narkotische Wirkung dieser Substanz berichtet, die in Anlehnung an die im Gehirn natürlich vorkommende γ-Aminobuttersäure entwickelt wurde.

Chemie. γ-Hydroxybuttersäure, die an sich kaum wasserlöslich ist, kann durch Salzbildung (-Na, -K, -Li usw.) oder auch durch Veresterung in wasserlösliche Form gebracht werden. Bei den Estern ist allerdings mit einer schnellen Verseifung in wäßrigen Lösungen zu rechnen.

Allgemeine Wirkungen. Nach dem Nachweis von γ-Aminobuttersäure im Gehirn und der Feststellung von FLOREY et al., daß diese Substanz hemmende Einflüsse auf das Zentralnervensystem erkennen läßt, wurde versucht, durch Erhöhung der Hirnkonzentration einen Schlafzustand zu erzielen. Da γ-Aminobuttersäure nach i.v. Injektion nicht die Blut-Hirn-Schranke zu überwinden vermag und daher auf diesem Wege keine Anreicherung im Gehirn erzielt werden konnte, wurden chemisch nahestehende Verbindungen geprüft, die im Hirnstoffwechsel evtl. in diese Substanz überführt werden können. Dabei erwiesen sich die γ-Hydroxybuttersäure und das γ-Butyrolacton als wirksam. Über die Art der Wirkung liegen bisher keine eindeutigen Ergebnisse vor.

γ-Hydroxybuttersäure führt in relativ hohen Dosen (60—100 mg/kg) zu einem Schlafzustand, der in Kombination mit Muskelrelaxantien und Analgetica (z.B. Fentanyl, s. S. 134), mit unterschwelligen Barbituratdosen oder in Verbindung mit Inhalationsnarkotica für chirurgische Eingriffe geeignet ist. Mit γ-Hydroxybuttersäure allein ist trotz recht guter hypnotischer Effekte eine narkotische Schlaftiefe praktisch nicht zu erreichen; analgetische Eigenwirkungen scheinen nicht vorhanden zu sein. Die Wirkung setzt nach i.v.-Verabreichung relativ langsam (5—10 min) ein, dauert aber recht lange an. Die Atmung wird dabei nicht nennenswert beeinträchtigt, der Blutdruck kann um ca. 30 mm Hg ansteigen. Gelegentlich treten klonische Zuckungen der Extremitätenmuskulatur auf. Postoperatives Erbrechen wird relativ häufig bei unzureichender Prämedikation beobachtet. Wenn auch das Natriumsalz der γ-Hydroxybuttersäure nicht als echtes Narkoticum angesehen werden kann, so bietet bei manchen Fällen die relativ ungefährliche Erzeugung eines tiefen Schlafzustandes einen Vorteil in Anbetracht der Möglichkeiten, die zusätzlich notwendige Analgesie durch andere Substanzen zu erreichen (Madjidi).

Möglicherweise lassen sich durch chemische Variationen dieser Grundsubstanz Derivate finden, deren Toxicität ebenfalls gering ist, deren Wirkungen aber hinsichtlich Beginn, Dauer und Intensität den heutigen Forderungen der Anaesthesie besser entsprechen.

c) Zentrale Analgetica mit Morphin-ähnlicher Wirkung

Die Verwendung zentraler Analgetica in der Anaesthesie beschränkt sich im allgemeinen auf die Prämedikation. Aufgabe des Anaesthesisten ist es, das für den Einzelfall günstigste Narkoseverfahren und danach auch die entsprechende Prämedikation festzulegen. Zweifellos ist nicht jedes Analgeticum für jede Narkoseform gleich günstig, da außer der allen gemeinsamen analgetischen Wirkung die „Nebenwirkungen" gewisse — meist graduelle — Unterschiede aufweisen, die zu einer kritischen Auswahl zwingen sollten.

Die *analgetische Wirkung* dieser Substanzen ist bei Verabreichung therapieüblicher kleiner Mengen ein fast spezifischer Effekt, wobei die Schmerzempfindung vor allen anderen sensorischen Reizen ausgeschaltet wird. Als Wirkungsort werden vornehmlich die Hirnrinde, bis zu einem gewissen Grad auch diencephale Bereiche, z.B. der Thalamus, angesehen.

Über die *Ursache der analgetischen Wirkung* sind verschiedene Hypothesen aufgestellt worden, von denen bisher keine überzeugend bewiesen werden konnte. So wurde versucht, Befunde wie z.B. die Herabsetzung der Noradrenalin-Konzentration, Erschwerung der Acetylcholinsynthese, Hemmung der Cholinesterase, Verminderung der Glucosekonzentration im Gehirn mit der analgetischen Wirkung in Zusammenhang zu bringen. Neben methodischen Fragen und Speciesunterschieden macht vor allem die Auffindung von Substanzen, die die eine oder andere Wirkung am ZNS haben, ohne analgetisch wirksam zu sein, oder von Analgetica, die diese Effekte nicht aufweisen, eine ursächliche Verknüpfung dieser Befunde mit dem analgetischen Wirkungsmechanismus fraglich.

Untersuchungen über den Einfluß *physikalisch-chemischer Eigenschaften* der Substanzen auf die analgetische Wirkung, die im einzelnen von Beckett et al. und Janssen eingehend dargestellt sind, zeigen, daß bestimmte dreidimensionale Anordnung der wichtigsten Molekülanteile und Stellung der Substituenten ausschlaggebend für die Wirkung sind. Zwar lassen diese Konfigurations-Wirkungs-Beziehungen an spezielle Receptoren denken, doch scheint es z.Z. noch nicht möglich, aus diesen Erkenntnissen Schlüsse auf den Wirkungsmechanismus zu ziehen.

Zu den zentralen Analgetica mit morphinartiger Wirkung zählen heute Substanzen, die z.T. vom Morphin selbst abgeleitet, z.T. chemisch völlig anders aufgebaut sind. Sie werden vielfach noch summarisch als „Opiate" bezeichnet, ohne chemisch die geringste Beziehung zu Opium bzw. dem Hauptalkaloid Morphin aufzuweisen. Allen gemeinsam ist lediglich die starke analgetische Wirkung, die zuerst vom Opium bekannt war, und die Suchtgefährdung, die die Unterstellung unter die Betäubungsmittel-Verschreibungs-Verordnung (Btm.V.V.) notwendig macht.

α) Opium, Morphin und halbsynthetische Morphin-Derivate

Geschichte. Opium gehört zu den am längsten bekannten Drogen der Welt und findet erste schriftliche Erwähnung im sog. Papyros EBERS (ca. 1650 v.d.Z.). Es wurde für die verschiedensten medizinischen Indikationen, aber bald seiner stimmungsverändernden Wirkungen wegen auch außerhalb der Heilkunde verwendet. 1805 isolierte SERTÜRNER aus Opium das Hauptalkaloid, dem er 1817 den Namen Morphium gab. Der ersten Elementaranalyse durch LIEBIG folgte 1925 die Aufstellung der Strukturformel durch GULLAND und ROBINSON, die durch die Morphinsynthese von GATES und TSCHUDI 1952 bestätigt wurde.

Chemie

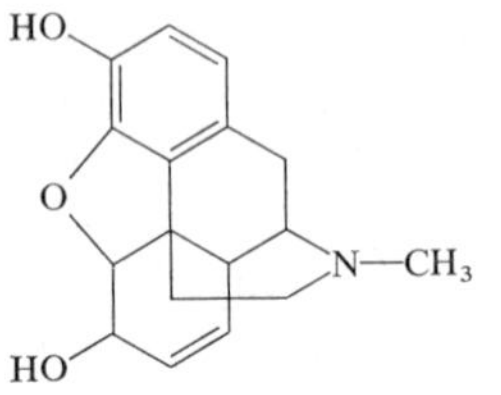

Morphin

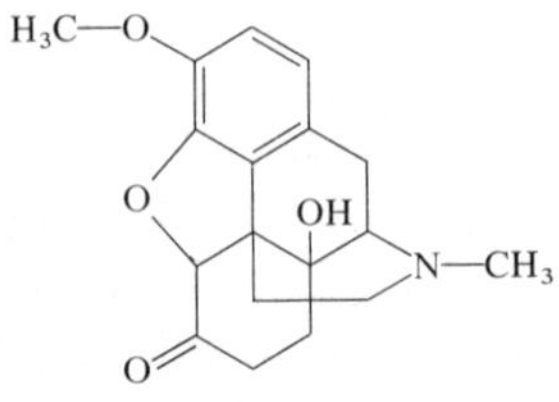

Oxycodon

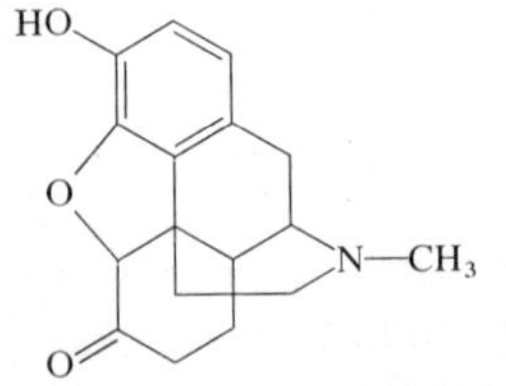

Hydromorphon

Opium, der Extrakt aus unreifen Samenkapseln des Schlafmohns (Papaver somniferum) enthält je nach Reifegrad, Standort etc. 9—14% Morphin, geringe Mengen Codein und Thebain, ferner Alkaloide mit Isochinolinstruktur, von denen Papaverin mit 0,8—1,0% das bekannteste und wirksamste ist. Durch Variation der Substituenten am Phenanthrenkern des Morphins wurde in der ersten Hälfte des 20. Jahrhunderts immer wieder versucht, wirksame, aber nebenwirkungsfreie Analgetica zu gewinnen, wobei vornehmlich die suchterzeugende Wirkungskomponente eliminiert werden sollte. So entstand eine Reihe halbsynthetischer Derivate, von denen einige dem Morphin entsprechende analgetische Wirkung, andere vorwiegend dem Codein ähnliche antitussive Effekte aufweisen (Dicodid, Acedicon). Alle natürlichen und halbsynthetischen Alkaloide sind schwache Basen, die durch Salzbildung wasserlöslich gemacht werden.

Wirkung. Morphin weist bereits in therapieüblicher Dosierung neben der *analgetischen Wirkung* häufig *hypnotische Effekte* auf, was der ganzen Wirkungsgruppe im angloamerikanischen Schrifttum den Namen „Narcotics" eingetragen hat. Diese allgemeine zentrale Dämpfung führt zu einer verminderten Reaktion auch auf andere sensorische Reize und zu einer Gleichgültigkeit gegenüber den verschiedensten Umwelteindrücken. Die Reaktion auf diese Wirkung kann außerordentlich unterschiedlich sein und hängt sehr wesentlich von der psychischen Lage des Patienten ab: Während die Ausschaltung unangenehmer Empfindungen wie Angst, Unlust, Unzufriedenheit zu einer gehobenen Stimmungslage führt (Euphorie), kann es — besonders bei normalgestimmten oder an sich etwas euphorischen Patienten — auch zur Abschwächung der erfreulichen Gefühlsqualitäten kommen, so daß ein Zustand allgemeiner Unlust und Niedergeschlagenheit (Dysphorie) resultiert.

Neben diesen zentral dämpfenden Effekten treten auch vereinzelt *stimulierende Wirkungen* in den Vordergrund, die bis zu Exzitation führen können, wie z.B. auch Mäuse und Katzen im Gegensatz zu anderen Tierarten vornehmlich mit Erregungszuständen auf Morphin-Gaben reagieren. Bei hoher Dosierung tritt in allen Fällen aber Schlaf und schließlich bei Intoxikationen tiefes, schwer zu durchbrechendes Koma ein.

Hemmende Einflüsse werden vor allem spürbar am *Atemzentrum*, dessen normale Empfindlichkeit gegenüber der CO_2-Spannung im Blut bereits nach therapieüblichen Dosen herabgesetzt wird. Bei der gleichzeitigen Verabreichung von Narkosemitteln mit entsprechender Wirkung muß diesen additiven Effekten Rechnung getragen werden. Bei der Vergiftung ist im allgemeinen die Lähmung des Atemzentrums die Todesursache.

Das *medulläre Vasomotorenzentrum* ist demgegenüber weniger empfindlich. Abgesehen von einer gewissen orthostatischen Hypotonie werden schwerwiegende Blutdrucksenkungen erst bei erheblich überhöhter Dosis gefunden. Auch die *Herzfunktion* zeigt keine charakteristische Beeinträchtigung, bis es unter Vergiftungen zur Bradykardie kommt.

Neben diesen hemmenden Effekten treten erregende Wirkungen am ZNS vornehmlich im Bereich des *Brechzentrums* auf, die zu Nausea und Erbrechen führen und gelegentlich die weitere Applikation unmöglich machen. Ferner wird der

Tabelle 3. *Zusammenstellung der therapieüblichen zentralen Analgetica im Vergleich mit Morphin*

Freiname (Warenzeichen)	Chemische Bezeichnung	Vergleich mit Morphin	
		analgetische Wirkung	sonstige Wirkungen
Morphin (Morphinum hydrochloricum)		1	
Oxycodon (Eukodal)	Dihydro-hydroxy-codeinon	0,5	wie Morphin
Hydromorphon (Dilaudid)	Dihydromorphinon	4	
Pethidin (Dolantin)	1-Methyl-4-phenylpiperidin-carbonsäure-äthylester	0,3	weniger tonisierend auf Darmmuskulatur
Ketobemidon (Cliradon)	1-Methyl-4-(3′-hydroxy-phenyl)-piperidyl-äthylketon	2	
Laevomethadon (l-Polamidon)	l—4,4-Diphenyl-heptanon-(3)	4	weniger sedativ, weniger tonisierend auf Darmmuskulatur; verstärkt Nausea
Dextromoramid (Palfium)	α,α-Diphenyl-β-methyl-morpholino-butyryl-pyrrolidon		
Levorphanol (Dromoran)	3-Hydroxy-N-methyl-morphinan	3	weniger sedierend

cholinerge Anteil des N. oculomotorius erregt, so daß die bei Morphingabe auftretende *Miosis* als ein überwiegend zentral ausgelöstes Phänomen anzusehen ist. Atropin unterdrückt diese Wirkung.

Am *Magen-Darm-Trakt* kommt es zu einer allgemeinen Tonuserhöhung, mit verminderter Ansprechbarkeit auf Dehnungsreize, was zu einer verzögerten Magenentleerung und Abnahme der Peristaltik führt. Gleichzeitig wird der Tonus der Sphinctermuskulatur (Pylorus, Sphincter Oddi) erhöht und der Defäkationsreflex abgeschwächt. Insgesamt resultiert daraus das Bild einer überwiegend spastischen Obstipation.

Wahrscheinlich infolge einer vermehrten Freisetzung von Antidiuretin vermindert Morphin die *Harnsekretion.* Die spastische Kontraktur des Blasenschließmuskels kann zu erheblichen Miktionsbeschwerden führen.

Die *Leberfunktion* wird durch einzelne Morphingaben kaum beeinträchtigt. Die auftretende *Hyperglykämie* läßt sich auf eine Anhebung des peripheren Sympathicotonus zurückführen und kann durch Gabe von Sympathicolytica unterdrückt werden. An der Gallenblase und den Gallenwegen macht sich ein erhöhter Druck bemerkbar, der durch die Abflußbehinderung infolge spastischer Kontraktur des Sphincter Oddi zustande kommt.

Die *halbsynthetischen Morphin-Derivate* unterscheiden sich von der Ausgangssubstanz lediglich in quantitativer Hinsicht, echte Wirkungsunterschiede sind nicht vorhanden (vgl. Tabelle 3).

Stoffwechsel und Ausscheidung. Vom Magendarmtrakt wird nur wenig Morphin resorbiert. Nach parenteraler Zufuhr kommt es zu schneller Verteilung im Gesamtorganismus, ohne daß spezifische Anreicherung, z.B. im Gehirn, eintritt. Der Abbau erfolgt vornehmlich in der Leber; ein geringer Prozentsatz wird dabei in das N-demethylierte Normorphin überführt. Der größte Teil gelangt als Mono- oder Diglucuronid zur Ausscheidung. Im Harn finden sich ca. 90% der verabreichten Menge in Form dieser Metaboliten wieder.

β) Synthetica mit Morphin-artiger Wirkung

Die Einteilung der heute verwendeten Substanzen mit starker zentralanalgetischer Wirkung nach chemischen Gesichtspunkten ist trotz oft ähnlicher Molekülbestandteile recht schwierig, da z.B. unterschiedliche Zwischenketten oder Verbindungsgruppen erheblichen Einfluß besonders auf Intensität und Dauer der Wirkung auszuüben scheinen. Die folgende Aneinanderreihung nach einem chemischen Merkmal bedeutet also nicht, daß es sich bei den Substanzen um einfache Substitutionsvarianten des gleichen Grundmoleküls handelt, sondern lediglich daß gewisse Anteile gleich sind.

Allen gemeinsam ist die *starke analgetische Wirkung* (Tabelle 3), der wie bei Morphin *atemdepressive* Effekte annähernd parallel gehen. Auch die *stimmungsverändernde,* vor allem die *suchterzeugende* Wirkung ist bei allen vorhanden, weist aber graduelle Unterschiede auf. Neben vielen Übereinstimmungen hinsichtlich der übrigen Morphinwirkungen bestehen z.T. auch Abweichungen, auf die bei der Besprechung der einzelnen Substanzen besonders hingewiesen wird.

Geschichte. Als erstes vollsynthetisches Präparat wurde 1939 von EISLEB und SCHAUMANN Pethidin (Dolantin) — ein Piperidin-Derivat — in die Therapie eingeführt, dem 1941 ein weiteres aus dieser Reihe (Ketobemidon) folgte. Gegen Ende des zweiten Weltkrieges wurde eine chemisch andere Substanz mit starker zentralanalgetischer Wirkung entwickelt, das Amidon (später Polamidon). Seit ca. 1950 ist ferner bekannt, daß das dem Morphin zugrunde liegende Phenanthrengerüst auch ohne die zwei Ringe verbindende Sauerstoffbrücke analgetisch wirksame Verbindungen liefert (Morphinane).

1. Pethidin, N-Methyl-4-phenyl-piperidinocarbonsäure-äthylester, Dolantin

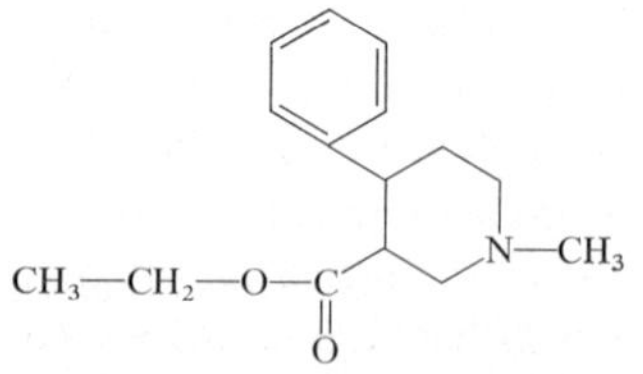

Pethidin ist schwächer analgetisch wirksam als Morphin (s. Tabelle 3), in entsprechend wirksamen Dosen löst es praktisch alle auch bei Morphin auftretenden „Nebenwirkungen" aus. Die an isolierten Organen immer wieder beobachtete spasmolytische Wirkungskomponente läßt sich bei klinischer Anwendung nicht bestätigen, wenn auch der tonisierende Effekt auf die Darmmuskulatur nicht so ausgeprägt zu sein scheint. Dementsprechend treten Obstipation und Miktionsbeschwerden seltener auf, auch Nausea und Erbrechen sind weniger häufig. Die Miosis fehlt bei Pethidin-Verabreichung, antitussive Effekte sind nicht vorhanden.

Pethidin wird im Gegensatz zu Morphin vom Darm resorbiert, so daß es auch oral verabreicht werden kann. Die Wirkung ist mit 2—3 Std relativ kurz. Der Abbau erfolgt im wesentlichen in der Leber, unveränderte Substanz wird nur in relativ kleinem Prozentsatz (4,5 %) ausgeschieden. Die vollständige Ausscheidung einer Pethidin-Gabe dauert jedoch ca. 3 Tage.

Sucht tritt relativ leicht und mit schneller Dosissteigerung auf; die Abstinenzsymptome sind morphinähnlich und setzen bereits nach 7—12 Std ein.

2. Ketobemidon, N-Methyl-4-(3-hydroxyphenyl)-piperidyl-äthylketon, Cliradon

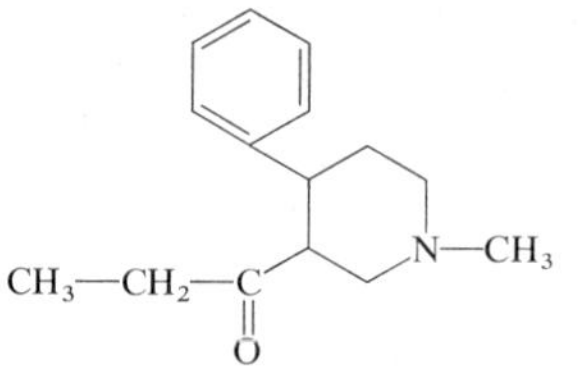

Ketobemidon ist Pethidin chemisch nahe verwandt, unterscheidet sich aber durch die Einführung einer Ketogruppe anstelle der Carboxygruppe. Die analgetische Wirkung ist etwa 2mal stärker als die von Morphin (s. Tabelle 3), alle übrigen Wirkungen treten in vergleichbarem Ausmaß auf. Da Ketobemidon relativ leicht zur Sucht führt und schwere Entziehungssymptome hervorruft, scheint dieses Präparat keine wesentlichen Vorteile zu bieten.

3. Fentanyl, 1-(2-Phenyläthyl)-4-(N-propionyl)-anilinopiperidin

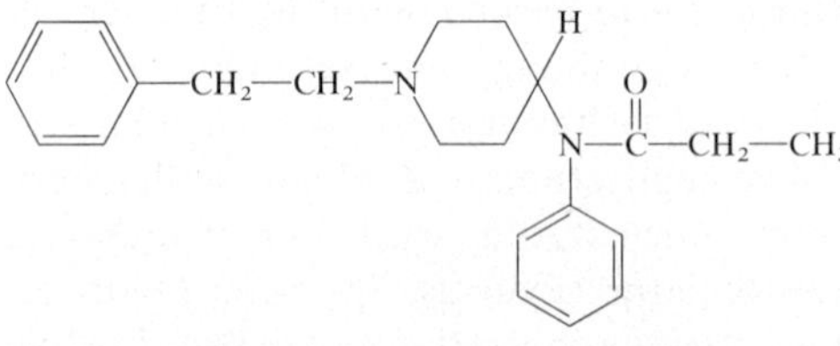

Obwohl Fentanyl — wie die vorher besprochenen Substanzen — einen Piperidinring aufweist und in manchen Molekülanteilen mit diesen Verbindungen übereinstimmt, ist die Anordnung doch wesentlich von den anderen verschieden. So ist hier der Piperidin-Stickstoff mit einer Phenyläthylgruppe substituiert (anstelle der Methylgruppe) und in para-Stellung dazu findet sich nicht eine Di-Substitution (Phenyl- und z.B. Propionyl-), sondern eine Verbindung zum Stickstoff eines Anilinrestes, der außerdem mit einem Propionylrest acyliert ist. Es liegt also ein aliphatisches, aromatisches tertiäres Amin vor (JANSSEN et al.).

Die *analgetische Wirkung* dieser Verbindung, die mit ca. dem 250fachen von Morphin bei subcutaner Injektion angegeben wird, ist die stärkste aller bisher im Handel befindlichen Substanzen. Die *allgemeinen*

Wirkungen sind in vergleichbaren Dosen denen von Morphin entsprechend. Die Gefahr schwerer *Atemdepression* bei nur geringfügig überhöhter Dosis macht die Anwendung ohne gleichzeitige Beatmungsmöglichkeit so gefährlich, daß die Anwendung nur in der Anaesthesie empfohlen wird. Fentanyl zeichnet sich durch einen außerordentlich schnellen *Wirkungseintritt* aus, der bei i.v. Gabe praktisch sofort, nach s.c. Verabreichung in etwa 7—10 min einsetzt. Die Wirkung hält 30—45 min an und wird vermutlich durch eine rasche *Inaktivierung* in der Leber bei nur geringer Bindung an Zellstrukturen limitiert. Im Vordergrund scheint dabei die oxydative Dealkylierung am Piperidinstickstoff zu stehen, die zu unwirksamen Spaltprodukten führt. Infolge der außerordentlich kleinen Mengen, die für die Wirkung erforderlich sind, ist die genaue Aufklärung der Abbauwege recht schwierig (JANSSEN).

Die schnelle Inaktivierung von Fentanyl gestattet eine mehrmalige Gabe während einer längeren Operationszeit, ohne daß schwerwiegende kumulative Effekte zu befürchten sind, vor allem wenn die Dosierung mehr nach dem Erfolg als nach einem Medikationsschema vorgenommen wird. Zusammen mit Haloperidol oder Dehydrobenzperidol wird Fentanyl in der sog. Neuroleptanalgesie eingesetzt. Wegen der relativ langen Wirkung der Neuroleptica sollte bei nachlassender Fentanylwirkung nicht das gelegentlich zur Narkoseeinleitung injizierte Kombinationspräparat Thalamonal[1] zur Reinjektion verwendet werden. Über suchterzeugende und euphorisierende Wirkungen von Fentanyl liegen aufgrund der beschränkten Anwendung keine Beobachtungen vor, obwohl sie grundsätzlich zu erwarten sind.

4. Laevomethadon, 1—6-Dimethylamino-4,4-diphenyl-heptanon-(3), l-Polamidon

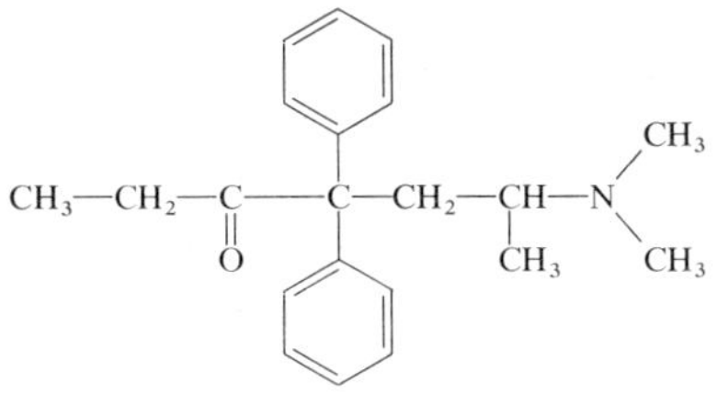

Von den beiden Stereoisomeren dieser mit einem asymmetrischen C-Atom ausgestatteten Verbindung findet sich heute nur noch die linksdrehende Form im Handel, die die Morphinwirkung um etwa das 4fache übertrifft. Das früher verwendete Razemat (Methadon, Polamidon) wies einen relativ hohen Prozentsatz d-Methadon auf, dessen analgetische Wirksamkeit nur etwa $^1/_{10}$ der von Morphin beträgt.

Laevomethadon hat bei vergleichbarem analgetischen Effekt etwas geringere *Wirkungen auf Atmung und Darmtonus* als Morphin, dagegen treten Nausea und Erbrechen relativ häufig auf, was zur Kombination mit einer atropinartig wirkenden Substanz in den üblichen Zubereitungen geführt hat. Die *hypnotischen Effekte* scheinen ebenfalls etwas geringer zu sein.

Die Wirkung von Laevomethadon hält länger an als die von Morphin, Gewöhnung und Sucht treten — evtl. etwas langsamer — ebenfalls ein. Die Entziehungssymptome setzen im allgemeinen später als bei den übrigen Analgetica ein und verlaufen weniger kritisch.

Laevomethadon kann auch mit gutem Effekt oral verabreicht werden. Die Inaktivierung erfolgt in der Leber, ein erheblicher Prozentsatz wird aber auch unverändert durch die Nieren ausgeschieden.

5. Dextromoramid, α,α-Diphenyl-β-methyl-morpholinobutyrylpyrrolidin, Palfium

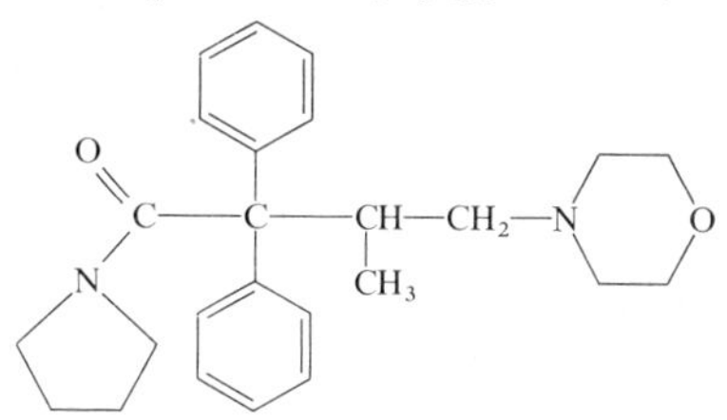

Diese Substanz weist chemisch gewisse Ähnlichkeiten mit Methadon auf, hat aber, da die analgetische Wirkung von starken suchterzeugenden Effekten begleitet ist, keine wesentliche Bedeutung erlangt.

6. Levorphanol, 3-Hydroxy-N-methyl-morphinan, Dromoran

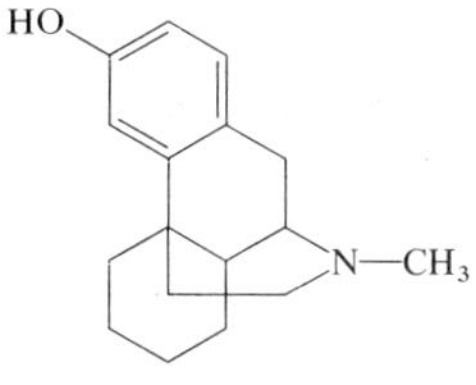

Levorphanol unterscheidet sich von Morphin lediglich durch das Fehlen einer OH-Gruppe an C^6 und der zwei Ringe verbindenden Sauerstoffbrücke, wird aber vollsynthetisch dargestellt.

1 Zusammensetzung: 0,05 mg Fentanyl und 2,5 mg Dehydrobenzperidol pro ml.

Die *zentralanalgetische Wirkung* ist etwa 3mal stärker als die von Morphin; bei Verabreichung gleich wirksamer Dosen ist mit dem Auftreten der gleichen allgemeinen Wirkungen zu rechnen. Lediglich die zentral sedierende Wirkungskomponente scheint weniger ausgeprägt zu sein. Sucht tritt ebenfalls ein.

Levorphan wird vom Magen-Darm-Trakt resorbiert und kann daher im Gegensatz zu Morphin auch oral verabreicht werden. Die Wirkungsdauer entspricht etwa Morphin.

7. Ketamine (CI 581), 2-(o-Chlorophenyl)-2-methylaminohexanon, Ketamaesth

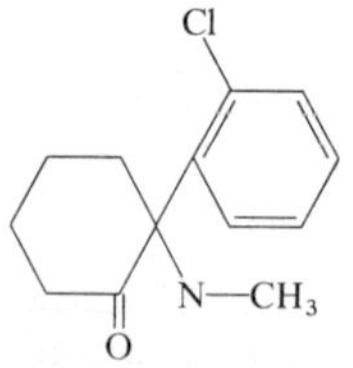

Ketamine vereinigt in sich starke *analgetische und neuroleptische Wirkungen* (McCarthy u. Chen), so daß eine Einordnung dieser Substanz nach ihrer Hauptwirkung schwierig ist. Da es sich chemisch um eine Fortentwicklung aus der Reihe der in den USA als synthetische Analgetica verwendeten Phencyclidine handelt, wird die Substanz unter Hinweis auf die speziellen Wirkungen der Neuroleptica unter den Analgetica eingeordnet.

Die *Wirkung* tritt bei i.v.-Injektion innerhalb von 30 sec ein, hält aber nur ca. 5 min an. Nachinjektionen z.B. zur Vertiefung einer Halothan-Lachgas-Narkose sind möglich.

Die *„therapeutische Breite“*, d.h. die Relation zwischen Anaesthesie-Schwellendosis und der zu schwereren Nebenwirkungen führenden Menge, die sich allerdings nur wenig von der minimalen Letaldosis unterscheidet, ist bei Ketamine relativ groß (ca. 1:15).

Bei der klinischen Anwendung werden relativ häufig *klonische Zuckungen* oder *leichte Streckkrämpfe* besonders der Extremitätenmuskulatur beobachtet. Außerdem kann unter der Ketamine-Wirkung die *Blutungsneigung* erhöht werden.

Mit *Beendigung der analgetischen Phase* kann die allgemeine Wirkung der Substanz nicht als abgeschlossen angesehen werden, obwohl die Patienten relativ schnell wieder ansprechbar sind. Volle Orientiertheit nach Ort und Zeit etc. ist je nach applizierter Dosis erst nach Stunden zu erwarten. *Psychomimetische Effekte, Träume, Halluzinationen* etc. sind häufig, auch *postnarkotisches Erbrechen* wird beobachtet. Die richtige Prämedikation scheint hierbei von wesentlicher Bedeutung zu sein: So können z.B. Atropin-Pethidin-Promethazin-Vorgaben die psychischen Nachwirkungen erheblich einschränken, wodurch jedoch gleichzeitig die Atemdepression und die postnarkotische Schläfrigkeit verstärkt werden. Wegen der relativ langen Nachwirkungen ist es nur beschränkt möglich, Ketamine in der ambulanten Praxis einzusetzen.

Schicksal im Organismus. Nach i.v.-Verabreichung verteilt sich Ketamine schnell im Organismus. Bei Ratten ließ sich eine starke Anreicherung im Fettgewebe nachweisen, die das 10fache der Plasmakonzentration erreichen konnte (Chang et al.). Während die Plasmakonzentration nach 1 Std auf ca. 10—20% abgesunken ist, beträgt die Halbwertszeit im Gewebe (Leber, Fett, Lunge, Niere, Gehirn) ca. 2 Std (Langrehr et al.). Der Abbau erfolgt durch Demethylierung und oxydative Spaltung in der Leber, nur kleine Mengen unveränderter Substanz lassen sich im Harn nachweisen (Chang et al.).

Nebenwirkungen. Die Zahl der Anwendungen ist noch zu beschränkt, als daß — abgesehen von den bei der klinischen Anwendung gesehenen Begleiterscheinung — Rückschlüsse auf weitere Nebenwirkungen gezogen werden könnten.

Aufgrund der noch relativ kurzfristigen Erprobung ist es u.E. nicht möglich, die Vor- und Nachteile dieser Substanz gegenüber anderen Narkoseverfahren heute schon eindeutig zu erkennen (s. auch „Ketamine“, S. 280).

d) Neuroleptica

Die *Neuroleptanalgesie* verdankt ihren Namen der kombinierten Anwendung eines starken Analgeticums und einer Substanz mit neuroleptischer Wirkung.

Die Neuroleptica gehören neben den Tranquillizern zu den *Psychopharmaka*, die aufgrund ihrer Wirkung als „Psycholeptica“, „Psychoinhibitoren“ oder „Psychosedativa“ bezeichnet werden. Gemeinsam ist den *Tranquillizern* und den *Neuroleptica* die Herabsetzung der Spontanmotilität, der psychischen Aktivität und der emotionalen Affektivität, ferner die Unterdrückung bedingter Reflexe, ohne daß auch bei höherer Dosierung Schlaf oder gar Narkose hervorgerufen werden. Während sich in dieser Hinsicht vornehmlich Unterschiede in der Wirkungsintensität bemerkbar machen, zeigt die genauere experimentelle und auch klinische Untersuchung einige charakteristische Differenzen, die eine weitgehende Trennung der beiden Wirkgruppen berechtigt erscheinen lassen (Tabelle 4).

Tabelle 4. *Die Wirkungsspektren der Neuroleptica und Tranquilizer.* (Nach PÖLDINGER)

	Neuro-leptica	Tran-quilizer
Hemmung der motorischen Aktivität	+++	+
Hemmung bedingter Reflexe	+++	+
Beeinflussung vegetativer Funktionen	++	(+)
Antikonvulsive Wirkung	0	+
Hemmung polysynaptischer spinaler Reflexe	0	+
Zähmungseffekt	+	+++
Antipsychotische Wirkung	+	—

Bei elektrophysiologischen Untersuchungen mit eben psychosedativ wirksamen Dosen ließen sich ferner unterschiedliche *Wirkungsorte* aufdecken, die sich bei höherer Dosierung allerdings verwischen. Während die Tranquillizer vornehmlich auf thalamische Kerngebiete und im Bereich des limbischen Systems wirksam werden, setzen die Neuroleptica den Reizinflux in die Formatio reticularis herab („Deafferenzierung") und hemmen die Erregungsübertragung in thalamocorticalen Projektionsbahnen.

Die klinische Bedeutung der meisten Neuroleptica liegt in ihrem sog. *„antipsychotischen Effekt"*, d.h. diese Substanzen sind nicht nur in der Lage, die Symptome psychiatrischer Erkrankungen zu unterdrücken, sondern können auch nach PÖLDINGER eine „die Eigenwirkung des Mittels überdauernde günstige Beeinflussung von Psychosen" ausüben. Demgegenüber ist die Wirkung der Tranquillizer als überwiegend symptomatisch anzusehen.

Für die Anaesthesie spielt die Dauermedikation und damit der „antipsychotische Effekt" keine Rolle, vielmehr wird die bereits bei einmaliger Verabreichung hervortretende Wirkung ausgenutzt, die nach DELAY u. DENIKER in *psychomotorischer Verlangsamung*, *emotionaler Gleichgültigkeit* und *affektiver Indifferenz* besteht, entsprechend einer Antriebs-, Trieb- und Affekthemmung bei erhaltenem Bewußtsein (LABHARDT).

Im Gegensatz zu den Tranquillizern weisen alle Neuroleptica in höherer Dosierung *bulbocapninartige Wirkungen* auf, die sich in Bewegungsarmut bis zur Aufhebung aller willkürlichen und reflektorischen Bewegungen bei kaum verändertem Muskeltonus und erhaltenen Sehnenreflexen ausdrücken. Dieses zentral im Bereich der Basalganglien des Mittelhirns ausgelöste Zustandsbild (Katalepsie) dürfte in gewissem Zusammenhang mit den bei starken Neuroleptica und auch bei der Bulbocapnin-Überdosierung beobachteten extrapyramidalen Störungen stehen, die als klonische Zuckungen einzelner Muskelgruppen (Dyskinesien, dysleptische Anfälle) auch bei den zur Anaesthesie verwendeten Substanzen und Dosierungen auftreten.

Wie auch Bulbocapnin *verstärken die Neuroleptica die Wirkung zentraler Analgetica*, obwohl sie im allgemeinen keine analgetische Eigenwirkung aufweisen. Bei der Ausnutzung dieses Effektes in der Anaesthesie muß allerdings berücksichtigt werden, daß auch die atemdepressive Wirkung von Morphin und den morphinartig wirkenden Synthetica verstärkt wird. Die Beeinflussung der Atemdepression durch die sog. „Morphin-Antagonisten" (Nallorphan, Levorfan) soll jedoch nicht nennenswert eingeschränkt sein.

Ferner *verstärken die Neuroleptica die Wirkung von Hypnotica und Narkotica*, obwohl echte hypnotische, d.h. schlaferzwingende Eigenwirkungen fehlen. Dagegen tritt bei einigen Neuroleptica — wie auch bei manchen Tranquillizern — ein deutlich *„schlafanstoßender Effekt"* auf, der den Eintritt eines natürlichen Schlafes mit entsprechender Erweckbarkeit des Patienten begünstigt. In der Regel nimmt dieser Effekt mit der Verstärkung der antipsychotischen Wirkung ab. Parallel dieser Wirkungsverschiebung gehen auch gewisse *Nebenwirkungen*: So werden bei den Neuroleptica mit schlafanstoßendem Effekt vorwiegend Dysregulationen von seiten des Kreislaufes (Hypotonie, orthostatischer Kollaps, Tachykardie) und erst bei längerer Medikation Tremor und Parkinson-artige Symptome gesehen, während bei den überwiegend antipsychotisch wirksamen Verbindungen die Beeinflussung vegetativer Funktionen hinter den erwähnten extrapyramidalen Störungen zurücktritt.

Zu den Neuroleptica werden heute im wesentlichen folgende Substanzgruppen gezählt:

Ein Teil der Phenothiazin-Derivate,

Thioxanthen-Derivate, die chemisch und wirkungsmäßig den Phenothiazinen nahestehen,

Butyrophenon-Derivate,

Reserpin und entsprechend wirkende Rauwolfia-Alkaloide.

In die Anaesthesie haben bisher vornehmlich Phenothiazin- und Butyrophenon-Derivate Eingang gefunden und sollen daher im folgenden besprochen werden.

α) Phenothiazin-Derivate

Die N-substituierten Phenothiazine weisen ein außerordentlich breites Wirkungsspektrum auf.

Als wesentliche *zentralnervöse Einflüsse* werden gesehen:

1. Psychosedative und neuroleptische Effekte,
2. antiemetische Wirkung,
3. Beeinflussung der Temperaturregulation,
4. Tonusveränderungen der quergestreiften Muskulatur,
5. Erniedrigung der Krampfschwelle,
6. endokrine Einflüsse.

Die Wirkung auf das *autonome Nervensystem* umfaßt:

1. Hemmung der adrenergen α-Receptoren, evtl. gleichzeitig Erregung der β-Receptoren;
2. anticholinerge Effekte;
3. antiallergische (Antihistamin-)Wirkung;
4. Antiserotonin-Wirkung.

Es ist heute praktisch nicht mehr möglich, „die Phenothiazine" als eine Wirkungseinheit anzusehen, da durch Variation der Substituenten einzelne Wirkungen so weit herausgearbeitet werden können, daß andere nur noch als „Begleiterscheinungen" imponieren. Im allgemeinen gelingt es jedoch nicht, alle anderen Wirkungen zugunsten des gewünschten Effektes vollständig zu unterdrücken, so daß immer mit mehr oder weniger ausgeprägten „Nebenwirkungen" aus dem gesamten Wirkungsbild gerechnet werden muß.

Geschichte. Entsprechend der Vielzahl der Wirkungen haben die N-substituierten Phenothiazin-Derivate im Laufe der Zeit recht unterschiedliche therapeutische Verwendung gefunden. Ihre Einführung erfolgte als Antiallergica und Antihistaminica (zusammenfassende Darstellung z.B. bei HAAS). Die Hemmung der körpereigenen Temperaturregulation verbunden mit dem psychosedativen Effekt veranlaßten LABORIT u. HUGENARD, die wirksamste Verbindung der damals bekannten Phenothiazin-Derivate — Chlorpromazin — bei der künstlichen Hypothermie einzusetzen. Obwohl dieses Verfahren weitgehend wieder verlassen ist, hat sich die Verwendung einiger Phenothiazin-Derivate in der Anaesthesie bis heute gehalten. Hierfür dürfte vor allem die psychosedative Wirkung verantwortlich sein, auf deren nicht nur symptomatische, sondern auch pharmakotherapeutische Bedeutung bei psychiatrischen Erkrankungen zuerst DELAY u. DENIKER aufmerksam gemacht haben. Die Abtrennung gewisser Phenothiazin-Derivate von den ebenfalls psychosedativ wirkenden Tranquillizern hat inzwischen zur Entwicklung einer Reihe intensiv neuroleptisch wirksamer Verbindungen geführt.

Chemie. Das Wirkungsbild der Phenothiazin-Derivate wird durch die Substituenten an N^1 und an C^3 bestimmt, wobei — in einem gewissen Rahmen — mit zunehmender Zahl der C- und N-Atome am Ringstickstoff die antiallergischen und vegetativen Effekte zugunsten vermehrter neuroleptischer Wirksamkeit zurücktreten. -Cl und -CF_3 an C^3 erhöhen die zentralen Wirkungen, während längere Carboxy- oder auch schwefelhaltige Reste diesen Effekt abzuschwächen scheinen. Die sich bei den psychosedativ wirksamen Phenothiazin-Derivaten abzeichnenden Struktur-Wirkungsbeziehungen im Hinblick auf die Substituenten an N^1 sind in Tabelle 5 zusammengestellt, wobei der besseren Übersichtlichkeit wegen auf die Variationen an C^3 verzichtet wurde. Bei kürzeren Alkylketten ist der schlafanstoßende Effekt stärker, bei längeren tritt mehr die antipsychotische Wirkung hervor; Alkyl-piperidin-Reste sind wirksamer als die entsprechenden Alkylketten mit disubstituierter Aminogruppe. Wird der Piperidin-Ring durch den mit zwei Stickstoff-Atomen ausgestatteten Piperazin-Ring ersetzt, resultieren stark antipsychotisch wirksame Substanzen.

Wirkungen. Am *Zentralnervensystem* führen die neuroleptisch wirksamen Phenothiazin-Derivate zu einer Übertragungshemmung afferenter Reize auf die Formatio reticularis des Hirnstammes. Ferner wird die Aktivität des Hypothalamus verändert, was sich u.a. auf die Temperaturregulation auswirkt. Gelegentlich werden im EEG sowohl hemmende, als auch erregende Einflüsse auf das sog. Limbische System gesehen. Eine Deutung dieser Befunde im Hinblick auf das psychische Verhalten nach Neuroleptica-Anwendung ist bis heute noch nicht mit Sicherheit möglich.

Klinisch muß bei den psychomotorisch dämpfenden Phenothiazin-Derivaten unterschieden werden zwischen Präparaten mit deutlich *schlafanstoßendem Effekt* und solchen mit *intensiverer antipsychotischer Wirkung*. Bei diesen Verbindungen fehlt die schlaffördernde Komponente oft völlig, dagegen sind die charakteristischen Neuroleptica-Wirkungen (psychomotorische Verlangsamung, emotionale Gleichgültigkeit und affektive Indifferenz) besonders ausgeprägt.

In der Anaesthesie finden vornehmlich *Substanzen mit schlafanstoßendem Effekt* Verwendung, um die Narkoseeinleitung zu erleichtern, die Zeichen der Exzitation zu unterdrücken und die für die Einleitung und Aufrechterhaltung einer chirurgischen Narkose notwendigen Mengen anderer Narkotica einzuschränken. Postnarkotisch wirken sich die psychomotorische Dämpfung und Verlängerung der Analgesie, ferner der antiemetische Effekt günstig aus. An die verstärkte Atemdepression bei Morphin-

Tabelle 5. *Zentralwirksame Phenothiazinderivate. Beziehungen zwischen Substitution an N^1 und psychoinhibitorischer Wirkung*

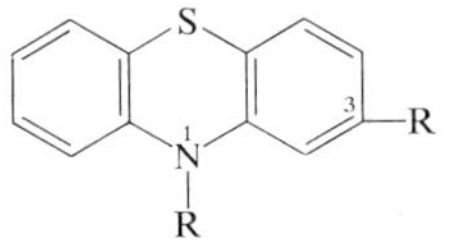

Seitenkette an N^1	Freiname	Zentrale Wirkungen: „schlaf-anstoßend"	Zentrale Wirkungen: antipsychotisch	Zentrale Wirkungen: extrapyramidale Symptome	Warenzeichen
$-CH_2-CH(CH_3)-N(R)R$ -isopropylalkylamino-	Promethazin	++			Atosil Phenergan
$-CH_2-CH_2-CH_2-N(R)R$ -propylalkylamino-	Promazin	+			Protactyl Verophen
	Triflupromazin	+	(+)		Psyquil
	Chlorpromazin	++	+	(+)	Megaphen Largactil
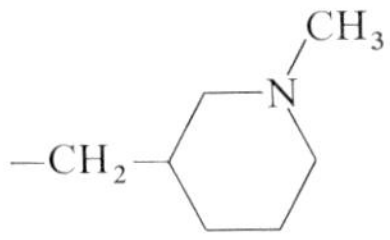 -methyl-piperidyl-	Mepazin	++	(+)	(+)	Pacatal
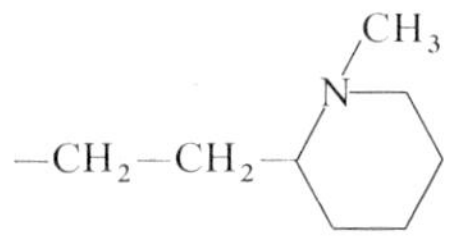 -äthyl-piperidyl-	Thioridazin	+	+	(+)	Melleril
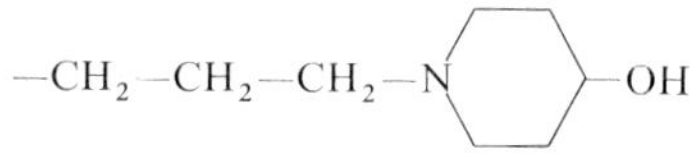 -propylpiperidyl-	Periciazin (Propericiazin)	(+)	++	+	Aolept
$-CH_2-CH(CH_3)-CH_2-N(R)R$ -isobutylalkylamino-	Alimemazin (Trimeprazin)	+	(+)		Repeltin Theralene
	Levomepromazin	+	++	+	Neurocil
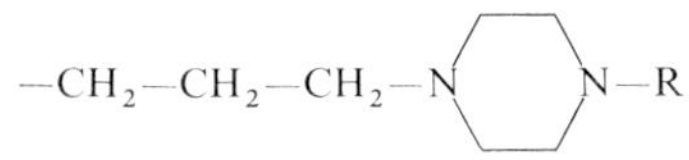 -propyl-piperazinyl-	Perazin	(+)	+	+	Taxilan
	Trifluoperazin	(+)	+	(+)	Jatroneural
$R=-CH_3$	Butyrylperazin	(+)	++	+	Randolectil
$R=-CH_2-CH_2-OH$	Perphenazin		++	+	Decentan
	Fluphenazin		++	+	Dapotum Lyogen Omca
$R=-CH_2-CH_2-O-C(=O)-CH_3$	Thiopropazat	(+)	+	+	in: Tonoquil Vesitan

oder Dolantin-Gabe muß auch in dieser Phase noch gedacht werden.

Die bei den Phenothiazin-Derivaten mit schlafanstoßendem Effekt noch deutlich ausgeprägten *Hemmwirkungen auf die α-Receptoren* des adrenergen Systems werden bei den heute üblichen Narkoseverfahren, die praktisch immer Infusionen einschließen, ohne wesentliches Risiko in Kauf genommen, zumal die Noradrenalin-Wirkung meist nur wenig betroffen ist. In kritischen Situationen sollte aber berücksichtigt werden, daß durch zusätzliche Erregung der β-Receptoren bei Adrenalin-Gabe depressorische Effekte ausgelöst werden können („Adrenalin-Umkehr").

Besonders Chlorpromazin hemmt auch die *Acetylcholin-Wirkung* auf die glatte und quergestreifte Muskulatur. Die klinisch gelegentlich beobachtete Herabsetzung des Muskeltonus unter der Chlorpromazin-Wirkung scheint jedoch vornehmlich auf eine Unterdrückung bulbär bedingter Bahnungen von Rückenmarksreflexen zurückzuführen zu sein.

Die *Histamin-antagonistischen* Eigenschaften sind bei den als Neuroleptica verwendeten Phenothiazin-Derivaten kaum mehr vorhanden, die relativ häufig beobachteten *antiemetischen Effekte* werden weniger durch peripher vagolytische Wirkungen, als durch eine Dämpfung des Brechzentrums in der Medulla oblongata verursacht.

Bei den *antipsychotisch wirksamen Phenothiazin-Derivaten* treten die Allgemeinwirkungen zugunsten der intensiveren psychomotorischen Dämpfung zurück, wenn auch die Hemmung der ergotropen Kreislaufregulation bisher nicht völlig ausgeschaltet werden konnte. Die Verstärkung der Wirkung von Analgetica, Hypnotica und Narkotica scheint bei diesen Substanzen ausgeprägter zu sein, als bei den Derivaten mit schlafanstoßendem Effekt.

In der Anaesthesie hat sich die Verwendung stark neuroleptisch wirksamer Phenothiazin-Derivate bisher — soweit wir sehen — nicht durchgesetzt. Dies mag z.T. an der anfänglichen Verwendung zur künstlichen Hypothermie liegen, bei der die schlaffördernde Wirkung als nützlicher Begleiteffekt angesehen wurde. Außerdem tritt die intensive psychosedative Wirkung im allgemeinen nur langsam ein, die benötigten Dosen sind bei parenteraler Zufuhr relativ hoch und nur bei wenigen Präparaten ist eine intravenöse Applikation möglich. Hinzu kommt, daß der Nutzen stark neuroleptisch wirksamer Verbindungen für die Anaesthesie erst anhand anderer Substanzen (Butyrophenon-Derivate, s. S. 141) erkannt wurde, die gleichzeitig intensiver und schneller wirken und besser applizierbar sind.

Schicksal im Organismus. Nach einer relativ schnellen und gleichmäßigen Verteilung der Substanzen im Gesamtorganismus kommt es zu einer gewissen Anreicherung in Leber, Lunge, Niere, Milz und Gehirn. Nach z.B. i.m. Verabreichung sind meßbare Blutkonzentrationen nur einige Stunden vorhanden, während innerhalb von 4 Tagen nur ca. 16% der verabreichten Dosis im Harn wiedergefunden werden und etwa die gleiche Menge über die Galle mit den Faeces den Organismus verläßt. Trotz dieser langen Ausscheidungszeit läßt sich die neuroleptische Wirkung bei üblicher Dosierung nur über 6—8 Std verfolgen; bei wiederholter Gabe ist mit einer Kumulation zu rechnen, die eine Verringerung der Dosis notwendig macht.

Im Harn treten zahlreiche Metaboliten in wechselnder Menge auf, von denen das Sulfoxyd am bekanntesten ist. Zirka 6% der verabreichten Menge werden unverändert ausgeschieden.

Nebenwirkungen. Eine der wesentlichsten Begleiterscheinungen bei der Applikation von Phenothiazin-Derivaten ist die mehr oder weniger ausgeprägte *Hypotonie*, die durch Hemmung der α-Receptorenaktivität des adrenergen Systems zustande kommt. Auf die Möglichkeit einer depressorischen Adrenalin-Wirkung wurde bereits hingewiesen.

Eine deutliche Relation, ohne daß bisher ein kausaler Zusammenhang erkannt werden konnte, besteht zwischen der Intensität der neuroleptischen Wirkung und dem Auftreten *extrapyramidaler Symptome*, die als Dyskinesien mit besonderer Lokalisation in der mimischen und Schluckmuskulatur auftreten. Bei einmaliger Applikation im Rahmen der Anaesthesie sind diese Symptome passager und gegebenenfalls durch Antiparkinsonmittel gut beherrschbar.

Allergien gegen Phenothiazin-Derivate sind bekannt und betreffen dann häufig nicht nur eine Substanz, sondern eine größere Gruppe, wenn nicht alle Derivate.

Dauerbehandlungen können auch zu *Agranulocytosen* führen, deren Ätiologie nicht geklärt zu sein scheint.

Störungen der Leberfunktion bzw. des Gallenabflusses können bei allen Phenothiazin-Derivaten auftreten, scheinen aber bei den neueren Derivaten seltener zu sein als bei denen mit dimethylierten aliphatischen Seitenketten. Es handelt sich dabei um 2 verschiedene Formen:

1. kann es zu einer diffusen Hepatitis mit Ikterus kommen (entsprechend einem Verschlußikterus), wobei die Leberfunktionsproben normal sind, also keinen Anhalt für einen echten Parenchymschaden

bieten. Es wird angenommen, daß diese Störung durch eine übermäßige Eindickung der Galle hervorgerufen wird, da sie z. B. bei gleichzeitiger intensiver Infusionstherapie wesentlich seltener auftritt;

2. kann es zusätzlich zu Leberparenchymschäden kommen, die mit positiven Leberfunktionsproben und Prothrombinmangel einhergehen und in schweren oder vorgeschädigten Fällen zu Lebercirrhose bzw. -atrophie führen können.

β) Butyrophenon-Derivate

Die Butyrophenon-Derivate, die im wesentlichen auf JANSSEN et al. (1961) zurückgehen, beeinflussen wie die Phenothiazinderivate die verschiedensten zentralnervösen und vegetativen Funktionen. Von dem breiten *Wirkungsspektrum* der Phenothiazine scheinen im wesentlichen die antiallergischen, Serotonin-antagonistischen und anticholinergen Effekte zu fehlen oder nur minimal zu sein. Mit allen anderen Phenothiazin-Wirkungen, wie der Hemmung der hypothalamischen Temperaturregulation, der antiemetischen Wirkung, einer gewissen Beeinflussung der zentralen Regulation des Muskeltonus, einer Erhöhung der Krampfbereitschaft und Veränderung der adrenergen Kreislaufregulation muß in unterschiedlichem Ausmaß gerechnet werden. Durch Variation der Substituenten ist es auch bei dieser Substanzgruppe gelungen, erwünschte Wirkungen verstärkt hervorzuheben und störende Begleiterscheinungen abzuschwächen. Bei der Anwendung sollte jedoch daran gedacht werden, daß die Substanzen auch die anderen Effekte zeitigen können.

Chemie. Von den experimentell und klinisch erprobten Butyrophenon-Derivaten sind bisher im wesentlichen 2 Verbindungen mit besonders guter neuroleptischer Wirkung in der Anaesthesie verwendet worden.

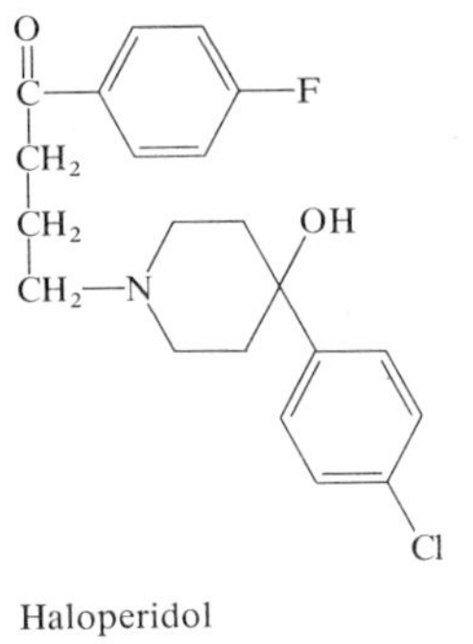

Haloperidol

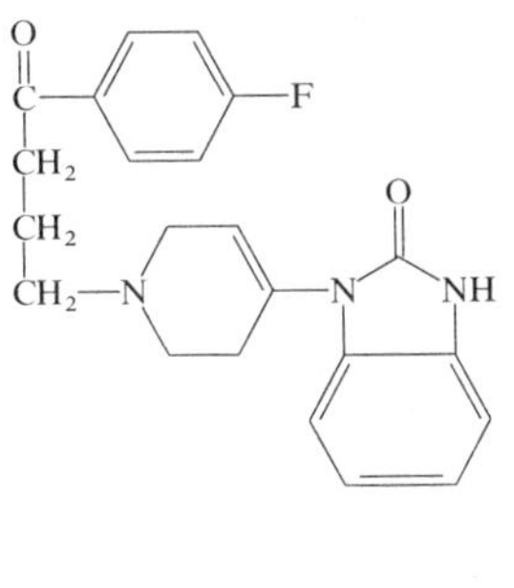

Dehydrobenzperidol [Droperidol]

Alle anderen Derivate wie Haloperidid, Luvatren, Triperidol etc. sind entweder weniger neuroleptisch wirksam oder — z. B. aufgrund besonders langer Wirkung — für die Anaesthesie ungeeignet.

Wirkungen. Ausgedehnte tierexperimentelle Untersuchungen der Butyrophenon-Derivate (JANSSEN et al.) haben gezeigt, daß *psychomotorische Aktivitäten* und *konditionierte Reflexe* der Versuchstiere durch diese Substanzen stärker gehemmt werden als durch die zum Vergleich herangezogenen Phenothiazin-Derivate Chlorpromazin und Perphenazin. Diese Antriebshemmung und Abschwächung psychischer Reaktionen auf äußere Reize werden durch relativ niedrige Dosen erreicht, die noch keine Zeichen von Müdigkeit auslösen. Die *Verstärkung der hypnotischen Wirkung* unterschwelliger Barbituratmengen ist bei den Butyrophenon-Derivaten vorhanden, desgleichen die *Verstärkung zentralanalgetischer Effekte.*

Am *vegetativen Nervensystem* treten vornehmlich Einflüsse auf die adrenerge Kreislaufregulation in Erscheinung. Dabei scheint die hypotensive Wirkung besonders von Haloperidol relativ gering zu sein, die Wirkung applizierten Adrenalins oder Noradrenalins soll kaum beeinträchtigt werden. Dehydrobenzperidol, das die α-Receptoren stärker hemmt, kann evtl. die depressorische Adrenalin-Wirkung hervortreten lassen. Auf die Wirkung von *Acetylcholin* und *Histamin* scheinen beide Butyrophenon-Derivate keinen nennenswerten Einfluß zu haben.

Die *Atmung* soll durch die Butyrophenon-Derivate in niedriger Dosierung kaum beeinflußt werden, auch *Nierendurchblutung, Glomerulusfiltration* und *Harnausscheidung* werden nur wenig beeinträchtigt. Erst bei Dauerinfusion bei Hunden findet sich eine Erhöhung der Chlorausscheidung als deutlichste Veränderung.

Schicksal im Organismus. Über die Verteilung der Substanzen im Organismus ist bisher wenig bekannt. Sie erfolgt offensichtlich — gemessen am Einsetzen der Wirkung — relativ schnell, möglicherweise mit einer Anreicherung in subthalamischen, supraspinalen Gebieten, z. B. am Boden des 4. Ventrikels. Da bisher für die genaue Verfolgung der Butyrophenon-Derivate im Organismus keine ausreichend empfindlichen Nachweismethoden zur Verfügung stehen, ist auch das weitere Schicksal der Substanzen noch weitgehend ungeklärt. Nach JANSSEN werden etwa 10% der verabreichten Dehydrobenzperidol-Menge unverändert mit dem Harn ausgeschieden, der Rest wird vermutlich in p-Fluorobutyrophenon-4-piperidon und Benzimidazolon überführt. Die Empfindlichkeit der Verbindung in wäßriger Lösung gegen pH- und Temperaturschwankungen läßt an einen einfachen hydrolytischen Spaltungsprozeß denken, enzymatische Einflüsse sind jedoch nicht auszuschließen. Dieses erste Abbauprodukt ist noch schwach wirksam und scheint relativ lange im Organismus zu verweilen. Als nächster Schritt wird eine Überführung des Piperidons in das besser wasserlösliche Piperidinol angenommen.

Nebenwirkungen. Gemessen an der Wirksamkeit (zur Unterdrückung des konditionierten Fluchtreflexes bei Ratten werden von Chlorpromazin 1,6 mg/kg, von Haloperidol 0,1 mg/kg, von Dehydrobenzperidol 0,03 mg/kg benötigt) sind die Butyrophenon-Derivate, vor allem Dehydrobenzperidol, nur wenig toxisch. Die LD 50 bei Ratten nach i.v. Injektion liegt mehr als 2 Größenordnungen über der wirksamen Dosis, so daß eine erhebliche „therapeutische Breite" resultiert. Die wesentlichste Nebenwirkung ist auch bei diesen Substanzen die bei allen bisher bekannten Neuroleptica auftretende Störung von seiten des *extrapyramidalen Systems.* Besonders bei Haloperidol werden diese Symptome bereits bei einmaliger Anwendung beobachtet, was evtl. mit der wesentlich längeren Wirkungsdauer dieser Substanz im Vergleich zu Dehydrobenzperidol im Zusammenhang stehen kann.

Auch bei den Butyrophenon-Derivaten treten — entsprechend ihrer Wirkung auf die adrenerge Kreislaufregulation — *Hypotonien,* oft verbunden mit reflektorischer Tachykardie, auf. Die starke *kataleptische Wirkung* dieser Substanzen kann zu einer die Narkose überdauernden Störung der Atemmechanik führen.

Aufgrund der relativ begrenzten Anwendung sind weitere Nebenwirkungen, wie sie bei den Phenothiazin-Derivaten gesehen werden, z. B. Sensibilisierungen, Rückwirkungen auf das hämatopoetische System oder Störungen der Leberfunktion, bisher nicht bekannt geworden (s. auch „Neuroleptanalgesie", S. 277).

e) Lokalanaesthetica

Neben der allgemeinen Narkose spielen die verschiedenen Verfahren der lokalen Schmerzausschaltung nach wie vor — besonders bei ambulanten Patienten — eine große Rolle. Zwar sind die Lokalanaesthetica keineswegs untoxische Substanzen, aber ihre unter normalen Bedingungen örtlich begrenzte Wirkung sollte der Lokalanaesthesie in allen dazu geeigneten Fällen den Vorzug auch vor den kürzesten zentralen Anaesthesieverfahren geben.

Die Lokalanaesthesie beruht auf einer partiellen Unterbrechung der afferenten Reizübertragung und sollte im Idealfalle lediglich die schmerzleitenden Fasern betreffen (Lokalanalgesie). Bei Injektion in die Nähe von Nervenstämmen werden aber auch andere Sinnesqualitäten wie z. B. Druck- und Temperaturempfindung, bei der Leitungsanaesthesie zudem motorische Efferenzen ausgeschaltet.

Von den afferenten Nervenfasern, die aus schnell leitenden, markreichen A-Fasern ($A\delta$-Oberflächenschmerz, Dehnungs- und Baroreceptoren), dünneren B-Fasern (viscerale Sensibilität, ein Teil der Dehnungsreceptoren) und langsam leitenden markarmen C-Fasern (Tiefenschmerz, Chemoreceptoren) bestehen, sind die C-Fasern am empfindlichsten gegen die Einwirkung von Lokalanaesthetica. Seit Untersuchungen von KATO ist bekannt, daß die Leitfähigkeit außer an den freien Nervenendigungen nur jeweils im Bereich der Ranvierschen Schnürringe aufgehoben werden kann, während sie von den Internodien praktisch nicht zu beeinflussen ist.

Trotz intensiver experimenteller Forschung fehlen immer noch letzte Erkenntnisse über die *Wirkungsweise* der Lokalanaesthetica, zumal die physiologischen Voraussetzungen, d. h. die Vorgänge bei der Reizentstehung und -leitung, bis heute nicht sicher geklärt werden konnten. Von den zahlreichen Hypothesen steht in Deutschland seit den Untersuchungen von FLECKENSTEIN der im folgenden kurz skizzierte Ablauf im Vordergrund der Diskussion: Von der Außenseite der nicht erregten Nervenmembran ist ein positives „Ruhepotential" ableitbar, das bei Auftreffen eines Reizes einem steil ansteigenden negativen „Aktionspotential" weicht (Depolarisation). Diesen elektrophysiologischen Vorgängen parallel lassen sich Ionenverschiebungen feststellen, die auf eine Veränderung der Membranpermeabilität hindeuten. Es wird also vermutet, daß die Negativität der Nervenmembran durch einen vermehrten Einstrom von Na^+ in das Nerveninnere bedingt ist. Mit folgendem K^+-Austritt beginnt das Abklingen des Aktionspotentials, dem sich unter Austritt von Na^+ eine positive Phase anschließt. Unter Ausbildung eines „Nachpotentials" kommt es schließlich wieder zu einer Anreicherung von Na^+ außerhalb der Nervenmembran entsprechend dem „Ruhepotential". So bestechend diese Erklärung auch erscheint, so bleiben doch noch eine Reihe von Fragen offen, die z. B. zur hypothetischen Aufstellung von Molekülketten geführt haben, die den Ionentransport übernehmen sollen. Diese als Eiweißketten gedachten Moleküle sollen von außen in das Zellinnere hineinragen und in drei verschiedenen Formen — „aktiver" während des Ionentransports, „inaktiver" während der jedem Reiz folgenden Refraktärphase und „Ruheform" — vorliegen können. Ca^{++}, die die Nervenleitfähigkeit bekanntlich beeinflussen können, werden dabei ein wesentlicher Einfluß auf die Überführung der Eiweißketten von der Ruhe- in die aktive Form zugeschrieben (STAEMPFLI). Letztlich ist damit die bisher nicht geklärte Veränderung der Membranpermeabilität bei einem Reizvorgang durch die Hypothese dieser in verschiedenen Aktivitätsformen vorliegenden Molekülketten abgelöst worden. Die Wirkung der Lokalanaesthetica, die durch Verhinderung der Depolarisation die Reizleitung unterbrechen, wird dabei in einer „Membranstabilisierung" bzw. in einer Fixierung der Ruheform dieser Molekülketten gesehen.

Genauer als die Wirkungsweise sind die *Wirkungsbedingungen* bekannt, die die Voraussetzung für die Lokalanaesthesie darstellen. Hierzu gehören vornehmlich physikalisch-chemische Eigenschaften, Resorptionsverhältnisse und das Schicksal der Substanzen im Organismus.

Der Einfluß der *physikalisch-chemischen Eigenschaften* auf die lokalanaesthetische Wirkung wird u.a. von BÜCHI u. PERLIA anhand verschiedener Substanztypen und systematischer Variation der Substituenten eingehend diskutiert. Danach ergeben sich 10 Voraussetzungen für die Wirksamkeit eines Stoffes, die in etwas modifizierter Form (SOEHRING) in der folgenden Zusammenstellung wiedergegeben sind:

Physikalisch-chemische Voraussetzungen für die lokalanaesthetische Wirkung (nach BÜCHI und PERLIA):

1. Löslichkeit der Wirkstoffe (in dissoziierter und undissoziierter Form) in Wasser und Gewebsflüssigkeit.
2. Basizität (Dissoziationskonstanten, Protolysengrad, Zustandsform bei pH 7,3).
3. Verteilungskoeffizient Öl/Wasser (Lipoidlöslichkeit).
4. Diffusionsvermögen durch intercelluläre Räume und Zellen.
5. Oberflächen- und Grenzflächenaktivität als Maßstab der Anreicherung der Wirkstoff-Moleküle an der Nervenmembran.
6. Adsorptionsvermögen an feste Phasen als Hinweis auf die Anreicherung und Bindung an der Nervenmembran.
7. Permeationsvermögen in die Nervenmembran, resp. Permeabilität durch diese Membran.
8. Beeinflussung von Grenzflächenpotentialen als Maß der Bindung von positiven — basischen — Ladungen an negativen Ladungen der Membranoberfläche.
9. Hämolytische Eigenschaften (Modell für die Permeation).
10. Chemische Bindung von Lokalanaesthetica-Kationen (BH^+) an unspezifische und spezifische Receptoren (z.B. $—COO^-$, $—O^-$, $—S^-$) an Eiweißstrukturen und Fermenten.

Aus dem Verhältnis einzelner Faktoren zueinander lassen sich die für die jeweiligen Anwendungsgebiete günstigsten Wirkungsvoraussetzungen ableiten. So muß z.B. das Diffusionsvermögen einer Substanz groß genug sein, um sie an die nervösen Strukturen gelangen zu lassen, darf aber nicht durch zu schnelle Verteilung im Gewebe die Adsorption ausreichender Mengen an nervösen Strukturen verhindern. Eine optimale Lösung für alle Anwendungsgebiete der lokalen Schmerzausschaltung kann es demnach praktisch nicht geben, da einmal eine intensive Penetration bis zum Wirkungsort, ein anderes Mal eine möglichst gute Haftung an Membranoberflächen erwartet wird.

Wichtig ist ferner die *Resorption*, die einerseits die Wirkungsdauer limitiert, andererseits aber auch für das Eindringen unveränderter Substanz in den Kreislauf verantwortlich ist. Der Idealfall, daß Lokalanaesthetica in wirksamer Form überhaupt nicht resorbiert, sondern bereits am Wirkungsort in ungiftige Metaboliten umgewandelt werden, würde das ubiquitäre Vorkommen entsprechender Enzymsysteme voraussetzen und ist natürlich nicht gegeben. Die Resorption muß also in einem für die gewünschte Wirkungsdauer adäquaten Zeitraum ablaufen, ohne durch ein Zuviel an wirksamer Substanz im Gesamtorganismus zu Nebenwirkungen zu führen.

Die *Resorptionsgeschwindigkeit* hängt — abgesehen von physikalisch-chemischen Eigenschaften der Substanzen — sehr wesentlich von der Konzentration, dem Lösungsmittel und dem Ort der Applikation ab. Während die Resorption aus wäßrigen isotonischen Lösungen relativ schnell vor sich geht, erfolgt aus Lösungen von z.B. Propylenglykol oder gar Öl die Abgabe nur langsam, was früher zur Verlängerung der Wirkung gelegentlich ausgenutzt wurde. Die Anwendung derartiger Zubereitungen ist wegen der dabei auftretenden Gewebsschädigungen heute praktisch verlassen. Lediglich bei der peri- oder intraduralen Spinalanaesthesie werden die Lokalanaesthetica in makromolekularen Lösungen verabreicht, was einerseits der Resorptionsverzögerung, andererseits aber auch der Fixierung am Injektionsort dienen soll.

Die wichtigste Form der *Resorptionsverzögerung* stellt immer noch der von BRAUN eingeführte Zusatz von Vasokonstringentien wie Adrenalin, Noradrenalin oder auch Vasopressin dar. Diese Substanzen bewirken einerseits eine Verbesserung und Verlängerung der Anaesthesie, so daß für den gleichen Effekt geringere Lokalanaesthetica-Mengen ausreichen, und verhindern andererseits das Eindringen größerer Mengen in die Blutbahn, was einer Abnahme der Giftigkeit gleichkommt. So konnte in experimentellen Untersuchungen an Kaninchen die Krampfschwellendosis verschiedener Lokalanaesthetica durch Zusatz von Suprarenin um ca. 20—30% erhöht werden.

Der Einfluß der *Lösungskonzentration* auf die Resorption ergibt sich — wenn auch sehr bedingt — aus den üblichen Verteilungsgesetzmäßigkeiten, wonach der Diffusionsdruck um so größer ist, je höher die Konzentration gewählt wird.

Die Bedeutung des *Applikationsortes* für die Resorption geht z.B. aus Bestimmungen der Krampfschwellendosen als Ausdruck der beginnenden Intoxikation hervor. Danach werden bei Injektion am harten Gaumen geringere Mengen störungsfrei vertragen als nach Applikation in das lockere Gewebe des Mundvorhofs. Neben den Durchblutungsgrößen dürften hierfür der Druck, den das straffe, dem Knochen eng aufliegende Gewebe des harten Gaumens auf das Flüssigkeitsdepot ausübt, eine entscheidende Rolle spielen (FRAHM).

Aus den hier kurz angeschnittenen Fragen geht hervor, daß unter Berücksichtigung von Applikationsart und -ort, benötigter Wirkungsdauer und möglicher Resorption, die für den jeweiligen Fall günstigste Substanz und Konzentration mit oder ohne Zusatz von Vasokonstringentien ausgewählt werden muß.

Unter normalen Anwendungs- und Resorptionsbedingungen sollten Rückwirkungen der Lokalanaesthesie auf den Gesamtorganismus nicht oder kaum spürbar auftreten. Das setzt voraus, daß etwa parallel zur Resorptionsgeschwindigkeit *Inaktivierungsprozesse* ablaufen müssen. Da relativ langsamer Abbau bei schneller Resorption zu einem über die Verträglichkeitsgrenze hinausgehenden Konzentrationsanstieg der wirksamen Substanz führen würde, ist dieses Gleichgewicht zwischen Aufnahme in den Gesamtorganismus und Bildung inaktiver Metaboliten eine der wesentlichen Voraussetzungen für die klinische Anwendbarkeit einer Substanz.

Im allgemeinen werden bei pharmakologischen Untersuchungen *Toxicitätsbestimmungen* durchgeführt, denen der Todeffekt nach subcutaner, intraperitonealer und/oder intravenöser Injektion als Kriterium zugrunde liegt. Aus der Differenz zwischen mittlerer wirksamer (ED_{50}) und mittlerer tödlicher (LD_{50}) Dosis läßt sich die „therapeutische Breite" errechnen, aus der auf die Sicherheit bei der klinischen Anwendung geschlossen wird. Für die Lokalanaesthetica dürfte jedoch die Differenzbestimmung zwischen der lokal wirksamen Dosis und der Menge, die nach allgemeiner Intoxikation zum Tode führt, den tatsächlichen Erfordernissen kaum gerecht werden. Von entscheidender Bedeutung ist vielmehr die Frage nach dem Auftreten von unerwünschten allgemeinen Wirkungen. Die übliche Toxicitätsbestimmung sollte daher immer durch Untersuchungen ergänzt werden, aus denen sich nach Injektion an klinisch übliche Applikationsorte eine Beziehung zwischen wirksamer und Nebenwirkungen hervorrufender Dosis ableiten läßt. Die daraus u.a. erkennbare Relation zwischen Resorptionsgeschwindigkeit und Metabolisierung im Vergleich mit einer allgemein erprobten Substanz würde einen weiteren Sicherheitsfaktor für die klinische Anwendung bedeuten.

Die *allgemeinen Wirkungen* der Lokalanaesthetica weisen zwar graduelle Unterschiede auf, sind aber bei allen Substanzen so weit übereinstimmend, daß sie auf eine enge Beziehung zu der lokalanaesthetischen *Wirkung* hinweisen. Im Vordergrund stehen Einflüsse auf verschiedene nervös gesteuerte Funktionen.

Am *Zentralnervensystem* führen kleine Dosen zu Erregbarkeitssteigerung, die sich in allgemeiner Unruhe, Tremor und Ataxie ausdrückt und bei höherer Dosierung in klonische Krämpfe übergehen kann.

Die Wirkung der Lokalanaesthetica auf *Atmung* und *Kreislauf* ist außerordentlich schwer zu deuten, da sowohl zentrale wie auch periphere Effekte erwartet werden müssen. Die direkte Wirkung auf die medullären Zentren scheint in einer Lähmung zu bestehen, der aber verschiedene Reaktionen vorausgehen, die durch die unterschiedliche Empfindlichkeit peripherer Regulationsmechanismen bedingt sind. Ganz allgemein kann gesagt werden, daß die den schmerzleitenden dünnen und markarmen C-Fasern nahestehenden chemosensiblen Elemente leichter ausgeschaltet werden als die schnell leitenden Fasern der Mechanoreceptoren. Dies geht z.B. aus Untersuchungen von HEYMANS über den Einfluß von Procain auf die am Carotissinus eng beieinanderliegenden, aber isoliert reizbaren Chemo- und Pressoreceptoren hervor. Das gleiche dürfte für die herznahen Kreislauf- und Lungenreceptoren gelten. Die Vielzahl der an diesen lebenswichtigen Funktionen beteiligten Receptoren und die Unterschiedlichkeit ihrer Wirkung auf die Regulationsvorgänge machen verständlich, daß eine Aussage über die Reihenfolge der Ausschaltung außerordentlich schwierig ist. Auch die individuelle Ausgangssituation beeinflußt durch erhöhte oder herabgesetzte Erregbarkeit einzelner Receptoren das Wirkungsbild. Größere Lokalanaesthetica-Dosen lassen in allen Fällen die depressiven Reaktionen hervortreten, so daß eine Verminderung der Atmung und ein allgemeiner Blutdruckabfall resultieren. Die Hypotension wird vorwiegend durch eine periphere Gefäßdilatation bewirkt, die — zumindestens teilweise — Folge einer direkten Substanzwirkung auf die glatte Muskulatur der Gefäßwand ist. Hinzu kommt eine Herabsetzung der Herzfrequenz durch Erhöhung der Erregungsreizschwelle und Verlängerung der Refraktärphase des Herzmuskels. Diese Wirkung wird zur Unterdrückung von Arrhythmien ausgenutzt. Die Zufuhr muß dabei langsam erfolgen, da bei Überdosierung die Hemmung der intrakardialen Reizübertragung zu einer Dissoziation zwischen Vorhof- und Ventrikelaktion und damit über Extrasystolie zu Kammerflimmern führen kann. Ob es sich hier um eine echte „Endoanaesthesie" handelt, bleibt fraglich, wenn man berücksichtigt, daß das lokalanaesthetisch kaum wirksame Procainamid effektiver ist als Procain selbst.

An der *glatten Muskulatur* des Magen-Darm-Traktes und der Bronchien stehen spasmolytische Effekte im Vordergrund, die ebenfalls auf eine Erhöhung der Erregungsreizschwelle zurückgehen.

Die erschlaffende Wirkung auf die *Skeletmuskulatur* tritt erst nach relativ hohen Dosen spürbar in Erscheinung, an die Möglichkeit additiver Effekte bei der gleichzeitigen Anwendung von Muskelrelaxantien sollte jedoch gedacht werden.

Die allgemeinen Wirkungen der Lokalanaesthetica lassen sich demnach — mit Ausnahme der zentral ausgelösten Krämpfe — weitgehend auf Hemmwirkungen an nervösen Strukturen zurückführen: Die Perzeption physiologischer, aber auch unphysiologischer Reize wird vermindert, die Reizübertragung auf die verschiedensten Erfolgsorgane erschwert und die Erregbarkeit medullärer Zentren herabgesetzt.

Intoxikation. Alle bei der Lokalanaesthesie auftretenden und auf die verabreichten Stoffe zurückführbaren Allgemeinsymptome — abgesehen von der Allergie — müssen als beginnende Intoxikation gewertet werden. Sie können verschiedenste Ursache haben, wie z. B. unbeabsichtigte intravenöse Zufuhr, überhöhte Konzentration für das jeweilige Anwendungsgebiet oder unerwartet schnelle Resorption, beispielsweise von entzündeten Schleimhäuten. Bis zu einem gewissen Grade kann auch der Allgemeinzustand des Patienten zu einer erhöhten Empfindlichkeit gegen sonst reaktionslos vertragene Mengen Anlaß geben.

Das aus Tierversuchen bekannte *Vergiftungsbild* zeigt etwa folgende Symptome in zeitlichem Ablauf: Einer kaum erkennbaren Blutdrucksteigerung und Beschleunigung der Atmung folgt Blutdrucksenkung mit Bradykardie und Rhythmusstörungen, schließlich Kollaps und Verlangsamung der Atmung. Gleichzeitig kommt es nach einer kurzen Spanne verminderter Motilität (evtl. als Folge der Muskelerschlaffung) zu Seitenlage und schnell darauf zu den ersten klonischen Zuckungen, die in Krämpfe mit Opisthotonus übergehen, zu Schnappatmung und Atemstillstand.

Die Intoxikationssymptome beim Menschen zeigen einen ähnlichen Ablauf, werden aber durch z. B. Prämedikation oder individuelle Disposition beeinflußt.

Die relativ häufig beobachtete kurzfristige *Kreislaufdysregulation* mit Tachykardie, Beklemmungsgefühl und allgemeiner Unruhe bedarf meist keiner Behandlung. In schwereren Fällen ist flache Lagerung, O_2-Atmung etc. angezeigt. Ob diese Symptome auf die Resorption von Lokalanaesthetica oder auf die Wirkung der vasokonstringierenden Zusätze zurückgehen oder evtl. nur als Reaktion auf eine erhöhte psychische Spannung zu deuten sind, läßt sich im allgemeinen schwer abgrenzen.

Bei den schwereren *Intoxikationen* stehen zwei verschiedene Symptomenkomplexe im Vordergrund (KUSCHINSKY u. LÜLLMANN), die vornehmlich durch die Geschwindigkeit des Konzentrationsanstiegs bestimmt werden:

1. Nach intravenöser Injektion (Überfalldosis nach ZIPF) werden vor allem *Kreislaufkollaps* und *Herzrhythmusstörungen* beobachtet. Die Behandlung besteht hier außer Flachlage und O_2-Atmung in i.v. — notfalls intrakardialer — Injektion von Sympathicomimetica bzw. Adrenalin.

2. Bei zu schneller Resorption und damit etwas langsamerem Konzentrationsanstieg bestimmen vornehmlich *zentralnervöse Reaktionen*, beginnend mit allgemeiner Unruhe, Tremor, einzelnen Muskelzuckungen, z. B. im Facialisbereich, bis zu schweren klonischen Krämpfen, das Vergiftungsbild. Hier ist außer Flachlage und O_2-Atmung die intravenöse

Injektion eines Barbiturats (z.B. Hexobarbital) die Therapie der Wahl. Es muß dabei allerdings berücksichtigt werden, daß die meist vorhandene Atemdepression durch das Barbiturat verstärkt wird und künstliche Beatmung erforderlich macht, bis die — meist relativ kurze — Wirkung beider Substanzen abgeklungen ist.

Bei der Intoxikation durch aufsteigende Lokalanaestheticalösung nach intraduraler Injektion treten Kreislaufkollaps und Lähmung der Atmung in den Vordergrund. Hier sind Infusionstherapie mit Zusatz von Noradrenalin, evtl. auch Adrenalin und künstliche Beatmung angezeigt.

Unabhängig von Dosis und Resorptionsbedingungen ist das Auftreten allergischer Reaktionen, die von leichten Hautsymptomen bis zum Schock reichen können. Es muß heute berücksichtigt werden, daß durch die Procain-Penicillin-Präparate eine sehr viel größere Kontaktmöglichkeit gerade mit diesem Lokalanaestheticum gegeben ist, als es bei ausschließlicher Verwendung zur lokalen Schmerzausschaltung der Fall war. Die Behandlung entspricht der bei allen allergischen Reaktionen üblichen Therapie.

Seit der Synthese von Procain durch EINHORN sind unzählige Substanzen mit guter lokalanaesthetischer Wirkung dargestellt worden. Das Ziel dieser Untersuchungen, eine Substanz mit für alle Zwecke optimaler Wirkung und möglichst geringer Giftigkeit zu finden, wurde jedoch bis heute nicht erreicht. Mit einigen Einschränkungen gilt immer noch, daß die Zunahme der Wirksamkeit auch eine Erhöhung der Toxicität mit sich bringt. Die Zahl der in größerem Ausmaß klinisch angewendeten Substanzen ist daher relativ klein im Vergleich mit den synthetisierten und experimentell erprobten Verbindungen. Außerdem bestehen erhebliche Unterschiede zwischen den einzelnen Ländern hinsichtlich der handelsüblichen Präparate.

Übereinstimmend ist bei allen verwendeten Lokalanaesthetica der Molekülaufbau, der einen hydrophilen Rest, eine Zwischenkette und eine lipophile Gruppe enthält. Da die verschiedensten Substituenten heute zur Synthese herangezogen werden, läßt sich die früher übliche Einteilung nach chemischen Gesichtspunkten (z.B. „p-Aminobenzoesäure-Derivate") praktisch nicht mehr durchführen. Wichtiger als die einzelnen Gruppen scheint die Art der Verknüpfung der beiden Molekülanteile zu sein, so daß sich die handelsüblichen Lokalanaesthetica am zweckmäßigsten einteilen lassen in

α) Substanzen mit Esterbindung, wie sie zuerst im Procain vorlag,

β) Substanzen mit Säureamidbindung in Anlehnung an Lidocain.

Alle Lokalanaesthetica sind schwache Basen, die in den handelsüblichen Lösungen als Salze vorliegen. Unter physiologischem pH werden die freien Basen gebildet (1), die in der Lage sind, Lipoidstrukturen zu durchdringen. Für die eigentliche Wirkung soll die kationische Form (2) der Verbindung verantwortlich sein.

$$B\,HCl + NaHCO_3 \rightleftharpoons B + NaCl + H_2CO_3; \qquad (1)$$

$$B + H_2O \rightleftharpoons BH^+ + OH^-. \qquad (2)$$

α) Lokalanaesthetica mit Esterbindung

Geschichte. Nach Kenntnis der Nebenwirkung des zunächst für die lokale Schmerzausschaltung eingesetzten Cocains gelang 1905 EINHORN die Synthese von Procain. Einer Reihe von heute kaum mehr verwendeten Derivaten folgte 1931 die Einführung von Tetracain durch FUSSGÄNGER und SCHAUMANN.

Chemie. Bei den Substanzen dieser Gruppe handelt es sich im wesentlichen um Ester der p-Aminobenzoe- bzw. p-Aminosalicylsäure mit einem N-substituierten Aminoalkohol.

Struktur-Wirkungs-Vergleiche innerhalb dieser Gruppe haben gezeigt, daß die Wirkung durch Verlängerung des Aminoalkohols oder der Substituenten an N (1) verbessert werden kann. Der Nutzeffekt dieser Feststellung wird durch den gleichzeitigen Anstieg der Toxicität eingeschränkt. Verzweigte Aminoalkohole erwiesen sich ebenfalls als wirksamer und in entsprechendem Ausmaß toxischer. Das gleiche gilt für Substitutionen am p-Aminobenzoesäure-Rest in 3-Stellung (—OH, —Cl etc.). Eine erhebliche Wirkungszunahme mit ausgeprägter oberflächenanaesthetischer Wirksamkeit wird durch Alkylierung der para-ständigen Aminogruppe erreicht, die aber ebenfalls mit einem Anstieg der Giftigkeit erkauft wird.

In der folgenden Tabelle sind die wichtigsten Lokalanaesthetica der Esterbindungs-Gruppe zusammengestellt. Sie enthält neben dem Freinamen und den am längsten bekannten Warenzeichen die üblichen Anwendungsverfahren und Lösungskonzentrationen (Tabelle 6).

Die Substanzen sind als Basen kaum, als Salze (meist Hydrochloride) dagegen gut in Wasser löslich und relativ hitzestabil (Sterilisierbarkeit). In wäßriger Lösung kommt es — besonders bei Procain allmählich zu einer hydrolytischen Spaltung der Esterbindung (Verseifung), die den pH der

Tabelle 6. *Zusammenstellung der wichtigen Lokalanaesthetica mit Esterbindung*

Freiname (Warenzeichen)	Chemische Bezeichnung	Formel	Übliche Anwendung	Übliche Konzentration %
Procain (Novocain)	p-Aminobenzoyl-diäthyl-amino-äthanol —HCl —H_2NO_3	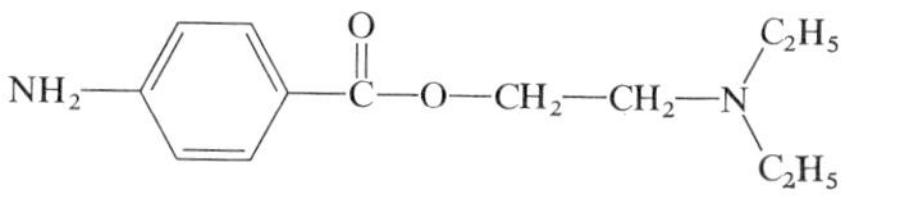	Infiltration Leitung	0,5—2,0 4
Tetracain (Pantocain)	p-Butylamino-benzoyl-dimethyl-aminoäthanol —HCl —H_2NO_3	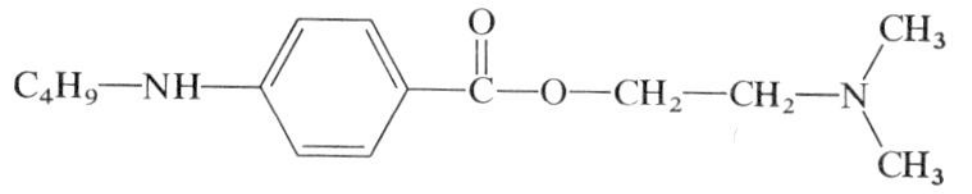	Oberfläche Lumbal-anaesthesie	0,5—1,0 0,1—0,5
Oxyprocain (in Oxyprocain forte, Hoechst)	p-Aminosalicyl-säurediäthyl-aminoäthanol —HCl	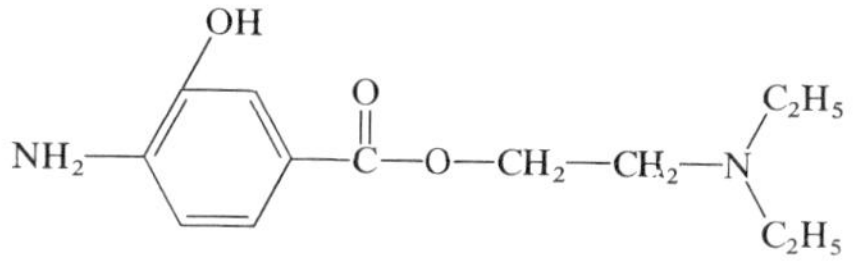	Infiltration Leitung	0,5 1,0
Oxytetracain (Salicain in Oxyprocain forte, Hoechst	p-Butylaminosali-cylsäure-dimethyl-aminoäthynol —HCl	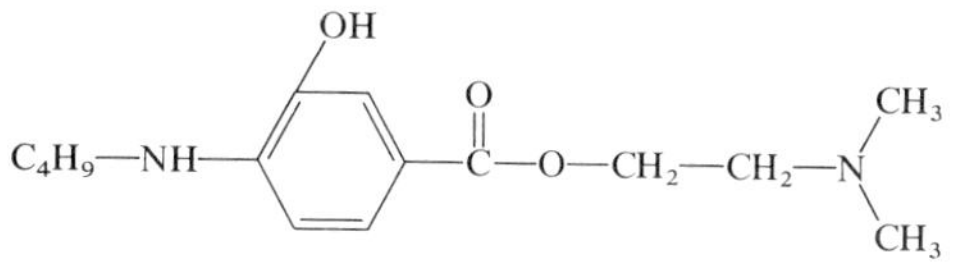	s. o.	s. o.
(Cornecain)	p-Propylamino-benzoyl-dimethyl-amino-β-oxypropanol —HCl	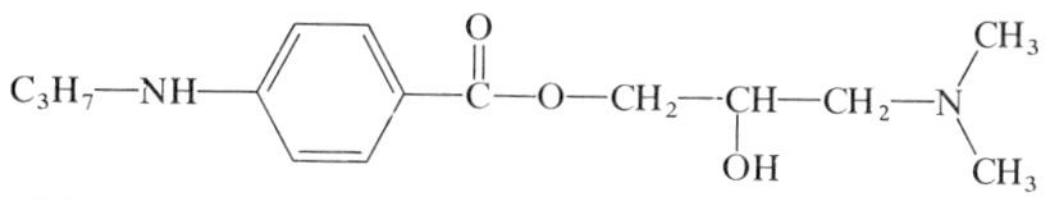	Oberfläche (Cornea)	1,0—3,0

Tabelle 7. *Wirkung und Toxicität einiger Lokalanaesthetica mit Esterbindung*

Substanz	Toxicität[a] s.c. bei Mäusen LD_{50}	Lokalanaesthetische Wirkungen			
		Oberflächenanaesthesie[a] (Kaninchen-Cornea)		Infiltrationsanaesthesie[b] (Quaddeltest)	
		Lösungs-konzentration	Wirkungs-dauer	Lösungs-konzentration	Mittlere Wirkungs-dauer
Procain	0,43 g/kg	2%	12,5 min	0,1%	18,6 min
Oxyprocain	0,27 g/kg	2%	20,5 min	—	—
Tetracain	0,042 g/kg	0,1%	36,0 min	0,01%	18,8 min
Oxytetracain	0,115 g/kg	0,1%	20,0 min	—	—

[a] Nach simultan durchgeführten Untersuchungen von KEIL u. RADEMACHER 1951).
[b] Nach Untersuchungen von BACHNER (1967).

Lösung leicht absinken läßt. Da die Spaltprodukte lokalanaesthetisch wirkungslos sind, können länger gelagerte Lösungen einen gewissen Wirkungsverlust aufweisen.

Beim Vergleich der infiltrationsanaesthetischen Wirkungen von Procain und Tetracain zeigt sich ein Verhältnis von ca. 1:10. Das gleiche gilt für die Toxicität. Tetracain ist etwa 10mal giftiger als Procain. Der Vorteil von Tetracain ist seine außerordentlich gute oberflächenanaesthetische Wirkung; Procain ist bei dieser Applikation nur wenig wirksam (Tabelle 7).

Tabelle 8. *Zusammenstellung der wichtigsten Lokalanaesthetica mit Säureamidbindung*

Freiname (Warenzeichen)	Chemische Bezeichnung	Formel	Übliche Anwendung	Übliche Konzentration
Lidocain (Xylocain)	2,6-Dimethyl-diäthyl-amino-acetanilid. HCl (2-Diäthylamino-2,6'-acetoxylidid)	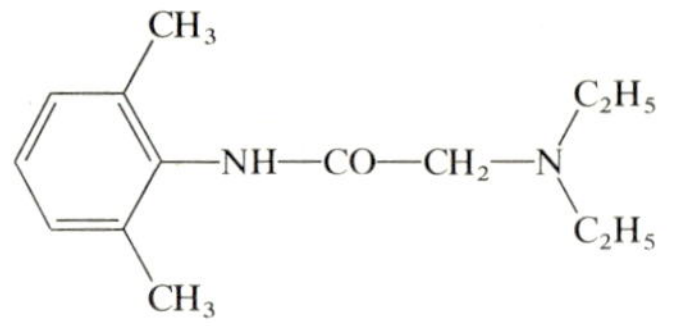	Infiltration Leitung Lumbalanaesthesie	0,5—2,0% 0,5—2,0% 5,0%
Mepivacain (Scandicain)	2,6-Dimethyl-N-methyl-hexahydropicolinoyl-anilid. HCl	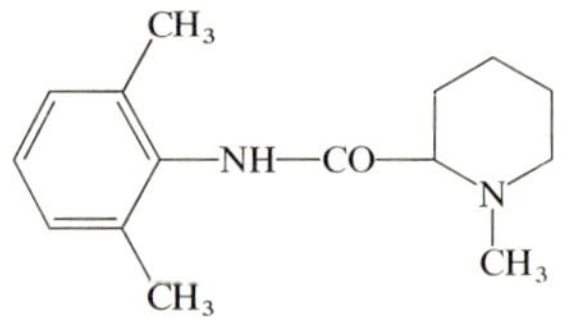	Infiltration Leitung Lumbalanaesthesie	0,5—2,0% 0,5—2,0% 4%
Butacetoluid (Hostacain)	2-Methyl-6-chlor-butyl-amino-acetanilid. HCl	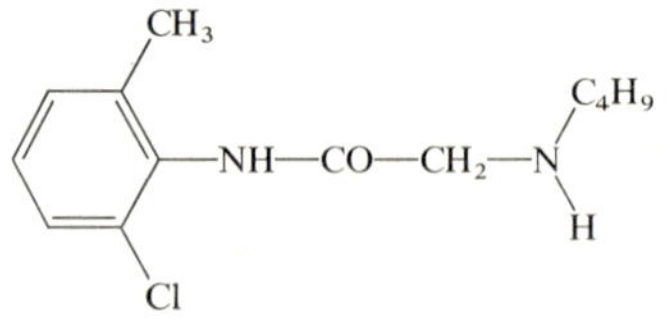	Infiltration Leitung	0,5—2,0% 3%
Tolycain (Baycain)	2-Methyl-6-carboxymethyl-diäthylamino-acetanilid. HCl *oder*: 3-methyl-2-diäthyl-amino-acetyl-aminobenzoe-säuremethylester	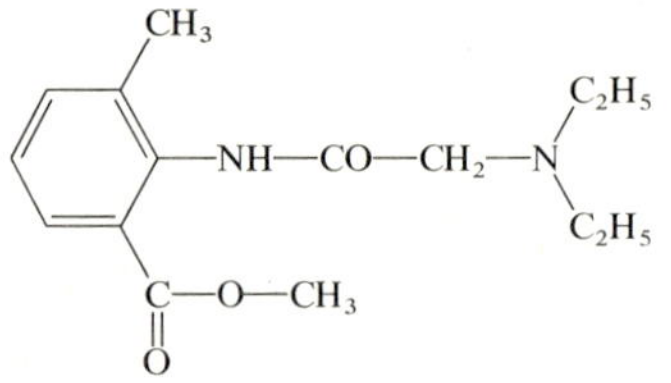	Infiltration	3%

Die lokalanaesthetische Wirkungsintensität von Oxyprocain ist etwa doppelt so groß wie die von Procain, entsprechend ist auch die Toxicität erhöht. Die Anwendungsbereiche sind gleich, Konzentration und Gesamtmenge müssen bei Verwendung handelsüblicher Lösungen, die außerdem einen Zusatz von 3 g Oxytetracain auf 100 g Oxyprocain enthalten, wegen der höheren Giftigkeit niedriger gehalten werden. Hydroxytetracain ist ca. 2,5mal giftiger als Oxyprocain und weist eine gute oberflächenanaesthetische Wirkung auf, die etwa $^2/_3$ der von Tetracain ausmacht (Tabelle 7).

Der relativ toxische Dimethylamino-oxypropylester der p-Propylaminobenzoesäure wird seiner guten oberflächenanaesthetischen Wirkung wegen praktisch ausschließlich in der Ophthalmologie verwendet.

Stoffwechsel. Die Bildung unwirksamer Metaboliten erfolgt durch enzymatische Esterspaltung, wobei die entsprechenden Säuren und Aminoalkohole entstehen. KALOW konnte feststellen, daß es sich bei dem Enzym um eine Pseudo-cholinesterase handelt, die in unterschiedlicher Menge in den verschiedenen Geweben und im Plasma vorkommt und in ihrer Verteilung erheblichen Speciesschwankungen unterliegt. So weist z. B. die Maus eine hohe Plasmaaktivität auf, während bei Meerschweinchen vornehmlich die Leberesterase den Abbau übernehmen muß. Während für Procain die Abbauverhältnisse relativ gut geklärt sind, liegen für die anderen Derivate keine so genauen Angaben vor. Als sicher kann gelten, daß Alkylierung der ringständigen Aminogruppe (z. B. im Tetracain) die Spaltung verzögert, was u. a. die höhere Toxicität dieser Substanzen erklärt.

β) Lokalanaesthetica mit Säureamidbindung

Geschichte. Die ersten Versuche, unter Substanzen mit diesem Bindungstyp Lokalanaesthetica zu finden, gehen auf EINHORN und OPPENHEIMER zurück (Nirvanin). Erst LOEFGREN gelang jedoch mit Lidocain ein entscheidender Fortschritt, der seitdem zur Entwicklung einer Reihe von Substanzen dieser Art geführt hat.

Chemie. Die gebräuchlichen Lokalanaesthetica dieser Art enthalten eine aromatische Gruppe (meist ein alkyliertes Anilin) als lipophilen Anteil, die über eine Zwischenkette (Säureamidgruppe) mit einem hydrophilen, meist stickstoffhaltigem Rest (Alkylamino- oder Piperidin-) verbunden ist. Eine Übersicht über die Struktur-Wirkungsverhältnisse innerhalb dieser Gruppe findet sich u.a. bei LOEFGREN. Der Vorteil dieses Verbindungstyps gegenüber den Estern liegt in der Stabilität der Substanzen in Lösung und ihrer Resistenz gegen Hitze-, Säure- und Alkalieinwirkung. Die Basen sind nur schwer, die Salze (Hydrochloride) ausreichend gut in Wasser löslich.

Tolycain stellt insofern einen Sonderfall dar, als neben der Säureamidbindung auch eine Esterbindung vorliegt (Tabelle 8).

In Tabelle 9 wird versucht, einen gewissen Überblick über die Wirksamkeit der einzelnen Substanzen zu geben. Vergleicht man nur die Wirkungen miteinander, die aus gleichzeitigen Untersuchungen stammen, so zeigen sich relativ geringe Unterschiede in der Wirkungsdauer zwischen den einzelnen Derivaten. Auffallend ist bei allen ein gegenüber Procain relativ schnelles Einsetzen und eine intensivere Wirkung bei Verwendung vergleichbarer Lösungskonzentrationen. So konnte z.B. durch eine Leitungsanaesthesie am Rattenschwanz mit jeweils 0,5%igen Lösungen von Lidocain, Mepivacain und Tolycain die elektrische Reizschwelle um über 90% innerhalb von 6 min erhöht werden. Das Maximum wurde bei allen nach 12 min mit 130 bis 140% erreicht. Procain zeigte dagegen erst nach 9 min eine Erhöhung um 92,5%, was gleichzeitig die Maximalwirkung darstellte. Außer mit Lidocain ließ sich mit keiner der Verbindungen eine nennenswerte Oberflächenanaesthesie erreichen, was auch aus den klinischen Anwendungsbereichen hervorgeht.

Die Toxicität ist bei allen Lokalanaesthetica des Säureamid-Bindungstyps höher als bei Procain. Innerhalb der Gruppe dürften Lidocain und Mepivacain etwa gleich zu bewerten sein, während Tolycain deutlich weniger giftig ist. Die Toxicität von Butacetoluid entspricht bei i.v. Applikation der von Lidocain, bei s.c.-Gabe der von Procain, was als Ausdruck einer nur langsamen Resorption dieser Substanz aus dem Gewebe anzusehen ist.

Tabelle 9. *Ergebnisse der Untersuchungen von Toxicität und lokalanaesthetischer Wirkung verschiedener Substanzen des Säureamid-Bindungstyps aus jeweils simultan durchgeführten Versuchen*

	Toxicität (LD_{50}) nach verschiedenen Simultanbestimmungen (s.c. Injektion bei Mäusen)			Lokalanaesthetische Wirkung nach verschiedenen Simultanuntersuchungen							
				Infiltration (Quaddeltest)			Leitung (Rattenschwanz)		Oberfläche (Cornea)		
				Konzentration	mittlere Wirkungsdauer		Konzentration	Wirkungsdauer	Konzentration	mittlere Wirkungsdauer	
	a	b	c		d	b		e		c	b
Lidocain	0,27 g/kg	0,45 g/kg	0,25 g/kg	0,1%		25,5 min	0,4%	76 min	2%	14 min	20 min
Butacetoluid			0,57 g/kg	0,1%		28,0 min [f]			2%	4 min	
Mepivacain		0,42 g/kg		0,1%	20,8 min	32,0 min	0,4%	83 min	2%		2 min
Tolycain	0,49 g/kg	0,29 g/kg		0,1%	21,0 min						
Procain als Vergleichssubstanz		0,63 g/kg 0,37 g/kg		0,1%	18,6 min	24,5 min	0,4%	21 min	2%	2 min	

[a] HOFFMANN, P. (1961).
[b] FRAHM, M. (1958).
[c] WEHR, K. H., u. P. P. KÖLZER (1958).
[d] BACHNER, S. (1967).
[e] STRELLER, I. (1967).
[f] THER, L. (1953).

Stoffwechsel. Seit ersten, inzwischen vielfach bestätigten Untersuchungen von SUNG u. TRUANT für Lidocain ist bekannt, daß Substanzen dieser Gruppe erst durch mikrosomal gebundene Enzymsysteme in der Leber abgebaut werden können. Der Weg führt über die Abspaltung einer Äthylgruppe am Stickstoff, die vorwiegend bei Lidocain ins Gewicht fällt, zur Sprengung der Säureamid-Bindung. Da z.B. bei Butacetoluid oder Mepivacain der erste Schritt nicht erforderlich ist, kann bei beiden mit einem etwas schnelleren Abbau gerechnet werden.

Eine Sonderstellung nimmt Tolycain ein, bei dem entsprechend den anderen Substanzen mit Esterbindung zunächst eine hydrolytische Spaltung des Methylesters erfolgt. Die daraus resultierende Säure ist nach WIRTH bereits wirkungslos und praktisch ungiftig, so daß sich daraus die relativ geringe Toxicität dieser Substanz erklärt.

γ) Oxypolyäthoxydodecan, Dodecyl-polyäthylenoxydäther, Thesit

Chemie. Bei der Entwicklung von nicht ionogenen Netzmitteln (SCHÖLLER) fiel zufällig die oberflächenanaesthetische Wirkung dieser Verbindungsgruppe auf (pelziges Gefühl der Zunge). Prüfung verschiedener höherer Alkohole mit steigendem Polyoxäthylierungsgrad ergab die günstigste lokalanaesthetische Wirkung bei dem mit ca. 9 Molekülen Polyäthylenoxyd veräthertem Dodecylalkohol. Oxypolyäthoxydodecan ist in Wasser gut löslich, die wäßrigen Lösungen reagieren neutral und schäumen leicht. Die Wasserlöslichkeit nimmt oberhalb von etwa 60° C ab, so daß Trübungen auftreten, die sich jedoch — ohne Substanzveränderung — bei Abkühlung wieder lösen.

Wirkung. Nach Injektion von Oxypolyäthoxydodecan treten nach einem kurzen Initialschmerz Analgesien auf, die die Dauer gleichkonzentrierter Procain-Lösungen erheblich übertreffen. Die lange Verweildauer am Applikationsort verbunden mit sich nur langsam zurückbildenden Gewebsverdichtungen haben die Anwendung von Oxypolyäthoxydodecan auf die *Oberflächenanaesthesie* beschränkt, wo eine 0,5%ige Lösung einer 1,0%igen Tetracain-Lösung hinsichtlich der Wirkungsdauer um etwa das Doppelte überlegen ist; die Anaesthesietiefe scheint allerdings nicht so groß zu sein. Auch bei dieser Anwendungsform tritt ein Initialschmerz auf, der aber schnell abklingt. Die langsame Resorption und die geringe Toxicität der Substanz (LD_{50} bei Mäusen nach s.c. Injektion 3,9 g/kg, Procain bei der gleichen Bestimmung 0,49 g/kg) machen die gefahrlose Anwendung auf großen Flächen, z.B. entzündeten Schleimhäuten, großflächigen Wunden (Verbrennungen), möglich.

Die *allgemeinen Wirkungen* — beobachtet bei der Toxicitätsbestimmung — entsprechen denen der übrigen Lokalanaesthetica, verlaufen allerdings sehr viel protrahierter. Klinische Beobachtungen über Intoxikationssymptome sind uns bisher nicht bekannt.

Literatur

BACHNER, S.: Untersuchungen über die vasokonstriktorische Wirksamkeit des 2-Phenylalanyl-8-Lysyl-Vasopressin im Vergleich zu Noradrenalin und Adrenalin als Zusätze zu Lokalanästhetika. Diss. Pharmakol. Institut, Univ. Hamburg, 1967.

BECKETT, A. H.: Stereochemie und biologische Aktivität. Angew. Chemie **72**, 686 (1960).

BÜCHI, J., PERLIA, X.: Die Beziehungen zwischen den physikalisch-chemischen Eigenschaften und der Wirkung von Lokalanästhetica. Aulendorf 1962.

CHANG, W. I., DILL, A. J., GLAZKO, J.: Metabolic disposition of 2-(o-chlorophenyl)-2-methylamino-cyclohexanone·HCl (CI581) in laboratories animals and men. Fed. Proc. **24**, 268 (1965).

COHEN, E. N., BREWER, H. W., BELLVILLE, J. W., SHER, R.: Chemistry and toxicology of dichlorohexafluorobutene. Anesthesiology **26**, 140 (1965).

DYKES, M. H. M., WALZER, S. G., SLATER, E. M., GIBSON, J. M., ELLIS, D. S.: Acute parenchymatous hepatic disease following general anesthesia. J. Amer. med. Ass. **193**, 339 (1965).

FLECKENSTEIN, A.: Der Kalium-Natrium-Austausch. Berlin-Göttingen-Heidelberg: Springer 1955.

FRAHM, M.: Beiträge zur pharmakologischen Auswertung neuer Lokalanalgetica. Anaesthesist **7**, 44 (1958).

— Anfragen aus der Praxis: Garantiert die Angabe von Mamixaldosen bei Lokalanästhetica eine absolute Sicherheit für den Patienten? Z. prakt. Anästh. Wiederbeleb. **3**, 76 (1968).

HENSCHEL, W., BUHR, G.: Kreislaufuntersuchungen während der Propanidid-Kurznarkose. In: Die intravenöse Kurznarkose mit dem neuen Phenoxyessigsäure-Derivat Propanidid (Epontol®), S. 227. Berlin-Heidelberg-New York: Springer 1965.

HEYMANS, C.: Pharmakologische Wirkungen auf die Selbststeuerung des Blutdruckes. Naunyn-Schmiedebergs Arch. exp. Path. Pharmak. **216**, 114 (1952).

JANSSEN, P. A. J.: Vergleichende pharmakologische Daten über sechs neue basische 4′-Fluorobutyrophenon-Derivate. Haloperidol, Haloanison, Triperidol, Methylperidid, Haloperidid und Dipiperon. Arzneimittel-Forsch. **11**, 819, 932 (1961).

— A review of the chemical features associated with strong morphine-like activity. Brit. J. Anaesth. **34**, 260 (1962).

— In: Die Neuroleptanalgesie, S. 15. Berlin-Heidelberg-New York: Springer 1966.

— NIEMEEGERS, C. J. E., DONY, J. G. H.: The inhibitory effect of Fentanyl and other morphine-like analgesics on the warm water induced tail withdrawal reflex in rats. Arzneimittel-Forsch. **13**, 502 (1963).

JANSSEN, P. A. J., NIEMEEGERS, N. J. E., SCHELLEKENS, K. H. L., VERBRUGGEN, F. J., NUETEN, J. M. VAN: The pharmacology of Dehydrobenzperidol, a new potent and short acting neuroleptic agent chemically related to Haloperidol. Arzneimittel-Forsch. **13**, 205 (1963).
KEIL, W., RADEMACHER, F.: Die lokalanästhetische Wirkung einiger para-Aminosalicylsäureester. Arzneimittel-Forsch. **1**, 154, 218, 270 (1951).
KÖLZER, P., WEHR, K. H.: Beziehungen zwischen chemischer Konstitution und pharmakologischer Wirkung bei mehreren Klassen neuer Lokalanästhetica. Arzneimittel-Forsch. **8**, 181 (1958).
KUSCHINSKY, G., LÜLLMANN, A.: Kurzes Lehrbuch der Pharmakologie, S. 110. Stuttgart 1964.
LANGREHR, D.: Endoanästhetische Wirkungen von Propanidid und ihre Bedeutung für das Verhalten von Kreislauf und Atmung. In: Die intravenöse Kurznarkose mit dem neuen Phenoxyessigsäure-Derivat Propanidid (Epontol®), S. 239. Berlin-Heidelberg-New York: Springer 1965.
— ALAI, P., ANDJELKOVIC, J., KLUGE, I.: Zur Narkose mit Ketamine (CI 581). Bericht über erste Erfahrungen in 500 Fällen. Anaesthesist **16**, 308 (1967).
LOEFGREN, N.: Studies on local anesthetics. V. Xylocain, a new synthetic drug, Stockholm 1948.
MADJIDI, A.: μ-Hydroxybutyrat, ein neues intravenöses Narkoticum. Anaesthesist **16**, 6 (1967).
MANCHER, D., KLAVEHN, M.: Zur Frage der Reinheit und Stabilität von Halothan „Hoechst". Anaesthesist **14**, 214 (1965).
MCCARTHY, D. A., CHEN, G.: General anesthetic action of 2-(o-chlorophenyl)-2-methylamino-cyclohexanone · HCl (CI 581) in rhesus monkey. Fed. Proc. **24**, 268 (1965).
MORGENSTERN, C., HAUMANN, J., COSSEL, L., WOHLGEMUTH, B., KUNZE, D.: Untersuchungen über die Wirkungsweise von Chloroform und Halothan bei modernen Narkoseverfahren. Arzneimittel-Forsch. **15**, 349 (1965).
PODLESCH, I., ZINDLER, M.: Klinische Erfahrungen mit Propanidid. In: Die intravenöse Kurznarkose mit dem neuen Phenoxyessigsäure-Derivat Propanidid (Epontol®), S. 160. Berlin-Heidelberg-New York: Springer 1965.
PÖLDINGER, W.: Kompendium der Psychopharmakotherapie. Wissenschaftlicher Dienst ROCHE, Grenzach 1967.
SEECK, H.: Methodische Untersuchungen über die Auswertung der leitungshemmenden Wirkung von Lidocainderivaten. Diss. Pharmakol. Institut, Univ. Hamburg, 1961.
SIESS, M., SCHMIDT, B., OEHMIG, H., KIRCHNER, E.: Vergleichende Untersuchungen über narkotische Wirkung und Toxizität von Halothan und Chloroform an der Maus, Bruns' Beitr. klin. Chir. **206**, 461 (1963).
SOEHRING, KL.: Pharmakodynamik der Lokalanästhetika. Hippokrates (Stuttg.) **36**, 49 (1965).
STRELLER, I.: Zur Frage der Auswertung von Lokalanästhetika. Diss. Pharmakol. Institut, Univ. Hamburg, 1967.
THER, L.: Über ein neues Leitungsanästhetikum der „Nirvanin"-Reihe mit großer Entgiftungsgeschwindigkeit (Hostacain). Naunyn-Schmiedebergs Arch. exp. Path. Pharmak. **220**, 300 (1953).
WIRTH, W., HOFFMEISTER, F.: Pharmakologische Untersuchungen mit Propanidid. In: Die intravenöse Kurznarkose mit dem neuen Phenoxyessigsäure-Derivat Propanidid (Epontol®), S. 17. Berlin-Heidelberg-New York: Springer 1965.
ZIPF, H. F.: Lokalanästhetica im Lichte ihrer Allgemeinwirkungen. Arzneimittel-Forsch. **7**, 529 (1957).

f) Muskelrelaxantien

A. DOENICKE

α) Einleitung

Dem Beitrag über die Pharmakologie der Muskelrelaxantien sollen einige historische Fakten vorangestellt und die Namen einiger Forscher genannt werden, ehe zu dem eigentlichen wissenschaftlichen Teil übergegangen wird.

Es dürfte allgemein bekannt sein, daß die heute als Muskelrelaxantien in der Anaesthesiologie unentbehrlichen Substanzen auf die Pfeilgifte der Indianer Südamerikas zurückgehen. Die Wirkungsweise dieser mit dem Sammelbegriff Curare bezeichneten Stoffe, bei denen es sich um Alkaloide bestimmter Pflanzen handelt, hat schon CLAUDE BERNARD Mitte des vergangenen Jahrhunderts beschrieben. Aus seinen Versuchen gewann er die Erkenntnis, daß das Pfeilgift an den peripheren Nervenendigungen bzw. den neuromuskulären Verbindungsstellen angreift und eine Lähmung der quergestreiften Muskulatur hervorruft.

Später haben BÖHM (1886) und KING eingehende chemische und pharmakologische Untersuchungen über die Curare-Alkaloide durchgeführt.

Die ersten Versuche mit Curare zur Muskelentspannung während der Narkose machte der Leipziger Chirurg LAEWEN, doch erst GRIFFITH und JOHNSON führten Curare 1942 in die Anaesthesie ein. Sie erreichten durch parenterale Curaregaben während der Operation eine starke Entspannung der Muskulatur, so daß die Narkose flacher gehalten werden konnte, indem die Narkoticamengen herabgesetzt wurden. Dadurch wurde das Risiko toxischer Komplikationen während der Narkose weitgehend vermindert.

Die früher schwere Zugänglichkeit des natürlichen Curare und inzwischen gewonnene Erkenntnisse über die chemische Struktur der Curare-Alkaloide regten in der Folgezeit die Forscher an, nach synthetischen Substanzen mit Curarewirksam-

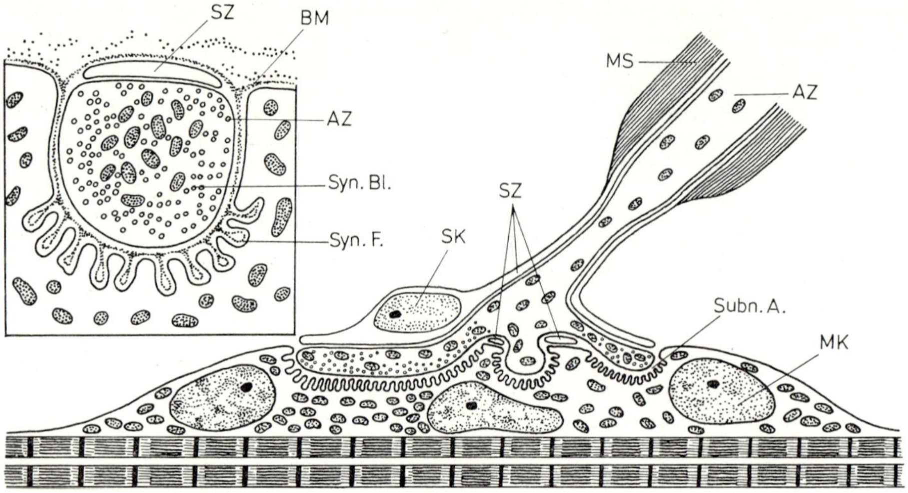

Abb. 1. Schematische Darstellung einer motorischen Endplatte. Die Basalmembran wurde in der Hauptzeichnung weggelassen. Ihre Lage ist aus der links oben eingesetzten Zeichnung bei starker elektronen-mikroskopischer Vergrößerung zu ersehen. *AZ* Achsenzylinder, *BM* Basalmembran, *MK* Muskelfaserkern, *MS* Markscheide, *SK* Schwannscher Zellkern, *SZ* Schwannsches Cytoplasma, *Subn.A.* subneuraler Apparat, *Syn.Bl.* synaptische Bläschen, *Syn.*F. synaptische Falten

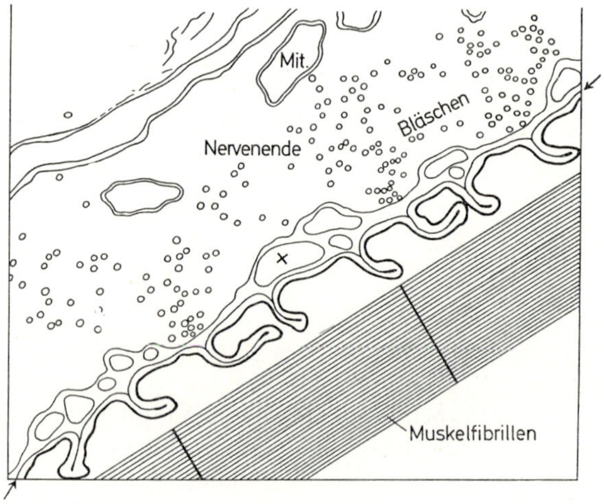

Abb. 2. Längsschnitt einer neuromuskulären Endplatte (Frosch), 19000fach. Der synaptische Spalt zwischen Nervenende und Muskel ist durch Pfeile gekennzeichnet. Die Verbindungsfalten des synaptischen Spalts reichen bis an den Muskel. Vier Mitochondrien (*Mit.*) sind mit Doppellinien umgeben. Mit × ist einer der „Schwannschen Finger" bezeichnet

keit zu suchen. So wurde 1948 von Bovet et al. Gallamin als erstes brauchbares synthetisches Muskelrelaxans eingeführt. Im gleichen Jahr wurde Decamethonium dargestellt. Ein Jahr später erwähnte Bovet erstmals die gute muskelrelaxierende Wirkung des Bis-cholinesters der Bernsteinsäure, des Succinyldicholins.

Die Erörterung der weiteren Entwicklung auf diesem Gebiet soll dem speziellen Teil vorbehalten bleiben.

1. Anatomie und Physiologie der motorischen Endplatte

Im folgenden sollen zunächst die anatomischen und physiologischen Grundlagen, die zum Verständnis der Pharmakologie der Muskelrelaxantien nötig sind, erörtert werden.

Es sei daher erlaubt, diesen Abschnitt ausführlich mit einer Beschreibung der Ultrastruktur der motorischen Endplatte und der Physiologie der neuromuskulären Übertragung einzuleiten.

Die Struktur der Endplatte besteht aus:

1. dem terminalen Axon,
2. der Schwannschen Zelle und
3. der modifizierten Sarkoplasmazone der Muskelzelle.

Das motorische Neuron verliert seine Schwannsche Scheide, einige μ bevor es in die motorische Endplatte eintritt. Es wird jedoch von einer 0,1 bis 0,4 μ dünnen cytoplasmatischen Scheide bedeckt, die von Couteaux als Teloglia bezeichnet wird. Nahe der Kontaktstelle mit dem Muskel teilt sich die Nervenfaser und bildet zusammen mit einer verdichteten Zone des Sarkoplasmas die motorische Endplatte. Diese Zone enthält besonders viele Kerne und Mitochondrien.

Couteaux konnte schon 1947 zeigen, daß unmittelbar unter der Nervenfaserendverzweigung der

Oberflächenmembran die Muskelfaser eine besondere Differenzierung aufweist, die als Subneuralapparat bezeichnet wurde (Abb. 1 und 2). Zwischen Nervenendigungen und Couteauxschem Subneuralapparat besteht ein synaptischer Spalt von 200 bis 300 Å.

Die synaptischen Spalten können in primäre Spalten zwischen prä- und postsynaptischen Membranen und sekundäre Spalten, die durch Faltung der postsynaptischen Membran zustande kommen, unterteilt werden (ZACKS und BLUMBERG; ZACKS). Der sekundäre Synapsenspalt ragt 0,5—1 μ ins Sohlenplattensarkoplasma hinein.

Der synaptische Spalt ist mit Oberflächenmucopolysacchariden angefüllt, die sich auf die Muskel- und Nervenzellmembran fortsetzen. Die Membran von 90 Å ist aus zwei Proteinschichten aufgebaut, die eine Schicht von Lipoiden einschließen.

Die Spaltbreite zwischen den prä- und postsynaptischen Membranen beträgt 180—250 Å.

Das Axon enthält zahlreiche Mitochondrien und viele Bläschen, die sog. synaptischen Vesikel von 300—600 Å Durchmesser. Sie wurden zuerst von DE ROBERTIS und BENETT beschrieben.

An der präsynaptischen Membran zeigt sich eine starke Anreicherung der Vesikel, die die höchste spezifische Aktivität von Acetylcholin und Cholinacetylase enthalten.

Die Vesikel enthalten gewöhnlich ein mäßig dichtes Material, einige besitzen ein sehr dichtes, zentral liegendes Granulum. Im allgemeinen ist das granulierte Vesikel der Synapsen im zentralen Nervensystem und der motorischen Endplatte größer als das nichtgranulierte Vesikel in einzelnen Nervenendigungen. Nach WHITTAKER (1963) sind 50—80% des neuronalen Acetylcholins in granulierter Form gespeichert, die Hälfte davon ist fest gebunden. Der Rest kann leicht durch Zerfall der Vesikel freigesetzt werden. Die Speicherung stellt einen Schutz vor der Hydrolyse durch die Acetylcholinesterase dar. Zusätzlich können die Granula von außen zugeführtes Acetylcholin aufnehmen. Nach Untersuchungen von DE ROBERTIS (1967) enthalten die synaptischen Vesikel in der Präsynapse neben Acetylcholin, Noradrenalin, Dopamin und Histamin auch Gammaaminobuttersäure und Cholinacetylase.

Die Acetylcholinesterase ist vorwiegend in der postsynaptischen Membran lokalisiert (COUTEAUX und TAXI) oder in primären und sekundären synaptischen Spalten der motorischen Endplatte (BARRNETT; ZACKS und BLUMBERG).

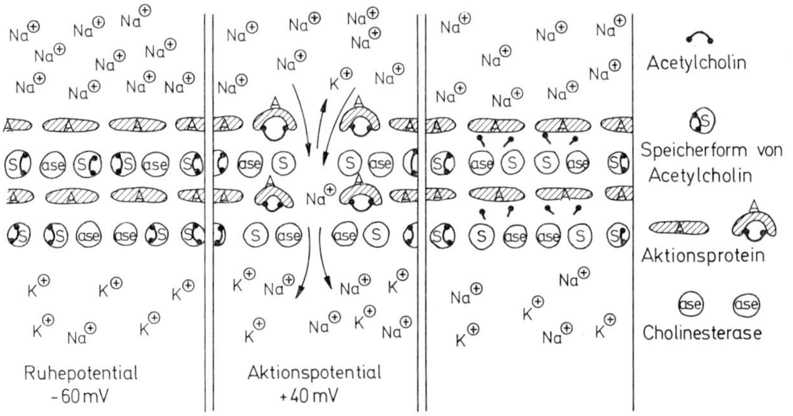

Abb. 3. Das Schema zeigt drei Phasen; links den Ruhestand, in der Mitte den Na^+-Einstrom mit Potentialumkehr, rechts den Zustand nach Hydrolyse des Acetylcholins. *S*, *A* und *ase* stellen die Proteine dar (NACHMANSOHN)

2. Die neuromuskuläre Übertragung und der neuromuskuläre Block

(Siehe auch „Grundlagen der Physiologie des Nervensystems", S. 59.)

Wenn der Nerv oder Muskel erregt wird, tritt eine Depolarisation ein, und die Membran verhält sich wie eine Natrium-Elektrode, d. h. die Natrium-Permeabilität ist im Vergleich zur Kalium-Permeabilität erheblich angestiegen.

Änderungen in der Größe des Aktionspotentials stehen in recht guter Übereinstimmung mit den entsprechenden Änderungen in der extra- und intracellulären Natrium-Ionen-Konzentration.

Die elektrischen Ereignisse während des Aktionspotentials im Nerven können auf ionale Veränderungen zurückgeführt und in folgenden Punkten zusammengefaßt werden (HODGIN und KATZ; HODGIN und HUXLEY; KATZ, 1959):

1. Die Membran ist in der Ruhe selektiv permeabel für Kalium-Ionen (Abb. 3).

2. Wird durch Depolarisation ein Schwellenwert erreicht, so kann ein neuer Prozeß ausgelöst werden: zuerst steigt die Natrium-Permeabilität an, während die Kalium-Permeabilität relativ unverändert bleibt. Da der elektrochemische Gradient den Natrium-Eintritt während der Depolarisation stark fördert, strömen Natrium-Ionen ein und kehren das Membranpotential um. Die Innenseite der Membran wird positiv im Hinblick auf die Außenseite (Umkehrpotential).

3. Wenn die Depolarisation das Gleichgewichtspotential für Natrium (oder Natrium + Kalium) erreicht, wird der Natriumstrom inaktiviert.

4. In diesem Augenblick steigt die Kaliumpermeabilität über ihren Ruhewert an. Da der elektrochemische Gradient unmittelbar im Anschluß

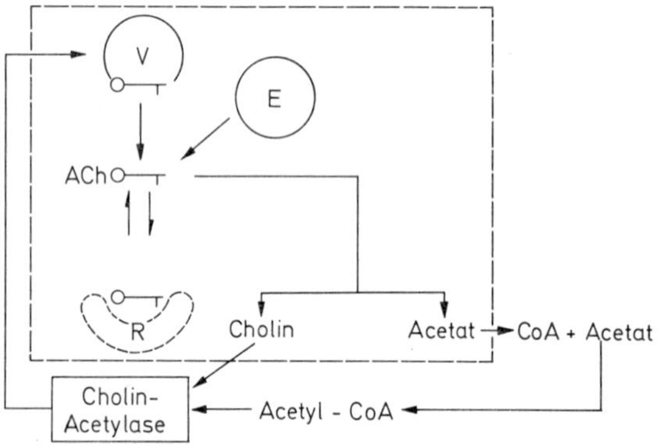

Abb. 4. Schematische Darstellung der Grundvorgänge bei der Übertragung eines Impulses auf den Muskel. (Nach NACHMANSOHN)

an die Depolarisation den Efflux von Kalium-Ionen stark begünstigt, strömen positive Ladungen aus, und das Ruhemembranpotential wird wieder eingestellt.

5. Die Repolarisation verläuft langsamer als die Depolarisation. Die Dauer des Aktionspotentials beträgt 1—3 msec. Während der Refraktärperiode, die unmittelbar auf den schnellen Teil des Aktionspotentials folgt, werden die intracellulären Konzentrationen von Natrium und Kalium durch einen elektroneuralen, aktiven Transportmechanismus wieder restituiert.

6. Freies Calcium liegt im Nerven und im Muskel nur in sehr niedriger Konzentration vor. Im Nervengewebe ist Calcium notwendig für das Aktionspotential. Wird das extracelluläre Calcium reduziert, so nimmt das Membranpotential aufgrund einer gesteigerten K-Permeabilität zu. Eine fünffache Änderung in der extracellulären Ca-Konzentration verändert die Na- und K-Permeabilität in einem Ausmaß, das einer Änderung des Ruhepotentials um 10—15 mV entspricht.

Die Vorstellung einer chemischen Erregungsübertragung an der motorischen Endplatte ist heute allgemein anerkannt.

Wir verdanken LOEWI und DALE die Erkenntnis, daß die synaptische Erregung durch kleinste Mengen Acetylcholin verursacht wird. Die Aufklärung der biochemischen Zusammenhänge geht vor allem auf NACHMANSOHN zurück. Die einzelnen Phasen der chemischen Übertragung können wie folgt zusammengefaßt werden (FATT und KATZ; KATZ):

1. Ein elektrischer Impuls verläuft entlang der präsynaptischen Nervenfaser bis zur Nervenendigung.

2. Die Depolarisation der präsynaptischen Nervenmembran setzt Acetylcholin aus den synaptischen Vesikeln frei.

3. Das freie Acetylcholin diffundiert durch den synaptischen Spalt zur postsynaptischen Membran.

4. Acetylcholin-Moleküle reagieren mit Receptoren, wodurch die strukturelle Konfiguration der Membran verändert wird.

5. Dadurch wird die Permeabilität für Natrium und Kalium je nach Art der Synapse in die Wege geleitet (s. Abb. 3).

6. Wenn die Depolarisation eine bestimmte Schwelle erreicht, wird ein Aktionspotential ausgelöst, das von einem entsprechenden Einstrom von Natrium-Ionen begleitet ist.

7. Der synaptische Strom (lokaler Strom) pflanzt sich in alle Richtungen fort und tritt durch benachbare Membranen aus, was zur Aktivierung und Depolarisation der postsynaptischen Struktur führt.

Die Acetylcholin-Freisetzung pro Aktionspotential kann durch hohe Calcium-Konzentrationen erhöht werden (FATT und KATZ).

Wird das extracelluläre Calcium reduziert, so nimmt das Membran-Potential aufgrund einer gesteigerten Kalium-Permeabilität zu, bei sehr niedrigen extracellulären Calcium-Konzentrationen nimmt das Membranpotential wieder ab.

Die im Rahmen der klinischen Relaxansanwendung häufig auftretende Hypocalcämie (längere Operationen, Blutverluste etc.) führt zu einer Abnahme der Acetylcholinfreisetzung je Aktionspotential (LANGREHR und WASSNER).

Solange Acetylcholin im synaptischen Raum verbleibt, ist die postsynaptische Membran depolarisiert und unerregbar. Durch das dort vorhandene Enzym Acetylcholinesterase wird der chemische Überträgerstoff sehr schnell hydrolysiert. Damit erholt sich die postsynaptische Membran sofort

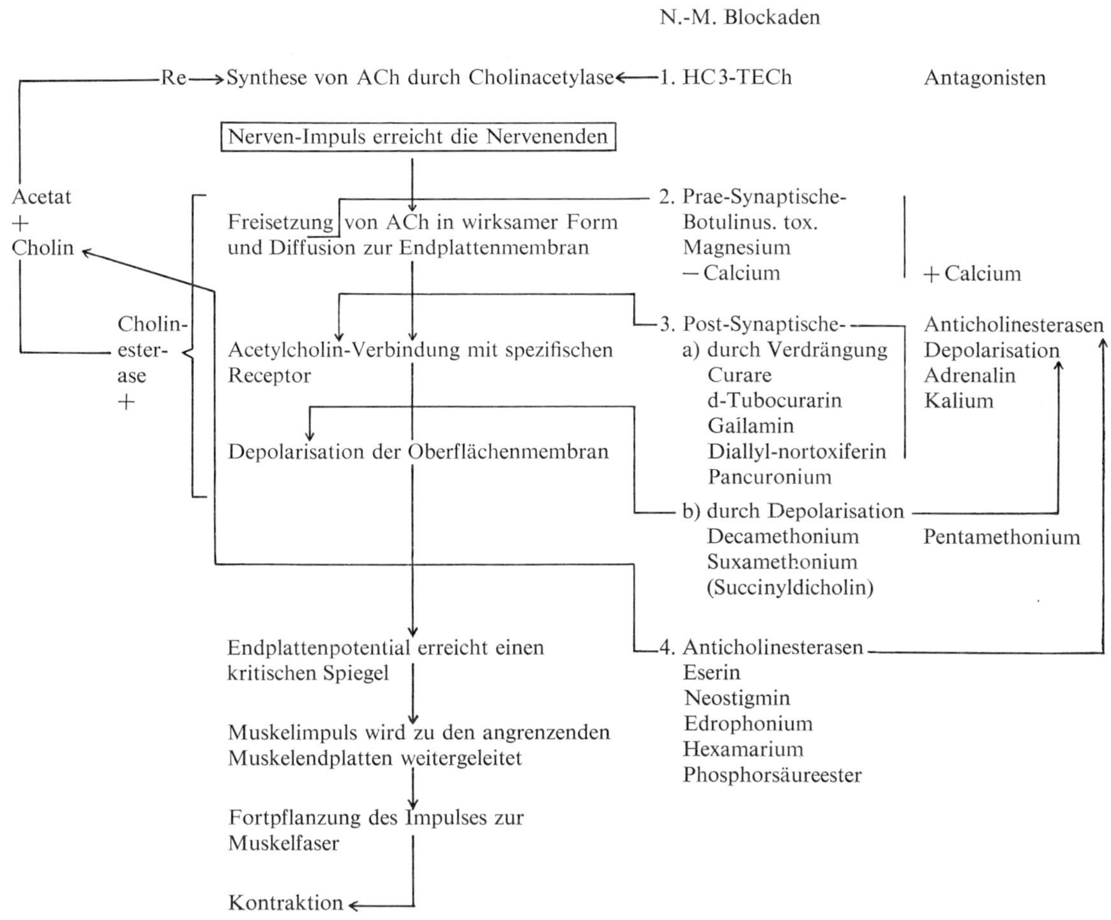

Abb. 5. Blockaden der Erregungsübertragung

wieder und steht für eine erneute Erregung zur Verfügung.

Während der Abbau des Acetylcholins im ersten Stadium eine reine Esterspaltung darstellt, ist die Synthese mit hohem Energieaufwand gekoppelt (Abb. 4).

Die Erregungsübertragung ist von intracellulären Fehlleistungen abgesehen an 4 Stellen störanfällig:

1. in der Synthese } Präsynapse,
2. bei der Freisetzung } Präsynapse,
3. bei der Vereinigung mit dem Receptor,
4. bei der Hydrolyse.

In Form eines Schemas wird dieses System mit den möglichen Blockaden dargestellt (Abb. 5).

ad 1. Die Hemmung der Acetylcholinsynthese ist durch HC-3 (Hemicholin) möglich. Dieses Halbacetat blockiert den Cholintransport an die Cholinacetylase, so daß eine Synthese mangels Substrat ausbleibt.

ad 2. In der Präsynapse wird die Acetylcholinfreisetzung u. a. durch Botulinustoxin verhindert. Auch eine Hypocalcämie führt zu einer Abnahme der Acetylcholinfreisetzung.

ad 3. Bei der Reaktion mit dem Receptor müssen zwei Mechanismen unterschieden werden:

a) Verbindungen, die die Entstehung eines Aktionspotentials verhindern, ohne die Membran zu depolarisieren. Sie wirken in Konkurrenz mit dem Acetylcholin an den Receptoren der postsynaptischen Membran; z. B. besitzt Curare eine außerordentlich hohe Affinität zu diesem Receptor. Procain, Tetracain und andere Lokalanaesthetica blockieren den Receptor in der Synapse, ohne zu depolarisieren. Sie zählen zu den nichtdepolarisierenden Blockern und werden neuerdings wegen ihrer strukturellen Ähnlichkeit mit Acetylcholin als Antimetaboliten bezeichnet. Auch Atropin konkurriert mit Acetylcholin um das Receptorprotein.

b) Verbindungen, wie z. B. Decamethonium, Succinyldicholin, Carbamylcholin, blockieren die Entstehung eines Aktionspotentials, indem sie die Membran depolarisieren. Sie wirken durch ihre verlängerte Depolarisation auf die Nervenendplatten. Dies hat zur Folge: elektrische „Unerregbarkeit“ der benachbarten Muskelmembran einerseits, Unempfindlichkeit der Nervenendplatte gegenüber Acetylcholin andererseits.

Die Depolarisation nach Carbamylcholin wird durch Procain antagonisiert.

ad 4. Hydrolyseblockade ist immer eine Acetylcholinblockade. Neben den klassischen Cholinesteraseblockern Eserin und Neostigmin sind hier vor allem die Phosphorsäure- und Thiophosphorsäureester zu nennen, die mit der esteratischen Seite feste chemische Verbindungen eingehen.

β) Allgemeine Pharmakologie

1. Einteilung curarisierender Substanzen

Die Einteilung curarisierender Substanzen ist nach ihrer chemischen Struktur und ihrem Wirkungsmechanismus an der motorischen Endplatte (siehe Abb. 5) sinnvoll und kann in folgende Gruppen vorgenommen werden:

a) Präsynaptische Inhibitoren

α) Durch die Hemmung des Cholintransports mit Hemicholin oder Triäthylcholin entsteht infolge einer Erschöpfung der Transmitterreserven eine langsame und sich steigernde Paralyse. Das Cholin wirkt als Antagonist (Abb. 6).

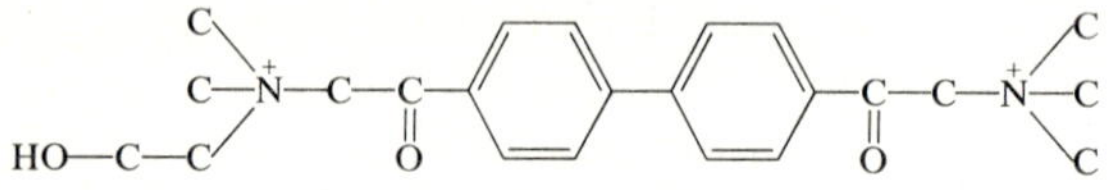

Hemicholin (HC3)

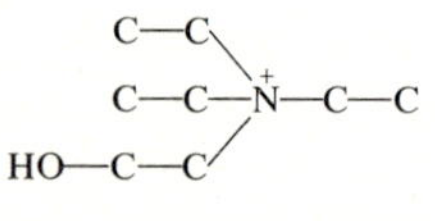

Triaethylcholine (TECh)

Abb. 6. Formel für HC3 und TECh

β) Wirkung auf die Freisetzung des Transmitters.

1. durch Botulinustoxin,
2. durch Magnesium und gewisse Antibiotica.

b) Postsynaptische Inhibitoren

Für die Anaesthesiologie ist die Gruppe der neuromuskulären Blocker vom Typ des quaternären Ammoniums von Bedeutung.

α) Nichtdepolarisationsblocker. An den Receptoren der postsynaptischen Membran wirken sie in Konkurrenz mit dem Acetylcholin. Die Paralyse wird durch Anticholinesterasen und durch Depolarisation antagonisiert.

Da diese Relaxantien aus großen Molekülen bestehen, werden sie auch *Pachycurare* genannt. Weitere Synonyma sind „kompetitive“, „repolarisierende“ und „depolarisierungshemmende“ Blokker (Abb. 7).

Die Bezeichnung „kompetitiver Block“ ist nicht zutreffend, da die depolarisierenden Relaxantien ebenso wie die Relaxantien der Curaregruppe das Acetylcholin kompetitiv ausschalten. Die Nomenklatur (nach FOLDES, 1966) „Nichtdepolarisationsblock“ für die Pachycuraregruppe ist besser als die heute vielfach gebrauchte Bezeichnung „Repolarisationsblock“. Das Typische dieser Paralyse liegt nicht in der Wiederherstellung des Ruhepotentials (= Repolarisation), sondern in der Verhinderung einer Depolarisation.

β) Depolarisationsblocker. Diese wirken durch verlängerte Depolarisation auf die Nervenendplatten und bestehen aus kleineren und langgestreckten, dem Acetylcholin ähnlichen Molekülen mit nur schwach hemmenden Substituenten. Aufgrund ihrer Struktur werden sie auch *Leptocurare* genannt (Abb. 8).

2. Vorbemerkungen zu Verteilung, Ausscheidung und Abbau

Bevor die Pharmakologie der Relaxantien im einzelnen beschrieben wird, erscheint es nützlich, einige Definitionen über Verteilung, Abbau und Ausscheidung der Relaxantien vorauszuschicken. Diese Vorgänge sind wiederum von folgenden drei Faktoren abhängig, nämlich: dem Verteilungskoeffizienten, der Dissoziationskonstante und der Proteinbindung.

Die Verteilung der Pharmaka kann definiert werden als ein Prozeß, bei dem die Moleküle in ververschiedene Körperabschnitte, z. B. Körperfett, Plasma, extracelluläres Wasser, gebracht werden. Verschiedene spezifische Proteine, Lipide, Mucopolysaccharide, können wohl die Medikamente annehmen bzw. binden, sie haben jedoch keine Transportfunktion.

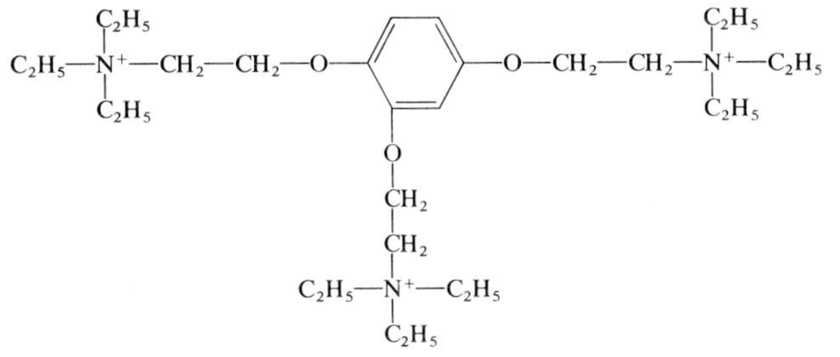

Gallamin

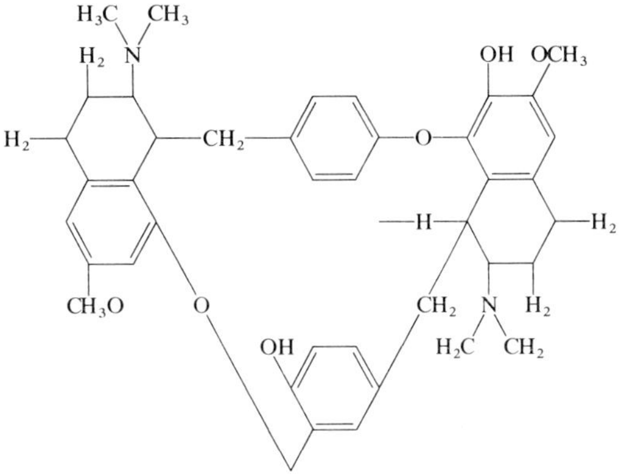

d-Tubocurarin

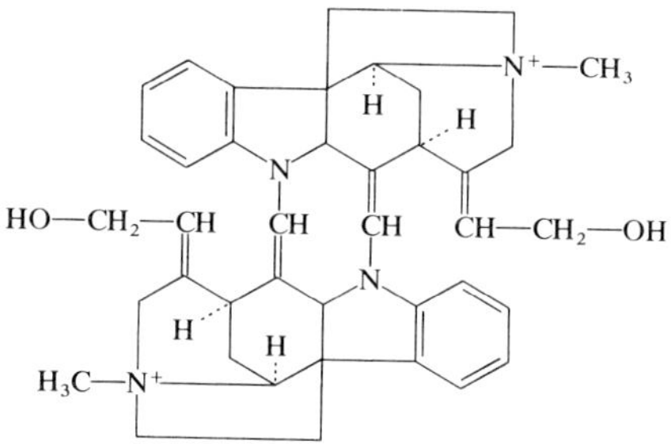

Toxiferin

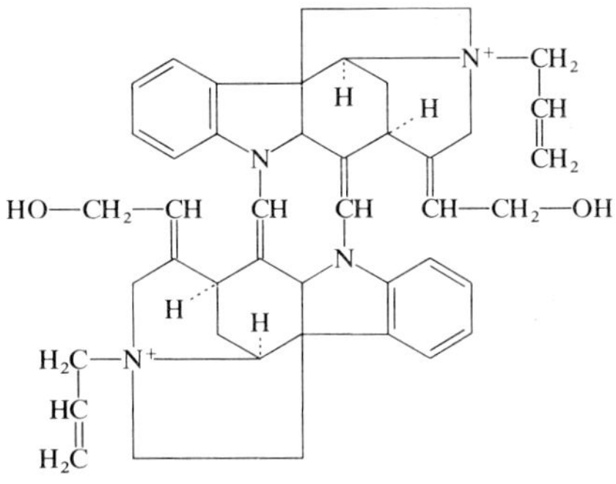

Diallyl-nor-toxiferin

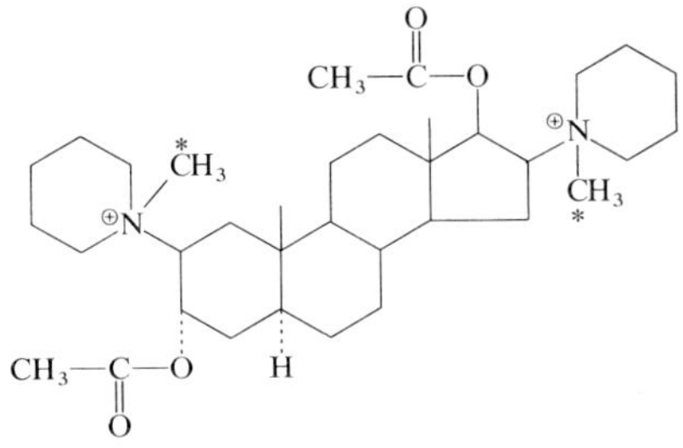

Pancuronium (Pavulon)

Abb. 7. Formeln für Nichtdepolarisationsblocker

$(CH_3)_3N^+—CH_2—CH_2—O—R \mid R = $ —H Cholin; —$COCH_3$ Acetylcholin; —$CONH_2$ Carbamylcholin

$CH_3—N^+(CH_3)_2—CH_2—CH_2—O—CO—CH_2—CH_2—CO—O—CH_2—CH_2—N^+(CH_3)_2—CH_3$

Succinyldicholin (Suxamethonium)

$CH_3—N^+(CH_3)_2—CH_2CH_2CH_2CH_2CH_2CH_2CH_2CH_2CH_2CH_2—N^+(CH_3)_2—CH_3$

Decamethonium

$Br—(CH_3)_3—N—CH_2—CH_2—O—CO—NH—(CH_2)_6—$
$NH—CO—O—CH_2—CH_2—N—(CH_3)_3—Br$
Hexamethylen-1,6-bis-carbaminoylcholinbromid

Abb. 8. Formeln für Depolarisationsblocker

Wenn ein Pharmakon Wirksamkeit auf die Oberfläche der Zelle ausübt, muß die Konzentration im extracellulären Wasser in Beziehung zur Wirkung gesetzt werden. Sobald ein Medikament im extracellulären Wasser verteilt ist, wird die Konzentration in diesem Abschnitt durch jeden weiteren Verteilungsprozeß vermindert, z. B. durch Proteinbindung. Diese Verteilungsprozesse sind für die Beendigung der Wirkung aller Relaxantien, einschließlich des Succinyldicholins, von Bedeutung (KALOW, 1959).

Bei der Verteilung der Relaxantien spielt die *Dissoziationskonstante* eine wesentliche Rolle. Unter Dissoziationskonstante versteht man die Größe, die angibt, bis zu welchem Ausmaß ein Stoff bei bestimmtem pH in Ionen dissoziiert. Im allgemeinen sind die Ionen nur sehr wenig oder gar nicht lipoidlöslich, während die nicht ionisierten Anteile eine mehr oder weniger große Lipoidlöslichkeit besitzen.

Die Membranen, Blut/Liquor-, Placenta-Schranke, erlauben daher den Durchtritt von nichtionisierten Stoffen schneller als den von ionisierten. Pharmaka, die quaternäre Ammoniumgruppen enthalten, sind ionisiert und nicht lipoidlöslich, z. B. Succinyldicholin und d-Tubocurarin. Andererseits passieren Substanzen mit einem Molekulargewicht unter 350 die Placenta sehr leicht, von 350—600 langsam, von 600—700 kaum und über 1000 nicht.

Nach 15—60 mg d-Tubocurarin konnten nur unbedeutende Konzentrationen in der Nabelschnur nachgewiesen werden. Gallamin tritt schon in geringerer Dosierung bereits wenige Minuten nach Applikation in den kindlichen Kreislauf über (CRAWFORD).

Neugeborene sind jedoch gegenüber nichtdepolarisierenden Relaxantien sehr empfindlich, so daß es ratsam erscheint, diese Stoffgruppe in der Geburtshilfe zu vermeiden. Succinyldicholin geht in üblichen klinischen Dosen nicht von der Mutter auf den Fetus über, es sei denn, eine übernormale Dosis von 300 mg wird in einer Einzelinjektion verabreicht (KVISSELGAARD und MOYA 1961).

Ausscheidung. Die Lipoidlöslichkeit von Pharmaka begünstigt ihre Rückresorption von den renalen Tubuli, Ionisationsfähigkeit reduziert diese Löslichkeit. Daher scheidet der Körper sehr häufig einen Stoff dadurch aus, daß dieser in eine ionisationsfähige Verbindung umgewandelt wird. Die allgemein verwendeten Muskelrelaxantien tragen zwei kationische Ladungen und bedürfen so keiner Umwandlung, um ausgeschieden zu werden, es sei denn, sie werden rasch zerstört.

Abbau. Rasche Zerstörung ist nur beim Succinyldicholin und bei ähnlichen Estern bekannt, die im Serum hydrolysiert werden.

γ) Spezielle Pharmakologie

1. Die nichtdepolarisierenden Relaxantien

FOLDES (1957, 1966), TSHUJI et al. (1953) und KALOW (1959) veröffentlichten Übersichten über das Schicksal von Muskelrelaxantien im Organismus, die im folgenden als Grundlage dienen sollen.

a) d-Tubocurarin. Curare ist ein roher Pflanzenextrakt, den man aus verschiedenen Arten tropischer Pflanzen erhält. Der rohe Auszug ist für die klinische Verwendung völlig unbrauchbar, da er

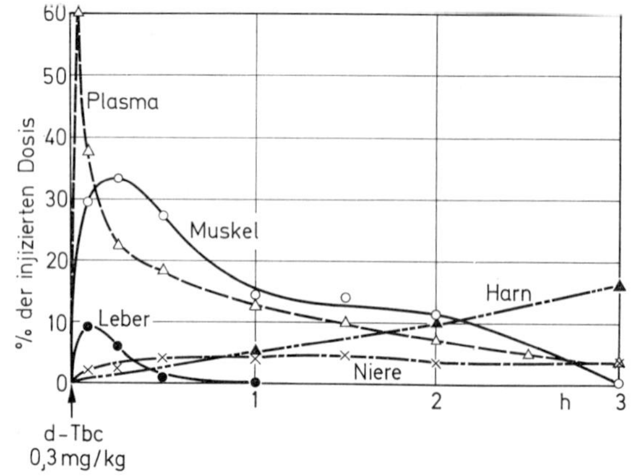

Abb. 9. Verteilung von d-Tubocurarin nach i.v. Injektion von 0,3 mg/kg. Biopsien aus verschiedenen Geweben. Die eingetragenen Meßpunkte stellen den Mittelwert aus 3 bis 7 Hunden dar

viele Alkaloide enthält, die teils die Muskulatur durch neuromuskuläre Blockade lähmen, teils als zentrale Krampfgifte wirken.

Die Bezeichnung der 3 Haupttypen des Curare stammen von den Behältern, in denen der Extrakt an die Importeure geliefert wurde. Aus Französisch-Guayana wird Tubencurare, als roher Extrakt in die Höhlung von Bambusrohr eingefüllt, geliefert. Aus Britisch-Guayana und vom oberen Amazonas stammt Kalebassen- oder Gourdcurare, da der Extrakt in Flaschenkürbisse gefüllt wird, während beim Topfcurare vom oberen Orinoko Tontöpfe als Behälter dienen.

WINTERSTEINER und DUTCHER isolierten d-Tubocurarin aus dem Chondodendron tomentosum.

Die Verteilung des d-Tubocurarin erfolgt im Organismus nach intravenöser Applikation in zwei Phasen, die sich teilweise überschneiden. Nach

COHEN et al., die neben der Plasmakonzentration auch die Konzentration in der Muskulatur, Leber, Niere und im Urin bestimmten (Abb. 9), zeigt der Plasmaspiegel einen anfänglich sehr raschen Abfall, dem ein langsamer, mehr allmählicher Abfall nachfolgt. Der steile Abfall in den ersten 5—10 min läßt darauf schließen, daß das d-Tubocurarin in die interstitielle Flüssigkeit eintritt.

Ein sehr kurzer Diffusionsweg vom Plasma in die motorische Endplatte ermöglicht einen schnellen, schon während der ersten Kreislaufzeit erfolgenden Wirkungseintritt des Tubocurarins. Die Zeit der

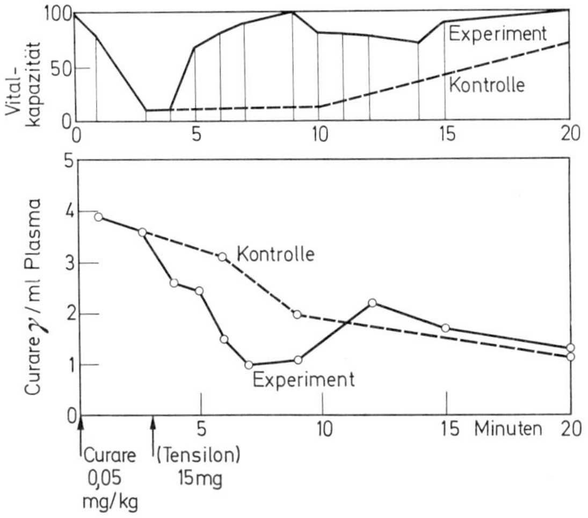

Abb. 10. Die Anticurarewirkung des Edrophoniums und der Zusammenhang zwischen Plasmaspiegel des Curare und Vitalkapazität

Diffusion von den Capillaren zu dem eigentlichen Aktionsort kann nur Sekunden betragen. Die neuromuskuläre Endplatte wird mit Curaremolekülen belegt, bevor ein Ausgleich mit der interstitiellen Flüssigkeit eingetreten ist. Dieser schnelle Prozeß ist dadurch möglich, daß sowohl eine enge Beziehung zwischen Capillaren und Endplatte als auch eine hohe Affinität zwischen Tubocurarin und Endplatten besteht.

Die erste Phase der Verteilung von d-Tubocurarin zwischen Plasma und interstitieller Flüssigkeit ist innerhalb von 10—20 min beendet. Diese Phase variiert zeitlich durch unterschiedliche Bindungen an Plasmaproteine. Das Relaxans wird einmal gering und bei anderen Patienten in höherem Maße im Serum gebunden, so daß die gebundene Substanz nicht oder nur langsam in den interstitiellen Raum diffundieren kann. Die Bindung an Plasmaproteine ist reversibel.

Aus Abb. 10 (COHEN) ist dies deutlich erkennbar: Nach d-Tubocurarin führt die Injektion von Edrophonium zu einer rapiden Verminderung der Konzentration im Plasma. Später steigt die Curarekonzentration wieder an. Das Sinken des Plasmaspiegels und die Anticurarewirkung beruhen auf zwei verschiedenen Eigenschaften des Edrophoniums.

Das Edrophonium (und auch Neostigmin) macht dem d-Tubocurarin einmal die Bindungsstellen im Bereich der Plasmaproteine und zum anderen im Bereich der neuromuskulären Receptoren über Acetylcholinfreisetzung durch Hemmung der Acetylcholinesterase streitig. Ein Wiederfreiwerden von d-Tubocurarin von den Proteinen, die nachfolgende Verteilung über die extracelluläre Flüssigkeit und ein Zurückkehren an die Plasmaproteine, nachdem das Edrophonium das Plasma verlassen hat, erklärt diese Beobachtung von COHEN.

In der zweiten Phase sinkt der Plasmagehalt sehr langsam mit einer Halbwertszeit von 45 min ab, und zwar durch einen Verdünnungsprozeß im Gesamtwasser des Skeletmuskels und anderer Organe, sowie durch Nierenausscheidung. 45 min nach Injektionsbeginn befindet sich die Hälfte der Ausgangsmenge noch im Plasma und in der interstitiellen Flüssigkeit.

b) Dimethyl-d-Tubocurarin. Bei der Darstellung der Tubocurarin-Alkaloide fanden WINTERSTEINER und DUTCHER zahlreiche verwandte Verbindungen mit stärkerer oder schwächerer Curarewirkung, u. a. auch das *Dimethyl-d-Tubocurarin.* Die jodierte Form des Methylcurarin ist in Wasser löslich. Der pH-Wert der wäßrigen 0,1 %igen Lösung beträgt 6,1.

c) Gallamin, ein 1,2,3-Tri(β-diäthylaminoäthoxy-benzol-triäthyljodid) wurde 1948 von BOVET synthetisiert. Es ist ein weißes amorphes Pulver mit einem Schmelzpunkt von 145—150° C und einem Molekulargewicht von 891.

d) Toxiferin und Diallyl-nor-Toxiferin. Aus Kalebassencurare, das die biologisch wirksamsten Curarestoffe enthält und dessen wesentlichster Bestandteil aus Strychnos toxifera stammt, konnte 1958 C-Toxiferin I isoliert werden (BERNAUER et al.).

Das C-Toxiferin I hat sich als nebenwirkungsarmes Relaxans von besonders langer Wirkungsdauer und hoher Wirksamkeit erwiesen. Als eine Weiterentwicklung ist das Derivat Diallyl-nor-Toxiferin anzusehen, das bei gleich günstigen Eigenschaften jedoch eine kürzere Wirkungsdauer besitzt und somit zeitlich besser angepaßt werden kann. *Diallyl-nor-Toxiferin* ist eine farb- und geruchlose Substanz mit dem Molekulargewicht 737,79. Die kristalline Form ist in Wasser und Alkohol gut löslich.

e) Pancuroniumbromid. Pancuronium-Bromid (Pavulon) 2β-16β-Dipiperidino-5α-androstane-3α17β-diol diacetat dimethobromide wurde erstmals 1964 synthetisiert. BUCKETT et al. (1968) konnten anhand umfangreicher elektromyographischer Untersuchungen an verschiedenen Species Pancuroniumbromid als ein nicht depolarisierendes Muskelrelaxans charakterisieren. Der neuromuskuläre Block wird durch Anticholinesterasen (Neostigmin, Edrophonium) antagonisiert. Die vagolytische Wirkung ist sehr gering, ganglionblockierende Eigenschaften konnten nicht gefunden werden. Pancuronium hat auch bei gleichzeitiger Anwendung von Halothane keine blutdrucksenkende Wirkung und verursacht keine Veränderung der Herzfrequenz. Das Relaxans wird durch Halothane additiv in seiner relaxierenden Wirkung verstärkt.

Die bisher vorliegenden Untersuchungsergebnisse am Menschen bei der klinischen Anwendung in der Anaesthesie konnten die tierexperimentellen Ergebnisse weitgehend bestätigen. Pancuronium hat die etwa 5fache Wirkungsstärke von d-Tubocurarin. Über den Stoffwechsel ist bisher nur bekannt, daß etwa die Hälfte der Substanz unverändert durch die Nieren ausgeschieden wird und die andere Hälfte in der Leber abgebaut wird. Die Frage einer eventuellen lebertoxischen Wirkung ist bisher noch nicht untersucht worden.

2. Die depolarisierenden Relaxantien

a) Succinyldicholin (Suxamethonium) ist der Hauptvertreter dieser Gruppe der depolarisierenden Relaxantien.

Die ersten Veröffentlichungen über das Succinyldicholin stammen von HUNT und TAVEAU (1906), die die Substanz synthetisierten. Ihre spezifische Wirkung auf die quergestreifte Muskulatur konnte damals nicht beobachtet werden, da die Versuchstiere gleichzeitig curarisiert waren. GLICK untersuchte 1941 die enzymatische Hydrolyse der Substanz mit der unspezifischen Cholinesterase des Pferdeserums. Er verglich die Hydrolyse von Succinyldicholin mit der von Acetylcholin.

Die Entdeckung der muskelerschlaffenden Wirkung des Succinyldicholins verdanken wir BOVET et al. Nach erfolgreicher Testung im Tierversuch wurde das Succinyldicholin 1951 von BRÜCKE et al., VAN DARDEL und THESLEFF sowie nach Selbstversuchen von MAYRHOFER und HASSFURTER in die Klinik eingeführt. Spätere Untersuchungen über Abbau und Verteilung des Succinyldicholins im Organismus stützten sich auf experimentelle Arbeiten mit menschlichem Plasma und menschlichen Pseudocholinesteraseanreicherungen (AUGUSTINSON, EVANS, FOLDES, FRASER, LEHMANN, KALOW, WHITTAKER).

Bei einer relativ hohen Substratkonzentration ($2{,}2 \times 10^{-2}$ M/Liter) wird in 1 ml Plasma Succinyldicholin 0,1 μ M/min hydrolysiert. Bei dieser hohen Substratkonzentration werden entsprechend einem angenommenen Plasmavolumen von 2500—3000 ml ungefähr 150 mg Succinyldicholin in der Minute hydrolysiert. Wenn dies tatsächlich der Fall wäre, dann würde sich nach klinischen Dosen von Succinyldicholin (40—100 mg) kein neuromuskulärer Block entwickeln können. Ein Teil des intravenös injizierten Succinyldicholin diffundiert jedoch sehr schnell zu den cholinergischen Receptoren der neuromuskulären Synapsen und entgeht dadurch dem Abbau. Zudem werden bei Applikation klinischer Dosen im Plasma wesentlich niedrigere Succinyldicholin-Konzentrationen erreicht, so daß die enzymatische Spaltung im Körper wesentlich langsamer ablaufen dürfte. Eine einmalige Injektion von 50 mg Succinyldicholin/70 kg Körpergewicht ergäbe unter der Annahme einer gleichmäßigen Verteilung (etwa 21 sec nach Injektion) eine Konzentration von 5×10^{-5} M/Liter Succinyldicholin im Serum, wenn man voraussetzt, daß keine hydrolytische Spaltung in dieser Zeit erfolgt. Unter Berücksichtigung der unmittelbar nach der Injektion eintretenden enzymatischen Hydrolyse muß demnach mit einer wirksamen relaxierenden Succinyldicholin-Konzentration im Serum unterhalb 5×10^{-5} M/Liter gerechnet werden (DOENICKE et al., 1968).

WHITTAKER und WEGESUNDERA konnten 1952 als erste zeigen, daß die enzymatische Hydrolyse des Succinyldicholins in zwei Phasen abläuft. Zuerst wird relativ schnell Succinylmonocholin und freies Cholin gebildet. Die zweite Phase der Reaktion beginnt erst dann, wenn die erste nahezu vollständig abgelaufen ist, also eine der Esterbindungen des Succinyldicholins gesprengt wurde und kein Succinyldicholin mehr vorliegt. Dieser Befund wird durch die wesentlich größere Affinität des Diesters zum Enzym erklärt.

Der Verlauf der Serumkonzentration in vivo wurde erstmals von KVISSELGAARD und MOYA (1961) aufgezeichnet und dabei ein sehr rascher Abfall der Konzentration (von 85% des injizierten Succinyldicholins innerhalb der ersten halben Minute) festgestellt. Allerdings wurden diese Untersuchungen mit einer modifizierten Frosch-Rectus-Methode, also nicht mit einer direkten chemischen Bestimmungsmethode, durchgeführt.

Zweifel an diesem außerordentlich schnellen Konzentrationsabfall des Succinyldicholins im Serum lassen die Arbeiten von GROHMANN und BETTSCHART et al. aufkommen.

GROHMANN konnte an Kaninchen mit Hilfe von ^{14}C-markiertem Succinyldicholin zeigen, daß die atemlähmende Wirkung des Succinyldicholins an einen bestimmten Serumspiegel gebunden ist. Die Spontanatmung setzt beim Kaninchen unabhängig von der Dosis regelmäßig dann wieder ein, wenn die Menge des im Blut zirkulierenden Succinyldicholins auf 1,8—1,85 γ/ml abgesunken ist.

Man darf also aus der relativ kurzen klinischen Wirkung von Succinyldicholin nicht den Schluß ziehen, daß nach Beendigung der Apnoe das applizierte Succinyldicholin vollständig zu Succinylmonocholin abgebaut ist. Wahrscheinlich ist der Serumgehalt eben nur unter die minimal wirksame Konzentration gesunken. Von Bedeutung für die Beendigung der Succinyldicholinwirkung sind ohne Zweifel auch Verteilungsprozesse im Körper, d. h. die Verteilung des Pharmakons in verschiedenen Körperabschnitten, z. B. in Körperfett, Plasma, extracellulärem Wasser und Gesamtwasser des Körpers, verschiedenen Klassen von spezifischen Proteinen, Lipiden oder Polysacchariden.

Auch die Ausscheidung durch die Nieren muß bei der Beendigung der Wirkungsdauer des Succinyldicholins eine Rolle spielen. Da Succinyldicholin zwei kationische Ladungen trägt und somit in ionisationsfähiger Form vorliegt, kann das Pharmakon durch die Nieren leicht ausgeschieden werden. Tatsächlich spielt jedoch nach FOLDES und NORTON die Ausscheidung im Urin, verglichen mit dem enzymatischen Abbau, eine untergeordnete Rolle. Eine Beziehung zwischen der Succinyldicholinausscheidung im Urin und der Dauer der Apnoe wurde beim Menschen nicht festgestellt. Succinylmonocholin wird in wesentlich größeren Mengen ausgeschieden als Succinyldicholin.

Das Schicksal des Succinyldicholins im Organismus ist nach den vorangegangenen Ausführungen abhängig von der normalen Esteraseaktivität auf Succinyldicholin. Ein Enzymeffekt ist einerseits nur möglich, solange sich die Substanz im Serum befindet. Andererseits muß das Pharmakon das Plasma und damit die zirkulierende Pseudocholinesterase verlassen, um die neuromuskulären Endplatten zu erreichen. Gleichzeitig mit der Verteilung im Plasma und der enzymatischen Spaltung diffundiert ein Teil des Succinyldicholins sehr schnell aus den die neuromuskulären Endplatten berührenden Capillaren zum Erfolgsorgan und entgeht dadurch dem Abbau. Es stellt sich ein Verteilungsgleichgewicht zwischen Plasma und Interstitium ein, das jedoch nicht stabil ist, da Succinyldicholin im Plasma fortlaufend gespalten wird. Die schnell sinkende Konzentration des Succinyldicholins im Plasma ermöglicht eine Rückdiffusion sowohl aus dem Interstitium als auch aus dem Gewebedepot ins Plasma. Demnach scheint die Beendigung der Succinyldicholinwirkung durch einen Verdünnungsprozeß, d. h. durch Wegdiffusion von der Endplatte in die interstitielle Flüssigkeit verursacht zu werden.

Verabreicht man nun größere Mengen Succinyldicholin mit einer Dauertropfinfusion, so wird in den Verteilungsräumen mehr Succinyldicholin vorhanden sein, da die fortlaufend diffundierten kleineren Mengen Succinyldicholin langsamer gespalten werden. Es wird durch die verlangsamte Hydrolyse, wenn nicht nach Wirkung dosiert wird, von einer bestimmten Menge Succinyldicholin in einer bestimmten Zeit mehr aktiv wirkendes Succinyldicholin vorhanden sein als bei stoßweiser Injektion. Daraus folgt nicht unbedingt, daß sich die Konzentration von Succinyldicholin erhöht, zumal oberhalb einer bestimmten Konzentration alles Succinyldicholin gespalten wird. Das Succinyldicholin kann sich bei der Dauertropfinfusion gut verteilen, wozu bei der stoßweisen Injektion keine Zeit vorhanden ist. Durch den erhöhten Gehalt, z. B. im interstitiellen Raum, ist aber die Rückdiffusion von den Endplatten erschwert, eine weitere Zufuhr von Succinyldicholin würde den neuromuskulären Block verlängern.

Die Depolarisation nach Succinyldicholin kann insbesondere nach Schußinjektion so groß sein, daß die Schwelle für ein Aktionspotential der Muskelfasermembran erreicht wird, wodurch eine Kontraktion ausgelöst wird. Durch die Vielzahl der asynchron kontraktierenden Muskelfasern in einem Muskel entsteht das Bild der fasciculären Zuckungen (REUTER).

Verlängerte Apnoe kann bei verminderter Pseudocholinesteraseaktivität und sog. atypischer Pseudocholinesterase auftreten (LIDDELL et al.; FOLDES et al.; DOENICKE et al.; KALOW).

Zahlreiche populationsgenetische Untersuchungen (KALOW; GOEDDE; MUTULSKY) haben gezeigt, daß die Pseudocholinesterase in mehreren genetisch bedingten Varianten vorkommt. Die praktische Bedeutung der atypischen Pseudocholinesterase liegt in ihrer begrenzten Fähigkeit, Succinyldicholin zu spalten. Sie hat — verglichen mit der normalen Esterase — eine ungefähr 100fach geringere Affinität zu Succinyldicholin. Die Verminderung der

Affinität zwischen Succinyldicholin und der Pseudocholinesterase setzt aber die Hydrolyserate wesentlich herab, so daß von der Verminderung der Affinität viel ernstere Effekte zu erwarten sind, als von einer pathologisch verminderten Esteraseaktivität. So gelangt bei vorliegender atypischer Esterase unmittelbar nach der Injektion des Succinyldicholins nicht wie im Normalfall nur $^1/_{20}$—$^1/_{30}$ der Substanzmenge an die Endplatte, sondern diese wird mit so viel Substratmolekülen überschwemmt, daß die Wegdiffusion in das umgebende Gewebe lange Zeit in Anspruch nimmt.

Daß jedoch auch andere Faktoren, die nicht mit einer verzögerten Hydrolyse des Succinyldicholins aufgrund einer genetischen Variante der Pseudocholinesterase in Zusammenhang stehen, eine verlängerte Apnoe hervorrufen können, ist allgemein bekannt, z. B. Hyper- oder auch Hypoventilation, Elektrolytstörungen (Kaliummangel), pH-Veränderungen, Überdosierung von Narkotica, Analgetica, intraoperative Gabe von Antibiotica, Hypothermie, schließlich alle Faktoren, die die Pseudocholinesterase quantitativ reduzieren können (Leberparenchymschaden, Röntgenbestrahlung).

Die Verkürzung bzw. Aufhebung einer verlängerten Apnoe nach Succinyldicholin, insbesondere bei genetisch bedingten Enzymvarianten durch intravenöse Gabe von Pseudocholinesterase, wurde für unmöglich gehalten (Kalow; Foldes; Borders).

Haupt et al. konnten jedoch im Tierversuch Mäuse mit einem 1500fach angereicherten Cholinesterase-Präparat (Behring-Werke), 20 sec nach Succinyldicholin verabreicht, vor der tödlichen Dosis von Succinyldicholin schützen.

Die bisher beim Menschen verwendeten Enzympräparate, z. B. Cholase, waren nicht ausreichend gereinigt und angereichert. In Untersuchungen mit dem gereinigten, angereicherten Cholinesterasepräparat gelingt es, trotz relativ geringer Gabe gereinigter Esterase (30 mg), eine Verkürzung der Apnoe nach 200 mg Succinyldicholin (Abb. 11) zu erreichen (Doenicke et al., 1968).

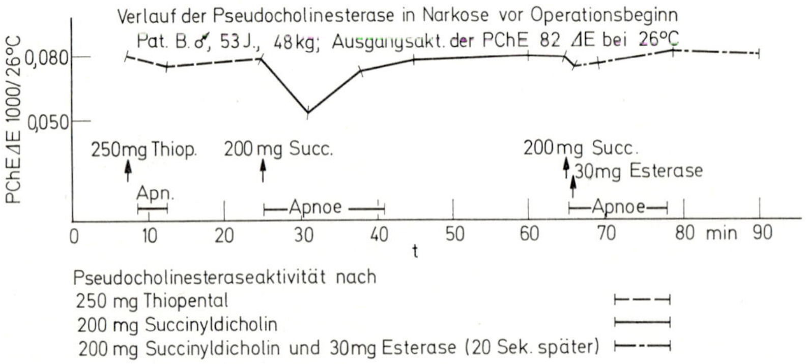

Abb. 11. Verlauf der Pseudocholinesterase-Aktivität nach Thiopental in O_2/N_2O-Halothane-Narkose. Nach Succinyldicholin allein Apnoe von 16 min. Nach Succinyldicholin + 30 mg Esterase, die 20 sec nach der Succinyldicholininjektion gegeben wurden, Verkürzung der Apnoe auf 12,5 min

Die Apnoe von 16 min ging mit einer starken Aktivitätsminderung der Esterase parallel. Nach erneuter Succinyldicholin-Injektion wird jedoch 20 sec danach 30 mg gereinigte Esterase intravenös injiziert. Der Aktivitätsverlust des Enzyms ist nicht so ausgeprägt, die Apnoe um 3,5 min verkürzt.

Wichtig erscheint die in vivo nach Succinyldicholin gemessene Enzymhemmung zu sein, denn diese steht in direktem Verhältnis zur Apnoedauer. Die Spontanatmung setzt wieder ein, sobald keine Enzymhemmung mehr zu messen ist. So ist auch der Erfolg bei einer Versuchsperson mit atypischer Esterase nach Succinyldicholininjektion und Zufuhr von ca. 150 mg gereinigter Esterase, die während der eingetretenen Apnoe gegeben wurde, erklärbar (Scholler). Die Verkürzung einer normalerweise zu erwartenden stundenlangen Apnoe auf 5—7 min ist mit Sicherheit auf die Erhöhung der Esteraseaktivität im Probandenserum zurückzuführen.

Für die Pharmakologie des Succinyldicholins ergeben sich folgende Erkenntnisse:

Die Pseudocholinesterase im Serum spielt bei der Spaltung von Succinyldicholin eine entscheidende Rolle.

Beim genetisch veränderten Enzym ist die Hydrolyse vermindert.

Eine Spontanhydrolyse kann vernachlässigt werden, evtl. könnte sie eine geringe Rolle beim seltenen Fall einer Anenzymie spielen.

Die Pseudocholinesterase ist in vivo nach einer Succinyldicholinapplikation in der dritten Minute am stärksten gehemmt. Die Enzymhemmung steht im direkten Verhältnis zur Apnoedauer. Die Spontanatmung setzt ein, sobald die Aktivität der

Pseudocholinesterase den Ausgangswert wieder erreicht hat.

Die Succinyldicholinhydrolyse ist bei einmaliger Dosis von ca. 50—70 mg um wenige Minuten verlängert, wenn eine extrem niedrige Pseudocholinesteraseaktivität vorliegt.

b) Decamethonium (C 10). Im Jahre 1948 beschrieben unabhängig voneinander BARLOW et al., PATON und ZAIMIS die neuromuskuläre Blockade des Decamethoniums.

Decamethonium ist ein weißes kristallines Pulver, löslich in Wasser, geruchlos. Von der Pseudocholinesterase wird der Stoff nicht abgebaut. 80 bis 90% werden in einem Zeitraum von 24 Std über die Nieren ausgeschieden.

c) Hexamethylen-bis-carbaminoylcholinbromid. 1953 wurde von KLUPP et al. dieser Stoff synthetisiert. Die ersten pharmakologischen Untersuchungen wurden von BRÜCKE durchgeführt.

Der Wirkstoff Hexamethylen-bis-carbaminoylcholinbromid ist ein weißes kristallines Pulver, das sich in Wasser sehr leicht, in Alkohol leicht löst. Die wäßrige Lösung ist klar und farblos. Schmelzpunkt 172—176°. Molekulargewicht 536,34.

Eine enzymatische Hydrolyse durch Cholinesterase im Organismus erfolgt nicht. Nach intravenöser Applikation werden innerhalb der ersten beiden Stunden 53% durch den Harn ausgeschieden, nach 6—8 Std ist etwa $^3/_4$ der zugeführten Menge im Harn nachweisbar.

Da Hexamethylen-bis-carbaminoylcholinbromid neben einer initialen sich als Depolarisationsvorgang manifestierenden Phase von wenigen Minuten Dauer anschließend eine lang anhaltende Lähmung vom Curaretyp verursacht, wird es häufig auch in die Gruppe der nichtdepolarisierenden Relaxantien eingestuft. In der 2. Phase kann die Relaxation wie bei der Curaregruppe durch Neostigmin aufgehoben werden.

3. Verteilung und Metabolismus nach Untersuchungen mit radioaktiv markierten Muskelrelaxantien

Die in den letzten Jahren durchgeführten Untersuchungen mit ^{14}C-markierten Relaxantien haben einen besseren Einblick in die Verteilung und den Metabolismus dieser Substanzen ergeben.

Nach den Ergebnissen von LÜTHI mit Curarin-C, d-Tubocurarin, Diallyl-nor-Toxiferin, Decamethonium, Hexamethonium und Carbachol (Aminoameisensäurecholinester) findet ein eigentlicher Abbau dieser Stoffe mit Ausnahme der Esterspaltung beim Carbachol nicht statt.

Die depolarisierenden Stoffe verschwinden rascher aus der Blutbahn, werden rascher von den Blutzellelementen aufgenommen und schneller durch die Nieren ausgeschieden als die nichtdepolarisierenden Stoffe.

In den inneren Organen (Herz, Milz, Lunge, Leber, Niere) wird ein doppelphasiger Konzentrationsverlauf beobachtet: ein erster Anstieg, dann ein Abfall auf ein Minimum, Anstieg bis zum zweiten Maximum mit anschließendem Abfall (LÜTHI).

Bei den depolarisierenden Stoffen tritt das erste Minimum früher auf als bei den nicht depolarisierenden Stoffen: z. B. bei Decamethonium nach 30 min, Diallyl-nor-Toxiferin nach 60 min. Beim Diallyl-nor-Toxiferin liegt ein Konzentrationsmaximum in sämtlichen mucopolysaccharidhaltigen Geweben (Bindegewebe, Sehnen, Gefäße) zum Zeitpunkt des Minimums in den Organen, d. h. es findet eine Speicherung statt, ähnlich wie beim Thiopental in den Fettdepots. Der auffallendste Unterschied zwischen den beiden Stoffgruppen wurde in den Ausscheidungskurven im Urin beobachtet. Eine normal steigende Ausscheidung zeigt, daß vom Diallyl-nor-Toxiferin nach 60 min 22%, nach 4 Std 50% im Blasenurin ausgeschieden sind. Bei den depolarisierenden Stoffen erfolgt zuerst wohl eine raschere Ausscheidung, denn nach 30 min finden sich 30% Decamethonium im Urin, danach verschwindet wieder ein Teil der ausgeschiedenen Radioaktivität. Es findet demnach eine Rückresorption durch die Blasenwand in das Blut statt. Durch die Galle werden nur die nichtdepolarisierenden Stoffe in größerer Menge ausgeschieden. Die Ausatmungsluft enthält bei allen Stoffen nur Spuren von Radioaktivität.

DAL SANTO fand ähnliche Ergebnisse mit ^{14}C-markiertem Dimethyl-d-Tubocurarin. Nach intravenöser Gabe verschwanden bei Untersuchungen an Hunden 90% der markierten Verbindungen innerhalb von 30 min aus dem Plasma, aber 0,8% konnten noch 15 Std nach der Injektion im Plasma nachgewiesen werden. Die im Urin ausgeschiedene Menge war in der ersten halben Stunde ziemlich begrenzt, erhöhte sich aber nach und nach bis zu 75—80% der injizierten Dosis.

Das markierte Curare konnte im Liquor cerebrospinalis in einer Konzentration von der Größenordnung 10^{-5} der injizierten Dosis nachgewiesen werden.

Unter den Bedingungen von Schock, Hypoxie, Hyperkapnie, Hypotension und Hypothermie waren die Ergebnisse DAL SANTOS ähnlich, jedoch gekennzeichnet durch:

1. Verlangsamtes Verschwinden aus dem Plasma.
2. Verringerte Eliminierung durch die Nieren.
3. Anhaltend höhere Konzentrationen im extravasculären Raum.
4. Erhöhten Übergang in den Liquor cerebrospinalis.

Einen gemeinsamen Nenner bildet möglicherweise die Beteiligung der Nieren. Offensichtlich verzögert eine verringerte Eliminierung durch die Nieren das Verschwinden des ^{14}C-Dimethyl-d-Tubocurarins aus Plasma und extravasculärem Raum. Demzufolge wird ein höherer Konzentrationsgradient geschaffen, der den Übergang der Verbindung in den Liquor begünstigt. Ähnliche Ergebnisse wurden nämlich bei Hunden gefunden, bei denen die Nierengefäße beiderseits ligiert waren.

Als direkte Methode zur Messung der enzymatischen Hydrolyse in niedrigen Konzentrationen wurde von GOEDDE und SCHMIDINGER ^{14}C-markiertes Succinyldicholinjodid als Substrat verwendet. Die Substanz ist an den Methylgruppen beider Cholinmoleküle radioaktiv markiert, wodurch das Ausgangsprodukt Succinyldicholin und die entstehenden Reaktionsprodukte Succinylmonocholin bestimmt werden konnten. Ein rascher Abbau von Succinyldicholin im Serum mit normaler Enzymaktivität wurde nachgewiesen. Die Umsetzung von Succinyldicholin im Serum mit atypischer Esterase ist verzögert und nicht wesentlich schneller als die Spontanhydrolyse.

Mit Hilfe der Radiopapierchromatographie konnte der zeitliche Ablauf der Succinyldicholinspaltung im verdünnten Serum gezeigt werden. Am Ende der Reaktion (13 Std) liegen die Spaltprodukte Succinylmonocholin und Cholin zu gleichen Teilen vor. Es ist daraus ersichtlich, daß Succinyldicholin bis zu einer noch nachweisbaren Konzentration von 10^{-6} abgebaut wird.

Aufgrund autoradiographischer Untersuchungen von WASER soll abschließend noch eine neue Vorstellung über die Blockwirkung der Curarestoffe mit dem Mechanismus der nervösen Reizübertragung auf den Muskel aufgezeigt werden. Quantitativ konnte der Curarisierungsverlauf in den Endplatten, der Antagonismus gegen Neostigmin und Acetylcholin sowie das Verhältnis gegenüber der Acetylcholinesterase in der Endplatte verfolgt werden. Nach seinen Befunden hat WASER die Existenz von drei verschiedenen Arten von Receptoren auf der postsynaptischen Membran vermutet.

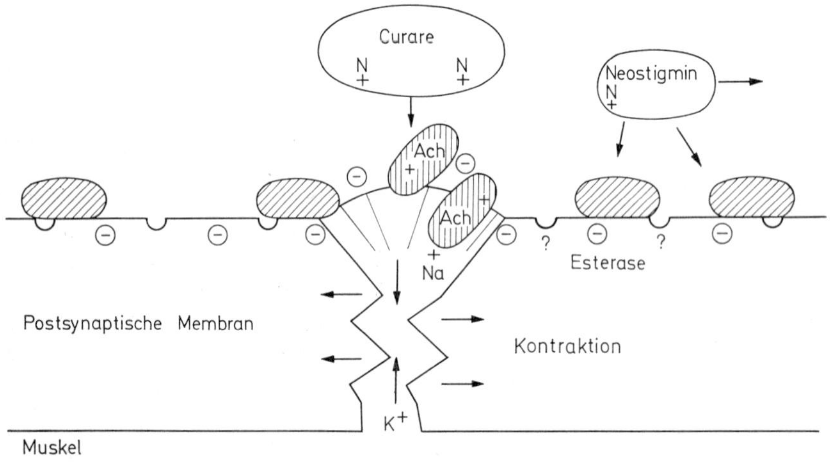

Abb. 12. Hypothetisches Schema der Endplatte nach WASER

Große Curaremoleküle besetzen die Poren, durch welche bei Depolarisation der Natrium- und Kalium-Austausch erfolgt. Die cholinergischen Receptoren für Acetylcholin, Decamethonium und Carbachol sind um diese Poren herum in großer Zahl auf der Membran verteilt. Ihre Besetzung bewirkt eine Kontraktion der Membran und Öffnung der Poren (Abb. 12).

Die drei verschiedenen Arten von Receptoren sind:

1. Die Curare-Receptoren sind zahlenmäßig am geringsten vertreten. Sie können im Endplattengebiet von einer Schicht von etwa 4×10^{-6} Molekülen vollständig bedeckt werden, stellen weniger als 1% der Oberfläche der postsynaptischen Membran dar und liegen relativ weit auseinander. Da die nichtdepolarisierenden Relaxantien eine Diffusion von Natrium und Kalium durch die postsynaptische Membran verhindern, sind sie wahrscheinlich in unmittelbarer Nachbarschaft der Poren

lokalisiert. Durch diese findet der mit der neuromuskulären Übertragung gekoppelte Ionenaustausch statt.

2. Die cholinergischen Receptoren haben vor allem zu Acetylcholin und zu den depolarisierenden Stoffen eine Affinität. Sie sind in Wirklichkeit zahlreicher, als sich aus der Zahl der Decamethonium-Moleküle schließen läßt (7×10^{-7}), die an der Endplatte bei einer totalen neuromuskulären Blockade nachgewiesen werden konnten. Sie liegen weiter auseinander und finden sich in der Umgebung der Poren, jedoch in einiger Entfernung von denselben.

3. Eine dritte Gruppe bildet schließlich die Acetylcholinesterase. Die Anzahl ihrer Moleküle ist mit $2{,}4 \times 10^{-7}$ größer als die der Curarereceptoren und kleiner als die der cholinergischen Receptoren. Die Acetylcholinesterase kann etwa 65 Acetylcholinmoleküle in 1 msec hydrolysieren.

Unter gewissen Voraussetzungen können die genannten Substanzen von anderen als ihren eigenen speziellen Receptoren adsorbiert werden, so z. B. bei besonders hoher Konzentration. Diese Eigenschaft erklärt nach FOLDES die Erscheinung der „Sekundärsättigung" der Endplatte durch Toxiferin, ferner die sich an der Endplatte abspielende fortschreitende Aufnahme von Decamethonium und schließlich die Tatsache, daß die nicht depolarisierenden Relaxantien durch größere Acetylcholinmengen von der Endplatte verdrängt werden können (z. B. nach Hemmung der Acetylcholinesterase durch Neostigmin).

Man kann sich vorstellen, daß das im Verlauf der neuromuskulären Übertragung ausgeschüttete Acetylcholin von den cholinergischen Receptoren adsorbiert wird und sich auf die Umgebung der postsynaptischen Membran zurückzieht. Die Folge davon wäre eine Vergrößerung der Poren. Natrium diffundiert in die Endplatte hinein und Kalium diffundiert aus der Endplatte hinaus. Dadurch wäre das für die Auslösung einer Muskelkontraktion erforderliche Endplattenpotential hergestellt.

Nichtdepolarisierende Relaxantien führen vorzugsweise zu einer Adsorption dieser Substanzen an die Curare-Receptoren. Ein großes flaches Molekül bedeckt die Poren (Abb. 12). Dabei tritt eine Interferenz mit dem vom Acetylcholin ausgelösten Ionenfluß und der Depolarisation auf. So entsteht der neuromuskuläre Block.

Im Gegensatz zu den nichtdepolarisierenden Curarestoffen, die die Poren nur bedecken, werden die Poren von den depolarisierenden Relaxantien blockiert, indem sie durch die Poren in die Muskelfaser (TAYLOR et al.) diffundieren.

Die Folge ist, daß der Ionenaustausch verhindert wird. Es kommt zu einem curareähnlichen Block der Phase II. In der Literatur wird dieser Block auch häufig Dualblock (CHURCHILL-DAVIDSON) und nach GISSEN et al. Desensitationsblock genannt. Während eines Desensitationsblocks liegen die depolarisierenden Stoffe innerhalb der Membran, später wandern sie wieder nach außen, wie aus den autoradiographischen Ergebnissen entnommen werden konnte.

4. Wirkungsstärke und -dauer der Relaxantien

Aus didaktischen Gründen wird die Wirkungsstärke der in der Klinik gebräuchlichen Relaxantien in einem eigenen Kapitel dargestellt.

Nach Verabreichung von Relaxantien kann bei kritischer Betrachtung des Patienten folgende Gesetzmäßigkeit beobachtet werden:

Die Ausschaltung der quergestreiften Muskulatur erfolgt nicht gleichzeitig und im gleichen Ausmaß für alle Muskelgruppen, sondern die Paralyse beginnt in den von den Hirnnerven versorgten Muskeln. Dies läßt sich am deutlichsten an der zuerst einsetzenden Augenlidlähmung beobachten. Hierauf folgen Hals- und Rückenmuskulatur, dann Bauchdecken- und Extremitätenmuskeln. Erst zum Schluß erlischt die Funktion der Atemmuskulatur, und zwar zuerst die der Intercostalmuskeln und dann die des Zwerchfells. Demnach ist die Relaxationsdauer für das Zwerchfell am kürzesten, länger für die Bauchdecken und am längsten für die Augenmuskeln. Allerdings wird dieses Bild während der Narkose durch die Wirkung der Narkotica überlagert und ist somit schwer erkennbar.

Ein Vergleich äquivalenter Erschlaffungsdosen zeigt, daß die Wirkungsstärke des C-Toxiferin I viermal und die des Decamethonium zweimal größer ist als die des Diallyl-nor-Toxiferin. Dimethyl-d-Tubocurarin ist gleich stark wirksam wie Diallyl-nor-Toxiferin. d-Tubocurarin hat die Hälfte, Succinyldicholin ein Fünftel und Gallamin ein Zehntel

Tabelle 1. *Vergleich der Wirksamkeit von gesetzmäßig äquivalenten Einzeldosen.* (Nach FOLDES et al., SEEGER, AHNEFELD, HAUENSCHILD)

Präparat	Bewertung
d-Tubocurarin	1,0
Toxiferin	8,6
Diallyl-nor-Toxiferin	1,7—2,5
Dimethyl-tubocurarin	2,0—2,5
Gallamin	0,2
Succinylcholin	0,5

Tabelle 2

Relaxans	Dosis in mg	Relaxationsdauer in Minuten
Decamethonium	3,0	20
Methyl-d-tubocurarine	3,35	32
d-Tubocurarin	9,0	35
Succinyldicholine	50,0	5
Gallamine	60,0	40

der Wirkungsstärke des Diallyl-nor-Toxiferin (FREY und FISCHER).

Einen Vergleich von Wirkungseintritt und -dauer verschiedener Muskelrelaxantien zeigt die Abb. 13.

Wasser, und hieraus resultiert eine geringere Wirkung.

5. Nebenwirkungen

Von den Nebenwirkungen werden nur die Herz- und Kreislaufveränderungen und die Histaminfreisetzung erwähnt. Daß Enzymveränderungen (genetische Varianten der Pseudocholinesterase) beim Abbau von Succinyldicholin eine wesentliche Rolle spielen, wurde ausführlich erwähnt.

Weitere Nebenwirkungen werden im klinischen Teil über die Muskelrelaxantien behandelt (siehe S. 267).

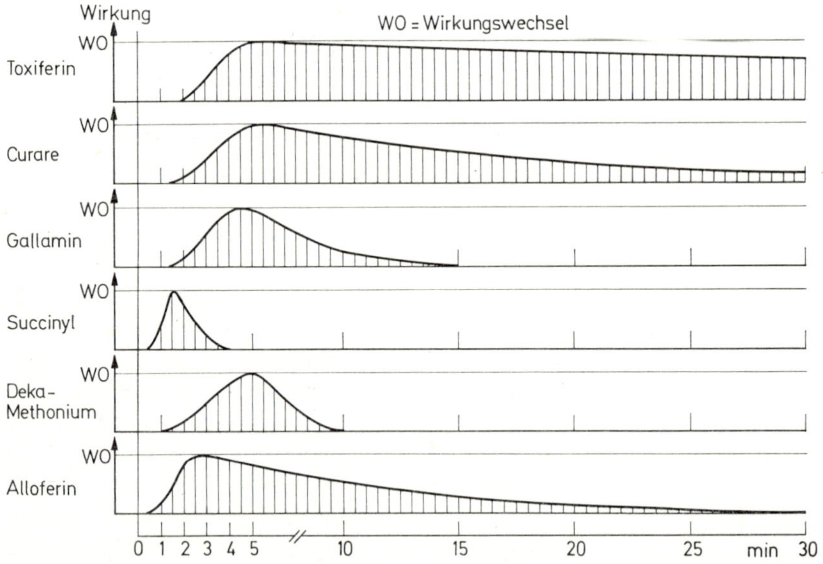

Abb. 13. Grobschematische Darstellung von Wirkungseintritt und -dauer verschiedener Muskelrelaxantien. DROST et al.

Die Wirkungsstärke und -dauer des Relaxans ist u. a. von der Temperatur, der Beatmungstechnik, dem Narkoticum und vor allem von der Injektionsgeschwindigkeit abhängig.

Schnelle Injektion führt zu einer stärkeren und länger anhaltenden Wirkung (FREY et al.). Bei extrem langsamer intravenöser Applikation werden die Verhältnisse der intramuskulären Injektion erreicht. Eine Erklärung wurde von den Autoren nicht gegeben, sie dürfte jedoch in der unterschiedlichen Proteinbindung zu suchen sein.

Neuere Ergebnisse von KURZ brachten anhand von Untersuchungen mit Thiopental und Propanidid hierzu wesentliche Erkenntnisse: Bei schneller Injektion ist die Proteinbindung von Thiopental geringer, die Wirkung somit intensiver. Bei langsamer Injektion liegt eine höhere Proteinbindung vor, daher befindet sich weniger Pharmakon im freien

a) Herz- und Kreislaufveränderungen. 1. Die Kreislaufreaktionen nach Succinyldicholin beziehen sich fast ausschließlich auf Frequenz, Blutdruck- und Rhythmusänderungen.

Nach wiederholten Succinyldicholininjektionen werden Bradykardien beobachtet, die jedoch mit Atropin behoben werden können. Auffallend sind Rhythmusstörungen, besonders bei Nachinjektionen.

Drei Faktoren kommen für die Auslösung von Arrhythmien in Frage:

a) postganglionäre Sympathicusstimulation,

b) direkter myokardialer Effekt,

c) Ansteigen des Serum-Kalium-Spiegels.

Bei digitalisierten Patienten kann die Wirkung von Digitalis auf das Leitungsgewebe des Herzens durch Succinyldicholin verstärkt werden (DOWDY).

2. Die Kreislaufwirkungen von Curare sind minimal, außer einer Blutdrucksenkung, die insbesondere bei gleichzeitiger Halothannarkose auftreten kann.

Eine schnelle Injektion von d-Tubocurarin in höherer Dosierung kann infolge Ganglienblockade und Histaminfreisetzung einen Blutdruckabfall zur Folge haben (HEYMANS).

3. Nach Gallamin ist mit einer Erhöhung von Frequenz und Blutdruck zu rechnen, die auf die vagolytische Wirkung der Substanz zurückgeführt werden kann.

4. Toxiferin und Diallyl-nor-Toxiferin beeinflussen den Kreislauf nicht. In Halothannarkosen können jedoch ebenfalls erhebliche Blutdrucksenkungen auftreten.

b) Histaminfreisetzung. Eine Histaminfreisetzung durch Muskelrelaxantien ist möglich und kann zur Kontraktion der glatten Muskulatur (Bronchiolen), zur Blutdrucksenkung, Steigerung der Drüsensekretion, Urticaria (COMROE und DRIPPS) und „Glottisödem" führen (FELLINI et al.).

WESTGATE und VAN BERGEN fanden nach schneller intravenöser Injektion von d-Tubocurarin parallel zum Anstieg der Histaminkonzentration im Blut einen Blutdruckabfall, einen erhöhten Atemwiderstand und Hauterythem.

Literatur

AUGUSTINSON, K. B.: Cholinesterase, a study in comparative enzymology. Acta physiol. scand. **15**, 57 (1948).

BÄCHTOLD, H. P., FORNASARI, F., HÜRLIMANN, A.: Diallyl-bis-nor-toxiferin, ein depolarisationshemmendes Muskelrelaxans. Helv. physiol. pharmacol. Acta **22**, 70 (1964).

BARRNETT, R. J.: The fine structural localization of acetylcholinesterase at the myomural junction. J. Cell Biol. **12**, 247 (1962).

BERNARD, CH.: Leçons sur les effects des substances toxiques et médicamenteuses, p. 238—353. Paris 1857.

BERNAUER, K., BERLAGE, F., PHILIPSBORN, W. VON, SCHMID, H., KARRER, P.: Über die Konstitution der Calebassenalkoloide C-Dihydrotoxiferin und C-Toxiferin I und des Alkaloids Curarin V aus Strychnos toxifera. Hclv. chim. Acta **41**, 2293 (1958).

BETTSCHART, A., SCOGNAMIGLIO, W., BOVET, D.: Potenziamento degli effetti della succinilcolina ad opera del β-dietilamminoetildifenil-Propilacetato SKF 525-A). Contubuto allo studio del meccanismo delle apnee prolungate provocate dalle succinilcolina. Estratto dai Rendiconti Dell Instituto Superiore di Sanita **19**, 721 (1956).

BORDERS, R. W., STEPHEN, C. R., NOWILL, W. K., MARTIN, R.: The interrelationship of succinylcholine and the blood cholinesterases during anesthesia. Anesthesiology **16**, 401 (1955).

BOVET, D., BOVET-NITTI, F.: Curare. Experientia (Basel) **4**, 325 (1948).

— — GUARDINO, S., LONGO, V. G., MAROTTA, M.: Proprieta farmacodinamiche di alcuni derivati della succinylcolina dotai di azione curarica. R.C. Ist. sup. Sanità **12**, 106 (1949).

BRÜCKE, F.: Dicholinesters of a, w-dicarboxylic acids and related substances. Pharmacol. Rev. **8**, 265 (1956).

— KLUPP, H., KRAUPP, O.: Pharmakologische Eigenschaften des Hexamethylenbiscarbaminoylcholins (Imbretil) und anderer verwandter Polymethylenbiscarbaminoylcholine. Wien. klin. Wschr. **66**, 260 (1954).

BRÜCKE, H., GINZEL, K. H., KLUPP, H., PFAFFENSCHLAGER, F., WERNER, G.: Bis-Cholinester von Dicarbonsäuren als Muskelrelaxantien in der Narkose. Wien. klin. Wschr. **63**, 464 (1951).

BUCKETT, W. R., MARJORIBANKS, CHR. E. B., MARWICK, F. A., MARTON, M. B.: Pharmacology of Pancuronium-bromide, a new potent steroidal neuromuscular blocking agent.: Brit. J. Pharmac. Chemother. **32**, 671 (1968).

CARVALHO, P. DE.: The pharmacology of neuromuscular transmission. An introduction. In: Curare and curare-like agents, ed.: D. BOVET, F. BOVET-NITTI and B. MARINI-BETTOLO. Amsterdam-London-New York: Elsevier Publ. Comp. 1959.

CHURCHILL-DAVIDSON, H. C.: Eine Übersicht über die neuromuskuläre Übertragung. Anaesthesist **9**, 253 (1960).

COHEN, E. N.: Blood levels of d-tubocurarine in man with studies on its elimination and antagonism. In: Curare and curare-lige agents, eds.: D. BORD, F. BOVET-NITTI and G. B. MARINI-BETTOLO. Amsterdam-London-New York: Elsevier Publ. Comp. 1959.

— CORBASCIO, A., FLEISCHLI, G.: Distribution and fate of d-tubocurarine. J. Pharmacol. exp. Ther. **147**, 120 (1965).

COMROE, J. H., JR., DRIPPS, R. D.: The histamine-like action of curare and tubocurarine injected intracutaneously and intra-arterially in man. Anesthesiology **7**, 260 (1946).

COUTEAUX, R.: Motor end-plate structure. In: Structure and function of muscle, vol. 1, p. 337. New York-London: Academic Press 1960.

— TAXI, J.: Recherches histochimiques sur la distribution des activités cholinestérasiques au miveau de la synapse myoneurale. Arch. Anat. micr. Morph. exp. **41**, 352 (1952).

CRAWFORD, J. S.: Some aspects of obstetric anaesthesia. Brit. J. Anaesth. **28**, 146 (1956).

DOLE, H. H.: Transmission of nervous effects by acetylcholine. Harvey Lect. **32**, 229 (1937).

DARDEL, O. VAN, THESLEFF, S.: Clinical experience with succinylcholine-iodide. Anesth. Analg. Curr. Res. **31**, 250 (1952).

DE ROBERTIS, E.: Submicroscopic morphology and function of the synapse. Exp. Cell Res., Suppl. **5**, 347 (1958).

— Ultrastructure and cytochemistry of the synaptic region. Science **156**, 907 (1967).

— BENNETT, H. S.: Submicroscopic vesicular component in the synapse. Fed. Proc. **13**, 35 (1954).

DOENICKE, A., GÜRTNER, TH., KREUTZBERG, G., REMES, J., SPIESS, W., STEINBEREITHNER, K.: Serum cholinesterase anenzymia. Acta anaesth. scand. **7**, 59 (1963).

— HOLLE, F., FREY, H.-H.: Praktische Bedeutung der Plasmacholinesterasebestimmung und ihres atypischen Verhaltens gegenüber Succinylbischolin. Anaesthesist **11**, 146 (1962).

— SCHMIDINGER, ST., KRUMEY, J.: Suxamethonium and serumcholinesterase. Comparative studies in vitro and in vivo on the catabolism of suxamethonium. Brit. J. Anaesth. **40**, 834 (1968).

Dowdy, E. G., Fabian, L. W.: Ventricular arrhythmias induced by succinylcholine in digitalized patients. Anesth. Analg. Curr. Res. **42**, 501 (1963).

Drost, R., Böhmert, F., Henschel, W. F.: Klinische Beobachtungen mit Diallyl-nor-toxiferin. Anaesthesist **15**, 79 (1966).

Evans, F. T., Gray, P. W. S., Lehmann, H., Silk, E.: Sensitivity to succinylcholine in relation to serum cholinesterase. Lancet **1952I**, 1229.

— — — — Effect of pseudocholinesterase level on the action of succinylcholine in man. Brit. med. J. **1953I**, 136.

Fatt, P., Katz, B.: An analysis of the endplate potential recorded with an intracellular electrode. J. Physiol. (Lond.) **115**, 320 (1951).

Fellini, A. A., Bernstein, R. L., Zauder, H. L.: Bronchospasm due to suxamethonium. Brit. J. Anaesth. **35**, 657 (1963).

Foldes, F. F.: Muscle relaxants in anesthesiology. Springfield, Illinois: Ch. C. Thomas 1957.

— The fate of muscle relaxants in man. Acta anaesth. scand. **1**, 63 (1957).

— Factors which alter the effects of muscle relaxants. Anesthesiology **20**, 493 (1959).

— Gegenwärtige Auffassung über den Wirkungsmechanismus der neuromuskulären Blocker. Acta anaesth. scand. Suppl. **25**, 207 (1966).

— Foldes, V. M., Smith, J. C., Zsigmond, E. K.: The relation between plasma cholinesterase and prolonged apnea caused by succinylcholine. Anesthesiology **24**, 208 (1963).

— Hess, G. R. van, Shanov, S. P., Baart, N.: Interrelationship of suxamethonium, suxethonium and succinylmonocholine. Fed. Proc. **15**, 422 (1956).

— Lipschitz, E., Hess, G. R. van, Shanov, S. P.: Comparison of the respiratory effects of suxamethonium and suxethonium in man. Anesthesiology **17**, 559 (1956).

— Norton, S.: The coronary excretion of succinyldicholine and succinylmonocholine in man. Brit. J. Pharmacol. **9**, 385 (1954).

— Rendell-Baker, L., Birch, J. H.: Causes and prevention of prolonged apnea with succinylcholine. Anesth. Analg. Curr. Res. **35**, 609 (1956).

— Tsuji, F. J.: Enzymatic hydrolysis and neuromuscular activity of succinylmonocholine in man. Brit. J. Pharmacol. **9**, 385 (1954).

Fraser, P. J.: Hydrolysis of succinylcholine salts. Brit. J. Pharmacol. **9**, 429 (1954).

Frey, R., Fischer, F.: Curare in Biologie und Medizin. Curare Symp. Zürich 1966, S. 399. Basel-Stuttgart: Schwabe & Co. 1967.

— Seeger, R.: Experimental and clinical experience with toxiferine. Canad. Anaesth. Soc. J. **8**, 99 (1961).

Gissen, A. J., Katz, R. L., Karis, J. H., Papper, E. M.: Neuromuscular block in man during prolonged arterial infusion with succinylcholine. Anesthesiology **27**, 242 (1966).

Goedde, H. W., Doenicke, A., Altland, K.: Pseudocholinesterasen. Berlin-Heidelberg-New York: Springer 1967.

— Gehring, D., Hoffmann, R. A.: On the problem of a "silent gene" in pseudocholinesterase polymorphism. Biochem. biophys. Acta (Amst.) **107**, 391 (1965).

Goedde, H. W., Schmidinger, St.: Zur Reaktivität von genetisch bedingten Proteinvarianten der Pseudocholinesterase. Acta anaesth. scand., Suppl. **25**, 220 (1966).

Griffith, H. R., Johnson, G. E.: The use of curare in general anesthesia. Anesthesiology **3**, 418 (1942).

Grohmann, W.: Experimentelle Untersuchungen über den fermentativen Abbau von 14C-markiertem Succinyldicholin. Zbl. Chir. **90**, 1423 (1965).

Haupt, H., Heide, K., Zwistler, O., Schwick, H. G.: Isolierung und physikalisch-chemische Charakterisierung der Cholinesterase aus Humanserum. Blut **14**, 65 (1966).

Heymans, C.: Substances curarisantes et homéostasie de la pression artérielle. In: Curare and curare-like agents, ed.: D. Bovet, F. Bovet-Nitti and B. Marini-Bettolo. Amsterdam-London-New York: Elsevier Publ. Comp. 1959.

Hodges, R. J. H., Foldes, F. F.: Interaction of depolarising and non-depolarising relaxants. Lancet **1956II**, 788.

Hodgkin, A. L., Huxley, A. G.: A quantitative description of membrane current and its application to conduction and excitation in nerve. J. Physiol. (Lond.) **117**, 500 (1952).

— Katz, B.: The effect of Na ions on the electrical activity of the giant axon of the squid. J. Physiol. (Lond.) **108**, 37 (1949).

Kalow, W.: The distribution, destruction and elimination of muscle relaxants. Anesthesiology **20**, 505 (1959).

— Relaxants. In: Uptake and distribution of anesthetic agents, p. 302. New York: McGraw-Hill 1963.

— Pharmakogenetische Probleme in der Anaesthesie. Anaesthesist **15**, 13 (1966).

— Gennest, K.: A method for the detection of atypical forms of human serum cholinesterase. Determination of dibucain numbers. Canad. J. Biochem. **35**, 339 (1957).

— Gunn, D. R.: The relation between dose of succinylcholine and duration of apnoe in man. J. Pharmacol. **120**, 203 (1957).

— Lindsay, H. A.: A comparison of optical and manometric methods for the assay of human serum cholinesterase. Canad. J. Biochem. **33**, 568 (1955).

Katz, B.: Mechanism of synaptic transmission. Rev. Mod. Phys. **31**, 524 (1959).

— The transmission of impulses from nerve to muscle and the subcellular unit of synaptic action. Proc. roy. Soc. B **155**, 455 (1962).

King, H.: Curare alkaloids. Part I. Tubocurarine. J. chem. Soc. **1935**, 1381.

Kitz, R. J.: The chemistry of anticholinesterase activity. Acta anaesth. scand. **8**, 197 (1964).

Klupp, H., Kraupp, O., Stormann, H., Stumpf, C.: Über die pharmakologischen Eigenschaften einiger Polymethylen-dicarbaminsäure-bischolinester. Arch. int. Pharmacodyn. **96**, 161 (1953).

Kraupp, O., Pillat, B., Stormann, H., Bernheimer, H., Schnek, E.: Depolarisation und Kaliumzersetzung an der Säugetiermuskulatur unter Einwirkung von Dekamethoniumbromid (10). Pharmacodyn. **124**, 82 (1960).

Kurz, H.: Einfluß der Proteinbindung auf die Verteilung von Arzneimitteln nach schneller und langsamer Injektion. Herbsttagung d. Dtsch. Pharm. Gesellschaft, Düsseldorf 1968.

Kvisselgaard, N., Moya, F.: Investigation of placental thresholds to succinylcholine. Anesthesiology **22**, 7 (1961).

KVISSELGAARD, N., MOYA, F.: Estimation of succinylcholine blood levels. Acta anaesth. scand. **5**, 1 (1961).

LANGREHR, D., WASSNER, U. J.: Zur Frage der Wirkung und Notwendigkeit intraoperativer Ca^{++}-Gaben. Acta anaesth. scand., Suppl. **23**, 571 (1966).

LEHMANN, H., SILK, E.: Succinylmonocholine. Brit. med. J. **1953I**, 767.

LIDELL, J., LEHMANN, H., SILK, E.: A silent pseudocholinesterase gene. Nature (Lond.) **193**, 561 (1962).

LÜTHI, A.: Verteilung und Metabolismus von curarisierenden Substanzen. Curare Symp. Zürich, S. 501. Basel-Stuttgart: Schwabe & Co. 1966.

MAYRHOFER, O., HASSFURTER, M.: Kurzwirkende Muskelerschlaffungsmittel; Selbstversuche und klinische Erprobung am narkotisierten Menschen. Wien. klin. Wschr. **63**, 885 (1951).

MOTULSKY, A.: Progress in med. gen. III, p. 49. New York and London: Grune & Stratton 1964.

MOYA, F., KVISSELGAARD, N.: The placental transmission of succinylcholine. Anesthesiology **22**, 1 (1961).

NACHMANSOHN, D.: Chemical and molecular basis of nerve activity. New York: Academic Press 1959.

— Molecular biology, p. 163. New York: Academic Press, Inc. 1960.

— Chemical factors controlling nerve activity. Science **134**, 1962 (1961).

— The propagation of nerve impulses. Yale Sci. Mag. **36**, 5 (1962).

— The chemical basis of Claude Bernard's observations on curare. Biochem. Z. **338**, 454 (1963).

PATON, W. D. M.: The pharmacology of curare and currarizing substances. J. Pharm. Pharmacol. **1**, 273 (1949).

— ZAIMIS, E. J.: Curare-like action of polymethylene bis quaternary ammonium salts. Nature (Lond.) **161**, 718 (1948).

— — The methonium compounds. Pharmacol. Rev. **4**, 219 (1952).

REUTER, H.: Zur Wirkungsweise von Muskelrelaxantien. Z. prakt. Anästh. Wiederbeleb. **1**, 353 (1966).

ROBERTS, D. V., THESLEFF, S.: Neuromuscular transmission in vivo and the actions of decamethonium: a microelectrode study. Acta anaesth. scand. **9**, 139 (1965).

SALEM, M. R., KIM, Y., EL ETR, A. A.: Histamine release following intravenous injection of d-tubocurarine. Anesthesiology **29**, 380 (1958).

DAL SANTO, G.: Kinetics distribution of radioactive-labeled muscle relaxants. 1. Investigations with 14-C-Dimethyl-d-Tubocurarine. Anesthesiology **25**, 788 (1964).

SCHOLLER, K. L.: Diskussionsbemerkung: Therapie der verlängerten Apnoe. 3. Fortbildungskurs f. klin. Anaesthesie. Wien 1967.

SEEGER, R.: Curarisierung mit dem Calebassenalkaloid Toxiferin. I. Untersuchungen an der nicht narkotisierten Versuchsperson. Ergebnisse von 15 Selbstversuchen. Anaesthesist **10**, 129 (1961).

SEEGER, R., AHNEFELD, F., HAUENSCHILD, E.: Erfahrungen mit dem neuen synthetischen Muskelrelaxans Ro 4-3816, einem Derivat des Calebassenalkaloides Toxiferin. Anaesthesist **11**, 37 (1962).

TAYLOR, D. B., CREESE, R., NEDERGAARD, O. A., CASE, R.: Labelled depolarizing drugs in normal and denervated muscle. Nature (Lond.) **208**, 901 (1965).

THESLEFF, S.: The pharmacological properties of succinylcholine-iodide. With particular reference to its clinical use as a muscular relaxant. Acta physiol. scand. **26**, 103 (1952).

TSUJI, F. J., FOLDES, F. F.: Hydrolysis of succinyl-cholinechloride in plasma. Fed. Proc. **12**, 374 (1953).

— — RHODES, D. H., JR.: The hydrolysis of succinyldicholine chloride in human plasma. Arch. internat. Pharmacodyn. **104**, 146 (1955).

WASER, P. G.: Pharmakologie der Calebassen-Alkaloide. Curare Symp. Zürich 1966, S. 486. Basel-Stuttgart: Schwabe & Co. 1967.

— HARBECK, P.: Pharmakologie und klinische Anwendung des kurzdauernden Muskelrelaxans Diallyl-nor-Toxiferin. Anaesthesist **11**, 33 (1962).

— LÜTHI, U.: Autoradiographische Lokalisation von 14-C-Calebassen-Curarin I und 14-C-Decamethonium in der motorischen Endplatte. Arch. int. Pharmacodyn. **112**, 272 (1957).

— — Über die Fixierung von 14-C-Curarin in der Endplatte. Helv. physiol. pharmacol. Acta **20**, 237 (1962).

WESTGATE, H. D., BERGEN, F. H. VAN: Changes in histamine blood levels following d-tubocurarine administration. Canad. Anaesth. Soc. J. **9**, 497 (1962).

WHITTAKER, R.: The effect of lowered temperature on the neuromuscular blocking action of suxamethonium on the rat diaphragm. J. Pharm. Pharmacol. **14**, 803 (1962).

WHITTAKER, V. P.: Pharmacological studies with isolated cell components. In: Methods for the study of pharmacological effects at cellular and sub-cullular levels (O. H. LOWRY and P. LINDGREN, eds.). Oxford: Pergamon Press; New York: The Macmillan Co. 1963.

— WEGESUNDERA, S.: Hydrolysis of succinylcholine by cholinesterase. Biochem. J. **52**, 475 (1952).

WINTERSTEINER, O., DUTCHER, J. D.: Curare alkaloids chondodendron tomentosum. Science **97**, 467 (1943).

ZACKS, S. J.: The motor endplate. Philadelphia: W. B. Saunders Company 1964.

— BLUMBERG, J. M.: The histochemical localization of acetylcholinesterase in the fine structure of neuromuscular junctions of mouse and human intercostal muscle. J. Histochem. Cytochem. **9**, 317 (1961).

ZSIGMOND, E. K., FOLDES, V. M., FOLDES, F. F.: The in vitro inhibitory effect of psilocybin and related compounds on human cholinesterases. Psychopharmacologia (Berl.) **4**, 232 (1963).

Kapitel C: Praxis der Anaesthesie

I. Vorbereitung zur Anaesthesie

1. Die präoperative Visite

O. H. Just

Eine wesentliche Bedeutung für den operativen Erfolg kommt der sachgemäßen präoperativen Behandlung zu, da eine erfolgreiche chirurgische Therapie nicht nur in der mechanischen Entfernung erkrankter Gewebe besteht, sondern vor allem in der möglichst schnellen Wiederherstellung physiologischer Verhältnisse und somit normaler Funktionen. Daher darf die Aufgabe des Anaesthesisten nicht nur auf die Narkose allein beschränkt sein, sondern muß auch die unmittelbare präoperative Behandlung mit einschließen.

a) Voruntersuchung und Behandlung

Bei der Narkosevisite am Nachmittag vor dem Operationstag verschafft sich der Anaesthesist einen Einblick in den Zustand des Patienten durch Studium der Krankenpapiere, der klinischen und Laboratoriumsbefunde. Am Krankenbett selbst wird in Form einer zwanglosen Unterhaltung die Vorgeschichte vom anaesthesiologischen Standpunkt aus weiter erforscht. Es interessieren dabei vor allem vorausgegangene Operationen und Narkosen sowie irgendwelche individuelle Überempfindlichkeiten oder abnorme Reaktionen gegen bestimmte Medikamente. Gleichzeitig muß der Anaesthesist versuchen, das Vertrauen des Patienten zu gewinnen, denn die psychische Vorbereitung und Beruhigung stellt einen nicht zu unterschätzenden Faktor im reibungslosen Ablauf einer Narkose dar. In der für den Patienten kritischen präoperativen Situation bietet sich gerade dem Anaesthesisten eine günstige Gelegenheit, zwischen dem ärztlichen Team und dem Patienten ein gutes Vertrauensverhältnis herzustellen, da der Patient in diesem Moment besonders für eine ruhige und feste psychische Führung aufgeschlossen ist.

Von größtem Interesse für den Anaesthesisten ist der Allgemeinzustand des Kranken, denn er ist letztlich entscheidend für die Wahl des Narkoticums und die Narkoseart. Besondere Aufmerksamkeit verdienen vor allem:

α) Herz und Kreislauf

Der Zustand des Herzens und seine Funktion sollte vor jedem operativen Eingriff perkutorisch und auskultatorisch untersucht werden. Vor jeder größeren Operation ist unbedingt ein EKG zu fordern. Bei Erkrankungen des Herzens muß unterschieden werden zwischen Herzvitium, Myokardschaden und Coronarinsuffizienz. Wichtig für die Narkoseindikation ist der Leistungszustand dieser Patienten. Sind sie imstande, ihre Arbeit ohne besondere Einschränkung zu verrichten, so können sie wie Herzgesunde narkotisiert werden. Ist aber die Leistungsfähigkeit eingeschränkt, so besteht ein erhöhtes Narkoserisiko.

Bei allen älteren Patienten, die sich einem größeren Eingriff unterziehen müssen, ist immer eine internistische Herzvorbehandlung anzuraten. Liegen Anzeichen einer hämodynamischen Herzinsuffizienz vor, wie Orthopnoe, hebender Spitzenstoß, pathologischer Auskultationsbefund (vor allem Galopprhythmus, das einzige auskultatorische Zeichen einer Herzinsuffizienz), pathologischer EKG-Befund, abnorme Herzkonfiguration im Röntgenbild, Lungenstauung, Leberstauung, Ödeme, erhöhter Venendruck, positiver Venenpuls, Nykturie und Cyanose, sollte unverzüglich und rechtzeitig eine ausreichende Digitalisierung durchgeführt werden. In der Frage, ob man bei allen älteren Patienten ohne eindeutige Anzeichen einer hämodynamischen Herzinsuffizienz vor größeren Eingriffen eine Digitalisierung durchführen sollte, sind die Ansichten geteilt.

Zur Beurteilung der Kreislaufverhältnisse ist bei jedem Patienten eine Blutdruckkontrolle während der Narkosevisite erforderlich. Die Blutdruckwerte, welche routinemäßig vor jedem Narkosebeginn gemessen werden, sind häufig psychisch beeinflußt und entsprechen nicht den wirklichen Verhältnissen. Wird eine Hyper- bzw. Hypotonie festgestellt, so ist dieser Befund bei der Wahl des Narkoticums und bei der Narkoseeinleitung zu berücksichtigen. Liegt eine Hypotonie vor, so müssen bei der Narkoseeinleitung vor allem die Barbiturate möglichst niedrig dosiert verabreicht werden, da diese Verbindungen bekanntlich einen zusätzlichen Blutdruckabfall bewirken können.

Wird ein größerer Eingriff durchgeführt, so sollte der Patient vorher kreislaufmäßig einer Belastung unterworfen werden, welche der geplanten Operation weitgehend entspricht. Die orthostatische Kreislaufstörung ist mit dem Schellong-Test erfaßbar, die protoplasmatische mit Histamin. Eine exakte internistische Kreislaufprüfung (Kreislaufzeitbestimmung, Spiroergometrie usw.) muß bei allen Thoraxeingriffen gefordert werden.

Ganz besondere Aufmerksamkeit verdienen anämische Patienten. Zwar sind diese Kranken im allgemeinen leicht zu narkotisieren, da sie geringere Narkoticummengen brauchen, doch sind sie sehr empfindlich gegen Sauerstoffmangel und von seiten des Kreislaufs sehr gefährdet. Wir sprechen von einer Anämie, wenn die Erythrocytenzahl unter 3,1 Millionen liegt, bzw. das Hämoglobin unter 10,5 g-% (= 70% Hb) beträgt. Die Narkose sollte dann immer gleichzeitig mit einer Transfusion beginnen.

Vorsicht ist geboten beim Narkotisieren von Hypertonikern, die präoperativ unter einer Therapie mit antihypertensiven Substanzen standen. Oft fällt der arterielle Druck bei solchen Patienten in der Narkose drastisch ab, und es sind tödlich verlaufene Fälle beobachtet worden. Die Wirkung blutdrucksenkender Substanzen besteht in einer teilweisen Aufhebung der Wirkung des adrenergischen Systems an einer oder mehreren Stellen. So können durch zentral-adrenergische Blocker (Rauwolfia-Alkaloide) efferente vasoconstrictorische Impulse vermindert oder in peripher autonomen Ganglien blockiert werden, oder es wird die Wirkung von Catecholaminen, die an den postganglionären Sympathicusfasern freigesetzt werden, durch peripher adrenolytische Pharmaka aufgehoben.

Es ist deshalb empfehlenswert, blutdrucksenkende Pharmaka präoperativ abzusetzen, dabei ist aber zu beachten, daß verschiedene Mittel noch 8—14 Tage nachwirken können. In der modernen Hochdrucktherapie werden hauptsächlich Medikamentengruppen verwendet, die folgende Kriterien zeigen:

1. *Chlorothiacide.* Sie bewirken eine verminderte tubuläre Rückresorption von Natrium und Chlorid sowie von Kalium, gesteigerte Empfindlichkeit des Myokards auf Digitalis, sowie eine erhöhte Ansprechbarkeit auf rhythmusstörende Impulse. Ferner wird die Curarewirkung intensiviert und die sonst geringe ganglioplegische Wirkung verstärkt.

2. *Bretyliumtosilat.* Bretyliumtosilat hemmt die Impulsleitung im postganglionären Sympathicusgebiet und vermindert die Catecholaminfreisetzung an den postganglionären Sympathicusfasern. Man beobachtet bei Patienten unter Bretyliumtosilat beim Injizieren von Arterenol eine stärkere Wirkung als gewöhnlich. Ähnlich ist die Wirkung bei Hochdrucktherapie mit Guanethidin. Die gehemmte adrenergische Wirkung hat ein relatives Vagusüberwiegen mit Pulsverlangsamung zur Folge.

3. *Monoaminooxydaseinhibitoren (M.A.O.I.).* Die blutdrucksenkende Wirkung dieser Substanzen (Iproniazid, Marsilid) beruht paradoxerweise auf einer Hemmung des Catecholaminabbaus, da eine Zunahme der Amine in den autonomen Ganglien eine steigende Erschwerung der Impulsübertragung durch Interferenz mit Acetylcholin bewirkt. Hemmstoffe der Monoaminooxydase verstärken erheblich die Wirkungen von Barbituraten, Morphinen, Atropin, Ganglienblockern und Narkosemitteln.

4. *Rauwalfia-Alkaloide.* Rauwolfia-Alkaloide vermindern die zentralen und peripheren Catecholamindepots, als deren Folge es zu verminderter Wirkung von Sympathicusimpulsen und zu einem relativen Vagusüberwiegen kommt. Barbiturate und Sedativa zeigen ebenfalls verstärkte Wirkung.

Zusammenfassend besteht die moderne Hochdruckbehandlung in einer starken Hemmwirkung des adrenergischen Systems. Sie führt zu einer Verminderung der arteriellen und venösen Gefäßspannung, damit zu verstärkter Wirkung auf gefäßerweiternde Mittel, zu einem relativen Vagusüberwiegen, möglicherweise zu einer gehemmten Glykogenolyse und zum Fehlen der Kompensationsmöglichkeit der direkt myokarddepressorischen Wirkung verschiedener Narkosemittel. Belladonnaalkaloide wirken nur in hohen Dosen auf das relative Vagusüberwiegen ausgleichend, es ist deswegen von verschiedenen Autoren empfohlen worden, vor der Narkoseeinleitung zusätzlich Atropin intravenös zu geben. Volle O_2-Sättigung des Blutes zu jedem Zeitpunkt sowie vorsichtige Lagerung und Vermeidung von abrupten Lageveränderungen ist dringend erforderlich. Volumendefizite sind rechtzeitig und adäquat auszugleichen. Ferner muß geachtet werden, daß kein erhöhter intrathorakaler Druck durch fehlerhafte Beatmung, Husten und Pressen u. dgl. auftritt. Ein Verschieben der geplanten Operation ist bei vorsichtiger Vorbereitung und Durchführung der Narkose bei vorbehandelten Hypertonikern unter Beachtung dieser Kautelen im allgemeinen nicht nötig.

β) Die Funktion der Lunge

Bei der Anaesthesievisite sollte der Anaesthesist jeden Patienten perkutorisch und auskultatorisch untersuchen. Wesentlich ist, dabei festzustellen, ob die

Lungen normal und seitengleich belüftet sind, ferner, ob kein Asthma oder Emphysem und keine Bronchitis vorliegen.

In allen Fällen von respiratorischer Insuffizienz gibt eine Lungenfunktionsprüfung und die Blutgasanalyse eine klare Orientierung über die vorliegende Lungenfunktion. Besonders bei Thorax-Operationen sollte man präoperativ die Bestimmung der Vitalkapazität, des Atemvolumens, des Atemgrenzwertes, des Residualvolumens, des Atemzeitquotienten und des Tiffenau-Testes durchführen. In speziell gelagerten Fällen können Blutgasanalysen diese Befunde noch vervollständigen (s. „Die Lungenfunktionsdiagnostik", S. 183). Eine intensive Vorbehandlung von respiratorischen Insuffizienzen mit Atemgymnastik und Inhalationsbehandlungen, die Therapie mit Broncholytica sowie bei eitrigen Bronchitiden mit Antibiotica, ergibt nicht nur für die Narkose, sondern auch für den postoperativen Verlauf und zur Vermeidung postoperativer Pneumonien günstigere Voraussetzungen.

γ) Wasser- und Elektrolythaushalt

Extrarenale oder renale Flüssigkeitsverluste führen zum Volumendefizit des Kreislaufes, das sich zusätzlich durch begleitende Elektrolytverschiebungen über eine energetisch-dynamische Herzinsuffizienz oft zu gefährlichen Kreislaufsituationen auswirken kann. Die Aufgabe des Anaesthesisten, möglichst schon präoperativ eine Normalisierung der physiologischen Funktionen zu erreichen, bedarf gerade auf diesem Sektor besonderer Aufmerksamkeit. Bezüglich diagnostischer und therapeutischer Details sei auf das einschlägige Spezialkapitel (S. 73) verwiesen.

δ) Störungen im Säure-Basen-Haushalt

Störungen im Säure-Basen-Haushalt sind am besten mittels Blutgasanalyse zu erkennen und zu objektivieren. Nicht jede Störung zwingt zur Therapie, da über die Nierenausscheidung, die Puffersysteme und die Lunge eine Kompensationsmöglichkeit des Organismus besteht. Erst wenn die Leistung der Organsysteme eingeschränkt wird und die Gefahr einer Entgleisung besteht, sind Störungen des Säure-Basen-Haushaltes therapiebedürftig. Die Behandlung solcher Störungen wird auf S. 83 beschrieben.

Eine metabolische Alkalose, welche die Kompensation einer chronisch-respiratorischen Acidose darstellt, sollte nicht durch therapeutische Maßnahmen unterbrochen werden.

ε) Diabetes mellitus

Im chirurgischen Krankengut kommen alle Diabetesformen, vom latenten Prädiabetes bis zur Insulinunterempfindlichkeit mit komatöser Stoffwechselentgleisung vor. Folgende Untersuchungen sollten deshalb grundsätzlich bei allen Diabetikern, aber auch schon bei prädiabetischen Stoffwechselstörungen vor jeder Operation durchgeführt werden: Thoraxröntgenaufnahmen, EKG, Blutzuckertagesprofil, Harnstatus, Retentionsstoffe im Blut (Serumharnstoff und Serumkreatinin), sowie eine Augenhintergrunduntersuchung. (Bei allen diabetischen Retinopathien muß man mit generalisierten Gefäßprozessen, wie etwa diabetischen Nephropathien mit eingeschränkter Nierenfunktion rechnen.) Das Vorliegen einer diabetischen Retinopathie gilt als Kontraindikation für eine Antikoagulantientherapie und fibrinolytische Behandlung.

Unbedingt erwünscht ist eine präoperative optimale Stoffwechseleinstellung vor jedem größeren Eingriff, dabei soll der Blutzuckerwert zwischen 120 und 180 mg-% (enzymatisch gemessen) liegen. Für die präoperative Einstellung des Diabetikers ist wichtig, die Insulinmangelfolgen bei der Pathogenese der diabetischen Acidose zu berücksichtigen:

Hyperglykämie führt zur Hyperosmolarität des extracellulären Raumes und zur intracellulären Dehydration, zur osmotischen Diurese und über die Polyurie zur Dehydration des Extracellularraumes. Dies hat entsprechende Auswirkungen auf das Blutvolumen und die Kreislaufsituation. Die Abnahme der cellulären Glucoseoxydation, reduzierte Fettsäuresynthese und gesteigerter Fettsäureabbau induzieren Ketonämie mit Membranstörungen des cellulären Apparates, metabolische Acidose mit Kalium- und Phosphatverlust, und verursachen schließlich ein Elektrolytmangelsyndrom mit energetisch dynamischer Herzinsuffizienz.

Die präoperative Vorbehandlung und Stoffwechselführung des Diabetikers wird im Kapitel „Anaesthesie und innere Medizin", S. 757, ausführlich beschrieben.

Der Operationstermin für Diabetiker sollte möglichst in den frühen Vormittagsstunden und wenn möglich am Anfang der Woche liegen!

ζ) Leber- und Nierenfunktionsstörungen

Da ein großer Teil der angewandten Narkosemittel durch die Leber oder die Nieren entgiftet bzw. ausgeschieden wird, ist die Kenntnis der Leber- und Nieren-Funktionen besonders wichtig. Die Testung der Nierenleistung und die gebräuchlichsten Leberfunktionsprüfungen sollten deshalb vor allem vor großen Eingriffen vorgenommen werden. Bei Leberschädigung mit Funktionseinschränkung müssen Barbiturate, bei Minderung der Nierenleistung Curare-Präparate äußerst vorsichtig dosiert werden. Berichte über postoperatives Leberversagen, möglicherweise im Zusammenhang mit dem heute sehr verbreiteten Narkosemittel Halothane, die vereinzelt immer wieder veröffentlicht wurden, lassen mehr als früher eine präoperative Kontrolle der Leberfunktionen wünschenswert erscheinen. Obwohl nach Literaturberichten postoperative Leberschäden bei Anwendung halogenierter Narkotica nicht häufiger sind, sondern hauptsächlich Faktoren, wie Zirkulationsverminderung im Pfortaderkreislauf, Blutdruckabfall, inadäquate Beatmung, konsumierende Allgemeinerkrankungen, wie Septikämien, Peritonitis und Hypoproteinämien, ursächlich am postoperativen Leberversagen beteiligt sind, sollte vor der Operation der Funktionszustand der Leber bekannt sein, um bei der Wahl der Narkoseverfahren und der Narkosedurchführung optimale Bedingungen für den Patienten zu schaffen (s. auch S. 750 im Kapitel „innere Medizin").

Die Vorbereitung leberfunktionsgestörter Patienten sollte möglichst schon Tage vor der Operation einsetzen und eine hypercalorische Diät von 3000—3500 Calorien mit reichlicher Protein- und Vitaminsubstitution beinhalten. Besonders geeignet sind Zuckerlösungen, wie Lävulose und Sorbit; durch Zugabe von Cholin kann die Fettablagerung in der Leber gebremst werden. Zur abendlichen Sedierung vor der Operation wird man auf barbiturathaltige Mittel verzichten und sich auf die nichtbarbiturathaltigen Sedativa stützen. Zur eigentlichen Prämedikation vor der Operation ist Pethidin und Atropin ausreichend, auf Phenothiazine wird man ebenfalls verzichten.

η) Störungen des endokrinen Systems

Auf verschiedene Weise wird der Anaesthesist gelegentlich mit Erkrankungen des endokrinen Systems konfrontiert, sei es, daß an den hormonproduzierenden Organen selbst operiert werden muß, um hyperplasie- oder tumorbedingte Überfunktionen zu beheben, oder daß bei Patienten mit einer manifesten endokrinen Begleiterkrankung anderweitige Operationen durchgeführt werden müssen. Ferner muß der Anaesthesist intra- oder postoperativ auftretende Komplikationen beheben können, die durch klinisch latent verlaufende oder präoperativ nicht erkannte endokrine Störungen verursacht sind.

Der Anaesthesist sollte daher die wichtigsten pathophysiologischen Grundlagen des endokrinen Systems, sowie komplizierende Faktoren der Hormontherapie kennen und danach Vorbehandlung, Prämedikation und Anaesthesietechnik abstimmen und durchführen (s. Abschnitt „Krankheiten des endokrinen Systems", S. 753, im Kapitel „Anaesthesie bei Krankheiten der inneren Medizin").

b) Psychische Führung des Patienten

Die entscheidende Bedeutung einer richtigen psychologischen Vorbereitung wurde von SCHMID-SCHMIDSFELDEN und von KÖRNER ausführlich geschildert. Es soll daher hier nicht näher darauf eingegangen werden (s. auch „Anaesthesie im Kindesalter", S. 783).

c) Die Prämedikation (Tabelle 1)

Die medikamentöse Vorbereitung des Patienten hat folgende Aufgaben:

1. den Patienten psychisch zu dämpfen,
2. einen gewissen Grad von Analgesie herbeizuführen,
3. störende Reflexe während Narkose und Operation auszuschalten,
4. unangenehme Nebenwirkungen von Narkotica (Sekretionssteigerung usw.) abzuschwächen,
5. eine antihistaminische und eine antiemetische Wirkung zu erreichen.

Um diese Wirkungen zu erzielen, kann der Anaesthesist Medikamente aus den verschiedensten pharmakologischen Substanzgruppen einsetzen:

1. Barbiturate;
2. Analgetica;
3. Parasympathicolytica;
4. Phenothiazine, Antihistaminica, Antiemetica;
5. Tranquilizer;
6. Neuroleptica.

Psyche und besondere körperliche Voraussetzungen des Patienten sowie bestimmte Operationsbedingungen können spezielle Forderungen an die medikamentöse Vorbereitung stellen. Um diese Forderungen mit den geeigneten Substanzen zu erreichen, muß der Anaesthesist die verschiedenen Substanzen individuell und gezielt einsetzen, was natürlich voraussetzt, daß er die wichtigsten pharmakologischen Eigenschaften der verwendeten Medikamente und die genaue Dosierung kennt (s. Kapitel „Pharmakologie", S. 126).

Tabelle 1. *Eigenschaften der Prämedikationsmittel (schematisch)*

Mittel	Sedierung	Analgesie	Reflexdämpfung Vagolyse	Sympathicolyse	Antihistamin-Wirkung	Antiemetische Wirkung	Sonstige, bzw. Nebenwirkungen
Barbiturate	sehr gut	—	—	—	—	schwach	zentrale Depression, Unruhe
Analgetica (Morphin, Pethidin)	mäßig	sehr gut	—	—	—	—	zentrale Depression, reduzierte Darmmotilität, Brechreiz
Parasympaticolytica:							
Atropin	—	—	sehr gut	—	gering	gering	Wärmestauung,
Scopolamin	gering	—	sehr gut	—	gering	gering	Tachykardie,
Phenothiazine:							
Promethazin	mäßig	gering	deutlich	gering	sehr gut	gut	—
Chlorpromazin	gut	mäßig	deutlich	gering	gut	sehr gut	Blutdruckabfall
Tranquilizer:							
Chlodiazepoxid	gut	—	—	—	—	gering	—
Diazepam	sehr gut	gering	gering	mäßig	—	gering	Muskelentspannung (cave: Myasthenie)
Neuroleptica:							
Chlorprothixen	gut	—	gering	gering	gering	deutlich	antichol. Wirkung
Droperidol	mäßig	—	mäßig	mäßig	gering	sehr gut	Blutdruckabfall

Tabelle 2. *Die gebräuchlichsten Barbituratpräparate*

Name	Wirkungsdauer	Chemische Verbindung	Dosierung
Barbital (Veronal)	lang	Diäthyl-Barbitursäure	0,3—0,5 g
Phenobarbital (Luminal)	lang	Phenyläthyl-Barbitursäure	0,1—0,2 g
Allobarbital (Dial)	mittel	Dialyl-Barbitursäure	0,03—0,18 g
Cyclobarbital (Phanodorm)	kurz	Äthylcyclohexenyl-Barbitursäure	0,1—0,3 g

α) Barbiturate bzw. Schlafmittel (Tabelle 2)

Alle Barbiturate rufen eine Depression des Zentralnervensystems hervor, wobei je nach Dosierung alle Stadien von milder Sedierung bis zu tiefem Koma erreicht werden können. Hohe Dosen führen zu einer Depression des Atem- und Kreislaufzentrums. Das Brechzentrum dagegen bleibt durch Barbiturate unbeeinflußt. Bei Leberfunktionsstörungen ist infolge eines verzögerten Abbaus der Barbiturate mit einer verlängerten Wirkungsdauer zu rechnen. Bei Patienten im hohen Lebensalter ist die Wirkung auf Herz und Kreislauf zu berücksichtigen. Bei Leberkranken gibt man besser nichtbarbiturathaltige Schlafmittel, beispielsweise Glutethimid (Doriden), das ähnliche Eigenschaften wie Phenobarbital aufweist. Es verursacht keine Atemdepression und wird hauptsächlich über die Niere ausgeschieden. Der Dosisbereich liegt zwischen 250 und 500 mg.

Barbiturate sind Schlafmittel und daher vorzüglich geeignet, die Patienten in der Nacht vor der Operation zu sedieren. Eine zusätzliche Anwendungsmöglichkeit von Barbituraten durch rectale Verabreichung besteht bei Kindern, die 20—30 min vor der Operation, beispielsweise Hexabarbital (Evipan) in 3—5%iger Lösung in einer Dosierung von 40 mg pro kg/KG erhalten.

Bei alten Patienten, vor allem beim Vorliegen einer hochgradigen Gefäßsklerose, wird oft ein Umkehreffekt von Barbituraten beobachtet, d. h. diese Patienten werden unruhig und erregt. Bei solchen Patienten können Phenothiazine oder Tranquilizer empfohlen werden.

β) Analgetica

Die Opiate (s. Kapitel „Pharmakologie", S. 131) Morphin und ähnlich wirkende Medikamente werden zur Prämedikation an vielen Kliniken angewandt. Die Dosierung richtet sich nach Alter, Geschlecht und Allgemeinzustand des Patienten (durchschnittlich bei Erwachsenen 10—20 mg). Die Wirkung beginnt bei subcutaner Verabreichung nach 20—30 min und hält je nach Dosis 3—5 Std an. Als unangenehme Nebenwirkung des Morphins muß ein depressorischer Effekt auf das Atemzentrum in Kauf genommen werden. Da der Höhepunkt dieser Nebenwirkung nach 60 min bereits überschritten ist, sollte dieses Mittel 1 Std vor Narkosebeginn verabreicht werden.

Die Prämedikation von Morphinderivaten bzw. Pethidin (Dolantin) zusammen mit Atropin oder Scopolamin hat sich im klinischen Routinebetrieb seit Jahrzehnten bewährt. Bei der klassischen Prämedikation mit Morphinderivaten und Belladonnaalkaloiden ist allerdings bei schematischem Vorgehen zu beachten, daß Morphinderivate in erster Linie Analgetica sind und oft nicht ausreichen, um besonders ängstliche und erregte Patienten genügend zu sedieren. Ein weiterer Nebeneffekt des Morphins und seiner Derivate ist ein depressorischer Effekt auf Stoffwechsel, Kreislauf, Diurese, Darmtätigkeit und Drüsensekretion. Als Vorteile des Opialum (Pantopon) werden die bessere sedative und hypnotische Wirkung und das seltenere Erbrechen angegeben.

Pethidin (Dolantin) ist eine synthetische Substanz, die bei guter Verträglichkeit spasmolytische Eigenschaften mit einer morphinähnlichen analgetischen Wirkung verbindet. Die Analgesie tritt bei intramuskulärer Injektion nach 10—15 min ein, erreicht ihr Maximum nach 1 Std und hält bis zu 6 Std an. Im Tierversuch wird zur Erreichung der gleichen analgetischen Wirkung vom Pethidin ungefähr die siebenfache Menge im Vergleich zum Morphin benötigt. Dieses Wirkungsverhältnis entspricht auch den klinischen Erfahrungen. Zur Prämedikation ist Pethidin (Dolantin) (50—100 mg) in Verbindung mit Atropin (0,5 mg) bzw. Scopolamin (0,4 mg) vorzüglich geeignet. Das Mittel kann je nach Narkosebeginn subcutan oder in halber Dosierung auch intravenös verabreicht werden.

γ) Parasympathicolytica

Die gebräuchlichen Parasympathicolytica sind die Belladonnaalkaloide, zu deren Gruppe Atropin und Scopolamin gehören. Beide weisen ähnliche Wirkungen auf, Scopolamin allerdings fast doppelt so stark und mit zentraldämpfender Komponente. Die Hauptwirkung besteht in einer Dämpfung des Parasympathicus, was eine Verringerung der Speichelsekretion, Hemmung bzw. Beseitigung von Bronchospasmus sowie Schutz gegen Herzarrhythmien zur Folge hat. Gegenüber dem Scopolamin hat Atropin den Vorteil, daß es bei gleicher sekretionshemmender Wirkung die Atmung leicht anregt und der atemlähmenden Wirkung des Morphins entgegenwirkt. Viele Autoren bevorzugen das Atropin vor dem Scopolamin, vor allem bei Kindern und alten Leuten, da unter Scopolamin bei manchen Kranken emotionelle Störungen mit Aufregungszuständen und psychomotorischer Unruhe beobachtet werden.

Die Mittel müssen in ausreichender Dosierung gegeben werden, die bei Atropin für Erwachsene bei intramuskulärer Applikation je nach Allgemeinzustand 0,5—1 mg, beim Scopolamin 0,2—0,4 mg beträgt. Wirkungseintritt und -dauer dieser beiden Medikamente decken sich weitgehend mit denen des Morphins, so daß man beide Mittel gewöhnlich als Mischspritze mit Morphin oder Pethidin zusammen $^1/_2$—1 Std vor dem Eingriff verabreicht.

Als relative Kontraindikation gegen Scopolamin oder Atropin gelten:

1. *Temperaturerhöhung.* Wegen der schweißhemmenden Wirkung von Atropin und Scopolamin ist besondere Vorsicht bei Patienten mit hohem Fieber geboten, vor allem bei Kindern.

2. *Tachykardie.* Eine Prämedikation von Atropin und Scopolamin ist dann nicht ungefährlich, wenn eine Herzfrequenzbeschleunigung zur Dekompensation führen könnte, besonders beim Vorliegen rheumatischer Herzklappenfehler und beim Bestehen von Vorhofflimmern oder -flattern. Ferner ist Vorsicht bei Hyperthyreoidismus geboten.

3. *Bradykardie.* Atropin und Scopolamin haben einen zentralstimulierenden Effekt auf das parasympathische Nervensystem in niedriger Dosierung und einen peripher blockierenden Effekt auf das parasympathische System bei höherer Dosierung. Es kann so durch wiederholte kleine Dosen von Atropin oder Scopolamin zu einer primären Bradykardie kommen, was zu einer gefährlichen Potenzierung führen kann, wenn gleichzeitig Narkotica mit ebenfalls bradykardem Effekt, wie Cyclopropan oder Halothan, zur Anwendung kommen. Dies ist allerdings mehr von theoretischem Interesse, denn bei den klinisch gebräuchlichen Dosen (s. oben) steht immer die tachykarde Wirkung im Vordergrund.

4. *Hohes Alter.* Scopolamin sollte bei älteren Leuten vermieden werden, da es zur cerebralen Dekompensation und einem dem Delirium tremens ähnlichen Bild führen kann. Die postoperative Amnesie ist bei älteren Leuten nach Scopolamin-Prämedikation verlängert und kann mehrere Tage dauern.

5. Bei Glaukom-Patienten braucht auf die Prämedikation mit Atropin nicht verzichtet werden. Die Auslösung eines Glaukom-Anfalles durch Allgemeinbehandlung mit Atropin ist sehr selten. Nur beim Winkelblockglaukom (akutes Glaukom, Glaukom-Anfall) kann der Abfluß des Kammerwassers im Kammerwinkel durch die Iris plötzlich verlegt werden. Wenn dem Anaesthesisten nur anamnestisch ein Glaukom bekannt ist, jedoch keine Klarheit besteht, welche Glaukomform vorliegt, und er in eigener Verantwortung handeln muß, sollte er sicherheitshalber einen Tropfen 1—2%iges Pilocarpin vor der Atropin-Prämedikation örtlich geben (s. auch Kapitel „Ophthalmologie, S. 774).

δ) Phenothiazine, Antihistaminica und Tranquilizer

Psychotrope Pharmaka zu klassifizieren ist nicht einfach, da verschiedenartige Gruppen von pharmakologischen Substanzen unter Sammelnamen, wie Transquilizer oder Ataraktika, zusammengefaßt werden, die meist nur ein gemeinsames Merkmal haben, nämlich die Fähigkeit, auf ein erregtes Zentralnervensystem beruhigend zu wirken. Im wesentlichen kann man nach INGLIS und BARROW drei Hauptgruppen zusammenfassen (s. auch Kapitel „Pharmakologie", S. 136):

1. *Tranquilizer*, gekennzeichnet durch Erzeugung einer Beruhigung ohne Beeinträchtigung der Bewußtseinslage. Klassische Präparate dieser Gruppe sind: Meprobamat (Miltaun) und Chlordiazepoxid (Librium).

2. *Ataraktika*. Ihre Wirkung ist ähnlich den Tranquilizern, jedoch führen sie zusätzlich zur Verminderung oder Aufhebung von Verwirrungen und Halluzinationen; weiterhin besitzen sie auch eine Wirkung auf das autonome Nervensystem und potenzieren die Wirkung von narkotischen Substanzen. Zu dieser Gruppe zählen Chlorpromazin und Promethazin.

3. *Antidepressive Substanzen*. Diese Gruppe schließt die Monoaminooxydasehemmer ein, die für den Anaesthesisten deswegen von Wichtigkeit sind, weil sie oft noch Wochen nach Absetzen schwere Zwischenfälle bei der Prämedikation mit Morphin und Pethidin hervorrufen, ebenfalls bei Anwendung vasopressorischer Substanzen. Ihre Wirkung beruht vermutlich auf der Fähigkeit, die Konzentration von Noradrenalin im Gehirn zu steigern. Die gebräuchlichsten Präparate aus der Reihe der Monoaminooxydasehemmer sind Iproniazid (Marsilid), Phenelzin (Nardil), Fenoxypropazin (Drazine), und Nialamid (Niamid). Bei Patienten, die mit solchen Substanzen vorbehandelt sind, empfiehlt es sich, kein Opiat und kein Pethidin in der Prämedikation zu verwenden. Sind Analgetica nicht zu umgehen, so sollten nichtopiathaltige Präparate, evtl. in Kombination mit Phenothiazinen, gegeben werden.

Aus der Gruppe der psychotropen Pharmaka haben sich für die Prämedikation die *Phenothiazine* in weitesten Kreisen, vor allem in Kombination mit Atropin und Pethidin, bestens durchgesetzt. Am gebräuchlichsten ist Promethazin (Atosil, Phenergan), das in einer Dosierung von 25—50 mg gegeben wird. Bezüglich des breiten Wirkungsspektrums dieser Substanzen sei auf das Kapitel „Pharmakologie" verwiesen.

Der Anwendungsbereich für Phenothiazine erstreckt sich vor allem auf Kranke, bei denen eine Sedierung ohne Depression der Atmung, wie sie hohen Morphingaben anhaftet, angezeigt ist. Besonders erwähnt seien Patienten mit Thyreotoxikosen, die durch thyreostatische Behandlung nicht genügend vorbereitet sind. Bei ihnen liegt eine besondere Indikation für das Chlorpromazin vor. Die Einzeldosis beträgt 25—50 mg. Schmerzzustände, die sich mit Analgetica allein nicht mehr beheben lassen, sind oft durch eine Kombination von Analgetica mit Chlorpromazin gut zu beeinflussen.

Aus der Gruppe der Tranquilizer hat das Chlordiazepoxid (Librium), ein Benzodiazepinderivat, weite Verbreitung gefunden. Die Wirkung besteht in einer Lösung von Angst und Spannungsgefühl und Dämpfung der äußeren Reizeinwirkung, ohne daß die körperliche und geistige Aktivität wesentlich eingeschränkt wird. Ferner besitzt Chlordiazepoxid eine gewisse muskelrelaxierende Wirkung, die Muskelspasmen günstig beeinflußt, jedoch seine Verwendung bei der Myasthenia gravis verbietet.

Tranquilizer lassen sich mit Vorteil als Prämedikation am Vorabend und in den Morgenstunden des Operationstages verwenden. Manche Autoren empfehlen die alleinige Anwendung von Chlordiazepoxid vom Zeitpunkt der Krankenhausaufnahme bis zum Operationstag, ohne den Gebrauch sonstiger sedierender Mittel. Die Dosierung für das Chlordiazepoxid beträgt im allgemeinen 50—75 mg per os, toxische Nebenwirkungen sind in solcher Dosierung nicht beobachtet worden. Bei älteren Patienten tritt bei höherer Dosierung eine Müdigkeit und eine gewisse Teilnahmslosigkeit auf, die sich jedoch günstig von den oft durch Barbiturat-Prämedikation bei Arteriosklerotikern auftretenden Zuständen von Ruhelosigkeit und Verwirrung unterscheidet.

Ein weiteres, weitverbreitetes Präparat aus der Benzodiazepinreihe ist das Diazepam (Valium), das in Tabletten-Suppositorien- und Ampullenform und für Kinder als Sirup hergestellt wird. Benzodiazepine weisen einen beruhigenden, entspannenden und schlaffördernden Effekt auf, es tritt eine vegetative Stabilisierung ein, und in höherer Dosierung wird eine gewisse muskelerschlaffende Wirkung beobachtet. Im Dosisbereich von 10—20 mg werden keine Nebenwirkungen bei Erwachsenen beobachtet, bei längerdauernder Überdosierung können sich gelegentlich Ataxien einstellen, die bei Absetzen der Medikation wieder verschwinden. Ebenso wie für das Chlordiazepoxid ergibt sich auch bei den Benzodiazepinen wegen der in höherer Dosierung auftretenden muskelrelaxierenden Wirkung eine Kontraindikation für Patienten mit

Myasthenia gravis. Zu beachten ist, daß Benzodiazepine mit vielen anderen Medikamenten zusammen nicht als Mischspritze verabreicht werden dürfen.

Der Hauptangriffspunkt der Benzodiazepine liegt am limbischen System, das durch niedrige Dosierung beeinflußt wird, während corticale Zentren erst auf relativ hohe Dosen ansprechen. Eine Prämedikation mit Diazepam ergibt eine geschätzte Einschränkung der notwendigen Dosen von Thiobarbiturat zur Narkoseeinleitung von etwa 30—40%, ebenso sind die notwendigen Mengen an Muskelrelaxantien deutlich vermindert. Das vegetative Nervensystem weist in der Narkose nach Benzodiazepin-Prämedikation eine deutliche Stabilisierung auf, wobei besonders hervorsticht, daß bei Hyperthyreose-Operationen die klassischen kurzen Anfälle von Tachykardie während der Manipulation an der Schilddrüse unter Benzodiazepineinwirkung nicht mehr beobachtet werden. Postoperativ haben die in der Regel ruhigen Patienten eine deutlich herabgesetzte Schmerzschwelle. Eine gute Prämedikationswirkung durch Benzodiazepine wird auch bei chronischen Alkoholikern beobachtet, wobei zusätzlich eine bedeutende Einsparung der notwendigen Narkosemittelmenge zur Einleitung und Aufrechterhaltung der Anaesthesie bemerkenswert ist. Die Dosierung beträgt zwischen 15 und 20 mg als Einzeldosis am Vorabend der Operation und 10 mg zusammen mit Atropin eine halbe Stunde vor dem Eingriff. Bei alten Patienten mit Kreislauflabilität sollte die Menge entsprechend reduziert werden, für Kinder im Alter von 2—5 Jahren werden 1—5 mg, für Schulkinder 5—10 mg empfohlen.

Aus der therapeutischen Breite zwischen Angriff am limbischen System und Beeinflussung höherer corticaler Zentren sollte man jedoch nicht eine besondere Indikation für Benzodiazepine als Prämedikation für ambulante Kurznarkosen ableiten: Wie bei allen Psychopharmaka kann auch hier die Fahrtüchtigkeit und das Verhalten im Straßenverkehr je nach individueller Reaktion und Dosis erheblich gestört sein!

Ein weiteres Präparat mit guter Wirkung, besonders bei Kinderanaesthesien, ist das Hydroxyzin, ein Piperazinderivat. In der Dosierung von 1 mg pro kg/KG, zusammen mit einer entsprechenden Dosis von Pethidin und Atropin erreicht man eine gute Sedierung, die eine Narkoseeinleitung ohne Angst und psychische Erregung der Kinder gestattet und die Verwendung von rectal applizierten Barbituraten erspart. Nach der Operation ist selbst nach Eingriffen, nach denen Kinder besonders unruhig sind, eine Ausgeglichenheit und Ruhe zu beobachten, die eine zusätzliche postoperative Sedierung meist unnötig macht. Eine ausgezeichnete antiemetische Wirkung setzt die Quote des postoperativen Erbrechens deutlich herab.

ε) Neuroleptica

Sie finden in zunehmenden Maße Eingang in die moderne Anaesthesiologie, teils als eigentliche Anaesthesieverfahren zur Durchführung von Operationen aller Art, teils als unterstützende Medikation bei besonderer Indikationsstellung bzw. als Prämedikationsmittel: Sie führen zu einer intensiven zentralen Dämpfung mit besonderer Tonusherabsetzung des vegetativen Nervensystems. Meist weisen sie ausgeprägte periphere antiadrenergische und anticholinergische Wirkungen auf, die eine Dämpfung des Vegetativums hervorrufen. Zusätzlich verursachen sie einen ausgeprägten antiemetischen Effekt. Ein besonders günstiges Präparat aus dieser Gruppe ist das Chlorprothixen (Taractan). Neben der guten sedierenden und vegetativ blockierenden Wirkung ist besonders die ausgeprägte antiemetische Eigenschaft zu beachten, die noch über der von Diazepam und Perphenazin liegt. Für Erwachsene empfiehlt sich eine Dosierung von 15—30 mg intramuskulär 1—$1^1/_2$ Std vor der Operation. Das Präparat kann entweder allein oder in Kombination mit 25—50 mg Pethidin injiziert werden. Bei Kindern hat sich die Dosis von 0,5—1 mg/kg/KG zusammen mit Atropin als Prämedikation bewährt. Dabei muß beachtet werden, daß die Atropinmenge niedriger als üblich dosiert wird, da durch die ausgeprägten anticholinergischen Eigenschaften des Chlorprothixens die Atropinwirkung verstärkt wird.

Neuroleptica eigenen sich besonders dann, wenn Patienten nach der Operation unbedingt ruhigzustellen sind. Dieses Ziel läßt sich noch sicherer erreichen, wenn man während oder gegen Ende der Operation eine gewisse Dosis intravenös nachinjiziert (beispielsweise 15—30 mg Chlorprothixen langsam i.v.) (s. auch Tabelle 1).

d) Die praktische Durchführung der Prämedikation

Die übliche Prämedikation besteht in der Verordnung eines Schlafmittels am Vorabend der Operation, das je nach Bedürfnis mit einem sedierenden Mittel der aufgeführten Gruppen noch ergänzt, oder durch ein solches Mittel ersetzt werden kann. Diese

Tabelle 3. *Prämedikationsbeispiele für Erwachsene (in mg)*

Mittel	Lebensalter in Jahren					Art und Zeitpunkt
	14—60	60—65	65—70	70—80	über 80	der Verabreichung
Phenobarbital (Luminal) oder	100—200	100—200	—	—	—	per os am Vorabend der Operation,
Cyclobarbital (Phanodorm) oder	100—300	100—200	100	—	—	eventuell auch am Morgen des
Chlordiazepoxid (Librium) oder	50—75	50	25—50	25	—	Operationstages
Diazepam (Valium)	15—20	10—15	5—10	—	—	
Atropin oder	0,5—1,0	0,4	0,4	0,3	0,2	s.c. ca. 60 min,
Scopolamin	0,3—0,5	0,2	—	—	—	i.m. ca. 30 min,
dazu:						i.v. (verdünnt,
Morphin oder	10—20	7,5—10	5—7,5	3—5	—	langsam)
Pethidin (Dolantin)	75—100	50—75	40—50	30—40	20—30	ca. 5—10 min vor Narkosebeginn
dazu eventuell:						
Promethazin (Atosil)	25—50	25	20	15	10	

Medikation kann, falls nötig, und vor allem, wenn die Operation erst in den späten Vormittagsstunden beginnt, am frühen Operationsmorgen wiederholt werden. Obwohl eine Prämedikation mit Belladonna-alkaloid und Analgeticum resp. Sedativum vielerorts zur „Routine" gehört, fehlt es nicht an Stimmen für eine mehr bedachte Anwendung dieser Medikationen, u. U. für dessen Weglassung. Vor allem ist die Dosis bei mageren oder dehydrierten Patienten sowie bei Kleinkindern sorgfältig anzupassen. Ebenfalls sollte die Morphindosis bei alten Leuten reduziert und nicht schematisch nach Körpergewicht verabreicht werden. Je nach den Erfordernissen kann das Analgeticum und das Belladonna-alkaloid mit einem Präparat aus der Reihe der Phenothiazine, Neuroleptica oder Tranquilizer kombiniert werden, wobei zu prüfen ist, ob die Präparate in der Spritze gemischt werden dürfen, oder ob sie einzeln zu applizieren sind. Bei dringlichen Eingriffen, die so schnell wie möglich durchgeführt werden müssen, kann man eine indizierte Prämedikation in halber Normaldosis langsam intravenös injizieren. Eine intravenöse Applikation ist ferner anzuraten bei Patienten im Schock und bei allgemeiner Unterkühlung, da in diesen Fällen die Resorption der subcutanen Injektion verzögert ist. Prämedikations-Beispiele für Erwachsene finden sich in der Tabelle 3.

Bezüglich der Prämedikation für Säuglinge, Kleinkinder und Kinder kann auf das Kapitel „Die Anaesthesie im Kindesalter", S. 784, verwiesen werden.

Abschließend seien noch einige Operationen mit speziellen Gesichtspunkten für die Prämedikation hervorgehoben (s. auch die einschlägigen Spezialkapitel an anderer Stelle dieses Buches).

1. Operationen, die in erhöhtem Prozentsatz zu postoperativem Erbrechen führen. Es handelt sich hierbei besonders um alle Operationen im Bereich des Oberbauches und der Gallenwege, ferner um Eingriffe mit großen Wundflächen, beispielsweise Mammaablatio, Verbrennungen usw., ferner Eingriffe im Bereich des Nasen-Rachen-Raumes, wie Tonsillektomien und Adenotomien, weiterhin Operationen am Auge, vor allem Schieloperationen bei Kindern, schließlich Operationen bei Patienten mit Neigung zu Nauseasyndromen.

Durch gezielte Anwendung eines Antiemeticums läßt sich das postoperative Erbrechen in einem hohen Prozentsatz vermeiden. Hierzu eigenen sich Substanzen aus der Reihe der Neuroleptica, beispielsweise das Chlorprothixen, das wohl den stärksten antiemetischen Effekt aufweist, oder aus der Reihe der Phenothiazine, besonders das Perphenazin, sowie das Triflupromazin und das Hydroxyzin.

2. Patienten, bei denen man eine möglichst starke Antihistaminwirkung wünscht. Man wird hierzu besonders das Promethazin (Atosil) berücksichtigen, das im Tierversuch unter standardisierten Bedingungen die Empfindlichkeit auf letale Histamindosen um einen 1500fachen Faktor herabsetzt. Bei Asthmatikern und bei Patienten mit Neigung zur spastischen Bronchitis ist die zusätzliche Verabreichung von Promethazin (25—50 mg) sehr

hilfreich. Bei bereits bestehenden Asthmaanfällen zeigt die Substanz jedoch keine Wirkung. Die starke Antihistaminwirkung des Promethazin bewirkt auch bei Patienten mit ausgedehnten Verbrennungen einen guten Narkoseschutz.

3. Spezielle Eingriffe, beispielsweise im Gebiet der Hals-Nasen-Ohren-Heilkunde (Tympanoplastiken und Stimmband-Laterofixationen), erfordern für die postoperative Phase ein ruhiges Verhalten des Patienten, da Pressen und Husten das Operationsresultat zunichte machen können. Weiterhin sollen Kinder nach Adenotomien und Tonsillektomien postoperativ möglichst gut sediert sein, wegen der erhöhten Blutungsgefahr bei Unruhe. Hierzu zählen auch ophthalmologische Operationen, wenn am eröffneten Auge operiert werden muß. Weitere Operationen, deren Resultat mit von dem ruhigen Verhalten des Patienten postoperativ abhängt, sind kieferorthopädische Eingriffe mit Kieferschienungen, Gaumenspaltenverschlüssen und dergleichen. In all diesen Fällen läßt sich durch optimale Prämedikation zusätzlich mit Tranquilizern oder Neuroleptica, deren Verabreichung am Ende der Operation noch wiederholt werden kann, eine weitgehende postoperative Ruhigstellung erreichen.

Neben der Vielzahl von Medikamenten, die heute zur Verfügung stehen und mit denen sich die Kriterien einer guten Prämedikation erzielen lassen, sind für das Erreichen guter Resultate die Kenntnisse und Erfahrungen des Anaesthesisten und eine gute psychische Vorbereitung des Patienten wichtig.

Literatur

Allgemeine Arbeiten

Eabert, L. D.: The value of the preoperative visit by an anesthesist. J. Amer. med. Ass. **185**, 553 (1963).

Kirsch, J.: Verbesserung der psychologischen Narkosevorbereitung durch besondere Ausstattung des Anaesthesieraumes. Anaesthesist **12**, 84 (1963).

Körner, M.: Beitrag zur Beurteilung der psychischen Situation des Patienten vor der Operation. Anaesthesist **3**, 265 (1954).

Nagel, M.: Psychische Mitbetreuung in der Chirurgie. Anaesthesist **15**, 65 (1966).

Schmid-Schmidsfelden, O.: Zur Problematik der prä- und postoperativen psychologischen Beeinflussung. Anaesthesist **2**, 106 (1953).

Voruntersuchung und Vorbehandlung

Bernstein, D. S.: Hyperparathyroidism and hypoparathyroidism: Preoperative and postoperative care. Anesthesiology **24**, 448 (1963).

Burn, J. H., Rand, M. J.: The action of sympathomietic amines in animals treated with reserpine. J. Physiol. (Lond.) **144**, 314 (1958).

Cahill, G. F., Thorn, C. W.: Preoperative and postoperative management of adrenal-cortical hyperfunktion. Anesthesiology **24**, 472 (1963).

Coakley, C. S., Alperts, S., Boung, J. S.: Circulatory responses during anesthesia of patients on Rauwolfiatherapy. J. Amer. med. Ass. **161**, 1143 (1956).

Crandell, D. L.: The anesthetic hazards in patients on antihypertensive therapy. J. Amer. med. Ass. **179**, 495 (1962).

Csernohorszky, V.: Über die Bedeutung der Lungenfunktionsprüfungen vor abdominalen Operationen. Anaesthesist **15**, 261 (1966).

Frahm, H., Schilling, K.: Endokrinologische und anaesthesiologische Probleme bei Nebennierenoperationen. Anaesthesist **15**, 91 (1966).

Gillmann, H., Rhine, G.: Digitalisbehandlung von Patienten jenseits des 60. Lebensjahres auch ohne Zeichen einer Herzinsuffizienz. Dtsch. med. Wschr. **89**, 2349 (1964).

Goldberg, A. H., Maling, H. M., Gaffney, T. E.: The effect of digoxin pretreatment on heart contractile force during thiopental infusion in dogs. Anaesthesiology **22**, 974 (1961).

Grabow, L., Wassner, U. J.: Zur Frage der Zuverlässigkeit von präoperativen Vorhersagen über die postoperativ verbleibende Lungenfunktion. Beitr. Klin. Tuberk. **127**, 592—604 (1963).

Grimmeisen, H.: Prä-, intra- und postoperative Asthmabekämpfung. Anaesthesist **15**, 51 (1966).

Hamacher, J.: Über therapeutische und prophylaktische Digitaliswirkungen auf das normale und das toxisch belastete Herz-Kreislaufsystem. Naunyn-Schmiedebergs Arch. Pharmak. exp. Path. **247**, 335 (1964).

— Schragmann, I.: Einfluß therapeutischer und prophylaktischer Digitalisierung auf die Kardiodynamik in Narkose. Anaesthesist **13**, 106 (1964).

Hügin, W.: Fragen der Anaesthesie bei Patienten, die unter Hochdruckbehandlung stehen. Anaesthesist **12**, 280 (1963).

Katz, R. L., Weintraub, H. D., Papper, E. M.: Anesthesia, surgery and Rauwolfia. Anesthesiology **25**, 142 (1964).

Kavan, E. N.: Phäochromocytom. Anaesthesist **15**, 239 (1966).

Knick, B.: Besonderheiten der Diabetesbehandlung während operativer Eingriffe. Anaesthesist **15**, 303 (1966).

Lawin, P.: Der alte Patient und Anaesthesie. Anaesthesist **14**, 103 (1965).

— Burchardi, H.: Störungen des Säure-Basenhaushaltes als prä- und postoperative Komplikation, Erkennung und Behandlung. Münch. med. Wschr. **107**, 590 (1965).

Lydtin, H., Schnelle, K., Zöllner, N.: Ballistocardiographische Untersuchungen über die Wirkung von Lanatosid C auf das Herz des Gesunden. Z. ges. exp. Med. **139**, 651 (1965).

Mason, D. T.: The cardiovascular effects of digitalis in normal man. Clin. Pharmacol. Ther. **7**, 1—16 (1966).

Maurath, J., Franke, D.: Grundbegriffe und Beurteilung des Säure-Basengleichgewichts für die Anaesthesie. Anaesthesist **12**, 15 (1963).

Morrow, D. H.: The responce to anaesthesia of none hypertensive patients, pretreated with reserpine. Brit. J. Anaesth. **35**, 313 (1963).

Munson, W. M., Jenicek, J. A.: Effect of anesthetic agents on patients receiving reserpine therapy. Anesthesiology **23**, 741 (1962).

NAHAS, G.: The clinical pharmacology of THAM. Clin. Pharmacol. Ther. **4**, 784 (1963).
NELSON, D. H.: Present status of the problem of iatrogenic adrenal cortical insufficiency. Anesthesiology **24**, 457 (1963).
PERKS, E. R.: Mono-amino-oxidase inhibitors. Anaesthesia **19**, 376 (1964).
SCHWEIZER, O., HOWLAND, W. S.: Disturbances in acid-base balance during major surgery. Anesthesiology **24**, 158 (1963).
SPANG, K.: Das Altersherz und seine Behandlung. Z. Kreisl.-Forsch. **53**, 1184 (1964).
STEIN, M. A.: Pulmonary evaluation of surgical patients. J. Amer. med. Ass. **181**, 765 (1962).
STOECKEL, H.: Anaesthesiologische Vorbereitungen bei Eingriffen am endokrinen System. Z. prakt. Anaesth. Wiederbeleb. **2**, 83 (1967).

Prämedikation

ALDER, H., HUNZIKER, H.: Ein Antaminikum für Prämedikation und Narkose. Anaesthesist **15**, 37 (1966).
BERGMANN, H.: Über die Beeinflußbarkeit der Darmfunktion durch Prämedikation und Narkose. Anaesthesist **14**, 263 (1965).
BONICA, A.: Clinical evaluation of fluphenazine as antiemetic agent. Anesth. Analg. Curr. Res. **41**, 732 (1962).
BOUCQUEMONT, J. G.: Klinischer Versuch mit „Valium Roche" in der Anaesthesiologie. Diss. Lyon 26. 6. 64.
BROSS, W., ARONSKI, A.: Neue Mittel in der Prämedikation. Anaesthesist **15**, 36 (1966).
BURN, J. H.: The pharmacology of chlorpromazine and promethazine. Proc. roy. Soc. Med. **47**, 617 (1954).
DOBKIN, A. B., GILBERT, R. G. B., LANOUREUX, L.: Physiological effects of chlorpromazine. Anaesthesia **9**, 157 (1954).
DUNDEE, J. W., LOVE, W. J., MOORE, J.: Alterations in response to somatic pain associated with anaesthesia: Further studies with phenothiazine derivatives and similar drugs. Brit. J. Anaesth. **35**, 597 (1963).
FOSTER, C. A., O'MULLANE, E. J., GASKELL, P., CHURCHILL-DAVIDSON, H. C.: Chlorpromazine. A study of its actions on the circulation in man. Lancet **1954II**, 614.
GRIMMEISEN, H.: Erfahrungen mit dem Neuroleptikum Taraktan in Anaesthesie und klinischer Praxis. Münch. med. Wschr. **103**, 1923 (1961).
HAUENSCHILD, E.: Prophylaxe des postoperativen und postnarkotischen Erbrechens. Anaesthesist **12**, 207 (1963).
INGLIS, J., BARROW, M. E.: Premedikation — a reassessment. Proc. roy. Soc. Med. **58**, 29 (1965).
LIST, W. F., GRAVENSTEIN, J. S.: Atropin und Skopolamin. Anaesthesist **14**, 154 (1965).
LUTZ, H.: Diazepam in der Operationsvorbereitung. Anaesthesist **15**, 42 (1966).
MOORE, J.: Which phenothiazine? Anaesthesia **18**, 108 (1963).
NORTH, W. C., COLLAWN, T. H., HUDNELL, A. B. Jr.: Postoperative vomiting: Influence of thiethylperazine. Anesth. Analg. Curr. Res. **42**, 559 (1963).
OUELIETTE, R. D.: Control of postoperative nausea and vomiting with trimethobenzamide. Anesth. Analg. Curr. Res. **41**, 148 (1962).
PURKIS, I. E., ISHII, M.: The effectioness of antiemetic agents, comparison of the antiemetic activity of trifluopromazine, periphenazine and trifluoperazine in postanesthetic vomiting. Canad. Anaesth. Soc. J. **10**, 539 (1963).
RANDALL, L. O., SCHALLEK, W., SCHECKEL, C., BANZIGER, R., BORIS, A., MOE, R. A., BAGDON, R. E., SCHWARTZ, M. A., ZBINDEN, G.: Zur Pharmakologie von Valium, einem neuen Psychopharmakon der Benzodiazepinreihe. Schweiz. med. Wschr. **93**, 794 (1963).
RIDING, J. E.: The prevention of postoperative vomiting. Brit. J. Anaesth. **35**, 180 (1963).
STEWART, H. C.: The pharmakology of antiemetic drogs. Brit. J. Anaesth. **35**, 174 (1963).

Vorbereitung und Prämedikation bei Kindern

CARRE, I. J.: Parenteral fluids in pediatric surgery. Brit. J. Anaesth. **35**, 488 (1963).
EDLINGER, E.: Zur Prämedikation in der Kinderanaesthesie. Anaesthesist **12**, 174 (1963).
GAYER, W.: Beitrag zur Prämedikation bei Kindern. Praxis **51**, 642 (1962).
WAWERSIK, J.: Aktuelle Narkoseprobleme bei Säuglingen und Kleinkindern. Anaesthesist **13**, 228 (1964).

2. Die Lungenfunktionsdiagnostik *

W. E. ZIMMERMANN und J. MAURATH

a) Einleitung

Im Gegensatz zu der früher morphologisch-strukturell eingestellten Betrachtung der Erkrankungen des thorako-pulmonalen und kardio-pulmonalen Systems steht heute die Beurteilung der gestörten Funktion im Mittelpunkt des Interesses.

Eine möglichst frühzeitige Erfassung der Lungenfunktionsstörungen ist die zwangsläufige Folgerung und das erstrebte Ziel, um den funktionellen Zusammenbruch mit seinen fatalen Folgen durch prophylaktische Maßnahmen zu vermeiden.

Die Einführung physiologischer, nicht zu komplizierter Untersuchungsmethoden der Lungenfunktion in die Klinik zur Abklärung prä-, intra- und postoperativer Funktionsstörungen hat wesentliche Fortschritte gebracht. Komplikationen, wie sie die Zunahme des mittleren Lebensalters der Patienten und die immer häufiger zu beobachtende chronische Bronchitis (Raucher Luftpollution) sowie die rasch fortschreitende Entwicklung der Chirurgie (ausgedehnte thorakale und abdominale Ein-

* Siehe auch „Grundlagen der Atmungsphysiologie", S. 30.

griffe, Herz- und Gefäßchirurgie sowie Organtransplantationen) mit sich bringen, können rechtzeitig erkannt und die Indikationsstellung zur assistierten oder künstlichen Respiratorbeatmung erleichtert werden.

Während die Klärung spezieller Probleme größeren, entsprechend ausgerüsteten Lungenfunktionslaboratorien vorbehalten bleiben sollte, muß heute gefordert werden, daß der Anaesthesist und Chirurg einen Lungenfunktionsbefund hinsichtlich ventilatorisch-atemmechanischer, respiratorischer oder kardiorespiratorischer Störungen ebenso zu analysieren vermag, wie eine Röntgenaufnahme, ein Blutbild oder einen Urinstatus.

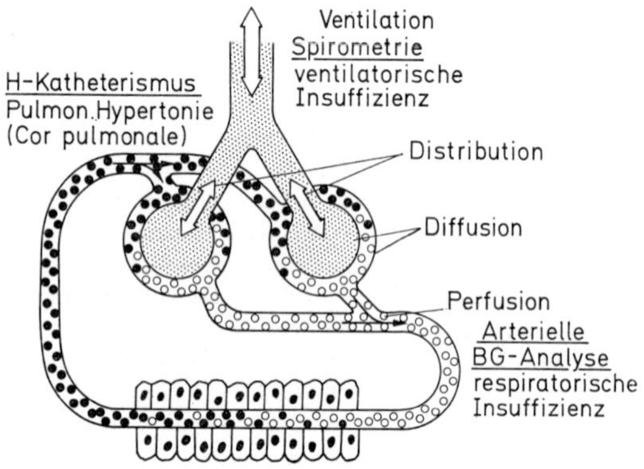

Abb. 1. Arten der Lungenfunktionsstörungen — Methoden der Lungenfunktionsdiagnostik

Atmung und Lungenfunktion. Die Atmung, als der Gasaustausch zwischen lebender Zelle und ihrer Umgebung definiert, stellt beim Menschen die letzte Phase eines komplizierten Vorganges dar, der seine wesentliche Voraussetzung in der pulmonalen Phase und der Atmungsfunktion des Blutes hat, wobei gleichzeitig unter Wahrung des physiologischen Säure-Basen-Status der atmosphärische Sauerstoff an die Zelle herangebracht und die Kohlensäure nach außen abgegeben wird.

Die Arterialisierung des venösen Mischblutes ist die Hauptfunktion der Lunge — dem Blut wird eine ausreichende Menge O_2 zugeführt und das überschüssige CO_2 aus ihm entfernt (Ventilation).

Die äußere Atmung hängt von vier Faktoren ab:

1. Ventilation,
2. Distribution,
3. Diffusion,
4. Perfusion.

Jeder dieser Faktoren kann theoretisch für sich allein den begrenzenden Teilfaktor einer Lungenfunktionsstörung darstellen. Praktisch kommen sie jedoch meist kombiniert vor, so daß vier grundlegende Untersuchungsmethoden für die Lungenfunktionsdiagnostik erforderlich sind (Abb. 1).

b) Untersuchungsmethoden

Die Spirographie, zugleich die älteste Methode, dient der orientierenden Untersuchung der mechanischen Eigenschaften von Lungen und Thorax. Sie ist nur bis zu einem gewissen Grad objektiv, da sie eine verständnisvolle Mitarbeit des Probanden voraussetzt.

Neben der *Ventilation* gibt dieses Verfahren Aufschluß über die für die Beurteilung der Lungenbelüftung maßgebenden *statischen Lungenvolumina* und die *dynamischen Ventilationsgrößen (Leistungsvolumina)* sowie Hinweise auf Änderungen atemmechanischer Größen. Sie unterrichtet über eine *obstruktive oder restriktive Ventilationsstörung.* Im sog. geschlossenen System kann gleichzeitig die Sauerstoffaufnahme und Kohlensäureabgabe gemessen werden.

Atemmechanische Untersuchungen (Oesophagusdruckmethode, Körperplethysmographie) mit Hilfe der *Pneumotachographie* messen gleichzeitig den intrathorakalen Druck und das geförderte Volumen und geben durch die *Druck-Volumenbeziehung* Aufschluß über die *Dehnbarkeit* von Lungen und Thorax (*Compliance*), den *Atemwegswiderstand* (*Resistance*), den Gewebswiderstand und Atembewegungswiderstand sowie die Atemarbeit. Ursache, Sitz und Ausmaß einer Ventilationsstörung lassen sich dadurch bestimmen, ebenso die *Inhomogenität des Ventilationseffektes.*

Die arteriellen Blutgase und die gleichzeitige *Bestimmung des Säure-Basen-Haushaltes* lösen die Frage nach der Größe der Ventilation durch diejenige nach ihrem Erfolg ab. Die Beurteilung der Gasspannung im arteriellen Blut, dem wirklichen Erfolgsorgan der Atmung, erlaubt eine Feststellung der *respiratorischen Insuffizienz* und gibt einen objektiven Anhaltspunkt zur Indikation für therapeutische Maßnahmen und deren Wirkung.

Arterielle Blutgase und Ergometrie (Arbeitsversuch) sind Methoden zur quantitativen Beurteilung einer eingeschränkten *Leistungsbreite des kardiorespiratorischen Systems.*

Der Herzkatheterismus mit dünnen, dem Blutfluß mühelos folgenden, bis zur A. pulmonalis vordringenden Venenkathetern ist zur Pulmonalisdruckregistrierung geeignet und gestattet die Beantwortung zusätzlicher Fragen. Er informiert darüber, ob durch eine *Widerstandszunahme* im Bereich *des Lungengefäßsystems* die Lunge noch in der Lage ist, das notwendige Herzminutenvolumen in Ruhe und unter Belastung mit normalen Blutdruckwerten passieren zu lassen. Durch *Pulmonalarterienblockade* ist bereits präoperativ eine weitgehende Beurteilung des postoperativen Zustandes der Lungenzirkulation möglich — ein Verfahren, das durch die *selektive Lungenangiographie* eine weitere Unterstützung erfährt.

Die Szintigraphie der Lunge mit ^{131}Jod-Albumin-Partikeln und die *Simultaneliminierung von He, N_2O und CO* ergeben Aufschluß über die Verteilung der Ventilation, Perfusion und Diffusionskapazität der Lunge. Diese Untersuchungstechnik ist jedoch noch vorwiegend der Forschung vorbehalten.

α) Spirometrische Diagnostik

1. Die Lungenvolumina

Das maximal mögliche Lungenvolumen ist die *Totalkapazität* (TK). Das während tiefster In- und Exspiration bewegte Luftvolumen wird als *Vitalkapazität* (VK) bezeichnet, das nach stärkster Exspiration sich noch in der Lunge befindliche Volumen als *Residualvolumen* (RV) benannt. Residualvolumen und Vitalkapazität ergeben die Totalkapazität. Das bei normaler Atmung gewechselte Volumen ist das *Atemzugvolumen* (AV). Zusammen mit dem Atemzugvolumen bilden die *inspiratorische* (IRL) und die *exspiratorische (ERL) Reserveluft* die Vitalkapazität. Die exspiratorische Reserveluft plus Residualvolumen ist als *funktionelle Residualkapazität* (FRK) bezeichnet (Abb. 2).

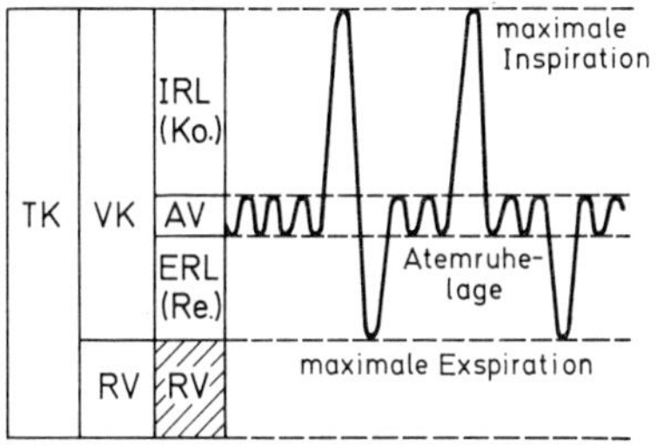

Abb. 2. Lungenvolumina und Kapazitäten. Schematische Einteilung und Registrierprinzip mit dem Kymographen

Sollwerte = Normwerte

Die Vitalkapazität ist abhängig von Größe, Gewicht, Alter und Geschlecht.

Bestimmung. Von den zahlreichen Angaben über die Berechnung der Sollwerte entspricht die Regressionsgleichung nach BALDWIN et al. (1948) am ehesten den Erfordernissen. (Bei Sollwerten stets Berechnungsgrundlage angeben.)

Männer: [27,63 — (0,112 × Alter)] × Körpergröße (cm),

Frauen: [21,78 — (0,101 × Alter)] × Körpergröße (cm).

(Für Kinder ist diese Formel nicht zutreffend.)

Mit Hilfe der Vitalkapazität werden die Sollwerte der übrigen Lungenvolumina berechnet (Tabelle 1).

Die Vitalkapazität ist als pathologisch zu bewerten, wenn Meßgrößen unter 70% des Sollwertes vorliegen (ANTHONY und VENRATH; ROSSIER et al.). Eine unterschiedliche Körperhaltung zwischen Stehen und Liegen bedingt eine Differenz bis zu 900 ml.

Die Vitalkapazität setzt sich aus exspiratorischem Reservevolumen (25%) und Inspirationskapazität (inspiratorisches Reservevolumen + Atemzugvolu-

Tabelle 1. *Berechnung der Sollwerte*

	Berechnung nach Formel Cournand-Baldwin
A. Lungenvolumina	
1. Vitalkapazität (Inspiratorisches Reservevolumen + Atemzugvolumen + exspiratorisches Reservevolumen)	72% der Totalkapazität
2. Totalkapazität (Vitalkapazität + Residualvolumen)	$\frac{\text{Vitalkapazität} \times 100}{72}$
3. Funktionelle Residualkapazität (Exspiratorisches Reservevolumen + Residualvolumen)	43% der Totalkapazität
4. Residualvolumen	28—32% der Totalkapazität
B. Leistungsvolumina	
1. Sekundenkapazität	70—80% der Vitalkapazität (relative Sekundenkapazität)
2. Atemgrenzwert	Vitalkapazität × 33
3. Grundumsatz	HARRIS und BENEDICT aus zwei Summanden
4. O_2-Aufnahme/Minute	$\frac{\text{Soll-Grundumsatz (Kcal)}}{7{,}07}$
5. Atemminutenvolumen	Soll-O_2-Aufnahme × 28
6. Alveoläre Ventilation	Soll-O_2-Aufnahme × 17,75
7. Totraumventilation	$\frac{\text{Soll-}O_2\text{-Aufnahme} \times 10{,}25}{\text{Frequenz}}$
8. Respiratorischer Quotient (RQ) $\frac{CO_2\text{-Abgabe}}{O_2\text{-Aufnahme}}$	Ruhe 0,82; Arbeit 1,0

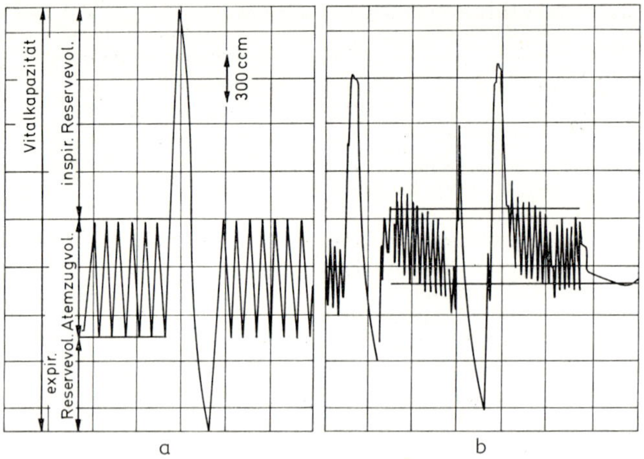

Abb. 3. a Vitalkapazität und ihre Unterteilungen. b Vitalkapazität bei atemmechanischen Veränderungen (Emphysem), typisch nach maximaler In- und Exspiration langsame Rückkehr zur Atemruhelage (air trapping) und deutlich verlangsamtes Exspirium

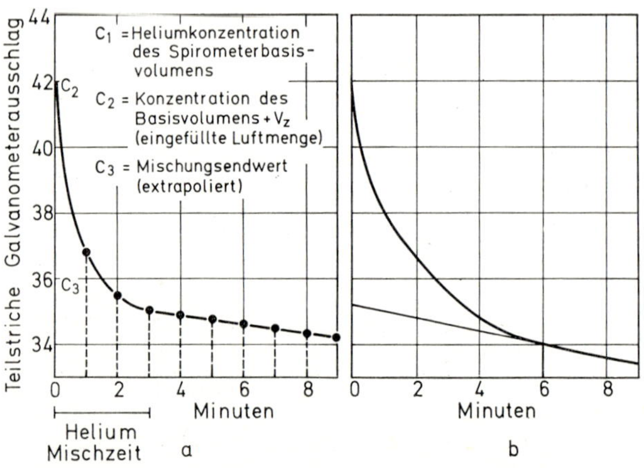

Abb. 4a u. b. Fremdgasverdünnungsmethode (Helium-Mischmethode) zur indirekten Ermittlung des Residualvolumens. a Helium-Mischzeit normal; b Helium-Mischzeit pathologisch verlängert bei erheblicher ventilatorischer Verteilungsstörung

men = 70%) zusammen. Stets sind Mehrfachuntersuchungen erforderlich (Abb. 3a).

Kehrt die Atmung nach maximaler Inspiration nur langsam zur normalen Atemruhelage zurück (air trapping) (Abb. 3b) und ist nach maximaler Exspiration die Atmung deutlich verlangsamt, sind dies Hinweise auf atemmechanische Veränderungen der Lunge und des Thorax (Emphysem) und sollten stets Anlaß zur weiteren speziellen Untersuchung sein.

Residualvolumen und funktionelle Residualkapazität. Das Residualvolumen ist jenes Luftvolumen, das sich nach maximaler Exspiration noch in der Lunge befindet. Die Summe von Residualvolumen und exspiratorischem Reservevolumen — also die Luftmenge, die bei Ruheatmung in der Lunge zurückbleibt — wird als funktionelle Residualkapazität bezeichnet.

Bestimmung. Das Residualvolumen ist das einzige Lungenvolumen, das nicht durch die Spirometrie direkt, sondern indirekt durch Ermittlung der funktionellen Residualkapazität bestimmt wird.

Folgende Untersuchungsmethoden stehen zur Verfügung:

1. die Gasverdünnungsmethode
   a) im offenen System,
   b) im geschlossenen System;
2. die Ganzkörperplethysmographie;
3. die radiologische Methode (hat keine praktische Bedeutung erlangt).

Die Bestimmung des intrathorakalen Gasvolumens durch die *Körperplethysmographie* (siehe S. 195) ergibt meist keinen mit der funktionellen Residualkapazität identischen Wert. Im Gegensatz zur *Fremdgasmethode* erfaßt sie nämlich auch die Lungenvolumina, die nur partiell oder nicht mehr an der Ventilation teilhaben.

Fremdgasmischmethode. Bei der Bestimmung des Residualvolumens mit Helium oder Stickstoff ergibt sich als Hinweis für die Alveolarbelüftung die sog. Heliummischzeit. Das Prinzip beruht auf der Verteilung einer bekannten Gasmenge in einem Raum unbekannter Größe (Luftwege und Lunge), wobei die Konzentration dieses Gases um so geringer wird, je größer das Verteilungsvolumen ist (Abb. 4).

Berechnung: $FRK = \left(V_Z \times \frac{C_1(C_2 - C_3)}{C_3(C_1 - C_2)}\right) - K.$

C_1 = Ausgangskonzentration des Fremdgases, C_2 = Konzentration des Fremdgases nach Vorgabe eines O_2-Luftgemisches mit dem Volumen V_Z, C_3 = Extrapolation des linearen Kurvenanteiles zum Anfangspunkt der Durchmischung nach Anschluß des Patienten an die Spirometerglocke.

Die Mischzeit (MZ) ist von der Atemtiefe, der Atemfrequenz und der Größe des Residualvolumens sowie von isolierten oder diffusen Stenosen im Tracheobronchialbaum abhängig.

Das Residualvolumen erhält man nach Abzug des exspiratorischen Reservevolumens von der funktionellen Residualkapazität.

Pathologische Vergrößerungen der funktionellen Residualkapazität und des Residualvolumens werden verursacht durch:

1. Vergrößerung des exspiratorischen Atemwegswiderstandes,
2. Fehlen der zur Exspiration erforderlichen elastischen Kräfte,
3. Bewegungseinschränkung von Lungen und Thorax.

Wenn sich im Einzelfall keine strenge Korrelation zwischen dem Grad einer Residualvolumenerhöhung und deren funktioneller Auswirkung z. B. auf die arteriellen Blutgase ergibt, ist doch häufig die Zunahme des Verhältnisses von Residualvolumen zur Totalkapazität mit einer schweren funktionellen Einschränkung verbunden.

Für die Klassifizierung des Emphysems ergeben sich daraus:

Residualvolumen <25% der Totalkapazität
= normal,
Residualvolumen <35% der Totalkapazität
= normal bis leicht gesteigert,
Residualvolumen 35—45% der Totalkapazität
= mittelgradiges Emphysem,
Residualvolumen 45—55% der Totalkapazität
= fortgeschrittenes Emphysem,
Residualvolumen >55% der Totalkapazität
= schweres Emphysem.

Das Residualvolumen ist bei verschiedenen restriktiven Lungenkrankheiten und bei Kranken, bei denen große Alveolarbezirke von der Ventilation ausgeschlossen sind, verkleinert.

Die funktionelle Residualkapazität (FRK). Sie gibt Auskunft über das Gleichgewicht der in Lunge und Thorax wirkenden Kräfte. Die Gewebe der Lungen und des Thorax, die elastische Eigenschaften aufweisen, müssen bei der Inspiration durch die angreifende Muskelkraft gedehnt werden. Je größer die Dehnung ist, um so stärker werden die elastischen Gewebe beansprucht und um so größer ist das Inspirationsvolumen.

Die daraus resultierende Druck-Volumenbeziehung wird als „mechanische Compliance" bzw. „Compliance der Gewebe" definiert. Eine Vergrößerung der funktionellen Residualkapazität bedeutet, daß die Lungen bei ruhiger Atmung überbläht sind.

Totalkapazität (TK). Vitalkapazität und Residualvolumen ergeben das gesamte Fassungsvermögen der Lunge — die Totalkapazität.

Die Totalkapazität kann durch raumfordernde intrathorakale Prozesse gegenüber dem Sollwert vermindert sein. Beim Emphysem sind die Befunde uneinheitlich, meist jedoch findet sich in den fortgeschrittenen Stadien eine Erhöhung der Totalkapazität (Abb. 11 a).

Kritische Beurteilung der Lungenvolumina. Die Lungenvolumina sind anatomische Meßgrößen und als Einzeluntersuchung stets unzureichend. Ihre Aussagefähigkeit wird dadurch begrenzt, daß

1. Lungenkrankheiten vorkommen, die die Lungenvolumina nicht verändern,
2. bei den teils erheblichen Schwankungen der Normwerte die Beurteilung kleiner Abweichungen erschwert ist,
3. auch extrapulmonale Störungen Abweichungen von der Norm bedingen,
4. Änderungen in der Ventilation, der Perfusion und Diffusion ohne Änderungen der Lungenvolumina vorkommen.

Pathologische Veränderungen dieser statischen Lungenvolumina sind nur im Zusammenhang mit den dynamischen Meßgrößen der Ventilation (Leistungsvolumina) und im Vergleich zu den Sollwerten als Hinweis auf eine Lungenfunktionsstörung zu bewerten.

2. Leistungsvolumina (Lungenventilation)

Das kardiopulmonale System hat seine wesentlichste Aufgabe darin, die Sauerstoff- und Kohlensäurespannung in der Alveolarluft und im arteriellen Blut im physiologischen Bereich zu halten.

Hauptfunktion des *thorako-pulmonalen Systems* ist es, die periodische Verdünnung der Alveolarluft mit atmosphärischer Luft aufrechtzuerhalten und eine cyclische Veränderung der Zusammensetzung des alveolären Gasgemisches zu garantieren.

Ventilation. Bei der Inspiration erhält die Alveole ein bestimmtes Volumen an Sauerstoff, bei der Exspiration wird ein entsprechendes Volumen an Kohlensäure entzogen.

Inspiration (aktiv). Unter der Wirkung der kontrahierten Inspirationsmuskulatur nimmt das Volumen der Brusthöhle zu und bewirkt einen Abfall des intrapulmonalen Druckes unter den atmosphärischen. Zwischen Alveole und der äußeren Umgebung entsteht über die Atemwege ein Luftstrom, der das pulmonale Luftvolumen ansteigen läßt.

Exspiration (passiv). Die inspiratorische Muskulatur erschlafft und durch die Retraktionskraft des Lungengewebes wird der intraalveoläre Druck so erhöht, daß er den atmosphärischen übersteigt. Die Luft wird ausgestoßen und die Lunge erreicht wieder ihr natürliches Volumen.

Am Ende der Exspiration sind die zuführenden Atemwege mit *Alveolarluft* gefüllt. Bei der nächsten Inspiration strömt diese in der ersten Phase in die Alveolen ein, ohne daß der alveoläre PO_2 und PCO_2 verändert wird. Nur die frische Außenluft, die in die Alveolen gelangt, erhöht den alveolären PO_2 und vermindert den alveolären PCO_2. Bei einem Atemzugvolumen von 450 ml erreichen nur 300 ml (2/3) Frischluft die Alveolen; 150 ml (1/3) verbleiben in den zuführenden Atemwegen und sind für den Gasaustausch unwirksam (*Totraumventilation*). Bei Vertiefung der Atmung erreicht ein größerer Anteil des Atemvolumens die Alveolen im Gegensatz zur flachen Atmung.

Sauerstoffaufnahme

$$\text{Soll-}O_2\text{-Aufnahme} = \frac{\text{Sollgrundumsatz}}{7{,}07}$$

Die eigentliche Aufgabe der Ventilation ist es, das venöse Mischblut zu arterialisieren; das bedeutet, daß durch die Ventilation pro Minute genausoviel Sauerstoff in die Alveolarluft bzw. in das Lungencapillarblut gebracht werden soll, wie der Körper entsprechend seiner Stoffwechselsituation zu dieser Zeit verbraucht (Abb. 5b).

minutenvolumen zu klein, ausreichend oder zu groß sein.

Alveoläre Hypoventilation besteht bei zu kleiner, *alveoläre Hyperventilation* bei zu großer alveolärer Ventilation.

Die Unterscheidung erfolgt durch Messung der alveolären PO_2 (schnellanzeigende Platinelektrode) und PCO_2 (Ultrarotabsorptionsschreiber) oder des arteriellen PCO_2 (Mikro-Eschweiler, Mikro-Astrup) und des pH-Wertes.

Eine normale oder auch erhöhte Ventilation kann nur dann mit einem ausreichenden Gasaustausch gleichgesetzt werden, wenn Inhomogenitäten und Störungen der Ventilation, Perfusion und Diffusion auszuschließen sind.

Bestimmung der alveolären Ventilation a) aus Atemvolumen, anatomischem Totraum und Atemfrequenz,

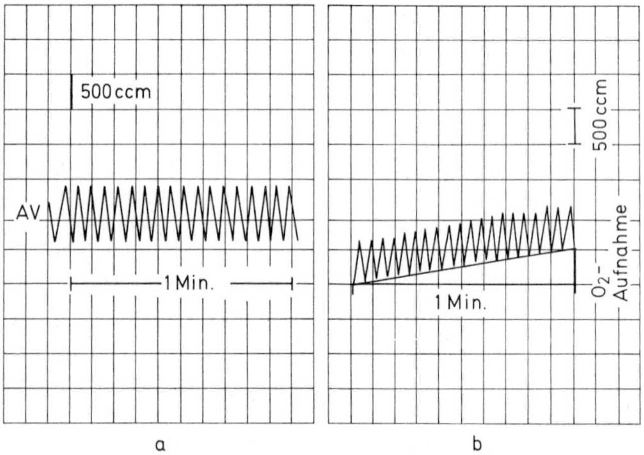

Abb. 5a u. b. Bestimmung des Atemminutenvolumens und der O_2-Aufnahme

Kohlensäureabgabe. Die bei der Exspiration abgegebene CO_2-Menge muß derjenigen gleichkommen, die in der Zeiteinheit durch die Stoffwechselvorgänge im Gewebe entsteht.

Respiratorischer Quotient (RQ). Der Sicherheitsfaktor für Sauerstoff im Organismus bei einer Sauerstoffreserve von ca. 1,5 Litern ist relativ klein. Bereits unter Grundumsatzbedingungen besteht bei einem respiratorischen Quotienten von 0,8 ein O_2-Verbrauch des Gewebes von 250 ml/min bei einer CO_2-Produktion von 200 ml/min, wobei 40 Kcal/qm pro Stunde produziert werden.

Das Atemminutenvolumen (AMV) ergibt sich aus dem *Produkt von Atemfrequenz und Atemzugvolumen* (Abb. 5a). Eine vergleichende Beurteilung von Atemfrequenz, Atemzugvolumen und Atemminutenvolumen läßt auf die Art und Schwere von Ventilationsstörungen schließen (Tabelle 2).

Die alveoläre Ventilation pro Minute erhält man durch Abzug der Totraumventilation vom Atemminutenvolumen. Sie ist eine besonders wichtige Meßgröße und kann bei einem gegebenen Atem-

b) aus der CO_2-Ausscheidung mit Hilfe einer fortlaufenden Analyse und Registrierung durch einen schnellanzeigenden Gasanalysator, z. B. Ultrarotabsorptionsschreiber (Uras) (Abb. 6).

Das mit dem Uras gewonnene Kurvenbild kann in verschiedene Abschnitte unterteilt werden und ist damit einer Analyse zugänglich:

$$V_A = \frac{CO_2\text{-Ausscheidung}}{CO_2\text{-Gehalt der Exspirationsluft}} \times 100.$$

Der Ablauf der Ausatmung zeigt zunächst bei Beginn keine Veränderung der CO_2-Werte = *absoluter Totraum.* Dieser ist jedoch keineswegs mit dem anatomischen Totraum identisch.

Der Totraum ist jener Raum, der der Lunge vorgeschaltet ist und durch Bronchien, Trachea, Mundhöhle und u. U. durch Atemmaske bedingt wird.

Spezifische Ventilation. Der Quotient aus Atemminutenvolumen und Sauerstoffaufnahme/Minute (Atemäquivalent, Ventilationsäquivalent für O_2) definiert theoretisch den Wirkungsgrad der Atmung, ist aber für die Klinik ohne wesentliche praktische Bedeutung, ebenso wie der *Atemzeit-*

Tabelle 2. *Diagnostische Hinweise auf Ventilationsstörungen aus Atemfrequenz (AF), Atemvolumen (AV) und Atemminutenvolumen (AMV)*

AF	AV	AMV	Charakteristisch für
↑↑	↑↑	↑↑↑	1. kardial bedingte Dyspnoe 2. Hyperventilation bei Pneumonosen, ausgedehnten Lungenparenchymprozessen (Morbus Boeck, cirrhotische Tbc usw.) und diffusen Gefäßprozessen
↑↑	↓-	↑↑	manifeste ventilatorische Insuffizienz bei schwerer Einbuße an mechanischen Atemreserven (chronisch-obstruktives Emphysem, schwere Thoraxdeformitäten, ausgedehnte Lungenparenchymprozesse). Das Atemminutenvolumen wird dabei meist nicht so sehr betroffen wie die maximale Ventilation
↑↑	↓↓	↑-	aktiv muskuläre Atemarbeit gegen mechanische Widerstände im Bereich des Bewegungsapparates und des Bronchialsystems (exspiratorische Dyspnoe bei Asthma bronchiale, chronischer Bronchitits und Bronchialspasmen) AMV bei leichten bis mittelschweren Störungen erhöht, bei schweren Störungen dem Sollwert scheinbar entsprechend oder erniedrigt
↑-↓↓	↑-↓↓	-↓↓	1. respiratorisch-acidotische Störung des Säure-Basen-Gleichgewichtes infolge alveolärer CO_2-Retention bei chronischen Lungenerkrankungen 2. zentrale Atemlähmung (Apoplexie, Pyelomylitis, Encephalitis, Tumoren, Schlafmittel- und Morphinvergiftungen)

- Normwert, ↑ leichte Erhöhung, ↑↑ deutliche Erhöhung, ↑↑↑ extreme Steigerung, ↓ leichte Abnahme, ↓↓ deutliche Abnahme.

quotient, da die Meßgrößen durch Mundstücke oder Maskenatmung (unphysiologisch), apparative Erhöhung der Atemwiderstände (Volumen 10 Liter) usw. meist in Richtung einer Hyperventilation verfälscht und dadurch unbrauchbar werden.

Die wichtigsten dynamischen Meßgrößen sind exspiratorische Sekundenkapazität und Atemgrenzwert.

Sekundenkapazität (1 sec-Wert, Tiffeneau-Test, timed capacity): Unter physiologischen Bedingungen werden in der ersten Sekunde etwa 80% der Vitalkapazität ausgeatmet, während für die gesamte Exspiration 3 sec zur Verfügung stehen. Eine nutzbringende Steigerung der Ventilation ist demnach nur am Anfang der Exspiration zu erwarten (TIFFENEAU und PINELLI), (Abb. 7).

Bestimmung. Nach maximaler Inspiration wird die Luft kurz angehalten und dann so rasch und tief wie möglich ausgeatmet. Die in der ersten Sekunde exspirierte Luftmenge wird gemessen und sowohl in Litern (absolute Sekundenkapazität) als auch in % der Vitalkapazität (relative Sekundenkapazität) angegeben. (Die absoluten Zahlen werden durch Körpergröße und Alter beeinflußt.)

Die relative Sekundenkapazität ist weitgehend von konstitutionellen Faktoren unabhängig und

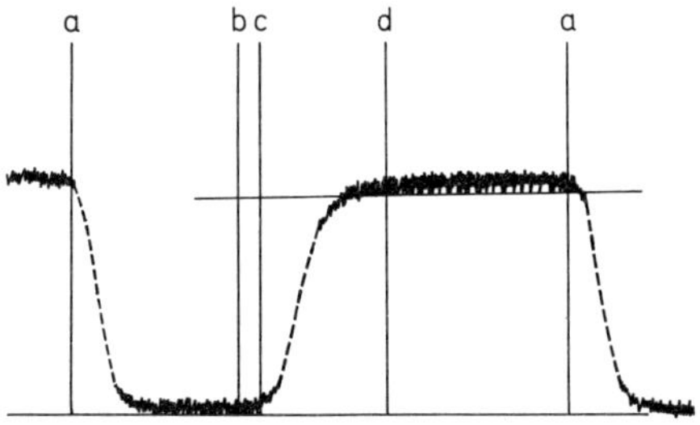

Abb. 6. Mit dem Capnographen gewonnenes Kurvenbild über den Ablauf der Ausatmung. *a—b* Inspirationsphase; *b—a* Exspirationsphase; *b—c* absoluter Totraum; *c—d* Mischluft-Phase; *d—a* exspiratorischer Alveolarluftanteil. Zu Beginn keine Veränderung der CO_2-Werte. *c—d* gibt die CO_2-Werte von Totraum und Alveolarluft gemischt an. Erst der Abschnitt *d—a* ist als Alveolarluftanteil zu registrieren. (Nach ULMER)

liegt bis zum 50. Lebensjahr zwischen 70—80%, danach zwischen 65—70%.

Restriktive und obstruktive Ventilationsstörung. Die mit Hilfe der relativen Sekundenkapazität getroffene Differenzierung zwischen restriktiver und obstruktiver Ventilationsstörung (BALDWIN et al.) hat sich auch aus pathologisch-anatomischer Sicht bestätigt.

Bei der *restriktiven Ventilationsstörung* ist die absolute Sekundenkapazität vermindert, während die relative Sekundenkapazität im Bereich der Norm liegt.

Unter *restriktiver Insuffizienz* versteht man jene Zustände, bei denen eine mangelhafte Dehnbarkeit der ganzen Lunge oder einzelner Abschnitte die Vitalkapazität und die Luftverteilung beeinträchtigt [intrapulmonale Fibrosen, Pleuraschwarten, extrapulmonal bedingte Ventilationsstörungen, z. B. Trichterbrust, Kyphoskoliose, Muskeldystrophie, Adipositas (Pickwick-Syndrom), M. Bechterew] (Abb. 8).

Bei der *obstruktiven Insuffizienz* ist die Ursache der Störung stets eine Verengung oder Verlegung

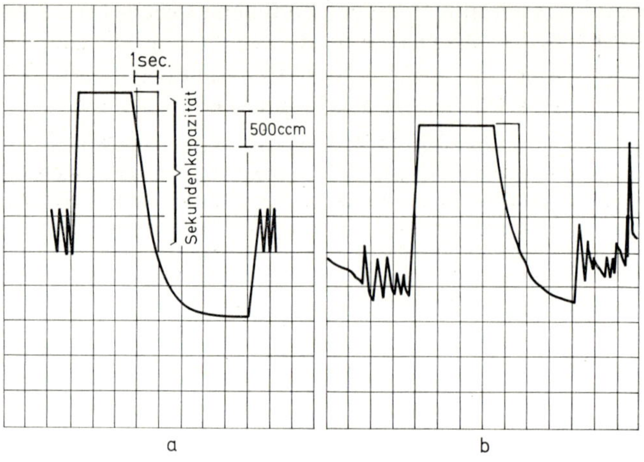

Abb. 7a u. b. Bestimmung der Sekundenkapazität. a Normwerte. b Obstruktive Ventilationsstörung

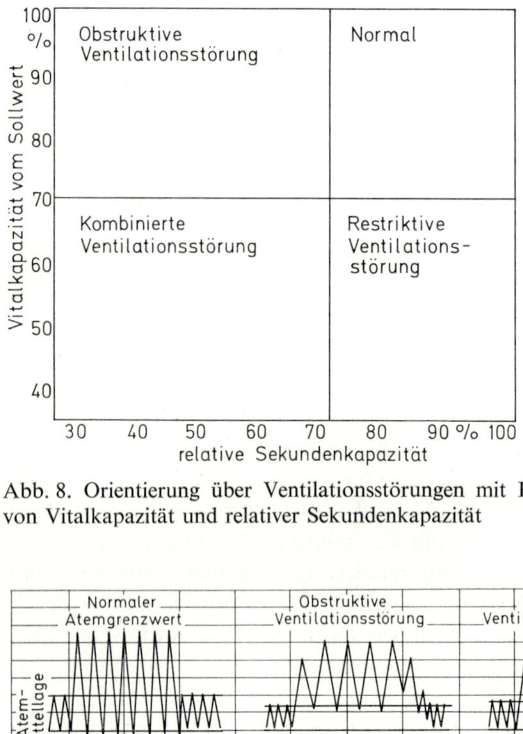

Abb. 8. Orientierung über Ventilationsstörungen mit Hilfe von Vitalkapazität und relativer Sekundenkapazität

Atemgrenzwertes sowie eine Verschiebung der Atemmittellage infolge einer erschwerten Exspiration. Bei Zuständen, die mit einer Volumenverminderung der Lungen einhergehen, ist der Atemgrenzwert parallel zum Volumenverlust herabgesetzt (Abb. 9).

Berechnung. Soll-Atemgrenzwerte werden nach der Regressionsgleichung berechnet (BALDWIN et al. 1948).

Männer: [86,5 — (0,522 × Alter)] × Körperoberfläche (qm),

Frauen: [71,3 — (0,474 × Alter)] × Körperoberfläche (qm).

Bestimmung. Um Hyperventilationserscheinungen zu vermeiden, läuft die Prüfung nur 10—30 sec bei erhöhter Geschwindigkeit des Kymographen.

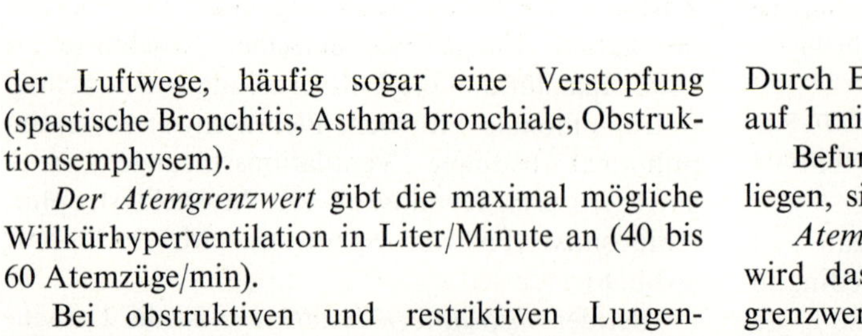

Abb. 9a—c. Registrierung des Atemgrenzwertes. a normal; b obstruktive Ventilationsstörung; c restriktive Ventilationsstörung

der Luftwege, häufig sogar eine Verstopfung (spastische Bronchitis, Asthma bronchiale, Obstruktionsemphysem).

Der Atemgrenzwert gibt die maximal mögliche Willkürhyperventilation in Liter/Minute an (40 bis 60 Atemzüge/min).

Bei obstruktiven und restriktiven Lungenerkrankungen findet sich eine Einschränkung des Durch Extrapolation von Volumen und Frequenz auf 1 min erhält man den Atemgrenzwert.

Befunde, die 30% und mehr unter der Norm liegen, sind als pathologisch zu bewerten.

Atemreserve. Zur Abschätzung der Atemreserve wird das Verhältnis Atemminutenvolumen/Atemgrenzwert herangezogen. Es sollte bei älteren Menschen mindestens 1:10 bis 1:7 betragen.

3. Lungen- und Leistungsvolumina bei der Beurteilung der ventilatorischen Insuffizienz

Einzelbestimmungen der Lungen- und Leistungsvolumina erlauben keine Beurteilung von Lungenfunktionsstörungen.

Der Aussagewert der Lungen- und Leistungsvolumina für den Zustand der Lungenfunktion ist auch im Vergleich zu den Sollwerten begrenzt. So stellen die Sollwerte nur einen gewissen Notbehelf dar; es kann z. B. die Vitalkapazität eines Athleten (Volumen pulmonum auctum) wesentlich über derjenigen eines gleich großen Asthenikers liegen, ohne daß überhaupt eine Aussage über den Gasaustausch möglich ist. Eine Einschränkung der Vitalkapazität beweist lediglich eine gegenüber der Norm verminderte Ausdehnungs- und Kontraktionsfähigkeit von Lunge und Thorax, die u. a. auch auf eine mangelnde Mitarbeit des Probanden zurückgeführt werden kann und nichts über die eigentliche Funktion der Lunge aussagt. Selbst dann, wenn die Vitalkapazität normal ist, können erhebliche Störungen der Lungenfunktion vorliegen.

Als *kleine Lungenfunktionsprüfung* muß deshalb die Registrierung der Vitalkapazität, der relativen Sekundenkapazität, des Atemgrenzwertes und des Residualvolumens vorgenommen werden (Abb. 10a).

Ist die Vitalkapazität gegenüber dem Sollwert nicht vermindert oder gar leicht erhöht und nur das Verhältnis nutzbarer Anteile zur Vitalkapazität, also die relative Sekundenkapazität, herabgesetzt, so spricht dies stets für eine erschwerte Ausatmung als Folge von erhöhten Strömungswiderständen und wird als obstruktive Ventilationsstörung bezeichnet. Hierbei ist der Atemgrenzwert besonders stark reduziert, da bei erhöhtem bronchialem Widerstand weniger Volumen in der Zeit maximaler Atmung gefördert werden kann (Abb. 10b).

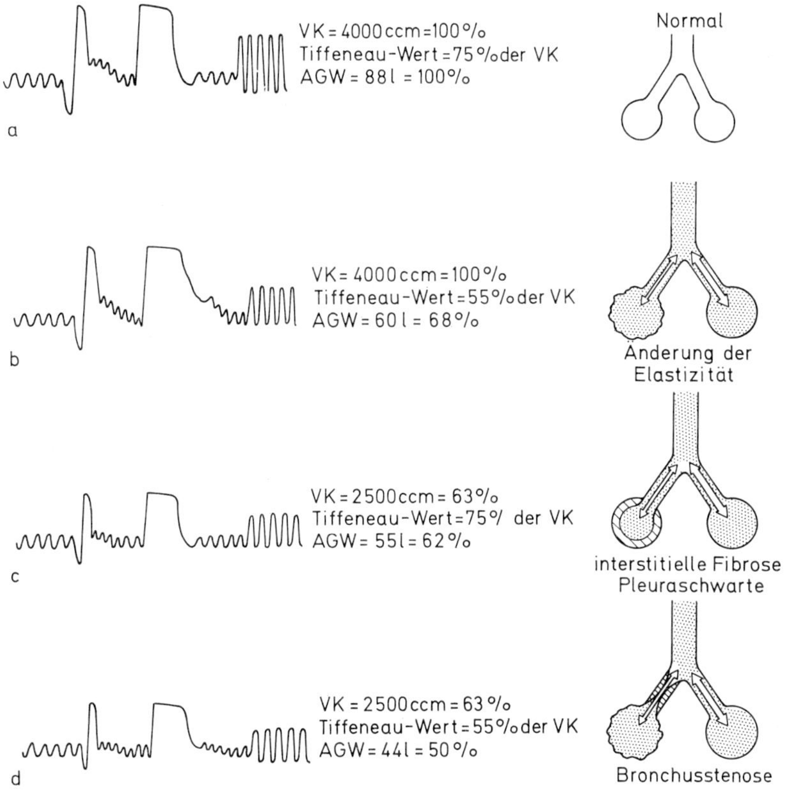

Abb. 10a—d. Relationen zwischen Vitalkapazität, Tiffeneau-Wert und Atemgrenzwert. a normale Ventilation; b obstruktive Ventilationsstörung (Emphysem); c restriktive Ventilationsstörung; d kombinierte restriktiv-obstruktive Ventilationsstörung

Eine Reduzierung der Vitalkapazität (Resektion, pneumonische Infiltration, Atelektasen) kommt durch Verminderung von funktionstüchtigem Lungenparenchym zustande. Auch aus der Behinderung der Ausdehnungsfähigkeit von Lunge (Pleuraschwarten, Cysten) und Thorax (Rippenserienfrakturen) resultiert der gleiche Befund. Diese Beeinträchtigungen werden als restriktive Ventilationsstörung bezeichnet. Da das ventilierte Lungenvolumen ebenfalls reduziert ist, finden sich auch die Totalkapazität und besonders der Atemgrenzwert erniedrigt (Abb. 10c). Die Kombination dieser beiden Ventilationsstörungen, der restriktiven und der obstruktiven, kommt häufig vor (Abb. 10d).

Bedeutung der eingeschränkten Ventilation. Die Einschränkung der Vitalkapazität unter 70% des Sollwertes ist pathologisch (BARTELS et al.). Bei

Werten unter 1500 ml bzw. weniger als die Hälfte des Sollwertes sind weitere spezielle Untersuchungen durch Bodyplethysmographie, arterielle Blutgasanalysen bei körperlicher Belastung (Arbeitsversuch) und bei einseitigen pulmonalen Prozessen evtl. durch Bronchospirometrie erforderlich.

Beträgt der Atemgrenzwert weniger als 35 Liter pro Minute oder der Tiffeneau-Test weniger *als 45% der Vitalkapazität*, sind größere operative Eingriffe mit einer vorübergehenden Einschränkung der Zwerchfellatmung—insbesondere eine Thorakotomie — und ausgedehnte Oberbaucheingriffe ohne

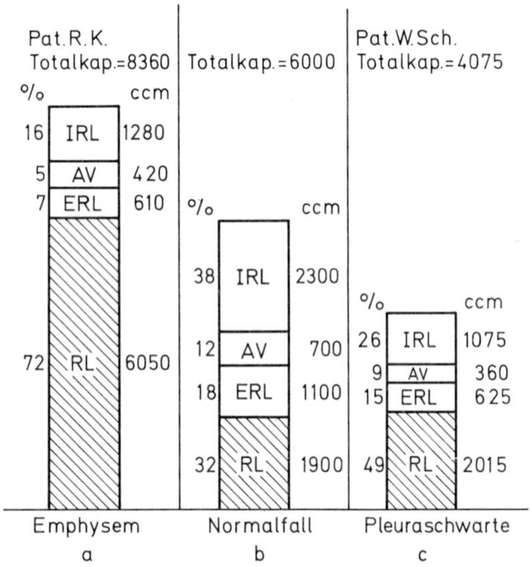

Abb. 11a—c. Relationen der Lungenvolumina, insbesondere Residualvolumen und funktionelle Residualkapazität, zur Totalkapazität. a bei Lungenemphysem (obstruktiv); b im Normalfall; c bei restriktiver Ventilationsstörung (Pleuraschwarte)

exakte präoperative Abklärung und ohne die Möglichkeit einer postoperativen artifiziellen Beatmung kontraindiziert.

Im Zusammenhang mit der Bestimmung der funktionellen Residualkapazität und des Residualvolumens (Bodyplethysmographie und Fremdgasverdünnungsmethode) ergeben sich aus den Lungen- und Leistungsvolumina wesentlich bessere Rückschlüsse auf die statischen und dynamischen Atemreserven. Mit Hilfe dieser Untersuchungen ist auch zu unterscheiden, wieviel auf das Konto einer irreversiblen Emphysembildung oder eines Volumen pulmonum auctum entfällt (Abb. 11).

Ist nur die funktionelle Residualkapazität vergrößert, bedeutet dies lediglich eine Überblähung der Lunge ohne sicheren Anhalt für das Vorliegen eines Lungenemphysems. Patienten mit vergrößerter funktioneller Residualkapazität haben oft keine oder nur geringe Atembeschwerden. Dadurch wird deutlich, daß eine ausreichende Ventilation der Lunge wichtiger ist als das absolute Volumen der Alveolarluft.

Eine sehr kleine funktionelle Residualkapazität ist hingegen von Nachteil, da die alveoläre O_2-Spannung im Ablauf des Atemcyclus großen Schwankungen unterworfen sein kann.

Eine große funktionelle Residualkapazität wirkt wie ein Puffer gegenüber Schwankungen der alveolären O_2- und CO_2-Spannung (Sportler). Werden schnelle Änderungen der Zusammensetzung der Alveolarluft notwendig, kann sie sich nachteilig auswirken. Eine Erhöhung der alveolären O_2-Konzentration wird bei Patienten mit vergrößerter funktioneller Residualkapazität später erreicht als bei einer normalen oder verkleinerten funktionellen Residualkapazität. Dies bedeutet, daß bei der Anaesthesie die Gaskonzentration von N_2O oder Cyclopropan in der Alveolarluft viel größer sein muß bzw. der narkotisierende Effekt langsamer eintritt als bei normaler funktioneller Residualkapazität. Bei einer beträchtlichen Vergrößerung der funktionellen Residualkapazität ist die Inspirationskapazität verkleinert, wenn nicht gleichzeitig die Totalkapazität der Lungen vergrößert ist.

Die Steigerung von funktioneller Residualkapazität und Residualvolumen unter Abnahme der exspiratorischen Reserveluft bedeutet eine Überblähung der Lungen mit einer enormen Vergrößerung des physiologischen Totraumes. Dies ist auch für das obstruktive Lungenemphysem typisch (Abb. 11a).

Die Steigerung des Residualvolumens allein zeigt, daß das Volumen des Thorax und seiner Lunge auch bei größtmöglichster Exspiration nicht auf die normale Größe zurückzubringen ist. Die Störung muß im Brustkorb, in der Atemmuskulatur oder auch im Lungengewebe selbst liegen. Bestehen jedoch schrumpfende Lungenprozesse (Silikose, partielle Atelektasen), kann es sich um ein Emphysem ohne Residualvolumenerhöhung handeln. Bei gleicher Residualvolumenerhöhung können so die Blutgaswerte völlig normal sein, es kann eine Verteilungsstörung mit Sauerstoffuntersättigung des arteriellen Blutes (Partialinsuffizienz) oder eine schwere alveoläre Hypoventilation (Globalinsuffizienz) vorliegen.

4. Bronchospirometrie

Vor einer Lobektomie oder Pneumonektomie empfiehlt sich eine getrennte Untersuchung der

Ventilation jeder Lungenseite, da sich die Größe der Lungenarbeit mit der jeweiligen physiologischen oder pathologischen Gesamtsituation des Organismus ändert. Ein objektiver Vergleich der Ventilation beider Lungenseiten ist daher nur möglich, wenn er gleichzeitig erfolgt. Diese Forderung erfüllt die Bronchospirometrie.

Durchführung. Über einen doppellumigen Tubus (Carlens-Tubus, Lokalanaesthesie) ist jede Lungenseite mit einem eigenen Spirometer verbunden. Die Öffnung des rechten Tubus liegt an der Einmündung des rechten Stammbronchus, die linke im linken Stammbronchus. Über einen aufblasbaren Ballon werden die Atemwege cranial der Katheteröffnung völlig abgedichtet, so daß die Belüftung

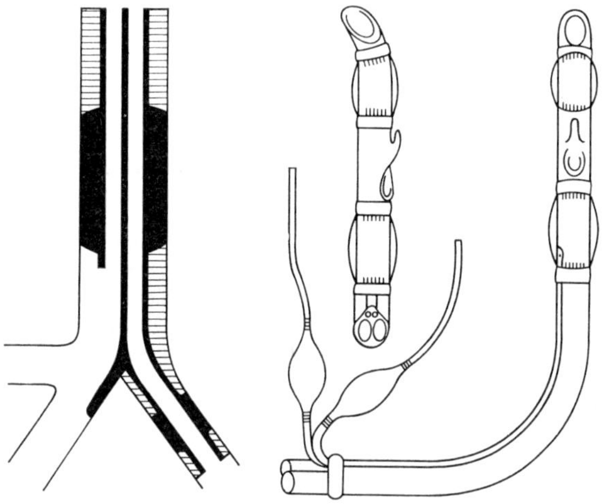

Abb. 12. Schematische Darstellung der Lage des Carlens-Tubus bei der Bronchospirometrie

der beiden Lungenseiten getrennt erfolgen kann. Ein „Haken" oberhalb des distalen Endes des Tubus legt sich der Carina auf und zeigt so die richtige Lokalisation des Tubus (Abb. 12) (s. auch „Anaesthesie in der Thoraxchirurgie", S. 631).

Neben den spirometrischen Messungen kann auch der CO_2-Rückatmungsversuch (WASSNER) mit dieser Methode vorgenommen und die Leistungsbreite der verbleibenden Restlunge überprüft werden. Der Anteil der rechten Lunge an der Ventilation und Sauerstoffaufnahme beträgt 55%, während der Anteil der linken Lunge bei 45% liegt.

Die Ergebnisse erlauben die Beurteilung der CO_2-Ausscheidungskapazität der postoperativ verbleibenden Restlunge.

Durch Ausschaltung der CO_2-Absorptionseinrichtung der zu operierenden Lungenseite wird eine CO_2-Anreicherung provoziert. Bleibt die CO_2-Konzentration im Blut niedriger als in der Systemluft, erfolgt die CO_2-Ausscheidung über die Restlunge, über deren Leistungsfähigkeit der Gasanalysator und blutgasanalytische Kontrollen orientieren (WASSNER).

β) Die Atemmechanik

Am Ende der Inspiration sind die Alveolen bei einem intrathorakalen Unterdruck erweitert, die Luft dehnt sich im vergrößerten Alveolarraum aus, wodurch ein subatmosphärischer Druck entsteht. (Der Druck der intrapleuralen Flüssigkeitsschicht ist auch im Ruhezustand subatmosphärisch = „negativ".) Die Alveolen stehen durch die elastische Retraktion der Lunge unter Zug, so daß Luft von außen einströmen kann.

Die Kontraktion der Atemmuskulatur während der Inspiration erzeugt die notwendigen Kräfte, um folgende Widerstände zu überwinden:

1. Elastische Widerstände von Lunge und Thorax.
2. Reibungswiderstände als Gewebs- und Atembewegungswiderstand während der Bewegung von Lunge und Thoraxgewebe.
3. Den Widerstand gegen die Luftströmung im Tracheobronchialsystem.

Die Beziehungen zwischen Kraft und Ausdehnung bzw. zwischen Druck und Volumen hängen nur von der Längen- bzw. Volumenänderung (gemessen unter statischen Bedingungen) ab (Hookesches Gesetz).

Die Neigung der Kurve, die sich im Koordinatensystem durch Einwirkung der Kraft gegen den Volumenzuwachs ergibt, ist ein Maß für die Dehnbarkeit der Lungen und des Thorax (steil = leicht dehnbar, flach = wenig dehnbar).

Die Drucke in den zuführenden Luftwegen und Alveolen verhalten sich bei der In- und Exspiration entgegengesetzt: Bei der Exspiration wird die Luft aus den Alveolen durch das elastische Zusammenziehen der Lungen und des Thorax und damit unter Verkleinerung des Thoraxvolumens ausgestoßen. Der Druck ist in den Alveolen zu diesem Zeitpunkt am größten und sinkt in den Luftwegen bis zum Mund zunehmend ab.

Bei der Einatmung wird das Thoraxvolumen vergrößert, es entsteht ein Unterdruck in den Alveolen, die Luft strömt in die Lungen und der Druck in den Luftwegen steigt bis zum Mund auf den Luftdruck an. Beim Phasenwechsel von In- und Exspiration entsprechen sich Alveolar- und Luftdruck.

1. Compliance

Registriert man die *Druck-Volumenbeziehung* während der Atmung, so erhält man die sog. *Atemschleife* (Abb. 13). Im Augenblick der Strömungsumkehr besteht kurzfristig Atemstillstand. Die zu diesem Zeitpunkt gemessene Druck-Volumenbeziehung entspricht der *Compliance* (bei einem gegebenen Druck strömt eine bestimmte Volumenmenge Luft in die Lunge ein: $V = C \times P$). Diese ist definiert als Volumenänderung pro Einheit der Druckänderung (Liter/cm H_2O).

Die *Elastance* ergibt sich dadurch, daß bei einem gegebenen Volumen ein bestimmter Druck in der Lunge herrscht: $P = V \times E$.

Methode. Der Pleuradruck wird praktisch als Oesophagusdruck gemessen, wobei die Differenz zwischen Munddruck und Oesophagusdruck über ein Differentialmanometer ermittelt wird. Simultan mit der Druckmessung erfolgt die Registrierung des Volumens mit Hilfe eines Pneumotachographen (Atemvolumina auf der Ordinate, Druckwerte auf der Abszisse).

Die Drucksteigerung, die zur Überwindung eines Atemwiderstandes aufgewendet werden muß, verursacht eine Ausbuchtung im Kurvenverlauf. Die Kontinuität der Druckvolumenänderung wird unterbrochen, indem bei steigendem Druck so lange das gleiche Volumen zugeordnet bleibt, bis der Enddruck zur Überwindung des Widerstandes ausreicht.

Bei der Beurteilung der pulmonal bedingten Minderung der Leistungsfähigkeit ergibt die Bestimmung der Compliance objektive Meßwerte, die mechanische Faktoren als Ursache für eine Dyspnoe oder Leistungsminderung erkennen lassen.

Die Compliance ist bei Lungenstauung, Lungenödem (Herzkrankheiten), restriktiven Lungenveränderungen, Atelektasen, Pneumonie und Krankheiten des Brustkorbes, bei Pulmonalarterienverschlüssen und nach Vagotomie verkleinert, hingegen beim Emphysem meist erhöht.

Die Folgen der verminderten Compliance bzw. der verminderten Dehnbarkeit der Lungen, sind ver-

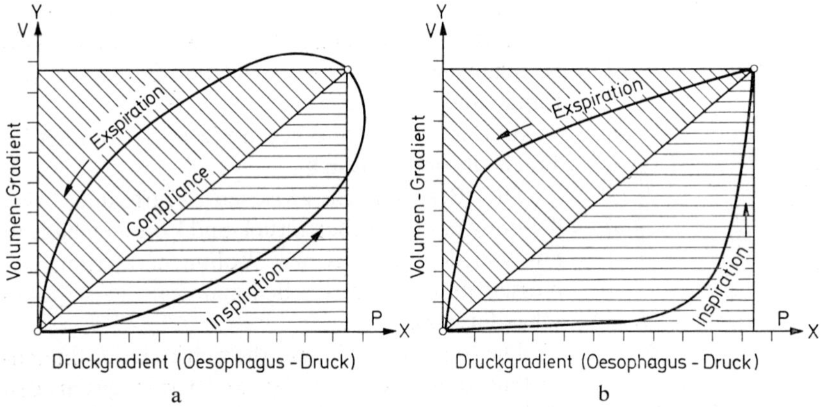

Abb. 13. a Schematische Darstellung des Arbeitsdiagramms für einen normalen Atemcyclus; b schematische Darstellung eines Arbeitsdiagramms für einen Atemcyclus bei pathologischen Atemwiderständen

Die Bedeutung der Compliance

1. Eine Änderung der Dehnbarkeit der Lunge ist ein sicheres Zeichen für das Bestehen krankhafter Lungenveränderungen [quantitative oder qualitative Änderung des Lungengewebes, veränderte Oberflächenspannung an der Alveolarwand (Abnahme des Antiatelektasefaktors)].

2. Genaue Messungen unterscheiden: zwischen

a) Änderungen der Compliance des Lungengewebes,

b) Änderungen des Brustkorbes oder

c) die Kombination beider Möglichkeiten.

Eine verminderte Dehnbarkeit der Lunge betrifft nicht alle Lungenabschnitte gleichzeitig. Der Druck, der nötig ist, um weniger dehnbare Lungenabschnitte zu ventilieren, kann für besser dehnbare Lungenabschnitte zu groß sein (Zerreißung bzw. Überdehnung der Alveolen — Vorsicht bei artifizieller Beatmung!). Die Kenntnis der mechanischen Eigenschaften von Lunge und Brustkorb erleichtert deshalb die Auswahl des für den Patienten besonders geeigneten druck- oder volumengesteuerten Beatmungsgerätes (s. „Atmung und Beatmung", S. 430).

mehrte Atemarbeit ($A = P \times dV$), um eine ausreichende alveoläre Ventilation zu erzielen

$$\left(\text{Wirkungsgrad} = \frac{\text{Atemarbeit}}{\text{Energieverbrauch}} \times 100\right).$$

Die Compliance der Lungen wird nicht in allen Abschnitten gleich verändert. Daraus resultiert in verschiedenen Lungenabschnitten eine unterschiedliche Gasspannung und ein ungleichmäßiges Durchblutungs-Belüftungsverhältnis. Da eine Vertiefung der Atmung einen größeren Kraftaufwand voraussetzt, atmen Patienten mit verminderter Compliance meist oberflächlich und frequent.

2. Resistance

In Anlehnung an die Widerstandsberechnungen des Kreislaufs bzw. der Lungenstrombahn ergibt sich der Atemwegswiderstand (Resistance) aus dem Verhältnis von intra-alveolärem Druck zur Atemstromstärke.

Der Atemwegswiderstand wird durch die innere Reibung des strömenden Gases und die Reibung zwischen dem Gas und den Wänden der Atemwege verursacht. Bei laminarer oder sog. schlichter

Strömung ist der Atemwegswiderstand direkt proportional zur Viscosität des Gases und der Länge der Atemwege.

Prinzip. Bei kleinem Widerstand (kurzes weites Rohr) und geringer Stromstärke ist nur ein geringer treibender Druck notwendig. Je länger und enger die Rohre, desto größer ist der Widerstand und um so höher muß der Druck sein, der für die gleiche Stromstärke benötigt wird.

In geraden glattwandigen Rohren tritt eine turbulente Strömung erst bei hohen Strömungsgeschwindigkeiten auf. Im Tracheobronchialsystem ergibt sich durch die zahlreichen Verzweigungen und die dadurch gebildeten Wirbelströmungen eine Druckdifferenz, wie sie zur Überwindung des Strömungswiderstandes bei turbulenter Strömung vorliegt.

Der Atemwegswiderstand muß unter dynamischen Bedingungen gemessen werden, d. h. während der Strömung der Luft. Dabei sind drei simultane Meßwerte erforderlich:

1. der intraalveoläre Druck,
2. der Luftdruck,
3. die Atemstromstärke.

3. Pneumotachographie (s. „Grundlagen der Atmungsphysiologie". S. 32)

Die Pneumotachographie dient der Bestimmung der Atemstromstärke. Der intraalveoläre Druck bei Luftströmung wird im Bodyplethysmographen gemessen.

Prinzip. Die Pneumotachographie mißt die Geschwindigkeit der Luftströmung und hat gegenüber der Spirometrie den Vorteil, keinen nennenswerten Trägheitswiderstand oder Totraummoment aufzuweisen. Außerdem besteht die Möglichkeit der Atmung im offenen System, wobei sich durch Planimetrie oder Integration der vom Pneumotachogramm umschriebenen Fläche das zugehörige Volumen erfassen läßt.

4. Ganzkörperplethysmographie

Gegenüber den bisher aufgeführten Untersuchungen der Atemmechanik hat sie den Vorrang, nicht nur die Strömungswiderstände durch die Registrierung eines Druck-Strömungs-Diagramms während eines ganzen Atemcyclus und deren Lokalisation zu erfassen, sondern gleichzeitig das gesamte intrathorakale Gasvolumen zu bestimmen, d. h. auch jene Luftmengen, die nicht mehr an der Ventilation, sondern nur noch an Druckschwankungen teilnehmen.

Die Differenz der durch die Fremdgasmethode und die Ganzkörperplethysmographie ermittelten Totalkapazität entspricht dem nicht ventilierten intrathorakalen Volumen. Dabei ist die plethysmographische Messung der funktionellen Residualkapazität weniger zeitraubend als die Messung mit anderen Methoden.

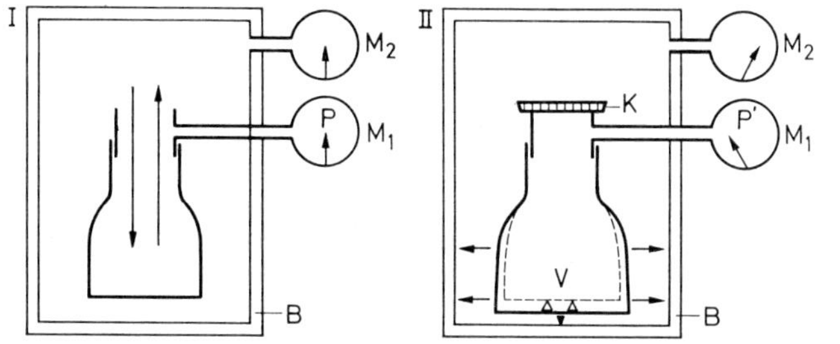

Abb. 14a. Boylesches Gesetz: $P \times V = P' \times V'$. In der Plethysmographenkammer *B* befindet sich die zu untersuchende Person, schematisch durch ein Lungenmodell mit Trachea dargestellt. Die Lunge enthält das zu messende unbekannte Gasvolumen *V*. M_1 und M_2 sind zwei Manometer, von denen M_1 den Druck in den Atemwegen (*Pa*), M_2 den in der Plethysmographenkammer (*Pk*) mißt. *K* ist ein Ventil, mit dem das Mundstück verschlossen werden kann. ΔV bedeutet die Volumenzunahme während der Inspiration, solange das Mundstück verschlossen bleibt. *P* und *P'* sind Drucke, die vor und nach der Inspiration gemessen werden. Die Druckänderung in der Kammer ist dabei der Volumenänderung ΔV proportional. *P'* entspricht dann dem neuen, nach der Einatmung nachweisbaren Volumen *V'*. $V' = V + \Delta V$

Prinzip (Abb. 14a)

1. Intrathorakales Gasvolumen. Die Bestimmung beruht auf dem Boyle-Mariotteschen Gesetz, nach dem in einem geschlossenen Raum unter isothermen Bedingungen das Produkt aus Druck (*P*) und Volumen (*V*) eines Gases stets konstant ist ($P \times V =$ konst.).

Beim sitzenden Patienten in der Plethysmographenkammer (entspricht einer Telephonzelle) ist am Ende der Exspiration — also wenn keine Strömung mehr auftritt — sein Munddruck gleich seinem intraalveolären Druck. Wird zu diesem Zeitpunkt durch ein elektromagnetisches Ventil der Atemweg verschlossen, verhält sich das Thoraxvolumen wie ein abgeschlossenes System, für das die Gasgesetze Gültigkeit haben. Atmet der Patient gegen den Verschluß willkürlich an, resultiert daraus ein neues Lungenvolumen und ein neuer intrathorakaler Gasdruck, deren Produkt aber in jedem Augenblick konstant ist. Es ergibt sich dann durch Anwendung der Differentialrechnung auf die Boyle-Mariottesche Gleichung für das gesuchte intrathorakale Gasvolumen

$$V = \frac{\Delta V}{\Delta P} \times P.$$

Der atmosphärische Druck P ist bekannt. ΔP wird mit Hilfe eines Manometers direkt im Mund des Probanden als ΔP_A (Alveolardruck) gemessen. Das unter Thoraxvergrößerung verdrängte Kammervolumen ΔV ist der mit einem weiteren Manometer registrierten Kammerdruckänderung ΔP_K direkt proportional. Die beiden gemessenen Größen ΔP_A und ΔP_K werden durch einen Zweikoordinatenschreiber direkt gegeneinander registriert. Es ergibt sich eine Gerade, aus deren Steigerung das intrathorakale Gasvolumen mit Hilfe eines Nomogramms (NOLTE) ermittelt werden kann.

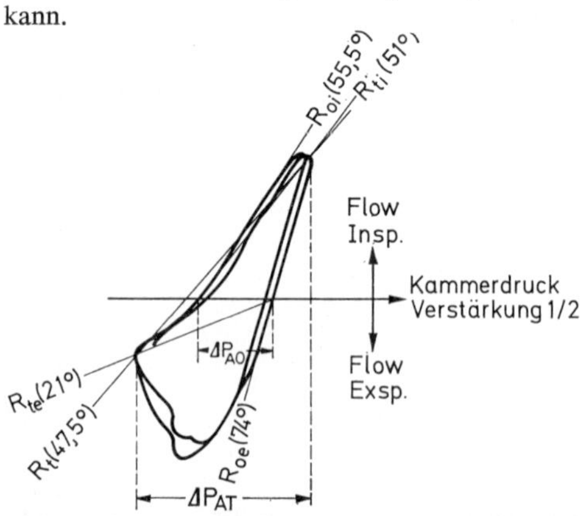

Abb. 14b. Auswertung des Druck-Strömungsdiagramms (Resistance-Kurve) $R = \frac{P}{V/t}$; Abszisse: P = Alveolar- bzw. Kammerdruck (cm H_2O); Ordinate: V/t = Durchflußvolumen (Liter/sec). Oberhalb der Abszisse inspiratorischer Flow, unterhalb exspiratorischer Flow. *Rt* Resistance totalis, *Rte* Resistance totalis der Exspiration, *Rti* Resistance totalis der Inspiration, *Roi* Resistance zu Beginn der Inspiration, *Roe* Resistance zu Beginn der Exspiration, ΔP_{AT} maximale extrathorakal-intraalveoläre Druckdifferenz = Resistance totalis, ΔP_{AO} intraalveoläre Druckdifferenz im Strömungs-Null

2. *Bestimmung des tracheo-bronchialen Strömungswiderstandes* (Resistance = *R*). Der Strömungswiderstand *R* ist nach dem Ohmschen Gesetz definiert als Beziehung zwischen Druck (*P*) und Durchflußvolumen (*V/t*):

$$R = \frac{P}{V/t}\left[\frac{\text{cm } H_2O}{\text{Liter/sec}}\right].$$

Da Druckänderungen in der Plethysmographenkammer Druckänderungen im Alveolarraum entsprechen, werden die Kammerdruckänderungen ΔP_K und die über einen Pneumotachographen gemessene Stromstärke V/t durch einen Zweikoordinatenschreiber gegeneinander registriert und ergeben die Resistance-Kurve.

Der Einfluß adiabatischer, isothermer oder polytroper Zustandsänderungen in den beteiligten Gasräumen, sowie die Volumenänderungen durch den respiratorischen Quotienten $\left(RQ = \frac{VCO_2\text{-Abgabe Liter/min}}{VO_2\text{-Aufnahme Liter/min}}\right)$ sind in dem für Untersuchungen benutzen Bodyplethysmographen durch entsprechende technische Details gelöst (NOLTE).

3. *Auswertung des Druck-Strömungsdiagramms* (Resistance-Kurve) (Abb. 14b). Die Resistance totalis (*Rt*), d. h. der gesamte Atemwegswiderstand während eines vollständigen Atemcyclus, wird bestimmt, indem man die am weitesten ausladenden Punkte in der Horizontalebene miteinander verbindet. Die Resistance totalis der Exspiration (*Rte*) wird gemessen, indem der in der Horizontalebene am meisten vorgeschobene Punkt der Exspiration mit dem Beginn der Exspiration im Strömungs-Null verbunden wird. Entsprechend erhält man die Linie für die Resistance totalis der Inspiration (*Rti*).

Die Resistance zu Beginn der Inspiration (*Roi*) und zu Beginn der Exspiration (*Roe*) wird festgestellt, indem die Tangente im Strömungs-Null an den entsprechenden Abschnitten der Kurve angelegt wird. ΔP_{AT} bezeichnet die maximale extrathorakal-intraalveoläre Druckdifferenz und entspricht der Resistance totalis. ΔP_{AO} bezeichnet die intraalveoläre Druckdifferenz im Strömungs-Null. Die weitere Auswertung der Strömungswiderstände und der funktionellen Residualkapazität wird durch die Nomogramme von NOLTE erleichtert.

Umfang und Sitz einer Stenose im Tracheobronchialsystem können mit der Bodyplethysmographie ermittelt und die Indikation zur chirurgischen Intervention an der Trachea, den Bronchien und dem Diaphragma gestellt werden.

Beurteilung der Veränderungen des Atemwegswiderstandes. Die Untersuchungen mit dem Bodyplethysmographen bestätigen, daß der Atemwegswiderstand abnimmt, wenn das Lungenvolumen zunimmt. Erhöht sich die Druckdifferenz durch die Exspiration, ist dies ein Hinweis, daß der Patient aktiv ausatmet.

Bei stenosierenden Prozessen im Tracheobronchialbereich ist die Zunahme der funktionellen Residualkapazität ein notwendiger Kompensationsvorgang, da sonst die Exspiration in der zur Verfügung stehenden Zeit von 3 sec nicht erfolgen könnte. Da die elastischen Kräfte der Lunge am Ende der Inspiration am größten sind, kann durch Zunahme des Volumens bzw. der funktionellen Residualkapazität bei aktiver Hilfe wieder eine vollständige Exspiration erreicht werden.

Bei einer Steigerung des Residualvolumens in den Bereich der funktionellen Residualkapazität nehmen jedoch diese Kompensationsmöglichkeiten rasch ab, woraus ein erheblicher Anstieg des Strömungswiderstandes resultiert (Abb. 15a—c).

Hinweise für die Beurteilung der Meßwerte

1. Der physiologische Bereich des Atemwegswiderstandes wird von 0,6—2,4 cm H_2O/Liter/sec angegeben.

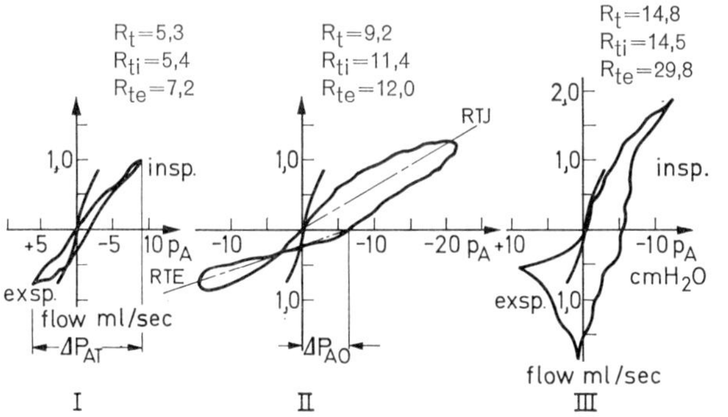

Abb. 15a. Plethysmographische Strömungswiderstandsbilder (Durchschnittswerte von mindestens 15 Patienten/Gruppe) jeweils im Vergleich zur Normgruppe. I. Obstruktive Ventilationsstörung bei chronischer Bronchitis; II. Obstruktiv-restriktive Ventilationsbehinderung; III. Spastisch-obstruktive Ventilationsstörung (Asthma). I. ΔP_{AT} als Maß für die intraalveolär-extrathorakale Druckdifferenz nimmt von Gruppe *a* bis *c* deutlich zu. Ein Druckausgleich zwischen Alveolen und Umgebung kann nicht mehr stattfinden. Bereits erhöhter Widerstand zu Beginn der In- und Exspiration; der wellenförmige Verlauf der Kurve zeigt auch Hindernisse in größeren Bronchen, die durch Druckanstieg überwunden werden müssen. Endexspiratorisch nimmt die Strömungsgeschwindigkeit trotz Druckanstieg nicht mehr weiter zu. Eine vollständige Entleerung kann kaum noch erfolgen. II. Zusätzliche starke in- und exspiratorische Neigung zur Druckachse. Auf- und absteigende Kurvenschenkel umschließen große Flächen. Die Vergrößerung von ΔP_{AT} und ΔP_{AO} zeigen enorme inhomogene Strömungswiderstände und einen unzureichenden intraalveolär-extrathorakalen Druckausgleich. Folge ist eine partielle oder globale alveoläre Hypoventilation, mit beträchtlicher Störung des Durchblutungs-Belüftungsverhältnisses und pathologischen Veränderungen der Blutgase. III. Typisches Strömungswiderstandsbild mit einer erheblichen Ventilationsbehinderung im Endabschnitt des Tracheobronchialbaumes. Die enorme Constriction der kleinen Bronchiolen bewirkt, daß die Strömungsgeschwindigkeit einen starken endexspiratorischen Abfall erfährt trotz eines weiter zunehmenden intraalveolären Druckanstieges (Kipp-Phänomen)

2. Bei Strömungswiderständen > 4,0 cm H_2O pro Liter/sec sind die relative Sekundenkapazität und meist auch die Vitalkapazität reduziert.

3. Bei einem inspiratorischen Strömungswiderstand > 4,0 cm H_2O/Liter/sec muß mit einer Verminderung der arteriellen Sauerstoffsättigung gerechnet werden.

4. Bei einer Resistance totalis > 10,0 cm H_2O pro Liter/sec (obstruktives Lungenemphysem) ist stets eine beträchtliche Inhomogenität nachzuweisen.

γ) Die arteriellen Blutgase

Die arteriellen Blutgase unterrichten über den Erfolg der Ventilation und über eventuelle Kompensationsvorgänge des Organismus.

Durch die verbesserten Meßmethoden (Mikro-Gasanalysen) ist es heute möglich, aus kleinsten Blutmengen ausreichend genaue Meßwerte zu erhalten.

Der Kohlensäurepartialdruck wird am besten direkt mit einer modifizierten und stabilisierten Ganzglaselektrode zusammen mit der Sauerstoffspannung (Ganzglasplatinelektrode) in einem Doppelanalysengefäß gemessen (Mikro-Eschweiler, Mikro-Astrup). Infolge der Messungen bei 37° C müssen die Werte mit einem Temperaturkoeffizienten von 4,5% pro °C für PO_2 und 5% pro °C für PCO_2 korrigiert werden. Die Sauerstoffsättigung und der Hb-Gehalt werden mit Hilfe des Doppeloxymeters (Atlas) blutig bestimmt oder mit der Capillarmikromethode (Astrup-Radiometer) gemessen.

Die Bestimmung des Säure-Basen-Haushaltes erfolgt ebenfalls mit der Mikromethode nach Astrup, die im Zusammenhang mit dem Nomogramm von Siggaard-Andersen die Messung des aktuellen pH, des PCO_2 (indirekt), des Standard-Bicarbonates und des Überschusses an fixen Säuren (neg. Base-Exzeß) oder Basen (posit. Base-Exzeß) erlaubt.

Das Verfahren beruht auf der Tatsache, daß für eine beliebige Blutprobe die Beziehung zwischen Logarithmus

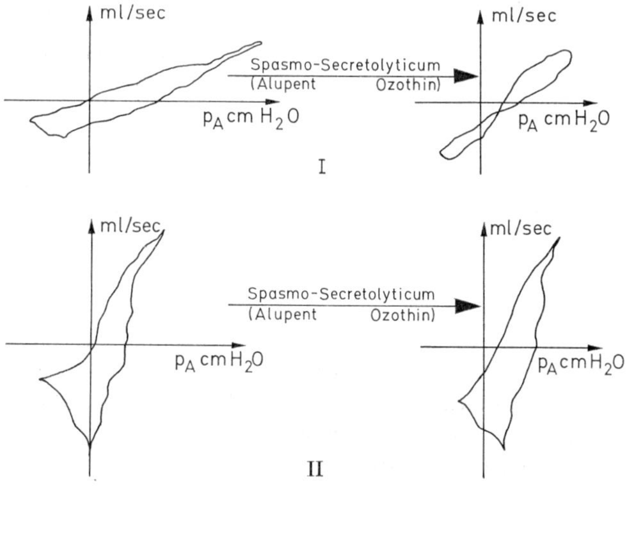

Abb. 15b. Differenzierung der Strömungswiderstandsdiagramme bei I. einer schweren obstruktiv-restriktiven Ventilationsstörung und II. einem chronisch-obstruktiven Emphysem mit Hilfe von Bronchospasmolytica

PCO_2 und pH durch eine gerade Linie gegeben ist, die sich im Nomogramm von SIGGAARD-ANDERSEN durch Messung des pH bei zwei bekannten Kohlensäurespannungen festlegen läßt.

Der Base-Exzeß gibt deshalb diejenige Menge Säure (—) oder Base (+) in mEq/Liter Blut an, die für die Titration

Der physiologische Bereich der arteriellen Sauerstoffsättigung liegt bei 95—97%.

Sauerstoffsättigung <95%	= Hypoxämie
Sauerstoffspannung <80 mm Hg	= Hypoxie

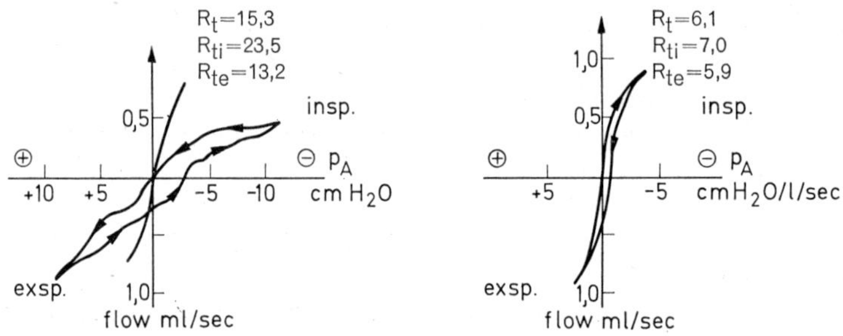

Abb. 15c. Typische Resistance-Kurve bei Trachealstenosen (Recurrensparese). Links prae operationem, rechts 3 Wochen post operationem. Charakteristisch für das Druck-Strömungsdiagramm bei Trachealstenosen ist, daß die Druckaufzeichnung entgegen dem Uhrzeigersinn erfolgt. Zunahme der Stromstärke, während der Alveolardruck bereits absinkt, bewirkt den Kipp-Effekt von der Druckachse weg. Kurz nach Beginn beider Atemphasen biegt die Kurve infolge der Strömungsverlangsamung stärker ab. Die Tatsache, daß R_{ti} immer größer als R_{te} ist, erklärt sich aus dem anatomischen Sitz der Stenose

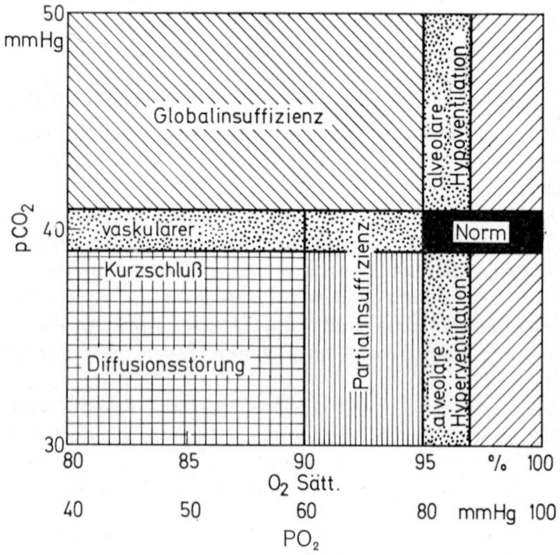

Abb. 16. Klassifizierung der respiratorischen Insuffizienz mit Hilfe von arterieller Kohlensäurespannung und der arteriellen Sauerstoffwerte (O_2-Sättigung oder PO_2)

einer Vollblutprobe bis zum normalen pH von 7,40 bei einem PCO_2 von 40 mm Hg notwendig ist. Diese Größe erlaubt den respiratorischen Anteil auszuschließen und unter standardisierten Bedingungen die metabolische Komponente einer Säure-Basen-Verschiebung anzugeben (Standard-Bicarbonat) (s. „Der Säure-Basenhaushalt, S. 83).

Die Klassifizierung einer respiratorischen Insuffizienz kann bereits mittels der arteriellen Sauerstoffsättigung oder -spannung und der Kohlensäurespannung vorgenommen werden (Abb. 16).

Kombiniert mit verminderter Kohlensäurespannung (<40 mm Hg — Hypokapnie)	= alveoläre Hyperventilation = Partialinsuffizienz infolge ungleichmäßiger Ventilation, vasculärem Kurzschluß oder Diffusionsstörung
Kombiniert mit Anstieg der Kohlensäurespannung (>45 mm Hg — Hyperkapnie)	= alveoläre Hypoventilation = Globalinsuffizienz (Hypoxie, Hypoxämie, Hyperkapnie) (Tabelle 3)

Tabelle 3. *Übersicht über die Lungenfunktionsstörungen und deren Auswirkungen auf die arteriellen Blutgase*

Lungenfunktionsstörung	Auswirkung
Störung des Belüftungs-Durchblutungsverhältnisses (Partialinsuffizienz bzw. Verteilungsstörung)	arterielle Hypoxie
Alveoläre Hypoventilation (Globalinsuffizienz)	respiratorische Acidose arterielle Hypoxie
Erhöhte venöse Beimischung (veno-arterieller Kurzschluß)	arterielle Hypoxie
Diffusionsstörung für O_2	arterielle Hypoxie
Stagnationshypoxie (vermehrte Ausschöpfung, metabolische Acidose)	venöse Hypoxie

Differenzierung der Hypoxämie und Hypoxie. Zur Orientierung erfolgt sie am besten durch eine Hyperoxieatmung (80% O_2) von mindestens 20 min Dauer bis zum sicheren Auswaschen des Stickstoffes (Tabelle 4).

Tabelle 4. *Differenzierung der arteriellen Hypoxie mit Hilfe der Sauerstoffatmung*

	Normalwerte	Partial-insuffizienz	Global-insuffizienz	Diffusions-störung	Kurzschluß-blut
O_2-Sättigung (Luftatmung)	95—97%	↓	↓	↓	↓
O_2-Sättigung (O_2-Atmung)	100%	=	=	=	↓
PCO_2 arteriell	36—44 mm Hg	=↓	↑	=↓	=↓

Eine weitere Differenzierung zwischen Partialinsuffizienz und Diffusionsstörung ist mit dem Arbeitsversuch möglich.

Eine exakte Differenzierung setzt die Messung des alveolo-arteriellen Sauerstoffspannungsgradienten während der Einatmung von drei verschiedenen O_2-Gemischen voraus. Erforderlich ist ein normoxisches (21% O_2), ein hypoxisches (16% O_2) und ein hyperoxisches (80% O_2) Gasgemisch. Diese Methode ist jedoch sehr zeitraubend und deshalb meist speziellen Lungenfunktionslaboratorien vorbehalten.

1. Ventilatorische Verteilungsstörungen (Partialinsuffizienz)

Voraussetzung ist eine ungleichmäßige Belüftung der Alveolen als Folge von obstruierenden Prozessen in den Bronchien (Abb. 17a). Dabei wird nur ein geringer Teil der Alveolen hypoventiliert und die übrigen Alveolen kompensatorisch hyperventiliert.

Daraus resultiert eine Sauerstoffuntersättigung (90—95%) und verminderte Sauerstoffspannung (60—80 mm Hg) des arterialisierten Blutes bei einer normalen oder meist gering erniedrigten arteriellen Kohlensäurespannung (< 38 mm Hg).

Das differenzierte Verhalten von Sauerstoff- und Kohlensäurespannung resultiert aus dem Verlauf der Dissoziationskurven: Bei der Kohlensäurespannung verläuft sie in jedem Druckbereich linear (Hypoventilation einer Anzahl Alveolen wird durch Hyperventilation einer gleich großen Anzahl ausgeglichen). Die Sauerstoffdissoziationskurve verläuft S-förmig, außerdem diffundiert Kohlensäure 20—40mal schneller als Sauerstoff.

Für die Partialinsuffizienz ist charakteristisch, daß bei Zunahme der alveolären Sauerstoffspannung (Hyperoxieatmung) und durch Vertiefung der Ventilation (körperliche Belastung) die alveoläre Gasspannung und die arterielle Sauerstoffsättigung gebessert werden — ein wesentliches Unterscheidungsmerkmal gegenüber vergrößerter intrapulmonaler Kurzschlußblutmengen (ROSSIER et al.)

Ventilatorische Verteilungsstörungen finden sich bei: Spastischer Bronchitis (Asthma), Lungenelastizitätsverlust (Emphysem), Pleuraadhäsionen und -schwarten (in Randgebieten keine Anpassung der Durchblutung an die Minderbelüftung).

Klinische Bedeutung. Knapp 60% des Krankengutes größerer Kliniken weisen bei spirometrischen oder blutgasanalytischen Untersuchungen Veränderungen im Sinne einer Verteilungsstörung auf, wobei die chronische Bronchitis als Folge von exzessivem Rauchen und zunehmender Verunreinigung der Luft sowie Überalterung des Patientengutes gleichermaßen beteiligt sind. Ab dem 4. Dezennium finden sich in 80% der Fälle Gasaustauschstörungen oder ventilatorische Störungen.

Infolge der Abnahme des respiratorischen Quotienten von 0,8 auf 0,67 in den ersten 6—7 Tagen post operationem kann die sonst relativ harmlose Partialinsuffizienz unter weiterer Minderbelüftung (Schmerzen, Lagerung, bronchopneumonische In-

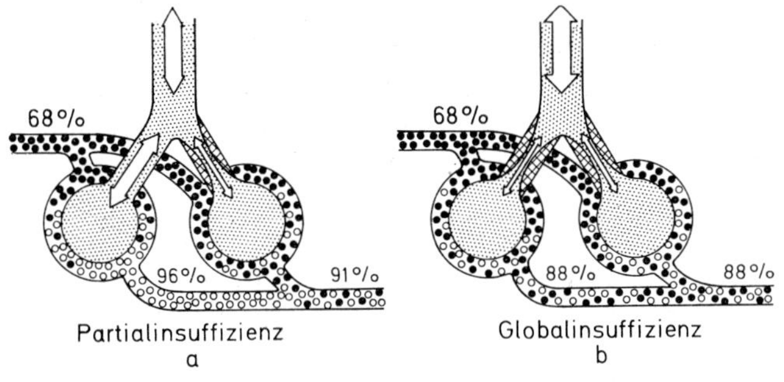

Abb. 17a u. b. Verteilungsstörungen. a Partialinsuffizienz; b Globalinsuffizienz filtrationen) zu ernsten Komplikationen führen. Rauchverbot, Atemübungen und evtl. schon präoperatives Training mit assistierter Beatmung sind entscheidende prophylaktische Maßnahmen.

2. Zirkulatorische Verteilungsstörungen (Vasculärer Kurzschluß)

Intrapulmonales Kurzschlußblut ist diejenige Menge venösen Blutes, die ohne Kontakt mit der Alveolarluft dem arteriellen Blut zufließt.

Da nur 80% der Alveolen unter Ruhebedingungen gleichmäßig ventiliert werden, findet sich auch beim Gesunden eine geringe physiologische Menge intrapulmonalen Kurzschlußblutes, das 1—4% des Herzminutenvolumens ausmacht (Comroe et al.; Bartels et al.).

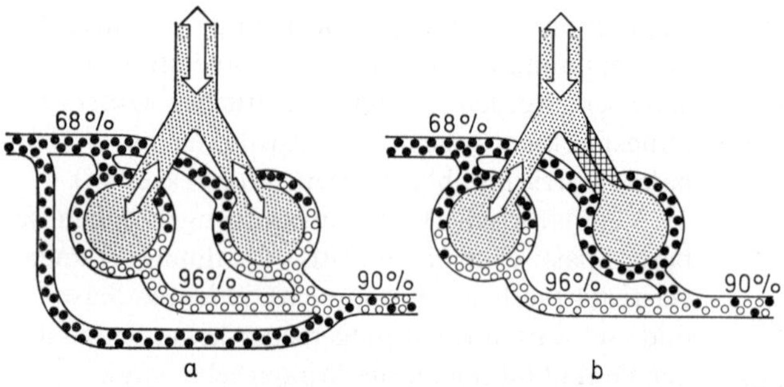

Abb. 18a u. b. Intrapulmonaler Kurzschluß. a Rechts-Links-Shunt, b bei Bronchus- oder Bronchiolenstenose

Vergrößerte intrapulmonale Kurzschlußblutmengen kommen vor bei: Durchblutung minder belüfteter oder nicht belüfteter Lungenparenchymbezirke (Abb. 18b) (infiltrative Prozesse: Carcinom, Pneumonie, Silikose); pulmonaler Hypertonie (Verbindungen zwischen Bronchial- und Lungenvenen); Gefäßanomalien (Abb. 18a); arterio-venösen Anastomosen (arterio-venöse Fisteln, Lebercirrhose).

Der prozentuale Anteil des arteriellen Kurzschlußblutes bleibt auch bei Steigerung des Herzminutenvolumens und Verbesserung der Lungenbelüftung konstant (Unterscheidung zur Partialinsuffizienz), sofern es sich um einen anatomischen Kurzschluß handelt.

Ungleichmäßige Verteilung der Inspirationsluft und des Lungencapillar-Blutes. Die ungleichmäßige Verteilung des Blutstromes auf die Lungencapillaren kann die Ventilation ebenso beeinträchtigen, wie die ungleichmäßige Verteilung der Luft die Lungendurchblutung beeinträchtigt (v. Euler-Liljestrandscher Reflex). Der Idealzustand einer homogenen Zusammensetzung der Inspirationsluft und gleichmäßiger Verteilung auf die Alveolen mit einem gleichmäßigen endinspiratorischen PO_2 und PCO_2 in allen Alveolen kann nur dann garantiert sein, wenn auch das venöse Mischblut gleichmäßig und im richtigen Verhältnis zur Belüftung auf die Lungencapillaren der einzelnen Alveolarbezirke verteilt ist (Abb. 19c) (Ventilation des Alveolarbezirkes 2 Liter/min bei 2,5 Liter/min Durchblutung = 0,8, Druckausgleich zwischen Capillarluft und alveolärer Luft vollständig; PO_2 104 mm Hg, O_2-Sättigung 97,4%).

Die Verteilung der Ventilation ist jedoch schon unter physiologischen Bedingungen nicht völlig gleichmäßig. Manche Alveolen sind hypo-, andere hyperventiliert. Zu diesen topographischen Unterschieden gesellen sich noch zeitliche: Die Ventilationsvorgänge in den verschiedenen Bezirken der Lungen erfolgen nicht gleichzeitig (Inhomogenität). Die funktionellen Folgen eines Mißverhältnisses zwischen Ventilation und Capillardurchblutung eines alveolären Systems sind in Abb. 19 dargestellt.

Schematisch lassen sich zwei Formen von Verteilungsstörungen unterscheiden: Die erste entspricht einer Verminderung der Belüftung gewisser Lungenbezirke im Vergleich zu ihrer Durchblutung und führt zu einer Hypoxämie durch einen „Shunt-Effekt". Der Extremzustand dieser Form ist die durchblutete, aber nicht belüftete Alveole ($V_A:Q=0$) (z. B. komplette Stenose eines Hauptbronchus, wobei die alveoläre Ventilation = 0 bei normaler Capillardurchblutung ist). Hierbei wird die Zusammensetzung des Blutes in den Lungencapillaren nicht mehr verändert und die venöse Zumischung zum arteriellen Blut ist gleich dem Rechts-Links-Shunt des Herzens.

Der CO_2-Partialdruck im arteriellen Blut kann durch Hyperventilation und vermehrte Abatmung von CO_2 normal bleiben. Durch den Verlauf der O_2-Dissoziationskurve ist dies für den O_2-Partialdruck nicht möglich. Trotz kompensatorischer

Hyperventilation ist dieser herabgesetzt. Daraus resultiert eine Hypoxämie.

Bei der zweiten Form ist das Gleichgewicht entgegengesetzt gestört. Im Vergleich zur Durchblutung ist das Gebiet hyperventiliert, wodurch ein Totraumeffekt erzeugt wird. Das extreme Beispiel ist die belüftete, aber nicht durchblutete Lunge ($V_A:O = \infty$). Diese Zunahme des physiologischen Totraumes führt zur Verminderung des Ventilationseffektes, da ein Teil der eingeatmeten Luft zum einen alveolar-arteriellen O_2-, sondern auch einen Kohlensäure-Druckgradienten (PIIPER).

Diese Verteilungsstörungen sind klassische Beispiele einer funktionellen Störung. Sie kommen vor bei chronischen Lungenkrankheiten (Bronchitis, Asthma, Emphysem), bei denen Veränderungen des bronchiolären Querschnittes im Vordergrund stehen. Sie sind Folgeerscheinungen von Kyphoskoliose, Lungenresektion, Lungentuberkulose mit starrem Gewebsumbau und Pneumokoniose (Silikosen).

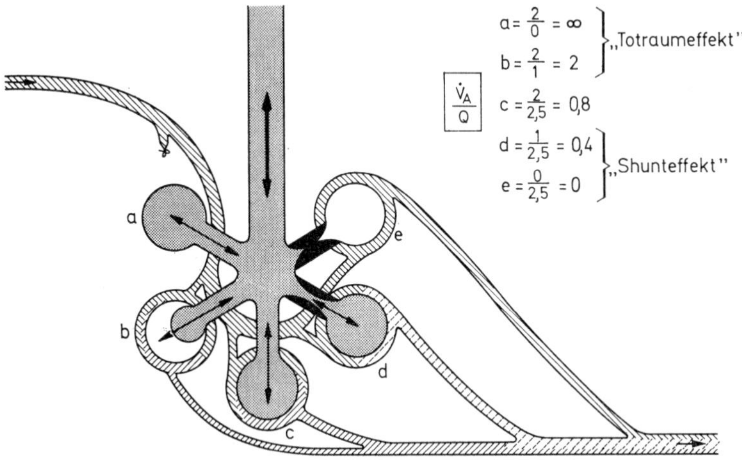

Abb. 19. Die verschiedenen Verteilungsstörungen mit verändertem Belüftungs-Durchblutungs-Verhältnis. Die Alveolengruppen *a*, *b* und *c* sind gleichmäßig belüftet ($\dot{V}_A = 2$ Liter pro min), aber ungleichmäßig durchblutet ($\dot{Q} = 0$, 1 und 2,5 Liter/min). Das Belüftungs-Durchblutungs-Verhältnis ist unendlich für *a* (Totraumventilation), erhöht für *b* (relative Hyperventilation) und normal für *c*. — Die Alveolengruppen *c*, *d* und *e* sind gleich durchblutet ($\dot{Q} = 2{,}5$ Liter/min), doch schwankt die Belüftung und beträgt 2, 1 und 0 Liter/min. Das Belüftungs-Durchblutungs-Verhältnis ist normal für *c*, vermindert für *d* (relative Hypoventilation) und Null für *e* (Shunt). — In einem solchen System schwankt die Zusammensetzung der Alveolarluft von einem Lungenbezirk zum nächsten. In den Gebieten mit erhöhtem $\dot{V}_A/\dot{Q}$-Verhältnis ist sie annähernd derjenigen der atmosphärischen Luft vergleichbar. In den Gebieten mit erniedrigtem $\dot{V}_A/\dot{Q}$-Verhältnis nähert sich die Zusammensetzung der Alveolarluft derjenigen des venösen Mischblutes. Das Blut aus den relativ hyperventilierten Gebieten ($\dot{V}_A/\dot{Q}$-Werte höher als 0,8) ist normal mit Sauerstoff gesättigt; die Werte liegen sogar etwas über der Norm. Das Blut aus den nicht ventilierten oder relativ hypoventilierten Gebieten ($\dot{V}_A/\dot{Q}$-Werte tiefer als 0,8) ist untersättigt

Nachteil anderer, normal durchbluteter Bezirke verlorengeht. Die Auswirkung auf die arteriellen Blutgase hängt von der alveolären Ventilation der gut belüfteten Gebiete ab.

Zwischen diesen zwei Extremen sind alle Zwischenstadien möglich. Infolgedessen ist es nicht so sehr die Ventilation oder Durchblutung eines Gebietes, die die Zusammensetzung der darin enthaltenen Gase bestimmt, als vielmehr das Verhältnis dieser zwei Größen zueinander. Je nach dem sich die Durchblutungs-Belüftungsverhältnisse ändern, nähert sich die Zusammensetzung der Alveolarluft jener der atmosphärischen Luft oder den Verhältnissen des venösen Mischblutes. Derartige Verteilungsstörungen bewirken nicht nur

Der Nachweis regional unterschiedlicher Durchblutungs-Belüftungsverhältnisse kann mit inhaliertem radioaktivem CO_2 und dessen Ausscheidung aus den verschiedenen Lungenabschnitten erbracht werden, oder es wird in Blut gelöstes radioaktives Xenon oder Krypton verabreicht und dessen Ausscheidungsrate gemessen. Bei einer Differenzierung zwischen der rechten und der linken Lunge ist die Bronchospirometrie mit dem Carlens-Tubus (MAURATH 1951) zweckmäßig.

3. Diffusionsstörungen

Störungen der Diffusion liegen vor, wenn das physiologische Gleichgewicht zwischen alveolärem und capillärem Gasdruck nicht mehr gewahrt ist, woraus eine Hypoxämie entsteht.

Die Austauschfläche der 300 Millionen Alveolen der menschlichen Lunge entspricht 70—80 qm, wodurch der Ausgleich der Gase beiderseits der alveolo-capillären Membran von O_2 in der einen und CO_2 in der anderen Richtung erleichtert wird. Dieser Gasaustausch wird durch das Spiel der Druckgradienten zwischen einer Blut- und Gasphase verschiedener Zusammensetzung gesteuert.

Die Qualität des Ausgleichs bzw. die *Diffusionsrate* hängt von verschiedenen Faktoren ab, die als Summenwert gemessen und als *Diffusionskapazität* der Lungen bezeichnet werden.

5. Veränderungen des intracapillären Diffusionsweges bis zum Hämoglobin im Innern des Erythrocyten.

Die Diffusionsfläche kann durch Verminderung der Lungencapillaren oder ventilierten Alveolen die Diffusionskapazität beeinträchtigen (Abb. 20b und c). Ist die Restriktion, eine Einschränkung der Strombahn der Lungencapillaren, ausgeprägt, verkürzt sich die Kontaktzeit zwischen Blut und Alveole, woraus ebenfalls eine Hypoxämie entsteht. Dabei kann unter körperlicher Ruhe die Hypoxie und Hypoxämie nicht oder nur wenig ausgeprägt sein. Zu einer massiven Erscheinung kommt es jedoch unter körperlicher Belastung. Die dabei auftretende Hypoxämie wird einerseits durch eine weitere Verkürzung der Zeit für den Gasaustausch bei Steigerung des Herzminutenvolumens bedingt, andererseits ist die O_2-Untersättigung des venösen Mischblutes unter Arbeitsbedingungen verstärkt.

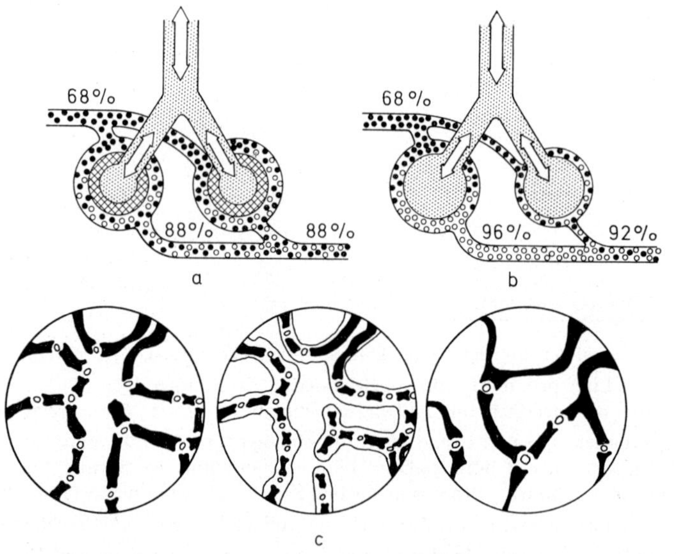

Abb. 20a—c. Diffusionsstörungen. a Membranstörung; b Einschränkung des Capillarbettes; c (links) normale Verhältnisse, (Mitte) Membranstörung, (rechts) Einschränkung des Capillarbettes

Zur Untersuchung der Diffusion benötigt man ein Gas, das sich chemisch mit dem Hämoglobin verbindet. In Betracht kommen O_2 oder CO. Man bestimmt die Menge O_2 oder CO, die in einer Minute aus der Alveolarluft in das Capillarblut übertritt (ml/min/mm Hg).

Die Diffusionsstrecke, die sich aus innerer Alveolarbegrenzung, interstitieller Flüssigkeit und Capillarendothel zusammensetzt und ca. 0,15 bis 0,5 μ beträgt, ist ein entscheidender, die Diffusionskapazität beeinflussender Faktor. Ist diese Diffusionsstrecke verändert, entsteht der sog. „*alveolo-capilläre Block*" (Abb. 20a und c):

1. Verdickung der Alveolarwand,
2. Verdickung der Capillarwand,
3. Vermehrung der interstitiellen Flüssigkeit durch Ödem oder Exsudat oder fibrotisches Gewebe,
4. Intraalveoläres Ödem oder Exsudat,

Unabhängig vom Membranfaktor (alveolocapillärer Block) und dem Zeitfaktor (verkürzte Kontaktzeit) kann die Diffusionskapazität noch durch intravasale Faktoren nachteilig verändert sein:

1. Viscositätsveränderungen des Plasmas,
2. Veränderungen der Durchlässigkeit der Erythrocytenmembran,
3. Veränderungen des Erythrocytenstroma,
4. Veränderungen der chemischen Reaktion ($Hb_4 + 4\,O_2$) im Erythrocyteninnern.

Dem intracapillären Widerstand ist etwa die Hälfte des gesamten Diffusionswiderstandes zuzuschreiben (THEWS, s. „Grundlagen der Atmungsphysiologie“, S. 35). Intra und post operationem, vor allem im Schock, kann durch die Aggregation der Erythrocyten die Austauschfläche zusätzlich verkleinert, der intraerythrocytäre Widerstand für O_2 durch die Acidose verstärkt und die Diffusionsstrecke durch Quellung der Erythrocytenmembran erschwert werden.

4. Globalinsuffizienz (alveoläre Hypoventilation)

Als Folge eines ungenügenden alveolären Gasaustausches findet sich stets eine Hypoxämie und arterielle Hyperkapnie, deren Intensität dem Grad der alveolären Hypoventilation proportional ist. Zwei wesentliche Ursachen können zur alveolären Hypoventilation führen:

1. Die Verminderung der Gesamtventilation,
2. Die Verminderung des Ventilationseffektes.

Verminderung der Gesamtventilation. Sie ist meist Folge versagender übergeordneter Zentren oder der Ausführungsorgane der Atmung. Ihr liegen nicht pulmonale Ursachen der respiratorischen Insuffizienz zugrunde:

a) Störungen im Zentralnervensystem,

b) Störungen im peripheren Nervensystem,

c) Neuromuskuläre Störungen,

d) Erkrankungen und Verletzungen des Thorax und der Pleura (multiple Rippenfrakturen mit Brustfellflattern, Kyphoskoliose, M. Bechterew, Pneumothorax, Pleuraerguß),

e) Obstruktion der oberen Luftwege (Recurrensparese, Fremdkörperödem, Trachealtumoren),

f) Erkrankungen verschiedener Genese, z. B. Pickwick-Syndrom, hypothyreotisches Koma.

Verminderung des Ventilationseffektes. Diese ist immer Folge einer gesteigerten Totraumventilation auf Kosten der abnehmenden alveolären Ventilation. Häufigste Ursache einer unwirksamen Ventilation ist die Zunahme des physiologischen Totraumes durch eine Ventilationsstörung, von der der größte Teil der Alveolen betroffen ist und bei der ein Mißverhältnis zwischen Durchblutung und Belüftung vorliegt (Verteilungsstörung).

Die Globalinsuffizienz ist nachzuweisen beim zentrolobulären Emphysem (obstruktiver Prozeß), dem Endzustand einer langsam fortschreitenden chronischen Bronchitis mit entzündlichen bronchiolären Prozessen, die das Lumen und die Struktur der Bronchiolen verändern.

Auch das panlobuläre Emphysem (destruktiver Prozeß) führt in den letzten Stadien zur Globalinsuffizienz.

Tabelle 5. *Die pulmonalen Ursachen der respiratorischen Insuffizienz*

1. Verteilungsstörungen Chronische Bronchitis Obstruktives Emphysem Asthma bronchiale Silikose Chronische Lungentuberkulose 2. Intrapulmonaler Shunt Hämangiome Pneumonien Atelektasen Pneumothorax Bronchiektasien Alveoläre Proteinosen	3. Diffusionsstörungen a) Die diffusen Lungenfibrosen: Sklerodermie Lupus erythematodes disseminatus Periarteriitis nodosa Progredient chronische Polyarthritis Miliartuberkulose Sarkoidose (Besnier-Boeck-Schaumannsche Krankheit) Berylliose, Asbestose Lymphangitis carcinomatosa, Bauernlunge Diffuse idiopathische interstitielle Lungenfibrose (Hamman-Rich-Syndrom) b) Einschränkungen der capillären Strombahn: Multiple Lungenthrombosen und -embolien Pulmonale Arteriitiden Essentielle pulmonale Hypertonie Ausgedehnte Lungenresektionen Bilharziose

Das Emphysem bewirkt funktionell eine Erhöhung des Residualvolumens auf Kosten der absinkenden Vitalkapazität. Die Sekundenkapazität ist eingeschränkt und steigt nach Applikation von Bronchodilatatoren nicht an; der Atemgrenzwert ist vermindert. Die funktionellen Störungen resultieren aus erhöhten Strömungswiderständen während der Exspiration.

Durch Veränderungen der mechanischen Eigenschaften des Lungengewebes verringern sich beim Emphysem die Zugkräfte an den Bronchiolen und es kommt zum endexspiratorischen Bronchiolenkollaps.

Da ein Asynchronismus zwischen der raschen Abnahme des Thoraxvolumens (Muskelkontraktionen) und der verlangsamten Entleerung der Lungen besteht, erhöht eine forcierte Exspiration die Obstruktion.

Ungleiche Strömungswiderstände und ungleiche Entleerung verschiedener Lungengewebe führen schließlich unter pulmonaler Superinfektion zur Globalinsuffizienz mit Hyperkapnie und Hypoxämie. Die Progression der Krankheit oder bronchopulmonale Infekte verschärfen und bedrohen die respiratorische Gleichgewichtsstörung und führen zur hyperkapnischen Acidose (Tabelle 5).

5. Lungenfunktionsstörung und pulmonale Hypertonie

Bei manifesten respiratorischen Insuffizienzen können wir als Ursache von Widerstandserhöhungen in der pulmonalen Strombahn zwei verschiedene Mechanismen unterscheiden:

1. Die funktionelle oder reflektorische Engstellung der kleinen Gefäße, insbesondere der Arteriolen. Ihre häufigste Ursache ist die chronisch alveoläre Hypoventilation, die Globalinsuffizienz.

Durch verschiedene Untersucher wurde bestätigt, daß die alveolären Gasspannungen den Tonus der Lungengefäße beeinflussen (v. EULER u. LILJESTRAND) — ein Regulationsmechanismus mit dem Zweck, die Durchblutung der Ventilation anzupassen. Alle Hypoventilationszustände mit Senkung der alveolären Sauerstoffspannung und Erhöhung der Kohlensäurespannung, gleichgültig, ob es sich um akute oder chronische Hypoventilationszustände handelt, führen über eine Engerstellung der kleinen pulmonalen Gefäße zu einem Druckanstieg, der in einer mehr oder weniger deutlichen Relation zur Verminderung der alveolären Sauerstoffspannung bzw. Erhöhung der Kohlensäurespannung steht.

Da ein arterieller pH-Abfall unter 7,30 eine Steigerung des Druckes in der Lungenstrombahn um 10—15 mm Hg bewirkt, wird in der Zunahme der Wasserstoffionenkonzentration der eigentliche chemische Stimulus der pulmonalen Vasoconstriction gesehen. Gleichartige Effekte eines arteriellen pH-Abfalles wurden auch im Niederdrucksystem der Leberstrombahn und bei der Nierendurchblutung experimentell nachgewiesen (ZIMMERMANN).

Die pulmonale Hypertonie als Folge pathologischer alveolärer Gasspannungen stellt einen reversiblen und damit therapeutisch beeinflußbaren Zustand dar.

Hingegen ist die pulmonale Hypertonie, wie sie bei der Diffusionsstörung infolge verkürzter Kontaktzeit durch eingeschränkte Lungenstrombahn auftritt, wegen des erhöhten capillären Widerstandes irreversibel. Sie findet sich nach Verlust oder Minderung von Lungenparenchym bei destruktiven Prozessen, Lungenresektionen usw. Sie wird auch beobachtet bei vorwiegend die Gefäße betreffenden Veränderungen mit Obliteration und Verödung von Lungencapillaren aufgrund thrombangitischer Prozesse oder multipler Embolien.

In beiden Formen ist die pulmonale Hypertonie neben Polyglobulie und Zunahme der Viscosität des Blutes eine wesentliche Teilursache für die Entstehung eines Cor pulmonale.

δ) *Arterielle Kohlensäurespannung und Säure-Basen-Haushalt* (s. auch „Der Säure-Basen-Haushalt", S. 83)

Unter physiologischen Bedingungen wird die arterielle Kohlensäurespannung auf 40 ± 4 mm Hg konstant gehalten. Der arterielle PCO_2 gibt deshalb direkt darüber Auskunft, ob im Verhältnis zum Gaswechsel genügend, hyper- oder hypoventiliert wird.

Die Wasserstoffionenkonzentration ist die geregelte, d. h. die stabilisierte Größe in den Körperflüssigkeiten.

Sie wird als pH-Wert, d. h. als negativer Logarithmus der Konzentration angegeben, da das elektro-chemische Potential von Ionen nicht ihrer Konzentration, sondern dem Logarithmus der Konzentration linear proportional ist.

Die Stabilität der Wasserstoffionenkonzentration ist physiologischerweise an eine normale Lungen- und Nierenfunktion gebunden und entscheidend von einer uneingeschränkten Wirkung der Puffersysteme des Organismus und der Funktion des Herz- und Kreislaufsystems abhängig.

Puffersysteme. Von den in den Körperflüssigkeiten vorkommenden Puffersystemen der Phosphate, Bicarbonate, Proteine und dem Hämoglobin (Bohr-Haldane-Effekt) ist das Kohlensäurebicarbonatsystem im Zusammenhang mit der Atmung das wichtigste.

Während ihm bei einem pK von 6,1 in einem geschlossenen System keine Bedeutung zukommen würde, ist seine Kapazität im offenen System um das 10fache gesteigert, indem durch die alveoläre Ventilation der Kohlensäurepartialdruck bei 40 mm Hg weitgehend konstant ist.

Die physiologische *Regulationsformel* läßt sich deshalb als Funktion von Lungen und Nieren darstellen (Hasselbalch-Henderson-Gleichung):

$$\mathrm{pH} = \mathrm{pK}' + \frac{\log \mathrm{HCO}_3^-}{\mathrm{PCO}_2 \times 0{,}03} = \int \frac{\text{Nieren}}{\text{Lungen}}$$

$$= 6{,}11 + \log \frac{20}{1} = 7{,}41.$$

Der pH-Wert des arteriellen Blutes erfaßt den gesamten Einfluß von metabolischen und respiratorischen Störungen, unterscheidet aber eindeutig zwischen Acidose und Alkalose.

Unter Normothermie liegt die mit dem Leben zu vereinbarende Grenze des pH-Bereiches zwischen 7,0 und 7,8. Außerhalb eines pH von 7,25—7,50 droht der funktionelle Zusammenbruch der Reglersysteme.

Respiratorische Störungen werden durch direkte Bestimmung des Kohlensäurepartialdruckes, metabolische Störungen durch die Bestimmung des Standard-Bicarbonates erfaßt.

Definition von Acidose und Alkalose

Respiratorische Acidose: Zustand mit primärer, respiratorisch bedingter Erhöhung der Kohlensäurespannung.

Respiratorische Alkalose: Zustand mit primärer, respiratorisch bedingter Erniedrigung der Kohlensäurespannung.

Metabolische Acidose: Zustand mit primärer, nicht respiratorisch bedingter Erniedrigung von Standard-Bicarbonat.

Metabolische Alkalose: Zustand mit primärer, nicht respiratorisch bedingter Erhöhung von Standard-Bicarbonat.

Koordinatensysteme entsprechend der Hasselbalch-Henderson-Gleichung aus pH und PCO_2 oder pH und HCO_3^- erleichtern die Orientierung und Diagnose (Abb. 21 a und b).

Respiratorische Acidose. Stets Folge eines ungenügenden alveolären Gasaustausches.

Eine akute Hyperkapnie ohne Hypoxämie tritt nur unter Narkose und unmittelbar post operationem oder während artifizieller Beatmung auf. Hyperkapnie mit Hypoxämie bedeutet stets eine schwer gestörte Lungenfunktion. Bei der akuten Atmungsinsuffizienz, die u. a. als postoperative Komplikation auftreten kann, besteht die initiale Störung in der CO_2-Retention mit zunächst geringer Änderung des Plasma-Bicarbonatspiegels und einem stärkeren Abfall des arteriellen pH-Wertes. Mit einer Latenzzeit von mindestens 6 bis 8 Std oder auch 1—2 Tagen (bei unzureichender artifizieller Beatmung) folgt der kurzfristigen Regulierung durch die Puffersysteme eine erhöhte Wasserstoffionenausscheidung und vermehrte Rückresorption von Bicarbonat durch die Nieren.

Erst als Folge des eingetretenen Kompensationsvorganges findet sich der gesamte Kohlendioxydgehalt im Plasma erhöht und die Chloridkonzentration vermindert.

Bei chronischer Atmungsinsuffizienz besteht ein neues, wenn auch pathologisches Gleichgewicht zwischen Atemarbeit, Ventilation und Erregung der

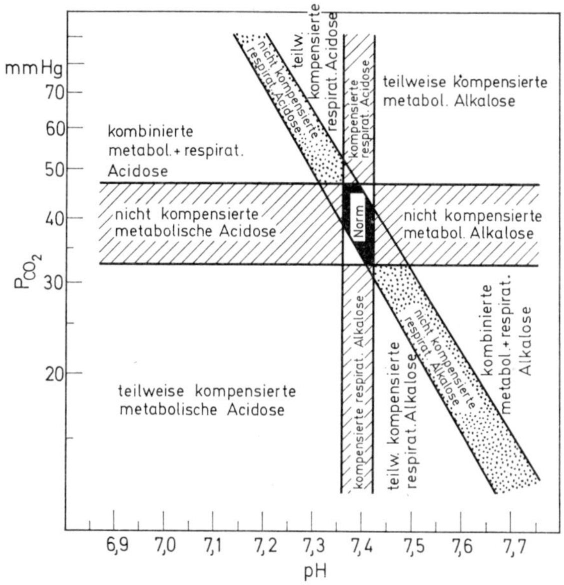

Abb. 21 a. Koordinatensystem aus pH und log PCO_2 entsprechend der Gleichung $pH = 6{,}1 + \log = \frac{(HCO_3^-)}{PCO_2 \times 0{,}03}$. (Modifiziert nach SIGGAARD-ANDERSEN)

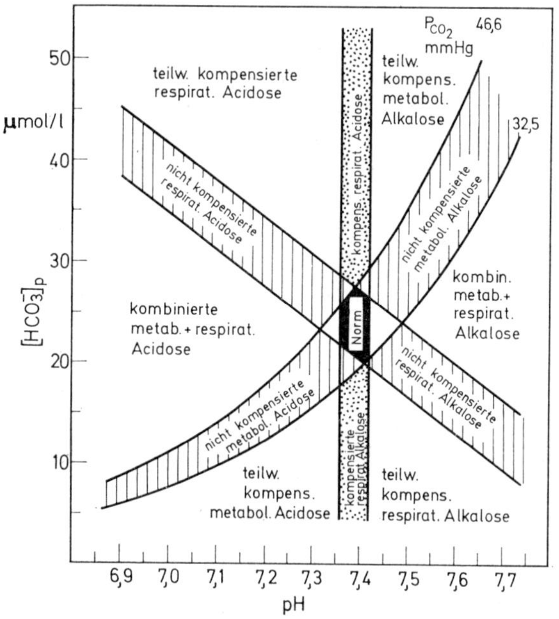

Abb. 21 b. Koordinatensystem aus pH und HCO_3^- nach der Gleichung $pH = 6{,}1 + \log \frac{(HCO_3^-)}{PCO_2 \times 0{,}03}$. Die Iso-$PCO_2$-Linien entsprechen exponentiellen Kurven

Atemzentren und tiefgreifenden Anpassungsmechanismen, das erst im Stadium der Dekompensation fatale Folgen hat. Eine bereits primäre chronische respiratorische Acidose ist auch postoperativ zu diagnostizieren aufgrund *pathologischer Kompensationsvorgänge*:

1. Initiale Kohlendioxydretention mit Erhöhung des PCO_2 im Blut und Verminderung des pH-Wertes.

2. Verschiebung von Chlorid in den intracellulären Raum, was wiederum die vorher an Chlorid gebundenen Natriumionen zur Bindung an Bicarbonat freisetzt.

3. Extracelluläre Verschiebung von Kalium und Natrium.

4. Erhöhte renale tubuläre Bicarbonatrückresorption.

5. Verstärkte renale Chlorid-, Phosphat- sowie Ammonium- und H-Ionenausscheidung zusammen mit einem Anstieg der renalen Natriumbicarbonatbildung, und zwar auf dem Wege des Ionenaustausches (Kalium- und Natriumverlust).

Post operationem sind häufig unter Schmerzzuständen die Summationen mehrerer negativer Einflüsse zu beobachten, die unter Anstieg des Widerstandes in der pulmonalen Strombahn eine akute Rechtsherz-Insuffizienz provozieren können.

Wird ein Patient mit chronischer respiratorischer Acidose beatmet, kann der arterielle PCO_2 trotz ausreichender Belüftung pathologisch erhöht bleiben, wenn nicht für eine genügende Chloridzufuhr zum Austausch des HCO_3-Ions gegenüber dem Chlorid-Shift im Erythrocyten gesorgt wird.

Die Feststellung einer stets unzureichenden pulmonalen Kompensation bei der metabolischen Alkalose ist von ausschlaggebender Bedeutung (Tabelle 6).

Tabelle 6. *Differenzierung zwischen respiratorischer Acidose und metabolischer Alkalose*

	CO_2 mMol	pH	PCO_2 mm Hg	Chloride mM/Liter
Metabolische Alkalose	↑	↑	±↑	↓
Respiratorische Acidose	↑	±↓	↑↑	↓

Metabolische Alkalose. Gekennzeichnet durch Anstieg des Blut-pH-Wertes, erhöhte Plasmabicarbonatkonzentration und erniedrigte Plasmachlorid- und Kaliumkonzentration. Oberflächliche Atmung und Hypoxie bei pulmonaler Vorschädigung.

Sonderformen. Hypochlorämische Alkalose. Gastrogener oder renaler Chlorverlust — Hypochlorämie — kompensatorische Bicarbonaterhöhung. Harn alkalisch, wenig Chlor, niedriges spezifisches Gewicht. Verminderte Ionisation des Kaliums, Hypoxie bei oberflächlicher Atmung, gelegentlich tetanische Krämpfe.

Kaliummangelalkalose. Sekundäre Verteilungsstörung der K^+ gegen H^+ bei gastrointestinalen Kaliumverlusten (präoperative Verluste von 300 mg pro Liter), verminderte postoperative Kaliumzufuhr, Saluretica- und Nebennierensteroidtherapie, progressive Plasmaalkalose bei saurem Urin, verminderte Kaliumausscheidung und klinischer Kaliummangelzustand.

Iatrogene Alkalose. Intensive Zufuhr von Trinatriumcitrat als Stabilisator der Blut- und Plasmakonserven (170 ml Na^+/500 ml). Abbau des Citrates — Anhäufung von Na^+ — vermehrte Rückresorption von Bicarbonat in den Nieren.

Tabelle 7. *Differentialdiagnose von metabolischer Acidose und respiratorischer Alkalose*

	Metabolische Acidose	Respiratorische Alkalose
pH unkompensiert	↓	↑
kompensiert		±
Spätstadium		↓
PCO_2	↓	↓↓
Natrium	±↓	±↓
Kalium	±↑↓	±↓
Chlorid	±↓↑	±↓
Phosphat	±↑	±↓
Respiratorische Gasaustauschstörungen	↑	↑↑↑↑ (RQ über 1,0)
Neurologische Veränderungen	(selten)	↑↑↑

Verabreichung von $NaHCO_3$ bei Magen- und Duodenalgeschwüren und Calcium in Milch kann über Hypercalcämie zu Nephrocalcinosis und renaler Insuffizienz führen (Milch-Alkali-Syndrom).

Respiratorische Alkalose. Jeder chemische oder mechanische Faktor, der eine alveoläre Hyperventilation mit vermehrtem Abatmen von CO_2 auslöst, bedingt eine respiratorische Alkalose (cerebrale Läsionen mit Milchsäureanhäufung im Liquor cerebrospinalis, gram-negativer Infekt, Thyreotoxikose, Effortsyndrom).

Sie wird häufig mit einer metabolischen Acidose verwechselt. Die Unterscheidung ist mittels plasmachemischer Befunde möglich.

Verminderter Gesamt-CO_2-Gehalt begünstigt Dehydration der Brenztraubensäure zu Milchsäure und erhöhter CO_2-Gehalt die Oxydation von Milchsäure zu Brenztraubensäure (Tabelle 7).

Metabolische Acidose. Resultiert als Lactatacidose aus Gewebshypoxie und anaerober Glykolyse und führt bei gleichzeitigem Abbau der Fett- zu Ketonsäuren zur raschen Erschöpfung der Pufferkapazität. Trotz der acidotisch stimulierten Atmung von CO_2 bleibt die Stoffwechselsituation unausgeglichen, da die Milchsäure in einer metabolischen „Sackgasse" steckt und kumuliert.

Bei der beschränkten Anpassungsfähigkeit der Nieren wird trotz maximaler renaler Ammoniakproduktion nur eine unvollständige Elimination der Wasserstoffionen erreicht und die Anionen mit wertvollen Kationen ausgeschieden.

Sonderformen. Hyperchlorämische Acidose. Im Zustand der Dehydration (Operationen, Diarrhoen) herrscht primär Hyperchlorämie mit sekundärer Bicarbonatverminderung.

Sog. renale tubuläre hyperchlorämische Acidose. Wie bei chronischer Niereninsuffizienz erfolgt verminderte H-Ionensekretion bei angeborenem oder erworbenem Defekt der Nieren-Tubuli.

ε) *Arbeitsversuch*

Der Belastungsversuch ist für die Objektivierung einer latenten pulmonalen oder kardialen Insuffizienz das Mittel der Wahl und gewinnt als Lungenfunktionsprüfung immer mehr an Bedeutung.

Während die Ergometrie ein Maß für die Leistungsfähigkeit liefert, ergeben die arteriellen Blutgase und die Kohlensäurespannung sowie die Veränderungen des Säure-Basen-Haushaltes einen Einblick in die Anpassungsfähigkeit von Atmung und Kreislauf auf die veränderte Stoffwechselsituation unter dosierter körperlicher Belastung.

Abgesehen von speziellen Fragen in Einzelfällen sollte die arterielle Blutgasanalyse der spirometrischen Kontrolle vorgezogen werden.

Das arterielle Blut wird über eine Verweilkanüle aus der A. brachialis entnommen, so daß der zeitliche Aufwand relativ gering ist und der Versuch ohne größere Belastung für den Patienten und das Personal wiederholt werden kann. Als Test ohne körperliches Training hat sich das Fahrradergometer bewährt.

Im Steady State (5—7 min) entsprechen Sauerstoffaufnahme und Kohlensäureabgabe der geleisteten Arbeit, die Ventilation entspricht dem Gaswechsel und dieser wie auch das Herzminutenvolumen bleiben nach kurzer Anlaufzeit konstant, solange die Belastungsstufe von 50, 100 oder 120—150 Watt nicht geändert wird.

Im Vergleich zum Ruheversuch ist der Arbeitsversuch nicht klar definiert, obwohl der Gaswechsel bei 50 Watt gegenüber Ruhebedingungen um das 3fache, bei 100 Watt um das 5—6fache und bei 150 Watt um das 7—8fache gesteigert ist.

Körperliche Belastung	O_2-Aufnahme ml
50 Watt	700—800
100 Watt	1200—1300
150 Watt	1700—1800

Um die minimalsten Leistungsvorgänge zu erfüllen, müssen nach der energetischen Bilanz aus Sauerstoffaufnahme und Kohlensäureabgabe mindestens 2200 Cal/Tag garantiert sein, insbesondere dann, wenn größere abdominale oder intrathorakale Eingriffe vorgenommen werden sollen.

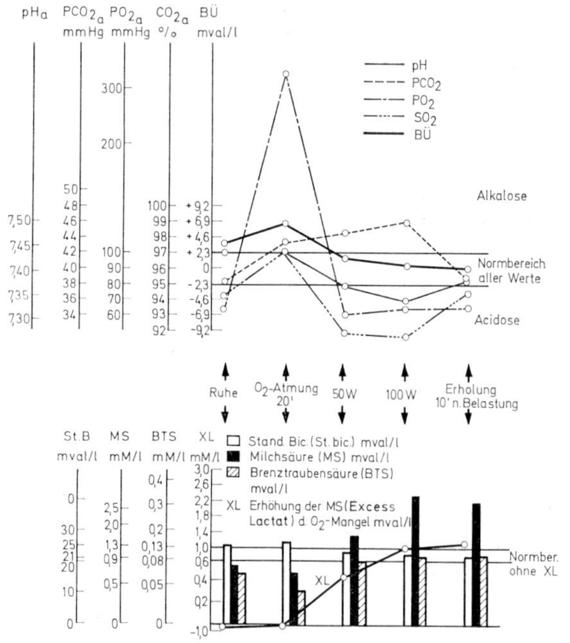

Abb. 22. Arbeitsversuch bei latenter respiratorischer Globalinsuffizienz. In Ruhe angedeutete Partialinsuffizienz. Tendenz zur Hyperkapnie bei Hyperoxieatmung, rasche Zunahme einer nicht kompensierten respiratorischen Acidose und Intensivierung von Hypoxämie und Hypoxie unter Belastung von 50 und 100 Watt. Extreme Lactatacidose bei geringster körperlicher Belastung

Nach der Berechnung mit dem mechanischen Wärmeäquivalent ergibt sich, daß als unterste Grenze eine Leistung von 5—6 Watt/sec aufzubringen ist, wenn nicht ein durch Atmungsinsuffizienz bedingtes langsames Siechtum eintreten soll. Das bedeutet, daß prä operationem mindestens eine Leistungsfähigkeit von 2 Cal/min entsprechend einer mittelschweren körperlichen Belastung von 100 Watt im relativen Steady State (5—8 min) ohne respiratorische oder kardiale Insuffizienzerscheinungen vorliegen sollte.

Findet sich mit steigender körperlicher Belastung eine zunehmende metabolische Acidose (Abnahme des Standard-Bicarbonates, des pH, der Kohlensäurespannung bei negativem Base-Exzeß als Folge einer Lactatacidose) und ist die arterielle Sauerstoffsättigung noch normal bei nur gering verminderter arterieller Sauerstoffspannung, liegt eine Herz- und Kreislaufinsuffizienz bei der veränderten Stoffwechselsituation vor. Ein gesunder, mittelmäßig

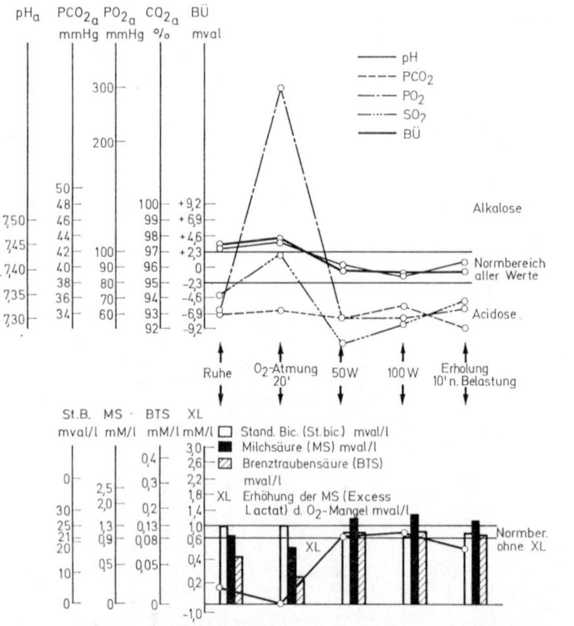

Abb. 23. Darstellung des Arbeitsversuches bei Diffusionsstörung durch eingeschränkte Capillaroberflächen. Typisch: In körperlicher Ruhe geringe Hypoxämie und Hypoxie bei Hyperventilation (PCO_2 vermindert). Bei Hyperoxieatmung vollständige Aufsättigung des arteriellen Blutes, jedoch verminderte arterielle O_2-Spannung. Unter dosierter körperlicher Belastung von 50—100 Watt Intensivierung der Hypoxie und Hypoxämie. Bereits bei Belastung von 60% des Sollwertes inadäquate Pulsfrequenzsteigerung und rasche Entstehung einer kompensierten Lactatacidose

trainierter Sportler zeigt nämlich eine derartige leistungsbegrenzende Stoffwechselacidose, die auf eine ungenügende Durchblutung, Hypoxie und Milchsäureproduktion des arbeitenden Skeletmuskels zurückzuführen ist, nur bei Belastungen über 120 Watt.

Globalinsuffizienz und Belastung. Bei einem größeren Teil der Patienten können die Atemreserven so eingeschränkt sein, daß die alveoläre Ventilation nur ungenügend gesteigert werden kann und es im arteriellen Blut unter körperlicher Belastung zu einem Abfall der Sauerstoffsättigung und einem Anstieg der Kohlensäurespannung kommt — es entwickelt sich eine Globalinsuffizienz. Meist wird jedoch die Arbeit nach wenigen Minuten abgebrochen (Abb. 22).

Diffusionsstörung und Belastung. Noch häufiger als zur Globalinsuffizienz kommt es unter Belastung zur Manifestation einer Diffusionsstörung. Die maximale Diffusionskapazität ist immer dann herabgesetzt, wenn eine Verminderung des aktiven Lungenparenchyms mit Einschränkung der Capillaroberfläche vorliegt (Abb. 23).

Handelt es sich um Krankheiten mit Zerstörung des Lungenparenchyms, so ist es unter Berücksichtigung des Röntgenbefundes möglich, aus dem Ergebnis des Arbeitsversuches für die Operationsindikation wichtige Schlüsse zu ziehen, wobei die zusätzlichen Druckregistrierungen in der A. pulmonalis für Resektionsbehandlungen der Lungen von besonderer Bedeutung sind.

Literatur

ANTHONY, A. J., VENRATH, H.: Funktionsprüfung der Atmung, 2. Aufl. Leipzig: J. A. Barth 1962.

BALDWIN, E. F. DE, COURNAND, A., RICHARDS, D. W., JR.: Pulmonary insufficiency. I. Physiological classification, clinical methods of analysis, standard values in normal subjects. Medicine (Baltimore) **27**, 243 (1948).

— — — Pulmonary insufficiency. II. A study of 39 cases of pulmonary fibrosis. Medicine (Baltimore) **28**, 1 (1949).

— — — Pulmonary insufficiency. III. A study of 122 cases of chronic pulmonary emphysema. Medicine (Baltimore) **28**, 201 (1949).

— — — Pulmonary insufficiency. IV. A study of 16 cases of large pulmonary air cysts or bullae. Medicine (Baltimore) **29**, 169 (1950).

BARKER, E. S., SINGER, R. B., ELKINTON, J. R., CLARK, J. K.: The renal response in man to acute experimental respiratory alkalosis and acidosis. J. clin. Invest. **36**, 515 (1957).

BARTELS, H., BÜCHERL, E., HERTZ, C. W., RODEWALD, G., SCHWAB, M.: Lungenfunktionsprüfungen; Methoden und Beispiele klinischer Anwendung. Berlin-Göttingen-Heidelberg: Springer 1959.

BATES, D. V., CHRISTIE, R. V.: Intrapulmonary mixing of helium in health and in emphysema. Clin. Sci. **9**, 17 (1950).

BERGOFSKY, E. H., LEHR, D. E., FISHMAN, A. P.: The effect of changes in hydrogen ion concentration on the pulmonary circulation. J. clin. Invest. **41**, 1492 (1962).

BÜHLMANN, A.: Direkte Blutdruckmessung beim Menschen. Berlin-Göttingen-Heidelberg: Springer 1958.

CHRISTENSEN, H. N.: Body fluids and the acid-base balance; a learning program for students of the biological and medical sciences. Philadelphia: Saunders 1964.

COMROE, J. H., JR., FORSTER, R. E., DUBOIS, A. B., BRISCOE, W. A., CARLSEN, E.: Die Lunge. Klinische Physiologie und Lungenfunktionsprüfungen. Stuttgart: Schattauer 1964.

CUNNINGHAM, D. J. C., LLOYD, B. B. (Hrsg.): The regulation of human respiration. Proceedings of the J. S. Haldane enctenary symposion, Oxford, 1961. Oxford: Blackwell 1936.

DAVENPORT, H. W.: The ABC of acid-base chemistry: the elements of physiological blood-gas chemistry for medical students and physicians, 4. Aufl. Chicago: Chicago University Press 1958.

EULER, U. S. v., LILJESTRAND, G.: Observations on pulmonary arterial blood pressure in cat. Acta physiol. scand. **12**, 301 (1946).

FLEISCH, A.: In: ABDERHALDEN, Handbuch der biologischen Arbeitsmethoden, Abt. V., Teil 8. Berlin-München: Urban & Schwarzenberg 1935.

GLEICHMANN, U., LÜBBERS, D. W.: Die Messung des Sauerstoffdruckes in Gasen und Flüssigkeiten mit der Pt-Elektrode unter besonderer Berücksichtigung der Messung im Blut. Pflügers Arch. ges. Physiol. **271**, 431 (1960).

GROSSE-BROCKHOFF, F., SCHOEDEL, W.: Physiologie und Pathophysiologie des Kreislaufs. In: Handbuch für Thoraxchirurgie. Berlin-Göttingen-Heidelberg: Springer 1958.

HADORN, W., SCHERRER, M.: Essentielle alveoläre Hypoventilation mit Cor pulmonale. Schweiz. med. Wschr. **89**, 647 (1959).

HASSELBALCH, K. A.: Die Berechnung der Wasserstoffzahl des Blutes aus der freien und gebundenen Kohlensäure desselben, und die Sauerstoffbindung des Blutes als Funktion der Wasserstoffzahl. Biochem. Z. **78**, 112 (1916).

HEGGLIN, R., RUTISHAUSER, W., KAUFMANN, G., LÜTHY, E., SCHEU, H.: Kreislaufdiagnostik mit der Farbstoffverdünnungsmethode. Stuttgart: Georg Thieme 1963.

HENDERSON, L. J.: Concerning the relationship between the strength of acids and their capacity to preserve neutrality. Amer. J. Physiol. **21**, 173 (1908).

HERTZ, C. W.: Klinische Anwendung moderner Lungenfunktionsprüfungen und ihre Indikation. Verh. dtsch. Ges. inn. Med. **69**, 237 (1963).

— (Hrsg.): Begutachtung von Lungenfunktionsstörungen. Stuttgart: Georg Thieme 1968.

HERZOG, H., KOSTYAL, A.: Bewußtseinsstörungen bei respiratorischer Insuffizienz. Dtsch. med. Wschr. **87**, 1185 (1963).

KETY, S. S., SCHMIDT, C. F.: The effects of altered arterial tensions of carbon dioxide and oxygen on cerebral blood flow and cerebral oxygen consumption of normal young men. J. clin. Invest. **27**, 484 (1948).

MAURATH, J.: Lungenfunktionsprüfung unter besonderer Berücksichtigung der Bronchospirometrie. Langenbecks Arch. klin. Chir. **270**, 218 (1951).

— Funktionelle Ergebnisse und Ziel chirurgischer Eingriffe an der Lunge. Langenbecks Arch. klin. Chir. **273**, 349 (1953).

— Funktionelle Untersuchungen in der Lungenchirurgie. Dtsch. med. Wschr. **78**, 1288 (1953).

— HAUER, P.: Säure-Basen-Gleichgewicht und Atemregulation bei chronischer Hypoxie. Klin. Wschr. **30**, 315 (1952).

— WERBER, M.: Pathophysiologie der Atmung nach Lob- und Pneumektomie. Langenbecks Arch. klin. Chir. **269**, 496 (1951).

MEAD, J., LINDGREN, I., GAENSLER, E. A.: Mechanical properties of the lungs in emphysema. J. clin. Invest. **34**, 1005 (1955).

NOLTE, D.: Zur Auswertung ganzkörperplethysmographischer Meßergebnisse. Med. thorac. **24**, 371 (1967).

— ULMER, W. T.: Die Strömungswiderstände im normalen Tracheobronchialbaum und bei obstruktiven Atemwegserkrankungen. Beitr. Klin. Tuberk. **136**, 320 (1967).

PIIPER, J.: Unequal distribution of pulmonary diffusing capacity and the alveolar PO_2 differences: theory. J. appl. Physiol. **16**, 493 (1961).

RAHN, H., FENN, W. O.: A graphical analysis of the respiratory gas exchange; the O_2-CO_2 diagram. Amer. Physiol. Soc. Washington 1955.

ROSSIER, P. H., BÜHLMANN, A., WIESINGER, K.: Physiologie und Pathophysiologie der Atmung, 2. Aufl. Berlin-Göttingen-Heidelberg: Springer 1958.

SCHERRER, M.: Störungen des Gasaustausches in der Lunge. Bern: Huber 1961.

SIGGAARD-ANDERSEN, O.: The acid-base status of the blood. Copenhagen: Munksgaard 1964.

SINGER, R. B., HASTINGS, A. B.: An improved clinical method for the estimation of disturbances of the acid-base-balance of human blood. Medicine (Baltimore) **27**, 223 (1948).

TIFFENEAU, R., PINELLI, A.: Régulation bronchique de la ventilation pulmonaire. J. franç. Méd. chir. thor. **2**, 221 (1948).

ULMER, W. T., REIF, E., WELLER, W.: Die obstruktiven Atemwegserkrankungen. Pathophysiologie des Kreislaufs, der Ventilation und des Gasaustausches. Stuttgart: Thieme 1966.

WASSNER, U. J.: Die untere Leistungsgrenze der Lunge. Berlin-Göttingen-Heidelberg: Springer 1961.

ZEILHOFER, R.: Atemmechanik. Beitr. Klin. Tuberk. **133**, 278 (1966).

ZIMMERMANN, W. E.: Ergometrie, arterielle Blutgase und Veränderungen des Säure-Basen-Haushaltes zur Beurteilung chronischer und akuter Atmungsinsuffizienz. Langenbecks Arch. klin. Chir. **304**, 215 (1963).

— Die Bedeutung der Lungenfunktionsstörungen in der Chirurgie. Wissen und Praxis, H. 42. Berlin: Dr. Georg Lüttge 1965.

— AMMON, K., SEITZ, D., GROH-BRUCH, J.: Moderne Untersuchungen der Atemmechanik (Ganzkörperplethysmographie) — ein wichtiger Fortschritt in der präoperativen Lungenfunktionsdiagnostik. Thoraxchirurgie u. Vasc. Chir. **16**, 353 (1968).

— FISCHERMANN, H.: Kritische Beurteilung der Behandlungsergebnisse des Bronchialcarcinoms und der Indikationsstellung zur Operation mit der Lungenfunktionsprüfung. Med. Klin. **13**, 507 (1964).

— KNAUER, R., SEITZ, D., LANGE, G., NIESEL, C. H.: Die Bedeutung der tracheobronchialen Strömungsmessungen für die Indikationsstellung zu Eingriffen an der Trachea. Thoraxchirurgie u. Vasc. Chir. **16**, 464 (1968).

II. Anaesthesiemethoden

1. Die intravenöse Narkose

V. Feurstein

a) Grundlagen der intravenösen Narkose

α) Geschichte

Die Realisierung der naheliegenden Idee Narkosemittel auf intravenösem Weg an das zentrale Nervensystem heranzubringen, war die Voraussetzung für die Entwicklung neuzeitlicher Narkosemethoden. So steht die intravenöse Narkose praktisch am Beginn des Aufbaues einer pharmakologisch überlegten und ausgewogenen Kombination verschiedener Pharmaka, die Einzelfaktoren wie Bewußtsein, Schmerz, Muskelspannung, oder vegetative Umschaltstellen und Receptoren selektiv dämpfen oder ausschalten können. Allerdings verstehen wir unter „Intravenöser Narkose" lediglich die Applikation geeigneter Narkotica, und wir werden uns auf solche Mittel beschränken müssen. Gerade sie sind es, die vom Kranken auch heute noch als fühlbarster Fortschritt der Narkosetechnik empfunden werden.

Die Einführung des ersten klinisch brauchbaren i.v. Narkosemittels durch Weese und Scharpf (Evipan-Na) muß als bedeutender Erfolg einer bis dahin fast hundertjährigen Geschichte intravenöser Narkoseversuche gelten. Die Forschung ist aber seither nicht stehengeblieben und hat vor allem durch die Entwicklung barbitursäurefreier Narkotica neue, wertvolle Beiträge geleistet. Einen Überblick auf diese Entwicklung gibt die Tabelle 1.

Tabelle 1. *Historische Entwicklung der intravenösen Narkose*

Jahr	Autoren	i.v. Narkosemittel
1847	Pirogoff	Infusion von Äther
1878	Oré	Chloralhydrat (Tetanusbehandlung)
1905	Krawkow, Fedoroff u. Hesse	Hedonal (Russische Narkose)
1909	Burkhart	Äther, Chloroform
1913	Noel u. Souttar	Paraldehyd
1916	Peck u. Meltzer	Magnesiumsulfat
1916	Bredenfeld	Morphin-Skopolamin-Schlaf
1924	Fredet-Perlis	Somnifen
1927	Bumm	Pernocton
1927	Zerfas et al.	Amytal-Na
1929	Kirschner	Avertin
1930	Constantin	Alkohol
1931	Lundy	Nembutal
1932	Weese u. Scharpf	Hexobarbital (Evipan-Na)
1935	Lundy	Thiopental (Pentothal-Na)
1955	Selye, Murphy et al.	Hydroxydion (Viadril)
1957	Stoelting	Methohexital (Brevital)
1957	Thuiller u. Domenjoz	Phenoxyessigsäure-amide
1960	Laborit	γ-Hydroxybuttersäure (γ-OH)
1964	Wirth u. Hoffmeister	Propanidid (Epontol)
1965	Corssen	Ketamine (CI-581)

β) Forderungen an intravenöse Narkotica

Man muß sich zwangsläufig die Frage stellen, warum die Narkoseversuche vor der Ära der sog. „ultrakurzwirkenden Barbiturate" (Hexobarbital, Thiopental u.a.m.) zum Scheitern verurteilt waren. Die Antwort ist einfach: Entweder war die Narkosewirkung der versuchten Mittel zu lang, oder die therapeutische Breite war zu klein, und damit ihre Anwendung zu gefährlich. Bei manchen Pharmaka traten sogar Nebenwirkungen auf, die Organschäden zur Folge hatten. Intravenös gegebene Narkotica müssen somit bestimmte Grundforderungen erfüllen (Tabelle 2). Dazu einige Hinweise:

Tabelle 2

Forderungen an i.v. Narkotica	Zweck der Forderung
Rascher Wirkungseintritt	„Dosierung nach Wirkung"
Kurze Wirkungsdauer	„Steuerbarkeit" (relativ)
Große therapeutische Breite	Sicherung vor Überdosierung
Primäre Gefährdung der Atmung vor Versagen des Kreislaufs	Wiederbelebungsmöglichkeit durch künstliche Beatmung
Fehlen von Nebenwirkungen	Schutz des Organ- und Gefäßsystems
(Analgetische Eigenschaften)	Niedere Dosierung

Die Dosierung nach Wirkung ist ein allgemein gültiges Grundprinzip der anaesthesiologischen Medikation. Die Ansprechbarkeit auf i.v. Narkosemittel ist von so vielen unterschiedlichen Faktoren abhängig, daß für den Einzelfall keine bindende Dosisvoraussage gemacht werden kann. Narkosemittel, die eine Dosierung nach Wirkung nicht zulassen (z. B. Hydroxydion), konnten sich bisher nicht behaupten und werden voraussichtlich auch in Zukunft keine große Bedeutung haben.

Die Steuerbarkeit eines Narkosemittels soll die Möglichkeit sichern, die Anaesthesie jederzeit vertiefen oder verflachen zu können. Sie hängt bei den intravenös anwendbaren Substanzen im wesentlichen von der Dauer ihrer Wirkung ab. Je kürzer sie ist, um so besser ist die Narkose zu steuern. Da die Kurzwirkung unserer Narkotica in der Regel nicht mit der Elimination des Wirkstoffes identisch ist, sondern lediglich mit seiner raschen Verteilung im Organismus, nimmt die „Steuerbarkeit" mit zunehmender Gesamtdosis ab. Sie ist dosisabhängig und wir sprechen daher von „relativer Steuerbarkeit".

Die therapeutische Breite der i.v. Narkosemittel läßt sich trotz widersprechender Angaben auf einen einfachen Nenner bringen: Je stärker ein Mittel wirksam ist (Gewichtseinheit pro Medikament), umso niedriger ist seine therapeutische Breite anzusetzen. Die lediglich im Tierversuch für die einzelnen Pharmaka ermittelten Werte lassen sich nur bedingt auf den Menschen übertragen. Ganz allgemein läßt sich sagen, daß die Dosis letalis zwischen dem drei- bis sechsfachen der Dosis hypnotica liegt. Durch Vorbehandlung mit Phenothiazinen läßt sich die therapeutische Breite annähernd verdoppeln. Hierbei ändert sich zwar nichts an der Dosis letalis, nur die Dosis hypnotica liegt aufgrund der Wirkungspotenzierung durch Phenothiazine (Dobkin) wesentlich niedriger.

Mit wenigen Ausnahmen (Propanidid, Ketamine) lassen i.v. Narkosemittel spezifisch analgetische Eigenschaften vermissen. Hier liegt ein entscheidender Nachteil für ihre Anwendung, da relativ hohe zentrale Konzentrationen notwendig sind, um eine voll narkotische Wirkung zu erzielen. Nur die Kurzwirkung dieser Stoffe erlaubt sozusagen den „Mißbrauch", Schlafmittel als Narkotica einzusetzen. Der Anaesthesist ist damit zugleich verpflichtet, entweder nur kurze Narkosen durchzuführen oder zur vollen Narkosewirkung über längere Zeit Kombinationsverfahren anzuwenden.

γ) Die Indikationen der i.v. Narkose

Die Einführung der intravenösen Narkosetechnik in die klinische Praxis hat keineswegs ausschließlich Vorteile gebracht. Tödliche Zwischenfälle waren nicht nur in den Anfangsjahren ein viel zu hoher Preis für eine neue Methode, er ist auch heute noch vom Unerfahrenen gar nicht so selten zu bezahlen. Die Simplizität des i.v. Narkoseverfahrens — das Wortspiel: „Todeinfach — einfach tot", sagt alles darüber aus — verführt zur Unterschätzung mancher Gefahren, die die Anwendung intravenöser Mittel beschränken:

1. Das Fehlen einer organischen Anflutungsschranke,
2. Die Elimination ausschließlich durch chemischen Abbau,
3. Die Depression des Atemzentrums,
4. Die Depression des Herz-Kreislaufsystems,
5. Die individuelle Ansprechbarkeit.

Während Inhalationsnarkotica einer organisch-physikalischen Anflutungsschranke unterliegen (Ventilationsvolumen und Durchblutungsgröße der Lungen), hängt die Anflutungsgröße intravenöser Mittel einzig und allein von der Geschwindigkeit der Injektion ab. Es fehlt somit jener Schutzmechanismus, der gegen eine initiale Überflutung ausgelöst werden kann, nämlich Glottisschluß und reflektorischer Atemstillstand.

Während die Elimination der Inhalationsnarkotica im rückläufigen Sinne denselben physikalischen Gesetzen unterliegt, wie ihre Aufnahme, müssen intravenöse Narkotica durch eine energetische Leistung chemisch-fermentativ abgebaut werden. Die Abbaugeschwindigkeit ist für den Einzelfall nur annähernd bekannt.

Die meisten intravenösen Narkosemittel, besonders aber die Barbiturate, lähmen das Atemzentrum (Hypoxie, Hypercapnie) und reduzieren die Leistung des Kreislaufsystems (Verkleinerung des Herzschlagvolumens, Hypotonie). Das Wirksamwerden eines oder gar beider dieser Faktoren kann überraschend schnell deletäre Folgen haben.

Die individuelle Ansprechbarkeit, die narkotisch wirksame Dosis im Einzelfall, differiert in der Größenordnung 1:10. Sie hängt von variablen Bedingungen ab, wie: Alter, Geschlecht, Körpergewicht, Klima, Größe der zentralen und peripheren Durchblutung, Kreislaufzeit, Proteingehalt, Stoffwechsel, psychische Verfassung und schließlich der Möglichkeit einer akuten Toleranzbildung.

Die Indikationen für intravenöse Narkosemittel sind klar gestellt:

1. *Die intravenöse Kurznarkose,*
2. *Die Narkose-Einleitung,*
3. *Die intravenöse Basisnarkose.*

Die intravenöse Kurznarkose ist keineswegs die einfachste, zweifellos aber die angenehmste Art der Anaesthesie für kurze, zeitlich sicher überblickbare Eingriffe. Da keine einheitliche Auffassung über die zulässige Dauer von „kurz" besteht, erscheint es zweckmäßig, den Begriff nach unserer Meinung zu definieren. So verstehen wir unter intravenöser Kurznarkose jene Art von Allgemeinanaesthesie, die durch eine einmalige, richtig dosierte Injektion eines geeigneten Narkosemittels die operativen Erfordernisse erfüllen kann. Eine Nachinjektion ist erlaubt, sie führt aber bereits in jenen Bereich, in dem es zu überlegen gilt, ob nicht besser ein Inhalationsnarkoticum mit dem intravenösen kombiniert werden sollte. Die „single injection technique" erfordert viel Erfahrung und Fingerspitzengefühl und es wäre ganz falsch, sie gerade dem Unerfahrensten anzuvertrauen.

Die intravenöse Narkose-Einleitung bietet den unschätzbaren Vorteil eines raschen und psycheschonenden Anaesthesiebeginnes. Sie steht am Anfang der meisten üblichen Kombinationsnarkosen.

Die intravenöse Basisnarkose kann als Fortführung der Narkose-Einleitung angesehen werden. Intermittierend nachgegebene kleine, gerade hypnotisch wirksame Dosen sollen lediglich den Schlafzustand aufrechterhalten, während andere Komponenten der Anaesthesie (z. B. Schmerzausschaltung und Muskelentspannung) anderen Pharmaka überlassen werden. Auch Lokal- oder Leitungsanaesthesien können so ergänzt werden, daß das Bewußtsein des Kranken gedämpft oder eben ausgeschaltet ist.

b) Original-Präparate

(s. auch „Pharmakologie der Narkose“, S. 126)
Die intravenös anwendbaren Narkosemittel lassen sich in eine Gruppe der Barbitursäure-Derivate und in eine Gruppe der barbitursäurefreien Stoffe einteilen.

Bei den Barbitursäure-Derivaten unterscheiden wir (Tabelle 3):

N-methylierte Oxybarbiturate (Tabelle 4) und

Thiobarbiturate (Tabelle 5).

Die barbitursäurefreien Narkosemittel sind chemisch untereinander nicht verwandt (Tabelle 6).

Der Anaesthesist hat somit heute eine Vielzahl intravenöser Narkotica zur Hand und wird sich die Frage stellen, welches das beste und sicherste ist. Unabhängig von der Tatsache, daß einige der Mittel im Hinblick auf langsame Anflutung oder langen Nachschlaf zumindest für die Kurznarkose nicht geeignet sind, wird das beste und sicherste Mittel immer jenes sein, das von der besten und sichersten Hand gegeben wird. Wir müssen uns darüber im klaren sein, daß die meisten Narkosezwischenfälle nicht auf Nebenwirkungen der Betäubungsmittel, sondern auf Nebenwirkungen einer ungenügenden Anaesthesie-Ausbildung zurückzuführen sind. Der Anaesthesist darf kein Freischütz sein, der seine Wunderkugel nur ins Blaue schießt, er muß genau zielen, und wissen was er treffen will, und was er treffen kann.

Tabelle 3. *Grundstruktur und Einteilung der Barbiturate nach ihrer N_1- und C_2-Substitution*

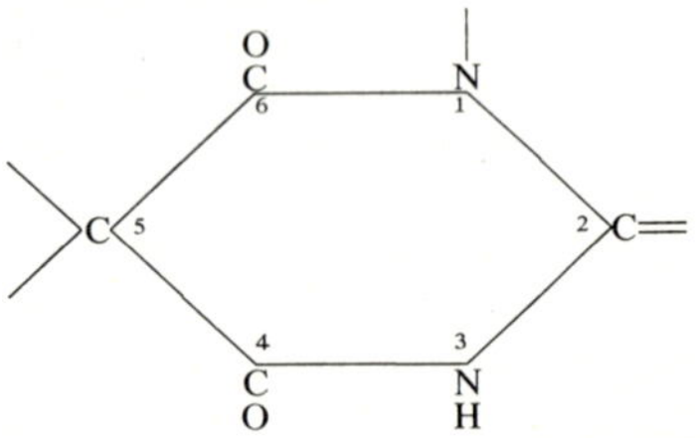

Struktur	1	2	Eigenschaften
Oxybarbiturate	H	O	Schlafmittel
Methyl. Oxybarbiturate	CH_3	O	i.v. Narkotica
Thiobarbiturate	H	S	i.v. Narkotica

c) Klinische Pharmakologie intravenöser Narkotica

α) *Anflutung, Verteilung und Elimination*

Die Anflutungs-, Verteilungs- und Abbauvorgänge intravenöser Narkotica sind besonders für Barbitursäure-Derivate genau untersucht (Übersicht bei RICHARDS und TAYLOR), und können daher an diesem Modell am besten erklärt werden. Mit Vorbehalten gelten sie auch für andere kurzwirksame Verbindungen.

Intravenös injizierte Narkotica treffen im Organismus auf ein Zweiphasensystem (Wasser-Fett), auf das sie sich in Richtung eines ihrer Endkonzentration entsprechenden Gleichgewichtszustandes verteilen (BRODIE et al.).

Tabelle 4. *N-methylierte Oxybarbiturate*

Präparat	Chemische Struktur	Vorteile	Nachteile	Literatur
Hexobarbital Evipan	N-methyl-cyclohexenyl-methyl-barbitursäure Lösung: 10%	geringe Toxizität, gute Gewebsverträglichkeit	Motorische Unruhe (Tremor), Postnarkotische Erregung	WEESE (1933), KILLIAN u. WEESE (1954) (Übersicht)
Enallypropymal Narconumal	Allyl-isopropyl-N-methyl-barbitursäure Lösung: 10%	wie Hexobarbital	Motorische Erregungszustände (Singultus) Postnarkotische Unruhe	BARRON (1962)
Enibomal Eunarcon Narcodorm	Bromallyl-isopropyl-N-methyl-barbitursäure Lösung: 10%	stärker wirksam, stabile Lösung	stärker toxisch (Atemdepression)	BARRON (1962)
Cito-Eunarcon	Eunarcon + 4% Äther Lösung: 5%	schneller wirksam, stabile Lösung	wie Enibomal	BARRON (1962)
Methohexital Brevital Brevimytal Brietal	N-methyl-allyl-methyl-pentinyl-barbitursäure Lösung: 1%	stärkst wirksam (Brevit.: Pento = 3:1), kürzest wirksam (Brevit.: Pento = 0,5:1)	Motorische Erregungszustände (Husten, Nießen, Singultus), starke Atemdepression	STOELTING (1957), DUNDEE u. MOORE (1961), LEHMANN et al. (1966)

Tabelle 5. *Thiobarbiturate*

Präparat	Chemische Struktur	Vorteile	Nachteile	Literatur
Thiopental Pentothal Trapanal	Äthyl-methyl-butyl-thiobarbitursäure Lösung: 2,5% und 5%	stark und rasch wirksam „Standardpräparat"	Atem und Kreislauf-Depression, schlecht gewebsverträglich (lokale Nekrosen)	TABERN u. VOLWILER (1935, DUNDEE (1956), OEHMIG (1956)
Thialbarbital Kemithal	Cyclohexenyl-allyl-thiobarbitursäure Lösung: 5% und 10%	geringere Toxizität, geringe Atemdepression	gelegentlich Herzrhythmusstörungen, starker Geruch	CARRINGTON u. RAVENTOS (1946), HAYWARD-BUTT (1955), WYANT et al. (1957)
Thio-buta-barbital Inactin Narkothion	Äthyl-methyl-propyl-thiobarbitursäure Lösung: 10%	geringste Toxizität	schwächste Wirkung	BOERÉ (1954), POTEMPA (1955), DUNDEE u. RIDING (1960)
Buthalital Baytinal	Allyl-isobutyl-thio-barbitursäure Lösung: 5% und 10%	ähnlich Thiopental	Husten, Singultus (Narkoseeinleitung)	WEESE u. KOSS (1954), GIEBEL (1955), ARONSKI u. BROSS (1958)
Thiamylal Surital Thioseconal	Allyl-methyl-butyl-thiobarbitursäure Lösung: 2,5%	wie Thiopental	wie Thiopental	TOVELL et al. (1955)
Methitural Thiogenal	Methyl-thioäthyl-methyl-butyl-thiobarbitursäure	Leberschutzwirkung? (Methionin)	Husten, Singultus (Narkoseeinleitung) motorische Unruhe	ZIMA et al. (1954), LÜTTICHAU (1955), HOHMANN (1956)

Tabelle 6. *Barbitursäurefreie Narkosemittel*

Präparat	Chemische Struktur	Vorteile	Nachteile	Literatur
Hydroxydion Presuren Viadril	21-Hydroxy-pregnandion-natrium-succinat Lösung: 1%	physiologische Steroid-Verbindung ohne Hormonwirkung	*kein Kurznarkoticum, Gefäßschädigung* (Thrombosen), Atmung-Kreislauf-Depression	SELYE, HOWLAND et al., DENT et al.
Propanidid Epontol	Methoxy-(diäthyl-carbamoyl-methoxy)-phenyl-essigsäure-propylester Lösung: 5%	*echte Kurzwirkung, Analgesie,* Hyperventilation	Blutdruck-Abfall, viscöse Lösung (Lösungsvermittler)	Übersicht: HORATZ et al.
γ-Hydroxy-buttersäure γ-OH	γ-Hydroxybuttersäure Lösung: 25%	physiologisches Substrat des KH-Stoffwechsels (β-Oxydation), Elimination als CO_2	*kein Kurznarkoticum,* schwach wirksam, Nausea, motorische Unruhe Verwirrungszustände	LABORIT et al., CRISTOL u. BERLING
Ketamine CI 581 Ketalar	Chlorophenyl-methyl-amino-cyclohexanon-hydrochlorid Lösung: 2,5%	starke Analgesie, erhaltene Reflexe	*kein Kurznarkoticum,* Sympathicomimeticum, postnarkotische Erregung, Atemdepression	CORSSEN, CORSSEN u. DOMINO, Übersicht: KREUSCHER

Schon 30 sec nach der i.v. Injektion einer mittleren hypnotischen Dosis hat der Großteil der injizierten Menge die Blutbahn wieder verlassen, um sich rasch auf die wäßrige Phase (Organe, Muskulatur, Bindegewebe) zu verteilen (PRICE). Die anfänglich hohe Plasmakonzentration nimmt rasch ab, die Gewebskonzentration dementsprechend zu.

Eine Minute nach der Injektion finden sich die höchsten Gewebskonzentrationen im Gehirn und in anderen sehr gut durchbluteten Organen (Herz, Niere, Splanchnicus-Gebiet). Allerdings wird ein hoher Anteil des Narkosemittels von Plasmaproteinen gebunden — WINTERS et al. geben für Thiobarbiturate bis zu 80% an —, so daß nur ein relativ kleiner Prozentsatz narkotisch wirksam werden kann. Fast so rasch wie die Anflutung, erfolgt auch wieder der Abstrom des Narkoticums insbesondere aus dem zentralen Nervensystem und

Tabelle 7. *4-Phasen-System der intravenösen Narkose*

Phase	Klinische Wirkung	Abhängig von	
1. Anflutung	*Narkose-Beginn, Narkose-Tiefe*	*Injektionsgeschwindigkeit,* Konzentration der Lösung, Kreislaufverhältnisse (Art des Narkosemittels)	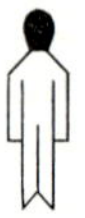
2. Verteilung	*Narkose-Ende* (Aufwachzeit) nach kleinen Dosen, *Kurzwirkung der Barbiturate*	*A./v. Konzentrationsgefälle*	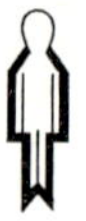
3. Speicherung	*Narkose-Ende* (Aufwachzeit) nach großen Dosen	Fettgewebe	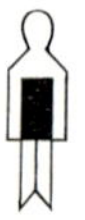
4. Abbau	*Nachschlaf,* Psycho-motorische Reaktionsverzögerung, *Kurzwirkung von Propanidid*	Art des Narkosemittels, Leberfunktion, Sauerstoffsättigung	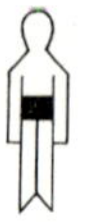

seine Verteilung auf andere, weniger gut durchblutete Gewebsgebiete (Muskulatur, Bindegewebe u. a.). So finden sich nach 5 min nur mehr 25%, nach 30 min nur mehr 5% in den ersterwähnten Organen, während sich die letztgenannten Gewebe bis zu 80% angereichert haben. Die Geschwindigkeit dieses Abstromes bzw. der Verteilung hängt von den Kreislaufverhältnissen, vor allem aber vom arteriovenösen Konzentrationsgefälle des Narkosemittels ab. Mit zunehmender Sättigung der wäßrigen Phase (Nachinjektionen des Narkoticums) wird der Abstrom aus dem zentralen Nervensystem immer langsamer, die Narkosewirkung also immer länger.

Die weitere Verschiebung des Narkosemittels in das spärlich durchblutete Fettgewebe (Speicherung) bedarf eines Zeitraumes von mehreren Stunden.

Der chemische Abbau schließlich ist für die Narkosedauer im allgemeinen von untergeordneter Bedeutung. Er beträgt bei Barbituraten pro Stunde nur 15—20% der verabreichten Menge (Brand et al.). Auch die barbitursäurefreien Mittel können nur langsam eliminiert werden. Die einzige Ausnahme macht unter ihnen das Propanidid (Epontol), von dem nach 20 min bereits die Hälfte, nach spätestens 2 Std die Gesamtmenge in inaktiver Form ausgeschieden ist (Duhm et al.). Der effektiv rasche Abbau von Propanidid, auf dem die echte, dosisunabhängige Kurzwirkung beruht, konnte von Doenicke et al. (1965) auch indirekt mit Hilfe des Elektroencephalogrammes nachgewiesen werden.

Die Schlüsselstellung für den Abbau intravenöser Narkotica nimmt die Leber ein (Shideman et al.). Das schließt nicht aus, daß sich auch andere Organe (Niere, Muskulatur), bzw. das Blutplasma aktiv beteiligen können (Pütter). Von besonders praktischem Interesse ist aber die Tatsache, daß diese Abbauvorgänge vorwiegend unter aeroben Bedingungen vor sich gehen und bei Sauerstoffmangel gehemmt bzw. unterbrochen werden.

Diese Erkenntnisse klären die klinische Wirkungsweise „ultrakurzwirkender" intravenöser Narkosemittel:

1. Der Eintritt der Narkose ist von der Größe der arteriellen Durchblutung des Gehirnes abhängig und nicht von einer besonderen Affinität der Mittel zum Nervengewebe. Je weniger andere Organe durchblutet werden, um so stärker sind Narkosemittel zentral wirksam. *Beispiel.* Zentralisation des Kreislaufs (Schock).

Je besser hingegen andere Organe durchblutet werden, um so schwächer sind Narkosemittel zentral wirksam. *Beispiel.* Hyperthyreose, Gravidität.

Je langsamer die Blutströmung ist (verlängerte Kreislaufzeit), um so mehr verzögert sich der Narkosebeginn. *Beispiel.* Hohes Alter, Kreislaufinsuffizienz.

2. Die Tiefe der Narkose ist von der augenblicklichen Konzentration des Narkosemittels im Gehirn abhängig und nicht von der verabreichten Gesamtmenge. Je schneller injiziert wird und je höher die Konzentration der Lösung ist, um so tiefer geht die Narkose, um so ausgeprägter treten auch Nebenwirkungen in Erscheinung. *Beispiel.* Atemstillstand und Blutdruckabfall (Herzstillstand) bei Narkose-Einleitung durch „Schußinjektion".

3. Die Dauer der Narkose (Aufwachzeit) ist von der Geschwindigkeit des Narkosemittel-Abstromes aus dem Gehirn abhängig (Verteilungsgeschwindigkeit) und nicht vom chemischen Abbau. *Beispiel.* Kurzwirkung ist nur bei niedriger Gesamtdosis möglich.

Ausnahme. Propanidid (Epontol). Rascher Abbau sichert gleichbleibend rasche Verteilungsmöglichkeit.

Die Speicherung von Narkosemittel im Fettgewebe ist für die Narkosedauer nur dann von Bedeutung, wenn über einen längeren Zeitraum eine hohe Gesamtdosis verabreicht wurde. *Beispiel.* Wiederholte Nachinjektionen des Mittels.

In schematischer Weise läßt sich die Wirkungsdynamik intravenöser Narkotica in einem Vier-Phasen-System darstellen (Tabelle 7).

β) Haupt- und Nebenwirkungen intravenöser Narkotica

Alle intravenösen Betäubungsmittel hemmen durch Störung energetischer Stoffwechselprozesse die Funktionen des zentralen Nervensystems. Welche biologischen Substrate hierbei betroffen sind (Sauerstoffübertragung, Acetylcholinsynthese o.a.) war bisher nicht einwandfrei abzuklären. Bei den Barbiturat-Narkotica stehen in niedriger Dosierung neben ant-analgetischen (CLUTTON-BROCK, DUNDEE, 1960), sedativ-hypnotische Wirkungen im Vordergrund, wobei vorwiegend Hirnrinde und Thalamus gedämpft werden (HAUSCHILD). Erst bei höheren Konzentrationen wird das Narkosestadium erreicht. In solchen Dosen ist eine signifikante Herabsetzung der zentralen Sauerstoffnutzung nachweisbar (WECHSLER et al.; HEIG und WEIS).

Im Gegensatz zu den Barbituraten und einigen wenig verwendeten Mitteln der barbitursäurefreien Gruppe (Hydroxydion, Gammahydroxybuttersäure) ist für Propanidid, das als Eugenolabkömmling auch lokalanaesthestische Eigenschaften besitzt, eine spezifisch analgetische Wirkungskomponente sichergestellt (WIRTH und HOFFMEISTER). Diese tritt beim Ketamine sogar ganz in den Vordergrund (CORSSEN und DOMINO) und führt zu einer ungewohnten Art der Narkose, der der übliche Tiefschlaf fehlt („Dissociation anesthesia").

Der allgemein zentral depressorische Effekt aller intravenösen Betäubungsmittel kommt am deutlichsten in der Lähmung des Atemzentrums bei Zunahme der Narkosetiefe zum Ausdruck. Eine Überdosierung führt immer zu einem meist vorübergehenden Atemstillstand, so daß ohne künstliche Ventilationshilfe gefährliche Änderungen der Blutgasverhältnisse eintreten (PFLÜGER). Dies gilt auch für Propanidid, obgleich diese Substanz während der Anflutung eine ausgeprägte Hyperventilation auslöst, die mit jeder Nachinjektion reproduzierbar ist.

Wie schon erwähnt, unterliegt auch das Herz-Kreislaufsystem depressorischen Nebenwirkungen (FIELDMAN et al.). Der Herzmuskel wird in negativinotropem Sinne beeinflußt, wobei eine Herabsetzung der Kontraktionskraft, vereinzelt auftretende Störungen des Rhythmus und eine Einschränkung der coronaren Durchblutung nachweisbar waren (SAMIE et al.). Nicht selten fällt im EKG eine Verlängerung der QT-Strecke auf (DÖNHARDT et al.). HAMACHER et al. haben bei Barbiturat-Narkosen an Ratten Herzleistungsminderungen bis zu 50% festgestellt. ZAQQA und SHAIK bezeichnen diese Narkotica aufgrund von Tierversuchen als „Herzgifte". Auch die Regulation des Gefäßtonus ist von der Narkosewirkung betroffen und hat eine Verteilungsstörung des Blutvolumens — „venous pooling" (ECKSTEIN et al.) — zur Folge.

Der Blutdruck sinkt unter Frequenzanstieg des Pulses ab, erreicht aber mit Abklingen der Narkosewirkung in der Regel wieder das Ausgangsniveau. Hämodynamische Untersuchungen zeigen aber, daß der Wiederanstieg des Blutdruckes auf eine Zentralisation des Kreislaufes zurückzuführen ist. Die vom Carotissinus und Aortenbogen ausgehenden Kreislaufreflexe sind also in oberflächlichen Narkosestadien erhalten. Ebenso bleibt das Gefäßsystem für vasoconstrictorische Medikamente gut ansprechbar. Eine Ausnahme bezüglich der Kreislauf-Nebenwirkungen macht Ketamine, das sympathicomimetisch wirkt und den systolischen wie den diastolischen Blutdruck steigert.

Grundsätzlich sollte man sich jedoch merken, daß alle Nebenwirkungen um so wenigerBedeutung haben, je langsamer das Mittel injiziert und je mehr auf eine optimale Sauerstoffsättigung des Organismus Bedacht genommen wird. So zeigte schon BUHR, daß durch Sauerstoffatmung während intravenöser Narkosen die Herzleistung begünstigt wird und eine Kreislaufzentralisation weitgehend verhindert werden kann. Während beim Kreislaufgesunden die meisten Nebenwirkungen nicht von großer Tragweite sind, so spielen sie beim Kreislaufkranken eine nicht zu unterschätzende Rolle (SCHILLING und SCHEPPOKAT).

Spezifische Wirkungen anderer Art sind bei einwandfreier Dosierung der Narkotica praktisch nicht nachzuweisen. Schädigungen parenchymatöser Organe fehlen, wenn auch nach großen Dosen von Barbituraten bzw. Propanidid Serumbilirubin und Transaminasen-Anstieg beschrieben wurden (CLARKE et al.).

Der antidiuretische Effekt zentral depressorischer Stoffe ist für intravenöse Narkotica nicht spezifisch. Das vegetative Nervensystem wird gedämpft, lediglich für Thiobarbiturate scheint eine zentrale Vaguserregung nachgewiesen zu sein (BURSTEIN und ROVENSTINE), auf die die Neigung zu parasympathischen Reaktionen (z. B. Laryngospasmus) zurückgeführt wird.

Wichtig erscheint aber der Hinweis, daß alle Narkosemittel sowohl in den Liquor als auch in die Muttermilch übertreten und ebenso rasch die Placentarschranke durchbrechen.

Wenn im Verlauf einer Narkose besondere Nebenwirkungen auftreten, sollte sich der Anaesthesist immer die Frage stellen, ob diese wirklich dem Mittel selbst zuzuschreiben sind, oder ob sie nicht eher unmittelbare Folgeerscheinungen einer unbefriedigenden Narkoseführung sein könnten.

d) Die Technik der intravenösen Narkose

α) Vorbereitung und intravenöse Injektion

Was die Narkosevorbereitung des Kranken anlangt, so wird auf das spezielle Kapitel in diesem Buch verwiesen (S. 173).

Zur intravenösen Injektion wird in der Regel eine gut zugängliche Vene des Vorderarmes verwendet. Am häufigsten bietet sich die V. cephalica auf der ulnaren Seite bzw. die V. basilica auf der radialen Seite an. Die Cubitalregion sollte wegen des nicht seltenen subcutanen Verlaufes atypischer Arterien (besonders nach hoher Teilung der A. brachialis) und wegen der Nähe des N. medianus vermieden werden. Hingegen sind venöse Gefäße des Handrückens leicht zu punktieren. Der Arm muß gut fixiert sein, darf aber keinesfalls über 90 Grad abduziert werden, da sonst der Plexus brachialis zwischen Clavicula und 1. Rippe eingeklemmt werden kann (Paresen!). Oft sind etwas tiefer liegende, eben noch palpable, im Gewebe aber gut fixierte Gefäße leichter zu erreichen, als prominente, rollende und häufig sklerosierte Venen, die nicht selten bersten und große Hämatome hinterlassen. Eine wertvolle Hilfe kann der Hinweis sein, die Staubinde nicht am Oberarm, sondern handbreit oberhalb der geplanten Injektionsstelle anzulegen und das Gefäß selbst mit dem linken Zeigefinger unterhalb dieser Stelle zu fixieren. Weitere Hilfen zur Verbesserung der venösen Blutfüllung sind:

Herabhängenlassen des ganzen Armes,
Faustschluß nach angelegter Stauung,
Beklopfen des Gefäßes mit den Fingerkuppen,
Wärmeapplikation.

Keinesfalls darf die Stauung den arteriellen Zustrom unterbinden. Nach gelungener Punktion empfiehlt es sich, die Kanüle so weit als eben möglich vorzuschieben, besonders dann, wenn sie längere Zeit in situ bleiben soll (Nachinjektion, Infusionen etc.). Es hat sich sehr bewährt zur intravenösen Narkose ausschließlich Spezial-Einmal-Infusionskanülen mit Durchstichmembranen zu verwenden, da sie jederzeit einen freien Venenweg sichern. Darüberhinaus hat die Erfahrung gezeigt, daß eine irrtümlich arterielle Punktion im frei pulsierenden Blutstrom viel leichter zu erkennen ist, als bei Aspiration von Blut in eine gefüllte Spritze. Während der Injektion des ersten halben Milliliters muß der Kranke gefragt werden, ob die Einspritzung schmerzfrei erfolgt. Ein Injektionsschmerz kann mehrere Ursachen haben:

a) Paravenöse Injektion. Folge: Lokale Nekrosen. Therapie: Injektion unterbrechen, durch die gleiche Kanüle das betroffene Gewebe mit 10 ml 0,5% Procain infiltrieren.

b) Intrarterielle Injektion. Folge: Nekrose der betroffenen Extremität! Therapie: Injektion unterbrechen, durch gleiche Kanüle infundieren: 0,2% Procain, Vasodilatantien (Complamin, Hydergin). Ganglion Stellatum-Blockaden, Anticoagulantien, Cortison (s. Kapitel „Versehentliche intraarterielle Injektion", S. 571).

c) Irritation der Venenwand. Folge: Thrombophlebitis. Therapie: Injektion unterbrechen. Andere Vene aufsuchen, Narkosemittellösung verdünnen (Lokalbehandlung der Phlebitis).

Die Nichtbeachtung eines Injektionsschmerzes muß als Fehler angesehen werden.

β) Dosierung und Verlauf der intravenösen Narkose

Die klinische Pharmakologie intravenöser Narkotica zeigte, daß für die Narkosewirkung nicht die Gesamtmenge eines Mittels entscheidend ist, sondern die jeweils pro Zeiteinheit injizierte Einzeldosis. So kann die rasche, überfallsartige Injektion weniger Milliliter zum Atemstillstand führen, während die gleiche Lösungsmenge langsam gespritzt nur eine sedative Wirkung hinterläßt. Im ersten Fall wurde die narkotisch notwendige Konzentration weit überschritten, im letzteren überhaupt nicht erreicht. Das Beispiel soll zeigen, daß die sog. „Einschlafdosis" nur dann eine Dosierungsrichtlinie geben kann, wenn stets gleiche, richtige Injektionsgeschwindigkeiten eingehalten werden. Als Grundregel für die Injektionsgeschwindigkeit gilt, daß N-methylierte Oxybarbiturate, mit Ausnahme von Methohexital, sehr langsam zu injizieren sind (1—2 ml bzw. 100—200 mg/min), während Thiobarbiturate schneller gegeben werden müssen (5 bis 8 ml bzw. 125—200 mg in 30 sec, bzw. Methohexital: 5 ml bzw. 50 mg in 30 sec). Nach dieser Dosis ist die Wirkung abzuwarten (40—60 sec) und die Reaktion des Kranken zu beurteilen. Ist die gewünschte Narkosetiefe noch nicht erreicht, dann kann unter Kontrolle von Atmung und Kreislauf langsam nachinjiziert werden.

Es ist auch heute noch zweckmäßig, den Kranken vom Beginn der Injektion ab zählen oder erzählen zu lassen. Hört er zu sprechen auf, so ist etwa die Hälfte der bis dahin verbrauchten Narkoselösung weiterhin notwendig, um das geplante Ziel zu erreichen. Auf diese Weise kann der wenig Erfahrene eine Überdosierung vermeiden.

Gehörseindrücke zählen zu den letzten Wahrnehmungen vor Narkosebeginn und werden sehr laut und störend empfunden. Bei der Narkose-Einleitung hat daher völlige Ruhe zu herrschen. Frühzeitig tritt eine Entspannung der Muskulatur ein. Unterkiefer und Zungengrund sinken zurück und behindern die Atmung. Hier ist sofort in gewohnter Weise mit Vorhalten des Kiefers einzugreifen. Der plötzliche Tonusverlust der Muskulatur täuscht oft eine tiefe Narkose vor, und der Ungeübte wundert sich, daß schon geringfügige Reize (Hautdesinfektion u. ä.) mit reflektorischen Abwehrbewegungen beantwortet werden. Dieser Test kann aber für die Narkosetiefebestimmung genutzt werden.

Bei Verwendung von Propanidid weichen Narkosetechnik und Narkoseverlauf von den eben beschriebenen Merkmalen etwas ab. Dieses Mittel muß zügig injiziert werden (5—8 ml bzw. 250—400 mg in etwa 10 sec). Nur so kann trotz raschen Abbaues eine wirksame zentrale Konzentration erreicht werden. Meist genügt diese Initialdosis für kurze operative Interventionen von 2—3 min Dauer. Unmittelbar nach der Hyperventilationsphase ist das Toleranzstadium erreicht, in dem mitunter geringfügige Muskelspannung und Abwehrreflexe erhalten bleiben. Ist die Erstdosis hingegen zu klein gewesen, so können noch einmal 200—300 mg nachinjiziert werden (über „Ketamine" s. Beitrag S. 280).

Erhebliche Schwierigkeiten bietet bei allen i.v. Narkosemitteln die richtige Beurteilung der Narkosetiefe. Der zuverlässigste Maßstab ist zweifellos die Atmung, die im Durchschreiten des Toleranzstadiums immer flacher und langsamer wird, beim Oberflächlichwerden der Narkose hingegen im Atemzugvolumen deutlich zunimmt. Manchmal kann jedoch erst aufgrund eines chirurgischen Reizes die Tiefe richtig eingestellt werden.

Muß man die Anaesthesie länger als ursprünglich erwartet fortsetzen, so sind kleine Dosen des Narkosemittels nachzuinjizieren, wobei ein Viertel der Menge der Erstinjektion nicht überschritten werden soll. Weitere Nachinjektionen müssen immer niedriger dosiert werden, als die unmittelbar vorausgehende. Besser ist es jedoch, schon nach der ersten, spätestens aber nach der zweiten Dosis ein Inhalationsnarkoticum einzuführen und auf ein Kombinationsverfahren überzugehen.

Das Erwachen aus der Narkose erfolgt im allgemeinen ruhig, wenn kein postoperatives Schmerzerlebnis bewußt wird. Manchmal sind kurzdauernde depressive oder euphorische Zustände zu beobachten. Nach Ketamine kommt es nicht selten zu farbigen Traumerlebnissen bzw. zu Wahrnehmungsalterationen, die unangenehm empfunden werden. Bis zum Erreichen der vollen Orientierung — beim Propanidid schon wenige Minuten nach Beendigung der Narkose — bedarf der Kranke ständiger Überwachung. Nach Kurznarkosen in der Ambulanz darf er nur mit einer Begleitperson entlassen werden, da Narkosenachwirkungen (verlängerte Reaktionszeit, Konzentrationsschwäche u.a.m.) noch nach vielen Stunden nachzuweisen sind. So haben Doenicke und Frey sogar noch nach Tagen hypnotisch wirksame Substanzen (Barbiturate) im Plasma gefunden. Straßen- oder Verkehrstüchtigkeit sind somit auch nach Kurznarkosen nicht gegeben (Rittmeyer) (s. auch „Besonderheiten der Anaesthesie beim ambulanten Patienten", S. 819).

e) Kontra-Indikationen der intravenösen Narkose

Mit der Weiterentwicklung und Verbesserung der Narkosetechnik haben sich auch bestimmte Kontra-Indikationen scharf abgezeichnet. Man würde zu weit gehen, die zahlreichen Hinweise auf besondere Gefahren zum Anlaß zu nehmen, alle Risiko-Patienten von intravenösen Narkosen auszuschließen. Es genügt neben absoluten Kontra-Indikationen eine Reihe relativer Gegenanzeigen insofern zu beachten, als sie zu besonderer Aufmerksamkeit und Vorsicht verpflichten (Tabelle 8). Das heißt:

Grundsätzliche Planung einer Narkosekombination,

Zurückhaltung in der Gesamtmenge i.v. Narkosemittel,

Verwendung niederprozentiger Lösungen,

Garantie bestmöglicher Sauerstoffversorgung.

f) Beherrschung von Komplikationen

Wenn man bedenkt, daß die überwiegende Mehrzahl aller Narkose-Todesfälle auf Fehler zurückzu-

Tabelle 8. *Absolute und relative Kontra-Indikationen der intravenösen Narkose*

Kontra-Indikationen		Begründung	Vorsorge
Absolut	Fehlen eines Anaesthesisten (Personalunion: Operateur und Narkotiseur)	unzureichende Überwachung, Mangel an Erfahrung	
	Respiratorische Insuffizienz (mechanische oder funktionelle Dyspnoe)	akuter kardio-respiratorischer Zusammenbruch (Narkosebeginn)	
	Fehlen von Beatmungs- und Absauggeräten	unzureichende Möglichkeit der Wiederbelebung	
Relativ	Herz-Kreislauf-Insuffizienz, Schock	verlängerte Kreislaufzeit, Hypoxämie, Blutvolumenmangel, Zentralisation des Kreislaufs	Glykosidvorbereitung, Sauerstoff, Bluttransfusion, langsame Injektion
	Leber- und Nierenschädigung	Toxämie, Abbaustörung	verdünnte Lösungen, niedere Dosierung
	Ileus, Peritonitis	Störung im Wasser- und Elektrolythaushalt, Blutvolumenmangel, Hypoproteinämie, Störung des Säure-Basen-Gleichgewichtes	Infusionstherapie, Bluttransfusion, Plasma, Blutgaskontrolle
	schwere Stoffwechselstörungen (Porphyrie, WARD, 1965)	präkomatöse Zustände, Exacerbation, akute Schübe	niederste Dosierung, Kombination mit Inhalationsnarkotica
	Hirndruck-Symptomatik	zentrale Ischämie bei Blutdruckabfall	langsame Injektion, kontinuierliche Kreislaufkontrolle
	Psychosen, Demenz,	verlängerte Wirkung, psychopathologische Reaktionen	niedere Dosierung, Inhalationsnarkotica
	Geburtshilfe	placentare Diffusion (Fetus), Tonussteigerung des Uterus	niedere Dosierung, rasche Injektion
	Säuglingschirurgie, Alterschirurgie	Neigung zur Hypoxie (respiratorische Insuffizienz), hohe Empfindlichkeit (langsamer Abbau)	verdünnte Lösungen, Sauerstoff, Inhalationsnarkotica

führen sind, die vermeidbar gewesen wären, kann man nicht oft genug darauf hinweisen wie Komplikationen verhindert oder beherrscht werden können. Die Analyse solcher Zwischenfälle zeigt, daß der ambulant behandelte Patient, also gerade jener, für den die intravenöse Kurznarkose geeignet erscheint, besonders gefährdet ist. Drei Umstände prädestinieren die Ambulanz für Fehlleistungen der Anaesthesie (*Un*glücks-Trias):

1. Der *un*erfahrene Anaesthesist
2. Der *un*bekannte Patient
3. Der *un*geduldige Chirurg.

Dem unerfahrenen Anaesthesisten wird üblicherweise die „kleine Chirurgie" anvertraut, beim unbekannten Patienten fehlen Anamnese und einfachste Voruntersuchungen, der ungeduldige Chirurg trachtet rasch durch ein großes Behandlungsprogramm zu kommen. So werden Zwischenfälle provoziert, wenn man sich nicht immer bewußt macht, daß jede Narkose, auch die kürzeste, alle Risiken der tiefen Bewußtlosigkeit trägt und daher voller Verantwortung bedarf.

Enden solche Komplikationen tödlich, dann meist aus Unkenntnis der einzig wirksamen Methoden der Wiederbelebung, zu denen in erster Linie gehören:

Freimachen der Atemwege (Sauger),
Künstliche Beatmung (Intubation),
Extrathorakale rhythmische Herzkompressionen.

Erst dann kann die medikamentöse Notfall-Therapie noch eine sinnvolle Rolle spielen.

Literatur

ADAMS, R. C.: Intravenous anesthesia. New York: Paul B. Hoeber Inc. 1944.

ARONSKI, A., BROSS, W.: Erfahrungen mit Buthalidon (Baytinal)-Narkosen bei ambulanten Kranken. Anaesthesist **7**, 306 (1958).

BARRON, D. W.: Induction complications with two methylated oxybarbiturates narconumal and narcodorm (eunarcon). Brit. J. Anaesth. **34**, 391 (1962).

BEER, R., LOESCHKE, G. C., FRANK, G., HECHT, CH.: Zur Gefäßverträglichkeit von Propanidid. In: K. HORATZ, R. FREY u. M. ZINDLER, Die intrav. Kurznarkose mit dem neuen Phenoxyessigsäurederivat Propanidid (Epontol). Anaesthesiologie u. Wiederbelebung, Bd. 4, S. 119. Berlin-Heidelberg-New York: Springer 1965.

Boeré, L. A.: Inactin und cerebrale Depression. Anaesthesist **3**, 6 (1954).

Brand, L., Mark, L. C., Snell, M. McM., Vrindten, P., Dayton, P. G.: Physiologic disposition of methohexital in man. Anesthesiology **24**, 331 (1963).

Brodie, B. B., Mark, L. C., Papper, E. M., Lief, P. A., Bernstein, E., Rovenstine, E. A.: Method for its estimation in biological material. J. Pharmacol. exp. Ther. **98**, 85 (1950).

Buhr, G.: Über die Wirkung der Sauerstoffinhalation auf die arterielle Kreislaufdynamik im Stadium tiefer Evipan-Na-Narkose. Anaesthesist **1**, 85 (1952).

Burstein, C. L., Rovenstine, E. A.: Respiratory parasympathetic action of some shorter acting barbituric acid Derivatives. J. Pharmacol. (Kyoto) **63**, 42 (1938).

Carrington, H. C., Raventos, H.: Kemithal, a new intravenous anesthetic. Brit. J. Pharmacol. **1**, 215 (1946).

Clarke, R. S. J., Kirwan, M. J., Dundee, J. W., Neill, D. W., Mitchell, E. S.: Clinical studie of induction agents. XIII. Liver function after propanidid and Thiopentone anesthesia. Brit. J. Anaesth. **37**, 415 (1965).

Clutton-Brock, J.: Some pain treshold studies with particular reference to thiopentone. Anaesthesia **15**, 71 (1960).

Cristol, J., Berling, C.: De emploi du Gamma-OH en chirurgie majeure. Ann. Anaesth. franç. **6**, 287 (1965).

Corssen, G., Pharmakologische und erste klinische Erfahrungen mit dem Kurznarkotikum CI-581. Tagg Europ. Anaesthesieges. Zürich, 1965.

— Domino, E. F.: Dissociation anesthesia: Further pharmacologic studies and first clinical experience with the phencyclidin derivative CI-581. Anesth. Analg. Curr. Res. **45**, 29 (1966).

Dent, S. I., Wilson, W. P., Stephen, C. R.: Clinical experience with viadril. Anesthesiology **17**, 672 (1956).

Dobkin, A. B.: Potentiation of thiopental anesthesia and analogues of phenothiazine. Anesthesiology **21**, 293 (1960).

Dönhardt, A., Frey, H. H., Lenz, F.: EKG und Serumkalium während der Narkose mit Thiobarbituraten. Anaesthesist **7**, 103 (1958).

Doenicke, A., Frey, H. H.: Beitrag zur Frage der Verkehrsfähigkeit nach ambulant durchgeführten Narkosen. Anaesthesist **11**, 107 (1962).

— Gürtner, T., Kugler, J., Schellenberger, A., Spiess, W.: Experimentelle Untersuchungen über das Ultrakurznarkotikum Propanidid, mit Serumcholinesterasebestimmungen, EEG, psychodiagnostischen Tests und Kreislaufanalysen. In: K. Horatz, R. Frey, M. Zindler, Die i.v. Narkose mit dem neuen Phenoxyessigsäurederivat Propenidid (Epontol). Anaesthesiologie u. Wiederbelebung, Bd. 4, S. 249. Berlin-Heidelberg-New York: Springer 1965.

Duhm, B., Maul, W., Medenwald, H., Patzschke, K., Wegner, L. A.: Tierexperimentelle Untersuchungen mit Propanidid-14C. In: K. Horatz, R. Frey, M. Zindler, Die i.v. Kurznarkose mit dem neuen Phenoxyessigsäurederivat Propanidid (Epontol). Anaesthesiologie u. Wiederbelebung, Bd. 4, S. 78. Berlin-Heidelberg-New York: Springer 1965.

Dundee, J. W.: Thiopentone and other thiobarbiturates. London-Edinburgh: E. u. S. Livingstone Ltd. 1956.

Dundee, J. W.: Alterations in response to somatic pain. II. The effect of thiopentone and pentobarbitone. Brit. J. Anaesth. **32**, 407 (1960).

— Barron, D. W.: The barbiturates. Brit. J. Anaesth. **34**, 240 (1962).

— Moore, J.: Thiopentone and methohexital: A comparison as main anaesthetic agents for an standard operation. Anaesthesia **16**, 50 (1961).

— Riding, J. E.: A comparison of inactin and thiopentone as intravenous anaesthetics. Brit. J. Anaesth. **32**, 206 (1960).

Eckstein, J. W., Hamilton, W. R., Cammond, J. M.: The effect of thiopental on peripheral venous tone. Anesthesiology **22**, 525 (1961).

Fieldman, E. J., Ridley, R. W., Wood, E. H.: Hemodynamic studies during thiopental sodium and nitrous oxide anaesthesia in humans. Anesthesiology **16**, 473 (1955).

Giebel, G.: Erfahrungen mit dem Ultrakurznarkotikum Baytinal in der Gynäkologie und Geburtshilfe. Anaesthesist **4**, 71 (1955).

Hamacher, J., Dick, W., Stühl, H. D.: Kardialer und vaskulärer Wirkungsanteil injizierbarer und inhalierbarer Narkotika. 1. Europ. Kongr. Anesth. Wien 1962. Proc. **2**, 221, 1 (1962).

Hauschild, F.: Pharmakologie und Grundlagen der Toxikologie, S. 735. Leipzig: Georg Thieme 1956.

Hayward-Butt, J. T.: Kemithal-Na. Bericht über 50000 Anwendungen. 1. Welt-Kongr. Anaesth. Scheveningen 1954. Anaesthesist **4**, 210 (1955).

Heig, E., Weis, R. H.: Über die Hemmung des Sauerstoffverbrauches von Gehirnschnitten durch Hexobarbital und Thiopental. Anaesthesist **8**, 318 (1959).

Hohmann, G.: Erfahrungen mit Thiogenal. Anaesthesist **5**, 9 (1956).

Horatz, K., Frey, R., Zindler, M.: Die i.v. Kurznarkose mit dem neuen Phenoxyessigsäurederivat Propanidid (Epontol). Anaesthesiologie u. Wiederbelebung, Bd. 4. Berlin-Heidelberg-New York: Springer 1965.

Howland, W. S., Boyan, P., Kuo-Chen-Wang: The use of a szeroid (viadril) as an anesthetic agent. Anesthesiology **17**, 1 (1956).

Killian, H., Weese, H.: Die Narkose. Ein Lehr- und Handbuch. S. 919—871. Stuttgart: Georg Thieme 1954.

Kreuscher, H.: Internationales Symposion über Ketamine (CI-581). Anaesthesiologie und Wiederbelebung, Bd. 40. Berlin-Heidelberg-New York: Springer 1969.

Laborit, H., Buchard, F., Laborit, G., Kind, A., Weber, B.: Emploi du 4-hydroxybutyrate de sodium en anesthésie et en réanimation. Agressologie **1**, 549 (1960).

Langrehr, D., Alai, P., Andjelkovic, J., Kluge, J.: Zur Narkose mit Ketamine: Bericht über erste Erfahrungen in 500 Fällen. Anaesthesist **16**, 308 (1967).

Lehmann, Ch., Elgert, K., Weber, R.: Klinische Erfahrungen mit Methohexital Kurznarkosen. Z. prakt. Anästh. Wiederbeleb. **1**, 387 (1966).

Lundy, J. S.: Clinical anaesthesia. Philadelphia: W. B. Saunders Comp. 1942.

Lütichau, E. v.: Klinische Erfahrungen mit dem neuen Kurznarkotikum Thiogenal. Anaesthesist **4**, 9 (1955).

Oehmig, H.: Klinische Erfahrungen bei 10000 Thiopental-Anaesthesien. Anaesthesist **5**, 111 (1956).

Pflüger, H.: Respiratorische Veränderungen bei intravenösen Narkosen. Anaesthesist **9**, 56 (1960).

Podlesch, J., Zindler, M.: Erste Erfahrungen mit dem Phencyclidinderivat Ketamine (CI-581) einem neuen intravenösen und intramuskulärem Narkosemittel. Anaesthesist **16**, 299 (1967).

POTEMPA, J.: Anwendungsformen der Äthyl-methyl-propylthiobarbiturat-(Inactin)-Narkose in der Urologie. Anaesthesist **4**, 128 (1955).

PRICE, H. L.: A dynamic concept of the distribution of thiopental in the human body. Anesthesiology **21**, 40 (1960).

PÜTTER, J.: Über den fermentativen Abbau des Propanidid. In: K. HORATZ, R. FREY, M. ZINDLER, Die i. v. Kurznarkose mit dem neuen Phenoxyessigsäurederivat Propanidid (Epontol). Anaesthesiologie u. Wiederbelegung, Bd. 4, S. 61. Berlin-Heidelberg-NewYork: 1965.

RICHARDS, R. K., TAYLOR, J. D.: Some factors influencing distribution metabolism and action og barbiturates. Anaesthesiology **17**, 414 (1956).

RITTMEYER, P.: Weitere Untersuchungen zur Frage der Straßenverkehrstüchtigkeit nach Propanidid-Narkosen. In: K. HORATZ, R. FREY, M. ZINDLER, Die i.v. Kurznarkose mit dem neuen Phenoxyessigsäurederivat Propanidid (Epontol). Anaesthesiologie u. Wiederbelebung, Bd. 4, S. 298. Berlin-Heidelberg-NewYork: Springer 1965.

RÜGHEIMER, E., BÖHMER, D., WAGNER, B.: Experimentelle Untersuchungen zur Pathogenese und Therapie der irrtümlich intraarteriellen Injektion von Barbituraten. Thorax-Chir. Vask. Chir. **10**, 489 (1963).

SAMIE, M., ABDEL M. K., SHATA, MADKOUR, M. K.: Ver-, gleichende Untersuchung der Wirkungen von Hexobarbital-Na und Thiopental-Na auf das isolierte Kaninchenherz. Anaesthesist **15**, 6 (1966).

SCHILLING, R., SCHEPPOKAT, K. D.: Über das Verhalten von intracardialen Drucken und Herzfrequenz bei Narkose-Einleitung mit Thiobutabarbital bei Kranken mit Herzfehlern. Anaesthesist **12**, 255 (1963).

SELYE, H.: Studies concerning anesthetic actions of steroid hormones. J. Pharmacol. exp Ther. **73**, 127 (1941).

SHIDEMAN, F. E., KELLY, A. R., LEE, L. E., LOWELL, V. F., ADAMS, B. J.: Role of liver in detoxification of thiopental (Pentothal) in man. Anesthesiology **10**, 421 (1949).

STOELTING, V. K.: The use of a new intravenous oxigen barbiturate 25398 for intravenous anesthesia. Anesth. Analg. Curr. Res. **3**, 49 (1957).

STONE, H. H., DONELLY, C. C.: The accidental intra-arterial injection of thiopental. Anesthesiology **22**, 995 (1961).

TABERN, L., VOLWILER, E.: Thiobarbiturates. J. Amer. chem. Soc. **57**, 1961 (1935).

TOVELL, R. M., ANDERSON, CH. C., SADOVE, M. S., ARTUSIO, J. F., PAPPER, E. M., COAKLEY, CH. S., HUDON, F., SMITH, S. M., THOMAS, G. J.: A comparative clinical and statistical study of thiopental and thiamylal in human anaesthesia. Anesthesiology **16**, 910 (1955).

THUILLIER, M. J., DOMENJOZ, R.: Zur Pharmakologie der i.v. Kurznarkose mit 2-methyl-4-allylphenoxyessigsäure-N-N-diäthylamid (G-29505). Anaesthesist **6**, 163 (1957).

WARD, R. J.: Porphyria and its relation to anesthesia. Anesthesiology **26**, 212 (1965).

WECHSLER, R. L., DRIPPS, R. D., KETY, S. S.: Blood flow and oxygen consumption of the human brain during anesthesia produced by thiopental. Anesthesiology **12**, 308 (1951).

WEESE, H.: Pharmakologie des intravenösen Kurznarkotikums Evipan-Na. Dtsch. med. Wschr. **2**, 47 (1933).

— KOSS, F.: Über ein neues Ultrakurznarkotikum. Dtsch. med. Wschr. **16**, 601 (1954).

— SCHARPF, W.: Evipan, ein neuartiges Einschlafmittel. Dtsch. med. Wschr. **31**, 1205 (1932).

WINTERS, W. D., CONRAD, A., LENARTZ, H. F., BLASKOVICS, J. B.: Influence of corn oil, heparin and albumin on thiopental action in rats. Anesthesiology **23**, 27 (1962).

WIRTH, W., HOFFMEISTER, F.: Pharmakologische Untersuchungen mit Propanidid. In: K. HORATZ, R. FREY, M. ZINDLER, Die i.v. Kurznarkose mit dem neuen Phenoxyessigsäurederivat Propanidid (Epontol), S. 17. Anesthesiologie u. Wiederbelebung, Bd. 4. Berlin-Heidelberg-NewYork: Springer 1965.

WYANT, G. M., DOBKIN, A. B., AASHEIM, G. M.: Comparison of seven intravenous anaesthetic agents in man. Brit. J. Anaesth. **29**, 194 (1957).

ZAQQA, A., SHAIKH, H. A.: Vergleichende Untersuchungen über die cardiotoxische Wirkung verschiedener Barbiturate am Herz-Lungen-Präparat des Meerschweinchens. Anaesthesist **15**, 257 (1966).

ZIMA, O., WERDER, F. v., HOTOVY, R.: Methylthioäthyl-2-pentyl-thiobarbitursaures Na (Thiogenal) ein neues Kurznarkotikum. Anaesthesist **3**, 244 (1954).

2. Inhalationsnarkose

W. HÜGIN

Die klassische Art Narkose zu erzeugen, geschieht durch Einatmung betäubender Substanzen in gas- oder dampfförmigem Zustand. Diese Art der Applikation hat den großen Vorteil, *steuerbar* zu sein. Damit wird ausgedrückt, daß sowohl die Einbringung in den Körper als auch die Ausscheidung aus dem Organismus willkürlich gelenkt werden kann, und dies sogar — wenn es sein muß — unabhängig von Organleistungen. Denn selbst bei einem Atem- und Kreislaufstillstand besteht noch die Möglichkeit einer willkürlichen Steuerung der Moleküldiffusion eines narkotischen Gases oder Dampfes durch Beatmung und Herzmassage. Das schließt nicht aus, daß der Organismus normalerweise außer der Exhalation auch noch die weiteren Eliminationswege über Metabolisierung und Diurese benützt, aber auf diese Weise werden nur unbedeutend kleine Mengen inaktiviert.

a) Theorie der Inhalationsnarkose

α) *Allgemeine Gesetzmäßigkeiten*

Bei der Aufnahme und Verteilung von Gasen und Dämpfen im Körper spielen verschiedene *Gesetz-*

mäßigkeiten eine Rolle, die für alle Inhalationsanaesthetica gleich sind. Vor ihrer Besprechung müssen einige physikalisch-chemische Begriffe und Gesetze rekapituliert werden.

1. Physikalisch-chemische Begriffe

Unter *Gas* verstehen wir den Aggregatzustand einer Substanz, bei dem sich die Moleküle in schneller Eigenbewegung befinden, und bei dem die Molekülabstände groß sind. Es besteht einerseits die Möglichkeit einer uneingeschränkten Expansion der Substanz, andererseits kann sie durch Druck oder Abkühlung oder eine Kombination der beiden verflüssigt werden. Konventional sprechen wir von einem „Narkosegas", wenn die narkotische Substanz unter Gebrauchsbedingungen gasförmig ist.

Durch die freie Eigenbewegung der Gasmoleküle kommt es zur *Diffusion* im ganzen zur Verfügung stehenden Raum. Die Teilchen diffundieren immer von einem Ort mit höherem zu einem Ort mit niedrigerem Partialdruck. In einem abgeschlossenen Raum kommt es zu Zusammenstößen mit der Wandung des Behälters, auf die ein *Druck* ausgeübt wird (Druck des Gases oder Gasspannung).

Nach dem *Gesetz von* BOYLE ist das Volumen eines Gases (bei konstanter Temperatur) umgekehrt proportional zum Druck, d.h. je höher der Druck, desto kleiner ist das Volumen einer bestimmten gleichbleibenden Zahl von Molekülen. Das *Gesetz von* CHARLES sagt aus, daß sich das Volumen eines Gases, bei konstantem Druck, proportional zur absoluten Temperatur verhält. Mit jedem Grad Temperaturänderung ändert sich das Gasvolumen um 1/273. Im *Gesetz von* GAY-LUSSAC wird sodann festgestellt, daß sich auch der Druck eines Gases bei konstantem Volumen proportional zu jedem Grad Temperaturänderung um 1/273 verändert. Wichtig ist auch die Kenntnis des *Gesetzes von* AVOGADRO, wonach gleiche Volumina verschiedener Gase bei gleichem Druck und gleicher Temperatur dieselbe Zahl von Molekülen enthalten. Also nimmt ein Gramm-Mol jedes Gases (bei Druck- und Temperaturgleichheit) dasselbe Volumen ein, nämlich 22,4 Liter bei 0°C und 760 mm Hg, resp. ca. 24 Liter bei Zimmertemperatur.

Wird ein Inhalationsanaestheticum mit Sauerstoff oder Luft als Trägergas eingeatmet, dann wird die Wirkungsstärke u.a. von seiner Konzentration abhängen. In den Luftwegen und Lungen wird es sich mit Wasserdampf und Kohlendioxyd vermengen, also verdünnt werden, und infolge Erwärmung eine geringere Dichte annehmen. Der Partialdruck dieses Gases wird dem *Gesetz von* DALTON folgen: In einem Gasgemisch übt jedes Gas denselben Druck aus, als ob es in dem gleichen Behälter allein vorhanden wäre, und der Druck eines Gasgemisches ist gleich der Summe der Partialdrucke seiner Bestandteile. Praktisch bedeutet das Gesetz von DALTON, daß in einem Gasmisch jedes Gas einen Druck ausübt, der zu seinem Volumen proportional ist. Ein Gas, das z.B. ein Fünftel des Gesamtvolumens ausmacht, übt auch ein Fünftel des Gesamtdruckes aus.

Unter der *Dichte* eines Gases versteht man das Gewicht eines Liters, ausgedrückt in Gramm unter Standardbedingungen, und als *spezifisches Gewicht* bezeichnet man das Gewichtsverhältnis eines Volumens Gas zum gleichen Volumen Luft unter gleichen Bedingungen.

Oberhalb einer bestimmten Temperatur, die für jedes Gas verschieden ist, kann die Substanz durch Druck nicht mehr verflüssigt werden. Man bezeichnet diesen Grad als *kritische Temperatur*, und umgekehrt versteht man unter *kritischem Druck* den Grenzwert, oberhalb welchem ein Gas durch Abkühlung nicht mehr verflüssigt werden kann.

Bei der Diffusion gilt das *Gesetz von* GRAHAM; es sagt aus, daß sich die Diffusionsgeschwindigkeit umgekehrt proportional zur Quadratwurzel des Molekulargewichtes verhält. Schwerere Gase diffundieren also wesentlich langsamer.

Wenn ein gasförmiges Inhalationsanaestheticum bei Zimmertemperatur und Atmosphärendruck auch als Flüssigkeit vorkommt, spricht man von einem *Dampf*. Genauer gelten frei bewegliche Moleküle unterhalb der kritischen Temperatur als Dampf, weil sie dann im Behälter im Gleichgewicht mit dem flüssigen Aggregatszustand sind oder sein könnten. Die Konzentration der Dampfmoleküle, die mit ihrer Flüssigkeit im Gleichgewicht stehen, nennt man *Dampfdichte*.

Auch in einem Flüssigkeitsverband zeigen Moleküle eine Eigenbewegung, die mit der Temperatur steigt oder sinkt. Sie ist so lebhaft, daß sich fortwährend Moleküle vom Verband abspalten und dampfförmig über der Flüssigkeit stehen. Davon finden einzelne den Weg zurück in die Flüssigkeit. In Ruhe gelassen, wird sich zwischen Flüssigkeit und überstehendem Dampf ein *Gleichgewicht* einstellen, wenn ebensoviele Moleküle pro Zeiteinheit aus der Flüssigkeit herausspringen, wie dorthin zurückkehren.

Die *Konzentration des Dampfes* ist dann einzig und allein von der Temperatur abhängig. Jede Veränderung des Druckes oder des Volumens oder beider zusammen kann die Konzentration des Dampfes nicht verändern im Gegensatz zu den Gasen. Jedoch oberhalb der kritischen Temperatur kann die Substanz nicht mehr als Flüssigkeit existieren, und dann spricht man in der Physik nicht mehr von einem Dampf, sondern von einem Gas. Denn von diesem Punkt an ist nicht mehr die Temperatur allein maßgebend für die Konzentration der Moleküle, sondern noch andere Bedingungen wie Druck und Volumen.

In einer Flüssigkeit nimmt die Molekularbewegung mit steigender Temperatur zu, immer mehr Moleküle springen heraus und die überstehende Dampfkonzentration wächst. Bei einer bestimmten Temperatur, die für jede Flüssigkeit verschieden ist, übersteigt die Dampfspannung den Atmosphärendruck und die Flüssigkeit siedet (*Siedepunkt*).

2. Aufnahme, Verteilung und Elimination der Inhalationsanaesthetica

Anaesthetische Gase und Dämpfe verhalten sich praktisch wie inerte Gase und folgen den physikalischen Gesetzen von Druck, Diffusion und Löslichkeit. HAGGARD hat nachgewiesen, daß die Gas- und Dampfspannung im arteriellen Blut die Narkosetiefe bestimmt. In der Abb. 1 werden die Faktoren, die darauf Einfluß nehmen, zusammengefaßt. Während der Anflutung eines Narkosemittels im Gehirn spielt sich nebenher auch die Verteilung in anderen Geweben ab, und bei der Vertiefung der Narkose ist der Narkosezustand das Resultat aller Summanden.

Mit Ausnahme des Trichloräthylens macht kein Inhalationsanaestheticum eine metabolische Transformation in größerer Menge durch, sondern die

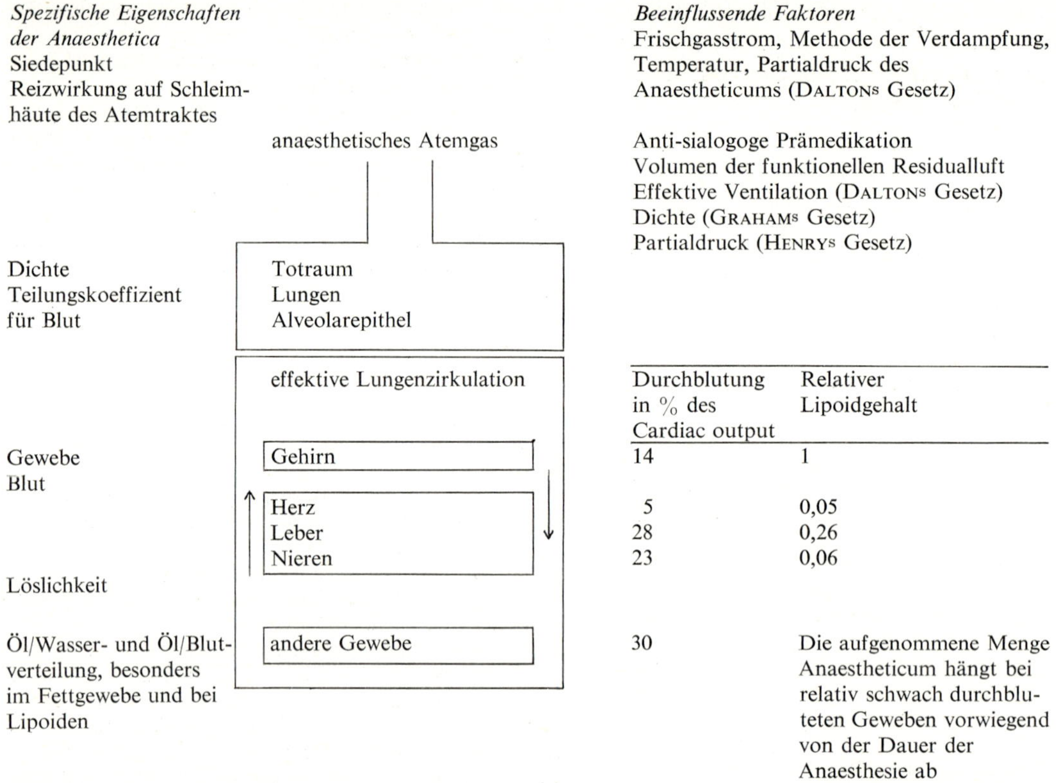

Abb. 1. Diagrammatische Darstellung der Faktoren, die in der Aufnahme und Verteilung der Inhalationsanaesthetica eine Rolle spielen. [In Anlehnung an HAGGARD, H. W.: Absorption, Distribution and Elimination of Ethyl Ether. J. biol. Chem. **59** (1924)]

Hauptmenge wird unverändert ausgeschieden. Die Elimination erfolgt zum weitaus größten Teil durch die Lungen; kleine Mengen diffundieren durch die Haut und durch Schleimhäute, durch Wundflächen, Pleura und Peritoneum, ein kleiner Teil wird mit dem Urin ausgeschieden, der jeweils nahezu die gleiche Konzentration enthält wie das Arterienblut im Zeitpunkt der Harnbildung (s. auch „Metabolismus flüchtiger Anaesthetica", S. 115).

3. Physikalisch-chemische Eigenschaften der Inhalationsanaesthetica

Die wichtigsten Eigenschaften der flüchtigen und gasförmigen Anaesthetica sind in den Tabellen 1 und 2 zusammengefaßt.

Vielen Ätherverbindungen ist eine mehr oder weniger starke *schleimhautreizende Wirkung* mit stechendem, scharfem Geruch gemeinsam; Folgen davon sind Salivation, Mucorrhoe der Bronchien und Tränenproduktion. Diese Irritation ist konzentrationsabhängig und muß bei der Einleitung der Narkose berücksichtigt werden. Man darf keinem wachen Patienten zumuten, eine Konzentration von mehr als 2 Vol.-% Diäthyläther einzuatmen, aber schon nach etwa 10 Atemzügen darf diese Konzentration auf 3 und jeweils nach weiteren 10 Atemzügen je um 1 Vol.-% gesteigert werden. Mit Geduld und Geschick ist es auf diese Weise möglich, einen Patienten mit Äther allein zu narkotisieren, aber weitaus angenehmer ist dasselbe Verfahren, wenn der Patient vorher mit einer i.v. Injektion eingeschläfert worden ist. Die Reizeffekte auf Schleimhäute sind danach nicht geringer, im Gegenteil, man hat oft den Eindruck, daß die Steigerung der Konzentration noch sorgfältiger geschehen muß. Diese Schwierigkeit kann auf mehrere Arten überwunden werden, z.B. durch Zugabe von etwa 3—5 Vol.-% Kohlendioxyd zur Atemluft. Die vertiefte Atmung bei niedriger Ätherkonzentration hat einen schnellen Sensibilitätsverlust zur Folge und die Konzentrationserhöhung ist in kürzeren Abständen möglich. Eine andere Art besteht im Einatmen von Lachgas-Sauerstoff als Vehikel des Äthers bis das III. Stadium erreicht ist. Man darf dabei direkt mit der Maske und $N_2O + O_2$ beginnen, also das i.v. Einschlafmittel weglassen, das die

Tabelle 1. *Wichtige Eigenschaften flüchtiger Anaesthetica*

	Ätherverbindungen					Halogenierte Kohlenwasserstoffverbindungen			
	Diäthyl	Divinyl	Methyl-n-propyl	Äthyl-vinyl	Tri-fluoro-äthyl-vinyl	Trichlor-äthylen	Halothan	Chloro-form	Äthyl-chlorid
Molekulargewicht	74	70	74	72	126	131	197	119	64
Siedepunkt C°	34,6	28,4	39,0	35,8	43,2	87,0	50,2	61,4	12,2
Kritische Temperatur C°	190							260	190
Spezifisches Gewicht (g/ml) 20° C	0,71	0,77	0,73	0,76	1,13	1,47	1,86	1,49	0,91
Dampfdichte bei B.P. g/Liter	3,3	3,1	3,3	3,2	5,6	5,9	8,9	5,0	2,9
Relative Gasdichte (Luft = 1)	2,6	2,4	2,6	2,5	4,4	4,5	6,8	4,2	2,3
Spezifisches Volumen ml/g 20° C									
flüssig	1,41	1,30	1,37	1,32	0,88	0,68	0,59	0,67	1,09
dampfförmig	320	340	320	310	178	180	113	200	370
Dampfdruck mm Hg									
bei 20° C	442	553	442	428	295	60	243	160	988
bei 40° C	921	1154	921		670				
Viscosität									
flüssig im Vergleich zu Wasser (= 1)	0,23					0,55		0,57	
Dampf im Vergleich zu Luft (= 1)	0,40							0,56	0,56
Grenzen der Brennbarkeit									
in Luft	1,8—36,5	1,7—27,0	2,0—36,5		4,0[a]				4—14,8
in Sauerstoff	2,1—82,5	1,8—82,5	2,1—82,5	2,1[a]	4,2[a]				4—67,2
in N_2O-O_2-Mischungen	1,5—24,2	1,4—24,2	1,5—24,2		4,0[a]				
Konzentration für chirurgische Narkosen									
in der Einatemluft (Vol./100 ml)	3—10	4—12		4	3—8	1—5	1—3	1—2	3—4,5
im Blut (mg/100 ml)	50—150	30—40	40—90	ca. 25	10—40	6—12		25—70	20—30

[a] Untere Grenze.

Zit. nach Evans, F., Gray, C.: General Anaesthesia. London: Butterworth 1959.

Tabelle 2. *Physikalische Eigenschaften gasförmiger Anaesthetica*

	Stickoxydul	Äthylen	Cyclopropan
Formel	N_2O	$H_2C{=}CH_2$	CH_2 H_2C——CH_2
Molekulargewicht	44	28	42
Siedepunkt C°	—89	—103	— 34
Kritische Temperatur C°	36	10	125
Verflüssigung bei	ca. 50 atm, 20° C	60 atm, 10° C	5 atm, ca. 20° C
Spezifisches Gewicht (Luft = 1)	1,53	0,97	1,46
Spezifisches Volumen ml/g bei 20° C	550	840	570
Dampfdruck in atm bei 20° C	51		6,3
Viscosität im Vergleich zu Wasser	0,014	0,010	0,009
Viscosität im Vergleich zu Luft	0,78	0,56	0,50
Grenzen der Brennbarkeit			
in Luft		2,7—28,0	2,4—10,3
in Sauerstoff		2,9—79,9	2,4—63,1
Konzentration für Narkosen			
in der Einatemluft (Vol.-%)	50—80	60—80	5—25
im Blut (mg/100 ml)	20—30	ca. 140	16—20
Zylinderdruck (in atm), wenn voll bei ca. 15° C	45	70	4,2

Literatur nach Evans, F., Gray, C.: General Anaesthesia. London: Butterworth 1959.

Spontanatmung eine Weile herabsetzt und die Einleitung des Äthers leicht verzögert. Am schnellsten kommt man voran, wenn auch in der Prämedikation keine atemhemmenden Substanzen gegeben worden sind.

Eine weitere vorzügliche Art die Schwierigkeiten zu überwinden besteht in der Vorausgabe von Halothan, wodurch die Reizbarkeit der Schleimhäute so schnell und stark vermindert wird, daß man in einem Schritt stark irritierende Ätherdämpfe (10—15 Vol.-%) praktisch reaktionslos zum Atmen geben kann. Die Zeit bis zur Operationsbereitschaft läßt sich dadurch bis auf 4 min reduzieren. Zu diesem Zweck sind spezielle Verdampfer konstruiert worden, z.B. die Induction Unit von Bryce-Smith, der *Oxford Miniature Vaporizer* u.a.m. (s. Abschnitt „Draw-over Verdunster", S. 247). Eine weitere Möglichkeit die Äthereinleitung zu beschleunigen besteht in der Lähmung der Abwehr durch ein Relaxans. Sofort nach der Injektion eines Einschlafmittels wird das Relaxans gegeben und mit rasch steigender Ätherkonzentration (10—15 Vol.-%) beatmet. Die Schnittbereitschaft ist in wenigen Minuten erreicht.

Auf die Entwicklung der genannten Methoden ist viel Mühe verwendet worden, da es sich beim Diäthyläther lohnt, die Schwierigkeit der Einleitung zu überwinden. Das Mittel hat viele erwünschte Eigenschaften und könnte bei der gegenwärtigen Gesamtsituation des Anaesthesiewesens als „Anaestheticum mit der größten Sicherheit" nicht nur in Entwicklungsländern viele Probleme lösen.

Chemische Stabilität. Die gasförmigen Anaesthetica sind stabile Verbindungen und enthalten vorschriftsgemäß nur kleinste Mengen von Unreinigkeiten. Diese sind für die Dauer einer Operation harmlos, aber vielleicht ist die Knochenmarkshemmung, die bei tagelanger Einatmung von Lachgas beobachtet wird (Tetanusbehandlung, Tierexperimente) auf kleinste Beimengung von nitrosen Gasen zurückzuführen.

Lachgas wird bei Temperaturen über 450° C in seine Bestandteile zerlegt und wirkt dann infolge seiner höheren Sauerstoffkonzentration oxidationsfördernd. Gemische von Lachgas-Sauerstoff mit einem brennbaren Dampf sind in diesem Sinne explosionsgefährlich. Alle Ätherverbindungen können unter dem Einfluß von Licht und Sauerstoff (Luft) Veränderungen durchmachen. Diäthyläther erweist sich dabei als relativ stabil, jedenfalls ist bei Lichtabschluß unter den Bedingungen der praktischen Anaesthesie keine Bildung von Aldehyden oder Peroxiden zu befürchten.

Divinyläther oxidiert leicht zu Formaldehyd, Ameisen- und Essigsäure und zu Peroxiden. Methoxyfluran verfärbt sich und kann ein Präcipitat bilden, wenn es längere Zeit mit Kupfer, Messing, Aluminium oder Bronze in Kontakt steht. Seine Dämpfe sind jedoch nicht aggressiv.

Einige Handelspräparate sind mit konservierenden Zusätzen versehen, wie Alkohol oder Thymol. Letzteres verursacht beim Halothan und beim Trichloräthylen Schwierigkeiten, indem es durch Verharzung den Dosiermechanismus von Verdunstungsapparaten blockieren kann. Regelmäßige Reinigung der Vaporizer mit einem Lösungsmittel beugen dem vor. Äther erweist sich als geeignetes Reinigungs- und Lösungsmittel, aber bevor der Apparat wieder gebraucht wird, muß man die letzten Reste des Äthers zum Verschwinden bringen. Wenn man Einfüll- und Auslaßöffnung der Verdampfer ganz aufdreht, den Apparat über Nacht stehen läßt und dann alle Leitungen mit einem kurzen Sauerstoffstrom durchspült ist das sicher der Fall.

β) Die Inhalation

Wir machen von jetzt an keinen Unterschied mehr zwischen Gasen und Dämpfen und setzen voraus, daß die flüchtigen Substanzen in einem Verdampfer verdunstet sind, dessen Konstruktion auf den Siedepunkt und die *spezifische Verdampfungswärme* ausgerichtet ist.

Bei jeder Gasströmung spielen die *Viscosität* und die *Dichte des Gases* eine Rolle. Bei nicht zu schneller, *laminärer Strömung* ist die Geschwindigkeit des Gasstromes umgekehrt proportional zur Viscosität; bei *turbulenter Strömung* wird die Dichte des Gases für die *Strömungsgeschwindigkeit* entscheidend. Das spielt bei der Eichung von Durchflußmessern eine Rolle; in den Luftwegen fallen diese Faktoren nur bei Bronchospasmus ins Gewicht, wo ein weniger dichtes Gas viel leichter strömt. Auf dem Weg in die Lungenalveolen verdünnt sich ein eingeatmetes Gas nicht nur infolge von Erwärmung, sondern vor allem wegen seiner Mischung mit der *Residualluft*, von der ein konstanter Teil aus Wasserdampf und Kohlendioxyd besteht.

Im Falle eines starken Lungenemphysems ist diese Verdünnung noch stärker, und die Einleitung der Narkose dauert länger. Allmählich wird sich die Konzentration des Gases in den Alveolen der eingeatmeten Konzentration nähern, sie aber nie ganz erreichen, da immer eine Verdünnung durch Wasserdampf und Kohlendioxyd stattfinden wird. Die Geschwindigkeit der Annäherung an die höchstmögliche alveolare Konzentration (bei gleichbleibender inspiratorischer Konzentration) hängt von der Atemzugstiefe und von der Atemfrequenz ab, wobei eine langsame, dafür tiefe Lungenventilation ausgiebiger ist als eine schnelle, dafür oberflächliche, obwohl in beiden Fällen das Minutenvolumen gleich groß sein kann. Es muß eben bei jedem Atemzug zuerst der Totraum ventiliert werden, bevor nutzbare Atemluft in die Alveolen gelangt, und je öfter das in der Minute geschieht, desto weniger effektiv ist die Atmung (Tabelle 3).

Tabelle 3

	Fall A	Fall B
f (Atemfrequenz je Minute)	20	40
V_T (Atemzugsvolumen oder tidal volume)	500 ml	250 ml
V_D (Totraumluft oder dead space air)	150 ml	150 ml
$V_T - V_D$	350 ml	100 ml
Minutenvolumen (f V_T)	10 Liter	10 Liter
Effektives Minutenvolumen (alveoläre Ventilation $\dot{V}_A$)	7 Liter	4 Liter

Gleiches Minutenvolumen von 10 Liter im Fall A durch tiefere, langsame Atmung, im Fall B durch oberflächliche, schnelle Atmung, ergibt eine verschiedene *effektive Minutenventilation* (alveoläre Ventilation) von 7 gegenüber 4 Liter.

Was hier für die vermehrte *Totraumventilation* ausgeführt worden ist, gilt gleichzeitig auch für den Totraum, der bei jedem Narkoseapparat anzutreffen ist. Bei unzweckmäßiger Konstruktion kann er die effektive Lungenventilation beträchtlich vermindern. Das fällt vor allem ins Gewicht, wenn das Atemzugsvolumen von Natur aus schon klein ist, also beim Kind.

Aus dem Erwähnten geht hervor, daß die Geschwindigkeit der Narkoseeinleitung durch Inhalation hauptsächlich von der Konzentration der Substanz in der Atemluft und von der Tiefe der Atemzüge abhängt. Diese beiden Faktoren können vom Anaesthesisten gesteuert werden. Mit Ausnahme stark irritierender Dampfkonzentrationen, die Husten oder Laryngospasmus auslösen und mit Ausnahme atemdepressorischer Konzentrationen, verhalten sich alle Inhalationsanaesthetica in dieser Einleitungsphase prinzipiell gleich.

γ) Die Diffusion

Augenblicklich beginnt nun eine Wanderung der Gasmoleküle durch die Alveolarwand und Capillarmembran ins Blut, also vom Ort mit höherer zum Ort mit niedrigerer Gasspannung. Die Geschwindigkeit der Diffusion ist umgekehrt proportional zur

Dichte des Gases (Gesetz von GRAHAM). Das Anaestheticum, welches bisher im gasförmigen Aggregatzustand vorlag, löst sich nun in der Flüssigkeitsschicht der Alveolarmembran und im Blutplasma. Nach dem *Gesetz von* HENRY löst sich ein Gas proportional zu seinem Partialdruck. Diese Gasdiffusion und Auflösung in der wäßrigen Phase des Blutes geht so schnell vor sich, daß es zu einem Gleichgewicht der Gasspannungen zwischen Alveolen und Capillarblut der Lungen kommt. Das Blut führt jedoch eine bestimmte Menge des Gases weg und frisches, noch unbeladenes Blut strömt nach, während die Alveolen erneut ventiliert werden. Es entstehen deshalb fortwährend Fluktuationen mit der Tendenz, die alveolare Konzentration zu vermindern, dafür den Gasgehalt des Blutes zu erhöhen. Das Ausmaß dieser Fluktuationen ist in erster Linie von der *Löslichkeit des Gases im Blut* abhängig, in dem Sinne, daß ein gut lösliches Gas in großer Menge ins Blut aufgenommen wird, und daß die Ausatemluft bedeutend weniger von diesem Gas enthält als die eingeatmete Luft. Bei guter Löslichkeit wird also die alveolare Gaskonzentration nach jeder Einatmung erheblich vermindert. Bei einem Gas mit geringer Löslichkeit wird demgegenüber nur eine kleine Menge ins Blut übertreten, d.h. die ausgeatmete Gaskonzentration ist fast so groß wie die eingeatmete. Die Zeit, die nötig ist, um im Blut (und in den Geweben) eine Gasspannung aufzubauen, die im Gleichgewicht mit einer konstanten eingeatmeten Konzentration steht, hängt also vorwiegend von der Löslichkeit des Gases ab. Sie ist lang bei hoher Löslichkeit und kurz bei niedriger Löslichkeit.

δ) Die Verteilung im Körper

In Abb. 1 sind die Verhältnisse insofern nicht naturgetreu dargestellt, als Gehirn, Herz, Leber und Nieren zusammen ungefähr Dreiviertel der Gesamtkörperdurchblutung erhalten. Diesen Organen wird also auch der Löwenanteil des aufgenommenen Gases zugeführt. Der hohe Lipoidgehalt des Gehirns darf jedoch nicht zur Annahme verleiten, daß dieses Organ eine besonders hohe Affinität zu den Anaesthetica aufweist. In der Tat ist der *Blut-Hirn-Teilungskoeffizient* kaum größer als 1, d.h. das Hirngewebe zeigt für Inhalationsanaesthetica nur wenig mehr Lösungsvermögen als Blut. Was also für die schnelle Anflutung des Gases im Hirn hauptsächlich zählt, ist die besonders große Blutversorgung dieses Organs im Verhältnis zu seiner Masse.

Trotz gewisser Differenzen zwischen einzelnen Organen zeigt der Körper als Ganzes dieselbe Gaslöslichkeit wie Blut, ausgenommen Fettgewebe. Dieses hat aber an der Gesamtdurchblutung nur etwa 1% Anteil.

ε) Die Rückverteilung

Für den Übertritt von Gas aus dem Blut in die Körpergewebe gilt ebenfalls das Gesetz der Diffusion in Richtung des Spannungsgradienten, und die Blut- und Gewebegasspannungen streben einem Gleichgewicht entgegen. Das Capillarblut, das ein Gewebe verläßt, wird etwa dieselbe Gasspannung aufweisen wie das Gewebe selbst, d.h. das venöse Blut wird jetzt beim Zurückströmen zur Lunge bereits eine gewisse Menge des Gases enthalten; die Differenz zwischen alveolärer und Blutgas-Spannung wird kleiner sein, als bei der ersten Einatmung des Anaestheticums, und mit fortschreitender Anflutung der Körperorgane wird sie sich noch mehr verkleinern, bis endlich der volle Ausgleich eingetreten ist. Man spricht in diesem Zeitpunkt von „*Sättigung*“ des Körpers bei einer bestimmten inspiratorischen Konzentration.

Wie es HAGGARD ursprünglich darstellte, wirkt *der Körper als großer Puffer* für anaesthetische Gase und schafft allmählich einen Ausgleich der Gasspannungen in stark und schwach durchbluteten Organen. Man macht sich nur keinen Begriff davon, wie lange es im Falle eines gut löslichen Anaestheticums bis zur Sättigung dauern kann. Während beim schwach löslichen Lachgas in etwa 20 min praktisch die gesamte Körpermasse mit gelöstem Gas gesättigt ist, würden beim stark löslichen Äther viele Stunden vergehen, bis für eine bestimmte und konstante Einatemkonzentration der Sättigungspunkt erreicht ist. Beispielsweise würde beim Äther auf die Dauer eine inspiratorische Konzentration von 4 Vol.-% zur Erreichung und Unterhaltung einer „chirurgischen Narkose“ genügen, aber man müßte diese weit über einen Tag lang einatmen, um den vollen Ausgleich, die Sättigung, zu erzielen. Diese Schwierigkeit wird bekanntlich dadurch überwunden, daß man am Anfang eine viel höhere, auf längere Zeit tödliche Konzentration gibt (z.B. 15—20 Vol.-% Äther), und nach einigen Minuten auf eine Unterhaltungsstärke reduziert (Abb. 2). Bis dahin hat die molare Konzentration im Gehirn ungefähr die Stärke erreicht, die auf die Dauer im Gleichgewicht mit etwa 4 Vol.-% in der Einatmung stehen würde.

Die Pufferwirkung des Gesamtkörpers zeigt sich besonders im Spezialfall der kurzen Äthernarkose wie sie z.T. heute noch für die Tonsillektomie nach SLUDER gebraucht wird. Mit verschiedenen Hilfsmitteln wird eine schnelle Einleitung, sozusagen eine Überflutung des Zentralnervensystems mit Äther erreicht, dann die Narkose unterbrochen und die Tonsillektomie ausgeführt. Am Ende wird der Patient schon fast wach sein, jedenfalls soll er wieder kräftig husten können. Während dieser Aufwachphase, die mit der Operation beginnt, wird eine Menge Äther abgeatmet, aber eine erhebliche Menge wird noch von den großen Parenchymen aus dem Blut aufgenommen. Das Erwachen des Gehirns beruht also auch auf einer *Redistribution* seines Äthergehaltes nach anderen Körpergeweben mit geringerer Durchblutung.

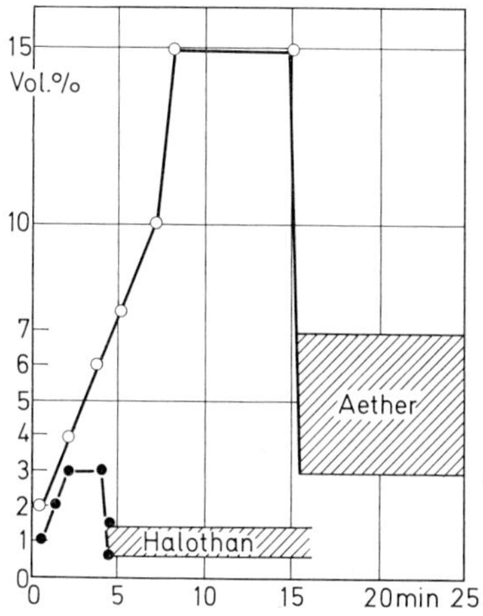

Abb. 2. Einleitungs- und Unterhaltungskonzentrationen für Äther oder Halothandampf. Konzentrationen und Zeiten entsprechen den praktisch gebräuchlichen. (In Anlehnung an BARTH, L., MEYER, M.: Moderne Narkose. Jena: V.E.B. Gustav Fischer 1965)

ζ) *Die Abflutung*

Der Spannungsgradient zwischen Alveolen, Blut und Gewebe kehrt sich um, wenn kein Anaestheticum mehr eingeatmet wird, und das Gas verläßt den Körper. Man würde erwarten, daß die Gasspannung der Gewebe in einer Exponentialkurve sinkt, aber das ist nur annähernd der Fall. Modifizierend wirkt sich wiederum die *Pufferwirkung verschiedener Organe* aus, deren Löslichkeit für das Gas nicht ganz dieselbe ist wie die des Blutes und die ihren Gehalt an Anaestheticum verschieden schnell an das Blut zurückgeben. Maßgeblich für die Schnelligkeit des Erwachens ist wiederum die Lungenventilation, die bisweilen wegen einer atemdepressorischen Wirkung des Narkosemittels und aus anderen Gründen nicht immer optimal ist und die Elimination des Gases verzögert.

Auch wenn der Patient ansprechbar geworden ist, befindet sich noch eine Menge Anaestheticum in den Geweben, die von der Löslichkeit und von der Dauer der Narkose abhängt. Jedenfalls werden nach langer Narkose die Gewebe mit geringer Durchblutung noch eine geraume Weile von der gelösten Substanz an das Blut abgeben, die beim Durchströmen der Lungen nie quantitativ ausgeatmet wird, also z.T. in die arterielle Zirkulation zurückgelangt und auch dort die Abgabe der letzten Reste hintanhält. So kommt es, daß bis zur totalen Elimination des Anaestheticums längere Zeit vergeht, jedenfalls viel mehr als bis zum „Aufwachen". In der Praxis spielt das vor allem bei ambulant durchgeführten Operationen eine Rolle, wo diese Fakten in der Beurteilung der „Straßenfähigkeit" sorgfältig einbezogen werden müssen. Geringe Nachwirkungen der Narkose könnten hauptsächlich im Straßenverkehr üble Folgen haben.

η) *Andere Faktoren*

Würde eine konstante Gaskonzentration genügend lange eingeatmet, dann käme es zur Sättigung des gesamten Körpers für diese Konzentration, und es würde von der inhalierten Substanz nichts mehr aufgenommen (genauer: gleich viel aufgenommen wie ausgeschieden). Dieser Endpunkt kann im Tierexperiment festgestellt werden und ist erreicht, wenn in der Ein- und Ausatemluft genau dieselben Konzentrationen vorhanden sind. Der Gehalt des Körpers an dieser Substanz bei der gegebenen inspiratorischen Konzentration hängt von den *Teilungskoeffizienten* Blut/Gas und Gewebe/Blut ab. Mit Ausnahme von Fettgewebe, das eine höhere Löslichkeit für Anaesthetica aufweist, ist der Gewebe/Blut Teilungskoeffizient für alle Anaesthetica nahezu = 1, außer beim Halothan. Der Körper hat demnach für die besser löslichen Substanzen eine größere Pufferkapazität, und folglich wird es bis zum Ausgleich zwischen der eingeatmeten Konzentration und der Gesamtkörperkonzentration um so länger dauern, je höher die Löslichkeit des Anaestheticums im Blut ist. Dementsprechend ist die *Löslichkeit auch ein Maß für die Dauer der Einleitung und der Abflutung*. Vor allem nach einer sehr langen Narkose werden die schwach durchbluteten Gewebe Zeit gehabt haben, viel Substanz aufzunehmen und benötigen entsprechend lange Zeit, um sie wieder abzugeben.

Bei der *Abflutung* wird das Blut der Vena jugularis interna einen höheren Gehalt an Anaestheticum aufweisen als die Hirnarterien. Wegen der starken Hirndurchblutung wird in dieser Vene eine Weile sogar eine höhere Konzentration vorhanden sein als im gemischt venösen Blut. Später fällt der Gehalt des Hirnvenenblutes unter den des gemischt venösen, ist aber immer noch etwas höher als in den Arterien. Diese Verhältnisse muß man berücksichtigen, wenn man etwa anhand von Blutproben auf den Gehalt des Gehirns, also auf die Narkosetiefe, schließen möchte. Für das Aufwachen ist vor allem die *Blut-Clearance in den Lungen* maßgebend, d.h. der Anteil Anaestheticum im gemischt venösen Blut, der bei einer Lungenpassage eliminiert wird. Der Wert beruht auf der Lungendurchblutung, die praktisch gleich $\dot{Q}$ geschrieben werden darf und der alveolären Ventilation ($\dot{V}_A$) und der Löslichkeit des Narkoticums im Blut nach der Gleichung:

$$\text{Clearance} = \frac{\dot{V}_A \times \dot{Q}}{\dot{V}_A + \lambda\dot{Q}}\,.$$

Dieses Maß sagt über die Aufwachgeschwindigkeit mehr aus als die absolute Menge pro Zeiteinheit ausgeatmeten Narkosegases (Torri u. Damia). Das ist augenfällig beim Äther, bei dem die Clearance niedrig ist und dementsprechend das Aufwachen langsam erfolgt, obwohl die absolute Menge pro Zeiteinheit ausgehauchten Äthers groß ist. Angenommen, die alveoläre Ventilation und Lungendurchblutung seien konstant, dann hängt die pulmonale Clearance von der Löslichkeit des Anaestheticums ab. Die Clearance wird um so höher, je geringer die Löslichkeit im Blut. Da $\lambda = \frac{\dot{V}_A}{\dot{Q}}$, wird eine Änderung der alveolaren Ventilation oder eine Änderung der Lungendurchblutung die Clearance beeinflussen. Ist λ größer als $\frac{\dot{V}_A}{\dot{Q}}$, dann wird die Clearance von der alveolären Ventilation beherrscht; ist hingegen λ kleiner als $\frac{\dot{V}_A}{\dot{Q}}$, dann ist die Lungendurchblutung maßgebend. Die durch Ventilation verursachte Änderung der Clearance ist bei Halothan, Lachgas und Cyclopropan größer als bei einem gut löslichen Anaestheticum, dessen $\frac{\dot{V}_A}{\dot{Q}}$ Verhältnis im Bereich von 0,5—2,0 liegt.

ϑ) Klinische Wirkung und Zusammenhänge mit dem Stofftransport

1. Lachgas und Äther

Die Bedeutung der physikalischen Eigenschaften für die klinische Wirkung läßt sich anhand von zwei sehr verschiedenen Narkosemitteln eindrücklich illustrieren.

Äther hat im Gegensatz zu Lachgas eine hohe Löslichkeit in Wasser und Blut und diffundiert schnell durch die Alveolar- und Capillarmembran. Sein Übertritt ins Blut hinterläßt in den Alveolen ein Defizit gegenüber der eingeatmeten Konzentration, und die oben beschriebene Pufferwirkung des Gesamtkörpers hält auch die Dampfspannung im Blut, trotz der fortwährenden Zufuhr durch die Atmung, niedrig.

Demgegenüber ist Lachgas wenig löslich und nur eine sehr kleine Menge diffundiert aus den Alveolen ins Blut. Die alveolare Gasspannung steigt deshalb schnell und hoch an. Der Gesamtkörper hat nur eine geringe Pufferwirkung, so daß sich auch im Blut schnell eine hohe Gasspannung bildet. Diese Unterschiede sind in Abb. 3 dargestellt.

Überdies muß die *relative Wirkungsstärke* dieser beiden Substanzen mitbetrachtet werden. Äther erzeugt bei Inhalation von 3—10 Vol.-% eine Narkose mit einem Blutgehalt zwischen 50 und 150 mg-%. Für Lachgas hingegen ist eine Konzentration zwischen 50 und 80 Vol.-% nötig, und dann ergibt sich ein Blutgehalt von nur 20—30 mg-%. Aber die beiden sind nur bedingt vergleichbar, denn mit Äther kann man jede gewünschte Narkosetiefe erzeugen, während Lachgas mit ausreichend Sauerstoff bestenfalls ein Stadium III/1 ergibt.

Die Anflutung von Äther ist langsam, einmal wegen seiner Reizwirkung auf die Schleimhäute, die ohne besondere Hilfsmittel zu einer sehr graduellen Steigerung der inspiratorischen Konzentration zwingt, andererseits wegen seiner hohen Löslichkeit. Haggard fand schon 1924, daß selbst nach 2 Std Inhalation einer konstanten Konzentration der Blutgehalt immer noch im Steigen war, und daß nach dieser Zeit erst die Hälfte der Sättigung des Gesamtkörpers erreicht war. Die *Aufwachzeit* hängt u.a. vom Sättigungsgrad ab, denn die Äthermenge, die am Schluß der Narkose aus den Geweben ins Blut zurückdiffundiert, wird die Steilheit der sinkenden Konzentrationskurve mehr oder weniger verflachen.

Diese Tatsachen, welche bei oberflächlicher Betrachtung lauter Nachteile des Äthers zu sein scheinen, gehören andererseits zur *inherenten Sicherheit* dieses Narkosemittels, vor allem, wenn kein quantitativer Verdunster zur Verfügung steht, denn eine schnelle Überdosierung ist kaum möglich.

Im Gegensatz dazu darf Lachgas wegen des Fehlens einer Reizwirkung in hoher Konzentration eingeatmet werden. Seine geringe Löslichkeit hat einen schnellen, hohen Anstieg der Gasspannung im Blut und im Gehirn zur Folge und damit eine kurze Einleitungszeit. Schon in 20 min ist die Sättigung praktisch erreicht, genauer: ca. 90% der Sättigung (KETTY). Danach fällt die Aufnahme von N_2O auf kleine Mengen ab (SEVERINGHAUS). Immerhin kann man am Schluß einer längeren Lachgasnarkose aufgelöste Gesamtmengen bis zu 30 Liter finden.

Niedrige Löslichkeit ist hauptverantwortlich für ein schnelles Erwachen, und tatsächlich wird der größte Teil des aufgenommenen Lachgases schon in wenigen Minuten ausgeatmet. Jedoch bis zur vollständigen Elimination dauert es mehrere Stunden.

Lachgas sollte möglichst schnell eine hohe alveoläre Konzentration annehmen, damit es seine schwache Wirkung in kurzer Zeit ausüben kann. Dieser Anstieg wird durch die Anwesenheit von Stickstoff in den Alveolen, aber auch durch ein großes Apparatevolumen verflacht. Darunter versteht man den gesamten Raum des Atemsystems, der das Gas enthält, also Atembeutel, Faltenschläuche, Absorber etc. N_2 ist noch weniger löslich als N_2O und wird am Anfang der Narkose in großen Mengen aus dem Blut in die Alveolen diffundieren und im Apparatevolumen mehr oder weniger gefangen bleiben, also das Lachgas ver-

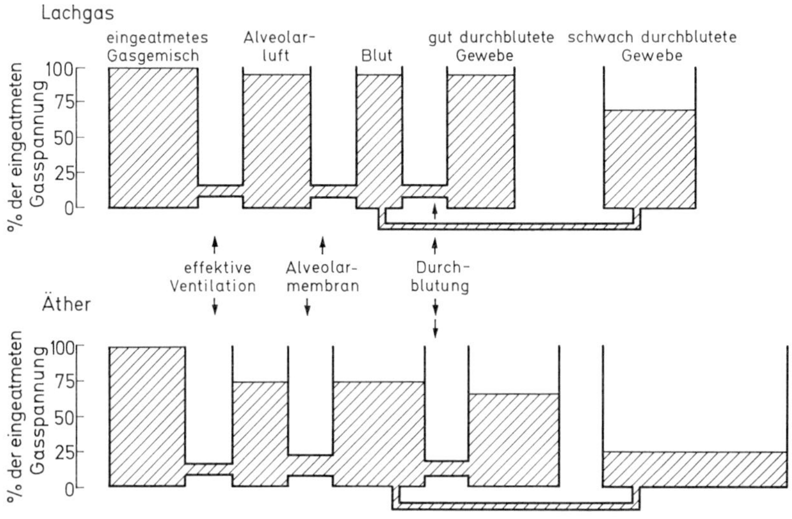

Abb. 3. Diagrammatische Darstellung der Unterschiede in der Aufnahme von Lachgas und Äther. [In Anlehnung an HUNTER, A. R.: The Group Pharmacology of Anaesthetica Agents. 1. The Absorption — Elimination of Narcotic Drugs. Brit. J. Anaesth. 244 (1956)]

Bei den ersten Atemzügen am Ende der Lachgasnarkose kann so viel N_2O aus dem Blut in die Lungenalveolen diffundieren, daß das Ausatemvolumen meßbar größer wird als das eingeatmete. Bei Luftatmung sinkt deshalb die alveoläre O_2-Spannung unter die Norm und es droht eine Hypoxämie. Dieses Phänomen ist als *Diffusions-Anoxie* bezeichnet worden (FINK), und man begegnet dieser Gefahr durch Gabe einer höheren Sauerstoffkonzentration für einige Minuten am Ende einer Lachgasnarkose. Bei einer gut löslichen Substanz, wie Äther, kommt es wegen der kleinen ausgeschiedenen Gasvolumina zu keinem derartigen Phänomen.

Die Einleitung von Äther kann wesentlich beschleunigt werden, wenn man die erwähnten Verhältnisse berücksichtigt. Bei der überragenden Rolle des Atemzugvolumens für die Aufnahme, wird man alles unterlassen, was dieses vermindert, oder man wird es vergrößern, z. B. durch Zugabe von Kohlendioxyd in den ersten Minuten.

dünnen und schwächen. Dem begegnet man durch einen hohen Frischgaszustrom (high flow) in den ersten Minuten. Eine andere Möglichkeit besteht in der Denitrogenierung des Körpers durch Atmung von reinem Sauerstoff in hohem Flow während einiger Minuten und anschließender Gabe von Lachgas, dessen Wirkung dann schnell zum Maximum ansteigen wird (GRAY u. RIDING).

2. Halothan und Methoxyfluran

Die Einleitung des *Halothans* erfolgt wegen seiner geringen Blut-Gas-Löslichkeit und wegen fehlender Reizwirkung auf die Schleimhäute schnell. Die spezifische Verdampfungswärme ist geringer als bei Äther und der Siedepunkt mit 50,2° C niedrig, so daß die Substanz leicht verdampft. Hingegen wirkt der Gesamtkörper als starker Puffer, denn der Gewebe/Blut-Teilungskoeffizient ist mit etwa 2,5 (für Gehirn und Leber) ausnehmend hoch. Die Pufferwirkung ist jedoch für Halothan bei weitem nicht ein Sicherheitsfaktor von derselben Bedeutung wie beim Äther, einmal wegen der starken kardiovasculären Wirkung des Halothans, ferner wegen des hohen Muskel/Blut-Teilungskoeffizienten von 3,5, wobei man annehmen muß, daß der Gehalt an Halothan im gut durchbluteten Myokard schnell und hoch ansteigt. Die Gefahr einer Überdosierung hinsichtlich des Herzens besteht vor allem in der Einleitungsphase. Demgegenüber ist die Pufferkapazität des Gesamtkörpers, vor allem aber des Fettgewebes, mit einem Fett/Blut-Teilungskoeffizienten von 60, ungemein groß. Infolgedessen wird während der ganzen Narkose, auch wenn sie viele Stunden dauert, fortwährend eine gewisse Menge Halothan in die Depots weggeführt. Experimentell und rechnerisch werden Sättigungs-Zeiten bis zu 140 Std angeführt (RAVENTÓS u. DEE; LARSON et al.).

Das Erwachen aus der Halothannarkose erfolgt hauptsächlich wegen des niedrigen Blut/Gas-Teilungskoeffizienten auch nach vielen Stunden Narkosedauer schnell. Maßgeblich beeinflußt wird das Erwachen auch dadurch, daß etwa ein Viertel des Halothangehaltes im gemischt venösen Blut bei jeder Lungenpassage eliminiert wird (LARSON, et al.). Das ist weniger als beim Lachgas, aber mehr als beim Äther.

Eigenartig ist beim Halothan auch seine große Löslichkeit in Gummi (121), Polyäthylen- (26,3) und Polyvinylplastik (190) (LARSON et al.). Deshalb üben die vielen Gummiteile eine merkliche Pufferwirkung innerhalb des Narkoseapparates aus, und eine Änderung der Verdampfereinstellung wirkt sich an der Atemkonzentration gedämpft aus, vor allem bei niedrigem Flow durch den Verdampfer.

Methoxyfluran hat eine dem Äther ähnliche Blutlöslichkeit, aber die Fettlöslichkeit entspricht etwa der des Halothans. Man erwartet dementsprechend eine lange Anflutungszeit, die man bei der geringen Reizwirkung dieser Substanz durch eine hohe Einatemkonzentration zu verkürzen hofft. Jedoch der Siedepunkt liegt mit 104,8° C so hoch, der Dampfdruck mit 23 mm Hg bei 20° C so niedrig, daß zur Einleitung keine Konzentration zur Verfügung steht, die wesentlich über der Unterhaltungskonzentration liegt, man müßte schon den Vaporizer und die Inspirationsseite des Atemsystems auf Körpertemperatur erwärmen. Die Lösungskapazität des Fettgewebes für Methoxyfluran ist so groß, daß dieses Gewebe noch nach Absetzen der Narkose Substanz aufnimmt.

ι) Die Flüchtigkeit und Verdampfung

Das, was man als Flüchtigkeit bezeichnet, ist kein genau definierter Begriff. Man will mit diesem Wort die Leichtigkeit der Verdampfung ausdrücken, die vom Siedepunkt, vom Dampfdruck und von der spezifischen Verdampfungswärme abhängt. Die gebräuchlichen Inhalationsanaesthetica die bei Raumtemperatur flüssig sind, verdampfen so leicht (sind also so flüchtig), daß eine voll narkotische Konzentration mit der Tropfmaske erreicht werden kann. Schwierigkeiten macht eigentlich nur Methoxyfluran mit dem hohen Siedepunkt von 104,6.

Ebenso wie bei den Narkosegasen, die mit Hilfe der Durchflußmesser (Flowmeter, Débitmeter) in gewünschter Konzentration gegeben werden können, möchte man auch Dämpfe quantitativ applizieren, d.h. in vorausbestimmter, bekannter Konzentration. Die Gründe dafür sind einmal die Täuschungsmöglichkeit, wenn man nur auf klinische Symptome der Narkosetiefe angewiesen ist, zum anderen die geringe therapeutische Breite aller Anaesthetica. Überdies verlangt die Anwendung der Muskelrelaxantien die Beatmung mit einer bekannten, einstellbaren Dampfkonzentration, denn außer der Pupillenweite bestehen unter der Relaxanswirkung keine Symptome mehr, die auf die Narkosetiefe, also auf die im Blut erreichte Konzentration, Rückschlüsse erlauben. Alle sog. klinischen Zeichen der Narkosetiefe sind muskuläre Reaktionen (Atemtypus, Augenbewegungen etc.) die durch Curare und ähnliche Mittel ausgeschaltet sind. Ein Ausweg wäre die fortwährende physikalisch-chemische Analyse des Blutes oder des endexspiratorischen Gases, ein teures und mühseliges Verfahren, oder ein Encephalogramm. Viel einfacher und technisch gut gelöst ist die quantitative Verdunstung der flüchtigen Anaesthetica in speziellen Apparaten. Den Anfang machte CLOVER, der einen großen Sack mit einer bekannten Menge Luft füllte, in der er eine abgemessene Menge Chloroform zur Verdunstung brachte. Im Sack befand sich also eine bekannte Dampfkonzentration, die so hoch gewählt war, daß es nicht zu Überdosierung kommen konnte. Über ein einfaches Ventil atmete der Patient die Luft aus dem Sack ein, die Ausatmung geschah in die Atmosphäre. Diese Methode ist bei einer Substanz mit hoher Wirkungsstärke und mittlerer Blutlöslichkeit wie Chloroform befriedigend, aber die Konzentration läßt sich nicht verändern. LEVY konstruierte 1912 einen quantitativen Vaporizer für variable Konzentrationen von Chloroform, wobei er die aktuelle Temperatur des Anaestheticums, also seinen Dampfdruck, berücksichtigte. Dasselbe Prinzip ist bei modernen Verdunstungsapparaten wieder aufgegriffen worden (z.B. beim „Vapor“ von Draeger), bei denen der Anaesthesist den Dosierknopf nach der abgelesenen Temperatur richtet. Noch bequemer ist der Ausgleich der Temperaturschwankungen durch eine automatische Ventilverstellung, einem sog. Thermokompensator, der heute sehr verbreitet ist.

Bei den halogenierten Kohlenwasserstoffkörpern liegt der Siedepunkt höher als bei Ätherverbindungen. Die geringere Flüchtigkeit wird hingegen durch ihre größere Wirkungsstärke mehr als aufgewogen. Die Gase Stickoxydul, Äthylen und Cyclopropan lassen sich durch Druck leicht verflüssigen (vor allem Cyclopropan bei 5 Atm.) und als Verdampfungswärme genügt die aus der Raumluft auf den Druckbehälter übertretende Wärme, vor allem in Form von Wasserdampfkondensation. Der Lachgaszylinder kann, wenn er allmählich leer wird, bei hohem Gasverbrauch so kalt werden, daß sich außen eine „Schneekappe" bildet. Zu Vereisung, infolge der Expansionskälte, kommt es bisweilen auch im Inneren von Reduzierventilen für Lachgas, denn ein geringer Wassergehalt ist im N_2O immer vorhanden.

b) Praxis der Inhalationsnarkose

Es wäre kein wesentlicher Mangel, wenn dieses Kapitel in einem Lehrbuch der Anaesthesie fehlen würde, denn das Resultat der klinischen Anaesthesie hängt in hohem Grad von der Art ab, wie man Anaesthesie gibt, also von persönlichen Eigenschaften und Begabungen, wie Beobachtungsgabe, manuelle Geschicklichkeit, Sensibilität, Durchhaltevermögen etc. Die Lehre der praktischen Anaesthesie kann daher nur im Operationssaal erfolgen, wobei Vorübungen am Phantom oder am Simulator erwünscht sind, wenn solche Mittel zur Verfügung stehen. Obwohl es entscheidend sein kann, wie man die Anaesthesie gibt, wird das „wie" doch stark von den theoretischen Kenntnissen beeinflußt, die es zum „gewußt wie" verwandeln. Es wird dementsprechend Aufgabe der folgenden Beschreibung sein, neben vielen „Gebrauchsanweisungen" und einer Art von „Betriebsvorschriften" anhand von wichtigen praktischen Beispielen auch eine Brücke zu schlagen zwischen Grundlagenkenntnissen und ihren praktischen Applikationen.

α) Die Prämedikation vor Inhalationsnarkosen

Der erste Zweck der Prämedikation ist die Antagonisierung unerwünschter Nebenwirkungen der Anaesthetica, wie beispielsweise der vermehrten Sekretbildung in den Luftwegen durch reizende Dämpfe. Eine andere Absicht ist die Sedierung um emotionelle Reaktionen zu mildern, die mit dem Gang zur Operation und den Vorbereitungen verbunden sind. Die Sedation soll aber die Atemtätigkeit möglichst nicht herabsetzen.

Guedel hat darauf aufmerksam gemacht, daß die Reflexaktivität mit der Grundumsatzkurve parallel verläuft, die nach der Geburt steigt und im Alter von etwa 6 und 12 Jahren je einen Gipfelpunkt erreicht. Vom 20. Altersjahr an zeigt sie einen langsamen und gleichmäßig fallenden Verlauf (Abb. 4). Diese Kurve spiegelt die Reflexaktivität wider, die durch Prämedikation gedämpft werden soll und die bei Fieber, Schmerzen und Emotion erhöht ist, also größere Sedationsdosen verlangt.

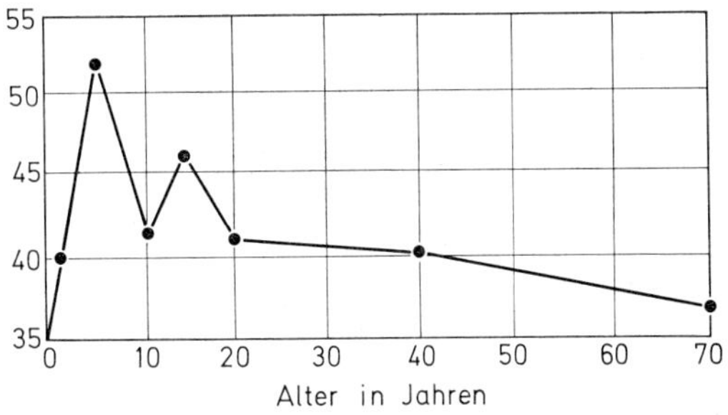

Abb. 4. Kurve des Grundumsatzes in cal pro m^2 Körperoberfläche und Stunde in bezug auf das Alter

Welches sind nun die Wirkungen, die antagonisiert werden sollen und welche Substanzen eignen sich dazu? Die überwiegende Zahl der Inhalationsanaesthetica (aber auch Barbiturate, Succinylcholin und endotracheale Manipulationen) lösen eine störende cholinergische Erregung aus, die sich einmal in vermehrter Sekretion von Speichel und Bronchialschleim äußert, zum andern in negativen Wirkungen am Herzen mit verlängertem P-Q-Intervall, partiellen Blockerscheinungen und Bereitschaft zu Arrhythmien. Zu klinisch bedeutungsvollen Komplikationen kommt es vor allem, wenn sich cholinergische Effekte summieren, wie z.B. beim Synergismus von Barbituraten, Succinylcholin und endotrachealer Intubation. Vagale Kreislaufwirkungen sind so häufig, daß die Vorausgabe eines Anticholinergikums zur Regel gehört. Die beiden gebräuchlichsten Substanzen sind *Scopolamin* und *Atropin* (resp. wegen Vorzügen der galenischen Präparation das *Bellafolin*). Hier ist der Ort um darauf hinzuweisen, daß zur „Herzschutzwirkung" eine relativ hohe Blutkonzentration von Atropin gefordert werden muß, die eigentlich nur bei intravenöser Injektion erreicht wird. Die i.v. Applikation hat den Vorteil, daß die Hauptwirkung des Atropins in rund 20 min wieder abgeklungen ist. Der Autor ist deshalb der Ansicht, daß unmittelbar vor der cholinergisch erregenden Maßnahme eine i.v. Gabe von Atropin (resp. Bellafolin) angezeigt ist, und daß die s.c. oder i.m. Injektion nicht ganz befriedigt. Demgegenüber kann man mit Scopolamin i.m. 30—45 min vor dem Anaesthesiebeginn höchst erwünschte Wirkungen erzielen, nämlich außer einer vorzüglichen Trocknung störender Sekrete, eine Sedation und Amnesie. Der Autor möchte auf Grund vieljähriger Erfahrungen empfehlen, vor elektiven Eingriffen Scopolamin i.m. zu geben, dann aber auch obligat Atropin i.v. unmittelbar vor der Anaesthesie. Im Notfall wird man aus Zeitmangel oft nur i.v. Atropin geben können. Die Dosen des Autors sind: 0,1 mg Scopolamin i.m. und 0,1 mg Bellafolin i.v. auf je 25 kg Körpergewicht. Vorsicht ist geboten bei Fieber, vor allem bei fiebrigen Kindern, bei denen nach einem Anticholinergicum die Temperatur rasch steigen und zu Krämpfen Anlaß geben kann. In einem solchen Fall ist die Dosis zu reduzieren und für gute Hydrierung und normale Wärmeausfuhr zu sorgen (halboffenes Narkosesystem; s. Kapitel „Kinder-Anaesthesie", S. 786). Vorsicht ist auch dann geboten, wenn eine Steigerung der Pulsfrequenz vermieden werden muß, wie bei coronarer Insuffizienz oder Herz-Klappenstenosen. In solchen Fällen ist die i.m. Gabe von Scopolamin vorteilhaft oder man kann auf ein Vagolyticum verzichten, wenn beispielsweise Methohexital zum Einschlafen und Lachgas mit wenig Halothan (z.B. 0,4—0,8 Vol.-%) gegeben wird, also Substanzen und Konzentrationen mit praktisch keiner cholinergischen Erregung.

Bei über 70jährigen ist immer mit Expectorationsschwierigkeiten zu rechnen. In diesem Alter ist es besser kein Anticholinergicum i.m. zu geben, sondern, wenn indiziert, eine reduzierte i.v. Gabe von Atropin.

Der Autor verzichtet unter keinen Umständen auf das i.v. Bellafolin vor Succinylcholin, vor Äther, vor Cyclopropan und vor stärker dosiertem Halothan (d.h. wenn zeitweise Konzentrationen über 1 Vol.-% benützt werden).

Nachdem die Inhalationsanaesthesie begonnen hat, ist es nicht mehr ratsam, ein Anticholinergicum zu injizieren, weil dadurch eine Wanderung des Schrittmachers und verschiedenartige Herzarrhythmien ausgelöst werden können.

Der oft gehörte und gelesene Einwand, Scopolamin werde von Kleinkindern und älteren Leuten schlecht vertragen, kann nicht bestätigt werden, wenn die Dosen der Masse des extracellulären Wassers angepaßt sind. Bei Glaukom sind die Anticholinergica ebenso anwendbar, vorausgesetzt, daß lokal Pilocarpin oder ein anderes Mioticum gegeben wird. Ihr Effekt überwiegt den des zirkulierenden Anticholinergicums bei weitem.

Zur Dämpfung emotioneller Reaktionen steht eine Palette geeigneter Substanzen zur Verfügung, von denen im Erachten des Autors keine gegeben werden sollen, außer wenn auch das Mittel der psychologischen Beeinflussung mitverwendet worden ist. Für ein paar Worte zur Schaffung eines Vertrauensverhältnisses hat man immer Zeit. Das Sedativum soll Adjuvans und nicht Ersatz der Psychotherapie sein. Unter den heutigen Präparaten scheint sich Diazepam für die Zwecke der präanaesthetischen Sedation, in Dosen von 2,5 mg i.m. auf je 25 kg Körpergewicht besonders zu eignen. Es läßt sich mit Scopolamin gemischt injizieren. Bei Gefahr einer bronchospastischen Reaktion kann Promethacin als Antihistaminicum und Sedativum gute Dienste leisten.

Wie immer in der Pharmakotherapie, so muß man auch auf diesem Gebiet raten, mit wenigen verschiedenartigen Substanzen zu arbeiten und sie über Jahre gut kennen zu lernen. Eine konservative Einstellung hat hier ihre Berechtigung (s. auch „Die präoperative Visite", S. 173).

β) Die prä-anaesthetischen Maßnahmen

Außer bei einem sehr dringlichen Eingriff oder bei Verhinderung aus wichtigen Gründen soll nach geltender Auffassung jeder Anaesthesist seine Patienten selbst vorbesuchen, um sich über deren Zustand und die geplante Operation möglichst gut zu informieren. Man sagt, ein guter Vorbesuch ist die halbe Anaesthesie! Wie man dabei im einzelnen vorgeht, ist von Ort zu Ort verschieden. Hat man das Glück, eine gute Krankengeschichte und alle zweckdienlichen Labor-, Röntgen- und EKG-Befunde vorgelegt zu bekommen, dann ist man schnell im Bild. Andernfalls soll der Anaesthesist als Arzt in der Lage sein, den Patienten selbst zu untersuchen und Laborarbeiten zu veranlassen. Wie immer das organisiert sei, Hauptzweck des Vorbesuches ist die Information über alles, was von Bedeutung sein kann. Dabei darf der Anaesthesist nicht zu stolz sein, sich um Kleinigkeiten zu kümmern und nachzuholen, was eventuell von einem anderen vergessen worden ist.

Die zweite Absicht des Vorbesuches ist das persönliche gegenseitige Kennenlernen von Patient und

Anaesthesist und die Schaffung einer psychologisch günstigen Situation.

Letztlich dient der Vorbesuch der Verordnung einer Prämedikation, eventuell auch einer physikalischen oder/und medikamentösen Behandlung.

Unmittelbar vor Beginn der Narkose wird man eine Anzahl Kontrollen vornehmen, aber möglichst so, daß der Patient dadurch nicht erschreckt wird. Sie seien nachfolgend in Kürze in einer Art „check list" aufgeführt:

Ist der richtige Patient vorhanden? Hat er seine Einwilligung zur Operation und Anaesthesie erteilt?

Sind alle Unterlagen wie Krankengeschichte, Laborzettel, Röntgenbilder vorhanden?

Wann hat der Patient zum letzten Mal gegessen, getrunken?

Sind Zahnprothesen oder Kontaktlinsen entfernt? Ein Fingernagel abgelackt? Wertsachen, Schmuck, Uhr sollen auf der Pflegestation bleiben.

Ist die Prämedikation zur rechten Zeit gegeben worden? Ist der erwartete Effekt eingetreten (z.B. trockener Mund)?

Sind alle Geräte, die voraussichtlich nötig sind, bereit und auf richtige Funktion geprüft? Ist die Blutgruppe bekannt, sind Blutkonserven vorhanden? Funktioniert der Sauger, kann der Tisch schnell in Kopftieflage gebracht werden?

Bei Gasapparaten fordert man mindestens das Vorhandensein eines vollen Sauerstoffzylinders. Die Dichtigkeit, das korrekte Ventilspiel, das Fehlen von Atemwiderstand und reizender Dämpfe prüft man am besten, indem man selbst durch den Apparat atmet, wobei entweder Luft frei zutreten oder Sauerstoff in hohem Strom zufließen soll. Es ist zu überlegen, ob das Atemsystem im Falle einer gefährlichen Kontamination leicht desinfiziert werden kann.

Prüfung der Maske: Bei Kindern ist jeder unnötige Totraum zu vermeiden (s. Kapitel „Kinder", S. 789), bei Erwachsenen ist eine mittlere Maskengröße fast universal, ausgenommen bei großen Männern, Negern mit stark entwickelten Kiefern und bei Zahnlosen, für die sich große Masken besser eignen.

An Zusätzlichem muß mindestens leicht greifbar sein: Airways, endotracheales Intubationsbesteck (die blähbare Manschette und das Laryngoskop geprüft), Saugkatheter, Beißblock, Gaze oder Papier mit Gleitmittel.

Sauberkeit: Obwohl in der Anaesthesie außer bei Kanülen und Nadeln keine Sterilität der Geräte verlangt wird, soll man bei entsprechenden Einrichtungen so viel wie möglich steriles Gerät verwenden. Mit Strenge muß man fordern, daß eine Keimübertragung von einem Patienten auf den anderen mit allen Mitteln bekämpft wird. Man bemüht sich, sauberes und kontaminiertes Gerät klar zu trennen und seine Hände durch sorgfältige Technik möglichst sauber zu halten.

Hilfsperson: Die Anaesthesie soll grundsätzlich in Gegenwart einer Hilfsperson erfolgen, die gegebenenfalls den Patienten halten, den Puls palpieren und Instrumente reichen kann.

Der Operationstisch muß mit antistatischem Material belegt sein, gleichgültig, ob ein explosionsgefährliches Narkosegemisch gegeben wird oder nicht.

Das Haar des Patienten wird aus Gründen der Asepsis am besten mit einer Mütze aus elastischem Material zusammengehalten (Tricot-Elastic, Tube-Gaze etc.).

Wenn eine Umlagerung des wachen Patienten nötig ist, dann ruhig und sorgfältig. Nach einer Prämedikation darf sich der Kranke nicht mehr aufrichten, sondern soll horizontal bleiben. Er soll sich nicht anstrengen müssen. Größte Sorgfalt ist nötig, wenn der Patient Schmerzen, eine Fraktur hat oder kreislaufgefährdet ist.

Vor der Operation frieren die Leute oft und müssen warm gehalten werden, sonst kommt es zu unnötiger Muskelaktivität, erhöhtem Puls und vermehrtem Stoffwechsel.

Nach der Lagerung auf den Operationstisch darf der Patient nicht mehr aus den Augen gelassen werden, es sei denn, er sei gegen Hinunterfallen oder Aufrichten sicher geschützt.

Anlegen des Blutdruckapparates, evtl. eines präcordialen Stethoskopes, Herauslagerung eines Armes auf ein Bänkchen, Anlagerung des anderen Armes an den Körper, z.B. mit Hilfe eines „Schlittens". Messung des Blutdruckes und der Pulsfrequenz, gegebenenfalls Zählung des Pulsdefizits und Auskultation der Lungen (ein Stethoskop sollte überall verfügbar sein, wo Narkose gegeben wird). Falls eine Verschlechterung im Befinden des Patienten in den letzten Stunden eingetreten ist und in jedem Zweifelsfalle, sollte erneut Rücksprache mit dem verantwortlichen Chirurgen gemacht werden.

Einführen einer i.v. Kanüle, die bis zum Schluß der Anaesthesie oder länger bleiben darf, um dauernd einen Venenweg zur Verfügung zu haben. In vielen Fällen dürfte sich dazu eine Flügelnadel zum Einmalgebrauch von etwa 1,2 mm Außendurchmesser eignen, auch wenn Infusionen kolloidaler Lösungen oder kleinere Mengen Transfusionsblut nötig sind. Wenn aber die Venen kontrahiert sind und sich durch Stauung nicht gut füllen lassen, kann man die Narkose durch Inhalation beginnen. In kurzer Zeit wird eine Dilatation der Venen eintreten und eine beliebige Kanüle läßt sich leicht einführen. Nicht selten wünscht der Anaesthesist zwei bis drei offene Venenwege, sei es zur Gabe verschiedener Infusionen oder stark verdünnter Medikamente, sei es als Reserve für evtl. nötige massive Bluttransfusionen.

Bei einer langsamen Einleitung durch Inhalationsnarkotica soll eine breite Gurte oberhalb der Kniescheibe angelegt werden, die man nach erfolgter Einleitung etwas lockert. Das Anbinden der Arme wird als unangenehm empfunden; es braucht erst zu erfolgen, nachdem Bewußtlosigkeit eingetreten ist. Aber auf dem Operationstisch sollen die Arme unbedingt gegen Herunterfallen geschützt sein, sobald der Patient eingeschlafen ist. Die Beine sollen nebeneinander liegen und nicht gekreuzt sein. Eine leichte Beugestellung in Knie- und Hüftgelenk wird von den meisten Patienten geschätzt. Bei Peritonitis ist eine stärkere Entlastung der Bauchwand durch Beugung im Hüftgelenk unbedingt erforderlich, solange der Patient wach ist, sonst verursacht man unnötige Schmerzen. Viele Patienten, vor allem ältere, brauchen ein kleines Kissen unter der Lendengegend, sonst haben sie postoperativ sehr unangenehme Rückenschmerzen. Grundsätzlich soll man alle Lagerungswünsche des Patienten erfüllen, solange er wach ist. (Siehe auch Kap. „Lagerungsschäden", S. 468.)

γ) Die Durchführung der Narkose

Nun beginnt die eigentliche Narkose entweder in Form einer reinen Inhalationsnarkose oder mit Hilfe einer Einschlafdosis eines i.v. Schlafmittels. Es gibt viele Varietäten, wie man im einzelnen vorgehen will, aber ungeachtet der Freiheiten, die der Anaesthesist diesbezüglich hat, ist das

Prinzipielle immer dasselbe. An einem Beispiel sollen hier wichtige Punkte erwähnt werden:

Angenommen, es werde reine Inhalationsnarkose gegeben, dann soll man die Aufmerksamkeit des Patienten nicht auf die Atmung lenken, indem man ihn auffordert, tief einzuatmen oder durch die Nase zu atmen. Man sagt ihm vielmehr in ruhiger, absichtlich monotoner Art, was nun hintereinander kommt. Fragen Sie nicht, ob er schon etwas von der Narkose merkt; stellen Sie überhaupt keine Fragen, sondern erklären Sie in suggestiver Weise, wie er allmählich müde werde und fein einschlafe etc.

Nach Verlust des Bewußtseins erwarten wir die größten Schwierigkeiten von Seiten des freien Atemweges bis einmal die Reflexe genügend gedämpft sind, um einen Rachentubus einführen zu können. Voraussetzung für eine gute Einleitung ist der dichte Sitz der Maske. Das ist bei Zahnlosen, oder wenn schon ein Magenschlauch eingeführt ist schwierig. Dichter Sitz der Maske ist auch nötig, um die Atmung zu vertiefen oder künstliche Atmung auszuführen. Es sollte nicht nötig sein, die Maske stark anzudrücken, im Gegenteil, damit wäre eine höhere Gefahr für Druckschäden der Augen oder von Ästen des Trigeminus und Facialis verbunden. Wenn die Maske richtig aufgesetzt ist, d.h. den Konturen angeschmiegt, genügt wenig Druck, dann darf die Maske auch relativ weich sein. Bei vielen Narkosearten ist mit einer Depression der Atemtätigkeit zu rechnen, die das Tieferwerden verzögert und selbstverständlich die Gefahr von Asphyxie mit sich bringt. Wir wünschen deshalb die Atmung durch intermittierenden Überdruck vertiefen zu können (augmented ventilation), aber das erfordert viel praktische Übung. Einmal muß der Überdruck synchron zur Einatmung erfolgen, und das in einer Phase, in der die Spontanatmung noch arrhythmisch ist. Der Druck muß sachte ausgeübt werden, da noch Reflexerregbarkeit besteht.

Man könnte diese Schwierigkeiten durch i.v. Mittel ausschalten, aber dennoch sei jedem Anfänger empfohlen, sich die technische Geschicklichkeit bei reiner Inhalationsnarkose zu erwerben, weil sie in gewissen Fällen, vor allem bei hohem Risiko, eine eminente Rolle spielt. Wem diese Geschicklichkeit mangelt, der ist geneigt, den Grund für Schwierigkeiten beim Patienten zu suchen. Alkoholismus und alles mögliche wird dann angeschuldigt, ja sogar die roten Haare oder der Föhn. An einer unschönen Narkoseeinleitung kann aber etwas so einfaches schuld sein wie das zu starke Andrücken des Kiefers bei Zahnlosen (Greise, kleine Kinder), wodurch vorwiegend die Ausatmung behindert wird.

Gewisse Schwierigkeiten, die auf einer pathologischen Veränderung beruhen, sind beim schweren Emphysem zu erwarten, wo eine ungleichmäßige Luftverteilung und Tachypnoe die Einleitung der Inhalationsnarkose stark verzögern können. Geschicklichkeit allein mag dann nicht ausreichen, und bisweilen schafft erst die Lähmung mit einem Relaxans oder mit einem morphinartigen Mittel die Voraussetzung für eine gleichmäßige Durchventilation der Lungen.

Obwohl für jede Anaesthesie gilt, daß geräuschvolle Atmung gleich obstruierter Atmung ist, darf man in der Einleitung, solange Rachenreflexe auslösbar sind, nicht sofort einen Rachentubus einführen wollen, wenn pathologische Geräusche auftreten. Man wird durch stärkeres Zurückbeugen des Kopfes, eventuell durch stärkere Schnüffelstellung (Kissen unter den Kopf und Retroflexion), oder durch Verändern des Kiefergriffes die beste, d.h. „geräuschärmste" Stellung suchen und durch sachten, intermittierenden Überdruck und allmähliche Steigerung der Konzentration des Anaestheticums über diese temporären Schwierigkeiten hinwegkommen. Selbstverständlich wird man sich seine Aufgabe durch einen Airway erleichtern, sobald dieser ohne störende Reflexe ertragen wird, und wenn immer das Atemzugsvolumen nicht befriedigt, wird man mindestens durch höhere Sauerstoffkonzentration die Hypoxie vermeiden. Zu den beiden Typen von Rachentubus oder „airways", den oralen und nasalen, ist anzuführen, daß der nasale früher (und beim Aufwachen länger) toleriert wird als ein oraler, daß demgegenüber ein gut sitzender oraler weniger Atemwiderstand bietet. Wir werden deshalb in der Einleitung, wenn eine Obstruktion besteht, der Kiefer aber noch nicht genügend erschlafft ist, zu einem nasalen airway greifen. Solche müssen weich und eingeschmiert sein, um die Nasenschleimhaut und die Muscheln nicht zu verletzen. Wir wünschen den größtmöglichen Tubus durch den größten, also den unteren Nasengang einzuführen. Dieser führt von der Nasenspitze gradlinig zum Epipharynx; man muß also die Nasenspitze stark anheben und den Tubus dem Nasenboden entlang einführen, so als ob man zum Gehörgang ziele. Die schräg geschnittene Öffnung des Tubus soll dabei zum Septum gerichtet sein und nicht nach lateral, wo sich eine Conchenspitze in der Öffnung verfangen und abgeschert werden könnte. Wenn in diesem Narkosestadium eine Nasenblutung ausgelöst würde, wäre sie sicher stark und würde die Obstruktion noch verschlimmern. Man muß also beim Einführen eines nasalen airways sachte vorgehen. Im Epipharynx nimmt der Tubus seiner Biegung entsprechend den Weg nach unten, drängt die Zunge von der Rachenhinterwand ab und soll etwa bis zur Spitze der Epiglottis reichen. Die Luft strömt nun durch den airway und daneben vorbei. Nicht zu vergessen: der airway muß durch eine Scheibe oder durchgestochene Sicherheitsnadel am Tiefertreten verhindert werden. Nach Erlöschen der Rachenreflexe kann statt eines nasalen Tubus ein oraler airway eingeführt werden, wobei man darauf achtet, daß die Unterlippe nicht eingestülpt und durch Beißen verletzt wird. Wenn wacklige Zähne vorhanden sind, ist vom oralen Airway abzuraten. Viele führen diese Airways vom Kinn her im Bogen ein. Man kann den Airway auch von oben her einführen, die Konkavität zuerst zur Nase gerichtet, bis die Tubusspitze in der Mitte der Zunge angekommen ist. Dann dreht man um 180° und stößt den Tubus tiefer. Trotz eingeführtem Rachentubus müssen der Kiefer in die gute Lage gehoben und der Kopf retroflektiert werden, aber es braucht jetzt weniger Kraft.

Die Einführung eines solchen Tubus soll nur wenige Sekunden in Anspruch nehmen, sonst verflacht die Narkose und die Reflexe werden so lebhaft, daß der Tubus nicht toleriert wird. Hat man sich in der Narkosetiefe getäuscht und findet, daß ein Airway Abwehr auslöst (Husten, Würgen, Laryngospasmus), dann soll man keine Sekunde zögern und ihn herausziehen, die Maske auflegen, Sauerstoff erhöhen und sachte, sachte die Atmung unterstützend die Narkose vertiefen. Obwohl in dieser Phase beide Hände beansprucht sind, muß eine ununterbrochene Verbindung zum Puls oder zu den Herztönen vorhanden sein. Ein vorher gelegtes, präcordiales Stethoskop oder ein Pulsmonitor sind unschätzbare Hilfsmittel.

Wir befürworten die Intubation freizügig vorzunehmen, außer bei kurzen Operationen. Das ist schon bald nach dem Verlust des Bewußtseins möglich, wenn man ein Relaxans zu Hilfe nimmt, oder ohne Relaxans im Toleranzstadium, entsprechend dem Stadium III/2 nach GUEDEL. Die Empfehlung der deliberaten Intubation entspringt verschiedenen Erfahrungen. Die Spontanatmung tendiert bei vielen Narkosearten zur Insuffizienz; diese kann durch Verringerung des Totraumes, eventuell durch Vertiefung der Spontanatmung mit intermittierendem Überdruck (augmented ventilation), wenn nötig durch künstliche Atmung verhütet werden. Das geht über den endotrachealen Tubus viel besser als mit Maske und „Airway". Ferner kommt es zu Schmerzen, eventuell Schwellungen und Nervenparese, wenn bei Schwierigkeiten der Kiefer längere Zeit mit Kraft vorgehalten werden muß, abgesehen davon, daß in solchen Fällen die Sicherheit des Luftweges ohne Trachealtubus doch nicht garantiert ist. Letztlich muß erwähnt werden, daß bei einer längeren Dauer der Operation eine tiefe Narkose weniger gut ertragen wird als eine flache, die sehr oft durch Relaxantien unterstützt werden muß, also künstliche Atmung erfordert. Auch besteht ohne Tubus die Möglichkeit von Laryngospasmus, vor allem bei flacher Narkose und gewissen Schmerzreizen. Gerade dann, wenn man die Narkose schnell vertiefen möchte, wird das durch Laryngospasmus unmöglich gemacht. Hier bleiben zwei Möglichkeiten. Entweder kann der Operateur einige Minuten unterbrechen, dann wird der auslösende Reiz vergehen und man kann unter höherer Sauerstoffkonzentration und sorgfältig assistierter Atmung die Narkose vertiefen, oder man gibt eine kleine Menge Succinylcholin i.v. (z.B. 25 mg des Chlorids beim Erwachsenen), wodurch der Laryngospasmus unterbrochen und die Beatmung ermöglicht wird. Falls keine Vene verfügbar ist, kann man eine doppelt so hohe Dosis Succinylcholin i.m. geben. Was immer die Ursache einer Ventilationsstörung sein mag, soll man jedenfalls die Sauerstoffkonzentration erhöhen und selbstverständlich zum Kreislauf eine Verbindung haben, sei es, daß ein Helfer den Puls palpiert, oder daß der Anaesthesist selbst via präcordiales oder oesophageales Stethoskop oder via Pulsmonitor den Puls überwacht. *Idealerweise soll bei der Anaesthesie jeder Atemzug gehört und jeder Puls bemerkt werden.*

Störender Speichel oder Bronchialschleim wird bei zweckmäßiger Prämedikation nicht vorkommen. Wenn Geräusche auf eine ungewöhnliche Sekretion hinweisen, ist daran zu denken, daß nicht nur die Prämedikation vergessen oder vielleicht unterdosiert worden ist, es kann auch eine CO_2-Retention daran schuld sein. Man versucht eine mäßige Kopftieflage zur Drainage der Sekrete, ohne daß die Maske öfter abgenommen und die Einleitung unterbrochen werden muß. Wenn das nicht reicht, soll man nicht zögern, den Rachen abzusaugen und danach die Narkose (zuerst mit niedriger Konzentration) fortzusetzen.

Bei jeder Narkoseein- und Ausleitung kommt es zu einer Erregung des Brechzentrums in der Medulla. Das heißt nicht, daß Erbrechen obligat auftritt; es kann durch Opiumderivate in der Prämedikation gefördert und durch antiemetische Präparate gehemmt werden. Jedenfalls muß man darauf gefaßt sein und schon die leichtesten beginnenden Würgbewegungen beachten. (Angenommen, es handle sich um eine elektive Operation, wobei der Kranke die letzten 8 Std nichts mehr gegessen und getrunken hat.) (Die Aspirationsgefahr bei Notfällen und bei Obstruktion des Intestinaltraktes ist im Kapitel „Erbrechen und Aspiration", S. 471 beschrieben.) Wir werden den Patienten in etwa 15° Kopftieflage bringen; der Sauger ist — wie immer — schon bereit. Nun versuchen wir, die Narkose normal zu vertiefen und mögen dadurch den Brechreflex überwinden. Bekanntlich nimmt er beim Durchschreiten des zweiten Stadiums zu und hört beim Eintritt ins dritte Stadium plötzlich auf. Gelingt das nicht und beginnt ein Brechakt, dann schalten wir auf reinen Sauerstoff (ca. 8 Liter/min) um und nehmen die Maske ab, um zu sehen, ob etwas heraufgewürgt wird. Wenn es leicht und schnell geht, bringt man den ganzen Patienten in Seitenlage. Das alleinige Drehen des Kopfes zur Seite nützt wenig. Heraufgewürgtes wird kurz abgesaugt, und sobald wie möglich wird die Maske mit Sauerstoff wieder aufgesetzt, damit bei der insuffizienten Atmung möglichst viel Sauerstoff in die Lungen gelangt. Bis das Erbrechen vorüber ist, ist die Narkose (meist) so verflacht, daß man praktisch von vorn beginnen muß.

Alle genannten Schwierigkeiten ereignen sich bei langsam anflutender Narkose eher als bei schneller Passage des zweiten Stadiums, am häufigsten beim Äther. Es braucht Übung und Erfahrung, um diese Komplikationen zu verhüten, und der Anfänger wird ihnen in der ersten Zeit seiner Ausbildung begegnen. Man kann ihm nur wünschen, daß er mit diesen Schwierigkeiten zu tun hat und sie zu überwinden lernt, denn dann wird er ein besserer Anaesthesist sein.

Zu Beginn der Operation selbst ist es ein Vorteil, wenn die reine Inhalationsnarkose etwas tiefer als nötig ist, denn nachdem der Eingriff begonnen hat, ist es leichter sie zu verflachen als zu vertiefen. Nach dem Schnitt ist es unser Bestreben, die Narkose so flach wie möglich zu halten, aber doch so tief, daß der Operateur ungestört arbeiten kann. Im Bestreben, dem Patienten so wenig Narkoticum wie möglich zu geben, darf man nicht übertreiben, denn es wäre der schlechtere Dienst am Patienten, wenn die Operation wegen störender Reflexe erschwert und verlängert würde. Gerade die stärkere Relaxation, die zum Verschluß der Abdominalhöhle nötig ist, muß man zeitig voraussehen und die Narkose entsprechend verstärken. Es hat wenig Bedeutung, wenn im Falle der Äthernarkose, das Aufwachen wegen dieser Vertiefung am Ende der Operation um 10 min später erfolgt.

Während des Eingriffes sollen Lungenventilation und Kreislauf kontinuierlich überwacht werden. Hinzu kommt ein öfterer Blick ins Operationsfeld, um sich über den Stand der Operation, die Muskelentspannung und den Blutverlust sowie über die Farbe des Blutes zu orientieren. Das heißt nicht, daß der Anaesthesist zuschauen soll, wie man operiert, im Gegenteil, seine Aufmerksamkeit gehört den Vitalfunktionen und dem richtigen Funktionieren des Gerätes. Gemeint ist ein kurzer Blick ins Operationsfeld alle paar Minuten. Es soll nicht so sein, daß der Operateur den Anaesthesisten auf einen größeren Blutverlust, ungenügende Entspannung oder dunkle Farbe des Blutes aufmerksam machen muß, obwohl ein verständiger Chirurg gerade den jüngeren Narkotiseur in diesen Dingen freundlich unterstützen wird.

Am Schluß wird man einige Minuten lang Sauerstoff (ca. 8 Liter/min) geben, wenn eine Lachgasnarkose durchgeführt worden ist, oder wenn man extubieren muß. In allen anderen Fällen darf man Luft atmen lassen, vorausgesetzt, daß der Patient adäquat atmet. Im Zweifel ist es nie falsch, für eine Weile höhere Sauerstoffkonzentrationen zu geben, sei es, daß man die Maske dazu verwendet, oder daß man über einen Nasenkatheter 2 bis 4 Liter/min O_2 einführt.

Man muß jetzt grundsätzlich mit denselben Schwierigkeiten rechnen wie bei der Einleitung und dieselben Mittel sinngemäß anwenden. Man kann nicht genug betonen, daß der Aufwachende dauernd beaufsichtigt sein muß, am besten durch den Anaesthesisten selbst, oder durch eine besonders ausgebildete Hilfsperson. Es führt unweigerlich zu Komplikationen, wenn der Patient von inkompetenten Leuten weggeführt wird, während der Anaesthesist seinen Apparat aufräumt. Solange das Bewußtsein fehlt, bringt man Frischoperierte in Seitenlage.

Die Übergabe an die nächste verantwortliche Person ist immer eine gefährliche Nahtstelle. Diese Übergabe erfolgt am besten wie ein kleines, festgeregeltes Zeremoniell: alle Verordnungen für die nächsten Stunden sollen schriftlich vorliegen und vom Nächstverantwortlichen gelesen werden. Er soll Gelegenheit haben, Fragen zu stellen, bevor der Anaesthesist weggeht.

δ) Die Beurteilung der Tiefe einer Inhalationsnarkose

Die Einteilung der Narkose in oberflächliche und tiefe Narkosestadien ist zur Vermeidung einer unnötigen Beeinträchtigung des Allgemeinzustandes durch die potentiell tödlich wirkenden Anaesthetica sehr wichtig. Im Hinblick auf den notwendigen Grad von Muskelrelaxation sollte die Narkosetiefe auch feinreguliert werden können, denn die genügenden und ungenügenden Blutkonzentrationen liegen nahe beisammen. Einerseits möchte man möglichst wenig geben, d.h. nur bis zum Verschwinden des Bewußtseins, andererseits darf der Operateur durch eine lebhafte Reflexerregbarkeit oder Muskelspannung nicht behindert werden. Wir möchten die Narkosetiefe, resp. den Blutgehalt, von Minute zu Minute feststellen können und das möglichst exakt. Das ist einmal durch physikalisch-chemische Analysen des arteriellen, nach einiger Dauer der Narkose auch des venösen, Blutes oder des endexspiratorischen Gases möglich, aber relativ umständlich und zeitraubend. Die Apparaturen findet man nur in wenigen, besonders gut eingerichteten Krankenhäusern. Zum andern gibt es sehr brauchbare klinische Symptome, die beispielsweise bei Äthernarkose eine sehr feine Unterscheidung der verschiedenen Stadien und Stufen erlauben. Letztlich kann auch das Elektroencephalogramm zur Beurteilung der Narkosetiefe herangezogen werden.

Obwohl schon Plombey 1847 und im gleichen Jahr John Snow die Einteilung in drei resp. vier Narkosestadien vornahmen, hat erst Guedel während des ersten Weltkrieges die Unterteilung vorgenommen, die auch heute noch allgemein gebraucht wird. Die Symptome kann man am besten bei einer Substanz beobachten, die langsam anflutet und keine Atemdepression verursacht, praktisch also mit Äther. Es ist so, daß der Patient zu einem über seine Narkosetiefe spricht, nur nicht mit seiner Stimme, sondern mit seinen Augen, Puls, Thorax und Abdomen. Man muß hören und interpretieren.

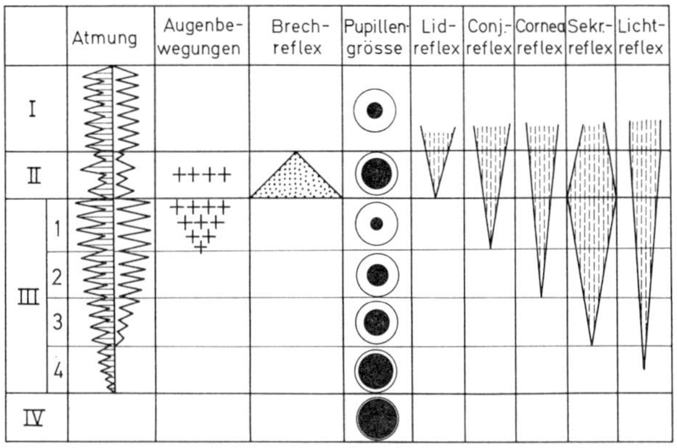

Abb. 5. Die wichtigsten Zeichen der Narkose bei verschiedenen Narkosetiefen

1. Narkosestadien – Unterteilung nach Guedel (Abb. 5)

a) Stadium I. Das erste Stadium reicht vom Beginn der Anaesthesie bis zum Verlust des Bewußtseins. Es scheint, daß jene Hirnteile zuerst, resp. am stärksten, betroffen werden, die sich phylogenetisch zuletzt entwickelten. Das Denken und die Gedächtnisfunktion gehören zum ersten, das gestört wird, ebenso die Orientierung über Zeit und Ort. Dieses Stadium wird auch als Stadium der Analgesie bezeichnet, was irreführend ist, denn tatsächlich sind die Schmerzperzeption und Leitung nicht wesentlich gedämpft. Was sich hauptsächlich ändert ist die Schmerzwahrnehmung und Bewertung. Man kann deshalb schmerzhafte Manipulationen vornehmen, die der Patient normalerweise nicht aushalten würde. Gleichzeitig ist die Koordination des Denkens und Handelns in ähnlicher Weise gestört wie beim akuten Alkoholrausch, weshalb man das Stadium auch Rauschstadium nennt. Diese Narkosetiefe ist also *charakterisiert durch Desorientierung mit abnehmender Wahrnehmung des Schmerzes.* Gewöhnlich erinnert man sich an den Schmerz nicht mehr.

Der Übergang ins zweite Stadium wird durch kein spontanes Symptom angezeigt. Wegweisend ist das Fehlen des Blinzelreflexes beim Berühren der Wimpern oder das Fehlen einer Reaktion auf lauten Anruf. *Amnesie* besteht aber schon vorher, wenn der Patient zum Beispiel die Aufforderung den Mund zu öffnen noch befolgt, aber den Mund nicht mehr schließt.

Unter der Wirkung eines intravenösen Barbiturates ist das I. Stadium durch Amnesie, aber heftige Reaktion auf schmerzhafte Reize gekennzeichnet. Das Fehlen des Wimpernreflexes zeigt an, daß genug Barbiturat gespritzt worden ist, um die Maske aufzusetzen und mit Inhalationsanaesthesie zu beginnen, resp. um ein curare-artiges Präparat zu geben. Für die Gabe von Succinylcholin ist eine Vertiefung über diesen Punkt hinaus geraten.

b) Stadium II. Das zweite Stadium reicht vom Moment des Bewußtseinsverlustes bis zum Auftreten einer regelmäßigen, maschinenartigen Atmung. Es ist das Stadium des Träumens. Das Bewußtsein ist erloschen, die Zentren der höheren Kontrolle sind ausgeschaltet und lassen den sekundären Zentren unbeherrscht freien Lauf. Die Reaktion auf Reize ist übertrieben und äußert sich bisweilen in mehr oder weniger starker Erregung. Man hat den Eindruck, daß auch innere Reize, Angst und Aufregung nach Verlust des Bewußtseins das Bild beherrschen und daß sich die psychologisch adäquate Führung des Patienten auf der Station und auf dem Gang zur Operation bis zum III. Stadium auswirken. Äußere Reize wie Lärm und Berührung des Kranken sollten immer vermieden werden.

Während des zweiten Stadiums ist die Atmung meist unregelmäßig. Alle Typen von Atemveränderungen kommen vor und wechseln miteinander ab. Bald ist die Atmung beschleunigt, bald verlangsamt, tiefe Atemzüge wechseln mit oberflächlichen ab. Atempausen sind manchmal bedingt durch einfaches Atemanhalten oder durch Laryngospasmus, beides im zweiten Stadium keine ungewöhnliche Erscheinung.

Die äußeren Augenmuskeln sind im Excitationsstadium sehr lebhaft tätig. Die Augen rollen hin und her, oder der Blick ist starr und extrem nach einer Seite gerichtet. Seltener beobachtet man stark konvergentes oder divergentes Schielen. Die Pupillen sind ohne medikamentöse Vorbehandlung erweitert und zeigen ein lebhaftes Spiel bei Lichteinfall.

Der Tonus der Skeletmuskulatur ist erhöht. Nicht selten sind die Hände geballt, oder die Finger werden maximal gespreizt.

Im zweiten Stadium ist die Sekretion von Tränen, Speichel und Bronchialschleim erhöht, so daß wir eine übermäßige Verschleimung durch entsprechende Vorbehandlung mit einem Anticholinergicum bekämpfen müssen.

Die Excitation des zweiten Stadiums kommt nicht nur bei der Einleitung, sondern auch beim Abfluten der Narkose vor. Der Mechanismus ist derselbe, ob die Narkose beginnt oder ob sie aufhört. Doch ist das Delirium der Abflutung allgemein weniger heftig als jenes der Einleitung. Nach kurzen Operationen und ohne beruhigende Vorbehandlung besteht aber durchaus die Möglichkeit heftiger Excitation vor dem Erwachen.

Im zweiten Stadium besteht im Gegensatz zum ersten eine erhöhte Gefahr, weil der Kranke bewußtlos und die allgemeine nervöse Erregbarkeit gesteigert ist. *Mit der Trübung und dem Verschwinden des Bewußtseins beginnt recht eigentlich die Kette der Gefahren einer Narkose. Vom Augenblick des Bewußtseinsverlustes an ist ein Mensch als völlig hilflos zu betrachten. Er ist auf die Fürsorge anderer angewiesen und darf nicht mehr aus den Augen gelassen werden, bis er wieder bei Bewußtsein ist und zu sich selbst sehen kann.*

Typisch für das zweite Stadium ist ein erhöhter Katecholamingehalt des Blutes und entsprechende Rhythmusstörungen des Herzens, die bei gewissen, das Myokard sensibilisierenden Anaesthetica häufiger auftreten als bei anderen. Der Blutdruck steigt gewöhnlich an.

Man begegnet den Gefahren des Excitationsstadiums durch bequeme Rückenlage und Fixation des Patienten auf dem Tisch und vor allem durch eine geeignete medikamentöse Vorbehandlung resp. psychologisch geschicktes Vorgehen.

Bei der Einleitung der Narkose selbst müssen wir alle Reize fernhalten. Ein ruhiger Vorbereitungsraum ist unerläßlich, wenn die Narkoseeinleitung kunstgerecht durchgeführt werden soll. Jede Berührung und Erschütterung ist zu vermeiden. Die Desinfektion der Haut soll entweder vor Narkosebeginn oder erst nach Erreichen des Toleranzstadiums vorgenommen werden.

Die Ausführungen lassen auch erkennen, daß man mit der Operation nicht beginnen soll, solange sich der Kranke im zweiten Narkosestadium befindet. Meistens verhält es sich so, daß ein Narkotisierter im zweiten Stadium übermäßig reagiert. Eventuell wälzt er beim Hautschnitt den ganzen Körper zur Seite.

Während also die meisten Kranken im dritten Stadium der Narkose operiert werden sollen, gibt es solche, welche jede Vertiefung der Allgemeinbetäubung über das Notwendigste hinaus schlecht vertragen. Es handelt sich hauptsächlich um greise Leute und solche, die durch eine Krankheit sehr geschwächt wurden. Sie zeigen keinerlei Fähigkeit zur Excitation, und es besteht kein Grund, die Narkose zu vertiefen. Erstaunlicherweise ist selbst die Muskulatur so weit erschlafft, daß man im Abdomen unbehindert operieren kann. Jede weitere

Anreicherung des Körpers mit dem Narkosemittel ist unnötig und verstärkt Nebenwirkungen.

c) Stadium III. Das dritte Stadium, auch Toleranzstadium genannt, beginnt mit dem Einsetzen einer regelmäßigen, maschinenartigen Atmung und reicht bis zum Aufhören der Spontanatmung. Dieses Stadium ist bei reiner Inhalationsnarkose erforderlich, um alle störenden Schmerzreaktionen auszuschalten und um die Operation durch Muskelerschlaffung zu erleichtern. Das Stadium III wurde von GUEDEL in 4 Unterabteilungen geteilt, die man Stufen nennt. Diese feine Unterscheidung ist nötig, weil in dieser Narkosetiefe die Gefahren schnell zunehmen, hauptsächlich die direkten myokard- und die atemdepressorischen Effekte. Optimale Operationsbedingungen bieten sich nur in der ersten und zweiten Stufe, während in der dritten Stufe die Bedingungen bereits wieder schlechter werden. Bei einer längeren Operationsdauer und Spontanatmung soll mit Rücksicht auf den Gasaustausch die zweite Stufe nur minutenweise, z.B. für die Eröffnung und den Verschluß des Abdomens, erreicht werden.

In Abb. 5 sind die *wegweisenden Symptome* in der Reihenfolge ihrer Wichtigkeit verzeichnet.

Es ist beizufügen, daß man auf Grund eines einzigen Symptoms noch nicht auf eine bestimmte Narkosetiefe schließen darf. Nur die Auswertung möglichst vieler Symptome gibt ein hinreichendes Bild über die Narkosetiefe. Selbst dann sind Täuschungen möglich. Man beobachtet namentlich bei Schwerkranken oder alten Patienten Unregelmäßigkeiten in der Reaktion des Körpers auf Narkose. So haben z.B. sehr geschwächte Leute schon in ganz oberflächlicher Narkose so ausgeprägte Muskelentspannung, wie man sie sonst nur in tiefer Narkose findet.

Die Veränderung der Atemtätigkeit. Der Ablauf der Atmung gibt weitaus die wichtigsten Anhaltspunkte. Bei zunehmender Narkosetiefe hört nicht die gesamte Atemtätigkeit gleichzeitig auf. Es ist vielmehr so, daß die einzelnen Komponenten einzeln der Reihe nach versagen. Der in der phylogenetischen Entwicklung zuletzt erworbene Atemmotor, nämlich die Intercostalmuskulatur (Thoraxatmung), wird zuerst betroffen. Sie erweist sich gegen Narkosemittel empfindlicher als der entwicklungsgeschichtlich primitivere Vorgang der Zwerchfellatmung. Bei der Äthernarkose besteht ein deutliches Intervall zwischen dem Stillstand der Thorax- und der Zwerchfellatmung.

Um Mißverständnissen vorzubeugen, muß in diesem Zusammenhang die auxilläre Atmung erwähnt werden. Sie ist eine Hilfsatmung und setzt erst ein, wenn die normale Atemtätigkeit durch Zwerchfell und Thorax nicht mehr genügt. Sie wird durch das Bewußtsein und den Willen aufrecht erhalten und gesteuert. Ihre Betätigung hört mit dem Verlust des Bewußtseins auf, also in der Narkose gegen Ende des ersten Stadiums.

In Abb. 5 ist die Atmung während einer Äthernarkose schematisch dargestellt. Die verschiedene Größe der Ventilation spiegelt sich in der Größe des Ausschlages wider. Wie schon früher erwähnt, kennen wir in den ersten beiden Narkosestadien keine regelmäßig auftretende und typische Veränderung der Atmung. Im zweiten Stadium ist einzig charakteristisch, daß die Atemtätigkeit alle möglichen Arten von Unregelmäßigkeiten annehmen kann.

Wenn die Atmung regelmäßig und gleichmäßig wird, ist die erste Stufe des Toleranzstadiums erreicht. Von diesem Augenblick an bleibt die Atemtätigkeit rhythmisch und gleichmäßig. Man macht außerdem die Beobachtung, daß sich das Atemvolumen beim Übergang vom zweiten ins dritte Stadium vergrößert und es besteht eine leichte Hyperpnoe, solange die Narkose in der ersten Stufe bleibt. Verweilt man längere Zeit in dieser Stufe, so nähern sich im allgemeinen Atemvolumen und Frequenz allmählich der Norm.

Die Art der Operation ist auf die Atemtätigkeit nicht ohne Einfluß. Gerade in der ersten Stufe des Toleranzstadiums beobachten wir sehr häufig eine Veränderung des Atemvolumens und der Frequenz durch den jeweiligen Operationsakt.

Stark traumatisierende Eingriffe in der Tiefe einer Körperhöhle veranlassen deutliche Schwankungen, während leichtere Operationen an der Körperoberfläche oder in der Peripherie nur zu geringen Veränderungen Anlaß geben. Starke Reflexstimulation bei tiefen Eingriffen äußert sich vorwiegend in Hyperventilation. Bei Reizung der oberen autonomen Nervengeflechte des Abdomens kommt es bisweilen auch zu kurzdauernder Apnoe, die von Hyperpnoe gefolgt wird (Plexus-coeliacus-Reflex). Beim Abschaben des Periostes, hauptsächlich desjenigen der Rippen, beobachtet man mit großer Regelmäßigkeit einen kurz dauernden Atemstillstand, der für die oberflächliche Narkose der ersten Stufe sehr charakteristisch ist. Die Reizung der Trachealschleimhaut durch Schleim oder einen Tubus und das Operieren an der Pleura oder am Lungenhilus lösen bisweilen Husten aus. Die Atemtätigkeit wird auch durch medikamentöse Vorbehandlung beeinflußt. Wir dosieren und kombinieren die Medikamente so, daß ihre atemlähmende Wirkung möglichst wenig in Erscheinung tritt.

Beim Vertiefen der Narkose zeigt sich vorerst keine sehr starke Veränderung des Atemtypus. Die obere Thoraxhälfte, welche in der ersten Stufe ausgiebig mitatmet, wird ruhig. In diesem Augenblick ist die zweite Stufe des Toleranzstadiums erreicht. Die Atemexkursionen werden jetzt hauptsächlich durch den mittleren und unteren Teil des Thorax und durch das Zwerchfell besorgt. Aus diesem Grunde ist in der Stufe 2 das Atemholen etwas geringer als in Stufe 1 und entspricht ungefähr dem normalen Ruhevolumen des betreffenden Kranken. Der mäßige Rückgang der Thoraxatmung in der zweiten Stufe wird durch etwas kräftigere Exkursionen des Zwerchfells kompensiert.

Die Vertiefung der Narkose gibt sich auch an dem geringen Effekt von Reizen zu erkennen. Bei Manipulationen in der Tiefe einer Körperhöhle treten die unter Stufe 1 beschriebenen reflektorischen Atemveränderungen nicht mehr auf. Der Hustenreflex ist völlig unterdrückt.

In der ersten und zweiten Stufe beginnt die Exkursion von Thorax und Zwerchfell bei der Inspiration im gleichen Moment. Diese Beziehung ändert sich in der dritten Stufe. Wir sprechen vom Eintritt in die dritte Stufe, wenn die inspiratorische Exkursion des Thorax zeitlich hinter derjenigen des Zwerchfells nachhinkt, mit anderen Worten, in der dritten Stufe kontrahiert sich das Zwerchfell vor den Intercostalmuskeln. Die Verzögerung der thorakalen Atmung kann palpiert werden, bevor sie sichtbar wird. Der Narkotiseur legt die Finger flach auf die Thoraxvorderseite, den Ellbogen auf den Operationstisch, den Handballen auf die Clavicula aufgestützt. Er wird spüren, daß sich der Thorax erst zu heben beginnt, nachdem das Zwerchfell seine Kontraktion schon begonnen hat. Bald darauf wird die Lähmung der Mm. intercostales in dem Maße, wie sich die Narkose vertieft, auch deutlich sichtbar. Es kommt ein Moment, wo sich der Thorax erst erweitert, nachdem das Zwerchfell schon seine ganze Atemexkursion ausgeführt hat. Ja es ist sogar möglich, daß der Thorax bei Beginn der Einatmung etwas einsinkt, statt sich, wie normalerweise, zu heben. Man spricht von paradoxer Atmung. Alle diese Veränderungen beruhen auf der zunehmenden Schwächung und Lähmung der Intercostalmuskeln, die von oben nach unten fortschreitet. Am tiefsten Punkt der dritten Stufe sind alle Mm. intercostales gelähmt.

Die Beobachtung der Paradoxatmung ist etwas sehr Wichtiges, weil sie nicht nur der Ausdruck des normalen Narkoseablaufs zu sein braucht. Sie kann unter Umständen die Folge einer Verlegung der Atemwege sein. Bei jedem Auftreten paradoxer Atmung ist daher zu entscheiden, ob hier eine tiefe Narkose oder eine Atembehinderung zugrunde liegt. Die paradoxe Atmung auf Grund einer Schwächung der Mm. intercostales tritt bei muskelschwachen Individuen, hauptsächlich bei Kindern, schon in der ersten Stufe des Toleranzstadiums auf. Ihr Thoraxgerüst ist noch derart elastisch, daß es viel leichter einsinkt als bei Erwachsenen und kräftigen Leuten. Bei älteren Personen tritt paradoxe Atmung unter Umständen überhaupt nicht auf, da ihr Brustkorb unelastisch geworden ist und sich weder deutlich heben noch senken kann.

Sobald die Intercostalmuskulatur mehr und mehr der Lähmung verfällt, muß das Zwerchfell kompensierend eingreifen. Seine Exkursionen sind in der dritten Stufe deutlich akzentuiert, aber bei weitem nicht in der Lage die verminderte Thoraxatmung zu kompensieren. Die Zwerchfelltätigkeit kann die Leber und die oberen Bauchorgane kräftig und ruckartig nach unten schieben, was im Falle einer Abdominaloperation als störend empfunden wird. Diese heftige Auf- und Abbewegung des Abdominalinhaltes wird manchmal mit Bauchdeckenspannung der oberflächlichen Narkosestufen verwechselt.

Die in der zweiten Stufe beginnende und am Ende der dritten Stufe vollständige Lähmung der Thoraxatmung ist eines der regelmäßigsten Symptome der Narkose. Daneben gibt es noch eine Anzahl von Narkosesymptomen, die mit dem Atemvorgang in Zusammenhang stehen, sich aber viel weniger regelmäßig einstellen. Ihr Zusammenhang mit den Atemveränderungen durch die Anaesthesie ist nicht gesichert. Die Bedeutung dieser Symptome für die Praxis ist sehr gering, so daß man auf eine Aufzählung verzichten kann. Es sei hier nur ein Symptom herausgegriffen, weil es nicht selten beobachtet wird und eindrucksvoll ist. Es handelt sich um abnorme, verschieden starke Auf- und Abbewegungen des Kehlkopfes und der Luftröhre (tracheal tug). Sie beginnen nach Einsetzen der Intercostales-Schwächung oder -lähmung. Besonders bei Kindern ist diese Bewegung manchmal so stark, daß der ganze Kopf bei jeder Einatmung nickt. Durch Betätigung der vorderen Halsmuskeln überträgt sich diese Ruckbewegung auch auf den Unterkiefer und den Kopf.

Der Übergang in die vierte Stufe des Toleranzstadiums ist unverkennbar. Die Mm. intercostales sind gelähmt und allein das Zwerchfell kontrahiert sich noch. Seine Exkursionen sind nun nicht mehr so kräftig wie in der dritten Stufe. Das Atemvolumen sinkt sehr stark ab und reicht niemals aus, das Atembedürfnis zu befriedigen. So sind schon die dritte und vierte Stufe des Toleranzstadiums mit einem asphyktischen Zustand verbunden, obwohl erst das nächsttiefere als das Stadium der Asphyxie bezeichnet wird.

Die Exkursionen des Zwerchfells, welche beim Eintritt in die vierte Stufe noch regelmäßig sind, werden beim weiteren Vertiefen der Narkose unregelmäßig und fallen zum Teil aus. Die Stimmbänder sind schon in der dritten Stufe vollständig gelähmt. Sie stehen in „Kadaverstellung“ und werden durch den Luftstrom in Schwingungen versetzt. Dadurch entsteht ein leiser, eher tiefer Ton. Man spricht von der Phonation der drohenden Asphyxie.

Wird die unterste Stufe des Toleranzstadiums überschritten, dann kommt man in den Bereich der unmittelbaren Lebensgefahr, nämlich in das vierte Stadium der Narkose, das Stadium der Apnoe und der drohenden Herzlähmung.

Beim Abfluten oder Abebben der Narkose erscheinen alle Atemveränderungen in umgekehrter Reihenfolge wieder. Alle Symptome sind in der entsprechenden Stufe dieselben, gleichgültig, ob die Narkose anflutet oder abebbt. Das Zwerchfell nimmt als erstes seine Atemtätigkeit wieder auf, dann folgen die unteren, später die oberen Intercostalmuskeln. Die regelmäßige und gegenüber der Norm leicht erhöhte Atemtätigkeit des oberflächlichen dritten Stadiums wird beim Eintritt ins zweite Stadium wiederum unregelmäßig, eventuell treten wieder Spasmen und Preßatmung auf. Ebbt die Narkose weiter ab, so wird die Atmung normal.

Die Bewegungen der Augäpfel. Beim Eintritt ins Toleranzstadium sind die äußeren Augenmuskeln noch lebhaft tätig. Wie schon im Abschnitt über das zweite Stadium beschrieben, handelt es sich um eine unwillkürliche Tätigkeit. In Abb. 5 ist sie mit + + + + bezeichnet.

Der nervöse Mechanismus dieser Bewegungen ist nicht genau bekannt. Trotzdem ist ihre Beobachtung für die Bestimmung der Narkosetiefe wichtig, besonders auch deshalb, weil die Augen meistens leicht betrachtet werden können. Manchmal muß man bei Operationen am Kopf aus Gründen der Asepsis auf die Beobachtung der Augenbewegungen verzichten.

Die Augenbewegungen im Excitationsstadium und im oberflächlichen Toleranzstadium beruhen auf der abwechslungsweisen Kontraktion und auf dem ungleichmäßigen Tonus antagonistischer Muskel. So kommt es zu Hin- und Herrollen der Augen in seitlicher Richtung. Andere als seitliche Bewegungen kommen auch vor, jedoch seltener. Gelegentlich beobachtet man Auf- und Abbewegungen der Augen oder einen rotatorischen „Nystagmus“. In den meisten Fällen sind die Augenbewegungen koordiniert, d.h., beide Augen bewegen sich in gleicher Richtung. Nicht so selten sieht man auch unkoordinierte Augenbewegungen, nämlich dann, wenn der eine Muskel überwiegt, so daß das betreffende Auge für sich zur Seite blickt.

Eine solche koordinierte oder unkoordinierte Augenstellung kann einige Minuten lang anhalten, dann nachlassen und einer gegensätzlichen Blickrichtung Platz machen. Bei ungleichmäßiger Kontraktion verschiedener Muskel kann jede denkbare Kombination abnormer Augenstellungen vorkommen.

In unserer graduellen Bezeichnungsweise bedeuten + + + + eine lebhafte Tätigkeit der Augenmuskel, z.B. starkes Augenrollen oder eine maximale Abweichung des Augapfels von der Mittelstellung. Ein Patient, der diesen Grad von Augenbewegungen aufweist, befindet sich entweder im zweiten oder im oberflächlichsten dritten Stadium. Indem die Narkose tiefer schreitet, werden die Augenbewegungen weniger lebhaft, und wir bezeichnen diesen Grad mit + + + oder + +. Ein + bedeutet geringe Augenbewegungen oder ganz leichte Abweichung von der Mittelstellung, wie es dem tiefen Abschnitt der ersten Stufe (III/1) entspricht. In der Regel behält ein Narkotisierter einen bestimmten Typus von Augenbewegungen während der ganzen Narkose bei, z.B. Augenrollen oder Schielen.

Bei kurzer Besichtigung der Augen können Augenbewegungen scheinbar fehlen. Wenn man aber einige Sekunden lang beobachtet, kommt es vor, daß sich ein Auge langsam von einer Seite nach der anderen bewegt, oder daß es mit einer raschen Zuckung von der Mittelstellung nach einem Augenwinkel und zurück schnellt. Wird nur ein Auge geöffnet, dann können Bewegungen leicht übersehen werden; es ist besser, beide Augen wenigstens 10 sec lang gleichzeitig zu beobachten.

Nur das Vorhandensein der beschriebenen Augenbewegungen und der Abweichung des Augapfels von der Mittelstellung (Schielen) darf als Narkosezeichen bewertet werden. Die Art der Bewegungsanomalie ist dabei bedeutungslos.

Im Falle einer akuten schweren Asphyxie kommt eine Stellungsanomalie der Augen vor, die als harmloses Narkosezeichen ausgelegt werden könnte. In diesem Zustand, der z.B. bei der asphyxierenden Lachgasnarkose beobachtet werden kann, ist der extreme Blick nach oben, seltener nach unten, charakteristisch.

Gleichzeitig sind die Pupillen weit dilatiert, im Gegensatz zur Narkose der ersten Stufe, wo die Pupillen eng sind.

Überschreitet die Narkose die Tiefe der ersten Stufe, dann sind die Augenmuskel gelähmt und erschlafft, so daß das Auge zentriert stillsteht. Wenn wir also keine Bewegungen der Augen und kein Schielen mehr finden, nehmen wir an, daß die Narkose bis zur Stufe 2 oder tiefer vorgedrungen ist, und finden diese Annahme bestätigt, wenn der Atemtypus dazu paßt. Es gibt allerdings Narkotisierte, bei denen wir keine Augenbewegungen und kein Abweichen von der Mittelstellung finden, obwohl sie die Stufe 1 noch nicht überschritten haben. Das ist möglich, wenn der Bewegungsantrieb der Augen fehlt, wie z.B. bei vielen Schwerkranken, oder dann, wenn alle Augenmuskeln gleichmäßig angespannt sind, so daß das Auge dadurch starr fixiert wird. Steigt die Narkose aus einer tiefen Stufe in die erste auf, so kehrt die Augenunruhe wieder zurück und wird um so lebhafter, je näher das Excitationsstadium der Abflutung herankommt.

Nachdem die Narkose ins erste Stadium aufgestiegen ist, besteht oft noch eine Zeitlang Nystagmus Die Kranken empfinden während dieser Zeit Schwindel und haben Brechreiz. Sie fühlen sich im Liegen besser als beim Aufsitzen und bei geschlossenen Augen ist der Schwindel weniger stark.

Reaktion der Pupillen. Am wenigsten lassen sich die Reaktionen der Pupillen schematisieren, weil sie sehr variabel sind, und weil eine erhebliche Abhängigkeit von der Prämedikation besteht. Immerhin ist es möglich, gewisse Richtlinien der Pupillenreaktionen aufzustellen (Abb. 5), welche mit anderen Symptomen zusammen betrachtet, wertvoll sind.

Bei der Beurteilung der Pupillen kommt es in erster Linie auf die Beobachtung der Pupillenerweiterung an. Die Ursache für eine Dilatation ist entweder reflektorischer oder paralytischer Art. Eine reflektorische Pupillenerweiterung beobachten wir im ersten und zweiten Stadium, worauf wir in den entsprechenden Abschnitten schon hingewiesen haben. Sie ist ein Zeichen emotioneller Erregung, der Angst oder von Schmerzen.

Im Toleranzstadium kommt die schmerzbedingte Pupillenerweiterung im oberen Teil der ersten Stufe noch vor. Sie ist schwierig zu beobachten, da die Pupillen in diesem Stadium eng sind und sich z.B. beim Hautschnitt meist nur eine Spur erweitern. Diese Beobachtung ist ein Hinweis darauf, daß, auch wenn keine Abwehr mehr eintritt, die schmerzleitenden Bahnen und Zentren teilweise noch funktionieren. Die Schmerzwahrnehmung ist in diesem Stadium mit Sicherheit ausgeschaltet. Auf keinen Fall kommt es zu ausgesprochen weiten Pupillen. Starke Pupillenerweiterung ist paralytischer Art und eines der wichtigsten Gefahrensymptome.

Paralytische Pupillendilatation tritt in den tieferen Stufen des Toleranzstadiums als Folge der lähmenden Wirkung des Narkosemittels auf. Abb. 5 gibt das Verhältnis annähernd wieder, wenn kein Morphin und kein Atropin gegeben wurde. Zu Beginn des Toleranzstadiums finden wir enge Pupillen. Von da an wird die Pupille zunehmend größer, so wie die Narkose durch die zweite und dritte Stufe fortschreitet. In dei vierten Stufe ist die Erweiterung vollständig. Dieses Schema gilt nicht nur für die Äthernarkose, sondern auch für alle anderen Narkosemittel in gleichem Sinne. Mittel, welche eine gute Muskelerschlaffung zu erzeugen imstande sind, haben im allgemeinen eine stärkere pupillendilatierende Wirkung als die anderen. Bei paralytischer Pupillendilatation besteht immer auch eine erhebliche Reduktion der Herzleistung infolge einer direkten myokarddepressorischen Wirkung des Anaestheticums.

Nach Prämedikation mit Morphin oder Atropin oder ähnlich wirkenden Substanzen haben die Pupillensymptome nicht mehr die gleiche Bedeutung. Werden beide Medikamente gleichzeitig gegeben, so erkennen wir regelmäßig eine etwas überwiegende, pupillenverengende Wirkung des Morphins.

Die Muskelerschlaffung. Die Beobachtung der Muskelerschlaffung gibt uns ebenfalls Hinweise auf die Narkosetiefe. Wir können anhand des Fehlens oder Vorhandenseins von Muskelspannung jedoch nur unterscheiden, ob die Narkose tief oder oberflächlich ist. Eine feinere Unterscheidung der Stadien und Stufen ist nicht möglich. Das beruht hauptsächlich auf zwei Ursachen.

1. Es gibt große individuelle Schwankungen des Muskeltonus. Kleine Kinder, geschwächte und greise Patienten erschlaffen in relativ oberflächlicher Narkose schon vollständig. Kräftige Individuen in mittlerem Lebensalter zeigen demgegenüber einen starken Muskeltonus, welcher erst in ziemlich tiefer Narkose (III/2) verschwindet.

2. Die Skeletmuskulatur erschlafft in der Narkose in einer bestimmten Reihenfolge. Einzelne Muskel und Muskelgruppen können ihren Tonus

schon verloren haben, wenn andere noch spannen. Bei der Inhalationsnarkose beobachten wir die gleiche Reihenfolge wie bei der Curare-Lähmung. Zuerst erschlaffen die Muskel am Kopf und am Hals, dann die der Extremitäten. Es folgen die Muskel des Rumpfes, welche, an der Schulter beginnend, in absteigender Reihenfolge erschlaffen. Zuletzt erlahmt das Zwerchfell. Wir können also nicht einfach von Muskelerschlaffung sprechen, sondern wir müssen spezifizieren und sagen: Erschlaffung des Kiefers, der Extremitäten oder der Bauchdecken usw. Trotz weitgehender individueller Variationen ist die Beobachtung der Muskelerschlaffung als Narkosesymptom aus folgenden Gründen sehr wichtig.

Mit Rücksicht auf den Kranken könnte man die meisten Operationen in sehr oberflächlicher Narkose durchführen. Jede Vertiefung der Allgemeinbetäubung über die oberflächliche Stufe III/1 hinaus geschieht hauptsächlich mit Rücksicht auf den Chirurgen, damit er an einem bewegungslosen und spannungsfreien Patienten operieren kann. Diesen Vorteil erkaufen wir mit einer größeren Gefährdung des Kranken. Der Narkotiseur muß deshalb in jedem Fall nach Beginn der Operation versuchen, die Anaesthesie bis zu demjenigen Stadium zu verflachen, welches zur Durchführung des geplanten Eingriffes eben genügt. Die Grenze wird durch die Rückkehr einer zu starken Muskelspannung gesetzt.

Der Narkotiseur hat die Möglichkeit, an gewissen, ihm zugänglichen Muskeln festzustellen, ob Erschlaffung im Operationsgebiet eingetreten ist. Solange die äußeren Augenmuskeln tätig sind, müssen wir annehmen, daß auch die Kiefer-, Extremitäten- und Rumpfmuskulatur noch unter Spannung steht; verharren die Augen hingegen ruhig in Mittelstellung, dann prüfen wir die Spannung des Unterkiefers, d.h. hauptsächlich diejenige des M. masseter. Läßt sich der Unterkiefer spannungslos öffnen, dann ist der Kranke z.B. für die tracheale Intubation bereit, und wir dürfen auch eine weitgehende Erschlaffung der Extremitätenmuskulatur annehmen. Dieser Grad der Muskelentspannung genügt z.B. zur Durchführung von Operationen an gebrochenen Extremitätenknochen. Verträgt der Kranke in diesem Zeitpunkt konzentrierte Ätherdämpfe (z.B. 10 Vol.-%) ohne Abwehr, dann sind auch die Bauchdecken weitgehend erschlafft.

Der Brechreiz und der Schluckreflex. Im Verlaufe des zweiten Stadiums kommt es zum Brechreiz, der in der Tiefe dieses Stadiums am stärksten ist und mit dem Eintritt ins Toleranzstadium plötzlich und vollständig verschwindet.

Erbrechen als Narkosesymptom tritt beim Einleiten und Abfluten einer Narkose häufiger auf, wenn der Magen gefüllt ist, und wenn die Passage des Excitationsstadiums langsam vor sich geht. Es ist seltener bei leerem Magen und bei raschem Durchschreiten des zweiten Stadiums. Es ist nach dem Gesagten leicht verständlich, daß bei Narkosemitteln, welche langsam aufgenommen und langsam ausgeschieden werden, Erbrechen häufiger auftritt als bei rasch an- und abflutenden Narkosen. Durch Übung im Narkotisieren und Zuhilfenahme eines rasch wirkenden Einleitungsnarkoticums, wie z.B. Halothan oder Lachgas, läßt sich die Häufigkeit des Erbrechens im zweiten Stadium sehr stark vermindern. Mit dem Brechreflex ist der Schluckreflex eng verbunden. Er tritt gewöhnlich vor und nach dem Erbrechen aber auch allein auf. Gelingt es beim ersten Erscheinen des Schluckreflexes, die Narkose rasch bis ins Toleranzstadium zu vertiefen, dann läßt sich das Erbrechen vermeiden.

Der Blinzelreflex. Beim Berühren der Conjunctiva oder Cornea wird der Blinzelreflex ausgelöst, d.h. das Auge versucht sich reflektorisch blitzschnell zu schließen. Im Toleranzstadium verschwindet der durch Berührung der Conjunctiva ausgelöste Blinzelreflex beim Eintritt in die erste Stufe. Der von der Cornea ausgelöste Blinzelreflex erlischt erst beim Eintritt in die zweite Stufe.

Der Lichtreflex. Beim Einfall von Licht in das Auge verengt sich die Pupille. Dieser Reflex ist im Toleranzstadium bis in die dritte Stufe hinab zu beobachten. Er wird allmählich schwächer und hört ohne scharfe Grenze auf. Wir dürfen beim Beobachten eines lebhaften und deutlichen Lichtreflexes annehmen, daß die Narkose oberflächlich ist.

Sekretionsreflex. Im Toleranzstadium nimmt die Produktion von Speichel, Bronchialschleim und Tränen ab. Es ist nicht möglich, auf Grund der vorhandenen oder fehlenden Sekretion eine genaue Stadieneinteilung vorzunehmen, sondern wir können nur feststellen, ob die Narkose oberflächlich oder tief ist. Wie im vorherigen Abschnitt schon ausgeführt, ist der Sekretionsreflex im zweiten Stadium am lebhaftesten. Im oberflächlichen Toleranzstadium sind die Augen und Schleimhäute noch feucht, in der tieferen Narkose jedoch trocken.

d) Stadium IV. Dieses Stadium ist erreicht, wenn die Zwerchfellatmung stillsteht. Ohne Gegenmaßnahmen endet in diesem Stadium das Leben schnell, sobald die Sauerstoffreserve aufgebraucht ist. Wird hingegen künstliche Atmung ausgeführt und die Konzentration des Narkosemittels im Blut konstant erhalten, dann läßt sich das erreichte Stadium eine gewisse Zeit mit dem Leben vereinbaren. Wird die Konzentration des Narkosemittels im Blut weiterhin erhöht, dann erfolgt Herzlähmung. Wird demgegenüber mit reinem Sauerstoff oder mit Luft beatmet, dann verflacht die Narkose. Die Geschwindigkeit der Verflachung hängt hauptsächlich von der Lungenventilation und von der Löslichkeit des Narkosemittels ab.

2. Ergänzende Anmerkungen zur Narkosetiefe

Die klassischen „Narkosesymptome“ sind mit Ausnahme der Pupillen reflektorische Reaktionen der Willkürmuskulatur und verschwinden nach Gabe eines Muskelrelaxans. Mit anderen Worten: Unter der Wirkung eines Relaxans kann man die Narkosetiefe nicht mehr so leicht bestimmen und es ist möglich, daß der Patient unnötig tief oder flach anaesthesiert ist. Gegen ein „zu viel“ schützt vor allem die Gabe einer bekannten Konzentration (Flowmeter resp. quantitative Verdampfer und Inhalatoren), gegen das „zu wenig“ hauptsächlich die Beachtung gewisser subtiler Symptome einer erhöhten autonom-vegetativen Reaktion, wie Blutdruckanstieg, Pupillendilatation, Tachykardie, Salivation, Schwitzen. Überdies kommt es zu Anzeichen, die auf die Rückkehr des Bewußtseins hindeuten. Wird bei deren Erscheinen die Narkose sofort vertieft, dann besteht Amnesie; andernfalls mag der Patient mithören, eventuell Schmerzen leiden und sich am Schluß entsprechend beklagen. Solche Zeichen sind versuchtes Stirnrunzeln, versuchte, meist schwache Bewegungen der Hände, der Lippen oder der Schultern. Dahin gehören auch angedeutetes Dazwischenatmen oder Widerstand gegen die Beatmung.

Wie oben bereits erwähnt, gilt das Schema der Abb. 5 streng genommen nur für die „Mono-Narkose“ mit Äther. Bei anderen Substanzen wie Cyclopropan oder Halothan, sind einzelne Zeichen so undeutlich, daß die Bestimmung der Narkosetiefe recht unsicher wird. Bei der Kombination verschiedenartig wirkender Substanzen fällt der Wert des Schemas völlig dahin.

a) Das Elektroencephalogramm zur Bestimmung der Narkosetiefe. Bei einer fronto-occipitalen Ableitung findet man bei allen Betäubungsarten eine gewisse Einheitlichkeit der Veränderungen, aber auch subtile Zeichen, die für einzelne Substanzen charakteristisch sind. Eine Vorstellung von den encephalographisch unterscheidbaren Stadien gibt die Abb. 6.

Bei einer Lachgas + Äther-Narkose vermindert sich kurze Zeit nach Beginn der Narkoseeinleitung die Spannung der gesamten elektrischen Aktivität. Es kommt zur Desynchronisierung der normalen α-Spindeln und Übergang zu einer gleichmäßigen, schnellen Aktivität von etwa 32/sec mit niedriger Spannung. Beim Eintritt der „chirurgischen Anaesthesie“ ändert sich das Bild plötzlich und es erscheinen rhythmische Entladungen vom Typ hoher δ-Wellen von $^2/_3$ sec. Zuerst finden sie sich intermittierend die Kurve von schnellen niedrigen Wellen überlagernd, dann aber zeichnen sie fast allein, kontinuierlich und bilateral synchron das Kurven-

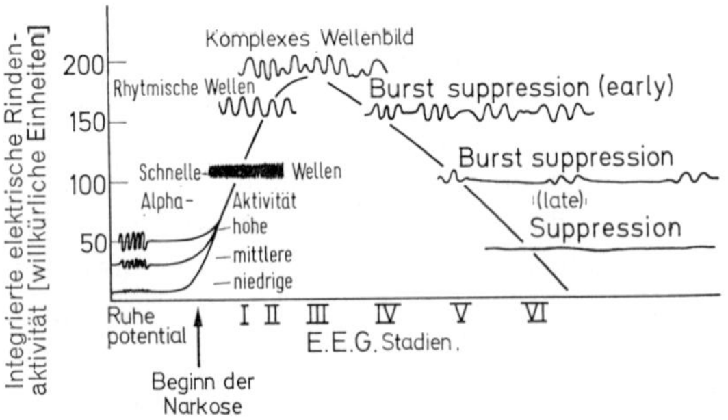

Abb. 6. Schema der typischen EEG-Veränderungen bei zunehmender Narkosetiefe. [Aus MARTIN, J. T. et al.: Anaesthesiol. **20**, 359 (1959)]

bild. Zu diesem Zeitpunkt ist der Patient bewußtlos, die Schmerzreaktionen sind aufgehoben, aber es ist noch keine allgemeine Muskelerschlaffung eingetreten.

Beim Vertiefen der Narkose werden diese δ-Wellen in Höhe und Frequenz unregelmäßig und es mischen sich hohe langsame Wellen von 1—2/sec und niedrigere, etwas schnellere von 2—4/sec unregelmäßig dazwischen. Allmählich verschwinden die schnelleren Wellen vom Deltatypus und die Spannung sinkt. Isolierte Gruppen von 1—2/sec-Wellen mit einem Intervall von 2—3/sec herrschen vor. Außer diesen zeigt die Kurve wenig andere Aktivitäten, abgesehen von leichten Abweichungen von der Basislinie. Dieses EEG-Stadium koinzidiert mit einer tiefen Narkose und allgemeiner Muskelerschlaffung.

Bei weiterer Vertiefung der Narkose werden die Amplituden noch niedriger und die Intervalle länger. Die Kurven verändern sich auch sehr empfindlich bei Sauerstoffmangel oder Hypercarbie. Jede Schwächung der Herzaktion zeigt sich im Encephalogramm, so daß dieses geradezu als Herzmonitor verwendet werden kann (FAULCONER).

Abgesehen von Artefakten, die bei einer so großen Verstärkung häufig auftreten, ist also die Interpretation der EEG-Kurven wegen der zahlreichen variablen Faktoren nicht leicht. Mit Hilfe von Frequenzanalysatoren und Integration der elektrischen Potentiale gelang es experimentell einen Servomechanismus zur Steuerung der Narkosetiefe zu konstruieren. In der klinischen Praxis konnte das EEG zur Beurteilung der Narkosetiefe bis heute keinen festen Platz erobern, vielmehr dient es der Entdeckung von Störungen, vor allem bei großen kardio-vasculären Eingriffen.

b) Bestimmung der arteriellen, bzw. der endexspiratorischen Konzentration. Das Verläßlichste ist die physikalisch-chemische Bestimmung der Anaestheticum-Konzentration im sauber entnommenen Arterienblut oder im endexspiratorischen Gas, wobei natürlich die Entnahmetechnik darüber entscheidet, ob wirklich Alveolargas oder ein Mischgas untersucht wird. Die arterielle und alveoläre Konzentration sind bei ausgeglichener Narkose gleich, aber daß ein „steady state" erreicht ist, darf man erst annehmen, wenn mehrere Proben während 10—15 min eine gleichbleibende Konzentration anzeigen.

Beim Vergleich solcher Untersuchungen mit dem klinischen Symptomenbild und mit dem EEG zeigen verschiedene Individuen in vergleichbarem Stadium verhältnismäßig große Abweichungen des arteriellen Gehalts. Das kommt in der folgenden Tabelle zum Ausdruck.

Tabelle 4

III. Stadium	Mittlerer arterieller Äthergehalt in mg/100 ml	Standard Deviation
1. Stufe	48	14
2. Stufe	74	16
3. Stufe	105	21
4. Stufe	135	22

Aus Hill, F. W., Matthews, A. E. M., Pask, E. A., Ritchie, L. W.: „Concentrations of diaethyl ether in blood during surgical anaesthesia". Anaesthesia 7, 243 (1952).

c) Technik der Inhalationsnarkose — Narkoseapparate

α) Charakterisierung der Atemsysteme

In allen Beschreibungen der Geräte für Inhalationsnarkose findet man Ausdrücke wie offenes, geschlossenes oder halbgeschlossenes System, Bezeichnungen, die nicht systematisch angewendet werden und dazu führen, daß ein- und dasselbe Gerät verschiedenen Systemen zugeteilt wird. In Anlehnung an Moyers sollen in der Folge vier Atemsysteme unterschieden werden. Kriterien für die Einteilung sind einmal das Vorhandensein oder Fehlen eines *Reservoirs* für die Atemgase, ferner die Größe der *Rückatmung*, die verhindert, partiell oder vollständig vorhanden sein kann (Tabelle 5).

Tabelle 5

Bezeichnung des Atemsystems	Reservoir	Rückatmung
Offen	fehlt	fehlt
Halboffen	vorhanden	fehlt
Halbgeschlossen	vorhanden	partiell
Geschlossen	vorhanden	total

1. Das offene System

Beispiele des „*offenen Atemsystems*" sind die Tropfmaske (Schimmelbusch-Maske) und die Insufflation in den Pharynx mit einem Boyle-Davies-Spatel (kombinierte Mundsperrer mit Zungenspatel für endorale-endopharyngeale Eingriffe, z.B. Tonsillectomie). Es wird Raumluft geatmet, der anaesthetische Gase oder Dämpfe, eventuell Sauerstoff zugesetzt werden. Der Körper verliert durch Mundatmung Wasserdampf in normaler Menge. Die Atemgase sind kälter als Zimmerluft, aber die Hauptwärmeabgabe kommt von der Wasserverdampfung in den Luftwegen. Der Atemwiderstand und die CO_2-Ausscheidung sind normal. Das Atemsystem ist extrem einfach.

2. Das halboffene System

Zum „*halboffenen System*" zählen wir beispielsweise die Drawover Vaporizers mit Inflating Bellows und Non-rebreathing Valves. Es wird aus einem Reservoir eingeatmet und über ein Ventil, das Rückatmung verhindert, geht die Ausatmung quantitativ in die Atmosphäre. Jeder Atemzug besteht aus frischer Raumluft, der anaesthetische Dämpfe, eventuell Sauerstoff zugesetzt sind.

Wasserdampf, Wärme und CO_2 gelangen normal in die Atmosphäre. Der Atemwiderstand ist gegenüber der physiologischen Atmung geringgradig erhöht. Das Gerät ist sehr einfach, kompakt, leicht, tragbar und universell anwendbar. Künstliche Atmung kann leicht ausgeführt werden, vor allem wenn das einfache Ausatemventil durch ein sog. automatisches Ventil ersetzt wird.

Zum halboffenen Atemsystem gehört auch das sog. Ayresche T-Stück, vorausgesetzt, daß sein Reservoir, der Frischgasstrom und das Atemzugsvolumen in einem bestimmten Verhältnis zueinander stehen. Eine Regel besagt, der Reservoirschenkel soll $^1/_3$ des Atemzugvolumens enthalten, und der Frischgasstrom soll das Doppelte des Atemminutenvolumens ausmachen. Dann kommt es zu keiner Rückatmung und zu keiner Verdünnung mit Luft.

Wird das Reservoir hingegen größer und der Flow kleiner gewählt, dann entsteht Mischluft und Rückatmung, und das System müßte als „halbgeschlossenes" bezeichnet werden.

3. Das halbgeschlossene System

Beispiel für ein „*halbgeschlossenes System*" ist das Magill's Attachment bestehend aus Atembeutel, Atemschlauch und einfachem Ausatemventil („Heidbrink-Ventil"). Die Funktion des Systems wird weiter unten noch genauer beschrieben. Die Atemgase bestehen meist aus einem Lachgas-Sauerstoffgemisch, dem anaesthetische Dämpfe zugesetzt werden können. Das System setzt der Spontanatmung einen sehr geringen Widerstand entgegen. Es ist selbst sehr einfach und leicht zu desinfizieren. Es eignet sich nicht für eine längere künstliche Beatmung.

An die Stelle des hohen Frischgasstroms zur „Ausblasung" von CO_2 kann ein mittlerer Flow (d. h. 3—5 Liter/min) und *CO_2-Absorber* treten, z. B. in Form des Water's to- and -fro Canisters *(Pendel-Absorber)* oder seine Weiterentwicklung, der *Kreisabsorber*. In bezug auf Wasserdampf- und Wärmeabgabe sind diese Anordnungen nahezu gleichwertig, es kommt aber der Atemwiderstand des Absorbers und beim Kreisatmer auch noch der der Richtungsventile hinzu. Die CO_2-Elimination ist von verschiedenen Faktoren abhängig und veränderlich. Künstliche Atmung läßt sich leicht ausführen, wobei das Ausatemventil absichtlich gedrosselt wird.

4. Das geschlossene System

Ein ganz „*geschlossenes Atemsystem*" wird heute selten benützt. Die Anordnung ist wie beim soeben beschriebenen Pendel- und Kreisatmer mit dem Unterschied, daß das Ausatemventil zugedreht ist und für die Unterhaltung der Narkose ein niedriger Frischgasstrom verwendet wird (d. h. nur so viel O_2 wie konsumiert wird, also ca. 300 ml/min und kleine Mengen eines Anaestheticums). Die Abgabe von Wasserdampf und Wärme durch die Atmung ist verhindert, in bezug auf Atemwiderstand, CO_2-Elimination und künstliche Beatmung gilt das oben Ausgeführte.

β) Tropfnarkose

Trotz der Entwicklung verschiedenartiger Verdampfer und Gasnarkoseapparate und ihrer weltweiten Beliebtheit hat die Tropfnarkose noch eine Bedeutung, und zwar wegen der einfachen Einrichtung, mit der sich auch ein praktischer Arzt ausrüsten kann, der nur gelegentlich Narkose gibt, ferner als universelle Methode für eine kurze Allgemeinbetäubung und für angelernte Narkotiseure. Im Hinblick auf den niedrigen Entwicklungsstand des Anaesthesiewesens in den größten Teilen der Welt muß man betonen, daß die Tropfnarkose in den Händen vieler Helfer von Chirurgen in einfachen Verhältnissen das Sicherste ist. Vorausgesetzt, daß die Maske klein und nur mit 8—12 Lagen Gaze belegt ist, erhält der Patient genügend frische Luft zur ausreichenden Sättigung des Hämoglobins, und CO_2 wird normal in die Atmosphäre abgegeben. Eine grobe Überdosierung ist bei Verwendung von Äther fast unmöglich, apparatetechnische Störungen gibt es nicht. Ein Nachteil besteht darin, daß man keine vertiefte oder künstliche Atmung ausführen kann; aber unter Äther ist bei freiem Luftweg bis ins Stadium III/1—2 mit keiner Ateminsuffizienz zu rechnen. Für kurze Eingriffe oder zur Überleitung auf Äther empfiehlt sich ein schnell wirkendes Agens, das leicht zu atmen ist, wie beispielsweise Äthylchlorid, Divinyläther oder Halothan. Nach Erreichen der Toleranz für einen oralen Rachentubus kann man auf Äther übergehen und dessen Konzentration schnell steigern. Der Geschickte kann auch mit Äther allein beginnen, muß sich aber viel Zeit lassen und anfänglich die Konzentration sehr langsam steigern. Dazu sitzt man hinter dem Patienten mit Blick auf das Gesicht. Eine Hand hält die Maske und mit zwei oder drei Fingern den Kiefer. In der anderen Hand hält man die Tropfflasche und der Arm stützt sich mit dem Ellbogen neben dem Kopf. So kann man sorgfältig und in langsamer Folge zu tropfen beginnen und wenn nötig den Kopf stabilisieren. Bei Verwendung von Äther wird die Maske sehr kalt und ausgeatmeter Dampf kondensiert zu Schnee. Deshalb sollten etwa drei Masken bereitliegen, so daß man alle paar Minuten eine andere nehmen kann. Während der Einleitung wünscht man zeitweise eine möglichst hohe Ätherkonzentration, die bei der Tropfmethode etwa 12 Vol.-% kaum übersteigt. Dennoch wird der Sauerstoffgehalt der Luft in dieser Phase etwas knapp und falls noch eine Luftwegsobstruktion hinzukommt, was nicht selten ist, kann es an Sauerstoff mangeln. Wenn vorhanden, wird man über diese Zeit 500—1000 ml Sauerstoff je Minute unter die Maske oder durch „Mundhaken" in die Mundhöhle strömen lassen, um das Defizit zu kompensieren. Es hat keinen Sinn, mehr Äther aufzutropfen, als fortwährend verdunstet. Die Einleitung kann nicht unter etwa 15 min abgekürzt werden. Es ist auch zwecklos, Äther zu tropfen, wenn der Patient den Atem anhält. Apnoe ist gewöhnlich ein Zeichen für eine zu sehr irritierende Konzentration. Man soll nicht während der Einleitung die Maske immer wieder vom Gesicht nehmen, um die Pupillen zu beobachten. Das hätte nur eine Verflachung der Narkose und Verlängerung der Einleitung zur Folge. Bis die typischen Atemsymptome des III. Stadiums auftreten, erhält man vom Betrachten der Augen keine maßgeblichen Informationen. Auch von der Blutdruckmessung ist bis dahin keine wertvolle Information zu erwarten. Wenn man ihn bei schlechtem Allgemeinzustand häufig messen möchte, dann am besten durch eine Hilfsperson ohne Störung des Narkotiseurs. Zur Unterhaltung des Toleranzstadiums vermindert man die Tropfenfolge unter regelmäßiger Beurteilung der klinischen Narkosesymptome. Man muß daran denken, daß es bei dieser Methode, zumal mit Äther, besser ist, die Anaesthesie etwas tiefer zu führen als absolut nötig, denn man könnte sie, wenn sie zu flach geworden ist, nicht schnell wieder vertiefen.

γ) Die „Inhalors" oder „Draw-over"-Verdunster

Bei den Verdunstungsapparaten für flüssige Narkosemittel unterscheidet man solche, die in den Frischgasstrom eingeschaltet sein müssen (engl.: plenum vaporizer), und die ihrer Konstruktion gemäß dem Gasstrom einen erheblichen Widerstand entgegensetzen, ferner solche, durch die man hindurchatmen kann (engl.: inhalors oder draw-over vaporizers). Letztere haben großlumige Luftkanäle und sehr wenig Atemwiderstand. Von diesen ist hier die Rede. Heute verwendet man fast nur noch solche, die eine einstellbare Konzentration des anaesthetischen Dampfes abgeben (sog. quantitative Verdunster) und meistens einen *automatischen Thermokompensator* enthalten.

Zu einem Inhalor gehören mindestens noch Ventile, die die Rückatmung verhüten und dic ausgeatmete Luft ins Freie entweichen lassen. Die Ventile sind gewöhnlich mit einem Reservoir kombiniert, das sich von selbst ausdehnt und mit Luft füllt. Obwohl die Apparate primär zum Gebrauch von Luft als Trägergas gedacht sind, läßt sich mit Leichtigkeit Sauerstoff zusetzen. Um künstlich zu beatmen wird das Reservoir von Hand oder mit einem Motor rhythmisch komprimiert. Je nach Konstruktion des Apparates wird auf ein *automatisches Nicht-Rückatemventil* umgeschaltet. Die non-rebreathing valves, von denen es viele verschiedene gibt, sind eine Kombination von zwei Ventilen, die der Trennung der Ein- und Ausatemluft dienen. Überdies sollen sie die künstliche Beatmung ermöglichen. Eine gute Beschreibung und Abbildungen finden sich u. a. bei MUSHIN et al. Im Prinzip wird die Kraft des Beatmungsdruckes benützt um die Ausatemöffnung zu verschließen. Die Luft kann dann nur in die Lungen des Patienten strömen. Sobald aber der Beatmungsdruck nachläßt, schaltet das Ventil um, gibt die Ausatmung in die Atmosphäre frei und verschließt gleichzeitig die Inspirationsseite. Exhalierte Luft kann, bzw. sollte, nicht zum Verdunster zurückströmen. Bei guter Funktion hängt die Rückatmung allein vom Totraum des Ventils ab, der meist unbedeutend ist. Das Postulat, in einem Ventil die Möglichkeit der spontanen und künstlichen Atmung zu vereinen, führte jedoch zu konstruktiven Schwierigkeiten und hatte u. a. zur Folge, daß bei einzelnen Typen die Umschaltung von der Ein- zur Ausatmung zu langsam erfolgt. Das erlaubt eine Rückatmung variabler Gasmengen, die erheblich sein können (KERR u. EVERS; LOEHMIG et al.; CLEMENTSEN et al.). Wie im Abschnitt über das Magill's Attachment ausgeführt wird, wäre gegen Rückatmung von unverbrauchter Totraumluft nichts einzuwenden. Wenn aber Rückatmung über das hinausgeht, vor allem wenn eine Rückatmung in den Inhalor erfolgt, dann wird die Sache kritisch. Wir müssen also an die Funktion von automatischen non-rebreathing valves hohe Anforderungen stellen, die leichter zu erfüllen sind, wenn man, wie bei der *Mitchell Magnetic Valve*, keinen Kompromiß eingeht und für künstliche bzw. spontane Atmung zwei verschiedene Nicht-Rückatemventile einsetzt.

Die Draw-over-Verdunster haben eine universelle Verwendungsmöglichkeit, deren vollständige Beschreibung viel mehr Raum beanspruchen würde als hier zur Verfügung steht. Es sei deshalb nur auf einige wegleitende Fakten hingewiesen. Es ist beispielsweise ein weitverbreiteter Irrtum anzunehmen, die Inhalors stünden physiologisch gesehen im Gegensatz zu den Gasnarkoseapparaten. Letztere würden vorwiegend zur Lachgasnarkose mit ihren schwachen, angenehmen und „atoxischen" Wirkungen verwendet, von denen man sich schnell erholt. Erstere würden hauptsächlich den „schweren Narkosen" dienen, die im Falle des Äthers mit zahlreichen unsympathischen Effekten behaftet und explosiv sind. Man übersieht, daß die praktisch wichtigen Unterschiede der beiden Apparatetypen an einem anderen Ort liegen, denn ein stark wirkendes Agens kann auch in schwachen Dosen benützt werden. Das Umgekehrte ist nicht immer möglich, bestimmt nicht beim Lachgas unter normalem Atmosphärendruck. In einer Überdruckkammer könnte mit N_2O jede beliebige Narkosetiefe ausgelöst werden, aber schon in hochgelegenen Alpentälern kommt N_2O wegen des geringen Atmosphärendruckes an die untere Grenze sinnvoller Verwendung.

Demgegenüber kann eine stark wirkende Substanz, wie beispielsweise Äther, von ganz schwach bis ganz stark beliebig eingestellt werden, und zwar mit Luft als Trägergas, die überall in unbeschränkter Menge vorhanden ist und nicht erst komprimiert in einem Zylinder beschafft werden muß. Die Menge Dampf, die es zu einer flachen Narkose braucht, ist in wenigen ml flüssigen Äthers vorhanden, und zwar ohne Überdruck, der starke Stahlzylinder und Reduzierventile erfordern würde. Eine Flasche Äther enthält deshalb „viele Narkosestunden" wenn eine zu Lachgas äquipotente Konzentration verwendet wird.

An dieser Stelle muß der Leser daran erinnert werden, daß Lachgas, das in konventioneller Redeweise als schwaches Anaestheticum gilt, im Hinblick auf die geringe molare Konzentration, die es im Blut annimmt, eigentlich als sehr stark wirkendes Mittel bezeichnet werden müßte, denn tatsächlich ist eine kleine Menge aufgelöster Substanz zur Auslöschung des Bewußtseins fähig. Demgegenüber braucht es beim Äther eine viel größere Zahl im Blut gelöster Moleküle, um eine gleich starke Wirkung zu entfalten. So betrachtet ist Äther das schwächere Anaestheticum als Lachgas.

Unter bestimmten Voraussetzungen ist physiologisch gesehen zwischen Lachgas- und Ätherwirkung kein bedeutender Unterschied, denn die Inhalationsnarkotica haben in einer Konzentration, die nur flache Narkosen auslöst, praktisch eine vergleichbare Wirkung. Die typischen Nebenwirkungen kommen erst bei höheren Konzentrationen zum Ausdruck. Dementsprechend darf man für klinische Zwecke eine Tabelle äquipotenter schwacher Wirkungen aufstellen und davon ausgehen, daß sich die Substanzen in diesen relativ schwachen Konzentration gegenseitig vertreten können. So darf man 3 Vol.-% Äther wirkungsmäßig mit ca. 70 Vol.-% Lachgas nahezu gleichsetzen. Beide bewirken den Zustand von Bewußtlosigkeit mit weitgehend erhaltener Reflexerregbarkeit und fehlender Relaxation. Diese Narkosetiefe wird heute in der klinischen Praxis bei den meisten mittleren und größeren Eingriffen benützt und durch Zugabe eines spezifischen Muskelrelaxans ergänzt. Das Erwachen erfolgt in beiden Fällen auch nach längerer Narkose schnell. Postoperatives Erbrechen ist selten und beide Gemische sind weder brennbar noch explosiv (Äthergemische werden erst bei Sauerstoffanreicherung explosiv und sind von 0—3% in Luft nicht brennbar). Mit anderen Worten: Dämpfe von flüchtigen Narkosesubstanzen können in schwach wirkender Konzentration wie Lachgas genommen werden. Verschiedenste Kombinationen mit anderen Pharmaka sind möglich. Diese Prämissen waren nötig, um endlich aufzuzeigen, worin die wichtigen Unterschiede zwischen Gasapparaten und Inhalors liegen: im Konstruktiven. Die Gasapparate sind kompliziert gebaut und betrieblich an ein wohlorganisiertes Hospital gebunden. Sie dienen praktisch hauptsächlich zur Lachgasnarkose und bieten dem Anaesthesisten gewisse Bequemlichkeiten; die Inhalors sind einfach, kompakt, tragbar und relativ billig. Sie erfordern wenig Service und können universell verwendet werden. Man ist von komprimierten Gasen unabhängig, obwohl ein Zylinder Sauerstoff immer erwünscht ist. Beim Gebrauch einer zu Lachgas äquipotenten Konzentration sind die Verbrauchskosten nahezu gleich. Beim Inhalor wird Rückatmung verhindert und damit ist alles einfach: Das Ventilspiel, die CO_2-Elimination, die Wasserdampf- und Wärmeabgabe. Es kommt zu keiner Kontamination schwer zugänglicher Apparateteile. Diese Einfachheit bedeutet Verläßlichkeit auch bei geringem oder fehlendem Service, sie ist technisch und physiologisch gesehen ein eminenter Sicherheitsfaktor. Obwohl der Inhalor Eigenschaften hat, die in schwierigen oder primitiven Verhältnissen besonders vorteilhaft sind, wäre es unlogisch, sie nur für solche Situationen zu empfehlen. In der Tat sind sie universell brauchbar, während Gasapparate an die Lieferung komprimierter Gase gebunden sind und an den Unterhalt gewisse Minimalforderungen stellen. Der Patient hat von komplizierten Apparaten keinen direkten Vorteil, denn seine Sicherheit hängt von anderen Dingen ab. Im Gegenteil, einfache Geräte tragen zur Sicherheit bei, weil sie leichter zu verstehen sind und weil praktisch keine technischen Störungen auftreten.

δ) *Rückatemeffekte bei Atemsystemen mit Rückatmung*

Die Wirkungen der Rückatmung hängen von der Zusammensetzung des eingeatmeten Gases ab und davon, ob es bis in die Alveolen gelangt, wo es am Gasaustausch teil hat, oder ob es lediglich den anatomischen Totraum einnimmt. Man muß deshalb unterscheiden zwischen Rückatmung von Totraumluft, von Alveolarluft und von gemischter Ausatemluft und überdies berücksichtigen, in welcher Reihenfolge diese Portionen rückgeatmet werden.

Die Totraumluft zerfällt in zwei Teile: in die Luft aus dem *Apparate-Totraum* und in die Luft aus dem *anatomischen Totraum.* Erstere verändert sich je nach der Anordnung von Apparateteilen, letztere ist der Einatemluft ähnlich mit Ausnahme davon, daß sie nahe bei Körpertemperatur (durchschnittlich etwa bei 32° C) mit Wasserdampf gesättigt ist. *Alveolarluft* enthält überdies 5—6 Vol.-% CO_2 und bei Luftatmung nur noch etwa 15—16 Vol.-% O_2. *Gemischte Ausatemluft* weist eine CO_2-Konzentration von 3—4 und eine O_2-Konzentration von 17—18 Vol.-% auf. Das Verhalten der strömenden Gase in einem klinisch verwendeten Apparat läßt sich theoretisch nicht voraussagen, weil die Gase das vorhandene Lumen nicht gleichmäßig durchströmen. Es kann z. B. in einem Absorber zur Kanalbildung kommen (die Luft strömt den Wänden entlang schneller als in der Mitte des Absorbers) und in Faltenschläuchen und bei jeder Abwinklung entstehen Turbulenzen. Selbst in glattwandigen Röhren streicht die Luft nicht gleichmäßig. Der Wandung entlang strömt sie langsamer während der Mittelstrom schneller ist, d. h. es bildet sich eine conusförmige Strömungsfront. Der anatomische Totraum ist variabel und ergibt nicht genau vorhersehbare Mischungen mit verschiedenen Volumanteilen des Apparates. Der Effekt der Rückatmung von Alveolarluft hängt hauptsächlich vom Anteil dieser Luft ab, der wieder eingeatmet wird, und zuletzt davon, ob der Körper darauf mit einer Änderung der Lungenventilation reagiert. Trotz dieser Variablen ist man sich im prinzipiellen über die Rückatemeffekte bei den gebräuchlichen Apparaten einig.

Retention von Wasser und Wärme. Die spezifische Wärme der Luft ist gering (0,3 cal/Liter bei 20° C), während die Verdampfungswärme des Wassers groß ist (580 cal/g). Deshalb rührt die Wärmeabgabe durch Atmung vorwiegend von der Verdampfung von Wasser her, während es praktisch wenig ausmacht, ob man kalte oder warme Luft atmet. Aber es ist ein großer Unterschied, ob man feuchte oder trockene Luft atmet. Rückatmung warmer, feuchter Luft verhindert die Austrocknung der Schleimhäute, aber auch die Wärmeabgabe. Wasserdampfgesättigte Luft von mehr als 37° C Temperatur, wie sie in Pendelabsorbern auftritt, kann über die Atmung sogar zur Erhöhung der Körpertemperatur führen, vor allem wenn die Regulationsmechanismen infolge Narkose blockiert sind.

In den meisten Atemsystemen der Narkoseapparate kommt es jedoch zur Abkühlung der Atemluft und zu einem Feuchtigkeitsverlust der rückgeatmeten Gase. Eine Ausnahme macht der Water's Pendelatmer (to-and-fro circuit), bei dem der Atemkalk nahe den Luftwegen eingeschaltet ist, so daß die Inspirationsluft bei voller Wasserdampfsättigung über 45° C warm sein kann.

Änderungen der Gasspannung der Atem- und Alveolarluft. Die alveolare Konzentration F_{Ax} eines Gases ($_x$) ist durch die Formel

$$F_{Ax} = F_{Ix} - (\dot{V}_x/\dot{V}_A)$$

gegeben, wobei $\dot{V}_x$ das Austauschvolumen pro Zeiteinheit, während der Aufnahme in den Körper positiv, bei der Elimination negativ ist. $\dot{V}_A$ bezeichnet die alveoläre Ventilation pro Zeiteinheit und F_{Ix} ist die eingeatmete Konzentration (NUNN u. NEWMAN). Die alveolare Konzentration hängt also von der eingeatmeten Konzentration ab und würde dieser nur gleich sein, wenn kein Gasaustausch stattfände oder wenn die Lungenventilation unendlich groß wäre.

Normalerweise vermindert sich die Gasspannung eingeatmeter Frischgase nur wegen der Zuladung von Wasserdampf. Kommt Rückatmung von Alveolarluft hinzu, dann muß die Spannung des Sauerstoffs noch mehr sinken und die des CO_2 zunehmen. Eine gleichsinnige Veränderung wird auch in den Gasspannungen der Alveolarluft eintreten, außer wenn die alveolare Ventilation kompensatorisch zunimmt.

Nicht nur die Atmungsgase, sondern auch darin transportierte Anaesthetica erleiden durch Rückatmung Spannungsänderungen. Während der Narkoseeinleitung ist die alveolare Spannung niedriger als die inspiratorische. Rückatmung von Alveolarluft wird die Spannung des Mischgases herabsetzen und die Einleitungszeit verlängern. Bei der Abflutung sind die Verhältnisse umgekehrt und Rückatmung wird das Aufwachen verzögern.

ε) Atemsysteme ohne Ventile

Bei kleiner Maske kommt es bei *Tropfnarkose* zu keiner nennenswerten Rückatmung; demgegenüber sind der *Goldman*- und der *Oxford*-Divinyläther-Inhalator absichtlich so konstruiert, daß eine erhebliche oder totale Rückatmung eintritt. Der Verbrauch von Anaestheticum ist deshalb gering und die Einleitung schnell. Da diese Apparate nur für

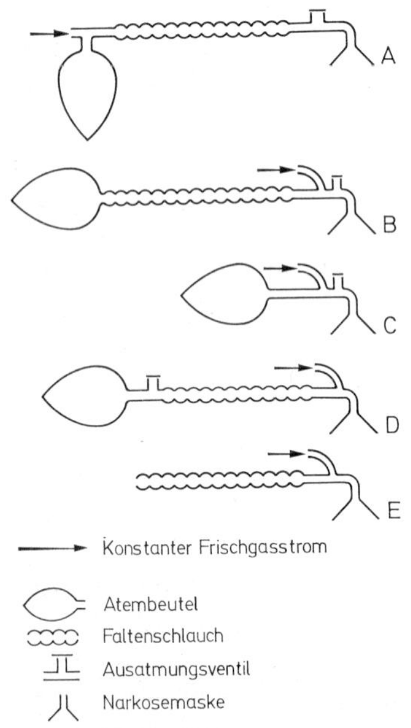

Abb. 7. Halbgeschlossene Atemsysteme. [Einteilung nach MAPLESON, W. W.: The Elimination of Rebreathing in Various Semi-closed Anaesthetic Systems. Brit. J. Anaesth. **26**, 323 (1954)]

kurze, schmerzhafte Manipulationen verwendet werden, ist die CO_2-Retention und Senkung der O_2-Konzentration bei allgemein gesunden Leuten tolerabel.

Beim *Ayreschen T-Stück* ist die Größe des Reservoirschenkels und des Frischgaszustromes für den Grad der Rückatmung bzw. ihre Vermeidung maßgebend. Einzelheiten dazu sind im Kapitel „Kinderanaesthesie“ beschrieben. Jedenfalls wollte AYRE Rückatmung verhindern und erreichte das Ziel unter Vermeidung von Ventilen und mit geringstem Atemwiderstand.

Auch beim *Kreisatmer* ist versucht worden, Rückatmung *unter Weglassung von Richtungsventilen* zu vermeiden, und zwar durch den Einbau eines *Jet*, wie bei einem früheren Modell der AGA-Narkose-Apparate oder durch eine *Turbine*, die die Gase dauernd in Umlauf hält (ROFFEY et al.). Bei einer solchen Anordnung, die funktionell als T-Stück aufgefaßt werden darf, ist der Atemwiderstand etwas geringer als bei einem Kreisatmer mit Richtungsventilen, und die typischen Fehlermöglichkeiten dieser Ventile entfallen, nämlich der „Schlupf“ und das Hängenbleiben. Aber um Rückatmung wirklich zu verhindern, muß die Turbine bzw. der Jet einen Gasstrom erzeugen, der wenigstens das Dreifache des Atemminutenvolumens ausmacht.

Das *Prinzip des T-Stückes* wird auch bei vielen Sauerstoffmasken und Befeuchtern für Tracheotomierte verwendet und wiederum ist die Verhinderung der Rückatmung vom Frischgasstrom und von der Größe des Reservoirs abhängig. Oft wird der Zustrom durch Ansaugung von Luft stark vergrößert, wenn kein reiner Sauerstoff, sondern lediglich eine erhöhte O_2-Konzentration in Luft erwünscht ist.

Allen T-Stücken gemeinsam ist ihr einfacher Aufbau und geringer Apparate-Totraum.

ζ) Atemsysteme mit einem einfachen Ausatemventil

Seit den Untersuchungen von MAPLESON (1954) spricht man von den fünf Systemen, die er mit A—E bezeichnet hat (Abb. 7).

Am genauesten ist das System A untersucht worden, das schon lange unter der Bezeichnung „*Magill's Rebreathing Attachment*“ bekannt und vor allem in England ausgiebig gebraucht worden ist. Es beruht auf der Trennung der Ausatemluft in zwei Portionen: die Totraumluft und die Alveolarluft (WYOME; MOLYNEUX u. PASK; DOMAIGNE). Während der ersten Hälfte der Ausatmung gelangt die Totraumluft (das sind ca. 2 ml/kg Körpergewicht) durch den Atemschlauch zum Reservoirbeutel zurück. Gleichzeitig fließt ein hoher Frischgasstrom, der nahezu gleich groß sein soll wie das Atemminutenvolumen, zum Beutel. Dieser wird also von zwei Seiten gefüllt, nimmt schnell eine leichte Spannung an, so daß sich das Ausatemventil öffnet, das immer ganz nahe am Patienten sein muß. Dadurch entweicht der zweite Teil der Ausatemluft, die Alveolarluft, in die Atmosphäre. Idealerweise ist am Ende der Ausatmung der Atemschlauch nur mit Totraumluft, der Beutel praktisch nur mit Frischgas gefüllt. Die Totraumluft hat am Gasaustausch nicht teilgenommen und darf wieder eingeatmet werden. Es kommt nicht zur Rückatmung

CO_2-haltiger Luft, wenn der Frischgasstrom wenigstens so groß ist wie die alveoläre Ventilation; aber da im Winkelstück und im Faltenschlauch eine turbulente Mischung der Gase eintritt, empfiehlt Mapleson einen etwas höheren Gasflow. Bei klinischen Untersuchungen konnte gezeigt werden (KAIN u. NUNN), daß ein Frischgasstrom von $^2/_3$ des Atemminutenvolumens genügt, was später auch NORMAN et al. bestätigten.

Die Atemsysteme B und C nach MAPLESON würden zur Vermeidung von CO_2-Rückatmung einen viel höheren Frischgasstrom erfordern und sind nicht gebräuchlich. Einzig das System C, das auch unter der Bezeichnung „Westminster face piece and bag" bekannt ist, wird wegen seiner einfachen und leichten Handhabung für eine kürzere Sauerstoffgabe oder für eine kürzere Beatmung gerne verwendet, und zwar mit einem Flow von 6—8 Liter/min. Es eignet sich in dieser Weise auch zur Narkoseeinleitung, wenn man nach der Intubation den Water's to-and-fro canister zwischen Beutel und Gaseinlaß schaltet, das System also in einen Pendelatmer verwandelt und den Flow reduziert.

Das System D nach MAPLESON hat weitgehend die Eigenschaften eines T-Stückes; zur Verhütung von CO_2-Rückatmung sollte der Flow wenigstens doppelt so groß sein wie das Atemminutenvolumen.

Das Atemsystem E nach MAPLESON ist nichts anderes als ein Ayresches T-Stück, das oben bereits erwähnt und im Kapitel „Kinderanaesthesie" ausführlich beschrieben ist.

Das Magill's rebreathing attachment eignet sich nur für Spontanatmung, denn bei künstlicher Beatmung müßte das Ventil fast ganz geschlossen werden und es käme zu einer intensiven Gasmischung und CO_2-Rückatmung. Für eine kurze Beatmung, wie beispielsweise nach einer Einzelgabe von Succinylcholin zur Intubation ist das belanglos, hingegen nicht für eine längere Beatmung. Dann müßte ein Doppelventil zur Verhinderung der Rückatmung eingeschaltet werden, d. h. das Atemsystem würde in ein „halboffenes" verwandelt.

Das System D läßt sich demgegenüber für eine lange Beatmung anwenden, vorausgesetzt, daß die Größe des Atemschlauches und des Frischgasstromes nach den Regeln des Ayreschen T-Stückes reguliert werden.

η) Die chemische Absorption von ausgeatmetem Kohlendioxyd

Kohlendioxyd (CO_2) ist das Anhydrid einer schwachen Säure (H_2CO_3), die sich bei Kontakt mit Wasser bildet. Kohlendioxyd wird in Kreis- und Pendelatemsystemen durch Neutralisierung dieser Säure mit Hilfe der Basen von Natrium, Calcium oder Barium eliminiert. Das sind billige Substanzen, von denen Natriumhydroxyd am stärksten aktiv ist. Die beiden wichtigsten Präparate sind Soda-Lime (Atemkalk, Natronkalk oder Kalksoda) und Bari-Lime (Bariumkalk). Ersteres enthält in der Trockensubstanz 5% NaOH und ca. 95% $Ca(OH)_2$, verkittet mit Silica. 15—19% des fertigen Soda-Limes bestehen aus ungebundenem Wasser. Bari-Lime setzt sich aus 20% $Ba(OH)_2$ und ca. 80% $Ca(OH)_2$ zusammen und bildet als Fertigprodukt ein Octahydrat des Bariumhydroxyds. Der Wassergehalt der beiden Produkte spielt bei der CO_2-Absorption eine wichtige Rolle, und da das Wasser im Soda-Lime verdunsten kann, sollen die Behälter gut verschlossen sein. Viele Fabrikate enthalten überdies einen Farbindikator, der das Ende der CO_2-Absorptionsfähigkeit anzeigen soll. Auf den vorhandenen oder fehlenden Farbumschlag ist jedoch kein Verlaß, sondern einzig auf die Wärmeproduktion, denn die Reaktion von NaOH mit H_2CO_3 ist ein exothermer und schneller Prozeß.

$$2\,NaOH + H_2CO_3 \rightarrow Na_2CO_3 + 2\,H_2O + cal$$
$$Ca(OH)_2 + Na_2CO_3 \rightarrow CaCO_3 + 2NaOH$$

entsprechend verläuft

$$Ba(OH)_2 + H_2CO_3 \rightarrow BaCO_3 + 2\,H_2O + cal$$

Pro Mol gebildetes Wasser werden 13700 cal frei und diese Wärmebildung ist der einzige Beweis für eine schnell ablaufende Reaktion.

Die Erfahrung lehrt, daß Atemsysteme mit CO_2-Absorber sehr unvollkommen funktionieren und zur respiratorischen Acidose führen können. Man begegnet der Gefahr auf mehrere Arten. In den Augen des Autors wäre der Verzicht auf CO_2-Absorber und der Gebrauch von Nicht-Rückatemsystemen die logische Reaktion. Weit häufiger behilft man sich mit einem mittelgroßen Frischgasstrom, d. h. ca. 4—6 Liter/min für Erwachsene, wodurch ausgeatmetes CO_2 auch beim Versagen des Absorbers bis zur Unwirksamkeit verdünnt wird. Diese Methode ist so unökonomisch, daß man sie mit nahezu gleichen Kosten durch ein absorberfreies Nichtrückatemsystem ersetzen könnte. Eine gute Lösung ist das Übereinanderstecken von zwei Absorbern, was bei einzelnen Fabrikaten leicht möglich ist. Die exhalierte Luft strömt in den oberen Absorber, der in seiner Position gelassen werden darf bis er reaktionslos ist, also keine Wärme mehr produziert. Indessen übernimmt der untere die Funktion, dieser wird nach oben versetzt und ein frischer Absorber unten nachgeschoben etc. Auf diese Weise lassen sich die Absorber voll ausnutzen, ohne Gefahr, daß CO_2 durchschlägt.

Ein anderer Ausweg ist die Einschaltung eines Riesenabsorbers, der aus zwei Teilen besteht. Treten Anzeichen dafür auf, daß der Teil verbraucht ist, der mit Ausatemluft zuerst in Berührung kommt, dann rückt man den anderen an seine Stelle und schiebt einen frischen Teil nach. Auf diese Weise ist immer so viel frischer Atemkalk im Absorber, daß CO_2 sicher quantitativ absorbiert wird. Trotz allem ist Rückatmung von Alveolarluft nicht ganz ausgeschlossen, weil viele Richtungsventile einen „Schlupf“ aufweisen. Der Ausdruck bedeutet, daß sie nicht sofort und vollkommen abschließen, so daß zuletzt exhalierte Luft teilweise wieder eingeatmet werden kann.

Ferner gibt es zwei Möglichkeiten, die Absorberfunktion zu prüfen, einmal durch Messung der Temperatur im Absorber, die über Umgebungstemperatur steigen soll, zweitens durch Entnahme von Gasproben auf der Einatemseite und Prüfung gegen eine spezielle Indikatorlösung.

Letztlich ist es immer ratsam, den Endeffekt zu überwachen, nämlich die CO_2-Spannung des Blutes, gleichgültig, welche Methode der CO_2-Elimination benützt wird.

ϑ) *Komprimierte Mischgase*

Beim Gebrauch eines Apparates mit einzelnen Gaszylindern, denen z. B. Lachgas und Sauerstoff entnommen und nach Passage der Flow-meter gemischt werden, besteht die Möglichkeit eines unbeachteten Leerlaufens des Sauerstoffzylinders. Es sind eine Reihe von Todesfällen bekannt geworden, die darauf zurückzuführen sind. Man hat sich auf verschiedene Weise dagegen zu schützen versucht, z. B. durch eine Alarmeinrichtung, die das baldige Ausgehen des Sauerstoffes durch Lichtzeichen oder Summton anzeigt.

Eine andere Lösung besteht in pneumatischen Vorrichtungen, die dafür sorgen, daß z. B. Lachgas nur strömt, wenn auch gleichzeitig Sauerstoff strömt. Einzelne dieser Vorrichtungen sichern sogar einen bestimmten Minimalanteil an Sauerstoff. Diese Vorrichtungen schaffen beim Leerlaufen des Sauerstoffs zumindest eine auffallende Situation.

Verschiedene dieser Vorrichtungen haben versagt und sind wieder verschwunden, allesamt haben sie keine große Verbreitung gefunden.

Eine weitere Möglichkeit besteht in der Lieferung einer vorgemischten Kombination von Lachgas mit Sauerstoff im Hochdruckzylinder, so daß ein adäquater Sauerstoffanteil gesichert ist. Allein, die Mischungen verhalten sich in bezug auf kritische Temperatur und kritischen Druck ganz verschieden von den einzelnen Komponenten, und es war zu prüfen, bei welchen Mischungs- und Druckverhältnissen das entströmende Gasgemisch proportional zur ursprünglichen Zusammensetzung entströmt. Ein Beispiel dafür ist die von BARACH und ROVENSTINE versuchte Mischung von 80 Vol.-% N_2O mit 20 Vol.-% O_2 mit einem Zylinderdruck von 48 atm.

TUNSTALL führte 1961 unter der Bezeichnung Entonox (BOC) die Mischung von N_2O und O_2 zu gleichen Teilen ein, die sich bis zu einem Füllungsdruck von 136 atm normalerweise nicht entmischt.

Tabelle 6. *Physikalische Voraussetzungen bei Verwendung von Mischgasen*

Eigenschaften	Lachgas	Sauerstoff	50% N_2O in Sauerstoff (Entonox)
Gasdichte bei 1 atm und 15,5° C (g/Liter)	1,872	1,352	1,6
Kritische Temperatur (C°)	36,5	—118,4	— 7 (pseudokritisch)
Kritischer Druck (atm)	71,7	50,14	48

Wie aus der Tabelle 6 hervorgeht, weist das Gemisch eine pseudokritische Temperatur von —7° C auf, d. h., bei Abkühlung auf diesen Punkt kondensiert ein Teil des Lachgases und das entströmende Gasgemisch ist entsprechend verändert. Man muß also dafür sorgen, daß die Zylinder sowohl auf dem Transport, als auch bei der Lagerhaltung keiner so niedrigen Temperatur ausgesetzt werden. Im Zweifelsfalle sollte der Behälter auf Zimmertemperatur erwärmt und mehrmals umgedreht werden, um die separierten Gase wieder zu mischen.

Im Ursprungsland dieser Gasmischung, England, ist das Hauptanwendungsgebiet die häusliche Geburtshilfe durch speziell ausgebildete Hebammen. Lachgas hat in dieser Konzentration eine bemerkenswerte schmerzlindernde Wirkung, es akkumuliert nicht und kann mit einer einfachen „demand valve“ von der Gebärenden sich selbst appliziert werden. Das Narkoticum ist für das Kind harmlos (TUNSTALL, 1961, 1963, 1968).

Ein weiteres Anwendungsgebiet ist die Zahnheilkunde, und ergänzt durch einen Vaporizer für ein starkes flüchtiges Anaestheticum könnte praktisch die gesamte klinische Anaesthesie mit diesem Gasgemisch betrieben werden (SEIDMAN et al.).

Endlich könnte Lachgas in vielen Fällen, wo Schmerzen über längere Zeit bekämpft werden müssen, die Stelle von Morphin und ähnlich wirkender Substanzen einnehmen, wobei sich das 50%ige Gasgemisch unter variabler Zumischung von Luft verwenden ließe (PARBROOK, 1967, 1968). Indikationen sind z. B. die Schmerzen bei Myokardinfarkt, nach einem Trauma, postoperative Schmerzen, Erleichterung der Physiotherapie, Schmerzen nach Verbrennungen und Tetanus.

Eine weitere Möglichkeit verläßlicher Gasmischung und gleichzeitiger Sicherung gegen einen zu kleinen Sauerstoffanteil ist gegeben, wenn eine zentrale Gasversorgung vorhanden ist. Es kann beispielsweise ein ganzer Operationstrakt mit zwei Leitungen versehen werden. Die eine liefert ein *fixes Lachgas-Sauerstoff-Gemisch unter niedrigem Druck* (z. B. 70% N_2O + 30% O_2), die zweite Leitung liefert nur Sauerstoff. In jedem Raum, wo Narkose gegeben wird, befinden sich die zwei Zapfstellen, jede mit einem Flowmeter versehen. Normalerweise wird nur dem 70%igen Lachgasgemisch in gewünschter Minutenmenge entnommen, eventuell durch einen Verdampfer geschickt, und in das Atemsystem geleitet. Wird eine höhere Sauerstoffkonzentration gewünscht, dann muß aus der zweiten Leitung O_2 zugesetzt werden. Vorausgesetzt, daß in der Gaszentrale ein Premixer und ein O_2-low-pressure alarm eingebaut sind, die heute sehr verläßlich funktionieren, ist der ganze Operationsbereich gegen hypoxische Lachgasgemische gesichert.

ι) Gemische flüchtiger Anaesthetica

Es besteht keine Einigkeit darüber, ob gewisse Mischungen flüchtiger Anaesthetica gegenüber einer einzelnen Substanz einen wirklichen Vorteil haben. Die Alkohol-Chloroform-Äther Mixturen sind zum Glück wieder verschwunden; ihre Verdampfung verlief ganz anders als man erhoffte. Das Gemisch von Divinyl- und Diäthyläther konnte sich nicht einbürgern und um das azeotrope Gemisch von Halothan und Äther ist es wieder still geworden. Eine gewisse Bedeutung haben demgegenüber die variablen Dampfgemische von Halothan mit Äther (z. B. Halothan 0,4—0,8 und Äther 3—7 Vol.-% bei Spontanatmung) und von Halothan mit Trichloräthylen, wobei jede Substanz in einem besonderen Verdampfer verdunstet und erst als Dampf gemischt wird.

Es ist an anderer Stelle gezeigt worden, daß Äther in niedriger Konzentration wirkungsmäßig mit Lachgas verglichen werden darf. Die Mischung von Lachgas mit Halothan ist sehr gebräuchlich und trotz der Einwände pharmakologischer Puristen vernünftig, ebenso die äquipotente Mischung von Äther mit Halothan.

κ) Technische Gefahren und Sicherheitsvorrichtungen bei Narkoseapparaten

(Siehe auch die Kapitel „Verwechslungen und Irrtümer", S. 569 und „Technische Sicherheitsprobleme im Operationstrakt", S. 580.)

Obwohl in den meisten Lehrbüchern der Anaesthesie üblicherweise zahlreiche Narkoseapparate abgebildet und beschrieben sind, wollen wir in dem vorliegenden Lehrbuch bewußt wenig dazu beitragen. Denn einmal ist vor nicht langer Zeit eine Monographie von SCHREIBER im gleichen Verlag erschienen, in welcher alles Wissenswerte zusammengetragen ist und die wir unseren Lesern bestens empfehlen. Zum anderen wollen wir auf Einzelheiten der vielen Apparatetypen nicht zu großen Wert legen. So weit sie relevant sind, stößt man in verschiedenen Abschnitten dieses Lehrbuches darauf. Überdies wäre es unmöglich, allen Wünschen gerecht zu werden, und schwierig, niemanden zu verletzen. Die Apparate sind zwar unser wichtigstes Werkzeug, und wer wünscht nicht, mit besonders gutem Werkzeug zu arbeiten? Jedoch, was in dieser Hinsicht gut und weniger gut ist, darüber streitet man sich ebenso wie über das beste Sportauto. Der Autor möchte sich daraushalten; ihm kommt es vielmehr darauf an, dem noch Unerfahrenen zu zeigen, wie wichtig die Signale am Straßenrand sind, und daß er durch Beachtung der Wegzeichen und dadurch, daß er Kurven nicht zu schnell nimmt, glücklich reist, mit welchem Vehikel es auch sei.

Es entzieht sich unserer Vorstellung, wieviele schwere Komplikationen oder Todesfälle wegen Defekten an Narkoseapparaten oder wegen eines unzweckmäßigen Gebrauchs der Apparate vorgekommen sind. Eine Reihe von Todesfällen sind bekannt geworden, deren Ursache im unbemerkten Leerlaufen eines Sauerstoffzylinders oder im Anschluß eines falschen Gases zu suchen sind. Es gibt überdies noch sehr viele andere Möglichkeiten technischer Störungen, von denen man nichts hört und nichts liest, sei es weil sie nicht erkannt, sei es weil sie mit verschiedenen Rücksichten nicht publik gemacht worden sind.

Wenn eine *Rotameterröhre undicht eingeschraubt* oder wegen eines Risses im Glas undicht ist, wird bei der heutigen Konstruktion des Rotameterblocks das geatmete Gasgemisch unerwartet viel Lachgas und zu wenig Sauerstoff enthalten. Eine andere Reihenfolge der Flowmeter wäre unerwünscht, aber man könnte den Rotameterblock so konstruieren, daß Sauerstoff das letzte ins Gemisch eintretende Gas wäre (EGER u. EPSTEIN).

Der *Schwimmer eines Flowmeters* kann an der Wand hängenbleiben und eine falsche Gasmenge anzeigen. Gründe dafür sind statische Aufladung mit magnetischer Adhärenz, oder Beschmutzung der Innenseite des Rohres mit klebrigen Niederschlägen. Bisweilen rührt das Hängenbleiben einfach davon, daß das Rotameter nicht ganz senkrecht steht, und das ist eine Folge der schlechten Gewohnheit, Apparate beim Stoßen am Flowmeterblock oder an seiner Aufhängung zu halten.

Eine starke Cyclopropan-Überdosierung ist schon allein deshalb eingetreten, weil sich der kleine Schwimmer des C_3H_6-Flowmeters zuoberst hinter dem Halterahmen versteckte und nicht leicht gesehen werden konnte. Das kann bei vielen Apparaten passieren, bei denen C_3H_6 direkt am Zylinderventil reguliert wird. Wenn sich jemand daran hält, oder wenn der Apparat anstößt, kann das Handrad unbemerkt zu stark aufgedreht werden.

Undichtigkeiten der Gasleitung zwischen Flowmeterblock und Atemkreis können zu erheblichen Gasverlusten führen, die vor allem beim Gebrauch des Magill's Attachment gefährlich sind, weil dort die CO_2-Elimination von der Größe des Frischgaszustroms abhängt. Eine solche Undichtigkeit findet man nicht so selten bei Verdampfern mit eingeschraubtem Glas, wenn ein Stück seines Randes abgebrochen ist, oder wenn der Dichtungsring fehlt.

Der Eingang zu jeder Rotameterröhre muß entweder dicht mit der Gaszuleitung verbunden sein, oder, wenn das Gas nicht gebraucht wird, auf andere Weise dicht gemacht sein, sonst wird bei einer Wechseldruckbeatmung jedesmal während der Unterdruckphase Luft angesaugt. Das Gasgemisch verdünnt sich eventuell so sehr, daß der Patient erwacht.

Das *Hängenbleiben von Richtungsventilen* an Kreisatmern ist keine seltene Erscheinung und hat seine Ursache meist darin, daß sich das Ventil der Exspirationsseite mit Kondenswasser beschlägt. Infolgedessen kommt es zu einer unkontrollierten Rückatmung und zu Verlust von Frischgas mit Hypercarbie, eventuell Hypoxie.

Eine *Obstruktion des Frischgaszustroms* kann auf dem zu starken Anziehen einer Verbindung beruhen, wobei der elastische Dichtungsring zusammengequetscht wird und nur nach dem Lumen zu ausweichen kann, wo er stenosiert. Groteske mechanische Fehler können an neu gekauften Apparaten gefunden werden, oder wenn ein Apparat zur Reparatur oder Revision gegeben worden ist. Der Autor erinnert sich an eine Atemobstruktion bei einem neuen Apparat, weil ein Rohrstutzen zum Atembeutel praktisch kein freies Lumen aufwies.

In einem anderen Fall hat es der Techniker, der die Apparate im Abonnement regelmäßig revidierte, zustandegebracht, die durch Farbe und besonderes Anschlußgewinde markierten Gasleitungen zu *verwechseln*, so daß reines Lachgas statt Sauerstoff gegeben worden ist. Sowie man nach jedem Service am Auto dringend raten muß, wenigstens eine Lenk- und Bremsprobe vorzunehmen, kann man nur raten, nach jeder Reparatur und bei jeder Anschaffung eines neuen Narkoseapparates einige Tests vorzunehmen und auf die unglaublichsten Fehler gefaßt zu sein.

Ein kurzer Test sollte meines Erachtens vor jeder Narkose gemacht werden. Ich pflege mir vor jeder Narkose die Maske selbst aufzusetzen, mit hohem Sauerstoffstrom den Apparat auf Dichtigkeit und Leichtgängigkeit der Ventile zu prüfen und habe dabei schon oft einen Mangel entdeckt, der nicht erst gesucht werden sollte, wenn der Patient eingeschläfert ist.

Es wäre leicht, noch Dutzende technischer Störungen aufzuzählen. Begnügen wir uns mit dem Hinweis auf die *Rolle der Disziplin*, die in einer Anaesthesie-Abteilung herrschen sollte und der beste Garant gegen Fehler ist. Darunter verstehe ich z. B. das konsequente Wegstellen eines Apparates, an dem ein wesentlicher Defekt aufgetreten ist und das sofortige Anbringen einer auffallenden Anschrift. Etwas vom Gefährlichsten sind halbe Reparaturen mit Heftpflaster und anderen untauglichen Mitteln. Zur Disziplin gehört ferner der erwähnte kurze Test vor jeder Narkose, die Prüfung, ob an einem Gasnarkosegerät mindestens eine volle Flasche Sauerstoff vorhanden ist (außer bei einer verläßlichen zentralen Gasanlage), die klare Trennung von sauberem und kontaminiertem Material und die Prüfung, ob alles für den Fall Notwendige bereit ist, ebenso wie die Wegräumung von allem, was nicht nötig ist. Was der einzelne Anaesthesist als notwendig erachtet, kann sehr verschieden sein, aber es erhöht die Sicherheit und ist ein gutes Arbeitsprinzip, mit wenigen Instrumenten und mit wenigen Medikamenten zu arbeiten. Zur Disziplin gehört, daß man sich über Apparate und ihre Funktion orientiert, bevor man sie benützt. Es genügt nicht, grosso modo im Bild zu sein, sondern man muß den Mechanismus wirklich kennen. Versuchen Sie, ihn auswendig in Form einer schematischen Zeichnung zu skizzieren und es wird Ihnen sofort klar, was es heißt: den Mechanismus wirklich kennen!

Noch ein Hinweis zur Disziplin: Wenn beim Gebrauch eines Apparates etwas nicht ganz klappt, und wenn Sie den Fehler nicht augenblicklich beheben können, dann lassen Sie den Patienten Luft atmen oder beatmen Sie ihn mit Luft. Selbstverständlich werden Sie sofort einen anderen Apparat kommen lassen und die Narkose möglichst ohne Unterbrechung weiterführen. Aber versteifen Sie sich niemals darauf, einen Defekt lange suchen und selbst finden zu wollen. Das hat schon verschiedenen Patienten das Leben gekostet.

Man müßte viel weniger Worte verlieren, wenn sich Anaesthesisten bescheiden würden mit einfachem Gerät zu arbeiten, denn viele Komplikationen rühren allein daher, daß der *Apparat unnötig kompliziert gebaut* ist. Es ist nichts dagegen einzuwenden, wenn der Erfahrene ausgetüfteltes Gerät benützt, sofern er immer gute Resultate hat. Dem Anfänger ist geraten, eine gewisse Zeit mit einfachsten Apparaten zu arbeiten, bis er die Technik beherrscht. Dann ist er reif für die nächste Stufe. Stellen Sie sich die Frage, ob der Patient an technischer Komplizierung einen Nutzen hat. Ich will nicht behaupten, technische Kompliziertheit sei nutzlos, aber sie ist bestimmt gefährlicher als Einfachheit. Technischer Ausbau ist eigentlich dann berechtigt, wenn die Sicherheit des Patienten zunimmt. Welches sind aber die Elemente der Sicherheit unter Anaesthesie:

1. Der freie Luftweg,
2. die adäquate alveoläre Ventilation,
3. die dauernde Überwachung des Pulses,
4. der freie Venenzugang,
5. Die Vermeidung von Überdosierung,
6. Der adäquate Ersatz von Blut und Flüssigkeit.

Hingegen — verzeihen Sie die Ironie — nicht die Zahl der Schalter und Ventile, nicht die Größe und der Chromglanz des Apparates! Weil aber viele Apparate kompliziert sind, müssen noch einige typische Störungen erwähnt werden.

Unter der Bezeichnung *Direkt-Sauerstoff* (Oxygen Bypass, Emergency Oxygen) findet sich an den meisten Gasapparaten ein Hahn, um große Mengen Sauerstoff in das Atemsystem zu geben. Bisweilen strömt dieser Sauerstoff durch das O_2-Flowmeter und treibt den Schwimmer maximal hoch, was leicht ersichtlich ist. Eventuell durchströmt er auch einen Verdampfer und der Patient erhält u. U. eine hohe Konzentration eines flüchtigen Anaesthesticums. An anderen Apparaten befindet sich dieser Hahn den Verdampfern nachgeschaltet. Er könnte dann halb offen stehen, ohne daß man es leicht merkt.

Unnötige Aufregung und Komplikationen verursacht ein *falsch gestellter Richtungshahn* zum Kreisatmer bzw. zum offenen System oder zum Respirator. Unter Umständen verdünnt vom Respirator angesaugte Luft das Narkosegas und der Patient erlebt den Eingriff halbwach (WATERS).

Eine stets drohende Gefahr ist die *Überblähung des Atembeutels* und der Lungen, wenn man vergißt, das Auslaßventil (escape valve) zu öffnen. Es wäre wünschenswert, daß die Hersteller in der Hauptgasleitung ein unveränderliches Sicherheitsventil anbringen würden, das den Druck auf etwa 30 mm Hg begrenzt.

Die *Verwechslung von Gaszylindern* sollte heute so gut wie ausgeschlossen sein, nachdem alle Anschlüsse international genormt worden sind. Die Farb-Codes der Zylinder sind dadurch überflüssig geworden und es wäre vielleicht besser, wenn sie verschwinden oder ebenfalls international normiert würden. Beispielsweise sind Sauerstoffzylinder im DIN-Bereich durch blaue, in England durch weiße und in USA durch grüne Farbe gekennzeichnet.

Demgegenüber ist die *Verwechslung von flüchtigen Narkosemitteln* ein nicht so seltenes Vorkommnis, indem beispielsweise Halothan in einen Verdampfer für Methoxyfluran gegeben wird und ähnliches. Dagegen könnten international normierte Behälter für Narkosemittel schützen, deren Ausguß jeweils nur auf einen Verdampfertyp paßt. Das sog. *Pin Safety System* scheint eine gute Lösung zu bringen.

λ) Feuer- und Explosionsgefahr

Dieses Problem ist vor allem auf S. 580 dieses Buches behandelt, aber es schadet nichts, die Sache im Abschnitt Inhalationsnarkose noch von einem anderen Standpunkt aus zu betrachten, denn im Operationssaal wird eine Feuers- oder Explosionsgefahr außer von Reinigungsmitteln (Benzin, Alkohol) praktisch nur durch gewisse Inhalationsanaesthetica geschaffen.

Es sei vorausgeschickt, daß Cyclopropan, Äthylen, Äthylchlorid und alle Ätherverbindungen, ausgenommen Methoxyfluran, in klinisch verwendeten Konzentrationen brennbar sind.

Gegenüber früheren Jahren sind Brände oder Explosionen seltener geworden und daran sind verschiedene Faktoren schuld, vor allem das „Explosionsbewußtsein" des geschulten Anaesthesisten und seine dauernde Aufmerksamkeit. Ein zweiter wichtiger Grund ist das Verschwinden von elektrisch isolierendem Gummi, bzw. sein Ersatz durch antistatischen Gummi, letztlich der weitgehende Ersatz brennbarer Inhalationsanaesthetica durch Unbrennbare oder durch Injectabilia.

Wenn einerseits die Verbannung brennbarer Mittel das Explosionsrisiko im Operationssaal gesenkt hat, ist andererseits eine wichtige Frage unbeantwortet geblieben, nämlich ob dadurch die Sicherheit des Patienten erhöht worden ist. Obwohl Anaesthetica in sich selbst weder gut noch schlecht sind, haben die verschiedenen Substanzen Eigenschaften, die in bestimmten Situationen besser sind als andere. Diese Meinung ist in ihrer Richtigkeit schwer zu beweisen, aber bei der Mehrzahl der Anaesthesisten vorherrschend; wie anders könnte man es erklären, daß viele Benützer unbrennbarer Anaesthetica zu Äther-Sauerstoff greifen, wenn ein hohes Risiko von seiten des Kreislaufs besteht.

Wir haben keine Vorstellung davon, wie oft einem Patienten eine bessere Anaesthesie versagt worden ist, allein wegen der Angst vor Explosion oder weil der Operateur auf Diathermie (Elektro-Kauter) nicht verzichten wollte. Es seien bei dieser Besprechung Operationen ausgeklammert, bei denen Diathermie-Geräte unentbehrlich sind, wie z.B. Eingriffe am Gehirn, transurethrale Prostataresektionen oder Leberresektion. Von solchen abgesehen, ist die divergierende Haltung verschiedener Chirurgen zur Diathermie erstaunlich, und wer, wie der Schreibende, Gelegenheit hatte, mit einer Reihe namhafter Operateure zusammenzuarbeiten, kennt die, die auf Diathermie mit Leichtigkeit verzichten, und die, die bei gleichartigen Eingriffen ohne Diathermie unglücklich sind. Letzteres glaube ich gern, jedoch kann ich die Behauptung nicht unterschreiben, mit Diathermie gehe die Operation schneller und der Blutverlust sei geringer. Von meinem Standpunkt als klinischer Anaesthesist aus gesehen gibt es in vielen Fällen nichts besseres als Äther-Sauerstoff, aber wenn diese Meinung einen Chirurgen nicht überzeugt, sollte wenigstens in Betracht gezogen werden, daß vielleicht der Anaesthesist unglücklich ist, wenn er das nicht geben darf, was seines Erachtens das Beste ist. Hinzu kommt, daß über das Brand- und Explosionsrisiko noch unklare Ansichten bestehen. Wenn beispielsweise beim Äther Grenzen der Entflammbarkeit zwischen 1,8 und 48 Vol.-% in Luft festgestellt worden sind, sagt das nicht aus, daß unter Bedingungen der Anaesthesie dieselben Grenzen gelten, noch welche Zündenergie und andere Voraussetzungen zur Entflammung nötig sind. Wer sich ausführlich darüber orientieren will, studiere das entsprechende Kapitel in MACINTOSH et al. „Physik für Anaesthesisten". Hier dürfen folgende Fakten erwähnt werden. Eine Explosion von Äther in Luft gibt es unter den Bedingungen der Anaesthesie nicht und bis zu 3 Vol.-% ist Äther in Luft in der klinischen Anaesthesie nicht brennbar. Bei höheren Konzentrationen ist theoretisch eine Deflagration möglich, aber die relativ engen Rohre und Schläuche der Anaesthesiegeräte machen die experimentelle Auslösung einer Verpuffung nicht leicht. Zur Entzündung braucht es eine relativ hohe Energie und die Flamme erstickt durch Abkühlung in den Leitungen nach kurzer Wanderung. Das müssen die Gründe sein, warum sich in der ganzen Literatur kein Fall findet, bei dem ein Patient unter Äther mit Luft als Vehikel durch Brand oder Deflagration zu Schaden gekommen wäre. MACINTOSH et al. erachten deshalb den Gebrauch von Diathermie unter Äthernarkose mit Luft als Trägergas in allen Konzentrationen vereinbar. In einer Konzentration, die zur Lachgasnarkose äquipotent ist, d. h., in 2—3 Vol.-%, erweist sich Äther als nicht entflammbar.

Anders verhält es sich bei Sauerstoffanreicherung der Luft, ferner bei Lachgas-Sauerstoff, oder reinen Sauerstoff-Äthergemischen, die im Bereich von 2—82 Vol.-% explosionsgefährlich sind.

Die Sache hat zwei praktisch wichtige Seiten. In der Ausbildung sollte der Anaesthesist meines Erachtens mit der Äthernarkose vertraut gemacht werden und in einfachen Spitalverhältnissen wäre wahrscheinlich gerade die Äthernarkose mit Luft als Vehikel etwas vom Besten. Es ist nicht übertrieben, wenn man vom Gesichtspunkt der modernen Anaesthesiologie annimmt, daß etwa $^9/_{10}$ aller Krankenhäuser der Welt „einfach" oder gar primitiv ausgerüstet sind, und man muß sich der Tatsache bewußt sein, daß etwa $^9/_{10}$ aller Fachanaesthesisten dort arbeiten, wo nur etwa $^1/_{10}$ der Weltbevölkerung konzentriert ist. Mit anderen Worten: im Hinblick auf die weltweite Situation des Anaesthesiewesens sind einfache bis primitive Spitalverhältnisse vorherrschend. In den Augen des Autors ist es bedauerlich, wenn beispielsweise in einem Operationszelt der Armee oder in einem tropischen Spital in Unkenntnis der erwähnten Tatsachen die Äther-in-Luft-Narkose verboten wird, weil nur ein Benzinvergaser als Operationslampe dienen muß. Diese kann explodieren, das Äther-Luft-Gemisch sicher nicht!

μ) Sauberkeit und Asepsis bei Narkoseapparaten

(s. auch „Desinfektion und Sterilisation von Anaesthesie-Zubehör", S. 419)

Schon bei der Besprechung der Sicherheit des Patienten ist darauf hingewiesen worden, daß eine einfache Technik die Sicherheit erhöht. Dasselbe gilt im Hinblick auf die Kontamination der Apparate und der möglichen Keimübertragung auf Patienten. Es ist eine Forderung der Zeit, in einer Operationsabteilung jede erdenkliche Infektionsquelle auszuschalten. Die Gefahr droht in der Anaesthesie von zwei Seiten: von der Exhalation des Patienten und von den Händen des Anaesthesisten. Idealerweise müßte jede Inhalationsanaesthesie mit sterilem Gerät begonnen werden, einige Hersteller haben bei der Konstruktion ihrer Apparate auf diese Forderung schon weitgehend Rücksicht genommen. So gibt es Apparate, die sich leicht mit Wasser und Schaummittel abwaschen lassen. Die dadurch erreichte Keimverarmung läßt sich durch Zusatz von Desinfektionsmitteln nur wenig verbessern. Die übelste Kontamination findet man jedoch im Innern des Atemsystems, das nach jeder Narkose sterilisiert oder desinfiziert werden sollte. Es gibt einfache Atemsysteme, wie beispielsweise das Magill's Rebreathing Attachment, die man leicht kochen oder im Autoklav sterilisieren kann und seit einigen Jahren existieren auch Kreisatmer, die dieselben Verfahren aushalten. Logischerweise sollte man primär versuchen, die Keimbesiedlung eines komplizierten Atemsystems möglichst zu verhindern. Man hat an den Einbau einer Art von „Zyklon" gedacht, d. h. eines schneckenförmigen Rohrteils, in welchen corpusculäre Teile des Exhalationsstromes ausgeschleudert würden. Neuerdings werden Bakterienfilter für einen Tagesgebrauch angeboten. Man muß sich aber auch fragen, ob die komplizierten, schwierig zu reinigenden Atemsysteme hinreichend begründet sind. Eine Rückatmung mit CO_2-Absorption ist stronggenommen dann indiziert, wenn ein kleiner Frischgasstrom gegeben und durch Rückatmung zurückgewonnen wird, praktisch wenn man ein teures oder seltenes Gas verwendet. In allen anderen Fällen dürfte man die Exhalationsluft ins Freie gelangen lassen. Praktisch ist die Frage wichtig, ob die so häufig verwendeten Lachgasgemische mit Halothan so teuer sind, daß sich ihre Rückgewinnung lohnt. Im bejahenden Falle wäre ein Absorbersystem am Platz. Die Meinungen divergieren stark und obwohl die Mehrzahl der Anaesthesisten für diese Narkosen einen Kreisatmer mit Absorber verwendet, sind sie sich über die ökonomische Seite oft nicht im klaren. Stellt man sich auf den Standpunkt, es sei recht und wünschenswert, für die Sicherheit des Patienten relativ viel Geld aufzuwenden, dann braucht man über halboffene Lachgas-Mischnarkosen keine Worte zu verlieren. Auch wenn man die Kosten für Anaesthesie in Proportion zu den reinen Operationskosten stellt und es z. B. als vernünftig betrachtet für Anaesthesie rund $^1/_{10}$—$^1/_5$ der Operationskosten aufzuwenden, darf man sich eine quantitative Ausatmung der Gase ins Freie erlauben. Wer aber glaubt bei einem Frischgasstrom von ca. 4 Liter/min durch Rückatmung und Absorber zu sparen, könnte sich leicht täuschen, wenn er nicht auch die Kosten für Atemkalk, Reinigung und Desinfektion mit einrechnet, aber man soll in diesen Dingen seine Ansicht niemandem aufzwingen. Ein Vorteil der CO_2-Absorber, der oft ins Feld geführt wird, ist die hohe Luftfeuchtigkeit bei kleinem Frischgasstrom und die Verminderung der Luftpollution des Operationssaales mit Gerüchen oder explosionsgefährlichen Gasgemischen. Das sind schwache Argumente, denn in der Tat kann man auch bei einem halboffenen System die inhalierten Gase mit Leichtigkeit genügend befeuchten. Die austretenden Gase sind durch Luftmischung schon wenige Zentimeter vom Ventil entfernt nicht mehr brennbar und im modernen, belüfteten Operationssaal sollten keine störenden Gerüche mehr auftreten.

Literatur

Barach, A. L., Rovenstine, E. A.: Prevention of anoxia in nitrous oxide anaesthesia. Anesthesiology **6**, 449 (1945).

Clementsen, H. J., Wolff, G., Hügin, W.: Die Funktionsveränderung des EMO-Inhalors durch Kombination mit dem Ambu-Beatmungsbeutel und Ruben-Ventil. Anaesthesist **1**, 15 (1964).

Domaigne, F. G.: Rebreathing in a semiclosed system. Brit. J. Anaesth. **23**, 249 (1951).

Eger, E. I., Epstein, R. M.: Hazards of anaesthetic equipment. Anesthesiology **25**, 490 (1964).

Faulconer, A., Jr.: Correlation of concentrations of ether in arterial blood with electroencephalographic patterns occuring during ether-oxygen and during nitrous oxide, oxygen and ether anaesthesia of human surgical patients. Anesthesiology **13**, 361 (1952).

Fink, B. R.: Diffusion anoxia. Anesthesiology **16**, 511 (1955).

GRAY, C., RIDING, J. E.: Anaesthesia for mitral valvotomia. Anaesthesia **12**, 129 (1957).

GUEDEL, A. E.: Inhalation anaesthesia. A fundamental guide. New York: McMillan Co. 1951.

KAIN, M. L., NUNN, J. F.: Fresh gas flow and rebreathing in the Magill circuit with spontaneous respiration. Proc. roy. Soc. Med. **60**, 749 (1967).

KERR, J. H., EVERS, J. L.: Carbon dioxide accumulation: valve leaks and inadequate absorption. Canad. Anaesth. Soc. J. **5**, 154 (1958).

KETTY, S. S.: The physiological and physical factors governing the uptake of anaesthetic gases by the body. Anesthesiology **11**, 517 (1950).

LARSON, C. P., EGER, E. I., SEVERINGHAUS, J. W.: The solubility of halothane in blood and tissue homogenates. Anesthesiology **23**, 349 (1962).

LOEHMIG, R. W., DAVIS, A., SAFAR, P.: Rebreathing with non-rebreathing valves. Anesthesiology **25**, 854 (1964).

MACINTOSH, R., MUSHIN, W. W.., EPSTEIN, H. G.: Physik für Anaesthesisten. Heidelberg: Hüthig 1961.

MAPLESON, W. W.: The elimination of rebreathing in various semiclosed anaesthetic systems. Brit. J. Anaesth. **26**, 323 (1954).

MOLYNEUX, L., PASK, E. A.: The flow of gases in a semiclosed anaesthetic system. Brit. J. Anaesth. **23**, 81 (1951).

MOYERS, J.: A nomenclature for methods of inhalation anesthesia. Anesthesiology **14**, 609 (1953).

MUSHIN, W. W., RENDELL-BAKER, L., THOMPSON, P. W.: Automatic ventilation of the lungs. Oxford: Blackwell 1959.

NORMAN, J., ADAMS, A. P., SYKES, M. K.: Rebreathing with the Magill attachment. Anaesthesia **23**, 75 (1968).

NUNN, J. F., NEWMAN, H. C.: Inspired gas, rebreathing and apparatus deadspace. Brit. J. Anaesth. **36**, 5 (1964).

PARBROOK, G. D.: Techniques of inhalational analgesia in the postoperative period. Brit. J. Anaesth. **39**, 730 (1967).

— Therapeutic uses of nitrous oxide. Brit. J. Anaesth. **40**, 365 (1968).

RAVENTÓS, J., DEE, J.: The action of the halothane-diethyl ether azeotropic mixture on experimental animals. Brit. J. Anaesth. **31**, 46 (1959).

ROFFEY, P. J., REVELL, D. G., MORRIS, L. E.: An assessment of the Revell circulator. Anaesthesist **22**, 583 (1961).

SCHREIBER, P.: Der Narkoseapparat. Berlin-Heidelberg-New York: Springer 1969.

SEIDMAN, J. L., MUNSON, S., EGER, E. I. (II), BABAD, A.: Minimum alveolar concentration of methoxyflurane, halothane, fluroxene, cyclopropane and nitrous oxide in man. Anesthesiology **27**, 266 (1966).

SEVERINGHAUS, J. W.: The rate of uptake of nitrous oxide in man. J. appl. Physiol. **33**, 1183 (1954).

TORRI, G., DAMIA, G.: Pulmonary clearance of anaesthetic agents. Brit. J. Anaesth. **40**, 757 (1968).

TUNSTALL, M. E.: Obstetric analgesia. Lancet **1961 II**, 964.

— Effect of cooling on premixed gas mixtures for obstetric analgesia. Brit. med. J. **1963 II**, 915.

— Analgesia and anaesthesia chapter on obstetrics and gynaecology (ed. BAIRD, D.). Edinburgh: Livingstone 1968.

— Implications of premixed gases and apparatus for their administration. Brit. J. Anaesth. **40**, 675 (1968).

WATERS, D. J.: Factors causing awareness during surgery. Brit. J. Anaesth. **40**, 259 (1968).

WYOME, R. L.: Mechanism of partial rebreathing in anaesthesia. Brit. J. Anaesth. **1**, 155 (1941).

d) Die endotracheale Intubation

O. MAYRHOFER

α) Geschichtlicher Überblick

Das Prinzip der endotrachealen Intubation ist die Freihaltung der oberen Luftwege und die Möglichkeit der direkten Beatmung. Schon VESALIUS (1543) hat durch endotracheale Lungenaufblähung Versuchstiere, deren Thorax eröffnet worden war, durch längere Zeit am Leben erhalten können. HOOKE (1667) beschrieb ein ähnliches Experiment am Hund. Zu Ende des 18. Jahrhunderts war die endotracheale Insufflation als Wiederbelebungsmaßnahme beim Ertrunkenen und Erstickten bekannt. BOUCHUT schlug das Einlegen einer Silberkanüle zwischen die Stimmbänder als Behandlung der croupösen Diphtherie vor (1885).

Der erste, der eine Narkose auf endotrachealem Weg ausführte, war JOHN SNOW, und zwar am Kaninchen mittels Tracheotomie (1858). FRIEDRICH TRENDELENBURG narkotisierte 1871 einen Patienten für eine Mundhöhlenoperation auf die gleiche Weise.

WILLIAM MCEWEN praktizierte als erster am Menschen die perorale Intubation zum Zwecke der Narkose für eine Tumorentfernung am Zungengrund. Er verwendete dabei eine gebogene Metallkanüle, die er dem wachen Patienten unter Leitung des Tastsinnes einführte. Ein heroisches Vorgehen, wenn man bedenkt, daß damals die Lokalanaesthesie noch nicht entdeckt war. Auf das äußere Ende des Tubus wurde ein Trichter aufgesetzt, der mit Gaze überzogen war, und schließlich die Narkose mittels Auftropfen von Chloroform eingeleitet und aufrechterhalten. Um das Jahr 1893 führte der Prager Chirurg MAYDL eine Anzahl von Operationen in endotrachealer Narkose aus und etwa um die gleiche Zeit beschrieb EISENMENGER einen Trachealtubus mit aufblasbarer Gummimanschette zur Vermeidung der Aspiration bei Operationen in der Mundhöhle.

Ein weiterer mitteleuropäischer Pionier der Intubationsnarkose war der Kasseler Chirurg

FRANZ KUHN. Er war eigentlich der erste, der ihren überragenden Wert in voller Tragweite erkannte. Ihm war bereits der Cocain-Spray bekannt und er unterschied bereits zwischen der naso- und orotrachealen Route, ja er schuf sogar eine Art Überdruck-Narkosegerät, um seine Methode für die Thoraxchirurgie nutzbar zu machen. Zum Einführen seiner flexiblen Metallkanülen bediente er sich teils eines gebogenen Einführungsinstrumentes, teils des 1895 von KIRSTEIN entwickelten „Autoskops", des ersten Laryngoskops mit direkter Sicht. KUHN hat seine Erfahrungen 1911 in dem Buch „Die perorale Intubation" zusammengefaßt. Er hatte auch schon Versuche unternommen, die ausgeatmete Kohlensäure zu absorbieren und Überdruck im geschlossenen System anzuwenden, scheiterte aber am Problem des zu großen Widerstandes und des zu großen Totraumes im System.

Zur eigentlichen Methode im heutigen Sinn wurde die endotracheale Intubation in England von MAGILL und ROWBOTHAM und in den USA von GUEDEL und WATERS entwickelt. Seit Jahren gehört sie nun zum selbstverständlichen Rüstzeug des Anaesthesisten und ist aus der täglichen Narkosepraxis nicht mehr wegzudenken.

β) Anatomische und physiologische Erwägungen

Zur richtigen Auswahl von Länge und Weite eines Trachealtubus ist es notwendig, sich einige anatomische Daten ins Gedächtnis zurückzurufen. Die Entfernung von der Zahnreihe zur Stimmritze beträgt beim Erwachsenen 11—16 cm, die Länge der Trachea 10—12 cm. Ist also der Tubus länger als 21 cm, dann besteht für einen kleinen zarten Erwachsenen bereits die Gefahr der unbeabsichtigten endobronchialen Intubation. Im Zweifelsfall empfiehlt es sich, den Tubus am Patienten abzumessen: Die Trachea beginnt direkt unterhalb des deutlich tastbaren Ringknorpels, die Bifurkation liegt in der Höhe des Angulus sterni. Für die nasotracheale Intubation gibt MAGILL als geeignete Tubuslänge die Entfernung der beiden Ohrläppchen voneinander, und zwar von vorne quer über das Gesicht, direkt unterhalb der Nase vorbei, gemessen. Dies ist beim Erwachsenen durchschnittlich etwa 26 cm.

Die Größenverhältnisse der Trachea beim Neugeborenen und beim Kind sind aus der Tabelle 1 ersichtlich.

Bezüglich der Tubusweite ist es wichtig daran zu denken, daß beim Erwachsenen die engste Stelle der oberen Luftwege an der Stimmritze gelegen ist, während sie beim Kleinkind unterhalb davon liegt, nämlich in Höhe des Ringknorpels. Die Glottisöffnung ist ein gleichschenkeliges Dreieck von 8 mm Basis und 25 mm Seitenlänge beim normalen Erwachsenen (MAYRHOFER), das entspricht einer Öffnung von 98 mm². Trachealtuben von Charrière 34 haben einen Außendurchmesser von $11^1/_3$ mm, das entspricht einem Querschnitt von 101 mm². Es kommt also bereits bei diesem Tubus, und natürlich noch mehr bei den großlumigeren, zu einer Aufdehnung der Glottisöffnung, was bei längerem Liegen des Trachealtubus für die Stimmbänder nicht gleichgültig sein kann. Ganz besonders gilt dies für Tuben, die ein Spiralfederskelet haben und daher ihr Lumen nicht verändern können.

Tabelle 1. *Maße der Trachea beim Neugeborenen und im Kindesalter.* (Nach S. ENGEL)

Alter		Länge	Sagittaler Durchmesser	Frontaler Durchmesser
0—1	Monat	4,0 cm	5,0 mm	6,0 mm
1—3	Monate	4,0 cm	6,5 mm	6,8 mm
3—6	Monate	4,2 cm	7,6 mm	7,2 mm
6—12	Monate	4,3 cm	7,0 mm	7,8 mm
1—2	Jahre	4,5 cm	9,4 mm	8,8 mm
2—3	Jahre	5,0 cm	10,8 mm	9,4 mm
3—4	Jahre	5,3 cm	—	11,2 mm
4—6	Jahre	5,4 cm	—	—
6—8	Jahre	5,7 cm	10,4 mm	11,0 mm
8—10	Jahre	6,3 cm	—	—
10—12	Jahre	6,3 cm	9,3 mm	12,4 mm

Die Angst vor einer Vergrößerung des Atemwiderstandes hat vielerorts zu der Ansicht geführt, man müßte den größten Tubus verwenden, der eben noch die Stimmritze passiert. Sicherlich sind zu enge Tuben, besonders bei längerer Anwendung, unphysiologisch und gefährlich (MACINTOSH und MUSHIN). Andererseits konnte BEECHER feststellen, daß bei der Verwendung von Trachealtuben mit 9—11 mm äußerem Durchmesser auch bei prolongierter Narkose keine Änderung der Blutgaswerte (Sauerstoffsättigung, Kohlensäurespannung) auftritt.

Unser Standpunkt darf also nicht lauten: der größtmögliche Tubus, sondern: der leichtdurchgängige Tubus sollte eingeführt werden. Das heißt für den Mann etwa Charrière 32—34 (entsprechend einem Innendurchmesser von 7,5—8 mm), für die Frau Charrière 30—32 (Innendurchmesser 7 bis 7,5 mm). (Bezüglich der Tubusmaße sei auf die Falttafel am Schluß des Bandes verwiesen.)

Nicht unerwähnt soll bleiben, daß durch die Verwendung von Trachealtuben eine ziemlich beträchtliche Verminderung des anatomischen Totraumes eintritt (nach GUEDEL und WATERS etwa 50 ml).

γ) Die Indikationen zur Intubation

Ganz allgemein kann festgestellt werden, daß die Indikation zur Intubation heute großzügiger gestellt wird als noch vor einigen Jahren. Dies dürfte seinen Grund darin haben, daß einerseits die Ausbildung der Anaesthesisten eine gründlichere geworden ist, und daß andererseits Geräte und Instrumentarium vervollkommnet wurden, so daß das Trauma der Intubation unbedeutend geworden ist. Überdies achtet man heute mehr als früher auf eine aseptische Technik.

Wir möchten die Indikationen zur endotrachealen Intubation nach 4 Gesichtspunkten ordnen:

1. Indikationen von seiten der Operation

a) Lokalisation. Für Operationen im Brustraum muß die intratracheale Intubation als obligat gefordert werden. Auch für Eingriffe an Kopf und Hals sowie im Oberbauch ist sie nach den heute geltenden Anschauungen absolut indiziert. Nicht notwendig erscheint sie uns für Eingriffe im Unterbauch und an den Extremitäten, soweit nicht aus anderen Gründen eine Indikation besteht.

b) Lagerung. Für Operationen in Seiten- und Bauchlage wird die Intubation bei sonst gleichen Voraussetzungen eher indiziert sein, als bei Eingriffen in Rückenlage, und zwar wegen der relativ größeren Gefahr der Acidose durch Hypoventilation und wegen der größeren Schwierigkeiten den Luftweg bei diesen Körperlagen freizuhalten. Dies gilt also für manche neurochirurgische Eingriffe, für Nierenoperationen, für unfallchirurgische Operationen etc.

c) Dauer und Schwere des Eingriffes. Für große und eingreifende Operationen empfiehlt sich die Vornahme der Intubation schon wegen der Verringerung des Totraumes und der besseren Ventilationsmöglichkeit.

2. Indikationen von seiten des Patienten

a) Schlechter Allgemeinzustand, insbesondere jede Art von Atem- oder Kreislaufinsuffizienz ist eine absolute Indikation zur endotrachealen Intubation, schon deshalb, weil bei diesen Zuständen eine besonders gute Durchlüftung und Sauerstoffversorgung der Lungen gewährleistet sein muß.

b) Anatomische Besonderheiten, wie etwa schwere Adipositas, Kyphoskoliose, raumbeengende Prozesse der oberen Luftwege, Tracheomalacie, mitunter auch zahnlose Patienten, bei denen es schwieriger ist, mit Hilfe einer Atemmaske das Narkosesystem dicht zu halten, zwingen zur Vornahme einer Intubation.

3. Indikationen im Rahmen besonderer Narkosemethoden

a) Die Anwendung langwirkender Relaxantien zwingt nahezu immer zur Vornahme einer endotrachealen Intubation. Eine Ausnahme sind kurze Eingriffe, wie etwa die Reposition einer Fraktur oder Luxation mit Hilfe eines kurzwirkenden Muskelrelaxans. In diesen Fällen kann selbstverständlich die vorübergehende Apnoe mittels Maskenbeatmung überbrückt werden (MAYRHOFER).

b) Bei allen *subtileren Narkosemethoden,* z. B. stets dann, wenn der Blutdruck oder die Körpertemperatur absichtlich reduziert werden, ist die Intubation schon wegen der Kontrolle der Atmung als obligat anzusehen.

4. Indikationen zur Intubation ohne Operation

a) Zu diagnostischen Zwecken, speziell für die Röntgenkontrastmittel-Darstellung des Bronchialbaumes, aber auch für gewisse endoskopische Untersuchungen in Narkose, wie z. B. Oesophagoskopien, Thorakoskopien, Laparoskopien, etc.

b) Zu therapeutischen Zwecken, wie beispielsweise zur tracheobronchialen Sekretabsaugung, zur Vornahme künstlicher Beatmung bei Ertrunkenen, Erstickten, Vergifteten, oder zur Behebung von Respirationshindernissen (postoperative Tracheomalacie, Glottisödem usw.). In vielen Fällen ersetzt die Intubation heute die Tracheotomie, speziell dann, wenn nur mit einer relativ kurzdauernden Bewußtlosigkeit von mehreren Stunden bis Tagen zu rechnen ist. Bei Kleinkindern, die ja bekanntlich nach Tracheotomien besonders leicht zu Trachealstenosen neigen, beläßt man heute vielerorts einen nasotracheal eingeführten Plastiktubus auch über mehrere Wochen, selbst zur künstlichen Dauerbeatmung.

δ) Kontraindikationen

Eigentliche Kontraindikationen gegen die endotracheale Intubation gibt es nicht. Es gibt nur viele

Tabelle 2. *Verzeichnis der wichtigsten Tubusarten*

Art	Material	Bezeichnung	Größen mm	DIN Nummer
1. Endotrachealtuben zur oralen und nasalen Intubation				
a) Ohne Ballon	Weichgummi oder Plastik (klar oder durchscheinend)	oral (Spitze 45°) nasal (Spitze 30°) oral, 1 seitliches Auge (Murphy-Spitze) nasal, 1 seitliches Auge (Murphy-Spitze)	1,5—12 Innendurchmesser bzw. Ch. 8—46 Außendurchmesser	13270 A 13270 B 13270 C 13270 D
	Latex-Gummi mit Drahtspiralskelet	oral (Spitze 45°) nasal (Spitze 30°)	Ch. 14—46 Außendurchmesser	
b) Mit Ballon (und Kontrollballon)	Weichgummi oder Plastik (z. B. „Rüschelit")	oral nasal oral, Murphy nasal, Murphy	2,5—11 Innendurchmesser bzw. Ch. 12—46 Außendurchmesser	13271 A 13271 B 13271 C 13271 D
	Latex-Gummi mit Drahtspiralskelet	oral	Ch. 18—46 Außendurchmesser	
2. Spezialtuben zur oralen Intubation				
a) Ohne Ballon	Weichgummi	Kuhn-Tubus (anatomische S-Krümmung), van-Deming-Tubus (zylindrisch, Spitze abgewickelt, äußeres Ende weiter; für Kinder)	2,8—6 Innendurchmesser Ch. 12—29 Außendurchmesser	
	Plastik („Rüschelit")	Cole-Tubus (trachealer Teil enger als pharyngealer, für Kinder)	Ch. 8—22 Außendurchmesser	13274
	Plastik	Loennecken-Tubus (mit Verdickung ca. 20 mm oberhalb vorderes Ende, für Kinder)	Ch. 10—18 Außendurchmesser	
b) Mit Ballon	Weichgummi	Oxford-„Non-kinking"-Tubus (90° Pharynx-abwinkelung	Ch. 30—38 Außendurchmesser	
		Kuhn-Tubus (anatomische S-Krümmung)	6—8,5 Innendurchmesser	
3. Endotrachealtuben zur Verwendung bei Tracheotomie				
a) Ohne Ballon	Plastik	Biesalski-Doppeltubus (Kreissegment-Krümmung)	4—13 Innendurchmesser	
	Latex-Gummi mit Spiralskelet	Tracheoflex (nach RÜGHEIMER)	3—6 Innendurchmesser	
b) Mit Ballon	Weichgummi	kniegebogen oder rechtwinkelig gebogen, oder U-förmig, jeweils mit 1 oder 2 Ballons	4—12 Innendurchmesser	
	Latex-Gummi mit Spiralskelet	Tracheoflex (nach RÜGHEIMER) 90° Abwinkelung	7—11 Innendurchmesser	
4. Endobronchialtuben (Überlang, ca. 40 cm)				
a) Ohne Ballon	Weichgummi	Endobronchialtubus	Ch. 24—36 Außendurchmesser	
b) Mit Ballon	Weichgummi	normal, mit kurzem Ballon nahe der Spitze (nach MACHRAY)	Ch. 24—40 Außendurchmesser	
		lange, perforierte Spitze vor dem Ballon	Ch. 24—36 Außendurchmesser	
		Dibold-Tubus (mit zwei Ballons, dazwischen seitliche Öffnung)	Ch. 36, 38 Außendurchmesser	
5. Spezialtuben für Ein-Lungen-Beatmung				
Mit Ballon	Weichgummi	Carlens- bzw. White-Doppel-Lumen-Tubus	Ch. 35—41 Außendurchmesser	
		Stürtzbecher-Tubus (einlumig mit Bronchusblocker)	Ch. 34—42 Außendurchmesser	

Tabelle 3. *Maße von Endotrachealtuben (vorgeschlagener internationaler Standard). Orale und nasale Tuben mit und ohne Ballon*

Größe Innendurchmesser mm	Tubuslänge cm	Länge des Abdichtungsballons cm	Länge des Aufblasschlauches cm
2,5	12	—	—
3,0	14	—	—
3,5	16	—	—
4,0	18	—	—
4,5	20	—	—
5,0	22	2,0	28
5,5	24	2,5	28
6,0	26	2,5	28
6,5	28	3,5	28
7,0	30	3,5	34
7,5	31	4,0	34
8,0	32	4,0	34
8,5	33	4,0	34
9,0	33	4,0	40
9,5	34	4,0	40
10,0	35	4,0	40
10,5	35	4,0	40
11,0	36	4,0	40

Fälle, bei denen sie nicht notwendig ist, wie z. B. für kurzdauernde Operationen in Rückenlage, ebenso bei vielen Eingriffen an den Extremitäten, bei denen keine besondere Lagerung oder Muskelentspannung erforderlich ist. Schließlich darf nicht vergessen werden, daß die endotracheale Intubation natürlich auch gewisse Gefahren und Schädigungsmöglichkeiten in sich birgt, die im entsprechenden Abschnitt des Kapitels „Komplikationen und Gefahren der Narkose" zusammengefaßt sind (s. S. 475). Bezüglich einiger Intubationsschwierigkeiten sei auch auf den Abschnitt „Zahn-, Mund- und Kieferchirurgie", S. 771, hingewiesen.

ε) *Instrumentarium*

1. Endotrachealtuben

Bezüglich der Form und Ausstattung der Endotrachealtuben hat man auf internationaler Ebene schon eine weitgehende Standardisierung erzielt. So werden z. B. die Tubusweiten heute als Innendurchmesser angegeben, beginnend mit 1,5 mm und um jeweils 0,5 mm ansteigend bis auf 12 mm. In Deutschland werden sie nach den DIN-Normen 13270 und 13271 hergestellt.

Endotrachealtuben sind aus Kunststoff oder Gummi gefertigt. Wir unterscheiden drei Hauptarten:

a) Endotrachealtuben aus Weichgummi,
b) aus Plastikmaterial und
c) aus Latex-Gummi mit Drahtspiralenskelet.

Die beiden ersteren Typen kommen mit einem Krümmungsradius von 14 cm (oral) bzw. 20 cm (nasal) in den Handel, während die letzteren gerade sind und somit die Anwendung eines gebogenen steifen Führungskatheters, eventuell mit Drahtseele, erforderlich machen.

Orale Endotrachealtuben haben eine Abschrägung ihres vorderen Endes von 45°, nasale von 30°. Beide Arten gibt es mit und ohne Abdichtungsballons. Darüber hinaus sind verschiedene Spezialausführungen im Handel, etwa für Kleinkinder, sowie Endobronchialtuben für die Thoraxchirurgie, bzw. solche, die bei tracheotomierten Patienten zum Einsatz kommen. Die hauptsächlichsten Tubusarten sind in der Tabelle 2 zusammengestellt, ihre Maße in Tabelle 3.

2. Laryngoskope

Auch die zur endotrachealen Intubation erforderlichen Laryngoskope werden heute in aller Welt in ziemlich einheitlicher Form hergestellt. Sie bestehen im Prinzip aus einem Handgriff, in dem sich eine Stabbatterie befindet, und aus auswechselbaren Spateln verschiedener Größe, die an ihrem vorderen Ende ein Lämpchen tragen. Spatel und Handgriff sind durch eine Art Scharniergelenk verbunden, damit das Instrument zusammengefaltet, platzsparend aufbewahrt werden kann. Vor dem Gebrauch wird das Laryngoskop geöffnet, so daß Spatel und Handgriff einen Winkel von etwa 90° bilden. Dabei schließt sich der elektrische Kontakt und das Lämpchen leuchtet auf. Man sollte sich vor jeder Anaesthesie vergewissern, daß das Laryngoskop in Ordnung ist.

Laryngoskopspatel werden in verschiedenen Größen hergestellt und sind somit für neugeborene Kinder und alle Erwachsenen geeignet. Für Säuglinge und Kleinkinder empfiehlt es sich jedoch, auch entsprechend zarte Handgriffe zu verwenden. Da man den normal großen Handgriff in der ganzen Hand hält, während man für einen Kinderhandgriff nur die Finger benötigt, vermeidet man bei der Verwendung des letzteren viel eher grobe Manipulationen bei der Intubation.

Es gibt die verschiedensten Modifikationen von Laryngoskopspateln, jedoch nur zwei Grundtypen, nämlich gerade und gekrümmte. Die geraden gehen auf das Kirsteinsche Autoskop zurück, bzw. auf das von MAGILL etwa um 1920 modifizierte Modell. Die geraden Spateln haben mehr oder weniger halbröhrenförmige Querschnitte, wobei die der Epiglottis zugekehrte Fläche etwas länger als die andere ist. Bei der Intubation kommt die offene Seite des Spatels nach rechts zu liegen, da ja der Tubus von rechts her eingeführt wird (Abb. 1 und 2). Es gibt jedoch auch spezielle Laryngoskope für Linkshänder.

Der Spatel des 1943 beschriebenen Laryngoskopes nach Macintosh paßt sich der Zunge an. Er ist im Querschnitt Z-förmig, wobei auch hier die dem Zungengrund zugekehrte Fläche länger ist als die andere. Im Gegensatz zu dem geraden Spatel kommt das innere Ende des Macintosh-Spatels nicht mit der vom Nervus vagus innervierten Unterfläche des Kehldeckels in Kontakt, sondern in die glossoepiglottische Falte zu liegen, wodurch bei der Laryngoskopie die Auslösung vagaler Reflexe vermieden werden soll.

Welche Art von Spatel man zur Intubation benützt, ist natürlich Ansichts- oder Geschmackssache. Es scheint aber heute doch so zu sein, daß der größere Teil der Anaesthesisten für die Intubation Erwachsener sich des Macintosh-Laryngoskopes bedient, während für Säuglinge und Kinder aus anatomischen Gründen Laryngoskope mit geraden Spateln bevorzugt werden.

3. Hilfsinstrumente zur Intubation

a) Führungsdrähte aus weichem, biegsamem Metall, vorzugsweise Kupferdrähte mit einem Durchmesser von 3—4 mm, sind vielerorts in Gebrauch. Sie empfehlen sich speziell für die Intubation mit Plastiktuben, die nach ihrer Sterilisation die natürliche Krümmung nicht so gut aufrechterhalten wie Gummituben. Für die Einführung von spiraldrahtverstärkten Latexgummi-Tuben sind Führungsdrähte unbedingt erforderlich. Es ist jedoch wichtig, stets darauf zu achten, daß das Ende der Einführungssonde nicht über das vordere Tubusende hinausragen darf, da sonst Verletzungen der oberen Luftwege zustande kommen könnten. Viele Anaesthesisten verwenden aus diesem Grunde lieber steife Tiemannkatheter anstelle der Führungsdrähte.

b) Einführungszangen. Am bekanntesten ist die Magillsche Faßzange. Diese ist ein schlankes, bajonettartig abgeknicktes Instrument, dessen vordere Enden zum leichteren Fassen des Trachealtubus ösenförmig erweitert sind. Besonders wertvoll ist diese Faßzange bei der nasotrachealen Intubation unter Sicht.

4. Zusatzinstrumentarium

a) Beißblöcke, entweder aus Gummi oder aus zusammengerollten Gazestreifen, verhindern das Schließen des Mundes nach der Intubation und damit sowohl Verletzungen der Zähne, als auch ein

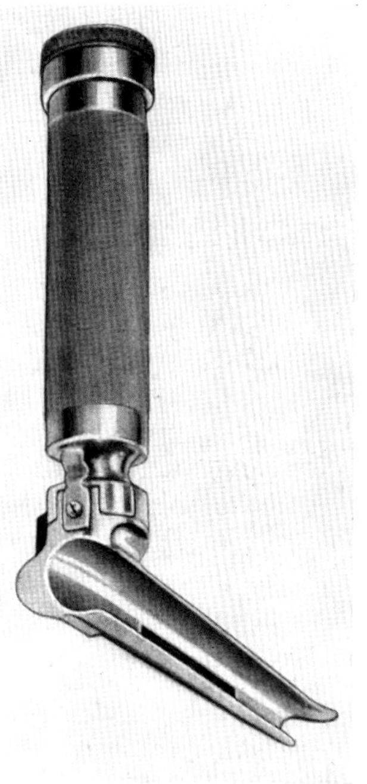

Abb. 1. Gerader Laryngoskopspatel nach Magill

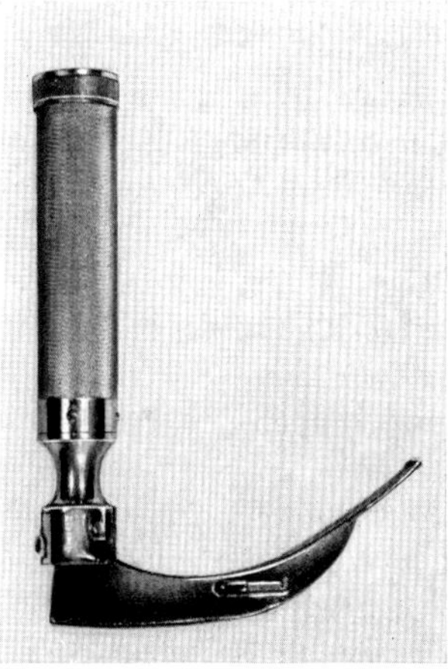

Abb. 2. Gekrümmter Laryngoskopspatel nach Macintosh

Zusammenquetschen des Trachealtubus. Zum gleichen Zweck können auch Rachentuben, etwa der Tubus nach Guedel, verwendet werden.

b) Ansatzstücke und Zwischenstücke stellen die Verbindung des Trachealtubus mit dem Narkoseapparat her. Über die Normung der Ansatzstücke wurde 1968 auf internationaler Ebene Übereinstimmung erzielt. Die leicht konischen apparatseitigen Enden der Ansatzstücke aus Metall oder Plastik sollen einen Außendurchmesser von 15 mm haben. Die tubusseitigen Enden dieser Konnektoren entsprechen den Größen der Trachealtuben und kommen mit Innendurchmessern von 1,5—11 mm in den Handel. Darüber hinaus gibt es noch winkelförmige Zwischenstücke, die man verwenden kann, wenn man das Ansatzstück nicht direkt an das Y-Stück des Narkoseschlauchsystems anschließen will.

c) Gleit- und Benetzungsmittel. Es ist allgemein üblich, daß Endotrachealtuben vor dem Einführen an ihrem vorderen Ende mit einem Gleitmittel bestrichen werden. Sehr beliebt ist z.B. die 5%ige Xylocain-Salbe oder auch das Xylocain-Gel. Allerdings muß man bedenken, daß sämtliche pflanzlichen, tierischen und mineralischen Fette und Öle, vor allem Vaseline und Paraffinöl, bei häufigem Gebrauch für die Gummituben schädlich sind. In jüngster Zeit wurde ein Silicon-Spray eingeführt, der sowohl für das Material als auch für die Schleimhäute unschädlich sein soll.

5. Pflege, Reinigung und Sterilisation des Instrumentariums

Endotrachealtuben sollen sofort nach dem Gebrauch durchgespült und mit heißem Wasser und Seife unter Zuhilfenahme von entsprechenden Bürsten gesäubert werden. Das gleiche gilt für die Laryngoskopspatel. Das anschließende Einlegen der Geräte in Desinfektionslösungen, wie es früher vielerorts üblich war, kann nicht empfohlen werden, da die Tuben einerseits durch diese Mittel, die zumeist Phenol- oder Phenylverbindungen enthalten, geschädigt werden und andererseits Reste des Desinfektionsmittels, die eventuell noch den Tuben anhaften, Schleimhautreizungen bewirken können. Das gleiche gilt bis zu einem gewissen Grad auch für die Gassterilisation mit Äthylenoxyd. Man muß in diesem Fall dafür Sorge tragen, daß die Tuben nach der Sterilisation mindestens einen Tag ausgelüftet worden sind, bevor sie zur Intubation verwendet werden.

Am günstigsten, wenn auch natürlich ebenfalls nicht unschädlich für Endotrachealtuben aus Gummi und Plastik, ist die Heißdampfsterilisation im Autoklaven. Vielerorts begnügt man sich mit Auskochen in gewöhnlichem Wasser. Überhaupt muß man auf die Sterilisationsvorschriften der Erzeugerfirmen achten, denn manches Plastikmaterial ist für die Heißdampfsterilisation nicht geeignet. Wichtig ist es auch, vor der Sterilisation die Metallansatzstücke abzunehmen, da sonst die äußeren Tubusenden ausgeweitet werden. Sehr empfehlenswert ist es, die Endotrachealtuben vor der Sterilisation im Autoklaven oder im Gassterilisator in Plastikfolien einzuschweißen, so daß sie auch nach der Entnahme aus den Sterilisatoren bis zum nächsten Gebrauch steril bleiben.

Sämtliche Metallteile werden am besten autoklaviert. Eine Ausnahme sind die Laryngoskopspatel, wegen der in ihnen befindlichen elektrischen Leitungen und Kontakte. Es genügt bei diesen im allgemeinen, sie gründlich mechanisch und chemisch zu reinigen, eventuell können sie in Äthylenoxyd sterilisiert werden.

ζ) Die Technik der oralen Intubation

Von besonderer Wichtigkeit ist die richtige Lagerung des Patienten zur Intubation. In der Regel wird diese in Rückenlage vorgenommen. Dabei wird durch Unterlegen eines Flachpolsters unter den Kopf die Halswirbelsäule des Patienten leicht anteflektiert und der Kopf im Atlanto-occipitalgelenk überstreckt. In dieser Stellung, die MAGILL als „Schnüffelstellung" („sniffing-air-position") bezeichnet, ist der Abstand zwischen Larynxeingang und Zahnreihe relativ am kürzesten. Prinzipiell kann die Intubation nach Lokalanaesthesie der Rachen- und Larynxschleimhaut am wachen Patienten oder auch in Narkose ausgeführt werden. Für die Intubation ist eine ziemlich tiefe Allgemeinbetäubung erforderlich. Nimmt man sie in oberflächlicher Narkose mit Hilfe eines kurzwirkenden Muskelrelaxans vor, dann empfiehlt sich das vorherige Besprayen der Stimmbänder und der Trachealschleimhaut mit einem Lokalanaestheticum zur Vermeidung störender vagaler Reflexe.

Manche Anaesthesisten schützen vor dem Einführen des Laryngoskopes die obere Zahnreihe durch einen Gazetupfer oder einen zusammengefalteten Heftpflasterstreifen. Wesentlich ist es, das Laryngoskop von rechts her einzuführen und dabei die Zunge nach links zu verdrängen, damit diese nicht die Sicht verlegt. Das gerade Laryngoskop wird dann in der Medianlinie sorgfältig weiter vorgeschoben, bis die Epiglottis in Sicht kommt (Abb. 3). Diese wird nun auf die Spitze des Laryngoskopspatels aufgeladen und nach vorne gedrückt, wodurch der Blick auf die Stimmritze frei wird (Abb. 4). Bei Verwendung des Macintosh-Laryngoskopes führt man den Spatel so weit ein, daß seine Spitze in die glosso-epiglottische Falte zu liegen kommt. Durch Druck auf den Zungengrund nach vorne faltet sich die Epiglottis zurück, wodurch der Blick auf den Larynxeingang frei wird. *Dem Lernenden kann nicht oft genug eingeschärft werden, daß der Laryngoskopspatel nicht über die obere Zahnreihe als Drehpunkt gehebelt werden darf, sondern daß das ganze Laryngoskop nach vorne gezogen werden muß, damit Beschädigungen der Zähne vermieden werden.*

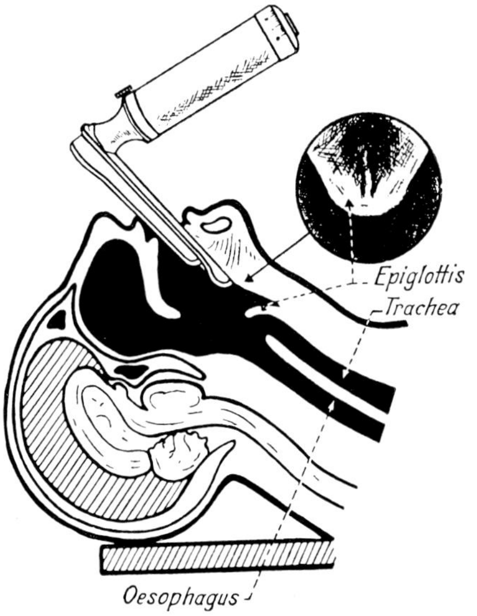

Abb. 3. Laryngoskopie mit geradem Spatel. Exposition der Epiglottis

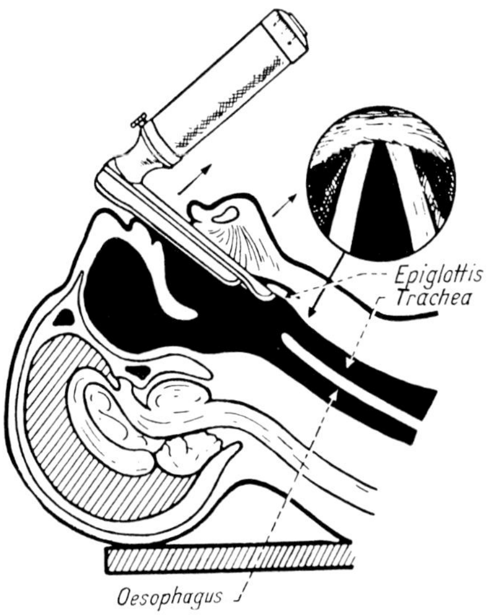

Abb. 4. Nach Aufladen der Epiglottis ist der Blick auf die Stimmritze frei

Das Laryngoskop wird mit der linken Hand gehalten, während die rechte den Tubus zwischen die Stimmbänder schiebt. Es empfiehlt sich dabei, diesen nicht in der Rinne des Laryngoskopspatels entlang, sondern möglichst von lateral her vorzuschieben, damit die Sicht auf die Stimmritze bis zuletzt unverdeckt bleibt. Die meisten Versager, besonders bei Anfängern, beruhen darauf, daß der Tubus an dem Arytenoidknorpel vorbei in den Oesophagus abgleitet. Dies kann man am besten dadurch verhindern, daß man den Larynxeingang während des Intubationsvorganges ständig unter Sicht behält.

Eine weniger gebräuchliche Methode, jedoch am nicht narkotisierten Patienten sehr zu empfehlen, ist die „blinde" orale Intubation. Dazu wird der Patient halb aufgerichtet, der Anaesthesist steht vor ihm zu seiner Rechten. Zuerst wird die Schleimhaut gut anaesthesiert, dann tastet sich der Anaesthesist mit dem linken Zeigefinger am Zungengrund entlang bis zum Kehldeckel vor, drückt diesen mit der Fingerkuppe nach vorne und führt dann den, über einen Führungsdraht gebogenen, Trachealtubus unter Leitung des linken Zeigefingers mit der rechten Hand zwischen die Stimmbänder ein.

Die richtige Lage des Tubus stellt man durch Abhorchen der Atemgeräusche am äußeren Tubusende fest. Wurde die Intubation unter Verwendung eines Muskelrelaxans in kompletter Apnoe ausgeführt, dann kann man durch kurzen Druck auf den Thorax und gleichzeitiges Horchen am äußeren Tubusende dessen richtige Lage kontrollieren. Ferner sollte man es sich unbedingt zur Gewohnheit machen, nach der Intubation bei gleichzeitiger Beatmung beide Lungen zu auskultieren, um sicher zu sein, daß der Tubus nicht in einen Hauptbronchus vorgeschoben wurde, und somit die andere Lunge unbelüftet bleibt.

η) Die Technik der nasalen Intubation

Zweifellos wird die nasale Intubation seltener als die orale praktiziert. Sie ist jedoch die Methode der Wahl, wenn anatomische oder funktionelle Hindernisse, wie Kiefersperre, Trismus, starke Prognathie, die orale Intubation unmöglich machen, bzw. wenn Operationen in Mund- und Rachenhöhle oder an Kiefer und Zähnen in Narkose ausgeführt werden sollen.

Zunächst inspiziert man die Nasenöffnungen, vergewissert sich, daß keine Septumdeviation oder Verschwellungen der Schleimhäute vorliegen und träufelt notfalls ein entschwellendes Mittel, etwa Privin-Tropfen, ein. Für die nasale Intubation muß der Endotrachealtubus besonders gut gleitend gemacht werden. Man schiebt ihn auf der besser durchgängigen Seite am Boden der Nasenhöhle entlang vorsichtig nach vorne. Ist der Tubus über die Choanen hinaus in den Oropharynx vorgedrungen, dann wird, falls dies anatomisch möglich ist, ein Laryngoskop in gleicher Weise wie zur orotrachealen Intubation mit der linken Hand eingebracht. Die rechte Hand schiebt nun unter Leitung des Auges den Trachealtubus weiter durch den Larynx in die Trachea vor (Abb. 5). Gelingt dies nicht leicht, eventuell unter gleichzeitigem Drehen des Kopfes nach der Seite, dann soll man eine Faßzange zu Hilfe nehmen (s. Abb. 6).

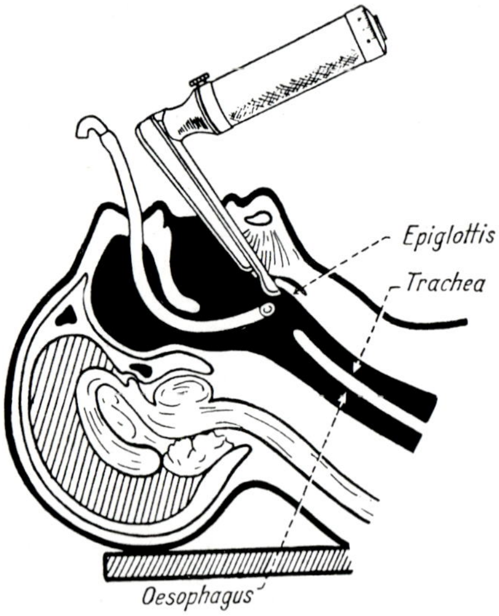

Abb. 5. Technik der nasalen Intubation

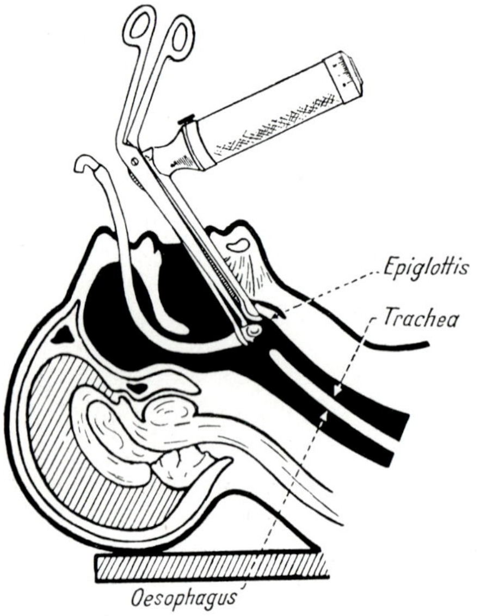

Abb. 6. Nasale Intubation, Faßzange wird zu Hilfe genommen

Für die nasale Intubation wird beim Erwachsenen im Durchschnitt ein Tubus von Charrière Größe 32, seltener ein etwas kleinerer, und noch seltener ein etwas größerer verwendet. Bei Kindern zwischen 8 und 14 Jahren liegen die entsprechenden Größen zwischen Charrière 26 und 30, sind also auch hier etwas kleiner als für die orale Intubation. Bei kleineren Kindern, etwa im Alter von 3—7 Jahren, kann man nach KÖRNER praktisch die gleichen Größen wie für die orale Intubation, nämlich Tubusgrößen Charrière 22 bis 26, verwenden. In dieser Altersgruppe muß man jedoch bei der Intubation auf die Rachenmandeln achten, die beim zu brüsken Vorschieben des Tubus an der Rachenhinterwand verletzt werden können. KÖRNER empfiehlt deshalb die Verwendung eines selbstgefertigten Mandrins aus einer Knopfsonde, durch den die Tubusspitze gleich nach ihrem Durchtritt durch die Choanen nach unten abgelenkt wird, und der entfernt wird, sobald der Tubus den Mesopharynx erreicht hat.

Die sog. „blinde“ nasale Intubation soll nach ROWBOTHAM und MAGILL am spontan atmenden Patienten vorgenommen werden. Der Anaesthesist bedient sich dabei vorwiegend des Gehörsinnes: hat das vordere Ende des Endotrachealtubus den Pharynx erreicht, dann kann man an seinem äußeren Ende Atemgeräusche hören, die um so deutlicher werden, je näher die Tubusspitze zum Larynxeingang kommt. Sind die Atemgeräusche auch durch den vollständig eingedrungenen Endotrachealtubus hindurch zu hören und ist es eventuell zu einem kurzen Husten oder Pressen gekommen, dann kann dies als Beweis für die richtige Lage des Tubus angesehen werden. Ist das Atemgeräusch jedoch durch den komplett eingeführten Tubus nicht mehr zu hören, dann ist dieser mit größter Wahrscheinlichkeit in den Oesophagus abgeglitten und der Intubationsversuch muß wiederholt werden. Erfahrungsgemäß gelingt die „blinde“ nasale Intubation am leichtesten bei Patienten mit ausgeprägtem Lufthunger, weil diese die Spitze des Tubus während der forcierten Inspiration förmlich einsaugen. Leichtes Wenden, Heben und Senken des Kopfes ist in manchen Fällen sehr wertvoll bei der Durchführung dieser Technik. Die „blinde“ nasale Intubation sollte jedoch niemals erzwungen werden, da die zarte Schleimhaut der Nase und des Rachens durch frustrane Einführungsversuche leicht verletzt wird, wodurch oft recht unangenehme Blutungen zustande kommen.

ϑ) Zusammenfassende Bewertung der Methode

Die endotracheale Intubation steht und fällt mit der Geschicklichkeit und Erfahrung des Anaesthesisten.

Ihre praktisch einzige echte Kontraindikation ist daher das Fehlen eines solchen Arztes in einem Krankenhaus. Die Methode ist heute bereits so ausgefeilt und durch die Anwendung von Muskelrelaxantien so sehr erleichtert worden, daß ihre Anwendung bei einiger Übung vollkommen gefahrlos für den Patienten ist.

Gegenüber der Maskennarkose hat eine Narkose mit endotrachealer Intubation eine ganze Reihe von Vorteilen, die sich in drei Gruppen zusammenfassen lassen:

1. Die geradezu ideale Freihaltung der Luftwege.
2. Die Kontrolle über die Atmung des Patienten.
3. Die Möglichkeit der Steuerung der Narkose aus der Ferne, ohne dabei die Sicherheit des Patienten zu gefährden.

Die zur ersten Gruppe zählenden Vorteile sind im einzelnen: der mit dem freien Luftweg verbundene ungehinderte Gasaustausch, eine ruhige gleichmäßige Narkose, die Vorbeugung von Laryngospasmus, sowie die Verhinderung jeglicher Aspiration von Schleim, Blut oder Mageninhalt in die Trachea, bei gleichzeitiger Möglichkeit einer Sekretabsaugung aus der Luftröhre selbst, und zwar sowohl vor, als auch während und nach der Operation.

Die zweite Gruppe von Vorteilen macht sich hauptsächlich in der Thoraxchirurgie und in der Bauchchirurgie bemerkbar. Der Patient kann mit Hilfe eines Muskelrelaxans komplett entspannt werden und die Beatmung kann, dem jeweiligen Operationsstadium entsprechend, angepaßt werden.

Die dritte Gruppe von Vorteilen schließlich, ist vor allem für Operationen an Kopf und Hals von Bedeutung, sowie für alle Eingriffe, bei denen durch die besondere Lagerung der Zugang zum Gesicht des Patienten während der Operation erschwert oder überhaupt nicht möglich ist. Damit können fast alle Narkoseprobleme für die plastische, die Kiefer- und Neurochirurgie, ebenso wie für alle größeren oto-rhino-laryngologischen Eingriffe gelöst werden. Ohne die endotracheale Intubation in ihren verschiedenen Spielarten wäre eine moderne Anaesthesiologie und eine noch weitere Ausweitung der operativen Möglichkeiten überhaupt nicht denkbar.

Literatur

ENGEL, S.: The child's lung. London: Edw. Arnold Ltd. 1947.
KÖRNER, M.: Die nasotracheale Intubation. Schriftenreihe „Anaesthesie und Wiederbelebung", Bd. 39. Berlin-Heidelberg-New York: Springer 1968.
KUHN, F.: Die perorale Intubation. Berlin 1911.
MACINTOSH, R. R.: A new laryngoscope. Lancet I, 204 (1943).
— MUSHIN, W. W.: Physik für Anaesthesisten. Heidelberg: Dr. Alfred Hüthig 1961.
MAYRHOFER, O.: Intratracheale Narkose. Wien: F. Deuticke 1949.
— Muß bei Curare-Anwendung intubiert werden? Langenbecks Arch. klin. Chir. **276**, 715—718 (1953).
VESALIUS, A.: De Humani Corporis Fabrica, 1. Ausgabe, S. 658, 1543.

3. Klinik der Muskelrelaxantien

G. BENAD

a) Einleitung

Die Einführung der Muskelrelaxantien in die moderne Anaesthesie durch die beiden kanadischen Anaesthesisten GRIFFITH und JOHNSON im Jahre 1942 brachte einen entscheidenden Wandel in der Durchführung der Narkosen mit sich. Bis dahin war es allgemein üblich, die Muskelrelaxation durch tiefere Narkose zu erzielen. Das bedeutet aber, daß Schlaf, Schmerzfreiheit und Muskelerschlaffung meistens mit einem einzigen Mittel herbeigeführt wurden. Um z. B. mit Äther eine genügende Entspannung der Bauchmuskulatur für einen Oberbaucheingriff zu erreichen, war es erforderlich, die Narkose bis in das Stadium III/2 bis III/3 nach GUEDEL zu vertiefen, obwohl Bewußtseinsverlust und Schmerzfreiheit bereits im Stadium II eingetreten waren. Zur Aufrechterhaltung einer so tiefen Äthernarkose muß die Inspirationsluft des Patienten mindestens 6—8 Vol.-% Äther enthalten. Man kann daraus ersehen, daß die Vertiefung der Narkose bis zum Stadium III/2 bis III/3 nur zur Erreichung einer genügenden Muskelentspannung erforderlich ist.

Die isolierte Blockierung der neuromuskulären Übertragung durch Muskelrelaxantien bringt dagegen einen entscheidenden Vorteil mit sich, der sich darin äußert, daß nunmehr eine sehr viel flachere Narkose möglich ist. So reicht für die Aufrechterhaltung einer Äthernarkose mit Muskelrelaxantien die Beatmung des Patienten mit einem Äther-Luftgemisch, das 2—3 Vol.-% Äther enthält, völlig aus.

Wir können also feststellen, daß durch die Kombination von Narkotica mit Muskelrelaxantien erhebliche Mengen an Narkosemitteln eingespart werden. Für die Dauer der Narkose bedeutet das aber, daß sich das Ausmaß der Nebenwirkungen der Narkotica, wie z. B. die blutdrucksenkende Wirkung des Halothans, auf ein Minimum reduzieren läßt.

Für die postnarkotische Phase bringt die Einführung der Muskelrelaxantien in die Anaesthesie den großen Vorteil mit sich, daß ein längerer Nachschlaf des Patienten wegfällt. Die damit verbundene schnelle Rückkehr der Schutzreflexe bedeutet für den Kranken ein hohes Maß an Sicherheit.

Als Nachteil der modernen Kombinationsnarkose muß der narkoticasparenden Wirkung dieser Technik allerdings die Tatsache gegenübergestellt werden, daß die peripher angreifenden Relaxantien zu einem dosisabhängigen Lähmungszustand der gesamten quergestreiften Muskulatur, also auch der Atemmuskulatur, führen. Die Anwendung von Muskelrelaxantien erfordert deshalb in jedem Fall eine künstliche Beatmung des Kranken.

Die Verabreichung von Relaxantien setzt somit voraus, daß der Anaesthesist über entsprechende Kenntnisse des normalen Gasaustausches und der Pathophysiologie der Atmung verfügt; denn aus einer fehlerhaften Beatmung können schwerwiegende, oftmals sogar tödliche Folgen entstehen. Das betrifft insbesondere auch die Möglichkeit einer postoperativen Ateminsuffizienz bei ungenügender Aufhebung der neuromuskulären Blokkade.

Darüber hinaus besitzen alle Relaxantien neben ihrem neuromuskulär-blockierenden Effekt noch Nebenwirkungen, die der Anaesthesist unbedingt kennen und bei der Auswahl der geeigneten Substanz berücksichtigen muß. Außerdem bestehen auch Wechselwirkungen zwischen Muskelrelaxantien und Narkotica sowie anderen Pharmaka, die während einer Narkose verabreicht werden. Nur bei exakter Kenntnis aller dieser Probleme wird sich die Anwendung von Relaxantien zum Wohl und nicht zum Schaden des Kranken auswirken (s. auch Abschnitt „Muskelrelaxantien" in Pharmakologie der Narkose, S. 151).

b) Indikationen zur Anwendung von Muskelrelaxantien

Die Indikationen zur Anwendung von Muskelrelaxantien können in folgenden Punkten zusammengefaßt werden:

1. schonende Intubation,
2. Herabsetzung oder Aufhebung der Muskelspannung während abdominalchirurgischer oder traumatologischer Eingriffe,
3. Einsparung von Narkotica,
4. Durchführung der kontrollierten Beatmung, z. B. für thoraxchirurgische Eingriffe,
5. Verbesserung der Durchführung diagnostischer Maßnahmen, wie z. B. Bronchoskopie, Bronchographie und Oesophagoskopie,
6. Beseitigung des Laryngospasmus,
7. Therapie des Tetanus (Schweregrad II und III) (s. „Intensivbehandlung", S. 960).

c) Gesichtspunkte zur Auswahl der Muskelrelaxantien

Welche Gesichtspunkte sind bei der Auswahl der Muskelrelaxantien zu berücksichtigen?

α) Grundkrankheit

Die Grundkrankheit ist bei der Wahl des Muskelrelaxans besonders zu beachten, weil diese Pharmaka infolge ihrer Nebenwirkungen und ihres Abbau- oder Ausscheidungsmechanismus eine Verschlechterung der Grundkrankheit bewirken oder aber zusätzliche Komplikationen, wie z. B. eine verlängerte Apnoe, hervorrufen können.

Bei Asthmatikern sollten Muskelrelaxantien, die zu einer nennenswerten Histaminfreisetzung führen (d-Tubocurarin, Dimethyl-Tubocurarin), vermieden werden (Foldes, 1957).

Patienten mit hochgradig eingeschränkter Nierenfunktion können auf Muskelrelaxantien, die vorwiegend oder zu einem wesentlichen Teil über die Nieren ausgeschieden werden (praktisch alle depolarisationshemmenden Muskelrelaxantien), mit einer verlängerten neuromuskulären Blockade reagieren. Succinylbischolin scheint infolge seiner schnellen Hydrolyse durch die Pseudocholinesterase in diesen Fällen das Mittel der Wahl zu sein (Foldes, 1957).

Bei dem relativ seltenen Vorkommen eines Pseudocholinesterase-Mangels oder dem Vorliegen einer atypischen Pseudocholinsterase wird man dagegen Succinylbischolin nicht anwenden. Zur Erkennung derartiger Zustände wäre aber eine differenzierte präoperative Enzymdiagnostik erforderlich, die in der Praxis wohl nur selten durchgeführt werden kann. Nach unseren Erfahrungen, die wir bei der Verwendung von Succinylbischolin bei vielen tausend Narkosen sammeln konnten, ist eine solche präoperative Enzymdiagnostik keine unbedingte Voraussetzung für die Anwendung dieses Muskelrelaxans. Unter diesen Bedingungen kommt aber der ersten Succinylbischolin-Injektion die Bedeutung einer „Testdosis" in dem Sinne zu, daß beim Auftreten einer verlängerten Wirkung die weitere Anwendung des Muskelrelaxans kontraindiziert ist.

Patienten mit myasthenischem Syndrom zeigen im allgemeinen eine erhöhte Empfindlichkeit gegen alle Relaxantien (CHURCHILL-DAVIDSON, 1962). Bei der Myasthenia gravis pseudoparalytica besteht dagegen eine vermehrte Sensibilität gegenüber nichtdepolarisierenden Relaxantien, während diese Kranken eine Resistenz für depolarisierende neuromuskuläre Blocker aufweisen (CHURCHILL-DAVIDSON, 1962). Es erscheint deshalb am günstigsten, sowohl beim myasthenischen Syndrom als auch bei der Myasthenia gravis pseudoparalytica auf neuromuskulär blockierende Substanzen völlig zu verzichten und die Narkose allein mit einem geeigneten Inhalationsnarkoticum, z. B. Halothan, durchzuführen.

Kranke mit Störungen des Wasser- und Elektrolythaushaltes (Hypokaliämie) zeigen im allgemeinen eine erhöhte Empfindlichkeit gegenüber allen Relaxantien (FOLDES, 1962). Sie sollten deshalb in diesen Fällen ganz besonders vorsichtig dosiert werden (kleine Testdosis!).

Die Anwendung von Succinylbischolin bei Patienten mit Glaukom ist insofern problematisch, als dieses Relaxans während der Depolarisationsphase infolge Anspannung der äußeren Augenmuskeln zu einer Erhöhung des intraocularen Druckes führt (DILLON et al.; WYNANDS und CROWELL; PECOLD). Ist Succinylbischolin bei diesen Patienten aus anderen schwerwiegenden Gründen, wie. z. B. einer schweren Niereninsuffizienz, dennoch anderen Relaxantien vorzuziehen, so ist durch die gleichzeitige Anwendung von Halothan, das den intraocularen Druck senkt, der drucksteigernden Wirkung von Succinylbischolin zu begegnen (BENAD, 1966).

Bei vorbestehender Tachykardie sollte Gallamin, das in klinischer Dosierung selbst zu einer Erhöhung der Herzfrequenz führt, vermieden werden (LEE und ATKINSON).

β) Alter des Patienten

Das Alter der Patienten beeinflußt die Wirkungsdauer und -stärke der Muskelrelaxantien beträchtlich. Neugeborene erweisen sich als ziemlich resistent gegenüber depolarisierenden Relaxantien. Um einen gleichen Lähmungszustand der quergestreiften Muskulatur des Neugeborenen wie beim Erwachsenen zu erreichen, müssen die Substanzen dieser Gruppe im Verhältnis zum Körpergewicht etwa doppelt so hoch dosiert werden (CHURCHILL-DAVIDSON, 1962). Außerdem führt bei ihnen bereits die erste Dosis eines depolarisierenden Relaxans zum Dualblock, der durch Neostigmin aufgehoben werden kann (CHURCHILL-DAVIDSON, 1962; BENAD).

Bei alten Patienten in reduziertem Allgemeinzustand stellt man dagegen eine erhöhte Empfindlichkeit sowohl gegen Relaxantien vom depolarisierenden, als auch vom nicht-depolarisierenden Typ fest. Deshalb müssen diese Substanzen im Rahmen der geriatrischen Anaesthesie besonders vorsichtig dosiert werden (Testdosis!).

γ) Dauer des Eingriffes

Die zu erwartende Dauer des Eingriffes wirkt insofern bestimmend auf die Wahl der Muskelrelaxantien ein, als für kleine operative und diagnostische Eingriffe kurzwirkende Relaxantien verwendet werden, während man für große Operationen im allgemeinen neuromuskuläre Blocker mit langer Wirkungsdauer bevorzugt.

Vielfach wird aber auch bei großen Eingriffen die Relaxation mit dem kurzwirkenden Succinylbischolin durchgeführt (LANGREHR; MARTIN; BENAD, 1967; u. a.).

Der Vorteil dieser Methode besteht vor allem darin, daß sowohl bei intermittierend verabreichten kleinen Einzeldosen, als auch bei Dauerinfusion einer 0,1—0,2%igen Succinylbischolinlösung die Relaxation gut steuerbar ist und somit den jeweiligen operativen Bedingungen angepaßt werden kann. Außerdem besteht bei einem ungestörten Abbaumechanismus jederzeit die Möglichkeit, die neuromuskuläre Blockade ohne die Verwendung eines Antidots lediglich durch die Beendigung der intermittierenden Injektionen bzw. der Dauerinfusion in relativ kurzer Zeit aufzuheben.

Nachteilig wirken sich bei der intermittierenden Injektion von Succinylbischolin gelegentlich auftretende Bradykardien aus (MARTIN). Nach CHURCHILL-DAVIDSON (1969) hängt die Häufigkeit ihres Auftretens sowohl von der Größe der Einzeldosen, als auch von der Länge des zeitlichen Intervalles zwischen zwei aufeinanderfolgenden Injektionen ab. CHURCHILL-DAVIDSON (1969) empfiehlt zur Vermeidung dieser Succinylbischolin-Bradykardien die Anwendung von Atropin, Hexamethonium und d-Tubocurarin.

Unangenehm sind für den Patienten die in der postoperativen Phase nach einer Narkose mit Succinylbischolin-Relaxation zuweilen auftretenden Muskelschmerzen, deren Ätiologie noch weitgehend ungeklärt ist.

Wesentlich erscheint weiterhin der Hinweis, daß sowohl nach Dauerinfusion von Succinylbischolin als auch nach dessen intermittierender Verabreichung im Verlaufe der Relaxation der ursprünglich nachweisbare Depolarisationsblock regelmäßig in einen Dualblock übergeht (Wylie und Churchill-Davidson, 1966; Katz et al., 1963; Benad, 1967). Dieser Übergang vollzieht sich nicht, wie zunächst angenommen, erst nach relativ großen Succinylbischolindosen (Churchill-Davidson, 1959), sondern tritt schon nach relativ kleinen Dosen auf: Katz et al. (1963): 3,0 mg/kg, White: 200 mg, Benad (1967): 3,3 mg/kg bei intermittierend verabreichten Einzeldosen von jeweils 50 mg Succinylbischolin. Trotz der nachgewiesenen antagonistischen Wirkung von Neostigmin auf diesen Blocktyp kann aber die routinemäßige Anwendung dieser Substanz zur Aufhebung der neuromuskulären Blockade nicht empfohlen werden (Churchill-Davidson und Katz, Benad 1967), weil der Dualblock auch spontan eine gute Rückbildungstendenz zeigt, die allerdings von der bis zum Ende der Operation verabreichten Gesamtmenge von Succinylbischolin abhängt (Benad, 1967).

δ) Narkoticum

Das Narkoticum beeinflußt ebenfalls die Wahl des Relaxans. So ist z. B. aufgrund der synergistischen Wirkung von Äther und nicht-depolarisierenden Relaxantien eine solche Kombination nach Foldes (1957) besonders zu empfehlen. Dem Synergismus zwischen Narkoticum und Muskelrelaxans ist allerdings bei der Dosierung der Nicht-Depolarisationsblocker Rechnung zu tragen, um eine Verlängerung ihrer Wirkung zu vermeiden. So konnte für das nicht-depolarisierend wirkende Stercuronium eine Wirkungsverlängerung in Verbindung mit Halothan (Admiraal) oder Äther (Wieriks, 1969) nachgewiesen werden. Auch der Nicht-Depolarisationsblocker Pancuronium führt bei Kombination mit Äther oder dem azeotropen Gemisch und bei Verwendung im Rahmen einer Neuroleptanalgesie zu einer Verlängerung der neuromuskulären Blockade (Stojanow). Ganz allgemein kann gesagt werden, daß sich die Relaxansdosis und die Narkoticummenge umgekehrt proportional zueinander verhalten (Barth und Meyer). Daraus ergibt sich aber, daß ein gesteigerter Bedarf an Muskelrelaxantien während einer Narkose als ein ziemlich sicheres Zeichen für eine ungenügende Narkosetiefe anzusehen ist.

Aber auch aus den Nebenwirkungen der Narkotica und Muskelrelaxantien ergeben sich gewisse Hinweise für eine vorteilhafte Kombination beider Pharmaka. So wird die gleichzeitige Anwendung von Halothan und Gallamin als günstig angesehen: Halothan verstärkt den neuromuskulären Effekt von Gallamin, dieses wiederum hebt die durch das Narkoticum erzeugte Bradykardie auf (Foldes, 1962).

ε) Hypothermie

In Hypothermie kommt es zu charakteristischen Veränderungen der Wirkung der Muskelrelaxantien, die bei der Auswahl und bei der Dosierung dieser Substanzen berücksichtigt werden müssen. Die Verminderung der Körpertemperatur wirkt sich antagonistisch auf den Nicht-Depolarisationsblock aus, während sich der Depolarisationsblock in Hypothermie verstärkt (Kucher). Wenn in Hypothermie daher nicht-depolarisierende Relaxantien verwendet werden, so sind für den gleichen Grad an Erschlaffung relativ größere Dosen als beim normothermen Patienten erforderlich. Dieser Umstand kann zu einer verstärkten neuromuskulären Blokkade mit verlängerter Apnoe während der Wiedererwärmung führen. Im Gegensatz dazu kann mit den depolarisierenden Relaxantien in Hypothermie mit relativ kleinen Dosen eine ausreichende neuromuskuläre Blockade erzeugt werden, die während der Wiedererwärmung schnell zurückgeht (Foldes, 1962). Sie sollten deshalb zur Relaxation des unterkühlten Patienten bevorzugt werden (Benad, 1966).

ζ) Geburtshilfliche Anaesthesie

Für die geburtshilfliche Anaesthesie ist Gallamin ungeeignet, da es schon nach niedriger Dosierung in wenigen Minuten die Placentaschranke durchbricht und in den kindlichen Kreislauf übertritt. d-Tubocurarin ist dagegen bei klinischer Dosierung im fetalen Blut nur in Spuren nachweisbar, ohne eine nennenswerte Wirkung zu entfalten (Crawford und Gardiner). Es kann daher genau wie Succinylbischolin, das nur nach einer ungewöhnlich hohen Einzeldosis von 300—500 mg im fetalen Kreislauf nachgewiesen werden konnte (Moya und Kvisselgaard), zur Relaxation im Rahmen der geburtshilflichen Anaesthesie empfohlen werden. Auch Hexamethylenbiscarbaminoyl-Cholin wird neuerdings als Relaxans in der Geburtshilfe mit gutem Erfolg angewandt (Kapfhammer). Tierexperimentelle und erste klinische Erfahrungen sprechen dafür, daß auch Stercuronium infolge eines Ausbleibens des Übertrittes auf den Feten in der geburtshilflichen Anaesthesie Verwendung finden kann (Admiraal; Wieriks).

η) Persönliche Erfahrung des Anaesthesisten

Einen nicht unwesentlichen Anteil bei der Auswahl des geeigneten Relaxans hat aber auch die persönliche Erfahrung des Anaesthesisten, die er mit diesem oder jenem Mittel gewonnen hat. Das trifft insbesondere für die Entscheidung zu, größere Eingriffe mit langwirkenden Relaxantien durchzuführen bzw. dazu auch das kurzwirkende Succinylbischolin zu verwenden. Auf jeden Fall ist es günstiger, die Relaxation nur mit einem Relaxans bzw. mit Relaxantien des gleichen Typs zu erwirken, als die neuromuskuläre Blockade mit verschiedenen Substanzen, die vielleicht sogar noch unterschiedlichen Typen angehören, zu erzielen. Lediglich die Verwendung einer kleinen Succinylbischolindosis zur Intubation und die nach dem Abklingen seiner Wirkung mit einem der langwirkenden nichtdepolarisierenden Relaxantien fortgeführte neuromuskuläre Blockade — das Routineverfahren bei der Anwendung von langwirkenden Relaxantien — macht hiervon eine Ausnahme.

ϑ) Antibiotica

Bedeutungsvoll für die Klinik der Muskelrelaxation erscheint der Hinweis, daß einige Antibiotica einen neuromuskulärblockierenden Effekt besitzen. Aufgrund zahlreicher tierexperimenteller Untersuchungen und klinischer Beobachtungen (Molitor et al.; Brazil und Corrado; Loder und Walker; Fisk; Bush; Benz et al.; Emery; Sabawala und Dillon; Iwatsuki et al. und Benad, 1964; u. a.) muß vor allem nach intraperitonealer und intrapleuraler Applikation verschiedener Antibiotica (Streptomycin, Dihydrostreptomycin, Neomycin, Polymyxin B, Colomycin, Viomycin und Paromomycin) mit dem Auftreten einer neuromuskulären Blockade gerechnet werden. Zur Aufhebung dieses durch Antibiotica hervorgerufenen Nicht-Depolarisationsblockes werden Calcium (Brazil und Corrado) sowie Neostigmin und Edrophonium (Benz et al.) empfohlen. Vielfach schlug eine solche Behandlung aber auch fehl, so daß eine über Stunden fortgesetzte Beatmung, die in jedem Fall die Therapie der Wahl ist, erforderlich war (Benad, 1964).

d) Komplikationen

An Komplikationen nach der Anwendung von Muskelrelaxantien sind die verlängerte Apnoe und die postoperative Ateminsuffizienz zu nennen. In beiden Fällen muß zunächst eine zentrale Ursache für die Atemstörung ausgeschlossen werden (Atemdepression durch Narkotica, Hypo- bzw. Hyperventilation, Ausschaltung des Hering-Breuer-Reflexes infolge Überdehnung der Lunge durch eine falsche Beatmungstechnik).

Die Differentialdiagnose zwischen zentral und peripher, d. h. durch Muskelrelaxation bedingter Atemstörung ist sehr leicht durch eine indirekte Reizung, z. B. des N. ulnaris und Beobachtung der Fingerbewegungen bzw. durch Ableitung der Aktionspotentiale des M. abductor digiti quinti, möglich. Dazu sind besondere Reizgeräte entwickelt worden (Relaxometer nach Bark; Block-Aid Monitor nach Usubiaga und Moya, Transistor-Stimulator nach Benad und Busch). Im Notfall ist aber jedes Reizstromgerät dazu verwendbar. Mit der indirekten elektrischen Reizung kann man zunächst feststellen, ob überhaupt noch ein neuromuskulärer Block vorliegt. Außerdem kann mit langsamer (Frequenz 1/sec) und tetanischer (Frequenz 50/sec) Reizung aufgrund des unterschiedlichen Verhaltens der Muskeln im Depolarisationsblock einerseits und Nicht-Depolarisationsblock bzw. Dualblock andererseits („fade", „post-tetanic facilitation") eine Diagnose des vorliegenden Blocktyps gestellt werden. Beim Depolarisationsblock wird man eine abwartende Haltung einnehmen und weiter beatmen. Bei einem in Rückbildung befindlichen Nicht-Depolarisationsblock bzw. Dualblock dagegen ist die Injektion eines der üblichen Antagonisten, z. B. Neostigmin, angezeigt. Die Dosierung des Neostigmins sollte aber beim Erwachsenen 1,5 bis maximal 2,0 mg nicht übersteigen, da es unter bestimmten Voraussetzungen selbst einen neuromuskulären Block hervorrufen kann. Kommt nach Neostigmin keine ausreichende Aufhebung der neuromuskulären Blockade zustande, so ist es günstiger, die Beatmung bis zum Auftreten einer suffizienten Spontanatmung fortzusetzen, als immer größere Dosen eines Antidots zu injizieren. Die häufigste Ursache der postoperativen Apnoe bzw. Ateminsuffizienz ist in einer absoluten oder relativen Überdosierung von Relaxantien zu suchen. Die beste Prophylaxe dieser schwerwiegenden Störung besteht in einer individuellen, streng nach Wirkung dosierten Applikation der Relaxantien.

Literatur

ADMIRAAL, P. V.: A clinical trial of stercuronium (conessol), a new short-acting, non-depolarizing neuromuscular blocking agent. IV. Symposium Anaesthesiologiae Internat. Varna 1969. Proceedings **4**, 803 (1969).

BARK, J.: Kontrolle der Muskelrelaxation. Anaesthesist **11**, 141 (1962).

BARTH, L., MEYER, M.: Die moderne Narkose, 2. Aufl. Jena: VEB Gustav Fischer 1965.

BENAD, G.: Beitrag zur muskelrelaxierenden Wirkung von Streptomycin. Chirurg **35**, 461 (1964).

— Zur Frage der Muskelrelaxantien. Z. ärztl. Fortbild. **60**, 99 (1966).

— Untersuchungen über den Wirkungsmechanismus von Succinylbischolin am Menschen. Habil.-Schr. Rostock 1967.

— Electromyographic studies on the occurrence and abolition of dual block after intermittent injection of suxamethonium chloride. Proc. 4th World Congr. of Anaesthesiologists, S. 784. London 1969.

— Untersuchungen über die Wirkungsweise von Succinylbischolin beim Neugeborenen. (In Vorbereitung.)

— BUSCH, H.: Ein neuer Transistor-Stimulator. Proceedings „Anaesthesia 68" **2**, 537 (1968).

BENZ, H. G., LUNN, J. N., FOLDES, F. F.: „Recurarization" by intraperitoneal antibiotics. Brit. med. J. **1961 II**, 241.

BRAZIL, O. V., CORRADO, A. P.: The curariform action of streptomycin. J. Pharmacol. exp. Ther. **120**, 452 (1957).

BUSH, G. H.: Prolonged neuromuscular block due to intraperitoneal streptomycin. Brit. med. J. **1961 I**, 557.

CHURCHILL-DAVIDSON, H. C.: The causes and treatment of prolonged apnoea. Anesthesiology **20**, 535 (1959).

— Die Muskelrelaxantien in der klinischen Praxis. Ein Überblick. Anaesthesist **11**, 282 (1962).

— The clinical use of muscle relaxants. IV. Symposium Anaesthesiologiae Internat. Varna 1969. Proceedings **4**. 847 (1969).

— KATZ, R. L.: Dual, phase II, or desensitization block? Anesthesiology **27**, 536 (1966).

CRAWFORD, J. S., GARDINER, J. E.: Some aspects of obstetric anaesthesia. Part II: The use of relaxant drugs. Brit. J. Anaesth. **28**, 154 (1956).

DILLON, J. B., SABAWALA, P., TAYLOR, D. B., GUNTER, B. CH. R.: Depolarizing neuromuscular blocking agents and intraocular pressure in vivo. Anesthesiology **18**, 439 (1957).

DOBKIN, A. B.: Diskussionsbemerkung. III. Symposium internat. Anaesthesiologiae, Poznan 1967.

EMERY, E. R. J.: The influence of drugs used in therapeutics on the action of muscle relaxants. Brit. J. Anaesth. **35**, 565 (1963).

FISK, G. C.: Respiratory paralysis after a large dose of streptomycin. Report of a case. Brit. med. J. **1961 I**, 556.

FOLDES, F. F.: Muscle relaxants in anesthesiology. Springfield, Illinois: Ch. C. Thomas 1957.

— Faktoren, die die Wirkungen von Muskel-Relaxantien und die Verwendung von Muskelrelaxantien bei Patienten mit veränderter Empfindlichkeit verändern können. 1. Europ. Kongr. f. Anaesth., Wien 1962. Fortbildungskurs **4**, 1 (1962).

GRIFFITH, H. R., JOHNSON, G. E.: The use of curare in general anesthesia. Anesthesiology **3**, 418 (1942).

IWATSUKI, K., UEDA, T., YAMADA, A., NISHIMURA, S., KANEMARU, K.: Effect of streptomycin on the action of muscle relaxants. Med. J. Shinshu Univ. **3**, 299 (1958).

— — — — — Effects of kanamycin on the action of muscle relaxants. Med. J. Shinshu Univ. **3**, 311 (1958).

— — — — — Effects of neomycin on the action of muscle relaxants. Med. J. Shinshu Univ. **3**, 321 (1958).

KAPFHAMMER, V.: Muskelrelaxantien in der Geburtshilfe. Z. prakt. Anästh. Wiederbeleb. **1**, 360 (1966).

KATZ, R. L., WOLF, C. E., PAPPER, E. M.: The nondepolarizing neuromuscular blocking action of succinylcholine in man. Anesthesiology **24**, 784 (1963).

KUCHER, R.: Der Einfluß der Temperatursenkung auf die neuromuskuläre Aktivität von Succinylcholin und d-Tubocurarin an der Skelettmuskulatur der Katze. Anaesthesist **11**, 317 (1962).

LANGREHR, D.: Zur Frage der Succinyldicholin-Bradykardie. Proceedings III of the Second European Congr. of Anaesthesiology, Copenhagen 1966. Acta anaesth. scand., Suppl. **25**, 240 (1966).

LEE, J. A., ATKINSON, R. S.: A synopsis of anaesthesia, 5th edit. Bristol: John Wright & Sons Ltd. 1964.

LODER, R. E., WALKER, G. F.: Neuromuscular blocking action of streptomycin. Lancet **1959 I**, 812.

MARTIN, K. H.: Die Wirkung des Succinylcholins auf den Herzrhythmus. Atti XI. Congr. Soc. Ital. Anest., Venezia (1958), S. 362.

— Persönliche Mitteilung.

MOLITOR, H., GRAESSLE, O. E., KUNA, S., MUSHETT, C. W., SILBER, R. H.: Some toxicological and pharmacological properties of streptomycin. J. Pharmacol. exp. Ther. **86**, 151 (1946).

MOYA, F., KVISSELGAARD, N.: The placental transmission of succinylcholine. Anesthesiology **22**, 1 (1961).

PECOLD, K.: Prophylaxe der Augeninnendrucksteigerung nach Succinylcholin. Anaesthesist **16**, 171 (1967).

SABAWALA, P. B., DILLON, J. B.: The action of some antibiotics an the human intercostal nerve-muscle complex. Anesthesiology **20**, 659 (1959).

STOJANOW, E. A.: Possibilities for clinical use of the new steroid neuromuscular blocker pancuronium bromide in anaesthesiological practice. IV. Symposium Anaesthesiologiae Internat. Varna 1969. Proceedings **4**, 781 (1969).

USUBIAGA, J. E., MOYA, F.: The clinical use of a new nerve stimulator. Acta Anaesth. scand. **11**, 15 (1967).

WHITE, D. C.: Dual block after intermittent suxamethonium. Brit. J. Anaesth. **35**, 305 (1963).

WIERIKS, J.: Pharmacology of stercuronium (conessol), a new short-acting peripheral neuromuscular blocking agent. IV. Symposium Anaesthesiologiae Internat. Varna 1969. Proceedings **4**, 793 (1969).

WYLIE, W. D., CHURCHILL-DAVIDSON, H. C.: A practice of anaesthesia, 2nd edit. London: Lloyd Luke Ltd 1966.

WYNANDS, J. E., CROWELL, D. E.: Intraocular tension in association with succinylcholine and endotracheal intubation: a preliminary report. Canad. Anaesth. Soc. J. **7**, 39 (1960).

4. Rectale Anaesthesie

F. KERN

a) Einleitung

Die enterale Zufuhr narkotisch wirksamer Substanzen wurde schon bald nach Einführung der Äthernarkose versucht (Äther rectal, PIROGOW und ROUX, 1847). In der Folge wurden Paraldehyd (CERVELLO, 1884), Hedonal (KRAKOW, 1903), Magnesiumsulfat (MELTZER und AUER, 1905), Avertin (EICHHOLZ, BUTZENGEIGER, 1927), Hexobarbital (GWATHMEY, 1936) auf rectalem Weg appliziert, um eine Narkose zu erzeugen.

Während die *orale* Route zur Applikation von Narkosemitteln heute praktisch gänzlich verlassen ist und nur noch zur präoperativen Beruhigung durch Barbiturate benutzt wird, hat sich die rectale Zufuhr auch in der modernen Anaesthesie einen sicheren Platz erhalten.

Die Vorteile der rectalen Narkoticumzufuhr bestehen vor allem in der psychischen Schonung des Patienten, da sowohl Stich als auch Maske wegfallen. Diese Vorteile sind besonders in der pädiatrischen Anaesthesie wünschenswert. Deshalb beschränkt sich die rectale Anaesthesie vorwiegend auf die Altersgruppe der Kinder. Als wesentlichste Nachteile der rectalen Anaesthesie ist das Fehlen der Steuerbarkeit anzusehen. Die Resorptionsverhältnisse sind nicht sicher voraussehbar. Eine zu große Ausdehnung des Einlaufes (hoher Einlauf) kann zu einer gefährlich raschen Resorption mit unerwünscht tiefer Narkose führen. Eine stärkere Adsorption des Narkoticums an Faeces kann die Resorption so stark verzögern, daß kein narkotisches Stadium erreicht wird. Die meisten Mittel, die zur rectalen Anaesthesie verwendet werden, müssen in der Leber abgebaut oder über die Nieren (Tribromäthanol) ausgeschieden werden. Die Funktionsfähigkeit dieser Organe beeinflußt die Steuerbarkeit der rectalen Narkose im gleichen Sinne wie die der parenteralen Narkose.

Bis zur Einführung der ultrakurzwirkenden Barbiturate in die rectale Anaesthesie wurde durch rectal verabreichte Narkosemittel entweder eine *Basisnarkose* (Tribromäthanol) oder eine Narkose des analgetischen Stadiums (Äther-Öl) erzeugt, deren Wirkungsdauer 2—3 Std betrug. Seit der Verwendung der ultrakurzwirkenden Barbiturate dient die rectale Anaesthesie als Äquivalent der intravenösen Einleitung einer Inhalationsnarkose. Die narkotische Wirksamkeit der Barbiturate ist meistens kürzer als die nachfolgende Inhalationsnarkose, während das Tribromäthanol über die Dauer der Inhalationsnarkose hinaus noch weiterwirkt (Abb. 1). Die rectale Anaesthesie ist deshalb vor allem dort angezeigt, wo eine intravenöse Einleitung aus anatomischen oder psychologischen Gründen unerwünscht ist. Diese Bedingungen treffen fast nur für das Kind bis zum Alter von 4—5 Jahren zu. In dieser Altersgruppe ist aber auch eine psychologisch geschickt geführte Einleitung mit rasch wirkenden Inhalationsnarkotica durchaus vertretbar (s. auch „Die Anaesthesie im Kindesalter“, S. 790).

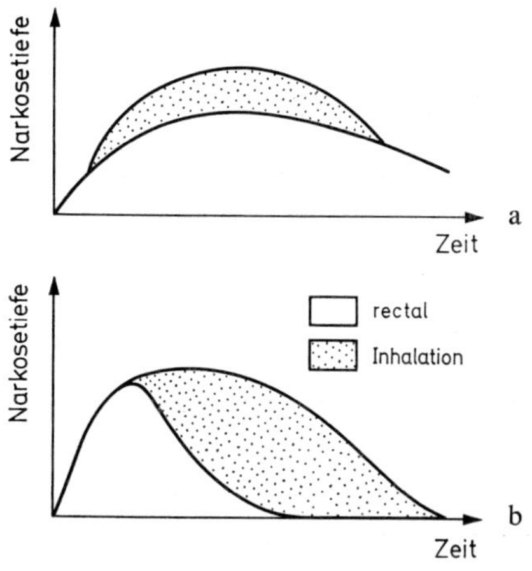

Abb. 1. Schematische Darstellung der zeitlichen Relation zwischen Rectal- und Inhalationsnarkose bei Basisnarkose (*a*) und rectaler Einleitung einer Inhalationsnarkose (*b*)

b) Anatomie des Rectums

Das Rectum ist ein Hohlorgan, das sich von der Höhe des 3. Sacralwirbels zum Analkanal erstreckt. Es liegt S-förmig in der Höhe des Sacrums und des Os coccygis. Im Durchschnitt faßt das Rectum ca. 150 ml.

Die *arterielle* Blutversorgung des Rectums geschieht durch die A. haemorrhoidalis sup. Die Aa. haemorrhoid. med. und inferior (aus der A. iliaca interna) versorgen den Analkanal. Der *venöse* Abfluß geht über den Plexus haemorrhoidalis, dessen innerer Teil (innerhalb der Muskulatur) in die V. haemorrhoidalis sup. mündet (Portalkreislauf) und dessen äußerer Teil (außerhalb der Muskulatur) in die Vv. haemorrhoid. sup., med. und inf. drainiert. Letztere beiden Venen entleeren sich ins

Cavagebiet (s. auch „Pharmakologie der Narkose", S. 108).

Das Rectum ist motorisch durch die Nn. pelvici und Nn. erigentes (S. 2—3) innerviert; afferente Bahnen vom Rectum gehen über die Nn. erigentes (S. 2—3), vom Analkanal über die Nn. pudendi (S. 2, 3, 4). Der innere Sphinctermuskel ist motorisch durch die Nn. mesent. inf. mit N. praesacralis (sympathisch) innerviert. Der äußere, quergestreifte Sphinctermuskel ist motorisch und sensibel durch die Nn. pudendi (S. 2, 3, 4) versorgt.

c) Technik

Zunächst muß die Frage der *Prämedikation* besprochen werden.

Bei der rectalen Anaesthesie kann in den meisten Fällen auf ein Beruhigungsmittel verzichtet werden. Die Sedierung wird durch die rectale Anaesthesie rasch und schmerzlos erreicht. Ein Vagolyticum (Atropin, Scopolamin) muß aber auch bei der rectalen Anaesthesie gegeben werden. Dieses wird in der üblichen Dosierung eine halbe Stunde vor Einleitung der Anaesthesie subcutan verabreicht. Spätestens aber kann das Vagolyticum auch erst dann intramuskulär injiziert werden, wenn der Patient nach dem rectalen Narkoseeinlauf bereits stark schläfrig geworden ist. Bis zum Schlafeintritt, d. h. bis zum Beginn der Inhalationsnarkose, wirkt das Vagolaticum voll. Es besteht auch die Möglichkeit die doppelte subcutane Dosis von Atropin mit dem Thiopental rectal zu applizieren.

Die Frage der Darmvorbereitung wird heute mehrheitlich dahin beantwortet, daß große Reinigungseinläufe nicht notwendig sind. Durch zu drastische Darmreinigung kann eine ödematöse Schwellung der Schleimhaut auftreten, welche die Resorption verzögert. Die durch Einläufe verursachte Hyperämie kann unerwartet zu rascher Resorption führen. Durch große Reinigungseinläufe kann auch eine unerwünschte Resorption des Wassers stattfinden. Die für den kleinen Reinigungseinlauf verwendete Wassermenge sollte 100 ml/10 kg Körpergewicht nicht überschreiten. Durch den kleinen Reinigungseinlauf mit gewöhnlichem Wasser wird bei der Rectalanaesthesie eine unkontrollierte Adsorption von Narkoticum an Faeces verhindert und andererseits eine Stuhlentleerung auf dem Operationstisch vermieden.

Die *technische* Durchführung der rectalen Anaesthesie hängt von den verwendeten Mitteln und ihrer Zubereitungsform ab. Der Wirkungseintritt ist einerseits bedingt durch die angewandten Narkotica, andererseits durch die Resorptionsverhältnisse im Darm. Wegen der Unsicherheit des Wirkungseintrittes und des zu erwartenden Wirkungsmaximums bedarf der Patient nach der rectalen Applikation des Narkosemittels einer ständigen Überwachung der Atmung und des Kreislaufes durch eine geschulte Hilfsperson oder durch einen Anaesthesisten. Die Möglichkeit zur künstlichen Beatmung und zur Behandlung eines Laryngospasmus muß in Griffnähe vorhanden sein. An manchen Spitälern wird die rectale Anaesthesie bereits auf der Bettenabteilung appliziert, in andern erst im Operationstrakt im Narkosevorbereitungsraum. Die räumlichen, personellen und apparativen Bedingungen müssen so sein, daß eine kompetente Behandlung einer Atem- oder Kreislaufstörung unverzüglich durchgeführt werden kann, so daß die rectale Anaesthesie an einzelnen Spitälern ohne Gefährdung für den Patienten auf der Abteilung eingeleitet werden kann, an anderen, wo die Voraussetzungen ungünstiger sind, die rectale Narkose erst im Vorbereitungsraum begonnen werden kann.

Die heute meistens verwendeten Narkotica für die rectale Anaesthesie stehen als wäßrige Lösungen, als Emulsionen oder als Suppositorien zur Verfügung. Für die selbst zubereiteten wäßrigen Lösungen wird die nach Gewicht errechnete Dosis in eine Spritze geeigneter Größe aufgezogen. Zur rectalen Applikation wird ein Nelatonkatheter von 4—6 mm Durchmesser verwendet. Nach Injektion der Lösung wird der Katheter abgeklemmt und so lange liegengelassen, bis der Patient einschläft. Der Einlauf kann in Rückenlage oder in linker Seitenlage durchgeführt werden. Um ein vorzeitiges Ausstoßen des Narkoticums zu verhindern, können die Gesäßbacken mit einem breiten Heftpflasterstreifen oder manuell gegeneinandergepreßt werden.

d) Indikation zur rectalen Anaesthesie

1. Einleitung einer Inhalationsnarkose bei Kindern, bei denen eine Inhalations- oder intravenöse Einleitung nicht möglich ist.

2. Beruhigung im Sinne eines Dämmerschlafes bei Erregungszuständen (Delirium tremens, akuter exogener Reaktionstyp).

3. Beruhigung für an sich nicht schmerzhafte Untersuchungen von nicht kooperativen Patienten (Augenuntersuchungen, Herzkatheterismus, Röntgenuntersuchungen bei Kleinkindern).

4. Ruhigstellung von Kleinkindern für radiotherapeutische Behandlungen.

Tabelle. *Rectale Narkosemittel*

Name	Formel	Dosierung	Bemerkungen
Äther in Öl	$(C_2H_5)_2 = O$ 60%+Öl 40%	6 ml/kg Gewicht	—
Chloralhydrat	$CCl_3—CH—(OH)_2$	0,25—3 g Gesamtdosis	mit 30 ml Haferschleim gelöst
Paraldehyd	$(CH_3—CHO)_3$	0,5 g/kg	als 10%ige Lösung
Magnesiumsulfat	$MgSO_4 — 7\,H_2O$	15—30 g Gesamtdosis	als 20—25%ige Lösung
Hexobarbital (Evipan)	Na-N-methyl-cyclohexenyl-methylbarbiturat	0,03—0,05 g/kg Gewicht	10%ige Lösung
Thiobarbital	Na-5,5-äthyl-methyl-butyl-Thiobarbitursäure	0,02—0,04 g/kg Gewicht	10%ige Lösung, als Suppositorien, als Suspension (Abbo-Sert)
Methohexital	5-Allyl-1-methyl-5-(1-methyl-pent-2-in-yl)-Barbitursäure	0,018—0,022 g/kg Gewicht	10%ige Lösung
Tribromäthanol (Avertin)	$CBr_3—CH_2—OH$	0,06—0,12 g/kg Gewicht	

e) Kontraindikationen

1. Entzündliche oder neoplastische Erkrankungen des Rectums.
2. Operationen im Bereich des Dickdarmes.
3. Eingriffe, bei denen ein rasches Rückkehren der Schutzreflexe am Ende der Operation notwendig ist (Aspirationsgefahr bei Operationen im Nasen-Rachen-Raum, bei Ileus).
4. Erhebliche Störungen der Leber- und Nierenfunktion.
5. Verlegung der Atemwege, pulmonal bedingte Ateminsuffizienz, zentrale Atemdepression.
6. Kardiale und periphere Kreislaufinsuffizienz.

f) Narkosemittel

In der Tabelle sind die zur rectalen Anaesthesie oder Beruhigung verwendeten Narkosemittel zusammengestellt. Die meisten von ihnen haben heute nur noch historisches Interesse und sind in ihrer klinischen Bedeutung ganz hinter diejenige der kurzwirkenden Barbiturate zurückgetreten. Ausführliche Erwähnung findet deshalb das am wenigsten toxische (Paraldehyd), das stärkste, (Tribromäthanol) und die klinisch heute noch in der Rectalanaesthesie gebräuchlichen Barbiturate.

α) Paraldehyd

Paraldehyd $(CH_3—CHO)_3$ wurde 1829 von Wiedenbusch entdeckt und 1882 durch Cervello in die Medizin eingeführt. Paraldehyd ist eine farblose, entzündbare Flüssigkeit mit einem Siedepunkt von 122° C. Es besitzt einen unangenehmen, brennenden Geruch. Bei 25° C beträgt die Löslichkeit in Wasser 1:8. Es wird durch Licht, Luft oder Säuren zu Acetaldehyd zersetzt und muß deshalb vor Licht geschützt in dunklen Flaschen und kühl aufbewahrt werden.

Pharmakologie. Paraldehyd besitzt einen weiten Sicherheitsbereich und verursacht in korrekter Dosierung weder respiratorische noch zirkulatorische Depression. Die volle Wirkung tritt ca. 1 Std nach Applikation ein. Der Muskeltonus ist erhalten und die Reflexe sind nicht erloschen. Auf die Bronchien hat es einen constrictorischen Effekt.

Es wird größtenteils über die Lungen ausgeschieden. Da bei lebergeschädigten Patienten die Wirkung verlängert ist, muß auch eine teilweise Entgiftung durch die Leber angenommen werden.

Zubereitung und Dosierung. Paraldehyd wird in isotonischer Kochsalzlösung gelöst. Die nach Gewicht errechnete Dosis Paraldehyd wird mit dem 9fachen Volumen Kochsalzlösung leicht geschüttelt, so daß eine 10%ige Lösung entsteht. Die Lösung muß unmittelbar vor dem Gebrauch frisch zubereitet werden.

Dosis. 0,5 g/kg Körpergewicht. Wird Paraldehyd als Sedativum bei Erregungszuständen verwendet, so kann die Dosis in 3—4stündlichen Abständen wiederholt werden.

β) Tribromäthanol (Avertin)

Diese Substanz wurde 1917 von Eichholz entdeckt und 1926 von Butzengeiger zum ersten Mal klinisch angewandt.

Es ist ein weißes kristallines Pulver mit leicht aromatischem Geruch. Sein Schmelzpunkt liegt bei 80° C; seine Löslichkeit in Wasser ist relativ schlecht (1 auf 35). Tribromäthanol ist unstabil und wird durch Hitze, Licht und Luft zu Bromwasserstoff und Dibromacetaldehyd zersetzt. Es wird in Amylenhydrat, das selbst leicht narkotisch wirkt, gelöst, so daß 1 ml der Lösung 1 g Tribromäthanol enthält.

Pharmakologie. 5—15 min nach Verabreichung tritt Schlaf ein. Die Maximalwirkung wird in 20—30 min erreicht. Die Wirkung hält $1^1/_2$—3 Std an (Blutkonzentration 6—9 mg-%). Wenn die Plasmakonzentration auf 2—3 mg-% abgesunken ist, erwacht der Patient. Die Resorption beträgt 50% nach 10 min, 80% nach 20 min und 95% nach 25 min. Durch Wirkung auf Vasomotorenzentrum, Herz und Gefäße, kommt es zu einem Blutdruckabfall von 15—40 mm Hg, der durch Vasopressoren aufgehoben werden kann.

Die Atmung kann durch Verlegung der Atemwege infolge Muskelerschlaffung oder durch zentrale Atemdepression gestört werden. Die Atemdepression ist die häufigste Komplikation. Eine lückenlose Überwachung der Atmung unter Avertinnarkose ist deshalb die wichtigste Prophylaxe gegen Komplikationen.

Tribromäthanol ist toxisch für die erkrankte Leber, möglicherweise auch für die gesunde.

Zubereitung und Dosierung. Es wird eine 2,5 %ige Lösung frisch vor Gebrauch hergestellt. Das Lösungsmittel ist isotonische Kochsalzlösung, die genau auf 40° C erwärmt wird. Zu tiefe Temperatur führt zu ungenügender Löslichkeit, zu hohe Temperatur zur Bildung der erwähnten Zersetzungsprodukte, die Reizungen und Nekrosen der Darmschleimhaut hervorrufen.

Die frisch zubereitete Lösung wird auf das Vorhandensein von Zersetzungsprodukten durch die Kongorotprobe geprüft: Einige Tropfen Kongorot werden der frisch zubereiteten Lösung zugesetzt; tritt eine blaue oder violette Verfärbung ein, so darf die Lösung nicht verwendet werden.

Die Dosis variiert zwischen 60—120 mg/kg Körpergewicht: sie ist abhängig vom Allgemeinzustand des Patienten und von der zu erreichenden Narkosetiefe. Das Tribromäthanol wird nun mit dem 40fachen Volumen auf 40° C gewärmter Kochsalzlösung versetzt und kräftig geschüttelt. Da das Volumen beträchtlich ist, wird die Flüssigkeit via Katheter und Trichter ins Rectum einlaufen gelassen, nachdem am Vorabend ein Reinigungsklysma durchgeführt wurde. Der Einlauf soll 5—6 min dauern, um eine zu rasche Resorption zu verhindern und um ein unerwünschtes Ausstoßen der Lösung zu vermeiden.

Trotz seiner ausgezeichneten narkotischen Wirkung wird Tribromäthanol kaum mehr verwendet. Die Hauptgründe dafür sind seine Lebertoxicität, die depressorische Wirkung auf die Atmung und die umständliche Anwendung.

γ) Barbiturate

Zur rectalen Einleitung der Narkose oder zur Erzielung einer rectalen Basisnarkose werden heute fast ausschließlich die Barbiturate *Thiopental* und *Methohexital* verwendet.

Die physiologischen, chemischen und allgemeinen pharmakologischen Eigenschaften dieser Barbiturate werden anderorts besprochen (s. „Pharmakologie der Narkose“, S. 126). Ihre allgemeinen Kontraindikationen gelten auch für ihre rectale Anwendung.

Thiopental wurde 1939 von WEINSTEIN zur rectalen Anaesthesie erstmals verwendet. Seine Brauchbarkeit als rectales Anaestheticum wurde auch in der neueren Literatur immer wieder unter Beweis gestellt (ALBERT et al., 1956; ALADJEMOFF et al.; ALBERT et al., 1959; CARRUTHERS et al.; DROLET u. BOISVERT).

Anwendungsform. Thiopental kann als wäßrige Lösung von 2—10% appliziert werden. Das kleine Flüssigkeitsvolumen ist besonders bei Kindern günstig.

Thiopental kann auch in Suppositorien (ALBERT et al., 1959) aufbereitet werden. Es werden 5 cm lange Supp. hergestellt, die 1 g Thiopental enthalten, so daß in 1 cm der Substanz 200 mg Thiopental enthalten sind. Die Suppositorien bieten den Vorteil der einfachen Verabreichungsart, der Anwendungsmöglichkeit ohne vorherigen Einlauf und einer langsameren und gleichmäßigeren Resorptionsgeschwindigkeit. Als Nachteile sind zu erwähnen, daß die Suppositorien nur 5 Wochen haltbar sind, kühl aufbewahrt werden müssen und beim Einführen zum Teil schmelzen können.

Die modernste und heute am häufigsten verwendete rectale Darreichungsart ist die Thiopental-Suspension der Firma Abbott. Jeder Milliliter enthält 400 mg Thiopental, suspendiert in Mineralöl, Natriumcarbonatpuffer und Dimethyldioctadecylammonium Bentonit. Das Präparat ist in einer Plastikwegwerfspritze abgefüllt im Handel unter der Bezeichnung Abbo-sert. Zur Spritze werden zwei rectale Applikatoren geliefert. Der Spritzenstempel ist mit einer Graduierung versehen, so daß ein Teilstrich 200 mg Thiopental entspricht. Ein Reiter auf dem Spritzenstempel gestattet die genaue Dosiseinstellung und verhindert eine unbeabsichtigte Überdosierung.

Die Suspension ist ca. 1 Jahr haltbar, kann bei Zimmertemperatur aufbewahrt werden und wird etwas langsamer, aber gleichmäßiger resorbiert als die wäßrige Lösung. Es kommt seltener zur Defäkation (DROLET u. BOISVERT).

Dosierung. Die Dosis von Thiopental rectal variiert zwischen 20 und 40 mg/kg Körpergewicht. Die kleinere Dosis wird bei einer vorausgegangenen Sedierung gewählt und dann, wenn eine Inhalationsnarkose nachfolgt. Die größere Dosis eignet sich, wenn kein Sedativum vorausgegeben wurde, oder wenn keine zusätzliche Inhalationsnarkose vorgesehen ist (nicht schmerzhafte Untersuchungen, Radiotherapie). Die Maximaldosis beträgt für Kinder 1,5 g.

Verlauf. Die Wirkung von rectal gegebenem Thiopental tritt nach 5—16 min ein (ALBERT et al., 1956; DROLET u. BOIVERT) und dauert rund 1 Std. Eine mehr oder weniger ausgeprägte Somnolenz hält aber oft noch über Stunden an. Die rectale Anaesthesie soll 20—30 min vor Beginn der Inhalationsnarkose durchgeführt werden. Beim Maximum der Wirkung befinden sich 90% der Kinder (ALBERT et al., 1956) in einem Schlaf mit erloschenem Lidreflex, aber vorhandenem Brech- und Hustenreflex, von den übrigen sind nur 1% unkooperativ bei der Einleitung der Inhalationsnarkose.

Bei der genannten Dosierung ist Atemdepression kein Problem. Es wurde in 1,3% leichte Laryngospasmen (DROLET u. BOISVERT) beobachtet, die mit O_2-Maskenbeatmung überwunden werden konnten. Eine exakte Überwachung der Atmung bei vorhandener Beatmungsmöglichkeit ist auch bei der rectalen Thiobarbituratanaesthesie unumgänglich.

Eine Alternative zur rectalen Thiopentalnarkose stellt die rectale Narkose mit *Methohexital* dar. Die ersten Versuche der rectalen Anwendung von Methohexital wurden von COLEMAN und GREEN durchgeführt. Das kurzwirkende Oxybarbiturat wurde weiter klinisch geprüft durch BUDD et al.

Anwendungsform und Dosis. Es wird mit Leitungswasser eine 10%ige Lösung hergestellt. Die durchschnittliche Dosis beträgt 18—22 mg/kg Körpergewicht. Die Gesamtdosis sollte 500 mg nicht überschreiten. Das Bewußtsein verschwindet 5 bis 10 min nach Einlauf, auch wenn zuvor kein Reinigungsklysma gemacht wird. Die Patienten erwachen nach 20—30 min. Die Aufwachphase dauert ca. 15 min. Da die Restsedierung minimal ist, eignet sich Methohexital besonders für die Rectalnarkose bei ambulanten Patienten (WEINSTEIN). Im übrigen decken sich Indikationen und Kontraindikationen für die rectale Methohexitalanaesthesie mit denen der Thiopentalanaesthesie.

Literatur

ALADJEMOFF, L., KAPLAN, J., GESTESH, TH.: Sodium thiopentone supp. in pediatric anaesthesia. Anaesthesia **13**, 152 (1958).

ALBERT, S. N., ECCLESTON, H. N., BOLLING, J. S., ALBERT, C. A.: Basal hypnosis by the rectal administration of a multidose thiobarbiturate suppository (Preliminary report). Anesth. Analg. Curr. Res. **35**, 330 (1956).

— HENLEY, E. E., ALBERT, C. A., ECCLESTON, H. N.: Rectal thiopental in new dosage forms: multidose suppositories or suspension in "abbosert". Anesth. Analg. Curr. Res. **38**, 56 (1959).

BUDD, D. C., DORNETTE, H. L., WRIGHT, J. E.: Methohexital for rectal basal narcosis. Anest. Analg. Curr. Res. **44**, 222 (1965).

CARRUTHERS, H. C., REVELL, D. G., WHITHEHEAD, R. G. D.: The use of rectal thiopental for preanesthetic hypnosis cases (1947—1961). Canad. Anaesth. Soc. J. **9**, 520 (1962).

COLEMAN, J., GREEN, R. A.: Methohexital a short acting barbiturate. Anaesthesia **15**, 411 (1960).

DROLET, H., BOISVERT, M.: Clinical value of rectal thiopentone in pediatric anaesthesia. Canad. Anaesth. Soc. J. **12**, 154 (1965).

FREY, R., HÜGIN, W., MAYRHOFER, O.: Lehrbuch der Anaesthesiologie. Berlin-Göttingen-Heidelberg: Springer 1955. (Ausführliche Literaturangaben über die rektale Anaesthesie.)

WEINSTEIN, M. L.: Rectal pentothal sodium. Anesth. Analg. Curr. Res. **19**, 221 (1939).

5. Die Neuroleptanalgesie*

W. F. HENSCHEL

Die Neuroleptanalgesie (NLA) wurde von DE CASTRO und MUNDELEER (1959) inauguriert. Ihre Konzeption bedeutete einen weiteren wichtigen Schritt auf dem Wege, den die moderne Anaesthesie seit einiger Zeit beschritt, nachdem man erkannt hatte, daß die Narkose ein Komplex aus mehreren Komponenten, nämlich Bewußtlosigkeit, Analgesie, vegetative Dämpfung und Muskelentspannung ist, und der wegführte von der tiefen Betäubung mit einem Narkoticum — „Mononarkose" — zur Ver-

* In jüngster Zeit wird auch von Neuroleptan*aesthesie* gesprochen, wenn zusätzlich Lachgas (wie das bei der Standardtechnik der Fall ist) verwendet wird und der Patient bewußtlos ist.

wendung mehrerer möglichst spezifisch wirkender Pharmaka — „Kombinationsnarkose". Der Ausbau der „balanced anaesthesia" (mit einem Hypnoticum, einem Analgeticum und Muskelrelaxantien) in England, sowie die Entwicklung der Coctail lytique-Anaesthesie (durch zusätzliche Verwendung von Neuroplegica) in Frankreich sind wichtige Meilensteine auf diesem Weg.

Seit 1958 wurden von JANSSEN schnellwirkende Neuroleptica und Analgetica von so hoher spezifischer Wirksamkeit synthetisiert, daß sie es möglich machten, Allgemeinanaesthesien unter Verzicht auf klassische Narkosemittel durchzuführen, nämlich nur durch Kombination eines Neurolepticums mit einem Analgeticum. Man konnte auf diesem Wege eine starke Dämpfung des Vegetativums und Analgesie erzielen und auf eine tiefe Bewußtlosigkeit verzichten, da die Patienten ausgezeichnet sediert waren. An die Stelle der tiefen Bewußtlosigkeit trat ein Zustand des Patienten, den DE CASTRO und MUNDELEER als „Mineralisation" bezeichneten. Dieser Terminus ist der französischen Psychiatrie entlehnt und soll ausdrücken, daß der Patient in einen Zustand psychischer Indifferenz und motorischer Ruhe gerät.

Die zur Anwendung kommenden Neuroleptica sind Butyrophenone. Zunächst spielte das Haloperidol eine große Rolle, wurde aber inzwischen durch das Droperidol (Dehydrobenzperidol) ersetzt, das schneller, intensiver und kürzer wirkt, sowie weniger Nebenwirkungen hat.

Die Butyrophenone haben gegenüber den früher zur „potenzierten Narkose" benutzten Phenothiazinen den Vorteil, daß

1. die therapeutische Breite größer ist,

2. ihre allgemein neurovegetativen Wirkungen weniger ausgeprägt sind und

3. ihre antiemetische Komponente wesentlich stärker ist.

Die neuen Analgetica sind synthetische morphinähnliche Substanzen, die sich chemisch vom Pethidin ableiten lassen und wie dieses in ihrem pharmakologischen Verhalten dem Morphin entsprechen, wobei aber ihre Wirksamkeit, gewichtsmäßig verglichen, sehr viel größer, die Wirkungsdauer dagegen wesentlich kürzer ist. Ihr Hauptangriffspunkt liegt im Thalamus, wobei die dem Thalamus benachbarten Zentren unterschiedlich mitbeeinflußt werden: Husten- und Atemzentrum werden gedämpft, dagegen werden Vasomotorenzentrum wenig, Brechzentrum und Vagusefferenz deutlich erregt.

Zuerst kamen bei der NLA das D-Moramid (Palfium oder Jetrium) zur Anwendung. Später wurde es durch Phenoperidin verdrängt, das inzwischen aber durch Fentanyl abgelöst wurde, da dieses bis heute die schnellste, stärkste und flüchtigste Wirkung aufweist. Man darf bei so kurzer Wirkung durchaus von einer Steuerbarkeit sprechen, einer Voraussctzung, die für die Anwendung in der Anaesthesiologie außerordentlich wichtig ist. (Chemie und weitere Pharmakologie von Droperidol sowie Fentanyl s. Abschnitt „Pharmakologie der Narkose", S. 134 u. 141.)

Die *Vorteile der NLA* im Vergleich zu den herkömmlichen Narkoseverfahren bestehen nach zahlreichen pharmakologischen Studien sowie umfangreichen klinischen Erfahrungen in:

1. einer sehr geringen allgemeinen Toxicität,

2. einer sehr schnellen und vollständigen Reversibilität,

3. einer auffallend stabilen Herz- und Kreislaufsituation während der NLA,

4. einem Effekt gegen den traumatischen und neurogenen Schock,

5. einer schnellen Wiederherstellung der Patienten nach der Anaesthesie,

6. dem Vorhandensein verläßlicher Antagonisten und

7. einer guten lokalen Verträglichkeit.

ad 1. Eine Vielzahl von Untersuchungen zur Prüfung, in welchem Maße die NLA die Funktion des Organismus beeinflußt, haben folgendes gezeigt: Die Leberfunktion wird durch die bei der NLA zur Anwendung kommenden Pharmaka nicht ungünstig beeinflußt. So ist die Cholinesteraseaktivität postoperativ im Vergleich zu den vor der Anaesthesie gefundenen Werten nicht verändert. Die Nierenfunktion wird ebenfalls nicht negativ beeinflußt, sondern eher gefördert. Die Durchblutung der A. renalis nimmt unter Dehydrobenzperidol deutlich zu. Durch die NLA selbst erfolgt keine Beeinflussung des Elektrolyt- und Säure-Basen-Haushaltes. Die Funktion des Magen-Darmtraktes wird unter der NLA ebenfalls nicht gehemmt, sondern gefördert.

ad 2. Die schnell einsetzende Wirkung sowie die relativ kurze Wirkungsdauer von Fentanyl ermöglichen eine gute Steuerbarkeit der Anaesthesie. Dabei erscheint es vorteilhaft, daß durch Droperidol und Fentanyl eine getrennte Steuerung der neuroleptischen und der analgetischen Komponente möglich ist.

ad 3. Nach einer kurzen „Stabilisierungsphase" nach der Einleitung der NLA kommt es zu einer

Phase der „Kreislaufstabilität" für die Dauer der gesamten Anaesthesie. Unter der NLA ist eine Dilatation des peripheren Gefäßsystems ohne stärkeren Tonusverlust zu verzeichnen. Die Kontraktibilität des Herzmuskels wird unter der NLA nicht beeinflußt.

ad 4. Die α-blockierende Wirkung des Dehydrobenzperidols und die starke Analgesie des Fentanyls sind beim traumatischen und neurogenen Schock von Vorteil. Dabei muß selbstverständlich betont werden, daß die sonstigen Prinzipien der allgemeinen Schockprophylaxe und -therapie (in erster Linie also die Auffüllung und Konstanterhaltung des Kreislaufvolumens) davon nicht berührt werden.

ad 5. Nach der NLA erfolgt die Wiederherstellung des Patienten außerordentlich schnell. Noch auf dem Operationstisch werden die Patienten wach, orientiert und kooperativ bei noch längere Zeit anhaltender Analgesie.

ad 6. Die wesentlichste Nebenwirkung des Fentanyls ist — wie bei jedem morphinähnlichen Analgeticum — die Depression des Atemzentrums. Sie spielt bei der heute üblichen Technik der NLA mit kontrollierter Beatmung während der Anaesthesie keine Rolle. Dauert die Operation genügend lange, so ist diese Atemdepression am Ende der NLA wieder abgeklungen, so daß der Patient seine Eigenatmung ohne Schwierigkeiten wieder aufnimmt. Bei einer unvorhergesehen kurzen Operation oder bei einer versehentlichen Überdosierung von Fentanyl ist mit dem Levallorphan (Lorfan) ein verläßlicher und prompt wirkender Antagonist verfügbar. In seltenen Fällen, wenn Dehydrobenzperidol zu hoch dosiert wurde oder wenn eine besondere Disposition von seiten des Patienten gegen Neuroleptica vorliegt, kann es zum Auftreten extrapyramidaler Symptome kommen. Aber auch hier haben wir mit einem Anti-Parkinson-Präparat wie Biperiden (Akineton) einen zuverlässigen Blocker in der Hand.

Die *Technik der NLA* hat sich seit ihrer Einführung erheblich gewandelt. Erschien sie zunächst ziemlich aufwendig und kompliziert, so ist die Technik heute sehr vereinfacht.

Nach dem derzeitigen Stand der Dinge sind die wesentlichsten Punkte der NLA-Technik:

1. Die Verwendung von Dehydrobenzperidol als Neurolepticum und Fentanyl als Analgeticum.

2. Die getrennte Anwendung dieser beiden Substanzen.

3. Die Beschränkung der initialen Dehydrobenzperidol-Menge auf maximal 25 mg (beim Erwachsenen mit normalem Gewicht).

Tabelle

Prämedikation

$^1/_2$—$^3/_4$ Std vor Anaesthesiebeginn:
2,5—5 mg Dehydrobenzperidol + 0,05—0,1 mg Fentanyl } = 1—2 ml Thalamonal
+ 0,25 mg Atropin
als Mischspritze intramuskulär[a]

Einleitung der NLA

1. Blutdruck- und Pulskontrolle (als Ausgangswerte wichtig!)
2. Anlegen einer intravenösen Infusion (Laevulose o. ä.)
3. 15—25 mg Dehydrobenzperidol i.v.
4. 0,3—0,7 mg Fentanyl i.v. (Diese Injektionen sollen zügig und unmittelbar nacheinander erfolgen!)
5. Nun lassen wir die Patienten ein N_2O/O_2-Gemisch im Verhältnis von 3:1 atmen, bzw. beatmen damit bei Eintreten einer deutlichen Atemdepression
6. 50 mg Succinylcholin i.v.
7. Endotracheale Intubation

Aufrechterhaltung der NLA

1. Kontrollierte Beatmung mit einem N_2O/O_2-Gemisch im Verhältnis von 1:1—3:1 bei mäßiger Hyperventilation
2. Relaxierung nach Bedarf (Curare, Alloferin oder Succinylcholin — fraktioniert oder als Dauertropfinfusion)
3. Laufende Blutdruck- und Pulskontrolle
4. Bei Puls- und Blutdruckanstieg: 0,05—0,2 mg Fentanyl i.v.
5. Andere Zeichen für ein Nachlassen der Analgesie: Schwitzen, Weiterwerden der Pupillen, Unruhe. Vorgehen wie unter 4

Ausleiten der NLA

1. Unmittelbar vor Operations-Ende Reduzieren der Beatmung
2. Mit dem Operations-Ende: N_2O weg
3. Spontanatmung (diese kommt in der Regel, wenn 30 min vor Operations-Ende kein Fentanyl mehr gegeben wurde und eine Muskelrelaxanswirkung auszuschließen ist, auf Aufforderung in Gang!)
4. Bei ungenügender Eigenatmung 0,5—2 mg Lorfan (Roche) i.v. (Bei richtiger Technik praktisch nicht nötig!)
5. Extubation

Postoperative Schmerzbekämpfung

(in der Regel erst nach einigen Stunden erforderlich):
15 mg Piritramide i.m.

[a] Bei neurochirurgischen Eingriffen an Patienten mit einem raumfordernden intracranialen Prozeß, die bekanntlich sehr stark auf den atemdepressorischen Nebeneffekt morphinartiger Substanzen reagieren, verzichten wir auf das Fentanyl. (Nach Henschel, W. F.: Die Neuroleptanalgesie. Berlin-Heidelberg-New York: Springer 1966.)

4. Die Aufrechterhaltung der Anaesthesie durch alleinige Nachinjektion von Fentanyl.

5. Der Zusatz eines Lachgas-Sauerstoff-Gemisches in der Relation von 3:1 für eine oberflächliche Bewußtlosigkeit.

6. Eine kontrollierte Beatmung.

Hierauf basiert die sog. Standardtechnik, die in der Regel angewandt wird (Tabelle).

Es wurden verschiedene Modifikationen der NLA-Technik angegeben, wie z. B. der Zusatz anderer Narkotica oder die Verwendung eines anderen Neurolepticums oder Analgeticums. In diesem Zusammenhang muß vor zwei Varianten gewarnt werden. Der Zusatz von Halothan, selbst in einer sehr geringen Konzentration, führt zu einer eindeutigen Reduzierung des Herzzeitvolumens mit zum Teil bedrohlichen Blutdruckabfällen. Immer wieder wurde versucht, die NLA mit erhaltener Spontanatmung, insbesondere bei kurzdauernden Eingriffen, anzuwenden. Bei Fentanyldosen, die eine ausreichende Analgesie bewirken, kommt es regelmäßig zu einer erheblichen Hypoventilation infolge des atemdepressorischen Effektes des Fentanyls. Verwendet man minimale Fentanylmengen, die eine solche Atemdepression nicht hervorrufen würden, ist jedoch die Analgesie in keinem Falle ausreichend. Aus diesem Grunde muß für die NLA eine kontrollierte Beatmung gefordert werden.

Wie bei jedem Anaesthesieverfahren müssen auch bei der NLA *Indikationen* gestellt werden, will man nicht eine unkritische Anwendung provozieren, woraus Mißerfolge resultieren.

Die die Indikationsstellung für die NLA am wesentlichsten beeinflussenden Faktoren sind

1. die zu erwartende Operationsdauer,
2. die Schwere des geplanten Eingriffs und
3. der Zustand des Patienten.

Als Faustregel könnte gelten: „Je länger die Operation, je schwerer der Eingriff und je schlechter der Zustand des Patienten, desto mehr ist die Indikation für die NLA gegeben." So gelten folgende Indikationsgebiete als besonders für eine NLA geeignet:

Alle ausgedehnten, schweren und langdauernden Eingriffe, Operationen an Patienten im schlechten Allgemeinzustand und Eingriffe, bei denen zu intraoperativen diagnostischen Hinweisen eine aktive Mitarbeit des Patienten benötigt wird, wie das bei manchen neurochirurgischen und otologischen Operationen der Fall ist.

Die NLA eignet sich besonders für neurochirurgische Operationen und die sog. „große Chirurgie" (Herz-, Lungen-, Abdominal-Chirurgie, Urologie und große Unfallchirurgie). Sie ist darüber hinaus von besonderem Wert für den „Risikopatienten", also den vorgeschädigten Kranken oder den Patienten im Greisenalter.

Wie jedes Anaesthesieverfahren hat auch die NLA *Gegenindikationen.* Sie ist absolut kontraindiziert bei allen geburtshilflichen Eingriffen (z.B. den Kaiserschnitt), da hier die Gefahr einer atemdepressorischen Wirkung des Fentanyls auf das Kind zu groß ist, und bei kurzdauernden Eingriffen, insbesondere beim ambulanten Patienten. Eine relative Gegenindikation besteht bei Patienten mit Erkrankungen des extrapyramidalen Systems, Morphinsüchtigen und Patienten, die zum Zeitpunkt der Operation unter einer länger dauernden Therapie mit gefäßerweiternden Substanzen stehen, da hierbei die Gefahr einer schweren Hypotonie durch „Potenzierung" des Effektes der gefäßerweiternden Medikamente mit der α-blockierenden Wirkung des Dehydrobenzperidols zu groß ist. Überhaupt muß vor jeder NLA (wie aber auch bei jeder anderen Narkose) darauf geachtet werden, daß eine eventuelle präoperative Hypovolämie ausgeglichen wird, damit Blutdruckabfälle bei der Einleitung der Anaesthesie vermieden werden.

Literatur

Castro, J. de, Mundeleer, P.: Anesth. et Analg. **16**, 1022 (1959).
— — Acta anaesth. belg. **58**, 689 (1959).
— — Anaesthesist **11**, 10 (1962).
Gemperle, M.: Fortschritte der Neuroleptanalgesie. Berlin-Heidelberg-New York: Springer 1966.
Henschel, W. F.: Die Neuroleptanalgesie. Berlin-Heidelberg-New York: Springer 1966.
— Neuroleptanalgesie — Klinik und Fortschritte. Stuttgart: Schattauer 1967.
— Neue klinische Aspekte der Neuroleptanalgesie unter besonderer Berücksichtigung methodischer Varianten. Stuttgart: Schattauer 1970.

6. Ketamine

H. Kreuscher

a) Pharmakologie

α) Wirkung auf das Zentralnervensystem

Aufzeichnungen des Elektroencephalogrammes in verschiedenen Hirnregionen der Katze (Corssen, 1966) weisen auf einen dissoziierten Wirkungsablauf des Ketamine im Zentralnervensystem hin. Nach i.v. Applikation treten in den corticalen Bereichen δ-Wellen auf, die nach 15 min noch nachweisbar sind, dann jedoch rhythmisch von Wellen geringerer Spannung und höherer Frequenz unterbrochen werden. Auch in der thalamischen Region sind δ-Wellen für die Dauer von etwa 15 min nachweisbar. Nach 30 min kehrt das EEG im cortico-thalamischen Bereich zur Ausgangslage zurück. Im Gegensatz dazu läßt sich im Hippocampus zur gleichen Zeit eine ϑ-Wellen-Aktivität als Zeichen einer Stimulierung dieser Region nachweisen. Diese ϑ-Aktivität ist noch 30 min nach der Injektion deutlich erkennbar, wenn die δ-Wellen des corticothalamischen Systems bereits abgeklungen sind. Hieraus ziehen CORSSEN et al. den Schluß, das Ketamine auf gewisse Hirnanteile, wie z. B. das cortico-thalamische System, einen depressorischen Effekt ausüben kann, während zur gleichen Zeit andere Hirnzentren, wie Teile des limbischen Systems (Hippocampus) durch die Substanz aktiviert werden können. In dieser Hinsicht unterscheidet sich Ketamine deutlich von Narkosemittel wie Chloroform, Äther, Halothan und Methoxyfluran. So fand man beim Menschen nach Applikation von Ketamine bis zu 60 min anhaltende mittelhohe ϑ-Wellen-Aktivität über der gesamten Konvexität. Diese Aktivitätsform kann nicht in die Schemata der bekannten Narkoseabläufe eingeordnet werden und zeigt erhebliche Unterschiede gegenüber den Barbiturateffekten und ist in ähnlicher Weise nur bei Dehydrobenzperidol bekannt.

Die Anaesthesie mit Ketamine ist gekennzeichnet durch komplette *Analgesie* verbunden mit *oberflächlichem Schlaf*. Die Schutzreflexe, wie Husten, Niesen, Schlucken, Lidschlag usw., sind bei normaler Dosierung und Vermeidung von Hypnotica, Sedativa und Analgetica in der Prämedikation meist erhalten oder sogar gesteigert. Trotzdem sind auch unter Ketamine alle Vorsichtsmaßnahmen, die der Freihaltung des Atemweges und der Verhütung der Aspiration dienen, notwendig. Der Tonus der Massetermuskulatur und der intraoralen Muskulatur (Zunge, Mundboden) ist gesteigert. Die Aufwachphase ist in der Regel ruhig ohne Zeichen einer Excitation. Allerdings berichten erwachsene Patienten sehr häufig über merkwürdige Traumerlebnisse mit phantastischem Form- und Farbinhalt (RUMPF et al.).

Die Wiederherstellung der normalen psychophysischen Leistungsfähigkeit erfolgt nach einmaliger Applikation von 2 mg/kg Ketamine erst nach mehr als 8 Std (DOENICKE et al.) bzw. nach 1,5 mg/kg nach mehr als 4 Std (KREUSCHER et al., 1969).

β) Wirkung auf das kardiovasculäre System

Im Gegensatz zu den meisten Narkosemitteln hat Ketamine einen ausgeprägten stimulierenden Effekt auf das Herz- und Kreislaufsystem (KREUSCHER u. GAUCH).

Der *systolische Blutdruck* steigt innerhalb von 5 min nach der Injektion um durchschnittlich 26% vom Ausgangswert an.

Die *Herzfrequenz* wird um durchschnittlich 38% vom Ausgangswert gesteigert.

Das *Herzzeitvolumen* steigt um 74% vom Ausgangswert.

Der *zentrale Venendruck* steigt um 66%.

Der *Volumenelastizitätsmodul E'* (elastischer Widerstand) steigt um 24% und der periphere Widerstand (*W'*) fällt um 26%.

Auch SZAPPANYOS et al. fanden bei Hunden im Gegensatz zu VIRTUE et al. ebenfalls eine erhebliche Abnahme des peripheren Widerstandes, allerdings keine Steigerung des zentralen Venendruckes.

BÖHMERT und HENSCHEL fanden beim Menschen eine Steigerung des elastischen Widerstandes um 38% und des peripheren Widerstandes um 160%.

γ) Wirkung auf das respiratorische System

Bei klinisch üblicher Dosierung von 2 mg/kg intravenös oder 5—7 mg/kg intramuskulär ohne vorangehende Prämedikation mit atemdepressorischen Pharmaka ist nur eine geringe Beeinflussung der Atemtätigkeit zu beobachten. Im Verhalten der Sauerstoff- und Kohlensäurepartialdrucke findet sich eine nur geringe Änderung: DOMINO et al. fanden einen Abfall der Sauerstoffsättigung auf 70%. Auch ROLLY fand bei den meisten seiner mit Pethidin, Promethazin und Atropin prämedizierten Patienten eine respiratorische Acidose mit Erniedrigung des Sauerstoff-Partialdruckes. FUCHS und KREUSCHER fanden bei Versuchspersonen, die nur mit Atropin prämediziert waren, keine signifikanten Veränderungen von P_{CO_2} und P_{O_2} bzw. des respiratorischen Säurebasengleichgewichtes.

δ) Wirkung auf Leber- und Nierenfunktion

Sowohl nach einmaliger als auch häufig wiederholter Applikation von Ketamine konnten bisher keine Störungen der Leber und/oder Nierenfunktion beobachtet werden. Die Verträglichkeit im Hinblick auf diese Organe muß aufgrund der bisherigen Erfahrungen als gut bezeichnet werden.

b) Klinische Anwendung

Die kurz skizzierten pharmakologischen Eigenschaften von Ketamine weisen bereits auf seine Anwendungsmöglichkeiten hin: Diagnostische und therapeutische Eingriffe von kurzer (bis 10 min)

Dauer. Als besonderer *Vorteil* dieses Narkosemittels sind seine

stimulierende Wirkung auf das kardiovasculäre System,

die geringe Beeinflussung der Atmung und

die starke analgetische Wirkung

hervorzuheben.

Die bisherigen klinischen Erfahrungen bei weit über 10000 Ketamine-Narkosen lassen dieses Narkosemittel für folgende *Indikationen* besonders geeigenet erscheinen (CORSSEN et al., 1966 u. 1969):

1. Kurzdauernde Eingriffe in der septischen Chirurgie, chirurgische Behandlung schwerer Verbrennungen, Wundversorgung und Wechseln von Verbänden.

2. Pneumencephalographie und verwandte diagnostische Manipulationen in der Neurochirurgie.

3. Herzkatheterisierung bei Patienten mit angeborenem oder erworbenem Herzfehler.

4. Ophthalmologische, diagnostische und kurzdauernde chirurgische Eingriffe.

5. Zahnextraktionen.

6. Diagnostische und kurzdauernde chirurgische Eingriffe in der Otologie, soweit diese nicht den Kehlkopf und Pharynx einschließen.

7. Kurzdauernde plastische Chirurgie an Kopf und Hals.

8. Geschlossene Frakturreposition mit Anlage eines Gipsverbandes.

9. Sigmoidoskopie und kleinere Eingriffe an Anus und Rectum.

10. Diagnostische und kleinere chirurgische Eingriffe in der Urologie (mit Verwendung von Lachgas-Sauerstoff).

11. Dilatation und Curettage der Cervix (mit Verwendung von Lachgas-Sauerstoff).

12. Vaginale Entbindung, Kaiserschnitt (mit Verwendung von Lachgas-Sauerstoff).

13. Einleitung zur Kombinations-Narkose bei Patienten mit verminderter respiratorischer und kardialer Reserve.

Als *Kontra-Indikationen* sind bisher bekannt:

1. Arterieller Hochdruck (über 160/100 mm Hg).

2. Schlaganfall in der Anamnese.

3. Eingriffe im Kehlkopf-, Schlund- und Bronchialbereich, ausgenommen, wenn ein endotrachealer Tubus gelegt ist und Muskelrelaxantien angewandt werden.

4. Abdominale und andere Eingriffe, die mit „visceralem" Schmerz verbunden sind, ausgenommen, wenn Ketamine mit Lachgas-Sauerstoff ergänzt wird.

5. Schwere Herzdekompensation und Coronar-Insuffizienz.

Die Ketamine-Anaesthesie hat folgende *Nachteile*:

1. Gelegentlich starke vasopressorische Wirkung, die besonders bei Patienten mit Hochdruckneigung zu beobachten ist.

2. Starke Salivation bei Fehlen von anticholinergischer Prämedikation.

3. Kumulative Wirkung mit verlängerter Aufwachphase nach wiederholter Verabreichung.

4. Psychotrope Wirkung, die sich besonders bei erwachsenen Patienten während des Erwachens manifestieren kann, wenn die dissoziative Wirkung von Ketamine noch nicht völlig abgeklungen ist und der Patient verbal oder taktil stimuliert wird.

5. Viscerale Schmerzen werden von Ketamine im Gegensatz zu somatischen Schmerzen ungenügend vermindert. Deshalb muß bei urologischen, gynäkologischen und allgemein-chirurgischen Eingriffen in der Bauchhöhle Lachgas-Sauerstoff als Zusatzanaestheticum gegeben werden.

6. Extrapyramidale Muskeltätigkeit, obwohl eine verhältnismäßig seltene Komplikation, kann bei ophthalmologischen und otologischen Eingriffen störend wirken.

Ganz besonders hat sich Ketamine bisher in der *Kinder-Anaesthesie* bewährt, weil es wegen seiner guten Gewebeverträglichkeit intramuskulär appliziert werden kann. Schon wenige Minuten nach der Injektion sind die Kinder völlig analgetisch, so daß kurzdauernde diagnostische oder therapeutische Eingriffe durchgeführt werden können. Aber auch als Einleitungsnarkosemittel kann Ketamine mit Vorteil angewendet werden. Die Unterhaltung der Anaesthesie erfolgt in gewohnter Weise.

Zusammenfassung

Aufgrund der bisherigen Erfahrungen kann festgestellt werden, daß Ketamine ein wirkungsvolles neues Anaestheticum darstellt, das in seiner dissoziativen Wirkung auf das Zentral-Nervensystem und seinen stimulierenden Effekten auf das kardiovasculäre System eindeutige Unterschiede zu den bisher gebräuchlichen Anaesthetica aufweist. Allerdings sind noch weitere klinische Erfahrungen mit diesem Anaestheticum notwendig, bevor sein Platz innerhalb der modernen Anaesthesiemittel und -methoden beurteilt werden kann.

Literatur

Böhmert, F., Henschel, W. F.: Klinische Beobachtungen mit Ketamine unter besonderer Berücksichtigung von Kreislauf und Atmung. In: H. Kreuscher: Ketamine (s. d.).

McCarthy, D. A., Chen, G., Kaump, D. H., Ensor, C. R.: General anesthetic and other pharmacological properties of 2-(o-chlorophenyl)-2-methylaminocyclohexanone, HCl (CI-581). J. New Drugs **5**, 21—33 (1965).

Chang, T., Dill, W. A., Glazko, A. J.: Metabolic disposition of 2-(o-chlorophenyl)-2-methylaminocyclohexanone (CI-581) in laboratory animals and man. Fed. Proc. **24**, 268 (1965).

Chen, G.: Evaluation of phencyclidine-type cataleptic activity. Arch. int. Pharmacodyn. **157**, 193—201 (1965).

— Ensor, C. R., Bohner, B.: An investigation on the sympathomimetic properties of phencyclidine by comparison with cocaine and desoxyephedrine. J. Pharmacol. (Kyoto) **149**, 71—78 (1965).

— — — The neuropharmacology of 2-(o-chlorophenyl)-2-methylaminocyclohexanone hydrochloride. J. Pharmacol. (Kyoto) **152**, 332—339 (1966).

— — Russell, D., Bohner, B.: The pharmacology of 1-(1-phenylcyclohexyl)-piperidine, HCl. J. Pharmacol. **127**, 241—250 (1959).

— Weston, J. K.: The analgesic and anesthetic effect of 1-(1-phenylcyclohexyl)-piperidine, HCl. Anesth. Analg. Curr. Res. **39**, 132—137 (1960).

Corssen, G., Domino, E. F.: Dissociative anesthesia: Further pharmacologics studies and first clinical experience with the phencyclidine derivative CI-581. Anesth. Analg. Curr. Res. **45**, 29 (1966).

— — Bree, R. L.: EEG-effects of ketamine (CI-581) in children. Anesth. Analg. Curr. Res. (im Druck).

— Miyasaka, M., Domino, E. F.: Dissoziative Anaesthesie mit Ketamine (CI-581). In: H. Kreuscher: Ketamine (s. d.).

Doenicke, A., Kugler, J., Emmert, M., Laub, M.: Ein Leistungsvergleich nach Ketamine und Methohexital. In: H. Kreuscher: Ketamine (s. d.).

Domino, E. F., Chodoff, P., Corssen, G.: Pharmacologic effects of CI-581. A new dissociative anesthetic in man. J. clin. Pharmacol. Ther. **6**, 279—291 (1965).

Fuchs, S., Kreuscher, H.: Untersuchungen über den Einfluß von Ketamine auf humorale Systeme des Menschen. In: H. Kreuscher: Ketamine (s. d.).

King, C. H., Stephen, C. R.: A new intravenous or intramuscular anesthetic. Anesthesiology **28**, 258 (1967).

Kreuscher, H.: Ketamine. Anaesthesiologie und Wiederbelebung, Bd. 40. Berlin-Heidelberg-New York: Springer 1969.

— Fuchs, S., Bornemann, F.: Untersuchungen über die psycho-physische Leistungsfähigkeit nach Ketamine. In: H. Kreuscher: Ketamine (s. d.).

— Gauch, H.: Die Wirkung des Phencyclidin-Derivates Ketamine (CI-581) auf das cardiovasculäre System des Menschen. Anaesthesist **16**, 229 (1967).

Kugler, J., Doenicke, A., Laub, M.: Vergleichende EEG-Untersuchungen bei i.v. Gabe von Ketamine und Methohexital. In: H. Kreuscher: Ketamine (s. d.).

Langrehr, D.: Allgemeine klinische Erfahrungen und Indikationen für Ketamine bei mehr als 1200 Fällen. In: H. Kreuscher: Ketamine (s. d.).

— Lai, P. A., Andjelkovic, J., Kluge, I.: Zur Narkose mit Ketamine (CI-581): Bericht über erste Erfahrung in 500 Fällen. Anaesthesist **16**, 308 (1967).

Podlesch, I.: Blutgasanalysen während Ketamine-Narkose unter Berücksichtigung von Prämedikationen und Nachinjektionen. In: H. Kreuscher: Ketamine (s. d.).

— Zindler, M.: Erste Erfahrungen mit dem Phencyclidin-Derivat Ketamine (CI-581), einem neuen intravenösen und intramuskulären Narkosemittel. Anaesthesist **16**, 299 (1967).

Rolly, G.: The use of ketamine (CI-581) as monoanesthetic in clinical anesthesia with special reference on acid-base status and oxygenation. In: H. Kreuscher: Ketamine (s. d.).

Rumpf, K., Dudeck, J., Teuteberg, H., Münchhoff, W., Nolte, H.: Traumähnliche Erlebnisse bei Kurznarkosen mit Ketamine, Thiopental und Propanidid. In: H Kreuscher: Ketamine (s. d.).

Szappanyos, G., Beaumanoir, A., Gemperle, G., Gemperle, M., Moorell, P.: The effect of ketamine (CI-581) on the cardiovascular and central nervous-system. In: H. Kreuscher: Ketamine (s. d.).

Virtue, R. W., Alanis, J. M., Mori, M., Lafargue, R. T., Vogel, J. H. K., Metcalf, D. R.: An anesthetic agent: 2-orthochlorophenyl 2-methyl-aminocyclohexanone, HCl (CI-581). Anesthesiology **28**, 823—833 (1967).

7. Elektronarkose

R. Droh

Die Elektronarkose, die Elektroanalgesie und der Elektroschlaf kamen wie die chemische Allgemein- und Lokalanaesthesie sowie die chemischen Schlafmittel bereits im letzten Jahrhundert auf. Die ersten Versuche auf diesem Gebiet stellte 1875 Mache an Fischen im Wasser mit Gleichstrom an, wobei er eine Analgesie der Fische beobachten konnte. 1890 erreichte D'Arsonval an Kaninchen mit hochfrequentem Wechselstrom eine gewisse Anaesthesie, und 1892 verwendete Hutchinson zu diesem Zweck Impulsströme. Hiermit waren die bis heute verwandten drei Stromformen in die Elektronarkose und Elektroanaesthesie eingeführt.

Erst 1939 setzte mit Silver wieder die intensive Beschäftigung mit der Elektronarkose ein. Die sprunghafte Entwicklung der Elektrotechnik schaffte in jüngster Zeit die Voraussetzungen zu weiteren Fortschritten auf diesem Gebiet. Die in der Literatur angegebenen widersprüchlichen Ergebnisse sind teils sehr beeindruckend, teils ebensosehr enttäuschend und weder am Versuchstier noch am Menschen sicher reproduzierbar, weshalb sich ihre

Anwendung bis auf geringe Ausnahmen noch immer ausschließlich auf das Tier beschränkt. Es werden befriedigende Elektronarkosen bis zu 7 Std Operationsdauer angegeben. Operationen wie Nierentransplantationen bei Rindern, Kaiserschnitte bei Schweinen etc. wurden in größerer Zahl ausgeführt.

Terminologie und Klassifikation nach MARINOV.

a) Elektronarkose (allgemeine elektrische Schmerzausschaltung)
   α) Reine Elektronarkose
      1. Reine descendierende Elektronarkose } als
      2. Reine ascendierende Elektronarkose }
         a) Reine Elektro-Monostrom-Narkose oder als
         b) Reine Elektro-Polystrom-Narkose
   β) Kombinierte Elektronarkose. Kombination von Elektronarkose mit verschiedenen Pharmaka
b) Elektroanalgesie (lokale elektrische Schmerzausschaltung bei erhaltenem Bewußtsein)
   Elektro-Monostrom-Analgesie
   Elektro-Polystrom-Analgesie.

a) Elektronarkose

α) Reine Elektronarkose

Dies ist der nur durch die Wirkung des elektrischen Stromes erzeugte elektronarkotische Zustand ohne zusätzliche Verabreichung chemischer Substanzen.

1. Reine descendierende Elektronarkose

Bei dieser Form der Elektronarkose werden hohe initiale Stromstärken angewandt, wodurch es zum klinischen Bild des „Elektroschocks" und dem bekannten Konvulsionssyndrom kommt. Nach einigen Sekunden wird dann diese Stromstärke auf eine stark verminderte Erhaltungsdosis, die zur Aufrechterhaltung der Elektronarkose erforderlich ist, zurückgeführt. Dieser Zustand wird auch „Synkope" genannt. Das Konvulsionssyndrom kann mehrere Minuten andauern und zu Komplikationen des Herz-Kreislaufsystems (Tachykardie, Arrhythmien bis zum Herzstillstand) sowie zu cerebralen Hämorrhagien, Knochenbrüchen, Muskelrupturen, Harn- und Stuhlinkontinenz führen. Diese Komplikationsgefahren ließen die „descendierende reine Elektronarkose" etwas zugunsten der kombinierten Elektronarkose in den Hintergrund treten.

2. Reine ascendierende Elektronarkose

Sie beruht auf einer allmählichen Erhöhung der Stromstärke, die das Versuchstier oder den Patienten allmählich, glatt und ohne Erregung oder unangenehme Empfindungen einschlafen läßt und so zu einem tiefen Schlafzustand (*Elektroschlaf*) führt. Bei ihr ist die Brutalität der descendierenden Methode vermieden, was sie ungefährlicher erscheinen läßt. Dafür ist jedoch in jeder Phase ein stärkerer Unterhaltungsstrom notwendig. Wenn dann beharrlich durch eine Stromstärke-Erhöhung das Narkosestadium angestrebt wird, kommt es ebenfalls zu Konvulsionen, Atemstillstand oder einem elektroschockähnlichen Bild. Dazu läßt die ascendierende Elektronarkose nicht sicher ein Toleranzstadium erreichen.

Die reine Elektronarkose wird je nachdem, ob sie durch eine Stromart oder durch kombinierte Stromarten zustande kommt, in *reine Elektro-Monostrom-Narkose* oder *reine Elektro-Polystrom-Narkose* unterteilt.

a) Bei der *reinen Elektro-Monostrom-Narkose* werden unterschiedliche Stromarten wie Gleichstrom, gleichgerichteter, biphasischer, modulierter, sinusoidaler oder rechtwinkliger Strom sowie modulierter Impulsstrom angewandt. Diese Stromarten können wiederum nieder-, mittel- oder hochfrequent sein.

Als niederfrequent werden hierbei Ströme bis zu 200 Hz, als mittelfrequent Ströme zwischen 200 und 1000 Hz und als hochfrequent Ströme über 1000 Hz bezeichnet. Die bei Impulsströmen verwendeten Frequenzen liegen zwischen 70 und 100 Hz sowie 70 und 130 kHz. Das Impuls-Pausen-Verhältnis ist 1:3 oder 1:9, die Impulsdauer 1—3 msec.

Bei sinusförmigem Wechselstrom werden Frequenzen im Bereich von 60—20000 Hz angewandt. Vorwiegend werden jedoch Frequenzen zwischen 700 und 2000 Hz benutzt.

Die Frequenz der Stromimpulse bei Gleichstromimpulsen oder Wechselstromimpulsen liegt bei 100 Hz.

Niederfrequente Ströme bereiten unangenehme Empfindungen an den Elektrodeauflagestellen und ernste Organstörungen. Mittelfrequente Ströme besitzen mehr oder weniger technische Vor- und Nachteile. Bei hochfrequenten Strömen sind schwächere lokale Erscheinungen zu beobachten, mit ihnen kann auch ohne Übergang ein narkotischer Schlaf erreicht werden, da die Einleitung glatter vonstatten geht. Für die Toleranzstadien machen sie jedoch eine stärkere Durchflutung erforderlich.

b) Die *reine Elektro-Polystrom-Narkose.* Hierbei handelt es sich um die Kombination verschiedener Stromarten, womit man die Nachteile der einzelnen Stromarten zu umgehen sucht. Angegeben werden: Gleichstrom mit überlagertem Wechselstrom, Ströme verschiedener Frequenzen (interferierende Ströme) und modulierte Hochfrequenzen.

Eine weitere Form ist die Mischung aus Gleichstrom und Breitbandrauschen. Das Breitbandrauschen umfaßt Frequenzen von 5 Hz bis 50 kHz. Durch diese Kombination sollen gewisse biochemische Polarisationen und andere lokale Erscheinungen vermieden werden. Die Stromstärken bewegen sich zwischen 2, 5 und 110 mA.

β) Kombinierte Elektronarkose

Um den Komplikationen und Unzulänglichkeiten der reinen Elektro-Narkose besonders bei der Narkoseeinleitung auszuweichen, wurde eine zusätzliche Anwendung von Pharmaka wie Chloräthyl, Barbiturate, Morphin, Curare (mit endotrachealer Intubation und Beatmung) etc. empfohlen. Hierbei wird der elektrische Strom erst nach Narkoseeinleitung eingeschaltet. Von Nachteil ist bei dieser Elektronarkosemethode der Umstand, daß sich die Wirkungen der Pharmaka nur schwer von den Wirkungen des elektrischen Stromes unterscheiden lassen.

Große Schwierigkeiten bereitet das Auffinden von Kriterien der *Narkosetiefe* bei Elektronarkosen. Alle in dieser Richtung bisher unternommenen Versuche, auch anhand einer EEG-Beurteilung, müssen derzeit als noch nicht gelungen betrachtet werden. Zur Beurteilung der Schlaf- bzw. Narkosetiefe ist das EEG zwar brauchbar, seine Ableitung stößt aber wegen der überlagerten angelegten Spannungen auf erhebliche Schwierigkeiten.

Im EEG wird der Wachzustand durch Alpha-Wellen (8—13 Hz), das Einschlafstadium hauptsächlich durch Theta-Wellen (4—7 Hz), die zunehmende Schlaftiefe durch typische Schlafspindeln (langsame Beta-Wellen von 13 bis 15 Hz) und der tiefe Schlaf durch langsame Delta-Wellen (0,5—3 Hz) gekennzeichnet.

Die Ableitung des EEG muß über Filter erfolgen, durch die die Frequenzen des zur Erzeugung der Elektronarkose benutzten Stromes unterdrückt werden, so daß keine Interferenz mit den abgeleiteten Hirnpotentialen möglich ist. Während der Elektronarkose erscheint die Hirnaktivität nach bisherigen Untersuchungen deutlich vermindert.

Klinische Anhaltspunkte für die verschiedenen Grade der Narkosetiefe bei Elektronarkose gibt die Einteilung von WULFSOHN.

Grad I: Stromabfall unter das Narkoseerhaltungsmaß, Tier schläft, reagiert aber auf Schmerzreize mit motorischen Erscheinungen, die Pupillenreflexe sind vorhanden.

Grad II: Allgemeine oder chirurgische Anaesthesie, auf Schmerzreize erfolgt keine Antwort, die Atmung ist ausreichend, die Skeletmuskulatur erschlafft, der Pupillenreflex fehlt.

Grad III: Stromanstieg über Grad II hinaus, Tier bleibt schlafend und analgesiert, der Muskeltonus ist gesteigert, an den Gliedern treten Tremor und Bewegungen auf, hinzu kommen Atemschwierigkeiten.

Grad IV: Krampfphänomene.

Das 2. Stadium kann nach WULFSOHN an dem Verschwinden des Pupillenreflexes erkannt werden, dem das Verschwinden des Cornealreflexes vorangeht. Dennoch kann der Ausfall der Pupillenreflexe selten zur Beurteilung der Narkosetiefe herangezogen werden, da die Tiere meist wegen exzessiver Salivation mit Atropin behandelt werden müssen.

b) Elektroanalgesie

Auch eine lokale Schmerzausschaltung kann auf elektrischem Wege erreicht werden, indem der zugehörige sensible Nervenstamm (z. B. N. ulnaris usw.) mittels Elektroden ausgeschaltet wird. Es werden hierfür sowohl Impuls- als auch Gleichströme angegeben. Anwendung findet die lokale Elektroanaesthesie bei arthritischen und Bandscheiben-Beschwerden, Neuralgien, Herpes zoster und „Thalamusschmerzen".

α) Die Elektroden

Viele Schwierigkeiten bereiten bei der Elektronarkose, der Elektroanalgesie und dem Elektroschlaf die Anbringung der Elektroden, die Herabsetzung des Widerstandes zwischen Haut und Elektroden und die Widerstände des Gesamt-Gewebemantels um das Gehirn.

Für die Wahl der Elektrodenanordnung am Schädel ist entscheidend, daß bestimmte Hirnareale von den Stromschleifen erreicht werden müssen.

Einige der angegebenen Elektroden-Lokalisationen sind:

1. Die Fronto-occipitale,
2. die Oro-occipitale,
3. die Bitemporale,
4. die Palatino-occipitale und
5. die Orbito-occipitale Anordnung.

Die besten Ergebnisse werden erzielt, wenn die Verbindungslinie zwischen den Elektroden bei sagittaler Anordnung durch den ventralen Teil des Cerebellums, durch das Tegmentum mesencephali, den basalen Thalamus und den ventralen Hypothalamus geht. Bei transversaler Elektrodenanordnung entstehen häufig während der Induktion der Elektronarkose Krämpfe, die bei sagittaler Anordnung seltener zu sein scheinen. Die transversale

Elektrodenanordnung erfordert nach Angaben verschiedener Autoren auch höhere Stromstärken als die sagittale. Seitliche Abweichungen der Elektroden rufen motorische Störungen und Abweichungen zu weit nach dorsal elektronarkotisch negative Ergebnisse hervor.

Durch Veränderung der Elektrodenlage entstehen ebenfalls Kombinationsmöglichkeiten. So ist die Einleitung der Elektronarkose über bitemporale Elektroden mit intensiven Stromstärken möglich, die innerhalb von $^1/_2$—1 sec 30—40 mA erreichen. Nach Eintritt des tonischen Stadiums wird sofort auf Stromstärken von 2—5 mA in sagittaler Richtung (z. B. Kinn-Occiput) umgeschaltet, wobei Herz- und Kreislaufveränderungen abgefangen werden können.

Weitere Schwierigkeiten der Elektronarkose liegen bei den Formen, Größen und dem Material der Elektroden. Das günstigste Material scheint Palladium zu sein. Alle Elektrodenarten (auch Nadelelektroden) können leicht zu Verbrennungen führen, die sich durch entsprechende Elektrodendurchmesser vermeiden lassen. Nur eine sichere Elektrodenlage bei bestem Kontakt gewährleistet einen elektronarkotischen Erfolg. Auch eine nur kurzfristige Unterbrechung des Elektrodenkontaktes mit dem Schädel verursacht ein sofortiges Erwachen. Die Elektroden müssen daher zwei Bedingungen gewährleisten:

1. Festen Kontakt zwischen Generator und zu Narkotisierendem auch bei Bewegungen.
2. Konstanten Widerstand.

Ein sehr großes Problem ergibt sich weiterhin aus der Verschiedenheit der ZNS-Topographie von Mensch und Tier, was Analogieschlüsse sehr erschwert.

Zur Problematik der Elektrodenlage bei den verschiedenen Versuchstieren und zu den erheblichen individuellen Abweichungen der einzelnen Schädelformen kommen noch zusätzlich die verschiedenen Widerstände der einzelnen Gewebsschichten, die das ZNS umgeben und die sich wiederum dauernd durch Elektrolytverschiebungen, Schwitzen etc. ändern.

β) Stoffwechsel und Histologie

An biochemischen Veränderungen während der Elektronarkose sind besonders auffällig: Anstieg von Kreatinin, Harnstoff, Hydrocorticosteroiden und Katecholaminen im Serum, pH-Veränderungen sowie ansteigender O_2-Verbrauch.

Histologische Untersuchungen nach Elektronarkose haben bisher keine faßbaren Gewebsveränderungen erbracht. Gelegentlich werden geringe meningeale und submeningeale Ödeme sowie perivasale parenchymale Blutungen beschrieben, die aber wahrscheinlich agonal bedingt sind.

γ) Narkosetheorie

Über das Zustandekommen einer Elektronarkose gibt es im wesentlichen folgende zwei Vorstellungen:

1. Die Elektronarkose stört die biologischen Informationen im Gehirn. Hierbei nimmt man an, daß die Leitungsfunktion des sich zwischen den Elektroden befindenden Leitungsnetzwerkes des Gehirns frequenzabhängig ist. Durch das Auffinden bestimmter Störsignale würde damit die Weiterleitung der Informationen wirksam blockiert werden können.
2. Der auf das ZNS einwirkende Strom bewirkt eine Ausschüttung von körpereigenen Stoffen, Metaboliten, Hormonen etc., die ihrerseits das ZNS wahrscheinlich am Hypothalamus und an der Formatio reticularis beeinflussen. Für diese Annahme sprechen, daß u. a. eine Narkosevertiefung durch Progesteron erreicht werden kann; auch die Schlafuntersuchungen von Hess u. a. weisen in diese Richtung.

δ) Praktische Bedeutung

Bis heute hat die Elektronarkose (allgemeine Elektroanaesthesie) in der praktischen Medizin noch keine Bedeutung erlangt, da sie einerseits noch zu unsicher und andererseits noch mit Komplikationen belastet ist. Bessere Erfolge scheinen bereits der Elektroschlaf und die lokale Elektroanalgesie aufzuweisen.

Die weitere Erforschung der Elektronarkose und -analgesie und des Elektroschlafes ist aber aus praktischen und wissenschaftlichen Gründen interessant. Sie ist nicht nur für gewisse Katastrophensituationen von Interesse, sondern u. a. auch für die Raumfahrt. Hierbei sei nur an das Problem der Bergung eines Verletzten oder psychisch abnorm reagierenden Weltraumfahrers erinnert, der mit Hilfe von Funksignalen über in seinem Helm am Schädel angelegten Elektroden beeinflußbar wäre. Wie die bisherigen experimentellen Ergebnisse auf diesem Gebiet zeigen, bleiben die Freihaltung der Atemwege, die Unterhaltung der Atmung etc. jedoch auch bei dieser Form der Narkose als Problem bestehen, was wohl auf der anatomisch engen Verflechtung des Bewußtseins mit den Herz-Kreislauf- und Atemzentren zusammenhängt.

Literatur

Eichelsdörfer, W.: Die Elektronarkose unter besonderer Berücksichtigung der physiologischen Vorgänge. Diss. Mainz 1968.

Fabian, L. W., Hardy, J. D., Turner, M. D., Moore, F. J., McNeil, C. D.: Electrical anesthesia. Anesth. Analg. Curr. Res. **40**, 653 (1961).

Fabian, L. W., Hardy, J. D., Turner, M. D., Moore, F. J.: A review of the present status of electronarcosis. Anesth. and Analg. (N.Y.) **43**, 87—96 (1964).

Hardy, J. D., Fabian, L. W., Turner, M. D., Jackson: Electrical anesthesia for major surgery. J. Amer. med. Ass. **175**, 599 (1961).

Hardy, J. D., Turner, M. D., McNeil, C. D.: Electrical anesthesia. J. surg. Res. **1**, 152 (1961).

Price, J. H., Dornette, W. H. L.: Clinical experiences with electroneasthesia: A preliminary report of 50 administrations. Anesth. Analg. Curr. Res. **42**, 487 (1963).

Smith, R. H.: Electroanaesthesia. Anesth. Analg. Curr. Res. **46**, 109 (1967).

— Hylton, R. R., McCabe, J. R., Cullen, St.: Electrical anesthesia produced by a combination of direct and alternating current. Anesth. Analg. Curr. Res. **44**, 275 (1965).

Wageneder, F. M.: Berichte über das Erste Internationale Symposium für Elektroheilschlaf und Elektroanaesthesie (12.—17. September 1966, Graz) und über das Allunions-Symposion der Sowjetunion über die Probleme des Elektroschlafes und der Elektroanaesthesie (13.—15. Oktober 1966, Moskau). Anaesthesist **16**, 115 (1967).

— Hafner, H.: Elektroheilschlaf, eine neue Therapieform. Anaesthesist **14**, 126 (1965).

— Jenker, F. L., Hafner, H.: Zur Veränderung der zerebralen Hämodynamik während des Elektroschlafes. Dtsch. med. J. **16**, 229 (1965).

Zichel, H., Kraft, D., Rittenbach, P.: Experimentelle Untersuchungen zur Elektronarkose. Anaesthesist **14**, 113 (1965).

8. Die Hypnonarkose und die Narkoanalyse

R. Frey

a) Die Hypnonarkose

α) Zur psychischen Führung des Kranken

Die regelmäßige *Narkosevisite* am Vortag der Operation bringt uns mit Patienten zusammen, die die Erwartung eines großen operativen Eingriffes gemeinsam haben: sie stehen vor einem für sie seltenen Ereignis, das mit zahlreichen Unannehmlichkeiten verbunden ist, dessen Verlauf und Folgen sie aus eigenem Wissen niemals ganz übersehen können und das nun unaufhaltsam auf sie zukommt. Die Kranken befinden sich also alle in einer ähnlichen Situation, auf die sie je nach ihrer individuellen Eigenart verschieden reagieren. Es läßt sich indes eine gewisse Einheitlichkeit der Reaktion feststellen (Körner):

Die hemmenden *negativen Faktoren* der präoperativen Furcht lassen sich unterteilen in Furcht vor dem Tode, Furcht vor verschiedenen Unannehmlichkeiten durch die Operation und in ein allgemeines unbestimmtes Angstgefühl. Die *häufigsten Furchtgedanken* sind:

a) Furcht vor der *Operationsvorbereitung* (z. B. Magen- und Darmspülungen, Spritze).

b) Furcht vor der *Narkose*, z. B. Ausplaudern von Geheimnissen, Einleitung der Anaesthesie (Erstickungsgefühl durch die Maske, Nadelstich), zu früher Beginn der Operation, Erwachen während der Operation, Nichterwachen nach der Operation und Tod, Narkosefolgen (Übelkeit, Erbrechen).

c) Furcht vor der *Operation* (Verlust von Gliedmaßen oder Organen, Anus praeter, Verstümmelung).

d) Furcht vor *Krebs*.

e) Furcht vor der *Nachbehandlung* (Wundschmerz, Verbandwechsel, Fäden ziehen).

Dieser negativen Seite lassen sich folgende *positive Faktoren* gegenüberstellen, die ja schließlich trotz Furcht und Angst den Kranken zum Arzt geführt und die Einwilligung zur Operation bewirkt haben:

a) Der Wille, wieder *gesund* und *leistungsfähig zu werden.*

b) Der Wille, das *Schicksal zu ertragen.*

c) Der Wunsch, *nicht für feige gehalten* zu werden.

Es ist eine der schönsten Aufgaben des Anaesthesisten, ohne großen psychotherapeutischen Aufwand rein durch menschlich warmes und psychologisch geschicktes Eingehen auf die psychische Situation des ihm anvertrauten kranken Menschen schon bei der präoperativen Narkosevisite eine *zusätzliche Beruhigung* zu erzielen durch Zerstreuung von Befürchtungen auf der einen und Stärkung der positiven Faktoren auf der anderen Seite.

Unter den (allerdings nur selten ideal zu erfüllenden) Voraussetzungen *besonderer Beschäftigung* mit psychologischen Problemen, bei *spezieller Schulung* und dem Vorhandensein von *genügend Zeit* und Kraft für besondere Verfahren steht der erfahrenen Arztpersönlichkeit ein weit über die hier zunächst aufgezeigten Möglichkeiten hinausgehendes Feld der psychischen Beeinflussung offen. Dieses soll im folgenden unter der Sammelbezeichnung „Hypnonarkose“ behandelt werden.

β) Geschichte der Hypnonarkose

Die guten Ärzte aller Zeiten verstanden sich auf die Psychotherapie. Nur die zu geringe Einschätzung der psychophysischen Zusammenhänge hat verschuldet, daß die Psychotherapie immer wieder von neuem „entdeckt" werden mußte. Dabei ist doch die Tatsache, daß alles „Leben" im höheren Sinne des Wortes von geistig-seelischen Kräften *mit* abhängig ist, so alt wie das Leben selbst.

Aufregungen können zu Durchfall, zum plötzlichen Verschwinden oder Eintreten der Menstruation führen. Heftiger Schreck hemmt oder lähmt alle Lebensäußerungen (Ohnmacht, Schock). Umgekehrt gelingt die Bekämpfung körperlicher und seelischer Störungen und Schmerzen durch *seelische Beeinflussung*.

Nur wenn wir diese Zusammenhänge ungenügend werten, gelangen wir zur Ablehnung oder Unterschätzung der durch Psychotherapie (also auch durch Hypnose) erzielbaren, oft ans Wunderbare grenzenden Wirkungen.

Zur Vornahme und zum Ertragen großer Operationen gehörte vor der Einführung der Narkose eine Kühnheit und seelische Kraftentwicklung, von der wir uns heutigentags kaum mehr eine Vorstellung zu machen vermögen. Lange bevor die Narkose bekannt und eingeführt war, wurden Eingriffe an *Hypnotisierten* vorgenommen. Nicht nur indische Yogi, sondern auch fähige europäische Ärzte haben, angeregt durch den „Mesmerismus" (Kaech), Hunderte von großen chirurgischen Eingriffen in suggestiv erzeugter Analgesie auszuführen gewagt (Esdaile, seit 1845). Friedländer hat 1920 seine Erfahrungen bei zahlreichen Hypnonarkosen in einer bis heute unübertroffenen Monographie dargelegt. Eine ausführliche Darstellung der Geschichte und des heutigen Standes der Hypnonarkose und prä- und postoperativen psychologischen Beeinflussung verdanken wir O. Schmid-Schmidsfelden (1953) und J. Lassner (1964), eine zusammenfassende Skizze E. K. Frey und L. Zürn (1954).

Bei schmerzhaften operativen Eingriffen und Vorgängen (Geburten, Koliken) hat sich auch in neuester Zeit die *Verbindung* von betäubenden Mitteln mit der suggestiven oder hypnotischen Beeinflussung ohne Zweifel als vorteilhaft erwiesen. Diese „Narkosehypnose" ist unter anderem von dem Gynäkologen Hallauer, dem Otorhinologen Barth, dem Neurologen Rothmann, dem Pädiater Gulliver und dem Chirurgen Mitchell erfolgreich angewendet und empfohlen worden. Mitchell bediente sich der Hypnose auch nach beendeter Operation, indem er auf suggestivem Wege die Schmerzen nach dem Eingriff und die Schmerzerinnerung bannte.

γ) Praktische Durchführung

So wie wir körperliche Prophylaxe treiben, ist die Schonung der nervösen und seelischen Kräfte — eine psychische Prophylaxe — eine der bedeutungsvollsten ärztlichen Aufgaben gerade für den Anaesthesisten.

Die Aufklärung und Überzeugungsbehandlung, also jenes ärztliche Streben, das sich an Philosophie, Weltanschauung, Ethik wendet, ist die vornehmste Art der Psychotherapie. Sie ruft die höchsten geistigen Kräfte des Menschen zur Mitarbeit auf; sie wendet sich an seine Vernunft.

Das Bestreben des Seelenkundigen wird dahingehen, zu *beraten*, ohne zu drängen; zu *leiten*, ohne zu zwingen. Auch für die Pädagogik, die Seelsorge, für alle Arten seelischer Behandlung und Menschenführung, gilt die ethische Regel: *Nicht den Willen brechen — sondern wecken, aufrichten und stärken.* Die Formel lautet: Arztwille — Heilwille — Krankenwille. Die suggestive und hypnotische Behandlung darf also nicht zu einer Willensschwächung führen, wenn sie in unserem Sinn auf psychologischer Grundlage aufbaut. Mehr als jeder andere benötigt der Seelenarzt das Vertrauen seiner Patienten.

Wer an eine ihm noch fremde, ungewohnte Verrichtung herantreten will, muß das Vertrauen haben, ihr gewachsen zu sein. Zu dem theoretischen Wissen muß das praktische Können und Wollen treten. Mißerfolge werden um so eher vermieden werden, je mehr *Kritik* an das Wissen und Können gelegt wird. Diese Kritik wird vor allem vor Enttäuschungen bewahren, und dazu führen, der *Methode* zuletzt und dem Unvermögen, sie richtig anzuwenden, zuerst die Schuld an den ausbleibenden Erfolgen beizumessen.

Wer an der Tatsächlichkeit der suggestiven Erscheinungen (der Hypnose) zweifelt, und zwar auch dann, wenn er sie wissenschaftlich erläutert und praktisch vorgeführt erhielt, der unterlasse jede Beschäftigung mit dieser Behandlungsart. Ihm blüht kein Erfolg. Wer mit den geringsten Zweifeln an der Durchführbarkeit der geschilderten Behandlung herantritt, dem wird sie mißlingen. Die kleinste Unsicherheit, welche der Arzt erkennen läßt — und der feinfühlige, nervöse, der gebildete Kranke errät sie leichter als gemeinhin angenommen wird —, überträgt sich auf den Kranken.

Es ist ersichtlich geworden, daß der Hypnotiseur ein Mensch wie andere ist, ohne geheimnisvolle Gabe, ohne magnetische, ätherische und andere undefinierbare Eigenschaften; daß er weder der Vermittlung eines Od noch eines Fluidum, sondern nur bestimmter theoretischer und praktischer Erfahrungen bedarf, daß er die Fähigkeit, seinen Willen anzuspannen, sich zu konzentrieren, daß er Selbstvertrauen haben muß.

Zur praktischen Erfahrung gehört:

1. Die Beherrschung der Technik und Methodik.
2. Allgemeine psychologische und psychotherapeutische Kenntnisse, Einfühlungsvermögen, große Geduld und Selbstbeherrschung, Menschenkenntnis.

Bei der Beschäftigung mit der Hypnose muß stets vermieden werden, ihr in einseitiger und beschränkter Weise anzuhängen, die große Bedeutung der anderen seelischen Behandlungsarten zu übersehen, zu unterschätzen oder gar zu mißachten.

Die Vorbereitung und Durchführung der Hypnonarkose ist Sache des *Anaesthesisten*. Wenn aber der Anaesthesist nicht getragen wird von dem Vertrauen seiner chirurgischen oder gynäkologischen Kollegen, wenn sie von dem Wert, welchen die Hypnonarkose besitzt, nicht überzeugt sind (d. h. sich nicht überzeugen lassen), wenn sich nicht alles und jeder in den Dienst der Hypnonarkose stellt und mithilft, die

Suggestionsatmosphäre zu schaffen und dauernd zu erhalten, dann wird die Aufgabe des Anaesthesisten erschwert und sicherlich oftmals vereitelt werden.

Der *Verbrauch an Narkosemitteln* kann auf $^1/_3$ und weniger herabgesetzt werden. Mit zunehmender Beherrschung der Methode gelingt es leicht, kleinere Eingriffe während der Hypnonarkose vorzunehmen, bei welcher die Narkose als solche nur noch eine unterstützende, die Hypnosewirkung verstärkende Rolle spielt.

Was aber für die Kranken, welche der Hypnonarkose unterworfen werden, die bedeutsamste Erleichterung darstellt, ist der Umstand, daß bei richtig erteilten Suggestionen das *Erwachen* euphorisch ist, und die postoperativ nicht selten auftretenden Zustände von Übelkeit und Erbrechen ausgeschaltet werden. Eine gut durchgeführte Hypnonarkose läßt uns eben mit weit geringeren Mengen Äther usw. auskommen; die chemisch erzeugte Vergiftung ist daher geringer und somit auch ihre Nachwirkung. Wer mit angesehen hat, wie quälend jene Erscheinungen empfunden werden, welche Schmerzen das Erbrechen bei frisch Operierten in der Wunde erzeugt usw., vermag zu beurteilen, welche Wohltat wir dem Kranken bereiten, wenn wir uns der Hypnonarkose auch aus dem Grunde bedienen, die *Menge des Narkoticums zu beschränken* und durch die Hypnose als solche eine allgemein beruhigende Wirkung auszuüben.

Eine *Krankenanstalt*, in welcher die Hypnonarkose angewendet werden soll, muß folgende *Mindestforderungen* erfüllen können:

1. Das *Hypnosenzimmer* (Vorbereitungsraum) muß abseits und ruhig und doch in der Nähe des Operationssaales gelegen sein. Auch Kranke, welche im Einzelzimmer liegen, werden zweckmäßig zur Vornahme der Hypnose in jenes Zimmer gebracht. Die erste Hypnose, welche der Aufklärung dient und vor deren Beginn die Vorgeschichte erhoben werden muß, soll in der Weise vorgenommen werden, daß jedes Zuhören seitens anderer Personen ausgeschlossen ist.

Das Hypnosenzimmer soll so eingerichtet sein, daß es, falls sich der Arzt mit einer weiblichen Kranken während der Hypnose allein befindet, von einer Pflegeperson übersehen werden kann, ohne daß letztere für die Kranke sichtbar ist.

Das *hypnonarkotische Verfahren* gliedert sich in folgender Weise: 1. Vorbereitung und Aufklärung. 2. Vornahme mehrerer Hypnosen vor der Operation, entweder: a) zum Zwecke der Herbeiführung von Anaesthesie, oder b) um allgemeine Beruhigung zu erzielen. 3. Die eigentliche Hypnonarkose. 4. Die hypnotische Nachbehandlung: a) zum Zwecke der Ruhigstellung des Körpers, b) zur Beeinflussung der seelisch-nervösen Vorgänge, c) in Form von Dauerschlaf (Senkung des Grundumsatzes).

2. Die *hypnotischen Maßnahmen* müssen durch einen in allgemeiner Psychotherapie, sowie in der Narkosetechnik theoretisch und praktisch ausgebildeten Arzt vorgenommen werden. Zur Einführung in das Gebiet hat sich die Monographie von L. Angen bewährt. Die Hinweise von Stokvis (Fixierenlassen einer grauen Pappscheibe, die mit je einem 3,2:8 cm großen gelben und blauen Papierstreifen beklebt ist) bieten dem Anfänger eine gewisse Hilfe.

3. Kranke, welche in hypnotischem Dauerschlaf liegen, sind dauernd zu *beaufsichtigen*. Die aufsichtführende *Krankenschwester* muß mit den Erscheinungen der Hypnose soweit *vertraut* sein, daß sie zu beurteilen vermag, ob der Arzt zwecks Vertiefung des Schlafes (drohender Beginn des Erwachens) herbeizurufen ist oder nicht. Außerdem hat sie für die Durchführung der ärztlichen Vorschriften (Ernährung, Körperpflege) und dafür zu sorgen, daß sich von außen keine störenden Geräusche bemerkbar machen.

4. Der *Kranke* ist vor der Operation im Hypnosenzimmer zu *hypnotisieren* und noch im Vorbereitungsraum derart zu *narkotisieren*, daß er schlafend auf den Operationstisch gelegt und ihm der Anblick des Operationssaales mit seinen Einrichtungen usw. erspart bleibt.

5. Fallweise muß darüber entschieden werden, ob zwei, drei oder mehr Hypnosen *vor* der eigentlichen Hypnonarkose (hypnotische Erziehung) vorgenommen werden müssen. Diese bedeuten natürlich gewisse Opfer an Zeit. Steht diese nicht zur Verfügung, muß — oft zum Schaden der Kranken! — auf die Vorteile der Hypnose verzichtet werden.

b) Die Narkoanalyse

Seit uralten Zeiten hat es die Menschen gereizt, aus dem Munde *berauschter*, d. h. in ihrem Bewußtseinszustand toxisch veränderter Mitmenschen, höhere *Wahrheiten*, ja sogar inspirierte Botschaften aus anderen Sphären zu erfahren. Die Priesterin des pythischen Apoll zu Delphi, auf dem Dreifuß über rauchender Erdspalte sitzend, die bethelkauenden Melanesier, die haschischtrinkenden und -rauchenden Orientalen, die peyotlberauschten Mexikaner, um nur einige Beispiele zu nennen, haben als derartige Offenbarer höherer Wahrheiten und Gesichte von Anbeginn gegolten. Und vollends der Alkohol, das „psychologische Scheidewasser der Seele", stand ja seit jeher in dem Ruf, das Menschenherz nicht nur zu erfreuen, sondern auch zu enthüllen: „In vino veritas". Die systematische Einführung von Medikamenten als „diagnosto-therapeutische Hilfsmittel" in die Psychiatrie aber ist erst jüngeren Datums.

Viele schöpferische Gedanken entstehen in intuitiver Bilderschau als „Idee" im Dämmerzustand des Halbschlafes. Der Psychiater erstrebt mit Hilfe einer künstlichen Erzeugung dieser Situation eine *Vereinfachung und Abkürzung* der oft langwierigen *Psychoanalysen.*

Am liegenden Kranken werden individuell „nach Wirkung" ganz langsam einige (50—100) mg eines kurzwirkenden Barbiturates intravenös injiziert, bis ein Zustand zwischen Wachen und Schlafen erzeugt ist. TEIRICH spricht von einem „ärztlich gesteuerten Rausch", der verdrängte Komplexe eher ins Bewußtsein treten lasse. Er empfiehlt die Narkoanalyse erstmals auch für die Kinderpsychiatrie, da hiermit die Verschlossenheit der Patienten leichter durchbrochen werde. Bei Kindern ist nach unserer Auffassung die rectale Zuführung der intravenösen Injektion vorzuziehen.

Todesfälle durch Narkoanalysen sind bisher nicht beschrieben, wohl aber unangenehme Zwischenfälle, wie schwere Exzitationen bei erregten Schizophrenen. Durch mündliche Mitteilung ist mir jedoch folgender tödliche Zwischenfall bekannt geworden:

Ein Soldat simuliert nach einer Verwundung eine Versteifung seines Kniegelenkes. Er soll durch eine Narkose entlarvt werden, wogegen er sich heftig zur Wehr setzt. Er wird angeschrien und gegen seinen Willen in Evipannarkose versetzt. Exitus durch Atmungs- und Herzstillstand.

Mit der Möglichkeit solcher *Zwischenfälle* ist also immer zu rechnen, zumal die Injektion oft ohne Prämedikation und ohne ausreichende Assistenz vorgenommen wird. Bei gefährdeten, schwierigen und unklaren Fällen ist deshalb die *Zusammenarbeit von Psychiater und Anaesthesist* von hohem Wert. An der Heidelberger Klinik konnten wir durch gleichzeitige Gabe einer sonst unterschwelligen Curaredosis (Methodik s. bei HOLLDACK und FREY, 1953) schwerste Erregungszustände coupieren und die Kranken vom Soma her auch psychisch beruhigen (DURST und FREY, 1952).

Zur Tatbestandsermittlung in *Strafverfahren* ist die Narkoanalyse *offiziell* in keinem Land der Erde zugelassen. Vom ärztlichen Standpunkt aus ist ihre Vornahme zu diesem Zweck abzulehnen; denn im Zustand des Halbschlafes gemachte Äußerungen können niemals als juristischer Beweis dienen. Die belgischen Psychiater DIVRY und BOBON, die übrigens die Narkoseanalyse zur Entlarvung von Simulanten befürworten, faßten 1947 ihre Erfahrungen dahin zusammen: Wenn ein Subjekt fest entschlossen ist, von etwas nicht zu sprechen, verrät es erfahrungsgemäß auch unter der Narkoseanalyse nichts. Der Anaesthesist wird also seine Hilfe nicht dem Kriminalisten, sondern nur dem helfenwollenden Seelenarzt gewähren.

Literatur

AMEND, PH.: The effects of hypnosis on dental patients. Brit. J. med. Hypnot. **5**, 37 (1954).

BEECHER, H. K.: Anesthesia's second power: Probing the mind. Science **105**, 164—166 (1947).

BIERMANN, G.: Kind und Operationstrauma. Anaesthesist **5**, 184 (1956).

BROWN, R. R., VOGEL, V. H.: Psychophysiological reactions following painful stimuli under hypnotic analgesia contrasted with gas anesthesia and novocain block. J. appl. Psychol. **22**, 408 (1938).

BURGESS, TH. O.: Hypnodontia-hypnosis as applied to dentistry. Brit. J. med. Hypnot. **3**, 48, 49, 62 (1951 u. 1952).

CEDERCREUTZ, C.: Hypnotic treatment of phantom sensations in 100 amputees. Acta chir. scand. **107**, 158 (1954).

DIVRY u. BOBON: Zit. bei KRANZ.

DURST, W., FREY, R.: Komplikationsverhütung beim Elektrokrampf durch muskelerschlaffende Mittel. Fortschr. Neurol. Psychiat. **20**, 541—566 (1952).

DYNES, J. B.: Hypnotic anesthesia. J. abnorm. soc. Psychol. **27**, 79 (1932).

ESDAILE, J.: Hypnosis in medicine and surgery. New York: The Julian Press, Reissued 1957, original issue 1850.

FERWERS, C.: Die Narkoanalyse als initiale Methode in der Psychotherapie. München: J. F. Lehmann 1951.

FREY, R., VANDOR, T.: Die „Audio-Analgesie". Umschau d. Wiss. u. Technik **66**, 198 (1966).

FRIEDLÄNDER, A. A.: Die Narkose und Hypnonarkose. Münch. med. Wschr. 1197 (1919).

— Die Narkose und Hypnonarkose. Stuttgart: Ferdinand Enke 1920.

— Psychologische Bemerkungen zur Hypnose (Hypnonarkose). Zbl. ges. Neurol. Psychiat. **39**, 763 (1920).

— Die Beziehungen der Hypnose zur Chirurgie. Psychiat.-neurol. Wschr. **22**, 322 (1921).

HAMMEL, A.: Self hypnosis in obstetrics and technique employed. Brit. J. med. Hypnot. **4**, 31 (1953).

HELLPACH, W.: Fehlleitungen in der Heilkunde. Dtsch. med. Wschr. 485—486 (1949).

HENGSTMANN, H.: Hypnotische Leukotomie. Z. Psychother. **4**, 140 (1954).

HOLLDACK, K., FREY, R.: Curare als Adjuvans bei der Palpationsdiagnostik. Anaesthesist **2**, 64—65 (1953).

HORSLEY, J. S.: Narcoanalysis. New York-London: Oxford University Press 1943.

— Narcotic hypnosis. Brit. J. med. Hypnot. **2**, 2 (1951).

JABLONOWSKY, R.: Über die Kombination von Narkose und Hypnose. Psychiat.-neurol. Wschr. **29**, 307 (1927).

KLAUSSNER, F.: Über das psychische Verhalten des Arztes und Patienten vor, bei und nach Operationen. Wiesbaden: J. F. Bergmann 1905.

KÖRNER, M.: Beitrag zur Beurteilung der psychischen Situation des Patienten vor der Operation. Anaesthesist **3**, 265 (1954).

KRANZ, H.: Die Narkoanalyse als diagnostisches und kriminalistisches Verfahren. Tübingen: J. C. B. Mohr (Paul Siebeck) 1950.

KRETSCHMER, E.: Medizinische Psychologie. Stuttgart 1947.

KROGER, W. S.: Hypnosis on obstetrics and gynecology. In: J. M. SCHNECK's Hypnosis in modern medicin, Nr 62.

— FREED, S. C.: Psychosomatic gynecology. Philadelphia: Saunders 1951.

— LEE, S. T. DE: The use of the hypnoidal state as an amnesic, analgesic and anesthetic agent in obstetrics. Amer. J. Obstet. Gynec. **46**, 655 (1943); quoted by W. T. Heron, Nr 24, p. 103.

LANGEN, D.: Lehrbuch der Hypnose. Basel: Karger 1965.

LASSNER, J.: Hypnose et anesthesie. Anesth. et Analg. 789 (1955).

LASSNER, J.: Anaesthesiologie. In: Frankl, v. GEBSATTEL u. SCHULTZ, Handbuch der Neurosenlehre und Psychotherapie. München-Berlin: Urban & Schwarzenberg 1957.
— Hypnosis in anesthesiology. Berlin-Göttingen-Heidelberg-New York: Springer 1964.
LEMBKE, R.: Über die vegetativen Störungen bei der abnormen Erlebnisreaktion. Dtsch. med. Wschr. 1557 (1949).
LEVINE, M.: Psychogalvanic reaction to painful stimuli in hypnotic and hysterical anesthesia. Bull. Johns Hopk. Hosp. **46**, 331 (1930).
MARMER, M. J.: Hypnosis in anesthesiology. Springfield: Ch. C. Thomas 1959.
PETRI, H.: Psychagogik und Psychohygiene am Bett des chirurgisch Kranken. Hippokrates (Stuttg.) **24**, 161 (1953).
PRILL, P.: Geburtshilfe. In: Frankl. v. GEBSATTEL und SCHULTZE: Handbuch der Neurosenlehre und Psychotherapie, Bd. V. München-Berlin: Urban & Schwarzenberg 1961.
SCHMID-SCHMIDSFELDEN, O.: Zur Problematik der prä- und postoperativen psychologischen Beeinflussung. Anaesthesist **2**, 106 (1953).
SCHULTZ, J. H.: Psychotherapie und Narkose. Anaesthesist **6**, 376 (1957).
SHAW, S. D.: Psychosomatic sleep, applied to dentistry. Brit. J. med. Hypnot. **3**, 59 (1952).
SPEER: Der praktische Nutzen der Suggestiv-Narkose. Münch. med. Wschr. 1199 (1919).
STERN, R.: Anwendungsmöglichkeiten von Hypnose und Suggestion in der zahnärztlichen Praxis. Dtsch. zahnärztl. Z. **15**, 529 (1960).
STOKVIS, B., LANGEN, D.: Lehrbuch der Hypnose, II. Aufl. Basel: Karger 1965.
TEIRICH, H. R.: Bemerkungen zur Narkoanalyse. Dtsch. med. Wschr. 659—661 (1949).
VÁNDOR, T.: Hypnosis in E. N. T. surgery. In: LASSNER, Hypnosis in anesthesiology. Berlin-Göttingen-Heidelberg-New York: Springer 1964.
— Die Rolle der klinischen Psychologie unter besonderer Berücksichtigung der „psychosomatischen Anaesthesie“ in der Hals-, Nasen-, Ohrenheilkunde. Z. Laryng. Rhinol. **44** (1965).
WEST, L. J., NIELL, K. C., HARDY, J. D.: Effects of hypnotic suggestions on pain perception and galvanic skin response. Arch. Neurol. Psychiat. (Chic.) **68**, 549 (1952).
WOLFF, H. G., GOODELL, H.: The relation of attitude and suggestion to the perception and reaction to pain. Res. nerv. ment. Dis. Proc. **23**, 434 (1943).

9. Die Lokalanaesthesie

H. NOLTE und H. OEHMIG

Mit der Isolierung des Cocains durch ALBERT NIEMANN im Jahr 1860 war zweifellos die Leistung erbracht, die die Geschichte der Lokalanaesthesie einleitete. Seitdem KOLLER 1884 das Cocain als Lokalanaestheticum in die Ophthalmologie einführte, wurden immer wieder neue und bessere Lokalanaesthetica gefunden und beschrieben. Parallel hierzu liegt die Weiterentwicklung der Technik zur Durchführung der Lokalanaesthesie. 1885 führte QUINCKE die erste Lumbalpunktion am Menschen durch, während KORNING im gleichen Jahre den Subarachnoidalraum am Hund punktierte. 1890 und 1892 beschrieben RECLUS und SCHLEICH die Infiltrationsanaesthesie. BIER legt im Jahre 1898 als erster eine Spinalanaesthesie am Menschen. 1904 führte EINHORN das Procain (Novocain) als Lokalanaestheticum in die Medizin ein. Wenige Jahre später beschrieb BRAUN das Adrenalin als Vasokonstringenszusatz zu Lokalanaesthetica.

In den letzten 30—40 Jahren wurde eine ständige Entwicklung neuer Lokalanaesthetica beobachtet. 1925 synthetisierte NIESCHER das Nupercain, 1928 v. EISLEB das Tetracain (Pantocain) und 1946 wurde durch LOFGREN und LUNDQUIST das Lignocain (Xylocain) synthetisiert. Hierauf folgte 1957 die Synthese des Mepivacain (Scandicain) durch AF EKENSTAM und EGNER. Zuletzt wurden 1960 das Prilocain (Citanest) und 1964 das Marcain (Carbostesin) in die klinische Medizin eingeführt.

a) Definition und Einteilung

Der Begriff „Regionale *Analgesie*“ bedeutet die Unterbrechung der Schmerzimpulse durch physiochemische Blockade an irgendeinem Punkt entlang der Nervenbahn an peripheren Nerven, andererseits bedeutet „Regionale *Anaesthesie*“ die Ausschaltung aller Nervenimpulse einschließlich Schmerz, autonome Funktion, Temperatur, Motorik, Sensibilität und Berührung. Als Synonyme zu diesen Begriffen finden sich auch Bezeichnungen wie „periphere Anaesthesie“, „Nervenblockade“, „analgetische Blockade“ und „Leitungsblockaden“. Alle diese Bezeichnungen wollen nur darauf hinweisen, daß nur eine bestimmte Körperregion durch das Einbringen von regionalen (lokalen) Anaesthetica schmerzfrei gemacht worden ist. Diese Mittel werden direkt oder in die Nähe eines Nerven oder nur in das Gewebe hinein infiltriert. Durch die gezielte regionale Ausschaltung der Schmerzen ergibt sich der Unterschied zur generellen Anaesthesie oder Vollnarkose.

Neben der intra- oder perineuralen Anwendung von Lokalanaesthetica ist es jedoch auch möglich, diese intravenös oder intraarteriell anzuwenden.

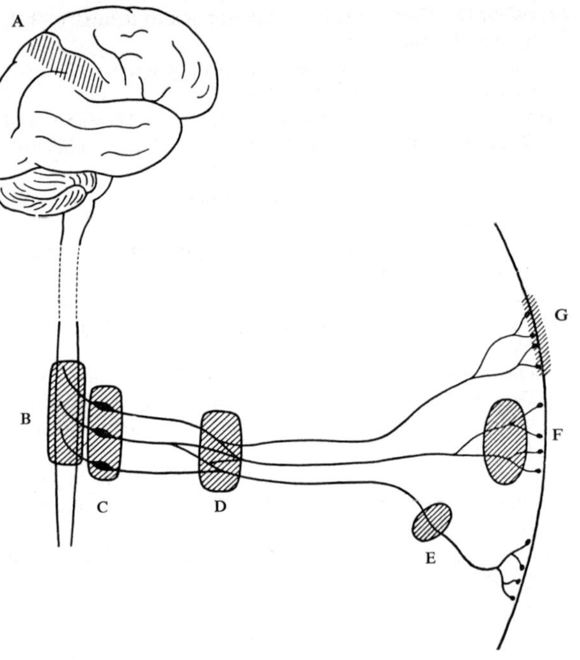

Abb. 1. Schema der möglichen Unterbrechungen im Verlauf sensibler Nervenbahnen. A: Totale zentrale Anaesthesie; B: Peridural bzw. Lumbalanaesthesie = ganzer Körperabschnitt distal des Blocks; C: Paravertebralanaesthesie = Körperteil; D: Plexusanaesthesie = Extremität; E: Leitungsanaesthesie = Teil einer Extremität; F: Infiltrationsanaesthesie = größere Fläche; G: Schleimhautanaesthesie = kleines Areal

Weiterhin läßt sich eine regionale Schmerzausschaltung durch mechanischen Druck, elektrische Einwirkungen und durch Kälte erreichen.

Heute unterscheidet man bei der Lokalanaesthesie entsprechend der angewandten Technik sechs verschiedene Gruppen (s. Abb. 1).

α) Die Infiltrationsanaesthesie

Die Infiltrationsanaesthesie ist eine Anaesthesie der sensiblen Endorgane („terminale Anaesthesie" nach Braun). Man hat zwei Möglichkeiten der Infiltration, einmal von der Oberfläche in die Tiefe, zum anderen umgekehrt von der Tiefe zur Oberfläche. Letzteres hat sich mehr bewährt, da bei rhomboider Anaesthesierung der tiefen Gewebsschichten eines größeren Operationsgebietes die Oberfläche durch Leitungsanaesthesie schmerzlos wird, so daß man auf deren Infiltration verzichten kann. Diese Technik wird in der amerikanischen Literatur als Feldblock und in der deutschen als zirkuläre Anaesthesierung nach Hackenbruch bezeichnet.

β) Die Leitungsanaesthesie

Die Leitungsanaesthesie ist die endo- und perineurale Applikation des Lokalanaestheticums am Nerven selbst. Folgende Möglichkeiten bestehen hierfür:

1. Intrathecal ist es die sog. Spinalanaesthesie — oder die subdurale Injektion von Lokalanaesthetica in den Spinalkanal.

2. Die Injektion in das peridurale Bindegewebe. Dies ist die klassische Periduralanaesthesie, bei der das Anaestheticum extradural im Wirbelkanal appliziert wird.

3. An der Austrittsstelle aus dem Wirbelkanal. Dies bezeichnen wir als Paravertebralanaesthesie.

4. Am Nervenplexus. Hier handelt es sich um die klassische Plexusanaesthesie, mit der eine ganze Extremität schmerzfrei gemacht werden kann.

5. Am peripheren Nerven ist es die Leitungsanaesthesie im engeren Sinne.

6. Leitungsanaesthesie zur vegetativen Blockade. Auch hierbei handelt es sich um eine klassische Leitungsanaesthesie, die jedoch nur an vegetativen Nerven durchgeführt wird (z.B. die Blockade des Ganglion stellatum oder des lumbalen Grenzstranges für den Nervus sympathicus und andererseits die Blockade des Nervus vagus).

γ) Die Kälteanaesthesie

Die Kälteanaesthesie bedeutet die Beeinflussung der Schmerzempfindung durch Kälte und ist seit Jahrhunderten bekannt. Sie wurde zum ersten Male 1667 durch Bartholinus beschrieben. Im Jahre 1848 wurde sie nochmals von Arnott beschrieben. Die heute noch teilweise durchgeführte Technik der Kälteanaesthesie geht auf Untersuchungen von Lütтichau zurück. Hierbei werden die Extremitäten im Eiswasserbad auf +1—5° C in Esmarchscher Blutleere abgekühlt. Mit dieser Technik kann man operativ Amputationen durchführen, oder sie konservativ (z.B. um eine nötige Amputation im Schockzustand hinauszuzögern) anwenden.

δ) Die intravenöse Anaesthesie

Die intravenöse Anaesthesie unterteilt sich in drei Untergruppen.

1. Ein Lokalanaestheticum wird unter fortwährender Stauung der Extremität intravenös injiziert. Es breitet sich rückläufig unterhalb der Stauung aus und erzeugt in diesem Abschnitt eine gute Anaesthesie. Hierbei besteht jedoch die Gefahr der Überdosierung, wenn die Stauung nachläßt und die relativ großen Mengen des Lokalanaestheticums in den Kreislauf hineingeraten.

2. Geringe Mengen eines Lokalanaestheticums intravenös injiziert sollen bei unklaren vegetativen Kopfschmerzen Besserung erzielen.

3. Durch die Kombination eines Lokalanaestheticums mit einem Hypnotikum kann man eine generelle Anaesthesie mit gleichzeitiger zentraler Dämpfung erreichen. Diese Methode wurde in Deutschland von AUBERGER beschrieben. Es lassen sich hiermit auch größere Operationen durchführen. Eine intensive Überwachung des Patienten ist hier natürlich erforderlich.

ε) Die intraarterielle Anaesthesie

Die intraarterielle Anaesthesie bedeutet die Injektion eines Lokalanaestheticums in eine Arterie. Sie wird bei peripheren Durchblutungsstörungen empfohlen, da die Lokalanaesthetica nicht nur schmerzstillend, sondern auch gefäßdilatierend wirken (z. B. nach Embolien oder fälschlicher intraarterieller Injektion anderer Medikamente).

ζ) Die Oberflächenanaesthesie

Die Oberflächenanaesthesie ist die Blockade der sensiblen Endfasern in Haut und Schleimhäuten durch Applikation des Lokalanaestheticums mittels Pinselung oder Spray. Auch Äther oder Chloräthyl wirken hier analgetisch, da sie durch die Verdampfung (latente Verdampfungswärme) abkühlen und somit analgetisch wirken. Die Methode der Schleimhautanaesthesie hat nur noch einen ganz speziellen Indikationsbereich.

b) Die Lokalanaesthetica

Auf die chemischen, physikalischen und pharmakologischen Eigenschaften der Lokalanaesthetica soll an dieser Stelle nicht erneut eingegangen werden (s. den entsprechenden Abschnitt in „Pharmakologie der Narkose", S. 142). Dennoch scheint es angebracht, noch einmal die Anforderungen zusammenzufassen, die man an ein modernes Lokalanaestheticum stellt. BONICA hat in seiner Monographie "The Management of Pain" diese Anforderungen an ein Lokalanaestheticum kurz folgendermaßen zusammengefaßt:

1. Ein Lokalanaestheticum muß lokalanaesthetische Eigenschaften besitzen, die seine Anwendung bei allen Formen der regionalen Anaesthesie möglich machen.

2. Es muß eine selektive Wirkung haben, das bedeutet, daß seine Wirkung in erster Linie am Nervengewebe anzusetzen hat.

3. Seine Toxicität soll niedrig sein, besonders in Konzentrationen, die im klinischen Gebrauch zur Anwendung kommen.

4. Die Wirkung des Lokalanaestheticums muß vollständig reversibel sein, das bedeutet, daß nach einer gewissen Zeit die vollständige Aktion des Nervens zurückkehrt.

5. Das Lokalanaestheticum sollte keinerlei lokale Schmerzen während oder kurz nach der Injektion verursachen.

6. Die Zeit bis zum Eintreten der vollen Wirkung (Latenzzeit) sollte so kurz wie möglich sein.

7. Die Dauer der Analgesie sollte ausreichend lang sein, um die entsprechenden chirurgischen Eingriffe in dieser Zeit durchführen zu können.

Zusätzlich zu diesen pharmakologischen Charakteristika sollten die Lokalanaesthetica auch noch einige physikochemische Eigenschaften besitzen. Sie sollten:

1. ausreichend löslich in physiologischer Kochsalzlösung und Wasser sein, um eine entsprechende Aufbereitung möglich zu machen;

2. bei der Sterilisation nicht zerfallen;

3. mit Vasoconstringentien verschiedenen Types mischbar sein;

4. im Lösungszustand stabil sein und ihre Wirkung sollte durch geringe Veränderungen des pH-Wertes, durch Licht oder durch Luft nicht beeinflußt werden.

Aus der Vielzahl der auf dem Markt befindlichen Lokalanaesthetica seien im folgenden nur die herausgestellt, die am häufigsten verwendet werden und die unserer Meinung nach auch ganz spezielle Indikationen bieten. Der Übersichtlichkeit halber sind die Lokalanaesthetica in der Tabelle 1 einander gegenübergestellt, und es wird ihre Wirksamkeit, Toxicität und Wirkungsdauer gegenüber Procain, dem ersten und klassischen Lokalanaestheticum, verglichen.

Während das Procain aufgrund seiner sehr kurzen Wirkungszeit in der klinischen Anwendung mehr und mehr in den Hintergrund tritt und das Tetracain aufgrund seiner hohen Toxicität und damit nur geringen Dosierungsmöglichkeiten praktisch nur noch für Schleimhautanaesthesien verwendet wird, gewinnen die in den letzten 10—20 Jahren neu entwickelten Lokalanaesthetica mehr und mehr an Bedeutung.

Das Mepivacain und Lignocain sind heute die klassischen generellen Lokalanaesthetica, die sich für alle Formen der regionalen Anaesthesie verwenden lassen. Sie entsprechen — wie alle in Ta-

Tabelle 1. *Wirksamkeit, Toxicität und Wirkungsdauer verschiedener Lokalanaesthetica gegenüber Procain*

Name und chemische Zusammensetzung	Wirksamkeit Procain	Toxicität/ Procain	Wirkungseintritt/ Wirkungsdauer bei Infiltrations anaesthesie	Empfohlene Maximaldosen mit Adrenalin	ohne Adrenalin
Procain: (Novocain) 4-Aminobenzoesäure-diäthyl-amino-äthylester-hydrochlorid	1	1	nach 5 min/ ca. 1 Std	500 mg	1000 mg
Tetracain: 4-Butylamino-benzoesäure-dimethyl-amino-äthylester-hydrochlorid (Cave Toxität)	10× größer	10× (!) größer	5—10 min/ über 1 Std	20 mg	20 mg
Lignocain: (Xylocain) -diäthylamino-2,6-dimethylacet-anilid-hydrochlorid	4× größer	2× größer	sofort/ 2—4 Std	300 mg	500 mg
Mepivacain: (Scandicain, Carbocain) d,1-N-methyl-hexa-hydropicolinyl-2,6-dimethylanilin-hydrochlorid	4× größer	2× größer	sofort/ 2—4 Std	300 mg	500 mg
Prilocain: (Citanest, Xylonest) a-n-propylamino-2-methylpropion-anilid	4× größer	1,8× größer	sofort/ 2—3 Std	400 mg	600 mg
Marcain: (Carbostesin) L-n-Butyl-DL-piperidin-2-Carbon-säure-2,6-dimethylanilid	16× größer	8× größer	sofort/ 6—12 Std	75 mg	150 mg
Butacetoluide: (Hostacain) w-n-butylaminoessigsäure-2-methyl-6-chloracetanilid	4× größer	1× größer	sofort/ 1—2 Std	500 mg	1000 mg

belle 1 aufgeführten Lokalanaesthetica — den Forderungen, die Bonica an ein Lokalanaestheticum gestellt hat.

Auch das Prilocain kann genau wie Mepivacain und Lignocain angewendet werden. Jedoch sollte man hier in Betracht ziehen, daß Prilocain — speziell eines seiner Abbauprodukte — im menschlichen Organismus zur Bildung von Methämoglobin führt. Diese Methämoglobinbildung ist im großen und ganzen ungefährlich, jedoch ein wesentlicher Nachteil für dieses Medikament. Im Gegensatz zu anderen Untersuchungen konnten wir feststellen, daß das Prilocain schon in geringer Dosierung zu meßbarer Methämoglobinbildung führt.

Das zuletzt entwickelte Lokalanaestheticum, das Marcain, hat eine bedeutend höhere Toxicität als die anderen Lokalanaesthetica, wenn man vom Tetracain absieht. Aus diesem Grunde ist seine Anwendung für die Infiltrationsanaesthesie, bei der größere Mengen verwendet werden müssen, nicht geeignet. Die spezielle Anwendung liegt in der Leitungs-, Peridural-, Spinal- und Caudalanaesthesie, desgleichen bei therapeutischen Serienblockaden. Es eignet sich überdies aufgrund seiner Wirkungszeit zur Erzielung einer langen schmerzfreien Periode in der postoperativen Phase.

Für die Infiltrationsanaesthesien sollte man auf die „klassischen" Lokalanaesthetica wie Procain, Hostacain, Lignocain, Mepivacain etc. zurückgreifen.

c) Die Vasokonstringentien als Zusatz zu Lokalanaesthetica

Der Zusatz von Vasokonstringentien zu den Lokalanaesthetica wird in erster Linie vom Operateur gewünscht, soweit es sich um die Infiltrationsanaesthesie handelt. Hierdurch wird ein relativ blutleeres Operationsfeld geschaffen. Neben diesem Vorteil bietet der Zusatz von Vasoconstringentien jedoch auch noch andere Möglichkeiten.

1. Der längere Kontakt des Anaestheticums mit dem Nervengewebe wird gewährleistet, und das führt zu einer längeren Wirkungsdauer.

2. Der Abtransport und der Abbau des Lokalanaestheticums wird verzögert und dadurch wird die Toxicität vermindert, da die Menge des Lokalanaestheticums, die in einer bestimmten Zeit in den Kreislauf eintritt, geringer ist.

3. Durch diesen verzögerten Übertritt von Lokalanaesthetica in den Kreislauf können Nebenwirkungen besonders auf das Myokard und das Zentralnervensystem vermieden bzw. vermindert werden.

Die klassischen Vasokonstringentien als Zusätze zu Lokalanaesthetica sind Adrenalin und Noradrenalin. Sie werden im Verhältnis von 1:200000 bzw. 1:100000 den Lokalanaesthetica zugesetzt. Das bedeutet, daß sich in 1 ml Lokalanaesthesielösung 5 µg Adrenalin bzw. Noradrenalin befinden. Wegen der speziellen Wirkungen besonders des Adrenalin auf das Myokard und die Reizleitung des Herzens empfehlen KUSCHINSKI und LÜLLMANN, daß die Gesamtmenge von 250 µg Adrenalin möglichst nicht überschritten werden sollte. Das bedeutet wiederum, daß insgesamt nicht mehr als 50 ml eines Lokalanaestheticums mit Adrenalin verwendet werden sollten. Bei Noradrenalin kann man jedoch die Dosis wegen der geringen Toxicität bis auf 1000 µg erhöhen.

Wegen der bekannten Nebenwirkungen des Adrenalin und Noradrenalin hat man in den letzten Jahren neue lokalwirkende Vasokonstringentien zu finden versucht. Diese Bemühungen scheinen erfolgreich gewesen zu sein. Mit der Synthese von Hypophysenhinterlappenhormonen war es möglich, aus diesen Polypeptiden Substanzen herzustellen, die einen ausgeprägten lokalen constrictorischen Effekt haben, wobei ihre sonstigen klassischen Wirkungen auf das Herz und den Uterus weitgehend oder teilweise völlig verschwunden sind. Es handelt sich hierbei um zwei Polypeptide, die aus acht Aminosäuren zusammengesetzt sind. Im Handel sind sie unter der Bezeichnung Octapressin und Purantix bekannt. Während das Octapressin die lokalconstrictorische Wirkung des Adrenalins nur annähernd erreicht, ist die des Purantix deutlich stärker. Darüber hinaus hat sich gezeigt, daß letzteres Präparat in der Dosierung von 0,1 I.E. pro ml Lokalanaesthesielösung die gleiche Verlängerung der Wirkungszeit des Lokalanaestheticums hat wie der Adrenalinzusatz von 1:200000. Messungen der cellulären PO_2-Werte (KLINGENSTRÖM) haben gezeigt, daß die intracelluläre Hypoxie bei Verwendung von Purantix im Gegensatz zum Adrenalin fehlt. Ebenfalls kommt es bei der Verwendung der synthetischen Hypophysenhinterlappenhormone nicht zur reaktiven Vasodilatation nach Abbau der Substanzen, wie es beim Adrenalin beobachtet wird. Hierdurch werden postoperative Blutungen in stark vascularisierten Gebieten deutlich vermindert.

Der entscheidende Vorteil dieser neuen Vasokonstringentien in Verbindung mit Lokalanaesthetica verglichen zum Adrenalin, ist für den Anaesthesisten besonders die Tatsache, daß sie keine ausgeprägten Wirkungen auf das Myokard und das Reizleitungssystem des Herzens haben. Hierdurch kann man, im Gegensatz zum Adrenalin, eine regionale Anaesthesie (besonders Infiltrationsanaesthesie im Kopf- und Halsbereich) ohne größere Gefahren mit einer Vollnarkose mit halogenisierten Kohlenwasserstoffen (z.B. Fluothan, Trilene etc.) kombinieren.

Wenngleich der Zusatz von Purantix zu Lokalanaesthetica bisher nicht im Handel ist, so darf man annehmen, daß in den kommenden Jahren diese Substanz alle anderen Zusätze zu den Lokalanaesthetica verdrängen wird.

d) Überlegungen vor der Anaesthesie

Gleichgültig ob es sich um eine regionale Anaesthesie oder eine Vollnarkose handelt, so ist in jedem Falle vor Beginn der Anaesthesie die richtige Auswahl der Technik und das Erkennen eventueller Kontraindikationen gegen diese Technik unabdingbar. Die häufig verbreitete Ansicht, daß eine Vollnarkose für den Patienten, und hier besonders für den geriatrischen Patienten, gefährlicher sei als eine Lokalanaesthesie, ist nicht immer richtig. Bei der Beurteilung der Anaesthesiefähigkeit kommt es immer auf den individuellen Fall, auf den Allgemeinzustand des Patienten, an. Ein alter Patient mit mehr oder weniger ausgeprägten Schädigungen der Herzleistung verträgt unter Umständen eine Lokalanaesthesie, bei der größere Mengen eines Anaestheticums injiziert werden müssen, wegen der möglichen depressiven Wirkung auf das Myokard schlechter als eine Inhalationsanaesthesie mit hoher Sauerstoffkonzentration.

Praktisch kann man heute bei Beherrschung aller Anaesthesietechniken eine regionale Anaesthesie oder eine Vollnarkose bei allen Patienten durchführen, wenn man die bestimmten Kontraindikationen kennt und somit die richtige Entscheidung trifft. Jedoch ergeben sich einige *klassische Indikationen* zugunsten der *regionalen Anaesthesie*, diese sind:

1. Wenn kein qualifizierter Anaesthesist erreichbar ist oder zuwenig qualifizierte Anaesthesisten vorhanden sind, dann ist es besser, die geplante Operation in Lokalanaesthesie durchzuführen. Wenn der Anaesthesist mehrere Lokalanaesthesien hintereinander anlegt, dann kann er die Über-

wachung der Patienten durch eine entsprechend ausgebildete Schwester (Anaesthesieschwester) durchführen lassen.

2. Bei Patienten mit vollem Magen, bei denen ein operativer Eingriff keinen Aufschub erlaubt, sollte unter Umständen auf die regionale Anaesthesie zurückgegriffen werden, besonders wenn es sich um Eingriffe an Extremitäten oder Operationen ohne Eröffnung von Körperhöhlen handelt.

3. Bei Patienten mit akuten Erkrankungen der Luftwege und der Lunge sollten die Eingriffe, wenn sie es technisch erlauben, in regionaler Anaesthesie durchgeführt werden.

4. Alle ambulanten Patienten sollten soweit wie möglich in regionaler Anaesthesie operiert werden. Hierbei erspart man sich die postanaesthesiologische Überwachung in den Aufwachräumen. Weiterhin kann der Patient in relativ kurzer Zeit — vorausgesetzt daß eine Begleitperson vorhanden ist — wieder nach Hause entlassen werden.

5. Bei operativen Eingriffen, die eine völlige Schmerzfreiheit des Operationsgebietes auch postoperativ wünschenswert erscheinen lassen, sollte die regionale Anaesthesie zur Anwendung kommen.

Jedoch stehen den klassischen Indikationen für die Lokalanaesthesie noch eine Reihe von *Kontraindikationen* gegenüber. Im einzelnen lassen sich folgende Kontraindikationen erkennen:

1. Alle Patienten, die unter Antikoagulantienbehandlung stehen und deren Prothrombinwert unter 80% liegt, sollten nicht in regionaler Anaesthesie operiert werden, da die evtl. Perforation von Gefäßen zu massiven Blutungen führen kann.

2. Lokale Infektionen im Bereich der Injektionsstellen verbieten selbstverständlich die Anwendung der Lokalanaesthesie, da durch die Injektionsnadel eine Keimverschleppung in noch nicht von der Infektion befallene Gebiete des Körpers möglich ist.

3. Bei Patienten in schwerem Schock ist bei der Anwendung der regionalen Anaesthesie Zurückhaltung zu üben. Nach Beheben des Schockzustandes kann das bis dahin im Gewebe lagernde Lokalanaestheticum plötzlich vermehrt in die Blutbahn eingeschwemmt werden, und es kann zu toxischen Komplikationen führen.

4. Bei bekannten Allergien gegen Lokalanaesthetica — die Häufigkeit echter Allergien ist äußerst gering — muß natürlich von einer regionalen Anaesthesie Abstand genommen werden, wenn eine vorherige Testung gegen die Allergie nicht möglich ist.

5. Neben dem Lokalanaestheticum und der Technik ergeben sich auch gewisse Kontraindikationen bei der Anwendung von Vasokonstringentien besonders dann, wenn es sich um Adrenalin handelt. In diesen Fällen sollte man auf den Adrenalinzusatz verzichten. Es handelt sich hier in erster Linie um toxische Strumen, ausgeprägte Hypertensionen, schwere Coronar- und Gefäßerkrankungen, Phäochromocytome, bei Anaesthesien an den Fingern, an den Zehen und am Penis und weiterhin in den Fällen, wo die Lokalanaesthesie evtl. mit anderen Medikamenten kombiniert werden soll, wie z.B. Tranquillizer, Chloroform, Cyclopropan, Trichloräthylen, Halothan und Ergotaminpräparate.

Wenngleich der Diabetes mellitus keine Kontraindikation zur Lokalanaesthesie darstellt, so sollte doch bedacht werden, daß die evtl. injizierten Adrenalinmengen schon Veränderungen im Blutzuckerspiegel herbeiführen können. Außerdem kann das Auftreten diabetischer Neuritiden in zeitlichem Zusammenhang mit dem Anlegen der Lokalanaesthesie stehen. Dadurch ergeben sich unter Umständen forensische Probleme bei eventuellen Regreßansprüchen des Patienten gegen den Anaesthesisten.

Die Eignung und die Einstellung des Patienten zur Lokalanaesthesie ist für den Erfolg jeglicher regionaler Schmerzausschaltung wesentlich. Im Gespräch mit dem Patienten sollte man sich Klarheit verschaffen, ob der Betreffende frei von psychischen Einflüssen ist, wie z.B. Angst, zu geringe Intelligenz oder ob er gar unter Alkoholeinfluß steht. Die Methode und die einzuschlagende Technik sollten dem Patienten vorher immer genau erklärt werden. Die Anwendung der regionalen Schmerzausschaltung bei Jugendlichen unter 14 Jahren sollte mit Zurückhaltung geübt werden. Die einzige Indikation, die wir hierfür sehen können, ist die Zahnheilkunde. Greise und demente Patienten sowie echte Neurotiker, Bewußtseinsgetrübte und Alkoholiker betrachten wir nicht als geeignete Patienten zur regionalen Anaesthesie, da ihre Mitarbeit nicht von vornherein als sicher anzunehmen ist. Als wichtigste Regel sollte gelten:

Überzeuge einen Patienten von der Lokalanaesthesie, aber überrede ihn nicht dazu!

Die Tatsache, daß viele Patienten mit mehr oder weniger Geschick zur regionalen Schmerzausschaltung überredet werden, ist unter anderem für eine große Anzahl von insuffizienten Lokalanaesthesien verantwortlich.

Genau wie bei der Narkose sollte auch bei der Lokalanaesthesie auf eine korrekte *Prämedikation* nicht verzichtet werden. Die Prämedikation kann im großen und ganzen die gleiche sein wie bei der Narkose auch. Jedoch muß man bedenken, daß sich gewisse Präparate aufgrund ihrer pharmakodynamischen Eigenschaften anbieten. Wegen ihrer antikonvulsiven Effekte sind natürlich primär Barbiturate als Prämedikation vor einer Lokalanaesthesie geeignet. Bei Schmerzzuständen des Patienten in der präoperativen Phase sollten jedoch Analgetika zur Anwendung kommen. Wir empfehlen für die Durchführung der Prämedikation entweder die Anwendung des Pentobarbitals (Nembutal; 1 mg/kg Körpergewicht) bei den stationären Patienten, die keinerlei Schmerzen haben. Bei akuten Patienten, und besonders bei Patienten mit schmerzhaften Frakturen an den Extremitäten und bei ambulanten Patienten ziehen wir die Anwendung von Pethidin (Dolantin; 1 mg/kg Körpergewicht) oder notfalls Morphin (0,2 mg/kg Körpergewicht) vor. Wir kombinieren unter Umständen Pethidin oder Morphin mit Scopolamin (0,08 mg/kg Körpergewicht).

Zusätzlich hat sich in der Prämedikation Vomex-A in der Dosierung 100 mg als Suppositorium ausgezeichnet bewährt. Vomex-A (Theophylin-Benadryl = Dimenhydrinat) ist zunächst als Mittel gegen Kinetosen geschaffen worden (Seekrankheit, Reisekrankheit etc.).

Loennecken konnte Anfang der 50er Jahre nachweisen, daß eine Prämedikation mit dieser Substanz in der Lage ist, eine „vagale Entartungsreaktion" zu unterbinden. Man versteht darunter das Auftreten einer extremen Bradykardie bei Hypoxie und gleichzeitigem starken Vagusreiz.

Ausgedehnte Untersuchungen mit dieser Substanz haben herausgestellt, daß unabhängig vom Alter und Gewicht (Neugeborene bis Greise) 100 mg Vomex-A in Form eines Suppositoriums ein wertvolles Adjuvans zur normalen Prämedikation darstellen. Bereits am Vorabend gegeben, unterstützt es dank seiner zentral sedierenden Wirkung den Effekt reiner Sedativa (Schlafmittel).

Daher *Dosierungsvorschlag*: Am Vorabend und 2 Std vor Anaesthesiebeginn ein Suppositorium = 100 mg Vomex-A rectal zusätzlich zur sonstigen Prämedikation.

Nach dem Anlegen der regionalen Anaesthesie und kurz vor Beginn des operativen Eingriffes hat es sich uns bewährt, den Patienten in kleinen Dosen Neuroleptanalgetika zu verabreichen. Wir bevorzugen das Thalamonal (eine Mischung aus Dihydrobenzperidol 2,5 mg/ml und Fentanyl 0,05 mg/ml) in Dosen von 1—3 ml der Mischung. In letzter Zeit haben wir auf die intravenöse Gabe von Atropin vor Beginn der Lokalanaesthesie mehr und mehr verzichtet. Wir geben jetzt nur noch Atropin (0,01 mg/kg Körpergewicht), wenn die Lokalanaesthesie so insuffizient ist, daß eine Vollnarkose unvermeidbar ist.

Viele Autoren nehmen den Standpunkt ein, die Lokalanaesthesie müsse selbstgenügend sein, d. h. sie muß so gut gemacht werden, daß der Patient in Lokalanaesthesie allein schmerzfrei operiert werden kann und es soll keine Ergänzung durch zentrale Analgetica etc. nötig sein. Würde man allgemein betäubende Substanzen hinzugeben, dann vergibt man sich eines Hauptvorteils der Lokalanaesthesie und könnte ebensogut Narkose geben; das hat besonders bei ambulanter Operation seine Bedeutung.

Andere Autoren sind nicht so puritanisch und verwenden eine leichte sedative Prämedikation im Bewußtsein, daß dadurch die „Straßenfähigkeit" hinausgezögert wird.

Eine stärker dosierte Prämedikation oder Ergänzung einer insuffizienten Lokalanaesthesie durch Analgetica etc. schließt sich eigentlich bei ambulanter Behandlung von selbst aus und sollte für stationäre Patienten vorbehalten werden, sofern ergänzende Mittel überhaupt indiziert sind.

Bei der Auswahl der Lokalanaesthesie muß sich derjenige, der die Anaesthesie anlegen soll, über drei Fragen Klarheit verschaffen:

1. Beherrsche ich die Technik der Lokalanaesthesie und besitze ich das entsprechende Instrumentarium?

2. Kenne ich die empfohlenen Höchstdosen des anzuwendenden Anaestheticums und kenne ich seine pharmakodynamische Wirkung?

3. Mit welchen Komplikationen muß ich von seiten des Lokalanaestheticums und von seiten der Technik rechnen, und bin ich darauf vorbereitet, diese umgehend und korrekt zu behandeln?

Nur derjenige, der sich diese drei Fragen vorgelegt hat und sie voll und ganz bejahen kann, kann sicher sein, daß er seinen Patienten nicht unnötig einer Gefahr aussetzt.

e) Die Vorbereitung zur Lokalanaesthesie

Hat sich der Anaesthesist dazu entschlossen, für den bevorstehenden operativen Eingriff eine Lokalanaesthesie anzulegen, ist die Auswahl des Patienten korrekt, und hat er eine indizierte Prämedikation zur richtigen Zeit bekommen, dann sind vor dem Anlegen der Lokalanaesthesie noch einige Dinge zu beachten. Diese Maßnahmen mögen nebensächlich erscheinen, sind jedoch für die Sicherheit des Patienten von nicht zu unterschätzender Wichtigkeit.

Es handelt sich hier um die Vorbereitung des Patienten, die Bereitstellung der für die Behandlung eventueller Komplikationen notwendigen Geräte und Medikamente und die Vorbereitung der zur Anaesthesie erforderlichen Instrumente und Medikamente unter absolut sterilen Bedingungen.

Die Vorbereitung des Patienten im Operationssaal beginnt mit seiner Lagerung. Wenn möglich, soll er bereits vor dem Anlegen der Lokalanaesthesie auf dem Operationstisch gelagert werden, um durch eventuelle spätere Umlagerung unerwünschte Reaktionen — z.B. auf den Kreislauf — von seiten des applizierten Lokalanaestheticums zu vermeiden. Daran anschließend wird dem Patienten eine Blutdruckmanschette umgelegt und eine intravenöse Verweilkanüle eingeführt. Durch zweimaliges gründliches Abwaschen des zu infiltrierenden Hautgebietes mit Alkohol 80 Vol.-% wird eine ausreichende Asepsis erreicht. In der Konzentration von 80 Vol.-% hat der Alkohol eine ausgeprägte bactericide Wirkung und ist bei einer möglichen Verschleppung mit der Kanüle in das Nervengewebe unschädlicher als z.B. Jod. Hieran anschließend sollte man das nicht gereinigte Hautgebiet in der Umgebung mit sterilen Tüchern abdecken.

Da man mit der Möglichkeit des Auftretens eventueller toxischer Reaktionen bei der Lokalanaesthesie immer rechnen muß, sollte das zur Behandlung dieser Komplikationen erforderliche Instrumentarium stets zur Hand sein. Als Mindestausrüstung für diese Behandlung ist zu fordern, daß eine künstliche Ventilation mit 100%igem Sauerstoff jederzeit gewährleistet ist. Außerdem empfiehlt es sich, ein kurzwirkendes Barbiturat als Antikonvulsivum immer griffbereit aufgezogen zu haben. Fernerhin sollten bei plötzlichen Kollapszuständen Infusionslösungen und ein peripher wirkender Vasopressor zur Verfügung stehen. Wenngleich die Möglichkeit der sofortigen endotrachealen Intubation und der evtl. erforderlichen Curaresierung des Patienten für die Allgemeinpraxis nicht gefordert werden kann, so sollten diese Bedingungen doch in jeder Krankenhausabteilung erfüllbar sein.

Das zum Anlegen einer Lokalanaesthesie der Technik entsprechende Instrumentarium sollte übersichtlich und griffbereit angeordnet werden. Immer, auch bei kleinsten Eingriffen, sollte man es sich zur Gewohnheit machen, auch die Lokalanaesthesie mit sterilen Gummihandschuhen anzulegen. Die verwendeten Kanülen sollten in einwandfreiem Zustand sein, da ältere, mehrmals geschliffene Kanülen aufgrund der vorhandenen Kupferionen zu schweren Neuritiden führen können. In der letzten Zeit haben wir unser Instrumentarium zur Lokalanaesthesie weitgehend durch Einmalmaterial ersetzt. Durch die Verwendung von Einmalmaterial für die Lokalanaesthesie ist es organisatorisch einfacher, für die entsprechende Technik zusammengestellte sog. Blockadepäckchen immer fertig und steril verpackt gelagert zu haben.

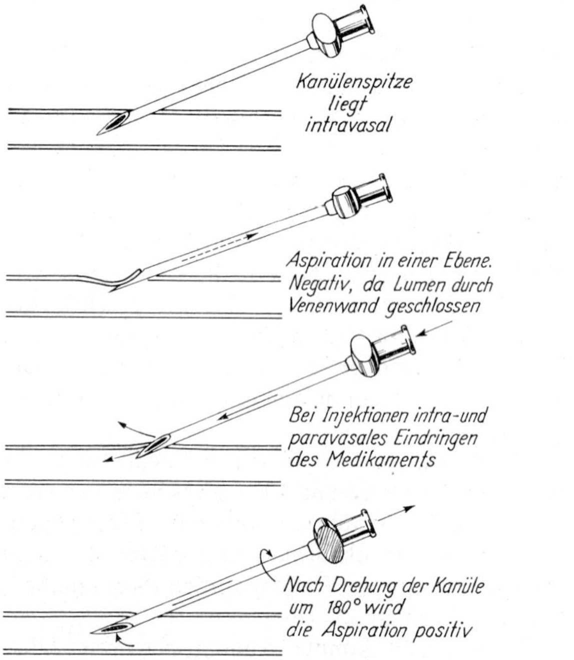

Abb. 2. Die Aspiration in zwei Ebenen zur Vermeidung intravasaler Injektionen

f) Die speziellen Lokalanaesthesie-Techniken

Bei der nun folgenden Besprechung der einzelnen Lokalanaesthesietechniken wird auf die Periduralund Lumbalanaesthesie nicht eingegangen werden, da sie in einem späteren Kapitel (S. 314 und 326) ausführlicher besprochen werden. Ebenfalls ist es nicht die Absicht dieses Kapitels, nun die gesamten Möglichkeiten der regionalen Schmerzausschaltung zu besprechen. Für ein genaueres Studium sei auf die im Literaturverzeichnis erwähnten größeren Monographien über die Lokalanaesthesie hingewiesen. Bei der Beschreibung der einzelnen Anaesthesietechniken wird ein sehr wesentliches Detail nicht jedesmal wieder erwähnt werden. Gemeint ist die Aspiration in zwei Ebenen vor jeder Injektion. Zur Vermeidung intravasaler Injektionen, besonders bei der Infiltrations-Anaesthesie, sollte man aus Sicherheitsgründen vor jeder Injektion zweimal aspirieren. Einmal, nachdem die Kanüle eingeführt worden ist und zum zweitenmal nach Drehung der Kanüle um 180°. Die Abb. 2 zeigt, wie es bei einmaliger, negativer Aspiration dennoch zu intravasaler Injektion kommen kann. Es geht aus der Abbildung hervor, daß nach Drehung der Kanüle um 180° dann bei der zweiten Aspiration deutlich Blut aspiriert werden kann. Die vielfach geübte Technik, während des Vorschiebens der Kanüle gleich zu injizieren und damit die Gefäße beiseite schieben zu wollen, gilt heute zur Verhütung intravasaler Injektion nicht mehr als absolut sicher.

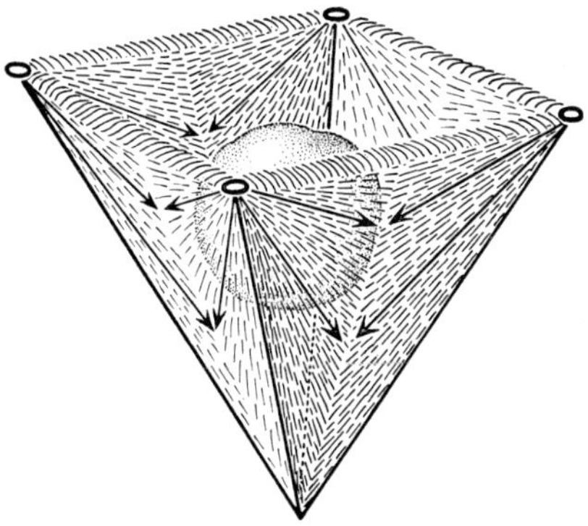

a

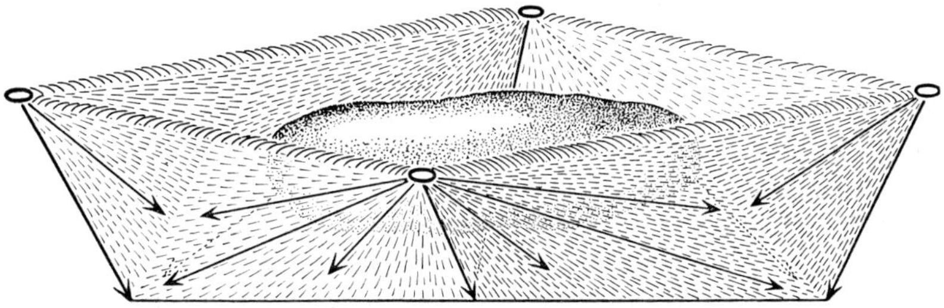

b

Abb. 3a u. b. Pyramiden- (a) und muldenförmige (b) Umspritzung

α) Die Infiltrationsanaesthesie

Bei der Infiltrationsanaesthesie handelt es sich um die sog. Terminale Anaesthesie (nach Braun). In der ursprünglichen Anwendung nach Schleich und Reclus wurde mit großen Mengen einer 0,1%igen Cocain-Lösung das Operationsgebiet in sämtlichen Schichten schrittweise durchtränkt. Durch Lähmung der sensiblen Endorgane kommt es im Ausbreitungsgebiet der Lösung zu einer Anaesthesie. Heutzutage verwenden wir die modernen Lokalanaesthetica. Da meist größere Mengen hiervon zur Infiltration des Gewebes injiziert werden müssen, bietet sich in erster Linie die 0,5%ige Lösung mit Konstringentien an (z.B. Mepivacain oder Lidocain). Jedoch kann man durchaus, und das gilt besonders für die Hals-, Nasen-, Ohren- und die Zahnheilkunde, 1- bzw. 3%ige Lösungen, z.B. Hostacain, zur Infiltrationsanaesthesie in *kleineren* Gewebegebieten anwenden.

Zunächst wird zur Markierung und zur Anaesthesierung des Hautstiches mit feinster, scharfer Kanüle die Ausdehnung des zu anaesthesierenden Hautbereiches durch Setzen einiger Quaddeln abgegrenzt. Daraufhin beginnt man systematisch entweder von der Oberfläche nach der Tiefe zu oder umgekehrt das Gebiet zu „durchtränken“. Letztere Methode hat den Vorteil, daß man die Nadel im noch nicht infiltrierten Gebiet durch die Haut hindurch verfolgen kann, was durch das Ödem im umgekehrten Fall nicht möglich ist. Ferner wird durch Blockierung der tiefer gelegenen sensiblen Nervenäste die Oberfläche bereits vor deren Infiltration schmerzlos, so daß die ganze Prozedur auch für den Patienten weniger unangenehm wird. Und der schnell ausgeführte Stich in die Tiefe wird vom Patienten nicht allzu schmerzhaft empfunden.

Bei der Anwendung dieser Methode zeigt es sich dann, daß, hatte man die tiefen Gewebsschichten und die Umgebung des Operationsfeldes infiltriert, eine „Durchtränkung“ des eigentlichen Operationsfeldes gar nicht mehr erforderlich war. Es war durch Leitungsanaesthesie bereits unempfindlich geworden (Hackenbruchs zirkuläre Anaesthesierung). Und noch ein weiterer Vorteil ergab sich automatisch: Die Übersichtlichkeit des Operationsgebietes und die Klarheit der anatomischen Verhältnisse wurden nicht mehr durch das künstliche Ödem beeinträchtigt. Daher macht man von der eigentlichen Infiltrationsanaesthesie nur noch in seltenen Fällen Gebrauch und anaesthesiert selbst größere Gebiete, wie z.B. bei großen Bauchnarbenbrüchen, durch „Umspritzen“ derselben (sogenannter „Feldblock“). Durch den Vasokonstringentienzusatz besteht außerdem eine relative Blutleere des eingeschlossenen Gebietes, das ebenfalls für den Operateur angenehm ist (Abb. 3).

Die verschiedenen Techniken der Infiltrationsanaesthesie zu beschreiben, würde den Rahmen dieses Kapitels sprengen, besonders wenn man an die kleine Chirurgie, die Hals-Nasen-Ohren-Augen- und Zahnheilkunde denkt. Wichtig ist, nur immer daran zu denken, die Konzentration des Lokalanaestheticums für die Infiltrationsanaesthesie so gering wie möglich zu halten. Bedacht werden muß ferner, daß die Verwendung von Lokalanaesthesielösungen mit Adrenalin-Zusatz im Gebiet von Schleimhäuten unter Umständen zu Nekrosen führen kann, besonders wenn die Konzentration des Adrenalins von 1:200000 (gleich 5 γ pro ml) überschritten wird! Fernerhin gilt es, Vorsicht in stark vascularisierten Geweben walten zu lassen. Hier sei besonders an die Lokalanaesthesie zur Tonsillektomie erinnert.

β) Lokalanaesthesie zur Strumektomie (Abb. 4)

Technik. Beiderseits über der Mitte des M. sternocleidomastoideus wird eine Hautquaddel angelegt. Von diesen Quaddeln aus infiltriert man den Muskel

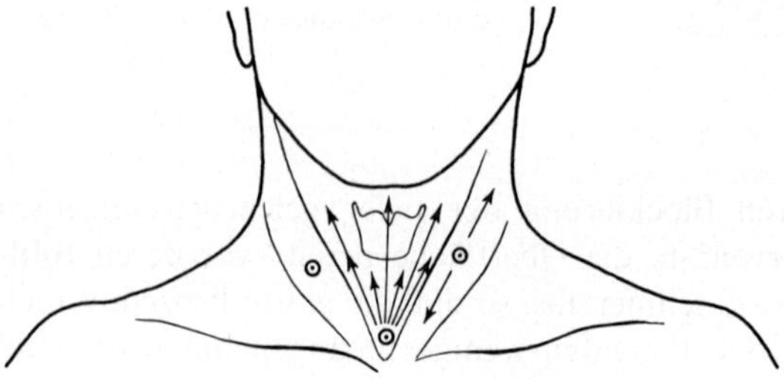

Abb. 4. Lokalanaesthesie zur Strumektomie

nach cranial und caudal mit je 10 ml einer 1%igen Lösung mit Konstringentienzusatz auf jeder Seite. Jetzt wird eine dritte Hautquaddel über der Fossa jugularis angelegt und das gesamte Hautgebiet, wie in der Abbildung dargestellt, fächerförmig subcutan nach cranial mit 20—30 ml Lösung von 0,5% mit Konstringentienzusatz infiltriert.

Gesamtmenge. 350 mg des Lokalanaestheticums. Als Kontraindikationen müssen toxische Strumen, retrosternale Strumen und Operationen bei Rezidivstrumen angesehen werden. Die Gefahr intravasaler Injektionen ist in dem stark vascularisierten Gebiet, besonders bei Venenstauungen, gegeben. Nicht nur wegen der generellen Gefahr, sondern und besonders wegen einer möglichen Luftembolie bei inspiratorischem Stridor (Stöhnen) sollte man die Struma heutzutage in Allgemeinnarkose mit endotrachealer Intubation durchführen.

γ) Lokalanaesthesie zur oberen Laparatomie (Abb. 5)

Technik. Einige Zentimeter lateral der Linea alba in der Mitte zwischen dem Processus ensiformis und dem Nabel wird beiderseits eine Hautquaddel

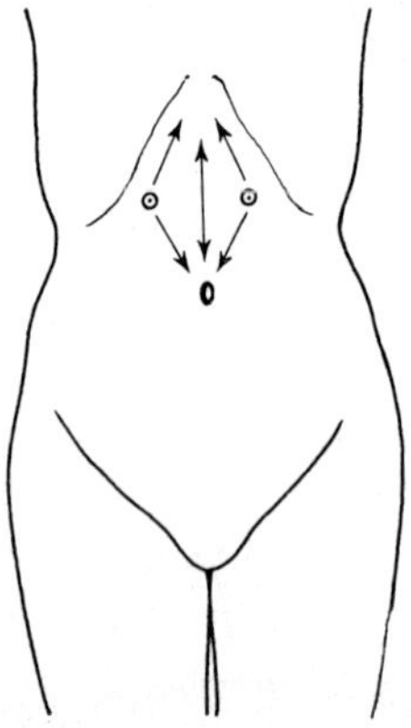

Abb. 5. Lokalanaesthesie zur oberen Laparatomie

angelegt. Von jeder dieser Quaddeln aus infiltriert man zuerst subcutan und dann intramuskulär in Richtung des Processus ensiformis und des Nabels je 5 ml 0,5%iger Lösung mit Konstringentienzusatz. Es werden also insgesamt 40 ml (8 × 5 ml) gebraucht. Daran anschließend perforiert man in der Linea alba die Fascie und setzt zwischen den Processus ensiformis und dem Nabel an mehreren Stellen subfasciale Depots mit 1%iger Lösung mit Konstringentienzusatz. Hierzu sollten nicht mehr als 10 ml verwendet werden.

Gesamtmenge. 300 mg des Lokalanaestheticums.

Spezielle Komplikationen und Gefahren sind bei dieser Technik nicht zu erwarten.

Mit der hier angegebenen Methode ist es unter primitiven Bedingungen, d.h. ohne größere Ausrüstung, möglich, obere Laparatomien, z.B. zum Vernähen eines perforierten Ulcus, durchzuführen.

δ) Lokalanaesthesie zur Laparatomie im Unterbauch (Abb. 6)

Technik. Die Technik ist die gleiche wie für die Laparatomie im Oberbauch. Hier wird das Gebiet zwischen dem Nabel und der Symphyse rhombenförmig infiltriert.

Gesamtmenge. 300 mg des Lokalanaestheticums.

Diese Technik eignet sich zu Laparatomien im Unterbauch, wie z. B. Sectio alta, oder bei geplatzter Extrauteringravidität.

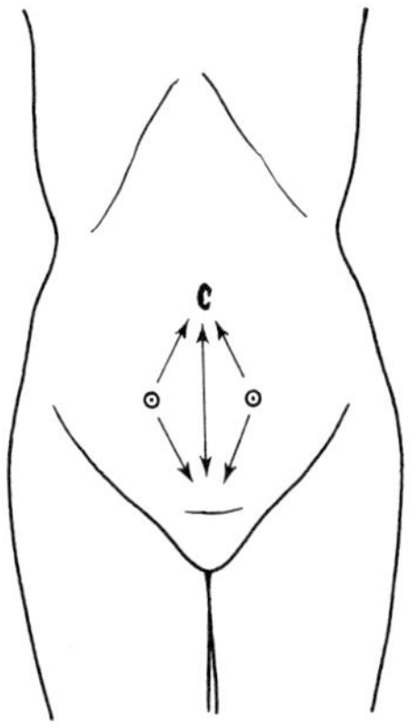

Abb. 6. Lokalanaesthesie zur Laparatomie im Unterbauch

ε) Lokalanaesthesie zur Hernienplastik und zur Operation einer Hydrocele (Abb. 7)

Technik. Es werden mit 0,5%iger Lösung mit Konstringentienzusatz zwei Hautquaddeln angelegt. Die erste liegt zwei Querfinger medial der Spina iliaca anterior superior und die zweite direkt über dem Tuberculum pubicum. Durch die zweite Quaddel infiltriert man nun nach medial, um kreuzende Nervenfibren zu blockieren. Daraufhin geht man senkrecht nach unten auf das Pecten ossis pubis und setzt hier einige Depots auf das Periost. Dieses ist wichtig, da hier später die Bassini-Nähte sitzen sollen. Von der Quaddel medial der Spina iliaca aus blockiert man nun durch fächerförmige, subfasciale Injektionen die Nn. ilioinguinalis und iliohypogastricus. Daran anschließend infiltriert man mit einer langen Nadel subcutan und subfascial nach cranial zum Nabel hin und nach caudal beiderseits parallel des zu erwartenden Operationsschnittes. Danach wird der Samenstrang mit zwei Fingern palpiert und man injiziert nach caudal um den Samenstrang herum 5—6 ml des Lokalanaestheticums. Anschließend invaginiert man mit dem Finger den äußeren Leistenring und infiltriert percutan um den liegenden Finger herum die Fascie des Anulus.

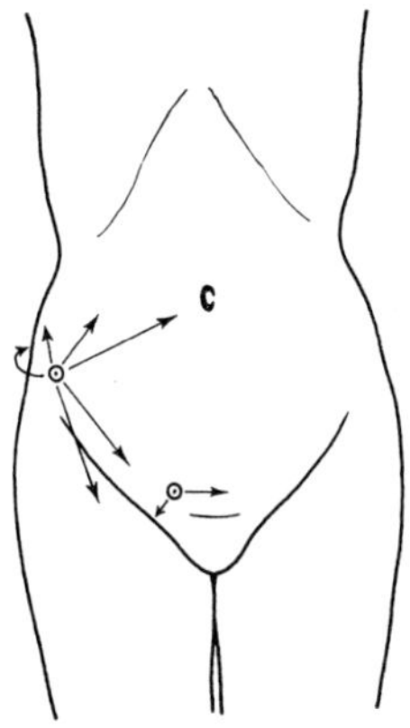

Abb. 7. Lokalanaesthesie zur Hernienplastik

Gesamtmenge. 300—400 mg des Lokalanaestheticums.

Als Kontraindikationen sind incarcerierte und Rezidivhernien zu betrachten, da sie den Effekt der Anaesthesie in Frage stellen.

Gefahren bestehen durch die Möglichkeit von Hämatomen, intraabdominellen Verletzungen und Testispunktionen.

Eine Lokalanaesthesie zur doppelseitigen Herniotomie sollte fraktioniert angelegt werden, d. h. die Lokalanaesthesie auf der anderen Seite sollte erst dann angelegt werden, wenn die Operation auf der ersten Seite abgeschlossen ist.

Zur Operation einer *Hydrocele* wird die gleiche Anaesthesie angelegt wie zur Hernienplastik, nur wird hier zusätzlich das Scrotum subcutan im Bereich des zu erwartenden Hautschnittes infiltriert.

Man braucht hierzu 5 ml 5%iger Lösung mit Konstringentienzusatz.

ζ) Anaesthesie des Nervus ischiadicus (Abb. 8)

Technik. a) Klassische Methode. Man lagert den Patienten seitlich mit dem zu blockierenden Bein nach oben. Das Bein ist in der Hüfte und im Knie leicht gebeugt. 3—4 cm senkrecht und caudal des Mittelpunktes auf der Verbindungslinie zwischen dem Trochanter major und der Spina iliaca posterior superior wird eine Hautquaddel angelegt. Durch diese führt man eine 10—12 cm lange Kanüle senk-

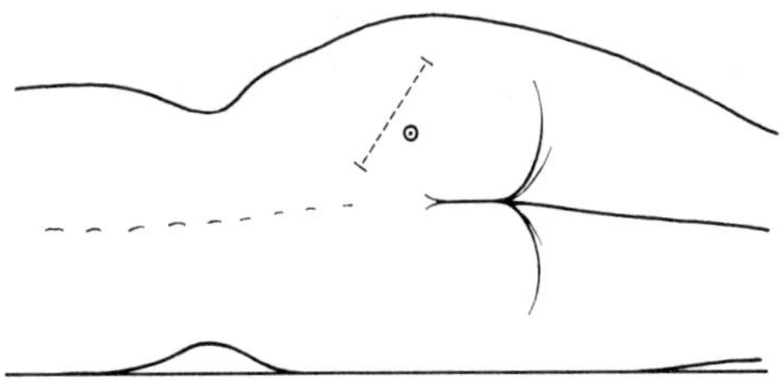

Abb. 8. Anaesthesie des Nervus ischiadicus (klassische Methode)

recht ein. Kurz bevor man auf das Tuber ossis ischii trifft, in etwa 6—8 cm Tiefe, treten Paraesthesien auf. Bei auftretenden Paraesthesien — aber auch nur dann — injiziert man 20 ml 1,5%iger Lösung mit Konstringentienzusatz (die Konzentration erhält man durch die Mischung von 1- und 2%iger Lösung zu gleichen Teilen).

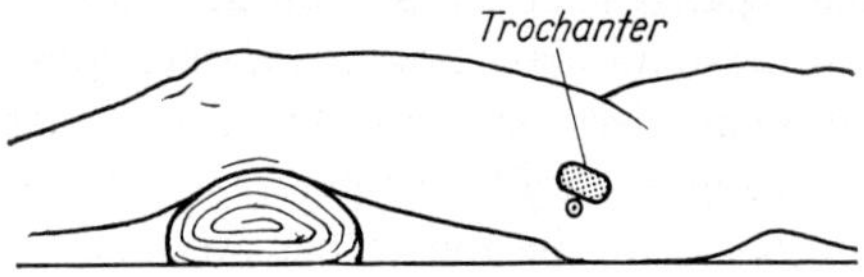

Abb. 9. Anaesthesie des Nervus ischiadicus (neuere Methode)

b) Neuere Methode (Abb. 9). Hier befindet sich der Patient in Rückenlage, das Knie ist durch ein Kissen in der Kniekehle leicht gebeugt. Wichtig ist, daß der Patient sich auf einer harten Unterlage befindet. Etwa 3 cm distal der cranialen Spitze des Trochanter major wird direkt caudal von diesem eine 10—12 cm lange Kanüle senkrecht durch eine Hautquaddel vorgeschoben. In 6—10 cm Tiefe treten Paraesthesien im Bein auf. Jetzt werden ebenfalls 20 ml 1,5%iger Lösung mit Konstringentienzusatz injiziert.

Gesamtmenge. Bei beiden Techniken 300 mg des Lokalanaestheticums.

Für beide Anaesthesieformen bestehen keine speziellen Kontraindikationen oder Gefahren.

Die Blockade des N. ischiadicus erlaubt Eingriffe bis in Höhe des Kniegelenkes. Die neuere Methode ist besonders bei Unfallschäden vorzuziehen, da sie ein Umlagern des Patienten nicht erforderlich macht und somit dem betreffenden keine größeren Schmerzen von seiten seiner Verletzung bereitet. Es empfiehlt sich bei Verletzungen der Haut, den Ischiadicus-Block mit dem Femoralis-Block (s. u.) zu kombinieren.

η) Anaesthesie des Nervus femoralis (Abb. 10)

Technik. Man tastet die Arteria femoralis knapp unterhalb des Leistenbandes in der Lacuna vasorum. 1—1,5 cm lateral davon wird eine Hautquaddel direkt unterhalb des Leistenbandes angelegt. Jetzt wird die Fascie senkrecht perforiert, bis in der Haut des Ober- und Unterschenkels Paraesthesien auftreten. Hier werden wiederum 5 ml der gleichen Lösung injiziert.

Gesamtmenge. 90 mg Lokalanaestheticum.

Es gibt bei dieser Anaesthesieform keine Kontraindikationen, wohl aber die Gefahr der Injektion in die A. femoralis. Die Anwendung der Anaesthesie des N. femoralis liegt in der Kombination mit dem Ischiadicusblock.

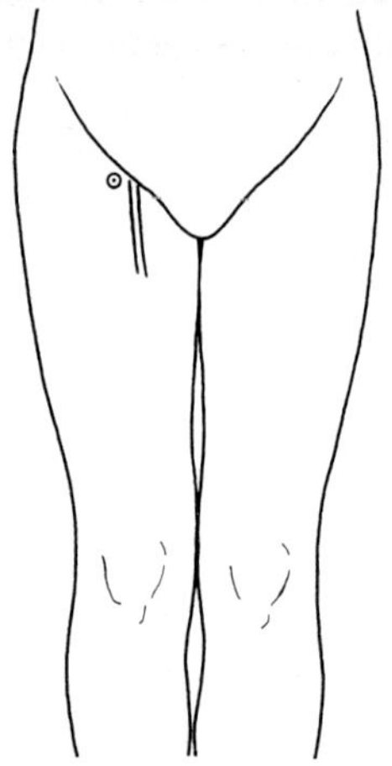

Abb. 10. Anaesthesie des Nervus femoralis

ϑ) Anaesthesie am Fußgelenk (Abb. 11)

Technik. Auf der Dorsalseite des Fußes werden tibial und fibular — aber profund von der A. dorsalis pedis — 2 ml 1%iger Lösung mit Konstrin-

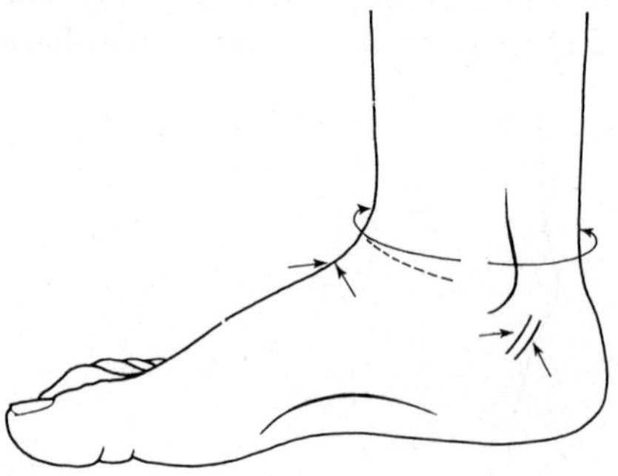

Abb. 11. Anaesthesie am Fußgelenk

gentienzusatz injiziert. Hiernach sucht man die A. tibialis post. unterhalb des Mall. med. auf und injiziert beiderseits profund von der Arterie ebenfalls je 2 ml. Subcutan zirkulär, knapp cranial vom oberen Sprunggelenk, legt man nun einen Ringblock mit 15 ml 0,5%iger Lösung mit Konstringentienzusatz.

Gesamtmenge. 115 mg Lokalanaestheticum.

Kontraindikationen oder Gefahren bestehen bei dieser Anaesthesieform nicht.

Eingriffe bis zum Mittelfuß lassen sich in dieser Anaesthesie durchführen.

ι) Anaesthesie des Plexus brachialis (Abb. 12)

Technik. Der Patient liegt auf dem Rücken, und der Kopf wird zur kontralateralen Seite gedreht. Den zu anaesthesierenden Arm zieht man nach caudal längs des Körpers herab. Eine Hautquaddel wird oberhalb der Mitte der Clavicula angelegt. Sie sollte unmittelbar lateral von der Stelle liegen, an der die Pulsationen der A. subclavia eben noch tastbar sind. Durch die Hautquaddel führt man eine 5 cm lange Kanüle mediodorsalwärts in Richtung des 2. und 3. lateralen Brustwirbel-Dornfortsatzes. Noch vor Erreichen der ersten Rippe durchsticht die Kanüle das Plexusgebiet, und der Patient gibt Paraesthesien im entsprechenden Arm an. An dieser Stelle — und nur bei Auftreten von Paraesthesien — injiziert man 20 ml 2%iger Lösung mit Konstringentienzusatz.

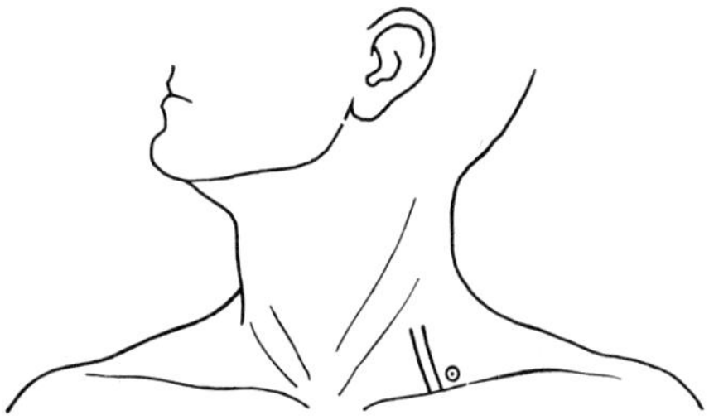

Abb. 12. Anaesthesie des Plexus brachialis

Gesamtmenge. 400 mg Lokalanaestheticum.

Als Kontraindikationen müssen Lungenresektionen auf der kontralateralen Seite, hochgradiges Emphysem und kardiale Dekompensation angesehen werden.

Die Gefahren liegen in der Möglichkeit des Pneumothorax, der noch Stunden später auftreten kann, und in der intraarteriellen Injektion.

Wegen dieser Komplikationsmöglichkeiten beim Anlegen einer Anaesthesie am Plexus brachialis sollte man den nachfolgend beschriebenen Oberarmblock der Plexusanaesthesie vorziehen. Die Plexusanaesthesie bringt außerdem in bezug auf ihre Ausbreitung keine so wesentlichen Vorteile gegenüber der Oberarmanaesthesie. Nur bei der Notwendigkeit einer Blutleere ist die Plexusanaesthesie zu bevorzugen.

κ) Anaesthesie des N. brachialis am Oberarm (Axillarisblock) (Abb. 13)

Technik. Am 90° abduzierten Arm tastet man so weit cranial wie möglich die A. axillaris und führt durch eine Hautquaddel eine Kanüle dicht neben die Arterie ein, bis Paraesthesien auftreten. Jetzt werden 30 ml 1%iger Lösung mit Konstringentienzusatz beiderseits neben die Arterie injiziert. Die Pulsbewegungen der Arterie leiten sich über die Kanüle fort, und man kann somit die Lage der Kanüle gut beurteilen.

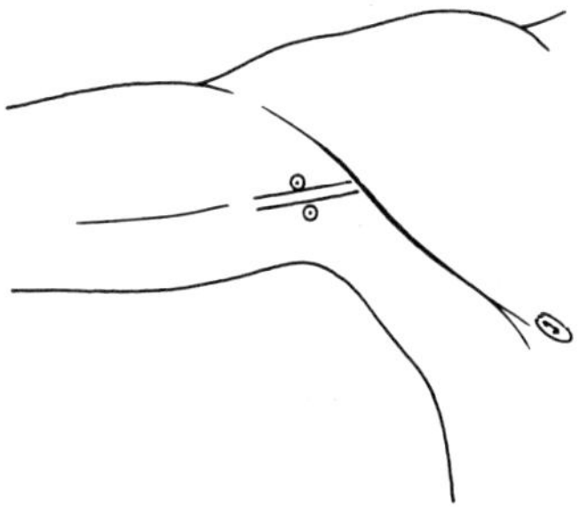

Abb. 13. Anaesthesie des N. brachialis am Oberarm (Axillarisblock)

Gesamtmenge. 300 mg Lokalanaestheticum.

Es bestehen keine speziellen Kontraindikationen; die Gefahr der intraarteriellen Injektion ist gegeben, und es empfiehlt sich, jedesmal sorgsam zu aspirieren.

Diese Anaesthesie eignet sich für operative Eingriffe bis zur Mitte des Oberarms. Das Anlegen einer Blutleere ist in dieser Anaesthesie nicht immer sicher schmerzfrei.

λ) Anaesthesie am Handgelenk (Abb. 14)

Technik. Je 2 ml einer 1%igen Lösung mit Konstringentienzusatz werden etwas tiefer als die Sehne des M. palmaris longus von ulnar und radial her neben die Sehne injiziert. 2 ml derselben Lösung gibt man dann radial und profund von der Sehne des M. flexor carpi ulnaris. Abschließend wird über der proxi-

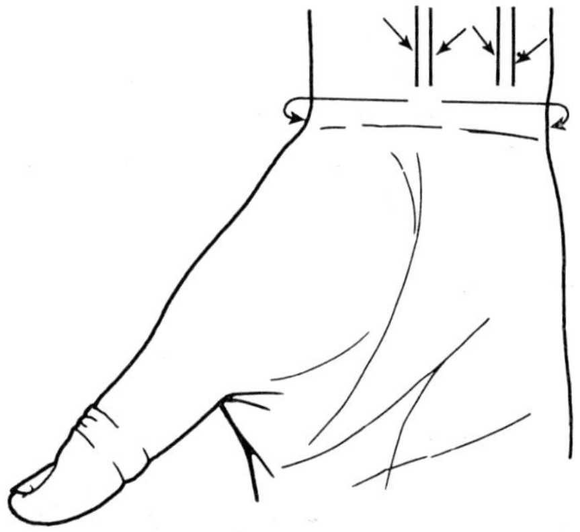

Abb. 14. Anaesthesie am Handgelenk

malen Handgelenksspalte mit 10 ml 5%iger Lösung mit Konstringentienzusatz eine subcutane, ringförmige Infiltration gelegt.

Mit dieser Anaesthesie ist der N. medianus, N. ulnaris und der N. radialis mit seinen Hautästen anaesthesiert.

Gesamtmenge. 110 mg Lokalanaestheticum.

Es bestehen keine speziellen Kontraindikationen oder Gefahren. Diese Anaesthesieform erlaubt Eingriffe an der gesamten Hand.

μ) Paracervicale Anaesthesie (Abb. 15)

Technik. Nach Lagerung der Patientin in Steinschnittlage wird die Portio mit dem Speculum eingestellt. Unter dem Schutze des 2. und 3. Fingers

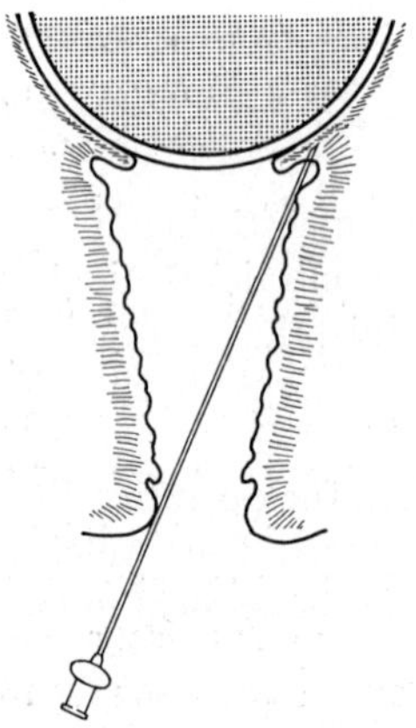

Abb. 15. Paracervicale Anaesthesie

einer Hand wird die Wand der Fornix seitlich in 3- und 9-Uhr-Stellung mit je 6 ml einer 1%igen Lösung mit Konstringentienzusatz infiltriert.

Gesamtmenge. 120 mg Lokalanaestheticum.

Kontraindikationen sind Infektionen von Vagina, Cervix und Parametrium. Gefahren bestehen in der Möglichkeit einer intraperitonealen Injektion.

Diese Anaesthesie eignet sich für kleinere Eingriffe an Portio und Cervix sowie in der Geburtshilfe.

ν) Pudendusanaesthesie (Abb. 16)

Technik. In Steinschnittlage palpiert man transvaginal die Spina ossis ischii und das Ligamentum sacro-spinale. Während der 2. und 3. Finger einer Hand die 12 cm lange Kanüle fixieren, infiltriert man die Schleimhaut an der unteren Grenze der Spina. Die Nadel zeigt hier in dorsolateraler Richtung. Jetzt wird die Nadel nach caudal und lateral gesenkt und um 1,5—2 cm vorgeschoben, sie liegt nun dorsocaudal von der Spina, und man injiziert 4 ml 1%iger Lösung mit Konstringentienzusatz. Während des Zurückziehens der Nadel werden weitere 2 ml injiziert. Anschließend durchsticht man das Ligamentum sacro-spinale knapp medial der Spina und injiziert wiederum 4 ml der gleichen Lösung, wobei ebenfalls unter Zurückziehen der Nadel 2 ml injiziert werden. Der gesamte Vorgang wird nun auf der gegenüberliegenden Seite wiederholt.

Zur Durchführung dieser Anaesthesie sollte man sich der speziell angefertigten Nadeln, wie sie z.B. von Kobak oder Hagelstein beschrieben wurden, bedienen.

Gesamtmenge. 240 mg Lokalanaestheticum.

Als Kontraindikationen werden Infektionen von Vagina und Parametrium angesehen. Spezielle Gefahren bestehen bei dieser Technik nicht.

Die Pudendusanaesthesie eignet sich in der Kombination mit dem paracervicalen Block für normale Entbindungen, Episotomien, und deren Versorgung sowie Zangenentbindungen.

ξ) Anaesthesie der Regio analis (Abb. 17)

Technik. Der Patient wird in Steinschnittlage angebracht. In 3- und 9-Uhr-Stellung etwa 8—10 cm

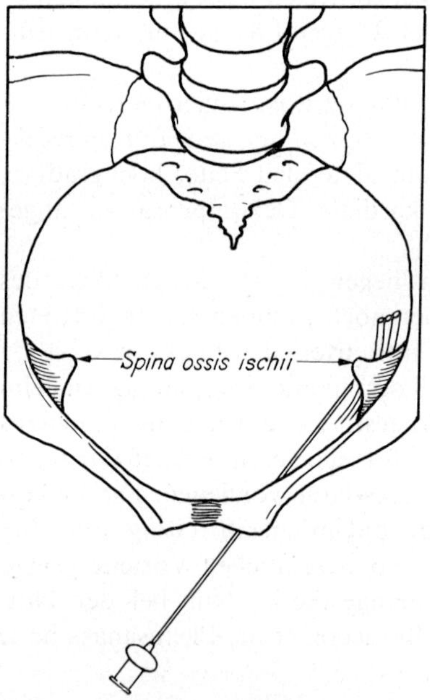

Abb. 16. Pudendusanaesthesie

lateral des Anus werden je eine Hautquaddel gesetzt. Von hier aus infiltriert man beiderseits nach oben und unten zur Mittellinie hin das subcutane Gewebe mit je 10 ml 0,5%iger Lösung mit Konstringentienzusatz. Es entsteht so ein rhomboider anaesthesierter Hautbezirk mit dem Anus als Mittelpunkt. Mit dem Zeigefinger der linken Hand palpiert man nun den M. sphincter internus des Anus. Über dem zur Kontrolle liegenden Finger werden jetzt percutan 4 Depots von je 5 ml 1%iger Lösung mit Konstringentienzusatz um den Finger herum in den Sphinctermuskel injiziert. Nach wenigen Minuten ist die Anaesthesie komplett.

Gesamtmenge. 300 mg Lokalanaestheticum.

Als Kontraindikation ist eine lokale Infektion im Anaesthesiebereich zu betrachten.

Gefahren bestehen durch Verschleppung von Darmbakterien nach irrtümlicher Perforation der Analschleimhaut. Bei ungeschicktem Manipulieren kann es außerdem zu Blutungen aus Hämorrhoidalknoten kommen.

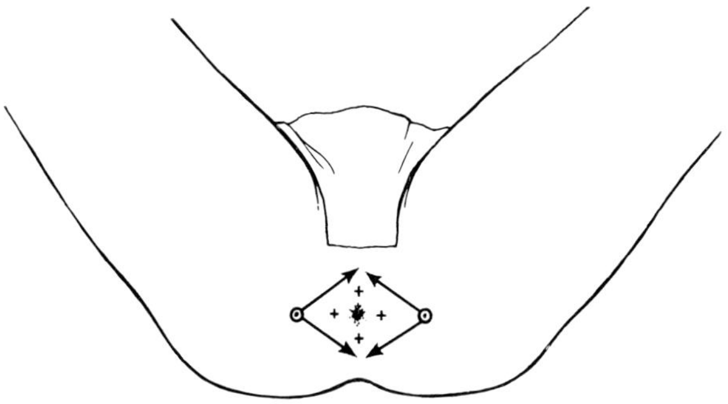

Abb. 17. Anaesthesie der Regio analis

Diese Technik eignet sich vorzüglich zur Abtragung leicht zugänglicher Hämorrhoiden.

g) Die Blockadebehandlung mit Lokalanaesthetica und neurolytischen Substanzen

Während in den USA, England und in den skandinavischen Ländern mit der schnellen Entwicklung der Anaesthesiologie die Nervenblockaden eine Renaissance erleben, geraten sie in Deutschland mehr und mehr in Vergessenheit.

Unter einer Nervenblockade ist eine zeitweilige oder dauernde Ausschaltung von einzelnen vegetativen oder somatischen Nervenbahnen zu verstehen. Man unterscheidet therapeutische, prognostische und diagnostische Blockaden.

Während die therapeutische Blockade die direkte Behandlung darstellt, handelt es sich bei den diagnostischen und prognostischen um Blockaden, die mit Lokalanaesthetica vor chirurgischen Eingriffen (z.B. Gefäßchirurgie), vor Alkoholblockaden oder vor einer Serienbehandlung durchgeführt werden. Sie dienen einerseits der Sicherung der Diagnose, ob es sich z.B. um obliterierende oder spastische Gefäßveränderungen handelt. Andererseits objektivieren sie die Indikationsstellung zur Sympathektomie oder Alkoholblockade und später den Erfolg des Eingriffes.

Bei allen prognostischen und diagnostischen Blockaden am Sympathicus empfiehlt es sich, das Ergebnis durch Messung des P.G.R. (psycho-galvanischer Hautreflex) und der Hauttemperatur zu objektivieren. Mit Hilfe dieses Reflexes läßt sich die Aktivität des Sympathicus bestimmen. Durch Anlegen von zwei Elektroden an den Fußrücken und -sohlen bzw. Handrücken und -flächen auf jeder Seite läßt sich bei nicht blockiertem Sympathicus nach einer entsprechenden Ruheperiode des Patienten durch Geräusche oder Nadelstiche bei Schreibung mit einem EKG-Direktschreiber ein deutlicher Ausschlag der Kurve entsprechend einer Potentialdifferenz von 2—3 mV feststellen. Ist der Sympathicus auf einer Seite erfolgreich blockiert, dann fehlt der Ausschlag auf der blockierten Seite und die unblockierte Seite gilt als Vergleich. Die Steigerung der Hauttemperatur ist ein Ausdruck für die bessere Durchblutung der Peripherie, die durch Aufheben des Gefäßtonus nach Sympathicusblockade erreicht wird. Daraus resultiert, daß nach erfolgreicher Blockade der psycho-galvanische Reflex auf der entsprechenden Seite negativ sein muß und die Hauttemperatur ansteigt. Dieser Effekt ist jedoch nur zu beobachten, wenn die Durchblutung durch die Sympathicusblockade verbessert werden kann. Fehlt dagegen ein Anstieg der Hauttemperatur bei gleichzeitig negativem psycho-galvanischem Reflex, so besagt dies, daß mit der temporären oder dauernden Unterbrechung des Sympathicus eine Verbesserung der Durchblutung der entsprechenden Extremität nicht zu erwarten ist. In einigen Fällen kann man beobachten, daß der psycho-galvanische Reflex zwar positiv bleibt, die Hauttemperatur jedoch ansteigt. Dieses wird von verschiedenen Autoren als ein besonderes Phänomen beschrieben und sie erklären es mit kollateral verlaufenden sympathischen Fasern im Musculus psoas. Diese Fasern werden also nicht mitblockiert, und damit bleibt eine gewisse Sympathicusfunktion erhalten. Beobachtet man dagegen nach einer Blockade einen positiven psycho-galvanischen Reflex und keine Steigerung der Hauttemperatur auf der blockierten Seite, dann kann mit Sicherheit angenommen werden, daß die Blockade nicht korrekt angelegt worden ist.

Für die kurzfristige Ausschaltung einer Nervenleitung wird eine 1%ige Lösung mit oder ohne

Konstringentienzusatz verwendet. Will man eine längere — u. U. mehrere Wochen dauernde — Unterbrechung der Impulsleitung der Nerven erreichen, dann ist die Mischung von 20%igem Ammoniumsulfat und 2%igem Mepivacain im Verhältnis 1:1 am wirkungsvollsten. Durch das Mischen beider Medikamente enthält die fertige Lösung 10% Ammoniumsulfat und 1% Mepivacain. DAM et al. haben über ihre langjährigen Erfahrungen mit dem Kombinationspräparat Ammoniumsulfat/Mepivacain berichtet. Bei korrekter Applikation liegt die Wirkungszeit bei 4—6 Wochen. Nebenwirkungen, wie sie bei Phenol oder öligen Lösungen von Benzocain oder Efocain beschrieben worden sind, sind bei Ammoniumsulfat nicht beobachtet worden. Es traten weder Nekrosen noch transversale Myelitiden am Nerven auf, wie sie jedoch experimentell beobachtet wurden. Das Präparat ist im Handel nicht erhältlich.

Im Handel jedoch ist nach wie vor Symprocain bzw. Symprocain forte. Es handelt sich hierbei um eine Mischung einer 1%igen Procain-Lösung mit 2,5- bzw. 5%iger Benzylalkohol-Lösung. Die lokalanaesthetische Wirkung verläuft in 2 Phasen: unmittelbar nach der Injektion setzt eine Sofortwirkung ein, die durch das Procain bewirkt wird. Der Benzylalkohol hingegen bewirkt eine temporäre, reversible Degeneration der betroffenen Nervenfaser. Es gelingt mit diesem Präparat, Nervenblockaden von 1—3 Tagen Dauer zu erzielen, mit dem stärker wirkenden Präparat (5% Benzylalkohol) solche von 6—8 Tagen.

Es hat sich in der Praxis zur Unterdrückung des Wundschmerzes nach Operationen (Intercostal-Blockaden nach Thorakotomien!) bewährt.

Die Patienten können frei durchatmen und auch husten. Analgetika werden eingespart.

Die Blockadebehandlung mit einem Lokalanaestheticum oder der Mischung von Ammoniumsulfat/Mepivacain bietet gewisse Möglichkeiten. Will man jedoch eine langfristige Unterbrechung der Nervenleitung erreichen, dann müssen die neurolytischen Substanzen zur Anwendung kommen. Im allgemeinen gibt man hier dem Äthylalkohol oder dem Phenol den Vorzug. Ihre Indikationsbereiche sind relativ gering. Am häufigsten werden sie noch zur sog. chemischen Sympathektomie am lumbalen Grenzstrang verwendet. Weiterhin kann man die Trigeminusneuralgie durch Alkoholinjektion in die Foramina, aus denen die drei Äste des Trigeminus austreten, verwenden. Normalerweise beträgt die Schmerzausschaltung etwa 6—18 Monate. Da eine Nachinjektion technisch keine großen Schwierigkeiten bereitet, kann man durch fortlaufende Reinjektionen die Patienten über Jahre schmerzfrei halten. Hier ist jedoch zu erwähnen, daß neuerdings die modernen Koagulationsverfahren der Neurochirurgie wahrscheinlich bessere Erfolge zeigen.

In der folgenden Aufzählung beschränken wir uns auf die allerwichtigsten Blockaden, welche im Routinebetrieb jeder Klinik oder Praxis ohne größeren Aufwand durchführbar sind. Die Vorbereitung zur Durchführung einer Blockadebehandlung und die Sicherheitsvorkehrungen für evtl. auftretende Komplikationen sind genau die gleichen wie bei der Lokalanaesthesie. Es sei nochmals besonders erwähnt, daß gerade bei den therapeutischen Blockaden eine evtl. bestehende Behandlung mit Antikoagulatien eine absolute Kontraindikation darstellt. Bei den vegetativen Blockaden bietet der sympathische Grenzstrang die besten Möglichkeiten, während die Blockade des Vagus nicht nur wegen ihrer technischen Schwierigkeiten, sondern auch wegen ihrer relativ seltenen Indikationen eine weniger bedeutende Rolle spielt. Da die Indikationen für die Blockade am Ganglion stellatum und am lumbalen Grenzstrang in vielen Fällen die gleichen sind, werden die Indikationen eingangs für beide Blockaden besprochen.

α) Indikationen

Als Indikationen für die Stellatumblockade und Blockade des lumbalen Grenzstranges gelten:

1. Arterielle Embolien oder Thrombosen. Durch die Ausschaltung der Sympathicusfunktion kann die Möglichkeit für einen Bypass geschaffen werden. Dadurch ist es bei beginnender Demarkierung möglich, die Amputationshöhe so niedrig wie möglich zu halten. Unter Umständen können durch wiederholte Blockaden Amputationen verhindert werden.

2. Arterielle Spasmen nach fälschlicher intraarterieller Injektion von z.B. Barbituraten oder Röntgenkontrastmittel. Durch möglichst umgehende Blockade des Sympathicus läßt sich der Spasmus u. U. lösen und irreversible Spätfolgen können verhindert werden. Die gleichzeitige intraarterielle Injektion von Mepivacain, 10 ml der 1%igen Lösung oder eines anderen Lokalanaestheticums ist angezeigt.

3. Gefäßerkrankungen, die zu arteriell bedingten Durchblutungsstörungen führen. Hierbei handelt es sich um eine Probeblockade vor der chemischen Resektion des Sympathicus durch absoluten Alkohol oder durch operatives Angehen (Sympath-

ektomie). Der Morbus Raynaud und die arteriosklerotische oder diabetische Gangrän sind hier die häufigsten Krankheitsbilder.

4. Causalgia major. Dieses Syndrom tritt nach größeren Verletzungen peripherer Nerven, die sensorische Fibern enthalten, auf. Die Schmerzen bestehen sofort oder kommen nach kurzer Zeit. Es handelt sich um brennende, konstante Schmerzen in dem vom Nerven innervierten Hautgebiet. Der Schmerz läßt nie nach und wird verstärkt durch Berührung, Zug, Lärm oder Licht. Ein sog. vasculärer Axonreflex führt zu kaltschweißiger, cyanotischer Haut und Neuritis in den sympathischen Nervenfibern. Neben chemischer oder chirurgischer Sympathektomie bringen auch Serien von 18 bis 24 Blockaden gute Erfolge.

5. Causalgia minor. Dieses Syndrom wird auch als posttraumatische Extremitätsdystrophie, posttraumatic pain syndrom, reflex sympathetic dystrophia und Sympathalgia posttraumatica bezeichnet. Nach oft geringfügigen Verletzungen, nicht nur von Nervengewebe, sondern auch von Knochen und Gelenken, treten, nachdem die akuten Symptome der Verletzung abgeklungen sind, nach 2 Monaten bis 2 Jahren intermittierende, klopfende, niemals brennende Schmerzen auf. Das Krankheitsbild hat drei Stadien: anfangs ist die Extremität warm, stark ödematös, und die Schmerzen sind auf die Traumastelle lokalisiert. Dann tritt das zweite, das sympathische vasculäre Stadium mit Vasoconstriction, Cyanose und An- oder Hyperhydrosis, auf, um schließlich in der Sudeckschen Atrophie mit Fibrosekontraktur, Decalcifizierung des Knochens als irreparables Stadium zu enden. Hier ist es wichtig, daß die Behandlung mit Serien von 24 bis 36 Blockaden so schnell wie möglich durchgeführt wird.

6. Das Phantomphänomen. Dieses wird bei etwa 90% aller Patienten beobachtet und tritt meist direkt nach der Amputation auf. Manchmal stellen sich jedoch erst nach einigen Monaten die Beschwerden ein. Solange das Phantomphänomen nicht von Schmerzen oder vasculären Veränderungen begleitet ist, bedarf es keiner Behandlung. Treten jedoch diffuse, ziehende, nicht lokalisierte Schmerzen mit vasculären Veränderungen wie Kälte, Schwitzen, Ödem und Cyanose auf, so ist die Unterbrechung der Sympathicusfunktion angezeigt. Schon nach einer Serie von 6 Sympathicusblockaden tritt ein deutlicher Erfolg ein. Der Erfolg ist abhängig von der Zeit, die zwischen dem Auftreten der Symptome und dem Beginn der Behandlung verstrichen ist. Operative Wundrevisionen, Neurinomentfernungen, Reamputationen, Neurektomien und posteriore Rhizotomie sind nicht erforderlich und bringen meist auch nicht den gewünschten Erfolg.

Während die oben erwähnten Indikationen für die obere und untere Extremität die gleichen sind, ergeben sich für die Blockade des Ganglion stellatum noch einige weitere Indikationen.

1. Das Schulter-Hand-Syndrom. Dieses tritt häufig nach Radiusfrakturen auf, die mehrmals reponiert werden mußten. Es zeichnet sich durch schmerzhafte Bewegungseinschränkungen im Schulter- und Handgelenk aus. Die Behandlung besteht in 12—18 Stellatumblockaden, wobei gleichzeitig auf je 6 Stellatumblockaden eine Cortisoninfiltration in das Schultergelenk kommt. Weiterhin sollte bei starken Schmerzen eine Blockade des N. suprascapularis (s. u.) zusammen mit den Cortisoninjektionen durchgeführt werden.

2. Embolie der Arteria pulmonalis. Neben der Spasmolyse im Pulmonalkreislauf erreicht man durch die Stellatumblockade auch umgehende Schmerzfreiheit. Die Embolie der A. pulmonalis ist die einzige Indikation zur gleichzeitigen, doppelseitigen Stellatumblockade.

3. Cerebro-vasculäre Erkrankungen. Nach Embolien, Thrombosen und Insulten sind nach wechselseitigen Stellatumblockaden deutliche Besserungen beschrieben worden. Das Zeitintervall zwischen den einzelnen Blockaden sollte hier 4 bis 6 Std betragen.

Für die Vagusblockade ergibt sich heute nur noch eine Indikation:

Das Pierre Marie Bamberger-Syndrom (Osteoarthropathie). Hier hat die Blockade weniger therapeutischen als prognostischen Charakter. Tritt nach der Vagusblockade Schmerzfreiheit in den befallenen Gelenken auf, dann ist die Indikation zur Thorakotomie und Hilusdissektion gegeben.

β) Die Blockade des Ganglion stellatum (Abb. 18)

Technik nach DE SOUSA PERERIA. Am liegenden oder halbsitzenden Patienten tastet man bei aufrechter Kopfhaltung mit dem Zeigefinger der linken Hand

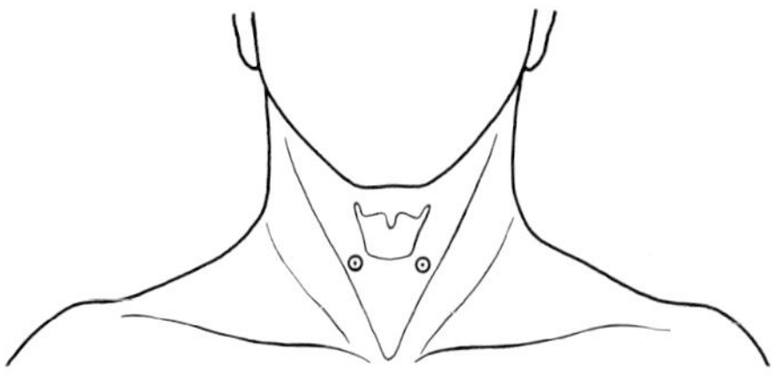

Abb. 18. Die Blockade des Ganglion stellatum

die Cartilago cricoidea und drückt mit der Zeigefingerspitze den M. sternocleidomastoideus und die A. carotis nach lateral. Es ist wichtig, den Carotispuls lateral vom Zeigefinger zu tasten. Eine auf eine 5 ml-Injektionsspritze aufgesetzte normale i.v. Kanüle wird knapp oberhalb der Zeigefingerspitze senkrecht durch die Haut eingeführt. Nach 1 bis 1,5 cm Tiefe berührt man den Processus transversus des 6. Halswirbels und retrahiert die Kanüle um einige Millimeter. Jetzt werden nach Aspiration 5 ml 1 %iger Lösung ohne Konstringentienzusatz injiziert. Der Patient wird aufgesetzt, damit das cranial vom Ganglion injizierte Lokalanaestheticum herabsinken kann. Nach 5—10 min tritt der Effekt unter den Zeichen des Horner-Syndromes ein.

Gesamtmenge. 50 mg Lokalanaestheticum.

Als Kontraindikationen gelten lokale Infektion, Herzblock und — mit Vorbehalt — akutes Glaukom.

Die zu erwartenden Gefahren bestehen in der Injektion in die A. vertebralis, hoher Spinal- oder Epiduralanaesthesie, Oesophagusperforation, Pneumothorax, Recurrens- und Phrenicusparese. Ein partieller Plexusblock gilt nicht als Komplikation.

γ) Die paravertebrale Blockade des lumbalen Grenzstranges (Lumbalsympathicusblockade) (Abb. 19 und 20)

Technik. Man lagert den Patienten mit in Hüfte und Knie gebeugten Bein auf die kontralaterale Seite. 10—12 cm lateral der dorsalen Querfortsätze wird zwischen dem Beckenkamm und der 12. Rippe eine 12—15 cm lange Kanüle auf den Körper des 3. Lendenwirbels vorgeschoben und dann nach leichtem Zurückziehen unmittelbar an diesem vorbeigeführt, so daß die Kanülenspitze ventrolateral vom Wirbelkörper liegt. Jetzt werden 5 ml 1 %iger Lösung mit oder ohne Konstringentienzusatz injiziert.

Gesamtmenge. 50 mg Lokalanaestheticum.

Spezielle Kontraindikationen bestehen nicht.

Als Gefahren müssen Spinal- oder Epiduralanaesthesien, Punktionen der Aorta, Vena cava oder der Nieren und die Injektion in die Wand des Ureters angesehen werden.

δ) Die Blockade des Nervus vagus (Abb. 21)

Technik. Der Patient wird auf den Rücken gelagert und der Kopf zur gegenüberliegenden Seite gedreht. Mit dem Zeigefinger der linken Hand retrahiert und fixiert man die A. carotis. Jetzt führt man eine 5 cm lange Kanüle knapp unterhalb der Spitze des Processus mastoideus ventral von der Carotis ein, bis die Spitze der Kanüle den Arcus des 2. Halswirbelkörpers trifft. Nun wird 1 ml 1 %ige Lösung unter Zurückziehung der Kanüle injiziert. Zur Kontrolle der korrekten Ausführung dient das Heiserwerden des Patienten nach einigen Minuten.

Gesamtmenge. 10 mg Lokalanaestheticum.

Kontraindiziert ist die Blockade bei Vorliegen einer Recurrensparese auf der kontralateralen

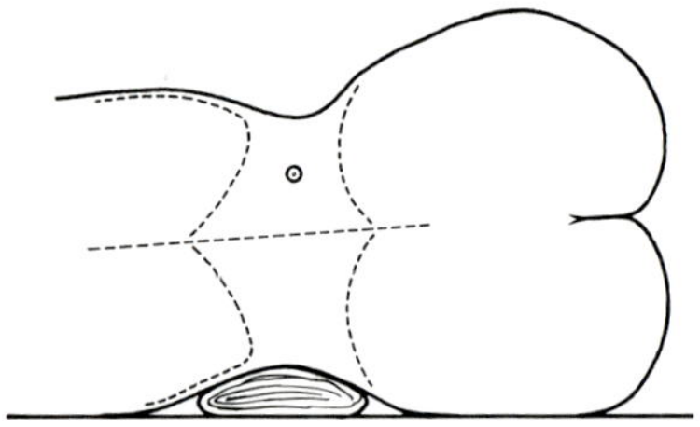

Abb. 19

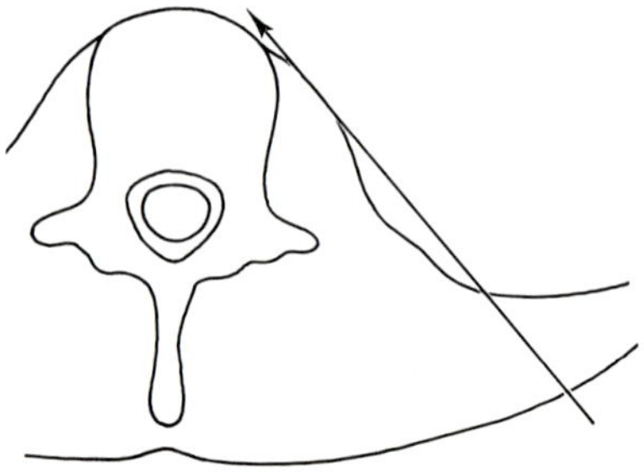

Abb. 20

Abb. 19 u. 20. Die paravertebrale Blockade des lumbalen Grenzstranges (Lumbalsympathicusblockade)

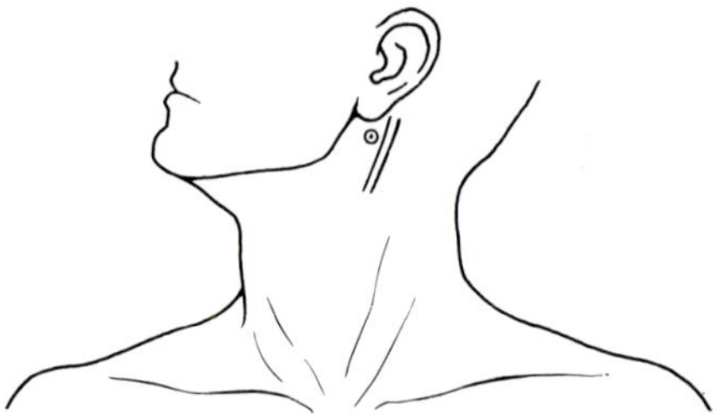

Abb. 21. Die Blockade des Nervus vagus

Seite, wenn keine Intubationsmöglichkeit gegeben ist.

Als Komplikationen gelten intraarterielle Injektion und hohe Spinalanaesthesie.

ε) Die Intercostalblockade (Abb. 22)

Technik. Die Intercostalblockade läßt sich an drei Stellen an den Rippen anlegen: handbreit lateral der dorsalen Querfortsätze der Wirbelsäule, in der hinteren und in der vorderen Axillarlinie.

Indem man die Haut über jeder Rippe etwa 2 cm nach cranial zieht, schiebt man durch die gespannte Haut am Unterrand der Rippe eine Kanüle 1—1,5 cm vor. Durch Entspannen der Haut sinkt der äußere Teil der Kanüle caudalwärts, und die Kanülenspitze schiebt sich nach cranial an die Innenseite der Rippe. Dort wird nun in die Nähe des Nerven ein Depot von 1 ml der Mepivacain-Ammoniumsulfatlösung gesetzt.

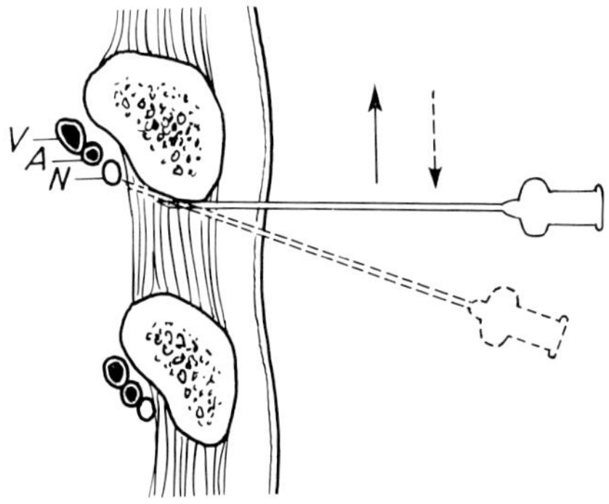

Abb. 22. Die Intercostalblockade

Um sicher zu gehen, daß die Blockade suffizient ist, empfiehlt es sich, je einen Intercostalnerven nach cranial und caudal zusätzlich zu infiltrieren.

Gesamtmenge. Pro Segment werden 10 mg Mepivacain und 100 mg Ammoniumsulfat benötigt.

Eine absolute Kontraindikation für Intercostalblockaden ist ein Zustand nach Lungenresektion auf der kontralateralen Seite. Eventuelle Gefahren bestehen bei der Intercostalblockade durch das Auftreten eines Pneumothorax oder durch intravasale Injektion.

Bei Rippenfrakturen, Intercostalneuralgien und zur Pneumonieprophylaxe bei Thoraxschmerzen älterer Menschen sowie nach Thorakotomien hat diese Blockade ausgezeichnete Erfolge gebracht.

ζ) Die Blockade des Nervus suprascapularis (Abb. 23)

Technik. Genau über die Mitte der Spina scapulae führt man eine 5 cm lange Kanüle in laterocranialer Richtung ein. Nach 1—1,5 cm tritt die Kanüle durch die Incisura scapulae superior hindurch. Bei der Injektion von 5 ml der Mischung von Ammoniumsulfat-Mepivacain gibt ein stechender Schmerz im Schultergelenk Gewißheit über das korrekte Anlegen der Blockade.

Gesamtmenge. 50 mg Mepivacain und 500 mg Ammoniumsulfat. Spezielle Kontraindikationen und Gefahren bestehen bei dieser Blockade nicht.

Diese Blockade ist indiziert bei isolierten Schmerzen im Schultergelenk und beim Schulter-Hand-Syndrom in Verbindung mit Stellatumblockaden und intraartikulären Hydrocortisoninjektionen.

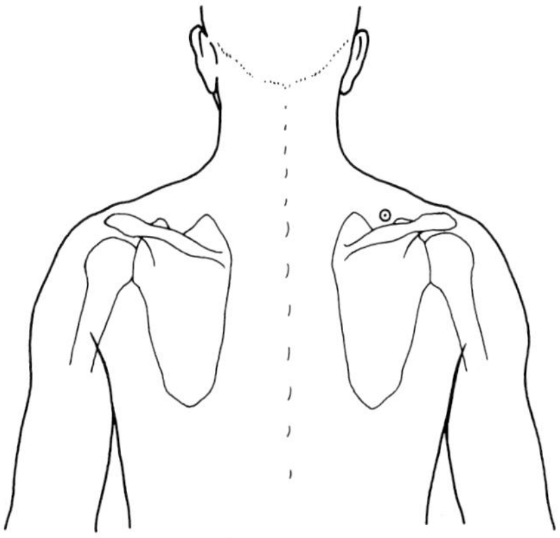

Abb. 23. Die Blockade des Nervus suprascapularis

η) Die Blockade beim Processus ensiformis-Syndrom (Abb. 24)

Technik. Von einer Injektionsstelle aus wird das gesamte Hautgebiet über dem Processus ensiformis fächerförmig mit 5—8 ml der Mischung Ammoniumsulfat-Mepivacain subcutan infiltriert.

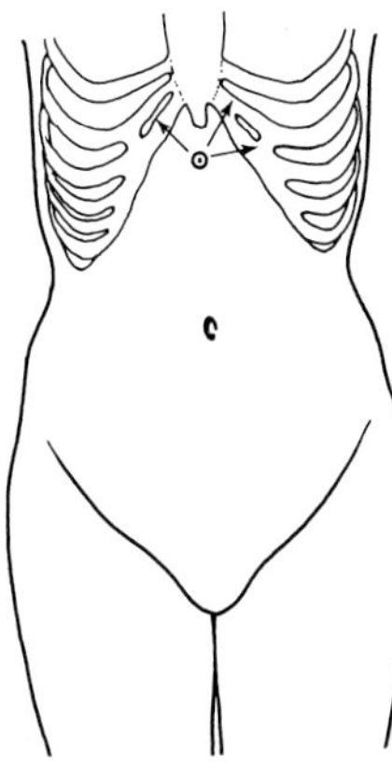

Abb. 24. Die Blockade beim Processus ensiformis-Syndrom

Gesamtmenge. 80 mg Mepivacain und 800 mg Ammoniumsulfat.

Für diese Blockade bestehen keine Kontraindikationen, und spezielle Gefahren ergeben sich nicht.

Als Indikation gelten Schmerzen im unteren Thoraxbereich und im Epigastrium bei Angina pectoris.

ϑ) Die Blockade bei Dysmenorrhoe (Abb. 25)

Technik. Über beiden Ligamenta rotunda — in unmittelbarer Nähe des äußeren Leistenringes — und über der Mitte der Symphyse wird die Haut perforiert und das subcutane Gewebe infiltriert. Danach wird nach Perforation der Fascie eine Infil-

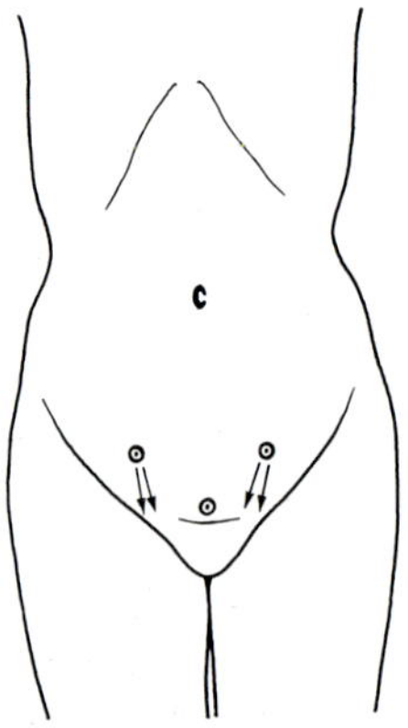

Abb. 25. Die Blockade bei Dysmenorrhoe

tration der Muskulatur durchgeführt. Insgesamt werden 10 ml der Mischung Ammoniumsulfat-Mepivacain verwendet. Mehrere Blockaden sind erforderlich und sollten möglichst in der Mitte des Menstruationscyclus (zwischen zwei Menstruationen) gelegt werden.

Gesamtmenge. 100 mg Mepivacain und 1000 mg Ammoniumsulfat.

Kontraindikationen bestehen bei dieser Blockade nicht, und Komplikationen sind ebenfalls nicht zu erwarten. Jedoch wird während gynäkologischer Infektion und bei langjährig bestehender Dysmenorrhoe der Effekt der Blockade fraglich.

Die Indikation, die den größten Behandlungserfolg verspricht, besteht in der primären Dysmenorrhoe junger Mädchen (Virgines) im Alter zwischen 13 und 18 Jahren. Hier ist das Auftreten gynäkologischer Infektionen äußerst gering. Bei sekundärer Dysmenorrhoe nach Salpingitiden, Aborten oder Parametritis soll mit der Blockade erst dann begonnen werden, wenn die gynäkologische Untersuchung keine pathologischen Veränderungen mehr aufweist und sich die Senkungsreaktion normalisiert hat. Bei der sekundären Dysmenorrhoe ist eine große Anzahl von Blockaden erforderlich, und der Behandlungserfolg bleibt dennoch fraglich.

ι) Die Infiltrationsblockade bei Myogelosen

Technik. Durch Palpation mit dem Zeigefinger sucht man sich die schmerzhafte Stelle („trigger point“) in der verhärteten Muskulatur aus. Direkt in der „trigger point“ sticht man mit einer normalen Kanüle und injiziert 2—4 ml der Mischung von Ammoniumsulfat-Mepivacain. Bei unzureichendem Effekt empfiehlt es sich, die Blockade nach 2—3 Tagen zu wiederholen.

Gesamtmenge. Pro Injektion 40 mg Mepivacain und 400 mg Ammoniumsulfat.

Kontraindikationen bestehen nicht, und Komplikationen sind keinesfalls zu erwarten.

Alle schmerzhaften Muskelverhärtungen, besonders nach Distorsionen usw., sind ein dankbares Feld für die Blockadebehandlung. Die Indikation sollte jedoch um so strenger gestellt werden, je länger die Schmerzzustände bereits bestehen.

κ) Die Blockade bei Coccygodynie

Technik. In Bauchlage wird das Becken hochgelagert und anschließend um das Os coccygis herum mit insgesamt 10 ml der Mepivacain-Ammoniumsulfat-Mischung langsam infiltriert.

Gesamtmenge. 100 mg Mepivacain und 1000 mg Ammoniumsulfat.

Als Kontraindikationen zur Behandlung gelten neben anatomischen Deformitäten besonders Schmerzen aufgrund maligner Geschwülste, da der Behandlungseffekt hier von vornherein ausbleiben würde.

Als Gefahren drohen der Caudalblock bei falscher Injektionstechnik. Durch die lange Einwirkungszeit des Ammoniumsulfats kann ein Caudalblock für den Patienten äußerst unangenehm sein. Die Indikation ist erst dann gegeben, wenn eine vorhergehende Probeblockade mit 1%igem Mepivacain ohne Adrenalinzusatz erfolgreich war und außerdem jegliche konservative Therapie wie Diathermie, heiße Sitzbäder, rectale Massage usw. ohne Erfolg geblieben ist.

h) Die Komplikationen während der Lokalanaesthesie

Während die Durchführung der Lokalanaesthesie meistens in allen ihren speziellen Techniken und Modifikationen bekannt ist und auch mehr oder weniger korrekt durchgeführt wird, hat sich in Gesprächen und bei der Anfertigung von Gutachten gezeigt, daß das Auftreten von Komplikationen — verschuldet oder unverschuldet — den betreffenden Arzt leider allzu oft völlig unvorbereitet

Tabelle 2. *Symptomatik der toxischen Reaktionen*

Überdosierung

ZNS		KVS	
Stimulation (Cortex)	Unruhe Delirium Krämpfe	Stimulation:	Tachykardie Hypertension Hautrötung
Depression: (Medulla)	Koma Atemstillstand	Depression: („Kollaps")	Bradykardie Pulslosigkeit Blässe Herzstillstand

überrascht. Aus diesem Grunde soll hier der Besprechung der Ursachen, Symptome und der Behandlung der Komplikationen genügend Raum gegeben werden. Diese Komplikationen sind meist nicht an das einzelne Lokalanaestheticum gebunden, sondern betreffen alle Lokalanaesthetica.

Es werden hier nur solche Komplikationen besprochen, die in direktem Zusammenhang mit dem Lokalanaestheticum stehen. Komplikationen aufgrund von Hämatomen, abgebrochenen Kanülen, Kathetern und ungenügender Asepsis werden nicht erwähnt, da ihr Auftreten, ihre Verhütung und Behandlung wohl selbstverständlich sind.

Auch auf die durch Konstringentienzusatz bedingten möglichen Nebenwirkungen wird nicht näher eingegangen. Hypertension, Tachykardie, Tremor, Tachypnoe und kalte Haut als objektive Zeichen und subjektive Klagen wie Palpitation oder Kopfschmerz sind bei der Anwendung von Adrenalin als Vasokonstringenszusatz beobachtet und beschrieben worden. Bei einer Konzentration von 1:200000 treten diese Symptome bei richtiger Auswahl des Patienten und bei korrekter Technik nicht auf. Jedoch sollte jeder, der Konstringentienzusatz tropfenweise dem Lokalanaestheticum selbst zufügt, vorsichtig sein. Ein Tropfen (etwa 50 µg) der 1:1000-Adrenalinlösung auf 10 ml Lokalanaestheticum ergibt schon die erforderliche Verdünnung von 1:200000. Es ist immer zu empfehlen, *sich möglichst an die fertigen Lösungen zu halten.*

Im allgemeinen kommen als Komplikationen nur 2 Ursachen für toxische Reaktionen nach der Applikation von Lokalanaesthetica vor: zu hoher Blutspiegel oder allergische Reaktionen.

Ein zu hoher Blutspiegel entsteht in den meisten Fällen durch intravenöse Injektion, zu schnelle Resorption, zu langsamen Abbau oder zu hohe Konzentration der injizierten Lösung. Man unterscheidet hier eine echte oder relative Überdosierung. Bei der echten ist der Blutspiegel des Lokalanaestheticums absolut erhöht, so daß er von den meisten Patienten nicht toleriert wird. Bei der relativen ist zwar der Blutspiegel des Lokalanaestheticums nicht ungewöhnlich erhöht, jedoch reagieren einige wenige Menschen schon auf diese Dosierung überstark. In letzterem Falle reagiert der Patient zwar noch normal, er zeigt jedoch verstärkte Symptome.

Die äußerst selten auftretende allergische Reaktion ist ein ungewöhnlicher, spezifischer Zustand erhöhter Empfindlichkeit gegenüber einer Substanz, die in gleichen Mengen bei den meisten Menschen symptomlos bleibt. Bei der Allergie wird zwischen der Anaphylaxie und der Hypersensibilität unterschieden. Die Anaphylaxie ist durch eine provozierte, individuelle Empfindlichkeit gegenüber einem Medikament ausgezeichnet. Andererseits handelt es sich bei der Hypersensibilität um eine Reaktion, die unter charakteristischen Symptomen auf Substanzen, die in gleichen Mengen bei den meisten Menschen unschädlich sind, abläuft.

Die Symptomatik der selten vorkommenden allergischen Reaktionen besteht aus urticariellem Exanthem, angioneurotischem Ödem, Bronchospasmus, Laryngospasmus und dem sog. „anaphylaktischen Schock". Diese Symptome können einzeln, in Kombination oder als Gesamtheit auftreten.

Bei der Überdosierung, d.h. zu hohem Blutspiegel, finden sich Symptome von seiten des zentralen Nervensystems (ZNS) und des kardiovasculären Systems (KVS). Meist stehen hier die Symptome von seiten des ZNS im Vordergrund. Jedoch können, wenn auch sehr selten, rein kardiovasculäre Symptome im Vordergrund stehen.

Gleichgültig von welchem der beiden Systeme die Symptomatik auftritt, so folgt einem Stadium der Stimulation immer die depressive Phase, welche unbehandelt oft zum Tode führt. Klarer und übersichtlicher als durch Worte läßt sich der gesamte Symptomenkomplex tabellarisch darstellen, wie dies in Tabelle 2 geschehen ist.

Die Behandlung der allergischen Reaktion besteht in intravenösen Gaben von Antihistaminika und Corticosteroiden. Kommt es bei schweren Zwischenfällen zum Bronchospasmus, dann empfiehlt sich die intermittierende Überdruckbeatmung mit Sauerstoff über eine Maske. Bei gleichzeitigem Schockzustand wird nach üblichen Gesichtspunkten behandelt.

Mehr noch als bei allen allergischen Komplikationen ist die Behandlung der Komplikationen durch Überdosierung rein symptomatisch. Da der Abbau der Lokalanaesthetica im Körper relativ rasch vor sich geht, ist eine kausale Behandlung kaum durchführbar. Das wichtigste Kriterium bei der Behandlung von Zwischenfällen während einer Lokalanaesthesie ist das Vermeiden von Zeitverlust bis zum Beginn der geeigneten Gegenmaßnahmen. Gleichgültig, ob die Symptome des ZNS oder des KVS im Vordergrund stehen, so ist die wichtigste Maßnahme die sofortige Verabreichung von Sauerstoff zur Vermeidung der durch Krämpfe oder Schock bedingten Hypoxie. Es muß daran gedacht werden, daß beim Bewußtlosen immer die Gefahr der Verlegung der oberen Luftwege durch Zurückfallen der Zunge und Absinken des Unterkiefers besteht. Durch sofortige Reklination des Kopfes und Vorziehen des Unterkiefers nach vorne können die Luftwege freigehalten werden. Ein weiteres Hilfsmittel ist das Einführen eines oropharyngealen (GUEDEL) oder eines nasopharyngealen (WENDL) Tubus.

Beim Auftreten von Krämpfen injiziert man sobald wie möglich ultrakurzwirkende Barbiturate in wiederholten Dosen von je 50 mg i.v., bis die Krämpfe beherrscht werden. Es ist darauf zu achten, die Barbituratmenge so gering wie möglich zu halten, um eine weitere Depression des ohnehin schon hypoxisch geschädigten Myokards zu vermeiden. Lassen sich mit der Behandlung die Krämpfe nicht umgehend beseitigen, so ist eine Muskelrelaxation und künstliche Ventilation nach endotrachealer Intubation des Patienten zu empfehlen.

Bei vorliegendem Atemstillstand muß künstlich beatmet werden. Dies ist jederzeit mit einer dichtschließenden Maske möglich. Auch in diesen Fällen ist die endotracheale Intubation wünschenswert und sollte — wenn möglich — durchgeführt werden. Kommt es zum Abfall des Blutdruckes, dann muß der Patient sofort in eine 15°ige Kopftieflagerung gebracht werden, und die intravenöse Injektion eines Vasopressors (z.B. Noradrenalin 0,5—1 mg) muß umgehend erfolgen. Tritt trotz aller dieser rechtzeitig durchgeführten Maßnahmen ein Herzstillstand ein, dann ist unter Beibehaltung der künstlichen Ventilation die äußere Herzmassage nach KOUVENHOVEN auf harter Unterlage durchzuführen. Die Art des Kreislaufstillstandes sollte mittels EKG so schnell wie möglich festgestellt werden, um die sich ergebende gezielte Behandlung (z.B. Defibrillation) durchführen zu können. Während der Herzmassage soll man versuchen, durch Anheben der Beine in Taschenmesserposition und intravenöse Infusionen von Plasmaexpandern dem Herzen Blut zuzuführen. Weiterhin muß der bestehenden Acidose durch sofortige intravenöse Gaben von Natriumbicarbonat oder „THAM“ entgegengewirkt werden (s. „Kreislaufstillstand unter Anaesthesie“, S. 520).

Tritt ein schwerer Zwischenfall bei der Lokalanaesthesie in der Allgemeinpraxis auf, dann ist es unbedingt notwendig, den Patienten nach der Behandlung sofort zur weiteren Beobachtung in eine Klinik einzuweisen.

i) Anaesthesiologische Maßnahmen bei insuffizienter Lokalanaesthesie

Immer wieder wird es einmal — auch beim technisch Erfahrenen — passieren, daß eine Lokalanaesthesie insuffizient ist, d.h., daß ihre Wirkung nicht ausreichend ist. Als erstes sollte man, soweit es die Operation und die verabreichte Menge des Lokalanaestheticums erlaubt, versuchen, nachzuinjizieren. Außerdem kann man gleichzeitig intravenös Pethidin, Morphin oder Thalamonal verabreichen, um zu versuchen, die Schmerzreizschwelle beim Patienten anzuheben. Sollten jedoch diese beiden Möglichkeiten nicht zum Ziele führen oder sich nicht durchführen lassen, dann ist man gezwungen, eine Narkose einzuleiten.

Man muß dringend davor warnen, sich dabei in ein Abenteuer zu stürzen und als Leitsatz mag dienen, daß man eine additive Narkose nur dann geben soll, wenn ohnehin alle Voraussetzungen für eine primäre Narkose erfüllt gewesen wären.

Eine ganze Reihe der gebräuchlichen Anaesthetica sind wegen des verabreichten Lokalanaestheticums und besonders wegen des Adrenalins als Konstringentienzusatz kontraindiziert. Diese Kontraindikation liegt in einer Sensibilisierung bzw. Depression des Myokards und der Reizleitung des Herzens. Als relativ sichere Anaesthesietechnik ist folgende Sequenz zu empfehlen:

Wie bei jeder Vollnarkose sollte auch hier nicht auf die vorherige Injektion von 0,5 mg Atropin i.v. verzichtet werden.

Nach der Einschlafdosis eines Barbiturates, welches intravenös gegeben werden soll, wird die Anaesthesie mit Lachgas—Sauerstoff fortgeführt. Im halbgeschlossenen Narkosekreissystem sind 2 Liter Lachgas und 1 Liter Sauerstoff ausreichend. Handelt es sich um einen normal vorbereiteten Patienten, d. h., ist der Patient nüchtern, dann kann die Anaesthesie als Inhalationsnarkose über eine Maske durchgeführt werden. Es ist darauf zu achten, daß von seiten des Lokalanaestheticums keine Depression der Spontanatmung vorliegt. Besteht jedoch beim Patienten der Verdacht auf einen vollen Magen, dann sind die entsprechenden Vorsichtsmaßnahmen und die Intubation notwendig. Nach der Einschlafdosis des Barbiturates injiziert man 70 bis 100 mg Succinylbischolin mit nachfolgender endotrachealer Intubation. Jetzt wird die Anaesthesie wiederum mit Lachgas—Sauerstoff im gleichen Verhältnis, wie oben angegeben, fortgeführt. Der Patient wird bis zur Rückkehr einer ausreichenden Spontanatmung künstlich ventiliert. Substanzen wie Chloroform, Fluothan, Cyclopropan, Trichloräthylen und ähnliche sollten wegen der oben beschriebenen Wirkungen auf das Myokard möglichst vermieden werden.

Mit der Einführung der Neuroleptanalgesie haben wir ein weiteres Verfahren, mit dem wir bei insuffizienter Lokalanaesthesie eine Vollnarkose durchführen können, wiederum vorausgesetzt, daß die Bedingungen einer primären Vollnarkose erfüllt sind. Die Möglichkeiten und die Technik der Neuroleptanalgesie sind an anderer Stelle in diesem Buche beschrieben worden (s. S. 277).

k) Ausblick auf die mögliche Entwicklung der Lokalanaesthesie

Während in Deutschland noch vor 10—15 Jahren die Durchführung der Lokalanaesthesie fast ausschließlich in den Händen des Operateurs lag, ist sie inzwischen mehr und mehr auch bei uns vom Anaesthesisten übernommen worden. Es zeigt sich jedoch, daß in der Fachausbildung zum Anaesthesisten das Erlernen der Technik der Lokalanaesthesie allzuwenig geübt wird. Hierdurch ergeben sich später unter Umständen Schwierigkeiten bei der Routinearbeit im Krankenhaus. Neben der dringend notwendigen Verbesserung der Möglichkeiten in der Ausbildung der Lokalanaesthesie für den Anaesthesisten obliegt es der Anaesthesiologie, nun auf dem Gebiete der Lokalanaesthesie auch forschend weiterzuarbeiten. Nach der entsprechenden Vorarbeit, der Entwicklung und den Tierversuchen von seiten der pharmazeutischen Industrie sollte es sich der Anaesthesist angetan sein lassen, die klinische Prüfung neuer Lokalanaesthetica oder deren Adjuvantien durchzuführen. In der letzten Zeit ist viel zur Verlängerung der Wirkungsdauer von Lokalanaesthetica getan worden. So zeigt sich z. B., daß der Zusatz von hochmolekularen Dextranen die Wirkung von Lokalanaesthetica, ob mit oder ohne Vesopressorenzusatz, deutlich verlängern kann. In eigenen Untersuchungen konnten wir feststellen, daß man bei Mischung eines Lokalanaestheticums im Verhältnis 1:1 mit einem hochmolekularen Dextran (mittleres Molekulargewicht 60000 bis 70000) die Wirkungszeit ohne Konstringentienzusatz um 42% und bei gleichzeitigem Adrenalinzusatz um 27% verlängern konnte. Hierbei ließ sich feststellen, daß der Einfluß auf die Wirkungsverlängerung des Lokalanaestheticums von der Größe des mittleren Molekulargewichtes des Dextran abhängig ist. Aufgrund dieser Untersuchungen bieten sich interessante Aspekte, besonders in bezug auf die reine Leitungs- und Periduralanaesthesie an.

Jeder Operateur sollte die für seinen Bereich wichtigen lokalanaesthesiologischen Techniken natürlich kennen und möglichst auch beherrschen. Es steht jedoch heute außer Zweifel, daß die regionale Anaesthesie genauso in den Bereich der Anaesthesiologie gehört, wie die Vollnarkose. Denn genau wie die Vollnarkose verlangt die regionale Anaesthesie heute eine tiefe pharmakologische Kenntnis der verwendeten Substanzen und eine subtile Technik, die nur in systematischer Ausbildung erlernt werden kann.

Literatur

Monographien

ADLER, P., URI, J.: Zahnärztliche Lokalanaesthesie. München: Carl Hanser 1952.

ADRIANI, J.: The pharmacology of anesthetic drugs. Springfield, Ill.: Ch. C. Thomas 1952.

AUBERGER, H. G.: Praktische Lokalanaesthesie. Stuttgart: Georg Thieme 1967.

BECK, L.: Geburtshilfliche Anaesthesie und Analgesie. Stuttgart: Georg Thieme 1968.

BONICA, J. J.: The management of pain. Philadelphia: Lea & Febiger 1954.

FENZ, E.: Behandlung rheumatischer Erkrankungen durch Anaesthesie. Darmstadt: Dr. Dietrich Steinkopff 1955.

FREY, R., v. LUTZKI, H., NOLTE, H., PFEIFFER: Der heutige Stand der Lokalanaesthesie. Stuttgart: Ferdinand Enke 1967.

HERTZLER, A. E.: The technic of local-anesthesia. St. Louis: C. V. Mosby Co. 1941.

KARITZKY, B.: Grundlagen der Chirurgie. Stuttgart: Ferdinand Enke 1950.

KILLIAN, H.: Lokalanaesthesie, 2. Aufl. Stuttgart: Georg Thieme (in Vorbereitung).

LEE, A. J., ATKINSON, R. S.: A synopsis of anaesthesia. Bristol: John Wright & Sons Limit. 1968.

MOORE, D. C.: Complications of regional anesthesia. Springfield, Ill.: Ch. C. Thomas 1955.

— Anesthetic techniques for obstetrical anesthesia and analgesia. Springfield, Ill.: Ch. C. Thomas 1966.

— Regional block. Handbook for use in the clinical practice of medicin and surgery. Springfield, Ill.: Ch. C. Thomas 1965.

MOORE, D. C.: Stellate ganglion block. Technic indications uses. Springfield, Ill.: Ch. C. Thomas 1964.

NOLTE, H.: Technik der Lokalanaesthesie. Anaesthesiologie und Wiederbelebung, Bd. 14. Berlin-Heidelberg-New York: Springer 1965.

SCHMUTZIGER, P.: Die lokale und allgemeine Anaesthesie in der Zahn-, Mund- und Kieferheilkunde. Bern-Stuttgart: Hans Huber 1955.

SEIFERT, E.: Leitfaden der örtlichen Betäubung. München: J. F. Lehmann 1955.

WYLIE, W. D., CHURCHILL-DAVIDSON, H. C.: A practice of anaesthesia. London: Lloyd-Luke 1966.

10. Die extradurale Anaesthesie

F. CHOTT

a) Einführung, Begriff

Die Bezeichnung „extradurale Anaesthesie" soll hier als Sammelbegriff für alle Maßnahmen gelten, bei denen ein Lokalanaestheticum in den Raum zwischen Dura und der inneren Auskleidung des Wirbelkanals gebracht wird, um eine Blockade spinaler Nerven auszuführen. Dies ist aufgrund von anatomischen Gegebenheiten auf verschiedene Weise möglich. Dieser Raum wird in der Literatur abwechselnd als Epi-, Peri-, Extra- und Interduralraum bezeichnet. Dies hat im Verein mit anderen Faktoren zu einer verwirrenden Vielfalt in der Nomenklatur für Anaesthesien in diesem Bereich geführt.

Um diese Vielfalt und damit die Unklarheiten nicht weiter zu vermehren, scheint es das beste, sich der Mehrzahl anzuschließen und im folgenden sich einer Nomenklatur zu bedienen, wie sie in der letzten Zeit im Schrifttum üblich ist. Dies in der Erkenntnis, daß sich manche Gegenargumente zu dieser Einstellung vorbringen lassen. Damit nehmen wir den jeweiligen Zugang zum Periduralraum als wesentlichstes Kriterium in der Namensgebung, wenn auch Ausnahmen von dieser Regel bestehen. Wird die Punktionskanüle zwischen zwei Dornfortsätzen im Bereich der Wirbelsäule eingeführt, dann wird die Bezeichnung Periduralanaesthesie verwendet. Von einer caudalen Anaesthesie werden wir sprechen, wenn das Lokalanaestheticum durch den Hiatus sacralis in den periduralen Raum des Kreuzbeinkanals injiziert wurde; hier war früher die Bezeichnung sacrale Anaesthesie üblich. Schließlich sei noch der Vollständigkeit halber die transsacrale Anaesthesie erwähnt, bei der die Foramina sacr. post. den Weg in die Sacralhöhle freigeben.

b) Die Entwicklung der extraduralen Anaesthesie

Im Jahre 1901 berichtete CATHELIN als erster über Untersuchungen im Hinblick auf eine Nutzbarmachung des Periduralraumes für Anaesthesien. Er führte die Injektion durch den Hiatus sacralis aus und konnte, da ihm zu dieser Zeit nur Cocain zur Verfügung stand, infolge der hohen Toxicität dieses Mittels keine für Operationen brauchbare Wirkung erzielen. Nichtsdestoweniger sah er bereits die Verwendung dieser Methode in der Chirurgie und Geburtshilfe voraus. Durch die Entdeckung des Procains konnte diese Prophezeiung auch bald realisiert werden, wie Publikationen von STÖCKEL über Verwendung in der Geburtshilfe und LÄWEN in der Chirurgie beweisen. Die ersten klinischen Berichte aus Amerika stammen von LEWIS et al. Da es zunächst üblich war, die Menge des Anaestheticums sehr zu beschränken, fand diese Methode nur in der Proctologie, Gynäkologie und Urologie bei oberflächlichen Operationen Anwendung. LUNDY begann aber durch Erhöhung der Mengen des Anaestheticums zufriedenstellendere Anaesthesien zu erreichen, eine Form der Anaesthesie, die er als die hohe Caudalanaesthesie bezeichnete. Er kombinierte die caudale Anaesthesie mit einer zusätzlichen Blockade der Sacralnerven durch die Foramina sacr. post. und berichtet über 18000 Fälle ohne Mortalität.

Im Jahre 1920 wies PAGES darauf hin, daß es auch möglich sei, im Lumbalbereich den Periduralraum zu punktieren, ohne die Dura dabei zu verletzen und in periduraler Anaesthesie Laparotomien durchzuführen. Seine Mitteilung blieb aber zunächst unbeachtet. 1931 griff DOGLIOTTI diesen Vorschlag auf und legte durch seine anatomischen Untersuchungen und die Entwicklung einer brauchbaren Punktionstechnik den Grundstein zur segmentären Periduralanaesthesie, wie sie von ihm genannt wurde. Er erkannte die prinzipiellen Schwierigkeiten bezüglich Ausbreitung, Menge und Konzentration des Anaestheticums und konnte über sehr erfreuliche Resultate in der Bauchchirurgie berichten.

Die weitere Entwicklung ist, neben einer Vervollkommnung der Punktionstechnik, durch das Streben nach einer Verlängerung der Wirkung, einer Reduzierung der segmentären Begrenzung auf das für die jeweilige Operation notwendige Ausmaß und einer Herabsetzung der Anzahl der Versager gekennzeichnet. Als wichtigste Punkte seien erwähnt die Verwendung länger wirkender Anaesthetica (Tetracain, Dibucain, Lidocain, Mepivacain, Prilocain), die Erhöhung der Konzentration bei gleichzeitiger Einschränkung des Volumens, die Anwendung einer viscösen Plombenlösung mit Gelatine (Dennecke), später die Blutplombe (Goepel), ferner die Peristonplomben (Düttmann), die sog. „extradurale Spinalanaesthesie" nach Buchholz und Lesse und die kontinuierliche Periduralanaesthesie (Curbelo).

c) Die peridurale Anaesthesie

α) Die anatomischen Verhältnisse des Periduralraumes und ihre besondere Bedeutung im Hinblick auf den Einwirkungsmechanismus der peridural injizierten Anaesthetica

Als Periduralraum bezeichnet man jenen Teil des Wirbelkanals, der nicht vom Duralsack mit Rückenmark und Liquor eingenommen wird. Er endet cranial am For. magnum und reicht caudal bis zum Hiatus sacralis. Er ist allseits umgeben von den Ligamenten und dem Periost der inneren Auskleidung des Wirbelkanals. Während dieser Hohlraum aber nach oben und unten geschlossen ist, steht er seitlich mit dem Paravertebralraum durch die Intervertebral- und durch die vorderen und hinteren Sacralforamina in Verbindung. Neben den vorderen und hinteren Wurzeln der jeweiligen Spinalnerven findet man im Periduralraum noch Fettgewebe, lockeres Bindegewebe und das reichliche Flechtwerk von Gefäßen des Plexus venosus vertebralis internus. Seine Breite, die in den dorsalen Anteilen durchschnittlich 3—6 mm beträgt, ändert sich jedoch entsprechend den Auftreibungen des Rückenmarks und ist somit im Cervicalbereich in Höhe von C_2 und C_3 am größten, während er dann nach caudal bis Th_4 enger wird, um sich bei den mittleren Thoraxsegmenten wieder zu erweitern bzw. im Lumbalbereich abermals zu verschmälern.

Von Bedeutung ist aber auch die Frage, inwieweit die anatomischen Verhältnisse im Bereich der Zwischenwirbellöcher den Durchtritt von peridural injizierten Flüssigkeiten begünstigen oder behindern. Nach v. Lanz ist in den ersten 6 Halssegmenten der schmale Raum zwischen Spinalnerven und der knöchernen Wand der Zwischenwirbellöcher durch straffes Bindegewebe fest abgeschlossen, während vom 7. Halssegment abwärts dieser Zwischenraum zunehmend größer wird und nur von lockerem, durch einzelne Bindegewebszüge unterteiltem Fettgewebe ausgefüllt ist. Arthrotische Knochenveränderungen und anomaler Verlauf der Ligg. costotransv. rad. und sup. können auch hier zu weitgehenden Verengungen führen. Die innere Mündung des Intervertebralloches ist von einer ziemlich dichten Gefäßplatte überspannt, die sich als Plexus venosus vertebralis internus entlang der Dura fortsetzt.

Im Periduralraum selbst sind es im wesentlichen die Menge und die Konsistenz des Fettgewebes und die Venengeflechte, die eine Ausbreitung der Anaesthesielösungen in der Längsrichtung beeinflussen. Der Grad der Behinderung ist individuell verschieden und abhängig von Alter und Allgemeinzustand des Patienten. Der Widerstand bei alten, dehydrierten Patienten wird also bedeutend geringer sein als bei jungen und gesunden.

Das Problem des Wirkungsmechanismus peridural injizierter Lokalanaesthetica wird seit vielen Jahren diskutiert. Doch je mehr experimentelle Untersuchungen und klinische Beobachtungen vorliegen, desto komplizierter wird die Materie. Aufgrund der logischen Überlegung, daß das Volumen der Anaesthesielösung die Ausdehnung und die Konzentration die Intensität des Blocks bestimmen, galt als Hauptangriffspunkt der Spinalnerv, der nicht mehr von einer Durahülle, sondern von dem viel dünneren Perineurium umgeben ist. Dies würde bedeuten, daß man mit der Periduralanaesthesie eine bilaterale, multiple Paravertebralanaesthesie erreicht (Dogliotti, 1933; Odom). Damit im Einklang stand auch scheinbar die Beobachtung von Macintosh und Mushin, daß durch einen einzigen Paravertebralblock oft auch benachbarte Segmente, gelegentlich sogar solche der Gegenseite betroffen werden, wobei dem Anaestheticum nur der Weg über den Periduralraum zur Ausbreitung zur Verfügung steht. Darauf wurde die relative Zuverlässigkeit paravertebraler Blockaden zurückgeführt.

Tabelle 1. *Verteilung einer periduralen Injektion.* [Nach Bromage, P. R.: Anesthesiology **28**, 601 (1967)].

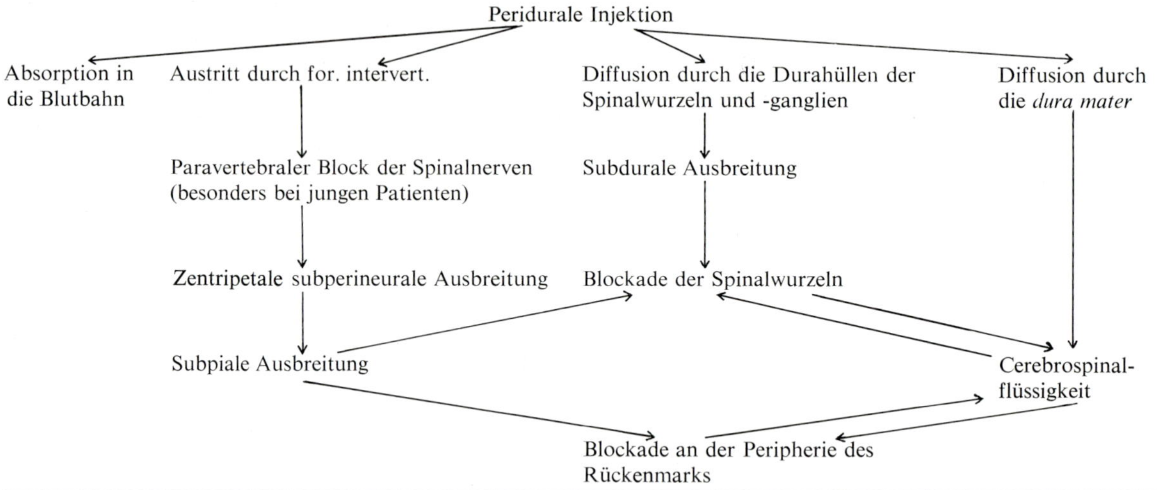

Klinische Beobachtungen haben jedoch gezeigt, daß die Ausdehnung der segmentalen Blockade bei der Periduralanaesthesie im wesentlichen von der absoluten Menge des injizierten Lokalanaestheticums abhängt. Zumindest für Konzentrationen zwischen 2 und 5% hat dies seine Gültigkeit, d. h. 15 ml einer 2%-Lidocainlösung haben z. B. dieselbe Wirkung wie $7^1/_2$ ml einer 4%-Lösung

Aufgrund dieser Ergebnisse wurde die Behauptung, daß die Periduralanaesthesie im Prinzip nichts anderes als eine bilaterale, multiple Paravertebralanaesthesie ist, unhaltbar, da $7^1/_2$ ml einer Lösung im Periduralraum nicht dieselbe Anzahl von Segmenten erreichen können wie 15 ml.

In der Periduralanaesthesie eine verzögerte Spinalanaesthesie zu sehen, ist die nächstliegende Möglichkeit. Daß Lokalanaesthetica aus dem Periduralraum in den Liquor diffundieren, konnte in den letzten 2 Jahrzehnten von zahlreichen Untersuchern eindeutig nachgewiesen werden (Frey u. Soehring; Foldes et al., 1954; Usubiaga, 1964; Bromage, Lund, 1965). Doch die dabei gefundenen Konzentrationen variieren zwischen 0,2 und 3%, außerdem gehen Konzentrationen und Wirkung nicht parallel.

Frey und Soehring konnten im Tierversuch zeigen, daß 10 min nach einer periduralen Injektion die Konzentration im Liquor und in den Nervenwurzeln identisch, diejenige im Rückenmark um die Hälfte oder zwei Drittel geringer war. Während der nächsten 20 min fiel die Konzentration im Liquor jedoch auf Null, während sie in den Nervenwurzeln und im Rückenmark nur langsam abnahm.

Angeregt durch diese Untersuchungen führte Bromage (1962) getrennte Konzentrationsbestimmungen an extraduralen Spinalnerven, intraduralen Nervenwurzeln, Dura mater, Pia mater, nachdem sie vom Rückenmark entfernt wurde, und Rückenmark durch, mit dem Ergebnis, daß die höchsten Konzentrationen im extra- und intraduralen Nervengewebe gefunden wurden, während die Konzentration in der Reihenfolge Pia mater — Dura — Rückenmark abnahm. Es lag daher nahe, als Prädilektionsort für die Diffusion die Region anzusehen, an der sich hintere und vordere Wurzel vereinigen, von wo sich dann die Lokalanaesthetica subperineural und subpial in zentripedaler Richtung auszubreiten scheinen und ihren Hauptangriffspunkt, die Peripherie des Rückenmarks, erreichen. Das Ausmaß der segmentären Analgesie wird daher nicht nur von der Ausbreitung des Lokalanaestheticums im Periduralraum bestimmt, sondern als zweite Komponente kommt noch eine subpiale Ausbreitung in cranialer und caudaler Richtung entlang des Rückenmarks hinzu, die um so ausgedehnter sein wird, je höher bei gleichbleibendem Volumen die Konzentration ist.

Wir müssen also annehmen, daß die peridurale Anaesthesie die Folge eines sehr komplexen Vorganges ist, bei dem das Lokalanaestheticum nicht in einer bestimmten Zone, sondern an mehreren Stellen seine Wirkung ausübt (s. Tabelle 1).

β) Physiologie

Sensibilität. Die Wirkung setzt bei der Periduralanaesthesie viel langsamer als bei der Spinalanaesthesie ein, doch die Reihenfolge der Ausschaltung der autonomen, sensiblen und motorischen Fasern ist dieselbe; nur erleben wir diesen Ablauf sozusagen im Zeitlupentempo, wodurch die Differenzierung der verschiedenen Sensationen mehr zutage tritt. Zuerst betroffen werden die autonomen, dann die schmerzleitenden Fasern, während z. B. die Empfindung für Temperatur und Berührung länger erhalten bleibt. Die ersten Anzeichen der beginnenden Analgesie zeigen sich meist nach 5—10 min. Ferner sind sie zunächst nur in den der Punktionshöhe entsprechenden Segmenten anzutreffen und die weitere Ausbreitung in cranialer und caudaler Richtung erfolgt dann allmählich, um die volle Intensität bei Lidocain, Mepivacain oder Prilocain nach knapp 20 min zu erreichen. Die größte Wirkungsintensität erhält man in der zentralen Zone, während in den Randbezirken wohl die Schmerzempfindung fehlt, die Perception auf Berührung aber erhalten bleibt. Bei Verwendung niedrig gehaltener Konzentrationen von wäßrigen Anaesthesielösungen kann aber trotz Schmerzausschaltung im für die beabsichtigte Operation notwendigen Bereich der Tastsinn erhalten sein und von nervösen oder ängstlichen Patienten fälschlich als Schmerzempfindung angegeben werden. Zentral dämpfende Medikamente oder eine oberflächliche Allgemeinanaesthesie können hier Abhilfe schaffen.

Motorik. Die Lähmung der motorischen Fasern beginnt kurz nach der Ausschaltung der sensiblen. Bei geringer Konzentration des Anaestheticums bleibt jedoch die Motorik entweder unbeeinflußt oder sie ist nur teilweise betroffen. Dies wird, besonders von angloamerikanischer Seite, als unbedingter Vorteil der Methode, vornehmlich bei deren Verwendung in der Thoraxchirurgie, angesehen. Für die Bauchchirurgie wird aber eine vollständige Entspannung als eines der Ziele jeder Anaesthesiemethode gefordert. Die Feststellung, daß eine Entspannung immer dann ausreichend ist, wenn völlige Schmerzfreiheit gewährleistet ist, erweist sich nur dann als wahr und in der Praxis verwertbar, wenn gleichzeitig durch eine oberflächliche Narkose das Bewußtsein ausgeschaltet ist, was von manchen Anaesthesisten als Routinemaßnahme durchgeführt wird (Bromage; Lund, 1961, 1962). Die mangelhafte Relaxation ist aber in der Regel die Ursache der hohen Versagerquoten, die man vielfach angegeben findet.

Das Bestreben, diese durch eine vollkommene Lähmung der motorischen Fasern herabzusetzen, hat zur Verwendung höherer Konzentrationen der Anaesthesielösungen bei gleichzeitiger Einschränkung des Volumens geführt. Berücksichtigt man diese Forderung, dann leistet die Periduralanaesthesie jene „ideale" Entspannung der Bauchdecken, wie sie von den Chirurgen verlangt und in zahlreichen Veröffentlichungen als einer der Hauptvorzüge der Methode gepriesen wird. Der Darm liegt dabei, ausgenommen beim Ileus, ruhig und kontrahiert in der Bauchhöhle.

Kreislauf. Eines der Gefahrenmomente der Periduralanaesthesie ist die Hypotonie. Neben der Aufhebung der Schmerzempfindung und einer in ihrem Ausmaß verschiedenen Dämpfung der motorischen Innervation erfolgt auch eine Lähmung der Vasoconstrictoren des ausgeschalteten Segmentbereiches, da von der Anaesthesie sowohl die Rami communicantes als auch die dazugehörigen Ganglien des Grenzstrangs selbst betroffen werden. Die Folge ist eine Dilatation im arteriellen und venösen Gefäßbereich. Greift die Anaesthesie auch auf die oberen 4 Thorakalsegmente über, kommt es zur Bradykardie und Herabsetzung des Schlagvolumens (Otton u. Wilson; Glick u. Braunwald). Da die Serumkonzentrationen des Lokalanaestheticums durch Resorption innerhalb kurzer Zeit ziemlich hoch sein können, kann die Reduzierung des Schlagvolumens sowie eine teilweise Lähmung der glatten Muskulatur auch durch direkte Einwirkung zustande kommen (Stewart, Scott). Ist dem Lokalanaestheticum Adrenalin zugesetzt, dann bewirkt dieses nach der Resorption durch Stimulierung der β-Receptoren eine Erhöhung des Schlagvolumens bei gleichzeitiger Verminderung des peripheren Widerstandes (Ward).

Oft wird auch behauptet, daß der Blutdruckabfall bei der Periduralanaesthesie geringer sei als bei der Spinalanaesthesie. Dies stimmt wohl nur insoweit, als mit der Periduralanaesthesie die Möglichkeit einer engeren segmentären Begrenzung gegeben ist und dadurch z. B. bei einer hohen Periduralanaesthesie die unteren Thorakalsegmente und die Lumbalsegmente freibleiben können. Greift die Anaesthesie jedoch auch auf diese Segmente über und werden dadurch die Gefäßnetze des Splanchnicusgebietes, des Rumpfes und der Beine gelähmt, dann müssen wir bei der Periduralanaesthesie mit denselben Reaktionen des Blutdrucks rechnen, wie sie bei einer Lumbalanaesthesie zu erwarten wären (Lund, 1961; Defalque; Moore).

γ) Die Punktion des Periduralraumes

Oft wird darauf hingewiesen, daß die Hauptschwierigkeit der Periduralanaesthesie in der Punktion des

Periduralraumes und die Hauptgefahr in der irrtümlichen Injektion des Anaestheticums in den Duralsack liegt. Diese beiden Behauptungen haben der Ausbreitung dieser Anaesthesiemethode die meisten ungerechtfertigten Hindernisse in den Weg gelegt. Es muß daher, bevor noch auf die Ausführung der Periduralanaesthesie eingegangen wird, ausdrücklich festgehalten werden, daß die Punktion des Periduralraumes kein außergewöhnliches Ausmaß an Geschicklichkeit erfordert und daher nicht als Domäne von Virtuosen angesehen werden muß. Sie ist von jedem erlernbar. Zu empfehlen ist nur, vor dem ersten Versuch jemanden, der mit der Technik vertraut ist, zuzusehen. Wenn auch eine irrtümliche subarachnoideale Injektion wegen der unmittelbaren Nachbarschaft des Duraraumes zum Periduralraum theoretisch so naheliegend erscheint, so ist aber gerade auf die Ausschaltung dieser Gefahr die ganze Technik der Periduralanaesthesie abgestellt. Es soll nicht geleugnet werden, daß auch nach reichlicher Erfahrung gelegentlich der Liquorraum punktiert wird, doch ist dies erkennbar.

1. Allgemeine Vorbereitungen

Die Prämedikation wird in der gewohnten Weise durchgeführt.

Keine Periduralanaesthesie soll begonnen werden, bevor außer dem für die Anaesthesie notwendigen Instrumentarium die notwendigen Geräte zur Behebung eventueller Komplikationen bereitstehen.

Instrumentarium. Eine subcutane und eine intramuskuläre Nadel, eine 5 ml- und eine 10 ml-Spritze.

Punktionskanülen. (Am besten Peridural-Punktionskanülen aus V_2A-Stahl, Marke „Akufirm“ mit kurzgeschliffener Spitze und geeignetem Handgriff zur sicheren Führung.)

2. Lagerung des Patienten

a) Seitenlage. In der Regel wird die Periduralanaesthesie am seitlich gelagerten Patienten angelegt, wobei man versucht, eine maximale Krümmung der Wirbelsäule des Patienten durch Anziehen der Knie und Flexion des Kopfes zu erreichen. In dieser Lage wird der Patient von einer Hilfskraft gehalten. Falls keine vorhanden, ist es möglich, den Patienten zu ersuchen, seine Knie mit beiden Händen so weit es geht zu seinem Kinn zu ziehen.

b) Sitzend. Der Patient sitzt am Operationstisch mit seitlich herabhängenden Beinen, wobei er sich mit den Füßen auf einen Stuhl abstützen kann. Der Kopf ist flektiert und die Arme vorne über dem Oberbauch verschränkt. Vom Zeitpunkt des Aufsetzens bis zur Umlagerung muß eine Hilfskraft vor dem Patienten stehen und diesen entweder in der richtigen Position halten oder zumindest auch nur bereit sein, ihn im Notfall zu stützen.

3. Bestimmung der Einstichhöhe

Eine Verbindungslinie der beiden Darmbeinkämme kreuzt die Wirbelsäule entweder über dem Dornfortsatz des 4. Lendenwirbels oder zwischen L_3 und L_4. Von hier aus kommt man durch Abzählen der Dornfortsätze in cranialer Richtung auf die gewünschte Einstichhöhe. Bei Punktionen im oberen Thorakalbereich wird der Dornfortsatz des letzten Halswirbels (Vertebra prominens) als Ausgangspunkt gewählt.

Die zur Punktion bestimmte Einstichhöhe wird so angezeichnet, daß sie bei der anschließenden Hautdesinfektion nicht abgewaschen werden kann.

4. Hautdesinfektion

Das Ausmaß derselben soll eher zu groß als zu klein gehalten werden. Durchführung im übrigen wie für eine Spinalanaesthesie.

5. Lokalanaesthesie des Einstichgebietes

Mit einigen Kubikzentimetern einer niedrig konzentrierten Anaesthesielösung (z. B. 0,5% Lidocain) wird zunächst mit einer subcutanen Nadel die Haut im Bereich der Einstichstelle und mit einer dickeren intramuskulären Nadel das Gewebe im Interspinalraum anaesthesiert. Bei dieser Gelegenheit wird das gewählte Spatium gleichzeitig mit der Anaesthesienadel abgetastet, um sich über die Tiefe des Lig. flavum und die Passierbarkeit des Gebietes Gewißheit zu verschaffen. Daraus kann man erkennen, in welchem Neigungswinkel die Punktionskanüle einzuführen ist.

6. Technik der Punktion des Periduralraumes (Abb. 1)

Die Punktionskanüle, deren Spitze nach cranial zeigt, wird nun schrittweise exakt median im anaesthesierten Spatium eingeführt. Zunächst ist dabei der deutlich fühlbare Widerstand des Lig. supraspinale zu überwinden und bei weiterem Vorschieben kommt man schließlich auf den derben Widerstand des Lig. flavum. Nun wird der Mandrin entfernt und auf die Kanüle eine mit isotoner NaCl-Lösung gefüllte 5 ml-Spritze aufgesetzt. Die Periduralkanüle wird nun allein durch Druck des rechten Daumens auf den Spritzenstempel weiter vorgeschoben, wobei sie von Daumen und Zeigefinger der linken Hand am Griff festgehalten wird und sich die linke Hand selbst mit dem Handrücken am Rücken des Patienten abstützt, um dadurch einen Gegenhalt gegen die aktiv punktierende rechte Hand zu schaffen. Das Lig. flavum setzt der Flüssigkeitsinjektion einen fast unüberwindlichen Widerstand entgegen und in dem Moment, wo dasselbe durchstochen ist, gibt der Stempel dem Druck ungehemmt nach und injiziert die Kochsalzlösung in den Periduralraum, wobei durch den Druck gleichzeitig die Dura und die periduralen Venen von der Kanülenspitze abgedrängt werden. Bei weiterem Vorschieben des Spritzenstempels muß jeder Widerstand fehlen und man das Gefühl haben, ins Leere zu spritzen.

Diese Art des Aufsuchens des Periduralraumes wird nach DOGLIOTTI als *Stempeldruckverfahren* bezeichnet. Es sind aber auch noch verschiedene andere Hilfsmittel angegeben, die den Eintritt der Kanülenspitze in den Periduralraum anzeigen. BRUNNER und IKLÉ verwenden eine spezielle Spritze mit 3,5 ml, bei der der Spritzenkolben durch eine Feder vorgeschoben wird bzw. einen Gummiballon, der auf den Kanülenansatz aufgesetzt wird und sich bei Eintritt der Nadel in den Periduralraum entleert. Auch vom negativen Druck im Periduralraum wurde zur Auffindung desselben Gebrauch gemacht. Man bringt entweder einen Tropfen Kochsalzlösung auf den Nadelansatz, der nach Durchtritt der Periduralkanüle durch das Lig. flavum angesaugt wird, oder es werden an die Nadel Manometer angeschlossen, die den negativen Druck anzeigen. Auf demselben Prinzip beruht auch der Steigrohrtest von FRÉRE.

Nun nimmt man die Spritze oder das Manometer ab und vergewissert sich, ob die Nadelspitze nicht im Liquorraum liegt oder ob nicht ein Gefäß punktiert wurde. Gelegentlich fallen einige Tropfen der Kochsalzlösung aus dem Ansatz der Nadel zurück. Das Abtropfen von Liquor würde jedoch in gleichmäßig schneller Tropfenfolge geschehen, außerdem wäre er warm. Sollten trotzdem Zweifel bestehen, dann kann man sich nach sorgfältiger Drehung der Nadel durch Aspirationsversuche versichern. Erhält man dabei Liquor oder Blut, dann ist die Nadel herauszuziehen und ein Segment höher oder tiefer abermals einzuführen, und erst wenn man nun sicher ist, daß die Nadel richtig im Periduralraum liegt und kein Blut oder Liquor abtropft bzw. sich aspirieren läßt, kann mit dem Einspritzen des Anaestheticums begonnen werden, wobei die erste Dosis nie höher sein soll als die einer bewußt lumbal gegebenen.

7. Wahl der Einstichhöhe

Die Höhe der Punktion wird bestimmt von den Segmenten, die durch die Anaesthesie ausgeschaltet werden sollen, und sie soll womöglich im Zentrum dieses Segmentbereiches liegen. Das Ausmaß der Ausbreitung von Flüssigkeiten, die in den Periduralraum injiziert werden, ist abhängig vom Volumen derselben, dem Druck und der Geschwindigkeit, mit der sie injiziert werden, dem Alter und der Lage des Patienten und der Diffusionsfähigkeit

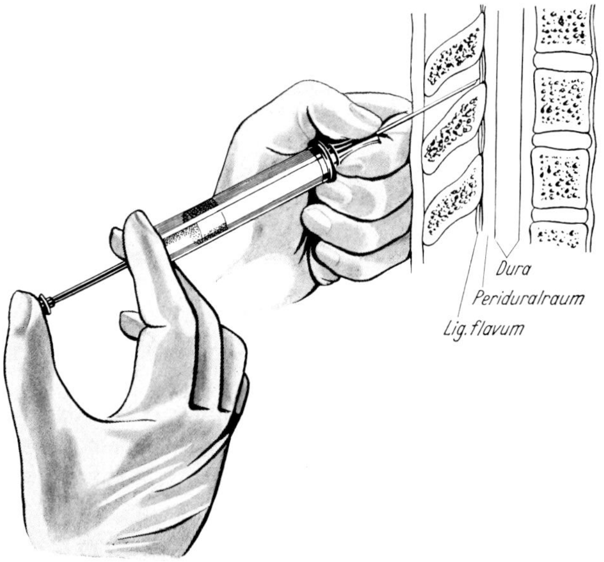

Abb. 1. Technik der Punktion des Periduralraumes

des verwendeten Lokalanaestheticums (BONICA, 1953). Wird eine bestimmte Menge in fraktionierten Dosen gegeben, dann ist ihre Ausbreitung geringer, als wenn sie auf einmal verabfolgt würde.

Stößt die Punktion in einem bestimmten Segment auf Schwierigkeiten, wie es besonders in Höhe Th_4—Th_9 der Fall sein kann, dann kann man bis zu 3 Segmente nach cranial oder besser caudal ausweichen und nach gelungener Punktion die Anaesthesiehöhe durch entsprechende Neigung des Operationstisches unmittelbar nach Einspritzung des Anaestheticums zu korrigieren versuchen. Sämtliche in den Periduralraum eingebrachte Flüssigkeiten folgen, unabhängig von ihrem spezifischen Gewicht, der Schwerkraft. Mit absoluter Sicherheit läßt sich die Ausbreitung nie voraussagen.

Die Einstichhöhen für bestimmte Operationen sind aus der Tabelle 2 ersichtlich.

Da die Punktion im mittleren Thorakalbereich, wie schon erwähnt, schwierig und mit Schädigung von Nervenwurzeln, Rückenmark und Gefäßen

Tabelle 2. *Einstichhöhen zur periduralen Anaesthesie*

Operation	Einstichhöhe
Thorakoplastik: 1. Akt	C_7—Th_1, Th_{1-2}
Thorakoplastik: 2. Akt	Th_{1-2}, Th_{2-3}
Thorakoplastik: 3. Akt	Th_{4-5}
Intrathorakale Operation	Zwischen Th_{2-3} und Th_{4-5}
Oberbauch	Th_{6-7}, Th_{7-8}
Hern. inqu.	Th_{11-12}, Th_{12}—L_1
Appendix	Th_{9-10}
Ileus, Peritonitis	Zwischen Th_{9-10} und Th_{11-12}
Niere und Ureter	Zwischen Th_{6-7} und Th_{9-10}
Prostata und Harnblase	Zwischen Th_{12}—L_1 und L_{2-3}
Rectum	L_{1-2}
Untere Extremität und Perineum	L_{4-5}

verbunden sein kann, wird vielfach für Laparotomien prinzipiell nur von der Höhe Th_{12}—L_1 abwärts punktiert (LUND, 1966).

δ) Methoden

1. Die einzeitige Periduralanaesthesie

Sämtliche der üblichen Lokalanaesthetica können dazu verwendet werden, doch werden heutzutage im wesentlichen Lidocain (Xylocain), Mepivacain (Scandicain, Carbocain) und Prilocain (Citanest,

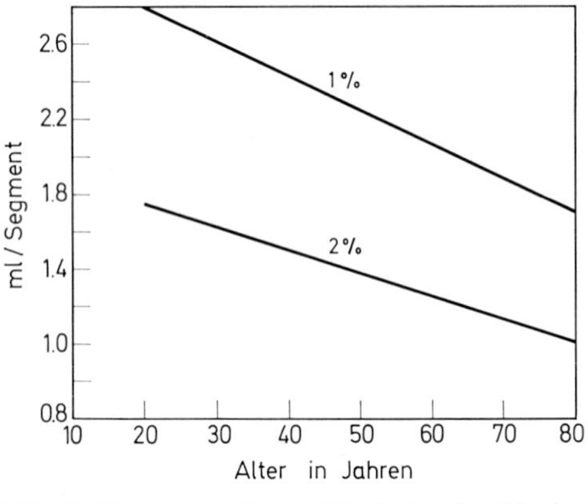

Abb. 2. Dosierungsschema (für Lidocain, Mepivacain und Prilocain). Patient in sitzender Stellung. Bei Seitenlage minus 0,25 ml pro Segment. [Mod. nach BROMAGE, P. R.: Brit. J. Anaesth. **34**, 161 (1962)]

Xylonest) bevorzugt. Die Ausbreitung der Anaesthesie ist, wie schon erwähnt, von verschiedenen Faktoren abhängig, doch die wichtigsten davon sind Menge des Anaestheticums und Alter des Patienten. Da in der Regel 1 oder 2%-Lösungen verwendet werden, ist es notwendig, darauf hinzuweisen, daß wohl bei 2—5%-Lösungen zur Blokkierung eines Segmentes die absolute Menge (in mg) gleich ist, bei 1%-Lösungen pro Segment jedoch um ca. 30% weniger gebraucht wird (ERDEMIR). Das heißt, in Volumen (ml) ausgedrückt, 15 ml einer 2%-Lösung blockieren dieselbe Anzahl von Segmenten wie 30 ml minus 30% (also 21 ml) einer 1%-Lösung. Die Menge ist bei 18—20jährigen am größten und nimmt mit zunehmendem Alter linear ab (Abb. 2).

1%-Lösungen wird man vorwiegend dann verwenden, wenn keine gleichzeitige motorische Lähmung erwünscht oder notwendig ist. Der Zusatz von Adrenalin 1:200000 hat keinen Einfluß auf die Ausbreitung der Periduralanaesthesie und bewirkt nur eine minimale Verkürzung der Zeit bis zum vollen Wirkungseintritt, die knapp 20 min beträgt, verlängert jedoch die Wirkungsdauer und Intensität (BROMAGE, 1965) infolge verlangsamter Resorption in die Blutbahn bis auf das Doppelte. Sie beträgt für die oben angeführten Lokalanaesthetica bei Adrenalinzusatz ca. $1^1/_2$ Std. Es ist daher ratsam, den Adrenalinzusatz nur dann wegzulassen, wenn eine Kontraindikation besteht (Narkose mit Cyclopropan oder Halothan). Alle Zustände, die den intraabdominellen Druck erhöhen, wie hochgradige Fettsucht, Pneumoperitoneum und besonders Schwangerschaft, fördern die Ausbreitung des Anaestheticums im Epiduralraum (USUBIAGA, 1967). Eine Reduktion der Menge bis auf zwei Drittel der angegebenen ist in diesen Fällen vorzunehmen. Sodann ist auch bei der Periduralanaesthesie bei alten Patienten das biologische und nicht das chronologische Alter bei der Dosierung zu berücksichtigen. Ernste Komplikationen sind besonders bei schwerer Arteriosklerose und Diabetes durch relative Überdosierung bekannt. Hier muß die Dosis auf die Hälfte der sonst üblichen begrenzt werden (BROMAGE, 1962).

Technik. Bei Durchführung der Anaesthesie wird folgendermaßen vorgegangen: 3 ml der Anaesthesielösung werden langsam, ungefähr 1 ml/sec, in den Periduralraum injiziert, die Spritze wieder abgesetzt und 5 min gewartet. Nach Ablauf dieser Zeit wird geprüft, ob der Patient noch Füße und Zehen bewegen kann. Wenn diese Testdosis tatsächlich in den Periduralraum gelangt ist, wird der Patient keinerlei Wirkung angeben können, wodurch eine unabsichtliche Spinalanaesthesie ausgeschlossen werden kann. Wenn ferner auch Blutdruck, Puls und Sensorium des Patienten unverändert geblieben sind, kann der Rest der Anaesthesielösung gegeben werden, wobei auch hier wieder auf eine langsame

Applikation zu achten ist, da diese zu einer intensiveren Wirkung und einer engeren segmentären Begrenzung führt. Die Kanüle wird nun entfernt und der Patient in Rückenlage gebracht.

2. Die kontinuierliche Periduralanaesthesie

Die gewünschte Ausbreitung läßt sich bei der Periduralanaesthesie durch fraktionierte Gaben des Anaestheticums mit größerer Sicherheit erreichen. Dies ist jedoch eine Prozedur, die viel Zeit in Anspruch nimmt, da zwischen den einzelnen Dosen erst deren Wirkung abgewartet werden muß. Aufgrund der guten Erfahrungen, die man bei der kontinuierlichen Spinal- und Caudalanaesthesie gewonnen hatte, lag es nahe, dieselbe Technik auch bei der Periduralanaesthesie zu versuchen (CURBELO; CLELAND; ANSBRO et al.). Außer der weitgehenden Steuerbarkeit in bezug auf die Ausdehnung der Anaesthesie zählen noch die unbegrenzte zeitliche Wirkung und die Möglichkeit der Verwendbarkeit kurz wirkender, wenig toxischer Anaesthetica zu deren Vorteilen, welche die Nachteile, wie die komplizierte Technik und die erhöhten Anforderungen an die Asepsis mehr als wettmachen. Außerdem zeigte sich, daß das korrekte Einführen eines Katheters in den Periduralraum durchaus nicht so schwierig ist, wie man aufgrund der anatomischen Verhältnisse annehmen müßte.

Technik. Die Punktion des Periduralraumes geschieht mit einer Tuohy-Nadel oder einer der eigens für diesen Zweck angegebenen Modifikationen derselben (FLOWERS), bei denen die Spitze kürzer und stumpfer gehalten ist als beim Tuohy-Modell. Die Spitze des Katheters soll in das Zentrum des zu anaesthesierenden Bereiches zu liegen kommen und danach richtet sich die Wahl der Einstichhöhe.

Nachdem man sich von der richtigen Lage der Nadel überzeugt hat, wird durch deren Lumen ein Plastikkatheter (Nylon) mit einer anatomischen Pinzette eingeführt. Der Katheter soll dabei nicht weiter als 5 cm in cranialer oder caudaler Richtung vorgeschoben werden, da keine Gewähr dafür besteht, daß er sich geradlinig vorschiebt. Der Katheter darf bei liegender Nadel nicht zurückgezogen werden, da sonst der innen gelegene Teil abgeschert wird und im Periduralraum liegenbleiben könnte.

Nun wird durch den Katheter eine Testdosis von 3 ml eingespritzt, und wenn sich nach 5 min keinerlei Zeichen einer intralumbalen Injektion nachweisen lassen, die Nadel vorsichtig entfernt, der Katheter fixiert, der Patient auf den Rücken gelagert und die Anfangsdosis gegeben. Zeit und Menge der folgenden Dosen hängen von der Reaktion des Patienten auf die Anfangsdosis ab.

ε) Indikationen

1. Operationsanaesthesie

Die Periduralanaesthesie mußte zwangsläufig zur Lumbalanaesthesie in Konkurrenz treten. Sie teilt mit der Lumbalanaesthesie die Vorteile, ohne daß ihr deren Nachteile anhaften, wie postoperative Kopfschmerzen oder neurologische Komplikationen (MOORE et al.). Ferner ist der Patient nach der Operation an keine bestimmte Lagerung gebunden. Aber auch der Allgemeinanaesthesie ist sie in mancher Hinsicht überlegen. Sie verursacht nur geringe Stoffwechselstörungen, wirkt peristaltikanregend, verringert die Häufigkeit von Lungenkomplikationen (UNGEHEUER) und die Schmerzfreiheit kann über das Operationsende noch einige Zeit anhalten und bei der kontinuierlichen Methode zur postoperativen Schmerzbekämpfung verwendet werden (CLELAND; BONICA, 1953).

Als Nachteil der Methode ist der Mangel an Zuverlässigkeit zu werten, doch läßt sich mit zunehmender Erfahrung die Versagerquote bis auf 1—2% reduzieren (BROMAGE, 1954; BONICA, 1957; LUND, 1966). Ferner nimmt die Durchführung der Anaesthesie relativ viel Zeit in Anspruch und sie soll bei wachen Patienten angelegt werden, damit eine irrtümliche lumbale Injektion bereits zu Beginn erkannt werden kann. Schließlich hat auch die Periduralanaesthesie verschiedene Komplikationsmöglichkeiten.

Die Periduralanaesthesie wurde bereits für sämtliche Eingriffe in Operationsgebieten, die von spinalen Nerven versorgt werden, angewendet. Setzt man aber für die Periduralanaesthesie und Allgemeinanaesthesie dieselbe Perfektion in der Durchführung voraus, dann wird sich ihr Indikationsgebiet auf jene Fälle beschränken, bei denen ihre Vorteile überwiegen. Dies trifft zu in der Alterschirurgie (LUND, 1958), bei erhöhtem Risiko, in der dringlichen Bauchchirurgie und bei Fällen, die durch Lungen- oder Stoffwechselerkrankungen kompliziert sind. Trotz zahlreicher günstiger Erfahrungsberichte aus der Thoraxchirurgie ist die Periduralanaesthesie bei intrathorakalen Eingriffen weniger zweckmäßig als die Narkose mit Intubation. Eine Ausnahme bildet die Periduralanaesthesie für Thorakoplastik bei der Lungentuberkulose (PALETTO).

2. Therapeutische Anaesthesie

Als therapeutische Maßnahme empfiehlt sich die Periduralanaesthesie bei Ischialgien (SÄKER; FRÉRE), unerträglichen Schmerzen bei malignen, unheilbaren Tumoren (CIOCATTO), Gallen- und Nierenkoliken (KNIPPER), postoperativen Darmparalysen und Blasenatonien (AIGNER), Pankreatitis (BONICA, 1953), Thrombophlebitis, sympathischen Dystrophien und peripheren Durchblutungsstörungen der unteren Extremitäten, wobei der Effekt gleichzeitig die Prognose einer eventuellen Grenzstrangresektion abschätzen läßt.

3. Geburtshilfliche Anaesthesie
(s. „Anaesthesie in der Geburtshilfe", S. 730)

ζ) Kontraindikationen

Als Kontraindikationen müssen Hautinfektionen in und um die Punktionsstelle, Erkrankungen des Zentralnervensystems (LUND, 1964), Abnormitäten der Blutgerinnung (einschließlich Anticoagulantientherapie) und schließlich schwere Schockzustände angesehen werden.

η) Komplikationen

1. Hypotonie

Hält man sich die Ursachen vor Augen, die bei der Periduralanaesthesie zur Hypotonie führen können, dann ergeben sich daraus auch die vorbeugenden Maßnahmen, nämlich die präoperative Korrektur von Defiziten im Wasser- und Elektrolythaushalt samt Blutvolumen.

Periduralanaesthesien, die sich nur auf die Lumbal- und Sacralsegmente beschränken, bedürfen bei nicht kreislaufgefährdeten Patienten keiner besonderer Maßnahmen, denn ein mäßiger Blutdruckabfall ist bei gesundem Gefäßsystem und Horizontallage ohne Bedeutung und vom Standpunkt der Blutungsverminderung günstig. Sinkt der Blutdruck jedoch unter eine vertretbare Grenze, wird durch intravenöse Gabe eines Vasopressors in niedriger Dosis in der Regel ein rascher Wiederanstieg zur Norm erreicht. Ist es aber einmal zum Kreislaufkollaps gekommen (blasses Aussehen des Patienten, peripher nicht tastbarer Puls, Carotispuls weich und frequent, Bewußtlosigkeit), dann ist höchste Eile am Platz. Die wirksamste Therapie besteht in der Beatmung mit Sauerstoff, Hochlagerung der unteren Extremitäten und intravenös verabreichten Kreislaufmitteln. Von letzteren muß aufgrund von Erfahrungen der letzten Jahre dem Nor-Adrenalin der Vorzug gegeben werden. 2,5 mg in 500 ml 5% Glucose haben nicht nur eine rasche Wirkung, sondern erlauben durch Regulierung der Tropfenfolge auch eine ausgezeichnete Steuerbarkeit. Bei Anaesthesien, wie sie für Oberbauchlaparotomien und in der Thoraxchirurgie notwendig sind, ist es daher ratsam, vor oder unmittelbar nach deren Durchführung eine intravenöse Dauertropfinfusion anzulegen.

Ein Kreislaufkollaps kann schließlich auftreten, wenn das Anaestheticum subdural injiziert wurde, oder wenn die Grenzkonzentration im Blut überschritten worden ist, sei es durch direkte intravasale Applikation oder durch zu rasche Resorption. Letzteres führt wohl weniger zum ausgesprochenen Kollaps, als es die Ursache von Schwindel, Brechreiz, Erbrechen oder einer vom Patienten stärker empfundenen Müdigkeit sein kann.

2. Atemlähmung

Man unterscheidet hier entsprechend der Genese grundsätzlich zwei Arten:

a) Die periphere Atemlähmung. Diese kann gelegentlich bei Verwendung zu großer Anaesthesiemengen auftreten, wenn die Anaesthesie in Höhe der oberen Thoraxsegmente ausgeführt wurde und ausnahmsweise auch den N. phrenicus lähmt. Oft wirkt sich im cervicalen Bereich die Anaesthesie aber nur auf die sensiblen Anteile der Spinalnerven aus und läßt den N. phrenicus frei. Durch Lähmung sämtlicher Intercostalmuskeln ist aber auch in diesen Fällen eine periphere Atemeinschränkung vorhanden. Daraus folgt, daß die Höhe der Anaesthesie genau verfolgt werden muß, und daß der Atmung besondere Beachtung zu schenken ist. Die periphere Atemlähmung tritt allmählich ein und führt daher zu einer schleichend einsetzenden Hypoxie, die vom Patienten nicht als Atemnot empfunden wird. Bewußtlosigkeit durch Hirnhypoxie ist die Folge davon. Der Kreislauf braucht dabei zunächst nicht beeinflußt zu sein und die Cornealreflexe sind anfangs erhalten.

Wichtigstes Kriterium der beginnenden Zwerchfellähmung ist die gleichzeitige Lähmung des Plexus brachialis.

Wird das Auftreten einer peripheren Atemlähmung rechtzeitig bemerkt und sofort mit der Sauerstoffbeatmung begonnen, dann kann man sie als harmlose Komplikation bezeichnen, da sie von selbst nach 15—20 min abklingt.

Es muß hier betont werden, daß entgegen früherer Ansichten bei Überdosierungen das Lokalanaestheticum über Liquor und Rückenmark auch die medullären Zentren erreichen und damit zusätzlich zur peripheren, auch eine zentrale Atemlähmung herbeiführen kann (Bromage, 1967).

b) Die zentrale Atemlähmung. Diese stellt eine ernste Komplikation dar. Wurde das Anaestheticum irrtümlich subdural injiziert, dann erkennt man dies an einer sich rasch ausbreitenden Anaesthesie, die bereits nach 2—5 min zu einer aufsteigenden motorischen Lähmung führt und schnell den ganzen Körper ergreift. Die Sprache wird flüsternd und unartikuliert, die Spontanatmung setzt aus und der Blutdruck sinkt bis auf unmeßbare Werte. Bei sofort einsetzenden Gegenmaßnahmen ist die Prognose als nicht ungünstig zu bezeichnen.

Erste und wichtigste Gegenmaßnahme ist die Verhinderung von anoxischen Schädigungen durch Sauerstoffbeatmung, am besten nach vorheriger Intubation, Hochlagern der Beine, Beschleunigung der Infusion, i.v. Gabe eines Vasopressors in niedriger Dosis oder 2,5—5 mg Nor-Adrenalin in die Infusion. Die zentrale Atemlähmung kann 1 Std und mehr dauern. Das Bewußtsein kann erhalten sein.

3. Tonisch-klonische Krämpfe

Diese Komplikation ist nicht typisch für die Periduralanaesthesie, sondern kann bei jeder beliebigen Anwendung von Lokalanaesthetica vorkommen. Die Patienten werden dabei cyanotisch, bewußtlos und die Pupillen weit und starr. Die Therapie besteht in der sofortigen Unterbrechung der Krämpfe durch Succinylcholin und Sauerstoffbeatmung. Auch kleine Dosen von kurzwirkenden Barbituraten (ca. 1 mg/kg der intravenösen Präparate) können gegeben werden. Jede andere Therapie ist überflüssig. Die Prognose ist gut (s. auch „Die Lokalanaesthesie", S. 310).

d) Die caudale (sacrale) Anaesthesie

Das Prinzip der Caudalanaesthesie besteht darin, von einem Einstich im Hiatus sacralis eine Anaesthesielösung in den distalen Anteil des Periduralraumes, den Sacralkanal, zu injizieren.

α) Anatomie

Der Sacralkanal geht cranial in Höhe des Promontoriums kontinuierlich in den Periduralraum der Lendenwirbelsäule über und endet caudal am Hiatus sacralis, der durch das Lig. sacrococcygeale verschlossen wird. Seine dorsale Wand erhält der Sacralkanal von den miteinander verwachsenden Bögen der Kreuzbeinwirbel, die meist bis zum 4. Kreuzwirbel fortschreitet, so daß im Bereich des letzten ein Hiatus sacralis zustande kommt. Anstelle der Gelenkfortsätze des 5. Kreuzwirbels treten 2 Knochenhöcker, die Cornua sacralia, die uns die wichtigsten Orientierungspunkte beim Aufsuchen des Hiatus sacralis abgeben. Der Hiatus besitzt die Form eines Dreieckes, dessen Basis die Cornua sacralia begrenzen.

Anomalien des Kreuzbeines sind jedoch so häufig, daß wir oben beschriebene Verhältnisse nur in 34% der Fälle antreffen. Bei 19% der Fälle ist das craniale Ende des Hiatus tiefer und in 47% als Folge einer fehlenden Verwachsung der Wirbelbögen des 4. und 3. Kreuzwirbels höher gelegen (Trotter). Eine dorsale knöcherne Begrenzung des Sacralkanals kann gelegentlich auch ganz fehlen (Spina bifida sacralis). Da die Dura beim Erwachsenen meist in Höhe des 2. Kreuzwirbels endet, ergeben sich daraus Varianten in der Entfernung zwischen distalem Duraende und der Spitze des Hiatus sacralis. Diese Entfernung beträgt im Durchschnitt 47 mm, bei Extremen von 75 und 19 mm. Eine Punktion der Dura liegt bei der Caudalanaesthesie also durchaus im Bereich der Möglichkeit.

Von weiteren anatomischen Daten sind noch bemerkenswert das Volumen des Sacralkanals, das zwischen 12 und 65 ml variieren kann, und der sagittale Durchmesser desselben, der in 5% der Fälle 2 mm und weniger mißt.

Bindegewebszüge, die von der Vorderwand zur Hinterwand des Sacralkanals ziehen, können diesen in einzelne Höhlen aufteilen, die untereinander nicht in Verbindung stehen und dadurch zur Ursache von Versagern, durch Verhinderung einer gleichmäßigen Ausbreitung der Anaesthesielösung, werden.

β) Physiologie

Da sich Caudalanaesthesie und Periduralanaesthesie im Prinzip nur durch den Applikationsort unterscheiden, während der Wirkungsmechanismus bei beiden derselbe ist, werden Sensibilität, Motorik und Kreislauf bei der Caudalanaesthesie in derselben Weise beeinflußt wie bei der Periduralanaesthesie (s. dort).

γ) Technik

Der Patient befindet sich entweder in Seitenlage mit angezogenen Beinen oder in Bauchlage, wobei das Becken durch ein untergeschobenes Kissen erhöht wird. Zur Lokalisierung des Hiatus sacralis legt man den Daumen der linken Hand (bei Rechtshändern) auf die Spitze des Steißbeins und tastet sich mit dem Zeigefinger nach cranial vor, bis man in einer Entfernung von etwa 5 cm in eine Delle gelangt, deren Basis beiderseits von den Cornua sacralia begrenzt wird und die dem Hiatus sacralis entspricht. Meist liegt der Hiatus in der Höhe des oberen Randes der Interglutealfalte.

Nach entsprechender Hautdesinfektion wird die Einstichstelle über dem Hiatus mit einer Hautquaddel anaesthesiert, die so klein wie möglich sein soll, um sich nicht damit die anatomischen Orientierungspunkte zu verwischen. Zur Punktion des Sacralkanals verwendet man eine 6—8 cm lange, spitz geschliffene Nadel mit Mandrin, die exakt median in schräger Richtung in einer Ebene von

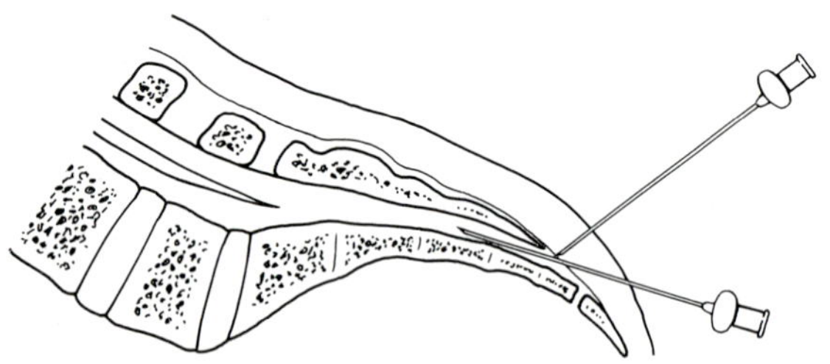

Abb. 3. Punktion des Sacralkanals. Beachte die Drehung der Abschrägung der Nadelspitze!

45° zur Haut durch die Cutis, Subcutis und die deutlich fühlbare Resistenz des Lig. sacrococcygeale eingeführt wird (Abb. 3).

Sobald man auf den Knochen der Vorderwand des Sacralkanals stößt, wird die Nadel ein wenig zurückgezogen, der Nadelansatz gesenkt und die Nadel in einer zur Oberfläche des Sacrums parallel verlaufenden Richtung 2—3 cm vorgeschoben. Nach Aspirationsversuchen zur Feststellung einer Blutgefäß- oder Durapunktion wird, falls diese negativ verlaufen, 5 ml Anaesthesielösung eingespritzt und nachdem man 5 min gewartet hat und sich nach dieser Zeit keinerlei Anzeichen einer intralumbalen Injektion nachweisen lassen, der Rest auf eine Anfangsdosis von 20—30 ml nachgespritzt. Mit dieser Menge erreicht man in der Regel eine Anaesthesie bis L_1.

Sämtliche Lokalanaesthetica eignen sich für die Caudalanaesthesie. Lidocain, Mepivacain und Prilocain werden auch hier in 1—2%-Lösung verwendet.

δ) Die kontinuierliche Caudalanaesthesie

Die Punktion des Sacralkanals geschieht in derselben Weise wie oben beschrieben, es muß nur eine dickere Nadel verwendet werden. Nach ergebnislosem Aspirationsversuch wird ein Plastikkatheter bis in Höhe des 3. Kreuzwirbels vorgeschoben, die Nadel über demselben vorsichtig zurückgezogen, der Katheter mit Heftpflaster fixiert und der Patient auf den Rücken gelegt. Testdosis und die volle Dosis werden nun verabfolgt und 15—20 ml der Anaesthesielösung bei Bedarf nachgespritzt.

ε) Indikationen

1. Operationen. Die Caudalanaesthesie eignet sich besonders für Eingriffe am unteren Rectum, Anus, Urethra, Penis und Harnblase. Für Operationen, die eine Ausschaltung von Segmenten oberhalb von L_1 erfordern, ist die Periduralanaesthesie vorzuziehen.

2. Therapeutische Anaesthesien. Bei Ischialgien, Tenesmen, Tumorschmerzen usw.

3. Geburtshilfliche Anaesthesien.

ζ) Komplikationen

Versager haben bei der Caudalanaesthesie ihre häufigste Ursache darin, daß die Nadel nicht in den Sacralkanal, sondern zwischen der dorsalen Fläche des Kreuzbeins und der Haut vorgeschoben und das Anaestheticum somit subcutan injiziert wurde. Dies ist leicht erkennbar, wenn man während des Einspritzens die Finger der anderen Hand über das Kreuzbein in Höhe der Nadelspitze legt.

Wird nicht genau median eingestochen, dann kann man mit der Nadel ins Rectum gelangen und es kann beim Zurückziehen derselben eine Infektion des Sacralkanals erfolgen.

Die Folgen einer subarachnoidalen oder intravasalen Injektion sind bei der Caudalanaesthesie dieselben, wie bei der Periduralanaesthesie.

Literatur

Adams, R. C., Lundy, J. S., Seldon, T. H.: A technic for continuous caudal anesthesia and analgesia. Surg. Clin. N. Amer. **23**, 1196 (1943).

Aigner, E.: Erfahrungen mit der Periduralanaesthesie, insbesondere in der Bauchchirurgie. Anaesthesist **2**, 21 (1953).

Ansbro, F. P., Latteri, F. S., Bodell, B.: Continuous segmental thoracolumbar epidural block. Curr. Res. Anesth. **32**, 73 (1953).

Bergmeyer, M.: Die therapeutischen Möglichkeiten der extraduralen Spinalanaesthesie. Dtsch. med. Wschr. **1952**, 1403.

Bonica, J. J.: The management of pain. Philadelphia: Lee & Felbiger 1953.

— Peridural block. Analysis of 3637 cases and review. Anesthesiology **18**, 719 (1957).

Bromage, P. R.: Lumbar epidural analgesia for major surgery below the diaphragm. Anaesthesia (Lond.) **7**, 171 (1952).

— Spinal epidural analgesia. Edinburgh: E. & S. Livinstone 1954.

BROMAGE, P. R.: Spread of analgesic solutions in the epidural space and their site of action: A statistical study. Brit. J. Anaesth. **34**, 161 (1962).
— Exaggerated spread of epidural analgesia in arteriosclerotic patients. Brit. med. J. **1962II**, 1634.
— A comparison of the hydrochloride salts of lignocaine and prilocaine for epidural analgesia. Brit. J. Anaesth. **37**, 753 (1965).
— Physiology and pharmacology of epidural analgesia. Anesthesiology **28**, 592 (1967).
— BURFOOT, M. F.: Further studies in the distribution and site of action of extradural local anaesthetic drugs using C^{14} labelled lidocain in dogs. 3rd Congr. Mund. Anaesth., Tom. 1, Sao Paulo 1964, p. 371.
— — PETTIGREW, D. E., CROMWELL, D. E.: Quality of epidural blockade: Influence of physical factors. Brit. J. Anaesth. **36**, 342 (1964).
— JOYAL, A. C., BINNEY, J. C.: Local anaesthetic drugs: Penetration from the spinal extradural space into the neuraxis. Science **140**, 392 (1963).
BRUNNER, C., IKLÉ, A.: Beitrag zur Peridural-Anaesthesie. Schweiz. med. Wschr. **1949**, 799.
BUCHHOLZ, H. W.: Erfahrungen mit der extraduralen Spinalanaesthesie bei 230 operativen Eingriffen im Thoraxbereich. Chirurg **22**, 229 (1951).
— LESSE, K. TH.: Die extradurale Spinalanaesthesie. Chirurg **21**, 202 (1950).
CATHELIN, M. F.: Zit. nach PITKINS, Conduction anesthesia, herausgeg. von J. L. SOUTHWORTH u. R. A. HINGSON. Philadelphia-London-Montreal: Lippincott Company 1946.
CIOCATTO, E.: Über den diagnostischen und therapeutischen Wert der Periduralanaesthesie. Anaesthesist **2**, 25 (1953).
CLELAND, J. G. P.: Continuous peridural and caudal block in obstetrics and surgery with postoperative analgesia. Curr. Res. Anesth. **31**, 289 (1952).
CURBELO, M. M.: Continuous peridural segmental anesthesia by means of a ureteral catheter. Curr. Res. Anesth. **28**, 13 (1949).
DEFALQUE, R. J.: Compared effects of spinal and extradural anesthesia upon the blood pressure. Anesthesiology **23**, 327 (1962).
DENNECKE, K.: Die Periduralanaesthesie in der Chirurgie. Zbl. Chir. **1937**, 130.
DOGLIOTTI, A. M.: Eine neue Methode der regionalen Anaesthesie. Die peridurale Anaesthesie. Zbl. Chir. **1931**, 3141.
— Segmental peridural spinal anesthesia. Amer. J. Surg. **20**, 107 (1933).
ERDEMIR, H. A.: Studies of factors affecting peridural anesthesia. Curr. Res. Anesth. **44**, 400 (1965).
FLOWERS, C. E.: A technic of continuous peridural anesthesia using a blunt needle. Curr. Res. Anesth. **29**, 39 (1950).
FRÉRE, R.: Bedeutung und Möglichkeiten des Periduralraumes für die Anaesthesie, Therapie und Diagnostik. Zbl. Chir. **1950**, 586.
FREY, H. H., SOEHRING, K.: Untersuchungen über die Durchlässigkeit der Dura mater des Hundes für Procain. Arch. exp. Vet.-Med. **8**, 804 (1954).
FOLDES, F. F., DAVIS, D. L.: The spinal fluid concentration of 2-chloroprocain following its administration in man. J. Pharmacol. exp. Ther. **110**, 18 (1954).
GLICK, G., BRAUNWALD, E.: Relative roles of the sympathetic and parasympathetic nervous systems in the reflex control of heart rate. Circulat. Res. **16**, 363 (1965).
GOEPEL, E.: Die Periduralanaesthesie mit der Blutplombe. Zbl. Chir. **1950**, 308.
IKLÉ, A., REICHEN, G.: Die Dauer-Periduralanaesthesie in der Geburtshilfe. Schweiz. med. Wschr. **1951**, 393.
KNIPPER, W.: Die extradurale Spinalanaesthesie als therapeutische Maßnahme in der Urologie. Z. Urol. **1952**, 218.
LÄWEN, A.: Über die Verwertung der Sacralanaesthesie für chirurgische Operationen. Zbl. Chir. **1910**, 708.
LEWIS, B., BARTELS, L.: Caudal anesthesia in genito-urinary surgery. Surg. Gynec. Obstet. **22**, 262 (1916).
LUND, P. C.: Experiences with epidural anesthesia. 7730 cases. Curr. Res. Anest. **40**, 164 (1961).
— Peridural anaesthesia. A review of 10000 administrations. Acta anaesth. scand. **6**, 143 (1962).
— Indications and contraindications for peridural analgesia. I. Intern. Anaesth. Clin. **2**, 3 (1964).
— A correlation of venous blood concentrations and spinal fluid concentration of xylocaine and citanest during peridural analgesia. Acta anaesth. scand., Suppl. 16 (1965).
— Peridural analgesia and anesthesia. Springfield, Ill.: Ch. C. Thomas 1966.
LUNDY, J. S.: High caudal block anesthesia. Surg. Clin. N. Amer. **15**, 127 (1935).
MACINTOSH, R. R.: Epidural space indicator. Anaesthesia (Lond.) **5**, 98 (1950).
— MUSHIN, W. W.: Observations on the epidural space. Anaesthesia (Lond.) **2**, 100 (1947).
MOORE, D. C., BAGDI, P. A., BRIDENBAUGH, P. O., STANDER, H.: The present status of spinal and epidural block. Curr. Res. Anesth. **47**, 40 (1968).
ODOM, C. B.: Epidural anesthesia in resumé and prospect. Curr. Res. Anesth. **19**, 106 (1940).
OTTON, P. E., WILSON, E. J.: Cardiocirculatory effects of upper thoracic epidural analgesia. Canad. Anaesth. Soc. J. **13**, 541 (1966).
PAGES, F.: Anestesia metamerica. Rev. Sanid. milit. (Madrid) **11**, 351, 385 (1921).
PALETTO, A. E.: Peridural anesthesia in thoracoplasty. Curr. Res. Anesth. **31**, 357 (1952).
RUPPERT, H.: Die Lehren aus 1000 Periduralanaesthesien. Zbl. Gynäk. **1950**, 191.
SÄKER, G.: Die Periduralanaesthesie als Therapie beim Ischiassyndrom. Nervenarzt **18**, 323 (1947).
SCOTT, D. B.: Beeinflussungsmöglichkeiten der Toxizität einiger Lokalanaesthetica. Anaesth. u. Wiederbeleb. **2**, 374 (1967).
STEWART, D. M.: Effect of local anesthetics on the cardiovascular system of the dog. Anesthesiology **24**, 620 (1963).
TROTTER, M.: Variations of the sacral canal. Curr. Res. Anaest. **26**, 192 (1947).
UNGEHEUER, E.: Anwendung der Periduralanaesthesie in der Bauchchirurgie. Zbl. Chir. **1952**, 737.
USUBIAGA, J. E.: Transfer of local anesthetics to the subarachnoid space and mechanism of peridural block. Anesthesiology **25**, 752 (1964).
— Epidural pressure and its relation to spread of anesthetic solutions in epidural space. Curr. Res. Anesth. **46**, 440 (1967).
— Effect of thoracic and abdominal pressure changes on the epidural space pressure. Brit. J. Anaesth. **39**, 612 (1967).
WALKER, TH., PEMBLETON, W. E.: Continuous epidural block in the treatment of pancreatitis. Anesthesiology **14**, 33 (1953).
WARD, R. J.: Epidural and subarachnoid anesthesia: Cardiovascular and respiratory effects. J. Amer. med. Ass. **191**, 275 (1965).

11. Die Spinalanaesthesie

H. Bergmann

Bei der Besprechung der Spinalanaesthesie (Lumbalanaesthesie), die 1885 durch Zufall vom experimentierenden Neurologen Corning am Hund und erstmals als beabsichtigte Methode zur operativen Schmerzausschaltung beim Menschen 1898 von Bier ausgeführt worden ist, werden naturgemäß viele Probleme den schon im Kapitel „Extradurale Anaesthesie“ besprochenen gleichen. Die folgenden Ausführungen sollen daher ergänzen und abrunden und auf Besonderheiten hinweisen, die die Spinalanaesthesie von der extraduralen Anaesthesie unterscheiden.

a) Anatomisch-physiologische Vorbemerkungen

α) *Subarachnoidalraum*

Der sog. Subarachnoidalraum befindet sich zwischen den Blättern der Leptomeningen Arachnoidea und Pia und ist nicht mit dem für unsere Zwecke bedeutungslosen capillären Spalt des Cavum subdurale zwischen Dura und Arachnoidea zu verwechseln (Sechzer). Er geht nach cranial zu in die erweiterten Zisternen pontocerbellaris und cerebellomedullaris über und steht mit dem Hirnventrikelsystem in direkter Verbindung (Foramen Magendie, Foramina Luschkae und Monroe). Sein Inhalt setzt sich aus den Wurzelfächern der Spinalnerven, aus dem Ligamentum denticulatum, einer bindegewebigen Aufhängevorrichtung, welche das Rückenmark von der Pia zur Arachnoidea fixiert und die Medulla oblongata damit entlastet und aus dem Liquor cerebrospinalis zusammen.

β) *Liquor cerebrospinalis*

Der Liquor cerebrospinalis stellt einen Teil des interstitiellen Kompartments der extracellulären Flüssigkeit dar, unterscheidet sich allerdings von dieser durch die Konzentration und Art seiner Bestandteile. Er wird zum Großteil durch aktive Sekretion und mittels Diffusionsmechanismen über die Epithelzellen des Plexus chorioideus produziert (= „Blut-Ventrikelschranke“), Wasser gelangt aber auch aus den Gehirncapillaren über die perivasculären Räume als Extracellulärflüssigkeit direkt in den Subarachnoidalraum (= „Blut-Subarachnoidalschranke“).

Die Gesamtmenge der Cerebrospinalflüssigkeit beträgt etwa 110—150 bis zu 200 ml (Wyke) und ist unter normalen Umständen eine konstante Größe, da Produktion und Resorption im Gleichgewicht stehen. Die Umsatzrate liegt bei 0,2%/min, das komplette Volumen wird also alle 10—12 Std erneuert. Neben einer direkten Drainage des Liquors in die ableitenden Lymphgefäße der Perineurien von Hirn- und Spinalnerven findet auch ein hydrostatisch und kolloidosmotisch bedingter Übergang vom Subarachnoidalraum in die venösen Sinus und Plexus des ZNS über die Pacchionischen Granulationen der Arachnoidea statt.

Liquormenge und Liquordruck (Normalwert lumbal beim liegenden Patienten 50—200 mm H_2O) können durch hämodynamische Veränderungen bei Blutverlust, Dehydration oder Auffüllung des Gefäßsystems mit isotonen bzw. hypertonen Lösungen nachhaltig beeinflußt werden. Kardiale und respiratorische Pulsationen machen sich schon physiologischerweise mit kleinen Druckschwankungen bemerkbar, cerebrale Vasodilatation (Hyperkapnie) führt zur Liquordruckerhöhung, Vasoconstriction der Hirngefäße bei Hyperventilation hingegen zur Druckverminderung.

Als Flüssigkeitspolster schützt der Liquor schließlich Hirn und Rückenmark vor mechanischen Traumen. Seine Osmolalität liegt zwischen 257 und 305 mosm/Liter (Goldberg et al.), sein spezifisches Gewicht wird mit 1,006 ± 0,003 (Lee; Macintosh; Morris) angegeben, bedingt damit die Stabilität des ZNS *in situ* und ist im Vergleich zum spezifischen Gewicht des Spinalanaestheticums von wesentlicher Bedeutung.

γ) *Segmentale Hautinnervation*

Die Kenntnis über die segmentale Hautinnervation und über die physiologischen Krümmungen der Wirbelsäule ist von Bedeutung für das richtige Ausmaß einer subarachnoidalen Nervenblockade im Einzelfall. In Abb. 1 ist die Hautnervenverteilung schematisch dargestellt und es sind markante Ebenen herausgehoben. Je nach Höhe der Spinalanaesthesie unterscheidet man in diesem Zusammenhang folgende *Arten von Spinalblockaden:*

1. *Sattelblock* (Reithosenanaesthesie, „saddle block“). Ausschaltung von S_4 und S_5, ausreichend für perianale Eingriffe.

2. *Tiefer Spinalblock.* Obere Grenze L_1, ausreichend für Eingriffe an den unteren Extremitäten und im Bereich des äußeren Genitale (Urologie, Gynäkologie).

3. *Mittlerer Spinalblock.* Obere Grenze D_8, ausreichend für Unterbauchchirurgie und für Eingriffe an Uterus, Prostata, Harnblase und Niere.

4. *Hoher Spinalblock.* Obere Grenze D_5, ausreichend für Oberbauchlaparotomien.

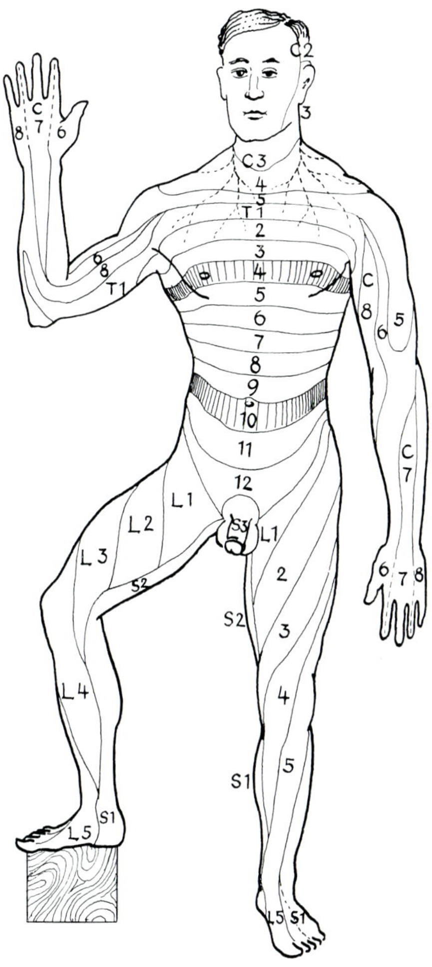

Abb. 1. Segmentale Hautnervenverteilung des Körpers (mit Darstellung markanter und für die Spinalanaesthesie bedeutsamer Ebenen)

b) Zur Spinalanaesthesie verwendete Substanzen

α) *Allgemeine Vorbemerkungen*

Die Wahl eines bestimmten Präparates wird von verschiedenen Faktoren abhängig sein:

1. Örtliche Verträglichkeit (Gewebsirritation, Osmolalität) (SAWINSKI et al.),
2. Latenzzeit (abhängig von der Diffusionskraft bzw. Penetrationsstärke der Substanz),
3. Wirkungsdauer (geht häufig mit dem Grad der Latenzzeit parallel, auch der Abbaumechanismus spielt dabei eine Rolle),
4. Wirkungsstärke,
5. Toxizität.

Die Schwierigkeiten eines exakten Vergleiches der einzelnen zur Spinalanaesthesie verwendbaren Substanzen liegen nun darin, daß Standardvergleichsmethoden beim Menschen fehlen und sich gerade Eigenschaften wie Toxizität und Wirkungsstärke im Tierversuch je nach Species und Applikationsart sehr unterschiedlich verhalten. Trotzdem soll eine grobe Wertung und Einteilung vorgenommen werden. Dieser sei der Hinweis vorangestellt, daß es sich bei den Spinalanaesthetica ihrer chemischen Struktur nach entweder um *Ester* handelt (Procain, 2-Chlorprocain, Tetracain), die im Organismus von der Enzymgruppe der Esterasen (Serum, Leber) rasch hydrolytisch gespalten und abgebaut werden, oder daß chemisch gesehen *Amide* vorliegen (Cinchocain, Lidocain, Mepivacain, Prilocain, Bupivacain), deren Moleküle wesentlich stabiler sind und vorwiegend in der Leber aufgespalten werden können.

β) *Eigenschaften der gebräuchlichsten Präparate*

(s. auch „Pharmakologie der Narkose“, S. 142)

1. Procain (Novocain) (EINHORN, 1905)

Procain ist der Diäthylaminoäthylester der p-Aminobenzoesäure. Es ist das klassische Präparat unter den zur Spinalanaesthesie verwendeten Substanzen, zeigt einen eher langsamen Wirkungseintritt und nur kurze Wirkungsdauer (1 Std) bei geringer Toxizität. Für Zwecke der Spinalanaesthesie liegt es vor allem in Kristallform und in 10%iger Lösung vor und wird mit Liquor aufgelöst (2,5%) oder mit 10% Glucose im Verhältnis 1:2 hyperbar gemischt (3,3%).

2. Chlorprocain (Nesacain) (FOLDES und MCNALL)

2-Chlorprocain unterscheidet sich chemisch vom Procain nur durch die Halogensubstitution im Sechserring (Diäthylaminoäthylester der p-Amino-2-chloro-Benzoesäure) und wurde 1952 erstmalig klinisch auch zur Spinalanaesthesie erprobt. Von allen Spinalanaesthetica hat es die geringste Toxizität, besitzt eine hohe Penetrationskraft und daher auch eine kurze Latenzzeit. Durch die Esterasen des Körpers wird es viermal so rasch abgebaut wie Procain (AVEN und FOLDES), die Wirkungsdauer ist daher sehr kurz und beträgt nur 40—50 min. Zur Spinalanaesthesie wird es in einer 3,3% hyperbaren Lösung, mit 10% Glucose gemischt, verwendet.

3. Tetracain (Pantocain, Amethocain)
(EISLEB, 1927)

Tetracain ist der Diäthylaminoäthylester der p-Butylaminobenzoesäure. Es zeichnet sich vor allem durch seine beträchtliche Wirkungsstärke aus, die etwa zehnmal so groß wie die des Procains ist. Die relative Toxizität des Tetracains ist dabei etwas höher als die des Procains, einer längeren Latenzzeit entspricht auch eine längere Wirkungsdauer bis zu 2 Std. Zur Verwendung bei der Spinalanaesthesie gibt es hypobare (0,1% in 0,3% NaCl), isobare (0,4% in 4,6% Glucose) und hyperbare (0,5% in 6% Glucose oder Kristalle 1% in Liquor gelöst und mit $1^1/_2$ Teilen 10% Glucose gemischt) Lösungen.

4. Cinchocain (Dibucain, Nupercain, Percain)
(MIESCHER, 1925)

Cinchocain ist das Diäthylaminoäthylamid der 2-Butoxy-Cinchoninsäure und das am längsten bekannte Lokalanaestheticum der Amidgruppe. Es besitzt eine lange Latenzzeit, eine lange Wirkungsdauer (2—3 Std), aber auch eine etwas größere relative Toxizität als Tetracain. Als Präparate für die Spinalanaesthesie sind auch hier hypobare (0,066% in 0,45% NaCl), isobare (0,5% in 0,9% NaCl) und hyperbare (0,5% in 6% Glucose) Lösungen bekannt, die allerdings heute keine praktische Bedeutung mehr besitzen.

5. Lidocain (Lignocain, Xylocain) (LÖFGREN, 1948)

Lidocain ist chemisch ein Diäthylamino-2,6-dimethylacetanilid, welches erstmals 1948 klinisch erprobt worden ist (GORDH). Wegen seiner großen Diffusionskraft und kurzen Latenzzeit, seiner im Vergleich zu Procain etwa 2—4fachen Wirkungsstärke, seiner relativ geringen Toxizität (doppelt so groß wie beim Procain, $^1/_{10}$ des Tetracains) und seiner 1—$1^1/_2$stündigen Wirkungsdauer ist es als verläßliches und beliebtes Lokalanaestheticum bekannt geworden (BLANKE und THOREY; HUNTER). Zur Spinalanaesthesie wird es üblicherweise als hyperbare Lösung (5% in 7,5% Glucose) verwendet (ADAMS; BERGMANN, 1963; WALKER; Literaturübersicht bei HOHMANN und bei WIEDLING).

6. Mepivacain (Carbocain, Scandicain)
(AF EKENSTAM et al., 1956)

Mepivacain zählt zu den jüngsten Entwicklungen auf dem Gebiete der Lokalanaesthesie und ist chemisch ein dl-1-Methylpiperidin-2-carbonsäure-2,6-dimethylanilid. Es weist damit strukturelle Ähnlichkeiten sowohl mit Lidocain (Amid, 2,6-Dimethylgruppierung) als auch mit Cocain (Piperidinring) auf und ist der einzige Vertreter mit vasoconstrictorischer Wirkung gegenüber den sonst vasodilatorisch wirkenden Lokalanaesthetica.

Mepivacain wurde erstmals 1956 klinisch angewandt (DHUNER et al.) und zeigt im Vergleich zu Lidocain eine etwas längere Latenzzeit bei deutlich erhöhter Wirkungsdauer ($1^1/_2$—$2^1/_2$ Std), etwa gleiche Wirkungsstärke und gleiche oder etwas geringere Toxizität. Verwendung finden 2—4%-Lösungen, isobar mit Liquor verdünnt oder hyperbar mit 10% Glucose gemischt (DUNN et al.; EL-SHIRBINY et al.; HENSCHEL et al.; LITARCZEK et al.; NOLTE; POE et al.; SADOVE und SANCHEZ; SIKER et al.).

7. Prilocain (Propitocain, Citanest),
(WIEDLING, 1960)

Prilocain ist ein Propylamino-2-methyl-propionanilid und zeigt damit chemisch strukturelle Verwandtschaft mit Lidocain. 1959 in die Anaesthesie eingeführt (ERIKSSON und GORDH), zeigt es im Vergleich zu letzterem bei ebenso raschem Wirkungseintritt die gleiche Wirkungsstärke, eine geringere Toxizität (1,0:0,6) und vor allem eine deutlich verlängerte Wirkungsdauer (2—3 Std). Bisherige Berichte über seine Verwendung in der Spinalanaesthesie liegen von CRANKSHAW und von LUND und CWIK vor. Analog zu Lidocain wird auch hier eine hyperbare Lösung (5% in 7,5% Glucose) vorgezogen. Methämoglobinämie als bekannte Nebenwirkung des Prilocains (ADAMSON und SPOEREL; CRAWFORD; DALY et al; LUND, HJELM und HOLMDAHL; ONJI und TYUMA; SADOVE et al.; SCOTT et al.; SPOEREL et al.) spielt bei der Dosierungsgröße zur Spinalanaesthesie (bis zu 100 mg) keine Rolle.

8. Bupivacain (LAC43, Marcain, Carbostesin)
(AF EKENSTAM et al., 1957)

Über die Verwendung des jüngsten Gliedes in der Entwicklungsreihe der Lokalanaesthetica, des strukturell mit Mepivacain verwandten und lange wirkenden Bupivacains in der Spinalanaesthesie liegen bisher Berichte von EKBLOM und WIDMAN, HEEGE und NOLTE und von SZAPPANYOS vor. 0,75% hyperbares Bupivacain wird mit 1% Tetracain verglichen, ein Unterschied hinsichtlich Latenzzeit und Wirkungsdauer konnte bei beiden gleich toxischen Substanzen nicht gefunden werden. Adrenalinzusatz verlängert jedoch den Effekt von 0,5% Bupivacain bis zu 349 min!

c) Technik der Spinalanaesthesie

α) *Lagerung des Patienten*

Eine der wesentlichsten Voraussetzungen für eine minimale Versager- und Komplikationsquote ist die richtige *Lagerung* des Patienten zur Lumbalpunktion. Beim Sattelblock und bei der Verwendung hypobarer, aufsteigender Lösungen zieht man die *sitzende Position* vor. Der Patient sitzt dabei üblicherweise quer auf dem Operationstisch, die Unterarme werden vor den Körper genommen, die Schultern fallen damit nach vorne, der Kopf ist zur Brust gebeugt. Die Wirbelsäule ist maximal gekrümmt, der interspinale Raum damit möglichst weit. Eine spezielle sitzende Haltung für Schwangere schlägt NEME vor.

Ein Helfer, der den Patienten stützt, soll sowohl bei der sitzenden Position als auch bei der *Seitenlagerung* hinzugezogen werden. Bei dieser lateralen, liegenden Position des Patienten soll der Rücken am Rande des Operationstisches und parallel dazu verlaufen, Schultern und Hüften sollen ohne Verdrehung der Wirbelsäule senkrecht stehen, die Knie maximal an das Abdomen herangezogen und das Kinn an das Sternum gedrückt sein. Damit ist eine optimale Wirbelsäulenkrümmung auch hier erreicht.

Die *Bauchlage* schließlich wird von ASH und von TAYLOR für die Lumbalpunktion auf lumbosacralem Weg vorgeschlagen.

Der desinfizierende *Hautanstrich* soll lateral bis in die mittlere Axillarlinie, nach cranial bis in die Höhe der mittleren Brustwirbelsäule, nach caudal bis gegen das Kreuzbeinende zu reichen. So wie das Punktionsfeld ist auch der Anaesthesist wie zu einer Operation gewaschen und gekleidet und führt die Punktion am besten im Sitzen (Einstichhöhe = Augenhöhe) aus.

β) *Lumbalpunktion*

Das *Instrumentarium* (Abb. 2) muß einschließlich der Ampullen im Autoklaven sterilisiert sein (CARTER et al.; GERLICH et al.; GREENE; LASSNER; MACINTOSH; WHITTET). Jede chemische Kaltsterilisation birgt die Gefahr einer Verunreinigung des Ampulleninhaltes durch Chemikalien in sich, kann damit zu postspinalen neurologischen Schädigungen führen, und muß als Kunstfehler betrachtet werden (BRIDENBAUGH und MOORE; COPE). In jüngster Zeit verfügbare Einmalgeräte zur Spinalanaesthesie lösen dieses Sterilitätsproblem in idealer Weise und sind gerade für kleinere Krankenhäuser sehr zu empfehlen (BRIDENBAUGH et al., 1967).

Die *Einstichstelle* zur Lumbalpunktion wird bei der Standardtechnik in der *Mittellinie* zwischen zwei möglichst gut palpablen Dornfortsätzen unterhalb von L_2 (caudales Rückenmarksende) gewählt. Der *laterale* Zugang zum Subarachnoidalraum, bei dem man 2 cm paramedian einsticht und die Nadel nach medial richtet (ENOLD und BERGMANN; MAXSON; SEDERL) oder in Bauchlage des Patienten den lumbosacralen Weg wählt (ASH; TAYLOR), vermeidet zwar anatomisch bedingte Schwierigkeiten in der Mittellinie (verkalkte Ligamente, Blockwirbelbildung), ist aber trotzdem wenig gebräuchlich. Auch die *transabdominale* Punktionstechnik bei offenem Abdomen (SAKAI und ARIMA) bzw. die „vordere Lumbalanaesthesie" nach OPPOLZER (HAVERS) hat sich nicht durchgesetzt.

Gehen wir nach der *Standardtechnik* vor, so wird zunächst über der Einstichstelle in der Mittellinie eine Hautquaddel mit Lokalanaestheticum gesetzt und eine *Führungskanüle* (HOYT; SISE) bis in das Ligamentum interspinale vorgeschoben. Man verhütet damit die Berührung der Haut mit der Lumbalnadelspitze (Infektion!) und ermöglicht die Verwendung dünner (21—22 G) und dünnster (25—32 G) Punktionsnadeln. Diese kleinen Nadelkaliber (ANTONI; CANN und WYKOFF; FRUMIN; GREENE, 1950; GREENE et al., 1949; KAUFMANN; MAYERS und ROSENBERG; OWEN et al.; ROSENBERG und BERNER; WEAVER; WETCHLER und BRACE) und eine konisch abgerundete Nadelspitze (s. Abb. 2) (CAPPE; CAPPE und DEUTSCH; DEUTSCH; HARALDSON; HART und WHITACRE; LEVY), welche in der Längsrichtung durch die longitudinal gerichteten Durafasern hindurchgestoßen werden soll, sind die Voraussetzungen für eine möglichst kleine Perforationslücke, für nur geringen Liquorverlust und damit für eine minimale Frequenz postspinaler Kopfschmerzen. Auch die von ROSSNER und SCHNEIDER angegebene Injektionstechnik mit ungekrümmtem Rücken und entspannter Dura soll denselben Vorteil mit sich bringen.

Die Lumbalpunktion darf nur dann als einwandfrei gelten, wenn klarer Liquor entweder frei abtropft oder leicht aspiriert werden kann. Bei ganz dünnen Nadeln können allerdings diese Kriterien nicht mehr so eindeutig zur Beurteilung mit herangezogen werden.

Ist der abtropfende Liquor nur anfangs blutig tingiert und wird er rasch klar, so deutet dies auf ein Durchstechen einer periduralen Vene und ist nicht als Gegenargument zur Durchführung der Spinalanaesthesie zu werten. Tropft hingegen reines Blut ab, so liegt die Nadel in einer Vene und eine

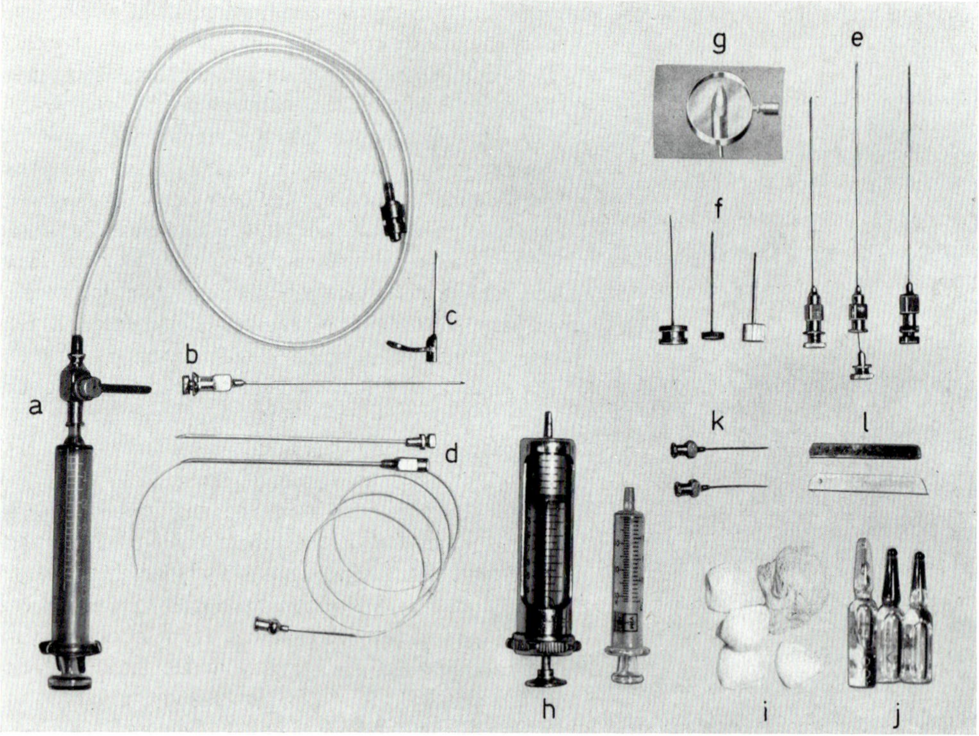

Abb. 2. Instrumentarium zur Spinalanaesthesie. (Sterilisation im Autoklaven, in Kasette griffbereit.) a Glasspritze mit Sperrhahn, Plastikschlauch und Verbindungsstück zur Spinalnadel (kontinuierliche Technik). b Biegsame Nickelnadel zur kontinuierlichen Spinalanaesthesie (nach LEMMON). c Rinnenförmige Führungskanüle zur Verwendung mit b. d TUOHY-Nadel mit Mandrin und bereits durchgeschobenem, subarachnoidal zu legenden Plastikkatheter. e Feine (20—22 G) und feinste (24—26 G) Spinalnadeln. f Führungskanülen (SISE). g Konisch abgerundete Nadelspitze. h Spritzen (10 ml für Lokalanaesthesie, 2 ml Glas für Spinalanaestheticum). i Tupfer. j Ampullen (1% Procain 2×2 ml, 5% Xylocain „schwer" 1×2 ml). k Nadeln (zur Lokalanaesthesie). l Ampullenfeilen

neue Punktion ist angezeigt. Tropft schließlich trotz Rotationsbewegungen der Nadel kein Liquor ab, so ist die Nadel entweder verstopft oder sie liegt überhaupt nicht im Subarachnoidalraum.

γ) Ausbreitung des Anaestheticums im Subarachnoidalraum

Aus der Einbringung des Lokalanaestheticums in ein flüssiges Medium (Liquor) ergeben sich bei der Spinalanaesthesie gewisse Besonderheiten des Ausbreitungsmechanismus: Der Einfluß der *Schwerkraft* wird nicht allein durch die *Lagerung* des Patienten und den Grad der Lendenlordose (Höhe der Injektionsstelle!) sondern auch durch das Verhältnis zwischen den *spezifischen Gewichten* des injizierten Lokalanaestheticums und des Liquors, bezogen auf Wasser von 37° C, bestimmt werden.

Je nachdem, ob die Anaesthesielösung schwerer, ebenso schwer oder leichter als Liquor ist, bezeichnet man sie als *hyper-*, *iso-* oder *hypobar*. Dabei kommt es — und das soll noch einmal betont werden — auf das effektive spezifische Gewicht in situ an. Ist doch die Annahme berechtigt, daß eine Anaesthesielösung von Raumtemperatur, in den Liquor eingebracht, noch vor der Fixierung an die Nervenstrukturen Körpertemperatur erreicht. Bedenkt man nun die Streuung der normalen Liquorgewichte, so ist klar, daß eine „Isobarie" theoretisch zwar möglich sein kann, praktisch jedoch keine sichere Aussage über die Ausbreitung des eingebrachten Anaestheticums mit sich bringt. Berichte über isobare Spinalanaesthesien sind daher selten (HENSCHEL et al.; LOUTHAN et al.). Nur von eindeutigen hyper- oder hypobaren Lösungen läßt sich ihr Verhalten im Subarachnoidalraum mit genügender Exaktheit vorherbestimmen. In *Kopftief-Lagerung* breiten sich schwere Lösungen kopfwärts, leichte sacralwärts aus, in *Kopfhochlage* oder in *sitzender* Stellung sinken hingegen hyperbare Lösungen nach caudal ab und steigen hypobare nach cranial auf.

Ein historisches Beispiel für eine hypobare Lösung ist das sog. „leichte“ Nupercain (0,066% = 1 in 1500, in 0,5% NaCl gelöst) mit einem spezifischen Gewicht von 1,0033 (bei 37° C, bezogen auf Wasser von 37° C). Dasselbe Anaestheticum in 0,5% Lösung (1 in 200, in 6% Glucose gelöst) wird als „schweres“ Nupercain bezeichnet und ist mit seinem spezifischen Gewicht von 1,025 (37° C/37° C) deutlich hyperbar.

Die *Veränderungen des Liquors* durch die injizierte Lösung wird bei der Ausbreitung des Lokalanaestheticums vor allem dann eine Rolle spielen, wenn es sich um große Volumina handelt und diese noch dazu rasch injiziert werden. Muß man sich doch dabei vor Augen halten, daß das gesamte Volumen des Subarachnoidalraumes vom caudalen Ende bis in die Höhe Th6 nur mit etwa 15 bis 20 ml zu veranschlagen ist und bei hypobaren Techniken bis zu 18 ml Lokalanaestheticum injiziert werden. Will man kleine Volumina zur verstärkten Ausbreitung bringen, so wendet man die sog. *Barbotage* an. Man saugt dabei während der Injektion des Lokalanaestheticums wiederholt Liquor an, erzeugt dadurch im ruhigen Flüssigkeitsraum des Liquors Turbulenzströmungen und ruft eine verstärkte Mischung hervor.

Die *Konzentration* der Anaesthesielösung schließlich stellt einen bestimmten Faktor für die Penetrationskraft des Anaestheticums dar. Unbedeutend für die Ausbreitung sind hingegen die Zirkulation des Liquors, eine etwaige Diffusion des Wirkstoffes durch die cerebrospinale Flüssigkeit und die Richtung der eingestochenen Nadel.

δ) Schicksal des Anaestheticums im Subarachnoidalraum

Den heutigen Vorstellungen über die Clearance des Lokalanaestheticums aus der cerebrospinalen Flüssigkeit liegt die Erkenntnis zugrunde, daß die Wirkstoffkonzentration im Liquor unmittelbar nach der Injektion hoch ansteigt, innerhalb von 15—30 min rasch abfällt und dann asymptotisch ausläuft (Lund und Cwik).

Der rasche initiale „Verlust“ erklärt sich weder durch craniale Diffusionsvorgänge mit Exkretion des Anaestheticums über die Pacchionischen Granulationen noch durch einen enzymatisch-hydrolytischen Abbau des Wirkstoffes im Liquor selbst oder durch eine Drainage des Lokalanaestheticums über die schon beschriebenen ableitenden perineuralen Lymphgefäße der Spinalnerven (nur 0,03 Vol.-% in der ersten Stunde). Der Großteil des Anaesthesiemittels wird vielmehr rasch von den dichten Venenplexus der weichen Hirnhäute absorbiert und unverändert oder in Form von Abbauprodukten über Niere, Leber und auch über den Plexus chorioideus (wieder in den Liquor) ausgeschieden.

Die Fixierung des Lokalanaestheticums an das Nervengewebe und die zugehörigen Bindegewebsstrukturen findet innerhalb der ersten 10—15 min statt. Extreme Lagerungen der Patienten sind daher in dieser Zeit zu vermeiden. Die Aufnahme des Wirkstoffes in die nervösen Strukturen führt je nach Konzentration des Anaestheticums und nach der Faserdicke der Nerven zur selektiven oder totalen Unterbrechung der Reizleitung. Nervenfasergruppen lassen sich in A- (α bis δ), B- und marklose C-Fasern mit abnehmenden Durchmessern von 20—0,5 μ einteilen (Gasser und Erlanger; Heinbecker et al. 1932 und 1934), die Reihenfolge der gezielten Ausschaltung der einzelnen Empfindungsqualitäten führt von den empfindlichsten autonomen Fasern mit zunehmender Wirkstoffkonzentration zur Blockierung von Kälte, Wärme, Schmerz, Berührung, Druck und schließlich motorischer und propriozeptiver (Phantomgefühl!) Fasern (Arrowood und Sarnoff; Ehrenberg; Greene 1958, 1963; de Jong und Cullen; Prevoznik und Eckenhoff). Die Aufnahme des Anaestheticums im Nervengewebe ist aber ebenso wie eine gewisse Durchdringung der Dura nach außen zu gering, um wesentlich zum steilen initialen Abfall der Konzentrationskurve beitragen zu können.

ε) Wahl und Dosierung des Anaestheticums

In der Tabelle wird ein schematischer Überblick über die Dosierung gebräuchlicher Lokalanaesthetica zur Spinalanaesthesie gegeben. Die Beschränkung auf hyperbare Lösungen entspricht der Tatsache, daß diese klinisch im allgemeinen aus schon angeführten Gründen vorgezogen werden.

Der Patient wird dabei für die Anlegung eines Sattelblocks aufgesetzt, für einen tiefen Spinalblock (bis L_1) horizontal gelagert, für mittlere Anaesthesiehöhen bis Th_8 in etwa 5° und für eine hohe Spinalanaesthesie bis Th_5 in 10° Kopftieflagerung gebracht. Diese Lage soll je nach Penetrationskraft des Wirkstoffes 10—15 min beibehalten werden; im Anschluß an die in dieser Zeit erfolgte Fixierung des Lokalanaestheticums an die Nervenwurzeln kann man den Patienten in jede gewünschte Lage bringen.

Die erreichte Anaesthesiehöhe ist durch Schmerz- oder Kältereiz (Äther) zu testen, die Grenze der motorischen Blockade liegt etwa 1—2 Segmente tiefer und die des sympathischen Blocks 1—2 Segmente höher als die so getestete Ausdehnung der sensorischen Anaesthesie (GREENE, 1958; WALTS et al.).

Zwei Standardtechniken für *hypobare Spinalanaesthesien* mit leichtem Nupercain (0,066% = 1 in 1500, in 0,5% NaCl gelöst) seien der Vollständigkeit halber und aus historischen Gründen noch erwähnt: Es handelt sich einmal um die Methode nach HOWARD JONES (1930), bei der die Ausbreitung des Anaestheticums bei lateraler horizontaler Position des Patienten auf einer Verdrängung des Liquors durch große Volumina von Lokalanaestheticum beruht. Für einen Sattelblock werden 6 ml, für einen tiefen 8 ml, für einen mittleren 12 ml und für einen hohen Spinalblock 15 ml „leichtes" Nupercain verwendet. Zum andern sei die Methode nach ETHERINGTON-WILSON angeführt. Die gewünschte Anaesthesiehöhe wird hier beim sitzenden Patienten dadurch erreicht, daß dieser während des Aufsteigens der Anaesthesielösung im Subarachnoidalraum eine nach der Länge der Wirbelsäule zu errechnende Zahl von Sekunden sitzenbleiben muß.

Vasopressorenzusatz zum Spinalanaestheticum, seit BRAUN sowie BIER und DÖNITZ bekannt, verlangsamt ebenso wie eine Durchblutungsminderung (Blutdruckabfall, Gefäßsklerose) die Resorption des Wirkstoffes aus dem Subarachnoidalraum und steigert damit die Wirkungsdauer der Spinalanaesthesie. *Ephedrin* in einer Dosierung von 50 mg zeigt diesbezüglich noch am wenigsten (BONICA et al.; POTTER und WHITACRE; SERGENT und DRIPPS), dem *Adrenalin* (0,2—0,5 mg) wird eine Wirkungsverlängerung um 50% nachgesagt (ADRIANI; BRAY et al.; CONVERSE et al.; EGBERT und DEAS; HOMEYER et al.; MOORE et al.; PITKIN; PRICKETT et al.; ROMBERGER; WU et al.), *Phenylephrin* (Neosynephrin) 1,5—2,0 mg verdoppelt sogar den Effekt der Anaesthesie (BONICA et al.; BROCKMEYER und MCGOWAN; CRAWFORD und AUSHERMAN; LABARTINO et al.; MEAGHER et al.; MOORE und BRIDENBAUGH; SERGENT und DRIPPS; WU et al.).

Da jedoch die Gefahr einer ischämischen Rükkenmarkslaesion durchaus gegeben ist, sei vor der Anwendung von Vasopressorenzusätzen zum Spinalanaestheticum gewarnt.

d) Sonderformen der Spinalanaesthesie

α) „Totale Spinalanaesthesie"

Die Methode der „totalen Spinalanaesthesie", welche besser als totale Sympathicusblockade bezeichnet werden sollte, geht historisch bis in die Anfänge des 20. Jahrhunderts zurück (VEHRS, KOSTER und LE FILLIATRE zit. bei GILLIES, 1952, 1953 und bei PITKIN). Sie wurde von GILLIES (1951) bewußt und konsequent nicht nur zur Schmerzausschaltung sondern vor allem auch als Frühmethode der künstlichen Blutdrucksenkung angegeben und den Ganglienblockern gegenübergestellt. Der Wirkungsmechanismus dieser Methode beruht auf der konzentrationsabhängigen Blockierbarkeit der verschieden dicken Nervenfasern, ihr Effekt ergibt sich aus einer Ausschaltung aller vasoconstrictorisch wirksamen, präganglionär sympathischen Wurzelfasern durch subarachnoidale Applikation etwa von 150—200 mg Procain, die in 4—5 ml Liquor gelöst werden. Der Patient wird in steile Kopftieflagerung gebracht, neben der eigentlichen Spinalanaesthesie resultiert eine Blutdrucksenkung, die allen Anforderungen für ein blutleeres Operieren gerecht wird.

β) Die kontinuierliche Spinalanaesthesie

Die zeitliche Begrenzung der Wirkungsdauer einer einfachen Spinalanaesthesie und die Schwierigkeit, mit einer Einzeldosis weder unter- noch überzudosieren, führten zur Methode der „kontinuierlichen" Spinalanaesthesie. LEMMON führte 1940 dazu erstmals eine *biegsame Nickel-Spinalnadel* mit Hilfe einer besonderen rinnenförmigen Führungskanüle subarachnoidal ein und ließ die Nadel während der ganzen Operation liegen (LEMMON und PASCHAL, 1941, 1942). Der Patient lag auf einer Spezialmatratze, welche eine Ausnehmung für die Nadel besaß und als Auflage für den Operationstisch diente. Die Nadel ist durch einen Schlauch von bestimmter Länge und Dicke mit der das Anaestheticum enthaltenden Spritze verbunden, man kann sich daher sowohl vorsichtig an die richtige Anfangsdosis herantasten als auch bei abklingender Wirkung jeweils nachspritzen. 1945 modifizierte TUOHY diese Technik und verwendete anstelle der biegsamen Nadel einen Ureterenkatheter, den er 4—5 cm tief durch eine eigens dafür angegebene dicke Nadel mit seitlicher Öffnung in den Subarachnoidalraum einführte. Die Matratze wird damit überflüssig, die Möglichkeit des Herausfallens der Nickelnadel aus dem Liquorraum während der Operation fällt weg. Trotzdem bleibt die Problematik von Versagern auch bei der Kathetertechnik bestehen (DRIPPS).

Die Initialdosis des Anaestheticums entspricht etwa den in der Tabelle gemachten Angaben, kann

Tabelle. *Dosierung gebräuchlicher Lokalanaesthetica zur Spinalanaesthesie*

Art des Lokalanaestheticums		Art der Spinalanaesthesie			
		Sattelblock (S_4—S_5)	Tiefer Block (bis L_1)	Mittlerer Block (bis D_8)	Hoher Block (bis D_5)
Procain (Novocain)	mit Liquorzusatz → 2,5%	50 mg = 0,5 mg Lösung +1,5 ml Liquor = 2,0 ml	80 mg = 0,8 ml Lösung +2,4 ml Liquor = 3,2 ml	100 mg = 1,0 ml Lösung +3,0 ml Liquor = 4,0 ml	150 mg = 1,5 ml Lösung +4,5 ml Liquor = 6,0 ml
10% Lösung	mit 10% Glucose → 3,3%	+1,0 ml Glucose = 1,5 ml	+1,6 ml Glucose = 2,4 ml	+2,0 ml Glucose = 3,0 ml	+3,0 ml Glucose = 4,5 ml
Chlorprocain (Nesacain)	in 10% Glucose → 3,3% (100 mg in 3 ml)	50 mg = 1,5 ml	~65 mg = 2,0 ml	~80 mg = 2,5 ml	100 mg = 3,0 ml
Tetracain (Pantocain) Kristalle	1% in Liquor gelöst mit 1 1/2 Teilen 10% Glucose gemischt (s. G. 1013)	6 mg = 0,6 ml Lösung +0,9 ml Glucose = 1,5 ml	10—12 mg = 1,0—1,2 ml Lösung +1,5—1,8 ml Glucose = 2,5—3,0 ml	12—14 mg = 1,2—1,4 ml Lösung +1,8—2,1 ml Glucose = 3,0—3,5 ml	14—16 mg = 1,4—1,6 ml Lösung +2,1—2,4 ml Glucose = 3,5—4,0 ml
Cinchocain (Nupercain) „schwer"	0,5% (1 in 200) in 6% Glucose (s. G. 1025)	3 mg = 0,6 ml	5 mg = 1,0 ml	6—8 mg = 1,2—1,6 ml	9—10 mg = 1,8—2,0 ml
Lidocain (Xylocain) „schwer"	5,0% in 7,5% Glucose (s. G. 1030—1035)	50 mg = 1,0 ml	60 mg = 1,2 ml	65—70 mg = 1,3—1,4 ml	70—80 mg = 1,4—1,6 ml
Mepivacain (Carbocain)	4,0% in 7,5% Glucose (s. G. 1035)	40 mg = 1,0 ml	48—52 mg = 1,2—1,3 ml	52—56 mg = 1,3—1,4 ml	56—64 mg = 1,4—1,6 ml
Prilocain (Citanest)	5,0% in 7,5% Glucose (s. G. 1030—1035)	50 mg = 1,0 ml	60—70 mg = 1,2—1,4 ml	70—80 mg = 1,4—1,6 ml	80—100 mg = 1,6—2,0 ml

bei dieser kontinuierlichen Methode jedoch genauer den jeweiligen Erfordernissen angepaßt werden (UNDERWOOD). Die Ergänzungsdosen sind je nach Lokalanaestheticum in Abständen von $^3/_4$—$1^1/_2$ Std zu injizieren und betragen etwa $^1/_2$—$^1/_3$ der ersten Dosis (BERGMANN). Trotz all dieser Vorteile wird die kontinuierliche Technik nur wenig angewandt. Dies erklärt sich aus der relativen technischen Kompliziertheit der Methode, aus ihrer gelegentlich höheren Komplikationsfrequenz und Versagerquote (Dislozierung von Nadel oder Katheter, dicke Nadel, traumatische Schäden im Subarachnoidalraum, permanente neurologische Läsionen) und auch aus der allgemein herabgesetzten Indikationsbreite zur Spinalanaesthesie.

γ) Die „unilaterale" Spinalanaesthesie („Hemianalgesie")

Diese Methode wird in dem Bestreben angewandt, bei seitenbeschränkten Operationen (z. B. Niere, Leistenhernie, untere Extremität) nach Möglichkeit nur die betroffene Seite schmerzunempfindlich zu machen und daraus den Vorteil eines weniger eingreifenden Anaesthesieverfahrens zu ziehen. Die Seitenlage des Patienten während und nach der Injektion des Spinalanaestheticums ist daher die grundlegende Voraussetzung für ein Gelingen dieser Technik. Werden hypobare Lösungen verwendet (LUND und CAMERON; LUND und RUMBALL; PHILIPPIDES; SNYDER), muß die Operationsseite oben liegen, bei der Injektion hyperbarer Lösungen (EL-HAKIM et al.; HARDER; TANASICHUK et al.) schaut die kranke Seite nach unten.

In dieser Position wird nun eine etwas (10 bis 20%) reduzierte „Normdosis" (Tabelle) langsam und ohne Turbulenz injiziert, wobei man zweckmäßig eine Nadel mit seitlicher Öffnung (WHITACRE), nach der gewünschten Richtung gedreht, verwendet. Der Blutdruckabfall ist in etwa $^2/_3$ der Fälle geringer und tritt langsamer auf als bei normaler Technik, da bei gleicher Anaesthesiehöhe weniger vasoconstrictorische Fasern ausgeschaltet werden. Risikopatienten werden naturgemäß davon am meisten profitieren.

e) Komplikationen der Spinalanaesthesie

α) Postspinaler Kopfschmerz

Kopfschmerzen nach einer Spinalanaesthesie lassen sich selten einmal als Folge eines *erhöhten Liquordruckes* bei meningealer Irritation erklären (HARRIS; MAXSON). Osmotherapie mit 250 ml Mannit 20%, Harnstoff 30% oder Glucose 30% i.v. und Magnesiumsulfat rectal können in diesen Fällen Hilfe bringen.

Als typische *Ursache* der weitaus überwiegenden Zahl postspinaler Kopfschmerzen kann jedoch ein *Liquordruckabfall* angenommen werden. Diese Druckminderung kommt durch den Liquorverlust nach der Lumbalpunktion zustande, dessen Ausmaß die Häufigkeit und den Grad der Beschwerden bestimmt (ALPERS; EVANS; GREENE, 1926; NELSON). Die Punktionslücke in der Dura kann viele Tage offenbleiben, die Größe des Defektes und die Elastizität der Dura (Alter!) spielen dabei eine ausschlaggebende Rolle. Bei absinkendem Liquordruck und damit nachlassender Aufhängekraft des ZNS werden Meningen, Tentorium und Gefäße als schmerzempfindliche Partien gedehnt, die dadurch entstehenden Schmerzen übertragen sich auf dem Weg über Hirn- und obere Cervicalnerven auf die vordere und hintere Kopfhälfte.

Klinisch unterscheidet sich der echte postspinale Kopfschmerz von einer etwa sonst üblichen „unspezifischen" Cephalea des Patienten: der ursächlichen Liquordruckminderung entsprechend, werden die typischen Schmerzen beim Aufsetzen oder Aufstehen schlechter und bessern sich beim Liegen, beim Queckenstedtschen Versuch und nach abdomineller Kompression. In der Literatur wird der Begriff des „postspinalen Kopfschmerzes" uneinheitlich beurteilt und ausgelegt. Dies erklärt zusammen mit der Vielzahl unterschiedlicher Techniken der Spinalanaesthesie die großen Schwankungen der angegebenen *Häufigkeit* solcher Komplikationen zwischen 0 und 72% (CANN und WYKOFF; DRIPPS und VANDAM; FRANKSSON und GORDH; GRADY et al.; GREENE, 1950; MYERS und ROSENBERG).

Unter den *Verhütungsmaßnahmen* des postspinalen Kopfschmerzes steht die Verwendung möglichst dünner Nadeln mit konisch abgerundeter Spitze im Vordergrund (Abb. 2g). Eine konisch-atraumatische 20G-Nadel erzeugt nämlich eine Dura-Punktionslücke von etwa derselben Größe wie eine 23- oder 24G-Nadel ohne eine solche speziell geformte Spitze (LEVY). Als weitere prophylaktische Maßnahmen werden eine streng aseptische Punktionstechnik, 24stündige Flach- oder leichte Kopftieflagerung nach der Operation, die epidurale Applikation von 20 ml isotoner NaCl-Lösung oder eines Eigenblutkoagulums (OZDIL und POWELL), unmittelbar beim Zurückziehen der Nadel nach der Lumbalpunktion injiziert, die Vermeidung jeglicher prä- und postoperativen

Dehydration und die psychische Ruhigstellung des Patienten angegeben.

Sind postspinale Kopfschmerzen jedoch einmal vorhanden, so wird man *therapeutisch* mit Flachlagerung und Analgetika allein nicht immer auskommen. Alle weiteren Behandlungsmöglichkeiten müssen darauf abzielen, die Duralücke zu verkleinern und den Liquordruck zu erhöhen. Dies erreicht man durch subarachnoidale (neuerliche Duraperforation!) oder besser epidurale Injektion (ev. Dauerkatheter) (MORRIS) von isotoner NaCl-Lösung (BAAR; KAPLAN und ARROWOOD; MCCORD et al.; MOORE; RICE und DABBS; USUBIAGA et al.) oder von Plasmaexpandern (Haemaccel) (EICHLER). Ferner wird die orale und i.v. Zufuhr großer isotoner Flüssigkeitsmengen sowie die Gabe von Vasodilatantien (5% Alkohol: DEUTSCH; Nicotinsäure: KRUEGER et al.; Stellatumblock: KAMP) angegeben, wodurch es zur vermehrten Produktion von interstitieller Flüssigkeit und damit auch von Liquor (bessere Durchblutung des Plexus chorioideus) kommt. Schließlich steigert auch die Anlegung von abdominellen Bandagen den Venendruck und damit den Druck der cerebrospinalen Flüssigkeit.

β) Neurologische Komplikationen

1. Abducensparese

Unter den möglichen Hirnnervenläsionen nach Spinalanaesthesie ist dies die häufigste Komplikation (0,3—0,5%). Die Symptome treten mit einer Latenzzeit von 3—21 Tagen auf und zeigen innerhalb des ersten Monats eine spontane Remissionstendenz von 50%. In 25% aller Fälle sind beide Seiten betroffen, mit einer operativen Korrektur als ultima ratio soll man wegen der Möglichkeit einer Spätremission mindestens 2 Jahre warten.

Die Schädigung läßt sich als Folge einer Dehnung des Nervus abducens durch verminderten Liquordruck erklären. Diesem Entstehungsmechanismus entsprechend, sind Prophylaxe und Therapie mit den Verhütungs- und Behandlungsmaßnahmen des postspinalen Kopfschmerzes identisch.

2. Traumatische Schäden nach Lumbalpunktion

Die einfachste Form der Punktionsschäden stellen *Rückenschmerzen* dar, welche durch eine Traumatisierung der Ligamente oder Bandscheiben bei Verwendung dicker Punktionsnadeln verursacht werden und mit einer Häufigkeit von 1—3% vorkommen. Als Verletzungsfolge periduraler Gefäße kann es ferner zu *epiduralen Hämatomen* kommen, die etwa auch zu Druckschädigungen des Rückenmarkes und zu Lähmungen führen können. Schließlich können durch die Nadelspitze selbst *Nervenfasern* oder *Rückenmark direkt verletzt* werden, was zu vorübergehenden Paraesthesien, persistierenden Gefühlsstörungen oder auch zur partiellen Paralyse führen kann.

Eine möglichst atraumatische Punktionstechnik ist die beste Verhütungsmethode all dieser Komplikationen: man soll sorgfältig und nicht rüde punktieren, wiederholte Stichkanäle vermeiden, auf Paraesthesien achten, bei stärkerer Blutung aus einem periduralen Venenplexus keinen neuen Punktionsversuch in einem anderen Segment durchführen (Patienten, die unter Antikoagulantien stehen, sollten von spinaler und epiduraler Anaesthesie ausgeschlossen werden) und die stärker traumatisierende kontinuierliche Technik nur streng indiziert und technisch einwandfrei anwenden.

3. Meningitis

Zur akuten *bakteriellen Infektion* der Hirnhäute kommt es in der Regel bei einer nicht aseptisch durchgeführten Punktion des Subarachnoidalraumes. Meist wird es sich um gram-negative Keime (Bakt. pyocyaneum) handeln, die auf Antibiotica gut ansprechen. Behandlungsresistente chronische Formen sind jedoch ebenfalls bekannt, bei denen der Verdacht auf eine Virusinfektion ausgesprochen wurde. Als Verhütungsmaßnahmen sind die aseptischen Kautelen bei der Lumbalpunktion und insbesondere die Verwendung von Führungskanülen und die Sterilisierung des Instrumentariums einschließlich der Ampullen im Autoklaven zu nennen.

4. Chronische adhäsive Arachnoiditis

Die gefürchtetste neurologische Komplikation der Spinalanaesthesie sind *permanente Lähmungen*. Einzelfälle solch schwerer Läsionen werden immer wieder beschrieben, eine allgemeine Häufigkeitsfrequenz läßt sich jedoch daraus nicht ableiten, da es auch große und größte Serien ohne derartige Komplikationen gibt (DRIPPS und VANDAM; GREENE, 1961; PHILLIPS et al.).

Pathologisch anatomisch liegt dem klinischen Bild einer solchen Schädigung eine constrictive, durch Adhäsionen zwischen den Hirnhäuten bedingte und mit gekammerten Liquorcysten einhergehende Verdickung der Arachnoidea zugrunde. Spielt sich dieses Geschehen im unteren Endabschnitt der Wirbelsäule ab, so bezeichnet man es als „Cauda equina-Syndrom“. Naturgemäß kommt es als Folge der chronischen Arachnoiditis auch zur

Strangulation von Nervenwurzeln und Gefäßen. Die ischaemisch-degenerativen und die mechanischen Folgen schrumpfender Membranen und komprimierender Cysten der Arachnoidea auf das Rückenmark werden als aszendierende Myelitis, transversale Myelitis oder Meningomyelitis bezeichnet.

Ursächlich wird dabei vor allem ein *toxisch* irritierender Effekt des Lokalanaestheticums selbst bzw. dessen Lösungs- oder Konservierungsmittels (hohe Konzentration, niedriges pH) auf die Meningen und nervösen Strukturen angeschuldigt. Auch eine *chemisch* bedingte Reizwirkung durch Spuren von antiseptischen Lösungen (Kaltsterilisation der Ampullen) (Nicholson und Eversole; Searles und Nowill), von Detergentien (Reinigung des Instrumentariums), von Talkum (Einstauben der Handschuhe) oder von Metallionen (Metallspritzen) kann schwere Lähmungserscheinungen nach sich ziehen. Weitere kausale Faktoren sieht man in der Exacerbation präexistenter neurologischer Erkrankungen und in einer möglichen Virusinfektion. Schließlich muß man bei Lähmungen nach Spinalanaesthesie auch an eine rein *vasculäre* Ursache denken, wie dies bei der Epiduralanaesthesie beschrieben worden ist (Davies et al.). Pathogenetisch kann dabei eine Thrombose (Blutdruckabfall-Stase-arteriosklerotische Gefäßsituation) oder ein Spasmus (Vasopressorenzusatz zum Spinalanaestheticum) der a. spinalis ant. zugrundegelegt werden.

Wie selten auch solche neurologische Dauerschäden vorkommen mögen, so soll die potentielle Gefahr allein, so schwere und irreversible Zustandsbilder hervorrufen zu können, Mahnung genug sein, Spinalanaesthesien immer nur lege artis und indiziert anzuwenden.

γ) Blutdruckabfall

Nach den heutigen Anschauungen spielen für die *Pathogenese* des Blutdruckabfalles bei der Spinalanaesthesie folgende Faktoren eine Rolle:

1. *Fortfall akzessorischer Pumpen des Niederdrucksystems* (ruhige Atmung bei partieller Intercostalparalyse, muskuläre Relaxation, bei offenem Abdomen zusätzlicher Ausfall des erhöhten intraabdominellen Druckes durch das inspiratorisch tieferwandernde Zwerchfell), wodurch es zur Verminderung des venösen Rückstromes und zur *Herabsetzung des Schlagvolumens* kommt.

2. Blockade der sympathischen Wurzelfasern mit konsekutiver *Vasodilatation* im Bereich der Arteriolen und Versacken des Blutes in das Niederdrucksystem. (Im nicht anaesthesierten Bereich finden jedoch auch vasoconstrictorische Kompensationsmechanismen statt.)

3. Ausschaltung der präganglionären sympathischen Fasern der Nebenniere mit *verminderter Ausschüttung pressorischer Katecholamine.*

Die Beurteilung etwaiger *Auswirkungen* eines Blutdruckabfalles bei Spinalanaesthesie wird sowohl von dessen Ausmaß als auch vom Anaesthesierisiko und von den kardiovasculären Verhältnissen des jeweiligen Patienten abhängen. Stellt man die eben erwähnten pathophysiologischen Grundlagen (Vasodilatation) den Zentralisationsmechanismen beim Schock (Vasoconstriction) gegenüber und hält man sich die dominierende Rolle der Mikrozirkulation bei der Entstehung von hypoxischen Organschäden und Zwischenfällen (Arrhythmien, Coronarverschluß, Herzstillstand) vor Augen, so muß man den blutdrucksenkenden Mechanismus bei der Spinalanaesthesie zweifelsohne günstiger einschätzen.

Trotzdem wird man bestrebt sein müssen, den Einzelfall rechtzeitig vor den Auswirkungen eines zu krassen Druckabfalles zu schützen (Merke: Druckabfall bei Epiduralanaesthesie mit dem der Spinalanaesthesie gleichen Ausmaßes identisch, allerdings langsamere Entwicklung). Unter den *prophylaktischen* und *therapeutischen* Maßnahmen ist heute neben der Sauerstoffzufuhr die *Volumsfüllung* (Plasmaproteinlösung, Plasmaersatzstoffe, Elektrolytlösungen, Autotransfusion durch Anheben der Beine oder leichte Kopftieflagerung) an erster Stelle zu nennen (Underwood et al.). Auch *Vasopressoren* scheinen bei der bestehenden Vasodilatation angezeigt zu sein (Cain und Hamilton; Dripps und Deming; King und Dripps; Li et al.; Munchow et al.; Poe, 1952, 1954; Smessaert und Collins).

δ) Störungen der Respiration

Bei hohem Spinalblock werden die ventralen Äste der thorakalen Rückenmarksnerven, die Nn. intercostales, teilweise mit ausgeschaltet. Dies hat den Funktionsausfall der entsprechenden Mm. intercostales externi (Rippenheber, Inspiration) und interni (Rippensenker, Exspiration) zur Folge. Darüber hinaus muß man bedenken, daß auch die zentralen Chemoreceptoren der Atmung, beeinflußbar von der H-Ionenkonzentration und dem pCO_2 des Liquor cerebrospinalis und an der Oberfläche der oberen Medulla oblongata gelegen, bereits durch schwache Konzentrationen von Lokalanaesthetica funktionsuntüchtig werden können (COMROE). Eine Atemdepression bei hoher Spinalanaesthesie ist also theoretisch sowohl peripher als auch zentral entstanden erklärbar.

In der Praxis wird es jedoch bei ordnungsgemäßer Technik kaum mehr zu wirklich schweren und lebensbedrohlichen Störungen der Respiration kommen. Im Regelfall hat man allerdings bei einem hohen Spinalblock damit zu rechnen, daß zwar die Ruheventilation unbeeinflußt bleiben wird (GREENE et al.; DE JONG; LATTERELL und LUNDY; MOYA und SMITH), das inspiratorische und vor allem das exspiratorische Reservevolumen und die Vitalkapazität jedoch mehr minder deutlich eingeschränkt sein werden (EGBERT et al.; FREUND et al.).

ε) Störungen des Magen-Darmtraktes

Die Spinalanaesthesie verursacht durch Ausschaltung sympathischer Hemmimpulse und konsekutivem Überwiegen der parasympathischen Reizwirkung eine ausgeprägte Tonus- und Motilitätssteigerung des Darmes (GOLDEN und MANN; MARKOWITZ und CAMPBELL). Von dieser Tatsache wird bei der Prophylaxe und Therapie von Darmfunktionsstörungen (postoperative Phase, Ileus) Gebrauch gemacht.

Die gesteigerte Peristaltik wird allerdings auch als einer der ursächlichen Faktoren für das Auftreten von *Nausea und Erbrechen* bei der Spinalanaesthesie angegeben, Störungen, welche durch den Blutdruckabfall selbst, durch Hypoxie, psychische Einflüsse und Irritation des nicht blockierten Vagus bei der Manipulation an den Baucheingeweiden zusätzlich verstärkt oder hervorgerufen werden können. Therapeutisch kommen blutdruckhebende Maßnahmen, Sauerstoffapplikation, Atropin und Antiemetika (z. B. Dehydrobenzperidol mit gleichzeitig neuroleptisch beruhigender, allerdings auch α-adrenergisch blockierender Wirkungskomponente) in Betracht, notfalls muß man zu einer oberflächlichen Allgemeinanaesthesie Zuflucht nehmen.

ζ) Sonstige Störungen

Bei der subarachnoidalen Nervenblockade des lumbosacralen Bereiches kommt es gelegentlich zu einer temporären *Dysfunktion der Harnblase* mit Neigung zur Harnretention (NICHOLSON und EVERSOLE).

Toxische Allgemeinreaktionen, hervorgerufen durch Resorption des Lokalanaestheticums, sind bei der Spinalanaesthesie infolge der geringen Dosis der Wirkstoffe nicht bekannt (vgl. Epiduralanaesthesie: 0,5—2,0%).

f) Indikationen und Kontraindikationen zur Spinalanaesthesie

Wenn man diesem letzten Abschnitt den Indikationsbegriff LASSNERS voranstellt, so müssen als entscheidende Faktoren neben den Erfordernissen des Einzelfalles und der Einsicht in die Besonderheiten der verschiedenen Anaesthesietechniken auch die Fertigkeit des Ausführenden und die Umstände des Ortes und der Zeit mit angeführt werden. In diesem Sinne wird die Spinalanaesthesie als technisch einfaches und nicht aufwendiges Verfahren dem ohne Anaesthesisten Operierenden eine große Hilfe sein können.

Auch in der Ära vor der Einführung der Muskelrelaxantien war es noch relativ einfach, sich bei Unterbauchoperationen für eine Spinalanaesthesie und gegen die Narkose zu entscheiden. Waren doch wesentliche kardiovasculäre Störungen bei der begrenzten Höhe der Leitungsanaesthesie kaum zu erwarten und konnten damit ausgezeichnete Operationsbedingungen (Relaxation, Darmkontraktion, Blutungsminderung) erzielt werden.

Curarisierung und Beatmung bei endotrachealer Intubation haben naturgemäß eine eingreifende Wandlung hervorgerufen und die Indikationsbreite der Spinalanaesthesie deutlich eingeengt. Immer noch lassen sich jedoch eine Reihe von Indikationen, vor allem bei Eingriffen im Unterbauch und an den unteren Extremitäten, herausarbeiten, bei denen die Methoden der Leitungsanaesthesie (Spinal- und Epiduralanaesthesie) selbst im Vergleich zu einer optimalen Narkose vorteilhaft angewendet werden können und Gutes zu leisten imstande sind.

Dies betrifft vor allem dringliche Eingriffe am nicht nüchternen Patienten (Aspirationsgefahr!), Ileus (u. a. auch günstiger Effekt auf die Darmmotilität), Adipositas (schlechter operativer Zugang, bei Narkosen oft hohe Dosierungen erforderlich), schwere, die Grundkrankheit begleitende Schädigungen der Niere, der Leber oder des Stoffwechsels (u. a. geringe Toxizität des Spinalanaestheticums) sowie respiratorische Risikopatienten (Emphysem, Bronchitis, Asthma, Tuberkulose, Erhaltung der Spontanatmung, kurze postanaesthetische Erholungszeit, Verhütung postoperativer Lungenkomplikationen). In der Erkenntnis schließlich, daß alle schädigenden Momente einer Narkose beim alten Patienten mit besonderer Sorgfalt auf ein Minimum reduziert werden müssen, bietet sich auch für diesen Patientenkreis die Spinalanaesthesie als geringste Belastung an (BERGMANN; HÜGIN; SCARBOROUGH) und wird vom kardiovasculären Risikopatienten der Geriatrie gut vertragen.

Auf die *therapeutische* Verwendung der Spinalanaesthesie zur Schmerzbekämpfung und zur Gefäßerweiterung im Bereich der unteren Extremitäten soll hier nicht näher eingegangen werden. Die als Dauertherapie einzig erfolgversprechende kontinuierliche Technik wird nämlich aus verständlichen Gründen (Gefahr von Infektion und Trauma durch den liegenden Dauerkatheter) nur selten für diese Zwecke angewendet (SMITH und REES). Die kontinuierliche Epiduralanaesthesie hingegen scheint sich dafür und auch in der Intensivtherapie postoperativer abdomineller Komplikationen (Schmerzausschaltung, Verbesserung der Respiration, der Darmfunktion und der Nierendurchblutung bei Ileus oder Peritonitis) einer steigenden Beliebtheit zu erfreuen.

Eine *Kontraindikation* zur Spinalanaesthesie wird immer dann zu stellen sein, wenn möglicherweise auftretende Nachteile dieser Technik die daneben bestehenden Vorteile zu übertreffen imstande wären. Überwiegen diese potentiellen Nachteile ganz eindeutig, so ist die Kontraindikation als absolut anzusehen und die Spinalanaesthesie nicht zu empfehlen. Sind die Nachteile durch spezielle Vorsichtsmaßnahmen zu mindern oder auszuschalten, so liegt eine relative Kontraindikation vor. Die Spinalanaesthesie wird dann nur mit Vorbehalt empfohlen werden können, und zwar dort, wo alle Voraussetzungen für die erforderlichen besonderen Vorkehrungen gegeben sind.

Absolut gegen die Durchführung einer Spinalanaesthesie spricht das Vorliegen einer Überempfindlichkeit gegen Lokalanaesthetica, sprechen lokale bakterielle Infektionen der Rückenhaut und manifeste Erkrankungen des Zentralnervensystems. Patienten im Schock bedürfen einer entsprechenden Vorbehandlung, Neigung zu Kopf- oder Rückenschmerzen und Deformitäten der Wirbelsäule (auch eine vorausgegangene Laminektomie) sind als relative Kontraindikationen anzusehen.

Literatur

A. Zeitschriften

ADAMS, B. W.: Lignocaine spinal analgesia in transurethral prostatectomy. Anaesthesia **11**, 297 (1956).

ADAMSON, D. H., SPOEREL, W. E.: Propitocaine — induced methaemoglobinaemia in continuous epidural analgesia. Canad. med. Ass. J. **94**, 658 (1966).

ADRIANI, J.: Intrathecal vasoconstrictors. Intern. Anesth. Clin. **1**, 789 (1963).

ALPERS, B. J.: Lumbar puncture headache. Arch. Neurol. Psychiat. (Chic.) **14**, 806 (1925).

ANTONI, N.: Om lumbalpunktion. Svenska Läk.-Tidn. **20**, 529 (1923).

ARROWOOD, I. G., SARNOFF, S. J.: Differential spinal block; use in the investigation of pain following amputation. Anesthesiology **9**, 614 (1948).

ASH, W. H.: The lateral approach for spinal anesthesia. Anesthesiology **16**, 445 (1955).

AVEN, M. H., FOLDES, F. F.: Chemical kinetics of procaine and 2-chloroprocaine hydrolysis. Science **114**, 206 (1951).

BAAR, G.: New procedure for prevention of spinal puncture headache. Med. Rec. **98**, 598 (1920).

BERGMANN, H.: Erfahrungen mit der kontinuierlichen Spinalanaesthesie. Anaesthesist **2**, 26 (1953).

— Zur Indikation der Spinalanaesthesie in der Alterschirurgie. Anaesthesist **12**, 209 (1963).

BIER, A.: Versuche über die Kokainisierung des Rückenmarkes. Dtsch. Z. Chir. **51**, 361 (1899).

— DÖNITZ, A.: Rückenmarksanaesthesie. Münch. med. Wschr. **1**, 593 (1904).

BLANKE, K., THOREY, W.: Untersuchungen über das neue Lokalanaesthetikum Xylocain. Anaesthesist **3**, 122 (1954).

BONICA, J. J., BACKUP, P. H., PRATT, W. H.: Use of vasoconstrictors to prolong spinal anesthesia. Anesthesiology **12**, 431 (1951).

BRAY, K. E., KATZ, S., ADRIANI, J.: The effects of vasoconstriction upon the duration of spinal anesthesia: A controlled study in man. Anesthesiology **10**, 40 (1949).

BRIDENBAUGH, L. D., MOORE, D. C.: Is heat sterilization of local anesthetic drugs a necessity? J. Amer. med. Ass. **168**, 1334 (1958).

— — DE VRIES, J. C.: Sterile, convenient, economical, disposable spinal anesthesia trays. Factor fantasy? Anesth. Analg. Curr. Res. **46**, 191 (1967).

BROCKMEYER, M. C., McGOWAN, T. S.: Prolonged spinal anesthesia: Use of intrathecal vasoconstrictor substances. Surg. Gynec. Obstet. **88**, 528 (1949).

CAIN, W. E., HAMILTON, W. K.: Central and peripheral venous oxygen saturations during spinal anesthesia. Anesthesiology **27**, 209 (1966).

CANN, J. E., WYKOFF, C. C.: Incidence of headache with use of 27 gauge special needle. Anesthesiology **11**, 294 (1950).

CAPPE, B. E.: Prevention of postspinal headache with a 22 gauge pencil-point needle and adequate hydration. Anesthesiology **39**, 463 (1960).

— DEUTSCH, E. V.: A malleable cone-tip needle for fractional spinal anesthesia. Anesthesiology **14**, 398 (1953).

CARTER, A. B., HERBERT, C. L., DE WALD, W. J., TALLEY, A. W.: Multiple autoclaving of drugs used in spinal anesthesia. Anesthesiology **15**, 450 (1954).

CONVERSE, J. G., LANDMESSER, C. M., HARMEL, M. H.: Concentration of pontocaine hydrochloride in cerebrospinal fluid during spinal anesthesia, and influence of epinephrine in prolonging the sensory anesthetic effect. Anesthesiology **15**, 1 (1954).

COPE, R. W.: Wooley and roe case. Anaesthesia **9**, 249 (1954).

CORNING, J. L.: Spinal anaesthesia and local medication of the cord. N. Y. med. J. **2**, 483 (1885).

CRANKSHAW, T. P.: Citanest (Prilocaine) in spinal analgesia. Acta anaesth. scand., Suppl. **16**, 287 (1965).

CRAWFORD, O. B.: Methaemoglobin in man following the use of prilocaine. Acta anaesth. scand., Suppl. **16**, 183 (1965).

Crawford, O. B., Ausherman, H. M.: Prolonged spinal anesthesia using neo-synephrine-pontocaine. Anesth. Analg. Curr. Res. **29**, 13 (1950).

Daly, D. J., Davenport, J., Newland, M. C.: Methaemoglobinaemia following the use of prilocaine ("citanest"). Brit. J. Anaesth. **36**, 737 (1964).

Davies, A., Solomon, B., Levene, A.: Paraplegia following epidural anaesthesia. Brit. med. J. **1958II**, 654.

Deutsch, E. V.: The treatment of postspinal headache with intravenous ethanol: A preliminary report. Anesthesiology **13**, 496 (1952).

— Small gauge cone-tip spinal needle. Anesthesiology **22**, 122 (1961).

Dhuner, K. G., Oljelund, O., Aagesen, G.: Carbocaine, 1-N-methyl-pipecolic acid 2,6-dimethyl-anilide. A new local anesthetic agent. Acta chir. scand. **112**, 350 (1957).

Dripps, R. D.: A comparison of the malleable needle and catheter technics for continuous spinal anesthesia. N.Y. med. J. **50**, 1595 (1950).

— Deming, M. V.: Evaluation of certain drugs used to maintain blood pressure during spinal anesthesia; comparison of ephedrine, paredrine, pitressin-ephedrine and methedrine in 2500 cases. Surg. Gynec. Obstet. **83**, 312 (1946).

— Vandam, L. D.: Long-term follow-up of patients who received 10,098 spinal anesthetics; failure to discover major neurologic sequelae. J. Amer. med. Ass. **156**, 1486 (1954).

Dunn, R. E., Gee, H. L., Carnes, M. A., Fabian, L. W.: Spinal anaesthesia with mepivacaine hydrochloride. A preliminary report. Anesth. Analg. Curr. Res. **42**, 49 (1963).

Egbert, L. D., Deas, T. C.: Effect of epinephrine upon the duration of spinal anesthesia. Anesthesiology **21**, 345 (1960).

— Tamersoy, K., Deas, T. C.: Pulmonary function during spinal anesthesia. The mechanism of cough depression. Anesthesiology **22**, 882 (1961).

Ehrenberg, L.: Time concentration curve of local anesthetics. Acta chem. scand. **2**, 63 (1948).

Eichler, J.: Liquorersatz bei chronisch subduralem Haematom mit Unterdruck. Anaesthesist **12**, 143 (1963).

Ekblom, L., Widman, B.: LAC-43 and tetracaine in spinal anaesthesia. A controlled clinical study. Acta anaesth. scand., Suppl. **23**, 419 (1966).

Ekenstam, B. af, Egnér, B., Petterson, G.: N-alkyl-pyrrolidine and N-alkylpiperidine carboxylic acid amines. Acta chem. scand. **11**, 1183 (1957).

— — Ulfendahl, L. R., Dhunér, K. G., Oljelund, O.: Trials with carbocaine, a new local anaesthetic drug. Brit. J. Anaesth. **28**, 503 (1956).

El-Hakim, M., El-Sherbiny, A. M., Motaweh, M. M.: Unilateral anaesthesia with mepivacaine. J. Egypt. med. Ass. **47**, 492 (1964).

El-Shirbiny, A. M., Rasheed, M. H., Elmaghraby, A., Motaweh, M.: Experiences with carbocaine in spinal anaesthesia. Report of 20.000 cases. Acta anaesth. scand., Suppl. **23**, 442 (1966).

Enold, P., Bergmann, K. H.: Modifizierte Einstichtechnik der Periduralanaesthesie und deren peridurographische Registrierung. Zbl. Gynäk. **84**, 1211 (1962).

Eriksson, E., Gordh, T.: Clinical trial of a new local anaesthetic. Acta anaesth. scand., Suppl. **2**, 81 (1959).

Etherington-Wilson, W.: Intrathecal nerve root block: Some contributions: A new technique. Anesth. Analg. Curr. Res. **14**, 102 (1935).

Evans, C. H.: Possible complications with spinal anesthesia; their recognition and the measures employed to prevent and to combat them. Amer. J. Surg. **5**, 581 (1928).

Foldes, F. F., McNall, P. G.: 2-chloroprocaine: a new local anesthetic agent. Anesthesiology **13**, 287 (1952).

Franksson, C., Gordh, T.: Headache after spinal anaesthesia and technique for lessening its frequency. Acta chir. scand. **94**, 443 (1946).

Freund, F. G., Bonica, J. J., Ward, R. J., Akamatsu, T. J., Kennedy, W. F.: Ventilatory reserve and level of motor block during high spinal and epidural anesthesia. Anesthesiology **28**, 834 (1967).

Frumin, M. J.: Spinal anesthesia. Using a 32-gauge needle. Anesthesiology **30**, 599 (1969).

Gasser, H. S., Erlanger, J.: Role of fiber size in establishment of nerve block by pressure or cocaine. Amer. J. Physiol. **88**, 581 (1929).

Gerlich, N. A., Nicholes, P. S., Ballinger, C. M.: Heat sterilization of spinal anesthetic ampules. Anesthesiology **19**, 394 (1958).

Gillies, J.: Physiological trespass in anaesthesia. Proc. roy. Soc. Med. **45**, 1 (1952).

— Hypotension induced by subarachnoidal sympathetic blockade. Proc. roy. Soc. Med. **46**, 610 (1953).

Goldberg, N. B., Sawiński, V. J., Goldberg, A. F.: Human cerebrospinal fluid osmolality at 37°C. Anesthesiology **26**, 829 (1965).

Golden, R. F., Mann, F. C.: The effects of drugs used in anesthesiology on the tone and motility of the small intestine. An experimental study. Anesthesiology **4**, 577 (1943).

Gordh, T.: Klininska Erfarenheter met Xylocaine — Ett Mytt lokal Anaesthesicum. Svenska Läk.-Tidn. **45**, 117 (1948).

Grady, R. W., Stough, J. A., Robinson, E. B., Jr.: A survey of spinal anesthesia from 1949 through 1952. Anesthesiology **15**, 310 (1954).

Greene, B. A.: A 26 gauge lumbar puncture needle: Its value in prophylaxis of headache following spinal analgesia for vaginal delivery. Anesthesiology **11**, 464 (1950).

— Goldsmith, M., Lichtig, S.: Prevention of headache after spinal analgesia for vaginal delivery by use of hydration and 24 gauge needle. Amer. J. Obstet. Gynec. **58**, 709 (1949).

Greene, N. M.: Lumbar puncture and the prevention of post puncture headache. J. Amer. med. Ass. **86**, 391 (1926).

— Area of differential block in spinal anesthesia with hyperbaric tetracaine. Anesthesiology **19**, 45 (1958).

— Neurological sequelae of spinal anesthesia. Anesthesiology **22**, 682 (1961).

— Bunker, J. P., Kerr, W. S., Felsinger, J. M. von, Keller, J. W., Beecher, H. K.: Hypotensive spinal anesthesia: Respiratory, metabolic, hepatic, renal and cerebral effect. Ann. Surg. **140**, 641 (1956).

Haraldson, S.: Headache after spinal anesthesia: Experiments with a new spinal needle. Anesthesiology **12**, 321 (1951).

Harder, H. J.: Unilaterale lumbale Spinalanaesthesie mit hyperbarer Lösung. Anaesthesist **8**, 145 (1959).

Hart, J. R., Whitacre, R. J.: Pencil-point needle in prevention of postspinal headache. J. Amer. med. Ass. **147**, 657 (1951).

HAVERS, L.: Bemerkungen zur Mitteilung von MIKIO SAKAI und T. ARIMA: Transabdominale Spinalanaesthesie für Abdominalchirurgie. Anaesthesist **10**, 367 (1961).
HEEGE, G., NOLTE, H.: Die Wirkungszeiten von Bupivacain. Anaesthesist **19**, 190 (1970).
HEINBECKER, P., BISHOP, G. H., O'LEARY, J. L.: Allocation of function to specific fiber types in peripheral nerves. Proc. Soc. exp. biol. (N.Y.) **30**, 314 (1932).
— — — Analysis of sensation in terms of nerve impulse. Arch. Neurol. Psychiat. (Chic.) **31**, 34 (1934).
HENSCHEL, E. O., REMUS, C. J., MUSTAFA, K., JAKOBY, J. J.: Isobaric mepivacaine in spinal anesthesia. Anesth. Analg. Curr. Res. **46**, 475 (1967).
HJELM, M., HOLMDAHL, M. H.: Clinical chemistry of prilocaine and clinical evaluation of methaemoglobinaemia induced by this agent. Acta anaesth. scand., Suppl. **16**, 161 (1965).
HOHMANN, G.: Erfahrungen mit Xylocain in der Spinalanaesthesie. Anaesthesist **4**, 48 (1955).
HOMEYER, W., MINTZ, S., ADRIANI, J.: The effects upon duration of spinal anesthesia of combining non-anesthetic substances with the agent. Anesthesiology **13**, 231 (1952).
HOYT, R.: Apparatus for withdrawing spinal fluid without postpuncture reaction. J. Amer. med. Ass. **78**, 428 (1922).
HÜGIN, W.: Fragen der Anaesthesie bei Operationen an Greisen. Langenbecks Arch. klin. Chir. **287**, 162 (1957).
HUNTER, A. R.: The toxicity of xylocaine. Brit. J. Anaesth. **23**, 153 (1951).
JONES, W. H.: Spinal analgesia — A new method and a new drug — percaine. Brit. J. Anaesth. **7**, 99 (1930).
— A new regional and spinal analgesic with special reference to high thoracic nerve root Block and a new technique. Proc. roy. Soc. Med. **32**, 919 (1930).
JONG, R. H. DE: Arterial carbon dioxide and oxygen tensions during spinal block. J. Amer. med. Ass. **191**, 698 (1965).
— CULLEN, S. C.: Theoretical aspects of pain; bizarre pain phenomena during low spinal anesthesia. Anesthesiology **24**, 628 (1963).
KAMP, O.: Über Lumbalanaesthesie und Spätkopfschmerz unter Berücksichtigung der Periduralanaesthesie und der Therapie mit Stellatumblockade. Z. ärztl. Fortbild. **56**, 871 (1962).
KAPLAN, M. S., ARROWOOD, J. G.: The prevention of headache following spinal anesthesia. Anesthesiology **13**, 103 (1952).
KAUFMANN, J.: Spinal anesthesia using 2 inch 25 gauge needle minimizing headache; Report of 1000 cases. Milit. Surg. **107**, 285 (1950).
KING, D., DRIPPS, R. D.: Use of methoxamine for maintenance of circulation during spinal anesthesia. Surg. Gynec. Obstet. **90**, 659 (1950).
KRUEGER, J. E., STOELTING, V. K., GRAF, J. P.: Etiology and treatment of postspinal headaches. Anesthesiology **12**, 477 (1951).
LABARTINO, L., MOJDEHI, E., MAURO, A. L.: Management of hypotension following spinal anesthesia for cesarian section. Anesth. Analg. Curr. Res. **45**, 179 (1966).
LASSNER, J.: Indikation und Technik der Spinal- und Periduralanaesthesie. Anaesthesist **13**, 258 (1964).
LATTERELL, K. E., LUNDY, J. S.: Oxygen and carbon dioxide-content of arterial blood before and during spinal analgesia. Anesthesiology **10**, 677 (1949).
LEMMON, W. T.: A method for continuous spinal anesthesia. A preliminary report. Ann. Surg. **111**, 141 (1940).
LEMMON, W. T., PASCHAL, G. W., JR.: Continuous spinal anesthesia, with observations on first five hundred cases. Penn. med. J. **44**, 975 (1941).
— — Continuous — serial, fractional, controllable, intermittent — spinal anesthesia, with observations on 1,000 cases. Surg. Gynec. Obstet. **74**, 948 (1942).
LEVY, W. H.: A new needle for intrathecal puncture. Anesthesiology **18**, 336 (1957).
LI, T. H., SHIMOSATO, S., ETSTEN, B. E.: Methoxamine and cardiac output in non anesthetized man and during spinal anesthesia. Anesthesiology **26**, 21 (1965).
LITARCZEK, G., FAGARASANU, R., CRISTEA, I., POPESCU, D., DARUCZI, A.: Clinical use of mepivacaine. Experience with 1248 cases. Anesth. Analg. Curr. Res. **47**, 50 (1968).
LOUTHAN, B. W., JONES, J. R., HENSCHEL, E. O., JAKOBY, J.: Isobaric spinal anesthesia for anorectal surgery. Anesth. Analg. Curr. Res. **44**, 742 (1965).
LUND, P. C.: Citanest and methemoglobinemia. Acta anaesth. scand., Suppl. **16**, 189 (1965).
— CAMERON, I. D.: Hypobaric pontocaine: A new technic in spinal anesthesia. Anesthesiology **5**, 565 (1945).
— CWIK, J. C.: Citanest. A clinical and laboratory study. Anesth. Analg. Curr. Res. **44**, 623, 712 (1965).
— RUMBALL, A. C.: Hypobaric pontocaine spinal anesthesia. 1640 consecutive cases. Anesthesiology **8**, 181 (1947).
MARKOWITZ, J., CAMPBELL, W. R.: The relief of experimental ileus by spinal anesthesia. Amer. J. Physiol. **81**, 101 (1927).
MCCORD, J. M., EPPERSON, J. W., JACOBY, J. J.: Headache following spinal anesthesia in obstetrics. Anesth. Analg. Curr. Res. **30**, 354 (1951).
MEAGHER, R. P., MOORE, D. C., DEVRIES, J. C.: Phenylephrine: The most effective potentiator of tetracaine spinal anesthesia. Anesth. Analg. Curr. Res. **45**, 134 (1966).
MOORE, D. C., BRIDENBAUGH, L. D.: Spinal (subarachnoid) block. A review of 11.574 cases. J. Amer. med. Ass. **195**, 907 (1966).
— — BAGDI, P. A., BRIDENBAUGH, P. O., STANDER, H.: The present status of spinal (subarachnoid) and epidural (peridural) block. Anesth. Analg. Curr. Res. **47**, 40 (1968).
MOYA, F., SMITH, B.: Spinal anesthesia for cesarean section. J. Amer. med. Ass. **179**, 609 (1962).
MUNCHOW, O. B., GRANATELLI, A. F., COLLINS, V. J., ROVENSTINE, E. A.: Clinical experiences with metaraminol as a vasopressor agent in spinal anesthesia. Anesthesiology **21**, 471 (1960).
MYERS, L., ROSENBERG, M.: The use of the 26 gauge spinal needle. Anesth. Analg. Curr. Res. **41**, 509 (1962).
NELSON, M. O.: Postpunctural headache; Clinical and experimental study of the causes and prevention. Arch. Derm. Syph. (Berl.) **21**, 615 (1930).
NEME, B.: Spinalanaesthesie in der Schwangerschaft; neue Punktionstechnik. Anaesthesist **15**, 249 (1966).
NICHOLSON, M. J., EVERSOLE, U. H.: Neurologic complications of spinal anesthesia. J. Amer. med. Ass. **132**, 679 (1946).
NOLTE, H.: Die Technik der Lokalanaesthesie. Anaesthesiologie u. Wiederbelebung **14**, 1 (1966).
ONJI, Y., TYUMA, I.: Methaemoglobin formation by a local anesthetic and some related compounds. Acta anaesth. scand., Suppl. **16**, 151 (1965).
OPPOLZER, R.: „Vordere“ Lumbalanaesthesie (L.A.), eine neue Methode zur Prolongation einer L.A. bei Operationen im Unterbauch (Gynäkologische und chirurgische Operationen). Wien. klin. Wschr. **61**, 765 (1949).

OWEN, C. K., OWEN, J. J., SERGENT, W. F., MCGOWAN, J. W.: 26 gauge spinal needles for prevention of spinal headache. Amer. J. Surg. **85**, 98 (1953).

OZDIL, T., POWELL, W. F.: Post lumbar puncture headache: an effective method of prevention. Anesth. Analg. Curr. Res. **44**, 542 (1965).

PHILIPPIDES, N.: Ein vereinfachtes Verfahren der gürtelförmigen, einstellbaren Spinalanaesthesie. Langenbecks Arch. klin. Chir. **189**, 445 (1937).

PHILLIPS, O. C., EBNER, H., NELSON, A. T., BLACK, M. H.: Neurologic complications following spinal anesthesia with lidocaine. A prospective review of 10.440 cases. Anesthesiology **30**, 284 (1969).

PITKIN, G. P.: Controllable spinal anaesthesia. Amer. J. Surg. **5**, 537 (1928).

— A non-oxydizing epinephrine to prolong spinal anesthesia with a subarachnoid capacity control. Anesth. Analg. Curr. Res. **19**, 315 (1940).

POE, M. F.: Use of methoxamine hydrochloride as a pressor agent during spinal analgesia. Anesthesiology **13**, 89 (1952).

— Use of aramine as pressor agent during spinal anesthesia. Anesthesiology **15**, 547 (1954).

— DORNETTE, W. H. L., JOHNSON, C. H.: Clinical observations on the intrathecal use of mepivacaine hydrochloride (carbocaine) in spinal anesthesia. Anesthesiology **23**, 678 (1962).

POTTER, J. K., WHITACRE, R. J.: Pontocaine-dextrose-ephedrine for spinal anesthesia. Anesthesiology **7**, 499 (1946).

PREVOZNIK, S., ECKENHOFF, J. E.: Phantom sensations during spinal anesthesia. Anesthesiology **25**, 767 (1964).

PRICKETT, M. D., GROSS, E. G., CULLEN, S. C.: Spinal anesthesia with solutions of procaine and epinephrine. Anesthesiology **6**, 469 (1945).

RICE, C. G., DABBS, C. H.: The use of peridural and subarachnoid injections of saline solution in the treatment of severe postspinal headache. Anesthesiology **11**, 17 (1950).

ROMBERGER, F. T.: Spinal anesthesia — practical facts and common fallacies — clinical research on prolonged spinal anesthesia using vasoconstrictor adjunctives. Anesth. Analg. Curr. Res. **22**, 252 (1943).

ROSENBERG, M. K., BERNER, G.: Spinal anesthesia in lumbar disc surgery: Review of 200 cases with a case history. Anesth. Analg. Curr. Res. **44**, 419 (1965).

ROSSNER, B. H., SCHNEIDER, M.: The unflexed back and a low incidence of severe spinal headache. Anesthesiology **17**, 288 (1956).

SADOVE, M. S., JOBGEN, E. A., HELLER, F. N., ROSENBERG, R.: Methemoglobinemia — an effect of a new local anesthetic, L-67 (Prilocaine). Acta anaesth. scand., Suppl. **16**, 175 (1965).

— SANCHEZ, J. D.: A clinical appraisal of mepivacaine hydrochloride (Carbocaine) in spinal anesthesia. J. int. Coll. Surg. **39**, 45 (1963).

SAKAI, M., ARIMA, T.: Transabdominale Spinalanaesthesie für Abdominalchirurgie. Anaesthesist **10**, 56 (1961).

SAWINSKI, V. J., GOLDBERG, A. F., GOLDBERG, N. B.: Osmolality of spinal anesthetic agents. Anesthesiology **27**, 86 (1966).

SCARBOROUGH, R. A.: Spinal anesthesia from surgeon's standpoint. J. Amer. med. Ass. **168**, 1324 (1958).

SCOTT, D. B., OWEN, J. A., RICHMOND, J.: Methaemoglobinaemia due to prilocaine. Lancet **2**, 728 (1964).

SEARLES, P. W., NOWILL, W. K.: Role of a sterilizing solution in cauda equina syndrome following spinal anesthesia. N.Y. med. J. **50**, 2541 (1950).

SECHZER, P. H.: Subdural space in spinal anesthesia. Anesthesiology **24**, 869 (1963).

SEDERL, J.: Zur Lumbalanaesthesie bei gynäkologischen Operationen. Zbl. Gynäk. **78**, 1763 (1956).

SERGENT, W. F., DRIPPS, R. D.: Attempts to prolong and intensify spinal anesthesia by addition of ephedrine, neosynephrine or epinephrine to pontocaine-glucose solution. Anesthesiology **10**, 260 (1949).

SIKER, E. S., WOLFSON, B., STEWART, W. D., PAVILACK, P., PAPPAS, M. T.: Mepivacaine for spinal anesthesia: Effects of changes in concentration and baricity. Anesth. Analg. Curr. Res. **45**, 191 (1966).

SISE, L. F.: Lumbar puncture technique. Amer. J. Surg. **5**, 577 (1928).

SMESSAERT, A., COLLINS, V. J.: Use of mephentermine as pressor agent during spinal anesthesia. Anesthesiology **16**, 795 (1955).

SMITH, S. M., REES, V. L.: The use of prolonged continuous spinal anesthesia to relieve vasospasm and pain in peripheral embolism. Anesthesiology **9**, 229 (1948).

SNYDER, J. J.: Hypobaric spinal anesthesia: A review of the literature and some clinical observations. Anesthesiology **12**, 301 (1951).

SPOEREL, W. E., ADAMSON, D. H., EBERHARD, R. S.: The significance of methemoglobinaemia induced by prilocaine (Citanest). Canad. Anaesth. Soc. J. **14**, 1 (1967).

SZAPPANYOS, G. G.: The utilization of "Marcaine" (LAC-43) in spinal and epidural anaesthesia. Anaesthesist **18**, 330 (1969).

TANASICHUK, M. A., SCHULTZ, E. A., MATTHEWS, J. H., BERGEN, F. H. VAN: Spinal hemianalgesia: An evaluation of a method, its applicability, and influence on the incidence of hypotension. Anesthesiology **22**, 74 (1961).

TAYLOR, M. D.: Lumbosacral subarachnoid ap. J. Urol. (Baltimore) **43**, 561 (1940).

TUOHY, E. B.: Continuous spinal anesthesia; New method utilizing ureteral catheters. Surg. Clin. N. Amer. **25**, 834 (1945).

UNDERWOOD, P. S., KLEIN, R., HUNTER, P., BALLINGER, C.: Physiologic treatment of hypotension associated with spinal anesthesia. Anesthesiology **28**, 276 (1967).

UNDERWOOD, R. J.: Experiences with continuous spinal anesthesia in physical status group IV patients. Anesth. Analg. Curr. Res. **47**, 18 (1968).

USUBIAGA, J. E., USUBIAGA, L. E., BREA, L. M., GOYENA, R.: Epidural and subarachnoid space pressures and relation to postspinal headache. Anesth. Analg. Curr. Res. **46**, 293 (1967).

WALKER, O.: The potency of lignocaine in spinal anaesthesia. Brit. J. Anaesth. **29**, 512 (1957).

WALTS, L. F., KOEPKE, G., MARGULES, R.: Determination of sensory and motor levels after spinal anesthesia with tetracaine. Anesthesiology **25**, 634 (1964).

WEAVER, D. C.: Techniques for preventing complications during and after spinal anesthesia. Anesth. Analg. Curr. Res. **39**, 141 (1960).

WETCHLER, B. V., BRACE, D. E.: Technique to minimize occurence of headache after lumbar puncture by use of small bore spinal needles. Anesthesiology **16**, 445 (1955).

WHITACRE, R. J.: From an address given before the Anesthesia Section of the Indiana State Medical Association, Indianapolis, Indiana, April 1950.

WHITTET, T. D.: Effect of autoclaving on ampoules of local analgesics. Anaesthesia **9**, 271 (1954)

WIEDLING, S.: Studies on α-n-propylamino-2-methyl-propionanilide. A new local anaesthetic. Acta pharmacol. (Kbh.) **17**, 233 (1960).
— (ed.): Citanest, an international conference. Acta anaesth. scand., Suppl. **16** (1965).
WU, J. J., HARNAGEL, D. C. A., BRIZZEE, K. R., SMITH, S. M.: Neurological effects following intrathecal administration of vasoconstrictor drugs in rhesus monkeys. Anesthesiology **15**, 71 (1954).

B. Bücher

BRAUN, H.: Die örtliche Betäubung, 1. Aufl. Leipzig: J. A. Barth 1905.
COMROE, J. H.: Physiologie der Atmung. (Deutsche Übersetzung von H. A. GERLACH u. H. BODENSTAB.) Stuttgart-New York: F. K. Schattauer 1968.
GREENE, N. M.: Physiology of spinal anesthesia, 2nd ed. Baltimore: Williams & Wilkins 1969.
HARRIS, T. A. B.: The mode of action of anaesthetics. Edinbourgh: F. & S. Livingstone 1951.
LEE, J. A.: A synopsis of anaesthesia, 4th ed. Bristol: J. Wright & Sons Ltd. 1959.
LÖFGREN, N.: Studies on local anaesthetics. Xylocaine. Stockholm: Haeggströms 1948.
MACINTOSH, R. R.: Lumbar puncture and spinal analgesia, 2nd ed. Edinbourgh: E. & S. Livingstone 1957.
MAXSON, L. H.: Spinal anesthesia. Philadelphia: J. B. Lippincott Comp. 1938.
MOORE, D.: Complications of regional anesthesia. Springfield, Ill.: Ch. C. Thomas Publ. 1955.
MORRIS, D. D. B.: Spinal and epidural analgesia (Chap. XLI u. XLII), in: WYLIE, W. D., and H. C. CHURCHILL-DAVIDSON, A practice of anaesthesia. London: Lloyd-Luke (Medical Books) Ltd. 1960.
WYKE, B. D.: Principles of general neurophysiology relating to anaesthesia and surgery. London: Butterworth & Co. (Publ.) Ltd. 1960.

12. Adjuvantien der Anaesthesie

a) Die Lagerung des Patienten und ihre Wirkung auf vitale Funktionen

W. HÜGIN

Bei gesunden, wachen Personen kommen bei Lagewechsel sofort Kompensationsmechanismen in gang, welche die hydrostatischen und hämodynamischen Veränderungen so gut ausgleichen, daß die Vitalfunktionen adäquat bleiben. Jedoch schon nach etwas längerem Sitzen oder Liegen kann es vorkommen, daß ein plötzliches Aufrichten zu Schwarzwerden vor den Augen führt, und es vergehen einige Sekunden bis der Blutdruck kompensatorisch steigt. Das dürfte auf einer Reduktion von Überträgersubstanzen des autonomen Nervensystems beruhen, die erst wieder gebildet oder freigesetzt werden müssen. In einem solchen Fall dürfte das Perfusionsvolumen des Carotisgebietes für kurze Zeit beachtlich reduziert sein. Bei Menschen, die eine prompte Regulation aufweisen, kommt es beim Aufstehen aus der sitzenden Stellung augenblicklich zu einem Pulsfrequenzanstieg und zu einem „leichten Frequenzhochdruck", schnell gefolgt von einer adäquaten Gefäßkontraktion in anderen Körperregionen, so daß sich die Durchblutung des Carotisgebietes nicht, oder nur unmerklich, ändert. Auch bei längerem Stillstehen kann bekanntermaßen bei sonst gesunden Personen eine vorübergehende Dekompensation mit *orthostatischem Kollaps* auftreten. Letztlich führen aber alle Extreme der Lagerung, selbst bei jungen und gesunden Personen, mit der Zeit zu einer unerträglichen Belastung von Atmung und Kreislauf. *Der Anaesthesierte erweist sich in dieser Hinsicht viel empfindlicher, ja machtlos*, denn die Leistungen des Vasomotorenzentrums und des Myokards sind reduziert und der Tonus der Gefäße und der Skeletmuskulatur mehr oder weniger vermindert. Die einzige Lage, die der allgemein gesunde Mensch in Narkose längere Zeit und ohne größere Störungen erträgt, ist die *horizontale*. Bei gewissen Organveränderungen kann eine *mäßige Aufrichtung des Oberkörpers* die Spontanatmung in Narkose begünstigen und nach großen Blutverlusten ist eine *geringgradige Kopftieflagerung* für die Zirkulation vorteilhaft. Abgesehen davon darf man sagen, daß der Narkotisierte in jedem Fall von plötzlichem Lagewechsel und bei extremen Lagerungen sehr bald der Gefahr einer Atem- oder Kreislaufinsuffizienz ausgesetzt ist. Die Empfindlichkeit geht mit der Narkosetiefe bzw. mit der Ausdehnung einer rückenmarksnahen Lokalanaesthesie annähernd parallel, mit anderen Worten: bei oberflächlicher Narkose oder eng begrenzter Lokalanaesthesie ist die Gefährdung durch Lagerung weit geringer als bei tiefer bzw. ausgedehnter Anaesthesie, mit ihren erheblichen Hemmwirkungen auf Kreislauf und Atemregulationen.

Der Chirurg wünscht begreiflicherweise den Patienten so zu lagern, daß *der Zugang zum Operationsgebiet möglichst erleichtert wird*, und das führte in der Operationslehre früherer Zeiten zu extremen, nicht selten zu grotesken Situationen. Andererseits gehört es zu den Aufgaben des

Anaesthesisten, auf die Gefahren aufmerksam zu machen und Lagerungsextreme möglichst zu mildern. Dem kommen Verbesserungen der Anaesthesiemethoden entgegen, vor allem die heutigen Möglichkeiten der Muskelrelaxation, die z. B. eine starke Kopftief- oder Trendelenburg-Lage unnötig machen. Natürlich kommt es dabei zu einem *Interessenkonflikt* der beiden Beteiligten, den man durch Verständnis und möglichstes Entgegenkommen beider Seiten lösen muß. Der Anaesthesist muß sich bewußt sein, daß die Erleichterung der Operation eine seiner vornehmen Aufgaben ist, der Chirurg andererseits muß daran denken, daß seine Bequemlichkeit zum Schaden des Patienten sein kann.

Ungünstige Lagerungen wirken meistens auf den Kreislauf und die Atmung zugleich, obwohl primär das eine oder andere Organsystem mehr betroffen sein mag. Die Reaktionen bestehen vornehmlich in Hypotension, Tachykardie, schlechter peripherer Zirkulation, Verkleinerung des Atemzugvolumens und Tachypnoe. Stoffwechselmäßig tritt als Folge meist eine gemischte respiratorische und metabole Acidose auf.

Mit extremen Lagerungen geht auch immer eine größere Gefahr von *Nerven- und Hautdruckschäden* einher; es kann zu *Hirndruck* kommen und die Vermeidung von *Augenschäden* kann schwieriger sein. Der Regulationsmechanismus der Lungenventilation, der normalerweise über eine Anpassungsfähigkeit in sehr weiten Grenzen verfügt, verliert diese Fähigkeit mit zunehmender Narkosetiefe, je nach Wirksubstanz mehr oder weniger stark. So findet man beispielsweise unter Halothan oder Cyclopropan im Kreisatmer und Spontanatmung schon bei Rückenlage einen *Anstieg der Kohlensäurespannung des Blutes*, die auf die Dauer gefährliche Werte erreichen kann, während dasselbe bei sonst gleichen Umständen in Äthernarkose wahrschienlich nicht eintritt. Die spontane Lungenventilation wird, abgesehen von der besonders atemdepressorischen Wirkung einzelner Anaesthetica, hauptsächlich reduziert, wenn das Zwerchfell bei stärkerer *Kopftieflage* durch das Gewicht der Abdominalorgane, bei intra-abdominellen Eingriffen durch Retraktoren oder Ausstopfung mit Tüchern hochgedrückt wird. Nicht selten kommt noch eine Kreislaufkomponente infolge *Behinderung der Vena porta-* und Vena cava-Zirkulation hinzu.

In der Regel darf man annehmen, daß das Zwerchfell bis zu etwa 15° Kopftieflage noch in seiner normalen Position bleibt; bei etwa 30° Kopftieflage ist demgegenüber bereits mit einer merklichen Einschränkung der Ventilation durch Zwerchfellhochstand zu rechnen, die von Narkotisierten nicht mehr kompensiert werden kann. Ähnlich verhält es sich bei der „*Steinschnittlage*“, vor allem bei Adipösen, und wenn eine Rolle unterlegt oder ein sog. „Nierenbänkchen“ hochgestellt ist, kann das Atemzugvolumen beachtlich vermindert sein.

In *Bauchlage* findet man je nach Konstitution und Unterlegung mit Kissen und Rollen eine wenig bis stark verminderte Lungenventilation. Zu den *Knie-Ellenbogen-* (Mekkalage) und *Jack-Knife-Lagerungen* läßt sich anführen, daß je nach Sorgfalt und Körperbau die Atmung mehr oder weniger behindert sein kann, und daß dabei ein Druck auf das Abdomen auch den *venösen Zustrom zur Vena cava* behindern kann. Eine *viel größere operative Blutung* kann die Folge sein.

In allen genannten Fällen ist überdies zu berücksichtigen, daß nicht allein die Atemvolumina reduziert werden, sondern daß es gleichzeitig zu *Störungen der Gasverteilung* in den Lungen kommt. Unter dieser Veränderung leidet vorwiegend die Sauerstoffspannung des Blutes.

Die Thoraxexkursionen können bei *Rückenlage* durch das Gewicht übermäßig vieler Abdecktücher, darauf gelegter Instrumente, vor allem aber durch sich abstützende Assistenten behindert werden. Auf diese Möglichkeit ist bei kleinen Patienten besonders zu achten und der gutgemeinte Schutz gegen Abkühlung durch Einwickeln in Tücher kann sich auf die Lungenventilation ungünstig auswirken.

Die erwähnten Einschränkungen der Atmung können zum Glück durch *künstliche Beatmung* weitgehend ausgeglichen werden, außer bei Extremen der Lagerung. Man wird aber gut daran tun, die Effektivität der Beatmung durch Volumeter und durch gelegentliche Messung der exspiratorischen CO_2-Konzentration und der Blutgase zu verifizieren. Im Falle von lagebedingten Kreislaufstörungen hat der Anaesthesist hingegen keine Möglichkeit direkt einzugreifen. Veränderungen in diesem Funktionssystem beruhen vorwiegend auf der Gravitation, d. h. auf hydrostatischen Verschiebungen infolge eines *insuffizienten Vasomotorentonus* der abhängigen Partien.

Schon beim Gesunden ändert sich bei Lagewechsel die *Durchblutung einzelner Lungenabschnitte* deutlich in dem Sinn, daß bei vertikaler Körperstellung die Oberlappen weniger, in horizontaler Stellung hingegen etwa gleich stark perfundiert werden wie die Unterlappen. Bei Thoracotomien in Seitenlage wirkt es sich glücklich aus, daß die obere Lunge, die zeitweise schlecht belüftet werden kann, auch weniger perfundiert wird.

Am meisten Sorgen bereitet dem Anaesthesisten die *Kopfhochlage*, und es ist eine sehr berechtigte Frage, ob man auf diese nicht grundsätzlich verzichten könnte. In der Tat ist die *sitzende Stellung* nach allgemeiner Ansicht nur bei Eingriffen in der Hinterhaupthöhle unentbehrlich, für kürzere Zeiten auch bei der Luftencephalographie. Eine geringgradige Kopfhochlagerung von etwa 15—30° wird demgegenüber öfter gewünscht und kann ohne Bedenken aufrecht erhalten werden, vorausgesetzt, daß der arterielle Blutdruck entsprechend hoch ist. Genauere Angaben dazu fehlen leider in der Literatur. Der Autor hat sich bisher mit gutem Resultat an die Regel gehalten, daß bei Kopfhochlage der am Oberarm nach Riva-Rocci gemessene systolische Blutdruck mindestens soviele mm Hg über 70 sein soll wie die Kopfmitte cm über der Horizontalen steht (angenommen die Blutdruckmanschette befindet sich auf Höhe des Herzens).

Wenn man in dieser Weise gewissen Wünschen des Operateurs entgegen kommen kann, darf man andererseits feststellen, daß an vielen Kliniken die Kopfhochlage praktisch ganz verschwunden ist, wo man früher glaubte, darauf nicht verzichten zu können.

Es bleiben aber noch Fälle, wie die Eingriffe in der fossa occipitalis, die bei sitzender Stellung *besondere Maßnahmen* erfordern. Ideal wäre es, diese Patienten in einem speziellen Bad zu operieren, wobei das Wasser bis zu den Brustwarzen reichen müßte. Dadurch würde der hydrostatische Effekt ausgeglichen. Praktisch behilft man sich mit *elastischem Einbinden der ganzen Beine*, oder noch besser, mit einem *„anti-g-suit“*. Darunter versteht man eine doppelwandige Hose, die bis zur unteren Thoraxapertur reicht und mit Luft aufgepumpt werden kann. Sie wird von Fliegern getragen, die bei Sturzflügen Gravitationskräften ausgesetzt sind, welche das Blut in die Beine verlagern, wobei es zu Hirnischämie und Bewußtlosigkeit kommen kann. Der Anzug wird in einem solchen Fall automatisch aufgepumpt und verhindert durch den gleichmäßigen Druck auf die untere Körperhälfte ein zu starkes Versacken des Blutes.

Beim reduzierten Vasomotorentonus, während der Narkose und sitzender Stellung, bewirkt schon die normale Gravitationskraft etwas ähnliches wie die Schleuderkraft im Sturzflug, und entsprechend kann ein schwach geblähtes „anti-g-suit“ eine übermäßige Blutansammlung in der unteren Körperhälfte zuungunsten des Gehirns verhüten.

Ein praktisch wichtiger, weil gefährlicher, Lageeffekt ist ferner das *Vena-cava-Syndrom der hohen Gravidität* (supine hypotensive syndrom), das auch bei sehr großen Ovarcysten beobachtet worden ist. In den letzten Wochen der Gravidität kommt es in flacher Rückenlage zur Kompression der Vena cava inferior mit vermindertem Rückfluß zum Herzen und bisweilen zu akutem, starkem Blutdruckabfall. Eine Wendung um 15—45° nach der linken Seite behebt den Kollaps schlagartig. Auf diese Möglichkeit muß man vor allem bei der Sectio caesarea achten, und zwar bei Narkose oder rückenmarksnaher Anaesthesie. Meistens wissen die Patientinnen, welche Lage sie nicht ertragen und korrigieren sie, solange sie nicht anaesthesiert sind, durch Anziehen der Beine, was die Lendenlordose ausgleicht und die Spannung der Bauchdecken vermindert, ferner durch seitliche Lage. Sobald aber die Patientin in Narkose bewußtlos wird bzw. erschlafft, kann es akut zum Verschluß der Vena cava inferior und Blutdrucksturz kommen. Es ist anzuraten die Frauen zum Kaiserschnitt halb auf die linke Seite zu lagern.

Alle erwähnten Mechanismen, die zu einer respiratorischen oder zirkulatorischen Insuffizienz führen können, bewirken das um so mehr und um so stärker, wenn am entsprechenden Organsystem ein pathologischer Zustand vorbesteht bzw. wenn ein größerer Blutverlust hinzukommt. Bei Horizontallage kann man nach einem Verlust von ca. 20% des zirkulierenden Blutvolumens meist nur leichte Schockzeichen wahrnehmen. Sie werden augenblicklich akzentuiert, wenn man jetzt den Oberkörper um 45° aufrichtet; man hat dieses Phänomen im „Tilt-Test“ zur Schätzung des Blutdefizits zu benützen versucht und z.B. angegeben, daß bei einer Pulsfrequenzzunahme von 30/min mit 10 bis 14 ml, beim Erscheinen von stärkeren Schockzeichen mit 14—20 ml Blutdefizit pro kg KG zu rechnen sei (Bay).

Die Sorgfalt, mit der wir den Anaesthesierten vor Lageschädigungen bewahren, muß sich selbstverständlich auch auf die *postoperative Zeit* erstrecken, so lange, bis die Wirkungen der Anaesthetica abgeklungen sind. Fehler werden nicht selten beim *Zurückführen einer besonderen Lagerung zur Horizontallage* gemacht, sowie beim *Umlagern vom Operationstisch ins Bett* oder auf einen Krankenwagen.

Nachdem beispielsweise die Beine längere Zeit hochgelagert waren (Steinschnittlage), kann es beim unvermittelten Flachlagern zu einer deutlichen Blutdrucksenkung kommen, weil jetzt eine Menge Blut (bis zu etwa 600 ml) in die sich dilatierenden Gefäße der Beine fließt, die dem Zentrum verloren geht. Diese Reaktion wird besonders ausgeprägt sein, wenn es bis dahin zu einem Blutvolumsdefizit gekommen ist. Es ist vorsichtig, die Rücklagerung der Beine in die Horizontale schrittweise vorzunehmen und zur schnellen Transfusion von Blut oder Infusion eines Expanders bereit zu sein.

Das Heben des Patienten vom Operationstisch und Umlagern ins Bett oder auf einen Wagen ist oft mühsam und erfordert — soll es sorgfältig geschehen — mehrere Hilfspersonen. Der Anaesthesist gehört grundsätzlich dazu, außer wenn geschulte Leute vorhanden sind, auf die man sich verlassen kann und die den Patienten am Schluß der Anaesthesie übernehmen können.

Bei diesem Umlagern sollte der Patient in der Horizontalen bleiben. Verschiedenenorts hat man sich praktische Erleichterungen ausgedacht, wie beispielsweise die in England sehr verbreitete Operationsbahre. Sie besteht aus einem waschbaren Bahrentuch, in das zwei Holme leicht eingeführt werden können. Die Holme werden durch zwei einfache Streben auseinandergehalten. Diese Bahre paßt auf einen Transportwagen mit hebbaren Seitengittern und der Möglichkeit der Kopftieflagerung. Die Narkose wird auf dem Wagen eingeleitet, dann die Bahre mit dem Patienten auf den Operationstisch gehoben. Die Holme werden herausgezogen und der Patient bleibt auf dem Bahrentuch. Am Schluß der Operation werden die Holme eingesteckt, verstrebt, und der Patient wieder auf seinem Bahrentuch liegend auf einen Wagen oder ins Bett gehoben.

Eine andere praktische Einrichtung sind zwei breite Gurte, die quer über den Operationstisch gelegt werden, ungefähr dort, wo die Schultern und das Gesäß hinkommen. Zwei kräftige Leute können am Schluß der Operation an diesen Gurten ziehend den Patienten relativ leicht vom Operationstisch wegheben, wenn noch eine Person den Kopf, eine andere die Füße hält.

Literatur

BRODGEN, W., HOWARTH, S., SHARPEN-SCHAFER, E. P.: Postural changes in the peripheral blood flow of normal subjects with observation on vaso-vagalfaintingreactions as a result of tilting, the lordotic posture, pregnancy and spinal anesthesia. Clin. Sci. **9**, 79—90 (1950).

CAPPE, B. E., SUSKS, S. N.: Infenios vena cava syndrome in late pregnancy. Anaesth. J. Obstet. Gynaec. **79**, 162 (1960).

CLEMEN, G.: Blutungsvermindernde Maßnahmen bei Operation im Bereich der Lendenwirbelsäule. Anaesthesist **11**, 78, 80 (1962).

COLLINS, V. J.: Anesthesiology. Philadelphia: Lea & Febiger 1952.

— The physiology of posture chapte. Principles of anaesthesiology, p. 143—155. London 1966.

COMROE, J. H., JR.: The lung. Chicago: The Year Book Publishers 1955.

DAVIS, J. O., SHOCK, N. W.: The effect of body position and reference level on the determination of venous and right auricular pressure. Amer. J. med. Sci. **218**, 281—290 (1949).

DREW, J. H., DRIPPS, R. D., COMROE, J. H.: Clinical studies on morphine: II. The effect of morphine upon the circulation of man and upon the circulation and respiratory responses to tilting. Anesthesiology **7**, 44—61 (1946).

EGGERS, G. W. N., DE GROOT, W. J., TANNER, G. R., LEONARD, J. J.: Hemodynamic changes associated with various surgical position. J. Amer. med. Ass. **185**, 1 (1963).

GORDH, T.: Postural circulatory and respiratory changes during ether and intravenous anesthesia. Acta chir. scand. **92** (Suppl., 102 (1945).

GUNTHEROTH, W. G., ABEL, F. L., MULLINS, G. L.: The effect of Trendelenburg's position on blood pressure and carotid flow. Surg. Gynec. Obstet. **119**, 345—348 (1964).

HAMILTON, W. F., MORGAN, A. B.: Mechanism of the postural reduction in vital capacity in relation to orthopnea and storage of blood in the lungs. Amer. J. Physiol. **99**, 526—533 (1932).

OXON, H.: Postural hypotension in pregnancy. Canad. med. Ass. J. **83**, 436 (1960).

ROBERTSON, Y. D., SWAN, A. A.: Effect of anaesthetics on caroreceptors reflexes Quost. J. exp. Physiol. **43**, 113 (1957).

RUSHMER, R. F.: Effects of posture in cardiovascular dynamics. Philadelphia: Saunders 1961.

SCOTT, D. B., LEES, M. M., TYLOR, S. H.: Some effects of the Trendelenburg position during anaesthesia. Brit. J. Anaesth. **38**, 114—174 (1966).

SLOCUM, H. C., HOEFLICH, E. A., ALLEN, C. R.: Circulatory and respiratory distress from extreme positions on the operating table. Surg. Gynec. Obstet. **84**, 1051 (1947).

STEPHEN, C. R.: The influence of posture on mechanics of respiration and vital capacity. Anesthesiology **9**, 134—140 (1948).

WEST, J. B.: Distribution of blood and gas in the normal lungs. Brit. med. Bull. **19**, 53 (1963).

WILKINS, R. W., BRADLEY, S. E., FRIEDLAND, C. K.: The acute circulatory effects of the head-down position (Negative G) in normal man: with a note on some measures designed to relieve cranial congestion in this position. J. clin. Invest. **29**, 940—949 (1950).

WOOD-SMITH: Drugs in anesthetic practice. Butterworths 1968.

b) Überwachungseinrichtungen

H. Oehmig

Narkosemittel und deren Adjuvantien beeinflussen die Lebensvorgänge im menschlichen Organismus mehr oder weniger stark. Absolute oder relative Überdosierungen können den Verlauf biologischer Größen in gefährlicher Weise verändern. Hinzu kommt die außerordentlich unterschiedliche individuelle Reaktionsweise einzelner Patienten. Es ist wichtig, diese Veränderungen zeitig zu erkennen. Sinnvoll konstruierte Meß- und Überwachungseinrichtungen können hierbei substituierend eingesetzt werden.

α) Meßmethoden

Es gibt heute zahlreiche Methoden und Möglichkeiten, biologische Größen zu bestimmen. Aber viele dieser Methoden, die im Laboratorium gut anwendbar sind, lassen sich nur schwer für den Routinegebrauch im Operationssaal benutzen. Aus der Fülle der verschiedenen Meßmethoden hat sich die Bestimmung folgender Größen im Operationssaal bewährt:

1. Sauerstoff-Konzentration im Narkosegerät,
2. a) CO_2-Konzentration des ausgeatmeten Gasgemisches,
   b) CO_2-Konzentration des eingeatmeten Gasgemisches,
3. Konzentration des Narkosegases,
4. Atemminutenvolumen,
5. a) Pulsfrequenz,
   b) Pulswelle,
6. a) Blutdruck systolisch,
   b) Blutdruck diastolisch,
7. EKG,
8. EEG,
9. Körpertemperatur.

Es handelt sich hierbei um Größen der Atmung, des Kreislaufs, der elektrischen Hirntätigkeit und um Temperaturen. Nachfolgend werden die einzelnen Punkte abgehandelt und die hierfür benutzten Meßgeräte beschrieben.

1. Sauerstoff-Konzentration

In einem halbgeschlossenen Narkose-Kreissystem ist die Sauerstoff-Konzentration bei Verwendung eines Sauerstoff-Lachgas-Gemisches wegen der Rückatmung nicht ohne weiteres vorhersagbar. Die Einstellung der Rotameter sagt zunächst noch nichts über die im System vorhandene Sauerstoff-Konzentration aus. Eine Messung derselben erscheint daher sinnvoll.

Von den zahlreichen Methoden für die Sauerstoffmessung in Gasen hat sich u. a. das rein physikalische Meßprinzip bewährt, das die paramagnetische Eigenschaft des Sauerstoffs ausnutzt. Im paramagnetischen Sauerstoffanalysator *Oxytest* ist ein elektrisch geheizter Widerstandsdraht in einem inhomogenen Magnetfeld angeordnet. Infolge der paramagnetischen Eigenschaft des Sauerstoffs werden die in der Meßküvette befindlichen Sauerstoffmoleküle in dieses Magnetfeld hereingezogen. In der Umgebung des geheizten Widerstandsdrahtes herrscht eine hohe Temperatur. Die dorthin gelangenden Sauerstoffmoleküle verlieren infolge Temperatursteigerung ihre paramagnetische Eigenschaft und werden von den nachfolgenden, noch kalten Sauerstoffmolekülen aus dem Magnetfeld hinausgestoßen. Es kommt hierdurch zu einem sog. „magnetischen Wind", einer Gasströmung, die den geheizten Draht abkühlt. Durch diese Abkühlung wiederum ändert dieser Hitzedraht seinen spezifischen Widerstand. Die Widerstandsänderung kann in einer Meßbrücke bestimmt werden, wobei das in der Brückendiagonale liegende Meßinstrument unmittelbar in Vol.-%-Sauerstoff geeicht werden kann. Zwei Meßbereiche haben sich bewährt: 0—30 Vol.-% und 0—100 Vol.-% O_2.

Die Ansprechzeit liegt bei diesem Gerät bei etwa 25 sec. Dies erscheint schnell genug, um Änderungen der Sauerstoff-Konzentration im Narkoseapparat zu erfassen. Allerdings sind seit vielen Jahren Versuche unternommen worden, einen schnellanzeigenden Sauerstoffanalysator zu schaffen, der ebenfalls auf rein physikalischen Prinzipien beruht. Nach vorliegenden Informationen dürfte ein schnellanzeigender Sauerstoffanalysator auf den Markt kommen, der eine außerordentlich kurze Ansprechbarkeit besitzt: ca. 0,1 sec. Auch dieses Gerät benutzt die paramagnetische Eigenschaft des Sauerstoffs. Mit einem solchen Gerät ist man dann in der Lage, dem tatsächlichen Verlauf der Sauerstoff-Konzentration im Endotrachelatubus während Ein- und Ausatmung zu folgen und somit neben absoluten Konzentrationen auch die Sauerstoffdifferenz zwischen In- und Exspirium zu bestimmen. Bei gleichzeitiger Messung des Atemvolumens könnte so auch eine Bestimmung der Sauerstoffaufnahme fortlaufend durchgeführt werden.

2. Kohlendioxyd-Konzentration

Der Gehalt an CO_2 während Ein- und Ausatmung ist eine andere wichtige Größe, die unmittelbar erkennen läßt, ob der Patient ausreichend beatmet ist. Dies gilt sowohl für Spontanatmung als auch bei Beatmung. Die endexspiratorische CO_2-Konzentration steht in engem Zusammenhang mit dem Atem-Minutenvolumen.

Ein Anstieg der CO_2-Konzentration während der Einatmung, die normalerweise möglichst nahe an Null sein sollte, zeigt sofort, daß die CO_2-Absorber im Narkosesystem nicht voll funktionstüchtig sind.

Eine der gebräuchlichsten Meßmethode beruht auf dem Prinzip der „Infrarot-Absorption". Diese Methode zeichnet sich durch eine hohe Spezifität aus, wobei die Querempfindlichkeiten gegenüber Lachgas, Wasserdampf und Halothan nur sehr gering sind.

Meßprinzip (Abb. 1): Zwei Infrarotstrahlen passieren je eine Küvette und treten in zwei Empfängerkammern (*E*) ein, die mit einer bestimmten

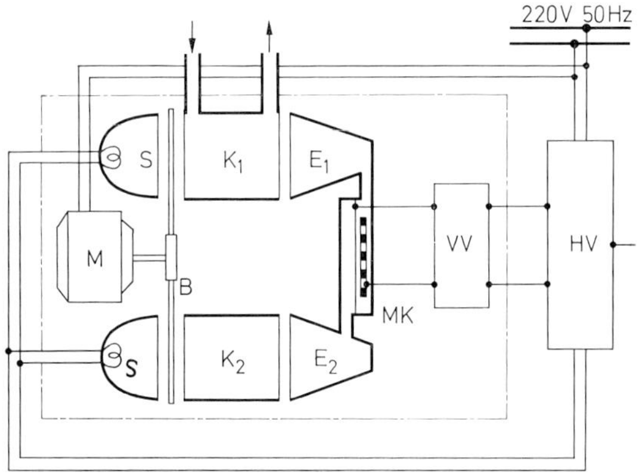

Abb. 1. URAS-M-Prinzip: Zweistrahl-Verfahren. Zwei Infrarotstrahlen gehen von den Strahlern *S* aus, durchsetzen beide Küvetten K_1 und K_2 und gelangen in die Empfängerkammern E_1 und E_2, die mit einer Gasmischung aus CO_2 und einem inerten Gas gefüllt sind. Bei identischen Infrarotstrahlen tritt in beiden Empfängerkammern ein gleichstarker Druckanstieg auf. Dieses Gleichgewicht wird gestört, wenn sich in der Meßküvette K_1 CO_2 befindet. Es kommt zu einer Vor-Absorption, wodurch der Druckanstieg in Empfängerkammer E_1 niedriger ist als in E_2. Die Druckdifferenz wird mit einem Membran-Kondensator gemessen. Sie ist dem CO_2-Gehalt proportional

Konzentration jenes Gases gefüllt sind, das gemessen werden soll. Infolge des spezifischen Effektes der Infrarot-Absorption kommt es in beiden Empfängerkammern zu einem Temperaturanstieg, der sich als Druckanstieg in eben diesen Empfängerkammern bemerkbar macht. Der Druckanstieg in beiden Empfängerkammern wird genau gleich groß sein, sofern nicht im Verlauf einer der beiden Infrarotstrahlen eine Vorabsorption stattfindet.

Bringt man eine Gasprobe in die eigentliche Meßküvette (K_1), kommt es bereits dort zur Infrarot-Absorption, wodurch der betreffende IR-Strahl spezifisch abgeschwächt wird. Dies führt zu einer Druckdifferenz in beiden Empfängerkammern, die proportional dem CO_2-Gehalt in der Meßküvette ist und die leicht bestimmt werden kann. Die Anzeige-Geschwindigkeit ist sehr hoch und hängt im wesentlichen von der Füllungszeit der Meßküvette (0,3 ml) ab. Sie ist in der Größenordnung von 0,1 sec. Wegen dieser hohen Meßgeschwindigkeit ist man mit einem solchen Gerät in der Lage, den Verlauf der CO_2-Konzentration eines jeden einzelnen Atemzuges zu bestimmen, sofern die Gasprobe an der richtigen Stelle und mit der nötigen Absauggeschwindigkeit entnommen wird. Man erhält so den endexspiratorischen und den inspiratorischen CO_2-Wert angezeigt.

Wird diesem Analysator ein elektronischer „Scheitelspannungsmesser" nachgeschaltet (*EIM*-Schaltung = *E*xspiratorische — *I*nspiratorische *M*aximalwert-Schaltung) kann man aus der CO_2-Verlaufskurve den oberen und unteren Scheitelwert (endexspiratorischen und inspiratorischen CO_2-Wert) erhalten. Diese können wiederum von einem „Langsam-Schreiber" als zwei getrennte Kurven registriert werden.

3. Konzentration des Narkosegases

Narkosegase (z. B. N_2O, Halothan, Methoxyfluran) können auf ähnliche Weise wie CO_2 durch Infrarot-Absorption gemessen werden. Besonders bei Halothan-Narkosen kann die Messung der Halothan-Konzentration nützlich sein, da es sich hierbei um ein außerordentlich stark wirksames Mittel handelt. Darüber hinaus kann man mit diesem Meßverfahren, bei Anwendung einer besonderen Methodik, durch Beobachtung des Konzentrationsgleichgewichts zwischen Lungenalveolen und Narkoseapparat (sog. „Isokonz"-Werte) die Narkosetiefe bestimmen.

4. Atemminutenvolumen

Die endexspiratorische CO_2-Konzentration hängt eng mit dem Atemminutenvolumen zusammen. Das Volumen pro Atemzug kann einfach mit einem Volumeter bestimmt werden (Dräger/BOC) (Abb. 2). Das Wright-Respirometer ist einerseits kleiner, andererseits jedoch auch empfindlicher gegenüber mechanischen Einwirkungen (Stöße, Hinfallen), mit diesem Respirometer wird jedoch an der Stelle gemessen, wo man eigentlich messen sollte, nämlich am Tubus, so daß alles Ausgeatmete gemessen wird. Nachteilig wirkt sich jedoch dabei die Totraumvergrößerung aus. Das Dräger-Volumeter ist größer und läßt sich dank seiner Konstruktion auf den Dräger-Narkosegeräten festschrauben, wodurch es am Hinfallen gehindert wird. Darüber hinaus gestattet das Dräger-Volumeter (in Sonderausführung) mittels einer elektrischen Übertragung die Registrierung des Atemvolumens in

Form einer Treppenkurve. Diese Kurve hat einen hohen Informationsgehalt: die Höhe jeder Stufe zeigt das pro Atemzug geatmete Volumen an, die Anzahl der Stufen pro Minute ergibt die Atemfrequenz und die Neigung dieser Treppenkurve gegenüber der X-Achse (Zeitachse) ist ein unmittelbares Maß für das Atemminutenvolumen. Jeweils nach 5 Liter angezeigten Volumens springt die Treppenkurve auf ihren Null-Wert zurück, so daß bei länger dauernder Registrierung eine Sägezahn-Kurve resultiert: jeder Sägezahn bedeutet 5 Liter geatmeten Volumens.

Dies scheint besonders wichtig zu sein für die Überwachung der Lungenventilation während und ganz besonders am Ende einer Anaesthesie: während dieser kritischen Phase beginnt der Patient, seine Spontanatmung wieder aufzunehmen. Diese Phase muß sehr sorgfältig überwacht werden. Mit Hilfe eines AMV-Meßgerätes ist es sehr einfach, das sich allmählich erholende, ansteigende AMV zu beobachten und festzustellen, ob das geatmete AMV für den gerade erwachenden Patienten bereits ausreicht oder nicht. Ist dies der Fall, kann extubiert und der Patient auf seine Station gebracht werden.

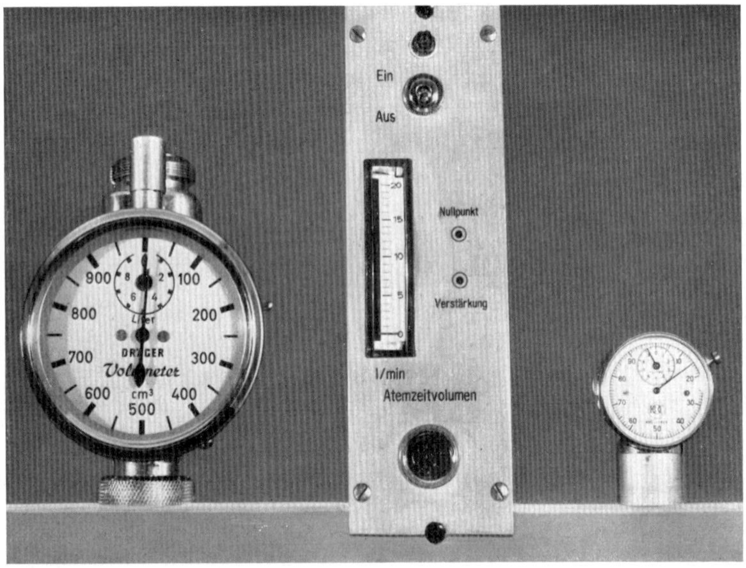

Abb. 2. Atemvolumen-Meßgeräte: Links: Volumeter von DRÄGER; Rechts: Respirometer nach WRIGHT (BOC); Mitte: Elektronischer Kleinrechner, der in Zusammenarbeit mit einem speziellen Dräger-Volumeter Atemzug für Atemzug das extrapolierte Atemminuten-Volumen anzeigt

Durch entsprechende Einstellung des Registrierverstärkers kann nun die Höhe dieser Sägezähne sinnvoll eingestellt werden, z. B. 50 mm. Mithin bedeutet 1 cm Anstieg 1 Liter geatmetes Volumen.

In der praktischen Anaesthesie, während Beatmungs-Narkosen, hat sich das Atemminutenvolumen (AMV) als ein besonders wichtiger Parameter erwiesen. Die Bestimmung des AMV kann am einfachsten mit Hilfe eines Volumeters und einer Stoppuhr erfolgen: man bestimmt während einer bestimmten Zeit, z. B. 30 sec, das geatmete Volumen, multipliziert den gefundenen Wert mit 2 und erhält somit das Atemminutenvolumen. Von seiten der Industrie werden inzwischen Anstrengungen unternommen, das Atemminutenvolumen fortlaufend — d. h. Atemzug für Atemzug — anzuzeigen. Hierdurch ist man von einem Atemzug zum anderen in der Lage, die aktuelle Atemgröße abzulesen und falls nötig zu korrigieren.

5. Pulsfrequenz und Pulswelle

Der periphere Puls und seine Frequenz sollten, wenn immer möglich, an einem Anzeigeinstrument fortlaufend registriert werden. Dies kann entweder durch elektrische Umformung des EKG oder aber der Pulswelle erhalten werden. Die letztere kann entweder mechanisch-elektrisch oder photo-elektrisch abgetastet werden. Das elektrische Signal eines solchen Pulsabnehmers, die Pulswelle, kann besonders sinnfällig auf dem Schirm eines Oscilloskops beobachtet werden, wobei eventuelle Irregularitäten sofort auffallen — sofern man auf das Kardioskop schaut! Die Beobachtung der Pulswelle allein kann jedoch zur Überwachung des Kreislaufs nur mit Einschränkungen benutzt werden: die Höhe der Pulswelle zeigt nämlich nur die *Amplitude* des Blutdruckes an, nicht jedoch dessen absolute Höhe. Außerdem unterliegt die Amplitude der Pulswelle vasomotorischen Einflüssen. Man kann daher sagen, daß die Beobachtung der Pulswelle lediglich eine Vorstellung über die Perfusion peripher gelegener Körperabschnitte (Haut) gibt.

Eine interessante Möglichkeit bietet sich bei Verwendung von *zwei* Integratoren, wobei der eine von der peripheren Pulswelle, der andere jedoch vom zentralen EKG gespeist wird. Tritt eine Differenz der Pulsfrequenz zwischen peripherem und zentralem Puls auf, sprechen wir von Pulsdefizit. Das Auftreten eines solchen und dessen Beobachtung kann im Falle eines drohenden Herzversagens während oder nach einer Narkose von großer Bedeutung sein. Ein allmähliches Verschwinden des Pulsdefizits zeigt die Erholung des Herzens nach erfolgreicher Behandlung fortlaufend an und umgekehrt.

6. Blutdruckmessung

Die Blutdruckmessung stellt auch heute noch ein echtes Problem dar! Es bestehen zwei verschiedene Meßprinzipien: die direkte oder die indirekte Methode. Wenn eine direkte Blutdruck-Messung aus wichtigen Gründen indiziert ist, darf man den Nachteil eines häufigen Arterienverschlusses im Anschluß an eine Kanulierung der Arterie in Kauf nehmen, vor allem, weil nach bisherigen Erfahrungen periphere Nekrosen nur sehr selten auftreten. Diese direkte Methode wird besonders für länger dauernde Überwachungen gewählt werden (z. B. Mikrokatheter-Technik). Als Instrumentarium wird neben dem eigentlichen Katheter lediglich ein guter Transducer benötigt (z. B. Statham-Element oder ähnliches), der an eine Meßbrücke angeschlossen ist. Diese Methode zeichnet sich durch Genauigkeit aus, wobei die Artefakt-Häufigkeit recht gering ist.

Bei der indirekten Methode wird bekanntlich der systolische und diastolische Blutdruckwert durch Auskultation des auftretenden und wiederum verschwindenden Korotkoffschen Arterien-Öffnungs-Geräusches bestimmt. Obwohl diese Methode nicht allzu genau ist — hiervon zeugen die unzähligen Arbeiten, die sich mit diesem Problem beschäftigen — stellt sie jedoch ein wesentliches und wichtiges Rüstzeug der täglichen Routine dar. Auch im Operationssaal wird sie täglich benutzt. Die so erhaltenen Werte sollten auf dem Narkoseprotokoll graphisch dargestellt werden. Bei Benutzung von elektrischen und elektronischen Registriergeräten können die so indirekt gewonnenen Blutdruck-Werte als elektrische Spannungen dargestellt werden. Dies kann beispielsweise mit Hilfe zweier, mit Gleichstrom gespeister Potentiometer erfolgen, wobei durch Drehen derselben auf einer geeichten Skala die den jeweiligen Druckwerten entsprechende Spannung abgegriffen werden kann.

Während der letzten Jahre wurden neue Instrumente entwickelt, mit deren Hilfe es möglich ist, den Blutdruck unblutig und automatisch zu bestimmen. Sie alle benutzen die bekannten Kriterien der Riva-Rocci-Methode, wobei sie die akustischen Phänomene in elektrische Signale umsetzen. Alle diese Geräte arbeiten zufriedenstellend, solange der Patient ruhig liegt und weder aktiv noch passiv bewegt wird. Da es sich bei dieser Methode um eine akustische Methode handelt, ist es verständlich, daß diese Geräte sehr anfällig für Artefakte sind. Lediglich ein Gerät, das in Holland und Belgien entwickelt wurde, scheint gegen Artefakte weniger empfindlich zu sein. Dies läßt sich aus einem völlig anderen Arbeitsprinzip ableiten: Eine Armmanschette mit drei Kammern wird von der unter ihr hindurchlaufenden Pulswelle so beeinflußt, daß die hierdurch ausgelösten pneumatischen Phänomene einer Vorrichtung zugeführt werden können, die mit Thermistoren ausgestattet ist. Hier werden die pneumatischen Effekte in elektrische Signale umgesetzt. Als Kriterium dient die Laufzeit der Pulswelle unter den drei Manschettenabschnitten, die elektronisch kontrolliert wird. Aufgrund mathematischer Überlegungen kann aus der besonderen Form der so gewonnenen Signale der systolische und diastolische Blutdruck gemessen und angezeigt werden. Der Vorteil dieses Prinzips liegt in der Tatsache, daß es ohne Mikrophon auskommt.

Eine weitere verhältnismäßig einfach zu realisierende Methode zur Bestimmung des systolischen und diastolischen Blutdrucks arbeitet folgendermaßen:

Ein Zeigermanometer üblicher Bauart, das zusätzlich einen sog. „Fernsender" (Potentiometer) enthält, dient als Druckmesser. Dieser kleine Fernsender wandelt die jeweilige Zeigerstellung in ein elektrisches Signal um. Nach Aufpumpen der Blutdruckmanschette und langsamen Druckablaß wird der fallende Manschettendruck mit Hilfe des genannten Fernsenders als eine allmählich fallende elektrische Spannung dargestellt, die auf *einem* Kanal eines Direktschreibers registriert werden kann. Das Auftreten und Verschwinden des Korotkoff-Tones wird von einem Kondensatormikrophon („Infraton"-Mikrophon) abgenommen. Das so erhaltene akustische Signal wird einem besonderen RC-Filter zugeführt und anschließend verstärkt. Dieses so erhaltene Signal der Korotkoff-

Töne kann auf einem zweiten Kanal eines Direktschreibers simultan zum Drucksignal registriert werden. Die Korotkoff-Töne erscheinen nun als scharfe „Spikes“, wobei — genau wie bei der rein akustischen Methode mit dem Stethoskop — die Freiheit der Wahl besteht, welches der vorliegenden Korotkoff-Geräusche als erstes und als letztes angesehen werden soll. Die darüberliegende Manschettendruck-Kurve zeigt den im gleichen Augenblick in der Manschette herrschenden Druck an. Durch Vergleich beider Kurven kann man so — wie üblich — den systolischen und diastolischen Druck bestimmen.

Das Verfahren funktioniert auch rein visuell. Hierbei genügt es, die Korotkoff-Spikes auf einem Scop zu beobachten bei gleichzeitiger Verfolgung des Manschettendruckes auf dem Blutdruckapparat. Die ganze Einrichtung ist verhältnismäßig billig und kann sogar im eigenen Labor hergestellt werden.

7. EKG

Die Registrierung des Elektrokardiogramms verursacht im Operationssaal fast keine technischen Probleme. Es erfordert nur regelrechte Erdung aller elektrischen Instrumente an *einem* Punkt.

8. EEG

Bei einigen Operationen ist es wünschenswert, eine Vorstellung über die elektrische Aktivität des Gehirns zu erhalten. Im Gegensatz zum EKG erfordert die Registrierung des EEG größeren technischen Aufwand und besonders sorgfältige Erdung, um 50 Hz-Einstreuungen nach Möglichkeit zu vermeiden. Es sind moderne, transistorisierte Geräte auf dem Markt, die sogar in einem nicht abgeschirmten Operationsraum einwandfreie EEGs zu schreiben gestatten.

Um die Direktschreiber für EKG und EEG vor Hochfrequenzeinwirkungen (Elektrokauter!) zu schützen, ist es durch eine entsprechende, drahtlose Blockierungseinrichtung möglich, beim Auftreten von starken Hochfrequenzstörungen die Endstufen des Registrierers zu blockieren und so vor Zerstörung zu bewahren.

9. Körpertemperaturen

Die Messung von Körpertemperaturen im Operationssaal kann von Bedeutung sein, besonders bei langen Operationen, bei Kindern und wenn spezielle Anaesthesie-Verfahren durchgeführt werden (z. B. Hypothermie).

Diese Messungen können entweder mit Widerstandsthermometern oder mit Thermoelementen durchgeführt werden. Vom technischen Standpunkt bestehen kaum Probleme. Während der letzten Jahre kommen mehr und mehr Thermistoren in Gebrauch. Sie haben den Vorteil, ein verhältnismäßig hohes elektrisches Nutzsignal bei mechanisch sehr kleiner Ausführung zu liefern. Auch das Problem der Austauschbarkeit von Thermistorfühlern scheint in neuester Zeit gelungen zu sein.

β) Registrierung

Bei der Frage, welche Art der Registrierung für all die oben genannten Parameter angewendet werden soll, wurden folgende Überlegungen angestellt:

Betrachtet man die verschiedenen Signale, die über die entsprechenden Wandler vom Patienten erhalten werden, so kann man sie in zwei Gruppen einteilen:

Die erste Gruppe ändert ihre Werte über die Zeit langsam, während die zweite Gruppe die Meßwerte mit einer verhältnismäßig hohen Geschwindigkeit ändert. Daher erscheint es sinnvoll, für die „langsamen“ Phänomene sog. Langsamschreiber, und für die „schnellen“ Phänomene schnelle Direktschreiber zu benutzen. Der erste Schreibertyp ist im allgemeinen als Kompensograph oder Punktdrucker bekannt. Als Schnellschreiber sind direktschreibende Elektrokardiographen verfügbar. Da es jedoch häufig nicht erforderlich ist, die schnellen Phänomene fortlaufend zu *registrieren*, vielmehr deren visuelle Beobachtung ausreichend erscheint, kann man sich hierfür mit großem Nutzen eines Mehrstrahl-Oscilloskops bedienen. Aus diesen Überlegungen ergibt sich ein klares Konzept eines Überwachungssystems, welches sowohl im Operationssaal als auch — falls erforderlich — anderen Orts (Wachstation, Intensiv-Behandlungseinheit etc.) eingesetzt werden kann.

γ) Geräteanordnung

Wie kann man nun alle diese Meßgeräte und Schreiber, vor allem in Hinblick auf ihre leichte Handhabung, anordnen? Die sog. „Gestellbauweise“, wie sie in der Nachrichtentechnik schon seit vielen Jahren üblich ist, hat sich auch hier gut bewährt. Auf dem Gebiet der Elektro-Medizin werden in steigendem Maße Aggregate benutzt, die einheitlich 19 Zoll (= 482 mm) Frontplattenbreite besitzen. So ist es möglich, zahlreiche Meßgeräte in praktisch beliebiger Kombination in einem „Gestell-

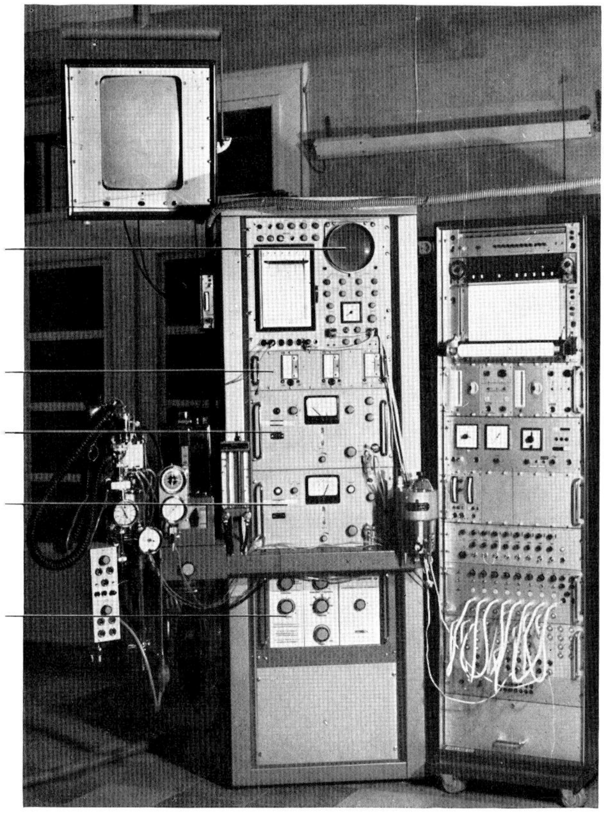

Abb. 3. Narkoseüberwachungsschrank Hartmann & Braun zusammen mit Achtfach-Schnellschreiber und dazugehörigem Achtfach-Großsichtgerät (Hellige). *Narkoseüberwachungsschrank* mit folgenden Einschüben von oben nach unten: *1* Für schnelle Vorgänge: Doppelstrahlskop mit darunter befindlichem Integrator. Daneben Sechsfach-Punktdrucker Minicomp, an der Außenseite links des Meßschrankes Kleinrechner zur fortlaufenden Bestimmung des Atemminutenvolumens. *2* Einschubrahmen zur Aufnahme verschiedener Meßeinschübe wie: Temperatur, Atemfrequenz Pulsfrequenz etc. *3* CO_2-Analysator URAS-M. *4* O_2-Analysator Oxytest mit Meßbereichen 0—30 Vol.-% und 0—100 Vol.-% O_2. *5* Elektronisch gesteuerter Respirator „Narkose-Spiromat" 650 als Einschub (Dräger/Prototyp), Narkosekreissystem mit Volumeter, Beatmungsdruckmesser, Kombination von Narkose-Stoppuhr und Blutdruckmanometer. Ganz links außen Vorverstärker mit EKG- und EEG-Empfindlichkeit für das Doppelstrahlskop. Ganz rechts außen Halothan-Verdampfer Vapor. Im *Schnellschreiber* sind zusätzlich zwei Meßbrücken für blutige Blutdruckmessung (z. B. mit Statham-Elementen) untergebracht, darunter unblutiges Blutdruckmeßgerät nach Korotkoff-Prinzip, darunter Pulsfrequenz-Integrator und elektrisches Thermometer

schrank" unterzubringen. Geht man noch einen Schritt weiter und bringt an einem derartigen Meßschrank auch noch das Narkosegerät mit dem dazugehörigen Respirator an, kommt man zu einem System, das *eine* Möglichkeit darstellt, Patientenüberwachung sinnvoll und platzsparend durchzuführen.

Ein Überwachungsschrank mit Schnellschreiber, in welchem im übrigen genau die oben beschriebenen Meßmethoden zur Anwendung gelangen, ist in Abb. 3 dargestellt.

Erweist es sich als wünschenswert, auch schnelle Phänomene zu *registrieren*, so ist es jederzeit möglich, einen „Schnellschreiber" einem derartigen Narkoseschrank beizufügen (Abb. 3). Beide Schränke arbeiten dann gemeinsam in Art einer „Symbiose", wobei die auf dem Kardioskop zu beobachtenden Vorgänge jederzeit mitregistriert, oder umgekehrt, die auf dem Schreiber auflaufenden Signale jederzeit vor der eigentlichen Registrierung auf dem Kardioskop besichtigt werden können.

Bei dieser Art der Registrierung schneller Vorgänge auf einem „Schnellschreiber" sammeln sich zwangsläufig große, nicht mehr überschaubare Registrierpapiermengen an. Durch Reduktion der Papiergeschwindigkeit von beispielsweise 50 mm/sec auf 1 mm/sec lassen sich „schnelle" Vorgänge zeitkomprimiert auf einem solchen Registrierstreifen darstellen. Feinere Details, z. B. beim EKG, werden hierdurch natürlich unleserlich. Immerhin erlaubt eine langsame Papiergeschwindigkeit eines Schnellschreibers häufig einen guten Überblick über schnellablaufende Vorgänge. Während interessanter Phasen kann jeweils die Papiergeschwindigkeit wieder auf „normale" Registriergeschwindigkeit erhöht werden. Allerdings verliert man hierdurch verständlicherweise die zeitproportionale Aufzeichnung.

Hier bietet sich die Möglichkeit der magnetischen Bandaufzeichnung schnellverlaufender Phänomene auf einem entsprechenden mehrspurigen Bandgerät an. Auf einem solchen Gerät können stundenlang Registrierungen vorgenommen werden, und zwar mit der üblichen hohen Auflösung. Interessierende Passagen können dann hinterher auf einem Kardioskop beobachtet oder aber auf einem Schreiber mitregistriert werden. Diese Magnetbänder sind unzählige Male überspielbar und daher wiederverwendbar.

δ) *Überwachungsgeräte auf Wachstationen und Intensivbehandlungs-Einheiten* (s. auch „Intensivtherapie", S. 887)

Den bisher beschriebenen Überwachungsgeräten steht außer ihrem Preis und ihrem Platzbedarf einer Verwendung auf Wachstationen und dergleichen nichts entgegen. Jedoch haben sich in der postoperativen Phase einige wenige Dinge als wirklich wichtig erwiesen:

1. Schon immer war die „Fieberkurve" die erste „Registrierung" einer biologischen Größe: der Temperatur. So sollte auch heute die Temperaturmessung postoperativ routinemäßig durchgeführt werden, zumal sie technisch kaum Schwierigkeiten bereitet.

2. Auf der „Fieberkurve" wurde ebenfalls seit jeher die Pulsfrequenz vermerkt. Das gegenseitige

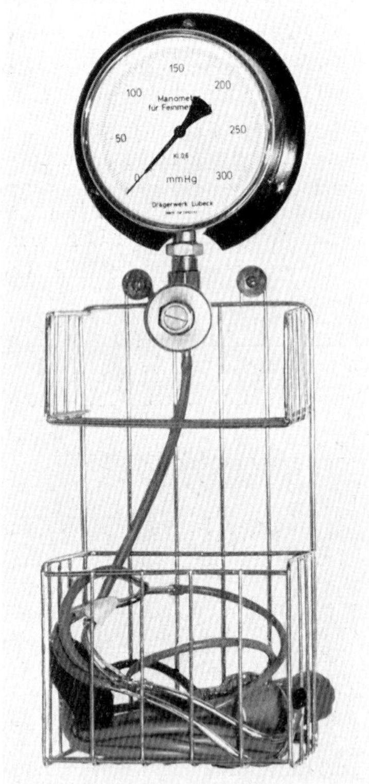

Abb. 4. Blutdruckmanometer mit großem Durchmesser zur Wandmontage mit angebautem Überdruckventil. Darunter Körbchen zur Aufnahme von Stethoskop und Blutdruckmanschette

Verhalten von Pulsfrequenz und Temperatur stellt ein in der Praxis bewährtes Hilfsmittel zur Patientenüberwachung dar. Also sollte auch die Pulsfrequenz postoperativ, wenn immer möglich, überwacht werden. Dies kann durch Integration einer peripheren Pulswelle (z.B. photo-elektrisch am Ohr) oder aber durch Integration des „zentralen Pulses" (R-Zacke des EKG) vorgenommen werden. Werden beide gleichzeitig überwacht, kann aus einem evtl. auftretenden oder aber wiederum verschwindenden „Pulsdefizit" auf den Effekt einer Kreislauftherapie geschlossen werden.

3. Blutdruck-Werte werden normalerweise nach wie vor von Hand ermittelt und auf die „Fieberkurve" übertragen. Abb. 4 zeigt ein Blutdruck-Meßgerät mit großer, übersichtlicher Skala, das fest an der Wand hinter dem Patienten montiert ist, wobei in dem darunter befindlichen Metallkörbchen für jeden Patienten die Armmanschette und das dazugehörige Stethoskop aufbewahrt wird.

Automatische, unblutig arbeitende Blutdruckgeräte erfüllen nicht immer ihre Aufgabe, besonders bei unruhigen Patienten. Die direkte Blutdruckmessung mit der „Mikrokatheter"-Methode bietet hier vielleicht neue Möglichkeiten.

4. Der Überwachung der Atmung kommt gelegentlich bei solchen Patienten Bedeutung zu, die in eine Ateminsuffizienz zu gelangen drohen. Für die Überwachung der Atmung bieten sich verschiedene Möglichkeiten an: Ausdehnung der unteren Thoraxapertur, bei Kindern evtl. die Messung der elektrischen Widerstandsänderung des Thorax parallel mit den Atembewegungen. Eine weitere Methode ist die Anordnung eines oder mehrerer Thermistoren im Luftstrom der Atmung an der Nase oder bei Intubierten oder Tracheotomierten in den Luftwegen. Hierbei erscheint eine weitere Überlegung von Wichtigkeit: Es sollte nicht nur die Atem-*Frequenz*, sondern auch der Atem-*Typ* beobachtet werden können (normale ruhige Atmung, Schnappatmung, Cheyne-Stokes-Atmung, Atemdepression bis zum Atemstillstand). Dies gelingt am zweckmäßigsten durch Beobachtung der Atemkurve, die z.B. durch einen Thermistor gewonnen und mit Hilfe eines Kardioskops dargestellt wird.

Bei intubierten oder tracheotomierten Patienten kann eine solche Atemkurve auch mittels eines URAS-M gewonnen werden, der fortlaufend die CO_2-Verlaufskurve auf einem Skop darzustellen erlaubt. Aus ihr kann ebenfalls durch Integration auf die Atem-Frequenz und durch Beobachtung der Kurvenform auf den Atem-Typ geschlossen werden. Darüber hinaus zeigt die fortlaufende Messung des endexspiratorischen CO_2-Wertes an, ob die Atmung suffizient ist oder nicht.

Diese vier geschilderten Überwachungsgeräte erfordern nicht viel Platz und sind von den verschiedenen Firmen in guter Qualität im Handel erhältlich. Will man diese Werte registrieren, sollte man sich eines „Langsam-Schreibers" bedienen, der in starker Zeitraffung die verschiedenen Meßgrößen möglichst klar und eindeutig darstellt (Punktdrucker etc., Papiervorschub z.B. 12 cm/Std).

Aus den bisherigen Ausführungen ergibt sich also, daß es bei der Patientenüberwachung während der Narkose auf eine ganze Anzahl von Größen ankommt. *Die alleinige Überwachung des EKG genügt nicht!*

Bei Betrachtung der geschilderten großen Überwachungsgeräte wird man unwillkürlich an das Cockpit größerer Verkehrsflugzeuge erinnert. In der Tat befindet sich der Anaesthesist in einer ähnlichen Situation wie ein Flugzeugpilot: Solange keine Besonderheiten vorliegen, das Wetter gut und die Sicht ungestört sind, ist es dem Piloten sogar ohne irgendwelche Instrumente möglich, den Zielflughafen sicher zu erreichen. In dem Augenblick aber, da sich die Witterungsverhältnisse verschlechtern, Nebel, Schneetreiben oder Dunkelheit das Navigieren nach Sicht verhindern, hängt der Pilot von genau arbeitenden Meßinstrumenten ab, die ihm den Kurs des Flugzeuges, die Lage des Flugzeuges im Raum, seine Geschwindigkeit und dergleichen vermitteln. In der Anaesthesie ist es ganz ähnlich: Solange eine Narkose ohne weitere Besonderheiten bei einem „normalen" Patienten verläuft, kommt man ohne meßtechnische Hilfsmittel aus. Gutes Training und genügende Erfahrung ermöglichen dieses. In dem Augenblick jedoch, wo unerwartete Verläufe eintreten, hängt auch der Anaesthesist von den Angaben genau arbeitender Meßgeräte ab, die ihm den Zustand des Patienten und den Kurs der Narkose anzeigen.

In diesem Sinne sind auch die „unblutigen" Gasanalysen während der Narkose zu verstehen: Es wäre selbstverständlich von großem Nutzen, wenn man die Blutgase (PCO_2 und PO_2) *fortlaufend* angezeigt bekommen könnte. Da dies aber bis heute noch nicht als Routinemethode möglich ist, muß man sich mit indirekten Methoden begnügen. Auch hier bietet sich eine Parallele aus der Fliegerei bzw. der Schiffahrt an: Auf dem Weg über die Ozeane werden Flugzeuge und Schiffe nach dem Kompaß gesteuert. Da dieser jedoch nur einen relativen Wert liefert, muß er von Zeit zu Zeit (bei Schiffen einmal alle 24 Std, bei Flugzeugen jede Stunde) nach Messungen der Sonnen- oder Sternpositionen mit dem Sextanten und dem Chronometer korrigiert werden.

Bei Narkosen mit künstlicher Ventilation oder bei Langzeitbeatmungen kann der *aktuelle Kurs* der CO_2 mit dem Capnographen verfolgt werden. Von Zeit zu Zeit muß jedoch eine Kurskorrektur auf Grund blutiger PCO_2-Messungen vorgenommen werden (s. Koppelkurs bei der Navigation). Ähnliches gilt für den Sauerstoff.

Dieses Kapitel über *Patientenüberwachung* kann mit folgenden fünf Punkten abgeschlossen werden:

1. Patientenüberwachung (Monitoring) sollte so häufig und intensiv als möglich durchgeführt werden, zur Unterstützung unserer nur fünf vorhandenen Sinne.

2. Patientenüberwachung in der geschilderten Form ist für das Krankenhaus teuer. Wenn aber ein Überwachungsgerät oder -system dazu beigetragen hat, *einen* Patienten aus einer kritischen Situation wieder herauszuführen, dürften sich dessen Kosten bezahlt gemacht haben.

3. Patientenüberwachungsgeräte reduzieren auf keinen Fall die Anzahl von Ärzten oder gar von Pflegepersonal. Sie machen vielmehr deren Tätigkeit wesentlich wirkungsvoller!

4. Patientenüberwachung sollte daher nicht deswegen betrieben werden, weil es „modern" sei, sondern weil sich die Notwendigkeit hierzu erwiesen hat.

5. Patientenüberwachung, die konsequent durchgeführt wird, erbringt Fortschritte auf wissenschaftlichem Gebiet zum Nutzen unserer Patienten.

c) Die künstliche Hypothermie

M. Zindler, R. Dudziak und K. G. Pulver

α) Einleitung

Aufbauend auf den klassischen Arbeiten von Grosse-Brockhoff und Schoedel und von Bigelow et al. sowie zahlreicher anderer Forscher gelang Lewis et al. im Jahre 1952 die erste erfolgreiche Hypothermie für eine offene Herzoperation mit Kreislaufunterbrechung.

In der folgenden Zeit konnten die Bedeutung und die Indikationen der künstlichen Hypothermie als wertvolles Hilfsmittel, vor allem in der Herz-, Gefäß- und Gehirnchirurgie, weitgehend festgelegt werden. Damit ist in den letzten Jahren eine interessante neue Entwicklung der Medizin zu einem gewissen Abschluß gekommen.

Zweck und Einteilung der Hypothermie

Der Zweck der künstlichen Hypothermie ist, durch die temperaturabhängige Senkung des Stoff-

Tabelle 1. *Einteilung der künstlichen Hypothermie*

Grad der Hypothermie	Sauerstoffverbrauch (% der Norm)	Klinisch zulässige Kreislauf-Unterbrechung	Methode der Abkühlung	Indikationen Beispiele für klinische Anwendung
Gering (35—33° C)	80—90% bei ungenügender Narkosetiefe stark erhöht	1—2 min	Eisbeutel, nasses Laken und evtl. Ventilator	therapeutische Hypothermie, z. B. nach Herzstillstand oder Schädeltraumen
Mittel (32—28° C)			Oberflächenkühlung (Eispackung, Gummimatten)	offene Korrektur von Pulmonalstenosen (32° C), Vorhofseptumdefekten (30° C), Aneurysmen der Gehirngefäße
32° C	60%	3—4 min		
30° C	50%	6—8 min		
Tief (bis 20° C)			Blutstromkühlung mit Herz-Lungen-Maschine	Reduktion des Perfusionsvolumens, z. B. bei Fallotscher Tetralogie
25° C	33%			
20° C	25%			
Sehr tief (unter 20° C)				
a) allgemein 14—10° C	etwa 10%	30—40 min	Blutstromkühlung mit Herz-Lungen-Maschine oder DREW-Methode	totale Kreislaufunterbrechung für intrakardiale oder Gehirnoperationen
b) regional				
20—14° C		30—40 min	isolierte Perfusion mit kaltem Blut	z. B. Gehirn
10—4° C		60 min	lokale sterile Eispackung	z. B. Herz (nicht mehr gebräuchlich), Niere, Extremitäten

wechsels den Sauerstoffbedarf der Gewebe zu vermindern. Sie wird klinisch angewandt, wenn die Blutversorgung des ganzen Körpers oder eines Teiles reduziert oder vollständig unterbrochen werden soll, z. B. bei Operationen am offenen Herzen, an der Aorta sowie ihren Hauptästen oder am Gehirn.

Mit fortschreitender Senkung der Körpertemperatur werden alle Organe zunehmend beeinflußt. Die Spontanatmung wird je nach Art und Tiefe der Narkose ab 28° C ungenügend und sistiert bei 25—17° C. Bei künstlicher Beatmung kommt es zum Herzstillstand bei etwa 17—15° C, bei Anwendung einer Herz-Lungen-Maschine und fortschreitender Abkühlung tritt der Tod schließlich durch die sog. Kälteschwellung des Gehirns ein (BRENDEL et al., 1968). Bei allen Erörterungen ist deshalb der Grad der Abkühlung zu beachten, ferner der Einfluß anderer Faktoren wie z. B. Art und Tiefe der Narkose, künstliche Beatmung sowie die unterschiedliche Kältetoleranz der Species.

Tabelle 1 gibt eine Einteilung der künstlichen Hypothermie aufgrund ihrer gegenwärtigen klinischen Anwendung.

β) Physiologische Veränderungen

Zur zweckmäßigen Anwendung der künstlichen Hypothermie und zur Vermeidung ihrer Gefahren sind gründliche Kenntnisse von den Veränderungen der verschiedenen Körperfunktionen bei der Abkühlung und Erwärmung erforderlich. Im folgenden können hier nur die klinisch wichtigsten Veränderungen besprochen werden. Abb. 1 zeigt eine schematische Übersicht der Veränderungen von Puls, Blutdruck und Atmung sowie die Häufigkeit von Herzrhythmusstörungen bei Patienten in Hypothermie.

Es wird empfohlen, einige Zusammenfassungen der sehr umfangreichen Literatur zu studieren, wie z. B. THAUER u. BRENDEL, VANDAM u. BURNAP, LITTLE, sowie die Monographien BLAIR, HUNTER, COOPER u. ROSS. Für die Anwendung in der Neurochirurgie sei auf MASPES u. HUGHES hingewiesen (s. auch „Hypothermie für die Neurochirurgie“, S. 703).

1. Zentralnervensystem (Ischämietoleranz)

Mit der Temperatursenkung fallen der *Sauerstoffverbrauch* des Gehirns und parallel dazu die Durch-

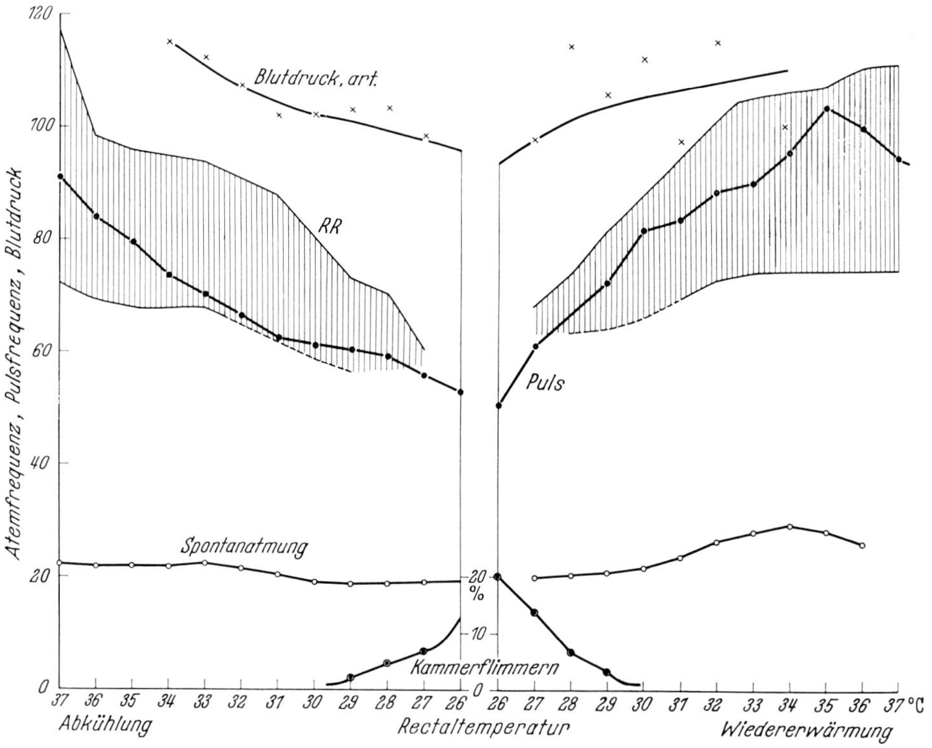

Abb. 1. Schematische Darstellung der Veränderung von Blutdruck, Puls, Atemfrequenz und des Sauerstoffverbrauches bei künstlichen Hypothermien zwischen 37° und 27° C. Die Gefahr des Kammerflimmerns nimmt mit sinkender Temperatur zu

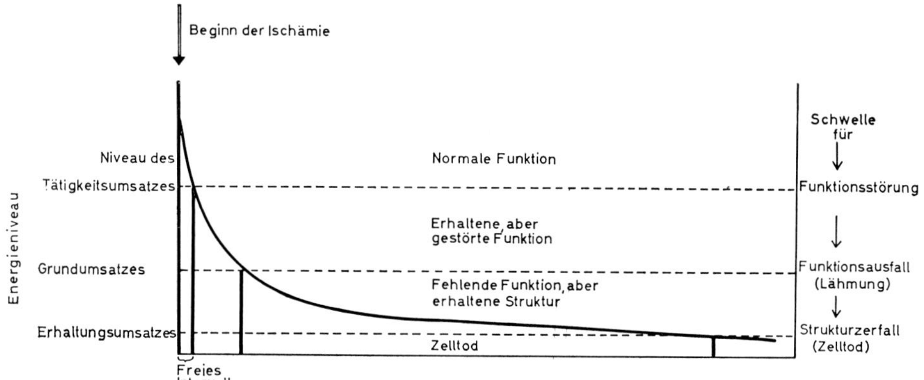

Abb. 2. Schema zur Demonstration des Zusammenhangs zwischen absinkendem Energieniveau, freiem Intervall, maximaler Funktionszeit und Wiederbelebungszeit während kompletter Ischämie. *Freies Intervall* = Zeit vom Beginn der Ischämie bis zum Erreichen der Schwelle der Funktionsstörung. *Maximale Funktionszeit* = die Zeit vom Beginn der Ischämie bis zum Sistieren der Funktion eines Organes (wird auch Lähmungszeit genannt). *Wiederbelebungszeit* oder Strukturhaltungszeit = die Zeit bis zum Eintreten irreversibler Schädigungen. In dieser Zeit kann das Organ noch wiederbelebt werden. Jenseits dieser Zeit beginnt Strukturzerfall der Zelle und damit der Zelltod. [Nach THAUER und BRENDEL: Progr. Surg. **2**, 101 (1962)]

blutung ab. Direkte Messungen am Menschen ergaben, daß der Sauerstoffverbrauch des Gehirns etwas stärker abfällt als der Gesamtsauerstoffverbrauch; bei 30° C beträgt er 50% und bei 25° C 30% des Ausgangswertes. Besonders zu erwähnen ist, daß bei Kältezittern der Sauerstoffverbrauch des Gehirns stark ansteigt (STONE u. MCKRELL).

Die von THAUER ausgesprochene Vermutung, daß die *Wiederbelebungszeit* (Zeit, in der die Durchblutung eines Organs ohne bleibende Schäden unterbrochen werden darf, GÄNSHIRT et al.) umgekehrt proportional zum Sauerstoffverbrauch sei, konnte durch klinische Erfahrungen bestätigt werden. Abb. 2 zeigt schematisch die Folgen einer kompletten Ischämie und die zeitlichen Zusammenhänge zwischen freiem Intervall, maximaler Funktionszeit und Wiederbelebungszeit.

Bei der klinischen Anwendung der Hypothermie für Operationen am Menschen muß stets ein größerer Sicherheitsfaktor als bei Tierexperimenten berücksichtigt werden, da in der Klinik viele unkontrollierbare Umstände die Wiederbelebungszeit beeinflussen können. Von Einfluß sind insbesondere die postischämische Blut- und Sauerstoffversorgung, die Höhe des arteriellen Druckes, der Hämoglobingehalt, die Lungenbelüftung sowie die Mikrozirkulation im Gehirn.

Wird keine künstliche extrakorporale Zirkulation angewandt, muß also das Herz selbst, beeinträchtigt durch Ischämie oder auch Asphyxie, nach der Kreislaufunterbrechung den Körper mit Blut und Sauerstoff versorgen, so vermag es oft zunächst keinen genügenden Blutdruck aufzubringen. Dadurch wird die Wiederbelebungszeit (des Gehirnes und des Herzens) vermindert. So ist bei Oberflächenhypothermie bei einer Oesophagustemperatur von 30° C die klinisch genügend sichere Zeit der Kreislaufunterbrechung für Operationen am offenen Herzen nur 6—8 min, obwohl bei dieser Temperatur die Ischämietoleranz des Gehirns 12—15 min beträgt. Für Gehirnoperationen kann die arterielle Zufuhr zum Gehirn bei 30° C bis zu 12 min unterbrochen werden.

Bei der sehr tiefen Hypothermie mit Hilfe der Herz-Lungen-Maschine oder mit der Methode nach DREW et al. (1959, 1961), bei der die Funktion des linken und rechten Herzens durch je eine Rollerpumpe ersetzt wird, kann bei 10—14° C Oesophagustemperatur der Kreislauf 30—40 min vollständig unterbrochen werden. Unter diesen Bedingungen wurde in Einzelfällen ein Kreislaufstillstand bis zu 60—70 min überstanden, aber es sind auch schon bei einer Dauer von 43 min bleibende Hirnschäden aufgetreten.

Die Abklemmung der Aorta distal der A. subclavia sinistra wird in Normothermie meistens nicht länger als etwa 20—30 min toleriert. Wird diese Zeit überschritten, so droht eine Lähmung der unteren Körperhälfte durch die Ischämie des Rückenmarkes. Die Hypothermie (30° C) erweitert die Toleranzgrenze auf 45 min.

2. Veränderungen des Herz-Kreislaufsystems (Abb. 3)

a) Herzfrequenz und Elektrokardiogramm. Die Herzfrequenz nimmt mit sinkender Körpertemperatur kontinuierlich ab. Diese Frequenzsenkung beruht

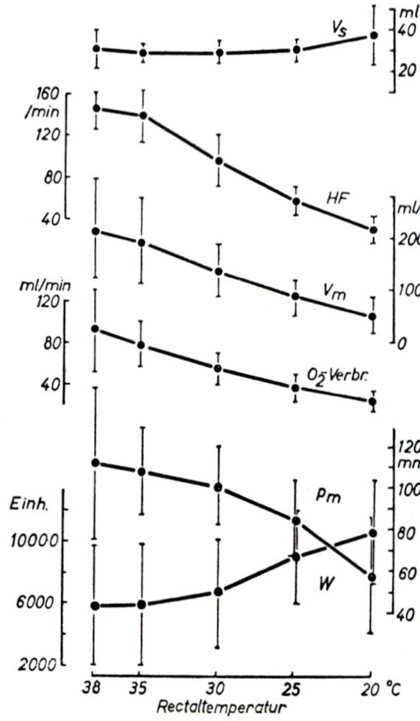

Abb. 3. Schlagvolumen (V_s), Herzfrequenz (*HF*), Herzminutenvolumen (V_m), Sauerstoffverbrauch (O_2-*Verbr.*), arterieller Mitteldruck (P_m) und peripherer Strömungswiderstand (*W*) von Hunden im Verlauf der Auskühlung auf Rectaltemperaturen von 20° C. Mittelwerte aus 18 Versuchen. [Nach BRENDEL, ALBERS und USINGER: Pflügers Arch. ges. Physiol. **266**, 341 (1958)]

auf einer Verlangsamung der diastolischen Depolarisation im Schrittmachergebiet und kann nicht durch Änderung der Erregbarkeit erklärt werden, da die Reduktion der Frequenz nicht mit einer Zunahme des kritischen Schwellenpotentials einhergeht.

Bei der Wiedererwärmung steigt die Frequenz rascher an und liegt stets höher als bei entsprechender Rectaltemperatur während der Abkühlung. Die Hauptursache dafür ist, daß das Herz den Temperaturänderungen schneller folgt und bei der Erwärmung wesentlich schneller warm wird als die schlecht durchblutete Rectalschleimhaut und folglich die bei normalem Rhythmus weitgehend von der Temperatur des Sinusknotens abhängige Herzfrequenz schneller ansteigt.

Bei der Abkühlung tritt häufig Vorhofflimmern auf; dabei wird die Herzfrequenz meist sprunghaft erhöht und fällt dann temperaturabhängig ab. In der Regel verschwindet das Vorhofflimmern wieder bei der Wiedererwärmung.

Während der Hypothermie kommt es mit zunehmender Bradykardie zu einer Verlängerung der einzelnen Zeitabschnitte des *Elektrokardiogramms*, wovon QRS und PQ weniger als ST betroffen werden. Das liegt daran, daß QRS und PQ eine geringere Temperaturabhängigkeit als ST haben. So nehmen in mittlerer Hypothermie die PQ- und QRS-Dauer etwa um das Doppelte, die ST-Dauer dagegen um das Dreifache bis Vierfache zu. Das Auftreten der sog. „O-Zacke" des EKG (Zacke von OSBORN) oder des M-förmigen QRS-Komplexes ist wahrscheinlich die Folge einer sich in der Hypothermie entwickelnden Acidose. Dafür spricht auch die Tatsache, daß ähnliche Zacken auch bei normaler Körpertemperatur beim Einatmen hoher CO_2-Konzentrationen (respiratorische Acidose) beobachtet werden konnten (BLASIUS et al.). Dagegen ist eine Hebung der ST-Strecke bei Temperaturen von 30° C als Zeichen einer ungenügenden O_2-Versorgung des Herzens zu deuten. Sonstige EKG-Veränderungen, vor allem Rhythmusstörungen wie Vorhofflimmern, Vorhofflattern, Leitungsstörungen in Form eines Blocks usw., treten während der Hypothermie häufig auf und sind mit Veränderungen der elektrophysiologischen Elementarprozesse an der Muskelmembran oder auch durch mechanische Traumen durch die Herzoperation zu erklären.

b) Schlagvolumen, Herzzeitvolumen. Das *Schlagvolumen* bleibt über einen Temperaturbereich von 20° C (38°—18°) weitgehend konstant. Voraussetzung für diese Konstanz des Schlagvolumens ist eine Narkose, die nervöse Gegenregulationen gegen die Kälte unterdrückt. Eine zu flache Narkose hat beim Hund immer einen Anstieg des Schlagvolumens (bis zu 70% nach BRENDEL et al., 1958), eine zu tiefe einen Abfall des Schlagvolumens zur Folge. In tieferen Temperaturen kann der Anstieg des Schlagvolumens zu Kammerflimmern führen, bei zu tiefer Narkose führt die Abnahme des Schlagvolumens schließlich zu asystolischem Herzstillstand.

Das *Herzminutenvolumen* nimmt bei sinkender Temperatur vorwiegend durch die Verminderung der Herzfrequenz ab. Tritt eine Gegenregulation gegen die Kälte auf, so sind die Herzfrequenz und das Schlagvolumen sowie auch das Herzminutenvolumen starken Schwankungen unterworfen, wobei es bei zu flacher Narkose in der ersten Phase der Kühlung zu einem Anstieg des Herzminutenvolumens kommt (BRENDEL u. THAUER). Beim Fehlen der Gegenregulation entspricht die Senkung des Herzzeitvolumens der des Sauerstoffverbrauches, die arteriovenöse Sauerstoffdifferenz bleibt konstant. Die Gesamtstromstärke ist auch in der tiefen Hypothermie dem Gesamtsauerstoffverbrauch angepaßt.

c) Blutdruck und peripherer Widerstand. Das Verhalten des arteriellen Blutdruckes ist in der Hypothermie durch Oberflächenkühlung so stark von der Größe des peripheren Widerstandes abhängig, daß eine gemeinsame Besprechung der beiden Größen sinnvoll erscheint. Betrachtet man die dem Ohmschen Gesetz entsprechende Gleichung HZV = P/W (HZV = Herzzeitvolumen, P = Blutdruck und W = Gesamtwiderstand des Organismus), so ergibt sich, daß mit der Abnahme des Herzminutenvolumens während der Abkühlung entweder Blutdruck und peripherer Widerstand abnehmen müssen oder, wenn der Blutdruck konstant bleibt, der periphere Widerstand zunehmen muß. Untersuchungen am Tier sowie klinische Erfahrungen zeigen, daß der Blutdruck während der Kühlungsphase zwar allmählich abnimmt, daß jedoch diese Abnahme weitgehend hinter der Verminderung von Herzfrequenz und Minutenvolumen sowie der Abnahme des O_2-Verbrauches zurückbleibt. Da der periphere Widerstand bei der Unterkühlung durch Oberflächenkühlung ansteigt, ergibt sich, daß der mittlere arterielle Blutdruck während der Abkühlungsphase relativ zur Größe des Herzminutenvolumens überhöht ist, so daß von einer sog. „relativen Hypertonie" gesprochen wird (THAUER). Für die Entstehung dieser *relativen Hypertonie* sind hauptsächlich zwei Faktoren verantwortlich: 1. die Zunahme des peripheren Widerstandes infolge der Zunahme des Tonus der Gefäße und damit Abnahme des wirksamen Gefäßquerschnittes, und 2. die Zunahme der Viscosität des Blutes. Die beschriebenen Veränderungen, die vor allem als das Resultat eines steigenden peripheren Widerstandes zu deuten sind, werden bei extrakorporaler Blutstromkühlung, also bei Anwendung der Herz-Lungen-Maschine, nicht beobachtet. Bei Abkühlung des Blutes mit einer Herz-Lungen-Maschine und einem konstant gehaltenen, gegenüber dem normalen Herzindex jedoch reduzierten Perfusionsvolumen nimmt der periphere Widerstand sowie der Blutdruck in der Regel ab. Nach Brendel et al. (1958) kommt das vorwiegend durch die temperaturabhängige Dämpfung des Vasomotorenzentrums zustande, wodurch alle nervalen vasoconstrictorischen Einflüsse nachlassen. Dafür sprechen auch andere Versuche von Brendel (1960), der bei isolierter Kühlung des Gehirns eine Abnahme des peripheren Gesamtwiderstandes beobachten konnte.

d) Kreislaufregulation. Mit sinkender Temperatur wird die Wirksamkeit der Regulationsvorgänge des Kreislaufes allmählich vermindert. Dadurch erhöht sich die Vulnerabilität des Kreislaufes gegenüber Belastungen wie Blutverlust, mangelhafte Sauerstoffsättigung oder Frequenzsteigerung des Herzens. Bei einer Temperatur von 20° C kann der Kreislauf als „funktionell denerviert“ betrachtet werden, so daß die bei dieser Temperatur noch zu beobachtenden relativ stabilen Blutdruckverhältnisse als Folge einer Abstimmung der einzelnen hämodynamischen Größen anzusehen sind (Brendel, 1958). Da die Temperaturempfindlichkeit verschiedener Hirnteile unterschiedlich ist, ist das Verhalten der Kreislaufreaktionen in Hypothermie als Ergebnis verschiedener, oft gegensinnig gerichteter Reaktionen der einzelnen Zentren zu betrachten.

Neben den vom Zentralnervensystem ausgehenden Reflexen ist vor allem das Verhalten der Thermoreceptoren von besonderem Interesse. Ihre Reizung, die bis zu 20° C noch Reaktionen hervorrufen kann, führt zu einem Anstieg des Blutdruckes, Zunahme der Herzfrequenz und evtl. zu Kammerflimmern. Da diese Reaktionen durch eine Vertiefung der Narkose wesentlich in ihrem Ausmaß geschwächt werden, besteht über den Reflexursprung dieser Veränderungen kein Zweifel.

e) Kammerflimmern. Während der Hypothermie ist die Kammerflimmerbereitschaft des Herzens erst bei einer Temperatur unter 29° C wesentlich erhöht, wenn das Herz keinen zusätzlichen Störungsfaktoren unterworfen wird. Oberhalb dieser Temperaturgrenze tritt das Kammerflimmern, auch klinisch, nicht häufiger als sonst auf.

Die *Ursachen* für das Entstehen von Kammerflimmern in Hypothermie sind noch nicht ausreichend geklärt. Von den in Normothermie gültigen Voraussetzungen für das Entstehen von Kammerflimmern, nämlich: 1. Verkürzung der Refraktärzeit der Muskelfasern, 2. Verlangsamung der Leitungsgeschwindigkeit der Reize, 3. Auftreten eines frequenten Schrittmachers, konnte in der Hypothermie nur eine, die verzögerte Erregungsleitung, beobachtet werden. Die Dauer der einzelnen Phasen des Aktionspotentiales der Herzmuskelfasern verlängert sich mit sinkender Temperatur kontinuierlich, wobei der ansteigende Schenkel weniger als der absteigende beeinflußt wird. Die Ursache dafür ist in der Änderung der Ionenpermeabilität, der Änderung der Geschwindigkeit der Ionenbewegung und in Veränderungen im aktiven Ionentransport zu suchen. So wäre die Abnahme der Depolarisationsgeschwindigkeit am besten mit einer Abnahme der extracellulären Konzentration der Natriumionen zu erklären, die die Spontanfrequenz wesentlich herabsetzen kann. Tatsächlich ist die Natriumpermeabilität durch die Zellmembran in Hypothermie erhöht, woraus ein steigender Einstrom der Natriumionen in die Zelle während der Diastole des Aktionspotentials resultiert.

Es erhebt sich die Frage, ob während der Hypothermie nicht auch gewisse indirekte Faktoren, wie die angewandten Narkosemittel, Hypoxie, Hyperkapnie usw., die beschriebenen Elementarprozesse zusätzlich beeinflussen können (Badeer). Außerdem sind neben Temperaturdifferenzen innerhalb des Herzens auch mechanische Reize — namentlich die manuellen Manipulationen während des chirurgischen Eingriffes am Herzen — von Bedeutung.

Die Hypoxie, auch verschiedene Narkosemittel, verlangsamen zusätzlich die Erregungsleitung und verkürzen die Refraktärperiode, werden also die Flimmerbereitschaft erhöhen. Bei Herzoperationen ist außerdem eine Verminderung der Coronardurchblutung von wesentlicher Bedeutung.

Die Bemühungen um eine medikamentöse Prophylaxe des Kammerflimmerns, z.B. mit Antihistaminica oder Chinidin und β-Receptorblockern, waren wenig erfolgreich (Siebecker et al.). Die einzige Prophylaxe des Kammerflimmerns, die sich klinisch bewährt hat, ist die Begrenzung der Temperatursenkung auf 29° C. Bei Kindern ist eine tiefere Abkühlung bis maximal 26° C noch ungefährlich.

3. Veränderungen des Atmungssystems

a) Sauerstoffverbrauch. Bei der Abkühlung sinkt der Sauerstoffverbrauch progressiv ab.

Eigene spirographische Messungen bei Patienten mit Spontanatmung ergaben eine Senkung des Sauerstoffverbrauches bei einer Rectaltemperatur von 31—30° C durchschnittlich auf 58% des Grundumsatzsollwertes bzw. etwa 50% des Ausgangswertes vor der Narkose nach Prämedikation. Bei gesteigertem Muskeltonus und bei Kältezittern steigt die Sauerstoffaufnahme bis auf 400% an.

Tierexperimentelle Befunde von Davis und Mayer (1955) zeigen, daß die Unterdrückung des Kältezitterns durch Curare oder Vertiefung der Narkose Steigerungen des Sauerstoffverbrauches im Verlauf der Hypothermie nicht vollständig aufheben können, so daß die Existenz anderer Faktoren, die als „chemische Wärmeregulation" aufgefaßt werden können, anzunehmen ist (Thauer u. Brendel).

Bei der Wiedererwärmung durch äußere Wärmeanwendung streuen die Einzelwerte des Sauerstoffverbrauches stärker als bei der Abkühlung. Im Durchschnitt werden die Ausgangswerte schon bei einer Rectaltemperatur von etwa 33° C überschritten. Das ist durch die verschiedenen Temperaturgradienten im Körper zu erklären. Während bei der Abkühlung die Körperoberfläche meist stark abgekühlt wird (etwa 8—10° C) und der Stoffwechsel dort sehr reduziert ist, fällt die Temperatur im Rectum nur langsam ab.

Bei der Wiedererwärmung wird die Körperoberfläche schnell erwärmt (25—38° C). Der Sauerstoffverbrauch der großen Körperoberfläche steigt schnell an. In Abhängigkeit von ihrer Durchblutung werden dann die Organe erwärmt, und der Stoffwechsel wird damit erhöht. Die weniger durchblutete Rectalschleimhaut erwärmt sich jedoch wesentlich langsamer.

Der unterschiedliche Temperaturverlauf kommt auch dadurch zum Ausdruck, daß die Oesophagustemperatur, die während der Abkühlung immer 1—2° C tiefer als die Rectaltemperatur ist, bei der Wiedererwärmung zunächst schneller ansteigt und dann immer höher ist als die Rectalschleimhauttemperatur. Für die klinisch wichtige Beurteilung der Temperatur und des Stoffwechsels von Gehirn und Herz ist die Oesophagustemperatur besser geeignet als die Rectaltemperatur.

Messungen des Sauerstoffverbrauches bei der Blutstromkühlung während der Anwendung einer Herz-Lungen Maschine oder der Drew-Methode haben ähnliche Werte wie bei der Oberflächenkühlung ergeben; bezogen auf die Oesophagustemperatur liegen sie etwas höher, weil Temperatur und Stoffwechsel der Körperoberfläche und Muskulatur höher sind als bei der Oberflächenkühlung. Von klinischer Bedeutung ist, daß der O_2-Verbrauch von Perfusionsvolumen und Perfusionsdruck beeinflußt werden kann. Beim Hund sinkt die Sauerstoffaufnahme, wenn weniger als 60 ml/kg/min perfundiert wird. Deshalb soll während der Abkühlung das normale Perfusionsvolumen nicht im gleichen Maß wie die Abnahme der Sauerstoffaufnahme verringert werden.

b) Veränderungen der Spontanatmung und künstliche Beatmung. Beim Abfall der Körpertemperatur vermindern sich Atemfrequenz, Atemminutenvolumen und in geringerem Maße auch das Atemzugvolumen. Art und Tiefe der Narkose haben jedoch einen großen Einfluß auf die Spontanatmung. Bei Abwehrreaktionen gegen die Kälte, insbesondere bei Kältezittern, erhöhen sich diese Atemgrößen erheblich (um 100—600%).

Bei klinischer Anwendung der Hypothermie wird in der Regel künstlich beatmet. Hierbei ergibt sich die Frage, mit welchem Atemminutenvolumen bei der jeweiligen Körpertemperatur beatmet werden soll. Da bei der Beatmung mit sauerstoffreichem Gasgemisch und der weitgehenden Stickstoffelimination immer eine genügende Sauerstoffaufnahme garantiert ist, hängt die Größe der Ventilation von der Kohlensäureelimination ab, die proportional zur alveolären Ventilation ist. Mit dem Absinken des Stoffwechsels und des Sauerstoffverbrauches vermindert sich entsprechend die Kohlensäureproduktion, wenn — wie anzunehmen — der respiratorische Quotient gleichbleibt. Das Atemminutenvolumen darf aber bei künstlicher Beatmung nicht in gleichem Maße vermindert werden, wie die Sauerstoffaufnahme abnimmt, da sich der physiologische Totraum erheblich — nach Severinghaus u. Stupfel (1956) beim Hund um 88% — vergrößert und damit die alveoläre Ventilation und die Kohlensäureausscheidung vermindert sind.

Albers hat nach den bekannten Temperaturabhängigkeiten Werte für die Hypothermie berechnet. Für 30°C ergaben sich 75% des Atemminutenvolumens bei normaler Körpertemparatur (BTPS), bei Werten für pCO_2 von 30 mm Hg und für pH von 7,47. (Abb. 4) Grundsätzlich soll die Ventilation so groß sein, daß die Kohlensäureelimination gleich der Kohlensäreproduktion ist.

Für die Hypothermie ist aber nicht bekannt, welcher pCO_2-Wert optimal ist. Wahrscheinlich soll er zwischen 30 und 40 mm Hg — gemessen bei der aktuellen Temperatur — liegen. Der temperaturabhängige Sollwert soll nicht unterschritten werden, da sonst die Gehirndurchblutung vermindert wird.

Von Sellick (1964) wird ein Zusatz von 2—5% CO_2 zur Atemluft bzw. bei Rückatemsystemen das Weglassen des Absorbers empfohlen. Durch die

Erhöhung des Kohlensäurepartialdruckes soll die Gewebsdurchblutung verbessert, die metabolische Acidose vermindert und die Gehirndurchblutung erhöht werden (FORRESTER et al.). Bei der sehr tiefen Hypothermie für Gehirnoperationen mit totaler Kreislaufunterbrechung hat sich eine Erhöhung des pCO_2 auf 50—70 mm Hg durch Zusatz von CO_2 zum Oxygenator bewährt, da hierdurch die Durchblutung und Abkühlungsgeschwindigkeit des Gehirns wesentlich erhöht werden und somit

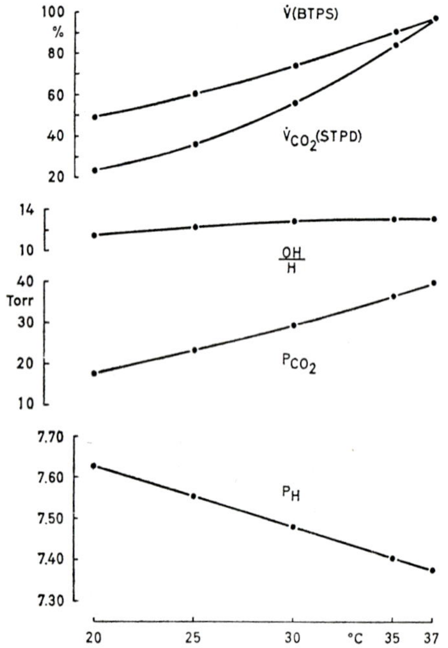

Abb. 4. pH, CO_2-Druck und Ionenquotient (*OH/H*) des arteriellen Blutes sowie CO_2-Produktion und zur Konstanz des arteriellen CO_2-Gehaltes notwendige Ventilation in Abhängigkeit von der Temperatur. (Nach ALBERS)

die Abkühlungszeit vermindert wird. Für die klinische Praxis ist zu berücksichtigen, daß bei Beginn der Abkühlung (bis etwa 33° C) oft Reaktionen zur Wärmeproduktion (Muskelzittern, Erhöhung des Muskeltonus) mit Anstieg der O_2-Aufnahme und der CO_2-Produktion entstehen; deshalb ist eine Verminderung der Ventilation erst ab 33—32° C (oesophageal) sinnvoll, und zwar um etwa 10%. Bei 30° C soll das Atemminutenvolumen um etwa 25% verringert werden.

Bei Beginn der Wiedererwärmung muß das Atemminutenvolumen entsprechend der steigenden CO_2-Produktion wieder erhöht werden, so daß bei einer Oesophagustemperatur von 33° C der Ausgangswert wieder erreicht wird. Außerdem wird bei der Erwärmung die in der Kälte vermehrt gelöste Kohlensäure wieder frei und muß zusätzlich eliminiert werden.

c) Blutgase und Säure-Basen-Gleichgewicht. Sauerstoff: Mit sinkender Temperatur nimmt die Löslichkeit des Sauerstoffes und des CO_2 im Plasma zu, so daß für die arteriovenöse Ausschöpfung des Sauerstoffes in tieferen Temperaturen etwas mehr physikalisch gelöster Sauerstoff zur Verfügung steht. Mit sinkender Temperatur verschiebt sich die Sauerstoffdissoziationskurve nach links (Abb. 5). Dadurch wird die Sauerstoffaufnahme in der Lunge begünstigt, da schon ein geringerer Sauerstoffpartialdruck ausreicht, um das Blut vollständig zu sättigen. Da mit sinkender Temperatur bei gleicher Sättigung des Blutes der Sauerstoffpartialdruck herabgesetzt wird, ergibt sich, daß auf der Gewebsseite die mittlere Sauerstoffspannung erniedrigt ist. Zu der interessanten Frage des kritischen Sauerstoffpartialdruckes am Ende der Capillare, bei dem Sauerstoffmangelsymptome auftreten, wurden zahlreiche Untersuchungen durchgeführt. Sie zeigen, daß die venösen Sauerstoffpartialdrucke in Hypothermie sowohl im venösen Mischblut aus der A. pulmonalis als auch in den verschiedenen Organen nicht stärker abfielen, als es dem Temperaturkoeffizienten entspricht. Somit ist eine Gewebshypoxie nicht anzunehmen. Außerdem stellt die beträchtliche Stoffwechselsenkung einen wirksamen Schutz gegen Hypoxie dar.

Kohlensäure: Infolge der erhöhten Löslichkeit des CO_2 im Plasma sowie der Abnahme der Proteindissoziation kommt es mit sinkender Temperatur zu einer vermehrten Bindungsfähigkeit für CO_2. Daraus resultiert eine Verschiebung der CO_2-Dissoziationskurve nach oben. Diese in vitro gewonnenen Erkenntnisse stimmen mit den in Tierexperimenten und an Menschen gewonnenen Daten nicht überein. Bei Untersuchungen des Blutes am Menschen findet man nur selten eine Zunahme des Standardbicarbonats während der Hypothermie. Dies ist vor allem auf die Zunahme fixer Säuren zurückzuführen, die während der Narkose und Operation besonders nach einer Kreislaufunterbrechung oder einer mangelhaften Durchblutung der Peripherie im Organismus vermehrt auftreten.

Zahlreiche Autoren fanden einen Anstieg der Milchsäure, vor allem nach Unterbrechung der Zirkulation und in der Wiedererwärmungsphase.

Änderungen des Lactat/Pyruvat-Quotienten als ein Anhaltspunkt für ein Mißverhältnis zwischen Angebot und Bedarf an Sauerstoff wurden bei der Oberflächenkühlung nicht gefunden.

Zusammenfassend soll nochmals folgendes herausgestellt werden:

1. Die Sauerstoffdissoziationskurve verschiebt sich temperaturabhängig während der Hypothermie nach links, wodurch die Aufnahme von Sauerstoff in der Lunge begünstigt, aber die Abgabe an Gewebe negativ beeinträchtigt wird.

2. Von den Parametern: pH, pCO_2 und Basenüberschuß ändert sich während der Hypothermie unter der Bedingung einer konstanten Ventilation nur der Basenüberschuß nicht, da er als titrierbare Base bei 38° C, pH 7,40 und pCO_2 40 mm Hg definiert ist. Für die Korrektur des pH-Wertes wird der Rosenthal-Faktor verwendet: Δ pH Plasma = —0.0118 × Δ T° C, bzw. Δ pH Blut = —0.0147 × Δ T° C.

Er besagt, daß es mit sinkender Temperatur zu einem Anstieg des pH-Wertes kommt. Diese Abhängigkeit wurde primär bei Untersuchungen des Blutes in vitro gefunden. Gleichmann et al. haben den Rosenthal-Faktor zur Korrektur des aktuellen pH-Wertes im Temperaturbereich zwischen 37° bis 18° C klinisch angewandt und seine Richtigkeit bestätigt.

Die temperaturbedingte Änderung des pCO_2 im Plasma läßt sich aufgrund des Rosenthal-Faktors ebenfalls errechnen: $\Delta \log pCO_2 = +0{,}018 \times \Delta T$. Unter konstanten Beatmungsbedingungen nimmt der pCO_2-Wert mit fallender Temperatur ab.

3. Die Löslichkeit von Gasen in Flüssigkeiten ist umgekehrt proportional der Temperatur, d. h. es werden in Hypothermie mehr Sauerstoff, Kohlendioxyd und Narkosegase physikalisch im Blut gelöst.

4. Die Bindungsfähigkeit von Kohlensäure ist durch eine größere Aktivität der Blutpuffersubstanz bei Temperatursenkung erhöht.

Severinghaus hat einen *Blutgasrechenschieber* entwickelt, der auf der einen Seite über eine neu überprüfte Sauerstoffdissoziationskurve ein Umrechnen des pO_2 in den Sättigungsgrad unter Berücksichtigung der Bluttemperatur, des pH und des Basenüberschusses (base excess) gestattet und auf der anderen Seite die mit Hilfe der Henderson-Hasselbalchschen Gleichung möglichen Rechenoperationen erlaubt. Das Instrument ist nicht nur durch die in seiner Konstruktion verarbeiteten neuesten Erkenntnisse der Blutgase- und Säure-Basen-Forschung wertvoll, sondern man kann damit auch schnell und genau die gewünschten Werte errechnen.

d) Blutvolumen und Plasmavolumen. Das zirkulierende Blutvolumen nimmt beim Hund während der Abkühlung ständig ab und erreicht bei einer Temperatur von 23° C etwa 70% des Ausgangswertes. Parallel zu dieser Abnahme kommt es zu einer Hämokonzentration mit Zunahme des Hämatokrits. Die Ursache des Hämatokritanstieges ist beim Hund in einer Milzkontraktion zu sehen.

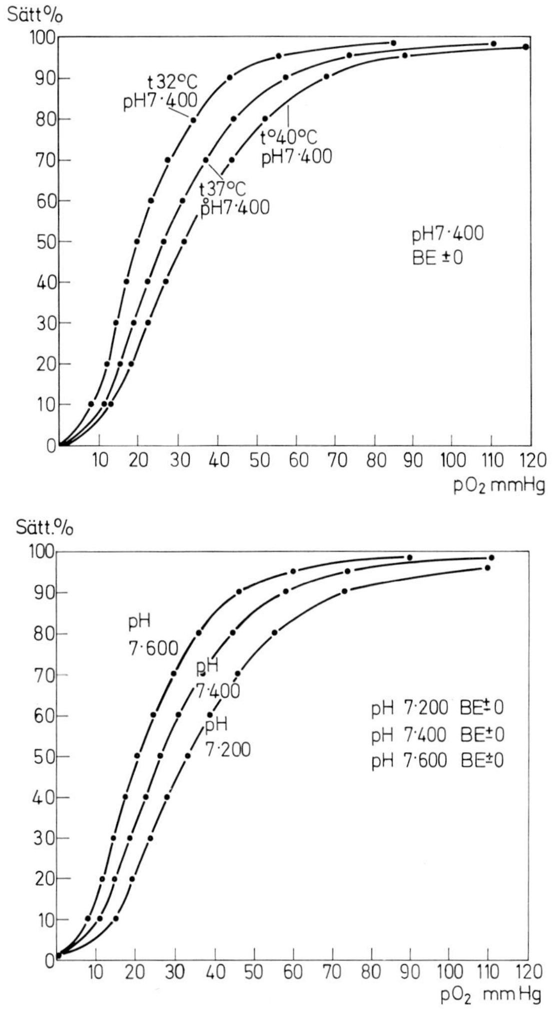

Abb. 5. Sauerstoffdissoziationskurve. Umrechnung des Sauerstoffpartialdruckes (pO_2) in Sättigungsgrad (in %) unter Berücksichtigung der Bluttemperatur sowie pH und BE möglich

Das spezifische Gewicht des Plasmas und die Plasmaeiweißkonzentration zeigen während der Abkühlung keine Abweichung von den Ausgangswerten. Das Plasmavolumen nimmt dagegen im Laufe der Abkühlung ab. Das Verhalten des Erythrocytenvolumens ist noch nicht endgültig geklärt. Es scheint jedoch, daß die von verschiedenen Autoren an milzexstirpierten Tieren gefundene Abnahme des Erythrocytenvolumens bei Tieren mit erhaltener Milz durch die Kontraktion des Organes ausgeglichen wird. Folglich ist die Abnahme des Plasmavolumens und des Erythrocytenvolumens in der Hypothermie vor allem dadurch zu erklären, daß ein Teil des Blutvolumens in den peripheren Gefäßen von der Zirkulation ausgeschlossen wird. Dafür spricht auch das Fehlen einer Veränderung der Bluteiweißkonzentration und des spezifischen Gewichtes des Plasma.

e) Elektrolyte. Über das Verhalten der Serumelektrolyte, vor allem des Kaliums, finden sich in der Literatur widersprechende Angaben. Es scheint aber sicher zu sein, daß es beim Bestehen einer Acidose und bei Kältezittern zu einem Anstieg des *Serumkaliums* kommt. Bei normalem pH und bei Hyperventilation kommt es aber auch bei tieferen Temperaturen eher zu einer Abnahme der Kaliumionen. Nach BURNELL et al. verändern sich durch Änderung des extracellulären pH-Wertes um 0,1 die Kaliumkonzentrationen im Serum um 0,6 mval/Liter, und zwar gegensätzlich. Gegen einen primär kältebedingten Kaliumverlust des Herzmuskels sprechen auch die Untersuchungen von SPURR und BARLOW, die in der Kammermuskulatur des Hundes nach 1—4stündiger Hypothermie von 25° C unter künstlicher Beatmung mit reinem Sauerstoff einen Anstieg von Kalium und eine signifikante Abnahme von Natrium gefunden haben, während Chlor und Wassergehalt unverändert blieben.

Nach den Ergebnissen von BRENDEL u. MESSMER führt eine sehr tiefe Senkung der Temperatur in den Hirnzellen immer zu Natrium- und Wasseraufnahme sowie zu Kaliumverlust. Dies wird als Kälteschwellung bezeichnet, wobei das Ausmaß der durch die Kälteschwellung verursachten Elektrolyt- und Wasserveränderungen den Verhältnissen beim Hirnödem entspricht. Die Ursache dafür scheint eine temperaturbedingte Hemmung des aktiven Ionentransportes zu sein.

Bestimmungen der Konzentration von Natrium im Serum während der Hypothermie ergaben fast bei allen Untersuchern keine oder nur unwesentliche Abweichungen vom Normwert. Dagegen wird ein Anstieg der Calciumionen beobachtet. Sind die Kaliumionen unverändert, so verschiebt sich das Quotient Ca/K zugunsten von Calcium, wodurch die Sensibilität des Herzmuskels wesentlich gesteigert wird. Nur bei Transfusionen größerer Mengen von Citratblut wird ein deutliches Absinken des Calciumgehaltes beobachtet. Magnesiumionen steigen bei tiefer Hypothermie im Serum an.

4. Veränderungen der Nierenfunktion

Die Urinausscheidung ist während der Hypothermie durch Oberflächenkühlung sehr stark von der intravenösen Flüssigkeitszufuhr abhängig. Wird im Verlauf der Kühlung keine Flüssigkeit infundiert, so verringert sich die Urinausscheidung bis 28° C wenig und ist erst unterhalb dieser Temperatur stärker eingeschränkt. Bei normaler Flüssigkeitszufuhr können in diesen Temperaturbereichen keine Veränderungen der Urinausscheidung gegenüber der Norm beobachtet werden. Bei Anwendung von Harnstoff, hypertoner Glucose oder Mannit können selbst bei Temperaturen unter 28° C Steigerungen der Urinausscheidung bis zu 350% des Ausgangswertes beobachtet werden (HONG; SEGAR et al.).

Der Nierenplasmastrom nimmt mit sinkender Temperatur ab. Diese Abnahme wird auch bei Patienten mit der obenerwähnten „Infusionsdiurese" beobachtet. Die Niere verliert mit abnehmender Temperatur die Fähigkeit, selektiv Mineralien und Wasser aus dem Filtrat zurückzunehmen oder Ionen gegeneinander auszutauschen. Somit kommt es bei einer sehr langen Hypothermie zu einer Verarmung an Natrium und zu einem Anstieg von Kalium im Serum.

Es muß noch die sog. „Kältediurese" bei ungenügend tiefer Narkose und erhaltenen gegenregulatorischen Mechanismen erwähnt werden. Sie ist vor allem auf eine Zunahme der Durchblutung der Niere zurückzuführen.

5. Sonstige Stoffwechselveränderungen

Der Kohlenhydratstoffwechsel ist in Hypothermie gehemmt. Glucose wird verlangsamt von den Organen aufgenommen. Intravenöse Zufuhr von Glucose kann eine Glykogenverarmung der Leber nicht verhindern. Erst einige Zeit nach der Hypothermie wird der Glykogengehalt der Leber wieder normal.

Der Sauerstoffverbrauch und die Durchblutung der Leber sowie die Gallensekretion vermindern sich. Der Abbau von Morphin und Barbituraten ist bei Abkühlung der Leber bedeutend verlängert.

Während der Hypothermie ist die Sekretion von ACTH und Nebennierenrindenhormonen vermindert. Sie normalisiert sich mit der Wiedererwärmung.

6. Veränderungen der Blutgerinnung

Im Verlauf der Hypothermie tritt mit sinkender Temperatur eine Verminderung des Gerinnungspotentials des Blutes ein. Die Ursache dafür ist vor allem in der Zunahme von Thrombin-Inhibitoren, bedingt durch eine vermehrte Ausscheidung körpereigenen Heparins aus den Mastzellen der Gefäßintima, zu sehen. Das abgesonderte Heparin verbindet sich im Blut mit einer Albuminkomponente zu dem Thrombin-Co-Inhibitor und wirkt als Antithrombin. Das Prothrombin ist bei 25°C bis auf 40% des Ausgangswertes, Faktor V und VII in noch stärkerem Maße erniedrigt. Das Thromboelastogramm ändert sich ebenfalls sehr deutlich, der Kurvenverlauf zeigt in Hypothermie eine Verschmälerung, d.h. die Thrombinfestigkeit ist verringert. Nach der Wiedererwärmung erfolgt ein sehr rasches Ansteigen sämtlicher Faktoren bis nahe an den Ausgangswert.

γ) Pharmakologische Veränderungen

Die Organwirkung der Medikamente ist von ihrer Konzentration im Blut und Gewebe abhängig. Der Wirkungsverlust kommt entweder infolge der direkten Ausscheidung oder durch entsprechende Molekülveränderungen eines Pharmakons, die sog. Detoxifikation, zustande.

Der Hauptentgiftungsort ist die Leber, hier erfolgt der Abbau durch Hydrolyse, Kopplung an organische Säuren, Demethylierung oder Oxydation. Die Senkung der Temperatur beeinträchtigt sowohl den Abbau als auch die Ausscheidung der Pharmaka wesentlich, vor allem durch Herabsetzung der metabolischen Kapazität der Leber. Da unter hypothermen Bedingungen auch die Pharmakokinetik wesentlich verändert wird, kann es leicht zu Überdosierungserscheinungen kommen. Die Einflüsse der Hypothermie auf pharmakologische Wirkungen sind noch wenig untersucht. Auf einige klinisch wichtige Veränderungen kann aber hingewiesen werden.

Das im Konservenblut enthaltene Citrat wird in Hypothermie nur verzögert abgebaut. Die Reduktion der metabolischen Kapazität der Leber beträgt bei 28°C etwa 42% (Ludbrook u. Wynn). Der abnorme Anstieg des Citratblutgehaltes kann zu einer Herabsetzung der Calciumkonzentration im Blut führen. Um dieser unerwünschten Wirkung entgegenzuwirken, sollen während der Hypothermie pro infundierte Blutkonserve 10 ml Calciumchlorid 10% langsam intravenös injiziert werden.

Auch der Metabolismus der Glucose ist in der Hypothermie verzögert. Glucoseinfusionen können zu einem Anstieg der Glucosekonzentration im Blut führen, woraus ein sekundärer Natriumverlust resultiert (Wynn). Ein ähnliches Verhalten zeigt die Fructose. In der Phase der Wiedererwärmung fällt dagegen der Glucosegehalt rapid ab, so daß zu diesem Zeitpunkt Infusionen von Glucose notwendig sind.

Die Reaktion der Nebennierenrinde auf Streß ist in Hypothermie nicht verändert. Auch bei Temperaturen von 26—28°C wurde ein Anstieg der Inkretion von Corticosteroiden beobachtet, der allerdings während der Wiedererwärmungsphase noch zusätzlich steigt (McPhee et al.). Wahrscheinlich ist die Zunahme des Corticoidgehalts während der Hypothermie auf die verminderten Bedürfnisse des Organismus und nicht auf eine gesteigerte Produktion zurückzuführen. Während der Wiedererwärmung ist der Bedarf größer, so daß die Produktion der Nebennierenrinde entsprechend zunimmt.

Die meisten Antibiotica verlieren während der Hypothermie einen wesentlichen Teil ihrer bakteriostatischen bzw. bactericiden Wirkung. Auch die bakteriostatische Wirkung der Sulfonamide ist wesentlich vermindert (van Eseltine u. Rahn). Von den bekannten Antibiotica sind während der Hypothermie Penicillin und Streptomycin nur schwach wirksam, die Tetracycline behalten dagegen fast ihre volle Wirksamkeit.

Auf die temperaturabhängigen Löslichkeitsveränderungen von Inhalationsnarkotica und ihre Auswirkungen auf die Narkose wurde schon hingewiesen.

Von weiteren Anwendungsmöglichkeiten der Hypothermie und Veränderungen der pharmakologischen Wirkungen berichten Popovic und Masironi (1966a und b). Sie konnten bei Hamstern bösartige Tumoren durch eine Hypothermie von 30°C über 24 Std, oder durch eine sehr tiefe Hypothermie von 4°C, mit Hilfe einer Herz-Lungen-Maschine über 10 Std durchgeführt, zum Verschwinden bringen, wenn die Tumoren bei 37°C gehalten wurden. Bei gleichzeitiger Gabe des Cytostaticums Fluorouracil genügt eine sehr tiefe Hypothermie von 1 Std. Dieselbe Menge von Fluorouracil bei Normothermie oder eine sehr tiefe Hypothermie ohne Erwärmung des Tumors hatten keinen Einfluß auf die Tumorgröße oder das Gewicht der Hamster (Condon).

δ) Die praktische Durchführung der künstlichen Hypothermie

1. Die geringe Hypothermie 35—33°C (Therapeutische Hypothermie)

Für die künstliche Senkung der Körpertemperatur müssen die thermoregulatorischen Reflexvorgänge genügend ausgeschaltet sein, sonst bewirkt die Kälteanwendung das Gegenteil des angestrebten Effektes: eine Stoffwechselsteigerung mit erheblicher Belastung des Organismus, da speziell im Temperaturbereich von 35—33° C die temperaturregulierenden Gegenregulationen des Körpers besonders aktiv sind.

a) Methode der Sedierung und Kälteanwendung. Eine Dämpfung oder Aufhebung der normalen Thermoregulation ist durch eine genügend tiefe Narkose oder *Sedierung* zu erreichen. Viele Autoren verwenden Kombinationen von Medikamenten, z.B. von Phenothiazinderivaten wie Promethazine 0,05 g, Promazine 0,05 g, Mepazine 0,05—0,1 g, und mit Morphinderivaten wie Pethidine 0,05 bis 0,1 g.

Kleinere Dosen von solchen Mischungen werden unter Beobachtung des Kreislaufes und der Atmung wiederholt langsam intravenös injiziert, bis die erwünschte Wirkung — Unterdrückung der Wärmeproduktion durch Muskelzittern und erhöhten Muskeltonus — erreicht ist.

Chlorpromazine (Megaphen) wirkt zwar gut temperatursenkend; wegen seiner unerwünschten Kreislaufeffekte wie Blutdrucksenkung und Tachykardie sowie seiner bei wiederholten Gaben evtl. schädigenden Einflüsse auf die Leber (Cholostase) wird es meist durch Promazine (Verophen) oder Mepazine (Pacatal) ersetzt.

Sind die Blutdruckverhältnisse normal, kann zur Beschleunigung der Temperatursenkung Hydergin 0,6—0,9 mg, Reserpin 1—2 mg oder Droperidol 10 mg gegeben werden.

Bei künstlicher Beatmung können Muskelrelaxantien verwendet werden, die durch eine Aufhebung der Wärmeproduktion durch die Muskulatur zur schnelleren Temperatursenkung beitragen. Ein Zusatz von Lachgas zum Beatmungsgemisch dämpft durch seine zentrale Wirkung Abwehrreaktionen gegen die Kälteanwendung.

Im Einzelfall ist immer abzuwägen, ob die zur Sedierung notwendigen Medikamente durch ihre Nebenwirkungen, z.B. auf den Kreislauf, nicht ungünstiger sind als die angestrebten Vorteile einer mäßigen Hypothermie.

Zur *Abkühlung* werden je nach der erwünschten Geschwindigkeit und dem Grad der Temperatursenkung verschieden stark wirksame Methoden angewandt: Abdecken des Patienten, Auflegen von Eisbeuteln, Bedecken des Patienten mit einem nassen Laken, dessen Kühlwirkung mit Hilfe von Ventilatoren verstärkt wird. Eine beliebte Methode besteht im Besprengen der ganzen Haut mit einem Alkohol-Wassergemisch ($^1/_2 : ^1/_2$) unter Zusatz eines Detergens und Anblasen des Patienten mit Ventilatoren. *Vorteil dieser Methode:* Saubere Verhältnisse, die Unterkühlung erfolgt auf dem Operationstisch, keine Umlagerung, gute Hautdurchblutung, schnelle Temperatursenkung.

Sehr viel praktischer als Eisbeutel sind die Kühlelemente Frostoform (LMP, Lambrecht/Pfalz). Diese sog. Eis-Akkumulatoren sind Säckchen aus Plastikfolie, die mit einem Kunststoffgel gefüllt sind und vor Gebrauch im Eisfach eines Kühlschrankes oder einer Tiefkühltruhe stark abgekühlt werden. Zur Anwendung werden sie, mit einem Leinentuch umwickelt, auf die Haut gelegt und haben eine gute Kühlwirkung für 3—4 Std.

Ein normales Sauerstoffzelt ist zur Abkühlung eines Patienten nicht ausreichend. Gut geeignet ist jedoch das Klimazelt Hypotherm (Dräger), das ein leistungsfähiges Kühlaggregat besitzt und die Temperatur automatisch regelt.

Ist eine länger dauernde stärkere Temperatursenkung beabsichtigt, sind Gummimatten, die mit kaltem Wasser durchströmt werden, am praktischsten.

b) Indikationen der geringen Hypothermie. Vor einem Jahrzehnt, zur Zeit der ersten Auflage dieses Buches, wurde in zahlreichen Veröffentlichungen der sog. „künstliche Winterschlaf" für viele Zwecke, z. B. zur Behandlung eines traumatischen oder hämorrhagischen Schocks sowie zur Therapie moribunder Patienten und septischer Zustände u. ä. sehr empfohlen. Inzwischen wird die therapeutische Hypothermie viel seltener als früher angewandt, da ihr Wert nach tierexperimenteller Prüfung und klinischer Erfahrung bei vielen Indikationen zweifelhaft geworden ist. Im folgenden wird nur auf die allgemein anerkannten Indikationen eingegangen.

Eine therapeutische Hypothermie ist indiziert, wenn eine Temperatur- und Stoffwechselsteigerung für ein Organ (z.B. das hypoxisch geschädigte Gehirn) schädlich ist oder zu einer allgemeingefährlichen Belastung werden kann.

Bei einem Fieberanstieg, z.B. nach Herzoperationen oder einer Infektion, bei Störungen der Wärmeabgabe, z.B. nach ausgedehnten Verbrennungen, genügt es meist, die Temperatur wieder zur Norm zu senken.

Eine mäßige Hypothermie bis auf 33—34° C ist zu empfehlen nach *hypoxischen Gehirnschäden* und bei *Hirnödem*, z.B. nach Wiederbelebung oder nach Schädelhirntraumen. Der Sauerstoffbedarf des Gehirns nimmt mit sinkender Temperatur des Gehirnes ab; Hirnvolumen und Liquordruck vermindern sich. Nach Untersuchungen von ROSOMOFF kann eine Temperatursenkung auch noch günstig wirken, wenn sie erst nach der cerebralen Schädigung einsetzt. Die Abkühlung sollte aber so früh wie möglich beginnen, da der günstige Effekt mit länger werdendem Intervall zwischen Trauma und Hypothermie nachläßt und nach 6—8 Std mit der Abkühlung kein Erfolg mehr zu erzielen ist. Selbstverständlich muß außerdem das Hirnödem in üblicher Weise behandelt werden: Sorge für guten Kreislauf und gute Oxygenation, Osmotherapie mit Gaben von Mannit, Fursemid (Lasix) und hypertonischen Albumin- oder Dextranlösungen.

Eine stärkere Sedierung ist bei diesen bewußtlosen Patienten in der Regel nicht erforderlich.

Eine geringgradige Temperatursenkung hat sich auch günstig erwiesen bei thyreotoxischen Krisen und bei zentral ausgelösten Hyperthermien, z. B. bei Poliomyelitis, Encephalitis und Hypothalamusaffektionen.

2. Die mittlere Hypothermie (32—28° C)

a) Allgemeines zur Abkühlung und Wiedererwärmung. Die Dauer der Temperatursenkung unter 34° C sollte möglichst kurz sein. Eine schnelle Abkühlung ist deshalb anzustreben. Die Wiedererwärmung sollte möglichst schon während des letzten Teiles einer Operation begonnen werden, wenn z. B. nach der intrakardialen Korrektur eine Hypothermie nicht mehr erforderlich ist.

Für die *Sicherheit* des Patienten ist es von großer Bedeutung, möglichst genau die erforderliche Temperatursenkung zu erreichen. Die Oesophagustemperatur soll für eine totale Unterbrechung des Blutkreislaufes von maximal 4 min bis auf 32° C, für Unterbrechungen von maximal 8 min bis auf 30° C gesenkt werden.

Eine zu geringe Abkühlung verkürzt die zulässige Dauer der Kreislaufunterbrechung; wird sie überschritten, droht die Gefahr einer irreversiblen Hirnschädigung.

Die *Gefahren* einer zu tiefen Temperatursenkung sind: 1. Kammerflimmern oder Asystolie, 2. Hypotension vor und nach der Kreislaufunterbrechung, 3. erschwerte Wiederbelebung des Herzens bei Kammerflimmern oder Asystolie und 4. geringere Toleranz von akuten Blutverlusten infolge eingeschränkter Kompensationsfähigkeit des Kreislaufes.

Für die Auswahl der Methode zur Abkühlung und Wiedererwärmung ist deshalb die gute *Steuerbarkeit* der Körpertemperatur von entscheidender Bedeutung.

Die *Wiedererwärmung* stellt große Anforderungen an den Organismus. Zuerst wird die Temperatur der Körperoberfläche erhöht. Damit steigt der Sauerstoff- und Blutbedarf im Haut-, Unterhaut- und Muskelgewebe erheblich an; dies bedeutet eine erhebliche Kreislaufbelastung zu einer Zeit, wo das Herz infolge seiner noch wesentlich tieferen Temperatur nicht voll leistungsfähig ist und sich außerdem noch von den Folgen der Kreislaufunterbrechung und des operativen Eingriffes erholen muß.

Die zusätzliche induktive Erwärmung durch *Kurzwellenbehandlung* mit der Spulenfeldmethode [Abb. 6(f)] hat den Vorteil der besseren Erwärmung der tieferen Gewebsschichten. Die Wärmeentwicklung ist proportional der elektrischen Leitfähigkeit; sie ist im Muskelgewebe etwa zehnmal so hoch wie im Fettgewebe. Wegen der Gefahr von Hitzeschäden kann aber diese Methode nicht voll ausgenutzt werden, so daß der Erwärmungseffekt begrenzt ist. Wir wenden deshalb seit einiger Zeit eine Kurzwellenerwärmung nur noch ausnahmsweise an.

b) Methoden der Abkühlung und Wiedererwärmung (s. auch „Hypothermie in der Neurochirurgie"). Für eine mittelgradige Hypothermie werden zur Senkung der Körpertemperatur für Herz- oder Gehirnoperationen hauptsächlich 2 Methoden benutzt:

1. die *Oberflächenkühlung* mittels Eispackung, Eiswasserbad, wasserdurchströmter Gummimatten, Luftkühlung oder Wasserberieselung;

2. die extrakorporale Blutstromkühlung, die nur bei Anwendung einer Herz-Lungen-Maschine benutzt wird (s. „Thoraxchirurgie", S. 654).

Die Abkühlung und Wiedererwärmung erfolgt bei beiden Methoden durch den Wärmeaustausch des Blutes, entweder indirekt über die Körperoberfläche oder direkt durch Blutstromkühlung bzw. -erwärmung in einem extrakorporalen Wärmeaustauscher.

α) Abkühlung und Wiedererwärmung im Wasserbad: Das Eiswasserbad (Temperatur anfangs 20° C, dann 6—10° C) hat den Vorteil, daß durch die gute Wärmeleitfähigkeit des Wassers und durch den direkten Kontakt mit einer großen Körperoberfläche ein maximaler Wärmeaustausch mit schneller Abkühlung erfolgt. Diese Methode wird aber kaum noch verwendet, da sie zu umständlich ist und mehrfaches Umlagern des Patienten erfordert.

Der zusätzliche Hauptnachteil ist die Schwierigkeit, die gewünschte Temperatur bis zur Kreislaufunterbrechung genau zu erreichen, da die Körpertemperatur nach dem Herausnehmen aus der Badewanne mit nicht genau vorauszusagender Geschwindigkeit weiter absinkt und dann nicht mehr beeinflußt werden kann.

Zur Wiedererwärmung wird der Patient in ein warmes Wasserbad (36—40° C) gelegt, nachdem die Operationswunde zuvor mit einem Kunstharzspray (z. B. Nobecutan) wasserdicht abgedeckt worden ist.

β) Abkühlung und Wiedererwärmung mit Kühlmatten: Der Patient wird in eine Kühlschlangenmatte eingehüllt, die mit Wasser von regulierbarer Temperatur durchströmt wird. Wir bevorzugen vulkanisierte Gummistoffmatten (Fa. Wetzel, Hildesheim), die sich besser anschmiegen und weniger wärmeisolierend wirken als Plastikmatten (Therm-O-Rite, Cleveland, Ohio, Aquamatic K-Thermia, Gorman-Rupp, Belville, Ohio, USA, Dupaco, Los Angeles, Cal.) oder Matten aus zusammengelegten Gummischläuchen innerhalb einer Gummistoffhülle (Thalheimer, Sindelfingen; Maquet, Rastatt).

Die Anwendung einer Gummimatte ist einfacher als das Eiswasserbad und erspart die Umlagerung des Patienten. Der wesentliche Vorteil besteht in der Möglichkeit, die Temperatur während der gesamten Operation zu beeinflussen und die Wiedererwärmung schon auf dem Operationstisch — direkt nach der Aufhebung der Kreislaufunterbrechung — zu beginnen.

Nachteilig ist, daß die Abkühlung etwa doppelt so viel Zeit in Anspruch nimmt wie im Wasserbad oder in einer Eispackung, da der Wärmeaustausch durch die isolierenden Luftzwischenräume zwischen der Körperoberfläche und den Matten beeinträchtigt wird.

Spezialgummimatten und eine Apparatur mit Pumpe zur Kühlung und Erwärmung des Wassers sind erforderlich. Es gibt aufwendige Geräte mit Kühl- und Wärmeaggregat (Maquet, Therm-O-Rite) und automatischer Steuerung (Thalheimer). Wir benutzen seit vielen Jahren ein einfaches Gerät (Fa. Gruß, Neuß am Rhein), das eine Umschaltung von einem Behälter mit Eiswasser zur Abkühlung auf einen zweiten Behälter mit thermostatisch regulierbarer elektrischer Heizung zur Wiedererwärmung erlaubt (Baumgartl u. Zindler).

Am billigsten, aber umständlicher ist die Verwendung eines großen Eimers, der jeweils mit Wasser der gewünschten Temperatur gefüllt wird und aus dem mit Hilfe einer Unterwasserpumpe die Gummimatten durchströmt werden (Selbstbau oder Fa. Dupaco, Los Angeles).

γ) Abkühlung und Erwärmung in einem Klimakasten: In einem durchsichtigen Behälter wird kalte Luft von —2 bis 10° C über den Patienten geblasen. Adams-Ray und Person haben hierzu ein besonderes Gerät angegeben (Autohypotherm, Helge Strands, Stockholm), während Maspes ein serienmäßiges Klimagerät verwendet, das an einen großen Plastiksack, der den Patienten bis zum Hals einhüllt, angeschlossen wird. Die Abkühlung dauert wesentlich länger als im Wasserbad oder in einer Eispackung. Diese Klimageräte werden vorwiegend für neurochirurgische Operationen benutzt.

Nachteilig sind die schlechte Wärmeleitfähigkeit der Luft und die starke Abkühlung der Körperoberfläche, bei der das Unterhautfettgewebe oft seine Konsistenz ändert und teigartig wird. Extremitäten, äußere Genitalien und Augen müssen geschützt werden, um örtliche Erfrierungsschäden zu vermeiden. Zur Operation wird der Kühlkasten geöffnet oder entfernt. Die Wiedererwärmung kann vorsichtig durch eine elektrische Heizung der Unterlage während der Operation begonnen werden und wird nach der Operation durch erwärmte Luft fortgesetzt (Lundberg u. Nielsen; Haeger et al.).

δ) Sonstige Methoden: Behelfsmäßig kann zur Abkühlung mit Ventilatoren Zimmerluft über den Patienten geblasen werden, der in Tücher gehüllt ist, die mit kaltem Wasser oder Alkohol getränkt sind.

Diese Methode wurde für neurochirurgische Eingriffe benutzt, da hierbei genügend Zeit zur Abkühlung während der Eröffnung des Schädels und der chirurgischen Präparation bis zur evtl. lokalen Kreislaufunterbrechung vorhanden ist.

Wenn nicht besondere Vorkehrungen getroffen werden, erhöht die starke Luftbewegung den Keimgehalt der Luft und begünstigt möglicherweise Infektionen. Zur Abkühlung für neurochirurgische Operationen wurde auch eine Vorrichtung zur Berieselung des Patienten mit kaltem Wasser benutzt (s. „Hypothermie für die Neurochirurgie", S. 703).

ε) Die *Düsseldorfer* Methode der Abkühlung und Wiedererwärmung: An der Düsseldorfer Klinik hat sich seit 14 Jahren zur mittelgradigen Hypothermie für Operationen mit Kreislaufunterbrechung eine Kombination der Eispackung- und der Gummimattenmethode bewährt, die bei schneller Abkühlung und frühzeitigem Beginn der Wiedererwärmung durch gute Steuerbarkeit eine erhöhte Sicherheit für die Patienten bietet (Zindler; Zindler et al., 1966). Der Patient wird in mitteltiefer Äthernarkose (Stadium III, 2—3) und vollständiger Muskelrelaxation zwischen 2 *Eispackungen* — Eisstückchen werden dazu in ein großes Badehandtuch oder ein Laken eingeschlagen — auf den Operationstisch gelegt. In Abständen von 5 min werden regelmäßig rectale und oesophageale Temperatur

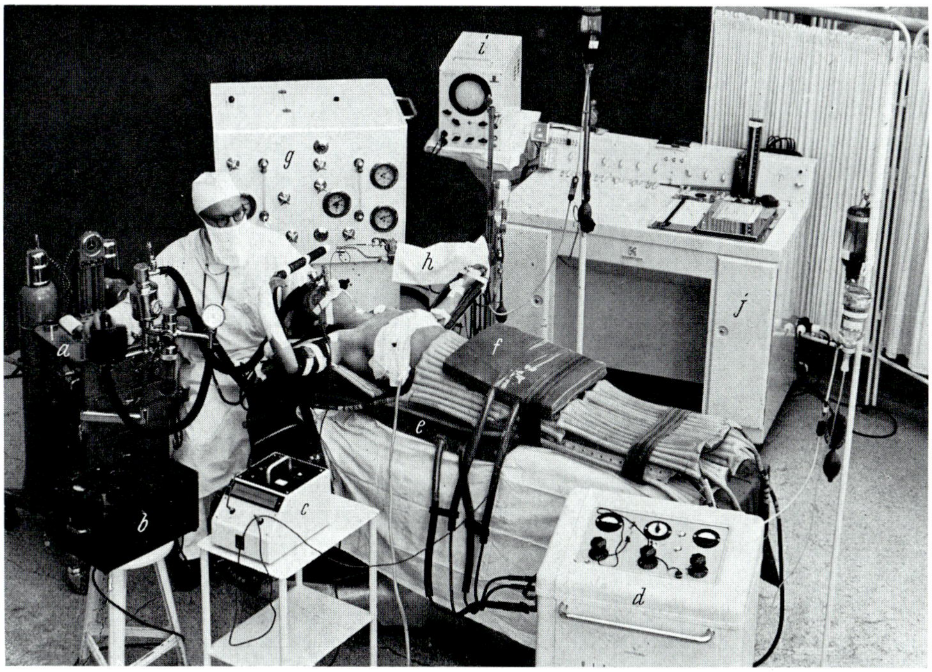

Abb. 6. Geräte für die Durchführung der künstlichen Hypothermie (Patientin nach Operation eines Vorhofseptumdefektes). *a* Narkosegerät mit Beatmungsbalg, *b* Defibrillator, *c* Temperaturmeßgerät, *d* Kurzwellenapparat, *e* und *f* Kurzwellen-Elektroden, *g* Hypothermiegerät, *h* Druckmeßdosen, *i* Doppelkathodenstrahl-Oscillograph, *j* Registrierung von EKG, EEG und Gefäßdrucken

sowie Blutdruck und Pulsfrequenz gemessen und in ein Protokoll eingetragen.

Je nach der Geschwindigkeit des Temperaturabfalls und der erwünschten Temperatursenkung werden die Eispackungen bei einer Oesophagustemperatur von 34—32° C entfernt, der Patient abgetrocknet und in *Gummimatten* eingehüllt, die mit Wasser von 25—30° C durchströmt werden (Abb. 6). Für Entfernen der Eispackung, Desinfektion und steriles Abdecken des Operationsgebietes werden etwa 15 min benötigt, bis zur Kreislaufunterbrechung zur intrakardialen Korrektur vergehen im allgemeinen 30—50 min. Während dieser Zeit fällt die Körpertemperatur spontan weiter ab, zunächst für 15—25 min mit unveränderter Geschwindigkeit, dann zunehmend langsamer (Abb. 7). Während der Abkühlung in der Eispackung ist die Rectaltemperatur etwa 1—1,5° C höher als die Temperatur im Oesophagus. Nach Entfernen der Eispackung nähert sich die rectale Temperaturkurve der oesophagealen; es kommt zu einem Temperaturausgleich im Körper. Bei der Wiedererwärmung kreuzen sich die Temperaturkurven und die oesophageale Temperatur verläuft dann höher als die rectale.

Die *Wiedererwärmung* kann bei diesem Verfahren schon nach der Kreislaufunterbrechung während der zweiten Hälfte der Operation begonnen werden.

Bei einer Rectaltemperatur von 33—34° C wird der Patient in sein Bett umgelagert und sofern Atmung und Kreislauf gut sind, extubiert. Die weitere Erwärmung erfolgt spontan in den nächsten Stunden.

c) Narkose für die Hypothermie. α) Narkosemittel: Für Operationen in künstlicher Hypothermie sind verschiedene Narkosemittel wie Äther, Halothan, Cyclopropan, Thiopental und Lachgas sowie die sonst üblichen Mittel für die medikamentöse Vorbereitung verwendet worden, ohne daß durch Vergleichsserien Vor- und Nachteile einzelner Verfahren bewiesen wurden.

Wir bevorzugen die *Äther-Lachgas-Sauerstoffnarkose* wegen der vergleichsweise geringeren Kreislaufdepression und geringeren Irritabilität des Herzens sowie einer schnelleren Abkühlung ohne wesentliche Gegenreaktionen auf die Kälteanwendung. Die peripher vasodilatierende Wirkung von Äther erhöht die Hautdurchblutung und beschleunigt dadurch den Temperaturaustausch. Ein Ätherverdampfer, der genau einstellbare konstante Konzentrationen liefert, wie z. B. der Dräger-Vapor oder der Foregger-Copper-Kettle, ist zur sicheren Steuerung der Narkosetiefe unbedingt notwendig.

Bei jeder Inhalationsnarkose ist die durch die Kälte erhöhte Löslichkeit der volatilen Narkosemittel im Blut und in den Geweben zu beachten.

Eine *Halothannarkose* bietet — im Gegensatz zu Äther mit Sauerstoff oder Lachgas — den großen Vorteil, daß eine operative Blutstillung durch Elektrokoagulation möglich ist. Das erleichtert und beschleunigt die Operation. Für Gehirnoperationen ist diese Koagulationsblutstillung besonders wichtig und deshalb ist eine Halothan-Lachgas-Sauerstoff-Narkose auch in Hypothermie praktisch.

Bei Herzoperationen in Hypothermie sind bei Halothannarkosen jedoch irreversible Herzstillstände vorgekommen. CONN hatte in einer Anfangsserie von 100 Kindern mit Hypothermie in Halothannarkose für die offene Korrektur eines Vorhofseptumdefektes oder einer Pulmonalstenose bei 22 Kammerflimmern, davon 4 nach coronarer Luftembolie. Dagegen haben wir selbst mit Äthernarkose bei Kindern unter 17 Jahren nie Kammerflimmern beobachtet mit einer Ausnahme, wo bei einer 16jährigen Patientin Kammerflimmern durch eine Luftembolie der Coronargefäße ausgelöst wurde. Wir bevorzugen deshalb für Herzoperationen mit Kreislaufunterbrechung die Äthernarkose.

Bei jeder Halothannarkose in Hypothermie ist eine verstärkte Aufmerksamkeit auf den Kreislauf und auf eine vorsichtige Dosierung notwendig. Es muß beachtet werden, daß die in der Kälte erhöhte Löslichkeit von Halothan im Blut und in den Geweben eine langsamere Anflutung bewirkt und bei Erwärmung Halothan wieder frei wird.

In letzter Zeit haben wir mit *Methoxyflurane* (Penthrane) für Operationen in Hypothermie gute Erfahrungen gemacht, so daß es den Äther abgelöst hat. Die im Vergleich zu Halothan geringere Kreislaufdepression und verminderte Irritabilität des Herzens erscheinen vorteilhaft. Ein kalibrierter Verdampfer der konstante Konzentrationen liefert, wie z. B. der Methoxyflurane Vapor, ist notwendig.

Bei der Erprobung der *Neuroleptananaesthesie* für die künstliche Hypothermie erschienen die vergleichsweise schnellere Abkühlung und die höheren Blutdruckwerte, die mit der Manschette auch bei tieferen Temperaturen gut meßbar blieben, als wesentliche Vorteile. Es zeigte sich aber, daß bei Herzoperationen Kammerflimmern etwa 3—4mal so häufig auftrat wie bei der Äthernarkose. Obwohl das Kammerflimmern immer schnell behoben werden konnte, haben wir die Verwendung der Neuroleptanaesthesie wieder eingestellt. Diese Methode ist nur bei besonderen Indikationen, wie z. B. Leberschäden, für eine Hypothermie zu empfehlen.

β) Narkosetiefe: Eine richtige *Narkosetiefe* ist von großer Bedeutung und schwieriger zu erreichen als bei normaler Körpertemperatur. Die Narkose muß bei der Hypothermie tief genug sein, um Kältereaktionen zu unterdrücken, darf aber nicht so tief sein, daß die Funktion von Herz und Kreislauf zu sehr beeinträchtigt wird.

Erste Anzeichen einer beginnenden *Kältereaktion* sind Gänsehaut und Erhöhung des Muskeltonus. Es ist zweckmäßig, öfters zu prüfen, ob die passive Bewegung der Arme durch erhöhten Muskeltonus erschwert ist. Muskelzittern ist oft schon an feinen Zacken im Elektrokardiogramm zu erkennen, bevor es klinisch deutlich bemerkbar wird. Häufig beginnt ein feines Zittern am M. pectoralis oder an den Halsmuskeln.

Allgemeines Kältezittern erhöht den Sauerstoffverbrauch erheblich, belastet somit das Herz und ruft eine Acidose hervor. Es soll deshalb sofort durch Gaben von Muskelrelaxantien aufgehoben werden; gleichzeitig ist die Narkose zu vertiefen.

Bei tieferen Temperaturen sind die *Pupillen* oft entrundet und erweitert und reagieren schwächer auf Lichtreiz, ohne daß das ein Zeichen für eine zu tiefe Narkose oder eine cerebrale Hypoxie sein muß.

Die Gabe von Narkosemitteln kann bei einer Rectaltemperatur von 32—30° C eingestellt werden.

Bei der Wiedererwärmung genügen in der Regel 30 und später 50% Lachgas oder andere Inhalationsnarkotica in äquinarkotischen Konzentrationen.

γ) Künstliche Beatmung: Für Operationen in künstlicher Hypothermie wird in der Regel mit Beginn der Narkose künstlich beatmet. Werden keine Muskelrelaxantien benutzt, kann bei Äthernarkose bis 30° C die Spontanatmung ausreichend sein, wenn nicht eine zu tiefe Narkose eine Atemdepression hervorruft.

Früher haben viele Autoren eine Hyperventilation empfohlen, besonders vor der Kreislaufunterbrechung sollte nach diesen Empfehlungen ein pH-Wert von über 7,5 erreicht werden. Im Gegensatz dazu verwenden LEWIS und NIAZI sowie SELLICK (1964a) und FORRESTER einen Zusatz von Kohlensäure. Die dadurch hervorgerufene respiratorische Acidose mit Senkung des pH-Wertes bewirkt eine Rechtsverschiebung der O_2-Bindungskurve und damit wird die durch die Kälte bedingte Linksverschiebung teilweise kompensiert. Die Sauer-

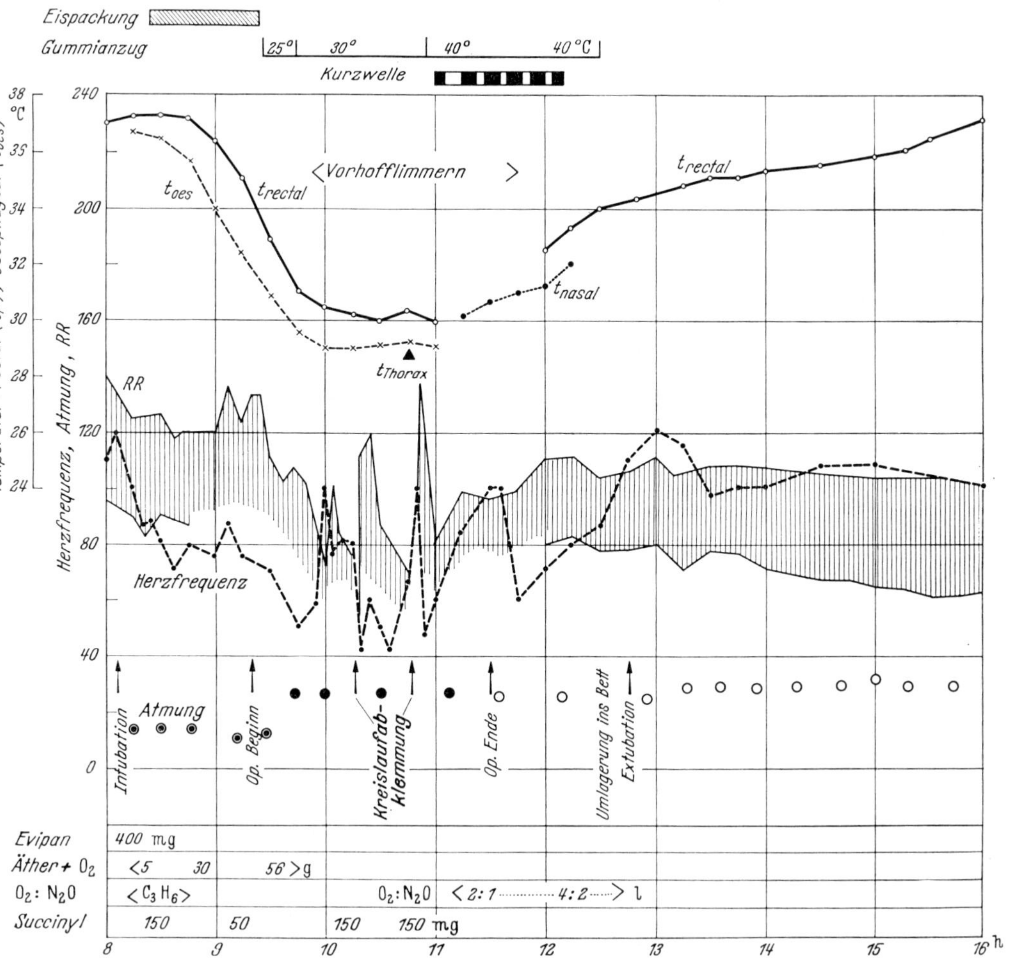

Abb. 7. Narkoseprotokoll (Nr. 119) einer Oberflächenhypothermie für die Valvuloplastik einer Pulmonalstenose und den Verschluß eines Vorhofseptumdefektes. Oben: Maßnahmen zur Abkühlung und Wiedererwärmung; unten: Narkose. Während der beiden Kreislaufunterbrechungen (2 min 6 sec und 3 min 8 sec) kommt es durch Prostigmin zu einer Bradykardie, nach Wiederherstellung des Kreislaufes steigt der Blutdruck für kurze Zeit erheblich an

stoffversorgung der Gewebe kann dadurch aber nur geringfügig verbessert werden, wesentlicher ist die verbesserte Durchblutung bei erhöhten pCO_2-Werten. Die metabolische Acidose soll, besonders bei der Wiedererwärmung, geringer sein.

Auch höhere pCO_2-Werte — bis zu 100 mm Hg — werden ohne auffallende Nachteile vertragen. Schnelle Veränderungen des Kohlensäuredruckes müssen aber vermieden werden. Ein endgültiger Beweis für die Vorteile einer Hyperkapnie während der Hypothermie steht noch aus.

Wir bevorzugen zur Zeit eine Ventilation, die einen pCO_2-Wert zwischen 30 und 40 mm Hg, gemessen bei der aktuellen Temperatur, ergibt, wie schon im ersten Teil bei der Besprechung der „Physiologischen Veränderungen" ausgeführt wurde.

d) Schema für die Durchführung einer mittleren Hypothermie für Operationen mit Kreislaufunterbrechung (Abb. 7):

Dosierungsangaben gelten für Patienten in gutem Zustand und sind dem Allgemeinzustand entsprechend zu verändern.

1. Prämedikation. Erwachsene erhalten am Vorabend 0,2 Luminal und 0,25 Promethazin per os; 2 Std vor Beginn der Narkose 0,05 Promethazin, evtl. zusätzlich 0,0002—0,0006 Hydergin; 1 Std vor Beginn der Narkose 0,075—0,1 Pethidin, Kinder benötigen im allgemeinen kein Schlafmittel am Vorabend; 2 Std vor Beginn der Narkose bekommen sie Promethazin 1—1,5 mg/kg und 1 Std vor Beginn der Narkose Pethidin etwa 2 mg/kg.

2. Venöse Zugangswege. Bei guten Venen Plastikkatheter percutan (evtl. Steriven), sonst venae sectio rechte Knöchelvene in Lokalanaesthesie, bei Kindern nach Einleitung der Narkose. Nach Einleitung der Narkose wird zu-

sätzlich eine Plastikkanüle oder ein Katheter in eine Unterarmvene gelegt.

3. Narkose. Hexobarbital — Cyclopropanüberleitung zur Lachgas-Äthernarkose.

a) Einleitung, Erwachsene 0,2—0,3 Hexobarbital; Kinder Lachgas — Cyclopropan. Endotracheale Intubation nach Succinylcholin 1—1,5 mg/kg.

b) Überleitung und Unterhaltung der Äthernarkose. Zunächst Sauerstoff 1 Liter und Cyclopropan 0,5 Liter/min, nach etwa 1 min beginnt die Ätherzugabe, zuerst 2—4%, dann langsam steigern auf 8—10—12% unter entsprechender Verminderung des Cyclopropananteils auf 0,4—0,3—0,2 Liter je min. Nach 7—10 min kann Cyclopropan ganz abgestellt werden.

Nach etwa 15 min Narkosedauer und genügender Tiefe der Äthernarkose (Stadium III, 2—3) sowie Gabe von Curare 6—12 mg wird der Patient auf den Operationstisch umgelagert und mit der Eispackung begonnen.

Bei einer Rectaltemperatur von etwa 32° C kann die Ätherzufuhr eingestellt werden.

4. Überwachungsmaßnahmen (Abb. 6). Vor Beginn der Narkose Blutdruckmanschette mit Stethoskop anlegen, Oscillotonometer nach v. Recklinghausen ist vorteilhaft. Nach Einleiten der Narkose Thermofühler in Oesophagus und Rectum sowie Nadelelektroden für EKG (Standardableitungen) und EEG (fronto-occipital) einlegen. Kathodenstrahloscilloskop soll im Blickfeld des Anaesthesisten sein, der besonders auf Herzrhythmusstörungen zu achten hat. Das EEG dient als Anhalt zur Beurteilung der Narkosetiefe sowie zur Beobachtung des Wiedereinsetzens der elektrischen Gehirnaktivität nach Ende der Kreislaufunterbrechung.

5. Temperaturverlauf und Dauer der Eispackung. Zuerst beginnt die Oesophagustemperatur abzufallen. Sie erreicht nach 10—15 min die endgültige Geschwindigkeit des Temperaturabfalles (gradliniger Kurvenverlauf, und zwar bei Erwachsenen je nach Fettpolster und Körpermasse 2—5° C pro Stunde, bei Kindern 4—12° C pro Stunde. Etwa 20 bis 30 min bevor voraussichtlich die erwünschte tiefste Temperatur (bis auf 1—$^1/_2$° C) erreicht wird, d. h. bei einer Oesophagustemperatur von etwa 34—32° C, wird die Eispackung entfernt. Bei schneller Abkühlungsgeschwindigkeit — bei kleiner Körpermasse — beginnt die Temperaturkurve dann sehr bald abzuflachen, bei langsamer Abkühlungsgeschwindigkeit fällt sie noch 20 min oder länger gradlinig weiter. Der Patient wird nun abgetrocknet und in Gummimatten eingehüllt, die mit Wasser von 25—30° C durchspült werden.

6. Blutersatz. Bei Herzoperationen wird in der Regel bis zur Kreislaufunterbrechung 500 ml Zitratblut transfundiert und vor der Kreislaufunterbrechung eine neue Blutkonserve begonnen.

Da bei der Operation eines Vorhofseptumdefektes akut ein sehr großer Blutverlust möglich ist, soll stets eine weitere Blutkonserve vor der Unterbrechung des Kreislaufes an den zweiten Infusionsweg angeschlossen werden.

7. Kreislaufunterbrechung. a) Eine Minute vor der Kreislaufunterbrechung werden 100 mg Succinylcholin i.v. gegeben, um die heftigen Kontraktionen des Zwerchfelles, die durch die Hirnischämie ausgelöst werden können, sicher zu verhindern.

b) Nach Abschnüren beider Hohlvenen soll sich das Herz zunächst weitgehend entleeren; erst 20—30 sec später werden Aorta und A. pulmonalis abgeklemmt. Dann wird zur Prophylaxe von Kammerflimmern etwa $^1/_4$ mg Prostigmin in die Aortenwurzel proximal der Aortenklemme injiziert.

Die künstliche Beatmung wird für die Dauer der Abklemmung eingestellt und das Druckbegrenzungsventil geöffnet.

c) Entlüftung der Vorhöfe. Nach dem letzten Stich der fortlaufenden Naht zum Verschluß des Vorhofseptumdefektes (nicht vorher!) erhöht der Anaesthesist unter Druck auf den Atembeutel den intrapulmonalen Druck, um so Blut aus den Lungenvenen in den linken Vorhof zu befördern und dort alle Luft herauszuspülen. Mit einer Präparierklemme wird dabei der Restschlitz gespreizt, damit die Luft gut entweichen kann.

Wenn nicht genügend Blut aus der Lunge in den linken Vorhof gepreßt werden kann, muß mit einer größeren Spritze (50 ml) der linke Vorhof mit Ringerlösung aufgefüllt werden.

Nach dem Knüpfen der Septumverschlußnaht wird Ringerlösung in den rechten Vorhof gegossen, dessen Wandöffnung mit einer großen Klemme vorläufig verschlossen, der Kreislauf wieder freigegeben und über der liegenden Klemme nun der rechte Vorhof mit doppelter Naht endgültig verschlossen.

8. Kritische Phase nach Freigabe des Kreislaufes. In den ersten 5—10 min nach Ende der Kreislaufunterbrechung muß das Herz bezüglich seiner Farbe, des Schlagvolumens und der Kontraktionsgeschwindigkeit beobachtet werden. Besonders ist auf eine eventuelle Dilatation als Ausdruck einer Herz-Insuffizienz zu achten. Schlägt das Herz zu schwach oder zu langsam, muß es sofort durch manuelle Kompressionen unterstützt werden.

Bei *schlechter Herzfunktion* werden zunächst 5—10 ml Calcium in den rechten Vorhof injiziert und, wenn nötig, auch Adrenalin 0,5—1 ml einer Lösung 1:10000 oder — bei langsamer Herzfrequenz — Orciprenalin (Alupent) 1—2 ml einer Lösung 1:20000 oder verdünnt als i.v. Infusion.

Auch Strophanthin und intravenöse Gaben von Kalium, am besten als Aspartat, Traubenzucker und bei einer Acidose Natriumbikarbonat können nützlich sein.

War das Herz nicht zu lange ischämisch und ist es gut leistungsfähig, dann tritt für einige Minuten nach Ende der Kreislaufunterbrechung eine oft erhebliche Hypertension auf.

9. Elektroencephalogramm. Das EEG wird 10—20 sec nach Abklemmen der Aorta isoelektrisch und soll nach Freigabe des Kreislaufes in etwa soviel Minuten wiederkehren, wie die Kreislaufunterbrechung gedauert hat.

10. Wiedererwärmung. Die Wiedererwärmung beginnt bei gutem Kreislauf sogleich durch Erhöhung der Mattentemperatur auf 40° C, sobald sich nach der Unterbrechung wieder ein guter Kreislauf eingestellt hat.

11. Acidose-Behandlung. Vor der Kreislaufunterbrechung können prophylaktisch 10—40 ml einer 6%igen Natriumbikarbonatlösung intravenös gegeben werden. Bei schlechten Kreislaufverhältnissen soll während der Wiedererwärmung die metabolische Acidose mit kleineren Natriumbikarbonatmengen korrigiert werden.

12. Umlagerung in das Bett. Hat die Rectaltemperatur 33—34° C erreicht und sind Spontanatmung und Kreislauf gut, kann der Patient extubiert und in sein Bett gelegt werden. Nach Gehirnoperationen wird nur bis etwa 32° C aktiv aufgewärmt, die weitere Erwärmung erfolgt spontan.

Beachte: Wenn die Lungendurchblutung nach Abklemmen der A. pulmonalis aufhört: künstliche Beatmung einstellen und Überdruckventil öffnen. Nach Ende der Kreislaufunterbrechung: sogleich wieder mit künstlicher Beatmung beginnen, zunächst mit 100% Sauerstoff.

e) Postoperative Behandlung. In den ersten Stunden nach einer Hypothermie steigt die Körpertemperatur wieder auf normale Werte an, häufig auch etwas darüber. Ein stärkerer *Temperaturanstieg*, der zu einer unerwünschten Belastung des operierten Herzens führt, muß frühzeitig erkannt und behandelt werden. Zunächst wird die Wärmeabgabe erhöht durch Ersatz der Bettdecke durch einen Laken und kalte Wadenwickel; evtl. muß ein Antipyreticum, z. B. Noramidopyrin (Novalgin) (1—3 ml) oder Irgapyrin (3—5 ml) i.m. gegeben werden. Schneller Anstieg der Temperaturen bis auf 39,5—40° C gibt die Indikation zur Kälteanwendung mit Eisbeuteln oder Bedecken des Patienten mit einem nassen Laken. Abwehrreaktionen gegen die Kälte erfordern eine Sedierung.

In den ersten postoperativen Stunden haben die Patienten häufig eine blasse blaugraue bis subcyanotische Hautfarbe. Der postoperative Blutverlust aus den Thoraxdrainagen muß ständig überwacht und entsprechend ersetzt werden.

Bei einer *Hypotension* ist es auch bei einer als *ausgeglichen beurteilten* Blutbilanz zweckmäßig, das Blutvolumen zu erhöhen, z. B. durch Transfusion von Blut unter Beachtung des zentral-venösen Druckes.

In den ersten 24 Std erfolgt die erforderliche *Flüssigkeitszufuhr* vorwiegend venös. Bei einer Gesamtzufuhr von z. B. etwa 2500 ml werden 1000 bis 2000 ml intravenös gegeben. Etwa 4 Std nach der Operation kann die orale Flüssigkeitsgabe, zunächst mit kleinen Mengen Tee, beginnen.

Zur *postoperativen Analgesie* genügt als erste Dosis etwa die Hälfte der sonst üblichen Dosis, z. B. bei einem 60 kg schweren Patienten 30—50 mg Pethidin i.v.

f) Komplikationen während der Narkose und Hypothermie:

Es können hier nur diejenigen Komplikationen besprochen werden, die für Operationen in künstlicher Hypothermie typisch oder dabei besonders häufig und wichtig sind.

α) Kammerflimmern: Das Kammerflimmern ist die häufigste lebensbedrohliche Komplikation der künstlichen Hypothermie. Es kann in der Regel rasch behoben werden, wenn die gezielte Behandlung sofort einsetzt.

1. Häufigkeit. Während Kammerflimmern bei unseren über 1400 Eingriffen am offenen Herzen in Oberflächenhypothermie bei Operationen eines Vorhofseptumdefektes in 5,0% und bei Trilogien in 5,6% auftrat, war es bei Korrekturen einer Pulmonalstenose mit 0,7% wesentlich seltener.

Die Häufigkeit ist in den letzten Jahren sehr zurückgegangen und betrug bei den letzten 600 offenen Herzoperationen in Äthernarkose insgesamt nur 2%.

2. Ursachen und Prophylaxe. Nach unseren Erfahrungen ist der wichtigste Faktor, der die Häufigkeit von Kammerflimmern vermindert hat, die Beschränkung der Abkühlung auf 30° C. Eine erhöhte Neigung zu Kammerflimmern war nur bei Rectaltemperaturen unter 29,4° C zu beobachten (Clauberg u. Schmitz; Schmitz).

Außer der Temperatursenkung sind mechanische Reize, die oft zugleich die Coronardurchblutung vermindern, als auslösende Faktoren anzusehen, z. B. Exploration des Herzinneren mit temporärer Verlegung der Herzklappen, Anheben der Herzspitze mit Abknicken der großen Gefäße. Besonders häufig sind versehentliches Abklemmen der A. coronaria dextra bei dem Anlegen der Verschlußklemme des rechten Vorhofes sowie eine Luftembolie der Coronargefäße, auslösende Ursachen für Kammerflimmern. Ob Temperaturdifferenzen innerhalb des Herzens, z. B. zwischen der rechten und linken Kammer, von ursächlicher Bedeutung für Kammerflimmern sind, kann nicht entschieden werden.

Vorläufer des Kammerflimmerns sind häufig Serien von *polytopen ventriculären Extrasystolen.* Wenn sie auftreten, müssen unbedingt alle Manipulationen am Herzen unterbrochen werden.

Erwartungsgemäß ist die gefährlichste Periode die Zeit direkt nach dem Ende der Kreislaufunterbrechung; hier ereigneten sich zwei Drittel aller Fälle von Kammerflimmern. Nach akuten Blutverlusten von über 1000 ml während der Kreislaufunterbrechung trat bei über der Hälfte der Patienten Kammerflimmern auf. Länger dauernde Hypotensionen, besonders in den ersten kritischen Minuten nach dem Ende der Kreislaufunterbrechung, führten ebenfalls häufig zu Kammerflimmern.

Eine direkte Beziehung zwischen der Dauer der Kreislaufunterbrechung und dem Auftreten von Kammerflimmern konnten wir nicht feststellen. Schwere und Folgen des Herzfehlers, insbesondere verminderte Energiereserven des Herzens, scheinen aber eine wesentliche Rolle zu spielen. Für diese Annahme spricht, daß bei Patienten unter 18 Jahren nie Kammerflimmern auftrat, mit Ausnahme eines 16jährigen Mädchens, bei dem eine coronare Luftembolie Kammerflimmern auslöste.

Es ist noch zu erwähnen, daß bei Neuroleptanaesthesie (Droperidol, Fentanyl, Lachgas und Curare) Kammerflimmern relativ häufig ist. Es trat

bei 100 Patienten in 15% auf, konnte jedoch in allen Fällen sogleich behoben werden.
3. Behandlung des Kammerflimmerns. Für eine erfolgreiche Defibrillation sollen möglichst schnell optimale Vorbedingungen geschaffen werden: gute Sauerstoffversorgung durch sofortige wirkungsvolle Herzkompressionen und guter Tonus des Herzmuskels, evtl. durch Gaben von Calcium, Adrenalin und Strophantin sowie Korrektur der metabolischen Acidose durch Natriumbicarbonat.

Maßnahmen bei geschlossenem Thorax. Das plötzliche Auftreten von Kammerflimmern darf nicht zu spät bemerkt werden. Deshalb muß ständig der Carotispuls kontrolliert und die Herztätigkeit mit einem EKG-Sichtgerät und gleichzeitig mit einem akustischen Puls-Monitor überwacht werden.

Bei geschlossenem Thorax trat Kammerflimmern meist zu Beginn der Abkühlung auf, nur in einem Fall nach der Operation beim Umlagern in das Bett. Wahrscheinlich wurden dabei Luftbläschen, die sich im linken Vorhof gefangen hatten, mobilisiert und dann durch eine coronare Luftembolie Kammerflimmern ausgelöst.

Unter Beatmung mit 100% Sauerstoff werden zunächst kräftige externe Herzkompressionen durchgeführt. Gleichzeitig werden sofort etwa 60—100 ml einer 6%igen Natriumbicarbonatlösung, Adrenalin 2—3 ml einer Lösung 1:10000 und evtl. zusätzlich 5—10 ml einer 10%igen Calciumlösung intravenös gegeben. 3—5 min später werden äußere Schockelektroden angelegt. Mit Rücksicht auf das meist erheblich vergrößerte Herz muß ein starker Stromstoß gegeben werden, je nach Durchmesser des Thorax 180—240 Wsec Gleichstrom oder 400 bis 700 V Wechselstrom (bei 0,16 sec Dauer).

Wird das Kammerflimmern nicht behoben, kann nach einigen Minuten erneuter externer Herzkompressionen mit etwas höherer Stromstärke wieder eine Defibrillation versucht werden.

Gleichzeitig wird dann eine Thorakotomie vorbereitet. Wir sind der Ansicht, daß eine direkte Herzmassage mehr Blut fördert und daß deshalb eine frühe Brustkorberöffnung wesentlich bessere Bedingungen für eine zirkulatorische Wiederbelebung bietet. Wenn durch externe Herzkompressionen keine genügende Zirkulation erreicht werden kann, sich in einigen Minuten die Hautfarbe nicht bessert und die Pupillen nicht enger werden, soll man nicht zögern, den Thorax zu eröffnen. Die Blutförderung durch externe Herzkompressionen gibt im allgemeinen genügend Zeit für die Vorbereitung eines aseptischen Vorgehens.

Maßnahmen bei offenem Thorax. Bei offenem Thorax wird Kammerflimmern meist sofort bemerkt und es kann gleich mit direkter Herzmassage begonnen werden. Ein sehr großes Herz wird dazu am besten mit beiden Händen umfaßt. Durch sanften Druck der Finger auf die Vorhöfe werden zuerst beide Herzkammern gefüllt und dann mit kräftigem Druck der Handflächen gegeneinander beide Kammern entleert. Der Carotispuls muß bei einer effektiven Herzmassage bei jeder Herzkompression deutlich tastbar sein.

Eine wirkungsvolle Methode, die Durchblutung von Herz und Gehirn zu steigern, ist das Abdrücken der thorakalen Aorta, z.B. mit einem breiten Stieltupfer.

Außer der besseren Förderleistung hat die direkte Herzmassage den Vorteil, daß man Farbe, Tonus und Füllung des Herzens direkt beurteilen und Medikamente leicht intrakardial geben kann.

Je nach Größe des Herzens wird ein Elektroschock mit 30—60 Wsec verabfolgt. Tritt danach erneut ein Kammerflimmern auf, wird wieder das Herz gut komprimiert, Adrenalin 2—4 ml einer Verdünnung 1:10000 in den rechten Vorhof oder Ventrikel gegeben und nach 2 min erneut elektrisch defibrilliert.

Ist die Temperatur tief, d.h. unter 28—29° C abgesunken, so soll das Herz mit einer Thoraxspülung mit warmer isotonischer Kochsalzlösung (38—40° C) erwärmt werden (PIERPONT u. BLADES). Da in Hypothermie die Bedingungen für eine Wiederherstellung der Herztätigkeit günstiger sind als in Normothermie, sollten Wiederbelebungsversuche nicht zu früh abgebrochen werden. Bei einem Patienten konnten wir noch nach 90 min Herzmassage einen guten Erfolg erreichen.

Zur Beschleunigung einer zu langsamen Herztätigkeit und Steigerung der Kontraktionskraft und des Schlagvolumens dient Orciprenalin (Alupent). Auch intrakardiale Gaben von Strophanthin oder intravenöse Gaben von Traubenzucker (20%) und Kaliumaspartat (20—40 mval) haben oft günstige Wirkungen. Bis zum Eintritt einer guten spontanen Herzaktion sollen alle 5—10 min weitere Gaben von etwa 50 mval Natriumbicarbonat intravenös gegeben werden.

β) Coronare Luftembolie: Gelingt es nicht, durch die oben beschriebenen Maßnahmen alle Luft aus dem linken Vorhof (s. Schema der Hypothermie, S. 370) herauszuspülen, dann werden Luftbläschen in die Coronararterien kommen und meist — aber nicht immer — nach 3—4 min Kammerflimmern auslösen. Eine elektrische Defibrillation gelingt in diesen Fällen erst dann, wenn die Luftbläschen aus den Coronargefäßen durch eine kräftige Herzmassage entfernt werden konnten, was mindestens 5—7 min dauert. Der Perfusionsdruck der Coronararterien kann durch mehrfaches kurzfristiges Abdrücken der Aortenwurzel während der Herzmassage erhöht werden (GEOGHEGAN u. LAM).

Sobald eine Luftembolie bemerkt wird, sollen sofort beide Carotiden für 1—2 min kräftig gedrückt werden. Wir haben bei unseren Fällen mit coronarer Luftembolie immer eine gute Herzaktion wiederherstellen können (FAHMI et al.).

γ) Herzstillstand: In der Hypothermie können kurzfristige Herzstillstände auftreten. Der mechanische Reiz, z. B. ein leichter Schlag auf den Ventrikel oder eine manuelle Kompression, löst dann eigentlich immer eine spontane Herzkontraktion aus und eine genügende Herzaktion kommt in diesen Fällen meist schon nach $^1/_2$—1 min wieder in Gang.

In der ersten Zeit ereignete sich bei 3 Patienten ein Herzstillstand zu Beginn der Eispackung und mit Vertiefung der Äthernarkose. Der Thorax wurde sofort eröffnet, da damals — vor 16 Jahren — die externen Herzkompressionen noch nicht wiederentdeckt waren. Nach kurzer direkter Herzmassage setzte die spontane Herzaktion wieder ein. Da der Kreislauf sich schnell normalisierte, konnte die Hypothermie fortgesetzt und der Eingriff bei allen 3 Patienten mit gutem Erfolg durchgeführt werden. Der postoperative Verlauf war komplikationslos.

Seit wir die Ätherkonzentration mit dem Äther-Vapor besser steuern können und generell eine weniger tiefe Narkose mit größeren Dosen von Curare bevorzugen, konnte diese Komplikation in den letzten Jahren vermieden werden.

δ) Thermische Schäden: Thermische Schäden der Haut mit den Erscheinungen einer Verbrennung ersten und zweiten Grades können besonders dort entstehen, wo der Körper auf der Unterlage aufliegt und die Hautdurchblutung behindert ist. Deshalb sollen die Auflageflächen, besonders das Kreuzbein und die Schulterblätter, durch kleine Schaumgummipolster geschützt werden und die Wassertemperatur in den Gummimatten niemals höher als 40° C sein.

g) Postoperative Komplikationen. Tabelle 2 enthält die Komplikationen nach 1290 Hypothermien für Herz- und Gefäßoperationen, die an der Düsseldorfer Klinik bis 1965 durchgeführt wurden. Hier können nur die postoperativen Komplikationen diskutiert werden, bei denen ein Zusammenhang mit Hypothermie besteht oder möglich ist. Komplikationen der Atmung und des Kreislaufes traten nicht häufiger auf als nach vergleichbaren Operationen in Normothermie.

Tabelle 2. *Komplikationen nach 1290 Hypothermien für Herz- und Gefäßoperationen an der Düsseldorfer Universitätsklinik*

Kreislauf	
Endokarditis	3
Perikarditis	2
Totaler atrio-ventriculärer Block	5
Partieller atrio-ventriculärer Block	2
Atmung	
Bronchopneumonie	15
Atelektase	13
Pneumothorax	10
Pleuraerguß	44
Pleuraempyem	5
Thoraxwandfistel	1
Tracheitis (und inkomplette Parese des N. recurrens)	2
Künstliche Beatmung (3—7 Tage)	3
Verdauungstrakt	
Gastro-intestinale Blutung oder Ulcus, Perforationen eines Duodenal- oder Magenulcus	46
Zentrales Nervensystem	
Motorische Aphasie	2
Temporäre Psychose	2
Temporäre Wortfindungsstörung	3
Temporärer Verwirrtheitszustand	1
Konzentrationsschwäche (3 Wochen)	1
Sonstiges	
Parese des N. recurrens	4
Thrombophlebitis	24
Otitis media	1
Parotitis	6
Anurie	2
Oligurie (8 Tage)	1
Thermische Hautschäden	10

α) Gastro-intestinale Blutungen: Gastrointestinale Blutung oder Ulcusbildungen im Magen oder Duodenum waren wesentlich — etwa 3mal — häufiger als nach Herzoperationen ohne Hypothermie. Unsere Bemühungen, die Ätiologie zu klären und Möglichkeiten der Prophylaxe zu finden, waren wenig erfolgreich. Es ist wahrscheinlich, daß „Stress"-Wirkungen von ursächlicher Bedeutung sind und vielleicht auch Störungen der Durchblutung der Magenschleimhaut durch die Kreislaufunterbrechung oder infolge einer Behinderung der Mikrozirkulation durch Aggregatbildung von Lymphocyten und Erythrocyten eine Rolle spielen. Wesentliche Änderungen der Magensekretion oder evtl. Änderungen des Schutzes der Magenschleimhaut gegen Selbstverdauung durch die Temperatursenkung konnten wir nicht feststellen.

Bei gastrointestinalen Blutungen mit Teerstühlen und evtl. Bluterbrechen können gefährliche Situationen entstehen, weil der Blutverlust oft weit unterschätzt und so meist zu wenig Blut transfundiert wird. Es kann notwendig werden, den Magen zu resezieren.

Die Perforation eines Magen- oder Duodenalgeschwürs darf nicht übersehen werden und es muß dann sofort operativ eingegriffen werden.

β) Komplikationen des Zentralnervensystems: Von besonderem Interesse sind Störungen des zentralen Nervensystems. Wir sind der Ansicht, daß die in Tabelle 2 aufgeführten temporären Wortfindungsstörungen und motorischen Aphasien eher auf cerebrale Embolien bzw. Thrombosen zurückzuführen sind als auf eine Gehirnschädigung infolge der Kreislaufunterbrechung.

Vorübergehende psychotische Erscheinungen, Verwirrtheitszustände mit psycho-motorischer Unruhe sowie epileptische Anfälle bei einem Patienten, der schon vorher solche Anfälle hatte, müssen als Aggravation eines vorbestehenden Leidens durch den Eingriff in Narkose und Hypothermie aufgefaßt werden.

γ) Sonstige postoperative Komplikationen: Ernstere Störungen der Nierenfunktion wurden nicht beobachtet, bis auf anurische Zustände bei 2 Patienten nach Fehlstransfusionen, die mit Hilfe extrakorporaler Dialysen erfolgreich behandelt werden konnten.

3. Die tiefe Hypothermie (25—20° C)

Die Senkung der Körpertemperatur unter 25° C kann klinisch nur dann mit genügender Sicherheit angewandt werden, wenn die Funktion des in der Kälte versagenden Herzens durch eine Herz-Lungen-Maschine oder durch Pumpen wie bei der Methode nach DREW übernommen wird. Bei der Anwendung einer Herz-Lungen-Maschine ist die extrakorporale Abkühlung und Erwärmung mit Hilfe eines Wärmeaustauschers nach BROWN-HARRISON einfach durchzuführen (s. auch „Thoraxchirurgie“, S. 654).

Früher wurde eine Senkung der Bluttemperatur bis auf 20° C häufiger angewandt, wenn eine Verminderung der Perfusion vorteilhaft erschien, z. B. bei Tetralogien mit sehr großem Bronchialkreislauf, der die intrakardiale Operation zu sehr behindert. Mit den Fortschritten in der Operationstechnik, insbesondere der besseren Drainage des linken Ventrikels, ist das aber nicht mehr nötig. Da außerdem die erhöhte Viscosität des Blutes die Gewebsperfusion erschwert und eine metabolische Acidose begünstigt, wird in praktisch allen Zentren in der Regel das Blut nur noch bis auf etwa 30° C abgekühlt.

Auch die früher übliche kalte Coronarperfusion ist zugunsten einer wärmeren Perfusion mit Temperaturen von etwa 30—34° C verlassen worden. Nur wenn eine länger dauernde Ischämie des Herzens notwendig ist, ist es sinnvoll, das Herz kurzfristig vor der Unterbrechung der Coronardurchblutung stärker zu kühlen, z. B. bis auf 20° C.

4. Die sehr tiefe Hypothermie (14—10° C)

Eine sehr tiefe Hypothermie ist nur dann indiziert, wenn *ohne* die Temperatursenkung auf 14—10° C und ohne eine längere Unterbrechung der Perfusion mit der Herz-Lungen-Maschine die Operation *überhaupt nicht* durchgeführt werden kann.

Das ist nur für seltene Sonderfälle in der offenen Herzchirurgie und bei Gehirnoperationen notwendig. Es sind zwar längere totale Kreislaufstillstände bis maximal 72 min ohne nachweisbare Schäden überstanden worden, aber nur eine Zeitspanne bis etwa zu 40 min ist genügend sicher für eine klinische Anwendung. Es muß beachtet werden, daß die der Bluttemperatur verzögert folgende Temperatur des Gehirnes zur totalen Kreislaufunterbrechung genügend tief ist.

Während der Kreislaufunterbrechung steigt die Körpertemperatur langsam, etwa um 0,6° C pro 10 min an.

Je länger die sichere Zeit der Kreislaufunterbrechung von ca. 40 min überschritten wird, in einem desto höheren Prozentsatz muß mit der Möglichkeit einer bleibenden Gehirnschädigung gerechnet werden.

Für eine allgemeine sehr tiefe Hypothermie mit totalem Kreislaufstillstand für Gehirnoperationen muß nicht mehr, wie früher üblich, der Thorax eröffnet werden. Es werden lediglich die Femoralvene und -arterie kanüliert — Abkühlung und Erwärmung erfolgt im partiellen Bypass bis zum Herzstillstand.

In der Neurochirurgie können bei diesen Temperaturen nicht nur langdauernde Hypotensionen im Bereich der Hirnzirkulation toleriert, sondern auch intrakranielle Aneurysmen und sehr gefäßreiche Tumoren (z. B. Rankenangiome) im totalen Kreislaufstillstand operiert werden. Die Verminderung des Gehirnvolumens, des intrakraniellen Druckes und der cerebralen Durchblutung während der Hypothermie sind vorteilhaft.

Für die selektive Abkühlung des Gehirns wird auf die Beiträge „Neurochirurgie“, S. 699, und „Hypothermie für die Neurochirurgie“, S. 703, verwiesen.

5. Indikationen der Hypothermie

Die künstliche Hypothermie wird zur zeitweiligen Verminderung des Stoffwechsels aus chirurgischen und internistischen Indikationen angewandt. Der Grad der Senkung der Körpertemperatur richtet sich nach dem erwünschten Grad der Stoffwechselerniedrigung.

a) Die *geringgradige* Hypothermie dient therapeutischen Zwecken und wird angewandt z. B. zur Behandlung von hypoxischen Schäden nach einem Herzstillstand oder Schädel-Hirntrauma sowie zur Behandlung zentraler Hyperthermien und thyreotoxischer Krisen oder bei einem Hitzschlag.

b) Eine *mittelgradige* Hypothermie bis 32° C wird verwendet zu Herzoperationen mit Kreislaufunterbrechungen bis maximal 4 min, z. B. zur Operation von valvulären Pulmonalstenosen und außerdem bei Operationen von Aortenisthmusstenosen (mit geringem Kollateralkreislauf), Aneurysmen, Nierenarterienstenosen, evtl. auch bei Leberresektionen um hypoxische Schäden zu verhüten, wenn die Blutversorgung zum Rückenmark bzw. zu Niere oder Leber zeitweilig zur Anlegung einer Anastomose unterbrochen werden muß.

Eine Senkung der Körpertemperatur bis auf 30° C ist notwendig für Herzoperationen mit Kreislaufunterbrechungen bis zu 6—8 (maximal 10) min, wie z. B. zum Verschluß von Vorhofseptumdefekten.

In der Neurochirurgie ist eine mittlere Hypothermie wertvoll für Operationen von intrakraniellen Aneurysmen und von sehr gefäßreichen Tumoren.

c) Eine *tiefe* Hypothermie von etwa 25—20° C ist bei Operationen mit Hilfe der Herz-Lungen-Maschine gelegentlich von Vorteil, hauptsächlich, wenn eine Reduktion des Perfusionsvolumens notwendig ist.

d) Eine *allgemeine sehr tiefe* Hypothermie bis zu 14—10° C ist nur indiziert, wenn ohne eine vollständige Unterbrechung der Perfusion durch die Herz-Lungen-Maschine die Operation nicht möglich ist.

Für die *lokale sehr tiefe* Abkühlung einzelner Organe, wie z. B. des Herzens oder der Niere, durch Einpacken dieser Organe in Schnee von gefrorener isotonischer Kochsalzlösung und der Blase oder des Magens durch kalte Lösungen werden die Indikationen von den Chirurgen gestellt, die auch diese Methoden selbst durchführen.

6. Kontraindikationen der Hypothermie

Eine mittelgradige oder tiefere Hypothermie wird als kontraindiziert angesehen, wenn eine wesentliche *Kälteagglutination* der eigenen oder mit fremden Erythrocyten der gleichen Blutgruppe bei Temperaturen über 15° C auftritt. Das kommt sehr selten vor und ist dann oft nur temporär, wie z. B. nach einer Virusinfektion (atypische Pneumonie).

Als relative Kontraindikation für eine Oberflächenhypothermie sind coronare Durchblutungsstörungen, Herzinfarkt in der Anamnese, sowie Cyanose bei Vorhofseptumdefekten oder Fallotschen Trilogien anzusehen.

Eine frühe Schwangerschaft ist bezüglich des *Fetus* eine absolute Kontraindikation für eine Hypothermie. Nach einer mittelgradigen Hypothermie bei zwei unserer Patientinnen, bei denen eine frühe Schwangerschaft von einigen Wochen nicht bekannt war, wurden später Kinder mit schweren Mißbildungen geboren. Bei Hypothermien bis 33° C von schwangeren Kaninchen (5—9 Tage nach der Konzeption) traten regelmäßig Mißbildungen im Knochensystem auf (GROTE u. LENNARTZ). Nach der Zusammenstellung von HEHRE ist bei Menschen nach einer Schwangerschaftsdauer von über 12 Wochen eine Fruchtschädigung durch die Hypothermie nicht mehr zu befürchten, wenn Hypotension und Acidose vermieden werden.

Abschließend sei ausdrücklich betont, daß eine genügende Sicherheit bei der klinischen Anwendung der Hypothermie nur gewährleistet ist, wenn neben ausreichenden Kenntnissen über die bei diesen Verfahren auftretenden physiologischen und pathophysiologischen Veränderungen eine sorgfältige Überwachung des Patienten, einschließlich des Elektrokardiogramms und des Elektroencephalogramms, und vor allem eine gute Steuerbarkeit der Hypothermie garantiert sind.

ε) Zusammenfassung

Die klinische Anwendung der künstlichen Hypothermie ist im letzten Jahrzehnt zu therapeutischen Zwecken mit geringer Temperatursenkung eingeschränkt worden, während die Hypothermie mit stärkerer Temperatursenkung als Hilfsmittel für viele Operationen erheblich ausgeweitet wurde.

Umfangreiche klinische Erfahrungen haben zu einer Konsolidierung der Indikationen beigetragen, denen doch eine allgemeine Gültigkeit zugebilligt werden kann, wenn sie auch nicht überall anerkannt und praktiziert werden.

Die Oberflächenhypothermie von 32—30° C hat sich für Operationen von valvulären Pulmonalstenosen und von Vorhofseptumdefekten, die in einer Kreislaufunterbrechungszeit bis zu 8 min korrigiert werden können, bewährt.

Bei Bedarf kann die Kreislaufunterbrechung nach einer entsprechenden Pause wiederholt werden.

Wird eine ununterbrochene Ausschaltung des Herzens von über 10 min benötigt, so ist die Hilfe einer Herz-Lungen-Maschine erforderlich. Sollte sich während einer Operation in Oberflächenhypothermie herausstellen, daß wider Erwarten eine Herz-Lungen-Maschine notwendig ist, so kann die Operation mit Hilfe eines Bläschenoxygenators aus Plastik (z. B. RYGG oder Travenol) weitergeführt werden.

Bei den Gefäßoperationen ist die Indikation für eine Hypothermie von Fall zu Fall zu stellen. Die Oberflächenhypothermie hat sich hier, wie auch in der Neurochirurgie, für verschiedene Operationen als wertvolles Hilfsmittel erwiesen.

Die sehr tiefe Hypothermie (14—10° C) wird nicht mehr für Routine-Herzoperationen mit der Herz-Lungen-Maschine benutzt. UIHLEIN, MICHENFELDER et al. haben für Gehirnoperationen mit langdauernder totaler Kreislaufunterbrechung zunächst die Methode nach DREW und später eine Herz-Lungen-Maschine angewandt.

Hierbei ist noch die vorherige Entscheidung problematisch, ob eine sehr tiefe Hypothermie mit langdauerndem totalen Kreislaufstillstand überhaupt notwendig ist, sowie die Prophylaxe und evtl. Therapie von Kammerflimmern bei geschlossenem Thorax und der sehr tiefen Hypothermie.

Die Methode nach DREW zu sehr tiefen Hypothermien konnte die Herz-Lungen-Maschine nicht ersetzen. Die Zeit für die intrakardiale Operation ist für viele Eingriffe zu kurz. Die ursprünglichen Vorteile der Drew-Methode, wie z. B. Einfachheit und geringerer Bedarf an Blut, sind durch die Weiterentwicklung der Herz-Lungen-Maschinen nicht mehr vorhanden.

SHUMWAY et al., KANTROWICZ et al. sowie SENNING und GATTIKER haben bei Säuglingen, wo der Anschluß einer Herz-Lungen-Maschine zu schwierig erschien, eine Oberflächenkühlung bis zum Herzstillstand zu dringlichen Korrekturen von angeborenen Herzfehlern benutzt. Die Wiedererwärmung erfolgte durch Wärmezufuhr über die Körperoberfläche bzw. durch warme Thoraxspülungen und durch Kurzwellen. In der Regel ist dabei eine zeitweilige Herzmassage notwendig. Die begrenzten Erfahrungen lassen noch keine Beurteilung des Wertes dieser Methode zu.

Insgesamt kann abschließend festgestellt werden, daß sich die künstliche Hypothermie als wertvolles Hilfsmittel zur Durchführung verschiedener Operationen ausgezeichnet bewährt hat.

Die künstliche Hypothermie ist ein Beispiel dafür, wie Fortschritte der Medizin durch neue Ergebnisse der physiologischen Forschung ermöglicht werden, diese sich dann bei wechselseitiger Anregung und Befruchtung von Theorie und klinischer Praxis weiterentwickeln lassen, um schließlich nach Abgrenzung der Vor- und Nachteile aufgrund jahrelanger klinischer Erfahrungen eine wertvolle und gesicherte Bereicherung der Möglichkeiten bei der Behandlung unserer Patienten zu werden.

Literatur

ADAMS-RAY, J., PERSON, P. O.: En ny metod for nedkylning av försöksdjur vid hypothermistudier. Kyltaknisk Tidskr. **12**, 37 (1953).

ALBERS, C.: Die ventilatorische Kontrolle des Säure-Basen-Gleichgewichtes in Hypothermie. Anaesthesist **11**, 43 (1962).

BADEER, H.: Ventricular fibrillation in hypothermia. J. thorac. Surg. **35**, 265 (1958).

BAUMGARTL, F., ZINDLER, M.: Das Hypothermiegerät der Chirurgischen Klinik. Chirurg **27**, 144 (1956).

BIGELOW, W. G., LINDSAY, W. K., GREENWOOD, W. F.: Hypothermia. Its possible role in cardiac surgery. Ann. Surg. **132**, 849 (1950).

— MUSTARD, W. T., EVANS, J. G.: Some physiologic concepts of hypothermia and their applications to cardiac surgery. J. thorac. Surg. **28**, 463 (1954).

BLAIR, E.: Clinical hypothermia. London: McGraw-Hill 1964.

BLASIUS, W., ALBERS, C., BACH, G., BRENDEL, W., THAUER, R., USINGER, W.: Größe und zeitliche Verteilung der Spannungsproduktion des Herzens während der Hypothermie beim Hund. Verh. dtsch. Ges. Kreisl.-Forsch. **23**, 135 (1957).

BRENDEL, W.: Kreislauf in Hypothermie. Verh. dtsch. Ges. Kreisl.-Forsch. **23**, 33 (1957).

— Die Bedeutung der Hirntemperatur für Kältegegenregulation. III. Der Einfluß der Hirntemperatur auf den Kreislauf des Hundes. Pflügers Arch. ges. Physiol. **270**, 648 (1960).

— ALBERS, C., USINGER, W.: Kreislaufregulation in tiefer Hypothermie. Pflügers Arch. ges. Physiol. **266**, 45 (1957/58).

— — — Der Kreislauf in Hypothermie. Pflügers Arch. ges. Physiol. **266**, 341 (1958).

— — — Die Reaktivität des Kreislaufes in Hypothermie. Pflügers Arch. ges. Physiol. **266**, 357 (1958).

— MESSMER, K.: Die Kälteschwellung des Gehirns und die Begrenzung der Überlebungszeit in Hypothermie. Klin. Wschr. **43**, 515 (1965).

— MÜLLER, CH., MESSMER, K., REULEN, H. J.: Der klinische Tod in Hypothermie. Z. ges. exp. Med. **146**, 189 (1968).

— — REULEN, H.-J., MESSMER, K.: Elektrolytveränderungen in tiefer Hypothermie. II. Beziehungen zur klinischen und biologischen Überlebenszeit. Pflügers Arch. ges. Physiol. **288**, 220 (1966).

— REULEN, H.-J., AIGNER, P., MESSMER, K.: Elektrolytveränderungen in tiefer Hypothermie. IV. Die Kälteschwellung des Gehirns beim Winterschläfer. Pflügers Arch. ges. Physiol. **292**, 83 (1966).

BURNELL, J. M., VILLAMIL, M., UYENO, B.: The effect in humans of extracellular pH change on the relationship between serum potassium concentration and intracellular potassium. J. clin. Inv. **35**, 935 (1956).
CLAUBERG, G., SCHMITZ, TH.: Hypothermie und Kammerflimmern. Anaesthesist **9**, 123 (1960).
CONDON, H. A.: Protective hypothermia for cancer chemotherapy. Brit. J. Anaesth. **39**, 806 (1967).
CONN, A. W.: Anaesthesia with hypothermia for open heart surgery in children. Canad. Anaesth. Soc. J. **8**, 128 (1961).
COOPER, K. E., ROSS, D. N.: Hypothermia in surgical practice. London: Casell 1960.
DAVIS, T. R., MAYER, J.: Demonstration and quantitative determination of the contributions of physical and chemical thermogenesis on acute exposure to cold. Amer. J. Physiol. **181**, 675 (1955).
— — Nature of the physiological stimulus for shivering. Amer. J. Physiol. **181**, 669 (1955).
DREW, C. E., ANDERSON, I. M.: Profound hypothermia in cardiac surgery. Lancet **1959 I**, 748.
— KEEN, G., BENAZON, D. B.: Profound hypothermia. Lancet **1959 I**, 745.
— — — Profound hypothermia in cardiac surgery. Brit. med. Bull. **17**, 37 (1961).
ESELTINE, W. P. VAN, RAHN, O.: The effect of temperature upon bacteriostasis. J. Bact. **57**, 547 (1949).
FAHMY, A. R., FERBERS, E., ZINDLER, M.: Luftembolie der Koronararterien bei Operationen eines Vorhofseptumdefektes am offenen Herzen in Hypothermie. Thoraxchirurgie **7**, 365 (1959).
FORRESTER, A. C., MCDOWALL, D. G., HARPER, A. M., NISBET, H. I. A.: Cerebral blood flow during hypothermia with control of arterial carbon dioxide tension. 3. Congr. Mundialis Anaesthesiologiae Sao Paulo, tomo III, 129 (1964).
GÄNSHIRT, H., HIRSCH, H., KRENKEL, W., SCHNEIDER, M., ZYLKA, W.: Über den Einfluß der Temperatursenkung auf die Erholungsfähigkeit des Warmblütergehirnes. Naunyn-Schmiedebergs Arch. exp. Path. Pharmak. **222**, 431 (1954).
GEOGHEGAN, T., LAM, C. R.: The mechanism of death from intracardiac air and its reversibility. Ann. Surg. **138**, 351 (1953).
GLEICHMANN, U., LÖHR, B., LÜBBERS, D. W., RINGLER, W., SCHMITZ, TH.: Untersuchungen zur Diagnostik und Therapie der metabolischen Acidose sowie über Blutgase bei Herzoperationen mit extrakorporaler Zirkulation. Thoraxchirurgie **11**, 251 (1963/64).
— — RINGLER, W., FERBERS, E.: Carbon dioxide exchange in the vertical-screen oxygenator (Mayo-Gibbon-type) with addition of 3 per cent carbon dioxide in combination with moderate hypothermia. J. thorac. cardiovasc. Surg. **45**, 628 (1963).
GRAY, T. C.: Present status of hypothermia in anaesthesia. Brit. med. J. **1955 II**, 968.
— Reflection on circulatory control. Lancet **1957 I**, 383.
GROSSE-BROCKHOFF, F., SCHOEDEL, W.: Tierexperimentelle Untersuchungen zur Frage der Therapie bei Unterkühlung. Naunyn-Schmiedebergs Arch. exp. Path. Pharmak. **201**, 457 (1943).
HAEGER, K. H. M., RYD, H., WULFF, H. B.: Combined cooling box and operating table, facilitating operations under hypothermia. Acta chir. scand. **112**, 26 (1956).
HEHRE, F. W.: Hypothermia for operations during pregnancy. Anesth. Analg. Curr. Res. **44**, 424 (1965).
HONG, S. K.: Renal function during hypothermia and hibernation. Amer. J. Physiol. **188**, 137 (1957).
— BOYLAN, J. W.: Renal concentrating operation in hypothermic dogs. Amer. J. Physiol. **196**, 1150 (1959).
HUNTER, A. R.: Hypothermia. International Anesthesiology Clinics, vol. 2, p. 801. Boston: Little & Brown 1964.
HUSFELD, E., SECHER, O.: Ventricular fibrillation during hypothermia successfully treated by rewarming and elektroshock. Thorax **11**, 67 (1956).
LEWIS, F. J., NIAZI, S. A.: The use of carbon dioxide to prevent ventricular fibrillation during intracardiac surgery under hypothermia. J. int. Coll. Surg. **6**, 134 (1956).
— TAUFIC, M.: Closure of atrial septal defects with the aid of hypothermia, experimental accomplishments and report of one successful case. Surgery **33**, 52 (1953).
LITTLE, D. M.: Hypothermia. Anesthesiology **20**, 842 (1959).
LUDBROK, J., WYNN, V.: Citrate intoxication. A clinical and experimental study. Brit. med. J. **1958II**, 523.
LUNDBERG, N., NIELSEN, K. C.: A device for lowering and restoring the body temperature in man by means of circulating air. Acta chir. scand. **109**, 483 (1955).
MACPHEE, I., GRAY, T. C., DAVIES, S.: Effect of hypothermia on the adrenocortical response to operation. Lancet **1958 II**, 1196.
OSBORN, J. J.: Experimental hypothermia. Respiratory and blood pH changes in relation to cardiac function. Amer. J. Physiol. **175**, 389 (1953).
PIERPONT, H. C., BLADES, B.: Intrathoracic method for hypothermia. Amer. Surg. **21**, 739 (1955).
POPOVIC, V. P., MASIRONI, R.: Disappearance of normothermic tumors in shallow (30° C) hypothermia. Cancer Res. **26**, 863 (1966).
— — MASIRONI, R.: Enhancement of 5-fluorouracil action on normothermic tumors by generalized hypothermia. Cancer Res. **26**, 2353—2356 (1966).
ROSENTHAL, T. B.: The effect of temperature on the pH of blood and plasma in vitro. J. biol. Chem. **173**, 25 (1948).
ROSOMOFF, H. L.: Protective effects of hypothermia against pathological processes of the nervous system. Ann. N.Y. Acad. Sci. **80**, 475 (1959).
SCHMITZ, TH.: Kammerflimmern. In: Die chirurgische Behandlung angeborener Fehlbildungen. Hrsg. KREMER. Stuttgart: Georg Thieme 1961.
SEGAR, W. E.: Effect of hypothermia on tubular transport mechanism. Amer. J. Physiol. **195**, 91 (1958).
SEGAR, W. E., RILEY, PH. A., JR., BARILA, T. G.: Urinary composition during hypothermia. Amer. J. Physiol. **185**, 528 (1956).
SELLICK, B. A.: The use of surface refrigeration hypothermia in the closure of interauricular communications. Brux. méd. **41**, 1775 (1961).
— Factors limiting the use of conventional hypothermia alone in open cardiac surgery. Acta chir. belg. **7**, 823 (1964).
— Additional carbon dioxide to facilitate surface cooling for open heart surgery. Third World Congress of Anesthesiologists, Sao Paulo, Sept. 1964, toma III, 149 (1964).
SEVERINGHAUS, J. W.: Oxyhemoglobin dissociation curve correction for temperature and pH variation in human blood. J. appl. Physiol. **12**, 485 (1958).

SEVERINGHAUS, J. W., STUPFEL, M.: Respiratory dead space increase following atropine in man and atropine, vagal or ganglionic blockade and hypothermia in dogs. J. appl. Physiol. **9**, 189 (1956).
— — Respiratory physiologic studies during hypothermia. Proc. nat. Acad. Sci. (Wash.) **451**, 52 (1956).
SIEBECKER, K. L., KIMMEY, J. R., KRAEMER, R. J., BAMFORTH, B. J., STEINHAUS, J. E.: The prevention and treatment of cardiac arrhythmias during hypothermia. Anesth. Analg. **42**, 527 (1963).
SPURR, G. B., BARLOW, G.: Influence of prolonged hypothermia and hyperthermia on myocardial sodium, potassium and chloride. Circulat. Res. **7**, 210 (1959).
STONE, H. H., MCKRELL, N. T.: The effect of lowered body temperature on the cerebral hemodynamics and metabolism of man. Surg. Forum **6**, 129 (1956).
SWAN, H.: The current status of hypothermia. Arch. Surg. **69**, 597 (1954).
— ZEAVIN, I., HOLMES, J. H., MONTGOMERY, V.: Cessation of circulation in general hypothermia. I. Physiologic changes and their control. Ann. Surg. **138**, 360 (1953).
THAUER, R.: Ergebnisse experimenteller Kreislaufuntersuchungen bei Hypothermie. Thoraxchirurgie **4**, 522 (1956).
— BRENDEL, W.: Hypothermie. Progr. Surg. **2**, 73 (1962).
VANDAM, L. D., BURNAP, T. K.: Hypothermia. New Engl. J. Med. **261**, 546—553 (1959).
WILLIAMS, G. R., SPENCER, F. C.: The clinical use of hypothermia following cardiac arrest. Ann. Surg. **148**, 462 (1958).
WOLFE, K. B.: Effect of hypothermia on cerebral damage resulting from cardiac arrest. Amer. J. Cardiol. **6**, 809 (1960).
WOLVERTON, R. C., DEBAKEY, M. E.: Experimental observations on influence of hypothermia and autonomic blocking agents on hemorrhagic shock. Ann. Surg. **143**, 439 (1956).
WYNN, V.: Electrolyte disturbance associated with failure to metabolise glucose during hypothermia. Lancet **1954II**, 575.
ZIMMERMANN, J. M., SPENCER, F. C.: The influence of hypothermia on cerebral injury resulting from circulatory occlusion. Surg. Forum **9**, 216 (1958).
ZINDLER, M.: Fortschritte und Erfahrungen mit der vegetativen Blockade und der künstlichen Hypothermie. Langenbecks Arch. klin. Chir. **282**, 187 (1955).
— Künstliche Hypothermie für Operationen mit Kreislaufunterbrechung, Entwicklung einer Methode und Ergebnisse bei 100 Vorhofseptumdefekt-Operationen. Habil.-Schr. Düsseldorf 1958.
— Die Unterkühlungsanaesthesie (Künstliche Hypothermie). In: Handbuch der Thoraxchirurgie, Bd. I, Hrsg. E. DERRA, S. 666—694. Berlin-Göttingen-Heidelberg: Springer 1958 (*dort weitere Literaturangaben*).
— Künstliche Hypothermie für Herzoperationen mit Kreislaufunterbrechung. Untersuchungen über physiologische Veränderungen. Forschungsberichte des Landes Nordrhein-Westfalen, Nr. 996.
— Der gegenwärtige Stand der Hypothermie. Methoden und Indikationen. Anaesthesist **11**, 96 (1962).
— DUDZIAK, R., EUNIKE, S., PULVER, K.-G., ZÄHLE, R.: Erfahrungen bei 1290 künstlichen Hypothermien für Herz- und Gefäßoperationen. Anaesthesist **15**, 69 (1966).

d) Die künstliche Blutdrucksenkung

R. KUCHER und H. EISTERER

α) Einleitung und geschichtlicher Rückblick

Bestrebungen nach einer Verminderung der operativen Blutung reichen schon längere Zeit zurück. Es braucht nicht erwähnt zu werden, daß man in vielen Fällen ohne Nachteil für Patienten und Operateur auf die Anwendung eines blutungsvermindernden Verfahrens verzichten kann und auch verzichten soll. Dieses Problem gewinnt aber durch die zunehmende Zahl längerer und eingreifenderer Operationen immer mehr an Interesse und Bedeutung, zumal man erkannte, daß mit der Anwendung der beabsichtigten Blutdrucksenkung nicht nur die operative Blutung vermindert wird, sondern daß sich gleichzeitig eine wirkungsvolle Hemmung des neurovegetativen Systems erreichen läßt, woraus sich eine von diesem System weitgehend unabhängige günstige intra- und postoperative Reaktionslage des Patienten ergibt (GOLDBLAT; LOEW u. TÖNNIS; KUCHER; DU BOUCHET; LASSNER; JENTZER u. CORBOUD; HORATZ; MUNDELEER et al.). Die weitgehende Hemmung eines Teiles des neurovegetativen Systems, von BOVET als „chemisches Skalpell" bezeichnet, stellt die Voraussetzung einer wirklich „kontrollierten" Blutdrucksenkung dar. Jeder Versuch, durch Verminderung der zirkulierenden Blutmenge einen blutungsvermindernden Effekt zu erzielen, wäre demgegenüber eine aktive Herbeiführung eines Schockzustandes und ist unbedingt abzulehnen. Die Vermeidung jedes Schockzustandes und die Forderung nach unbedingter Aufrechterhaltung eines normalen Blutvolumens sind absolute Grundbedingungen aller zur Herbeiführung einer gezielten Blutdrucksenkung führenden Verfahren. Die Entblutung durch Arteriotomie mit nachfolgender Retransfusion (CUSHING; KOHLSTAEDT u. PAGE; GARDNER; BILSLAND) ist obsolet. Auch andere hypotensive Techniken gehören heute der Vergangenheit an. Die extrem tiefe Narkose unter künstlicher Beatmung erscheint infolge der toxischen Schädigung parenchymatöser Organe nicht geeignet und der totale spinale Block wurde wegen seiner schlechten Steuerbarkeit verlassen, obwohl er allein oder in Kombination mit pharmakologischer Hibernation in der Hand des Erfahrenen ein durchaus brauchbares Verfahren darstellt (KUCHER u. STEINBEREITHNER). Hier sollen nur jene beiden Techniken der Blutdrucksenkung abgehandelt werden, die sich als Standardverfahren bis heute erhalten haben: die chemische Ganglienblockade und die Halothannarkose unter artifizieller Hyperventilation.

β) Die chemische Ganglienblockade

Erst durch das Studium und die Entwicklung der chemischen Ganglienblockade wurde die Hypotensionstechnik zu einem Verfahren mit vertretbarem Risiko und damit eine wertvolle Bereicherung der Anaesthesietechnik. ENDERBY, sowie MERLE D'AUBIGNÉ u. KERN, beschritten als erste den Weg der medikamentösen Technik, die eine Beeinflussung des vegetativen Nervensystems durch Blockierung im Niveau seiner peripheren Ganglien beinhaltet. Von den von PATON u. ZAIMIS experimentell untersuchten Methoniumsalzen stehen das Hexa- und Pentamethonium als langwirksame Ganglienblocker im Gebrauch. Die später entwickelten Agentien Azamethonium (Pendiomid) und Pentolinium (Ansolysen) zeichnen sich durch kürzere Wirkungsdauer aus und mit dem Trimethaphan (Arfonad) (SARNOFF et al.) und dem Phenactropinium (Trophenium) stehen uns ultrakurzwirksame Substanzen zur Verfügung. Die einzelnen Ganglienblocker unterscheiden sich hauptsächlich hinsichtlich Schnelligkeit des Wirkungseintrittes, Wirkungsintensität und Wirkungsdauer. In hoher Dosierung ist auch der neuromuskulären Blockade Beachtung zu schenken. Der peristaltikhemmende Effekt ist beim Azamethonium am ausgeprägtesten, beim Trimetaphan am geringsten. Trimetaphan ist ein Histaminliberator, was bei entsprechender Disposition des Patienten (Asthmatiker, Allergiker) in Rechnung gestellt werden muß. Die medikamentöse Ganglienblockade bewirkt eine Unterbrechung sowohl zentrifugaler als auch zentripetaler Erregungen im Bereich der ganglionären Synapsen. Da die sympathikolytische Wirkung wesentlich stärker ist als ihre parasympathikolytische, führt die Anwendung von Ganglienblockern durch Hemmung der Vasoconstrictoren zu einer Gefäßerweiterung vorwiegend im Bereich der Arteriolen. Die Verminderung des peripheren Widerstandes hat einen weitgehend von der injizierten Dosis abhängigen Blutdruckabfall zur Folge und ermöglicht dadurch das angestrebte Ziel einer „kontrollierten beabsichtigten Blutdrucksenkung".

γ) Neigungslagerung

Die durch Ganglienblockade induzierte Vasoplegie bewirkt an sich meist noch keine ausreichende Verminderung der Blutung im Operationsgebiet, ja es kann sogar aus den erweiterten Gefäßen zu einer verstärkten Blutungsneigung kommen. Zur Erzielung des gewünschten Effektes ist eine Verlagerung des Blutes nötig, was durch Neigungslagerung bewerkstelligt wird. In dem seiner orthostatischen Regulation beraubten Gefäßsystem folgt das Blut der Schwere und fließt aus den höher gelegenen Körperregionen in die erweiterten Arteriolen und venösen Räume der abhängigen Körperpartien ab. Es kommt gewissermaßen zur Selbstentblutung in die tiefer gelegenen vasoplegischen Gefäßgebiete. Der Blutdruck im hochgelagerten Gebiet sinkt hierbei weiter ab, und das als höchste Region zu lagernde Operationsgebiet weist hierbei auch die geringste Gewebsperfusion und somit die geringste Blutungstendenz auf. Es sei jedoch gewarnt, die Neigungslagerung über 25° voranzutreiben, um bei genügendem Hypotensionseffekt eine Blutleere im Operationsgebiet erzwingen zu wollen, da gezeigt werden konnte, daß extreme Neigungslagerung im Zuge des Hypotensionsverfahrens mit einer unvertretbar höheren Komplikationshäufigkeit von seiten des Gehirns belastet ist (NILSSON).

Neben Initialdosis und Neigungslagerung ist das Ausmaß des primären Blutdruckabfalles weitgehend von der Fähigkeit des Kreislaufes abhängig, sich den geänderten Verhältnissen der vegetativen Steuerung anzupassen. Das Alter spielt hierbei eine wesentliche Rolle. Junge Patienten sind oft sehr „resistent", während alte, sklerotische Patienten oft sehr empfindlich auf ganglioplegische Medikation reagieren. Die Erfahrung hat außerdem gezeigt, daß auch der Operationsregion Bedeutung beizumessen ist, wobei Kopf, Hals und Brustkorb hinsichtlich des Hypotensionseffektes am erfolgversprechendsten sind, während es bei Operationen im Bereich des Beckens häufig zu unbefriedigenden Ergebnissen hinsichtlich des blutungsvermindernden Effektes kommt (MERLE D'AUBIGNÉ u. KERN; KUCHER; JUST). Die richtige Abschätzung der Einleitungsdosis ist insofern von großer Bedeutung, als sie bestimmend für das zu erreichende Ausmaß der Blutdrucksenkung ist, da durch Nachinjektion wohl das erreichte Niveau gehalten werden kann, eine weitere Senkung jedoch auf Schwierigkeiten stößt (Kern; Kucher u. Steinbereithner; Shackleton; Hoffmann; Zukschwerdt).

δ) Physiologie der künstlichen Blutdrucksenkung

Die grundlegenden Unterschiede zwischen einer durch Schock ausgelösten Hypotonie und der durch medikamentöse Ganglienblockade induzierten Blutdrucksenkung konnten durch zahlreiche experimentelle und klinische Arbeiten geklärt werden (Enderby u. Pelmore; Hoffmann; Merle d'Aubigné u. Kern; Frey; Kucher; Haid). Ist das Schockgeschehen noch vor Eintreten eines Blutdruckabfalls durch eine Vasoconstriction im Bereich der Arteriolen gekennzeichnet, so geht der Hypotonie durch Ganglienblockade eine Vasodilatation der Widerstandsgefäße im großen Kreislauf voraus. Als entscheidendes Kriterium für eine suffiziente Kreislauffunktion und somit für eine Vermeidung von Schäden an den diversen Organsystemen und einer Gefährdung des Gesamtorganismus muß heute eine den jeweiligen Bedürfnissen angepaßte Gewebsdurchblutung angesehen werden. Ist die Aufrechterhaltung einer adäquaten Gewebsperfusion in der modernen Schocktherapie das vordringlichste Ziel, so muß auch eine beabsichtigte Blutdrucksenkung unter den Aspekten der Gewebsperfusion unter geänderten Kreislaufverhältnissen betrachtet werden, wobei der unterschiedlichen Resistenz der einzelnen Organe gegenüber einer Minderdurchblutung ebenso Rechnung zu tragen ist, wie der von der Lagerung abhängigen Verteilung des Gesamtperfusionsvolumens auf die einzelnen Organe und Körperregionen. Im Schock strebt der Organismus durch periphere Vasoconstriction unter Zurückstellung der nutritiven Ansprüche der einzelnen Organe die Erhaltung des Blutdruckniveaus zur Sicherstellung der Hirn- und Coronardurchblutung an. Ziel der medikamentösen Ganglienblockade ist es, durch Ausschaltung der Regulationsmechanismen des Kreislaufes die Blutverteilung im Organismus durch entsprechende Lagerung den geforderten Bedingungen entsprechend zu steuern.

Die beabsichtigte Blutdrucksenkung stellt also keinen „kontrollierten“ Schockzustand, sondern hämodynamisch gesehen geradezu das Gegenteil eines Schockmechanismus dar, woraus sich die bereits erwähnte schockpräventive Wirkung einer Ganglienblockade erklärt.

Wir wollen nun das Verhalten des Kreislaufes unter den Bedingungen der künstlichen Blutdrucksenkung und dessen Auswirkungen auf die wichtigsten Organe kurz darstellen.

1. Kreislaufdynamik

Die durch medikamentöse Ganglienblockade induzierte Vasoplegie, die sich dosisabhängig neben der Wirkung auf die Arteriolen auch auf die Kapazitätsgefäße und die Widerstandsgefäße des Pulmonalkreislaufes erstreckt, bewirkt in Horizontallage des Patienten beim Normotoniker mit gesundem Gefäßsystem wohl einen Blutdruckabfall, jedoch keine oder nur eine geringfügige Abnahme des Herzminutenvolumens. Es kommt sogar, wie anhand von Ballistogrammen gezeigt werden konnte, zu einer Zunahme des Schlagvolumens, und u. U. durch Verlagerung des Blutvolumens in die Peripherie zu einer Zunahme der Gewebsdurchblutung, was naturgemäß die Blutungsneigung eher verstärkt als vermindert. Erst die Neigungslagerung führt zu einer Änderung der Verteilung des Blutvolumens, wobei entsprechend der Wirkung der Schwerkraft die höher gelegenen Körperpartien eine Minderdurchblutung aufweisen. Bei höhergradiger Vasoplegie und forcierter Neigungslagerung kommt es zu einem weitgehenden Versacken des Blutes in die Kapazitätsgefäße, was dann einerseits durch Abnahme des venösen Angebotes zum Herzen zu einer Reduktion des Schlagvolumens mit gleichsinnigem Verhalten des Minutenvolumens führt und ein weiteres Absinken des Blutdruckes bewirkt, sowie andererseits die Wirkung der Schwerkraft auf die Blutverteilung verstärkt und so zu einer drastischen Verminderung der Gewebedurchblutung in den höchstgelegenen Regionen führt. Die Pioniere des Verfahrens, weitgehend auf klinische Beobachtung angewiesen, haben diese beiden Stadien bereits aus klinischer Sicht beobachtet und beschrieben. Sie sprachen vom „Blutungsverminderungsdruck“ (er kann zwischen 140 und 80 mm Hg liegen) und vom „Blutleeredruck“ (dieser kann zwischen 80 und 35 mm Hg liegen) (Kucher u. Steinbereithner).

Beim Hypertoniker und Patienten mit allgemeiner Gefäßsklerose liegen pathologisch gesteigerte Gefäßwiderstände vor, bei welchen keine maximale Erweiterung ihrer arteriellen Endstrombahn zu erzielen ist und so bei drastischer Senkung des Blutdrucks auch keine ausreichende Gewebsdurchblutung garantiert werden kann. Es kommt bei Überwiegen der Gefäßerweiterung im Bereich der Kapazitätsgefäße schon bei normaler klinischer Dosierung zu einer starken Herabsetzung des Herzminutenvolumens und bei nicht genügend erweiterter arterieller Strombahn zu ungenügender Gewebsperfusion. Es wäre jedoch verfehlt, bei entsprechender Indikationsstellung dieses Krankengut auszuschließen, da bei diesen Patienten meist schon mit geringer Blutdrucksenkung der gewünschte Effekt zu erzielen ist. Es zeigt sich hierbei die Bedeutung der Gewebsdurchblutung als limitierender Faktor, der leider einer direkten Messung nicht zugänglich ist und in seiner Relation zum Blutdruckniveau jeweils eingeschätzt werden, bzw. aus der funktionellen Überwachung gefährdeter Organe erschlossen werden muß (EKG, EEG, etc.).

2. Gehirn

In einer anoxischen Schädigung des Gehirns liegt die Hauptgefahr der schweren zirkulatorischen Insuffizienz und so stellen Schädigungen des ZNS auch das Hauptkontingent an Komplikationen der künstlichen Blutdrucksenkung. Dies ist durch die geringe Anoxietoleranz des Organs, seine Neigung zur Ausbildung eines Ödems mit konsekutiver Hirndrucksteigerung und durch die Sonderstellung seines Zirkulationssystems zu erklären. Elementare Kenntnisse über das Verhalten der cerebralen Zirkulation sind unbedingt nötig, um unter den geänderten Bedingungen der kontrollierten Hypotension die geeigneten Maßnahmen ergreifen zu können, einer anoxischen Hirnschädigung vorzubeugen. Die Hirndurchblutung ist von zwei Hauptfaktoren abhängig, dem Perfusionsdruck und dem cerebralen Gefäßwiderstand. Erhöhte cerebrale Gefäßwiderstände infolge Arteriosklerose der Hirngefäße erfordern also einen höheren arteriellen Druck, als bei intaktem Gefäßsystem. Neben dem präcapillären Widerstand kommt auch den intracerebralen Widerständen eine ausschlaggebende Bedeutung zu, da dieselben weitgehend von der Handlungsweise des Anaesthesisten beeinflußt werden können. Der Hirndurchfluß wird vom arteriovenösen Druckgradienten bestimmt. Jede Erhöhung des venösen Druckes, sei es nun durch Einflußstauung infolge erhöhten intrathorakalen Druckes, durch Kopftieflagerung oder mechanische Kompression der Halsvenen (schlechte Lagerung!), führt zu entscheidender Verschlechterung der Zirkulation. Da das Gehirn im Rahmen einer beabsichtigten Blutdrucksenkung meist hochgelagert ist und somit mit niedrigstem Druck perfundiert wird, darf der Vorteil eines niedrigen Venendruckes nicht durch eine Abflußbehinderung zunichte gemacht werden (GRIFFITH u. GILLIES). Von nicht geringerer Bedeutung für die Hirndurchblutung ist der intrakranielle Druck. Jede Hirndrucksteigerung ist daher unbedingt zu vermeiden. Eine suffiziente Spontanatmung oder eine Beatmung mit möglichst niedrigem intrathorakalen Mitteldruck ist deshalb unbedingt erforderlich.

3. Herz und Gefäße

Die Herabsetzung des peripheren Widerstandes durch Ganglienblockade bewirkt bei einer Blutdrucksenkung von 25% eine Verminderung der Herzarbeit um 50% (ECKENHOFF). Es ergeben sich bei mäßiger Blutdrucksenkung für die Coronarien also bessere Versorgungsbedingungen, zumal BEIN u. MEIER sogar eine Zunahme der Coronardurchblutung messen konnten. Bei weiterem Blutdruckabfall sinkt die Coronardurchblutung kontinuierlich druckabhängig ab, genügt jedoch auch bei tiefer Hypotension den reduzierten Ansprüchen, sofern keine pathologisch erhöhten Gefäßwiderstände bestehen. Bei schwerer Coronarinsuffizienz reicht jedoch der erniedrigte Druck nicht aus, die stark erhöhten Gefäßwiderstände zu überwinden und die Coronarperfusion zu gewährleisten. Schwere Coronarinsuffizienz gilt daher mit Recht als Kontraindikation. Ansonsten bietet die Ganglioplegie durch Herabsetzung der Widerstände im großen und kleinen Kreislauf eine weitgehende Schonung für das Herz. Schon kleinste Dosen von Ganglienhemmstoffen bewirken überdies eine bemerkenswerte Resistenz gegenüber Irritation des Herzens jeder Genese und Rhythmusstörungen aller Art (DU BOUCHET; HUGUENARD).

4. Leber

Postoperative und postnarkotische Leberschädigungen treten unabhängig von der Art des gewählten Anaesthesieverfahrens immer wieder in Erscheinung; ein vermehrtes Auftreten nach hypotensiven Techniken konnte auch trotz der Vielzahl der bisherigen Untersuchungen nicht beobachtet werden. Bedingt durch die komplexe, multifaktorielle Genese postoperativer Leberschädigungen lassen Aussagen hierüber nur große statistische Untersuchungen zu, die unseres Wissens bisher nicht vorliegen (LARSON).

5. Niere

Die funktionsbedingte „Luxusdurchblutung" der Niere läßt auch bei starker Herabsetzung der Gewebsperfusion keine Nierenschädigung erwarten. Es kann heute als gesichert angesehen werden, daß die akute tubuläre Schädigung der „Schockniere" nicht der Hypotonie zur Last gelegt werden kann, sondern durch Vasoconstriction und andere pathologische Mechanismen im Rahmen des Schockgeschehens zustande kommt (SARRE). Auch die klinischen Untersuchungen konnten keinen Nachweis einer Nierenschädigung erbringen, obwohl naturgemäß während der hypotensiven Phase infolge des verminderten Glomerulusfiltrates die Ausscheidung stark reduziert ist. Wenn dennoch bei Niereninsuffizienz mit Ausscheidungsstörungen vor der Anwendung von Ganglienblockern gewarnt werden muß, so deshalb, weil ganglienblockierende Substanzen durch die Niere ausgeschieden werden und die Gefahr einer prolongierten Hypotension besteht.

ε) Thrombosegefährdung und Nachblutungsgefahr

Obwohl Einzelberichte über postoperative Embolien und Thrombosen vorliegen, erscheint ein Zusammenhang mit dem Verfahren aus folgenden Erwägungen eher unwahrscheinlich: erstens bleibt nach Operationen unter „künstlicher Blutdrucksenkung" der Gerinnungsstatus im Gegensatz zu Normalfällen weitgehend konstant (Kucher u. Steinbereithner; Wilflingseder), und zweitens muß man annehmen, daß die Kreislaufverhältnisse bei Fehlen einer Schocksymptomatik der Bildung von Thrombosen und dem Zustandekommen von Embolien eher entgegenwirken.

Unter der Voraussetzung einer den Verhältnissen Rechnung tragenden exakten Blutstillung ist auch die Frequenz von Nachblutungen nicht größer. Die bei erweiterten Gefäßen gebildeten Thromben werden nach Wiedereinsetzen einer Vasoconstriction noch fester umschlossen, sofern sie nicht durch einen allzu brüsken Druckanstieg fortgerissen werden. Es ist deshalb ratsam, den Wiederanstieg des Blutdruckes allmählich erfolgen zu lassen und nicht zur Kontrolle der Blutungsneigung zu forcieren. Die klinischen Resultate bestätigen diese Erwägungen.

ζ) Technik, Dosierung und Überwachung

Eine wichtige Voraussetzung für den störungsfreien Ablauf einer Operation unter beabsichtigter Blutdrucksenkung ist die exakte präoperative Untersuchung und Vorbereitung des Patienten. Neben der sorgfältigen klinischen Untersuchung ist die Erhebung folgender Befunde als Minimum anzusehen:

1. Komplettes rotes Blutbild mit Thrombocyten, Blutgruppe und Rhesusfaktor.

2. EKG, Thoraxröntgenbild.

3. Konzentrationsversuch der Nieren, Harnanalyse, Rest-N-Bestimmung, sowie Kreatinin-Clearance.

4. Bestimmung der Gerinnungs- und Nachblutungszeit.

Die Prämedikation soll stark analgesierend sein und vor allem, wenn eine Narkose unter Spontanatmung geplant ist, einen möglichst geringen atemdepressiven Effekt aufweisen. Barbiturate am Vorabend, Pethidin und Vagolytika am Operationstag lassen einen solchen Zustand des Patienten erreichen. Die Gabe von 100 mg Rutin intramuskulär scheint zusätzlich indiziert. Nach Sicherstellung eines einwandfrei funktionierenden Venenweges erfolgt die Narkoseeinleitung stets unter laufender Infusion (üblicherweise 5% Dextrose). Zur Narkose eignet sich prinzipiell jede Form der Inhalations- oder Kombinationsnarkose, wobei von der Verwendung von Cyclopropan und Äther in vollnarkotischer Konzentration abzuraten ist. Cyclopropan verstärkt die Blutungsneigung, Äther erweist sich in höheren Konzentrationen infolge seiner katecholaminfreisetzenden Wirkung als wenig geeignet. Nach Intubation wird eine Narkosetiefe angestrebt, die etwa dem Stadium III/1 entspricht. Die Narkoseführung erfolgt unter Spontanatmung, oder künstlicher Beatmung, wobei aus bereits geschilderten Gründen der mittlere intrathorakale Druck möglichst niedrig gehalten werden soll. Die Ganglienblockade wird durch eine richtig gewählte Initialdosis des ausgewählten Präparates eingeleitet, das langsam intravenös verabreicht wird. Es scheint wichtig zu betonen, daß ein voller Effekt mit der ersten Dosis erzielt werden muß. Der volle Effekt tritt je nach Präparat nach 3 bis 10 min ein und zeigt sich neben dem Blutdruckabfall in einer Mydriasis als Ausdruck der eingetretenen Ganglienblockade. Unter laufender Blutdruck-Kontrolle wird nun die Neigungslagerung durchgeführt bis der Blutdruck auf das gewünschte Niveau abfällt. Das Operationsfeld wird dabei am höchsten gelagert. Unter fortlaufender Nachinjektion bei kurzwirkenden Präparaten wird die Hypotension aufrechterhalten, bei den ultrakurzwirksamen Substanzen erfolgt die weitere Zufuhr in der Dauertropfinfusion als 1‰ige Lösung. Eine durchschnittliche Dosierung der gebräuchlichsten Substanzen gibt die Tabelle 1 an.

Es muß jedoch nochmals betont werden, daß sowohl die Dosierung als auch das Blutdruckniveau abgestimmt werden soll und das angegebene Schema nur als Richtschnur dienen kann. In manchen Fällen gelingt es auch unter Verwendung höherer Dosen und wiederholter Applikation nicht, eine brauchbare Hypotonie zu erzielen. Als Grund hierfür dürfte einerseits eine Tachyphylaxie bei zu gering gewählter Initialdosis, andererseits eine endogene Katecholaminausscheidung bei ungenügender

Tabelle 1

	Alter in Jahren											
	2–8		8–15		15–20		20–40		40–60		60–80	
Azamethonium (Pendiomid) (mg)	10	5	30	20	80	40	100	100	100	50	50	30
Hexamethoniumchlorat (Depressin) (mg)	10	5	30	20	50	30	100	50	50	30	30	20
Hexamethoniumjodid (Hexathide) (mg)	10	5	10	5	20	10	30	10	25	10	20	10
Hexamethoniumbromat (Vegolysen) (mg)	10	5	10	5	20	10	30	10	25	10	20	10
Trimethaphan (Arfonad) (mg)	5	5	10	5	20	10	25	10	25	10	10	5

Dosierungsschema: Die erste Zahl in jeder Altersgruppe bedeutet die Initialdosis, die zweite Zahl die notwendige Erhaltungsdosis (Normalgewicht und Normotonie vorausgesetzt).

Narkosetiefe anzusehen sein. Neben Wechsel des Präparates empfiehlt sich daher eine vorsichtige Vertiefung der Narkose, am besten mit Barbiturat oder eventuell Halothan. Als weitere Maßnahmen kann die Anwendung von Procain in einer Dauertropfinfusion oder die Verwendung von Sympatholyticis, wie Guanethidin (10—20 mg) oder Hydergin (Steinbereithner) oder von anderen Sympatholyticis vom Typ der α-Receptorenblocker, wie Phentolamin (Regitin) oder Dibenamin. Liegt eine insuffiziente Spontanatmung vor, erscheint die künstliche Beatmung unter Gabe von d-Tubocurarin angezeigt, diese führt meist zum gewünschten Ziel (Enderby). Vor allzugroßer Polypragmasie sei jedoch gewarnt, da sie zu unkontrollierbaren Potenzierungseffekten führen kann. Während der Hypotension soll die Sauerstoffkonzentration des Inhalationsgemisches nicht zu niedrig gewählt werden; bei tiefen Blutdruck-Werten 80%, bei Zwischenfällen aller Art ist die Zufuhr von 100% Sauerstoff notwendig.

Neben laufender Kontrolle der Pulsfrequenz, der Atmung und des Blutdruckes, welcher oszillometrisch oder besser blutig gemessen werden muß, stützt sich die Beurteilung des Patienten im wesentlichen auf die Hautsymptome. Die Haut soll warm, rosig und trocken sein! Jede Blässe oder Cyanose ist als Alarmsymptom zu werten! Neben der klinischen Überwachung sollte man heute vor allem bei Risikopatienten und großen Eingriffen nicht auf ein Monitoring des Funktionszustandes der am meisten gefährdeten Organe verzichten. Laufende EKG-Registrierung, am besten mit Sichtgeräten, gestatten weitgehend Schlüsse bezüglich der Suffizienz der Perfusion des Herzens. Auch die Blutgasanalyse stellt ein wertvolles Hilfsmittel zur Beurteilung des Patienten dar. Neben der Kontrolle der Atmung, bzw. der Beatmung bietet sie uns Einblick in den Ablauf des Stoffwechselgeschehens. Jedes Auftreten einer metabolischen Acidose muß als Ausdruck einer generellen Hypoxidose aufgefaßt werden!

Nach vorsichtiger Aufhebung der Neigungslagerung steigt der Blutdruck durch Autotransfusion langsam an. Enge, auf Licht reagierende Pupillen zeigen das Abklingen der Ganglienblockade an. Bei persistierender Hypotonie sind Gaben von Humanalbumin, Blut und Plasmaexpandern indiziert. Vasopressoren sind nach Tunlichkeit zu vermeiden, Sympathicomimetika kontraindiziert. Wenn nötig soll mit kleinen Dosen von Hypertensin das Auslangen gefunden werden. Bei bradykarder Herzinsuffizienz dürfen kleine Dosen von Isoproterenol (Isoprel oder das Isomer Alupent) angewandt werden. Ansonsten soll unter Sauerstoffzufuhr und strengster Vermeidung jedes Lagewechsels (Transportverbot!) der spontane Blutdruckanstieg abgewartet werden.

η) Die Halothannarkose bei artifizieller Hyperventilation

Dem erstmalig von Enderby inaugurierten Verfahren in Fluothannarkose mittels artifizieller Hyperventilation eine beabsichtigte Blutdrucksenkung durchzuführen, liegt der Gedanke zugrunde, den hypotensiven Effekt des Halothans mit dem der Hypokapnie zu kombinieren und so eine zur Verminderung der Blutungsneigung brauchbare Hypotension zu erzielen, deren Vorteil in der guten Steuerbarkeit der Kohlensäurespannung des Blutes durch Veränderung der Ventilation liegt. Der hypotensive Effekt des Fluothans kommt durch zwei Komponenten zustande. Halothan bewirkt einerseits eine Vasodilatation, deren Ursache bis heute nicht restlos geklärt werden konnte, wobei jedoch ein zentraler und ein peripherer Angriffspunkt als wahrscheinlich anzunehmen ist, anderseits kommt es zu einer Depression des Myokards mit konsekutiver Senkung des Herzminutenvolumens. Diese Myokarddepression ist teilweise durch die parasympathikomimetische Wirkung des Fluothans bedingt und durch Atropin aufhebbar. Bei Anwendung höherer Konzentrationen führt Fluothan zu einer direkten Depression des Herzmuskels, die jedoch voll reversibel ist.

Die atemdepressorische Wirkung des Halothans maskiert häufig durch Anstieg der CO_2-Spannung im Blut und folgender Reaktion mit Blutdruckanstieg den hypotensiven Effekt. Bei ausreichender Beatmung kommt es fast regelmäßig zu einem Blutdruckabfall. Da nach weitgehendem Ausfall einer Gegenregulation durch Baroreceptoren eine Senkung der CO_2-Spannung durch Senkung des Vasomotorentonus ebenfalls zur Hypotension führt, läßt sich durch Kombination der beiden Mechanismen ein von der Fluothankonzentration einerseits und der arteriellen Kohlensäurespannung andererseits abhängige gut steuerbare Blutdrucksenkung erzielen.

Dem Vorteil der idealen Steuerbarkeit stehen als Nachteile drei Gefahrenmomente gegenüber:

1. Die Drosselung der Hirndurchblutung durch Hypokapnie.

2. Die notwendigen hohen Atemvolumina sind meist auch bei Anwendung einer negativen Phase in der Exspiration nicht ohne Anstieg des intrathorakalen Druckes zu erzielen. Es besteht die Gefahr einer venösen Rückstauung, was im Zusammenhang mit der ohnedies reduzierten Hirndurchblutung eine erhöhte Gefahr einer anoxischen Hirnschädigung in sich birgt.

3. Die depressive Wirkung hoher Halothankonzentrationen auf das Myokard.

Die Gefahr, die Hypotension durch Anstieg des intrathorakalen Druckes zu erzeugen, ist groß und darf nicht unterschätzt werden.

Der Kohlensäuredruck soll 25 mm Hg nicht unterschreiten, eine zu hohe Halothankonzentration kann bei vorgeschädigtem Myokard zum akuten Herzstillstand führen. Das Verfahren ist also keineswegs risikoärmer als die chemische Ganglienblockade, in der Hand des Erfahrenen jedoch gut steuerbar und der Wiederanstieg des Blutdruckes kann schneller herbeigeführt werden. Eine gleichzeitig induzierte Hypothermie verringert das Risiko anoxämischer Schäden (Laborit et al.; Kucher u. Steinbereithner).

ϑ) Indikationen und Kontraindikationen

Kern unterscheidet zwei Gruppen von Indikationen: die absolute Indikation, welche eine Operation überhaupt erst durch Anwendung einer hypotensiven Technik ermöglicht (manche Aneurysmen und vasculäre Tumoren, rezidivierende Akustikustumoren, etc.) und relative Indikationen, welche durch Verminderung der operativen Blutungstendenz eine Erleichterung des operativen Vorgehens und dadurch besseres und vor allem radikaleres Vorgehen erwarten läßt.

Ohne im einzelnen auf die Vielzahl der Möglichkeiten der Anwendung hypotensiver Technik in den verschiedenartigsten Sparten der operativen Medizin eingehen zu können, sei hier nur auf einige Hauptanwendungsgebiete, wie neurochirurgische Operationen, oto-laryngologische Operationen, Prostatachirurgie, etc. verwiesen. Auch die hervorragenden Resultate der plastischen Chirurgie sollten hier nicht übersehen werden, man sollte daher plastische Eingriffe unter strenger Beachtung evtl. Kontraindikationen durchaus nicht von hypotensiven Verfahren ausschließen. Bei Operationen am Herzen und den großen Gefäßen bietet die Ganglienblockade viel zu wenig beachtete Vorteile (Hienert u. Kucher). Eine tiefe Blutdrucksenkung im eigentlichen Sinne ist jedoch kaum indiziert, da sich naturgemäß hier keine nennenswerte Verminderung der Blutung erreichen läßt. Bezüglich der Anwendung der tiefen Blutdrucksenkung in der Herz- und Gefäßchirurgie sind die Ansichten geteilt. Während Kern sie für nicht indiziert erachtet, sieht auch Larson entscheidende Vorteile vor allem bei der Operation der Coactatio Aortae in der Vorbeugung von unbeherrschbaren Blutungen. Nach Abschätzung der Vor- und Nachteile des Verfahrens wird man jeweils im Einzelfall die Indikation stellen können oder von der Anwendung einer hypotensiven Technik Abstand nehmen.

Noch schwieriger gestaltet sich die Situation bei Abschätzung der Kontraindikationen. Als absolute Kontraindikationen haben folgende Zustände zu gelten:

1. Coronarinsuffizienz mit klinischer Manifestation.

2. Niereninsuffizienz mit Ausscheidungsstörungen.

3. Kaiserschnitt.

4. Unkorrigierte Anämie.

5. Verminderung der zirkulierenden Blutmenge und als wesentlichste Kontraindikation:

6. Mangelnde postoperative Fürsorge- und Beobachtungsmöglichkeit für den Kranken.

ι) Komplikationen und Gefahren

Daß eine solche revolutionierende Methode, wie sie die beabsichtigte Blutdrucksenkung darstellt,

Tabelle 2. *Gegenüberstellung der 1955 von* Hampton *und* Little *veröffentlichten Statistik mit dem von* Larson *über den Zeitraum von 1958—1963 aus 16 Publikationen zusammengefaßten Krankengut*

Komplikation	1953	1958—1963	Prozente	
	6805 Fälle	13264 Fälle	1953	1958—1963
Anurie	8	1	0,12	0,01
Oligurie	24	5	0,35	0,04
Thromboembolische Komplikationen	13	32	0,19	0,24
Herzstillstand oder -versagen	40	4	0,59	0,03
Nachblutung	79	36	1,16	0,27
Persistierende Hypotension	70	12	1,03	0,09
Verzögertes Erwachen	3	1	0,04	0,01
Sonstige	17	51	0,25	0,38

Tabelle 3. *Ein Vergleich über die tödlichen Zwischenfälle nach statistischen Angaben der gleichen Autoren wie Tabelle 2*

Todesursache	1953	1958—1963	Prozente	
	27930 Fälle	13264 Fälle	1953	1958—1963
Nierenversagen	9	32	9,0	28,0
Thromboembolische Komplikationen	29	27	30,0	24,0
Herzstillstand oder -versagen	14	19	14,6	17,0
Atemstörungen	—	5	—	4,0
Nachblutung	8	—	8,0	—
Nach hoher Spinalanaesthesie	5	—	5,0	—
Überheparinisierung	1	—	1,0	—
Persistierende Hypotension	1	—	1,0	—
Neurochirurgisches Operationstrauma	14	—	14,6	—
Sonstige	15	30	15,6	26,0
Gesamt	96	113		
Gesamtmortalitätsrate			0,34	0,85
In Zusammenhang mit hypotensiver Technik zu bringende Mortalität			0,29	0,62

besonders in der Anfangszeit und in den Händen von Unerfahrenen fallweise mit Komplikationen einherging, ist zweifellos verständlich. Eine Aufschlüsselung der Komplikationen zeigen die Tabellen 2 und 3.

Sowohl die Angaben von Morbidität als auch Mortalität schwanken je nach Arbeitsstätte und Art des Krankengutes beträchtlich. So weist die größte veröffentlichte Einzelanalyse nur eine Mortalitätsrate von 0,1 % auf (Enderby). Neuere Untersuchungen zeigen keinen Unterschied in der Mortalität zwischen hypotensiver und normaler Anaesthesietechnik (Rollason u. Hough).

Kritiklose Anwendung in der Hand von Unerfahrenen haben der künstlichen Blutdrucksenkung ebenso geschadet wie die kritiklose Ablehnung durch eine allzu konventionelle Einstellung, so daß heute diese wesentliche Bereicherung unserer Anaesthesietechnik weitgehend in Vergessenheit geraten ist. Es ist jedoch zu hoffen, daß mit zunehmendem Wissen über die Physiologie und Pathophysiologie des Kreislaufes auch die hypotensive Technik eine Wiederbelebung erfahren wird und es gelingt, das Verfahren zu einer Routinetechnik ausreifen zu lassen.

Literatur

Bein, H. J., Meier, R.: Pharmakologische Untersuchungen über Pendiomid, eine neuartige Substanz mit ganglienblockierender Wirkung. Schweiz. med. Wschr. **81**, 446—452 (1951).

— Experimentelle Untersuchung zur Anwendung von ganglienblockierenden Substanzen in der Anaesthesie. Vortrag 2. Österr. Anaesth. Kongr., Velden, 18. Mai 1953.

Bilsland, W. L.: Controlled hypotension by arteriotomy in intracranial surgery. Anaesthesia **6**, 20 (1951).

Bovet, D.: Aspects pharmacodynamiques des ganglioplégiques a fonction ammonium tertiaire (antihistaminiques, spasmolytiques et derivés de la phénothiazine) récemment introduits en clinique comme adjuvant de l'anesthésie. Anaesthesist **3**, 13—15 (1954).

Cushing, H.: Tumors of the nervus acusticus. Philadelphia: W. B. Saunders 1917.

D'Aubiac, P. B.: L'emploi de l'hexaméthonium dans la chirurgie digestive a thorax ouvert. Anesth. et Analg. **9**, 400—404 (1952).

Du Bouchet, N.: Aquisitions récentes et nouvelles possibilités de l'anesthésie. Rev. Prac. **7**, 1675—1703 (1952).

— Latscha, B. I., Passelecq, J.: Premiers résultats de l'usage de l'hexaméthonium au cours des interventions de chirurgie du coeur. Anesth. et Analg. **9**, 361 (1952).

Eckenhoff, J. E.: Zit. bei Kern (a), Anaesthesist **2**, 151 (1953).

— Observations during hypotensive anaesthesia. Proc. roy. Soc. Med. **55**, 942 (1962).

— Enderby, G. E. H., Larson, A., Davies, R., Judevine, D. E.: Human cerebral circulation during deliberate hypotension and head up tilt. J. appl. Physiol. **18**, 1130 (1963).

Enderby, G. E. H.: Controlled circulation with hypotensive drugs and posture to reduce bleeding in surgery. Lancet **1950 I**, 1145—1147.

— Hypotensive anesthesia in surgery. Ann. roy. Coll. Surg **11**, 310—319 (1952).

— Postural ischaemia on the use of the methonium compounds. Curr. Res. Anesth. **32**, 1 (1953).

— Discussion on the use of hypotensive drugs in surgery. Proc. roy. Soc. Med. **44**, 829—840 (1951).

— Safety in hypotensive anaesthesia. Proc. World Congr. Anaesth. **1955**, 227—230.

— Halothane and hypotension. Anaesthesia **15**, 25 (1960).

— A report on mortality and morbidity following 9.107 hypotensive anaesthetics. Brit. J. Anaesth. **33**, 109 (1961).

— Pelmore, J. F.: Controlled hypotension on postural ischaemia to reduce bleeding in surgery. Lancet **1951 I**, No 6656, 663.

Evans, B., Enderby, G. E. H.: Controlled hypotension and its effect on renal function. Lancet **1952 I**, No 6717, 1045.

Frey, R.: Fortschritte und Erfahrungen mit der künstlichen Blutdrucksenkung. Langenbecks Arch. klin. Chir. **276**, 670—685 (1953).

Gardner, W. J.: The control of bleeding during operation by induced hypotension. J. Amer. med. Ass. **132**, 572 (1946).

Gillies, J.: Physiological trespasses in anaesthesia. Proc. roy. Soc. Med. **45**, 1 (1952).

Goldblat, A.: Anesthésie par inhibition controllée du système neurovégétatif. Acta chir. belg. et Acta anaesth. belg. **50**, 744—761 (1951).

Grabner, G., Mlczoch, F., Steinbereithner, K., Vetter, H.: Der Kreislauf bei künstlicher Blutdrucksenkung. Anaesthesist **3**, 50—52 (1954).

Griffith, H. W., Gillies, J.: Thoracolumbar splanchnicectomy and sympathectomy. Anaesthetic procedure. Anaesthesia **3**, 134 (1948).

— — Zit. nach Enderby (a), Lancet **1950 I**, 1145—1147.

Haid, B.: Erfahrungen mit der künstlichen Blutdrucksenkung. Anaesthesist **2**, 81—85 (1953).

— Anaesthesien in gesteuerter Blutdrucksenkung. Langenbecks Arch. klin. Chir. **276**, 686—689 (1953).

Haid, B.: Elektrokardiographische Veränderungen durch die Narkose mit künstlicher Blutdrucksenkung. Anaesthesist **3**, 49—50 (1954).

Hampton, L. J., Little, D. M., Jr.: Results of a questionnaire concerning controlled hypotension in anaesthesia. Lancet **1953 I**, No 6774, 1293.

Hienert, G., Kucher, R.: Transventrikuläre Pulmonalstenoseoperation in Ganglienblockade mit kontrollierter Blutdrucksenkung. Wien. klin. Wschr. **65**, 198—200 (1953).

Hoffmann, Th.: Die Herabsetzung des peroperativen Blutverlustes durch Hexamethonium und Neigungslagerung. Münch. med. Wschr. **82**, 711—718 (1952).

— Fortschritte auf dem Gebiete der Narkose. Med. Klin. **16**, 1672—1680 (1953).

— Die Anwendung von blutdrucksenkenden Mitteln in der Lungenchirurgie (künstliche Blutdrucksenkung). Langenbecks Arch. klin. Chir. **276**, 690—693 (1953).

— Erfahrungen der Klinik d'Allaines bei 120 Commisurotomien. Anaesthesist **2**, 153 (1953).

Horatz, K.: Normale und paradoxe Kreislaufreaktionen bei der künstlichen Blutdrucksenkung. Anaesthesist **2**, 169—170 (1953).

Huguenard, P.: Der künstliche Winterschlaf. Anaesthesist **1**, 33—39 (1953).

— Essais de vaso-plégie par associations de drouges. Anesth. et Analg. **9**, 427 (1953).

— Hibernation artificielle; Nouvelles données utiles. Anesth. et Analg. **9**, 2—10 (1952).

Irmer, W., Koss, F.: Potenzierte Narkose. Dtsch. med. Wschr. **78**, 361—366 (1953).

Jentzer, A., Corboud, N.: Hypotension controllée, anesthésie potentialisée et hibernation. Anaesthesist **1**, 92 (1953).

Just, O.: Die Verminderung des operativen Blutverlustes durch künstliche Hypotension. Ärzt. Wschr. **7**, 433—436 (1952).

— Erfahrungen mit der künstlichen Hypotension. Langenbecks Arch. klin. Chir. **276**, 693—694 (1953).

Kern, E.: Blutungsverminderung durch gesteuerte Herabsetzung des Blutdruckes. Anaesthesist **1**, 15—19 (1952).

— Bemerkenswertes zur kontrollierten Blutdrucksenkung. Vortrag 1. Österr. Kongr. Anaesth., Salzburg, 5. Sept. 1952.

— Die Praxis der künstlichen Blutdrucksenkung nach zwei Jahren klinischer Erfahrung. Langenbecks Arch. klin. Chir. **276**, 685—686 (1953).

Kölbl, H., Kucher, R., Steinbereithner, K.: Die Veränderungen der Bluteiweißkörper unter künstlicher Blutdrucksenkung. Anaesthesist **3**, 56—58 (1954).

Kohlstaedt, K. G., Page, I. H.: Hemorrhagic hypotension and its treatment by intra-arterial and intravenous infusion of blood. Arch. Surg. **47**, 178 (1943).

Kucher, R.: Die Operation unter kontrollierter Blutdrucksenkung. Schweiz. med. Wschr. **82**, 1219—1221 (1952).

— Modern anestezide kontrole hipotansiyon ile japilan ameliyatlan. Vortrag Ges. der Chir. Istanbul, 26. Nov. 1953.

— Die künstliche Blutdrucksenkung. In: Frey, R., W. Hügin u. O. Mayrhofer, Lehrbuch der Anaesthesiologie, S. 503—523. Berlin-Göttingen-Heidelberg: Springer 1955.

— Steinbereithner, K.: Klinische Erfahrungen mit der Ganglienblockade. Anaesthesist **2**, 68—71 (1953).

KUCHER, R., STEINBEREITTNER, K.: Spinale Hypotension in pharmakologischer Hibernation. Anaesthesist 3, 37—39 (1954).
— — Über einen neuen Ganglienblocker. Anaesthesist 2, 168—169 (1953).
— — Zur Frage der intra- und postoperativen Hirnanoxie. Bruns' Beitr. klin. Chir. 185, 207—225 (1952).
— — Funktionell-pathologische Gesichtspunkte zum Indikationsproblem der beabsichtigten Blutdrucksenkung. Anaesthesist 2, 167—168 (1953).
— — Bemerkungen zu umstrittenen Problemen der künstlichen Blutdrucksenkung. Anaesthesist 3, 47—49 (1954).
— — Verringerung des Operationsrisikos durch potenzierte Anaesthesie, pharmakologische Hibernation und künstlichen Winterschlaf. Anaesthesist 2, 196—198 (1953).
LABORIT, H.: Sur le mécanisme d'action des methoniums. Anesth. et Analg. 9, 396 (1952).
— Sur l'emploi des ganglioplégiques en pathologie obstétricale. Presse méd. 60, 140 (1952).
— Hibernation artificielle en anesthésiologie. Anesth. et Analg. 9, 1—15 (1952).
— Réaction organique a l'agréssion et choc. Paris: Masson & Cie. 1952.
— HUGUENARD, P., ALLUAUME, R.: Zit. bei KUCHER u. STEINBEREITHNER. Anaesthesist 2, 168—169 (1953).
LARSON, A. G.: Deliberate Hypotension. Anesthesiology 25, 682 (1964).
LASSNER, J.: La diminution du saignement par la technique de l'hypotension controllée (Etude de 72 observations dont 45 en chirurgie pélvienne). Anesth. et Analg. 9, 341 (1952).
LOEW, F.: Bisherige Erfahrungen mit Pendiomid. Zbl. Chir. 12, 82 (1952).
— TÖNNIS, W.: Erfahrungen mit der Anwendung eines ganglienblockierenden Medikaments (Pendiomid) während und nach intrakraniellen Eingriffen. Zbl. Neurochir. 12, 82—87 (1952).
MASON, A. A., PELMORE, J. F.: Combined use of hexamethonium bromide and procaine amide in controlled hypotension. Brit. med. J. 1953I, No 4804, 250.
MERLE D'AUBIGNÉ, R. M., KERN, E.: L'hypotension controllée en chirurgie orthopedique et reparatrice. Mém. Acad. Chir. 78, 314—315 (1952).
MUNDELEER, P., PROOT, R., REMOUCHAMPS, L.: Essais de saignement controllée par un hypotenseur. Anesth. et Analg. 9, 322 (1952).
NILSSON, E.: The application of a method for the investigation of cerebral damage following anaesthesia with controlled hypotension. A preliminary communication. Brit. J. Anaesth. 25, 24—31 (1953).
PATON, W. D. M., ZAIMIS, E. J.: Paralysis of automonic ganglia by methonium salts. Brit. J. Pharmacol. 6, 155—168 (1951).
PATON, W. D. M.: Pharmacological action of polymethylene bis-trimethylammonium. Brit. J. Pharmacol. 4, 381—400 (1949).
ROLLASON, W. N.: Anaesthesia and the reduction of bloodloss. Anaesthesia 7, 10—18 (1952).
— HOUGH, J. M.: Is it safe to employ hypotensive anaesthesia in the elderly. Brit. J. Anaesth. 32, 286 (1960).
SARNOFF, S. J., GOODALE, W. T., SARNOFF, L. C.: Graded reduction of arterial pressure in man by means of a thiophanium derivative (Ro 2—2222). Preliminary observations on its effect in acute pulmonary edema. Circulation 6, 63 (1952).
SARRE, H.: Nierenkrankheiten, S. 194—199. Stuttgart: Georg Thieme 1967.
SCHÖNBAUER, L., KUCHER, R., STEINBEREITHNER, K.: Prolongierte, kontrollierte Blutdrucksenkung, ein Beitrag zur konservativen Behandlung intrakranieller Blutungen und akuter Hirndrucksteigerung. Wien. med. Wschr. 103, 185—187 (1953).
SHACKLETON, R. P. W.: The physiological background of controlled hypotension. Anaesthesist 3, 43—46 (1954).
— The reduction of surgical haemorrhage. Some observations on controlled hypotension with methonium compounds. Brit. med. J. 1951I, No 4714, 1054—1056.
STEINBEREITHNER, K.: Diskussion. Anaesthesist 2, 191 (1953).
VYSLONZIL, E.: Die kontrollierte Blutdrucksenkung und ihre Bedeutung für gehörverbessernde Operationen (Fenestrationen). Wien. klin. Wschr. 64, 772—775 (1952).
WATSCHINGER, B., KUCHER, R., STEINBEREITHNER, K., VYSLONCIL, E., WIRTINGER, W.: Künstliche Blutdrucksenkung und Nierenfunktion. Anaesthesist 3, 54—56 (1954).
WENGER, R., DONEFF, D., VYSLONZIL, E.: Zur Kreislaufwirkung ganglienblockierender Stoffe. Dtsch. med. Wschr. 78, 322—327 (1953).
WIEMERS, K., EICH, J.: Über Blutdrucksenkung nach Curareanwendung. Anaesthesist 2, 50—55 (1953).
WILFLINGSEDER, P.: Die medikamentöse Blutdrucksenkung zur Verhütung der Operationsblutung. Dtsch. med. Wschr. 77, 619—622 (1952).
— Weitere Beobachtungen und Erfahrungen mit der medikamentösen Ganglienblockade während der Operation. Chirurg 24, 100—110 (1953).
WIRTINGER, W.: Erfahrungen mit der künstlichen Blutdrucksenkung in der operativen Hals-, Nasen- und Ohrenheilkunde. Anaesthesist 2, 85—86 (1952).
ZIMMERMANN, K.: Vorteile und Gefahren des Hypotensionsverfahrens bei chirurgischen Eingriffen. Helv. chir. Acta 19, 293—296 (1952).
ZUKSCHWERDT, L.: Operationen in Blutleere durch Ganglienblockade (Pendiomid und Lagerung). Dtsch. med. Wschr. 77, 460—462 (1952).

e) Technik der Infusionen und Transfusionen

W. VOGEL

Die schnelle Zufuhr großer Flüssigkeitsmengen bei schweren Schockzuständen und ausgebluteten Unfallverletzten und eine langfristige Infusionstherapie sind verschiedene Aufgaben, die nicht mit ein und derselben Infusionstechnik bewältigt werden können. Bei einer Dauer- oder Langzeitinfusion muß außerdem unterschieden werden zwischen einer Infusionstherapie für wenige Tage — z. B. nach größeren Operationen — und einer langfristigen intravenösen Flüssigkeitszufuhr, Elektrolytsubstitution und parenteralen Ernährung — z. B. bei bewußtlosen oder/und beatmeten Patienten —, wobei nicht selten hypertonische und stark saure Lösungen (z. B. n/10 HCl) erforderlich sind.

Die Zahl der zur Verfügung stehenden subcutanen Venen ist begrenzt. Thrombophlebitiden, Thrombosen, aber auch paravenös gelaufene Infusionen sind die Komplikationen, die nach einer gewissen Zeit fast regelmäßig die Infusionstherapie erschweren oder gar unmöglich machen. Daher muß sich die Infusionstechnik nach den jeweiligen Venenverhältnissen, nach dem Zweck und nach der voraussichtlichen Dauer der Infusionstherapie richten. Von einer schematischen Punktion der V. cubitalis in der Ellenbeuge ist abzuraten. Wegen der Thrombophlebitisgefahr und Thromboseneigung sollte man so peripher wie möglich und so zentral wie nötig beginnen.

α) *Anatomie der subcutanen Venen*

Die gebräuchlichsten Venen für eine Punktion, Katheterisierung und Venae sectio liegen subcutan im Bereich des Handrückens, Armes, Halses und des Fußes.

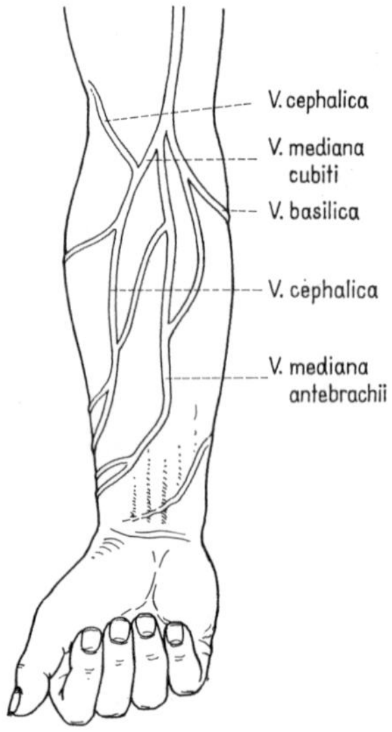

Abb. 1. Venen am Unterarm

Am Handrücken sind die Venen — auch bei alten Menschen — besonders gut sichtbar. Die Vv. metacarpicae bilden hier das Rete venosum dorsale manus. Der Abfluß erfolgt an der radialen Seite in den Beginn der V. cephalica und an der ulnaren Seite in die schwächer entwickelte V. basilica.

Am Unterarm (Abb. 1) verlaufen radial die V. cephalica und medial die V. basilica. Zwischen beiden verläuft als 3. Längsvene die V. mediana antebrachii.

In der Ellenbeuge sind lateral die V. mediana cephalica und medial die V. mediana basilica (Cave A. brachialis superficialis!) mit ihren Ästen in verschiedenen Variationen gut sichtbar.

Am Oberarm (s. Abb. 1) verlaufen lateral die V. cephalica und medial die V. basilica weiter in Richtung Axilla.

Im Halsbereich (Abb. 2) sind zwei Venen für die Venae sectio und percutane Katheterisierung geeignet. Über dem M. sternocleidomastoideus verläuft von innen oben schräg

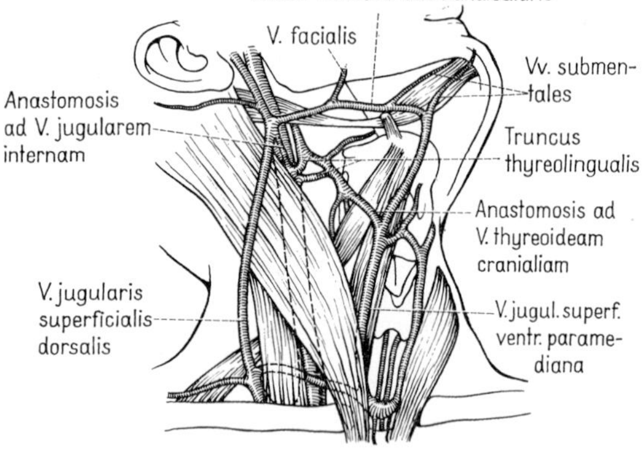

Abb. 2. Venen im Halsbereich

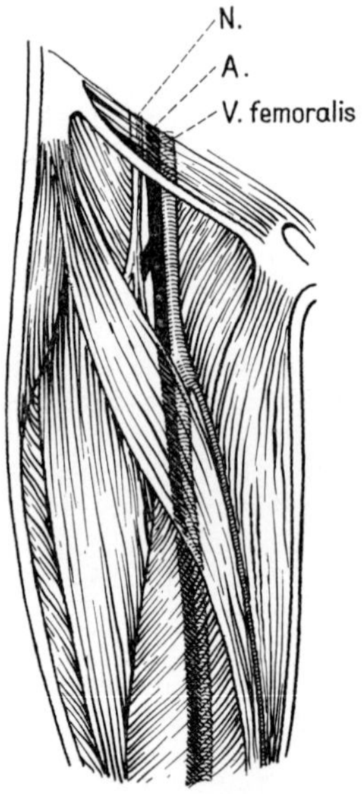

Abb. 3. Venen am Oberschenkel. *I*nnen *V*ene, *a*ußen *N*erv (Merkwort: *IVAN*). Man erspart sich gegebenenfalls die Peinlichkeit, die Vene punktiert zu haben und nicht zu wissen, ob man sich nach medial oder lateral zu orientieren hat.

nach hinten unten die V. jugularis superficialis dorsalis. Sie erreicht am Hinterrand des M. sternocleidomastoideus das Trigonum colli laterale, passiert die Fascia omo-clavicularis und mündet in die V. subclavia. Die V. jugularis sup. ventralis verläuft am vorderen Rand des M. sternocleidomastoideus. Sie hat einen kleineren Umfang, kann aber, wenn sie mit der V. facialis in Verbindung steht, kräftiger entwickelt sein.

Am Fußrücken verläuft dicht proximal der Zehengrundgelenke das meist gut sichtbare Relief des Arcus venosus dorsalis pedis.

Die V. saphena magna verläuft am vorderen oberen Rand des Malleolus tibiae nach oben zur Innenseite des Unterschenkels. Unterhalb des Malleolus fibularis verläuft zur Hinterseite des Unterschenkels die kleinlumigere V. saphena parva, die aber nur in Ausnahmefällen zur Venae sectio benutzt wird.

Am Oberschenkel zieht an der medialen Seite des M. sartorius die V. saphena magna in Richtung Leistenbeuge. Nicht selten setzt sie sich erst knapp unterhalb der Lamina cribriformis aus zwei größeren Stammvenen zusammen, so daß neben der eigentlichen V. saphena magna noch eine V. saphena accessoria vorhanden ist.

Die V. femoralis liegt in der Regio subinguinalis im Bindegewebe der Fossa iliopectinea. Lateral davon tastet man etwa 3 Querfinger unterhalb des Leistenbandes die A. femoralis, an deren Außenseite der N. femoralis verläuft (Merkwort IVAN = Innen Vene, Arterie, Nerv, s. Abb. 3).

β) Instrumentarium

1. Kanülen

Für Infusionen über wenige Tage, wobei täglich neu punktiert wird, haben sich seit Jahrzehnten die gewöhnlichen Injektionskanülen, Flügelkanülen und Doppelkanülen (Becksche Kanüle) bewährt. Die erweiterte Infusionstherapie einschließlich der intermittierenden intravenösen Applikation von Medikamenten führte in den letzten 30 Jahren zur Entwicklung verschiedenartiger Kanülen, die auch ohne laufende Infusion länger intravasal verbleiben können und so dem Patienten wiederholte Venenpunktionen ersparen.

Die bekanntesten Typen sind:
a) Heparinnadel nach Olovson,
b) Gordhsche Kanüle,
c) Domanig-Kanüle,
d) Mitchell-Kanüle mit Kronschwitzscher Modifikation,
e) Braunüle,
f) Rochester-Nadel.

Die Heparinnadel nach Olovson ist (Abb. 4a) kleinlumig, sie hat am proximalen Ende einen rechtwinklig abgebogenen Injektionsbecher, der mit einer Gummiplatte verschlossen ist. Sie kann lange in der Vene verbleiben ohne zu verstopfen. Gelegentliches Durchspülen ist jedoch erforderlich.

Die Gordhsche Kanüle und die Domanig-Kanülen sind Weiterentwicklungen der Heparinnadel.

Die Gordhsche Kanüle (Abb. 4b) hat am proximalen Ende neben dem Injektionsbecher noch einen schräg einmündenden konischen Stutzen mit Bajonettverschluß, der entweder mit einem Verschlußstopfen verschlossen oder einem Infusionsschlauch verbunden werden kann. Die Domanig-Kanüle ist eine stumpfe Doppelkanüle mit einem Punktionsmandrin. Sie hat am proximalen Ende zwei konische Stutzen, die wahlweise

a) mit zwei Infusionen verbunden,

b) mit einem Verschlußstopfen und einer Durchstichplatte verschlossen oder

c) mit einer Infusion verbunden und Durchstichplatte verschlossen werden können.

Die selbstschließende Mitchell-Kanüle (Abb. 4c) ist am distalen Ende verschlossen. Sie hat 1 cm proximal des distalen Endes an der Oberseite eine (zur Haut zeigende) Öffnung, die durch eine gepolsterte und schwenkbare Blattfeder verschlossen wird. Die Blattfeder fixiert gleichzeitig die Kanüle.

Die Kronschwitzsche Modifikation hat zusätzlich eine Griffplatte, die eine Punktion ohne aufgesetzte Spritze ermöglicht und außerdem ein seitliches Wegdrehen der Kanüle verhindern soll.

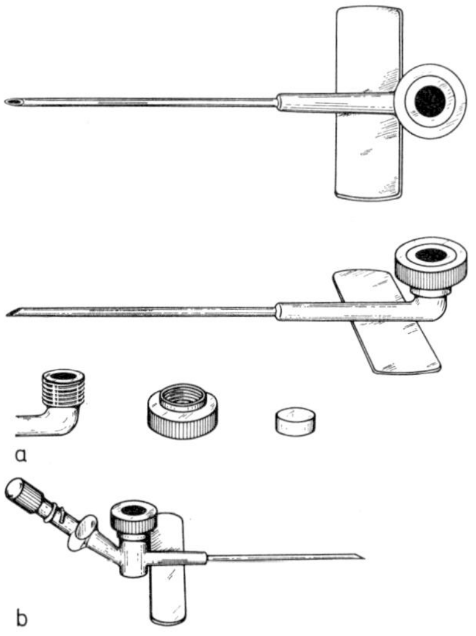

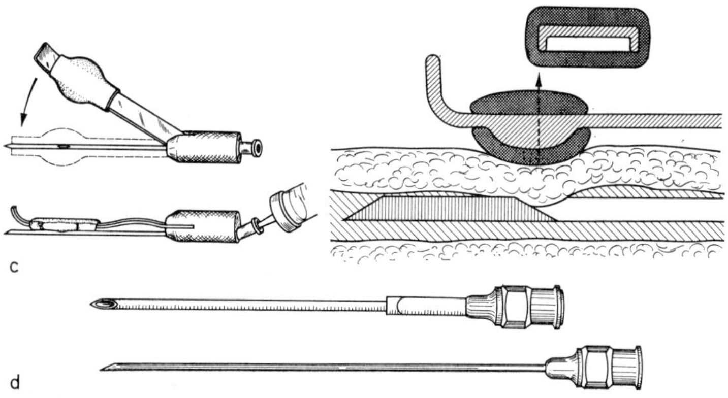

Abb. 4. a Heparinnadel nach Olovson; b Gordhsche Kanüle; c Mitchell-Kanüle; d Rochester-Nadel

Die flexiblen Plastikkatheter werden entweder durch eine dünnwandige weitlumige Kanüle (z. B. Venoflex, Intracath u. a.) oder über eine Metallkanüle in der Vene vorgeschoben (z. B. Rochesternadel — Abb. 4d — oder Braunüle).

Die Braunüle (Abb. 5) eignet sich sowohl zur raschen Kreislaufauffüllung als auch für mehrtägige Dauerinfusionen. Sie besteht aus einer Metallkanüle, über die eine Plastikkanüle geschoben ist. Das distale stumpfe Ende der Plastikkanüle ist konisch ausgebildet und ergibt so einen stufenlosen Übergang zur Metallkanüle, deren spitz geschliffenes Ende etwa 0,5—1,0 mm herausragt. Zur Unterbrechung der Infusion kann die Braunüle entweder mit einem Plastik-

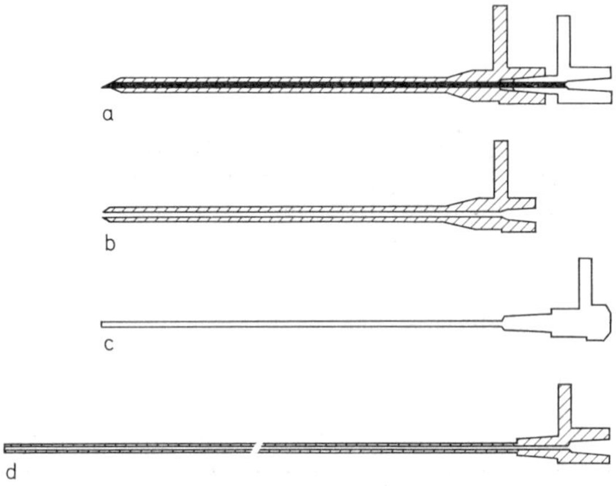

Abb. 5a—d. Braunüle. a Komplett; b Kunststoffkanüle; c Mandrin; d Gefäßkatheter zur Braunüle

stopfen oder einem Mandrin, der bis zur Spitze reicht, verschlossen werden. Bei Verwendung eines Stopfens muß die Braunüle mit einer Zitrat- oder Heparinlösung gefüllt werden. Zur Infusion hypertonischer Lösungen kann man durch die Braunüle einen dünnen Katheter bis in größere Gefäße vorschieben und erreicht so eine rasche Verdünnung der Lösung.

2. Infusionsgerät

Die Infusions- und Transfusionsbestecke werden steril verpackt geliefert und nach einmaligem Gebrauch vernichtet. Bei Langzeitinfusionen muß das System täglich gewechselt und bei Transfusionen für jede Blutkonserve ein neues Besteck verwendet werden. Im oberen Teil des Bestecks sind die Tropfkugel oder Tropfkammer und zur Einstellung der Tropfgeschwindigkeit ein Feinregler zwischengeschaltet bzw. angebracht. Der Regler soll patientennahe, etwa 20 cm vom Ende des Schlauches angebracht sein, damit das ganze System unter Druck steht (= Schutz vor Luftembolie). Ein Sieb zwischen der oberen und unteren Hälfte der Kammer wird nur noch bei Transfusionsbestecken zum Auffangen von Blutkoagula verwendet. Die Tropfkammern mancher Infusionsbestecke sind noch mit einer Belüftung ausgestattet, da nicht alle Infusionsflaschen mit einer Belüftung versehen sind. Dicht proximal vom Kanülenansatzstück befindet sich bei allen Systemen ein Gummizwischenstück, das wiederholte i.v. Injektionen gestattet, ohne daß die Kontinuität des Systems unterbrochen werden muß. Selbstverständlich müssen auch diese Injektionen in den Schlauch unter aseptischen Bedingungen erfolgen. Beim Füllen des Systems ist darauf zu achten, daß der Flüssigkeitsspiegel in der unteren Hälfte der Tropfkugel nicht zu niedrig ist, da sonst Luft in die Blutbahn gelangen kann.

Die Verwendung von Plastikbeuteln für Infusionslösungen und Blut hat neben der Platz- und Gewichtsersparnis den Vorteil, daß bei Infusionen bzw. Transfusionen im Strahl, der hierzu erforderliche Druck durch Druckbeutel von außen auf den Plastikbeutel erreicht wird. Die Gefahr einer Luftembolie ist hierdurch ausgeschaltet. Bei Verwendung von Glasflaschen wird der erforderliche Druck durch ein Doppelgebläse (Heronsball) in der Glasflasche über dem Flüssigkeitsspiegel erzeugt.

Die Beschleunigung des Einlaufes durch Luftpumpen bei Verwendung von Glasflaschen hatte schon so viele Fälle von Luftembolie zur Folge, daß diese Methode glücklicherweise an vielen Orten verboten ist.

3. Infusionsgerät für Säuglinge und Kleinkinder (Abb. 6)

Bei Säuglingen und Kleinkindern werden Dauerinfusionsgeräte verwendet, die speziell für die Punktion von Kopfvenen entwickelt wurden. Das System besteht aus einer Mikrotropfkammer und einer kleinlumigen Kanüle mit Halte- bzw. Griff- oder Flügelplatte, die mit einem dünnen Katheter und einem Ansatzstück für die üblichen Infusionsbestecke versehen ist (sog. scalp vein sets). Bei Säuglingen besteht die Gefahr einer akuten Überinfusion, wenn die Lösung einer 500 ml- oder 1000 ml-Infusionsflasche unbemerkt rasch einläuft. Sehr zweckmäßig ist daher eine vergrößerte, graduierte Tropfkammer, die zwischen die übliche Infusionsflasche und das Infusionsbesteck geschaltet wird (Abb. 6). In sie wird die für einen bestimmten Zeitraum vorgesehene Infusionsmenge abgefüllt. Die Regulierung der Mikrotropfen erfolgt mit einem Feinregler, wobei z. B. 3 Mikrotropfen/min in 24 Std einer Infusionsmenge von 70 ml/24 Std entsprechen. Ein Schwimmer in der unteren Hälfte der Tropfkammer soll beim unbemerkten Leerlaufen der Kammer eine Luftembolie verhindern.

Bluttransfusionen werden beim Säugling wegen der kleinen Mengen mit der Spritze durchgeführt.

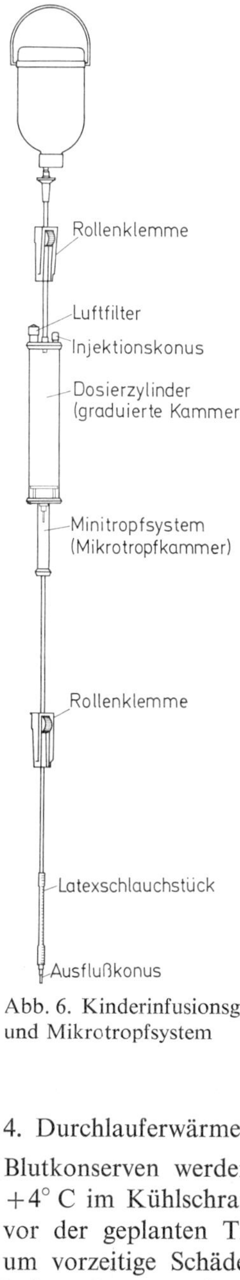

Abb. 6. Kinderinfusionsgerät mit graduierter Tropfkammer und Mikrotropfsystem

4. Durchlauferwärmer

Blutkonserven werden bei einer Temperatur von +4° C im Kühlschrank aufbewahrt und erst kurz vor der geplanten Transfusion herausgenommen, um vorzeitige Schäden des Blutes zu vermeiden. Bei großen Transfusionsmengen und kurzer Einlaufzeit kommt es zu einer intravasalen Unterkühlung, vor allem des rechten Vorhofs und der rechten Kammer, wodurch es zur Herzinsuffizienz und zum Herzstillstand kommen kann. Säuglinge und Kleinkinder reagieren besonders empfindlich auf kaltes Konservenblut, zumal sie bei längeren Operationen ohnehin sehr leicht auskühlen. Bei massiven Transfusionen ist daher nicht nur bei Kindern, sondern in allen Fällen ein mit einem Thermostaten versehener Durchlauferwärmer zu empfehlen.

γ) Technik

1. Venenpunktion

Die Venenpunktionen sollen möglichst nicht im Gelenkbereich durchgeführt werden.

Durch das Anlegen einer Staubinde oder Blutdruckmanschette und Stauung auf den diastolischen Blutdruckwert, ca. 60 mm Hg, wird die Darstellung und Punktion der Vene erleichtert. Das Rasieren und die Desinfektion der Haut muß auch distal der Punktionsstelle erfolgen, wo die Kanüle gegebenenfalls beim Einstechen die Haut berührt. Bei guten Venenverhältnissen kann man die Haut, die mit der anderen Hand etwas angespannt wird, und die Venenwand einzeitig durchstechen; bei schlechten Venenverhältnissen und für den Ungeübten ist es ratsam, zunächst nur die Haut etwas seitlich der Vene zu durchstechen, und erst beim weiteren subcutanen Vorschieben die Vene selbst zu punktieren. Nach Anstechen der vorderen Venenwand wird die Nadel angehoben, damit beim weiteren Vorschieben nicht die hintere Venenwand verletzt wird. Dies kann auch vermieden werden, wenn die

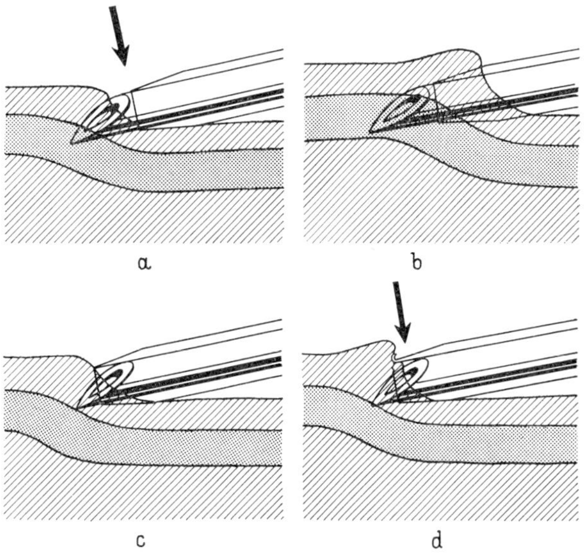

Abb. 7a—d. Punktionstechnik mit der Braunüle. Vor dem Gebrauch der Braunüle ist darauf zu achten, daß die Plastikkanüle so auf der Metallkanüle sitzt, daß der Rand der Plastikkanüle ca. $^1/_2$—1 mm von dem Anschliff der Metallkanüle entfernt ist. a Zeigt den richtigen Sitz der Plastikkanüle auf der Metallkanüle und b die einwandfreie und glatte Punktion der Vene. Sollte sich, wie c demonstriert, die Plastikkanüle vorgeschoben haben und über den Anschliff der Metallkanüle ragen, wird sich, wie d zeigt, die Haut in den Hohlraum klemmen und die dünne Wandung der Plastikkanüle aufreißen. Es bildet sich ein Widerstand, der ein glattes Punktieren unmöglich macht

schräg und kurz geschliffene Spitze der Kanüle bei der Punktion nach unten und nicht wie meist üblich — nach oben zeigt. Bei Verwendung von Plastikkanülen mit metallenem Mandrin (Braunüle, Rochester-Nadel) ist es immer vorteilhaft eine kleine Stichincision vorzunehmen (z. B. mit einem Stilett), um eine Beschädigung der Plastikkanüle zu vermeiden. Besonders zu beachten ist, daß nach erfolgter Venenpunktion nur die Plastikkanüle weiter in die Vene vorgeschoben und gleichzeitig die Metallkanüle festgehalten wird, da anderenfalls leicht die Venenwand aufgerissen wird und ein Hämatom entsteht (Abb. 7a—d).

Vor der Fixierung der Kanüle wird die Einstichstelle nach chirurgischen Regeln versorgt, z. B. mit einem sterilen Tupfer (Dijozol getränkt) abgedeckt. Auch mit einem Plastikspray (z. B. Nobecutan) können Schmierinfektionen vermieden werden.

Während der Narkose können Infusion und Blutdruckmanschette am gleichen Arm angelegt werden; wenn die Manschette bei der Blutdruckmessung rasch über den systolischen Wert aufgeblasen wird, kommt es meist nicht zum Rückstau von Blut in das Infusionssystem. Bei Seitenlage des Patienten klemmt man das Infusionssystem während der Blutdruckmessung besser mit einer bezogenen Kocherklemme ab.

2. Punktion von Kopfvenen

Beim Säugling und Kleinkind sind die Armvenen oft schwierig zu punktieren und außerdem sticht eine hier angelegte Kanüle bei unruhigen Kindern leicht durch. Dagegen sind die Kopfschwartenvenen trotz ihres kleinen Kalibers meist deutlich zu erkennen, bei geeigneter Technik nicht schwer zu punktieren und die Kanüle in der straffen behaarten Kopfhaut mit Gipskompressen relativ zuverlässig zu befestigen.

Technik. Das gefüllte Infusionssystem wird etwas tiefer als der Kopf gehalten. Die erfolgte Punktion der Kopfvene ist sofort am zurücklaufenden Blut zu erkennen (Abb. 8). Nach der Punktion wird eine etwa 6 × 6 cm große eingeschnittene Gipskompresse über die Halteplatte der Nadel geschoben und der Winkel zwischen Kopfhaut und Vene optimal eingestellt. Über die Nadelspitze werden locker zwei weitere Kompressen gelegt. Mit einer dritten wird eine Schlinge des Infusionsschlauches befestigt. Die Infusion kann so vom Kind nicht weggerissen werden.

Zur Entfernung wird der Gips 1 Std vorher aufgeweicht. Das Ablösen gelingt auch bei stark behaartem Kopf ohne Haarverlust.

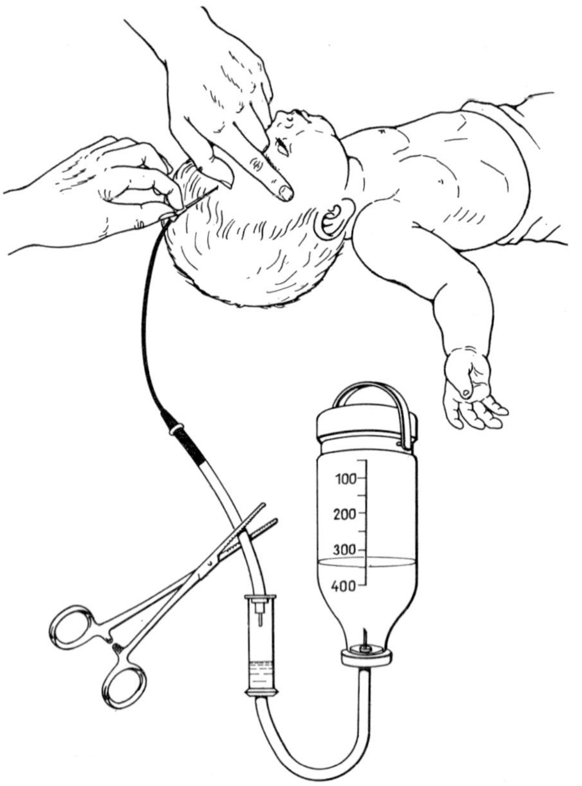

Abb. 8. Anlegen einer Tropfinfusion an einer Skalpvene des Säuglings

3. Venae sectio

Thrombosierte oder wegen schlechter Füllung nicht sicht- und tastbare Venen, zu erwartende größere intraoperative Blutungen und nicht zuletzt ein über einen längeren Zeitraum erforderlicher Flüssigkeits- und Elektrolytersatz können eine Venae sectio erforderlich machen. Die Venenfreilegung erfolgt an den subcutanen Hautvenen.

Die günstigsten Lokalisationen sind

1. die V. cephalica an der radialen Seite des Unterarms etwa 3—5 cm oberhalb des Handgelenks,

2. die V. mediana cephalica und die V. mediana basilica (Cave A. brachialis superficialis!) in der Ellenbeuge und dicht oberhalb des Ellenbogengelenkes die V. basilica als günstiger Weg zur V. cava superior,

3. weiter proximal am Oberarm lateral im Sulcus bicipitalis die V. cephalica und medial die V. basilica.

4. Am Hals die V. jugularis superficialis dorsalis über dem M. sternocleidomastoideus oder am hinteren Rand desselben (zur besseren Sichtbarmachung und Markierung der Vene wird der Kopf überstreckt und seitwärts gedreht, und gleichzeitig die Vene durch Kompression im Bereich des Trig. colli lat. gestaut) und

5. V. saphena magna oberhalb des vorderen und oberen Randes des Innenknöchels.

Bei sichtbaren Venen bevorzugt man den Längsschnitt, bei nicht sichtbaren Venen einen Querschnitt. In der Ellenbeuge wird wegen der querverlaufenden Spaltlinien der Haut nur der Querschnitt verwendet.

Zur Ausführung der typischen Venae sectio (Abb. 9 u. Tabelle 1) wird nach Anlegen der Staubinde, Desinfektion der Haut und Abdeckung mit sterilen Tüchern über der vorher markierten Vene ein etwa 2 cm langer Längs- bzw. Querschnitt gelegt. Mit dem Dissektor oder der Schere wird die Vene durch Spreizung in Längsrichtung stumpf und gewebeschonend frei präpariert. Unter die isolierte Vene wird eine Kochersonde geschoben, anschließend werden zwei Catgutfäden mit der Dechamps-Nadel gelegt. Beide Fäden bleiben ungeknüpft und dienen durch Anheben zur Unterbrechung des Blutstromes. Eine andere Technik bevorzugt die Verknotung des distalen Fadens um die Vene (s. Abb. 9c). Es ist darauf zu achten, daß die präparierte Strecke zwischen den beiden Fäden nicht zu kurz ist. Beide Haltefäden, die mit Klemmen armiert werden können, werden nun angehoben, die Vorderwand der Vene nahe dem peripheren Faden mit einer feinen Pinzette gefaßt und mit einer feinen Schere nur so weit eröffnet, daß der vorher mit steriler Kochsalzlösung gefüllte Katheter — er soll vorn geschlossen und seitlich mit Öffnungen versehen sein — in die Vene eingeführt werden kann. Er wird so weit vorgeschoben, bis seine Spitze möglichst in einem größeren Gefäß

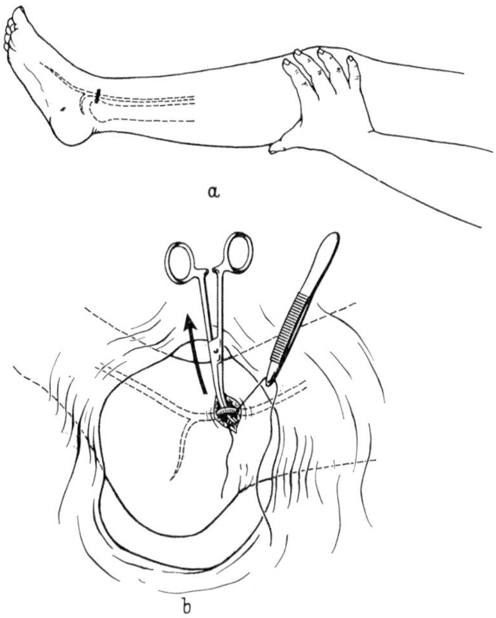

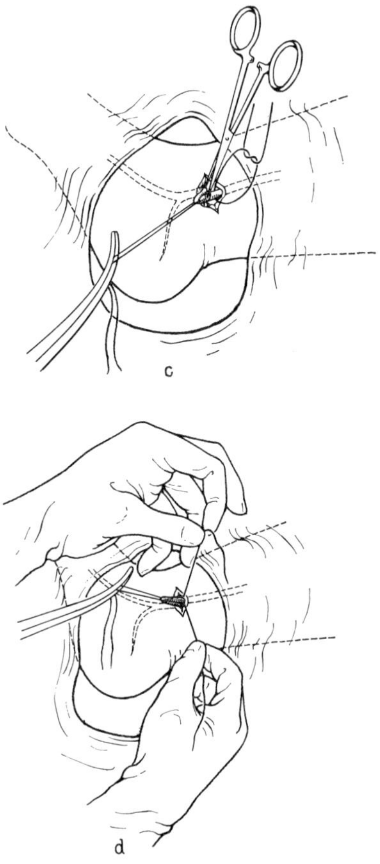

Abb. 9a—d. Venae sectio. a Fixierung des Unterschenkels. Querincision zur Freilegung der Vena saphena über der ventralen Kante des Innenknöchels nach lokaler Infiltrationsanaesthesie; b Unterfahren des Venenstammes mit einer Moskito-Klemme und Durchzug von 2 Catgut-Fäden; c Der distale Faden wird um die Vene verknotet und dient als Zügel; schräger Querschnitt der Venenwand mit spitzer Nagelschere; d nach Einführen eines Polyäthylen-Katheters Ligatur des proximalen Fadens, Hautnaht

Tabelle 1. *Venae sectio-Besteck*

1	Skalpell
2	chirurgische Pinzetten (groß und klein)
2	anatomische Pinzetten (groß und klein)
1	große Präparierschere
1	kleine Präparierschere
2	kleine Kocher (Moskito)
1	Selbsthaltehaken
2	scharfe Häkchen
1	Dechamps
1	Nadelhalter mit 3—4 Nadeln, Cat- und Zwirnfäden
1	Spritze à 2 ml
2	Kanülen
2	Amp. Procain 2%ig
2	Tuchklemmen
1	Lochtuch
1	Präpariertupfer, Tupfer
2	Katheter verschiedener Stärken

— obere oder untere Hohlvene — liegt. Der periphere Faden soll nach Möglichkeit nicht geknüpft werden, so kann die Durchströmung der Vene erhalten bleiben. Mit 2—3 Hautnähten wird die Wunde verschlossen und der Katheter mit einer weiteren Naht fixiert. Zur Verringerung der Infektionsgefahr wird empfohlen, den Katheter einige Zentimeter von der Venae sectio-Wunde gesondert durch die Haut herauszuleiten. Zum Schluß wird ein steriler Verband angelegt.

4. Cava-Katheter

Bei der Anlage des Cava-Katheters gibt es vier Möglichkeiten.

a) Die percutane Punktion oder Venae sectio der V. basilica,

b) Venae sectio oder percutane Punktion der V. jugularis sup. dorsalis,

c) die infraclaviculäre Punktion und Katheterisierung der V. subclavia und

d) percutane Punktion der V. femoralis und Katheterisierung der V. cava inf.

Instrumentarium. Kurz geschliffene Kanülen oder stumpfe Kanülen mit Mandrin, 2 ml- und 10 ml-Ganzglasspritzen, Venenkatheter, 0,5%iges Procain, sterile Mulltupfer und steriles Lochtuch, desinfizierende Tinktur. Geeignet sind die Intracath-Bestecke der verschiedenen Herstellerfirmen, die jedoch eine Markierung haben sollten.

Ad a. Die V. basilica dicht distal der Ellenbeuge oder die V. mediana basilica (cubiti) sind der günstigste Ort für die percutane Punktion und Katheterisierung der Cava superior. Die V. cephalica ist wegen ihrer fast rechtwinkligen Einmündung in die V. subclavia weniger gut geeignet, da die Einmündungsstelle oft ein nicht passierbares Hindernis darstellt.

Punktionstechnik. Der im Ellenbogengelenk gestreckte Arm wird abduziert und leicht außenrotiert gelagert. Hierdurch werden die Venen gestreckt und in einer für die Punktion günstigen Lage fixiert. Unter aseptischen Kautelen wird die V. basilica dicht unterhalb der Ellenbeuge mit einer großkalibrigen dünnwandigen Kanüle punktiert und ein 50 cm langer Katheter, der markiert sein sollte (Durchmesser ca. 1,0—1,5 mm), soweit vorgeschoben, bis die Spitze in der oberen Hohlvene liegt. Etwaige Hindernisse lassen sich durch vorsichtiges Bewegen des Armes oder durch Einlaufen des Infusionsmittels meist überwinden. Keinesfalls dürfen Widerstände mit verstärkter Schubkraft überwunden werden. Der Katheter wird dann wie üblich mit einer Hautnaht fixiert und die Einstichstelle verbunden.

Möglichst anschließend muß eine röntgenologische Lagekontrolle erfolgen. Man füllt hierzu den Katheter mit 3—4 ml eines 78%igen wasserlöslichen Kontrastmittels und fertigt unmittelbar danach eine Thoraxübersichtsaufnahme an. Der Katheter liegt korrekt, wenn seine Spitze etwa 1 cm oberhalb des Vorhofschattens liegt. Zu weit vorgeschobene Katheter können zurückgezogen werden, während ein erneutes Vorschieben aus Gründen der Asepsis möglichst vermieden werden soll. Bei Abweichen des Katheters in andere Gefäße, Schlingenbildung oder sonstigen falschen Lagen ist zur Vermeidung von Komplikationen die Entfernung des Katheters zu empfehlen.

Tabelle 2. *Subclavia-Besteck*

1	10 ml-Spritze
2	20 ml-Spritzen
1	Kanüle Nr. 16 und
1	Kanüle — 120 × 0,9 mm (Fa. Akufirm. Nr. 1411/9); zur Lokalanaesthesie
1	Kanüle — 50 × 1,6 mm (Fa. Akufirm. Nr. 1405/16); zum Aufziehen des Lokalanaestheticums
2	Kanülen — 130 × 1,8 mm (Spezialanfertigung der Fa. Henke, Tuttlingen); dünnwandig, innen poliert und kurz angeschliffen zum Einführen des Katheters
1	Kanüle — 50 × 1,2 mm; stumpf angeschliffen, zur Verbindung des Katheters mit der Infusion
1	Durchstichflasche mit 1—2%igem Lidocain
2	sterile Tücher
1	Nadelhalter mit Faden
2—3	kleine Mulltupfer
1	kleines Schälchen für desinfizierende Tinktur
1	größeres Schälchen für isotonische Kochsalzlösung
1	umwickelter Holzspatel (als Jodtupfer)
1	chirurgische Pinzette
1	Schere
2	Tuchklemmen

Ad b. Zur Venae sectio bzw. zur percutanen Punktion und Katheterisierung der V. jugularis sup. wird der Kopf überstreckt und seitwärts gedreht. Durch digitale Kompression im Trig. colli laterale wird die Vene prall gestaut und gut sichtbar gemacht. Die Venenpunktion oder die percutane Katheterisierung werden dann mit der geschilderten Technik durchgeführt.

Ad c. Infraclaviculäre Punktion und Katheterisierung der Vena subclavia. Zur Durchführung der percutanen Punktion der Vena subclavia ist wie zur Venae sectio ein Besteck mit den entsprechenden Instrumenten steril verpackt bereit zuhalten (Tabelle 2).

Die Sterilisation des Päckchens erfolgt im Autoclaven bei 140° C. Den Katheter kann man selbst aus PVC-Schlauch herstellen (P3 1,0—1,5 mm der Fa. B. Braun, Melsungen), seine Länge beträgt 40 cm. Jeweils 15 cm von beiden Enden entfernt wird vor der Sterilisation eine Markierung mit einem Filzschreiber angebracht. Als Mandrin wird eine handelsübliche Perlonschnur (Angelleine) von 60 cm Länge in den Katheter eingeführt. Er wird, in Plastiktüten verpackt, im Autoclaven mit Äthylenoxyd sterilisiert (Steril verpakte Katheter werden auch von der Firma Braun, Melsungen, hergestellt).

Vorbereitung des Patienten. Die obere Thoraxhälfte und Halspartie des flachliegenden Patienten werden nach chirurgischen Regeln desinfiziert, die

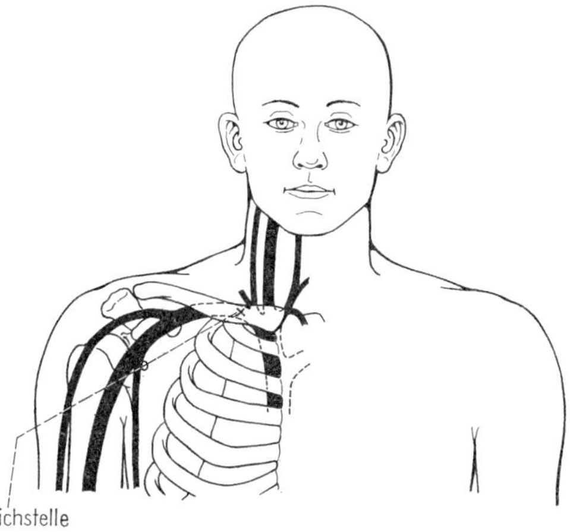

Abb. 10. Subclaviapunktion

Clavicula, das Sternoclaviculargelenk, der M. sternocleidomastoideus und der mediale Rand des M. deltoideus werden angezeichnet. Zur besseren Füllung der V. subclavia wird das Fußende des Bettes hochgestellt. Man erreicht damit einen positiven Venendruck und schaltet somit auch die Gefahr einer Luftembolie aus.

Punktionstechnik (Abb. 10). Nach Desinfektion der Haut wird steril so abgedeckt, daß die angezeichnete Partie frei bleibt. Etwa 2 Querfinger unterhalb des lateralen Clavicularrandes wird mit dem Lokalanaestheticum eine Hautquaddel gesetzt und dann das Gebiet in Richtung auf das mediale Drittel der Clavicula infiltriert. Das Periost der Clavicula und der ersten Rippe muß gut anaesthesiert sein, da bei engem Zwischenraum ein Anstechen dieser beiden Knochen nicht immer vermieden werden kann. Nach der Infiltrationsanaesthesie wird die lange dicke Nadel auf die 20 ml-Spritze aufgesetzt und von der Hautquaddel aus in Richtung auf das mediale Ende der Clavicula gestochen. Beim weiterem Vorschieben — unter ständiger Aspiration — durch den Raum zwischen Clavicula und erster Rippe stößt man in etwa 6—8 cm Tiefe auf die V. subclavia, die bei korrekter Technik kaum verfehlt werden kann (Abb. 10). Nach erfolgter Punktion füllt sich die Spritze schlagartig mit Blut. Um ein Verstopfen der Kanüle zu vermeiden, injiziert man das Blut-Kochsalz-Gemisch in die Subclavia zurück. Nun wird durch die liegende Nadel der Katheter in die Subclavia vorgeschoben, was nach Überwindung eines geringen Widerstandes leicht gehen muß. Jetzt wird die Kanüle entfernt und der Katheter zurückgezogen bis die zweite Markierung sichtbar wird. *Keinesfalls darf der Katheter bei noch liegender Nadel zurückgezogen werden, da er sonst beschädigt wird und abreißen kann.* Nach Aufstecken der stumpfen Kanüle wird durch Ansaugen von Blut nochmals die korrekt intravasale Lage kontrolliert. Die Befestigung des Katheters erfolgt mit einer Hautnaht. Nach sterilem Verband wird der Katheter unter Schleifenbildung mit Pflaster zusätzlich fixiert, um ein unbeabsichtigtes Herausreißen zu vermeiden. Anschließend erfolgt die röntgenologische Lagekontrolle.

Ad d. Punktion der Vena femoralis. Zur raschen Kreislaufauffüllung kann die Punktion und evtl. Katheterisierung der V. femoralis durchgeführt werden, sofern der Puls der A. femoralis noch tastbar ist.

Instrumentarium. Kurz geschliffene Kanülen oder stumpfe Kanülen mit Mandrin, 2 ml- und 10 ml-Ganzglasspritzen, Venenkatheter, 0,5%iges Procain, sterile Mulltupfer und steriles Lochtuch, Sepsotinktur und Sandsack (ca. 5 × 20 × 30 cm).

Punktionstechnik. Der Patient liegt auf dem Rücken. Zur besseren Darstellung und Fixierung der Vene kommt unter das Gesäß der gewählten Seite ein Sandsack; das Bein wird etwas nach außen rotiert. Nach Desinfektion der Haut und Abdeckung mit sterilen Tüchern wird etwa 3 Querfinger unterhalb des Leistenbandes dicht medial der tastbaren A. femoralis eine Hautquaddel mit einem 0,5 %igen Lokalanaestheticum gesetzt. Die Nadel wird nun schräg aufwärts in Richtung des Gefäßes gestochen. Nach erfolgter Punktion wird der Mandrin entfernt und evtl. ein Venenkatheter bis in die Cava inferior vorgeschoben. Verband und Fixation wie üblich. Nach erfolgter Kreislaufauffüllung wird der Katheter entfernt und die Infusionstherapie nach den aufgestellten Richtlinien fortgesetzt.

5. Intraarterielle Transfusion

Bei schwersten Blutverlusten ist nach Ansicht einiger Autoren die intraarterielle Transfusion der intravenösen überlegen. Sie muß aber sehr rasch erfolgen, etwa 500 ml in wenigen Minuten. Das Blut fließt retrograd in die Aorta und führt zu einem raschen Anstieg des Aortendruckes. Die Coronardurchblutung wird verbessert und dadurch die Kontraktionskraft des Herzmuskels gesteigert.

Die Arteria femoralis ist wegen ihres ausreichenden Lumens, ihrer oberflächlichen Lage und meist noch gut tastbarer Pulsationen für die intraarterielle Transfusion am besten geeignet.

Instrumentarium. Kurz geschliffene Kanülen oder stumpfe Kanülen mit Mandrin, 2 ml- und 10 ml-Ganzglasspritzen, 0,5%iges Novocain, sterile Mulltupfer, steriles Lochtuch, desinfizierende Tinktur und Sandsack (ca. 5 × 20 × 30 cm).

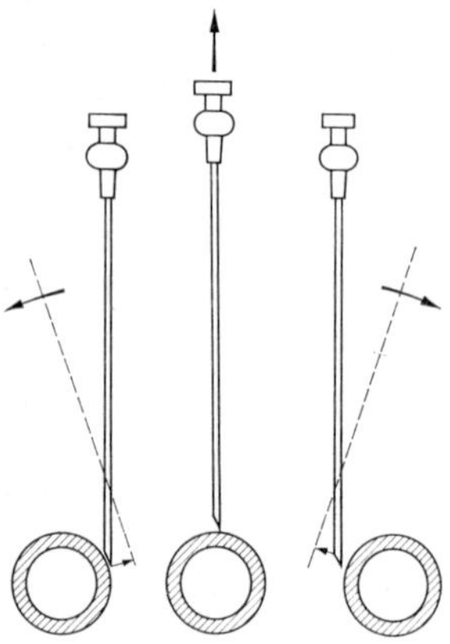

Abb. 11. Korrektur der Nadel bei arterieller Injektion. Hat man sich mit der Kanüle dem Gefäß nur tangential genähert, so schwingt der Kanülenansatz pulssynchron in die Richtung, in die man zur Lagekorrektur die Kanülenspitze verlegen muß. Zu diesem Zweck sind hebelnde Bewegungen ungeeignet, da sie später keine sichere intravasale Position gewährleisten. Man zieht die Kanüle zur Lagekorrektur deshalb ein gutes Stück zurück und ändert dann die Zielrichtung im oben beschriebenen Sinne, bis sich die Nadel pulssynchron entsprechend ihrer Längsachse hebt und senkt. (Hinweis und Korrektur der paravasal liegenden Kanüle, modif. nach HASSE)

Punktionstechnik. Lagerung des Patienten wie bei der Punktion der V. femoralis.

Technik. Mit Zeige- und Mittelfinger wird die Arterie proximal und distal der Injektionsstelle getastet und an der Stelle der stärksten Pulsation die Punktion durchgeführt: die Haut wird ruckartig durchstochen und danach die Kanüle langsam senkrecht zum Arterienverlauf vorgeschoben. Bei guter Position der Nadel sind verstärkte Pulsationen zu erkennen. Eine Korrektur ist entsprechend Abb. 11 vorzunehmen, wobei vorher die Kanüle etwas zurückgezogen werden muß. Nach erfolgter Punktion der Arterie muß sich bei korrekter intravasaler Lage rhythmisch hellrotes Blut entleeren. Bei versehentlicher Punktion der V. femoralis fließt dunkles Blut ohne Pulsation aus der Nadel. In diesem Falle muß man etwa 1 cm weiter lateral erneut punktieren. Bei Punktionen mit aufgesetzter Spritze sollte man Ganzglasspritzen verwenden. Das einströmende Blut treibt den vorgeschobenen Kolben rhythmisch nach oben. Die Injektionsstelle wird wie üblich steril verbunden, nachdem die Kanüle mit dem Schlauchsystem verbunden worden ist. Man beginnt die i.a. Transfusion zunächst mit einem Transfusionsdruck von 160—200 mm Hg. Bei Blutkonserven in Flaschen schaltet man zweckmäßig zwischen Doppelgebläse und Konserve 1. ein Manometer im Nebenschluß und 2. ein T-Stück, um eine Luftembolie zu vermeiden. Das T-Stück muß mit dem Finger verschlossen werden, da sonst der Druck verloren geht. Durch die Verwendung von Plastikbeuteln und Anlegen des Druckes von außen wird die Gefahr einer Luftembolie ausgeschaltet. Wenn der Blutdruck einen Wert von etwa 80 mm Hg erreicht hat, genügt ein Transfusionsdruck, der etwa 50 bis 60 mm Hg über dem systolischen Blutdruck liegt. Nach erfolgter Transfusion wird die Kanüle ruckartig entfernt und die Arterie anschließend für 3—5 min komprimiert, um eine Hämatombildung zu vermeiden.

Die Gliedmaßengangrän ist eine mögliche Komplikation der i.a. Transfusion. Sie ist entweder Folge eines protrahierten Arterienspasmus oder eines Wandhämatoms. Ein Arterienspasmus kann durch Umspritzung der Arterie mit einem Lokalanaestheticum nach der Punktion vermieden werden, oder man gibt vor Entfernung der Kanüle intraarteriell einen Vasodilatator vom Typ Nicotinylalkohol (Ronicol).

Als praktische Notmaßnahme sei hier an die Möglichkeit einer *intraossalen Transfusion* erinnert.

δ) Komplikationen der i.v. Infusion

Thrombosierungen entstehen durch den chemisch-physikalischen Reiz der Infusionslösung und durch die verminderte Durchströmung der kanülierten Vene. Wasserstoffionenkonzentration und Temperatur der Lösung sollten dem Blut möglichst ähnlich sein. Die Osmolarität soll höchstens das Dreifache der Blutosmolarität betragen. Um eine genügende Verdünnung der Infusionslösung zu erreichen, darf der Infusionsstrom höchstens $^1/_4$ des Blutstroms ausmachen, z. B. 8 ml/min oder 500 ml/Std für die Armvenen. Durch Vorschieben des Katheters bis in die V. cava wird durch den größeren Blutstrom eine schnellere Verdünnung erreicht und damit die Reizung der Venenwand vermindert.

Eine gute Durchströmung der kanülierten bzw. katheterisierten Vene vermindert bzw. verhindert die Thrombenbildung und auch den Keimbefall. Bei Verwendung von etwa 5—10 cm langen Kunststoffkathetern tritt nach einer Infusionsdauer von 48 Std bei 30% pathogene Keime und bei 60% eine Thrombenbildung auf. LASSNER empfiehlt deshalb dünne Katheter, die möglichst bis in die V. cava vorgeschoben werden sollen. Aus dem gleichen Grunde soll die periphere Unterbindung der Vene bei der Venae sectio unterbleiben. Im übrigen kann die Häufigkeit der *Thrombophlebitis* nur durch ein aseptisches Vorgehen gesenkt werden. Bei der Venae sectio und bei der Einführung eines Cava-Katheters muß die Haut wie für eine Operation desinfiziert und mit sterilen Tüchern abgedeckt werden. Der Operateur trägt sterile Gummihandschuhe und einen Mundschutz. Bei percutaner Venenpunktion und Katheterisierung wird das Infektionsrisiko geringer sein als bei der Venae sectio.

Die Häufigkeit der klinisch festgestellten Komplikationen beträgt bei Cava-Kathetern:

18% bei der Katheterisierung der V. cava inferior über die V. femoralis,

2,4% bei der infraclaviculären Punktion der V. subclavia und Katherisierung der V. cava superior,

0,8% bei der percutanen Punktion der V. basilica und Katheterisierung der V. cava superior.

Wegen der erhöhten Thrombose- und Infektionsgefahr (letztere bedingt durch die Nähe der Ausscheidungsorgane) wird die Einführung eines Cava-Katheters auf femoralem Wege weitgehend abgelehnt. Die infraclaviculäre Punktion der V. subclavia und Katheterisierung der V. cava superior hat jedoch neben dem Vorteil der freien Armbeweglichkeit den Nachteil, daß eine Thrombose oder Thrombophlebitis wegen der anatomischen Lage des Gefäßes erst spät erkannt wird. Venographische und pathologisch-anatomische Untersuchungen beim percutanen über die V. basilica eingeführten Cava-Katheter haben ergeben, daß sich Wand- und Umscheidungsthromben im Bereich der V. subclavia häufiger bilden als in anderen Gefäßabschnitten.

Luftembolie. Kommt es zu einer Luftembolie, dann muß a) das Vordringen von Luft ins Gehirn und b) eine Blockierung der A. pulmonalis bei venöser Luftembolie vermieden werden. Dies kann man durch sofortige Kopftief-, Beckenhoch- und Linksseitenlage erreichen. Tritt nach Kopftief- und Seitenlage keine Besserung ein, muß zur Entlastung des rechten Herzens der rechte Ventrikel punktiert und Luft und Blut aspiriert werden. Die Punktion erfolgt im 4. ICR links parasternal. Bei Dyspnoe und Atemstillstand wird intubiert und beatmet. Bei Herzstillstand muß thorakotomiert, die interne Herzmassage und nochmalige Ventrikelpunktion zur Blut- und Luftaspiration durchgeführt werden. Wenn die Coronararterien durch Luft blockiert sind, wird durch Durchspritzen der Arterie die normale Durchströmung wieder hergestellt (s. auch „Embolien“, S. 528).

Paravenöse Injektionen und Infusionen verursachen Schmerzen, Schwellung und Entzündung. Durch Ruhigstellung, feuchte- und Salbenverbände (z. B. Hirudoid- und Lasonilsalbe) wird meist eine schnelle Abheilung erreicht, die vielleicht durch Anwendung von Hyaluronidase und Umspritzung mit Procain beschleunigt werden kann. Bei Infusionen von 0,3 molarer THAM-Lösung kommt es wegen der Gewebsunverträglichkeit bei paravenöser Infusion zu Nekrosen. Schwere Durchblutungsstörungen wurden gelegentlich auch nach i.v. Infusion mit Zusatz von Nor-Adrenalin beobachtet.

ε) *Indikation für die verschiedenen Infusionstechniken*

Zur Durchführung einer möglichst komplikationslosen Infusionstherapie ist es der Mühe wert, vor Behandlungsbeginn die verschiedenen Möglichkeiten intravenöser Zufuhr gegeneinander abzuwägen und eine dem Zweck entsprechende Technik zu wählen.

1. Bei Patienten, die nicht länger als 1 Woche infundiert werden müssen und gute Venen haben, kann man thrombophlebitische Komplikationen einschränken, wenn man in häufigem etwa täglichem Wechsel verschiedene Armvenen punktiert und dabei möglichst peripher (u. U. am Handrücken) beginnt.

2. Steht von vornherein nur eine Ellenbogenvene zur Verfügung, so ist die percutane Punktion und Katheterisierung mit den handelsüblichen Katheter-Bestecken zu empfehlen.

3. Bei schwersten Schockzuständen und ausgebluteten Unfallverletzten, bei denen alle peripheren Venen kollabiert sind, ist die Freilegung der V. saphena über dem vorderen oberen Rand des medialen Knöchels besonders zu empfehlen. In diese Vene kann auch in kontrahiertem Zustand ein dicker, für rasche Bluttransfusionen ausreichen-

der Katheter eingeführt werden. In allen anderen Fällen sind Infusionen an den unteren Extremitäten wegen der erhöhten Thromboemboliegefahr abzulehnen.

4. Es bleiben die Fälle übrig, bei denen

a) sämtliche peripheren Venen durch Thrombophlebitis oder Venae sectio unbrauchbar geworden sind, eine Fortsetzung der i.v. Therapie aber lebensnotwendig ist;

b) die eine oder andere Vene noch vorhanden ist, aber die voraussichtlich sehr lange notwendige i.v. Infusionstherapie von vorn herein nach anderen Wegen suchen läßt, und

c) Lösungen infundiert werden müssen, die wegen starker Hypertonie oder stark saurem pH (z. B. n/10 HCl) nur in große Venenstämme eingeleitet werden dürfen, wo sie sofort verdünnt werden.

In diesen Fällen wird man sich entweder für die percutane Katheterisierung der V. subclavia oder V. jugularis entscheiden. Erscheint eine Katheterisierung der V. jugularis nur durch eine Venae sectio möglich, dann verdient die percutane infraclaviculäre Punktion der V. subclavia wegen des geringeren Infektionsrisikos den Vorzug. Wenn allerdings die Punktion der V. subclavia mißlingt, dann stellt der durch eine Venae sectio in die Jugularvene eingeführte Venenkatheter meist die letzte Möglichkeit eines intravenösen Zugangs dar.

Literatur

BANSMER, G., KEITH, D., TESLUK, H.: Komplications following use of indwelling catheters of inferior vena cava. J. Amer. med. Ass. **167**, 1606 (1958).

BREITNER, B.: Chirurgische Operationslehre, Bd. VI, S. 80—81, 84. Wien: Urban & Schwarzenberg 1958.

DIETZ, H., WEYER, K. H. VAN DE: Venographische Untersuchungen bei Patienten mit Cava-Katheter. In: LANG, K., R. FREY, M. HALMÁGYI (Hrsg.), Infusionstherapie, S. 179. Berlin-Heidelberg-New York: Springer 1966.

ENDERLIN, F.: In: GRUBER, U. F., M. ALLGÖWER (Hrsg.), Infusionsprobleme in der Chirurgie. Berlin-Heidelberg-New York: Springer 1965.

FISHER, F., DIETZ, H., HALMÁGYI, M.: Klinische Erfahrungen mit dem Vena-cava-Katheter. In: LANG, K., R. FREY, M. HALMÁGYI (Hrsg.), Infusionstherapie, S. 163. Berlin-Heidelberg-New York: Springer 1966.

FUCHSIG, P., BRÜCKE, P., KUCHER, R., STEINBEREITHNER, K.: Intensivbehandlungs-Station. Münch. med. Wschr. **108**, 2437 (1966).

GABKA, J.: Die Injektion. Berlin: Walter de Gruyter & Co. 1968.

HENTSCHEL, M.: Vena-cava-Katheter via vena jugularis externa bei schweren chirurgischen Erkrankungen zur i.v.-Substitutions- und Blutdiagnostik. Langenbecks Arch. klin. Chir. **308**, 486 (1964).

LANG, H.: Venaesectio und Cavakatheter. Anästh. Praxis **2**, 141—145 (1967).

LASSNER, J.: Französische Erfahrungen mit der parenteralen Ernährung. In: LANG, K., R. FREY, M. HALMÁGYI (Hrsg.), Parenterale Ernährung, S. 150. Berlin-Heidelberg-New York: Springer 1966.

LAWIN, P.: Praxis der Intensivbehandlung. Stuttgart: Georg Thieme 1968.

LOYGUE, J., LEVY, E.: Téanimation par voic veneuse, thromboses et septicémies expérmentales. Press méd. **73**, 1901 (1965).

MÜLLER, E.: Zur Frage der Infusionstechnik in der modernen Anaesthesie. Zbl. Chir. **87**, 1734 (1962).

— HERZOG, K. H.: Thromboembolische Komplikationen bei Infusionstherapie. Med. Klin. **56**, 1353 (1961).

OPDERBECKE, H. W.: Problematik und Erfahrungen bei der Verwendung eines Kava-Katheters zu Infusionszwecken. Prakt. Anaesth. u. Wiederbelebung **1**, 239 (1966).

— Erfahrungen mit der Anwendung eines Vena-Cava-Katheters zur langfristigen Infusionstherapie bei 800 Kranken. In: LANG, K., R. FREY, M. HALMÁGYI (Hrsg.), Infusionstherapie, S. 168. Berlin-Heidelberg-New York: Springer 1966.

— BARDACHZI, E.: Die Verwendung eines „Kava-Katheters" bei langdauernder Infusionsbehandlung. Dtsch. med. Wschr. **86**, 203—206 (1961).

POKIESER, H., STEINBEREITHNER, K., WAGNER, O.: Zur röntgenologischen Kontrolle von Lage und Funktion des Cavakatheters. Anaesthesist **15**, 218 (1966).

SATTER, P.: Die Bluttransfusion. Anästh. Prax. **1**, 125 (1966).

SCHULTE, H. D.: Anatomische und technische Möglichkeiten der intravenösen Infusionsbehandlung. Dtsch. med. Wschr (im Druck).

SPIELMANN, W.: Transfusionskunde. Stuttgart: Thieme 1967.

STÖCKER, L.: Narkose. Stuttgart: Thieme 1967.

VIVELL, O.: Befestigung von Kopftropfgeräten mit Gipskompressen. Chir. Praxis **8**, 15 (1964).

WEIS, K. H.: Zur Punktionstechnik mit der „BRAUNÜLE". Anaesthesist **15**, 376 (1966).

WIEMERS, K., KERN, E., GÜNTHER, M., BURCHARDI, H.: Postoperative Frühkomplikationen. Stuttgart: Thieme 1969.

WRBITZKY, R., VOGEL, W.: Zur Technik der infraklavikulären Punktion der Vena subclavia und Indikation des Subclaviakatheters. Z. prakt. Anaesth. **2**, 120 (1967).

f) Verabreichung von Blut und Blutbestandteilen

L. P. HOLLÄNDER und H. P. BURRI

Die Verabreichung von Blut bei allen großen chirurgischen Eingriffen ist heute eine Routinemaßnahme. Je nach Indikation wird entweder sein osmotisch aktives Flüssigkeitsvolumen oder sein Gehalt an Zellen, vor allem Erythrocyten, nutzbar gemacht. Spezialindikationen erfordern die Zufuhr von einzelnen Blutbestandteilen, beispielsweise von Gerinnungsfaktoren, Thrombocyten, usw.

Da der Anaesthesist mit dem auf dem Operationstisch liegenden Patienten stets in engem Kontakt steht und seinen Kreislauf überwacht, liegt die intraoperative Lenkung des Blutersatzes in seinen Händen. Manchenorts wird auch die präoperative Patientenvorbereitung mit Transfusionen oder auch die postoperative Transfusionsbehandlung vom Anaesthesisten durchgeführt oder überwacht.

Die in der Chirurgie allgemein große Transfusionsfreudigkeit soll die Gefahren, mit welchen die Bluttransfusion verbunden ist, nicht vergessen lassen. Schwere oder gar tödliche Transfusionszwischenfälle sind zwar seltener geworden, doch bieten z. B. die Hepatitiden, welche durch die Transfusion gesetzt werden, ein noch nicht gelöstes Problem. Deshalb soll die Indikation zur Bluttransfusion immer streng gestellt werden, und es müssen alle Vorkehrungen, welche unerwünschte Folgen vermeiden helfen, getroffen werden.

α) Vollblut und Blutbestandteile

In der Hämotherapie wird die allgemeine Anwendung von Vollblut durch die je nach Bedarf selektive Verabreichung der einzelnen Blutbestandteile („Hämotherapie nach Maß") abgelöst. Dies geschieht einerseits im Sinne einer gezielten Therapie, andererseits auch in der Bestrebung einer ökonomischen Verwendung des nur aus menschlicher Quelle gewinnbaren Heilmittels. Außerdem fallen bei gewissen Präparaten Nachteile des Vollblutes, wie die immunologische Inkompatibilität, mögliche Hepatitisübertragung usw. weg.

Blutspendedienste stellen für den klinischen Gebrauch eine Reihe von Produkten her. Plasmapräparate werden auch von kommerziellen Firmen vertrieben.

1. Vollblutkonserve

Die Vollblutkonserve steht an Wichtigkeit an erster Stelle. Beispielsweise verhält sich in Basel die Zahl der für die Chirurgische Universitätsklinik vom Blutspendezentrum abgegebenen Vollblutkonserven zu allen übrigen Blutpräparaten wie 1 : 0,4. — Das von ärztlich kontrollierten, gesunden Blutspendern durch Venenpunktion gewonnene Blut wird in sterilen Behältern (Glasflasche, Plastikbeutel) mit ACD-Stabilisator[1] vermischt und bei 4—6° C für maximal 21 Tage gelagert. Nach dieser Zeit sinkt die Überlebensrate der Spendererythrocyten im Empfängerkreislauf — 24 Std nach Transfusion gemessen — auf 70 %, wodurch der erstrebte Nutzeffekt des Erythrocytenersatzes nicht mehr erfüllt wird. Eine Blutkonserve enthält 350—400 ml Blut auf 100 ml Stabilisator. Die Kühlung der Blutkonserve soll bis zu ihrer Verwendung nicht unterbrochen werden. Der Versand der Konserve soll in Thermoisolierbehältern erfolgen. Die Erwärmung der Blutkonserve vor dem Gebrauch erfolgt durch Stehenlassen bei Zimmertemperatur. Ist eine rasche Erwärmung notwendig, dann stehen dafür thermostatisch regulierte Wasserbäder handelsmäßig zur Verfügung (s. „Technik der Infusion und Transfusion", S. 387). Eine andere Art, ganze Konserven relativ schnell zu erwärmen, besteht in der Hochfrequenzbestrahlung. Der Hauptnachteil dieser Apparate sind die hohen Anschaffungskosten, ferner ist es nicht leicht, die Entstehung lokalisierter Wärmespitzen zu vermeiden, so daß eine Hämolyse auftreten könnte.

In Fällen, bei welchen ein pH-Abfall in der Konserve unerwünscht ist, oder die Notwendigkeit zur Verabreichung von labilen Gerinnungsfaktoren besteht, werden Blutkonserven, welche nur bis maximal 24 Std alt sind, verwendet. Sie werden als „Frischblutkonserve" bezeichnet. Sie kommen auch bei der offenen Herzchirurgie zur Anwendung. Zur Auffüllung der Herz-Lungen-Maschine dient mancherorts das Heparin-Frischblut. Dieses wird durch vermischen von 2500 E. Heparin mit 400—500 ml Blut bereitgestellt.

Eine verlängerte Lagerungsfähigkeit auf 4 bis 5 Wochen bei gleichbleibendem Nutzeffekt kann durch Zusatz von Purin-Nucleosiden bzw. -Basen erzielt werden. Diese Methode sowie die langzeitige Aufbewahrung des Blutes im tiefgefrorenen Zustand durch Zusatz von Glycerin als „Frostschutz" der Erythrocyten oder rasches Einfrieren in flüssigem Stickstoff, wird heute erst an wenigen Orten praktiziert, dürfte aber voraussichtlich in der Zukunft an Bedeutung gewinnen.

2. Erythrocytensediment

Durch Absaugen (Glasflasche) oder Abpressen (Plastikbeutel) der Plasmaschicht einer Vollblut-

---

1 ACD-Stabilisator nach Formula B des amerikanischen Arzneibuches (USP XV):

Trinatr. citr.	13,2 g
Acid citr.	4,8 g
Dextrose	14,7 g
Aq. bidest. ster. ad	1000 ml

Nach der Schweizer Pharmakopoe (Solutio anticoagulans Ph. H.):

Acid citr.	4,7 g
Natr. citr. tribasic	25,0 g
Glycosum	16,0 g
Aq. ad	1000 ml

konserve können die Erythrocyten selektiv transfundiert werden. Vor allem kommt das Erythrocytensediment zur Anwendung, wenn volumensparend transfundiert werden soll (Herzinsuffizienz, Kreislaufüberlastung) oder wenn der Patient vorwiegend Erythrocyten benötigt. „Gewaschene Erythrocyten“ werden durch wiederholtes Auffüllen mit isotoner NaCl-Lösung und Abzentrifugieren hergestellt. Man erzielt damit praktisch die völlige Entfernung des Plasmas (notwendig bei allergischen Reaktionen oder wenn kein Komplement zugeführt werden soll), der Leukocyten (bei gewissen febrilen Transfusionsreaktionen) und der Thrombocyten. Gewaschene Erythrocyten sollen innerhalb von 5—6 Std nach der Herstellung verwendet werden.

3. Leukocytenkonzentrat

Leukocytenkonzentrate aus Einzelspenden sind nicht nur technisch schwierig herzustellen, sondern haben sich in der Praxis auch als nutzlos erwiesen. Andererseits besteht heute die Möglichkeit, durch Leukopherese mit Hilfe des IBM-NCI-Zellseparators kontinuierlich Leukocyten von einem Spender zu gewinnen.

4. Thrombocytenpräparate

Plättchenreiches Plasma, welches aus ACD-Blut durch die Differentialzentrifugierung gewonnen wird, erlaubt oft nicht, Thrombocyten in genügender Zahl zuzuführen. Durch erneutes Zentrifugieren bei hoher „relativer Zentrifugalkraft“ werden Plättchenkonzentrate gewonnen. Thrombocytenpräparate sollen möglichst gleich nach der Fertigstellung verabreicht werden.

5. Plasmakonserven

Plasma kann flüssig, gefroren oder lyophilisiert über lange Zeit konserviert werden. Das lyophil getrocknete Präparat, das sog. Trockenplasma, hat viele Vorteile. Es kann bei beliebiger Temperatur während Jahren gelagert werden, ist keimfrei, leicht transportabel usw. Sein Nachteil ist das Risiko der Hepatitisübertragung, welches in direkter Beziehung zur Größe der Fabrikationsserie, der sog. Poolgröße steht. Da alle Versuche fehlgeschlagen haben, allfällige im Plasma vorhandene Hepatitisviren zuverlässig zu eliminieren, wird Trockenplasma heute aus Blut eines einzigen Spenders hergestellt (z. B. Trockenplasma vom Blutspendedienst SRK). Danach ist das Risiko der Hepatitisübertragung dem der Vollblutkonserve gleichzusetzen. Das Trockenplasma enthält keine Isohämolysine und ist dadurch auf Empfänger aller Blutgruppen übertragbar.

Trockenplasma hat viel von seiner einstigen Bedeutung eingebüßt. An seine Stelle sind die *Plasmafraktionen* getreten (PPL und Albumin).

6. Plasmaproteinlösung (PPL)

Pasteurisierte Plasmaproteinlösung (PPL). Bei der Behandlung des Schocksyndroms und von Hypoproteinämien vermag PPL das Trockenplasma vollwertig zu ersetzen. In bezug auf die onkotische Wirkung entspricht das PPL dem gleichen Volumen von Plasma. Da das PPL 10 Std bei 60° C erhitzt wird, werden die allfällig im Ausgangsplasma vorhandenen Hepatitisviren inaktiviert. PPL enthält 4—5% Albumin und 0,2—0,4% α- und β-Globulin sowie physiologische Mengen an Na, K und Cl. Fibrinogen, Gerinnungsfaktoren sowie hitzelabile Globuline (einschließlich Immunglobuline) sind im PPL nicht vorhanden.

7. Albumin

70 ml der 15%igen Albuminlösung entsprechen bezüglich onkotischer Wirkung ca. 250 ml Plasma. Bei Verabreichung von 70 ml Albuminlösung treten ca. 200 ml Wasser aus dem Gewebe in den Kreislauf über. Darum sind bei Dehydratationszuständen mit Gewebswassermangel zusätzlich Infusionslösungen zu verabreichen. Bei der Behandlung von Hypoproteinämien mit Ödemen oder Ascites ist die Albuminlösung wegen ihrer Salzarmut dem Trokkenplasma überlegen. Durch Wärmebehandlung ist die Albuminlösung ebenfalls hepatitissicher. PPL und Albumin kommen in flüssiger Form in den Handel und brauchen deshalb vor der Infusion nicht erst aufgelöst werden.

8. Fibrinogen und Antihämophiles-Globulin (AHG)

Von den weiteren im Handel befindlichen Plasmafraktionen sollen noch das *Fibrinogen*, das *Antihämophile-Globulin* (AHG) und das Gamma-Globulin erwähnt werden. Sowohl das Fibrinogen als auch das AHG werden aus frischem menschlichem Plasma durch Alkoholfraktionierung in der Kälte gewonnen (Fraktion I nach COHN). Diese Präparate sind nicht hepatitissicher. Sie werden in lyophilisierter Form konfektioniert. Fibrinogen dient zur Behandlung von Fibrinogenmangelzuständen (A- und Hypofibrinogenämie, Hyperfibrinolyse) sowie zur Blutstillung bei thrombopenischen Blutungen. AHG wird zur Blutstillung bei Hämophilie A (Faktor VIII-Mangel) verabreicht. Mit dem gleichen therapeutischen Ziel werden neuerdings Kryopräzipitate verwendet.

Ein kürzlich entwickeltes, PPSB genanntes Präparat, enthält eine Anreicherung der stabilen Gerinnungsfaktoren der Prothrombingruppe (Faktoren II, VII, IX und X).

9. Gamma-Globulin

Neben den i.m. applizierbaren Produkten stehen dem Arzt auch i.v. Präparate zur Verfügung, so das Gamma-Venin (Behring-Werke, Marburg) oder dasjenige des Blutspendedienstes vom Schweiz. Roten Kreuz. Sie dienen der Substitution bei den verschiedenen Formen des Antikörpermangelsyndroms, zur Ergänzung der antibiotischen und/oder der Chemotherapie bei bakteriellen Allgemeininfektionen sowie zur Prophylaxe von Infektionskrankheiten (Masern, Hepatitis epidemica). Hyperimmunglobuline erfüllen letzteren Zweck in erhöhtem Maße (z. B. das Antitetanus-Hyperimmunglobulin).

β) Indikationen

Die hauptsächlichsten Indikationen der Bluttransfusion betreffen *Volumersatz*, *Wiederherstellung einer genügenden Sauerstoffkapazität* und *Zufuhr von Gerinnungsfaktoren*.

1. Volumenersatz

Das Ziel des Volumenersatzes ist die Wiederherstellung oder Aufrechterhaltung eines genügenden Kreislaufs, der durch Verminderung des Blutvolumens oder Veränderung der Kapazität des Kreislaufsystems aufgehoben oder gefährdet ist. Dazu stehen Vollblut, Plasma- und Plasmaersatzpräparate sowie Albumin in Kombination mit Elektrolytlösungen zur Verfügung.

Bei *akuten Blutungen* steht der möglichst prompte Volumenersatz therapeutisch im Vordergrund. Erst in zweiter Linie ist die Wiederherstellung einer genügenden Sauerstoffkapazität durch Zufuhr von Erythrocyten von Bedeutung. Beide therapeutischen Ziele lassen sich aber meist nicht voneinander trennen, so daß — wenn immer möglich — Vollblut vorzuziehen ist. Dabei kommt es aber nicht darauf an, den gesamten Volumenverlust allein mit Vollblut zu decken. Mit Vorteil werden zusätzlich risikoärmere Plasma- oder Plasmaersatzpräparate verwendet. Wenn der Sauerstofftransport nicht beeinträchtigt ist, erübrigt sich die Übertragung von Erythrocyten. So kann bei einem hämatologisch Gesunden, der 15—25% seines Gesamtblutvolumens verloren hat, auf die Transfusion von Vollblut (Erythrocyten) verzichtet werden. Damit läßt sich eine unnötige Gefährdung des Patienten bei kleineren Blutverlusten vermeiden. Die routinemäßige Vollblut-Transfusion im Verlauf von *Operationen* und *Geburten* ist daher nicht gerechtfertigt. Noch weniger kann man den Grundsatz vertreten, daß bei Operationen der Blutverlust Tropfen für Tropfen durch Vollblut zu ersetzen sei.

Operationsvorbereitung. Die präoperative Korrektur einer vorbestehenden chronischen Anämie ist nicht unbedingt erforderlich, sofern der Patient bei Ruhe völlig daran adaptiert ist. Sie kann im Gegenteil gefährlich werden, wenn keine Messungen des Blutvolumens vorausgehen. Gerade bei chronisch Kranken ist nicht selten das Blutvolumen bei vermindertem Hämatokrit erhöht. Die „Übertransfusion" kann in diesem Fall ein akutes Lungenödem auslösen. Ohne Blutvolumenbestimmung ist es daher ratsam, vorsichtig Erythrocytenkonzentrat zu transfundieren oder aber genügend Vollblutkonserven für Blutverluste während der Operation bereit zu halten. Selbst bei sichergestelltem herabgesetztem Erythrocytenvolumen soll die präoperative Korrektur 70% des Normalwertes nicht überschreiten.

Schock. Rasches Einsetzen und Ausmaß des Volumenersatzes entscheiden den weiteren Verlauf des Schocks, der durch Abnahme des Blutvolumens oder veränderte Kapazität des Kreislaufsystems bedingt ist. Wenn beim *Blutungsschock* Blutkonserven nicht greifbar sind, müssen ohne Verzug Plasma- bzw. Plasmaersatzpräparate infundiert werden, bis das in dieser Situation unersetzbare Vollblut zur Verfügung steht. Geschwindigkeit und Menge der Transfusion richten sich nach dem zentralvenösen Druck, der durch Einlegen eines Katheters in die V. cava sup. oder inf. gemessen wird und 15 cm Wassersäule nicht überschreiten soll. Dieses Vorgehen hat sich andern Kontrollmöglichkeiten gegenüber als überlegen erwiesen.

Bei allen hypovolämischen Zuständen ohne wesentlichen Erythrocytenverlust weist Vollblut gegenüber Plasma keinerlei Vorteile auf. Die Hypovolämie nach Verbrennung, Intestinalperforation oder Darmverschluß betrifft vorwiegend das Plasmavolumen, so daß die Hämokonzentration im Vordergrund steht. Plasma, Plasmaersatzpräparate und Albumin sind daher vorzuziehen.

2. Erhöhung des Sauerstoffbindungsvermögens

Die Erhöhung der Sauerstoffbindungskapazität wird durch Zufuhr von Erythrocyten erreicht. Diese Indikation ist mit Vorteil vom Volumersatz abzugrenzen, was eigentlich nur bei der akuten Blutungsanämie nicht gelingt. Die übrigen, meist chronisch verlaufenden Anämien weisen meist ein annähernd normales, gelegentlich sogar erhöhtes Gesamtblutvolumen auf, so daß vor allem ältere Patienten mit Myokardschäden vor Kreislaufüberlastung zu schützen sind. Generell sind daher Erythrocytenkonzentrate vorzuziehen, wenn nicht sicher steht, daß das Plasmavolumen ebenfalls zu korrigieren ist. Chronische Anämien müssen aber in erster Linie diagnostisch aufgeschlüsselt und wenn möglich der spezifischen Therapie zugeführt werden (Eisen, Vit. B_{12}, Folsäure).

Eisenmangel- und *megaloblastäre Anämien* bedürfen keiner Transfusion, sofern nicht ein dringender chirurgischer Eingriff bevorsteht. *Infektanämien* sprechen auf die Behandlung des Grundleidens an. Die Transfusion bei *autoimmunhämolytischen Anämien* ist mit zusätzlichen Gefahren verbunden, nur von kurz dauerndem Nutzen und nach Möglichkeit außerhalb aplastischer Krisen zu vermeiden. Hochgradige Anämien bei *kongenitaler Sphärocytose* erfordern die Splenektomie.

Während der *Schwangerschaft* sind echte Anämien von „Scheinanämien", die durch die physiologische Hydrämie bedingt sind, zu unterscheiden und spezifisch zu behandeln (Eisen, Vitamin B_{12}, Folsäure). Eine Reihe hämatologischer Erkrankungen bedarf regelmäßiger Erythrocytensubstitution: aplastische Anämien, Myelofibrosen, akute und chronische Leukosen, maligne Lymphome, Retikulosen, Plasmocytome und andere retikuläre Tumoren. Häufigkeit und Ausmaß der Transfusion richten sich vorwiegend nach dem subjektiven Befinden.

3. Zufuhr von Gerinnungsfaktoren

Plättchenersatz. Plättchenübertragungen sollen die thrombopenische Blutungsbereitschaft beeinflussen und können aus therapeutischen oder prophylaktischen Gründen vorgenommen werden. Die Hauptindikationen stellen massive Blutungen bei Thrombopenie, unvermeidliche chirurgische Eingriffe bei schwerer Thrombopenie und potentiell reversible Knochenmarksschädigungen unter Strahlen- und Chemotherapie dar. In den übrigen Fällen ist man eher zurückhaltend mit *prophylaktischen* Plättchenübertragungen. Die Wirkung hält nur etwa 2 bis 3 Tage an, so daß ein kontinuierlicher Ersatz auf längere Sicht nicht möglich ist. Das Hepatitisrisiko ist bei den aus zahlreichen Bluteinheiten hergestellten Plättchenkonzentraten beträchtlich erhöht und eine frühe Isoimmunisierung (Bildung von gruppenspezifischen Plättchenantikörpern) führt unter Umständen dazu, daß spätere, bei massiven Blutungen dringend benötigte Plättchenübertragungen wirkungslos bleiben.

Aus diesen Gründen nimmt man selbst lebensgefährliche Mikroblutungen in Kauf, die allerdings unter Steroidmedikation seltener geworden sind.

Blutplättchen sollen bei akuter Blutung in Form von Frischblut (ökonomische Form der Übertragung), in Situationen ohne akuten Blutverlust in Form von plättchenreichem Plasma oder Plättchenkonzentraten zugeführt werden.

Der Erfolg der Plättchenübertragung hängt von der Pathogenese der Thrombopenie ab. Am günstigsten sprechen aregeneratorische (amegakaryocytäre) Formen an. Wenn infolge serologischer Reaktionen der Thrombocytenabbau überwiegt (idiopathische thrombopenische Purpura, medikamentöse Thrombopenien), kann die Wirkung vollkommen fehlen.

Thrombopenien, die durch blutungsbedingte Thrombocytenverluste und ungenügenden Ersatz mit Konservenblut entstehen, führen selten zu einer Störung der Hämostase.

Plasmatische Gerinnungsfaktoren. Die unter gewöhnlichen Bedingungen hergestellte Blutkonserve enthält wie Trockenplasma alle wesentlichen Gerinnungsfaktoren außer Plättchen, Faktor V und Faktor VIII. Der fehlende Ersatz dieser „labilen Faktoren" bei großen Transfusionen ist aber selten allein für das Auftreten einer hämorrhagischen Diathese verantwortlich. Bei vorbestehender Blutungsneigung hingegen empfiehlt sich die Verwendung von Frischblut oder Konserven, die nicht älter als 24 Std sind.

Die *gezielte Zufuhr* von Gerinnungsfaktoren setzt die genaue Kenntnis der Gerinnungsstörung voraus. Weiterhin müssen die Bedingungen der Haltbarkeit der Gerinnungsfaktoren *in vitro*, die therapeutische Blutkonzentration und die biologische Halbwertzeit bekannt sein.

In konzentrierter Form sind bisher Fibrinogen, antihämophiles Globulin und die Faktoren der Prothrombingruppe (PPSB) erhältlich.

Fibrinogen (I). Bei *kongenitalen Afibrinogenämien* und schweren *Leberfunktionsstörungen* kann die mangelhafte Synthese vorübergehend durch Fibrinogeninfusionen ersetzt werden. Bei allen Zuständen mit vermehrtem Fibrinogenverbrauch durch intravasale Gerinnung muß gleichzeitig der Gerinnungsablauf mittels Heparininfusionen gehemmt werden. Fibrinogen in hoher Dosierung wird oft auch mit unsicherem Erfolg bei Thrombopenien gegeben, wenn keine Frischplättchenpräparate zur Verfügung stehen.

Prothrombin (II). Blutungen infolge eines mit anderen Faktoren (VII, IX, X) kombinierten Prothrombinmangels bei *oraler Antikoagulatienbehandlung* (Cumarine, Indandione) können mit gewöhnlichen Konserven oder PPSB behandelt werden, sofern die innerhalb von Stunden einsetzende Wirkung von Vitamin K_1 nicht abgewartet werden kann.

Tabelle 1. *Hauptsächlichste Indikationen für die Übertragung von cellulären und plasmatischen Blutbestandteilen*

Präparat	Indikation
Vollblut-Konserve	akute Blutung
Frischblut bis 6 Std	Thrombopenische Blutung, Blutung bei Gerinnungsstörung infolge Mangel an Faktor V und VIII
Frischblut bis 24 Std	Blutung bei Gerinnungsstörung infolge Mangel an plasmatischen Gerinnungsfaktoren außer Faktor V und VIII
Erythrocytenkonzentrat	chronische normovolämische Anämien
„Gewaschene Erythrocyten"	„Plasmaüberempfindlichkeit", Leukocytenunverträglichkeit nach Isoimmunisierung, nächtliche paroxysmale Hämoglobinurie (Marchiafava), gewisse Formen autoimmunhämolytischer Anämien
Plättchenreiches Plasma, Plättchenkonzentrate	präoperative Substitution schwerer Thrombopenien
Frischplasma	Blutungsprophylaxe bei Faktor-V-Mangel (Faktor VIII-Mangel)
Trockenplasma	Hypovolämischer Schock
PPL (Plasmaproteinlösung)	Hypovolämischer Schock
Albumin	Hypovolämischer Schock, Verbrennungen, Ödeme bei Lebercirrhose
Fibrinogen Cohnsche Fraktion I	angeborene und erworbene A- und Hypofibrinogenämie, Defibrinationssyndrom
AHG (antihämophiles Globulin) Cohnsche Fraktion I Kryopräzipitat nach Pool	Faktor VIII-Mangel, klassische Hämophilie
PPSB	Faktor II-, VII-, IX- und X-Mangel (Leberdystrophie, orale Antikoagulantien, Hämophilie B)

Der Prothrombinmangel bei *Leberdysfunktion* ist ebenfalls nur ein Faktor einer komplexen Gerinnungsstörung.

Faktor V. Der seltene, isoliert auftretende, angeborene *Faktor V-Mangel* (Parahämophilie) kann prophylaktisch nur mit Frischplasma, bei Blutung mit Frischblut behandelt werden.

Antihämophiles Globulin (AHG) (VIII). Zur Behandlung und Prophylaxe von Blutungen bei der klassischen *Hämophilie A* eignen sich nur Frischblut, Frischplasma und Anreicherungspräparate von antihämophilem Globulin (Cohn Fraktion I, AHG-reiches Kryopräzipitat nach Pool). Leitung und Kontrolle der Therapie setzen ein entsprechend ausgerüstetes Gerinnungslaboratorium voraus. Die Erhaltung einer wirksamen Blutkonzentration erfordert große Mengen antihämophilen Globulins.

Die Zugabe von AHG-Konzentraten zu großen Transfusionen von Konservenblut ist in der Regel nicht notwendig.

Faktoren VII, IX, X. Der bei der Hämophilie B (Christmas disease) isoliert verminderte Faktor IX ist wesentlich stabiler. Angeborene und erworbene, mit anderen Faktoren kombinierte Mangelzustände (Vitamin K-Avitaminose, Leberschäden, Cumarinbehandlung) können daher mit Trockenplasma oder PPSB, bei Blutung mit gewöhnlichem Konservenblut behandelt werden (s. auch „Die erhöhte Blutungsneigung", S. 541).

Faktor XI. Die beim autosomal vererbten Faktor XI-Mangel selten auftretenden Blutungen können nur mit Frischblut oder Frischplasma behoben werden.

Albumin. Die konzentrierte Albuminlösung dient vorwiegend dem Plasmavolumenersatz (insbesondere bei Verbrennungen). Der kontinuierliche Albuminersatz bei chronischen Hypalbuminämien hat sich nicht bewährt. Beim nephrotischen Syndrom sind auch hochdosierte Albumintransfusionen wertlos, da der Gesamtproteinmangel viel zu groß ist. In der chronischen Ödembehandlung der Lebercirrhose ist das Albumin weitgehend durch Diureticakombinationen verdrängt worden. Man versucht deshalb nur noch vorübergehende Substitutionen vor Operationen zu erreichen.

In Tabelle 1 sind übersichtshalber die hauptsächlichsten Indikationen für die Übertragung von cellulären und plasmatischen Blutbestandteilen zusammengefaßt.

γ) Immunologische Gesichtspunkte der Transfusionstherapie

Es ist allgemein bekannt, daß Blut einem Empfänger nicht wahllos übertragen werden kann. Diese Einschränkung ist durch die Blutgruppen und ihre Antikörper gegeben.

Unter Blutgruppen versteht man erbliche Eigenschaften des Blutes (vor allem der Erythrocyten), welche als Antigene mit blutgruppenspezifischen Antikörpern reagieren. Vom klinischen Standpunkt aus betrachtet, liegt die wesentlichste Bedeutung der Blutgruppen darin, daß diese Reaktion unerwünscht schwere bis schwerste Folgen der Blutübertragung auslösen kann. Diese hämolytische Transfusionsreaktion entsteht meistens dann, wenn im Empfängerkreislauf vorhandene Antikörper mit den zugeführten Spendererythrocyten reagieren. Doch kann es auch dann zu einem Zwischenfall kommen, wenn Antikörper des Spenderplasmas mit den Empfängererythrocyten in Reaktion treten (inverse Reaktion). Dies geschieht z. B. bei der Übertragung von hämolysinhaltigem 0-Blut als „Universalspender"-Blut auf Empfänger der Gruppen A, B oder AB.

Seit der Entdeckung der klassischen AB0-Blutgruppen hat sich die Blutgruppenserologie zu einem Gebiet entwickelt, welches heute von Spezialisten bearbeitet, aus dem Wirkungskreis der Chirurgen oder Anaesthesisten entrückt ist. Doch muß auch der am Krankenbett tätige Arzt gewisse grundlegende Kenntnisse besitzen.

Die Blutgruppeneigenschaften der menschlichen Erythrocyten lassen sich zu einzelnen Systemen zusammenfassen. Die bisher bekannten Blutgruppensysteme sind: AB0, MNSs, P, Rh, Lutheran, Kell, Levis, Duffy, Kidd, Diego, Ii, Auberger, Xg, Yt und Dombrock. Bekannt sind außerdem Blutgruppenantigene, welche nur außerordentlich selten anzutreffen sind („Individualantigene"). Außerdem solche, welche mit verschwindend kleiner Ausnahme alle Individuen aufweisen. Jedes Blutgruppensystem wird unabhängig von den anderen vererbt. Eine Tatsache, welche vermuten läßt, daß sie an verschiedenen Chromosomen lokalisiert sind.

Antikörperhaltige Seren mit kontrollierter Spezifität, die sog. Testseren, dienen zur Feststellung der einzelnen Gruppeneigenschaften. Zwischen Testseren und antigentragenden Erythrocyten erfolgt eine Antigen-Antikörper-Reaktion.

Gewisse Antikörper sind offenbar physiologisch vorkommende Serumglobuline. Diese „natürlichen" Antikörper entstehen ohne erkennbaren spezifischen Antigenstimulus. Solche sind beispielsweise die Isoantikörper Anti-A und Anti-B des AB0-Blutgruppensystems. Im Gegensatz zu diesen ist die Bildung der Immunantikörper an die parenterale Zufuhr der korrespondierenden Blutgruppenantigene gebunden. Dies geschieht durch Bluttransfusionen, i.m. Fremdblutinjektionen oder durch Schwangerschaften. Die Rhesus-Antikörper sind das typische Beispiel für Immunantikörper.

Ihrem serologischen Verhalten nach unterscheidet man agglutinierende Antikörper und „inkomplette Antikörper". Die ersteren reagieren bei geeigneter Temperatur mit in physiologischer NaCl-Lösung aufgeschwemmten Erythrocyten. „Inkomplette Antikörper" bedürfen für ihren Nachweis gewisser methodischer „Kunstgriffe". Einer davon besteht in der Aufschwemmung der Erythrocyten in kolloidalen Lösungen, am besten in einer 20 bis 30%igen Rinderalbuminlösung. Eine zweite Methode besteht in der Andauung der Erythrocytenoberfläche durch proteolytische Enzyme, z. B. Papain oder Bromelin. Die Zellen werden dadurch leichter agglutinabel. Eine dritte Methode fußt in der Verwendung von tierischen Antiseren gegen die an der Erythrocytenoberfläche gebundenen Antikörperglobuline. Dieses Verfahren ist als Antiglobulin- oder Coombs-Test bekannt.

Bei Berücksichtigung aller bekannten Blutgruppeneigenschaften menschlicher Erythrocyten übersteigt die Zahl der möglichen Blutgruppenkombinationen viele Millionen. Sollte bei jeder Blutübertragung die gesamte antigene Konstellation berücksichtigt werden, so müßte jeder Transfusionsdienst von vornherein kapitulieren. Glücklicherweise haben nur wenige Antigene klinisch relevante Bedeutung. Primär werden lediglich die Eigenschaften A und B sowie das Rhesus-Merkmal D (Rh_0) berücksichtigt. Um Unverträglichkeiten durch Antikörper, welche gegen andere Antigene gerichtet sind, zu vermeiden, wird eine prätransfusionelle serologische Verträglichkeitsprobe (auch Kreuzprobe genannt) durchgeführt. Diese soll so gestaltet werden, daß sie alle möglichen Antikörper erfassen kann. *Eine Bluttransfusion darf nur nach vorhergehender negativer Verträglichkeitsprobe (Kreuzprobe) vorgenommen werden.*

Im Hinblick auf die serologische Verträglichkeit muß bei der Blutübertragung an folgenden Prinzipien festgehalten werden:

1. Hämolytische Reaktionen durch AB0-Inkompatibilität werden durch AB0-gruppengleiche Transfusionen verhütet.

2. Durch Verabreichung von Rhesus-negativem Blut an Rhesus-negative Empfänger werden Rh-Sensibilisierungen vermieden.

3. Die vor jeder Transfusion durchgeführte serologische Verträglichkeitsprobe schützt vor Blutgruppeninkompatibilitäten aller Art.

Die Frage des „Universalspenders" sowie das Vorgehen in Dringlichkeitsfällen soll gesondert behandelt werden.

δ) Blutgruppenserologische Untersuchungsmethoden

Für alle blutgruppenserologischen Bestimmungen sind grundsätzlich zwei Methoden möglich: einerseits die Plattenmethode, bei welcher die Reaktion auf Objektträger, Milchglasplatte, glasierter Tonplatte etc. durchgeführt wird und andererseits die

Tabelle 2

Erythrocyten des Probanden				Serum des Probanden			Blutgruppe
Reaktion mit Testseren			vorhandene Antigene	Reaktion mit Testerythrocyten		vorhandene Isoantikörper	
Anti-A	Anti-B	Anti-A+B		A_1	B		
+	−	+	A	−	+	Anti-B	A
−	+	+	B	+	−	Anti-A	B
−	−	−	−	+	+	Anti-A und Anti-B	0
+	+	+	A und B	−	−	−	AB

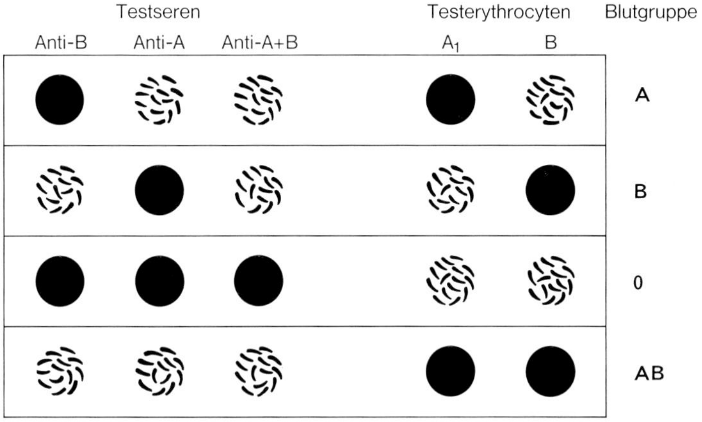

Abb. 1. Bestimmung der AB0-Blutgruppen. Plattenmethode

Röhrchenmethode. Von Fachserologen wird meistens letztere vorgezogen, und zwar deshalb, weil bei dieser mit einer dünneren Erythrocytensuspension gearbeitet wird, wodurch die größtmögliche Empfindlichkeit, unter Ausschaltung mancher Fehlermöglichkeiten, gewährleistet wird. Die Objektträgermethode wird aber trotzdem oft bevorzugt, weil sie einfach und rasch durchführbar ist.

Das Angebot an methodischen Weisungen für blutgruppenserologische Arbeiten ist groß. Welche befolgt werden soll, hängt von vielen Umständen ab. Die hier angeführten Methoden sind in Anlehnung an die vom Blutspendedienst des Schweiz. Roten Kreuzes empfohlenen Standardmethoden ausgewählt worden, und zwar im Hinblick auf die Situation, daß der Anaesthesist nicht an einem größeren Klinikum tätig ist, wo Fachserologen zur Verfügung stehen, sondern eine möglichst einfache Serologie selber betreiben muß.

1. Die Bestimmung der AB0-Blutgruppe

Die AB0- und Rh-Bestimmung der Empfänger von Bluttransfusionen stellt einen integrierenden Bestandteil der prätransfusionellen Untersuchungen dar. Man soll sich nicht ausschließlich auf früher beim Patienten erhobene Angaben verlassen. Sie kann mit der Plattenmethode erfolgen. Neben der Bestimmung der Erythrocytenantigene mit Testseren muß gleichzeitig der Isoantikörpergehalt im Serum des zu bestimmenden Blutes festgestellt werden. Bekanntlich besteht bei den AB0-Gruppen zwischen den Erythrocyten-Antigenen einerseits und dem Isoantikörpergehalt des Serums andererseits eine gesetzmäßige Beziehung (Tabelle 2).

Zur Bestimmung sind Nativblutproben (kein Zusatz von gerinnungshemmender Substanz) zu verwenden. Mit einer Pipette wird aus der Röhrenspitze eine dicke Erythrocytenaufschwemmung gewonnen. Drei kleine Tropfen dieser Erythrocyten-Suspension und je ein großer Tropfen Anti-A, Anti-B und Anti-A+B Testseren werden miteinander vermischt. Nach etwa 2 min wird unter leichtem Schwenken der Unterlage die Reaktion abgelesen. Negative Reaktion ist erst nach 5 min als solche zu werten. Eintrocknen des Reaktionsgemisches kann ein falsch positives Ergebnis vortäuschen.

Zur Isoagglutininbestimmung werden zwei große Tropfen Patientenserum und je ein kleiner Tropfen einer etwa 20%igen Suspension von bekannten A_1- und B-Erythrocyten paarweise aufgetragen und miteinander vermischt. Das Ablesen erfolgt wie bei der Antigenbestimmung (Abb. 1).

Die Tatsache, daß das Ergebnis der Antigen- mit demjenigen der Isoantikörperbestimmung im Sinne der Tabelle 2 übereinstimmt, bietet die beste Gewähr für die richtige Ermittlung der Blutgruppe. Besteht eine Divergenz zwischen den Resultaten der Antigen- und der Isoantikörperbestimmung, so muß diese unbedingt abgeklärt werden. Echte Ausnahmen von der angeführten Gesetzmäßigkeit sind außerordentlich selten, darum ist bei einem Nichtübereinstimmen der Grund in erster Linie in einem Fehler durch menschliches Versagen zu suchen (Fehlbeschriftung, Verwechslung etc.).

Hier soll daran erinnert werden, daß bei Säuglingen die Isoagglutinine physiologischerweise nicht vorhanden sind. Sonstige Gründe für falsch positive oder negative Reaktionen sind durch Fachserologen abzuklären.

2. Bestimmung des Rhesusfaktors D (Rh_0)

Die für den klinischen Gebrauch angewendete Bezeichnung Rh-positiv und Rh-negativ sollte durch D-positiv (Rh_0-positiv) bzw. D-negativ (Rh_0-negativ) ersetzt werden, da so in klarer Form angegeben wird, daß das Blut mit Anti-D (Rh_0)-Serum getestet und positiv bzw. negativ gefunden wurde. Routinemäßig wird bei Patienten nur die D- (Rh_0)-Eigenschaft bestimmt, da hauptsächlich diese von klinischer Wichtigkeit ist. Die Bestimmung wird auf der vorgewärmten „Rhesusschaukel" (viewing box) durchgeführt (Abb. 2). Zwei große Tropfen Blut (aus dem Originalblutröhrchen gewonnen, keine NaCl-Suspension!) und ein Tropfen Testserum werden auf einem Objektträger vermischt. Der Objektträger wird auf die vorgewärmte (etwa 40° C) Milchglasplatte des „Schaukastens" gelegt und vorsichtig hin und hergeschwenkt. Die Ablesung erfolgt mit bloßem Auge nach 2 min. Eintrocknungserscheinungen können durch Zutropfen von isotonischer NaCl-Lösung zum Reaktionsgemisch beseitigt werden. Echte Agglutinate lösen sich dabei nicht auf. Eine sog. Albuminkontrolle ist bei dieser Bestimmungsmethode unerläßlich. Man geht dabei gleich vor wie bei der Rh-Bestimmung, nur wird anstatt Testserum ein Tropfen einer 20—30%igen Rinderalbuminlösung aufgetropft.

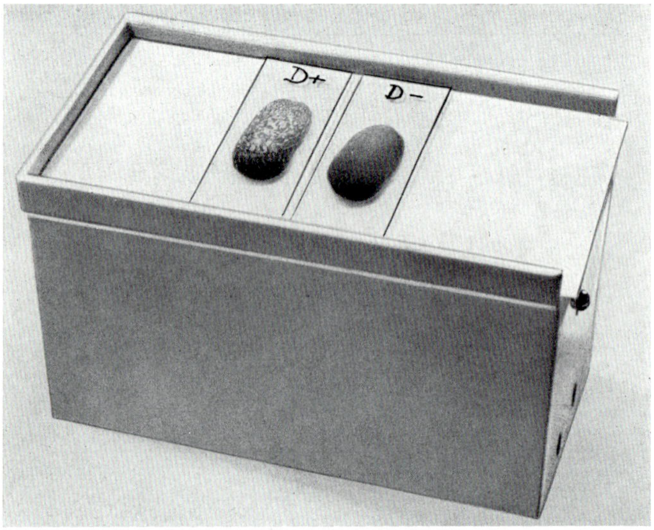

Abb. 2.
Die D(Rh_0)-Bestimmung. Objektträgermethode

Wenn Erythrocyten von Neugeborenen durch Rh-Antikörper blockiert sind, kann die Reaktion mit Anti-D falsch negativ ausfallen. Die Albuminkontrolle schützt vor falsch positivem Reaktionsausfall der Erythrocyten, welche durch Autoantikörper beladen sind (Autoimmunhämolytische Anämien).

3. Die Verträglichkeitsprobe („Kreuzprobe")

Trotz AB0-gleicher Transfusion und Verabreichung von rhesusnegativem Blut an D- (Rh_0)-negative Empfänger ist es unerläßlich, sich durch die serologische Prüfung der Verträglichkeit vor Inkompatibilitäten zu schützen. Die Notwendigkeit ergibt sich aus der Möglichkeit, daß irreguläre Antikörper vorhanden sein können. Diese können gegen eines oder mehrere der zahlreichen Erythrocytenantigene, welche primär nicht berücksichtigt werden, gerichtet sein und beim Empfänger eine Hämolyse auslösen.

Der Verträglichkeitstest besteht aus der Prüfung der Wirkung

a) des Patientenserums gegen die Spendererythrocyten (Maior-Test) und

b) des Spenderserums gegen die Patientenerythrocyten (Minor-Test).

Da die Erfahrung zeigt, daß die Gefahr einer Reaktion zwischen Spenderplasma und Empfängererythrocyten nur dann besteht, wenn hämolysinhaltiges 0-Blut Empfängern einer anderen Gruppe gegeben wird, kann, soweit das 0-Blut keine Anti-A- bzw. Anti-B-Hämolysine enthält, auf die Minor-Seite der Verträglichkeitsprobe verzichtet werden[2]. Blutspendedienste sollten ihre hämolysinhaltigen 0-Blutkonserven mit dem Vermerk „nur für gruppengleiche Transfusion" versehen.

Die Verträglichkeitsprobe schützt vor einer Inkompatibilität, verhindert aber natürlich nicht, daß das verabreichte Blut beim Empfänger die Bildung von Antikörpern auslöst. Darum muß vor jeder weiteren Transfusion die Verträglichkeit geprüft werden, auch wenn die vorhergehende anstandslos vertragen wurde und auch wenn Blut vom gleichen Spender übertragen wird. Sobald mehr als 72 Std seit der vorangehenden Transfusion verstrichen sind, muß für die serologische Prüfung der Verträglichkeit eine frisch entnommene Serumprobe verwendet werden. Serum, welches nicht gleich getestet wird, soll bei —20° C eingefroren aufbewahrt werden, um seinen Gehalt an aktivem Komplement zu bewahren.

Sinn der Verträglichkeitsprobe ist, Antikörper zu erfassen, welche bei der Durchführung der beabsichtigten Transfusion zur Hämolyse der übertragenen Erythrocyten führen würden. *In vitro* präsentieren sich solche Antikörper nicht nur als Lysine, sondern auch als Agglutinine sowie als inkomplette Antikörper. Es sollen auch nicht nur diejenigen erfaßt werden, welche bei Körpertemperatur wirksam sind, sondern auch solche, welche bei niedrigeren Temperaturen mit Erythrocyten reagieren. Es wird also nicht möglich sein, die Verträglichkeit in einem einzigen Ansatz zu prüfen. Man muß mit Hilfe von verschiedenen serologischen Techniken sowie bei verschiedenen Temperaturen prüfen. Unerläßlich ist die Forderung, daß die Verträglichkeitsprüfung in Röhrchen durchgeführt wird.

Nach den Weisungen des Blutspendedienstes des Schweiz. Roten Kreuzes besteht die Standardmethode zur serologischen Prüfung der Verträglichkeit vor Bluttransfusion aus

a) einer Probe in isotoner NaCl-Lösung,

b) aus dem indirekten Antiglobulin (Coombs)-Test.

Die dabei gebotene Sicherheit kann durch eine zusätzliche dritte Methode, wie der Albumin-Test oder ein Enzym-Test noch erhöht werden.

Die in der Folge angeführte „3-Stufen-Verträglichkeitsprobe" hat sich in der Praxis des Blutgruppenlaboratoriums der Chirurgischen und Medizischen Universitätskliniken in Basel seit vielen Jahren bewährt. Für die Probe wird frisch entnommenes oder bis zum Ansatz bei —20° C aufbewahrtes Patientenserum verwendet. Spendererythrocyten werden aus dem Begleitröhrchen der Blutkonserve (pilote tube) gewonnen. Sie werden in einer reichlichen Menge isotoner NaCl-Lösung aufgeschwemmt und anschließend stark abzentrifugiert. Danach wird die überstehende Flüssigkeit weggeworfen und die Erythrocyten erneut mit NaCl-Lösung in Suspension gebracht. Schließlich wird eine etwa 3%ige Aufschwemmung verfertigt und für die Verträglichkeitsprobe verwendet. Rinderalbumin — man verwende eine 20—30%ige Lösung — ist käuflich erhältlich. Der Test wird in zwei 5×50 mm-Röhrchen (A und B) durchgeführt (Abb. 3).

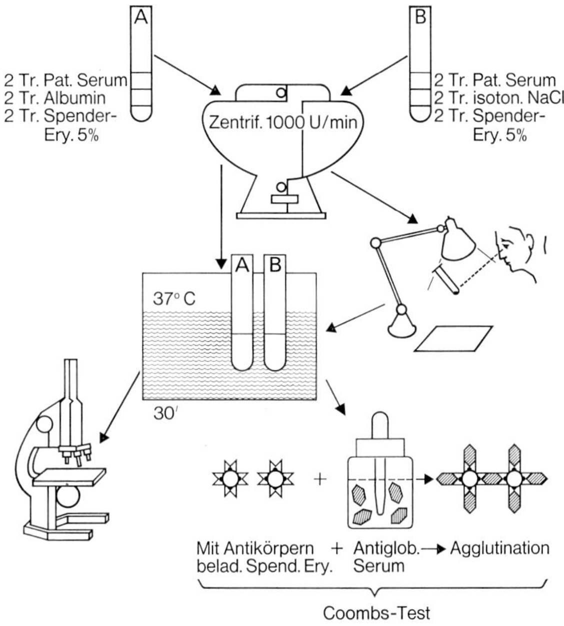

Abb. 3. Schema der Verträglichkeitsprobe

2 Das gleiche gilt auch für die Übertragung von A- oder B-Blut für Empfänger der Gruppe AB.

Ansatz

Röhrchen A enthält	Röhrchen B enthält
2 Tropfen Patientenserum	2 Tropfen Patientenserum
2 Tropfen Rinderalbuminlösung	2 Tropfen isot. NaCl-Lösung
2 Tropfen 3%ige Spendererythrocyten-Suspension	2 Tropfen 3%ige Spendererythrocyten-Suspension

Dann wird folgendermaßen vorgegangen:

Beide Röhrchen werden bei 1000 Touren 1 min lang zentrifugiert. Röhrchen B wird makroskopisch auf Hämolyse oder Agglutination untersucht (1. Stufe). Sind weder Lyse noch Agglutination zu beobachten, so werden beide Röhrchen 30 min in einem Wasserbad von 37° C inkubiert. Die leicht anzentrifugierten Erythrocyten aus Röhrchen A werden unter dem Mikroskop (kleine Vergrößerung) auf Agglutination untersucht (2. Stufe). Ist keine nachweisbar, so wird Röhrchen B im Coombs-Test weiter verarbeitet. Man geht dabei so vor: Die sedimentierten Erythrocyten werden in isotoner NaCl-Lösung aufgeschwemmt und mindestens dreimal durch Abzentrifugieren — Aufschwemmen „gewaschen", d. h. es werden jegliche Serumspuren entfernt. Nun tropft man die „gewaschenen" Erythrocyten auf eine Platte und mischt mit einem Tropfen eines Coombs-Serums. Dieses Antihumanglobulin-Kaninchenserum wird von kommerziellen Firmen in bereits optimaler Verdünnung vertrieben. Unter leichtem Schwenken der Platte wird etwa 5 min lang das Auftreten einer Agglutination beobachtet. Tritt keine Agglutination auf, so ist das Empfängerserum mit den Spendererythrocyten serologisch verträglich und die Transfusion kann durchgeführt werden.

Fällt die Probe positiv aus und sind Verwechslung, Artefakte (z. B. Geldrollenbildung, kleinste Gerinnsel) ausgeschlossen, so gilt es, die Suche nach verträglichem Blut fortzusetzen und die Spezifität der Antikörper zu klären. Dies ist nicht immer leicht, hauptsächlich wenn es sich um Antikörpergemische handelt. Für solche Aufgaben stehen Fachserologen eventuell auch der regionalen Referenzlaboratorien zur Verfügung. Wenn das Auffinden von kompatiblem Blut durch die Anwesenheit von multiplen Antikörpern oder solchen, welche gegen sehr häufig vorkommende Antigene gerichtet sind, sehr schwierig ist, sollte man sich an eine Stelle wenden können, welche Blutspender seltener antigener Konstellation registriert hat. Eine solche Organisation besteht bereits in den Vereinigten Staaten. In Europa sind Bestrebungen der Internationalen Gesellschaft für Bluttransfusion und des Europarates vorhanden, diese Frage in Bälde zu lösen.

Vorgehen in Eilfällen. Der sorgfältigen serologischen Vorbereitung einer Bluttransfusion wird oft vorgehalten, daß sie in Dringlichkeitsfällen zu zeitraubend sei. Im folgenden möchten wir auf solche Situationen eingehen.

Es muß sofort transfundiert werden. Vor allem sollte eine Blutprobe zur Untersuchung sichergestellt werden. Diese dient zur AB0- und Rh-Bestimmung. Anschließend wird auch die Verträglichkeitsprobe angesetzt. Muß sofort gehandelt werden und kommt man beim Patienten mit Plasmapräparaten oder Plasmaersatzstoffen etc. nicht aus, so liegt die Entscheidung beim behandelnden Arzt. Nur er allein kann entscheiden, ob die Gefahr, wenn abgewartet wird, größer ist als das Risiko einer schweren hämolytischen Transfusionsreaktion (diese liegt bei ca. 1:5000). Mittel der Wahl in solchen Fällen ist die hämolysinfreie 0, D(Rh_0)-negative Blutkonserve soweit die AB0- und Rh-Bestimmungsresultate noch nicht vorliegen. Sonst AB0 und D(Rh_0)-gleiches Blut, ohne das Ergebnis der Verträglichkeitsprobe abzuwarten.

Es muß in möglichst kurzer Zeit transfundiert werden. Nach AB0- und Rh-Bestimmung wird die Verträglichkeitsprobe angesetzt und nach negativem Ausfall der zweiten Stufe wird die Konserve zur Transfusion freigegeben. Das Risiko, daß eine schwere Transfusionsreaktion auftreten kann, verursacht durch Antikörper, welche ausschließlich im indirekten Antiglobulin(Coombs)-Test nachweisbar sind, ist relativ gering.

ε) *Transfusionsreaktionen*

Unter den unerwünschten Begleiterscheinungen der Bluttransfusion sind diejenigen, welche durch Abwehrreaktionen des Immunsystems ausgelöst werden, die schwerwiegendsten.

1. Die hämolytische Transfusionsreaktion

Die hämolytische Transfusionsreaktion ist zwar durch organisatorische Maßnahmen und eine sorgfältig durchgeführte prätransfusionelle Serologie vermeidbar, doch gehört sie, bedingt durch das „Essere humanum", immer noch zu den wesentlichen Risiken der Bluttransfusion. Sie wird durch Übertragung von serologisch inkompatiblem Blut ausgelöst. Es sei bemerkt, daß nicht jede Inkompatibilität zur hämolytischen Transfusionsreaktion führt, denn unvergleichlich häufiger sind Fälle, bei welchen die antikörperbedingte Überlebenszeitverkürzung der Blutkörperchen sich nur im Ausbleiben der erwarteten Wirkung der Blutübertragung auf Erythrocytenzahl und Hämoglobinwert äußert. Die meisten und auch die schwersten hämolytischen Reaktionen entstehen durch den rapiden intravasalen Abbau der transfundierten Erythrocyten mit Hämoglobinämie und Hämoglobinurie. Nicht außer Acht sollen diejenigen Fälle gelassen werden, bei welchen unter der Einwirkung des Spenderplasmas die Empfängererythrocyten zerfallen. Dies kann bei AB0-gruppenungleichen Transfusionen vorkommen (hämolysinhaltiges 0-Blut für Empfänger anderer Gruppen oder A-Blut für AB-Empfänger).

Beim narkotisierten Patienten äußert sich der Zwischenfall oft nur in einer ungewöhnlichen Blutung aus der Operationswunde. Diese hämorrhagische Diathese beruht auf der Freisetzung thromboplastischer Substanzen aus den zerfallenen Erythrocyten, die eine generalisierte Verbrauchskoagulopathie mit anschließender Fibrinolyse bewirken. Gleichzeitig ist ein markanter Blutdruckabfall und eine Pulsbeschleunigung zu beobachten. Oft sind aber die Erscheinungen so maskiert, daß die Diagnose erst nach Beendigung der Operation gestellt werden kann. Im Wachzustand beklagen sich die Patienten über aufsteigendes, von der Einflußvene ausgehendes Hitzegefühl, Lendenschmerzen, Druck auf der Brust, Unwohlsein, Brechreiz, Erbrechen. Die Hämoglobinämie wird von Hämoglobinurie abgelöst und bald stellt sich eine Gelbverfärbung von Skleren und Haut, eventuell auch Schleimhäuten als Folge der Bilirubinämie ein. In schweren Fällen kommt es zum Schock mit Zeichen der peripheren Kreislaufinsuffizienz. Alle diese Symptome sind wahrscheinlich auf die Wirkung der durch Komplementaktivität freigewordenen gefäßaktiven Substanzen zurückzuführen. In den meisten Fällen wird das akute Stadium überstanden, doch ist der nachfolgende Zustand oft durch eine Niereninsuffizienz gekennzeichnet. Diese wird durch die schockbedingte Minderdurchblutung der Nieren und stark gesteigerte Hämoglobinpassage durch die Tubuli begünstigt. Die Niereninsuffizienz kann über eine Oligurie bis zur Anurie, gefolgt von einer Urämie, führen.

Der Verdacht auf einen posttransfusionellen rapiden intravasalen Erythrocytenabbau verpflichtet zu raschem und zielgerichtetem diagnostischem und therapeutischem Handeln.

Diagnose. Die diagnostischen Bestrebungen verfolgen zwei Ziele:

1. Objektive Erfassung der Hämolyse und
2. Klärung der Ursache.

Sobald der Verdacht auf eine hämolytische Transfusionsreaktion besteht, wird die Transfusion sofort abgebrochen. Dem Patienten wird eine venöse Blutprobe abgenommen und Restblut der Konserve wird sichergestellt. Wenn prätransfusionelle Serum- oder Blutproben des Patienten vorhanden sind, werden diese eingesammelt.

Die posttransfusionelle Blutprobe wird zentrifugiert und das Plasma auf freies Hämoglobin und Bilirubin untersucht. Eine prätransfusionelle Probe kann als Kontrolle dienen. Die erste posttransfusionelle Urinportion wird aufgefangen und auf Hämoglobin und Urobilinogen untersucht. Wurde die Blutprobe dem Patienten erst einige Stunden nach der Transfusion abgenommen, dann ist es ratsam, eine Methämalbumin- sowie eine quantitative Haptoglobinbestimmung vornehmen zu lassen.

Dann wird nach der immunologischen Ursache der Transfusionsreaktion gefahndet. Die Wiederholung der prätransfusionellen blutgruppenserologischen Bestimmungen (Blutgruppe, Rh, Verträglichkeitsprobe) soll der erste Schritt dazu sein. Das Testen der prätransfusionellen Serumprobe gegen Erythrocyten mit bekanntem Antigenmuster verhilft zur Feststellung der Spezifität gefundener Antikörper. Ist eine blutgruppenspezifische Antigen-Antikörper-Reaktion als Ursache der Hämolyse ausgeschlossen, so wird die „Konservenanamnese" abgeklärt. Kühlung unter 0° C oder Erwärmung auf zu hohe Temperaturen kann zur Lyse der Konservenerythrocyten führen. Schließlich sind auch bakteriologische Untersuchungen anzustellen.

Therapie. Befindet sich der Patient in einem Schockzustand, so steht dessen Bekämpfung im Vordergrund der therapeutischen Bemühungen. Die Hypovolämie wird durch Plasma, Plasmaprodukte oder Plasmaersatzstoffe korrigiert. Steht bereits kompatibles Blut zur Verfügung, so wird dieses transfundiert. Gleichzeitig wird auch Mannitol verabreicht. Nach 50 ml einer 20%igen Lösung i.v. sollten innerhalb von 2 Std mindestens 40 ml Urin ausgeschieden werden. Ist dies nicht der Fall, so ist die weitere Gabe von Mannitol sinnlos. Übersteigt die innerhalb von 2 Std nach der Mannitol-Gabe ausgeschiedene Urinmenge 40 ml, so verabreicht man weitere 250 ml der gleich stark konzentrierten Lösung. Bei bereits bestehender Anurie ist Mannitol kontraindiziert.

Wenn eine hämorrhagische Diathese besteht, so wird Fibrinogen verabreicht, wobei meistens hohe Dosen (10—15 g) notwendig sind, bis die Blutungstendenz behoben ist. Außerdem wird in solchen Fällen zur Behebung der aktivierten Fibrinolyse ε-Aminocapronsäure (Epsamon) gegeben, in der Dosierung 0,1 g/kg Körpergewicht. Auch von Trasylol sah man günstige Resultate.

Thrombocytenersatz und Ersatz von Gerinnungsfaktoren durch Transfusion von kompatiblem Frischblut ist ebenfalls angezeigt. Ist das akute Stadium von Schock und Fibrinolyse überwunden, so gehört der Patient unbedingt in die Hände eines Nephrologen, der die weitere Therapie anordnen und lenken wird.

2. Andere immunologisch bedingte Reaktionen

Antikörper gegen Leukocyten und Thrombocyten sind bekannt und besonders die gegen die weißen Blutkörperchen gerichteten können eine Transfusionsreaktion mit Zeichen von Fieber, Schüttelfrost, Blutdruckabfall etc. hervorrufen. Deplasmatisiertes Blut oder gewaschene Erythrocyten werden in solchen Fällen anstandslos vertragen. Es gibt auch spezielle Filter zum Auffangen der Granulocyten bei der Übertragung.

Allergische und febrile Reaktionen werden nicht selten beobachtet, ebenso ist das Auftreten von Urticaria eine relativ häufige Begleiterscheinung bei Blut- und Plasmatransfusionen[3]. In den meisten Fällen sind diese Erscheinungen harmlos und verschwinden mit und ohne Gabe von Antihistaminica. In ernsteren Fällen wird Noradrenalin verabreicht und wenn notwendig Corticosteroide.

Plasmapräparate (PPL, Albumin, Fibrinogen) sind nur mit einer sehr niedrigeren Reaktionsquote befrachtet; ebenso das intravenös verabreichbare Gamma-Globulin.

3. Bakteriell bedingte Transfusionsreaktion

Harmlose pyrogene Reaktionen durch abgetötete Keime sind früher häufiger gewesen. Seit der Einführung von Geräten für den Einmalgebrauch kommen solche selten zur Beobachtung. Eine völlig keimfreie Blutentnahme ist kaum möglich. Die meisten Keime fallen aber der Blutbactericidie, hauptsächlich am Anfang der Konservierungszeit zum Opfer. Massive Verkeimungen sind glücklicherweise selten. Doch gibt es gramnegative Erreger, namentlich aus der Gruppe der Escherichien, Klebsiellen und Pseudomonaceen, welche der Blutbactericidie in der Konserve widerstehen und als Endotoxinbildner beim Empfänger schwerste Krankheitsbilder hervorrufen können. Das klinische Bild wird durch ein akutes und rasch progredientes Kreislaufversagen beherrscht. Charakteristisch ist das Auftreten der Symptome erst nach einer Latenzzeit. Die Mortalität dieser Fälle ist hoch.

Diagnose. Bakteriologische Kulturen aus dem Restblut der Konserve (wenn vorhanden!) ergeben erst recht spät ein Resultat. Direkte Ausstriche nach Gram gefärbt liefern bei massiver Verkeimung rasch die Diagnose. Gleichzeitig werden auch beim Patienten Blutausstriche gemacht und Hämokulturen angelegt. Differentialdiagnostisch muß die hämolytische Transfusionsreaktion ausgeschlossen werden. (Bei älteren Kranken denke man auch an die Möglichkeit eines Herzinfarktes.)

Therapie. Intensive Schocktherapie, wobei der Verbesserung der peripheren Zirkulation besondere Beachtung geschenkt werden muß. Im weiteren sollen Corticosteroide (15—30 mg Hydrocortison pro kg Körpergewicht in den ersten 24 Std) sowie Antibiotica (Chloramphenicol, Tetracyclin) hochdosiert verabreicht werden.

3 Ein Teil dieser Reaktionen wird Isoantikörpern gegen Low Density-Lipoproteine (Ag-Gruppe) und Gamma-Globuline (Gm-, Inv-Gruppen) zugeschrieben.

Literatur

Boorman, K. E., Dodd, B. E.: Blutgruppen-Serologie. Stuttgart: Gustav Fischer 1964.

Burri, H. P., Holländer, L. P.: Die Plättchentransfusion. Fortschr. Med. **85**, 634 (1967).

Dunford, I., Bowly, C. C.: Techniques in blood grouping. Edinburgh-London: Oliver & Boyd 1955.

Euler, U. S. von, Bock, K. D.: Schock, Pathogenese und Therapie. Berlin-Göttingen-Heidelberg: Springer 1962.

Gibson, J. G.: Blood component therapy, p. 3—12. Bull. So. Cen. Assn. Blood Banks Dec. 1959.

Hadorn, W.: Lehrbuch der Therapie. Bern-Stuttgart: Hans Huber 1963.

Hässig, A.: Bluttransfusion, in „Intra- und postoperative Zwischenfälle" von G. Brandt, H. Kunz und R. Nissen. Stuttgart: Thieme 1967.

Hershey, S. G.: Shock. Boston: Little Brown & Company 1964.

Holländer, L. P.: Blutgruppen. Documenta Geigy, Wissenschaftliche Tabellen, 7. Aufl.

Marshall, R. J., Darby, Th. D.: Shock, pharmacological principles in treatment. Springfield, Illinois: Ch. C. Thomas 1966.

Metaxas, M.: Serologische Grundlagen der Bluttransfusion. (Im Druck.)

Mills, L. C., Moyer, J. H.: Shock and hypotension. New York-London: Grune & Stratton 1965.

MOLLISON, P. L.: Blood transfusion in clinical medicine, 4. Aufl. Oxford: Blackwell 1967.
— Proceedings of the Congresses of the Internat. Soc. of Blood Transfusion. In: Bibliotheca haematologica. Basel: Karger 1958.
PROKOP, D., UHLENBRUCK, G.: Lehrbuch der menschlichen Blut- und Serumgruppen. Leipzig: Thieme 1963.
SPIELMANN, W.: Transfusionskunde. Stuttgart: Thieme 1967.
STRUMINA, M. M., CROSBY, W. H., GIBSON, J. G., GREENWALT, T. J., KREVANS, J. R.: General principles of blood transfusion. Philadelphia-Montreal: J. B. Lippincott Company 1963.
Tagungsberichte der Deutschen Gesellschaft für Bluttransfusion. In: Bibliotheca haematologica. Basel: Karger 1955.
WEIL, M. H., SHUBIN, H.: Diagnosis and treatment of shock. Baltimore: The Williams & Wilkins Company 1967.

g) Infusion von Volumenersatzmitteln

M. HALMÁGYI

Es darf heute als unumstrittene Tatsache gelten, daß bei der Entstehung der in den operativen Fächern vorherrschenden Schockformen der Verlust an intravasalem Volumen die wichtigste Rolle spielt, und nur ein sofortiger adäquater Volumenersatz die Dysregulation beseitigt. Auch im weiteren Verlauf eines Schocks ist das Volumen sicher ein wichtiger Faktor, der nicht vernachlässigt werden darf. Daneben müssen aber auch andere eben durch den Volumenverlust ausgelöste pathophysiologische Veränderungen Beachtung finden, d. h. der entstehende Schock ist ein alleiniges Volumenproblem, der ausgebildete dagegen wird zu einem Problem der capillären Mangeldurchblutung mit der daraus resultierenden Hypoxidose der Gewebe[1].

Nichts erscheint logischer, als den infolge Blutverlust auftretenden Schock durch Infusion mit gruppengleichem Blut zu beheben (ANDERSEN; ANDERSEN u. GABUZDA). Die *Bluttransfusion* birgt jedoch zahlreiche Risiken in sich und ist mit einer Mortalitätsrate von etwa 0,1—1,0‰ belastet (DHALL et al.; DAVIES; DAVIDSOHN u. STERN; SCHNEIDER u. KÖSTER). Abgesehen von der Übertragung von Krankheiten wie Syphilis, Malaria, Schlafkrankheit usw. stellt die Hepatitis die größte Gefahr der Blutübertragung dar. Die Gesamthepatitisrate schwankt nach der vorliegenden Literatur, abhängig von der Zahl der infundierten Konserven, zwischen 10—29% (CREUTZFELD et al.; HOLLAND et al.)[2]. So ist es verständlich, daß das Konservenblut als Volumenersatzmittel bei kleineren Blutverlusten (unter 15% der zirkulierenden Blutmenge) nicht empfohlen werden kann, vorausgesetzt, daß das Ausgangsvolumen normal war.

Bereits im Jahre 1883 stellte ERNST V. BERGMANN fest, daß bei Verletzten mit starken Blutverlusten der Tod zu einer Zeit eintritt, wo der Organismus noch über einen zum Leben ausreichenden Bestand an Erythrocyten verfügt. OTT ergänzte diese Erkenntnis im gleichen Jahr und führte aus: „Die Gefahr von Blutverlusten bis zu $^2/_3$ der Gesamtblutmenge liegt in dem dadurch bedingten Mißverhältnis zwischen Gefäßweite und Gefäßinhalt; dieser Gefahr begegnet ein zugeführtes Flüssigkeitsvolumen, gleichgültig, ob die Flüssigkeit blutkörperchenhaltig ist oder nicht." Nachdem KRANECKER und SANDER (1879) in Tierversuchen nach Entblutung Salzlösungen mit gutem Erfolg angewandt haben, konnte wenig später LANDERER einen Patienten beobachten, der nach Oberschenkelamputation einen Schock erlitt, sich aber nach der Zufuhr von Kochsalzlösung sofort erholte. Diese Befunde lieferten den Beweis, daß der Volumenersatz nach Blutverlusten auch ohne erythrocytenhaltige Flüssigkeit erfolgen kann, vorausgesetzt, daß die noch kreisenden Erythrocyten mengenmäßig ausreichen, um noch genügend Sauerstoff zu transportieren.

Es ist nicht anzunehmen, daß eine Mangelversorgung der Gewebe mit Sauerstoff auftritt, solange der Hämatokrit nach Volumenauffüllung nicht wesentlich unter 30% fällt. Der unterste Grenzwert dürfte etwa bei 20% liegen, wie Erfahrungen bei Zeugen Jehovas beweisen, die die Blutübertragung verweigern.

Hinsichtlich der erythrocytenfreien Flüssigkeiten muß man berücksichtigen, daß auch die Infusion von verschiedenen Plasmapräparaten — wie *Frischplasma, gelagertes Poolplasma* und *lyophilisiertes Trockenplasma* — beinahe im gleichen Maß wie die Bluttransfusionen mit Hepatitisrisiken belastet sind.

Die pasteurisierten *Plasma-Protein-Lösungen* und die *Human-Albumin-Lösung* erlauben dagegen eine „hepatitissichere" Volumenersatztherapie.

Diese Mittel stehen aber, besonders bei Massenunfällen jeder Art, keineswegs immer in genügender Menge zur Verfügung. Für die tägliche Praxis ist

1 Siehe auch Kapitel „Schock", S. 503.
2 Siehe auch Kapitel „Verabreichung von Blut und Blutbestandteilen", S. 398.

auch zu berücksichtigen, daß diese Blutderivate teuer sind. Wenn also keine besonderen Indikationen für die Übertragung von Proteinen bestehen, können billigere Volumenersatzmittel an ihre Stelle treten.

dem extracellulären Raum entsprechend, eine intravasale Volumenwirkung[3].

Diese physiologischen Gegebenheiten liegen der in der letzten Zeit durch amerikanische Autoren wiederaufgegriffenen Volumensubstitution mit Rin-

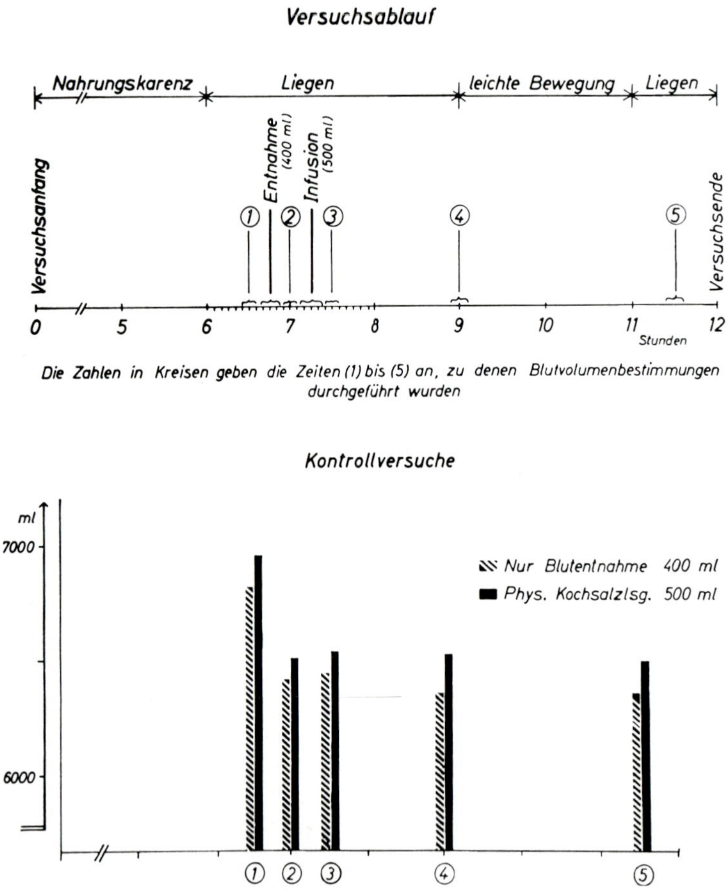

Abb. 1. Blutvolumenmessungen mit ^{131}J-Humanserumalbumin (Volemetron) nach Entnahme von 400 ml Blut und Infusion von 500 ml NaCl-Lösung 0,9%. [M. Halmágyi in: Genese und Therapie des hämorrhagischen Schocks (Hrsg. von O. H. Just), S. 45, Abb. 31. Stuttgart: Thieme 1966]

α) Kristalloide Lösungen

Bestechend einfach erscheint der Gedanke, *kristalloide kolloidfreie Lösungen* als Volumenersatzmittel zu benutzen. Die Möglichkeit, hierdurch die Volumenersatztherapie mit körpereigenen Substanzen ohne wesentliche Risiken — wie Hepatitis, immunologische Reaktionen, allergische Reaktionen usw. — zu betreiben, ist verlockend. Zweifelsohne sind dafür auch die Bedingungen aus rein theoretischen Überlegungen gegeben. Die infundierten kolloidfreien Lösungen verteilen sich, abhängig von ihrem Gehalt an Na^+, entweder im Gesamtkörperwasser oder in dem extracellulären Raum. Somit haben sie, dem prozentualen Volumenanteil des intravasalen Raumes an dem Gesamtkörperwasserraum bzw. an

ger-Lactat-Lösung zugrunde (Shires et al.; Tetzlaff). Berücksichtigt man jedoch, daß sich das Größenverhältnis zwischen dem intravasalen Raum und dem extracellulären bzw. Gesamtkörperwasserraum wie 1:3:6 verhält, so ist es verständlich, daß kristalloide, natriumfreie, isotone Lösungen, z. B. Zuckerlösungen, die sich letzten Endes im Gesamtkörperwasserraum verteilen, und die isotonen natriumhaltigen Lösungen, die sich im extracellulären Raum verteilen, in mindestens 6- bzw. 3facher Menge infundiert werden müssen.

Eine dem intravasalen Volumendefizit äquivalente Menge isotoner Natriumchlorid-Lösung hat

3 Siehe auch Kapitel „Wasser- und Elektrolythaushalt", S. 73.

keinen ausreichenden Auffülleffekt, wie es die Abb. 1 zeigt.

Nur eine Schnellinfusion der normotonen oder hypertonen kristalloiden Lösungen ist imstande, vorübergehend — für etwa 20 min — eine größere intravasale Volumenwirkung herbeizuführen.

Auch die Versuche, die Abströmung der intravasal infundierten kristalloiden, blutisotonen Lösungen mit gefäßabdichtenden Stoffen, wie z. B. Rutin, zu verzögern (FREY; GRÜNING u. ROTH), kann man heute trotz einiger Berichte über günstige klinische Erfahrungen nicht als erfolgreich bezeichnen.

Die Infusion größerer Mengen kolloidfreier Lösungen bringt die Gefahr der Ödembildung mit sich (SCHEGA).

Außer der Ersatztherapie im Rahmen der intravenösen Ernährung[4] hat die Verabreichung der kolloidfreien kristalloiden Lösungen nur die Aufgabe der Stabilisierung des intravasalen Volumens bei „Sequestrierung" größerer Mengen extracellulärer Flüssigkeit im menschlichen Organismus, wie z. B. bei Verbrennung oder Traumatisierung der Gewebe, und bei Behandlung eines durch Exsikkose bedingten intravasalen Volumenmangels. Als alleinige Volumenersatzmittel bei Blutungen haben sie keine große Bedeutung.

Aus der Starlingschen Lehre ergibt sich, daß echte Volumenersatzmittel die Elektrolytkonzentration des Blutes und mindestens den kolloidosmotischen Druck der Bluteiweißkörper aufweisen müssen; nur dann ist eine ausreichende Wirkung, vor allem ein ungestörter Ablauf der Austauschvorgänge zwischen Blutbahn und Gewebe, zu erwarten. Für diese Aufgaben eignen sich nur *kolloidhaltige Flüssigkeiten.*

β) Kolloidale Volumenersatzmittel

In Anbetracht der Vielzahl der Namen, die in der Literatur für die kolloidhaltigen Lösungen angegeben sind, müssen im Interesse der Klarheit einige Bemerkungen gemacht werden: Die Bezeichnung „Blutersatzmittel" trifft für keine der erythrocytenfreien kolloidalen Lösungen zu, da ihnen die Möglichkeit des ausreichenden Sauerstofftransportes fehlt. Auch die Kennzeichnung „Plasmaersatzmittel" ist irreführend, da die künstlichen Kolloide keine der spezifischen biologischen und chemischen Eigenschaften der menschlichen Eiweißfraktionen wie Pufferwirkung, Transportfähigkeit, Infektabwehr usw. besitzen. Der heute übliche Sammelbegriff „Plasmaexpander" setzt voraus, daß die Zunahme des intravasalen Volumens größer ist als die infundierte Menge (MOORE). Aus diesen Gründen sollen diejenigen kolloidalen Lösungen, die ausschließlich für den Ersatz eines intravasalen Volumendefizits dienen, „kolloidale Volumenersatzmittel" genannt werden. Diese Kennzeichnung entspricht der Wirkung und dem Indikationsbereich.

An ein kolloidales Volumenersatzmittel werden folgende Forderungen gestellt (AHNEFELD et al.; FREY; GRUBER; LUTZ):

1. Der kolloidosmotische Druck soll etwa dem des Plasmas entsprechen und die Molekülgröße des Kolloids so bemessen sein, daß eine Verweildauer in der Blutbahn über mehrere Stunden garantiert ist.
2. Eine konstante, genau bekannte molekulare Zusammensetzung der Lösung muß garantiert sein.
3. Die Viscosität der kolloidalen Lösung soll etwa der des Blutes entsprechen.
4. Die Substanz darf im Organismus nicht lange gespeichert werden, sondern muß vollständig abgebaut und/oder ausgeschieden werden.
5. Eine toxische Wirkung dem Gewebe gegenüber darf nicht vorliegen.
6. Die Lösung darf keine allergische oder pyrogene Wirkung entfalten und keine Sensibilisierung herbeiführen.
7. Sie muß sterilisierbar sein.
8. Sie muß jahrelange Haltbarkeit und Stabilität gegenüber starken Temperaturschwankungen und gegen Schütteln aufweisen.
9. Das Präparat soll billig und in größeren Mengen herstellbar sein.

Keine der sich im Handel befindlichen kolloidalen Volumenersatzlösungen entspricht allen diesen Bedingungen. Gleichgültig, welches Kolloid man wählt, stets besteht die Notwendigkeit, ein Optimum zwischen Verträglichkeit und Wirkung zu suchen; in jedem Fall muß man einen Kompromiß eingehen.

Seitdem MORAWITZ im Jahre 1883 den Infusionslösungen als kolloidale Substanz Gummischleim zugesetzt hat, wurden zahlreiche hochmolekulare Substanzen auf ihre Brauchbarkeit als kolloidale Volumenersatzmittel untersucht. So wurden im Laufe der Zeit tierische Substanzen wie Tierseren von Pferd und Rind, Rinderalbumin, Rinderglobulin, Fischschleim, Casein und Gelatine sowie Produkte aus pflanzlicher Grundsubstanz wie Cellulose, Methyläther, Pektin, Glucoalgin, Stärke, Lävan, Dextran und synthetische Präparate wie Polyvinylalkohol und Polyvinylpyrrolidon erprobt (AN-

4 Siehe auch Kapitel „Intensivtherapie", S. 892.

Tabelle 1. *Physiko-chemische Eigenschaften der Macrodex-Lösung 6% Dextran 60*[a]

Substanz	Dextran (Polysaccharid, bestehend aus etwa 450 Glucoseeinheiten, die zu über 90% in α-1,6-Glykosidbindungen vorliegen)
Zahlenmittel des Molekulargewichts	30000
Gewichtsmittel des Molekulargewichts	60000 (90% der Moleküle zwischen 25000 und 110000)
Polydispersität	2,0
Relative Viscosität	3,4 (bei 37° C)
Lösungsmittel	0,9%. NaCl oder Elektrolytlösung mit Na^+, K^+, Ca^{++}, Mg^{++}, Cl^- und Lactat
pH-Wert der Lösung	5,1–5,7
Pufferkapazität der Lösung	unbedeutend
Wasserbindungsvermögen	25,6 ml H_2O/1 g Dextran

[a] Die im Handel befindlichen dextranhaltigen Volumenersatzmittel werden durch Angabe des mittleren Molekulargewichts der Substanz gekennzeichnet. So bedeutet z.B. Dextran 60 ein Dextranpräparat mit einem mittleren Molekulargewicht von 60000.

Tabelle 2. *Klinische Eigenschaften der Macrodex-Lösung 6% Dextran 60*

Intravasale Volumenwirkung	der des Eigenblutes und Plasmas entsprechend, etwa um 100% der infundierten Menge über 4–6 Std (Halbwertszeit ca. 4 Std)
Wirkung auf die Hämodynamik	Steigerung des Herz-Zeitvolumens, Abfall des Htk und der Blutviscosität, Abnahme des peripheren Widerstandes, erhöhter venöser Rückfluß
Wirkung auf die Hämostase	Antithrombotischer Effekt, Blutgerinnungsstörungen nach Infusion von mehr als 1,5 g Dextran/kg Körpergewicht/24 Std
Wirkung auf die Niere	Durchblutung steigt an, PAH-Clearance und Harnzeitvolumen nehmen ab, Harnviscosität erhöht
Nierenschwelle	bei ca. 40000
Abbau und Ausscheidung	70 mg/kg Körpergewicht/24 Std (40% durch die Niere)
Allergische Reaktionen	selten
Antikörperbildung	keine
Histaminfreisetzung	schwach
Blutsenkungsreaktion	leicht beschleunigt
Blutgruppenbestimmung	nicht gestört
Laboruntersuchungen	teilweise gestört
Haltbarkeit	über 10 Jahre

DERSEN u. GABUZDA; BALISS; BAYLISS; CORLEY u. JOSEPH; CZERNY; GREENFIELD u. BLALOCK; GROTH u. MURUK, HAMILTON et al.; HECHT u. WEESE; HERSHEY; HOGAN; HORATZ u. FREY; IVY et al.; LAMPERT; REPPE; RIEDEL u. ZIPF; RUDIN; TAKAYAMA; TAYLOR u. WATERS; THOMPSON; WEESE; WILLENEGGER).

Viele dieser Substanzen konnten sich jedoch in der Klinik wegen der hohen Komplikationshäufigkeit — wie antigene Eigenschaften, allergische und pyrogene Reaktionen und Speicherung im Organismus — nicht lange behaupten.

Von den noch auf dem Markt befindlichen Lösungen haben die in Südamerika gebräuchliche Pektin-Lösung (Graplasmoid), die in der Schweiz hergestellte Alginon-Lösung (Plasmaflex) und das Fructosepolymer Lävan bis jetzt keine Bedeutung erlangt (HARTMANN; SCHECHTER u. HESTRIN; TAKAYAMA). Das von REPPE entwickelte Polyvinylpyrrolidon, das unter dem Namen Kollidon, später Periston, zur klinischen Anwendung kam und während des 2. Weltkrieges Tausenden von Menschen das Leben rettete, hat wegen der Gefahr der Speicherung (HUEPER) gänzlich an Bedeutung verloren. Die heute noch zur Verfügung stehenden polyvinylpyrrolidonhaltigen Lösungen haben wegen des stark reduzierten mittleren Molekulargewichtes keine nennenswerte intravasale Volumenwirkung (AHNEFELD et al.).

Die Untersuchungen über eine Stärkelösung, 6%ige Hydroxylstärke in 0,9%iger Kochsalzlösung aufgeschwemmt, sind zwar in der letzten Zeit in Amerika intensiviert worden, sie sind jedoch nicht abgeschlossen. Diese Lösung scheint für die klinische Anwendung geeignet zu sein (BALLINGER et al.; WALTON; WIEDERSHEIM).

Die heute für die Herstellung von Volumenersatzmitteln wichtigen kolloidalen Substanzen sind: das Dextran und die Gelatine.

Die Auswertung der älteren Literatur über diese beiden Substanzen soll mit größter Vorsicht vorgenommen werden. Die dortigen Angaben können

Tabelle 3. *Dextranhaltige Volumenersatzmittel*

Name	Substanz	Konzentration	Hersteller
Neo-Subsidal	Dextran 45	4%	Pfrimmer, Erlangen
Macrodex	Dextran 60	6%	Knoll AG., Ludwigshafen
Macrodex	Dextran 70	6%	Pharmacia, Uppsala
Dextran Cutter	Dextran 70	6%	Cutter, Berkeley
Dextran Don Baxter	Dextran 70	6%	Don Baxter, Glendale
Gentran	Dextran 70	6%	Travenol, Morton Grove
Longasteril	Dextran 75	6%	Fresenius, Homburg
Onkovertin	Dextran 75	3%	Braun, Melsungen
Dextran Abbott	Dextran 75	6%	Abbott, Chicago
Salvidextran 75	Dextran 75	6%	Salvia, Homburg
Schiwadex 75	Dextran 75	6%	schi-wa, Glandorf
Parenteral D 85	Dextran 85	5,5%	Serag-Wiessner, Neila
Dextranven 110	Dextran 110	6%	Fisons, England

irreführend sein, da die Industrie in den letzten Jahren das mittlere Molekulargewicht und die Molekularstruktur wegen des erforderlichen Kompromisses zwischen Wirkung und Nebenwirkung bei fast allen Präparaten korrigiert hat. Damit haben sich zwangsläufig auch die für die Therapie wichtigen Eigenschaften der Volumenersatzmittel, wie Volumenwirkung und Verweildauer, geändert. Ebenso sind eine Reihe der früheren Aussagen über die Nebenwirkungen der einzelnen Substanzen nicht mehr zu halten.

1. Volumenersatz durch Dextran

Das Dextran wurde im Jahre 1869 von Scheibler entdeckt. Erst später — im Jahre 1944 — wurde die Substanz auch von Grönwall und Ingelmann (1944, 1945) zur Herstellung von Volumenersatzmitteln herangezogen. Das Dextran entsteht in Zuckerausschwemmungen durch ein apathogenes Bacterium (Leuconostoc mesenteroides), das die Glucose zu einer stärkeähnlichen Polysaccharidkette polymerisiert. Das Molekulargewicht dieser Grundsubstanz liegt zwischen 100000 und 10000000. Durch eine partielle Hydrolyse und Fraktionierung werden die Moleküle so aufgespalten, daß sie größenordnungsmäßig etwa den Eiweißmolekülen im Plasma entsprechen. Insbesondere durch die Verwendung des Bakterienstammes Leuconostoc mesenteroides B 512 F ist es gelungen, Dextranmoleküle mit geringen Verzweigungsgraden herzustellen. Hierdurch konnten die bei früheren Präparaten vorhandenen Nebenreaktionen weitgehend vermieden werden.

Neben der Molekularstruktur sind außerdem das mittlere Molekulargewicht, die Molekulargewichtsverteilung und die Konzentration des Kolloids für die Volumenwirkung, Verweildauer und für die unerwünschten Nebenwirkungen der Präparate verantwortlich. Je niedriger das mittlere Molekulargewicht, je enger die Molekulargewichtsverteilung und je kleiner der Verzweigungsgrad des Dextranmoleküls sind, desto weniger sind bei den einzelnen Dextranlösungen Nebenwirkungen zu erwarten.

Die pharmazeutische Industrie hat im Laufe der Jahre zahlreiche Dextran-haltige Lösungen mit unterschiedlichem Molekulargewicht sowie unterschiedlicher Molekulargewichtsverteilung, Molekularstruktur und Konzentration auf den Markt gebracht. So ist eine einheitliche Charakterisierung aller Lösungen nicht möglich. Die einzelnen physikalisch-chemischen Charakteristika und klinischen Eigenschaften der Macrodex-Lösung 6%, Dextran 60, sind am besten bekannt. Diese Daten wurden in den Tabellen 1 und 2 zusammengestellt, um eine Übersicht über die Wirkungen und Nebenwirkungen eines der Dextranpräparate zu geben[5]. Die im deutschsprachigen Raum erhältlichen dextranhaltigen Volumenersatzmittel sind in der Tabelle 3 aufgeführt.

Die Infusion von dextranhaltigen Volumenersatzmitteln ist indiziert:

1. bei kleineren Blutverlusten, bei denen die Infusion von Sauerstoffträgern noch nicht erforderlich ist,

2. bei größeren akuten inneren und äußeren Blutungen, wenn noch kein Transfusionsblut zur Verfügung steht.

Aus der Tabelle 2 ist ersichtlich, daß das gemessene oder geschätzte Volumendefizit durch eine gleich große Menge Macrodex 6%, Dextran 60, zu

5 Literatur bei U. F. Gruber und H. Lutz.

Tabelle 4. *Physiko-chemische Eigenschaften der Gelatinepräparate*

Parameter	HVG	OPG	MFG[1]	MFG[2]
Zahlenmittel des Molekulargewichtes	15000	20000	16000	nicht bekannt
Gewichtsmittel des Molekulargewichtes	35000	30000	35000	35000
Polydispersität	2,3	1,5	2,2	nicht bekannt
Relative Viscosität	1,7–1,8	2,1	2,2	2,2
Lösungsmittel	NaCl, KCl, $CaCl_2$-Lösung	0,9% NaCl	NaCl, $CaCl_2$-Lösung	NaCl, KCl, $CaCl_2$, $MgCl_2$-Lösung
pH-Wert der Lösung	7,25	7,0	7,2	5,3
Pufferkapazität		gering		
Gelierpunkt		5–10° C		
Wasserbindungsvermögen		14,3–39,0 ml H_2O/1 g Gelatine		

HVG = durch Harnstoffbrücken vernetzte Rinderknochengelatine, behandelt mit Diisocyanat (Hämaccel 3,5%, Gelatine 35, Hoechst, Frankfurt).

OPG = Oxypolygelatine mit Glyoxal behandelt (Gelifundol 5,6%, Gelatine 30, Biotest, Frankfurt).

MFG[1] = Modifizierte flüssige Gelatine aus gekalkten Kalbshäuten nach Succinylierung (Physiogel 4,2%, Gelatine 30, SRK, Bern).

MFG[2] = Modifizierte flüssige Gelatine aus Rinderknochen behandelt mit Bernsteinsäureanhydrid [neo-Plasmagel (kein K^+, physiologischer pH-Wert) 3,0%, Gelatine 35, B. Braun, Melsungen; Roger Bellon, Paris].

ersetzen ist. Die dabei infundierte Dextranmenge sollte 1,5 g Dextran/kg Körpergewicht/24 Std nicht überschreiten. Diese Menge entspricht 1500 ml der 6%igen Dextranlösung bei ca. 70 kg Körpergewicht.

Kontraindikationen bestehen bei ausgeprägter Blutungsbereitschaft, wie z.B. bei Thrombopenie.

2. Volumenersatz durch Gelatine

Gelatinehaltige Infusionslösungen wurden bereits im Jahre 1894 von Czerny verwendet. Die erste Infusion am Menschen hat Hogan im Jahre 1915 vorgenommen. Die damaligen Gelatinepräparate waren jedoch für die klinische Anwendung nicht geeignet, da die Lösungen oft durch Tetanusbacillen und Anthraxsporen verseucht waren, starke allergische Reaktionen auslösten und bei Zimmertemperatur gelierten. Etwa 40 Jahre später wurden gereinigte Gelatinepräparate hergestellt, deren Lösungen auch unter 10° C flüssig blieben.

Heute werden drei verschiedene Arten von Gelatinepräparaten zur Herstellung von Volumenersatzmitteln herangezogen. Diese sind:

1. die Oxypolygelatine, im Jahre 1951 von Campbell et al. entwickelt;

2. die modifizierte flüssige Gelatine, im Jahre 1952 von Tourtelotte eingeführt;

3. die mit Harnstoffbrücke vernetzte Gelatine, im Jahre 1962 von Schmidt-Thomé et al. beschrieben.

Die Gelatine wird durch Äscherung und durch ein Ausschmelzungsverfahren aus Kollagen hergestellt. Die Ausgangssubstanz hat ein mittleres Molekulargewicht von etwa 100000 und wird durch thermische Behandlung in kleinere Moleküle oder Peptide gespalten. Die Gelatinemoleküle bilden in wäßriger Lösung bei Abkühlung Gelee und gehen bei Erwärmen wieder in den Sol-Zustand über. Die Höhe des Schmelzpunktes hängt von dem Molekulargewicht und der Konzentration der Lösung ab.

Die einzelnen Daten über die physiko-chemischen und klinischen Eigenschaften der Gelatine-haltigen Volumenersatzmittel sind in den Tabellen 4 und 5 zusammengestellt[6].

Die Verabreichung der Gelatine-haltigen Präparate ist bei kleineren Blutverlusten indiziert, bei denen das Sauerstoffbindungsvermögen des Blutes noch nicht wesentlich beeinträchtigt ist. Ebenso können sie bei größeren akuten inneren und äußeren Blutungen im Rahmen der Soforttherapie zur Anwendung kommen.

Zu einem vollständigen Ersatz des intravasalen Volumens sollten etwa um 30% größere Mengen infundiert werden, als es dem gemessenen oder geschätzten Defizit entsprechen würde. Da der initiale Volumeneffekt nach 2—3 Std nicht mehr vorhanden ist, muß der Kreislauf nach dieser Zeit durch Lösungen mit anhaltender Volumenwirkung aufgefüllt werden. Nur hierdurch ist das Wiederauftreten des hypovolämischen Schocks mit allen seinen Folgen zu vermeiden, da die körpereigenen Kompensationsmechanismen auch bei relativ kleinen Blutverlusten in der Kürze der Zeit noch nicht ausreichen, um

6 Literatur bei U. F. Gruber und H. Lutz.

Tabelle 5. *Klinische Eigenschaften der Gelatinepräparate*

Intravasale Volumenwirkung	60—70% der infundierten Menge über 1—3 Std
Wirkung auf die Hämodynamik	Steigerung des Herz-Zeitvolumen, hauptsächlich durch Frequenzerhöhung, Abfall des Htk und der Blutviscosität, Abnahme des peripheren Widerstandes, erhöhter venöser Rückfluß
Wirkung auf die Hämostase	Zellaggregierende Wirkung, Abfall der Thrombocytenzahl, keine Blutgerinnungsstörungen
Wirkung auf die Niere	Durchblutung leicht gesteigert, keine Veränderung der Clearance-Werte, Harnzeitvolumen nimmt stark zu, Harnviscosität erhöht (osmotische Diurese)
Nierenschwelle	70—90% der Gelatinemoleküle liegen darunter
Abbau und Ausscheidung	etwa 1% wird abgebaut, etwa 22% unmittelbar nach Verabreichung extravasal und 23% ausgeschieden, nach 24 Std 92% ausgeschieden
Allergische Reaktionen	selten
Antikörperbildung	vorhanden, außer MFG
Histaminfreisetzung	relativ stark
Blutsenkungsreaktion	beschleunigt
Blutgruppenbestimmung	nicht gestört
Laboruntersuchungen	nicht gestört
Haltbarkeit	über 7 Jahre bei Zimmertemperatur

eine spontane Wiederauffüllung des Kreislaufes zu bewirken.

Kontraindikationen sind Herzinfarkt, Fettembolie, Lungenembolie, disseminierte intravasale Gerinnungsstörungen, gedeckte Schädelhirntraumen und Asthma bronchiale.

Ein qualitativer Vergleich zwischen Dextran- und Gelatine-haltigen Volumenersatzmitteln ist zur Zeit nur schwer möglich. Die Gelatinepräparate sind in äquivalenten Mengen hinsichtlich ihrer Volumenwirkung und Verweildauer den Dextranpräparaten unterlegen. Wenn man diese Einschränkung bei der Dosierung von Gelatinepräparaten einbezieht, können sie auch im Rahmen der Notfallversorgung innerhalb und außerhalb des Krankenhauses neben den Dextranpräparaten Verwendung finden.

Nach Ansicht des Autors sind die dextranhaltigen Volumenersatzmittel in Katastrophensituationen, im Krieg und unter ungünstigen klimatischen Verhältnissen den derzeitigen Gelatinepräparaten vorzuziehen.

Bei der Verabreichung beider Präparate muß man berücksichtigen, daß durch die Infusion von großen Mengen infolge des Verdünnungseffektes Störungen der Blutgerinnung auftreten können.

Aufgrund der dargelegten Tatsachen ergeben sich bei der Durchführung der Infusionstherapie mit Volumenersatzlösungen folgende Gesichtspunkte:

1. Blut und Blutderivate sollten bei kleineren Volumenverlusten nicht als Volumenersatzmittel verwendet werden.

2. Erythrocytenhaltige Lösungen sind nur bei Beeinträchtigung der Sauerstoffversorgung des menschlichen Organismus durch Mangel an Erythrocyten indiziert.

3. Die Human-Albumin-Lösung und die Plasma-Protein-Lösung können als Volumenersatzmittel verwendet werden; ihre Anwendung ist jedoch sehr kostspielig.

4. Kolloidfreie kristalloide Lösungen sollten nur dann zur Volumenersatztherapie herangezogen werden, wenn die Einschränkung des intravasalen Volumens infolge einer Dehydration ohne Blutverlust aufgetreten ist oder eine Sequestrierung der extracellulären Flüssigkeit infolge Verbrennung oder Trauma besteht, oder wenn nichts Besseres zur Verfügung steht.

5. Als echte Volumenersatzmittel sind heute diejenigen kristalloiden Lösungen zu bezeichnen, die kolloidale Substanzen wie Dextran oder Gelatine enthalten.

6. Dextran- und Gelatine-haltige Volumenersatzmittel können im Rahmen der Notfallversorgung innerhalb und außerhalb des Krankenhauses zur Anwendung kommen.

7. Die Dextran-haltigen Volumenersatzmittel können in der dem intravasalen Volumendefizit entsprechenden Menge infundiert werden. Die Dosierung sollte jedoch 1,5 g Dextran/kg Körpergewicht/24 Std nicht überschreiten.

8. Die niedermolekularen rheologisch aktiven 10%igen Dextranlösungen und die 10- oder höherprozentigen hochmolekularen Dextranlösungen sollten nicht als Volumenersatzmittel verwendet werden.

Sie sind sozusagen Pharmaka, die ihre speziellen Anwendungsgebiete in der klinischen Therapie haben[7].

9. Die gelatinchaltigen Volumenersatzmittel sollten in einer Menge infundiert werden, die etwa 30% über dem intravasalen Volumendefizit liegt.

10. Bei Transportzeiten über 2—3 Std, in Katastrophen- und Feldverhältnissen sollten keine gelatinehaltigen, sondern dextranhaltige Lösungen zur Anwendung kommen.

11. Bei bestehender Dehydrierung des gesamten extracellulären Raumes oder des Gesamtkörperwasserraumes sollten gleichzeitig mit der Anwendung der intravasalen Volumenersatzmittel entsprechende kristalloide, kolloidfreie Lösungen infundiert werden, da die Stabilisierung des intravasalen Volumens nur dann gewährleistet ist.

12. Die Dosierung der Volumenersatzlösungen soll — unterhalb der angegebenen Höchstgrenzen — letzten Endes nach Kunst und Regel der klinischen Schocktherapie[8] und -prophylaxe erfolgen.

Literatur

AHNEFELD, F. W., HALMÁGYI, M., ÜBERLA, K.: Untersuchungen zur Bewertung kolloidaler Volumenersatzmittel. Anaesthesist **14**, 137 (1965).

ANDERSEN, S. B.: Blood volume in elderly anemic patients following blood transfusion. Lancet **1960I**, 717.

— GABUZDA, T. G.: Simultaneous determination of plasma volume with T-1824 and ^{131}J-labelled autologous and homologous paraprotein. Clin. Sci. **26**, 41 (1964).

ANDERSON, M. C., GEURKINK, R. E., SIMS, D. N.: Use of low molecular weight dextran to prolong bowel viability in stangulation obstruction. J. Amer. med. Ass. **192**, 564 (1965).

AUB, J. C.: Studies in experimental traumatic shock. I. The basal metabolism. Amer. J. Physiol. **54**, 388 (1920).

BALISS, W. M.: The action of gum acacia on the circulation. J. Pharmacol. exp. Ther. **15**, 29 (1920).

BALLINGER, W. F., MURRAY, G. F., MORSE, E. E.: Preliminary report on the use of hydroxyethyl starch solution in man. J. surg. Res. **6**, 180 (1963).

BAYLISS, W. M.: Methods of raising a low arterial pressure. Proc. roy. Soc. B **89**, 381 (1916).

BERGMANN, E. v.: Zit. nach H. WEESE.

CAMPBELL, D. H., KOEPFLI, J. B., PAULING, L., ABRAHAMSEN, N., DANDIKER, W., FEIGEN, G. A., LANNI, F., ROSEN, L.: The preparation and properties of a modified gelatin (oxypolygelatin) as an oncotic substitute for serum albumin. Tex. Rep. Biol. Med. **9**, 235 (1951).

CORLEY, R. D., JOSEPH, N. R.: Red cell charge as affected by low viscosity dextran. Proc. Soc. exp. Biol. (N.Y.) **122**, 1171 (1966).

7 Siehe auch Kapitel „Intensivtherapie", S. 892.

8 Siehe auch Kapitel „Schock", S. 503.

CREUTZFELD, W., SEVERIDT, H.-J., SCHMITT, H., GALLASCH, E., ARNDT, H., BRACHMANN, H., SCHMIDT, G., TSCHASPE, U.: Untersuchungen über Häufigkeit und Verlauf der ikterischen und anikterischen Transfusionshepatitis. Dtsch. med. Wschr. **91**, 1813 (1966).

CZERNY, A.: Versuche über Bluteindickung und ihre Folgen. Naunyn-Schmiedebergs Arch. exp. Path. Pharmak. **34**, 268 (1894).

DAVIDSOHN, I., STERN, K.: Blood transfusion reaction: Their causes and identification. Med. Clin. N. Amer. **44**, 281 (1960).

DAVIES, J. W. L.: Methods of assessment of blood loss in the shocked and injured patient. Brit. J. Anaesth. **38**, 250 (1966).

DHALL, D. P., HARPER, D. R., MCKENZIE, F. N., MATHESON, N. A.: Aggregation of human platelets by dextran. Nature (Lond.) **210**, 745 (1966).

Division of medical Science: Artificial colloids for intravenous use. Nat. Acad. Sci. Washington 1963.

FREY, R.: Wasserhaushalt, Infusionen und Plasmaersatzmittel. In: Lehrbuch der Anaesthesiologie, S. 141, hrsg. von R. FREY, W. HÜGIN, O. MAYRHOFER. Berlin-Göttingen-Heidelberg: Springer 1955.

GREENFIELD, L., BLALOCK, A.: Effect of low molecular weight dextran on survival following hemorrhage. Surgery **55**, 684 (1963).

GRÖNWALL, A., INGELMANN, B.: Untersuchungen über Dextran und sein Verhalten bei parenteraler Zufuhr. I. Acta physiol. scand. **7**, 97 (1944).

— — Untersuchungen über Dextran und sein Verhalten bei parenteraler Zufuhr. II. Acta physiol. scand. **9**, 1 (1945).

GROTH, C. G., MURUK, O.: Changes in blood plasma viscosity in experimentally induced erythrocyte aggregation. Bibl. anat. (Basel) **7**, 385 (1965).

GRUBER, U. F.: Blutersatz. Berlin-Heidelberg-New York: Springer 1968.

GRÜNING, W. U., ROTH, H.: Das Verhalten des Blutvolumens beim Menschen nach Infusion von Blutersatzflüssigkeiten. Klin. Wschr. **32**, 351 (1954).

HAMILTON, J. I., HOAR, W. S., HAIST, R. E.: A comparison of the efficacy of different infusion media in shock. Canad. J. Res., E **24**, 31 (1946).

HARTMANN, F. W.: Fate and disposal of plasma substitutes. Ann. N.Y. Acad. Sci. **55**, 504 (1952).

HECHT, G., WEESE, H.: Periston, ein neuer Blutflüssigkeitsersatz. Münch. med. Wschr. **90**, 11 (1943).

HERSHEY, S. G.: Shock. Boston: Little Brown 1964.

HOGAN, J. J.: The intravenous use of colloidal (gelatin) solutions in shock. J. Amer. med. Ass. **64**, 721 (1915).

HOLLAND, P. V., RUBINSON, R. M., MORROW, A. G., SCHMIDT, P. J.: Gamma globulin in the prophylaxis of posttransfusion hepatitis. J. Amer. med. Ass. **196**, 471 (1966).

HORATZ, K., FREY, R.: Schock und Plasmaexpander. Berlin-Göttingen-Heidelberg-New York: Springer 1964.

HUEPER, W. C.: Experimental carciogenic studies in macromolecular chemicals. Neoplastic reactions in rats and mice after parenteral introduction of polyvinyl-pyrrolidon. Cancer (Philad.) **10**, 8 (1957).

IVY, A. C., GREENGARD, H., STEIN, I. F., GRODIND, F. S., DALTON, D. F.: Effect of various blood substitutes in resuscitation after otherwise fatal hemorrhage. Surg. Gynec. Obstet. **76**, 85 (1943).

KRANECKER, SANDER: Zit. nach H. LAMPERT.
LANDERER, D.: Zit. nach H. LAMPERT.
LAMPERT, H.: Die Verhütung des Kreislaufkollapses durch Blutersatzflüssigkeiten. Hippokrates (Stuttg.) **22**, 579 (1951).
LUTZ, H.: Plasmaersatzmittel. Stuttgart: Thieme 1969.
MOORE, F. D.: Metabolic care of the surgical patient. Philadelphia: Saunders 1959.
MORAWITZ, C. H.: Beobachtungen über den Wiederersatz der Bluteiweißkörper. Beitr. chem. Physiol. Path. **7**, 153 (1906).
OTT, K. v.: Über den Einfluß der Kochsalzinfusion auf den verbluteten Organismus im Vergleich mit anderen zur Transfusion verwendeten Flüssigkeiten. Virchows Arch. path. Anat. **93**, 114 (1883).
REPPE, W.: Polyvinylpyrrolidon. Weinheim: Chemie 1954.
RIEDEL, G., ZIPF, K.: Tierexperimentelle Untersuchungen über Blutersatzmittel. Naunyn-Schmiedebergs Arch. exp. Path. Pharmak. **203**, 25 (1944).
RUDIN, C. L.: Das Dextran (Macrodex) im Rahmen der Plasmaersatzfrage. Diss. Basel 1953.
SCHECHTER, I., HESTRIN, S.: Use of levan as an expander of blood volume. Vox Sang. (Basel) **8**, 82 (1963).
SCHEGA, H. W.: Das Ödem der Magen- und Darmwand nach intravenösen Infusionen. Langenbecks Arch. klin. Chir. **276**, 478 (1953).
SCHEIBLER, C.: Untersuchungen über die Natur der gallertartigen Ausscheidung (sog. „Froschleich"), welche bei der Saftgewinnung aus Rüben beobachtet wird. J. Verh. dtsch. Zuckerind. **24**, 309 (1869).
SCHMIDT-THOMÉ, J., MAGER, A., SCHÖNE, H. H.: Zur Chemie eines neuen Plasmaexpanders. Arzneimittel-Forsch. **12**, 378 (1962).
SCHNEIDER, W., KÖSTER, H. J.: Zur Beurteilung von Transfusionsreaktionen. Konsequenzen für die Praxis. Münch. med. Wschr. **108**, 1478 (1966).
SHIRES, G. T., COLN, D., CARRICO, J., LIGHTFOOT, S.: Fluid therapy in hemorrhagic shock. Arch. Surg. **88**, 688 (1964).
TAKAYAMA, T.: Glyco-algin as a transfusion solution. Bibl. haemat. (Basel) **7**, 287 (1958).
TAYLOR, N. B., WATERS, E. T.: Isinglass as transfusion fluid in haemorrhage. Cand. med. Ass. J. **44**, 547 (1941).
TETZLAFF, A. O.: Der primäre Volumenersatz mit Ringerlaktat. Berlin-Heidelberg-New York: Springer 1969.
THOMPSON, W. L.: Plasma substitutes. A review. J. S. C. med. Ass. **56**, 456 (1960).
TOURTELOTTE, D.: Modified fluid gelatin as a new plasma expander. V. Congr. internat. de transfusion sanguine. Paris 1954.
WALTON, R. P.: Report on further studies on a hydroxyethyl starch solution. In: Second Conference on Artificial Colloid Agents, p. 118. Washington: Nat. Acad. Sci. 1963.
WEESE, H.: Blutersatzprobleme. Med. Z. **1**, 19 (1944).
— Therapeutische Möglichkeiten mit Blutersatzstoffen. Münch. med. Wschr. **15**, 456 (1953).
WIEDERSHEIM, M.: An investigation of oxyethylstarch as a new plasma expander in animals. Arch. int. Pharmacodyn. **111**, 353 (1957).
WILLENEGGER, H.: Das Dextran im Rahmen der Blutersatzfrage. Helv. chir. Acta **17**, 614 (1947).

h) Desinfektion und Sterilisation von Anaesthesie-Zubehör

CH. LEHMANN

α) *Einführung*

Die Verbreitung von Krankheitskeimen durch direkte Kontaktinfektionen und Zwischenträger verursacht den sog. infektiösen Hospitalismus. Den Infektionen, die durch Zwischenträger, also Personen als symptomlose Bakterienträger, unbelebte Gegenstände (Wäsche, Geschirr, Geräte, Instrumente usw.) und Luftverkeimung übertragen werden, fällt die größere Bedeutung zu (KANZ, 1966, 1969).

Da der Hospitalismus in seinen Auswirkungen ein ernstes Problem darstellt, ist es Verpflichtung jedes Arztes, durch geeignete Desinfektions- und Sterilisationsmethoden weitgehend aseptisches Arbeiten am Operationstisch und Krankenbett zu ermöglichen. Dabei sind sowohl die in seinem Rahmen erforderlichen Geräte und Apparaturen, als auch der in diesem Arbeitsbereich zu beobachtende typische Keimbefall zu berücksichtigen (KANZ, 1969).

Für den Anaesthesisten ist diese Aufgabe wegen seiner interdisziplinären Stellung und der im Bereich der Anaesthesie und Intensivbehandlung gegebenen Übertragungsmöglichkeiten von besonderer Bedeutung.

Das Hohlraumsystem der Narkose- und Beatmungsapparate, das Intubationsbesteck und das weitere Zubehör werden schon bei kurzdauernder Anwendung am Kranken von pathogenen Keimen besiedelt. Die Beschaffenheit der Innenflächen der Geräte, der Schläuche und Atembeutel, die Gliederung der Kreislaufteile und die Feuchtigkeit und Temperatur innerhalb der Wege des Beatmungssystems bieten günstige Voraussetzungen für das Wachstum der Erreger und stellen eine erhöhte Kontaminationsgefahr dar. Auch Apparatgehäuse weisen Mikroorganismen auf, die vorwiegend an den Schaltern und Transportgriffen gefunden werden (EICHLER u. HENKEL; JUST u. HENSCHEL; KANZ, 1969; LEHMANN, 1962, 1967; POULSEN; STOECKEL u. HART).

Dieses Infektionsrisiko wird durch die im Rahmen der Allgemeinnarkose gegebene Beeinträchtigung der natürlichen Schutzreflexe des Respirationstraktes, also Einschränkung von Schleimproduktion und Ciliarbewegung, mangelnde Filterung und Anfeuchtung des Beatmungsgemisches und Unterdrückung des Hustenreflexes gefördert (HASELHUHN et al.; LEHMANN, 1962).

Ähnliche Faktoren ergeben sich in der Intensivbehandlung. Reduzierte, resistenzgeschwächte Kranke erfahren eine zusätzliche Belastung durch die in vielen Fällen erforderliche Tracheotomie, die mit einer Ausschaltung wesentlicher Schutzmechanismen des Atemsystems verbunden ist (KANZ, 1969; LEHMANN, 1962; POULSEN).

Weitere Probleme bildet die in diesen Räumen regelmäßig vorhandene Keimflora (Staphylococcus aureus, Pseudomonas pyocyanea, Klebsiella pneumoniae, Proteus, Aerobacter aerogenes und Escherichia coli), die eine Verhütung und Bekämpfung von Infektionen erschwert (KANZ, 1969).

Beide Arbeitsbereiche erfordern also sowohl eine gewissenhafte Desinfektion oder Sterilisation aller für Keimübertragungen verantwortlichen Gegenstände, als auch eine disziplinierte und in diesem Rahmen als selbstverständlich erscheinende Reinlichkeit des Personals. Händedesinfektion vor jeder Handhabung am Kranken z. B. sollte vorgeschrieben sein.

Die in der Anaesthesie und Intensivbehandlung verwendeten hitzeempfindlichen Geräte, die zu einem großen Teil aus Gummi und Plastikmaterial bestehen, schränken die Sterilisation mit physikalischen Methoden durch Hitze und Dampf weitgehend ein. Auch die Kalt-Sterilisation und die Desinfektion mit chemischen Lösungen und Gasen haben verschiedene Nachteile. Die Sperrigkeit des Materials, sowie die Bauweise und das Ausmaß der Apparaturen stellen weitere Probleme dar. Diese Schwierigkeiten entbinden den Anaesthesisten jedoch nicht davon, für einwandfrei sauberes, d.h. nicht kontaminiertes Instrumentarium Sorge zu tragen (EICHLER u. HENKEL; LEHMANN, 1962, 1967).

Im folgenden werden Desinfektions- und Sterilisationsmethoden besprochen, die im Arbeitsbereich des Anaesthesisten Anwendung finden.

Desinfektion. Maßnahme, die alle vegetativen Formen von Bakterien und Pilzen (nicht aber Sporen) sowie prüfbaren Viren mechanisch, physikalisch oder chemisch in einen Zustand versetzt, der die Infektion unterbindet.

Sterilisation. Abtötung aller Mikroorganismen, also auch der Sporen.

β) Physikalische Desinfektions- und Sterilisationsmethoden

1. Die Kochdesinfektion

Die Durchführung der Kochdesinfektion von Instrumenten ist relativ einfach. Kochfeste Gegenstände werden durch siedendes Wasser, dem evtl. 0,25% Soda zur Steigerung der Wirkung zugesetzt wurde, von vegetativen Keimen befreit. Die Kochdauer sollte 30 min nicht unterschreiten, weil die in Serum und Blut enthaltenen Bakterien im siedenden Wasser mehr als 15 min überleben können.

Das Auskochen in Wasser bietet, da Sporen nicht abgetötet werden, keine Sterilität. Sporenbildner überstehen die Kochtemperatur mehrere Stunden lang. Der Zusatz 1%iger Formalinlösung allerdings gibt auch bei diesem Verfahren die Möglichkeit, Sporen abzutöten, ist jedoch nur ein Notbehelf, da durch den Kochvorgang gasförmiger Formaldehyd entweicht, der stechend riecht und die Schleimhäute reizt.

Die Kochdesinfektion eignet sich vorwiegend für bestimmte Gegenstände des Anaesthesie-Instrumentariums (Metall, Gummi, Glas), weil kombinierte Materialien durch den Kochvorgang geschädigt oder unansehnlich werden. Gummi und Plastik verlieren bisweilen ihre Elastizität und werden brüchig und undicht. Es gibt jedoch Gummiarten, die Auskochen in Wasser ohne Zusätze relativ gut ertragen.

Trotzdem muß der Anaesthesist in der freien Praxis und an einer kleinen Abteilung, dem die technischen Einrichtungen eines Großkrankenhauses nicht zur Verfügung stehen, oft auf diese Methode zurückgreifen.

2. Die Dampfdesinfektion

Während des von ADAM beschriebenen V-D-V-Verfahrens (Vakuum-Dampf-Vakuum) wird in einer Kammer abwechselnd Vakuum und gesättigter Dampf erzeugt, bis die gesamte atmosphärische Luft aus dem Behälter entwichen ist. Anschließend werden die Materialien während der Dauer von 20 min bei einer Temperatur von 75° C unter sattem Dampf behandelt. Auf diese Weise soll eine Abtötung aller vegetativen Keime (mit Ausnahme von Sporen) erfolgen. Die Vorzüge des Verfahrens liegen in der ausgezeichneten Tiefenwirkung, der niedrigen Temperatur und der kurzen Betriebszeit. Inwieweit es sich für die Desinfektion thermolabilen Anaesthesie-Materials eignet, ist noch zu erproben (ADAM).

3. Die Dampfsterilisation

Die Wirksamkeit der Dampfsterilisation ist unumstritten. In der Anaesthesieabteilung und Intensivbehandlungseinheit allerdings findet das Verfahren wegen der erforderlichen hohen Temperaturen nur begrenzte Anwendungsmöglichkeit.

Während gesättigter, strömender Dampf, d.h. Dampf von 100° C die thermoresistenten Sporen nicht abzutöten vermag, wird im Autoklaven (Dampfdrucktopf) mittels gespanntem Dampf und hohen Temperaturen schon in relativ kurzer Zeit Sterilität erzielt.

Sterilität tritt ein bei:

Druck	Temperatur	Einwirkungszeit
0,5 atü	112° C	90 min
1 atü	120° C	30 min
2 atü	134° C	10 min
3 atü	140° C	5 min

Diese automatisch einzustellenden Daten gelten ohne Anheizzeit.

In Ermangelung geeigneter Sterilisationsmethoden für Gummi und Kunststoff wird oft versucht, Trachealtubus, Atembeutel und Faltenschläuche in einer Sterilisationszeit von 2—5 min bei 120° C zu sterilisieren. Abgesehen davon, daß das Material bei dieser Behandlung auf die Dauer Schaden nimmt, erreicht man bei kurzen Einwirkungszeiten lediglich eine Keimverminderung, nicht aber eine Desinfektion oder eine Sterilisation. Für die Autoklavierung können also lediglich hitzebeständige Materialien wie Metalle, Textilien und Glas verwendet werden (PETER).

4. Die Heißluftsterilisation

Unbrennbare Materialien wie Metallschalen, Wasserbehälter für Absaugkatheter, Metall-Kanülen und Instrumente, Klemmen und Pinzetten werden im Heißluftsterilisator keimfrei gemacht. Bei Einwirkung trockener Hitze von 180° C, einer Temperatur, bei der die Verkohlungsgrenze nahezu erreicht ist, werden Sporen in 20 min abgetötet. Um einen zusätzlichen Sicherheitsfaktor zu haben, wird das Material länger, also nach Möglichkeit eine Stunde bei 180° C im Sterilisator belassen.

Wirkungsvoller und sicherer als die stehende ist die bewegte Heißluft. Sie garantiert gleiche Temperaturen in allen Abschnitten der Sterilisationskammer, schließt also kühlere Inseln, die die notwendige Sterilisationshitze nicht aufweisen, aus.

γ) *Chemische Desinfektions- und Sterilisationsmethoden*

1. Die Desinfektion mit chemischen Lösungen

Die chemischen Desinfektionsmittel haben einen wesentlich größeren Anwendungsbereich als die physikalischen Verfahren, weil ihre Handhabung einfacher ist.

Das ideale Desinfiziens setzt folgende Eigenschaften voraus:

1. bactericide und virucide Wirkung;
2. gute Löslichkeit und chemische Stabilität;
3. geringe Hemmung bei Gegenwart von Inaktivatoren wie Blut, Serum und Eiter (fehlender oder geringer „Eiweißfaktor“);
4. geringe Reizung von Haut und Gewebe des Kranken und Personals;
5. geringe Toxizität bei eventueller Resorption;
6. Schonung von Gummi, Plastik und Metallgegenständen;
7. leichte Handhabung.

Die für die Instrumentendesinfektion verwendeten Substanzen weisen verschiedenartige chemische Strukturen auf.

Phenole, Kresole und chlorierte Phenole (Debacil, Sagrotan) werden heute, obwohl sie als tuberkulocide Substanzen gewisse Bedeutung erlangten, kaum noch verwendet, weil alle phenolartigen Desinfizientien nicht nur eine lokale ätzende Wirkung auf Haut und Schleimhäute, sondern auch eine resorptive Giftwirkung über intakte Haut und Wunden aufweisen.

Phenol und Kresol, die Gummi- und Latex-Materialien zerstören, werden von diesen Stoffen binnen kurzer Zeit absorbiert und lassen bei deren Gebrauch Haut- und Schleimhautreizungen entstehen (BÜCH und HUTSCHENREUTER; PETER).

Halogenartige Verbindungen greifen die Metalle an, eignen sich demnach nur für die Desinfektion von Gummi und Kunststoff. Phisohex wird durch die Anwesenheit von Eiweiß neutralisiert, verliert also seine bactericide Eigenschaft und wirkt lediglich noch bakteriostatisch.

Chlorhexidindigluconat (Hibitane) wird wegen seiner material- und gewebeschonenden Eigenschaften, seiner sicheren Wirkung und der leichten Handhabung zur Desinfektion von Anaesthesiematerial und Zubehör empfohlen.

Aus dem handelsüblichen Produkt mit einem 20%igen Chlorhexidindigluconatgehalt stellt man durch Verdünnung mit destilliertem Wasser eine 0,5%ige Gebrauchslösung her. Die Zugabe von 1 g Natriumnitrit pro Liter Flüssigkeit bietet Korrosionsschutz.

Die Lösung ist stabil, farb- und geruchlos und kann mit Alkohol und Isopropylalkohol gemischt werden.

Das Wirkungsspektrum erfaßt alle pathogenen Keime einschließlich Mycobacterium tuberculosis und Candida albicans. Sporen und Viren werden nicht betroffen.

Obwohl der Eiweißfehler des Chlorhexidindigluconat gering ist, sind die Materialien — wie auch bei allen anderen chemischen Desinfektionsverfahren — gründlich vorzureinigen.

Chlorhexidindigluconat zeichnet sich durch auffallende Gewebsfreundlichkeit aus. Bei lokaler Applikation konnten auch nach längerer Zeit keine Schädigungen beobachtet werden. Orale Verabreichung zeigte keine resorptiven Intoxikationserscheinungen. Gummi und Latexteile weisen auch nach zahlreichen Anwendungsserien keine Zeichen einer Schädigung oder vorzeitigen Alterung auf.

Zur praktischen Durchführung des Desinfektionsverfahrens empfiehlt sich:

1. Sorgfältige mechanische Vorreinigung,

2. Zweistündiges Einlegen in 0,5%ige Chlorhexidindigluconatlösung,

3. Nachtrocknung und Einschweißen in bakteriendichte Polyäthylenfolien. (STOECKEL u. HART).

Von den *Schwermetallsalzen* eignen sich Quecksilbersalze, wie Hg-Jodid, Hg-Cyanid und Sublimat. Sie sollten wegen ihrer starken Toxizität nur mit Vorsicht angewendet werden und wurden durch andere chemische Substanzen, die weniger giftig oder unschädlich sind, weitgehend verdrängt.

Alkohole und Aldehyde sind häufig verwendete Desinfektionsmittel. Primäre Alkohole weisen mit steigendem Molekulargewicht zunehmende bactericide Wirkung auf. 80 Vol.-%iger Äthylalkohol tötet vegetative Keime in wenigen Minuten ab. Bei Konzentrationsverringerungen verlängert sich die notwendige Einwirkungszeit.

Alkohol, der Sporen nicht zu vernichten vermag, kann erst dann als steril bezeichnet werden, wenn diese durch geeignete Filtration beseitigt wurden.

Die Desinfektion thermolabiler Gummi- und Kunststoffgegenstände mit 80%igem Äthylalkohol wird als ausreichend bezeichnet, wenn eine Einwirkung von 60 min erfolgte. Gummi und Plastik werden durch Alkohol auch bei häufiger Anwendung nicht angegriffen. Das Verfahren ist als wirtschaftlich zu bezeichnen. Die Einwirkungszeiten verkürzen sich, wenn Äthylalkohol durch Propyl- oder Isopropyl-Alkohol ersetzt wird.

Formaldehyd, als Formalinlösung angewandt, ist ein gutes Desinfektionsmittel, weist jedoch durch den lange anhaltenden und unangenehmen Geruch innerhalb des Raumes und an den desinfizierten Gegenständen einen erheblichen Nachteil auf. Geräte und Instrumente, die 5 min lang mit 10%iger Formalinlösung behandelt wurden, sind frei von vegetativen Keimen, müssen wegen des anhaftenden Geruches aber zusätzlich mit einer der erwähnten Desinfektionslösungen oder Äthylalkohol abgespült werden, erfordern also einen weiteren Arbeitsgang.

Invertseifen sind quarternäre Ammoniumverbindungen, die ebenfalls desinfizierende Wirkung haben (Zephirol). Sie verursachen keine lokale Reizung und sind resorptiv wenig giftig. Invertseifen töten bei geringerer Konzentration grampositive, bei höherer auch gramnegative Keime ab, vernichten aber weder Viren noch Tuberkelbazillen oder Pilze. Zephirol wird von Gummi stark absorbiert. Die durch Anwesenheit von Eiweiß erfolgte Neutralisierung setzt die bactericide Wirkung in eine lediglich bakteriostatische um. Die Mittel eignen sich also eher zur Aufbewahrung bereits sterilisierter Gegenstände als zur Instrumentendesinfektion.

Desinfizienzien vom Typ der amphoteren Aminosäuren (Tego 103 S, Tego 103 G, Tegolan), die in Wasser Anionen, Kationen und sog. Zwitterionen bilden, sind sowohl zur Hände- als auch Flächendesinfektion geeignet. Sie sind bactericid, fungicid und bei entsprechend langer Einwirkungsdauer tuberkulocid und weisen einen zu vernachlässigenden „Eiweißfehler", eine gute Hautverträglichkeit und geringe Toxizität auf. Resistenzbildungen konnten auch bei längerer Anwendung nicht beobachtet werden (WALLHÄUSER u. SCHMIDT).

Da anionisch und kationisch aktive Seifen (Invertseifen) sich gegenseitig hemmen, müssen Waschseifenreste vor der Desinfektion entfernt werden.

Allen Desinfektionsmethoden mit chemischen Lösungen haften ganz allgemein folgende Nachteile an:

1. Umständlichkeit der Methode.

2. Ungenauigkeiten während des Desinfektionsvorganges lassen sich nicht immer ausschalten. Um Luftinseln, also nicht desinfizierte Bezirke auszuschließen, müssen die zu reinigenden Gegenstände in der Lösung mehrfach hin und her bewegt werden.

3. Die Schwierigkeit, das desinfizierte und oft sperrige Instrumentarium aufzubewahren, schließt eine Reinfektion nicht immer aus.

4. Eine ungenügende mechanische Vorreinigung der verschmutzten Gegenstände bewirkt Eiweißfehler, wenn Serum, Blut und Fibrin nicht einwandfrei entfernt wurden. Auch dadurch wird der Desinfektionseffekt in Frage gestellt.

2. Die Sterilisation mit chemischen Lösungen

Gepufferter Glutaraldehyd (Alhydex), der bei bestimmten pH-Werten bactericide Eigenschaften aufweist, ermöglicht es, Instrumente „auf kaltem Wege" zu sterilisieren.

Wäßrige Glutaraldehydlösung reagiert schwach sauer. Erst wenn sie durch die Zugabe entsprechender alkalischer Additiva pH-Werte von 7,5—8,5 erreicht, weist sie antimikrobielle Aktivität auf. Da sich Glutaraldehyd in saurem Zustand aber besser hält, wird der Aktivator erst vor Gebrauch zugefügt. Um die Brauchbarkeit der aktivierten Lösung zu verbessern und zu kennzeichnen, reichert man sie zusätzlich sowohl mit oberflächenentspannenden und rostschützenden Mitteln, als auch mit einem nichtfärbenden, wasserlöslichen Farbstoff an. In der Praxis läßt sich diese Mischung vor Gebrauch leicht herstellen.

Nichtsporenbildner, Tuberkelbakterien und Viren werden in 2%iger gepufferter Glutaraldehydlösung in 10 min abgetötet, Sporen verlangen eine Einwirkungszeit von 3 Std. Die mikrobicide Wirkung wird in Anwesenheit von Serum, Blut, Fibrin und Eiter beeinträchtigt.

Glutaraldehyd hat die zuverlässigen bactericiden Eigenschaften des Formaldehyd, ohne seine toxischen Nebenwirkungen aufzuweisen. Die Geruchsbelästigung ist minimal, weil Glutaraldehyd weniger flüchtig als Formaldehyd ist.

2%ige gepufferte Glutaraldehydlösung (Alhydexlösung) verursacht keine lokalen Hautreaktionen. Bei direktem Kontakt mit der Flüssigkeit allerdings werden Reizungen der Bindehaut des Auges und der Schleimhaut des Respirationstraktes beobachtet. Zumindest Intubationszubehör und Masken also sind nach dem Sterilisationsvorgang abzuspülen. Wegen der geringen Oberflächenspannung des Mittels bietet der Waschvorgang keine Schwierigkeiten.

Gummi, Kunststoff, Metall und medizinische Geräte aus verschiedenen Materialien, z.B. auch empfindliche Optiken, werden durch gepufferte Glutaraldehydlösung nicht angegriffen.

Glutaraldehyd hat sich für die Kaltsterilisation thermolabilen Materials bewährt, weil es alle Anforderungen, die an bactericide Lösungen gestellt werden, erfüllt. Es tötet Bakterien, Sporen, Viren und Pilze schon bei geringer Konzentration schnell und sicher ab und weist weder korrodierende noch toxische Wirkungen auf.

Gerade das in der Anaesthesie und Intensivbehandlung benötigte empfindliche Material (Schläuche, Masken, Tuben, Laryngoskope, Bronchoskope) kann mit Glutaraldehyd materialschonend und sicher keimfrei gemacht werden. Nachteilig ist auch hier wieder, daß das Einlegen der Gegenstände in eine Lösung das Verfahren der Sterilisation umständlich gestaltet (Haselhuhn et al.; Lawin et al.; Lehmann; Stonehill et al.).

3. Die Desinfektion mit bactericiden Gasen

Während Formalin bisher lediglich fast ausschließlich zur Raumdesinfektion verwandt wurde, ermöglicht der Dräger-Aseptor seit einigen Jahren eine Gerätedesinfektion im geschlossenen Apparat. Dieser Schrank, der zur Keimfreimachung von großen Operationstischen und anderen umfangreichen Gegenständen konstruiert wurde, ist in verschiedenen Abmessungen lieferbar.

Der Desinfektionseffekt beruht auf der keimtötenden Eigenschaft des Formaldehyd. Das im Aseptor verdampfte Formalin kondensiert sich, da die zu desinfizierenden Geräte kälter als ihre Umgebungsluft sind, als dünner Feuchtigkeitsfilm auf den eingebrachten Gegenständen.

Eine ausreichende Anzahl von Ansatzstücken, die an den Seitenwänden der Desinfektionskammer angebracht sind, ermöglicht die Befestigung von Atembeuteln und Faltenschläuchen. Durch ihre Verbindung mit dem Hohlraumsystem der Geräte gelingt es, auch deren Innenflächen anzufeuchten.

Die Lenkung des gesamten Desinfektions-, Neutralisations- und Spülvorganges erfolgt durch eine Programmsteuerung und nimmt 144 min in Anspruch. Nach der erforderlichen Einwirkungszeit werden verbleibende Formaldehydreste mit Ammoniak neutralisiert und mit warmer Luft ausgespült. Das bei der Neutralisation gebildete Hexamethylentetramin schlägt sich manchmal als dünner weißer Belag auf den Geräten nieder und ist leicht zu entfernen. Die Geruchsbelästigung ist durch den Neutralisationsvorgang geringfügig und kurz andauernd. Korrosionserscheinungen oder Schädigungen der Gummi- und Plastikteile werden nicht beobachtet.

Die bisher durchgeführten bakteriologischen Untersuchungen fielen zur Zufriedenheit aus. Sowohl bei Metallen als auch bei Gummi und Kunststoff ist überall dort, wo das Formalin hingelangen kann, ein voller Desinfektionseffekt zu verzeichnen. Die Keime allerdings, die durch fest aufeinanderliegende Materialien (Gewinde, noch miteinander verbundene Ansätze) geschützt sind, werden nicht abgetötet. Apparateteile sind also auseinanderzunehmen und dem Desinfektionsvorgang einzeln auszusetzen.

Die Desinfektion in der geschlossenen Kammer ist sicherer und zeit- bzw. personalsparender, als die Keimfreimachung durch die Spray- oder Scheuerdesinfektion (ADAM u. LAWIN; EICHLER u. HENKEL; HINRICHS; LEHMANN, 1967).

4. Die Sterilisation mit bactericiden Gasen

Das seit 1859 als Gas bekannte Äthylenoxyd wird seit 40 Jahren zur Desinfektion in der Industrie verwendet und wurde im Jahre 1949 von PHILLIPS und KAYE als Sterilisationsmittel in die Klinik eingeführt.

Äthylenoxyd ist explosibel und nur nach Zumischung inerter Gase zur Sterilisation verwendbar. Von den im Handel befindlichen Gasgemischen sind das Cartox-, Carboxyde- und Sterivit-Gas (10—15% Äthylenoxyd und 90—85% CO_2), sowie das Cryoxyde (11% Äthylenoxyd und 89% Fluorkohlenwasserstoff) und das Oxyfume (20% Äthylenoxyd und 80% CO_2) die gebräuchlichsten (WALLHÄUSER u. SCHMIDT).

Von der zunächst üblichen Verwendung des Äthylenoxyds im Vakuum-Verfahren unter Normaldruck wurde wegen der außerordentlich langen Sterilisationszeiten und der nicht immer zufriedenstellenden Resultate wieder abgesehen.

Die Firma DMB-Apparatebau Mainz verwendet das Äthylenoxyd als Sterivitgas mit Überdruck. Das von LAMMERS und GEWALT entwickelte Verfahren (Mainzer Sterilisationsverfahren) arbeitet mit einem Atmosphären-Überdruck von 5,5 atü, mit dem eine Äthylenoxydkonzentration von 1200 mg/Liter entwickelt wird.

Diese Sterilisationsmethode ermöglicht, thermolabiles Material bei relativ niedrigen Temperaturen (55—60° C) in kurzer Zeit keimfrei zu machen. Für die bactericide Wirkung des Äthylenoxyds ist die relative Feuchte innerhalb der Sterilisationskammer, die 70—80% zu betragen hat, von entscheidender Bedeutung. Der Sterilisationsablauf, dem ein Vor- und ein Nachvakuum angeschlossen ist, läuft vollautomatisch ab und nimmt 75 min in Anspruch.

Äthylenoxyd zeichnet sich durch großes Durchdringungsvermögen aus. Es diffundiert ohne Einschränkung seiner Wirksamkeit durch 1,5 mm starke Polyäthylenfolie und ermöglicht, das Material schon vor der Sterilisation in luft- und bakteriendichte Plastikbeutel einzuschweißen. Die Aufbewahrung der sterilisierten Instrumente und Geräte gestaltet sich dadurch praktisch und raumsparend. Eine Reinfektion ist ausgeschlossen.

Die Schutzvorrichtungen der DMB-Sterivit-Automatik entsprechen den von der Bundesanstalt für Materialprüfung vorgeschlagenen Sicherheitsmaßnahmen. Explosionen werden durch das Mischungsverhältnis in den Flaschen (15% Äthylenoxyd und 85% CO_2) ausgeschlossen. Ein Entlüftungsgebläse verhindert auch bei Undichtigkeiten das Ausströmen des Gases aus dem Gehäuse in den Raum.

Weder die Sterilisationsmaterialien aus Metall, Kunststoff und Gummi, noch empfindliche Instrumente wie Laryngoskope, Bronchoskope und Zystoskope nehmen durch häufiges Sterilisieren Schaden. Lediglich mit Latex überzogene Tuben und Schläuche weisen nach mehrfacher Sterilisation Blasen auf, die sich zwar nach kurzer Zeit zurückbilden, aber eine Lösung des Überzuges von seiner Unterlage und damit verbundene Rauhigkeiten bewirken.

Zusammenfassend ergeben sich bei der Sterilisation mit Sterivit folgende Vorteile:

1. Das breite Wirkungsspektrum, das die Vernichtung von Sporen, Viren und Tuberkelbakterien einschließt.

2. Die Möglichkeit des Gebrauches bakteriendichter Folien, die eine Reinfektion des Materials ausschließt.

3. Die Anwendung kurzer Einwirkungszeiten und niedriger Sterilisationstemperaturen, die materialschonend sind.

4. Die Ungefährlichkeit des Verfahrens.

5. Der leicht zu überwachende Sterilisationsablauf, der im Gegensatz zu den Unzulänglichkeiten der Desinfektion und Sterilisation mit chemischen Lösungen vollautomatisch abläuft und Nachlässigkeiten des Personals ausschließt.

Bei der Beschränkung auf kleinere und vollausgenützte Kammern sind die anfallenden Kosten des Verfahrens nicht wesentlich höher als bei der Dampf- und Heißluftsterilisation (LEHMANN, 1962, 1967; SCHMIDT-MENDE u. HEISS).

δ) Praktische Hinweise

1. Desinfektion und Sterilisation an kleinen und mittleren Anaesthesie-Abteilungen

Experimentelle Untersuchungen ergaben, daß das Hohlraumsystem der Narkose- und Beatmungsapparate bei kurzdauernder Anwendung, bzw. nach einmaligem Gebrauch von pathogenen Keimen besiedelt wird (JUST u. HENSCHEL; LEHMANN, 1962).

Da die Infektion der oberen Luftwege gerade bei den, einem operativen Eingriff ausgesetzten, abwehrgeschwächten Kranken erhebliche Komplikationen auslösen kann, ist eine einwandfreie Sterilisation oder Desinfektion des gesamten, während der Betäubung verwendeten und mit den Atmungsorganen in Kontakt kommenden Anaesthesiematerials erforderlich (HASELHUHN et al.).

Für kleine und mittlere Anaesthesie-Abteilungen, denen die Möglichkeit der apparativen Desinfektion und Sterilisation mittels des Dräger-Aseptors und der Sterivit-Anlage fehlen, empfiehlt sich die Desinfektion oder Sterilisation mit 2%iger gepufferter Glutaraldehydlösung (LAWIN et al.).

Gebrauchte Gegenstände werden, um eine Keimverschleppung zu vermeiden, unmittelbar nach ihrer Verwendung mechanisch gereinigt und in eine Lösung gelegt, die auch die letzten eiweiß- und fetthaltigen Verunreinigungen entfernt. Hierzu eignet sich MC 905, eine Kombination milder Alkalien, die ölhaltige und sanguinolente Residuen beseitigt und eine zusätzliche desinfizierende Wirkung hat.

Nach Abschluß des Operationsprogrammes erfolgt die Desinfektion sämtlicher Geräte in einer 2%igen gepufferten Glutaraldehydlösung. Das Datum der Aktivierung der Flüssigkeit, die durch einen Zusatz 0,3%igen Natriumbicarbonats erfolgt, ist festzuhalten, weil die antimikrobielle Wirkung nach einer Zeitspanne von 14 Tagen gemindert wird (LAWIN et al.).

Besteht der Wunsch, die benötigten Gegenstände steril aufzubewahren, verlängert man die Einwirkungszeit der Lösung auf 3 Std, entnimmt die Gerätschaften mit sterilen Kornzangen und verpackt sie in sterile Tücher oder Deckelschalen.

Das bei Tuberkulösen eingesetzte Material wird, um das Pflegepersonal vor Infektionen zu schützen, ungereinigt in selbstreinigende und desinfizierende Lösungen gelegt. Erst, wenn die Gefahr der Contamination behoben ist, erfolgt die mechanische Säuberung und eine erneute Desinfektion.

Um eine einwandfreie Sterilisation von Bestecken für Leitungs- und Lokalanaesthesien überprüfen zu können, legt man den Sets Kontrollröhrchen (Browne-Sterilisations-Kontroll-Tuben) bei. Sie beinhalten einen Farbindikator und werden bei der erforderlichen Einwirkungszeit und Temperatur aktiviert. Weitere Sicherheit bietet ein Klebestreifen, der die Packung verschließt und ebenfalls mit einem Farbindikator versehen ist. Auf der Umhüllung gibt die für den Inhalt des Bestecks verantwortliche Person ihren Namen an.

2. Desinfektion und Sterilisation an großen Anaesthesie-Abteilungen

Da operatives Sterilisationsgut und Anaesthesiezubehör grundsätzliche Unterschiede aufweisen, sollten große Anaesthesie-Abteilungen über eigene Zentralsterilisationsanlagen verfügen, die neben den konventionellen physikalischen Sterilisationsmethoden für hitzebeständiges Material eine „Kaltsterilisation“ für thermolabiles Instrumentarium und einen Desinfektionsschrank für Großgeräte enthalten.

Die beiden letztgenannten Verfahren ergänzen sich insofern, als die „Kaltsterilisation“ im Sterivit-

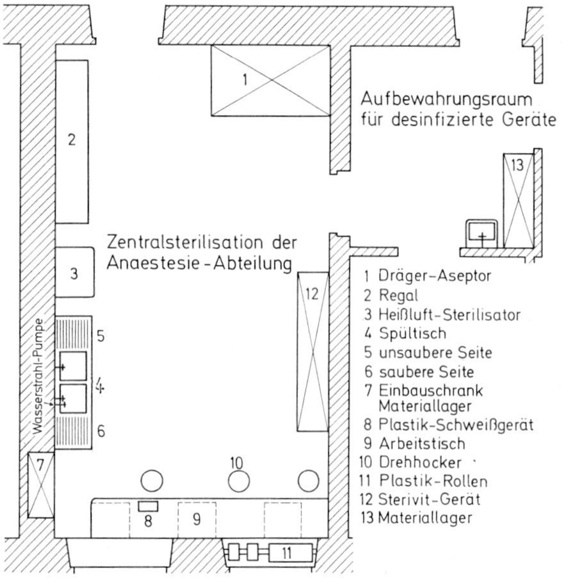

Abb. 1. Grundriß der Zentralsterilisation einer Anaesthesie-Abteilung

Gerät das vorherige Einschweißen des zu sterilisierenden Materials in luft- und bakteriendichte Folienbeutel erlaubt, also eine Reinfektion ausschließt. Der Sterilisationsvorgang allerdings ist relativ teuer (Ablauf des Verfahrens in der 10-Liter-Kammer 0,50 DM, in der 50-Liter-Kammer 2,50 DM) und kostete in einer 1500-Liter-Kammer, die für Großgeräte erforderlich wäre, etwa 75,—DM. Der anfallende Betrag für eine Desinfektion im „Aseptor“ dagegen, dessen Abmessungen das gleichzeitige Einbringen zweier Großgeräte erlauben, ist gering (LEHMANN, 1962).

Der in Abb. 1 wiedergegebene Grundriß einer Zentralsterilisation läßt die für große Anaesthesie-Abteilungen erforderlichen Geräte und Einrichtungsgegenstände erkennen. Diese Einheit umfaßt außer der DMB-Sterivit-Automatik und dem Dräger-Desinfektionsschrank „Aseptor“ einen Heißluftsterilisator (Firma Memmert) mit einem Fassungsvermögen von 100 Litern, eine Schweißmaschine für Kunststoffolien (Firma Widmann), ein Spülbecken, Arbeitsplätze, Regale und Aufbewahrungsmöglichkeiten für Instrumentarium (LEHMANN, 1967).

Organisation und Arbeitsweise in der Zentralsterilisation (LEHMANN, 1967). Das gesamte Material aus den Operationssälen, dem Aufwachraum und der Intensiveinheit wird nach seinem Gebrauch noch am Einsatzort grob gereinigt und von den Anaesthesiehelfern auf Transport- bzw. Schüsselwägen in die Zentralsterilisation gebracht. Die Personen stellen die Schüsseln mit dem gebrauchten Instrumentarium in die dafür vorgesehene Regalseite, entnehmen dem Gestell mit sterilisiertem Gut die gleiche Stückzahl und bringen Geräte und Instrumente auf die Außenstationen zurück.

Die verantwortliche Arbeiterin in der Zentralsterilisation reinigt die benutzten Geräte mittels einer Wasserstrahlpumpe und Seifenlösung ein zweites Mal und sortiert sie nach der Art der für sie vorgesehenen Sterilisation oder Desinfektion.

Hitzebeständige Materialien, also Wasserbehälter für Absaugkatheter und Metallschalen für Spritzen, Tuben und Sonden, Metallkanülen und Instrumente werden im Heißluft-Sterilisator behandelt.

Das gesamte andere Anaesthesiematerial, dessen Größe eine Sterilisation in Kammern erlaubt, wird in noch feuchtem Zustand in Polyäthylen-Folienschläuchen verschweißt und in der Sterivit-Automatik sterilisiert. Die Benetzung der Geräte und die Nässe der in die Kammern eingelegten Schaumgummipolster garantieren die zur Sterilisation erforderliche Luftfeuchtigkeit, die eine vollständige Antrocknung von unter Umständen zurückgebliebenen Verunreinigungen und die damit verbundene Bildung von reaktionsunfähigen Oberflächenkrusten vermeidet. Flüssigkeitssäulen in engen Gummi- oder Kunstoffkathetern und Kanülen sind vor der Entkeimung zu entfernen.

Die Polyäthylenfolien-Rollen werden in allen erforderlichen Breiten geliefert und von einer praktischen Halterung entnommen. Das Schweißgerät der Firma Widmann ist ein raumsparendes Tischmodell, dessen Fußpedal es ermöglicht, die Folienbeutel mit beiden Händen zu halten.

Bei Faltenschläuchen, Atembeuteln und Kreislaufteilen sieht man von der Verpackung ab, weil sich die Öffnungen dieses Zubehörs mit sterilen Tupfern einwandfrei verschließen lassen.

Die Desinfektion großer Geräte und umfangreicher Materialien erfolgt im Dräger-Desinfektionsschrank „Aseptor“. Apparate, deren Kreislauf durch das Gehäuse führt (Respiratoren), werden nach jedem Gebrauch, Narkosegeräte, deren Kreislauf nach jeder Betäubung abgenommen und sterilisiert wird, etwa einmal in der Woche desinfiziert.

Auch das für den „Aseptor“ bestimmte Gut wird vor dem Arbeitsablauf mit Seifenlösung gewaschen, weil Inkrustierungen von Sekreten infolge der geringen Tiefenwirkung des Formalins nicht erfaßt werden. Das Material ist trocken und auf Zimmertemperatur abgekühlt in den Aseptor einzubringen, damit sich der Formalindampf niederschlagen kann.

3. Desinfektion und Sterilisation in der Intensivbehandlung, Anlage, Bau

Intensiveinheiten bieten eine Fülle schwer zu lösender hygienischer Probleme und geben in vielen Fällen Anlaß zu bakteriellen Querinfektionen, also Keimübertragungen von Abteilung zu Abteilung und den sog. Kreuzinfektionen, den Contaminationen von Bett zu Bett (KANZ, 1969; POULSEN).

Besteht die Möglichkeit, das Bauvorhaben oder die Anlage einer Intensiveinheit schon bei ihrer Planung auch aus hygienischer Sicht zu beeinflussen, sind vor allem bei Stationen, die Beatmungsfälle aufnehmen, folgende Gesichtspunkte in Betracht zu ziehen:

Die aus klinischen und organisatorischen Gründen möglichst zentral gelegene Intensivbehandlungseinheit sollte nicht innerhalb oder in unmittelbarer Nähe des Operationstraktes oder des aseptischen Behandlungsbereiches liegen, sondern eine isolierte Einheit bilden und an ihren Abgrenzungen Schleusen in Form von Vorrichtungen zum Kleiderwechsel und zur Händedesinfektion aufweisen, also wie eine Infektionsabteilung gestaltet werden. Allgemeine Durchgangsmöglichkeiten sind zu vermeiden (KANZ, 1969; POULSEN).

Hinsichtlich der Größe der Einheiten werden pro Bett etwa 10 m^2, bei Einbeziehung der Behandlungs-, Vorrats-, Spül- und Abstellräume, der Teeküche und der Gänge je nach Anlage 20—50 m^2 Bodenfläche empfohlen. Durch einen etwa 1,5 m großen Abstand der Betten voneinander wird die aerogene Kreuzinfektion, also die Übertragung pathogener Mikroorganismen von Patient zu Patient weitgehend unterbunden. Die insgesamt großzügige Raumeinteilung wieder ermöglicht einwandfreie Desinfektionsmaßnahmen.

Während der Kliniker gute Überschaubarkeit der Räume und schnellen, ungehinderten Zugang zu den Betten bevorzugt, plädiert der Hygieniker für Einzelisolationen. Die Kompromißlösung, die auch dem rationellen Einsatz des Pflegepersonals gerecht wird, besteht aus nebeneinanderliegenden Räumen mit vier bis acht Betten, die durch halbverglaste Zwischenwände getrennt werden.

Für septische Fälle sollten Isolationsmöglichkeiten in gesonderten Kabinen und ausschließlich in diesem Bereich eingesetzte Pflegekräfte zur Verfügung stehen (POULSEN).

Gesonderte Klimatisierung der einzelnen Krankenzimmer gibt die Möglichkeit, aseptische Fälle durch Überdruck vor Keimübertragungen zu schützen. Die Infektionsgefahr durch septische Fälle dagegen wird mittels Unterdruck in den von ihnen belegten Räumen gemindert (POULSEN).

Der Wert der Ultraviolettbestrahlung zur Keimverminderung in der Intensiveinheit ist umstritten, weil die Rücksicht auf das Pflegepersonal eine indirekte Bestrahlung erfordert, die desinfizierende Wirkung also auf den unmittelbaren Bereich des Strahlenganges beschränkt bleibt. Ultraviolettbestrahlung führt lediglich zu einer Keimverminderung, kann also nur eine zusätzliche Maßnahme darstellen (WALLHÄUSER u. SCHMIDT).

Einrichtung. Die Einrichtung von Intensiveinheiten verlangt äußerste Umsicht, weil Keimübertragungen nur unter Einhaltung gewisser Regeln vermindert werden können. Decken, Wände und Fußböden der Krankenzimmer sollten genauso wie die gesamte Inneneinrichtung, also Betten, Schränke, Schreibpulte und Stühle aus glattflächigem und widerstandsfähigem Material bestehen, das ein regelmäßiges Abwaschen mit desinfizierenden Lösungen erlaubt. Besonders geeignet sind Plastikanstriche (Decken, Wände), Fliesen (Wände), PVC-Belag (Fußböden), rostfreier Stahl (Betten und Stühle) und Kunststoffbeschichtung (Möbel).

Größte Aufmerksamkeit erfordern Waschbekken und Spülvorrichtungen, die jeweils für saubere und unsaubere Arbeiten eingerichtet und deren Hebel für Ellenbogenbedienung vorgesehen sein sollten. Fußschaltungen geben Anlaß zu Verschmutzungen und sind zu vermeiden. Stoffhandtücher werden durch Papierhandtücher ersetzt, die in Behältern gestapelt über jedem Wasserspender hängen.

Die notwendige Asepsis wird durch die Verwendung von Einmalartikeln (Spritzen, Kanülen, Sonden, Katheter, Urinbeutel, Darmrohre usw.) gefördert. Auch Clysmen und Blaseninstillationsmittel z.B. sind nach Möglichkeit als Einmalpackungen zu verwenden.

Kämme und Schwämme werden nach dem Gebrauch durch einen Patienten vernichtet, Waschschüsseln, Rasiermesser, Ansatzstücke des Atomiseurs, Spritzen für die Sondenkost, Urinflaschen und Leibschüsseln für ihn gekennzeichnet und nach seinem Ausscheiden einwandfrei sterilisiert oder desinfiziert.

Als Bettunterlagen sind Schaumgummimatratzen mit abziehbarem Drell zu empfehlen, weil sie eine einigermaßen zufriedenstellende Reinigung ermöglichen. Einmalbettdecken aus Zellstoff, die nach Verschmutzung oder Verlegung des Kranken vernichtet werden, haben sich, genauso wie Zellstoff-Servietten und -Unterlagen, gut bewährt. In absehbarer Zeit werden auch Einmal-Bettücher, Kissenbezüge und Nachthemden den hier gestellten Anforderungen genügen.

Bei Ankauf von Überwachungsgeräten, Respiratoren und anderen Apparaten sollte nicht nur die Funktionsfähigkeit, sondern auch das Material und die Formgebung berücksichtigt werden, weil diese in vielen Fällen auch heute noch keine einwandfreie Desinfektion und Sterilisation ermöglichen. Hier muß der Anaesthesist die Firmen mit Nachdruck auf die erforderliche Zweckmäßigkeit der Geräte verweisen (LEHMANN, 1962).

Reinigung, Desinfektion und Sterilisation. Da es in vielen Fälle schwer durchführbar ist, nur vorübergehend in der Intensiveinheit tätiges Personal und Besucher mit Schutzbezügen für Schuhe zu versehen, wird empfohlen, vor den Krankenzimmern einen etwa 2 m langen Nylonteppich auszulegen, der mit einer Mischung aus Non Idet-Öl und 5%iger Zantophenlösung zu tränken ist (POULSEN).

Decken, Wände und Fenster der Krankenzimmer, die der ständigen Verschmutzung durch Tracheotomierte ausgesetzt sind, bedürfen eines in zwei- bis dreiwöchigen Abständen erfolgenden Abwaschens mit desinfizierenden Lösungen. Vor der anschließenden Formalin-Raumdesinfektion sind alle vorhandenen Gegenstände einer mechanischen Reinigung zu unterziehen, weil die geringe Tiefenwirkung des Formalins den Effekt des Desinfektionsvorganges beeinträchtigt, wenn grobe Verschmutzungen bestehen.

Schränke, Schreibpulte, Kleinmöbel und Geräte sollten täglich abgewaschen, der Fußboden dreimal täglich feucht gereinigt werden.

Als desinfizierende Flüssigkeit für abwaschbare Flächen empfiehlt sich Incidin GG, das hier in einer 1,5%igen Lösung verwendet wird.

Betten werden außerhalb der Krankenzimmer gereinigt und überzogen, weil diese Arbeiten, wenn sie im Raum erfolgen, die Gefahr der aerogenen Keimübertragung steigern. Matratzen können in Abständen von etwa sechs Tagen mit Incidin-M-Rapid-Spray, einem bactericid, tuberkulocid, fungicid wirkenden und virusinaktivierenden Sprühdesinfiziens oder in einer dafür vorgesehenen Schleuse mit Ultraviolettstrahlern behandelt werden.

Für die Sterilisation und Desinfektion der Geräte und Instrumente einer Intensiveinheit sind das Kaltsterilisationsverfahren im Sterivit-Gerät und die Formalindesinfektion im Dräger-Aseptor besonders geeignet. Gerade hier erweist es sich als zweckmäßig, die benötigten Kleingegenstände folienverschweißt und steril aufzubewahren und größere Apparaturen automatisch, also mit geringem Arbeitsaufwand und einwandfrei desinfizieren zu können.

Gebrauchte Kleingeräte werden sofort nach ihrer Verwendung in desinfizierende Lösung gelegt, um eine Verschmutzung von Arbeitsplatten, Behältern und Waschbecken zu vermeiden. Für diesen Zweck bewährte sich MC 905, eine Kombination von milden Alkalien, die eiweiß- und fetthaltige Verunreinigungen zum Quellen bringen, emulgieren und verseifen, also auch ölhaltige und sanguinolente Residuen entfernen, und einem Desinfektionsmittel mit besonders breitem bactericidem Spektrum.

Später erfolgt eine zweite Reinigung, das Einschweißen in PVC-Folien und die Sterilisation im Sterivit-Gerät. Steht dieses nicht zur Verfügung, legt man die Gegenstände 10—15 min lang in eine 2%ige gepufferte Glutaraldehydlösung und bewahrt sie anschließend in sterilen Schalen oder Tüchern auf.

Bei der Desinfektion von Narkose- und Beatmungsgeräten ist nicht nur der Kreislaufteil, sondern auch das Gehäuse zu beachten. Schalttafeln, Griffe, zu- und abführende Schläuche und Räder weisen vielfach starke Verunreinigungen auf. Hier bietet der Dräger-Aseptor den Vorteil einer umfassenden Anwendungsmöglichkeit, die auch anderen Gegenständen, also Überwachungs- und Absauggeräten, Sauerstoffzelten, Antidecubitusmatratzen, Schienen, Sandsäcken, Großbehältern und ähnlichem zugute kommt.

Instrumente zur Thorakotomie, zur Venenfreilegung und zur Lumbal- und Pleurapunktion sind genauso wie die Bestecke zur Lumbal- und Leitungsanaesthesie mit Teströhrchen (Browne-Sterilisations-Kontroll-Tuben) zu verpacken, mit Teststreifen zu verkleben und mit Autoklaven zu sterilisieren.

Ärzte, Schwestern und Pfleger sind verpflichtet, der Keimübertragung durch häufiges Händewaschen in desinfizierenden Lösungen und die Verwendung von — je nach Bedarf — sterilen oder unsterilen Einmalhandschuhen vorzubeugen. Der Wechsel der Berufskleidung hat mindestens einmal täglich, bei Verschmutzung öfter zu erfolgen. Bei der Behandlung septischer Fälle sollte der Arzt, der in der Regel alle Kranken der Intensiveinheit betreut, Schutzkleidung tragen. Das Schuhwerk ist mit Plastik- oder Stoffüberzügen zu versehen.

Kontrolluntersuchungen. Bakteriologische Kontrolluntersuchungen innerhalb einer Intensiveinheit werden nicht nur an Patienten, sondern auch an Ärzten und Pflegepersonal, den gesamten Einrichtungs- und Gebrauchsgegenständen und den für die Sterilisation und Desinfektion verwendeten Geräten vorgenommen.

Bei Kranken sind in zweitägigen Abständen Abstriche aus Trachea und Wundsekret sowie Stuhl- und Urinproben bakteriologisch zu untersuchen. Die antibiotische Behandlung richtet sich nach dem Resultat der Resistenzbestimmungen.

Von den Händen des Pflegepersonals und der Ärzte sollten schon aus erzieherischen Gründen regelmäßige Abklatschkulturen angelegt werden, weil gerade die positiven Befunde zur häufigen und gründlichen Händedesinfektion anregen.

Auch an den Gegenständen der Inneneinrichtung von Intensiveinheiten sind in Abständen von längstens 2—3 Monaten Stichproben vorzunehmen, weil sie latente Infektionsmöglichkeiten aufdecken. Der Desinfektionsmodus ist dem jeweiligen Keimbefall anzupassen.

Die Prüfung der Wirksamkeit der Desinfektions- und Sterilisationsgeräte durch den Bakteriologen sollte halbjährlich erfolgen.

Darüber hinaus ist die Tätigkeit des Pflegepersonals anläßlich der mit Sterilisations- und Desinfektions-Vorgängen verbundenen Handhabungen ständig zu überprüfen. Gebrauchs- und Arbeitsanweisungen sollten schriftlich ausgehändigt werden. Über Routine-Desinfektionen von Geräten ist Buch zu führen.

Literatur

Adam, W.: Das V-D-V-Verfahren, ein neuer Weg der Dampfsterilisation. Medizinalmarkt **13**, 117 (1965).

— Papierverpackung von Sterilisationsgut in Sterilisationszentralen. Arch. Hyg. (Berl.) **151**, 762 (1967).

ADAM, W., LAWIN, P.: Desinfektion von Narkosegeräten. Z. prakt. Anästh. Wiederbeleb. **2**, 316 (1967).

BÜCH, H., HUTSCHENREUTER, K.: Gefährliche Schleimhautschäden durch Endotrachealkatheter infolge von Anreicherung von Phenolen aus einem Desinfektionsmittel. Anaesthesist **17**, 204 (1968).

CLAGHORN, A.: Sterilization with ethylene oxide gas mixtures. Inhal. Ther. **11**, 76 (1966).

CSERNOHORSZKY, V.: Über die bakteriologischen Probleme des modernen Narkoseverfahrens. Zbl. Chir. **86**, 1651 (1957).

DRYDEN, G.: Questionäre study of anesthesia equipment sterility. J. Amer. med. Ass. **206**, 2524 (1968).

EICHLER, J., HENKEL, W.: Desinfektion von Narkosegeräten. Anaesthesist **17**, 173 (1968).

GEWALT, R., FISCHER, E.: Ein neues Gerät zur Sterilisation mit gespanntem Aethylenoxyd. Münch. med. Wschr. **103**, 607 (1961).

GRÜN, L.: Desinfektion und Sterilisation in der Praxis. Dtsch. med. Wschr. **90**, 566 (1965).

HASELHUHN, D. H., BRASON, F. W., BORICK, P. M.: Study of buffered glutaraldehyde for cold sterilization of anesthesia equipment. Anaesthesia, Analgesia **46**, 468 (1967).

HERDEN, H. N., LAWIN, P.: Ein neues Verfahren zur Sterilisation der Anaesthesiezubehörteile. Anaesthesist **18**, 276 (1969).

HINRICHS, A.: Wirkungsweise des Dräger-Desinfektionsschrankes Aseptor. Z. prakt. Anästh. Wiederbeleb. **2**, 319 (1967).

JUST, O., HENSCHEL, W. F.: Bakteriologische Probleme bei der Anwendung der modernen Apparatnarkose. Anaesthesist **9**, 134 (1960).

KANZ, E.: Hospitalismusfibel. 2. Aufl. Stuttgart: Kohlhammer 1966.

— Die Problematik der Intensivbehandlung aus der Sicht des Krankenhaushygienikers. Anaesthesie und Wiederbelebung, Bd. 33. Berlin-Heidelberg-New York: Springer 1969.

KLIEWE, H.: Die Kaltsterilisation mit gespanntem Äthylenoxyd. Gesundheitswesen und Desinfektion **4** (1963).

LAMMERS, TH., TUNCER, O.: Zur tuberculociden Wirkung des gasförmigen Aethylenoxyds. Gesundheitswesen u. Desinfektion **1** (1961).

LAWIN, P., HERDEN, H. N., ADAM, W.: Mikrobizide Behandlung von Anästh. Zubehör. Z. prakt. Anästh. Wiederbeleb. **2**, 321 (1967).

— Desinfektion und Sterilisation von Geräten und Zubehör. Praxis der Intensivpflege. Stuttgart: Thieme 1968.

LEHMANN, CH.: Beitrag zur Sterilisation und Desinfektion von Anaesthesiegeräten. Anaesthesist **11**, 168 (1962).

— Beitrag zur Sterilisation und Desinfektion von Anaesthesie-Geräten. Erster Europäischer Kongreß für Anaesthesiologie. Berlichte, tom. II. Eigenverlag d. Wiener med. Akademie 1962.

— Eine Zentralsterilisationsanlage für Anästhesiematerial. Z. prakt. Anästh. Wiederbeleb. **2**, 305 (1967).

— La stérilisation et la désinfection du matérial d'anaesthésie. Méd. et Hyg. **25**, 1177 (1967).

— Die Intensivbehandlungseinheit — Ausstattung, Organisation und Erfahrungen. Krankenhausarzt **40**, 124 (1967).

— Die Behandlung des bewußtlosen Schädel-Hirn-Verletzten. In: Neuro-Traumatologie, Bd. I, Hrsg. F. K. KESSEL, Sir L. GUTTMANN, G. MAURER. München- Berlin-Wien: Urban & Schwarzenberg 1969.

PETER, K. H.: Verträglichkeit verschiedener Sterilisationsverfahren für Kunststoffe und Gummimaterial. Z. prakt. Anästh. Wiederbeleb. **2**, 312 (1967).

POULSEN, H.: Zur hygienischen Problematik der Intensivbehandlung aus der Sicht des Klinikers. Anaesthesie und Wiederbelebung, Bd. 33. Berlin-Heidelberg-New York: Springer 1969.

SCHECK, P., DVORSKY, K.: Zum Problem der Keimbesiedelung von Narkosegeräten. Zbl. Chir. **21**, 899 (1962).

SCHMIDT, J., NAUMANN, G., HORSCH, W.: Sterilisation, Desinfektion und Entwesung. Leipzig: Georg Thieme 1968.

SCHMIDT-MENDE, M., HEISS, W.: Ein neues Kaltsterilisationsgerät. Chirurg **1**, 40 (1962).

SCHMIED, E.: Hospitalismus in der Urologie. Verhandlungsbericht der Dtsch. Ges. für Urologie, 20. Tag., Wien 1963.

SMITH, R. M.: Simplified gas sterilization — a new answer for an old problem. Brit. J. Anaesth. **40**, 909 (1968).

STOECKEL, H., HART, W.: Bakteriologische Untersuchungen zur Desinfektionsleistung von Chlorhexidindigluconat (Hibitane G) in der Anästhesiologie. Z. prakt. Anästh. Wiederbeleb. **4**, 165 (1969).

STONEHILL, A. A., KROP, S., BORICK, P. M.: Gepuffertes Glutaraldehyd, ein neues chemisches Sterilisationsmittel. Amer. J. Hosp. Pharm. **20**, 458 (1963).

STUTZ, L.: Leitfaden der praktischen Desinfektion und Sterilisation. Stuttgart: Enke 1968.

TESSLER, J.: Reaction of thersterilant, ethylene oxide, on plastics. Appl. Microbiol. **9**, 256 (1961).

WALLHÄUSER, K. H., SCHMIDT, H.: Sterilisation, Desinfektion, Konservierung, Chemotherapie-Verfahren, Wirkstoffe, Prüfungsmethoden. Stuttgart: Thieme 1967.

III. Atmung und Beatmung

J. STOFFREGEN

Wegen ihrer grundsätzlichen Bedeutung für die klinische Anaesthesiologie sollen die mechanischen Grundlagen von Atmung und Beatmung in diesem Kapitel im Zusammenhang dargestellt werden. Der Charakter des Lehrbuches als Gemeinschaftsarbeit verschiedener Autoren macht dabei sowohl teilweise Wiederholungen als auch möglicherweise vereinzelte Widersprüche mit anderen Abschnitten unvermeidlich, was durchaus erwünscht ist.

1. Atmung

(S. auch „Physiologie der Atmung", S. 30; „Lungenfunktionsdiagnostik", S. 183; „Anaesthesie in der Thoraxchirurgie", S. 607)

a) Vorbemerkungen

Bestünde die Aufgabe der Atmung allein in der Aufrechterhaltung einer normalen Sauerstoffsättigung des Blutes, so wären dazu unter der Voraussetzung einer sauerstoffreichen Atmosphäre (hyperoxisches Gemisch), freier Atemwege (Intubation) und körperlicher Ruhe (Narkose) keine Atembewegungen erforderlich. Allein durch die Affinität des Hämoglobins zum Sauerstoff entsteht infolge der transalveolaren Diffusion ein pulmonalwärts gerichtetes Sauerstoffdruckgefälle („Hämoglobinpumpe"), das wegen des ständigen Sauerstoffnachstroms ausreicht, den Bedarf des Körpers zu decken (Diffusionsatmung, apnoische Oxygenation). Da ein entsprechender Mechanismus für die Kohlensäure fehlt, dient die Lungenventilation in erster Linie deren Elimination und damit der Aufrechterhaltung des normalen pH-Wertes. Infolgedessen ist der CO_2-Partialdruck der entscheidende Faktor für die Regulation der Atmung.

b) Atemmechanik

Auf zweierlei Weise wird der Brustkorb während der spontanen Inspiration erweitert: Erstens wird durch das bei der Kontraktion nach unten tretende Zwerchfell der Längsdurchmesser vergrößert, und zweitens der anterio-posteriore und die beiden schrägen Durchmesser durch Anheben der vorderen Brustkorbwand infolge Kontraktion der äußeren Interkostalmuskeln. Dieser muskelaktiven Phase steht die Exspiration als vorwiegend passiver Vorgang gegenüber: Die während der Einatmung gedehnten elastischen Elemente von Lunge, Brustkorb und Bauchraum schnurren während der Ausatmung

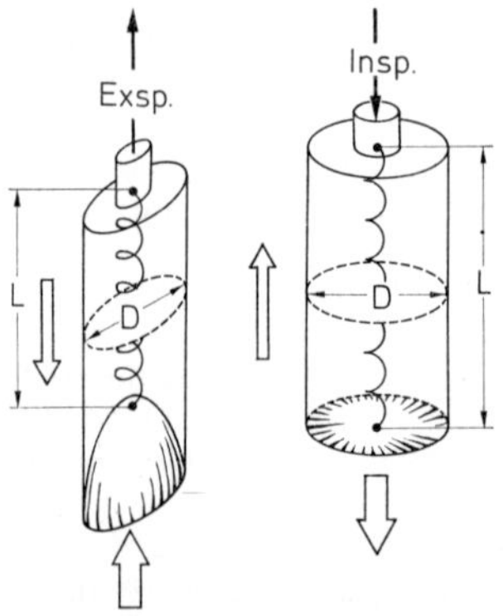

Abb. 1. Schematische Darstellung der inspiratorischen Erweiterung des Brustkorbes durch Rippenheber und Zwerchfell

wieder zusammen und drücken, unterstützt durch den Tonus der Bauchdecken, das Zwerchfell nach oben (Abb. 1). Bei forcierten Ausatmungsbewegungen kontrahieren sich bemerkenswerterweise die Interkostalmuskeln gemeinsam mit den Bauchmuskeln und unterstützen so die Ausatmung entweder aktiv oder lediglich passiv durch höhere Rigidität der Interkostalräume.

c) Intraalveolarer Druck

Die Atemmuskeln komprimieren und dehnen die Lungen abwechselnd und bewirken ein korrespondierendes Steigen und Fallen des intraalveolaren Druckes. Während der Inspiration wird der intraalveolare Druck leicht „negativ“ und erreicht, auf den Atmosphärendruck bezogen, normalerweise etwa —3 mmHg. Infolge dieses Druckgefälles strömt die Luft in die Lunge hinein. Während der Ausatmung steigt der intraalveolare Druck auf +3 mmHg an und drückt die Luft wieder aus der Lunge heraus. Diese Drucke können unter Belastung wesentlich gesteigert werden und maximal inspiratorisch etwa —80 mmHg und exspiratorisch 100 mmHg erreichen.

d) Interpleuraler Druck

Obwohl normalerweise keine gewebliche Verbindung zwischen Brustkorbwand und Lunge besteht,

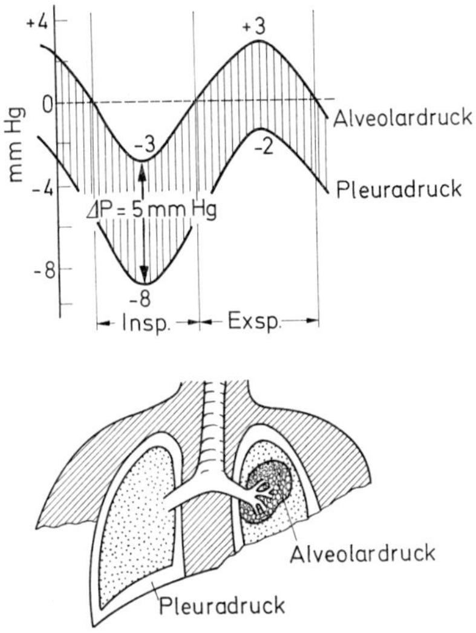

Abb. 2. Respiratorische Schwankungen von Alveolar- und Pleuradruck, bezogen auf den Druck der Atmosphäre

füllt sie doch den gesamten Brustraum aus, weil das Endothel, das den interpleuralen Raum auskleidet, ständig dort eindringende Gase und Flüssigkeiten resorbiert. Trotzdem hat die Lunge dauernd die Tendenz, sich von der Brustkorbwand zu lösen und zu kollabieren. Das hat zwei Gründe: einmal ist die Lunge von zahlreichen elastischen Fasern durchsetzt, die immer gedehnt sind, und zum anderen ist die etwa 80 m^2 messende Innenfläche der Alveolen mit einem Flüssigkeitsfilm überzogen, dessen Oberflächenspannung infolge intermolekularer Attraktion zum Kollaps der Alveolen tendiert (s. unten). Infolgedessen besteht eine Neigung zur Verkleinerung der einzelnen Alveole und damit letztlich zum Kollaps der ganzen Lunge. In der endexspiratorischen Ruhelage führt dieser dauernde hiluswärts gerichtete Zug der Lunge, der durch eine entsprechende, nach außen gerichtete Retraktionskraft der Thoraxwand im Gleichgewicht gehalten wird, zu einem interpleuralen Druck von —4 mmHg gegenüber der Atmosphäre, der am Ende der normalen Inspiration bis auf etwa —6 mmHg ansteigt (Abb. 2). Auch der interpleurale Druck steigt und fällt mit der Tätigkeit der Atemmuskeln. Wenn z.B. bei forcierter Ausatmung der intraalveolare Druck durch kräftige Kontraktion der Bauchmuskeln auf +30 mmHg ansteigt, steigt der interpleurale Druck ebenfalls auf diesen Wert abzüglich der fortbestehenden Tendenz der Lunge zum Kollaps von —4 mmHg, d.h. gegenüber der Atmosphäre auf 26 mmHg. Für die Einatmung gilt das Entsprechende: Sinkt bei tiefer Inspiration der intraalveolare Druck auf —15 mmHg, so wird auch der in der endexspiratorischen Ruhelage vorhandene interpleurale Druck von —4 mmHg um weitere 15 mmHg auf insgesamt —19 mmHg absinken. Der interpleurale Druck ist also immer niedriger als der intraalveolare Druck, und zwar um so mehr, je weiter die Lunge expandiert ist. Diese „transpulmonale“ (=transalveolare) Druckdifferenz hält die Lunge gebläht und beträgt im Schnitt etwa —4 mm Hg.

e) Antiatelektasefaktor

Als Oberflächenspannung werden Kräfte bezeichnet, die an den Grenzflächen von Flüssigkeiten auftreten und in erg/cm^2 bzw. dyn/cm gemessen werden. Bei kugelförmiger Oberfläche herrscht aufgrund der Oberflächenspannung im Innern der Alveole ein Druck, der dem Oberflächenspannungskoeffizienten direkt und dem Radius der Alveole umgekehrt proportional ist. Infolgedessen ist trotz konstanter Oberflächenspannung der intraalveolare Druck in den weniger gefüllten Alveolen groß und in besser gefüllten Alveolen kleiner. Dies müßte der Anfang eines Circulus vitiosus sein, da die Luft entsprechend dem Druckgefälle immer weiter aus den schlecht gefüllten in die gut gefüllten Alveolen hinüberströmen würde bis zur totalen Atelektase. Deshalb verfügt die Alveolarwand über besondere biochemische Eigenschaften: Erstens ist die Oberflächenspannung der Alveolargrenzfläche erheblich geringer als bei Wasser (etwa 72 dyn/cm) oder Serum (etwa 55 dyn/cm), und zweitens ist sie eine Funktion des Füllungszustandes der Alveolen und damit inspiratorisch wesentlich größer (25 bis 35 dyn/cm) als exspiratorisch (6 – 10 dyn/cm). Für diese spezifischen Eigenschaften ist ein besonderer Antiatelektasefaktor (Surfactant) verantwortlich, bei dem es sich wahrscheinlich um ein Lecithin-Derivat handelt, das von den Mitochondrien des Alveolarepithels gebildet wird (KLUGE, SCHOEDEL, BENZER u.a.).

f) Offener Thorax

Die natürliche Neigung der Lunge zum Kollaps ist ein wichtiger klinischer Faktor. Wenn immer eine Verbindung zwischen Interpleuralraum und Atmosphäre entsteht, dringt infolge des subatmosphärischen Druckes Luft zwischen Thoraxwand und Lungenoberfläche, so daß die Lunge bis auf ihr Minimalvolumen kollabiert und der Thorax sich auf seine Ruhelage erweitert. Dabei werden zwangsläufig auch die Blutgefäße, welche die Alveolen umgeben, mehr oder weniger zusammengedrückt oder abgeknickt, wodurch ihr Gefäßwiderstand um den Faktor 5 bis 10 ansteigt. Infolgedessen verschiebt sich die Lungendurchblutung automatisch zugunsten der nicht kollabierten Lungenabschnitte mit dem geringeren Widerstand.

Tatsächlich kollabiert die Lunge jedoch nicht vollständig, sondern bleibt in einem mittleren Blähungszustand, weil sie sich bei jeder Exspiration mehr oder weniger mit Luft aus der intakten kontralateralen Lunge füllt. Bei der Einatmung vermindert sich die angesaugte Frischluft einmal um diese „Pendelluft", natürlich aber auch um das Volumen des Interpleuralraumes, der zwangsläufig mitbelüftet wird. Die resultierende zunehmende Hypoventilation führt gemeinsam mit den großen Atemexkursionen des seiner kontralateralen Stütze beraubten Mittelfelles schließlich zum tödlichen Kreislaufversagen.

g) Atmung beim Pneumothorax

Im Gegensatz zum breit offenen Thorax ist beim Pneumothorax, selbst wenn beide Lungen kollabiert sind („Mantelpneu"), noch eine Atmung möglich. Obwohl der Pleuraspalt, der im Gegensatz zur alten Vorstellung nur eine Gelenkfläche darstellt, verloren gegangen ist, folgen die Lungen nach wie vor jeder inspiratorischen Erweiterung des Brustkorbes, weil auch jetzt noch während der Einatmung der negative Druck über der Lungenoberfläche größer wird und diese Zunahme des negativen Interpleuraldruckes die Lunge expandiert.

h) Hämodynamik beim offenen Thorax

Die Frage, inwieweit sich — unter sonst möglichst vergleichbaren Voraussetzungen — die Hämodynamik ändert, wenn infolge Thorakotomie der interpleurale Druck ausfällt, soll noch etwas näher betrachtet werden.

Abb. 3 zeigt nach GUYTON die normalen Kreislaufverhältnisse bei intaktem Pleuraspalt, dargestellt an Hand der beiden Funktionskurven der venösen Rückfluß- und der arteriellen Herzauswurfmenge. Beide Funktionskurven haben als gemeinsame Abszisse den Druck im rechten Vorhof. Mit steigen-

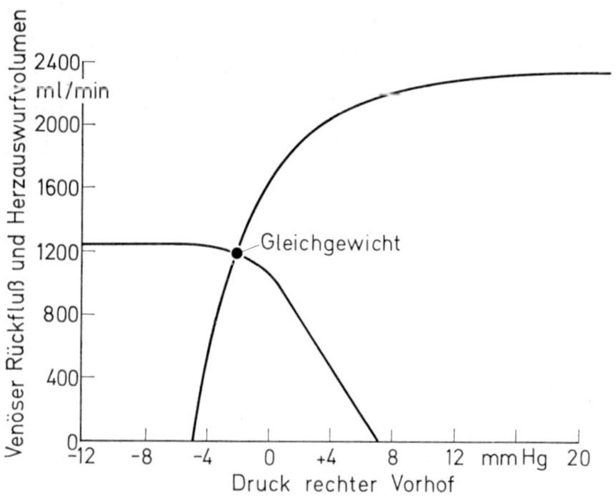

Abb. 3. Kreislaufverhältnis bei intaktem Pleuraspalt, dargestellt durch die Funktionskurven venöser Rückfluß und Herzzeitvolumen. (Nach GUYTON)

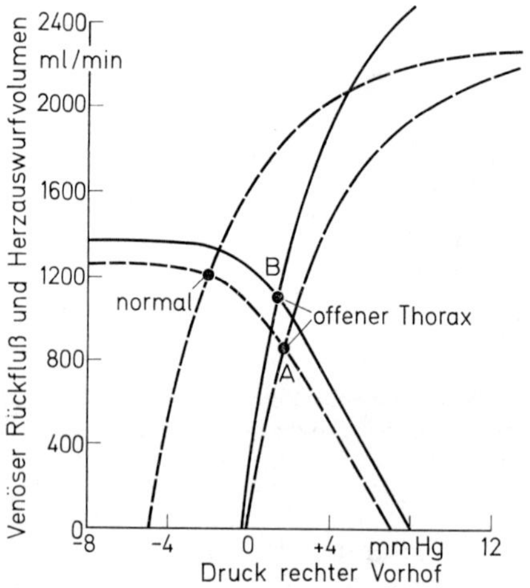

Abb. 4. Gleiche Situation wie Abb. 3 nach Eröffnung des Pleuraspaltes. (Nach GUYTON)

dem Vorhofdruck nimmt der venöse Rückfluß ab und das Herzzeitvolumen zu. Es ist leicht zu verstehen, daß im steady state (Schnittpunkt beider Kurven) Herzzeitvolumen und venöser Rückfluß gleich groß sein müssen. In diesem Beispiel beträgt das Stromvolumen bei einem Hund 1200 ml pro Minute bei einem Druck im rechten Vorhof von —2 mmHg.

Wird der Thorax eröffnet (Abb. 4), so tritt an die Stelle des negativen Interpleuraldruckes von —4 mmHg der Atmosphärendruck. Infolgedessen verschiebt sich die Kurve des Herzauswurfvolumens nach rechts, so daß die Funktionskurve des venösen Rückflusses jetzt im Punkt (*A*) geschnitten wird. Damit sinkt augenblicklich venöser Rückfluß und arterielles Herzzeitvolumen auf etwa zwei Drittel des Normalwertes. Aber schon nach 30—60 sec regulieren die Kreislaufreflexe, vornehmlich über die Pressoreceptoren, diese veränderte Hämodynamik wieder nahezu auf den Normalwert. Dieser

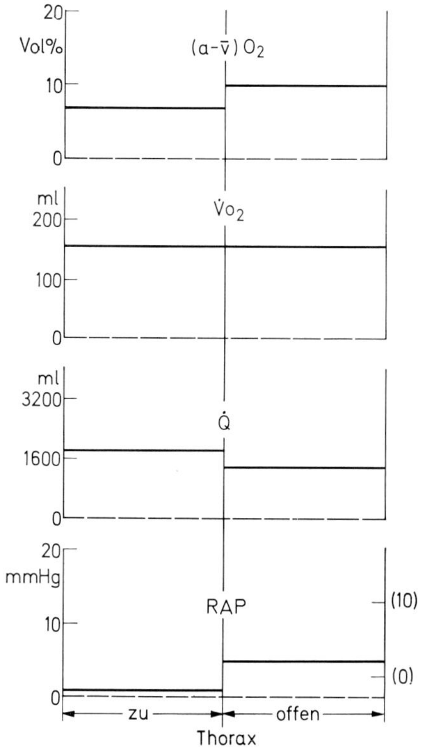

Abb. 5. Kreislaufverhältnisse bei geschlossenem und offenem Thorax. Von oben nach unten: Arteriovenöse Sauerstoffdifferenz, O_2-Aufnahme, Herzminutenvolumen, Druck rechter Vorhof. Einzelheiten s. Text. (Eigene Darstellung nach FERMOSO und RICHARDSON)

Punkt (*B*) (Schnittpunkt der ausgezogenen Funktionskurven) entspricht dem regulierten Endzustand nach Thorakotomie. Damit ist der nachteilige Effekt der Thoraxeröffnung auf die Stromvolumina zwar wieder einigermaßen wettgemacht, aber doch um den Preis der Inanspruchnahme des Regulationssystems. Bei mehr oder weniger gelähmter Reflexkompensation, z.B. in tiefer Narkose, beim reduzierten Allgemeinzustand, kann es vorkommen, daß der Punkt (*B*) gar nicht erst erreicht wird. Aber auch bei intakter Reflexkompensation sind die Regulationsreserven durch die erforderliche Anpassung der Durchblutungsverhältnisse weitgehend verbraucht. Zusätzliche Belastungen, etwa ein operativer Blutverlust, werden entsprechend schlechter vertragen.

Eine weitgehende Übereinstimmung mit den methodisch nicht ganz einfach gewonnenen Ergebnissen von GUYTON zeigen die Meßwerte von FERMOSO und RICHARDSON (Abb. 5). Beim eröffneten Thorax steigt der Druck im rechten Vorhof durch den Ausfall des Interpleuraldruckes um 4 mmHg an, das Herzzeitvolumen nimmt im Mittel um 20% ab, und die arteriovenöse Sauerstoffdifferenz steigt entsprechend.

Wegen eines methodischen Fehlers in der Wahl des Meßortes zeigt die Abb. 5 schon beim geschlossenen Thorax einen leicht positiven Druck im rechten Vorhof von 1 mmHg, der nach Eröffnung des Pleuraspaltes um 4 mmHg auf 5 mmHg ansteigt. Derartige Differenzen sind seit langem bekannt und durch Unterschiede in der Lage der Spitze des Meßkatheters bedingt. GUYTON hat zur Klärung dieses Punktes Hunde im rechten Vorhof katheterisiert und die Katheterlage unter Drehung der Tiere um drei Achsen so lange variiert, bis die lageabhängigen Differenzen im Mitteldruck verschwunden waren. Diesen Punkt hat er als „physiologischen Druck-Bezugspunkt“ (physiological pressure reference point) bezeichnet. Er liegt immer im Schnittpunkt der Herzlängsachse mit der Trikuspidalklappe. Das ist insofern wichtig, als bereits eine Differenz im rechten Vorhofdruck von 1 mmHg einer Änderung des venösen Rückflusses von etwa 14% entspricht und eine solche von 3 mmHg gar 40% ausmacht, also bald die Hälfte des Effektes.

i) Hämodynamische Rückwirkung der Spontanatmung

Die bisherigen Darstellungen sind unvollständig, weil sie sich auf die Rolle des über die Atemphase

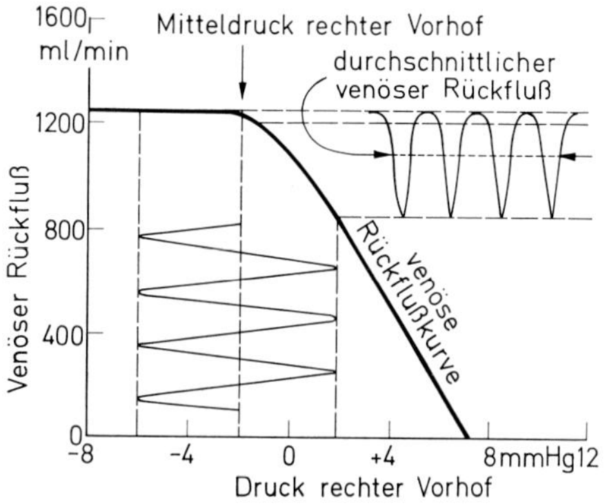

Abb. 6. Einfluß der Atembewegungen auf den venösen Rückfluß (nach GUYTON). Einzelheiten s. Text

im Mittel herrschenden intrathorakalen Druckes beschränken. Es wirken aber auch intrapulmonale bzw. interpleurale Druckschwankungen, also die Atembewegungen selbst auf den Kreislauf. Aus den Untersuchungen von GUYTON geht hervor, daß

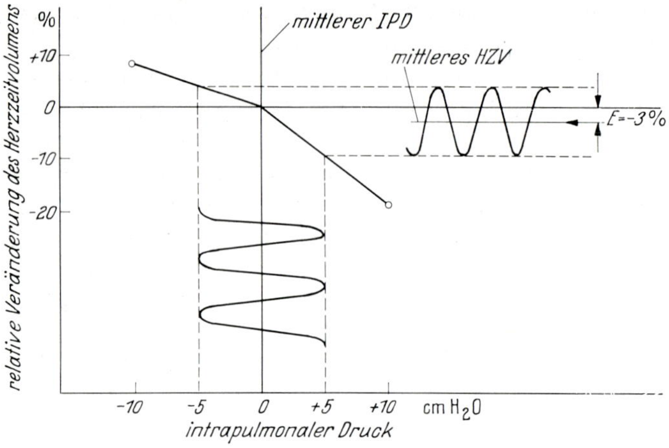

Abb. 7. Einfluß der Atembewegungen auf das Herzauswurfvolumen (nach SCHORER). Einzelheiten s. Text

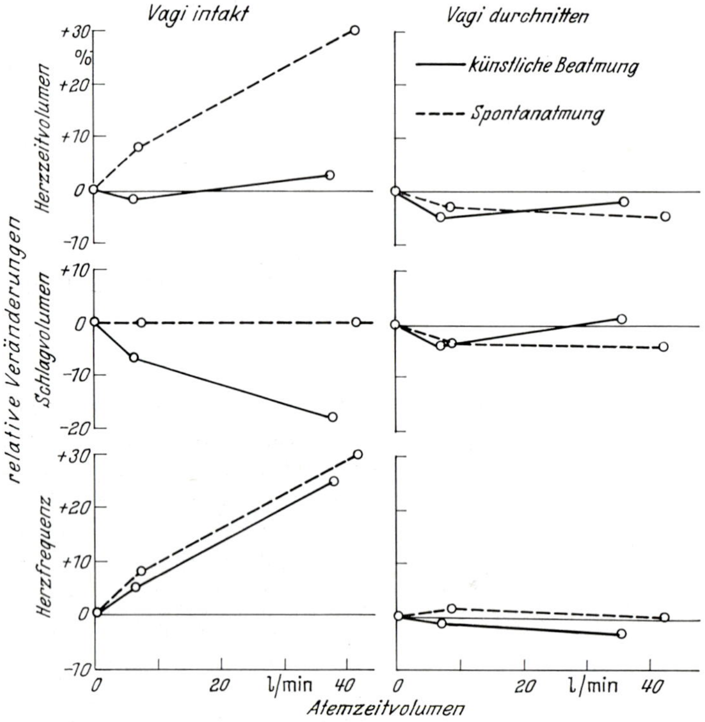

Abb. 8. Mechanische Rückwirkung der spontanen und künstlichen Atembewegungen auf den Kreislauf bei intakten und durchschnittenen Vagusnerven. (Nach SCHORER)

Druck-Pulsationen im rechten Vorhof, wie sie auch durch die natürlichen Atembewegungen entstehen, einen geringfügig hemmenden Einfluß auf den venösen Rückfluß haben. Das zeigt in Abb. 6 der Verlauf der venösen Rückflußkurve: Bei einem Mitteldruck im rechten Vorhof von —2 mmHg ist infolge des damit verbundenen extrathorakalen Venenkollapses bereits die maximale Rückflußförderung erreicht. Somit ist während der positiven Phase der Druckschwankungen die Verminderung des Rückflusses größer als die Rückflußförderung während der negativen Phase. Im Mittel resultiert daher durch Druckschwankungen eine Rückflußverminderung gegenüber den Rückflußverhältnissen bei fehlenden Atembewegungen (statischer Druck).

Nach den Untersuchungen meines Mitarbeiters SCHORER verhält sich das Herzauswurfvolumen entsprechend (Abb. 7): Auf der Abszisse ist der intraalveolare Druck eingetragen und auf der Ordinate die relative Veränderung des Herzzeitvolumens, wobei das Herzzeitvolumen bei einem mittleren intraalveolaren Druck von 0=100% gesetzt ist. Aus dem Verlauf der Kurve ergibt sich auch hier, daß die hemmende Wirkung auf das Herzzeitvolumen überwiegt, wenn der intraalveolare Druck um einen Mittelwert schwankt. Allerdings beträgt diese Verminderung des Herzzeitvolumens infolge rhythmischer Druckschwankungen doch nur 3%.

Das ist ein interessanter Befund, der uns zwingt, die liebgewonnene Vorstellung über die Wirksamkeit der sog. respiratorischen Kreislaufpumpe zu revidieren. SCHORER's an Hunden gewonnene Meßergebnisse (Abb. 8) zeigen die Beziehungen zwischen Atemzeitvolumen (Abszisse) und Herzzeitvolumen, Schlagvolumen und Herzfrequenz (Ordinate) sowohl bei Spontanatmung als auch Beatmung, und zwar jeweils bei intakten und durchschnittenen Vagus-Nerven. Der Bezugspunkt ist Atemstillstand; bei Atmung und Beatmung herrschen gleiche mittlere intraalveolare Drucke. Die Steigerung des Herzzeitvolumens bei zunehmendem Atemzeitvolumen erfolgt bei Spontanatmung linear. Diese sinnvolle natürliche Kopplung von Atmung und Kreislauf ist reflektorischer Natur und an die Unversehrtheit der Vagus-Nerven gebunden. Dabei sind die Veränderungen des Herzzeitvolumens ausschließlich frequenzbedingt. (Daher auch die „respiratorische Arrhythmie".) Bei durchschnittenen Vagi entfällt die reflektorische Förderung des Herzzeitvolumens und es demaskiert sich die geringfügig hemmende mechanische Wirkung der spontanen und künstlichen Atembewegungen auf den Kreislauf.

Deshalb erübrigen sich weitere Überlegungen in bezug auf diese Verhältnisse beim offenen Thorax, da der Nettoeffekt der Atembewegungen in jedem Fall gering, unter Umständen sogar negativ ist.

k) Thoraxdrainage und Pneumothorax-Gerät

Am Ende eines intrathorakalen Eingriffes müssen die physiologischen interpleuralen Druckverhältnisse wiederhergestellt werden. Vom Sonderfall der Pneumonektomie abgesehen, muß bei allen übrigen intrathorakalen Eingriffen (mit und ohne Lungenresektion), bevor der Thorax wieder luftdicht verschlossen wird, eine sog. Thoraxdrainage angelegt werden (Abb. 9). Dazu wird ein in den Pleuraspalt eingebrachter, mit einigen Löchern versehener Plastikschlauch über ein Sekret-Sammelgefäß mit einer dosierbaren Saugung verbunden. Falls die Pleura pulmonalis unverletzt geblieben ist (z.B. nach Probethorakotomie, Lobektomie, Eingriffen am Herz-Gefäßsystem), genügt dazu ein vorgespanntes Vakuumgefäß. Bei nicht mehr intaktem visceralen Pleuraüberzug (z.B. nach Segmentresektion, Lösen interpleuraler Verwachsungen usw.) wird das vorgespannte Vakuum infolge der dadurch entstandenen „inneren Fistel" in relativ kurzer Zeit zusammenbrechen. Dann muß eine Permanentsaugung, wie sie in Abb. 9 am Beispiel einer Wasserstrahlpumpe dargestellt ist, verwendet werden. Der Sog am Drainagerohr sollte etwa —30 cm H_2O betragen. So wird erreicht, daß die Lunge den Pleuraraum wieder (mehr oder weniger vollständig) ausfüllt und das anfallende Wundsekret gleichzeitig abfließt (vgl. „Thoraxchirurgie", S. 619).

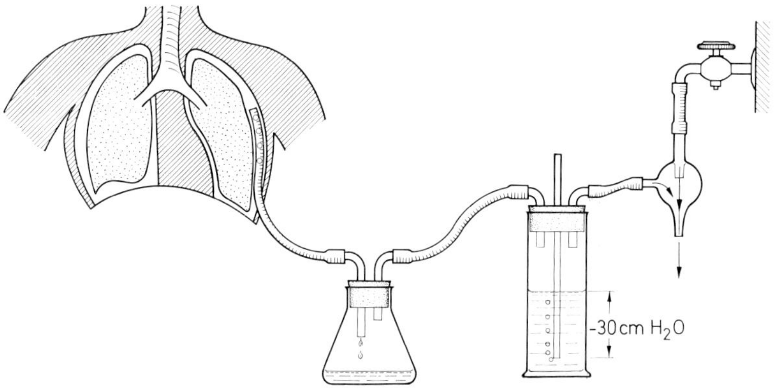

Abb. 9. Thoraxdrainage mit Sekretsammelgefäß, Dosiervorrichtung und Wasserstrahlpumpe

Nach Pneumonektomie sind die Verhältnisse grundsätzlich anders. Wollte man dabei fälschlicherweise genauso verfahren, so würde durch den ständigen interpleuralen Sog von —30 cm H_2O das Mittelfeld samt der daranhängenden intakten kontralateralen Lunge in extremer Weise auf die operierte Seite herübergezogen werden bis zum tödlichen Kreislaufversagen.

Tatsächlich herrscht im wieder verschlossenen lungenleeren Pleuraraum am Ende der Operation ein Überdruck mit entsprechender Mediastinalverschiebung zur gesunden Seite. Und zwar aus zweierlei Gründen: erstens stand der Pleuraraum, als er verschlossen wurde, unter dem im Mittel um 4 cm H_2O höheren Druck der Atmosphäre, und zweitens wurde, bedingt durch die Seitenlagerung mit entsprechender schwerkraftabhängiger Mittelfellverlagerung, ein unphysiologisch großes Luftvolumen „eingefangen". Deshalb muß nach Beendigung der Operation mit einem Pneumothoraxapparat ein Druckausgleich zwischen der operierten und nichtoperierten Seite (Abb. 10) vorgenommen werden. Dazu wird über eine durch den Interkostalraum eingestochene Kanüle so lange Luft (etwa 1000—1500 ml) abgesaugt, bis das Manometer einen endexspiratorischen Druck von —2 cm H_2O anzeigt. Der noch narkotisierte Patient liegt dabei auf dem Rücken, ist intubiert und atmet spontan, möglichst ohne zu husten oder zu pressen. Etwa 6—8 Std später muß diese Maßnahme wiederholt werden, weil sich der zunächst leere Pleuraraum durch nachlaufendes Blut und Sekret wieder teilweise auffüllt und der interpleurale Druck entsprechend ansteigt. Aus dem gleichen Grund sind weitere Kontrollen des Druckausgleiches am ersten, dritten und etwa fünften postoperativen Tag erforderlich.

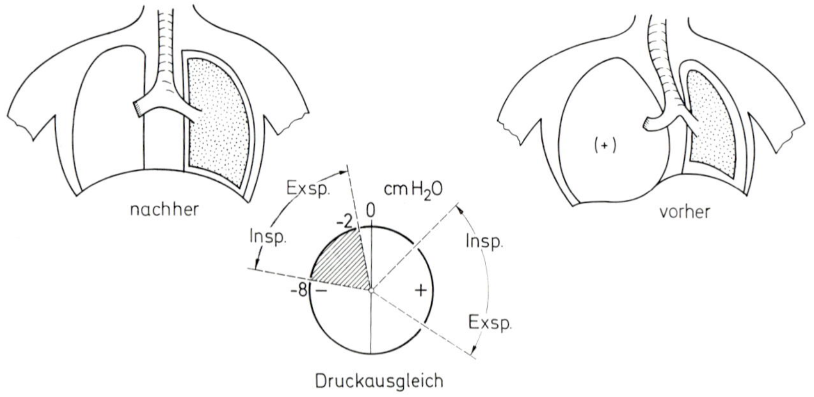

Abb. 10. Druckausgleich nach Pneumonektomie. Zustand vor und nach Anwendung des Pneumothorax-Gerätes

l) Compliance von Lunge und Thorax

Die Dehnbarkeit des elastischen Systems Lunge und Thorax wird Compliance genannt. Damit wird die Zunahme des Lungenvolumens in Litern pro Zentimeter Wasserdruckzunahme des intraalveolaren Drucks bezeichnet. Sie beträgt normalerweise 0,13 Liter/cm H_2O. Das bedeutet, daß jedesmal, wenn das Lungenluftvolumen um 130 ml vermehrt wird, der intraalveolare Druck um 1 cm H_2O steigt. Ohne den elastischen Widerstand der Thoraxwand ist die Dehnbarkeit der Lunge allein etwa doppelt so groß wie die totale Compliance von Lunge und Thorax zusammen und beträgt 0,22 Liter/cm H_2O (Abb. 11).

Das Meßverfahren (s. auch „Lungenfunktionsprüfung" S. 183) ist folgendes: nach kompletter, d.h. auch die Atemmuskulatur einschließender Relaxierung wird das Lungenluftvolumen schrittweise um jeweils 50—100 ml vermehrt und unmittelbar anschließend der jeweils erreichte Druck gemessen, bis das Gesamtvolumen an zugeführter Luft dem normalen Atemzugvolumen der betreffenden Person entspricht. Dann wird diese Luftmenge in gleicher Weise fraktioniert aus der Lunge herausgelassen, bis der Ausgangswert der endexspiratorischen Ruhelage wieder erreicht ist. Auf diese Weise entsteht ein Kurvenverlauf, bei welchem Inspirations- und Exspirationskurve eine Ellipse bilden. Die Compliance wird aus der durch die beiden Endpunkte der Kurven gelegten Diagonalen bestimmt. Im vorliegenden

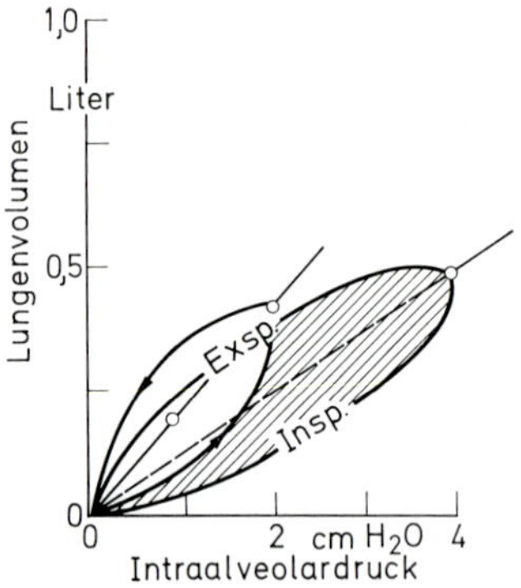

Abb. 11. Normales Compliance-Diagramm. Die doppelt so große Dehnbarkeit der Lunge allein (0,22 Liter/cm H_2O) ist über die Compliance-Kurve von Lunge und Thorax zusammen (0,13 Liter/cm H_2O) projiziert

Beispiel hat sich bei einer Zunahme des Lungenvolumens um 500 ml der intraalveolare Druck um 4,0 cm Wassersäule erhöht, das bedeutet eine normale Compliance von 0,13 Liter/cm H_2O.

Da der intraösophageale Druck (gemessen mit einer Sonde im unteren Drittel) und der interpleurale Druck weitgehend identisch sind, kann die Compliance der Lunge selbst relativ einfach dadurch bestimmt werden, daß die Volumenänderung gegen die transpulmonale Druckdifferenz (Intraalveolardruck minus Intraösophagealdruck) aufgetragen wird.

m) Atemarbeit

Um ein viskoelastisches System wie die Lunge zu dehnen, ist Arbeit erforderlich. Zusätzlich zur Energie, die allein zum Dehnen der Lunge dient, wird bei der Atmung Energie benötigt, um zwei weitere Faktoren zu überwinden, die der abwechselnden Vergrößerung und Verkleinerung der Lunge

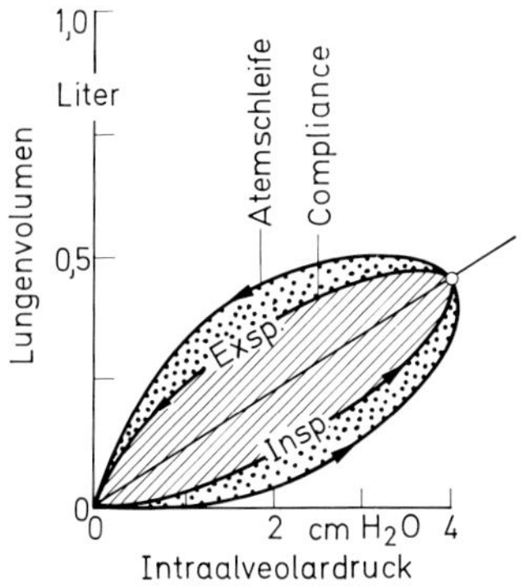

Abb. 12. Compliance-Diagramm und Atemschleife

entgegenstehen. Dies sind der viscöse Widerstand (unelastischer Gewebswiderstand) und der Atemwegswiderstand.

Der *viscöse Widerstand* entsteht durch die Notwendigkeit von Molekularverschiebungen innerhalb des Gewebes, damit sich dieses veränderten Dimensionen anpassen kann. Ohne hier auf die mathematischen Einzelheiten eingehen zu können, sei festgestellt, daß sich die bei der Atemschleife von Inspirations- und Exspirationskurve umschriebene Fläche proportional zum viscösen Widerstand verhält. Diese Fläche ist beispielsweise beim Lungenödem oder bei fibrotischen Veränderungen des Gewebes wesentlich vergrößert.

Auch das System der Atemwege bedeutet für die ein- und ausströmende Luft eine Behinderung. Allerdings ist dieser *Atemwegswiderstand* bei ruhiger Atmung unter physiologischen Bedingungen sehr gering, kann jedoch pathologischerweise (obstruktive Lungenkrankheiten) und im Gefolge ärztlicher Maßnahmen hohe Werte erreichen. Der Widerstand der Atemwege zeigt sich in der Differenz der Atemschleife gegenüber dem Compliance-Diagramm (Abb. 12). Da die Atemschleife den tatsächlichen dynamischen Ablauf des Quotienten ($c=v/p$) aufzeichnet, muß sie notwendigerweise gekrümmter verlaufen als die zur Bestimmung der Compliance erforderliche inspiratorische und exspiratorische Volumendruckkurve.

2. Atmung in Narkose

a) Vorbemerkungen

Unter den unerwünschten, aber unvermeidbaren Nebenwirkungen der Narkosemittel rangiert die Beeinträchtigung der Atmung an erster Stelle als Zeichen der verminderten Ansprechbarkeit der Atemzentren auf ihre physiologischen Reize. Deshalb ist ein Narkosemittel — ausschließlich unter dem Gesichtspunkt der Spontanatmung betrachtet — umso besser, je mehr es die Großhirnrindenfunktion ausschaltet ohne gleichzeitig die Funktion des Atemzentrums anzutasten. Bei einem solchen Vergleich schneidet der klassische Diäthyläther am besten ab und die Barbiturate am ungünstigsten, während Cyclopropan, Trichloräthylen, Lachgas und die halogenierten Narkosemittel Halothan und Methoxyfluran dazwischen liegen.

Mit der generellen Einführung von Halothan in die Klinik in der ersten Hälfte der 60er Jahre wurde ein Phänomen wieder häufiger beobachtet, das in Verkennung der Zusammenhänge in der amerikanischen Literatur schon früher als „post-cyclopropane"-Schock beschrieben war. Dieser Schock tritt charakteristischerweise in der unmittelbaren postoperativen Phase auf (etwa beim Umlagern von der Trage ins Bett oder im Fahrstuhl) und nur, wenn eine längere Narkose mit einem rasch abflutenden Inhalationsnarkosemittel vorangegangen war, während welcher der Patient selber atmen mußte. Es handelt sich dabei um ein gruppenspezifisches Kreislaufverhalten für alle potenten Inhalationsnarkotica, die sich durch ebenso abrupten Eintritt wie unmittelbare Reversibilität auszeichnen. Ursache ist die während der Spontanatmungs-Narkose übersehene schleichende Hypoventilation, bei der infolge des hyperoxyschen Gemisches (Hb-Pumpe) nur die CO_2-Abrauchung behindert wurde. Am Ende der Operation wacht der Patient rasch auf und atmet die retinierte CO_2 innerhalb weniger Minuten wieder ab. Gleichzeitig demaskiert sich eine mehr oder weniger deutliche Schocktendenz infolge ungenügender Flüssigkeitszufuhr (negative Blutbilanz), die gelegentlich dramatisch werden kann, wenn sie bereits während der Narkose bestanden hat und vom (Pseudo-)Kompensationsmechanismus der hyperkapnisch bedingten Kreislauftonisierung überdeckt wurde.

Daß sich beim selber atmenden Patienten Puls und arterieller Blutdruck zur Bestimmung der Narkosetiefe nur mangelhaft eignen, hatte schon GUEDEL erkannt, weil sich beide beim Übergang von einem Narkosestadium ins andere als auffällig stabil erwiesen und praktisch nicht änderten. Um so überraschender erfolgte dann bei zu langer (und/oder zu tiefer) Narkose der plötzliche Kreislaufzusammenbruch, welcher wegen der Hyperkapnie nicht rechtzeitig zu erkennen gewesen war. Die mangelnde Kenntnis der Zusammenhänge dürfte einer der Gründe gewesen sein, Herzstillstand als „reflektorisch" zu erklären.

Demgegenüber konnte ein post-narkotischer Schock in der unmittelbaren nachoperativen Periode nach Äther kaum beobachtet werden, weil die Aufwachphase im Gegensatz zu Cyclopropan und Halothan eher Stunden als Minuten dauert. Damit hatte der Organismus Zeit, die entsprechend langsamere CO_2-Abrauchung auf andere Weise zu kompensieren.

Entgegen der ursprünglichen Absicht hat die Einführung der Muskelrelaxantien um 1950 die Schwierigkeit, zwischen guter Muskel-Erschlaffung und guter Narkoseatmung einen besseren Kompromiß zu finden, zunächst nur vergrößert. Zwar konnte dadurch die Konzentration des Narkosemittels verringert und die Narkose oberflächlicher gehalten werden, aber doch nur um den zweifelhaften Preis der peripheren Depression der Atmung im Bereich der Muskelendplatte, die sich zur zentralnervösen Atemdepression hinzuaddierte.

Infolgedessen sollte sich als unerwarteter Nebeneffekt der Einführung von Muskelrelaxantien in die Klinik ihr Anstoß zur Weiterentwicklung der künstlichen Beatmung erweisen bis zu dem weitgehenden Perfektionsgrad unserer Tage. Das hat die Narkosetechnik nachhaltiger beeinflußt als irgend eine andere Maßnahme seit ihrer Entdeckung, einschließlich der Entwicklung neuer Narkosemittel. Die automatische hyperventilatorische Beatmung hat einen großen Beitrag zur Verbesserung der allgemeinen Narkosesituation gegenüber früher geleistet, vor allem im Hinblick auf das Risiko. Das gilt auch für die Steuerung der Narkose, da wegen der unter Beatmung linearen Beziehung von Narkosetiefe und systolischem Blutdruck bzw. Puls — mit zunehmender Narkosetiefe nimmt der Blutdruck ab, der Puls wird langsamer bis zum Herzstillstand — das Verhalten dieser Kreislaufgrößen als dominierendes Charakteristikum für die Beurteilung der Narkosetiefe herangezogen werden kann.

b) Einfluß der Lagerung (s. auch S. 342)

Auch die zur Operation erforderliche Lagerung des Patienten beeinflußt die Atmung. So nimmt in Halothan-Narkose z.B. nach Untersuchungen von Wood-Smith et al. bei Seitenlage das Atemminutenvolumen im Mittel um 10% ab und der arterielle CO_2-Druck steigt um 15 Torr. Wird der Operationstisch zusätzlich abgeknickt, beträgt die Ventilationsabnahme bis 25%. Auffälligerweise führt die Bauchlage, wenn man von Adipösen absieht, an sich zu keiner wesentlichen Verminderung der Ventilation, jedenfalls nicht solange der Operationstisch flach bleibt. Im abgeknickten Zustand jedoch sinkt auch hier die Ventilation um etwa 20%. Die Ursache dürfte in der in Narkose mangelhaften zentralnervösen Regulationsmöglichkeit der Atmung liegen. Ähnliches gilt für die Erschwerung der Atemarbeit, wenn sich Assistenten (z.B. beim Hakenhalten) auf Thorax oder Bauchdecken abstützen, besonders bei Kleinkindern und Säuglingen.

In Seitenlage wird bei Spontanatmung die untere Lunge besser ventiliert. Dieser zunächst unerwartete Befund hat zwei mechanische Ursachen: Erstens wird die Atemmittellage der unteren Lunge durch das auf ihr lastende Gewicht (einschließlich Mediastinum) exspirationswärts verschoben. Das so verminderte funktionelle Residualvolumen bedeutet gegenüber der relativ expandierten obenliegenden Lunge eine verbesserte alveolare Durchlüftung. Zweitens kann sich die durch den Druck der Baucheingeweide hochgeschobene untere Zwerchfellhälfte wirkungsvoller kontrahieren (Abb. 13). Tatsächlich

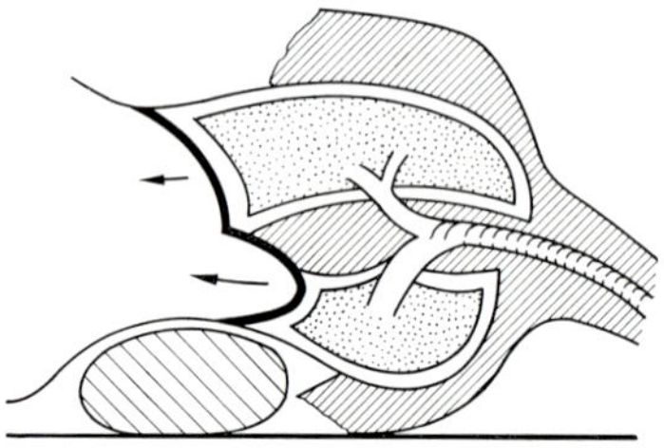

Abb. 13. Verteilungsstörung von Lungenbelüftung und -durchblutung in Seitenlage

ist die Sauerstoffaufnahme der unteren Lunge stets größer. Dasselbe gilt für die Durchblutung, die infolge des erheblichen hydrostatischen Druckunterschiedes zwischen beiden Lungenhili, der in der Größenordnung des mittleren Pulmonalarteriendruckes liegt, ebenfalls zugunsten der unteren Lunge verschoben ist.

Nach Relaxierung und unter künstlicher Beatmung ändern sich diese Verhältnisse erheblich. Zwar ist die untere Lunge unter diesen Bedingungen noch immer besser durchblutet, aber die Verteilung der Ventilation erfolgt zugunsten der oberen Lunge, weil die Ausdehnungsfähigkeit der unteren beträchtlich vermindert ist. Dieser Zustand der relativen Überperfusion und Unterventilation der unten gelegenen Lunge wird nach Thorakotomie noch ausgeprägter, weil die obere Lunge infolge größerer Compliance im Verhältnis von 2,5:1 besser belüftet wird. Insgesamt bedeuten diese Veränderungen von Perfusion und Ventilation eine mehr oder weniger deutliche Verteilungsstörung, die überdies noch durch die Tendenz zur Atelektasenbildung in der unteren Lunge kompliziert wird.

c) Atemarbeit

Im Zusammenhang mit der Narkose treten eine Reihe von Faktoren auf, welche die Atemarbeit erschweren. Sie lassen sich ursächlich drei Gruppen zuordnen: dem Atemwegswiderstand, dem viscösen Widerstand und der Compliance. Da die entsprechenden pathologischen Veränderungen an anderer Stelle besprochen werden, können wir uns hier auf die Veränderungen beschränken, die direkt mit den Maßnahmen der Anaesthesie zusammenhängen.

Praktisch bedeuten Endotrachealtubus und angeschlossenes Narkosesystem mit Schläuchen, Röhren, Absorber, Atembeutel und Ventilen eine äußere Verlängerung der Atemwege. Damit ändern sich Totraum und Atemwiderstand. Das Ausmaß der Widerstandserhöhung läßt sich leicht messen; der Gesamtwiderstand entspricht der Summe der Einzelwiderstände. Der Strömungswiderstand eines Teiles dieses Systems ist gleich dem Druckabfall (ΔP) zwischen zwei Meßstellen (z.B. Rohrenden) bei Durchströmung. Das Ausmaß des Druckabfalls in den hier interessierenden Punkten hängt ab von Rohrdurchmesser, Rohrlänge und Strömungsform (laminar oder turbulent). Dabei verhält sich der Strömungswiderstand umgekehrt proportional zur zweiten bis vierten Potenz des Durchmessers bei laminarer Strömung und zu einer noch höheren Potenz bei turbulenter Strömung. Daraus ergibt sich die Konsequenz, möglichst weitlumige Endotrachealtubus zu verwenden, statt scharfer Abwinkelungen bei Verbindungsteilen besser abgerundete oder stumpfwinklige zu wählen und unnötige Schlauchlängen tunlichst zu vermeiden. Insgesamt jedoch wird dieser Faktor meist überschätzt, da die heutzutage gebräuchlichen Narkosesysteme in ihrem Atemwiderstandswert weit unterhalb der Toleranzgrenze liegen.

Für die Praxis bedeutungsvoller ist dagegen die Rolle, die das sog. Überdruckventil (escape valve) des Narkoseapparates als Ursache unerwünschter Widerstandserhöhung spielt. Abgesehen von der Möglichkeit fehlerhafter Bedienung ist das eine Frage der Konstruktion. Das Überdruckventil hat bei erhaltener Spontanatmung die Aufgabe, das überschüssige Gasgemisch aus dem Narkoseapparat-Patient-System so widerstandsarm wie möglich in die Atmosphäre zu entlassen. Da der Öffnungsdruck mithin gering sein soll und die zur Ventilöffnung erforderliche Kraft das Produkt von Druck mal Fläche darstellt, muß die Ventilfläche möglichst groß gewählt werden. Vereinzelt noch verwendete ältere Ventile erfordern bei Spontanatmung eine entsprechend sorgfältige Überwachung (Manometer).

3. Beatmung

a) Transthorakale Druckdifferenz

Normalerweise wird die Lunge durch die Aktivität der Atemmuskeln belüftet; dabei ruht über Nase und Mund sowie der Körperoberfläche konstant der Druck der Atmosphäre. Dieser physiologische Mechanismus der Lungenventilation ist unnachahmbar. Wenn dagegen die Lunge künstlich belüftet werden muß, ist das nur dadurch möglich, daß während der Inspiration Luft unter Überdruck in die Lunge hineingeblasen wird. So entsteht ein „transthorakales Druckgefälle", das von der Trachea durch die Lunge und die Brustkorbwand hindurch nach außen gerichtet ist (Abb. 14). Das gilt auch für die Verwendung von Tank- oder Küraßrespiratoren (Abb. 15), bei denen die transthorakale Druckdifferenz auf indirektem Wege hergestellt wird.

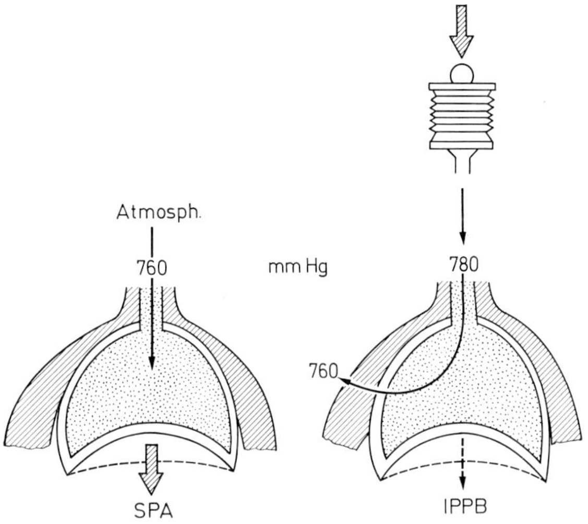

Abb. 14. Gegenüberstellung von Spontanatmung und Beatmung durch transthorakale Druckdifferenz

Der *Tankrespirator* verdankt seine Entstehung dem gleichen gedanklichen Irrtum, der uns später bei der Diskussion der Rückwirkung der künstlichen Atmung auf den kleinen Kreislauf wieder begegnen wird, nämlich der Wahl eines falschen Bezugssystems für die zur Beatmung erforderliche Druckdifferenz. Infolgedessen bestand lange Zeit die unrichtige Vorstellung, eine Beatmung in der Eisernen Lunge sei „physiologischer" als eine direkte Tracheal-Beatmungsform mit Überdruck, weil dabei ähnlich wie bei der Spontanatmung durch den „Zug" des negativen Kammerinnendruckes der Brustkorb von außen gedehnt und die Luft so in die Lunge des Patienten „hineingesogen" würde.

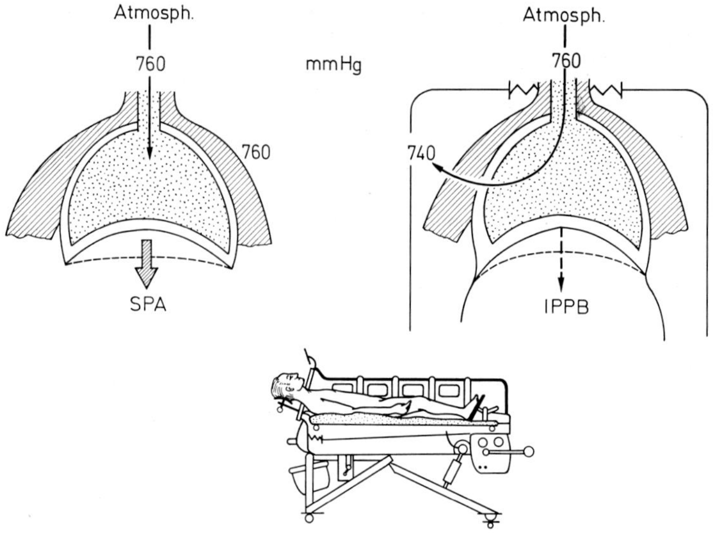

Abb. 15. Gegenüberstellung von Spontanatmung und Beatmung durch transthorakale Druckdifferenz bei Verwendung von Tankrespiratoren

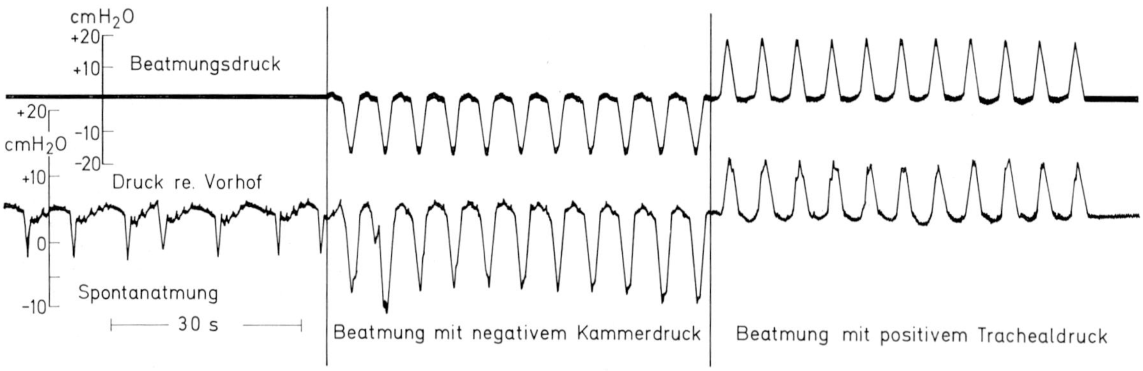

Abb. 16

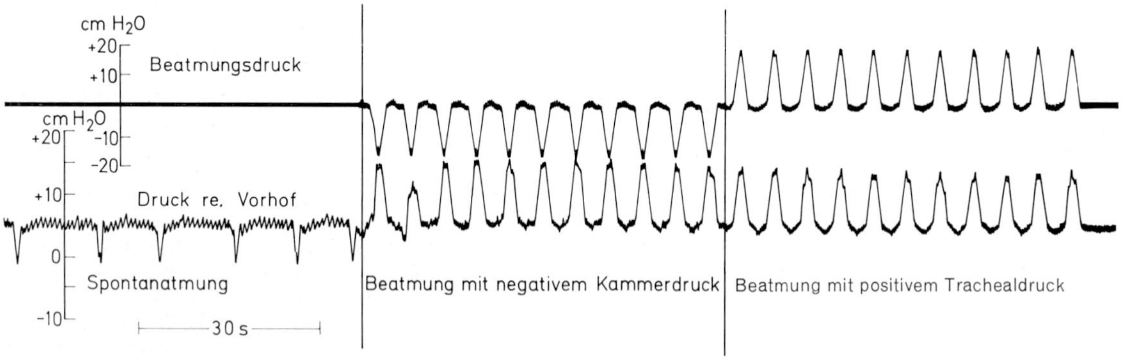

Abb. 17

Abb. 16 u. 17. Scheinbare (Abb. 16) und tatsächliche (Abb. 17) Wirkungsweise der Eisernen Lunge. Bei Abb. 16 wird der Vorhofsdruck fälschlicherweise gegen den konstanten Atmosphärendruck gemessen (das Manometer steht außerhalb der Eisernen Lunge), bei Abb. 17 in richtiger Weise als Differenzdruck gegen den jeweiligen Kammerinnendruck (das Manometer steht in der Eisernen Lunge). (Nach HÜRNICKE und STOFFREGEN)

STOFFREGEN und HÖRNICKE haben das 1953 als erste erkannt: Sie verglichen die Spontanatmung mit der Kammerbeatmung in der Eisernen Lunge und der direkten Trachealbeatmung. In Abb. 16 zeigt die obere Kurve den Beatmungsdruck (Tracheal- bzw. Kammerinnendruck), die untere den resultierenden Druck im rechten Vorhof. Im Gegensatz zur Spontanatmung, die den interpleuralen Druck inspiratorisch erniedrigt, steigt der zentrale Venendruck bei erhöhtem inspiratorischen Druck in der Trachea entsprechend an. Bei falscher Meßtechnik sind bei Kammerbeatmung die respiratorischen Druckschwankungen im rechten Vorhof ebenso wie bei der spontanen Inspiration nach unten gerichtet, also scheinbar der natürlichen Atmung gleich. Das richtige Ergebnis zeigt dagegen Abb. 17: Tatsächlich sind im Gegensatz zur physiologischen Spontanatmung die respiratorischen Druckschwankungen im rechten Vorhof auch bei der Kammerbeatmung nach oben gerichtet und genau so groß wie bei der direkten trachealen Überdruckbeatmung. Um das zu beweisen, braucht der zentrale Venendruck lediglich in Differenz zum jeweiligen Kammerinnendruck (statt fälschlicherweise gegen den konstanten Atmosphärendruck) gemessen zu werden. *Auch die Tank- und Küraßrespiratoren sind im Endeffekt Überdruck-Beatmungsgeräte.*

Aus der Tatsache, daß zur künstlichen Beatmung ein transthorakales Druckgefälle erforderlich ist, erklären sich alle — nicht nur hämodynamisch wirksam werdenden — Unterschiede zwischen Spontanatmung und Beatmung. Das gilt auch für die Überlegung, daß *bei der spontanen Inspiration die Lunge passiv der sich vor ihr herbewegenden Thoraxwand folgt, während sie bei der Beatmung gegen die muskelrigide Brustkorbwand gepreßt wird und diese vor sich herschieben muß.* Dabei muß sie, ähnlich der Eisenbahn, einen „Anfahrwiderstand" überwinden, der umso größer ist, je plötzlicher der inspiratorische Stoß einsetzt. Er ist minimal, wenn der Beatmungsdruck bei möglichst kleiner Strömungsgeschwindigkeit (flow rate) entsprechend langsam und kontinuierlich ansteigt. Bei falscher Beatmungstechnik ist insbesondere der „Contrecoup" der Rippen häufig als atelektatischer Lungenbezirk mit blutgefüllten Alveolen pathologisch nachweisbar. Deshalb sollte für die Beatmung eine möglichst niedrige Atemfrequenz mit entsprechend großem Atemzugvolumen und mit niedrigem Insufflationsdruck bei längerer Insufflationszeit gewählt werden (s. unten).

b) Beatmungsrückwirkung auf den großen Kreislauf

Die mechanisch unterschiedlichen Bedingungen von Atmung und Beatmung sind in der Abb. 18 schematisch dargestellt: 1. die Spontanatmung, 2. die intermittierende positive Druck-Beatmung (IPPB), 3. die positiv-negative Druck-Beatmung (PNPB) und, als deren definierte Untergruppe, 4. die Wechseldruck-Beatmung (WDB).

Die obere Reihe zeigt die jeweiligen Druckverhältnisse in der Trachea. Bei der Spontanatmung bleibt der intratracheale Druck (praktisch) atmosphärisch, da die Lunge ohne transthorakale Druckdifferenz belüftet wird. Im Gegensatz dazu muß bei Beatmung die Luft künstlich in die Lunge hineingedrückt werden (z. B. mit einem Überdruck von 20 cm H_2O). Wird die anschließende Ausatmung allein den elastischen Kräften des Thorax überlassen, resultiert als einfachste Form der Beatmung die „intermittierende positive Druckbe-

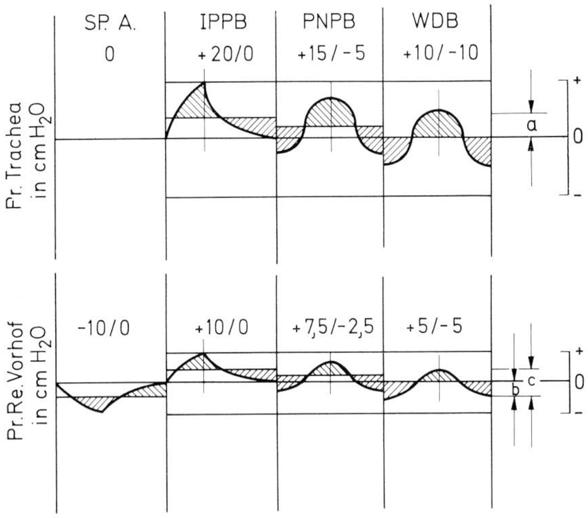

Abb. 18. Schematische Darstellung der vier Möglichkeiten der Lungenbelüftung (Spontanatmung, intermittierende positive Druckbeatmung, positiv-negative Druckbeatmung, Wechseldruckbeatmung) anhand von Trachealdruck und Druck im rechten Vorhof

atmung" (IPPB). Der optimale Druckverlauf für diese Beatmungsform (z. B. mit dem Atembeutel) ist die „Dreitakt"-Beatmung: Kompression des Beutels (Zeit 1) — Loslassen des Beutels (Zeit 2) — und exspiratorische Pause (Zeit 3). Der dabei entstehende mittlere Beatmungsdruck ist durch einen waagerechten Strich angedeutet. Je weiter dieser Mitteldruck (rechts durch die beiden Pfeile markiert) ins Positive verschoben wird, umso „unphysiologischer" ist die Beatmung.

Dieser positive Mitteldruck kann der Nullinie nur dadurch genähert werden, daß nach der unvermeidlichen Überdruck-Einatmung die insufflierte Luft während der Exspiration wieder herausgesogen wird [„positiv-negative Druckbeatmung" (PNPB)]. Zwar ergibt der Mitteldruck der PNP-Beatmung noch immer einen positiven Wert, aber der ist niedriger und kommt physiologischen Verhältnissen näher als bei der reinen Überdruckbeatmung (IPPB).

Schließlich gibt es nur eine Beatmungsform, die den mittleren Beatmungsdruck in der Luftröhre wie bei der Spontanatmung auf Null senkt: Das ist die „Wechseldruck-Beatmung“ (WDB). Dabei wird die

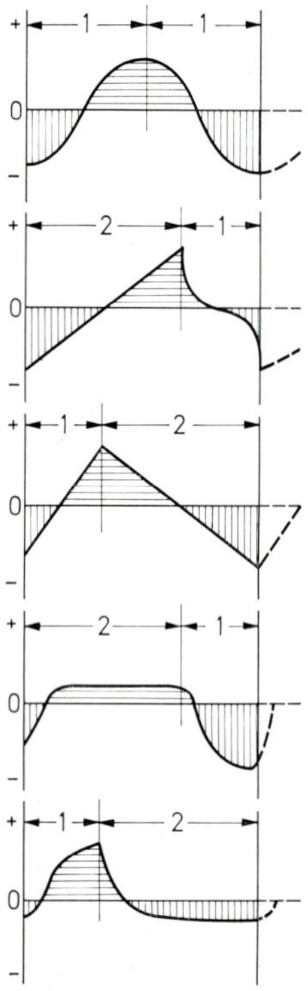

Abb. 19. Schematische Darstellung verschiedener Möglichkeiten der Wechseldruck-Beatmung mit unterschiedlichen Druckverlaufskurven. In jedem Beispiel beträgt der mittlere Beatmungsdruck Null

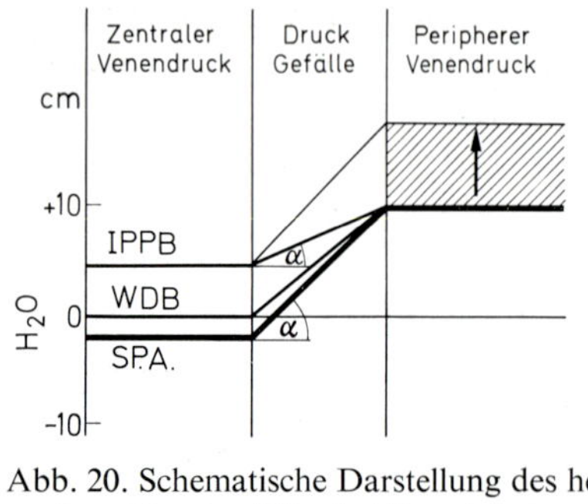

Abb. 20. Schematische Darstellung des herzwärts gerichteten venösen Druckgefälles bei Spontanatmung, Überdruck- und Wechseldruck-Beatmung. Schraffiert: Aktive Gegenregulation des Kreislaufapparates

unvermeidbare Schuld des positiven Einatmungsdruckes durch einen entsprechend negativen Druck während der Ausatmung wieder wettgemacht (Abb. 19).

Die untere Kurvenreihe in der Abb. 18 zeigt das beatmungsabhängige Verhalten des intrathorakalen Druckes im rechten Vorhof. Von der jeweils aufgewandten transthorakalen Druckdifferenz wird etwa die Hälfte für die Überwindung der elastischen Atemwiderstände verbraucht (Drucktransmission von 50%).

Die Auswirkungen des unterschiedlichen mittleren intrathorakalen Druckes auf den venösen Rückstrom bei der Beatmung mit IPP, PNP oder Wechseldruck zeigt das Schema (Abb. 20).

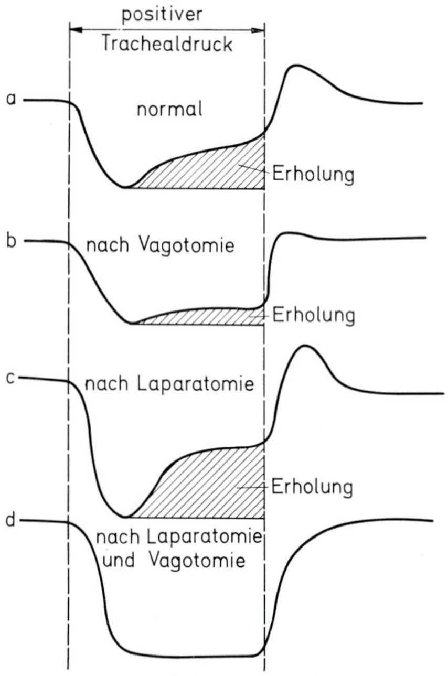

Abb. 21. Beeinträchtigung des Kreislaufregulationsvermögens gegenüber positivem Endotrachealdruck durch Laparatomie und Durchtrennung der Vagusnerven (nach BJURSTEDT). Schematische Darstellung des anfänglichen Abfalles und der anschließenden Erholung des mittleren arteriellen Blutdruckes bei angestiegenem intrapulmonalen Druck beim Hund (Pentobarbital-Narkose). Die Dauer des erhöhten intrapulmonalen Druckes beträgt etwa 60 sec, die transthorakale Druckdifferenz 20 cm H_2O

Links ist der der jeweiligen Beatmungsform entsprechende intrathorakale (zentrale) Venendruck aufgezeichnet, rechts der dazugehörige mittlere periphere Venendruck und zwischen beiden das Druckgefälle in Richtung Herz. Dabei symbolisiert die Neigung der Verbindungslinie (tangens alpha) proportional die venöse Rückflußmenge. Das normale venöse Druckgefälle (SP.A.) wird durch den mit der IPP-Beatmung verbundenen Anstieg des Mitteldrucks im rechten Vorhof verkleinert, so daß die resultierende Rückflußverminderung kritisch werden kann. Dennoch wird diese Beatmungsform, die im Schema so sehr ungünstig aussieht, gut toleriert, weil der Organismus den peripheren Venendruck kompensatorisch entsprechend erhöht (Schraffierung), um das herzwärts gerichtete Druckgefälle wieder zu normalisieren. Dabei spielen drei reflektorische Reaktionen eine entscheidende Rolle: 1. erhöhter Venomotorentonus, 2. Vermehrung der zirkulierenden Blutmenge, und 3. erhöhte Bauchdeckenspannung.

Jede einzelne dieser Reaktionen kann durch Maßnahmen des Operateurs (Durchtrennung der Bauchdecken, intraoperativer Blutverlust) oder des Anaesthesisten (Muskelrelaxantien, ganglioplegische [Neben-]Wirkungen der Narkosemittel usw.) vermindert bzw. aufgehoben werden. Darin liegt eine Möglichkeit zum Zusammenbruch des Kompensationsapparates (Abb. 21 und 22), und Patienten in reduziertem Allgemeinzustand — der sich in erster Linie durch die Verminderung der Regulationsreserven des Kreislaufes auszeichnet — könnten durch eine hämodynamisch unzweckmäßige Beatmung gefährdet werden. Anfänglich schien die Erhaltung der Spontanatmung während der Narkose der einzige Ausweg. Aber wegen der damit verbundenen respiratorischen Acidose konnte sie nicht befriedigen. Die Wechseldruck-Beatmung hat eine Lösung des Problems gebracht: Bei einem mittleren Beatmungsdruck von Null bedarf es für die Inganghaltung des Blutkreislaufes keiner reflektorischen Kompensation. Dann bleibt auch bei verminderter oder gänzlich ausgefallener Regulation das herzwärts gerichtete venöse Druckgefälle nahezu normal, der Regulationsapparat des Patienten braucht durch die Beatmung nicht vorbelastet zu werden und verfügt über seine Reserven, falls diese durch Zwischenfälle (großer intraoperativer Blutverlust usw.) oder durch eine abnorme Lagerung beansprucht werden müssen.

Daher sollte *nach Auffassung des Autors* der narkotisierte Patient, insbesondere der Risikopatient, während der Narkose in der Regel besser mit PNP (bzw. Wechseldruck) beatmet werden. Dabei gibt es unter anderem folgende Ausnahmen:

1. Operationen im Bereich der oberen Thoraxapertur erfordern wegen der Gefahr einer Luftembolie (zumindest vorübergehend) eine IPP-Beatmung (arterio-venöse Halsfisteln, Eröffnung der Vena jugularis zum Ableiten von Pudenz-Hyer-Ventilen bei Hydrocephalus internus, Eröffnung venöser Sinus im Bereich der hinteren Schädelgrube im Sitzen, Strumektomien u.ä.).

2. Bei Linksvitien des Herzens (Mitral- oder Aortenklappenfehler) ist die einphasische Überdruckbeatmung mit einem „unblutigen" Aderlaß vergleichbar und schützt vor der gefürchteten Entwicklung eines Lungenödems infolge Dekompensation des (durch die Narkosemittel) in seiner Leistungsfähigkeit beeinträchtigten Herzens.

3. Bei Kopftieflagerung sollten die Patienten ebenfalls mit positivem Mitteldruck beatmet werden, um die Kreislaufverhältnisse so normal wie möglich zu halten. Je steiler die Lagerung ist, um so höher sollte der mittlere Beatmungsdruck gewählt

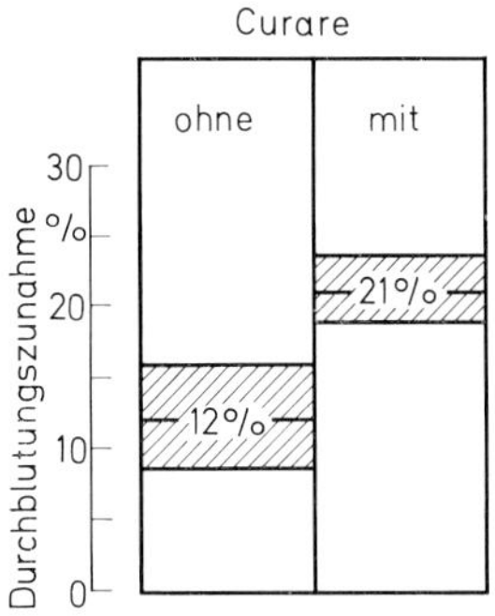

Abb. 22. Durchblutungszunahme der Lunge bei Wechseldruck-Beatmung im Vergleich zur IPP-Beatmung bei curarisierten und nicht-curarisierten Hunden in Narkose. Mittelwerte und mittlere Abweichung. Die Durchblutungszunahme ist bei Hunden, die Narkose und Curare erhielten, größer als bei denen, die nur narkotisiert wurden. (Nach Hörnicke und Stoffregen)

werden. Bei einer Abweichung von der Horizontalen von mehr als 45° muß in jedem Fall mit IPP beatmet werden. So wird die infolge der ungewöhnlichen Lagerung vermehrte Rückflußförderung durch eine entsprechende beatmungsabhängige Rückflußminderung kompensiert.

4. Asthma- bzw. Emphysempatienten werden ausschließlich mit Überdruck (ohne negative Exspirationsphase) beatmet, um die schon vorhandene Verteilungsstörung durch eine PNP-Beatmung nicht noch zusätzlich zu vergrößern.

5. Beim offenen Thorax verringert die IPP-Beatmung die Tendenz zur Atelektasenbildung.

c) Beatmungsrückwirkung auf den kleinen Kreislauf

Im Gegensatz zum großen Kreislauf wird in der Literatur die hämodynamische Rückwirkung der Beatmung auf den kleinen Kreislauf, gestützt auf unterschiedliche experimentelle Ergebnisse, uneinheitlich beurteilt. Das liegt u.a. daran, daß der Lungenkreislauf bei primärer Veränderung der

Hämodynamik im Körperkreislauf sekundär mit beeinflußt wird, diese Veränderungen aber häufig als direkte Rückwirkung durch den veränderten intrathorakalen Druck fehlgedeutet werden. Zum Beispiel hat die Erfahrung gezeigt, daß ein Lungenödem durch intermittierende Überdruckbeatmung günstig beeinflußt werden kann. Man hat aus dieser klinischen Beobachtung gefolgert, daß die ausgetretene Ödemflüssigkeit infolge des erhöhten intraalveolaren Druckes durch die Alveolarwände in das Capillarbett wieder „zurückgedrückt" würde. Tatsächlich beruht dieser therapeutische Erfolg aber auf der damit verbundenen venösen Zuflußhemmung zum rechten Herzen mit entsprechender Verminderung des Auswurfvolumens auf der arteriellen Seite („unblutiger Aderlaß").

Trotz gewisser Unterschiede wird die Lunge bei Spontanatmung und Beatmung letztlich durch das gleiche Grundprinzip belüftet: Durch eine inspiratorische (relative) Zunahme des Druckes innerhalb der Lunge gegenüber der Lungenoberfläche. Demnach müßte auch die Rückwirkung von Atmung und Beatmung für den kleinen Kreislauf, der ja in seiner Gänze vom Thoraxraum umschlossen ist, dieselbe sein. Das haben MALONEY und WHITTENBERGER experimentell bewiesen. Die Autoren verglichen durch Differenzdruckmessung Alveolardruck, pulmonalen Capillardruck, Pleuradruck und Atmosphärendruck bei Spontanatmung und künstlicher Beatmung (IPPB). Wird dabei fälschlicherweise der Atmosphärendruck als Bezugsebene gewählt, findet sich in Übereinstimmung mit anderen Untersuchern das in Abb. 23 links wiedergegebene Resultat: Beide Formen der Einatmung haben auf den kleinen Kreislauf scheinbar einen entgegengesetzten Effekt. Nach der oben angestellten Überlegung ist das aber nicht möglich. Es muß eben, wenn die Beziehungen dieser drei intrathorakalen Drucke zueinander untersucht werden sollen, jeweils einer von ihnen willkürlich zur „Nullinie" gemacht werden, um die beiden anderen darauf zu beziehen. So kann beispielsweise der Druck im Bronchialsystem und der pulmonale Capillardruck in Differenz zum Pleuradruck gemessen werden. Ebenso kann das mißverständliche Beispiel in Abb. 23 dadurch nachträglich korrigiert werden, daß zwei der drei Drucke auf das wahlweise vereinbarte intrathorakale Nullsystem des dritten Druckes durch algebraische Addition bezogen werden. Dann ergibt sich das erwartete richtige Ergebnis: Die inspiratorischen Druckänderungen bei Spontanatmung und Überdruck-Beatmung sind gleichgerichtet, wenn sie auf den Endobronchialdruck als Nullebene bezogen werden. Die relativ kleinen quantitativen Differenzen in den inspiratorischen Druckamplituden sind sekundär bedingt durch Volumenänderung infolge der unterschiedlichen Rückwirkung beider Atmungsformen auf den großen Kreislauf (s. oben).

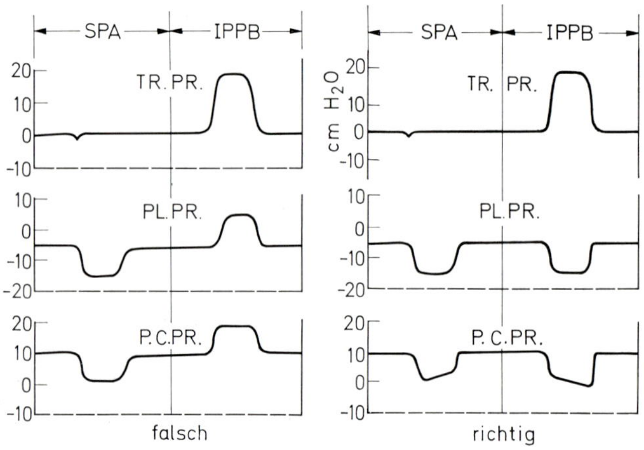

Abb. 23. Scheinbare und tatsächliche Beeinflussung des kleinen Kreislaufes durch einphasische Überdruck-Beatmung (IPPB) (nach MALONEY und WHITTENBERGER). Erklärung s. Text

Damit sind alle Argumente hinfällig, die für den Pulmonalkreislauf eine direkte Beeinflussung durch die Überdruckbeatmung postulieren. So beispielsweise die Vorstellung, durch den inspiratorisch erhöhten intraalveolaren Druck würden die Lungenkapillaren komprimiert und so der rechte Ventrikel zu einer Druckmehrarbeit (Widerstandshochdruck) gezwungen.

d) Respiratoren und Assistoren („druckgesteuerte" Respiratoren)

Der erste Automat zur rhythmischen Insufflation der Lunge während der Narkose wurde 1934 von

FRENCKNER angegeben. Das dem „Spiropulsator“ zugrunde liegende Prinzip der Drucksteuerung war in den zwanziger Jahren von dem schwedischen Ingenieur ANDERSON entwickelt worden und diente ursprünglich zur Steuerung für den automatischen Blinkvorgang von befeuerten Seezeichen (Leuchttonnen). Obwohl sich seit 1940 ANDERSON, FRENCKNER und CRAFOORD in zahlreichen Vorträgen und klinischen Demonstrationen für die allgemeine Einführung der automatischen Narkose-Beatmung bei intrathorakalen Eingriffen einsetzten, fand ihre Idee im Kreise der Kollegen wenig Anklang. Dabei hatte bereits 1916 GIERTZ aufgrund überzeugender experimenteller Ergebnisse klar erkannt und formuliert, daß die rhythmische Insufflation der Lunge allen anderen Verfahren zur künstlichen Unterstützung oder Aufrechterhaltung der Atmung weit überlegen ist.

ANDERSON's Prinzip wurde erst 1950 in England von der Firma Blease und in den USA von der Ohio Chemical and Surgical Equipment Comp. wieder aufgegriffen und damit der Anstoß zur generellen Einführung druckgesteuerter Beatmungsgeräte in die Medizin gegeben [u.a. Pulmomat, Pulmotor (neuen Typs), Poliomat, Seeler-Dose, Bird-Respirator, Takaoka-Respirator, Microvent, Minivent, Takavent].

Abb. 24 schematisiert den prinzipiellen Mechanismus druckgesteuerter Respiratoren am Beispiel des Spiropulsator:

Vorbei an der Regelschraube (*1*) strömt aus einer Zuleitung Preßluft bzw. komprimierter Sauerstoff über das geöffnete Einlaßventil in die Umschaltdose und über diese durch Verbindungsschläuche in die Lunge des Patienten. Durch den ansteigenden Druck wird im Inneren des Apparates eine Membran (*3*) nach links ausgebeult so lange, bis schließlich die magnetische Kopplung zwischen dem Hebel (*4*) und einem Hufeisenmagneten (*5*) getrennt wird. Der Hebel schlägt hörbar nach links, verschließt dabei das Einstromventil (*2*) und öffnet gleichzeitig das Auslaßventil (*6*). So beginnt die Exspirationsphase, die erst beendet ist, wenn bei Druckausgleich zwischen Innenraum des Apparates und Atmosphäre der Hebel (*4*) infolge der magnetischen Anziehung (*5*) seine Ausgangsposition wieder erreicht hat. Damit beginnt der Cyclus von neuem. (Dieses druckempfindliche magnetische Regelventil enthält in veränderter Form übrigens auch der Bird- und der Takaoka-Respirator.)

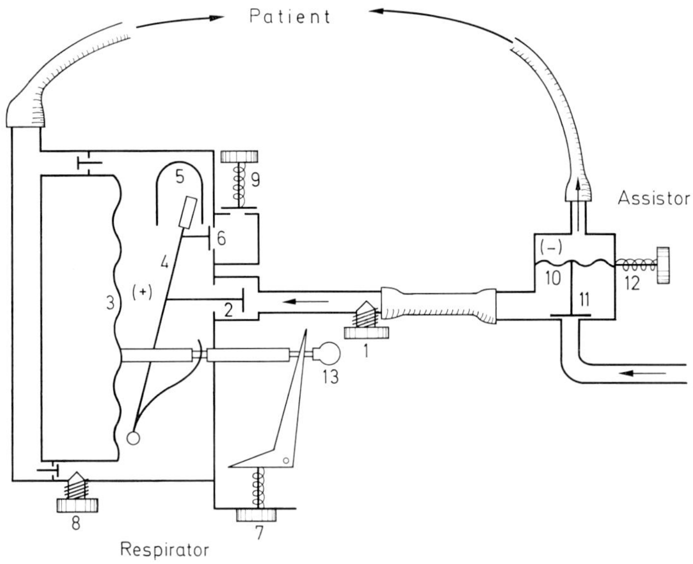

Abb. 24. Vereinfachte Darstellung des Spiropulsators. Inspirations- und Exspirationsphase sind in der Umschaltdose mit Hilfe von Membran und Hufeisenmagnet „druckgesteuert“. Bei den Ziffern *1*, *7*, *8* und *9* kann die Druckverlaufskurve variiert werden (s. Abb. 25), bei *12* die Empfindlichkeit des Triggermechanismus für den Assistor. Erklärung s. Text. (Modifikation und Ergänzung einer von E. T. MOERCH in seinem Lehrbuch „Anaesthesi“, Kopenhagen 1949, angegebenen Zeichnung)

Die so erhaltene Druckverlaufskurve kann durch verschiedene Vorrichtungen variiert werden. Bei (*1*) wird durch unterschiedliche Drosselung des Lufteinstroms die Länge der Inspirationsphase verändert und damit auch die Frequenz, bei (*7*) die Höhe des Umschaltdrucks und damit das Atemvolumen, bei (*8*) die Dauer der Exspirationsphase und bei (*9*) der exspiratorische Enddruck (Abb. 25). Schließlich läßt sich der gesamte Atmungsphasenablauf auch über das Knöpfchen (*13*) manuell steuern, unabhängig von der eingestellten Automatik.

Außerdem kann mit Hilfe dieser Stange die Lunge gebläht werden. Das ist bei jeder länger dauernden Beatmung (neben der selbstverständlichen Anfeuchtung der Inspirationsluft) die wichtigste Maßnahme zur Verhinderung bzw. Beseitigung von Atelektasenbildung (Stoffregen, Bendixen, Laver). Dazu wird die Lunge systematisch (Protokoll-Kontrolle!) alle 30 min — in diesem Beispiel durch Festhalten des Knöpfchens (*13*) —

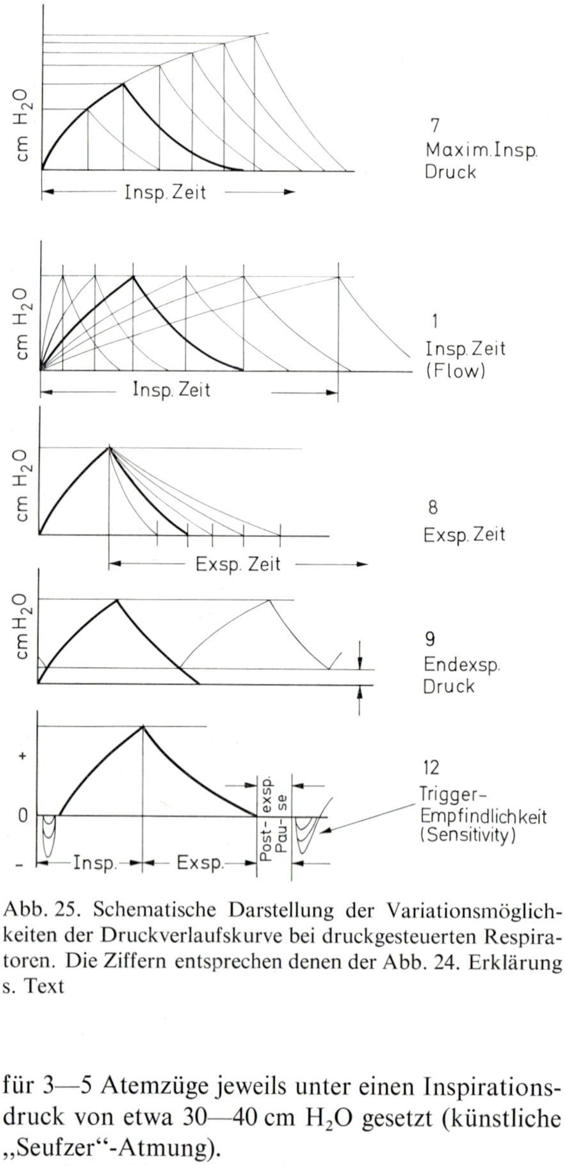

Abb. 25. Schematische Darstellung der Variationsmöglichkeiten der Druckverlaufskurve bei druckgesteuerten Respiratoren. Die Ziffern entsprechen denen der Abb. 24. Erklärung s. Text

für 3—5 Atemzüge jeweils unter einen Inspirationsdruck von etwa 30—40 cm H_2O gesetzt (künstliche „Seufzer"-Atmung).

Alle seither konstruierten Respiratoren mit drucksensitiver Steuerung ihres Atemcyclus enthalten je nach Ausstattung günstigenfalls die gleichen Steuerelemente, häufig weniger. Deshalb wird sich jeder Anaesthesist, der sich einmal mit dem Prinzip des Mechanismus vertraut gemacht hat, auch an fremden Apparaturen orientieren können.

Ein relativer Nachteil der drucksensiblen Steuerung von Respiratoren ist ihre Abhängigkeit von der jeweiligen Compliance: Bei zunehmenden Atemwiderständen wird der Umschaltdruck von Inspirations- auf Exspirationsphase immer früher erreicht und das Atemvolumen entsprechend kleiner. Dieser Umstand wird jedoch beim schematischen Vergleich der Vor- und Nachteile sog. frequenzgesteuerter mit druckgesteuerten Respiratoren häufig überbewertet. Es wird nämlich übersehen, daß die druckabhängigen Respiratoren bei höheren Widerständen nicht nur eher umschalten, sondern zugleich auch öfter. Damit wird das Atemminutenvolumen — selbst bei notwendiger Berücksichtigung der Verschiebung des Anteils der anatomischen Totraumbelüftung zuungunsten des Alveolarraumes — als das Produkt aus Atemhubvolumen mal Frequenz doch nicht so schlecht, wie es bei alleiniger Betrachtung des kleiner werdenden Hubvolumens den Anschein hat. Vielmehr bedeutet die gleichzeitige Frequenzerhöhung der druckgesteuerten Respiratoren innerhalb gewisser Grenzen eine Art Autokompensation.

Aber bisher beatmet unsere schematische Konstruktion nur „kontrolliert". Das bedeutet, daß auch bei insuffizienter Atmung dem Patienten die kontrollierte Beatmung für den Preis der Unterdrückung der noch vorhandenen Spontanatmung aufgezwungen werden muß: Durch Relaxierung, Dämpfung oder Hyperventilation. Gleichzeitig entsteht aber auch die Verpflichtung, die effektive Respiration über ein blutgasanalytisches Labor (pO_2, pCO_2, pH) zu kontrollieren.

Die Entwicklung von Assistoren (Bird, Bennett u.a.) hat die Indikation zur Respiratorbehandlung wesentlich erweitert. Im Gegensatz zu den nur kontrolliert arbeitenden Respiratoren bewirken die Assistoren eine Unterstützung der insuffizienten Eigenatmung („assistierende Beatmung"). Der entscheidende Unterschied zwischen beiden Verfahren besteht in der Funktionserhaltung der zentralnervösen Atemregulation bei der assistierten Spontanatmung. Hierbei wird die Intensität der Lungenbelüftung unter Zuhilfenahme der endexspiratorischen Pause des Gerätes in physiologischer Weise vom Atemzentrum des Patienten selbst gesteuert. Das setzt ein funktionstüchtiges Atemzentrum voraus, außerdem das Vorhandensein einer spontanen Restatmung, die stark genug ist, um die künstliche Mechanik zu „triggern".

Schematisch ist das im rechten Teil der Abb. 24 dargestellt: Durch den bei der spontanen Inspiration entstehenden Unterdruck beult sich die Membran (*10*) nach oben, gibt dabei die Einlaßöffnung (*11*) für die Druckgasleitung zum Respirator frei und setzt so die Automatik in Gang. Über eine Feder (*12*) kann der erforderliche Ansprechdruck (sensitivity) geregelt werden. Der beiden oben angeführten Voraussetzungen wegen muß sich der Indikationsbereich für eine Assistorbeatmung auf die peripheren Störungen der Atmung beschränken. Zu den Indikationen zählen wir alle motorischen Ausfälle der Atmung (z. B. Polyneuritis, Poliomyelitis, Myasthenia gravis, partielle Muskelrelaxierung u. ä.), aber auch Störungen des Gasaustausches infolge intrapulmonaler Veränderungen (Lungenödem, Bronchopneumonie, Asthma bronchiale, Emphysembronchitis) sowie von Verletzungen der Thoraxwand (z. B. Rippenserienbruch, Crushed Chest). Daneben gibt es eine Reihe von Zuständen, bei denen eine solche unterstützende Behandlung der Atmung relativ indiziert ist. So z. B. nach ausgedehnten Oberbauchoperationen mit Zwerchfellhochstand, bei Immobilisation alter Patienten (z. B. nach Schenkelhalsfraktur), nach langdauernden intrathorakalen Eingriffen (Herzoperationen, Lungenresektion, Pneumonektomie), bei länger dauernden oberflächlichen Bewußtseinsstörungen (Somnolenz, Koma) usw. Alle Atemstörungen, die auf einer Depression des Atemzentrums selbst beruhen, erfordern unbedingt eine kontrollierte Beatmung (z. B. Barbituratvergiftung, Narkoseatemlähmung, Schädelhirntrauma).

Ein besonderer Vorzug dieser Geräte ist die Möglichkeit, sie wahlweise assistierend oder kontrollierend zu verwenden. Außerdem ist eine kombinierte „assistiert-kontrollierte“ Einstellung möglich. Dabei kann die am Assistor gewählte Atemfrequenz durch spontane Einatmungsbewegungen übersteuert werden. Setzt die Spontanatmung aus oder unterschreitet sie die automatische Frequenz, arbeitet der Assistor als „Controler“. Die zwei Möglichkeiten in einem Apparat vereinigt machen die Assistoren zu universellen Beatmungsgeräten.

Idealerweise sollte ein Assistor bestimmte Voraussetzungen erfüllen bzw. Einstellungen möglichst unabhängig voneinander erlauben:

1. Variable Sauerstoffkonzentration, die widerstandsunabhängig ist,
2. dosierbare Verneblung,
3. weitgehend widerstandsunabhängige Volumenkonstanz,
4. möglichst große Variabilität der Strömungsgeschwindigkeit,
5. wählbare Begrenzung des Einatmungsdruckes,
6. Frequenzautomatik zur kontrollierten Beatmung mit der Möglichkeit einer negativen Exspirationsphase,
7. variable Exspirationszeit,
8. Möglichkeit einer exspiratorischen Ventilstenose und
9. Dosierung der Trigger-Empfindlichkeit.

Bei der technischen Verwirklichung dieser Forderung bieten sich dem Konstrukteur zwei prinzipielle Möglichkeiten: Entweder ist das Gerät druckbegrenzt und in seinem Umschaltmechanismus von Einatmung auf Ausatmung flowabhängig (Bennett PR 2), oder es ist druckabhängig und flow-variabel (Bird). Beides hat Vor- und Nachteile, die im klinischen Routinebetrieb meist nicht zum Tragen kommen.

Grundsätzlich ist es wünschenswert, daß der *Einatmungsdruck* in den Luftwegen eher langsam als rasch ansteigt, um nicht schon auf diese Weise in der gesunden Lunge Verteilungsstörungen zu provozieren. Darunter versteht man ein Mißverhältnis zwischen Belüftung und Durchblutung der Lunge, im Extremfall die Durchblutung nicht belüfteter (atelektatischer) Lungenbezirke bzw. Belüftung nicht durchbluteter Lungenteile. Funktionell bedeutet das eine Vergrößerung der venösen Beimischung und der Totraumbelüftung. Der zur künstlichen Belüftung der Lunge erforderliche Druck ergibt sich aus dem Gesamtwiderstand, der sich einer bestimmten Vermehrung des Lungenluftvolumens entgegenstellt. Dieser Widerstand ist nicht nur von den anatomischen Gegebenheiten abhängig, sondern auch in erheblichem Maß von den jeweiligen Strömungsverhältnissen in der Lunge. Bei ungleichmäßig verteilten intrapulmonalen Widerständen wird die dadurch bedingte Verteilungsstörung durch eine zu hoch gewählte Strömungsgeschwindigkeit weiter verschlechtert und damit auch die effektive alveolare Belüftung. So verkehrt sich eine therapeutische Maßnahme unter Umständen in ihr Gegenteil. Deshalb sollte die Strömungsgeschwindigkeit um so niedriger gewählt werden, je ungleichmäßiger sich die Belüftung auf die einzelnen Lungenabschnitte verteilt. In derartigen Fällen ist es falsch, die Vergrößerung des nicht ausreichenden Atemvolumens einfach durch einen erhöhten Beatmungsdruck erzwingen zu wollen, weil die damit verbundene größere Strömungsgeschwindigkeit auch wieder den Strömungswiderstand vergrößert. Nur ein optimales Verhältnis von Strömung und Druck bewirkt auch eine optimale Belüftung. Das ist bei teilweise verlegten Atemwegen mit einer adäquaten Strömungsverlangsamung identisch.

Seit Frenckner's Spiropulsator müssen die Respiratoren als Extrateil mit dem eigentlichen Narkoseapparat verbunden werden. Diese Kopplung geschieht selten mechanisch (Radcliffe Positive-pressure Respiration Pump), meist dagegen pneumatisch über ein „Bag in Bag (Glas)“-System (Bird Mark 4, Bird Mark 2, Engström-Narkose-Respirator, Narkose-Spiromat, Pulmomat, Bennett-Anesthesia-Ventilator, Airshields-Ventimeter-Ventilator usw.). Dabei sind Antriebsluft des Respirators (Kompresser oder Gebläse) und Narkosegas (Patientenkreis) durch die Gummiwand eines Beutels oder Zieharmonikabalges voneinander getrennt. In jedem Fall imitieren die Respiratoren die Funktion des Anaesthesisten, rhythmisch den Atembeutel des Narkoseapparates zu komprimieren.

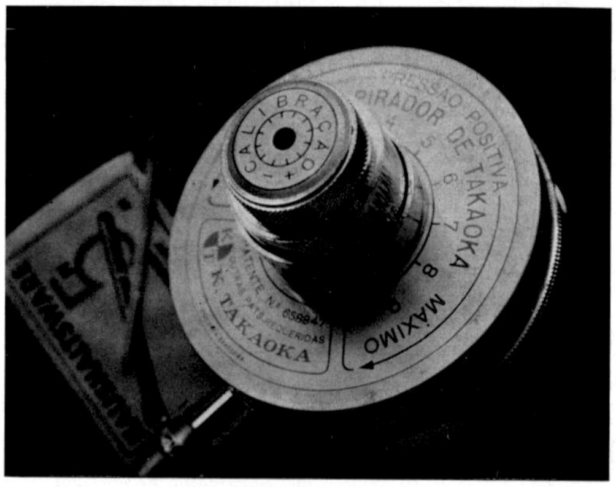

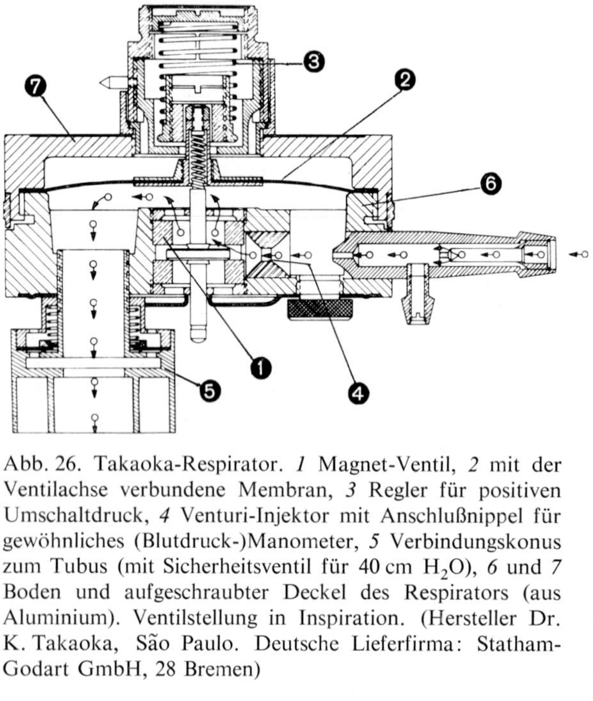

Abb. 26. Takaoka-Respirator. *1* Magnet-Ventil, *2* mit der Ventilachse verbundene Membran, *3* Regler für positiven Umschaltdruck, *4* Venturi-Injektor mit Anschlußnippel für gewöhnliches (Blutdruck-)Manometer, *5* Verbindungskonus zum Tubus (mit Sicherheitsventil für 40 cm H_2O), *6* und *7* Boden und aufgeschraubter Deckel des Respirators (aus Aluminium). Ventilstellung in Inspiration. (Hersteller Dr. K. Takaoka, São Paulo. Deutsche Lieferfirma: Statham-Godart GmbH, 28 Bremen)

Dieses Kombinationsprinzip — Narkoseapparat-Atembeutel-Respirator — ist allerdings voluminös und kostspielig. Der brasilianische Anaesthesist Takaoka hat einen Universal-Respirator (Abb. 26) entwickelt, bei dem das Narkosegasgemisch gleichzeitig als Antriebsgas für den druckgesteuerten Respirator dient, der in extremer Weise nach dem Low-Flow-Prinzip arbeitet. Die Schnittzeichnung offenbart die gleichen Bestandteile, die auch der Spiropulsator enthält: Eine durch eine Feder variabel vorbelastete Membran, die mit einer Ventilspindel verbunden ist, die zwischen zwei (hier ringförmig angeordneten) Magneten hin- und herpendelt. Der positive Umschaltdruck kann zwischen 40 und 8 cm H_2O variiert werden, der Exspirationsdruck ist auf minus 5 cm H_2O fixiert. Das Atemzeitverhältnis beträgt bei konkavem Exspirationsdruck-Verlauf 1:1 und das Atemminutenvolumen die Hälfte des jeweils eingestellten Frischgaszuflusses. Das Erstaunliche am Takaoka ist die niedrige Frequenz von durchschnittlich 6—8 Atemzügen, die sich noch weiter reduzieren läßt. Wegen der hyperbolischen Beziehung ($y=ax^{-1}$) zwischen Inspirationszeit und Frequenz ergibt sich schon bei 8 Atemzügen eine Inspirationszeit von fast 4 sec, bei 6 Atemzügen von 5 usw. Das heißt, daß der Operateur bereits bei Frequenzen, die kleiner sind als 8, in einem respiratorisch kaum noch bewegten Operationsfeld arbeiten kann. Besonders für minutiöse Techniken — z. B. intrathorakale Gefäßanastomosen — bedeutet das eine wesentliche Erleichterung. Dem steht allerdings entgegen, daß bei langsamer Frequenz, da ja das erforderliche Atemminutenvolumen aufrechterhalten bleiben muß, das Atemzugvolumen entsprechend größer wird. Atemzugvolumina von mehr als 1500 ml (beim Erwachsenen) sollten besser vermieden werden, weil sonst bei der langdauernden Inspiration (z. B. 10 sec) infolge der damit verbundenen venösen Rückflußhemmung entsprechend große respiratorische Schwankungen im Blutdruck (bzw. im Herzauswurfvolumen) auftreten (z. B. im systolischen Druck von 140—80 Torr). Deshalb ist ein vernünftiger Kompromiß — Frequenz nicht unter 6—4 — den extremen Einstellmöglichkeiten vorzuziehen.

Kontraindikation für den Takaoka-Respirator sind nur Operationen an den Lungen selbst, die zu so ausgedehnten Leckagen der viszeralen Pleura führen, daß der erforderliche Umschaltdruck nicht mehr erreicht werden kann (Dekortikation, Segmentresektion usw.). Dann sind andere Narkose-Beatmungssysteme vorzuziehen. Sonst ist der Takaoka-Respirator zur Narkosebeatmung hervorragend geeignet, vom Säuglings- bis zum Greisenalter und bei allen Arten von operativen Eingriffen.

Auf die Vorteile des Low-Flow-Prinzips wurde schon hingewiesen: je langsamer der inspiratorische Druckanstieg erfolgt, umso geringer ist der „Anfahrwiderstand", den die Lunge bei der unphysiologischen Aufgabe überwinden muß, die Thoraxwand vor sich herzuschieben. Entsprechend niedriger ist der erforderliche Insufflationsdruck. Gleichzeitig werden Verteilungsstörungen vermieden, weil die bei dieser Beatmung langsam fließende Inspirationsluft alle Lungenabschnitte gleichmäßig belüftet, sogar bei teilweiser Obstruktion.

Das läßt sich durch einen einfachen Versuch demonstrieren, bei dem ein normaler 3 Liter-Atembeutel als Lungenmodell dient: Es erweist sich als praktisch unmöglich, einen Teil des Atembeutels mit einem Bindfaden so sicher abzubinden, daß durch den (entsprechend eingestellten) Takaoka-Respirator nicht doch noch eine Belüftung des poststenotischen „Lungen"-Teils erfolgt.

Die gleiche Aufgabe, Verteilungsstörungen durch Turbulenz infolge zu hoher Strömungsgeschwindigkeit zu vermeiden, ist beim Bird-Respirator durch eine „pneumatische Regelklappe" gelöst. Diese Regelklappe, die in Strömungsrichtung gesehen am Ende des Venturi sitzt, ist mit einem Federdruck von 2 cm H_2O vorbelastet. Mit Beginn der Inspiration gibt die Feder dem höheren Strömungsdruck nach und öffnet die Klappe je nach Strömungsgeschwindigkeit. Im letzten Drittel der Inspiration nimmt die Strömungsgeschwindigkeit infolge des ansteigenden Druckes ab, so daß sich die Regelklappe wieder dem Schließmoment nähert und dabei in der Richtung wechselnde Bewegungen ausführt. So werden die durch Turbulenzen auftretenden Drucke über die Verringerung der Strömungsgeschwindigkeit durch die Regelklappe abgebaut, wieder eine laminare Strömung erreicht und die Verteilung verbessert.

Nach Ansicht des Autors ist eine inspiratorische Druckverlaufskurve mit „Plateau" nicht geeignet, der mit jeder Beatmung einhergehenden Tendenz zur Ausbildung von Verteilungsstörungen entgegenzuwirken, wenn der zur Plateau-Bildung erforderliche Druckanstieg steil ist, also durch hohe Strömungsgeschwindigkeit die Verteilungsstörung provoziert.

Den anderen, ebenso wichtigen Vorteil sehen wir im halboffenen System, mit dem der Takaoka-Respirator kombiniert wird. Die dadurch kaum erhöhten Verbrauchskosten stehen in keinem Verhältnis zu den potentiellen Risiken, die dem Rückatmungssystem, seit WATERS (1923) die „CO_2-Filtration-Method" in die Narkosetechnik eingeführt hat, per se anhaften: die Rückatmung der durch Ventile über CO_2-Absorber geleiteten Exspirationsluft ist fehleranfällig und sollte *nach Meinung des Autors* zugunsten des halboffenen (nicht-Rückatmungs-)Systems wieder verlassen werden. Nicht zuletzt deshalb wurden beispielsweise im Anaesthesie-Institut der Universität Göttingen in den letzten 2 Jahren alle Patienten, die mit dem extrakorporalen Kreislauf operiert werden mußten, mit Takaoka-Respiratoren beatmet, darunter u. a. 132 mit Herzklappenersatz.

In jüngster Zeit wurden andere Mini-Respiratoren — Microvent, Minivent, East-Freeman Automatic Vent, Takavent u.a. — entwickelt, die den Patienten ebenfalls direkt über das an den Rotametern eingestellte Minutenvolumen beatmen. Auch sie sind Respirator-Vertreter der „zweiten Generation": „pocked sized", robust, einfach und billig, bedürfen aber im Hinblick auf die Möglichkeit versehentlicher Lungenüberblähung besonders sorgfältiger Überwachung: wenn nämlich bei höher eingestelltem Umschaltdruck mehr Gas in den prallen Gummibeutel einströmt als über das geöffnete Magnetventil in die Lunge abfließen kann, bleibt der Respirator in der Inspirationsstellung „hängen". Dieser Zwischenfall führt über die venöse Rückflußblockade innerhalb einer halben Minute zum Herzstillstand.

Exspiratorische Ventilstenose. Der Bird-Respirator eignet sich besonders gut zur Beatmung von Asthmakranken, weil das Ausatemventil durch eine Aufsteckkappe mit unterschiedlich weiten Löchern verschlossen werden und auf diese Weise die Ausatemdauer variabel verlängert werden kann. (Ein ähnlicher Mechanismus wurde kürzlich auch für den Bennett-Respirator entwickelt). In typischer Weise zwingt der obstruktive chronische Lungenprozeß den Asthmatiker, seine Verteilungsstörung während der Exspirationsphase zu verbessern. Es ist nicht so, daß er sein Inspirationsvolumen während der Ausatmung nicht wieder loswerden kann; das „Air-Trapping" ist für ihn gewissermaßen physiologisch: Er schafft sich zu der schon vorhandenen bronchiolären Einengung noch zusätzlich eine exspiratorische Stenose dadurch, daß er den Musculus orbicularis oris innerviert und die Lippen wie zum Pfeifen spitzt. Auf diese Weise werden während der erheblich verlängerten Ausatmungsphase auch noch teilweise Lungenabschnitte belüftet, die während der Inspiration nicht ventiliert wurden.

e) Luftanfeuchtung

Der physiologische Zufuhrweg für die Atemluft ist die Nase, die gleichzeitig als Wärmeaustauscher, Anfeuchter und Filter dient. Alle drei Aufgaben werden von der Natur in imponierender Weise gelöst. Das wird besonders deutlich, wenn wir uns erinnern, daß täglich etwa 10000 Liter Luft dieses Organ passieren müssen.

Die Nase mit ihrem Muscheln- und Scheidewandsystem und der extremen Vascularisierung der Schleimhaut wirkt auf den eingeatmeten Luftstrom als *Wärmeaustauscher.* Dabei wird die vorbeiströmende Luft während der nur etwa 3—5 sec dauernden Passage so weit aufgeheizt, daß in einem weiten Temperaturbereich von 25—0° C ihre Differenz zur Körpertemperatur bei Erreichen des Kehlkopfeinganges nur maximal 1° C beträgt.

Im Winter kann Zimmerluft beispielsweise bei 21° C eine relative Feuchte von nur 30% enthalten. Mithin fehlen ihr 70% bis zur *Sättigung mit Wasserdampf.* Dieses Feuchtigkeitsdefizit ist bekanntlich temperaturabhängig und wird mit steigender Temperatur größer. Physiologischerweise wird die Luft während der Passage durch Nase und obere Lufwege auf Körpertemperatur (37° C) erwärmt und die relative Feuchte auf den dazugehörigen Sättigungswert (100%) gebracht. Auch das ist eine beachtliche Leistung, da sich das Defizit der Umgebungsluft durch die zusätzliche Temperaturerhöhung auf das „physiologische" Feuchtigkeitsdefizit vergrößert.

Für den Filtrationsprozeß der Atemluft spielt die Behaarung der Nasenlöcher nur eine geringe Rolle. Viel bedeutsamer ist der Mechanismus der Präzipitation der Fremdkörper durch Turbulenz. Die eingeatmete Luft passiert in der Nase zahlreiche obstruktive Architekturen wie Muscheln, Septum und Rachenwand. Jedesmal, wenn sie auf eines dieser Hindernisse auftrifft, muß sie ihre Richtung ändern und wird dabei von Partikeln befreit, die infolge ihrer größeren Masse und ihres kinetischen Momentes ihre Strömungsrichtung nicht so schnell ändern können wie die Luft selbst. Sie werden aus der Bahn geschleudert und schlagen sich auf der Schleimhautoberfläche nieder. Der Mechanismus funktioniert so perfekt, daß in der Regel keine Teilchen in die Lunge eingeatmet werden können, deren Durchmesser mehr als 4—6 μ beträgt (zum Vergleich: ein Erythrocyt mißt etwa 8 μ). Von den verbleibenden Partikeln werden die meisten ebenfalls durch Präcipitation oder durch Streuung an den Wandungen der Atemwege niedergeschlagen. Der kleine Rest schließlich bleibt am Flüssigkeitsfilm der Alveolen hängen. Dagegen bleiben Fremdkörper mit einer Teilchengröße unter 0,5 μ gewöhnlich in der Luft suspendiert und werden wieder ausgeatmet (z. B. Zigarettenrauch, Teilchengröße 0,3 μ).

Die funktionelle Ausschaltung der oberen Luftwegteile durch Tracheotomie bzw. Intubation bedeutet mithin einen folgenschweren Eingriff in die Physiologie der Atmung: Ohne weitere Maßnahmen trocknen die Atemwege innerhalb weniger Stunden aus; der zähe, trockene Schleim verkrustet, der Cilienapparat verklebt, verliert seine Eskalatorfunktion, und wenig später kommt es zur Entzündung und generalisierten Bronchopneumonie. Deshalb erfordert jede Respirator-Behandlung bei tracheotomierten oder intubierten Patienten die gleichzeitige Anfeuchtung der Einatmungsluft. Das gelingt vorzüglich über Vernebelung von Wasser mit einem Zusatz von Äthylalkohol (z. B. Wodka) im Verhältnis von 1:5. Bird- und Bennett-Respiratoren besitzen ausgezeichnete Vernebelungssysteme (Abb. 27): Nach dem Prinzip von

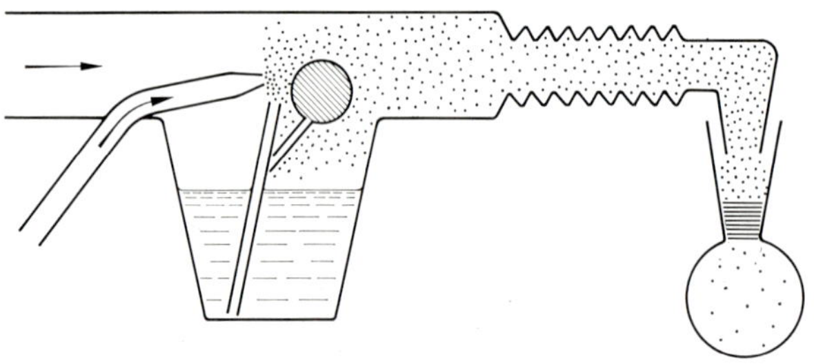

Abb. 27. Schematische Darstellung eines im Hauptstrom des Beatmungssystems gelegenen mechanischen Verneblers. (Nach BIRD)

VENTURI (das von BERNOULLI stammt) wird über einen Injektor durch eine Capillare Wasser angesaugt und im Injektorstrahl an einer Kugeloberfläche zerstäubt. Dabei entstehen Teilchen in einem Größenbereich von etwa 0,4—0,01 μ. Je nach Teilchengröße und am Respirator gewählter Luftstromgeschwindigkeit dringen diese Wasserpartikel mehr oder weniger weit in die Lunge ein, um zu einem geringen Teil sogar die Alveolen zu erreichen. Damit bieten derartige Vernebelungseinrichtungen eine vorzügliche Möglichkeit, diese Wasserteilchen nicht nur als Vehikel für Wasserdampf, sondern auch für bestimmte Medikamente zu verwenden, die intrapulmonal an Ort und Stelle wirksam werden sollen (Bronchospasmolytika, Mukolytika u. ä.). Besondere Beachtung erfordert die Feststellung, daß die Wasserpartikel auch Vehikel für Mikroorganismen sein können. *Vernebler müssen deshalb häufig sterilisiert werden und selbstverständlich dürfen nur steriles Wasser und sterile Medikamente in den Vernebler gegeben werden.*

Beispielsweise hat sich zur Behandlung von Asthmakranken folgende Standardmischung bewährt: Füllung des kleinen Verneblers mit je 2,5 ml 2,4%igem Aminophyllin und Aq. destillata mit Zusatz von 4—6 Tropfen Micronefrin (Adrenalin-Racemat). Diese Menge reicht für etwa 15 min. Durch eine anfangs überhöhte Strömungsgeschwindigkeit entsteht Turbulenz, welche die beabsichtigte Präcipitation dieser abschwellend und spasmolytisch wirkenden Medikamente auf der Bronchialschleimhaut begünstigt. Nach einigen Minuten wird die Strömungsgeschwindigkeit kontinuierlich bis auf den Normalwert oder sogar darunter verringert. Die Ausatemöffnung ist dabei durch die Lochkappe partiell verschlossen (s. oben).

Die unterlassene Anfeuchtung der Atemluft ist eine wesentliche Ursache für die Entwicklung komplizierender Bronchopneumonien bei länger beatmeten Patienten.

f) Narkosebeatmung im halbgeschlossenen System

Am Beispiel der Pulmomat-Beatmung sollen noch andere Überlegungen erörtert werden, die sich aus der Kombination eines Respirators mit einem Narkosekreissystem ergeben.

Da eine Beatmung im theoretischen Idealzustand des geschlossenen Narkosesystems schlecht möglich ist, müssen

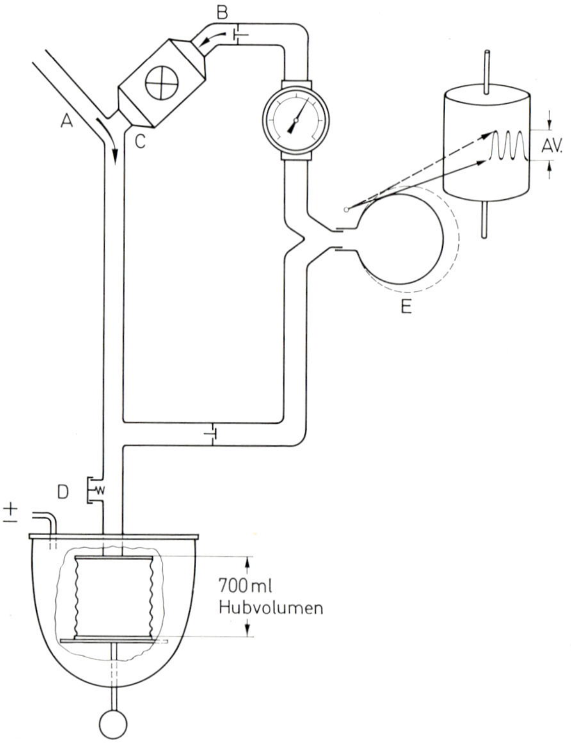

Abb. 28. Versuchsanordnung (Modellversuch) zur Frage der automatischen Narkosebeatmung im halbgeschlossenen Kreissystem. (Gemeinsame Versuche mit HOHMANN)

im halbgeschlossenen System drei Faktoren in richtiger Weise kombiniert werden: 1. Der Frischgaszustrom vom Rotameter des Narkoseapparates, 2. die Justierung des Überdruckventils am Narkoseapparat, und 3. die Ventilationsgrößen (Hubvolumen und Frequenz).

Am einfachsten klärt das ein Modellversuch (Abb. 28): Am *Y*-Stück des mit dem Pulmomat verbundenen Narkosekreissystems wird anstelle des Endotrachealtubus ein Atembeutel als Lungenmodell (*E*) befestigt und daran tangential der Schreibhebel eines Kymographen. Auf der Ausatemseite befindet sich eine Gasuhr, um das aus dem Lungenmodell ausgeatmete Volumen zu messen. Das Hubvolumen des Pulmomat-Balges bleibt konstant, variiert werden lediglich Beatmungsfrequenz und Frischgaszustrom (*A*). Die Skizze zeigt, daß ein Gaszustrom vom Rotameter (*A*), der größer ist als die Summe aus Sauerstoffverbrauch des Patienten und Gasverlust durch das undichte System, bei (*C*) mit dem Exspirationsgasstrom des Patienten (*B*) in Konkurrenz treten muß: Im halbgeschlossenen System wird die Ausatmung des Patienten behindert, die Atemmittellage zur Inspirationsseite hin verschoben und das funktionelle Residualvolumen vermehrt.

Prinzipiell verschlechtert sich die effektive Lungenbelüftung bei Pulmomat-Beatmung mit höherem Frischgaszustrom, mit weiter geöffnetem Überdruckventil und mit niedrigerer Beatmungsfrequenz. Bei jeder Inspirationsbewegung des Pulmomat-Balges wird ein Teil des Frischgases nicht in die Lunge gedrückt, sondern durch das Überdruckventil ins Freie entleert. Entsprechend füllt sich bei jeder Aufwärtsbewegung der Respirator-Balg nur zum Teil mit Expirationsluft aus der Lunge, da ein mehr oder weniger großer Anteil aus dem Rotameter des Narkoseapparates gesogen wird. Diese unerwünschte Frischgasbeimengung zur Pulmomat-Füllung während der Ausatemphase wird mit langsamerer Beatmungsfrequenz relativ größer. Im theoretischen Extremfall ist eine derart fehlerhafte Kombination der drei variablen Größen — Gaszustrom, Überdruckventil, Pulmomat-Einstellung — möglich, daß überhaupt keine Lungenbelüftung mehr erfolgt: Bei der Inspiration wird das gesamte Hubvolumen des Pulmomat-Balges durch das Überdruckventil gedrückt und bei der Exspiration aus dem Rotameter gesogen.

Deshalb sollte bei der Kombination von Narkosekreissystem und Respirator grundsätzlich eher ein höheres als möglicherweise zu geringes Atemvolumen eingestellt werden, ein Frischgaszustrom von möglichst nicht mehr als 4 Liter/min gewählt werden und eine Frequenz nicht unter 12.

g) Hyperventilation

Die automatische Beatmung hat die allgemeinen Narkosebedingungen entscheidend verbessert, weil so die respiratorische Acidose beseitigt wird und damit eine Hauptursache intra- und postoperativer Komplikationen. Bei bestimmter Technik beginnt die Beatmung praktisch gleichzeitig mit der Narkose, so daß sich innerhalb einer Zeitspanne von längstens 30 sec Hypoxie und Acidose gar nicht erst entwickeln können. Da der Patient für die Dauer der Narkose absichtlich hyperventiliert ist, benötigt er weniger Narkosemittel. Die Narkosewirkungen sind geringer und die postnarkotische Erholung schneller.

Dem Chirurgen erleichtern die gleichmäßig-rhythmischen Atembewegungen subtiles Arbeiten. Dem Wunsch des Chirurgen, die Zugänglichkeit zum Operationsgebiet durch besondere Lagerung des Patienten zu verbessern, kann man entgegenkommen, weil eine Behinderung der Spontanatmung entfällt; jedoch sollten aus anderen Rücksichten extreme Lagerungen vermieden werden. Für den Anaesthesisten schließlich bedeutet die Übernahme der Lungenbelüftung durch eine Maschine, daß er seine Aufmerksamkeit mehr der Kreislaufüberwachung und anderer wichtiger Fürsorge des narkotisierten Patienten widmen kann.

Das sind klare Vorteile. Trotzdem hat es, seit die ersten Beatmungsnarkosen mit Automaten aufkamen, nicht an Stimmen gefehlt, die vor den angeblichen Gefahren der Hyperventilations-Alkalose warnen, insbesondere vor der cerebralen Mangel-

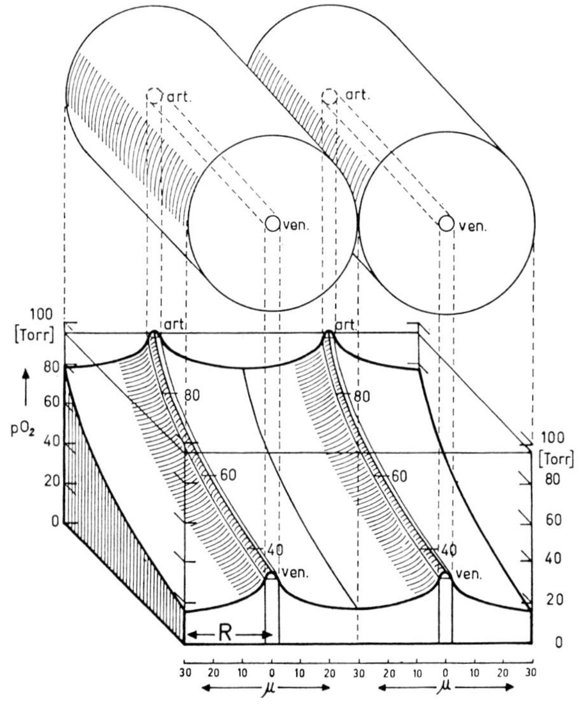

Abb. 29. Schematische Darstellung des KROGH'schen Gewebszylinders. (Modifiziert nach THEWS)

durchblutung, die angeblich zu hypoxischen Schäden des Hirngewebes führen kann.

Seit KROGH ist es üblich, die Problematik der Gewebsdurchblutung anhand von Zylindern anschaulich zu schematisieren, wobei die Capillare die Zylinderachse bildet (Abb. 29). Da in diesem Gewebszylinder infolge radiärer Diffusion fortlaufend Sauerstoff verbraucht wird, sinkt pO_2 nach den Außenbezirken des Zylinders ab, und zwar um so mehr, je größer der Radius des Zylinders ist. Da der O_2-Druck außerdem vom arteriellen zum venösen Ende der Capillare abnimmt, findet sich der niedrigste Wert für pO_2 am Außenrad des Gewebszylinders am venösen Ende. Hier also, am äußeren Rand des venösen Endes, befindet sich die gefährdete Stelle, an der sich bei Sauerstoffmangel zuerst Schädigungen manifestieren. Damit ist der O_2-Druck des venösen Blutes der beste Indikator für den O_2-Druck an entscheidender Stelle im Gewebe. Der kritische Sauerstoffdruck im venösen Blut beträgt 19 Torr. Wird auch dieser Wert noch unterschritten, so kommt es beim Menschen zu geistigen Störungen, zur Beeinträchtigung lebenswichtiger cerebraler Zentren und in einem rasch ablaufenden Circulus vitiosus zum Kreislauf- und Atemstillstand. Damit sinkt pO_2 weiter und aus den Störungen der Zellfunktion werden irreversible Zerstörungen der Zellstruktur.

Dies allgemeingültige Prinzip der Gewebsdurchblutung bedarf bezüglich des Gehirns einiger Ergänzungen. Zunächst erinnern wir uns der Tatsache, daß es sich beim Gehirn nicht um ein regulierendes, sondern um ein reguliertes Gefäßgebiet handelt: Es ist hauptsächlicher Nutznießer der Kreislaufregulation, die ja gerade ein unterkritisches Absinken von pO_2 im Hirngewebe verhindern soll.

Die Sonderstellung des Gehirns wird besonders deutlich, wenn der Kohlensäuredruck geändert wird. Grundsätzlich inferferiert die CO_2-Wirkung einmal durch lokale, periphere Vasodilatation und zum anderen durch Vasokonstriktion über Chemoreceptoren und Kreislaufzentren. Da aber für die Regulation der Hirndurchblutung die nervöse Vasomotorik keine Rolle spielt, kommt die lokale vasodilatierende CO_2-Komponente allein zur Wirkung: Die Kohlensäure reguliert mit großer Empfindlichkeit die Hirndurchblutung, welche mit zunehmendem pCO_2 steigt und mit abnehmendem pCO_2 fällt. Auf diese Weise werden die sonst eintretenden Änderungen der Wasserstoffionenkonzentration im Gewebe auf ein Minimum vermindert. Eine Hyperventilation bei der Beatmungsnarkose, die pCO_2 im arteriellen Blut von normalerweise 40 Torr auf etwa 20 Torr senkt, vermindert zwar auch die Hirndurchblutung auf rund die Hälfte ihres Normalwertes, aber nach Ansicht verschiedener Untersucher führt diese Durchblutungsverminderung schon zu einer solchen Erniedrigung von pO_2 im Gewebe, daß die Sauerstoffaufnahme des Gehirns eben abzunehmen beginnt und bereits Funktionsstörungen auftreten. Infolgedessen kommt es vom Gewebe aus zu einer Vasodilatation, so daß effektiv, obwohl der Kohlensäuredruck weiter sinkt, die Durchblutung nicht mehr weiter abnehmen kann. Die gegenläufigen Mechanismen der konstringierenden Wirkung des verminderten Kohlensäuredrucks und der Vasodilation durch den Sauerstoffmangel heben sich gegenseitig auf, damit die Hirndurchblutung nicht unter die für die Versorgung kritische Schwelle absinken kann (Rein und Schneider). Das erklärt die sonst unverständliche Tatsache der ausgezeichneten Verträglichkeit selbst vielstündiger Hyperventilationsnarkosen.

Allerdings kann nicht unerwähnt bleiben, daß diese persönliche Auffassung des Autors über die Zweckmäßigkeit der Hyperventilation in Narkose nicht unbestritten ist. Einigkeit besteht wohl insoweit, als extreme Grade von pCO_2-Erniedrigung besser zu vermeiden sind, während eine mäßige Hyperventilation vorwiegend wünschenswerte Effekte bietet, die mit Sicherheit hirnphysiologisch tolerabel sind. Die entscheidende Indikation, den narkotisierten Patienten lieber zu hyperventilieren, liegt in der vitalen Aufgabe, die Hypoventilation zu vermeiden.

Der größte Nachteil der automatischen Beatmungsnarkose ist vermutlich die absolute Abhängigkeit des Lebens des Patienten von einer Maschine und damit auch von deren unter Umständen tödlichen Fehlermöglichkeiten. Daher ist die wichtigste Voraussetzung für die sichere Beherrschung der Beatmungsnarkose mit Respiratoren die Kenntnis der Fehlermöglichkeiten, die entsprechend sorgfältige Überwachung des Patienten und eine präzise Steuerung der Narkose.

h) Beatmung bei Verlust des Thoraxwandgerüstes

Diese Verletzungen sind von großer praktischer Bedeutung. Sie entstehen in typischer Form als „Crushed Chest" beim Autofahrer durch Aufschlag des Thorax auf die Steuersäule und führen unbehandelt in mehr als 80% der schweren Fälle infolge der veränderten „paradoxen" Atemmechanik (Abb. 30) zum Tode. Es gibt drei Möglichkeiten der Behandlung:

1. Durch Extension: Ein 1954 von Stoffregen angegebenes Stabilisierungsverfahren wurde erstmalig 1956 von Moerch praktisch angewendet. Dabei wird die mobile Brustkorbwand über zwei bis drei transversal eingeführte Kirschnerdrähte und -bügel extendiert.

2. Durch innere Schienung: Die ursprünglich zur operativen Behandlung der Trichterbrust entwickelten Stahlbügel („rib-struts") können auch zur Stabilisierung der traumatisch entstandenen paradoxen Atembewegungen der Brustkorbwand verwendet werden. Allerdings ist dazu ein erheblicher operativer Eingriff erforderlich, der überdies an einem mehr oder weniger schockierten Patienten durchgeführt werden muß.

3. Durch Beatmung: *Das ist die Methode der Wahl.* Der Patient wird nasal intubiert und über etwa 10—14 Tage mit intermittierendem Überdruck (IPP) beatmet. (Beim Bird-Respirator wird dazu das Ausatemventil mit einer Kappe partiell verschlossen.) Dabei ruhen die Rippenfragmente auf der passiv beatmeten Lunge wie auf einem Luftkissen. Durch eine solche Behandlung überleben mehr als 80% der Verletzten.

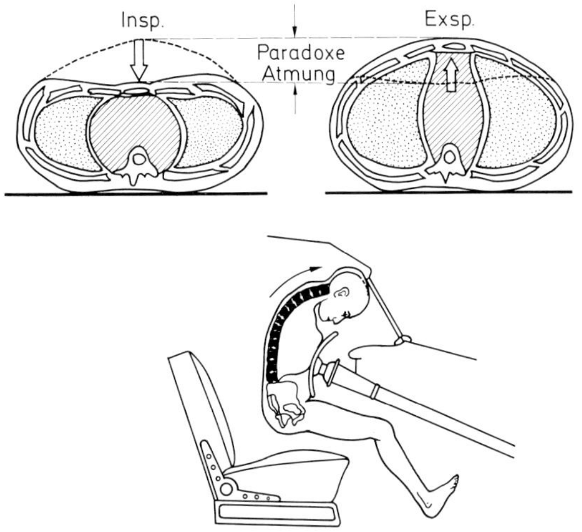

Abb. 30. Paradoxe Atmung durch „Crushed Chest" bei Auffahrunfall

i) Hustenmaschinen

Voraussetzung einer suffizienten Atmung oder Beatmung sind freie Luftwege. Diese Forderung ist im Einzelfall, besonders bei einer länger dauernden Atemlähmung, oft schwierig zu erfüllen. Nicht wenige tödliche Ausgänge einer Dauerbeatmung gehen zu Lasten einer zunehmenden Sekretverhaltung in den Atemwegen mit der Entwicklung sekundärer Lungenkomplikationen. Ursache ist der (teilweise oder gänzliche) Verlust der Hustenfähigkeit (z.B. Bewußtlosigkeit mit Fehlen von Rachen- und Kehlkopfreflexen; Atemlähmung; Intubation bzw. Tracheotomie wegen ausfallender Ventilfunktion der Glottis; mangelnde Hustenbereitschaft aus Angst vor den damit verbundenen Schmerzen nach Oberbauchoperationen, Thorakotomie oder bei Rippenfrakturen).

Weil die üblichen Behandlungsmöglichkeiten häufig nicht ausreichen, wurden Hustenmaschinen entwickelt, die künstlich Hustenstöße erzeugen können.

Als erste bauten Barach, Beck und Bickerman in New York in die Kammerwand einer Eisernen Lunge ein etwa 12 cm im Durchmesser messendes Exsufflatorventil ein, das auf dem Höhepunkt der Inspiration ähnlich wie der Verschluß einer Kamera in 0,06 sec geöffnet wurde. Das führte zu einer stoßartigen Exspiration und damit zur Expektoration retinierter Sekrete. Später wurde diese „Coughing Chamber" durch Hinzufügen einer synchrongesteuerten negativen Druckphase über der Trachealöffnung verbessert, um die Amplitude des intrathorakalen Drucksturzes zu vergrößern. Schließlich entstand aus diesen Erfahrungen ein anderes Gerät, der „Cof-flator", der direkt mit der Trachea verbunden wurde und mit annähernd gleichem Druckverlauf arbeitete. Obwohl die Behandlungserfolge bereits über Erwarten gut waren, blieben beide Apparate — das ist ihr Nachteil — in erster Linie Beatmungsgeräte, die durch Einblenden solcher Hustenphasen auch als Hustenmaschinen verwendet werden konnten. Der zweiphasische Druckverlauf kombinierte eine erhöhte exspiratorische Luftstromgeschwindigkeit mit einem Volumen-Saugeffekt.

Unabhängig davon und etwa gleichzeitig entwickelten Stoffregen und Oehmig 1955 in Heidelberg ein spezielles Hustengerät, das ausschließlich für diese Aufgabe konstruiert wurde und deshalb dem Barach'schen Gerät überlegen ist.

Der spontane Hustenstoß ist das Ergebnis von zwei miteinander kombinierten Vorgängen: zunächst wird bei verschlossener Stimmritze durch Kontraktion der Bauchmuskeln der intrapulmonale Druck maximal auf etwa 150—180 Torr erhöht und dann durch plötzliches ventilartiges Öffnen der Glottis freigegeben. Dabei entsteht eine stoßartige Luftentleerung aus den Bronchialwegen, bei der Sekrete und Fremdkörper mit herausgerissen werden.

Um diesen Mechanismus künstlich nachzuahmen, mußte eine von innen nach außen gerichtete Druckdifferenz geschaffen werden und außerdem ein Ventil mit kurzer Öffnungszeit (künstliche Glottis).

Als Energiequelle dient ein üblicher Operationssauger mit einem Vakuumgefäß von 5 Liter bei einem negativen Druck von 200—600 cm H_2O. Zwischen Vakuumgefäß und Lunge wird über einen Verbindungsschlauch ein pistolenartiges Ventil geschaltet, das normalerweise eine freie Atmung oder auch Beatmung zuläßt und bei Betätigung die Bronchialwege schlagartig mit dieser nach außen gerichteten Druckdifferenz verbindet. Durch ein entsprechend konstruiertes Hahnküken wird dabei ein Druckverlauf erzielt, der als negativer Druckimpuls abläuft, um ein relativ kleines Luftvolumen mit entsprechend hoher Luftstrombeschleunigung zu entleeren (Abb. 31a u. b).

Diese Hustenmaschine („Hustenpistole"), die seither als „Tussomat" von der Firma Dräger in Lübeck gebaut wird, hat sich hervorragend bewährt.

Zur Frage der möglichen Lungenschädigung hat Hörnicke Experimente an Meerschweinchen angestellt. Insgesamt wurden 29 Tiere künstlich behustet, 5 davon 20 mal innerhalb von 10 min mit Endotrachealdrucken bis zu

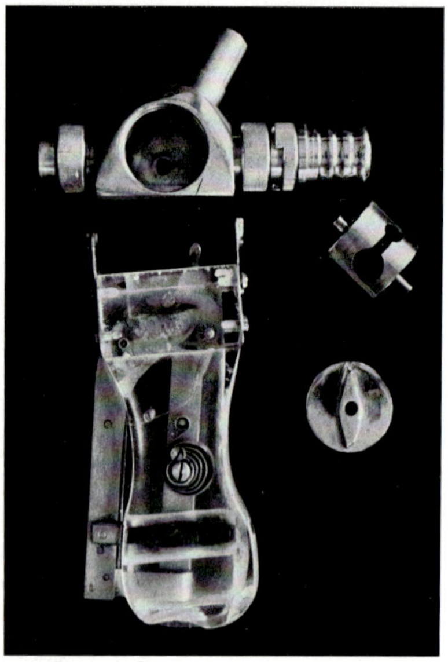

a

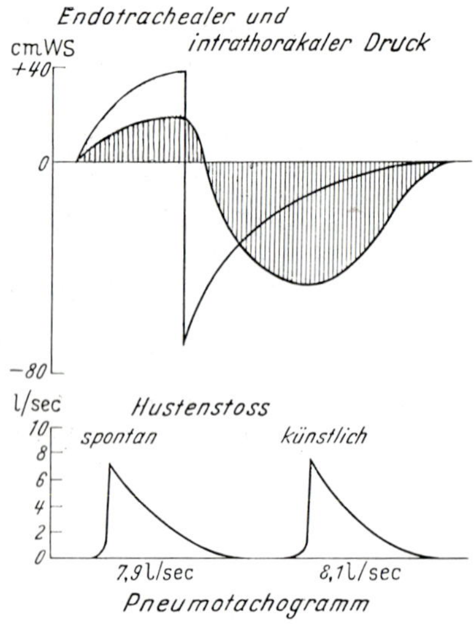

b

Abb. 31. a Hustenpistole nach Stoffregen und Oehmig. b Schematische Darstellung des Druckverlaufes in der Trachea und im rechten Vorhof beim künstlichen Husten. Vergleich der Pneumotachogramme beim spontanen und künstlichen Hustenstoß

—350 Torr (das ist das 2—3fache der klinisch angewandten Drucke). Weder histologisch noch bei Bestimmungen des Feuchtigkeitsgehaltes konnten signifikante Unterschiede gegenüber den Befunden bei Kontrolltieren nachgewiesen werden. Die Ergebnisse entsprechen den theoretischen Überlegungen (Stoffregen und Hörnicke): Für eine mechanische Schädigung der Lungencapillaren durch negative Endotrachealdrucke müßten drei Voraussetzungen gegeben sein: erstens, daß der endotracheale Druck sich bis in die Alveolen fortpflanzt, zweitens, daß eine Druckdifferenz entsteht zwischen Gefäßinnendruck und Alveolardruck und drittens, daß das Blutvolumen in den Capillaren so sehr zunimmt, daß die Capillarwände überdehnt und durchlässig werden. Diese Bedingungen werden aber nicht erfüllt. Während sich der endotracheale Druck schlagartig erniedrigt, sinkt der Druck in den Alveolen infolge der Strömungswiderstände in den feineren Bronchialwegen nur langsam. Druckausgleich zwischen Trachea und Alveolen würde nur entstehen, wenn das Vakuum längere Zeit bestehen bliebe. Bezugswert für den Capillardruck ist der interpleurale Druck. Dieser verhält sich wie der Alveolardruck, beide werden durch den künstlichen Hustenvorgang gesenkt. Vorausgesetzt, daß der alveolare Druck um den gleichen Betrag erniedrigt wird wie der interpleurale Druck, kommt keine Druckdifferenz Capillare/Alveole zustande. Das ist abhängig von der Transmission, die nach eigenen Messungen an Hunden bei negativen Drucken 70—80% in einem Bereich von 0 bis —20 Torr beträgt, also in einem Druckbereich, in dem der Thorax sich noch verkleinern kann. Bei stärker negativen Drucken ändert der Brustraum sein Volumen nicht mehr merklich, so daß die Transmission nahezu 100% beträgt. Diese Grenze wird beim Menschen wegen der relativen Unnachgiebigkeit im Bereich exspiratorischer Reservevolumina noch eher erreicht. Somit ist eine relative Druckzunahme in der Lungencapillare gegenüber der Alveole nicht zu erwarten. Schließlich nimmt zwar bei negativem intrapulmonalen Druck die intrathorakale Blutmenge zu. Davon entfällt der Hauptanteil aber auf Thoraxvenen und rechtes Herz und nur der geringere auf die Lungengefäße. Eine Überfüllung der Lungencapillaren mit Blut ist demnach nicht zu erwarten, weil das Lungenstrombett funktionell auf größere Schwankungen des Blutvolumens eingerichtet ist und weil die Ansammlung einer größeren Blutmenge länger dauert als die jeweilige Phase erniedrigten intrapulmonalen Druckes.

Die klinischen Erfahrungen an „hustengelähmten" Patienten haben die günstigen experimentellen Ergebnisse bestätigt. In jedem Fall kann mit diesem Hustenverfahren das Bronchialsystem auf einfache Weise und ohne Belästigung für den tracheotomierten oder intubierten Kranken freigehalten werden. Bei bewußtlosen Schädelverletzten oder Patienten nach hirnchirurgischen Eingriffen wird im Gegensatz zum spontanen Husten beim künstlichen Verfahren der Liquordruck und damit die Hirnödemneigung nicht vermehrt. Von praktischem Wert ist dieses Hustenverfahren überdies bei der Bronchographie, vor allem beim elastischen, kindlichen Thorax. In Intubationsnarkose können einzeitig kurz nacheinander beide Seiten des Bronchialsystems dargestellt und anschließend wieder weitgehend freigehustet werden. Sogar bei Säuglingen ist das Verfahren anwendbar, die bis dahin begründeten Bedenken gegen eine bronchographische Darstellung der Atemwege im frühen Lebensalter sind

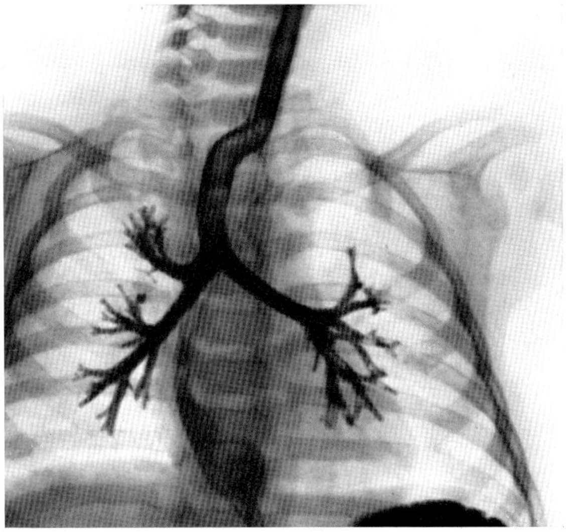

a

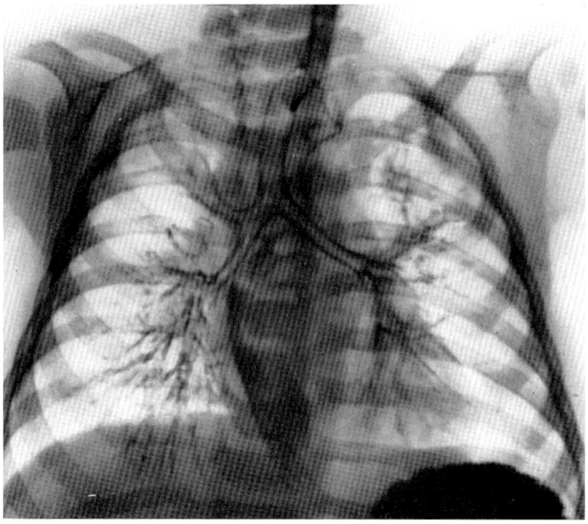

b

Abb. 32a u. b. Beispiel für die Anwendung der Hustenpistole nach STOFFREGEN und OEHMIG. Bronchogramm eines 7 Monate alten Säuglings (K. B. Archiv-Nr. 84573). Reduzierter Allgemeinzustand bei einem Körpergewicht von 4000 g. a Kompletter Ausguß des gesamten Bronchialsystems einschließlich der Segmentbronchien 2. Ordnung in Succinylcholin-Intubationsnarkose. b Bronchialsystem nach dem ersten künstlichen Hustenstoß. (Gemeinsam mit POPPE)

bei entsprechender Technik nicht länger berechtigt (Abb. 32a und b).

k) Schlußfolgerung

ROST hatte schon 1932 die kreislauffördernde Bedeutung der negativen Exspirationsdruckphase im Zusammenhang mit Wiederbelebungsmaßnahmen beschrieben. Aber seine Arbeit wurde kaum bekannt und geriet bald in Vergessenheit. So wurden die Zusammenhänge zwischen Atmung, Beatmung und Kreislauf in den Jahren 1952 bis 1954 unabhängig voneinander von den Arbeitsgruppen BARACH/New York, BRECHER/Cleveland, STOFFREGEN und HÖRNICKE/Heidelberg und WHITTENBERGER/Boston, um nur die wichtigsten zu nennen, wieder aufgegriffen und geklärt. Als erster hat STOFFREGEN 1954 die im Tierversuch gewonnenen Erkenntnisse konsequent auf die Klinik übertragen. Damit begann eine Entwicklung, die schließlich dazu geführt hat, daß in einem hohen Prozentsatz die Patienten während der Narkose automatisch beatmet werden. Allerdings dürfen wir heute, 17 Jahre danach, rückblickend sagen, daß die ursprüngliche Forderung, möglichst alle narkotisierten Patienten mit PNP (oder gar mit Wechseldruck) zu beatmen, zumindest in dieser kategorischen Form nicht aufrechterhalten werden kann. Es hat sich gezeigt, daß (besonders bei langdauernder Beatmung) der Vorteil der geringeren hämodynamischen Belastung in der Praxis allzuoft durch die mit dem negativen Exspirationsdruck verbundene Tendenz zur Ausbildung von Atelektasen und damit Verteilungsstörungen wieder in Frage gestellt wird.

Das ist eine wesentliche Einschränkung, da die hämodynamischen Konsequenzen gegenüber der vitalen Aufgabe, durch Beatmung künstlich einen suffizienten Gasaustausch zu bewirken, selbstverständlich von nachgeordneter Bedeutung sind.

Das jedoch ist die Regel. In gewissen Situationen bleibt die Rangfolge „Gasaustausch vor Hämodynamik“ diskutabel oder verkehrt sich sogar in ihr Gegenteil. Um diesen Ausnahmen im Einzelfall gerecht zu werden und Vor- und Nachteile verantwortungsvoll gegeneinander abwägen zu können, muß der Anaesthesist diese Zusammenhänge kennen.

Das soll abschließend an einigen Beispielen gezeigt werden:

1. Wenn ein bewußtloser 65jähriger adipöser Pykniker mit einem Schädelhirntrauma wegen Atemstörungen (Hyperventilation oder Atemlähmung) über mehrere Tage (oder länger) kontrolliert beatmet werden muß, genügt es sicher nicht, ihn an (irgend) einen Respirator anzuschließen und die Ventilation nach den Werten der Gasanalyse zu steuern. Der obstruktiv veränderten Alterslunge wegen muß er mit IPP beatmet werden, am besten sogar mit einer zusätzlichen exspiratorischen Ventilstenose (z.B. Bird Mark 7 oder 8 mit „Retard“-Kappe, zweitkleinstes Loch), andererseits aber mit

PNP (bzw. Wechseldruck), um das Hirnödem über den niedrigeren venösen Mitteldruck besser zu „drainieren“. Lösung: IPP-Beatmung mit „Retard“-Kappe in halbsitzender Stellung.

2. Die operative Entfernung eines frontalen Hirntumors bei einem jungen Mann in Rückenlage legt zur Hirndruckverminderung eine PNP-Beatmung und Hyperventilation nahe, um über die mit niedrigem pCO_2 verbundene Verminderung der Hirndurchblutung diesen notwendigen Effekt zu verstärken. Handelt es sich stattdessen um einen raumfordernden Prozeß im Bereich der hinteren Schädelgrube, der am besten in sitzender Position operiert wird, dann muß der Patient mit IPP hyperventiliert werden, um die Gefahr einer tödlichen Luftaspiration in eröffnete Venen während der negativen Druckphase einer PNP- oder Wechseldruckbeatmung zu vermeiden.

3. Neunjähriger Junge mit Milzruptur im hypovolämischen Schockzustand: Wechseldruck-Beatmung in Kopftieflage ist einer IPP-Beatmung (z. B. mit dem Atembeutel) in Horizontallage bei weitem vorzuziehen.

4. Bronchographie unter Relaxation in Intubationsnarkose: Der Autor empfiehlt keine Beatmung, um nicht das Kontrastmittel in die Alveolen zu „drücken“, sondern Diffusions-Atmung in reinem Sauerstoff mit Halothan und Neuroleptanaesthesie.

5. Bronchographie eines 4 Monate alten Säuglings mit Tracheo-Ösophageal-Fistel direkt durch den Endotrachealtubus, da der Tubus zu eng ist, um einen Metras-Katheter einzuführen: nach Halothan-Einleitung 20 mg Succinylcholin, Kontrastmittelinstillation, Rö-Aufnahmen in verschiedenen Durchmessern und unmittelbar darauf vollständiges Abhusten mit Tussomat (Abb. 32).

Zum Schluß sei Mushin, Rendell-Baker und Thompson zitiert: „*The respirator is the tool of, and not a substitute for, the well trained and experienced Anaesthetist*“.

Literatur

Astrup, P., Götzsche, H., Neukirch, F.: Laboratory investigations during treatment of patients with poliomyelitis and respiratory paralyses. Brit. med. J. **1954I**, 780.

Avery, E. E., Moerch, E. T., Benson, D. W.: Critically crushed chests. J. thorac. Surg. **32**, 291—311 (1956).

— — Head, J. R., Benson, D. W.: Severe crushing injuries of the chest. A new method of treatment with continous hyperventilation by means of intermittent positive endotracheal insufflation. Quart. Bull., Northw. Univ. med. Sch. **29**, 301—303 (1955).

Barach, A. L., Beck, G. J., Bickerman, H. A., Seanor, H. E.: Use of physical methods simulating cough mechanismus in poliomyelitis, bronchial asthma, pulmonary emphysema and bronchiectasis. J. Amer. med. Ass. **150**, 1380 (1952).

Beck, G. J., Scarrone, L. A.: Physiological effects of exsufflation with negative pressure (E.W.N.P.). Dis. Chest **29**, 80 (1956).

Benzer, H.: Respiratorbeatmung und Oberflächenspannung in der Lunge. Anaesthesiologie und Wiederbelebung, Bd. 38. Berlin-Heidelberg-New York: Springer 1969.

Bjurstedt, H.: Influence of the abdominal muscel tonus on the circulatory response to positive pressure breathing in anesthetized dogs. Acta physiol. scand. **29**, 145—162 (1953).

Brecher, G. A.: Venous return during intermittent positive-negative pressure respiration studied with a new catheter flowmeter. Amer. J. Physiol. **174**, 299—303 (1953).

— Venous return. New York-London: Grune & Stratton 1956.

— Mixter, G.: Augmentation of venous return by respiratory efforts under normal and ubnormal conditions. Amer. J. Physiol. **171**, 710—711 (1952).

Brüner, H., Hörnicke, H., Stoffregen, J.: Durchblutungsmessungen an einzelnen Lungenlappen bei einphasischer und Wechseldruck-Beatmung. Anaesthesist **4**, 343—345 (1955).

— — — Eiserne Lunge und Kreislauf. Die Einwirkung verschiedener Beatmungsverfahren, insbesondere der Eisernen Lunge, auf den Kreislauf. Dtsch. med. Wschr. **1955**, 484—489.

Comroe, J. H., Forster, R. E., Dubois, A. B., Briscoe, W. A., Carlsen, E.: The lung. Chicago, Ill.: The Yearbook Publishers, Inc. 1955/1956.

Crafoord, C.: Pulmonary ventilation and anaesthesia in major chest surgery. J. thorac. Surg. **9**, 237 (1940).

Drube, H. Ch., Anschütz, F., Seusing, J.: Über das Verhalten des Liquordruckes bei der endotrachealen Beatmung. Anaesthesist **7**, 35—36 (1958).

Euler, U. S. von: Physiologie des Lungenkreislaufes. Verh. dtsch. Ges. Kreisl.-Forsch. **1951**, 8—16.

Fischer, H. G., Stenger, H. H., Stoffregen, J.: Die Narkosebeatmungsbronchoskopie mit dem Emerson-Chest-Respirator. Anaesthesist **11**, 121—123 (1962).

Frenckner, P.: Bronchial and tracheal catheterization and its clinical applicability. Acta oto-laryng. (Stockh.), Suppl. **20**, 100 (1934).

Giebel, O.: Über das Verhalten von Ventilation, Gasaustausch und Kreislauf bei Patienten mit normalem und gestörtem Gasaustausch unter künstlicher Totraumvergrößerung. Anaesthesiologie und Wiederbelebung, Bd. 41. Berlin-Heidelberg-New York: Springer 1969.

Giertz, K. H.: Studier öfver tryckdifferensandning (rytmisk Luftenblasning) vid intrathoracala operationer. Upsala-Läk.-Fören Förh. **2**, Supp. 1—176 (1916—17).

— Omm experientella lungexstirpationer. Upsala-Lak.-Fören Förh. **22**, Supp. 1—109.

Griffiths, H. R., Johnson, G. E.: The use of curare in general anaesthesia. Anaesthesiology **3**, 418 (1942).

Guyton, A. C.: Venous return. In: Handbook of physiology. Circulation **2**, 1099 (1963).

Guyton, A. C,: Circulatory physiology; Cardiac output and its regulation. Philadelphia-London: Saunders 1963.

— Textbook of medical physiology. Philadelphia-London: Saunders 1967.

— Langston, J. B., Carrier, O. Jr.: Decrease of venous return caused by right atrial pulsation. Circulat. Res. **10**, 188 (1962).

Hayek, H. von: Über die Veränderlichkeit der Oberflächenspannung in den Alveolen und ihre Bedeutung für die Retraktionskraft der Lunge. Naunyn-Schmiedebergs Arch. exp. Path. Pharmak. **214**, 266 (1952).

Henneberg, U.: Kontrolle der Ventilation in der Neugeborenen- und Säuglingsanaesthesie. Anaesthesiologie und Wiederbelebung, Bd. 29. Berlin-Heidelberg-New York: Springer 1968.

Hörnicke, H.: Können mechanische Hustengeräte die Lungen schädigen? Virchows Arch. path. Anat. **328**, 576—581 (1956).

— Stoffregen, J.: Vergleich von Überdruck-Beatmung und Wechseldruck-Beatmung im Tierexperiment. Langenbecks Arch. klin. Chir. **283**, 185—192 (1956). — Außerdem erschienen in Curr. Res. Anesth. **1956**, 37—43 (Kongreßber. World Congr. of Anesthesiologists, Scheveningen, The Netherlands, September 5—10, 1955).

Hohmann, G., Stoffregen, J.: Pulmomat-Beatmung im halbgeschlossenen Narkosesystem. (Unveröffentlicht.)

Hossli, G., Bühlmann, A.: Überdruckbeatmung beim akuten Lungenödem. Anaesthesiologie und Wiederbelebung, Bd. 15. Berlin-Heidelberg-New York: Springer 1967.

Hudson, T. R., McElvenny, R. T., Head, J. R.: Chest wall stabilization by soft tissue traction. J. Amer. med. Ass. **156**, 768—769 (1954).

Maloney, J. V., Handfort, S. W.: Circulatory responses to intermittent positive and negative pressure respirators. J. appl. Physiol. **6**, 453—459 (1954).

Maloney, J. V., Jr., Whittenberger, J. L.: The direct effects of pressure breathing on the pulmonary circulation. Ann. N.Y. Acad. Sci. **66**, 931—938 (1957).

Meesmann, W., Schmier, J.: Kreislaufdynamische Untersuchungen bei Schädigungen des ganzen Herzens. Pflügers Arch. ges. Physiol. **261**, 32—40 (1955).

Meltzer, S. J., Auer, J. L.: Continous respiration without respiratory movements. J. exp. Med. **11**, 622 (1909).

Moerch, T. E.: Anaesthesi. Kopenhagen: Munksgaard 1949.

Mushin, W. W.: Thoraxanaesthesie. Berlin: VEB Volk und Gesundheit 1967.

— Rendell-Baker, L.: The principles of thoracic anaesthesia, past and present. Springfield, Ill., USA: Ch. C. Thomas, Publisher 1953.

Nolte, H.: Die Wiederbelebung der Atmung. Anaesthesiologie und Wiederbelebung, Bd. 28. Berlin-Heidelberg-New York: Springer 1968.

Nunn, J. F., Bergman, N. A., Coleman, A. J.: Factors influencing the arterial oxygen tension during anaesthesia with artificial ventilation. Brit. J. Anaesth. **37**, 898 (1965).

Oehmig, H., Stoffregen, J.: Experimentelle Untersuchungen und klinische Erfahrungen mit einem neuen Hustengerät. Anaesthesist **6**, 40—42 (1957).

Piiper, J.: Physiologie der Atmung. Manuskript der Vorlesung im Sommersemester 1963. Göttingen.

Ross, B. B., Cramiak, R., Rahn, H.: Physical dynamics of the cough mechanism. J. appl. Physiol. **8**, 264 (1955).

Rossier, P. H., Bühlmann, A., Wiesinger, K.: Physiologie und Pathophysiologie der Atmung. Berlin-Göttingen-Heidelberg: Springer 1956.

Rost, E.: Beitrag zur Kenntnis der Kreislaufverhältnisse bei Wiederbelebung durch Veränderung des intrapulmonalen Druckes. Z. ges. exp. Med. **82**, 255—277 (1932).

Sauerbruch, F.: Über die Ausschaltung der schädlichen Wirkung des Pneumothorax bei intrathorakalen Operationen. Zbl. Chir. **1904I**, 146—149.

— Zur Pathologie des offenen Pneumothorax und die Grundlagen meines Verfahrens zu seiner Ausschaltung. Mitt. Grenzgeb. Med. Chir. **13**, 399 (1904).

— Schumacher, E. D.: Technik der Thoraxchirurgie. Berlin: Springer 1911.

Schoedel, W.: Physiologie und Pathophysiologie der Lunge. Med. Welt **29**, 1609 (1965).

Schorer, R.: Auswirkungen der Atemmechanik auf den Kreislauf. Anaesthesiologie und Wiederbelebung, Bd. 10. Berlin-Heidelberg-New York: Springer 1965.

Stenger, H. H., Stoffregen, J.: Bronchoskopie in Nylonhemd-Beatmung mit dem Emerson-Chest-Respirator. — Ein Beatmungsverfahren zur Narkose-Endoskopie der oberen Luftwege ohne Arbeitsbehinderung im Rohr. H.N.O. **9**, 69—73 (1960).

Stoffregen, J.: Hämodynamische Veränderungen bei der künstlichen Beatmung (Dauerbeatmung). Klin. Wschr. **34**, 422—426 (1956).

— Luftembolie und Wechseldruck-Beatmung. Anaesthesist **6**, 156—157 (1957).

— Artificial coughing. — A new apparatus for paralyzed patients. Dis. Chest **1959**, 56—59.

— Die aussichtsreiche Behandlung des Narkose-Herzstillstandes. Anaesthesist **9**, 131—133 (1960).

— Atmung und Beatmung. Synopsis atemmechanischer Probleme für die klinische Anaesthesie. Heidelberg: Hüthig 1961.

— Hohmann, G.: Fehler und Gefahren bei automatischer Narkose-Beatmung. Anaesthesist **7**, 311—315 (1958).

Tiegel, M.: Überdrucknarkose. Bruns Beitr. klin. Chir. **64**, 356 (1909).

Wawersik, J.: Ventilation und Atemmechanik bei Säuglingen und Kleinkindern unter Narkosebedingungen. Anaesthesiologie und Wiederbelebung, Bd. 24. Berlin-Heidelberg-New York: Springer 1967.

l) Gasstrom- und Druckverlauf während intermittierender Überdruckbeatmung („volumengesteuerte Respiratoren")

P. Herzog und O. P. Norlander

α) Definition volumengesteuerter Respiratoren, Begriff der Leistung eines Respirators

Eine eindeutige Definition und Terminologie über volumengesteuerte Respiratoren zu geben ist bis heute noch nicht möglich, aber es ist bekannt, daß sich Anaesthesiologen und medizinische Techniker besonders mit dieser Aufgabe befassen.

Eine beiläufige Definition kann auf folgende Art gegeben werden:

Wenn die Insufflationsdrucke (gemessen in den oberen Luftwegen des Patienten oder in den Patientenschläuchen) eine Funktion des endinspiratorischen (im vorhinein bestimmten) Volumens sind, spricht man von volumengesteuerten Respiratoren. In diese Gruppe gehören u.a. die „Spiromaten" der Dräger-Werke, der Engström-Respirator, etc. Allerdings gibt uns diese Benennung nur elementare Begriffe über die Arbeitsweise dieser Respiratoren und sagt wenig oder gar nichts aus über die fundamentalen mechanischen Eigenschaften der Apparate, die aber von größter Wichtigkeit sind, weil den Lungen und Luftwegen auch unter ungünstigen mechanischen Verhältnissen eine adäquate Ventilation gesichert werden muß.

Mit diesen Problemen haben sich Engström und Norlander (1962), Engström (1963) und Norlander (1964) näher befaßt, und zwar unter besonderer Berücksichtigung der Leistungsfähigkeit der Apparate während verschiedener klinischer Konditionen. Übrigens hat man kürzlich (1969) in dem Internationalen Standardisierungskomittee (ISO) diese Meßgrößen als erwünschte Information über Respiratoren vorgeschlagen. Die Leistung ist gleich dem Produkt von Gasstrom und Druck:

$$\text{Leistung} = k \cdot \Delta P \cdot \dot{V} = \text{kpm/sec}.$$

Wenn P in cm H_2O und $\dot{V}$ in Liter/sec ausgedrückt werden, dann ist der Wert der Konstante $k = 0{,}01$.

Es ist wichtig, daß die Leistung eines Respirators groß genug ist, um es zu ermöglichen, in relativ kurzer Zeit große Inspirationsvolumina mit optimaler Verteilung in die Lungen zu administrieren und daß sie ihr Maximum zusammen mit dem Insufflationsdruck ungefähr in der Mitte der Zeit erreicht, die für die Insufflation zur Verfügung steht, damit genügend Zeit für einen finalen Druck- und Volumenausgleich zwischen den Lungen und dem Respirator vorhanden ist. Ein hoher statischer Druck oder ein Anstieg des Druckes allein genügt also nicht, sondern es muß während des Verlaufes der Insufflation der Gasstrom zusammen mit dem Insufflationsdruck ansteigen. Ist daß nicht der Fall, wird man bei Patienten mit insuffizienter Spontanatmung Schwierigkeiten haben, diese mit dem Respirator zu synchronisieren, was oft zu unnötigem Gebrauch von Muskelrelaxantien oder Sedativa führt.

Die Anaesthesiologen zeigen stets wachsendes Interesse für die sich während einer intermittierenden Überdruckbeatmung ereignenden pulmonalmechanischen Veränderungen, wie sie aus Gasströmungs- und Druckregistrierungen in den Atemwegen beurteilt werden können. Solche Registrierungen geben wertvolle Auskünfte über respiratorische Parameter, deren direkter Zusammenhang mit den klinischen Behandlungsmethoden klar zutage treten und deshalb weitere Untersuchungen begründen.

Messungen, die an Patienten durchgeführt werden müssen, stehen allerdings eine Vielzahl technischer Schwierigkeiten entgegen. Gewisse Beatmungsfaktoren, wie z.B. die Gasverteilung innerhalb der Lungen und Alveolardrücke, können nicht genau gemessen werden, da sie erheblichen Einwirkungen biologischen Ursprungs ausgesetzt sind. Für solche Untersuchungen ist es deshalb zweckmäßiger, Lungenmodelle zu verwenden, in welchen sich verschiedene physiologisch interessante Faktoren unter bestimmten Bedingungen verändern lassen.

β) Konstante und beschleunigte Gasströmung

Eine intermittierende Überdruckbeatmung wird grundsätzlich nach zwei verschiedenen Gasströmungsarten und den daraus entstehenden Drücken in den Atemwegen ausgeführt:

1. Konstante Gasströmung („rechteckige Welle") mit Strömungswerten von etwa 0,5—1,0 Liter/sec ohne sekundäres System (Volumenkontrolle nur durch Veränderung der Insufflationszeit oder Erhöhung des Gasströmungswertes möglich).

2. Beschleunigte Gasströmung, d.h. daß der Strömungswert während eines Teils der Inspirationsphase allmählich ansteigt (acceleriert). Die Volumenkontrolle (oder Volumenkonstante) ist durch ein sekundäres System gegeben, wobei die totale Inspirationszeit unverändert bleibt.

Die Apparate mit konstanter Gasströmung sind also gewöhnlich durch die Strömungsdauer oder den Druck gesteuert, während diejenigen mit beschleunigter Gasströmung und sekundärem System durch einen Zeitfaktor gesteuert sind, innerhalb welchem vorbestimmte Volumen administriert werden können.

Eine konstante Strömung wird fälschlich als wertvoll bei steigendem intrapulmonalen Widerstand bezeichnet, da angenommen wird, daß sie eine wirksamere Gasverteilung innerhalb von Lungenabschnitten mit verschiedenen Zeitkonstanten (z. B. bei Asthma oder Emphysem) bewirkt. Der Vorteil einer derartigen Beatmung wurde jedoch in Frage gestellt, da es schwierig ist, eine ausreichende Alveolarventilation ohne Beeinträchtigung des Kreislaufs zu gewährleisten (Clowes et al.).

γ) *Messung der Gasverteilung am Lungenmodell*

Um die mit diesen beiden grundsätzlichen Strömungsverläufen zusammenhängenden Gasverteilungsunterschiede in den Lungen zu veranschaulichen, wurden an einem Lungenmodell mit bekannten physikalischen Merkmalen eine Reihe von Alveolardruck-, Alveolarvolumen- und Bronchialströmungsbestimmungen durchgeführt. Zusätzlich wurden an einem Patienten Messungen vorgenommen, um die Druckveränderungen in den Atemwegen zu veranschaulichen.

Versuchseinrichtung. Zwei Glasbehälter mit 50 Liter Rauminhalt, beide mit Wasser gefüllt, um ein Druckvolumenverhältnis (Compliance) von 0,025 Liter/cm H_2O zu gewährleisten, wurden an einen volumengesteuerten Respirator über eine Reihe von Widerständen angeschlossen. Für Gasdurchflußmessungen wurden bestimmte Pneumotachographen mit Druckmeßanschlüssen wie auf Abb. 1 veranschaulicht, eingesetzt. Diese Pneumotachographen wurden an geeigneten Verstärkern und an einem direkt aufzeichnenden Mehrkanalschreiber angeschlossen (Elema Schönander, Mingograf 81). Anordnungen wurden getroffen, um die beiden Behälter A_1 und A_2 durch einen dünnen Schlauch verbinden zu können. Folgende Variablen wurden gemessen oder ermittelt (sämtliche Bezeichnungen laut einschlägiger Eichkurven):

1. P_{Resp} = Insufflationsdruck in den Patientenschläuchen (Manometeranzeige). Am Ende der Inspiration wird dieser Druck durch das Symbol P_{ei} bezeichnet (siehe 9.).

2. $P_{A_1} + P_{A_2}$ (auf eine gemeinsame Null-Linie gebracht) = Drücke in den Glasbehältern A_1 und A_2.

3. $\dot{V}_{Tr}$ = Gesamtströmung (Liter/sec) durch die Trachealkanüle.

4. V_T = Atemvolumen des Patienten in Liter, durch elektronische Integration von $\dot{V}_{Tr}$ ermittelt; $V = \int \dot{V}\,dt$.

5. $\dot{V}_{A_1}$ und $\dot{V}_{A_2}$ (auf eine gemeinsame Null-Linie gebracht) = Einzelgasströmung (Liter/sec) zu den Glasbehältern A_1 und A_2; ($\dot{V}_{A_1} + \dot{V}_{A_2} = \dot{V}_{Tr}$).

6. C = Compliance in Liter/cm H_2O.

7. V_{A_1} und V_{A_2} = die den Behältern A_1 und A_2 zugeführten Volumen in Liter, durch planimetrische Integration der unterhalb der Strömungskurven $\dot{V}_{A_1}$ und $\dot{V}_{A_2}$ befindlichen Flächen ermittelt:

$$V = \frac{\text{Fläche} \cdot k}{\text{Papiergeschwindigkeit}},$$

wobei

V = Volumen in Liter und k = Strömungskonstante (in Liter/sec/mm) laut einschlägiger Eichkurve. Die Fläche wird in mm^2 und die Papiergeschwindigkeit in mm/sec ausgedrückt.

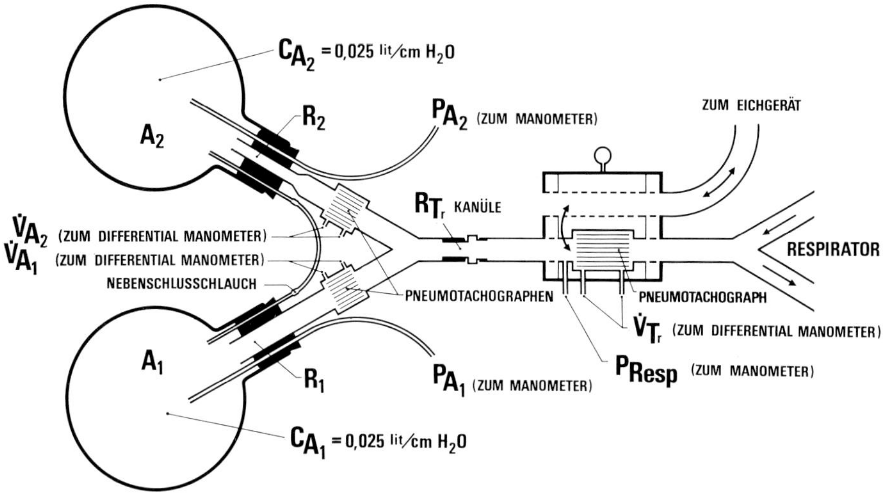

Abb. 1. Schematische Darstellung der Versuchsanordnung mit den beiden Glasbehältern, wovon ein jeder eine Compliance von 0,025 Liter/cm H_2O aufwies, dem Umschaltventil, den Pneumotachographen, den Druckmeßanschlüssen sowie dem Nebenschlußschlauch zwischen den Behältern

8. P_{BE} = Atembeutelentleerungsdruck (Druck in dem Überdrucksdom) der den Atembeutel umgibt.

9. P_{ei} = endinspiratorischer Druck in den Patientenschläuchen. Zu bemerken ist jedoch, daß sich in Abb. 6—9 P_{ei} auf die endinspiratorischen Drücke innerhalb der Behälter A_1 und A_2, die zwei Alveolen darstellen, bezieht.

10. P_c = Compliancedruck, aus Volumen und Compliance berechnet;

$$P_c = \frac{V.}{C}$$

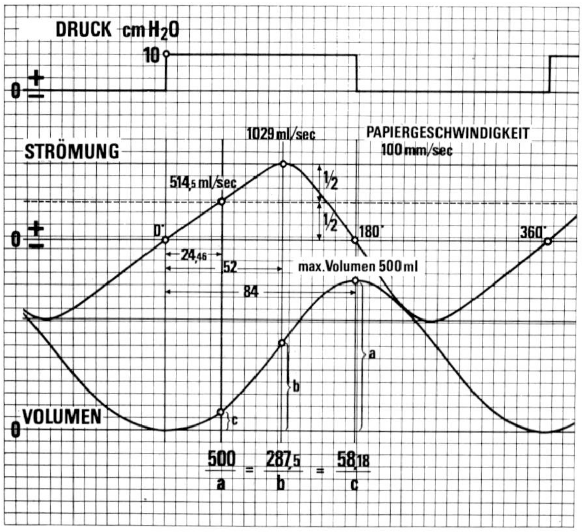

Abb. 2. Eichkurvenblatt. Vor jeder Registrierung wurden Eichkurven für die zu messenden Variablen aufgenommen. Die Eichvorrichtung (Pneumotacho-Calibrator) gibt bekannte Druck-, Strömungs- und Volumensignale, auf welchen die Eichkurven basieren. Diese Signale gewährleisten auch die automatische Eichung anderer von der Analogie-Rechenmaschine (Respirator-Analyzer) gegebenen Parameter, so daß vor jeder Messung die zugehörigen Eichkurven registriert wurden. Die auf dem Kurvenblatt eingetragenen Ziffernwerte geben über die jeweiligen, den Kurven entsprechenden Werte, Aufschluß. Die Buchstaben a, b und c weisen auf die in Millimeter gemessenen Höhenwerte (Amplitudenhöhe) der Volumenkurve hin. Aus diesen Werten und den entsprechenden Volumenwerten läßt sich die Linearität der Versuchsanordnung und des gesamten Registriersystems prüfen

11. P_{Tr} = Druck in den Atemwegen des Patienten.

12. Leistung = $k \cdot \Delta P \cdot \dot{V}$ in kpm/sec.

13. Arbeit = die vom Respirator geleistete Atmungsarbeit.

$W = k \cdot \int \text{Leistung}\, dt$, in kpm.

Die Widerstände wurden so eingestellt, daß große Zeitkonstantenunterschiede zwischen beiden Lungen erhalten wurden.

R_{Tr} = Widerstand in der Trachealkanüle;

R_1 und R_2 = die von den Gasströmungen $\dot{V}_{A_1}$ bzw. $\dot{V}_{A_2}$ zu überwindenden Widerstände, worin

R_1 = 2,0 cm H_2O Liter/sec;

R_2 = 20 cm H_2O Liter/sec.

Bei konstanter Gasströmung (I/E etwa 1:2) wurde das System mit einem Atemvolumen von 0,465—0,555 Liter beatmet, während bei der beschleunigten Gasströmung (I/E = 1:2, Atemfrequenz = 20 Atemzüge pro Minute) die Atemvolumina von 0,475—0,575 Liter betrugen. Die konstante Gasströmung wurde aus einem gewöhnlichen Druckbehälter mit Druckminderungsventil erhalten und durch ein Präzisionsrotameter (Rotameter Mfg. Co. Ltd., England) dosiert. Die Gasströmung wurde durch einen Ventilmechanismus in einem großen, an die Patientenschläuche angeschlossenen T-Stück gesteuert.

Eichung des Systems. Es ist äußerst wichtig, daß sämtliche gemessene Variablen wiederholt mit bekannten Größen verglichen werden. Ein „Pneumotacho-Calibrator"-Eichgerät wurde für die Präzisionseichung von Drücken (P_{Resp}, P_{BE}, P_{Tr}, P_{A_1} und P_{A_2}), Gasströmungswerten ($\dot{V}_{Tr}$, $\dot{V}_{A_1}$ und $\dot{V}_{A_2}$), Atemvolumina (V_T), Leistung und Compliance verwendet (s. Abb. 2).

Die Drucksignale des Eichgerätes sind mit den Stillstandslagen des Kolbens im Eichgerätzylinder synchronisiert, so daß eine rechteckige Druckwelle von bestimmter Größe zwischen 0° und 180° der Kurbelwellenumdrehung erhalten wird, während Atmosphärendruck binnen der ganzen anderen Halbumdrehung (zwischen 180° und 360°) der Kurbelwelle herrscht. Dank dieser Anordnung des Eichgerätes, wodurch bekannte Druck-, Volumen- und Gasstromwerte erhalten werden, werden auch die anderen durch eine Analogie-Rechenmaschine (Respiration Analyzer, Hergestellt von Svenska Radio AB, Stockholm, Schweden) ermittelten Parameter automatisch geeicht. Für die gleichzeitige Eichung der „Alveolardrucke" P_{A_1} und P_{A_2} im Verhältnis zum Druck P_{Resp} in den Respiratorschläuchen wurden die drei Druckreceptoren parallel geschaltet. Für die gleichzeitige Eichung der drei Penumotachographen (Fleisch Nr. 1) wurde vor jeder Registrierung der im Umschaltventil des Eichgerätes angebrachte Pneumotachograph für $\dot{V}_{Tr}$ hinauf in das Eichsystem geschwenkt, während die Pneumotachographen für $\dot{V}_{A_1}$ und $\dot{V}_{A_2}$ von den Glasbehältern abgeschaltet und in das Eichsystem eingeschaltet wurden.

Die Linearität des Schreibers, der drei Differentialmanometer und der Analogie-Rechenmaschine wurde vor jedem Versuch geprüft. Sämtliche Versuche wurden bei Raumtemperatur durchgeführt. Vorsichtsmaßnahmen wurden getroffen, um Temperaturschwankungen zu verhindern, d. h., der Respirator wurde schon mehrere Stunden vor den Messungen in Betrieb gesetzt und die Pneumotachographen wurden angewärmt, um die Kondensation von Feuchtigkeit zu vermeiden. Für die Versuche mit konstanten Gasströmungswerten wurde auf Raumtemperatur gebrachte Druckluft in die Patientenschläuche eingelassen.

1. Beschleunigte (accelerierende) Gasströmung

Das Verhältnis zwischen dem Insufflationsdruck (P_{Resp}) und den „Alveolardrucken" in den Behältern A_1 und A_2 (mit unterschiedlichen Widerständen) ist in Abb. 3 dargestellt. Während der Insufflation erfolgt eine fast lineare Zunahme der Gasströmung, aber eine genaue Betrachtung läßt eine schwache Abbiegung der Kurve nach 0,25 sec, bei einem Strömungswert von 0,8 Liter/sec, erkennen.

Gasströmung sowie Insufflationsdruck steigen ununterbrochen synchron bis die Respirationsblase entleert ist (Volumendosierung). Auf Grund des getrennten Patientenkreises (Sekundärsystem) ist der Gasströmungswert im Patientenkreis nicht derselbe wie der des Treibgases, sondern er paßt sich automatisch an die im Augenblick auftretenden Widerstände im Patientensystem an. Dadurch wird der entstehende Insufflationsdruck (und der intrapulmonale Mitteldruck) immer auf niedrigstem Niveau gehalten. Der Insufflations-Spitzendruck beträgt 31,7 cm H_2O. Der „totale" Strömungswiderstand entspricht 17,5 cm H_2O/Liter/sec. Auf Grund der unterschiedlichen Zeitkonstanten der Behälter A_1 und A_2 folgen die Alveolardrucke P_{A_1} und P_{A_2} verschiedenen Zeitbahnen. So haben P_{A_1} und P_{A_2} bei dem Spitzendruck von 31,7 cm H_2O einen Wert von 7,6 bzw. 6,8 cm H_2O erreicht. In Abb. 3 werden diese Werte 0,5 sec nach Inspirationsbeginn erreicht und in diesem Augenblick beginnt das „Druckplateau". Für beide Behälter zusammen beträgt das Atemvolumen (V_T) am Ende der Inspiration (nach 1 sec) 0,475 Liter, wobei die Compliance beider Behälter 0,05 Liter/cm H_2O beträgt. Nach 0,66 sec hat P_{A_1} einen Wert von 9,5 cm H_2O erreicht, der dem endinspiratorischen Druck der Lunge

A_1 entspricht $\left(P = \frac{V}{C} \text{ oder } \frac{237{,}5}{0{,}025} = 9{,}5\right)$.

In diesem Augenblick beträgt der Insufflationsdruck noch 14 cm H_2O, woraus sich ein Druckunterschied von 4,5 cm H_2O im Verhältnis zum endinspiratorischen Druck ergibt. Das entspricht einem noch zur Verfügung stehenden komprimierten Volumen von $(4{,}5 \cdot 5) = 22{,}5$ ml. (Das kompressible Volumen des Respirators entspricht 5 ml pro cm H_2O.) Aus der Alveolardruckkurve P_{A_2} ergibt sich, daß nach 0,66 sec der Druck 8,6 cm H_2O beträgt und daß im Vergleich mit der Lunge A_1 ein Unterschied von 0,9 cm H_2O vorhanden ist.

Nach 0,93 sec ist auch die „Lunge" A_2 gefüllt und hat den endinspiratorischen Druck von 9,5 cm H_2O erreicht. Das zur Füllung notwendige Volumen (während dem Zeitverfall 0,66—0,93 sec) entspricht dem Produkt von Druckunterschied mal Lungencompliance, d.h. $0{,}9 \cdot 0{,}025 = 22{,}5$ ml ($\Delta V = \Delta P \cdot C$).

Dieses „Auffüllungsvolumen" ist also das obenerwähnte „zur Verfügung stehende komprimierte Volumen" des Respirators unter diesen Verhältnissen und bei einem endinspiratorischen Druck von 9,5 cm H_2O. Es entsteht also keine Pendelluft von Lunge A_1 zur Lunge A_2 und beide Lungen haben innerhalb von einer Sekunde das gleiche Volumen erhalten trotz einem Zeitkonstantenverhältnis von 1:10. Ferner sind im Augenblick des Spitzendruckes die Alveolardruckwerte niedriger als der endinspiratorische Druck.

Für eine andere Reihe von Untersuchungen (Abb. 4 und 5) wurden noch zwei Pneumotacho-

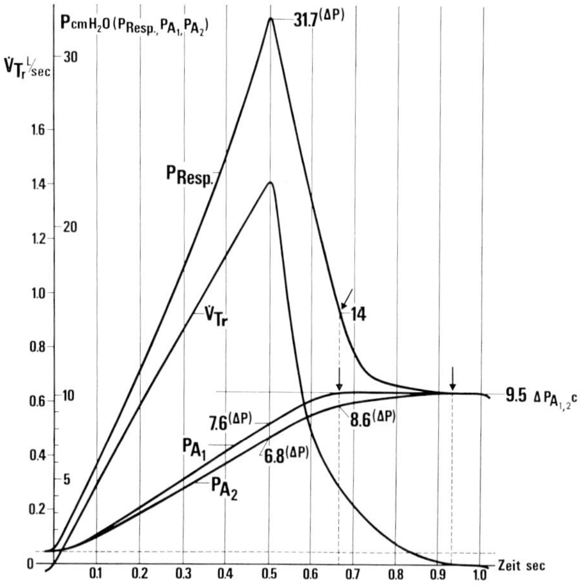

Abb. 3. Verhältnis zwischen den Insufflationsdrücken (P_{Resp}) in den Patientenschläuchen des Engström-Respirators und den Drücken (P_{A_1} und P_{A_2}) innerhalb der „Lungen" (der Glasbehälter A_1 und A_2), die unterschiedliche Widerstände aufweisen (Ein Nebenschlußschlauch wurde in diesem Fall nicht benutzt). Bei den Druck- und Strömungsspitzenwerten von $P_{\text{Resp}} = 31{,}7$ cm H_2O (ΔP) und $\dot{V}_{\text{Tr}} = 1{,}4$ Liter/sec betragen die „Alveolardrücke" P_{A_1} und P_{A_2} nur 7,6 bzw. 6,8 cm H_2O. Da die Compliance der Behälter A_1 und A_2 bekannt ist, können die jeweiligen, den Behältern zugeführten Volumina ermittelt werden. Aufgrund des beschleunigten Strömungsverlaufes besteht im Augenblick des Strömungsmaximums (1,4 Liter/sec; 0,5 sec nach Beginn der Insufflation) nur ein geringer Unterschied zwischen dem bis zu diesem Zeitpunkt den beiden Behältern A_1 und A_2 zugeführten Volumenanteile ($V_{A_1} = 1{,}12\ V_{A_2}$). Der Rest des Atemvolumens wird während dem Druckgefälle in den Respiratorschläuchen (Plateau) verabreicht. Vor Beginn der Exspiration (nach 1 sec oder einem Drittel des Atemcyclus) herrscht in den Lungen völliger Volumen- und Druckausgleich ($V_{A_1} = V_{A_2}$). Siehe auch Abb. 4. Weitere Erläuterungen sind im Text gegeben

graphen, wie auf Abb. 1 dargestellt, in den Strömungskreis eingeschaltet und die zwei Behälter A_1 und A_2 durch einen engen Kunststoffschlauch miteinander verbunden, wodurch ein gewisser Nebenschluß entstand. Zweck dieser Verbindung war, innerhalb der Lunge Druckunterschiede zu simu-

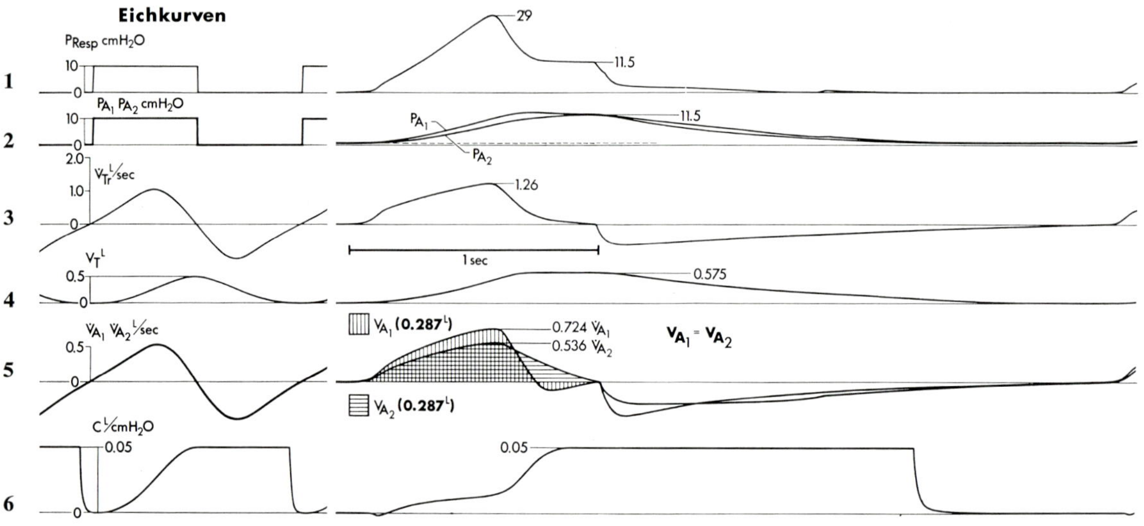

Abb. 4. Respiratorbeatmung mit eingeschaltetem „Nebenschlußschlauch". Beschleunigter Strömungsverlauf, volumengesteuert und mit indirekt gesteuertem Patientenkreis. Von oben nach unten entsprechen die Kurven **1** dem Insufflationsdruck (P_{Resp}), **2** den „Alveolardrucken" P_{A_1} und P_{A_2} in den Behältern (auf gemeinsamer Null-Linie), **3** der Trachealströmung ($\dot V_{\mathrm{Tr}}$), **4** dem Atemvolumen (V_T), **5** den einzelnen Gasströmungen $\dot V_{A_1}$ und $\dot V_{A_2}$ zu den Behältern A_1 und A_2, **6** der Compliance beider Behälter zusammen. Sämtliche Bezeichnungen entsprechen dem Eichkurvenblatt. Aus den einzelnen Strömungskurven $\dot V_{A_1}$ und $\dot V_{A_2}$ geht deutlich hervor, daß bei Beginn der aktiven Insufflation praktisch kein Unterschied zwischen der Gasverteilung an beide Behälter A_1 und A_2 besteht, was auf den beschleunigten Strömungsverlauf und auf den indirekt gesteuerten Patientenkreis zurückzuführen ist. Auch während der Zunahme der Trachealströmung bis zum Spitzenwert von 1,26 Liter/sec ist die Volumenverteilung zwischen beiden Behältern gleichmäßiger als im Falle der konstanten Gasströmung, und zwar: $V_{A_1} = 1{,}35\ V_{A_2}$ in obiger Abbildung, während vor Beginn der Exspiration bei konstanter Gasströmung (0,5 Liter/sec) $V_{A1} = 1{,}65\ V_{A2}$ (Abb. 5a). Die günstige Wirkung der Plateauphase wird auch von der Gasströmung $\dot V_{A_2}$ bestätigt, durch welche die „Lunge", die den höheren Widerstand aufweist, bis zum Compliancedruck (11,5 cm H_2O) vor Ablauf des Plateaus gefüllt wird. Wie aus den Kurven ersichtlich ist, besteht jetzt ein völliger Ausgleich in den Lungen vor Beginn der Exspiration ($V_{A1} = V_{A2}$)

lieren, die auf Grund der Zeitkonstantenunterschiede und ungleichmäßiger Füllung verschiedener Lungenabschnitte höhere lokale Drucke hervorrufen. Wenn sich also innerhalb eines Teils der Lunge gewisse Lungenabschnitte zu schnell füllen oder sogar überfüllen, werden sie auf die anliegenden, noch weniger gefüllten Abschnitte einen Druck ausüben, der der Wirkung einer partiellen Compliancereduktion entspricht. Im Lungenmodell entspricht diese Wirkung einer durch die Pneumotachographen nicht registrierten Volumenveränderung durch den „Kurzschluß-Schlauch" von einem Behälter zum anderen im Falle einer ungleichmäßigen Ventilationsverteilung (s. auch Abb. 6—9).

In Abb. 4 wurde das System mit einem volumengesteuerten Respirator ventiliert. Am Ende der Inspiration ist das Volumen V_{A_1} dem Volumen V_{A_2} gleich. Bei der Trachealspitzenströmung (1,26 Liter/sec) befinden sich die Alveolardrücke P_{A_1} und P_{A_2} noch unterhalb des endinspiratorischen Druckes, und weisen wieder auf Grund der ungleichen Zeitkonstanten geringe Unterschiede auf. Die Summe der Strömungsspitzenwerte $\dot V_{A_1}$ und $\dot V_{A_2}$ von 0,724 Liter/sec bzw. 0,536 Liter/sec sind dem Spitzenwert der Trachealströmung gleich. Auch nach Erreichen des Druckplateaus wird noch Volumen zugeführt.

Bis zum endinspiratorischen Druck von 11,5 cm H_2O füllt sich der Behälter A_1 etwas schneller als der Behälter A_2. Am Ende der Inspirationsperiode haben aber beide Behälter ein gleiches Volumen erhalten und zwar 0,287 Liter. Das ist auch aus den Gasströmungskurven $\dot V_{A_1}$ und $\dot V_{A_2}$ ersichtlich (Abb. 6).

Während der Endphase des Volumenausgleiches fließt in den Behälter A_2 das Volumen, das aus dem komprimierten Gas in den Respiratorschläuchen noch zur Verfügung steht, wie aus dem noch immer positiven $\dot V_{\mathrm{Tr}}$ ersichtlich ist. Ein minimaler Teil des Gasstroms $\dot V_{A_2}$ wird während der Endphase aus dem Behälter A_1 erhalten, da der Strömungswert $\dot V_{A_1}$ negativ ist. Daraus ist ersichtlich, daß Gas den

Behälter A_1 verläßt. Diese Strömung entspricht aber einem Volumen von nur 18 ml. Eine Pendelluftmenge von 18 ml entspricht etwa 3% des Atemvolumens V_T.

2. Konstante Gasströmung

Die an den Behältern A_1 und A_2 angeordneten Widerstände waren die gleichen wie bei dem vorschluß" zurückzuführen ist, durch welchen ein entsprechender, konstanter Gasstrom von dem Behälter mit dem geringen, zu dem Behälter mit dem hohen Widerstand strömt. Ferner werden endinspiratorisch keine statischen Bedingungen erreicht, wie aus den Alveolardruckwerten zu ersehen ist, die bei Beginn der Exspiration unterschiedlich sind. Bei geschlossenem Nebenschlußschlauch sind diese unterschiedlichen endinspiratorischen Alveolar-

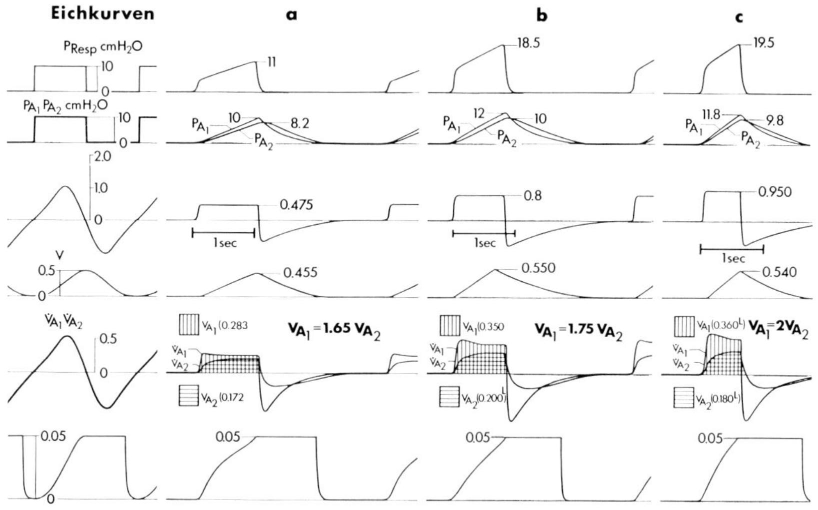

Abb. 5a—c. Beatmung mit konstanter Gasströmung und eingeschaltetem „Nebenschlußschlauch". Die Kurvenfolge von oben nach unten ist die gleiche wie in Abb. 4. Die Bezeichnungen entsprechen dem Eichkurvenblatt. Die ungleichmäßige Ventilation geht aus den einzelnen Strömungskurven $\dot{V}_{A_1}$ und $\dot{V}_{A_2}$ sowie aus den durch Integration ermittelten Volumina hervor. Bei niedrigster Gasströmung (a), ist der (am Manometer abgelesene) Respiratorspitzendruck (P_{Resp}) beinahe dem Alveolardruck in der Lunge, die den geringsten Widerstand aufweist, gleich. Bei Beginn der Insufflation erfolgt eine plötzliche Einströmung in die offenen Alveolen und die ungleichmäßige Verteilung des Atemvolumens wird den für die Entfaltung der „langsameren" Alveolen normal zur Verfügung stehenden Raum noch weiter einschränken. Dies wird in Abb. 7—9 veranschaulicht, wo am Ende der Inspiration die Volumenverschiebung durch den „Nebenschlußschlauch" 33 ml, 50 ml bzw. 65 ml beträgt

hergehenden Versuch. Die Folge der Beatmungsphase ist in Abb. 5 dargestellt.

Es wurden drei verschiedene Gasströmungswerte verwendet, und zwar 0,475, 0,8 und 0,95 Liter/sec mit entsprechenden Atemvolumina von 0,455, 0,550 bzw. 0,540 Liter. Die Inspirationszeiten waren den Gasströmungswerten umgekehrt proportional,, d.h. die längste Zeit entsprach der niedrigsten Strömung.

Aus den Strömungskurven $\dot{V}_{A_1}$ und $\dot{V}_{A_2}$ geht deutlich hervor, daß die Volumenverteilung ungleichmäßig ist, mit einem endinspiratorischen Volumenunterschied von $V_{A_1} = 1{,}65\ V_{A_2}$ im Falle a, $V_{A_1} = 1{,}75\ V_{A_2}$ im Falle b, $V_{A_1} = 2\ V_{A_2}$ im Falle c. Die „Alveolardrücke" P_{A_1} und P_{A_2} sind verhältnismäßig geringer als die, die den insufflierten Volumina entsprechen würden, was auf den „Nebendrücke noch höher. Die Verteilung von Atemvolumina und Alveolardrücken sowie die Wirkung des Nebenschlußschlauches sind in Abb. 7—9 dargestellt.

3. Gasströmung und Verteilung der Beatmungsgasvolumina

Wenn auch Modellversuche möglicherweise kein genaues Bild der in den Lungen eines Patienten stattfindenden Vorgänge geben, sind sie jedoch wertvoll für das Studium gewisser Variabeln unter genau bestimmten Bedingungen ohne biologische Einflüsse. Die theoretische Analyse des Mechanismus einer ungleichmäßigen Ventilation im Zusammenhang mit Veränderungen der Lungencompliance und der Widerstände in den Atemwegen, wenn ein

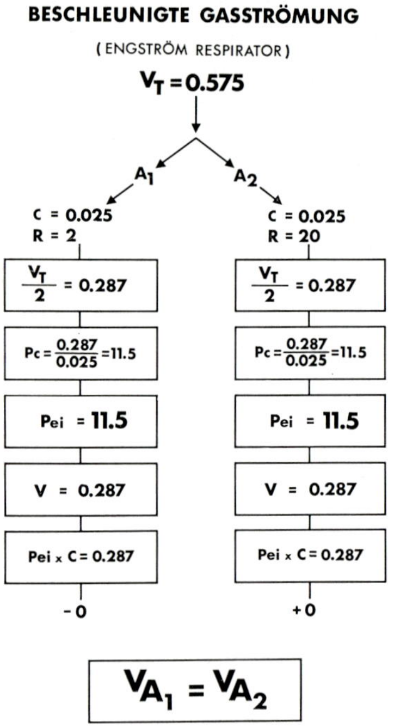

Abb. 6. Funktionelle Analyse der beschleunigten Gasströmung mit indirekt gesteuertem Patientenkreis und Druckplateau (Abb. 4). Diese Abbildung, sowie Abb. 7—9 veranschaulichen die endinspiratorische Volumenverteilung in den Behältern A_1 und A_2. In diesen Abbildungen weist der Wert von P_{ei} auf die Drücke innerhalb der Behälter hin, weshalb dieser Wert von jeglichem Reibungswiderstand unabhängig ist. Da der Compliancedruck ($P_c = 11{,}5$ cm H_2O) dem endinspiratorischen „Alveolardruck" ($P_{ei} = 11{,}5$ cm H_2O) gleich ist, und dies in beiden Behältern der Fall ist, sind die entsprechenden Volumina gleich ($P_{ei} \cdot C = 0{,}287$ Liter). Dieser Wert entspricht auch den jeweiligen Volumina, die den Behältern zugeführt wurden, da der durch planimetrische Integration der sich unterhalb der Strömungskurven $\dot{V}_{A_1}$ und $\dot{V}_{A_2}$ (in Abb. 4) befindlichen Flächen ermittelte Wert von V in beiden Behältern dem halben Atemvolumen gleich ist ($V_T/2 = 0{,}287$ Liter). Da demzufolge $V_{A_1} = V_{A_2}$, sind sämtliche Alveolen in gleichem Umfang entfaltet und die scheinbare Compliance in beiden Behältern ist unverändert

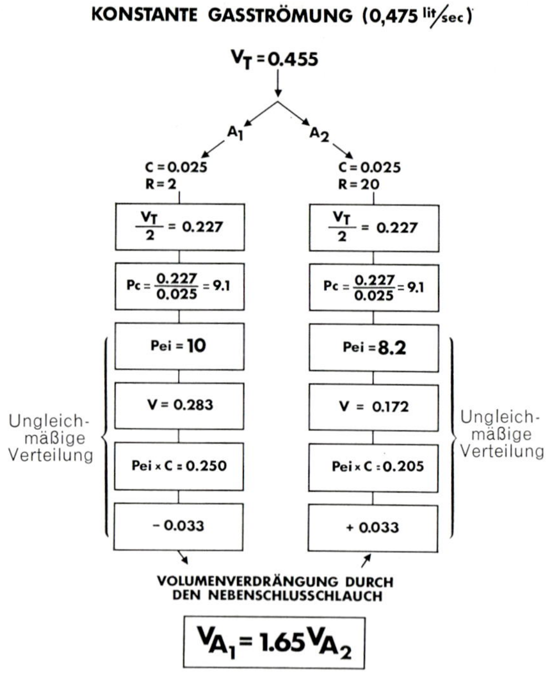

Abb. 7. Funktionelle Analyse der konstanten Gasströmung (Abb. 5a, 0,475 Liter/sec). Die Begriffsbestimmungen in dieser Abbildung sind dieselben wie in Abb. 6. Am Ende der Inspiration hat P_{ei} (im Behälter A_1) den Wert des Compliancedrucks (P_c) überschritten. Da das integrierte, dem Behälter A_1 zugeführte Volumen $V = 0{,}283$ Liter höher als das entsprechende Volumen $P_{ei} \cdot C$ ist, ist die endinspiratorische Verteilung ungleichmäßig. Ferner hat die Volumenverdrängung durch den Nebenschlußschlauch von A_1 zu A_2 (in diesem Fall 33 ml) eine Senkung der „scheinbaren" Compliance in A_2 auf 0,021 Liter/cm H_2O, d. h. auf 84% des Ursprungswertes mit sich gebracht

durch einen sinusförmigen Druck erzeugter Strömungsverlauf verwendet wird, wurde von Otis et al. beschrieben. Als ein System mit geringem Widerstand und ein System mit hohem Widerstand, beide gleicher Compliance, parallel geschaltet wurden, erwies es sich, daß das zu beiden Atembahnen geförderte Volumen von der Beatmungsfrequenz sowie von den Zeitkonstanten abhing. Mit steigenden Frequenzen wurde das System mit dem geringen Widerstand mehr ventiliert als das mit dem höheren Widerstand, und außerdem konnte Pendelluft von der Atembahn mit dem geringeren Widerstand zu der mit dem höheren Widerstand festgestellt werden. Daraus entsteht eine Veränderung der effektiven Compliance im ganzen Lungensystem.

Diese Schlußfolgerungen wurden durch unsere Versuche mit verschiedenen konstanten Gasströmungen bestätigt. Aus diesen Versuchen geht deutlich hervor, daß unter von unterschiedlichen Zeitkonstanten gekennzeichnete Bedingungen eine ungleichmäßige Ventilation erfolgt. Mit unserem Versuchsmodell konnte jedoch bewiesen werden, daß eine beschleunigte Gasströmung mit eingegliederter statischer Phase am Ende der Inspiration und Zugang zu einem zur Verfügung stehenden komprimierten Gasvolumen im Respirator eine gleichmäßige Verteilung des an die Lungen verabreichten Atemvolumens ermöglicht. Wenn die Gasströmung des Respirators beinahe auf Null abgesunken ist,

ist dieser Vorgang der Entladung eines Kondensators in einem Widerstand — Kondensator — Kreis (RC-Kreis) ähnlich. Eine derartige Wirkung kann nur mit einem Respirator erreicht werden, in welchem der Patientenkreis vom eigentlichen Triebkreis (Leistungskreis) getrennt ist. Bei einer konstanten Gasströmung kann eine derartige „Kondensatorwirkung" nicht erreicht werden. Es bleibt Verfügung stehenden Raum einschränkt. Dieser Teil des Lungenparenchym kann deshalb nur schwer ventiliert werden, da dessen Compliance vermindert ist. Eine solche Situation kann nicht mit zwei Gummiblasen simuliert werden, die mit verschiedenen Widerständen versehen und mit Atmosphärendruck umgeben sind, da diese die Möglichkeit haben, sich unabhängig voneinander zu entfalten.

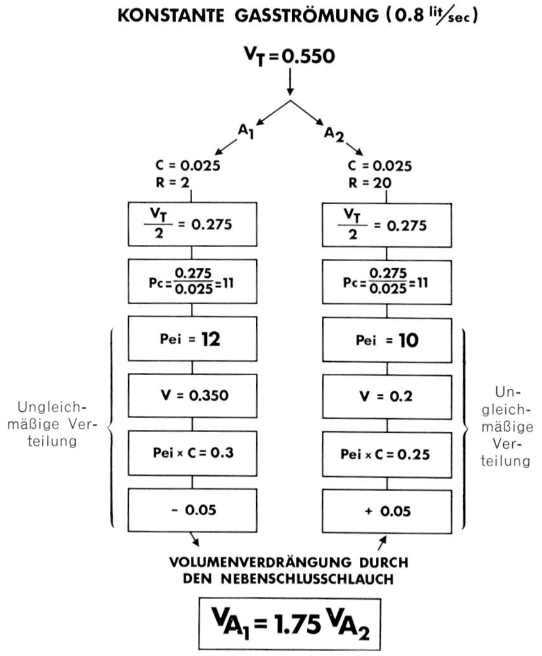

Abb. 8. Funktionelle Analyse der konstanten Gasströmung (Abb. 5b, 0,8 Liter/sec). Die Begriffsbestimmungen in dieser Abbildung sind dieselben wie in Abb. 6. Auch in diesem Fall übersteigt der endinspiratorische Alveolardruck im Behälter A_1 den jeweiligen Compliancedruck. Das integrierte Volumen $V = 0{,}350$ Liter ist höher als das entsprechende Volumen $P_{ei} \cdot C$, und die Volumenverdrängung hat eine Senkung der scheinbaren Compliance in A_2 auf 0,020 Liter je cm H_2O, d. h. auf 80% des Ursprungswertes mit sich gebracht

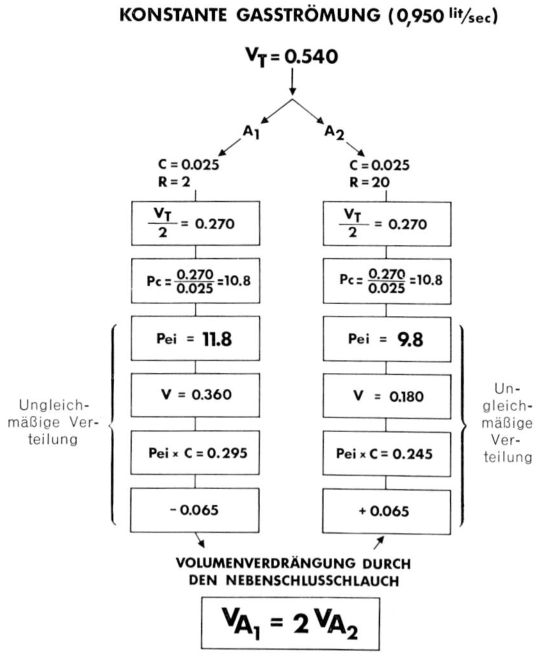

Abb. 9. Funktionelle Analyse der konstanten Gasströmung (Abb. 5c, 0,95 Liter/sec). Die Begriffsbestimmungen in dieser Abbildung sind dieselben wie in Abb. 6. Der endinspiratorische Alveolardruck im Behälter A_1 ist höher als der jeweilige Compliancedruck. Das integrierte Volumen $V = 0{,}360$ Liter im Behälter A_1 ist höher als das entsprechende Volumen $P_{ei} \cdot C$ und die Volumenverdrängung (in diesem Fall 65 ml) von A_1 zu A_2 hat eine Senkung der scheinbaren Compliance in A_2 auf 0,018 Liter/cm H_2O, d.h. auf 72% des Ursprungswertes zur Folge

keine Zeit für einen Volumenausgleich innerhalb von Lungenabschnitten mit unterschiedlichen Zeitkonstanten zur Verfügung. Dieses wird durch den Nebenschluß-Schlauch des Versuchsmodells deutlich veranschaulicht. Dieser „Shunt-Mechanismus" bringt Bedingungen hervor, die bei der Beatmung eines Patienten herrschen, nämlich daß der Teil der Lunge, der den niedrigsten Widerstand und die höchste Compliance aufweist, schneller mit Gas gefüllt wird. Daraus entsteht eine Überblähung der Lungenteile, die den für die Entfaltung des angrenzenden Lungenparenchyms normalerweise zur Bei einer konstanten Gasströmung wird ein Teil der Lunge immer mehr als der andere ventiliert, wie immer die (innerhalb der physiologischen Grenzen) verwendeten Gasströmungswerte sein mögen. Herzog, Herzog und Keller haben bewiesen, daß bei konstanter Gasströmung bei Ventilation von Patienten mit obstruktiven Lungenkrankheiten, die „optimale Ventilation" mit Zunahme des Strömungswertes abnahm. Das bedeutet, daß die Gasverteilung in den Lungen schlechter wird je größer der Wert des konstanten Gasstromes ist. Unsere Versuche zeigen ferner, daß auch dann eine ungleichmäßige Verteilung erfolgt, wenn niedrige konstante Gasströmungswerte wie z. B. 0,5 Liter/sec oder weniger verwendet werden. Wenn solche niedrige Strömungswerte klinisch verwendet werden, um, wie behauptet wird, die Entstehung einer ungleichmäßigen Verteilung zu vermindern, muß jedoch das günstige, von COURNAND et al. empfohlene inspiratorische-exspiratorische Verhältnis gemalen Alveolardruckunterschieden innerhalb der Lunge, wie aus unserem Modellversuch deutlich hervorgeht. Die Dauer des Druckplateaus genügt, um eine gleichmäßige Verteilung des insufflierten Gases zu erlauben. Bei Verwendung dieses Gasströmungsverlaufs wurden ähnliche Ergebnisse bei einseitigen Bronchialkonstriktionen bei Hunden erreicht (SABAR et al.).

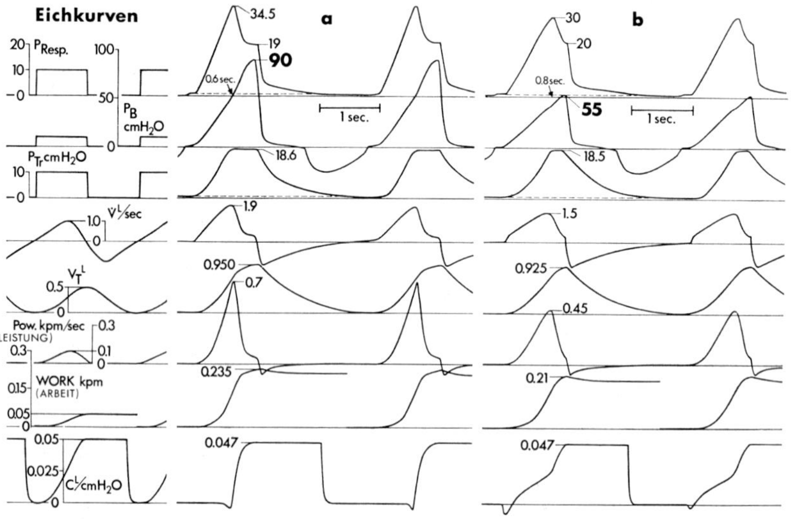

Abb. 10a u. b. Wirkung von verschiedenen Einstellungen des Beutelentleerungsdrucks auf den Druck in den Atemwegen sowie auf andere Beatmungsparameter. Die gleichzeitige Registrierung des Druckes in den Patientenschläuchen des Engström-Respirators (P_{Resp}), des Beutelentleerungsdruckes (P_B) des Druckes in den Atemwegen des Patienten (P_{Tr}) (auf Niveau der Carina gemessen) der Gasströmung durch die Trachealkanüle ($\dot{V}$), des Atemvolumens des Patienten (V_T), der Leistung ($P \cdot \dot{V}$), der Atemarbeit ($\int$ Leistung dt) und der Compliance bei einem Patienten, der postoperativ kontrollierte Beatmung benötigt. Aufgrund primärer Lungenschädigungen wurden hohe Atemwegsdrücke gefunden und große Atemvolumina verabreicht, um die Erweiterung des physiologischen Totraums auszugleichen. Die Gesamtventilation (mit 50% Sauerstoff) betrug 21 Liter/min und die Atemfrequenz 20 Atemzüge pro Minute. Sämtliche Bezeichnungen entsprechen dem Eichkurvenblatt. a Normaler Beutelentleerungsdruck (90 cm H_2O); b niedriger Beutelentleerungsdruck (55 cm H_2O). Die Kurven veranschaulichen deutlich, daß die bei dem Gasströmungsmaximum entstehenden Insufflationsspitzendrucke (P_{Resp}) nicht bis zu den Atemwegen des Patienten übermittelt werden. Eine Verminderung des Beutelentleerungsdruckes (P_{BE}) von 90 auf 55 cm H_2O hat keine Wirkung auf den Druck (P_{Tr}) in den Atemwegen (18,6 bzw. 18,5 cm H_2O). Die Verminderung des Beutelentleerungsdruckes verkürzt dagegen die Plateauphase [von 0,4 sec bei (a) auf 0,2 bei (b)] und vermindert dadurch die Möglichkeit einer vollen Verabreichung und eines vollen Ausgleichs des eingestellten Atemvolumens in den Lungen. Dies wird dadurch veranschaulicht, daß bei (b) das eingestellte Atemvolumen mit 25 ml vermindert ist. Ferner wird die 0,6 sec nach Beginn der Insufflation (bei b) vom Respirator entwickelte Leistung von 0,7 kpm/sec (in a) verspätet auf 0,8 sec nach Beginn der Insufflation und auf 0,45 kpm/sec herabgesetzt. Die Voraussetzungen für eine optimale Synchronisierung des wachen Patienten mit dem Respirator sind dadurch nicht mehr gegeben

opfert werden, da die Inspirationszeit verlängert werden muß, um die Verabreichung eines genügenden Atemvolumens zu erlauben.

Die Vereinigung einer beschleunigten Gasströmung mit einem automatisch veränderlichen Druckplateau am Ende der Inspirationsphase beseitigt praktisch die Nachteile der Apparate mit konstanter Gasströmung. Die beschleunigte Gasströmung erlaubt höhere Spitzenströmungswerte bei mini-

Es wurde befürchtet, daß die gelegentlich bei Patienten während der Respiratorbehandlung festgestellten Lungenverletzungen durch Zerreißen von Alveolen auf hohe Drücke in den Atemwegen zurückzuführen sind. Unsere Modellversuche, sowie zahlreiche an Patienten durchgeführte Messungen, beweisen deutlich, daß sich die Insufflationsdruckspitzenwerte nicht bis zu den Alveolen fortpflanzen, wenn eine beschleunigte Gasströmung mit getrenntem Patientenkreis verwendet wird. Wie aus Abb. 10 hervorgeht, hat z. B. beim Engström Respirator das Herabsetzen des Beutelentleerungsdruckes von 90 cm H_2O auf 55 cm H_2O praktisch keinen Einfluß auf den in der Trachea des Patienten herrschenden Atemdruck. Die Kurven veranschaulichen auch die nachteilige Veränderung der Gasströmung bei Verwendung des niedrigeren Beutelentleerungsdruckes. Ferner geht aus unserem Versuch hervor, daß in den Teilen der Lungen, die einen geringeren Widerstand aufweisen, Maschinen mit konstanter Gasströmung einen höheren Druck auf die Alveolen ausüben, da ja die Gasverteilung ungleichmäßig ist. Klinische Erfahrungen sprechen im gleichen Sinne, da Lungenverletzungen bei verschiedenen Respiratortypen vorkommen, auch bei Maschinen mit konstanter Gasströmung (NASH et al., BRÜCKE et al.).

Die Plateau-Phase beim volumengesteuerten Respirator ist für die weitere Entfaltung der Lungenalveolen maßgebend und neigt folglich dazu, das Volumen-Druckverhältnis in der Lunge konstant zu halten. Dies wurde neulich von NORLANDER et al. nachgewiesen; es wurde festgestellt, daß bei einer mehrstündigen Anaesthesie mit einem Engström-Respirator mit fixiertem Minutenvolumen und Atemfrequenz die Lungencompliance konstant blieb. Dieses Ergebnis steht im Gegensatz zur Erfahrung von EGBERT et al., mit einer druckgesteuerten Beatmung ohne statische Phase, wo die Compliance mit 9 ml/cm H_2O nach einer durchschnittlichen Anaesthesiedauer von 73 min deutlich absank.

Theoretische Betrachtungen, die durch unsere Versuche, durch klinische Erfahrungen, sowie durch Untersuchungen anderer Autoren (BAUM et al.) bestätigt wurden, erläutern demnach, daß je nach der Art des verwendeten Gasströmungsverlaufes erhebliche Unterschiede in der Verteilung der Beatmungsgasvolumina entstehen.

Eine konstante Gasströmung verursacht eine ungleichmäßige Gasverteilung, wobei ein größeres Gasvolumen den mehr offenen Alveolen zugeteilt wird, wodurch eine allmähliche Bildung von Atelektasen in den Abschnitten erfolgt, wo der für die Entfaltung zur Verfügung stehende Raum eingeschränkt ist.

Eine beschleunigte Gasströmung mit getrenntem Patientenkreis, kombiniert mit einer „statischen" Phase, bewirken eine gleichmäßige Verteilung und einen völligen Volumenausgleich in den Lungen vor Beginn der Exspiration. Die Annahme, daß Alveolarrisse in einer derartigen Ventilation begründet seien, ist ein Trugschluß, da, wie bewiesen wurde, die Respiratorspitzendruckwerte nicht zu den Alveolen weitergeleitet werden.

Literatur

BAUM, M., BENZER, H., KUCHER, R., LEMPERT, J., MAYRHOFER, O., TÖLLE, W.: Respiratorbeatmung bei intrapulmonaler Luftverteilungsstörung. Z. prakt. Anaesth. **6**, 325—338 (1969).

BRÜCKE, P., KUCHER, R., KUTSCHA-LISSBERG, H., POKIESER, H., REGELE, H., STEINBEREITHNER, K.: Lungenveränderungen unter künstlicher Beatmung. Die Ateminsuffizienz und ihre klinische Behandlung, S. 200. Stuttgart: Georg Thieme 1967.

CLOWES, G. H. A., COOK, W. A., VUJOVIC, V., ALBRECHT, M.: Patterns of circulatory response to the use of respirators. Circulation **31** (Suppl. I), 157 (1965).

COURNAND, A., MOTLEY, H. L., WERKÖ, L., RICHARDS, D. W.: Physiological studies of the effect of intermittent positive pressure breathing or cardiac output in man. Amer. J. Physiol. **152**, 162 (1948).

EGBERT, L. D., LAVER, M. B., BENDIXEN, H.: Intermittent deep breaths and compliance during anaesthesia in man. Anaesthesiology **24**, 57 (1963).

ENGSTRÖM, C. G.: The clinical applikation of prolonged controlled ventilation. Acta anaesth. Scand. Suppl. XIII (1963).

ENGSTRÖM, C. G., NORLANDER, O. P.: A new method for analysing of respiratory work by measurements of the actual power as a function of gas flow pressure and time. Acta anaesth. Scand. **6**, 49 (1962).

HERZOG, H.: Pressure cycled ventilators. Ann. N.Y. Acad. Sci. **121**, 751 (1965).

— KELLER, R.: Druckgesteuerte Respiratoren. Die Ateminsuffiziens und ihre klinische Behandlung, S. 67. Stuttgart: Georg Thieme 1967.

NASH, G., BLENNERHASSETT, J. B., PONTOPPIDAN, H.: Pulmonary lesions associated with oxygen therapy and artificial ventilation. New Engl. J. Med. **276**, 368 (1967).

NORLANDER, O. P.: Functional analyses of force and power of mechanical respirators. Acta anaesth. Scand. **8**, 57 (1964).

NORLANDER, O. P., HOSSLI, G., HERZOG, P., GATTIKER, R., SCHAER, H., NORDÉN, I.: Compliance and airway resistance during anaesthesia and controlled ventilation. Acta anaesth. Scand. **12**, 135—152 (1968).

OTIS, A. B., MCKERROW, C. B., BARTLETT, R. A., MEAD, J., MCILROY, M. B., SELVERSTONE, N. J., RADFORD, E. P.: Mechanical factors in distribution of pulmonary ventilation. J. appl. Physiol. **8**, 427 (1956).

SABAR, K. F., NORLANDER, O., OSBORN, J. J., GERBODE, F.: Gas distribution studies in experimental unilateral bronchial constriction using an accelerating flow, volume controlled respirator. Surgery **58**, 713 (1965).

IV. Komplikationen und Gefahren der Anaesthesie

1. Lagerungsschäden

M. GEMPERLE

Die Schutzreflexe und Abwehrmechanismen des Patienten sind unter Anaesthesie weitgehend aufgehoben. Es ist die Aufgabe des Anaesthesisten, der während dieser Zeit allein den Patienten überwacht, Schädigungen, die sich aus dieser Schutzlosigkeit ergeben könnten, zu verhüten. In diesem Sinne ist er außer dem Krankenhauspersonal und dem Chirurgen mitverantwortlich für die Lagerung des Patienten auf dem Operationstisch und nachher im Bett.

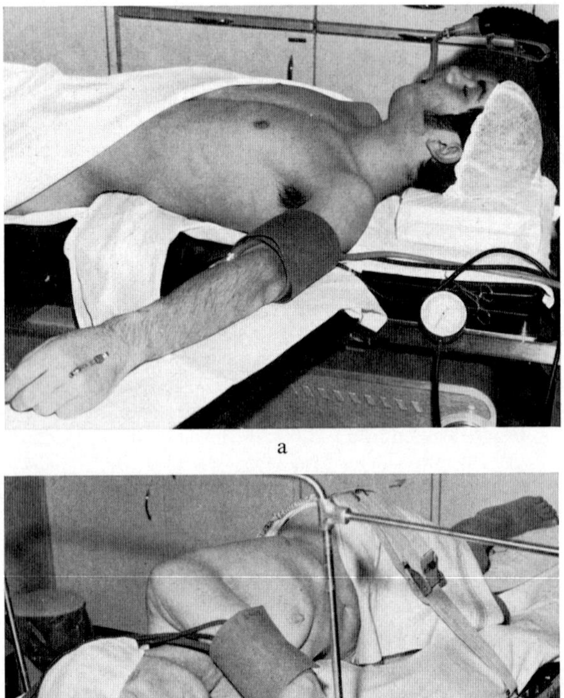

a

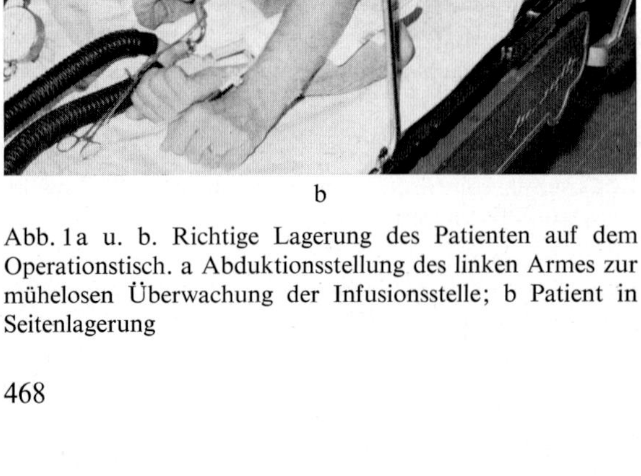

b

Abb. 1a u. b. Richtige Lagerung des Patienten auf dem Operationstisch. a Abduktionsstellung des linken Armes zur mühelosen Überwachung der Infusionsstelle; b Patient in Seitenlagerung

Moderne Operationstische mit breiten, gut gepolsterten Armstützen haben dazu beigetragen, periphere Nervenschädigungen während Operationen zu verhindern, obwohl die Zahl der Narkosen mit Muskelerschlaffungsmitteln zugenommen hat (Abb. 1a u. b). Der Wegfall des stützenden Muskeltonus kann selbstverständlich immer zu mechanischen Nervenschädigungen führen. Es gehören aber auch die Auswirkungen des übermäßigen direkten Druckes auf Nerven dazu, die beim Fehlen der Schutzreflexe während der Anaesthesie zustande kommen. Abnorme Abduktion und Rotation der Extremitäten, Druck von Schulter- und Seitenstützen bei Kopftief- oder Seitenlage, Druck und Zug durch Armhalter, Druckstellen am Kopf bei besonderen Lagerungen bei thorax- und neurochirurgischen Eingriffen, Seitenlage des Rumpfes mit Ausknickung des Patienten sind bekannte Ursachen solcher Nervenschädigungen.

Am häufigsten werden die Nerven der oberen Extremitäten betroffen, an erster Stelle steht die Lähmung des Plexus brachialis (DHUNÉR). Das Zustandekommen dieser Lähmung ist umstritten. HÜGIN, DHUNÉR, DENNY-BROWN und BRENNER führen diese Lähmung auf die Einklemmung des Plexus brachialis zwischen der Clavicula und der ersten Rippe zurück. Eine prophylaktische Maßnahme, nämlich ein kleines Polster unter der Schulter, hebt die Clavicula von der ersten Rippe ab und verhindert so die Einklemmung des Plexus brachialis. So dürfen Schulterstützen nach dieser Vorsichtsmaßnahme gebraucht werden, obwohl die ausgesprochene Kopftieflage (Trendelenburg) bei der heutigen modernen Narkoseführung nicht mehr nötig ist (INGLIS u. BROOKE).

In letzter Zeit bestritten vor allem JACKSON u. KEATS den Kompressionsmechanismus, der zu Lähmungen des Plexus brachialis führt. So konnten sie bei 15 Leichen nur zweimal eine Schädigung durch Kompression, bei 13 Fällen jedoch Plexusschädigungen durch Zerrung feststellen. Diese mechanische Schädigung kann durch Anheben des Ellbogens um 15 cm verhindert werden.

Oft muß bei Rückenlage des Patienten der Arm in Abduktionsstellung gebracht werden, damit die Infusionsstelle in der Ellenbeuge oder am Vorderarm jederzeit mühelos überwacht werden kann. Er behindert aber die Chirurgen und wird allmählich hinaufgedrückt. Um eine Gefährdung auf jeden Fall auszuschließen, führt man deshalb den Arm mit Vorteil schon von Anfang an recht weit seitlich hoch und beugt ihn gleichzeitig in der Schulter nach ventral. Am sichersten geht man freilich, wenn der Arm direkt seitlich am Körper angelegt bleiben kann. Durch starken Zug am Vorderarm, besonders in Seitenlage, können der Nervus radialis, ulnaris und medianus erheblich komprimiert werden und dies besonders, wenn der Arm zu straff angeschnallt ist. Besonders gefährdet ist der N. ulnaris, weil er sehr oberflächlich verläuft.

Schädigungen des Nervus medianus können entstehen durch toxische Einwirkung eines paravenös gespritzten Medikamentes, wobei die gefährlichste Stelle die Cubitalgegend ist.

Seltener sind die Druckschädigungen an den unteren Extremitäten. Der Nervus peronaeus kann bei unzweckmäßiger Lagerung eine Einklemmung erleiden an der Stelle, wo er unmittelbar über der harten knöchernen Unterlage des Capitulum fibulae verläuft. Besonders bei der Verwendung von Beinstützen in Steinschnitt- oder Knie-Ellenbogenlage nach GOETZE ist an die Möglichkeit einer solchen Komplikation zu denken (DHUNÉR).

Am Kopf können Druckschädigungen auf sehr verschiedene Weise zustande kommen. ZÄBISCH und HÜGIN teilen zwei derartige postoperative Lähmungen nach Narkosen mit, welche den Mundast des Nervus facialis betrafen. Bei der Äthertropfnarkose war offenbar mit der Hand, welche die Maske und zugleich den Unterkiefer hielt, ein besonders starker Druck ausgeübt worden. Es dauerte mehrere Monate, bis sich die Lähmung ganz zurückgebildet hatte.

Die Prognose der peripheren Nervenschädigungen ist im großen und ganzen wohl deshalb nicht schlecht, weil es sich doch meistens um nicht sehr lange dauernde Druckwirkungen handelt. Die betreffenden Nerven sind nur während der Narkose oder häufiger noch kürzere Zeit eingeklemmt worden, indem sich beispielsweise ein Arm während eines Eingriffes unbemerkt verschoben hat. In der Regel tritt völlige Heilung nach 2—3 Monaten ein, wenn der betroffene Nerv nicht vorgeschädigt gewesen ist (Polyneuritis bei Alkoholismus, Cervicalarthrose etc.).

Literatur siehe S. 470.

2. Augenkomplikationen

M. GEMPERLE

Sie werden eingeteilt in:

- Direkte Augenverletzungen,
- Lähmungen,
- Blindheit,
- Glaukom.

a) Direkte Augenverletzungen

Schlechter Augenlidverschluß, hervorgerufen durch Abdecktücher, Metallzwischenstücke etc., führt oft zu Augenbindehautentzündung; diese Komplikation tritt gehäuft nach Intubationsnarkosen auf. Der Anaesthesist muß daher bedacht sein, daß die Augenlider verschlossen bleiben. KEATING sagt mit Recht: „Der beste Schutz des Auges bietet nicht die Augensalbe, sondern das Augenlid.“

In Bauchlage führt der anhaltende Druck des Maskenrandes — wenn in dieser Lage überhaupt noch Maskennarkosen ausgeführt werden — zu einer Herabsetzung des Augeninnendruckes mit darauffolgenden und bis zu 6 Std andauernden Schmerzen. Liegt das Auge direkt auf dem Tisch oder einer Kopfstütze auf, können Störungen verschiedenen Schweregrades auftreten. HÜGIN beschreibt eine Einflußstauung in der Arteria centralis retinae, welche zur Netzhautdegeneration führte. Das Gefäß kann thrombosieren, und als Folge bleibt dauernde Blindheit. WALKUP u. MURPHY, GIVNER u. JAFFE berichten über das Auftreten einer temporären Blindheit mit Exophthalmus und über drei Fälle bleibender einseitiger Blindheit. Hypotonie und gleichzeitiger direkter Druck sind besonders gefährlich.

b) Lähmungen

Einige Komplikationen sind in engem Zusammenhang mit der Lagerung. LINCOLN u. SAWYER berichten über eine Lähmung des Nervus orbitalis durch Druck eines Metallverbindungsstückes, welche sich innerhalb von 20 Tagen zurückbildete, sowie über eine Lähmung des Nervus facialis durch brüskes Vorziehen des Unterkiefers.

Die Spinalanaesthesie führt nicht gar so selten zu einer sehr typischen Augenkomplikation, nämlich der Lähmung des lateralen Augenmuskels. Diese ist immer einseitig, klinisch durch eine Diplopie charakterisiert, die sich in 5 Tagen zurückbildet. Diese Lähmung wird wahrscheinlich durch einen Druckabfall im Liquorraum hervorgerufen, welcher für eine gewisse Zeit eine Streckung des Nervus abducens zur Folge hat. Es handelt sich um eine ungefährliche, aber relativ häufige Komplikation (s. auch „Spinalanaesthesie“, S. 335).

c) Blindheit

Außerhalb der direkten Druckeinwirkung auf den Augenbulbus können Blindheit nach Commissurotomie durch Embolie oder nach Eingriffen am offenen Herzen durch Luftembolie auftreten.

d) Glaukom

Das Glaukom kann sich während der Operation in Allgemein- oder Lokalanaesthesie bilden, wird häufig aber erst in der postoperativen Phase bemerkt. Die Häufigkeit beträgt nach WANG et al. 0,5 ‰, nach BLANCARD 0,6 ‰ und nach GARTNER sogar 1,2 ‰ und steht in keiner Beziehung mit den chirurgischen Eingriffen. Glaukome treten gehäuft nach dem 50. Lebensjahr auf.

Atropin ist nach BLANCARD in 59% der Fälle für die Glaukombildung verantwortlich.

Der drucksteigernde Effekt des Succinylcholins ist nicht zu vergessen. Die Mechanismen, die zu dieser Drucksteigerung führen, sind nicht ganz klar. Für BREININ handelt es sich um eine Augenmuskelkontraktur. SOBEL und andere führen die Drucksteigerung unter Succinylcholin auf eine Vasodilatation der chorioidalen Gefäße zurück.

Die Äthernarkose allein hat einen Druckanstieg von 5 mm Hg zur Folge, der jedoch während des Excitationsstadiums sich ohne weiteres auf 10 mm Hg erhöhen kann.

Nicht zu unterschätzen sind mechanische Momente, die zur Augeninnendrucksteigerung führen, so kann z. B. die einfache Retroflexion des Kopfes bei der Intubation den Druck um 4—5 mm Hg anheben. Die Intubation allein kann schon eine Drucksteigerung hervorrufen.

Literatur zu C, IV.: 1. u. 2.

BLANCARD, P.: Glaucomes consécutifs à une intervention de chirurgie. Ann. Oculist. (Paris) **8**, 659—666 (1960).

BREININ, G. M.: The physiology of extraocular muscles. Toronto 1962.

DENNY-BROWN, D., BRENNER, C.: Paralysis of nerve induced by direct pressure and tourniquet. Arch. Neurol. Psychiat. (Chic.) **51**, 1 (1944).

— — Effect of percussion of nerve. J. Neurol. Psychiat. **7**, 76 (1944).

DHUNÉR, K. G.: Nerve injuries following operations. Survey of cases occurring during a six-year period. Anesthesiology **11**, 289 (1960).

GIVNER, I., JAFFE, N. S.: Occlusion of central retinal artery following anesthesia. Arch. Ophthal. **43**, 197—200 (1950).

HÜGIN, W.: Fehler und Gefahren der Narkose mit Berücksichtigung neuzeitlicher Methoden. Anaesthesist **1**, 46—58, 180—181 (1952).

INGLIS, J. M., BROOKE, B. N.: Trendelenburg Tilt: Obsolete position. Brit. med. J. **1956 II**, 343.

JACKSON, L., KEATS, A. S.: Mechanism of brachial plexus palsy following anesthesia. Anesthesiology **26**, 190 (1965).

KEATING, V.: Anaesthesis accidents. London: Llyod-Luke 1956.

LINCOLN, J. R., SAWYER, H. P.: Complications related to body positions during surgical procedures. Anesthesiology **22**, 800—809 (1961).

SOBEL, A. M.: Hexafluorenium, succinylcholine and intraocular pressure. Anesth. et Analg. **41**, 399—404 (1962).

WALKUP, H., MURPHY, I. D.: Retinal ischemia with unilateral blindness. A complication occurring during pulmonary resection in the prone position. J. thorac. Surg. **23**, 174 (1952).

WANG, B. C., TANNENBAUM, C. S., ROBERTAZZI, R. W.: Postoperative glaucome. J. Amer. med. Ass. **177**, 108—109 (1961).

ZÄBISCH, K.: Facialislähmung als Narkosekomplikation. Anaesthesist **2**, 141—142 (1953).

3. Erbrechen und Aspiration

K. WIEMERS *

Erbrechen kann psychisch (etwa durch ekelerregende Geruchsempfindungen oder Vorstellungen), reflektorisch (z. B. durch Berührung der hinteren Rachenwand) oder zentralnervös (durch gesteigerten Hirndruck oder bei Commotio cerebri, bei medikamentöser Erregung des Brechzentrums durch Apomorphin und andere Derivate der Morphinreihe) ausgelöst werden. Subjektiv geht meist ein Gefühl der Übelkeit voraus; in Narkose können ruckartige Bewegungen der Bauchdecken, evtl. auch der Hals- oder Schultermuskulatur als warnende Symptome auftreten. Beim eigentlichen Brechakt wird der Mageninhalt durch antiperistaltische Kontraktionswellen unter Beteiligung der Bauchpresse in die Mundhöhle befördert und nach außen entleert. Bei intaktem Reflexablauf wird hierbei der Mund weit geöffnet, der Kehlkopfeingang durch die Epiglottis verschlossen und die Atmung unterbrochen, so daß es nicht zur Aspiration kommt.

Aspiration von Mageninhalt setzt eine Störung dieser Schutzreflexe voraus — etwa durch

Narkose oder reflexdämpfende Pharmaka,
neurologische Ausfälle der zentralen oder peripheren Innervation,
Lokalanaesthesie des Rachens und Kehlkopfeingangs,
hohes Alter oder allgemeine Hinfälligkeit.

Bei komatösen und moribunden Patienten ist die Aspirationsgefahr auch nicht durch Anwendung regionaler Betäubungsverfahren beseitigt, die bei allen anderen Fällen drohenden Erbrechens grundsätzlich erwogen werden muß.

Etwa jeder fünfte Anaesthesietodesfall und eine schwer faßbare Anzahl postoperativer Lungenkomplikationen geht auf eine offensichtliche oder auch unbemerkt gebliebene Aspiration zurück. Die Verhütung dieser Zwischenfälle ist eine der wichtigsten Aufgaben des Anaesthesisten, die nur durch ständige Sorgfalt und Aufmerksamkeit zu lösen ist! Hierbei ist zwischen dem aktiven Erbrechen und der passiven Regurgitation von Magen- oder Oesophagusinhalt zu unterscheiden.

a) Aktives Erbrechen bei gefülltem Magen

α) Vorbedingungen

Bei dünnflüssigem Mageninhalt ist die Erstickungsgefahr in erster Linie durch die großen Mengen bedingt, die sich z. B. nach Unfällen auf dem Heimweg von Wein- und Bierfesten im Magen befinden können. Von breiigem Mageninhalt oder festen Brocken genügen bereits sehr geringe Mengen; es sei an den von HÜGIN publizierten Fall erinnert, wo ein einziger Apfelsinenschnitz, von einem Kind vor der Operation gegessen, aspiriert wurde und durch Verlegung der Bifurkation zur tödlichen Erstickung führte.

Im allgemeinen kann man damit rechnen, daß der Magen 6—8 Std nach einer normalen Nahrungsaufnahme wieder leer ist, wobei Menge und Verdaulichkeit der Nahrung einerseits, organische und funktionelle Entleerungsstörungen andererseits erhebliche Abweichungen bedingen können. Nach einem Unfall sistiert die Peristaltik oft vollständig über viele Stunden. In diesen Fällen ist also nicht die Zeit zwischen Nahrungsaufnahme und Narkosebeginn, sondern der *zeitliche Abstand zwischen Nahrungsaufnahme und Unfallereignis maßgebend!*

β) Auslösung

Aktives Erbrechen setzt einen erhaltenen Brechreflex voraus — Aspiration eine Störung der Schutzreflexe. Dieses Nebeneinander von lebhafter Reflextätigkeit und gestörter Koordination ist charakteristisch für das Exzitationsstadium bei der Narkoseeinleitung, sowie beim rückläufigen Durchschreiten dieses Stadiums nach Absetzen der Narkose. Oft wirken sensible Reize auslösend, z. B. zu frühes Einlegen eines Guedel-Tubus. Auch versehentliches Blähen des Magens bei Beatmung über eine Gesichtsmaske oder infolge Intubation des Oesophagus kann Erbrechen auslösen.

γ) Verhütung

1. Bei vollem Magen

Wenn eine größere Mahlzeit unmittelbar vorausgegangen ist oder dies als wahrscheinlich angenommen werden muß, ist eine Narkose nur nach bestimmten Vorsichtsmaßnahmen zu verantworten; es bleiben folgende Möglichkeiten:

örtliche Betäubung,
spezielle Narkosetechnik,
Magenentleerung vor Narkosebeginn.

Letzteres setzt voraus, daß man den Betreffenden aufsetzen oder (mit frei überhängendem Kopf) in Bauchlage verbringen kann, was nicht immer möglich ist.

* Unter Mitarbeit von I. MAURHOFF.

Üblicherweise versucht man das Erbrechen durch Einführen eines dicken Magenschlauches auszulösen; obwohl diese Maßnahme wenig ästhetisch und für den Patienten strapaziös ist, sollte man, vor allem bei Betrunkenen, die Sicherheit des Patienten voranstellen und keine Hemmungen haben. Falls der Brechreflex nicht auslösbar ist, kann man durch den weiter vorgeschobenen Schlauch wenigstens einen Teil des flüssigen Mageninhalts absaugen, muß sich aber darüber klar sein, daß eine völlige Entleerung fester Speisereste auf diese Weise niemals gelingt.

Zur medikamentösen Auslösung von Erbrechen zieht man in einer Spritze 6 mg Apomorphin auf, injiziert zunächst 2 mg i.v. und wartet einige Minuten ab; tritt kein Effekt ein, so gibt man fraktioniert je 1 mg nach, bis der Patient erbricht. Er wird durch die subjektive Übelkeit ziemlich mitgenommen, so daß man mindestens eine weitere halbe Stunde warten sollte, bevor man die Narkose einleitet. (Wegen der cholinergischen Erregung ist jedoch dieses Verfahren heute nicht mehr zu empfehlen.)

Manchmal wird auch durch die i.v. Verabreichung von 100 mg Dolantin zur Prämedikation Erbrechen ausgelöst; falls man dies beabsichtigt, sollte man Atropin erst später geben.

2. Bei vermutlich leerem oder nur wenig gefülltem Magen

In dieser Situation wird man sich zu diesen etwas heroischen (und auch nicht sicheren) Prozeduren meist nicht entschließen können. Dann stehen folgende Alternativen zur Auswahl:

a) Vermeidung aller Maßnahmen, die den Brechreflex begünstigen oder auslösen könnten: Also zur Prämedikation Antiemetica wie Dimenhydrinatum (Vomex A) oder Triflupromazin (Psyquil) und kein Morphin oder Dolantin; kein Cyclopropan oder Äther, sondern Kombinationsnarkose mit vorsichtiger Barbiturateinleitung, Erhaltung der Spontanatmung und Verlängerung mit N_2O und Halothan; Vermeidung aller Manipulationen in der Mundhöhle und an den Luftwegen, keinen Rachentubus einlegen.

b) Die rasche Intubation in kompletter Muskelerschlaffung ist eine andere Möglichkeit (auch crush-Intubation genannt). — Man läßt den Patienten zur Präoxygenierung 3—5 min lang reinen Sauerstoff atmen, injiziert dann rasch hintereinander eine nicht allzu knapp bemessene Einschlafdosis eines Thiobarbiturats und 1,0—1,5 mg/kg Succinylcholin. Wenn die Spontanatmung aussetzt, wird nicht über die Maske beatmet, sondern mit der linken Hand das Laryngoskop ergriffen und mit der rechten der Unterkiefer vorgezogen. Sobald die Muskelspannung nachläßt, wird der Kehlkopf eingestellt, der Tubus eingeführt und sofort die Manschette abgedichtet. Der kritische Moment ist das Einsetzen der Muskelfibrillationen, weil es hierbei zu einer Kontraktion der Bauchmuskeln kommt. Bei geschicktem Vorgehen ist die Aspirationsgefahr aber nicht groß, weil (im Gegensatz zum aktiven Erbrechen) die Antiperistaltik fehlt. Man kann zusätzlich den Handgriff nach Sellick anwenden (s. weiter unten). Der Patient kann in diesem Falle horizontal gelagert bleiben, es muß aber möglich sein, im Notfalle rasch den Kopf zu senken und zur Seite zu drehen.

c) Die Intubation in Lokalanaesthesie (s. unten) ist grundsätzlich auch hier möglich, aber bei muskelkräftigen Individuen zuweilen schwierig und mit der Gefahr von Läsionen der Frontzähne verbunden, daher dem weniger Geübten nicht zu empfehlen und für den Geübten entbehrlich.

b) Aktives Erbrechen nach vorschriftsmäßiger Nahrungskarenz

Es gefährdet den Patienten weniger durch unmittelbare Verlegung der Atemwege als durch die Auswirkungen des sauren Magensaftes auf die Bronchialschleimhaut. Durch Schleimhautschwellung kommt es zu einer Obstruktion der Bronchiolen (die zunächst nur schwer von einem Spasmus der glatten Bronchialmuskulatur zu unterscheiden ist) und im weiteren Verlauf zu einem Lungenödem und Rechtsversagen des Herzens. Schon früh fällt auf, daß bei künstlicher Beatmung ein hoher Widerstand zu überwinden und die Cyanose kaum zu bessern ist. Das Syndrom wurde von Mendelson vor allem bei geburtshilflichen Anaesthesien beschrieben; offenbar wird die Magensaftaspiration in diesen Fällen durch die Hochdrängung der Abdominalorgane durch den graviden Uterus und durch die Bauchdeckenkontraktion bei den Preßwehen begünstigt. Ein tödlicher Ausgang ist nicht selten; gerade in der Geburtshilfe sind daher die Risiken einer Narkose sorgfältig abzuwägen, und falls man sich dazu entschließt, sollte man die Indikation zur trachealen Intubation freizügig stellen.

c) Passives Regurgitieren von angestautem Oesophagus-, Magen- oder Darminhalt

Ursache der Stauung können sein: Ein Oesophagusdivertikel, ein Megaoesophagus, bei Neugeborenen die Oesophagusatresie, Pylorusstenose, Ileus oder Peritonitis. Zur *Auslösung* des passiven Refluxes bedarf es keines Brechreflexes: Es genügt die Erschlaffung des Constrictor pharyngis, der Kardia bzw. des Pylorus durch Narkose; begünstigend wirken andere, zentral im Sinne einer Depression angreifende Medikamente (z. B. die übliche Prämedikation) oder ein präfinaler Zustand. Die *Verhütung* der Aspiration ist in diesen Fällen schwieriger, zumal die Auslösung aktiven Erbrechens bei den meist schwergeschädigten Patienten mit Ileus und Peritonitis nicht in Frage kommt; bei Patienten, die wegen Megaoesophagus oder Pylorusstenose zum Zeitpunkt der Wahl operiert werden, muß man fordern (und sich durch Befragung des Patienten bzw. der Schwester überzeugen), daß am Vorabend eine gründliche Spülung mit dickem Magenschlauch vorgenommen wurde und der Patient seitdem nichts mehr zu sich genommen hat. Selbst wenn dies einwandfrei feststeht, muß man mit größeren Mengen von Sekreten rechnen und sich wie bei *Patienten mit Ileus* verhalten (s. auch „Anaesthesie in der Abdominalchirurgie", S. 682):

1. Einführen einer dünnen Plastiksonde transnasal in den Magen — vor Narkosebeginn in vollem Wachzustand. Bei sehr hinfälligen, besonders älteren Patienten mit Ileus und Peritonitis gelangt die Sonde jedoch leicht in die Trachea, was an den atemsynchronen Geräuschen am Sondenende festzustellen ist (ein Hustenreflex fehlt nicht selten bei diesen Patienten völlig). Wenn die Einführung schwierig ist, läßt man den Kopf beugen oder ein wenig klares Wasser trinken und schiebt die Sonde während des Schluckens vor. Nach Erreichen des Magens (ab 50 cm gemessen vom Naseneingang) saugt man zunächst mit leichtem Unterdruck ab (bei zu starkem Sog legt sich die Magenschleimhaut an die Öffnungen der Sonde an und verlegt sie) und schließt dann einen Plastikbeutel oder eine Heberdrainage an, so daß die nachlaufenden Sekrete frei abfließen können; die Sonde muß stets durchgängig sein, sie darf weder beim Umlagern des Patienten vom Bett auf den Operationstisch noch beim Rückführen auf die Station abgeklemmt werden. — Statt der einfachen Sonde kann man auch eine Ballonsonde verwenden (Hügin, Bizzardi), deren Ballon im Magen aufgeblasen wird und (bei leichter Zugbelastung des äußeren Endes) die Kardia abdichtet. Zur Verhütung aktiven Erbrechens eignet sich die Ballonsonde u. E. nicht, weil es hierbei zur Druckschädigung oder Ruptur des Magens oder des Oesophagus kommen könnte.

2. Der Patient wird in *halbsitzende Position* gebracht; es wird also (falls der Operationstisch dies zuläßt) nur der Oberkörper angehoben, ohne gleichzeitig die Beine abzusenken, um einem Kollaps bei diesen ohnehin stark kreislaufgefährdeten Patienten vorzubeugen.

3. Die *Intubation* wird am sichersten *im Wachzustand* vorgenommen, nach schrittweiser Lokalanaesthesie von Rachen und Kehlkopf unter Sicht mit Hilfe des Laryngoskops. Bei dekrepiden und moribunden Patienten ist die Intubation oft ohne jede Anaesthesie möglich (mit gut gleitfähig gemachtem Tubus, wegen der oft ausgetrockneten Schleimhäute).

4. Falls *Narkose zur Intubation* vorgezogen wird: Präoxygenierung, keine Beatmung über die Maske; kleine Barbituratdosis zur Einleitung (evtl. nur 100—150 mg); Vorsicht mit Succinylcholin wegen der initialen Kontraktion der Bauchdecken — evtl. ein kompetitives Relaxans injizieren.

5. Als weitere Sicherung gegen Regurgitieren kann man einen geübten Helfer beauftragen, bei Narkosebeginn Daumen und Zeigefinger auf den Ringknorpel zu legen und beim Einsetzen des Laryngoskops den *Kehlkopf gegen die Wirbelsäule zu drücken*, so daß der dazwischen liegende Oesophagus komprimiert wird. Dieser von Sellick angegebene Handgriff verhindert bei richtiger Ausführung ein Regurgitieren, eignet sich aber nicht zur Verhinderung aktiven Erbrechens, weil es hierbei zur Oesophagusruptur kommen könnte.

Es gibt keine Methode, durch die man Erbrechen und Aspiration unter allen Umständen verhüten könnte — aber die Häufigkeit dieser Ereignisse läßt sich sehr wirksam herabdrücken. Bei forensischen Auseinandersetzungen kann eine Aspiration nicht in jedem Falle dem Anaesthesisten zur Last gelegt werden, aber der ärztliche Sachverständige wird prüfen müssen, ob zur Verhütung der Aspiration und ggf. zur Behandlung allfälliger Komplikationen die nötigen Maßnahmen ergriffen wurden.

Bei allen Patienten, bei denen man sich nicht darauf verlassen kann, daß der Magen leer ist, sind folgende Sicherheitsmaßnahmen besonders nachdrücklich zu fordern:

1. Prüfung des Narkosegeräts auf ausreichende Füllung der Sauerstoffflaschen bzw. richtigen Anschluß der zentralen Gasleitungen, Dichtigkeit des Atemsystems, Vorhandensein von Gesichtsmasken verschiedener Größen.

2. Funktionsbereites leistungsfähiges Sauggerät mit mehreren Kathetern verschiedenen Durchmessers.

3. Griffbereites Instrumentarium zur endotrachealen Intubation mit Tuben verschiedenen Durchmessers, Bißkeil und passenden Tubusver-

bindungsstücken; Prüfung der Manschetten und der Lichtquelle des Laryngoskops.

4. Lagerung des Patienten auf einem Tisch, der eine Neigung zum Kopfende (Kopftief-Lagerung) und isoliertes Aufrichten des Oberkörpers erlaubt.

5. Freier intravenöser Zugang, möglichst durch einen i.v. Katheter (Braunüle) und angeschlossene Infusion; griffbereite Ampullen, Spritzen und Kanülen zur Injektion von Succinylcholin.

6. Anwesenheit eines versierten Helfers.

Falls trotz aller Vorsichtsmaßnahmen aktives Erbrechen sich ankündigt oder bereits Mageninhalt in die Mundhöhle einfließt, ist folgendermaßen vorzugehen:

1. Kopftieflagerung mit Seitwärtsdrehung des Kopfes,

2. Öffnen des Mundes, wenn möglich, und Einschieben eines Bißkeils zwischen die Backenzähne,

3. Absaugen des Erbrochenen durch Mund und/oder Nase mit *dickem kurzem* Katheter; dann, je nach Situation, entweder

4. den Patienten aufwachen und husten lassen, den Thorax sorgfältig auskultieren und evtl. eine Röntgenkontrolle anfertigen, oder

5. den Patienten relaxieren, intubieren und die tieferen Luftwege blind absaugen.

Wenn aus der Trachea Magen- oder Darminhalt abgesaugt wird oder auf andere Weise eine Aspiration nachgewiesen oder wahrscheinlich ist, richtet sich das weitere Vorgehen nach dem Allgemeinzustand und dem pulmonalen Befund:

1. Falls sich der Patient in gutem Allgemeinzustand befindet, inzwischen wach ist und hustet, kann man sich mit einer auskultatorischen und röntgenologischen Kontrolle begnügen; der Patient wird für einige Tage überwacht und nur bei Verdacht auf eine Atelektase bronchoskopiert.

2. Falls der Patient sich noch in Narkose und/oder in schlechtem Zustand befindet (Cyanose, (Emphysem, Adipositas), ist eine bronchoskopische Kontrolle zu empfehlen, sofern die nötigen Voraussetzungen gegeben sind. Wenn eine Bronchoskopie mangels persönlicher Erfahrung oder wegen ungenügender instrumenteller Ausrüstung nicht möglich ist, aber weiter eine lebensgefährdende respiratorische Insuffizienz besteht, sollte man bei liegendem Endotrachealtubus tracheotomieren.

3. Falls (beim Ileus) Dünndarminhalt aspiriert wurde, sollte man das Bronchialsystem bei liegendem Endotrachealtubus mit 0,9%iger Kochsalzlösung spülen und gründlich absaugen.

4. Falls saurer Magensaft aspiriert wurde oder eine derartige Aspiration durch eine zunehmende obstruktive Ventilationsstörung wahrscheinlich wird, ist folgendes Vorgehen zu empfehlen:

a) Spülung des Bronchialsystems mit Plasma, isotoner (1,3%iger) Natriumbicarbonatlösung oder 0,9%iger Kochsalzlösung,

b) Cortison gegen die Schleimhautschwellung (Initialdosis 100 mg Hydrocortison i.v. oder 25 mg Prednisolon i.v.),

c) Isoproterenol-Inhalation und Stützung des Herzens mit Strophantin,

d) mit der Extubation warten, bis der Patient völlig wach und einwandfrei in der Lage ist, ohne Zeichen einer Dyspnoe ein normales Atemminutenvolumen aufzubringen.

5. In jedem Falle andauernder respiratorischer Insuffizienz (Blutgasanalyse!):

a) Respirator-Beatmung, zunächst über Endotrachealtubus,

b) antibiotische Prophylaxe mit breitem Spektrum, und

c) Tracheotomie bei voraussichtlich längerer Dauer des Zustandes, insbesondere bei älteren Patienten mit vorbestehendem Lungenemphysem.

Literatur

Bannister, W. K., Sattilaro, A. J.: Vomiting and aspiration during anesthesia. Anesthesiology **23**, 251—264 (1962).

Bizzardi, D.: Preventing aspiration during anesthesia by esophageal intubation. Anaesth. Analg. Curr. Res. **44**, 365—372 (1965).

Gozon, F.: Bekämpfung der Aspirationsgefahr bei dringlichen Operationen in Narkose. Chir. Prax. **9**, 13—18 (1965).

— Anaesthesiologische Probleme bei diffuser Peritonitis und Darmverschluß. Anaesthesist **16**, 44—54 (1967).

Hügin, W.: Die Verhütung von tödlicher Aspiration in die Luftwege bei Narkose. Chir. Prax. **1**, 153—158 (1957).

Klimpel, L.: Bronchoskopische Untersuchungen auf Aspiration nach Narkosen. Anaesthesist **10**, 310—314 (1961).

Mendelson, C. L.: Aspiration of stomach contents into the lungs during obstetric anaesthesia. Amer. J. Obstet. Gynec. **52**, 191 (1946).

Morton, H. J., Wylie, W. D.: Anaesthetic deaths due to regurgitation or vomiting. Anaesthesia **6**, 190 (1951).

Sellick, B. A.: Cricoid pressure to control regurgitation of stomach contents during induction of anaesthesia. Lancet **II**, 404 (1961).

Stevens, J. H.: Anaesthetic problems of intestinal obstruction in adults. Brit. J. Anaesth. **36**, 438—450 (1964).

Wiemers, K., Uhlenbruck, A.: Exitus in tabula. Zbl. Chir. **91**, 807—818 (1966).

Wylie, W. D.: The use of muscle relaxants at the induction of anaesthesia of patients with a full stomach. Brit. J. Anaesth. **35**, 168—173 (1963).

4. Die Gefahren der endotrachealen Intubation

O. MAYRHOFER

An die Spitze dieses Kapitels muß wohl der Satz gestellt werden, daß *die Hauptgefahr der endotrachealen Intubation nicht in der Methode liegt, sondern bei demjenigen, der sie ausführt.* Zur Vornahme der endotrachealen Intubation ist eben eine gewisse Schulung und Erfahrung unerläßlich.

Alle nachfolgend angeführten Gefahren und Komplikationen sind mit entsprechender Sorgfalt bei der Vorbereitung und Durchführung der Intubation praktisch immer vermeidbar. Im einzelnen können sie in die folgenden Gruppen unterteilt werden:

a) Direkte und indirekte Intubationstraumen,

b) Fehlintubationen,

c) Auslösung störender Reflexe bei der Intubation,

d) Blockade der Luftwege,

e) Störungen bei der Extubation,

f) Spätschäden nach der Intubation.

a) Direkte und indirekte Intubationstraumen

Ungeschicktes und grobes Hantieren mit dem Laryngoskop kann dazu führen, daß die Lippen zwischen die Zähne und den Laryngoskopspatel eingeklemmt und verletzt werden, daß Zähne an- oder ausgebrochen werden und daß die Schleimhaut im Mund- und Rachenraum beschädigt wird. Auch der Trachealtubus selbst kann zu verschiedenen Verletzungen Anlaß geben. Besonders traumatisierend sind neue steife Gummituben und Einführungsdrähte, wenn diese unbeabsichtigt über das vordere Tubusende hinausragen. Es soll durch einen solchen Führungsdraht sogar schon zu einer Perforation der Trachea gekommen sein, doch ist dieser Fall nicht in der Anaesthesie-Literatur belegt. Theoretisch ist dies jedoch sehr gut denkbar. Häufig beobachtete Komplikationen sind Blutungen sowohl bei der nasalen als auch bei der oralen Intubation, speziell durch Verletzung der Rachen- oder Gaumenmandeln bzw. der Rachenschleimhaut. Wichtige Vorbeugungsmaßnahmen sind die richtige Auswahl der Größe des Tubus, die Verwendung eines Gleitmittels und zarte Manipulationen. Man darf nie versuchen, einen zu großen Tubus durch die Stimmritze durchzwängen zu wollen. Besonders bei Kindern wird man dadurch Läsionen der ary-epiglottischen Falten, evtl. der Stimmbänder oder der subglottischen Region, verursachen.

Eine *indirekte* Intubationsschädigung, die ebenfalls vorwiegend bei Kindern beobachtet wird, muß hier noch erwähnt werden, nämlich die Alveolarruptur mit nachfolgendem Spannungspneumothorax bei Anwendung zu hoher Beatmungsdrucke. In selteneren Fällen kann dies auch bei Erwachsenen vorkommen, speziell wenn ein ausgeprägtes Emphysem vorliegt.

b) Fehlintubationen

Der häufigste Fehler, der den Anfängern, gelegentlich jedoch auch in schwierigen Fällen einem routinierten Anaesthesisten, passiert, ist die irrtümliche Intubation des Oesophagus. Wird dies nicht sofort bemerkt und unter Anwendung eines Relaxans „beatmet", dann führt dies natürlich zur Aufblähung des Magens und hat in einigen Fällen sogar zur Ruptur dieses Organes Anlaß gegeben (FOITZIK et al.). Abgesehen von dieser rein traumatischen Komplikation der Fehlintubation kommt es natürlich auch zu einer zunehmenden Hypoxie mit allen ihren sekundären Folgen. Dem Autor ist ein Fall berichtet worden, bei dem als Folge einer solchen Fehlintubation ein irreversibler hypoxischer Herzstillstand zum Tode einer Patientin geführt hat, an der eine Unterbauchlaparotomie zur Entfernung eines Uterus myomatosus geplant war.

Ein weiterer Intubationsfehler, der gar nicht so selten vorkommt, ist die zu tiefe Intubation, d.h. die Intubation eines Hauptbronchus, zumeist des rechten. Auch diese wird von zunehmender intraoperativer Hypoxie gefolgt, die allerdings selten so gefährliche Ausmaße, wie bei der irrtümlichen Oesophagusintubation, annimmt. Fast immer kommt es aber nach der irrtümlichen endobronchialen Intubation zur Ausbildung von Atelektasen auf der nicht belüfteten Seite. Es muß daher in jedem Fall gefordert werden, daß nach der Intubation eine Auskultation beider Lungen unter Spontanatmung bzw. Beatmung des Patienten vorgenommen wird. Sind Atemgeräusche mit Sicherheit nur auf einer Seite zu hören, dann zieht man den Tubus um 1—2 cm zurück und auskultiert nochmals. Fehlen Atemgeräusche auf beiden Seiten, dann muß rasch extubiert, zwischenzeitlich mit der Maske beatmet und eine neuerliche Intubation vorgenommen werden. Man sollte dann allerdings wieder einen neuen sterilen Tubus benützen, um nicht Keime aus Rachen und Oesophagus in die Trachea zu verschleppen. Eine zu tiefe Intubation kann jedoch praktisch ausgeschlossen werden, wenn der Tubus die richtige Länge hat (s. „Tubusmaßstab", Falttafel am Schluß des Bandes).

c) Auslösung störender Reflexe während der Intubation

Reflektorische Störungen während der Intubation werden zumeist bagatellisiert, weil sie nur kurzfristig auftreten und häufig der Beobachtung entgehen. Wird jedoch während der Intubation ein Elektrokardiogramm geschrieben, dann stellt man fest, daß in mehr als zwei Drittel der Fälle Rhythmusstörungen auftreten. Die Ursache dieser reflektorischen Störungen liegt in einer zu oberflächlichen Narkose bzw. einer nicht ausreichenden Schleimhautanaesthesie. Reflektorische Störungen sind weitgehend vermeidbar durch i.v. Gabe von Atropin unmittelbar vor dem Einschläfern.

Die am häufigsten auftretenden Reflexstörungen während bzw. unmittelbar nach der Intubation sind Laryngospasmus und Bronchospasmus. Der erstere kann durch das Laryngoskop oder die Tubusspitze ausgelöst werden und ist durch die Anwendung eines Muskelrelaxans beherrschbar. Bronchospasmus tritt bei zu oberflächlicher Narkose unmittelbar nach der Intubation auf, speziell bei Asthmatikern oder bei Patienten, die zu spastischer Bronchitis neigen. Dieser Spasmus löst sich zumeist bei Vertiefung der Narkose, evtl. müssen Bronchodilatantien, wie Isoproterenol, in hartnäckigen Fällen evtl. auch Hydrokortison verabreicht werden.

Gefährlicher als die reflektorischen Störungen des Respirationstraktes können solche des kardiovasculären Systems sein. Neben den relativ häufigen Arrhythmien verschiedenster Art kommt es nicht selten zu Bradykardie und Blutdruckabfall und vereinzelt sogar zu Herzstillstand (BENZER et al.). Diesen Gefahren kann nur durch ausreichend tiefe Narkose bzw. Schleimhautanaesthesie und i.v. Gabe von Atropin vorgebeugt werden. Die Behandlung bereits eingetretener Störungen ist in den entsprechenden Abschnitten dieses Buches beschrieben (s. S. 520 u. 641).

d) Blockade der Luftwege

Die endotracheale Intubation ist zwar die einfachste und sicherste Methode zur Freihaltung der Luftwege, jedoch kann in seltenen Fällen gerade durch die Intubation oder während der Intubation dennoch eine Verlegung der Atemwege zustande kommen.

Diese Atemwegsokklusionen sind vorwiegend mechanischer Natur und werden zumeist bei Verwendung von weichen Gummituben beobachtet. Wird auf das Einlegen eines Beißblocks oder Rachentubus unmittelbar nach der Intubation vergessen, dann kann der Patient in zu oberflächlicher Narkose den Tubus durch Zubeißen abklemmen. Bei Operationen in Bauch- oder Seitenlage kommt es nicht selten zum Abknicken des Tubus im Rachen, weshalb für solche Fälle die Verwendung eines drahtspiralverstärkten Gummitubus empfohlen wird. Zu partieller oder totaler Verlegung des Atemweges

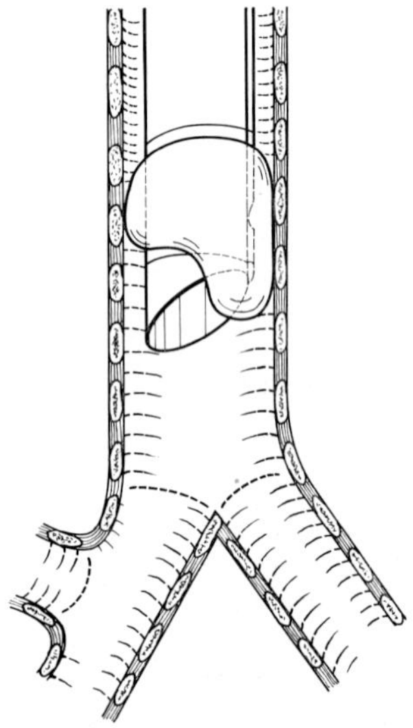

Abb. 1. „Ballonhernie"

kann auch eine zu stark aufgeblähte Abdichtungsmanschette Anlaß geben, und zwar entweder dadurch, daß die weiche Tubuswand komprimiert wird, oder durch eine sog. „Ballonhernie". Bei älteren, häufig gebrauchten, und sterilisierten Gummituben weitet sich die Abdichtungsmanschette beim Aufblähen asymmetrisch aus, und wenn während der Operation der Tubus etwa durch die Schwere des Winkelstückes und der Faltenschläuche um 1—2 cm herausgezogen wird, kann sich eine hernienförmige Ausweitung des Ballons direkt vor das innere Tubuslumen legen (Abb. 1). Eine weitere Möglichkeit der Okklusion ist das Anlegen der abgeschrägten Tubusspitze an der Bronchialwand, direkt unterhalb der Bifurkation, wenn der Tubus zu lang ist. Zur Vermeidung dieser potentiellen Gefahr verwenden manche Anaesthesisten Trachealtuben der Modifikation nach MURPHY mit einem seitlichen Auge nahe der Tubusspitze. Schließlich kann sich auch einmal die Verbindung zwischen dem Tubus und dem Ansatzstück lösen und der Tubus in den Mund hineinrutschen.

Bei einer plötzlichen Verlegung der Atemwege trotz richtig durchgeführter Intubation darf man nicht den Kopf verlieren und evtl. sofort den Tubus herausreißen. Man soll vielmehr zunächst den Ballon entlüften, ferner mit dem Finger die Lage des Tubus in Mund und Rachen kontrollieren und schließlich mit einem Saugkatheter feststellen, ob der Tubus durchgängig ist, bzw. ob sich nicht etwa Sekretpfröpfe oder ein Fremdkörper vor das Tubusende gelegt haben. In den meisten Fällen wird man dadurch den Luftweg wieder frei bekommen und den Patienten mit Sauerstoff beatmen können. Eine Re-Intubation während der Operation sollte man nach Möglichkeit vermeiden und nur dann vornehmen, wenn keine andere Wahl bleibt.

Seltener als die mechanische Verlegung der Luftwege während der Intubation ist die Verlegung durch Sekrete. Am ehesten kann dies im Verlaufe von Lungenoperationen vorkommen, insbesondere in der Tuberkulosechirurgie bzw. bei der Operation von bronchiektatischen oder Absceßlungen. In diesen Fällen kann Sekret aus den kranken Lungenanteilen ausgepreßt und in den Bronchialbaum verschleppt werden. Sorgfältige Beobachtung und häufiges Absaugen bzw. besondere Intubationstechniken (s. „Thoraxchirurgie", S. 625) können jedoch diese Komplikation hintanhalten.

e) Störungen bei der Extubation

Auch bei, bzw. unmittelbar nach, der Extubation kann es zu Laryngospasmus kommen, speziell dann, wenn Blutcoagula, Schleimpfröpfe oder sonstiges Fremdmaterial in der Nähe der Glottisöffnung liegen. Mechanisch verlegt kann der Atemweg werden, wenn auf die Entfernung einer Rachentamponade vor der Extubation vergessen wurde, oder wenn Blut bzw. Mageninhalt, evtl. sogar ein ausgebrochener Zahn, in die Trachea aspiriert werden.

Allen diesen Gefahren kann man sehr leicht durch genaue Inspektion von Mund und Rachen bei der präoperativen Visite, sorgfältige Absaugung um den Tubus herum, aber auch endobronchiale Absaugung durch den Tubus vorbeugen. Ganz allgemein empfiehlt es sich, die Extubation erst dann vorzunehmen, wenn der Patient wieder ausreichend gut spontan atmet und im Vollbesitz seiner Schutzreflexe ist. Sollte eine postoperative Dauerbeatmung, etwa nach einer größeren Herz- oder neurochirurgischen Operation, erforderlich sein, oder eine solche wegen prolongierter Curarewirkung notwendig sein, dann wird noch im Operationssaal statt des bisherigen Trachealtubus ein Plastiktubus mit aufblähbarer Manschette auf nasotrachealem Weg eingeführt, um das Trauma für Larynx und Trachea so gering wie möglich zu halten. Besonders in der Herzchirurgie hat es sich bewährt, schon primär einen Plastiktubus zu verwenden, der postoperativ belassen werden kann; auf diese Weise wird dem Patienten unmittelbar postoperativ eine Um-Intubation erspart.

f) Spätschäden nach der Intubation

α) *Pharyngitis, Laryngitis*

Heiserkeit für 1—2 Tage ist die häufigste Spätfolge einer Intubationsnarkose. Sie ist zumeist das Symptom einer Pharyngitis und Laryngitis, seltener eines Larynxödems. Ursächliche Faktoren dafür sind ein zu groß gewählter Tubus, lange Operationsdauer, traumatisierende Intubation, evtl. bereits präoperativ bestehende Infekte der oberen Luftwege, bzw. die Verwendung eines nicht einwandfrei sterilen Tubus. Alle genannten Noxen, mit Ausnahme der langen Operationsdauer, sind vermeidbar. Die Behandlung der Pharyngitis und Laryngitis ist eine symptomatische, vorwiegend mittels Dampf- und Aerosol-Inhalationen (THURIÈS).

β) *Ödem der Stimmbänder bzw. subglottisches Ödem*

Das Leitsymptom dieser Komplikation ist zunehmende Atemnot bis Asphyxie innerhalb der ersten 24—48 Std nach einer Intubationsnarkose. Als Ursachen kommen die bei der Laryngitis genannten Faktoren in Frage, wozu sich noch eine chemische Irritation der Schleimhäute gesellen kann. So haben BÜCH u. HUTSCHENREUTER vier Fälle von subglottischem Ödem nach Verwendung von irrtümlich in dem Phenolderivat Sagrotan desinfizierten Latex-Gummituben beobachtet, wobei zweimal kurzfristige Tracheotomien erforderlich waren.

Bezüglich der Sterilisation von Trachealtuben s. Kapitel „Endotracheale Intubation", S. 264, und „Desinfektion und Sterilisation von Anaesthesie-Zubehör", S. 419. Für die Behandlung des bereits eingetretenen Larynxödems stellt die Tracheotomie erst die letzte Stufe dar. Zunächst wird man versuchen, mit konservativen Maßnahmen, wie z.B. die intravenöse Verabreichung von Calciumgluconat und Hydrokortison-Präparaten in hoher Dosierung, das Auslangen zu finden, evtl. kann auch durch die nasotracheale Intubation mit einem dünnen Plastiktubus, der mehrere Tage belassen wird, eine

Tracheotomie umgangen werden. In der Prophylaxe und Therapie dieser Komplikation scheint sich Oxyphenbutazon (Tanderil) zu bewähren.

γ) Ulcerationen und Drucknekrosen der Stimmbänder

Diese treten zumeist nach Dauerintubation auf, und auch hier ist die Ursache fast immer ein zu großer Tubus. Tuben aus Gummi, speziell solche mit Drahtspiralskeletten, sind besonders gefährlich. Plastiktuben passen sich den anatomischen Verhältnissen wesentlich besser an, und es ist bekannt, daß Kinder bis zu 3 Wochen und länger Dauerintubationen mit solchen Tuben ohne bleibende Schäden überstanden haben.

δ) Stimmbandgranulome

Diese sind zwar äußerst seltene und relativ harmlose Spätkomplikationen der Intubation, sie können jedoch in manchen Fällen, etwa bei Sängern oder Schauspielern, sowohl für den Patienten als auch für den Anaesthesisten äußerst unangenehme Folgen haben. Stimmbandgranulome werden in der Regel vom Laryngologen diagnostiziert, den der Patient Wochen oder Monate nach der Intubationsnarkose wegen hartnäckiger Heiserkeit aufsucht. Frauen und Kinder sind häufiger befallen als Männer. Dies nicht nur deshalb, weil ihr Larynx kleiner ist, sondern auch, weil das Mucoperichondrium des Processus vocalis bei ihnen nur halb so dick ist wie bei Männern. Auch Strumaoperationen sind bekanntlich bei Frauen häufiger als bei Männern, und es ist gerade in dieser Patientengruppe, bei der noch das zusätzliche Trauma von außen hinzukommt, das Auftreten von Larynxgranulomen besonders häufig beobachtet worden.

Zur Prophylaxe von Stimmbandgranulomen kann empfohlen werden, die Tuben nicht zu groß zu wählen, also bei Männern kleiner als Charrière 38, bei Frauen nicht größer als Charrière 32. Die Tuben sollen möglichst weich und sterilisiert worden sein, die Intubation soll unter Anwendung eines Gleitmittels möglichst schonend ausgeführt werden. Während der Operation sind extreme Überstreckung ebenso wie Manipulationen an der Trachea möglichst zu vermeiden. In der postoperativen Prophylaxe stehen Stimmschonung und hoher Feuchtigkeitsgehalt der Einatmungsluft im Vordergrund.

Die vom Laryngologen durchgeführte Therapie besteht in der Regel aus Stimmschonung, Kurzwellenbestrahlung, Verätzung oder Verschorfung bzw. operativer Entfernung der Granulome.

ε) Atelektasen

Postoperative Atelektasen nach endotrachealer Intubation haben ihre Ursache meist in ungenügender Belüftung und Sekretretention. Daß auf die Vermeidung einer einseitigen endobronchialen Intubation geachtet werden muß, wurde bereits oben erwähnt. Ein zusätzlicher Faktor kann noch die Funktionshemmung des trachealen Flimmerepithels durch den Druck des Abdichtungsballons sein, wodurch der Abtransport des Bronchialschleimes für etwa 24 Std gestört wird.

Atelektasebildung kann man vorbeugen durch Atemgymnastik, häufiges Beklopfen des Thorax, regelmäßiges Aushusten lassen und Dampf- sowie Aerosolinhalationen. Bei eindeutig nachgewiesenen Atelektasen hilft nicht selten die Methode der Totraumvergrößerung (s. S. 492), vielfach jedoch nur die endobronchiale Schleimabsaugung, entweder blind oder unter Sicht mittels Bronchoskopie, mit anschließender manueller Blähung der Lunge. Die Verabreichung von Antibiotica zur Pneumonie-Prophylaxe gehört zu den selbstverständlichen zusätzlichen Maßnahmen.

ζ) Seltene bzw. theoretische Schäden

Theoretisch wäre es denkbar, daß beim Vorliegen eines Larynxcarcinoms Tumorzellen in die tieferen Luftwege während der Intubation verschleppt werden, doch ist bisher kein Fall von Impfmetastasen beschrieben worden, obwohl Glaninger u. Mayer-Obiditsch 1960 bei neun von zehn untersuchten Patienten Tumorzellen an den Trachealtuben mikroskopisch nachweisen konnten.

Dem Autor ist der Fall einer einseitigen Stimmbandparese, die 3 Tage nach einer in Intubationsnarkose durchgeführten Sectio caesaria bei einer jungen Frau aufgetreten ist, bekannt. Die Patientin war atraumatisch mit einem relativ kleinen Trachealtubus intubiert worden, und ihre Stimme war während der ersten zwei postoperativen Tage normal. Der zur Untersuchung und Behandlung zugezogene Laryngologe schließt einen ursächlichen Zusammenhang dieser Stimmbandparese mit der Intubation aus.

Literatur

Benzer, H., Muhar, F., Thoma, H.: Pulsfrequenzanalysen bei Operationen. Anaesthesist **18**, 241—242 (1969).

Büch, H., Hutschenreuter, K.: Gefährliche Schleimhautschäden durch Endotracheal-Katheter infolge Anreicherung von Phenolen aus einem Desinfektionsmittel. Anaesthesist **17**, 204 (1968).

FOITZIK, H., LAWIN, P., LINDEMANN, B.: Eine seltene Komplikation nach Fehlintubation. Z. prakt. Anaesth. Wiederbeleb. **1**, 232 (1966).
GLANINGER, J., MAYER-OBIDITSCH, I.: Der Nachweis von Geschwulstzellen am Trachealtubus. Mschr. Ohrenheilk. **94**, 236–243 (1960).
KÖRNER, M.: Die nasotracheale Intubation. Schriftenreihe „Anaesthesiologie und Wiederbelebung", Bd. 39. Berlin-Heidelberg-New York: Springer 1969.
THURIÈS, J.: L'Intubation intra-trachéale. Paris: Librairie Arnette 1964.

5. Atemstörungen

B. TSCHIRREN

a) Zentral bedingte Atemstörungen

Mit zunehmender Narkosetiefe machen sich zentral bedingte Atemstörungen mehr und mehr bemerkbar. Das eigentliche Respirationszentrum in der Medulla oblongata wird allerdings durch die Anaesthetica vorerst nur wenig beeinflußt. Infolgedessen bleibt die Tätigkeit der Atemmuskulatur koordiniert und unbeeinträchtigt bis etwa in die zweite Stufe des Toleranzstadiums. Die Muskeln von Mundboden und Kieferbereich erschlaffen aber schon in der ersten Stufe, wodurch der Zungengrund zurückfällt und die Luftwege im Hypopharynx einengt (Abb. 1).

Auf diese Weise kann eine Ateminsuffizienz trotz an sich genügender Tätigkeit der Atemmuskulatur entstehen. Solche Patienten zeigen zunächst eine schnarchende Atmung. Die Behinderung der Luftwege durch die zurückfallende Zunge muß durch entsprechende Maßnahmen behoben werden (s. „Wiederbelebung", S. 845). Die Atemtätigkeit bleibt dann vorderhand normal, mit Ausnahme von Koordinationsstörungen zwischen Zwerchfell und Intercostalmuskeln, die sich in der zweiten Stufe abzuzeichnen beginnen und in der dritten eine Akzentuierung erfahren (Waagephänomen). In der vierten Stufe fallen die Intercostalmuskeln ganz aus, und die gesamte Ventilation muß vom Diaphragma allein übernommen werden, dessen Aktivität jetzt ebenfalls vermindert ist. Das Atemvolumen wird daher empfindlich verringert, und der Patient kommt in den Zustand der globalen Mangelbelüftung mit respiratorischer Acidose und Hypoxämie. Bei weiterer Vertiefung der Narkose sistiert schließlich die Atmung vollständig.

In gleicher Weise entwickelt sich eine zentrale Atemlähmung bei Überdosierung von Schlaf- und Beruhigungsmitteln, die beim Erwachsenen meistens in suicidaler Absicht erfolgt, jedoch auch ein häufiger Kinderunfall ist, weil die Pillen mit Bonbons verwechselt werden. Eine allzu schematische Applikation von Schmerzmitteln in der postoperativen Phase kann ebenfalls zentrale Atemlähmung verursachen, bei Kindern besteht zudem noch das Risiko einer irrtümlichen Überdosierung (TSCHIRREN).

Wie aus den vorstehenden Ausführungen hervorgeht, ist der zentral bedingte Atemstillstand ein Ereignis, welches im Laufe jeder Narkose eintreten kann, weil früher oder später jedes Anaestheticum auf das Atemzentrum übergreift. Es hängt nun in erster Linie von der Dosierung und der individuellen Empfindlichkeit ab, ob bei der Narkose mit einem bestimmten Anaestheticum der Bereich der Respirationsstörungen erreicht wird oder nicht. Daneben prädisponieren aber bestimmte Narkosemedikamente stärker für eine Atemdepression als andere, und in dieser Hinsicht sind besonders die Barbiturate gefährlich, während die Inhalationsanaesthetica ganz allgemein die Atmung weniger beeinträchtigen und Lachgas beispielsweise in dieser Beziehung keinen Effekt zeigt. Die Barbiturate wirken stark hypnotisch, dämpfen aber die Reflexe kaum und provozieren im Gegenteil anfänglich eine Reflexsteigerung, welche starken Husten verursachen kann. Man wird darum bei der Injektion leicht zu einer Überdosierung verleitet, die dann zum Atemstillstand führt. Es ist deshalb nicht erlaubt, ein Barbiturat, gleich welcher Art, intravenös zu verabreichen, wenn man die Technik der künstlichen

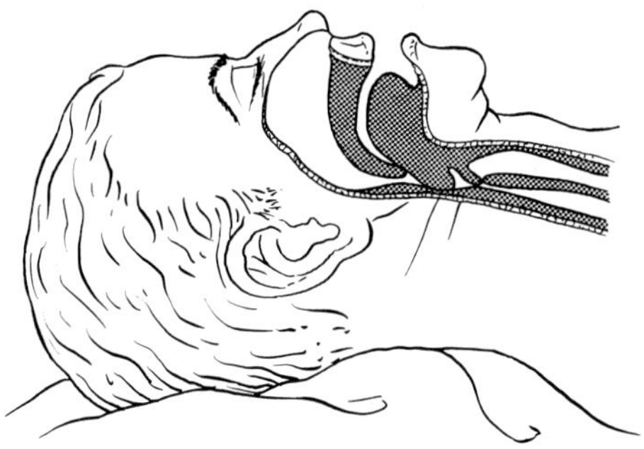

Abb. 1. Zurückfallen von Unterkiefer und Zungengrund beim Bewußtlosen und Narkotisierten. (Aus: JUDE u. ELAM, 1965)

Beatmung nicht beherrscht und nicht über die entsprechenden Einrichtungen verfügt (TSCHIRREN).

b) Peripher bedingte Atemstörungen

α) Muskelrelaxantien (s. auch „Klinik der Muskelrelaxantien", S. 271)

Eine ähnliche Situation wie bei der zentralen Atemlähmung kann sich beim Gebrauch von Muskelrelaxantien entwickeln, nur liegt diesmal der Angriffspunkt peripher in den neuromuskulären Endplatten. Auch hier erschlafft die Kau- und Mundbodenmuskulatur relativ frühzeitig und bildet durch die zurückfallende Zunge ein Respirationshindernis im Hypopharynx. Im weiteren können die Muskelrelaxantien eine „Postikuslähmung" erzeugen, indem offenbar der Musc. cricoarytaenoideus stärker befallen wird als die andern Muskelgruppen des Larynx (TSCHIRREN). Es ergibt sich dann eine Symptomatik, die einem Laryngospasmus entspricht, doch zeigt die Laryngoskopie, daß in diesen Fällen die Stimmbänder nicht spastisch sind, sondern schlaff in der Medianstellung flattern. Das Zustandsbild ist selten und tritt vor allem auf, wenn ein Patient mit guter Lungenfunktion entweder hohe Relaxantiendosen erhalten hatte, oder wenn die Entcurarisierung kurz nach der letzten Relaxantiengabe erfolgen mußte. Typisch ist die Tatsache, daß die Atmung bei liegendem Tubus suffizient ist, weswegen man zur Extubation verleitet wird, worauf dann die stridoröse Atmung einsetzt. Sie unterscheidet sich vom Laryngospasmus aber dadurch, daß auch ruhige Atemphasen möglich sind, in welchen der Stridor jeweils ganz fehlt und dieser nur bei forcierter Inspiration auftritt. Die Aktivität der Atemmuskeln würde in diesen Fällen an sich eine ausreichende Ventilation gewährleisten; wegen der Muskellähmung im Bereich von Kehlkopf, Hypopharynx und Zunge sind aber die Atemwege verlegt, so daß es dennoch zu einer globalen Mangelbelüftung kommt.

Verständlicherweise wird auch die Tätigkeit der Atemmuskulatur durch das Relaxans beeinträchtigt (DRIPPS), und es ist lediglich eine Dosierungsfrage, wann, selbst bei freien Luftwegen, die Ventilation insuffizient wird. Die globale Mangelbelüftung ist daher auch die häufigste Komplikation beim Gebrauch von Muskelrelaxantien (FOLDES u. SWERDLOW) und zudem die einzige, die ernsthaft ins Gewicht fällt. Wer also Relaxantien anwendet, muß den Patienten unter allen Umständen kontrolliert beatmen (HARROUN et al.; KEATING), wobei die gelegentlich empfohlene assistierte Respiration (FOLDES u. SWERDLOW) sicher schwieriger ist und oft nicht genügt. Die voll übernommene, also kontrollierte Beatmung bietet Gewähr für ausreichende O_2-Versorgung und CO_2-Elimination. Wenn man also einen relaxierten Patienten unverzüglich und kunstgerecht beatmet, wird er keine Störungen des Gasaustausches aufweisen. Man braucht aber Erfahrung, um bei Narkoseende die Beatmung in eine Spontanatmung überzuführen, und in dieser Zeitspanne entstehen auch fast alle Zwischenfälle mit Muskelrelaxantien. Nach Applikation eines Curarestoffes bleibt die Relaxantienwirkung für längere Zeit im Organismus bestehen. Für das d-Tubocurarin, Diallyl-nor-toxiferin und Gallamin liegt beispielsweise die Halbwertszeit der Blutkonzentration zwischen 10 und 15 min, aber nach 2—3 Std sind immer noch bis zu 20% der Initialdosis wirksam (KALOW; LÜTHI). Normalerweise wird die Zwerchfell-, Thorax- und Mundbodenmuskulatur durch die Relaxantien etwas weniger beeinträchtigt als diejenige von Abdomen und Extremitäten. Das gilt besonders für das Diallylnor-toxiferin (Alloferin), in geringerem Maße auch für das Gallamin und das d-Tubocurarin. Demgemäß kehrt die Aktivität der betreffenden Muskelgruppen mit dem Abklingen der Relaxanswirkung etwas früher zurück. Bei der Anwendung von Muskelrelaxantien wird also die Atemtätigkeit verhältnismäßig bald wieder suffizient, auf jeden Fall lange bevor die letzten Auswirkungen auf die übrigen Muskelgruppen verschwunden sind, denn erstens werden die Atemmuskeln etwas weniger betroffen, und zweitens können sie die relativ kleine Arbeit, welche zur Lungenventilation nötig ist (4 cm · g pro ml Respirationsluft — COMROE et al.; NOELPP et al.; OTIS et al.), aufbringen, selbst wenn sie noch eine Curarerestlähmung aufweisen. Nun ist bei einem Emphysem die Atemarbeit 2—4mal größer als normal (d.h. ca. 8—18 cm · g pro ml Respirationsluft) (NOELPP et al.). Die unbeeinträchtigte Atemmuskulatur hat in der Regel genügend Reserven, um diese Arbeit ohne besondere Schwierigkeiten zu leisten. Nach einer Muskelrelaxation benötigen aber derartige Patienten einen viel ausgeprägteren Entcurarisierungszustand, bis sie suffizient atmen können, als die Lungengesunden. Die Zeitspanne von der Applikation der letzten Dosis bis zum Einsetzen der ausreichenden Spontanatmung ist daher unter Umständen sehr viel länger als sonst und kann Stunden währen. Besonders hoch ist übrigens die Atemarbeit bei kardialer Dyspnoe (33 cm · g pro ml Ventilationsluft) (NOELPP et al.), weshalb bei einem Herzversagen intra oder post operationem immer auch eine Periode von relaxantienbedingter Ateminsuffizienz auftritt.

Selbstverständlich kann auch die Relaxanswirkung allein zu einer prolongierten Ateminsuffizienz führen. Beim d-Tubocurarin liegt dann meistens eine einfache Überdosierung vor, die nur begrenzte Zeit dauert, da die Elimination dieses Medikamentes über zuverlässig funktionierende Mechanismen erfolgt: $^{1}/_{3}$ wird durch die Nieren ausgeschieden, und $^{2}/_{3}$ werden im Organismus abgebaut, wobei die Leber offenbar keine entscheidende Rolle spielt (STEAD). Gallamin und Diallyl-nor-toxiferin werden dagegen nur durch die Nieren ausgeschieden, weshalb sie bei gestörter Nierenfunktion im Organismus liegenbleiben und auf diese Weise eine verlängerte Apnoe verursachen können (MUSHIN et al.; WASER u. LÜTHI). Beim Diallyl-nor-toxiferin ist übrigens diese verlängerte Apnoe oft nicht sehr ausgeprägt, namentlich bei nicht zu großer Dosierung und nicht zu häufiger Repetition. Vielleicht hängt das damit zusammen, daß Diallyl-nor-toxiferin sich an die sauren Mucopolysaccharide der Knorpelsubstanz binden kann (LÜTHI; WASER u. LÜTHI) und deswegen bis zu einem gewissen Grade aus dem Blut abströmt.

Elektrolytstörungen führen gelegentlich ebenfalls zu einer Verlängerung des Relaxantieneffektes. Namentlich verstärkt ein Kaliummangel die Wirkung der depolarisationshemmenden Erschlaffungsmittel und gibt damit manchmal Anlaß zu einer verlängerten Apnoe (TAYLOR). In gleicher Weise führt eine Acidose, gleichgültig ob metabolisch oder respiratorisch entstanden, zu prolongierter Relaxation (BARAKA; BUSH u. BARAKA; KATZ et al.; PAYNE; UTTING) und vermindert zudem die antagonisierende Wirkung des Neostigmins (BROOKS u. FELDMAN). Mit derartigen Schwierigkeiten hat man besonders bei Patienten zu rechnen, die im Zustand der Urämie operiert werden müssen. In einer späteren Arbeit hat jedoch PAYNE gezeigt, daß die Wirkung von d-Tubocurarin nur bei erhöhtem pCO_2, nicht aber bei metabolisch, d.h. durch Injektion von 0,1 n HCl gesenktem pH, verlängert ist. Er hat daraus den Schluß gezogen, daß das CO_2 eine spezifische Wirkung auf das d-Tubocurarin ausübt. Bei allen Experimenten mit raschen Änderungen des metabolischen Säure-Basen-Gleichgewichts im Blut ist aber zu bedenken, daß pH-Schwankungen auf metabolischer Grundlage sich nur langsam aus dem Blut auf andere Flüssigkeitskompartements fortpflanzen, weil das Bicarbonat-Ion die Zellschranken langsam passiert. Dagegen greift eine respiratorische pH-Änderung sehr rasch auf den Gesamtorganismus über, da das CO_2 unbehindert von einem Flüssigkeitsraum in den andern diffundieren kann (WALLACE u. HASTINGS). Eine metabolische Senkung des Blut-pH bedeutet also nicht unbedingt, daß das pH innerhalb der Beobachtungszeit auch am Orte der Medikamentenwirkung effektiv verändert wird. Im Gegensatz dazu ist bei einer respiratorischen pH-Veränderung im Blut immer mit einer sofortigen pH-Änderung im gesamten intra- und extracellulären Flüssigkeitsraum zu rechnen. Daraus erklären sich gewisse Diskrepanzen, die in den Auswirkungen der experimentell gesetzten metabolischen und respiratorischen Acidose beobachtet werden.

Einige Antibiotica — namentlich Neomycin (PITTINGER u. LONG) und Streptomycin (BENAD; BRAZIL u. CORRADO; PANDEY et al.) — rufen selbst eine depolarisationshemmende neuromuskuläre Blockade hervor. Sie können deshalb Ursache einer unerwünschten und unvorhergesehenen Verlängerung des Effektes von d-Tubocurarin, Gallamin und Diallyl-nor-toxiferin sein. Das trifft namentlich dann zu, wenn die betreffenden Antibiotica, wie das vielerorts Usus ist, bei abdominellen Operationen am Schluß des Eingriffs intraperitoneal appliziert werden.

Beim Succinylcholin sind die Verhältnisse etwas einfacher. Es kommen hier vor allem drei Gründe für eine verlängerte Relaxation in Betracht:

1. Ein sog. „Dualblock", auch Wirkungswandel genannt (CHURCHILL-DAVIDSON). Man versteht darunter das Phänomen, daß sich nach großen Dosen von Succinylcholin der Wirkungstyp teilweise vom depolarisierenden zum depolarisationshemmenden wandelt. Eine Antagonisierung mit Neostigmin gelingt nicht zuverlässig, weil dieses wohl der depolarisationshemmenden Komponente entgegenwirkt, aber andererseits die stets noch vorhandene depolarisierende Komponente verstärkt. Der Mechanismus des Wirkungswandels ist noch nicht genau geklärt, man vermutet aber eine Veränderung der Struktur der Receptorproteine (FOLDES). Der Dualblock wird klinisch meist erst manifest, wenn die Dosen etwa 10 mg/kg Körpergewicht überschreiten.

2. Ein verzögerter Abbau wegen Mangel an Pseudocholinesterase. Das ist der Fall bei Patienten mit latenten oder manifesten Leberschäden sowie bei Patienten mit schweren Verbrennungen (BUSH, 1964).

3. Ein fehlender Abbau bei Vorhandensein einer atypischen Pseudocholinesterase. Diese Enzymvariante macht klinisch keine Manifestationen, ist

jedoch nicht imstande, das Succinylcholin aufzuspalten. Auch eine kleine Dosis kann deshalb stundenlang im Körper aktiv bleiben und eine stark verlängerte Apnoe verursachen (BUSH, 1961; FOLDES, 1959). Patienten mit homozygoter atypischer Pseudocholinesterase sind relativ selten (1:2800), die heterozygote Form, welche sowohl die typische als auch die atypische Pseudocholinesterase enthält, ist etwas häufiger (3,8 %) (KALOW).

β) Mechanische Ursachen der peripheren Ateminsuffizienz

Pneumothorax, Bronchopneumonien und Atelektasen können eine mechanisch bedingte Ateminsuffizienz hervorrufen, indem sie zu einer Einschränkung der Atemfläche führen. Meistens handelt es sich dabei um Patienten im reduzierten Allgemeinzustand, welche während und nach der Narkose ohnehin beatmet werden müssen. Aus diesem Grunde sind diese Atemkomplikationen weniger während des Eingriffs als vielmehr in der postoperativen Phase anzutreffen, vor allem beim Übergang von der Beatmung auf die Spontanatmung. Meistens gibt ein Röntgenbild Auskunft über die Art der Störung, und es geht dann darum, diese zu beheben und den Patienten, wenn notwendig, zu beatmen.

Literatur

BARAKA, A.: The influence of carbon dioxide on the neuromuscular block caused by tubocurarine chloride in the human subject. Brit. J. Anaesth. **36**, 272—278 (1964).

BENAD, G.: Muscle-relaxant effect of streptomycin. Acta anaesth. scand., Suppl. **15**, 162 (1964).

BRAZIL, O. V., CORRADO, A. P.: The curariform action of streptomycin. J. Pharmacol. exp. Ther. **120**, 452—459 (1957).

BROOKS, D. K., FELDMAN, S. A.: Metabolic acidosis. A new approach to "neostigmin resistant curarisation". Anaesthesia **17**, 161—169 (1962).

BUSH, G. H.: Prolonged apnoea due to suxamethonium. Brit. J. Anaesth. **33**, 454—462 (1961).

— The use of muscle relaxants in burnt children. Anaesthesia **19**, 231—238 (1964).

— BARAKA, A.: Factors affecting the termination of curarization in the human subject. Brit. J. Anaesth. **36**, 356—362 (1964).

CHURCHILL-DAVIDSON, H. C.: The causes and treatment of prolonged apnoea. Anesthesiology **20**, 535—541 (1959).

COMROE, J. H., FORSTER, R. E., DUBOIS, A. B., BRISCOE, W. A., CARLSEN, E.: Die Lunge, S. 171. Stuttgart: Schattauer 1964.

DRIPPS, R. D.: The role of muscle relaxants in anesthesia deaths. Anesthesiology **20**, 542—545 (1959).

FOLDES, F. F.: Mode of action of quarternary ammonium type neuromuscular blocking agents. Brit. J. Anaesth. **26**, 394—398 (1954).

— Factors which alter the effects of muscle relaxants. Anesthesiology **20**, 464—504 (1959).

— SWERDLOW, M.: Sinnvolle und sinnwidrige Anwendung von Narkosemitteln. Anaesthesist **12**, 100—107 (1963).

HARROUN, PH., BECKERT, F. E., FISHER, C. W.: The physiologic effects of curare and its use as an adjunct to anesthesia. Surg. Gynec. Obstet. **84**, 491—498 (1947).

JUDE, J. R., ELAM, J. O.: Fundamentals of cardiopulmonary resuscitation, p. 25. Philadelphia: Davis 1965.

KALOW, W.: The distribution, destruction and elimination of muscle relaxants. Anesthesiology **20**, 505—518 (1959).

KATZ, R. L., NGAI, S. H., PAPPER, E. M.: The effect of alkalosis on the action of the neuromuscular blocking agents. Anesthesiology **24**, 18—22 (1963).

KEATING, V.: Anaesthetic accidents. The complications of general and regional anaesthesia, p. 257. London: Lloyd-Luke LTD 1961.

LÜTHI, U.: Verteilung und Metabolismus von curarisierenden Substanzen. Curare, S. 501—510. Basel: Schwabe 1967.

MUSHIN, W. W., MASON, D. F. J., LANGSTON, G. T.: Curare-like actions of tri-(diethylamino-ethoxy) benzene triethyliodide. Lancet **1949 I**, 726.

NOELPP-ESCHENHAGEN, I., NOELPP, B., LOTTENBACH, K., FORSTER, G.: Untersuchungen zur Genese der Dyspnoe. Z. ges. exp. Med. **123**, 258—264 (1954).

OTIS, A. B., FENN, W. O., RAHN, H.: Mechanics of breathing in man. J. appl. Physiol. **2**, 592 (1950).

PANDEY, K., KUMAR, S., BADOLA, R. P.: Neuromuscular blocking and hypotensive actions of streptomycin and their reversal. Brit. J. Anaesth. **36**, 19—25 (1964).

PAYNE, J. P.: Influence of carbon dioxide on neuromuscular blocking activity of relaxant drugs in cat. Brit. J. Anaesth. **30**, 206 (1958).

— The influence of changes in blood pH on the neuromuscular blocking properties of tubocurarine and dimethyl tubocurarine in the cat. Acta anaesth. scand. **4**, 83—90 (1960).

PITTINGER, C. B., LONG, J. P.: Neuromuscular blocking action of neomycin sulfate. Antibiot. and Chemother. **8**, 198—203 (1958).

STEAD, A. L.: The role of the canine liver in the detoxication of d-tubocurarine chloride, gallamine triethiodide and laudexium. Brit. J. Anaesth. **29**, 151 (1957).

TAYLOR, G. J.: Apnoea due to apparent potassium imbalance. Anaesthesia **18**, 9—15 (1963).

TSCHIRREN, B.: Der Narkosezwischenfall, S. 30—32. Bern-Stuttgart: Huber 1967.

UTTING, J.: pH as a factor influencing plasma concentrations of d-tubocurarine. Preliminary communication. Brit. J. Anaesth. **35**, 706—710 (1963).

WALLACE, W. M., HASTINGS, A. B.: The distribution of the bicarbonate ion in mammalian muscle. J. biol. Chem. **144**, 637—649 (1942).

WASER, P. G., LÜTHI, U.: Verteilung, Metabolismus und Elimination von 3H-Diallyl-nor-Toxiferin (Alloferin) bei Katzen. Helv. physiol. pharmacol. Acta **24**, 259—273 (1966).

6. Laryngospasmus und Bronchospasmus

B. Tschirren

a) Laryngospasmus

Der Laryngospasmus ist die Folge einer übersteigerten Abwehrbereitschaft im Kehlkopf. Eindringende Fremdkörper irgendwelcher Art erzeugen einen krampfartigen Verschluß der Rima glottidis durch die Stimmbänder, der auch auf Taschenbänder und aryepiglottische Falten übergreift. Zwerchfell und Intercostalmuskeln machen verstärkte, ruckartige Bewegungen, die Inspiration wird anfangs stridorös, krähend, und im Vollstadium ist überhaupt keine Ventilation mehr vorhanden. Der Laryngospasmus kann sich entweder durch übermäßige Irritation bei normaler vegetativer Stimmungslage oder durch normale Reize bei erhöhtem Parasympathicotonus entwickeln. Übermäßige Irritation des Larynx entsteht besonders am Anfang einer Inhalationsnarkose mit Äther, da dieses Narkoticum die Schleimhäute der Luftwege in hohen Konzentrationen stark reizt. Auch Aspiration von saurem Magensaft kann einen Laryngospasmus erzeugen. Das dürfte wohl die wichtigste Ursache dieser Komplikation sein. Andererseits ist es nicht selten, daß geringfügige Fremdkörperreize, die normalerweise nicht beantwortet werden (Speichel, Bronchialsekret), bei Narkosebeginn mit einem Barbiturat Hustenanfälle und Laryngospasmus auslösen, weil die Barbiturate den Vagotonus erhöhen und somit die Reizschwelle im Hypopharynx und Larynx erniedrigen. Besonders anfällig für den Stimmritzenkrampf sind naturgemäß Interventionen am Larynx selbst, das Intubationsmanöver, daneben aber auch alle Eingriffe, die zu Blut- oder Sekretansammlung im Kehlkopfeingang oder Hypopharynx führen, wie z. B. Nasenbeinrepositionen, Zahnextraktionen usw.

In gleicher Weise wie am Larynx können an sich harmlose Manipulationen oder kleine Eingriffe im Bereich von Pharynx und Epipharynx zu heftigem Stimmritzenkrampf Anlaß geben. Diese Zonen sind sehr empfindliche Innervationsgebiete des Parasympathicus und wirken deshalb als Ursprungsort für die laryngealen Abwehrreflexe, was sich unter dem Einfluß von Barbituraten besonders stark auswirken kann.

Der Laryngospasmus wird bei zunehmender Hypoxämie stärker, weil die quergestreifte Muskulatur im Zustande des Sauerstoffmangels ihrerseits spastisch wird, so daß ein Circulus vitiosus entsteht, der auch auf die mitunter sehr kräftige Kiefermuskulatur übergreift (Tschirren).

b) Bronchospasmus

Fremdkörper, welche in die tiefen Luftwege eindringen, können einen Bronchospasmus erzeugen. Das ist beispielsweise gelegentlich nach einer Intubation der Fall, indem der Trachealtubus einen Fremdkörperreiz ausübt. Die Neigung zu Bronchospasmus ist besonders verstärkt bei Patienten mit Asthma, Emphysem oder chronischer Bronchitis. Ebenso prädisponieren gewisse Medikamente — namentlich die Barbiturate und evtl. auch das d-Tubocurarin — zu dieser Komplikation. Bei den Barbituraten ist dabei die vagale Tonuserhöhung und beim d-Tubocurarin die Histaminfreisetzung mit im Spiel.

Bei Tracheotomierten, vor allem wenn es sich um adipöse ältere Patienten handelt, kommt es ebenfalls recht häufig zu einem Bronchospasmus durch Tubusreiz. Die Tendenz ist besonders dann ausgeprägt vorhanden, wenn gleichzeitig eine Tracheobronchitis besteht oder sich im Gefolge der Tracheotomie entwickelt.

Das Hauptmerkmal des Bronchospasmus ist eine erschwerte Ventilation, was sich bei kontrollierter Beatmung besonders in einem vergrößerten Widerstand beim Blähen der Lunge und in einer deutlich verlängerten Exspirationsphase bemerkbar macht. Dagegen ist der Widerstand beim Einblasen der Luft nie unüberwindlich, und umgekehrt ist bei einem unüberwindlichen Widerstand nie ein Bronchospasmus allein schuld, sondern überdies immer noch eine Obstruktion in den Luftwegen, Tubus oder Atemschläuchen (Jenkins). Diese Tatsache ist von sehr großer praktischer Bedeutung, da die Obstruktion, wo sie auch liegen mag, vom erfahrenen Anaesthesisten behoben werden kann, während der Bronchospasmus nur schwer beeinflußbar ist. Es kommt also sehr darauf an, daß der Widerstand richtig gedeutet wird und daß man beim Vorliegen eines Hindernisses nicht etwa Maßnahmen zur Behebung eines Bronchospasmus ergreift.

Literatur

Jenkins, A. V.: Unexpected hazard of anaesthesia. Lancet **1959 I**, 761.

Tschirren, B.: Der Narkosezwischenfall, S. 24. Bern-Stuttgart: Huber 1967.

7. Das Lungenödem

H. LUTZ

a) Definition

Beim Lungenödem handelt es sich um eine seröse Infiltration des Lungengewebes mit anschließendem Flüssigkeitsaustritt in die Alveolen und Bronchiolen. Durch Vermischung der Atemluft mit Ödemflüssigkeit entstehen Luftblasen, die den Gasaustausch erschweren oder sogar verhindern. Es ist immer mit einer Hypoxämie verbunden, in schweren Fällen zusätzlich mit einer Hyperkapnie.

b) Ursache

Die Ursache des Lungenödems ist nicht restlos geklärt. Zumeist sind eine Reihe verschiedener Faktoren an seiner Entstehung beteiligt. Patienten mit Herz-Kreislauf-Affektionen (Myokardinfarkt, Mitralstenose, Aortenstenose, Aorteninsuffizienz, Hypertonie, Lungenembolie), Schädigungen oder Erkrankungen der Lunge (Lungengifte, Anoxämie), allergischen Erkrankungen und cerebralen Läsionen (Schlafmittelvergiftungen, Schäden im Bereich des 3. Ventrikels und des Nucleus lentiformis) sind besonders gefährdet. Fast immer läßt sich jedoch die Entstehung des Krankheitsbildes auf eine der folgenden Ursachen zurückführen:

1. Erhöhte Transsudationsneigung,
2. verminderte Rückresorptionsleistung,
3. Vergrößerung des extracellulären Flüssigkeitsvolumens.

Ad 1. *Die erhöhte Transsudationsneigung* kann hämodynamisch, hämatogen oder vasogen bedingt sein. *Hämodynamische Störungen* verursachen einen gesteigerten Capillardruck der Lungen oder eine Vergrößerung der filtrierfähigen Oberfläche dieses Organes. Das ist z. B. dann der Fall, wenn durch Linksherzdekompensation oder periphere Vasoconstriction das Blutvolumen in den Lungen erhöht ist. *Hämatogen* ist die gesteigerte Transsudationsneigung ausgelöst, wenn es nach langdauernden krankhaften Prozessen zu einer Senkung des Plasma-Proteingehaltes kommt. Auch die Verdünnung des Blutes durch kristalloide Infusionsmittel bewirkt eine erhebliche Minderung des kolloidosmotischen Druckes. Der Abfall des onkotischen Druckes erleichtert schließlich beim Überwiegen des hydrostatischen Druckes die Flüssigkeitsabgabe aus der Blutbahn in das Gewebe. *Vasogen* ist die Transsudation dann bedingt, wenn Bakterien oder Lungengifte, Histamin oder Sauerstoffmangel eine toxische Schädigung der Gefäßwand hervorrufen, die eine Permeabilitätssteigerung bewirkt. Eine erhöhte Transsudationsneigung besteht darüber hinaus während einer forcierten Atemtätigkeit bei Atemwegsstenosen.

Ad 2. *Die verminderte Rückresorptionsleistung* ist zumeist auf eine gestörte Lymphfunktion zurückzuführen. Ursächlich sind dafür entzündliche oder thrombotische Prozesse im Bereich des Lymphsystems verantwortlich, oder aber die Überschreitung der Lymphkapazität. Das ist immer dann der Fall, wenn die aus den Capillaren austretenden Plasmamengen so groß sind, daß das Lymphsystem nicht mehr in der Lage ist, einen ausreichenden Abtransport zu gewährleisten.

Ad 3. *Vergrößerungen des extracellulären Flüssigkeitsvolumens* sind zu erwarten, wenn eine fehlerhafte Infusionstherapie durchgeführt wurde oder wenn nach Verabreichung osmotisch stark wirksamer Substanzen ein ausgeprägter Flüssigkeitseinstrom in die Blutbahn einsetzt, ohne daß die Nieren in der Lage sind, entsprechende Wassermengen wieder auszuscheiden (z. B. Versuch einer osmotischen Diurese bei funktionsloser Niere). Auch die Spülung von Körperorganen mit hypotonen Flüssigkeiten (z. B. der Blase bei Elektroresektion der Prostata) kann diesen Wassereinstrom in die Blutbahn bewirken.

Abgesehen von der iatrogen bedingten Vergrößerung des extracellulären Flüssigkeitsvolumens sind es in der intra- und postoperativen Phase vor allem zwei Faktoren, die für die Entstehung des Lungenödems verantwortlich sind: der Sauerstoffmangel und die unkontrollierte Verabreichung selbst kleinster Mengen von Sympathomimetika.

Sauerstoffmangel begünstigt die Bildung des Lungenödems durch eine direkte Störung des Lungenkreislaufs sowie durch Schädigung der alveolo-capillären Membran. Hypoxie verursacht einen morphologisch nachweisbaren Umbau der Cytoplasmastruktur an Alveolen und Capillaren. Dadurch treten Permeabilitätsstörungen auf, und der Sauerstoffdiffusionsweg wird verlängert. Dabei ist das Capillarendothel der Lunge gegenüber Sauerstoffmangel besonders empfindlich, weil es seinen Sauerstoffbedarf im Gegensatz zu anderen Capillaren aus der Atemluft deckt. Außerdem kommt es durch Sauerstoffmangel zu einer Steigerung des arteriellen Druckes in der Lungenstrombahn und zur Kontraktion der Lungenvenen. Die

Hypoxie ist demnach als ganz entscheidender pathogenetischer Faktor des Lungenödems zu betrachten.

Sympathomimetika führen schon in niedrigster Dosierung sowohl zur Steigerung des Herzminutenvolumens als auch zu einer peripheren Vasoconstriction. Vermehrte Blutfüllung der Lungen und gesteigerter hydrostatischer Druck begünstigen stets die Ausbildung des Lungenödems.

c) Symptomatik

Die Symptome des Lungenödems sind zahlreich und stehen in engem Zusammenhang mit der Ätiologie. Typisch für das Krankheitsbild sind:

1. *Dyspnoe* als Folge der durch interstitielle Flüssigkeitsansammlung bedingten Versteifung der Lunge, die die Atemarbeit erschwert und den Gasaustausch behindert. Luftblasen- und Schaumbildung in den Alveolen, den Bronchiolen und gelegentlich auch in der Trachea schränken die Ventilation zusätzlich ein.
2. *Blutig-schaumige Expektoration* infolge Transsudation von hämoglobinhaltiger Flüssigkeit in die Alveolen.
3. *Nächtliche Anfälle* durch Vermehrung des thorakalen Blutvolumens in den Nachtstunden und durch mögliche Hypoxie infolge schlafbedingter Atemeinschränkung, z. B. bei Patienten in höherem Lebensalter.
4. *Schock* bei schwerem und längerbestehendem Lungenödem infolge Verlust großer Flüssigkeitsmengen, Bluteindickung und Viscositätssteigerung.
5. *Fieber* bei längerbestehendem Lungenödem infolge Hinzutritt entzündlicher Prozesse.

Die Diagnose wird fast stets aus Dyspnoe, blutig-schaumiger Expektoration, Cyanose und Trachealrasseln gestellt. Die physikalische Untersuchung ist zumeist ausreichend. Das Röntgenbild kann herangezogen werden und zeigt fein- bis grobkörnige Fleckenschatten, die denen bronchopneumonischer Herde sehr ähneln. Oft beginnt das Lungenödem mit einem Vorstadium, wobei Unruhe, Depressionsgefühl, trockener Husten und leichte Dyspnoe die Leitsymptome darstellen.

d) Therapie

Angesichts der vielfältigen Ursachen und der verschiedenen an der Entstehung des Lungenödems beteiligten Mechanismen ist es nicht überraschend, daß zahlreiche physikalische Methoden und Arzneimittel für seine Therapie empfohlen werden. Im Vordergrund aller therapeutischer Maßnahmen müssen aber stehen:

1. Die Herstellung freier Atemwege,
2. Entlastung des Pulmonalkreislaufs,
3. Beeinflussung der Kausalfaktoren.

Freie Atemwege sind vor allem durch *endotracheale Intubation* zu erzielen. Dieses Verfahren bietet neben der Totraumverkleinerung den entscheidenden Vorteil der Absaugung von Flüssigkeitsmengen aus den Luftwegen und der Lunge. Die verbesserte Atemtätigkeit und die gleichzeitige Sauerstoffzufuhr in einer Menge von 5—8 Liter/min entlasten oft schon über die Reduzierung des Blutstromes zum rechten Herzen den kleinen Kreislauf. Hypoxie, Dyspnoe und erhöhte Capillarpermeabilität werden durch diese Maßnahmen in gleicher Weise beeinflußt.

Reiner Sauerstoff muß zur Behebung der Hypoxämie anfangs verabreicht werden, da jede Untersättigung des Blutes durch Constriction der Lungenvenen und durch Vasoconstriction im großen Kreislauf eine wesentliche Rolle bei der Entstehung des Lungenödems spielt. Im weiteren Verlauf der Behandlung ist die Sauerstoffkonzentration wieder zu reduzieren.

Drucksenkungen im Pulmonalkreislauf sind auf mechanischem und medikamentösem Wege möglich.

Mechanisch wird der Druck in der Lungenstrombahn einmal durch die Aufrichtung des Oberkörpers und zum anderen durch einen sog. „unblutigen Aderlaß" gesenkt. Der Patient wird zu diesem Zweck in eine halbsitzende Position gebracht. Sämtliche 4 Extremitäten sind im proximalen Anteil mit Blutdruckmanschetten versehen. Drei der vier Extremitäten bleiben mit einem Druck von 40—50 mm Hg gestaut, eine Extremität wird durch Öffnen der Stauung jeweils 10 min durchblutet. Die Stauungen werden am zweckmäßigsten in Abständen von 10 min im Uhrzeigersinne geöffnet und geschlossen (Abb. 1). Dadurch ist stets nur ein Teil des Gesamtblutvolumens an der Zirkulation beteiligt, das Blutvolumen selbst aber nicht vermindert. Das Verfahren ist demnach dem echten Aderlaß vorzuziehen, weil die Gefahr der Ausbildung eines hämorrhagischen Schocks weitgehend ausgeschaltet ist.

Medikamentös kann der Blutdruck mit einer Reihe von Substanzen herabgesetzt werden. *Ganglienblocker* und *Sympathicolytica* haben sich beim experimentellen Lungenödem sowie auch klinisch als wertvoll erwiesen. Ihre Wirksamkeit wird mit einer Erweiterung der Lungenstrombahn und der peripheren Gefäßbezirke erklärt, wodurch das Blut weitgehend aus dem Lungenkreislauf in die Peripherie verlagert wird. Sympathicolytische Präparate, wie Dibenamin, Hydergin und Dibenzylin, sowie Ganglienblocker, wie Hexamethonium und Trimetaphan (Arfonad) haben sich besonders bewährt.

In der Praxis hat sich vor allem die Anwendung des kurzwirkenden Ganglienblockers vom Typ des Arfonad (Trimetaphan-Camphersulfat) wegen seiner ausgezeichneten Steuerbarkeit durchgesetzt. Dabei sollte eine möglichst konzentrierte Lösung dieser Substanz verwendet werden, um eine zusätzliche

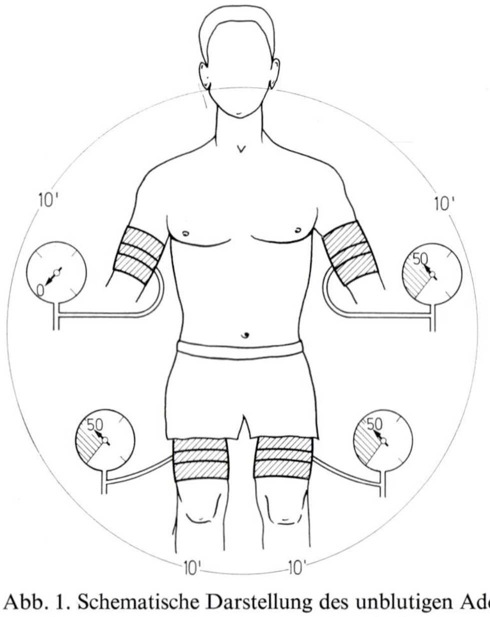

Abb. 1. Schematische Darstellung des unblutigen Aderlasses. Sämtliche 4 Extremitäten sind mit Blutdruckmanschetten versehen. 3 davon sind bis 50 mm Hg gestaut, jeweils eine Manschette bleibt geöffnet. [Aus LUTZ, H., SCHUMACHER, W.: Z. prakt. Anästh. Wiederbeleb. **1**, 49 (1966)]

Vergrößerung des intravasalen Volumens zu vermeiden. Der Blutdruck läßt sich dann unter Regulierung der Tropfenzahl sehr zuverlässig kontrollieren. Bei Patienten mit Arteriosklerose, Hypertonie und Anämie darf der Blutdruckabfall jedoch nicht zum Sauerstoffmangel lebenswichtiger Organe führen. Hierbei bietet die Gabe von *Diuretica*, insbesondere des schnellwirkenden Furosemid (Lasix), eine gute Möglichkeit zur Reduzierung des zirkulierenden Blutvolumens.

Ein außerordentlich wirksames Behandlungsverfahren beim Lungenödem steht mit der Anwendung der *Überdruckbeatmung* zur Verfügung. Diese Methode hat sich nach den bisher gesammelten Erfahrungen als das wirksamste Behandlungsprinzip erwiesen. Die Methode basiert auf der Überlegung, daß der Druckanstieg im Bronchoalveolärsystem dem erhöhten Lungencapillardruck entgegenwirkt und die Transsudation herabsetzt. Die Lunge wird durch den Überdruck gleichermaßen wie ein Schwamm ausgepreßt und von Ödemflüssigkeit befreit. Zudem wird durch künstliche Überdruckbeatmung der venöse Rückstrom zum rechten Herzen reduziert und damit der Pulmonalkreislauf erheblich entlastet. Schließlich steigt der Sauerstoffdruck in den Alveolen, der Lungengefäßwiderstand nimmt ab und die für die erschwerte Atemarbeit erforderlichen zusätzlichen Energiemengen werden eingespart. Als Beatmungsgeräte eignen sich vor allem Geräte, mit denen man leicht eine Erhöhung des endexspiratorischen Druckes erreichen kann. Adaptationsschwierigkeiten zwischen Patient und Gerät sollten mit Morphin oder ähnlich wirkenden Substanzen oder durch Muskelrelaxantien ausgeschaltet werden.

Steht in der auslösenden Ursache des Lungenödems die Herzinsuffizienz im Vordergrund (die akute Linksinsuffizienz des Herzens ist einer der wesentlichsten auslösenden Faktoren), müssen *Cardiaca* eingesetzt werden, welche die Leistungsfähigkeit des Herzmuskels fördern (Strophanthin oder Digitalisglycoside). Voraussetzung der therapeutischen Wirksamkeit von Glykosiden ist jedoch, daß die Leistung des linken Ventrikels gesteigert werden kann. Dies ist z.B. nicht möglich, wenn die Wand des Herzens durch einen Infarkt geschädigt oder stark fibrosiert ist. Bei Patienten mit Mitralstenose entsteht der hohe Lungencapillardruck durch ein großes Minutenvolumen des rechten Ventrikels infolge Verlegung der Mitralklappe. Erfolgt eine rasche Digitalisierung während eines Anfalles, so kann diese Maßnahme die Heftigkeit des Ödems steigern. Die Digitalisierung kann das Lungenödem auch durch Steigerung des Minutenvolumens des rechten Ventrikels auslösen, da infolge einer Blockierung der Mitralklappen das Ausströmen von Blut aus der Lunge eingeschränkt ist.

Zur *Herabsetzung der Capillarpermeabilität* eignen sich Präparate wie Calciumgluconat, ebenso werden Antihistaminica, Pyrazolon und Cortisonderivate empfohlen. Die Cortisontherapie soll dabei in hohen Dosen erfolgen (Prednisolon: 100 bis 300 mg, Dexamethason 20—40 mg; 6-Methylprednisolon: 80—300 mg). Der onkotische Druck des Blutes kann durch Infusion einer Humanalbuminlösung gesteigert werden.

Hypnotika und Sedativa sind erforderlich, wenn die Patienten stark erregt sind, so daß durch die sympathicotone Reaktionslage eine Verstärkung des Lungenödems zu erwarten ist. Bei verschiedenen Formen von experimentellem Lungenödem konnte der Wert von Morphin demonstriert werden. Morphin — unter entsprechender Kontrolle — bessert viele leichte und schwere klinische Anfälle, wobei die besten Resultate bei Patienten mit Hypotonie, Urämie und Mitralstenose erzielt werden.

Eine hohe *Lumbalanaesthesie* kann ebenfalls die Vasoconstriction im großen Kreislauf beseitigen. Auch Blockaden des rechten Ganglion stellatum oder Druck auf den Sinus caroticus sollen einen ähnlichen Effekt bewirken.

Schaumbeseitigende Mittel (95% Alkohol, 10% Methylpolysiloxan) ändern die Oberflächenspannung der Flüssigkeit und bewirken damit ein Platzen der Luftblasen. Dadurch verringert sich zugleich das Volumen der Flüssigkeit, so daß diese leichter ausgestoßen werden kann.

Im Vordergrund der Behandlung stehen jedoch die anaesthesiologischen Verfahren der Intubation, Relaxation, Überdruckbeatmung und künstlichen Hypotension, so daß der Anaesthesist eine besondere Aufgabe bei der Behandlung des Lungenödems zu erfüllen hat.

Literatur

ALTSCHULE, M. D.: Neuere Ergebnisse über die Pathogenese des Lungenödems. Klin. Wschr. **34**, 169 (1956).

BUDELMANN, G.: Das Lungenödem in der ärztlichen Praxis. Med. Klin. **57**, 999 (1962).

BÜHLMANN, A., GATTIKER, H., HOSSLI, G.: Die Behandlung des Lungenödems mit Überdruckbeatmung. Schweiz. med. Wschr. **94**, 1547 (1964).

DRINKER, C. K.: Pulmonary edema and inflammation. Cambridge: Havard Univ. Pr. 1945.

GAST, W.: Lungenödem als Komplikation bei Einleitung einer Narkose und Intubation. Anaesthesist **7**, 28 (1958).

GOODMAN, L. S., GILMAN, A.: The pharmacological basis of therapeutics. New York: Macmillan 1960.

GROSSE-BROCKHOFF, F.: Pathophysiologie des Lungenkreislaufes. In: Lungen- und kleiner Kreislauf. Berlin-Göttingen-Heidelberg: Springer 1957. (Bad Oeynhauser Gespräche 1.)

HADORN, W.: Lehrbuch der Therapie, 2. Aufl. Bern-Stuttgart: Huber 1954.

HEGGLIN, R.: Die Zirkulationsstörungen der Lunge. In: Handbuch der inneren Medizin. Hrsg. von G. v. BERGMANN u.a., 4. Aufl., Bd. 4, 2, S. 239ff. Berlin-Göttingen-Heidelberg: Springer 1956.

HENSCHLER, D., MEYER, W.: Hemmung toxischer Lungenödeme und des Verbrennungsödems durch Tris (hydroxymethyl aminomethan). Klin. Wschr. **40**, 264 (1962).

KNEBEL, R.: Das Lungenödem. In: Das Ödem, Pathogenese und Therapie. Darmstadt: Steinkopf 1959.

LITARCZEK, G.: Künstliche Blutdrucksenkung zur Behandlung des Lungenödems bei Patienten mit Mitralstenose. Anaesthesist **7**, 100 (1958).

LUISADA, A. A.: Mechanismus und Behandlung des akuten Lungenödems. Triangel **7**, 254 (1967).

LUTZ, H., SCHUMACHER, W.: Ursachen und Behandlung des akuten Lungenödems aus anästhesiologischer Sicht. Dtsch. med. Wschr. **90**, 1747 (1965).

— — Die Behandlung des Lungenödems nach schweren Vergiftungszuständen. Z. prakt. Anästh. **1**, 49 (1966).

RATHERT, H.: Beitrag zur Behandlung des Lungenödems. Med. Welt **1963**, 699.

RIECKER, G.: Zur Therapie des Lungenödems. Internist (Berl.) **1**, 29 (1960).

RITTMEYER, P.: Experimentelle Untersuchungen über die Wirkung vasopressorischer Substanzen auf den kleinen Kreislauf. Anaesthesist **11**, 359 (1962).

8. Lungenkollaps und Atelektase

O. GIEBEL und K. HORATZ

a) Einleitung

Die zunehmende Zahl der posttraumatischen Komplikationen von seiten der Atemwege, bedingt durch die Häufung von Thoraxverletzungen nach Verkehrs- und Betriebsunfällen, sowie die gleichzeitig ansteigende Zahl der postoperativen Atmungsinsuffizienzen — als Folge der Zunahme der Alters- und Risikochirurgie — zwingen den Anaesthesisten zu erhöhter Aufmerksamkeit.

Nach HÜGIN hat der Anteil von Patienten in höherem Lebensalter von 1945—1954 erheblich zugenommen. Er stieg bei

Über-50jährigen um 55%,
Über-60jährigen um 93%,
Über-70jährigen um 130%.

Ein ähnliches Anwachsen im Operationsgut ist bei Kleinkindern unter einem Jahr zu verzeichnen.

Die spontan, postoperativ sowie posttraumatisch entstandene Atmungsinsuffizienz muß sich naturgemäß auf das Blut als Erfolgsorgan der Atmung auswirken. Die resultierenden Funktionsstörungen und ihre Auswirkungen auf O_2- und CO_2-Konzentrationen im Blut können isoliert oder kombiniert auftreten als

1. eine Ventilationsstörung (alveolare Hypoventilation),

2. eine Diffusionsstörung,

3. eine erhöhte venöse Beimischung (veno-arterielle Kurzschlüsse),

4. eine Störung des Ventilations-Perfusions-Verhältnisses der Lunge im engeren Sinne (sog. partielle Verteilungsstörung) und

5. indirekt als Stagnationshypoxie (s. „Grundlagen der Atmungsphysiologie", S. 30, sowie „Die Lungenfunktionsdiagnostik", S. 199).

Störungen, durch die die *Funktion des Pleuraspalts* — als Teil der Atemmechanik — und die *Funktion der Atemwege* eingeschränkt oder gar aufgehoben werden, können durch *Lungenkollaps* und *Atelektase* eine oder mehrere dieser alveolären Funktionsbereiche betreffen.

b) Pathophysiologie

Werden die im Pleuraspalt — also zwischen der Pleura costalis und pulmonalis — herrschenden Kohäsionskräfte zerstört, führt die Entspannung und dadurch ausgelöste Verkürzung der elastischen Fasern des Lungenbindegewebes sofort zum Kollabieren der Lunge. Die auf den Hilus des Organes hingerichtete Bewegung bringt alle Alveolarräume zum Kollabieren und verkleinert damit rasch die für den Gasaustausch notwendige respiratorische Oberfläche.

Beim nach *außen offenen Pneumothorax* bei unverletzter Pleura visceralis steht durch ein Loch in der Brustwand mit Verletzung der Pleura parietalis der Pleuraraum mit der Außenluft in Verbindung (meist durch Stich- oder Schußverletzung entstanden). Bei jeder Inspiration strömt Außenluft durch die Öffnung ein, bei jeder Exspiration wird Luft herausgepreßt. Je weiter die kommunizierende Öffnung ist, desto größer wird auch die Menge dieser „extrapulmonalen Pendelluft" sein. Ein solcher nach außen offener Pneumothorax bedeutet aber neben der stets möglichen Infektionsgefahr einen großen Wärmeverlust (die Temperatur eines Tieres mit offenem Pneu sinkt fast 4mal stärker ab als bei der Vorlagerung der gesamten Eingeweide!) und beschwört weiterhin die Gefahr des Mediastinalflatterns herauf. Dies setzt ein schlaffes, widerstandsloses Mittelfell voraus, das durch die höheren Druckschwankungen in der geöffneten Pleurahöhle gegenüber der gesunden Seite inspiratorisch zur gesunden Seite und exspiratorisch zur offenen Seite hin- und herbewegt wird, wodurch die Herztätigkeit nicht nur beeinträchtigt, sondern völlig lahmgelegt werden kann. (Daher vertragen Katzen, die ein straffes Mittelfell haben, einen offenen Pneu gut, Hunde dagegen, deren Mediastinum ungewöhnlich zart und schlaff ist, sterben manchmal bereits unmittelbar nach Eröffnung der Brusthöhle.) Besonders im jungen Lebensalter droht bei breiter Pleuraspalteröffnung immer die Gefahr des Mediastinalflatterns. Daher ist ein nach außen offener Pneu unverzüglich in einen geschlossenen Pneumothorax zu verwandeln (s. auch „Thoraxchirurgie", S. 607).

Nach Verschluß der Brustwandöffnung kann ein nach *innen offener Pneumothorax* oder ein Spannungspneumothorax auftreten. Durch einen Riß in der Pleura pulmonalis, der bei wandnahen Abscessen oder tuberkulösen Prozessen sowie Rippenserienfrakturen oder manchmal infolge Einreißens einer kranken Pleura (pleuranahe bullöse Emphysemblase) als Spontanpneu, und zwar meist nach einer plötzlichen Drucksteigerung im Brustraum bei körperlicher Belastung, seltener unter Überdruckbeatmung, auftreten kann, steht der Pleuraraum über die Atemwege mit der Außenluft in Verbindung. Auch hier entstehen „Pendelluft", Infektionsgefahr von den die Pleurazerstörung verursachten Krankheitsprozessen und die Gefahr des Mediastinalflatterns.

Der *Spannungspneumothorax* entsteht aus einem nach innen offenen Pneumothorax durch einen Ventilmechanismus (Ventilpneumothorax), der bei jeder Inspiration Luft in den Pleuraraum ungehindert durchläßt, jedoch bei der Exspiration durch die jetzt ventilartig abdichtende Kommunikationsstelle nicht wieder entweichen läßt. Die ständig hinzukommende Luft erhöht den Druck im Pleuraraum immer mehr, so daß Werte bis zu +40 cm H_2O keine Seltenheit sind.

Unter diesen Bedingungen wird das Mediastinum mit seinen Organen nach der gesunden Seite verdrängt (s. Abb. 1) und die Belüftung als Folge der mehr und mehr atelektatisch werdenden Lunge stark beeinträchtigt. Die Vermehrung der Kurzschlußblutmenge steigert weiter die Hypoxämie. Der Kreislauf wird durch Herzverlagerung und Abnahme der Füllung der zur gesunden Seite abgedrängten und eingeengten großen Hohlvenen und damit des rechten Vorhofs in Mitleidenschaft gezogen. Die Durchblutung der Lungen nimmt ab. Da außer der Abnahme der Belüftung und der Durchblutung der kollabierten Seite mit ihrer relativen Erhöhung der venösen Beimischung auch die gesunde Seite durch die Verdrängung eine gestörte Ventilation und Perfusion aufweist, entwickelt sich schnell eine Cyanose. Mit zunehmendem intrapleuralen Druck wird unter Dyspnoe, Vertiefung der Cyanose und Stauung der extrathorakalen, besonders der cervicalen Venen, ansteigender Herzfrequenz und Blutdrucksteigerung, Schweißausbruch und Gesichtsrötung infolge CO_2-Retention der Zustand immer bedrohlicher.

Ein *geschlossener Pneumothorax*, der nach seiner Entstehung ursprünglich nach außen oder —weit häufiger — nach innen offen war, ist ohne jede Verbindung mit der Außenluft; seine Gasmenge ändert sich also bei der Atmung nicht. Er kann durch die gleichen, beim nach innen offenen Pneumothorax abgehandelten pathogenetischen Ursachen entstehen. Aber auch nach lokaler oder Leitungs-Anaesthesie, z.B. nach Stellatum-Blockade oder supraclaviculärem Plexus brachialis-Block, oder nach Operationen, wie z.B. nach Ablatio mammae, bei der die Luft perivasculär entlang der durchtretenden Gefäße in den Pleuraspalt eintreten kann, als postoperatives Ereignis auch nach Nephrektomien durch transdiaphragmalen Luftzutritt, nach Thorakotomien und stumpfen Brustkorbtraumen kann mit der Entstehung eines Pneumothorax gerechnet werden. Der Verschluß der Pleura visceralis kann durch Adhärenz mit der Pleura parietalis oder durch Verkleben eines nicht zu großen Pleura pulmonalis-Defektes zustande kommen. In der Regel ist unmittelbar nach dem Ereignis der Druck im Pleuraraum ziemlich hoch („Überdruckpneumothorax"), bildet sich jedoch rasch zurück. Der intrapleurale Druck, der normalerweise schwach negative Werte von —3 bis —5 cm H_2O aufweist, kann in einem schwach positiven Bereich ansteigen. Die Luftresorption in der Pleurahöhle hängt vom Zustand der Pleurablätter ab. Sind diese zart und gesund, so geht die Gasresorption viel schneller vonstatten, als wenn sie verdickt und mit Fibrin belegt sind. Die einzelnen Gase werden im Pleuraraum verschieden schnell resorbiert. Am raschesten verschwindet CO_2 wegen seines rund 200mal größeren Diffusionskoeffizienten als O_2; am längsten verbleibt der Stickstoff.

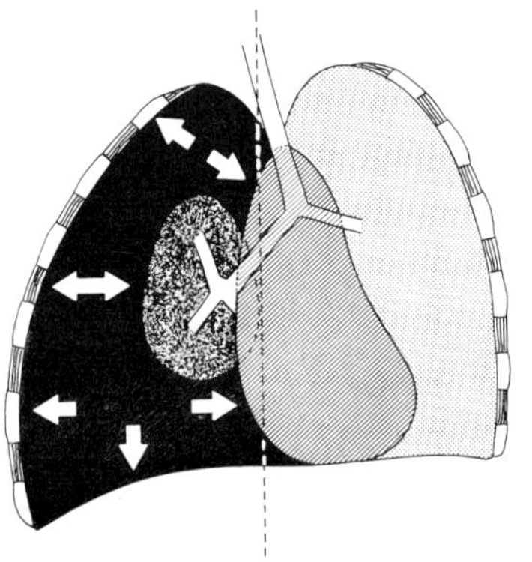

Abb. 1. Schematische Thorax-Röntgenübersicht bei Lungenkollaps. Lungenkollaps durch: 1. Erguß: Hämo-, Pyo-, Sero-, Chylothorax oder 2. Pneumothorax bei unverletztem Thorax: Spannungspneumothorax

Früher war die Anlegung eines Pneumothorax eine häufig geübte Technik im Rahmen der Tuberkulosetherapie. Es wurde gerade so viel Luft eingefüllt, wie zum Kollabieren der Lunge und damit zum Kollabieren von Kavernen („Entspannungspneumothorax") notwendig war; ein Überdruck wurde tunlichst vermieden.

Anfangs muß die kollabierte Lunge zu einer Vergrößerung der Kurzschlußblutmenge führen, die durch Verkleinerung der Lungenstrombahn im kollabierten Gewebe nur teilweise kompensiert wird.

Das *Mediastinalemphysem* kann z.B. durch Ruptur einer — wie oben dargelegt — weiter subpleural gelegenen bullösen Emphysemblase entstehen. Auch nach Traumen, die zu Rissen in der Tracheal- oder Bronchialwand geführt haben, nach Verletzungen der mediastinalen Pleura oder schon nach oberflächlichen Lungenverletzungen durch zentripetalen peribronchialen Lufteintritt kann ein Mediastinalemphysem auftreten. Im Röntgenbild zeigt sich eine schattenarme „wolkige" Verbreiterung des Mediastinums. Dabei kann eine obere Einflußstauung dann auftreten, wenn der Luftdruck im Gewebe (sich erwärmende Gase dehnen sich aus!) den Venendruck übersteigt.

Die Entstehung eines *Hautemphysems* verrät recht bald ein Mediastinalemphysem durch den subcutanen Luftdurchtritt in die Halsweichteile. Es kann sich aber auch ohne Mediastinalemphysem aus einer verletzten Pleura parietalis nach einem Pneumothorax entwickeln, oder weil durch einen Brustwanddefekt z.B. neben einem ungenügend abgedichteten Pleuradrain subcutan Luft eintritt. Schließlich kann sich durch Verletzung der Schleimhaut im Nasen-Rachen-Raum, vorzugsweise wenn danach mit bis in den Epipharynx verlegten harten Schläuchen eine O_2-Insufflation durchgeführt wird, ein ausgedehntes Hautemphysem im Gesichtsbereich entwickeln.

Das Kollabieren der Lunge und die sich daraus entwickelnde Atelektase kann naturgemäß auch durch Flüssigkeiten im Pleuraraum hervorgerufen werden. Besonders in der Thoraxchirurgie und nach Thoraxverletzungen ist der *Hämatothorax* ein bedrohliches Ereignis, weil die Blutung, ob aus Gefäßen des kleinen oder großen Kreislaufs, mit erheblichem Blutverlust einhergeht. Hier tritt unter Umständen der hämorrhagische Schock mit all seinen Folgen in den Vordergrund. Es wird vom Ausmaß der Blutung abhängen, ob das physiologische Behandlungsprinzip, den Pleuraspalt so bald wie möglich und so oft wie nötig zu entleeren, wegen des Risikos einer Nachblutung nicht eingehalten wird.

Ein *Pyothorax* ist Folge von entzündlichen Erkrankungen der Brusteingeweide. Nach abscedierender Pneumonie mit Durchbruch in die Pleurahöhle oder purulenten Infektionen der Pleurablätter kann ein Pyothorax entstehen. Auch ein Lungenabsceß kann sich in den Pleuraspalt entleeren. Nach Fremdkörpern aller Art, also auch durch aspirierte Flüssigkeiten bedingte Pneumonien, können *Empyeme* verursacht werden. Eine postoperative Pleuraentzündung, besonders nach Operationen am Magen-Darm-Kanal — d. h. in infiziertem Gebiet — als Folge eines „embolischen Vorgangs" kann zu Absceßbildung, ja zu Gangrän Anlaß geben. Schließlich kann der Pyothorax Folge einer Verletzung — meist Schußwunde — entweder eines traumatischen Lungenabscesses oder traumatischen Empyems sein. Hier tritt neben der Beeinträchtigung der Atmung die Infektion in den Vordergrund.

Der *Serothorax* ist durch Ansammlung seröser Flüssigkeit im Pleuraraum gekennzeichnet. Dabei kann es sich um ein eiweißarmes *Transsudat* mit einem spezifischen Gewicht unter 1015 bzw. einem Gesamt-Eiweißgehalt bis 2 g%, als sog. Stauungserguß, der am häufigsten rechts, aber auch beidseitig, angetroffen wird, oder um ein eiweißreiches *Exsudat* mit einem spezifischen Gewicht über 1015 bzw. einem Gesamt-Eiweißgehalt über 4 g% handeln, das nach exsudativen entzündlichen Prozessen auftritt. Diese können hämorrhagisch gefärbt sein bei malignen Tumoren, Lungeninfarkt, selten bei Tuberkulose, aber häufig bei Blutkrankheiten. Die Atmung wird besonders bei ausgedehnten Stauungsergüssen (z. B. beim Panzerherzen) beeinträchtigt sein.

Ein *Chylothorax* deutet auf Erkrankungen des Ductus thoracicus hin, die traumatisch, postoperativ zuweilen bei Eingriffen an den großen herznahen Gefäßen, tuberkulös oder durch Tumoren bedingt sein können.

Alle diese Ergüsse werden, solange sie nur Mantelergüsse sind, die Atmung wenig oder gar nicht beeinträchtigen. Sind sie aber stark ausgeprägt oder sogar als Pneumohämato-, Pneumopyo- oder Pneumoserothorax aufgetreten, kann es zu den Erscheinungen kommen, die beim Pneumothorax abgehandelt wurden, und zwar um so ausgeprägter, je schneller der Lungenkollaps zustande kommt.

Störungen der Funktionen der Atemwege sind um so lebensbedrohlicher, je höher sie gelegen sind. *Verlegung der Luftwege im Rachen-, Kehlkopf-* oder *Trachealgebiet* führt zur Erstickung (Asphyxie). 4—8 min nach totaler Verlegung tritt der Erstickungstod ein.

Teilweise Verlegung der oberen Luftwege ist in der Klinik weitaus häufiger. *Akut* tritt sie bei der Diphtherie oder bei entzündlicher oder auch allergischer Glottisschwellung auf. *Langsam* sich entwickelnde Stenosen der Trachea sind meist durch substernale Strumen, Tumoren des Kehlkopfes und des oberen Mediastinums bedingt. Bei stärkerer Lumeneinengung wird ein ausreichender Gaswechsel durch Änderung des Atemmechanismus mühsam aufrechterhalten. In- und Exspiration sind verlängert, die Atmungshilfsmuskulatur wird herangezogen. Die dadurch erzielte energische Weitung des Brustkorbes während der Inspiration erzeugt durch Vergrößerung des Druckunterschiedes einen so raschen Luftstrom an der stenosierten Stelle, daß ein pfeifendes Geräusch, der *Stridor*, entsteht. Wenn dennoch die Luft der Thoraxerweiterung nicht rasch genug folgen kann, verursacht der stärkere Unterdruck im Thoraxinneren eine inspiratorische Einziehung der Zwischenrippenräume, der Schlüsselbeingruben und der Jugularisgegend. Eine längere Einströmzeit der Luft wird für den endgültigen Druckausgleich benötigt. Das Verhältnis von Einatmungszeit zu Ausatmungszeit, das sich normalerweise wie 1,0:1,2 verhält, ist in Richtung der Einatmungszeit verschoben. Schließlich wird das Inspirium länger als das Exspirium (inspiratorische Dyspnoe). Durch die vermehrte Muskeltätigkeit bei dieser erschwerten Atmung steigt der Sauerstoffverbrauch und verschlimmert die Luftnot.

Bei *Verlegung eines Hauptbronchus* wird die in der zugehörigen Lunge enthaltene Luft bei ungestörter Durchblutung in wenigen Stunden resorbiert; es verschwindet nacheinander CO_2, dann O_2 und schließlich N_2. Der so herabgesetzte intrapulmonale Druck wird teils durch Verkleinerung der Lunge mit Kollabieren der Alveolen, teils durch Flüssigkeitsaustritt in die Alveolarräume („Transsudation ins Vakuum", FLEISCHNER) ausgeglichen. Es ist eine *Atelektase* entstanden, die röntgenologisch in einer zarten homogenen milchglasartigen Verschattung auftritt.

Die Saugwirkung dieser durch Luftresorption und Entspannung der elastischen Fasern des Lungengewebes bedingten Atelektase ist auch extrapulmonal sehr erheblich. Die betroffene Brustkorbseite bleibt bei der Atmung stark zurück; der intrapleurale Druck, der normalerweise schwach negative Werte von —3 bis —5 cm H_2O aufweist, sinkt auf tief negative Werte bis —20 und sogar bis —40 cm H_2O ab und das Mediastinum mit seinen

Organen ist mehr oder weniger stark zur Seite der Atelektase hin verzogen (s. Abb. 2).

Der Bronchusverschluß kann durch Wandveränderungen bedingt sein oder durch Kompression sowie Abknickung von außen, weiterhin durch Verstopfung des Lumens mit Blut, Sekret, Fremdkörper. Im letzten Fall dürfte meist noch ein irritativ ausgelöster Spasmus der Bronchialmuskulatur hinzukommen, der sich — vor allem am Abgang eines Bronchialastes wegen der hier stärkeren Muskelverflechtung — sphincterartig um den Fremdkörper zusammenzieht.

Aus denselben Ursachen ist natürlich auch eine *Verlegung der kleineren Bronchien* möglich. Ist ein Lappenbronchus betroffen, wird der zugehörige Lungenlappen atelektatisch. Dabei erfolgt seine

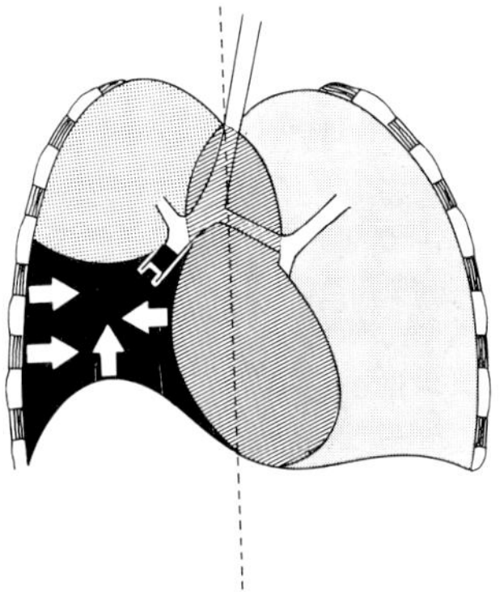

Abb. 2. Schematische Thorax-Röntgenübersicht bei Atelektase. Atelektase durch: Verlegung eines Bronchus oder Hauptbronchus durch: 1. Sekretpfropf, 2. Fremdkörper, 3. Tumor oder 4. Kompression infolge raumfordernder Prozesse von außen auf einen Bronchus

Verkleinerung stets unter Erhaltenbleiben seines Kontaktes mit der Pleura costalis und kompensatorischer Vergrößerung der benachbarten Lungenteile (vikariierendes Emphysem). Wahrscheinlich ist auf dem Wege der die einzelnen von der bronchialen Zufuhr abgeschnittenen Alveolen miteinander verbindenden Poren (sog. Kollateral-Atmung, VAN ALLEN) eine kollaterale Luftversorgung im Rahmen von Krankheitsprozessen ebenfalls von Bedeutung. Wenn z. B. ein Bronchialast durch einen Sekretpfropf verstopft wird, so tritt in das zugehörige Lungengebiet wegen des sich entwickelnden negativen Druckes aus der durchlüfteten Nachbarschaft durch die Alveolarporen Luft ein. Diese dazugekommene Luft hilft dann während der intrathorakalen Drucksteigerung des Hustenstoßes mit, den Schleimpfropf hinauszutreiben. Sind bei Lungenkrankheiten trotz dieser Kollateralatmung kleinere Lappenanteile atelektatisch geworden, ist dies wohl nur bei gleichzeitiger Verlegung der Alveolarporen durch Flüssigkeitseintritt möglich.

Solche Atelektasen von Lappenteilen, welche häufig die Form eines Keiles auf dem Röntgenbild haben mit Spitze zum Hilus und Basis zur Pleura, beobachten wir nicht nur beim Bronchialcarcinom und bei der Tuberkulose, sondern vor allem postoperativ nach Eingriffen in der Brusthöhle oder Oberbauchoperationen.

Bei *allgemeiner Verengung der Bronchien kleineren Kalibers*, wie sie anfallsweise als allergische Reaktion beim Asthma bronchiale auftreten, sind die feinsten Bronchien, die Bronchiolen, am stärksten verengt, was bereits rein mechanisch seinen Grund darin hat, daß sie, frei von der Versteifung durch Knorpelringe, der constrictorischen Muskelwirkung am weitesten folgen können. Die Bronchiolen haben für die Alveolen etwa die Bedeutung wie im Kreislauf die Arteriolen für die Capillaren; so regelt hier die Bronchiolenkontraktion die Versorgung der Lungenbläschen mit Atemluft. Eine universelle Engstellung muß daher für den Gasaustausch schwere Folgen haben. Schleimhautschwellung und durch vermehrte Sekretion bedingte Auflagerung eines zähen, glasigen, kaum abhustbaren Schleimes verstärken beim Bronchialasthma noch die Stenosen. Auch hierbei werden zur Überwindung der Atembehinderung die Hilfsmuskeln herangezogen. Wegen der schwächeren exspiratorischen Kräfte kann die Luft bei der Ausatmung nicht genügend rasch entweichen, sie ist verlängert (exspiratorische Dyspnoe). Trotz Verlängerung der Exspirationsphase verbleibt häufig ein kleiner Luftrest im Alveolarraum zurück und so kommt es durch zunehmendes Vollpumpen zu einer Lungenblähung (Volumen pulmonum auctum), die das Zwerchfell nach unten und den Brustkorb immer mehr in die Inspirationsstellung drängt. Tritt dies akut ein, kommt es zum typischen Asthma bronchiale-Anfall. Bei Häufung der Anfälle entsteht schließlich eine chronische Lungenblähung, das Emphysem.

c) Diagnose

Zur Diagnose sowohl des Lungenkollapses als auch der Atelektase sind neben der klinischen Symptomatik häufige, in nicht zu langen Abständen angefertigte Thoraxröntgenbilder unerläßlich, weil nur der Verlauf über die zu erwartenden Auswirkungen und die einzuschlagende Therapie Auskunft gibt.

Wie die beiden Schemata in Abb. 3 eines ausgeprägten Spannungspneumothorax und einer rechtsseitigen Unterlappenatelektase zeigen, sind für die *Beurteilung dieser Röntgenbilder*

1. Verdrängungserscheinungen des Mediastinums (links) durch intrapleurale Drucksteigerung und

2. Verziehung des Mediastinums (rechts) durch intrapulmonale Zugspannung

die *vorrangig zu beachtenden Grundregeln.*

gezielte Inhalationstherapie mit schleimlösenden und verflüssigenden sowie bronchospasmolytischen Medikamenten zur Verhütung von Atelektasenentstehung erforderlich (s. auch Kap. „Inhalationstherapie", S. 905, und Kap. „Tracheotomie", S. 925).

Systematische Röntgenuntersuchungen Frischoperierter zeigen, daß umgrenzte Atelektasen außerordentlich häufig vorkommen. Während durch ein-

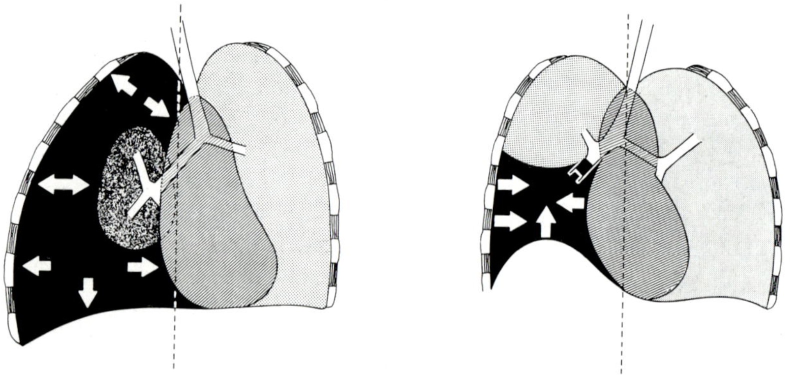

Abb. 3. Druck- und Spannungsverhältnisse bei Lungenkollaps und Atelektase

d) Therapie (einschließlich Methode der Totraumvergrößerung)

Die *Therapie des Lungenkollaps* wird je nach den dargelegten Ursachen und Auswirkungen häufig in der Hand des Chirurgen liegen und muß mit ihm gemeinsam erwogen werden.

Der Lungenkollaps durch nach außen offenen Pneumothorax ist so schnell wie möglich durch Verschluß der Brustwandöffnung — wie bereits angedeutet — in einen geschlossenen Pneumothorax umzuwandeln. Hilft mehrfaches Abpunktieren der Luft nicht, muß eine Bülau-Drainage angelegt werden. Der Sog soll den inspiratorischen endothorakalen Unterdruck von —15 bis —20 cm H_2O nicht überschreiten. Dies gilt auch für den Hämatothorax, sofern eine chirurgische Intervention nicht notwendig wird. Beim Pyo-, Sero- und Chylothorax wird meist häufigeres Abpunktieren neben der konservativen, das Grundleiden angreifenden Therapie zum Ziel führen.

Zur *Therapie von Atelektasen* sind die Atemwege freizumachen bzw. freizuhalten. Eine endobronchiale Absaugung oder bronchoskopische Entfernung von Fremdkörpern aus Trachea und Hauptbronchien ist nicht selten notwendig. Bei assistiert und kontrolliert dauerbeatmeten Patienten sind regelmäßige Bronchialtoilette mit sterilen(!) Absaugkathetern, häufiger Lagewechsel (alle 3 Std) mit intermittierender manueller Lungenblähung und gehende Vorbehandlung und krankengymnastische Atmungsschulung der sog. *postoperative akute massive Lungenkollaps* heute außerordentlich selten ist, sieht man am häufigsten postoperativ — am häufigsten in der Thorax- und Oberbauchchirurgie *subakute Atelektasen,* die vor allem durch zunehmende Sekretverstopfung der Luftwege infolge schmerzbedingter verminderter Atemexkursionen verursacht sind. Sie entwickeln sich meist im Laufe von 2—4 Tagen post operationem. Aber selbst *chronische Atelektasen,* die symptomarm verlaufen, z. B. nach eitrigen Lungen- oder Pleuraprozessen, sind durch krankengymnastische Atmungsschulung zu behandeln.

Seit 1880 ist aus den Gadschen Versuchen bekannt, daß Vergrößerung des Totraumes eine Ventilationssteigerung zur Folge hat. Diese *Steigerung der Ventilation durch richtig dosierte künstliche Totraumvergrößerung* beruht auf einem Anstieg der inspiratorischen und alveolaren CO_2-Konzentration. Der Anstieg des alveolaren CO_2-Drucks löst dann über eine Steigerung des arteriellen CO_2-Drucks zentral (über das Atemzentrum in der Medulla oblongata) eine Ventilationssteigerung aus, die die alveolare CO_2-Konzentration wieder normalisiert.

Hierbei handelt es sich also *nicht* um eine Hyperventilation im Sinne der Definition, denn es kommt *nicht* zu einer Abnahme der alveolaren und arteriellen Kohlendioxydkonzentration (Hypokapnie), also *nicht* zu einer respiratorischen Alkalose.

Um den vorgeschalteten Totraum kompensieren zu können, ist also eine Steigerung der Gesamtventilation erforderlich. Wenn der vorgeschaltete Totraum zu groß gewählt wird, kann die notwendige Steigerung der Gesamtventilation nicht geleistet werden, und es kommt zur alveolaren Unterbelüftung (Hypoventilation) mit einem Anstieg des CO_2-Drucks im Blut (Hyperkapnie) und entsprechendem Abfall des Sauerstoffdruckes in der Alveolarluft und dem arteriellen Blut (Hypoxie). Der Patient würde schließlich unter den Zeichen der Atemnot (Dyspnoe) die Atmung durch den Totraumvergrößerer abbrechen müssen.

Im allgemeinen kann von Erwachsenen eine Totraumvergrößerung von 500—600 ml durch Ventilationssteigerung auf etwa das Doppelte ohne weiteres kompensiert werden. Das beste und zugleich einfachste Kriterium für den richtig bemessenen Totraumvergrößerer ist die Atemfrequenz, die normalerweise 12 ± 4 Atemzüge pro Minute beträgt. Unter der Atemgymnastik mit Totraumvergrößerer (Abb. 4) soll die Atemfrequenz 20—24 Atemzüge pro Minute beim Erwachsenen nicht übersteigen. Erst wenn die Totraumvergrößerung durch Ventilationssteigerung nicht mehr kompensiert werden kann, steigt die Atemfrequenz über den Ruhewert

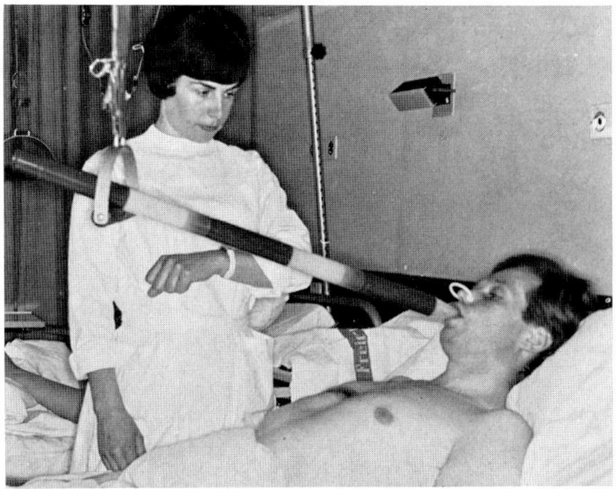

a

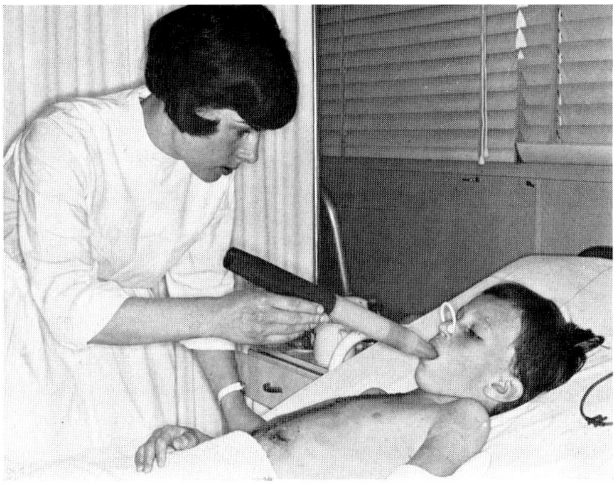

b

Abb. 4a u. b. Atemgymnastik mit Totraumvergrößerer

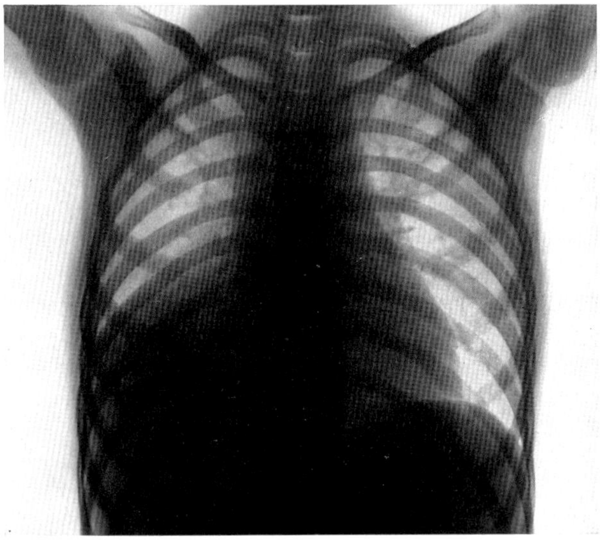

Abb. 5. Durch Sekretverhaltung aufgetretene Unterlappenatelektase rechts

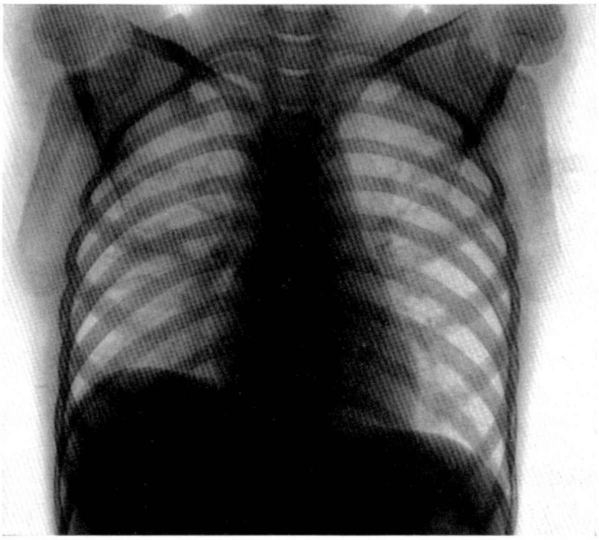

Abb. 6. Atelektase (s. Abb. 5) nach Anwendung des Totraumvergrößerers beseitigt

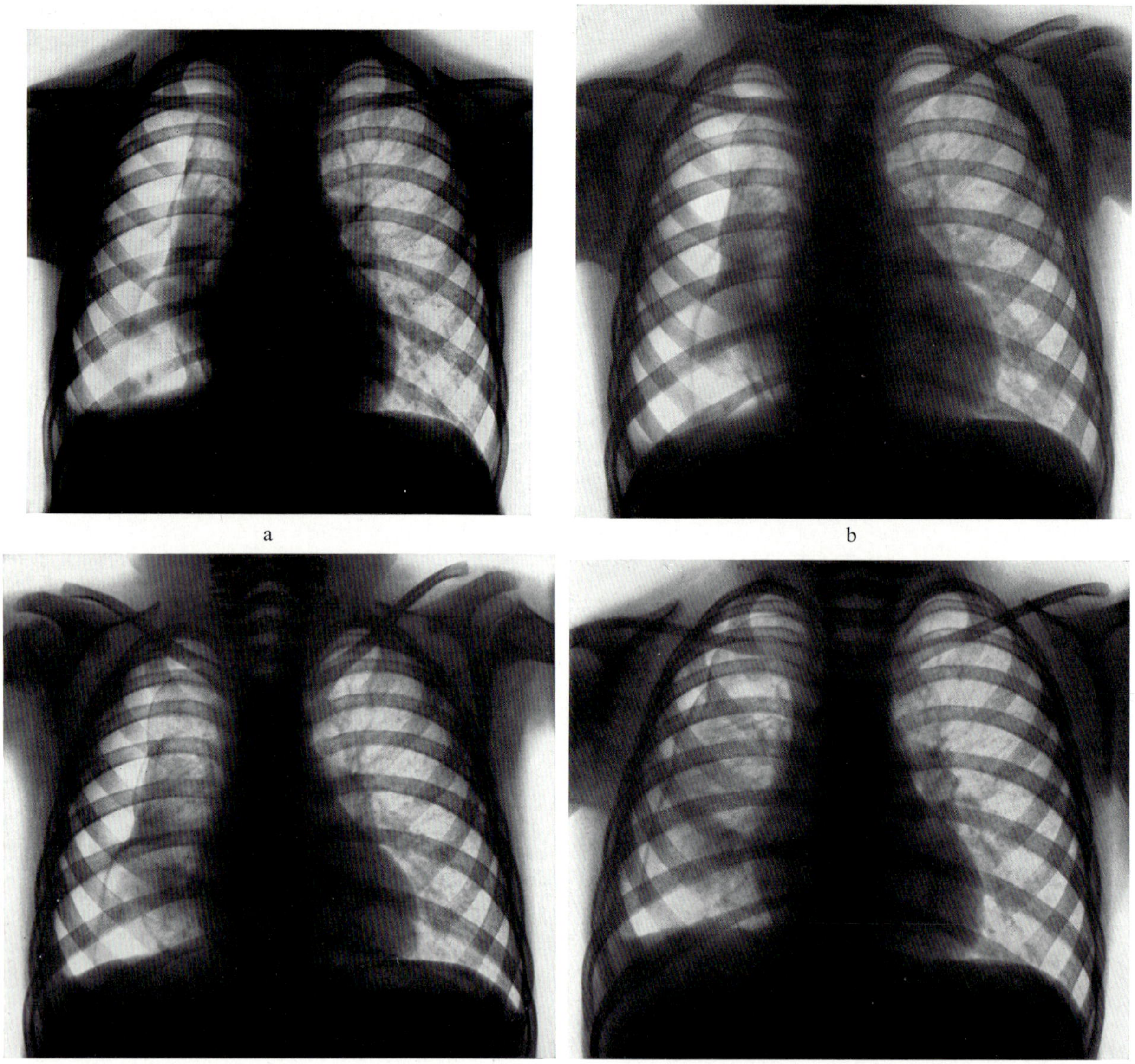

a b c d

Abb. 7. a Totalatelektase der rechten Lunge nach Pleuraempyem; b Totalatelektase (s. Abb. 7a) einen Tag nach Behandlungsbeginn mit Totraumvergrößerer; c (s. Abb. 7a) nach 12 Tagen und d (s. Abb. 7a) nach 29 Tagen Behandlung mit Totraumvergrößerer

beträchtlich an und es kommt zu den bereits erwähnten dyspnoischen Beschwerden, die zum Abbrechen der Totraumatmung zwingen. Die Abb. 4a zeigt diesen dosierbaren künstlichen Totraumvergrößerer mit einem erwachsenen Patienten bei der postoperativen Atemgymnastik, während die Krankengymnastin die Atemfrequenz kontrolliert. Die Abb. 4b demonstriert die Anwendung des Totraumvergrößerers bei einem Kind.

Ein klinisches Beispiel zeigt anhand von zwei Röntgenbildern die Beseitigung einer rechtsseitigen Unterlappen-Atelektase, die bei Narkoseende durch Sekretverhaltung akut entstanden ist. Auf der ersten Röntgenthoraxübersicht (Abb. 5) sieht man diese Atelektase.

In der darauffolgenden Röntgenthoraxübersicht (Abb. 6), die 3 Std später angefertigt wurde, erkennt man die völlige Beseitigung dieser Unterlappen-Atelektase. Die mit Hilfe des Totraumvergrößerers erzeugte Ventilationssteigerung führte zwangsläufig zu einer tieferen Inspiration, die eine bessere Ausgangslage für das Abhusten des Sekretes ergibt. Eine Ventilationssteigerung bei gleichbleibender Atemfrequenz muß zwangsläufig zu einer vermehrten in- und exspiratorischen Bewegung des Bronchialsekretes führen, die ihrerseits einen verstärkten Reiz zum Abhusten verursacht.

Bei dem zweiten klinischen Beispiel handelt es sich um ein 5 Jahre altes Mädchen, das bei der Aufnahme einen Zustand nach fast 4 Wochen bestehendem Pleuraempyem mit dadurch verursachter Totalatelektase der rechten Lunge aufwies (Abb. 7a), die sich trotz der üblichen atemgymnastischen Maßnahmen, wie Spirometer und Gummiring-Aufblasen, nicht entfaltete. Es war bereits ein operatives Vorgehen zur Entfesselung der Lunge erwogen worden. 2 Tage nach der Atemgymnastik mit künstlicher Totraumvergrößerung zeigt sich bereits eine Ausbreitung des Oberlappens (Abb. 7b). 10 Tage später scheinen sich auch Mittel- und Unterlappen weiter ausgedehnt zu haben (Abb. 7c). Nach weiteren 18 Tagen ist auf dem Röntgenbild zu erkennen (Abb. 7d), daß es mit dieser Methode gelang, auch eine hochgradige chronische Atelektase zu beseitigen.

Die Atemgymnastik ist nur wirkungsvoll, wenn sie mindestens 12mal am Tage 3—5 min lang durchgeführt wird. 3—5 Tage vor der Operation wird mit der Atmungsschulung begonnen und sobald wie möglich postoperativ fortgesetzt.

Zur Anregung eines kräftigen Abhustens kann bei stark verschleimten erwachsenen Patienten z. B. postoperativ ein Totraumvergrößerer von 1000 ml Inhalt (Mundstück + 10 Verlängerungsstücke) für 5—15 Atemzüge angewendet werden.

Kontraindiziert ist diese Atmungsschulung, die vorwiegend in der Hand der Krankengymnastinnen und der Anaesthesieschwestern liegt, bei

1. hochgradiger Dyspnoe und Hypoxie;
2. Atemfrequenzsteigerung beim Erwachsenen über 24/min auch unter der Atmung mit gering dosiertem Totraumvergrößerer;
3. nicht kompensierten oder am Rande der Dekompensation befindlichen Herzinsuffizienzen (Links-, Rechtsinsuffizienz, Cor pulmonale);
4. hochgradigem Emphysem (Grad III—V);
5. hochgradigem Bronchialasthma;
6. hochgradigen restriktiven Ventilationsstörungen.

Wenn der Patient jedoch in der Lage ist, ausreichend spontan atmen zu können, ist dies eine wirksame, schonende und den Patienten durch eigene Tätigkeit aktivierende Methode zur Prophylaxe und Therapie von Atelektasen.

Zusammenfassend ist für dieses Verfahren festzustellen: Während also alle einleitend aufgeführten alveolaren Lungenfunktionsstörungen durch Sauerstoffzufuhr, sei es als nasale O_2-Insufflation über weiche, in den Epipharynx reichende Schläuche oder über einen über dem Gesicht angebrachten Trichter zu beseitigen sind, ist die dosierte künstliche Totraumvergrößerung — auch wenn es sich nicht um die Behandlung von Atelektasen handelt — in der Lage, durch die erzeugte Ventilationssteigerung eine bessere Belüftung der Lungen herbeizuführen und bei genügend langer Anwendung eine alveolo-arterielle Sauerstoffdruckdifferenz, die auf partiellen Verteilungsstörungen beruht, zu beheben und damit den arteriellen Sauerstoffdruck zu normalisieren.

Literatur

Giebel, O.: Der Einfluß künstlicher Totraumvergrößerung auf Ventilation und Blutgase. Langenbecks Arch. klin. Chir. **301**, 543—548 (1962).

— Ursachen und Behandlung postoperativer arterieller Hypoxie. Langenbecks Arch. klin. Chir. **304**, 212—215 (1963).

— Präoperative Atemgymnastik. Z. prakt. Anaesth. **2**, 101—114 (1967).

— Das Verhalten der alveolo-arteriellen Sauerstoffdruck-Differenz bei Spontanatmung mit Totraumvergrößerung. Anaesthesist **13**, 337—340 (1969).

— Ventilation, Gasaustausch und Kreislauf unter künstlicher Totraumvergrößerung. Anaesthesiologie und Wiederbelebung, Bd. 41, von R. Frey, F. Kern und O. Mayrhofer. Berlin-Heidelberg-New York: Springer 1969.

Horatz, K.: Ursache und Behandlung des traumatischen Lungenkollaps. Anaesthesist **6**, 304—305 (1957).

— Ursachen und Behandlungen der postoperativen und posttraumatischen Ateminsuffizienzen. Bruns' Beitr. klin. Chir. **204** (1), 95—105 (1962).

Major, H.: Die postoperativen Lungenkomplikationen und ihre Behandlung. Zu: Vorträge aus der prakt. Chirurgie, H. 52. Stuttgart: Enke 1958.

Rodewald, G.: Klinische Physiologie der Atmung. In Prophylaxe und Therapie respiratorischer Störungen. X. Kasseler Symposion 1967 von P. Lawin. München u. Berlin: Urban & Schwarzenberg 1969.

— Harms, H.: Pathophysiologie und Spätschäden nach Thoraxverletzungen. Thoraxchir. u. vask. Chir. **12**, 93—103 (1964).

Vogt, H.: Grundzüge der pathologischen Physiologie. München u. Berlin: Urban & Schwarzenberg 1953.

Vosschulte, K.: Lungenkollaps und Atelektase, in: Klin. Chirurgie für die Praxis, von Diebold, O., H. Junghanns und H. Zugschwerdt. Stuttgart: Georg Thieme 1961.

Zukschwerdt, H.: Die entzündliche Bronchostenose. Langenbecks Arch. klin. Chir. **270**, 225 (1950).

9. Cyanose, Hypoxie, Hypercarbie und Asphyxie

H. LUTZ

a) Cyanose

Unter Cyanose versteht man eine Blauverfärbung der Haut und der Schleimhäute, die am deutlichsten in jenen Körperpartien zum Ausdruck kommt, die zahlreich von Capillaren durchsetzt sind, z.B. Lippe, Wange und Nagelbett, und bei dunkelhäutigen Menschen unter der Zunge. Die Cyanose wird verursacht durch den purpurroten Farbton des reduzierten Hämoglobins. Oxygeniertes Hämoglobin dagegen besitzt eine leuchtend rote Farbe. Die Blauverfärbung der Haut wird jedoch erst dann sichtbar, wenn mehr als 5 g reduziertes Hämoglobin in 100 ml Blut enthalten sind. Damit wird verständlich, daß das Auftreten einer Cyanose grundsätzlich von folgenden Faktoren abhängig ist:

1. dem Gesamthämoglobingehalt des Blutes,
2. dem Sauerstoffgehalt des Blutes und
3. der Beleuchtung.

Cyanose darf deshalb niemals als zuverlässiges Kriterium der Hypoxie bewertet werden. So kann z.B. der Plethoriker eine deutliche Cyanose aufweisen, obwohl der absolute Sauerstoffgehalt seines Blutes im Normbereich liegt, während der anämische Patient trotz erheblichen Sauerstoffmangels durchaus keine Blauverfärbung der Haut besitzen muß.

Wie wenig die Cyanose über den Sauerstoffgehalt des Blutes aussagt, wird mit folgendem Versuch verständlich:

Drei Patienten — ein Patient mit normalem Hämoglobingehalt (15 g-%), ein Plethoriker (19 g-%) und ein Anämiker (9 g-%) — atmen ein Gasgemisch mit einem Sauerstoffgehalt von nur 12 Vol.-% O_2 ein. Dies entspricht einer alveolären Sauerstoffspannung von 35 mm Hg; ein Wert, der nur zur Oxygenierung von $^2/_3$ des zirkulierenden Hämoglobins ausreicht. Es kommt nunmehr bei dem Patienten mit normalem Hämoglobingehalt zur Ausbildung einer Cyanose, weil sein Blut 5 g-% reduziertes Hämoglobin enthält. Auch der Plethoriker ist cyanotisch; denn sein Blut besitzt sogar 6 g-% reduziertes Hämoglobin. Der anämische Patient jedoch zeigt keine Cyanose, da sein Blut nur 3 g-% reduzierten Hämoglobins aufweist.

Bestimmt man jedoch den Sauerstoffgehalt dieser verschiedenen Blutarten, so ergibt sich die erstaunliche Tatsache, daß das Blut des cyanotischen Plethorikers mit 16 ml O_2 je 100 ml Blut ($18 \times 2/3 \times 1{,}34$) die doppelte Sauerstoffmenge enthält als das Blut des nicht cyanotischen anämischen Patienten mit nur 8 ml O_2/100 ml Blut.

Die blaue Farbe der Haut wird somit durch die absolute Menge von 5 g-% reduzierten Hämoglobins bewirkt und steht in keinem Zusammenhang mit der vorhandenen Oxyhämoglobinmenge. Das bedeutet für die klinische Praxis, daß das Fehlen einer Cyanose niemals ein charakteristisches Zeichen ausreichender Sauerstoffversorgung sein kann.

Andererseits sagt aber auch die Intensität einer Cyanose nichts über den tatsächlichen Sauerstoffmangel eines Patienten aus.

Berücksichtigt man, daß außer der Eigenfarbe des Blutes auch noch andere Faktoren, wie die Blutfülle der Capillaren und Venolen, das Eigenkolorit der Haut, Beleuchtung, Kälteeinfluß, Ganglioplegie usw. die Farbgebung der Haut beeinflussen können, wird deutlich, ein wie unzuverlässiges Kriterium die Cyanose darstellt. Es wird damit aber zugleich verständlich, daß die Kenntnis des Hämoglobingehaltes des Patienten für den Anaesthesisten von erheblicher Bedeutung ist.

Ursachen cyanotischer Verfärbungen der Haut sind im allgemeinen folgende Faktoren:

1. Sauerstoffmangel in der Einatmungsluft.
2. Pulmonale Störungen, wie alveoläre Hypoventilation, Verteilungsstörungen, Diffusionsstörungen und intrapulmonale Kurzschlüsse.
3. Kardiale Störungen, z.B. kongenitale Vitien mit Rechts-Links-Shunt oder Links- bzw. Rechtsherzinsuffizienz.
4. Vergiftungen, die zur Veränderung des Hämoglobins führen.

Neben dem vermehrten Gehalt des Blutes an reduziertem Hämoglobin ist für die Ausbildung der Cyanose auch ein gesteigertes Vorhandensein von Hämiglobin verantwortlich. Diese Form nennt man — im Gegensatz zu der oben beschriebenen Hämoglobincyanose — *Hämiglobincyanose*.

Man bezeichnete diese Fehlbildung des Hämoglobins früher als Methämoglobin, abgeleitet von Meta-Hämoglobin = umgewandeltes Hämoglobin. Heute spricht man besser von Hämiglobin (Hb^{III}). Diese Bezeichnung ist insofern ganz zweckmäßig, als die Namen Hämoglobin vom Ferro — Eisen (Hb^{II}) und Hämiglobin vom Ferri — Eisen (Hb^{III}) abgeleitet werden.

Bei allen Hämiglobincyanosen, die im Gegensatz zu den Hämoglobincyanosen mehr als braune oder bläulich-graue Cyanosen imponieren, wird die cyanotische Verfärbung der Haut durch die krankhaft vermehrte Bildung von Hämiglobin hervorgerufen, welche das Blut lackbraun verfärbt. Physiologischerweise enthält das Blut bereits geringe Mengen von Hämiglobin (etwa 0,1 g/100 ml Blut), welches aber fortlaufend wieder zu Hämoglobin reduziert wird, so daß sich ein Gleichgewichtszustand zwischen Hb^{II} und Hb^{III} einstellt. Nur bei krankhaft gesteigerter Bildung von Hb^{III}, wie man es bei der angeborenen idiopathischen Hämiglobinämie findet, oder — was häufiger ist — als sekundäre Hämiglobinämie bei Intoxikation durch Ferricyankalium, Kaliumchlorat, Nitrite, Nitrate, aromatische Nitro- oder Aminoverbindungen (z.B. Phenacetin), Sulfonamide, Pyridin- und Chinolinderivate, tritt sie in Erscheinung.

Ferner gibt es eine abnorme, bläuliche Verfärbung der Haut und Schleimhäute — die sog. *Pseudocyanose* —, die auf einer Ablagerung von körperfremden Stoffen in den Zellen der Haut beruht und die nichts mit den Veränderungen des Blutfarbstoffes zu tun hat. Solche „Pigmentanomalien" finden sich z.B. beim Morbus Addison, bei der Hyperthyreose, ovarieller Dysfunktion, Lebercirrhose, Hämochromatose, bei Vitaminmangelerkrankungen, Tumorkachexien usw.

b) Hypoxie

Unter Hypoxie versteht man die Minderung der Sauerstoffversorgung des Gewebes. Die Ursachen für einen erniedrigten Gewebssauerstoffdruck sind vielfach. Sie sind entweder in einem unzureichenden Sauerstoffangebot, einem mangelnden Sauerstofftransport, der nicht ausreichenden Sauerstoffbindungsfähigkeit oder einer unzulänglichen Abnahme und Verwertung des Sauerstoffs im Gewebe begründet. Entsprechend diesen verschiedenen Ursachen unterscheidet man folgende Formen der Hypoxie:

α) Anoxische Hypoxie

Bei dieser Form der Hypoxie ist der Sauerstoffpartialdruck in der Einatmungsluft herabgesetzt. Sie tritt physiologisch, z.B. beim Aufenthalt in großen Höhen auf. Pathophysiologisch wird sie erzeugt, wenn z.B. die Sauerstoffkonzentration im Inhalationsgemisch des Narkosesystems unter 20 Vol.-% absinkt. Dies ist besonders dann der Fall, wenn neben Sauerstoff Fremdgase und Inhalationsnarkotica verwendet werden, die nur in höheren Konzentrationen wirksam sind. Andere häufige Ursachen der anoxischen Hypoxie sind durch die zahlreichen Möglichkeiten der Atemwegsverlegung gegeben.

β) Stagnationshypoxie

Eine Stagnationshypoxie tritt lokalisiert oder generalisiert als Folge von Durchblutungsveränderungen auf. Die örtlich umschriebene Herabsetzung der Gewebsdurchblutung besteht z.B. bei mechanischen Gefäßverschlüssen (Embolie), arteriellen Gefäßspasmen, arteriovenösen Aneurysmen oder Strömungsverlangsamung bei sklerotischen und entzündlichen Gefäßprozessen. Generalisiert tritt diese Hypoxieform beim allgemeinen Kreislaufversagen, z.B. dem Schock, auf. Stagnation geht im allgemeinen mit einem starken Abfall der venösen Sauerstoffsättigung einher. Die arteriovenöse Sauerstoffsättigungsdifferenz ist demzufolge extrem erhöht.

γ) Anämische Hypoxie

Besteht ein stärkerer Mangel an roten Blutkörperchen und Hämoglobin, so daß die Sauerstofftransportkapazität reduziert ist, sprechen wir von einer anämischen Hypoxie. Sie bietet bei zusätzlichen Störungen der Sauerstoffaufnahme oder der Blutzirkulation die große Gefahr einer hypoxischen Gewebsschädigung. Vor operativen Eingriffen ist es deshalb wünschenswert, den Hämoglobinwert der Patienten entsprechend anzuheben. Notsituationen rechtfertigen allerdings auch Operationen bei niedrigeren Hb-Werten.

δ) Histotoxische Hypoxie

Bei bestimmten Vergiftungszuständen, z.B. der Kohlenmonoxyd- oder Cyanidvergiftung, sowie bei Methämoglobin- und Sulfhämoglobinbildung, ist trotz ausreichenden Sauerstoffangebotes und Hämoglobingehaltes die Sauerstoffträgerfunktion der Erythrocyten gemindert oder ausgeschaltet. Auch die langdauernde Einwirkung hoher Narkoticakonzentrationen bzw. toxischer Beimengungen, wie Nitrosegase, soll ähnliche Veränderungen an der Erythrocytenoberfläche auslösen. Schließlich können auch Fermentgifte die Mobilisation des Sauerstoffs stören und auf diesem Wege zur Hypoxie führen. Bei allen Formen der histotoxischen Hypoxie sind zwar Sauerstoffangebot und Sauerstofftransport sichergestellt, die Abgabe an das Gewebe oder der Sauerstoffverbrauch der Zellen ist jedoch empfindlich gestört.

ε) Diffusionshypoxie

Nach Beendigung einer Inhalationsnarkose unter Verwendung von N_2O droht innerhalb der folgenden 2—4 min eine Diffusionshypoxie, weil das Lachgas aus dem Blut in die Alveolarluft zurückdiffundiert und damit die Sauerstoffkonzentration des Alveolargases reduziert. Die Diffusionshypoxie kann vermieden werden, wenn dem Patienten während dieser Zeit der Rückdiffusion des Lachgases höhere Sauerstoffkonzentrationen in der Inspirationsluft angeboten werden, als sie in der atmosphärischen Luft zur Verfügung stehen.

ζ) Veränderungen unter Hypoxie

Die Herabsetzung des arteriellen Sauerstoffdruckes führt über die arteriellen Chemoreceptoren des Glomus caroticum und aorticum zur Steigerung des Atemzeitvolumens, der Herzfrequenz und des Blutdruckes. Dabei ist der Blutdruckanstieg vor allem durch eine periphere Widerstandserhöhung bedingt. Auch der Venendruck steigt an, die Muskulatur wird rigide und spastisch und die Haut feucht und meist cyanotisch.

Die Erythrocytenkonzentration des Blutes nimmt infolge Entspeicherung der Milz gering zu, wodurch die Sauerstoffkapazität maximal um etwa 5% ansteigen kann.

Der Sauerstoffmangel verursacht Störungen im intermediären Stoffwechsel, die eine erhebliche Milchsäureansammlung im Gewebe bewirken. Reicht die Pufferkapazität des Organismus zur Neutralisation der sauren Stoffwechselmetabolite nicht aus, entsteht eine metabolische Acidose mit allen ihren nachteiligen Folgen für andere Organfunktionen. Bis zu einem arteriellen Sauerstoffdruck von 40 mm Hg kann der Organismus durch kompensatorische Maßnahmen die Vitalfunktion aufrechterhalten. Bei Sauerstoffdruckwerten zwischen 25—35 mm Hg kommt es jedoch zum totalen Versagen der Organfunktionen. Bei widerstandsfähigeren Herzen versagt zunächst das Atemzentrum, indem die Atmung langsamer wird, periodisch aussetzt und bald ganz sistiert. Das Herz kann noch einige Minuten länger eine immer schwächer werdende mechanische Leistung abgeben, wobei das EKG durchaus noch bis zu 30 min abgeleitet werden kann, ohne daß ein Mechanogramm des Herzens nachweisbar wäre.

Während rasche Verminderung des Sauerstoffdruckes vom Menschen nur unzureichend kompensiert werden kann, ist bei langsamerem oder chronischem Abfall der Sauerstoffkonzentration, z.B. bei langsamem Höhenanstieg, eine ausreichende Anpassung möglich.

Folgende Veränderungen innerhalb bestimmter Organsysteme werden unter Hypoxie beobachtet:

1. Blut

Die Hypoxie übt einen stimulierenden Effekt auf die Erythropoese aus. Bei chronischen Lungenerkrankungen mit Einschränkungen der Ventilation wird z.B. in 60—80% der Fälle eine Polyglobulie beobachtet. Die Höhenerythrocytose kann zu einer Vermehrung der Erythrocytenzahl bis zu 8 Millionen/mm^3 führen. Der Hämatokrit erreicht unter diesen Bedingungen Werte um 70%. Diese Veränderungen der Blutzusammensetzung stellen eine starke Belastung für das Herz dar, weil der periphere Strömungswiderstand infolge Viscositätszunahme stark ansteigt. Für die Sauerstoffaufnahme ist die Erythrocytose jedoch günstig. Sie ist bei langsamer Akklimatisation so groß, daß trotz erniedrigten arteriellen Sauerstoffdrucken der arterielle Sauerstoffgehalt etwa so groß bleibt wie in Meereshöhe.

DAVENPORT konnte nachweisen, daß es auch zu einer deutlichen Zellvergrößerung kommt. Diese Makrocytose mit relativer Hypochromie wird damit erklärt, daß es beim Anstieg des pCO_2 durch den Pufferungsprozeß im Erythrocyten zu einer Erhöhung der Bicarbonat- und Chlorkonzentration kommt. Dadurch steigt der intraerythrocytäre osmotische Druck an und bewirkt einen Sog von Plasmaflüssigkeit in den Erythrocyten. Andere Autoren (VEREL u. KERRIDGE) führen jedoch die relative Hypochromie auf einen Aufbrauch der Eisenreserven des Organismus zurück, der durch die übermäßige Stimulation der Erythropoese bedingt ist.

Immerhin ist die Polyglobulie unter chronischer Hypoxie eine Gesetzmäßigkeit, so daß bei ihrem Fehlen an einen zusätzlich anämisierenden Faktor, z.B. eine Blutung, gedacht werden sollte.

2. Pulmonalkreislauf

EULER und LILJESTRAND haben 1946 in Tierversuchen zeigen können, daß die Inhalation eines sauerstoffarmen Gasgemisches zur Entstehung einer pulmonalen Hypertonie führt. Diese Feststellung konnte auch am Menschen bestätigt werden und es gilt heute als bewiesen, daß ein Abfall des O_2-Druckes in den Alveolen und Capillaren eine Vasoconstriction der Lungenarteriolen bewirkt. Dieser Mechanismus ist wahrscheinlich reflexartiger Natur und wird in den schlecht ventilierten Lungenpartien ausgelöst. Durch die Vasoconstriction wird das venöse Blut in die besser ventilierten Partien abgeleitet. Die Hypoxie ist aber wahrscheinlich nicht der einzige für eine Vasoconstriction verantwortliche Stimulus. Ein Anstieg des CO_2-Partialdruckes sowie ein Abfall des pH-Wertes im Blut scheinen die gleiche Wirkung zu haben. LILJESTRAND vertrat 1958 sogar die Ansicht, daß die H^+-Ionenkonzentration den einzigen chemischen Stimulus der pulmonalen Vasoconstriction darstelle, während die Hypoxie und Hyperkapnie über diesen Zwischenfaktor wirken, entweder durch Steigerung der intracellulären Milchsäureproduktion oder direkt durch Erhöhung des intracellulären pCO_2, der den pH-Wert zur sauren Seite verschiebt. Diese Regulation der Durchblutung wird durch eine Erhöhung des Druckes in der Lungenarterie erreicht, indem die arteriolären Widerstände zunehmen. Das bedeutet aber zugleich eine Mehrbelastung für das rechte Herz. Die funktionelle Hypertonie wird deshalb auch als der wesentliche Faktor für die Entstehung des Cor pulmonale angesehen.

Bei chronischer alveolärer Hypoxie kommt es außerdem zu einer Mediahypertrophie der Lungengefäße, wodurch der Widerstand im Pulmonalkreislauf ansteigt und anatomisch fixiert ist. Die Reaktionsbereitschaft der Entwicklung eines hypoxiebedingten pulmonalen Hochdruckes zeigt sowohl bei akuter wie auch bei chronischer Hypoxie eine erhebliche individuelle Schwankungsbreite. Möglicherweise reagieren ältere Patienten weniger stark als jugendliche. Das ältere Herz ist aber direkt durch die Hypoxie stärker gefährdet als das jüngere.

3. Gehirn

Das Gehirn ist in besonderem Maße gegenüber Hypoxie empfindlich. Sein Sauerstoffverbrauch beträgt normal ungefähr 3 ml/100 g Gehirn/min. Schon nach wenigen Sekunden eines Sauerstoffmangels werden Veränderungen im EEG sichtbar. Das EEG stellt somit ein gutes Kriterium zur Erkennung einer unzureichenden Sauerstoffversorgung dar. Bei starkem Sauerstoffabfall entwickeln sich sehr rasch, spätestens innerhalb von 3 min, cerebrale Störungen, die über Koma bis zum Erlöschen jeder Hirnfunktion reichen.

Selbst eine kurzdauernde Hypoxie kann funktionelle Störungen der Gehirngefäße hervorrufen, die über Permeabilitätssteigerung zur Entwicklung eines Hirnödems führen. Leichtere Grade akuter Hypoxie des Gehirns verursachen Exzitationen und delirante Zustandsbilder, leichtere Grade einer chronischen Hypoxie psychische Störungen oder neuromuskuläre Irritationen.

4. Leber

In der Leber werden die Auswirkungen einer Hypoxie durch die doppelte Blutversorgung dieses Organes modifiziert. Der größte Teil des Lebergewebes erhält seinen Sauerstoff durch das Blut der Vena portae, das im Vergleich zum arteriellen Blut eine geringere Sauerstoffspannung besitzt. Daher ist zu erwarten, daß eine Hypoxie für diese Zellen von großer Bedeutung ist. Aufgrund der anatomischen Struktur werden die peripher liegenden Zellen eines Leberlappens besser mit Blut versorgt als die zentral liegenden. Daraus ergibt sich notwendigerweise, daß bei schwerer Hypoxie oder einer Verminderung der Durchblutung diese zentral liegenden Zellen stärker geschädigt werden. So findet man nach einer akuten schweren Hypoxie eine ödematöse Schwellung, zellige Degeneration oder sogar Nekrosen der Leberzellen. Bei einer weniger intensiven, dafür langdauernden Hypoxie werden Veränderungen im Sinne einer Cirrhose beobachtet. Wegen der erheblichen Regenerationskraft der Leberzellen ist es schwierig, festzustellen, ob oder welche Leberveränderungen in Hinsicht auf die Funktion durch eine Hypoxie bewirkt werden. Es gibt keinen einzigen Parameter, mit dessen Hilfe man den Einfluß der Hypoxie auf die Leber messen könnte.

5. Niere

Die Auswirkungen der Hypoxie auf die Niere scheinen nicht restlos geklärt. Fishman et al., Roth et al. haben gezeigt, daß die Behebung der Hypoxie die Nierendurchblutung nicht steigert, sondern paradoxerweise noch herabsetzt, indem die vasculären Widerstände erhöht werden. Dagegen stehen klinische Beobachtungen einer erheblich gesteigerten Diurese nach Beseitigung der Hypoxie. Wahrscheinlich ist dieser Effekt aber durch eine verbesserte Herzleistung und damit verbundener gesteigerter Nierendurchblutung bedingt.

Die Hypoxie wirkt sich demnach auf die Funktion eines jeden Organes außerordentlich schwerwiegend aus. Sie ist für längere Zeitabschnitte mit dem Leben unvereinbar und erfordert somit unter allen Umständen ein schnelles und aktives Eingreifen.

c) Hypercarbie

Die Kohlensäurespannung des Blutes wird im wesentlichen von der Atmung reguliert. Sie beträgt unter normalen Bedingungen 38—42 mm Hg. Steigerungen des $PaCO_2$ über diesen Wert bezeichnet man als Hypercarbie.

Unter Narkosebedingungen ist die Kohlensäureretention im Blut fast ausschließlich Folge unzureichender Ventilation. Bei spontaner Atmung sind dafür vor allem medikamentöse (Hypnotica, Morphinderivate, Narkotica) oder mechanische Faktoren (Bauchlage, Operation, Atemwegshindernisse) verantwortlich, die entweder den Atemantrieb herabsetzen oder aber ausreichende Atemexkursionen verhindern. Unter kontrollierter Beatmung sind die Ursachen der Hypercarbie in unzureichenden Beatmungsdrucken, Atemfrequenzen oder Atemvolumina zu suchen.

Die Hypercarbie ist verantwortlich für eine Reihe bestimmter Reaktionen des Organismus, die vor allem an der Atmung, dem Kreislauf und der Durchblutung verschiedener Organe lokalisiert sind.

α) Wirkung auf die Atmung

Kohlensäure besitzt beim Lungengesunden schon bei geringem Konzentrationsanstieg einen ausgeprägten atemstimulierenden Effekt. Unter Hypercarbie kommt es zunächst zu einer Vertiefung der Atmung, später auch zum Anstieg der Atemfrequenz. Die Atmungssteigerung durch Hypercarbie ist jedoch nur bis zu einem bestimmten Grenzwert möglich. Kohlensäurekonzentrationen von 10% im Inspirationsgemisch sind eben noch ertragbar, die Ventilation erreicht dabei bis zu 60 Liter/min. Bei weiterem Anstieg der Konzentration wird die Erregbarkeit des Atemzentrums zunehmend gelähmt. Unter dem Einfluß von Narkotica oder zentraldämpfenden Präparaten ist die Ansprechbarkeit des Atemzentrums auf die Kohlensäure reduziert. Die Antwort eines durch Pharmaka gedämpften Atemzentrums auf den Kohlensäurereiz wird sogar als Maßgröße des atemdepressorischen Effektes der Substanz gewertet.

Die Ventilationssteigerung durch CO_2 ist jedoch der alveolären CO_2-Spannung nicht direkt proportional. Der atmungssteigernde Effekt der Kohlensäure steht daneben auch in Abhängigkeit von der alveolären Sauerstoffspannung. Sinkt die Sauerstoffspannung, so steigt die Erregbarkeit der Chemoreceptoren in den Glomerula und im Atemzentrum an.

Auch in der postoperativen Phase bedient man sich der atemstimulierenden Wirkung der Kohlensäure, indem durch Vorschaltung sog. Totraumrohre die Inspirationsluft mehr oder weniger stark mit CO_2 angereichert wird. Die dadurch ausgelöste Ventilationssteigerung dient nicht nur der Beseitigung von Atelektasen und einer gezielten Pneumonieprophylaxe, sondern im Anschluß daran auch einer Steigerung der arteriellen Sauerstoffkonzentration (s. auch „Lungenkollaps und Atelektase", S. 487).

Höhere Kohlensäurekonzentrationen erzeugen reflektorischen Glottisverschluß und Hustenanfälle. Sie lösen beim Menschen den Holmgreen-Reflex aus, wobei die Inspiration unter Stillstand der Atmung in Exspirationsstellung gehemmt ist, weil die Stimmritze geschlossen und die Bronchialmuskulatur kontrahiert ist.

β) Wirkung auf den Kreislauf

Die Kohlensäure beherrscht das kardiovasculäre System, einschließlich den gesamten Venopressorenmechanismus. Bei Beurteilung der Kohlensäurewirkung auf den Kreislauf muß man zwischen der analeptischen und lähmenden Phase unterscheiden. Erhöhung der CO_2-Konzentration erregt das Vasomotorenzentrum im Sinne einer Pressorenreizung mit Blutdrucksteigerung. Katecholamine und 17-Hydrocorticosteroide im Blut sind vermehrt. Die Herzfrequenz ist gesteigert. Die Kohlensäure wirkt sowohl über eine Stimulation des Sympathicus als auch an den peripheren Chemoreceptoren. Am Myokard und der Muskulatur der peripheren Gefäße übt sie dagegen einen hemmenden Einfluß aus.

Kohlensäure hemmt die Contractilität des isolierten Herzens und erweitert den größten Anteil der denervierten Blutgefäße. Hypercarbie allein führt zu einer Reduzierung des Schlagvolumens, des peripheren Widerstandes und damit zur arteriellen Hypotension. Da die Hypercarbie jedoch das sympathoadrenale System stimuliert, steigen Kraft und Anzahl der Herzaktion an, der Gefäßwiderstand nimmt zu und der Blutdruck wird angehoben.

Die Inhalation einer 6,5% CO_2-Konzentration verursacht eine Steigerung des Herzzeitvolumens um 50%, der Herzfrequenz um 20% und des arteriellen Blutdruckes um 30%. Bei CO_2-Werten um 12% steigt der Druck in der V. jugularis und in der V. cava, das Lebervolumen nimmt ab, und die Blutgefäße des Splanchnicusgefäßgebietes werden weitgehend entleert. Bei Kohlensäurekonzentrationen von mehr als 30% oder bei Hypercarbien, die eine Acidose bewirken, läßt die Funktion der Vasomotoren nach. Der Katecholamineinfluß am Herzen und den Blutgefäßen wird darüber hinaus erheblich vermindert. Auch bei Spinal- oder Halothananaesthesie ist die sympathicomimetische Kompensation der depressorischen Herzkreislaufwirkung der CO_2 reduziert. Unter CO_2-Vergiftung wird das Herz verkleinert, stark tonisiert, das Schlag- und Minutenvolumen, die Herzarbeit und Herzleistung nehmen ab.

Durch Allgemeinanaesthesie wird der Grad der Hypertonie und Tachykardie, der durch Hypercarbie ausgelöst ist, erheblich vermindert. Während z.B. der wache Patient schon auf einen Anstieg eines Kohlensäuredruckes von 5 mm Hg deutliche

Reaktionen zeigt, fehlt diese Kreislaufwirkung bei den meisten anaesthesierten Patienten selbst beim Anstieg des $PaCO_2$ um 20—25 mm Hg.

Diese maskierte Wirkung ist um so stärker ausgeprägt, je tiefer die Narkose ist. Eine Diagnose der Hypercarbie kann deshalb während der Anaesthesie aufgrund klinischer Zeichen außerordentlich schwierig sein.

Unter Anaesthesie sind bei Hypercarbie häufig Arrhythmien zu beobachten. Dies ist besonders bei Verwendung von Halothan und Thiopental typisch. Ventriculäre Tachykardien und ventriculäre Extrasystolien sind dabei die häufigsten Arrhythmie-Formen.

Der arterielle Kohlensäuredruck sollte bei Lungengesunden zur Vermeidung unerwünschter kardiovasculärer Reaktionen während der Narkose die Höhe von 45 mm Hg möglichst nicht überschreiten. Da der Kreislauf sich rasch an die Tonisierung durch den CO_2-Einfluß anpaßt, sollten hohe CO_2-Spannungen auch nicht plötzlich vermindert werden. Es kann sonst zu einem sofortigen Nachlassen der sympathischen Aktivität kommen, die zum Blutdruckabfall und zur Ausbildung von Arrhythmien führt.

γ) Wirkung auf die Hirndurchblutung

Die Höhe der cerebralen Durchblutung ist weitgehend vom arteriellen Kohlensäuredruck abhängig. Unter normalen Bedingungen ($PaCO_2$ = 40 mm Hg) beträgt die cerebrale Durchblutung des wachen Patienten 45 ml/100 g/min. Bei einem Anstieg des $PaCO_2$ auf 50 mm Hg — etwa 5—7% CO_2 in der Inspirationsluft — steigt die cerebrale Durchblutung um 70%. Sinkt dagegen der $PaCO_2$ auf 25 mm Hg ab, kontrahieren sich die cerebralen Blutgefäße, so daß die Hirndurchblutung auf die Hälfte des Normalwertes absinkt.

δ) Wirkung auf die Leberdurchblutung

Hypercarbie kann beim Tier die Häufigkeit eines Leberschadens nach Halothananwendung erhöhen. Die Kohlensäure vermindert den Blutdurchfluß durch die Leber und wirkt außerdem als eigener toxischer Faktor. Wenn auch diese Befunde für den Menschen bislang nicht bestätigt worden sind, sprechen doch viele klinische Berichte für einen ähnlichen Einfluß der Hypercarbie auf die postoperative Leberfunktion.

ε) Verschiedene andere Wirkungen der Hypercarbie

Beim gesunden Menschen verursacht die Inhalation von 5—10% Kohlensäure eine schwere Veränderung der Bewußtseinslage. Es kommt zu starkem Schwitzen, Kopfschmerzen, akustischen und optischen Halluzinationen und mitunter auch zum Erbrechen. Alle diese Symptome sprechen für eine Erregung des zentralen und autonomen Nervensystems durch die Hypercarbie. Beim Anstieg der arteriellen Kohlensäurespannung auf ungefähr 80 mm Hg verliert der Mensch das Bewußtsein und zeigt unkontrollierte Bewegungen, die vom Tremor bis zu Krämpfen reichen. Wahrscheinlich besteht die Wirkung der Kohlensäure in einer Stimulation des Hypothalamus und der Formatio reticularis des Mesencephalon, sowie einer Hemmung der Großhirnrindenaktivität.

Kohlensäure scheint auch einen Einfluß auf den Ablauf der Nerv-Muskel-Erregung zu besitzen. Diese Annahme wird besonders durch die Tatsache gestützt, daß die Wirkung von d-Tubocurarin unter Hypercarbie verlängert ist.

d) Hypocarbie

Die Verminderung der arteriellen Kohlensäurespannung unter ihren Normalwert wird mit Hypocarbie bezeichnet. Unter Narkosebedingungen tritt sie vor allem bei Hyperventilation unter assistierter oder kontrollierter Beatmung auf. Der Abfall des $PaCO_2$ kann die Sauerstoffversorgung des Gehirns erheblich gefährden, da unter diesen Bedingungen der cerebrale Gefäßwiderstand ansteigt und die Durchblutung des Gehirns abnimmt. Beim Abfall des $PaCO_2$ unter 20 mm Hg werden Veränderungen im EEG und in der Sauerstoffaufnahme des Gehirns beobachtet. Die cerebralen Kreislauf-, Stoffwechsel- und EEG-Veränderungen, die bei normalen Patienten zwischen 12—18 mm Hg $PaCO_2$ beobachtet werden, sind nicht sehr schwerwiegend und im allgemeinen auch reversibel. Bei Hinzutritt anderer Faktoren, z. B. Arteriosklerose oder Hypertonie, kann jedoch durch Summationseffekte ein Hirnschaden resultieren. Eine extreme Hyperventilation sollte deshalb unter Narkosebedingungen vermieden werden.

Nach langdauernder Hyperventilation kommt es auch zu Störungen im Säure-Basen-Haushalt, die mit Veränderungen von Bewußtseinslage, Blutdruck, Muskeltonus und Nervenerregbarkeit einhergehen. Außerdem resultiert eine gesteigerte Erregbarkeit des Atemzentrums auf den Reiz der Kohlensäure. So kann es z. B. als Folge dieser Störungen zum sog. Hyperventilationssyndrom kommen. Wird dagegen nach einer längerdauernden Phase von Hypercarbie die Kohlensäurespannung plötzlich vermindert, tritt Apnoe und Bewußtlosigkeit auf.

e) Asphyxie

Unter Asphyxie versteht man die Kombination einer Hypoxie mit unzureichendem CO_2-Abtransport. In wörtlicher Übersetzung bedeutet der Begriff Pulslosigkeit. Es wäre deshalb besser, bei dieser primären Atemstörung von Apnoe oder Anoxie zu sprechen und das Wort Asphyxie möglichst zu vermeiden. Trotzdem ist der Begriff Asphyxie auch heute noch ein fester Bestandteil des medizinischen Wortschatzes.

Besonders bei Frühgeburten und Neugeborenen wird die fehlende oder unzureichende Spontanatmung mit Asphyxie bezeichnet. Ursache dieses Zustandes ist entweder die mangelhafte Funktion des Atemzentrums durch Unreife oder eine geburtstraumatische Schädigung des Zentralnervensystems. Daneben spielen mütterliche Herz-, Nieren- und Stoffwechselerkrankungen, Medikamentenwirkung und Aspiration eine ursächliche Rolle. Die Behandlung besteht primär immer in der Freimachung der Atemwege durch Absaugen oder Intubation, der künstlichen Beatmung und Sauerstoffzufuhr, ehe atemstimulierende Medikamente, eingesetzt werden. Im späteren Lebensalter sind vor allem Verlegungen der Atemwege, zentrale (Narkotica) oder periphere Atemlähmung (Muskelrelaxantien) für diese lebensbedrohliche Komplikation verantwortlich.

Die Diagnose einer Asphyxie wird gestellt durch Cyanose, fehlende oder unzureichende Atemtätigkeit und meist auch durch Bewußtlosigkeit. Bei akuten schweren Asphyxien werden Stellungsanomalien der Augen beobachtet, wobei der Blick zumeist extrem nach oben gerichtet ist, seltener nach unten. Die Pupillen sind weit dilatiert.

Die Asphyxie muß zum Tode führen, wenn nicht schnell Sauerstoff in die Lungen geleitet werden kann. Auch bei stillstehender Atmung ist es durchaus möglich, unter hohem Sauerstoffzufluß eine ausreichende Arterialisierung des Blutes zu erreichen. Bereits 1877 wurde von Pflüger nachgewiesen, daß Tiere, die vor einer Lähmung der Atmung reinen Sauerstoff geatmet haben, keineswegs innerhalb weniger Minuten an Asphyxie sterben. Im Gegensatz zu den Tieren, die vorher atmosphärische Luft geatmet haben, wurde von ihnen die Apnoe über einen längeren Zeitraum toleriert. Auch andere Untersucher haben bestätigt, daß während einer Apnoedauer von 30 min eine normale Sauerstoffaufnahme stattfinden kann. Erst nach dieser Zeit wird die Sauerstoffaufnahme durch die acidotische Stoffwechsellage infolge gesteigerter Milchsäurebildung unzureichend. Die Zeitdauer normaler Sauerstoffaufnahmen kann deshalb verlängert werden, wenn unter Infusion von Puffersubstanzen die Acidose beseitigt wird.

Von Holmdahl wurde für dieses Phänomen, welches auch unter klinischen Bedingungen, z. B. bei Bronchoskopien, beobachtet werden kann, der Begriff "apnoic diffusion oxygenation" geprägt. Dabei wird im Alveolarraum mit Ersatz der atmosphärischen Luft durch reinen Sauerstoff der O_2-Partialdruck so erhöht, daß außer einer vollständigen Sättigung des Hämoglobins eine beträchtliche Sauerstoffmenge physikalisch im Blut gelöst wird. Da aber die vom Blut aufgenommene O_2-Menge stets größer als die in den Alveolarraum abgegebene CO_2-Menge ist, kommt es zum Anstieg des $PaCO_2$, der letztlich die Anwendung dieser Methode zeitlich begrenzt. Es konnte aber auch am Menschen gezeigt werden, daß während der apnoischen Sauerstoffaufnahme die Oxygenierung des Blutes relativ lange normal bleibt.

Somit besteht kein Anlaß, nach vorheriger Sauerstoffbeatmung die endotracheale Intubation unter Hast und ohne ausreichende Sicherheitsvorkehrungen durchzuführen. Selbst für schwierige Intubationen kann die Apnoedauer mehr als 3—4 min betragen, ohne daß Sauerstoffmangelschäden des Gehirns, Herzens oder anderer Organe befürchtet werden müssen.

Literatur

Alexander, S. C., Cohen, P. J., Wollman, H., Smith, T. C., Reivich, M., van der Molen, R. A.: Cerebrale carbohydrate metabolism during hypocarbia in man. Anesthesiology **26**, 624 (1965).

Bartels, H., Bücherl, E., Hertz, C. W., Rodewald, G., Schwab, M.: Lungenfunktionsprüfungen. Berlin-Göttingen-Heidelberg: Springer 1959.

Bridges, B. E., Eger II, E. J.: The effect of hypocapnia on the level of halothane in man. Anesthesiology **27**, 634 (1966).

Comroe, J., Forster, R., Dubois, A., Carlsen, E.: Die Lunge. Stuttgart: Schattauer 1964.

Davenport, H. W.: The ABC of Acid-Base-Chemistry; the elements of physiological blood-gas-chemistry for medical students and physicians. 4. Aufl. Chicago: Univ. of Chicago Press 1850.

Epstein, R. M., Deutsch, S., Cooperman, L. H., Clement, A. J., Price, H. L.: Splanchnic circulation during halothane anesthesia and hypercapnia in normal man. Anesthesiology **27**, 654 (1966).

Euler von, U. S.: Physiologie des Lungenkreislaufs. Verh. dtsch. Ges. Kreisl.-Forsch. **17**, 8 (1951).

— Liljestrand, G.: Observations on the pulmonary arterial blood pressure in cat. Acta physiol. scand. **12**, 301 (1947).

FISHMAN, A. P., TURINO, G. M., BERGOWSKY, E. H.: The syndrome of alveolar hypoventilation. Amer. J. Med. **23**, 333 (1957).

FLEISCH, A.: Neue Methoden zum Studium des Gasaustausches und der Lungenfunktion. Stuttgart: Thieme 1961.

KEIDEL, W. D.: Kurzgefaßtes Lehrbuch der Physiologie. Stuttgart: Thieme 1967.

KILLIAN, A., WEESE, H.: Die Narkose. Stuttgart: Thieme 1954.

KNIPPING, H. W., BOLT, W., VALENTIN, H., VENRATH, H.: Normale und pathologische Physiologie der Atmung. In: Handbuch der Thoraxchirurgie, hrsg. von E. DERRA, Bd. 1 (1058), 200ff. Berlin-Göttingen-Heidelberg: Springer 1958.

— — — — Untersuchung und Beurteilung des Herzkranken. Stuttgart: Ende 1960.

LEES, M. M., SCOTT, D. B., TAYLOR, S. H.: Some respiratory effects of hyperventilation during general anesthesia. Brit. J. Anaesth. **38**, 179 (1966).

LILJESTRAND, G.: Chemical control of the distribution of the pulmonary blood flow. Acta physiol. scand. **44**, 216 (1958).

PRICE, H. L., LURIE, A. A., JONES, R. E., PRICE, M. L., LINDE, H. W.: Cyclopropane anesthesia. II. Epinephrine and norepinephrine in initiation of ventricular arrhythmias by carbon dioxide inhalation. Anesthesiology **19**, 619 (1958).

REGAN, M. J., EGER II, I. J.: Ventilatory responses to hypercapnia and hypoxia at normothermia and moderate hypothermia during constant — depth halothane anesthesia. Anesthesiology **27**, 624 (1966).

ROSSIER, P. H., BÜHLMANN, A., WIESINGER, K.: Physiologie und Pathophysiologie der Atmung. Berlin-Göttingen-Heidelberg: Springer 1958.

ROTH, H., CHURCHAUD, A., KORALNIK, O.: Clearances rénales chez les malades présentant un cœur pulmonaire chronique somnis á l'oxygenotherapie massive. Helv. med. Acta **25**, 494 (1958).

SCHERRER, M.: Störungen des Gasaustausches in der Lunge. Bern-Stuttgart: Huber 1961.

SECHZER, P. H., EGBERT, L. D., LINDE, H. W., COOPER, D. Y., DRIPPS, R. D., PRICE, H. L.: Effect of CO_2-inhalation on arterial pressure, ECG. and plasma-catecholamines and 17-OH corticosteroids in normal man. J. appl. Physiol. **15**, 454 (1960).

SEMPLE, S. J. G.: Respiration and the cerebrospinal fluid. Brit. J. Anaesth. **37**, 262 (1965).

Symposium on carbon dioxide and man. Anesthesiology **21**, 585 (1960).

THEYE, R. A., MILDE, J. H., MICHENFELDER, J. D.: Effect of hypocapnia on cardiac output during anesthesia. Anesthesiology **27**, 778 (1966).

ULMER, W. T.: Die Untersuchungen der Lungenfunktion. Z. Kreisl.-Forsch. **49**, 461 (1960).

VEREL, D., KERRIDGE, D. F.: Mean corpuscular haemoglobin concentration in anoxic lung disease. J. appl. Physiol. **16**, 847—850 (1961).

WOLLMAN, H., ALEXANDER, S. C., COHEN, P. J., SMITH, T. C., CHASE, P. E., VAN DER MOLEN, R. A.: Cerebral circulation during general anesthesia and hyperventilation in man. Thiopental instriction to nitrous oxide and d-tubocurare. Anesthesiology **26**, 329 (1965).

10. Der Schock

F. W. AHNEFELD

In den zurückliegenden 100 Jahren wurden zunächst neurogene, später unterschiedliche toxische Faktoren für die Entstehung des Schocks verantwortlich gemacht. Obwohl bereits Ende des vergangenen Jahrhunderts zunächst klinisch empirisch gewonnene Hinweise für eine vorrangige Bedeutung des Volumenmangels beim Schock vorlagen (E. VON BERGMANN u. a.), brachten erst die im letzten Kriege auf alliierter und deutscher Seite erzielten Ergebnisse einer umfassenden Schockforschung den überzeugenden Beweis, daß zumindest alle traumatisch bedingten Schockformen durch einen Volumenverlust ausgelöst werden (BEECHER, GRANT u. REEVE; DUESBERG u. SCHROEDER).

Besonders im deutschsprachigen Raum setzten sich die damit verbundenen Erkenntnisse nur langsam durch, da ein jahrelang anhaltender Streit um die Nomenklatur entbrannte, der die anstehenden Probleme nicht klärte, sondern eher das Verständnis für die pathologischen Vorgänge erschwerte. Während in den operativen Fächern die Bezeichnung Schock oder eine Zweiteilung des Geschehens in Schock (Anfangsphase) und Kollaps (Spätphase) bevorzugt wurde, wählte man im internistischen Bereich vorwiegend die Kennzeichnung Kollaps. Nach der vorherrschenden Ursache entstanden schließlich Zusatzbezeichnungen wie febriler, kardialer, hämorrhagischer Schock oder Kollaps. Alle diese Zusätze berücksichtigten nur die direkte auslösende Ursache, kennzeichneten das Erscheinungsbild jedoch unzureichend und gaben insbesondere keine verwertbaren Hinweise für die Diagnostik und Therapie. Jeder Autor gab, in dem Bemühen eine allgemein gültige Nomenklatur zu finden, eine andere Definition der Begriffe Schock und Kollaps und versah sie mit einem pathogenetischen Hintergrund, der aber beim Versuch des Vergleichs nicht zur Deckung zu bringen war. Darum widersprachen sich die daraus abgeleiteten therapeutischen Empfehlungen. Bei der Klassifizierung der einzelnen Schockformen stand außerdem die Zustandsanalyse des peripheren Gefäßsystems ganz im Vordergrund.

Ausschließlich hämodynamische Faktoren wurden beurteilt und in Beziehung zum Funktionszustand des vegetativen Nervensystems bzw. der dadurch ausgelösten Gefäßreaktion gesetzt. Mit dem Begriff Schock verband sich in vielen Darstellungen eine Vasoconstriction, mit dem Kollaps dagegen die Vasodilatation. Hieraus wurde abgeleitet, daß der in der Spätphase des Geschehens zu beobachtende Blutdruckabfall nur als Folge einer allgemeinen Vasodilatation gedeutet werden könnte. Obwohl der Blutdruckabfall in der Spätphase, wie noch darzustellen sein wird, sicher durch weitere Volumenverluste bedingt sein kann, die zwangsläufig eine zunehmende Vasoconstriction und nicht eine Vasodilatation bewirken, kamen, gestützt auf die erwähnte Nomenklatur, vasoconstrictorische Mittel zur Anwendung und führten zur Erhaltung eines dem vorhandenen Volumen nicht mehr entsprechenden Blutdruckes. Die Betrachtung des Schocks als isoliertes, am peripheren Gefäßsystem ablaufendes Geschehen, die auf das Symptom Blutdruck ausgerichtete Therapie und die falsche Interpretation des pathogenetischen Geschehens zeigen auch heute noch ihre Nachwirkungen. Die wichtige Frage nach den Folgen der nachgewiesenen hämodynamischen Dysregulation wird nicht in ausreichender Weise gestellt oder beantwortet. Aus didaktischen Gründen oder wegen der pathogenetisch ausgerichteten Denkweise werden auch heute noch die einzelnen Organe oder Funktionssysteme isoliert dargestellt. Die Gesamtleistung des Organismus ist jedoch stets das Resultat des Zusammenwirkens aller Funktionen. Da sich jede hämodynamische Dysregulation zwangsläufig auf den Gesamtorganismus auswirken muß, haben wir beim Schock eine globale Störung zu erwarten. Das enge Verbundsystem der vitalen Funktionen (Atmung, Herz-Kreislauf, Wasser- und Elektrolythaushalt) schafft zwar die Möglichkeit der gegenseitigen Kompensation, allerdings bei gleichzeitiger Einschränkung der Leistungsbreite des Gesamtorganismus. Im Schock, gleich welcher Genese, werden diese Kompensationsmöglichkeiten sofort in Anspruch genommen, d. h. alle vitalen Funktionssysteme sind sofort, wenn auch in wechselndem Ausmaß beteiligt. Diese Tatsache spielt, z. B. bei Vorerkrankungen, eine wichtige Rolle. In Abhängigkeit von der bei Eintritt einer Schädigung bereits beanspruchten Kompensationsreserve an irgendeinem der vitalen Funktionssysteme wird der Zeitpunkt der Dekompensation eines Schockgeschehens bestimmt. Im Ablauf dieses, aber auch anderer Krankheitsbilder entsteht im Augenblick der Dekompensation eine Schadenskette, die zu Veränderungen an anderen Funktionssystemen führt und damit einen eigengesetzlichen Ablauf einleitet. In dieser Schadenskette bahnt sich, zwar ausgelöst durch das pathogenetische Geschehen, nunmehr aber völlig unabhängig durch die direkte Einschränkung einer oder mehrerer vitaler Funktionen die Todesursache an. Diese Vorgänge werden heute unter dem Begriff der Thanatogenese zusammengefaßt. Es mag hier zunächst die Feststellung genügen, daß die pathogenetische Analyse der Vorgänge gerade beim Schock nicht ausreichen kann, diese Feststellung trifft sowohl für die Diagnostik als auch die Therapie zu. Unter diesen Gesichtspunkten muß man heute den Ablauf, die Diagnostik und die Therapie eines Schocks sehen. Daraus ergibt sich jedoch auch zwangsläufig, daß der Streit um eine Nomenklatur des pathogenetischen Geschehens absurd ist. Nur eine sorgfältige anamnestische und symptomatologische Charakteristik des Zustandsbildes unter besonderer Berücksichtigung der 3 vitalen Funktionen erlaubt eine Aussage über das Ausmaß der elementaren Gefährdung und gibt gleichzeitig Hinweise auf die im Einzelfall notwendigen Ansatzpunkte der Therapie. Die Begriffe Schock und Kollaps sollten daher in Zukunft als Synonyma verwendet werden; im internationalen Schrifttum hat sich der Oberbegriff Schock durchgesetzt (Ahnefeld u. Allgöwer; Buchborn; Lutz u. a.).

a) Definition

Unter dem Oberbegriff Schock werden heute Erscheinungsbilder vieler Vorgänge zusammengefaßt, die sich in der Ätiologie, Pathophysiologie und Schwere wesentlich voneinander unterscheiden. Von hypovolämischen, neurogenen, toxischen oder anderen Veränderungen ausgehend, können sich klinisch letztlich die gleichen Erscheinungen manifestieren. Allein aus dieser Tatsache erwachsen nicht selten diagnostische Schwierigkeiten, da zumindest im fortgeschrittenen Stadium die klinische Symptomatik weitgehend übereinstimmt und nur eine genaue Analyse aller erreichbaren klinischen und Laborwerte die für die Therapie notwendigen Rückschlüsse auf die in dem jeweiligen Stadium mitwirkenden Faktoren zuläßt. Aus der Vielzahl der potentiellen Schockursachen und der schnellen Ausweitung des Schockgeschehens, das zu einer komplexen Funktions- und Regulationsstörung führt, ergibt sich die Schwierigkeit einer allen diesen Formen gerecht werdenden Definition. Bisher wurde im Schock immer wieder das Mißverhältnis zwischen vorhandener Blutmenge und Gefäßkapazität herausgestellt. Ein solches Mißverhältnis kann aus verschiedenen Gründen eintreten und liegt auch bei jedem Schock vor. Es ist nur nicht meßbar und außerdem bezieht sich diese Definition wiederum nur auf den Gefäßinhalt, nicht aber auf die Versorgungsgebiete der Gefäße, auf die es ausschließlich ankommt. Eine meßbare Größe stellt dagegen das Stromzeitvolumen dar, das als venöser Rückstrom, als Herzminutenvolumen oder als Durchblutungsgröße der einzelnen Organe zu bestimmen ist. Nach BUCHBORN läßt sich die Entstehung eines Schocks, gleich welcher Genese, durch die Verminderung des Stromzeitvolumens charakterisieren. Auch diese Definition bedarf einer Ergänzung. Nicht das absolute, auf die Normaldurchblutung bezogene Zeitvolumen ist entscheidend, sondern die Relation zwischen Herzzeitvolumen und aktuellem peripherem Bedarf sämtlicher Teilkreisläufe. Auch ein normales oder gar erhöhtes Herzzeitvolumen ist bei hämodynamischen Regulationsstörungen oft nicht in der Lage, eine ausreichende capilläre Durchblutung und damit O_2-Versorgung aller Gewebe sicherzustellen. Die genannte Relation bestimmt den Zeitpunkt der Dekompensation. Sie tritt ein, wenn die hämodynamische Dysregulation so ausgeprägt ist, daß eine Mangeldurchblutung lebenswichtiger Organe entsteht. Die Folgen dieser Mangeldurchblutung äußern sich in Störungen des Stoffwechselgeschehens. Die Gewebe antworten zunächst mit einer Beeinträchtigung der Funktion, schließlich aber resultieren in Abhängigkeit von Dauer und Intensität der hämodynamischen Dysregulation irreversible Schäden des anatomischen Substrats. Hämodynamische und metabolische Störungen beeinflussen sich von einem bestimmten, klinisch nicht exakt definierbaren Zeitpunkt an gegenseitig. Der Schock ist demnach nicht nur, wie man bei isolierter Betrachtung der Hämodynamik lange Zeit annahm, ein Problem des Blutdruckes, des Volumens oder der Anämie, sondern letztlich immer und unabhängig von der auslösenden Ursache ein Problem der reduzierten capillären Durchblutung (GELIN). Der Schock ist demnach als progressiver pathologischer Prozeß zu definieren, der auf unterschiedlichen Wegen zu einer unzureichenden Durchströmung der Gewebe mit oxygeniertem Blut führt und damit letztlich alle vitalen Funktionen betrifft. Die mannigfachen Auswirkungen dieser mangelhaften, dem Bedarf nicht entsprechenden Perfusion führen außerdem zu einer schweren Aggression gegen die Homöostase.

Zusammengefaßt darf festgestellt werden, daß die Störungen im Schock in der Makrozirkulation beginnen, sich dann aber auf die Mikrozirkulation ausdehnen und somit Anlaß zur Entwicklung der metabolischen Veränderungen geben, die von sich aus den weiteren Verlauf des Schocks entscheiden und mit eigengesetzlichem Verlauf, unabhängig von der Pathogenese, beeinflussen (AHNEFELD u. ALLGÖWER; BUCHBORN; GRUBER; HARDAWAY; ORKIN u. a.).

b) Ursachen

Die wesentlichsten Ursachen eines Schocks sind in der Tabelle 1 und Abb. 1 dargestellt.

Tabelle 1. *Ursachen eines Schocks*

1. Hypovolämie
   Blut- und Plasmaverluste, Dehydration
2. Verminderung der kardialen Förderleistung
   Myokardinfarkt und Arrhythmien
3. Bakteriämien
   Bakterielle Toxine (Endotoxine)
4. Antigen-Antikörperreaktion
   Anaphylaxie, Idiosynkrasie
5. Neurogene Faktoren
   Vasomotorenversagen, spinaler Block. Ganglienblockade
6. Behinderung der Blutströmung
   Pulmonalembolie, Dissektionsaneurysma
7. Endokrine Faktoren
   Nebennierenrinden-, Nebennierenmarkhormone

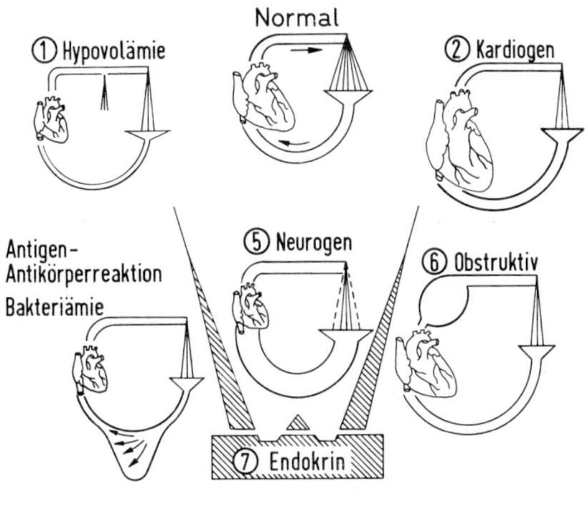

Abb. 1. Schockursachen

Bei einer gemeinsamen Betrachtung sind als direkte auslösende Ursachen zu nennen: Eine Verminderung der zirkulierenden Blutmenge oder Veränderung der Blutzusammensetzung, eine Verminderung der Herzleistung oder auch eine Steigerung des peripheren Bedarfes, schließlich eine Änderung des peripheren Widerstandes. Auch bei einer zunächst klar definierbaren Ursache werden im weiteren Ablauf des Schocks nicht selten mehrere dieser Faktoren gleichzeitig mitwirken und sich dann auch in ihren Auswirkungen gegenseitig verstärken. Hierin liegt ein weiterer Grund, daß die ursächliche Betrachtung des Schockgeschehens nicht überbewertet werden darf, sondern daß lediglich Intensität und Dauer der Vorgänge darüber entscheiden, ob das Stadium der Dekompensation erreicht wird und damit in diesem Augenblick in jedem Falle zusätzliche Ursachen für das Gesamtkrankheitsbild verantwortlich werden.

c) Pathophysiologie und Pathogenese

In der Literatur sind inzwischen mehr als 100 unterschiedliche Schockformen differenziert worden, bei denen sich insbesondere die auslösenden pathogenetischen Mechanismen erheblich unterscheiden. Für die kausale Soforttherapie kann es wichtig sein, diese unterschiedlichen Mechanismen zu kennen. Im Rahmen dieses Kapitels erscheint es unmöglich, die Pathogenese und Pathophysiologie dieser einzelnen Formen gesondert abzuhandeln. Es soll daher im folgenden versucht werden, das allen Schockformen Gemeinsame darzustellen. Da im operativen Bereich bei der Entstehung eines Schocks den Volumenverlusten die größte Bedeutung zukommt, werden diese Schockformen im Vordergrund der Besprechung stehen.

Mit der Entstehung eines Schocks ist zu rechnen, wenn der Verlust ca. 20% des intravasalen Gesamtvolumens übersteigt. Die früher von zahlreichen Autoren angegebene kritische Grenze des Volumenverlustes von ca. 30% trifft sicher nicht in vollem Umfange zu. Entscheidend für den weiteren Ablauf des Schocks sind vor allem der Zeitfaktor, d. h. die Dauer der Dysregulation, die Ausgangslage (Vorerkrankungen) sowie die zur Verfügung stehenden Kompensationsmöglichkeiten, die wiederum vom Zustand der Gefäße, der Leistungsbreite des Herzens, ganz besonders auch vom Füllungszustand des extracellulären Raumes abhängig sind. Eigene Untersuchungen bei traumatisierten Patienten ergaben, daß bereits bei einem Volumendefizit von ca. 20% des intravasalen Volumens eine Reduzierung des Herzzeitvolumens um 21—44% vorhanden sein kann. Diese Ergebnisse beweisen erneut die Vielschichtigkeit der Schockproblematik, die eine Schematisierung nicht zuläßt. Ein so erheblich reduziertes Herzzeitvolumen kann selbstverständlich nicht mehr den aktuellen peripheren Bedarf erfüllen. Als Zeichen der Dekompensation, trotz eines an sich relativ geringen Volumendefizits, finden sich in diesen Fällen bereits frühzeitig deutliche metabolische Veränderungen. Die klinische Symptomatik gibt zu diesem Zeitpunkt nur unzureichende oder diskrete Hinweise auf die dann bereits ausgeprägten pathophysiologischen Veränderungen.

Der Organismus beantwortet die akut einsetzenden Verluste, die direkt, wie z. B. bei einer Blutung, den intravasalen Raum betreffen oder indirekt bei Verlusten von interstitieller Flüssigkeit ebenfalls zu einer Verminderung der zirkulierenden Blutmenge führen, mit einer Umstellung der Hämodynamik. Diese „Notfallreaktion“ kommt vorwiegend durch die Stimulierung des Nebennierenmarks und die darauf einsetzende, in enger Korrelation zu der Größe der Verluste stehenden Ausschüttung von Katecholaminen zustande. Mit dieser Reaktion und der daraus resultierenden, in den einzelnen Versorgungsgebieten unterschiedlich ausgeprägten Vasoconstriction wird zunächst das Überleben in einer akuten Phase sichergestellt. Neurale Kontrollen entscheiden über das Ausmaß der Reaktion. Die Veränderungen am kardiovasculären System sind nicht immer einheitlich, sie werden von der Ausgangslage, der Art und Intensität der einwirkenden Ursachen und von den gegebenen Kompensationsmöglichkeiten beeinflußt. Nicht immer besteht eine direkte Proportion zu den aktuellen Erfordernissen, d. h. die Notfallreaktionen übersteigen häufig sowohl bei der Entstehung eines Schocks, aber auch noch unter einer an sich ausreichenden Therapie den Bedarf. Auch eine überdauernde Vasoconstriction in Teilkreisläufen, z.B. im Bereich der Nieren, ist möglich und kann dadurch den Krankheitsablauf maßgeblich beeinflussen (GERSMEYER). Im Gegensatz zu früheren Ansichten beginnt der durch Volumenverlust bedingte Schock mit einer Vasoconstriction, die zumindest bis zum Entstehen der Irreversibilität aufrechterhalten wird und sowohl das arterielle als auch das venöse Gefäßsystem betrifft.

Der Organismus versucht also im Rahmen der Notfallreaktion mit Hilfe einer Vasoconstriction die entstandenen Verluste zu kompensieren. Die periphere Durchblutung wird gedrosselt, es entsteht die von DUESBERG u. SCHROEDER beschriebene Zentralisation des Kreislaufes. In Abhängigkeit vom Ausmaß des Volumendefizits und der Mitwirkung anderer Faktoren (Blutzusammensetzung, Herzleistung etc.) ist die Relation zwischen dem geförderten Herzzeitvolumen und dem peripheren

Bedarf gestört. Die bei anhaltenden Verlusten unter Mitwirkung der anderen genannten Faktoren zunehmende Vasoconstriction betrifft zunächst nicht lebenswichtige Versorgungsgebiete, wie die Haut, sehr bald aber auch, von einem klinisch nur schwer feststellbaren Zeitpunkt an, die Perfusion lebenswichtiger Organe, wie z. B. der Leber und der Nieren. Die Notfallreaktion ist zwar imstande einen Ausgleich zwischen Förderleistung des Herzens und venösem Rückstrom herbeizuführen, aber der so erneut hergestellte Gleichgewichtszustand ist nur durch die Verminderung der Kreislaufzeit, vor allem aber die Verkleinerung des Versorgungsgebietes möglich. Anders ausgedrückt: Das hämo-

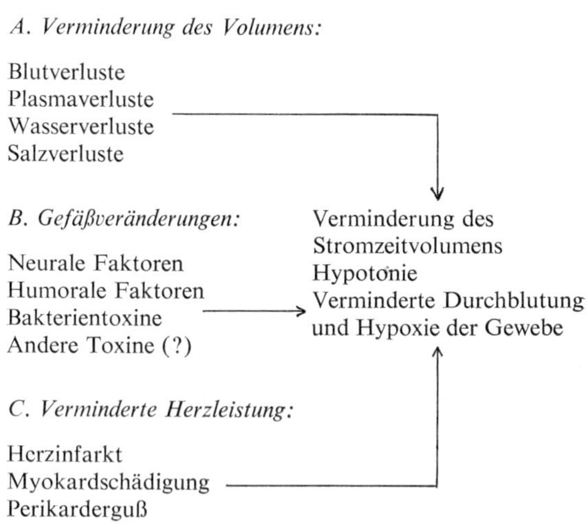

Abb. 2. Pathogenetische Mechanismen beim Schock

dynamische Problem wird gelöst, gleichzeitig jedoch damit die Ursache für die metabolische Dysregulation geschaffen (Abb. 2).

Die hier dargestellten pathophysiologischen Vorgänge lassen erkennen, daß die Auswirkungen auf den Zellstoffwechsel letztlich immer die gleichen sein müssen, auch wenn statt des Volumendefizits andere pathogenetische Mechanismen im Einzelfall von vorrangiger Bedeutung sind. Entscheidend ist lediglich, daß diese Ursachen geeignet sind, die Relation zwischen Herzzeitvolumen und peripherem Bedarf zu stören. Die Abb. 2 zeigt nochmals zusammengefaßt die unterschiedlichen pathogenetischen Mechanismen im Schock, die letztlich die gleichen Auswirkungen haben, auch wenn sie auf verschiedenen Wegen entstehen. Von gleicher Wichtigkeit erscheint jedoch der Hinweis, daß nicht selten Mischformen vorliegen, d. h. z. B. gleichzeitig eine Verminderung des Volumens und primär oder sekundär eine verminderte Herzleistung zusammenwirken. In Abhängigkeit von der Intensität und Dauer sowie der Kombination der mitwirkenden Faktoren entsteht das Stadium der Dekompensation. Infolge der unzureichenden Perfusion und dem damit verbundenen mangelnden Antransport an Sauerstoff kommt es nunmehr zur Stoffwechselstörung im Sinne einer metabolischen Acidose, die sich von Teilkreisläufen ausgehend schließlich auf den Gesamtorganismus erstreckt und damit auch alle vitalen Funktionen maßgeblich beeinflußt. Insbesondere ist die Verwertung der Kohlenhydrate betroffen. Als Folge der anaeroben Glykolyse kommt es zur Anhäufung der Milchsäure und anderer saurer Metaboliten. Diesem plötzlichen massiven Anstieg der sauren Valenzen ist die infolge der Vasoconstriction und der Blutverluste erheblich verminderte Pufferkapazität des Organismus — bei gleichzeitiger Einschränkung der Nierenfunktion — nicht gewachsen. Die metabolische Acidose bewirkt von sich aus zusätzliche Dysregulationen. Hier beginnt die bereits beschriebene, von der Pathogenese der einzelnen Schockformen ausgelöste, nun aber nicht mehr beeinflußte Schadenskette mit eigengesetzlichem Verlauf. In diesem Zusammenhang sind die Stimulierung des Nebennierenmarkes durch den erhöhten Anfall an Milchsäure, vor allem aber die erheblichen Störungen im Elektrolyt- und Wasserhaushalt zu nennen. Transmineralisationsvorgänge, d. h. die Freisetzung von Kalium aus den Zellen und der Eintritt von Natrium und H-Ionen in die Zelle, führen nicht nur zu Störungen der Zellfunktion selbst, sondern zu erheblichen Volumenverschiebungen innerhalb der Flüssigkeitsräume mit einer dadurch bedingten Vergrößerung des intravasalen Volumendefizits (Zimmermann). Unter anaeroben Bedingungen nimmt auch der Vorrat an energiereichen Phosphaten schnell ab, während die Neubildung dem Bedarf nicht mehr entspricht. Schließlich führen der Sauerstoffmangel und die Stoffwechselstörung zu Veränderungen im Gerinnungssystem. Die Mikrozirkulation, die bereits durch die veränderte Hämodynamik erheblich reduziert ist, wird durch die Entstehung von Thrombocyten- und Erythrocytenaggregationen weiter vermindert (Gelin, Schneider, 1963). Hardaway, Lasch u. a. haben außerdem nachgewiesen, daß Verbrauchskoagulopathien nicht nur beim Endotoxinschock vorkommen, sondern eine disseminierte intravasale Koagulation bei einem Schock jeder Genese beobachtet werden kann, falls ein protrahierter Verlauf vorliegt und im Gewebe ein bestimmtes Sauerstoffdefizit erreicht wird.

Die Perfusion kann im Stadium der Dekompensation zusätzlich durch Veränderungen der Fließeigenschaften des Blutes vermindert sein. Insbesondere bei traumatisch ausgelösten Schockformen gehen vermehrt kleine Proteine (Albumine) verloren. Das Überwiegen der großen Eiweißmoleküle im Blut führt zwangsläufig zu einer Verminderung des Flow und gleichzeitig zu einer Minderung der Suspensionsstabilität des Blutes.

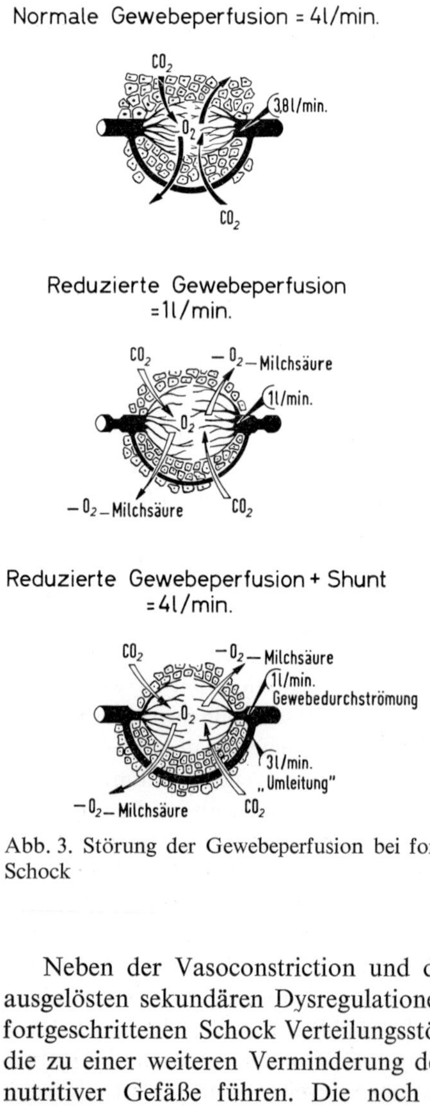

Abb. 3. Störung der Gewebeperfusion bei fortschreitendem Schock

Neben der Vasoconstriction und den dadurch ausgelösten sekundären Dysregulationen treten im fortgeschrittenen Schock Verteilungsstörungen auf, die zu einer weiteren Verminderung der Perfusion nutritiver Gefäße führen. Die noch vorhandene Blutmenge wird zumindest in Teilgebieten über AV-Shunts umgeleitet, um den venösen Rückfluß zum Herzen zu verbessern. Diese über AV-Shunts umgeleitete Blutmenge zirkuliert, hat jedoch keinen nutritiven Effekt (Abb. 3).

Die Vielzahl der hier genannten, sich gegenseitig beeinflussenden und vor allem verstärkenden Störungen wirkt sich bereits frühzeitig auf alle Organe aus. An erster Stelle sind die Niere, der Darm und die Leber betroffen. Sie beantworten die verminderte Perfusion und Sauerstoffzufuhr zunächst mit einer Verminderung der Funktion. Dennoch liegt im Schock, das sei ausdrücklich betont, primär keine Insuffizienz dieser Organe vor, es handelt sich vielmehr um eine Leistungsbehinderung bei noch suffizienten Organen. Allerdings schließt sich dann, wiederum in Abhängigkeit von der Zeitdauer der unzureichenden Perfusion, aufgrund anoxischer Zellschäden, eine echte, organbedingte Insuffizienz an. Die Übergänge, z. B. von der „Niere im Schock" (Leistungsbehinderung) zur „Schockniere" (Insuffizienz), sind natürlich fließend. Es wird bei der Besprechung der Therapie darauf zurückzukommen sein, daß häufig diese Differenzierung nicht in ausreichender Weise erfolgt, d. h. nicht schnell genug die notwendigen Leistungsbedingungen (Perfusion, Wasser und Elektrolyte) bereitgestellt werden, um damit noch reversible Schäden rückgängig zu machen.

Im fortgeschrittenen Stadium des Schocks wirken sich sowohl der verminderte venöse Rückfluß, die Acidose, als auch die veränderten Fließeigenschaften des Blutes negativ auf die myokardiale Leistungsfähigkeit aus. Immer wieder entsteht so durch das enge Zusammenwirken (Verbundsystem) der Funktionssysteme eine neue Ursache, die sich negativ auf das Gesamtgeschehen im Schock auswirkt und in den bereits bestehenden Circulus vitiosus einmündet, um alle bereits vorhandenen Dysregulationen weiter zu verstärken.

Eine ausreichende Sauerstoffversorgung ist während eines Schocks nicht nur durch die eintretende Vasoconstriction und die dargestellten Folgeerscheinungen in Frage gestellt. Die zirkulierende Hämoglobinmenge nimmt proportional zu den Verlusten ab. Bei einem Volumendefizit von ca. 30% und Wiederauffüllung mit Volumenersatzmitteln sinkt der Sauerstoffgehalt des Blutes von 20 auf 14 ml O_2/100 ml Blut ab. Im Schock ist nicht nur das Herzzeitvolumen vermindert, häufig auch die alveoläre Ventilation, da in der Lunge infolge unzureichender Durchblutung Atelektasen entstehen, die den physiologischen Totraum erhöhen (ALLGÖWER u. GRUBER). Mikrozirkulationsstörungen können weiterhin zu Schädigungen des Alveolarepithels und damit zu Diffusionsstörungen führen.

Aus der bisherigen Darstellung geht eindeutig hervor, daß bei einem Schock, zumindest vom Augenblick der Dekompensation an, alle vitalen Funktionen betroffen sind und damit die Möglichkeit des gegenseitigen kompensatorischen Ausgleiches erheblich eingeengt wird. Bereits daraus ist zu folgern, daß die Therapie des ausgeprägten Schocks an allen vitalen Funktionen gleichzeitig einsetzen muß, um die nunmehr bestehende gegenseitige negative Beeinflussung durchbrechen zu können.

Zusammengefaßt sind folgende pathophysiologischen Vorgänge im Schock zu erwarten:

1. Eine zunehmende, zunächst die arterielle, später auch die venöse Seite des Kreislaufes betreffende Vasoconstriction, bedingt durch die stark vermehrte Ausschüttung von Katecholaminen. Gleichzeitig entsteht, durch hämodynamische Umstellung hervorgerufen, neben der Verkleinerung des Versorgungsgebietes zusätzlich eine periphere Verteilungsstörung.

2. Das geförderte Herzzeitvolumen entspricht nicht mehr dem peripheren Bedarf, es resultiert eine inadäquate Perfusion nutritiver Gefäße.

3. Der Sauerstoffmangel bewirkt einen Übergang in den anaeroben Stoffwechsel. Störungen im Kohlehydratabbau bewirken eine metabolische Acidose, die Ausbeute an energiereichen Phosphaten ist erheblich vermindert.

4. Die metabolische Acidose löst zusätzliche Dysregulationen aus.

5. Die schlechte Perfusion, die mit einem niedrigen Flow verbunden ist, und die Acidose führen zur Hyperkoagulabilität. Neben Thrombocyten- und Erythrocytenaggregationen kann die Mikrozirkulation durch eine disseminierte intravasale Koagulation (Verbrauchskoagulopathie) weiter vermindert werden.

In der folgenden Abbildung sind die wesentlichsten Veränderungen im Schock schematisch dargestellt (Abb. 4).

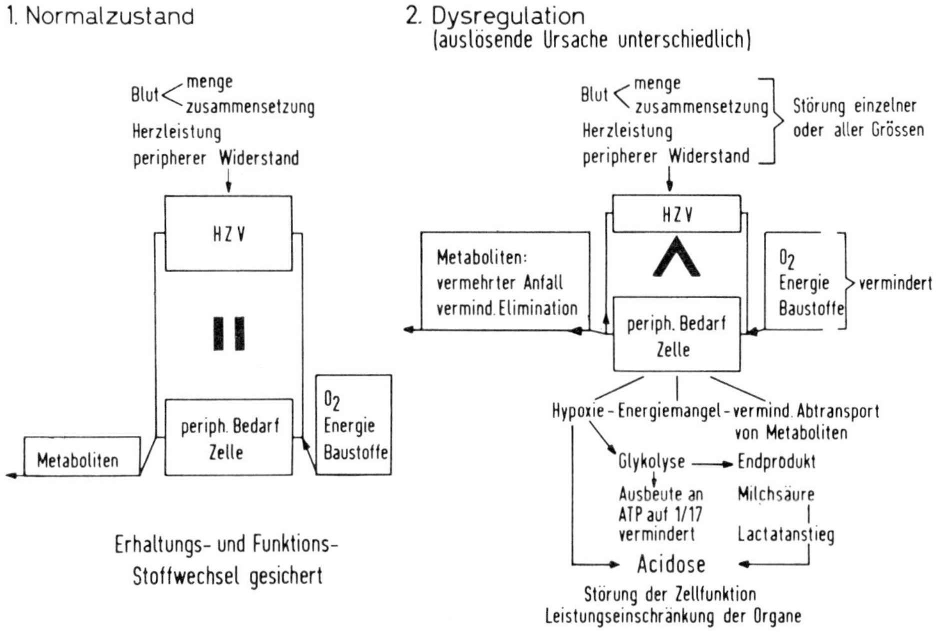

Abb. 4. Herzzeitvolumen und peripherer Bedarf

Die Blutmenge und -zusammensetzung, die Herzleistung und der periphere Widerstand bestimmen das Herzzeitvolumen, das unter normalen Bedingungen durch zahlreiche Kontrollen dem jeweiligen aktuellen peripheren Bedarf angepaßt wird. Das zur Verfügung gestellte Stromzeitvolumen reicht sowohl für den Antransport von O_2, Energie und Baustoffen sowie den Abtransport der Metaboliten aus. Im Schock dagegen ist die Relation zwischen Herzzeitvolumen und peripherem Bedarf gestört. Hypoxie und Energiemangel sowie ein verminderter Abtransport von Metaboliten führen zu den beschriebenen komplexen Dysregulationen, vor allem infolge einer Funktionseinschränkung der Organe zur Störung der Homöostase.

d) Symptomatik und Diagnostik

Bei der Diagnose des Schocks wird auch heute noch dem arteriellen Blutdruck eine Bedeutung beigemessen, die ihm seit langem *nicht* mehr *zukommt*. Die früher im Vordergrund stehende Hypotension gehört nicht mehr zu den sicheren Kriterien der Schockdiagnose (FINE). Eine isolierte Betrachtung des Blutdruckes muß zwangsläufig zu schweren therapeutischen Fehlschlüssen führen. Es gibt genügend Beweise dafür, daß bei einem im Normbereich liegenden Blutdruck bereits eine capilläre Mangeldurchblutung vorliegen kann. Während der Phase der Kreislaufzentralisation, in der ja das Versorgungsgebiet bereits mehr oder weniger stark verkleinert ist, wird der arterielle Blutdruckwert

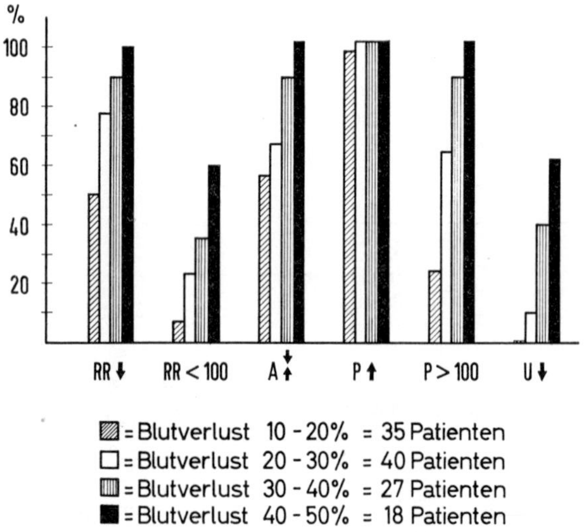

Abb. 5. Klinische Symptomatik in Abhängigkeit vom Blutverlust

durch die Einwirkung der Katecholamine im Normbereich gehalten.

Die Untersuchungen von BURRI und ALLGÖWER beweisen, daß die übliche, für Schockdiagnostik verwandte klinische Symptomatik, erst bei intravasalen Verlusten zwischen 30—40% des zirkulierenden Gesamtvolumens verläßliche Anhaltspunkte vermitteln. Aus eigenen Untersuchungen bei traumatisierten Patienten wissen wir jedoch, daß in Abhängigkeit von der Dauer des Schocks bereits bei Verlusten zwischen 20 und 40% schwerste metabolische Veränderungen entstehen können. Die klinische Symptomatik, insbesondere ein Einzelwert, sind also nicht imstande, den Übergang in das Stadium der Dekompensation in ausreichender Weise zu charakterisieren (Abb. 5).

Eine ausreichende Analyse des Gesamtgeschehens läßt sich demnach nur erreichen, wenn möglichst viele klinische Symptome in möglichst kurzen Abständen erfaßt und registriert werden. Die dann aufgrund der Verlaufsbeobachtung häufig festzustellende Tendenz und die gemeinsame Verwertung geben frühzeitig diagnostische Hinweise. Erst dann wird es möglich zu beurteilen, ob die angewandten therapeutischen Maßnahmen ausreichen oder zusätzliche Behandlungsverfahren oder Korrekturen zur Anwendung kommen müssen. Das gleiche gilt für die Laborwerte. Bei einem schweren Schock mit den im vorausgegangenen Kapitel dargestellten globalen Dysregulationen an allen

Tabelle 2. *Schockdiagnose*

I. Orientierende Diagnostik	
1. Blutdruck und Puls (Amplitude)	
2. Hauttemperatur und Farbe ΔT Körperkern — Körperschalentemperatur	Hinweise auf Mikrozirkulation
3. Füllungszustand der Venen	
4. Zirkulationsverhältnisse und Farbe des Nagelbettes	
5. Urinausscheidung	
6. Beurteilung des Zeitfaktors	
II. Differenzierte Diagnostik	
1. HK-Verlaufstendenz Unterschied zentraler und peripherer HK	
2. Blutvolumen	
3. ZVD	
4. Blutgasanalyse	
5. Elektrolyte im Serum/Urin	
6. Osmometrie, Serum/Urin	
7. Eiweißfraktion und Gesamt-Eiweiß	
8. Spezialuntersuchungen z. B. Gerinnungsstatus, EKG, Endokrinologische Diagnose	

Funktionssystemen ist für eine erfolgreiche Behandlung ein Minimum an Laborergebnissen erforderlich, um das Ausmaß der Störungen zumindest an den vitalen Funktionen in ausreichender Weise definieren zu können. Alle Laborwerte, darüber muß sich jeder bei der Deutung im klaren sein, stellen eine Momentaufnahme eines im Fluß befindlichen Geschehens dar. Diese Bestandsaufnahme liefert außerdem a) einen bereits veralteten Wert, da inzwischen bereits wieder körpereigene Kompensationen einwirkten oder auch eine Dekompensation entstand und b) sind die ermittelten Ergebnisse nicht repräsentativ für die Gesamtsituation, auf die es schließlich ankommt.

In der Tabelle 2 sind die klinischen Kriterien und die Laborwerte zusammengestellt, die wir 1. für eine orientierende und 2. für eine differenzierte Diagnostik einsetzen können.

Bei der orientierenden Diagnostik sind die Blutdruck- und Pulswerte, auch die Blutdruckamplitude auf der beschriebenen Basis der Verlaufstendenz zu beurteilen. Blutdruckabfall bei gleichzeitigem Pulsanstieg sowie die Verkleinerung der Amplitude deuten auf eine zunehmende hämodynamische Dysregulation; Blutdruckanstieg, eine Verkleinerung der Amplitude und ein Abfall der Pulsfrequenz lassen, z. B. unter Anwendung einer Infusionstherapie, den therapeutischen Erfolg erkennen. Ein Schock läßt sich jedoch, das sei nochmals wiederholt, nicht allein aufgrund dieser Symptome definieren. Aufgrund der neueren Erkenntnisse der Pathophysiologie des Schocks haben sich insbesondere die Symptome bewährt, die Auskunft über die periphere Zirkulation geben. Gemeinsam mit diesen bewertet, lassen sich auch die Puls- und Blutdruckwerte leichter und sicherer interpretieren. Für die Beurteilung des Zustandsbildes im Schock sind hier besonders die Hauttemperatur und -farbe, evtl. die Differenz zwischen Körperkern- und Körperschalentemperatur, der Füllungszustand der Venen, die Zirkulationsverhältnisse und die Farbe des Nagelbettes zu nennen. Zunehmende Kälte und Blässe der Haut, deutlich kontrahierte Venen, eine leicht livide Verfärbung des Nagelbettes und eine verzögerte Füllung des Capillargebietes nach Druck auf den Nagel sind ein sicherer Ausdruck für eine Kreislaufzentralisation und die Abschaltung der Peripherie. Eigene Untersuchungen zeigten, daß die Abschaltung der Peripherie und die des Mesenterialbereiches etwa zur gleichen Zeit auftreten, d. h. das periphere Zustandsbild gibt uns gleichzeitig eine Auskunft über die Perfusionsverhältnisse im Mesenterialgebiet, aber auch im Bereich der Nieren. In dem Augenblick, wenn bei Durchführung dieser orientierenden Diagnostik die angegebene Symptomatik vorhanden ist, muß bereits der Übergang in das Stadium der Dekompensation stattgefunden haben. Mit an Sicherheit grenzender Wahrscheinlichkeit läßt sich aufgrund dieser einfachen Kriterien das Vorhandensein einer zusätzlichen metabolischen Störung feststellen. Die Erwärmung der Haut, die Verbesserung der Durchblutung im Bereich der Akren und die verbesserte Füllung der Venen an den Extremitäten lassen wiederum frühzeitig den Erfolg einer Therapie erkennen.

Zu den Erstmaßnahmen gehört bei einem Patienten mit einem ausgeprägten Schock das Einlegen eines Blasenkatheters, da nur so eine exakte Bestimmung der stündlichen Urinausscheidung möglich wird. Diese einfache Methode ist zumindest in der Anfangsphase häufig wertvoller als die Durchführung zahlreicher Labormethoden, da die Urinproduktion das Resultat mehrerer hämodynamischer Größen widerspiegelt. Beim Erwachsenen sollte eine stündliche Mindestausscheidung von 30 ml vorhanden sein. Liegt die Urinproduktion darunter, so besteht entweder noch eine mangelnde Perfusion der Nieren, evtl. auch eine nur in diesem Versorgungsbereich anhaltende Vasoconstriction, oder es fehlen schließlich die Leistungsbedingungen für die Funktion des bereits wieder ausreichend perfundierten Organes, in diesem Falle eine ausreichende Auffüllung des extracellulären Raumes. Die Differenzierung, welche diesen Voraussetzungen vorliegen, ist mit Hilfe der hier genannten einfachen Symptomatik weitgehend möglich.

In jedem Falle ist bei der Zusammenfassung der Symptomatik die Beurteilung des Zeitfaktors von großer Bedeutung. Je länger der Zustand der Zentralisation besteht, um so ausgeprägtere Störungen sind im Bereich des Stoffwechsels und damit der Homöostase zu erwarten. Besteht der Schock nur kurze Zeit, reichen einige wenige, im folgenden noch zu besprechende therapeutische Maßnahmen aus, d. h. der therapeutische Aufwand kann von vornherein relativ klein gehalten werden. Ist dagegen die Kreislaufzentralisation über einen längeren Zeitraum wirksam gewesen, so müssen in dem Therapieplan alle möglichen zusätzlichen Dysregulationen berücksichtigt werden, vor allem muß eine differenzierte Diagnostik erfolgen.

Als einfache diagnostische Methode hat sich die vergleichende Messung der Körperkern- und -schalentemperatur bewährt. Die normalerweise vorhandene Differenz zwischen Körperkern- (rectal) und Körperschalentemperatur (gemessen am Daumen oder der Großzehe) beträgt 3—4° C. In Abhängigkeit vom Ausmaß der Zentralisation lassen sich im Schock Differenzen zwischen 8—15° C nachweisen. Im allgemeinen bleibt die Körperkerntemperatur konstant oder steigt leicht an, während die Körperschalentemperatur mehr oder weniger stark abfällt. Die Differenz ist, wie eigene Untersuchungen ergaben, zumindest anfangs praktisch proportional dem vorhandenen Volumendefizit. Die Verkleinerung einer zunächst großen Differenz läßt sich als Therapieerfolg (verbesserte Mikrozirkulation) bewerten. Abb. 6 zeigt die Meßergebnisse bei einem Schockpatienten.

Für die differenzierte Diagnostik stehen die nachfolgend aufgeführten Methoden zur Verfügung:

1. Die Kontrolle der Erythrocyten, Hämoglobin- und Hämatokritwerte. Direkt nach einer massiven Blutung ist die Aussagekraft, insbesondere

der Erythrocyten- und Hämoglobinwerte relativ gering. Selbstverständlich werden sie im späteren Ablauf der Behandlung für die quantitativ und qualitativ dem Bedarf angepaßte Substitution benötigt. Während der Soforttherapie hat sich die Bestimmung der Hämatokritwerte, insbesondere in kurzen Zeitabschnitten wiederholt, als Bedside-Methode bewährt. Die gleichzeitige Verwertung des Hämatokrits aus zentral und peripher entnommenem Blut gibt gute Hinweise auf das Verhalten der Mikrozirkulation. Liegt der periphere Hämatokritwert um 4% und mehr höher als der zentrale, so ist die Mikrozirkulation mit Sicherheit noch gestört.

2. Blutvolumenbestimmungen mit Hilfe von Isotopen (^{131}J-Albumin, ^{51}Cr) sind in der akuten Phase des Schocks kaum indiziert. Solange aufgrund der einfachen klinisch zu ermittelnden Symptomatik noch mit einem Volumendefizit gerechnet werden kann, bringt die Bestimmung des zirkulierenden Volumens keine ersichtlichen Vorteile. Zu einem späteren Zeitpunkt können diese Methoden jedoch differentialdiagnostisch wertvoll sein. Eine Schwierigkeit bleibt jedoch auch dann bestehen. Im Normalzustand zeigen diese Methoden eine klinisch durchaus tragbare Streuung bei der Bestimmung des Sollvolumens. Im Schock liegt dagegen das für die ausgewogene Relation zwischen Herzzeitvolumen und peripherem Bedarf zu fordernde Bedarfsvolumen nicht selten um 30% und mehr höher (Hardaway). Die Bestätigung, das Sollvolumen erreicht zu haben, nützt in diesen Fällen nichts. Auch die Ergebnisse der Blutvolumenbestimmungen dürfen nie für sich, sondern stets nur in Kombination mit der gesamten anderen Symptomatik verwertet werden.

3. Als relativ einfache Methode hat sich die Messung des zentralen Venendruckes am vorteilhaftesten unter Anwendung der Methodik nach Burri bewährt. Ein Vorteil besteht jedoch nur dann, wenn auch bei dieser Methode eine Verlaufsbeobachtung zur Anwendung kommt. Trotzdem läßt die Auskunft, die wir erhalten, leider nicht selten die wünschenswerte Korrelation zum zirkulierenden Volumen vermissen. Gemeinsam mit anderen Symptomen verwertet kann dieses Maß jedoch bei der Therapie eines schweren Schocks wertvolle Dienste leisten. Die Normalwerte liegen bei der von Burri angegebenen Technik zwischen 4 und 10 cm H_2O. Sie sind unter 2 und über 12 cm als pathologisch anzusehen. Niedrige Werte deuten auf eine Hypovolämie bei ausreichender Herzleistung, hohe dagegen auf eine Herzinsuffizienz oder eine Hypervolämie. Uns erscheint die Messung des zentralen Venendruckes, insbesondere bei protrahiert verlaufenden Schockfällen wertvoll, da wir aus der Verlaufsbeobachtung frühzeitig genug Hinweise für eine kardiale Insuffizienz erhalten. Gerade bei kardial vorgeschädigten Patienten bleibt eine an sich ausreichende Volumenzufuhr bei unzureichender Förderleistung des Herzens wirkungslos. Unter Anwendung von Kardiaka läßt sich der Ausgleich zwischen Förderleistung des Herzens und peripherem Bedarf herstellen.

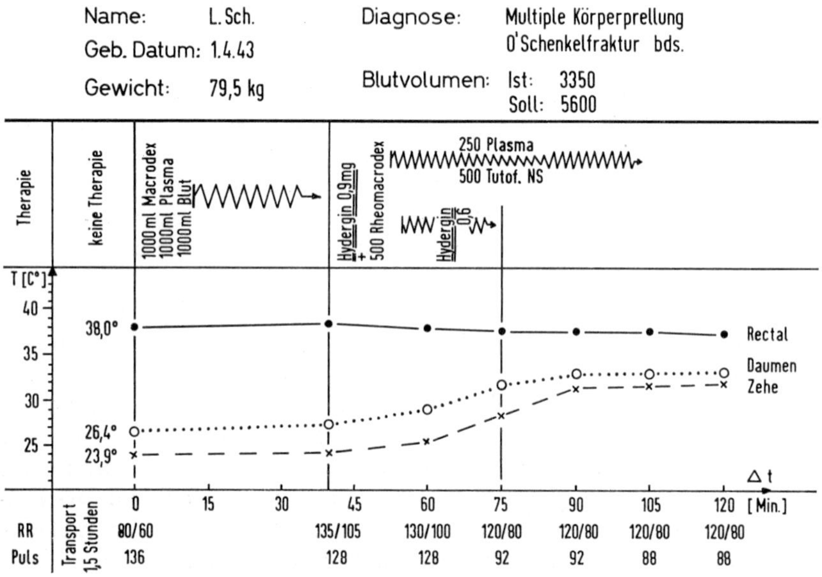

Abb. 6. Meßergebnisse bei einem Schockpatienten

Der größte Fehler bei der Diagnostik im Schockgeschehen besteht darin, daß der behandelnde Arzt eine der hier genannten Methoden überbewertet. In Abhängigkeit von den Schockursachen, dem Zustand der vitalen Funktionen etc. variieren jedoch die Verlaufsformen sehr stark, jede Schematisierung führt daher zwangsläufig zu therapeutischen Enttäuschungen. Sowohl das Ergebnis der Blutvolumenbestimmung als auch die Meßwerte des zentralen Venendruckes geben keine Auskunft über die capilläre Durchblutung, auf die es ausschließlich ankommt. Die bei jedem schweren Schock vorhandenen Störungen im Säure-Basen-Haushalt lassen sich nur durch wiederholte Blutgasanalysen sicher diagnostizieren. Obwohl in den meisten Fällen die metabolische Acidose im Vordergrund steht, ist eben wegen des engen Verbundsystems der vitalen Funktionen und der beschriebenen indirekten Auswirkungen auf die Atmung auch die respiratorische Seite zu erfassen, um frühzeitig genug die Indikation, z. B. für eine notwendige Beatmungstherapie, stellen zu können. Eine gezielte Korrektur, die als Voraussetzung für die Wiederherstellung der Homöostase anzusehen ist, kann nur unter einer in kurzen Zeitabständen wiederholten Bestandsaufnahme des Säure-Basen-Haushaltes erfolgreich durchgeführt werden (ZIMMERMANN).

4. Es wurde darauf hingewiesen, daß im Schock eine Störung nicht nur im intravasalen Raum, sondern in allen Flüssigkeitsräumen vorliegt. Der Elektrolyt- und Wasserhaushalt ist sicher in den zurückliegenden Jahren in der Schocktherapie vernachlässigt worden. Die Behandlung eines schweren Schocks ist heute ohne die Möglichkeit der Bestimmung der Elektrolytkonzentration im Serum und im Urin kaum noch möglich. Gerade der Vergleich der Serum- mit den Urinkonzentrationen ergibt wertvolle Hinweise auf das Verhalten der einzelnen Elektrolyte, aber auch auf die noch vorhandene Nierenleistung. Die Bestimmung der Osmolalität (Osmometrie) im Serum ermöglicht eine sichere Aussage über die Gesamtkonzentration der Elektrolyte im intravasalen Raum, während die im Urin nachzuweisende Konzentration, evtl. sogar in den einzelnen Urinportionen bestimmt, ebenfalls eine Beurteilung der Nierenfunktion zuläßt.

Die Anfertigung der Serumionogramme, die Osmometrie und die Hämatokritwerte im Ablauf der Therapie gleichzeitig bestimmt und bewertet, lassen nicht nur Aussagen über die Quantität und die Qualität der notwendigen Substitutionstherapie zu, sie weisen frühzeitig genug auf eine Störung der Nierenfunktion hin, dies zu einem Zeitpunkt, wenn durch weitere zusätzliche therapeutische Maßnahmen der Übergang in eine Organinsuffizienz vermeidbar erscheint.

5. Während die bisher beschriebenen Methoden bereits bei der Soforttherapie zum Einsatz kommen müssen, um vor allem den Erhaltungsstoffwechsel, also die Perfusion mit oxygeniertem Blut, sicherzustellen, wird sich daran die gezielte Substitution anschließen (s. Kap. „Therapie", unten), um den Funktionsstoffwechsel, d. h. die Homöostase wiederherzustellen. Hierbei dürfte die Bestimmung der Eiweißfraktionen von besonderer Bedeutung sein, da sowohl die Normalisierung der Fließeigenschaften des Blutes (insbesondere Substitution von Albuminen) als auch die Normalisierung des onkotischen Druckes Voraussetzung für die notwendigen Austauschvorgänge zwischen Blutbahn und Gewebe darstellen. Auch hier bedarf es wiederholter Kontrollen noch in den ersten 3—4 Tagen nach Beseitigung des Schocks, um erneute, aufgrund der fehlerhaften Zusammensetzung des Blutes sich anbahnende Störungen frühzeitig genug abfangen zu können.

6. In Abhängigkeit von der Ursache des Schocks, aber auch von Vorerkrankungen werden von Fall zu Fall zusätzliche Spezialuntersuchungen notwendig. Akute Störungen im Gerinnungssystem sind nicht nur beim Endotoxinschock zu erwarten, sondern bei jedem protrahiert verlaufenden schweren Schock, gleich welcher Genese (HARDAWAY; LASCH). Ein Gerinnungsstatus, evtl. unter Anwendung von Schnelltestmethoden (Clot observation test), muß frühzeitig vorgesehen werden. Als empfindlichster Indikator für eine beginnende Störung im Gerinnungssystem ist der Abfall der Thrombocyten zu nennen.

Aus diagnostischen oder differentialdiagnostischen Gründen sind schließlich die Anfertigung eines EKG, spezielle endokrinologische Untersuchungen (z. B. bei einem Diabetes), die Bestimmung der Transaminasen etc. zu nennen.

e) Therapie

Für die Therapie des Schocks ergibt sich aus der bisherigen Darstellung, daß ein Erfolg einer symptomatisch ausgerichteten Behandlung nicht zu erwarten ist. Nicht der Blutdruck oder die metabolische Acidose stellen das Problem dar, sie sind lediglich als Symptome des Problems aufzufassen. Der Weg von der Verabreichung vasoconstrictorischer Mittel zur Infusion alkalisierender Substan-

Tabelle 3. *Erhaltungs- und Funktionsstoffwechsel*

A. Erhaltungsstoffwechsel	B. Funktionsstoffwechsel
Stromzeitvolumen muß ausreichen für eine dem Bedarf angepaßte O_2-Versorgung um Zellschäden zu vermeiden	*1. Intravasaler Raum* Stromzeitvolumen muß ausreichen für: a) Deckung des O_2-Bedarfes b) Zufuhr von Energie- und Baustoffen c) Abtransport von Metaboliten
also Überleben sicherzustellen	*2. Extra- und intracellulärer Raum* a) Korrektur eines Wasser- und Elektrolytdefizits b) Korrektur der Störung im Säure-Basen-Haushalt
Zu erreichen durch: *Normalisierung* a) der Atemfunktion (O_2 und/oder Beatmung) b) des intravasalen Volumens (kolloid. Volumenersatzmittel) c) der myokardialen Leistung (Cardiaca) d) der peripheren Durchblutung (Sympathicolytica, niedermolekulares Dextran)	*1. und 2.* Voraussetzungen für die *Organfunktion* zu erreichen durch: a) Erhaltungsstoffwechsel sicherstellen (Maßnahmen siehe A.) b) Blutzusammensetzung normalisieren (Vollblut, Plasma, Albumin) c) Auffüllung des extra- und intracellulären Raumes (Elektrolyte und Wasser) d) Bereitstellung von Energie für den Sofortbedarf (Laevulose, Xylit-Glucose) e) Zufuhr von Alkali oder Trispuffer f) Evtl. Intensivtherapie, um Organfunktion zu erhalten oder wiederherzustellen

zen im Schock stellt nichts anderes als den Übergang von der Blutdruck- zur pH-Kosmetik dar. Das grundsätzliche Ziel aller therapeutischen Maßnahmen besteht darin, die erforderliche ausgewogene Relation zwischen Herzzeitvolumen und aktuellem peripherem Bedarf so schnell wie möglich wiederherzustellen, um damit die Perfusion in allen Versorgungsgebieten des Organismus zu normalisieren. Nur auf dieser Basis wird es möglich, zusätzliche therapeutische Verfahren zur Anwendung zu bringen, um damit die im Stadium der Dekompensation eines Schocks zusätzlich an unterschiedlichen Funktionssystemen entstandenen Dysregulationen zu beseitigen. Die Intensität und Dauer der einwirkenden Ursachen entscheiden über das Ausmaß und die Anzahl der unterschiedlichen Störungen. Die ausreichende diagnostische Analyse gibt die beste Auskunft über die notwendigen Ansatzpunkte der Therapie, aber auch über den Zeitpunkt, wann die einzelnen Behandlungsverfahren oder Medikamente zur Anwendung kommen müssen. Der therapeutische Aufwand wird um so größer, je länger ein Schock bestand bzw. je schlechter die Ausgangslage war. Aus der zentralen Bedeutung des Blutvolumenverlustes bei den im operativen Bereich vorherrschenden Schockformen ergibt sich für die Therapie primär die Forderung nach einer ausreichenden Volumenzufuhr. Die Anamnese und der Ablauf des Geschehens geben Auskunft darüber, welche Flüssigkeitsräume vorwiegend betroffen sind. Erst durch die Normalisierung der Makrozirkulation können die Voraussetzungen für die Beseitigung der im Vordergrund stehenden Mikrozirkulationsstörungen geschaffen werden. Bei protrahiert verlaufenden Schockfällen übersteigt, wie bereits dargestellt, das aktuelle Bedarfsvolumen das unter normalen Umständen ausreichende Sollvolumen.

Um das Verständnis für die Aufgaben, die im Rahmen einer Schocktherapie anfallen, zu erleichtern, unterscheiden wir die in der folgenden Tabelle 3 dargestellten zwei Phasen.

Die vordringliche therapeutische Aufgabe besteht darin, zunächst das Überleben zu sichern, d.h. irreversible Organschäden zu vermeiden. Diese Aufgabe ist nur dann zu lösen, wenn das bereitgestellte Stromzeitvolumen für eine dem Bedarf angepaßte Sauerstoffversorgung in allen Teilkreisläufen ausreicht. Auf dieser Basis, also nach Wiederherstellung des Erhaltungsstoffwechsels, wird mit Hilfe einer differenzierten Therapie die Voraussetzung für die Wiederaufnahme des Funktionsstoffwechsels geschaffen. Die orientierende Diagnostik reicht im allgemeinen zur Erfüllung der therapeutischen Aufgaben in der ersten Phase aus, während in der zweiten neben der orientierenden auch die differenzierte Diagnostik verwendet werden muß, um durch eine adäquate Substitution und notwendige Korrekturen die Wiederherstellung der Homöostase zu erreichen.

α) Volumensubstitution

Das im Schock bestehende Volumendefizit kann durch recht unterschiedliche Ursachen bedingt sein. Verluste von Vollblut (hämorrhagischer Schock), vorwiegend von Plasma (traumatischer Schock) oder von extracellulärer Flüssigkeit (Ileus, Vergiftungen etc.) führen zum gleichen Erscheinungsbild. Unterschiedliche Kombinationen sind in Abhängigkeit vom Krankheitsablauf, dem Trauma oder der Operation möglich. Der Flüssigkeitssubstitution muß daher eine aufgrund der anamnestischen Kriterien in den meisten Fällen ohne Schwierigkeiten mögliche Analyse des Bedarfes vorausgehen. Es ist selbstverständlich, daß bei einer Dehydration die Zufuhr von Vollblut keine wesentliche Besserung, evtl. sogar eine Verschlechterung des Zustandsbildes mit sich bringt.

Für die Soforttherapie eines ausgeprägten Schocks stehen neben Blut Blutderivate, wie Plasma, Serum oder Albumin, als biologische Ersatzmittel zur Substitution intravasaler Verluste zur Verfügung. Daneben haben sich für die Erstbehandlung die kolloidalen Volumenersatzmittel auf Dextran- und Gelatinebasis bewährt (s. auch „Infusion von Volumenersatzmittel", S. 411).

Je nach Ausgangslage können Verluste bis zu 1000, maximal 1500 ml allein durch kolloidale Volumenersatzmittel zumindest temporär ausgeglichen werden. Bei einem größeren Defizit oder schlechter Ausgangslage (Hypoproteinämie, Anämie) ist die Zufuhr von Vollblut oder Blutderivaten nicht zu umgehen. Als Grundsatz gilt, daß zumindest größere Blutverluste auch durch Vollblut zu substituieren sind. Es ist damit sichergestellt, daß die bei einer Hämorrhagie verlorenen Erythrocyten und das Eiweiß in adäquater Form substituiert werden. Vorrangig ist zwar, wie dargestellt, die Wiederherstellung der Perfusion, dennoch darf das Problem der ausreichenden Bereitstellung von Sauerstoffträgern nicht vernachlässigt werden, da evtl. zusätzlich vorhandene Störungen der Atemfunktion an sich möglich erscheinende Kompensationsmechanismen einschränken oder ganz unterbinden.

Von den Blutderivaten wird heute die 5%ige Albuminlösung bevorzugt, da diese Lösungen neben einem ausreichenden Volumeneffekt zu einer Verbesserung der evtl. beeinträchtigten Fließeigenschaften des Blutes führen und außerdem den onkotischen Druck erhöhen. Als weiterer Vorteil ist zu nennen, daß diese Lösungen nicht die Gefahr einer Hepatitis beinhalten. Albuminlösungen werden als Mittel der Wahl beim traumatischen Schock zu bevorzugen sein, dann also, wenn vorwiegend Plasmaverluste eingetreten sind. Sie werden darüber hinaus eine Indikation finden, falls aufgrund von Vorerkrankungen bereits eine Hypoproteinämie vorhanden war.

Die besten Fließeigenschaften dürften dann zu erwarten sein, wenn der Hämatokritwert zwischen 30 und 35% liegt. Die Verlaufsbeobachtung der Hämatokritergebnisse wird daher auch die Auswahl zwischen Blut und Blutderivaten maßgeblich bestimmen.

Noch vor wenigen Jahren wurde empfohlen, bei massiven Blutungen und großen Transfusionen grundsätzlich Natriumbikarbonat zu infundieren. HARDAWAY u. a. halten ein solches Vorgehen nicht für gerechtfertigt, nur die Ergebnisse der Blutgasanalyse gibt verbindliche Hinweise auf die zusätzlich erforderliche Zufuhr alkalisierender Lösungen. Die Verbesserung der Perfusion führt am schnellsten und sichersten zur Verbesserung der Pufferkapazität des Organismus.

Bei Verwendung kolloidaler Volumenersatzmittel ist die unterschiedliche Volumenwirkung und -verteilung und damit intravasale Verweildauer der im Handel befindlichen, heute vorwiegend auf Gelatine- oder Dextranbasis hergestellten Infusionslösungen zu beachten. Wir bevorzugen Dextranpräparate mit einer dem Blut identischen Volumenwirkung bei einer ausreichend langen Verweildauer (AHNEFELD et al.). Alle Volumenersatzmittel ermöglichen nur die Normalisierung der veränderten Hämodynamik, sie besitzen keine biologischen Eigenschaften und müssen bei der endgültigen, gezielten, dem ermittelten Bedarf angepaßten Substitutionstherapie durch biologisch wirksame Blutbestandteile ersetzt werden.

Liegen Schockzustände vor, bei denen das Volumendefizit aufgrund eines Mangels an extracellulärer Flüssigkeit eingetreten ist, muß selbstverständlich auch die Substitution dieser Verluste mit entsprechend zusammengesetzten Elektrolytlösungen erfolgen. Die Bedeutung des extracellulären Raumes im Schockgeschehen wurde bereits hervorgehoben. Da bei jedem intravasalen Flüssigkeitsverlust sofort interstitielle Flüssigkeit in den intravasalen Raum einströmt, um auf diese Weise das entstehende Defizit zu vermindern, kommt es zwangsläufig zu Dehydration mit einer dadurch bedingten Einschränkung der Leistungsbedingungen, z. B. für die Nierenfunktion. Die alleinige Zufuhr kolloidaler Mittel zur Behebung eines Schocks kann daher nicht mehr den uns heute bekannten Erfordernissen entsprechen. Als Grundregel darf gelten, daß zusätzlich, möglichst gleichzeitig mit der Auffüllung des intravasalen Raumes, eine den kolloidalen Mitteln entsprechende Menge Elektrolytlösungen in der Zusammensetzung des interstitiellen Raumes zuzuführen ist. Von amerikanischen Autoren wurde in den zurückliegenden Jahren hierfür besonders die Ringer-Lactat-Lösung empfohlen. Aufgrund eigener Befunde muß jedoch bezweifelt werden, daß die Zufuhr einer mit Lactat-Zusätzen versehenen Lösung sinnvoll ist. Ohnehin besteht im Schock ein „Lactat-Stau“ (HARDAWAY; HUCKABEE). Für diese Indikation eignet sich jede der im Handel befindlichen lactatfreien $^1/_2$- oder

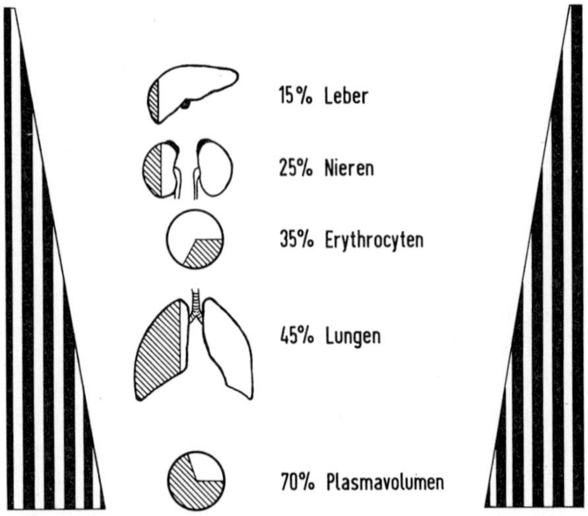

Abb. 7. Kritische biologische Reserven

$^2/_3$-Elektrolytlösungen. In Abhängigkeit von der Ursache des Schocks kann außerdem eine beträchtliche Menge extracellulärer Flüssigkeit sequestriert werden, die damit ihre funktionelle Bedeutung zumindest vorläufig verliert. Beim Ileus wurden z. B. Durchschnittswerte von 3—4000 ml ermittelt. Bei einigen Erkrankungen sind nicht nur die akut entstehenden Verluste zu kalkulieren, sondern ebenfalls die bereits vor einem zusätzlichen Ereignis, das zum Schock führte, vorhandenen Defizite zu berücksichtigen. Schließlich hat jeder Patient infolge der obligatorischen Verluste, die natürlich weiterbestehen, einen Basisbedarf, der ebenfalls im Gesamttherapieplan, also bei der Bemessung der Gesamtflüssigkeitsmenge einzusetzen ist (s. „Infusionstherapie“, S. 892).

Auch unter dem Gesichtspunkt der Schockprophylaxe, die im Bereich der Anaesthesie eine entscheidende Rolle spielt, muß in diesem Zusammenhang auf die Bedeutung des extracellulären Flüssigkeitsraumes hingewiesen werden. Unter operativen Eingriffen entstehende Blutverluste können bei nicht ausreichender intravasaler Substitution nur durch Einstrom extracellulärer Flüssigkeit vorübergehend ausgeglichen werden (SHIRES et al.). Der extracelluläre Raum beinhaltet also die einzige körpereigene Kompensationsmöglichkeit, um die notwendige Perfusion aufrechtzuerhalten. Nicht selten besteht infolge der Erkrankung oder auch physiologisch bei älteren Patienten bereits vor der Operation eine Dehydration. In den meisten Kliniken erhält der Patient am präoperativen Tage ab 18 Uhr keine Flüssigkeit. Durch die Perspiration insensibilis und die Urinausscheidung ist bis zum Operationsbeginn mit einem weiteren Defizit von 1000—1500 ml zu rechnen, das infolge der Beatmung mit trockenen Narkosegasen, der Sequestrierung von Flüssigkeit im „dritten Raum“ und zusätzlichen Verlusten bei offenem Abdomen oder Thorax beträchtlich ansteigt, falls intraoperativ nicht die den genannten Verlusten entsprechende Zufuhr erfolgt. Eine immer noch in Lehrbüchern propagierte Einschränkung der Zufuhr von Wasser und Elektrolyten in den ersten 24 Std p. o. muß dann zwangsläufig zu einer iatrogenen Leistungsbehinderung der Niere, die sich als Oligurie zu erkennen gibt, führen.

Schwierig zu beantworten ist in manchen Fällen die Frage, wie die primäre Ersatztherapie dosiert werden muß. Allgemein gültige Richtlinien gibt es nicht. Ein Schock tritt erst nach Verlusten von 1000—1500 ml des intravasalen Volumens ein. Mindestens diese Menge muß daher schnell infundiert werden. Hierfür sind ausreichende Zugänge zum Venensystem, evtl. die Punktion der V. anonyma oder subclavia, in Ausnahmefällen aber auch eine Venae section erforderlich (s. „Technik der Infusionen und Transfusionen“, S. 387). Im übrigen geben die im vorausgegangenen Kapitel beschriebenen diagnostischen Methoden sowohl für die einleitende als auch für die definitive Therapie, insbesondere, wenn man die Tendenz beobachtet und nie ein Symptom für sich bewertet, ausreichende Anhaltspunkte für den quantitativen und qualitativen Bedarf. Besonders problematisch kann die notwendige Infusionstherapie bei kardial vorgeschädigten Patienten sein. Obwohl in diesen Fällen der extracelluläre Raum vergrößert ist, steht diese Flüssigkeit dem Organismus für evtl. notwendige Regulations- und Kompensationsvorgänge nicht zur Verfügung. Die Furcht vor der Zufuhr von Salzlösungen bei kardial vorgeschädigten Patienten führt nicht selten zur Katastrophe, insbesondere, wenn vor der Operation eine Digitalisierung erfolgte oder gar Diuretika zur Anwendung kamen. Die Messung des zentralen Venendruckes bietet gerade bei dieser Patientengruppe eine zusätzliche Sicherheit und schützt vor Überladungen mit allen daraus resultierenden Folgen. Eine enge Zusammenarbeit des Anaesthesisten mit einem erfahrenen Kardiologen bietet sich insbesondere hier an.

Abb. 7 soll abschließend zur Frage der Volumensubstitution beim Schock durch die Darstellung der biologischen Reserven noch einmal die Bedeutung der ausreichenden Volumensubstitution erhärten.

β) Zusätzliche therapeutische Maßnahmen

1. Mikrozirkulationsstörungen und fixierte Zentralisation

Bei schweren Schockfällen mit spät einsetzender Therapie findet man häufiger ausgeprägte Störungen der Mikrozirkulation, die auch nach Ausgleich des Volumendefizits und nach „Normalisierung des Blutdruckes" anhalten (NICKERSON). In diesen Fällen bewährte sich die Anwendung des niedermolekularen Dextran (Rheomacrodex 10%). Ausdrücklich muß jedoch betont werden, daß es sich um ein spezifisches Therapeuticum, nicht jedoch um ein kolloidales Volumenersatzmittel im üblichen Sinne handelt. Der hohe kolloidosmotische Druck dieser Lösung bewirkt eine Dehydration des extracellulären Raumes. Häufig gelingt es, mit der deutlichen expandierenden Wirkung dieser Infusionslösung wieder eine ausreichende Mikrozirkulation herzustellen. Die Dosis von 10 ml/kg sollte im allgemeinen nicht überschritten werden.

Bei einer auch nach entsprechender Volumenzufuhr weiterbestehenden Zentralisation des Kreislaufes soll die Anwendung von Sympathicolytica erneut empfohlen werden (KIRCHNER). In Frage kommt vor allem das Hydergin, das in einer Anfangsdosis von 0,9 mg i.v. zu injizieren ist (Repetitionsdosen 0,6 mg). Gleich gute, teilweise sogar noch bessere Erfolge wurden bei der Anwendung von Dehydrobenzperidol festgestellt. Die Anfangsdosis liegt hier bei 3—5 mg. Das von amerikanischen Autoren empfohlene Dibenzylin hat sich nicht durchgesetzt. Bei der Anwendung von Sympathicolytica ist selbstverständlich eine fortlaufende Blutdruckkontrolle unumgänglich, da die Medikamente zur Beseitigung der Vasoconstriction und damit zur Vergrößerung des intravasalen Raumes, evtl. also zum Blutdruckabfall führen. Bei einer „fixierten Zentralisation" wird man mit der alleinigen Anwendung der Sympathicolytica, evtl. aber auch in Kombination mit dem Rheomacrodex, unter Beobachtung des zentralen Venendruckes in den meisten Fällen eine Verbesserung der Perfusion erreichen können. Das sicherste Zeichen des therapeutischen Erfolges ist die Erwärmung der Peripherie, die Verminderung der Differenz zwischen Körperkern- und -schalentemperatur sowie die bessere Füllung der Venen an den Extremitäten.

2. Störungen im Säure-Basen-Haushalt

Bei frühzeitiger und ausreichender Substitutionstherapie wird durch die Verbesserung der Durchblutung die Gesamtpufferkapazität des Organismus schnell wieder vergrößert und außerdem die Niere in die Lage versetzt, regulativ einzugreifen. Nachgewiesene metabolische Acidosen lassen sich häufig ohne jede zusätzliche alkalisierende Therapie beseitigen. Immer wieder muß darauf hingewiesen werden, daß nicht die Acidose das Problem darstellt, sondern nur als Symptom des Problems gewertet werden kann. Unabhängig davon wird es aber bei schweren und protrahiert verlaufenden Schockformen unbedingt notwendig, mit der Therapie auch direkt die Normalisierung im Säure-Basen-Haushalt durch Zufuhr alkalisierender Mittel anzustreben, da hier die körpereigenen Kompensationsmöglichkeiten erschöpft sind. Häufig ist dann sogar die Beseitigung der Acidose Voraussetzung für die Wirkung der übrigen Therapie. Allerdings müssen entsprechende Laborkontrollen, also Blutgasanalysen möglich sein. Nur in Ausnahmesituationen kann eine sog. Blindpufferung einmal versucht werden, indem man dem Patienten 2 ml/kg einer 8,4%igen $NaHCO_3$-Lösung zuführt. Jede Überkorrektur bewirkt jedoch eine metabolische Alkalose und damit auch eine Einschränkung der Atemtätigkeit. Die dem Bedarf entsprechende Menge läßt sich aus dem Basenüberschußwert errechnen. Eine Indikation für die Anwendung des Tris-Puffers sehen wir nur bei einer Hypernatriämie (weitere Einzelheiten über Korrekturen im Säure-Basen-Haushalt s. S. 83 u. 892).

3. Corticosteroide

Mit Corticosteroiden ist keine kausale Therapie eines hypovolämischen Schocks möglich. Nur in Ausnahmesituationen oder bei bekannter Vorbehandlung mit diesen Präparaten dürfte eine Indikation gegeben sein (LILLEHEI et al.). Corticosteroide sind als Mittel der Wahl dagegen beim anaphylaktischen Schock indiziert.

4. Cardiaca

Da im Ablauf eines schweren Schocks auch eine direkte Schädigung des Myokards befürchtet werden muß, sollte in Zweifelsfällen frühzeitig digitalisiert werden. Bei kardial vorgeschädigten, aber auch älteren Patienten ist die Verabreichung von Cardiaca in jedem Falle angezeigt, ebenso bei deutlich erhöhtem zentralen Venendruck, da dann nur die Verbesserung der Herzleistung das Gleichgewicht zwischen venösem Rückfluß und kardialer Förderleistung wiederherzustellen vermag.

5. Osmodiuretica

Bei lang anhaltenden Mikrozirkulationsstörungen und einer dadurch bedingten Einschränkung der Nierenfunktion kann unter der Voraussetzung der ausreichenden Flüssigkeitszufuhr, insbesondere der Substitution extracellulärer Flüssigkeit, die Anwendung von Mannit oder Sorbitlösungen empfohlen werden. Auch unter einer Hypotension verbessert Mannit die Durchblutung der Niere und senkt den Gefäßwiderstand (MERRIL; ORKIN). Es wird zunächst eine Testdosis von 100—150 ml einer 15—20%igen Lösung innerhalb von ca. 20 min infundiert. Weitere Zufuhren sind nur dann indiziert, wenn eine deutliche Zunahme der Urinproduktion erkennbar wird. Allerdings ist eine genaue Bilanzierung, d. h. der Ersatz der ausgeschiedenen Wasser- und Salzmengen erforderlich, um einer Dehydration vorzubeugen (BARRY et al.).

6. Störungen der Atemfunktion

Aus den im einzelnen dargestellten Gründen kann es auf mannigfache Weise zu einer indirekten Störung der Atemfunktion kommen. Da eine verminderte Ventilation die bereits sich anbahnende oder bestehende Hypoxie verstärken muß, gehört die Normalisierung der Atemfunktion zu den Sofortmaßnahmen. Die Blutgasanalysen werden die gewünschte Auskunft geben und damit die Indikation für die verschiedenen Verfahren geben. In Frage kommen die O_2-Insufflation, evtl. aber auch eine Intubation und assistierte oder kontrollierte Beatmung. Bei jedem schweren, insbesondere protrahiert verlaufenden Schock, sehen wir aufgrund eigener Erfahrungen heute eine absolute Indikation zur sofortigen Intubation, Relaxierung und kontrollierten Beatmung. Die Stabilisierung einer der vitalen Funktionen und die infolge der Relaxierung mögliche Herabsetzung des O_2-Bedarfes wirken sich in jedem Falle günstig aus.

7. Kreislaufmittel

Die unter dem Sammelbegriff Kreislaufmittel zusammengefaßten Medikamente weisen so erhebliche Wirkungsunterschiede auf, daß eine allgemein gültige Beurteilung unmöglich ist. Alle nur vasoconstrictorisch wirkenden Mittel müssen bei den hier erörterten Schockformen kontraindiziert sein. Es geht bei der Therapie des Schocks nicht um die Normalisierung eines Symptoms, des Blutdruckes, sondern um die Normalisierung der capillären Durchblutung. Im Gegensatz dazu gewinnen Präparate, die vorwiegend über eine Stimulierung der β-Receptoren wirken, an Bedeutung. Hier steht der positiv inotrope Effekt, also eine Verbesserung der Herzleistung im Vordergrund. Nachteilig kann sich bei bereits hoher Pulsfrequenz lediglich die gleichzeitig vorhandene positiv chronotrope Wirkung bemerkbar machen. Allerdings läßt sich dieser Nachteil durch niedrige Dosierung, z. B. Alupent 0,1 bis 0,2 mg/inj. weitgehend vermeiden. Ein abschließendes Urteil läßt sich jedoch in dieser Frage noch nicht fällen.

8. Intensivtherapie

ALLGÖWER führte treffend aus, daß zumindest das postoperative Auftreten eines Schocks Ausdruck einer verpaßten Gelegenheit ist. Auch in kleineren Krankenhäusern, und gerade hier, muß die Einrichtung einer Intensivtherapieeinheit gefordert werden. Die kontinuierliche Überwachung, Bilanzierung und Diagnostik, die wir als Voraussetzung für die erfolgreiche Schocktherapie ansehen, kann nur ein entsprechend geschultes Personal durchführen, dem gleichzeitig eine Mindestausrüstung an Instrumentar und Geräten zur Verfügung steht. ALLGÖWER stellte weiter die Forderung auf, daß die Kapazität der Intensivtherapieeinheit die Frequenz der Wahloperation bestimmt. Aufgrund eigener Erfahrungen, insbesondere auch bei der konsiliarischen Tätigkeit, können diese Forderungen nur in vollem Umfange unterstützt werden.

f) Schlußbemerkungen

Die Pathogenese, Diagnostik und Therapie des Schocks ist heute in einer Abhandlung nicht mehr umfassend darzustellen. Die Vielschichtigkeit der Probleme, die neuerschlossenen Zusammenhänge der vitalen Funktionen, die Vielzahl der therapeutischen Möglichkeiten, aber auch die Schwierigkeiten der Diagnostik erfordern eine intensive Bearbeitung. Ein allgemeingültiges Schema läßt sich für die Schocktherapie nicht mehr finden. Es bestand hier die Absicht, die wesentlichsten Probleme zu analysieren und wichtig erscheinende Hinweise für die Praxis zu geben. Die Therapie des frühzeitig erkannten Schocks beinhaltet kaum Schwierigkeiten. Der ausgeprägte Schock dagegen erfordert nicht nur einen großen diagnostischen und therapeutischen, sondern auch einen erheblichen personellen und materiellen Aufwand. Die Einrichtung von Intensivtherapieeinheiten könnte auch in kleineren Kliniken die Voraussetzungen schaffen, die aufgrund dieser Darstellung unumgänglich notwendig erscheinen, um eine den Erkenntnissen entsprechende Diagnostik und Therapie des Schockgeschehens zu ermöglichen. Derjenige, der einen Schock erfolgreich behandeln will, muß ein guter „Homöostatiker" sein. Ausreichende Kenntnisse in der Intensivtherapie, in der Behandlung der Störungen des Wasser- und Elektrolyt- sowie Säure- und Basen-Haushaltes sowie in der Physiologie und Pathophysiologie der vitalen Funktionen stellen das wesentlichste Rüstzeug für eine aussichtsreiche Behandlung des Schocks dar.

Literatur

AHNEFELD, F. W., ALLGÖWER, M.: Der Schock: Entstehung, Verlauf und Therapie. Dtsch. med. Wschr. **87**, 425 (1962).

— HALMÁGYI, M., ÜBERLA, K.: Untersuchungen zur Bewertung kolloidaler Volumenersatzmittel. Anaesthesist **14**, 137 (1965).

ALLGÖWER, M., GRUBER, U.: Schockpathogenese und ihre Differentialdiagnose. Chirurg **38**, 97 (1967).

BARRY, K. G., MAYZE, R. J., MALLOY, J. P.: Therapy of acute renal failure in man. Washington: Mannitol Symp. Walter Reed Army, Institut of Research 1962.

— — SCHWARTZ, F. D.: Prevention of surgical oliguria and renal-hemodynamic suppression by substaining hydration. New Engl. J. Med. **270**, 1371 (1964).

BLAND, J. H.: Clinical metabolism of body water and elektrolytes. Philadelphia-London: W. B. Saunders Co. 1963.

BUCHBORN, E.: Stoffwechselveränderungen im Schock und ihre Bedeutung für die Schockbehandlung. Internist (Berl.) **3**, 522 (1962).

BURRI, C., ALLGÖWER, M.: Klinische Erfahrungen mit der Messung des ZVD. Schweiz. med. Wschr. **97**, 1414 (1967).

DUESBERG, R., SCHROEDER, W.: Pathophysiologie und Klinik der Kollapszustände. Leipzig: Hirzel 1944.

FINE, J.: Vergleich verschiedener Formen des experimentellen Schocks. Schock — Pathogenese und Therapie. Berlin-Göttingen-Heidelberg: Springer 1962.

GELIN, L. E.: Studies in anemia of ingury. Acta chir. scand. Supplement. 210 (1956).

— Effect of low viscous dextran in the early postoperative period. Acta chir. scand. **122**, 333 (1961).

GERSMEYER, E. F.: Der Kreislaufkollaps. Berlin-Göttingen-Heidelberg: Springer 1961.

GRANT, R. T., REEVE, E. B.: Observations on the general effects of injury in man. Spec. Rep. Ser. med. Res. Coun. (Lond.) Nr. 277 (**1951**).

GRUBER, U. F., ALLGÖWER, M.: Soforttherapie bei Verbrennungen. Fortschr. Med. **15**, 615 (1963).

GRUBER, U. F.: Blutersatz. Berlin-Heidelberg-New York: Springer 1968.

GUYTON, A. C.: Text book of medical physiology, 3rd. ed. Philadelphia-London: W. B. Saunders Co. 1967.

HARDAWAY, R. M.: Clinical management of shock. Springfield: Ch. C. Thomas 1968.

HUCKABEE, W. E.: Panel discussion. In: L. C. MILLS and J. H. MOYERS, Shock and hypotension. New York: Grune & Stratton 1965.

JUST, O., LUTZ, H.: Genese und Therapie des hämorrhagischen Schocks. Stuttgart: Thieme 1966.

KIRCHNER, E.: Zur Therapie der beginnenden und fixierten Zentralisation des Kreislaufes mit Hydergin. Bruns Beitr. klin. Chir. **203**, 462 (1961).

Lasch, H. G.: Schock, Hämostase und Mikrozirkulation. In: Neue Aspekte der Trasylol-Therapie, S. 31. Stuttgart: Schattauer 1969.

LILLEHEI, R. C., LONGERBEAM, J. K., ROSENBERG, J. C.: Das Wesen des irreversiblen Schocks. In: Schock — Pathogenese und Therapie. Berlin-Göttingen-Heidelberg: Springer 1962.

LUTZ, H.: Plasmaersatzmittel Stuttgart: Thieme 1969.

MERRILL, J. P.: Renal failure in shock. In: Shock and hypotension. New York-London: Grune & Stratton 1965.

MILLS, L. C., MOYER, J. H.: Shock and hypotension. New York: Grune & Stratton 1965.

MOORE, F. D.: Metabolic care of the surgical patient. Philadelphia-London: W. B. Saunders Co. 1959.

NICKERSON, M.: Die medikamentöse Behandlung des Schocks. In: Schock — Pathogenese und Therapie. Berlin-Göttingen-Heidelberg: Springer 1962.

ORKIN, L. R.: Clinical management of the patient in shock. Oxford: Blackwell 1965.

SCHNEIDER, M.: Zur Pathophysiologie des Schocks. In: Schock und Plasmaexpander. Berlin-Göttingen-Heidelberg: Springer 1963.

— Physiologie des Menschen, 15. Aufl. Berlin-Göttingen-Heidelberg-New York: Springer 1964.

SHEPRO, D., FULTON, G. P.: Microcirculation as related to shock. New York and London: Academic Press 1968.

SHIRES, T., CARRICO, C. J., COLN, D. C.: The role of extracellular fluid in shock. Internat. Anes. Clinics **2**, 435 (1964). Boston: Little, Brown & Co.

WEIL, M. H., SHUBIN, H.: Diagnosis and treatment of shock. Baltimore: Williams & Wilkins C. 1967.

ZIMMERMANN, W. E.: Der Trispuffer in klinischer Anwendung. Dtsch. med. Wschr. **88**, 1305 (1963).

11. Der Kreislaufstillstand unter Anaesthesie — Ursachen und Therapie

H. Lutz

Der akute Kreislaufstillstand während eines operativen Eingriffes verlangt sofortige und entscheidende therapeutische Maßnahmen. Da eine Behebung selbst unter größtmöglichem Einsatz aller zur Verfügung stehender therapeutischer Maßnahmen nicht immer gelingt, ist die Prophylaxe eines solchen Zwischenfalles besonders wichtig.

Unter einwandfreier Beatmung und richtiger Narkosetechnik werden bedrohliche Störungen der Herz-Kreislauftätigkeit am kreislaufgesunden Patienten nur selten beobachtet. Mit einer derartigen Komplikation ist jedoch immer zu rechnen, besonders aber wenn Erkrankungen des Herzens, des Gefäßsystems, der Lungen, eine Anämie oder Blutvolumenmangel, allgemeine Kachexie, Angst oder Schock bestehen. Bei allgemeinchirurgischen Eingriffen kann der Kreislaufstillstand unter Anaesthesie mit einer Häufigkeit von etwa 0,05% auftreten, bei thoraxchirurgischen Operationen, insbesondere am Herzen und den großen Gefäßen, ist in weitaus höherem Grade (bis zu 5%) mit einer solchen Komplikation zu rechnen.

Fast nie tritt der Herzstillstand ohne vorherige Warnzeichen auf. Insbesondere die zunehmende Bradykardie oder Tachyarrhythmie muß als gefährliches Zeichen eines drohenden Herzstillstandes gewertet werden.

a) Definition

Ein Kreislaufstillstand liegt vor, wenn das Herz nicht mehr in der Lage ist, die lebenswichtigen Organe — insbesondere das Gehirn — mit sauerstoffreichem Blut zu versorgen. Dabei ist gleichgültig, ob der Kreislaufstillstand durch die fehlende Herzaktion (Asystolie), die unkoordinierte Herztätigkeit (z.B. Flimmern) oder die zu schwache Herzleistung ("weak action") ausgelöst wird. In jedem Fall ist kein peripherer Puls tastbar und die Sauerstoffversorgung des Gehirns unterbrochen.

b) Ursachen

Die unzureichende Herzaktion kann im wesentlichen auf 5 Faktoren zurückgeführt werden: Reflexmechanismen, Sauerstoffmangel, toxische Einwirkungen, starke Blutverluste und extremes Absinken der Körpertemperatur. Häufig ist der Kreislaufstillstand nicht nur Folge eines dieser Faktoren, sondern es besteht zugleich eine Summation mehrerer Einzelursachen.

α) *Reflexmechanismen*

In Verbindung mit Hypoxie und Hypercarbie besteht eine gesteigerte vagale Erregbarkeit auf Reize, die von der Pleura, dem Mediastinum, Mesenterium, aber auch dem Kehlkopf, Trachea, Anus, sowie durch Zug an den äußeren Augenmuskeln, durch Druck auf den Bulbus oder Carotissinus ausgehen. Eine Vagusstimulation ist aber auch medikamentös möglich, z.B. nach Verabreichung von Neostigmin oder Succinylcholin. Cholinergische Erregungen sind besonders dann zu erwarten, wenn die Prämedikation mit einem Vagolyticum unzureichend oder die Narkose zu flach gesteuert ist.

Eine weitere Möglichkeit der Vaguserregung ist durch den sog. Kretschmer-Holmgreen-Reflex gegeben, der bei der Einleitung von Inhalationsnarkosen mit zu hohen Dampfkonzentrationen über eine Erregung des N. trigeminus ausgelöst wird. Der Kreislaufstillstand resultiert in diesen Fällen unter zunehmender Bradykardie und Hypotonie. Eine ähnliche Verlaufsform wird als „Sekundenherztod“ oder „weiße Asphyxie“ beschrieben, deren Ursache in einem Coronarspasmus infolge überdosierter Inhalationsnarkotica, inbes. Chloroform oder Chloräthyl zu suchen sein soll.

β) *Sauerstoffmangel*

Die Hypoxie stellt die gefährlichste Noxe für das Herz dar. Sie geht zumeist mit einer Hypercarbie einher und verursacht schwere organische Schäden des Myokards. In prognostischer Hinsicht ist der hypoxische Herzschaden als ungünstig zu betrachten. Schon ein einziger hypoxischer Zwischenfall kann das Herz so schädigen, daß bei zusätzlicher Reflexstimulation ein Kreislaufstillstand resultiert. Bei normaler Sauerstoffversorgung des Organismus führt dagegen auch die direkte Reizung des N. vagus nicht zu bedrohlichen Störungen am Herzen. Sauerstoffmangel unter Narkosebedingungen ist vor allem auf folgende technische Fehler zurückzuführen:

1. Unzureichendes Sauerstoffangebot durch verlegte Atemwege (Fremdkörper, abgeknickter Endotrachealtubus) oder Abfall der Sauerstoffkonzentration im Inhalationsgemisch (leere Sauerstoffflasche, undichtes Atemsystem).
2. Herabgesetzte Sauerstoffdiffusion durch Lungenerkrankungen (Pneumonie, Pneumonose, Lungenödem).
3. Verminderung der Sauerstofftransportkapazität des Blutes (Anämie, Blutverdünnung, toxische Erythrocytenblockade).

γ) *Toxische Schädigung*

Auch heute noch ist jedes Narkoticum als „Zellgift“ zu betrachten. In entsprechend hoher Dosierung muß deshalb eine unerwünschte Wirkung am Herzen resultieren. Narkoticumbedingte Arrhythmien z. B. sind häufiger, als im allgemeinen angenommen wird. Diese Gefahr besteht vor allem bei forcierter Narkoseeinleitung mit hohen Dampfkonzentrationen bei bestehenden Herzerkrankungen mit verlängerter Kreislaufzeit (Klappenfehler, Myodegeneratio cordis).

Auch bei intravenöser Narkoseeinleitung mit Barbitursäurepräparaten, die sämtlich eine negativ inotrope Wirkung aufweisen, kann ein akuter Kreislaufstillstand eintreten, wenn die gewählte Dosis den besonderen Verhältnissen des Patienten nicht entsprechend angepaßt ist (Schock, hohes Alter, schlechter Allgemeinzustand).

Einige Narkotica (z. B. Chloroform, Halothan und Cyclopropan) sensibilisieren darüber hinaus das Myokard gegen Adrenalin. Endogen vermehrtes oder exogen zugeführtes Adrenalin kann somit über ektopische Erregungsbildungen Kammerflimmern auslösen. Bei Verwendung von Cyclopropan ist die gleichzeitige Anwendung von Lokalanaesthetica mit Adrenalinzusatz kontraindiziert. Auch bei Halothannarkosen sollte der Adrenalinzusatz zur Lokalanaesthesie unterbleiben, wenn die Konzentration im Inhalationsgemisch mehr als etwa 1 Vol.-% beträgt.

Eine andere Möglichkeit des intraoperativen Herzstillstandes ist mit der Dämpfung des Sympathicus durch einige Narkotica (z. B. Halothan) gegeben.

Succinylcholin kann — besonders wenn es in wiederholten Einzeldosen verabreicht wird — Asystolien von 6—16 sec Dauer verursachen. Dieser cholinergischen Reaktion ist besonders bei vagotoner Ausgangslage und bei Hyperkaliämie (Verbrennung) Beachtung zu schenken.

Weitere Möglichkeiten des toxischen Kreislaufstillstandes sind durch den Einfluß herzwirksamer Medikamente gegeben. Digitalisüberdosierung kann besonders in Verbindung mit Hypokaliämie zum Kammerflimmern führen, besonders wenn die Vorstadien dieses Krankheitsbildes — der Digitalisbigeminus und salvenförmige Extrasystolen — nicht erkannt und durch weitere Digitalismedikation behandelt werden. Beim Übergang von Digitalis auf Strophanthin werden heute zwar die Abklingquoten beachtet, es gibt aber auch Herzen, die infolge schwerer struktureller Veränderungen auch ohne vorausgegangene Digitalisierung durch eine einmalige Strophantininjektion mit üblicher Dosierung zum Kammerflimmern gebracht werden können. Elektrolytveränderungen, insbesondere die Abnahme des intracellulären Kaliumgehaltes, bewirken eine erhöhte Glykosidempfindlichkeit und in vereinzelten Fällen auch Asystolien als Folge der Glykosidanwendung.

Auch die antifibrillatorischen Substanzen, wie Chinidin und Procainamid, können einen Kreislaufstillstand unter Kammerflimmern auslösen, ohne daß die applizierte Gesamtdosis zu stark oder die Zufuhr zu rasch erfolgte. Ebenso sind Ajmalin und Isoprenalin (Alupent) nicht als harmlose Substanzen zu betrachten, da sie ebenfalls in entsprechend starker Dosierung Asystolien oder Kammerflimmern auslösen können.

Calcium- und Kaliumlösungen sind bei entsprechender Konzentration in gleicher Weise imstande, einen akuten Kreislaufstillstand zu bewirken. Insbesondere das Kalium-Ion kann in höherer Konzentration zum sofortigen Herzstillstand führen. Welche Bedeutung das Kalium-Ion für die Kontraktion des Herzens besitzt, geht schon daraus hervor, daß aus dem EKG auf die Höhe der Kaliumkonzentration geschlossen werden kann. Durch Injektion hochprozentiger Kaliumlösungen wird z. B. in der Herzchirurgie ein Kammerstillstand ausgelöst. Bei accidentellem Herzstillstand findet man regelmäßig erhebliche Störungen des Kaliumhaushaltes.

Schließlich stellt auch die extreme Säuerung des Blutes eine gefährliche Noxe für das Herz dar. Bei stärkerer Erniedrigung des pH ist mit einem Kreislaufstillstand zu rechnen.

δ) Starke Blutverluste

Besonders wenn diese kurzzeitig ablaufen, z. B. bei Verletzung großer Gefäße, führen sie bei unzureichender Infusionstherapie zum hämorrhagischen Schock. Hat die Blutung zugleich den Bestand an roten Blutkörperchen vermindert, ist auch die Sauerstofftransportkapazität des zirkulierenden Flüssigkeitsvolumens reduziert. Das Herz muß dann einen hypoxischen Schaden erleiden, der sich um so früher einstellt, je stärker der Patient vorgeschädigt ist. Dies trifft vor allem auf ältere Kranke zu, die schon primär hypovolämisch sind und infolge ihrer zumeist bestehenden Atherosklerose eine eingeschränkte Anpassungsfähigkeit des Kreislaufs besitzen. Daneben machen sich aber auch die im Schock zugleich bestehende Katecholaminvermehrung, die Hyperkaliämie und die Acidose am Herzen nachteilig bemerkbar.

ε) Hypothermie

Die zunehmende Abkühlung des Organismus verursacht eine Verlangsamung der Lebensvorgänge.

Am Herzen kommt der Temperaturabfall in einer Minderung der Herzschlagzahl zum Ausdruck. Bei Temperaturen unterhalb von 28° C spielt dabei noch die direkte Kälteeinwirkung auf den Sinusknoten eine Rolle. Das Herzminutenvolumen nimmt mit sinkender Körpertemperatur in gleichem Maße ab, wie die Herzfrequenz, weil das Schlagvolumen sich nicht ändert. Dabei bleibt jedoch der mittlere arterielle Druck höher, als es der Abnahme des Herzzeitvolumens entspricht, weil der periphere Widerstand infolge direkter und indirekter Kälteeinwirkung auf die Gefäße und durch Erhöhung der Blutviscosität gesteigert ist.

Zwischen 30° C und *28° C* tritt häufig durch direkte Kälteeinwirkung Vorhofflimmern auf, wonach zunächst die Herzfrequenz ansteigt, dann aber der Temperatursenkung entsprechend abfällt. Das Vorhofflimmern stellt in der Regel keine ernste Gefahr dar.

Ab 28° C Körpertemperatur besteht die Gefahr des Kammerflimmerns. Ursache dieser Komplikation sind wahrscheinlich die unterschiedlichen Temperaturgradienten in der Kammermuskulatur, die durch Temperaturunterschiede zwischen beiden Kammern bedingt sind. Aber auch Elektrolytveränderungen und die verminderte Erregbarkeit des Sinusknoten dürften dafür mitverantwortlich sein.

Bei einer Temperatur von etwa 20° C tritt fast regelmäßig der asystolische Herzstillstand ein, nachdem sich bis zu dieser Temperatur die Herzfrequenz weiter vermindert hat. Die hypotherme Asystolie kommt durch die Hemmung der Erregungsbildung und durch die Verzögerung der Reizleitung zustande (s. auch Kapitel „Die Hypothermie“, S. 353).

Der Kreislaufstillstand nach Hypothermie ist bei entsprechender Anhebung der Körpertemperatur oder lokaler Erwärmung des Herzens mit gewärmten Kochsalzlösungen im allgemeinen gut zu behandeln.

Das hypothermiebedingte Kammerflimmern läßt sich fast ausnahmslos, durch elektrische Defibrillation beseitigen, sofern die Acidose behoben wurde.

In der Praxis scheint es wichtig, an das Bestehen einer Hypothermie bei Unfallverletzten zu denken, die längere Zeit der kalten Umgebungstemperatur ausgesetzt waren und anschließend einem dringlichen operativen Eingriff unterzogen werden müssen.

c) Diagnose

Die sofortige Diagnose des Kreislaufstillstandes ist für das Schicksal des Kranken entscheidend. Dauert ein Kreislaufstillstand länger als 4 min, so ist nur in seltenen Fällen mit einer völligen Wiederherstellung der Hirnfunktion zu rechnen. Diese Zeit verkürzt sich jedoch bei ungünstiger Ausgangslage (Alter, Fieber, vorgeschädigtes Herz). Während der Narkose stehen folgende diagnostische Zeichen im Vordergrund:

1. Fehlender peripherer Puls (A. radialis, A. carotis; im Zweifelsfalle auch: A. femoralis, Aorta abdominalis).
2. Fehlende arterielle Blutung im Operationsgebiet.
3. Blässe, Gasping.
4. Weite, reaktionslose Pupillen (nach 1—2 min).

Beim spontanatmenden Patienten weist auch der Atemstillstand auf ein derartiges Geschehen hin.

Schließlich umfaßt die Diagnose des Kreislaufstillstandes außerdem: nicht meßbare Blutdruckwerte, nicht mehr wahrnehmbare Herztöne, blasse Cyanose und fehlende Capillarfüllung und die Bewußtlosigkeit. Alle diese Zeichen geben jedoch keinen Hinweis auf die Art der unzureichenden Herzfunktion, diese erkennt man mit dem EKG.

Es muß jedoch darauf hingewiesen werden, daß auch beim Herzstillstand das EKG durchaus weiter registriert werden kann, weil die Überlebenszeit der elektrischen Funktion des Herzens größer ist als die der mechanischen.

Beim Fehlen eines EKG-Apparates darf eine probatorische elektrische Defibrillation versucht werden, oder man müßte im Hinblick auf die zu ergreifenden Therapiemaßnahmen eine Thorakotomie vornehmen.

d) Therapie

(s. auch „Definition, Bedeutung und Methoden der Wiederbelebung“, S. 843)

α) Organisation

Der Erfolg der Therapie hängt neben der Genese des Kreislaufstillstandes vor allem davon ab, ob die Wiederbelebungsbemühungen unverzüglich und planvoll einsetzen. Deshalb muß jeder Mitarbeiter der Operationsgruppe schon vorher seine Aufgabe kennen. Den Idealfall vorausgesetzt, sollte folgendermaßen vorgegangen werden:

1. Anaesthesist

a) Kontrolle von A. radialis, A. carotis, Pupille.

b) Sofortige Registrierung der Uhrzeit nach erkanntem Herzstillstand.

c) Reine Sauerstoffbeatmung (möglichst bald endotracheale Intubation), Unterbrechung jeder Narkoticumzufuhr.

d) Infusion von Blut oder Plasmaersatzmitteln.

2. Operateur

a) Kontrolle großer Gefäße im Operationsbereich.

b) Sofortiger Beginn mit äußerer Herzmassage.

c) Bei Indikation intrakardiale Injektion von Adrenalin, Calcium, $NaHCO_3$.

3. Anaesthesie-Schwester

a) Bereitstellung von 10 ml Adrenalin (1:10000), 10 ml Calciumchlorid (10%), 60 ml Natriumbicarbonat (8,3%), Injektionsspritzen, lange Injektionskanülen (10—15 cm).

b) Bereitstellung weiterer Infusionslösungen, vor allem Blut, Plasmaersatzmittel, Puffersubstanzen.

4. Operationspfleger

a) Kopftief- (15°) und Beinhochlagerung des Patienten.

b) Antransport eines Elektrokardiographen.

c) Heranbringen und Anschließen des Defibrillators.

5. Med.-techn. Assistentin

a) Anschließen und Ableiten des EKG.

b) Blutentnahme und Blutgasanalyse.

Jede Behandlung des Herzstillstandes verfolgt zwei Ziele:

1. Die Wiederherstellung eines sog. „Notkreislaufes" und

2. die Wiederherstellung der spontanen, geordneten Herzaktion.

β) Herzmassage

Zur Aufrechterhaltung eines „Notkreislaufs" ist eine wirksame *Herzmassage* erforderlich. Die Art des Massageverfahrens ist abhängig von der vorliegenden Operationssituation.

Bei geschlossenem Thorax wird versucht, den Kreislauf durch rhythmische Kompressionen des Herzens zwischen Sternum und Wirbelsäule aufrechtzuerhalten (Abb. 1). Bis vor wenigen Jahren galt der Grundsatz, schon beim Verdacht auf Kreislaufstillstand das Herz des Patienten operativ freizulegen und mit der direkten Herzmassage zu beginnen. Die Erfahrungen an zahlreichen Patienten haben jedoch gezeigt (Kouvenhoven et al.), daß es möglich ist, auch ohne Thorakotomie eine Herzwiederbelebung durchzuführen. Voraussetzung für eine wirkungsvolle Massage ist die Lagerung des Patienten auf einer festen Unterlage (Operationstisch, Fußboden, Bettbrett). Der Operateur drückt dann bei dieser äußeren indirekten Herzmassage mit den übereinandergelegten Handwurzeln, unterstützt durch das Gewicht seines Oberkörpers, mit kräftigen Stößen rhythmisch senkrecht auf die untere Hälfte des Brustbeins. Dadurch wird ein Druck von 25—50 kg erzeugt. Zur Vermeidung von Rippen-, Leber- und Milzrupturen ist darauf zu achten, daß kein Druck gegen die Rippenansätze oder gegen das Epigastrium ausgeübt wird. Das Brustbein sollte bei diesen Manipulationen jeweils um mindestens 5—7 cm gesenkt werden, wodurch bei einer Frequenz um 60—80 Kompressionen pro Minute palpable Radialispulse und Blutdruckwerte von 60—100 mm Hg registriert werden können.

Beim Säugling muß der Druck geringer, die Massagefrequenz dagegen höher gehalten werden. Im allgemeinen ist die Kompression der Mitte des Sternums mit 2 Fingern bei einer Frequenz von 100/min ausreichend.

Komplikationsmöglichkeiten der äußeren Herzmassage sind: Rippen- und Sternumfrakturen,

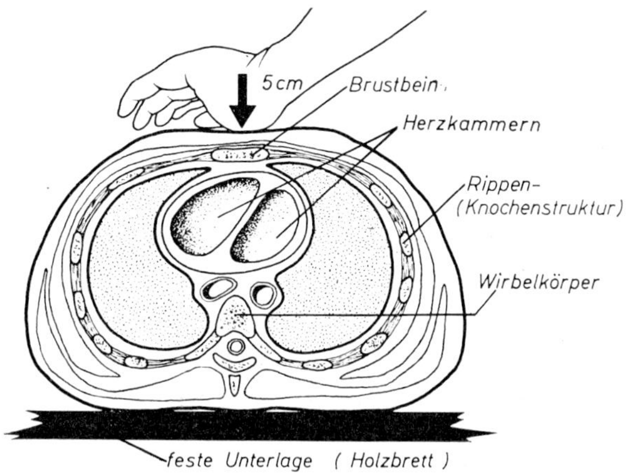

Abb. 1. Schematische Darstellung der externen Herzmassage im Thoraxquerschnitt. (Aus: L. Stöcker: Narkose. Stuttgart: Thieme 1967)

Hämatothorax, Luftemphysem, Fettembolie, Leber-, Milz- oder Herzruptur. Schwere und Häufigkeit dieser Verletzungen nehmen allerdings ab, je besser die Kenntnisse über die Einzelheiten der Technik sind und je öfter sie am Phantom geübt wurde.

Bei offenem Thorax steht einer sofortigen direkten Massage kein Hindernis im Wege. Der Entschluß zu einer Thorakotomie zum Zwecke der direkten Herzmassage kann jedoch mitunter schwierig sein. Für diese Indikation lassen sich keine allgemeingültigen Kriterien aufstellen. Nur die vorliegende Situation wird im Einzelfall entscheiden.

Generell darf jedoch gesagt werden, daß die Thorakotomie zur direkten Herzmassage immer dann angezeigt ist, wenn die äußere Massage unwirksam bleibt und die Prognose noch immer günstig erscheint (z.B. bei Patienten in jüngerem Lebensalter). Die Indikation zur Thorakotomie ist darüber hinaus nach schwerem Thoraxtrauma, bei Verdacht auf Spannungspneumothorax oder Hämoperikard sowie bei schwerem Emphysem gegeben.

Die Thorakotomie erfolgt nach einem Hautschnitt vom unteren Drittel des Sternums entlang dem Rippenverlauf bis zur mittleren Axillarlinie (etwa 4., 5., 6. ICR). Nach Spaltung der Pleura werden die Rippen auseinandergedrängt, wobei nach Abschieben der Lunge das Herz im Herzbeutel sichtbar wird. Es sollte nunmehr sofort — also bei noch geschlossenem Perikard — mit der direkten Herzmassage begonnen werden. Setzt nach 1—2 min die spontane Herzaktion nicht ein, wird das Perikard eröffnet, das Herz mit beiden Händen umfaßt und komprimiert, oder mit einer Hand gegen das Sternum gepreßt. Das Perikard muß selbstverständlich immer dann sofort eröffnet werden, wenn größere Flüssigkeitsansammlungen im Herzbeutel (Blut, Exsudate) die freie Beweglichkeit des Herzens behindern.

Während der *direkten Herzmassage* ist die Förderung eines ausreichenden Blutvolumens insbesondere für das Herz selbst und das Gehirn entscheidend. Die Massagefrequenz sollte auch hier 60 bis 80 Kompressionen/min betragen. Zur Unterstützung der Herzmassage und zur Steigerung der Hirndurchblutung ist eine Kompression der Aorta unterhalb des Aortenbogens oder auch eine hirnwärts gerichtete Massage der Aorta zweckmäßig. Bei Laparotomierten ist die Abklemmung der Bauchaorta sinnvoll. Unter diesen Bedingungen kann der Blutdruck Werte bis zu 100 mm Hg erreichen; die Sauerstoffsättigung des arteriellen Blutes steigt bis auf 87—90% an.

Auch die direkte Herzmassage ist nicht frei von Komplikationen. Am häufigsten genannt werden: Lungenverletzungen, Pneumothorax, Nachblutungen, Infektionen, Hämatome der Herzwand und die Herzwandperforation.

Der Thoraxverschluß erfolgt im allgemeinen erst dann, wenn das Herz mindestens 30 min spontan und kräftig schlägt, der arterielle Blutdruck ausreichend ist und konstant bleibt, und alle Blutungsquellen beseitigt sind.

Bei eröffnetem Abdomen kann der Versuch einer indirekten Herzmassage über das verschlossene Zwerchfell oder der direkten Massage über das eröffnete Diaphragma unternommen werden. Der Erfolg dieser Methoden ist jedoch nicht zuverlässig. Es ist vorteilhafter, die oben beschriebenen Verfahren anzuwenden.

γ) Medikamentöse Therapie

Bei der Asystolie befindet sich das Herz im Zustand der Ruhe. Mit bestimmten Medikamenten oder dem elektrischen Strom kann der Herzmuskel angeregt werden, daß er seine Tätigkeit erneut aufnimmt. Voraussetzung für die Wirksamkeit der medikamentösen Therapie ist die Durchströmung des Herzmuskels mit sauerstoffreichem und medikamentenbeladenem Blut. Deshalb ist auch vor und nach der intrakardialen Injektion die Herzmassage durchzuführen.

Zeigt das EKG oder die visuelle Inspektion von Herz und großen Gefäßen eine regelmäßige, aber zu schwache Kontraktion der Ventrikel, werden positiv inotrop wirkende Medikamente, Calcium und Puffersubstanzen injiziert.

Adrenalin besitzt einen stark inotropen Effekt, weil es während der Aktionspotentialdauer die Permeabilität der Zellmembran für Calcium erhöht. Dadurch steigt die Calcium-Ionen-Konzentration im Zellinneren vorübergehend stärker an als unter Kontrollbedingungen. So führt Adrenalin zu einer maximalen Aktivierung des kontraktilen Systems. Die Receptoren, durch deren Stimulation die Kontraktionskraft gesteigert wird, gehören dem β-Typ des adrenergen Systems an. Adrenalin fördert außerdem die normotope Reizbildung im Sinusknoten. Am stillstehenden Herzen kann daher die Herzkontraktion u. U. allein nach einer Adrenalin-Injektion wieder einsetzen.

Es begünstigt jedoch auch die heterotope Reizbildung in anderen Teilen des Herzens. Das kann zur Bildung ektopischer Foci und damit zur Extrasystolie und zum Kammerflimmern führen.

Adrenalin wird in Einzeldosen von 100—200 μg vorteilhafterweise verdünnt verabreicht. Das sind 1—2 ml einer Adrenalin-Lösung 1:10000, wobei es empfehlenswert ist, eine Adrenalin-Ampulle mit 10 ml Kochsalzlösung zu verdünnen.

Isoproterenol (Aludrin, Isoprel, Alupent). Während Adrenalin neben den im Herzen gelegenen β-Receptoren des Sympathicus auch die α-Receptoren der peripheren Gefäße stimuliert, wirken diese Stoffe nur stimulierend auf die β-Receptoren. Sie fördern die Reizbildung im Herzen und begünstigen die Erregungsfortleitung. Sie sind deshalb auch bei allen bradykarden Formen von Herzrhythmusstörungen indiziert.

Die Kontraktionen des Herzmuskels werden kräftiger. Die Gefahr des Kammerflimmerns ist geringer als beim Adrenalin. Die Erweiterung der peripheren Gefäße verhindert zwar die für viele Organe so schädliche Vasoconstriction (Niere, Leber, Darm), kann aber zum Blutdruckabfall durch Verminderung der peripheren Widerstände führen. Im Gegensatz zum Adrenalin mobilisieren sie kein Glykogen in der Leber und erhöhen dabei auch nicht den Plasma-Kalium-Gehalt.

Alupent wird initial in Einzeldosen von 50—100 μg verabreicht, das sind 1—2 ml einer Lösung 1:20000. Einzeldosen von Aludrin oder Isoprel betragen 20—40 μg.

Calcium. Es besteht eine direkte Abhängigkeit der Kontraktionskraft von der extracellulären Calcium-Ionen-Konzentration. Erhöhte extracelluläre Calcium-Ionen-Konzentration wirkt positiv inotrop. Zwischen den Wirkungen von Calcium-Ionen und Herzglykosiden besteht ein Zusammenhang. Die Wirkungsstärke anderer herzwirksamer Substanzen (z. B. Adrenalin, Kalium-Ionen) hängt ebenfalls von der Calcium-Ionen-Konzentration ab. Calcium ist innerhalb gewisser Grenzen ein Antagonist des Kaliums. Seine Herzwirkung hängt deshalb auch vom Verhältnis Ca/K ab. Der kontraktionskraftfördernde Effekt von Calcium-Ionen läßt sich therapeutisch nicht ausnutzen, zumal andere Qualitäten der Herzfunktion (Reizbildung und Reizleitung) ebenfalls beeinflußt werden.

Puffersubstanzen. Unter Hypoxie verläuft der Energiehaushalt der Zelle auf anaerobem Wege unter Bildung von Milchsäure. Die Anhäufung saurer Valenzen im Blut führt zur metabolischen Acidose, in der die Wiederbelebung des Herzens erschwert ist. Katecholamine, Calcium und die elektrische Defibrillation sind z. B. unter Acidose schlechter wirksam.

Zur Kompensation der Acidose empfehlen sich Natriumbicarbonat und der Trispuffer.

$NaHCO_3$ wird in 8,3%-Konzentration als molare Lösung angeboten. Der organische Trispuffer (THAM) wegen seiner Venenunverträglichkeit als 0,3-molare Lösung.

In akuten Notsituationen dürfen bis zu 60 mval sofort infundiert werden. Nach Beseitigung der akuten Phase ist eine Kontrolle des Säure-Basen-Status erforderlich und nunmehr eine gezielte Therapie mit Puffersubstanzen durchzuführen. Die erforderlichen Puffermengen errechnen sich aus dem Produkt von Basendefizit und dem Körpergewicht des Patienten, bezogen auf die 0,3-molare Lösung.

[Faustregel: Körpergewicht $\times \frac{\text{min Herzstillstand}}{10} =$ mval $NaHCO_3$]

Antifibrillatorische Substanzen setzen die Erregbarkeit des Herzens mehr oder weniger spezifisch herab. Sie eignen sich zur Therapie von Übererregbarkeitszuständen des Herzens, wie Vorhofflattern und Vorhofflimmern, paroxysmaler Tachykardie, und zur Prophylaxe des Kammerflimmerns. Das Prinzip ihrer Wirkung beruht auf einer Verlängerung der Depolarisationsphase der Zellmembran. Im allgemeinen kommen Ajmalin (50—100 mg intravenös) oder Procainamid (300—500 mg intravenös) zur Anwendung. In ähnlicher Weise wirken auch das Chinidin, Lidocain und β-Blocker.

Beim *Kammerflimmern* kontrahieren sich die Herzmuskelfasern unregelmäßig und unkoordiniert. Das Ziel der Behandlung liegt deshalb in einer Wiederherstellung regelmäßiger und geordneter Herzaktionen. Dafür stehen zwei Möglichkeiten zur Verfügung:

1. Das Herz wird durch die Herzgifte in den Zustand der Asystolie versetzt.

2. Durch einen elektrischen Reiz werden die Herzfasern gleichzeitig erregt, so daß sie danach gleichzeitig repolarisiert und zu einer koordinierten Tätigkeit bereit sind.

Zur Erzeugung einer medikamentösen Asystolie eignet sich die 10%-Kaliumchloridlösung, von der etwa 20 ml intrakardial injiziert werden dürfen. Der induzierte Herzstillstand muß dann jedoch durch Herzmassage überbrückt werden, bis nach der Verteilung der Substanz eine erneute spontane Herzaktion einsetzt.

Intrakardiale Injektionstechnik bei geschlossenem Thorax.

1. 4. oder 5. ICR links neben dem Sternum. Die Nadel sollte mindestens 8—10 cm lang und so stark sein, daß Blut aspiriert werden kann.

2. Unterhalb des Xyphoids, wobei die Nadel nach links oben dorsal vorgeschoben wird, bis das Herz erreicht ist. Die Nadel muß bei dieser Technik 12—15 cm lang sein.

δ) *Elektrische Defibrillation*

Die wirksamste Therapie des Kammerflimmerns besteht in der elektrischen Defibrillation. Durch den von außen an die Gesamtheit der Herzmuskelzellen herangebrachten elektrischen Reiz wird die unkoordinierte Einzelkontraktion vieler Herzmuskelfasern in eine gleichzeitig einsetzende Gesamtkontraktion der Herzmuskulatur umgewandelt.

Während in den vergangenen Jahren Wechselströme zur Defibrillation des Herzens verwendet wurden, setzen sich heute die Gleichstromgeräte mehr und mehr durch. Der therapeutische Effekt ist mit beiden Methoden gleichermaßen gut. Für die Gleichstromdefibrillation sprechen vor allem folgende Faktoren:

1. Die Zeit des Stromflusses ist erheblich kürzer als bei den Wechselstromgeräten, so daß elektrische Schädigungen des Myokards und Erregungsausbreitungen in die Peripherie sehr gering sind.

2. Die Leistungsaufnahme dieser Geräte ist so gering, daß jede Steckdose ohne besondere Absicherung verwendet werden kann.

3. Die geringe Leistungsaufnahme ermöglicht den Bau batteriebetriebener, transportabler Defibrillatoren.

Die elektrische Defibrillation des Herzens kann sowohl von außen indirekt als auch am freiliegenden Herzen direkt durchgeführt werden. Infolge des Haut- und Gewebswiderstandes sind jedoch bei externer Defibrillation bei beiden Stromarten höhere Spannungen erforderlich. Im allgemeinen erfordert die elektrische Defibrillation folgende Stromqualitäten.

1. Wechselstrom (0,1—0,4 sec Stromfluß):
   a) intern: 125—225 V,
   b) extern: 600—800 V.
2. Gleichstrom (2,5 msec Stromfluß):
   a) intern: 1000 V,
   b) extern: 2000—4000 V.

In der Praxis erweist es sich als vorteilhaft, primär höhere Spannungen anzuwenden als zu geringe. Bei unzureichendem Erfolg sind weitere Versuche — unter Umständen in Form von Serienschocks — angezeigt.

Bei der externen Defibrillation hat sich die Lage der Elektroden am Thorax über dem Manubrium sterni und in der Medioclavicularlinie in Xyphoidhöhe besonders günstig erwiesen (Abb. 2). Als Elektrodenform empfehlen sich kreisrunde oder quadratische Kupferelektroden von etwa 50 cm², die flach gearbeitet oder der Thoraxkrümmung angepaßt sind. Die Elektroden müssen unter einem bestimmten Druck (etwa 5 kg) dem Thorax aufgepreßt werden, damit der Hautwiderstand möglichst gering gehalten wird. Diesen Zweck verfolgt auch die Benetzung der Elektrodenoberfläche mit einer Elektrolytpaste.

Durch eine Hilfsperson wird der Kondensator geladen. Von nun an sollte außer dem Patienten niemand mehr direkten Kontakt mit den Elektroden haben. Die Verwendung von Plattenelektroden mit eingebautem Auslöser hat sich in der Praxis besser bewährt als die Auslösung über einen Knopf am

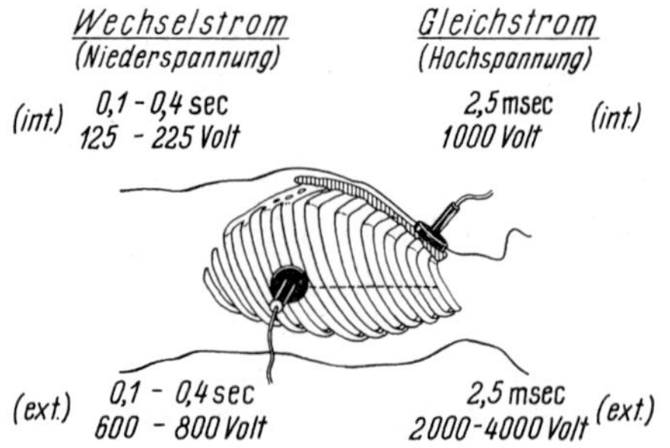

Abb. 2. Schematische Darstellung der elektrischen Defibrillation. Neben der Lage der Elektroden sind die für die jeweiligen Verfahren erforderlichen Stromqualitäten angegeben. [Aus: H. Lutz et al.: Z. prakt. Anäst. **2**, 216 (1967)]

Gerät oder einen Fußschalter, da unter diesen Bedingungen auch andere Personen unbeabsichtigt den Schock auslösen können.

Die eingestellte Spannung sollte schon primär nicht zu niedrig gehalten werden, weil es sich häufig um hypertrophierte Herzen mit starker Muskelmasse handelt, die höhere Spannungen erfordern.

Wird das Gerät häufig auch bei anderen Herzerkrankungen (z. B. Vorhofflimmern) zur therapeutischen Defibrillation verwendet, so muß darauf geachtet werden, daß der EKG-Synchronisator abgeschaltet ist. Bei der synchronisierten Defibrillation wird nämlich der Impuls erst durch die R-Zacke ausgelöst, die beim Kammerflimmern aber fehlt.

Im allgemeinen wird das Kammerflimmern durch die elektrische Defibrillation prompt beseitigt. Es schlägt jedoch gern über Extrasystolien in den Ausgangszustand zurück. Eventuell bleibt der Sinusrhythmus erst nach mehreren Defibrillationsversuchen bestehen. Bei Rezidivneigung sollte deshalb eine zusätzliche Behandlung mit membranstabilisierenden Medikamenten, z. B. Ajmalin, Procainamid, Chinidin oder Lidocain, eingeleitet werden.

Alle diese Medikamente vermindern die Repolarisationsgeschwindigkeit der Muskelzelle. Sie verkleinern jedoch auch die Kontraktionsamplitude des Herzens, weil sie eine unspezifische Schädigung des Myokards bewirken. Ihre Anwendung erfordert deshalb Erfahrung und sorgfältige Überwachung des Patienten.

Die Wiederbelebung des flimmernden Herzens durch den Elektroschock erfordert ein gut aufeinander abgestimmtes Team. Die sachgerechte und schnellstmögliche Durchführung der externen Herzmassage sowie einer suffizienten künstlichen Beatmung ist deshalb für den Erfolg der Behandlung ebenso wichtig wie die Funktionsbereitschaft eines elektrische Defibrillators.

ε) *Impulsation des Herzens*

Die elektrische Stimulation mit Hilfe eines Herzschrittmachers sollte dann erfolgen, wenn im Anschluß an die Reanimation die Herzschlagfolge um 40 Schläge/min oder sogar darunter bleibt. Das Prinzip der Methode besteht in der Aussendung rhythmischer elektrischer Reize an das Myokard, die den Herzmuskel in einer umschriebenen Zone zur Depolarisation veranlassen. Von dort breitet sich der Erregungsprozeß auf das ganze Herz aus, wodurch die Kontraktion bewirkt wird. Voraussetzung für den Erfolg der elektrischen Stimulation ist jedoch das Vorhandensein eines noch funktionstüchtigen Myokards. Frequenz und Stärke des Reizstromes lassen sich an den Schrittmachergeräten verändern, während die Impulsdauer auf 2 msec festgelegt ist.

Der elektrische Reiz kann auf 3 Wegen an das Myokard herangeleitet werden:

1. transthorakal durch Nadelelektroden,
2. transthorakal mit extern aufgelegten Plattenelektroden,
3. transvenös mit Elektrodenkathetern.

Für kurzfristigen Gebrauch sind Nadel- und Plattenelektroden geeignet, wobei in Notsituationen der Verwendung sog. Stichelektroden der Vorzug gegeben werden darf.

Bei diesen Stichelektroden (z. B. bipolare Nadelelektrode von DISA, Vertrieb Beckmann und Sademann, Hamburg) handelt es sich im Prinzip um eine Myelographiekanüle, in deren Lumen ein Draht eingelegt ist, der gegen die Nadelwandung isoliert ist. Dadurch ist die Nadelelektrode bipolar verwendbar. Bei der Verwendung derartiger Elektroden ist jedoch darauf zu achten, daß die Spitze sicher im Myokard liegt, nicht aber intracavitär, da unter diesen Umständen keine ausreichende Impulsübermittlung erzielt werden kann.

Bei Verwendung von Plattenelektroden sind ähnlich wie bei der externen Defibrillation höhere Stromstärken zur Stimulation des Herzens erforderlich.

In letzter Zeit bedient man sich für die langzeitige Stimulation des Herzens vor allem der transvenösen Elektrodenkatheter. Im allgemeinen werden zwei Wege verwendet:

1. von der linken Vena cubitalis,
2. von der rechten Vena jugularis externa.

Der Zugang über die Vena cubitalis links ist gegenüber dem von der rechten Vena jugularis externa etwas schwieriger, weil die Spitze der Elektrode häufig in andere Venen abweicht und nicht in den rechten Ventrikel gelangt. Zudem ist für eine Dauerverlegung des Schrittmachers der Weg über die rechte Vena jugularis externa ohnehin günstiger.

Selbstverständlich können intravenöse Schrittmacherelektroden auch über andere venöse Zugangswege in den rechten Ventrikel geführt werden. Bei der Verwendung bipolarer Elektrodenkatheter ist es unwesentlich, wie die Elektroden gepolt sind, da die leitenden Stellen des Katheters stets nur einige Millimeter voneinander entfernt sind. Bei unipolaren Katheterelektroden sollte die negative Elektrode besser intrakardial gelegt werden, da in diesem Falle die Reizschwelle niedriger ist als in umgekehrter Richtung.

Bei der Verlegung intrakardialer Elektroden sollte die Möglichkeit zur elektrischen Defibrillation vorhanden sein, da stets die Gefahr des Kammerflimmerns besteht. Die Herzaktion muß deshalb auch während der Manipulation mit einem Sichtgerät beobachtet werden können.

Es sind heute eine große Anzahl verschiedener Herzschrittmacher im Handel. Die Regler der Geräte sind im allgemeinen so angebracht, daß eine unbeabsichtigte Verstellung nahezu unmöglich ist. Außerdem besitzen die Kontaktstellen Klemmbindungen, die gegen versehentliche Lösungen in hohem Maße gesichert sind. Bewährte Geräte dieser Art sind z. B. der Medtronic 5800, der Knott-Schrittmacher und der St. Georg-Typ-B-Schrittmacher.

Der Medtronic 5837D erlaubt außerdem eine Fülle therapeutischer Möglichkeiten. In dem Gerät befinden sich zwei einzelne Schrittmacher, deren Impulse sowohl einzeln, als auch kombiniert miteinander (paired pacing) oder gekoppelt an die R-Zacke des Patienten (coupled pacing) abgegeben werden können. Mit dieser Methode hat man z. B. die Möglichkeit, therapieresistente Tachykardien oder Herzmuskelschwächen zu behandeln. Prinzip beim coupled pacing ist es, den Stimulus zeitlich so an die vorangehende R-Zacke des Patienten zu koppeln, daß zwar schon eine elektrische Depolarisation des Myokards erreicht wird, aber noch keine hämodynamisch wirksame Kontraktion eintritt. Dadurch kann bei Tachykardien die Refraktärzeit und die Frequenz auf die Hälfte reduziert werden.

Eine zusätzliche medikamentöse Therapie nach Implantation eines Schrittmachers ist nur dann erforderlich, wenn eine Herzmuskelinsuffizienz vorliegt oder wenn pathologische Extrareizbildungen auftreten. Während dort die Glykosidtherapie indiziert ist, kommt hier die übliche Behandlung mit Procainamid (Novocamid) oder Chinidin zur Anwendung. Die Gefahr, die Reizschwelle durch diese Substanzen zu erhöhen und damit die Schrittmacherimpulse ineffektiv werden zu lassen, besteht nicht.

e) Prognose

Die Wiederbelebung des Herzens ist aufgrund zahlreicher klinischer und experimenteller Erfahrungen prinzipiell möglich. Unter den Bedingungen einer Operation erscheint die Prognose auf eine restitutio ad integrum besonders günstig zu sein. Voraussetzung für den Erfolg ist, daß die cerebrale Hypoxie nicht länger als 3—4 min dauert. Ist die Körpertemperatur des Patienten gleichzeitig erhöht, dürfte diese Zeit noch wesentlich kürzer sein. Es läßt sich eindeutig demonstrieren, daß die Prognose des Kreislaufstillstandes wesentlich davon abhängt, welche Ursache ihn ausgelöst hat und welche Zeit vergangen ist, bis der Kreislaufstillstand wieder beseitigt werden konnte.

Die größte Überlebenschance besteht beim Kreislaufstillstand in Hypothermie. Auch der reflektorisch bedingte Kreislaufstillstand ist reversibel, wenn das Myokard vor Sauerstoffmangel geschützt werden kann. Die geringste Wiederbelebungschance besitzt das toxisch oder anoxisch geschädigte Herz. Der Kreislaufstillstand läßt sich auch nur dann erfolgreich behandeln, wenn er als akute Komplikation einen lebensfähigen Menschen bzw. ein noch kontraktionsfähiges Herz befällt. Wenn ein morphologisch hochgradig verändertes oder schwer stoffwechselgestörtes Herz intra operationem schließlich stillsteht oder zu flimmern beginnt, hat ein Behandlungsversuch wenig Aussicht auf Erfolg.

Im übrigen sind die wesentlichsten Gründe für das Versagen der Wiederbelebungsmaßnahmen:

1. Verspäteter Therapiebeginn,
2. planloses Vorgehen,
3. unzweckmäßige Therapiemaßnahmen.

Deshalb muß in jeder Operationsabteilung ein Notfallswagen oder -tisch bereitstehen, der jederzeit einsatzbereit ist. Ein solches Wiederbelebungsset sollte sich auch auf jeder Station befinden.

Jeder Mitarbeiter hat bei der Behandlung eines Herzstillstandes eine ganz bestimmte Aufgabe. Er muß ohne Anweisung wissen, was er zu tun hat. Dabei sollte jeder Handgriff sinnvoll und zielgerecht sein (s. auch Kapitel „Organisation der Wiederbelebung im Krankenhaus", S. 865).

Oberster Grundsatz der Herzwiederbelebung ist deshalb: schnell, zielstrebig und wirkungsvoll handeln!

Literatur

BOBA, A.: Death in the operation room. Springfield: Ch. C. Thomas 1965.

COOLEY, D. A.: Cardiac resuscitation during operations for pulmonic stenosis. Ann. Surg. **132**, 930 (1950).

FREY, R., JUDE, J. R., SAFAR, P.: Die äußere Herzwiederbelebung. Dtsch. med. Wschr. **87**, 857 (1962).

— KOLB, E., HENNEBERG, U.: Gefahren der äußeren Herzwiederbelebung. Dtsch. med. Wschr. **89**, 630 (1964).

FRIESE, G.: Die Behandlung des Herzstillstandes und des Kammerflimmerns bei geschlossenem Thorax. Anaesthesist **11**, 263 (1962).

HAID, B., HOSSLI, G.: Die respiratorische und zirkulatorische Wiederbelebung. Basel: Hoffmann-La Roche u. Co. AG 1965.

HIRSCH, H. H., UNGEHEUER, E., WALTER, S.: Welche Aussichten auf eine erfolgreiche Wiederbelebung bestehen beim akuten Kreislaufstillstand. Bruns' Beitr. klin. Chir. **204**, 169 (1962).

HOSSLI, G.: Maßnahmen beim akuten Kreislaufstillstand. Dtsch. med. Wschr. **91**, 29 (1966).

JUST, O. H.: Herzstillstand und Wiederbelebung mit tierexperimentellen Untersuchungen der elektrischen Wiederbelebungsverfahren des Herzens. Chirurg **27**, 180 (1956).

— IBE, K.: Zur Behandlung von Herzstillstand und Kammerflimmern. Chirurg **29**, 157 (1958).

KOUVENHOVEN, W. B., JUDE, J. R., KNICKERBOCKER, G. G.: Closed chest cardiac massage. J. Amer. med. Ass. **173**, 1064 (1960).

KUSCHINSKY, G., LÜLLMANN, H.: Kurzes Lehrbuch der Pharmakologie, 2. Aufl. Stuttgart: Thieme 1966.

LUTZ, H.: Die Anwendung der Hypothermie als therapeutische Maßnahme nach akutem Herzstillstand. Langenbecks Arch. klin. Chir. **308**, 284 (1964).

— MÜLLER, C., DIETZEL, W., SCHÖNING, B.: Intensivtherapie cardialer Komplikationen. Z. prakt. Anästh. Wiederbeleb. **2**, 216 (1967).

NEGOVSKI, V. A.: Zur Wiederbelebung des Organismus. Anaesthesist **12**, 277 (1963).

SPANG, K.: Formen, Ursachen und klinische Auswirkungen des akuten Herzstillstandes. Verh. dtsch. Ges. Kreisl.-Forsch. **30**, 56 (1964).

STEPHENSON, H. E., JR.: Cardiac arrest and resuscitation, 2. Aufl. St. Louis: C. V. Mosby 1964.

STOFFREGEN, J.: Lokalanaesthesie mit Adrenalin und Halothannarkose. Z. prakt. Anästh. Wiederbeleb. **1**, 128 (1966).

ZOLL, P. M., LINEMTHAL, A. J., GIBSON, W., PAUL, M. H., NORMAN, L. R.: Treatment of unexpected cardiac arrest by external electric stimulation of the heart. New Engl. J. Med. **254**, 54 (1956).

12. Embolien

E. KOLB

Unter einer Embolie ist die Verlegung von Abschnitten der Blutstrombahn durch Materialien zu verstehen, deren Partikel die nach der Peripherie hin immer enger werdenden Gefäße nicht mehr passieren können. Sie kommt in zeitlichem, aber auch in kausalem Zusammenhang mit operativen Eingriffen und Anaesthesie vor.

Nach der Art des in das Gefäßsystem gelangten oder dort entstandenen Materials werden unterschieden:

a) die Gasembolie,

b) die Fettembolie,

c) die Thrombembolie.

Außerdem können Tumorzellen sowie Materialien anderer Art, wenn sie infolge einer Verletzung, Erkrankung oder iatrogen in die Blutbahn gelangen, verschleppt und embolisiert werden.

Auswirkungen und Symptome und damit auch teilweise die Therapie sind neben der Beschaffenheit des Embolus abhängig davon, welcher Teil der Strombahn verlegt wird.

Eine *Obturation* der großen Gefäßstämme des *Pulmonalkreislaufs* oder des *Herzinnern* selbst macht sich vorwiegend in Form von allgemeinen Kreislauferscheinungen sowie von Störungen des pulmonalen Gasaustauschs bemerkbar. Sie sind sowohl auf eine Veränderung der hämodynamischen und ventilatorischen Bedingungen als auch auf Reaktionen des vegetativen Nervensystems zurückzuführen. Verlegungen im Bereich des *großen Kreislaufs* führen zu nutritiven Störungen in dem betroffenen minderdurchbluteten Gewebsgebiet. Ob, wann und in welcher Weise dies zu klinischen Erscheinungen führt, hängt von dessen Funktion, Ausdehnung und Ischämieempfindlichkeit sowie von der Möglichkeit zu einer Versorgung durch Kollateralen ab.

a) Gasembolie

α) Definition und Genese

In der Blutbahn befindliche *Gasblasen* können durch *Verschleppung* und *Embolisierung* zu schweren Störungen der lokalen Blutversorgung oder der allgemeinen Hämodynamik führen.

Gas kann entweder bei der Dekompressionskrankheit (BAADER) in der Blutbahn selbst entstehen oder von außen in sie hineingelangen. Beide Vorgänge können in Zusammenhang mit anaesthesiologischen oder operativen Maßnahmen als Komplikation eintreten.

Die Gefahren der *Dekompressionskrankheit* drohen Patienten und unter Umständen auch den Pflegepersonen bei Fehlern und Unglücksfällen im Zusammenhang mit der *hyperbaren Oxygenation* (PITTINGER): Bei Aufenthalt in einer Atmosphäre, die unter Überdruck steht, sind in der Körperflüssigkeit nach dem Hertzschen Gesetz größere Mengen der umgebenden Gase, vor allem der eingeatmeten, gelöst, als dies in normaler Atmosphäre der Fall ist. Die Gasvolumina sind entsprechend dem Boyle-Mariotteschen Gesetz proportional zur Druckerhöhung verkleinert. Bei zu rascher Dekompression kommt es zu der sog. Caissonkrankheit, d.h. zur Bildung von Gasblasen in den Geweben, aber auch in der Blutbahn. Sie werden mit abfallendem Druck größer. Hat der Patient Luft unter hohem Druck eingeatmet, bestehen die Gasblasen überwiegend aus Stickstoff, nach reiner Sauerstoffatmung zum größten Teil aus Sauerstoff. Die Erscheinungen sollen hierbei geringer sein. Hautjucken, Myalgien, Arthralgien sowie ein Teil der neuralgischen und neurologischen Symptome sind überwiegend auf die Gasbildung in den Geweben selbst zurückzuführen. Größere, in der Blutbahn selbst entstehende Gasblasen können dagegen zum Substrat einer Gasembolie werden (KOEPPEN).

Im Zusammenhang mit Anaesthesie und operativen Eingriffen ist die Möglichkeit, daß Gasgemische — meist Luft — in die Blutbahn von außen eindringen, durchaus gegeben (MARSHALL, HÄSSIG; NISSEN-DRUEY, 1967; OVERBECK). Zwei Voraussetzungen müssen hierfür vorliegen:

1. Es muß eine *freie Kommunikation* zwischen Gefäßlumen und einem gasförmigen umgebenden Milieu vorhanden sein.

2. Es muß der *Druck*, unter dem das gasförmige umgebende Milieu steht, höher sein als der Druck im Gefäßlumen.

Während die erste Bedingung praktisch für verschiedene Gefäßabschnitte (Arterien, Venen) durch den operativen Eingriff verwirklicht sein kann, wird die zweite vorwiegend dann zum Tragen kommen, wenn thoraxnahe venöse Gefäße eröffnet sind oder auf andere Weise mit Umgebungsluft in freier Verbindung stehen (GOTTLIEB et al.).

An sich müßte durch den zentralen Venendruck, der normalerweise 5—12 cm Wassersäule beim horizontal liegenden Patienten beträgt, ein spontanes Eindringen von Luft unter atmosphärischem Druck nicht möglich sein. Wir dürfen aber nicht vergessen, daß infolge der Grundkrankheit und der operativen Behandlung der mittlere zentrale Venendruck soweit erniedrigt sein kann, daß der periphere Venendruck im meist hochgelagerten Operationsbereich unter den atmosphärischen Druck gelangt. Überdies wird der zentrale Venendruck gewöhnlich als Mitteldruck angegeben. Während der Cyclen der Herzaktion und besonders der Ventilation können aber phasenweise subatmosphärische Drucke erreicht werden. Dies tritt vor allem bei forcierter spontaner Inspiration, aber auch bei der Wechseldruckbeatmung mit starker sog. negativer Druckphase auf (TSCHIRREN). Kleine, peripher gelegene, eröffnete Venen im Operationsbereich werden, wenn ihr Innendruck absinkt, durch den Luftdruck komprimiert. Ein ventilartiger Verschluß verhindert somit das Eindringen von Luft. Handelt es sich aber um die Eröffnung oder Verletzung größerer, thoraxnahe gelegener Venen, ist die Gefahr eines Lufteintritts gegeben.

Als typische Eintrittspforten gelten die Vena jugularis (HUBER), die Vena azygos, die obere und untere Hohlvene sowie die Leber- und Nierenvenen. Auch die Eröffnung der Pulmonalvenen bei intrathorakalen Eingriffen kann von einem Eindringen von Luft in die Gefäßbahn gefolgt sein. Neurochirurgische Eingriffe in sitzender Position (HUNTER, EMERY) können ebenso wie Pleurapunktion, Pneumothorax, Anlegen eines Retropneumoperitoneums oder eines diagnostischen Mediastinalemphysems und die Einbringung von Luft in die Harnwege Luftembolien zur Folge haben, wenn venöse Gefäße verletzt werden (z.B. Sectio). Schließlich müssen noch Operationen am offenen Herzen erwähnt werden. Hier kann nach Beendigung des intrakardialen Aktes Luft in den Herzhöhlen liegengeblieben sein, wenn nicht besondere Vorkehrungen getroffen worden sind (EVANS u. GRAY).

Die Eröffnung von Venen ist nicht allein unvermeidliche Folge von operativen Eingriffen, sie wird auch sehr häufig auf verschiedene Weise vom Arzt und besonders dem Anaesthesisten absichtlich durch Punktion und Kanülierung herbeigeführt. Derjenige, der einen solchen Zugang zur Vene herstellt, hat verantwortlich dafür zu sorgen, daß auf ihn kein gasförmiges Medium einwirkt, dessen Druck höher ist als der Druck in dem kanülierten Gefäß. Eine einfache intravenöse Injektion kann, wenn sie kunstgerecht durchgeführt wird, niemals zu einer Luftembolie führen, da in der Spritze befindliche Luftblasen bereits vor der Punktion ausgetrieben werden müssen.

Über in die Vena jugularis oder Vena anonyma zur Blutentnahme oder Applikation von Medikamenten und Infusion eingelegte einfache Punktionskanülen kann, wenn deren Conus nicht besetzt oder ihr Lumen nicht verschlossen ist, Luft aspiriert werden. Die Wand dieser Gefäße bleibt nämlich infolge der Einwirkung des intrapleuralen Druckes auch ausgespannt, wenn der Druck in ihrem Lumen unter dem atmosphärischen liegt.

Über einen Vena cava-Katheter kann gleichfalls spontan Luft in das Gefäßsystem eindringen. Hier gilt die Forderung, daß der Katheteransatz stets besetzt bzw. verschlossen zu halten ist. Eine zusätzliche Sicherung vor einer Luftaspiration läßt dich dadurch herbeiführen, daß man den Katheter lang genug wählt und ihn siphonartig 20—30 cm unter der Liegefläche des Patienten durchhängen läßt. *Wirkt ein unter Überdruck stehendes Gas auf eine Öffnung im Gefäßsystem ein (leergelaufene Überdruckinfusion), ist das Eindringen des Gases zwangsläufige Folge.*

β) Zeichen der Gasembolie

Nicht jedes Eindringen von Gas führt zu dem Vollbild der Gasembolie. In der Literatur findet sich die Angabe, daß erst dann mit schwereren klinischen Erscheinungen gerechnet werden muß, wenn — je nach Kreislaufzustand — mehr als 20—400 ml Luft bzw. eines Gases eindringen (SAEGESSER). Es läßt sich allerdings bei an klinisch manifest gewordenen Gasembolien kaum nachträglich exakt feststellen, wieviel Luft eingedrungen ist. *Nicht immer wird in das Gefäßsystem eingedrungenes Gas sofort verschleppt und embolisiert.*

Ist Gas oder Luft in das Venensystem des großen Kreislaufs eingedrungen, gelangt es mit dem Blutstrom in das *rechte Herz.* Dort führt eine Schaumbildung im Verein mit der Kompressibilität des Gases zu einer akuten Verminderung des Schlagvolumens. In den *Pulmonalkreislauf* weitergetriebene Anteile des Gases führen zu einer plötzlichen Erhöhung des Strömungswiderstandes, sowie zu einer Verminderung des Stromzeitvolumens und des pulmonalen Gasaustausches. Dies kann das Bild eines *akuten Cor pulmonale* und einer ausgeprägten *Hypoxämie* zur Folge haben. Ein leichter Verlauf kann sich allein in einem vorübergehenden Abfall des arteriellen Druckes mit und ohne Tachykardie äußern. Prall gestaute Halsvenen bzw. eine Erhöhung des zentralen Venendruckes weisen auf ein Rechtsversagen hin. Über dem Herzen hört man ein charakteristisches, vorwiegend systolisches Geräusch, das als „*Mühlengeräusch*" recht treffend charakterisiert ist. Dringt eine relativ große Gasmenge in das rechte Herz ein oder liegt bereits eine Vorschädigung dieses Organs vor, so kommt es zum plötzlichen *akuten Herz-Kreislauf-Stillstand.*

Gasembolien in das Arteriensystem des *großen Kreislaufs* können auf verschiedene Weise entstehen:

1. Bestehen Lücken in den Septen des Herzens, kann in die Körpervenen eingedrungenes Gas im Sinn der sog. *gekreuzten Embolie* in die Arterien des großen Kreislaufs kommen.

2. Die Möglichkeit zum Eindringen von Gas in die Körperarterien über operativ eröffnete Pulmonalvenen oder im Zusammenhang mit Operationen am offenen Herzen ist bereits erwähnt.

3. Ob in das rechte Herz eingedrungenes Gas über arteriovenöse Anastomosen in nennenswerter Menge in die Venae pulmonales eintreten und von dort über das linke Herz in die Körperarterien gelangen kann, ist nicht sicher.

Gasquantität sowie Geschwindigkeit und Ort der Embolisierung bestimmen die Folgen der Gasembolie in die Arterien des großen Kreislaufs. Da sich embolisiertes Gas mit der Zeit im Blut löst, sind vor allem die Organe gefährdet, die eine hohe Ischämieempfindlichkeit besitzen. Das sind *Herz* und *Hirn* (SCHEID). Gasembolien in das Coronarsystem äußern sich in plötzlichem Herzversagen als Folge einer akuten Ischämie des Myokards. Ein Kreislaufstillstand ist nicht selten durch *Kammerflimmern* hervorgerufen. Eine cerebrale Gasembolie führt je nach Sitz und Ausbreitung zu den verschiedensten cerebralen Ausfallserscheinungen, die vorübergehend oder dauernd sein können.

γ) Prophylaxe und Therapie

Die ernste Prognose einer Gasembolie rückt vor allem die Verhütung jeglichen Gaseintritts in das Gefäßsystem in den Vordergrund. Ist es jedoch zu dieser schwerwiegenden Komplikation gekommen, müssen unverzüglich Maßnahmen zur mechanischen Entfernung, zur Verhinderung einer Verschleppung und zur Begünstigung der Resorption eingeleitet werden. Ist bereits eine Embolisierung eingetreten, müssen deren Folgen durch geeignete Wiederbelebungsmaßnahmen nach Möglichkeit aufgehoben bzw. vermindert werden.

Die Prophylaxe hat entsprechend der oben getroffenen Feststellungen über die Genese einer Gasembolie an zwei Punkten anzusetzen:

1. Sorge für möglichst geringe Druckdifferenz zwischen umgebender Atmosphäre und dem Veneninhalt.

2. Möglichst weitgehende Vermeidung von freier Kommunikation.

Eine der *Hauptgefahren* hinsichtlich der Entstehung einer Gasembolie auf dem anaesthesiologischen Gebiet liegt in der sog. *Überdruck-In- bzw. Transfusion* (TSCHIRREN; HÄSSIG; NISSEN-DRUEY, 1967). Bei oder nach plötzlichen massiven Blutverlusten wird der Inhalt eines In- oder Transfusionssystems mit Hilfe eines Gebläses unter Überdruck gesetzt. Ist der flüssige Inhalt eingelaufen, kann die nunmehr unter Überdruck in der Flasche befindliche Luft frei in das Venensystem eindringen. Mehrfach sind daher apparative Vorrichtungen beschrieben worden, die automatisch einen solchen Zwischenfall verhindern können (DORLAS et al.; SCHAEFER). Sie sind jedoch in der Regel in Technik und Bedienung aufwendig, so daß sie nicht bei jeder intraoperativen Infusion eingesetzt werden können. Nicht selten wird aber eine sehr rasche Zufuhr größerer Flüssigkeitsmengen in die Blutbahn völlig unverhofft notwendig. Die rasche Herbeischaffung und Montage eines solchen Gerätes ist dann dem Anaesthesisten nicht immer möglich, da er in einer solchen Situation sozusagen alle Hände voll zu tun hat. Eine sehr einfache Vorrichtung besteht darin, daß man zwischen das Gebläse und dem Luftzuführungsschlauch ein T-Stück anbringt. Nur solange der freie Schenkel des T-Stückes bewußt verschlossen gehalten wird, kann der Inhalt der Infusionsflasche unter Überdruck stehen. Eine solche Vorrichtung ist sehr wirksam und empfehlenswert, besetzt allerdings die Hand des Anaesthesisten oder seiner Hilfsperson. Bei der Verwendung von Infusionsflaschen aus Plastik ohne Luftkanüle kann eine Luftembolie nicht eintreten (SPEIER). Zur Schnellinfusion kann eine derartige Plastikflasche durch eine darumgelegte Blutdruckmanschette unter Druck gesetzt werden.

Schwimmerventile funktionieren nicht in jedem Fall mit absoluter Sicherheit. Auch heute noch wird sehr häufig die Überdrucktransfusion ohne zusätzliche technische Sicherung vorgenommen. Wer dies tut, muß ständig seine Aufmerksamkeit darauf richten, daß das Infusionssystem nicht leerläuft. Die Wegnahme des Überdrucks oder das Abklemmen des Infusionsschlauches sind Maßnahmen, die keinerlei besondere Fertigkeiten erfordern. Wichtig bleibt stets die *konzentrierte Aufmerksamkeit* des für die Infusion Verantwortlichen. Diese Aufmerksamkeit muß unbedingt erwartet und verlangt werden. Sie ist in gleicher Weise bei der Zuhilfenahme sonstiger technischer Sicherungen vonnöten, da auch hierbei Versager eintreten können (s. auch „Infusionen und Transfusionen", S. 387).

Schließt die Art eines operativen Eingriffs die Möglichkeit zur Eröffnung thoraxnaher großer Venen nicht aus — dies ist beispielsweise der Fall bei Eingriffen im Halsbereich und in der Gegend der unteren Hohlvene — sollte ein unnötiges Absinken des zentralen Venendrucks nach Möglichkeit vermieden werden. Dies ist zu erreichen durch Vermeidung von Beatmungsformen mit negativem Druck und durch eine rechtzeitige gezielte und ausreichende Substitution des Blutvolumens.

Intravenös liegende Punktionskanülen oder Plastikschläuche müssen stets verschlossen gehalten sein, solange keine Injektion, Infusion oder Blutentnahme vorgenommen wird.

Die Verhütung des Eindringens von Luft in das linke Herz ist in erster Linie eine operationstechnische Aufgabe.

Ist trotz aller Vorsichtsmaßnahmen Gas in das Gefäßsystem eingetreten, haben Maßnahmen zu seiner *mechanischen Entfernung* und zur *Verhütung seiner Verschleppung* in der Regel nur dann Sinn, wenn die Eintrittspforte im Gebiet der Körpervenen liegt. Ihr sofortiger Verschluß zusammen mit Bemühungen, den Venendruck durch Überdruckbeatmung und Tieflagerung der Eintrittspforte (meist Kopftieflagerung) zu erhöhen, sind wirksame Maßnahmen zur Verhütung eines weiteren Lufteintritts. Die Kopftieflagerung im Verein mit linker Seitenlagerung kann den Übertritt der Luft aus dem rechten Ventrikel in das Pulmonalarteriensystem erschweren. Durch direkte Punktion des rechten Ventrikels muß nunmehr versucht werden, das eingedrungene Gas aus dem Gefäßbett zu entfernen. Die Beatmung mit reinem Sauerstoff, die gleichzeitig mit diesen ersten Maßnahmen einzusetzen hat, vermindert nicht allein die lokale oder allgemeine Hypoxiegefahr, sie muß außerdem durch die Herabsetzung des Stickstoffpartialdrucks im Organismus die Resorption von Luftbläschen begünstigen (EMERY). Neuerdings wird die Überdruckbehandlung diskutiert (HARTMANN).

Führen die genannten Maßnahmen nicht zu sofortigem Erfolg, muß eine gezielte Bekämpfung des nunmehr drohenden akuten Rechtsherzversagens eintreten. Die Hauptgefahr besteht darin, daß der mechanisch überlastete rechte Ventrikel zusätzlich noch in eine Hypoxie gerät. Es ist somit gerechtfertigt, durch die vorsichtige Gabe von Katecholaminen die Verteilung des verminderten Herzzeitvolumens zugunsten der Versorgung des Myokards zu ändern. Dies gilt auch für den Fall eines akuten Kreislaufstillstands, bei dem unverzüglich zunächst mit externer Herzmassage begonnen werden muß. Kommt hierdurch eine spontane kreislaufwirksame Herzaktion nicht in Gang, sollte die Thorakotomie mit anschließender interner Herzmassage nicht hinausgezögert werden. Führt nunmehr auch das Abpunktieren der Luft aus dem rechten Ventrikel und der Arteria pulmonalis unter Sicht des Auges nicht zum Erfolg, empfiehlt STILLER die offene Absaugung über eine Stichincision an der Basis des Conus pulmonalis nach temporärer Okklusion der oberen und unteren Hohlvene.

Die Embolisierung von Luft bzw. Gas in das Arteriensystem des großen Kreislaufs gefährdet in erster Linie die Funktion des Herzens und des Hirns. In das Coronarsystem eingedrungene Luft hat nicht selten unmittelbar Kammerflimmern zur Folge. Seine Behandlung ist im Kapitel Herzwiederbelebung dargestellt. Bei der Herzmassage kommt es wiederum darauf an, daß das Herzzeitvolumen zugunsten des Coronarkreislaufs umverteilt wird. Neben der Gabe von Katecholaminen sollte dabei auch an die manuelle Okklusion der Aorta descendens gedacht werden.

Eine Luftembolie in das Gehirn führt zu Ausfallserscheinungen verschiedener Art und verschiedenen Schweregrades. Ziel der Behandlung muß es sein, durch Aufrechterhaltung möglichst guter Kreislaufverhältnisse, Gabe von Sauerstoff und gegebenenfalls Überdruckbehandlung das Ausmaß der ischämischen Hirnschädigung möglichst gering zu halten. Dazu kommen gezielte Maßnahmen zur Prophylaxe bzw. Bekämpfung des hypoxischen Hirnödems, durch das sekundäre ischämische Hirnschäden dazukommen können.

Ist die Behandlung der ersten Phase einer Luftembolie erfolgreich gewesen und ist es zu einer Restitution des Kreislaufs gekommen, muß die Sauerstoffbeatmung noch über mehrere Stunden weitergeführt werden. Dadurch wird die Resorption von möglicherweise noch im Gefäßsystem befindlichen, aber noch nicht embolisierten Gasbläschen begünstigt.

b) Fettembolie

α) Definition und Genese

Eine Fettembolie liegt vor, wenn im Gefäßsystem Fetttropfen auftreten, die infolge ihrer Größe einen Abschnitt nicht passieren können und damit den betreffenden Teil der Strombahn verlegen. Der *Dispersionsgrad* der Fette spielt bei der Entstehung einer Fettembolie die entscheidende Rolle. Hochdisperse, emulgierte Fetteilchen führen nicht zu einer Fettembolie.

Die Fettembolie tritt meist im Zusammenhang mit Traumatisierungen auf und besitzt enge Beziehungen zum Schock (WEHNER).

Genese

a) Entstehung von grob dispersem intravasalem Fett. Voraussetzung für eine Fettembolie ist das Auftreten von grob dispersen Fettpartikeln in der Blutbahn. Das Fett kann dem Knochenmark, den Fettdepots, anderen Fettgeweben und dem normalerweise hochdispersen Blutfett entstammen, oder exogen in die Blutbahn verbracht worden sein. Anlaß für die Entstehung einer Fettembolie sind in der überwiegenden Zahl Traumatisierungen des Skeletsystems, besonders Mehrfachfrakturen mit Beteiligung des Beckens und der unteren Extremität, Schädelhirntraumen und Fettgewebszertrümmerungen.

Nach ärztlichen Maßnahmen, wie äußere Herzmassage — auch ohne Rippenfrakturen — (GARVEY u. ZAK), Anwendung des extrakorporalen Kreislaufs, Thorakotomie, Osteosynthesen, Abschnürungen von Extremitäten, Cortisondauerbehandlung und Bluttransfusionen sind gleichfalls Fettembolien beobachtet worden. Schließlich kann auch im Gefolge von Verbrennungen und Erfrierungen, Pankreatitis, Coma diabeticum, Sichelzellanämie, bei intravasaler Gerinnung, Intoxikationen, Infektionen und Eklampsie eine Fettembolie vorkommen (WEHNER; BERGENTZ).

Für die *Entstehung* und Embolisierung von grob dispersem Fett in der Blutbahn müssen *mehrere Faktoren* zusammenwirken, da bei weitem nicht in jedem Fall der geschilderten Veränderungen bzw. Krankheiten eine Fettembolie auftritt.

Sicherlich spielt das *mechanische Eindringen* von Fettkörpern in das Gefäßsystem als Kausalfaktor eine bedeutende Rolle. Im Tierversuch kann allein durch die intravenöse Gabe von Fett eine Fettembolie hervorgerufen werden. Andererseits ist die bei einer Fraktur freiwerdende Fettquantität nicht in jedem Fall ausreichend, um die dann eben doch beobachtete Fettembolie zu erklären. Es müssen also weitere Faktoren ursächlich beteiligt sein.

Nach der von KRÖNKE aufgestellten *Fermenttheorie*, die allerdings nicht unbestritten geblieben ist, löst in die Blutbahn von außen gelangtes grob disperses Fett eine überschießende Lipaseausschüttung aus, die wiederum Depotfett mobilisiert und auf das Blutfett entemulgierend wirkt.

Die sog. *kolloidchemische Theorie* stellt zunächst fest, daß sich entemulgiertes Fett in der Blutbahn befindet und im Blut nicht reemulgiert werden kann. Die Fetttropfen sind durch Entemulgierung im Bereich traumatisierten fetthaltigen Gewebes sowie im Serum zustande gekommen. Begünstigt wird die Entmischung durch Änderungen der Oberflächenspannung infolge der Wirkung von Gewebsfett, Eiweißabbauprodukten, Änderung der Zusammensetzung der Bluteiweißkörper, der Elektrolyte und des pH-Wertes.

Zweifellos sehr enge Beziehungen bestehen zwischen der Fettembolie und dem *Schock.*

Durch einen beim Tier experimentell herbeigeführten Schockzustand wird die Toleranz gegenüber intravenös appliziertem Fett deutlich geringer. Ganz überwiegend sind es Patienten, die sich im Schock befinden oder befunden haben, bei denen wir nach einem gewissen Intervall von einigen Minuten bis zu mehreren Tagen eine Fettembolie beobachten. Nicht jeder schwer schockierte Patient erleidet jedoch eine Fettembolie. — Nicht bei jedem Patienten, der das Bild einer Fettembolie bietet, läßt sich ein vorausgegangenes Schockgeschehen nachweisen.

Der Kausalzusammenhang zwischen Schock und Fettembolie ist nicht in allen Einzelheiten abgeklärt. Es ist auch noch nicht der sichere Nachweis geführt, daß es bei erfolgreicher Verhütung jedweden Schockzustandes mit Sicherheit nicht zur Fettembolie kommt. *Daß aber der Schockverhütung bzw. der rechtzeitigen und adäquaten Schockbehandlung eine ganz entscheidende Bedeutung für die Verhütung einer Fettembolie zukommen, steht ohne Zweifel fest und das sollte sich der Kliniker ungeachtet der noch ungeklärten Probleme der kausalen Genese der Fettembolie sehr gut merken!* (ALLGÖWER; FUCHSIG).

b) Embolisierung des Fettes. Im Bereich der Körpervenen entstandenes, grob disperses Fett gelangt über das rechte Herz in die Pulmonalarterienstrombahn. Sind die Fetteilchen ausreichend groß, führen sie hier wiederum zur Verlegung von Strombahnabschnitten, was entsprechende hämodynamische Folgen mit sich bringt und außerdem die Ursache von schweren Veränderungen und Störungen der Morphologie und Funktion der Lungen bildet (GREENBAUM et al.).

Der im Vergleich zur Luft- und Thromboembolie recht hohe Anteil von Embolisierungen in Abschnitte des großen Kreislaufs erklärt sich aus der Tatsache, daß ein Fetttropfen infolge seiner Oberflächeneigenschaften einen Engpaß wesentlich leichter passieren kann als Luft (LENGGENHAGER).

Bei Öffnungen im Bereich der Herzscheidewand sind auch gekreuzte Embolien möglich. Verlegungen von Bezirken des Körperarteriensystems haben wiederum nutritive Störungen bzw. Funktionsausfälle im Bereich des ausgefallenen Versorgungsbezirks zur Folge.

β) Zeichen und Folgen

Auch bei der Fettembolie ist zwischen dem Befall des kleinen und des großen Kreislaufs zu unterscheiden. In der zeitlichen Aufeinanderfolge wird das Pulmonalarteriensystem zuerst betroffen (*primäre Fettembolie*). Stets findet in der Folge ein Fettübertritt in den großen Kreislauf statt. Ob er zu klinischen Erscheinungen führt (*sekundäre Fettembolie*), hängt einmal von der Menge der grob dispersen Fetteilchen und zum anderen von Ausmaß und Lokalisation des verlegten Gefäßabschnittes sowie von einer Reihe anderer Faktoren ab. SEVITT unterscheidet nach dem Schweregrad:

1. *die fulminante Fettembolie* — im Koma tritt der Tod innerhalb von 2 Tagen ein,

2. *das klassische Syndrom* — cerebrale und neurologische Ausfälle, respiratorische Veränderungen, Fieber, Tachykardie, petechiale Hautblutungen — hohe Mortalität und

3. *inkomplette oder partielle Syndrome* — es fehlen neurologische oder respiratorische Ausfälle oder beides — Prognose günstig.

Im Capillargebiet der Lunge abgefilterte Fetttropfen dringen zwischen den Gefäßendothelzellen in das Interstitium vor. Neben einer Verschwellung der Endothel- und Alveolarzellen wird der betroffene Teil des Lungengewebes ödematös, es kommt zu lokalen Hämorrhagien und zur Atelektasenbildung. Leicht kann sich durch eine Sekundärinfektion eine bronchopneumonische Infiltration ausbilden. Freie Fettsäuren können den Antiatelektasefaktor in der Lunge schädigen (BENZER et al.).

Die rein *pulmonale Fettembolie* kann differentialdiagnostisch nur schwer von bronchopneumonischen Herden unterschieden werden. Neben *Störungen des Gasaustausches* treten bei massivem Fettbefall Zeichen des *akuten Cor pulmonale* auf (GREENBAUM et al., WEHNER).

Eine Embolisierung von Fett in den *großen Kreislauf* setzt fast ausnahmslos auch den Befall der Lunge voraus, so daß ihre Folgen zu den Erscheinungen der pulmonalen Fettembolie hinzutreten. Schwerwiegende Veränderungen treten ein:

1. Bei Befall des *Coronarsystems*. Der schon unter verstärkter Belastung stehende rechte Ventrikel wird nun auch in seiner Durchblutung beeinträchtigt. Oft versagt jedoch der linke Ventrikel früher — es kommt zum Lungenödem.

2. *Gehirn*. Die Verstopfung von Hirngefäßen führt zu Parenchym- und Capillarnekrosen mit anschließender Hämorrhagie (Purpura cerebri). Eine allgemeine Hirnschwellung tritt relativ selten ein. Der Ausfall von cerebralen Funktionen hängt von dem Schweregrad und der Lokalisation des Fettbefalls ab. Diagnostisch verwertbar sind Verschlüsse von Netzhautgefäßen (Angiopathia retinae traumatica).

3. Eine Beteiligung der *Niere* wird nicht selten dann erkennbar, wenn der Patient den Fettbefall des Herzens und des Hirns zunächst überlebt (KAULBACH). Vorwiegend die Glomerulumcapillaren, zuweilen auch die peritubulären Gefäße sind verstopft. Albuminurie, granulierte Zylinder, Mikrohämaturie, Oligo- und Anurie sind die Folgen der Fettembolie in die Niere. Der Nachweis von Fetttropfen im Urin kann den Verdacht auf eine Fettembolie stützen.

4. Die *Leber* wird selten befallen. Dagegen kann jedoch eine traumatisierte Fettleber Ausgang einer Fettembolie sein.

5. *Petechiale Haut- und Conjunctivalblutungen* können leicht erkannt werden und weisen auf eine Fettembolie hin. Sie sind beweisend, wenn sich in probeexcidierten Petechien Fetttropfen finden.

Ein spezifisches Leitsymptom der Fettembolie fehlt. Unruhe, Atemnot, Hustenreiz, Tachykardie, Kreislaufzentralisation mit Cyanose und ansteigende Körpertemperaturen können durch eine pulmonale Fettembolie verursacht sein.

Folgen nunmehr lokale oder allgemeine cerebrale und vegetative Ausfallserscheinungen, muß bei entsprechender Vorgeschichte an eine Fettembolie gedacht werden, insbesondere dann, wenn keine Hinweise für eine Hirntraumatisierung vorliegen und der Liquor blutfrei ist. Zeichen des Hirndrucks fehlen fast immer. Die bereits geschilderten Veränderungen des Augenhintergrundes sowie *Haut- bzw. Conjunctivalblutungen* sollten nicht übersehen werden.

Während der Auskultationsbefund der Lungen meist nicht sehr ergiebig ist, finden sich im Röntgenbild disseminierte kleinfleckige, zum Teil streifenförmige Verschattungen.

Die EKG-Veränderungen entsprechen denen, die auch beim Schockzustand zu beobachten sind. Liegt jedoch kein Schock vor, können sie als frühe Erkennungszeichen der Fettembolie dienen. Die Messung des zentralen Venendrucks ergibt meist erhöhte Werte, wenn nicht zusätzlich eine Hypovolämie vorliegt. Frühzeitig kommt es zu einem sukzessiven Abfall des arteriellen pO_2. Der pCO_2

steigt erst final an. Ventilationsstörungen und funktioneller Rechts-Links-Shunt sind die Ursache. Nicht selten werden zunächst unkompensierte metabolische Alkalosen, aber auch kombinierte Alkalosen beobachtet. Erst bei Verschlechterung des Allgemeinzustandes tritt schließlich eine metabolische Acidose ein.

Weitere labortechnische Untersuchungen. Sehr oft läßt sich eine Anämie, Thrombocytensturz, Beschleunigung der Blutsenkung und Abfall — später Anstieg des Hämatokrit erkennen. Während die Bestimmung der Gesamtblutfette nicht verwertbar ist (nicht die Fettmenge, sondern die Teilchengröße ist entscheidend), scheint die Dünnschichtchromatographie zu verwertbaren Ergebnissen im Sinn einer Vermehrung der Triglyceridfraktion zu führen (WEHNER). Die Lipasebestimmung ist nicht sehr sicher. Der Nachweis von Fetttropfen im Blut und im Harn ist nicht bei jeder Fettembolie zu erbringen.

γ) Prophylaxe und Therapie

Die komplexe Genese der Fettembolie macht es verständlich, daß eine Reihe von Maßnahmen zu ihrer Verhütung und Behandlung vorgeschlagen wurde. Im folgenden soll nur auf die Verfahren eingegangen werden, deren Wert gesichert erscheint.

a) Verhütung. Die vielfältigen Beobachtungen über die Zusammenhänge zwischen der Fettembolie und dem Schock unterstreichen, daß einer wirksamen *Schockverhütung* und *Schockbehandlung* eine ausschlaggebende Bedeutung bei der Prophylaxe der Fettembolie zukommt. Daneben muß bei Frakturen, insbesondere bei Mehrfachfrakturen, für eine möglichst frühzeitige *Ruhigstellung* und damit auch für einen sachgemäßen Transport von der Unfallstelle Sorge getragen werden. Anerkannt ist außerdem der Wert der prophylaktischen Gabe von *hochgesättigten essentiellen Fettsäuren* in Form ihres Cholin-Phosphorsäure-Diglycerid-Esters (essentielle Phospholipide-EPL-Lipostabil). Die EPL-Substanz wirkt sowohl emulgierend als auch emulsionsstabilisierend (BROSS et al.).

Lipostabil enthält in 5 ml 250 mg EPL-Substanz. Die therapeutische Breite ist sehr groß. Zur Prophylaxe wird die langsame intravenöse Injektion von täglich 30—40 ml über 3—4 Tage empfohlen. Der Wert einer prophylaktischen Gabe von Proteaseninhibitoren (Trasylol) wird neuerdings herausgestellt (HABERLAND und MATHIS).

b) Behandlung der Fettembolie. Die Behandlung der Fettembolie richtet sich zunächst nach den Symptomen des vorliegenden Einzelfalles. Das gesamte Rüstzeug der neuzeitlichen *Intensivbehandlung*, wie Dauerbeatmung, gegebenenfalls hyperbare Oxygenisation, medikamentöse Stützung und Regulierung der Herzaktion, Schocktherapie unter besonderer Berücksichtigung mikrozirkulatorischer Störungen, Stoffwechselbilanzierung, Kontrolle und Korrektur des Säure-Basen-Haushaltes, parenterale Ernährung — muß in schweren Fällen eingesetzt werden (HOSSLI u. GATTIKER).

Hinsichtlich einer spezifischen medikamentösen Behandlung ist wiederum der Wert der Gabe von *Lipostabil* gesichert. Die Dosierung ist hoch zu nehmen (4× täglich 20 ml oder 8× täglich 10 ml langsam i.v.) (WEHNER).

Auch die Gabe von *Heparin* erscheint sinnvoll, da bei der Fettembolie nicht selten die Gerinnungsfähigkeit des Blutes heraufgesetzt ist. Außerdem wirkt Heparin emulsionsstabilisierend und enthält den sog. Klärfaktor. Schließlich wirkt es begünstigend für die Wiederherstellung einer normalen Mikrozirkulation. Die Indikation zur Heparingabe muß jedoch gegen die Blutungsgefahr im Bereich traumatisierter Gewebsbezirke abgewogen werden.

Die vorgeschlagenen Dosierungen schwanken zwischen 12500 Einheiten initial i.v. — dann bis 2500 Einheiten i.m. in 4—12stündigem Abstand und 4stündlich 2000 Einheiten i.v.

Weniger gesichert als kausal wirksame Therapie ist die *Äthernarkose.* Der Mechanismus ist nicht abgeklärt. Äther ist das einzige Mittel zur Herabsetzung der Oberflächenspannung, das in effektiver Konzentration ins Blut verbracht werden kann, ohne daß gefährliche Nebenwirkungen eintreten. LENGGENHAGER betont, daß die therapeutische Äthernarkose tief sein muß, daß ein möglichst hoher Blutätherspiegel zumindest für kurze Zeit herbeizuführen ist, daß man dabei auf suffiziente Kreislaufverhältnisse und normalen arteriellen Druck zu achten habe. Durch die Oberflächenwirkung des Äthers würden obturierende Fetttropfen mobilisiert und können dann von den Blutemulgatoren und dem außerdem zuzuführenden Lipostabil zum Verschwinden gebracht werden. WEHNER zählt die Äthernarkose zu den abzulehnenden bzw. unsicheren Maßnahmen und führt die günstigen Beobachtungen nach dieser Therapieform auf die reflexdämpfende Wirkung einer tiefen Narkose an sich und auf die mit der Äthergabe stets kombinierten Sauerstoffbeatmung zurück, berichtet aber auch von Stimmen, die vor der Mobilisation des Fetts aus der pulmonalen Strombahn warnen. Die reproduzierbare Beobachtung, daß in manchen Fällen von schweren cerebralen Ausfallserscheinungen unmittelbar im Anschluß an eine oder mehrere frühzeitig durchgeführte Äthernarkosen eine Verbesserung des Bewußtseinszustandes und der sonstigen cerebralen Leistungen eintritt (KARCHER; HOSSLI u. GATTIKER), lassen diese Therapieform in den heute infolge der Schockbehandlung und der Lipostabilgabe sehr selten gewordenen schweren Fällen doch noch als erwägenswert erscheinen.

c) Thromboembolie

α) Definition und Genese

Die Thromboembolie tritt relativ selten als intraoperative Komplikation auf (EMERY, 1962), sie kann

Endogenes Gerinnungssystem (Gefäßwand, Thrombocyt) *Exogenes Gerinnungssystem (Gewebe)*

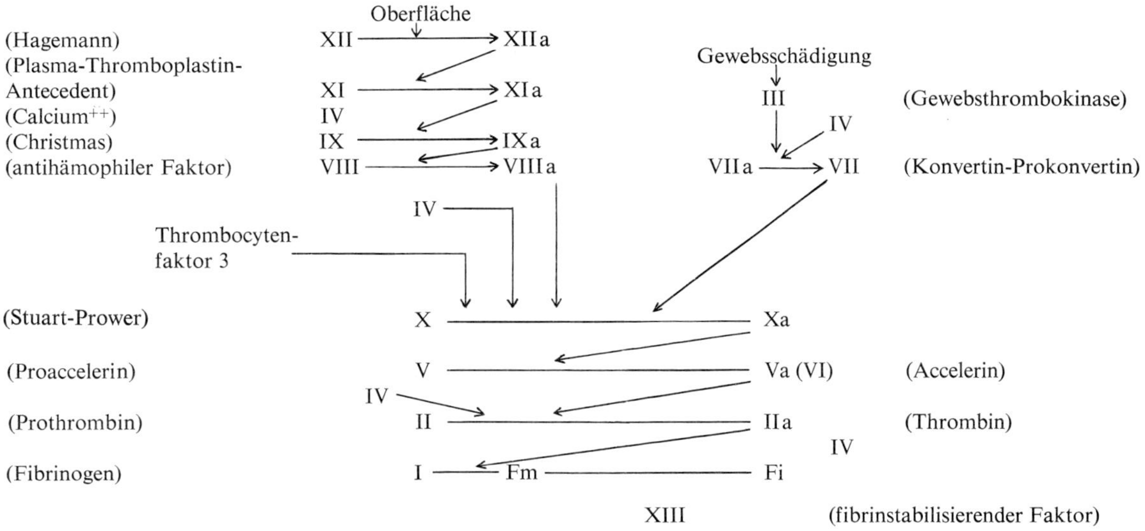

a = aktivierender Faktor; Fm = Fibrinmonomer; Fi = unlösliches Fibrin.

Abb. 1. Gerinnungsvorgang

Tabelle 1. *Natürliche und künstliche Gerinnungshemmer*

Hemmung der Substanz	Bildung des Prothrombinaktivators	Bildung von Thrombin	Bildung von Fibrin	Bildung des Prothrombinkomplexes (F. II, VII, IX und X)
Ca^{++} bindende Ionen	+	+	(+)	
Heparin + Cofaktor		+	+	
Antithromboplastin		+		
Antithrombin I (Fibrin)			+	
Antithrombin III und VI (Fibrinopeptide)			+	
Cumarine				+
Trasylol			(+)	

daher auch nicht als spezifische Gefahr der Anaesthesie angesehen werden. Dennoch spielt sie in der operativen Medizin, besonders in der postoperativen Phase, eine sehr große Rolle (Naegeli et al.; Thies; Dick; Deutsch; Koller) und rückt damit auch in den Blickwinkel des Anaesthesisten.

Unter Thromboembolie verstehen wir die Verschleppung und Embolisierung von intravasal entstandenen Blutgerinnseln entlang der Blutströmung. Die Gerinnungsfähigkeit des Blutes ist lebenswichtig. Sie wird in ständiger Funktionsbereitschaft gehalten: Auch beim intakten Organismus laufen ständig sog. latente Gerinnungsvorgänge ab, die mit einer ebenso ständigen Beseitigung der Gerinnungsprodukte in einem Gleichgewicht — dem *hämostatischen* — stehen. Bei einer Verletzung oder sonstigen Alteration des Gefäßsystems werden Stoffe frei, die die Gerinnung begünstigen. Intravasale Gerinnsel — die Thromben — entstehen, wie bereits Virchow erkannte, als Folge der Wechselwirkung dreier ursächlicher Faktoren:

1. *Gefäßwandschädigung*,
2. *Blutströmungsverlangsamung*,
3. *Änderung der Blutbeschaffenheit*.

Der Gerinnungsvorgang ist im einzelnen weitgehend abgeklärt. Das Morawitzsche Schema ist durch die Entdeckung einer Reihe von weiteren *Gerinnungsfaktoren*, welche die Bildung des Pro-

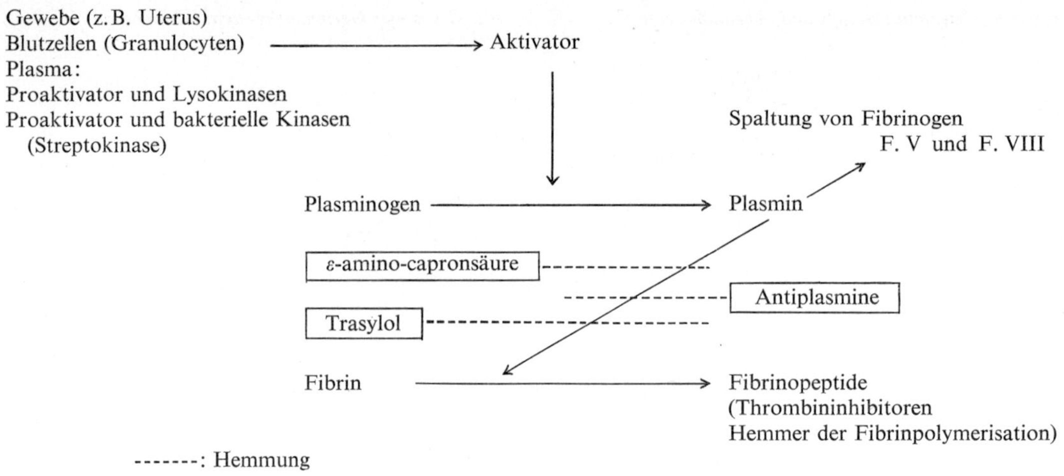

Abb. 2. Fibrinolytisches System und seine Inhibitoren

Tabelle 2. *Einteilung der Thrombosen* (Koller)

Venöse Thrombosen	Arterielle Thrombosen	Kardiale Thrombosen
I. Primäre Thrombosen: Thrombangitis obliterans Thrombophlebitis recidivans seu migrans	I. Arterienaffektionen mit obligater Thrombusbildung: Thrombangitis obliterans Thrombotisch-thrombocytopenische Purpura	I. bei Herzinfarkt II. bei Vorhofflimmern III. bei Endokarditis
II. Fortschreitende Fernthrombosen: nach Geburt nach Operation nach Trauma nach Infektionskrankheiten nach Herzinfarkt — Herzdekompensation nach Cortison- und ACTH-Gabe bei Blutkrankheiten (Polycytämie u. a.)	II. Arterienaffektionen mit fakultativer Thrombusbildung: Arteriosklerose bzw. Atheromatose Riesenzellarteriitis Periarteriitis nodosa Arteriitis bei Lupus erythematosus disseminatus	
III. Lokale Thrombosen: Thrombose durch Anstrengung Thrombose durch chemische Schädigung Thrombose durch lokal entzündliche Schädigung Thrombose in Varicen Ischämische Thrombosen Thrombophlebitis purulenta		

thrombinaktivators (Thrombokinase, Thromboplastin) beeinflussen und steuern, ergänzt worden (Abb. 1). Darüber hinaus sind die antithrombotisch wirkenden Mechanismen, wie *Inhibitoren* (Tabelle 1) und das *fibrinolytische System* (Abb. 2) abgeklärt (van de Loo u. Gross; Seegers) (s. auch Kapitel „Erhöhte Blutungsneigung", S. 541).

Gefäßwandschädigungen treten im Zusammenhang mit operativen Eingriffen nicht nur am Ort der Operation, sondern auch fern von der Operationsstelle in Erscheinung (*fortschreitende Fernthrombose*). Sie sind Folge der Einwirkung von toxischen Produkten der Entzündung und des Gewebszerfalls sowie von Medikamenten und Sauerstoffmangel. *Verlangsamung der Blutströmung* wird durch die körperliche Immobilisierung, das Krankenlager und durch allgemeine Kreislaufveränderungen bewirkt. Eine *Änderung der Blutbeschaffenheit* im Sinne einer verstärkten Gerinnungsneigung wird nach Traumen (teleologisch gut verständlich) beobachtet und kann gleichfalls Folge des Operationstraumas sein. Die Thrombocyten sind alteriert, das Gerinnungspotential erhöht. Die Klassifizierung der Thrombosen ist in Tabelle 2 wiedergegeben (Koller).

Das Schicksal des Thrombus kann drei Wege einschlagen:

1. Es kommt zur bindegewebigen Organisation, das Gefäß verödet.

2. Durch das fibrinolytische Potential wird der Thrombus abgebaut, das Gefäß rekanalisiert.

3. Durch den Blutstrom und Biegung des Gefäßes (z. B. durch Extremitätenbewegungen) reißt der Thrombus ganz oder teilweise ab, wird mit der Blutströmung verschleppt und kann embolisiert werden.

Aus den hier kurz geschilderten Mechanismen der *Thrombogenese* läßt sich leicht die Tatsache ableiten, daß in den *Körpervenen* die günstigsten Voraussetzungen für die Entstehung eines Thrombus vorliegen. Daraus wiederum folgt, daß die Thromboembolie ganz überwiegend das *Pulmonalarteriensystem* betrifft. Thromboembolien in die Körperarterien stammen in der Regel aus einem hämodynamisch stillstehenden linken Vorhof (bei Vorhofflimmern). Die gekreuzte Embolie hat Öffnungen bzw. Defekte der Herzscheidewand zur Voraussetzung.

Wird ein Abschnitt des *Körperarteriensystems* von einer Thromboembolie betroffen, kommt es zu nutritiven Störungen des abhängigen Gewebsgebietes (Ischämie von Extremitäten, Ausfälle im Bereich des Zentralnervensystems, Ausfälle von parenchymatösen Organen).

Die sog. *Lungenembolie* hat entweder in ihrer fulminanten Form einen raschen tödlichen Ausgang, oder sie ist von dem Bild des Lungeninfarkts gefolgt. Kleine Lungenembolien können symptomlos bleiben.

Das rasche Herzversagen bei der *fulminanten Lungenembolie* wird auf die Sperre des kleinen Kreislaufs mit konsekutivem Rechtsherzversagen im Verein mit einer reflektorischen Stimulierung des vagalen Systems zurückgeführt. Durch Plättchenzerfall freigesetztes Serotonin, das zu einer ausgeprägten Lumenverengerung auch von großen Gefäßen führt, wird als weiterer ursächlicher Faktor für den Kreislaufzusammenbruch bezeichnet. Kleinere Embolien in ein Teilgebiet des Pulmonalarteriensystems führen zunächst zu anämischer, dann hämorrhagischer *Infarzierung*, die von einer bakteriellen Entzündung gefolgt werden kann. Nicht selten restituieren sich die betroffenen Lungenteile wieder.

β) Zeichen und Folgen

Der embolische Verschluß eines Abschnitts des *Körperarteriensystems* führt zu Funktionsausfall und Nekrotisierung des abhängigen Gewebsbezirks. Das plötzliche Einsetzen der Erscheinungen liefert einen differentialdiagnostischen Hinweis gegenüber Gefäßverschlüssen anderer Genese.

Die nicht fulminant verlaufende *Lungenembolie* bietet ein nicht ganz einheitliches Symptomenbild. Nach MENETRIER und COLDEFEY sind drei Typen zu unterscheiden:

1. der überwiegend respiratorische Typ (Atemnot, Cyanose, Lungenödem),
2. der anginöse Typ (schwere Beklemmung),
3. der kardiovasculäre Typ (Schock).

Bei der fulminanten Lungenembolie — einem äußerst dramatischen Geschehen — tritt der Exitus letalis innerhalb weniger Sekunden oder Minuten unter dem Zeichen des akuten Kreislaufstillstandes ein.

Ein Teil der Lungenembolien hat keinerlei klinische Symptome zur Folge.

Die differentialdiagnostische Abgrenzung gegenüber akuten Störungen der Herzfunktion (Rhythmusstörungen, Stenokardien, Myokardinfarkt) und akuten inneren Blutungen kann Schwierigkeiten bereiten (EKG-Kontrolle, Messung des zentralen Venendrucks!).

γ) Therapie

Mit der Erweiterung der Erkenntnisse über den Gerinnungsvorgang und seiner Steuerung, der Verbesserung der Anaesthesieverfahren und der Entwicklung der Operationstechnik ist ein zunehmender Ausbau der Therapie von Thrombose und Embolie einhergegangen. Das therapeutische Handeln geht von drei Grundzügen aus:

1. *Thromboseprophylaxe,*
2. *Beeinflussung des Thrombus,*
3. *Beseitigung des Embolus und Wiederherstellung der ausgefallenen Funktionen.*

1. Thromboseprophylaxe

Die Thromboseprophylaxe vermag heute an allen drei für die Entstehung eines intravasalen Gerinnsels ursächlichen Faktoren anzugreifen.

Die *Verlangsamung der Blutströmungsgeschwindigkeit* wird verhindert durch

a) präoperative Maßnahmen, wie Kreislaufstabilisierung, Bandagierung der Beine, und

b) ständige intra- und postoperative Schockprophylaxe, erforderlichenfalls unverzügliche und ausreichende Schockbehandlung.

Iatrogene *Gefäßwandschädigungen* sind durch saubere Injektionstechnik und Vermeidung der Venenpunktion und Gabe von Medikamenten bzw. Infusionen im Bereich der unteren Extremitäten zu vermeiden.

Die Verstärkung des Gerinnungspotentials wird einmal durch zügiges und gewebsschonendes Operieren (geringerer Einstrom von Gewebsthrombokinase), zum anderen durch *medikamentöse Gerinnungshemmung* weitgehend ausgeschaltet bzw. unwirksam gemacht.

Substanzen, mit denen sich eine Hemmung des Gerinnungssystems herbeiführen läßt (Tabelle 1), werden als *Antikoagulantien* bezeichnet. Die wichtigsten Vertreter sind:

a) Heparin

Es kommt im Organismus in den Gewebsmastzellen vor. Durch seine exogene Zufuhr wird ein physiologischer Mechanismus der Gerinnungshemmung nachgeahmt. Heparin wirkt als Antithromboplastin, Antiprothrombin, Inhibitor der Thrombocytenagglomeration und der Gerinnselretraktion sowie als Fibrinolyseaktivator und als Aktivator bzw. Bestandteil einer Lipoproteidlipase (Klärfaktor). Die Aktivität des Heparins wird in internationalen Einheiten ausgedrückt. 130 iE entsprechen 1 mg. Es wirkt 4—6 Std lang. Die Elimination erfolgt durch Ausscheidung und Abbau in der Leber. Die Heparinwirkung läßt sich durch Protaminchlorid antagonisieren (1,5 Gewichtseinheiten Protaminchlorid auf 1 Gewichtseinheit Heparin). Zur Überprüfung der Wirkung dient die Messung von Antithrombinzeit, Recalcifizierungszeit und Thrombinzeit. Ähnliche Wirkungen wie Heparin zeigen die Heparinoide.

b) Cumarine-Derivate

Sie verhindern in der Leber die Produktion von Prothrombin und der Faktoren VII, IX und X. Das als Coenzym wirkende *Vitamin K* wird im Sinn einer kompetitiven *Hemmung* verdrängt. Die Cumarine-Wirkung setzt verzögert ein. Hinsichtlich der *Wirkungsdauer* werden kurz-, mittel- und langwirkende Substanzen unterschieden. Stets beträgt sie aber mehr als 24 Std. Als *Antagonist* des Cumarines steht das Vitamin K (Konakion) zur Verfügung. Außerdem läßt sich durch Bluttransfusion und die Gabe von ACC 76 (Konzentration der Faktoren VI und VII) eine vorübergehende Substitution der vermindert produzierten Gerinnungsfaktoren herbeiführen. Die Dosierung der Cumarine-Abkömmlinge muß nach Wirkung erfolgen. Zur Wirkungsüberprüfung dient die Bestimmung der Thromboplastinzeit (Quick-Prothrombinzeit).

Neben den erwähnten beiden Substanzgruppen haben das Hirudoid, die sog. seltenen Erden und Indandione-Abkömmlinge keine größere klinische Verbreitung gefunden.

Zur *medikamentösen Thromboseprophylaxe* hat sich die Kombination von Heparin zur Einleitung (rascher Wirkungseintritt, aber kurze Wirkungsdauer, keine perorale Zufuhr möglich) mit Cumarine-Abkömmlingen (verzögerter Wirkungseintritt, relativ lange Wirkungsdauer, perorale Zufuhr möglich) allenthalben bewährt. Stets sind vor Einleitung einer Antikoagulantientherapie die *Kontraindikationen* zu beachten: Leberschäden (betr. Cumarine), schwere Nierenschädigungen, verminderte Gefäßwandresistenz, hämorrhagische Diathesen, Hypertonie (systolisch über 200 mm Hg), frische ausgedehnte Wunden (besonders an Hirn und Rückenmark), Ulcera im Bereich des Gastrointestinaltraktes, Makrohämaturie, Gravidität, schwerer Diabetes mellitus mit Gefäßkomplikationen, schwere Cerebralsklerose sowie Lungenerkrankungen mit Gefahr der Gefäßarrosion (Thies).

2. Beeinflussung des Thrombus

Ist eine Thrombose bereits eingetreten, kann durch Einleitung bzw. Fortführung einer Antikoagulantientherapie ein weiteres Wachstum des Gerinnsels verhindert werden.

Insbesondere bei Befall der tiefen Beinvenen ist die Gefahr einer Lungenembolie gegeben. Neben der Verhinderung des Thrombuswachstums ist die Lagerung der Extremität auf Schiene angezeigt. Vorsichtige Bewegungsübungen sollten erst am 6. bis 10. Tag angestellt werden.

Sperroperationen (Ligatur der Vena femoralis, iliaca oder cava inferior) kommen allenfalls bei Vorliegen einer Kontraindikation gegen Antikoagulantien in Betracht. Sie sind ebenso wie die direkte operative Beseitigung des Thrombus infolge von Versagern und Komplikationen nicht unproblematisch. Außerdem stehen diesen Eingriffen nicht selten diagnostische und lokalisatorische Schwierigkeiten entgegen (Thies; Dick).

Die Aufklärung der fibrinolytischen Mechanismen hat Möglichkeiten zu einer *medikamentösen Thrombolyse* eröffnet.

Sowohl die Gabe von wirksamem *Plasmin* als auch von *Streptokinase*, welche Plasminogen in Plasmin überführt, haben Eingang in die klinische Behandlung gefunden. Bereits organisierte Teile eines Thrombus werden nicht angegriffen. Während die Plasmingabe zu einer Andauung des Gerinnsels von der Oberfläche her führt, wirkt Streptokinase im Sinn einer Auflösung des Fasergerüstes von innen heraus. Gegen Streptokinase können Antikörper vorliegen. Hierdurch erklärt sich die vielfach beobachtete, mehr oder weniger ausgeprägte Streptokinaseresistenz mancher Patienten. Die Dosierung sollte somit ebenfalls nach Wirkung erfolgen (Kontrolle der Thrombinzeit!). Auch anaphylaktische Reaktionen können durch Streptokinase hervorgerufen werden. Es empfiehlt sich daher, eine Testdosis vorzuspritzen. Kommt es unter einer fibrinolytischen Behandlung zu bedrohlichen Blutungen, kann die Fibrinolyse durch ε-Aminokapronsäure oder Trasylol gehemmt werden (van de Loo u. Gross; Dick).

Die gleichen Kontraindikationen wie bei der Antikoagulantienbehandlung gelten auch gegen die Gabe von fibrinolytisch wirkenden Substanzen.

3. Beseitigung des Embolus

Ist eine Thromboembolie in einen oder mehrere Abschnitte des *Körperarteriensystems* erfolgt und machen sich Zeichen einer ausgeprägten nutritiven Störung im Bereich der abhängigen Gewebsbezirke bemerkbar, so ist eine alsbaldige Beseitigung des Embolus durch eine *Embolektomie* angezeigt. Insbesondere dann, wenn die Ischämie weniger stark ausgeprägt ist, oder wenn die Lokalisation, der Allgemeinzustand des Patienten, oder andere äußere

Gegebenheiten die Operation nicht in Frage kommen lassen, sollte möglichst rasch eine konservative Therapie mit Fibrinolytika und Antikoagulantien eingeleitet werden. Die Durchblutung des betroffenen Körperbezirks kann außerdem durch Hydergin, periarterielle und paravertebrale Anaesthesie verbessert werden. Stets ist für eine adäquate Kontrolle und Behandlung des Allgemeinkreislaufs und für einen optimalen Oxygenierungsgrad des arteriellen Blutes Sorge zu tragen.

Die Behandlung der *Lungenembolie* richtet sich nach deren Größe und klinischen Symptomatik. Die sofortige Gabe von Sauerstoff, Kontrolle des Kreislaufs durch Messung des arteriellen und zentralvenösen Druckes, intravenöse Injektion von starken Spasmolytika, Ruhigstellung des Patienten durch Sedativa sind ebenso angezeigt wie die sofortige Einleitung einer fibrinolytischen und antikoagulatorischen Medikation.

Ein operatives Verfahren zur Behandlung der Lungenembolie steht in der Trendelenburgschen Operation (Abwandlung NISSEN, VOSSCHULTE u. STILLER) zur Verfügung. Sie ist indiziert, wenn es nach einer akuten schweren Lungenembolie in der ersten halben Stunde trotz entsprechender Überwachung und Behandlung zu einer ständigen Verschlechterung der Kreislaufverhältnisse kommt und die Wirkung von Thrombolytika nicht abgewartet werden kann.

Problematisch ist die Diagnose und damit die Indikationsstellung, da die entsprechende Zeit fehlt. Die Trendelenburgsche Operation erfordert das ganze Rüstzeug der Thorax- und Herzchirurgie (einschließlich der Herz-Lungen-Maschine). Ein Erfolg kann nur erwartet werden, wenn der Patient bis zur Zeit der Wiederherstellung der Strombahn noch wiederbelebungsfähig ist. Ist bereits vor Operationsbeginn ein völliger Herz-Kreislaufstillstand eingetreten, wird die Prognose infaust. Auf der anderen Seite wird man sich ohne sichere Diagnose bei noch vorhandener Kreislauftätigkeit nicht leicht zu dem Eingriff entschließen können.

Die fulminante Lungenembolie, die in kürzester Zeit zum Tode führt, kann auch heute noch nicht erfolgreich behandelt werden.

d) Fremdkörperembolien

α) Definition und Genese

Feste Fremdkörper verschiedener Art und Form können, wenn sie in ein Blutgefäß eindringen, verschleppt und embolisiert werden (Geschosse, Nadeln, Werkzeugteile). Auch die Anzahl von iatrogen eingebrachten und embolisierten Gegenständen ist nicht klein. Auf dem Gebiet der Anaesthesiologie hat die Fremdkörperembolie von Venenkathetern aus Kunststoff in den letzten Jahren zunehmende Bedeutung erlangt NISSEN-DRUEY, 1966; AYERS; IRMER; DERRA).

Ein in eine Körpervene eingeführter Kunststoffkatheter kann, wenn keine entsprechenden Vorkehrungen getroffen sind, ganz in der Vene verschwinden und weitertransportiert werden. Als in dieser Hinsicht nicht gefahrlos hat sich die percutane Kathetereinführung durch eine Kanüle erwiesen.

Wird der Katheter durch die Kanüle zurückgezogen, so kann die Nadelspitze den feinen Schlauch im Gefäß abschneiden. Auch beim Einbringen von Kunststoffkathetern durch eine Venae sectio kann insbesondere bei plötzlichen Bewegungen des Patienten das Katheterende dem Operateur aus der Hand gleiten, der Katheter verschwindet in die Vene. Das gleiche Ereignis kann bei bereits liegenden Kathetern eintreten, wenn nicht für eine genügende Befestigung gesorgt ist.

Eingedrungene Kunststoffschläuche gelangen recht rasch in den rechten Vorhof oder die rechte Kammer und können sich dort aufrollen. Kürzere Schlauchteile können unmittelbar in das Pulmonalarteriensystem embolisiert werden.

β) Zeichen und Folgen

Unmittelbar nach der Embolisierung eines Katheters treten gewöhnlich keine Symptome auf. Tachyarrhythmien deuten auf einen Befall der Herzhöhle hin (NISSEN-DRUEY, 1966). Die Embolisierung in das Pulmonalarteriensystem ist ebenfalls zunächst asymptomatisch, wenn nicht ein Begleitthrombus entsteht.

Im Gegensatz hierzu muß mit Spätkomplikationen, wie Thrombenbildung, bakterielle Endokarditis, Sepsis, Herzwandschädigungen bis zur Perforation, Herzklappenverletzungen und mechanischen Schädigungen der Lungenarterien gerechnet werden.

γ) Prophylaxe und Therapie

Sorgfalt beim Einbringen von Venenkathetern ist oberstes Gebot. Wird die percutane Technik der Einführung durch eine Kanüle gewählt, so muß an die oben beschriebene Komplikationsmöglichkeit gedacht werden. Bei Venae sectiones sollten nur Katheter mit fest montiertem Spritzenansatz verwendet werden und keine sog. Meterware. Für eine sichere Befestigung ist stets Sorge zu tragen.

Ist es dennoch zum Verschwinden eines Katheters in der Vene gekommen, muß durch rasche

Abschnürung der betreffenden Extremität versucht werden, ein zentripetales Weiterwandern zu verhindern. Anschließend ist der Fremdkörper operativ zu entfernen.

Kann der Katheter nicht mehr in der Peripherie abgefangen werden, kommt evtl. eine operative Entfernung aus dem Herzen oder der Pulmonalarterie in Frage. Die meisten Katheter sind nicht röntgenschattengebend, so daß die genaue Lokalisation vor Eintritt von Spätschädigungen schwierig oder unmöglich ist. Um bei der Operation genügend Zeit für das Auffinden zu gewinnen, sollte in solchen Fällen der extrakorporale Kreislauf eingesetzt werden.

Neben den genannten Embolieformen sind auch Embolien von in das Gefäßsystem eingewanderten Zellverbänden, insbesondere Tumorzellverbänden, beschrieben worden. Sie besitzen für die Anaesthesiologie keine besondere Bedeutung.

Literatur

ALLGÖWER, M.: Diskussionsbemerkung in: BOCK, K. D.: Schock, Pathogenese und Therapie. Berlin-Göttingen-Heidelberg: Springer 1962.

AYERS, W. B.: Fatal intracardiac embolisation from indwelling intravenous polyaethylene catheter. Arch. Surg. **75**, 259 (1957).

BAADER, E. W.: Die wichtigsten Berufskrankheiten. In: COBET, R., K. GUTZEIT und H. E. BOCK, Klinik der Gegenwart, Bd. 4, S. 144. München-Berlin: Urban & Schwarzenberg 1956.

BENZER, H., MÜLLER, E., TÖLLE, W.: Fettembolie und Oberflächenspannung in der Lunge. Anaesthesist **18**, 133—139 (1969).

BERGENTZ, S. E.: Fat Embolism. Progr. Surg. (Basel) **6**, 85 (1968).

BOEREMA, I., BRUMMELKAMP, W. H., MEIJNE, N. G.: Clinical application of hyperbaric oxygenation. Amsterdam-London-NewYork: Elsevier Publishing Comp. 1964.

BROSS, W., BADER, O., BROSS, I., KOZUSZEK, W.: Prophylaxe und Behandlung der Fettembolie. Zbl. Chir. **88**, 116 (1963).

DERRA, E.: Freie Körper in Herzhöhlen. In: Handbuch der Thoraxchirurgie. Berlin-Göttingen-Heidelberg: Springer 1959.

DEUTSCH, E.: Störungen der Blutgerinnung. In: BRANDT, G., H. KUNZ, R. NISSEN, Intra- und postoperative Zwischenfälle, Bd. 1. Stuttgart: G. Thieme 1967.

DICK, W.: Thrombose und Embolie. In: BRANDT, G., H. KUNZ und R. NISSEN, Intra- und postoperative Zwischenfälle, Bd. 1. Stuttgart: G. Thieme 1967.

DORLAS, J. C., VAN DEN BERG, J. W.: „Der Infusalarm", ein handliches und zuverlässiges Warnungsgerät zur Verhütung von Luftembolien bei einer Druckinfusion. Anaesthesist **12**, 34 (1963).

EMERY, E. R. J.: Air embolism. Anaesthesia **17**, 455 (1962).
— Pulmonary thrombo-embolism as a cause of cardiovascular collaps during surgery. Brit. J. Anaesth. **34**, 913 (1962).

EVANS, F. T., GRAY, C.: General anesthesia vol. 2, p. 337. London: Butterworth & Co. 1959.

EVARTS, CH. M.: Diagnosis and treatment of fat embolism. J. Amer. med. Ass. **194**, 157 (1965).

FUCHSIG, P.: Neue Erkenntnisse in Pathogenese und Therapie der Fettembolie. Dtsch. Z. Chir. **316**, 243 (1966).

GARVEY, J. W., ZAK, F. G.: Pulmonary bone marrow embolism in patient receiving external cardiac massage. J. Amer. med. Ass. **187**, 159 (1964).

GOTTLIEB, J. D., ERICSSON, J. A., SWEET, R. B.: Venous air embolism: A review. Anesth. Analg. Curr. Res. **1965**, 773.

GREENBAUM, R., NUNN, J. F., PRYS-ROBERTS, C., KELMAN, G. R., SILK, F. F.: Cardiopulmonary function after fat embolism. Brit. J. Anaesth. **37**, 554 (1965).

HABERLAND, G. L., MATHIS, P.: Trasylol, ein Proteinaseninhibitor bei chirurgischen und internen Indikationen. Med. Welt (Stuttg.) **18**, 1367 (1967).

HÄSSIG, A.: Bluttransfusionen. In: BRANDT, G., H. KUNZ, R. NISSEN, Intra- und postoperative Zwischenfälle. Bd. 1. Stuttgart: Thieme 1967.

HARTMANN, H.: Pathogenese und Therapie der Luftembolie im Hinblick auf die Problematik der Behandlung mit Überdruck. Anaesthesist **15**, 359 (1966).

HOSSLI, G., GATTIKER, R.: Aufgaben des Anaesthesisten bei der Behandlung der Fettembolie. Anaesthesist **9**, 285 (1960).

HUBER, P.: Eingriffe am Hals. In: BRANDT, G., H. KUNZ und R. NISSEN, Intra- und postoperative Zwischenfälle, Bd. 1. Stuttgart: G. Thieme 1967.

HUNTER, A. R.: Air embolism in the sitting position. Anaesthesia **17**, 467 (1962).

HUPE, K.: Klinik der Fettembolie. Fortschr. Med. **86**, 263 (1968).

IRMER, W.: Entfernung eines embolisch von der linken Cubitalvene eingeschwemmten Polyäthylenkatheters aus dem Pulmonalisstamm. Zbl. Chir. **89**, 1078 (1964).

KARCHER, H.: Die Fettembolie. Dtsch. Z. Chir. **296**, 61 (1960).

KAULBACH, W.: Nierenversagen bei Fettembolie. Bruns' Beitr. klin. Chir. **207**, 94 (1963).

KOEPPEN, S.: Krankheiten aus physikalischer Ursache, In: COBET, R., K. GUTZEIT und H. E. BOCK, Klinik der Gegenwart, Bd. 5. München-Berlin: Urban & Schwarzenberg 1968.

KOLLER, F.: Thrombose und Embolie. In: COBET, R., K. GUTZEIT u. H. E. BOCK, Klinik der Gegenwart, B. 6. München-Berlin: Urban & Schwarzenberg 1957.

KRÖNKE, E.: Klinische und experimentelle Untersuchungen zum Problem der Fettembolie. Habil.-Schr. Jena 1953.

LECHNER, F., SCHUSTER, G.: Die Fettembolie und ihre gezielte Behandlung mit „essentiellen" Phospholipiden. Chir. Praxis **7**, 13 (1963).

LENGGENHAGER, K.: Physikalische Grundlagen zur Wirkungsweise der Therapie der Fettembolie. Dtsch. Z. Chir. **316**, 253 (1966).

LOO, J. VAN DE, GROSS, R.: Blutgerinnung und Fibrinolyse. Leverkusen: Bayer 1965.

MAGERL, F., TSCHERNE, H.: Zur Diagnose und Prophylaxe der Fettembolie. Dtsch. Z. Chir. **314**, 292 (1966).

MARSHALL, B. M.: Air embolism in neurosurgical anesthesia, its diagnosis and treatment. Canad. Anaesth. Soc. J. **1965**, 255.

MENETRIER, M., COLDEFEY, J. M.: Zit. nach THIES.

NAEGELI, TH., MATIS, P., GROSS, R., RUNGE, H., SACHS, H. W.: Die thromboembolischen Erkrankungen. Stuttgart: Schattauer 1960.
NISSEN, R.: Embolektomie bei der protrahierten tödlichen Lungenembolie. Schweiz. med. Wschr. **91**, 793 (1961).
NISSEN-DRUEY, C.: Iatrogene Fremdkörperembolie. Münch. med. Wschr. **108**/I, 788 (1966).
— Intravenöse Infusion. In: BRANDT, G., H. KUNZ, R. NISSEN, Intra- und postoperative Zwischenfälle, Bd. 1. Stuttgart: G. Thieme 1967.
OVERBECK, W.: Operationsschock, Luftembolie, Fettembolie. In: BRANDT, G., H. KUNZ, R. NISSEN, Intra- und postoperative Zwischenfälle, Bd. 1. Stuttgart: G. Thieme 1967.
PITTINGER, CH. B.: Hyperbaric oxygenation. Springfield/Ill.: Ch. C. Thomas 1966.
SAEGESSER, M.: Allgemeine Chirurgie. Bern-Stuttgart: Hans Huber 1967.
SCHAEFER, M.: Ärztliche Fortbildung durch Foto-Fono-Farbe-Film. 3/1959 „Neue Transfusionsgeräte".
SCHEID, W.: Zirkulationsstörungen des Gehirns und seiner Häute und senile Erkrankungen. In: COBET, R., K. GUTZEIT und H. E. BOCK, Klinik der Gegenwart, Bd. 4. München-Berlin: Urban & Schwarzenberg 1956.
SEEGERS, W. H.: Blood clotting enzymology. New York-London: Academic Press 1967.
SEVITT, S.: Fat embolism. London: Butterworths 1962.
SPEIER, F.: Ein neues Infusionssystem, der Plastikinfusor. Anaesthesist **6**, 147 (1957).
THIES, H. A.: Thrombose und Embolie. In: DIEBOLD, O., H. JUNGHANS, L. ZUCKSCHWERDT, Klinische Chirurgie für die Praxis, Bd. 1. Stuttgart: G. Thieme 1961.
TSCHIRREN, B.: Der Narkosezwischenfall. Bern-Stuttgart: Hans Huber 1967.
VOSSSCHULTE, K.: Lungenembolie, Lungeninfarkt. In: DIEBOLD, O., H. JUNGHANS und L. ZUCKSCHWERDT, Klinische Chirurgie für die Praxis, Bd. 2. Stuttgart: G. Thieme 1961.
— STILLER, H.: Anwendung der medianen Sternotomie in der intrakardialen Chirurgie und bei Embolektomie. Thoraxchirurgie **7**, 239 (1959).
WEHNER, W.: Die Fettembolie. Berlin: VEB Volk u. Gesundheit 1968.

13. Die erhöhte Blutungsneigung

H. FOITZIK und P. LAWIN

a) Vorbemerkungen zur Pathophysiologie

Pathophysiologie der Blutstillung und experimentelle Untersuchungen haben gezeigt, daß der Hämostase mindestens drei Teilvorgänge zugrunde liegen:

1. Die hämostyptische Funktion der Thrombocyten mit ihrer Adhäsions- und Agglomerationsneigung, die einen mechanischen Verschluß kleiner Gefäßdefekte ermöglicht,

2. die Fähigkeit des muskulären Gefäßapparates, unter dem Reiz der Verletzung mit einer Vasoconstriction und Erhöhung des Strömungswiderstandes zu reagieren,

3. die Konsolidierung der Blutstillung durch Fibrinbildung im Rahmen der eigentlichen Blutgerinnung. Die Bildung des Fibrins aus der „löslichen" Vorstufe Fibrinogen ist die Endstufe des Blutgerinnungsvorganges. Sie ist im wesentlichen auf die proteolytische Aktivität des Fermentes Thrombin zurückzuführen. Die zur Aktivierung des Thrombins notwendigen Vorgänge sind aus dem „erweiterten Gerinnungsschema" (Abb. 1) zu ersehen.

Wie Thrombose und Embolie zeigen, ist es von großer Bedeutung für den Organismus, überschießende Gerinnungsvorgänge und eine intravasale Gerinnung zu hemmen. Berücksichtigt man, daß die aus 10 ml Vollblut aktivierbare Menge Thrombin die Gesamtblutmenge des Organismus in wenigen Sekunden zum Gerinnen bringen kann, so wird verständlich, welche Aufgabe dieser Hemmmechanismus zu bewältigen hat. Diese Aufgabe wird im wesentlichen durch Antithrombokinase, Antithrombine und durch die Fibrinolyse gelöst. Die Antithrombine wirken einerseits durch Adsorption von Thrombin an Fibrin bzw. Fibrinogen und andererseits durch Blockierung des Thrombins durch einen Heparin-Protein-Komplex. Obwohl unter physiologischen Bedingungen der Gehalt des Blutes an Heparin fast unmeßbar gering ist, muß diesem Mechanismus erhebliche Bedeutung beigemessen werden. Die Fibrinolyse, die Fähigkeit des Organismus, gebildetes Fibrin wieder aufzulösen, ist ebenfalls — wie die Endstufe der Gerinnung — ein enzymatischer Prozeß. Sie wird durch eine Protease, das Plasmin (Fibrinolysin) bewirkt, die unter Mitwirkung mehrerer Aktivatoren aus ihrer inaktiven Vorstufe Plasminogen (Profibrinolysin) gebildet wird (Abb. 2).

b) Hämorrhagische Diathesen

Störungen des Gerinnungs- und Fibrinolysegleichgewichtes werden im Rahmen fast aller Operationen beobachtet. Nicht immer brauchen sie von einer verstärkten intra- oder postoperativen Blutungsbereitschaft begleitet zu sein. Treffen sie jedoch

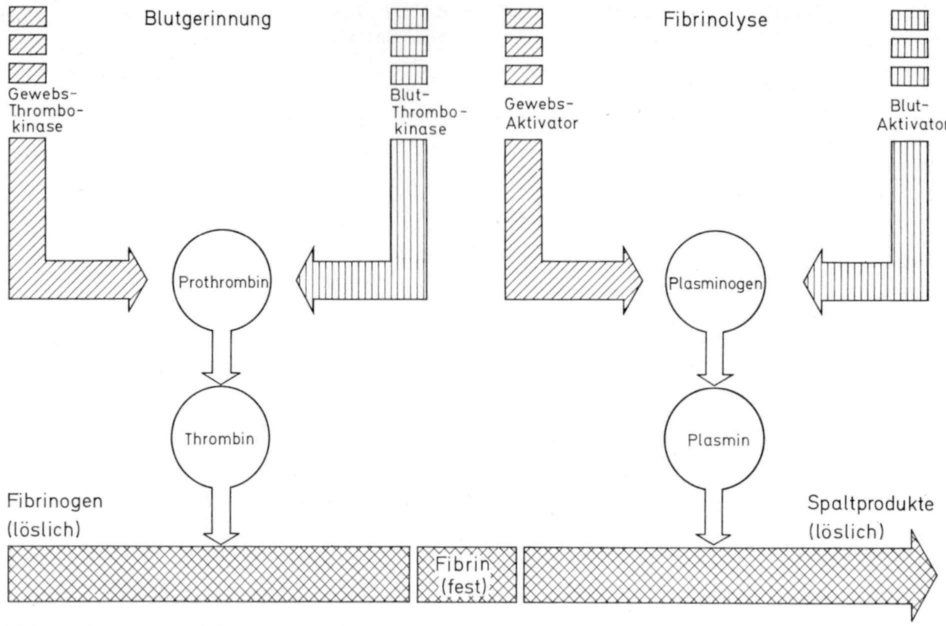

Abb. 1. Erweitertes „klassisches Gerinnungsschema". (Nach H. EGLI)

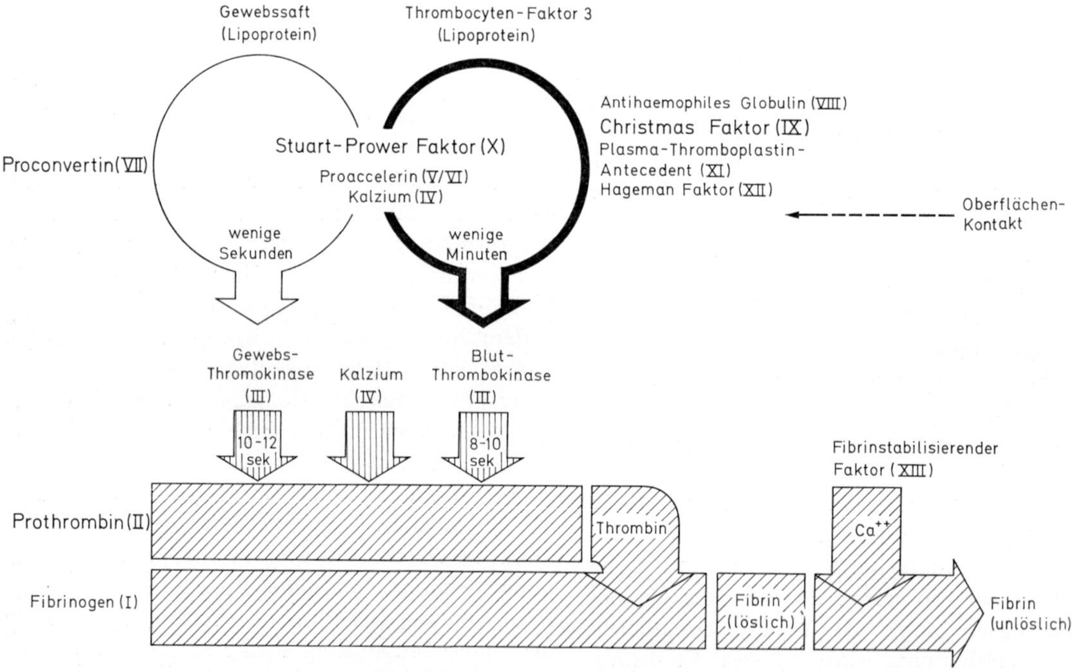

Abb. 2. Mechanismus der Fibrinolyse. (Nach H. EGLI)

auf eine bereits präoperativ bestehende erhöhte *latente Blutungsneigung*, können sie schwer beherrschbare und lebensbedrohliche Blutungen auslösen.

Die im Rahmen von hämorrhagischen Diathesen auftretenden Blutungsneigungen lassen sich in drei Gruppen einteilen, in *thrombocytäre*, *plasmatische* und *vasculär bedingte hämorrhagische Diathesen*. Die beiden ersten Gruppen zeichnen sich durch eine Störung der Blutgerinnung, die dritte und manchmal auch die zweite durch eine Verminderung der Gefäßwandresistenz aus. Diese Störungen sind mannigfach miteinander verflochten, eine verminderte Gerinnbarkeit des Blutes führt gleichzeitig auch zu einer Steigerung der Gefäßwandpermeabilität (Matis). Auf die vasculär bedingten hämorrhagischen Diathesen kann in diesem Rahmen nicht eingegangen werden, die thrombocytären und plasmatisch bedingten, insbesondere die erworbenen Formen, spielen jedoch auch in der Chirurgie und Anaesthesiologie eine nicht unerhebliche Rolle.

Zur Behandlung thrombocytopenischer Blutungen werden Glucocorticoide und Thrombocytenkonzentrate verwendet. Glucocorticoide fördern die Thrombocytopoese, vermindern die Antigen-Antikörper-Reaktion bei Immunothrombocytopenien und führen wahrscheinlich auch über eine vasculäre Wirkungskomponente schon nach wenigen Stunden zum Rückgang der Blutungsneigung. Bei operativen Eingriffen ist bei einer Dosierung von 0,5—1,0 mg je kg/Tag eine Wundheilungsstörung nicht zu befürchten. Eine zuverlässige Blutstillung mit Thrombocyten gelingt nur durch Transfusion ausreichender Mengen corpusculär und biologisch hochwertiger Plättchen. Dies kann weder mit Frischblut, Frischplasma noch mit Thrombocytenhomogenaten oder der Cohn-Fraktion erreicht werden. Die Überlebenszeit sofort nach der Entnahme transfundierter Thrombocyten als Konzentrat ist um 8—12 Tage gegenüber der Norm vermindert. Thrombocytenkonzentrate sollten daher der Notfalltherapie besonders bei amegakaryocytären Formen vorbehalten bleiben.

Die plasmatisch bedingten Störungen der Gerinnung beruhen meist auf dem Fehlen oder dem Mangel eines oder mehrerer Gerinnungsfaktoren. Bei Verminderung nur eines Faktors muß dieser auf weniger als 5% seines Normalwertes abgesunken sein, um eine spontane Blutung auszulösen; Ansteigen der Werte über 25% der Norm verlaufen meist klinisch symptomlos. In den meisten Fällen sind jedoch mehrere Faktoren gleichzeitig betroffen, eine Blutung kann dann schon bei geringerer Verminderung der einzelnen Faktoren auftreten (Deutsch, 1961). Während der postoperativen Phase nehmen die Aktivitäten der Faktoren I, VII, X und die Plättchenzahl zu, unmittelbar postoperativ wird ein Aktivitätsabfall der Faktoren II und XI beobachtet (Davidson u. Tomlin).

Zu den plasmatisch bedingten Gerinnungsstörungen werden außerdem die Hyperheparinämie, ein Überschuß an immunologischen Inhibitoren der Blutgerinnung, die Hyperfibrinolyse und die Verbrauchskoagulopathie gezählt (zur Therapie s. auch „Verabreichung von Blut und Blutbestandteilen", S. 398).

In Anlehnung an Thies kann der Mangel folgender plasmatischer Gerinnungsfaktoren zu erhöhter Blutungsneigung oder zu Wundheilungsstörungen führen:

1. Mangel an Faktor I (Fibrinogen). Die erworbene Hypofibrinogenämie kommt infolge mangelhafter Fibrinogenbildung bei schweren Leberschädigungen, Knochenmarkstumoren und Erkrankungen des RES vor, ferner infolge fibrinolytischer Vorgänge und bei Defibrinierung im Rahmen von Verbrauchskoagulopathien. Hinter diesen erworbenen Formen steht die kongenitale Afibrinogenämie bzw. Hypofibrinogenämie an Bedeutung weit zurück. Sie wird nicht geschlechtsgebunden recessiv vererbt. Bei der Gerinnungsanalyse steht eine Verminderung des Fibrinogens, eine Verlängerung der Thrombinzeit, der Fibrinogenzeit und der Gerinnungszeit im Vordergrund. Die Blutungszeit kann verlängert, aber auch normal sein. Die Therapie besteht in der Fibrinogensubstitution durch Blut, Plasma, Cohn-Fraktion I oder durch intravenöse Gaben von Humanfibrinogen in Dosen von 2—8 g in 12—18 Std. 24 Std nach der ersten Fibrinogenzufuhr sollte kein Fibrinogen mehr verabreicht werden, da mit einer überschießenden Neubildung und einer reaktiven Hyperkoagulabilität gerechnet werden muß.

Die Halbwertszeit von Fibrinogen nach Infusionen wurde von mehreren Autoren zu 12—36 Std bestimmt. Das gilt sowohl für Gesunde als auch für Patienten mit A- bzw. Hypofibrinogenämie. Die biologische Halbwertszeit beträgt etwa 4 Tage (Adelson et al.; Amris u. Amris; Gitlin u. Borges; Rauson et al.). Der kritische Wert, bei dem mit Blutungen zu rechnen ist, liegt bei 80—100 mg-% Fibrinogengehalt im Plasma.

Bei Fibrinolyse muß Fibrinogen mit antifibrinolytischen Substanzen, bei Verbrauchskoagulopathie mit Heparin kombiniert angewendet werden.

2. Mangel an Faktor II (Prothrombin). Der erworbene Faktor II-Mangel (kombiniert mit einem Mangel der Faktoren VII, IX und X) entsteht bei Leberparenchymschäden durch Vitamin K-Mangel, Cholostase, Sprue, Colitis, nach Magenresektion, nach Colektomie mit Abakterie und nach Antikoagulantientherapie mit Cumarinen, Indandionderivaten und seltenen Erden. Hämatologisch liegt eine Verlängerung der Thromboplastinzeit vor, während die Gerinnungszeit normal sein kann. Zur Substitution empfehlen sich ebenfalls Vollblut, Plasma und PPSB (Plasmafraktion mit Prothrombin, Proconvertin, Stuartfaktor und antihämophilem Globulin B). Bei blutenden Wundflächen kann Thrombin (Topostasin) lokal angewandt werden. Der Prothrombinmangel durch seltene Erden kann nicht durch Bluttranfusionen behoben werden.

3. Thrombokinasemangel (Faktor III). Ein Thrombokinasemangel ist bisher unbekannt.

4. Mangel an Faktor IV (Calcium). Eine Calciumverminderung spielt lediglich mit Werten unter 5 mg-% eine Rolle für die Gerinnung. Die Gerinnungszeit ist nach Operationen wegen Hyperparathyreoidismus und Coma hypocalcämicum und nach Transfusionen großer Mengen von ACD-Konserven verlängert. Die Therapie besteht in Substitution durch intravenöse Calciumgabe oder Parathormon.

5. Mangel an Faktor V/VI (Proaccelerin/Accelerin). Auch diese Störung tritt bei Leberparenchymschäden, unter Fibrinolyse, bei Tumorkachexie und Leukämien auf. Gerinnungsanalytisch findet man den Faktormangel und eine verlängerte Gerinnungs- und Recalcifizierungszeit. Die Substitution muß mit Frischblutkonserven, Frischplasma, antihämophilem Plasma oder mit ACC 76 erfolgen.

6. Mangel an Faktor VII (Proconvertin). Auch diese Störung kommt, meist kombiniert mit einem Faktor II- und Faktor X-Mangel, besonders häufig bei Leberschädigung, Vitamin K-Mangel, unter Antikoagulantientherapie, bei Leukämie, Tumoren und Erkrankungen des RES vor. Klinisch besteht eine verlängerte Thromboplastinzeit bei gelegentlich normaler Blutungs- und Gerinnungszeit. Zur Substitution empfiehlt sich die Gabe von Vollblut, Plasma, Serum, ACC 76, PPSB und CSB (Convertin, Stuartfaktor, Faktor IX aus Serum).

7. Mangel an Faktor VIII (antihämophiles Globulin). Das Fehlen dieses Faktors führt zur Hämophilie A und kommt angeboren fast nur beim männlichen Geschlecht vor. Ein erworbener Faktor VIII-Mangel kann bei Leberparenchymschäden, bei Fibrinolyse und beim sog. Hämophiloid der Neugeborenen beobachtet werden. Gerinnungsanalytisch zeigt sich eine Verlängerung der Gerinnungs- und Recalcifizierungszeit, bei Mischung von Hämophilie A- mit Hämophilie B-Blut kann eine normale Gerinnungszeit und eine normale Thromboplastinzeit gefunden werden.

Im Blutungsfalle muß Frischblut, Frischplasma (10—40 ml/kg), antihämophiles Globulin (3—4 ml je kg KG), Cohnsche Fraktion I oder Kryopräcipitat gegeben werden. Antihämophiles Globulin A soll bis zu einer Faktor VIII-Blutspiegelerhöhung von +30% substituiert werden. Die Dosierung richtet sich nach der dem Patienten verbliebenen Faktor VIII-Restaktivität. Auch die Gabe von tierischen antihämophilen Globulinpräparaten vom Rind oder Schwein ermöglichen eine Erhöhung des Faktor VIII-Blutspiegels um 20% bei einer Dosierung von 10 E/kg Körpergewicht. Die tierischen Präparate können wegen ihrer Antigeneigenschaft nur über 6—10 Tage verabfolgt werden. Die gleichen Maßnahmen müssen im Operationsfalle präoperativ getroffen werden, in Notfällen kann Austauschtransfusion notwendig werden. Da häufig im Gefolge von Blutungen bei Hämophilie A auch eine Fibrinolyse beobachtet wird, empfiehlt sich die vorherige Gabe von antifibrinolytisch wirkenden Medikamenten.

8. Mangel an Faktor IX (Christmas-Faktor). Auch der Faktor IX-Mangel (Hämophilie B) kann verursacht sein durch Leberparenchymschäden, Vitamin K-Mangel und Antikoagulantientherapie mit Cumarinen. Die Gerinnungsanalyse ergibt eine Verlängerung der Gerinnungs- und Recalcifizierungszeit. Die Gerinnungszeit ist normal nach Mischung von Hämophilie A- und Hämophilie B-Blut. Der Thromboplastinbildungstest fällt pathologisch aus. Zur Therapie werden Blut- und Plasmakonserven und Serumtransfusionen (auch aus Konservenblut) empfohlen. Die Gabe von sterilem thrombinfreien Serum ist die Methode der Wahl. In Notfällen kann auch hier die Austauschtransfusion notwendig werden. Die Blutderivate PPSB und CSB haben ebenfalls einen guten blutstillenden Effekt.

9. Mangel an Faktor X (Stuart/Prower-Faktor). Ein Mangel kommt angeboren, aber auch bei Leberparenchymschäden und unter Antikoagulantienbehandlung mit Cumarinen und Indandionderivaten erworben vor. In der Gerinnungsanalyse ist der Faktor vermindert, der Thromboplastinbildungstest ist pathologisch, die Thromboplastinzeit verlängert bei normal hohem Gehalt der Faktoren I, II, V, VII.

Die Substitution erfolgt auch hier mit Blut- und Plasmatransfusionen, PPSB und CSB. Die Bildung von Faktor X kann durch intravenöse Gaben von 20 mg Vitamin K_1 pro die angeregt werden.

10. Mangel an Faktor XI (PTA = Plasma-Thromboplastin-Antecedent). Ein Mangel dieses Faktors kann ebenfalls außer der hereditären Form bei Leberparenchymschäden, vermutlich auch unter Antikoagulantienbehandlung mit Cumarinen und beim Phäochromocytom auftreten. Er wird diagnostiziert durch Normalisierung des Thromboplastinbildungstests nach Zugabe normalen Serums. Die Gerinnungs- und Recalcifizierungszeit können verlängert sein, der Prothrombinverbrauch ist pathologisch. Die Therapie erfolgt mit Konservenblut oder -plasma oder mit antihämophilem Plasma.

11. Mangel an Faktor XII (Hageman-Faktor). Diese hämorrhagische Diathese ist bisher nur als angeborene Erkrankung bekannt geworden. Auch hier sind Gerinnungs- und Recalcifizierungszeit verlängert, Prothrombinverbrauch und Thromboplastinbildungstest pathologisch. Die Therapie besteht in Transfusionen von Frisch- oder Konservenblut.

12. Mangel an Faktor XIII (FSF = Fibrinstabilisierender Faktor). Neben der hereditären Form kommt dieser Mangel erworben im Verlaufe vieler, besonders chirurgischer Erkrankungen vor, so bei Unfallverletzungen, nach Laparotomien, bei Peritonitiden und metastasierenden Carcinomen. Das Fibringerinnsel zeigt ein pathologisches Verhalten; es wird bereits durch die normale fibrinolytische Aktivität abgebaut. Außerdem wird die Fibroplastenwucherung in das Fibrin gehemmt, was zu Wundheilungsstörungen (Platzbauch, SCHMUTZLER; THIES et al.), in der Unfallchirurgie zu verzögerter Callusbildung oder Pseudarthrosenbildung und Gelenkblutungen führt. Sein Nachweis wird geführt durch die Löslichkeit des Plasmagerinnsels in Harnstofflösungen. Im Thrombelastogramm findet sich ein wellenförmiger Verlauf mit allmählichem Abfall der Gerinnselelastizität und vermehrter maximaler Amplitude. Transfusion von Frischblut, das nicht älter als eine Stunde sein darf, ist bei Fehlen dieses Faktors die Therapie der Wahl.

13. Hyperheparinämie. Die angeborene Hyperheparinämie ist selten. Meist ist sie iatrogen ausgelöst, kann aber auch im anaphylaktischen Schock, bei generalisierter Mastocytose bei verschiedenen Kollagenosen und unter Hypothermie beobachtet werden.

14. *Überschuß an immunologischen Inhibitoren der Blutgerinnung.* Jeder Gerinnungsfaktor kann durch Bildung von Antikörpern in seiner Wirkung gehemmt sein („Immunkoagulopathien", DEUTSCH, 1961). Zu ihnen gehört auch die sog. „Hemmkörperhämophilie", bei der sich die Antikörper gegen Faktoren der ersten Gerinnungsphase oder gegen die Thrombokinase richten. Diese Störung kann durch Bildung von Isoantikörpern nach Blut- oder Plasmatransfusionen, nach Schwangerschaften (Sensibilisierung durch fetales Material infolge diaplacentarer Übertragung), bei Sepsis und bei verschiedenen allergischen Krankheiten beobachtet werden. Diese hämorrhagischen Diathesen werden durch den Nachweis des übermäßig stark vorhandenen Hemmkörpers differenziert. Blutderivate oder Blut dürfen hierbei nicht gegeben werden, bei schwerer Anämie sind gewaschene Erythrocyten oder eine Austauschtransfusion erlaubt. Zur Hemmung der Antikörpersynthese werden Steroide oder ACTH verabreicht.

c) Blutungsneigung bei besonderen Krankheiten oder im Rahmen therapeutischer Maßnahmen

Für den Anaesthesisten sind die Kenntnisse über eine erhöhte Blutungsneigung bei besonderen Krankheiten oder im Rahmen therapeutischer Maßnahmen wichtig:

α) Blutungsneigung bei Leberschädigung

Aktivitätsverluste der die Thrombinbildung bestimmenden Faktoren lassen Gerinnungsstörungen erwarten, die sich bei einem Noteingriff durch eine erhöhte Blutungsbereitschaft äußern können. Bei Leberschädigung bestehen praktisch immer multiple Gerinnungsdefekte. Zunächst bestehen Eiweißmangelzustände, wobei zu bedenken ist, daß Prothrombin und die Faktoren V, VII, IX und X in der Leber gebildet werden. Hinzu kommen häufig eine Splenomegalie mit Thrombopenie (eine Blutung tritt jedoch meist erst bei Thrombocytenzahlen unter 40000/mm³ auf) und qualitative Störungen der Thrombocyten. Bei Lebercirrhose fanden MANDEL u. LAZERSON bei 21 von 30 Kranken eine abnorme Aktivität des Plättchenfaktors 3. Kranke mit Lebercirrhose zeigen eine erhöhte fibrinolytische Aktivität (ASTRUP et al.; FEARNLEY; FINKBINER et al.; FLETSCHER et al.; KWAAN et al.; MATTII et al.; SCHMUTZLER). Bei Stauungsikterus besteht ebenfalls eine erhöhte Blutungsneigung. Die Thrombinzeit fällt oft schon pathologisch aus, wenn die Serumlabilitätsproben und die Transaminasenwerte noch unauffällig sind (IMDAHL). Bei geplanten Eingriffen bei Patienten mit cholostatischem Ikterus sollte immer Vitamin K prophylaktisch gegeben werden; die Vitamin K-Applikation ist jedoch nur sinnvoll bei noch intakter Leberfunktion. Stärkere Wundblutungen erfordern örtliche Thrombingaben und Infusionen von Plasmafraktionen (Plasmakonserven enthalten mehr Eiweiß als Vollblut, die Leber wird nach Vollbluttransfusion durch das vermehrt anfallende Bilirubin zusätzlich belastet).

β) Erhöhte Blutungsneigung bei Urämie

Eine erhöhte Blutungsneigung wird auch bei der Urämie beobachtet. Sie ist vermutlich durch qualitative Störungen der Plättchenfunktion bedingt

(LARRAIN u. ADELSON; LORRAIN u. LANGDELL). Ein abnormer Plättchenfaktor wird ebenfalls diskutiert (LEWIS et al.; LITTMANN u. BRODMAN).

γ) Erhöhte Blutungsneigung unter antikoagulativer Therapie mit Cumarinen

Dicumarolverbindungen beeinflussen die Blutgerinnung vorwiegend dadurch, daß sie einige für die Thromboplastinbildung und für die erste Gerinnungsphase unentbehrliche Faktoren (II, VII, X, vermutlich auch XI) herabsetzen. Die Wirkung auf das fibrinolytische System ist noch umstritten, es wurde eine Abnahme der fibrinolytischen Aktivität beobachtet (DONNER). In der Notfallchirurgie ist die Vitamin K-Therapie bei dicumarolbehandelten Patienten die Methode der Wahl. Es ist aber zu betonen, daß bei einem mäßig ausgeprägten antikoagulativen Effekt, gemessen an der Prothrombinzeit nach QUICK, eine Vitamin K-Behandlung nicht notwendig ist (LITTMAN u. BRODMAN; MÜLLERTZ u. STORM; STORM). Große Dosen können eine „Rebound-Hyperkoagulabilität" verursachen (SISE et al.). Es ist selten notwendig, mehr als 10 mg Vitamin K zu injizieren. Schwere Blutungen bei Überdosierung mit Cumarinen erfordern neben einer Vitamin K_1-Therapie mit initial 20—30 mg und weiteren täglichen Dosen von 10 mg auch eine Substitution des Gerinnungsdefektes mit Plasma oder besser mit PPSB, da ein ausreichender Effekt der Vitaminbehandlung erst nach mehreren Stunden erwartet werden kann. Haloperidol, Gluthetimid und Prednison wirken gegenüber Cumarinen toleranzerhöhend, so daß nach Absetzen dieser Mittel bei unverminderter Cumarindosis Blutungen auftreten können. Eine toleranzvermindernde Wirkung besitzen Salicylate, Phenylbutazon, einige Antibiotica und Sulfonamide (LASCH et al.; LANDBECK).

δ) Erhöhte Blutungsneigung unter Heparintherapie

Heparin, ein Mucopolysaccharid mit stark negativer Ladung, wird vorwiegend in den Mastzellen gebildet und gespeichert. In erster Linie wirkt es nach komplexer Bindung an seinen Cofaktor als Antagonist des Thrombins, dessen reaktionsfähige Bindungen offensichtlich durch das stark negativ geladene Heparin blockiert werden. Es beeinflußt alle Gerinnungstests, einschließlich der Prothrombinzeit. Eine intravenöse Dosis von 4000 E verlängert die Gerinnungszeit um das 3—4fache, eine Dosis von 30000 E um das 8—10fache.

Ist ein Noteingriff 1—2 Std nach Heparingabe unumgänglich, sollte man einen Heparinantagonisten injizieren. Am gebräuchlichsten ist Protaminchlorid. Es empfiehlt sich, nicht mehr als 1—1,5 mg pro 1 mg Heparin zu geben, bei Überdosierung wurden besonders in der Herzchirurgie Blutungen beschrieben (GOLLUB; OHLSSON et al.), die teilweise auf ein „Rückflußphänomen" zurückzuführen sind. (Normalerweise sind nach intravenöser Gabe von Heparin nach 1 Std noch 50%, nach 2 Std nur noch 25% wirksam, 4—6 Std nach der Injektion ist der Effekt völlig verschwunden). Die gerinnungsphysiologischen Befunde, die zum Zeitpunkt derartiger Blutungen gefunden werden, sind mannigfaltig und von Fall zu Fall verschieden. Mehr oder weniger konstant sind allerdings Verminderung der Thrombocytenzahl, plasmatischer Gerinnungsfaktoren, vor allem des Fibrinogens, eine Steigerung der fibrinolytischen und das Auftreten einer gerinnungshemmenden Aktivität. BIERSTEDT konnte zeigen, daß Plasmin (Fibrinolysin) aus dem Protamin-Heparin-Komplex in kurzer Zeit große Mengen Heparin freisetzen kann. Es ist bemerkenswert, daß Protamin selbst eine schwache antikoagulative Wirkung hat (ANDERSON et al.). Über die Wirkung des Heparins auf das fibrinolytische System liegen sehr widerspruchsvolle Angaben vor. Es wurden sowohl eine Verstärkung als auch eine Hemmung beschrieben (GIACOMAZZI; KAULLA u. MCDONALD; SCHMITTHAUSER-KOPP u. EICHENBERGER; VINAZZER). Auch die Wirkung von Protamin auf eine ablaufende Fibrinolyse ist noch weitgehend ungeklärt (MARX u. BORST).

ε) Beeinflussung der Hämostase durch Bluttransfusionen

Schon die Transfusionen einiger Blutkonserven kann beim Empfänger zu komplexen Störungen führen. Diese sind um so gravierender, wenn Massentransfusionen notwendig werden (DRECHSEL u. LAWIN). Das Gerinnungspotential wird bereits verändert, wenn ACD-Vollblutkonserven transfundiert werden, die älter als 5 Tage sind (BENZER). Die Thrombocyten in ACD-Blutkonserven sind in ihrer Zahl vermindert und nicht vollwertig, vermutlich kommt es zu einer Schädigung durch Antigenantikörperreaktionen (MIESCHER u. STRAESSLE).

Vier Vollblutkonserven führen bei einem Empfänger lediglich zu einem Anstieg der Thrombocyten um 25000/mm^3 (FREIREICH). Ihre Halbwertszeit im Empfänger beträgt etwa 2—4 Tage. Thrombocytenkonserven sind wesentlich wirksamer als Vollblutkonserven (FREIREICH). Ist Frischblut oder thrombocytenreiches Plasma nicht vorhanden, wird empfohlen, bis zu 24 Std altes Vollblut zu verwenden (LEWIN u. FREIREICH).

Der Faktor V-Gehalt sinkt im konservierten Citratblut schon nach 24 Std ab (THIESS u. BOECKER). Ähnlich empfindlich ist der Faktor VIII, beide sind noch kurzlebiger als Thrombocyten.

Massentransfusionen begünstigen die Entstehung einer Fibrinolyse (DRECHSEL u. LAWIN). Die Citratintoxikation (insbesondere eine Myokardschädigung) nach Massentransfusionen (AMES et al.; FIRT u. HEJHAL; FURMAN et al.; MARTENSSON) tritt besonders leicht bei Leber- und Nierenkranken auf und kann in Narkose unbemerkt bleiben.

Nichthämolytische Transfusionsreaktionen, die besonders bei polytransfundierten Patienten beobachtet werden, können mit gleichzeitiger Gabe von Trasylol und Glucocorticoiden zu Beginn der Blut-, Plasma- oder Plasmafaktorenkonzentrat-Transfusion weitgehend vermieden werden (BLÜMEL et al.). Als Dosierung werden 2000 KIE Trasylol/kg Körpergewicht i.v. und 0,5 mg/kg Körpergewicht Prednison empfohlen.

ζ) *Erhöhte Blutungsneigung durch Pharmaka*

Eine große Anzahl häufig verwendeter Pharmaka hat hämostatische oder gerinnungshemmende Nebenwirkungen. Es können sowohl die plasmatischen als auch die thrombocytären und die vasculären Faktoren betroffen sein, wobei unter den plasmatischen und thrombocytären sowohl vermehrte Gerinnungsbereitschaft als auch Gerinnungsstörungen auftreten können. Eine Thrombocytopenie ist häufig Ausdruck einer Arzneimittelüberempfindlichkeit und einer Antigenantikörperreaktion.

Pharmaka mit unterschiedlichem Angriffspunkt können die Blutungsneigung fördern, so Aspirin (DENKO u. SCHROEDER), Phenylbutazon (MEIERS et al.), Chinidin (COSGRIFF; WEISFUSE et al.), Digitoxin (BERGER). Unter den Antibiotica sind es vor allem Penicilline, die Tetracycline (BECKETT u. ROXELL; GANGAROSA et al.), und das Chloramphenicol (SMILEY et al.), die gelegentlich zu hämorrhagischen Diathesen führen können. Eine erhöhte Blutungsbereitschaft kann auch unter Sulfonamiden (BECKETT u. ROXELL; GREEN u. EARLY; GREGG u. MAYCOCK), Diuretika (BALL; GESINK u. BRADFORD; JAFFE u. KURLAND), Antiparasitika (SHANKER u. GULATI), Goldpräparaten und anderen anorganischen Verbindungen auftreten (THOMPSON et al.). Während Prednisolon die Blutungsbereitschaft erhöht, fördern ACTH und Cortison die Gerinnung (COSGRIFF). Unter Cortisontherapie sind Thrombocytenzahl und Faktor VIII erhöht (OZSOYLU et al.).

Der günstige Effekt von Corticosteroiden bei der Thrombocytopenie und anderen Blutungsneigungen läßt vermuten, daß sie einen direkten Einfluß auf die Megakaryocyten haben (ADELSON et al.; BONNIN). Nach anderen Untersuchungen wird ein Anstieg des Gefäßwiderstandes (ROBSON u. DUTHIE; WYMAN et al.) und eine Hemmung von Antigenantikörperreaktionen (OZSOYLU et al.), die häufig thrombocytären Störungen zugrunde liegen, diskutiert.

η) *Die Beeinflussung der Hämostase durch Plasmaexpander*

Die hochmolekularen Dextrane führen zu einer verlängerten Blutungs- und Gerinnungszeit (BORGSTRÖM et al.; BRONWELL et al.; CARBONE et al.; MÜLLER et al.). Die verzögerte Retraktion und eine gestörte Plättchenfunktion nach hochmolekularem Dextran wird erklärt durch Veränderungen an der Oberfläche der Thrombocyten. Plättchen, die mit hochmolekularem Dextran in Berührung gekommen sind, zeigen ein abnormes Verhalten bei der Elektrophorese (PONDER; ROSS u. EBERT), Dextran verzögert die Thrombocytenaggregation nach Anwendung von ADP (BYGDEMAN) und nach abdominellen Eingriffen (DHALL et al.).

Die Veränderungen der Thrombocytenoberfläche sind vermutlich auch als Ursache von Pseudoagglutinationen bei der Blutgruppenbestimmung anzusehen. Es empfiehlt sich, Blut zur Blutgruppenbestimmung immer *vor* der Gabe eines Plasmaexpanders zu entnehmen.

Die Auffassungen über eine Beeinflussung der Blutgerinnung durch Dextrane sind jedoch nicht einhellig. Beobachtungen an mehreren tausend Patienten haben keinen Anhalt für eine erhöhte Blutungstendenz nach Dextranzufuhr ergeben (BLOMBÄCK, et al.; COX et al.; HOWARD et al.). HUMMEL et al. fanden im Tierversuch einen hämostatischen Effekt. JACOBAEUS schließt aus seinen Untersuchungen, daß höhermolekulares Dextran eine hemmende Wirkung auf die Gerinnung ausübt, es erscheint ihm jedoch fraglich, daß dieser Effekt zur Erhöhung der Blutungsbereitschaft genüge, da Dextrane gleichzeitig über fibroplastische Eigenschaften verfügen. Andere Autoren schließen aus ihren Untersuchungen, daß die nach höhermolekularem Dextran beobachtete erhöhte Blutungsbereitschaft nicht auf einer Beeinflussung der Gerinnungsfaktoren, sondern auf einer Verletzung der Gefäßintegrität beruhe (MICHAELSON u. HOWLAND). Bei Infusionen größerer Mengen läßt sich jedoch eine erhöhte Blutungsneigung immer nachweisen (JAKOBAEUS et al.; JAKOBAEUS; WEIL u. WEBSTER), weshalb mehr als 2—3 Liter/Tag nicht infundiert werden sollten (BRONWELL et al.; CARBONE et al.; LANGDELL et al.). Nicht zu vernachlässigen ist bei Infusionen so großer Mengen allerdings der Verdünnungseffekt der Plasmaexpander auch auf die Gerinnungsfaktoren.

Dextrane können das fibrinolytische System aktivieren (DEUTSCH, 1961; FISCHER et al.; O'NEILL). Von anderen Autoren (NILSSON u. EIKEN) konnte eine Beeinflussung des fibrinolytischen Systems nicht beobachtet werden.

Auch mit *niedermolekularem Dextran* wurden Störungen des Gerinnungsmechanismus gesehen. Es kann zu einem Abfall der Faktoren V und VII und des Fibrinogens, gelegentlich in hoher Dosierung auch zur Hämolyse kommen (BRECKENRIDGE et al.; HELLSTRÖM u. BJÖRK; LANGDELL et al.; SCHMIDT et al.). Die Verlängerung der Blutungszeit scheint jedoch nur bei höheren Dosen beobachtet zu werden, wobei die Kreislaufüberlastung eine nicht unerhebliche Rolle spielen könnte (BERGENTZ et al.).

Eine ganze Reihe experimenteller und klinischer Untersuchungen zeigt, daß Dextran 40 in Dosen bis zu 2,0 g/kg Körpergewicht den Gerinnungsmechanismus nicht im pathologischen Sinne beeinflußt (BACH u. GRAEFF; BLOMBÄCK et al.; GELIN et al.; LILLEHEI et al.; LONG et al.), eine gesteigerte Fibrinolyse konnte ebenfalls nicht beobachtet werden (SCHMIDT et al.).

Unter Osmotherapie mit hypertonen Harnstofflösungen in der Neurochirurgie kann eine vermehrte Blutungsneigung (HEMMER) bzw. eine Senkung des Prothrombinspiegels (MASON u. RAAF) beobachtet werden. Nach anderen Untersuchern (SCHMIDT et al.) läßt die gemessene Verminderung der Gerinnungsfähigkeit des Blutes nach Rheomacrodex und Osmotherapie mit Sorbit bei therapeutischen Dosierungen auch bei mäßig erniedrigtem Ausgangswert keine klinisch relevanten Gerinnungsstörungen erwarten. Eine Verstärkung der Blutungsneigung bei Hirnoperationen nach Gabe von niedermolekularem Dextran und Sorbit kann daher als durch die Steigerung der Hirndurchblutung in der hämodynamisch wirksamen Phase dieser Mittel bedingt angesehen werden (SCHMIDT et al.).

Bemerkenswert erscheint in diesem Zusammenhang die starke proteolytische Fähigkeit der Dura-Innenfläche, die sich bei Hirnoperationen und -traumen in einer erhöhten Blutungsneigung auswirken kann (BENZER et al.).

9) Beeinflussung der Blutgerinnung durch Narkotica

Die allgemeine Meinung geht dahin, daß Anaesthetica keinen nennenswerten Effekt auf den Gerinnungsmechanismus ausüben (BUNKER). Jedoch sind von mehreren Untersuchern geringe Veränderungen im Gerinnungssystem bei verschiedenen Narkoseverfahren beobachtet worden.

Angst vor Operation und psychischer Stress sind in der Lage, bereits präoperativ, vermutlich über eine Katecholaminausschüttung, die Neigung zur Hyperkoagulabilität zu verstärken (THOMAS u. BUNKER). Glutethimidum- (Doriden-) Prämedikation kann die Blutungsneigung verstärken (KIRCHMAIR). Thiobarbiturate senken unterschiedlich stark den Quickwert, ohne Antikoagulantienwirkung am 3. bis 5. postoperativen Tag, unter Cumarinwirkung am Tag nach der Injektion. Unterkühlung kann den Quickwert senken und die fibrinolytische Aktivität steigern (THIES u. OERI). MÜLLER et al. untersuchten die Frage des Zusammenhanges von Narkose und postoperativer Thrombose unter Thiopentalnarkosen. Es zeigte sich, daß bei Beginn der Anaesthesie eine Verzögerung der Gesamtgerinnung eintritt, die gegen Ende wieder ausgeglichen ist. Das Barbiturat zeigte eine direkte pharmakologische Wirkung auf die im Blut zirkulierenden Gerinnungssubstanzen im Sinne von Aktivierung bzw. Hemmung. Auch unter Halothan sahen MÜLLER et al. unter Spontanatmung geringe Veränderungen im Gerinnungssystem. Es fand sich im wesentlichen eine Verzögerung zu Beginn der Narkose, die zu Ende hin kompensiert wurde und nach 1 Std bereits völlig wieder ausgeglichen war. Die Annahme einer direkten pharmakologischen Wirkung des Halothans auf die Gerinnungsvorgänge wird abgelehnt, vielmehr handelt es sich bei diesen Veränderungen wahrscheinlich um Umstellungen im Atem- und Kreislaufsystem während der Inhalationsanaesthesie.

Eine Steigerung von Oxydationsvorgängen führt zu einer Verzögerung der Blutgerinnung (PALOS), Beschleunigung der Blutzirkulation ebenfalls zu einer Verminderung der Gerinnungstendenz, die später im Verlauf der Narkose auftretende Abnahme des Herzminutenvolumens führt zu einer Gerinnungsbeschleunigung, wobei die Faktoren II, V, VII, VIII und IX eine Aktivitätszunahme zeigen (LASCH et al.).

Eine verlängerte Blutungs- und Gerinnungszeit wurde bei Neugeborenen unter Lachgasanwendung beobachtet (SANFORD). Unter Lachgasnarkose wurde eine Depression des Knochenmarks wiederholt beschrieben (SANDO u. LAWRENCE; STEAD et al.), weshalb sich eine längere Lachgasanwendung bei Langzeitbeatmung verbietet.

Häufig kommt es bereits präoperativ zu einer deutlichen Hyperfibrinolyse, die von verschiedenen Autoren (MacFARLAINE) auf ein verstärktes Angstgefühl zurückgeführt wird, da das fibrinolytische Potential wesentlich von der vegetativen Reaktionslage mitbeeinflußt zu werden scheint (HALSE) und psychische Traumen, körperliche Belastung sowie Adrenalininjektionen ebenfalls zu einer kurzen aber signifikanten Vermehrung der Blutaktivatoren des Plasminogens führen (SHERRY et al.). V. KAULA konnte bei verschiedenen *Anaesthesieverfahren* eine hyperfibrinolytische Aktivität des Blutes nachweisen. Er fand sie bei Chloräthyl-Äther, Hexobarbital und Lokalanaesthesie in 75% von 200 Fällen, wobei die Lokalanaesthetica dominieren. BERGSTRÖM et al. beobachteten eine hyperfibrinolytische Aktivität bei der Hälfte ihrer untersuchten Patienten mit verschiedenen Narkoseverfahren, unter anderem auch mit Muskelrelaxantien; Hyperkapnie und Hypoxie scheinen das fibrinolytische Potential zusätzlich zu verstärken (BEGSTRÖM et al., KWAAN u. MCFADZEAN; NIEWIAROWSKI u. KOWALSKI), ebenfalls Milchsäureanstieg und Hypokaliämie (NIEWIAROWSKI u. KOWALSKI). Eine metabolische Acidose aktiviert das fibrinolytische Potential (KAULLA et al.; MARX u. BORST).

d) Hyperfibrinolytische Blutungen

α) Pathophysiologische Vorbemerkungen

Unter Fibrinolyse wird die irreversible Aufspaltung von Fibrin in Peptide durch Plasmin verstanden. Plasmin (Fibrinolysin) wird unter der Wirkung bestimmter Aktivatoren aus seiner inaktiven Vorstufe Plasminogen (Profibrinolysin) gebildet. Vermutlich wird Fibrinogen in Form von Fibrin am Gefäßendothel deponiert und ständig durch das fibrinolytische System kontrolliert (ASTRUP; COPLEY; ROOS), wobei die Substratspezifität des Plasmins für Fibrin durch seine Eigenschaft bedingt ist, sich an Fibrin zu adsorbieren. Der Fibrinfilm scheint ein wichtiger Bestandteil des Gefäßwiderstandes zu sein. Der endgültige Nachweis dieser dünnen Fibrinschicht ist bis jetzt jedoch nicht gelungen. Ähnlich dem Blutgerinnungsvorgang ist auch bei der Fibrinolyse eine intravasale von einer extravasalen Aktivierung zu unterscheiden. Die Aktivität des Gewebsaktivators ist in den einzelnen Organen unterschiedlich hoch, am größten ist sie in Uterus, Nebennieren, Lymphknoten, Prostata, Thyreoidea, Lungen und Ovarien; die gesunde Leber enthält im Gegensatz zur kranken keine Profibrinolysinaktivatoren (ALBRECHTSEN).

Außer Blut und Gewebe sind alle Körperflüssigkeiten, die Röhrensysteme zu passieren haben, wie Speichel, Milch, Tränen und Urin fibrinolytisch aktiv, wodurch sie befähigt werden, ihre Abflußwege von Fibringerinnseln freizuhalten. Außer Gewebsaktivatoren sind noch sog. Lysokinasen im Spiel, die nicht direkt auf das Plasminogen einwirken, sondern zunächst einen im Blut enthaltenen Proaktivator aktivieren (ASTRUP u. STERNDORFF) und bei Gewebstraumatisierung frei werden. Ähnliche Aktivatoren werden von Streptokokken (Streptokinase) und von Staphylokokken (Staphylokinase) gebildet.

Starke Aktivierungen des fibrinolytischen Systems können *komplexe* Gerinnungsstörungen zur Folge haben, da Plasmin, wenn es in hoher Aktivität im Plasma vorliegt, auch die Gerinnungsfaktoren V und VII inaktiviert. Vermutlich sind hierfür Abbauprodukte der Fibrinolyse verantwortlich zu machen (SCHWICK et al.), wobei hinsichtlich ihrer Wirkung zwei Arten unterschieden werden können, ein hochmolekulares mit Antithrombineigenschaften und mehrere niedermolekulare, die als Antipolymerasen wirken und die Fibrinpolymerisation (ALKJAERSIG et al.; BANG et al.) und die Thrombocytenaggregation hemmen (KOWALSKI et al.). WITTE mißt den Plättchenfunktionsstörungen sogar den entscheidenderen Einfluß bei. Besteht eine Hyperfibrinolyse längere Zeit, kann es auch zu Verminderung des Fibrinogens sowie der plasmatischen Gerinnungsfaktoren VII und VIII kommen. Fibrin- und Fibrinogenabbauprodukte haben eine partielle Thrombopathifizierung von Blutplättchen zur Folge (NILSSON u. SWERDBERG).

Gegen eine zu starke Fibrinolyse schützen Antiplasmine, die Plasmin komplex in einer inaktiven, aber frei verfügbaren Form binden (AMBRUS u. MARKUS, AMBRUS et al.; BACK et al., 1965 u. 1966). Sie schützen gleichzeitig andere Plasmaeiweißkörper gegen die Proteolyse. Das fibrinolytische System ist auf ein Überwiegen der Inhibitoren eingestellt, weshalb normalerweise keine Spontanfibrinolyse zu beobachten ist.

Eine Hyperfibrinolyse tritt auf:

1. als primäre Spontanfibrinolyse,
2. als sekundäre Spontanfibrinolyse, reaktiv als Folge einer intravasalen Gerinnung bei Verbrauchskoagulopathie,
3. als medikamentös induzierte Fibrinolyse.

β) Die Ätiologie der primären Spontanfibrinolyse

Uterusmuskulatur und *Decidua* weisen einen hohen Gehalt an Aktivatoren auf. Placenta und Fruchtwasser enthalten vorwiegend Thromboplastin, das Retroplacentarblut hingegen große Mengen von Plasminogen. Fruchtwasser ist zudem reich an Proaktivatoren (HOFFBAUER). Eine auf den Uterus lokalisierte Hyperfibrinolyse kann zu einer stärkeren Blutung führen, ohne daß die Gerinnungsaktivität des peripheren Blutes davon berührt zu sein braucht (HOFFBAUER). Blutungen bei Retention einer abgestorbenen Frucht scheinen vorwiegend auf dem Freiwerden von fibrino- und proteolytisch wirkenden Aktivatoren zu beruhen, die vermutlich aus der abgestorbenen Frucht stammen. Auch bei Abortblutungen kann die Hyperfibrinolyse eine maßgebliche Rolle spielen, die entweder durch den Übertritt von Fibrinogenasen aus dem Uterus und seinem Inhalt oder als Folge des hämorrhagischen Schocks ingang gebracht werden. Häufig geht der Hyperfibrinolyse eine überschießende Fibrinbildung durch Freisetzen thromboplastischen Materials in den Retroplacentarraum oder diffus im Gefäßsystem voraus. Erst dann kommt es zur Freisetzung von Plasmin (BELLER; BRZEZINSKI; RATNOFF u. VOSBURGH; REID et al.; SHARP et al.). Bei Persistenz von Blutungen bei gynäkologischen Carcinomen muß an die Möglichkeit einer Hyperfibrinolyse gedacht werden, im Gewebe lassen sich hohe Lyseaktivitäten nachweisen, auch myomatöse Veränderungen können mit lokaler oder generalisierter Fibrinolyse vergesellschaftet sein (SCHMIDT-MATTHIESEN). Die *Lungen* (ALBRECHTSEN; BAUMANN;

GEETER u. DUMONT; LINCOLN et al.; MCLEOD et al.) enthalten relativ große Mengen an Aktivatoren des fibrinolytischen Systems. Während in den Lungen der Gefäßreichtum die großen Aktivatormengen erklärt, kommt offensichtlich in der *Prostata* noch ein zusätzliches proteolytisches Ferment hinzu. Das gilt im besonderen Maße für die Prostatahypertrophie und das -carcinom (ANDERSSON u. NILSSON; BENZER et al., 1962; BREDT; LOMBARDO; PROUT et al.; TAGNON et al.; WENDT et al.). Solange nicht, wie bei einem Prostatacarcinom, schon vor der Operation eine hämorrhagische Diathese besteht, ist eine Voraussage einer hyperfibrinolytischen Blutung durch gerinnungsphysiologische Untersuchungen nicht möglich. Da sich hyperfibrinolytische Blutungen bei Operationen in diesem Bereich nur dort manifestieren, wo Defekte im Gefäßsystem vorliegen, müssen lokale blutstillende Maßnahmen besonders sorgfältig getroffen werden.

Auch Operationen an *Gehirn* und *Rückenmark* scheinen hinsichtlich hyperfibrinolytischer Blutungen besonders gefährdet zu sein, manche Autoren empfehlen daher bei allen größeren Operationen in diesem Gebiet eine prophylaktische Therapie mit Fibrinolyseinhibitoren (BENZER et al., 1963).

Operative *Eingriffe am Herzen* unter Verwendung von Herz-Lungen-Maschinen können durch hyperfibrinolytische Blutungen kompliziert sein. Einige Autoren (MAMMEN et al.; MARIN; PHILLIPS et al.; TICE et al., 1963 u. 1964) halten die Fibrinolyse in Kombination mit einer Fibrinogenopenie für das auslösende Moment der intra- und postoperativen Blutungen nach Anwendung des extrakorporalen Kreislaufs.

MAMMEN et al. fanden bei ihren Patienten einen Fibrinogenabfall von 40—50%, einen Prothrombinabfall von 40 bis 50% und einen Plättchenabfall von 30—90%, während die Faktoren V und VII keine signifikanten Änderungen erfuhren. Ob der Perfusion selbst bei der Entstehung der Fibrinolyse eine Bedeutung zukommt, ist ungeklärt. *In vitro* ließ sich durch das extrakorporale System zwar eine Fibrinogenverarmung, nicht aber eine Fibrinolyse nachweisen (WULFF et al.).

Mehrere Autoren empfehlen vor Anwendung des extrakorporalen Kreislaufs die prophylaktische Gabe von antifibrinolytisch wirkenden Substanzen (MAMMEN et al.; WULFF et al.).

Bei *Lebercirrhose*, *Verletzungen der Leber* und *Hepatitiden* ist eine erhöhte fibrinolytische Aktivität vorhanden (ASTRUP et al.; FLETCHER et al.; MATTII et al.), SCHMUTZLER fand sie bei 30% seiner Cirrhosekranken. Nach Ansicht vieler Autoren ist eine Verminderung der in der Leber produzierten plasmatischen Antiplasmine für die verstärkte fibrinolytische Aktivität verantwortlich.

Verschiedene *Infektionskrankheiten* können von hyperfibrinolytischen Blutungen begleitet sein, vermutlich führen bakterielle Toxine und Pyrogene zu einer Freisetzung von Plasminogen (EICHENBERGER; KAULLA).

Bei *Retikulosen* (SCHULZ u. KNOBLOCH) und verschiedenen Neoplasmen (BREDT; PROUT et al.; TAGNON et al.) wurden hyperfibrinolytische Blutungen beschrieben; Leukämien scheinen fast ausnahmslos von primären Spontanfibrinolysen begleitet zu sein (PERUGINI et al.; SCHMUTZLER). Leukocyten besitzen vermutlich in Ergänzung zum plasmatischen fibrinolytischen System einen lytischen Faktor, der nicht mit Plasmin identisch ist (SCHMUTZLER).

Auch beim *diabetischen Koma* ist eine erhöhte Aktivität des fibrinolytischen Systems beobachtet worden (BELLET).

Angst- und *Stress-Situationen* fördern die Aktivierung des fibrinolytischen Potentials im Sinne einer Alarmreaktion (SELYE), wie die Beobachtungen von hyperfibrinolytischen Blutungen nach Elektroschocktherapie zeigen (BERG; WALTHER u. VOLHARD). Hyperfibrinolytische Komplikationen nach massiven *Bluttransfusionen* wurden bereits erwähnt.

γ) Diagnostik der Hyperfibrinolyse

Der relativ weite Spezifitätsbereich des Plasmins führte dazu, daß recht verschiedene Substrate und eine Vielzahl von Methoden zu seiner qualitativen und quantitativen Bestimmung erarbeitet worden sind. Fast jede der gebräuchlichen Methoden weist Vor- und Nachteile auf.

Es ist zu betonen, daß Untersuchungen auf Hyperfibrinolysen rasch nach der Blutentnahme erfolgen müssen (SCHMUTZLER, 1966). Nach der Blutentnahme fällt der Aktivatorzustrom ab, während die Aktivität der Inhibitoren länger erhalten bleibt. Daher kommt es in vitro bald zu einer erheblichen Reduktion der tatsächlichen lytischen Aktivität.

Spontanlyse von Nativblut. Nativblut löst sich normalerweise im Reagensglas bei 37° C auch nach 24 Std nicht vollständig auf, während es bei stärkerer Fibrinolyse innerhalb von 30 min bis wenigen Stunden lysieren kann. Diese Methode eignet sich nur für mittlere Aktivitäten, weil die Fibrinkonzentration bei starker Fibrinolyse bis zur Ungerinnbarkeit absinken kann.

Thrombelastographie nach HARTERT (1948 u. 1950). Diese Methode hat sich zur Erfassung mittlerer und hoher Aktivitäten sehr gut bewährt. Hierbei wird die Scherelastizität eines sich bildenden Gerinnsels zwischen der Wand einer standardisierten Küvette mit rotierender Pendelbewegung und einem in das Plasma bzw. Vollblut tauchenden torsionselastischen Stahlstempel bestimmt. Der Lysevorgang wird

Tabelle. *Bestimmung der fibrinolytischen Aktivität unter Verwendung von Eigenfibrin.* (Modifiziert nach SCHMUTZLER)

Methode	Substrat	Meßwert	Zeitbedarf Std	Empfindlichkeit
Reagensglas	eigenes Fibrin im Plasma	qualitative Veränderung des Gerinnsels, Totallyse	1—24	mäßig
Reagensglas	eigenes Fibrin im Vollblut	qualitative Veränderung des Gerinnsels, Totallyse	2—24	mäßig
Thrombelastographie	Vollblut, Plasma	Thrombelastogramm, Lyseverlauf und Totallysezeit	<1—24	gut
Euglobulinfällung aus Plasma. Lyse im Reagensglas	eigenes Fibrin	Totallysezeit	<1—6	sehr gut

durch Amplitudenrückgang auf einer Skala direkt abgelesen und kann durch automatische Registrierung dokumentarisch festgehalten werden. Diese Methode liefert sehr genaue Werte, doch ist sie wesentlich unempfindlicher als der Euglobulin-Lyse-Test.

Euglobulin-Lyse-Test. Dieser Test ist besonders empfindlich, aber nicht sehr spezifisch. Er eignet sich gut als Suchmethode zur Feststellung, ob überhaupt eine lytische Aktivität vorhanden ist. Im Gegensatz zur Thrombelastographie wird er nicht durch Heparin beeinflußt. Als Normalwerte sind Lysezeiten von über 90 min anzusehen.

Eine Übersicht über die Bestimmungsmethoden der fibrinolytischen Aktivität unter Verwendung von *Eigenfibrin* zeigt die Tabelle.

Einen Aufschluß über die verschiedenen *Einzelfaktoren* des fibrinolytischen Systems ermöglicht die Fibrinplattenmethode nach ASTRUP. Zu ihrer Durchführung benötigt man jedoch 24 Std. Als Schnellmethode eignen sich die Fibrinogenbestimmung nach CLAUSS und die Bestimmung des Hitzefibrins nach SCHULZ. (Diese Methode gibt jedoch bei starker Fibrinolyse zu hohe Werte an, da Fibrinabbauprodukte miterfaßt werden.)

δ) Therapie der Hyperfibrinolyse

Trasylol vermag das körpereigene, über die Freisetzung von Plasmakininen vasodilatatorisch wirkende Kallikrein sowie Trypsin und Chymotrypsin zu inaktivieren. Seine antifibrinolytische Wirkung wurde erst später erkannt. Es hemmt sowohl die Plasminaktivität als auch die Plasminogenaktivierung. Bei akuten hyperfibrinolytischen Blutungen werden initial 2000 KIE/kg i.v. verabreicht, am günstigsten kombiniert mit EACS (Epsilonaminocapronsäure) oder AMCHA (Tranexamsäure). Ist mit der einmaligen Gabe kein ausreichender Effekt zu verzeichnen, wird die antifibrinolytische Therapie als Dauertropfinfusion in einer Dosierung von 5000 KIE/kg/24 Std fortgesetzt. Nebenwirkungen sind kaum bekannt. Bei Patienten mit bekannter allergischer Diathese sollte mit 0,2 ml Trasylol subcutan vorgetestet werden.

Das *Gerinnungssystem* wird durch Trasylol ebenfalls verändert; die Fibrinogenwerte sinken in pathologischen Fällen meist ab, bis zu 25% des Ausgangswertes, die Euglobulinlysezeit ist in den meisten Fällen verlängert (HOFFBAUER). Es hemmt außerdem, wenn auch wesentlich schwächer als das fibrinolytische System, die Bildung des Prothrombinaktivators (Thromboplastin) (AMRIS; NORDSTRÖM et al.).

Trasylol hat zusätzlich eine „fibrinkonservierende" Wirkung: Fibrin adsorbiert im statu nascendi eine bestimmte Menge Thrombin reversibel an seiner Oberfläche. Bei Abbau des Fibrins (durch Fibrinolyse) wird Thrombin frei. Unterbleibt die Fibrinolyse (unter Trasyloleinwirkung), bleibt Thrombin an der Fibrinfaser adsorbiert. So mündet die antifibrinolytische Wirkung des Trasylols über die Erhaltung der Antithrombinfunktion des Fibrins in eine antifibrinoplastische Wirkung (MATIS).

Epsilonaminocapronsäure. In den letzten Jahren wurden in die Therapie der Hyperfibrinolyse auch synthetische Stoffe eingeführt. Es sind die aminierten aliphatischen und cyclischen Verbindungen Epsilonaminocapronsäure, Aminomethylcyclohexancarbonsäure (AMCHA) und Paraaminomethylbenzoesäure (PAMBA). Epsilonaminocapronsäure ist im Bereich der Normaldosierung (0,1 g/kg i.v.) überwiegend ein Inhibitor der Aktivatoren der Fibrinolyse. Sie wirkt vermutlich als kompetitiver Inhibitor (ALKJAERSIG et al., 1959), wird bei oraler Zufuhr schnell resorbiert und größtenteils unverändert im Urin ausgeschieden (MCNICOL et al.).

Stoffwechseluntersuchungen haben ergeben, daß 40 bis 60% des Medikaments innerhalb der ersten 12 Std mit dem Urin ausgeschieden werden. Überdosierung kann eine sekundäre Thromboembolie zur Folge haben (BACK u. AMBRUS; NAEYE). Im Tierversuch wurden, allerdings selten, Mißbildungen nach Epsilonaminocapronsäure gesehen (MELANDER et al.), Schwangere sollten daher nicht mit Epsilonaminocapronsäure behandelt werden.

Epsilonaminocapronsäure und Trasylol wirken superadditiv (MARX u. HENNIG), die Hälften äquivalenter Mengen von Trasylol und Epsilonaminocapronsäure summieren sich nicht, sondern potenzieren sich (SCHMUTZLER u. BECK).

AMCHA ist ein starker Inhibitor mit überwiegender Hemmung der Plasminogenaktivierung und ist 10—30mal wirksamer als Epsilonaminocapronsäure. Die initiale Dosis beträgt 0,02 g/kg i.v., als Dauerinfusion 0,01 g/kg in 6—8stündigen Abständen. PAMBA ist ein relativ starker Inhibitor der Plasminogenaktivierung. Als Dosierung wird die Infusion von 2,0 g/24 Std empfohlen.

e) Verbrauchskoagulopathien

α) *Pathophysiologie*

Durch die Ausweitung der Indikationen und der chirurgischen Technik haben die Verbrauchskoagulopathien in den letzten Jahren deutlich an Häufigkeit zugenommen. Mit dem früher gebräuchlichen Begriff der „Defibrinierung" wird dieser Störung nur ungenügend Rechnung getragen, da außer Fibrin auch andere Gerinnungsfaktoren vom „Verbrauch" betroffen sind. Die Defibrinierung ist lediglich ein Indicator für die abgelaufene intravasale Gerinnung (LASCH et al., 1966; LASCH).

Es handelt sich bei der Verbrauchskoagulopathie um eine pathologisch gesteigerte intravasale Gerinnung mit Aufbrauch der plasmatischen und cellulären Gerinnungsfaktoren und daraus resultierender Hypokoagulolabilität. Nicht selten löst sie eine reaktive sekundäre Fibrinolyse aus und kann zu unstillbaren Blutungen führen (LASCH et al., 1966; LINDER u. ENCKE). Die pathologisch gesteigerte Aktivierung der intravasalen Gerinnung kann hierbei auf sehr verschiedenen Wegen erfolgen.

Kreislaufversagen und *Schock* jeder Genese können ein Stadium durchlaufen, in dem es zur intravasalen Gerinnung kommt. Generalisierte Mikrozirkulationsstörungen, besonders in der Darmwand, führen auf dem Wege über eine Hypoxie zur Freisetzung von Gerinnungsfaktoren, insbesondere von Thromboplastin.

Im hämorrhagischen und septischen Schock kommt es durch Freisetzung von Endotoxinen meist gramnegativer Erreger (HARDAWAY; HARDAWAY u. MCKAY; HOROWITZ et al.) zur Auslösung dieses Mechanismus. Eine metabolische Acidose kann begünstigend wirken (CROWELL).

Das *Sanarelli-Shwartzman-Phänomen* des Kaninchens ist das klassische Beispiel einer alle Phasen der intravasalen Gerinnung beeinflussenden Verbrauchskoagulopathie.

1924 beschrieb SANARELLI ein „Phänomen der hämorrhagischen Allergie". Die erste Mitteilung von SHWARTZMAN erschien 1928. Er beschrieb die lokale Hautreaktion nach zweimaliger Injektion von Bact. typhosum-Kulturfiltrat in 25stündigem Abstand.

Dieses Phänomen wurde seither unter den verschiedensten Krankheitsbildern vermutet (GRABER et al.; MCKAY et al.; RICHTER), bis heute ist die Zulässigkeit der Übertragung der tierexperimentellen Erkenntnisse auf den Menschen jedoch umstritten; über Häufigkeit, klinische Bedeutung und Erkennung des hämorrhagischen Mechanismus gehen die Ansichten der Autoren weit auseinander (ILLIG).

β) *Ätiologie der Verbrauchskoagulopathie*

Klinische Äquivalente des tierexperimentellen Sanarelli-Shwartzman-Phänomens scheinen nach heutiger Auffassung folgende Krankheitsbilder zu sein: septischer Schock mit hämorrhagischer Diathese, schwerer hämorrhagischer Schock und Meningokokkensepsis mit dem Waterhouse-Friderichsen-Syndrom und wiederholter intravenöser Vaccinierung. Eine Verbrauchskoagulopathie kann aber auch bei verschiedenen anderen Krankheitsbildern auftreten, so bei vorzeitiger Placentalösung, Fruchtwasserembolie, Fettembolie, in tiefer Hypothermie, bei Anwendung des extrakorporalen Kreislaufes, bei Lebercirrhose, bei Leukämien und Blutgruppenunverträglichkeit. Bei den durch septische Prozesse ausgelösten Verbrauchskoagulopathien handelt es sich überwiegend um Infektionen mit gramnegativen Keimen; Gravidität scheint ein wichtiger pathogenetischer Faktor zu sein. Auch die Purpura fulminans wird von manchen Autoren zu dieser Gruppe gezählt. Sie tritt bei Kindern nach einem relativ gutartigen Infekt (Scharlach, Varicellen, Angina) auf und geht mit schwerer hämorrhagischer Gangräneszierung an den Extremitäten einher (LITTLE). Auch die von MOSCHCOWITZ (1925) beschriebene diffuse thrombotische Mikroangiopathie mit Fieber, hämolytischer Anämie, thrombopenischer Purpura, flüchtigen neurologischen Störungen und Nierenschädigung gehört in diesen Zusammenhang.

Symptomatik. Im Vordergrund der klinischen Erscheinungen steht anfangs ein schwerer Schock mit Mikrozirkulationsstörungen, durch tiefgreifende Veränderungen im Gerinnungssystem kommt es zu Thrombocytensturz und Hypofibrinogenämie. Außerdem besteht häufig eine deutliche Hämolyse (KRECKE). In den kleinen Gefäßen kommt es zu Verstopfungen durch Thrombocyten und ein „homogenes" Material, das sich färberisch wie Fibrinoid verhält (THOMAS u. GOOD) und nach elektronenoptischen Untersuchungen Fibrin darstellt oder enthält (McKay et al.). Gleichzeitig ist die Capillarresistenz so stark vermindert, daß es in der Haut, aber auch diffus im Gewebe, besonders in Leber, Milz und manchmal auch in der Nierenrinde zu massiven hämorrhagischen Herdnekrosen kommt.

Eine entscheidende Rolle in der Pathogenese scheint das RES zu spielen: Neuere Untersuchungen von Lasch zeigen, daß der Fettspiegel (insbesondere die β-Lipoide) stark erhöht ist. Dies hat direkt eine Akzelerierung der Blutgerinnung, eine Hemmung der Fibrinolyse und eine Blockierung des RES zur Folge (Illig), das den aus den verstärkten Gerinnungsvorgängen anfallenden erhöhten Stoffumsatz nicht bewältigen kann.

Ferguson u. Chapman fanden bei ihren Patienten mit Meningokokkensepsis (Waterhouse-Friderichsen-Syndrom) diffus intravasculäre Thromben, bei einigen Thrombocytopenie sowie einen erniedrigten Spiegel der Faktoren I, V und VII.

Vorzeitige Placentalösung kann zu Verbrauchskoagulopathie führen (Bohle, 1957 u. 1960; Bohle u. Krecke; Bohle et al.; Käser). Die thromboplastischen Eigenschaften von Fruchtwasser wurden zuerst von Verstraete beschrieben, einen Abfall von Fibrinogen, Thrombocyten und Prothrombinkomplex haben Ratnoff u. Vosburgh nachgewiesen, die erste Deutung dieser hämorrhagischen Diathese erfolgte durch Schneider.

Der Afibrinogenämie liegt nach neuerer Auffassung primär keine echte intravasale, sondern eine lokale, retroplacentare Defibrinierung zugrunde. Fruchtwasser allein führt nicht zu dieser Störung, lediglich solches mit Zelldetritus (McKay). Bei etwa einem Drittel aller normalen Entbindungen gelangen kindliche Erythrocyten in den mütterlichen Kreislauf (O'Connor et al.). Bei heterospezifischer Gravidität im AB0-System kann eine mäßig ausgeprägte Hämolyse und ein erniedrigter Fibrinogen-, Prothrombin- und Faktor V-Spiegel bei der Mutter entstehen (Samet u. Bowman).

Bei *schweren Gewebstraumatisierungen* und im *hämorrhagischen Schock* können Gewebsfaktoren freigesetzt werden, die eine intravasale Gerinnung auslösen. Im anaphylaktischen Schock kommt es ebenfalls häufig zu intravasculärer Gerinnung, was zu einer überschießenden Freisetzung von Heparin führt (das Blut solcher Patienten ist noch nach 2 Tagen ungerinnbar (Waters et al.). In hitzegeschädigtem Gewebe ist ein Stoff mit thrombinähnlichen Eigenschaften gefunden worden (Heilbrunn et al.), Patienten mit Verbrennungen haben eine erhöhte Heparintoleranz (Schmutzler u. Koller). Fettembolie, die ebenfalls von intravasalen Gerinnungsstörungen begleitet sein kann, kann durch Heparingaben günstig beeinflußt werden, da Heparin eine fettklärende Wirkung hat (Hardaway et al.). Bei Blutgruppenunverträglichkeit können die hämolysierten Erythrocyten einen thromboplastisch wirkenden Faktor freisetzen (Conley; Quick et al.), ähnliches gilt für die paroxysmale nächtliche Hämoglobinurie, das Schwarzwasserfieber bei Malaria, Favismus, Kältehämoglobinurie und die Sichelzellenanämie.

Bei Eingriffen am offenen Herzen unter Anwendung des extrakorporalen Kreislaufs kommt es neben einer Hyperfibrinolyse häufig auch zu einer Verminderung der Thrombocyten, des Fibrinogens und der Gerinnungsfaktoren der ersten Phase, als deren Ursache Teilgerinnungsstörungen vermutet werden (Marggraf et al.). Alle Tumorzellen sind außerdem reich an thromboplastischem Material (Boggust et al.; McKay et al.; Thomas et al.).

γ) *Diagnostik der Verbrauchskoagulopathie*

Die für die Therapie so wichtige Differentialdiagnose zwischen primärer Spontanfibrinolyse und der Verbrauchskoagulopathie kann oft sehr schwierig sein. Beide Formen führen zu einer Verminderung der Faktoren I (Fibrinogen), II (Prothrombin), V (Proakzelerin) und VIII (antihämophiles Globulin A). Im Thrombelastogramm finden sich verkürzte *r*- und *k*-Zeiten. Während diese Veränderungen bei der primären Spontanlyse nur selten größeres Ausmaß annehmen, ist die Verbrauchskoagulopathie mit reaktiver Lyse vor allem durch eine stärkere Verminderung des Fibrinogens (meist unter 100 mg-%) und des Faktors V sowie durch die Thrombopenie gekennzeichnet. Als empfindliche Suchmethode hat sich hier der Euglobulin-Lyse-Test, ergänzt durch Fibrinplattenteste und das Thrombelastogramm bewährt. Einen wertvollen Hinweis für das Ausmaß der intravasalen Gerinnung ergibt auch der Fi-Test. Er ermöglicht eine Fibrinogenbestimmung auf immunologischer Basis und wird mit Capillarblut durchgeführt. Es kommt zu einer deutlich sichtbaren Präcipitation gegenüber einer mitgelieferten Kontrolle, wenn der Fibrinogenspiegel über 100 mg-% liegt.

Zur groben Orientierung kann ein einfacher Röhrchentest dienen: sowohl bei Verbrauchskoagulopathien als auch bei primären Spontanlysen kommt es zur Fibrinolyse. Im Falle der Hypofibrinogenämie (bei Verbrauchskoagulopathie) genügt eine kleine (normale) Menge von Fibrinolysin um das Fibrin aufzulösen. Im Falle der Hyperfibrinolyse entsteht die Auflösung durch Hyperaktivität des fibrinolytischen Systems. Mischt man gleiche Teile des Patientenblutes mit blutgruppengleichem verträglichem Venenblut eines Gesunden, so löst sich das entstehende Fibringerinnsel nur im Falle einer vorliegenden *Hyperfibrinolyse* auf. Löst sich hingegen allein das Blut des Patienten, nicht dagegen das gemischte Blut, *liegt eine Hypofibrinogenämie* vor (Adelson u. Roeder).

δ) *Therapie der Verbrauchskoagulopathie*

Die Therapie der Verbrauchskoagulopathie richtet sich grundsätzlich auf die Unterbrechung des intravasalen Gerinnungsumsatzes, die Substitution des Gerinnungsdefektes und die Beseitigung der Mikrozirkulationsstörung aus. Die erste Maßnahme besteht in vorsichtig dosierter intravenöser Heparingabe unter strenger 4—6stündiger gerinnungsanalytischer Kontrolle. Anzustreben ist eine etwa auf das Dreifache verlängerte Thrombinzeit. Als

Richtdosis wird die Infusion von 10000—20000 E Heparin in 24 Std empfohlen (LASCH et al., 1970). Eine gleichzeitige antifibrinolytische Therapie ist streng kontraindiziert. Das gilt auch für den Fall, daß eine (meist sekundäre) Hyperfibrinolyse mit vorliegt (LASCH et al., 1967, 1970), da durch die Blockierung der reaktiven fibrinolytischen Aktivität im Parenchym bestimmter Organe capilläre Mikrothromben fixiert werden („Fibrinkonservierung") und zu Nekrosen und bei Mitbeteiligung der Nieren zu Niereninsuffizienz führen können. Die Substitution der erniedrigten Gerinnungsfaktoren erübrigt sich oft von selbst. Sollte sie erforderlich sein, darf sie erst nach voll wirksamer Heparintherapie erfolgen, die am langsamen Anstieg des Fibrinogens zu erkennen ist. Oft genügt die Gabe von Frischblut oder Frischplasma.

Hat die Mikrozirkulationsstörung im Rahmen des hämorrhagischen Schocks bereits zu Organschädigungen geführt, ist eine therapeutisch induzierte Fibrinolyse mit Streptokinase indiziert; Heparin kann nur prophylaktisch die intravasculäre Gerinnung verhindern. Die Wirkung von Streptokinase beruht auf einer Aktivierung des fibrinolytischen Systems über den Proaktivator. Die Fibrinolysetherapie sollte über etwa 3—4 Tage fortgesetzt und für die nächsten Tage durch eine Heparinbehandlung abgelöst werden. Neben den bekannten Kontraindikationen ist zu beachten, daß nach Operationen in den ersten 48—72 Std eine Fibrinolysetherapie nicht durchgeführt werden darf. Bei Niereninsuffizienz ist die Wirkung der fibrinolytischen Therapie unsicher.

Literatur

ADELSON, E., ROEDER, W. H.: Studies on fibrinolysin using a clinically practical method of quantitative determination. J. clin. Path. **11**, 82 (1958).

— RHEINGOLD, I. J., PARKER, O., BUENAVENTURA, A., CROSBY, W.: Platelet and fibrinogen survival in normal and abnormal states of coagulation. Blood **17**, 267 (1961).

— — LEAR, A. A.: Medical diseases. In: Surgical bleeding, ed. by ULIN, A. W. NewYork-Toronto-Sydney-London-McGraw-Hill 1966.

ALBRECHTSEN, O. K.: Brit. J. Haemat. **3**, 284 (1957).

ALKJAERSIG, N., FLETCHER, A. P., SHERRY, S.: Epsilon-Amino-caproic acid; an inhibitor of plasminogen activation. J. biol. Chem. **234**, 832 (1959).

— — — Pathogenesis of the coagulation defect developing during plasma proteolytic (fibrinolytic) states. II. The significance, mechanism and consequences of defective fibrin polymerization. J. clin. Invest. **41**, 917 (1962).

AMBRUS, C. M., BACK, N., AMBRUS, J. L.: On the mechanism of thrombolysis by plasmin. Circulat. Res. **10**, 161 (1962).

AMBRUS, C. M., MARKUS, G.: Plasmin-antiplasmin complex as a reservoir of fibrinolytic enzymes. Amer. J. Physiol. **199**, 391 (1960).

AMES, R., SYLLM, I., RAPOPORT, S.: Effects of infusions of citrated plasma on plasma citrate levels in infants. Pediatrics **6**, 361 (1950).

AMRIS, A., AMRIS, C. J.: Turnover and distribution of 131 Iodine-labeled human fibrinogen. Thrombos. Diathes. haemorrh. (Stuttg.) **11**, 404 (1964).

AMRIS, C. J.: Inhibition of fibrinolytic and thromboplastic activity by trasylol. Scand. J. Haemat. **3**, 19 (1966).

ANDERSEN, M. N., MENDELOW, M., ALFANO, G.: Experimental studies of heparin-protamine activity with special reference to protamin inhibition of clotting. Surgery **46**, 1060 (1959).

ANDERSSON, L., NILSSON, I. A.: Effect of Epsilon-amino-caproic acid (EACA) on fibrinolysis and bleeding conditions on prostatic disease. Acta chir. scand. **121**, 291 (1961).

ASTRUP, T.: Role of blood coagulation and fibrinolysis in the pathogenesis of atherosclerosis. In: I. H. PAGE, Connective tissue, thrombosis and atherosclerosis, p. 223. NewYork: Academic Press 1959.

— MÜLLERTZ, S.: The fibrin plate method for estimating fibrinolytic activity. Arch. Biochem. **40**, 346 (1952).

— RASMUSSEN, J., AMERY, A., POULSEN, H. E.: Fibrinolytic activity of cirrhotic liver. Nature (Lond.) **185**, 619 (1959).

— STERNDORFF, I.: Fibrinolysokinase activity in animal and human tissue. Acta physiol. scand. **37**, 40 (1956).

BACH, H. G., GRAEFF, H.: Klinische Daten zur Wirksamkeit des niedermolekularen Dextrans. Geburtsh. u. Frauenheilk. **24**, 506 (1964).

BACK, N., AMBRUS, J. L., MINK, I. B.: Distribution and fate of I-131-labeled components of the fibrinolytic system. Circulat. Res. **9**, 1208 (1961).

— AMBRUS, L.: Fibrinolysis. In: Surgical bleeding, ed. by ULIN, W. A., and GOLLUB, S. S., p. 399. NewYork-Toronto-Sydney-London: McGraw-Hill 1966.

— HIRAMOTO, R., AMBRUS, J. L.: Immunohistochemical study of thrombolytic mechanismn. Blood **25**, 1028 (1965).

BALL, P.: Thrombocytopenia and purpura in patients receiving chlorothiazide and hydrochlorothiazide. J. Amer. med. Ass. **173**, 663 (1960).

BANG, N. U., FLETCHER, A. P., ALKJAERSIG, N., SHERRY, S.: Pathogenesis of the coagulation defect developing during plasma proteolytic (fibrinolytic) states. III. Demonstration of abnormal clot structure by electron microscopy. J. Clin. Invest. **41**, 935 (1962).

BAUMANN, J.: Incoagulabilite sanguine aprè lobectomie. Rev. Hémat. **7**, 20 (1952).

BECKETT, A. G., ROXELL, A. W.: Thrombocytopenic purpura associated with oxytetracycline therapy. Lancet **1955 I**, 1053.

BELLER, F. K., GLAS, P., ROEMER, H.: Fibrinogenolysis as a cause of obstetric hemorrhage. Amer. J. Obstet. Gynec. **82**, 620 (1961).

— Fibrinogenopathia intra partum. Blut **9**, 65 (1963).

BELLET, S., TSITORIUS, G., SCHRADER, J., SANDBERG, H.: Alterations in fibrinolytic parameters during recovery from diabetic acidosis. Circulation **22**, 721 (1960).

BENZER, H.: Berichte des I. Europ. Kongreß für Anästhesiologie, Wien **1**, 52 (1962).

BENZER, H., BLÜMEL, G., BRENNER, H., PIZA, H.: Über Blutgerinnungsstörungen nach Hirnverletzungen und Hirnoperationen. Wien. klin. Wschr. **75**, 725 (1963).

— — PIZA, F.: Experimentelle Untersuchungen zur Thrombose und Blutung bei Prostatektomien mit gleichzeitigem Beitrag zur Pathogenese der „Thromboembolie". Wien. klin. Wschr. **74**, 601 (1962).

BERG, S. P.: Elektroschock und Fibrinolyse. Klin. Wschr. **28**, 507 (1950).

BERGENTZ, S.-E., EIKEN, O., NILSSON, I. M.: The effect of dextran of various molecular weight on the coagulation in dogs. Thrombes. Diathes. haemorrh. (Stuttg.) **6**, 15 (1961).

BERGER, H.: Thrombocytopenic purpura following use of digitoxin. J. Amer. med. Ass. **148**, 282 (1952).

BERGSTRÖM, K., GORDH, T., JOJANNSON, S. A., KAGER, L., WALLEN, P.: Anaesthesia and fibrinolysis. Acta anaesth. scand., Suppl. **II**, 65 (1959).

BIERSTEDT, P.: Untersuchungen zur fermentativen Protaminspaltung als Beitrag zur Klärung des sogenannten Heparin-Rebound-Effektes in Zusammenhang mit der Herz-Lungen-Maschine. Klin. Wschr. **46**, 1039—1042 (1968).

BLOMBÄCK, B., GARDELL, S., LÖFSTRÖM, B., ZETTERQVIST, E.: Effekt av operationstrauma och infusion av olika dextranfraktioner påblödnings- och koagulationsfaktorer. Nord. Med. **11**, 238 (1951).

BLÜMEL, G., FISCHER, M., LECHNER, K.: Plasmakininogenspiegel und Proteasen-Hemmkörper: Beobachtung während der Substitutions-Therapie der Hämophilie A. Thromb. Diathes. haemorrh. **18**, 364 (1968).

BOGGUST, W. A., O'BRIEN, D. J., O'MEARA, R. A. Q., THORNES, R. D.: The coagulative factors of normal human and human cancer tissue. Irish. J. med. Sc. 131 (1963).

BOHLE, A.: Vergleichende pathologisch-anatomische Befunde bei schweren Blutgerinnungsstörungen in Gynäkologie und Chirurgie und ihre Beziehungen zum morphologischen Bild des generalisierten Sanarelli-Shwartzman-Phänomens. In: Physiologie und Pathologie der Blutgerinnung in der Gestationsperiode. 31. Tagung der dtsch. Ges. Gynäkologie. Verh.-Bericht von H. RUNGE. I. HARTERT. Stuttgart: Schattauer 1957.

— Beitrag zum Sanarelli-Shwartzman-Phänomen während der Schwangerschaft (vergleichende Untersuchungen an mütterlichen und kindlichen Organen). Verh. dtsch. Ges. Path. 44. Tagg 1960, S. 355.

— KRECKE, H. J.: Über das Sanarelli-Shwartzman-Phänomen (sog. generalisierte Shwartzman-Phänomen) des Menschen. Klin. Wschr. **37**, 803 (1959).

— — MILLER, F., SITTE, H.: Über die Natur des sog. Fibrinoids bei der generalisierten Shwartzmannschen Reaktion. Immunpathologie. I. Int. Symposion, Basel/Seelisberg, 1958, S. 339. Basel: Schwabe 1959.

BONNIN, J. A.: The management of thrombocytopenic states with particular reference to platelet thromboplastic function. II. Idiopathic and secondary thrombocytopenic purpura. Brit. J. Haemat. **72**, 250 (1961).

BORGSTRÖM, S., GELIN, L.-E., ZEDERFELDT, B.: The formation of vein thrombi following tissue injury. Acta chir. scand., Suppl. 247 (1959).

BRECKENRIDGE, I. M., WALTERS, W. F.: Blood-loss in open-heart-surgery with low-molecular-weight dextran. Lancet **1963I**, 1190.

BREDT, J.: Hyperfibrinolyse bei Prostatacarcinom. Blut **8**, 22 (1962).

BRONWELL, A. W., ARZT, C. P., SAKO, Y.: Evaluation of blood loss from a standardized wound after dextran. Surg. Forum **5**, 809 (1955).

BRZEZINSKI, Z. V.: Afibrinogenemia in early spontaneous abortion. Amer. J. Obstet. Gynec. **82**, 616 (1961).

BUNKER, L. P.: Anesthetic effects on surgical blood loss. Ann. N.Y. Acad. Sci. **115**, 418 (1964).

BYGDEMAN, S., ELIASSON, R., GULLBRING, B.: Effect of dextran infusions on the adenosine diphosphate induced adhesiveness and the spreading capacity of human blood platelets. Thrombos. Diathes. haemorrh. (Stuttg.) **15**, 451 (1966).

CARBONE, V., FURH, F. W., SCOTT, R., JR., CROSBY, W. H.: Hemostatic defect associated with Dextran infusion. Proc. Soc. exp. Biol. (N.Y.) **85**, 101 (1954).

CLAUSS, A.: Gerinnungsphysiologische Schnellmethode zur Bestimmung des Fibrinogens. Acta haemat. (Basel) **17**, 237 (1957).

COLLINS, D. C.: Atypical secondary or symptomatic thrombocytopenic purpura developing with the use of quinidine sulfate. Circulation **2**, 438 (1950).

CONLEY, C. L.: Symposion on use and misuses of blood transfusion in surgery: untoward reactions from blood transfusion. Maryland med. J. **1**, 547 (1952).

COPLEY, A. L.: Thrombosis and thrombo-embolization in blood capillaries. In: Thrombosis and embolism, p. 452. Basel: B. Schwabe 1955.

COSGRIFF, S. W.: Thromboembolic complications associated with ACTH and cortisone therapy. J. Amer. med. Ass. **147**, 924 (1951).

COX, E. F., FLOTTE, C. T., BUXTON, R. W.: Dextran in the treatment of thrombophlebitis. Circulation **28**, 706 (1963).

CROWELL, J. W.: The influence of shock on the clotting mechanism. Conference on recent progress and present problems in the field of shock. Walter Reed Army Institute of research, Washington 1960.

DAVIDSON, E., TOMLIN, S.: The levels of the plasma coagulation factors in the postoperative period. Thrombos. Diathes. haemorrh. **10**, 81 (1963).

DENKO, C. W., SCHROEDER, L. R.: Ecchymotic skin lesions in patients receiving prednisone. J. Amer. med. Ass. **164**, 41 (1957).

DEUTSCH, E.: Blutungsübel. Wien. med. Wschr. **4**, 69 (1961).

— Die Antikoagulantien in der Therapie der peripheren arteriellen Durchblutungsstörungen. Wien. klin. Wschr. **76**, 151 (1964).

DHALL, D. P., BENNETT, P. N., MATHESON, N. A.: Effect of dextran on platelet behaviour after abdominal operations. Acta chir. scand., Suppl. **387**, 75 (1967).

DONNER, L.: Einfluß der Dicumarolderivate auf die Fibrinolyse. Schweiz. med. Wschr. **90**, 1254 (1960).

DRECHSEL, U., LAWIN, P.: Komplikationen nach großen Konservenbluttransfusionen und ihre Behandlung. Münch. med. Wschr. **105**, 2275 (1963).

EICHENBERGER, E.: Fibrinolyse nach intravenöser Injektion bakterieller Pyrogene. Acta neuroveget. (Wien) **9**, 202 (1955).

FEARNLEY, G. R.: Plasma fibrinolytic activity in cirrhosis of the liver. Lancet **1956I**, 450.

FERGUSON, J. H., CHAPMAN, O. D.: Fulmination meningococcic infection and so-calles Waterhouse-Friderichsen-syndrome. Amer. J. Path. **24**, 763 (1948).

FINKBINER, R. B., MCGOVERN, J. J., GOLDSTEIN, R., BUNKER, J. P.: Coagulation defects in liver disease and response to transfusion during surgery. Amer. J. Med. **26**, 199 (1959).

FIRT, P., HEJHAL, L.: Treatment of severe haemorrhage. Lancet **1957 II**, 1132.

FISCHER, M., LECHNER, K., PESENDORFER, F.: Erfahrungen mit Rheomacrodex bei der Behandlung arterieller Durchblutungsstörungen. Med. Welt **17**, 712 (1966).

FLETSCHER, A. P., BIEDERMAN, O., MOORE, D., ALKJAERSIG, N., SHERRY, S.: Abnormal plasminogen-plasmin system activity (fibrinolysis) in patients with hepatic cirrhosis: its cause and consequences. J. clin. Invest. **43**, 681 (1964).

FREIREICH, E. J.: Hemorrhagic disorders due to platelet deficiency. In: Current therapy, p. 198. Philadelphia: W. B. Saunders Comp. 1964.

FURMAN, R. A., HELLERSTEIN, H. K., STARTZMAN, V. V.: Electrocardiographic changes occuring during the course of replacement transfusions. J. Pediat. **38**, 45 (1951).

GANGAROSA, E., LANDERMAN, J., ROSCH, P. J., HERNDON, E. G., JR.: Hematologic complications arising during ristocetin therapy. NewEngl. J. Med. **25**, 156 (1958).

GEETER, R. D., DUMONT, A.: La fibrinolyse et les modifications de quelques facteurs de la coagulation au cours des interventions de chirurgie thoracique. Acta chir. belg. **54**, 324 (1955).

GELIN, L.-E., KORSAN-BENGTSEN, K., YGGE, J., ZEDERFELDT, B.: Influence of low viscous dextran on the hemostatic mechanism. Acta chir. scand. **122**, 324 (1961).

GESINK, M. H., BRADFORD, H. A.: Thrombocytopenic purpura associated with chlorothiazide therapy. J. Amer. med. Ass. **172**, 556 (1960).

GIACOMAZZI, G.: Influence de l'heparine sur la fibrinolyse activéè par la streptokinase. Sang **29**, 614 (1958).

GITLIN, D., BORGES, W. H.: Studies on the metabolism of fibrinogen in two patients with congenital afibrinogenemia. Blood **8**, 679 (1953).

GOLLUB, S.: Some variables affecting hemostatis in cardiopulmonary bypass. Ann. N.Y. Acad. Sci. **115**, 278 (1964).

GRABER, C. D., TUMBISCH, W. T., RUDNICKI, R. P., VOGEL, E. H.: Generalized Shwartzman-like reaction following serratia marcescens septicaemia in a fatal burn. Surg. Gynec. Obstet. **110**, 443 (1960).

GREEN, TH. W., EARLY, J. D.: Thrombocytopenic purpura resulting from sulfisoxazole (gantrisin) therapy. J. Amer. med. Ass. **161**, 1563 (1956).

GREGG, J. A., MAYCOCK, R. L.: Thrombocytopenia induced by administration of sodium para-aminosalicylate. J. Amer. med. Ass. **172**, 1909 (1959).

HARDAWAY, R. M.: Studies on the relationship of bacterial toxins and intravascular coagulation to pseudomembranous enterocolitis. J. surg. Res. **1**, 121 (1961).

— BRUNE, W. H., GEEVER, F., BURNS, J. W., MOCK, H. P.: Studies on the role of intravascular coagulation in irreversible hemorrhagic shock. Ann. Surg. **155**, 241 (1962).

— MCKAY, D. G.: The syndromes of disseminate intravasular coagulation. Rev. Surg. **20**, 297 (1963).

HARTERT, H.: Blutgerinnungsstudien mit der Thrombelastographie, einem neuen Untersuchungsverfahren. Klin. Wschr. **26**, 577 (1948).

HARTERT, H.: Thrombelastographische Untersuchungen zur Fibrinolyse. Klin. Wschr. **28**, 77 (1950).

HEILBRUNN, L. V., HARRIS, D. L., LEFEVRE, P. G., WILSON, W. L., WOODWARD, A. A.: Heat death, heat injury and toxic factor. Physiol. Zool. **19**, 404 (1946).

HELLSTRÖM, G., BJÖRK, V. O.: Hemodilution with rheomacrodex during total body perfusion. J. thorac. cardiovasc. Surg. **45**, 395 (1963).

HEMMER, R.: Neuere Ergebnisse der medikamentösen Liquordrucksenkung. Vortr. auf dem Herbstkolloquium der Dtsch. Ges. f. Neurochir., Würzburg 1960.

HOFFBAUER, H.: Hyperfibrinolytische Blutungen in der Geburtshilfe und Gynäkologie. In: Neue Aspekte der Trasyloltherapie, Hrsg. v. R. GROSS u. G. KRONENBERG. Stuttgart: Schattauer 1966.

HOROWITZ, H. I., DES PREZ, R. M., HOOK, E. G.: The effects of bacterial endotoxin on rabbit platelets. II. Enhancement of platelet factor 3 activity in vitro and in vivo. J. exp. Med. **116**, 619 (1962).

HOWARD, J. M., EBERT, R. V., BLOOM, W. L., SLOAN, M. H.: The present status of dextran as a plasmaexpander. Amer. J. Surg. **97**, 593 (1959).

HUMMEL, K., HALSE, T.: Theoretische Grundlagen der blutstillenden Wirkung von Kolloiden. Klin. Wschr. **30**, 688 (1952).

ILLIG, L.: Das Sanarelli-Shwartzman-Phänomen unter besonderer Berücksichtigung der Gefäßwände und mikrozirkulatorischer Vorgänge. In: Das Sanarelli-Shwartzman-Phänomen. Biochemie und Kinetik des antihämophilen Globulins. Blutungen bei portaler Hypertension, hrsg. v. GROSS, R., und D. VOSS. Stuttgart: Schattauer 1964.

IMDAHL, H.: Komplexe Gerinnungsstörungen aus chirurgischer Sicht. Mat. Med. Nordm. **15**, 515—521 (1963).

JAFFE, M. O., KURLAND, R. R.: Purpura due to chlorothiazide (diuril). J. Amer. med. Ass. **168**, 2264 (1958).

JAKOBAEUS, U.: Studies on the effect of dextran on the coagulation of blood. Acta med. scand. **157**, Suppl., 322 (1957).

— TROELL, L., ÅBERG, B.: Erfarenheter av lågmolekylärt dextran. Nord. Med. **53**, 66 (1955).

KÄSER, O.: Das hämorrhagische Syndrom in der Geburtshilfe. Schweiz. med. Wschr. **1956**, 991.

KAULLA, v., K. N.: Betrachtungen zur postnarkotischen Fibrinolyse. Schweiz. med. Wschr. **77**, 313 (1947).

— Intravenous protein-free pyrogen. A powerfull fibrinolytic in man. Circulation **17**, 187 (1958).

— MCDONALD, T. S.: The effect of heparin on components of the human fibrinolytic system. Blood **13**, 811 (1958).

— SWAN, H., KAULLA, v., E.: Beobachtungen an Gerinnung und Fibrinolyse während chirurgischer Eingriffe am menschlichen Herzen in Unterkühlung oder mittels extrakorporalen Kreislaufes. Klin. Wschr. **36**, 1050 (1958).

KIRCHMAIR, H.: Thrombopenie unter Doriden-Medikation. Med. Klin. **53**, 1683 (1958).

KOWALSKI, E., KOPEC, M., WEGRZYNOWICZ, Z.: Influence of Fibrinogen degradation products on platelet aggregation, adhesiveness and viscous metamorphosis. Thrombos. Diathes. haemorrh. (Stuttg.) **10**, 406 (1964).

KRECKE, H.-J.: Zum generalisierten Shwartzman-Phänomen (Sanarelli-Shwartzman-Phänomen) und seiner Bedeutung für die menschliche Pathologie. Fortschr. Med. **81**, 575 (1963).

KWAAN, H. C., MCFADZEAN, A. J. S.: Plasma fibrinolytic activity induced by ischaemia. Clin. Sci. **15**, 245 (1956).
— — COOK, J.: Plasma fibrinolytic activity in cirrhosis of the liver. Lancet **1956I**, 132.
LANDBECK, G.: Störungen der Hämostase. In: Praxis der Intensivbehandlung. Hrsg.: P. LAWIN, 2. Aufl. Stuttgart: Thieme, im Druck 1970.
LANGDELL, R. D., ADELSON, E., FURTH, F. W., CROSBY, W. H.: Dextran and prolonged bleeding time. J. Amer. Med. Ass. **166**, 346 (1958).
LASCH, H. G.: Zur Pathophysiologie und Klinik des Sanarelli-Shwartzman-Phänomens. In: Das Sanarelli-Shwartzman-Phänomen, Biochemie und Kinetik des antihämophilen Globulins, Blutungen bei portaler Hypertension, hrsg. v. GROSS, R., u. D. VOSS. Stuttgart: Schattauer 1964.
— HEENE, D. L.: Mueller-Eckardt: Pathophysiologie und Klinik der hämorrhagischen Diathesen. In: Klinische Hämatologie, hrsg.: H. BEGEMANN. Stuttgart: Thieme 1970.
— — HUTH, K., SANDRITTER, W.: Pathophysiology, clinical manifestations and therapy of consumption-coagulopathy (Verbrauchskoagulopathie). Amer. J. Cardiol. **20**, 381 (1967).
— HUTH, K., HEENE, D.: Zur Pathophysiologie der Blutgerinnung. Ther. Ber. Bayer **38**, H. 2, 93 (1966).
— PFISTERER, D., SCHIMPF, K. L.: Über das Verhalten des Gerinnungsfaktors VII im Kreislauf der Katze. Acta haemat. (Basel) **17**, 280 (1957).
LARRAIN, C., ADELSON, E.: The hemostatic defect of uremia: I. Clinical investigation of three patients with acute posttraumatic renal insufficiency. Blood **11**, 1059 (1956).
LEWIN, R. H., FREIREICH, E. J.: Effect of storage up to 48 hours on response to transfusion of platelet rich plasma. Transfusion (Philad.) **4**, 251 (1964).
LEWIS, J. H., ZUCKER, M. B., FERGUSON, J. H.: Bleeding tendency in uremia. Blood **11**, 1073 (1956).
LILLEHEI, R. C., LONGERBEAM, J. K., BLOCK, J. H., MANAX, W. G.: The modern treatment of shock based on physiologic principles. Clin. Pharmacol. Ther. **5**, 63 (1964).
LINCOLN, A. F., MOORMANN, J. A., SCHULTZ, R. L.: Fibrinolysis following thoracic surgery. Surg. Gynec. Obstet. **105**, 541 (1957).
LINDER, F., ENCKE, A.: Die postoperative Blutung in der allgemeinen Chirurgie. Langenbecks Arch. klin. Chir. **316**, 50 (1966).
LITTLE, J. R.: Purpura fulminans treated successfully with anticoagulation. J. Amer. med. Ass. **199**, 36 (1959).
LITTMANN, J. K., BRODMAN, H. R.: Surgery in the presence of the therapeutic effect of dicumarol. Surg. Gynec. Obstet. **101**, 709 (1955).
LOMBARDO, J. L.: Fibrinolysis in urologic patients. J. Amer. med. Ass. **169**, 1718 (1959).
LONG, D. M., SANCHEZ, L., VARCO, R. L., LILLEHEI, C. W.: The use of low molecular weight dextran and serum albumin as plasma expanders in extracorporal circulation. Surgery **50**, 12 (1961).
LORRAIN, C., LANGDELL, R. D.: The hemostatic defect of uremia. II. Investigation of dogs with experimental produced acute renal insufficiency. Blood **11**, 1067 (1956).
MACFARLAINE, R. G., BIGGS, R.: Fibrinolysis. Its mechanism and significance. Blood **3**, 1167 (1948).
— — Observations on fibrinolysis. Spontaneous activity associated with surgical operation, trauma etc. Lancet **1964II**, 862.
MAMMEN, E. F., THAL, A. P., KATZ, W.: Anwendung von Trasylol beim extracorporalen Kreislauf. In: Neue Aspekte der Trasyloltherapie, Hrsg. v. R. GROSS u. G. KRONENBERG. Stuttgart: Schattauer 1966.
MANDEL, E. E., LAZERSON, J.: Thrombastenia in liver disease. New Engl. J. Med. **265**, 56 (1961).
MARGGRAF, W., POLIWODA, H., FÜRSTENBERG, H. S., SCHMIDT, I.: Die Überwachung der Blutgerinnung bei extracorporalem Kreislauf mit der Herz-Lungenmaschine (Melrose-System). Langenbecks Arch. klin. Chir. **299**, 614 (1962).
MARIN, H. M.: Hemostatic mechanism in extracorporal circulation. Arch. Surg. **88**, 988 (1964).
MARTENSSON, J.: On the citric acid metabolism in mammals. Acta physiol. scand., suppl. **2**, 6 (1940).
MASON, M. S., RAAF, J.: Physiological alterations and clinical effects of urea-induced diuresis. J. Neurosurg. **18**, 645 (1961).
MARX, R., BORST, H.: Störungen der Blutgerinnung und Blutstillung nach extracorporaler Zirkulation. Thoraxchirurgie **9**, 75 (1961).
— HENNIG, K.: Über Verstärkersubstanzen der Antifibrinolysewirkung der Epsilonaminocapronsäure (EACS) im Organismus. Proceed. of the eights Congress of the European Society of Haematology, S. 454. 1962. Basel: S. Karger 1962.
MATIS, P.: Wirkungen von Trasylol auf die Blutgerinnung und Wundheilung. In: Neue Aspekte der Trasyloltherapie, S. 30. Stuttgart-New York: Schattauer 1968.
— Verhütung dicumarolbedingter Gefäßschädigung durch Rutin, unter besonderer Berücksichtigung der Thromboseprophylaxe. Dtsch. med. Wschr. **74**, 1576 (1949).
MATTII, R., AMBRUS, J. L., SOKAL, J. E., MINK, I. B.: Production of members of the blood coagulation and fibrinolysin systems by the isolated perfused liver. Proc. Soc. Exp. Biol. (N.Y.) **116**, 69 (1964).
MCKAY, D. G.: The role of platelets in disseminated intravascular coagulation. Nat. Research Counc. Conf. on Pathog. of thrombosis. Washington, D.C., May, 1962.
— GITLIN, D., CRAIG, J. M.: Immunochemical demonstration of fibrin in the generalized Shwartzman reaction. Arch. Path. **69**, 270 (1959).
— HARDAWAY, R. M., WAHLE, G. H., EDELSTEIN, R.: Alterations in blood coagulation mechanism after incompatible blood transfusion. Amer. J. Surg. **89**, 583 (1955).
— JEWETT, J. F., REID, D. E.: Endotoxin shock and the generalized Shwartzman-reaction in pregnancy. Amer. J. Obstet. Gynec. **78**, 546 (1959).
— MASSELL, H., HERTIG, H. T.: Carcinoma of body of pancreas with fibrin thrombosis and fibrinogenopenia. Cander (Philad.) **6**, 63 (1953).
MCLEOD, M., STALKER, A. L., OGSTON, D.: Fibrinolytic activity of lung tissue in renal failure. Lancet **1962I**, 191.
MCNICOL, G. P., FLETCHER, A. P., ALKJAERSIG, N., SHERRY, S.: The absorption, distribution and excretion of epsilon-amino-caproic acid following oral or intravenous administration to man. J. Lab. clin. Med. **59**, 15 (1962).
MEIERS, H. G., GEHRMANN, G., GAHLEN, W.: Antikörperbedingte thrombocytopenische Purpura nach Phenylbutazon. Dtsch. med. Wschr. **88**, 580 (1963).
MELANDER, B., GLIENIECKI, G., GRANDSTRAND, B., HAUSHOFF, G.: Amicapron — the antifibrinolytically active isomer of AMCHA. Xth Congresss Internat. Soc. of Haematology, Stockholm, Aug.-Sept. 1964.

MICHAELSON, S., HOWLAND, J.: Combined effect of dextran an anticoagulants in the normal dog. Fed. Proc. **16**, 366 (1957).

MIESCHER, P., STRAESSLE, R.: Vox Sang. (Basel) **1**, 83 (1956).

MOSCHCOWITZ, E.: An acute pleiochromic anemia with hyaline thrombosis on the terminal arterioles and capillaries. Arch. intern. Med. **36**, 89 (1925).

MÜLLER, K. H., BLENCKE, B., OHMIG, H.: Zur Frage des Zusammenhanges von Narkose und postoperativer Thrombose unter besonderer Berücksichtigung der Thiopentalnarkose. Arzneimittel-Forsch. **13**, 639 (1963).

— BUSSE, J., OEHMIG, H.: Trägt die Halothan-Narkose zur Entstehung postoperativer Thrombosen bei? Langenbecks Arch. klin. Chir. **303**, 170 (1963).

MÜLLERTZ, S., STORM, O.: Anticoagulant therapy with dicumarol maintained during major surgery. Circulation, **10**, 213 (1954).

NAEYE, R. L.: Thrombotic state after hemorrhagic diathesis, a possible complication of therapy with epsilon-aminocaproic acid. Blood **19**, 694 (1962).

NIEWIAROWSKI, S., KOWALSKI, E.: Antithrombin formation during proteolysis of fibrinogen. 4. Congr. de la Soc. Europ. Hematol., Copenhague, 561. Basel: S. Karger 1957.

NILSSON, I. M., EIKEN, O.: Further studies on the effect of dextr. of various molecular weight on the coagulation mechanism. Thrombos. Diathes haemorrh. (Stuttg.) **11**, 38 (1964).

— SWEDBERG, J.: Coagulation studies in cardiac surgery with extracorporeal circulation using a bubble-oxygenator. Acta chir. scand. **117**, 47 (1959).

NORDQVIST, P., CRAMER, G., BJERNTRAP, P.: Thrombocytopenia during chlorothiazide treatment. Lancet **1959I**, 271.

O'CONNOR, W. J., SHIELDS, G., KOHL, S., SUSSMAN, M.: The occurence of anemia of the newborn in association with the appearance of foetal hemoglobin in the maternal circulation. Amer. J. Obstet. Gynec. **73**, 768 (1957).

OHLSSON, P., WILLIAM-OLSON, G., LAGERGREN, H.: The elimination rate of heparin from plasma from normothermic and hypothermic dogs. Acta chir. scand., Suppl. **245**, 359 (1959).

O'NEILL, J. A., JR., ENDE, N., COLLINS, I. S., COLLINS, H. A.: A quantitative determination of perfusion fibrinolysis. Surgery **60**, 809 (1966).

OZSOYLU, S., STRAUSS, H. S., DIAMOND, L. K.: Effects of corticosteroids on coagulation of the blood. Nature (Lond.) **195**, 1214 (1962).

PALOS, L. A.: Atmung, Kreislauf und Blutgerinnung als funktionelle Einheit. I. Intern. Tagg. Thrombose und Embolie, S. 54. Basel: Schwabe 1954.

PERUGINI, S., GOBBI, F., ASCARI, E., GHISLERI, G.: Syndrome hemorragique par fibrinolyse au cours de la leucémie myéloïd aiguë. Schweiz. med. Wschr. **90**, 1257 (1960).

PHILLIPS, L. L., MALM, J. R., DETERLIN, R. A.: Coagulation defects following extracorporeal circulation. Ann. Surg. **157**, 317 (1963).

PONDER, E.: Revétement des paslquettes humaines et des globules rouges par des dextranes. Rev. Hémat. **12**, 11 (1957).

PROUT, G. R., SIEGEL, M., CLIFFTON, E. E., WHITMORE, W. F.: Hemorrhagic diathesis in patients with carcinoma of prostate. J. Amer. med. Ass. **160**, 840 (1956).

QUICK, A. J., GEORGATSOS, J. G., HUSSEY, C. V.: The clotting activity of human erythrocytes: theoretical and clinical implications. Amer. J. med. Aci. **228**, 207 (1954).

RATNOFF, O. A., VOSBURGH, G. J.: Observations on the clotting defect in amniotic-fluid embolism. New Engl. J. Med. **247**, 970 (1952).

RAUSON, A. R., CRUCHAUD, A. C., MCMILLAN, C. W., GITLIN, D.: A study of fibrinogen turnover in classical hemphilia and congenital afibrinogenemia. Blood **18**, 710 (1961).

Reid, D. E., WEINER, A. E., ROBY, C. C.: Presumptive amniotic fluid infusion with resultant postpartum hemorrhage due to afibrinogenemia. J. Amer. Ass. **152**, 227 (1953).

RICHTER, R.: Zur Kenntnis und Pathogenese des Sanarelli-Shwartzman-Phänomens der menschlichen Haut. Hautarzt **5**, 243 (1954).

ROBSON, H. N., DUTHIE, J. J. R.: Capillary resistance and adrenocortical activity. Brit. med. J. **1950II**, 971.

ROOS, J.: Blood coagulation as a continuous process. Thrombos, Diathes haemorrh. (Stuttg.) **1**, 471 (1957).

ROSS, S. W., EBERT, R. V.: Microelectrophoresis of blood platelets and the effects of dextran. J. Clin. Invest. **38**, 155 (1959).

SAMET, S., BOWMAN, H. S.: Foetomaternal AB0-incompatibility: intravascular hemolysis, foetal hemoglobinemia, and fibrinogenemia in maternal circulation. Amer. J. Obst. Gynec. **81**, 49 (1961).

SANARELLI, G.: De la pathogénie du cholera. Le choléra expérimental. Ann. Inst. Pasteur **38**, 11 (1924).

SANDO, M. J. W., LAWRENCE, J. R.: Bone marrow depression following treatment of tetanus with protracted nitrous oxide anesthesia. Lancet **1958I**, 588.

SANFORD, H. N.: The effect of gas anesthetics used in labor on bleeding and coagulation time of the new-born. Anesth. Analg. Curr. Res. **5**, 216 (1926).

SCHMIDT, K., REESE, L., WOLF, P.: Zur Blutgerinnung nach Osmo-Onkotherapie. Anaesthesist **17**, 13 (1968).

SCHMIDT-MATTHIESEN, H.: Fibrinolyse und Proteolyse in Geburtshilfe und Gynäkologie. In: Ther. Ber. Bayer **2**, 115 (1966).

SCHMITTHAUSER-KOPP, M., EICHENBERGER, E.: Über den Einfluß von Thrombin und Heparin auf die Fibrinolyse. Experentia (Basel) **8**, 354 (1952).

SCHMUTZLER, R.: Die Therapie plasmatischer Gerinnungsdefekte. Dtsch. med. Wschr. **91**, 269 u. 315 (1966).

— Fibrinolyse und Proteolyse im Bereich der inneren Medizin. Ther. Ber. Bayer **2**, 97 (1966).

— Methodik der Differenzierung hyperfibrinolytischer Zustände und antifibrinolytischer Wirkungen. In: Neue Aspekte der Trasyloltherapie, hrsg. v. R. GROSS u. G. KRONENBERG, S. 20. Stuttgart: Schattauer 1966.

— BECK, E.: Die Wirkung von E-ACS und Trasylol auf die Fibrinolyse. Schweiz. med. Wschr. **43**, 1368 (1962).

— KOLLER, F.: Die Thrombolysetherapie. In: Ergebnisse der Inneren Medizin und Kinderheilkunde, hrsg. von HEILMEYER, SCHOEN, PRADER. Berlin-Heidelberg-New York: Springer 1965.

SCHNEIDER, C. L.: Fibrin embolism (disseminated intravascular coagulation) with defibrination as one of the end results during placental abruptio. Surg. Gynec. Obstet. **92**, 27 (1951).

SCHULZ, F. H.: Klinische Erfahrungen mit der Hitzefibrinbestimmung. Dtsch. Gesundh.-Wes. **12**, 566 (1957).

— KNOBLOCH, H.: Über den klinischen Wert der Fibrinolysebestimmung. III. Mitt.: Fibrinolysebestimmung bei Tumoren, Leukämien und Retikulosen. Münch. med. Wschr. **96**, 1534 (1954).

SCHWICK, G., KRANZ, TH., SCHMIDTBERGER, R., STÖRIKO, K.: Zur Immunologie des Fibrinogens und seiner Spaltprodukte. Behringw. Mitt. **43**, 213 (1964).

SHANKER, A., GULATI, J.: Purpura after administration of piperazine. Brit. med. J. **1960 I**, 622.

SHARP, A. A., HOWIE, B., BIGGS, R., METHUEN, D. T.: Defibrination syndrome in pregnancy. Value of various diagnostic tests. Lancet **1958 II**, 1309.

SHERRY, S. R., LINDEMEYER, I., FLETCHER, A. P., ALKJAERSIG, N.: Studies on enhanced fibrinolytic activity in man. J. clin. Invest. **38**, 810 (1959).

SHWARTZMAN, G.: A new phenomenon of local skin reactivitiy to B. typhosus culture filtrate. Proc. Soc. exp. Biol. (N.Y.) **25**, 560 (1928).

SISE, H. S., MOSCHOS, C. B., GAUTHIER, J., BECKER, R.: The risk of interrupting long-term anticoagulant treatment. Circulation **24**, 1137 (1964).

SMILEY, P. R., CARTWRIGHT, G. E., WINTROBE, N. M.: Fatal aplastic anemia following chloramphenicol (chloromycetin) administration. J. Amer. med. Ass. **149**, 914 (1952).

STEAD, A. L., BUSH, G. H., ROTH, F.: A severe case of tetanus showing interesting features. Brit. J. Anaesth. **34**, 49 (1962).

STORM, O.: Anticoagulant protection in surgery. Thrombos. Diathes. haemorrh. (Stuttg.) **2**, 484 (1958).

TAGNON, H. J., SCHULMAN, P., WHITMORE, W. F., LEONE, L. A.: Prostatic fibrinolysin. Amer. J. Med. **15**, 875 (1953).

THIES, H. A.: Blutungsneigungen. In: Klinische Chirurgie für die Praxis, hrsg. von O. DIEBOLD, H. JUNGHANNS, L. ZUKSCHWERT. Stuttgart: Thieme 1967.

— BOECKER, D.: Die Bluttransfusion als Substitutionstherapie bei Faktor-V- u. Faktor-VII-Mangel. Münch. med. Wschr. **97**, 1717 (1955).

— BUSCH, H., KOCH, G., WENDEBOURG, R.: Neue Erkenntnisse über die Pathogenese und Prophylaxe des Platzbauches. Med. Welt **1967 I**, 320.

— OERI, J.: Antikoagulantien in der Chirurgie. Basel: Schwabe 1960.

THOMAS, D. V., BUNKER, J. P.: Anesthesia. In: Surgical bleeding, ed. by ULIN, W. A., and GOLLUB, S. S., p. 406. New York-Toronto-Sydney-London: McGraw Hill 1966.

THOMAS, J. W., HASSELBACK, R. C., PERRY, W. H.: A study of the hemorrhagic diathesis in leukemia and allied disease. Canad. med. Ass. J. **83**, 629 (1960).

THOMAS, L., GOOD, R. A.: Studies of the generalized Shwartzman reaction. I. General observations concerning the phenomenon. J. exp. Med. **96**, 605 (1952).

THOMPSON, M., SINCLAIR, R. J. G., DUTHIE, J. J. R.: Thrombocytopenie purpura after administration of gold. Brit. med. J. **1954 II**, 899.

TICE, D. A., REED, G. E., CALUSS, R. H., WORTH, M. H.: Hemorrhage due to fibrinolysis occuring open-heart surgery. J. thorac. cardiovasc. Surg. **46**, 673 (1963).

— WORTH, M. H., CALUSS, R. H., REED, G. H.: The inhibition of trasylol of fibrinolytic activity associated with cardiovascular operations. Surg. Gynec. Obstet. **119**, 71 (1964).

ULIN, A. W., GOLLUB, S. S.: Surgical bleeding. New York: McGraw-Hill 1966.

VERSTRAETE, M.: L'action hémostatique du liquide amniotique. Rev. belge Path. **21**, 309 (1951).

VINAZZER, H.: Untersuchungen über die fibrinolytische Wirkung des Heparins. Wien. Z. inn. Med. **32**, 167 (1951).

— Postoperative Änderungen der Blutgerinnung und ihre Beeinflussung durch Macrodex. In: Der postoperative Verlauf, hrsg. v. E. S. BÜCHERL. Stuttgart: Thieme 1969.

WALTHER, G., VOLHARD, E.: Über die Fibrinolyse nach Elektroschock. Z. ges. inn. Med. **13**, 102 (1958).

WATERS, E. T., MARKOWITZ, J., JAQUES, L. B.: Anaphylaxis in the liverless dog, and observations on the anticoagulant of anaphylactic shock. Science **87**, 582 (1938).

WEIL, P., WEBSTER, D.: The relationship of abnormal bleeding in surgical patients to administration of dextran, excesses of citrate and to fibrinolysis. Surg. Forum **6**, 88 (1956).

WEISFUSE, L., SPEAR, P. W., SASS, M.: Quindine-induced thrombocytopenic purpura. Amer. J. Med. **17**, 414 (1954).

WEISS, H. J., EICHELBERGER, J. W.: Secondary thrombocytopathia. Arch. intern. Med. **112**, 827 (1963).

WENDT, H., PERLICH, E., SEYFARTH, G. H.: Zur Blutung und Nachblutung bei der Prostatektomie. Langenbecks Arch. klin. Chir. **286**, 322 (1957).

WITTE, S.: Beziehungen von gerinnungsfördernden und -hemmenden Faktoren zur Fibrinolyse. In: Neue Aspekte der Trasyloltherapie, hrsg. v. R. GROSS u. G. KRONENBERG, S. 67. Stuttgart: Schattauer 1966.

WULFF, H. B., NILSSON, I. M.: SWEDBERG, J.: Bekämpfung der postoperativen Blutungsgefahr bei Anwendung einer Herz-Lungen-Maschine (Bubble-oxygenator-Prinzip). Thoraxchirurgie **17**, 140 (1959).

WYMAN, L. C., FULTON, G. P., SHUMAN, M. H.: Direct observations on the circulation in the hamster check pouch in adrenal insufficiency and experimental hypercorticalism. Ann. N.Y. Acad. Sci. **56**, 643 (1953).

14. Abdominelle Komplikationen

(s. auch „Anaesthesie in der Abdominalchirurgie", S. 677)

A. BENKE

a) Allgemeiner Teil

α) Postoperative Darmparese

Wenn in der Bauchhöhle operiert wird, kommt es anschließend zu einer Darmparese, welche 12—48 Std anhalten kann; sie wird als *postoperative gastrointestinale Parese* bezeichnet. Diese Störung der Peristaltik beruht auf dem mechanischen Trauma, welches die Operation an den Abdominalorganen gesetzt hat: Läsion des Darmes (Nähte), Zug am Mesenterium, Blutreste und viele andere mechanische Irritationen des visceralen und parietalen Peritoneums, sowie auch pathologische Prozesse abdomineller oder retroperitonealer Organe (Gallenkolik, Nierensteinanfall) sind zuerst zu nennen; in der Ätiologie spielen weiters Vorgänge im Darmlumen selbst eine erhebliche Rolle. Wenn nach Abführen und Darmspülungen, sowie nach längerem Fasten der physiologische Dehnungsreiz wegfällt, ist mit einer stärkeren Darmparese zu rechnen. Eine Durchblutungsverminderung bei Sklerose der Mesenterialgefäße schließlich verzögert das Wiedereinsetzen der Peristaltik. Morphin und morphinähnliche Pharmaka sind im gleichen Sinne wirksam. Zu erwähnen ist, daß per os zugeführte Nahrung, wie auch im Darm vorhandene Inhalte, während der Parese kaum zur Resorption gelangen.

Die Darmparese restituiert sich von selbst und erfordert im allgemeinen keine Therapie. Abführmittel sind zwecklos, eventuell helfen rectale Klysmen die Darmtätigkeit wieder in Gang zu bringen.

β) Darmatonie

Ein längeres Sistieren der Darmmotilität wird als *Darmatonie* bezeichnet; ihre Behandlung fordert bereits eine Korrektur ionaler Abweichungen (Chloride, Na, K) und Gaben von peristaltikfördernden Mitteln wie Neostigmin oder Distigmin (Ubretid), zweckmäßigerweise auch die Absaugung von Flüssigkeitsansammlungen aus den oberen Darmabschnitten bzw. aus dem Magen.

γ) Paralytischer Ileus

Fehlende Peristaltik, Meteorismus, hörbare „Plätschergeräusche" sind die klinisch wichtigsten Zeichen; im Röntgenbild sind zum Teil horizontale Flüssigkeitsspiegel in den Darmschlingen darstellbar; das Auftreten erfolgt meist am 3.—5. postoperativen Tag. Der paralytische Ileus (zu Recht auch funktioneller Ileus genannt) ist nicht als primäre Erkrankung, sondern als Folgezustand tiefgreifender Störungen zu charakterisieren. Die wesentlichen Ursachen, der Bedeutung nach gereiht, sind folgende:

1. Die Entzündung. Sowohl akute abdominelle Erkrankungen (akute Pankreatitis, Appendicitis, auch Ulcusperforationen des Magens und Duodenums) als auch die Peritonitis sensu strictori, diffus oder lokalisiert, sind hier zu nennen (s. Abschnitt „Peritonitis").

2. Elektrolytstörungen nach exzessiven Verlusten von Magensaft und Darminhalt, nach profusen Durchfällen oder nach drastischem Abführen und intensiven Darmspülungen. Eine kontinuierliche Beobachtung der Kalium-, Natrium- und Chloridwerte im Serum, oft besser noch die bilanzmäßige Übersicht deckt fast immer Kaliummangel, Hypochlorämie, auch verminderte Werte für Na^+ auf. Werden die Blutgase analysiert, was sehr zu empfehlen ist, können sich sowohl metabole Alkalosen etablieren als Folge der Hypokaliämie, andererseits sind acidotische Abweichungen, wenn auch nicht so häufig, ebenfalls zu erwarten; letztere können Ausdruck sekundärer, schockbedingter Noxen und der katabolen Stoffwechsellage sein.

3. Hypoproteinämie. Sie wirkt direkt auf die Motilität des Darmtraktes im negativen Sinn und führt zum Plasmaaustritt ins Darmlumen infolge osmotischer Veränderungen. Hinzu tritt noch eine mechanische Unwegsamkeit infolge Ödems der Darmwand und Schwellung der Anastomosen.

4. Diverse andere Störungen (Wiemers et al.). Sie sind auf unerwünschte Nebenwirkungen von Pharmaka (Übersicht bei Bergmann), auf die Wirkung von Antibiotica, wenn sie die Darmflora stören, auf Nervenläsionen nach Eingriffen an Oesophagus und Cardia (N. vagus), sowie auf die Folgen von Zwei-Höhlenoperationen zurückzuführen. Seltene Ursachen sind: eine Pleuritis diaphragmatica, vasculäre Prozesse, wie Mesenterialvenenthrombose, Aortenaneurysmen, massive Entgleisungen diabetischer oder urämischer Natur.

δ) Mechanischer Ileus

Bei allen Erscheinungsformen des paralytischen Ileus ist sehr bald (längstens am 3. Tag) die Frage zu stellen, ob die darniederliegende Darmtätigkeit nicht als Folgeerscheinung, sondern durch mechanische Ursachen, also primär zustande kommt. Gelingt es, ein Passagehindernis zu finden, handelt es sich um einen mechanischen Ileus. Die Möglichkeiten der mechanischen Behinderung reichen über Incarceration, Volvulus und Invagination, bis zur Obturation beim Gallensteinileus und Verlegung durch Bezoare, Bariumbrei- oder Nahrungsreste (Mohn, Orangen) und verschluckte Fremdkörper. Der klinischen Beobachtung fällt bei der Diagnose und der Indikationsstellung zur Laparotomie, eventuell auch zur Relaparotomie, eine erhöhte Bedeutung zu.

Hyperperistaltik, Darmsteifungen, Unruhe, gelegentlich auch Schmerzen oder kolikartige Sensationen, Erbrechen oder vermehrte (jedenfalls nicht allmählich abnehmende) Mengen in der Sonden-Absaugflüssigkeit, sind verläßliche Symptome. Bemerkenswert ist, daß trotz eines z. B. im Dünndarm bestehenden mechanischen Hindernisses mit kompletter Obstruktion, auf peristaltikfördernde Maßnahmen dennoch Entleerungen erziehlt werden können! Man muß auch erwähnen, daß durch die Effekte der antibiotischen Therapie, der Sondenabsaugung und der korrekt durchgeführten parenteralen Flüssigkeits- und Elektrolytbehandlung das Krankheitsbild verschleiert werden kann.

Jeder Ileus, gleich welchen Ursprungs, zeigt schon nach relativ kurzer Zeit eine charakteristische, oft sehr weitgehende Schädigung der Darmwand. Ihre Folge — auf die noch näher eingegangen werden muß — ist oftmals die Peritonitis nach „Durchwanderung". Leider bereitet gerade diese Form der Peritonitis diagnostisch die meisten Schwierigkeiten.

ε) Die postoperative Peritonitis

Die postoperative Peritonitis entsteht meist nach Nahtdehiszenzen im Gefolge von Eingriffen an Magen, Darm bzw. Gallenwegen; seltenere Ursachen sind exogene, hämatogene oder endogene Infektionen. (Die oben erwähnte Durchwanderungsperitonitis ist auch hierher zuzuordnen.) Ihr Verlauf ist oftmals atypisch, die charakteristischen Symptome sind neben der Darmparalyse zirkulatorische Zeichen und Hyperthermie. Differentialdiagnostisch ist eine postoperative Enterocolitis, akute diabetische Komplikationen und eine Niereninsuffizienz in Erwägung zu ziehen; der Vollständigkeit halber möchten wir die akute Thyreotoxikose noch erwähnen.

Gemeinsam ist allen Ileus- und Peritonitispatienten eine bedeutende Beeinträchtigung des Allgemeinzustandes, welche PATON als „Moribundity“ gekennzeichnet hat, und ein hohes Maß an Gefährdung: Trotz des Einsatzes modernster Mittel beträgt die Mortalität dieser Patientengruppe immer noch 20% (MAURER et al.), im Senium rund 40% und mehr. Typisch ist eine tiefgreifende Störung des Wasser- und Elektrolythaushaltes und des Säure-Basengleichgewichtes, dessen Folgen sich in verschiedenen intensiv ausgeprägten Formen des Schocks manifestieren; eine allgemeine Intoxikation folgt sekundär. Im pathophysiologischen Geschehen möchten wir einige Punkte hervorheben:

1. *Flüssigkeitsverlust, Exsiccose.* Die Sekretion in den Darm beim Gesunden beträgt in 24 Std 6—8 Liter, wovon aber aus dem Darmlumen der Großteil wieder rückresorbiert wird; nur 100—150 ml gelangen durch den Stuhl zur Ausscheidung. Im Ileus bzw. bei Peritonitis sind jedoch — eine Resorption findet kaum statt (POKA et al.) — 6—8 Liter Flüssigkeit (Darminhalt) als verloren zu betrachten, sofern sie nicht schon als Sondenabsaugung auf der negativen Seite der Bilanz eingetragen sind. Diese Flüssigkeitsmengen müssen zunächst aus dem extracellulären, später dann aus dem intracellulären Raum gedeckt werden (Isotone, dann evtl. hypertone Dehydratation).

Die Folgen eines derart gravierenden Flüssigkeitsverlustes sind Hypotonie und Tachykardie, Hämokonzentration und Mängel der Mikrozirkulation, ferner Oligurie.

2. Die metabolische Acidose als Ausdruck verminderter Perfusion und Sauerstoffversorgung der Gewebe, besonders derer mit weiterhin bestehendem hohen Bedarf. (Gleichzeitig auftretende ionale Verschiebungen, wie z. B. Hypokaliämie, können das Ausmaß der Acidose beeinflussen.) Die Acidose an sich fördert die peripher reduzierte Minderdurchblutung und führt zu einem Circulus vitiosus.

3. Die Capillarschädigung führt zu der schon erwähnten Hypoproteinämie (s. paralyt. Ileus).

4. Hyperthermie, welche allgemein als zusätzliche Belastung des Organismus gilt.

ζ) Ikterus

Besteht ein Ikterus, geht man kaum fehl, wenn man eine Leberschädigung oder eine reduzierte Leberfunktion als gegeben annimmt. Meist handelt es sich um Patienten mit mechanischen Verschlüssen durch Gallenkonkremente oder auf der Basis eines malignen Tumors (z. T. vom Pankreas ausgehend). Weniger häufige Ikterusformen, denen wir begegnen, werden bei Hepatitis, Lebercirrhosen (z. T. mit blutenden Oesophagusvaricen) sowie beim Zusammenbruch der Leberfunktion als Präkoma und Coma hepaticum beobachtet.

Das Wesen der Störung ist vielschichtig, im Vordergrund steht jedoch die verminderte Aktivität der aus dem endoplasmatischen Reticulum stammenden Enzyme. (Ein Großteil der Abbauvorgänge der zugeführten, oftmals lipoidlöslichen Substanzen durch Oxydation und andere Umwandlung in wasserlösliche Verbindungen geschieht mit Hilfe enzymatischer Systeme; diese zeichnen sich durch eine geringe Spezifität aus, die Leber ist auf Eliminationsvorgänge gewissermaßen vorbereitet!) Bekannt ist auch, daß normale Gallenbestandteile Enzyme in ihrer Aktivität hemmen (McLUEN u. FOUTS) und Glykogenmangel ihre Regeneration verzögert (GREENE). Als Beispiel dafür möge die verminderte Pseudocholinesterase-Aktivität dienen, welche beim Lebergeschädigten zu einem reduzierten Abbau von Succinylcholin und Procain führt.

In erster Linie sind beim Ikterischen Eliminationsvorgänge betroffen, welche verzögert ablaufen; zu Veränderungen in der Verteilung mag es kommen, wenn infolge Verminderung des Albuminanteiles die Bindung von zugeführten Substanzen an die Plasmaproteine verringert, der nicht gebundene Anteil folglich erhöht ist: intravenös verabreichte Barbiturate z. B. zeigen mit wesentlich geringeren Dosen bereits den gleichen Effekt, der Bedarf ist (scheinbar) reduziert.

Bei allen Anaesthesien tritt eine Verminderung der Leberdurchströmung auf. Diese reduzierte Leberperfusion bewirkt, obwohl die Leberzelle Leistungseinbußen aufweist, zunächst nur *reversible Veränderungen, wenn nicht schwere Komplikationen wie Hypoxie, Schock und Acidose hinzutreten;* ist dies der Fall, entwickeln sich einzelne oder massiv auftretende zentrale Läppchennekrosen (GALINDO u. a.), ja sogar eine akute Leberatrophie, welche zum Coma hepaticum führt.

Eine direkte, hepatotoxische Wirkung halogenierter Kohlenwasserstoffe, wenn sie als Narkoticum eingesetzt werden, ist bei Chloroform erwiesen, Halothan besitzt diese Eigenschaft nicht, kann aber, wenn es mehrfach zur Anwendung gelangt, unter Umständen als Allergen wirksam sein (KLATSKIN). Neben der toxischen „Hepatitis“ und der allergischen Schädigung ist noch eine dritte Form bekannt, welche bei arzneimittelbedingten Leberschäden (THALER) auftritt und als intrahepatische Cholostase beschrieben wird.

Funktionelle und histologische Veränderungen der Leber werden nach allen Arten von Narkosen gefunden und sind im Prinzip gleichartig und total reversibel. Ihr Ausmaß ist vor allem von der Dauer und Tiefe der Narkose abhängig, aber auch von der Art der Operation, vom Blutverlust und vom präoperativen Kreislaufzustand. Man hat gleichartige Veränderungen auch nach Traumata ohne Anaesthesie gefunden, sowie nach Eingriffen in Lokalanaesthesie. Im Einzelfall ist es kaum möglich, den Anteil der ursächlichen Faktoren von Anaesthesie, Gewebstrauma, Blutverlust etc. anzugeben.

Eine erhebliche Verfettung und trübe Schwellung von Leberzellen ist außer bei Anwendung von Chloroform auch nach längeren und tiefen Narkosen mit Divinyläther gefunden worden.

Nach Eingriffen an Gallenblase und Gallenwegen kommen vorübergehend leichte Anstiege des Serumbilirubins vor. Auch Abweichungen der Bromsulfophthaleinausscheidung und der Serumcholinesterase-Aktivität im Anschluß an Operationen sind mehrfach beschrieben worden (BEECHER et al.; POPPER u. SCHAFFNER); sie werden als unspezifische Reaktionen auf die Belastung durch das Operationstrauma interpretiert.

η) *Postoperative Parotitis*

Diese, meist zwischen dem 2. und 5. postoperativen Tag auftretende Komplikation ist ätiologisch nicht restlos abgeklärt; man nimmt an, daß im Zuge herabgesetzter Resistenz, durch Austrocknung, Inaktivität der Kauorgane, durch mangelhafte Mundpflege sowie reduzierte Sekretion die Voraussetzungen für eine ascendierende Infektion geschaffen werden (BECKER u. SCHLÖNDORFF). Fast immer lassen sich hämolytische Kokken nachweisen, welche gegenüber vielen bzw. häufig benützten Antibiotica resistent sind; somit ist ein Berührungspunkt zu den Problemen des Hospitalismus gegeben.

Von den Symptomen imponieren neuralgiforme Schmerzen und die rasch zunehmende Schwellung, ferner Trockenheit der Mundschleimhaut und Fieber. In der Therapie sind chirurgische Maßnahmen sowie Gaben eines Breitbandantibioticums zu nennen. Zur Prophylaxe ist die Korrektur von Wassermangel und Elektrolytstörungen, und vor allem sorgfältige Mundpflege mit Rarefizierung der Mundhöhlenkeime durch Phenylmercuriborat (Merfen) (BAUMGARTEN et al.) zu empfehlen.

ϑ) *Singultus*

Man bezeichnet als Singultus kurze, unwillkürliche ruckartige Inspirationsbewegungen bzw. rhythmische, klonische Zwerchfellkontraktionen, welche auch im autonomen Rhythmus mit einer Frequenz von 40—100/min auftreten und im Schlaf nicht unterbrochen werden.

Das Ausmaß der diaphragmalen Kontraktionen variiert individuell sehr, und reicht von einzelnen kompletten oder segmentalen Spasmen oder mehreren kleineren in rascher Folge bis zu Flattern und Wogen der ganzen Zwerchfellkuppel; eine Hälfte ist stets mehr betroffen. Die Ursache dafür liegt in der Innervation, da das Zwerchfell in der Mitte wohl vom N. phrenicus, in den äußeren Anteilen aber überwiegend aus Th4—7 und die Crura aus Th 10—L 2 segmental motorisch versorgt wird. CAMPBELL konnte das Fortbestehen eines Singultus nach beiderseitiger Phrenicusexhairese beschreiben!

In der Ätiologie spielen neben zentralen Ursachen (Apoplexie, Encephalitis, Mangeldurchblutung, urämisches Koma) hauptsächlich visceromotorische Reflexe eine Rolle; der afferente Schenkel des Reflexbogens kommt aus Becken und Abdomen, auch aus dem Thorax (bei Pleuritis, Mediastinaltumoren, Aneurysmen u. a.) und Halsgebiet und geht zu medullären und hypothalamischen Zentren. Der efferente Bogen erreicht das Zwerchfell über den N. phrenicus und segmentale Fasern. Der Häufigkeit nach stehen an erster Stelle Prostataoperierte, dann folgen Patienten mit Eingriffen am Colon und Peritonitisfälle.

Therapie. Einführen einer Magensonde und Dauerabsaugung, um den Zwerchfellhochstand zu beseitigen; Behandlung raumfordernder Prozesse in Zwerchfellnähe (Drainage eines subphrenischen Abscesses, Entlastung des Darmes bei Ileus); Korrektur von Abweichungen im Blut-pH bzw. einer Hypokaliämie. Als rasch wirksame Maßnahme eignet sich die Inhalation von 5—7 Vol % CO_2 mit Maske und Beutel. Meist sistiert Singultus unter CO_2 in 1—2 min. Man gibt dann noch etwa 1 min lang CO_2 und läßt danach normal Luft atmen.

Nicht selten rezidiviert Singultus noch mehrmals und bleibt in vielen Fällen nach 5—10 ml wiederholter CO_2-Gabe definitiv aus.

Bei chronischen Fällen kann eine Blockade des N. phrenicus versucht werden (supraclaviculär oder paravertebral C 3, 4, 5), womöglich beiderseits und mit anschließender Röntgenkontrolle. Erfolge sind auch nach pharmakologischer Unterbrechung des Reflexbogens mit Chlorpromazin, Procain (als i.v. Infusion 2 g/500 ml), Pendiomid und Triflupromazin (Psyquil) mit Dosen von 20 mg zu erwarten.

b) Komplikationen bei speziellen Eingriffen

α) *Nach Magen- und Darmresektionen*

Besteht ein reduzierter Allgemeinzustand, oftmals mit Zeichen von *Eiweißmangel* (Hypoproteinämie), sollte man baldmöglichst durch Zufuhr von Aminosäuregemischen eine rationelle Eiweißtherapie einleiten. Blut ist postoperativ zum Eiweißaufbau nicht geeignet, also wird es nur nach Verlusten oder bei Anämie transfundiert. Das wichtigste Frühsymptom des Eiweißmangels sind ileusartige Erscheinungen infolge Anastomosenschwellung, sowie als unangenehmste Spätkomplikation der Platzbauch bzw. die Wunddehiszenz (KYRLE). Über Fehler und Gefahren der Infusionstherapie nach totaler Magenresektion, Operationen an Cardia und am unteren Oesophagus s. S. 678.

β) Bei Operationen an Gallenblase und Gallenwegen

Bei der Wahl der Narkoseagentien ist zu berücksichtigen, daß Fentanyl wie auch Morphin den Druck in den Gallenwegen um 10—20 cm Wassersäule erhöhen und kontraindiziert sind, wenn intraoperativ Druckmessungen durchgeführt werden sollen (s. auch „Abdominalchirurgie", S. 685).

Postoperativ ist nach Gallenoperationen eine typische (und nach HESS mit einer Frequenz von 17,6% die häufigste) Komplikation das Auftreten von *Atelektasen* der Lunge, welche basal und rechts häufiger als links lokalisiert sind. Die Ursache ist in einer insuffizienten Schmerzausschaltung zu suchen (HOLLMÉN u. SAUKKONEN), da der Schmerz an sich die Atemfunktionen hemmt, andererseits zentral wirkende Analgetica eine Häufung von Atmungskomplikationen zur Folge haben. Den geringsten Einfluß auf die Respiration und befriedigende Analgesieeffekte haben Epiduralanalgesien postoperativ, welche besonders bei älteren, an Bronchitis und Emphysem leidenden Patienten indiziert sind. Auch Atemgymnastik und unterstützende Respiratorbehandlung kommen in Frage.

Hierher gehören auch jene Fälle postoperativer *respiratorischer Insuffizienz*, welche man bei Adipösen beobachten kann; neben der Fettleibigkeit bestehen z. B. durch Emphysem bedingte Einschränkungen der pulmonalen Funktion. Anlaß zur respiratorischen Fehlleistung postoperativ ist häufig der Zwerchfellhochstand und der Ausfall der (durchtrennten abdominellen) auxiliären Atemmuskulatur. Eine sofort eingeleitete Respiratorbehandlung läßt gute Resultate erwarten.

Eine schwere Komplikation, welche nach Perforation und Eingriffen an Gallenwegen und auch nach Leberresektion auftreten kann, ist die *gallige Peritonitis*; sie ist durch eine Mortalität bis zu 50% belastet; charakteristisch sind schwere Allgemeinsymptome (Schock, Exsiccose, Hypotonie, oft Bradykardie), welche auf permeabilitätssteigernde Effekte der Galle am Peritoneum zurückgeführt werden.

γ) Pankreatitis

Die akute Entzündung der Bauchspeicheldrüse, als hämorrhagische oder nekrotisierende Form, tritt uns unter dem Bild des „akuten Abdomens" unter stürmischen Zeichen entgegen; neben typischen, gürtelförmig nach links ausstrahlenden Schmerzen ist das Leitsymptom die Fermententgleisung (Diastasebestimmungen im Harn und Serum). In ihre Behandlung brachten die Grundsätze der Ferment-inhibition gewisse Fortschritte. Der Proteinaseninhibitor Trasylol (100—500000 Einheiten/Tag als Infusion), welcher auch die vasoaktiven Fermente Trypsin und Kallikrein erfaßt, sowie unterstützende Maßnahmen wie Nahrungskarenz, Gaben von Spasmolytika, Sondenabsaugung und parenterale Ernährung, Antibiotica, evtl. Lokalanaesthetica i.v. (Panthesin) finden therapeutisch Anwendung.

Meist weniger dramatisch ist der Ablauf der sog. „Begleitpankreatitis" bei Cholecystopathien oder bei penetrierenden Ulcera, welche als kollaterale Entzündung aufzufassen sind; eine postoperative Pankreatitis entsteht nach Läsion des Organes oder durch das Operationstrauma nach Eingriffen in dieser Region.

δ) Bei Eingriffen an der Leber und bei portaler Hypertension

1. Bei Eingriffen an der Leber (*Leberresektion*) stehen die Blutungsgefahr sowie die Folgen des hämorrhagischen Schocks intra- und postoperativ im Vordergrund. Eine Reihe von Komplikationen sind durch die anatomischen Gegebenheiten bedingt (REIFFERSCHEID): Devitalisierung, Nekrose und Sequestration, gallige Peritonitis und Gallenfistel. Der Zerfall von Lebergewebe findet postoperativ seinen Ausdruck im Ansteigen der Reststickstoff-Werte (bis auf 80 mg-%), des Serum-Kaliums, des Ammoniakspiegels, der Transaminasen SGOT und SGPT auf das 3—5fache und des Bilirubins auf 5—8 mg-%. Ein wirksames Instrument zur Behandlung dieser Abweichungen steht nicht zur Verfügung, die sehr allgemeine „Leberschutztherapie" (Zufuhr von Lävulose und von Vitaminen C, B und K, mehrfache Gaben von Euphyllin bis zu 240 mg i.v.) läßt sich kaum intensivieren. Zur Ergänzung dienen Penicillin in hohen Dosen, wasserlösliche Cortisonpräparate sowie Elektrolyt- und Flüssigkeitsersatz.

2. *Bei Lebercirrhose.* Im Zuge von Shuntoperationen werden porto-cavale oder spleno-renale Gefäßanastomosen sowie Verbindungen zwischen der V. mesenterica superior und der V. cava inferior durchgeführt; ein entscheidender Einfluß auf die Lebererkrankung ist dadurch nicht zu erwarten (WENZL), die Komplikationshäufigkeit (z. B. Oesophagusvaricenblutung) jedoch geht zurück. Auf folgende Gefahren ist gegebenenfalls hinzuweisen:

a) Die nachteiligen Folgen der Massivtransfusion, welche bei vehementen Blutungen aus Oesophagusvaricen erforderlich sind.

b) Die bakterielle Zersetzung bzw. der Zerfall alten Blutes im Darm führt unter anderem zu einer vermehrten Resorption von Ammoniak; der erhöhte Ammonikspiegel wird für die cerebralen Symptome verantwortlich gemacht.

c) Zunehmender Ikterus, Somnolenz und motorische Unruhe lassen ein Leberkoma erwarten, welches nach Shuntoperationen als Leberausfallskoma in Erscheinung tritt.

Der Zusammenbruch der Leberfunktion zeigt im klinischen Bild Bewußtlosigkeit, cerebrale Symptome (Streckkrämpfe, Patellarklonus), Hypotension, Fieber, Oligurie und Niereninsuffizienz. Kennzeichnend sind ferner der Anstieg der Transaminasewerte, des Ammoniakspiegels und die Entwicklung einer metabolischen Alkalose. In der Therapie spielen die Darmentkeimung mit Nebacetin und Achromycin sowie auch die Entleerung, welche mit Magnesiumsulfat (40% durch die Magensonde) gefördert wird und das im Darm befindliche Blut abführen soll, eine bedeutende Rolle. Der Hyperammoniämie kann man mit Gaben des Apfelsäurepräparates Rocmalin begegnen; als gravierendes Symptom rechtfertigt es auch den Einsatz der Hämodialyse. Zur Sedierung gibt KNAUFF Clormethiazol (Distraneurin) 0,8%ig als Infusion.

d) Pfortaderthrombose. Beeinträchtigt erheblich den funktionellen Kreislauf der Leber und es kommt regelmäßig zu Steigerungen des Rest-Stickstoffes.

Bei renalen Insuffizienzen im Anschluß an Operationen an Leber und Gallenwegen (hepatorenales Syndrom = plötzliches Nierenversagen bei schwerem, vorher bereits bestehendem Leberschaden) gelangt eine tubuläre Insuffizienz der Niere, wie sie auch bei Verbrennung, Sepsis oder Crush-Syndrom auftreten kann, zur Beobachtung. Wenn auch wiederholt Lebercirrhosepatienten einem Nierenversagen erliegen oder Störungen der Nierentätigkeit bei Leberverletzungen vorkommen, wird die Leberschädigung nicht als primäre bzw. alleinige Ursache der Niereninsuffizienz angesehen. MARTINI lehnt eine echte Kausalbeziehung zwischen Leber- und Nierenfunktionsstörung ab. LINDNER weist darauf hin, daß Schädigungen oderFunktionsstörungen (Intoxikationen, Infekte, Hypoxie, Hypotonie, Störungen im Elektrolyt- und Wasserhaushalt), von welchem Organ auch immer ausgehend, sekundär zu Struktur- und Funktionsschäden der Niere führen.

Literatur

BAUMGARTEN, G., BENKE, A., UNGER, W.: Orale Infektionsprophylaxe im Spital. Wien. med. Wschr. **115**, 858—860 (1965).

BECKER, W., SCHLÖNDORFF, G.: Postoperative Parotitis. In: BRANDT, G., KUNZ, H., NISSEN, R., Intra- und postoperative Zwischenfälle. Ihre Verhütung und Behandlung. In 3 Bänden, I, 189—192. Stuttgart: Thieme 1967.

BEECHER, H. K., SIMEONE, F. A., BURNETT, C. H., SHAPIRO, S. L., SULLIVAN, E. R., MALLORY, T. B.: The internal state of the severely wounded man on entry to the most forward hospital. Surgery **22**, 672—711 (1947).

BERGMANN, H.: Darmfunktion und Narkose. Proceedings; 2. Fortbildungskurs f. klin. Anaesthesiologie, Wien, S. 33—66, 1965.

CAMPBELL, M. F.: Malignant hiccup. With report of a case following transurethral prostatic resection and requiring bilateral phrenicectomy for cure. Amer. J. Surg. **48**, 449—455, 1940.

GALINDO, A.: Hepatic circulation and hepatic function during anesthesia and surgery. Canad. Anaesth. Soc. J. **12**, 262—274 (1965).

— BRINDLE, F. G., GILBERT, R. G. B.: Hepatic circulation and hepatic function during anaesthesia and surgery: Halothane anaesthesia. Canad. Anaesth. Soc. J. **13**, 328—341 (1966).

GELLER, W., TAGNON, H. J.: Liver dysfunction following abdominal operations. The significance of postoperative hyperbilirubinemia. Arch. intern. Med. **86**, 908—916 (1950).

GOZON, F.: Anaesthesiologische Probleme bei diffuser Peritonitis und Darmverschluß. Anaesthesist **16**, 44—54 (1967).

GREENE, N. M.: The metabolism of drugs employed in anaesthesia. Anaesthesiology **29**, 127—144 (1968).

HESS, W.: Die Erkrankung der Gallenwege und des Pankreas. Diagnostik, Klinik und chirurgische Therapie, S. 612—613. Stuttgart: Thieme 1961.

HOLLMÉN, A., SAUKKONEN, J.: Zur postoperativen Schmerzausschaltung nach Oberbauchlaparotomien. Narkotica, Intercostalblockade und Epiduralanaesthesie und deren Einfluß auf die Atmung. Anaesthesist **18**, 298—303 (1969).

KLATSKIN, G.: Toxicity of anaesthetics (ed. FINK, B. R.), 169. Baltimore: Williams & Wilkins Co. 1968.

KNAUFF, H. G.: Sedierung von Leberkranken. Therapiewoche **18**, 782—784 (1968).

KYRLE, P.: Platzbauch. In: BRANDT, G., KUNZ, H., NISSEN, R., Intra- und postoperative Zwischenfälle. Ihre Verhütung und Behandlung. In 3 Bänden. II, 30—41. Stuttgart: Thieme 1965.

LINDNER, J.: Leberfunktion und operativer Eingriff aus pathologischer Sicht. In: Leberfunktion und operativer Eingriff (Hrsg. JUST, O. H.), S. 7—26. Stuttgart: Thieme 1964.

MCLUEN, E. F., FOUTS, J. R.: The effect of obstructive jaundice on drug metabolism in rabbits. J. Pharmacol. Exp. Ther. **131**, 7—11 (1961).

MARTINI, G. A.: Gibt es ein hepatorenales Syndrom? Dtsch. med. Wschr. **87**, 2408—2419 (1962).

MAURER, W., ENDERLIN, F., KRUPP, S.: Ileus, Ätiologie und Ergebnisse. Chir. Praxis **6**, 477—486 (1962).

PATON, W. D. M.: Possible causes of prolonged apnoe. Anaesthesia **13**, 253—268 (1958).

POKA, L., NÉMETH-COSKA, M., FÖLDI, I., CZIRBUSZ, G.: Über die Veränderungen der Darmresorption bei gastrointestinaler Parese. Acta chir. Austriaca **1**, 109—118 (1969).

POPPER, H., SCHAFFNER, F.: Liver: Structure and function, p. 654ff. New York-Toronto-London: The Blakiston Division, McGraw-Hill Book Company, Inc. 1957.

REIFFERSCHEID, M.: Eingriffe an der Leber. In: BRANDT, G., KUNZ, H., NISSEN, R., Intra- und postoperative Zwischenfälle, Ihre Verhütung und Behandlung, in 3 Bänden, II, 183—201. Stuttgart: Thieme 1965.
THALER, H.: Die arzneimittelbedingten Leberschäden. Therapiewoche **18**, 776—782 (1968).
WENZL, M.: Eingriffe wegen portaler Hypertension. In: BRANDT, G., KUNZ, H., NISSEN, R., Intra- und postoperative Zwischenfälle, Ihre Verhütung und Behandlung. In 3 Bänden, II, 202—218. Stuttgart: Thieme 1965.
WIEMERS, K., KERN, E., GÜNTHER, M., BURCHARDI, H.: Komplikationen nach Abdominaleingriffen. Postoperative Frühkomplikationen — Grundlagen der Krankenbehandlung auf der Wachstation, S. 84—99. Stuttgart: Thieme 1969.

15. Störungen der Nieren- und Blasenfunktion

P. PORGES

a) Die Nierenfunktion in Narkose

Die Narkose als solche hat keinen sehr großen Einfluß auf die Nierenfunktion. EIGLER stellte die am Menschen erhobenen Befunde unter verschiedenen Narkoseeinflüssen zusammen (Tabelle 1).

Es fällt auf, daß Harnvolumen und Natriumausscheidung verhältnismäßig stärker zurückgehen als Filtration und Durchblutung. STARK untersuchte den Einfluß einer 30—45 min langen Halothannarkose auf die Ausscheidung von Aldosteron, Cortison und Cortisol, sowie Natrium und Kalium. Es ließen sich keine signifikanten Veränderungen der Ausscheidung der obengenannten Hormone gegenüber der Vorperiode nachweisen. Man fand lediglich am Tage der Narkose eine signifikant verminderte Urin- und Natriumausscheidung. Da die Aldosteronwerte völlig normal und nicht pathologisch erhöht waren, wird angenommen, daß die Natriumretention nicht durch dieses Hormon bedingt ist.

CSÁSZÁR et al. untersuchten die Nierenfunktionsänderungen unter Neurolept-II-Analgesie.

Wie aus Tabelle 2 ersichtlich, fanden auch sie eine besonders ausgeprägte Verminderung der Diurese. Die Verminderung der glomerulären Filtration ist auch ersichtlich, aber im Ausmaß geringer. Das Serumkreatinin ist nicht verändert, der Harnkreatininwert erhöht. Da das Verhältnis Harn-

Tabelle 1. *Veränderungen der Nierenfunktion durch Inhalationsnarkotica und Thiopental.* (Nach EIGLER)

Autoren	Narkosemittel	% der Kontrollen			
		renale Plasma-filtration	Gomerulum-filtration	Harnvolumen	Na^+-Ausscheidung
HABIF et al.	Cyclopropan	37	53	30	11
MILES et al.	Cyclopropan	44	52	—	—
BURNETT et al.	Cyclopropan	31	52	—	—
HABIF et al.	Äther	48	55	29	28
MILES et al.	Äther	33	45	—	—
BURNETT et al.	Äther	21	39	—	—
MAZZE et al.	Halothan	54	64	40	40
AUBERGER und HEINRICH	Methoxyflurane	70	80	46,5	—
HABIF et al.	Thiopental	61	67	29	18

Tabelle 2. *Die Veränderung des funktionellen Zustandes der Niere in Neurolept-II-Analgesie, Durchschnittswerte von 38 Patienten.* (Nach CSÁSZÁR et al.)

	Diurese ml/min	Endogene Kreatinin-Clearance ml/min	Serum-Kreatinin mg-%	Harn-Kreatinin mg-%
Vor der Operation (2—3 Tage)	2,27	125	1,1	60,5
Während der Operation (Narkose)	0,93	82	1,2	105,7
Nach der Operation (4 Std)	0,95	99	1,1	114,6
Nach der Operation (2—3 Tage)	1,98	118	1,0	59,5

konzentration: Plasmakonzentration des Kreatinins und anderer Rest-N-Substanzen während der Narkose erhöht ist, wird die Verminderung der Filtrationsleistung hinsichtlich der Ausscheidung dieser Substanzen durch die intakte Tubulusfunktion wettgemacht. Im Falle geschädigter Nieren kann man aber mit diesem Kompensationsmechanismus nicht rechnen. Wie ein Vergleich mit anderen Narkosearten zeigt, liegen die Verhältnisse bei der NLA-II am günstigsten (Tabelle 3).

Tabelle 3. *Halothan bewirkt unter den hier untersuchten Narkosemitteln die stärkste Verminderung der Diurese. Die Steroidnarkose hat die geringste Auswirkung auf die glomeruläre Filtration.* (CSÁSZÁR et al.)

Art der Narkose	Verminderung der Diurese	Verminderung der endogenen Kreatinin-Clearance	Erhöhung des Serum-Kreatinins
Halothan $+N_2O$	85%	40%	55%
Neurolept II	59,1%	34,4%	9%
Hydroxydion-Na-Succinat (Presuren, Viadril)	71%	19%	26%

Die Ursache der bei jeder Narkoseart vorhandenen Hemmung der Harnausscheidung vermuten die Autoren in einer Stimulierung der Ausscheidung des antidiuretischen Hormons.

Hyperventilation vermindert die Kohlensäurespannung im Plasma. Das erhöhte pH hat eine vermehrte Harnausscheidung, erhöhte Harnphosphatwerte und einen alkalischen Harn zur Folge. Das Lactat im Blut steigt an, im Harn erscheinen Acetonkörper (LEE).

Hypothermie. Hat der Organismus die Möglichkeit, sich gegen die Abkühlung zu wehren, so wird die Nierenfunktion mit der Einleitung der Hypothermie stark beeinträchtigt. Offenbar als Folge der starken Sympathicotonie vermindern sich Durchblutung und Glomerulusfiltration außerordentlich stark. Anders verhält es sich, wenn die Unterkühlung bei gehemmter Thermoregulation erfolgt. Die Nierendurchblutung vermindert sich bei Unterkühlung auf 29°C um etwa 20%. Die Glomerulusfiltration nimmt im großen und ganzen parallel mit der Durchblutung ab. Die Natriumausscheidung nimmt in Hypothermie trotz der verringerten Filtration nicht ab, ja häufig sogar zu, was auf eine Senkung der tubulären Reabsorption hindeutet. Die Kaliumausscheidung verhält sich ähnlich. Die Chlorausscheidung erfolgt parallel zu der des Natriums. Die Diurese nimmt in Hypothermie wider Erwarten trotz verringerter Filtration nicht ab. Zu einer gewissen Senkung kommt es erst unter 24° C. Dieses Verhalten der Diurese in Hypothermie mit der unveränderten oder erhöhten Natriumausscheidung wird auf eine verminderte Produktion des ADH zurückgeführt (VÉGHELYI).

b) Das akute postoperative Nierenversagen

α) Ursache

Das akute postoperative Nierenversagen („acute renal failure") ist zwar nicht direkt unter die Narkosekomplikationen zu rechnen, es kann aber die Folge einer fehlerhaften Anaesthesieführung im weiteren Sinne sein. Normalerweise werden die Nieren von etwa 20% des Herzminutenvolumens, das sind beim Erwachsenen etwa 1000—1200 ml Blut/min durchströmt. Der Sauerstoffverbrauch der Nieren ist groß, obwohl die arteriovenöse O_2-Sättigungsdifferenz gering ist. Das ist durch die hohe Durchblutung verständlich. Gewöhnlich zeigt die Nierendurchblutung und mit ihr die Filtrationsrate eine auffällige Konstanz bei Änderung des arteriellen Mitteldrucks zwischen 80 und 200 mm Hg. Dieses Phänomen wird als Autoregulation bezeichnet (THURAU).

Im Gegensatz hierzu kann unter den Bedingungen der Hypovolämie bzw. des hämorrhagischen Schocks auch bei noch fehlendem Blutdruckabfall die Nierendurchblutung erheblich abnehmen. VAN SLYKE zeigte, daß in der Entwicklung des Blutungsschocks die Niere relativ früh schlecht durchblutet wird. [Unter den Bedingungen der Oligurie sind allerdings die Ergebnisse der PAH-Clearance schwierig zu interpretieren, die Werte fallen häufig zu niedrig aus (FIGDOR, 1967).] Außer Hypotension und Hypovolämie seien noch die fehlerhafte Bluttransfusion, das Crush-Syndrom im Rahmen ausgedehnter Weichteilverletzungen, die endogene Intoxikation bei Ileus und Peritonitis, Kochsalzmangel und Exsiccose als weitere ätiologische Faktoren beim akuten postoperativen Nierenversagen angeführt. Auch das in pathophysiologischer Hinsicht ungeklärte hepatorenale Syndrom sei hier erwähnt.

Ein Problem besonderer Art bilden Operationen an Patienten mit vorgeschädigten Nieren. Durch die Belastungen des Eingriffs kann es zur Überforderung der Leistungsfähigkeit kommen. Treten weitere, oben angeführte Faktoren hinzu — zu beachten ist auch eine fieberbedingte Stoffwechselstörung — ist mit der Möglichkeit einer akuten Verschlechterung des Nierenleidens zu rechnen. Eine vorher kompensierte Retention mit wohl erhöhten aber konstant bleibenden Rest-N- und Serumkreatininwerten kann nach einem operativen Eingriff dekompensieren. Da mit zunehmender urämischer Intoxikation eine allgemeine Abwehrschwäche gegen Infekte besteht, kann sich nun ein Circulus vitiosus entwickeln, indem etwa einer derartigen Erkrankung eine Peritonitis folgt, welche ihrerseits eine weitere Verschlechterung der Nierenfunktion zur Folge hat (GESSLER u. OPDERBECKE).

FIGDOR et al. untersuchten 352 Fälle eines urologischen Krankengutes und teilten diese in zwei Gruppen: 1. in Patienten mit ausgeprägtem, präoperativem Nierenschaden (Kreatininclearance unter 40 ml/min); 2. in Patienten mit normaler oder nur mäßig eingeschränkter Nierenfunktion (Kreatininclearance über 40 ml/min). Tabelle 4 zeigt das

Tabelle 4. *Patienten mit einem chronischen, präoperativen Nierenschaden (Kreatininclearance unter 40 ml/min) haben häufiger postoperative Komplikationen von seiten der Nieren als solche mit präoperativ normaler Nierenfunktion.* (Nach FIGDOR et al.)

	o. B.	Nierenversagen	Exitus	Chronische Urämie
$C_{Kr} < 40$ ml/min	45%	11%	12,3%	8,2%
$C_{Kr} > 40$ ml/min	76%	1%	1,3%	0,4%

relativ häufige Auftreten einer ausgeprägten postoperativen Störung der Nierenfunktion bei Patienten mit einem chronischen präoperativen Nierenschaden.

Auch Tierversuche (FIGDOR, 1968) zeigten, daß bei deutlichem Nierenschaden (nach ausgiebiger Nierenteilresektion) schwere Störungen der Nierenfunktion infolge Ischämie nach viel kürzeren Ischämiezeiten beobachtet wurden, als bei Tieren mit intakter Niere. Bei einer Kreatininclearance unter 20—30 ml/min wird es im Falle postoperativer Komplikationen sicher zu ernsten Nierenfunktionsstörungen kommen (ÜBELHÖR u. FIGDOR).

β) Diagnose und Verlauf

Die Mindestausscheidungsmenge zur Eliminierung der anfallenden harnpflichtigen Substanzen beträgt beim durchschnittlichen Erwachsenen 500—600 ml pro Tag. Von Oligurie spricht man, die diesbezüglichen Angaben schwanken allerdings, bei einer Ausscheidung von 400 ml in 24 Std (= 17 ml/Std) oder weniger.

Eine Anurie in der unmittelbaren postoperativen Phase ist meistens nicht primär renal bedingt. Abgesehen vom Kreislaufkollaps, ist an ein Hindernis in den ableitenden Harnwegen und eventuell an einen Nierenarterienverschluß zu denken. Dehydratation, Hypovolämie, Verschiebungen des Elektrolyt- und Säure-Basen-Haushaltes müssen erkannt und korrigiert werden. Eiweiß im Harn, Zellen und Zylinder im Sediment weisen auf eine renale Genese der Oligurie. Diese ist auch durch ein niedriges spezifisches Gewicht charakterisiert, während die durch Exsiccose bedingte Oligurie einen hochgestellten Harn produziert. Zu beachten ist, daß ein hohes spezifisches Gewicht auch durch eine Glykosurie oder Manniturie bedingt sein kann, wenn diese Mittel zur osmotischen Diurese gegeben worden waren; das gleiche gilt für Trispuffer (THAM).

Man spricht von einem *funktionellen Nierenversagen*, bzw. *extrarenaler Urämie*, wenn an sich funktionstüchtige Nieren den nach Operationen gesteigerten Anfall von Schlackenstoffen nicht bewältigen. Für das funktionelle Nierenversagen sind die wenig verminderte Kreatininclearance (50 bis 60 ml/min) und die im Vergleich zum Reststickstoff niedrigen Serumkreatininwerte charakteristisch. Beim akuten postoperativen Nierenversagen ist die Kreatininclearance oftmals kaum meßbar (1 bis 5 ml/min), Serumkreatinin und Rest-N steigen parallel an. Während der postoperativen Phase der Wasser- und Kochsalzretention ist die Natrium- und Chloridkonzentration im Harn niedrig, die Schlackenstoffkonzentration im Harn (z. B. Harnstoff und Kreatinin) wird hoch sein. Die Konzentrationen im Harn sind auffällig von den Plasmakonzentrationen verschieden. Nur dem intakten Tubulusapparat gelingt es ein solches Konzentrationsgefälle aufzubauen. Bei der Oligurie des akuten Nierenversagens (akuter tubulärer Schaden!) fehlen die niedrigen Kochsalzwerte im Harn, die Harnstoff- und Kreatininkonzentration wird niedriger sein. Während sich beim funktionellen Nierenversagen Urea-N-Werte im Harn von 1000—2000 mg-% und eine Harnkreatininkonzentration von 200 mg-% und mehr finden, sehen wir beim akuten tubulären Schaden nur Urea-N-Werte von 200—300 mg-% und Kreatinin von 30—50 mg-% (ÜBELHÖR u. FIGDOR; ZIMMERMANN).

Mannittest. 50 ml 25%iges Mannit werden rasch intravenös infundiert. Steigt daraufhin die Harnausscheidung nicht auf mindestens 40 ml/Std, wird diese Dosis noch einmal gegeben. Kommt es auch jetzt zu keiner Zunahme der Diurese, muß ein schwerer organischer Nierenschaden angenommen werden. Figdor (1966) weist darauf hin, daß auch nach zweimal negativem Resultat, später, etwa am nächsten Tag, wieder ein Mannittest gemacht werden sollte.

Die Phase der Anurie, bzw. Oligurie beim akuten Nierenversagen kann einen Tag bis mehrere Wochen dauern. Im Falle der Erholung folgt immer eine polyurische Phase von durchschnittlich 5 bis 12 Tagen. Auch während dieser Zeit ist die Filtration noch vermindert. Bis zur völligen Normalisierung der Nierenfunktion können dann noch bis zu 6 Monate vergehen.

γ) Prophylaxe und Therapie

Der Erhaltung der Normovolämie kommt die höchste Bedeutung zu. Ein annähernd normaler Blutdruck ist noch kein Zeichen einer guten Nierendurchblutung. Bei „zentralisiertem Kreislauf" wird auch die Nierendurchblutung zugunsten von Herz und Gehirn gedrosselt.

Vasopressoren. Müssen während der Narkose aus irgendeinem Grunde Vasopressoren gegeben werden, so ist im Hinblick auf die Nierendurchblutung Methylamphetamin noch am vorteilhaftesten. Churchill-Davidson et al. untersuchten den Effekt von Adrenalin, Noradrenalin und Methylamphetamin auf die Nierendurchblutung beim narkotisierten Patienten. Adrenalin und Noradrenalin bewirkten neben dem Blutdruckanstieg immer einen Abfall der Nierendurchblutung, Methylamphetamin führte zu Blutdruckanstieg und erhöhter Nierendurchblutung.

Mannit hat sich in der Prophylaxe und Therapie des akuten Nierenschadens bestens bewährt. Durch die osmotische Diurese bleiben die Tubuli durchspült, die sonst, auch bei extrarenaler Genese, durch die Oligurie als solche, schweren Schaden erleiden. Daß die osmotische Diurese mit einer besseren Nierendurchblutung einhergeht, daß die Sauerstoffsättigung vor allem des Nierenmarks zunimmt, daß ein interstitielles Ödem in der Niere vermindert und dadurch einem Tubuluskollaps entgegengewirkt wird, sind weitere Gegebenheiten, die den nierenschützenden Effekt des Mannits erklärlich machen (Figdor, 1966). Auf Einzelheiten der Mannitbehandlung kann hier nicht eingegangen werden. Wichtig ist, daß die Mannittherapie beim anurischen Patienten nur fortgesetzt werden darf, wenn tatsächlich eine Ausscheidung zustande gekommen ist. Sorbit als osmotisches Diureticum hat in dieser Hinsicht den Vorteil, daß es im Gegensatz zu Mannit auch metabolisch abgebaut werden kann.

Die übrige Behandlung des akuten Nierenversagens sei hier nur schlagwortartig gestreift: strenge Kontrolle der Flüssigkeitszufuhr entsprechend der Flüssigkeitsbilanz, proteinarme, kaliumarme, salzfreie Ernährung, Anabolika, Korrektur der Acidose. Ferner Kationenaustauscher (Resonium A, peroral oder als Einlauf), Peritoneal- und Hämodialyse.

c) Miktionsstörungen

Die postoperative Harnretention ist ein äußerst häufiges Ereignis. Die rechtzeitige Katheterisierung fördert die Wiederherstellung des normalen Detrusortonus und verringert die Gefahr einer aufsteigenden Infektion.

Spinal- und Epiduralanaesthesie. Die ihrer sympathischen Versorgung beraubten Nieren produzieren eine größere Menge eines weniger konzentrierten Harnes. Da, solange die Anaesthesie anhält, dem Patienten das Gefühl für die volle Blase abgeht, muß der Arzt an die rechtzeitige Katheterisierung denken. Nach Spinalanaesthesien wurden Läsionen im Bereich der Cauda equina („Cauda equina-Syndrom") beschrieben (Wylie u. Churchill-Davidson), die mit Harnretention, Stuhlinkontinenz, Verlust der Sexualfunktion und perinealen Sensibilitätsstörungen einhergehen. Die Ausfälle können vorübergehend oder permanent sein (s. auch „Die Spinalanaesthesie", S. 326).

Literatur

Churchill-Davidson, H. D., Wylie, W. D., Miles, B. E., Wardener, H. E. de: The effects of adrenaline, noradrenaline and methedrine on the renal circulation during anaesthesia. Lancet **1951 I**, 803.

Császár, J., Wölfer, E., Mihalecz, K.: Unsere Erfahrungen mit der Neurolept-II-Analgesie unter besonderer Berücksichtigung der Nierenfunktionsveränderungen. Anaesthesist **16**, 107 (1967).

Eigler, F. W.: Pathophysiologie der Niere im Rahmen chirurgischer Erkrankungen. S. 42. Stuttgart: Ferdinand Enke 1968.

Figdor, P. P.: Der Einfluß der Nierenteilresektion auf die Hypoxieresistenz der Rattenniere. Urol. int. (Basel) **23**, 388 (1968).

— Mannittherapie. Notr. d. wiss. Verb-Öst., S. 25, 38. 1966.

— Zur Frage der Schockniere aus der Sicht des Klinikers. Wien. klin. Wschr. **79**, 785 (1967).

— Höltl, G., Zinnbauer, B.: Das postoperative Nierenversagen bei gesunder und geschädigter Niere. Wien. Z. inn. Med. **49**, 471 (1968).

Gessler, U., Opderbecke, H. W.: Zur Klinik des postoperativen Nierenversagens. Z. prakt. Anästh. Wiederbeleb. **2**, 205 (1967).

Lee, J. A.: A synopsis of anaesthesia, 4th ed., p. 32. London: John Wright & Sons Ltd. 1959.

SLYKE, D. D. VAN: The effect of shock on the kidney. Ann. intern. Med. **28**, 701 (1948).

STARK, G.: Der Einfluß der Narkose auf die Ausscheidung von Aldosteron, Cortison und Cortisol, sowie Natrium und Kalium. Anaesthesist **15**, 4 (1966).

THURAU, K.: Renal hemodynamics. Amer. J. Med. **36**, 698 (1964).

ÜBELHÖR, R., FIGDOR, P. P.: Intra- und postoperative Zwischenfälle (G. BRANDT, H. KUNZ, R. NISSEN), S. 179ff. Stuttgart: G. Thieme 1967.

VÉGHELYI, P.: Die künstliche Hibernation, S. 70ff. Budapest: Akadémiai Kiadó 1960.

WYLIE, W. D., CHURCHILL-DAVIDSON, H. C.: A practice of anaesthesia. 2nd ed., p. 1085. London: Lloyd-Luke Ltd. 1966.

ZIMMERMANN, B.: The diagnosis and management of acute renal failure. Manual of preoperative and postoperative care. Committee on pre- and postoperative care. S. 183. Amer. College of Surgeons. Philadelphia: Saunders 1967.

16. Verwechslungen und Irrtümer

B. TSCHIRREN

Es liegt in der Vielseitigkeit der Narkose, daß die Gefahr von Verwechslungen und Irrtümern verständlicherweise groß ist. Es ist daher die Pflicht des Anaesthesisten, durch geeignete Maßnahmen und Sicherheitsvorrichtungen das Risiko von Zwischenfällen aus Unachtsamkeit so klein wie überhaupt möglich zu halten. Es ist sicher nicht richtig, wenn gelegentlich argumentiert wird, daß durch technische Sicherheitssysteme die Aufmerksamkeit des Anaesthesisten eingeschläfert und somit das Risiko für den Patienten eher vermehrt werde. Auch im Flug- und Bahnbetrieb sind zahllose Sicherheitsmaßnahmen eingebaut, die gegen menschliches Versagen schützen sollen, und dennoch wird von Piloten und Lokomotivführern jederzeit die volle Konzentration auf ihre Aufgabe gefordert.

a) Verwechslungen und Irrtümer beim Gebrauch von technischen Einrichtungen

Mit der Verwendung von Narkoseapparaten ist die Anaesthesie viel sicherer und viel besser steuerbar geworden. Man hat auch ungleich bessere Möglichkeiten, Zwischenfälle zu beheben und ihnen vorzubeugen. Doch können leider die Apparate ihrerseits wieder zum Ausgangspunkt von Komplikationen werden. So ist es möglich, an der Sauerstoffseite ein anderes Gas anzuschließen, wenn die Druckflaschen für Sauerstoff, Druckluft und Kohlensäure immer noch dieselben Anschlußgewinde tragen. Es ist deshalb dringend nötig, dafür zu sorgen, daß die verschiedenen Gasflaschen mit verschiedenen Gewinden ausgestattet werden, damit an die Sauerstoffseite des Narkoseapparates wirklich nur die Sauerstoffbehälter passen. Dieses Postulat ist auch beim Pin-Index-System erfüllt, wo im Anschlußbügel jeweils zwei Stifte angebracht sind, die für jede Gassorte eine bestimmte Stellung haben. Diesen Stiften entsprechen bestimmte Bohrungen am Ventilkopf der Flasche, so daß es nicht möglich ist, eine Gasflasche falsch anzuschließen (Abb. 1).

Ein gleichartiges Sicherheitssystem ist für die Wandanschlüsse entwickelt worden. Hier sind die Stecknippel in verschiedenen Formen (viereckig, sechseckig, kreisrund) ausgeführt, welche nur in die entsprechenden Fassungen hineinpassen. Irrtümer

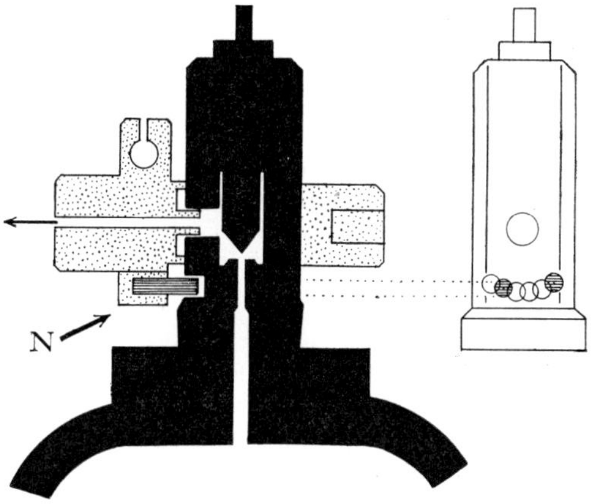

Abb. 1. Stiftsicherung (Pin-Index-System) gegen Verwechslung der Druckflaschen. Der Anschlußbügel (punktiert) trägt Stifte (*N*), welche in entsprechende Bohrungen am Flaschenhals (schwarz) eingreifen. Rechts sind sechs Möglichkeiten für die Bohrungen dargestellt, davon sind zwei (für Sauerstoff) ausgeführt

können aber hier vorkommen, wenn die Stecknippel an die falschen Zuleitungsschläuche montiert werden. In ähnlicher Weise besteht die Gefahr einer Verwechslung von Lachgas- und Sauerstoffleitungen, wenn Reparaturarbeiten an Narkoseapparaten, Respiratoren oder Pipeline-Systemen ausgeführt werden. Das Lachgas fließt dann durch das Sauerstoffflowmeter, und sobald man dem Patienten reinen Sauerstoff geben will, erhält er nur Lachgas und erstickt.

Bei den aufgeführten Möglichkeiten handelt es sich um grobe Irrtümer, die eigentlich in einem geordneten Betrieb nicht vorkommen sollten. Dagegen besteht auch bei bestem Unterhalt der Apparate und Einrichtungen das Risiko, daß während einer Narkose der Sauerstoffstrom unbemerkt versiegt, und der Patient ebenfalls nur reines Lachgas erhält. Da niemand gegen einen Augenblick der Unaufmerksamkeit gefeit ist, in welchem der Sauerstoff unbemerkt ausfließen kann, sollten alle Narkoseapparate mit einem Sicherheitssystem ausgerüstet sein, welches einen Minimalfluß von Sauerstoff garantiert (ca. 1 Liter/min), sobald der Apparat in Betrieb genommen ist, und das Lachgas sofort blockiert, sobald der Druck auf der O_2-Zuleitung absinkt. Auf diese Weise wird verhindert, daß man einen Patienten irrtümlicherweise nur mit Lachgas allein beatmen kann. Technisch gesehen bietet der Einbau eines derartigen Sicherheitssystems gar keine Probleme, und eine Herstellerfirma in Bern (Carba AG) rüstet seit einiger Zeit alle ihre Apparate serienmäßig damit aus. Auch amerikanische Autoren haben die Wichtigkeit einer Sauerstoffsicherung betont (EGER u. EPSTEIN; EPSTEIN et al.).

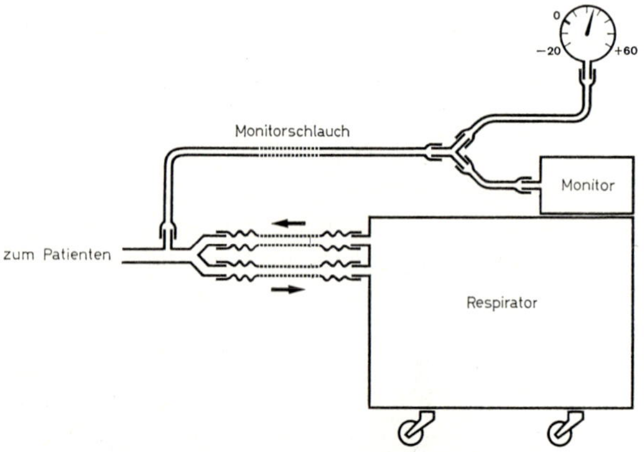

Abb. 2. Einschaltprinzip des Monitors am Beatmungsapparat. Der Monitor gibt drei verschiedene Alarmsignale: 1. Beim Abfallen des Drucks im System (Abhängen vom Tubus); 2. bei Druckanstieg im System (Tubusobstruktion, Sekretanschoppung); 3. bei Stromausfall. (Aus F. ROTH)

Beim Arbeiten mit Respiratoren kann die Verbindung zum Patienten unterbrochen werden, indem sich z. B. das Verbindungsstück vom Tubus abhängt. Da der Respirator mit unveränderter Frequenz weiterläuft, wird unter Umständen die Panne vorerst gar nicht bemerkt. Es ist deshalb sehr empfehlenswert, einen Beatmungsmonitor zwischen Apparat und Patienten zu schalten, welcher auf einen Druckabfall im Patienten-Respiratorsystem sofort Alarm gibt (ROTH). Es sind verschiedenartige Monitoren im Handel (Air-Shields, ERA, Bucher), ihr Einschaltprinzip ist in Abb. 2 dargestellt.

Gewisse Gefahren bieten auch die Inhalations-Anaesthetica, wenn sie bei kontrollierter Beatmung verwendet werden. Bei allen Inhalations-Anaesthetica ist die Atmung das Leitsymptom zur Beurteilung der Narkosetiefe, und da fast immer der Atemstillstand lange vor einem Kreislaufzusammenbruch auftritt, bildet die Überwachung der Respiration eine wichtige Maßnahme in der Prophylaxe der Überdosierung. Bei einer kontrollierten Beatmung fällt dieses Leitsymptom weg, und zudem kann sich das Anaestheticum unbemerkt beimischen, z. B. wenn man den Verdampfer zu schließen vergißt. Es ist deshalb ratsam, bei Verwendung von Inhalations-Anaesthetica während einer kontrollierten Beatmung nur limitierte Mengen in den Verdunster abzufüllen, damit eine massive Überdosierung vermieden werden kann (z. B. 60 ml Äther oder 10 bis 20 ml Fluothan).

b) Verwechslungen und Irrtümer beim Gebrauch von Medikamenten

Bei der Verwendung von Muskelrelaxantien kommt es gelegentlich vor, daß irrtümlicherweise an Stelle eines anderen Medikamentes, zu einem Zeitpunkt, wo man noch gar keine Relaxation will, das Erschlaffungsmittel injiziert wird. Zu einem fatalen Ausgang könnte es kommen, wenn durch unglückliche Umstände die Verwechslung vorerst unbemerkt bliebe. Ebenso können andere Medikamente irrtümlich vertauscht oder Konzentrationen falsch hergestellt werden. Man soll deshalb möglichst vermeiden, Pharmaka mit ähnlicher Wirkung, aber verschiedenen Konzentrationen nebeneinander zu verwenden, sondern sich auf je ein Medikament beschränken, wobei die Konzentration der Gebrauchslösung und der Bereitstellungsmodus (Größe und Markierung der Injektionsspritzen) zur täglichen Routine werden muß. So hat sich beispielsweise die folgende Anordnung als zweckmäßig erwiesen:

2 ml-Spritze:	Muskelrelaxantien. Zur Intubation 2 ml Succinylcholin 5% (= 50 mg/ml); dann 2 ml Diallyl-nor-toxiferin 0,5% (= 5 mg/ml).
20 ml-Spritze:	Barbiturate, d. h. Pentothal 2,5% (= 25 mg/ml).
10 ml-Spritze:	NaCl phys. zum Spülen der Infusion.
5 ml-Spritze:	diverse Medikamente.

Bei konsequenter Durchführung kann nie ein Zweifel bestehen, wo Spülflüssigkeit, Barbiturate und Muskelrelaxantien sind und wieviel an Medikamenten die Spritzen jeweils enthalten.

Ein besonderes Risiko für die Verwechslung von Dosierungen besteht in der Kinderanaesthesie. Die üblichen Dosen gelten normalerweise für Erwachsene, und deshalb müssen sie entsprechend dem Körpergewicht umgerechnet werden. Hier können nun Rechnungs- und Übermittlungsfehler auftreten, die gelegentlich verhängnisvoll sind.

Ein 12jähriges Mädchen wird wegen eines Milztumors splenektomiert. Operation und Narkose verlaufen unauffällig. In der postoperativen Phase erhält es zur Schmerzbekämpfung irrtümlicherweise an Stelle der verordneten „ein zweitel ml" Pethidin (= 25 mg) „zwei ml" Pethidin, also 100 mg i.m. Ungefähr 30 min nach der Injektion kommt es zu einem Versagen der Atmung, das vorerst nicht richtig gedeutet wird. Als man die Gefahr erkennt, ist es zu spät. Es entwickelt sich ein asphyktischer Herzstillstand, der nicht mehr zu beheben ist (TSCHIRREN).

Es ist deshalb unbedingt erforderlich, jede Verordnung schriftlich niederzulegen, denn nur so kann das Risiko von falschen Interpretationen einigermaßen umgangen werden.

Literatur

EGER, E. I., EPSTEIN, R. M.: Hazards of anesthetic equipment. Anesthesiology **25**, 490—504 (1964).

EPSTEIN, R. M., RACKOW, H., LEE, A. ST. J., PAPPER, E. M.: Prevention of accidental breathing of anoxic gas mixtures during anesthesia. Anesthesiology **23**, 1—4 (1962).

ROTH, F.: Respirator-Monitoren. Anaesthesist **18**, 13—16 (1969).

TSCHIRREN, B.: Der Narkosezwischenfall. S. 31. Bern-Stuttgart: Huber 1967.

17. Versehentliche intraarterielle Injektion intravenöser Narkosemittel

K. H. WEIS

a) Einleitung

Eine schwerwiegende Komplikation der intravenösen Injektion, besonders, wenn diese im Bereich der Ellenbeuge versucht wird, stellt die versehentliche intraarterielle Injektion dar. Der Arzt, in der Annahme, eine Vene punktiert zu haben, injiziert ein Präparat, das intravenös verabreicht einwandfrei verträglich ist, intraarteriell jedoch zu schwersten, irreparablen Schäden führen kann.

Den Anaesthesisten interessieren diesbezüglich besonders die intravenösen Narkosemittel. Doch außer diesen sind schon vor Einführung der Barbiturate mehrere, chemisch verschiedenartige Substanzen bekannt geworden, die nach intraarterieller Injektion teilweise schwere Schäden verursachen [Jodoxyl, Natriumcholat, Diodon (Perabrodil), Uroselektan, Sulfapyridin, Acriflaviniumchlorid (Trypaflavin) u. a.].

STÖR berichtete als erster nicht nur ausführlich über derartige Zwischenfälle, sondern führte zugleich eigene Tierversuche zur Klärung der Zusammenhänge durch.

LUNDY sowie MACINTOSH und HEYWORTH waren unter den ersten, die über eine irrtümliche intraarterielle Injektion von Pentothal berichteten. Veröffentlichungen über Komplikationen nach intraarterieller Injektion intravenöser Narkosemittel häuften sich dann in den darauffolgenden Jahren (Übersicht bei STONE u. DONNELLY). In den meisten publizierten Fällen war Thiopental beteiligt; auf 36 Komplikationen nach einer Thiopentalinjektion zwischen 1942 und 1964 kamen nur 2 nach einer Injektion von Hexobarbital. In einer ausführlichen Arbeit schätzte COHEN die Häufigkeit einer irrtümlichen i.a. Injektion auf 1:55000 Thiopentalinjektionen. Derartige Angaben variieren in weiten Bereichen; LUNDY glaubte, das Verhältnis betrage 1:8000, während DUNDEE (1953 u. 1956) es mit 1:3500 noch ungünstiger ansetzte.

Bislang waren irrtümliche intraarterielle Barbituratinjektionen, die zu Schäden führten, selten vorgekommen. Dies änderte sich in auffallender Weise, als neue intravenöse Narkosemittel aus chemisch andersartigen Stoffgruppen entwickelt und für die Praxis freigegeben wurden.

So berichtete SCHWARZKOPF bereits 1 Jahr nach Einführung des Hydroxydion über 11, ihm bekannt gewordene, intraarterielle Injektionen dieses Präparates mit nachfolgender Gangrän von Teilen der oberen Extremität, die meist eine Amputation erforderten.

Nur wenige Jahre später mußte eine zweite derartige Häufung schwerwiegender Schädigungen nach irrtümlichen intraarteriellen Injektionen eines Phenoxyessigsäureamids, Estil (2-Methoxy-4-allylphenoxyessigsäure-N, N-diäthylamid), das als ultrakurz wirkendes, i.v. Narkoticum besonders für die Ambulanz prädestiniert war, verzeichnet werden

(LOESCHKE u. BEER; PERRET; WEESE u. HENTSCHEL). Gerade diese letzten Beobachtungen erfordern, die irrtümliche intraarterielle Injektion als Komplikation der intravenösen Narkose allen Ärzten bekannt zu machen, zumal den Patienten häufig bleibender Schaden zugefügt und gegen den behandelnden Arzt fast stets zivilrechtlich geklagt wird.

b) Klinisches Bild

Symptomatik und Verlauf einer irrtümlichen intraarteriellen Injektion bleiben weitgehend unabhängig von der Art des applizierten, gefäßtoxischen Mittels. Folgende 4, meist sofort auftretende Kriterien machen eine intraarterielle Injektion äußerst wahrscheinlich:

1. Der heftige, plötzlich sich peripher ausbreitende, in den Fingerspitzen beginnende, häufig als brennend charakterisierte Schmerz.

2. Das Blaßwerden des von der Einstichstelle peripher liegenden Hautgebietes.

3. Das Aufhören der peripheren arteriellen Pulsation.

4. Das verspätete Einsetzen der Narkose.

Im typischen Fall treten heftige Schmerzen unmittelbar während der Injektion auf, die für 1 bis 2 min unverändert anhalten und erst während Stunden langsam abklingen. Sie werden mitunter vom Patienten beschrieben „wie wenn Feuer auf der Hand und den Fingern brenne“ oder „als ob die Hand in kochendes Wasser getaucht würde“. Schmerzen können jedoch erst viel später einsetzen.

Ein 5jähriger Junge (MACINTOSH u. HEYWORTH) klagte erstmals 1 Std nach Injektion von 1,5 ml einer 10%igen Thiopentallösung in der Ellenbeuge bitterlich über Schmerzen in der Hand. Zugleich war die Haut im Bereich des Unterarmes blaß geworden und eine Pulsation der A. radialis nicht mehr nachzuweisen. Die Veränderungen bildeten sich jedoch zurück und das Kind konnte entlassen werden. Eine Woche nach dem Zwischenfall setzten dann während des Spielens plötzlich wieder heftige Schmerzen in der Hand ein. Bei der erneuten stationären Aufnahme erwies sich die Hand als ischämisch und kalt, die Finger waren fixiert und die A. radialis pulsierte nicht mehr. 3 Wochen später mußte der Unterarm amputiert werden. — Bei einem anderen Patienten verschwand der Radialispuls plötzlich am 15. Tag (COHEN); am 30. Tage wurde die Amputation notwendig.

Die Beweglichkeit der Finger bleibt meist während der ersten Schmerzphase noch erhalten, sie schränkt sich aber dann zunehmend ein bis zu irreversiblen Kontrakturen. — Die anfängliche Blässe der Haut weicht regelmäßig einer Marmorierung mit sich steigernder Ödem- und evtl. Blasenbildung. Andererseits sind oftmals trockene Mumifizierungen von Fingern, der Hand und des Unterarmes beobachtet worden.

Die im weiteren Verlauf wahrzunehmenden Veränderungen erweisen sich als Folge der arteriellen Durchblutungsstörungen und der unmittelbaren gewebsschädigenden Wirkung des Narkosemittels: Marmorierung und livide Verfärbung der Haut, ödematöse Schwellung, Verlust der Bewegungsfähigkeit, Kontrakturen, schließlich Gangrän, die zur Ablatio zwingt. Betont sei, daß keines der 4 Symptome obligat ist. Schmerzen können von einem unter der Prämedikation stehenden Patienten ungenügend perzipiert oder bei einem für sensibel bekannten, als Überwertung mißdeutet werden. Die Blässe der Haut tritt gelegentlich nur flüchtig auf und die Pulsation der A. radialis mag noch tagelang (COHEN) fühlbar bleiben, ehe sie von einer Stunde zur anderen aussetzt und sich nachfolgend ein trockener Brand entwickelt.

c) Ursachen der irrtümlichen intraarteriellen Injektion

Aus den erwähnten Häufungen dieser Komplikation könnte auf eine nachlassende Sorgfalt der i.v. Injektionstechnik geschlossen werden. Eine andere Schlußfolgerung wirkt jedoch zwingender: Die Verwendung von i.v. Narkosemittel mit gefäßtoxischen Nebenwirkungen macht offenkundig, daß wohl häufiger versehentlich i.a. injiziert wurde und wird, als bisher klinisch zu erfassen war. Die Ursachen dieser Fehlinjektionen, besonders im Bereich der oberen Extremitäten, liegen in erster Linie in der Art der normalen topographischen Beziehung zwischen Arterien und Venen und deren Varianten (HAZLETT; LANZ u. WACHSMUTH).

Immerhin finden sich am Arm bei 25% aller Menschen von der Norm abweichende Gefäßverläufe. Liegen normalerweise in der Regio cubitalis Arterie und Vene nur durch den Lacertus fibrosus voneinander getrennt, so ist die wichtigste Folge der variablen Gefäßaufteilung die des oberflächlichen, subcutanen Verlaufes einer oder mehrerer Arterien. Somit ist bei der Punktion eines Gefäßes in der Ellenbeuge durchaus die Möglichkeit gegeben, unbemerkt statt einer Vene eine unmittelbar anliegende Arterie zu treffen.

Die Varianten der arteriellen Gefäßversorgung werden von der Entwicklungsgeschichte her verständlich. Die primitive Blutversorgung des Armes erfolgt über 2 Arterienstämme. Normalerweise bildet sich beim Menschen der oberflächliche Stamm zurück und der tiefe versorgt allein als A. brachialis Unterarm und Hand. In 15% aber bleibt der oberflächliche Ast erhalten (A. brachialis superficialis) und bei weiteren 10% finden sich beide Äste nebeneinander. Die A. brachialis superficialis kommt rechts doppelt so häufig vor wie links. Die A. radialis und die A. ulnaris entspringen entweder aus der normalen A. brachialis oder aus der A. brachialis superficialis. Bleiben beide Armarterien bestehen, so setzt sich in der Regel aus der A. brachialis die A. ulnaris fort und aus der A. brachialis superficialis die A. radialis.

Bei Vorliegen dieser Variationen ist es wichtig zu wissen, daß die A. brachialis und die A. radialis meist oberhalb des Lacertus fibrosus und damit in unmittelbarer Nachbarschaft der Vena mediana cephalica bzw. basilica verlaufen. Auch die A. ulnaris kann subcutan liegen.

Ein weiterer Umstand erweist sich als nachteilig. Es gibt kein einfach anzuwendendes und zugleich sicheres Kriterium zur Differenzierung einer intravenösen oder intraarteriellen Lage der Injektionskanüle. Argumente wie Schmerzhaftigkeit der Arterienpunktion, hellrote Farbe und Pulsation des arteriellen Blutes, wobei die Anwendung des Tourniquet eine solche unterdrückt, erweisen sich bei genauer Prüfung als nicht stichhaltig. Die Höhe des Blutdruckes, die arterielle O_2-Sättigung oder die individuelle Schmerzempfindlichkeit bleiben als Symptome zu variabel, abhängig vom augenblicklichen Kreislaufzustand (Hypotonie), von der zeitlichen Dauer und Intensität der angelegten Stauung und auch von der Lage des Armes (Drosselung oder Kompression der A. subclavia zwischen Schlüsselbein und 1. Rippe).

Das Anlegen einer Infusion vor Beginn der i.v. Narkose und Prüfung der Tropfenfolge in Abhängigkeit von der Niveau-Differenz Herz-Infusionsflasche, bietet einen guten Schutz.

Der Vorschlag, nach der Gefäßpunktion zunächst 2 ml als Testdosis zu injizieren und die Reaktion des Patienten abzuwarten, schützt ebenfalls nicht vor einer Schädigung. Es wurde ein Fall bekannt, bei dem nach i.a. Injektion von nur 0,5 ml eines i.v. Narkosemittels der betroffene Arm amputiert werden mußte (PERRET).

d) Experimentelle Befunde zur Pathogenese

Die Pathogenese der Schädigung nach einer irrtümlichen intraarteriellen Injektion wurde in tierexperimentellen Untersuchungen weitgehend geklärt (BEER et al.; HARTMANN et al.; HOFFMEISTER et al.; KINMONTH u. SHEPERD, 1959, 1960; LIEBEGOTT; LOESCHKE et al., 1963; MEYER u. THEOBALD; WEIS u. FISCHER, 1962; WEIS u. RUCKES, 1965). Von klinischen Beobachtungen ausgehend standen 3 Gesichtspunkte oben an:

1. Qualitative und quantitative Schädigungen in Abhängigkeit vom injizierten Präparat.

2. Der Gefäßspasmus, nachweisbar an der sistierenden peripheren Pulsation und Blässe der regional abhängigen Haut.

3. Die arterielle und venöse Thrombose, erkenntlich an einer ödematösen Schwellung, an einer Cyanose und Gangrän.

Gleiche Konzentration und absolute Menge verschiedener i.v. Narkosemittel führen im Tierexperiment zu erheblichen Unterschieden im Ausmaß der Schädigung (HOFFMEISTER et al.; LOESCHKE et al.; MEYER u. THEOBALD; RÜGHEIMER et al.). Nach Injektion in die Femoralarterie der Ratte (WEIS u. FISCHER 1962; WEIS u. RUCKES, 1965) schädigten z. B. Pentobarbital und Hexobarbital nicht, Thialbarbital gering, Thiopental und Propanidid deutlich, während Hydroxydion und andere Phenoxyessigsäureamidderivate den größten Schaden verursachten. Mit steigender Konzentration oder größerer absoluter Menge wird die Schädigung erwartungsgemäß ausgeprägter. Die Vermutung, der betont alkalische pH-Wert eines Narkosemittels — für Barbiturate liegt das pH bei 10 und darüber — sei ursächlich für die entstehenden Gewebsveränderungen verantwortlich, ließ sich experimentell widerlegen (KINMONTH u. SHEPERD, 1960; WEIS u. FISCHER, 1962).

Für die Hypothese, eine Gangrän nach Thiopental resultiere als Folge einer Präcipitatbildung mit Verstopfung kleinster Gefäße, lassen sich zwar positive Ergebnisse aus in vitro- und postmortem-Untersuchungen anführen (WATERS). Es ist aber kaum vorstellbar, daß eine überwiegend mechanische Strombahnverlegung zu einer ausgedehnten Gangrän führt. Dagegen spricht auch die Tatsache, daß bei der Prüfung eines Narkosemittels eine kleine Menge eines evtl. notwendigen Lösungsvermittlers (z. B. α-Naphthylessigsäure bei einem Eugenolderivat) allein eine vollkommene Nekrose verursachte (WEIS u. FISCHER, 1962).

Der Frage nach der Bedeutung des arteriellen Spasmus wurde viel Aufmerksamkeit geschenkt. BURN et al., 1957, 1958, 1959, 1960, 1961) stellten die Hypothese auf, daß intraarteriell injiziertes Thiopental aus den Noradrenalin-Speichern Noradrenalin freisetzt und somit einen Gefäßspasmus auslöse. Klinisch besteht kein Zweifel, daß sich die betroffenen arteriellen Gefäßabschnitte vorübergehend spastisch kontrahieren (Operationsbefunde). Auch experimentell ließ sich ein Spasmus an der Femoralarterie nachweisen, der sich jedoch stets nach wenigen Sekunden bis höchstens Minuten spontan löste (DAWKINS; KINMONTH u. SHEPERD, 1959, 1960). Untersuchungen an mit Reserpin behandelten Tieren, deren periphere Noradrenalin-Speicher entleert waren, führten aber im Vergleich mit unbehandelten Tieren nach intraarterieller Thiopental-Injektion in die A. femoralis zu Schäden gleichen oder größeren Ausmaßes (WEIS u. FISCHER, 1962). Zur Klärung des gesamten Bildes genügt demnach der Arterienspasmus als einzige Ursache der Schädigung nicht (RÜGHEIMER et al.; WEIS u. FISCHER, 1962), zumal der unmittelbaren Gabe von Thiopental in die A. femoralis des Hundes eine 5- und mehrfache Zunahme des elektromagnetisch gemessenen Durchflusses folgt, die erst nach 10—20 min sich normalisiert (WEIS, 1966). Thrombosierungen in arteriellen und venösen Gefäßen, wie sie regelmäßig bei pathologisch-anatomischen Untersuchungen amputierter Extremitäten gefunden wurden, sind sekundären Ursprungs (RÜGHEIMER et al.). Darauf wies bereits STÖR hin. Sie verschlimmern in jedem Fall das Krankheitsbild.

Systematische histologische Untersuchungen nach Thiopentalinjektionen in die Femoralarterie der Ratte (RUCKES u. WEIS; WEIS u. RUCKES, 1965) zeigten, daß bereits nach 30 min deutlich erkennbare Schäden an den Fasern der Skeletmuskulatur (Verlust der Querstreifung, hyaline, vacuolige, wachsartige Degeneration) und an dem interstitiellen Capillar-Bindegewebe (Endotheldestruktion, Ödem) auftreten. Von Beginn an waren Muskelfasern in gleicher

Weise betroffen wie das Interstitium. Binnen Stunden entwickelte sich unter steigender Zellinfiltration und erkennbaren Schäden an den Arteriolen das volle Bild einer Entzündung, die kleinere oder größere, teils infarktartige Muskelnekrosen umschloß. Im Verlauf der makroskopisch präparierbaren Arteria femoralis ließ sich, von der Punktionsstelle abgesehen, keine Veränderungen nachweisen. Gleichartige Bilder waren nach Injektionen anderer i.v. Narkotika (WEIS u. FISCHER, 1962; WEIS u. RUCKES, 1965) nachzuweisen. Abweichungen der histologischen Bilder erfolgten betont quantitativ, nicht qualitativ und erweisen sich, wie erwähnt, abhängig von der Konzentration und der chemischen Beschaffenheit der injizierten Lösungen. So war z. B. nach Injektion von Hydroxydion die gesamte betroffene Muskulatur mit den größeren Arterien und Venen einer reaktionslosen Nekrose anheimgefallen (WEIS u. FISCHER, 1962). Maßgebend wird somit eine toxische Nebenwirkung intravenöser Narkosemittel, die, wenn sie i.a. verabreicht werden, abhängig von ihrer chemischen Struktur, der absoluten Menge, der Konzentration und Injektionsgeschwindigkeit, gleichermaßen und unmittelbar die Capillaren und die Skeletmuskelfasern direkt schädigen.

e) Therapie

Hier muß zugestanden werden, daß es keine befriedigende Behandlung der intraarteriellen Narkosemittelinjektion gibt. Nach Kenntnis der histologischen Bilder ist dies nicht so sehr verwunderlich. Deshalb ist die Prognose stets überaus ernst zu stellen.

Beim geringsten Verdacht auf eine intraarterielle Injektion muß diese sofort abgebrochen werden. Die Kanüle verbleibt im Gefäß, rasch sollte isotone Kochsalzlösung und Procain, 10—20 ml der 0,5%igen Lösung, nachinjiziert werden. Der Operateur wird sofort verständigt, da eine echte Notsituation vorliegt. Alle geplanten Eingriffe, soweit sie nicht aus zwingender Indikation durchgeführt werden müssen, sind zu verschieben. Alle Maßnahmen, die eine gesteigerte Durchblutung bewirken, sind indiziert: Stellatumblockade, Plexusblockade, Wattepackungen, warme Bäder der nicht betroffenen Extremitäten; gefäßerweiternde Medikamente wie Ganglienblocker — Trimetaphan — (Arfonad) als Dauertropfinfusion, Hydergin, Papaverin (40—80 mg in 10—20 ml Kochsalzlösung), Tolazolin (Priscol) (5 ml einer 1%igen Lösung), aber auch Xantinolnikotinat (Complamin) (KAPFERER) und Prednison (Decortin) (BÖHMER u. RÜGHEIMER) sind, soweit dies der Allgemeinzustand erlaubt, angezeigt.

Wenn es das Grundleiden gestattet, sollte unbedingt eine Anticoagulantientherapie eingeleitet werden, zunächst durch i.v. Gabe von 7500 bis 10000 Einheiten Heparin (8stündlich 7500 Einheiten i.v.). Für mindestens 2 Wochen folgt dann eine Dauerbehandlung mit langwirkenden Anticoagulantien. Auf diese Medikation ist der größte Wert zu legen. Muß jedoch die Narkose trotz des Zwischenfalles weitergeführt werden, so ist dafür ein Narkosemittel zu wählen, das eine periphere Vasodilatation bewirkt, etwa Äther, Halothan oder Cyclopropan.

Trotz aller therapeutischer Bemühungen blieb in zahlreichen der bekannt gewordenen Zwischenfälle ein Erfolg aus. Das Krankheitsbild lief schicksalsmäßig ab. Die Extremität fiel der Gangrän anheim und mußte abgesetzt werden.

f) Prophylaxe

Ihr kommt in diesem Zusammenhang besondere Bedeutung zu. Sie muß bereits vor der Einführung eines neuen intravenösen Narkosemittels in die Klinik beginnen. Kein Arzt sollte ein neues Präparat annehmen, wenn die Hersteller keine konkreten Ergebnisse aus tierexperimentellen Untersuchungen zur angeschnittenen Frage vorlegen können.

Bei der Vorbereitung der Injektion sollten die Venen sorgfältig palpiert werden, wobei aus den bereits dargelegten Gründen die Ellenbeuge zu meiden ist (KEUTNER; PERRET, 1947, 1959, 1963). Am besten eignen sich Venen auf der radialen Seite des Unterarmes und auf dem Handrücken. Aber auch hier sei daran erinnert, daß in seltenen Fällen im Bereich des Handgelenkes die A. radialis subcutan verlaufen und im Bereich des Handrückens bei abgemagerten Patienten eine A. interossea irrtümlich punktiert werden kann (BAILLIE).

Die Schäden lassen sich weiter verringern durch den Gebrauch schwach konzentrierter Lösungen, z. B. 2,5% Thiopental statt wie früher 5% oder gar 10%, die langsam injiziert werden (weitere Verdünnung durch den Blutstrom).

Literatur

BAILLIE, W. W.: Accidental intra-arterial administration of thiopentone on back of hand. Brit. J. Anaesth. **30**, 373 (1958).

BEER, R., LOESCHKE, G. C., FANK, G., HECHT, CH.: Zur Gefäßverträglichkeit von Propanidid. Anaesth. u. Wiederbelebung **4**, 119 (1965).

BÖHMER, D., RÜGHEIMER, E.: Die Folgen der intraarteriellen Injektion von Barbituraten und deren Therapie. Anaesthesist **11**, 112 (1962).

BURN, J. H.: Why thiopentone injected into artery may cause gangrene. Brit. med. J. **1960 II**, 414.

— Gangrene from thiopentone. Brit. med. J. **1960 II**, 1235.

— HOBBS, R.: Mechanism of arterial spasm following intraarterial injection of thiopentone. Lancet **1959 I**, 1112.

— MCDOUGAL, D. B.: The effect of reserpine on gangrene produced by thiopental in the mouse tail. J. Pharmacol. exp. Ther. **131**, 167 (1961).

BURN, J. H., RAND, M. J.: Reserpine and noradrenaline in artery walls. Lancet **1957 II**, 1097.
— — Noradrenaline in artery walls and its despersal by reserpine. Brit. med. J. **1958 I**, 903.
COHEN, S. M.: Accidental intra-arterial injection of drugs. Lancet **1948 II**, 361.
— Accidental intra-arterial injection of drugs. Lancet **1948 II**, 409.
DAWKINS, M.: Arterial spasm following intra-arterial injection of thiopentone. Lancet **1959 I**, 1253.
DUNDEE, J. W.: Intra-arterial injection of thiopentone. Brit. med. J. **1953 I**, 402.
— Thiopentone and other barbiturates. p. 197. London: E.V.S. Livingstone Ltd. 1956.
HARTMANN, H., STÄNDER, W., MORGENSTERN, C.: Tierexperimentelle Untersuchungen zur Frage der irrtümlichen Injektion von Narkotika. Anaesthesist **14**, 215 (1965).
HAZLETT, J. W.: The superficial ulnar artery with reference to accidental intra-arterial injection. Canad. med. Ass. J. **61**, 289 (1949).
HOFFMEISTER, F., GRÜNVOGEL, E., WIRTH, W.: Tierexperimentelle Untersuchungen zur i.a. Verträglichkeit von Narkotika. Anaesthesiologie und Wiederbelebung 4, S. 88. Berlin-Heidelberg-New York: Springer 1965.
KAPFERER, J. M.: Intraarterielle Barbituratinjektion und deren Therapie. Anaesthesist **13**, 345 (1964).
KEUTNER, H.: Örtliche Schäden bei intravenöser Injektion in der Ellenbeuge. Chirurg **17/18**, 78 (1947).
KINMONTH, J. B., SHEPERD, R. C.: Accidental injection of thiopentone into arteries. Brit. med. J. **1959 II**, 914.
— — Gangrene from thiopentone. Brit. med. J. **1960 II**, 939.
LANZ, von, WACHSMUTH, W.: Praktische Anatomie I/3. Berlin-Göttingen-Heidelberg: Springer 1959.
LIEBEGOTT, G.: Pathologisch-anatomische Befunde nach Anwendung von Kurznarkotika. Anaesthesiologie und Wiederbelebung 4, S. 125. Berlin-Heidelberg-New York: Springer 1965.
LOESCHKE, G. C., BEER, R.: Nil nocere! Zur Vermeidung von Schäden infolge intraarterieller Fehlinjektion. Münch. med. Wschr. **104**, 1121 u. 1175 (1962).
— SOGA, D., BEER, R.: Untersuchungen über das Ausmaß der Gefäßschäden nach intraarterieller Injektion verschiedener Narkotika. Münch. med. Wschr. **105**, 421 (1963).
LUNDY, J. S.: Clinical anesthesia. p. 542. Philadelphia: W. B. Saunders Company 1942.
MACINTOSH, R. R., HEYWORTH, P. S. A.: Intra-arterial injection of pentothal. Lancet **1943 II**, 571.
MEYER, W., THEOBALD, W.: Experimentelle Untersuchungen zum Problem der Gewebschädigung bei intraarterieller Injektion am Tier. Anaesthesist **12**, 150 (1963).
PERRET, W.: Die versehentliche intra- oder periarterielle Injektion in der Ellenbeuge. Chirurg **18**, 458 (1947).
— Die versehentliche intraarterielle Injektion anläßlich intravenöser Injektion in der Ellenbeuge. Med. Klin. **54**, 403 (1959).
— Die Bedeutung des Injektionsortes zur Verhinderung versehentlicher intraarterieller Injektion im Arm. Med. Klin. **57**, 230 (1962).
— Neue Gesichtspunkte zur Vermeidung versehentlicher intraarterieller Injektionen. Anaesthesist **12**, 22 (1963).
RUCKES, J., WEIS, K. H.: Histologische Veränderungen innerhalb der ersten 24 Stunden nach Injektion von Propanidid in die Arteria femoralis der Ratte. Anaesthesist **15**, 392 (1966).
RÜGHEIMER, E., BÖHMER, D., WAGNER, B.: Experimentelle Untersuchungen zur Pathogenese und Therapie der irrtümlichen intraarteriellen Injektion von Barbituraten. Thoraxchir. u. vasc. Chir. **10**, 489 (1963).
SCHWARZKOPF, H.: Vermeidbare Gefäßschäden bei Presuren-Injektionen. Dtsch. med. Wschr. **83**, 1089 (1958).
STÖR, O.: Fehler und Gefahren bei subcutanen, intramuskulären und intravenösen Einspritzungen. Chirurg **5**, 171 (1933).
STONE, H. H., DONNELLY, C. C.: The accidental intraarterial injection of thiopental. Anesthesiology **22**, 995 (1961).
WATERS, D. J.: Intra-arterial thiopentone. Anaesthesia **21**, 346 (1966).
WEESE, K., HENTSCHEL, M.: Nil nocere! Münch. med. Wschr. **25**, 1259 (1961).
WEIS, K. H.: Die lokalen Gefahren der intravenösen Kurznarkose. Langenbecks Arch. Klin. Chir. **319**, 1119 (1967).
— FISCHER, F.: Die Folgen der Injektion von Thiopental, Hexobarbital und eines neuen intravenösen Kurznarkosemittels (2-Methoxy-4-allyl-phenoxyessigsäure-N, N-diäthylamid) in die Arteria femoralis der Ratte. Chirurg **33**, 134 (1962).
— — Wirkungsunterschiede von Barbituraten nach intraarterieller Injektion bei der mit Reserpin vorbehandelten Ratte. Klin. Wschr. **40**, 205 (1962).
— — Über den Einfluß vegetativ wirksamer Pharmaka auf die Folgen der Injektion von Thiopental in die Arteria femoralis der Ratte. Klin. Wschr. **40**, 1158 (1962).
— RUCKES, J.: Funktionelle und morphologische Veränderungen nach Injektionen des Kurznarkotikums Propanidid in die Arteria femoralis der Ratte. Anaesthesiologie und Wiederbelebung, Bd. 4, S. 108. Berlin-Heidelberg-New York: Springer 1965.

18. Exitus in tabula, auf dem Transport und in der unmittelbaren postoperativen Phase

K. HORATZ

a) Exitus in tabula

Für alle Beteiligten bedeutet ein Exitus in tabula eine schwere seelische Belastung. Trotz aller modernen Narkoseverfahren sind tödliche Narkosezwischenfälle immer wieder zu verzeichnen. Sie sind heute mit Hilfe des Anaesthesisten seltener geworden. Oft läßt sich die Todesursache nur schwer erklären. Jede Operation ist eine Gemeinschaftsarbeit zwischen Anaesthesist und Operateur. Eine Analyse unerwarteter Todesfälle kann deswegen auch nur gemeinsam vorgenommen werden. Mehr als früher entschließen sich heute Operateure zu einem Eingriff bei Schwerkranken. Daher werden Risikoeingriffe bei vorher unbekanntem oder bereits bekanntem pathologischen Organbefund immer häufiger. Hinzu kommt noch, daß der Anteil von Patienten in höherem Lebensalter nach HÜGIN von 1945—1954 erheblich zugenommen hat.

So steigt der Anteil
der Über-50jährigen um 55%,
der Über-60jährigen um 93%,
der Über-70jährigen um 130%.

Ein gleiches Anwachsen im Operationsgut ist bei Kleinkindern unter 1 Jahr zu verzeichnen.

Die prädisponierenden Faktoren, die zum tödlichen Narkosezwischenfall führen können, haben sich in den letzten Jahren sehr gewandelt. Von 1860—1867 starben von 16 incarcerierten Leistenhernien 3 während des Eingriffs (BILLROTH), weitere 9 Patienten starben in den ersten 32 Std post operationem. Nach ZUKSCHWERDT kann man aus einer amtlich-preußischen Statistik von 1906 entnehmen, daß von Patienten zwischen dem 10. und 25. Lebensjahr mehr Menschen an Appendicitis gestorben sind als an allen übrigen Krankheiten zusammen. Wie sehr sich das Krankengut in allen Kliniken in den letzten Jahren gewandelt hat, zeigt die Tabelle 1.

Tabelle 1. *Wandlung der zu „akutem Herz-Kreislaufversagen" prädisponierenden Faktoren.* (Nach NATOF u. SADOVE, 1958)

	1920—1942 (n = 395)	1943—1956 (n = 380)
Herzerkrankungen	17%	27%
Lungenerkrankungen	11%	20%
Infektionen	25%	6%
Präoperativer Schock	13%	3%
Behinderung der Luftwege	7%	12%
Aspiration	17%	16%
Unbeherrschbare Blutung	7%	14%
+ bei Anaesthesie-Einleitung	18%	12%

Diese Feststellung muß auch von anderen Kliniken bestätigt werden. Die in der Tabelle 1 angeführten, zu akutem Herzkreislaufversagen prädisponierenden Faktoren, müssen wir nach den in unserer Klinik gemachten Erfahrungen um zwei weitere Grundkrankheitsbilder erweitern, nämlich die Zunahme der Erkrankungen an der Leber und am Pankreas.

Desgleichen haben auch Risikoeingriffe bei endokrinen Erkrankungen sowie bei schweren Nierenstörungen zugenommen. Sind diese Grundkrankheiten vor der Operation unerkannt geblieben oder inadäquat vorbereitet worden, so kann es sehr leicht während der Operation zur Katastrophe kommen.

α) Hauptursachen

Hauptursachen, die zum Exitus in tabula führen können:

1. *Unerkannte präoperative Erkrankungen* bzw. —wenn anamnestisch bekannt—für den operativen Eingriff nicht genügend berücksichtigt.

2. *Respiratorische Störungen.*

3. *Zirkulatorische Störungen.*

4. *Fehlerhafte Anwendung von* a) Anaesthesiemitteln, b) Muskelrelaxantien.

Wie bereits oben angedeutet, muß ein genauer Krankheitsbefund vom Patienten erhoben werden, um dementsprechend den Patienten für den operativen Eingriff gut vorzubereiten. Neben Erhebung einer vollständigen Anamnese sind Atmung, Kreislauf (Patienten über 50 Jahre Thoraxröntgen und EKG), Nierenfunktion (Harnbefund — Eiweiß und Zucker), Körperkonstanten wie Blutbild (Hämoglobin oder Hämatokrit), evtl. Elektrolyte, Sauerstoffsättigung und Gerinnungsstatus genau zu klären. Nach Unfällen muß der Schock zunächst bekämpft werden; beim Bewußtlosen muß um so mehr auf die o.a. Untersuchungen Wert gelegt werden, um festzustellen, ob überhaupt in diesem Zustand der Bewußtlosigkeit ohne exakte vorherige Klärung der Ursache der Bewußtlosigkeit eine Operation möglich ist, oder besser verschoben werden sollte. Bei starken Blutungen muß vorher abgeklärt werden, ob sie organisch durch eine operativ zu beseitigende Blutung bedingt ist oder ob sie evtl. nicht doch vorwiegend auf einer Störung der Gerinnungsfaktoren beruht. Die Wahl der Prämedikation muß so erfolgen, daß nicht durch die Prämedikation weitere Komplikationen (Blutdrucksenkung, Atemdepression, Herzrhythmusstörungen) eintreten können. Bei Herzrhythmusstörungen, z. B. im Sinne eines Adams-Stokes, muß überlegt werden, ob vor der Operation die Anlegung eines Schrittmachers einen weiteren Sicherheitsfaktor für die Anaesthesie und die Operation bieten könnte.

Nach dem soeben Gesagten kann von seiten des Anaesthesisten der Exitus in tabula durch folgende Richtlinien verhindert werden:

β) Verhütung

Aufgaben des Aanaesthesisten und Chirurgen
Präoperativ

1. Vorgeschichte erweitern: Komplikationen früherer Eingriffe, Allergie? Arzneimittelgewohnheiten (Tranquilizer, Cortison), frühere Blutungen.
2. Möglichst exakte Krankheitsdiagnose.
3. Voruntersuchung lebensnotwendiger Organe:
   a) Herz (ältere Menschen, EKG);
   b) Atemwege;
   c) Lungen (bei Risikofällen moderne Lungenfunktionsprüfungen, ältere Menschen Thoraxröntgen);
   d) Niere (latente Ödeme, stets 24 Std-Urinmenge bestimmen, Resturin? Rest-N, gegebenenfalls Funktionsprüfungen);
   e) Leber (latenter Ikterus, Parenchymschäden — Anaesthesie!).
4. Korrektur veränderter Körperkonstanten:
   a) Anämie, Hypovolämie (ältere Menschen!);
   b) Gerinnungsstatus (Organblutungen, spontane Blutungen, Leberkrankheiten);
   c) Mineralstoffwechsel (K, Na), besonders Exsiccose, Flüssigkeitsverluste nach innen und außen;
   d) Säure-Basen-Gleichgewicht (präoperatives Erbrechen, Ateminsuffizienz).
5. Persönliche Aussprache: Operateur, Anaesthesist (genügend Blutvorrat), Operationsschwester Instrumente!).
6. Sicherung gegen Verwechslung der Blutgruppe.

Als weitere Ursachen für einen Exitus in tabula, hervorgerufen durch den Anaesthesisten, sind zu nennen: fehlerhafte Anwendung von Anaestheticis sowie Muskelrelaxantien. Des weiteren ist nach Einleitung der Anaesthesie die Wahl des Tubus von besonderer Wichtigkeit, da gerade hier durch falsche Lagerung des Katheters, Abknickung des Katheters, ein Exitus in tabula erfolgen kann. Das gleiche gilt auch für die Lagerung des Patienten. Hier muß nach klarer Absprache mit dem Operateur die für den Eingriff günstigste, aber auch gleichzeitig für den Patienten schonendste Lagerung vorgenommen werden. Nicht zuletzt sind bereits in dieser Phase Vorkehrungen zu treffen, daß keine Stromschäden und keine Explosionsgefahr durch ein explosibles Gasgemisch den reibungslosen Eingriff stören.

Aufgabe des Anaesthesisten

Einleitung der Narkose, nachdem das nötige Instrumentarium gebrauchsfertig vorhanden ist.

1. Wahl des Narkoticums,
2. Wahl des Tubus,
3. Lagerung,
4. Strom- und Explosionssicherung.

Intraoperativ

1. Kreislauf,
2. Beatmung,
3. Infusion bzw. Transfusion (Blutgruppenkontrolle),
4. *bei Zwischenfällen Ruhe bewahren Operateur verständigen*,
5. bei Kreislaufstillstand sofort handeln.

Bei Risikoeingriffen, vor allen Dingen in der Thoraxchirurgie und vorwiegend in der kardiovasculären Chirurgie, muß überlegt werden, welche instrumentale und apparative Überwachungseinheit noch zusätzlich für den Eingriff benötigt werden könnte (Cavakatheter, Herzkatheter, Registrierung des Blutdrucks über ein Statham-Element, EKG, Schrittmacher-Implantation und evtl. EEG).

Intraoperativ sind praktisch die schon für die Einleitung der Narkose angegebenen Sicherheitsmaßnahmen fortzusetzen und zu beachten, d. h. Überwachung des Kreislaufs, der Beatmung, der Infusion bzw. Transfusion; hierbei ist vor allen Dingen neben prophylaktischen Maßnahmen zur Verhinderung einer Luftembolie zu beachten, daß die Kontrolle der Blutgruppe des Patienten sowie der jeweils angeschlossenen Blutkonserve gewährleistet ist. Wir selbst haben gute Erfahrungen mit den von Busch und Horatz angegebenen Kontrollkarten gemacht.

Bei Risikoeingriffen ist es zweckmäßig, auch schon während der Operation Untersuchungen anzustellen über die Körperkonstanten, d. h. Elektrolyte, Hb, HKT, Blutgasanalysen usw., um rechtzeitig therapeutisch eingreifen zu können. Bei Zwischenfällen gilt für alle Beteiligten das gleiche: Ruhe bewahren und gegenseitige dauernde Verständigung zwischen Anaesthesist und Operateur. Bei drohendem oder festgestelltem Kreislaufstillstand muß sofort gehandelt werden, denn nirgendwo sind Wiederbelebungsmaßnahmen von größerem Erfolg beschieden als auf dem Operationstisch. Hierzu folgende Sofortmaßnahmen:

1. Feststellung, ob Patient genügend belüftet wird. Eventuell sofortiger Tubuswechsel.

2. Bei Kreislaufstillstand sofortiger Beginn der Herzmassage. Hierbei wichtig: sofortige Zeitkontrolle mit der Stopuhr beginnen, da hiervon die

Wiederbelebungs- und Erholungszeit in der postoperativen Phase weitgehend abhängt (s. „Der Kreislaufstillstand unter Anaesthesie", S. 520).

b) Exitus auf dem Transport

Nach Beendigung der Operation, vor allen Dingen bei Risikoeingriffen, ist die Art des Transportes auf die Wach- oder Intensivstation von besonderer Wichtigkeit.

Die Umlagerung vom Operationstisch auf das Transportbett oder -fahrzeug sollte erst dann erfolgen, wenn hierdurch keine besondere Gefahr mehr für den Patienten entsteht, d. h. der Patient kreislaufmäßig so stabil ist, daß er eine schonende Umlagerung verträgt. Besondere Aufmerksamkeit bei der Umlagerung sollte der Überwachung der Atmung gelten, da durch das Umlagerungsmanöver evtl. der Tubus so verlegt werden kann, daß eine ausreichende Atmung nicht mehr gewährleistet ist. Besonderes Augenmerk ist bei am Thorax operierten Patienten auf die Drainagen zu richten, da hier unter Umständen durch ein abgeklemmtes Thorax-Drainage-Drain ein Pneumothorax mit gleichzeitiger Verdrängung zum tödlichen Zwischenfall führen kann. Die Forderung, einem Risikopatienten nur einen kurzen Weg zuzumuten, also bis auf die Wach- oder Intensivbehandlungsstation, kann daher nicht oft genug betont werden. Daher darf der Anaesthesist den von ihm narkotisierten Patienten nicht eher verlassen, bis er ihn auf der Wach- oder Intensivbehandlungsstation einem für diesen Sektor bestimmten und verantwortlichen Arzt übergeben hat. Bestehen noch anhaltende Schwierigkeiten von seiten des Kreislaufs oder der Atmung, so muß der Anaesthesist unbedingt bei seinem Patienten bleiben.

c) Exitus in der unmittelbaren postoperativen Phase

Der Exitus in tabula ist im allgemeinen heute sehr viel seltener geworden. Man sollte aber auch noch in der unmittelbaren postoperativen Phase von einem verzögerten Exitus in tabula sprechen, und zwar dann, wenn innerhalb der ersten 36 Std post operationem der Exitus eingetreten ist. In der postoperativen Phase sind daher folgende Sicherheitsmaßnahmen mit besonderer Sorgfalt zu beachten:

1. Behandlung einer eventuell noch anhaltenden Schocksituation,
2. Behandlung einer Ateminsuffizienz, eventuell sofort mit einem Respirator,
3. Behandlung einer kardialen Insuffizienz, eventuell mit Schrittmacher, Elektroschock usw.
4. Sofortige Behandlung einer Niereninsuffizienz (eventuell Dialyse), weiterhin
5. Behandlung von zentralen Komplikationen, Luftembolie, Hirnödem, eventuell hyperbare Oxygenation.

Um all diesen Forderungen gerecht zu werden, muß für jeden Risikopatienten auch in der postoperativen Phase eine für diesen speziellen Fragenkomplex geschulte Anaesthesieschwester zur Verfügung stehen, und darüber hinaus ein Student oder sogar Arzt als Sitzwache anwesend sein. Immer häufiger werden gerade in der frühen postoperativen Phase die Beobachtungen von schweren Blutungen registriert. Hier muß auf dem schnellsten Wege am Krankenbett geklärt werden, ob es sich um eine chirurgische Blutung oder um eine Verbrauchs-Koagulopathie als einer der häufigsten Gerinnungsstörungen bei chirurgischen Patienten handelt (s. „Die erhöhte Blutungsneigung", S. 541). Die nötigen Untersuchungen sind dann sofort einzuleiten. Neben den schweren Kreislaufsituationen, die in Zusammenarbeit mit dem Kardiologen zu behandeln sind, gilt unser Hauptaugenmerk in der frühen postoperativen Phase den Lungenkomplikationen. Bei großen abdominellen Eingriffen, aber grundsätzlich bei allen Kleinkinder-Operationen, sollte postoperativ innerhalb der ersten 36 Std eine Magensonde gelegt werden, um so der Aspirationsgefahr zu begegnen. Bei Nichteintreten der Eigenatmung muß unbedingt mit in Erwägung gezogen werden, ob nicht — bedingt durch die Muskelrelaxantien — eine Fehlverwertung des Relaxans vorliegt (s. Kap. „Atemstörungen", S. 479).

Auf einen kurzen Nenner gebracht wird der Exitus in tabula mit alleiniger Beteiligung des Anaesthesisten verursacht durch

1. Unterlassungen,
2. Unvollkommenheiten bei der Narkoseführung.

d) Exitus bei Anaesthesien in der Ambulanz

Pribilla, Horatz, Zukschwerdt und Horatz sowie Wiemers und Uhlenbruck sowie Havers u. a. konnten zeigen, daß gerade bei den sog. kleinen Eingriffen sehr viele tödliche Komplikationen — hervorgerufen durch das Anaestheticum — resultierten. Die Ursache liegt oft in der fehlerhaften Anwendung von Anaesthesiemitteln und Muskelrelaxantien sowie Nichtkenntnis in der Handhabung der

Tabelle 2. *Zwischenfälle bei sogenannten kleinen Eingriffen* (n = 31). (Nach PRIBILLA)

Tod durch die Narkose	8	toxische Atemlähmung
		Potator
		fehlerhafte Medikationskombination
		Cerebralsklerose
		Aspiration
Tod in der Narkose		
Mit path.-anat. Substrat	6	Lebercirrhose
		Emphysem
		Myokarditis
		Hochdruckherz
		Myokardverschwartung
Ohne path.-anat. Substrat	8	Angst
		stat. menstruat.
		vegetative Labilität (Thymus pers.)
		allergische Reaktion
Tod in zeitlicher Koinzidenz mit Narkose		
Aus innerer Ursache	3	Hirnbasisblutung
		Infarktauslösung
		Bluter
Unfälle, *operativer Fehler*	6	Verbluten
		Subclaviaverletzung
		Glomustod
		Mundzukleben
		Elektrotod
		Elektroschock

Tabelle 3. *Todesfälle nach sogenannten kleinen Eingriffen*

Fach	Diagnose	Alter Jahre	†	Ursache
3 Chirurgie	Schiefhals	4	intraoperativ	Narkosetod
	Luxatio humeri	65	präoperativ	frischer Herzinfarkt
	Gangrän	84	präoperativ	Narkosetod — Lungenruptur bei Wiederbelebung
2 Gynäkologie	Retroflexio	37	intraoperativ	entzündlicher Prozeß, Gehirn
	Probeabrasio	49	präoperativ	Phäochromocytom
7 HNO	chronische Tonsillitis	10	intraoperativ	diffuse frische Myokarditis (Lokalanaesthesie)
		59	intraoperativ	frische massive Lungentbc (Lokalanaesthesie)
		59	intraoperativ	intraoperativer „Anaesthesietod" (Lokalanaesthesie)
	Otitis media	4	präoperativ	„Reflextod"
		61	präoperativ	„Narkosetod"
	Bronchoskopie	20	Lokalanaesthesie	„Reflextod"
	Laryngoskopie	66	präoperativ	frische diffuse Endokarditis

vorhandenen Narkosegeräte bzw. völligem Fehlen derselben. Wir haben feststellen können, daß daher über 85% der ambulanten Eingriffe auch heute noch zu Recht in örtlicher Betäubung ausgeführt werden.

Nach HÜGIN werden zentrale Analgesien in der Ambulanz oft überstürzt begonnen, ohne die nötigen Vorsichtsmaßnahmen ausreichend zu beachten (s. Kap. „Anaesthesie beim ambulanten Patienten", S. 819):

1. Übersehen eines vollen Magens,
2. zu kompliziertes Gerät,
3. Gabe von Relaxantien ohne entsprechende Kenntnis,

4. unvorsichtiger Gebrauch von Anaestheticis, der eine schnelle Verschlechterung des Kreislaufs bewirken kann (z. B. Barbiturate, Halothan).

Die Tabellen 2 und 3 zeigen eindeutig die große Zahl der Zwischenfälle mit letalem Ausgang bei sog. kleinen Eingriffen.

Wenn man bedenkt, daß auch diese zuletzt aufgeführten Zwischenfälle mit letalem Ausgang ausgelöst wurden durch Nicht-Anaesthesisten, und nach HAVERS viele Wiederbelebungsmanöver widersinnig ausgeführt werden, so zeigen diese Zahlen, wie wichtig es ist, auch für derartige sog. kleine Eingriffe einen Anaesthesisten hinzuzuziehen.

Literatur

HAVERS, L.: Gefahren der Lokalanästhesie. Langenbecks Arch. klin. Chir. **319**, 1116—1119 (1967).

HORATZ, K.: Risiken bei Anästhesien in der ambulanten Praxis. Vortrag, gehalten auf der Unfallmedizinischen Arbeitstagung 23./24. 2. 68 Hamburg (im Druck).

HÜGIN, W.: Der Beitrag der Anästhesie zur Operationsmortalität. Klin. Med. (Wien) **20**, 189—196 (1965).

PRIBILLA, O.: Der Tod in der Narkose. Anaesthesist **13**, 340—345 (1964).

WIEMERS, K., UHLENBRUCK, A.: Exitus in tabula. Zbl. Chir. **91**, 807—818 (1966).

ZUKSCHWERDT, L., HORATZ, K.: Chirurgisches Referat. Exitus in tabula. Klin. Med. **20**, 153—175 (1965). (Hier weitere ausführliche Literatur!)

19. Technische Sicherheitsprobleme im Operationstrakt *

(Brände, Explosionen und andere technische, insbesondere elektrische Unglücksfälle)

H. J. HARDER

a) Einleitung

Ein großer Teil der in Operationsbereichen verwendeten chemischen und technischen Hilfsmittel kann — insbesondere in Verbindung mit der Anaesthesie — bei unsachgemäßer Anwendung zu Bränden, Explosionen und anderen Unglücksfällen führen, welche gelegentlich tödlich ausgehen. Dies gilt vor allem für zündfähige Flüssigkeiten und Dämpfe, sowie verdichtete bzw. verflüssigte Gase, d.h. für viele der herkömmlichen Inhalationsnarkotica, wobei Sauerstoff und Lachgas — ersterer ist selbst zündfähig, letzteres nicht — die Zündgrenzen erweitern; des weiteren für endogene physiologische Gase und eine Reihe von Haut-Reinigungs- bzw. Entfettungs- und Desinfektionsmitteln. Die zunehmende Verwendung von elektrischen Geräten bringt — neben den herkömmlichen — immer wieder Möglichkeiten für den sog. „elektrischen Fehler" mit sich, so daß mit einer Abnahme von entsprechenden Unglücks- oder Zwischenfällen vorerst nicht zu rechnen ist. Dasselbe gilt für die Kunststoffe und die durch sie verursachten statischen Entladungsfunken — auch wenn letztere kaum noch Ursache für Narkose-Brände und -Explosionen sind. Dies bestätigen über 100, erst in den letzten 12 Jahren ausgewertete Unglücksfälle. Bedauerlicherweise wird auf dem europäischen Kontinent — mit wenigen Ausnahmen — in dieser Beziehung weit zurückhaltender publiziert, als in den angloamerikanischen Ländern.

Anstelle der medizinisch-technischen Publikationen mit den darin enthaltenen Vorbeugungsmaßnahmen sind in den letzten Jahren mehr und mehr die auf diesem Schrifttum aufbauenden Gesetze, Verordnungen, Bestimmungen etc. gerückt, deren Kenntnis beim Krankenhausbau unerläßlich geworden ist und deren Teilkenntnis auch im klinischen Betrieb gefordert werden muß. Sie sind, nach Fachgebieten bzw. nach Zuständigkeit geordnet, diesem Kapitel als Anhang beigegeben.

b) Chemische und technische, insbesondere Narkoseunglücksfälle

α) *Begriffsbestimmungen, Geltungsbereiche*

Die Räume von Operationsbereichen werden zu sog. Anaesthesieräumen, wenn in ihnen bestimmungsgemäß Narkosen ausgeführt werden bzw. später einmal ausgeführt werden sollen oder müssen. Diese erweiterte Feststellung sollte beim Krankenhausbau berücksichtigt werden, da die Katastrophenfall-Einplanung obligat ist.

Zu Operations-/Anaesthesie-Haupträumen zählen

1. Operationsräume, Vorbereitungsräume (auch in Ambulanzen oder Nothilfen),
2. Entbindungsräume,
3. Gipsräume,
4. Funktionsräume für Endoskopie,
5. Untersuchungsräume und
6. gegebenenfalls auch ärztliche Praxen.

* Diesem Beitrag liegen vor allem die für Deutschland gültigen Vorschriften zugrunde, natürlich bestehen in anderen Ländern gewisse, wenn auch nicht grundlegende Unterschiede in den Sicherheitsvorschriften.

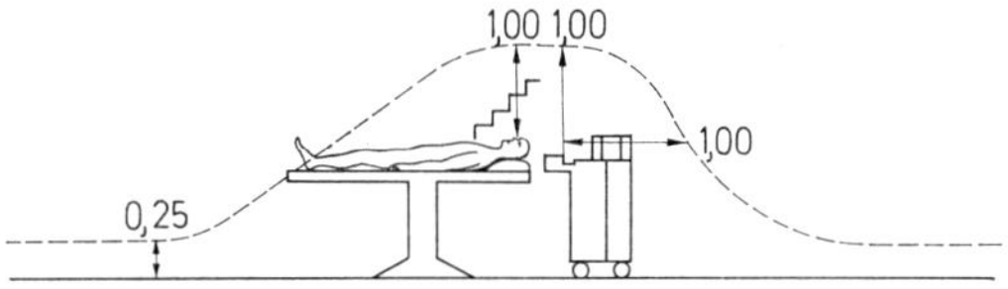

Abb. 1. Schema eines Gefahrenbereiches bei offenem, halboffenem und geschlossenem Narkosesystem *ohne* lüftungstechnische Maßnahmen

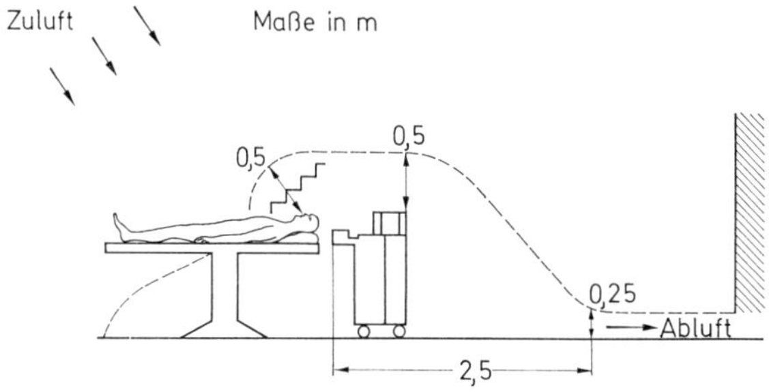

Abb. 2. Schema eines Gefahrenbereiches bei geschlossenem System (mit lüftungstechnischen Maßnahmen)

Zu Operations-/Anaesthesie-Nebenräumen zählen

1. Aufwachräume, in welchen Narkosen abklingen, gegebenenfalls Untersuchungsräume und, sofern sie mit dem Hauptraum eine direkte Verbindung haben (wobei Türen nicht, Durchreichen über 80 cm Höhe jedoch als Unterbrechung gelten),
2. Waschräume,
3. Sterilisationsräume und
4. angrenzende Flurbereiche.

Gefahrenbereiche im Sinne des Bundesgesetzes sind Bereiche, in denen bei bestimmungsgemäßer Nützung der oben angeführten Räume zeitweise oder dauernd mit dem Vorhandensein zündfähiger Gemische gerechnet werden muß. Zwischen diesen Bereichen und möglicherweise mit zündfähigen Gemischen angefüllten Körperhöhlen (Reste von Anaesthesie-Mitteln in der Lunge, endogene physiologische Gase in Magen, Darm und Blase) oder den Hohlräumen von Anaesthesiegeräten u.a. besteht keine sichere Trennung.

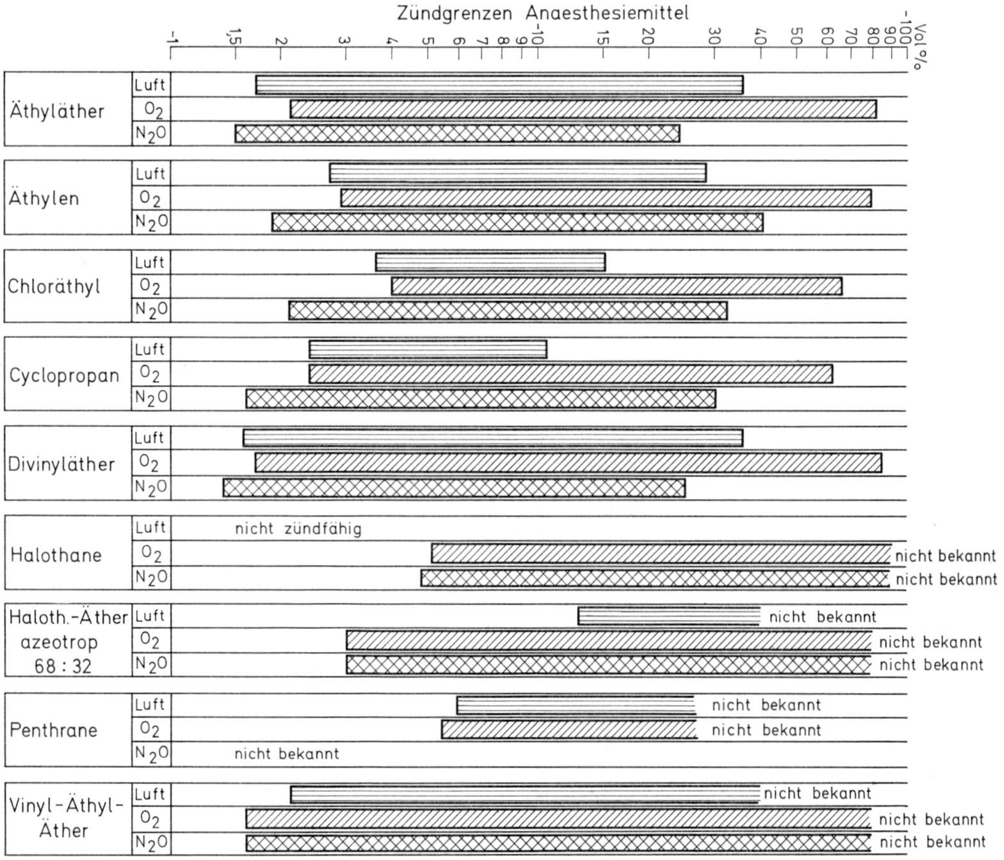

Abb. 3. Zündgrenzen von Inhalations-Narkotica in Luft, Sauerstoff und Stickoxydul. Die Richtwerte zeigen, daß fast alle Inhalationsnarkotica mit den klinisch allgemein gebräuchlichen Konzentrationen mehr oder weniger im Zündbereich oder in dessen unmittelbarer Nachbarschaft liegen

Operations-/Anaesthesie-Haupträume sind, immer mit Rücksicht auf die Verwendung von Haut-Reinigungs- bzw. Entfettungs- und Desinfektionsmitteln und ähnlichen Stoffen, wie gefährdete Bereiche zu betrachten, und zwar das gesamte Luftvolumen bis herauf zu 0,25 m Höhe über dem Fußboden für *alle* elektrischen Installationen und Geräte, das gesamte Luftvolumen herauf bis zu 1,20 m Höhe über dem Fußboden für *alle* ortsfesten und fest angeschlossenen ortsbeweglichen elektrischen Installationen und Geräte.

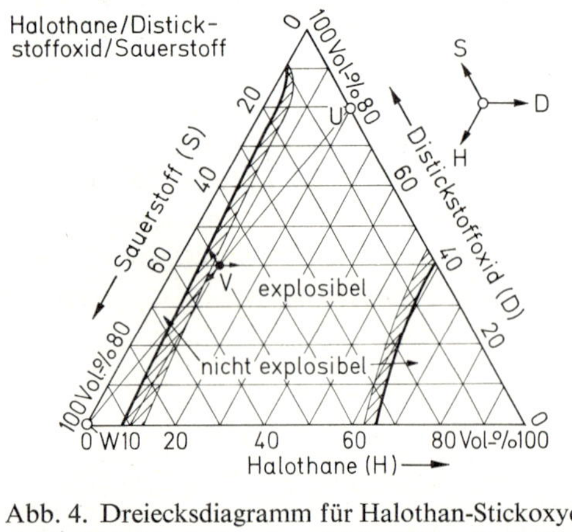

Abb. 4. Dreiecksdiagramm für Halothan-Stickoxydul-Sauerstoff. Auf den Seiten des gleichseitigen Dreieckes sind die Konzentrationen der reinen Gemischkomponenten aufgetragen. Die Eckpunkte bezeichnen die reinen Stoffe, Punkte auf den Dreiecksseiten stellen Zweistoffgemische der den zugehörigen Eckpunkten entsprechend reinen Stoffe dar. Es bezeichnet z. B. der Punkt *U* ein Zweistoffgemisch aus 80 Vol.-% Stickoxydul und 20 Vol.-% Halothan. Alle Punkte innerhalb des Dreiecks kennzeichnen Dreistoffgemische. Die Konzentrationen ihrer Komponenten können entsprechend dem Ableseweiser (neben dem Diagramm) auf den Seiten abgelesen werden: Das Dreistoffgemisch z. B. in Punkt *V* enthält 10 Vol.-% Halothan (Richtung: *H* von *V* aus zur Halothan-Dreieckseite), 40 Vol.-% Stickoxydul (Richtung: D[1] von *V* aus zur Stickoxydul-Dreieckseite) und 50 Vol.-% Sauerstoff (*S* von *V* aus zur Sauerstoff-Dreieckseite). Fügt man dem Ausgangsgemisch *U* (im Beispiel 80 Vol.-% Stickoxydul und 20% Halothan) in zunehmender Menge Sauerstoff hinzu, so wandert der die Zusammensetzung kennzeichnende Punkt längs der Geraden *UW* in Richtung *W*

Operations-/Anaesthesie-Nebenräume sind, ebenfalls mit Rücksicht auf die Verwendung von Haut-Reinigungs- bzw. Entfettungs- und Desinfektionsmitteln und ähnlichen Stoffen, wie gefährdete Bereiche zu behandeln, und zwar das gesamte Luftvolumen bis herauf zu 0,25 m Höhe über dem Fußboden für *alle* elektrischen Installationen und Geräte. Zugleich gilt bei Anwendung von zündfähigen Gemischen von Anaesthesiemitteln bzw. bis 5 min nach ihrem Absetzen zusätzlich je eine gedachte Halbkugel mit 0,50 m Radius über dem Kopf des Patienten und über dem Anaesthesiegerät sowie — diese Halbkugeln tangierend — ein gedachter Kegel mit 45° Auswärtsneigung bis herab zum Fußboden (Abb. 1 und 2).

1 Distickstoffoxyd (D) = Stickoxydul.

1. Zündgrenzen

Brände und Explosionen setzen die Anwesenheit von zündfähigen Gas- bzw. Dampfgemischen mit Luft oder Sauerstoff voraus, welche entweder bei der Narkose verwendet werden oder beim Arbeiten mit Haut-Reinigungs- bzw. Entfettungs- und Desinfektionsmitteln entstehen; dazu kommen noch physiologische Körpergase und, nicht zu vergessen, der Sauerstoff selbst.

Der Zündbereich eines Luftgemisches erweitert sich mit zunehmendem Sauerstoffgehalt — also mit Abnehmen der chemisch trägen Stickstoffmoleküle — beträchtlich nach oben, mit zunehmendem Stickoxydulgehalt jedoch nach unten. Es sei bei dieser Gelegenheit daran erinnert, daß beim N_2O das O-Atom metabolisch unwirksam, aber nach Zersetzung von N_2O bei 450° C physikalisch aktiv ist. Die Wahrscheinlichkeit eines Brandes oder einer Explosion wächst mit der Weite des Zündbereiches des jeweiligen Gemisches. Ob ein solches Gemisch von der Explosion zur Detonation übergeht, hängt, außer von der Konzentration des Stoffes in Luft bzw. Sauerstoff, von der Größe des Volumens und von der Intensität der Zündquelle ab (Abb. 3).

Am Rande sei vermerkt, daß auch die Zellen von natürlichen Fasern (Watte, Verbandsmaterial, Kittel, Bettwäsche usw.), welche Sauerstoff ausgesetzt waren oder noch sind, diesen über längere Zeit halten und explosionsartig verbrennen können.

Die allgemein angegebenen Zündgrenzen von Inhalationsnarkotica dürfen — mit Ausnahme derjenigen für Luft — nur als klinische Richtwerte betrachtet werden, da ja in der Praxis vorwiegend mit Mehrstoffgemischen gearbeitet wird. Im Hinblick auf die verschiedenen Sauerstoffträger (O_2—N_2O) kann nur das Dreiecksdiagramm exakte sicherheitstechnische Kennzahlen ergeben (Abb. 4).

Bevor die Zündquellen-Ursachen und die entsprechenden Vorbeugungsmaßnahmen eingehend besprochen werden, bedarf es noch der Abklärung zweier weiterer Begriffe.

2. Mindestzündtemperaturen

Mindestzündtemperaturen sind diejenigen Temperaturen, welche die Reaktion in einem Gemisch so stark anregen, daß die Erhitzung bis zur Entflammung ansteigt. Dabei wird die Wärme bzw. Energie der betreffenden Zündquelle nur an einem Teil des Gemisches abgegeben, so daß von einer sog. lokalen Zündung gesprochen wird; es ist jedoch von Bedeutung, ob es sich um ein Gas-/Dampf-*Luft-* oder um ein -*Sauerstoff*-Gemisch handelt. Entgegen der gelegentlich noch geäußerten Meinung, Luft-Gemische seien im Gegensatz zu Sauerstoffgemischen doch relativ ungefährlich und erzeugten nur Brände, sei gesagt, daß bei ausreichend großem Volumen sich auch in Luftgemischen Explosionswellen aufbauen können. So ist es möglich, daß sich ein 3%iges Äther-Luftgemisch in Faltenschläuchen

Tabelle 1. *Mindestzündtemperaturen von Inhalations-Narkotica in Luft bei 20° C, 760 Torr.*

Äthyl-Äther	170
Äthylen	425
Chloräthyl	510
Cyclopropan	495
Divinyl-Äther	360
Halothan	nicht bekannt
Halothan/Äther azeotrop 68:32	nicht bekannt
Methoxyfluran	460
Vinyl-Äthyl-Äther	nicht bekannt

Da einerseits mit DIN- bzw. mit ASTM-Werten vergleichbare Angaben für Sauerstoff noch fehlen, andererseits die aus dem medizinischen Schrifttum entnommenen Werte zu hoch erscheinen, kann nur gesagt werden, daß die Zündtemperaturen für Sauerstoffgemische um 50° C u.m. unter denen für Luftgemische liegen.

als unbrennbar erweist, in einem Atembeutel oder „Bellows" hingegen in Form einer Deflagration verbrennt.

Die angegebenen Temperaturen werden z.B. bereits bei elektrischen Heizgeräten ebenso erreicht wie beim Arbeiten mit einem Glühbrenner oder einem Elektrochirurgiegerät; das Ziehen an einer Zigarette bewirkt die gleichen oder sogar höhere Temperaturen! Selbst Glühbirnen können — besonders wenn sie durch eine Überglocke geschützt sind — infolge der verringerten Wärmeabgabe Hitzegrade bis 365° C erzeugen (Tabelle 1).

3. Mindestzündenergie

Die Mindeszündenergie ist die geringste Energiemenge, welche ausreicht, ein zündwilliges Gemisch gerade noch zur Zündung zu bringen. Da die Minimalenergien für die in diesem Kapitel besprochenen Substanzen allgemein unterhalb 1 Joule liegen, wird hier mit dem

Milli-Joule (mJ) gerechnet, entspricht

Milli-Wattsekunde (mWsec), entspricht wiederum 0,239 mcal.

Hierzu ein Beispiel für elektrische Funken, verursacht durch ein Skop: Die Spannung betrage 3 V, das Glühbirnchen lasse einen Strom von 0,2 A fließen — bei nur 1 sec Betriebsdauer und z.B. Zerbersten ergibt sich eine thermische Energie (H) von

$$H = U \times I \times t = 3 \times 0{,}2 \times 1 = 600 \text{ mWsec.}$$

U = Spannungsdifferenz

I = Stromstärke

Elektrostatische Entladungsfunken, welche z.B. beim Bewegen in Kunstfaser- oder Wollkleidung, beim Gehen mit Kunststoff-Schuhsohlen wie u.a. auch beim Umgang mit Wolldecken entstehen, liegen in einem Bereich von rd. 0,025 ... 10 Wsec.

Stellt man diese Werte den in den Tabellen 2, 4 und 5 angeführten gegenüber, so ist leicht zu ersehen, daß bereits bei Tageslicht nicht mehr erkennbare, kleine elektrostatische Entladungsfunken fast jedes Narkoticumgemisch entzünden können (Tabelle 2).

Tabelle 2. *Mindestzündenergien von Inhalationsnarkotica in mJ = mWsec bei 760 Torr.*

Agens	In Luft	In Sauerstoff	In Stickoxydul
Äthyl-Äther	0,190	0,001	0,001
Äthylen	0,085	0,009	0,001
Chloräthyl	nicht bekannt		
Cyclopropan	0,170	0,001	0,001
Divinyl-Äther	nicht bekannt		
Halothan	nicht bekannt		
Halothan/Äther azeotrop 68:32	nicht bekannt		
Methoxyfluran	nicht bekannt		
Vinyl-Äthyl-Äther	nicht bekannt		

Um diese Gemische zu entzünden, sind weit niedrigere Energien erforderlich, als zur Entflammung brennbarer Flüssigkeiten, deren Flammpunkt über der Verarbeitungstemperatur liegt; zu diesen rechnen innerhalb dieses Kapitels die Desinfektionsmittel.

β) Zündquellen (Entstehungsursachen — Verhütungsmaßnahmen)

Um einen — für den Arzt noch erträglichen — Überblick über die *zahlreichen*, durch Gesetz festgelegten technischen bzw. betriebstechnischen Forderungen/Verhütungsmaßnahmen zu erhalten, sei auf die „Grundsätze für die Arbeitssicherheit in Operationseinrichtungen" der Berufsgenossenschaft für Gesundheitsdienst und Wohlfahrtspflege hingewiesen.

Die verschiedenen Entstehungsursachen seien in der folgenden Tabelle 3 kurz aufgeschlüsselt.

Tabelle 3. *Verteilung der Entstehungsursachen von (Narkose-) Bränden und Explosionen bei 670 ausgewerteten Unglücksfällen in %*

Stoß/Fall, Fett/Öl, mechanische Funken	7,1	24,0
Heiße Oberflächen, Thermokauter, offenes Feuer	16,9	
Elektrische Funken und Lichtbögen		
Installationen, Hilfsgeräte	31,9	51,3
Chirurgiegeräte	19,4	
Elektrostatische Entladungsfunken		24,7

1. Selbstentzündung

Bei der thermischen bzw. chemischen Selbstentzündung und dem Selbstzerfall ist Äther insofern von Interesse, da er als Hautentfettungsmittel verwendet wird. Unter Lichteinwirkung und in Verbindung mit Luft, besonders bei starkem Feuchtigkeitsgehalt, bilden sich die sehr unbeständigen Peroxyde.

Trotz der gesetzlichen Zusätze von Antioxydationsmitteln („Phlegmatisierungsmitteln"), wie z. B. Alkohol, Hydrochinon, Aluminiumamalgam oder Zink, sollte Äther, der offengestanden war, nicht mehr gebraucht werden. Vor seiner Vernichtung durch Weggießen beispielsweise in Toiletten oder Waschbecken sei gewarnt (s. auch „Andere und ungewöhnliche Arten von Bränden und Explosionen", S. 587). Mechanische Ursachen wie Stoß oder Fall und mechanische Funken sind im einschlägigen Schrifttum oft gar nicht oder nur am Rande erwähnt; sie werden, ebenso wie die Reibungswärme, bei den Sauerstoffbränden und Explosionen besprochen.

2. Heiße Oberflächen

Die elektrischen Betriebsmittel, wie z. B. Heizöfen oder Kochplatten, sind kaum noch Ursachen für Brände und Explosionen, desgleichen auch Glühlampen von Operationsleuchten, die aus dem allgemeinen Stromnetz gespeist werden; dasselbe gilt auch für den Hinweis, daß überhitzte Glühbirnchen an Handleuchten oder an Endoskopen während einer Narkose mit zündfähigen Mitteln tödliche Lungenverletzungen zur Folge haben können, ebenso wie die sog. Heißluftgebläse bei kieferchirurgischen Eingriffen unter zündbereiten Narkosegemischen.

Weitere, bekannt gewordene Unfallereignisse liegen bereits am Rande des Themas, verdienen aber ebenfalls genannt zu werden: Entflammung einer Ätherschwade durch ein angesengtes Handtuch, Übergießen von trockensterilisierten Instrumenten mit Äther zur schnelleren Abkühlung, das Ausgießen von kochendem Wasser in ein Waschbecken, das noch Ätherreste enthielt.

Überschreitet die Oberflächentemperatur von elektrisch betriebenen Geräten oder von Glühbirnen (Gehäusetemperatur) 110° C, so sind diese außerhalb des Gefahrenbereiches zu halten. Glühbirnchen von Endoskopen bzw. Leuchtspateln sollten mit Trockenzellenbatterien gespeist werden.

Die im Operationsbetrieb gegebenen vielen Möglichkeiten des Zusammentreffens von sonstigen Wärmequellen wie Heißluft, heißes bzw. kochendes Wasser, trockensterilisierte Instrumente u. a. m., mit zündfähigen Reinigungs- und Desinfektionsmitteln, müssen vermieden werden, um Verbrühungen als Unfallfolge vorzubeugen.

3. Offenes Feuer

Dazu zählen in diesem Rahmen neben Rauchen, Zündhölzern und Feuerzeugen, Kerzen und Gas- bzw. Spirituskochern auch elektrische Heizplatten und die verschiedenen Glühbrenner. Sie sind bis in unsere Tage Anlaß zu einer beträchtlichen Zahl von gelegentlich letal ausgehenden Unglücksfällen. So wird z. B. bei Kochplatten und Thermokautern insofern häufig eine Unterschätzung der Gefährlichkeit beobachtet, als ihre Zündenergie bzw. -temperatur nicht — wie bei offenen Flammen oder bei Funkenstrecken — auffallend sichtbar ist. Das Abwerfen von glimmenden Zigarettenresten in Abfalleimer oder Waschbecken, in denen eine Ätherschwade steht, die Aufstellung von Gas- oder elektrischen Instrumentenkochern in den Sterilisiernischen von Operationsräumen, sind noch vielerorts verbreitete Unsitten. Offenes Feuer ist — in jeglicher Form und ohne Ausnahme — weder in Anaesthesieräumen noch in Räumen mit Gefahrenbereichen statthaft. Zu letzteren rechnen auch Funktionsräume und Krankenzimmer, in denen zwar nicht bestimmungsgemäß, aber doch gelegentlich mit zündfähigen Mitteln gearbeitet wird. Elektrische Heizplatten sowie entsprechende Geräte sind gasgeheizten Instrumentenkochern an Gefährlichkeit unbedingt gleichzusetzen.

Die ebengenannten Gebrauchsgegenstände und Geräte sind in Gefahrenbereichen nicht zulässig.

4. Elektrische Funken und Lichtbögen

Sie können einmal betriebsmäßig entstehen (Schalter, Unterbrecher, Steckvorrichtungen, Elektromotoren), zum anderen durch Störungen (Wackelkontakte, Abreißen von Kabeln, Kurzschlüsse).

Bei den durch ortsfeste elektrische Betriebsmittel hervorgerufenen Unglücksfällen sind vor allem Steckdosen, Stromverteiler, Anschlußkabel und Kühlschränke zu nennen.

Die Zahl der auf bewegliche elektrische Betriebsmittel zurückzuführenden Brände und Explosionen hingegen umfaßt rund 50% der Gesamtzahl. An erster Stelle müssen die Sekretsaugpumpen und sonstige Geräte mit (Hand-)Motoren genannt werden. Obwohl in den meisten Fällen abseits gehalten, werden Ausdehnung, Höhe und Konzentration von Äther- bzw. Gasschwaden in der Regel unterschätzt; daß umherlaufendes Personal diese auch „aufwirbeln“ und in den Gefahrenbereich mit hineinziehen kann, ist nur wenig bekannt.

Fußschalter und Verlängerungskabel bzw. -stecker sind auch in Verbindung mit den anfangs genannten Haut-Reinigungs- bzw. Entfettungs- und Desinfektionsmitteln eine ständige Gefahrenquelle und werden ebenso wie Röntgengeräte als Zündquelle meist verkannt oder übersehen. Wandsteckdosen sollten in ausreichender Zahl und in mindestens 1,20 m Höhe über dem Fußboden angebracht sein. Sind sie bei Altbauten im Bereich der Bodenleiste installiert, so sind Narkosen mit zündfähigen Mitteln lt. Gesetz nicht mehr statthaft. Dasselbe gilt für Fußschalter, sofern sie nicht „explosionsgeschützt“ sind. Steckkupplungen und sog. Verteilerbrettchen sind im Operationstrakt verboten. Jedes elektrisch betriebene Gerät und jede Leuchte ist deshalb mit einem entsprechend langen Kabel zu versehen. Elektrische Hilfsgeräte wie Saugpumpen, Gipssägen usw., die nicht explosionsgeschützt oder explosionssicher sind, müssen außerhalb des Gefahrenbereiches gehalten werden.

Selbst bei Narkosen mit nicht zündfähigen Gasen stellen elektrische Apparate eine immer wieder übersehene Gefahrenquelle dar, weil nämlich mit Haut-Reinigungs- bzw. Entfettungs- und Desinfektionsmitteln, besonders mit dem sog. Waschäther, oft zu großzügig umgegangen wird; ihre Schwaden halten sich relativ lange über dem Fußboden und in Abwurfeimern.

Bei Endoskopen, Leuchtspateln und ähnlichen Instrumenten sind zur Vermeidung von Fehlern und damit der Entstehung von Zündfunken besonders sorgfältige, mechanisch-elektrisch sichere Ausführungen erforderlich — am besten läßt man sie mit Trockenzellenbatterien arbeiten.

Die elektrische Installation muß in jedem Falle VDE 0107 entsprechen, u.a. Steckvorrichtungen 1,20 m über dem Fußboden, bei verschiedenen Spannungen, Stromarten oder Frequenzen nicht vertausch- bzw. verwechselbar; Unterflur-Stromauslässe gas- und wasserdicht sowie stolpersicher; Notstromversorgung u.a. mit einer Umschaltzeit für Operationsleuchten, Beatmungs- und sonstige lebenserhaltende Geräte von 0,5 sec; das Schutzleitungssystem nach VDE 100 wird im Teil „Elektrische und elektromedizinische Unglücksfälle“ besprochen.

Ortsfeste elektrische Betriebsmittel/Geräte müssen, der ExVo entsprechend, nach VDE 0165 und VDE 0171 installiert sein.

Bewegliche elektrische Geräte dürfen nach VDE 0171 in Gefahrenbereichen nur dann verwendet werden, wenn sie „explosionsgeschützt“ sind. Explosionsgeschützte Geräte sind — auch nachträglich durch den Betreiber — mit einem dauerhaften grünen Farbkreis von zumindest 3 cm Durchmesser an auffälliger Stelle zu kennzeichnen.

Elektrische Geräte, die nicht explosionsgeschützt sind, müssen — auch nachträglich durch den Betreiber — mit einem dauerhaften roten Farbkreis von zumindest 3 cm Durchmesser an auffälliger Stelle gekennzeichnet werden.

Werden sie auf einem Stativ oder Tisch von zumindest 1,20 m Höhe fest montiert, so stehen ihrer Verwendung in Operationseinrichtungen jedoch keine Bedenken entgegen.

Elektrochirurgische Geräte sind im Operationssaal unentbehrlich geworden. Weniger eine besondere Gefährlichkeit als vielmehr ihre große Anzahl erklärt, daß sie ursächlich die zweithöchste Quote innerhalb der Unfallereignisse mit elektrischen Betriebsmitteln stellen. Bei ihrer Anwendung sind durch die aktive Elektrode und das Innere der Geräte einmal Zündquellen für Hautreinigungs-, Entfettungs- und Desinfektionsmittel gegeben, zum anderen für zündfähige Narkosegemische, die u.a. auch in Lunge und Magen über geraume Zeit verbleiben können, und nicht zuletzt für endogene physiologische Gase. Zwar werden Patienten beim elektrochirurgischen Arbeiten nicht statisch aufgeladen (wie gelegentlich noch angenommen wird), doch besteht die Möglichkeit, daß durch Spannungsabfall unkontrollierbare Stromübergänge mit Funkenbildung im gesamten Bereich zwischen Patient und Operationstisch auftreten können.

Die Anwendung der Elektrochirurgie ist nur unter den Voraussetzungen statthaft, daß einmal mit geschlossenem System gearbeitet wird, zum anderen eine Klimaanlage entsprechend den Festlegungen in DIN 1946, Blatt 4 in Betrieb ist. Im allgemeinen ist auf nichtentzündbare Narkosemittel überzugehen oder dafür zu sorgen, daß vorher das entzündbare Gemisch mindestens 5 min lang aus der Lunge abgeatmet wird bzw. mittels Schlauch aus dem Magen entweichen kann. Erfahrungsgemäß besteht keine ausreichende Sicherheit, wenn die Dosimeterventile der entzündbaren Mittel nur auf Null gestellt sind; bei Gasen muß das Flaschenventil geschlossen, bei flüssigen Narkotica der Verdampfer abgeschraubt und wie die Äthertropfflasche in einem sicheren Bereich abgestellt werden.

Für Halothan/Methoxyfluran mußte, nachdem es von der PTB als „explosibel" erklärt wurde, ein gesetzlich statthafter Kompromiß gefunden werden: Anaesthesiemittel, die bei Raumtemperatur nicht zündfähig sind, jedoch in Gemischen mit Sauerstoff oder Lachgas explosionsfähig werden können, wie z. B. Halothan, Methoxyfluran, bilden lediglich nur dann keine explosionsgefährdeten Bereiche im Sinne der ExVo, wenn der Verdampfer nur Anaesthesiemittelgemische abgeben kann, die eindeutig unter der unteren Explosionsgrenze liegen; für die vorgenannten Anaesthesiemittel kann die untere Explosionsgrenze bei 4,5 Volumenprozent angenommen werden; vom Hersteller des Verdampfers ist eine Bescheinigung und Angabe zu fordern, daß der Verdampfer nicht mehr als 4,5 Vol.-% dieser Stoffe beimengen kann und mit welcher Genauigkeit die Anzeige am Gerät erfolgt.

5. Statische Elektrizität

Der statischen Elektrizität wurde und wird bedauerlicherweise zu wenig Interesse entgegengebracht; nicht nur im Operationstrakt, auch in den angrenzenden Räumen war sie mit rd. 25% Anteil an Schadensereignissen, die zum Teil fatal ausgingen. Elektrostatische Entladungsfunken entstehen durch Reibung, Trennung nichtleitender Stoffe wie Gummi, Harze, Plastik, Wolle, Seide, Acetat-, Nylon- und sonstige Kunstfasern. Solche „Potential-Ausgleichsfunken", die häufigste Ursache für Narkosebrände und -explosionen, treten z. B. durch folgenden Vorgang auf: Eine Person, die Nylonwäsche trägt und durch nichtleitende Gummisohlen oder wegen eines nichtleitenden Fußbodens keine Ableitfähigkeit besitzt, lädt sich statisch auf. Beim Berühren eines nicht so hoch aufgeladenen oder sogar geerdeten Gegenstandes oder einer anderen Person, für die das zutrifft, erfolgt dann der Potentialausgleich durch einen überspringenden Funken. Seine Energie reicht in den meisten Fällen aus, um — wie bereits bei Besprechung der „Mindestzündenergien" veranschaulicht — ein Gemisch zu entzünden. Im Operationstrakt gilt diese Feststellung vor allem für das „Funktionsdreieck" Patient — Anaesthesist — Narkosegerät, auch wenn letzteres mit leitfähigen Gummiteilen ausgestattet ist.

Sicherste Vorbeugung ist der „allgemeine Potentialausgleich", der gegeben ist, wenn alle Personen, alles (Narkose-)Gerät und Mobiliar auf leitfähigem Fußboden einen Standort-Übergangswiderstand von etwa 1 MΩ haben. Hierzu die wichtigsten obligaten Vorbeugungsmaßnahmen:

a) Leitfähiger Fußboden, dessen Widerstand nicht höher als 1 MΩ sein soll. Für Neubauten stehen leitfähige Hart- oder Kunststoffböden zur Verfügung; bei Altbauten haben Terrazzo, Kunst- oder Natursteinfließen, Spezialbeton usw. oft ausreichend ableitende oder zumindest antistatische Eigenschaft. Fast nie haben jedoch Hartfliesen genügend Leitfähigkeit.

Fußböden mit Gummi-, PVC-, Linoleum-, Asphaltbelag usw. sind ausgesprochene Nichtleiter. Da feuchtes Aufwischen bei ihnen nur eine kurzfristige Ableitwirkung hat, wird das Ausbreiten von stets feucht zu haltenden Laken im Operationsbereich empfohlen, die mit geerdeten Bauteilen in Verbindung stehen sollen und von jeder dort tätigen oder hinzukommenden Person berührt werden müssen.

b) Leitfähiges Schuhwerk bei allen Personen, die einen Anaesthesieraum betreten. Hierfür können bereits getragene Schuhe mit Lederbrand- und -laufsohle als ausreichend angesehen werden. Operationsschuhe müssen mit Sohlen aus leitfähigem Material hergestellt sein.

Leitfähiges Schuhwerk hat wiederum nur dann einen Sinn, wenn der Fußboden hinreichend leitfähig ist. Bei manchen Bodenbelägen ist das behelfsmäßig durch antistatische Pflegemittel zu erreichen. Die Wirksamkeit ist jedoch durch Messungen nachzuweisen. Eine Bearbeitung des Fußbodens mit den üblichen Pflegemitteln muß unterbleiben.

c) Kleidung aus Baumwolle oder Leinen; dazu gehören auch Baumwollstrümpfe. Operationsschürzen, die nicht aus antistatischem Material hergestellt sind, dürfen in einem Gefahrenbereich nicht getragen werden.

d) Anaesthesie-Geräte, Operationstische, Krankenfahren und sonstiges Mobiliar müssen eine wirksame elektrische Verbindung zum Fußboden haben. Sie wird am besten durch leitfähige Rollen erreicht, die peinlichst sauber zu halten sind.

Die Ableitfähigkeit der sog. Schleppketten ist in der Regel nicht ausreichend. Eine bewährte Behelfsmaßnahme ist auch hier das unter a) erwähnte feuchte Laken, das bei den angeführten Geräten z. T. über die Rollen gelegt wird.

Alle Gummiteile der Anaesthesieapparate wie Schläuche, Atembeutel und Maske müssen leitfähig sein.

stützende Vorbeugungsmaßnahme, da einmal relative Luftfeuchtigkeit von 60% und mehr elektrostatischen Aufladungen entgegenwirkt, zum anderen die Luftbewegung (Spüleffekt durch Einlässe an der Decke und Auslässe in Fußbodenhöhe) gefährliche Gemische schneller in ungefährliche umwandelt und

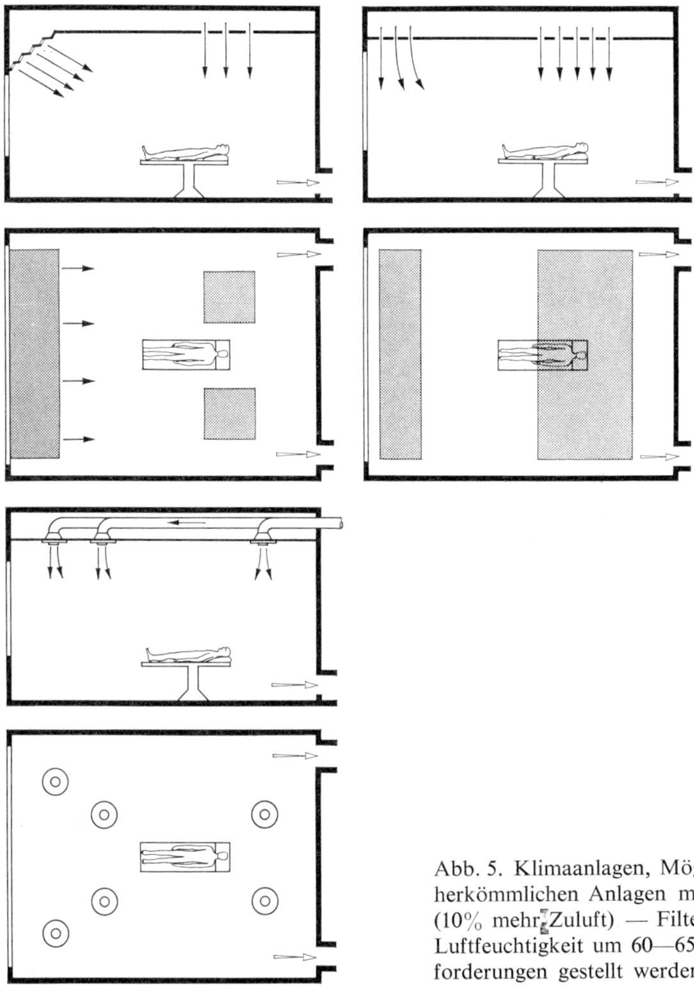

Abb. 5. Klimaanlagen, Möglichkeiten der Luftführung. Im Vergleich zu den herkömmlichen Anlagen müssen hinsichtlich Luftführung — Luftförderung (10% mehr Zuluft) — Filterung — Aufbereitung (Wärmen, Kühlen, relative Luftfeuchtigkeit um 60—65%) u. a. m. nach DIN 1946, Blatt 4, erhöhte Anforderungen gestellt werden

Die Bezüge der Aufliegepolster sollen aus antistatischem Material, d. h. leitfähigem Gummi oder leitfähigem gummierten Leinen, bestehen; Laken, Decken und deren Bezüge ausschließlich aus Baumwolle oder Leinen. Das Erden von Personen, Narkosegerät und Operationstisch durch Kabel (nach dem Prinzip des Horton-Intercoupler) ist insofern nicht vertretbar, als jede hinzukommende Person durch höheres Ladungspotential einen Ausgleichsfunken zu der geerdeten resp. elektrisch verbundenen Gruppe verursachen kann.

e) Lufttechnische Maßnahmen in Form von Klimaanlagen sind in jeder Beziehung eine unter-

— das gilt besonders für den schweren Ätherdampf — aus dem Gefahrenbereich ableitet. Auch die Lufthygiene kann — vor allem im Hinblick auf das „Aufwirbeln" von Erregern — durch Klimaanlagen nur eine Aufbesserung erfahren, was besonders durch Berichte aus Verbrennungs-Zentren bestätigt wird (Abb. 5).

γ) Andere und ungewöhnliche Arten von Bränden und Explosionen

Neben Waschäther, Benzin und Alkohol ist auch ein Teil der Hautdesinfektionsmittel wegen ihres Spiritusgehaltes entzündbar (Tabelle 4). Das Arbei-

Tabelle 4. *Zündeigenschaften von Haut-, Reinigungs-, Entfettungs- und Desinfektionsmitteln bei 20° C, 760 Torr.*

Agens	Zündbereich in Luft in Vol.-%	Mindestzündtemperatur in ° C	Mindestzündenergie in mJ = mWsec
(Wasch-)Äther	1,7—36,0	170	0,19 (bei 5,1 Vol.-%)
Äther Petrolei	≈1,3—	≈280	
Alkohol isopropylius	2,0—	425	
Alkohol aethylius	3,5—15,0	425	
(Leicht-)Benzin	1,0—8,0	220—300	0,20 (bei 4,7 Vol.-%)
Äthylenoxyd	2,6—100	440	0,06

Wasser löst schon bei Zimmertemperatur etwa 5% Äther, in Gegenwart von Alkohol sogar wesentlich mehr, und es können hier leicht brennbare Dämpfe in relativ gefährlichen Mengen abgegeben werden.

Tabelle 5. *Zündeigenschaften von endogenen physiologischen Gasen*

Agens	Zündgrenzen in Luft in Vol.-%	Mindestzündtemperatur bei 20° C, 760 Torr	Mindestzündenergie bei 760 Torr in mJ = mWsec
Ammoniak	15,0—28,0	630	nicht bekannt
Äthylen	2,7—28,5	425	0,085
Acetylen	1,5—82,0	305	0,019
Methan	5,0—15,0	595	0,28 bei 8,5%
Wasserstoff	4,0—75,6	560	0,019 bei 30%

Bei Milch-Diät, Leguminosen etc. dominieren Methan mit rund 35 und/bzw. Wasserstoff mit rund 45 Vol.-%; weitere Variationen sind durch verdorbene Speisen, abnorme Darmflora u. a. m. möglich.

ten mit dem elektrischen Messer unmittelbar nach ihrer Anwendung ist weniger wegen der Hautdesinfektion selbst, bei der Lösungsmittel schnell verdunsten, gefährlich — Hauptursache für Verbrennungen sind vielmehr praktisch immer die mit diesen Stoffen unbemerkt vollgesogenen Abdecktücher und Unterlagen.

Es darf besonders darauf hingewiesen werden, daß sich bei solchen Unglücksfällen gelegentlich auch tödliche Ausgänge ereigneten.

Die meisten Verbrennungen (II. Grades), wurden im Verlauf der letzten Jahre erfaßt. Die tatsächliche Zahl derartiger Vorkommnisse dürfte ein Vielfaches betragen.

Bei Nennung dieser Ereignisse muß auch an die Entflammung von choräthyl- oder äthergetränkten Narkosemasken und Abdecktüchern erinnert werden, die bei Operationsbeginn im Gesichts-Halsbereich durch Glühkauter oder elektrochirurgische Geräte ausgelöst werden kann. Nach beendigter Hautdesinfektion ist für elektrochirurgische Arbeiten eine entsprechende Wartezeit unerläßlich. Bei zu starker Befeuchtung, besonders der Unterlagen, wird dringend angeraten, länger zu warten oder neu abzudecken.

Daß Narkosegase und -dämpfe in Lungen bis zu rund 30 min, im Magen sogar bis zu etwa 1 Std nach Absetzen der Anaesthesie zündfähig bleiben können, bestätigen zumindest einige, zum Teil tödlich ausgegangene Fälle. Sie ereigneten sich beim elektrochirurgischen Arbeiten im Gesicht und am Hals. Experimentelle Untersuchungen der letzten Jahre haben diese Feststellung untermauern können. Bei Äthylengemischen wurden sogar noch nach 4 Std zündfähige Stoffe im Magen festgestellt.

Endogene, teils physiologische Gase werden einmal durch fermentative Vorgänge im Verdauungstrakt gebildet, zum anderen können sie aber auch durch thermale Zersetzung von Blut oder Gewebe entstehen (Tabelle 5).

Die Zahl von über 20 bekanntgewordenen Bränden und Explosionen durch derartige Gase mag Verwunderung auslösen; nach Einsichtnahme in die Tabelle 5 sind sie jedoch durchaus zu erklären. Daß sich dadurch nicht mehr Unglücksfälle ereigneten, beruht auf dem meist hohen Stickstoffanteil dieser Gemische, der gegebenenfalls eine beträchtliche Schutzfunktion ausüben dürfte.

Drei Fälle betreffen Explosionen durch Aufstoßen von Gasen aus dem Magen, die sich z.T. infolge von Störungen der Darmperistaltik dort angesammelt hatten. Auslösende Ursache waren statische Entladungsfunken durch Aufsetzen bzw. Wegnehmen von Sauerstoff-Beatmungs-Masken aus nichtleitendem Gummi, in einem Fall während der Operation. Eine der Explosionen verlief infolge Ruptur des Magens tödlich.

Bei den restlichen Explosionen, die sich beim elektrochirurgischen Eröffnen des Darmes und beim Abtragen von Hämorrhoiden oder Polypen ereigneten, war in 3 Fällen eine sofortige Laparotomie und operative Versorgung — bei 2 Patienten sogar eine Darm-Teilresektion — erforderlich.

Von 3 berichteten Explosionen bei elektrochirurgischem Arbeiten in der Blase hatten 2 eine Ruptur zur Folge.

Zur Verhütung derartiger Explosionen im Magen-Darm-Trakt erscheint die gewissenhafte Vorbereitung des Patienten (Diät, Abführen) ausreichend; absolute Sicherheit ist jedoch nur durch gleichzeitige Insufflation von Inertgasen (Kohlensäure, Stickstoff) gegeben. Beim elektrochirurgischen Arbeiten in der Blase besteht die beste Vorbeugung darin, daß besonders nach dem Aspirieren der Gewebsstücke „Luftkuppeln“ durch exaktes und laufendes Auffüllen mit Spülflüssigkeit vermieden werden.

Werden Narkosegeräte nach Beendigung der Operation ohne sorgfältiges Schließen der Ventile und Entleeren des Äthergefäßes einfach abgestellt und mit Hüllen überdeckt, so ist bereits während dieses Vorganges oder auch beim Wiederverwenden, d.h. beim Wegziehen der Hülle, die Möglichkeit zur Bildung von statischen Entladungsfunken gegeben, welche die im Atemsystem verbliebenen Rückstände entzünden und zur Explosion bringen können. Einige derartige Unglücksfälle sind bekannt. Zu entleeren sind Vaporizer, die von O_2 und/oder N_2O durchströmt werden, bei Apparaten vom Typ draw-over-Inhaler (EMO, PDV etc.) besteht keine Gefahr, wenn man Äther drinnen läßt. Daß man andererseits beim Durchspülen des Atemsystems des Narkoseapparates und darauffolgendem Schließen der Ventile nicht mit hohem Gasstrom arbeiten soll, zeigen weitere Schadensereignisse, bei denen in einem Fall der Anaesthesist beträchtliche Verletzungen davontrug.

Die möglichen schweren Folgen, die das achtlose Ausgießen z.B. von Ätherresten nach sich ziehen kann, werden durch die folgenden Unglücksfälle verdeutlicht:

Nach Ausschütten von Äther in eine Toilette wird die im Becken stehende Ätherschwade durch elektrostatische Funken von Nylonkleidung entzündet und hat lebensgefährliche Verbrennungen zur Folge. Weitere Explosionen ereigneten sich durch Abgießen von Äther im Waschbecken und Nachspülen mit Wasser. Dadurch stiegen in den Becken benachbarter Räume Ätherschwaden auf, die durch elektrostatische Entladungsfunken von Kunststoffkleidung, ein andermal durch eine auf die Konsole abgelegte glimmende Zigarette zur Entzündung gebracht wurden.

Es sei außerdem auf Explosionen in chirurgischen Laboratorien hingewiesen, die sich beim Destillieren mit Äther ereigneten. Hier waren Heizplatten oder die Funken des Ventilators auslösende Ursache. In einem weiteren Fall brachten Funken des Thermostaten eines Kühlschrankes die Dämpfe von in Äther aufbewahrtem Untersuchungsmaterial zur Explosion. Die Druckwelle riß nicht nur die Kühlschranktür heraus, sondern verursachte auch sonst erheblichen Schaden.

Die schwerste Explosion der letzten Jahre ereignete sich in einem Krankenhaus beim Transport einer Korbflasche, aus der Äther abfloß. Die dabei entstehenden Dämpfe wurden — retrospektiv war das nicht mehr zu klären — entweder durch elektrostatische Funken des gummibereiften Transportwagens oder durch Funken eiserner Absatznägel entzündet; die Explosion kostete drei Menschen das Leben.

Der Vollständigkeit halber sei kurz noch auf die Kaltsterilisation hingewiesen. Bedauerlicherweise war über einige in diesem Zusammenhang bekannt gewordene Unglücksfälle nichts Näheres in Erfahrung zu bringen. Ferner können Unglücksfälle entstehen, wenn bei der Apparatedesinfektion in einem Aseptor-Schrank Ätherdampf entweicht.

Beim Umgang mit Sauerstoff ist in jedem Falle Vorsicht geboten, da — wie bereits unter „Grundbedingungen“ näher erläutert — sonst harmlose Oxydationsvorgänge durch ihn explosionsartigen Charakter annehmen können. Eine Reihe von Explosionen wurden durch mechanische Ursachen ausgelöst, z.B. Losschlagen von Ventilen oder Umfallen der Gasflaschen. Weitere derartige Unglücksfälle entstanden durch Reibungswärme, z.B. Entzündung von Dichtungsringen beim Öffnen von Flaschen oder von Montagerückständen in Sauerstoffleitungen oder von öligen und fettigen Kleidungsstücken, durch direktes Auftreffen von komprimiertem Sauerstoff. Auch auf offenes Feuer und elektrische Funken sind Unglücksfälle zurückzuführen, die ebenfalls z.T. tödlich verliefen und entweder durch einen elektrischen Rufknopf im Sauerstoffzelt oder durch Rauchen bzw. Ablegen einer Zigarette in unmittelbarer Nähe hervorgerufen wurden.

Gleit- oder Schmiermittel wie Öl und anderes oxydierendes Material, auch Schmutz, ist von allen Ventilen oder Düsen fernzuhalten. Das Aufdrehen von Ventilen muß in jedem Falle langsam geschehen; besteht keine Anschlußleitung, so ist die Öffnung vom Körper (Kleidung!) abzuwenden.

In Bereichen mit hohem Sauerstoffgehalt (Sauerstoffzelte u.ä.) sind Zigaretten und Lichtquellen ebenso wie ein Telephon oder die Signalknöpfe der elektrischen Rufanlage lebensgefährlich. An der Zimmertür ist ein Schild mit entsprechendem Hinweis anzubringen.

δ) Lagerung und Umgang mit entzündbaren Stoffen

1. Aufbewahrungsräume für entzündbare Stoffe entsprechen in ihrer gesamten Ausdehnung dem Gefahrenbereich.

Rauchen und offenes Licht sind verboten.

2. Verdichtete und verflüssigte Gase — gleich welcher Art — sowie entzündbare Flüssigkeiten dürfen nur in besonderen, feuersicheren Räumen gelagert werden, die

- abseits von Aufenthalts- und Arbeitsbereichen liegen,
- eine Fensteröffnung haben,
- nicht unter Sonneneinstrahlung stehen und
- weder Heizkörper noch Heizungsrohre enthalten, d.h., die Raumtemperatur darf in keinem Fall +30° C übersteigen.

Es ist zu achten, daß Flaschen mit verdichteten und verflüssigten Gasen nicht mit brennbaren Flüssigkeiten zusammen gelagert werden sollen. Im Falle eines Brandes solcher Flüssigkeiten werden Löschmaßnahmen in einem Raum sehr gefährlich, da Flaschen durch den Brand aufgeheizt werden und jederzeit mit ihrer Explosion zu rechnen ist.

3. Gasflaschen müssen auf dem Fußboden gelagert werden, wenn keine Wandhalterungen vorhanden sind.

4. In Arbeitsbereichen sind — bei entsprechender Sicherung bzw. Lagerung — höchstens zwei Reservegasflaschen zulässig. Dasselbe gilt sinngemäß für entzündbare Flüssigkeiten, von denen auch kleinere Mengen abseits von Sonnen- und Wärmeeinstrahlung gehalten werden müssen.

5. Der Umgang mit Gasflaschenanschlüssen und Steckkupplungen bei Wandauslässen sowie mit entzündbaren Flüssigkeiten ist nur in angemessener Entfernung von elektrischen Schaltern, Steckdosen und elektrisch betriebenen Geräten statthaft.

ε) Unglücksfälle durch Verwechslung von Gasen

Sie bedürfen ebenfalls einer kurzen Besprechung. Im Verlauf der letzten Jahre wurden 7 derartige Vorkommnisse bekannt, die 9 Menschenleben forderten.

Zu Beginn ein Fall, der übrigens verfilmt wurde: An einem angloamerikanischen Narkosegerät wurden absichtlich Gasflaschen vertauscht und der Patient kam ad exitum. In 3 weiteren Fällen wurde Kohlendioxyd bzw. Stickoxydul statt Sauerstoff angeschlossen; der letzte bekannt gewordene Unglücksfall, der 3 Menschenleben kostete, ereignete sich durch Anschließen von Stickoxydulflaschen an der zentralen Sauerstoffversorgungsanlage.

Das zuerst genannte kriminelle Vorgehen ist mit Einführung des Pin-Index-Systems nur mehr erschwert möglich. Die Schaffung der deutschen Normen (DIN) vor nunmehr über 50 Jahren ließ diese Probleme in unseren Krankenhäusern gar nicht erst aufkommen.

Trotz alledem sind auch bei uns noch nicht alle Fehlerquellen beseitigt: vereinzelte europäische, auch ältere deutsche Gerätetypen besitzen noch aufsteckbare Gummischlauchverbindungen zwischen Reduzierventil und Dosimeter/Kollektor. Durch Verwechseln der Schläuche haben sich — soweit aus den deutschsprachigen Ländern in Erfahrung gebracht werden konnte — einige tödliche Unglücksfälle ereignet. Einmal konnte der letale Ausgang nur deshalb verhindert werden, weil der betreffende Anaesthesist beim Öffnen des Stickoxydulflaschenventils zufällig auf die Rotameter schaute, von denen — wiederum zufällig — der für Sauerstoff bestimmte aufgedreht war und hörbar hochschnellte (s. auch „Verwechslungen und Irrtümer“, S. 569).

c) Elektrische und elektromedizinische Unglücksfälle

Der elektrische, insbesondere der elektromedizinische Unfall im Operationssaal hat in früheren Jahren eine recht untergeordnete Rolle gespielt, da man sich mit relativ wenig Geräten begnügte — besser gesagt: begnügen mußte. Die ständig zunehmende Verwendung von elektrischen Geräten brachte jedoch im gleichen Maße die Möglichkeit des Auftretens von sog. elektrischen Fehlern und damit auch von Unglücksfällen mit sich; hinzu kommt noch die bedauerliche Feststellung, daß Installationsarbeiten oft die herkömmliche Sorgfalt vermissen lassen.

Bei normaler Spannung von 220 V verläuft im allgemeinen jeder 20. elektrische Unfall tödlich, bei Hochspannung jeder 5. Nahezu die Hälfte aller Unfälle werden durch Unwissenheit, d.h. durch nicht eingearbeitetes Personal, der Rest durch Vernachlässigung der Sicherheitsvorschriften verursacht. Sogenannte „unglückliche Umstände“ können nur in ganz seltenen Fällen verantwortlich gemacht werden. Bei den nicht tödlich ausgehenden Unfällen sind neben Verbrennungen schwere Schockzustände mit gelegentlich nachfolgender Organschädigung die Folge.

Die absolute Zahl dürfte weit höher liegen, als durch Schrifttum und Umfragen — es handelt sich in diesem Abschnitt um die Auswertung von 66, davon 7 tödlichen Unfällen — in Erfahrung zu bringen ist. Das dürfte besonders für den elektrochirurgischen Sektor gelten.

Dem technischen (Haus-)Personal obliegt es, im Rahmen der Unfallverhütung die Vielzahl von Vorschriften, Bestimmungen etc. zu kennen und ihre Durchführung zu überwachen. Von den in medizinisch genutzten Räumen arbeitenden Ärzten ist jedoch zu erwarten, daß sie die Grundbegriffe der Elektrizität so weit beherrschen, daß erste Anzeichen eines elektrischen Fehlers zumindest bemerkt werden und daß rechtzeitig für ihre Beseitigung gesorgt wird bzw. daß er ein Unfallgeschehen richtig beurteilt um fachgerechte erste Hilfe zu leisten.

Der Schweregrad der elektrischen Unfälle ist in erster Linie von der Stromstärke abhängig, die nach dem Ohmschen Gesetz

$$I \text{ (Stromstärke)} = \frac{U \text{ (Spannungsdifferenz)}}{R \text{ (Widerstand)}}$$

berechnet wird.

Im Gegensatz zur Labormeßtechnik sind jedoch zusätzlich zum Widerstand des bei einem Unfall eingeschalteten Körpers bzw. Körperteiles die Übergangswiderstände an den Ein- und Austrittstellen — im allgemeinen der Haut — zu berücksichtigen:

Normale Haut wird erst ab etwa 200 V durchschlagen, die Hornhaut an der Hand oder am Fuß sogar erst ab etwa 500 V; die übrigen Körpergewebe zeigen fast immer konstante Werte. Der Widerstand des menschlichen Körpers wird im technischen Schrifttum oft recht unterschiedlich angegeben: während eine offizielle Monographie der USA 4000 Ω nennt, findet man in deutschen Arbeiten Werte um 2000—3000 Ω (2000 Epidermis + 1000 übriger Körper).

Setzt man also den Widerstand des menschlichen Körpers für Gleichstrom oder 50-Hertz Wechselstrom mit dem hohen Wert von $R = 4000\ \Omega$ an, so kommt bei $U = 220$ V schon ein Strom von

$$\frac{220}{4000} = 0{,}055 \text{ A} = 55 \text{ mA}$$

zum Fließen, der bereits zum Herzstillstand führen kann.

Auf die Wiedergabe der sehr ausführlichen Tabelle „Physiologische Reaktionen der einzelnen Stromstärkebereiche nach KOEPPEN“ muß hier zugunsten einer solchen aus dem Stromstärkenbereich I (< 25 mA) verzichtet werden, ebenso wie auf die Besprechung von Hochspannungsunfällen (Tabelle 6).

Tabelle 6. *Reaktionen im unteren Stromstärkebereich I*

mA	Physiologische Reaktionen
0,12	prickelndes Gefühl, gerade noch beim Berühren der Elektrode mit dem kleinen Finger festzustellen
1,2	Sensationen in der Hand, hauptsächlich an den Fingern
2,4	leichte Sensation auch im Handgelenk
4,8	Krampf im Handgelenk und Unterarm
6,0	Schock im ganzen Arm
8,0	Krampf im Oberarm
12,0	heftige Muskelkontraktionen und Krampf im gesamten Arm

Obwohl jegliche Anwendung von Elektrizität im Krankenhaus den später aufzuführenden Vorschriften und Bestimmungen unterliegt (beginnend mit der Abnahme des Hauses bzw. der von der Industrie hergestellten Geräte), muß nach einigen Jahren mit dem Auftreten von Fehlern gerechnet werden.

α) *Installation, ortsfeste Geräte*

In den letzten Jahren ist bedauerlicherweise auch im Bau- und Installationsgewerbe ein Absinken der Arbeitsqualität zu beobachten. Gelegentlich werden u.a. die Schutzleiter von Steckdosen sehr nachlässig oder auch gar nicht angeschlossen. In diesen Fällen bedarf es dann nur noch einer gehäuften mechanischen Beanspruchung oder der Bildung von Korrosionen, um eine Unterbrechung des Schutzleiters hervorzurufen. Bei einigen bekannt gewordenen Fällen war Masseschluß (Gehäuseschluß) an

Zusatzleuchten und einem Röntgengerät — trotz immer wieder auftretender „Schläge" — über Wochen nicht gemeldet worden, und es kam nur wegen des zweifachen Fehlers niemand zu Schaden, daß auf dem relativ gut leitenden und dazu noch feuchten Boden der Ambulanz- bzw. Gipsräume zufällig elektrisch isolierende statt antistatische Gummiüberschuhe getragen wurden.

Daß derartige elektrische Fehler sehr unangenehme bis dramatische Folgen haben können, sollen einige weitere Beispiele zeigen: Bei der Inbetriebnahme des Resektoskops — es handelte sich um 2 technisch fast gleich gelagerte Fälle bei Prostataausschälung — bäumten sich die Patienten jeweils auf, um dann wieder entspannt dazuliegen. Die Untersuchungen ergaben Masseschluß des Operationstisches von rd. 100 V; dadurch standen auch die Patienten unter Spannung, welche beim Benutzen des Instrumentes unter den eingangs geschilderten Erscheinungen zusammenbrach. In einem weiteren Fall kam der Patient über den negativen Leiter des Instrumentes ad exitum, weil Nulleiter und stromführender Phasenleiter verwechselt worden waren.

Der Erwähnung bedarf noch der aus einem neu errichteten Krankenhaus mitgeteilte Fall eines unter Spannung stehenden ortsfesten Röntgenschaukastens, in dessen unmittelbarer Nähe sich direkt geerdete Teile befanden.

Für Neu- oder auch Umbauten sind

VDE 0107 — Vorschriften für elektromedizinische Geräte,

VDE 0105 — Bestimmungen über den Betrieb von Starkstromanlagen,

VDE 0165 — Bestimmungen für die Errichtung elektrischer Anlagen in explosionsgefährdeten Betriebsstätten und

VDE 0171 — Vorschriften für explosionsgeschützte elektrische Betriebsmittel anzuwenden.

Laut Allgemeiner Verwaltungsvorschrift zu § 3 der Verordnung über elektrische Anlagen in explosionsgefährdeten Räumen des Bundesministeriums für Arbeit und Sozialordnung vom 24. Juni 1965 sind alle Anforderungen, d.h. Sicherheitsbestimmungen als erfüllt anzusehen, wenn sie den eben genannten VDE-Bestimmungen entsprechen.

In VDE 0107 ist auch das Schutzleitungssystem nach VDE 0100 übernommen worden und soll hier zumindest knapp besprochen werden. Dieses Schutzleitungssystem bietet im Vergleich zu den anderen Schutzmaßnahmen gegen das Auftreten von zu hohen Berührungsspannungen betriebs- und sicherheitstechnische Vorteile, da das Leitungsnetz über Transformatoren mit getrennten Wicklungen (früher als Isoliertransformatoren bezeichnet) versorgt und damit vom Hauptnetz galvanisch getrennt wird. Während z.B. bei den Schutzmaßnahmen Nullung oder Schutzerdung der erste Fehler (Schluß eines Außenleiters gegen Erde bzw. einen geerdeten Gegenstand) bereits zur Abschaltung und damit zur Betriebsunterbrechung führt, ist das jetzt erst beim Auftreten von zwei satten Erdschlüssen der Fall. Der andere große Vorteil ist eine erhöhte Betriebssicherheit, die z.B. beim Auftreten eines Masseschlusses am Gerät ein Weiterarbeiten bis zur Beendigung der Operation erlaubt. Bei einem inneren Widerstand dieser Überwachungseinrichtung von 100 kΩ sind im ungünstigsten Fall noch Einwirkungsstromstärken von 2,2 mA zu erwarten.

Für Altbauten, d.h. für bestehende Anlagen, braucht u.a. die angegebene VDE 0107 nur soweit angewendet werden, als sie von der zuständigen Aufsichtsbehörde oder dem Träger der gesetzlichen Unfallversicherung festgelegt wird. Dies entbindet jedoch nicht von den folgenden Vorbeugungsmaßnahmen: Die elektrische Installation muß mindestens halbjährlich durch das technische Hauspersonal überprüft werden. Der mechanischen Überbeanspruchung von Steckdosen durch Stecker mit oft recht schweren Gummikabeln ist dabei besonders Rechnung zu tragen. Sind Steckdosen sehr niedrig angebracht, wird auf Fehler bzw. die Gefahr des „Verschmorens" durch Eindringen von Wischwasser hingewiesen.

Ergänzend zu der eben genannten mechanischen Überbeanspruchung wird nochmals auf den im Bundesanzeiger veröffentlichten Erlaß über das Verbot von Doppelsteckern (Zwischensteckern) ab 1. November 1959 aufmerksam gemacht; es sind stattdessen reichlich Unterputz-Mehrfachsteckdosen anzubringen.

Grund für diesen Erlaß war nicht nur die Beobachtung, daß Trauben von aufeinander gesetzten Doppelsteckern zur Lockerung der Anschlüsse und damit zum Verschmoren bzw. Ausbrennen der Steckdosen führen, sondern daß neuartige Bauhilfsstoffe unter besonderen Bedingungen auch mehr oder weniger leitend werden können. Im Fall eines Fehlers besteht die Gefahr, daß der gesamte Steckdosenkörper stromführend ist.

Bei der Beschaffung von Geräten oder bei Reparaturen sollte — auch ohne Vorschriften — darauf hingearbeitet werden, die herkömmlichen, oder mit dem Kabel ein Ganzes bildenden, abstehenden Wandstecker durch Stecker mit seitlichem Kabelauslaß zu ersetzen.

Ebenfalls nicht in den Operationstrakt gehören Verlängerungskabel mit Steckkupplung und die noch viel gefährlicheren „Verteilerbrettchen", da sie nicht nur die Möglichkeit der mechanischen Unterbrechung des Schutzleiters beträchtlich heraufsetzen, sondern auch bei Nässe zu Kurzschlüssen führen können und nicht zuletzt Stürze provozieren. Bei einer Erweiterung der elektrischen Installation in Altbauten, z.B. durch Deckenarmaturen bzw. Versorgungs- oder Standsäulen, ist ebenfalls nach den geltenden VDE-Bestimmungen zu verfahren.

β) Ortsbewegliche Hilfsgeräte und Leuchten

1. Elektromedizinische Geräte (Allgemeines)

Die vielen Unfallmöglichkeiten, die diese beträchtliche Zahl von Geräten einschließt, können hier nur kurz umrissen werden. Als die wichtigsten seien Transformatoren z.B. für Endoskopiegeräte, Kleinmotoren von Röntgenapparaten, Röntgenschaukästen, Hilfsleuchten, Heizplatten u.a. genannt. Bedauerlicherweise waren nur von einigen Fällen Unfallhergang und -folgen zu ermitteln. Unfälle durch andere Hilfsgeräte wie Saugpumpen, Bohrer, Sägen, Dermatome u.a.m. konnten nicht in Erfahrung gebracht werden.

Die Hauptursache für Unfälle ist hier der Gehäuseschluß, der im allgemeinen durch Bruch, d.h. Unterbrechung des an der Eintrittsstelle nicht ausreichend geschützten Zuleitungskabels entsteht, bzw. durch Teilabriß desselben infolge ungenügender Zugentlastung. Hierfür ist weniger das gelegentliche Hängenbleiben oder Stolpern über das Kabel verantwortlich zu machen; meist ist es die Unsitte, ein Gerät durch Ziehen am Kabel, besonders wenn es zu kurz ist, näher an die Steckdose heranzuholen. Nicht selten liegt die Ursache für Gehäuseschluß auch im Inneren des Gehäuses.

Unfälle durch Direktberührung von elektrischen Leitern sind dagegen äußerst selten. Erwähnenswert ist ein tödlicher Unfall mit einem importierten Gerät, das Gehäuseschluß hatte und über ein sog. Zwischenstück (Übergangsstecker) ohne Schutzleiter angeschlossen wurde.

Besonders tragisch ist der folgende Fall: Ein Elektrochirurgiegerät hatte Masseschluß — der Schutzleiter des Verlängerungskabels war, wie später festgestellt wurde, gebrochen. Vom Personal bemerkte Sensationen beim Berühren des Gerätes wurden unerklärlicherweise negiert. Als nun der zusätzlich geerdete Patient die inaktive Elektrode angelegt bekam, traten starke Krampferscheinungen mit wahrscheinlich kurz darauffolgendem Herzstillstand auf. Trotz sofortiger Unterbrechung der Stromzuführung durch Herausziehen des Wandsteckers müssen die Schädigungen so schwer gewesen sein, daß der Patient ad exitum kam.

Einige weitere, für Krankenhäuser typische Unfallhergänge: Eine Schwester, die an einem defekten Instrumentenkocher hantiert, dreht gleichzeitig mit der anderen Hand den noch tropfenden Wasserhahn ab und erleidet über Wochen sich hinziehende Herzbeschwerden. Beim Anschalten bzw. Überprüfen eines Gerätes kam eine andere Schwester mit dem stromführenden Außenteil des Transformators in Berührung und erlitt neben Brandwunden eine Basedowsche Erkrankung — letztere wurde als Unfallfolge anerkannt. Es sei weiterhin an die mehr oder weniger folgenschweren Berührungsschläge von Hilfsleuchten erinnert, die sich mit Sicherheit häufiger ereignen, als man allgemein annimmt bzw. in Erfahrung bringen kann.

Um bei Eintritt eines Unfalls nicht dem Vorwurf ausgesetzt zu werden, daß ein nicht hinreichend unfallsicheres Gerät angeschafft und benutzt wurde, sollte man sich mit dem Erwerb auch eine schriftliche Erklärung geben lassen, daß das Gerät den geltenden Forderungen zur Verhütung von Unfällen genügt.

Bei geringsten Anzeichen von Fehlern ist die Weiterbenutzung eines Gerätes — auch während einer Operation — zu unterlassen und, wenn möglich, ein anderes einzusetzen bzw. das technische Hauspersonal zur Behebung des Schadens heranzuziehen.

Es ist nicht möglich, hier eine schematische Erfassung aller Unfallmöglichkeiten zu geben. Es wird jedoch generell daran erinnert, daß Fehler am Gerät bei einer Spannung ab 24 V bereits tödliche Folgen haben können.

Bestimmungen über die Herstellung, Prüfung und Anwendung (Gebrauchsanweisung) von elektromedizinischen Geräten sind bereits oder werden noch in VDE 0750, Teil 1 (Allgemeine Vorschriften) sowie in den Teilen 2—14 (Sondervorschriften für verschiedene Gerätegruppen) festgelegt. Es sollen hier nur kurz die Geräte besprochen werden, von denen Unfallgeschehen in Erfahrung gebracht werden konnten.

2. Hochfrequenz-Chirurgie-Geräte

Eine ausführliche Behandlung der Unfallprobleme bei Anwendung dieser Geräte scheint insofern gerechtfertigt, als auch durch anaesthesietechnische Maßnahmen Unfälle provoziert werden können und sich der Anaesthesist bei der Lagerung des Patienten, wozu auch das einwandfreie Anlegen der inaktiven Elektrode zählt, meistens mit einschaltet.

Einleitend sei der weit verbreiteten Meinung entgegengetreten, daß beim Arbeiten mit Hochfrequenzstrom der Körper elektrostatisch aufgeladen würde: Er muß nach Abschalten des Gerätes frei von jeglicher elektrischen Ladung sein, weil er über die inaktive Elektrode des Gerätes stets niederfrequent, d.h. mit dem Schutzleitungssystem des Netzes, verbunden ist.

Anwendung und Nutzen der Elektrochirurgie wurden bereits vor vier Jahrzehnten durch VON SEEMEN grundlegend festgelegt und es sind bei sach-

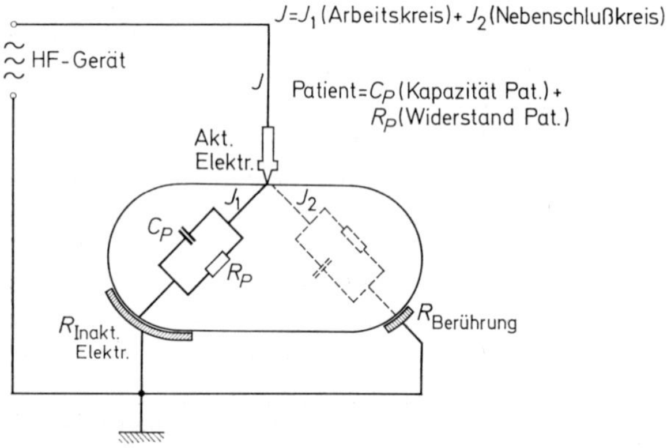

Abb. 6. Schema eines Nebenschluß-Stromkreises. Auch bei ordnungsgemäßem Anliegen durch Berührung mit einem weiteren geerdeten Teil wie z. B. Operationstisch oder leitfähigem Atem-System der inaktiven Elektrode ist noch die Möglichkeit für Verbrennungen gegeben. Da diese meist sogar im oberen Körperbereich auftreten, können sie allein schon wegen der kosmetischen Folgen ein unangenehmes Nachspiel haben

gemäßer Anwendung im allgemeinen keine Zwischenfälle zu erwarten. Trotzdem läßt sich unverändert eine fast gleichbleibende Zahl von Unfällen beobachten.

Das Prinzip der Elektrochirurgie besteht darin, daß man zur Elektrotomie und zur Elektrokoagulation die an kleinflächigen Elektroden entstehende hohe Stromdichte des Hochfrequenzstromes ausnutzt (Frequenzen über 500 kHz sind notwendig, um eine faradische Reizung der in der Strombahn gelegenen Nerven zu vermeiden). Daraus ergibt sich, daß bei dem Weg des Stromes: HF-Generator — aktive Elektrode — Körpergewebe — inaktive (sog. „neutrale") Elektrode — HF-Gerät, zur Vermeidung eines zweiten Einwirkungsbereiches ein möglichst niederohmiger und großflächiger Kontakt mit geringer spezifischer Stromdichte (Stromstärke pro Flächeneinheit) an der inaktiven Elektrode gewährleistet sein muß. Die meisten Verbrennungen innerhalb der Elektrochirurgie beruhen auf einem Verstoß gegen diese Grundregel.

Der oben angeführte „Verstoß gegen die Grundregel", d.h. nicht ausreichende Ableitfähigkeit der inaktiven Elektrode, ist im allgemeinen die Folge von

zu kleinflächiger inaktiver Elektrode,

schlechtem Anliegen der sonst ausreichenden inaktiven Elektrode,

sehr starker Behaarung der Anliegefläche, Abrutschen der Elektrode beim Umlagern des Patienten,

Oxydation oder Korrosion von Elektrode bzw. Lamellen oder Drahtgeflecht.

Liegt einer dieser Fehler vor, so muß die Leistung des HF-Gerätes so weit hochgeschraubt werden, bis eine genügende Schneide- und Koagulationsleistung erreicht ist. Mit dieser Maßnahme erhöht sich jedoch die spezifische Stromdichte an der inaktiven Elektrode, was zu leicht- bis mittelgradigen Verbrennungen mit ausgesprochener Tiefenwirkung führen kann. Bei elektrochirurgischen Verbrennungen können sich in dem betreffenden Bereich auch noch sehr unangenehme Sekundärfolgen wie Phlegmone, Lymphangitis oder Thrombophlebitis einstellen. Wird die inaktive Elektrode am Arm(!) angebracht, so ist weiterhin noch die Gefahr schwerer Nachwirkungen in Form eines neuritischen Syndroms oder langdauernder Herzschäden gegeben. Es sei außerdem darauf hingewiesen, daß bei Verbrennungen dritten Grades — meist durch nur unvollständig angelegte bzw. nicht angewickelte inaktive Elektroden — allgemein mit Nekrosenbildung bis zu den darunterliegenden Knochen gerechnet werden muß.

Zwar besitzen Elektro-Chirurgie-Geräte eine Sicherheitsschaltung, die bei Unterbrechung des Kabels der inaktiven Elektrode in Funktion tritt; das trifft jedoch dann nicht zu, wenn eine Unterbrechung zwischen Kabelansatzblock und Elektrode besteht. Auch dieses Unfallgeschehen, bei dem die hohe Stromdichte des relativ kleinen Ansatzstückes schwerste Verbrennungen hervorrufen kann, ist nicht einmalig. Steht der Patient noch mit einem weiteren ableitenden Teil, wie Stütze und Bügel des Operationstisches oder Metall-Maskenkonus und sonstigem metallischem Zubehör des Atemsystems in Berührung, so bildet sich ein Nebenschluß-Stromkreis aus, in dem die spezifische Stromdichte an der Berührungsstelle Werte annehmen kann, die dort zu Verbrennungen führen (Abb. 6 und 7a und b).

Wahrscheinlich auf der gleichen Ursache — Nebenschluß über das leitfähige, am geerdeten Operationstisch anliegende Narkose-Atemschlauch-System — beruht der im Schrifttum mitgeteilte Brand eines solchen Atemsystems.

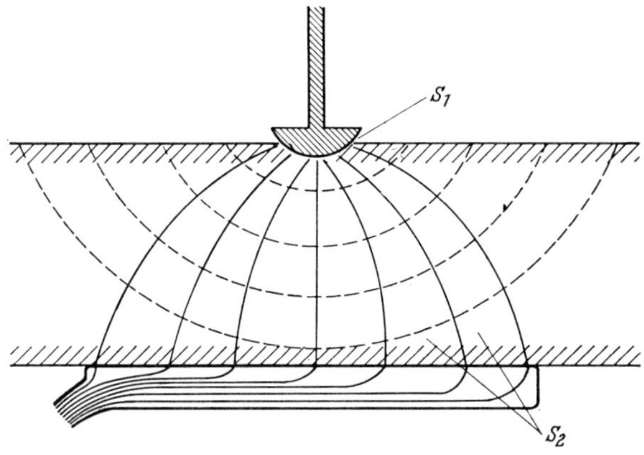

a

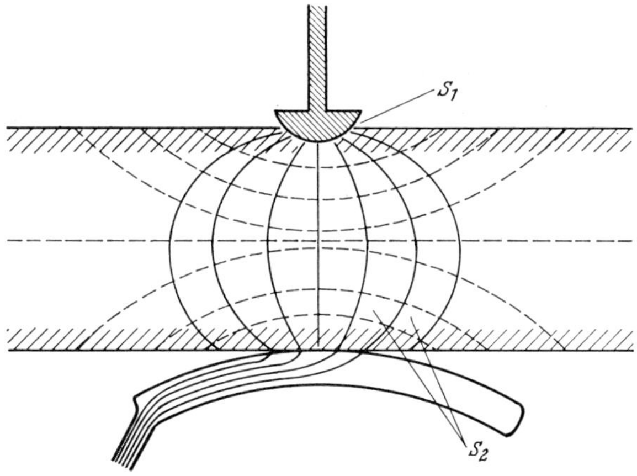

b

Abb. 7. a Schematische Darstellung der spezifischen Stromdichte (S) bei HF-Chirurgie unter normalen Bedingungen. Elektrokoagulation: $S_1 > S_2$. b Schematische Darstellung der spezifischen Stromdichte (S) bei HF-Chirurgie mit nicht ausreichender Ableitfähigkeit der inaktiven Elektrode. Verbrennungsgefahr! Zum Beispiel bei Elektrokoagulation: $S_1 \simeq S_2$. Um die erforderliche Schneide- oder Koagulationsstromstärke wieder zu erreichen, muß die Ausgangsspannung des Gerätes u. U. beträchtlich erhöht werden, weil Teilwiderstand bzw. Übergangswiderstand vom Patienten zur inaktiven Elektrode und damit auch der Gesamtwiderstand vergrößert wurde

Die folgenden Maßnahmen — und das bedarf auch der Mitarbeit des Anaesthesisten — sollten es möglich machen, Unglücksfälle bei Anwendung der Elektrochirurgie zu verhüten:

Verwendung von ausreichend großflächigen negativen Elektroden (besonders bei Kindern).

Sorgfältiges Anwickeln der Elektrode; bei starker Behaarung Rasieren oder zumindest Anfeuchten der betreffenden Hautpartie mit isotoner Kochsalzlösung oder noch besser reichliche Verwendung von Elektrodenpaste, Kontrolle des Sitzes der Elektrode nach Umlagern des Patienten.

Vermeiden von feuchten Unterlagen bzw. Tüchern.

Keine Berührung des Patienten mit weiteren (ableitenden) metallischen Teilen.

Rechtzeitige Vorbeugung gegen Schwitzen (Schockprophylaxe!).

Verwendung kurzer, *ohne Schleifenbildung* zum HF-Gerät führender Kabel.

Bei ungewöhnlichem „Hochschrauben“ des HF-Gerätes über die allgemein übliche Einstellung hinaus, ist die Operation zu unterbrechen und nach einem Fehler in der Ableitung zu suchen.

Über die Gefahren der Elektrochirurgie bei gleichzeitigem Arbeiten mit entzündbaren Narkoticumgemischen wurde bereits berichtet.

3. Kurzwellengeräte

Im Operationstrakt dienen sie vorwiegend zur Wiedererwärmung von Hypothermiepatienten; hierbei wurden in den vergangenen Jahren 6 Verbrennungen, meist zweiten Grades, in Erfahrung gebracht.

Die bislang bei diesen Geräten angewandten Kondensatorfeld-Elektroden erzielten aufgrund ihrer vorwiegenden Oberflächenwirkung keine ausreichende Erwärmung und es mußte deshalb oft mit zu hohen Energien gearbeitet werden. Mit den jetzt vornehmlich verwendeten Spulenfeld-Elektroden läßt sich infolge der überwiegenden Tiefenwirkung eine wesentlich bessere Erwärmung — ohne oberflächennahe Belastung — durchführen.

4. Ultraviolettstrahler

Sie liegen zwar am Rande des Themas, bedürfen aber trotzdem wegen gelegentlicher Überdosierung bzw. Verbrennung der Erwähnung: Letztere sollen durch eine gleich anschließende Infrarotbestrahlung teilweise wieder rückgängig gemacht werden können.

5. Ergometer

Bei diesen Geräten rechnet man wohl am wenigsten mit Unfällen — trotzdem ereignete sich vor nicht allzu langer Zeit ein Todesfall durch ein schadhaftes Ergometer:

Das Gerät hatte Masseschluß bei gleichzeitigem Fehler des Schutzleiters; das zugleich mit angewendete EKG übernahm dabei die Funktion des Kontaktes mit einem geerdeten Teil.

Wie bei allen elektrisch betriebenen Geräten stellt auch hier regelmäßige Wartung (insbesondere Zuleitungsstecker und -kabel) die wichtigste Vorbeugungsmaßnahme dar. Höchstmögliche Sicherheit ist jedoch erst mit dem bereits aufgeführten „Schutzleitungssystem" nach VDE 0107 bzw. 0100 gegeben.

Das Problem der Erdung von Personen, Geräten und Mobiliar ist besonders schwierig und kompliziert. Im Rahmen dieses Aufsatzes kann darauf nicht eingegangen werden.

γ) Personal und elektrischer Unfall

Das Personal, das mit den immer komplizierter werdenden, elektrisch betriebenen Geräten arbeitet, braucht Grundkenntnisse, die über das durchschnittliche Maß hinausgehen — insbesondere was die Sofortmaßnahmen bei Unfällen angeht. Sie seien hier kurz zusammengefaßt:

1. Kontrolle, ob der Verunfallte noch mit spannungsführenden Teilen in Berührung ist — wenn ja, ist der Betreffende auch mit Gummihandschuhen u. dgl. nicht zu berühren, es muß umgehend der Hauptschalter abgedreht werden.

2. Kenntnis der Herz-Kreislaufwiederbelebung (s. Kapitel „Wiederbelebung", S. 845).

Das Personal sollte in Unterrichtsstunden mit der elektrotechnischen Unfallverhütung vertraut gemacht werden. Eine schriftliche Weisung in der Sprache des Personals soll ausgehändigt werden, eine Kopie ist unterschreiben zu lassen.

Als Grundregel gilt, daß schon bei geringsten „Sensationen" während des Berührens eines elektrisch betriebenen Gerätes oder einer Leuchte und bei „Wackelkontakten" sofort abgeschaltet werden muß — selbst wenn dadurch der Beginn oder der Verlauf einer Operation gestört werden sollte. Der Situation entsprechend, ist sofort dem nächsten verantwortlichen Arzt darüber Mitteilung zu machen und das technische Hauspersonal einzuschalten.

Literatur

Technische Sicherheitsprobleme im Operationstrakt. Entstehung von Bränden, Explosionen und anderen technischen, insbesondere elektrischen Unglücksfällen. Maßnahmen zu ihrer Verhütung. Hrsg. v. H. HARDER. 124 S. Berlin-Heidelberg-New York: Springer 1965. (Dort umfangreiche Literaturhinweise.)

20. Das Risiko einer Anaesthesie

P. FRITSCHE

Trotz aller in den letzten Jahrzehnten erzielten Fortschritte und neuzeitlichen Möglichkeiten der Anaesthesiologie ist jede Anaesthesie mit einem Risiko behaftet. Wenn es auch zweifellos gelungen ist, die Gefahren herabzusetzen, so wird es doch nie möglich sein, sie völlig zu beseitigen, weil jede Verabreichung eines Anaestheticums letzten Endes die Zuführung eines Giftes darstellt und den Organismus künstlich in einen unphysiologischen Zustand versetzt, in dem außerdem mit der Herbeiführung von Bewußtlosigkeit und verminderter Reflextätigkeit die Schutzmechanismen erheblich herabgesetzt sind. Diese Tatsachen sind hinreichend bekannt und finden ihren Ausdruck u. a. darin, daß der Patient bei der präoperativen Anaesthesie-Visite einer bestimmten Risikogruppe zugewiesen wird (z. B. nach dem Schema der American Society of Anesthesiologists, s. Tabelle).

Diese Einteilung muß ausschließlich aufgrund der Untersuchungsbefunde und des klinischen Eindrucks des Anaesthesisten, aber ohne jegliche Berücksichtigung des vorgesehenen operativen Eingriffs vorgenommen werden (BARTH u. MEYER). Dabei sollten auch Erschwernisse aufgrund der psychischen Verfassung des Kranken wegen ihrer Bedeutung für Narkoseeinleitung mit erfaßt werden. Dennoch kann die Reaktionsweise des einzelnen Patienten auf die verabreichten Mittel und die durchgeführten Maßnahmen nicht vorausgesagt werden, denn die Medizin ist keine exakte Naturwissenschaft.

Die verbesserten Möglichkeiten der Anaesthesiologie haben zudem immer schwierigere Operationen erlaubt und dadurch eine gegenüber früheren Zeiten erheblich erweiterte Indikationsstellung für operative Eingriffe zugelassen.

Die heutigen differenzierten Verfahren unseres Fachgebietes und die umfangreiche Einbeziehung der Technik umschließen weit mehr Möglichkeiten von Fehlern und Komplikationen, was in den vorhergehenden Abschnitten genügend zur Darstellung gekommen ist. Diese Gefahren sind auch trotz aller

Tabelle. *Risikogruppen*. (Nach Am. Soc. of Anesthesiologists)

Gruppe I	Patient hat keine organische Erkrankung oder nur eine lokalisierte Krankheit, die keine Störung des Allgemeinbefindens verursacht
Gruppe II	Patient zeigt leichte bis mäßige Störungen des Allgemeinbefindens, die mit den chirurgischen Leiden zusammenhängen können, und welche die normalen Funktionen und das physiologische Gleichgewicht nur mäßig beeinträchtigen (z. B. leichte Anämie zwischen 12—10 g.-% Hb, Myokardschaden im EKG ohne klinische Erscheinungen, beginnendes Emphysem, leichte Hypertonie)
Gruppe III	Patient zeigt schwere Störungen des Allgemeinbefindens, welche mit dem chirurgischen Leiden zusammenhängen können und welche die normalen Funktionen des Patienten erheblich beeinträchtigen (z. B. Herzinsuffizienz, eingeschränkte Lungenfunktion durch Emphysem oder infiltrative Prozesse)
Gruppe IV	Patient zeigt schwerste Störungen des Allgemeinbefindens, welche mit den chirurgischen Leiden zusammenhängen können, welche die Funktionen des Patienten schwer beeinträchtigen und welche bereits eine Bedrohung des Lebens darstellen (z. B. kardiale Dekompensation, evtl. Ileus, wenn er nicht unter VII fällt)
Gruppe V	Patient wird als dringender Notfall operiert und würde sonst in Gruppe I oder II gehören
Gruppe VI	Patient wird als dringender Notfall operiert und würde sonst in Gruppe III oder IV gehören Notfall heißt, daß die wünschenswerte präoperative Untersuchung und Behandlung nicht oder nur teilweise möglich ist
Gruppe VII	Patient ist vor der Operation moribund, sein präoperativer Zustand ist so schlecht, daß sein Tod in den nächsten 24 Std erwartet werden kann

modernen Überwachungsmöglichkeiten gegeben (KERN).

Wie jedem operativen Eingriff kommt also auch jeder Anaesthesie ein gewisses Risiko zu (HOSSLI). Das Risiko einer Anaesthesie sollte auch von den Operateuren und anderen Fachvertretern in ihre Überlegungen hinsichtlich der weiteren Behandlung mit einbezogen werden, wobei ebenfalls beachtet werden muß, daß es zwar einen kleinen operativen Eingriff gibt, nicht aber eine kleine Anaesthesie. Das in den angelsächsischen Ländern ursprünglich auf die Barbituratnarkose bezogene geflügelte Wort "deadly easy — easily dead" bringt zum Ausdruck, wie leicht es in der Anaesthesie zu einem tödlichen Ausgang kommen kann. Außerdem ist zu bedenken, daß zu dem Anaesthesie-Risiko im allgemeinen noch die Belastung durch den operativen Eingriff hinzukommt.

Auch heute noch sind die Zahl und Schwere der Anaesthesie-Zwischenfälle und -Komplikationen groß genug, daß alles zu ihrer Reduzierung und Vermeidung unternommen werden muß, denn im Gegensatz zur Operation bedeutet in der Anaesthesie der Zwischenfall meist akute Lebensbedrohung (HOSSLI). Abgesehen von jedem Einzelfall, der Anlaß sein muß, Ursachen und Vermeidbarkeit mit Vertretern anderer Fächer in einer Komplikationskonferenz zu klären und sie künftig zu vermeiden, geben gewissenhaft zusammengestellte Übersichtsstatistiken genügend Aufschluß. Auch sollte man nicht davor zurückschrecken, selbst erlebte Komplikationen in Zeitschriften bekanntzugeben, so wie es HÜGIN bereits 1952 auf dem Münchener Chirurgen-Kongreß vorgeschlagen hat.

Soweit uns bekannt ist, geschah der erste geschichtlich festgehaltene Narkosetodesfall am 28. Januar 1848. Dabei verstarb die Patientin, ein 15jähriges Mädchen, plötzlich bei der Narkoseeinleitung mit Chloroform. Allein für England und Wales müssen wir nach den Ermittlungen von SYKES mehr als 24000 Narkosen mit tödlichem Ausgang in dem ersten Jahrhundert der neueren Anaesthesiologie von 1846—1946 annehmen.

1954 veröffentlichten BEECHER u. TODD eine umfangreiche und auf großen statistischen Untersuchungen beruhende Zusammenstellung von 10 amerikanischen Universitäten aus dem Zeitraum 1948—1952. Etwa 600000 Anaesthesien, das sind 7,5% der damals ungefähr 8 Millionen jährlich in den USA durchgeführten Anaesthesien, wurden analysiert. Die Zahl der primären Narkosetodesfälle ergab sich mit 1:2680, und das Verhältnis verschlimmert sich auf 1:1560, wenn man auch die nur evtl. mit der Anaesthesie zusammenhängenden Todesfälle mit einbezieht. Legt man dieses Verhältnis bei Berücksichtigung der Gesamtzahl der damals in den USA jährlich durchgeführten Anaesthesien zugrunde, so zeigt sich, daß mit 5128 Narkosetodesfällen mehr als doppelt so viel Patienten jährlich starben wie an der Poliomyelitis.

Nach FREY ist in Deutschland jährlich mit etwa 250 Todesfällen zu rechnen, bei denen die Anaesthesie eine mittelbare oder unmittelbare Rolle gespielt hat, wovon 24% bei ambulanten Patienten auftreten.

ROTHE u. SEIDENSCHNUR konnten bei 1069 mütterlichen Todesfällen aus den Jahren 1958—1962 in der DDR 33 Fälle ermitteln, bei denen die Anaesthesie als Todesursache angesehen werden mußte.

Auch bei Eingriffen in der Hals-Nasen-Ohrenheilkunde ist die Anaesthesie nicht risikolos durchzuführen. So gab PELLNITZ auf 203943 Operationen 38 Todesfälle = 0,019% und 197 Zwischenfälle = 0,097% an, wobei die meisten Todesfälle bei Tonsillektomien und Bronchoskopien auftreten. Auch die örtliche Betäubung bildet keineswegs eine Ausnahme. Bei 78514 Tonsillektomien in Lokalanaesthesie ist es in 9 Fällen = 0,011% (1:8723) zum tödlichen Ausgang gekommen. Es ist ferner zu bedenken, daß bei Umfragen leider nicht alle Todes- und Zwischenfälle angegeben werden. Nach einer Befragung der größten Kliniken für Hals-Nasen-Ohrenheilkunde in den USA und Kanada berichtet IRELAND über 7 Todesfälle nach Lokalanaesthesie bei 39278 Patienten (s. „Exitus in tabula“, S. 575).

Das Risiko ist auch nicht nur hinsichtlich des Lebens gegeben, sondern besteht auch im Hinblick auf nicht-tödliche Komplikationen, die für den Patienten einen zusätzlichen und evtl. irreversiblen Schaden bedeuten, und eine Verlängerung seines Krankenhausaufenthaltes bedingen. Auch sie sind in den vorhergehenden Abschnitten dargestellt worden. An dieser Stelle sei nur noch einmal an Intubations-, Augen- und Lagerungsschäden erinnert (s. S. 468, 469 u. 475).

In Anbetracht dieses Risikos und der Notwendigkeit einer juristischen Absicherung ist unbedingt eine Aufklärung des Patienten zu empfehlen (NISSEN; s. auch Kapitel „Der Anaesthesist und das Recht“, S. 994), bei Minderjährigen die schriftliche Einwilligung der Eltern oder des gesetzlichen Vertreters einzuholen und bei jeder Anaesthesie ein Protokoll zu führen. Bei ernsten Zwischenfällen sollte ein detailliertes Zusatz-Protokoll mit genauen Zeitangaben geführt werden, um gegen unberechtigte Vorwürfe gesichert zu sein. Auch weniger schwerwiegende Komplikationen sollten im Protokoll vermerkt werden. Diese Protokolle geben schließlich die Grundlage für die spätere fachliche Analyse und Aufklärung der Ursachen. Die Obduktion vermag in vielen Fällen mit tödlichem Ausgang keine Erklärung zu geben, weil funktionelle Vorgänge zugrunde lagen und auf diese Weise nicht erfaßt werden können. Oft zeigt sich, und das geht auch aus Übersichtsstatistiken hervor, daß das erforderliche Ausbildungsniveau des Anaesthesisten und die von ihm aufgewandte Sorgfalt nicht ausgereicht haben (HÜGIN). Hier müssen unsere Bemühungen um eine Verbesserung einsetzen, und wir dürfen uns nicht mit der Tatsache begnügen, daß selbstverständlich menschliches Versagen nicht auszurotten ist.

Literatur

BARTH, L., MEYER, M.: Moderne Narkose, 2. Aufl. Stuttgart: Fischer 1965.

BEECHER, H. K., TODD, D. P.: A study of the deaths associated with anesthesia and surgery. Springfield, Illinois: Thomas 1954.

FREY, R.: Anaesthesiologische Gesichtspunkte bei Ambulanznarkosen. Anaesthesist **16**, 352 (1967).

HOSSLI, G.: Vorwort zu B. TSCHIRREN: Der Narkosezwischenfall. Bern-Stuttgart: Huber 1967.

HÜGIN, W.: Über Fehler und Gefahren der Narkose mit Berücksichtigung neuzeitlicher Methoden und neuerer Erkenntnisse. Anaesthesist **1**, 46—58 (1952).

IRELAND, zit. nach MOORE, D. C.: Complications of regional anesthesia. Springfield, Illinois: Thomas Publ. 1955.

KEATING, V.: Anaesthetic accidents. London: Lloyd-Luke 1956.

KERN, E. R.: Gegensätzliche Strömungen der heutigen Anaesthesiologie. Anaesthesist **13**, 277—279 (1964).

KILLIAN, H.: Spezifische und unspezifische Gefahren der Lokalanaesthesie und ihre Beherrschung. In: Lokalanaesthesie und Lokalanaesthetica, hrsg. v. H. KILLIAN. Stuttgart: Thieme 1959.

— Die Komplikationen der Lokalanaesthesie. Anaesthesist **10**, 294—302 (1961).

NISSEN, R.: Die chirurgische Operation, eine historische und soziologische Betrachtung. Dtsch. med. Wschr. **85**, 613 bis 620 (1960).

PELLNITZ, H.: Moderne Anaesthesieprobleme in der Hals-Nasen-Ohrenheilkunde aus der Sicht des Hals-Nasen-Ohrenarztes. Arch. klin. exp. Ohr.-, Nas.- u. Kehlk.-Heilk. **187**, 463—486 (1966).

PRIBILLA, O.: Der Tod in der Narkose. Anaesthesist **10**, 340—345 (1964).

ROTHE, I., SEIDENSCHNUR, G.: Analyse mütterlicher Narkosetodesfälle. Dtsch. Gesundh.-Wes. **20**, 565—569 (1964).

SPANN, W.: Ärztliche Rechts- und Standeskunde. München: J. F. Lehmanns 1962.

SYKES, W. ST.: Essays on the first hundred years of anesthesia. Edinburgh-London: Livingstone, vol. I, 1960, vol. II, 1961.

TSCHIRREN, B.: Der Narkosezwischenfall. In: Aktuelle Probleme in der Chirurgie: 4. Bern-Stuttgart: Huber 1967 (Dort umfangreiche Literaturhinweise).

V. Die spezielle Anwendung der Anaesthesiemethoden

1. Die Anaesthesie in der Chirurgie

a) Anaesthesie in der Kopf- und Halschirurgie

H. BERGMANN

α) Kopf

Sieht man von der Neurochirurgie (incl. Schädeltrauma) ab, so betreffen Eingriffe im Bereich des Kopfes neben der operativen Versorgung von Erkrankungen (Absceß, Phlegmone) und Tumoren der weichen Schädeldecke und der Schädelknochen vorwiegend die plastische und kosmetische Chirurgie (örtliche Gesichtslappenplastik bei Ersatz dicker Hautschichten, Rundstiellappen bei Fernplastiken). Es ist dies ein spezialisiertes Krankengut, welches den Anaesthesisten im großen und ganzen vor ähnliche Überlegungen stellen muß, die sich ihm bei der Betreuung von Mund- und Kiefereingriffen aufdrängen und im einzelnen auch in diesem Kapitel und im Kapitel „Anaesthesie in der plastischen Chirurgie" (S. 717) erörtert sind.

Die Lokalanaesthesie scheint uns — abgesehen vom psychischen Trauma sowohl für den Patienten als auch für den Operateur — gerade auf diesem Gebiete der Chirurgie der Narkose unterlegen: Quellung und Formentstellung der geplanten Lappen nach Einspritzen des Lokalanaestheticums erschweren die Orientierung, das beigegebene Vasokonstringens setzt Durchblutung und Ernährung und damit Lebensfähigkeit der Lappen herab.

Ihren dauernden Bestand hat die Allgemeinbetäubung für Operationen im Kopfbereich durch die grundsätzliche Durchführung der endotrachealen *Intubation* erhalten, mit der man die Freihaltung der Atemwege und die Vermeidung von Aspirationen sichert. Auch alle *zusätzlichen technischen Hilfsmittel*, die dem Chirurgen und seinen Helfern volle Bewegungsfreiheit verschaffen, sollen angewandt werden: Narkoseapparat vom Kopf weg an der Seite des Operationstisches aufstellen, Narkoseschläuche bei Bedarf etwas verlängern, dabei halboffenes oder halbgeschlossenes System mit einem Narkosegasstrom von 7—8 Litern ohne Gefahr der Rückatmung oder CO_2-Anreicherung (GIGOT, MAPLESON, PERZIK, RUZICKA).

Ob man den Tubus oral oder nasal (blinder Versuch dabei immer angezeigt) in die Trachea einführt, wird von der näheren Lokalisation und Ausdehnung des Eingriffes abhängen: die *orale* Intubation mit Ableitung gegen das Fußende des Patienten und zur Gegenseite des Operationsgebietes gibt in der Regel den Bereich des Gehirnschädels und der Nase uneingeschränkt frei, *nasal* wird man dann intubieren, wenn im unteren Abschnitt des Gesichtsschädels, im Kopf-Hals-Übergangsbereich oder intraoral operiert wird.

Die Verwendung eines Tubus mit aufblasbarer Manschette ist dabei aus zwei Gründen angezeigt: steht das Operationsgebiet in Verbindung mit Mund- oder Nasenhöhle, so wird durch die Manschette ein dichter Abschluß zu den unteren Luftwegen geschaffen und jegliche Aspirationsmöglichkeit ausgeschaltet. Will man ferner den Patienten künstlich beatmen, was wegen der Enge des nasalen Tubus und aus anderen Gründen (lange Operationsdauer, Neuroleptanalgesie) so gut wie immer geraten ist, so wird dies ordnungsgemäß ebenfalls nur über einen dichten Manschettentubus möglich sein. Eine zusätzliche Tamponade des Hypopharynx mit Gazestreifen muß immer sehr sorgfältig und möglichst atraumatisch mit Gazestreifen, die mit Wasser befeuchtet oder Paraffinöl oder Vaseline durchtränkt sind, erfolgen.

Viele gebräuchliche *Anaesthesiemethoden*, die uns zur Verfügung stehen, entsprechen im Durchschnittsfall allen Anforderungen und können empfohlen werden.

Bei starker Blutung (ausgedehnte Plastiken, Hämangiome) oder bei Notwendigkeit diffiziler chirurgischer Präparationen (Parotistumor) kann eine Indikation zur *kontrollierten Blutdrucksenkung* gestellt werden (BERGMANN, CHAMBERLIN et al., CONLEY et al.). Im Einzelfall wird es vom Zustand des Patienten, der Art und Dauer des geplanten Eingriffes, der grundsätzlichen Einstellung des Anaesthesisten und Chirurgen (Blutungsminderung auch durch Vasokonstringens-Zusatz!) und von der Erfahrung und den äußeren Möglichkeiten (technische und personelle Dotierung und Überwachungsmöglichkeiten) des Anaesthesiedienstes abhängen, ob diese Methode nun tatsächlich durchgeführt werden soll oder nicht (s. auch Kapitel „Die künstliche Blutdrucksenkung“, S. 378).

Die Narkose muß jedenfalls so gesteuert werden, daß Schutzreflexe und Bewußtsein möglichst rasch nach Beendigung des Eingriffes wiederkehren und postoperatives Erbrechen auf ein Minimum reduziert wird, um nicht durch den dadurch entstehenden erhöhten Venendruck die Lebensfähigkeit schwieriger Plastiken zu gefährden (PAPPER und ROVENSTINE).

β) Hals

Zahlreiche Operationen im Halsbereich stellen den Anaesthesisten vor keine Probleme, die entweder in diesem Abschnitt oder im Kapitel über Zahn-, Mund- und Kieferheilkunde nicht schon besprochen worden wären. Dazu gehören Eingriffe bei Fehlbildungen (Cysten, Fisteln, Halsrippe, Schiefhals), bei oberflächlichen Verletzungen des Halses ohne Mitbeteiligung tiefer Gebilde von vitalerer Bedeutung (große Gefäße, Pharynx, Larynx, Trachea, Oesophagus) und bei gut- oder bösartigen (Lymphknotenmetastasen) Geschwülsten. Ein frei zugängliches Operationsfeld, offengehaltene Atemwege (Intubation) und ausreichende Blutversorgung bei ausgedehnten Operationen, etwa einer radikalen Halsdrüsenausräumung, sind als Voraussetzungen für ein gutes Gelingen der Allgemeinanaesthesie bei solchen Eingriffen anzuführen.

Anatomische und funktionelle Besonderheiten einzelner Krankheitsbilder machen jedoch eine ausführlichere Besprechung der Anaesthesie und ihrer Probleme bei solchen Eingriffen notwendig. Es sind dies:

1. Eingriffe bei akut entzündlichen Veränderungen des Halses mit Einengung der oberen Luftwege (Mundboden- und Halsphlegmone).
2. Eingriffe am Halsabschnitt der Speiseröhre (Oesophagusdivertikel).
3. Die Strumektomie (Anhang: Die Tracheotomie aus mechanischer Indikation).
4. Die Thymektomie bei Myasthenia gravis.

1. Mundboden- und Halsphlegmone

Akute Entzündungen des Mundbodens und des tiefen Halsbereiches können mit starker Weichteilschwellung der betroffenen Region (Zunge, Hypopharynx, Glottis), Kieferklemme sowie Schluck- und bedrohlichen Atemstörungen einhergehen. Cyanose, in- und exspiratorischer Stridor und ein mehr oder minder ausgeprägtes Kehlkopfeingangsödem kennzeichnen das klinische Bild des akut kranken Patienten, bei dem breit nach außen incidiert werden soll und bei dem während des Eingriffes auch die Möglichkeit des Einbruches von Absceßeiter in die Mundhöhle besteht.

Der Anaeisheststist muß unter diesen Umständen oft mit beträchtlichen Schwierigkeiten rechnen, wenn er sich bemüht, auch bei solchen Patienten die Grundregel freier Atemwege einzuhalten und zu intubieren, denn das kollaterale Ödem nach innen ist immer viel stärker ausgebildet, als man bei der Voruntersuchung des Atemweges glauben möchte. In schweren Fällen kommt zunächst ein Versuch der (blinden) nasotrachealen Intubation nach (blinder) Oberflächenanaesthesie beim wachen Patienten in Frage. Eine einfache und effektvolle Technik einer solchen Schleimhautanaesthesie haben kürzlich SHOUKAS et al. angegeben (Anschluß einer mit 2% viscösem Lidokain gefüllten 20 ml-Spritze an einen kurzen Saugkatheter). Die relative Sicherheit des Verfahrens rechtfertigt den dazu nötigen Zeitaufwand.

Vor einer Intubation mit intravenöser Narkoseeinleitung und nachfolgender Gabe eines kurzwirkenden Muskelrelaxans ist in all denjenigen Fällen zu warnen, die im Wachzustand ihre Ventilation nur mehr unter Einsatz der auxiliären Atemmuskulatur einigermaßen aufrecht erhalten können. Bewußtlosigkeit und Muskelerschlaffung führen hier unweigerlich zur totalen Verlegung der Atemwege und zur mitunter deletären Anoxie, weshalb HÜGIN (1952 u. 1958) nach kräftiger Vorbereitung mit einem Anticholinergikum zur einfachen Inhalationsnarkose (Divinyläther-Tropf) ohne Intubation rät. Eine technisch schwierige Intubation in einer asphyktischen Situation unter Zeitdruck auszuführen, kann nämlich höchstens gelegentlich einmal zum Erfolg führen, eine O_2-Maskenbeatmung wird bei der bestehenden Atemwegsobstruktion ohne Effekt bleiben.

Für eine Nottracheotomie soll man daher immer gerüstet sein. Sie kann in verzweifelten Momenten einen letzten Ausweg zur Wiederherstellung eines ausreichenden Gasaustausches darstellen, im Regelfall scheint sie jedoch nicht erforderlich zu sein.

Zu den beschriebenen mechanischen und technischen Schwierigkeiten kommt noch dazu, daß entzündliche Veränderungen am Hals auch zu einer Überempfindlichkeit der nervösen Elemente (Baroreceptoren) des Carotissinus führen und die zusätzliche Gefahr des Carotissinusreflexes hervorgerufen und durch die parasympathicomimetische Wirkung von Barbituraten noch verstärkt wird. Dieses proprioceptive Kreislaufgeschehen äußert sich in Blutdruckabfall und Bradykardie, geht gelegentlich bis zum vagalen Herzstillstand und kommt durch zentripetale depressorische Impulse über den Sinusnerven, einen Ast des N. glossopharyngeus, auch bei operativen Manipulationen im Bereich der Carotisteilungsstelle [z. B. Entfernung von Glomustumoren (WARREN)] zustande (BOCCONI und ARIANO; BURTON; LEHNERT). Diese Reflexe werden durch Sauerstoffmangel und CO_2-Retention noch verstärkt.

Eine ausgiebige Reflexdämpfung (Atropin, Procain oder Lidokain 1% i.v., Phenothiazine, Neuroleptika) ist daher prophylaktisch angezeigt, der Sedierungsfaktor soll jedoch bei bestehender Atemnot in der Prämedikation nicht betont werden (BENKE; LOTTENBACH; RUZICKA und EVERSOLE). Es muß allerdings bemerkt werden, daß die notwendige Blockade der Vagusefferenzen allein nach intravenöser Gabe von Atropin oder Bellafolin zu erwarten ist. Bei diesen meist hochfieberhaften Affektionen muß Atropin i.v. sehr langsam gegeben werden, z.B. 0,1 mg auf je 10 kg Körpergewicht in nicht weniger als 2 min.

2. Oesophagusdivertikel

Eingriffe am Halsabschnitt der Speiseröhre stellen in der Regel den Anaesthesisten vor keine besonderen Probleme. Bei der Narkose für große Oesophagusdivertikel im Halsbereich muß man allerdings mit der Möglichkeit rechnen, daß Divertikelinhalt während der Erschlaffung zur Intubation und vor Einführen des Tubus in den Hypopharynx zurückfließt und von dort aspiriert wird. Als *vorbeugende* Maßnahme ist zu empfehlen, sich als Anaesthesist über die anatomischen Verhältnisse (Größe und Lage des Divertikels nach Röntgenbild) zu informieren und den Divertikelinhalt vor der Narkoseeinleitung abzusaugen (dicker Magenschlauch) oder/und den Oesophagus nach cranial zu durch einen in ihn eingeführten und aufgeblasenen Manschettentubus abzudichten. In der Regel wissen die Patienten bei einem cervicalen Divertikel selbst am besten, wie sie den Sack entleeren (s. „Erbrechen und Aspiration", S. 471).

3. Strumektomie

Je nachdem, ob es sich um eine Struma mit Trachealeinengung oder um eine toxische Struma (toxisches Adenom, Thyreotoxikose) handelt, ist die Problemstellung für die Anaesthesie grundverschieden:

a) Mechanische Struma. α) Narkoseführung: Die Indikation zur *Intubation* ist grundsätzlich in jedem Falle gegeben. Der früher gelegentlich geäußerten Meinung, daß nur bei höhergradiger Trachealstenose die Einführung eines Tubus in die Luftröhre gerechtfertigt sei und man bei Strumen mit nur geringer Einengung der Trachea auch ohne Tubus zurechtkommen könne, kann nicht beigepflichtet werden. Muß doch die Intubation im Regelfall als nicht belastende Routinemaßnahme gelten und werden durch sie — wenn man von der Möglichkeit einer Unterschätzung der Stenose in den objektiven Befunden (Röntgen, indirekte Laryngoskopie) absieht — neben der Freihaltung der Atemwege während der Operation noch eine ganze Reihe weiterer *Vorteile* geschaffen: Vermeidung von Laryngospasmus während der Narkose und von zusätzlicher Stenosierung der Luftwege durch Manipulation an der Struma; besserer Zugang als bei Maskennarkose, dadurch Möglichkeit ruhiger und exakter Präparation und funktionell wirkungsvoller Operation (Schonung von Epithelkörperchen und N. recurrens, Ligatur der A. thyr. inf.); Verminderung einer Luftemboliegefahr infolge gleichmäßiger und ruhiger Spontanatmung bzw. besserer Einflußnahme auf den zentralen Venendruck durch Beatmung (HUBER; KEMINGER und MAAGER); sichere Vermeidung einer während der Operation akut nötig werdenden Intubation, die meist unter wesentlich schlechteren Bedingungen durchgeführt werden muß.

Im allgemeinen bietet eine Intubation in Narkose auch bei stärkerer Trachealstenose keine besonderen Schwierigkeiten (DAVISON und LETTON; FEURSTEIN). Auf eine zusätzliche Oberflächenanaesthesie der Trachea (Macintosh-Spray, nach Erschlaffung und vor Einführen des Tubus) soll wegen der örtlichen Reflexdämpfung und besseren Verträglichkeit des Tubus während der Anaesthesie nicht vergessen werden.

Es gibt jedoch seltene Einzelfälle, bei denen es sicherer erscheint, wegen einer bestehenden maximalen Trachealkompression mit chronischer Hypoxie in Lokalanaesthesie (4% Lidokain, Maximaldosis 5 ml) zu intubieren und mit der Narkose erst nach gelungener Intubation zu beginnen. Das klinische Erscheinungsbild dieser Patienten ist durch hochgradigen Stridor, durch Zuhilfenahme der auxiliären Atemmuskulatur bei der Ruheatmung und durch die Unmöglichkeit, horizontal im Bett zu liegen, gekennzeichnet. Eine Cyanose ist dabei mehr oder weniger stark ausgeprägt. Wie weit die Grenze der noch in Narkose zu intubierenden Fälle hinaufgesetzt werden kann, hängt von der Erfahrung und Geschicklichkeit des Anaesthesisten ab. Der weniger Geübte soll im Zweifelsfalle die wohl langwierigere und für den Patienten unangenehmere, aber sicherere Methode der Intubation in Oberflächenanaesthesie vorziehen, da jeder zusätzliche Sauerstoffmangelzustand, wie er bei schwieriger und länger dauernder Intubation in apnoischer Erschlaffung eintreten kann, für diese vorgeschädigten Patienten eine besondere Gefahr bedeutet. Es ist nach dem bisher Gesagten wohl klar, daß sich der Anaesthesist vor Beginn der Narkose über den Grad der bestehenden Trachealeinengung informiert haben muß und den Narkoseplan entsprechend festzulegen hat (EVERSOLE).

Obwohl viele Operateure auf eine Prüfung des N. recurrens während der Operation keinen Wert mehr legen, besteht die Möglichkeit, in ausgewählten Fällen und auf besonderen Wunsch eine *Funktionsprüfung der Stimmbänder* während der Narkose durchzuführen (BERGMANN). Diese ersetzt vollwertig die früher gebräuchliche Stimmprüfung bei örtlicher Betäubung, mit der man Schädigungen des N. recurrens zu erkennen in der Lage war. Der Anaesthesist kann zu diesem Zwecke zu jedem beliebigen Zeitpunkt der Operation auf Wunsch des Chirurgen eine direkte Laryngoskopie auf folgende Weise durchführen: Anheben der sterilen Abdeckung durch die Assistenz, Extubation nach Einstellen der Glottis mit dem Laryngoskop, Besichtigung der Stimmbänder, deren Bewegungen bei oberflächlicher Betäubung praktisch immer Auskunft über die Funktion der Stimmbandnerven zu geben vermögen und schließlich Reintubation. Ergeben die Spontanbewegungen einen unsicheren Befund, so können durch Einführen eines Saugkatheters in die Trachea Hustenstöße und maximale Stimmbandbeweglichkeit erzwungen werden.

Bei Rezidivstrumen kann ein solches Vorgehen zusammen mit einer zusätzlichen direkten Tracheoskopie nach Resektion der ersten Seite besondere Bedeutung erlangen: der Anaesthesist ist damit in der Lage, dem Chirurgen über die Beweglichkeit der Stimmbänder und über die Weite bzw. noch vorhandene Stenose der Trachea Auskunft zu geben. Der weitere Operationsplan (Fortsetzung oder Beendigung des Eingriffes) wird von diesem Befund abhängig zu machen sein. Daß der Anaesthesist durch direkte Tracheoskopie unmittelbar vor der initialen Intubation auch unklare und mit dem klinischen Befund nicht übereinstimmende Stenosebefunde der Trachea klären oder bei maligner Struma ein Einwachsen des Tumors in die Trachea sehen kann, soll bei der Erörterung der Endoskopie durch den Anaesthesisten bei der Strumektomie noch erwähnt werden.

β) Komplikationen. 1. Blutung: Mitunter muß man mit großen Blutmengen rechnen und daher auch serologisch einwandfrei ausgekreuzte Konserven bereitstellen. Eine grundsätzlich angelegte Infusion über eine großkalibrige Vene des abgestreckten Unterarmes und die technische Möglichkeit der Drucktransfusion (Spezialmanschette für Plastikblutbeutel) geben erhöhte Sicherheit auch bei dramatischen Situationen. Von der kontrollierten Blutdrucksenkung (Minderung des Blutverlustes, bessere Feinpräparation bei Rezidivstrumen im blutleeren Operationsfeld) ist man bei der Strumektomie wegen der allgemeinen Problematik dieser Methode wieder weitgehend abgekommen.

2. Luftembolie: Das intravenöse Einströmen von Luft nach operativen Verletzungen von Halsvenen ist Folge eines Druckgefälles zwischen Verletzungsstelle und herznahem Venenbereich. Die inspiratorische Saugwirkung des Thorax bei Spontanatmung stellt eine der möglichen Voraussetzungen für einen solchen Zwischenfall dar, das plötzliche Absinken des Druckes in vorher gestauten Halsvenen nach Luxation großer retrosternaler oder intrathorakaler Strumen ist als weitere auslösende Ursache bei gleichzeitiger Venenverletzung zu nennen. Aufgabe des Anaesthesisten wird es daher zunächst sein, höhergradige Druckschwankungen (Husten und Pressen mit forcierter Inspiration) durch eine ruhige Narkoseführung von vornherein auszuschließen. Eine Beatmung mit intermittierendem Überdruck, evtl. mit positivem Exspirationsdruck, erhöht den intrathorakalen Druck und ist während emboliegefährdeter Abschnitte der Operation angezeigt. Die horizontale Flachlagerung (leichte Modifikationen nach EVANS; KLEINSCHMIDT; KOPF; LAHEY) steigert den Halsvenendruck und ist der sitzenden Position vorzuziehen (FELIX). Unterlegt man schließlich die Wirbelsäule in Schulterhöhe, hält sie damit im Halsbereich leicht überstreckt und vergrößert den Abstand Kinn-Sternum, so kann man optimale Zugangsbedingungen erreichen.

Zur *Behandlung* einer eingetretenen Luftembolie werden angegeben (BOYAN u. HAID; FELIX; KEMINGER u. MAAGER; NICHOLSON u. CREHAN): Überdruckbeatmung (partielles Austreiben der eingedrungenen Luft), Linksseiten- und Kopftieflagerung (Verhütung einer Luftsperre des Pulmonalostiums), Absaugen des Blutschaumes aus dem rechten Ventrikel (Punktion, Herzkatheter) und, falls erforderlich, Wiederbelebung des Herzens (s. „Embolien", S. 528).

3. Mediastinalemphysem und Pneumothorax: Die operative Freilegung der unteren Halspartie führt zur Durchtrennung der tiefen Halsfascie und damit zur direkten Kommunikation des oberen Mediastinums mit der Außenluft. Forcierte Inspirationsbewegungen rufen dann ein Mediastinalemphysem, ein Ventilverschluß während der Exspiration eine Druckerhöhung im Mediastinum hervor. Zerreißt als Folge davon die mediastinale Pleura, so kommt es ebenso wie bei direktem Einreißen der Pleura während der Luxation großer substernaler oder intrathorakaler Strumaknoten zum Pneumothorax (BOWDEN u. SCHWEIZER; LAHEY, 1950). Zur Vermeidung dieser Sequenz sind praktisch dieselben druckerhöhenden Vorbeugungsmaßnahmen wie zur Prophylaxe der Luftembolie erforderlich. Eine Röntgenaufnahme des Thorax, unmittelbar postoperativ im Bett durchgeführt, gibt Aufschluß über den Ausdehnungszustand der Lunge und über einen etwa noch vorhandenen partiellen Pneumothorax, den man nach Bedarf absaugen kann.

4. Postoperative Störungen der Atmung: Kommt es *unmittelbar* nach der Extubation zum Stridor, so muß an eine „malacische" Trachea oder an eine beidseitige Recurrenslähmung gedacht werden. Das Herausziehen des Tubus aus der Trachea stellt daher nicht den Schlußakt der Narkose dar, man muß vielmehr gerade von diesem Augenblick an der Kontrolle der Atmung besondere Aufmerksamkeit schenken. Reintubation und Tracheotomie als ultima ratio bringen Hilfe. Tritt die Atemnot in der postoperativen Phase *allmählich* auf und nimmt zu, so kann dies durch eine Nachblutung oder auch durch eine ödematöse Schwellung von Larynx und Trachea gedeutet werden. Eine operative Revision soll nur bei wieder eingeführtem Tubus stattfinden, für die Intubation haben dabei die eingangs beschriebenen Grundsätze (Indikation zur Intubation in Lokalanaesthesie verkehrt proportional zur Erfahrung des Anaesthesisten) volle Geltung.

b) Toxische Struma (Thyreotoxikose) (s. auch „Anaesthesie bei Erkrankungen der inneren Medizin", S. 755). Bei der Strumektomie wegen Hyperthyreose stehen die Auswirkungen der gesteigerten Hormonwirkung (Katabolie, erhöhter Sympathicotonus, kardiovasculäre Belastung, funktionelle Überforderung des Gesamtorganismus) im Vordergrund und der Narkoseplan muß darauf abgestimmt werden.

Die *medikamentöse Vorbehandlung* zur Operation fällt primär zwar in den Aufgabenbereich des Chirurgen bzw. seines internistischen Beraters, den örtlichen Gegebenheiten entsprechend kann aber auch der Anaesthesiologe einmal damit betraut werden. *Psychotrope Pharmaka* führen dabei zu einer „allgemeinen unspezifischen Sedierung" (FUCHSIG u. KEMINGER) und zur Behebung von Angst und Spannungszuständen. Hypnotika (Barbiturate) in kleinen Dosen, Tranquilizer (Chlordiazepoxid, Diazepam) und Neuroleptika (Reserpin) werden dafür verwendet. *Antithyreoideasubstanzen* haben den Zweck, die Bildung oder Freisetzung jodhaltigen Schilddrüsenhormons zu verhindern. Die Zufuhr von Jodid-Ionen hemmt außerdem eine gesteigerte Thyreotropinsekretion, Thyreostatika im engeren Sinne (S-haltige Thioharnstoffderivate) verhindern den Einbau von Jod in das Thyronin. *Beta-Receptorenblocker* (Propranolol, ICI 50.172) sind schließlich imstande, den thyroxinbedingt gesteigerten Sympathicuseinfluß auf den Herzmuskel (Tachykardie) selbst zu beeinflussen, damit die ungünstigen hämodynamischen Verhältnisse zu bessern und auch arrhythmogene Effekte von Halothan auf das Herz zu kompensieren (DICHTL u. BERGMANN; HELLEWELL u. POTTS; JOHNSTONE).

In der unmittelbar *präoperativen Phase* kann man nun versuchen, durch starke Prämedikation und psychologische Beeinflussung die psychische Belastung des Patienten und die damit verbundene vermehrte Schilddrüsenhormonproduktion (WENSE) zu vermindern. Überraschungsmethoden (rectales oder intravenöses Barbiturat als Einlauf oder Herzinjektion getarnt) verlegen den Narkosebeginn auf die Krankenstation. Sie sind dann zu empfehlen, wenn alle Sicherungsmaßnahmen für den Transport des Patienten zum Operationssaal (O_2-Maskenbeatmung, Relaxans, Intubationsmöglichkeit) gegeben sind.

Eine endotracheale *Intubation* ist auch bei der toxischen Struma in jedem Falle indiziert (ruhige Narkoseführung, ausreichende O_2-Versorgung, optimale Zugangsmöglichkeit). Bei der *Auswahl der Narkosemittel* scheint nach jüngsten Untersuchungen (OYAMA et al.) eine Thiopental/Succinylcholin-Einleitung und die Aufrechterhaltung der Narkose mit Lachgas/Sauerstoff und intermittierenden kleinen Pethidin- und d-Tubocurarindosen (evtl. assistierte Beatmung) den Stoffwechsel am wenigsten zu beeinflussen. Der Thyroxin-Blutspiegel wird nämlich bei Anwendung dieser Kombination nicht erhöht, nimmt jedoch unter Äther und Halothan deutlich zu. Diese Tatsache zusammen mit der erhöhten Empfindlichkeit des thyreotoxischen Organismus gegen Katecholamine (BAYLISS) läßt Halothan und auch Cyclopropan als kontraindiziert erscheinen (KADIS et al.).

Auf den *Augenschutz* bei schwerem Exophthalmus darf nicht vergessen werden. Mitunter schließen sich die Lider während der Narkose nicht, woraus Eintrocknung der Hornhaut oder direkte mechanische Schädigung des Bulbus durch Druck der Deckung oder der Assistenz entstehen können. Einstreichen von Augensalbe (ohne Antibioticazusatz), Verwendung von Augenmasken (Guttapercha, Paraffin), oder das simple Zukleben der Augen mit Plastikheftpflaster erweisen sich als günstig. Ein temporäres Vernähen der Augenlider ist nicht erforderlich. Für ausreichenden *Blutersatz* (starke Vascularisierung der Struma nach Thioharnstoff-Vorbehandlung) muß Sorge getragen werden.

Eine *thyreotoxische Krise* nach Strumektomie kommt bei zweckmäßiger und ausreichend langer Vorbereitung mit Antithyreoideasubstanzen (Euthyreose zum Zeitpunkt der Operation) praktisch nicht vor. War die Vorbereitung jedoch unzulänglich, so kann der operative Eingriff zur akuten und lebensbedrohlichen „Stoffwechselentgleisung" führen. Die *Behandlung* muß dann rasch einsetzen und in Form einer Intensivtherapie konsequent durchgeführt werden (ZELLMANN). Sie besteht aus allgemeinen Maßnahmen wie ausreichender Flüssigkeitszufuhr und physikalischer Unterkühlung (Hyperthermie!), in der mehrtägigen Verabreichung von Reserpin (2,5 mg i.m. 6stündlich), Nebennierenrindenhormonen (Prednisolon 50 mg 6stündlich i.v). und Antithyreoideasubstanzen (NaJ und Thioharnstoffderivate 1—3 g täglich). Auch Beta-Receptorenblocker (Propranolol 3×40 mg per os täglich) können in Erwägung gezogen werden, um die Hämodynamik zu bessern. Die Probleme einer vorher nicht diagnostizierten und auch nicht behandelten Thyreotoxikose für die akute Allgemeinchirurgie (KADIS et al.; WOLFSON u. SMITH) unterscheiden sich im Hinblick auf die Therapie einer toxischen Krise nicht von dem eben Gesagten.

c) Tracheotomie (aus mechanischer Indikation). Zweck und Ziel einer Tracheotomie nach der „klassischen" Anschauung (BERGMANN) ist es, durch Anlegen eines Tracheostomas ein Hindernis im Bereich der oberen Luftwege (Larynx, oberer Anteil der Trachea) zu umgehen. Meist müssen diese Eingriffe wegen hochgradiger Stenoseerscheinungen dringlich durchgeführt werden. Eine endotracheale Intubation (Wahl zwischen Allgemein- und Lokalanaesthesie nach den oben beschriebenen Grundsätzen) vor Beginn der Operation führt zu einer schlagartigen Besserung des Zustandes, ist unbedingt erforderlich und macht aus einem Noteingriff beim schwer asphyktischen Patienten eine in aller Ruhe durchzuführende Operation. Das Auffinden der Trachea kann in topographisch schwierigen Verhältnissen dem Chirurgen dadurch erleichtert werden, daß der Anaesthesist den liegenden Tubus oder ein eingeführtes starres Bronchoskoprohr in der Trachea hin- und herbewegt. Nach Anlegung des Tracheostomas wird der Endotrachealtubus so weit zurückgezogen, daß er den Weg für die Trachealkanüle freigibt. Erst wenn diese eingeführt ist, wird extubiert, die Narkose kann dann mit entsprechenden Ansatzstücken über die Kanüle selbst bis zum Ende des Eingriffes fortgesetzt werden (s. auch „Die Tracheotomie", S. 926).

4. Thymektomie (Myasthenia gravis) (s. auch Kapitel „Neurologie und Psychiatrie", S. 764)

Die Thymusdrüse wird im Lichte neuer Erkenntnisse in den Mittelpunkt einer Reihe von Autoimmunkrankheiten gestellt. Autoantigene Effekte innerhalb des Organs führen zur Bildung von Autoantikörpern, die sich gegen Blutzellen und Gewebe desselben Organismus richten. Autohämolytische Anämien, Thrombopenien, die Arthritis rheumatica, der Lupus erythematosus und auch die Myasthenia gravis sind als Folgen solcher autoimmunologischer Vorgänge bekannt und oft auch mit Thymushyperplasien oder Thymomen vergesellschaftet [Myasthenia gravis: 20% Thymom, 60—70% Hyperplasie (GLYNN u. HOLBOROW)]. Die Thymektomie scheint in ausgewählten Fällen als Versuch einer kausalen Therapie daher angezeigt, es ergeben sich dabei mit Ausnahme der Myasthenia gravis für den Anaesthesisten keine besonderen Probleme (BIRCH et al.: hyperglobulinämische Purpura; LARSSON: Lupus erythematosus; WILMERS u. RUSSELL: hämolytische Anämie).

Anders verhält es sich bei der Myasthenia gravis, bei der Muskelautoantikörper mit den Receptoren der neuromuskulären Endplatte reagieren und die Wirkung von Acetylcholin kompetitiv blockieren sollen (SIMPSON). Die Indikation zur Operation wird beim Thymom als potentiell maligne Geschwulst immer gegeben sein und wird sich bei fehlender tumoröser Veränderung der Drüse auf rasch fortschreitend erkrankte Frauen unter 40 Jahren beschränken (FOLDES u. MCNALL).

Der Pathophysiologie der Erkrankung entsprechend („Resistenz" der myasthenischen Endplatte gegenüber Acetylcholin) besteht die Standardbehandlung der Myasthenie in einer Dauermedikation von Anticholinesterase-Substanzen (Neostigmin, Pyridostigmin). Bei der Auswahl der zur Prämedikation und Narkose verwendeten Mittel werden die operativen Erfordernisse eine Rolle spielen und wird auf die neuromuskuläre Dysfunktion Rücksicht zu nehmen sein.

a) Prämedikation. Gegen die Verwendung von Morphin und ähnlichen Analgetica besteht kein Einwand. Hohe Dosierungen sollen jedoch vermieden werden, da Cholinesterase-Hemmstoffe die Wirkung erhöhen (SLAUGHTER). Kleine Barbituratdosen und Belladonna-Präparate können in üblicher Weise verabreicht werden.

b) Narkose. Die Forderung des Chirurgen nach einem frei zugänglichen Operationsfeld, die Möglichkeit der Kompression der Luftwege durch den Tumor und einer Pleuraeröffnung während der Operation zwingen zur Intubation, um eine ausreichende Ventilation des Patienten sicherzustellen. Durch das Weglassen der letzten Neostigmindosis am Morgen des Operationstages (assistierte Beatmung bei insuffizient werdender Spontanatmung erforderlich!) wird die für die Oberflächenanaesthesie der Trachea, für das Einführen des Tubus und für die kontrollierte Beatmung während des Eingriffes (Lachgas/Sauerstoff/Halothan 0,3—0,5 %) erforderliche Muskelschlaffheit erreicht. Auf Relaxantien jedweder Art (depolarisierend oder nicht depolarisierend) kann verzichtet werden (BAIRD u. NORRIS; REMES).

c) Nachbehandlung. Die postoperative Betreuung des thymektomierten Myasthenikers ist schwierig und muß auf einer Intensivtherapie-(Beatmungs-) Station durchgeführt werden. Die bestehende Muskelschwäche, der postoperative Schmerz, deshalb verabreichte zentral dämpfende Analgetika und die Sekretionssteigerung als Folge der Anticholinesterasetherapie bilden die Grundlage der komplexen respiratorischen Problematik. Zwei grundsätzlich verschiedene Wege stehen am Operationsende offen (BAIRD u. NORRIS):

1. Wiederaufnahme der Neostigminmedikation, damit Erzielung einer ausreichenden Spontanatmung, Extubation, weitere Überwachung durch fortlaufende Blutgasanalyse.

Dieser Weg scheint nur bei Patienten erfolgreich zu sein, bei denen zwar Extremitäten- und Augenmuskulatur, nicht aber Atmung und Schluckreflex krankhaft verändert sind. Ohne Tracheotomie auszukommen, bedeutet einen Vorteil, die Gefahr einer sich schleichend entwickelnden respiratorischen Insuffizienz (Dilemma: zentrale Atemdepression durch Analgetika oder Akkumulation des reichlich vorhandenen Bronchialsekretes!) ist allerdings immer gegeben. Die Überwachung des Patienten muß daher lückenlos durchgeführt werden, im Notfall ist rasch zu handeln (Intubation, Beatmung).

2. Sofortige Tracheotomie und Langzeitbeatmung (7—10 Tage) ohne Anticholinesterasetherapie.

Zu diesem Vorgehen soll man sich grundsätzlich entschließen, wenn die Atemmuskulatur und bulbäre Vorgänge präoperativ in die Erkrankung mit einbezogen waren. Man nimmt damit zwar von vornherein alle Nachteile einer Tracheotomie in Kauf, es ist jedoch eine freizügige Verwendung postoperativer Analgetika möglich, die Sekrete sind nicht vermehrt und können jederzeit abgesaugt werden und eine Sondenernährung sichert den Wasser-, Elektrolyt- und Nährstoffbedarf. Die Entwöhnung vom Respirator und die Wiederaufnahme der Anticholinesterasetherapie (Titrierung der Dosis, bessere Ansprechbarkeit der neuromuskulären Endplatte!) bedarf der vollen Aufmerksamkeit des Überwachungsteams.

Literatur

BAIRD, W. L. M., NORRIS, W.: The immediate postoperative care of the myasthenic patient following thymectomy. Brit. J. Anaesth. **37**, 174—180 (1965).

BAYLISS, R. I. S.: Endocrine disorders in anaesthesia. Brit. J. Anaesth. **32**, 529—534 (1960).

BENKE, A.: Zur Behandlung und Verhütung reflektorischer Atmungs- und Kreislaufstörungen während der Narkose. Wien. med. Wschr. **103**, 825—826 (1953).

BERGMANN, H.: Wert der Endoskopie bei der Strumektomie. Österr. Ges. Anaesth. Wien, 25. 2. 1954.

— Über die erweiterte Indikation zur Tracheotomie. Mschr. Ohrenheilk. **91**, 104—111 (1957).

— Die Blutdrucksenkung in der Kiefer- und Gesichtschirurgie. Fortschr. Kiefer.- u. Gesichtschir. **5**, 53—61 (1959).

BIRCH, C. A., COOK, K. B., DREW, C. E., LONDON, D. R., MACKENZIE, D. H., MILNE, M. D.: Hyperglobulinaemic purpura due to a thymic tumour. Lancet **1964** I., 693—697.

BOCCONI, G., ARIANO, M.: Sul collasso circulatorio da stimolazione chirurgica del seno carotideo. Acta anaesth. (Padova) **19**, 1171—1180 (1968).

BOWDEN, L., SCHWEIZER, O.: Pneumothorax and mediastinal emphysema complicating neck surgery. Surg. Gynec. Obstet. **91**, 81—88 (1950).

BOYAN, C. P., HAID, B.: Anaesthesieprobleme bei Radikaloperationen der Kopf- und Halsregion. Langenbecks Arch. klin. Chir. **291**, 56—66 (1959).

BURTON, A. C.: Physiologie und Biophysik des Kreislaufs, S. 232—247. Stuttgart-New York: F. K. Schattauer 1969.

CHAMBERLIN, J. A., MANNHEIMER, W. H., KEATS, A. S.: Hypotensive anesthesia in radical surgery of head and neck: New approach to safety. Plast. reconstr. Surg. **31**, 316—322 (1963).

CONLEY, J., HICKS, R. G., JASAITIS, J. E.: Hypotensive anaesthesia in surgery of the head and neck. Arch. Otolaryng. **81**, 580—583 (1965).

DAVISON, T. C., LETTON, A. H.: Thyroid anesthesia. J. int. Coll. Surg. **12**, 281—287 (1949).

DICHTL, K., BERGMANN, H.: Beta-Rezeptorenblocker zur Operationsvorbereitung bei Hyperthyreose. Wien. med. Wschr. **119**, 476—480 (1969).

EVANS, F. T.: Anaesthesia in thyroid and thymus surgery. In: Modern practice in anaesthesia. London: Butterworth & Co. 1949.

EVERSOLE, U. H.: The role of the anesthesiologist in the management of thyroid patients. Surg. Clin. N. Amer. **1950**, 673—685.

FELIX, W.: Luftembolie. Langenbecks Arch. klin. Chir. **284**, 298—310 (1956).

FEURSTEIN, V.: Die Methoden der Anaesthesie zur Strumaresektion. Wien. klin. Wschr. **100**, 849—852 (1950).

FOLDES, F. F., MCNALL, P. G.: Myasthenia gravis: a guide for anesthesiologists. Anesthesiology **23**, 837—872 (1962).

FUCHSIG, P., KEMINGER, K.: In: K. OBERDISSE und E. KLEIN, Die Krankheiten der Schilddrüse. Stuttgart: G. Thieme 1967.

GIGOT, A. F.: Anesthesia for operations about the head. Surg. Clin. N. Amer. **1950**, 649—656.

GLYNN, L. E., HOLBOROW, E. J.: Autoimmunity and disease. Oxford: Blackwell Scientific Publ. 1965.

HELLEWELL, J., POTTS, M. W.: Propranolol and ventricular arrhythmias with halothane. Anaesthesia **20**, 269—274 (1965).

HUBER, P.: Erfahrungen über Luftembolie bei 15000 Strumaoperationen (1945—1955). Langenbecks Arch. klin. Chir. **284**, 321—325 (1956).

HÜGIN, W.: Über Fehler und Gefahren der Narkose mit Berücksichtigung neuzeitlicher Methoden und neuerer Erkenntnisse. Anaesthesist **1**, 46—47 (1952).

— Mundbodenphlegmone. Anaesthesist **7**, 282 (1958).

JOHNSTONE, M.: Propranolol (Inderal) during halothane anaesthesia. Brit. J. Anaesth. **38**, 516—529 (1966).

KADIS, L. B., BENNETT, E. J., DALAL, F. Y., ZAUDER, H. L.: Anesthetic management of thyrotoxicosis. Anesth. and Analg. **45**, 415—421 (1966).

KEMINGER, K., MAAGER, N.: Klinische und experimentelle Untersuchungen über das Verhalten des Halsvenendrukkes bei der Strumektomie. Langenbecks Arch. klin. Chir. **291**, 605—613 (1959).

KLEINSCHMIDT, O.: Operative Chirurgie, 2. Aufl. Berlin: Springer 1943.

KOPF, H.: Die Vorteile der leichten Hängelagerung und der Pentothal-Novocain-Äther-O_2-Anaesthesie bei der Strumektomie. Wien. klin. Wschr. **62**, 813—817 (1950).

LAHEY, F. H.: Operative and postoperative complications. Surg. Clin. N. Amer. **1950**, 785—797.

— Surgical exposures. Surg. Clin. N. Amer. **1950**, 773—784.

LARSSON, O.: Thymoma and systemic lupus erythematosus in the same patient. Lancet **1963** II, 665—666.

LEHNERT, S.: Zur Frage der Anaesthesie bei operativen Eingriffen im entzündeten Halsbereich. Dtsch. Zahnärztl. Z. **13**, 121—125 (1958).

LOTTENBACH, K.: Die Wirkung des N,N,N',N',3-Pentamethyl-N,N'-diaethyl-3-azo-pentan-1,5-diammonium-dibromid (Ciba 9295) auf die Kreislaufreflexe beim Carotissinussyndrom. Schweiz. med. Wschr. **81**, 310—312 (1951).

MAPLESON, W. W.: The elimination of rebreathing in various semiclosed anaesthetic systems. Brit. J. Anaesth. **26**, 323—332 (1954).

NICHOLSON, M. J., CREHAN, J. P.: Emergency treatment of air embolism. Anesth. and Analg. **35**, 634—643 (1956).

OYAMA, T., SHIBATA, S., MATSUKI, A.: Thyroxin distribution during ether and thiopental anesthesia in man. Anesth. and Analg. **48**, 1—6 (1969).

— — — KUDO, T.: Thyroid-adrenocortical responses to anaesthesia in man. Anaesthesia **24**, 19—27 (1969).

— — — — Serum endogenous thyroxine levels in man during anaesthesia and surgery. Brit. J. Anaesth. **41**, 103—108 (1969).

PAPPER, E. M., ROVENSTINE, E. A.: Management in reconstructive surgery of the mandible. Amer. J. Orthodont. **32**, 433—438 (1946).

PERZIK, S. L.: Anaesthesia in head and neck sugery. Ann. West. Med. a. Surg. **2**, 461—462 (1948).

REMES, I.: Anaesthesieprobleme bei Myasthenia gravis. Proc. II, 4. Fortb. Kurs klin. Anaesth. Wien. Wiener Med. Akad. 1969.

RUZICKA, E. R., EVERSOLE, U. H.: The carotid sinus in anesthesiology. Lahey Clin. Bull. **3**, 47—54 (1942).

SHOUKAS, J. A., STONER, T. R., JR., URBACH, K. F.: A simple method of anesthetizing the nasopharynx prior to awake nasal intubation. Anesthesiology **30**, 111 (1969).

SIMPSON, J. A.: Myasthenia gravis; a new hypothesis. Scot. med. J. **5**, 419—424 (1960).

SLAUGHTER, D.: Neostigmine and opiate analgesia. Arch. int. Pharmacodyn. **82**, 143—149 (1950).

WARREN, K. W.: Some observations on carotid body tumours. In: Surgical practice of the Lahey clinic, pp. 138 bis 149. Philadelphia-London: W. B. Saunders Comp. 1962.

WENSE, G.: Über die Veränderungen der Schilddrüsenfunktion durch die Narkose. Klin. Med. **20**, 505—507 (1965).

— Schilddrüsenfunktion und Narkose. Anaesthesist **14**, 172—174 (1965).

WILMERS, M., RUSSELL, P.: Autoimmune haemolytic anaemia in an infant treated by thymectomy. Lancet **1963** II, 915—917.

WOLFSON, B., SMITH, K.: Cardiac arrest following minor surgery in unrecognized thyrotoxicosis. Anesth. and Analg. **47**, 672—676 (1968).

ZELLMANN, H. E.: Thyroid storm, discussion. Anesth. and Analg. **40**, 251—255 (1961).

b) Anaesthesie in der Thoraxchirurgie *

R. BEER und D. SOGA

α) Grundsätzliche Betrachtungen

Die Durchführung einer sachgemäßen Anaesthesie für thoraxchirurgische Eingriffe erfordert neben der Beherrschung der im allgemeinen Teil besprochenen Anaesthesieverfahren spezielle Kenntnisse auf dem Gebiet der Physiologie und Pathophysiologie von Atmung und Kreislauf. Schon die Eröffnung des Brustkorbes führt zu erheblichen Veränderungen der Funktion von Lunge, Herz und Kreislauf. Hinzu kommt, daß bei den zu operierenden Kranken vielfach schon präoperativ Funktionsstörungen an den genannten Organen bestehen und daß der Eingriff selbst noch zu weiteren Funktionseinbußen führen kann. Eine entsprechende Berücksichtigung solcher Veränderungen ist sowohl für die Vorbereitung und Durchführung der Narkosen wie auch für die Nachbehandlung häufig von weit größerer Bedeutung als die Auswahl und Anwendung bestimmter Narkosemittel oder -verfahren.

1. Pathophysiologie des offenen Thorax (s. auch „Atmung und Beatmung", S. 430)

Thoraxwand und Lunge stellen ein doppeltes elastisches System dar: Bei geschlossenem Thorax und Atemmittellage hat die Thoraxwand die Tendenz, sich zu expandieren, die Lunge dagegen die Tendenz, sich zu retrahieren. Die Retraktionskraft der Lunge setzt sich aus drei Komponenten zusammen: Dem Zug der elastischen Fasern des interstitiellen Lungengewebes, der Elastizität des Bronchial- und Gefäßbaumes sowie der Oberflächenspannung des die Alveolarwände bedeckenden Flüssigkeitsfilms. Die Expansionstendenz der Thoraxwand beruht auf der Elastizität der Rippenknorpel und der reflektorischen Tonisierung der Muskulatur.

Das Resultat dieser entgegengesetzt wirkenden elastischen Kräfte von Lunge und Thoraxwand ist ein gegenüber der Atmosphäre negativer Druck im Pleuraspalt, der bei Atemmittellage 4—6 mm Hg beträgt. Zwischen den beiden Pleurablättern befindet sich eine capillare Flüssigkeitsschicht. Da Flüssigkeit nicht dehnbar ist, kann sich die Lunge nicht von der Thoraxwand abheben, sondern wird im expandierten Zustand gehalten und muß jeder Bewegung der Thoraxwand folgen. Capillare Adhäsionskräfte zwischen den Pleurablättern spielen hierbei keine erwähnenswerte Rolle und es ist nicht notwendig, auch sie noch zur Erklärung dieses Vorganges heranzuziehen. Unrichtig ist die vielfach noch gegebene Darstellung, daß der in den Alveolen herrschende atmosphärische Druck die Lunge gegen den Widerstand ihrer eigenen elastischen Elemente in Ausdehnung hält.

Es ergibt sich nun die Frage, welche Veränderungen auftreten, wenn der Thorax eröffnet wird. Zunächst sollen die Verhältnisse bei Spontanatmung betrachtet werden, obwohl man praktisch einem solchen Zustand heute nur noch bei Verletzungen mit breiter Eröffnung der Thoraxwand begegnet. Jedoch die Kenntnis der pathophysiologischen Vorgänge bei Spontanatmung läßt zugleich verstehen, daß bei Thorakotomien die Intubation und kontrollierte Beatmung das einzige Verfahren zur Aufrechterhaltung eines weitgehend normalen Gasaustausches sein kann.

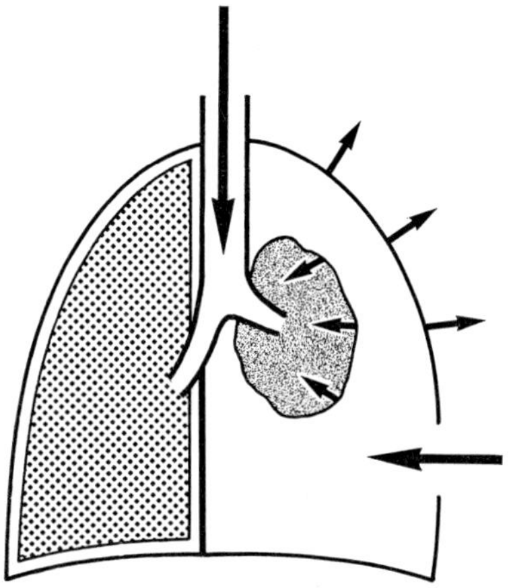

Abb. 1. Kollaps der Lunge bei einseitig eröffnetem Thorax. ▬► Atmosphärischer Druck. → Elastizität der Lunge bzw. der Thoraxwand

Wird der Thorax und somit auch der Pleuraraum eröffnet, so kommt es zu einer Trennung der beiden Pleurablätter und die Lunge retrahiert sich, sofern keine Pleuraverwachsungen vorhanden sind, auf etwa ein Drittel ihres Ausgangsvolumens. Dieser als *Lungenkollaps* bezeichnete Vorgang beruht, wie die Abb. 1 veranschaulicht, allein auf dem Retraktionsvermögen der Lunge. Denn nach der Thoraxeröffnung steht nicht nur der Alveolarraum, sondern auch die Lungenoberfläche unter Atmosphärendruck. Eine transpulmonale Druckdifferenz besteht

* Alle Zeichnungen dieses Beitrags wurden von Frau Dr. D. SOGA angefertigt.

somit nicht und für den Ausdehnungszustand der Lunge bestimmend, bleiben allein die Retraktionskraft der Lunge und die Adhäsionskräfte der zwischen den Pleurablättern befindlichen Flüssigkeitsschicht übrig. Letztere sind jedoch viel zu gering, um nicht von der Retraktionskraft der Lunge überwunden zu werden. Der intrapleurale Flüssigkeitsfilm reißt deshalb ab, die Pleurablätter lösen sich voneinander und atmosphärische Luft strömt, der sich nun zusammenziehenden Lunge folgend, von außen in den Pleuraraum ein. Die noch häufig vertretene Meinung, daß durch die einströmende Luft ein Druck auf die Oberfläche der Lunge ausgeübt wird und sie deshalb kollabiert, ist unrichtig.

Wird nun bei eröffnetem Thorax spontan geatmet, so kommt es zur sog. *paradoxen Atmung* (Abb. 2), da sich im Gegensatz zu normalen physiologischen Verhältnissen die kollabierte Lunge bei der Inspiration verkleinert und umgekehrt bei der Exspiration vergrößert. Dieses Verhalten erklärt sich folgendermaßen: Während der Inspiration werden beide Hälften des Brustkorbs expandiert. Auf der intakten Seite nimmt, da die Lunge wie normal der Thoraxwand folgt, der Druck in den Alveolen ab, folglich strömt Luft in diese Lunge und ihr Volumen steigt an. Auf der offenen Seite dringt durch die Thoraxöffnung Luft frei in den Brustraum ein und der die Lunge umgebende Luftdruck bleibt atmosphärisch. Auf die kollabierte Lunge kann sich daher nur der in den intrapulmonalen Luftwegen während der Inspiration herrschende Unterdruck auswirken, weshalb dann Luft aus dem kollabierten in den intakten Lungenflügel hinüberströmt. Bei der Ausatmung ist es umgekehrt: Luft entweicht aus dem Raum um die kollabierte Lunge durch die Thoraxöffnung und gleichzeitig strömt Ausatemluft der intakten Lunge nicht nur in die Trachea, sondern wird auch in die kollabierte Lunge hineingedrückt. Diese als *Pendelatmung* bezeichnete Luftverschiebung zwischen beiden Lungen bewirkt, daß auf der intakten Lungenseite der während der Inspiration einströmenden Frischluft ständig bereits ausgenutzte Luft beigemischt wird und daß die auf der eröffneten Seite während der Ausatmung sich füllende Lunge praktisch nur Exspirationsluft erhält. Dies führt zu einer Erniedrigung des alveolären Sauerstoffdruckes und zu einer Erhöhung des alveolären Kohlensäuredruckes in der intakten und in noch stärkerem Maße in der kollabierten Lunge. Wir finden daher im arteriellen Blut neben einem Anstieg des Kohlensäuredrucks eine beträchtliche Hypoxämie. Letztere ist vor allem deswegen so ausgeprägt, weil die kollabierte Lunge noch gut durchblutet ist. Der erstmals von Euler und Liljestrand und später auch von Nissel beschriebene Regulationsmechanismus, der aufgrund alveolärer Hypoxie bzw. Hyperkapnie zu einer Durchblutungsdrosselung minderbelüfteter Lungenteile führt, kommt beim akuten Kollaps der Lunge noch nicht zur Wirkung (Camishion et al.).

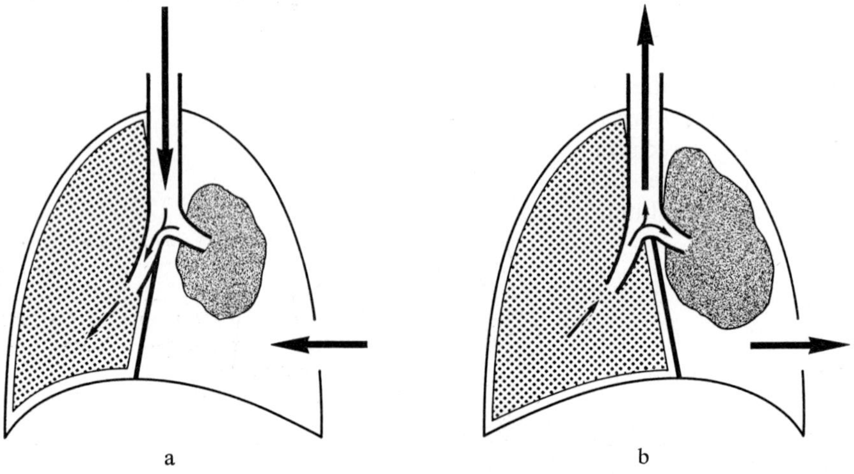

Abb. 2a u. b. Paradoxe Atmung der Kollapslunge und Mediastinalflattern bei einseitig eröffnetem Thorax. a Inspiration, b Exspiration

Eine weitere für den Organismus sehr ungünstige Auswirkung der Spontanatmung bei breit eröffnetem Thorax ist das sog. *Mediastinalflattern* (Abb. 2). Hierbei wird das gesamte Mediastinum bei der Inspiration nach der intakten Seite hin verzogen, bei der Exspiration dagegen wieder zur offenen Thoraxseite hin verlagert. Hierdurch kommt es zu einer weiteren Einschränkung der alveolären Ventilation. Außerdem rufen stärkere Mediastinalbewegungen schwere Herzrhythmusstörungen und Schockzustände hervor, die sowohl durch mechanische Behinderung der Zirkulation infolge Abknickung oder

Torsion herznaher Gefäßabschnitte, als auch durch reflektorische Beeinflussung von Herz und Kreislauf bedingt sind.

Das Ausmaß der Respirations- und Zirkulationsstörungen ist abhängig von dem Verhältnis der Größe des Pleuradefektes zum Querschnitt der oberen Luftwege und den daraus resultierenden Strömungswiderständen. Jede Öffnung in der Thoraxwand, die größer als der 7fache Durchmesser der Trachea ist, führt rasch zu einem lebensbedrohlichen Zustand (DAVIS).

2. Gasaustausch bei kontrollierter Beatmung und offenem Thorax (s. auch Kapitel „Atmung und Beatmung", S. 430)

Die im vorhergehenden Abschnitt geschilderten Veränderungen, wie Kollaps der Lunge, Pendelatmung und Mediastinalflattern sind nur durch Beatmung mit positivem Druck zu vermeiden. Auf die übrigen in den ersten Jahrzehnten dieses Jahrhunderts angewandten Verfahren zur Unterstützung des Gasaustausches bei eröffnetem Thorax, wie das Sauerbruchsche Unterdruckverfahren, das von BRAUER angegebene Überdruckverfahren und die von MELTZER und AUER entwickelte Insufflationsmethode, soll hier nicht eingegangen werden, da diese Methoden, obwohl sie zur Entwicklung der Thoraxchirurgie entscheidend beigetragen haben, die schädlichen Auswirkungen des offenen Thorax nur teilweise zu beseitigen vermögen und somit nur noch historisches Interesse besitzen. Es stellt sich aber die Frage, ob die heute bei Durchführung einer Thorakotomie angewandte Intubation und Überdruckbeatmung einen den normalen Verhältnissen entsprechenden Gasaustausch ermöglicht.

Bekanntlich sind in der Lunge Belüftung und Durchblutung aufeinander abgestimmt. Das Belüftungs-Durchblutungsverhältnis ist in verschiedenen Lungenabschnitten unterschiedlich, und überdies von der Lage des Menschen abhängig.

Bringt man den Kranken, wie es für die meisten thorakalen Eingriffe notwendig ist, in *Seitenlage*, so wird bei *Spontanatmung* die *unten liegende Lunge bevorzugt ventiliert* (Abb. 3a). Diese Tatsache erklärt sich dadurch, daß während der Exspiration die zur unteren Lunge gehörende Zwerchfellkuppe durch den Druck der Baucheingeweide stärker nach oben gedrängt und das Mediastinum infolge des Eigengewichts der Mediastinalorgane nach unten gezogen wird (SVANBERG). Hierdurch wird die untere Lunge während der Ausatmung stärker komprimiert und erhält somit die Möglichkeit, sich in der Einatmungsphase stärker auszudehnen. Da für die oben liegende Lunge die umgekehrten Bedingungen gelten, wird diese entsprechend geringer belüftet. Ein nennenswertes *Mißverhältnis zwischen Durchblutung und Belüftung der Lungen entsteht jedoch nicht*, da die untere Lunge gleichzeitig vermehrt durchblutet wird (MILLER et al.; ROTHSTEIN et al.). Die Steigerung der Durchblutung dürfte dadurch zustande kommen, daß der erhöhte hydrostatische Druck zu einer stärkeren Füllung des Gefäßbettes und damit zu einer Abnahme des Gefäßwiderstandes führt. Treten somit bei Spontanatmung in Seitenlage auch keine ins Gewicht fallende Verteilungsstörungen auf, so kommt es doch zu einer Abnahme des Atemminutenvolumens, die bei abgeknicktem Operationstisch bis zu etwa 25% betragen kann (WOOD-SMITH et al.). Eine solche Hypoventilation bewirkt bereits einen erheblichen Anstieg des arteriellen Kohlensäuredrucks (BEECHER u. MURPHY), weshalb ein Patient, solange er auf der Seite liegt, auch bei nicht eröffnetem Thorax unbedingt beatmet werden sollte.

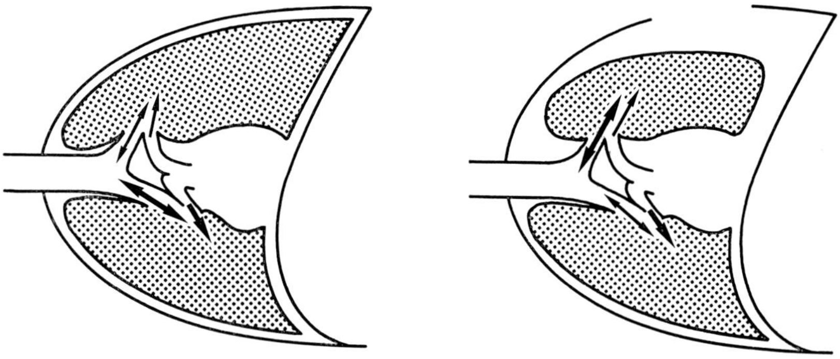
a b

Abb. 3a u. b. Belüftungs-Durchblutungsverhältnis in der Seitenlage: a bei geschlossenem Thorax und Spontanatmung, b bei einseitig eröffnetem Thorax und Beatmung

Bei der *künstlichen Ventilation* in *Seitenlage* bleibt aber das oben besprochene günstige Verhältnis zwischen Belüftung und Durchblutung nicht mehr erhalten. Die *untere Lunge* wird zwar noch *bevorzugt durchblutet*, jedoch *nicht mehr bevorzugt belüftet* (BARTH et al., 1957; BARTH, 1963; DOERFEL; REHDER et al.). Das bei der Inspiration applizierte Gasvolumen strömt jetzt vorwiegend in die obere Lunge, die sich frei ausdehnen kann. Die untere Lunge weist jedoch einen größeren Beatmungswiderstand auf (POTGIETER): Das Mediastinum muß entgegen der Schwerkraft gehoben, das Zwerchfell gegen den Druck der Baucheingeweide nach caudal gedrückt werden und die untere Thoraxwand ist in ihrer Ausdehnung durch die seitliche Lagerung des Patienten behindert.

Nach *Thoraxeröffnung* ergeben sich weitere Veränderungen in bezug auf die Belüftung der Lunge (Abb. 3b). Da der Widerstand der Thoraxwand auf der eröffneten Seite weitgehend wegfällt, *bläht sich die obere Lunge bei der Einatmung sehr leicht* und *kollabiert* andererseits *bei der Ausatmung stärker*, als es bei geschlossenem Thorax der Fall ist (BARTH et al., 1957; DOERFEL; REHDER et al.). An diesem Verhalten der exponierten Lunge ändert sich auch nichts, wenn der intrathorakale Eingriff in Rücken- oder Bauchlage durchgeführt wird (BARTH, 1956). Auch hier wird die Lunge der eröffneten Thoraxseite vornehmlich infolge vermehrter exspiratorischer Retraktion hyperventiliert. Die resultierende Verteilungsstörung zwischen Belüftung und Durchblutung ist jedoch weniger ausgeprägt, da die Atemexkursion der Lunge auf der geschlossenen Thoraxseite nicht wie bei der Seitenlage behindert ist und außerdem bei Rücken- bzw. Bauchlage auch die für die Seitenlage beschriebene zirkulatorische Verteilungsstörung entfällt.

Wie wirken sich nun die geschilderten *Störungen des Belüftungs-Durchblutungsverhältnisses auf den pulmonalen Gasaustausch* aus? Betrachtet seien die bei Thorakotomien in Seitenlage auftretenden Veränderungen. Das gestörte Verhältnis von Belüftung zur Durchblutung beeinflußt in unterschiedlicher Weise den CO_2- und O_2-Austausch. Die im Verhältnis zur Durchblutung vermehrte Belüftung der oberen Lunge müßte sich im Sinne einer Vergrößerung des funktionellen Totraums auswirken, was bei unverändertem Atemminutenvolumen zu einem Anstieg des arteriellen Kohlensäuredrucks und einem entsprechenden Abfall des arteriellen Sauerstoffdrucks führen würde. Neuere Untersuchungen am Menschen und Tierexperimente ergaben jedoch, daß trotz der vorhandenen Verteilungsstörung die Kohlendioxydausscheidung unbeeinflußt bleibt, wenn das präoperative Atemminutenvolumen nach Seitenlagerung und Thorakotomie beibehalten wird (BARTH, 1963; DOERFEL; REHDER et al.; THEYE u. FOWLER). Infolge der besseren Belüftung scheidet die obere Lunge so viel mehr Kohlendioxyd aus, daß die verminderte CO_2-Abgabe der unteren hypoventilierten Lunge vollständig kompensiert wird (REHDER). Eine mögliche Erhöhung des physiologischen Totraums infolge der vorliegenden Verteilungsstörung wird z.T. auch dadurch ausgeglichen, daß in der Narkose der Stoffwechsel reduziert und durch die Intubation der anatomische Totraum herabgesetzt ist. Um eine *Hyperkapnie* während einer Thorakotomie *zu vermeiden*, dürfte es also im allgemeinen genügen, wenn man eine *leichte bis mäßige Hyperventilation* aufrechterhält.

Die im Verhältnis zur Belüftung vermehrte Durchblutung der unteren Lunge wirkt sich dagegen im Sinne einer Zunahme des funktionellen Kurzschlusses aus, indem das in der unteren Lunge ungenügend arterialisierte Blut dem in der oberen Lunge gut arterialisierten Blut beigemischt wird. Eine solche Beimischung hat infolge des verschiedenartigen Verlaufs der Dissoziationskurven des Blutes für Kohlensäure und Sauerstoff einen kaum beachtenswerten Effekt auf den arteriellen Kohlensäuredruck, führt aber zu einem deutlichen Abfall des Sauerstoffdrucks im arteriellen Blut. Etwas verbessert werden die Verhältnisse, wenn während der Durchführung des chirurgischen Eingriffs die obere Lunge mäßig zurückgehalten wird, weil sich dann in beiden Lungen die Relation von Belüftung und Durchblutung wieder in Richtung der Norm verschiebt. Wird jedoch die obere Lunge so stark zurückgedrängt, daß sich, wie es meist der Fall ist, Atelektasen ausbilden, so entsteht in der oberen Lunge reines Kurzschlußblut und der arterielle Sauerstoffdruck wird wieder stärker absinken.

Eine durch Verteilungsstörung bzw. erhöhte Kurzschlußdurchblutung hervorgerufene Hypoxämie kann bekanntlich nur durch Erhöhung der O_2-Konzentration im Inspirationsgemisch kompensiert werden. Unzweckmäßig wäre hier eine Steigerung des Ventilationsvolumens, die den arteriellen Kohlensäuredruck unter die Norm senken, den arteriellen Sauerstoffdruck aber nur unbedeutend anheben würde. Wie groß kann nun während intrathorakaler Eingriffe die Verteilungsstörung bzw. die Shuntbildung sein und welche inspiratorische Sauerstoffkonzentration muß dementsprechend aufrechterhalten werden, um den arteriellen Sauerstoffdruck nicht auf gefährliche Werte absinken zu lassen?

HERTZ konnte in einer mathematischen Analyse zeigen, daß 30—35% Sauerstoff im Inspirationsgas bereits ausreichen, um selbst bei größtmöglicher Verteilungsstörung den arteriellen Sauerstoffdruck im Normbereich zu halten. Dagegen erfordern reine Kurzschlußblutstörungen, bei welchen also Lungenteile überhaupt nicht mehr belüftet, aber noch durchblutet sind, eine höhere inspiratorische Sauerstoffkonzentration, um eine normale Sauerstoffsättigung im arteriellen Blut zu erzielen. Bei einem intrapulmonalen Kurzschluß von 15—20% des Herzzeitvolumens ist hierfür der inspiratorische Sauerstoffanteil auf 40—60% zu erhöhen. Mit einer pulmonalen Kurzschlußdurchblutung dieser Größe ist aber durchaus zu rechnen, wenn während eines intrathorakalen Eingriffs die Lunge der eröffneten Seite teilweise komprimiert wird, da nach Messungen von Damia und Fantoni bei akuter vollständiger Atelektase einer Lunge etwa 35—40% des Herzzeitvolumens kurzgeschlossen sind. Zur *Vermeidung einer Hypoxämie* läßt sich somit zunächst die allgemeine Forderung erheben, daß nach Seitenlagerung, sowie nach Thorakotomie und noch freibeweglicher oberer Lunge *mindestens 30% Sauerstoff*, dagegen aber während des intrathorakalen Eingriffs, solange die Lunge stärker zurückgehalten wird, *mindestens 50% Sauerstoff* verabfolgt werden sollte. Bei Verabreichung eines $N_2O:O_2$-Gemisches wäre also dementsprechend ein Verhältnis von 2:1 bzw. 1:1 zu wählen. Neuere von Dudziak und Zindler (1963) durchgeführte Messungen des arteriellen Sauerstoffdruckes während Thoraxoperationen bestätigen, daß zur Kompensation der auftretenden Störungen im pulmonalen Sauerstoffaustausch mindestens 50% Sauerstoff im Beatmungsgas erforderlich sind.

Es versteht sich von selbst, daß abweichend von dieser allgemeinen Regel die inspiratorische Sauerstoffkonzentration noch weiter erhöht werden muß, wenn der pulmonale Gasaustausch bereits präoperativ beeinträchtigt ist oder während des eigentlichen Eingriffs vorübergehend stärker behindert wird, worauf bei der Besprechung der einzelnen thoraxchirurgischen Eingriffe noch eingegangen wird.

Hingewiesen sei noch auf eine Störungsquelle im pulmonalen Gasaustausch, deren Bedeutung erst in den letzten Jahren voll erkannt wurde. Bei jeder gleichförmig durchgeführten Beatmung, so insbesondere bei Anwendung mechanischer Respiratoren, kommt es nämlich zur progressiven Entstehung von *Mikroatelektasen* (Mead u. Collier). Diese bedingen eine Abnahme der pulmonalen Compliance und durch vermehrte Kurzschlußdurchblutung ein Absinken der arteriellen Sauerstoffspannung (Finley et al.). Wie von mehreren Arbeitsgruppen (Bendixen et al.; Egbert et al.; Finley et al.; Hedley-Whyte et al.) in neuerer Zeit nachgewiesen wurde, kann die Entstehung solcher Mikroatelektasen dadurch aufgehalten werden, indem man entweder das notwendige Atemminutenvolumen in Form großer Atemhubvolumina bei entsprechend niedriger Atemfrequenz appliziert, oder die Lungen periodisch mit einigen tiefen Atemzügen bläht. Da große Atemhubvolumina leicht zu Kreislaufbehinderungen mit Blutdruckabfall führen und den Chirurgen während des intrathorakalen Eingriffs stören, ist es sinnvoller, mit normalgroßen Hubvolumina zu beatmen und in Abständen von 15—20 min die Lungen zur Wiederbelüftung atelektatischer Bezirke mit einigen in der Tiefe ansteigenden Atemzügen zu ventilieren, wobei man, falls eine maschinelle Beatmung durchgeführt wird, zweckmäßigerweise vorübergehend auf Handbeatmung übergeht.

Die noch vielfach geäußerte Ansicht, daß bei thorakalen Eingriffen die *manuelle* der *maschinellen Beatmung* überhaupt vorzuziehen sei, kann jedoch sicherlich als überholt angesehen werden. Die Anwendung eines Respirators ermöglicht eine genau eingestellte Beatmung über einen längeren Zeitraum gleichmäßig aufrechtzuerhalten und gibt dem Anaesthesisten darüber hinaus mehr Bewegungsfreiheit bei auftretenden Zwischenfällen. Auch für den Operateur ist zumeist eine gleichmäßige Atembewegung der Lunge weniger störend. Nur wenn eine Anpassung der Atmung an ein bestimmtes momentanes chirurgisches Vorgehen erforderlich wird, dürfte die Handbeatmung überlegen sein.

3. Auswirkung der Thorakotomie auf den Kreislauf (s. auch Kapitel „Atmung und Beatmung", S. 430)

Der nach Eröffnung der Brusthöhle im Thoraxinneren eintretende Druckzuwachs führt auch zu einem Druckanstieg im Mündungsgebiet der venösen Strombahn. Der Gradient zwischen dem peripheren und zentralen Venendruck nimmt ab. Es geht also der normalerweise durch den intrapleuralen Unterdruck bewirkte *Sogmechanismus* auf den venösen Rückstrom zum Herzen *verloren*. Untersuchungen von Frank et al. ergaben, daß eine während intermittierender Überdruckbeatmung durchgeführte Thorakotomie das *Herzminutenvolumen um 15% reduziert*. Normalerweise ist aber der Organismus fähig, die durch Thorakotomie verursachte *Abnahme des Herzzeitvolumens* in relativ kurzer Zeit *zu kompensieren.* Der Druckanstieg im venösen Einflußgebiet führt reflektorisch zu einer Zunahme des Vasomotorentonus der peripheren Venen, wodurch ein normaler venöser Druckgradient, wenngleich auch auf einem höheren Niveau, wiederhergestellt wird (MALONEY et al.). Dieser Regulationsmechanismus, dem es zuzuschreiben ist, daß wir nur selten einen Blutdruckabfall bei Eröffnung des Thorax beobachten, kann jedoch nur bei normaler Ausgangslage des Vasomotorentonus und normalem Blutvolumen wirksam werden. Wurden vorher Vasopressoren verabreicht oder hat ein größerer Blutverlust stattgefunden, so besteht bereits eine stärkere Vasoconstriction und eine weitere Zunahme des Vasomotorentonus ist dann nur in beschränktem Umfang möglich. Auch durch tiefe Narkose, Hypoxämie oder Ganglienblockade kann diese Vasomotorenreaktion beeinträchtigt werden.

Wird der Thorax auf einer Seite eröffnet, können sich auch die in der intakten Thoraxseite noch auftretenden respiratorischen Druckschwankungen nicht mehr auf den venösen Rückstrom auswirken, da sie den im Mündungsgebiet der venösen Strombahn herrschenden atmosphärischen Druck nicht maßgeblich zu verändern vermögen (MALONEY et al.). Hieraus ergibt sich auch, daß eine *Wechseldruckbeatmung bei offenem Thorax keinen Vorteil bringt*, da ein kreislauffördernder Effekt hierdurch nicht erzielt werden kann. Eine Wechseldruckbeatmung würde nur die im vorangegangenen Abschnitt beschriebene Tendenz zur Ausbildung von Mikroatelektasen begünstigen. Entsprechende Untersuchungen von GORDON et al. haben auch bestätigt, daß nach einseitiger Thoraxeröffnung die Wechseldruckbeatmung im Gegensatz zur Überdruckbeatmung zu einem Anstieg der Kohlensäurespannung und zu einem Abfall der Sauerstoffspannung im arteriellen Blut führt. Die Anwendung eines Soges bei der Beatmung ist nur zur Überwindung exspiratorischer Atemwiderstände berechtigt.

Interessanterweise wird auch die *Lungendurchblutung bei offenem Thorax durch Anwendung einer Beatmung* mit nur positivem Druck *weniger beeinträchtigt* als beim geschlossenen Thorax. Während beim intakten Thorax der Lungengefäßwiderstand mit steigendem intrapulmonalen Druck linear zunimmt und die Lungendurchblutung dementsprechend absinkt (BÜCHERL), bleiben nach einseitiger Thoraxeröffnung diese Kreislaufgrößen bis zu einer bestimmten intrapulmonalen Drucksteigerung weitgehend unbeeinflußt (BARER u. NÜSSEN; BÜCHERL; GERST; WHITTENBERGER et al.). Dieses andersartige Verhalten ist zurückzuführen auf die durch die Thoraxeröffnung hervorgerufene Drucksteigerung im kleinen Kreislauf. Entsprechend dem Druckzuwachs in der eröffneten Brusthöhle steigt auch der Druck im rechten Ventrikel, in der Pulmonalarterie und in den Vorhöfen um jeweils etwa 7 cm H_2O ($\approx$ 5 mm Hg) über den Normalwert an. Infolge dieser veränderten Ausgangslage führen im Gegensatz zu den Verhältnissen am geschlossenen Thorax erst höhere intrapulmonale Beatmungsdrucke zu einer nennenswerten Kompression der peri- und interalveolären Gefäßabschnitte und damit zu einer Zunahme des Lungengefäßwiderstandes. Eine deutliche Beeinträchtigung der Lungendurchblutung tritt erst ein, wenn der Beatmungsdruck in den Alveolen den Druck des linken Vorhofs übertrifft, der nach Thoraxeröffnung von normal 8 cm H_2O auf etwa 15 cm H_2O ansteigt.

Viel häufiger als durch eine unsachgemäße Beatmung wird bei intrathorakalen Eingriffen aber der Kreislauf durch andere Ursachen beeinträchtigt. Wenn das Herz oder die großen Gefäße durch die *Manipulation des Chirurgen* aus ihrer normalen Lage gebracht oder durch Kompression in ihrer Funktion behindert werden, können stärkere Blutdrucksenkungen auftreten. Es ist daher von großer Wichtigkeit, daß der Anaesthesist den Operationsablauf aufmerksam verfolgt und gegebenenfalls den Chirurgen auf eine von ihm ausgelöste Kreislaufbehinderung hinweist. Häufig genügt schon die Einschaltung einer kurzen Operationspause, um den Blutdruck wieder auf einen ausreichenden Wert ansteigen zu lassen.

Auch der bei thorakalen Eingriffen eintretende *Flüssigkeits- und Blutverlust* kann häufig Ursache einer Hypotension sein. Die nach der Eröffnung des Thorax eintretende Verdunstung an den freiliegenden Pleuraoberflächen ruft einen zusätzlichen Flüssigkeitsverlust hervor. Die Thorakotomie selbst verursacht bei einem Erwachsenen im allgemeinen einen Blutverlust von 200—500 ml. Ob dieser Blutverlust durch Gabe von Vollblut oder kolloidale Ersatzflüssigkeiten auszugleichen ist, wird man davon abhängig machen, in welchem Allgemein- und insbesondere Kreislaufzustand sich der Kranke befindet und welche Werte für Hämoglobin und Hämatokrit präoperativ gemessen wurden. Unter normalen Verhältnissen genügt es, einen solchen anfänglichen Blutverlust, wie auch sonst üblich, allein durch entsprechende Verabreichung von Blutersatzmitteln bzw. Plasmaexpandern zu kompensieren. Übersteigt jedoch während des thorakalen Eingriffs der Blutverlust etwa 10% vom normalen Blutvolumen des Patienten, so sollte der Ersatz mit

Vollblut durchgeführt werden. Bei bestimmten thorakalen Eingriffen ist mit der Möglichkeit einer akuten massiven Blutung zu rechnen, bei welcher unter Umständen innerhalb kurzer Zeit über die Hälfte des Patientenblutvolumens verlorengehen kann. Daher muß bereits vor Operationsbeginn überprüft werden, ob eine ausreichende Anzahl von verträglichen Blutkonserven zur Verfügung steht und nach Narkoseeinleitung sind mindestens drei weitlumige Infusionskanülen anzulegen, die dann durch eine sparsam eingestellte Tropfinfusion auch offengehalten werden müssen. Bei intrathorakalen Eingriffen, bei denen postoperativ mit einer längerdauernden Infusionsbehandlung zu rechnen ist, hat es sich auch als zweckmäßig erwiesen, gleich von vornherein einen Venenkatheter von einer Ellenbeugenvene oder auch von der V. jugularis externa aus einzulegen. Der Katheter ist bis in die Cava superior vorzuschieben, wodurch einmal die Thrombosegefahr vermindert ist und zum anderen der Katheter zur Messung des zentralvenösen Druckes intra und post operationem benutzt werden kann. Gerade nach größeren Blutungen, bei denen es oft schwierig ist, die erforderliche Transfusionsmenge abzuschätzen, ist es besser, sich nach dem Verhalten des zentralvenösen Druckes zu richten als eine minutiöse Wiedereinstellung des normalen Blutvolumens anzustreben (THEYE et al.). Häufig liegt nämlich nach größeren Blutverlusten und damit einhergehendem zeitweiligem Schockzustand das Bedarfsvolumen über dem normalen Volumen. Bei größeren Blutgaben sollten die Konserven vor der Transfusion erwärmt (ALDER; BOYAN u. HOWLAND; FREYSZ et al.) und pro 500 ml Konservenblut außer 10 ml Calciumgluconat auch 15 mval Natriumbicarbonat verabreicht werden (DRECHSLER u. LAWIN). Im Hinblick auf die nach größeren thorakalen Eingriffen nicht selten auftretende Blutungsneigung, die möglicherweise mit dem hohen Gehalt an fibrinolytischen Aktivatoren in Lunge und Pleura zusammenhängt, sind neuere Mitteilungen (BLOEDNER; KUGEL) von Interesse, nach denen Gaben von ε-Aminocapronsäure den postoperativen Blutverlust erheblich einschränken sollen. Ob sich die prophylaktische Gabe von Fibrinolysehemmern bei Thoraxoperationen generell durchsetzen wird, bleibt abzuwarten.

Sind alle Faktoren, die zu einer Störung der Herz-Kreislauffunktion führen können, wie zu tiefe Narkose, inadäquate Beatmung, mechanische Behinderung durch den Operateur, Hypovolämie, metabolische Acidose usw. ausgeschaltet, so kann eine Hypotension letztlich durch eine *Myokardinsuffizienz* oder durch *Herzrhythmusstörungen* verursacht sein. Derartige Kreislaufkomplikationen treten vornehmlich bei Herzoperationen auf und sollen daher bei der Darstellung der Besonderheiten bei Eingriffen am Herzen besprochen werden.

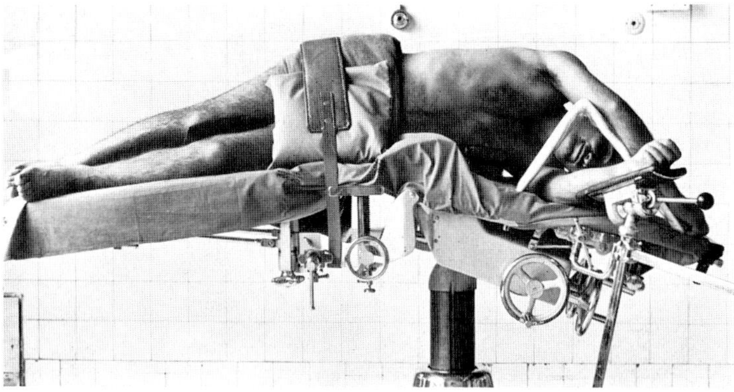

Abb. 4. Seitenlagerung für thorakale Eingriffe

4. Lagerung für thorakale Eingriffe

Die Mehrzahl der intrathorakalen Eingriffe wird in einfacher Seiten- oder Rückenlagerung vorgenommen. Spezielle Lagerungen können erforderlich werden, wenn Kranke mit sog. „feuchten Lungen“ operiert werden sollen, Kranke also, die an Bronchiektasen, infizierten Cysten, Abscessen, Kavernen oder zerfallenden Geschwülsten leiden und bei denen ein Übertreten von Sekret, Eiter oder Blut in gesunde Abschnitte der Lunge während der Operation vermieden werden muß.

Die am häufigsten benutzte *Seitenlagerung* (Abb. 4) bietet bei Lungenoperationen, bei Eingriffen am Oesophagus und Zwerchfell sowie bei Operationen am geschlossenen Herzen und den großen Gefäßen den günstigsten Zugang. Nachdem der narkotisierte Kranke auf die Seite gedreht worden ist, wird das unten befindliche Bein im Hüft- und Kniegelenk soweit gebeugt, daß der Unterschenkel entlang der vorderen Kante des Operationstisches zu liegen kommt. Eine weitere Stabilisierung der Seitenlage wird erreicht, indem das Becken durch eine rückwärtig angebrachte Stütze und durch einen breiten Heftpflasterstreifen oder Gurt, der von der oben befindlichen Hüfte auf beiden Seiten unter den Operationstisch führt, fixiert wird. Zwischen beide Beine wird ein Kissen gelegt, auf welchem das obere Bein ausgestreckt ruht. Der unten befindliche Arm kann auf einen seitlich angebrachten gut gepolsterten Armhalter plaziert werden, während der obere Arm im Ellenbeugengelenk flektiert, über den unteren Arm ohne weitere Fixation auf das Kopfende des Operationstisches zu liegen kommt. Eine Behinderung der am unteren Arm angelegten Infusionen durch Aufliegen des oberen Armes kann erforderlichenfalls durch eine um den unteren Arm gebogene, gut gepolsterte Kramerschiene verhindert werden. Schließlich wird noch unter den Thorax ein Kissen geschoben, so daß der unten liegende Arm entlastet und die durch leichte Abknickung des Operationstisches einzustellende Brust-Kopftieflage verstärkt wird. Die in der Regel benutzte geringe Senkung des Oberkörpers genügt zur Aspirationsverhütung bei Kranken, die nicht an „feuchten Lungen" leiden, weil der aus der kranken oberen Lunge mündende Hauptbronchus und die Trachea dann bereits etwas geneigt sind und das wenige Sekret durch den endotrachealen Tubus leicht mit dem Absaugkatheter entfernt werden kann.

Zur Beherrschung von intraoperativen Notfallsituationen muß der Anaesthesist darauf achten, daß sein Arbeitsbereich möglichst übersichtlich bleibt. Kopf und Arme des Kranken dürfen nicht von den Abdecktüchern verdeckt sein, damit der Anaesthesist ständig die Möglichkeit hat, Gesichtsfarbe, Capillarfüllung, Pupillenweite und -reflexe, Sekretanfall und die richtige Lage von Tubus und Mundkeil, sowie die intravenösen Infusionen zu überprüfen. Im Notfall muß auch eine Umintubation durchgeführt werden können.

Zur Verhütung von Nervenschädigungen durch Druck ist die Lagerung des Kranken während der Operation von Zeit zu Zeit zu kontrollieren. Nach Eröffnung des Thorax kann eine starke Spreizung des Rippensperrers bzw. robustes Ziehen des chirurgischen Assistenten am Schulterblatthaken die Schulter so weit kopfwärts verlagern, daß Druckschäden am Facialis oder im Bereich des Armplexus entstehen können. Kompression des Ausführungsganges der Parotis mit nachfolgender Parotitis ist ebenfalls beschrieben worden. Der Anaesthesist hat also darauf zu achten, daß zwischen Schulter und Kopf bzw. Hals immer noch ein freier Raum verbleibt; gegebenenfalls muß das Kopfpolster entfernt oder durch ein dünneres ersetzt werden. Eine weitere Schädigung des Armplexus kann durch die mancherorts gebräuchliche Lagerung des oben befindlichen Armes auf eine seitlich angebrachte Armschiene entstehen, vor allem dann, wenn während des Eingriffs bei fixiertem Arm der Oberkörper durch seitliches Kippen des Operationstisches nach vorne verlagert und dadurch der Plexus zwischen Schlüsselbein und erster Rippe eingeklemmt wird. Schließlich ist darauf zu achten, daß jegliche Druckschädigung der Augen vermieden wird (s. auch Kap. „Lagerungsschäden", S. 468, sowie Kap. „Augenkomplikationen", S. 469).

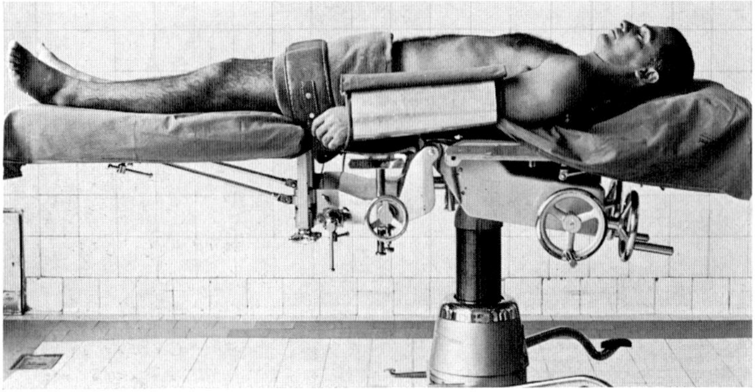

Abb. 5. Rückenlagerung für thorakale Eingriffe

Die *Rückenlage* (Abb. 5), die bei der Mehrzahl der Operationen am offenen Herzen, bei Eingriffen am oberen Mediastinum oder etwa bei Trichterbrustoperationen verwendet wird, bietet für den

Anaesthesisten lediglich dann gewisse Schwierigkeiten, wenn, wie es häufig vom Operateur gewünscht wird, die Arme seitlich am Körper angelegt werden. Um die am Arm angelegten Infusionen zu schützen, benutzen wir einfache, unter den Patienten geschobene Bleche, die seitlich über den Arm zum Rumpf hin tunnelartig aufgebogen sind. Vor dem Abdecken des Patienten muß die Lage aller Infusionskanülen und -leitungen sorgfältig kontrolliert werden. Auch die richtige Lage von Blutdruckmanschette und Stethoskop ist zu überprüfen, da spätere Korrekturen nur schwierig möglich sind.

Die *speziellen Lagerungsverfahren* zur Verhütung einer Sekretverschleppung bei „feuchten Lungen", die in früheren Jahren der Thoraxchirurgie häufig Anwendung fanden, haben mehr und mehr an Bedeutung verloren. Einmal ist es heute möglich, durch eine sorgfältige präoperative Vorbereitung des Kranken mittels Antibiotica und intensiver Physiotherapie die Sekretmenge weitgehend einzuschränken, zum anderen hat es sich gezeigt, daß auch durch diese besonderen Lagerungsverfahren eine Sekretverschleppung nicht sicher vermieden werden kann. Die in den letzten Jahren weiterentwickelten Methoden der endobronchialen Intubation und Bronchusblockade, welche eine Isolierung kranker Lungenteile ermöglichen, sind allen speziellen Lagerungsverfahren bezüglich der Aspirationsverhütung überlegen. Letztere sind deshalb heute nur noch dann indiziert, wenn die Anwendung spezieller Tuben und Blocker undurchführbar ist, was insbesondere für Operationen an „feuchten Lungen" bei Kindern der Fall sein kann. Durch Lagerung allein läßt sich ein Hinüberfließen von Bronchialinhalt in den Hauptbronchus der Gegenseite nur dann vermeiden, wenn der letztere sich ebenfalls oralwärts senkt, d. h. wenn der Kranke entweder in Seitenlage mit steiler Tieflage von Oberkörper und Kopf oder in Bauchlage gebracht wird. Bei der steilen *Kopftieflagerung nach* Beecher bei gewöhnlicher Seitenlage muß der ganze Operationstisch sehr stark gekippt werden, um eine Sekretverschleppung von der oberen zur unteren Lunge zu vermeiden. Bei linksseitiger Thorakotomie ist eine Neigung von wenigstens 35° und bei rechtsseitiger von 55° erforderlich. Diese extreme Kopftieflage ist einmal für den Chirurgen unbequem, zum anderen ist die infolge des hohen hydrostatischen Druckes auftretende venöse Stauung im Hals-Kopfgebiet nicht ungefährlich. Bauchlagerungen zur Aspirationsverhütung sind sowohl von Overholt et al. wie von Brown beschrieben worden. Bei der *Lagerung nach* Brown (Abb. 6) wird ein größeres Kissen unter das Becken und ein kleineres unter den Brustkorb gelegt. Die Operationsseite ragt etwas über die Tischkante, um eine längere Incision zu ermöglichen. Der Arm hängt an dieser Seite einfach nach unten, um das Schulterblatt aus dem Operationsfeld zu bringen. Der cervicale und obere thorakale Wirbelsäulenabschnitt ist über der Brustkorbstütze flektiert und nach abwärts gesenkt, so daß immer ein freier

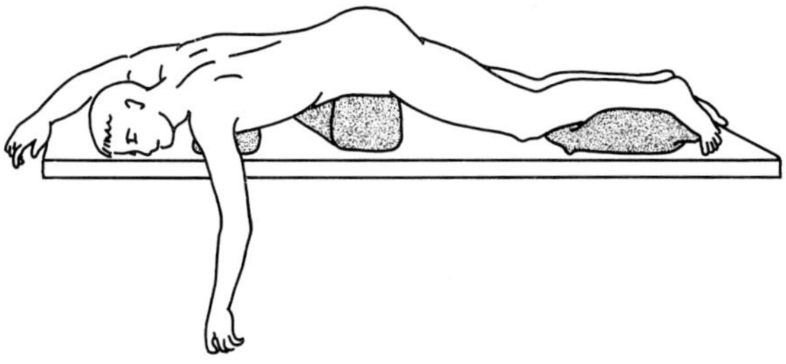

Abb. 6. Bauchlagerung nach Brown

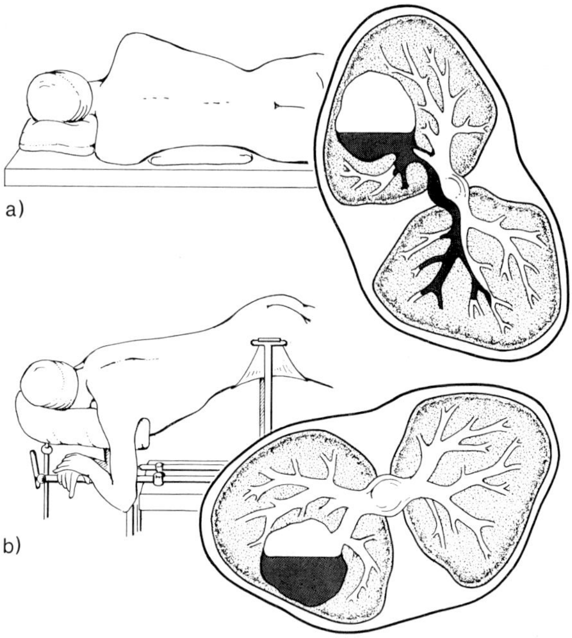

Abb. 7a u. b. Vergleich der lagerungsbedingten Sekretbewegung: a bei gewöhnlicher Seitenlagerung und b bei Bauchlagerung nach Overholt

Abfluß aus der kranken Seite nach oral besteht. Der Kopf ist zur Operationsseite gewendet, so daß Trachea und Bronchus der kranken Lunge sich in einer geraden Linie befinden. Bei der *Overholt-Lagerung* (Abb. 7) wird der Kranke auf einem Spezialtisch fixiert, wobei der Brustkorb und der Oberbauch frei schwebend gehalten werden und die kranke Lungenseite den tiefsten Punkt bildet. Eitriges Sekret in den erkrankten Lungenbezirken wird so bis zu deren Entfernung zurückgehalten. Bei reichlich vorhandenem Sekret kann es aber während der Operation bei Manipulationen an der kranken Lunge plötzlich zum Überfließen größerer Sekretmengen kommen. Darüber hinaus ist die Lagerung auf dem Overholt-Tisch auch noch mit anderweitigen Gefahren verbunden. Fälle mit einseitiger Blindheit oder Wirbelluxation sind beschrieben worden. Es sollte daher, falls einmal eine spezielle Lagerung zur Verhütung von Sekretverschleppung erforderlich wird, derjenigen nach BROWN der Vorzug gegeben werden.

5. Anaesthesieverfahren in der Thoraxchirurgie

Bei der Auswahl und Dosierung der *Prämedikationsmittel* richtet man sich wie bei jedem anderen operativen Eingriff nach dem klinischen Zustandsbild. Liegt schon präoperativ eine Einschränkung der Lungenfunktion vor, so müssen Analgetica und Sedativa entsprechend vorsichtig dosiert werden. Die von manchen Anaesthesisten empfohlene hohe Dosierung von Belladonnapräparaten bei Fällen mit stärkerer Sekretion halten wir nicht für zweckmäßig, da diese Präparate nicht nur zu einer Einschränkung des Sekretionsvolumens führen, sondern vor allem auch eine Eindickung des Sekretes hervorrufen, das dann nur erschwert abgesaugt oder abgehustet werden kann. Hinsichtlich der Frage, ob bei kardialen Eingriffen Belladonnapräparate in der Prämedikation verwendet werden sollen, besteht keine einheitliche Auffassung. Manche Autoren (BEER u. LOESCHCKE, 1959; THEYE et al., 1962) verzichten wegen der gelegentlich auftretenden, unerwünschten Frequenzsteigerungen gänzlich auf diese Präparate. Andere (JUST et al.; STRONG et al.) möchten jedoch auf eine Vagusdämpfung auch bei diesen Patienten nicht verzichten. Wir richten uns bezüglich der Anwendung und Dosierung von Atropin nach der präoperativ vorhandenen Herzfrequenz. Erfahrungsgemäß sind bei sachgemäß durchgeführter Narkoseeinleitung auch keine nachteiligen Wirkungen zu beobachten, wenn man bei denjenigen kardialen Fällen, die präoperativ eine erhöhte Herzfrequenz aufweisen, in der Prämedikation auf Atropin verzichtet.

Als *Anaesthesieverfahren* hat sich bei Thoraxoperationen nach üblicher Einleitung mit *Barbituraten* eine oberflächliche Inhalationsnarkose mit *Lachgas* und *Halothan* bewährt. Diese Kombination bietet bei thorakalen Eingriffen folgende Vorteile: Infolge der guten Steuerbarkeit kann einmal bei auftretenden Komplikationen, wie sie in der Thoraxchirurgie relativ häufig vorkommen, die Narkose außerordentlich rasch abgeflacht werden, zum anderen lassen sich die Narkosegase bei Operationsende nahezu völlig eliminieren, so daß kaum Nachwirkungen auf Kreislauf und Atmung zu befürchten sind. Halothan bewirkt auch eine gewisse Sekretionseinschränkung und Bronchodilatation, was bei Kranken mit Neigung zu Bronchospasmus günstig ist. Die Nichtbrennbarkeit des Gasgemisches erlaubt die Verwendung des Elektrokauters, auf den der Chirurg gerade bei Thoraxoperationen nicht gern verzichtet. Wenn erforderlich, ermöglicht diese Kombinationsnarkose auch die Zufuhr höherer Sauerstoffkonzentrationen. Allerdings kann zur Aufrechterhaltung der gewünschten Narkosetiefe dann eine größere Gabe von Halothan notwendig werden, wenngleich erfahrungsgemäß nach Thorakotomie der eigentliche intrathorakale Eingriff in flacher Narkose durchgeführt werden kann. Höhere Halothan-Konzentrationen sind wegen der damit verbundenen möglichen Kreislaufdepression zu vermeiden. Besser ist es dann, die Lachgasnarkose durch kleine intravenös verabreichte Gaben von Analgetica, z.B. Pethidin oder auch Fentanyl, zu supplementieren. Wegen der atemdepressorischen Wirkung dieser Mittel, die sich nach der Operation als störend erweisen kann, sind sie ebenfalls sparsam zu dosieren und gegen Operationsende nicht mehr anzuwenden. Als Muskelrelaxans genügt *Succinylcholin*, welches wir aber nur zur Intubation, bei stärkeren Kontraktionen der Intercostalmuskulatur während der Thoraxeröffnung mit dem Kauter und zur Unterdrückung von Hustenstößen beim Absaugen des Bronchialsekrets benutzen. Eine Vollrelaxierung mit einem länger wirkenden Mittel ist im allgemeinen nicht erforderlich. Es besteht hierbei die Gefahr, daß nach Beendigung der Operation noch ein gewisser Grad von Parese vorhanden ist, welche den Kranken unfähig macht, postoperativ ausreichend zu atmen und kräftig abzuhusten. Nur bei bestimmten Operationen, wie z.B. bei langdauernden schwierigen Eingriffen an Zwerchfell oder Kardia, kann sich die Notwendigkeit ergeben, eine vollständige Muskelentspannung während der ganzen Operation aufrechtzuerhalten.

Die bei *Kindern* mancherorts benutzte Einleitung der Narkose durch rectale Verabreichung einer Schlafdosis Thiopental sollte man in der Thoraxchirurgie vermeiden. Die erforderliche Dosis ist hierbei zwei- bis dreimal höher als eine intravenöse und kann infolge der verlängerten Nachwirkung zu einer verstärkten postoperativen Atemdepression führen. Liegen ungünstige Venenverhältnisse vor, oder fürchtet sich das Kind vor der intravenösen Injektion, so ist es besser, die Narkoseeinleitung direkt mit Lachgas und Halothan vorzunehmen. Neugeborene zeigen bekanntlich eine gewisse Resistenz gegenüber Succinylcholin, reagieren aber überempfindlich auf Curare, so daß, wenn überhaupt, nur ersteres als Relaxans in Frage kommt (STEAD). Eine höhere Dosierung von Succinylcholin ist aber zu vermeiden wegen der Gefahr eines langanhaltenden neuromuskulären Blocks infolge Anhäufung von Succinylmonocholin. Am besten wird die Narkose allein mit Lachgas und Halothan ohne Relaxans durchgeführt.

Neben der zur Zeit am häufigsten benutzten Kombination von Lachgas und Halothan finden auch andere Inhalationsnarkotica, wie *Cyclopropan*, *Äther* oder *Methoxyfluran* (Penthrane) Anwendung in der Thoraxchirurgie. Der hauptsächliche Nachteil der beiden erstgenannten Anaesthetica liegt in der Explosionsgefahr und ihr Einsatz verbietet sich, wenn der Kauter benutzt werden soll. Penthrane ist zwar nicht explosibel, aber schlecht steuerbar und weist auch sonst keine besonderen Vorteile gegenüber dem Halothan auf. In den letzten Jahren ist auch versucht worden, die *Neuroleptanalgesie* in vermehrtem Maße in die Thoraxchirurgie einzuführen. Die Frage, ob ihre Anwendung gegenüber der Lachgas-Halothan-Anaesthesie eindeutig von Vorteil ist, wie es in einigen neueren Arbeiten (GEMPERLE u. GRÜNINGER) dargestellt wird, kann aufgrund der sich zum Teil widersprechenden Untersuchungen (GRABOW u. L'ALLEMAND) noch nicht endgültig entschieden werden. Die erhöhte Gefahr einer postoperativen Atemdepression, entweder durch Nachwirkung der bei der Neuroleptanalgesie verwendeten Mittel oder durch die bei diesem Anaesthesieverfahren manchmal notwendig werdende vermehrte Gabe von Muskelrelaxans, kann sich gerade bei thoraxchirurgischen Eingriffen nachteilig auswirken. Die durch eine teilweise Blockade der Alphareceptoren des adrenergischen Systems bedingte kreislaufstabilisierende Wirkung der Neuroleptanalgesie (CORSSEN; CORSSEN et al.) ist sicherlich auch für thorakale Eingriffe von Vorteil. Die sonst durch bestimmte operative Handlungen, wie starker Zug am Lungenhilus, ausgelösten reflektorischen Einwirkungen auf das Gefäßsystem fehlen hierbei oder sind zumindest stark abgeschwächt. Andererseits bedingt die Anlähmung und Starre der Gefäßweiteneinstellung, daß sich nicht kompensierte Blutverluste stärker auswirken und massive intraoperative Blutverluste, wie sie in der Thoraxchirurgie nicht selten sind, zu einem raschen Abfall des Blutdrucks führen können. Wenngleich auch das Myokard bei der Neuroleptanalgesie kaum in seiner Contractilität beeinträchtigt wird (GEMPERLE), und somit, wie Messungen vor und während Herzoperationen (GEMPERLE u. GRÜNINGER) ergeben haben, das Herzminutenvolumen weitgehend unverändert bleibt, besteht doch andererseits eine Tendenz zur Bradykardie. Diese ist gerade bei Herzoperationen unerwünscht, zumal sie sich nur schwer durch Vagolytika, wie Atropin, beeinflussen läßt. Auch wurden Arrhythmien mit Überleitungsstörungen bei Herzoperationen beobachtet, die mit Hilfe einer Neuroleptanalgesie durchgeführt wurden. Es bleibt also abzuwarten, inwieweit sich die Neuroleptanalgesie auch in der Thoraxchirurgie durchsetzen wird.

Nicht unerwähnt bleiben soll die *Lokalanaesthesie*. Sie kommt für unkomplizierte, örtlich und zeitlich begrenzte Operationen an der Thoraxwand in Frage, wie z. B. für Teil-Thorakoplastiken, extrapleurale Pneumolyse und kleinere Eingriffe an der Brustwand, bei denen eine Pleuraeröffnung nicht zu erwarten ist. Früher wurde die Thorakoplastik fast ausschließlich in Lokalanaesthesie ausgeführt, heutzutage bevorzugen wir aber für diese Operation die Narkose. Wird jedoch eine Lokalanaesthesie angewandt, so ist entweder eine intercostale Leitungsanaesthesie oder ein Paravertebralblock der entsprechenden Segmente anzulegen, sowie Haut und Muskulatur in Ausdehnung der vorgesehenen Schnittführung zu infiltrieren und ein Depot unter den Scapulawinkel zu setzen. Um die nervöse Versorgung des Musculus serratus anterior superior auszuschalten und eine vollkommene Erschlaffung des Schulterblattes zu erreichen, wird zweckmäßig bei oberen Thorakoplastiken noch zusätzlich eine Leitungsanaesthesie des Plexus brachialis angelegt (s. auch Kap. „Lokalanaesthesie", S. 303).

Bei der extrapleuralen Pneumolyse genügt die einfache intercostale Leitungsanaesthesie. Da die Lunge im allgemeinen vorne bis zur 3. und hinten bis zur 8. Rippe abgelöst wird, muß die intercostale Leitungsanaesthesie in entsprechender Ausdehnung angelegt werden. Bei der Resektion einzelner Rippen, bei der Eröffnung einer Kaverne, eines Lungenabscesses oder eines Empyems oder bei der Anlage einer Drainage wird gleichfalls die intercostale Leitungsanaesthesie angewendet, wobei der über und unter der Operationsstelle gelegene Zwischenrippenraum zu infiltrieren ist. Bei allen diesen Eingriffen an der Thoraxwand in Lokalanaesthesie sollte man aber darauf vorbereitet sein, daß es doch einmal durch Einriß der Pleura zum massiven Lungenkollaps oder zur Entstehung einer Bronchialfistel unter der Operation kommen kann. Die Möglichkeit zur Durchführung einer Narkose, sowie zur Intubation, Beatmung und Absaugung sollte daher immer vorhanden sein.

6. Allgemeine Gesichtspunkte zur Narkosedurchführung

Bei einer Allgemeinanaesthesie für thorakale Eingriffe, gleichgültig welche Anaesthetica und Verfahren nun angewandt werden, sind zur Vermeidung von Zwischenfällen noch einige allgemeine Gesichtspunkte zu beachten. So sollte bei allen größeren thorakalen Eingriffen eine dünne *Verweilsonde in den Magen* auf nasalem Wege schon nach Narkoseeinleitung entweder kurz vor oder nach der Intubation eingelegt werden. Hierdurch können Luft und Anaesthesiegase, die besonders bei Kindern während einer forcierten Beatmung mit der Maske vor der Intubation in den Magen gelangen können, wieder entweichen bzw. abgesaugt werden. Eine Magendilatation kann sich bei thoraxchirurgischen Eingriffen besonders nachteilig auswirken, da einmal durch den linksseitigen Hochstand des Zwerchfells die Ventilation eingeschränkt wird und zum anderen durch mechanische Behinderung der Herzaktion zirkulatorische Störungen entstehen können. Da nach Thorakotomien auch in der postoperativen Phase eine Magendilatation nicht selten vorkommt, ist es zweckmäßig, die Magensonde auch nach der Operation für 1—2 Tage zu belassen.

Die *einwandfreie Placierung des Endotrachealtubus* ist gerade bei Thoraxoperationen von besonderer Wichtigkeit. Eine unbemerkte Einführung oder spätere Verschiebung des Tubus in den rechten Hauptbronchus kann bei den kardial oder pulmonal meist ohnehin funktionsgestörten Kranken sehr rasch lebensbedrohliche Komplikationen hervorrufen. Die nachträgliche Verschiebung eines zunächst richtig eingelegten Tubus kommt erfahrungsgemäß recht häufig bei Kindern vor, besonders wenn manschettenlose Tuben benutzt werden, wie es ja im allgemeinen bei Kindern bis zu 6 Jahren üblich ist. Man kann diese Komplikation weitgehend vermeiden, wenn man nach der Intubation am Tubus eine Markierung in Höhe der Zahnreihe anbringt, was die spätere Überprüfung während des Eingriffes sehr erleichtert. Grundsätzlich sollte nach der Intubation, besonders nach der Lagerung des Patienten, durch Inspektion und Auskultation kontrolliert werden, ob beide Lungenseiten ungehindert beatmet werden. Zur richtigen Beurteilung dieser Kontrollmaßnahme ist natürlich die Kenntnis eines evtl. schon präoperativ bestehenden pathologischen Auskultationsbefundes erforderlich. Eine weitere Kontrollmöglichkeit ergibt sich nach Eröffnung des Thorax. Neben der Beobachtung der Atemexkursionen der exponierten Lunge kann die Beatmung der unten liegenden Lunge am Heben und Senken des Mediastinums erkannt werden.

Gewisse Schwierigkeiten ergeben sich bei der *Auswahl der Tuben* für thorakale Eingriffe *bei Kindern*. Einerseits muß der Tubus bei bestimmten Eingriffen weitlumig genug sein, um ein unbehindertes Absaugen der Bronchialwege zu ermöglichen, andererseits führt ein zu groß gewählter Tubus infolge Druckschädigung leicht zu einem Larynxödem, das dann postoperativ die häufig vorhandene Einschränkung der Ventilation in gefährlicher Weise verstärkt. Richtig ist somit die Anwendung des größtmöglichen Tubus, welcher noch ohne jede Gewaltanwendung eingeführt werden kann. Um die Intubation bei Kindern möglichst schonend durchzuführen, sollte sie unter Zuhilfenahme eines kurzwirkenden Muskelrelaxans vorgenommen werden. Die sonst bei Kleinkindern häufig angewandte tiefe Allgemeinnarkose für die Intubation ohne Muskelrelaxans kann die meist bereits vorliegende Einschränkung der pulmonalen und kardialen Funktion weiter verstärken. Besteht noch kein intravenöser Zugang, so kann das Muskelrelaxans in doppelter i.v. Dosis auch intramuskulär verabreicht werden. Zumeist wird man aber nach Narkoseeinleitung ruhig abwarten, bis der Venenkatheter angelegt ist, um nun erst nach intravenöser Gabe des Muskelrelaxans die Intubation durchzuführen.

Bei der Thorakotomie ist darauf zu achten, daß man nach Pleuraeröffnung die Lunge zunächst *kollabieren* läßt, damit sie bei der weiteren Eröffnung des Thorax nicht verletzt wird. Erst nach beendeter Thoraxeröffnung kann die Beatmung in vollem Umfang wieder aufgenommen werden. Während des intrathorakalen Eingriffs sollte dann aber nicht vergessen werden, die Lunge von Zeit zu Zeit möglichst unter Ausnutzung von Operationspausen wieder durch einige tiefe Atemzüge *voll zu entfalten*, um einerseits Kompressionsatelektasen zu beseitigen und zum anderen der Ausbildung von Mikroatelektasen, wie sie bei jeder gleichförmigen Beatmung entstehen, entgegenzuwirken.

Von ganz besonderer Bedeutung ist bei jedem intrathorakalen Eingriff die *Freihaltung der Atemwege.* Nicht nur bei Operationen an sog. „feuchten Lungen", sondern auch bei jedem anderen Eingriff in der Brusthöhle besteht die Gefahr, daß sich Sekret ansammelt und in tiefere Atemwege hineinfließt oder sogar durch die positive Druckbeatmung bis in die Bronchiolen hineingedrückt wird. Durch Verlegung der Atemwege entstehen atelektatische Lungenbezirke, die nicht nur den normalen Gasaustausch während der Anaesthesie behindern, sondern auch postoperativ Anlaß zur Ausbildung von herdförmigen Bronchopneumonien sein können. Da Atemkomplikationen bei und nach einem Eingriff mit Thoraxeröffnung rascher schwere Folgen nach sich ziehen als anderswo, gehört es zu den Hauptaufgaben des Anaesthesisten, bei thoraxchirurgischen Eingriffen ständig zu kontrollieren, ob sich Sekret angesammelt hat und dieses sofort durch Absaugung mit geraden oder gebogenen sterilen Kathetern zu entfernen. Das Vorhandensein von Sekret ist offensichtlich, wenn der Beatmungswiderstand ansteigt und gleichzeitig Rasselgeräusche beim Auskultieren der Beatmungsschläuche zu hören sind. Die Erfahrung lehrt hierbei, daß bei gleichmäßiger maschineller Beatmung Rasselgeräusche häufig erst bei sehr starker Ansammlung von Sekret auftreten. Besser ist es, die Auskultation während einiger tiefer von Hand durchgeführter Atemzüge vorzunehmen. Da aber jedes klinische Zeichen einer Sekretansammlung fehlen kann, empfiehlt sich bei Thoraxoperationen grundsätzlich in gewissen Zeitabständen die Bronchialwege abzusaugen, wobei möglichst schonend vorgegangen werden soll. Es sind Katheter zu verwenden, die außer der endständigen noch eine seitliche Öffnung aufweisen, um exzessive Unterdrucke und damit Schädigungen der Bronchialschleimhaut zu vermeiden. Da durch das Absaugen, falls nicht eine Vollrelaxierung besteht, leicht Hustenstöße ausgelöst werden können, ist es zweckmäßig, den Chirurgen vorher zu informieren und nötigenfalls ein Muskelrelaxans vor dem Absaugen zu verabreichen.

7. Maßnahmen gegen Ende der Thorakotomie

Nach Beendigung des eigentlichen intrathorakalen Eingriffs wird vor Verschluß des Thorax zunächst die Lunge unter manueller Beatmung wieder *vollständig ausgedehnt*, wobei darauf zu achten ist, daß sämtliche Atelektasen beseitigt werden. Meist gelingt dieses nicht durch eine einmalige starke Kompression des Atembeutels. Zweckmäßiger ist es, durch mehrere langsam in der Tiefe zunehmende Atemzüge die Lunge zu blähen, wodurch auch die Kreislauffunktion weniger beeinträchtigt wird. Gleichzeitig muß geprüft werden, ob während der Operation größere Defekte an der Lungenoberfläche entstanden sind. Falls bei der Beatmung ein größerer Gasverlust besteht, sollten die Einrisse durch den Chirurgen nach Möglichkeit verschlossen werden.

Um ein Entweichen der Luft und ein Abfließen von Blut und Sekreten aus dem Pleuraraum in der postoperativen Phase zu ermöglichen, wird vor Thoraxverschluß durch eine separate Incision der Thoraxwand ein *Drainageschlauch* eingelegt und um diesen die Haut luftdicht vernäht. Als *Ableitungsflasche* dient ein graduierter, sterilisierter Standzylinder (Abb. 8). Dieser ist vorher so weit mit steriler Kochsalzlösung gefüllt worden, daß die längere der beiden durch den Verschlußkorken geführten Glasröhren etwa 4 cm unter der Wasseroberfläche mündet, an die dann, worauf unbedingt geachtet werden muß, der Drainageschlauch angeschlossen wird. Dieses einfache System wirkt, sobald der Thorax geschlossen ist, im Sinne eines Einwegventils: Sobald der intrapleurale Druck 4 cm Wasser übersteigt, kann die Luft entweichen, nimmt dagegen der Druck negative Werte an, kann lediglich Flüssigkeit aus der Flasche, jedoch keine Luft angesaugt werden. Die Differenz des Flüssigkeitsspiegels im Ableitungssystem gegenüber dem in der Ableitungsflasche, zeigt den im Pleuraraum jeweils herrschenden Unterdruck an. An den Bewegungen

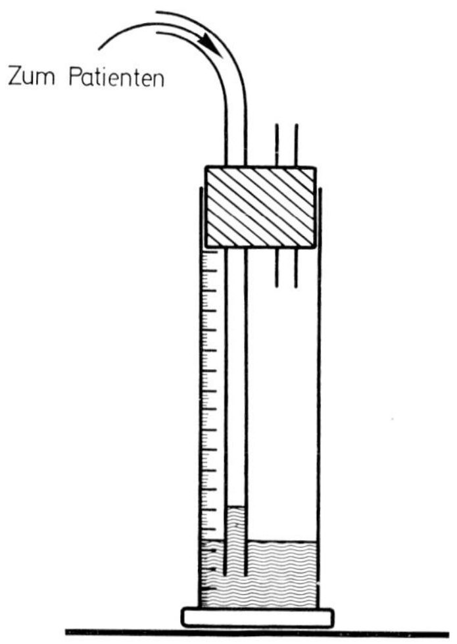

Abb. 8. Thoraxdrainage. Einfache Ableitung nach BÜLAU

des Flüssigkeitsspiegels im Ableitungssystem läßt sich die freie Durchgängigkeit des Drainageschlauches erkennen. Wenn die Ableitungsflasche, wie es grundsätzlich der Fall sein sollte, mindestens 50—80 cm unterhalb des Thoraxniveaus steht, könnte Flüssigkeit aus der Flasche nur dann in den Pleuraraum angesaugt werden und nachfolgend Luft eintreten, wenn der intrapleurale Druck bei starker Inspiration die angegebene Heberhöhe übersteigt. Derartige Unterdrucke kommen praktisch jedoch nicht vor. Daraus folgt, daß die Flasche, beispielsweise bei Umlagerung des Kranken, niemals bei offenem System, sondern *nur nach Abklemmen* des Ableitungsschlauches auf das Niveau des Kranken emporgehoben werden darf. Die Höhe des anfänglichen Flüssigkeitsspiegels in der Flasche ist zu markieren. Die an der Flasche angebrachte Graduierung ermöglicht dann die genaue Erfassung der aus dem Pleuraraum austretenden Blut- bzw. Sekretmengen. Schließlich sollte darauf geachtet werden, daß der Ableitungsschlauch nicht eine nach unten durchhängende, mit Flüssigkeit gefüllte Schleife bildet, da sonst keine Luft mehr aus dem Pleuraraum entweichen kann. Dieses führt besonders dann zu Komplikationen, wenn durch die Operation Lungenfisteln mit Ventilmechanismus entstanden sind, durch welche bei der Einatmung Luft in den Pleuraraum eintreten, bei der Ausatmung jedoch nicht mehr austreten und sich damit ein Spannungspneumothorax entwickeln kann. Nach Oberlappen- und vor allem Segmentresektionen der Lunge kann die Anwendung *zweier Drainageschläuche* erforderlich werden. Hierbei dient der eine, welcher in der hinteren Axillarlinie im vorletzten Intercostalraum eingelegt wird, zur Entfernung von Blut und flüssigem Exsudat, während der zweite dünnere Drain, welcher im 3.—4. Intercostalraum in der Mamillarlinie eingelegt wird, einen freien Austritt der sich in der Thoraxspitze ansammelnden Luft ermöglichen soll. Zur Frage der Anwendung eines Unterdruckes bei Saugdrainage des Thorax (s. S. 606).

Nach Beendigung der Operation werden die Atemwege des auf dem Rücken liegenden Patienten wiederum *gründlich abgesaugt*, die Lunge durch vorsichtiges Blähen zur vollen Entfaltung gebracht und anschließend ein *Röntgenbild* des Thorax angefertigt. Erst wenn das Röntgenbild eine zufriedenstellende Ausdehnung und Belüftung der Lunge zeigt, darf der Kranke, sofern er ausreichend spontan atmet, extubiert werden. Zeigt jedoch das Röntgenbild, daß noch Sekretretentionen oder gar atelektatische Bezirke vorhanden sind, so muß erneut unter Zuhilfenahme verschiedener geformter und verschieden starker Katheter gezielt abgesaugt, die Lunge gebläht und nochmals röntgenologisch kontrolliert werden. Nur in Ausnahmefällen wird ein gezieltes Absaugen durch das Bronchoskop erforderlich werden. Eine routinemäßige postoperative Anwendung dieser Maßnahme, die für den Patienten eine wesentlich größere Belastung darstellt, ist nicht erforderlich.

β) Spezielle Anaesthesieprobleme bei Eingriffen an Lunge, Thoraxwand, Mediastinum und Zwerchfell

1. Einleitung

Es wurde bereits darauf hingewiesen, daß schon durch Beatmung und Eröffnung des Thorax eine Störung im Belüftungs-Durchblutungsverhältnis der Lungen entsteht. Bei den in diesem Kapitel zu besprechenden speziellen Eingriffen kommt nun erschwerend hinzu, daß häufig schon präoperativ eine eingeschränkte Lungenfunktion vorliegt. Von besonderer Wichtigkeit ist es daher, daß der Anaesthesist sich vor Durchführung einer Narkose über den klinischen Befund, über Art und Schwere einer vorhandenen Lungenfunktionsstörung, sowie über den geplanten Operationsablauf unterrichtet, damit er die während der Operation drohenden Gefahren für den pulmonalen Gasaustausch richtig abschätzen und dementsprechende Maßnahmen treffen kann. Das besondere Problem der Verhütung einer Ateminsuffizienz während thoraxchirurgischer Eingriffe liegt darin, daß es in Narkose mit kontrollierter Beatmung keine sicheren klinischen Zeichen einer beginnenden Ateminsuffizienz gibt. Eine deutlich sichtbare Cyanose besteht bekanntlich erst bei hochgradigem Sauerstoffmangel, auch die klinischen Anzeichen einer Kohlensäureretention, wie Schwitzen, Anstieg von Blutdruck und Pulsfrequenz usw., sind gleichfalls, da sie nicht immer auftreten, keine brauchbaren Kriterien. Es ist deshalb notwendig, die Faktoren genau zu kennen, die zu einer ungenügenden Kohlensäureabgabe oder zu einer ungenügenden Sauerstoffaufnahme führen können.

Die Hauptgefahr einer *Hyperkapnie* ist stets bei Vorliegen einer erhöhten Totraumventilation gegeben, weil hierbei, wenn die Gesamtventilation nicht über die Norm gesteigert wird, die alveoläre Ventilation, von welcher die Größe der Kohlensäureelimination abhängt, vermindert ist. Der funktionelle Totraum ist stets vergrößert, wenn das Ventilations-Perfusionsverhältnis zugunsten der Ventilation verändert ist. Eine Zunahme des Totraumes findet man z.B. bei Asthma, Emphysem, Waben- oder Cystenlungen oder bei Verschluß einer Lungenarterie durch Tumor oder Embolie. Strebt man bei diesen Fällen während der Narkosedurchführung einen normalen arteriellen Kohlensäuredruck an, so kann ein erhöhtes Atemminutenvolumen erforderlich werden. Die üblichen Nomogramme [Radford-Nomogramm (RADFORD et al.), Ventilationsnomogramm nach ENGSTRÖM et al., Prediktor nach NUNN usw.] zur Bestimmung des notwendigen Atemzeitvolumens sind hier nicht verwendbar, da sie von normalen Verhältnissen ausgehen. Während der Narkose würden direkte Bestimmungen des alveolären oder arteriellen Kohlensäuredrucks die beste Kontrolle einer richtigen Ventilation darstellen, aber nur wenige Kliniken verfügen über die hierfür notwendigen Meßapparaturen. Wurde vor der Operation eine Lungenfunktionsprüfung durchgeführt, so läßt sich das für die Beatmung während der Narkose über der Norm liegende notwendige Atemzeitvolumen aus den präoperativen Ventilationswerten und dem arteriellen Kohlensäuredruck abschätzen. Eine temporäre Steigerung der Ventilation kann während des Operationsablaufs bei einer vorübergehenden Vergrößerung des physiologischen Totraums erforderlich werden, z. B. wenn bei einer Pneumonektomie die Pulmonalarterienligatur vor der Bronchusabklemmung erfolgt. Da in der nicht mehr perfundierten Lunge infolge Senkung der alveolären CO_2-Spannung eine Bronchoconstriction eintritt, wodurch kompensatorisch die andere Lunge vermehrt belüftet wird (SEVERINGHOUS et al.), ist nur eine Steigerung des Atemzeitvolumens um etwa die Hälfte erforderlich (RODEWALD), um einen normalen arteriellen Kohlensäuredruck aufrechtzuerhalten.

Weit schwieriger als die Vermeidung einer Hyperkapnie ist aber die ständige *Aufrechterhaltung eines ausreichenden arteriellen Sauerstoffdrucks* während eines thoraxchirurgischen Eingriffs. Hat die Lungenfunktionsprüfung ergeben, daß ein präoperativ erniedrigter arterieller Sauerstoffdruck vorwiegend durch eine Diffusionsstörung bedingt ist, so genügt bereits eine Erhöhung der Sauerstoffkonzentration im Atemgemisch auf 40%, um diese Form der Suboxygenation auszugleichen (BARTELS et al.). Viel häufiger ist aber der zu niedrige arterielle Sauerstoffdruck durch eine venöse Beimischung bedingt. Letztere beruht auf einer Durchblutung nicht- oder minderbelüfteter Lungengebiete (Atelektase), kann aber auch in seltenen Fällen durch arterio-venöse Anastomosen der Lungengefäße (arterio-venöse Fisteln) verursacht werden. Hier reicht eine Erhöhung der inspiratorischen O_2-Konzentration auf 40% zumeist nicht mehr aus, um eine normale arterielle Sauerstoffsättigung zu erzielen. Der Einfluß eines intrapulmonalen Shunts ist um so ausgeprägter, je niedriger die O_2-Sättigung im venösen Mischblut liegt, welche letztlich abhängt von der Größe des Herzzeitvolumens und der O_2-Kapazität des Blutes. Liegen Herzzeitvolumen und O_2-Kapazität im Bereich der Norm, so sind 60% Sauerstoff im Atemgemisch erforderlich, um eine venöse Beimischung von 20% des Herzzeitvolumens zu kompensieren und 100% O_2 sind bereits notwendig zum Ausgleich eines Kurzschlusses von 30%. Entsprechend der Größe der präoperativ gemessenen venösen Beimischung ist der O_2-Anteil im Atemgemisch während der Narkosedurchführung zu erhöhen, wobei aber auch die bereits besprochenen zusätzlichen Lungenfunktionsstörungen, welche durch Eröffnung des Brustkorbs und Kompression von Lungenteilen während des intrathorakalen Eingriffs entstehen, berücksichtigt werden müssen. Nach allgemeinen Erfahrungen wird aber, abgesehen von arterio-venösen Aneurysmen, präoperativ selten ein intrapulmonaler Kurzschluß gefunden, der größer ist als 25% des Herzzeitvolumens. Daß selbst bei ausgeprägter Atelektase größerer Lungenbezirke keine höheren Kurzschlüsse gemessen werden, ist auf den erstmals von EULER und LILJESTRAND beschriebenen Regulationsmechanismus zurückzuführen, wonach nicht- oder minderbelüftete Lungenteile auch eine Drosselung ihrer Durchblutung erfahren. Spielt dieser Mechanismus, wie spätere Untersuchungen gezeigt haben, keine Rolle beim akuten Kollaps der Lunge (CAMISHION et al.), so doch bei Kranken mit länger bestehenden Atelektasen (BJÖRK, 1953; GILROY et al.). An eine vorübergehende Erhöhung der O_2-Zufuhr ist zu denken, wenn durch den operativen Eingriff temporär die venöse Beimischung zunimmt, wie es z. B. bei einer Lungenresektion der Fall sein kann, wenn die Bronchusabklemmung vor der Gefäßligatur vorgenommen wird.

2. Besonderheiten bei Eingriffen an Lunge und Bronchien

a) Segmentresektionen, Lob- und Pneumektomien, Resektionen am Tracheobronchialbaum. In der Lungenchirurgie beruhen auch heute noch die meisten Todesfälle auf intraoperativer Sekretverschleppung und daraus resultierenden postoperativen Atelektasen, in denen sich dann leicht lebensbedrohliche Bronchopneumonien entwickeln. Auch Rezidive nach Resektionen wegen Lungentuberkulose sind häufig auf eine bronchogene Aussaat während des Eingriffs zurückzuführen. Alle diese Gefahren lassen sich bereits vor der Operation durch eine gezielte und intensiv durchgeführte *Vorbehandlung* auf ein Mindestmaß reduzieren. So sollten Kranke, die wegen Lungentuberkulose operiert werden, genügend lange mit den bekannten spezifischen chemotherapeutischen Mitteln, wie Paraaminosalicylsäure (PAS), Isonicotinsäurehydrazid (INH), Streptomycin usw., vorbehandelt sein, um einen möglichst negativen Sputumbefund zu erzielen. Einer besonderen Vorbehandlung bedürfen Kranke mit tuberkulösen Kavernen, Bronchiektasen, Lungenabscessen, Sekretstauungen hinter stenosierenden Prozessen des Bronchialbaumes und Pleuraempyemen mit innerer Fistel, also Kranke mit sog. „feuchten Lungen", bei denen schon präoperativ eine Verminderung und weitgehende Entfernung von intrapulmonalen Eiter- und Sekretansammlungen anzustreben ist. Der Kranke sollte unter Umständen mehrmals täglich in Kopfhängelage kräftig abhusten, wobei die Sekretmobilisation durch entsprechende krankengymnastische Maßnahmen, wie Klopf- und Vibrationsmassage des Thorax, zu unterstützen ist. Daneben ist eine Aerosoltherapie durchzuführen, evtl. mit geeigneten antibiotischen Mitteln, nachdem das Sputum bakteriologisch getestet wurde. Die Folgen einer postoperativen Atelektase sind weniger ernst, wenn das Sputum weitgehend frei von pathogenen Keimen ist. Auch diejenigen Patienten, welche neben ihrer Grundkrankheit an Asthma oder Emphysembronchitis leiden, sind durch entsprechende therapeutische Maßnahmen präoperativ in den bestmöglichen Zustand zu bringen. Ein Asthmatiker sollte auch am Operationstag vor der Narkose das Mittel erhalten, welches sich zur Bekämpfung seiner Asthmaanfälle bewährt hat.

Die meisten Eingriffe an der Lunge können unter Narkose mit *einfacher endotrachealer Intubation* und kontrollierter Beatmung durchgeführt werden. Besteht jedoch die Gefahr der Verschleppung bzw. des Überfließens infizierten Materials in gesunde Lungenteile, sind größere bronchiale Fisteln vorhanden, oder soll eine Excision und nachfolgende Rekonstruktion am Bronchialbaum vorgenommen werden, so genügt die einfache endotracheale Intubation nicht mehr. Statt dessen müssen die besonderen Verfahren der *Bronchusblockade* oder die *endobronchiale Intubation* angewendet werden, die wegen ihrer Bedeutung im nachfolgenden Kapitel gesondert dargestellt sind.

Die *Indikation* für einen Eingriff an der Lunge besteht vornehmlich bei folgenden Erkrankungen: Intrapulmonale Tuberkulose, benigne und maligne Lungentumoren, Bronchiektasen, Lungenabsceß und Lungencysten. Bevor jedoch auf die Besonderheiten eingegangen wird, welche sich infolge der vorliegenden Grundkrankheit ergeben, soll zunächst erörtert werden, worauf der Anaesthesist grundsätzlich achten muß, wenn eine Segmentresektion, Lobektomie oder Pneumektomie durchgeführt wird.

Bei *Segmentresektion* werden zuerst die Arterien und dann der Bronchus versorgt, das Segment selbst wird vom restlichen Lappen in der Ebene der intersegmentalen Venen abgelöst. Für den Chirurgen ist es manchmal schwierig, das Segment abzugrenzen, welches er nach der Bronchusabklemmung zu entfernen wünscht. Hier wird die Mitarbeit des Anaesthesisten wichtig; indem er die Lunge bläht, ermöglicht er eine eindeutige Bestimmung des nicht mehr belüfteten Teils. In manchen Fällen bedeutet es eine gewisse Hilfe, wenn die Lunge während der eigentlichen Abtrennung des Segmentes durch leichten Überdruck von etwa 5 cm Wasser in geblähtem Zustand gehalten wird. Nach der Segmentresektion kann durch die zahlreich entstandenen Alveolarfisteln ein größerer Gasverlust bei der Beatmung vorhanden sein, weshalb letztere auch nicht zu energisch durchgeführt werden sollte. In der postoperativen Phase ist die Anwendung einer kontinuierlichen Saugung an der Thoraxdrainage meist nicht erforderlich, sie verhindert nur den Verschluß der Alveolarfisteln, der gewöhnlich innerhalb der nächsten 24—48 Std von selbst erfolgt.

Bei einer *Pneumektomie* muß nach der Unterbindung der Pulmonalarterie das gesamte Herzzeitvolumen durch die gesunde Lunge fließen. Ist das pulmonale Gefäßbett nicht genügend anpassungsfähig und kann es den erhöhten Zufluß nicht ohne Drucksteigerung aufnehmen, so wird es zu einer stärkeren Belastung des rechten Herzens kommen, das unter Umständen insuffizient werden kann. Eine über das notwendige Maß durchgeführte Transfusion von Blut oder Plasmaexpandern kann sich zu diesem Zeitpunkt verhängnisvoll auswirken. Bei einer Pneumektomie ergeben sich nach Thoraxverschluß noch Besonderheiten, abhängig davon, ob man eine Thoraxdrainage anlegt oder auf dieselbe, wie es in einigen Kliniken üblich ist, verzichtet. Bei Anwendung einer Thoraxdrainage ist darauf zu achten, daß vor Narkosebeendigung nur soviel Luft aus der leeren Thoraxhälfte entfernt wird, daß das *Mediastinum Mittelstellung einnimmt.* Hierzu soll die intakte Lunge mit einem mäßigen Druck von etwa 5—10 cm H_2O gebläht und der Drainageschlauch dann sofort mittels einer starken Klemme verschlossen werden. Die Klemme wird während des postoperativen Verlaufs erst wieder geöffnet, wenn das Mediastinum erneut zentralisiert werden muß. Bliebe die Thoraxdrainage ständig geöffnet, so könnte sich durch Husten und Bewegungen des Kranken der Pneumothorax weitgehend entleeren und ein stark negativer Druck entstehen, wodurch das Mediastinum zur operierten Seite gezogen würde. Eine Überblähung der Restlunge und ernste zirkulatorische Störungen könnten die Folge sein. Verzichtet man auf eine Thoraxdrainage, so muß zur Vermeidung von Mediastinalverschiebungen der Druck in der leeren Brustkorbhälfte mit Hilfe des Pneumothoraxapparates korrigiert werden. Die Druckeinstellung wird am besten am noch intubierten Kranken bei Spontanatmung vorgenommen, da hierbei mögliche Fehleinstellungen infolge Preßatmung entfallen. Der intrathorakale Druck ist so weit auszugleichen, daß sich am Ende der Exspiration jeweils ein schwacher Unterdruck von —2 bis —4 cm H_2O ergibt.

Bei allen Lungenresektionen ist nach Abklemmung sowie nach chirurgischer Versorgung des Bronchus zu überprüfen, ob alle *belassenen Lungenteile sich* leicht und vollständig *belüften* lassen und keine Stenose durch die Bronchusnaht entstanden ist, die im postoperativen Verlauf zur Atelektasenbildung des dahinterliegenden Lungenabschnittes führen kann. Von der *Dichtigkeit der Bronchusnaht* überzeugt man sich durch die Wasserprobe: Man schüttet soviel NaCl-Lösung in den Thorax, bis die Nahtstelle gut bedeckt ist und stellt dann fest, ob bei einem verstärktem Beatmungsdruck noch Luft aus dem Bronchusstumpf entweicht.

Bei Resektionen wegen einer *Lungentuberkulose* muß selbstverständlich das benutzte Narkosegerät nach Gebrauch sterilisiert werden können. Nur diejenigen Narkosesysteme und -apparate dürfen Anwendung finden, bei denen sich alle Teile, die mit der Atemluft des tuberkulösen Kranken in Berührung kommen, einwandfrei in Heißdampf, Äthylenoxyd oder Formaldehyddampf sterilisieren lassen. Bei der Auswahl der Narkosemittel und Durchführung der Anaesthesie ist mit zu berücksichtigen, ob noch andere Organerkrankungen vorliegen, wie z.B. eine Nierentuberkulose mit entsprechender Funktionseinschränkung. Da die Blutgerinnung bei der Tuberkulose nicht nur infolge der Chemotherapie häufig gestört ist, erscheint eine Überprüfung derselben vor der Operation ratsam. Vor Resektionen sollte man, um Mißerfolge durch nicht erkannte Bronchialtuberkulose zu vermeiden, eine Bronchoskopie durchführen. Besteht eine floride Bronchialtuberkulose oder eine Tuberkulose des Larynx, so sollte nach Möglichkeit die Durchführung einer endotrachealen Intubationsnarkose zunächst verschoben und zuvor die Schleimhauttuberkulose zum Abheilen gebracht werden. Die Resektion erkrankter Lungenteile wird so ausgeführt, daß möglichst nur ein geringer Verlust der Lungenfunktion eintritt. Dieses Ziel ist durch die Erfolge der Chemotherapie so weit verwirklicht worden, daß heutzutage die Segmentresektion eine viel häufigere Operation ist als eine Pneumektomie. Wenn immer möglich, sollte bei einer Pneumektomie wegen Lungentuberkulose der Bronchus zuerst abgeklemmt werden, um eine kontralaterale Ausbreitung zu vermeiden. Bei den meisten Lobektomien werden dagegen die Gefäße vor der Bronchusabklemmung aufgesucht und ligiert. Besteht jedoch größere Gefahr einer Prozeßausbreitung und Verschleppung des infektiösen Materials während des Eingriffs (wie z.B. bei großen Kavernen, tuberkulösen Bronchiektasen, bronchopleuralen Fisteln, bei tuberkulösem Empyem) wird man auch bei Lobektomien bestrebt sein, baldmöglichst den Bronchus abzuklemmen. Im übrigen wird man bei all diesen Fällen die endobronchiale Intubation oder eine Bronchusblockade anwenden (s. nächstes Kapitel, S. 625).

Neben der Lungentuberkulose sind die malignen Tumoren, besonders das *Bronchialcarcinom*, heutzutage die häufigste Indikation für eine Lungenresektion. Bei einer Pneumektomie oder Lobektomie wegen Carcinom ist zu beachten, daß diese Kranken ein höheres Lebensalter aufweisen, sich oft in einem kachektischen Zustand befinden und häufig noch an Begleiterkrankungen, so z.B. an einem Emphysem mit mehr oder weniger starker Bronchitis leiden. Auch die Lungenfunktion ist zumeist schwerer beeinträchtigt als bei anderen Lungenkranken, was oft eine Begrenzung des chirurgischen Eingriffs erfordert. In den Fällen, bei denen eine Pneumektomie wegen zu großen Funktionsverlustes nicht mehr möglich und andererseits der Haupt- bzw. Stammbronchus befallen ist, wird gelegentlich außer der Lobektomie eine Bronchusresektion mit anschließender Anastomose durchgeführt. Diese Operation ist bekannt als sog. Querresektion bzw. "sleeve resection" und erfordert vom Anaesthesisten gemäß den anatomischen und operativen Verhältnissen die Anwendung eines Doppellumentubus nach CARLENS oder die endobronchiale Intubation.

Zu den *benignen Tumoren der Lunge* gehören Hamartome, Angiome und Bronchusadenome. Hamartome (Fibrome, Lipome, Chondrome, Myxome, Neurofibrome, Fibroadenome) sind vornehmlich an der Peripherie der Lunge lokalisiert und können, da sie meist klein und gut begrenzt sind, häufig schon durch Keilresektion entfernt werden. In seltenen Fällen finden sie sich in Hilusnähe und zu ihrer Exstirpation ist dann eine Segmentresektion oder sogar Lobektomie erforderlich. Besondere Bedeutung kommt den Angiomen zu, da sie einmal bei Bestehen von arterio-venösen Verbindungen zu erheblichem intrapulmonalem Kurzschluß mit Cyanose, Trommelschlägelfinger und Polycythämie führen und zum anderen aufgrund ihrer Struktur intraoperativ Anlaß zu exzessiven Blutungen geben können. Das Bronchusadenom macht sich bemerkbar durch Hämoptysen und durch die Folgen einer Bronchusstenose. Die nicht belüfteten Lungenteile hinter der Stenose werden atelektatisch und durch Sekretstauung kommt es zur Ausbildung von Bronchiektasen. Entwickelt sich das Bronchusadenom rein endobronchial, so kann es durch einfache endoskopische Abtragung entfernt werden. Durchwächst es aber die Bronchialwand mit Ausdehnung in das Lungenparenchym, so läßt sich häufig eine Lobektomie nicht vermeiden.

Lungenresektionen wegen *Bronchiektasen* sind dank der Fortschritte der antibiotischen Therapie in den letzten Jahren relativ selten geworden. Um gute Resultate zu erhalten, muß bei der Indikationsstellung berücksichtigt werden, inwieweit die Erkrankung lediglich auf bestimmte Lungenabschnitte beschränkt und der übrige Bronchialbaum frei von Veränderungen ist. Bronchographische Darstellungen geben hierüber Aufschluß (s. auch „Die Anaesthesie in der Röntgenologie", S. 817). Das Hauptproblem für den Anaesthesisten bei diesem Eingriff besteht in der Beherrschung der exzessiven Sekretion. Die präoperative Behandlung zur Einschränkung der Sekretion mittels Antibiotica, Inhalationen und vor allem physiotherapeutischen Maßnahmen, auf die oben schon hingewiesen wurde, ist hier von besonderer Bedeutung und muß bereits Wochen vor dem geplanten Eingriff einsetzen. Hat sich eine befriedigende Einschränkung der Sekretion nicht erreichen lassen, so ist es Aufgabe des Anaesthesisten, evtl. in Absprache mit dem Operateur zu entscheiden, ob eines der im nächsten Kapitel näher beschriebenen Blockungsverfahren anzuwenden ist. Da bei Kindern wegen des geringen Durchmessers der Bronchialwege eine Blockade nicht durchführbar ist, muß hier die Frage entschieden werden, ob zur Aspirationsverhütung während der Operation eine spezielle Lagerung (s. S. 613) vorgenommen werden soll. Am Operationstag selber empfiehlt es sich, vor Anaesthesiebeginn nochmals eine Lagerungsdrainage vorzunehmen und den Patienten abhusten zu lassen. Konnte man trotz Vorbehandlung keine genügende Sekretionseinschränkung erzielen, so muß bei Narkoseeinleitung unbedingt vermieden werden, daß es bei Einsetzen der Barbituratwirkung zu Hustenanfällen kommt, wodurch eitriges Sekret in gesunde Lungenteile aspiriert werden könnte. Diese Komplikation läßt sich ausschalten, indem man gleichzeitig mit dem Barbiturat eine Dosis von Succinylcholin appliziert, die eine vollständige Muskelerschlaffung gewährleistet. Ist der Patient intubiert, so müssen die Luftwege vor und nach Lagerung des Kranken noch einmal gründlich von Sekret befreit werden. Während der chirurgischen Manipulationen an dem erkrankten Lungenabschnitt besteht besondere Gefahr, daß die in den bronchiektatischen Bezirken noch vorhandenen Sekretmassen ausgedrückt werden. Die endobronchiale Absaugung ist zu diesem Zeitpunkt besonders häufig durchzuführen. Bei exzessiver Sekretion sollte der Chirurg immer versuchen, in Abweichung von dem üblichen Vorgehen den zu resezierenden Bronchus möglichst frühzeitig zu präparieren und abzuklemmen.

Bei der chirurgischen Behandlung eines *Lungenabscesses* ergeben sich für den Anaesthesisten die gleichen Probleme wie bei den Bronchiektasen, d.h. es müssen auch hier alle Maßnahmen ergriffen werden, um ein Übertreten von eitrigem Sekret in gesunde Lungenabschnitte zu verhindern. Auch hier wird man in vielen Fällen die Bronchusblockade bzw. spezielle Lagerung anwenden müssen.

Besondere Probleme für den Anaesthesisten stellen sich bei der chirurgischen Behandlung *lufthaltiger Cysten* der Lungen. Gleichgültig, welcher Genese die Cysten sind, können sie zu ernsten Störungen der Ventilation und des Gasaustausches führen. Besonders akute Gefahren drohen dem Patienten, wenn der Anaesthesist vor Thoraxeröffnung eine Überdruckbeatmung durchführt. Da die Cyste sich gewöhnlich leichter blähen läßt als das normale Lungengewebe, kann, insbesondere bei forcierter Beatmung, eine bevorzugte Ventilation der Cyste und eine ineffektive Belüftung des Lungenparenchyms entstehen. Weist die Verbindung der Cyste zum Bronchialbaum, wie es häufig der Fall ist, einen Ventilmechanismus auf, kann sich die Cyste mit jedem Atemzug so vergrößern, daß sie schließlich die Ausdehnung des übrigen Lungenparenchyms ernstlich beeinträchtigt. Auch Kreislaufkomplikationen drohen durch Mediastinalverdrängung und Druck auf Herz und große Gefäße. Ferner besteht bei dünnwandigen Cysten die Gefahr der Ruptur mit der Ausbildung eines Pneumothorax. Wegen dieser Komplikationsmöglichkeiten sollte man daher Kranke mit lufthaltigen Cysten bis zur Thoraxeröffnung nicht beatmen, sondern spontan atmen lassen. Beachtet man diese Vorsichtsmaßnahmen nicht, so kann es rasch zu äußerst bedrohlichen Situationen kommen, die nur durch sofortige Druckentlastung der Cyste durch Punktion bzw. durch umgehende Thoraxeröffnung beherrschbar sind.

Bei der operativen Entfernung von *Echinococcuscysten*, die im allgemeinen durch Segmentresektion oder Lobektomie, seltener durch Enucleation erfolgt, sollte der Anaesthesist darauf gefaßt sein, daß in manchen Fällen sich der Cysteninhalt während der Operation plötzlich in den Bronchialbaum entleeren kann, wenn letzterer durch länger dauernden

Druck der Cyste bereits arrodiert ist. Besteht schon vor der Operation eine Verbindung zum Bronchialbaum, so ist die Cyste zumeist infiziert und der Anaesthesist hat wie beim Vorliegen eines Lungenabscesses vorzugehen.

Bronchopleurale Fisteln können durch Ruptur einer Lungencyste, einer Emphysemblase oder einer tuberkulösen Kaverne, Durchbruch eines Lungenabscesses oder Empyems verursacht sein, weiterhin können sie Folge eines Thoraxtraumas sein oder aber auch auf einer Stumpfinsuffizienz nach Lungenresektion beruhen. Besondere Anforderungen an den Anaesthesisten ergeben sich durch die folgenden Komplikationsmöglichkeiten: Beim Vorliegen eines Ventilmechanismus kann sich ein Spannungspneumothorax entwickeln, der stets zu erheblichen ventilatorischen und zirkulatorischen Störungen führt. Eine Beatmung des Patienten wird in diesen Fällen nur den Spannungspneumothorax verstärken und die Situation verschlechtern. Die Therapie wird vielmehr in der sofortigen Entlastung durch Pleurapunktion bzw. Einlegen einer Thoraxdrainage bestehen. Erst nach dieser Maßnahme kann der Kranke, wenn nötig, beatmet werden. Die zweite Komplikationsmöglichkeit besteht bei einer Stumpfinsuffizienz nach Lob- oder Pneumektomie mit begleitendem Pleuraempyem. Wird hier in üblicher Weise endotracheal intubiert, dann kann es, sobald der Patient seitlich gelagert ist, zu äußerst bedrohlichen Situationen durch massives Überfließen von eitrigem Sekret aus dem Pleuraraum in das Bronchialsystem kommen. Man verhindert diese Komplikation durch Einlegen eines Bronchusblockers oder Verwendung eines endobronchialen Tubus oder aber spezieller Doppellumentuben. Schließlich kann bei großen bronchopleuralen Verbindungen eine dritte Komplikationsmöglichkeit dadurch entstehen, daß man infolge großen Gasverlustes eine ausreichende Ventilation nicht mehr aufrechterhalten kann. Durch Blockungsverfahren oder die Anwendung spezieller Tuben kann dieser Gefahr gleichfalls erfolgreich begegnet werden.

Ebenso wie bei der Behandlung von Bronchialfisteln ist auch bei *Resektionen und Rekonstruktionen an Trachea und Bronchien* die Anwendung von speziellen Endobronchialtuben notwendig. In manchen Fällen muß ein zweites Narkosegerät bereitstehen, damit nötigenfalls über einen durch die Thorakotomie geführten und in einen Hauptbronchus eingelegten Endobronchialtubus der Gasaustausch während der Rekonstruktion aufrechterhalten werden kann. Diese Besonderheiten werden ebenfalls im folgenden Kapitel behandelt.

b) Bronchusblockade und endobronchiale Intubation. Bei Eingriffen an sog. „*feuchten Lungen*", wie z. B. Bronchiektasen, Lungenabscessen oder einschmelzenden Bronchialcarcinomen, ist es auch durch noch so häufig durchgeführtes Absaugen durch den Endotrachealtubus und selbst bei Anwendung der vorne beschriebenen speziellen Lagerungen nicht möglich, eine Sekretaspiration in gesunde Lungenabschnitte zu vermeiden. Erst durch Methoden, die eine teilweise oder völlige Trennung von gesunden und kranken Lungenabschnitten erlauben, wie endobronchiale Intubation, Bronchusblockade und Anwendung des Doppellumentubus, ist es möglich geworden, die durch Sekreteinbrüche in gesunde Lungenteile oft lebensbedrohlichen Komplikationen zu vermeiden. Besonders darauf hinzuweisen ist, daß die genannten Verfahren auch bei Kranken anzuwenden sind, die präoperativ nur sehr geringe Sputummengen produzieren, aber durch tumoröse oder entzündliche Veränderungen bedingte Bronchusstenosen aufweisen. Hinter der Stenose spielen sich nämlich häufig einschmelzende Prozesse ab und es können sich erhebliche Mengen von Eiter und Sekret ansammeln, die dann erst während der Operation durch die chirurgische Manipulation plötzlich in das Bronchialsystem übertreten. Die Indikation zur Anwendung der endobronchialen Intubation, der Bronchusblockade oder des Doppellumentubus beschränkt sich aber nicht nur auf Eingriffe an feuchten Lungen, sondern ist auch gegeben bei Vorliegen von großen *bronchopleuralen Fisteln* oder bei der *Eröffnung bzw. Resektion größerer Bronchien oder der Trachea*, um eine ausreichende Ventilation zu gewährleisten.

Voraussetzung für die erfolgreiche Anwendung der genannten Verfahren ist, daß der Anaesthesist sich präoperativ aufgrund der klinischen Befunde (Menge des Auswurfs!) und Bronchoskopieergebnisse, sowie anhand von Röntgenbildern, insbesondere von Tomogrammen und bronchographischen Befunden genauestens über das vorliegende Krankheitsbild unterrichtet. Lokalisation und Ausdehnung des Krankheitsprozesses, sowie durch entzündliche, tumoröse und narbige Veränderungen entstandene Abweichungen vom normalen Verlauf des Tracheobronchialbaumes sind bestimmend für die *Auswahl des anzuwendenden Verfahrens.*

Wir legen Bronchusblocker und Endobronchialtuben grundsätzlich in *Allgemeinnarkose* ein. Während der Einführung von Blocker und Tubus ist ein Übertreten von Sekret aus dem kranken in gesundes Lungengewebe unbedingt zu vermeiden. Neben *entsprechender Lagerung*, wobei der Krankheitsherd möglichst den tiefsten Punkt bilden sollte, ist durch *völlige Muskelrelaxation* dafür Sorge zu tragen, daß der Patient keinesfalls hustet, da es sonst nicht nur zur unerwünschten Mobilisierung von Sekret, sondern auch zur Verschiebung eines bereits placierten Blockers oder Tubus kommen kann. Das Einlegen von Tubus oder Blocker nur in Lokalanaesthesie würden wir lediglich bei Kranken in Erwägung ziehen, die bronchopleurale Fisteln oder Lungencysten mit Ventilverschluß aufweisen, da man in diesen Fällen die Spontanatmung aufrecht erhalten sollte, bis der Ventilmechanismus durch Endobronchialtubus oder Blocker ausgeschaltet ist. Um nach der Placierung die richtige Position von Blocker und Tubus zu erhalten, ist eine *sorgfältige Fixierung* des Instruments vorzunehmen. Der korrekte Sitz der Blockungsgeräte wird durch Auskultation kontrolliert, nötigenfalls ist zusätzlich eine Röntgenkontrolle vorzunehmen. Damit die Lage der Tubus und Blocker sich nicht noch nachträglich verändert, ist insbesondere beim Umlagern des Kranken darauf zu achten, daß stärkere Beuge-, Streck- oder Rotationsbewegungen des Kopfes vermieden werden. Man versäume nie, *nach endgültiger Lagerung* des Kranken auf dem Operationstisch sich nochmals durch *auskultatorische Kontrolle* über die richtige Lage der Instrumente zu vergewissern.

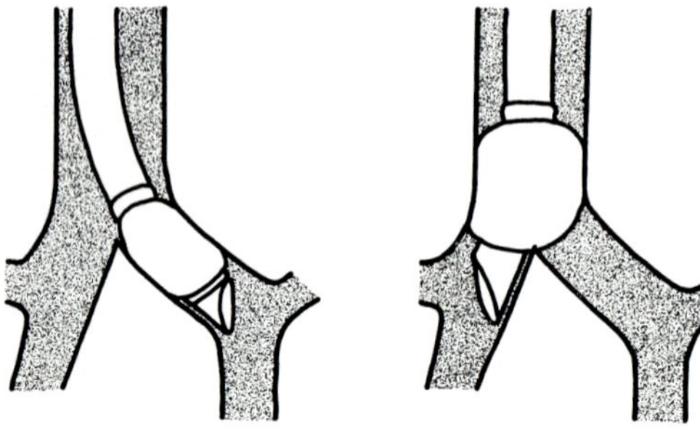

Abb. 9a u. b. Endobronchiale Intubation. a Sichere Fixation und Abdichtung im linken Hauptbronchus, b wegen der Kürze des rechten Hauptbronchus unsichere Abdichtung und Gefahr der Verlegung des Abgangs zum rechten Oberlappenbronchus

Die *endobronchiale Intubation der gesunden Seite* führt zu einer vollständigen Ausschaltung der kranken Lunge. Dieses Ziel läßt sich nur erreichen, wenn der Tubus so in den Hauptbronchus eingelegt werden kann, daß die Manschette einen dichten Abschluß bewirkt. Andererseits darf die Tubusspitze den Abgang des Oberlappenbronchus nicht verlegen. Die *Freihaltung des Oberlappens* ist unbedingt erforderlich für die Aufrechterhaltung eines genügenden Gasaustausches bei der Einlungennarkose.

Eine Betrachtung der anatomischen Verhältnisse ergibt, daß die endobronchiale Intubation auf der *linken Seite* wegen der größeren Länge des Hauptbronchus (4—5 cm) grundsätzlich *keine Schwierigkeiten* bietet (Abb. 9a). Die Länge des *rechten Hauptbronchus* beträgt dagegen im Mittel *nur 1,5 cm*, ja gelegentlich kann der Oberlappenbronchus schon wenige Millimeter unterhalb der Bifurkation abzweigen, so daß zur Abdichtung durch die Tubusmanschette nur sehr wenig Platz zur Verfügung steht (Abb. 9b). Ein Überfließen von Sekret aus der zu operierenden Seite kann hier also nicht mit Sicherheit vermieden werden.

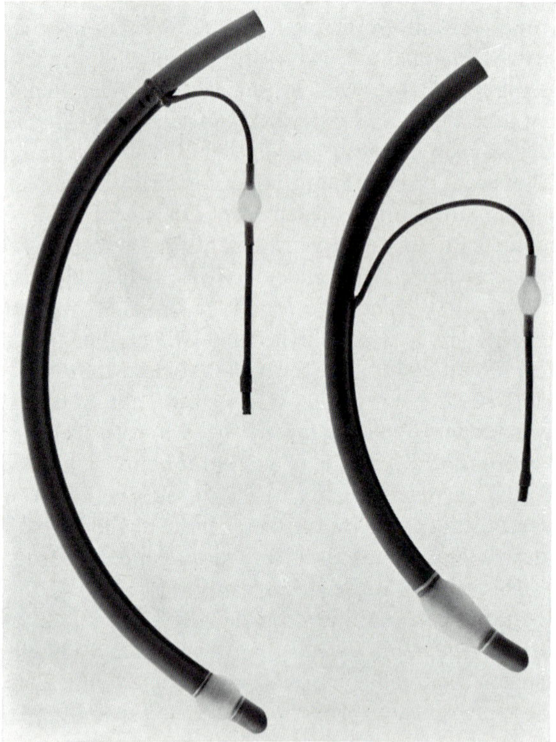

Abb. 10. Endobronchialtubus nach Machray (links im Bild) im Vergleich zum normalen Endotrachealtubus

Absolute Indikation für die endobronchiale Intubation besteht bei *Pneumektomien*, wenn eine tuberkulöse oder tumoröse Stenose am gegenüberliegenden Hauptbronchus zur Sekretverhaltung geführt hat. In diesen Fällen ist das Einlegen eines Bronchusblockers auf der kranken Seite wegen der veränderten anatomischen Verhältnisse nicht möglich. Ebenso wird man sich bei *Resektionen und Rekonstruktionen an Trachea und Hauptbronchus* oft für die endobronchiale Intubation entscheiden müssen.

Für die *Intubation des linken Hauptbronchus* ist als gebräuchlichster Tubus der von MACHRAY zu nennen (Abb. 10). Er unterscheidet sich vom üblichen Endotrachealtubus dadurch, daß er wesentlich länger ist, eine kürzere Manschette trägt und hinter dieser sofort mit einer stumpf abgeschnittenen Schrägung endet. Ein spezieller endobronchialer Tubus für die linke Seite ist von MACINTOSH u. LEATHERDALE entwickelt worden (Abb. 11 b). Er hat den Vorteil, daß er sich den anatomischen Verhältnissen besser anpaßt, indem das untere Ende des Tubus bereits in Richtung des linken Hauptbronchus abgewinkelt ist, eine zusätzliche Trachealmanschette und einen eingebauten Absaugkatheter für die rechte Seite besitzt.

Für die *Intubation des rechten Hauptbronchus* ist der Machray-Tubus aufgrund der oben erwähnten anatomischen Verhältnisse wenig geeignet. Von den verschiedenen Spezialtuben mit perforierter oder lang ausgezogener Spitze und drahtverstärkten Tuben mit verlängerter Spiraldrahtspitze dürfte der von GORDON und GREEN entwickelte Tubus (Abb. 11 a) bezüglich der Abdichtung noch am effektivsten sein. Das nach rechts abgebogene distale Tubusstück liegt mit seiner Manschette nicht nur im rechten Hauptbronchus, sondern reicht noch bis in den Zwischenbronchus hinein. Die notwendige Verbindung zwischen Tubuslumen und rechten Oberlappenbronchus wird dadurch gewährt, daß im Bereich der Manschette der Tubus noch eine seitliche Öffnung aufweist und die Manschette an den Rändern dieser lateralen Tubusöffnung fixiert ist. Dicht oberhalb der Manschette befindet sich an der linken Seitenwand des Tubus noch ein Sporn, welcher der Carina aufliegt, sobald die Tubusspitze weit genug eingeführt ist. Eine weitere Stabilisierung der richtigen Lage des Tubus wird durch eine zweite, die Trachea abdichtende Manschette erreicht.

Die *Einführung des endobronchialen Tubus* nach MACHRAY geschieht am sichersten unter *direkter Sicht* mit Hilfe eines *Intubationsbronchoskops* nach MAGILL oder JACOB. Das mit einem wasserlöslichen Gleitmittel versehene Bronchoskop wird vorher in den Tubus gesteckt und bis an die distale Tubusöffnung vorgeschoben. Nachdem der Patient anaesthesiert, relaxiert und ausreichend über Maske mit Sauerstoff beatmet wurde, wird der über das Bronchoskop gezogene Tubus evtl. unter Benutzung eines Laryngoskops in die Trachea eingeführt. Nachdem die Carina passiert ist und die Spitze des Tubus den Hauptbronchus erreicht hat, wird der Tubus im Hauptbronchus so weit vorgeschoben, bis man sich beim Blick durch das Bronchoskop darüber vergewissert hat, daß das Ostium des Oberlappenbronchus nicht durch das Tubusende verlegt ist. Auf diese Weise ist man auch sicher, daß die Manschette wirklich im Hauptbronchus liegt und so eine gute Abdichtung ermöglicht. Hat man sich von der richtigen Lage überzeugt, wird das Bronchoskop aus dem Tubus herausgezogen und die Abdichtungsmanschette aufgeblasen. Bei Einlegen eines kleinkalibrigen endobronchialen Tubus ist man darauf

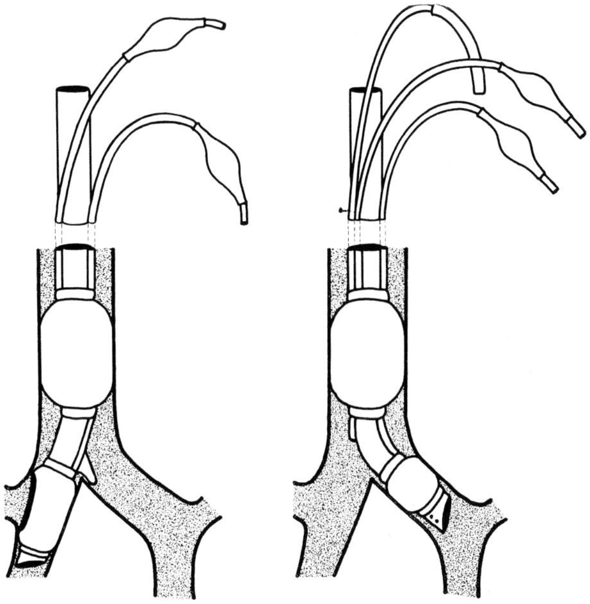

a b

Abb. 11 a u. b. Spezialtuben für rechts- und linksseitige endobronchiale Intubation. a Gordon-Green-Tubus, b Macintosh-Leatherdale-Tubus

angewiesen, anstelle des Intubationsbronchoskops ein Teleskop mit retrograd oder geradeausgerichteter Optik als Führungsinstrument zu benutzen. Jede endobronchiale Intubation kann letztlich auch *ohne direkte Sicht unter dem Röntgenschirm* vorgenommen werden, was von Vorteil ist, wenn durch starke Deformation und Verziehung des Tracheobronchialbaums die Einführung des über Bronchoskop oder Teleskop geradlinig gestreckten Tubus Schwierigkeiten bereitet. Die vorgenannten *Spezialtuben* nach MACINTOSH-LEATHERDALE bzw. GORDON-GREEN werden dagegen *nur mit Hilfe eines Laryngoskops* eingeführt. Ihre besondere dem Tracheobronchialbaum angepaßte Form, wie auch der am Gordon-Green-Tubus befindliche Carinasporn soll ein zu tiefes Vorschieben verhindern.

Ein besonderes Vorgehen bezüglich der endobronchialen Intubation wird erforderlich bei einer *Teilresektion der Trachea* (GRILLO; GRILLO et al.). Der endobronchiale Tubus wird zunächst nur bis in die Trachea eingeführt. Nachdem der Tumor und das zu entfernende Stück der Trachea freigelegt ist, wird letzteres rasch reseziert und dann sofort der Tubus mit entblähter Manschette in einen Hauptbronchus vorgeschoben, nach Möglichkeit in den linken, der seiner Länge wegen leichter abzudichten ist. Die Manschette wird wieder aufgeblasen und ein ausreichender Gasaustausch wird durch Beatmung der linken Lunge aufrechterhalten, bis bei kleinem Trachealwanddefekt dieser beispielsweise mit einem Fascia-lata-Streifen gedeckt oder bei zirkulärer Resektion eine End-zu-Endanastomose der Trachea durchgeführt

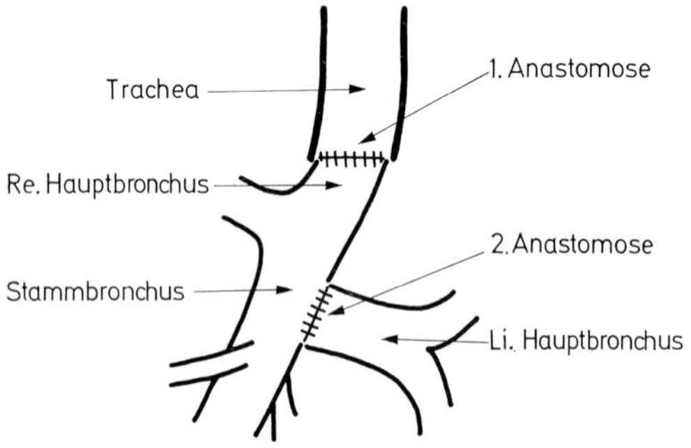

Abb. 12. Tracheobronchiale Rekonstruktion

ist. Soll eine Prothese eingesetzt werden, so muß der Tubus nochmals zurückgezogen, die Prothese über ihn gestreift und der Tubus wieder bis in den linken Hauptbronchus eingeführt werden. Nachdem die Rekonstruktion der Trachea unter Einlungennarkose zu Ende geführt ist, kann der Tubus in die Trachea zurückgenommen und beide Lungen wieder beatmet werden. Noch schwieriger ist eine ausreichende Beatmung aufrechtzuerhalten, wenn wegen einer *Resektion im Bereich der Bifurkation* (Abb. 12) eine End-zu-Endanastomose von Trachea und rechtem Hauptbronchus mit anschließender End-zu-Seitanastomose von linkem Hauptbronchus und rechtem Stammbronchus (intermediate bronchus) erforderlich wird (GRIGOR u. SHOW; GRILLO et al.). In einem solchen Fall wird man zunächst bis zur Freilegung der unteren Trachea und Bifurkation beide Lungen über einen gewöhnlichen endotrachealen Tubus beatmen können. Sobald dann aber die Trachea eröffnet wird, kann ein genügender Gasaustausch nur dadurch erreicht werden, daß ein vorbereiteter sterilisierter Endobronchialtubus durch das Operationsfeld in den linken Hauptbronchus eingeführt wird. Nach Anschluß desselben an ein zweites Narkosegerät kann dann unter alleiniger Beatmung der linken Lunge die Resektion und die Anastomose zwischen Trachea und rechtem Hauptbronchus durchgeführt werden. Ist diese erste Anastomose hergestellt, können wieder beide Lungen beatmet werden, die rechte über den noch liegenden Endotrachealtubus und die linke über den noch im linken Hauptbronchus befindlichen Tubus. Eine genügende Aufoxygenierung sollte dann durch ausreichend lang vorgenommene Beatmung beider Lungen evtl. mit 100% Sauerstoff erfolgen, bevor nach Entfernung des endobronchialen Tubus die zweite Anastomose, also die zwischen dem linken Hauptbronchus und dem rechten Stammbronchus durchgeführt wird, weil während dieser Operationsphase eine Ventilation über den endotrachealen Tubus nur noch dadurch aufrechterhalten werden kann, daß der Chirurg intermittierend die Bronchusanastomosenstelle mit dem Finger verschließt. In besonders schwierigen Fällen ist die Operation mit Hilfe der Herz-Lungen-Maschine zu bevorzugen.

Die *Bronchusblockade kranker Lungenteile* ist der endobronchialen Intubation der gesunden Seite in denjenigen Fällen vorzuziehen, bei denen ein begrenzter Krankheitsherd vorliegt, wenn also z.B. nur ein *einzelner Lungenlappen* von Bronchiektasen oder anderen mit Sekret angefüllten Höhlenbildungen befallen ist. Hier würde die endobronchiale Intubation der gesunden Lungenseite nicht verhindern können, daß während der Lob- bzw. Bilobektomie Sekret in noch gesunde Lungenbezirke der erkrankten Seite gelangt. Darüber hinaus würden letztere unnötig von der Ventilation ausgeschaltet, was zur Aufrechterhaltung eines ausreichenden Gasaustausches von Bedeutung sein könnte. Aber auch bei *Pneumektomien* wird man der Bronchusblockade der kranken Seite dann den Vorzug geben, wenn eine sichere Abdichtung der gesunden Seite mit Hilfe eines Endobronchialtubus aus anatomischen Gründen unmöglich ist.

Für die isolierte Blockade des zum erkrankten Lungengebiet führenden Bronchus werden heute vorwiegend spezielle Bronchusblocker verwendet und nur noch selten wird die von CRAFOORD angegebene Tamponade mit einem Gazestreifen benutzt. Bei den Bronchusblockern (Abb. 13) handelt es sich um lange, dünne Gummikatheter mit aufblasbarem Ballon am distalen Ende. Sie sind doppellumig ausgebildet, das kleinere Lumen führt zum Ballon und durch das größere Lumen kann Sekret aus dem blockierten Lungenteil abgesaugt werden. Am meisten im Gebrauch sind der einfache *Blocker* nach MAGILL sowie derjenige nach RUSHBY u. THOMPSON. Ersterer besitzt einen glatten Gummiballon, der im entblähten Zustand nur wenig Platz einnimmt (Abb. 14), so daß dieser Blocker auch durch ein kleinkalibriges Bronchoskop geführt werden kann. Er hat jedoch den Nachteil, daß er an der schlüpfrigen, konischen Bronchuswand leicht zurückgleitet. Außerdem kann der Ballon leicht rupturieren oder bei Überblähung das zur Absaugung bestimmte Lumen verlegen. Beim *Thompson-Blocker* ist der etwas größere Ballon noch mit fester, feingewebter Gaze überzogen, wodurch eine bessere Haftung an der glatten Bronchialwand erreicht wird. Andererseits hat der Ballon im entblähten Zustand infolge seines Überzuges einen größeren Umfang, so daß der Blocker nur durch ein größeres Bronchoskop geführt werden kann. Wegen der besseren

Haftfähigkeit wird gewöhnlich der Thompson-Blocker bevorzugt, während bei jüngeren Patienten mit den geringeren Abmessungen im Bronchialbaum, sowie bei einer isolierten Blockierung eines Lappenbronchus, in dem nur wenig Platz zur Verfügung steht, die Anwendung des Magill-Blockers nicht zu umgehen ist.

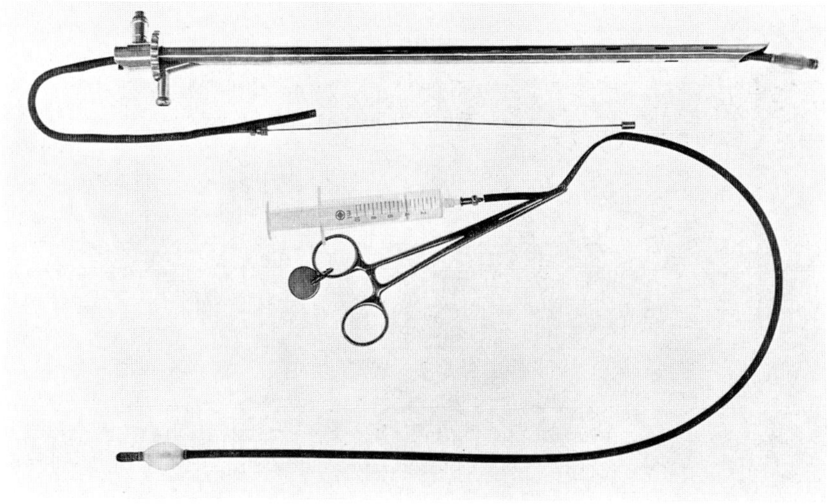

Abb. 13. Bronchusblocker nach MAGILL mit Zubehör

Bei der *technischen Durchführung* der Bronchusblockade unter direkter Sicht mit dem Bronchoskop sind zunächst folgende Vorbereitungen erforderlich: Der Ballon des Blockers ist auf Dichtigkeit zu prüfen und in das größere Lumen des Katheters ein Stahldraht einzuführen. Durch letzteren wird der ursprünglich flexible Katheter versteift und läßt sich beim späteren Einlegen leichter dirigieren. Der Stahldraht ist mit einem Gleitmittel zu versehen, damit er sich nach erfolgter Blockade leichter herausziehen läßt. Ebenso ist der Blocker zu behandeln, damit man ihn ohne Schwierigkeiten durch das Bronchoskop führen kann. Schließlich muß, nachdem man den Blocker so weit eingeführt hat, daß der Ballon gerade das distale Ende des Bronchoskops überragt, eine Markierung am Blocker in Höhe des proximalen Endes des Bronchoskops angebracht werden. So ist man später sicher, daß der Ballon den zu blockierenden Bronchus erreicht hat. Erst nach diesen Vorbereitungen wird das Bronchoskop bei dem narkotisierten und völlig relaxierten Patienten so weit eingeführt, daß die Spitze desselben gerade vor dem Bronchus liegt, der abgedichtet werden soll. Danach wird der Blocker im Bronchoskop bis zu der vorher markierten Stelle vorgeschoben, der Ballon aufgeblasen und die Stahlsonde, sowie anschließend das Bronchoskop entfernt. Anschließend wird ein weitlumiger Endotrachealtubus eingelegt und über diesen sofort die Beatmung wieder aufgenommen. Der Blocker soll dorsal vom Tubus in der Glottis liegen. Häufig verhindert der Blocker, daß man nach Aufblasen der Tubusmanschette einen völligen Abschluß erreicht, so daß sich ein gewisser Gasverlust bei der Beatmung nicht vermeiden läßt. Eine andere Möglichkeit besteht darin, den Magill-Blocker durch den Endotrachealtubus einzulegen. Außer der beschriebenen Methode, der Einführung unter direkter Sicht, kann der Blocker ohne Benutzung eines Bronchoskops nur unter Röntgenkontrolle eingelegt werden. Während der Operation muß der *Blocker entfernt* werden, *bevor* der Chirurg den

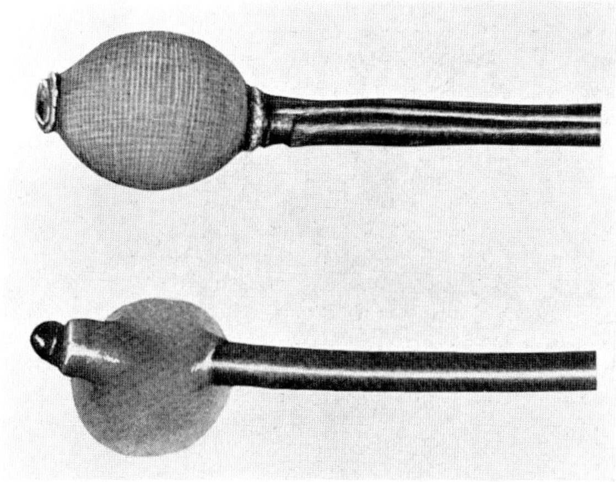

Abb. 14. Vergleich der geblähten Ballons der Blocker nach MAGILL (unten) und THOMPSON (oben)

Bronchus abklemmt. Nachdem die Manschette des Endotrachealtubus sowie der Ballon des Blockers entbläht ist, wird letzterer unter Absaugen aus dem Tracheobronchialbaum herausgezogen.

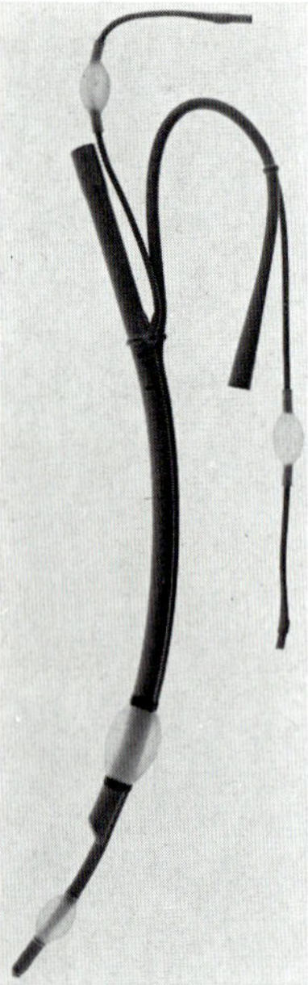

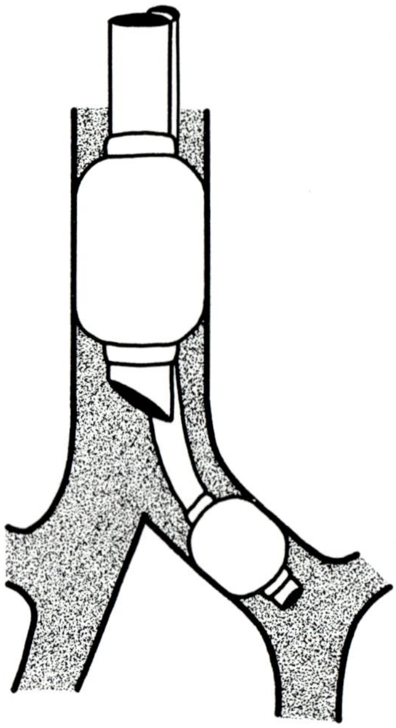

a b

Abb. 15a u. b. Endotrachealtubus mit angearbeitetem Bronchusblocker nach STÜRTZBECHER u. HERZER

Eine *Kombination von Endotrachealtubus und Bronchusblocker* (Abb. 15) haben STÜRTZBECHER u. HERZER entwickelt. Hierbei ist der doppellumige Bronchusblocker in die Wand des Trachealtubus eingelassen, so daß nach Aufblähung der Trachealmanschette im Gegensatz zu der vorher erwähnten Methode ein völliger Abschluß des Atemsystems erreicht wird. Die Einführung des Blockers mit Tubus erfolgt am besten unter Röntgenkontrolle.

Die Crafoordsche *Tamponade* mit Gazestreifen besitzt gegenüber den Bronchusblockern den Vorteil, daß die Blockierung vor der Bronchusabklemmung nicht aufgehoben werden muß, da der Tampon mit der zu resezierenden Lunge entfernt werden kann und somit eine zu diesem Zeitpunkt noch mögliche Verschleppung von infektiösem Material ausgeschlossen ist. Es ist deshalb wichtig bei der Einlegung des Gazestreifens, welche mittels Fremdkörperzange durch das Bronchoskop erfolgt, daß der Tampon so tief in dem Bronchus zu liegen kommt, daß proximal davon reseziert werden kann. Die richtige Lage während der Operation wird durch einen Stahldraht mit Pelotte aufrechterhalten, der erst kurz vor der Bronchusabklemmung zu entfernen ist.

Speziell besprochen sei noch die *isolierte Blockierung des rechten oder linken Oberlappens*, weil sie in den meisten Fällen Schwierigkeiten bereitet. Da der Oberlappenbronchus sich

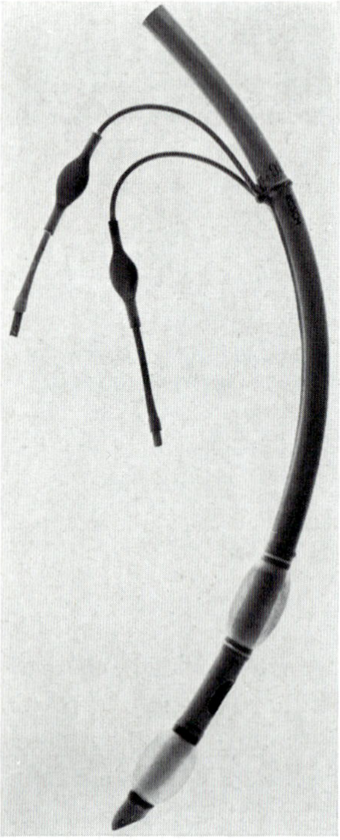

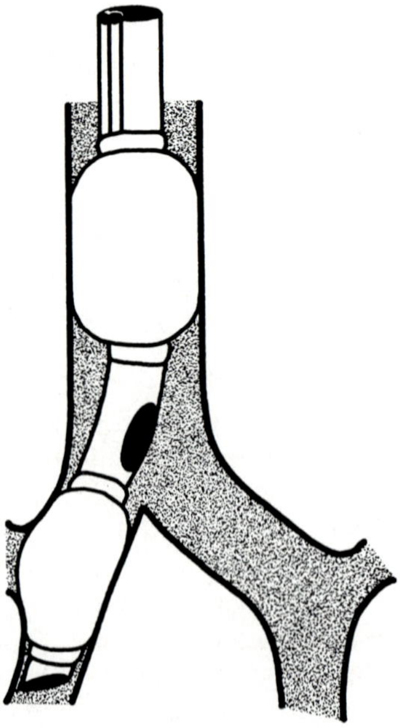

a b

Abb. 16a u. b. Endobronchialtubus nach DIBOLD zur Ausschaltung des rechten Oberlappens häufig schon bald nach Abgang vom Hauptbronchus aufteilt, bleibt nur wenig Platz zum Einlegen eines Blockers. Der Bronchus kann auch zusätzlich eingeengt sein und einen veränderten Abgangswinkel aufweisen, insbesondere bei Vorliegen einer Tuberkulose. Selbst bei Verwendung des Spezialblockers nach MAGILL oder STEPHEN, bei welchen der Ballon klein und nur halb so lang ist wie normal, oder dem nach MÜLLY u. HOSSLI, der die Form eines gebogenen Metras-Katheters hat, werden zumeist keine zufriedenstellenden Ergebnisse erreicht. Weit zuverlässiger gelingt die Isolierung des rechten Oberlappens bei Verwendung eines speziellen Endobronchialtubus, bei welchem die am distalen Ende des Tubus befindliche Manschette so angebracht ist, daß sie nach Einführung des Tubus vor dem Abgang des rechten Oberlappenbronchus zu liegen kommt und diesen nach Aufblähung völlig verschließt. Der zu diesem Zweck 1954 von VALLACOTT entwickelte Tubus besitzt noch eine zweite Manschette zur Abdichtung der Trachea, sowie eine große Öffnung in der Tubuswand zwischen den beiden Manschetten zur Belüftung der linken Lunge, während Mittel- und Unterlappen der rechten Lunge durch das im Bronchus liegende Tubusstück ohne Ventilationsbehinderung beatmet werden können. Nach dem gleichen Prinzip ist der 1955 von DIBOLD angegebene, hauptsächlich in Deutschland benutzte *Endobronchialtubus zur Ausschaltung des rechten Oberlappens* (Abb. 16) konstruiert.

Eine andere Möglichkeit, einen gesunden Unterlappen vor Sekreteinschwemmung bei Resektion des darüberliegenden Oberlappens zu bewahren, besteht darin, daß man gerade den *gesunden Lappen blockiert* und die *kontralaterale Lungenseite endobronchial intubiert* (OECH). Gegenüber der vorher beschriebenen Methode hat dieses Vorgehen natürlich den Nachteil, daß funktionstüchtiges Lungengewebe während der Operation von der Beatmung ausgeschlossen ist und der Gasaustausch nur mit einer Lungenseite aufrechterhalten werden muß.

Außer Verwendung von Bronchusblockern und Endobronchialtuben steht dem Anaesthesisten noch ein Hilfsinstrument zur Verfügung, das nach Meinung vieler Autoren den wirkungsvollsten Schutz vor Sekretverschleppung gewährt, nämlich der sog. *Doppellumentubus*. Er stellt eine Kombination von endotrachealem und endobronchialem Tubus dar. Als erste haben 1950 BJÖRK und CARLENS einen solchen doppelläufigen Tubus, den sie ursprünglich für die Bronchospirometrie entwickelt hatten, als Hilfsmittel zur Anaesthesie bei Lungenresektionen angewandt. Bei dem in vier Größen erhältlichen Doppellumentubus nach CARLENS (Abb. 17 und 18) ist das distale Ende zur endobronchialen Intubation des linken Hauptbronchus nach dieser Seite entsprechend dem Luftwegverlauf abgebogen und trägt zur Abdichtung des linken Lungenflügels gegen die andere Lungenseite eine aufblasbare Manschette. 3,5—4 cm oberhalb der Tubusspitze ist an der rechten Seitenwand ein abstehender kleiner Gummisporn angebracht, der auf der Carina aufsitzt, sobald der Tubus weit genug in den linken Hauptbronchus eingedrungen ist. Oberhalb des Sporns ist der Tubus in seinem weiteren Verlauf am Übergang vom mittleren zum oberen Drittel nach ventral etwas abgewinkelt, womit eine vollkommene Anpassung an die Winkelbildung zwischen Pharynx und Mundhöhle gewährleistet wird. Zwischen Sporn und proximalem Ende ist der Tubus durch eine Scheidewand in zwei gleiche Kanäle unterteilt, von

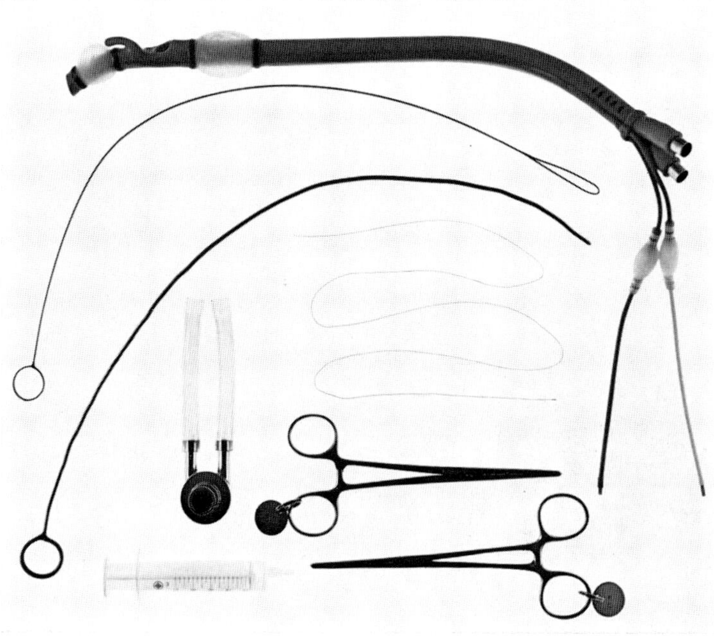

Abb. 17. Doppellumentubus nach CARLENS mit Zubehör

denen der linke sich bis in die abgebogene Tubusspitze fortsetzt, während der rechte in einer ovalen Öffnung, dicht oberhalb des Carinasporns mündet. Eine zweite, über dieser Öffnung angebrachten Luftmanschette dient zur Abdichtung der Trachea und stellt somit auch für die rechte Lunge ein geschlossenes Atemsystem her.

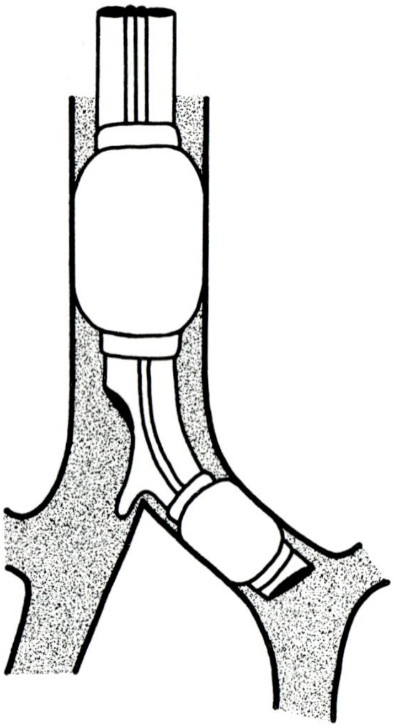

Abb. 18. Schematische Darstellung des Carlens-Tubus *in situ*

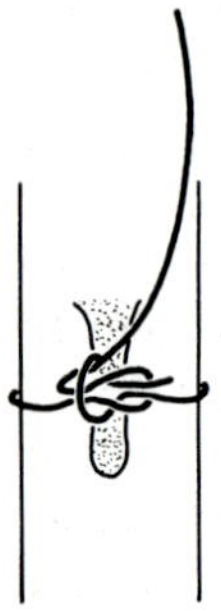

Abb. 19. Halbschleifenknoten zur Adaptation des Carinasporns am Doppellumentubus nach CARLENS

Vor der *Einführung des Tubus* wird ein am unteren Ende leicht gebogener Führungsmandrin in das linke Lumen des Tubus geschoben und der Carinasporn mit Hilfe eines Fadens und Halbschleifenknotens (Abb. 19) an den Tubus angelegt, damit letzterer sich bei der Passage der Glottis nicht verfängt. Die möglichst kleine Schlinge des Knotens muß vom langen Fadenende gebildet werden, welches durch das rechte Lumen des Tubus herausgeleitet wird, damit später schon bei leichtem Zug an diesem Fadenende ein Lösen des Knotens möglich ist. Nach diesen Vorbereitungen wird am liegenden, narkotisierten und relaxierten Patienten der Tubus zunächst wie bei jeder gewöhnlichen Intubation unter direkter Laryngoskopie nur mit seiner Spitze in die Trachea eingeführt. Das leicht gekrümmte untere Ende des Tubus weist hierbei nach ventral und der adaptierte Carinasporn nach dorsal. Vor der weiteren Einführung ist der Tubus auf dem Führungsmandrin um 180° zu drehen, so daß der Carinasporn nach vorne zu liegen kommt, denn zum ungehinderten Durchtritt des Sporns durch die Stimmritze bietet die vordere Commissur mehr Raum als die hintere, an der sich der Sporn sonst leicht verhaken könnte. Hat letzterer den Larynx passiert, wird der Führungsmandrin herausgezogen, der Sporn durch Entfernung des Haltefadens befreit und der Tubus um etwas weniger als 90° nach rechts rotiert, so daß seine Spitze in Richtung des linken, leicht nach dorsal verlaufenden Hauptbronchus zeigt. Nun wird der Tubus so weit vorgeschoben, bis sich der Sporn an der Carina einhakt. Dem Anfänger sei gesagt, daß beim Vorschieben des Tubus *zunächst ein Widerstand* auftritt, wenn die *Tubusspitze an der Carina* anstößt, was fälschlicherweise zu der Annahme verleiten könnte, daß der Tubus schon seine richtige Position erreicht hat. Die richtige Lage des Tubus erkennt man jedoch daran, daß *beide proximalen Lumina* des Tubus *parallel zur oberen Schneidezahnreihe* stehen und der *ringförmige Tubuswulst* von letzterer nur noch etwa *1—2 cm entfernt* ist. Nach Aufblasen der beiden Manschetten wird durch visuelle und auskultatorische Kontrolle überprüft, ob sich beide Lungenseiten unabhängig voneinander leicht beatmen lassen.

Der Carlens-Tubus hat sich seit seiner Einführung als besonders geeignet bei Operationen an feuchten Lungen erwiesen. Durch die Trennung der Atemsysteme beider Lungen wird einmal das Überfließen von Sekret aus der kranken in die gesunde Lungenseite vermieden, zum anderen kann, da die Beatmung der gesunden Seite gesichert ist, die Ventilation der kranken Lunge weitgehend dem Verlauf der Operation angepaßt werden, was insbesondere bei Bronchotomien, Bronchusresektionen und Versorgung von Lungenfisteln oder offenen Bronchien von Vorteil ist. Der Carlens-Tubus läßt sich jedoch *nicht* verwenden, wenn *anatomische Veränderungen an der Bifurkation* bestehen oder durch linksseitige Oberlappenprozesse der linke Hauptbronchus verzogen oder stenosiert ist. Leider ergeben sich auch bei der Sekretabsaugung wegen der engen Tubenlumina gewisse Schwierigkeiten. Es lassen sich nur verhältnismäßig starre und dünne Absaugkatheter verwenden, wodurch einerseits die Bronchialschleimhaut leicht verletzt und andererseits dickflüssiges Sekret nur schwer entfernt werden kann. Der beim Carlens-Tubus oftmals erwähnte Nachteil, daß die Ventilation infolge hoher Atemwiderstände der Einzellumina des Tubus erschwert sei, mag bei Spontanatmung zutreffen, entfällt jedoch bei Anwendung einer positiv-negativen Druckbeatmung.

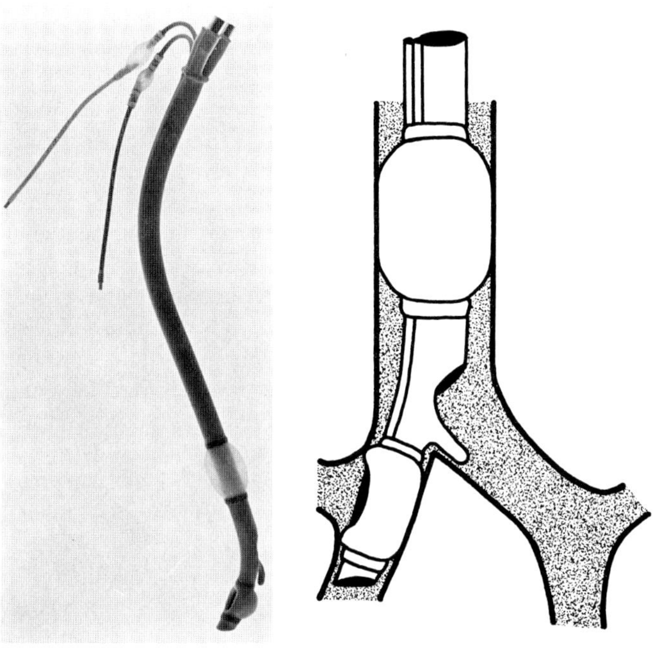

a b

Abb. 20a u. b. Doppellumentubus nach White für rechtsseitige endobronchiale Intubation

Da der Carlens-Tubus bei einer linksseitigen Pneumektomie vor der Bronchusabklemmung in die Trachea zurückgezogen werden muß, lag es nahe, daß man versuchte, *rechtsseitig endobronchiale Doppellumentuben* zu entwickeln. Ein entsprechender Tubus (Abb. 20) wurde 1960 von White angegeben. Er stellt eine rechtsseitige Version des Carlens-Tubus dar. Zur Vermeidung einer Blockierung des rechten Oberlappenbronchus weist dieser Tubus eine geschlitzte endobronchiale Manschette auf, wie sie bereits von Gordon und Green bei ihrem einlumigen rechtsseitigen endobronchialem Tubus angegeben wurde. Wie schon bei der Beschreibung des letzteren ausgeführt wurde, ergibt sich auch bei dem White-Tubus die Schwierigkeit, eine sekret- und luftundurchlässige Abdichtung des Hauptbronchus zu erreichen. Die bisherigen z.T. negativen Erfahrungen lassen daran zweifeln, daß die Anwendung dieses Tubus eine größere Verbreitung finden wird.

Zusammenfassend kann zur Frage der Anwendung der besprochenen, verschiedenen Verfahren grundsätzlich noch folgendes bemerkt werden: Da der rechte Hauptbronchus wenig Raum für eine aufgeblasene Manschette bietet, ist es bei der Ausschaltung der ganzen Lungenseite ratsam, nach Möglichkeit den *linken Hauptbronchus* zu benutzen. Man wird also entweder einen Blocker anwenden, um die linke Lunge, oder einen Endobronchialtubus um die rechte Lunge zu isolieren. Bei der Ausschaltung einer ganzen Lungenseite sollte man stets berücksichtigen, daß ein solches Vorgehen in atemphysiologischer Hinsicht eine zusätzliche Belastung für den Kranken darstellt. Denn die betreffende Lungenseite wird zwar nicht mehr ventiliert, aber bis zur Unterbindung der Gefäße noch durchblutet. Es wird also künstlich ein pulmonaler Kurzschluß verursacht und die dadurch bedingte *Gasaustauschstörung* — leichter Anstieg der arteriellen Kohlensäurespannung und starker Abfall der arteriellen Sauerstoffspannung — muß durch Hyperventilation der gesunden Lunge, sowie durch Anwendung sauerstoffreicher Gasgemische kompensiert werden. Ein vollständiger Ausgleich der Störung kann aber nur erreicht werden, wenn die beatmete Lungenseite präoperativ nicht auch schon eine Einschränkung ihrer Funktion aufwies. Ist letzteres der Fall, muß auf die Durchführung einer Einlungennarkose verzichtet werden und es kommt dann nur die Anwendung eines Doppellumentubus in Frage.

Ob man auch bei Kranken mit nur mäßig gestörter Lungenfunktion grundsätzlich den Doppellumentubus gegenüber den Blockungs- bzw. endobronchialen Verfahren vorziehen soll, läßt sich aufgrund der z.T. widersprüchlichen Erfahrung noch nicht endgültig aussagen. Daß mit Hilfe des Carlens-Tubus eine Sekretverschleppung in gesunde Lungenabschnitte verhindert werden kann, geht aus Vergleichsuntersuchungen von BARTH et al. hervor, die zeigen konnten, daß bei Verwendung des Carlens-Tubus für Operationen an feuchten Lungen die Pneumonierate auf eine Frequenz gesenkt werden konnte, wie sie sonst auch bei intrathorakalen Operationen an lungengesunden Patienten auftritt. Grundsätzlich sollte man, wenn technische Schwierigkeiten auftreten, *nicht versuchen, das Einlegen eines Blockers oder Spezialtubus zu erzwingen*, da bei unkorrekter Plazierung dem Patienten unter Umständen größere Gefahren erwachsen, als wenn man sich mit der einfachen endotrachealen Intubation begnügt und die Sekretentfernung nur durch Lagerung und Absaugen erreicht.

3. Besonderheiten bei Eingriffen an Pleura und Thoraxwand

Gegenüber den klassischen Eingriffen an der Thoraxwand, wie Thorakoplastik und chirurgische Empyembehandlung, hat heutzutage die Versorgung von *Thoraxverletzungen* zunehmende Bedeutung erlangt (GRILL). Die Verletzten befinden sich oft in einem äußerst kritischen Zustand, der ein sofortiges und gezieltes Eingreifen erforderlich macht. Einmal ist in vielen Fällen eine *Schockbekämpfung* notwendig, zum anderen liegen vielfach *schwere Störungen der Atmung* vor. Die Behandlung darf sich nicht ausschließlich danach richten, ob eine die Thoraxwand penetrierende Wunde besteht oder nicht, da es erfahrungsgemäß auch nach einem *stumpfen Thoraxtrauma* zu *schwersten Verletzungen der Brustorgane*, starken Blutungen aus großen intrathorakalen Gefäßen und Ein- bzw. Abrisse von Bronchien kommen kann, ohne daß äußerlich an der Brustwand eine Verletzung sichtbar ist, oder daß Rippenfrakturen nachweisbar sind. An diese Möglichkeit muß besonders bei Kindern gedacht werden, deren elastischer Thorax den Brustorganen weniger Schutz vor Gewalteinwirkungen bietet (BATES u. BEARD). Ansonsten sind aber *Rippenfrakturen* die gewöhnliche und häufigste Folge eines stumpfen Traumas. Weisen 4 oder 5 Rippen eine einfache Fraktur auf, so ist die Atmung meist noch nicht ernstlich gefährdet. Infolge stärkerer Schmerzen bei tiefer Einatmung ist aber die Atmung frequent und oberflächlich. Die Ruhigstellung der Thoraxwand durch Anlegen eines Dachziegelverbandes aus Leukoplast- oder Elastoplaststreifen stellt heute noch die gebräuchlichste Behandlungsmethode unkomplizierter Rippenfrakturen dar. Führt sie auch zur Schmerzlinderung durch Einschränkung der Brustwandbewegung, so beinhaltet sie doch auch die Gefahr einer Sekretionsretention und Atelektasenbildung. Sehr bewährt hat sich in diesen Fällen jedoch die Durchführung einer intercostalen oder epiduralen Nervenblockade, die, falls erforderlich, auch mehrmals wiederholt werden kann. Ist der Verletzte nicht übermäßig schmerzempfindlich, kann man sich auf die Verabreichung schmerzstillender und sedierender Mittel beschränken. Liegt dagegen eine größere Rippenserienfraktur vor oder weisen mehrere Rippen multiple Frakturen auf, so ist eine starke Instabilität der Thoraxwand die Folge. Die hieraus resultierende paradoxe Atmung kann sich im Extremfall ebenso ungünstig auswirken wie eine Thoraxeröffnung ohne kontrollierte Beatmung. Gegenüber den alten ineffektiven Fixationsmethoden hat sich heute allgemein durchgesetzt, diese Kranken über ein Tracheostoma für 1—2 Wochen kontrolliert zu beatmen, bis die Stabilität der Thoraxwand wieder hergestellt ist (HAMELBERG et al.; WILSON). Nur stark verschobene Brustbeinfrakturen wird man, wenn es der Allgemeinzustand gestattet, operativ reponieren und die Bruchenden mit Drahtnähten fixieren (GRILL).

Bei jedem Thoraxtrauma besteht die Möglichkeit, daß auch die Lunge verletzt wurde und eine *bronchopleurale Fistel* entstanden ist. Ursache ist vielfach eine Rippenfraktur, aber auch ohne diese entstehen gelegentlich Lungeneinrisse. Der durch die bronchopleurale Verbindung entstandene *Pneumothorax* wird je nach Grad der Ausbildung zu mehr oder weniger starken Störungen der Respiration und Zirkulation führen. Ein bedrohlicher Zustand läßt sich aber in der Regel durch Absaugen der Luft mit einem Pneumothoraxgerät sofort beseitigen. Eine überaus gefährliche Situation für den Patienten entsteht, wenn sich ein *Spannungspneumothorax* entwickelt hat, was gelegentlich gerade bei kleinen Verletzungen der Lunge der Fall ist. Nicht nur die betroffene Lunge, sondern auch die kontralaterale Lunge wird infolge der Verdrängung des Mediastinums in ihrer Ausdehnung behindert und eine schwere Dyspnoe, sowie zunehmendes Kreislaufversagen sind die Folge. Liegt der Verdacht auf einen Spannungspneumothorax vor, ist eine forcierte Beatmung des Verletzten kontraindiziert. Die einzig richtige Maßnahme ist die sofort vorzunehmende Druckentlastung der sich wenig oder gar nicht mehr bewegenden Lungenseite durch Punktion des Pleuraraums mit einer großlumigen Kanüle. Damit bei jeder Exspiration Luft aus dem Intrapleuralraum entweichen kann, ohne inspiratorisch wieder eingezogen zu werden, bindet man an das Ende der Kanüle einen Gummifingerling mit abgeschnittener Spitze. Die Punktion erfolgt am besten im zweiten Zwischenrippenraum, und zwar zwei Finger breit lateral vom Sternum, um eine Verletzung der A. mammaria zu vermeiden. Zur weiteren Behandlung eines geschlossenen Pneumothorax oder Spannungspneumothorax ist es häufig erforderlich, eine Unterwasserdrainage nach Monaldi oder Bülau anzulegen. Eine Beatmung ist gleichfalls bei denjenigen Verletzten zunächst zu unterlassen, bei denen es infolge von Einrissen an Trachea oder Hauptbronchus zur Ausbildung eines *Mediastinalemphysems* gekommen ist, für das eine Inspirationsstellung des Thorax und ein zunehmendes Hautemphysem im Halsbereich kennzeichnend sind. Durch das Mediastinalemphysem können neben respiratorischen auch gefährliche zirkulatorische Störungen infolge fortschreitender Kompression der großen Venen und der Lungengefäße hervorgerufen werden. Besteht gleichzeitig ein Ventilmechanismus, können Überdruckwerte bis zu 20 cm Wasser im Mediastinum auftreten. Bei Einrissen im oberen Bereich der Trachea kann der Zustand des Kranken wesentlich durch eine sofortige endotracheale Intubation oder auch Tracheotomie gebessert werden. Wenn notwendig, kann eine Entlastung des Emphysems durch Eröffnung und Drainage des oberen Mediastinums vom Hals aus mittels Kragenschnitt erfolgen. Oft besteht auch gleichzeitig ein Pneumothorax, insbesondere bei *Ein- oder Abrissen eines Hauptbronchus*. Eine zur endgültigen Klärung der Diagnose erforderliche Bronchoskopie sollte erst erfolgen, wenn man den initialen Schock behoben und alle Vorbereitungen für eine sofortige Thorakotomie getroffen hat. Eine große bronchopleurale Fistel muß so schnell wie möglich operativ versorgt werden. Wenngleich die Anwendung eines Bronchusblockers oder Endobronchialtubus von Nutzen sein kann, sollte jedoch bei bedrohlicher Situation besser sofort endotracheal intubiert und thorakotomiert werden (Operation evtl. mit der Herz-Lungen-Maschine).

Oft kommt es auch bei den nicht penetrierenden Brustwand- und Lungenverletzungen zu mehr oder weniger starken Blutungen mit Ausbildung eines *Hämothorax*. Bei Verdacht ist auf jeden Fall Probepunktion und Röntgenkontrolle angezeigt. Bei stärkeren Blutungen ist nach Anlegen einer Bülau-Drainage die Indikation zur Thorakotomie nach dem Blutverlust zu stellen. Blutungen aus einem durch eine frakturierte Rippe verursachten Lungeneinriß kommen meist ohne chirurgische Intervention zum Stehen. Ist jedoch z. B. eine Intercostalarterie verletzt, wird die Blutung anhalten und ein operatives Vorgehen ist unumgänglich. Kaum beherrschbare Schockzustände können auftreten, wenn Pulmonalgefäße oder sogar die Aorta eingerissen sind. Nur durch sofortiges operatives Eingreifen können diese Verletzten gerettet werden. Rupturen des Herzens sind fast immer sofort tödlich (s. auch Abschnitt über Herzverletzungen im Kapitel „Operationen am geschlossenen Herzen", S. 647).

Bei *offenen Thoraxverletzungen*, also einer die Brustwand penetrierenden Wunde, ist der Kranke vor allem von denjenigen respiratorischen Komplikationen bedroht, die schon eingehend im Kapitel „Pathophysiologie des offenen Thorax" besprochen wurden. Das Ausmaß der entstehenden funktionellen Störung ist abhängig von der Größe der pleurocutanen Kommunikation. Ist die Brustwandöffnung größer als der Trachealdurchmesser, so ist die entstehende respiratorische Insuffizienz so akut, daß nur durch sofortige kontrollierte Beatmung, zunächst über Maske, dann über Trachealtubus, die lebensbedrohliche Situation beherrscht werden kann. Ist eine Beatmung nicht gleich durchführbar, so muß durch Verschluß der Wunde, z. B. durch Tamponade oder fest anliegenden Verband der offene sofort in einen geschlossenen Pneumothorax umgewandelt werden.

Jedes Thoraxtrauma, gleichgültig, ob der Brustkorb eröffnet wurde oder nicht, kann zu einer Steigerung der tracheobronchialen Sekretion und zu ausgedehnten Bronchialspasmen und damit zu einer Ansammlung von Exsudat bzw. Transsudat in den Alveolen führen. Da die Patienten jedoch nicht in der Lage sind, ausreichend abzuhusten, entsteht in diesen Fällen nicht selten das Syndrom der *„feuchten Lunge"*. Dieser Zustand kann über einige Tage andauern und gelegentlich so bedrohlich werden, daß eine Tracheotomie und in manchen Fällen sogar eine vorübergehende maschinelle Beatmung nicht zu umgehen ist.

Thorakoplastiken, die früher vielfach in Lokalanaesthesie durchgeführt wurden, werden heute fast ausschließlich in Narkose vorgenommen. Dieser Eingriff, bei dem durch Resektion mehrerer Rippen ein Kollaps der Brustwand erreicht werden soll, wird hauptsächlich zur Verkleinerung von Empyemhöhlen und als korrektive Thorakoplastik durchgeführt. Letztere ist indiziert, wenn nach Lungenresektion wegen Tuberkulose eine Überdehnung des verbliebenen, aber noch tuberkulöse Herde enthaltenden Lungengewebes vermieden werden soll. Für den Anaesthesisten bieten diese Eingriffe wenig Besonderheiten, abgesehen davon, daß meist mit größeren Blutverlusten zu rechnen ist. Nach ausgedehnten Rippenresektionen kann sich in den Fällen, bei denen die Brustwand nicht wie beim Empyem narbig fixiert ist, eine paradoxe Atmung einstellen, die man durch Anlegen stabilisierender Verbände in Grenzen zu halten versucht.

Bei der chirurgischen Behandlung eines *Pleuraempyems* wird sich die Art der Anaesthesie danach richten, ob nur eine einfache Drainage evtl. mit Teilresektion einer Rippe durchgeführt wird, oder ob ein größerer Eingriff, d.h. Ausschälen der Empyemkapsel verbunden mit Decortikation und Thorakoplastik, vorgesehen ist. Im ersteren Falle ist die *lokale Betäubung* vorzuziehen, wobei außer Infiltration der Incisionslinie eine Intercostalanaesthesie anzulegen ist, die neben der zu resezierenden auch die beiden benachbarten Rippen einschließt. Der Eingriff ist am sitzenden Kranken durchzuführen, wodurch die Gefahr vermindert wird, daß beim Vorhandensein einer Fistel, die auch während der Anlage der Drainage entstehen kann, Eiter vom infizierten Pleuraraum in den Bronchialbaum hinüberfließt. Eine *Narkose* ist dagegen erforderlich, wenn eine Thorakotomie zur Excision des Empyemsacks durchgeführt wird. Besteht Verdacht auf das Vorliegen einer inneren Fistel, so sollte das Empyem noch vor der Thorakotomie drainiert werden, um die Gefahr des Hinüberfließens von Eiter in den Bronchialbaum während der Operation zu vermindern. In diesen Fällen, wie auch beim Pleuraempyem nach Lungenresektion und Stumpfinsuffizienz, bei welchem die Resthöhle durch eine Thorakoplastik beseitigt wird, ist die *endobronchiale Intubation* bzw. eine *Bronchusblockade* indiziert. Beim unkomplizierten und länger bestehenden Empyem, sei es tuberkulöser oder unspezifischer Natur, werden die besten Heilerfolge durch operative Entfernung der Empyemschwarten und gleichzeitige Decortikation erzielt. Decortikationen gehen meist mit größeren Blutverlusten einher, so daß oft mehr Blut zur Verfügung stehen muß als bei einer Lungenresektion. Zähes, glasiges Sekret, das sich in den kollabierten Lungenteilen angesammelt hat, wird oft bei der Wiederausdehnung der Lungen freigesetzt und muß wiederholt sorgfältig abgesaugt werden. Nach Beendigung der Decortikation bestehen meist zahlreiche alveoläre Lecks, welche unter Umständen postoperativ die Anlage eines Soges an die Pleuradrainage erforderlich machen, um die Lunge im ausgedehnten Zustand zu halten.

Thoraxwandoperationen werden ferner gelegentlich bei Brustkorbdeformitäten ausgeführt. Der häufigste Eingriff dieser Art ist die chirurgische Korrektur einer *Trichterbrust*. Bei stark ausgeprägter Trichterbrust können Störungen der Herzaktion auftreten und die Lungenventilation kann beeinträchtigt sein. Ansonsten bestehen aber hinsichtlich der Anaesthesie keine besonderen Schwierigkeiten. Zumeist gelingt es dem Chirurgen, nach Resektion der deformierten Rippenknorpel und Sternumanhebung Rippen und Sternum wieder so gut aneinander zu adaptieren und mit Drahtnähten fest zu fixieren, daß postoperativ die Spontanatmung für einen genügenden Gasaustausch ausreicht und nur selten eine Beatmung in der ersten postoperativen Zeit erforderlich wird.

Als weitere Eingriffe im Bereich der Pleura ohne Thorakotomie sind noch die Thorakokaustik, die extrapleurale Pneumolyse und die Thorakoskopie zu nennen. Bei der *Thorakokaustik* werden meistens nur die Eingangsstellen für Thorakoskop und Diathermiebrenner örtlich betäubt, bei größeren Strangbildungen in der Spitze wird zusätzlich eine Leitungsanaesthesie der oberen Intercostalnerven angelegt. Bei der *extrapleuralen Pneumolyse* handelt es sich um Ablösung der parietalen Pleura von der Thoraxwand, um einen lokalisierten Lungenkollaps herbeizuführen. Der Zugang für diesen Eingriff erfolgt entweder in einem Intercostalraum oder durch Anlegen eines kleinen Rippenfensters. Der Eingriff wird häufig in intercostaler Leitungsanaesthesie durchgeführt. Ist jedoch der Pleuraspalt nicht vollständig verklebt, kann es beim versehentlichen Einreißen der parietalen Pleura zum plötzlichen Lungenkollaps kommen, weshalb man heutzutage einer Narkose mit endotrachealer Intubation bei diesem Eingriff doch den Vorzug geben sollte. Auch bei der *Thorakoskopie*, sei sie aus diagnostischen Gründen oder zur Behandlung eines Spontanpneumothorax durchgeführt, ist selbstverständlich Narkose mit Intubation und kontrollierter Beatmung erforderlich. Letztere ist manuell durchzuführen, um je nach Bedarf die Lunge in mehr oder weniger ausgedehntem Zustand zu halten.

4. Besonderheiten bei Eingriffen im Bereich des Mediastinums

a) Mediastinaltumoren, die durch eine laterale Thorakotomie oder mediane Sternotomie angegangen werden, bieten, solange sie in ihrer Ausdehnung beschränkt sind, keine von den bekannten Grundsätzen der Thoraxanaesthesie abweichenden Probleme. Sind die Tumoren jedoch in ihrem Wachstum schon weit fortgeschritten, so können infolge Kompression bereits präoperativ stärkere zirkulatorische und ventilatorische Störungen bestehen. Cyanose der oberen Körperhälfte und ödematöse Stauung im Halsbereich weisen darauf hin, daß bereits große Gebiete vom Tumorgewebe umwachsen sind und daß man während der Operation unter Umständen mit einer exzessiven Blutung zu rechnen hat. Beeinträchtigung der Atmung kann bei großen Mediastinaltumoren Folge der *behinderten Ausdehnung der Lunge* sein, häufiger ist sie aber bei hochsitzenden Tumoren durch *Verdrängung und Einengung der Trachea* verursacht. Derartige Ateminsuffizienzen verlangen vom Anaesthesisten besondere Beachtung. Einmal sind alle atemdepressorischen Pharmaka in der Prämedikation zu vermeiden und bei Vorliegen einer Trachealstenose ist für die endotracheale Intubation ein Tubus mit genügender Festigkeit auszuwählen. Eine während der Operation festgestellte Tracheomalacie erfordert wegen Gefahr des möglichen Trachealkollaps nach der Extubation Bereitschaft zur sofortigen Reintubation und notfalls Tracheotomie. Postoperative Atemschwierigkeiten können weiterhin dadurch entstehen, daß bei Entfernung maligner, infiltrierender Mediastinaltumoren beide Pleurahöhlen eröffnet wurden oder eine Verletzung der Zwerchfellnerven entstanden ist.

Besondere Vorsicht bezüglich Anwendung der *Muskelrelaxantien* verlangen Kranke, die an der *Thymusdrüse* operiert werden. Einmal handelt es sich um Patienten mit dem klinischen Bild der Myasthenia gravis, zum anderen sind es nur Thymustumoren ohne Myasthenie. Selbst diese Kranken sollen bei Durchführung der Anaesthesie immer als potentielle Myastheniker betrachtet werden.

b) Operationen am Oesophagus betreffen häufig Kranke, die infolge einer unzureichenden Nahrungs- und Flüssigkeitsaufnahme Störungen im Wasser-, Elektrolyt- und Eiweißhaushalt aufweisen. Bei Carcinomkranken, die sich durchschnittlich im höheren Lebensalter befinden, besteht zusätzlich vielfach eine Anämie. Eine sorgfältige Vorbereitung wird daher für den Operationserfolg ausschlaggebend sein.

Bei vorhandenen Stenosen, sei es durch Carcinom, Narbenstriktur, Kardiospasmus oder Blindsäcken wie beim Divertikel können sich Speisereste bzw. Flüssigkeit im Oesophagus angesammelt haben, wodurch dann die *Gefahr der Regurgitation und Aspiration bei der Narkoseeinleitung* besteht. Es empfiehlt sich daher, zur Narkoseeinleitung den Kranken mit erhöhtem Oberkörper, also in halbsitzender Stellung zu lagern und nach dem Einschlafen sofort zu relaxieren und zu intubieren. Bei Operationen wegen eines Speiseröhrendivertikels wird anschließend an die Intubation ein dicker Magenschlauch eingeführt, der möglichst an dem Divertikel vorbeigeschoben und dann liegengelassen wird, um dem Operateur das Präparieren des Divertikels zu erleichtern. Nach Abtragung des Divertikels wird der Schlauch gegen eine dünne Magenverweilsonde ausgetauscht. Bei allen anderen Oesophagusoperationen wird von vornherein eine dünne Verweilsonde eingelegt, die postoperativ zunächst zur Ableitung des Mageninhalts und später zur Flüssigkeitszufuhr und Sondenernährung dient. Bei einer Oesophagusresektion wird je nach Ausdehnung und Lokalisation des resezierten Teiles entweder eine Oesophagus-End-zu-Endanastomose, eine Anastomose mit dem hochgezogenen Magen oder eine Zwischenschaltung von Darmteilen durchgeführt.

Bei inoperablen Oesophagustumoren kommt als Palliativmaßnahme das Einlegen eines Oesophagustubus, wie z. B. des Celestin-Tubus in Frage. Nach Gastrotomie wird der Tubus von oral durch den Anaesthesisten eingeführt und durch den Chirurgen vom Magen nach unten soweit gezogen, bis sein proximales, trichterförmiges Ende dicht oberhalb der Stenose zu liegen kommt. Treten Schwierigkeiten bei der Einführung auf, so empfiehlt sich vom Magen her eine sterile Magensonde oralwärts vorzuschieben, an die dann das untere Ende des Oesophagustubus befestigt wird.

Mit besonderen Anforderungen an den Anaesthesisten ist die operative Behandlung der *Oesophagusatresie beim Neugeborenen* verbunden (KENNEDY u. STOELTING). Lediglich in 5% der Fälle liegt nur eine Atresie vor, sonst ist die Mißbildung immer noch kombiniert mit einer *Fistel zwischen Trachea und dem einen oder beiden oesophagealen Segmenten.* Bei 90% aller Fälle endigt der obere Anteil des Oesophagus blind und das untere Oesophagussegment kommuniziert dicht oberhalb der Carina mit der Trachea, wodurch eine freie Verbindung zwischen Magen und Trachealbaum besteht. Durch Aspiration des nicht abfließenden Speichels oder Nahrung, bzw. durch Reflux von Magensekret kommt es bei den meisten Säuglingen innerhalb 24—28 Std zur Ausbildung von *Pneumonien* und *Atelektasen.* Die Aussichten für einen operativen Erfolg sind oft noch dadurch beeinträchtigt, daß viele dieser Säuglinge *Frühgeburten* sind und häufig noch andere *Mißbildungen*, so von seiten des Herzens, der großen Gefäße, des Urogenitaltrakts usw. aufweisen. Wenn eine röntgenologische Bestätigung der Diagnose erforderlich ist, darf niemals Bariumbrei angewendet werden, vielmehr sollte nur 0,5 ml eines wasserlöslichen Kontrastmittels durch einen Katheter in den Oesophagus eingebracht und nachher sofort wieder abgesaugt werden. Der günstigste Zeitpunkt zur Operation liegt *innerhalb der ersten 30 Std nach der Geburt*. Wenn die Diagnose später gestellt worden ist und die Kinder bereits 3—4 Tage alt sind, befinden sie sich schon oft in schlechtem Allgemeinzustand. Zur Erzielung eines bestmöglichen Operationserfolges ist hier eine angemessene Vorbereitungszeit ratsam, in der ein Ausgleich des Flüssigkeitsdefizits, Bekämpfung der Lungeninfektion mit Antibiotica, sowie Behandlung der evtl. vorhandenen Atelektasen durch Maßnahmen der physikalischen Therapie zu erfolgen hat. Außerdem ist durch einen in den Oesophagus eingelegten Katheter der Speichel fortlaufend abzuleiten, um ein weiteres Hinüberfließen in die Trachea zu verhindern. Ein Rückfluß von Magensaft durch die tracheo-oesophageale Fistel in die Lungen wird durch eine halbsitzende Lagerung vermindert. Neugeborene mit Ateminsuffizienz kommen in einen Inkubator, in welchem die O_2-Konzentration 40% nicht überschreiten darf.

Für die *Prämedikation* (s. auch Kap. „Die Anaesthesie im Kindesalter", S. 783) kommt nur Atropin in Frage, wenngleich zumeist auch auf Atropin ganz verzichtet wird, da es dadurch zur Eindickung des Bronchialsekretes kommt, welches der Säugling schlecht abhusten kann. Vor Narkosebeginn ist mittels Venae sectio ein intravenöser Zugang zu sichern und unter direkter Laryngoskopie sollte dann nochmals Sekret und evtl. zurückgebliebenes Röntgenkontrastmittel aus Oesophagus und Trachea vorsichtig abgesaugt werden. Ein Katheter wird nach Narkoseeinleitung im Oesophagus liegengelassen, um später dem Chirurgen das Präparieren zu erleichtern. Hinsichtlich der Intubation sei besonders darauf hingewiesen, daß bei Kindern mit Fistelverbindung zwischen Lunge und Magen keine Muskelrelaxantien zu Hilfe genommen werden dürfen. Vielmehr sollte *bis zur Eröffnung des Thorax* die *Spontanatmung* aufrechterhalten werden, da eine Beatmung zur Aufblähung des Magens mit Zwerchfellhochstand und darauffolgender Beeinträchtigung der Atmung und Herztätigkeit führt (Rees; Zindler u. Deming). Nur in den Fällen, bei denen sich auf dem Röntgenbild keine Luft im Magen oder Darm dargestellt hat, darf eine Fistel ausgeschlossen werden. Nach einer rechtsseitigen Thorakotomie wird der Chirurg als erstes die tracheooesophageale Fistel aufsuchen und verschließen. Während der dann folgenden Freipräparierung des oberen Oesophagussegmentes können manchmal Beatmungsschwierigkeiten auftreten, da es beim Zug am Oesophagus auch zu einer Verziehung der Trachea und damit zu einer Verlegung der distalen Öffnung des Endotrachealtubus kommen kann.

Die Atemwege sind durch intermittierendes Absaugen freizuhalten, da das Tubuslumen leicht durch Sekret oder geronnenes Blut, das von der Fistelpräparierung stammt, verlegt werden kann. Liegt der Verdacht auf eine solche Komplikation vor, sollte man nicht zögern, sofort eine Umintubation vorzunehmen. Während der Durchführung der Anastomose wird der vor der Operation eingelegte Naso-Oesophagealkatheter unter direkter Sicht bis in den Magen vorgeschoben. Nach Anlegen der Pleuradrainage, auf die von manchen Chirurgen auch verzichtet wird, und nach Thoraxverschluß wird selbstverständlich mittels Röntgenbild kontrolliert, ob die Lunge gut ausgedehnt ist, wobei auch auf einen während des Eingriffs entstandenen kontralateralen Pneumothorax geachtet werden muß. Erst bei ausreichender Spontanatmung wird der Säugling extubiert und in den Sauerstoffinkubator zurückgebracht. Im *postoperativen Verlauf* ist häufig mit *Atemkomplikationen* zu rechnen, besonders bei Säuglingen, die schon präoperativ Atelektasen und Bronchopneumonie aufwiesen. Zur Vermeidung und Behandlung dieser Komplikationen sollte einmal ein häufiger Lagerungswechsel vorgenommen, zum anderen Mund und Pharynx regelmäßig abgesaugt werden. Gegebenenfalls ist auch eine tracheobronchiale Absaugung unter direkter Laryngoskopie erforderlich. Eine alle 4 Std durchgeführte 10minütliche Überdruckbeatmung während der ersten 2 Tage nach der Operation erleichtert die Wiederausdehnung der Lunge. Die Wirksamkeit der angewandten Maßnahmen ist durch tägliche Röntgenkontrolle zu überprüfen.

5. Besonderheiten bei Eingriffen am Zwerchfell

Wird ein *Erwachsener* wegen einer *Zwerchfellhernie* operiert und muß der Zugang durch die Brusthöhle gewählt werden, so ergeben sich für den Anaesthesisten zumeist keine besonderen Probleme. Bei Narkosebeginn besteht allerdings die Möglichkeit, daß Nahrungsreste, die sich durch Verziehung des unteren Oesophagus und Magens angesammelt haben, nach oral zurückfließen. Es sollte daher schon präoperativ eine Verweilsonde eingelegt und die sonst bei der Narkoseeinleitung von nicht nüchternen Kranken angewendeten Vorsichtsmaßnahmen beachtet werden.

Weitaus größere Schwierigkeiten bereitet dagegen die Narkosedurchführung bei *Säuglingen mit angeborenen Zwerchfellhernien.* Zumeist ist ein großer Anteil der Baucheingeweide in den Thorax verlagert, so daß die Lunge auf der betroffenen Seite völlig komprimiert und das Mediastinum mit dem Herzen stark zur Gegenseite verdrängt ist. Infolge der schweren Beeinträchtigung von Atmung und Kreislauf befinden sich die Kinder oft schon in einem so kritischen Zustand, daß ein rasches Eingreifen erforderlich ist (BINGHAM). Eine nach der Narkoseeinleitung und Intubation allenfalls notwendig werdende Unterstützung der Atmung darf nur mit mäßigem Beatmungsdruck durchgeführt werden. Andernfalls würde das Mediastinum zwischen der stärker entfalteten gesunden Lunge und den Baucheingeweiden auf der kranken Seite noch mehr komprimiert, wodurch sich der Kreislauf weiter verschlechtern könnte. Muskelrelaxantien sollten daher erst nach Thoraxeröffnung angewandt werden, dann jedoch in ausreichendem Maße, da nur bei vollständiger Muskelerschlaffung die Rückverlagerung der Baucheingeweide und der Verschluß des Zwerchfells gelingen wird. Die Wiederentfaltung der bislang kollabierten Lunge darf nicht gewaltsam erfolgen, da sie oft unvollständig entwickelt ist und leichter rupturiert als eine normale Lunge. Eine langsame Wiederentfaltung der Lunge kann dann in der postoperativen Phase durch Anlegen eines nicht zu starken negativen Druckes an die Pleuradrainage erreicht werden.

γ) *Spezielle Anaesthesieprobleme bei Eingriffen am Herzen und an den großen Gefäßen*

1. Einleitung

Herzchirurgische Operationen weisen anaesthesiologisch viele spezielle Probleme auf. An erster Stelle steht jedoch bei all diesen Eingriffen die Gefahr eines Herzkreislaufversagens, dessen Verhütung und Bekämpfung eine der Hauptaufgaben des Anaesthesisten ist (BEER).

Zumeist ist die Herzleistungsreserve präoperativ bereits stärker eingeschränkt, so daß jede zusätzliche Belastung im Verlauf von Narkose und Operation eher als sonst zu einem irreversiblen Zusammenbruch des Kreislaufs führen kann. Bereits bei *Narkoseeinleitung* kann ein stärkerer Abfall des arteriellen Blutdrucks eintreten, wenn nicht berücksichtigt wird, daß die Anflutungszeit der Narkotica infolge der besonderen hämodynamischen Verhältnisse verändert ist (BAHNSON u. OTIS; MARSHALL et al.).

So weisen Kranke mit *Mitralklappenfehler* ein großes zentrales Blutvolumen und verlängerte Kreislaufzeit auf, wodurch die Konzentration eines intravenös verabreichten Narkoticums und die Geschwindigkeit, mit der es die cerebralen Zentren erreicht, vermindert wird. Die verzögerte Wirkung kann leicht dazu verleiten, eine zu große Einleitungsdosis zu injizieren, die sich dann nachteilig auf die Herzkreislauffunktion auswirken kann.

Ähnliches gilt für Herzkranke mit *Links-Rechts-Shunt* (Ductus Botalli, Septumdefekte, Aortopulmonales Fenster usw.), bei denen infolge teilweiser Rezirkulation des Blutes im Lungenkreislauf und entsprechender Zunahme des zentralen Blutvolumens gleichfalls die Anflutungszeit eines intravenösen Narkoticums verlangsamt ist. Die erhöhte Lungendurchblutung gewährleistet dafür aber eine normale Aufnahme von Sauerstoff und Inhalationsnarkotica.

Bei Kranken mit *Rechts-Links-Shunt* erreicht dagegen ein intravenös verabreichtes Narkoticum die cerebralen Zentren wesentlich schneller als normal, wodurch ein stärkerer Blutdruckabfall schon bei Narkosebeginn verursacht werden kann. Daher ist bei Narkoseeinleitung dieser Fälle hinsichtlich Dosierung sowie Geschwindigkeit der Injektion Vorsicht geboten. Kommt es wegen zu rascher Anflutung des intravenösen Narkoticums zu einer stärkeren peripheren Vasodilatation ohne entsprechende Abnahme des Widerstandes im kleinen Kreislauf (z.B. bei Fallotscher Tetralogie), so nimmt die Menge des von rechts nach links geshunteten Blutes zu und der Lungendurchfluß dementsprechend ab. Eine so bewirkte Abnahme des Lungendurchflusses verursacht eine weitere Verminderung der Sauerstoffaufnahme und läßt die arterielle Sauerstoffsättigung noch weiter absinken. Bei allen Fehlern mit Rechts-Links-Shunt ist die Anflutungszeit der Inhalationsnarkotica wesentlich verlängert, da die im Lungencapillarblut erreichte Konzentration des Narkoticums durch das intrakardial geshuntete Blut sofort wieder herabgesetzt wird.

Ein Blutdruckabfall kann vor Thoraxeröffnung auch durch *kontrollierte Beatmung* infolge intrapulmonaler Druckerhöhung und dadurch verursachte Behinderung des Lungendurchflusses eintreten, insbesondere bei Mitralfehlern oder Septumdefekten mit bereits fixiertem pulmonalem Hochdruck. Bei Septumdefekten kann sich ein *Links-Rechts-Shunt umkehren* oder ein schon bestehender Rechts-Links-Shunt verstärken, wodurch die arterielle Sauerstoffsättigung und damit auch die Herzleistung weiter abnimmt. Ein möglichst geringer mittlerer Beatmungsdruck sollte daher in diesen Fällen angestrebt werden, evtl. unter Reduktion des Atemhubvolumens bei entsprechender Frequenzsteigerung, durch zusätzliche Gabe von Muskelrelaxantien bis zur Thoraxeröffnung und durch Änderung des Atemphasenzeitverhältnisses zugunsten der Exspiration. Jede zusätzliche intrapulmonale Druckerhöhung während der Narkoseeinleitung durch Husten, Pressen oder Weinen des Patienten ist unbedingt zu vermeiden.

Nach Thoraxeröffnung kann eine Blutdrucksenkung durch *Manipulationen des Chirurgen* hervorgerufen werden, besonders während Austasten des Herzinneren und Klappensprengung am geschlossenen Herzen oder beim Einlegen der Katheter für die Perfusion bei offenen Herzoperationen. Durch aufmerksame Beobachtung des Operationsverlaufes von seiten des Anaesthesisten kann die Ursache einer solchen Hypotension sofort erkannt werden und läßt sich zumeist auch leicht beseitigen. Häufig genügt schon die Einschaltung einer Operationspause, um die Kreislaufverhältnisse zu verbessern, ohne daß man die Hypotension medikamentös angehen müßte.

Nicht zuletzt kann die Ursache einer Hypotonie in einer *Myokardinsuffizienz* liegen. Die Meinungen über eine routinemäßige, präoperative *Digitalisierung* sind sehr unterschiedlich. Im allgemeinen hält man sie nur für angezeigt, wenn bereits Herzversagen, Vorhofflimmern oder andauernde Tachykardie vorhanden sind. Bei Auswahl der Glykoside richten sich manche, besonders amerikanische Autoren (THEYE et al.), danach, ob es sich um eine „*offene*“ *Herzoperation* mit Einsatz der extrakorporalen Zirkulation oder um eine Operation am geschlossenen Herzen handelt. Im ersten Falle wird ein weniger kummulierendes, kurzwirkendes Glykosid bevorzugt, wie Lanatosid C (Cedilanid) oder Digoxin (Lanicor), dessen Medikation 36 Std vor dem Eingriff abgesetzt wird, da sich gezeigt hat, daß nach einer Perfusion eine gesteigerte Empfindlichkeit gegenüber Glykosiden besteht (MOFFIT u. THEYE). Unmittelbar nach der Perfusion läßt sich mit diesen Mitteln, da ihre Wirkung schnell eintritt und von kurzer Dauer ist, eine adäquate Dosierung leichter durchführen. Nach eigener Erfahrung werden jedoch die Glykoside während der Perfusion so rasch aus dem Myokard ausgeschwemmt, daß man auch langwirkende Herzglykoside vor Operationen mit extrakorporaler Zirkulation anwenden kann, die dann wie üblich 36 Std vor dem Eingriff abgesetzt werden. Bei *Operationen am geschlossenen Herzen* können in der präoperativen Phase ohnehin Glykoside mit größerer Haftfähigkeit, wie Digitoxin (Digimerck), benützt werden, da hier ein möglichst gleichmäßiger und anhaltender Effekt von Vorteil ist. Kommt es bei einem präoperativ nicht digitalisierten Patienten zum Herzversagen, so ist ein rasch wirkendes Digitalisglykosid, wie Lanatosid oder Digoxin, anzuwenden. Die Dosierung soll vorsichtig und nach Wirkung erfolgen, da die intravenöse Gabe von Digitalis während der Narkose, zumal wenn gleichzeitig am Herzen manipuliert wird, leicht zu Arrhythmien führen kann (WYLIE u. CHURCHILL-DAVIDSON). Wir beginnen mit etwa $^1/_4$—$^2/_5$ der voll digitalisierenden Dosis (0,9 mg/m^2 Körperoberfläche) und richten uns bei der weiteren Verabreichung nach dem klinischen Bild und Verhalten des Elektrokardiogramms. Die Gefahr einer Digitalisüberdosierung ist besonders bei gleichzeitig vorliegender Hypokaliämie gegeben, welche gerade bei Herzkranken infolge intensiver präoperativer Gabe von Glykosiden und Diuretica, sowie salzarmer Kost nicht selten angetroffen wird. Erwähnt sei auch, daß durch zu hohe Digitalisdosen ein partieller leicht in einen kompletten Herzblock übergehen kann.

Sekundär kann eine Myokardinsuffizienz außer durch Hypoxie und Hyperkapnie auch durch Störungen im Elektrolyt- und Säurebasenhaushalt verursacht werden. Eine *Hypokaliämie* ist, normale Nierenfunktion vorausgesetzt, durch Verabreichung von Kaliumchlorid (20—40 mval) als langsame intravenöse Tropfinfusion, und eine meist auf größeren ACD-Bluttransfusionen beruhende *Hypocalcämie* durch Gabe von Calciumgluconat oder -chlorid (10 ml der 10%igen Lösung pro Konserve) auszugleichen. Zur Korrektur einer *metabolischen Acidose*, durch welche das Herzzeitvolumen z.B. bei einer Senkung des pH-Wertes von 7,42 auf 7,15 um etwa 50% abnimmt (NAHAS, 1957), ist *Natriumbicarbonat* am gebräuchlichsten. Als Anhaltspunkt für die Dosierung gilt (MELLENGARD u. ASTRUP; NAHAS, 1959):

mval $NaHCO_3$ = negativer Basenüberschuß (mval/Liter) × 0,3 × kg Körpergewicht.

Der neben Natriumbicarbonat benutzte *Trispuffer* (THAM), der intracellulär schneller wirksam sein soll und natriumfrei ist, eignet sich besonders bei der Gefahr einer Natriumüberdosierung (MÜLLER-PLATHE; NAHAS, 1963; ZIMMERMANN). Trispuffer ist jedoch kontraindiziert bei Anurie, und da er bei zu rascher Verabreichung Atemdepression, Hyperkaliämie, Hypoglykämie, Hypotonie, sowie Würgen und Erbrechen verursacht, ist seine Anwendung begrenzt (BLEICH u. SCHWARTZ).

Da in seltenen Fällen, besonders bei Kranken aus der cyanotischen Herzfehlergruppe, eine *Nebenniereninsuffizienz* zu einem Kreislaufversagen beitragen kann, erscheint die Verabreichung von Nebennierenrindenpräparaten zur Stabilisierung des Blutdrucks gerechtfertigt. Amerikanische Autoren (BRAIMBRIDGE u. GHADIALI) empfehlen eine relativ hohe Dosierung, d.h. bis 500 mg Hydrocortison initial, gefolgt von 200 mg 4stündlich. Aldosteron (Aldocorten) soll trotz einer tausendfach geringeren Dosierung wesentlich wirksamer sein und außerdem die Wundheilung weniger beeinträchtigen (GRUBER u. ALLGÖWER).

Vasopressorische Mittel sollen erst angewandt werden, wenn sich der arterielle Druck selbst nach Ausschalten aller möglichen Ursachen der Hypotonie sowie Einlegen einer Operationspause nicht wieder erholt. Ist ein stärker wirkendes Präparat als das von uns zunächst benutzte Effortil (intermittierend 3—5 mg i.v.) erforderlich, ziehen wir zumeist das Adrenalin dem Noradrenalin vor, da die Bekämpfung einer verminderten Contractilität des Herzens durch ein Mittel, das eher als Herzstimulans wirkt, sinnvoller ist als die Anwendung eines peripheren Vasoconstrictors. Es wird als Dauertropfinfusion (5—10 mg Adrenalin auf 250—500 ml 5%iger Glucose) unter ständiger Blutdruckkontrolle verabreicht. Erinnert sei daran, daß Katecholamine in ihrer Wirkung pH-abhängig sind (AVIADO; CAMPBELL et al.; MCELROY et al.; THROWER et al.), weshalb eine evtl. bestehende metabolische Acidose gleichzeitig beseitigt werden muß.

Neben einer Myokardinsuffizienz kann ein vermindertes Herzzeitvolumen auch durch *Rhythmusstörungen* verursacht werden. Eine *Bradykardie* tritt vor allem in der Erholungsphase nach einer zeitweiligen Unterbrechung der Zirkulation auf (Austasten des Herzinneren, digitale oder instrumentelle Klappensprengung, Einlegen der venösen Katheter vor einer extrakorporalen Perfusion usw.) und wird durch langsam intravenös verabreichtes Atropin (0,5—1,0 mg) behandelt bis die Pulsfrequenz wieder über 60/min ansteigt. Bei *tachykarden Formen* von Rhythmusstörungen kommen außer Herzglykosiden die speziellen antiarrhythmischen Mittel, wie Ajmalin, Procainamid und β-Receptorenblocker, in Frage. *Digitalis* ist indiziert bei anhaltender Sinustachykardie, sowie zur Senkung der Kammerfrequenz bei Vorhofflimmern oder -flattern. Nur mit äußerster Vorsicht ist Digitalis dagegen bei paroxysmaler Kammertachykardie anzuwenden, da durch Erhöhung der Erregbarkeit des Myokards Kammerflimmern ausgelöst werden kann (AEPLI). Es sei noch darauf hingewiesen, daß Digitalis selbst bei Überdosierung eine Vorhoftachykardie zumeist mit partiellem atrioventriculärem Block hervorrufen kann. *Ajmalin* (Gilurhytmal) hat sich bei Sinustachykardien, bei paroxysmalen Tachykardien, sowie bei supraventriculären und ventriculären Extrasystolien bewährt (KLEINSORGE u. SEIFERT). Wenig wirkungsvoll ist es dagegen bei Vorhofflimmern oder -flattern, bei letzterem ist es sogar kontraindiziert, da die medikamentöse Drosselung der Flatterfrequenz die Gefahr einer 1:1-Überleitung in sich birgt (ROSENKRANZ). Ajmalin wird in einer Einzeldosis von 50 mg, aufgelöst in 10 ml physiologischer Kochsalzlösung, langsam (3—5 min) bis zum Wirkungseintritt intravenös injiziert. Es kann auch intramuskulär 3—6mal 50 mg in 24 Std verabreicht werden. Die Höchstdosis beträgt 1 mg pro kg Körpergewicht pro Stunde. Im Gegensatz zu Ajmalin ist *Procainamid* auch bei der absoluten Arrhythmie infolge Vorhofflimmern wirkungsvoll. Ferner wird Procainamid bei der dringlichen Behandlung einer ventriculären Tachykardie benutzt. Verabreicht wird es langsam intravenös in einer Dosierung von 50—100 mg/min bis zum gewünschten Wirkungseintritt. Die Höchstdosis, die innerhalb einer halben Stunde nicht überschritten werden soll, beträgt 1 g. Bei bedrohlichem Blutdruckabfall oder Verlängerung des QRS-Komplexes über 0,14 sec ist die Applikation zu unterbrechen. In weniger dringlichen Fällen kann Procainamid in Form einer Dauertropfinfusion, die 500 mg in 250 ml 5%iger Glucoselösung enthält, angewandt werden. Schließlich besteht noch die Möglichkeit, Arrhythmien durch eine pharmakologische Blockade der *β-Receptoren* des Myokards zu behandeln (GRAYTHORNE u. HUFFINGTON; HEWITT et al.; HOHMANN; JOHNSTONE, 1964; LIST). Die Anwendung eines β-Receptorenblockers, wie Propranolol, kann versucht werden, um eine ventriculäre oder supraventriculäre Tachykardie zu unterbrechen. Propranolol wird intravenös in einer Dosierung von 3—5 mg möglichst langsam unter Beobachtung von Blutdruck und EKG verabreicht, da sich durch die Ausschaltung der inotropen Wirkung von Adrenalin das Herzschlagvolumen vermindert. Bei allen Arrhythmien mit *Überleitungsstörungen*, insbesonders bei paroxysmalen Kammertachykardien mit AV-Block, sind alle vorgenannten antiarrhythmischen Mittel kontraindiziert, da ihre Verabreichung zum Herzstillstand oder Kammerflimmern führen kann. Hier sind bekanntlich *Isoprenalin* (*Aludrin*) oder sein Isomer *Alupent* angezeigt. Aludrin (1 Ampulle = 0,2 mg) hat einen schnelleren Wirkungseintritt als Alupent und wird intravenös in einer Einzeldosis von 0,01—0,02 mg verabreicht. Alupent (1 Ampulle = 0,5 mg) weist eine längere Wirkungsdauer auf und seine intravenöse Einzeldosis beträgt etwa 0,05—0,1 mg. Beide Präparate können auch in Form einer Dauertropfinfusion (2 mg Aludrin oder 5 mg Alupent auf 250 ml 5%iger Glucose) appliziert werden. Eine intraoperativ aufgetretene Überleitungsstörung, die nicht sofort beseitigt werden kann, erfordert schon vor Thoraxverschluß das Anlegen eines *elektrischen Schrittmachers.*

2. Operationen am Perikard

Perikardresektionen werden manchmal bei den seltenen primären Perikardtumoren erforderlich, häufigster Anlaß für eine Perikardektomie ist jedoch die Pericarditis constrictiva, das sog. „*Panzerherz*". Zumeist liegt ursächlich ein spezifischer, *tuberkulöser Prozeß* vor, der zu Adhäsionen zwischen Epikard und Perikard sowie Kalkeinlagerungen führt, welche das Herz gleich einem Panzer einschließen können. Dagegen spielen Rheumatismus, unspezifische Entzündungen und Trauma in der *Ätiologie* dieser Krankheit eine untergeordnete Rolle (Kemnitz).

Hämodynamisch kommt beim Panzerherz entgegen älteren Auffassungen der schwieligen Umklammerung der Hohlvenen keine besondere Bedeutung zu, im Vordergrund steht vielmehr die *Behinderung der diastolischen Füllung* der beiden Ventrikel (Isaacs et al.). Die hierdurch hervorgerufene Verminderung des Schlagvolumens führt zwangsläufig zu einer Abnahme des Herzzeitvolumens. Eine Kompensation ist in späteren Stadien selbst durch Erhöhung der Pulsfrequenz nicht mehr möglich und das *klinische Bild* wird dann bestimmt von der *Einflußstauung* im großen und kleinen Kreislauf (gestaute Halsvenen, vergrößerte Leber, Ascites, Ödeme, Pleuraergüsse und Erhöhung des intrapulmonalen Druckes mit Neigung zum Lungenödem).

Je nach Grad und Dauer der Lungenstauung ist auch die *Lungenfunktion* beeinträchtigt (Loeschcke u. Beer). Vitalkapazität und Atemgrenzwert können präoperativ bis auf die Hälfte der Norm erniedrigt sein, was außer auf Lungenstauung auch noch auf Kompression der Lungen durch Pleuraergüsse und auf Zwerchfellhochstand durch Ascites zurückzuführen ist. Auf eine Störung des intrapulmonalen Gasaustausches selbst weist die meist gefundene Erhöhung der alveolär-arteriellen Sauerstoffdruckdifferenz hin.

Besteht Verdacht auf das Vorliegen einer konstriktiven Perikarditis, so ist die *Diagnose* zumeist einfach durch eine Röntgenuntersuchung zu sichern. Insbesondere kann das Kymogramm Auskunft geben über Ausmaß und Lokalisation der vorhandenen kalkig-schwieligen Veränderungen.

Die *Prognose* und das Risiko einer Perikardektomie werden vornehmlich vom Ausmaß einer schon bestehenden Myokardatrophie bestimmt, die durch das Vorhandensein einer *Niederspannung im EKG* nachweisbar ist (Zenker). Eine Niederspannung stellt jedoch keine Kontraindikation für den Eingriff dar, man wird sich aber bei hochgradiger Atrophie und längerbestehender Einflußstauung auf eine Perikardteilresektion beschränken müssen, um eine akute Herzinsuffizienz zu vermeiden. Nach Entfernung der Perikardschwielen kommt es meist sofort zu einer deutlichen Besserung der Kreislaufverhältnisse. Das Schlagvolumen des Herzens nimmt zu, was an einer Vergrößerung der Blutdruckamplitude erkennbar ist. In manchen Fällen ist das schon erheblich insuffiziente Myokard den gesteigerten Anforderungen nicht mehr gewachsen und die darauffolgende zunehmende *Dilatation des Herzens* ist dann meistens am postoperativen Exitus verantwortlich.

Kranke mit „Panzerherz", insbesondere im fortgeschrittenen Stadium, stellen auch für die *Anaesthesie* ein erhöhtes Risiko dar. Das Herzzeitvolumen ist häufig so weit reduziert, daß eine zusätzliche Erniedrigung des peripheren Gefäßwiderstandes zu einem raschen und erheblichen Blutdruckabfall führt, der von dem insuffizienten Herzen nicht mehr kompensiert werden kann. Diese Tatsache führte zu der dogmatischen Lehre, daß alle Narkotica, die eine periphere Vasodilatation hervorrufen, so vor allem *Barbiturate*, bei der Narkoseeinleitung der „Panzerherzen" kontraindiziert sind (Brown u. Sellick). Viele Autoren, so auch wir, haben jedoch keine Bedenken, auch diese Fälle z. B. mit Thiopental einzuleiten, allerdings unter der Voraussetzung, daß die Injektion sehr langsam vorgenommen und nur gerade diejenige Dosis verabreicht wird, die eine absolut ruhige Einleitung gewährleistet. Während des Eingriffes können die Manipulationen des Chirurgen am Herzen wiederholt zu Rhythmusstörungen und Hypotonien führen, so daß es immer wieder notwendig wird, Operationspausen einzuschalten, damit sich das Herz erholen kann.

Bezüglich der intraoperativen *Flüssigkeitszufuhr* soll man bei diesen Kranken sehr *zurückhaltend* sein, da es bei der bestehenden Einflußstauung leicht zur

Kreislaufüberlastung kommt. Andererseits müssen stets größere Mengen an Transfusionsblut bereitstehen, da bei der schwierigen Abtragung der Kalkschalen immer die Gefahr besteht, daß das Myokard einreißt und eine sehr *starke Blutung* auftritt. Der notwendige Blutersatz muß dann rasch unter Aufstellen einer möglichst genauen Bilanz unter *Messung des Venendruckes* vorgenommen werden.

3. Operationen am geschlossenen Herzen

Zu den Operationen am Herzen, die ohne Hilfe der Herz-Lungen-Maschine und Hypothermie durchgeführt werden können, zählen die Commissurotomie bei Mitral-, Pulmonal- und Aortenklappenstenose, Palliativeingriffe bei der Transposition der großen Gefäße und die Versorgung von Herzverletzungen.

a) Mitralstenose. Hämodynamisch verursacht die Stenose der Mitralklappe eine Drucksteigerung im linken Vorhof, in den Lungenvenen und im Lungencapillargebiet, die sich auch auf die A. pulmonalis fortpflanzt [„passive pulmonale Hypertonie" (BODECHTEL u. BLÖMER)]. Auf die Lungenstauung ist ein Teil der *klinischen Symptome* zurückzuführen, wie Belastungsdyspnoe, Orthopnoe, Neigung zu Bronchitiden, Hämoptysen und Lungenödem. Je nach Größe des atrioventriculären Druckgradienten entwickelt sich eine Hypertrophie des linken Vorhofs und Atrophie des linken Ventrikels. Die Verminderung des Herzzeitvolumens ruft wiederum die typischen Symptome von seiten des großen Kreislaufs hervor: Niedriger Blutdruck mit kleiner Amplitude, periphere Cyanose und kalte Extremitäten. In einem Teil der Fälle mit stärkerer venöser pulmonaler Hypertonie kommt es zu einer wohl reflektorisch bedingten Vasoconstriction der Lungenarteriolen [„reaktive pulmonale Hypertonie" (BODECHTEL u. BLÖMER)]. Diese zunächst funktionelle Engstellung der Arteriolen, die später durch eine sklerotische Umwandlung der Gefäßwände fixiert wird, führt zu einer Druckentlastung im linken Vorhof und Lungencapillargebiet, wodurch die durch die Lungenstauung bedingten Beschwerden weitgehend zurücktreten können und die Gefahr eines Lungenödems wesentlich vermindert wird. Der Nachteil dieses Kompensationsmechanismus ist jedoch eine weitere Abnahme des Herzzeitvolumens und eine stärkere Belastung des rechten Ventrikels, so daß schließlich das klinische Bild ganz von den Symptomen eines Rechtsherzversagens beherrscht werden kann.

Infolge Überdehnung des linken Vorhofs besteht häufig *Vorhofflimmern mit Neigung zu Thrombenbildung*, vornehmlich im linken Herzohr. Arterielle Embolien (Hirn, Extremitäten etc.) durch Thrombenmobilisierung stellen eine der gefährlichsten Komplikationen des Krankheitsverlaufes dar.

Bei langsamer und rhythmischer Kammerfrequenz verursacht das Vorhofflimmern nur eine geringe, etwa 10% betragende Verminderung des Schlagvolumens (BROCH u. MÜLLER), ist es jedoch mit *absoluter Arrhythmie* kombiniert, so kann das Herzzeitvolumen erheblich abnehmen.

Zur Kennzeichnung des Krankheitszustandes benutzt man auch heute noch die klassische Einteilung der Mitralstenose in vier Schweregrade:

Schweregrad I: *Leicht* (physikalischer Befund vorhanden, keine Beschwerden).

Schweregrad II: *Mäßig* (Beschwerden nur bei übernormaler Belastung).

Schweregrad III: *Beträchtlich* (Beschwerden bei Belastungen des normalen Lebens).

Schweregrad IV: *Stark* (vollkommene Leistungsunfähigkeit).

Eine noch häufig durchgeführte *Operation* bei reiner Mitralstenose oder bei Mitralvitium mit geringem Grad der Insuffizienz ist die geschlossene Valvotomie. Sie wird nach einer linksseitigen Thorakotomie mit dem durch das linke Herzohr eingeführten Finger oder, heutzutage meist bevorzugt, mittels eines transventriculär in das Mitralostium unter transauriculärer Fingerführung eingebrachten Dubost-Dilatators durchgeführt. Manchmal wird auch heute noch das Messer nach BROCK angewandt. Rezidivfälle werden besser, besonders wenn kombiniert mit starker Insuffizienz, mit Hilfe der Herz-Lungen-Maschine operiert.

Vor Durchführung der *Narkose* (GRAY u. RIDING; PATRICK; SADOVE et al.; WIEMERS) wird sich der Anaesthesist außer über die hämodynamischen und pulmonalen Veränderungen auch noch über mögliche Störungen im Elektrolythaushalt unterrichten. Bei der *Prämedikation* ist darauf zu achten, daß zwar eine ausreichende Sedation erreicht, aber andererseits der schlecht oxygenierte Kranke nicht durch eine medikamentöse Atemdepression zusätzlich belastet wird. Wir verwenden eine Kombination von Pethidin (Dolantin) und Promethazin (Atosil) und verzichten zumeist auf Atropin, um unerwünschte Tachykardien zu vermeiden. Bei der üblichen intravenösen *Narkoseeinleitung* besteht infolge der verlängerten Anflutungszeit die Gefahr einer Überdosierung, welche bei dem ohnehin verminderten Herzzeitvolumen rasch zu einem ernsten Blutdruckabfall führen kann (s. Einleitung). Eine *Muskelrelaxation* ist außer bei Thoraxeröffnung in besonderem Maße nur während der Klappensprengung erforderlich, da dann die Narkose unter *reichlicher Sauerstoffgabe* weitgehend abgeflacht und andererseits ein absolut ruhiges Operationsfeld gewährleistet sein muß. Diese Forderung kann durchaus mit kleinen intermittierend gegebenen Dosen von Succinylcholin erfüllt werden. Falls jedoch eine über die ganze Operation andauernde Vollrelaxation bevorzugt wird, so ist es ratsam, anstatt Gallamin (Flaxedil), das unerwünschte Tachykardien hervorrufen kann, Hexcarbacholinbromid (Imbretil) oder Alkuroniumchlorid (Alloferin) zu benutzen.

Genügt zumeist bis zur Thoraxeröffnung ein Sauerstoffanteil im Narkosegasgemisch von 30 bis 50%, so wird man während der Manipulationen am Herzen, besonders während der Klappensprengung, die Sauerstoffkonzentration noch weiter steigern und bei schlechten Kreislaufverhältnissen evtl. mit *reinem Sauerstoff* beatmen (HALLOWELL et al.). Um jede zusätzliche Myokarddepression zu vermeiden, wird man in dieser Operationsphase die Narkose überhaupt möglichst flach halten und so z.B. die Verabreichung von Halothan vorübergehend ganz einstellen. Wenn die Narkose so oberflächlich werden sollte, daß die Kranken spontan die Augen aufschlagen und auf Anruf reagieren, werden erfahrungsgemäß die Manipulationen am Herzen nicht als schmerzhaft empfunden.

Während der eigentlichen Commissurotomie ist die Herzaktion sorgfältig zu beobachten und der *Blutdruck fortlaufend zu kontrollieren.* Die während der Sprengung durch den Finger oder Dilatator verursachte Obstruktion der Klappe, die zu einer völligen Kreislaufunterbrechung führen kann, darf nicht zu lange ausgedehnt werden. Die Blutdruckwerte sind dem Chirurgen fortlaufend mitzuteilen, damit bei stärkerem Blutdruckabfall rechtzeitig eine Operationspause eingelegt wird. Ein neuer Versuch der Klappensprengung darf erst unternommen werden, wenn sich der Kreislauf ausreichend erholt hat, da es sonst in dieser Operationsphase rasch zu einem Herzstillstand kommen kann.

Weitere Komplikationen können sich auch durch das Auftreten einer *stärkeren Blutung* ergeben, insbesondere bei Rezidivoperationen, weil hier der Vorhof beim Freipräparieren und auch beim späteren Verschluß der auriculären Incision leicht einreißen kann. Ansonsten muß man auf einen stärkeren Blutverlust vorbereitet sein, wenn der Chirurg vor der Sprengung versucht evtl. vorhandene Thrombenmassen dadurch zu entfernen, daß er durch Öffnen der Herzohrklemme Blut frei aus dem Vorhof fließen läßt. Eine vollständige Entfernung der Thromben läßt sich aber meist nicht erreichen, so daß immer noch, insbesondere während der Sprengung, eine arterielle Embolie ausgelöst werden kann. Außerdem können Embolien bei der Sprengung stark verkalkter Klappen durch Verschleppung von gelösten Kalkpartikeln entstehen. Um die Gefahr einer cerebralen Embolie weitgehend zu vermindern, soll man während und noch etwa 20 sec nach der Sprengung, jedoch keinesfalls länger als insgesamt 60 sec, die *Carotiden* von einem Helfer *komprimieren* lassen (HALLOWELL et al.). Die Carotiden-Kompression bietet aber keinen absoluten Schutz, da Cerebralembolien immer noch über die Vertebralarterien entstehen können. Ein Verdacht auf eine cerebrale Embolie besteht, wenn die Pupillen schon intraoperativ in ihrer Weite seitendifferent werden und nach Beendigung der Narkose das Erwachen und Einsetzen der Spontanatmung verzögert ist. Kleinere Hirnembolien können zunächst symptomlos verlaufen und erst mehrere Stunden nach der Operation Ausfallserscheinungen verursachen. Nach Operationsschluß wird man in jedem Falle die *Pulse* an den Extremitäten *überprüfen*, da sich aus dem Fehlen eines peripheren Pulses die Indikation zur sofortigen Embolektomie ergeben kann.

b) Aortenklappenstenose. Die Stenose der Aortenklappe ist zumeist rheumatischer Genese und tritt in 44% der Fälle mit einer Mitralstenose kombiniert auf (BODECHTEL u. BLÖMER). Bei angeborener Genese kann die Stenose auch infra- und supravalvulär angelegt sein. Bei reiner isolierter Aortenklappenstenose besteht häufig ein sehr hoher Druckgradient zur Aorta, der jedoch uncharakteristisch klein sein kann, wenn gleichzeitig eine Mitralstenose vorliegt. Dementsprechend wird sich eine mehr oder weniger ausgeprägte Myokardhypertrophie des linken Ventrikels entwickeln.

Das *klinische Bild* ist gekennzeichnet durch einen kleinen, schlecht gefüllten Puls mit verzögertem Anstieg und kleiner Blutdruckamplitude bei niedrigem Mitteldruck. Infolge des niedrigen Blutdrucks besteht häufig eine Neigung zur kardialen Synkope und orthostatischem Kollaps. Die schlechte Durchblutung des hypertrophierten Herzmuskels bedingt anginöse Beschwerden, Reizleitungsstörungen verschiedenster Formen und Neigung zu Tachykardien. Im fortgeschrittenen Stadium führt eine Belastung oft zur akuten Linksinsuffizienz mit Lungenödem oder zum plötzlichen Tod durch Kammerflimmern. Der Krankheitsverlauf ist im Gegensatz zur Mitralklappenstenose sehr lange asymptomatisch und das klinische Bild wird erst manifest, nachdem das Aortenostium auf ein Viertel seiner natürlichen Größe reduziert ist (BODECHTEL u. BLÖMER). Sind jedoch erst einmal stärkere Beschwerden aufgetreten, so kommt es zu einem rapiden Leistungsabfall und die Lebenserwartung beträgt dann oft nur noch 2 Jahre (BROCK).

In früheren Jahren hat man die Sprengung der Aortenklappenstenose *transventriculär* am *geschlossenen* Herzen in Normothermie durchgeführt, später wurde der Eingriff auch *transaortal offen* bei Kreislaufunterbrechung unter Anwendung mäßiger Hypothermie (30° C) vorgenommen. Beide Operationsmethoden sind jedoch unbefriedigend, da die bei Aortenstenosen häufig vorhandenen Kalkinkrustationen nicht entfernt werden können und besonders bei kongenitalen supra- und infravalvulären Formen eine Abtragung der intraventriculären Membran bzw. des Muskelwulstes nicht möglich ist. Aus diesem Grunde wird heutzutage die operative Behandlung der Aortenstenose *„offen" mit Hilfe der Herz-Lungen-Maschine* vorgenommen (LILLEHEI et al.), zumal bei stark veränderten Klappen die Möglichkeit gegeben ist, eine Klappenprothese einzusetzen. Die Valvulotomie am geschlossenen Herzen wird heutzutage nur noch in Ausnahmefällen durchgeführt. Sie kommt in Frage, wenn bei einer kombinierten Aorten- und Mitralstenose letztere dominiert und wenn bei isolierter Aortenstenose wegen des bereits vorhandenen hohen Lungenwiderstandes die Anwendung der Herz-Lungen-Maschine kontraindiziert ist.

Da zumeist das Myokard besonders bei älteren Kranken angegriffen ist, wird man schon bei Einleitung der *Narkose* auf Kreislaufkomplikationen gefaßt sein müssen. Die depressorische Wirkung der Narkotica, kontrollierte Beatmung und Seitenlagerung des Patienten, können jederzeit zur weiteren Abnahme der Herzleistung und zu schweren, manchmal irreversiblen Rhythmusstörungen führen. Ein plötzliches Auftreten von Herzflimmern in der Einleitungsphase ist nicht ungewöhnlich. Ist erst ein Herzstillstand eingetreten, so ist es meist aussichtslos, ihn mit den üblichen Wiederbelebungsmaßnahmen beheben zu wollen. Selbst bei einer korrekt durchgeführten Herzmassage wird man wegen der Klappenstenose keinen ausreichenden Aortendruck und somit keine zur Erholung des Myokards ausreichende Coronardurchblutung erreichen können. Nur bei einer sofortigen Thorakotomie und möglichst rascher Klappensprengung mit dem Dilatator besteht Aussicht auf eine erfolgreiche Wiederbelebung. Es sollte daher schon bei der Narkoseeinleitung alles für einen sofortigen chirurgischen Eingriff vorbereitet sein.

c) Pulmonalklappenstenose. Die Pulmonalstenose ist eine relativ häufige kongenitale Anomalie des Herzens, welche zumeist valvulär und nur in etwa 10% der Fälle infundibulär vorkommt (BODECHTEL u. BLÖMER). *Hämodynamisch* wirkt sich der Fehler folgendermaßen aus: Entsprechend der Höhe des Druckgradienten vom rechten Ventrikel zur Pulmonalarterie kommt es entweder erst nach längerer Zeit oder aber in extremen Fällen schon im frühen Kindesalter zu einer Arbeitshypertrophie des rechten Ventrikels und Vorhofs mit nachfolgender Dilatation des rechten Herzens und Stauung im großen Kreislauf. Obwohl die arterielle Sauerstoffsättigung stets im Normbereich liegt, besteht doch in schweren Fällen infolge des stark verminderten Herzzeitvolumens eine periphere Cyanose. Nicht selten ist die Pulmonalstenose kombiniert mit einem offenen Foramen ovale, gelegentlich kann auch ein Ventrikel- oder Vorhofseptumdefekt vorhanden sein. Die Existenz solcher Septumdefekte bringt selbstverständlich eine weitere hämodynamische Komplikation, indem je nach Grad der Klappenstenose das Blut intrakardial von links nach rechts oder von rechts nach links kurzgeschlossen wird. Bei einer hochgradigen Pulmonalstenose mit bestehendem Rechts-Links-Shunt ist zwar das Herzzeitvolumen im Gegensatz zu den Fällen ohne Septumdefekt höher, da jedoch das arterielle Blut infolge der venösen Beimischung mangelhaft oxygeniert ist, besteht zumeist eine stärkere Cyanose (zentrale Cyanose). Außer durch periphere oder auch zentrale Cyanose ist das *klinische Bild* charakterisiert durch zunehmende Belastungsdyspnoe bis Orthopnoe, Angina pectoris und kardiale Synkope.

Die geringgradige, einfache Pulmonalstenose bedarf keiner *operativen Behandlung*. Eine absolute Indikation für den chirurgischen Eingriff ist gegeben, wenn ein Druckgradient an der Klappe von mehr als 50 mm Hg oder bereits eine Rechtsherzdilatation besteht. Als Operationsmethode wird bei isolierter valvulärer Pulmonalstenose die *geschlossene* transventriculäre oder seltener transarterielle Sprengung nach BROCK angewandt. Der Eingriff kann auch *offen* bei Normothermie oder mäßiger Hypothermie (30° C) in "*inflow-occlusion*" (Abklemmung der beiden Hohlvenen) und Eröffnen der Pulmonalarterie durchgeführt werden, wobei unter Sicht eine exakte Valvotomie möglich ist. Handelt es sich bei der isolierten Pulmonalstenose um die seltene infundibuläre Form oder liegt eine Kombination mit anderen Herzfehlern vor, so ist heute die

Indikation für den Eingriff mit Hilfe der *Herz-Lungen-Maschine* gegeben.

Bei der *Narkosedurchführung* dieser Fälle sind Barbiturate sowie andere kreislaufdepressorische Anaesthetica sparsam zu dosieren und ein möglichst sauerstoffreiches Narkosegasgemisch anzuwenden. Eine weitere Verminderung der Lungendurchblutung durch Anwendung hoher Beatmungsdrucke ist ebenfalls zu vermeiden, darüber hinaus besteht bei gleichzeitig vorhandenen Septumdefekten die Gefahr einer Shuntumkehr. Manche Anaesthesisten lassen aus diesem Grunde bis zur Eröffnung des Thorax den Kranken spontan atmen. Alle diese Vorsichtsmaßnahmen zielen darauf hin, *jegliche Hypotonie sowie Hypoxämie zu verhindern.* Jeder Blutdruckabfall führt zur Abnahme der Coronardurchblutung und damit der Sauerstoffversorgung des hypertrophierten rechten Ventrikels, der dann nicht mehr imstande ist, ein ausreichendes Schlagvolumen aufrechtzuerhalten, woraus wiederum eine Verminderung des Lungendurchflusses und ein weiterer Abfall des peripheren Druckes resultiert.

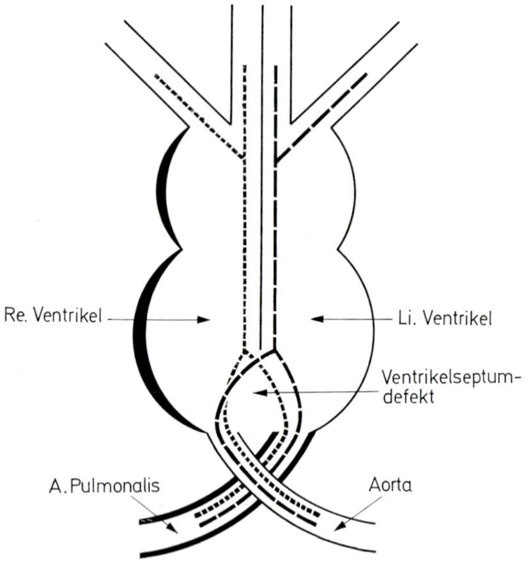

Abb. 21. Transposition der großen Gefäße. Die Aorta entspringt aus dem rechten Ventrikel und die A. pulmonalis aus dem linken Ventrikel. Als Kommunikation zwischen dem großen und kleinen Kreislauf besteht ein Ventrikelseptumdefekt mit gekreuztem Shunt

Wird der Eingriff mit der Technik der „*inflow-occlusion*" durchgeführt, ist für die kurze Zeit der Kreislaufunterbrechung (2—3 min bei Normothermie, 7—8 min mit mäßiger Hypothermie) die *Beatmung* selbstverständlich *einzustellen* und die Lunge mit einem Gasgemisch von 50% Sauerstoff und 50% Lachgas im leicht geblähten Zustand zu halten (positiver Druck von etwa + 5 cm Wassersäule). Die während des Kreislaufstillstandes entstandene *metabolische Acidose* ist durch entsprechende Gaben von Natriumbicarbonat *auszugleichen.* Nach der Korrektur des Fehlers kann es schon intraoperativ, aber auch noch in den ersten Tagen nach der Operation wegen Überlastung des kleinen Kreislaufs zum Lungenödem kommen. Kranke mit Pulmonalstenose neigen oft zu venösen Thrombosen als Folge der Polycythämie bei chronischer Hypoxie, weshalb eine weitere *Hämokonzentration durch unkontrollierte Bluttransfusionen* während der Operation unbedingt zu *vermeiden* ist.

d) Palliativeingriffe bei Transposition der großen Gefäße. Bei diesem angeborenen Herzfehler (Abb. 21) entspringt die *Aorta aus dem rechten Ventrikel* und die *Pulmonalis aus dem linken Ventrikel.* Auf diese Weise sind großer und kleiner Kreislauf parallel geschaltet, *venöses Blut rezirkuliert im großen und oxygeniertes Blut im kleinen Kreislauf.* Die Kinder sind überhaupt nur dann lebensfähig, wenn als Kommunikation zwischen den getrennten Kreisläufen ein *Vorhof- oder Ventrikelseptumdefekt mit gekreuztem Shunt* vorhanden ist. Als Verbindung dient auch häufig ein offener Ductus Botalli. Die hämodynamische Folge dieser Anomalie ist einmal eine stärkere Durchblutung der Lunge mit erhöhtem Druck im Lungengefäßbett und zum anderen eine allgemeine Erweiterung des Herzens. Rechter Ventrikel und Vorhof sind stärker hypertrophiert und es besteht eine Stauung im großen Kreislauf. Etwa 85% der Kinder mit Transposition sterben bereits in den ersten 6 Lebensmonaten (BODECHTEL u. BLÖMER). Die beste Prognose besteht, wenn ein großer Ventrikelseptumdefekt und als zusätzliche Anomalie eine Pulmonalstenose vorhanden ist. In diesen Fällen ist der Lungenkreislauf nicht so stark belastet und das Blut im großen Kreislauf ist infolge des größeren, gekreuzten Shunts besser arterialisiert.

Das *klinische Bild* der Transposition wird bestimmt durch starke Cyanose, Polyglobulie, Dyspnoe und Rechtsdekompensation. Bei meist normalem arteriellem Blutdruck ist der Venendruck stets erhöht, häufig besteht eine Hepatomegalie und Ödeme sind nicht selten.

Alle *palliativen Eingriffe* zur Behandlung dieses Fehlerkomplexes laufen letzten Endes darauf hinaus, durch Anlegen eines Vorhofseptumdefekts eine *größere Verbindung zwischen dem großen und kleinen Kreislauf* herzustellen und bei stärkerer Durchblutung der Lunge dieselbe durch künstliche Einengung der Lungenschlagader (Pulmonalisbändelung) zu entlasten. Der künstliche Vorhofseptumdefekt wird hergestellt, indem man entweder mittels einer Klemme einen Teil der beiden Vorhöfe aus der Zirkulation ausschaltet oder durch die bereits erwähnte Technik der "inflow-occlusion" (s. S. 645) den Kreislauf temporär ganz unterbricht und nach Eröffnung des rechten Atriums das Septum unter Sicht incidiert. Neuerdings wird die Septumincision auch ohne Kreislaufausschaltung, also blind vom rechten Vorhof her, mit geeignetem Skalpell vorgenommen.

Da nur ein geringer Anteil des durch die Lungen fließenden Blutes in den großen Kreislauf gelangt, wird man zur Einleitung der *Narkose* bei Anwendung von Inhalationsnarkotica mehr Zeit als sonst benötigen, zumal das Gasgemisch, weil es sich ja meist um extrem cyanotische Säuglinge handelt, eine möglichst hohe Sauerstoffkonzentration aufweisen soll und Halothan wegen der häufig schon vorhandenen Herzschädigung nur vorsichtig dosiert werden darf. Die meisten Probleme in der Behandlung dieser Fälle ergeben sich für den Anaesthesisten jedoch oft erst postoperativ, wenn es notwendig wird, die erst wenige Tage alten Transpositionskinder über einen längeren Zeitraum kontrolliert oder assistiert zu beatmen.

e) Herzverletzungen. Meist handelt es sich um Schuß- oder Stichverletzungen des Herzens und der großen Gefäße bei penetrierenden Thoraxwunden, seltener um Rupturen des Herzens oder Abrisse von großen Gefäßen nach einem stumpfen Thoraxtrauma. Die Kranken mit *penetrierenden* Wunden können in bezug auf Art und Ausmaß der Verletzung in *zwei Gruppen* eingeteilt werden:

1. Ausgedehnte Lacerationen des Myokards und der großen Gefäße (besonders der Aorta und A. pulmonalis) mit *rapider, massiver Blutung in die Pleurahöhlen oder nach außen* durch die Hautwunde. Infolge der so hervorgerufenen, akuten Exsanguination kommt häufig jede Hilfe zu spät.

2. Kleinere Stichverletzungen mit intraperikardialen Blutungen, welche dann das klinische Bild der *Herztamponade* bieten und oft erfolgreich operativ behandelt werden können. Erfahrungsgemäß hat jeder Patient dieser Gruppe gute Überlebenschancen, wenn er innerhalb der ersten 30 min nach dem Unfall adäquat chirurgisch versorgt werden kann (SCHAEFER u. DEVAULT).

Wenn auch bei beiden Gruppen ein Kreislaufversagen im Vordergrund steht, so ist doch eine Unterscheidung zwischen ihnen von Bedeutung, da im ersteren Falle ein *hypovolämischer Schock* durch *rasche In- und Transfusion* behoben werden muß, während bei Vorliegen einer *Herztamponade* die *intravenöse Zufuhr* von Flüssigkeiten nur *vorsichtig* erfolgen darf. Bei unklarem klinischen Bild sollte man sich bezüglich der Kreislaufauffüllung in jedem Falle nach dem Verhalten des zentralvenösen Druckes richten. Der Verdacht auf eine Herztamponade besteht (MEIER u. WOLFF), wenn bei niedrigem arteriellen Druck ein erhöhter Venendruck mit Stauung und Cyanose vornehmlich der oberen Körperhälfte und auskultatorisch abgeschwächte Herztöne vorhanden sind. Röntgenologisch können verminderte Pulsationen und manchmal eine zeltförmige Vergrößerung der Herzfigur nachweisbar sein, im EKG besteht häufig eine Mikrovoltage. Jedoch soll bei bedrohlichem Zustand keine Zeit durch umständliche Abklärung verlorengehen. Der Schweregrad des Zustandes wird weniger von der absoluten Blutmenge im Herzbeutel, als vielmehr von der Geschwindigkeit der intraperikardialen Blutung bestimmt. Ist sie akut, so können auch schon kleinere Blutmengen (100 bis 150 ml) zum klassischen Bild der Herztamponade führen (GRISWOLD u. MAGNIRE). Bei akuter Verschlechterung des Krankheitsbildes ist die oft abgelehnte *Perikardiocentese* durchaus berechtigt. Durch Aspiration auch kleinerer Blutmengen von 50—100 ml kann eine rasche Besserung des Zustandes erzielt und die Zeit bis zur Thorakotomie überbrückt werden (FARRINGER u. CON). Operativ wird man eine Verletzung des Herzens und der großen Gefäße durch einen transsternalen oder seitlichen intercostalen Zugang angehen und sie je nach ihrer Lokalisation und Ausmaß „*geschlossen*“ oder auch unter Einsatz der extrakorporalen Perfusion „*offen*“ versorgen (BEALL et al.).

Die wichtigsten *Anaesthesieprobleme* bei der Versorgung von Herzverletzungen ergeben sich durch die mehr oder weniger ausgeprägte *Beeinträchtigung der Herzkreislauffunktion*, sei sie nun durch Hämorrhagie oder durch Herzbeuteltamponade bedingt. Die infolge des verminderten Herzzeitvolumens hervorgerufene Gewebshypoxie kann durch häufig gleichzeitig bestehende pulmonale Gasaustauschstörung infolge Pneumo- oder Hämothorax in diesen Fällen verstärkt sein. Außerdem hat ein sehr hoher Prozentsatz dieser Patienten einen *vollen Magen* und befindet sich nicht selten im *Alkoholrausch*. Abgesehen davon, daß letztere Patientengruppe bei der Narkoseeinleitung schlecht oder überhaupt nicht kooperativ ist, bewirkt der Alkohol eine Depression des Zentralnervensystems und eine periphere Vasodilatation, wodurch die Kompensationsgrenze z. B. bei einer Herzbeuteltamponade deutlich herabgesetzt ist (COOLEY et al.).

Diese Gegebenheiten lassen die *Einleitung* oft zum *schwierigsten Teil der Narkose* werden. Die Kreislaufdepression verursacht eine Verlängerung der Absorption sowie Distribution von Narkosegasen und intravenösen Anaesthetica, was bei unvorsichtiger Verabreichung leicht zur Überdosierung führen kann. Husten und Erbrechen verstärken eine evtl. schon vorher bestehende Hypoxämie. Um die Gefahr einer Aspiration auszuschließen, ist möglichst rasch die Intubation vorzunehmen, wobei jeglicher Sauerstoffmangel unbedingt vermieden werden soll. Bewußtlose Kranke benötigen kein Narkoticum, ansonsten kann die Narkose zumeist schon mit Lachgas und evtl. geringem Zusatz von Halothan aufrechterhalten werden. Amerikanische Autoren bevorzugen bei Risikofällen wegen seiner geringen kreislaufdepressorischen Wirkung als alleiniges Narkoticum Cyclopropan (COOLEY et al.).

Abschließend sei noch betont, daß eine zeitraubende Schockbekämpfung selten schon präoperativ möglich ist, da die bedrohliche Situation zumeist einen sofortigen chirurgischen Eingriff erfordert. Maßnahmen zur *Stabilisierung des Kreislaufes* müssen daher *gleichzeitig mit Narkoseeinleitung* und Thoraxeröffnung durchgeführt werden, wobei nach einer länger bestehenden Hypotonie auch an die Wiederherstellung des Säurebasengleichgewichts gedacht werden muß.

4. Operationen an großen Gefäßen

Bei diesen Eingriffen muß dem Chirurgen während der Freipräparierung und der oft schwierigen Anastomosierung der Gefäße unbedingt ein ruhiges Operationsfeld verschafft werden. Da die Durchführung von Anastomosen meist längere Zeit beansprucht und eine gute Darstellung des Operationsgebietes verlangt, wird häufig ein großer Teil der Lunge über einen längeren Zeitraum stark komprimiert. Dennoch sollte auch in dieser Phase die Ventilation adäquat aufrechterhalten und jede Operationspause zur Wiederentfaltung der Lunge ausgenützt werden. Bei einem Teil der genannten Gefäßoperationen stellt die Anwendung einer kontrollierten Blutdrucksenkung mit Ganglienblockern eine wertvolle Hilfe dar, weil die geringere Füllung der Gefäße eine leichtere Freipräparierung erlaubt und somit die Gefahr der Verletzung und starken Blutung vermindert wird. Darüber hinaus verhindert die Blutdrucksenkung eine Überlastung des linken Herzens, wenn es bei Operationen an der Aorta durch Gefäßabklemmung zur exzessiven Steigerung des arteriellen Blutdrucks kommt.

a) Ductus Botalli. Die zwischen Arteria pulmonalis und Aorta während des fetalen Lebens bestehende Gefäßverbindung, welche die noch funktionslose Lunge von der Durchblutung weitgehend ausschaltet, obliteriert normalerweise nach der Geburt in etwa 4 Wochen. Tritt ein Verschluß des Ductus nicht ein, so kommt es bereits 2 Monate nach der Geburt, da der Blutdruck in der Pulmonalarterie zunehmend abfällt und in der Aorta ansteigt, zu einer Shuntumkehr im Ductus. Arterialisiertes Blut fließt aus der Aorta wieder zur Lunge zurück. Weist der Ductus einen großen Durchmesser auf, so kann der Lungendurchfluß mit der Zeit auf das Zwei- bis Vierfache des Minutenvolumens im großen Kreislauf ansteigen. Die Folgen dieser veränderten *Hämodynamik* sind Hypertrophie des linken Herzens infolge Volumenbelastung, Pulsus celer et altus mit großer Blutdruckamplitude bei niedrigem diastolischen Druck und zunehmende pulmonale Hypertonie. Der Anstieg des Gefäßwiderstandes in den peripheren Lungengefäßen ist zunächst funktionell durch Tonuserhöhung bedingt und wird später manifest infolge sklerotischer Umwandlung der Gefäßwand. Schließlich kann es in seltenen Fällen bei starker Widerstandszunahme zu einer Umkehrung des Shunts und zum Versagen des rechten Ventrikels kommen. Viel häufiger sterben aber die Kranken in früheren Lebensjahren an einem Linksherzversagen oder an einer bakteriellen Endokarditis, die von infektiösen Herden im Ductus ausgeht. Da die Operationsmortalität bei unkomplizierten Fällen sehr niedrig ist (unter 1 %), sollte der *chirurgische Verschluß* eines persistierenden Ductus Botalli schon in frühen Lebensjahren durchgeführt werden, bevor es zum Myokardschaden, irreversiblen pulmonalen Hochdruck oder sogar zur Shuntumkehr gekommen ist (ELLIS et al.). Die Durchtrennung des Ductus wird meist bevorzugt gegenüber einer einfachen Unterbindung, besonders wenn der Ductus kurz und weitlumig ist. Gerade in den letztgenannten Fällen kann der *Anaesthesist* die Arbeit des Chirurgen durch Anwendung der *kontrollierten Blutdrucksenkung* (GLENN et al.; GREER u. DARRISH) wesentlich erleichtern, wodurch die Gefahr einer größeren Blutung vermindert wird, auf die man bei dieser Operation immer vorbereitet sein muß. Während der Durchtrennung des Ductus können gelegentlich Arrhythmien und vor allem eine Bradykardie infolge Reizung von Vagus und Herzplexusnerven auftreten. Durch intermittierende

Gaben von Atropin läßt sich aber leicht eine normale Pulsfrequenz wiederherstellen. Während dieser Phase der Operation kann auch der linke N. recurrens verletzt werden. Nach Verschluß des Ductus nimmt das Herzzeitvolumen im großen Kreislauf zu und es kommt zu einem Anstieg des peripheren, besonders des diastolischen Drucks. Wegen Gefahr einer akuten Herzinsuffizienz wird man selbstverständlich jede *Übertransfusion vermeiden* müssen, zumal diese Kranken schon präoperativ ein erhöhtes Blutvolumen aufweisen. Bei manchen Patienten klingt diese nach Verschluß des Ductus entstandene arterielle Hypertonie erst im Verlauf der ersten bis zweiten postoperativen Woche ab.

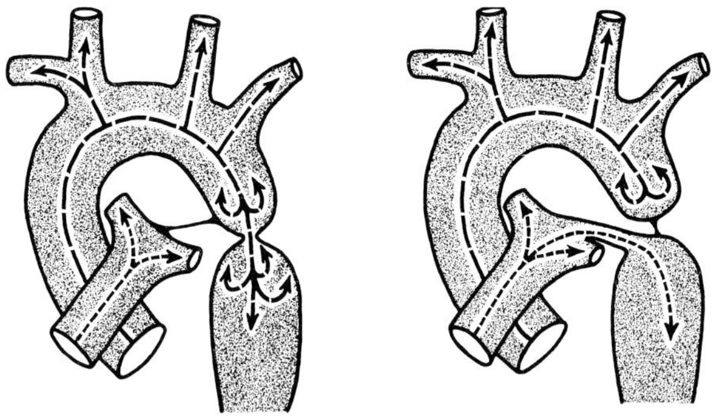

a b

Abb. 22a u. b. Aortenisthmusstenose: a Erwachsenenform, b kindliche Form

b) Aortenisthmusstenose. Die angeborene Verengung der Aorta kann oberhalb oder unterhalb der Einmündung des Ductus Botalli lokalisiert sein, erstere bezeichnet man als kindliche, letztere als Erwachsenenform (Abb. 22a u. b).

Der sehr seltene *infantile Typ* weist in den meisten Fällen einen offen gebliebenen Ductus auf und ist zu 40% mit anderen kongenitalen Anomalien (Transposition der großen Gefäße, Atrioventricularkanal, Ventrikelseptumdefekt usw.) kombiniert (Bodechtel u. Blömer). Infolge dieser zusätzlichen Mißbildungen besteht in 25% der Fälle eine allgemeine Blausucht oder man findet sonst wegen des offenen Ductus eine dissoziierte, nur auf die untere Körperhälfte beschränkte Blausucht. 80% der Kinder sterben bereits im ersten Lebensjahr.

Bei der *Erwachsenenform* ist der Ductus zumeist verschlossen und als zusätzliche Anomalie besteht vornehmlich (24%) eine zweizipfelige Aortenklappe, die Ursache einer Aorteninsuffizienz sein kann. Kennzeichnend für das Krankheitsbild ist ein hoher Blutdruck an den Armen und ein niedriger Blutdruck an den Beinen, sowie das Vorhandensein eines Kollateralkreislaufs über die Aa. mammariae, die subscapularen und intercostalen Arterien. Die mittlere Lebenserwartung beträgt 35 Jahre. Als Todesursache kommen vornehmlich in Frage Herzinsuffizienz, Aortenruptur, bakterielle Endokarditis und cerebrale Insulte. Das beste Operationsalter liegt zwischen dem 5. und 10. Lebensjahr, während ein späterer chirurgischer Eingriff infolge einer sich entwickelnden Gefäßsklerose wesentlich gefahrvoller wird. Bei der *Operation* wird die Stenosestelle reseziert und nach Möglichkeit eine End-zu-End-Anastomose durchgeführt, nur in seltenen Fällen wird das Einsetzen einer Prothese erforderlich.

Die sich für den *Anaesthesisten* ergebenden Probleme beruhen vorwiegend auf den speziellen Kreislaufveränderungen, welche bei diesem Eingriff auftreten können. Bereits während der Thorakotomie kann es, wenn der Kollateralkreislauf stark ausgebildet ist, zu *erheblichen Blutungen* kommen. Eine weitere Blutungsgefahr besteht beim Freipräparieren der Aorta, da hierbei leicht eine erweiterte Intercostalarterie verletzt werden kann. Für einen ausreichenden und rechtzeitigen Blutersatz ist Sorge zu tragen. Nach der Präparation wird die Aorta ober- und unterhalb der Striktur abgeklemmt. Da nicht selten die linke A. subclavia mitabgeklemmt wird, sollte die *Blutdruckmessung* von vornherein stets *am rechten Arm* erfolgen. In Abhängigkeit vom Grad der Stenose und Größe des Kollateralkreislaufs wird es nach der Aortenabklemmung zu einem mehr oder weniger starken Blutdruckanstieg in der oberen Körperhälfte kommen. Infolge der manchmal exzessiven Drucksteigerung kann der linke Ventrikel versagen oder eine intrakranielle Blutung auftreten. Um diesen Gefahren zu begegnen, ist die Anwendung einer *kontrollierten Blutdrucksenkung* mittels Trimetaphandauertropfinfusion (Arfonad) indiziert (Glenn et al.; Keele u. Wyant; Secher et al.). Zeigt sich der Patient gegenüber Trimetaphan resistent oder ergeben sich Schwierigkeiten, den Blutdruck auf der gewünschten Höhe gleichmäßig zu halten, so kann durch zusätzliche Änderung der Halothankonzentration im Narkosegasgemisch der Blutdruck rasch und sehr wirksam reguliert werden. Der Blutdruck sollte nach Möglichkeit auf den *präoperativen Ausgangswert* einreguliert werden. Eine stärkere Blutdrucksenkung ist zu vermeiden, da andernfalls die ohnehin verminderte Durchblutung der unteren Körperhälfte noch weiter reduziert wird. Die sonst zu befürchtenden Rückenmarksschädigungen mit nachfolgenden Paresen können vor allem dann entstehen, wenn bereits bei der Freilegung der Aorta mehrere Intercostalarterien unterbunden werden mußten. Aus den gleichen Gründen ist eine Blutdrucksenkung vor der Aortenabklemmung, wie sie von manchen Anaesthesisten zur Verminderung des Blutverlustes oder zur Erleichterung der Aortenpräparation benutzt wird, nur dann anzuwenden, wenn sich wirklich die Notwendigkeit hierfür ergibt. Mindestens *5 min vor Beendigung der Anastomose*, deren Durchführung gewöhnlich 20—30 min in Anspruch nimmt, ist die *Trimetaphandauertropfinfusion abzustellen*. Bei der nachfolgenden *Entfernung der Aortenklemmen* könnte sonst der ohnehin durch das freie Abfließen des Blutes in die untere Körperhälfte auftretende *Blutdruckabfall* lebensbedrohliche Formen annehmen, wenn die volle Wirkung von Arfonad noch vorhanden ist. Die Gefäßklemmen dürfen nur langsam gelöst werden und sind, falls dennoch ein stärkerer Blutdruckabfall auftritt, vorübergehend wieder anzulegen. Nach vollständiger Öffnung der Anastomose soll abgewartet werden, bis der Blutdruck wieder eine normale Höhe erreicht hat, denn nur dann kann man sicher sein, daß die Nahtstellen der Anastomose wirklich dicht sind. Bei Bedarf können Vasopressoren gegeben werden, jedoch nur in einer niedrigen Dosierung, da dieselben nach Anwendung einer Ganglienblockade bekanntlich eine verstärkte Wirksamkeit aufweisen. Erst wenn die Nahtstellen auch unter normaler Druckbelastung völlig bluttrocken sind, darf der Thorax wieder verschlossen werden. *Postoperativ* wird manchmal eine *paradoxe Hypertension* beobachtet, die sich gelegentlich über 1—2 Wochen erstrecken kann (Sealy et al.). Sie beruht wahrscheinlich auf einer durch den operativen Eingriff ausgelösten Funktionsstörung der in der Aortenwand befindlichen Druckreceptoren und kann die weitere Anwendung ganglioplegischer Mittel erforderlich machen.

c) Palliativeingriffe bei kongenitalen Herzfehlern (Blalocksche und Pottssche Anastomose sowie Brocksche Pulmonalissprengung bei Morbus Fallot, Bändelung bei Ventrikelseptumdefekt und Glennsche Anastomose bei Tricuspidalatresie). Operationen an den großen Gefäßen werden bei bestimmten kongenitalen Herzfehlern auch als Palliativeingriffe durchgeführt, wenn sich die Kinder schon im frühen Lebensalter in einem bedrohlichen Zustand befinden und eine Totalkorrektur mit Hilfe der Herz-Lungen-Maschine noch nicht möglich ist.

Am häufigsten wird ein solcher Palliativeingriff bei *Morbus Fallot* vorgenommen. Bekanntlich unterscheidet man drei verschiedene Formen: Die Trilogie, die Tetralogie und die Pentalogie. Die Trilogie, bei welcher neben der Pulmonalstenose und Rechtshypertrophie ein Vorhofseptumdefekt besteht, hat eine gute Prognose und ist deshalb nur in sehr seltenen Fällen Anlaß zu einem Palliativeingriff. Dagegen treten bei der Tetralogie, bei welcher außer Pulmonalstenose und Rechtshypertrophie ein Ventrikelseptumdefekt mit reitender Aorta vorliegt (Abb. 23), sowie bei der Pentalogie (zusätzlicher Vorhofseptumdefekt) häufig stärkere Beschwerden schon im 1. und 2. Lebensjahr auf. Das *Krankheitsbild* und die Prognose sind weitgehend vom Schweregrad der Pulmonalstenose und damit von der Größe der Lungendurchblutung abhängig. In sehr

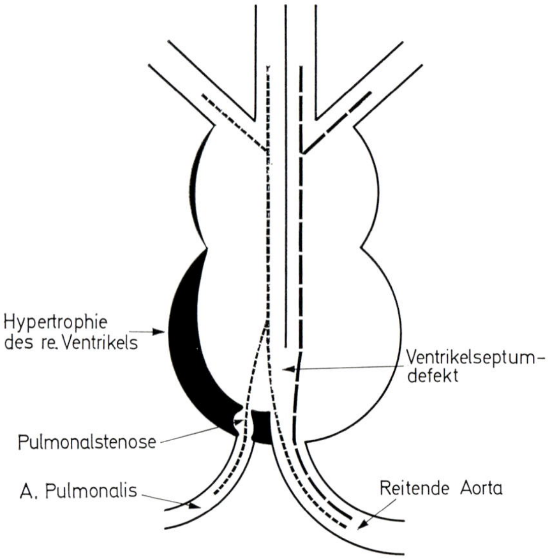

Abb. 23. Fallotsche Tetralogie

schweren Fällen ist die Pulmonalstenose so ausgeprägt, daß infolge eines erheblichen Rechts-Links-Shunts von Geburt an eine stärkere arterielle Sauerstoffuntersättigung besteht, die bei den ersten Belastungsversuchen zunimmt. Für das klinische Bild ist daher eine progressive Cyanose mit Ausbildung von Trommelschlegelfinger und Uhrglasnägel kennzeichnend. Dem Schweregrad der Cyanose entsprechend besteht eine meist schon im 1. Lebensjahr einsetzende Atemnot. Die Kinder ermüden sehr leicht und nehmen dann immer häufiger die charakteristische Hockstellung ein. Der Organismus versucht, den häufig erheblichen Sauerstoffmangel durch Polyglobulie zu kompensieren, der Hämoglobinwert steigt nicht selten auf 20 g-% und der Hämatokrit auf 90% an. Die Erhöhung der Blutviscosität bringt die Gefahr mit sich, daß in den cerebralen, aber auch anderen Gefäßen Thrombosen entstehen. Dies wird besonders dadurch begünstigt, daß die Fallot-Kranken einen niedrigen systolischen

Blutdruck mit kleiner Amplitude und schlecht gefülltem peripheren Puls haben. Asphyktische Attacken mit Bewußtlosigkeit und cerebralen Krämpfen können bei Anstrengung, aber auch plötzlich und unerwartet auftreten, möglicherweise hervorgerufen durch Spasmus der hypertrophierten Infundibulummuskulatur. Als Haupttodesursache ist im Kindesalter die kardiale Synkope und später die bakterielle Endokarditis, Hirnabsceß und Hirnthrombose zu nennen.

Als *Palliativoperationen* bei Fallot-Kranken kommt die Anastomose nach BLALOCK oder POTTS, sowie Pulmonalissprengung nach BROCK in Frage, welche durch Erhöhung des Lungendurchflusses eine Verbesserung der arteriellen Sauerstoffsättigung zum Ziel haben. Die *Blalocksche Operation* ist eine End-zu-Seit-Anastomose zwischen der linken A. subclavia und der A. pulmonalis, die *Pottssche Operation* ist eine Seit-zu-Seit-Anastomose zwischen der Aorta und der linken A. pulmonalis. Beide Operationen führen zwar infolge Minderung der Cyanose zu einer Besserung der Leistungsfähigkeit, aber die Belastung des rechten Ventrikels sowie die Größe des Rechts-Links-Shunts bleiben unverändert und der künstlich gebildete arterielle Ductus beansprucht wiederum zusätzlich den linken Ventrikel. Diese Nachteile bestehen dagegen nicht bei der *Brockschen Operation*, bei welcher am geschlossenen Herzen eine pulmonale Valvotomie oder infundibuläre Resektion durchgeführt wird. Sie eignet sich besonders bei stark cyanotischen Kleinkindern, bei denen wegen des sehr schlechten Allgemeinzustandes eine langwierige Anastomosenoperation mit höherem Risiko verbunden ist. Das Anlegen einer Anastomose bleibt jedoch das Verfahren der Wahl, wenn die Pulmonalarterie englumig ist.

Bei der *Narkosedurchführung* ist zunächst wegen der Gefahr einer zunehmenden Hypoxämie für eine ruhige Einleitung zu sorgen, weshalb einer ausreichenden Prämedikation besondere Bedeutung zukommt. Eine höhere Dosierung der Prämedikationsmittel, die diese Kinder gut vertragen, verursacht keine unerwünschte Atemdepression, sondern durch Beruhigung und Reduzierung des Sauerstoffverbrauches tritt vielmehr eine Besserung des Allgemeinzustandes mit Verminderung der Cyanose ein. Während des Eingriffes ist der Kranke hauptsächlich durch *Hypoxämie* und *Hypotension* gefährdet. Eine erhebliche Sauerstoffuntersättigung kann bereits durch Kompression der Lunge entstehen, jedoch stellt bei der Durchführung einer Anastomose das Abklemmen einer Pulmonalarterie den gefährlichsten Moment der Operation dar. Durch Reduktion des Lungendurchflusses und Zunahme des Rechts-Links-Shunt kann es zu schwerer Cyanose, Bradykardie und Hypotension kommen. Es sollte deshalb daran gedacht werden, die komprimierte Lunge während des Eingriffes von Zeit zu Zeit zur Ventilation wieder freizugeben und den Kranken bereits kurz *vor und während der Abklemmung der Pulmonalarterie nur mit reinem Sauerstoff zu beatmen.* Eine gleichzeitig auftretende Bradykardie kann mit kleinen intermittierenden Dosen von Atropin angegangen werden. Das Aufrechterhalten eines genügend hohen Blutdrucks während des ganzen Eingriffes ist aus mehreren Gründen außerordentlich wichtig. Einmal wird die Hypotension bei schon vorhandener Hypoxie schlecht vertragen, zum anderen erhöht sie die Thrombosegefahr. Es kann nicht nur die schon oben erwähnte Hirnthrombose auftreten, sondern auch die angelegte Gefäßanastomose kann durch Thrombosierung verschlossen werden. Der Blutdruck sollte daher ständig kontrolliert werden, wobei noch daran erinnert sei, daß die *Blutdruckmessung am rechten Arm* erfolgen muß, wenn bei einer Blalockschen Operation für die Anastomose die linke A. subclavia vorgesehen ist. Wegen der bestehenden *hochgradigen Polycytämie* soll der Blutverlust möglichst mit *Plasma und Plasmaproteinlösung* ausgeglichen werden, nur bei größeren Blutungen ist die Gabe von Vollblut gerechtfertigt.

Zu Palliativeingriffen an den großen Gefäßen gehört auch die künstliche Einengung der A. pulmonalis, die sog. Pulmonalisbändelung bei *Ventrikel- und Vorhofseptumdefekt.* Das Ausmaß der Beschwerden hängt weitgehend von der Größe des Defektes ab. Kleinere und mittelgroße Defekte verursachen zunächst in jungen Jahren keine Beschwerden und die Kranken können somit ein Alter erreichen, in welchem der Fehler mit Hilfe der Herz-Lungen-Maschine endgültig korrigiert werden kann. Größere Defekte dagegen rufen schon im frühen Kindesalter wegen des vorhandenen großen *Links-Rechts-Shunts* eine stärkere Belastung des linken Herzens hervor. Infolge des kleinen Minutenvolumens im großen Kreislauf besteht ein schlecht gefüllter, kleiner Puls mit niedrigem Blutdruck und kleiner Amplitude. Im kleinen Kreislauf führt dagegen der verstärkte Durchfluß zu einer Druckerhöhung, die bei längerem Bestehen eine sklerotische Veränderung der Gefäße bedingt. Die *pulmonale Widerstandshypertonie* nimmt schließlich so stark zu, daß es zu einer Shuntumkehr mit Blausucht kommen kann. Um die Entwicklung dieser lebensbedrohlichen Widerstandshypertonie aufzuhalten, versucht man die Blutzufuhr zur Lunge zu drosseln, indem man mit Hilfe eines breiten Bandes das Lumen der Pulmonalarterie einengt.

Besonderheiten für den *Anaesthesisten* bestehen bei der Pulmonalisbändelung darin, daß es infolge der veränderten Hämodynamik zu einem Links-

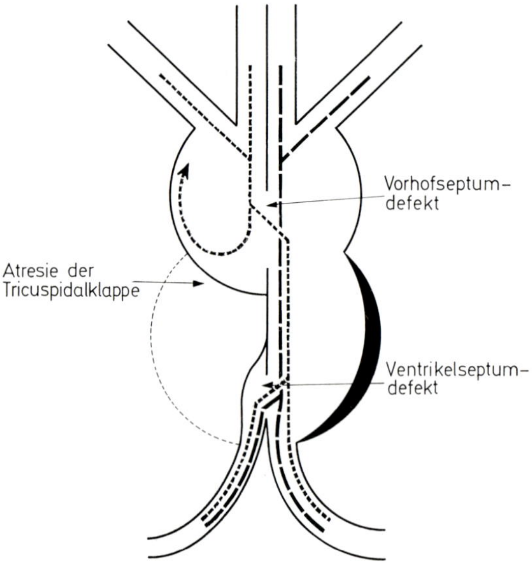

Abb. 24. Tricuspidalatresie. Die lebensnotwendige Voraussetzung dieses Vitiums ist das Vorhandensein eines großen Vorhofseptumdefektes sowie einer Verbindung zwischen großem und kleinem Kreislauf, entweder in Form eines hochsitzenden Ventrikelseptumdefektes oder eines noch offenen Ductus Botalli

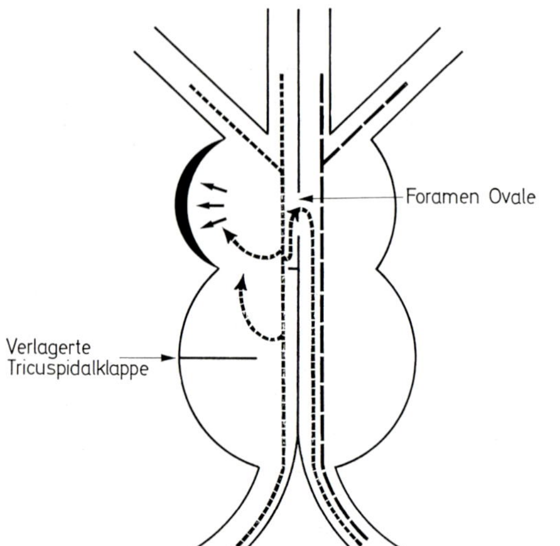

Abb. 25. Ebstein-Syndrom. Anomalie der Tricuspidalklappe, wobei zwei Segel für sich im atrophischen rechten Ventrikel entspringen. Das infolge der Tricuspidalinsuffizienz aufgestaute Blut fließt z. T. über ein noch offenes Foramen ovale in den linken Vorhof ab

herzversagen mit stärkerer Bradykardie und Hypotension kommen kann. Bronchitiden und Bronchopneumonie, zu welchen diese Kranken besonders neigen, können im Verlaufe der Operation sowie postoperativ Anlaß zu respiratorischen Komplikationen geben.

Als ein weiterer Palliativeingriff sei noch die *Glennsche Operation* genannt, bei welcher eine Anastomosierung der oberen Hohlvene mit der rechten Pulmonalarterie vorgenommen wird. Diese Operation findet Anwendung bei der *Tricuspidalatresie* sowie beim *Ebstein-Syndrom*. Die bei diesen seltenen kongenitalen Herzfehlern bestehenden hämodynamischen Verhältnisse sind in Abb. 24 und 25 dargestellt. Bei der Tricuspidalatresie wird zur Erhöhung des Lungendurchflusses anstelle der sonst durchgeführten Blalockschen oder Pottschen Anastomose die Glennsche Operation in denjenigen Fällen bevorzugt, bei denen wegen einer schon starken Hypertrophie und Dilatation des rechten Vorhofs eine Entlastung desselben erforderlich ist. Dagegen kommt beim Ebstein-Syndrom, bei welchem infolge einer Anomalie an der Tricuspidalklappe eine schwere Insuffizienz derselben vorliegt, als Palliativbehandlung nur die Glennsche Operation in Frage. Hinsichtlich der *Narkosedurchführung* sind die gleichen Besonderheiten zu beachten, wie sie bereits bei den Palliativeingriffen der Fallotschen Tetralogie beschrieben worden sind.

d) Anomalien des Aortenbogens. Bei diesen Anomalien kann infolge einer abnormalen Gefäßentwicklung im Bereich des Aortenbogens eine Ringbildung um Trachea oder Oesophagus bzw. um beide Organe bestehen, welche dann durch Kompression stärkere Atem- bzw. Schluckbeschwerden verursacht. Von den zahlreichen möglichen Formen der Ringbildung ist insbesondere der *doppelte Aortenbogen* von Bedeutung, da er am häufigsten zu einer lebensbedrohlichen *Stenose von Trachea und Oesophagus* führt. Schon in früher Kindheit weisen Stridor, Husten, wiederholte respiratorische Infektionen oder auch Schwierigkeiten bei der Nahrungsaufnahme auf das Vorliegen eines Gefäßringes hin. In fortgeschrittenen Fällen kann die Dyspnoe so akut auftreten, daß eine operative Durchtrennung des Gefäßringes unverzüglich durchgeführt werden muß.

Wegen der schon präoperativ bestehenden Atemstörungen ist bei der *Prämedikation* jede stärkere Sedierung zu vermeiden, häufig wird man sich auf die Gabe von Atropin beschränken. Bei der *Narkoseeinleitung* (McCaughay; Wetchler u. McQuiston) dieser Fälle sind die bei Vorliegen einer Trachealkompression üblichen Vorsichtsmaßnahmen zu beachten. Darüber hinaus können sich auch spezielle Schwierigkeiten bei der Intubation ergeben, da die durch einen doppelten Aortenbogen verursachte Trachealstenose sich meist direkt oberhalb der Bifurkation befindet. Der größte Trachealtubus, der die Stenose gerade noch passiert, sollte benutzt werden. Bei tief sitzender Stenose besteht dann außerdem die Gefahr der endobronchialen Intubation. Die Beatmung der kontralateralen Lungenseite kann in diesen Fällen dadurch gesichert werden, daß man das Tubusende vor der Intubation mit mehreren Perforationen versieht. Während der Operation ist außer mit respiratorischen Komplikationen vor allem mit stärkeren Blutungen zu rechnen, die nicht selten in die Trachea erfolgen können. Auch nach dem Eingriff können noch lebensbedrohliche Anfälle von Atembehinderung durch Schleimhautschwellungen in der Trachea und durch verbleibende Trachealverformung auftreten.

e) Aortenaneurysma. Aortenaneurysmen, die als Folge einer Mesaortitis luetica, einer bakteriellen Infektion, einer traumatischen Einwirkung und Arteriosklerose entstehen können oder auch kongenitalen Ursprungs sind, weisen im *klinischen Bild*, abhängig von ihrer Größe und Lokalisation, verschiedene Symptome auf. Größere Aneurysmen im Aortenbogen verursachen Schmerzen durch Arrodierung der Rippen und des Sternums und können infolge Kompression der oberen Hohlvene oder der V. brachiocephalica eine Einflußstauung in der oberen Körperhälfte und infolge Kompression von Trachea und großen Bronchien Atemnot und Reizhusten bewirken. Letzterer kann auch, wenn gleichzeitig Heiserkeit besteht, durch eine Schädigung des N. recurrens bedingt sein. Ein zusätzlich bestehendes Horner-Syndrom weist auf die Beteiligung des Truncus brachiocephalicus hin. Aneurysmen der descendierenden Aorta verursachen häufig starke Schmerzen durch Arrosion der Brustwirbel und Druck auf die Spinalnerven.

Das *chirurgische Vorgehen* (HEBERER et al.) wird durch Lokalisation und Form des Aneurysma bestimmt. Ein einfaches sackförmiges Aneurysma wird nach tangentialer Abklemmung abgetragen, dagegen erfordert ein fusiformes oder dissezierendes Aneurysma die Resektion des Aneurysmas in seiner ganzen Ausdehnung und Einsetzen einer Kunststoffprothese. *Hierbei hängt die Wahl der Operationsmethode vom Abstand des Aneurysmas von der Aortenklappe ab.* Beträgt er bei Aneurysmen der ascendierenden Aorta weniger als 3 cm, so muß unter Anwendung der Herz-Lungen-Maschine in mäßiger Hypothermie und zusätzlicher Coronarperfusion operiert werden. Greift ein solches Aneurysma auf den Aortenbogen über, so ist eine zusätzliche Hirnperfusion notwendig. Ist ein Aneurysma der Aorta ascendens oder des Aortenbogens mehr als 3 cm von der Aortenklappe entfernt, so ist die Anwendung der extrakorporalen Zirkulation nicht unbedingt erforderlich. Die Resektion des Aneurysmas kann hier vorgenommen werden, nachdem man mittels einer arterioarteriellen Prothese das Aneurysma umgangen hat. Nach der manchmal notwendigen Verbindung der Prothese mit den Ästen

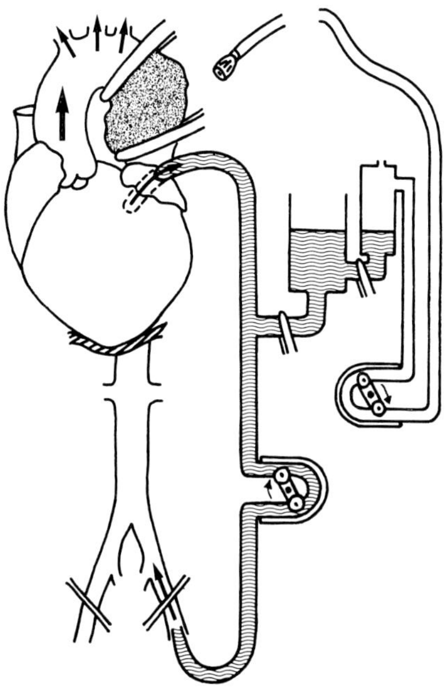

Abb. 26. Partielle Blutumleitung vom linken Vorhof in die linke A. femoralis (Linksbypass). Am Beginn der descendierenden Aorta ein durch Klemmen isoliertes Aneurysma

des Aortenbogens und nach der Resektion des Aneurysmas kann die Prothese als definitives Gefäß belassen werden. Die Aneurysmen der thorakalen Aorta descendens werden in der Regel mit Hilfe einer extrakorporalen Blutumleitung vom linken Vorhof zur A. femoralis (Linksbypass) operiert.

Die Kenntnis der verschiedenen Operationsverfahren ist auch für den *Anaesthesisten* von Wichtigkeit, da er sonst nicht in der Lage sein wird, bei Beseitigung der während der Operation auftretenden Komplikationen sachgerecht mitzuhelfen. Es ist daher erforderlich, daß er sich am Vortage des Eingriffs über die Lokalisation des Aneurysmas sowie über den vorgesehenen Operationsablauf genauestens unterrichtet. Bezüglich der Probleme, die sich bei Anwendung einer Herz-Lungen-

Maschine ergeben, sei auf das nachfolgende Kapitel „Operationen am offenen Herzen" verwiesen. An dieser Stelle seien nur kurz die für den Anaesthesisten wichtigen Besonderheiten der Durchführung eines *Linksbypass* dargestellt. Die für die Anwendung der Herz-Lungen-Maschine gültigen Regeln der Gerinnungshemmung und der Heparinneutralisation gelten auch für die arterioarterielle Form der Kreislaufumleitung. Wie aus der Abb. 26 zu ersehen ist, wird das Blut durch einen Schlauch mittels einer zwischengeschalteten Rollerpumpe vom *linken Vorhof* in die *A. femoralis* getrieben. Ein in den Schlauch einmündendes Blutreservoir ermöglicht den raschen Blutersatz bei stärkeren Blutungen während der Operation. Das im Operationsfeld anfallende Blut kann mit einer zusätzlichen Pumpenanordnung abgesaugt und dem System zugeführt werden. Nachdem die extrakorporale Zirkulation in Gang gesetzt und die thorakale Aorta proximal und distal von dem Aneurysma abgeklemmt worden ist, muß das *extrakorporale Zeitvolumen so einreguliert* werden, *daß der Blutdruck in der oberen Körperhälfte im Bereich seines Ausgangswertes* gehalten wird. Der Blutdruck der oberen Körperhälfte wird am Arm blutig gemessen, eine Blutdruckmessung der unteren Körperhälfte erübrigt sich, denn deren ausreichende Durchblutung kann allein durch eine adäquate Einstellung des *Pumpenzeitvolumens* gesichert werden. Letzteres soll *zwischen 35 und 60 ml/kg Körpergewicht/min* liegen. Schwierigkeiten bei der Perfusion der unteren Körperhälfte ergeben sich, wenn infolge eines stärkeren Blutverlustes der Zufluß zum linken Herzen so gering wird, daß ein ausreichender Blutdruck in der oberen Körperhälfte nur durch starke Herabsetzung des Pumpenzeitvolumens aufrechterhalten werden kann. Eine solche Situation kann nur durch sofortigen Blutersatz aus dem schon erwähnten Blutreservoir behoben werden. Die *Aufrechterhaltung eines ausreichenden Blutvolumens* gehört somit zu den wichtigsten Aufgaben des Anaesthesisten bei diesen Operationen. Das Aufstellen einer genauen Blutbilanz ist jedoch grundsätzlich bei jeder Aneurysmaoperation notwendig, da es während der Freipräparierung des Aneurysmas nicht selten zu Einrissen und starken Blutungen kommen kann. An eine temporäre *Blutdrucksenkung mit Ganglienblocker* soll in diesen Fällen gedacht werden. Da das Aneurysma häufig thrombosiert und die Aortenwand verkalkt ist, besteht während des Eingriffs Emboliegefahr, weshalb man nach Beendigung der Operation die peripheren Pulse sowie die corticale Funktion gewissenhaft prüfen soll.

5. Operationen am offenen Herzen mit Hilfe der Herz-Lungen-Maschine

Um Eingriffe am offenen und weitgehend blutleeren Herzen durchführen zu können, ist entweder eine Unterbrechung des gesamten Kreislaufes oder eine Ausschaltung des Herzens durch Umleitung des Blutes über einen extrakorporalen Kreislauf erforderlich. Werden für den intrakardialen Eingriff nur 10 min oder weniger benötigt, so kann er durch Anwendung einer Oberflächenhypothermie auf 29 bis 30° C in Kreislaufstillstand durchgeführt werden. Dieses Verfahren ist anwendbar für den Verschluß eines Vorhofseptumdefektes vom Sinus-Venosus- oder Ostium-Secundum-Typ, für die pulmonale Valvotomie sowie für den Verschluß eines aortopulmonalen Fensters. Kompliziertere Herzfehler, deren Korrektur mehr als 10 min in Anspruch nimmt, können nur mit Hilfe der extrakorporalen Zirkulation operiert werden, bei welcher zwei verschiedene Verfahren anwendbar sind, entweder das sog. Drew-Verfahren oder die Herz-Lungen-Maschine.

Das Prinzip des *Drew-Verfahrens* (Drew et al.; Gordon et al., 1960) besteht darin, das rechte wie auch linke Herz durch je einen Umgehungskreislauf mit Pumpe zu ersetzen und mit Hilfe eines in die arterielle Leitung eingeschalteten Wärmeaustausches den Organismus auf 10—15° C zu kühlen und dann in einem 30—40 min möglichen Kreislaufstillstand den intrakardialen Eingriff vorzunehmen. Da das Blut nur vom linken Vorhof in die A. femoralis bzw. vom rechten Vorhof in die A. pulmonalis umgeleitet wird, bleibt die Lunge im Kreislauf und dient weiterhin der Arterialisierung des Blutes.

Bei Anwendung der *Herz-Lungen-Maschine* wird sowohl die Funktion des Herzens mittels Pumpe wie auch die Funktion der Lunge mittels Oxygenator ersetzt, und der intrakardiale Eingriff kann ohne Unterbrechung der Zirkulation und damit weitgehend zeitunabhängig durchgeführt werden. Weitere Vorteile für die Anwendung der Herz-Lungen-Maschine ergeben sich durch die zusätzliche *Kombination mit Hypothermie* mittels eines in das System eingeschalteten Wärmeaustauschers.

Es sind heute eine Reihe von Pumpoxygenatoren im Gebrauch, die sich in *Aufbau und Arbeitsweise* voneinander unterscheiden (Galletti u. Brecher). Bei der Anordnung des extrakorporalen Kreislaufs handelt es sich jedoch immer um das gleiche Prinzip, das am Beispiel der in der Chirurgischen Universitäts-Klinik München benutzten Herz-Lungen-Maschine (Zenker et al.) mit einem *Filmoxygenator vom Gibbon-Typ* (Miller u. Gibbon) erläutert sei. Wie die Abb. 27a u. b zeigen, wird das venöse Mischblut der oberen und unteren Hohlvene durch Heberdrainage in ein Reservoir geleitet und von dort mittels einer Rollerpumpe nach Passieren eines Wärmeaustauschers zum Oxygenator befördert. In diesem gelangt das Blut über eine Verteilerkammer auf vertikal stehende Drahtgitter. Hier findet dann zwischen dem zu einem dünnen Film ausgebreiteten Blut und dem gleichzeitig durch den Oxygenator strömenden Gasgemisch der Sauerstoff- und Kohlensäureaustausch statt. Das arterialisierte Blut wird nach Durchlaufen eines Filters durch eine weitere Rollerpumpe über eine in die A. femoralis eingelegte Kanüle dem Arteriensystem des Organismus wieder zugeführt. Da beide Hohlvenen um die Absaugkatheter legiert sind, und die Aortenklappe durch den von der arteriellen Pumpe erzeugten Blutdruck geschlossen gehalten wird, strömt in die Herzhöhle nur noch Coronar- und Bronchialvenenblut ein, das mittels einer weiteren Pumpe abgesaugt und der Herz-Lungen-Maschine wieder zugeleitet werden kann. Nach dem gleichen Prinzip wie der Gibbon-Oxygenator (Blut in Gasphase) arbeiten auch andere Filmoxygenatoren, bei denen jedoch der zum Gasaustausch notwendige Blutfilm entweder auf rotierenden Scheiben [Björk, 1968; Melrose u. Aird; Kay-Cross (Mendelsohn et al.)] oder Zylindern (Crafoord et al.) erzeugt wird.

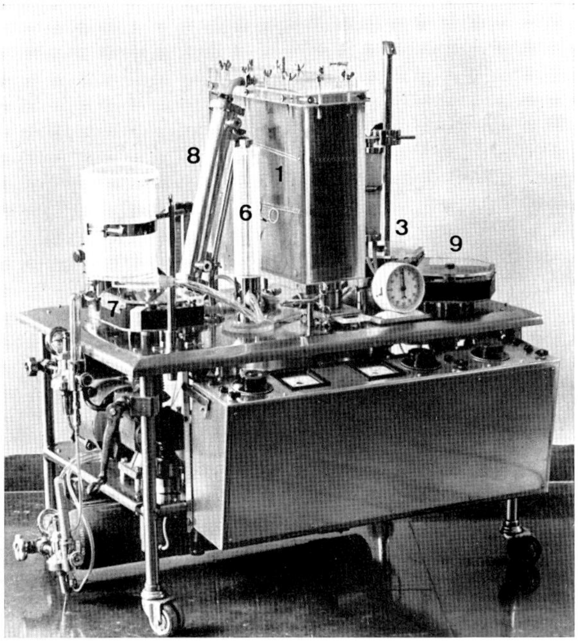

a

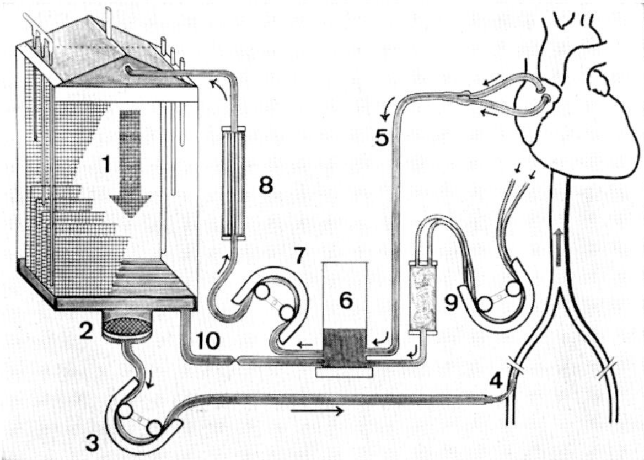

b

Abb. 27a u. b. Herzlungenmaschine mit Gitteroxygenator (modifiziertes Modell Marburg-München). a Photo, b schematische Darstellung (Beer, 1958). *1* Filmoxygenator; *2* Arterieller Filter; *3* Arterielle Pumpe; *4* Femoralkanüle; *5* Venöse Leitung; *6* Sammelgefäß für *5* und *9*; *7* Venöse Pumpe; *8* Wärmeaustauscher; *9* Coronarpumpe mit Entschäumungskammer; *10* Rezirkulationsleitung

Das zweite mögliche Prinzip der Arterialisierung (Gas in Blutphase) wird in den *Dispersions-, Schaum- oder „Bubble"-Oxygenatoren* (Lillehei; De Wall et al.; Rygg u. Kyosgaard; Zhudi et al.; Cooley et al., 1957) angewandt, in welchen die Arterialisierung des Blutes durch Einblasen von Sauerstoff erreicht wird. Eine der letzten Entwicklungen dieses Oxygenatortyps ist der Dispersionsoxygenator nach Cooley (1962), dessen Funktionsweise aus der Abb. 28 hervorgeht. Dieser Oxygenator ist aus Plastik hergestellt, zum einmaligen Gebrauch bestimmt und hat den außerordentlichen Vorteil eines geringen Füllvolumens. Während Herz-Lungen-Maschinen mit Filmoxygenatoren ein Füllvolumen von 2—3 Liter aufweisen, beträgt es bei Verwendung des letztgenannten Oxygenators je nach Größe desselben 400—1200 ml. Hierdurch ist es möglich geworden, beim Füllen der Maschine anstelle von Blut Ersatzlösungen, wie z. B. 5%ige Glucose zu verwenden, ohne daß die zu Beginn der extrakorporalen Zirkulation entstehende Hämodilution bedrohliche Ausmaße erreicht (Schaudig). Da eine solche Herz-Lungen-Maschine somit unabhängig von der Spenderblutbeschaffung und stets einsatzbereit ist, hat sie in den letzten Jahren in vielen Herzzentren zunehmend Verwendung gefunden. Auch an der Chirurgischen Universitäts-Klinik München wird nur noch bei größeren intrakardialen Operationen, die eine sehr lange Perfusionszeit erfordern, auf die oben beschriebene Herz-Lungen-Maschine vom Gibbon-Typ zurückgegriffen.

Das dritte mögliche Prinzip der Blutarterialisierung, nämlich die Trennung von Blut und Gas durch eine für Gas permeable Membran ist im sog. *Membranoxygenator* (Crystal et al.; Kolff et al.) verwirklicht. Dieser hat aber bis heute noch keine praktische Bedeutung erlangt, da die bisher verwendbaren Membranen den Anforderungen bezüglich Schichtdicke und Gasdiffusionskapazität noch nicht genügen.

Folgende Herzfehler werden heute mit Hilfe der Herz-Lungen-Maschine total korrigiert: Ventrikelseptumdefekt, Fallotsche Tri-, Tetra- und Pentalogie, partieller oder kompletter Atrioventrikularkanal (Ostium-Primum-Defekt), Fehlmündung der Lungenvenen (mit oder ohne Vorhofseptumdefekt), infundibuläre Pulmonalstenose, Stenose und Insuffizienz der Aorten-, Mitral- und Tricuspidalklappe, Ebstein-Syndrom, Tricuspidalatresie und Transposition der großen Gefäße. Da die Durchführung der Eingriffe in Oberflächen-Hypothermie und mit Hilfe des Drewschen Verfahrens zeitlich begrenzt und letzteres darüber hinaus auch nicht zur Korrektur aller Herzfehler geeignet ist, sind heute die meisten Herzzentren dazu übergegangen, *alle Eingriffe am offenen Herzen mit Hilfe der Herz-*

Lungen-Maschine in Kombination mit Hypothermie durchzuführen.

Die Hauptforderungen bei der *Narkosedurchführung* für intrakardiale Eingriffe mit der Herz-Lungen-Maschine sind extrem flachgehaltene Narkose, adäquate Ventilation, ein ruhiges Operationsfeld und Aufrechterhaltung eines angemessenen Blutvolumens. Die genaue Kenntnis des Operations-

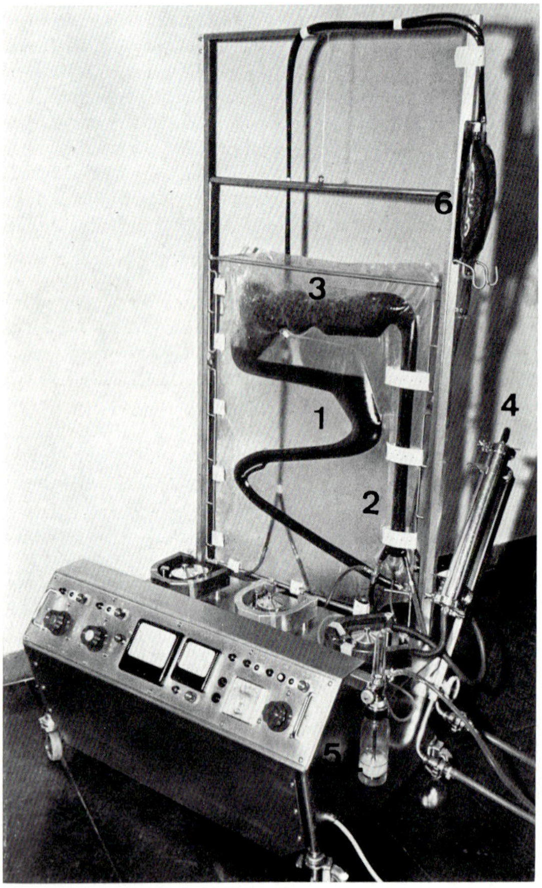

Abb. 28. Herzlungenmaschine mit Dispersionsoxygenator (Modell München nach SCHAUDIG, 1965). *1* Blutgefüllter Oxygenator, *2* Oxygenatorkammer, *3* Entschäumungskammer, *4* Wärmeaustauscher, *5* Gasbefeuchter mit Durchflußregler, *6* Entschäumungskammer für Coronarblut

verlaufes und der dabei möglichen speziellen Komplikationen ist von größerer Bedeutung als die Anwendung bestimmter Narkosemittel oder -verfahren. So gibt es denn auch kaum ein Narkosemittel, das noch nicht bei intrakardialen Eingriffen Anwendung fand. In neuerer Zeit wurde auch die Neuroleptanalgesie in einigen Kliniken zunehmend eingesetzt (CORSSEN). Dennoch sollen im folgenden die Aufgaben des Anaesthesisten während einer Operation mit extrakorporalem Kreislauf bei Anwendung der bisher gebräuchlichen Narkoseform mit Barbiturat, Lachgas und Halothan dargestellt werden (BEER u. LOESCHKE, 1959; DAWSON et al.; JUST et al.; MOFFIT u. THEYE; NORLANDER et al.; STRONG et al.; THEYE et al.).

Die *Prämedikation* besteht gewöhnlich nur aus einem Sedativum und Analgetikum. Am Vorabend der Operation wird als Sedativum Pentobarbital (Nembutal) in einer Dosierung von 2 mg/kg Körpergewicht oral verabreicht. Am Operationsmorgen erhält der Kranke nochmals die gleiche Menge von Pentobarbital und zusätzlich als Analgetikum Morphin in einer Dosierung von 0,2 mg/kg Körpergewicht, beides 1 Std vor Operationsbeginn intramuskulär injiziert. Wir verzichten im allgemeinen, besonders aber bei bereits präoperativ erhöhter Pulsfrequenz, auf die Gabe von Belladonna-Derivaten, um unerwünschte Tachykardien zu vermeiden. Kinder unter 10 kg Körpergewicht erhalten kein Opiat, und Kinder unter 5 kg Körpergewicht benötigen überhaupt keine Prämedikation. Die *Narkoseeinleitung* erfolgt bei jüngeren Kindern mit Lachgas-Halothan-Sauerstoff, bei älteren Kindern und Erwachsenen mit Thiopental. Die zu Beginn dieses Kapitels gegebenen Hinweise über Änderungen der Anflutungszeit von Narkotica infolge der bei Herzkranken veränderten Hämodynamik sind besonders zu beachten (s. S. 639). Nach der unter Relaxierung mit Succinylcholin durchgeführten Intubation wird die Narkose zunächst weiterhin mittels eines Lachgas-Sauerstoffgemisches aufrechterhalten, das mindestens 40% O_2 enthalten soll und dem je nach Bedarf Halothan in einer Konzentration von 0,3—0,7% beigegeben wird. Außer einer nasal eingeführten *Magensonde* wird bei jedem Kranken von oral noch eine *Temperatursonde in den Oesophagus* so eingelegt, daß sich ihre Spitze in Höhe der Trachea-bifurkation befindet. Zur Urinableitung dient ein während der Narkoseeinleitung in die Harnblase eingebrachter Dauerkatheter. Außer zwei weitlumigen, transcutan gelegten Kanülen wird in jedem Falle entweder über eine Cubitalvene oder eine V. jugularis ein *venöser Katheter* bis in Vorhofnähe vorgeschoben, der neben der Durchführung von Transfusionen vornehmlich zur Messung des zentralvenösen Blutdruckes dient. Ist mit einer längeren Perfusionszeit und postoperativen Komplikationen zu rechnen, wird noch ein *Katheter in die A. radialis* zur fortlaufenden direkten Blutdruckmessung eingelegt. Anschließend wird der Patient auf dem Operationstisch gelagert. Zumeist wird eine mediane Sternotomie als Zugang gewählt, gelegentlich wird bei Vorhofseptumdefekten auch eine rechts- bzw. bei Eingriffen am linken Herzen eine linksseitige Thorakotomie benutzt. Nach Anschluß der arteriellen und venösen Katheter an eine direkte Druckmeßeinheit werden die *Elektroden für das EKG* angelegt. EKG und Blutdruck können zur fortlaufenden Beobachtung auf einen Oscillographen übertragen werden. Schließlich wird die *oesophageale* sowie die jetzt noch eingelegte *rectale Temperatursonde* an ein Telethermometer angeschlossen. Nach *Operationsbeginn* wird die Narkose bis zum Anschluß der Herz-Lungen-Maschine weiterhin mit einem Lachgas-Sauerstoff-Halothan-Gasgemisch aufrechterhalten und der Kranke, wenn erforderlich, mit kleinen intermittierenden Dosen von 20—40 mg Succinylcholin relaxiert. Während dieser Operationsphase wird auf einen ausreichenden Blutersatz geachtet, eine *leicht positive Blutbilanz* von 50—250 ml wird zur Stabilisierung der Kreislaufverhältnisse beitragen und gewährleistet darüber hinaus bei Perfusionsbeginn einen ausreichenden venösen Rückfluß zur Herz-Lungen-Maschine. Bei Kranken mit Polycythämie werden bis zu Perfusionsbeginn anstatt Blut Plasma oder Plasmaproteinlösungen verwendet. *Nach Freilegung des Herzens werden die Druckwerte in den Herzkammern und großen Gefäße registriert.* Zur Vermeidung von respiratorisch bedingten Druckänderungen soll hierbei die Beatmung kurzfristig unterbrochen werden. Während der nachfolgenden Austastung des Herzinneren und Umschlingen der großen Hohlvenen mit Stoffbändchen sind die *Blutdruckwerte besonders aufmerksam zu beobachten*, da es zu diesem Zeitpunkt häufig zu mechanisch bedingten Blutdruckabfall und Herzrhythmusstörungen kommen kann. Vor Einlegen des arteriellen und der venösen Perfusionskatheter wird zur Aufhebung der Blutgerinnung *Heparin* in einer Dosierung von 3 mg/kg Körpergewicht intravenös verabreicht. Während und nach Einführung der venösen Katheter kann infolge Behinderung des venösen Rückstroms nochmals eine stärkere Kreislaufdepression mit erheblichem Anstieg des Venendrucks auftreten, wodurch die Gefahr einer Hirnödementstehung gegeben sein kann (Theye et al.). Zur Vermeidung einer längerdauernden Venendrucksteigerung sollte dann baldmöglichst mit der Perfusion begonnen werden. Da bei Perfusionsbeginn die um die Hohlvenen gelegten Bändchen noch nicht zugezogen sind, besteht zunächst ein „*partieller Bypass*“, indem ein Teil des venösen Blutes an den Hohlvenenkatheter vorbei in das rechte Herz und die Lunge fließt. Die *Lunge* sollte während des partiellen Bypass *noch weiter*, wenn auch entsprechend *vermindert ventiliert* werden. Die Ventilation wird erst eingestellt, nachdem die Stoffbändchen um die Hohlvenen zugezogen, das ganze venöse Blut in die Herz-Lungen-Maschine abgeleitet wird und somit ein „*totaler Bypass*“ besteht. Mehrere Gründe rechtfertigen das *Einstellen der Ventilation*. Das über die Bronchialarterien in den kleinen Kreislauf gelangende Blut erreicht über die Lungengefäße das Lumen des Herzens und wird von dort nach Kardiotomie mittels eines Coronarsaugers zurück in die Herz-Lungen-Maschine geführt. Das rhythmische Auspressen des Blutes aus der Lunge durch eine weiter aufrechterhaltene Beatmung würde die Arbeit des Chirurgen im Herzinneren erschweren. Darüber hinaus würde eine Beatmung, wenn die Aorta bei offenem und schlagendem Herzen nicht abgeklemmt ist, zu einer Fluktuation des Blutspiegels im Herzen führen, wodurch bei offenem Septumdefekt Luft auf die linke Herzseite gelangen und eine Luftembolie entstehen kann. Um Atelektasen während des totalen Bypass zu verhindern, wird die *Lunge* mit einem Sauerstoff-Lachgas- oder Sauerstoff-Helium-Gemisch (Patrick et al.) *in leicht geblähtem Zustand* (+ 5 cm Wasser) gehalten.

Während der Perfusion wird die Narkose mit Halothan aufrechterhalten, welches jetzt, da die Lunge von der Zirkulation ausgeschaltet ist, nur noch über den Oxygenator zugeführt werden kann (Dawson et al.). Zu diesem Zweck wird das Oxygenatorgas vor Durchströmung der künstlichen Lunge durch einen Fluothanverdampfer geleitet. Im allgemeinen genügt eine Fluothan-Konzentration von 0,3 %, zumal unterhalb einer Körpertemperatur von 28° C keine Narkose mehr erforderlich ist. Stellt sich infolge der Halothananwendung ein zu niedriger Perfusionsdruck ein, so kann anstelle von Halothan zur Schmerzausschaltung Pethidin oder Fentanyl gegeben werden. Da die *Narkose während der Perfusion möglichst oberflächlich* gehalten werden soll, ist zur völligen Ruhigstellung des Patienten eine zusätzliche Verabreichung von Succinylcholin (Einzeldosis 60—100 mg) erforderlich. Bereits von Beginn der Perfusion an wird die *Körpertemperatur* mittels des in den Kreislauf der Herz-Lungen-Maschine eingeschalteten Wärmeaustauschers *gesenkt*. Alle Fälle, bei denen der intrakardiale Eingriff eine längere Aortenabklemmung erfordert, werden auf 20° C, alle übrigen auf 28—30° C gekühlt. Der *mittlere arterielle Blutdruck* fällt bei Perfusionsbeginn gewöhnlich auf Werte von 50 bis 60 mm Hg ab und steigt im Verlauf der Perfusion auf *70—80 mm Hg* an. Diese Werte sollten *nicht unterschritten werden*, da nur bei Aufrechterhaltung eines genügend hohen Perfusionsdrucks eine ausreichende Durchblutung und Sauerstoffversorgung aller Körpergewebe gesichert ist. Der arterielle Blutdruck ist vom Perfusionsvolumen, vom Gesamtvolumen im Organismus und vom peripheren Gefäßwiderstand abhängig. Das normalerweise angewandte Perfusionsvolumen von 2,0—2,4 Liter pro Minute und Quadratmeter Körperoberfläche kann in den Fällen unzureichend werden, bei denen eine stark erhöhte Kollateralzirkulation über die Bronchialgefäße, wie z. B. bei der Fallotschen Tetralogie, besteht (MOFFIT et al.). Sie kann in Ausnahmefällen 30% des gesamten Perfusionsvolumens betragen. Das Gesamtblutvolumen im Organismus wird letztlich von der Höhe des während der Perfusion eingestellten zentralen Venendrucks bestimmt. Eine geringe Erhöhung des letzteren bewirkt erfahrungsgemäß eine Zunahme des arteriellen Blutdrucks, die weit über die Zunahme des Venendrucks hinausgeht. Jedoch ist eine *stärkere Erhöhung des Venendrucks* über dem zu Operationsbeginn gemessenen Wert unbedingt zu *vermeiden*, da sonst die *Gefahr einer Hirnödementstehung* gegeben ist. Besteht bei ausreichend hohem Perfusionsvolumen und Venendruck noch ein niedriger arterieller Blutdruck, so kommt ursächlich nur noch eine periphere Vasodilatation in Frage. Durch kleinere Gaben von Vasopressoren in den Oxygenatoren der Maschine kann wieder der normale Vasomotorentonus hergestellt werden (BORST et al.).

Aus dem vorher Gesagten ergibt sich, daß zur *Überwachung des Kranken in der Perfusionsphase* außer *Registrierung der Temperatur* vor allem eine *laufende Kontrolle des arteriellen und venösen Blutdrucks* sowie des *Perfusionszeitvolumens* erforderlich ist. Zusätzlich ist in bestimmten Operationsabschnitten nur noch eine Überwachung der *Herzaktion mittels EKG* notwendig. Auf das EEG wird heute zumeist verzichtet, da diejenigen Faktoren, die zu einer ungenügenden Hirnperfusion führen können (Narkosetiefe, arteriovenöse Blutdruckdifferenz, Hypothermie und arterieller Kohlensäuredruck), heutzutage durch zunehmende Erfahrung in genügendem Maße überwachbar sind und darüber hinaus das EEG bei Zwischenfällen, wie z. B. Luftembolie, nur eine sehr bedingte Aussagekraft besitzt (THEYE et al.). *Überhaupt sollten die vielfach benutzten Registriereinrichtungen zur Überwachung des Kranken niemals zur Vernachlässigung der klinischen Beobachtung führen.* So kann z. B. Hautfarbe, Pupillengröße und Füllung der Conjunctivalgefäße Aufschluß über Qualität der Perfusion und Zustand des Kranken geben. Die bei Anwendung der Herz-Lungen-Maschine auftretenden Verschiebungen im Säurebasen- und Elektrolythaushalt sind rechtzeitig zu korrigieren (BORST et al.). Die stets mehr oder weniger ausgeprägte *metabolische Acidose*, deren Intensität von Qualität und Zeitdauer der Perfusion, vom Ausmaß der Glykolyse im Spenderblut und nicht zuletzt vom Ausgangsstatus des Patienten abhängig ist, wird schon während der Perfusion durch Gabe von Natriumbicarbonat beseitigt. Wir verabreichen gleich zu Beginn eine größere Dosis und geben im Verlauf der Perfusion kleinere Mengen nach, so daß im Durchschnitt eine Dosierung von 100—250 ml des 4%igen $NaHCO_3$ resultiert. Bezüglich des Elektrolythaushalts kommt dem *Absinken des Kaliumspiegels* besondere Bedeutung zu. Um am Ende der Perfusion normale Kaliumwerte zu erreichen, ist besonders bei Anwendung der Hämodilution eine fraktionierte Gabe von Kaliumchlorid erforderlich, wobei die Gesamtdosis 10—20 mval Kalium betragen kann. Um einer während der Perfusion entstehenden *Fibrinolyse* vorzubeugen, geben wir schon gleich am Bypassbeginn das Antifibrinolyticum Epsilon-aminocapronsäure, dessen Menge sich je nach Größe des Patienten zwischen 4 und 8 g bewegt. Zur *Aufrechterhaltung einer adäquaten Heparinisierung* ist bei länger dauernder Perfusion nach jeder Stunde Heparin in der Dosierung von 1 mg/kg Körpergewicht nachzugeben.

Bei der Korrektur von Septumdefekten und allen Eingriffen auf der linken Herzseite besteht die Gefahr einer *arteriellen Luftembolie*, wenn der bei schlagendem linken Ventrikel entstehende Blutschaum während oder auch nach der Perfusion in die Aorta ausgeworfen wird. Diese Komplikation kann entweder durch Abklemmung der Aorta oder durch induziertes elektrisches Flimmern des Herzens während des intrakardialen Eingriffs vermieden werden (SCHAUDIG u. SEBENING). Die Methode des *künstlichen Herzflimmerns*, welches vor der Kardiotomie durch Anlegen einer Spannung von 3—5 V ausgelöst wird, hat den Vorteil, daß die Coronardurchblutung aufrechterhalten bleibt und somit eine stärkere Senkung der Körpertemperatur (unter 28° C) nicht erforderlich ist. Sie hat sich bei allen Formen von *Vorhofseptumdefekten*, sowie bei *Korrekturen an der Mitralklappe* bewährt. Bei *Ventrikelseptumdefekten* und bei der *Fallotschen Tetralogie* bedingt jedoch der kräftige Flimmertonus des Myokards eine schlechtere Exposition des intrakardialen Operationsfeldes, so daß hier zur Vermeidung einer Luftembolie die *Abklemmung der Aorta* bei einer Hypothermie von 20° C weiter bevorzugt wird.

Aufgabe des Anaesthesisten ist es, den Chirurgen von der Zeitdauer der Aortenabklemmung in kurzen Abständen zu unterrichten. Bei allen Septumdefekten sollte außerdem zur Verhütung einer Luftembolie der *Tisch nach links gekippt* werden, damit der Septumdefekt den höchsten Punkt des linken Herzens bildet. Bei *Korrekturen an der Aortenklappe* ist für die hier notwendige Aortotomie gleichfalls eine Unterkühlung auf 20° C und eine *Abklemmung der Aorta* erforderlich. Da bei diesen Eingriffen die Aorta über einen längeren Zeitraum abgeklemmt werden muß, wird zur Vermeidung einer hypoxischen Schädigung des Myokards *zusätzlich* eine *Coronarperfusion* durchgeführt, die auch eine selektive Kühlung des Herzens gestattet. Unmittelbar vor Verschluß eines Septumdefektes, einer linksseitigen Atriotomie oder auch Aortotomie muß alle Luft aus dem linken Herzen vollständig entfernt werden. Dies wird dadurch erleichtert, daß der Anaesthesist während der letzten Nähte die *Lunge kurzfristig gebläht* hält. Die infolge der intrapulmonalen Druckerhöhung bewirkte Blutverschiebung aus dem pulmonalen Gefäßbett zum Herzen läßt den Blutspiegel im linken Herzen schneller ansteigen und somit die restliche Luft rascher entweichen. Erst nach vollständigem Verschluß des Septumdefektes, der Atriotomie oder Aortotomie wird die Aortenklemme gelöst bzw. die Flimmerelektroden entfernt. Während der Wiederaufwärmung, mit der schon vorher begonnen wurde, nimmt nicht selten das Herz seine normale Aktion spontan wieder auf. Andernfalls muß ein noch bestehendes Herzflimmern nach Erreichen einer Oesophagustemperatur von 30° C mittels *elektrischer Defibrillation* beseitigt werden. Rechtzeitig vor der Defibrillation ist mittels Succinylcholin für eine ausreichende *Muskelrelaxation* zu sorgen. Bei Gefahr einer Kalk-, Thromb- oder Luftembolie sollen während und kurze Zeit nach der Defibrillation die *Carotiden* vom Anaesthesisten *komprimiert* werden. Wurde der Eingriff durch eine rechtsseitige Kardiotomie vorgenommen, so wird diese während der weitergeführten Aufwärmung wieder verschlossen. Selbstverständlich muß auch hier, unterstützt durch leichtes Blähen der Lunge, die Luft aus dem rechten Herzen vollständig entfernt werden. Nach Stabilisierung der Herzaktion wird durch Lösen der venösen Tourniquets auf *partiellen Bypass* übergegangen und der Anaesthesist *nimmt die Beatmung wieder auf*. Ist die Oesophagustemperatur auf mindestens 35° C angestiegen, wird das Perfusionsvolumen schrittweise reduziert, bis das Herz ohne Unterstützung die Zirkulation vollständig übernehmen kann. Hierbei ist vor allem auf die Aufrechterhaltung eines ausreichenden Venendrucks zu achten. Erreicht nach *Abschalten der Herz-Lungen-Maschine* der arterielle Blutdruck keine befriedigende Höhe, so wird zunächst versucht, durch kleine *intraarterielle Transfusionen* (50 bis 100 ml) aus dem Pumpoxygenator das zirkulierende Blutvolumen und damit den enddiastolischen Füllungsdruck der Ventrikel zu erhöhen. Die Transfusion wird fortgesetzt, *bis ein genügend hoher arterieller Blutdruck resultiert oder der linke Vorhof- bzw. Venendruck eine Höhe von 15—20 mm Hg erreicht* hat. Vorsicht ist jedoch geboten bei Herzen, die schon präoperativ eine Linksinsuffizienz aufweisen, da hier bei Auffüllen des Kreislaufes der linke wesentlich schneller als der rechte Vorhofdruck ansteigen kann (Theye u. Moffit). Eine nach Auffüllung des Kreislaufs *bestehenbleibende Hypotonie* kann verschiedene Ursachen haben. Einmal kann eine *unzureichende Korrektur des Herzfehlers* vorliegen, die unter Umständen eine Rekardiotomie in totalem Bypass erforderlich macht. Zum anderen kann es sich um eine *reine Myokardinsuffizienz* handeln, wobei es angezeigt ist, vorübergehend zum partiellen Bypass zurückzukehren, damit das Herz entlastet wird und sich erholen kann. Ist die Herzaktion dann immer noch unzureichend, so wird man zur medikamentösen Unterstützung des Myokards intrakardial Calciumchlorid (10%ige Lösung, 2—4 ml) oder Adrenalin (1:10000, 1—2 ml) verabreichen. Bezüglich einer evtl. notwendigwerdenden Gabe von Glykosiden sei auf die Einleitung dieses Kapitels hingewiesen. Bei progressiver Verschlechterung der Herzkreislauffunktion ist die Anwendung einer Adrenalintropfinfusion (10 mg in 250 ml 5%iger Glucose) indiziert. Schließlich kann Hypotonie in der Post-Bypass-Periode durch *Arrhythmien* bedingt sein, die dann entsprechend den bereits vorne gegebenen Richtlinien zu behandeln sind. Besteht infolge des intrakardialen Eingriffs ein *AV-Block*, so werden schon vor Beendigung der Perfusion Schrittmacher-Elektroden implantiert und das Herz in einer Frequenz von durchschnittlich 80—90 pro min elektrisch stimuliert.

Liegen nach Abschalten der Herz-Lungen-Maschine stabile Kreislaufverhältnisse vor, werden die Perfusionskatheter entfernt und zur Neutralisierung des Heparins *Protaminchlorid* verabreicht. Die Initialdosis beträgt 1,5 mg Protamin für jedes Milligramm Heparin, sie wird zur Vermeidung einer Hypotonie mittels Glucosetropfinfusion langsam intravenös gegeben. Zu diesem Zeitpunkt wird auch

Epsilonaminocapronsäure nochmals in einer Dosierung nachgegeben, wie sie zu Beginn des extrakorporalen Kreislaufs injiziert wurde.

In der *Post-Bypass-Periode* ist die Narkose mit einem Lachgas-Sauerstoff-Gemisch fortzuführen, dem man gegebenenfalls Halothan in niedrigen Konzentrationen zufügen wird. Relaxantien sollen nach Möglichkeit nicht mehr verabreicht werden. Die jetzt noch auftretenden Blutverluste sind unter Kontrolle des Venendrucks mittels ACD-Blutkonserven auszugleichen. Spätestens 15 min nach Protamingabe werden *Blutproben* zur Überprüfung der *Gerinnungszeit* sowie zur Bestimmung des *Standardbicarbonats* und des *Serumkaliumspiegels* abgenommen. Bei insuffizienter Blutgerinnung wird *Protaminchlorid* in entsprechender Dosierung (maximale Gesamtdosis etwa 2 mg Protamin pro mg Heparin) nachgegeben. Eine noch bestehende metabolische Acidose wird durch Gabe von *Natriumbicarbonat* bzw. *THAM* beseitigt. Bei ungenügender Urinausscheidung während und nach der Perfusion wird man durch Gabe von *Mannit* (0,5—1,0 g/kg Körpergewicht) versuchen, eine ausreichende Diurese zu erzielen (Barry et al.). Erst wenn eine normale Blutgerinnung vorliegt und jegliche chirurgische Blutung exakt gestillt ist, wird nach Einlegen einer Drainage der Thorax verschlossen. Kranke nach Operation mit kardiopulmonalem Bypass dürfen erst extubiert werden, wenn sie völlig wach und ansprechbar sind und das überprüfte Atemzeitvolumen bei Spontanatmung ausreichend ist. Die Entscheidung, ob zum Zwecke einer postoperativen assistierten oder kontrollierten Beatmung der Tubus zunächst belassen werden soll, wird außer vom Zustand der respiratorischen Funktion auch von den nach der Fehlerkorrektur bestehenden hämodynamischen Verhältnissen abhängen, worauf im Kapitel „Postoperative Behandlung nach thorakalen Eingriffen“ näher eingegangen wird.

6. Implantation von elektrischen Schrittmachern (s. auch Kapitel „Der Kreislaufstillstand unter Anaesthesie“, S. 526)

Kranke, bei denen wegen atrioventriculärer Überleitungsstörungen die Implantation eines elektrischen Schrittmachers (Chardack et al.; Derra et al.; Friese et al.; Krauss et al.; Rodewald et al.; Schaub u. Senning) vorgenommen werden soll, sind hauptsächlich dadurch gefährdet, daß jederzeit ein lebensbedrohlicher *Adams-Stockes-Anfall* auftreten kann. Durch plötzliche Störung der Erregungsleitung im Herzen kann es zu einer extremen ventriculären Bradykardie oder Tachykardie kommen, wodurch das Herzzeitvolumen so reduziert wird, daß infolge unzureichender Blutversorgung Bewußtlosigkeit und Krämpfe eintreten. Da auch eine ausreichende Sauerstoffzufuhr zum Herzmuskel selbst nicht mehr gewährleistet ist, kann die Brady- bzw. Tachysystolie in kurzer Zeit in Asystolie oder Kammerflimmern übergehen. In vielen Fällen tritt aber auch ohne vorherige Bradykardie oder Tachykardie akut ein Kreislaufstillstand ein. Oft genügt schon eine aus Angst vor dem operativen Eingriff hervorgerufene Aufregung oder eine geringe körperliche Belastung, um einen Adams-Stockes-Anfall auszulösen. Zum anderen kann auch die Verabreichung von Medikamenten, so insbesondere von Narkotica mit sympathicolytischen, parasympathicomimetischen oder hypotensiven Nebenwirkungen unmittelbar zu einem Kreislaufstillstand führen. Es besteht also bei diesen Fällen ein *extrem großes Narkoserisiko*, das häufig durch begleitende Nebenerkrankungen erhöht wird. Infolge einer durch das kardiale Grundleiden bedingten renalen Minderdurchblutung weisen manche Kranke z.B. eine Niereninsuffizienz mit Veränderungen im Wasser-Elektrolyt- sowie Säurebasenhaushalt auf und leiden wegen ihres meist fortgeschrittenen Alters nicht selten an einer Emphysembronchitis.

Um Störungen der Herzaktion rechtzeitig begegnen zu können, ist eine *fortlaufende, gewissenhafte Kreislaufüberwachung* besonders wichtig. Jeder dieser Kranken ist deshalb möglichst an einen *Herzmonitor* anzuschließen, der EKG-gesteuert den Herzrhythmus akustisch und optisch anzeigt und bei Frequenzänderungen sowie bei Asystolie Alarm gibt. Zur möglichst raschen und sicheren Behebung eines Herzstillstandes müssen die hierfür benötigten *Pharmaka* und ein *Defibrillator* zur externen und internen Anwendung bereitstehen. Die Möglichkeit für eine *sofortige Thorakotomie* sollte gegeben sein.

Um einem während der Schrittmacher-Implantation drohenden *Kreislaufstillstand vorzubeugen*, ergeben sich zwei Möglichkeiten. Zunächst kann *rein medikamentös* mittels Dauertropfinfusion von Orciprenalin oder Isoprenalin (*Alupent* bzw. *Aludrin* 5 mg bzw. 2 mg in 250 ml Glucose) die Kammerfrequenz auf einer ausreichenden Höhe gehalten werden. Die Einstellung der Tropfenzahl hat sich nach dem Verhalten der Kammerfrequenz zu richten und muß sehr vorsichtig vorgenommen werden, da die Ansprechbarkeit auf die genannten Drogen individuell sehr verschieden ist und schon bei leichter Überdosierung bedrohliche Kammertachykardien auftreten können. Diese medikamentöse Prophylaxe, die so lange fortgesetzt wird, bis die Schrittmacherbatterie die Stimulation des Myokards einwandfrei übernommen hat, stellt jedoch keinen sicheren Schutz für das Auftreten eines Herzstillstandes dar. Wesentlich größere Sicherheit bietet dagegen das zweite mögliche Vorgehen, bei welchem sofort nach Indikationsstellung zur Schrittmacher-Implantation das Herz über eine von der V. cubitalis bis in den rechten Ventrikel vorgeschobene *bipolare Katheterelektrode* temporär elektrisch stimuliert wird (DACK; GADBOYS et al.; GORDON; HAFEMEISTER et al.; OVERBECK et al.). Aber auch hierbei sind Zwischenfälle nicht vollständig ausgeschlossen. Schon bei der Einführung der Katheterelektrode können gehäufte Extrasystolen oder sogar Kammerflimmern auftreten. Außerdem kann nach zunächst einwandfreier Elektrodenfunktion dieselbe plötzlich durch Kontaktverlust mit der Ventrikelwand ausfallen, weshalb auch die obengenannten Pharmaka zur sofortigen Anwendung bereitstehen sollen.

Zur *Dauerbehandlung* einer atrioventriculären Überleitungsstörung stehen z.Z. grundsätzlich drei verschiedene Methoden der künstlichen Herzstimulation zur Verfügung. Bisher am häufigsten angewandt wurden *Schrittmacher mit fest eingestellter Frequenz*, bei deren Verwendung jedoch relativ häufig das Auftreten einer Parasystolie, d.h. einer Interferenz zwischen dem künstlich induzierten und dem Eigenrhythmus des Herzens beobachtet werden kann. Spätere plötzlich eintretende, ungeklärte Todesfälle werden auf eine solche Parasystolie zurückgeführt (RODEWALD et al.). Außerdem haben diese Schrittmacher natürlich den Nachteil, daß infolge ihrer fixierten Frequenz bei Belastung das Herzzeitvolumen nicht genügend gesteigert werden kann. Diesen Anspruch erfüllt der neuerdings häufiger verwendete *P-Wellen-gesteuerte Synchron-Schrittmacher*, bei welchem mittels einer seperaten Detektorelektrode die Vorhofpotentiale zum Schrittmacheraggregat geleitet und von dort nach entsprechender Verstärkung über die Reizelektrode auf die Kammermuskulatur übertragen werden. Durch die feste Koppelung an den Vorhofrhythmus bleiben auch die normalen hämodynamischen Beziehungen zwischen Vorhöfen und Kammern erhalten. Für Kranke mit zeitweise auftretenden atrioventriculären Blockierungen gibt es außerdem den *R-Wellen-gesteuerten*, sog. *„standby"-Schrittmacher*. Bei diesen werden die Kammern nur stimuliert, wenn der herzeigene Rhythmus und somit die zum Schrittmacheraggregat geleiteten R-Wellen-Potentiale des EKG eine bestimmte kritische Frequenz unterschreiten.

Entscheidend für das *operative Vorgehen* und somit auch für die vorzunehmende Schmerzausschaltung ist es, auf welche Weise man die Reiz- und gegebenenfalls die Detektorelektrode zum Herzen führt. Grundsätzlich gibt es zwei Möglichkeiten. Die Elektroden können entweder in Form von *Katheterelektroden* durch die *rechte Jugularvene intrakardial* eingebracht oder nach einer *Thorakotomie* bzw. durch eine *inferiore Perikardiotomie* von *außen an das Herz* herangeführt werden. Die Elektrodendrähte werden beim ersten Verfahren subcutan extrathorakal und beim zweiten transthorakal bzw. transdiaphragmal zur Batterie geleitet, die in jedem Fall zusammen mit der indifferenten Elektrode in eine Subcutistasche der Bauchdecke oder infraclaviculär untergebracht wird. Die *transvenöse intrakardiale Plazierung* der Elektroden ist heutzutage wegen ihrer Einfachheit und geringen Belastung für den Kranken als Methode der Wahl anzusehen. Sie kann in *Lokalanaesthesie* durchgeführt werden, wobei nur Haut- und Subcutangewebe im Bereich der Jugularvene sowie die Implantationsstelle für die Batterie infiltriert werden muß. Auf eine Prämedikation kann bei diesen Eingriffen verzichtet werden und die Aufgaben des Anaesthesisten beschränken sich darauf, daß er nach Anlegen eines sicheren venösen Zugangs den Kreislauf unter Zuhilfenahme eines Herzmonitors laufend überwacht und bereit ist, bei einer evtl. Kreislaufkomplikation sofort einzugreifen.

In seltenen Fällen muß jedoch auf die *epikardiale Elektroden-Implantation* zurückgegriffen werden, wenn es bei der Katheterelektrode nicht gelingt, einen sicheren und ununterbrochenen Kontakt mit der inneren Herzwand herzustellen. Bei der dann notwendig werdenden *Narkose* (BENAD u. HAFEMEISTER; KRAUSS et al.; PULVER u. SCHMITZ; ROSS; ZINDLER, 1967) kann in der *Prämedikation* im Gegensatz zu anderen Herzkrankheiten Atropin unbedenklich verabreicht werden. Eine Erhöhung der Kammerfrequenz durch Atropin ist bei totalem AV-Block nicht möglich, da der Vagus nur den Sinus- und AV-Knoten beeinflußt, aber keine direkte Einwirkung auf die Kammerautomatie hat. Wird das Herz schon während der *Narkoseeinleitung* und im Verlauf des operativen Eingriffs über eine temporäre Katheterelektrode stimuliert, so ist die Wahl eines bestimmten Anaesthesiemittels oder Verfahrens von untergeordneter Bedeutung. Die Narkose, die wir üblicherweise nach einer intravenösen Barbiturateinleitung mit einem Lachgas-Sauerstoff-Halothan-Gemisch aufrechterhalten, soll prinzipiell so flach wie möglich durchgeführt werden. Besteht bei der Narkoseeinleitung noch keine Myokardstimulation über die oben erwähnte temporäre Katheterelektrode, empfiehlt es sich, zur Relaxation Gallamine (Flaxedil) dem Succinylcholin vorzuziehen, da nach Anwendung des letzteren häufiger Bradykardien und Herzstillstände beobachtet wurden (ROSS; ZINDLER, 1967). Hypoxie, Hyperkapnie sowie Hypotonie sind unter allen Umständen zu vermeiden. Während Perikardverschluß nach Anlegen einer epikardialen Reizelektrode ist darauf zu achten, daß diese nicht in Berührung mit dem N. phrenicus kommt, da sonst jeder Impuls unangenehme Kontraktionen des Zwerchfells auslösen kann (OVERBECK u. BÜCHNER). Muskelrelaxantien sollen daher in dieser Operationsphase möglichst *nicht* verabreicht werden, da ihre Anwendung die obengenannte Komplikation maskieren würde.

Schließlich seien noch die Probleme besprochen, die beim *Auswechseln einer erschöpften Schrittmacherbatterie* auftreten können. Auch dieser Eingriff kann gewöhnlich in Lokalanaesthesie erfolgen. Je nachdem, ob die Erschöpfung der Batterie nur zu einer Frequenzänderung oder aber zu einem totalen Ausfall der Impulse geführt hat, wird sich der Kranke in einem mehr oder weniger schlechten Zustand befinden. Gegebenenfalls wird man auch diesen relativ kleinen Eingriff unter dem Schutz einer temporär gelegten Katheterelektrode durchführen. Verzichtet man darauf, so wird bei noch bestehender Impulsgabe aus der alten Batterie die Lösung und das Umsetzen der Kabel zum *gefährlichsten Augenblick der ganzen Operation.* Damit sich zu diesem Zeitpunkt ein Eigenrhythmus mit genügend hoher Frequenz einstellt, ist rechtzeitig Aludrin bzw. Alupent in Form einer Dauertropfinfusion zu verabreichen. Während des Batterieaustausches ist eine fortlaufende EKG- und Pulskontrolle durchzuführen. Tritt keine spontane Herzaktion auf, so muß das Umsetzen an die neue Batterie sehr rasch vorgenommen werden. Eine kurzfristige Asystolie wird meist folgenlos vertragen.

δ) *Postoperative Behandlung nach thorakalen Eingriffen*

1. Transport und Sofortmaßnahmen auf der Wachstation

Nach thoraxchirurgischen Operationen ist mit Komplikationen in besonderem Maße zu rechnen, weshalb die Kranken nach Beendigung des Eingriffes weiterhin ununterbrochen beobachtet und betreut werden müssen. Der Kranke wird unter Aufsicht eines erfahrenen Anaesthesisten auf die Wachstation transportiert, vorher hat man sich von der *richtigen Funktion der Thoraxdrainage* zu überzeugen. Während des Transportes soll die *Thoraxdrainage*, insbesondere bei bestehenden Defekten der Lungenoberfläche, *nicht abgeklemmt* werden, da selbst während dieser kurzen Zeit ein gefährlicher Spannungspneumothorax entstehen kann. Weiterhin sollte die gleich nach der Extubation begonnene *Sauerstoffverabreichung* auf dem Wege zur Wachstation fortgeführt werden, auf alle Fälle muß aber jederzeit die *Möglichkeit zur Beatmung* während des Transportes gegeben sein. *Nach Eintreffen im Wachzimmer* ist der *Allgemeinzustand* des Kranken, insbesondere Bewußtseinslage, Pupillenreaktion, Hautfarbe, peripherer Blutdruck und Puls sowie Atmung nochmals genau zu *überprüfen* und die entsprechenden Daten sind sofort im Wachbogen einzutragen. Der Kranke wird mit leicht erhöhtem Oberkörper (bis 30°) und hochgestellten Beinen im Bett gelagert und *Sauerstoff* wird ihm mittels Sauerstoffzelt oder über einen Plastiktrichter, dicht schließende Maske oder nasopharyngealen Katheter verabreicht. Die Herzkranken sind zur fortlaufenden Überwachung der Herztätigkeit über EKG-Elektroden an einen *Monitor mit Oscilloskop* anzuschließen. Bei besonders gefährdeten Patienten ist unter Umständen die Weiterführung der *direkten arteriellen Blutdruckmessung* erforderlich. Einen zusätzlichen Anhalt in der Beurteilung der Herzleistung, wie auch des Füllungszustandes des Gefäßsystems bietet die intermittierend vorgenommene *Messung des zentralen Venendruckes.* Der Blutspiegel in den Transfusions- und Ableitungsgefäßen muß genau markiert werden, so daß postoperativ eine *exakte Blutbilanz* aufrechterhalten werden kann. Die möglicherweise während des Transportes in den Drainageschläuchen gebildeten Blutgerinnsel werden gleich entfernt und, falls erforderlich, wird eine zusätzliche Saugung an die Drainage angeschlossen. *Magensonde* und bei Herzoperierten auch ein *Urinkatheter* werden mit entsprechenden Auffangbeuteln verbunden, die *Körpertemperatur* wird entweder intermittierend oder in manchen Fällen auch fortlaufend registriert. Schließlich kann nach Bedarf mit der *medikamentösen Schmerzbekämpfung* begonnen werden.

Die bei der weiteren Nachbehandlung zu erwartenden Schwierigkeiten ergeben sich verständlicherweise hauptsächlich durch Störungen von Atmung und Kreislauf. Im Vordergrund steht deshalb die Aufrechterhaltung einer adäquaten Ventilation sowie die Sicherung einer ausreichenden Herzkreislauffunktion.

2. Aufrechterhaltung einer ausreichenden Ventilation

a) Thoraxdrainage. Um eine ausreichende Ventilation zu ermöglichen, muß zunächst dafür gesorgt werden, daß die Lunge im ausgedehnten Zustand gehalten wird. Wesentliche Bedeutung kommt somit der *richtigen Funktion der Thoraxdrainage* zu, die in kurzen Zeitabständen immer wieder zu überprüfen ist. Bei Verwendung der bereits im Abschnitt „Maßnahmen gegen Ende der Thorakotomie" beschriebenen Drainage nach BÜLAU (Abb. 8) soll gemäß den während der Spontanatmung auftretenden Druckschwankungen im Pleuraraum der Flüssigkeitsspiegel im Drainageschlauch bei der Inspiration leicht ansteigen und bei der Exspiration abfallen. Dieses sog. *„Spielen der Drainage"* beweist, daß die Drainage durchgängig ist, daß also eine freie Verbindung zwischen Pleuraspalt und Flüssigkeit im Auffangzylinder besteht. Der *Flüssigkeitsspiegel im Drainageschlauch* zeigt die Höhe des im Pleuraspalt vorhandenen negativen Druckes an und sollte sich normalerweise *10—15 cm oberhalb des Wasserspiegels im Zylinder befinden.* Kommt es zu einer vermehrten *Ansammlung von blutigseröser Flüssigkeit im Drainageschlauch,* so sollte er *nach proximaler Abklemmung immer wieder entleert werden,* wobei die an der Wand sitzenden Blutgerinnsel mit der Hand oder mittels eines speziellen Rollers auszustreichen sind.

Bestehen irgendwelche Zweifel an dem richtigen Funktionieren der Drainage, so ist zunächst eine *Röntgen-Übersichtsaufnahme des Thorax* anzufertigen. Das Röntgenbild läßt klinisch nicht feststellbare *Ansammlungen von* flüssigem oder auch schon geronnenem *Blut im Thorax* erfassen, jedoch können, wenn die Aufnahme bei einem flach liegenden Patienten vorgenommen wurde, bis zu 500 ml Flüssigkeit unerkannt bleiben (BRAIMBRIDGE u. GHADIALI). Ein Röntgenbild ist auch dann erforderlich, wenn Verdacht auf einen *Spannungspneumothorax* besteht. Dyspnoe, Cyanose, Kreislaufdepression sowie ein entsprechender perkutorischer und auskultatorischer Befund oder auch ein Hautemphysem an der Thoraxwand sind Anzeichen für eine derartige Komplikation. Eine *falsche Lage des Drainageschlauches* muß sofort korrigiert werden, notfalls ist eine zusätzliche oder neue Drainage anzulegen.

Entweicht beim Husten und Pressen sowie bei forcierter Atmung Luft aus der Drainage, so kann es sich zunächst noch um die Entleerung eines kleinen Restpneus nach der Operation handeln. Hält aber der *Luftaustritt über längere Zeit* an, so muß röntgenologisch geklärt werden, ob die Lunge gut ausgedehnt der Brustwand anliegt oder die Indikation für das *Anschließen einer zusätzlichen Saugung an die Drainage* gegeben ist. Der erforderliche Unterdruck wird entweder von einer zentralen Vakuumanlage oder von einer kleinen Motorpumpe erzeugt und kann mittels eines in die Saugleitung eingeschalteten Regulierventils auf die gewünschte Höhe eingestellt werden. Es wäre jedoch *nicht richtig, die Saugleitung einfach an die Bülau-Drainage anzuschließen,* da nämlich bei steigendem Blutspiegel im Auffangzylinder der Widerstand durch ein solches System zunimmt, wodurch ein konstant

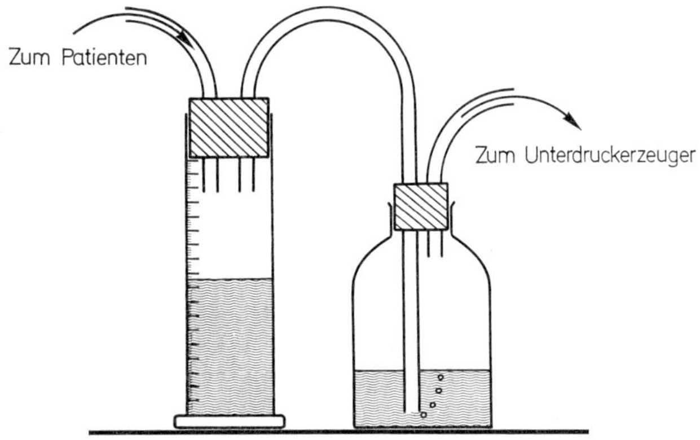

Abb. 29. Zweiflaschensystem der thorakalen Saugdrainage. In die Leitung zwischen Patient und Unterdruckerzeuger ist ein einfacher Auffangzylinder und ein Gefäß mit Wassersperrventil eingeschaltet

eingestellter Unterdruck immer weniger effektiv wird. Übersteigt die Höhendifferenz zwischen Flüssigkeitsspiegel im Auffangzylinder und Ende des eingetauchten Rohres den eingestellten Unterdruck, wird die Saugung schließlich völlig wirkungslos. Um diese Schwierigkeit zu überwinden, hat man bisher eine Vielzahl von verschiedenen Mehrflaschensystemen zur Anwendung gebracht. Wegen seiner Einfachheit und doch guter Leistungsfähigkeit hat sich uns das folgende *Zweiflaschensystem* bewährt. Wie die Abb. 29 zeigt, enthält das System zunächst wieder den kalibrierten *Auffangzylinder,* in dem aber jetzt der *Thoraxdrainageschlauch dicht unterhalb des Verschlußkorkes endet,* so daß er auch bei hohem Flüssigkeitsspiegel nicht mehr eintauchen kann. Zwischen dem Auffangzylinder und Unterdruckerzeuger ist in die Saugleitung zusätzlich noch ein *zweites Gefäß* eingeschaltet. Diese Flasche ist nur so weit mit Wasser gefüllt, daß das vom Auffangzylinder kommende und fast bis zum Boden reichende Verbindungsrohr nur etwa 4 cm eintaucht.

Diese Anlage hat den Vorteil, daß sich der *angewendete Sog jetzt unabhängig vom Füllungszustand des Auffangzylinders stets unverändert auf den Pleuraraum auswirken kann*, und daß bei plötzlichem Ausfall oder Abschalten des Soges eine einfache Unterwasserdrainage resultiert. Die *Höhe des einzustellenden Unterdruckes* richtet sich nach der Größe des vorhandenen Lungenlecks, wobei man im Durchschnitt mit einem Unterdruck von *—15 bis —30 cm* H_2O auskommt.

Bei sehr großen Defekten muß unter Umständen intensiver gesaugt werden. Grundsätzlich soll der angewandte Sog gerade so groß sein, daß die Lunge im ausgedehnten Zustand bleibt, worüber man sich durch Röntgenkontrolle vergewissern wird. Die längere Anwendung unnötig hoher Unterdrucke verhindert nur, daß sich die Lungenlecks spontan verschließen und begünstigt die Entstehung von chronischen Lungenfisteln. Die Anwendung *stärkerer Saugung* ist auch *kontraindiziert*, wenn auf der thorakotomierten Seite bereits *Atelektasen* entstanden sind. Es ist unmöglich, eine atelektatische Lunge allein durch Saugung an der Thoraxdrainage zur Ausdehnung zu bringen, vielmehr besteht die Gefahr, daß es hierbei zu einer Mediastinalverschiebung mit Störung von Atmung und Kreislauf kommt. Gelegentlich kann durch eine Anwendung zu hoher Unterdrucke auch eine *intrathorakale Blutung* ausgelöst bzw. verstärkt werden. Kontraindiziert ist ebenfalls ein zu starker Sog bei *hypoplastischen Lungen* nach Operation einer angeborenen Zwerchfellhernie (MUSHIN). Bezüglich der Thoraxdrainage bei einer Pneumonektomie sei auf S. 622 verwiesen. Die Drainageschläuche werden grundsätzlich so lange im Thorax belassen, bis keine Luft mehr und nur noch eine geringe Menge von blutigseröser Flüssigkeit austritt. In der Regel sollte die Drainage *nicht länger als 48 Std* liegenbleiben. In besonderen Fällen kann man sie jedoch für längere Zeit belassen, *nach 5 Tagen* ist aber wegen Infektionsgefahr die *Entfernung der Schläuche unbedingt anzustreben* (LINDENSCHMIDT u. CARSTENSEN). Nachdem man sich röntgenologisch von der vollständigen Ausdehnung der Lunge überzeugt hat, wird der Thoraxdrain vorsichtig, aber rasch gezogen und der Thorax luftdicht verschlossen, indem man unmittelbar nach der Entfernung des Drains die intraoperativ gelegte U-Naht zuzieht und knüpft. Der Lufteintritt in den Pleuraraum wird zusätzlich dadurch verhindert, daß man während der Drainentfernung den Patienten auffordert, die Atmung anzuhalten und durch leichtes Pressen die Lunge zu dehnen. Die Gefahr der Pneumothoraxentstehung ist besonders bei der Entfernung von Drains mit mehreren Seitenöffnungen gegeben.

b) Lagerung des Kranken. Außer der gut funktionierenden Thoraxdrainage wird auch eine richtige Lagerung des Patienten im postoperativen Verlauf beitragen, daß die Lunge ausgedehnt bleibt und ausreichend ventiliert wird. Zunächst kann der Kranke die Position einnehmen, in der er sich am wohlsten fühlt, jedoch darf die gleiche Lagerung keinesfalls über mehrere Stunden beibehalten werden. Ein *Lagewechsel ist in regelmäßigen Zeitabständen vorzunehmen*, da es sonst zu Retention von Bronchialsekret und zu Minderbelüftung der unten liegenden Lungenabschnitte kommt. Abgesehen von diesem grundsätzlichen Vorgehen wird man jedoch je nach vorausgegangener Operation bestimmte Lagen bevorzugen. Da bekanntlich in Seitenlagerung die oben gelegene Lunge und deren Bronchialsystem besser drainiert wird, sollte der Kranke bevorzugt *auf der nicht thorakotomierten Seite* liegen (THOMAS). Tritt aber eine Atelektase in der gesunden Lungenseite auf, so wird man den Kranken auf den Rücken mit leicht erhöhtem Oberkörper lagern, um somit für beide Lungenseiten die bestmöglichen Verhältnisse zu schaffen. Die pneumektomierten Patienten sind jedoch von den vorher gegebenen Regeln auszunehmen, denn es wäre nicht sinnvoll, sie auf die noch funktionstüchtige Lungenseite zu legen (MUSHIN). Darüber hinaus würde sich bei einer solchen Position blutigseröse Flüssigkeit über dem Bronchialstumpf ansammeln, dessen Heilung verzögern und die Entstehung einer Bronchialfistel begünstigen. Zweckmäßigerweise wird daher der *pneumektomierte Patient auf die operierte Seite* gelagert. *Nach Herzoperationen* tolerieren die Kranken aus hämodynamischen Gründen zunächst am besten die *Rückenlagerung* entweder horizontal oder mit leicht erhöhtem Oberkörper. Hat sich der Kreislauf weitgehend stabilisiert, so sollte auch bei diesen Kranken ein häufiger Lagewechsel vorgenommen werden.

c) Maßnahmen zur Verhütung einer respiratorischen Insuffizienz. Selbst bei entsprechender Lagerung, guter Ausdehnung der Lunge und Fehlen eines pathologischen Röntgenbefundes besteht *bei jedem thorakotomierten Kranken* in der ersten Zeit nach dem Eingriff eine Störung des pulmonalen Gasaustausches. Meist handelt es sich um eine Kombination von Diffusions-, Kurzschlußblut- und Verteilungsstörungen, welche bei häufig ausreichender alveolärer Ventilation und im Durchschnitt normalen P_{CO_2}-Werten zu einer deutlichen *Sauerstoffuntersättigung im arteriellen Blut* führen (RODEWALD

u. HARMS). Aus diesem Grunde muß prinzipiell jedem Kranken unmittelbar nach der Thorakotomie für eine gewisse Zeit, wenigstens aber *über 24 bis 48 Std, Sauerstoff zugeführt werden.* Bekanntlich bestehen verschiedene Methoden der Sauerstoffapplikation, wobei unterschiedliche Konzentrationen in der Inspirationsluft erreicht werden. So beträgt die Sauerstoffkonzentration bei Anwendung einer dichtschließenden Maske 95—100% bei Benutzung eines Plastiktrichters, der im Abstand von 10 cm über dem Gesicht des Kranken angebracht wird, etwa 45%, bei Anwendung eines nasopharyngealen Katheters 35—40% und im Sauerstoffzelt 30—35% (KEOWN; RODEWALD u. HARMS). Wir bevorzugen das Sauerstoffzelt, da diese Art der Sauerstoffverabreichung für den Patienten weniger belästigend ist und die erreichte Sauerstoffkonzentration zumeist ausreicht, um die obengenannte initiale postoperative Hypoxämie zu kompensieren. Unabhängig von der angewandten Methode muß der verabreichte Sauerstoff *gut angefeuchtet* werden, um eine Eindickung des Tracheobronchialsekrets zu verhindern, was sonst leicht zu Lungenkomplikationen führen kann. Um das Bronchialsekret stets dünnflüssig zu halten, ist zusätzlich mehrmals täglich, nicht nur während der Zeit der Sauerstoffverabreichung, sondern auch im weiteren postoperativen Verlauf eine gezielte *Aerosoltherapie* durchzuführen. Bekanntlich gelangt nur ein Aerosol in der Teilchengröße von 0,2—2 μ in die Bronchiolen und Alveolen, weshalb ein Bronchitiskessel ungeeignet ist. Man verwendet einfach destilliertes Wasser, dem bei Bedarf zur Verflüssigung und Lockerung sehr zäher Sekretmassen Mucolytika zugesetzt werden. Dazu gehören einmal *Sekretolytika,* wie Bisolvon und Mucolyticum „Lappe“, zum anderen Detergentien, also *Netzmittel,* welche die Oberflächenspannung herabsetzen, wie z. B. Tacholiquin. In besonders hartnäckigen Fällen wird man auch auf *Präparate mit Fermentwirkung* wie Alphachymotrypsin zurückgreifen. Wenn bereits eine pulmonale Infektion besteht, können auch *Antibiotica,* wie z. B. Nebacetin, als Aerosol lokal verabreicht werden. Die Aerosoltherapie kann man durch parenterale Gabe von Sekretolytika (Bisolvon, Anastil, Transpulmin) unterstützen.

Von besonderer Bedeutung für die Verhütung einer Sekretstagnation ist auch die frühzeitige Aufnahme der *Atemphysiotherapie,* mit der möglichst schon am Nachmittag des Operationstages begonnen wird. Neben speziellen *Atemübungen und Lagerungsdrainage mit Thoraxmassage,* vorgenommen durch eine erfahrene Physiotherapeutin, wird der Kranke immer wieder dazu angehalten, tief durchzuatmen und kräftig abzuhusten. Zeitweiliges Atmen durch den Totraumvergrößerer nach GIEBEL, Aufblasen verschiedener Blasbälge etc. leisten beim Atemtraining wertvolle Dienste. Das *Abhusten* wird erleichtert, wenn man den Patienten in halbsitzende Stellung bringt und den Thorax während des Hustens durch manuelle Kompression der operierten Seite abstützt. Voraussetzung für all diese atemtherapeutischen Maßnahmen ist ein wacher und kooperativer Patient, dessen Mitarbeit durch *adäquate Bekämpfung des postoperativen Wundschmerzes* erleichtert wird. Auch für die Aufrechterhaltung einer ausreichenden Spontanatmung in der ersten postoperativen Phase spielt die Anwendung von Analgetica eine wichtige Rolle. Die medikamentöse Schmerzbekämpfung bei frischoperierten Kranken nach Thoraxoperationen erfordert eine *gut abgewogene Dosierung,* da einerseits bei zu schwacher Sedierung durch Schmerzen die Atmung behindert und durch Ruhelosigkeit der Kreislauf zusätzlich belastet wird, andererseits aber eine zu starke Sedierung durch zentrale Atemdepression eine alveoläre Hypoventilation hervorruft. Durch die Verabreichung von kleinen, wiederholten Dosen von *Morphin* oder *Pethidin,* zunächst intravenös und später intramuskulär gegeben, kann eine exakte Kontrolle der Schmerzen erreicht werden. Um die atemdepressorische Wirkung der Analgetika herabzusetzen, wird vielfach die gleichzeitige Gabe von entsprechenden Antidoten, wie Nalorphin oder Levallorphan, bzw. Kombinationspräparate, wie *Dolantin „Spezial“* bevorzugt. Können geschwächte Patienten das Bronchialsekret nicht ausreichend abhusten, oder ist es sogar zur Ausbildung von Atelektasen gekommen, so müssen *frühzeitig aktive Maßnahmen zur Freihaltung der Luftwege* ergriffen werden. Zunächst wird man versuchen, am sitzenden Patienten einen *Absaugkatheter auf nasalem Wege blind in die Trachea* einzuführen. Dieses wird dadurch erleichtert, indem man die Zunge des Kranken leicht vorzieht und ihn auffordert, tief und ruhig zu atmen. Während einer Inspiration gelingt es meist, den Katheter durch die Stimmritze in die Trachea vorzuschieben, wobei anhaltende Atemgeräusche am proximalen Ende des Katheters anzeigen, daß er wirklich in die Trachea und nicht in den Oesophagus eingeführt wurde. Der meistens schon beim Passieren der Stimmritze ausgelöste Hustenreflex führt zur Mobilisierung des Sekrets, welches durch kurzfristiges Absaugen unter Anwendung eines schwachen Sogs (—2 bis —3 cm H_2O) entfernt wird. *Längere Absaugperioden sind zu vermeiden,* da die hierbei zunehmende Hypoxämie die Herzkreislauffunktion in gefährlicher Weise beeinträchtigen kann. Bereitet die blinde, nasale Einführung des Katheters Schwierigkeiten, so wird man den Kranken nicht durch zahlreiche vergebliche Versuche belasten, sondern die *Absaugung unter direkter Laryngoskopie auf oralem Wege* vornehmen.

Bei einer extrem starken Ansammlung von tracheobronchialem Sekret sowie bei älteren Kranken in reduziertem Allgemeinzustand mit schwachem Hustenreflex, wird man von der blinden nasalen oder oralen Absaugung im Wachzustand absehen. In diesen Fällen ist die *Absaugung in Narkose nach endotrachealer Intubation* effektiver und weit schonender. Ein solches Vorgehen ist auch dann notwendig, wenn es schon zur Ausbildung von Atelektasen gekommen ist, weil hierbei zugleich die Möglichkeit gegeben ist, die *atelektatischen Lungenbezirke durch Überdruckbeatmung wieder zu entfalten.* Die den Kranken weit mehr belastende *bronchoskopische Absaugung* wenden wir nur an, wenn die vorher genannten Maßnahmen nicht erfolgreich waren und geklärt werden muß, ob eine Obstruktionsatelektase evtl. auf andere Ursachen, wie z. B. postoperative Schleimhautschwellung oder Stenose infolge einer zu radikalen Bronchusabtragung bei Lungenresektion, zurückzuführen ist. Bei bestehender Schleimhautschwellung wird man versuchen, die Bronchuseinengung dadurch zu beseitigen, daß man Vasoconstringentia (Adrenalin 1:10000, Privin) durch das Bronchoskop mittels Sprayer oder Tupferträger direkt auf die Schleimhaut bringt (Hossli). Wenn eine Tracheobronchialtoilette in Narkose, sei es über liegendem Tubus oder durch Bronchoskop, während einiger Tage, evtl. sogar mehrmals täglich, zur Freihaltung der Atemwege durchgeführt werden muß, so sollte man nicht zögern, eine *Tracheotomie* anzulegen. Durch eine Trachealkanüle lassen sich die Luftwege gründlicher und für den Patienten weniger belastend absaugen, außerdem wird durch die Verminderung des physiologischen Totraumes die alveoläre Ventilation verbessert. Atmen die tracheotomierten Kranken Raumluft, so kann ein Austrocknen der Atemwege verhindert werden, indem man auf die Trachealkanüle einen *Wärme- und Feuchtigkeitsaustauscher* (künstliche Nase) aufsetzt, welcher über einen Ansatzstutzen auch die *Zufuhr von Sauerstoff* ermöglicht (Beer u. Loeschcke, 1964; Toremalem).

Auch wenn es gelingt, im postoperativen Verlauf die Atemwege freizuhalten, so kann die Atmung immer noch durch Kompression der Lunge infolge Ansammlung von Blut, Exsudat oder Luft im Pleuraraum beeinträchtigt werden. Sind bereits *Kompressionsatelektasen* entstanden, so lassen sie sich meist nicht durch Eröffnen einer verstopften Thoraxdrainage, durch Anlegen einer neuen Bülau-Drainage oder durch Pleurapunktion allein beseitigen, sondern zur vollständigen Wiederentfaltung der Lunge ist häufig eine *Intubation und kurzfristige Überdruckbeatmung* notwendig. Eine mechanische Behinderung der Ventilation kann auch durch *Zwerchfellhochstand infolge postoperativer Magendilatation* verursacht sein. Diese Komplikation läßt sich leicht durch Einführen einer *Magensonde* und anschließende Absaugung des Mageninhaltes beseitigen. Auch eine Funktionsbeeinträchtigung des Zwerchfells durch andere Ursachen, z. B. durch Phrenicusverletzung, Nahtinsuffizienz bei Operationen am Zwerchfell mit darauffolgender Diaphragmalhernie usw., kann zur Entstehung einer postoperativen Ateminsuffizienz entscheidend beitragen.

d) Indikationen zur postoperativen Beatmung. Eine *respiratorische Insuffizienz* liegt vor, wenn der Gasaustausch zwischen Außenluft, Lungen, Blut und Gewebe so gestört ist, daß eine *ausreichende Sauerstoffversorgung der Gewebe bzw. eine genügende Elimination der Kohlensäure nicht mehr gewährleistet* ist. Diese Definition beinhaltet also nicht nur die schon oben angesprochenen Störungen der Lungenfunktion, sondern schließt gleichfalls diejenigen Störungen des Gasaustausches ein, welche durch eine Depression des Zentralnervensystems oder durch einen ungenügenden Kreislauf bedingt sind. Die Beachtung der bestehenden *Wechselbeziehung zwischen Hirn-, Herzkreislauf- und Lungenfunktion*, deren Bedeutung erst in den letzten Jahren voll erkannt wurde, hat wesentlich zu einer neuen Auffassung hinsichtlich der Indikationsstellung für eine postoperative Beatmung beigetragen (Braimbridge u. Ghadiali). Die drei genannten Organsysteme bilden im Hinblick auf eine adäquate Sauerstoffversorgung der Gewebe eine Funktionseinheit, in der *jeder Funktionsfehler eines Organs zwangsläufig auch die Funktion der beiden anderen Organe negativ beeinflußt.*

So wirkt sich ein Links-Herzversagen beispielsweise auf folgende Weise aus: Einerseits führt das erniedrigte Herzzeitvolumen reflektorisch und direkt zu einer Erregung des Atemzentrums. Hierdurch wird eine verstärkte Respiration mit Ventilationssteigerung hervorgerufen, welche infolge erhöhter Atemarbeit einen vermehrten Sauerstoffverbrauch bedingt. Andererseits entsteht durch das Links-Herzversagen eine Lungenstauung. Letztere ruft eine Störung des Ventilations-Perfusions-Verhältnisses hervor und die zunehmende Steifheit der Lunge bewirkt eine erschwerte Ventilation, so daß insgesamt eine Hypoxämie resultiert. Erhöhte Atemarbeit und Hypoxämie verursachen wiederum eine Zunahme des Herzversagens, schließlich führt die weitere Erniedrigung des Herzzeitvolumens sowie die daraus entstandene Verschiebung im Säurebasengleichgewicht zu einer Depression der cerebralen Zentren mit nachfolgendem Zusammenbruch der kardiopulmonalen Funktion.

Eine ursprünglich *durch ungenügende Kreislauffunktion hervorgerufene respiratorische Insuffizienz läßt sich* somit folgerichtig auch dadurch *verbessern*, daß man durch *Anwendung assistierter oder kontrollierter Beatmung* dem Kranken die Atemarbeit abnimmt und die Hypoxämie durch Zusatz von Sauerstoff im Inspirationsgemisch beseitigt. Somit ist heutzutage zu der pulmonal oder cerebral bedingten Ateminsuffizienz, den klassischen Indicationen für eine Beatmung, die respiratorische Insuffizienz infolge eines Kreislaufversagens hinzugekommen.

Wenn auch eine respiratorische Insuffizienz anhand der bekannten klinischen Symptome unschwer festgestellt werden kann, so läßt sich doch das wirkliche Ausmaß und die Art derselben nur mit Hilfe der *Blutgasanalyse* ermitteln. Die Bestimmung der Sauerstoffsättigung, des Kohlensäuredruckes, sowie des pH-Wertes *im arteriellen Blut* ermöglicht uns die Differenzierung einer *pulmonalen Gasaustauschstörung*, während die Bestimmung der O_2-Sättigung im *zentralvenösen Blut* (Blutabnahme durch einen im rechten Vorhof liegenden Katheter) eine quantitative Aussage darüber erlaubt, inwieweit eine respiratorische Insuffizienz auf ein *Kreislaufversagen* zurückzuführen ist.

Für die klinische Praxis hat es sich bewährt, *drei Grundformen der respiratorischen Insuffizienz* zu unterscheiden, die Hypoventilation, die arterielle Hypoxämie und die Stagnationshypoxämie (Rodewald u. Harms). Die *Hypoventilation* ist durch Anstieg des Kohlensäuredruckes im arteriellen Blut charakterisiert. Selbstverständlich führt sie gleichzeitig zum Abfall des Sauerstoffdruckes im Alveolarraum und folglich zu einer arteriellen Hypoxämie. Letztere ist allerdings gering ausgeprägt und kann allein durch Sauerstoffzusatz in der Einatmungsluft kompensiert werden. *Entscheidende Bedeutung* kommt bei der rein hypoventilationsbedingten Ateminsuffizienz dem *Verhalten des Kohlensäuredruckes* zu, wobei ein Anstieg desselben *über 70 mm Hg* eine *absolute Indikation zur Beatmung* darstellt. Eine Beatmung zur Korrektur der Hypoventilation kommt erfahrungsgemäß in Frage bei zentraler Atemdepression, bei protrahierter Relaxantienwirkung, bei Erschöpfung besonders älterer Kranken, nach langdauernden thoraxchirurgischen Eingriffen und bei größerem Ausfall von Atemoberfläche (große Resektionen, Atelektasen, Bronchopneumonien, Sekretverhaltungen).

Eine postoperative Ateminsuffizienz ist jedoch nur selten durch Hypoventilation allein verursacht, viel häufiger tritt sie infolge einer Kombination von Hypoventilation und andersbedingter Hypoxämie oder infolge Hypoxämie allein auf. Eine *arterielle Hypoxämie* wird in der postoperativen Phase vornehmlich hervorgerufen durch eine Erhöhung der venösen Beimischung in der Lunge, die immer dann auftritt, wenn *Lungenabschnitte* mehr oder weniger *von der Belüftung ausgeschaltet*, dafür aber *relativ gut durchblutet* sind. Da die häufigsten Komplikationen nach thoraxchirurgischen Eingriffen, wie Sekretverhaltungen, Atelektasen, Infiltrationen und Kompressionen der Lunge, gerade die eben genannten Veränderungen im Belüftungs-Durchblutungs-Verhältnis zur Folge haben, kommt der durch venöse Beimischung bedingten Hypoxämie bei der Entstehung der postoperativen respiratorischen Insuffizienz die größte Bedeutung zu. Dabei kann der arterielle Kohlensäuredruck gering erhöht, normal oder sogar erniedrigt sein.

Bei der dritten Form der respiratorischen Insuffizienz, der *Stagnationshypoxämie*, kommt es infolge *Verminderung des Herzzeitvolumens* zur *vermehrten Sauerstoffausschöpfung* und damit zur *venösen Hypoxämie*, während die *arteriellen Blutgaswerte im Normbereich* liegen können. Gerade nach thorakalen, vor allem kardialen Eingriffen ist die Abnahme des Herzzeitvolumens eine nicht seltene Komplikation. Lebensbedrohlich kann sich eine *Kombination von Stagnationshypoxämie und venöser Beimischung* auswirken, weil ein intrapulmonaler Kurzschluß die arterielle Sauerstoffsättigung um so mehr erniedrigt, je tiefer die Werte der Sättigung für Sauerstoff im venösen Blut liegen. Hieraus ergibt sich die praktische Folgerung, daß z.B. bei vorhandenen Atelektasen das Herzzeitvolumen möglichst normal gehalten und umgekehrt bei unstabilem Kreislauf wie nach Herzoperationen jede Unterbelüftung der Lunge vermieden bzw. eine bestehende möglichst schnell beseitigt werden soll. Die Durchführung einer *Beatmung* stellt *auch bei einer hypoxämischen respiratorischen Insuffizienz*, sei sie nun *pulmonal* bedingt oder durch *Stagnationshypoxämie* verursacht, ein durchaus sinnvolles therapeutisches Vorgehen dar (Dammann et al.). Denn die klinische Erfahrung hat gezeigt, daß in diesen Fällen die *Sauerstoffsättigung* im arteriellen und zentralvenösen Blut *unter Respiratorbehandlung stärker ansteigt als bei Spontanatmung und gleicher*

Erhöhung der Sauerstoffkonzentration im Inspirationsgemisch. Dieser günstige Effekt einer Beatmung ist dadurch zu erklären, daß bis dahin *unterbelüftete Lungenabschnitte wieder besser ventiliert* werden und *durch Übernahme der Atemarbeit der Sauerstoffverbrauch des Kranken vermindert* wird. Nach Untersuchungen von THUNG et al. kann der Anteil der Atmung am Stoffwechsel, der normalerweise weniger als 5% beträgt, bei postoperativer Ateminsuffizienz bis 30% und mehr ansteigen.

Nicht selten verschlechtert sich der Zustand eines Kranken infolge einer postoperativen Ateminsuffizienz sehr rasch und kann so lebensbedrohlich werden, daß eine Respiratorbehandlung unverzüglich vorgenommen werden muß. Jedoch sollte darüber hinaus nicht vergessen werden, die Ursache derselben zu klären und möglichst bald zu beseitigen. Ansonsten können *hinsichtlich des Zeitpunktes und der Zeitdauer für eine postoperative Beatmung drei Patientengruppen* unterschieden werden. Die *erste Gruppe* betrifft diejenigen Kranken, die direkt im *Anschluß an die Operation kurzfristig* mit einem Respirator *assistiert beatmet* werden müssen (MACRAE u. MASSON). Hierzu gehören Kranke, die infolge der Nachwirkung von Muskelrelaxantien, Fortwirken einer intraoperativ entstandenen pulmonalen Belüftungs- oder Durchblutungsstörung, veränderter Atemmechanik nach Thorakotomie, erniedrigten Herzzeitvolumens, einer erhöhten oder erniedrigten Körpertemperatur eine respiratorische Insuffizienz aufweisen. Die hier nur meist über *24—48 Std* erforderliche Beatmung kann *über den intraoperativ benützten Endotrachealtubus* fortgeführt werden (HORATZ u. SCHUMANN). Bei *Kindern* ist es vorteilhaft, den oral gelegten Endotrachealtubus gegen einen *nasal* eingeführten manschettenlosen, weichen *Plastiktubus* auszuwechseln (ALLEN u. STEVEN; MCDONALS u. STOCKS), da dieser nach eigener Erfahrung, auch über *mehrere Tage* hin, komplikationslos vertragen wird. Diese frühzeitige Beatmung hilft dem Patienten, über die ersten kritischen Stunden hinwegzukommen und sie vermindert somit die Anzahl der Fälle, die später in der postoperativen Phase für längere Zeit kontrolliert beatmet werden müssen. Die *zweite Gruppe* umfaßt diejenigen Kranken nach thorakalen Eingriffen, bei denen die kardiale, pulmonale oder cerebrale Funktion so stark beeinträchtigt ist, daß man sie gleich *anschließend an die Operation und für längere Zeit*, dann zumeist auch *kontrolliert beatmen* muß. Hierzu gehören zunächst einmal die Kranken, die bereits präoperativ eine erhebliche Einschränkung ihrer kardiopulmonalen Leistungsfähigkeit aufwiesen, so z.B. Herzkranke, bei welchen sich infolge eines über längere Zeit bestehenden pulmonalen Hochdruckes eine „steife Lunge“ entwickelt hat. Wegen der stark herabgesetzten Dehnbarkeit der Lungen (erniedrigte Compliance) ist in diesen Fällen die Anwendung *druckgesteuerter Assistorgeräte* (BIRD, BENNET, etc.) *ungeeignet*, weil diese den hier notwendigen Beatmungsdruck nicht aufbringen. Eine *adäquate Ventilation* läßt sich hier *nur mit volumengesteuerten Respiratoren* (Engström-Respirator, Dräger-Spiromat) erreichen. Die Notwendigkeit einer unmittelbar nach der Operation einsetzenden und über längere Zeit durchgeführten Beatmung ergibt sich auch nicht selten nach ausgedehnten Lungenresektionen, wenn die Atemoberfläche so stark vermindert ist, daß sich der Kranke an die neuen Verhältnisse erst anpassen muß. Schließlich sind in dieser Gruppe Fälle zu erwähnen, die infolge intraoperativ eingetretener Embolien (Luft, Kalk, Thromben), länger dauernder Kreislaufdepression oder Hypoxie gleich nach Beendigung der Narkose eine Bewußtseinstrübung oder gar Bewußtlosigkeit und keine ausreichende Spontanatmung aufweisen. Da eine *länger dauernde respiratorische Insuffizienz* zu erwarten ist, wird man sich schon bald für eine *Tracheotomie* entscheiden müssen. Kinder können jedoch, wie früher schon betont, für mehrere Tage über einen nasal gelegten Endotrachealtubus beatmet werden.

Außer den beiden vorgenannten kann noch eine *dritte Krankengruppe* unterschieden werden, bei welcher sich die *respiratorische Insuffizienz* unabhängig von Narkose und Operation erst zu *einem späteren Zeitpunkt*, also frühestens nach dem zweiten oder dritten postoperativen Tag entwickelt. Hierzu gehören zunächst einmal die klinisch und röntgenologisch meist gut erfaßbaren Lungenkomplikationen, wie Obstruktionsatelektasen bei Sekretstauungen, Kompressionsatelektasen infolge von Pleuraergüssen, Bronchopneumonien und bronchopleurale Fisteln. Eine besondere Stellung nehmen die manchmal nach *Anwendung einer extrakorporalen Zirkulation* erst am 2. oder 3. Tage auftretenden Lungenveränderungen ein (BEER et al.), die zunächst trotz starker Einschränkung der Lungenfunktion weder röntgenologisch noch klinisch nachweisbar sind. Neben einer Abnahme der Diffusionskapazität steht im Vordergrund eine *Störung des Belüftungs-Durchblutungs-Verhältnisses mit beträchtlicher Zunahme der pulmonalen Kurzschlußdurchblutung*. Als morphologisches Substrat dieser Funktionsstörungen werden zahlreiche, herdförmige Atelektasen, sowie hyperämische Bezirke und Blutungsherde beschrieben. Die erhöhte venöse Beimischung läßt den *arteriellen Sauerstoffdruck* häufig *extrem absinken*, während der *arterielle Kohlensäuredruck* infolge reflektorischer Atemsteigerung *normal oder erniedrigt* sein kann. In solchen Fällen muß dem Kranken selbstverständlich die Atemarbeit durch kontrollierte Beatmung abgenommen und die Hypoxämie durch Anwendung hoher Sauerstoffkonzentration im Inspirationsgemisch nach Möglichkeit eliminiert werden. Um eine ausreichende arterielle Sauerstoffsättigung aufrechtzuerhalten, ist manchmal über mehrere Tage eine Beatmung *mit 60—100% Sauerstoff notwendig*. Wie die Erfahrung gezeigt hat, ist eine toxische Wirkung solch hoher Sauerstoffkonzentrationen nicht zu befürchten, zumal infolge der hohen venösen Beimischung der arterielle Sauerstoffdruck auf keine gefährliche Höhe ansteigen kann. Inwieweit sich die Erfolgsaussichten bei sehr starker Hypoxämie durch die in manchen Kliniken angewandte Sauerstoffüberdruckbehandlung (hyperbare Oxygenation) (RODEWALD et al.; RODEWALD u. HARMS, 1966) verbessern lassen werden, wird die Zukunft zeigen (s. auch Kap. „Hyperbare Sauerstofftherapie", S. 916).

Außer durch pulmonale Komplikationen kann im *späteren postoperativen Verlauf* eine respiratorische Insuffizienz auch aufgrund eines Kreislaufversagens auftreten. Eine solche auf *Stagnationshypoxämie* beruhende Ateminsuffizienz wird selbstverständlich *am häufigsten nach kardialen Eingriffen* beobachtet. Hierbei kann es sich um *plötzliche Änderungen der Hämodynamik* handeln, wie sie z.B. durch eine Nahtinsuffizienz nach Korrektur eines Septumdefektes, durch Thrombosierung einer Gefäßanastomose usw. hervorgerufen werden. Ein Herzkreislaufversagen ist jedoch oft auch Folge eines Behandlungsfehlers in der postoperativen Phase, wobei jeder *Entgleisung im Wasser-*, *Elektrolyt- und Säurebasenhaushalt* besondere Bedeutung zukommt. Solche Störungen wirken sich viel schneller und stärker nach kardialen als nach anderen thorakalen Operationen aus, da ja die Kompensationsfähigkeit des Herzkreislaufsystems durch den kardialen Eingriff selbst beeinträchtigt ist. Da die Beseitigung dieser Komplikationen häufig längere Zeit in Anspruch nimmt, sollte bei Auftreten einer Stagnationshypoxämie auch im späteren postoperativen Verlauf an den *günstigen Effekt einer temporären Beatmung* bis zur Beseitigung der Störung gedacht werden. Abschließend sei noch darauf hingewiesen, daß bei Durchführung einer Beatmung nach thorakalen Eingriffen die sonst üblichen Ventilationsnomogramme nur bedingt benutzt werden können, da am kardiopulmonalen System keine physiologischen Verhältnisse vorliegen. Vielmehr hat sich die *Einstellung des Ventilationsvolumens und der Sauerstoffkonzentration nach den wiederholt vorgenommenen Blutgasanalysen* zu richten.

3. Aufrechterhaltung einer ausreichenden Kreislauffunktion

a) Volumenbilanz. Voraussetzung für ein genügend hohes Herzzeitvolumen ist auch in der postoperativen Phase das Vorhandensein eines ausreichenden zirkulierenden Blutvolumens. Das aus der Pleuradrainage abfließende Blut ist quantitativ zu ersetzen, die darüber hinaus zuzuführende Blutmenge richtet sich nach dem Verhalten des arteriellen und zentralvenösen Blutdruckes. Besteht eine *arterielle Hypotension* bei *niedrigem Venendruck*, so liegt eine *Hypovolämie* vor und der Kreislauf ist unter Beobachtung des Venendruckes, welcher im allgemeinen einen Wert von *15 mm Hg nicht überschreiten* soll, aufzufüllen, bis ein ausreichend hoher Blutdruck erreicht wird. Erfahrungsgemäß muß insbesonders bei Herzoperationen der zentrale Venendruck und damit der enddiastolische Füllungsdruck häufig auf einen relativ hohen Wert eingestellt werden, um ein ausreichendes Herzzeitvolumen aufrechtzuerhalten. *Vorsicht* ist jedoch geboten *bei Kranken mit linksgeschädigtem Herzen*, da bei diesen bei Auffüllung des Gefäßsystems der linke Vorhofdruck schneller als der rechte ansteigen kann, und somit der zentrale Venendruck kein sicheres Kriterium zur Erfassung der Kreislaufsituation darstellt (THEYE u. MOFFIT). Ob beim Volumenersatz bzw. Kreislaufauffüllung *Blut oder Plasma bzw. Plasmaersatzmittel* zu transfundieren sind, wird vom *Hämoglobin- und Hämatokrit-Wert* des Patienten abhängen. So wird man den postoperativen Blutverlust bei Kranken mit sog. „blauen" Herzfehlern, beispielsweise bei der Fallotschen Tetralogie, eher durch Gabe von Plasma bzw. Plasmaproteinlösung als durch Vollblut ausgleichen, wenn nach einer Palliativoperation oder auch Totalkorrektur noch eine Polycythämie besteht (BRAIMBRIDGE u. GHADIALI). Zur Vermeidung einer Hämokonzentration wird man ganz allgemein nach jeder Thorakotomie ab dem zweiten postoperativen Tag den Volumenverlust durch Blut oder Plasma in einem Verhältnis von etwa 1:1 ersetzen, da bereits zu diesem Zeitpunkt die Drainageflüssigkeit für gewöhnlich einen niedrigen Hämatokritwert aufweist (MUSHIN). Eine *häufige Hämoglobin- und Hämatokritbestimmung* ist besonders bei *Pneumektomierten* angezeigt. Wenngleich exzessive Transfusionen wegen einer möglichen Überbelastung des rechten Herzens vermieden werden müssen, so ist jedoch zu bedenken, daß in der pneumektomierten Thoraxhälfte durch Ansammlung von Flüssigkeit ein beträchtlicher Blut-, Flüssigkeits- und Eiweißverlust entsteht, der bilanzmäßig nur schwer erfaßt werden kann. Ist es bei allen übrigen Thorakotomierten zu einer *Verlegung der Drainage gekommen*, so können sich auch hier *unerkannt größere Blutmengen in der Pleurahöhle* ansammeln und der so herbeigeführte Volumenmangel kann dann zur Ursache eines Kreislaufversagens werden. Diese Komplikation ist durch eine *Röntgenkontrolle* des Thorax erfaßbar und erfordert neben Beseitigung der Hypovolämie evtl. das Anlegen einer neuen Thoraxdrainage. Eine *Rethorakotomie* ist bei einer *Nachblutung* dann angezeigt, wenn sich die bei freier Drainage abfließende Blutmenge nicht innerhalb zwei aufeinanderfolgenden Stunden fortschreitend vermindert, wenn also z. B. ein Erwachsener *gleichbleibend mehr als 300—400 ml Blut stündlich* verliert. Bei einem stärkeren Blutverlust aus der Thoraxdrainage gleich im Anschluß an die Operation kann es sich, vor allem nach Eingriffen mit extrakorporaler Zirkulation, auch um eine *Gerinnungsstörung* handeln. Eine unzureichende Neutralisation von Heparin, ein stärkerer Abfall der Thrombocytenzahl, sowie ein Mangel an plasmatischen Gerinnungsfaktoren infolge Hämodilution, Verbrauchskoagulopathie bzw. Fibrinolyse kommen ursächlich für eine Gerinnungsstörung nach extrakorporalem Kreislauf in Frage. Von den anderen thorakalen Eingriffen können insbesonders ausgedehnte Lungenoperationen infolge einer erhöhten fibrinolytischen Aktivität ein Defizit an zirkulierendem Fibrinogen hervorrufen (Bloedner; Kugel). Natürlich wird man danach trachten, eine festgestellte Gerinnungsstörung *kausal zu behandeln*. So wird man bei unzureichender Heparinneutralisation Protamin nachgeben, eine Hypocalcämie durch Gabe von Calciumgluconat ausgleichen, bei Thrombopenie Thrombocytenkonzentrat oder Frischblut verabreichen und bei einem herabgesetzten Fibrinogenspiegel Fibrinogen, Kohn-Fraktion I sowie Antifibrinolytika zuführen. Bei einer gleichzeitig bestehenden Leberschädigung, z. B. infolge einer chronischen Stauung, sollte auch an eine zusätzliche Gabe von Vitamin K_1 (Konakion) gedacht werden. Da jedoch die Ursachen einer Gerinnungsstörung vielfältig sein können und schwer zu diagnostizieren sind, wird man bei einer Blutung infolge Gerinnungsstörung nicht immer auf das Ergebnis der hämatologischen Untersuchung warten können. Bei einer kritischen Situation ist man daher häufig gezwungen, allein aufgrund klinischer Überlegung die heute zur Verfügung stehenden Mittel anzuwenden und bei Mißerfolg notfalls eine *direkte Blutübertragung* durchzuführen. Zusammenfassend kann bezüglich der Aufrechterhaltung eines ausreichenden Blutvolumens gesagt werden, daß es zwar meist möglich ist, den erforderlichen Blutersatz aufgrund fortlaufend geführter Bilanzen zu bestimmen oder das vorhandene zirkulierende Blutvolumen mit Hilfe von radioaktiven Isotopen genau festzustellen, daß aber weit mehr Beachtung die klinischen Daten verdienen, die uns durch Messen des arteriellen und zentralvenösen Druckes, der Pulsfrequenz, durch Röntgenkontrolle des Thorax sowie durch Beobachten der peripheren Gewebsdurchblutung zur Verfügung stehen.

b) Mechanische Behinderung der Herztätigkeit. Tritt postoperativ eine *arterielle Hypotension* bei *erhöhtem Venendruck* auf, so besteht keine Hypovolämie, sondern entweder eine *mechanische Behinderung* der Herztätigkeit oder eine *myokardiale Insuffizienz*. Von den Möglichkeiten einer mechanischen Behinderung kommt der *Herztamponade* besondere Bedeutung zu, da diese Komplikation sehr rasch zu einem lebensbedrohlichen Zustand führen kann. Zumeist ist sie bedingt durch eine Blutung in den Herzbeutel, in seltenen Fällen kann die Herztamponade aber auch allein durch Blutansammlung im vorderen Mediastinum, insbesondere nach Sternotomien, hervorgerufen werden. Neben dem Absinken des arteriellen und Erhöhung des venösen Blutdruckes ist das klinische Bild einer Herztamponade durch eine röntgenologische Verbreitung des Herzschattens, eine Abschwächung der Herztöne, sowie eine durch Volumenzufuhr oder Gabe von Digitalis unbeeinflußbare Frequenzsteigerung gekennzeichnet. Wenn das Herz infolge Myokardinsuffizienz oder Übertransfusion schon dilatiert ist, genügen bei einer akuten Blutung ins Perikard bereits 15—20 ml Blut, um eine kritische Einschränkung der Kreislauffunktion herbeizuführen (Braimbridge u. Ghadiali). Selbstverständlich hat unter diesen Umständen das Röntgenbild bei der Diagnosestellung wenig Aussagekraft. Bei Verdacht auf eine Herztamponade darf *nicht gezögert* werden, die erforderliche *Rethorakotomie* so rasch wie möglich durchzuführen.

Außer durch eine Herztamponade kann die Herzaktion auch durch andere mechanische Faktoren eingeschränkt werden, wie z. B. durch Anwendung *hoher Beatmungsdrucke*, durch einen *Sero- bzw. Pneumothorax mit Mediastinalverschie-*

bung oder durch eine postoperative *Magendilatation mit Zwerchfellhochstand.* Nach kardialen Eingriffen ist gelegentlich auch an eine mechanische Behinderung des intrakardialen Durchflusses infolge *ungenügender Korrektur eines Herzfehlers* zu denken (Persistenz einer Klappenstenose oder -insuffizienz, ungenügende Erweiterung der Ausflußbahn des rechten Ventrikels, Bestehenbleiben eines Septumdefektes).

c) Myokardinsuffizienz. Häufiger als durch eine mechanische Behinderung der Herztätigkeit wird in der postoperativen Phase eine *arterielle Hypotension* bei gleichzeitig *erhöhtem zentralvenösen Druck* durch eine herabgesetzte Myokardcontractilität hervorgerufen. Einmal handelt es sich zumeist um Herzen, bei denen *bereits präoperativ* eine Myokardschädigung bestand. Bei diesen Kranken ist die Kompensationsfähigkeit des Myokards eingeschränkt und die Belastung des chirurgischen Eingriffes, speziell einer Herzoperation, kann dann leicht zu einem postoperativen Herzversagen führen. Zum anderen kann bei sonst gesundem Myokard in der postoperativen Phase eine Herzinsuffizienz auch durch *äußere Einflüsse* hervorgerufen werden, so durch Änderungen im Elektrolyt- und Säurebasenhaushalt, durch Hypoxie, Hyperkapnie, durch Hypo- und Hyperthermie und in seltenen Fällen durch eine Nebennierenrindeninsuffizienz.

Bei der *Behandlung* einer postoperativen Myokardinsuffizienz sind zunächst dieselben Therapiemaßnahmen anzuwenden, welche bereits in der Einleitung zum Kapitel „Spezielle Anaesthesieprobleme bei Eingriffen am Herzen und an den großen Gefäßen“ (S. 640) ausführlich dargestellt sind. In erster Linie wird man danach trachten, *alle Ursachen auszuschalten, welche sekundär die Herzleistung beeinträchtigen.* Eine ungenügende Myokardcontractilität ist durch Verabreichung von *Herzglykosiden* und notfalls durch temporäre Gabe von *Katecholaminen* zu behandeln. Diuretika sind in der frühen postoperativen Phase, in welcher eine Neigung zu Wasserretention besteht, nur von geringem Wert. Sinnvoller ist eine *Einschränkung der Flüssigkeitszufuhr*, die insbesondere nach Herzoperationen auf 400 ml/m^2 der Körperoberfläche am Operationstag und auf 800 ml/m^2 Körperoberfläche am ersten und zweiten postoperativen Tag zu begrenzen ist (Braimbridge u. Ghadiali; Sturtz et al.). Ein *Blutdruckabfall unter 80 mm Hg* soll *unbedingt vermieden* werden, da unter diesem kritischen Wert eine ausreichende Durchblutung des Myokards, des Cerebrums und der Nieren nicht mehr gewährleistet ist. Unter diesen Umständen ist eine zeitweilige Anwendung von Adrenalin bzw. Isoprenalin in Form einer Dauertropfinfusion auch in der postoperativen Phase unumgänglich. Ein Nachteil der vasopressorischen Mittel ist, daß sie eine bereits unzureichende Nierendurchblutung weiterhin einschränken können. Da bekanntlich eine Nierenschädigung nicht so leicht auftritt, solange die *Diurese aufrechterhalten* bleibt, empfiehlt sich in einer solchen Situation die gleichzeitige Anwendung von 20%igem Mannitol (Braimbridge u. Ghadiali). Die Verabreichung ist jedoch langsam unter Beobachtung des Venendruckes vorzunehmen und sollte abgebrochen werden, wenn die Diurese nicht einsetzt, da sonst das Gefäßsystem infolge einer stärkeren Flüssigkeitsabsorption aus dem Extracellularraum überladen werden könnte. In seltenen Fällen kann die zusätzliche Gabe von Nebennierenrindenpräparaten zum Adrenalin zur Stabilisierung des Blutdruckes beitragen (Braimbridge u. Ghadiali; Gruber u. Allgöwer). Nochmals sei darauf hingewiesen, daß bei vorliegender Myokardinsuffizienz eine *rechtzeitig eingeleitete Respiratorbehandlung* den Kreislauf entscheidend entlasten kann.

d) Herzrhythmusstörungen. Nicht zuletzt können auch Herzrhythmusstörungen in der postoperativen Phase Ursache einer gefährlichen Hypotension werden. Nach *lungenchirurgischen Eingriffen* treten Rhythmusstörungen verhältnismäßig selten auf. Vorhofflimmern ist jedoch eine nicht ungewöhnliche Komplikation bei älteren Kranken, insbesondere bei denjenigen, die wegen maligner Lungentumoren operiert wurden (Mushin). Nach *herzchirurgischen Eingriffen*, vor allem nach Operationen am „offenen“ Herzen, kann dagegen der postoperative Verlauf durch eine Vielfalt von Arrhythmien kompliziert werden, wie Sinustachykardie, Vorhofflimmern und -flattern, Nodalrhythmus und -tachykardie, ventriculäre Tachykardie und kompletter Herzblock. Die *Ätiologie* der Arrhythmien ist oft schwer festzustellen; jedoch sind Hypoxie, urämische Acidose, Verletzung des Reizleitungssystems nach einem intrakardialen Eingriff und Überdosierung von Digitalis, besonders bei gleichzeitig bestehender Hypokaliämie, nicht selten Ursachen dieser Komplikationen. Wenngleich nach einem intrakardialen Eingriff die verschiedensten Rhythmusstörungen beobachtet werden können, so treten *nach bestimmten Operationen gewisse Arrhythmieformen bevorzugt* auf. Kranke mit Mitralfehlern sind postoperativ vornehmlich durch ein häufig schon aus der präoperativen Phase stammendes *Vorhofflimmern mit absoluter Arrhythmie* gefährdet. Diese Rhythmusstörung führt zu einer Verminderung des Herzzeitvolumens, die bis zu 40% betragen kann (BRAIMBRIDGE u. GHADIALI) und begünstigt außerdem die Entstehung von Thromben im Herzen, so daß auch in der Nachbehandlungszeit arterielle Embolien entstehen können. Nach Korrektur der Aortenklappenfehler treten bevorzugt *ventriculäre Tachykardien* auf, während nach Verschluß eines Ostium-Primum-Defektes, eines Ventrikelseptumdefektes, sowie nach einer subvalvulären Aortenklappensprengung ein kompletter Herzblock am häufigsten beobachtet wird. Obwohl klinisch zumeist eine Arrhythmie leicht feststellbar ist, kann eine exakte Klassifizierung derselben nur durch die Analyse des *Elektrokardiogramms* erfolgen. Bei der Behandlung der Rhythmusstörungen wird man zunächst nach Möglichkeit, falls eine auslösende Ursache erkennbar ist, diese sofort beseitigen, ansonsten stehen die speziellen antiarrhythmischen Mittel, die elektrische Defibrillation und die Anwendung eines elektrischen Schrittmachers zur Verfügung. Bezüglich der Gabe von *Herzglykosiden* und speziellen *antiarrhythmischen Mitteln* zur Therapie von Rhythmusstörungen ist bereits ausführlich auf S. 641 Stellung genommen worden. Treten in der postoperativen Phase ventriculäre Tachykardien mit hoher Frequenz auf, so lassen sie sich medikamentös manchmal nur schwer beeinflussen und eine solche Rhythmusstörung kann dann oft nur durch externe Anwendung einer *elektrischen Defibrillation* beseitigt werden. Die Elektroreduktion ist in oberflächlicher Narkose und nach Verabreichung eines kurzwirkenden Muskelrelaxans vorzunehmen, notfalls aber auch am wachen Patienten, insbesondere wenn ein Gleichstromdefibrillator benutzt wird, der nicht so starke und schmerzhafte Muskelkontraktionen verursacht. Die Elektrokonversion eines Vorhofflimmerns wird am besten erst 10—14 Tage nach dem operativen Eingriff vorgenommen (BRAIMBRIDGE u. GHADIALI; KLINNER u. RUDOLPH). Bis zu diesem Zeitpunkt ist nämlich noch eine spontane Rückkehr zum Sinusrhythmus möglich und außerdem ist die depressive Wirkung des Eingriffes auf die Herzkreislauffunktion schon weitgehend abgeklungen, weshalb mit einem Dauererfolg der Elektrokonversion eher gerechnet werden kann. Eine sehr ernste und wichtige postoperative Rhythmusstörung ist die *komplette atrioventriculäre Dissotiation*, die häufiger temporärer Art ist und seltener permanent bestehen bleibt. Zumeist tritt diese Komplikation schon während des chirurgischen Eingriffs auf und die dann schon intraoperativ implantierten Reizelektroden werden auch nach Beendigung des Eingriffs zur elektrischen Stimulation des Myokards benutzt. Innerhalb der ersten 10 postoperativen Tage stellt sich oft wieder von selbst ein Sinusrhythmus ein, wobei zur Aufrechterhaltung einer genügend hohen Herzfrequenz eine vorübergehende Medikation mit *Isoprenalin* noch notwendig sein kann. Bleibt ein atrioventriculärer Block weiterhin bestehen, so wird zur *permanenten Reizung des Myokards* eine auf venösem Wege gelegte intrakardiale Sondenelektrode benutzt, die dann an eine subcutan implantierte Schrittmacherbatterie angeschlossen wird. Zur weiteren Information sei auf das Kapitel „Implantation von elektrischen Schrittmachern“ (S. 660) hingewiesen.

Literatur

AEPLI, R.: Akute Rhythmusstörungen des Herzens. Schweiz. med. Wschr. **93**, 398 (1963).

ALDER, A.: Technische Neuerungen. Ein einfacher Aufwärmeapparat für Transfusionsblut. Anaesthesist **14**, 19 (1965).

ALLEN, T. H., STEVEN, J. M.: Prolonged endotracheal intubation in infants and children. Brit. J. Anaesth. **37**, 566 (1965).

AVIADO, D. M.: Review article. Cardiovascular effects of some commonly used pressor amines. Anesthesiology **20**, 71 (1959).

BAHNSON, H. T., OTIS, A. B.: Physiological considerations of cardiovascular surgery. Physiol. Rev. **35**, 363 (1955).

BARER, G. R., NÜSSEN, E.: Pulmonary blood flow in the cat. The effects of positive pressure respiration. J. Physiol. (Lond.) **138**, 103 (1957).

BARRY, K. G., COHEN, A., KNOCHEL, J. P., WHELAN, T. J., BEISEL, W. R., VARGAS, C. A., LEBLANC, P. C.: Mannitol infusion. II. The prevention of acute functional renal failure during resection of an aneurysma of abdominal aorta. New Engl. J. Med **264**, 957 (1961).

BARTELS, H., BEER, R., MOCHIZUKI, M., RODEWALD, G.: Berechnung der Kurzschlußdurchblutung der Lunge. Z. ges. exp. Med. **126**, 582 (1956).

BARTH, L.: Die alveolaren Ventilationsverhältnisse bei intermittierender Überdruckbeatmung während intrathorakaler Operationen. Thoraxchirurgie **3**, 451 (1956).

— Mber. dtsch. Akad. Wiss. **5**, 767 (1963).

— EICHHORN, H. J., MEYER, M., KONOW, V., KRONSCHWITZ, H.: Über die Häufigkeit endobronchialer Sekretverschleppung bei Lungenoperationen in Abhängigkeit von der Intubations- und Lagerungstechnik. Chirurg **29**, 544 (1958).

— HOLMDAHL, M. H., LÖF, B., ÖBRINK, K. L., ULFENDAHL, H.: The ventilation of the lungs and the acid-base balance in thoracic surgery. Acta chir. scand. **113**, 413 (1957).

BATES, M., BEARD, H. J.: Six cases of traumatic rupture of the bronchus. Thorax **11**, 312 (1956).

BEALL, A. C., MORRIS, G. C., COOLEY, O. A.: Temporary cardiopulmonary by-pass in the management of penetrating wounds of the heart. Surgery **52**, 330 (1962).

BEECHER, H. K.: Some controversal matters of anesthesia for thoracic surgery. J. thorac. Surg. **10**, 202 (1940).

— MURPHY, A. J.: Acidosis during thoracic surgery. J. thorac. Surg. **19**, 50 (1950).

BEER, R.: Kreislaufkomplikationen während und nach Herzoperationen. Anaesthesiologie und Wiederbelebung, Bd. 20, S. 181. Berlin-Heidelberg-New York: Springer 1967.
— LOESCHCKE, G.: Probleme bei Operationen mit extrakorporalem Kreislauf unter besonderer Berücksichtigung der Anaesthesie. Anaesthesist **8**, 70 (1959).
— — Gebrauch und Mißbrauch der Tracheotomie. Chirurg **35**, 123 (1964).
— — SCHAUDIG, A., PASINI, M., AUBERGER, H. G., RANZ, H., BORST, H. G.: Lungenfunktion nach Anwendung extrakorporaler Zirkulation. Thoraxchirurgie **9**, 427 (1961).
BENAD, G., HAFEMEISTER, G.: Anaesthesiologische Probleme bei der Implantation von elektrischen Schrittmachern. Anaesthesist **15**, 263 (1966).
BENDIXEN, H. H., BULWINKEL, B., HEDLEY WHITE, S., LOVER, M. B.: Atelectasis and shunting during spontaneous ventilation in anesthetised patients. Anesthesiology **25**, 297 (1964).
BINGHAM, J. A. W.: Herniation through congenital diaphragmatic defects. Brit. J. Surg. **47**, 1 (1959).
BJÖRK, V. O.: Circulation through an atelectatic lung in man. J. thorac. Surg. **26**, 533 (1953).
— Lancet **1968I**, 491.
— CARLENS, E.: The prevention of spread during pulmonary resection bei the use of a double-lumen catheter. J. thorac. Surg. **20**, 151 (1950).
BLEICH, H. L., SCHWARTZ, W. B.: Tris-Buffer. An appraisal of its physiologic effects and clinical usefulness. New Engl. J. Med. **274**, 782 (1966).
BLOEDNER, C. D.: Beitr. Klin. Erforsch. Tuberk. **134**, 314 (1966/67).
BODECHTEL, G., BLÖMER, H.: Die Herzfehler: Ihre Symptomatologie und Hämodynamik. München-Berlin: Urban & Schwarzenberg 1966.
BORST, H. G., BEER, R., GEHL, H.: LOESCHCKE, G., SCHMIDT-MENDE, M.: Pathophysiologische Veränderungen bei Anwendung eines extrakorporalen Kreislaufs. Langenbecks Arch. klin. Chir. **291**, 467 (1959).
BOYAN, C. B., HOWLAND, W. S.: Cardiac arrest and temperature of blood bank. J. Amer. med. Ass. **183**, 58 (1963).
BRAIMBRIDGE, M. V., GHADIALI, P. E.: Post-operative care. Oxford: Blackwell Scientific Publications 1965.
BRAUER, L.: Die Ausschaltung der Pneumothoraxfolgen mit Hilfe des Überdruckverfahrens. Mitt. Grenzgeb. Med. Chir. **13**, 483 (1904).
BROCH, O. J., MÜLLER, O.: Haemodynamic studies during auricular fibrilation and after restoration of sinus rhythm. Brit. Heart J. **19**, 222 (1957).
BROCK SIR RUSSEL, C.: Surgical treatment of aortic stenosis. Brit. med. J. **1957I**, 1019.
BROWN, A. J. P.: Posture in thoracic surgery. Thorax **3**, 161 (1948).
— SELLICK, B. A.: Anaesthesia for cardiac surgery. Brit. med. Bull. **11**, 174 (1955).
BÜCHERL, E.: Die Bedeutung des intrabronchialen bzw. intraalveolären Druckes für die Hämodynamik. Anaesthesist **6**, 224 (1957).
CAMISHION, R. C., OTA, Y., CUDDY, V. D., GIBBON, J. H.: Pulmonary arterial blood flow through an acutely atelectatic lung. J. thorax. cardiovasc. Surg. **42**, 599 (1961).
CAMPBELL, G. S., HOULE, D. B., CRIPS, N. W., WEIL, M. H., BROWN, G. B.: Depressed response to intravenous sympathicomimetic agents in humans during acidosis. Dis. Chest **33**, 18 (1958).
CHARDACK, W. M., GAGE, A. A., SCHIMERT, G., THOMSON, N. E., SANFORD, C. E., GREATBATSCH, W.: Two years' clinical experience with the implantable pacemaker for complete heart block. Dis. Chest **43**, 225 (1963).
COOLEY, D. A., BEALL, A. C., GRONDIN, P.: Open heart-operations with disposable oxygenators, 5 per cent dextrose prime and normothermia. Surgery **52**, 713 (1962).
— DUNNER, J. R., BROCKMANN, H. L., DEBAKEY, M. E.: Treatment of penetrating wounds of heart. Experimental and clinical observations. Surgery **37**, 882 (1955).
— BELMONTE, B. A., DEBAKEY, M. E., LABSON, F. R.: Temporary extracorporeal circulation in the surgical treatment of cardiac and aortic disease. Ann. Surg. **145**, 898 (1957).
CORSSEN, G.: Neuroleptanalgesie und extrakorporaler Kreislauf. Anaesthesiologie und Wiederbelebung, Bd. 18, S. 139. Berlin-Heidelberg-New York: Springer 1966.
— DOMINO, E. F., SWEET, R. B.: Neuroleptanalgesie and anesthesia. Anesth. and Analg. **43**, 748 (1964).
CRAFOORD, C.: On the technique of pneumonectomy in man. Acta chir. scand. **81**, Suppl. 54 (1938).
— NORBERG, B., SENNING, A.: Clinical studies in extracorporeal circulation with a heart-lung mashine. Acta chir. scand. **112**, 220 (1957).
CRAYTHORNE, N. W. B., HUFFINGTON, P. E.: Effects of Propranolol on the cardiovascular response to cyclopopane and Halothane. Anesthesiology **27**, 580 (1966).
CRYSTAL, D. K., DAY, S. W., WAGNER, C. L., MARTINIS, H. J., OWEN, J. J., WALKER, P. E.: A Gravity-Flow membrane oxygenator. Arch. Surg. **88**, 122 (1964).
DACK, S.: Pacemaker therapy in heart block and Stokes-Adams syndrome. J. Amer. med. Ass. **191**, 846 (1965).
DAMIA, G., FANTONI, A.: Effetti dell'atelettasia provocata sugli scambi respiratori nella chirurgia a thorace aperto in posizione laterale. Anest. Reanimazione **3**, 339 (1962).
DAMMANN, J. F., THUNG, N., CHRISTLIEB, I. I., LITTLEFIELD, J. B., MULLER, W. H.: The management of the severly ill patient after openheart surgery. J. thorac. cardiovasc. Surg. **45**, 80 (1963).
DAVIS, H. A.: Principles of surgical physiology, p. 390. London: Cassel & Co. Ltd. 1957.
DAWSON, BRIAN, THEYE, R. A., KRIKLIN, J. W.: Halothane in open cardiac operations: A technique for use with extracorporeal circulation. Anesth. and Analg. **39**, 59 (1960).
DERRA, E., EFFERT, S., SYKOSCH, J.: Erfahrungen mit der Implantation von Schrittmachern bei Herzblock. Zbl. Chir. **88**, 585 (1963).
DE WALL, E. A., WARDEN, H. E., READ, R. C., GOTT, V. L., LILLEHEI, C. W., VARCO, R. L.: A simple expendable, artificial oxygenator for open heart surgery. Surg. Chir. N.Amer. **36**, 1025 (1956).
DIBOLD, E.: Ein Endobronchialtubus zur isolierten Ausschaltung des rechten Lungenoberlappens. Anesthesist **4**, 119 (1955).
DOERFEL, G.: Bronchospirometrische Messungen während chirurgischer Eingriffe am offenen Thorax. Thoraxchirurgie **7**, 393 (1959).

DRECHSEL, U., LAWIN, P.: Komplikation nach großen Konservenbluttransfusionen und ihre Behandlung. Münch. med. Wschr. **105**, 2275 (1963).

DREW, C. E., KEEN, G., BENAZON, D. B.: Profund hypothermia. Lancet **1959I**, 745.

DUDZIAK, R.: Die Abhängigkeit der Blutgase von Veränderungen der Ventilation bei Thoraxeingriffen in Seitenlage. Anaesthesist **13**, 127 (1964).

EGBERT, L. D., LOVER, M. B., BENDIXEN, H. H.: Intermittent deep breaths and compliance during anesthesia in man. Anesthesiology **24**, 57 (1963).

ELLIS, F. H., KIRKLIN, J. W., CALLAHAN, J. A., WOOD, E. H.: Patent ductus arteriosus with pulmonary hypertension. J. thorac. Surg. **31**, 268 (1956).

ENGSTRÖM, C. G., HERZOG, P., NORLANDER, O. P., SWENSSON, S. A.: Ventilation Nomogramm for newborne and smal children to be used with the Engström-respirator. Acta anaesth. scand. **6**, 175 (1962).

EULER, U., LILJESTRAND, G.: Observations on the pulmonary arterial blood pressure in the cat. Acta physiol. scand. **12**, 301 (1947).

EUNIKE, S., ZINDLER, M.: Erfahrungen mit der Neuroleptanalgesie bei 60 Operationen von Mitralstenosen. Anaesthesiologie und Wiederbelebung, Bd. 9, S. 61. Berlin-Heidelberg-New York: Springer 1966.

FARRINGER, J. L., JR., CON, D.: Cardiac tamponade. Ann. Surg. **141**, 437 (1955).

FINLEY, T. N., LENFANT, L., HAAB, P., PIPPER, J., RAHN, H.: Venous admixture in the pulmonary circulation of anesthetised dogs. J. appl. Physiol. **15**, 418 (1960).

FRANK, H. A., COHAN, A. M., BANKS, H.: Circulatory and respiratory effect of continous versus phasic lung inflation in open-chest dogs. J. thorac. Surg. **23**, 465 (1952).

FREYSZ, TH., SCHWARZ, H., HOSSLI, G.: Ein neuartiges Gerät zur raschen Aufwärmung von Frischblutkonserven. Anesthesist **13**, 174 (1964).

FRIESE, G., LINDER, F., BRUCK, A.: Die Behandlung des AV-Blocks durch Einpflanzung eines elektrischen Schrittmachers. Med. Klin. **58**, 586 (1963).

GADBOYS, H. L., WISOFF, B. G., LITWAK, R. S.: Surgical treatment of complete heart block. J. Amer. med. Ass. **189**, 197 (1964).

GALLETTI, P. M., BRECHER, G. H.: Heatlung-Bypass. New York-London: Grune and Strattan 1962.

GEMPERLE, M.: Einfluß der Neuroleptanalgesie auf das cardiovasculäre System. Anaesthesiologie und Wiederbelebung, Bd. 18, S. 117. Berlin-Heidelberg-New York: Springer 1966.

— GRÜNINGER, B.: Blutgasanalysen nach Neuroleptanalgesie Typ II. Anaesthesist **13**, 6 (1964).

GERST, P. H.: The effects of positive pressure lung inflation upon pulmonary vascular dynamics. J. thorac. cardivasc. Surg. **42**, 607 (1961).

GIEBEL, O.: Der Einfluß künstlicher Totraumvergrößerung auf Ventilation und Blutgase. Langenbecks Arch. klin. Chir. **301**, 543 (1962).

GILROY, J. C., WILSON, V. H., MARCHAND, P.: Observations on haemodynamics of pulmonary and lobar atelectasis. Thorax **6**, 137 (1951).

GLENN, W. W. L., HAMPTON, L. J., GOODYER, A. V. N.: Use of controlled hypotension in large blood vessel surgery. Arch. Surg. **68**, 1 (1954).

GORDON, A. J.: Catheter pacing in complete heart block. J. Amer. med. Ass. **193**, 1091 (1965).

GORDON, A. J., FAYE, C. W., LANGSTON, H. T.: The cardiorespiratory dynamics of controlled respiration in the open and closed chest. J. thorac. Surg. **32**, 431 (1956).

— MEYER, B. W., JONES, J. C.: Open heart-surgery using deep hypothermia withaut an oxygenator. J. thorac. cardiovasc. Surg. **40**, 787 (1960).

GORDON, W., GREENE, R. A.: A new right endobronchial tube. Lancet **1955I**, 185.

GRABOW, L., L'ALLEMAND, H.: Vergleichende Untersuchungen zwischen Halothannarkosen und Neuroleptanalgesien bei thoraxchirurgischen Eingriffen. Anaesthesist **13**, 220 (1964).

GRAY, T. C., RIDING, J. E.: Anaesthesia for mitral valvotomy, the evolution of a technique. Anaesthesia **12**, 129 (1957).

GREER, A. E., DARRISH, R. G.: Hypotension from Arfonad: An aid in the surgical treatment of patent ductus arteriosus in older patients. J. thorac. Surg. **31**, 758 (1956).

GRIGOR, K. C., SHOW, M.: Anaesthesia for tracheobronchial reconstruction. Anaesthesia **13**, 299 (1958).

GRILL, W.: Notfallchirurgie in der Thoraxhöhle. Med. Klin. **58**, 312 (1963).

GRILLO, H. C.: Circumferential resection and reconstruction of the mediastinal and cervical trachea. Ann. Surg. **162**, 374 (1965).

— BENDIXEN, H. H., GEPHART, T.: Resection of the carina and lower trachea. Ann. Surg. **158**, 889 (1963).

GRISWOLD, R. A., MAGNIRE, C. H.: Penetrating wounds of heart and per pericardium. Surg. Gynec. Obstet. **74**, 406 (1942).

GRUBER, U. F., ALLGÖWER, M.: Infusionsprobleme in der Chirurgie. Anesthesie und Wiederbelebung, Bd. 5. Berlin-Heidelberg-New York: Springer 1965.

HAFEMEISTER, G., HUTH, J., PARBS, A., SCHULTZ, J.: Schrittmacher-Implantation als Langzeitbehandlung von Herzrhythmusstörungen mit Adams-Stokes-Symptomatik. Dtsch. Gesundh.-Wes. **21**, 15 (1966).

HALLOWELL, P., HEDLEY-WHITE, J., AUSTEN, W. G., LOVER, M. B.: Oxygenation during closed mitral valvulotomy. J. thorac. cardiovasc. Surg. **50**, 42 (1965).

HAMELBERG, W., MENTGES, W. F., DINDOT, J. V.: Crushed chest and the anesthesiologist. J. Amer. med. Ass. **174**, 1400 (1960).

HEBERER, G., RAU, G., LÖHR, H. H.: Aorta und große Arterien. Berlin-Heidelberg-New York: Springer 1966.

HEDLEY-WHYTE, J., BENDIXEN, H. H., LOVER, M. B.: Effect of changes in tidal ventilation on physiologic shunting. Amer. J. Physiol. **206**, 891 (1964).

HERTZ, C. W.: Lungen und kleiner Kreislauf. Bad Oeynhausener Gespräche I. Berlin-Göttingen-Heidelberg: Springer 1957.

HEWITT, P. B., LORD, P. W., THORNTON, H. L.: Propranolol in hypotensive anaesthesia. Anaesthesia **22**, 82 (1967).

HOHMANN, G.: Einige Untersuchungen über die Kreislaufstörungen in der Einleitungsphase von Kombinationsnarkose. Krankenhausarzt **38**, 179 (1965).

HORATZ, K., SCHUMANN, F.: Die prolongierte Intubation. In: Die Ateminsuffizienz und ihre klinische Behandlung (3. intern. Heidelberger Anaesthesie-Symposion 1967), hrsg. von O. H. JUST. Stuttgart: Georg Thieme 1967.

HOSSLI, G.: Die Anaesthesie in der Chirurgie der Brust und der Brusthöhle. In: Allgemeine und spezielle chirurgische Operationslehre von N. GULEKE und R. ZENKER, Bd. VI, Teil 1. Berlin-Heidelberg-New York: Springer 1967.

ISAACS, J. P., CARTER II, B. N., HALLER, J. A., JR.: Experimental pericarditis: Pathologic physiology constrictive pericarditis. Bull. Johns Hopk. Hosp. **90**, 259 (1952).

JACOB, W.: Ein neues Intubationsbronchoskop. Anaesthesist **8**, 142 (1959).

JOHNSTONE, M.: Beta-adrenergic blockade with Promethal during anaesthesia. Brit. J. Anaesth. **36**, 224 (1964).

— Die kardiovaskulären Wirkungen der Anaesthesie mit besonderer Berücksichtigung der pharmakologischen Blokkade der β-Rezeptoren des Myokards. Anaesthesist **13**, 215 (1964).

JUST, O. H., LUTZ, H., MÜLLER, C.: Anaesthesiologische Erfahrungen bei 500 Operationen mit Herz-Lungen-Maschine. Anaesthesist **14**, 280 (1965).

KEELE, J. L., WYANT, G. M.: Induced hyptension in surgery of coarctation in adults. Surgery **39**, 306 (1956).

KEMNITZ, H.: Die Ätiologie, Klinik und Pathologie der Pericarditis constrictiva. Dtsch. Gesundh.-Wes. **19**, 1088 (1964).

KENNEDY, R. L., STOELTING, V. K.: Anaesthesia for surgical repair of oesophageal atresia and tracheo-esophageal fistula. Canad. Anaesth. Soc. J. **5**, 132 (1968).

KEOWN, K. K.: Anesthesia for Surgery of the Heart. Springfield, U.S.A.: Ch. C. Thomas 1963.

KLEINSORGE, H., SEIFERT, A.: Sechs Jahre Ajmalin in der Therapie der Herzrhythmusstörungen. Med. Klin. **21**, 825 (1965).

KLINNER, W.: Komplikationen von seiten des Herzkreislaufsystems nach extrakorporaler Zirkulation. Thoraxchirurgie **9**, 51 (1961).

— RUDOLPH, W.: Die postoperative Behandlung erworbener Herzklappenfehler. Fortschr. Med. **83**, 313 (1965).

KOLFF, W. J., EFFLEN, D. B., GROVES, L. K., PEEREBOOM, G., MOROCA, P. P.: Disposable membrane oxygenator (heartlung maschine) and its use in experimental sugery. Cleveland Clin. Quart. **23**, 69 (1956).

KRAUSS, H., BILGER, R., WIEMERS, K., OVERBECK, W.: Erfolgreiche Behandlung von zwei Patienten mit Adams-Stokes-Syndrom durch implantierte elektrische Schrittmacher. Dtsch. med. Wschr. **88**, 405 (1963).

KUGEL, E.: Ein Beitrag zum Problem fibrinolytischer Nachblutungen in der Thoraxchirurgie. Langenbecks Arch. klin. Chir. **308**, 517 (1944).

LILLEHEI, C. W., GOTT, L. V., DEWALL, R. A., VARCO, R. L.: The surgical treatment of stenotic or regurgitant lesions of the mitral and aortic valves by direct vision utilizing a pump oxygenator. J. thorac. Surg. **35**, 154 (1958).

LINDENSCHMIDT, TH. O., CARSTENSEN, E.: Compendium der prä- und postoperativen Therapie. Stuttgart: Thieme 1966.

LIST, W. F.: Kardiale Arrhythmien in der Narkose: Ihre Ursache und pharmakologische Beeinflußbarkeit. Anaestesist **15**, 368 (1966).

LOESCHCKE, G. C., BEER, R.: Bad Oeynhausener Gespräche IV. Berlin-Göttingen-Heidelberg: Springer 1961.

MACINTOSH, R. R., LEATHERDALE, R. A. L.: Bronchus tube and bronchus blocker. Brit. J. Anaesth. **27**, 556 (1955).

MACRAE, W. R., MASSON, A. H. B.: Assisted ventilation in the post-bypass period. Brit. J. Anaesth. **36**, 711 (1964).

MACHRAY, R.: Zitiert in: Thoracic Anaesthesia von W. W. MUSHIN. Oxford: Blackwell Scientific Publications 1963.

MAGILL, J. W.: Anaesthetics in thoracic surgery with special reference to lobectomy. Proc. roy. Soc. Med. **29**, 643 (1936).

MALONEY, J. V., ELAM, J. O., HANDFORD, S. W., BALLA, G. A., EASTWOOD, D. W., BROWN, E. S., TEN PAS, R. H.: Importance of negative pressure phase in mechanical respirators. J. Amer. med. Ass. **152**, 212 (1953).

MARSHALL, H. W., HELMHOLZ, H. F., WOOD, E. H.: Physiologic consequences of congenital heart disease. In: HAMILTON, W. R., and DAW. PHILIP, Handbook of physiology: A critical, comprehensive presentation of physiological knowledge and concepts, p. 417—487. Washington, D. C.: American Physiological society 1962.

MCCAUGHAY, T. J.: Anaesthesia for surgical correction of vascular ring. Canad. Anaesth. Soc. J. **8**, 433 (1961).

MCDONALS, I. H., STOCKS, J. G.: Prolonged nasotracheal intubation. Brit. J. Anaesth. **37**, 161 (1965).

MCELROY, W. T., GERDES, A. J., BROWN, E. R.: Effects of CO_2, Bicarbonate and pH on the performance of the isolated perfused guinea pig heart. Amer. J. Physiol. **195**, 412 (1958).

MEAD, J., COLLIER, C.: Relation of volume history of lungs to respiratory mechanics in anesthetised dogs. J. appl. Physiol. **14**, 669 (1959).

MEIER, A. L., WOLFF, G.: Zur Differentialdiagnose und Behandlung der Herztamponade nach stumpfem Thoraxtrauma. Chir. Praxis **7**, 67 (1963).

MELLENGARD, K., ASTRUP, P.: The quantitative of surplus amounts of acid or base in the human body. Scand. J. chir. Lab. Invest. **12**, 189 (1960).

MELROSE, D. G., AIRD, S.: Mechanical heart-lung for use in man, with foreword by San Aird. Brit. med. J. **1953 II**, 57.

MELTZER, S. J., AUER, J.: Continuous respiration without respiratory movement. J. exp. Med. **11**, 662 (1909).

MENDELSOHN, D., MACKRELL, T. N., MACLACHLAN, M. A., CROSS, F. S., KAY, E. B.: Experiences using the pump-oxygenator for open cardiac surgery in man. Anesthesiology **18**, 223 (1957).

MILLER, B. J., GIBBON, J. A.: Recent advances in the development of a mechanical heart and lung. Ann. Surg. **134**, 694 (1951).

MILLER, R. D., FOWLER, W. S., HELMHOLZ, F. H., JR.: Changes of relative volume and ventilation of the two lungs with change. To the lateral decubitus position. J. Lab. Chir. Med. **47**, 297 (1956).

MOFFIT, E. A., KIRKLIN, J. W., THEYE, R. A.: Physiologic studies during wholebody perfusion in tetralogy of FALLOT. J. thorac. Surg. **44**, 180 (1962).

— THEYE, R. A.: The Mayo Gibbon pump oxygenator and its uses. In: K. K. KEOWN, Anesthesia for surgery of the heart, p. 150—175. Springfield, Mass.: Thomas, Ch. C. 1963.

MÜLLER-PLATHE, O.: Klinisch-pharmakologische Grundlagen der Azidose-Behandlung. Münch. med. Wschr. **107**, 583 (1965).

MÜLLY, K., HOSSLI, G.: Bronchiale Intubation und Blockade. Ein Beitrag zur Bronchoskopischen Technik für den Anaesthesisten. Anaesthesist **4**, 107 (1955).

MUSHIN, W. W.: Thoracic Anaesthesia. Oxford: Blackwell Scientific Publications 1963.

NAHAS, G.: Effects of a "CO_2 buffer" on hypercapnia of apneic oxygenation. Amer. J. Physiol. **197**, 1308 (1959).

NAHAS, G. G.: Effect of Hydrocortisone on acidotic failure of the isolated heart. Circulat. Res. **5**, 489 (1957).

NAHAS, G. G.: The clinical pharmacology of tris (Hydrocymethyl) Aminomethane. Chir. Pharm. Therapeut. **4**, 784 (1963).

NISSEL, O.: Reactions of the pulmonary venules of the cat with special reference to the effect of the pulmonary elastance. Acta physiol. scand. **23**, 361 (1951).

NORLANDER, O., PITZELE, S., EDLING, J., NORBERG, B., CRAFOORD, C., SENNING, A.: Anesthesiological experience from intracardial surgery with the Crafoord Senning heart-lung-maschine. Acta anaesth. scand. **2**, 181 (1958).

NUNN, J. F.: A simple predictor for oxygen and carbon dioxide levels during anaesthesia. Anaesthesia **17**, 78 (1962).

OECH, S.: Narkoseproblem beim „feuchten Lungenfall". Anaesthesist **2**, 123 (1953).

OVERBECK, W., BÜCHNER, CH.: Indikation und operative Technik bei der Implantation künstlicher Schrittmacher. Langenbecks Arch. klin. Chir. **313**, 582 (1965).

— — BILGER, R., GEBHARDT, W., STEIN, H., WIEMERS, H.: Drei Jahre Erfahrung mit der Anwendung künstlicher Schrittmacher des Herzens. Dtsch. med. Wschr. **90**, 1701 (1965).

OVERHOLT, R. H., LANGER, L., SZYPULKI, S. T., WILSON, N. J.: Pulmonary resection in the treatment of tuberculosis, presentday technique and results. J. thorac. Surg. **15**, 384 (1946).

PATRICK, R. T.: Anesthesia and supportive therapy during mitral comissurotomy. Arch. Surg. **71**, 907 (1955).

— THEYE, R. A., MOFFIT, E.: Studies in extracorporal circulation. V. Anesthesia and supportive care during intracardiac surgery with Gibbon — type pump oxygenator. Anesthesiology **18**, 673 (1957).

POTGIETER, S. V.: Atelectasis: Its evolution during upper urinary tract surgery. Brit. J. Anaesth. **31**, 472 (1959).

PULVER, K. G., SCHMITZ, TH.: Anaesthesieprobleme bei Operationen zur Behandlung von AV-Überleitungsstörungen durch Implantation eines künstlichen Schrittmachers. Anaesthesist **14**, 65 (1965).

RADFORD, E. P., FERRIS, B. G., KNIETE, B. C.: Clinical use of nomogram to estimate proper ventilation during artifical respiration. New Engl. J. Med. **251**, 877 (1954).

REES, G. J.: Neonatal Anaesthesia. Brit. med. Bull. **14**, 38 (1958).

REHDER, K.: Über den Einfluß von Lagerung und Thorakotomie auf die Verteilung von Gas und Blut in der Hundelunge während künstlicher Beatmung mit intermittierendem positiven Druck. Thoraxchir. und vask. Chir. **11**, 570 (1964).

— THEYE, R. A., FOWLER, W. S.: Effect of position and thoracotomy on distribution of air and blood to each lung during intermittend positive. Pressure-breathing. Physiologist **4**, 93 (1961).

RODEWALD, G.: Über das Verhalten von Ventilation, Kreislauf und Gasaustausch bei Lungenkranken vor und während präoperativer Pulmonalarterien-Blockung. Habil.-Schr. Hamburg 1958.

— GIEBEL, O., HARMS, H., KALMAR, P., SCHEPOKAT, K. D.: The differential therapeutic approach to cardiac pacemaking. 39th Scientific Sections of the Amer. Heart Ass., Oct. 21—23, 1966, New York.

— HARMS, H.: Hyperbare Oxygenation in der postoperativen Phase. Gem. Tag. der Dtsch. Ges. f. Anästhesie, der Österreichischen Ges. f. Anaesthesiologie und der Schweizerischen Ges. f. Anästhesiologie. Zürich, 16.—18. 9. 1965.

RODEWALD, G., HARMS, H.: Postoperative respiratorische Insuffizienz. Thoraxchir. u. vask. Chir. **14**, 355 (1966).

— — DÖNHARD, A.: Konstruktion und Anwendung einer Sauerstoff-Überdruckkammer. Anaesthesist **14**, 100 (1965).

ROSENKRANZ, R. A.: Über Kontraindikation der Ajmalin-Behandlung der Herzrhythmusstörungen. Dtsch. med. Wschr. **87**, 23 (1962).

ROSS, E. D. T.: General anaesthesia in complete heart block. Brit. J. Anaesth. **34**, 102 (1962).

ROTHSTEIN, E., LANDIS, F. B., NORODICK, B. G.: Bronchospirometry in the lateral decubitus position. J. thorax. Surg. **19**, 821 (1950).

RUSHBY, L. N., THOMPSON, V. C.: Carcinoma of the lung. Diagnosis and surgical treatment. Postgrad. med. J. **19**, 44 (1943).

RYGG, J. H., KYOSGAARD, E.: Erfahrungen mit induziertem elektrischen Flimmern des Herzens. Minerva chir. **12**, 1402 (1958).

SADOVE, M. S., WYANT, G. M., JULIAN, O. C., DYE, W. S.: Anesthesia for mitral commisurotomy. Anesthesiology **16**, 133 (1955).

SAUERBRUCH, F.: Zur Pathologie des offenen Pneumothorax und die Grundlagen meines Verfahrens zu seiner Ausschaltung. Mitt. Grenzgeb. Med. Chir. **13**, 399 (1904).

SCHAEFER, H. C., DEVAULT, M.: Anesthetic management of penetrating wounds of the heart. J. Amer. med. Ass. **172**, 1913 (1960).

SCHAUB, W., SENNING, A.: Dauerbehandlung des Adams-Stokes-Syndroms mit langfristig wirksamen, elektrischen Miniatur-Schrittmachern. Cardiologia (Basel) **42**, 152 (1963).

SCHAUDIG, A.: Experimentelle und klinische Untersuchungen zur Anwendung der Herz-Lungen-Maschine mit Blutersatzlösungen. Habil.-Schr. Universität München 1965.

— SEBENING, F.: Erfahrungen mit induziertem elektrischen Flimmern des Herzens. Langenbecks Arch. klin. Chir. **313**, 679 (1965).

SEALY, W. C., HARRIS, Y. S., YONG, W. G., CALLAWAY, H. A., DURHAM, N. C.: Paradoxical hypertension following resection of coarctation of aorta. Surgery **42**, 135 (1957).

SECHER, O., HUSFELDT, E., THERKELSEN, J.: Controlled hypertension during operation for coarctation of the aorta. Thorax **11**, 25 (1956).

SEVERINGHOUS, J. W., SWENSON, E. W., FINLEY, T. N., LATEGOLO, M. T., WILLIAMS, J.: Unilateral hypoventilation produced in dogs by occluding one pulmonary artery. J. appl. Physiol. **16**, 53 (1961).

STEAD, A. L.: The response of the newborn infant to muscle relaxants. Brit. J. Anaesth. **27**, 124 (1955).

STEPHEN, E. D. S.: Problem of "Blocking" in upper lobectomies. Curr. Res. Anesth. **31**, 175 (1952).

STÜRTZENBECHER, K., HERZER, H.: Zur Technik der Bronchusresektion bei Lungentuberkulose. Thoraxchirurgie **3**, 156 (1955).

STURTZ, W. D., KIRKLIN, J. W., BURKE, E. C., POWER, M. H.: Water metabolism after cardiac operations involving a Gibbon-Type pump-oxygenator. Circulation **16**, 988 (1957).

STRONG, M. J., KEATS, A. S., COOLEY, D. A.: Anesthesia for cardiovascular surgery in infancy. Anesthesiology **27**, 257 (1966).

SVANBERG, L.: Influence of posture on the lung volumes, ventilation and circulation in normals. Scand. J. chir. Lab. Invest. **9**, Suppl. 25 (1957).

THEYE, R. A., FOWLER, W. S.: Carbon dioxide balance during thoracic surgery. J. appl. Physiol. **14**, 552 (1959).

— MOFFIT, E. A.: Blood transfusion therapy during anesthesia and operation. Anesth. and Analg. **41**, 354 (1962).

— — KIRKLIN, J. W.: Anesthetic management during open intracardiac surgery. Anesthesiology **23**, 823 (1962).

— PATRICK, R. T., KIRKLIN, J. W.: The electro-encephalogram in patients undergoing open intracardiac operations with the aid of extracorporal circulation. J. thorac. Surg. **34**, 709 (1957).

THOMAS, D. M. E.: Note on postural dependency in the treatment of tuberculous lung cavities. Med. Press. **233**, 606 (1955).

THROWER, W. B., DABBY, TH. D., ALDINGER, E. E.: Acid-Base derangements and myocardial contractility. Arch. Surg. **82**, 56 (1961).

THUNG, N., HERZOG, P., CHRISTLIEB, I. I., THOMPSON, W. M., DAMMANN, J. F.: The Cost of respiratory effort in postoperative cardiac patients. Circulation **28**, 552 (1963).

TOREMALM, N. G.: A heat and moisture exchanger for postoperative tracheotomy care. Acta oto-laryng. (Stockh.) **52**, 461 (1960).

VALLACOT, W. N.: A new endobronchial tube for bronchopleural fistula repaire. Brit. J. Anaesth. **26**, 442 (1954).

WETCHLER, B. W., MCQUISTON, W. O.: Anesthetic managment of infants and children with double aortic arch. Anesthesiology **18**, 176 (1957).

WHITE, G. M. J.: A new double lumen tube. Brit. J. Anaesth. **32**, 232 (1960).

WHITTENBERGER, I. L., MCGREGOR, M., BERGLUND, E., BORST, H. G.: Influence of state of inflation of the lung on pulmonary vascular resistance. J. appl. Physiol. **15**, 878 (1960).

WIEMERS, K.: Narkose für Mitralstenosen-Operationen. Anaesthesiologie und Wiederbelebung, Bd. 20, S. 175. Berlin-Heidelberg-New York: Springer 1967.

WILSON, T. N.: Assisted respiration after chest injury. Thorax **16**, 397 (1961).

WOOD-SMITH, F. G., HORNE, G. M., NUNN, J. F.: Effect of posture on ventilation of patients anaesthetized with halothane. Anaesthesia **16**, 340 (1961).

WYLIE, W. D., CHURCHILL-DAVIDSON, H. C.: A practice of anaesthesia. London: Lloyd-Luke Ltd. 1960.

ZENKER, R.: Ergebnisse der Behandlung der konstriktiven Pericarditis auf Grund eigener Erfahrungen an 100 Operierten. Med. Klin. **13**, 541 (1959).

— HEBERER, G., BORST, H. G., GEHL, H. G., KLINNER, W., BEER, R., SCHMIDT-MENDE, M.: Eingriffe am Herzen unter Sicht. Dtsch. med. Wschr. **84**, 577 (1959).

ZIMMERMANN, W. E.: Hypoxie und Gewebsstoffwechsel. Anaesthesist **13**, 122 (1964).

ZINDLER, M.: Prophylaxe und Therapie der akuten Ateminsuffizienz im Verlauf thoraxchirurgischer Eingriffe bei Patienten mit eingeschränkter Lungenfunktion. Langenbecks Arch. klin. Chir. **304**, 188 (1963).

— Narkose für die Implantation eines Schrittmachers. Anaesthesiologie und Wiederbelebung, Bd. 20, S. 205. Berlin-Neidelberg-New York: Springer 1967.

— DEMING, M. V.: The anaesthetic managment of infants for the surgical repair of congenital atresia of the esophagus with tracheoesophageal fistula. Curr. Res. Anesth. **32**, 180 (1953).

ZUHDI, N., KIMMEL, G., MONTRAY, J., CAREY, J., GREER, A.: A system for hypothermic perfusion. J. thorac. cardiovasc. Surg. **39**, 629 (1960).

c) Anaesthesie in der Abdominalchirurgie

P. PORGES

α) Die Beurteilung des Patienten im Hinblick auf die Narkose. Vor- und Nachbehandlung. Narkose

Die erforderliche Vorbehandlung hängt vom Zustand des Patienten, von der Art und dem Umfang des Eingriffs und von der Dringlichkeit desselben ab. Hier werden nur jene Punkte erwähnt, die bei Operationen im Abdominalbereich von besonderer Bedeutung sind.

1. Das Herz

Über 65 Jahre — diese Altersgrenze möge nur als Anhaltspunkt dienen — ist unserer Erfahrung nach die routinemäßige Digitalisierung von Vorteil. Wir geben durch 2—4 Tage 0,2—0,4 mg Desacetyllanatosid C (Cedilanid). Ebenso wichtig wie der EKG-Befund ist eine gute Anamnese, um die Leistungsfähigkeit des Herzens zu beurteilen („Wie geht es Ihnen beim Stiegensteigen? Wieviel Stockwerke kommen Sie hinauf, ohne zu rasten? Kommen Sie beim Gehen schnell außer Atem? Haben Sie auch in Ruhe — in der Nacht — Atemnot?"). Bei Zeichen kardialer Dekompensation werden aufschiebbare Operationen verschoben, bis der Patient wieder kompensiert ist.

2. Die Lunge

Schwerste spastische Emphysembronchitis stellt eine Indikation für lokale Anaesthesieverfahren in der Abdominalchirurgie dar. Spinal-, Epidural-, Paravertebral- und Intercostalanaesthesie bieten sich an. Nur diese bieten die Möglichkeit eine gute Relaxation bei erhaltener Spontanatmung zu erzielen. Soll trotzdem relaxiert und beatmet werden, etwa für langdauernde Eingriffe im Oberbauch, muß die Möglichkeit bestehen, den Patienten postoperativ durch 24—48 Std weiterzubeatmen. Mag es durch entsprechend hohe Beatmungsdrucke nämlich wohl gelingen, den Patienten während der Operation ausreichend zu ventilieren, so wird man postoperativ, wenn der Patient noch unter dem Einfluß von zentral depressiven und muskelrelaxierenden Medikamenten steht und zudem noch die Atmung durch den Schmerz der frischen Laparotomiewunde gehemmt wird, die größten Schwierigkeiten haben, den Patienten wieder zu einer genügenden Spontanatmung zu bringen.

Postoperativ ungenügende Atmung kann, wie schon erwähnt, medikamentös bedingt sein. Außerdem kommen durch Sekret verlegte Atemwege, ein zu enger Verband, Schmerzen in der Laparotomiewunde oder ein durch Blutverlust bedingtes Schockgeschehen als Ursache in Frage. Nach Operationen im Oberbauch sind Lungenkomplikationen häufiger als nach Operationen in anderen Körperregionen (KINNEY). ANSCOMBE registrierte Vitalkapazität, inspiratorische und exspiratorische maximale Atemstromstärke vor und nach verschiedenen abdominellen Eingriffen. Nach unkomplizierten Magenresektionen fand er alle drei Werte an den ersten beiden postoperativen Tagen um 50—60% reduziert! Schlecht durchlüftete basale Lungenpartien, Atelektasen und alle daraus entstehenden Komplikationen können den postoperativen Verlauf gefährden. Daraus ergibt sich die große Bedeutung der Physiotherapie für diesen Patientenkreis. Richtiges Atmen und effektives Husten sollen am besten schon präoperativ, wenn der Patient noch nicht durch Schmerzen irritiert ist, gelehrt und geübt werden.

Soll der Patient gut durchatmen können, muß der postoperative Wundschmerz durch Analgetica gemildert werden, obwohl diese Mittel selbst einen atemdepressorischen Effekt haben. Die Kombination von morphinähnlichen Substanzen mit N-Allylnormorphin (Nalorphin, Lethidrone) hat sich bewährt (BENZER et al., 1967). Den großen Nutzen postoperativer Sauerstoffzufuhr konnten STEINBEREITHNER et al. durch Messung der Plasmaverschwinderate von Radiojodalbumin eindeutig nachweisen. Die mit normalem pCO_2 einhergehende postoperative Hypoxie kann durch nasale O_2-Zufuhr durch 2—3 Std verhindert werden. Bei postoperativer Unruhe ist auch bei augenscheinlich guter Atmung immer daran zu denken, daß es sich um den Ausdruck einer cerebralen Hypoxie handeln kann.

3. Anämie, Hypoproteinämie

Eine Anämie soll vor der Operation korrigiert werden. Bei akuten und chronischen Blutungen (Milzruptur, blutendes Ulcus, blutende Malignome usw.) wird diese Forderung nicht immer, bzw. nicht immer ganz zu erfüllen sein. Bei aufschiebbaren Operationen sollte die Anämie zuerst nach intern-medizinischen Gesichtspunkten analysiert und behandelt werden. Bei Tumoren ist neben der Möglichkeit der chronischen Blutung die toxische Komponente und der chronische Eiweißmangel in Betracht zu ziehen. Eiweißzufuhr fördert hier die Hämoglobinsynthese („dynamisches Proteingleichgewicht"). Nicht vergessen werden darf der chronische Eisenmangel im Rahmen solcher Zustände (STEINBEREITHNER, 1955). Aminosäurelösungen, Vitamine und Spurenelemente, Eisen und anabole Substanzen und nicht zuletzt Bluttransfusionen dienen der Vorbereitung des Patienten. Maligne Geschwülste sind aber zu operieren, sobald dem Patienten die Operation zugemutet werden kann. Die angeführten therapeutischen Maßnahmen sind postoperativ sinnvoller und wirksamer.

4. Flüssigkeits- und Elektrolytgleichgewicht

Viele Patienten, denen ein operativer Eingriff im Abdomen bevorsteht, haben schwere Störungen des Flüssigkeit-, Elektrolyt- und Säure-Basenhaushalts (s. auch „Wasser- und Elektrolythaushalt", S. 73, und „Intensivtherapie", S. 892). Salz- und Wasserverluste durch Erbrechen, Durchfall, durch Absaugung von Magen- oder Duodenalinhalt, durch Darmfisteln, Ascites oder beim Ileus (Verlust nach innen) sollen, soweit das möglich ist, mengenmäßig erfaßt werden. Die aus einer Sonde abgesaugte Flüssigkeit wird über 24 Std gesammelt und auf ihren Elektrolytgehalt untersucht. Elektrolytbestimmungen in Blut und Harn vervollständigen das Bild. Die Berechnung des ungefähren Ausmaßes der notwendigen Restitution wird so ermöglicht. Müssen Verluste über längere Zeit ersetzt werden, sind tägliche Elektrolytbestimmungen notwendig. Konstante Sollelektrolytwerte, wie für das Serum und den gesamten Extracellulärraum, gibt es für den Inhalt des Verdauungstraktes nicht. Läßt sich eine Bestimmung im Einzelfall nicht durchführen, mögen die Werte in der Tabelle einen Anhaltspunkt liefern.

Die Bedeutung des Magen-Darmtrakts für den Elektrolyt- und Wasserhaushalt ergibt sich allein aus der Menge der gesamten Sekretion. Diese wird von GAMBLE für den Durchschnittserwachsenen auf 8200 ml in 24 Std geschätzt. Diese Wasser- und

Tabelle. *Elektrolytzusammensetzung der gastrointestinalen Sekrete und Exkrete (in mval/Liter).* (Nach BLAND)

	Na	K	Cl	HCO_3
Nüchternmagensaft	60 (10—115)	10 (1—35)	85 (8—150)	(0—15)
Pankreasfistel	141 (115—150)	4,6 (2,5—7,5)	76 (55—95)	121
Gallenfistel	148 (130—160)	5,0 (2,8—12)	101 (90—118)	40
Jejunale Saugung	111 (85—150)	4,6 (2,3—8,0)	104 (45—125)	
Saugung vom Ileum	117 (85—118)	5 (2,5—8,0)	105 (60—127)	
Neue Ileostomie	129 (106—143)	11 (6—29)	116 (90—136)	
Alte Ileostomie	46	3	21,4	
Coecostomie	79 (45—135)	20 (5—45)	45 (18—88)	
Kinderstuhl				
normal	1,3[a]	3,8[a]	0,6[a]	
bei Durchfall	11,6[a]	17,5[a]	8,0[a]	

[a] mval in 24 Std.

Elektrolytmenge wird in den aboralen Teilen des Verdauungstrakts wieder absorbiert. BLAND spricht von einem „gastrointestinalen Kreislauf" und macht so die ernsten Folgen eines derartigen „Kreislaufzusammenbruchs" leichter verständlich. Trotz der unterschiedlichen Zusammensetzung haben alle Sekrete vom Magen zum Colon die gleiche osmolare Konzentration wie die extracelluläre Flüssigkeit. Verluste sind demnach ein Salz- und Wasserverlust in einander entsprechendem Ausmaß und haben eine isotone Dehydratation zur Folge. Der Verlust geht zu Lasten des gesamten Extracellulärraums. Die Haut verliert den ihr eigenen Turgor und läßt sich in Falten abheben. Das verminderte zirkulierende Plasmavolumen hat Blutdruckabfall und Oligurie zur Folge. Die cellulären Bestandteile des Blutes sind pro Volumseinheit vermehrt, der Hämatokrit ist erhöht. Die sonstigen Folgen sind je nach Herkunft der Verluste verschieden: Verlust von Magensaft ist vorwiegend ein Verlust von H^+ und Cl^-. Hypochlorämie und metabolische Alkalose sind die Folge. Außerdem enthält der Magensaft 2—5mal soviel K^+ als das Serum, eine Tatsache, die mit Hilfe von Kationenaustauschern bei Niereninsuffizienz zur Eliminierung des K^+ nutzbar gemacht wird.

Verluste von Dünndarm, Pankreas und Galle sind alkalisch und enthalten Na^+, Cl^- und Bicarbonat und führen zu metabolischer Acidose.

Elektrolytverluste sind auch bei Magenspülungen mit Wasser als Spülflüssigkeit zu beachten. Bedeutender sind Verluste bei Patienten mit Magen- oder Duodenalsonde, die man neben der Sonde Tee trinken läßt. Die Vorstellung, daß der Tee sowieso wieder abgesaugt wird, stimmt insofern nicht, als der Körper im Bestreben alles in den Magen-Darmkanal Eingebrachte isoton werden zu lassen, hypotone Flüssigkeiten mit Elektrolyten anreichert.

5. Die Prämedikation

Zur Prämedikation können die üblichen Mittel verwendet werden. Triflupromazin (Psyquil) ist bei Operationen im Oberbauch, bei denen leicht Singultus ausgelöst wird, sehr zu empfehlen. Die Phenothiazine wirken sedierend, antiemetisch und potenzieren die Wirkung des Opiumalkaloids. Von Chlorpromazin (Largactil) ist wegen seiner blutdrucksenkenden Wirkung eher abzuraten. Ab dem 70. Lebensjahr sollte man auch von Promethazin absehen, ältere Menschen können durch dieses Mittel verwirrt werden. Im Hinblick auf eine etwaige postoperative Darmparalyse sind Bedenken gegen die Verwendung von Atropin nicht angebracht (BERGMANN, 1963 u. 1965). Viele Anaesthesisten geben Atropin nicht mit der übrigen Vorbereitung präoperativ, sondern spritzen es erst unmittelbar vor Einleitung der Narkose intravenös, um dem Patienten die unangenehme Trockenheit der Schleimhäute zu ersparen.

6. Die Magensonde

Bei allen Eingriffen im Oberbauch wird eine Magensonde gegeben, die am leichtesten schon am Vorabend eingeführt wird. Zu diesem Zeitpunkt kann der Patient die Sonde schluckweise mit Tee eingeführt bekommen. Am Operationstag, wenn der Rachen nach der Vorbereitungsinjektion trocken und der Mund ohne Speichel ist, sollte man einen Patienten nicht mehr mit Versuchen, die Sonde einzuführen, plagen. Vielerorts ist es üblich, die Sonde erst dem narkotisierten Patienten einzuführen. Das gelingt oft nur mit Hilfe der Magillschen Rachenzange und führt leicht zu Schleimhautverletzungen an der hinteren Rachenwand. Braucht die Sonde postoperativ nicht liegenzubleiben und wird nur intraoperativ ein ganz entleerter Magen gewünscht, nimmt man während der Operation besser einen kleinfingerdicken Magenschlauch, der sich in der Regel ohne Schwierigkeiten einführen läßt. Sonden aus Plastikmaterial sind in Kälte steifer und können leichter eingeführt werden, wenn sie direkt aus dem Kühlschrank kommen.

7. Die Narkose

Lokale Verfahren. Abgesehen von der schon erwähnten schweren spastischen Emphysembronchitis gibt es keinen Krankheitszustand, bei dem man allgemein behaupten könnte, daß ein lokales Anaesthesieverfahren von entscheidendem Vorteil wäre. Im Einzelfall werden der Wunsch des Patienten, die Vorliebe des Anaesthesisten oder äußere Umstände, wie bei Notfallschirurgie in primitiven Verhältnissen, für die Entscheidung maßgebend sein. Bei entsprechend subtiler Technik (z. B. Dauerepiduralanaesthesie) ist jede abdominelle Operation in L.A. möglich (s. Kap. „Lokalanaesthesie", S. 291, Kap. „Extraduralanaesthesie", S. 314, und Kap. „Spinalanaesthesie", S. 326).

Automatische Anhaltspunkte. Segmentale Versorgung der Bauchdecken:

knapp über der Symphyse:	T_{12}
Nabel:	T_{10}
Xyphoid:	T_7
Mammillen:	T_4
Caudales Ende des RM:	L_2
Caudales Ende des Subarachnoidalraums:	S_2

Die Nn. splanchnici sind den Segmenten T_5—T_{12} zugehörig.

Die sensorischen Nervenleitungen von den Eingeweiden, sympathische wie parasympathische, laufen durch den Plexus coeliacus. Dieser liegt vor L_1 und kann einfach vom Operateur bei eröffneter Bauchhöhle infiltriert werden, kann aber auch von hinten erreicht werden (hintere Splanchnicusblockade) (KAPPIS).

Die Nn. vagi können bei eröffneter Bauchhöhle an der Kardia erreicht werden.

Der Darm ist gegen Anstechen, Schneiden oder Brennen unempfindlich, sehr empfindlich aber gegen Zug, Dehnung und Entzündung. Bei entsprechend schonungsvoller Behandlung kann auch bei erhaltener autonomer Nervenversorgung an den Eingeweiden operiert werden. Wird bei Peritonitis unter Lokalanaesthesie operiert, muß unbedingt auch die vegetative Versorgung des Darmes unterbrochen sein.

Die Spinalanaesthesie. Eine „schwere" lokalanalgetische Lösung — wir verwenden 10—20 mg Pantocain in 1—2 ml 10%iger Dextrose — kommt bei mäßiger Trendelenburg-Lagerung nach der Injektion am tiefsten Punkt der Thoraxkyphose (etwa T_5) zum Stillstand. Bei einer Spinalanaesthesie dieser Höhe ist die ganze Bauchwand analgetisch, außerdem sind auch die Nn. splanchnici mitbetroffen. Besonders bei Operationen am Magen wird es sich empfehlen, bei geöffneter Bauchhöhle auch die Nn. vagi zu blockieren. Das Gleiche gilt für die *Epiduralanaesthesie*, auch bei dieser sind die Nn. splanchnici blockiert. Therapeutisch kommt die Epiduralanaesthesie bei Pankreatitis und beim paralytischen Ileus zur Anwendung (STEINBEREITHNER, 1955).

Die *Paravertebralblockade* hat den Nachteil der mehrfachen Injektionsstellen. Auch dieses Verfahren bewirkt Sympathicusblockade, die Gefahr des Blutdruckabfalls besteht wie bei der Spinal- und Epiduralanaesthesie.

Beim *Intercostalblock* ist nur die nervöse Versorgung der Bauchwand unterbrochen. Die Splanchnicusblockade bietet sich als Ergänzung an. Dieses äußerst schonende Verfahren — die Sympathicusversorgung der unteren Körperhälfte ist intakt! — findet bei Oberbauchoperationen seine Anwendung. Für die Segmente des Unterbauches geben die costae fluctuantes keine guten Leitlinien für die Injektion ab.

Die *Rectusscheidenblockade*, bei der das Lokalanaestheticum die Nerven bei ihrem Durchtritt durch die Rectusscheide erreicht, eignet sich nur für mediane oder paramediane Incisionen.

Allgemeinanaesthesie

Früher war die *Äthertropfnarkose* schlechthin das Anaesthesieverfahren für den längerdauernden abdominellen Eingriff. Da in vielen Krankenhäusern, besonders in den Entwicklungsländern, Fachanaesthesisten nicht zur Verfügung stehen, ist die Äthernarkose, als die in den Händen des Ungeschulten sicherste Methode, auch heute noch vielerorts für alle abdominellen Eingriffe in Gebrauch. Besonders den Verhältnissen in den Entwicklungsländern angepaßt erscheint das E.M.O.-Gerät (Epstein, Macintosh, Oxford) ein „draw-over"-Verdampfer, der temperaturunabhängig die auf der Skala eingestellten Ätherkonzentrationen abgibt. Mit Hilfe eines Faltenbalges kann der Patient mit einem Äther-Luftgemisch auch beatmet werden, wenn keine komprimierten Gase zur

Verfügung stehen (s. auch „Die Inhalationsnarkose“, S. 256).

Die *Halothan-Lachgasnarkose* ist wegen der mangelhaften Muskelentspannung in der Abdominalchirurgie nur beschränkt verwendbar. In Frage kommt sie bei Kleinkindern und bei Erwachsenen für kleinere Eingriffe, wie Appendektomie oder Herniotomie.

Heute hat sich für die Abdominalchirurgie die Muskel-Relaxation — Intubation mit einem Manschettentubus —, die Beatmung mit einem Lachgas-Sauerstoffgemisch unter weiterer Zugabe von Narkosemitteln intravenös oder durch Inhalation bewährt.

Wohl müssen Patienten, bei denen ein kleinerer Eingriff, wie z. B. eine Appendektomie oder Herniotomie vorgesehen ist, nicht unbedingt intubiert werden. Für alle größeren Eingriffe im Abdomen ist jedoch die Intubation mit einem Manschettentubus zu fordern. Nur so wird einerseits die Aspiration sicher vermieden, andererseits auch die Aufblähung des Magens mit Narkosegasen verhindert.

Analgetika und Relaxantien werden nach Bedarf gegeben. Ob Lachgas als Analgetikum genügt, hängt von der Art der Operation ab. Starke Analgesie bzw. Reflexsuppression sind notwendig:

1. für den Hautschnitt,

2. wenn ein Zug am Peritoneum, besonders an der Mesenterialwurzel oder am Magen, ausgeübt wird. Die Stärke des Zuges ist nicht allein maßgebend. Langsames, schonendes, wenn auch kräftiges Ziehen wirkt weniger reflexauslösend als abruptes Zerren. Daraus geht schon hervor, daß die *Dosierung des Analgetikums* nicht nur vom Patienten und der Art und Dauer der Operation abhängig ist, sondern auch vom Temperament des Operateurs. Beim wachen Patienten wird der vorsichtig palpierende Arzt ein weiches Abdomen abtasten können, der ungeduldige oder ungeschickte wird auf Abwehrspannung stoßen. Ähnlich, mit entsprechend erhöhter Reflexschwelle, ist die Situation auch in Narkose.

Im allgemeinen tut man gut daran, das verwendete Analgetikum eher reichlich zu dosieren, will man unliebsame Reflexe — plötzliche Blutdruckschwankungen oder Singultus — hintanhalten. Ist man während der Operation je im Zweifel, ob der Patient ein Analgetikum oder ein Relaxans benötigt, ist es immer besser, zuerst das Analgetikum zu geben. Eine Überdosierung von Analgeticis ist durch die prompte Wirkung der Morphinantagonisten nach der Operation leicht zu behandeln,

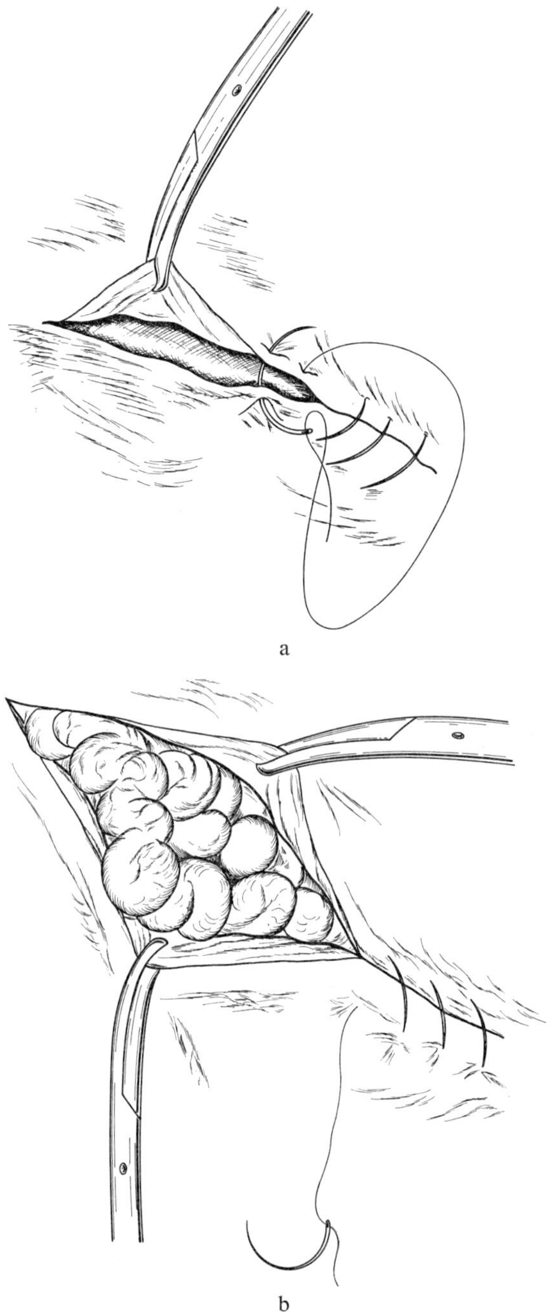

Abb. 1a u. b. Beatmung beim Bauchdeckenverschluß. a Atempause: während die Naht im Peritoneum gesetzt wird; b Hyperventilation: wenn der Faden angezogen wird, bzw. während des Knüpfens

eine Überdosierung von Relaxantien kann ein Problem darstellen.

Die Neuroleptanalgesie ist für alle abdominellen Eingriffe eine gute Methode (s. auch S. 277). Bei Operationen, die voraussichtlich weniger als 1 Std dauern und die nicht besonders traumatisierend sind, ist unseres Erachtens die klassische Kombinationsnarkose eher geeignet. Sie erfüllt leichter die Erwartung, kurz nach Ende der Narkose einen wachen und frischen Patienten vorzufinden. Die Methode, bei Operationen im Abdominalbereich ganglienblockierende Substanzen im weiteren Sinne der Infusionslösung zuzusetzen (KUCHER u. STEINBEREITHNER, 1953), ist viel älter als die Neuroleptanalgesie und läßt die Übergänge zu dieser fließend erscheinen. Uns hat sich die Zugabe von 1 g Procain zu den ersten 750 ml Infusionslösung gut bewährt. Außerdem geben wir zu jeder Blutkonserve $^1/_2$ bis 1 Ampulle Panthesin-Hydergin.

Der Verschluß der Bauchhöhle. Immer wieder ergibt sich die Frage, wie erreicht man nach langdauernden Operationen eine zum Verschluß des Peritoneums ausreichende Entspannung. Wurde im Verlauf der Operation schon viel Curare o. ä. verbraucht, kann eine weitere Dosis, kurz vor Ende der Operation gegeben, leicht die Ursache einer postoperativ unzulänglichen Spontanatmung sein. Die Meinungen darüber, ob Succinylcholinchlorid in dieser Phase der Operation im Anschluß an nicht depolarisierende Mittel gegeben werden darf, gehen auseinander. Hat die Curarewirkung offensichtlich schon stark nachgelassen und war die Wirkung des für die Intubation gegebenen Succinylcholinchlorids von normaler Dauer, dürfte eine nochmalige kurze Depolarisation nicht kontraindiziert sein. Nur wenig erreicht man durch eine Vertiefung der Narkose mit einem Barbiturat. Besser ist die kurzfristige Zugabe eines rasch wirkenden Inhalationsnarkoticums wie Cyclopropan oder Halothan. Wichtig ist es, sich bei der Beatmung auf die Arbeit des Chirurgen einzustellen. Patienten, die schon andeutungsweise eigene Atembewegungen zeigen, können durch Hyperventilation apnoisch gehalten werden. Während der Naht des Peritoneums soll nicht der Inhalt der Bauchhöhle durch die Beatmung gegen die Nadel des Operateurs geschoben werden (Abb. 1a u. b).

β) Spezielle Probleme (s. auch „Abdominelle Komplikationen", S. 559)

1. Der Ileus

Nach der Einlieferung eines Patienten mit einem akuten Ileusgeschehen ist meistens die erste Frage des Operateurs: „Wann kann operiert werden?" Der bedrohliche Zustand des Patienten rechtfertigt die Notoperation zu jeder Tages- und Nachtzeit. Trotzdem soll die Operation nicht überstürzt begonnen werden. Erfahrungsgemäß ist ein Zeitraum von 2—3 Std zur Vorbehandlung des Patienten ausreichend. Der Schockzustand, in dem sich der Patient befindet, ist in erster Linie durch den Flüssigkeits- und Elektrolytverlust bedingt, außerdem ist die peritoneale Reizung, sei es durch die Überdehnung des Darmes oder durch eine schon vorhandene Durchwanderungsperitonitis, mit ein ursächlicher Faktor. Die oft gemachte Beobachtung, daß sich Patienten mit Peritonitis, mit einer Perforation oder mit einem Hämoperitoneum wie beim Tubarabort durch die Narkoseeinleitung fast schlagartig von ihrem Schock erholen, demonstriert die Bedeutung des Schmerzes im Abdominalbereich in diesem Zusammenhang. Die Schmerzbekämpfung mit einem morphinähnlichen Analgetikum gehört deshalb zur Vorbehandlung. Vorsicht ist nur bei ausgesprochen moribunden Patienten geboten. Eine zu starke Sedierung kann besonders beim alten Patienten durch Depression der Reflexe eine stille Aspiration schon während der Vorbehandlungszeit ermöglichen (GOZON, 1965, 1966, 1967). Blutgruppe, Hämoglobinkonzentration und Hämatokrit werden sich immer bestimmen lassen. Ist die Möglichkeit vorhanden, kann die Bestimmung des Reststickstoffs, der Elektrolyte in Serum und Harn, des ph-Wertes und des Standardbicarbonats die nötige Vorbehandlung erleichtern. Die Exsiccose wird mit einer i.v. Tropfinfusion behandelt. Je nach Schwere des Falls werden etwa 2—3 Liter Flüssigkeit (d. h. etwa 1 Liter pro Stunde) präoperativ gegeben. Weisen cyanotische Acren auf eine ungenügende Mikrozirkulation hin, wird ein Teil der Flüssigkeit in Form einer niedermolekularen Dextranlösung verabreicht werden. Im übrigen werden Plasma, auch Humanalbumin, 5%ige Lävulose mit isotoner Kochsalz- oder Ringerlösung gegeben. Bei schweren, toxischen Fällen mit Darmatonie und Peritonitis ist eine metabolische Acidose vorhanden. Fehlen die Werte für pH und Standardbicarbonat, ist also die genaue Korrektur der Acidose nicht möglich, können vorerst 60—120 mval Natriumbicarbonat oder THAM den Infusionen zugesetzt werden. Beim hohen Dünndarmileus bzw. in klassischer Weise bei der Pylorusstenose, steht die durch den Verlust des Magensafts entstandene metabolische Alkalose im Vordergrund. In der Regel wird eine Hypokaliämie vorliegen. Schwere Fälle mit beginnendem Nierenversagen werden aber eine Hyperkaliämie aufweisen. Deshalb K^+ nur bei vorhandener, ausreichender Harnausscheidung geben! Die Digitalisierung mit einem schnell wirksamen Glykosid (Strophanthin oder Digitalis-lanata-Präparat) ist ratsam. Vitamine, besonders auch Pantothensäure, können den Infusionen zugesetzt werden. Der Wert dieser, dem Vitamin B-Komplex zugerechneten Substanz, ist aber unbewiesen. Sympathicolytisch wirkende Mittel oder Procain haben bei gleichzeitiger ausreichender Volumenauffüllung ihren Platz bei der Schockbekämpfung. Die Besserung des Zustandes des Patienten wird durch den Anstieg des Blutdrucks, durch die Zunahme der Harnausscheidung, durch eine raschere Rekapillarisierung zum Ausdruck kommen. Wie bei jedem Schockzustand sind die Messung des zirkulierenden Blutvolumens und des zentralen Venendrucks weitere wertvolle diagnostische Hilfen. Die präoperative Sauerstoffinhalation über längere Zeit wird zur Behandlung des Meteorismus empfohlen (Gozon, 1965, 1966, 1967). Durch Senkung des Stickstoffpartialdrucks im Blut wird dieser den geblähten Darmschlingen entzogen. Die bei weitem wichtigste Maßnahme ist die dauernde Entleerung des Magen-Darmtrakts über eine Sonde.

Die kurzfristige Einführung eines dicken Magenschlauchs beschleunigt die Entleerung, ist aber beim Ileuspatienten, der schon durch längere Zeit bricht, nicht unbedingt notwendig. Feste Speisebröckel sind bei einem womöglich seit Tagen erbrechenden Patienten nicht zu erwarten. Die dauernde Leersaugung des Magens und Duodenums ist zur Aspirationsprophylaxe unentbehrlich, außerdem bringt sie dem Patienten subjektive Erleichterung.

Reifferscheid weist darauf hin, daß die überspannte Darmwand schon lange bevor sie durchlässig wird, als empfindliche Schockquelle anzusehen ist. Schon Kocher hat gezeigt, daß es bei Erhöhung des Darminnendruckes zu einer hochgradigen venösen Stase in den Darmgefäßen kommt, obwohl das Mesenterium selbst durch die Art des Verschlusses nicht in Mitleidenschaft gezogen ist. Wangensteen ermittelte eine Gewichtszunahme der unter erhöhtem Druck stehenden Darmabschnitte bis zu 200% allein aufgrund der venösen Stauung, so daß man bei Befallensein ausgedehnter Darmteile geradezu von einer „Verblutung“ in die Darmgefäße sprechen kann (Fuchsig u. Maresch).

Die Aspirationsprophylaxe ist bei der Narkoseeinleitung das Um und Auf (s. auch „Erbrechen und Aspiration“, S. 471). Niemals gebe man sich mit der „Tatsache“ eines eben entleerten Magens zufrieden. Es können riesige Flüssigkeitsmengen in ganz kurzer Zeit von aboral gelegenen Darmabschnitten zurückfließen. Das Ziel ist die Aspiration zu verhindern, bis die Trachea mit einem Manschettentubus abgedichtet ist. Vier verschiedene Vorgangsweisen wurden beschrieben:

1. Die „klassische“ Methode ist die Kopftieflagerung (Abb. 2). Die nasal eingeführte Magensonde bleibt geöffnet. Der Operationstisch wird soweit gehoben, daß trotz Kopftieflagerung die Intubation bequem möglich ist. Der Sauger wird am besten eingeschaltet. Nach der Barbiturateinleitung wird sofort das Relaxans gespritzt und intubiert, sobald dieses wirkt. Die sonst übliche Sauerstoffbeatmung mit der Maske ist zu unterlassen. Sie bedeutet einen Zeitverlust und kann außerdem durch Aufblähung des lippenventilartigen Kardiaverschlusses eine Regurgitation auslösen. Man kann stattdessen den noch wachen Patienten einige Minuten reinen Sauerstoff atmen lassen. Eine leichte Plastikspritze oder Mitchells Cuffinflator können schon vor der Intubation an den Tubus angesteckt werden. Kalff füllt vor der Intubation den Kontrollballon des Tubus mit der zur Aufblähung der Manschette notwendigen Luftmenge und verschließt ihn mit zwei Klemmen. Die tubusnahe Klemme wird nachher gelöst. Die Kopftieflagerung macht beim relaxierten Patienten die Aspiration unmöglich, erleichtert aber die Regurgitation. Große Mengen regurgitierten Mageninhalts können die Sicht nehmen und die Intubation erschweren. Die linke seitliche Kopftieflagerung (Bourne) ermöglicht einen besseren Abfluß von regurgitiertem Material, wird sich aber wegen der hierzu notwendigen zweimaligen Lagerung des Patienten in der Praxis kaum durchsetzen.

2. Die steile Kopfhochlagerung (Abb. 3) geht von der Überlegung aus, daß in dieser Position die Regurgitation beim relaxierten Patienten vermieden wird (Morton u. Wylie). Der Tisch muß um 30—40° gekippt werden. Durch die steile Neigung des Patienten wird erreicht, daß der Larynx ca. 20 cm über der Kardiahöhe liegt. Die Berechnung dieses Neigungsgrades beruht auf experimentellen Feststellungen (O'Mullane), wonach der erhöhte intragastrische Druck beim Menschen keinesfalls über 18 cm Wassersäule steigt. Der Patient muß am Tisch gut festgegurtet sein, der Tisch wird zur bequemen Intubation ganz tief gestellt. Die steile Antitrendelenburglage soll wegen der Kollapsgefahr nicht länger als unbedingt nötig beibehalten werden. Diese Methode ist eleganter, aber vielleicht nicht ganz so sicher wie die „klassische“ Kopftieflagerung. Man denke an die Möglichkeit des Hustens während der Einleitung, wodurch Mageninhalt hinaufgepreßt werden könnte. Findet man trotz Absaugung noch immer ein stark gespanntes, großes Abdomen vor, sollte man von dieser Methode eher absehen. Der Anfänger sei noch einmal darauf

hingewiesen, daß die Kopfhochlagerung *steil* sein muß. Zur Verminderung der Kollapsgefahr können durch Knickung des Tisches die Beine des Patienten gehoben werden.

3. Durch Druck auf den Ringknorpel (SELLIK) kann der Oesophagus zwischen Krikoid und Halswirbelsäule komprimiert werden (Abb. 4). Der Patient bleibt in Horizontallage. Eine Hilfsperson drückt während der Einleitung mit drei Fingern auf das Krikoid. Die Magensonde soll in situ bleiben und stört die Obliteration des Oesophagus nicht

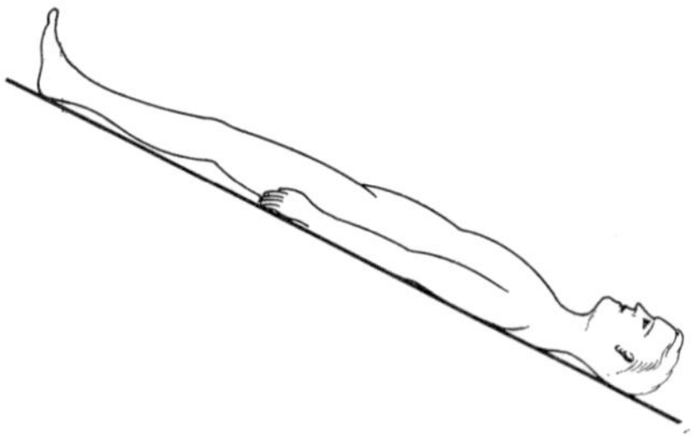

Abb. 2. Aspirationsprophylaxe: Kopftieflagerung

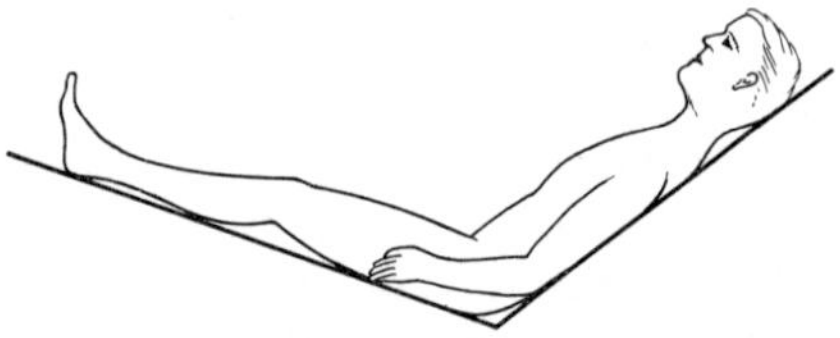

Abb. 3. Vermeiden von Regurgitation bei steiler Kopfhochlagerung

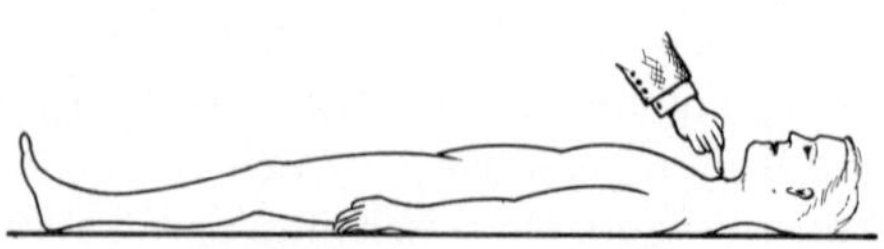

Abb. 4. Aspirationsprophylaxe: Druck auf den Ringknorpel. (Nach SELLIK)

(GOZON, 1965, 1966, 1967). Ansonsten gelten dieselben Regeln wie bei 1. und 2. Der Magen muß vorher abgesaugt sein, die Maskenbeatmung vor der Intubation soll unterbleiben.

4. Die Intubation in Lokalanaesthesie (WALTS) hat unseres Erachtens mehr Vor- als Nachteile. Der Anaesthesist muß sich Zeit lassen, der Vorgang dauert 10—15 min. Zunge, Gaumen, Pharynx und Epiglottis werden von außen nach innen fortschreitend mit einem Lokalanaestheticum betupft oder besprayt. Verwendet man einen Spray, muß die im Rachen sich ansammelnde Flüssigkeit immer wieder abgesaugt werden. Auf die Anaesthesierung von Larynx und Trachea kann man verzichten, wenn man sofort nach der Intubation die Narkose einleitet bzw. durch eine Hilfsperson einleiten läßt. Auf diese Weise ist der Hustenreflex postoperativ auch nicht beeinträchtigt. Beim verwirrten und unruhigen Patienten ist die Intubation in L.A. nicht durchführbar. GEMPERLE intubiert seine Ileuspatienten unter Neuroleptanalgesie ohne Anwendung von Relaxantien im Wachzustand bei erhaltener Spontanatmung.

Die Intubation und Abdichtung des Oesophagus vor Einleitung der Narkose ist noch eine weitere Möglichkeit. GIUFFRIDA u. BIZZARRI verwenden einen speziellen Oesophagustubus: einen langen Tubus mit Cuff. Die Sengstakensonde ist auch geeignet.

Für die Weiterführung der Narkose gibt es keine bestimmten Regeln. Keine Einigkeit herrscht darüber, ob ein curareartiges oder ein depolarisierendes Relaxans verwendet werden soll. Beim schweren Ileus kann in beiden Fällen eine verlängerte Wirkungsdauer vorhanden sein. Verwendet man nur das kurzwirkende Succinylcholinchlorid, wird man eine Überdosierung leichter vermeiden. Uns lehrt die Erfahrung, von der Verwendung des d-Tubocurarins und gleichartig wirkender Substanzen unbedingt abzusehen. Die Extubation soll erst erfolgen, wenn es sicher ist, daß der Patient Erbrochenes nicht mehr aspiriert.

Lokalanaesthetische Verfahren werden heute beim Ileus kaum noch verwendet. Verliert der Patient das Bewußtsein, sei es durch Kollaps oder durch die Wirkung des Lokalanaestheticums, ist die Gefahr der Aspiration viel größer als beim intubierten Patienten. Nur beim Ileus durch eine incarcerierte Hernie oder beim sicheren Dickdarmileus, bei welchem nur eine Coecum- oder Colonfistel angelegt wird, ist die Lokalanaesthesie eine geeignete Methode. Für die Lumbal- und Epiduralanaesthesie, deren Vor- und Nachteile schon lange diskutiert werden (FUCHSIG u. MARESCH), gelten dieselben Vorbehalte. Die durch die Lumbalanaesthesie bewirkte Darmkontraktion erleichtert dem Chirurgen die Arbeit, bei starkem Meteorismus soll aber die Gefahr einer Darmruptur gegeben sein (GOZON, 1965, 1966, 1967). Die Kontraktion der geblähten Darmschlingen ist auch durch Procaininjektion in die Mesenterialwurzel zu erreichen.

Während der Operation sollten vorsichtshalber keine *Antibiotica mit curareartiger Nebenwirkung* (STEINBEREITHNER) gegeben werden. Dazu gehören Streptomycin, Neomycin, Polymixin, Kanamycin, die Tetracycline und in geringem Maß wahrscheinlich auch Penicillin. Man wartet damit besser zu, bis der Patient wieder spontan atmet, die lokale

Applikation in die Bauchhöhle ist auch dann noch durch ein Drainrohr möglich.

2. Eingriffe im Oberbauch (Allgemeines)

Bei allen Eingriffen im Oberbauch ist besonders gute Muskelentspannung notwendig. Der Anaesthesist sollte sich nicht zu einer allzu oberflächlichen Narkoseführung verleiten lassen. Blutdruck- und Pulsschwankungen zeigen die ungenügende Analgesie an. Besonders bei Manipulationen am Magen wird sich auch bald ein lästiger Singultus einstellen. Manche Chirurgen führen vor allen Magenoperationen routinemäßig eine Splanchnicusblockade aus, ein sehr empfehlenswertes Vorgehen.

Zur *Bekämpfung des Singultus* hat sich uns Triflupromazin (Psyquil) 5—10 mg i.v. gut bewährt (KLÜMPER u. PFLÜGER; PFLÜGER). Auf die umfangreiche Literatur zur Frage des Singultus kann hier nicht eingegangen werden.

Beim *abdomino-thorakalen Zugang* gelten alle Regeln der Thorakotomie. Bei langdauernden Operationen wird man, bedingt durch die großzügige Incision und durch die Exposition einer Lunge, auf Relaxantien fast ganz verzichten können. Erst zum Verschluß der Laparotomie muß wieder relaxiert werden.

Beim *blutenden Ulcus* steht der Blutersatz mit im Vordergrund. Ob sofort oder nach rascher, massiver Transfusion operiert werden soll, kann nicht generell entschieden werden und hängt von den Umständen ab. Jedenfalls muß zu Narkosebeginn Blut zur Verfügung stehen.

Bei der *Perforation* wird sich der Patient nach Einleitung der Narkose rasch vom Schock erholen, allzulange vorbereitende Schockbehandlung ist deshalb nicht angebracht.

Beim *Platzbauch* ist jede Exzitation und jedes Pressen zu vermeiden. Die Einleitung mit einer genügend großen Dosis eines Barbiturates wird dieser Forderung gerecht werden. Noch ein Hinweis zur Verhütung dieser Komplikation: Excessives Husten nach der Extubation kann eine Ursache der Nahtdehiszenz sein. Es läßt sich durch zeitgerechte Extubation bzw. auch durch Gabe hustendämpfender Mittel verhindern. Hustet der Patient doch, soll die Laparotomie sofort mit beiden Händen kräftig geschützt werden.

Bei *großen Hernien* sei ausdrücklich davor gewarnt, die Rückverlagerung des Bruchinhalts in die Bauchhöhle mit Hilfe von Relaxantien zu erzwingen. Zwerchfellhochstand und Ateminsuffizienz sind die u. U. tödlichen Folgen (STEINBEREITHNER, 1955).

3. Die Milzexstirpation

Es kann hier nicht auf die große Zahl der Indikationen zur Splenektomie eingegangen werden. Für den Anaesthesisten bedeutsam sind vor allem:

Milzruptur. Für raschen Blutersatz (wenn nötig auch intraarteriell) muß gesorgt sein. Bei allen schockierten Patienten genügen kleinste Barbituratdosen (etwa 80—200 mg) zur Einleitung, eine übliche Einschlafdosis kann gefährlich sein.

Hypersplenismus. Die (primäre oder sekundäre) splenogene Markhemmung kann isoliert jeweils Ery-, Thrombo- oder Leukopoese betreffen (hämolytische Anämie, Thrombopenie, Neutropenie). Nicht selten sind Kombinationen, die schwerste Form stellt die Pancytopenie dar.

Schwierigkeiten der Anaesthesie resultieren einmal aus der oft hochgradigen Anämie, deren präoperative Besserung selten möglich ist, sodann aus der starken Blutungsneigung und evtl. aus der Grundkrankheit und deren Folgen (Leberschaden!).

Grundsätzlich zu fordern sind reichliche Sauerstoffzufuhr sowohl wegen der Anämie als infolge des Wegfalls der Hypoxieschutzfunktion der Milz (REIN et al.), sowie möglichst frühzeitiger Blutersatz. Letzterer soll bei hämolytischer Anämie erst nach Ligatur der Milzarterie einsetzen, um hämolytischen Krisen vorzubeugen. In Fällen von Thrombopenie ist wegen des Thrombocytenersatzes tunlichst Frischblut zu verabreichen. Bei Blutungsneigung ist die Intubation entsprechend rücksichtsvoll auszuführen.

4. Operationen an den Gallenwegen

Bei Operationen an den Gallenwegen muß der Anaesthesist die evtl. geplante Cholangiometrie berücksichtigen.

Mit dem Cholangiometer (BRÜCKE) werden der Choledochus-Residualdruck (cm H_2O) und der Standarddurchfluß (ml/min) d. h. der Durchfluß bei einem konstant gehaltenen Durchströmungsdruck von 30 cm H_2O gemessen. Dieser Druck entspricht etwa dem Sekretionsdruck der Leber. Ein RD über 15 cm H_2O bzw. ein Dfl unter 15 ml/min sprechen für einen gestörten Abfluß aus den Gallenwegen in den Darm.

Der Anaesthesist muß für gute Relaxation und gleichmäßige, flache Beatmung während des Meßvorgangs sorgen. Bauchdeckenspannung und Preßatmung machen die Cholangiometrie unmöglich. Pharmaka, die die Motilität und den Tonus von Choledochus und Duodenum ändern, sind wegzulassen. Dazu gehören Morphin und sämtliche morphinähnlich wirkenden Analgetika. Ist es nicht möglich, die Narkose mit Lachgas und einem Relaxans allein zu führen, kann man entweder dem Atemgemisch etwas Halothan (0,3%) zusetzen oder ein Phenothiazin (Promethazin, Triflupromazin) verwenden. Gegen die Verwendung von Pethidin zur zeitgerechten Prämedikation ist wie FRITSCH im Gegensatz zu französischen Autoren nachwies, nichts einzuwenden. Er konnte das Maximum der Druckänderung nach intramuskulärer Injektion von Pethidin nach 20 bis 25 min feststellen. Nach 45 min bis maximal 90 min waren in allen Fällen die Ausgangswerte wieder erreicht.

Fentanyl für sich allein hat die gleiche tonussteigernde Wirkung wie Morphin. Bei der *Neuroleptanalgesie* neben Dehydrobenzperidol verwendet, ist die spezifische Wirkung von Fentanyl auf den Sphincter Oddi und das Duodenum nicht mehr festzustellen (FRITSCH). Spasmolytisch wirken im Gallenwegsbereich Nitroglycerin, Nitrite und Theophyllin. Durch Inhalation einer Brechampulle Amylnitrit wird die Morphinwirkung auf den Choledochusresidualdruck für die Dauer von 1—2 min weitgehend aufgehoben (FRITSCH).

5. Operationen am Pankreas

Bei Operationen am Pankreas ist auf gute vegetative Blockade zu achten. In Frage kommen die Dauerspinalanaesthesie, die Splanchnicusinfiltration und die intravenöse Verabreichung von Procain oder Panthesin.

Eine gewisse Bedeutung kommt hier der frühzeitigen Gabe eines Proteinaseninhibitors (Trasylol) zu. Anfangsdosen von 200000 KIE (Kallikrein-Inaktivator-Einheiten) und Tagesdosen von 500000 bis 1000000 KIE werden empfohlen.

Als Trasylol (BENZER et al.; BLÜMEL u. GRÖTZINGER; FUCHSIG; HERSCHLEIN u. STEICHELE; KYRLE; MARGGRAF; STEICHELE u. HERSCHLEIN; WERLE) wird ein polyvalenter Proteinasen-Inhibitor bezeichnet, der aus Rinderlunge und Rinderparotis gewonnen wird. Chemisch handelt es sich um eine Sequenz von 58 Aminosäuren. Die Grundidee seiner therapeutischen Verwendung war die Hemmung proteolytischer Enzyme bei der Pankreatitis. Hierbei hat sich das Interesse mehr und mehr von der Hemmung der vorzeitig aktivierten Pankreasproteinasen der Hemmung der kininliberierenden Aktivität dieser Enzyme zugewandt. Trypsin und Kallikrein können aus dem Kininogen des Serums und des Interstitiums die biologisch hochaktiven Kinine freisetzen. Hierbei geht die Kininbildung den autolytischen Gewebsprozessen voraus. Die freigesetzten Kinine fördern das pathologische Geschehen durch ihre capillarerweiternde Wirkung und infolge der Erhöhung der Capillarpermeabilität. Außer bei der Pankreatitis und Parotitis hat Trasylol noch viele weitere Anwendungsmöglichkeiten. Die Kinine sind ein am Schockgeschehen beteiligtes wichtiges Prinzip. Bei der Peritonitis wirkt Trasylol nicht nur durch Hemmung des Kininsystems, sondern auch durch Hemmung des Gerinnungs- und Fibrinolysesystems (WACHSMUTH). Wie weit es lokal in die Bauchhöhle eingebracht, die Bildung postoperativer Adhäsionen verhindern kann, wird die Zukunft weisen. Intraperitoneale Adhäsionen entstehen jedenfalls auch im Wechselspiel von Fibrinbildung und Fibrinolyse (BENZER et al.).

Während und nach Pankreasresektionen ist die Vermeidung hypoglykämischer Phasen durch Dextrosezufuhr von allergrößter Wichtigkeit. Glucosemangel kann hypoxische Schädigungen bedingen (KUCHER u. STEINBEREITHNER, 1952)! Umgekehrt bedarf auch die reaktive Hyperglykämie postoperativ entsprechender Steuerung und laufender Kontrolle.

Nach totaler Pankreatektomie gestaltet sich die Diabeteseinstellung äußerst schwierig. Bewährt hat sich weiters eine vollkommen fettfreie Diät (BRUNNER et al.). Fett erscheint trotz Lipasesubstitution zur Gänze im Stuhl, es bewirkt eine beschleunigte Darmpassage. Resorptionsstörungen, Inanition und Gewichtsverlust sind die Folgen.

6. Eingriffe am Dickdarm und Rectum

Von den *Eingriffen am Dickdarm* bedarf die *Colonresektion bei Colitis ulcerosa* besonderer Erwähnung. Diese nervös stigmatisierten Patienten neigen intraoperativ, unabhängig vom etwaigen Blutverlust, zum neurogen ausgelösten Schock. Tachykardie und Hypotonie bei blaß-cyanotischem Aussehen alarmieren den Anaesthesisten. Analgetika und ganglienblockierende Substanzen sind reichlich zu dosieren, oberflächliche Narkosen sind kontraindiziert. Für Resektionen bei Colitis ulcerosa dürfte die Neuroleptanalgesie ein Fortschritt sein. Im übrigen gelten die Regeln der Schockbekämpfung. Zu bedenken ist, daß diese Patienten unter chronischer Cortisontherapie stehen.

Beim *Rectumcarcinom*, das in synchroner abdomino-perinealer Resektion operiert wird, ist auf ausreichenden Blutersatz zu achten. Die große Wundhöhle bedingt einen großen Blutverlust, die gleichzeitige Arbeit zweier Operateure erfordert evtl. eine rasche Transfusionsgeschwindigkeit.

7. Eingriffe im Pfortader- und Leberbereich

Die *Splenoportographie* erfordert nur eine Maskennarkose mit einer Einschlafdosis Pentothal und Succinylbicholin. In kurz angehaltener Inspirationsstellung wird die Milz zur Punktion nach unten gedrängt. Die Patienten müssen postoperativ gut beaufsichtigt werden, da Nachblutungen (Cirrhose: portaler Hochdruck, niedrige Prothrombinzeit) vorkommen können.

Die Leberresektion. Die Leber ist ein Organ mit großem Substitutionsvermögen, nach Resektionen ist eine postoperative Leberinsuffizienz im allgemeinen nicht zu befürchten. Dies gilt besonders dann, wenn die Resektion lokalisierter, benigner Prozesse wegen durchgeführt wird. Resektionen aus solchen Indikationen wie Angiome, Echinokokkencysten, Mißbildungen, adenomatöse oder cystische Dysplasien werfen für den Anaesthesisten in der Regel keine speziellen Probleme auf. Beim Lebercarcinom hingegen und dort wo die Teilresektion durch ein Übergreifen neoplastischer Prozesse der Nachbarorgane notwendig wird, kann die Verringerung der Organreserven bedeutend sein. Vorbereitend ist auf ein gutes Blutbild bei normalem Blutvolumen und normalem Plasmaproteinspiegel zu achten. Im Hinblick auf die Empfindlichkeit der Leberzelle gegenüber Sauerstoffmangel muß alle Mühe aufgewendet werden, Schock und Hypoxie zu vermeiden. Soll die funktionelle Inanspruchnahme der Leber gering sein, sind Barbitursäurepräparate nicht bzw. nur sparsam zu verwenden. Äther bewirkt einen starken Glykogenverlust der Leber. Gegen N_2O und d-Tubocurarin gibt es, normale Nierenfunktion vorausgesetzt, keinen Einwand. Die Dauerepiduralanaesthesie ist auch zu empfehlen. Nach dem Eingriff ist mit einem positiven Ausfall der Kolloidreaktionen im Serum zu rechnen. Der Prothrombinspiegel und auch der Blutzucker sinken ab, Bilirubin-, Cholesterin-, der Serumspiegel der alkalischen Phosphatase, SGOT und SGPT steigen an.

Die völlige Normalisierung dieser Befunde tritt nach wenigen Tagen ein. Auch das Plasmaalbumin und die Totalproteine sind nach Leberresektionen vermindert, die Globuline, besonders Beta- und Gamma-Globulin erscheinen relativ vermehrt. Therapeutisch kommen tägliche Humanalbumingaben in Betracht. Wegen des durch die Resektion reduzierten Glykogenvorrats, besteht unmittelbar postoperativ die Gefahr der Hypoglykämie. McDermott empfiehlt 10%ige Glucose während der ersten 48 Std langsam tropfen zu lassen. Große Dosen von Leberextrakten bewirkten im Tierversuch eine Beschleunigung des Regenerationsprozesses. Das somatotrope Hormon übt einen unmittelbaren Einfluß auf alle regenerativen Prozesse aus. Nach wiederholter Verabreichung nimmt die Leber an Gewicht und Volumen verhältnismäßig mehr zu als alle anderen Organe. Anabole Substanzen und Testosteron können eine Behandlung unterstützen.

Shuntoperationen (Child). Hochdruck im Pfortadergebiet ist in den allermeisten Fällen durch Lebercirrhose bedingt. Die viel selteneren Pfortaderthrombosen haben eine intakte Leberfunktion: Sie tolerieren Narkose und Operation gut, wenn nur für ausreichenden Blutersatz vorgesorgt ist. Schlechter ist die Prognose bei cirrhotischen Patienten. Die portale Entlastung als solche kann aber die Leberfunktion weder verbessern noch verschlechtern.

Leberfunktionsproben werden einen Hinweis auf die funktionelle Reserve der Leber bei Cirrhosepatienten geben können. Ist der Albuminspiegel größer als 3 g-%, der Bromsulphothaleintest unter 25%, die Prothrombinzeit über 30% und der Bilirubinspiegel unter 3 g-%, ist die Gefahr des Leberversagens nach einer Shuntoperation sehr gering (McDermott).

Nach Breuer et al. erlaubt die Bestimmung der Pseudocholinesterase beim Cirrhosekranken mit Pfortaderhochdruck vor Anlegen der Anastomose eine verbindliche prognostische Aussage über das Operationsrisiko, wie sie mit anderen Leberfunktionsproben nicht möglich ist. Breuer et al. untersuchten die Pseudocholinesteraseaktivität an 23 Patienten mit Shuntoperationen. Bei allen Patienten kam es nach Anlegen der porto-cavalen Anastomose zu einem Sturz der Pseudocholinesteraseaktivität. Bei einem Teil der Kranken erfolgte ein baldiger Wiederanstieg. Dies entsprach klinisch einem komplikationslosen Verlauf. In einem weiteren Teil vollzog sich der Anstieg sehr protrahiert und langfristig. Diese Patienten zeigten einen gestörten, schließlich aber doch befriedigenden postoperativen Verlauf. Bei einem kleinen Teil unterblieb der Anstieg völlig. Diese Fälle waren klinisch komplikationsreich und kamen im Leberkoma ad exitum. Im Gegensatz zur Pseudocholinesterase war der Verlauf der Transaminasen in den verschiedenen Gruppen ähnlich, nur daß einem postoperativen Anstieg einige Tage später eine Abnahme bis zur Norm folgte.

Vorbereitend ist auf einen guten Ernährungszustand zu achten, die zusätzliche parenterale Ernährung zur Erhöhung der gesamten Calorienzufuhr ist zu erwägen. Ascites wird nach den üblichen Regeln behandelt: Bettruhe, Beschränkung der NaCl- und Wasserzufuhr, wobei auch eine etwa vorhandene Hyponatriämie nicht zu größerer Kochsalzzufuhr verleiten darf, sondern eine weitere Beschränkung der Wasserzufuhr erfordert. Diuretika, auch Mannitol, Humanalbumin und Prednisolon seien hier nur summarisch erwähnt. K^+ muß ergänzt werden, es sei denn, es bahnt sich ein Nierenversagen an. Die Erhöhung des Reststickstoffs ist ein prognostisch sehr ungünstiges Zeichen. Oligurie und Anurie im Rahmen eines hepatorenalen Syndroms sind bis jetzt ungeklärte Folgen einer Leberdekompensation.

Zur *Sofortbehandlung einer Oesophagusvaricenblutung* wird die Sengstakensonde eingeführt. Sie kann 2—3 Tage liegen bleiben. Vasopressin (Pituitrin) senkt den portalen Hochdruck für 20—30 min. Zur Erzielung eines länger anhaltenden Effekts (z. B. um bessere Sicht bei einer Verödung zu haben) kann man die übliche Dosis von 20 E auf 150 ml verdünnen und als Infusion zuführen. Vasopressin wirkt konstriktiv auf die Coronargefäße und kann deshalb gefährlich sein!

Nach Shuntoperationen kommt es regelmäßig zur Hyperazidität. Der Mechanismus dieses Phänomens ist nicht eindeutig geklärt, aber man nimmt an, daß es durch den ungenügenden Histaminabbau in der Leber zustande kommt. Peptische Ulcerationen können die Folge sein.

Hyperammoniämie ist eine andere, bedeutsame Folge portocavaler Anastomosen. Der Ammoniakspiegel im Pfortaderblut ist normalerweise um ein Mehrfaches höher als der Ammoniakspiegel im peripheren venösen Blut. Die verschiedenen Formen der hepatischen Encephalopathie, von leichter Apathie oder Euphorie bis zum Koma, können daraus resultieren. Das Hauptkontingent des Ammoniaks entsteht durch den bakteriellen Eiweißabbau im Dickdarm. Eine sorgfältig bemessene Eiweißzufuhr, der Toleranz des Patienten entsprechend, ist deshalb von größter Wichtigkeit. Antibiotika, besonders das kaum resorbierbare Neomycin (oral 8—12 g/Tag) und die Erzielung regelmäßigen Stuhlgangs, wenn nötig durch Abführmittel oder Klysmen, sind aus demselben Grund von großer Bedeutung. Sind Bluttransfusionen in großer Zahl notwendig, ist zu bedenken, daß der Ammoniakgehalt mit dem Alter der Konserve stark zunimmt. Glutaminsäure, L-Arginin und D,L-Äpfelsäure zur Förderung des Ammoniakabbaus kommen als ergänzende Behandlung in Betracht (NORDMANN).

Literatur

ANSCOMBE, A. R.: Pulmonary complications of abdom. surgery. Chicago: Year Book Medical Publishers 1957. Zit. nach KINNEY, J. M., S. 150.

BENZER, H., BLÜMEL, G., PIZA, F.: Zusammenhänge zwischen Blutgerinnung und Trypsinaktivität mit bes. Berücksichtigung der Pankreassekretion. Wien. med. Wschr. **110**, 183 (1960).

— — — Einflüsse von Trypsininhibitoren auf die Blutgerinnung. Wien. med. Wschr. **110**, 609 (1960).

— — — Experimentelle Untersuchungen zur Thrombose und Blutung bei Prostatektomien mit gleichzeitigem Beitrag zur Pathogenese der „Thromboembolie“. Wien klin. Wschr. **74**, 601 (1962).

— — — Experimentelle Untersuchungen über die Wirkungen tryptischer und antitryptischer Fermente auf den Eiweißstoffwechsel und die Blutgerinnung. Bruns' Beiträge klin. Chir. **202**, 385 (1961).

— — — Über Zusammenhänge zwischen Fibrinolyse und intraperitonealen Adhäsionen. Wien. klin. Wschr. **75**, 881 (1963).

— BRUNNER, J., MUHAR, F.: Über die Beeinflussung der Atmung durch eine Kombination des morphinähnlich wirkenden Pethidins mit dem Morphin-Antagonisten Nalorphin. Wien. med. Wschr. **117**, 459 (1967).

BERGMANN, H.: Empfindlichkeitsveränderungen des isolierten Meerschweinchendarmes durch Prämedikation, Narkose und Spasmolytika. Klin. Med. (Wien) **18**, 413 (1963).

— Über die Beeinflußbarkeit der Darmfunktion durch Prämedikation und Narkose. Anaesthesist **14**, 263 (1965).

BLAND, J. H.: Clinical recognition and management of disturbances of body fluids, 2nd ed., S. 58. Philadelphia: Saunders 1956.

BLÜMEL, G., GRÖTZINGER, K.-H.: Experimentelle Untersuchungen bei der durch Fettemulsionen ausgelösten Pankreatitis der Katze. Wien. klin. Wschr. **78**, 847 (1966).

BOURNE, J. G.: Material anaesthetic deaths. Brit. med. J. **1956I**, 984; **1958I**, 1064.

BREUER, H., SCHÖNFELDER, M., SCHREIBER, H. W.: Über die Wirkung eines Blutextrakts auf die Atmung menschlicher Leberschnitte und die Aktivität der Serumcholinesterase bei Leberkrankheiten. Klin. Wschr. **39**, 1189 (1961).

BRÜCKE, H.: Cholangiometrie. Die Messung des Standarddurchflusses als diagnostisches Hilfsmittel in der Chirurgie der Gallenwege. Chirurg **32**, 9 (1961).

BRUNNER, E., FRISCHAUF, H., KÜHLMAYER, R.: Über Stoffwechselveränderungen nach Pankreatektomie. Mitt. in der Ges. d. Ärzte, Wien am 12. 1. 1968.

CHILD, C. G.: The liver and portal hypertension. Philadelphia: Saunders 1964.

FRITSCH, A.: Die Wirkung der Durchschneidung des Sphincter Oddi auf den Galleflüß und die Papillenfunktion. Klin. Med. (Wien) **21**, 49 (1966).

— BÖHMIG, H. J., BRÜCKE, P., PORGES, P.: In Vorbereitung.

FUCHSIG, P.: Die akute Pankreatitis. Öst. Ärzteztg. **19**, 4 (1964).

— MARESCH, W.: Zur Pathologie und Klinik des Ileus. Wien. klin. Wschr. **59**, 26 (1947).

GAMBLE, J. L.: Chemical anatomy, physiology and pathology of extracellular fluid. Cambridge: Harvard University Press 1947; Zit. nach BLAND, J. H., S. 56.

GEMPERLE, M.: Verminderung der Aspirationsgefahr bei Ileuspatienten durch ein spezielles Anaesthesieverfahren. Anaesthesiologie u. Wiederbelebung **15**, 237 (1966).

GIUFFRIDA, J. G., BIZZARI, D.: Intubation of the esophagus. Amer. J. Surg. **93**, 329 (1957).

GOZON, F.: Bekämpfung der Aspirationsgefahr bei dringlichen Operationen in Narkose. Chir. Praxis **9**, 55 (1965).

— Akutes Abdomen und Anaesthesie. Anaesthesiologie u. Wiederbelebung **15**, 222 (1966).

— Anaesthesiologische Probleme bei diff. Peritonitis und Darmverschluß. Anaesthesist **16**, 44 (1967).

HÜGIN, W.: Die Verhütung von tödlicher Aspiration in die Luftwege bei Narkose. Chir. Praxis **1**, 153 (1957).

KALFF, G.: Eine Methode zum schnellen Abblocken der Trachea. Anaesthesist **16**, 348 (1967).

KAPPIS, M.: Zur Technik der Splanchnicusanaesthesie. Bruns' Beitr. klin. Chir. **115**, 161 (1919); — Zbl. Chir. **47**, 98 (1920).

KINNEY, J. M.: Manual of preoperative and postoperative care. Committee on pre and postop. care. Am. College of Surgeons. p. 149ff. Philadelphia: Saunders 1967.

KLÜMPER, H., PFLÜGER, H.: Singultusprobleme in der Chirurgie. Chirurg **33**, 540 (1962).

KOCHER, T.: Grenzgeb. inn. Med. u. Chir. **4**, 210 (1899); Zit. nach FUCHSIG, P., MORESCH, W.

KUCHER, R., STEINBEREITHNER, K.: Zur Frage der intra- und postoperativen Hirnanoxie. Bruns' Beitr. klin. Chir. **185**, 207 (1952).

— Klinische Erfahrungen mit der Ganglienblockade. Anaesthesist **2**, 68 (1953).

KYRLE, P.: Zur Anwendung des Kallikrein-Trypsin-Inaktivators „Trasylol“ bei der akuten Pankreatitis und ähnlichen Krankheitszuständen. Wien. klin. Wschr. **74**, 5 (1962).

LUTZ, H.: Prämedikation mit Triflupromazin. Med. Welt **1963**, 1673.

Marggraf, W.: Beobachtungen über Fibrinolyse in der Chirurgie, ihre Prophylaxe und gezielte Behandlung mit Inhibitoren. Bruns Beitr. klin. Chir. **205**, 121 (1962).

McDermott, W. V., Jr.: Manual of preoperative and postop. care. Committee on pre and postop. care. Am. College of Surgeons, p. 361ff. Philadelphia: Saunders 1967.

Morton, H. J. V., Wylie, W. D.: Anaesthetic deaths due to regurgitation or vomiting. Anaesthesia **6**, 190 (1951).

Nordmann, R.: Zur Therapie der Hyperammoniaemie. Anaesthesiologie u. Wiederbelebung **13**, 107 (1966).

O'Mullane, E. J.: Vomiting and regurgitation during anaesthesia. Lancet **1954 I**, 1209.

Pflüger, H.: Beseitigung des intraop. Singultus. Med. Welt **1962**, 877.

Reifferscheid, M.: Die Pathophysiologie des Darmverschlusses. Zbl. Chir. **90**, 1539 (1965).

Rein, H., Mertens, O., Bücherl, E.: Über ein Regulationssystem „Milz-Leber" für den oxydativen Stoffwechsel der Körpergewebe und besonders des Herzens. Naturwissenschaften **36**, 233 u. 260 (1949). Zit. nach Steinbereithner, K.

Sellik, B. A.: Cricoid pressure to control regurgitation of stomach contents during induction of anaesthesia. Lancet **1961 II**, 404.

Shnider, S. M., Papper, E. M.: Anesthesia for the asthmatic patient. Anesthesiology **22**, 887 (1961).

Steichele, D. F., Herschlein, H. J.: Klinik und Therapie der durch Fibrinolyse und Fibrinogenolyse hervorgerufenen Blutungen. Med. Welt **1962**, 141.

Steinbereithner, K.: Lehrbuch der Anaesthesiologie. Frey, R., Hügin, W., Mayrhofer, O., S. 653ff. Berlin-Göttingen-Heidelberg: Springer 1955.

— Synergistische Wirkung best. Antibiotica mit Muskelrelaxantien vom Curaretyp. Bulletin der Schweiz. Akademie d. Med. Wissenschaften 23, Fasc. 1/2, 57 (1967); ausf. Literaturverz.

— gem. mit Böhmig, H. J., Frauendorfer, Gertr.: Untersuchungen zur postoperativen Sauerstofftherapie: Die Plasmaverschwinderate von Radiojodalbumin unter dem Einfluß postoperativer Sauerstoffapplikation. Wien. klin. Wschr. **76**, 172 (1964).

Steinhoff, H. E.: Operationsvorbereitung mit Emesis-Prophylaxe. Dtsch. med. J. **14**, 47 (1963).

Wachsmuth, W.: Peritonitis. Langenbecks Arch. klin. Chir. **313**, 146 (1965).

Walts, L. F.: Sind Narkose-Aspirationen bei dring. Eingriffen vermeidbar? Ther. Ber. Bayer 1/67, 72.

Wangensteen: Zit. nach Fuchsig, P., Maresch, W.

Werle, E.: Plasma-Kinine. Münch. med. Wschr. **105**, 2436 (1963).

Wylie, W. D., Churchill-Davidson, H. C.: A practice of Anaesthesia, 2nd ed. Chapter XL (by D. D. B. Morris) und S. 1072. London: Lloyd-Luke 1966.

d) Die Anaesthesie bei Verbrennungen

F. W. Ahnefeld

Bei schweren Verbrennungen stehen in der Frühphase das exzessive Schockgeschehen, in der Spätphase die anhaltende Katabolie und die Infektion im Vordergrund. Wegen der komplexen, alle Organsysteme betreffenden Regulations- und Funktionsstörungen befindet sich der Patient in einer latenten Gefahr, da die nur schwer aufrechtzuerhaltende Homöostase, insbesondere durch die Vielzahl der sich über Wochen erstreckenden Eingriffe und Narkosen, immer wieder gestört werden kann. Während der Erstversorgung ist eine Narkose nur möglich, wenn die vitalen Funktionen (Atmung, Herz, Kreislauf, Wasser-Elektrolyt-Haushalt) ausreichend stabilisiert sind. In der Folgezeit müssen vor jeder Narkose umfangreiche und sorgfältige Analysen durchgeführt werden, um durch präoperative Korrekturen alle sich andeutenden Veränderungen soweit wie möglich zu beseitigen und damit einer plötzlichen Dekompensation vorzubeugen.

α) Prämedikation

Der Verbrennungspatient bedarf wie kein anderer einer sorgfältigen psychischen Führung. Die Vielzahl der Eingriffe und die Gefahr bleibender Entstellungen führen zu Angst und anderen psychischen Alterationen. Im allgemeinen sollte der Patient aus diesem Grunde stets ausreichend sediert sein. Ist diese Voraussetzung nicht gegeben, empfiehlt es sich, mit der Prämedikation bereits 24 Std vor dem Eingriff zu beginnen. Die orale Flüssigkeitszufuhr sollte bei ausreichender Funktion des Verdauungstraktes bis 4 Std vor dem Eingriff gestattet werden. Die Auswahl der Sedativa etc. richtet sich nach den vorliegenden Organbefunden und dem Allgemeinzustand. Im übrigen gelten die für jede Narkose gültigen Grundsätze (Verabreichung eines Vagolytikums), jeder Verbrennungsverletzte ist jedoch stets als Risikopatient anzusehen.

β) Anaesthesieformen

Bei allen größeren und langdauernden Eingriffen besteht die absolute Indikation für eine Intubationsnarkose, da jede Hypoxie und jede hochdosierte Anwendung von Anaesthetica vermieden werden muß. Wegen der latenten Schockgefahr, der Elektrolytstörungen und der später immer vorhandenen Reduzierung des Allgemeinzustandes wird man versuchen, mit der Dosis der Anaesthetica und auch der Relaxantien so niedrig wie möglich zu bleiben. Wir verabreichen zur Einleitung gleichzeitig Thiopental fraktioniert in kleinen Dosen und per inhalationem N_2O/O_2 im Verhältnis 2:1, evtl. unter Zugabe von Halothan (0,3—0,5 Vol.-%). Die Anwendung von Succinylcholin zur Intubation wird bei guter Oxygenierung ohne Nebenwirkungen vertragen. Zu warnen ist bei Verbrennungsverletzten vor fraktionierten Succinylgaben, erhebliche Arrhythmien und auch Kreislaufstillstände wurden beobachtet. Bei deutlich reduziertem Allgemeinzustand und nicht voll ausgeglichenem Elektrolythaushalt verwenden wir bereits zur Intubation Diallylnortoxiferin. Die Narkose wird im allgemeinen mit N_2O/O_2 und Diallylnortoxiferin aufrechterhalten. Bei der Narkoseausleitung muß auch ein geringer Curareüberhang unbedingt vermieden werden. Adynamie, zirkuläre Verbrennungen am Thorax etc. schränken die Atemfunktion ohnehin ein. Es ergibt sich daher nicht selten, insbesondere nach langen Eingriffen (Transplantationen), die Indikation zur vorübergehenden assistierten Beatmung. Sie ist der Anwendung von Cholinesterasehemmern unbedingt vorzuziehen. Gute Erfahrungen besitzen wir ferner mit der Anwendung der Neuroleptanalgesie bei der operativen Versorgung von Verbrennungsverletzten.

Bei Kindern kann eine Ketamineanaesthesie durchgeführt werden, die den Vorteil hat, daß die Schutzreflexe erhalten bleiben und die vitalen Funktionen nicht wesentlich beeinflußt sind. Wir möchten diese Narkoseform jedoch nur für Verbandwechsel etc. empfehlen (s. Kap. „Ketamine", S. 280).

γ) Spezielle Probleme

Bei Gesichtsverbrennungen wird häufig eine frühzeitige Tracheotomie angeraten. Sie ist indiziert, sobald eine Schädigung der Atemwege vorliegt und eine Teilverlegung droht. Die Entscheidung zur Tracheotomie muß jedoch in jedem Falle sorgfältig überprüft werden, da sich mit dem Tracheostoma eine neue zusätzliche Infektionsquelle ergibt, die gerade bei Verbrennungen eine tödliche Komplikation auslösen kann.

Bei allen Gesichtsverbrennungen ist ein fester Maskendruck unbedingt zu vermeiden, da die Gefahr besteht, daß dabei reversibel geschädigtes Gewebe endgültig nekrotisch wird.

Erhebliche Intubationsschwierigkeiten bieten Narbenbildungen am Hals nach drittgradigen Verbrennungen, die die Reklination des Kopfes verhindern. Hier empfiehlt sich die nasale Intubation im wachen Zustand oder aber die vorausgehende chirurgische Durchtrennung der Narbenstränge zunächst in Maskennarkose mit anschließender Intubation.

Die Blutdruckmessung und die Überwachung des Patienten können sich bei Verbrennungen beider Arme als schwierig erweisen. Wird der Blutdruck an den Beinen gemessen, so ist zu bedenken, daß die systolischen Werte um 20—30 mm Hg höher liegen können. Gelegentlich weisen alle Extremitäten Verbrennungen auf, so daß eine unblutige Blutdruckmessung unmöglich wird. In diesem Falle sollte zumindest die Herzaktion über einen Monitor kontrolliert und, wenn irgend möglich, der zentrale Venendruck (Einlegen des Katheters evtl. über die Vena jugularis) kontinuierlich gemessen werden.

Literatur

AHNEFELD, F. W.: Die initiale Phase der Verbrennungskrankheit. Med. Mitt. (Melsungen) **39**, 157—167 (1965).

ARTZ, C. P., MONCRIEF, J. A.: The treatment of burns. Philadelphia: Saunders Company 1969.

BÜRKLE DE LA CAMP, H.: Betrachtungen zur örtlichen Behandlung der Verbrennungsschäden. Langenbecks Arch. klin. Chir. **311**, 157—164 (1965).

HARTENBACH, W., AHNEFELD, F. W.: Verbrennungsfibel. Stuttgart: Thieme 1967.

MOORE, F. D., LANGOHR, J. L., INGEBRETZEN, M., COLE, O.: The role of exsudate losses in the protein and electrolyte imbalance of burned patients. Amer. Surg. **132**, 1 (1950).

2. Die Anaesthesie in der Neurochirurgie

a) Spezielle Probleme der Anaesthesie in der Neurochirurgie

U. GÖTT

Dem Anaesthesisten bieten sich in der Neurochirurgie eine ganze Reihe spezieller Probleme. Sie entspringen zum Teil der Tatsache, daß Operateur und Anaesthesist am gleichen Organ, am Zentralnervensystem angreifen, welches zudem noch durch die Grundkrankheit in Mitleidenschaft gezogen ist. Das hat zur Folge, daß die Symptome der Erkrankung, des operativen Vorgehens und der Maßnahmen durch den Anaesthesisten sich verdecken und summieren, was die Zuordnung zum einen oder anderen erschwert oder unmöglich macht. Nicht nur intraoperativ, sondern vor allem auch in der ersten Nachbehandlungsperiode auf der Wachstation kann es aus diesem Grunde zu Fehldeutungen der Symptomatik von beiden Seiten — vom Neurochirurgen wie auch vom Anaesthesisten — kommen. Enge, vertrauensvolle und möglichst jahrelange Zusammenarbeit mit beiderseitiger Bereitschaft zu gewissen Konzessionen ist deshalb hier ganz besonders unerläßlich!

Außerdem hat der Anaesthesist den Besonderheiten neurochirurgischer Operationen gerecht zu werden, die im einzelnen weiter unten aufgeführt werden. Kenntnis der neurologischen Zusammenhänge und Einsicht in die physiologischen und pathophysiologischen intrakraniellen Raum- und Druckverhältnisse müssen vorausgesetzt werden und sollen deshalb hier an erster Stelle abgehandelt werden.

α) Physiologische und pathophysiologische Voraussetzungen

1. Der intrakranielle Raum

Der knöcherne Schädel steht normalerweise in einem ausgewogenen Verhältnis zu seinem Inhalt. Schon geringe Volumenvermehrung des Schädelinhalts läßt folglich den intrakraniellen Druck enorm ansteigen, der sonst bei ca. 100 mm H_2O gemessen wird. Bestimmend für die Druckverhältnisse im Schädelinnern sind drei variable Faktoren:

a) Die Liquorzirkulation durch das Ventrikelsystem,

b) das Hirnvolumen und

c) der Hirnkreislauf.

a) Liquorzirkulation. Stark vereinfacht dargestellt, gelangt der in den Plexus chorioideus gebildete *Liquor cerebrospinalis* normalerweise von den Seitenventrikeln durch die Foramina Monroi zum III. Ventrikel und von dort über den Ductus mesencephali (Sylvii) zum IV. Ventrikel. In den Subarachnoidealraum fließt er dann über die Foramina Magendi und Luschkae und verteilt sich über die Cisternen sub- und supratentoriell auf die Hirnhemisphären. Die Resorption erfolgt durch die Granula meningica (Pacchioni), ein Teil des Liquors fließt zum Spinalkanal ab und wird dort an den Wurzelaustrittstellen und Durafalten in den Kreislauf resorbiert. Behinderung des Liquorstromes an den verschiedensten Stellen führt zu Retention von Liquor und damit zum Hydrocephalus. Angeborene Mißbildungen, entzündliche Veränderungen, Tumoren usw. können die Ursache sein.

Die Diagnostik bedient sich sowohl des Nachweises von Veränderungen der Liquorzusammensetzung, wie vor allem auch der röntgenologischen Methoden zur Lokalisation pathologischer Prozesse; Pneumencephalogramm, Ventriculo- und Cisternographie, sowie Myelographie sind in diesem Zusammenhang zu nennen.

b) Hirnvolumen. Die Hirnsubstanz ist unter bestimmten Umständen in der Lage, Wasser einzulagern und dadurch ihr Volumen zu vergrößern. Normalerweise besteht zwischen Blut, Liquor und Hirngewebe ein osmotisches Gleichgewicht. Wird durch pathologische Einflüsse diese Harmonie gestört, durch Trauma, Tumordruck oder Operation, so ist lokalisiertes oder auch generalisiertes Wassereinlagern die Folge. Dieses Hirnödem spielt eine große Rolle nicht nur im Operationssaal, sondern auch postoperativ in den ersten Tagen nach einem Eingriff oder Trauma. Venöse Abflußstauung mit erhöhtem Capillardruck umschriebener oder großer Hirnbezirke führen ebenso zu Ödem wie Shunts bei arteriovenösen Rankenangiomen und ähnlich auch bei Meningeomen und anderen gefäßreichen Tumoren. Anstieg der CO_2-Spannung im Blut und Sauerstoffmangel werden in erster Linie für die Permeabilitätsveränderungen am Hirn verantwortlich gemacht.

Osmotisch wirksame Stoffe wie Urea, Mannitol und Sorbit haben sich zur Entwässerung des Hirnödems bewährt, wobei in den letzten Jahren Mannitol und Sorbit den Harnstoff teilweise verdrängt haben, vornehmlich wegen seines mitunter beobachteten Reboundeffektes und auch wegen seiner hyperämisierenden und blutdrucksteigernden Eigenschaften.

c) Hirnkreislauf und Hirndurchblutung sind weitere Faktoren, die Hirnvolumen und Hirndruck beeinflussen. Der arterielle Druck in den Hirnarterien scheint passiv weitgehend dem Körperblutdruck zu folgen; jedenfalls beobachtet man ein gleichmäßiges Absinken des Hirnarteriendruckes bei Herabsetzen des Systemdruckes durch Ganglienblocker. Partielle Störungen der arteriellen Durchblutung lassen sich röntgenologisch als Stenosen nachweisen, wenn auch die Meinungen über Ursache und Entstehung geteilt sind. Für den Anaesthesisten hat der venöse Druck bei neurochirurgischen Operationen eine weit größere Bedeutung, weil der Hirndruck in erster Linie vom Venendruck abhängt und weil es sich hierbei um ein schwieriger zu beeinflussendes sehr komplexes Zusammenspiel vieler Momente handelt, während es relativ leicht gelingt, den arteriellen Druck zu heben oder zu senken. Die Abflußmöglichkeiten aus dem Schädelinnern hängen für das venöse Blut von der Aufnahmefähigkeit der Jugularvenen ab; sind sie gestaut, wird sich unweigerlich die Stauung auf das Schädelinnere übertragen. Kardiale Einflußstauungen kommen in der Neurochirurgie genauso in Betracht wie hydrostatische Druckerhöhung etwa bei Bauchlage mit anteflektiertem Kopf, oder als Folge plötzlicher oder anhaltender Spannung der Thorax- und Bauchmuskulatur. Husten, Pressen, Würgen und Erbrechen verursachen massive Steigerungen des Jugular- und damit des Schädelinnendruckes. Jede Druckerhöhung im Abdomen, im Thorax und im Mediastinum pflanzt sich über die Jugular- und Vertebralvenen auf das Schädelinnere und den Liquorraum fort. Alle Obstruktionen der Atemwege müssen unabänderlich zu Einflußstauung und Hirndrucksteigerung führen. Im Abschnitt über die Atmung bei neurochirurgischen Operationen muß deshalb noch einmal auf die engen Beziehungen zwischen Atmung und Hirndruck zurückgekommen und auf die notwendigen Konsequenzen hingewiesen werden.

Die Hirndurchblutung im Capillargebiet der Hirngewebe ist der andere Teil, der noch zu betrachten wäre. Auch hier hat die Kohlensäure wieder eine wichtige regulierende Funktion, indem CO_2 die Hirndurchblutung steigert, bzw. Absinken der CO_2-Spannung eine Vasoconstriction mit Reduktion der Hirndurchblutung und des Hirndruckes hervorruft. Die Beziehungen zur Atmung intra- und postoperativ sind also auch hier nicht zu übersehen.

Im ganzen gesehen sind diese Teilfaktoren, welche den intrakraniellen Druck ausmachen, eng und oft untrennbar miteinander verbunden und der Anaesthesist wird sich bei jedem Fall von neuem nach Ursache und Wirkung fragen müssen. Ein gewisser Teil neurochirurgischer Operationen dient primär der Druckentlastung oder schafft über die Aufhebung der Raumforderung sekundär Erleichterung; umgekehrt erzeugt jeder intrakranielle Eingriff eine Änderung der normalerweise bestehenden Harmonie dieser Druckverhältnisse, meist im Sinn einer Steigerung, oft schon intraoperativ, fast regelmäßig aber in den ersten Stunden und Tagen nach der Operation.

Das *klinische Bild der Hirndrucksteigerung* hängt ab von der Höhe des Druckes und vor allem von der Dauer der Druckzunahme; oft werden langsam zunehmende Drucke — z.B. bei einem langsam wachsenden Meningeom — über viele Jahre kompensiert, bis es dann schließlich relativ rasch zur Dekompensation und zur Einklemmung kommt; im Gegensatz zu plötzlichen Druckerhöhungen bei Traumen oder subarachnoidealen Blutungen aus Aneurysmen und Angiomen mit sofort ausgeprägten schweren Symptomen bei vergleichsweise auch nicht höherem Druck.

Die Liquordruckmessung im Ventrikel (Ventrikelpunktion, -drainage) ergibt zwar einen in mm H_2O faßbaren Wert, über Druckdifferenzen im Schädelinnern und daraus folgende Kompression oder gar Einklemmung einzelner Hirnpartien vermag dieser globale Wert allerdings kaum etwas auszusagen. Die Diagnostik bedarf hier weiterer Hilfsmittel wie EEG, röntgenologischer Methoden, Laborbefunde, Echoencephalographie und vor allem des klinischen Bildes mit seinen psychischen, neurologischen und vegetativen Ausfällen und Dysregulationen. Der Anaesthesist hat besonders in der postoperativen und posttraumatischen Behandlung auf der Wachstation mit den akuten Hirndrucksteigerungen zu tun. In kurzer Zeit können erste klinische Zeichen wie Kopfschmerz, Bewußtseinseintrübungen von Somnolenz und Sopor gefolgt sein; meist besteht hierbei eine Tachykardie, Hypertension und Tachypnoe. Einseitige Pupillendilatation bedeutet in der Regel dann eine Einquetschung des Temporallappens in den Tentoriumschlitz mit Kompression des Hirnstamms und der anliegenden Kerngebiete. Beiderseits weite Pupillen, Bradypnoe und Bradykardie sind terminale Symptome, die nur kurze Zeit bestehen dürfen, wenn Rettung überhaupt noch möglich ist; Kompression der Medulla oblongata und der Kleinhirntonsillen ins Foramen magnum und in den Spinalkanal sind die Ursache. Bei zunächst noch funktionierender Herztätigkeit fällt regelmäßig zuerst die Atmung aus. Sofortige Beatmung ist die unbedingte Voraussetzung für eine Wiederherstellung; die Druckentlastung wird nur Erfolg haben, wenn sie in wenigen Minuten, unter Umständen Sekunden vorgenommen werden kann!

β) Allgemeine anaesthesiologische Probleme

1. Prämedikation

Bei der *präoperativen Visite* wird sich der Anaesthesist in üblicher Weise über seinen Patienten orientieren, eine Anamnese erheben, insbesondere Atem- und Kreislaufverhältnisse beurteilen und sich dabei ein Bild von der psychischen Verfassung zu machen versuchen, von neurologischen Ausfällen wie sensiblen oder motorischen Störungen, von vegetativen Dysregulationen, Krampfanfällen, bisherigen Behandlungen, Medikamenten (Antikonvulsiva z.B.) usw. Überprüfung der Laborbefunde und eventuelle Rücksprache mit dem Operateur sollten diesen Besuch ergänzen.

Die *Prämedikation* sollte man individuell gestalten, für die Nacht ein Schlafmittel geben; Luminal 0,2—0,3 g kombiniert mit Promethazin (Atosil) 25—50 mg per os oder i.m. Antiemetica sind oft empfehlenswert: Triflupromazin (Psyquil) oder Dimenhydrinatum (Vomex A) als Suppositorium oder Injektion, ganz speziell auch vor diagnostischen Eingriffen wie Encephalogramm oder Ventriculographie, zumal hierdurch gleichzeitig eine gewisse Sedation erreicht wird. Selbstverständlich darf man somnolente Kranke, oder wenn die Bewußtseinslage für die Beurteilung der Hirnläsion wichtig ist, nicht zusätzlich sedieren!

45 min vor Narkosebeginn erhält der Patient Pethidin (Dolantin) 50—100 mg + Atropin 0,5 bis 1,0 mg i.m. In den letzten Jahren haben wir an der Bonner Neurochirurgischen Klinik gute Erfahrungen mit Thalamonal (2,5 mg Droperidol und 0,05 mg Fentanyl in 1 ml) gemacht (1—3 ml i.m.). Nicht nur zur Prämedikation vor Narkosen in Neuroleptanalgesie, sondern auch vor anderen Narkosetechniken geben wir dieses Kombinationspräparat gern; Atropin soll man dazugeben, bei Halothannarkosen oder -einleitung ist dies unbedingt zu beachten, bei Neuroleptanalgesie hingegen geben wir seit Jahren Atropin nicht mehr routinemäßig in der Prämedikation, sondern nur gelegentlich intra operationem i.v. bei besonderer Indikation, zunehmender Bradykardie oder starker Sekretion. Bei Patienten mit erhöhter Krampfbereitschaft müssen Antikonvulsiva in der Bemessung der Prämedikation berücksichtigt werden! Bei Prozessen in der Hirnstammgegend, bei Anzeichen auf Hirndruck mit Gefahr der Dekompensation, der Einklemmung, sind alle atemdepressorischen Medikamente wie Opiate, seine Derivate und auch Thalamonal (Fentanyl!) wenigstens für die Prämedikation kontraindiziert; wenn überhaupt erforderlich, wird ein Analgeticum verordnet (Novaminsulfon-Novalgin 2—4 ml i.m.).

2. Anaesthesie

Die *Einleitung* wird meist i.v. erfolgen; bei kleinen Kindern und auch bei solchen Erwachsenen, die Angst vor einer Injektion haben, leitet man per inhalationem ein, mit Sauerstoff-Lachgas und langsamem Steigern von Halothan. Auf alle Fälle sollte man vor Operationsbeginn für 1—2 sicher liegende intravenöse Kanülen sorgen, wobei sich Plastikkanülen gut bewährt haben (Braunüle). Nur selten beim Erwachsenen, häufiger beim Säugling, legt man eine venae-sectio an; eine unvorhergesehene schwere Blutung passiert am ehesten beim Eröffnen des Sinus oder einer schlecht zugängigen tieferen Hirnarterie; in diesem Moment muß sofort mit Blut oder wenigstens Blutersatz infundiert werden. Sicher funktionierende Kanülen sind die Voraussetzung!

Für die *Allgemeinanaesthesie in der Neurochirurgie* sind im Lauf der Entwicklung wohl alle Narkosetechniken und Narkotica angewendet worden. Die neurochirurgische Operationstechnik ist charakterisiert durch den reichlichen Gebrauch der Elektrokoagulation, Umstechungen und Unterbindungen spielen für die speziellen Eingriffe in diesem Fach keine Rolle, Hirnarterien werden verklipt, Hirnvenen koaguliert. Leicht entzündliche und explosible Narkotica sollten deshalb endlich aus dem neurochirurgischen Operationssaal verbannt werden, was heutzutage keine unzumutbare Einschränkung mehr für den Anaesthesisten bedeutet. Es stehen genügend andere Möglichkeiten zur Verfügung.

Kombinationsanaesthesie. Barbiturat + Analgeticum + Relaxans + Lachgas/Sauerstoff ergeben eine auch in der Neurochirurgie befriedigende Kombination; wer diese Technik aus anderen Fachrichtungen her gewohnt ist, kann gute Erfolge haben, wenn er die hier besprochenen besonderen Erfordernisse der Neurochirurgie berücksichtigt.

Halothannarkose. Unter den Inhalationsnarkotica hat besonders das Halothan Eingang in die neurochirurgische Anaesthesie gefunden. Speziell im Kindesalter, bei Säuglingen und Kleinkindern hat es sich bewährt. Man sollte sich aber immer vergegenwärtigen, daß seine analgetischen Eigenschaften unzureichend sind, was man mit entsprechender Prämedikation ausgleichen sollte.

Neuroleptanalgesie. Seit einigen Jahren hat die Neuroleptanalgesie besonders in der neurochirurgischen Anaesthesie an Beliebtheit gewonnen. In Verbindung mit kontrollierter Beatmung sowie Lachgas-Sauerstoff bietet sie ganz hervorragende Operationsbedingungen. Überdies wird der Tubus toleriert wie bei keiner anderen Methode, so daß die Übergangsphase zur suffizienten Spontanatmung elegant mit assistierter Atmung überbrückt werden kann. Gerade diese Feiung gegen Trachealreize und Dehnungsreflexe der Lungen bedeutet für den neurochirurgischen Patienten einen großen Gewinn. Phasen postoperativer Ateminsuffizienz — gleichgültig ob medikamentös oder operativ bedingt — lassen sich reibungslos überbrücken, da der Tubus toleriert wird und die Eigenatmung mit einem Respirator assistiert werden kann. Im allgemeinen beatmen wir Patienten mit intrakraniellen Eingriffen noch eine halbe bis ganze Stunde assistiert weiter; besonders bei Operationen in der hinteren Schädelgrube, in der Kleinhirnbrückenwinkelregion und am III. Ventrikel hat sich das bewährt und sollte unter Umständen über Stunden und Tage ausgedehnt werden, wenn irgendein Anzeichen für Ateminsuffizienz gegeben ist. Bei Operationsende ist nach einer Neuroleptanalgesie das Sensorium des Kranken frei, er ist ansprechbar und motorisch koordiniert, neurologische Ausfälle lassen sich sofort überprüfen, auch wenn die Atmung noch eine Weile assistiert wird. Tritt jetzt nach einer zunächst zufriedenstellenden postoperativen Verfassung eine rasche Eintrübung des Sensoriums ein, kommt es vielleicht zu einer Pupillendifferenz, zu einer Hemiparese oder anderen neurologischen Ausfallserscheinungen, so sind dies Warnzeichen einer zunehmenden intrakraniellen Raumforderung, eines Hirnödems, einer Durchblutungsstörung oder gar einer Nachblutung, die mitunter Rekraniotomie erforderlich macht. Der richtige Zeitpunkt hierzu wird verpaßt, wenn durch langanhaltende Narkotica die Vergleichsmöglichkeit zum Wachzustand verwischt wird. Rasche Wiederherstellung des Bewußtseinszustandes bei Operationsende zum Zustand vor der Operation ist bei intrakraniellen Eingriffen deshalb sehr wünschenswert; das gleiche gilt für intraspinale Operationen, da auch hier eine raumfordernde Nachblutung neurologische Symptome zu einem bald irreversiblen Bild (Hemiplegie z.B.) entwickeln kann, das nur durch rasche Reoperation zu beheben ist.

Die Angriffspunkte von Halothan (Fluothan) und Neuroleptanalgesie sind so verschiedenartig, daß eine Kombination im Sinne einer Ergänzung durchaus sinnvoll erscheint. Solange die angewendeten Dosierungen niedrig bleiben, wird das rasche postoperative Erwachen des Kranken nicht gestört. Die gute narkotische Wirkung einer leichten Halothannarkose kann eine Neuroleptanalgesie aber optimal ergänzen und läßt Analgeticum einsparen, verringert nach unserer Erfahrung das mitunter beobachtete Kältegefühl und Zittern nach Neuroleptanalgesie, ohne Nachteile zu zeigen. Gerade bei kräftigen, jungen Personen wenden wir eine solche Kombination gern an. Halothan wird dabei nur mit 0,3—0,5 Vol.-% nötig sein und sollte nicht höher dosiert werden (s. auch Kap. „Neuroleptanalgesie", S. 277).

3. Beatmung

Die *Beatmung* ist in anderen Kapiteln dieses Lehrbuchs behandelt worden und braucht hier nicht wiederholt zu werden, jedenfalls nicht was Gaswechsel, Lungenfunktion usw. anbelangt, deren Kenntnis vorausgesetzt werden. Die mechanischen Rückwirkungen der Atmung auf die intrakraniellen und intraspinalen Raumverhältnisse sind jedoch ein ganz spezielles und zentrales Problem der Anaesthesie bei neurochirurgischen Eingriffen, die der Anaesthesist von Fall zu Fall immer wieder neu bedenken und variieren muß.

Nach Einleitung der Narkose bevorzugen wir heutzutage für intrakranielle Operationen die kontrollierte Beatmung, während noch vor wenigen Jahren speziell für neurochirurgische Belange die spontane Atmung gefordert wurde und auch von manchen neurochirurgischen Kliniken heute noch propagiert wird. Letztere Einstellung ist verständlich, wenn man bedenkt, daß es für den in Lokalanaesthesie am oder im Gehirn operierenden Neurochirurgen von ganz besonderem Wert war, sich an den Änderungen der Atmung über das Ausmaß und den Effekt seines Eingriffs zu orientieren. Es galt letztlich nur die mehr oder weniger gut funktionierende Atmung als Kriterium für die Verträglichkeit des Eingriffs und für so wichtige Entscheidungen wie Totalexstirpation des Tumors oder vorzeitige Beendigung der Operation. Auf der anderen Seite darf man aber nicht übersehen, daß das Versagen der spontanen Atmung intra operationem ernste Schwierigkeiten heraufbeschwört, da nun plötzlich kontrolliert beatmet werden muß, was bei Operationen in Lokalanaesthesie oder am nichtintubierten Kranken, bei Bauchlage, bei steril abgedecktem, geöffnetem Schädel usw. den letalen Ausgang oder doch schwere asphyktische Schäden nicht ganz selten zur Folge hatte. Selbst wenn so schwere Zwischenfälle nicht eintreten, ist Spontanatmung in der Neurochirurgie fast immer eine Mangelatmung, sei es durch pharmakologische Einflüsse, durch die oft notwendige atemerschwerende Lagerung des Kranken oder durch direkte zentrale Beeinträchtigung der Kerngebiete, bedingt etwa durch Tumordruck, raumfordernde Blutung, lokales Hirnödem oder operatives Vorgehen in dieser Region.

Die kontrollierte Atmung während der Operation ist also sicherer als die Spontanatmung, wenn dafür auch auf das Kriterium der zentralen autonomen Atemregulation verzichtet werden muß. Sie erfährt aber noch eine weitere Bedeutung insofern, als sie dem Anaesthesisten die Möglichkeit gibt, auf die besonderen intrakraniellen Raum- bzw. Druckverhältnisse günstig einzuwirken. Hierbei spielen verschiedene Faktoren eine Rolle. Einmal die

Relaxation des Patienten, der in seinem Tonus völlig erschlafft ist und bei dem alle spontanen Bewegungen und Muskelkontraktionen entfallen, wobei besonders die Bauchmuskeln mit ihren exspiratorischen Kräften genannt werden müssen. Jegliches Spannen dieser Muskelpartien entfällt, Husten, Pressen usw. sind unmöglich. Trotzdem ist der Gaswechsel durch die Beatmung gewährleistet, auch bei abnormen Lagerungen, und zwar ohne jegliche Arbeitsleistung. Zum anderen ist zu bedenken, daß sich die Druckschwankungen der Atmung und natürlich auch der Überdruckbeatmung bis zu einem gewissen Grad auf das Liquorsystem fortpflanzen, wobei der intrathorakale oder intramediastinale Druck von Bedeutung ist. Das heißt Erhöhung des mediastinalen Druckes führt zu erhöhtem Liquordruck. Die Füllung der oberen Hohlvenen, ihre vorübergehende Stauung bei positiver Druckphase im Mediastinum, ihre Entleerung ins rechte Herz bei negativer Phase müssen weitgehend vom Beatmungsmodus abhängen, von den Drucken im Respirator bzw. im Thorax, der Frequenz, dem Druckablauf und schließlich dem Verhältnis von positiver zu negativer Phase oder Druckpause. Venöse Stauung wird also in jedem Fall den intrakraniellen Druck erhöhen, und der Anaesthesist muß durch optimale Beatmung (evtl. Wechseldruck) dafür sorgen, daß sich die Jugularvenen ungehindert entleeren können. Um Hypo- oder Hyperventilation zu vermeiden, sollte man immer bestrebt sein, die eingestellten Atemwerte durch Blutgasanalysen oder evtl. CO_2-Messung in der Ausatemluft zu objektivieren. Solche Untersuchungen sind nicht nur intraoperativ, sondern auch auf der Wachstation notwendig.

γ) Anaesthesie bei Kindern

Besonderer Erwähnung bedarf die *Anaesthesie bei Kindern* in der Neurochirurgie. Bei den Neugeborenen sind es die diversen Mißbildungen im Bereich der Wirbelsäule, die Myelo- und Meningocelen, die oft schon in den ersten Stunden operiert werden müssen; vielfach sind sie mit anderen Mißbildungen vergesellschaftet wie Herzvitien, Klumpfüßen, Atresien usw. Hier kommt lokale Infiltrationsanaesthesie in Betracht, besser ist aber eine Narkose, z.B. Halothan/Lachgas/Sauerstoff im halboffenen System mit der Maske, bei 1 Liter O_2 + 1 Liter N_2O + ca. 1 Vol.-% Halothan. Das Kind liegt auf dem Bauch, das Köpfchen seitlich, Intubation ist meist nicht erforderlich, auch keine Prämedikation. Die Kinder sind sofort bei Operationsende wach und sollen bald zu trinken bekommen, sonst Flüssigkeit per Sonde, subcutan oder intravenös.

Im Säuglingsalter dominieren die Hydrocephalus-Operationen über die Tumoren, Encephalocelen und anderen Mißbildungen. Verbreitet ist z.Z. die Operationstechnik nach PUDENZ mit Ableitung des Liquors in den Kreislauf; Operationsdauer etwa 1—2 Std. Der Säugling bekommt 0,15 bis 0,20 mg Atropin dazu 5—15 mg Pethidin s.c. 30 min vor Narkosebeginn. Eingeleitet wird mit der Maske mit Lachgas/Sauerstoff unter langsamer Zugabe von Halothan bis zu 2 Vol·-%. Bei ausreichender Narkosetiefe erfolgt dann Intubation. Der Autor bevorzugt Rüschelit-, Loennecken- oder Coletuben von 18 bis 22 Charr. (ohne Manschetten natürlich). Nach der Einleitung läßt man das Kind spontan durch ein Ayre'-T Stück atmen bei 0,8—1,2 Vol.-% Halothan (Abb. 1).

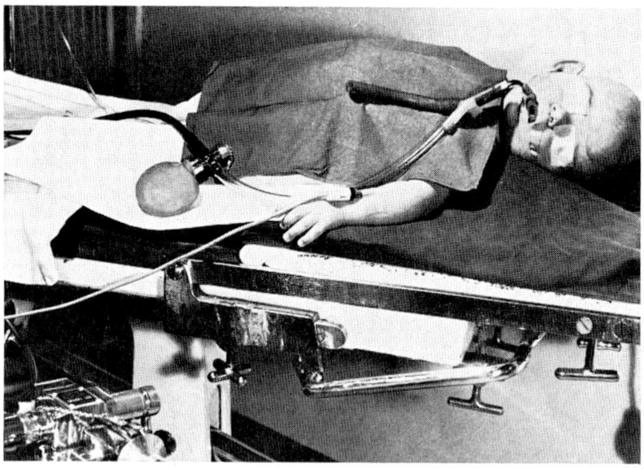

Abb. 1. Säugling für neurochirurgische Operation vorbereitet, spontane oder assistierte Atmung über Ayre'-T-Stück, Tubus, Atemkontrollbeutel; EKG-Elektroden, Infusion, Unterlage durch Heizkissen temperiert

Bei dieser Operation nach PUDENZ wird ein Seitenventrikel drainiert und der Liquor über eine kleine Ventilpumpe zum rechten Vorhof abgeleitet. Die richtige Lage der Schlauchspitze vor dem rechten Vorhof kann der Anaesthesist im EKG verfolgen, da beim Vorschieben eines Katheters in das rechte Herz die P-Zacke negativ wird. Es wird deshalb ein EKG-Sichtgerät benötigt und der in die Vena jugularis oder facialis eingeführte Schlauchteil mit dem EKG-Gerät verbunden (anstatt rechter Arm!); schiebt der Operateur nun den Schlauch herzwärts in die Vena cava cran. vor, dann wird die P-Zacke zunächst größer, erreicht die Höhe der R-Zacke, um schließlich wieder kleiner und dann plötzlich negativ zu werden; an dieser Umschlagstelle bleibt der Schlauch liegen. Bei einiger Routine ist die richtige Lage der Schlauchspitze mit dem EKG in 2—3 min zu eruieren (Abb. 2). Auch röntgenologische Kontrolle ist möglich, sie leistet nach unserer Erfahrung nicht mehr, ist meist aber wesentlich umständlicher und zeitraubender. Gelangt bei weiterem Vorschieben des Schlauches dieser in die Herzkammer, so sieht man im EKG typische Kammerableitungen und beobachtet oft Rhythmusstörungen, der Schlauch ist sofort zurückzuziehen! Bei dem Präparieren und Eröffnen der Halsvenen besteht die Gefahr einer Luftembolie, weshalb der Anaesthesist gut tut, in dieser Operationsphase bei leichtem Überdruck atmen zu lassen; dies geschieht sehr einfach durch mäßige Stenosierung am Ausatemteil des Ayre'-T-Stücks.

stellen zu können; das Fußende des Tisches wird gesenkt, so daß die Operationsgegend annähernd den Gipfelpunkt erreicht, was aus hydrostatischen Gründen zur Vermeidung unnötiger Venenstauung nie vergessen werden sollte. Als Tubus verwende ich Plastiktuben ohne oder mit Olive (Loenneckentubus), bis Charr. 30 immer ohne Manschette, aber am Cricoid gerade abdichtend; über die Tubuslage sollte man sich nach fertiger Lagerung noch vor dem sterilen Abdecken sehr kritisch informieren; zu diesem Zeitpunkt läßt sich noch neu intubieren und die Tubuslage korrigieren, während der Operation hingegen dürfte das Herausrutschen des Tubus aus der Trachea, ein Abknicken am Verbindungsstück oder eine sonstige Obstruktion der Luftwege das Schicksal des Kindes ziemlich sicher besiegeln. Die

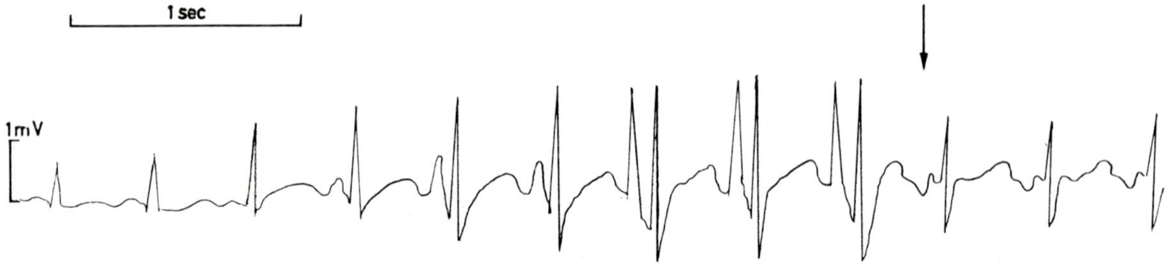

Abb. 2. EKG-Kontrolle beim Vorschieben eines Pudenzventils; Ableitung Herzkatheter gegen linken Arm. Beim Vorschieben werden die Potentiale größer, P- und R-Zacke erreichen gleiche Höhe, dann schlägt die P-Zacke in den negativen Bereich um (↓). Vor dem Umschlag wird der Ventilschlauch fixiert

Plexus chorioideus-Exstirpationen beim Säugling oder Kleinkind bieten intraoperativ keine besonderen anaesthesiologischen Schwierigkeiten, auf alle Fälle sollte man sich aber eine gute Vene zur Infusion sichern — evtl. durch venae-sectio —, da Kreislaufauffüllung hierbei wichtig ist; postoperativ treten mitunter Atem- und Kreislaufstörungen zusammen mit Temperatursteigerungen auf, die symptomatisch mit O_2-Gabe, Infusion mit kleinen Gaben von Noradrenalin und physikalischem Wärmeentzug (Abdecken, Ventilator, evtl. kleinen Dosen von Hydergin) behandelt werden. Wichtig ist die richtige Lagerung des Kopfes, besonders bei nur dünnem Hirnmantel und Liquorverlust.

Operationen in der hinteren Schädelgrube, in der Kleinhirn- und Brückenwinkelregion bereiten dem Anaesthesisten beim Säugling und Kleinkind wohl die unangenehmsten Situationen. Die Lagerung der in Narkose erschlafften Kinder auf den üblichen Operationstischen ist schon ein Kapitel für sich. In Bauchlage muß der Kopf stark anteflektiert werden, um die Atlanto-occipital-Gegend frei dar-

Einleitung erfolgt mit der Maske mit Sauerstoff/Lachgas/Halothan, dann Intubation — bei kleineren Kindern ohne Relaxans, bei größeren Säuglingen und Kleinkindern mit 5—10 mg Succinylcholin i.m., Punktion einer verläßlichen Vene, andernfalls venaesectio, zunächst Spontanatmung im halboffenen System, dann vor Eröffnung der Dura kontrollierte Beatmung (manuell oder automatisch) mit leichter Hyperventilation, wobei die Halothankonzentration heruntergedreht wird auf 0,3—0,5 Vol.-%. Kleine Dosen von d-Tubocurarin (3 mg) und Fentanyl (0,05 mg) intravenös verbessern Relaxation und Analgesie, um jeglichen Tonus und Rigor und damit unnötige venöse Stauung zu unterbinden.

δ) *Lokalanaesthesie*

Es gibt heutzutage nur noch wenige Gründe für die Anwendung von *Lokalanaesthesie* in der Neurochirurgie, vorausgesetzt, daß ein kompetenter Anaesthesist zur Verfügung steht. Immerhin seien einige Indikationen erwähnt, bei denen Lokalanaesthesie Gutes leisten kann. Die einfache Trepanation des Schädels wird man in vielen Fällen in örtlicher Betäubung ausführen können, z. B. in der Traumatologie zum Ausschluß oder Entlasten eines epiduralen oder subduralen Hämatoms, dann vor allem auch aus diagnostischen Gründen beim Anlegen einer Ventrikeldrainage oder zur Ventrikulographie. Bei komatösen Kranken wird man auf eine Prämedikation verzichten, beim wachen hingegen stark sedieren. Die Kopfschwarte umspritzt man mit 10 ml 1%igem Novocain, Lidocain (Xylocain, Xylonest) in Handtellergröße, wobei auf keinen Fall die Anaesthesie des Pericraniums vergessen werden sollte. Wir geben keinen Epinephrinzusatz im Hinblick auf eine evtl. notwendige Ausweitung des Eingriffs, Lappenbildung usw., und dann doch erforderliche Allgemeinanaesthesie, bei der uns das Adrenalin unerwünscht wäre. Andernorts glaubt man jedoch, auf diesen Epinephrinzusatz bei der Infiltrationsanaesthesie nicht verzichten zu können. Operationen am Rückenmark sind in lokaler Betäubung nur selten schmerzfrei und meist von Angst, Spannen und Abwehr des Patienten begleitet. Meiner Beobachtung nach wird an den Kliniken, die unter Lokalanaesthesie laminektomieren, beim Vorstoßen des Operateurs in die Tiefe, beim Abzwicken der Wirbelbögen mit der Luer-Zange oder mit der Stanze und beim Ziehen und Zerren der Dura, an den Wurzeln und am Mark der Patient so unruhig, daß nun zusätzlich intravenös meist ein Barbiturat injiziert wird. Die dann folgende Ruhe des Patienten wird erkauft mit einer Reihe leichtsinnig heraufbeschworener Komplikationsmöglichkeiten, wie plötzlichem Blutdruckabfall, Atemdepression oder sogar Atemstillstand, bei sehr beschränkter Möglichkeit für wirksame Hilfe. Der in Bauchlage steril abgedeckte Kranke ist nur schwer und nur insuffizient mit der Maske zu beatmen, der intrathorakale Druck wird ansteigen und damit der Abfluß der epiduralen Venen gestaut sein, Blutverlust, Unübersichtlichkeit des Operationsfeldes, Verlängerung der Operationsdauer, Asphyxie usw. bilden schließlich einen circulus vitiosus. Intubation ist in diesem Stadium nur nach Umlagerung des Patienten möglich, die Operation muß unterbrochen werden, die Sterilität wird gefährdet, jegliche Hilfe kann zu spät kommen.

Neugeborene mit Myelocelen lassen sich in örtlicher Betäubung einigermaßen gefahrlos operieren. Etwa 10 ml 0,5%iges Novocain oder Lidocain (Xylocain) (ebenfalls ohne Adrenalin) werden intra- und subcutan um den Defekt infiltriert. Wir bevorzugen allerdings Halothan/Sauerstoff/Lachgas mit der Maske im halboffenen System.

Die *Leitungsanaesthesie* kommt in unserem Fachgebiet am ehesten für die obere Extremität in Frage als Plexusanaesthesie. Für Neurolysen, Nervennähte, Neurofibrome etc. im Bereich der drei großen Armnerven läßt sich mit dieser Technik eine zufriedenstellende Anaesthesie durchführen. Versager können sowohl auf anatomischen Schwierigkeiten bei z. B. adipösen Personen beruhen, als auch auf ungenügender Erfahrung des Anaesthesisten in dieser speziellen Technik.

Lumbal- oder *Periduralanaesthesien* finden in der Neurochirurgie kaum Verwendung für operative Eingriffe, hingegen wird die Lumbalanaesthesie gern in Verbindung mit der Myelographie gebraucht. Erwähnt sei auch die sog. epidurale caudale Überflutung als therapeutische und diagnostische Maßnahme besonders beim Nucleus pulposus-Prolaps.

ε) Künstliche Blutdrucksenkung

Bei den meisten neurochirurgischen Eingriffen ist eine hypotone Kreislaufsituation wünschenswert. Wenn nicht die Anaesthesietechnik, die Beatmung und die übrigen Maßnahmen zur Herabsetzung des intrakraniellen Druckes, wie Osmotherapie und Liquordrainage, den Blutdruck schon von vornherein etwas zum unteren Bereich des Ausgangswertes tendieren lassen, kann mit einem Ganglienblocker und Kopfhochlagerung nachgeholfen werden. Sehr tiefe Blutdruckwerte um 50—60 mm Hg sind hingegen nur bei Gefäßoperationen — Angiomen und Aneurysmen — und bei gefäßreichen Tumoren wie Meningeomen anzustreben. Wir bevorzugen rasch wirkende steuerbare Blocker, z. B. Trimetaphan-campfersulfonat (Arfonad) als Tropfinfusion (500 mg auf 500 ml Glucose) oder als wiederholte Einzelinjektionen. Bei sonst gut ausgewogener Anaesthesie kommt man mit einer Gesamtdosis von 100—250 mg Trimetaphan für einen intrakraniellen Eingriff aus. Vor dem Duraverschluß sollte man den Blutdruck wieder annähernd auf dem Ausgangswert haben, um dem Operateur eine einwandfreie Kontrolle seiner Blutstillung zu ermöglichen. Der Anaesthesist tut gut daran, sich immer wieder selbst durch einen Blick auf das Operationsfeld — Gehirn oder Rückenmark — über die Durchblutungsverhältnisse zu orientieren; eine gut erschlaffte Dura nach Abheben des Knochenlappens mit hellroten, leicht pulsierenden Arterien und nicht gestauten Venen lassen zufriedenstellende Verhältnisse vermuten.

Im übrigen sind die Kontraindikationen gegen eine künstliche Hypotension dieselben wie in der

Allgemeinchirurgie; hinzufügen sollte man vielleicht die Warnung vor starker Blutdrucksenkung beim Hirndruck; der oft erheblich gesteigerte Blutdruck sollte hierbei eher als eine Schutzmaßnahme zur Aufrechterhaltung der Hirndurchblutung aufgefaßt werden, die bei starker Senkung völlig zum Zusammenbruch kommt, wie man gelegentlich beobachten konnte.

Cave: falsche Deutung der durch Ganglienblocker dilatierten Pupillen! (Siehe auch Kap. „Die künstliche Blutdrucksenkung", S. 378.)

ζ) Liquordrainage

Die Punktion des Liquorraumes ist in der Neurochirurgie aus diagnostischen und therapeutischen Indikationen routinemäßig weit verbreitet; einmal gewinnt man auf diese Weise Aufschluß über Liquorzusammensetzung und Liquordruck, zum anderen können Luft oder Kontrastmittel zur Röntgendiagnostik eingefüllt werden. Technisch besteht die Möglichkeit der lumbalen und suboccipitalen Punktion oder der direkten Punktion des Ventrikelsystems durch ein Trepanloch. Die Trepanation kann in Lokalanaesthesie vorgenommen werden, bei aufgeregten, labilen und unkoordinierten Kranken wird man besser eine allgemeine Betäubung anwenden, evtl. kombiniert mit lokaler Infiltration. Der Anaesthesist sollte sich unbedingt einen sicheren Zugang zum Venensystem schaffen, um notfalls injizieren und infundieren zu können, da es durch den Liquor-Luftaustausch und die für die Röntgendiagnostik notwendigen diversen Lageänderungen zu erheblichen Störungen des bisher vielleicht noch kompensierten Hirndrucks kommen kann; Bewußtseinstrübung, vegetative Entgleisung mit schockähnlichem Bild, periphere Vasoconstriction usw. werden beobachtet. Unter Umständen ist sofortiges Entlasten der unter Druck stehenden Ventrikel durch erneute Punktion erforderlich. Einfacher ist die Situation, wenn der Operateur den Ventrikel gleich zu Beginn drainiert und das dünne Polyvinylschläuchlein gut fixiert und abstöpselt; bei zunehmenden Drucksymptomen braucht dann bloß der Schlauch geöffnet und Luft abgelassen zu werden. Diese Technik ist immer dann zu empfehlen, wenn anschließend an das Ventrikulogramm operiert werden soll, und wenn bei sehr hohem Ventrikeldruck für 1—2 Tage durch eine Ventrikeldrainage der Druck langsam gesenkt werden soll.

Für viele andere Hirnoperationen lassen sich die intrakraniellen Druckverhältnisse sehr begünstigen, wenn man nach Narkoseeinleitung lumbal eine Kanüle in den Liquorraum einführt, die bei Operationen in Seitenlage in situ liegen bleibt; bei Operationen in Rückenlage nimmt man eine etwas dickere Lumbalnadel (1,8 mm), führt durch diese einen dünnen Polyvinylschlauch (PE 50) in den Duralraum einige Zentimeter vor, über den man dann die Nadel zurückzieht. Streng aseptisches Vorgehen vorausgesetzt, ist dieser Eingriff einer *kontinuierlichen Liquordrainage* harmlos, für den Operateur aber sehr hilfreich, wenn bei der Entfernung des Knochenlappens, also schon vor Duraeröffnung, langsam und tropfenweise der Liquor abfließt. Ventrikelpunktionen durch den Hirnmantel erübrigen sich nun, und der Operateur ist nicht genötigt, durch Spateldruck zusätzlich das Gehirn zu traumatisieren. Gegebenenfalls kann bei subduralen Hämatomen, Hygromen etc. das Ventrikelsystem von lumbal her wieder aufgefüllt und der Hirnmantel zum Anliegen an die Dura gebracht werden. Beim Verschluß der Dura zieht man Kanüle bzw. Drain wieder heraus.

η) Osmotherapie

Mit Hilfe von osmotisch wirksamen Stoffen kann dem Hirn — sowohl dem normalen wie auch dem ödematösen — Wasser entzogen werden. Für den intrakraniellen Eingriff bedeutet das eine Schrumpfung der Hirngewebe und damit Raumvermehrung für den Neurochirurgen. Für prä- und postoperative und auch für posttraumatische Zustände gewinnen wir hierdurch eine der wichtigsten Therapiemöglichkeiten gegen das *Hirnödem*. Intraoperativ geben wir beim Erwachsenen 250 ml Sorbit (Tutofusin-S-40, Pfrimmer, 40%) innerhalb von 20—30 min intravenös nach der Narkoseeinleitung, möglichst aber noch vor Operationsbeginn; meist ist eine leichte Blutdrucksteigerung und Volumenvermehrung mit einer geringen Hyperämie der Haut erkennbar, gefolgt oft von einer beachtlichen Diurese. Außerhalb der Narkose, also beim wachen Patienten, sollte man die Infusionsgeschwindigkeit etwas vermindern, weil sonst mitunter bei zu rascher Dehydration des Gehirns Kopfschmerzen und Unruhezustände auftreten können. Besonders bei exsikkierten Kranken sollte außerdem für ausreichende Flüssigkeitszufuhr gesorgt werden, wenn wegen eines Hirndrucks dehydriert worden ist. Auf die Notwendigkeit von Flüssigkeitsbilanz (Blasenkatheter!), Elektrolyt- und Hämatokritkontrollen beim neurochirurgischen Patienten und ganz besonders im Zusammenhang mit der Osmotherapie kann gar nicht eindringlich genug hingewiesen werden. Anstelle von Sorbit kann auch Mannit oder Urea verwendet werden.

9) *Hypothermie* (s. auch „Hypothermie für die Neurochirurgie", S. 703)

Die künstliche Hypothermie hat in der Neurochirurgie einen fest umschriebenen Platz bei Gefäßoperationen im Schädelinneren wie Aneurysmen und großen Rankenangiomen. Je nach anatomischem Sitz des Aneurysmas und Zugangsmöglichkeit kann das Präparieren dem Operateur große Schwierigkeiten bereiten bei dauernder Gefahr einer massiven Blutung. Wir führen deshalb diese Eingriffe in Hypothermie auf ca. 30°C durch, senken derlich. Als Narkose verwenden wir Halothan kombiniert mit d-Tubo-Curarin und kontrollierter Ventilation. Temperatursonden in Oesophagus und Rectum, CO_2-Kontrolle mit dem Capnograf (URAS Hartmann-Braun), Blutgasbestimmungen und kontinuierliche EKG-Kontrolle auf einem Oscilloskop ergänzen die üblichen Beobachtungsmaßnahmen. Die Kühldauer beträgt 1—2 Std, je nach Körpergewicht und Allgemeinzustand, sie ist damit etwas länger als Kühlung im Eiswasser, gerade wegen der nicht so abrupten Temperatursenkung, aber weniger einschneidend und schonender. Bei über 230 solcher Luftkühlungen an unserer Klinik habe ich bisher keine ernsthaften Herzkomplikationen gesehen; das

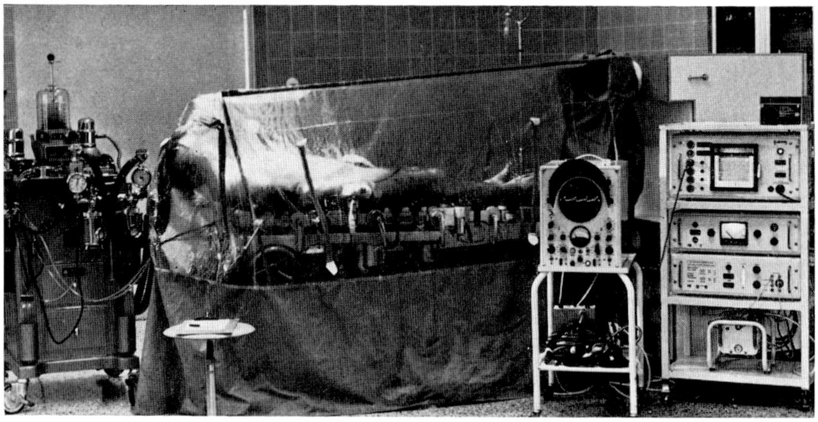

Abb. 3. Hypothermie an der Bonner Neurochirurg. Klinik: Patient fertig zur Operation auf dem Operationstisch gelagert; rechts hinten die Kühlmaschine, welche kalte Luft über den Patienten bläst, davor Temperaturregistrierung URAS-M und Kardioskop

für die kritische Operationsphase den Blutdruck auf 50—60 mm Hg und drücken die Carotiden vorübergehend percutan ab. Die Stoffwechselreduktion durch die Temperaturerniedrigung erlaubt diese Manipulationen ohne Gefahr einer Ischämie am Hirn.

Wir unterkühlen mit Luft, entweder wie LOENNECKEN dies beschrieben hat, der den narkotisierten Patienten auf einer mit einem luftdurchlässigen Netz bespannten Trage von oben und unten mit je zwei Ventilatoren anbläst (s.S. 703), oder wie wir es an der Bonner Neurochirurgischen Klinik machen, mit einer Kühlmaschine, die den bereits auf dem Operationstisch unter einem transparenten Plastikzelt liegenden Kranken mit zirkulierender Luft kühlt (Abb. 3). Letztere Methode hat den Vorteil, daß sie von der Raumtemperatur unabhängig ist und daß der Patient direkt vom Bett auf den Operationstisch gelegt, narkotisiert und gekühlt wird, ohne im unterkühlten Zustand noch umgelagert werden zu müssen; Eisbäder, Gummimanschetten, komplizierte Maschinen sind für den Routinebetrieb nicht erforAlter der Patienten betrug bei unseren Patienten 4 Wochen bis 69 Jahre.

Eine zweite Art der Hypothermie für neurochirurgische Eingriffe soll hier nur kurz angeschnitten werden: die selektive Hirnkühlung. Hierbei wird kontinuierlich gekühltes Blut mit einer Pumpe in eine A. carotis interna gepumpt und auf diese Weise die entsprechende Hemisphäre und langsamer auch das übrige Gehirn auf Temperaturen von ca. 10°C gekühlt. Für den eigentlichen Operationsvorgang vermindert man durch tiefe Blutdrucksenkung den Zufluß der Aa. vertebrales und klemmt beide Carotiden — die durchströmte und die kontralaterale — für 20—40 min ab (Abb. 4). In dieser Zeit können nun am kalten, geschrumpften und blutlosen Gehirn große arterio-venöse Rankenangiome etc. ideal präpariert und reseziert werden. Nachteil dieser extrakorporalen Methode ist aber die notwendige Heparinisierung und die damit verbundene Nachblutungsgefahr.

Drittens wäre noch die tiefe Unterkühlung des ganzen Organismus mit einem extrakorporalen Verfahren zu erwähnen.

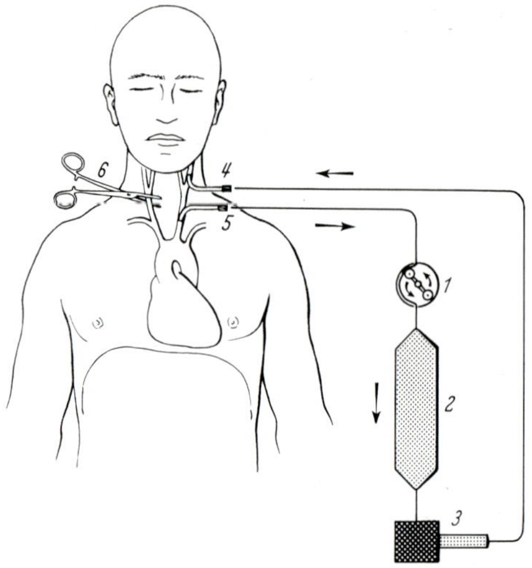

Abb. 4. Schema der extrakorporalen selektiven Hirnkühlung. *1* Rollenpumpe; *2* Hitzeaustauscher; *3* Filter-Flowmeter; *4* gekühltes Blut in der A. carotis interna; *5* Entnahmestelle aus der A. carotis communis (oder A. femoralis); *6* Kontralaterale Carotis wird während der Operation temporär abgeklemmt

ι) Lagerung

Die Lagerung des Kranken für neurochirurgische Operationen bedarf ganz besonderer Sorgfalt. Für frontale und temporale Eingriffe wird der Patient auf den Rücken gelegt, bei parietalem Zugang kommt Seitenlage in Frage. Schwierigkeiten hingegen können Operationen im *retroauriculären Bereich* machen, sowie Trigeminusoperationen nach DANDY, Kleinhirnbrückenwinkeltumoren, Acusticusneurinome usw. Kurzhalsige, pyknische, adipöse Personen sind oft nur schwer optimal zu lagern, man sollte auf alle Fälle noch vor dem sterilen Abdecken *gemeinsam mit dem Operateur* die Lagerung kontrollieren. Operationen in der *hinteren Schädelgrube* werden je nach Klinik und Tradition in Bauchlage oder am sitzenden Patienten ausgeführt. Den auf dem Bauch liegenden Kranken sollte man fußwärts senken, so daß der Nacken über dem anteflektierten Kopf etwa den höchsten Punkt darstellt, was voraussetzt, daß der Patient gut gegen Abrutschen fixiert wird. Ein breites Kissen als Thoraxauflage — in der Mitte oben ausgeschnitten, damit der Tubus genügend Raum hat! — und Vermeiden jeder Kompression des Bauchraumes durch ein Kissen unter der Hüftregion lassen die Nachteile der Bauchlage einigermaßen hintanhalten (Abb. 5). Wenn die Operation am sitzenden Kranken in mancher Hinsicht auch einfacher erscheint, sollte doch vor der Gefahr einer Luftembolie gewarnt werden (HUNTER). Eine andere Indikation für sitzende Position sind stereotaktische Eingriffe (Abb. 6).

Die Eingriffe *am Rückenmark* (Laminektomie, Rhizotomie, Chordotomie, Discushernie usw.) erfolgen in einer Art Knie-Ellenbogenlage, mit seitlichen Stützen in Höhe der Oberschenkel und einer Bruststütze unter dem Schultergürtel bei annähernd frei hängendem Abdomen (Abb. 7). Bei schlechtem Allgemeinzustand, kardialer Insuffizienz, alten adipösen Leuten mit mehr oder weniger ausgeprägtem

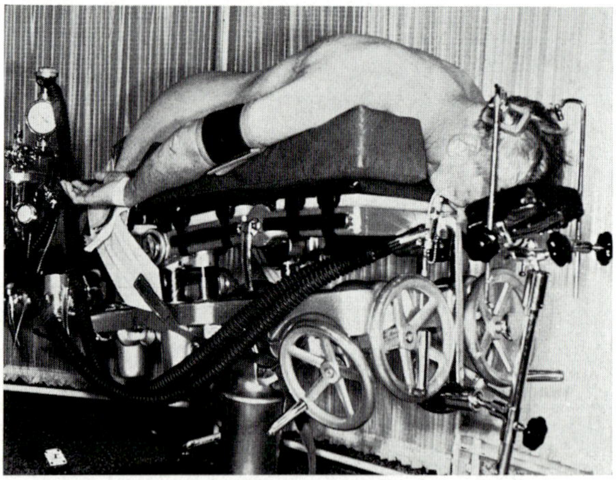

Abb. 5. Lagerung für Operationen an der dorsalen Halswirbelsäule oder in der hinteren Schädelgrube

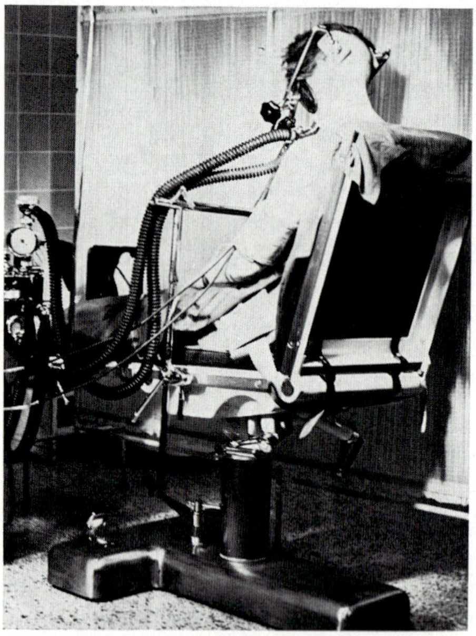

Abb. 6. Lagerung im Sitzen für Operationen in der hinteren Schädelgrube und an der dorsalen HWS

Querschnittsbild einigt man sich am besten mit dem Operateur auf Seitenlage, die nach unserer Erfahrung ganz zufriedenstellende Verhältnisse ergibt. Operationen an der dorsalen Halswirbelsäule führt man in Bauchlage aus, etwa so, wie oben für die hintere Schädelgrube aufgeführt, die HWS-Fusionen nach CLOWARD dagegen in Rückenlage mit stark retroflektiertem Kopf und Hals.

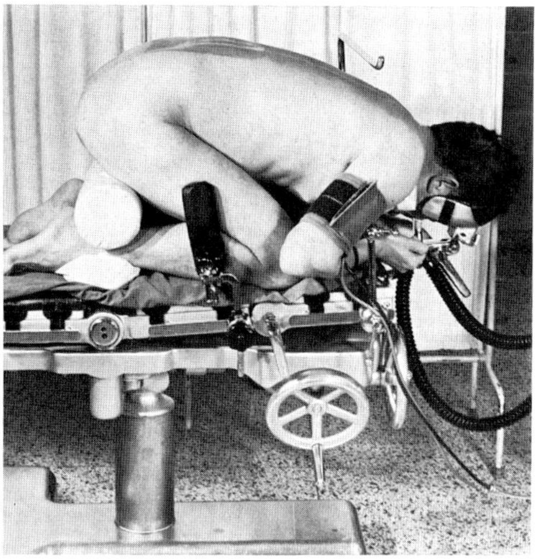

Abb. 7. Lagerung für Operationen an der lumbalen und thorakalen Wirbelsäule

κ) Spezielle Hinweise für die Anaesthesie bestimmter neurochirurgischer Eingriffe

1. Kleinhirnbrückenwinkeltumor

Gerade bei den Kleinhirnbrückenwinkeltumoren, deren Zugang dem Operateur zu schaffen machen kann, kommt es darauf an, daß der Anaesthesist alle ihm zur Verfügung stehenden Register zieht, um gute Operationsbedingungen zu bewirken. Die Traumatisierung des Gehirns (Kleinhirn, Pons, Medulla!) kann er weitgehend reduzieren, wenn er mit einer guten Anaesthesietechnik verbunden mit Liquordrainage und Osmotherapie die intrakraniellen Raumverhältnisse verbessert. Beim Präparieren des Tumors in der Ponsgegend, bei Zug und Druck am Tentorium, an verschiedenen Hirnnerven und Kerngebieten und vor allem bei der Anwendung von Elektrokoagulation in dieser Region kann es zu Veränderungen der autonomen Regulation kommen: Blutdruckschwankungen, plötzliche Tachy- oder Bradykardie, Arrhythmien, tiefe Inspirationen mit Atempausen usw. Wenn irgend möglich, wird der erfahrene Neurochirurg diese Gegend ohnehin meiden, bei tiefreichenden Prozessen jedoch sind Irritationen möglich. Spontane Atmung läßt die respiratorischen Alterationen sofort erkennen und wird deshalb von vielen Neurochirurgen bevorzugt. Wenige veränderte Atemzüge, kurzer Blutdruckabfall mit Bradykardie besagen oft für die Prognose nicht viel, wenn sofort wieder Rückgang dieser Zeichen eintritt. Dauern solche Symptome an, dann dürfte es zu schweren, irreversiblen Schädigungen an der Medulla gekommen sein. Postoperative Beatmung unter Umständen für Tage und Wochen, anfangs kontrolliert, dann assistiert und schließlich mit Pausen zur Entwöhnung haben uns in manchen Fällen geholfen.

Wir selbst führen diese Operationen seit Jahren in kontrollierter Beatmung aus, ohne aus dem Fehlen des Nachweises respiratorischer Symptome Nachteile erkennen zu können; die gleichmäßige kontrollierte Ventilation scheint uns gerade im Moment des zentralen Versagens von Atmung und Kreislauf besonders logisch zu sein; zumal im EKG schon vor den Atemzeichen sehr oft Kreislaufsymptome erkennbar werden.

2. Tumoren der Sellagegend

Für die Tumoren der Sellagegend (Hypophysenadenome, Kraniopharyngeome) gilt, was die intrakraniellen Raumverhältnisse anlangt, ähnliches wie für die Kleinhirnbrückenwinkeltumoren. Hier sind es die Nachbarschaft des Operationsgebietes mit Hypothalamus, Diencephalon und III. Ventrikel, welche bei operativen Irritationen Schwierigkeiten hervorrufen können. Blutdruckabfall bei der Entfernung eines großen Hypophysentumors, Störungen der Temperaturregulation unmittelbar postoperativ und überhaupt alle Zeichen einer hormonalen Dysregulation mit nun manifestem Diabetes insipidus können sich einstellen. Hier ist die postoperative Überwachung mit den üblichen klinischen Kontrollen durch laufende und übersichtliche Dokumentation von Wasserhaushalt und Elektrolyten zu kombinieren, hormonale Ausfälle sollten mit Cortison, ACTH, Schilddrüsenpräparaten und Vasopressin behandelt werden. Hypertherme Reaktionen versuchen wir gar nicht erst auftreten zu lassen, wozu wir Panthesin-Hydergin-Tropfinfusionen mit Abdecken des Patienten bzw. mit aktivem Wärmeentzug durch Ventilatoren verwenden. In diesem Zusammenhang muß noch erinnert werden an die Empfindlichkeit gegen Anaesthetica bei vielen Kranken mit hypophysärer Unterfunktion bzw. umgekehrt an ihre Resistenz bei solchen mit Zeichen von Überfunktion, Akromegalie etc.

3. Stereotaktische Operationen

Die stereotaktischen Operationen wie Thalamo- und Pallidotomien werden mancherorts in Lokalanaesthesie durchgeführt. Da der Patient anfangs für das Aufsetzen des Grundringes und für die Suboccipitalpunktion sitzen muß, sollten bei den meist alten und sklerotischen Kranken wegen der Gefahr eines orthostatischen Kollapses Barbiturat und Halothan vermieden werden; Lokalanaesthesie dagegen wird von den oft empfindlichen Leuten meist als ungenügend angesehen und muß dann durch starke Analgetica ergänzt werden. Seit 1962 verwenden wir deshalb in diesen Fällen die Neuroleptanalgesie. Die Analgesie ist ausreichend, der Kreislauf stabil — im Sitzen und nach dem Umlagern —, der Patient ansprechbar und trotzdem nachher ausreichend amnestisch, die Analgesiedauer kann beschränkt werden auf die schmerzhaften Momente zu Beginn des Eingriffs (Grundringbefestigen, Punktion und Trepanation), während dann bei der elektrischen Kontrollreizung nach Einführen der Sonde auf die Koordination des Kranken gerechnet werden kann. Vom Operateur wird besonders die Möglichkeit der Anwendung niedriger Reizströme bei der Lokalisation der Sondenlage gelobt, wodurch Streuung der Impulse auf benachbarte Hirnpartien vermieden wird.

Als Prämedikation gebe ich 1 ml Thalamonal (= 2,5 mg Droperidol, 0,05 mg Fentanyl) intramuskulär 30 min vor Beginn. 5 mg Droperidol und anschließend 0,05—0,1 mg Fentanyl intravenös können mit Einzelgaben von 0,05 mg Fentanyl beliebig verlängert werden, solange der Kranke auf Anrufen ansprechbar bleibt und ausreichend spontan atmet. Bei Überdosierung genügt es, wenige Minuten mit der Maske mit Sauerstoff zu beatmen, der Kreislauf wird nicht wesentlich beeinflußt, die Spontanatmung kehrt nach kurzer Zeit wieder.

Hyperkinetiker und Choreatiker hingegen brauchen hohe Dosierung, und schwere Fälle sollte man von vornherein mit Allgemeinanaesthesie narkotisieren und intubieren. Da hierbei die Neuroleptanalgesie genügende Ruhigstellung erst ergibt, wenn bereits die Atmung versagt, muß natürlich assistiert oder kontrolliert beatmet werden.

Literatur

Askrog, V., Dam, W.: Durchführung kontrollierter Blutdrucksenkung und Hypothermie mit Fluothane bei neurochirurgischen Eingriffen. Anaesthesist **14**, 50—54 (1965).

Brown, Allan S.: Die Neuroleptanalgesie mit Haloperidol und Phenoperidin als neues Narkoseverfahren für neurochirurgische Eingriffe. Anaesthesist **11**, 22—25 (1962).

Clemen, G.: Blutungsvermindernde Maßnahmen bei Operationen im Bereich der Lendenwirbelsäule. Anaesthesist **11**, 78—80 (1962).

Dam, Willy H.: Diagnostische, prognostische und therapeutische Blockaden. Anaesthesist **11**, 187—192 (1962).

Dandy, W. E.: Hirnchirurgie. Leipzig: Barth 1938.

Evans, F. T., Gray, T. C.: General anaesthesia. S. 291—307. London: Butterworths 1965.

Forlani, I.: Neue Narkosemethoden in der Kinder-Neurochirurgie. Anaesthesist **11**, 162—163 (1962).

Frowein, R. A.: Zentrale Atemstörungen bei Schädelhirnverletzungen und bei Hirntumoren, Monogr. aus d. Gesamtgebiet d. Neurologie u. Psychiatrie, H. 101 (1963). Berlin-Göttingen-Heidelberg: Springer 1963.

Gordon, E.: Various methods of reducing intracranial pressure. 4. Boerhaave Cursussen-Leiden (1963), II, S. 100—115.

Gött, U.: Notfall-Anaesthesie in der Neurochirurgie. Anaesthesiologie u. Wiederbelebung **15**, 29—33 (1966).

— Selektive Hirnkühlung. Anaesthesist **15**, 372—375 (1966).

— Grote, W., Wüllenweber, R.: Erfahrungen mit Harnstoff als hirndrucksenkender Substanz. Langenbecks Arch. klin. Chir. **299**, 413—422 (1962).

Grote, W.: Die Möglichkeiten der neurochirurgischen Behandlung des kindlichen Hydrocephalus. Z. Kinderheilk. **83**, 352—361 (1960).

— Gehirnpulsationen und Liquordynamik. Acta neurochirurg., Suppl. 12. Wien-New York: Springer 1964.

— Wüllenweber, R.: Der Einfluß der Narkose auf den intracraniellen Druck beim Menschen. Anaesthesist **9**, 201—204 (1960).

Henschel, W. F.: Die Neuroleptanalgesie. In: Anaesthesie u. Wiederbelebung, Bd. 9. Berlin-Heidelberg-New York: Springer 1966.

Hunter, A. R.: Neurosurgical anaesthesia. Oxford: Blackwell 1964. (Dort ausführliche Literaturhinweise.)

Hunziker, A., Bühlmann, A., Uehlinger, A., Osâcar, E. M.: Zur Pathophysiologie und Therapie des erhöhten intrakraniellen Druckes. Schweiz. med. Wschr. **90**, 38, 1051—1057 (1960).

Hutschenreuter, K.: Atemwiderstände gebräuchlicher Endotrachealkatheter. Anaesthesist **11**, 163—166 (1962).

Keuskamp, D. H. G.: Hyperventilation und Gehirnhypoxie. Anaesthesist **14**, 204—210 (1965).

Kirchner, E.: Die Bedeutung des Blutvolumenmangels bei der Narkoseeinleitung. Anaesthesist **11**, 132—134 (1962).

Klingler, M.: Dringlichkeitskategorien bei Schädelhirnverletzten. Dtsch. med. Wschr. **86**, 2278—2279 (1961).

Kristiansen, K.: Physiopathology, methods and clinical results of selective brain cooling. Acta neurochir. (Wien), Suppl. **13**, 139—158 (1964).

Lund, I., Kristiansen, K.: Experiences with selective cooling of the brain. I. Europ. Congr. Anaesth., Wien 1962, Proc. 142, 1—4.

Marczell, E., Mayrhofer, O., Steinbereithner, K.: Die praemature Synostose des Schädels als Narkoserisiko. Anaesthesist **12**, 224—226 (1963).

Maspes, P. E., Hughes, B.: Hypothermia in neurosurgery, Acta neurochir., Suppl. **13**. Wien-New York: Springer 1964.

Merrem, G., Goldhahn, W. E.: Neurochirurgische Operationen. München: Barth 1966.

OEHMIG, H.: Halothannarkose. Anaesthesist **11**, 156—160 (1962).
OROSZ, E.: Anaesthesiologische Probleme bei Operationen in der hinteren Schädelgrube. Anaesthesist **14**, 297—298 (1965).
PAMPUS, F.: Zur Technik der Ventrikeldrainage. Zbl. Neurochir. **13**, 219—223 (1953).
SCHMIDT, K.: Zur Wirkung einiger Osmotherapeutika. Anaesthesist **12**, 216—222 (1963).
SMALHOUT, B.: Expériences sur l'emploi et l'utilité du capnographe dans les opérations intracraniennes sous anesthésie générale. Neuro-chirurgie **8**, 370—378 (1962).
— Capnografie, Monographie. Utrecht: A. Oosthoek's Uitgeversmaatschappij N.V. 1967.
STOFFREGEN, J.: Atmung und Beatmung, Bd. 12. Heidelberg: Hüthig 1961.
WAPPENSCHMIDT, J.: Darstellung der Hirngefäße durch retrograde Kontrastinjektionen in die Arterien des Armes. Röntgenfortschritte **101**, 383—395 (1964).
WEIS, K. H.: Die Halothankonzentration unter positiver Druckbeatmung mit einem ventillosen Narkosesystem für Säuglinge. Anaesthesist **12**, 205—207 (1963).
WISE, B. L.: Effects of infusion of hypertonic mannitol on electrolyte balance and osmolarity of serum and cerebrospinal fluid. Ann. Surg. **158**, 961 (1963).
WÜLLENWEBER, R.: Beobachtungen über den Einfluß der Atmung auf die lokale Hirndurchblutung des Menschen. Acta neurochir. (Wien) **13**, 506—516 (1965).

b) Hypothermie für die Neurochirurgie

(s. auch Kap. „Hypothermie", S. 353, und Kap. „Spezielle Probleme der Anaesthesie in der Neurochirurgie", S. 699)

S. J. LOENNECKEN

Besonders bei Aneurysma — und Angiom-Exstirpationen — hat sich die Hypothermie in Kombination mit der kontrollierten Blutdrucksenkung ausgezeichnet bewährt. Die besonderen Gefahren bei diesen Operationen sind die nicht immer vermeidbaren akuten Blutungen und die irreversiblen Hirnschäden durch Hypoxie. Viele Angiome und Aneurysmen können nur operiert werden, wenn der Blutdruck radikal gesenkt werden kann. Die potenzierte Narkose allein reicht hier nicht aus. Erst bei einer Unterkühlung auf ca. 30° C kann der Hirnkreislauf ohne Gefahr für den Patienten gedrosselt bzw. unterbrochen werden, um diese Operationen durchzuführen.

Für die allgemeine Anwendung der Hypothermie war die Forderung nach geübtem Personal, Apparaten und Aufwand bisher ein Hindernis. Zumindest ist dieser Aufwand für kleinere Kliniken nicht tragbar Es gelang aber, ein Verfahren auszuarbeiten, das in seiner Einfachheit und Wirtschaftlichkeit nur schwer zu übertreffen sein dürfte. Zuerst sollen zum Vergleich die bisherigen Kühlmethoden ins Gedächtnis gerufen werden.

Die Abkühlung des Patienten auf die gewünschte Temperatur kann durch Auflegen von Eis erreicht werden, oder der Patient wird in eine Schlauchjacke bzw. in eine Schlauchmatte eingewickelt. In die Schlauchsysteme werden mit Hilfe geeigneter Apparaturen Wasser durchgepumpt. Die Wassertemperatur ist regelbar von 5—40° C, so daß auch die Wiedererwärmung des Patienten bei Bedarf sofort einsetzen kann. Durch Einbau von Thermostaten lassen sich bestimmte Temperaturen einstellen. Diese werden durch den Thermostaten für lange Zeit konstant gehalten. Um die Temperatur schnell herunterzubringen, ist von mehreren Autoren empfohlen worden, den Patienten in eine Badewanne mit Eiswasser zu legen. Es sind sogar Aufbauten für den Operationstisch angegeben worden, wobei der Patient in einer Gummihülle liegt. In diese auf dem Operationstisch stehende Wanne wird dann Eiswasser eingepumpt. Auch das Anblasen mit kalter Luft ist empfohlen worden. Dabei liegt der Patient in einer Art Kühlkammer, auf dem Boden derselben stehen ein Kühlaggregat und sein Ventilator. Durch den Ventilator wird die kalte Luft zum Patienten geleitet.

Ich konnte jedoch zeigen, daß auch ohne teure Apparatur, durch einfaches Anblasen des Patienten mit Hilfe elektrischer Ventilatoren die Körpertemperatur in $1^1/_2$—2 Std auf 28—30° C gesenkt werden kann. Dies sogar bei einer Außentemperatur von 20—25° C (Abb. 1). Zur Unterkühlung liegen die Patienten auf einer normalen fahrbaren Krankentrage, die mit einem grobmaschigen Kunstfasernetz bespannt ist. Die Kühlung wird durch elektrische Ventilatoren erreicht, die an einem Stahlrohrgalgen hängen, der über der Trage befestigt ist. Unter der Trage befindet sich eine Wanne, wo ebenfalls 1—2 elektrische Ventilatoren stehen. Sowohl der Stahlrohrgalgen als auch die Ventilatoren lassen sich mit einem Handgriff entfernen, und es bleibt eine Normaltrage übrig. Ein Arzt und eine Schwester genügen vollständig, um diese vereinfachte Hypothermie durchzuführen. Die Unterkühlung kann nur ohne Gefahr durchgeführt werden, wenn der Patient tief vegetativ entspannt ist. Auf besondere Mittel kommt es nicht an. Für den gewünschten langen Nachschlaf in der Neurochirurgie ist die lytische Mischung gut geeignet.

Abends	Luminal 0,2—0,3	Tabletten
	(Veronal 0,5)	—
	Atosil (= Promethazin)	25—50 mg Dragees
1 1/2 Std vor der Kühlung	25 mg Megaphen = Chlorpromazin 25 mg Atosil = Promethazin 50 mg Dolatin = Pethidin	auf 10 cm^3 NaCl verdünnt intramuskulär
3/4 Std vor der Kühlung	25 mg Megaphen = Chlorpromazin 25 mg Atosil = Promethazin 50 mg Dolantin = Pethidin	

5 min abwechselnd 5,0 cm^3 Lyt.-Mischung (50 mg Chlorpromazin, 50 mg Promethazin, 100 mg Pethidin auf 20 cm^3 NaCl) und Trapanal intravenös gegeben. Nach 1/2 Std wird alle 10 min nur die Lyt.-Mischung weitergegeben, und zwar bis insgesamt 50—60 cm^3 (für eine normal kräftige Person von 65—75 kg). Die Atmung ist ein zuverlässiger Gradmesser für die adäquate vegetative Ausschaltung. Die Atemfrequenz darf dabei bis auf 10—12 Atemzüge pro Minute sinken. Bei niedrigerer Frequenz (also unter 10) wird die Lyt.-Mischung zunächst abgesetzt, bis die Atmung wieder 10—12 Atemzüge pro Minute überschreitet. Sind die Dosen richtig gewählt, sinken Atmung und Blutdruck, Pulsfrequenz und Temperatur gleichmäßig ab. Das Absinken des Blutdruckes auf 70—80 mm Hg ist bei Patienten unter 50 Jahren

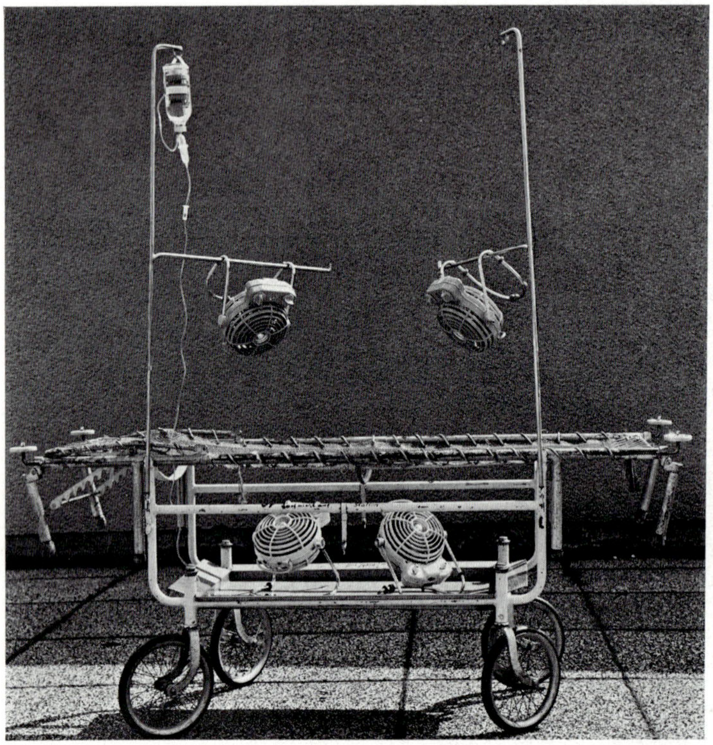

Abb. 1. Die Unterkühlungsapparatur nach Loennecken. Die Trage ist mit Kunstfasernetz bespannt. Für Patienten mit weniger als 65 kg Körpergewicht genügt je ein Ventilator von oben und unten. Das Anfeuchten von Brust-Bauch-Rücken mit Wasser und etwas Alkohol beschleunigt die Abkühlung

Vor der Kühlung wird der Patient nach Thiopental-Einleitung und Intubation unter Succinylcholin-Relaxation an ein Narkosegerät (Lachgas und Sauerstoff 2:1) angeschlossen. Für evtl. Blut- und Tropfinfusionen werden 2 intravenöse Tropfeinläufe angelegt. Erst nachdem diese Sicherheitsmaßnahmen getroffen worden sind, werden die Kühlventilatoren angestellt.

Wie aus den Abb. 2 und 3 zu ersehen ist, werden für die erste 1/2 Std nach Beginn der Kühlung alle

erwünscht und bedarf deshalb keiner besonderen Behandlung. Wenn die rectal gemessene Temperatur bis auf 32° C gesunken ist, werden die Ventilatoren abgeschaltet. Die Temperatur sinkt dann von selbst um weitere 2° und bleibt für 6—8 Std ohne weitere Kühlmaßnahme auf dieser Höhe. Die Temperatur wurde im allgemeinen auf rund 30° C rectal gesenkt (höchstens bis auf 28—29° C). In Kombination mit der kontrollierten Blutdrucksenkung (Trimetaphan-Arfonad) war es möglich, den Blutdruck für 1 bis

2 Std ohne Hypoxie-Schaden auf 60—70 mm Hg zu senken.

Für 10—12 min können die freigelegten Carotiden beiderseits ganz abgeklemmt werden, um eine intrakranielle Gefäßnaht durchzuführen, ohne daß Hypoxieschäden bei dem Patienten auftreten. Wegen der großen Gefahr der Thrombose an der Abklemmstelle wird bis auf einige Ausnahmefälle auf die Freilegung der Carotiden verzichtet und nur eine percutane Fingerkompression durchgeführt. Unter diesen für den Operateur günstigen Verhältnissen können alle Aneurysmen und Angiome operiert werden.

Viele Aneurysmen und Angiome werden fast ohne Blutverlust exstirpiert. Kommt es zu einer Blutung, läßt sich diese leicht stillen.

Bei kritischer Überprüfung konnten keine Nachteile des Verfahrens wie Erfrierung der Haut oder Hypoxie beobachtet werden. Die durch die Hypothermie erzielten operationstechnischen Vorteile bei Aneurysma- und Angiom-Exstirpationen ermöglichen eine erweiterte Operationsindikation.

Werden tiefere Temperaturen erwünscht (18 bis 20° C), ist die selektive Halbseitentiefkühlung (siehe S. 699) zu empfehlen.

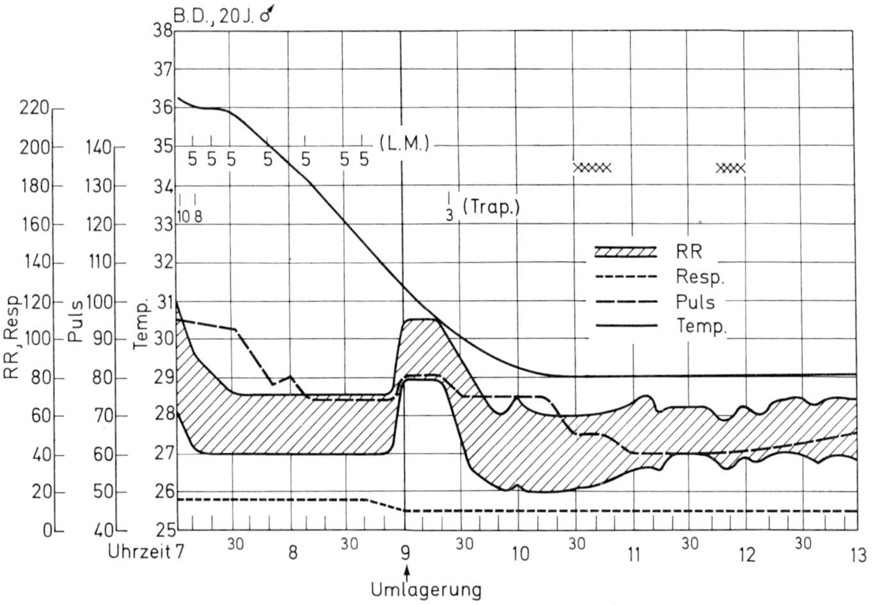

Abb. 2. Die Kurve einer Unterkühlung (20 Jahre, 78 kg). Als Prämedikation insgesamt 25 cm³ Lyt.-Mischung. Intubation 7.00 Uhr, Abkühlung von 7.15 bis 8.45 Uhr. Während dieser Zeit bekam der Patient insgesamt weitere 35 cm³ Lyt.-Mischung. Blutdruck und Puls sinken zu Beginn des Abkühlvorgangs etwas ab und bleiben dann konstant. Die passiven Blutdruckänderungen bei der Umlagerung sind Ausdruck der erwünschten abgeschwächten vegetativen Regulationen

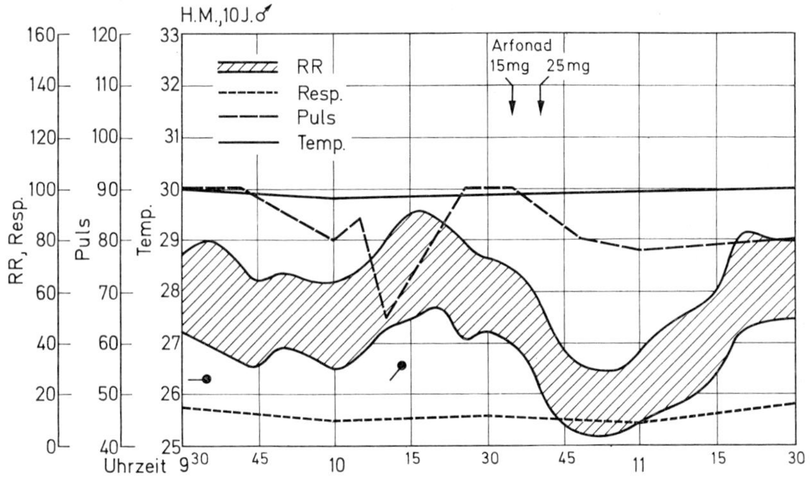

Abb. 3. Kontrollierte Hypothermie und Hypotonie bei 29° C. Da die Kopfhochlagerung (um 10.15 Uhr) nicht die gewünschte Blutdrucksenkung ergab, wurde kontrollierte Hypotonie mit Trimetaphan (Arfonad) eingeleitet. Der Blutdruck bleibt 20 min lang bei ca. 35 mm Hg

Literatur

Hypothermie in Neurosurgery Symposium 2. Europ. Congr. of Neurosurgery, Rome 1963. Acta neurochir. (Wien), Suppl. **13** (1964).

Kreislauf in Narkose und Hypothermie. Verhandl. dtsch. Ges. Kreisl.-Forsch. **23** (1957).

SVANES, K.: Studies in Hypothermia. Acta anaesth. scand. **11**, 1—13 (1967).

VÉGHELYI, P.: Die künstliche Hibernation. Budapest: Akademische Druckerei 1960.

3. Die Anaesthesie in der Zahn-, Mund- und Kieferchirurgie

H. BERGMANN

a) Allgemeines

An den Anaesthesiologen, der Narkosen in der Zahn-, Mund- und Kieferchirurgie durchzuführen hat, treten eine Reihe *spezieller Probleme* sowohl technischer als auch physiologischer Natur heran, deren Kenntnis die Qualität der Anaesthesie entscheidend beeinflussen wird.

1. Das *Operationsfeld* liegt immer im Gesichts-Halsbereich und häufig in der Mundhöhle selbst. Die Atemwege stehen daher in enger örtlicher Beziehung zum Arbeitsgebiet des Chirurgen und können noch dazu in den vorliegenden Erkrankungsprozeß mit einbezogen und anatomisch verändert sein.

Die Sicherheit des Patienten erfordert daher die absolute Freihaltung der Luftwege während und auch nach der Narkose: jede Aspirationsmöglichkeit muß durch endotracheale Intubation mit einem Manschettentubus und durch etwaige zusätzliche Pharynxtamponade ausgeschaltet werden, mit Intubationsschwierigkeiten ist in bestimmten Fällen zu rechnen, der Anaesthesist muß mit der Technik der blinden nasalen Intubation (KÖRNER, PORGES, ROWBOTHAM u. MAGILL) vertraut sein. Der Verzicht auf explosible Gasgemische ist schließlich bei der Verwendung der Diathermie eine Selbstverständlichkeit.

Es müssen ferner Forderungen des Operateurs berücksichtigt werden (MOORE). Dazu gehört vor allem die durch die Narkose räumlich nicht beengte und ungestörte (Korrektur von Lage und Sitz des Tubus während des Eingriffes!) Arbeitsmöglichkeit. Ein Abrücken des Anaesthesisten und seines Gerätes vom gewohnten Platz beim Kopf des Patienten und eine Freigabe des Operationsfeldes ist daher notwendig, bedeutet jedoch bei verständnisvoller Zusammenarbeit des Operationsteams keineswegs eine Verschlechterung der Überwachungsmöglichkeiten des Patienten.

2. Die *Lagerung des Patienten* weicht häufig von der gewohnten horizontalen Rückenlage ab: eine *sitzende* Position belastet jüngere Patienten bei kürzeren Eingriffen nicht, kann aber bei länger dauernden Operationen, bei schlechter Kreislaufregulation und besonders beim sklerotischen alten Menschen Blutdruckabfall und Hirnanoxie nach sich ziehen und soll in solchen Fällen daher vermieden werden (TARSITANO). Auch die *Bauchlage* bei plastischen Eingriffen erfordert gewisse Vorsichtsmaßnahmen: so muß zunächst die Kopfstütze des Operationstisches weich ausgelegt und die Haltung des Kopfes von Zeit zu Zeit geändert werden, um Druckschäden im Gesicht zu vermeiden. Zwerchfellbeweglichkeit und Atemexkursionen sind ferner durch den Druck des Körpergewichtes auf den Inhalt des Abdomens und auf den knöchernen Thorax eingeschränkt, zur Vermeidung von Hypoventilation und Kompressionssyndrom der Vena cava (Rückflußminderung zum Herzen, Blutdruckabfall) sollen Rollen unter Brust und Becken gelegt und soll bei länger dauernden Eingriffen von vornherein die Spontanatmung ausgeschaltet (Muskelrelaxantien) und künstlich beatmet werden. Schließlich muß man noch an die Notwendigkeit eines Augenschutzes denken, wenn die Augen während der Operation abgedeckt und damit der direkten Beobachtung entzogen sind: Augensalbe (ohne Antibioticumzusatz!) und Augenmasken (Guttapercha, Paraffin) halten die Lider geschlossen und verhindern Austrocknung oder mechanische Schädigung der Cornea.

3. Das *Alter der Patienten* stellt im Krankengut der Gesichts- und Kieferchirurgie ein weiteres Problem dar: die extremen Altersklassen sind relativ häufig vertreten, die physiologischen Besonderheiten der Säuglinge (Lippen-Kiefer-Gaumenspalten) müssen daher bei der Durchführung der Narkose ebenso berücksichtigt werden wie die Veränderungen des Organismus bei Emphysematikern und bei arteriosklerotischen, herzgeschädigten Greisen (Kieferresektion wegen Carcinom).

4. Narkosen bei *ambulanten Patienten* kommen unter bestimmten Voraussetzungen in der operativen Zahnheilkunde immer wieder vor. Die Grund-

regeln unterscheiden sich dabei nicht von einer Allgemeinanaesthesie beim stationären Patienten. Zusätzlich müssen aber erhöhte Sicherheitsmaßnahmen bei der Auswahl der Patienten und bei der Indikationsstellung zur Narkose überhaupt eingehalten werden, muß die Narkose selbst bei geringem technischem Aufwand einfach handzuhaben, rasch einzuleiten und zu vertiefen sein, soll keine Nachwirkungen aufweisen und mit einem möglichst geringen psychischen Trauma für den Patienten einhergehen. Eine rasche Erlangung der „Straßenfähigkeit" und frühzeitige Entlassung des Patienten aus der Beobachtung des Anaesthesisten ist anzustreben.

Mit den bisherigen Methoden der Allgemeinanaesthesie war es kaum möglich gewesen, all diesen Forderungen gerecht zu werden. Es ist daher begreiflich, daß gerade dieses Gebiet der Chirurgie, also Zahnextraktionen und andere Kurzeingriffe in der Mundhöhle, eine Domäne der lokalen Infiltrations- und Leitungsanaesthesie war. Die technischen Fortschritte der modernen Narkose und die zunehmende Möglichkeit, einen Narkosefacharzt als Helfer auch des Zahnarztes oder Kieferchirurgen einsetzen zu können, haben hier jedoch völlig andere Voraussetzungen geschaffen, die nicht übersehen werden können und sich auf Operabilität und Sicherheit des Patienten positiv auswirken.

b) Zahnärztliche Anaesthesie

Für kurze Eingriffe in der Zahnheilkunde (Extraktionen, Ausmeißelungen, Entfernung von Cysten usw.) stellt die Lokalanaesthesie nach wie vor die Methode der Wahl dar. In ihrer ausgefeilten Methodik kann sie bei sicherer Beherrschung durch den Zahnarzt als einfachste Art der Schmerzausschaltung mit einem Minimum an Komplikationsmöglichkeiten bezeichnet werden (DOCKHORN u. LAUTENBACH; LEHNERT; NOLTE; SCHILLI et al.; SPIESSL). Es wird aber immer wieder Fälle geben, bei denen ein örtliches Betäubungsverfahren nicht wirksam genug ist, überhaupt nicht durchgeführt werden kann oder vom Patienten abgelehnt wird. Daraus ergibt sich der *Indikationsbereich* für die Anwendung einer Narkose, in den zwanglos auch die konservierende Zahnbehandlung miteinbezogen werden kann.

α) Indikationen zur Narkose

1. *Akut entzündliche Prozesse* (KROGH), bei denen neben der Schwierigkeit der lokalen Schmerzausschaltung auch die Gefahr der Infektionsverschleppung durch die Infiltration besteht. Als weitere Vorteile einer Narkose sind bei solchen Eingriffen eine ungestörte Blutversorgung, geringerer Nachschmerz und raschere Heilung zu nennen. Akute Schwellungen des Mundbodens sind als Sonderfälle zu betrachten und werden getrennt besprochen.

2. Die *einzeitige totale Gebißrehabilitation* (FEIGEL), die aus multiplen Extraktionen und/oder konservierenden sowie prothetischen Maßnahmen besteht, aus zeitlichen und psychischen Rationalisierungsgründen indiziert erscheint und die vollkommene Wiederherstellung des Gebisses in einer Sitzung anstrebt.

3. *Unkooperative Patienten*, also Kinder, Geistesschwache und Spastiker, bei denen selbst minimale Voraussetzungen für eine Mitarbeit nicht zu erwarten sind, eine Lokalanaesthesie also nicht durchgeführt werden kann (GOLDMAN; SCHUSTER).

4. Der ausdrückliche *Wunsch des Patienten* nach einer Narkose für zahnärztlich operative oder auch konservierende Eingriffe, die vom Zahnarzt aus gesehen ebenso gut auch in Lokalanaesthesie durchgeführt werden könnten. Diesem Wunsche wird nur dann zu entsprechen sein, wenn keine ausdrücklichen *Kontraindikationen* zur ambulanten zahnärztlichen Narkose (voller Magen, Kiefersperre, schwere Herzkrankheit, Diabetes, Anämie, akute Infektionen der Luftwege und aktive Tuberkulose) vorliegen (SCHUCHARDT).

Wenn man bedenkt, daß es sich bei zahnärztlichen Eingriffen praktisch nie um lebensbedrohliche Krankheitszustände handelt, so darf das Eingriffsrisiko auch durch die Betäubung nicht erhöht werden. Hier muß man die Sicherheit des Patienten bei der Narkose ganz besonders in den Vordergrund rücken. (Die Mortalität der zahnärztlichen Allgemeinanaesthesie in England wird für die Jahre 1959 bis 1965 mit etwa 1:30000 angegeben (Komiteebericht 1967).

β) Sicherheitsmaßnahmen

1. *Auswahl des Patienten* (FOLDES; ROVENSTINE). Der Kontakt des Anaesthesisten mit dem Patienten soll bereits vor dem geplanten Eingriff seinen Anfang nehmen. Anamnese und klinische Untersuchung soll schwerwiegende Krankheiten ausschließen und medikamentöse Vorbehandlung, die zu unerwünschten Nebenwirkungen bei der Narkose führen könnte, aufdecken (MAO-Hemmer, Tranquillizer, Hypnotika, Corticosteroide, Antihypertensiva).

2. *Beratung des Patienten.* Der Patient soll in Begleitung kommen, er darf mindestens 4 Std vor der Narkose nichts gegessen und getrunken haben und unmittelbar vor dem Beginn der Betäubung die Blase entleeren. Beengende Kleidungsstücke sind zu öffnen, bei Kindern muß ein Revers vorhanden sein. Alkoholische Getränke sind für den Tag der Operation, das Lenken eines Kraftfahrzeuges für die nächsten 24 Std zu untersagen.

3. *Notfallausrüstung.* Neben der Erfahrung des Anaesthesisten ist zur klaglosen Durchführung einer ambulanten Narkose im zahnärztlichen Stuhl auch eine besondere Ausrüstung erforderlich, mit der jeder Zwischenfall beherrscht werden kann: die Technik der Mund-zu-Mund-Beatmung und der äußeren Herzmassage ist zu können, ein Atembeutel mit O_2-Zufuhr, sowie ein kräftiges Absauggerät (Ambu-Gerät), ein Intubationsbesteck und eine Krikotomie-Nadel müssen vorhanden sein, der zahnärztliche Stuhl soll rasch horizontal kippbar sein.

γ) Durchführung der Narkose

1. Technisch-apparative Ausrüstung

Die technische Seite der zahnärztlichen Anaesthesieprobleme ist durch *Narkoseapparate* gelöst, an denen ein bestimmtes Mischungsverhältnis von Lachgas und Sauerstoff prozentuell direkt eingestellt werden kann. Die Genauigkeit dieser Einstellung soll bei Änderung von Atemvolumen und -frequenz des Patienten nicht beeinträchtigt werden, die Qualität der einzelnen Gerätetypen wird davon abhängig gemacht (BOURNE; GOLDMAN; HUNTER u. FRASER; NAINBY-LUXMOORE; PARBROOK; SMITH; THOMPSON). Als Narkoseapparate deutscher Provenienz (Dräger) sind der *Marius 1 und 2* für Lachgasanalgesie einschließlich Selbststeuerung durch den Patienten konstruiert, das *Modell K 2* dient zusätzlich auch der Lachgasanaesthesie, intermittierender (lungenautomatischer) und kontinuierlicher Narkosegasstrom sind wahlweise einstellbar. Die bekanntesten angloamerikanischen Geräte sind der *Walton V* (BOC), die *A.E. „Gas-Oxygen Machine“* (Cyprane Ltd.) und die McKesson Typen *„Anesthesor Special“*, *„Simplor Special“* und *„Easor“* (Analgesie). Die jüngste Entwicklung geht dahin, stabile Mischungen von 50% Lachgas und 50% Sauerstoff in einem einzigen Zylinder zu verwenden (Entonox/BOC); technische Vereinfachung ist die Folge, gute klinische Erfahrungen sind bereits beschrieben (BRACKEN et al.; BROOKES u. GOLDMAN; COLE; LATHAM u. PARBROOK; ROLLASON u. DUNDAS).

Zur weiteren technischen Ausrüstung gehören *Nasenmasken*, die den Mund des Patienten für die Manipulationen des Chirurgen freilassen, *Verdampfer* für flüssige Narkosemittel (einfache Glastypen nach ROWBOTHAM und nach GOLDMAN sowie temperatur- und flowunabhängige Typen/A.E. Gerät und kleiner vaporähnlicher Kupferkessel nach BRACKEN et al.), nasopharyngeale Tuben, Beißblöcke und Gazestreifen zur lockeren Pharynxtamponade.

2. Narkosetechnik

Beim nicht immer prämedizierten ambulanten zahnärztlichen Patienten (DRISCOLL et al.; GOLDMAN) ist das psychologische Einfühlungsvermögen des Anaesthesisten vor Narkosebeginn von großer Bedeutung. Wann immer es die Verhältnisse erlauben, soll ein Anticholinergikum in üblicher Dosierung voraus verabreicht werden, die Hauptentscheidung über die Art der Narkosetechnik wird je nach dem geplanten Eingriff getroffen werden müssen. Zur Auswahl stehen

a) eine *Analgesie* (Narkosestadium I),

b) eine *Kurznarkose* (Narkosestadium III/1) ohne endotracheale Intubation,

c) eine *Kombinationsnarkose* mit endotrachealer Intubation.

a) Analgesie. Die Methode der *Lachgasanalgesie*, wie sie von FUCHS, TRACKSDORF und von VONOW angegeben worden ist, hat einen begrenzten Indikationsbereich vor allem in der konservierenden Zahnheilkunde. Die Stickoxydulkonzentration bewegt sich dabei zwischen 70% (initial) und 50% (Aufrechterhaltung der Analgesie), der Zahnarzt braucht dazu keinen Helfer, die Erholungszeit des Patienten ist minimal, er muß über den Ablauf der Analgesie unterrichtet sein, wird angehalten, durch die Nase zu atmen und die Augen offen zu halten, soll wissen, daß er bei Bewußtsein bleiben wird und angesprochen werden kann und braucht im zahnärztlichen Stuhl nicht angeschnallt zu sein. Im Behandlungsraum muß wegen des Phänomens der Hyperakusis, das im analgetischen Stadium auftritt, absolute Ruhe herrschen. Selbststeuerungsvorrichtungen für den Patienten haben den Vorteil, daß bei Vertiefung der Analgesie und Hineingleiten in die Bewußtlosigkeit die weitere Stickoxydulzufuhr automatisch unterbrochen wird und sich das Bewußtsein des Patienten wieder aufhellt.

Lachgas ist zur Durchführung solcher Techniken wegen seiner großen analgetischen Breite prädestiniert. Auch für Trichloräthylen stehen ent sprechende Analgesieapparate (Göttinger-Modell, Freedman-Inhalator in der Modifikation nach WOODFIELD-DAVIES u.a.m.) zur Verfügung, die kardialen Nebenwirkungen dieses Narkoticums lassen aber eine gewisse Vorsicht bei seiner Verwendung angebracht erscheinen.

Die Methode der *Analgesie* mit Stickoxydul entspricht etwa dem „tiefen Analgesiestadium" nach VONOW und wurde zunächst von KLOCK als Supplement zur zahnärztlichen Lokalanaesthesie inauguriert. TOM bzw. KLOCK u. TOM haben diese Technik dann weiter ausgebaut und sie als gut brauchbar auch für eine länger dauernde konservierende Zahnbehandlung beschrieben.

Auf *intravenösem Weg* mit morphinähnlichen Analgetika einen ähnlichen Zustand zu erreichen, strebte SCHUCHARDT mit seiner „zentralen Analgesie" an. Dieser Begriff wurde wohl deshalb geprägt, um die gerade in der Zahn-, Mund- und Kieferheilkunde erforderliche klare Unterscheidung zur „peripheren Analgesie" der Lokalanaesthesie zu schaffen.

Tranquillizer und i.v. Narkotica wie Pentobarbital-Na, Methohexital und Propanidid intermittierend in kleinsten Dosen in der zahnärztlichen Praxis zu verabreichen, führte zu Ausdrücken wie „Methohexital-Analgesie", „Chemanesie" und sogar „Mini-Anaesthesie" (CADLE et al.; HOWELLS; JORGENSEN u. LEFFINGWELL. Im Grunde genommen nähern sich solche Methoden mehr und mehr dem altbekannten Typ einer „Barbiturat-Langnarkose" und sind möglicherweise dem Komfort des behandelnden Zahnarztes, keinesfalls aber der Sicherheit des Patienten zuträglich.

Die Verwendung von Musik in Form der *Audioanalgesie* kann schließlich als hypnoseähnlicher Vorgang angesehen werden (BARTLETT) und scheint imstande zu sein, für etwa 90% aller zahnärztlichen Patienten eine mäßige bis deutliche Schmerzerleichterung zu erzielen (POWELL u. KELLER).

b) Kurznarkose ohne endotracheale Intubation. Die Entscheidung im Sinne einer Kurznarkose ohne Intubation wird dann berechtigt sein, wenn der enge Indikationsbereich für eine Analgesie nicht mehr gegeben ist und es sich um einen Eingriff handelt, der voraussichtlich die 10-min-Grenze nicht überschreiten wird. Einzelextraktionen und Incisionen können als typische Operationen hier angeführt werden.

Entschließt man sich zur reinen *Inhalationsnarkose*, so muß vorweg mit allem Nachdruck festgestellt werden, daß der früher vor allem in England so beliebte „Lachgasrausch", der sicherlich häufiger als allgemein bekannt zu mitunter schweren hirnanoxischen Schäden geführt hat („schwarze Ära des Stickoxyduls nach GOLDMAN) und wesentlich an der Narkosemortalität auf dem zahnärztlichen Sektor beteiligt war, jede Berechtigung verloren hat (GOLDMAN; HORATZ; LOVE). Auf die Gefahr des akuten Sauerstoffmangels bei der Anwendung hoher Lachgaskonzentrationen ist wiederholt hingewiesen worden (BARACH u. ROVENSTINE; BERGNER u. HERD; MEAD; SCHÖN). Diese Gefahr besteht aber nicht nur beim sog. resistenten Narkosetyp und beim kranken Patienten (Anämie, Kardiopathie, Erkrankungen der Atemwege) sondern ist grundsätzlich in jedem Falle als gegeben zu erachten. Eine Stickoxydul-Mononarkose wird daher am besten durch eine Kombination von Lachgas (nicht über 80%) mit Sauerstoff (nicht unter 20%) und Halothan (bis zu 2%) zu ersetzen sein.

Je länger die Anaesthesie dauert, um so höher kann die O_2-Konzentration gewählt werden ohne die Narkose dadurch zu verflachen. Um die analgetische Stärke auch niedrigerer Lachgaskonzentrationen richtig einzuschätzen, muß man sich die jüngsten zahnärztlichen Narkoseerfahrungen mit Entonox (50% Stickoxydul) und auch die Untersuchungen von PARBROOK et al. vor Augen halten, nach denen bereits 25% Lachgas einen stärkeren analgetischen Effekt als etwa 0,01 Morphin auszuüben imstande sind.

Wird eine *Narkoseeinleitung* auf *intravenösem* Weg gewählt, so steht neben dem Thiopental selbst (2,5 mg/kg) das kürzer aber stärker wirksame Methohexital (1,0 mg/kg) und natürlich der Phenoxyessigsäureabkömmling Propanidid (5,0 mg/kg) zur Verfügung. Die Wirkungsstärke der 3 Substanzen verhält sich in der o. a. Reihenfolge wie 2:5:1, das Volumen einer Einschlafdosis kann also — die üblichen Konzentrationen von 2,5% für Thiopental, 1,0% für Methohexital und 5,0% für Propanidid vorausgesetzt — einheitlich mit 0,1 ml/kg angegeben werden. Für wenige Minuten dauernde Kurzeingriffe genügt meist eine alleinige Einzeldosis von Propanidid (PAPE u. OTTEN; ROTHBAUER et al.), eine etwa notwendig werdende Verlängerung jeder intravenösen Initialphase kann mit Lachgas/Sauerstoff (und Halothan) erfolgen.

Bei Erreichen der Toleranz (Stadium III/1) wird der Atmungstyp automatisch (MACINTOSH u. BANNISTER) und geht auch bei geöffnetem Mund durch die Nase vor sich, so daß trotz alleiniger Nasenmaske eine Aufrechterhaltung der notwendigen Narkosetiefe auch bei offenem Mund gewährleistet ist. Mit besonderen Mundsperrzangen (FERGUSON), die in der

Toleranz prämolar eingeführt und in gespreizter Stellung vom Anaesthesisten parallel zum horizontalen Unterkieferast gehalten werden, oder mit Beißblöcken aus Gummi bzw. Metall wird der Mund offen gehalten.

Den Wünschen des Operateurs folgend, fixiert der Anaesthesist den Kopf des Patienten in der gewünschten Lage. Neben der Sorge um die Sicherheit des Patienten soll es überhaupt oberste Aufgabe des Narkotiseurs sein, dem Zahnarzt und Kieferchirurgen optimale Operationsbedingungen zu schaffen (HOVELL u. MC CONNELL). Um Aspiration von Blut oder Fremdkörpern (extrahierte Zähne) zu vermeiden, wird der Pharynx mit kurzen Gazestreifen locker austamponiert ohne die Atemwege zu blockieren. Nach Beendigung des Eingriffes erwachen die Patienten meist innerhalb weniger Minuten. Mit einer Erholungsphase, die bis zur Entlassung je nach Art der angewandten Narkotica $^1/_2$—2 Std dauern kann, muß man jedoch rechnen.

c) Kombinationsnarkose mit endotrachealer Intubation. Erscheint eine endotracheale Intubation wegen der vorgesehenen oder auch nur möglichen längeren Dauer des Eingriffes (mehr als 15 min) empfehlenswert, so wird sie mit einem Manschettentubus nasal (häufig blind) in der üblichen Weise unter Barbiturat oder Propanidid kombiniert mit Suxamethonium durchgeführt und wird der Pharynx zusätzlich mit feuchten Gazestreifen austamponiert. Die Aufrechterhaltung der Narkose unterscheidet sich nicht von dem unter b) beschriebenen Vorgang, der zeitlichen Ausdehnung des Eingriffes entsprechend, verlängert sich die postoperative Verweildauer des Patienten bis auf mehrere Stunden.

Bei Kleinkindern wird ein Tubus ohne Manschette verwendet (Larynxödem!), der Entschluß zu einer intravenösen Narkoseeinleitung (Propanidid/Suxamethonium) jedoch nur vom Zustand der Venen und von der Kooperation des Kindes, nicht aber vom Alter allein abhängig gemacht.

Im Zusammenhang mit der Gabe von Suxamethonium sei schließlich noch darauf hingewiesen, daß Propanidid dessen Wirkungsdauer verlängert (HOWELLS et al.) und daß es zur Vermeidung eines Muskelkaters, der vom Patienten oft viel unangenehmer empfunden wird als alle Nachwehen des Eingriffes selbst, angebracht erscheint, eine kleine Dosis eines nicht depolarisierenden Muskelrelaxans (z.B. 2—3 mg d-Tubocurarinchlorid) vorzuspritzen.

Die Vollnarkose in der zahnärztlichen Praxis, in ihrer Mannigfaltigkeit so dargestellt, soll im Idealfall vom Fachanaesthesisten in enger Zusammenarbeit mit dem operierenden Zahnarzt oder Kieferchirurgen durchgeführt werden. Jeder andere Weg (anaesthesiologische Kurzausbildung eines zahnärztlichen Helfers oder des Zahnarztes selbst, der dann in Personalunion Narkose und Eingriff vornimmt) muß als Behelfslösung angesehen werden, zu der man sich vielleicht notgedrungen entschließen mußte (COPLANS), die aber mit Risiken verbunden bleibt, die durch keine genügenden Gegenargumente (langjährige gute Erfahrung ohne Zwischenfälle) abgeschwächt werden können (FEURSTEIN).

c) Lippen-, Kiefer-, Gaumenspalten

α) Operationsvorbereitung

Lippen- und Kieferspalten werden üblicherweise im Alter von 3—8 Monaten operiert (einfacher Lippenverschluß, Kieferverschluß mit oder ohne Osteoplastik), Gaumenspalten frühestens im 2. Lebensjahr vor Beginn des Sprechens verschlossen. Pharynxplastiken und andere Korrekturoperationen (Narben, Weichteile) kommen meist im Vor- oder Volksschulalter zum Chirurgen, vereinzelte Fälle von Spätkorrekturen bei Erwachsenen sind nicht imstande, das hier vorliegende Gesamtbild eines Spezialkapitels der Kinderchirurgie (-anaesthesie) zu verwischen (s. auch Kap. „Die Anaesthesie im Kindesalter", S. 779).

Grundsätzlich handelt es sich nicht um dringliche oder lebensrettende Eingriffe, die Patienten (Säuglinge, Kleinkinder) müssen daher vor der Operation in einen optimalen Zustand gebracht werden und abgesehen von der Spalte „gesund" sein. Die Bedeutung einer sorgfältigen kinderärztlichen Voruntersuchung kann nicht genug betont werden (BERGMANN; BETHMANN u. HOCHSTEIN; KÖLBL u. ULLIK; KUCHER et al.; PORGES; ULLIK). Das Kind soll daher einige Tage vorher an die Spitalumgebung gewöhnt werden, Ernährungsschwierigkeiten dürfen keine bestehen (DAVIES u. DANKS; EMMINGER; TRAUNER; WOODFIELD-DAVIES).

Die *Prämedikation* unterscheidet sich in Dosierung und Kombination der Substanzen nicht wesentlich von den allgemein üblichen Vorstellungen der Kinderanaesthesie. Im Hinblick auf das postoperative Hyperthermiesyndrom soll aber doch die vegetativ blockierende Bedeutung eines „lytischen Gemisches" unterstrichen werden. 0,1 ml/kg einer Kombination von Pethidin (100 mg), Promethazin (50 mg) und Dihydroergotoxin (Hydergin) (0,6 mg) haben sich gut bewährt, die von KÖLBL u. ULLIK bereits 1951 mitgeteilte orale Vorbehandlung mit einem Mutterkornalkaloid (DHE) ist also hier in die Prämedikation selbst eingebaut. 0,3 mg Atropin werden als zusätzliches Vagolyticum mit verabreicht. Eine rectale Basisnarkose mit 10% Thiopental (40 bis 50 mg/kg) soll schließlich als weitere Möglichkeit einer psychischen Schonung der Kinder und damit einer gewährleistet ruhigen Narkoseeinleitung erwähnt werden.

β) Narkosetechnik

Die *Einleitung* der Narkose kann grundsätzlich mit jeder Methode erfolgen, die Anoxie vermeidet und eine für die Intubation ausreichende Narkosetiefe bzw. Muskelerschlaffung gestattet. An der im Säuglings- und Kleinkindesalter bestehenden überlegenen Sicherheit einer Lachgas-Sauerstoff-Halothan-Sequenz allen anderen Kombinationen gegenüber (Äther, Divinyläther, Relaxantien) ist heute jedoch nicht mehr zu zweifeln (HAVERS et al.). Optimale Totraumverhältnisse des in dieser Einleitungsphase verwendeten Anaesthesiebestecks (Gesichtsmaske, Ausatmungsventil, Gummi-Zwischenstück und Atembeutel) (RENDELL-BAKER u. SOUCEK) sind vor allem beim jungen Säugling (Lippenspalten) von großem Wert.

Die *Intubation* muß als zwingende Voraussetzung einer komplikationslosen Anaesthesie bei Spaltenkindern gelten und soll bei ausreichend erschlafftem Larynx möglichst atraumatisch erfolgen. Eine tiefe Inhalationsnarkose (Säuglinge und Kleinkinder) bzw. ein kurz wirksames Muskelrelaxans (größere Kinder) sind dazu erforderlich.

Richtige *Länge und Größe des Tubus* sind zur Vermeidung von Atelektase (zu lang) und Larynxödem (zu groß) wesentlich. Alter, Gewicht, Größe und Abstand Ohrläppchen—Nasenspitze werden zur Erleichterung der Auswahl als Bezugsgrößen tabellen- und formelmäßig angegeben (COPE; SMITH; WOODBRIDGE), für die Praxis scheint es uns jedoch bedeutsam, daß man sich einen dieser Auswahlvorgänge routinemäßig zu eigen macht und als zusätzliche Sicherheitsmaßnahme im Einzelfall immer eine ganze Reihe von Tuben verschiedener Länge und Größe griffbereit halten muß, um vor Überraschungen gefeit zu sein. Die Intubation kann allerdings auch einmal bei guter Erschlaffung und richtig gewähltem Tubus technische Schwierigkeiten bereiten, wenn der Laryngoskopspatel in die Spalte rutscht und die Sicht dadurch gestört wird. Diese Störung läßt sich leicht dadurch beheben, daß man die Spalte mit einer Gazerolle ausstopft. Besondere Spaltenlaryngoskope (DAPLYN; LEIGH u. KESTER) sind erforderlich.

Der *orale* Intubationsweg ist üblicherweise deshalb vorzuziehen, weil der Operateur durch den so eingeführten Tubus am wenigsten gestört wird. Es sind allerdings nicht knickbare, wandverstärkte *Spiraltuben* (ENDERBY; MAGILL) und spezielle *Mundsperrer* (DAVIES; ZELLNER) als Boyle-Davies-, Dottscher oder Killnerscher Typ notwendig, die einem Whiteheadschen Sperrer mit daran fixierter Zungenplatte, ähnlich dem Helbingschen Speculum, entsprechen und den in der Trachea liegenden Tubus ohne Einengung des Lumens in seiner Lage einwandfrei fixieren können. Eine zusätzliche Sicherung der Tubuslage wird durch Annähen an der Basis des Nasenflügels oder an der Grenze zum Lippenrot (PORGES) bzw. durch eine Drahtumschlingung zu einem Zahn (DYKES u. ANDERSON) erreicht.

Die *nasotracheale* Intubation würde zwar besseren Halt für den Tubus bieten und könnte mit gewöhnlichen Gummi- oder Plastiktuben durchgeführt werden, bei der Korrektur einer Lippen-Kieferspalte wird jedoch durch den liegenden Tubus die chirurgische Orientierung, beim Verschluß von Gaumenspalten der unmittelbare Operationsbereich ernsthaft gestört.

Durch Anschluß des Tubus an das Ayresche T-Stück (seitliche Frischgaszufuhr, widerstandslose Ein- und Ausatmung in der Längsrichtung), dessen Prinzip in zahlreichen Modifikationen vorliegt (Übersicht bei BROOKS et al.; LEWIS u. SPOEREL; TAYLOR u. STOELTING), sind die Forderungen nach einem möglichst kleinen Totraum und geringen Atemwiderstand am besten erfüllt. („*Offene endotracheale Methode*".) Zur Vermeidung jeglicher Rückatmung und Verdünnung der Narkosegase durch Frischluft ist es nach den Berechnungen von INKSTER, MAPLESON und von MOLYNEUX u. PASK allerdings erforderlich, einen Frischgasstrom zuzuführen, der mindestens dem doppelten Minutenvolumen (HALL) des Säuglings entspricht. Ein *Doppelventil* (LEIGH u. KESTER; STEPHEN u. SLATER) schafft ebenso wie die Ayresche Methode praktisch widerstandslose Respiration bei kleinem Totraum.

Spaltenoperationen werden üblicherweise am leicht „hängenden" Kopf ausgeführt. Mit einer intraoperativen Blutaspiration ist bei dieser Lagerung zwar kaum zu rechnen, der Pharynx soll aber dennoch mit angefeuchteten Gazestreifen um den Tubus herum austamponiert werden. Wird die Narkose mit Lachgas/Sauerstoff/Halothan aufrechterhalten, dann ist Adrenalin als zusätzliches Vasokonstringens selbst in einer Konzentration von nur 1:200000 wegen der Möglichkeit kardialer Arrhythmien kontraindiziert. Gegen die Verwendung von PL-Vasopressin II (Octapressin) oder von Ornithin⁸-Vasopressin (POR 8) (KÖLE u. HOLDZIEWICZ) bestehen in dieser Hinsicht weniger Bedenken.

Blutersatz (Transfusion oder Infusion) ist bei sorgfältiger und blutsparender chirurgischer Technik und vor allem bei einseitigen Operationen nicht erforderlich. Bei der Extubation sollen die Schutzreflexe voll vorhanden sein, eine normale Fütterung des Kleinkindes soll postoperativ sobald als möglich wieder aufgenommen werden.

γ) Postoperativer Verlauf

Larynxödem und Atelektase sind als Folge eines Intubationstraumas möglich. Durch Sorgfalt und Geschicklichkeit kann diese Gefahr jedoch weitgehend ausgeschaltet werden. Argumente über die Komplikationsmöglichkeiten einer Intubation sind daher zur Rechtfertigung einer bloßen Insufflationsmethode, bei der die Freihaltung der Atemwege keineswegs gewährleistet ist, nicht mehr ausreichend.

Zur Vermeidung der gefürchteten postoperativen *Hyperthermie* soll man — abgesehen von der bereits angeführten spezifischen Prämedikation — das Kind während der Operation nur leicht abdecken und jede Wärmestauung sowie jede Spur einer Hypoxämie oder Hyperkapnie vermeiden. Ist die Hyperthermie einmal eingetreten, so erscheint die Indikation zur Kühlung auf normothermische Werte (pharmakologisch und physikalisch) in vollem Ausmaße gegeben.

Die anatomische Neuformierung des Epipharynx nach Pharyngoplastik (Abschluß der nasalen Luftwege) macht unserer Erfahrung nach eine Tracheotomie weder präliminär noch postoperativ erforderlich. An die Möglichkeit einer Eröffnung der Pleurahöhle bei Rippenresektion zum osteoplastischen Kieferspaltenverschluß muß gedacht werden. Ein intraoperativ präkordial aufgesetztes Stethoskop sichert die frühzeitige Erkennung des dadurch ausgelösten *Pneumothorax*, die immer gegebene Beatmungsmöglichkeit über T-Stück oder Doppelventil schafft alle Voraussetzungen zur komplikationslosen Behebung dieses Zwischenfalls. Postoperative Röntgenkontrollen sind in solchen Fällen angezeigt.

Was schließlich die *Mortalität* nach Spaltenoperationen betrifft, so sind frühere Angaben, die in der Größenordnung bis zu 5,9% liegen (Übersicht bei PAPE u. SCHETTLER sowie SALANITRE u. RACKOW), längst überholt. Nicht zuletzt durch die verbesserte Vor- und Nachsorge und vor allem als Folge der weniger eingreifenden Anaesthesiemethoden sind heute auch in großen Serien von mehreren tausend Fällen MACCOLLUM u. RICHARDSON; BETHMANN u. HOCHSTEIN) keine Todesfälle mehr zu verzeichnen.

d) Sonstige kieferchirurgische Eingriffe

α) Allgemeines

Für die Durchführung einer Anaesthesie bei Operationen im Gesichts-Kieferbereich (Lippen, Zähne, Zunge, Gaumen, Ober- und Unterkiefer, Weichteil- und Knochenverletzungen des Gesichtsschädels, plastische Operationen) wird, abgesehen vom Akt der Intubation selbst, keine besondere Muskelerschlaffung benötigt. Die Narkose kann also im Regelfall bei Spontanatmung flach unterhalten werden. Will man sich jedoch der Vorteile einer Neuroleptanalgesie bedienen (BUCHMÜLLER), so wird man des optimalen Gasaustausches wegen die Patienten curarisieren und künstlich beatmen.

Besonders bei Eingriffen im Bereich des Unterkiefers, der Lippen und der Mundhöhle scheint uns die Gesichts-Kieferchirurgie trotz aller Gegenargumente (vermehrte Traumatisierung und erhöhte Infektionsmöglichkeit des Respirationstraktes) eine Domäne der nasotrachealen Intubation zu sein, die meist blind und äußerst schonend ausgeführt werden kann. Flexible Verbindungsstücke zum Schlauchsystem des Narkoseapparates (SPOEREL u. MCFARLANE) können dabei den Gesichtskonturen angepaßt werden, Verziehungen verhindern und dem Chirurgen auch in dieser Hinsicht ein ungestörtes Arbeiten ermöglichen.

Spezielle Tuben wurden allerdings entwickelt und in ihrer Form dem anatomischen Verlauf der Luftwege angepaßt [Oxford-Nonkinking-Tubus (MACINTOSH) und Kuhn-Tubus (DROH)], um trotz oraler Lage fest und wenig verschieblich in den Atemwegen zu sitzen und auch das intra- und extraorale Operationsgebiet nicht zu beeinträchtigen.

Auf eine zusätzliche Pharynxtamponade mit angefeuchteten Streifen soll schließlich trotz eines dicht sitzenden Manschettentubus als zusätzliche Sicherung gegen jegliche Aspiration nicht verzichtet werden.

β) Spezielle Probleme

1. Intubationsschwierigkeiten

Bei einer Reihe von krankhaften Zuständen kann es entweder durch anatomische Veränderungen der oberen Luftwege (Verlagerung, Verformung, Verengung) oder durch eine Behinderung des Zuganges zum Intubationsweg (Kieferklemme) zu Schwierigkeiten bei der Intubation kommen (BOUGAS u. SMITH; GRIMM; SCHOLLER u. SCHILLI; STELLMACH).

Diese Krankheiten sollen kursorisch angeführt und die Möglichkeiten zur Überwindung der Intubationsschwierigkeiten erwähnt werden:

Es handelt sich zunächst um schwere Kieferfehlbildungen bei Säuglingen (*mandibulo-faciale Dysplasien*), als deren Prototyp das Robin-Syndrom (Trias: Retrognathie, Glossoptose, Gaumenspalte) gilt. Diese angeborenen Atemhindernisse führen zu Stridor, Erstickungsanfällen und Aspirationspneumonien, die orale Intubation ist trotz der ungünstigen Voraussetzungen im Vergleich zu einer primären Tracheotomie oder einer Insufflationsmethode doch noch das beste und sicherste Verfahren für eine geplante Muskeltransposition (Retrognathie: M. masseter, Glossoptose: M. geniohyoideus). Zur alleinigen Drahtumschlingung des Unterkiefers (Extensionsbehandlung) kann in nicht zu schweren Fällen eine Inhalationsnarkose ohne Intubation (Maskeneinleitung und nachfolgende Insufflation von Halothan-Sauerstoff) ausreichen. Bei der Operation einer isolierten Glossoptose wird man wegen der postoperativen Schwellung des Zungengrundes um eine vorübergehende Tracheotomie nicht herumkommen.

Die Geschicklichkeit des Anaesthesisten und eine sorgfältige Vorbereitung des Instrumentariums (inkl. Tracheotomiebesteck und Nadel für die Punktion des Lig. conicum zur O_2-Insufflation im Notfall) sind imstande, zusammen mit einigen Kunstgriffen bei der Intubation (besonders gekrümmte Laryngoskopspatel, Verbiegung des Endotrachealtubus, Kopflagerung, Verschiebung des Kehlkopfes von außen) den Erfolg zu sichern.

Ähnliche Schwierigkeiten, meist jedoch beim Erwachsenen, nicht akut und weniger ausgeprägt, finden sich bei *narbigen Veränderungen im Unterkiefer- und Kehlkopfbereich* nach Eingriffen am Unterkiefer (Halbseiten- oder Mittelstückresektion) und in der seitlichen Halsregion und auch bei der operativen Behandlung von *Gebißunregelmäßigkeiten (Prognathie)*. Besonders gekrümmte und lange Laryngoskopspatel wurden für diese Zwecke von JÜNGLING angegeben, mit biegsamen Stiletten armierte Endotrachealtuben (BARNARD; CAINE; DEUTSCH) können den besonderen anatomischen Gegebenheiten entsprechend verkrümmt werden, gelegentlich führt eine blinde nasale Intubation gerade dann relativ leicht zum Erfolg, wenn alle vorherigen Versuche unter Sicht ergebnislos verlaufen sind.

Diese blinde Einführung des Endotrachealtubus ist auch bei *artikulären Kiefergelenksankylosen* mit entsprechender Kieferklemme (und evtl. Mikrogenie) als Methode der Wahl anzusehen. Sie gelingt dem geübten Anaesthesisten unter kompletter Relaxation und bei ausreichender Oxygenierung praktisch in jedem Falle; wiederholte Versuche sind dazu gelegentlich erforderlich (Barbiturat/Succinylcholin/O_2-Maskenbeatmung zwischen jedem Versuch). Auf eine Tracheotomie kann in solchen Fällen also verzichtet werden. Als Sicherheitsmaßnahmen in besonders gelagerten Fällen werden das Anklemmen der vorgestreckten Zungenspitze (Lokalanaesthesie) und die präliminäre nasotracheale Einführung eines Absaugkatheters in die Trachea (Oberflächenanaesthesie) als Leitschiene für den nachfolgenden Tubus angegeben (PORGES; STELLMACH).

Raumbeengende Prozesse in der Mundhöhle und am Kehlkopf (Tumoren) können schließlich ein so hochgradiges Atemhindernis darstellen, daß eine Intubation nur in Oberflächenanaesthesie versucht werden darf. Gelingt sie nicht, so wird zur Durchführung der Narkose und zur Sicherung der freien Atemwege während und auch nach der Operation eine Tracheotomie (Lokalanaesthesie) unumgänglich sein.

2. Kieferresektionen

Kieferresektionen mit oder ohne radikaler Halsdrüsenausräumung, wegen maligner Prozesse durchgeführt, sind Eingriffe von beträchtlicher Dauer und relativ hohem Blutverlust, dessen Ausmaß etwa mit 1500—2000 ml angenommen werden kann (ROYSTER et al.) und oft unterschätzt wird. Eine entsprechende Anzahl von Blutkonserven, regelrecht auf ihre serologische Verträglichkeit untersucht, soll also zum Operationsbeginn bereitstehen. DAVIES u. SCOTT empfehlen daher für solche Eingriffe die Methode der kontrollierten Blutdrucksenkung, die zwar imstande sein kann, ein blutleeres Operationsfeld zu schaffen und den Blutverlust zu reduzieren, andererseits aber gerade bei den hier in Frage kommenden älteren Patienten auch bei nur „gemäßigter" Hypotension in ihrer ganzen Problematik (LARSON) beurteilt werden muß und in ihrem blutsparenden Effekt durch eine Kombination der Allgemeinanaesthesie mit einem verträglichen Vasokonstringens PLV II (Octapressin) oder POR 8 (Sandoz) weitgehend ersetzt werden kann (KÖLE u. HOLDZIEWICZ).

3. Gesichts- und Kieferverletzungen

Bei der Versorgung von Frakturen und schweren Verletzungen im Gesichts-Kieferbereich muß sich der Anaesthesist in engem Kontakt mit dem Chirurgen vor allem über die anatomische Ausdehnung des Traumas im klaren sein und wissen, wie weit die im Intubationsbereich gelegenen Gebilde (Nase, Mund, Pharynx, Larynx) mitgeschädigt sind. Schwierigkeiten bei der Einführung des endotrachealen Tubus können sich beim posttraumatisch unruhigen und schockierten Patienten vor allem dadurch ergeben, daß neben den verletzungsbedingten anatomischen Veränderungen im Verlaufe des Intubationsweges auch eine stärkere Blutung aus dem Nasen-Rachenbereich oder der Mundhöhle vorliegt, die das Einführen des Tubus in die Trachea sehr behindern kann. In solchen besonders gelagerten Fällen, bei denen wegen des Risikos der Aspiration (Magenentleerung mittels Magenschlauch!) oder der Hypoxie gebräuchliche Anaesthesiemethoden (Barbiturat/Succinylcholin, tiefe Inhalationsnarkose) nicht angezeigt sind und man auch nicht imstande ist, den Manschettentubus vor jeglicher Narkoseeinleitung in Oberflächenanaesthesie (HAMELBERG et al.) oder beim benommenen Patienten auch ohne jegliche Anaesthesie (INKSTER) einzuführen, stellt eine *Tracheotomie*, präliminär und vor Beginn der Allgemeinanaesthesie in örtlicher Betäubung ausgeführt, die sicherste Methode dar.

Weitere Indikationen zur Tracheotomie bei schweren Kiefer- und Gesichtsverletzungen (BERGMANN u. MEHNERT; SCHEEFER u. SCHRÖDER) liegen dann vor, wenn

a) sowohl ein oral als auch ein nasal liegender Tubus die Wundversorgung im Bereiche des Mundes, der Nase und der Nebenhöhlen ernstlich behindern oder unmöglich machen könnte (Tracheotomie vor Beginn der eigentlichen Wundversorgung und nach der Intubation);

b) in der postoperativen Phase eine mechanische Verlegung der oberen Luftwege durch Weichteilschwellung zu erwarten ist oder eine intermaxilläre Verschnürung zusätzliche Schwierigkeiten bei der postoperativen Freihaltung der Atemwege bereiten könnte (Tracheotomie am Operationsende und vor der Extubation).

Auf das Problem des postoperativen Erbrechens sei an dieser Stelle und auch im Zusammenhang mit Progenieoperationen (postoperativ unbewegliche Fixierung von Ober- und Unterkiefer) hingewiesen. Eine kräftige und lang anhaltende antiemetische Therapie (Butyrophenonderivate) wird daher in der *Narkosenachsorge* (SCHEUNEMANN) nach Eingriffen im Gesichts-Kieferbereich ebenso wichtig sein wie die dauernde Kontrolle der Respirationsverhältnisse im Sinne einer Intensivüberwachung und, wenn notwendig, auch Intensivtherapie.

Literatur

AYRE, P.: Anaesthesia for hare lip and cleft palate operations on babies. Brit. J. Surg. **25**, 131—132 (1937).

BARACH, A. L., ROVENSTINE, E. A.: The hazard of anoxia during nitrous oxide. Anesthesiology **6**, 449—453 (1945).

BARNARD, J.: Difficult intubation. Anaesthesia **7**, 119 (1952).

BARTLETT, K. A., JR.: Audio-analgesia evaluated as hypnosis. Amer. J. clin. Hypnos. **9**, 275—284 (1967).

BERGMANN, H.: Zur Anaesthesie von Lippen-Kiefer-Gaumenspalten. Anaesthesist **2**, 113—116 (1953).

— MEHNERT, H.: Zur Frage der Tracheotomie bei schweren Kiefer- und Gesichtsverletzungen. Wien. med. Wschr. **115**, 528—532 (1965).

BERGNER, R. P., HERD, R. M.: General anesthesia for dental surgery. Postgrad. med. J. **11**, 26—29 (1952).

BETHMANN, W., HOCHSTEIN, H. J.: Anesthesiological experiences in 4000 operations on infants and children for cleft lip and palate. Plast. reconstr. Surg. **41**, 129—134 (1968).

BRACKEN, A., BROOKES, C., GOLDMAN, V.: New equipment for dental anaesthesia using premixed gases and halothane. Brit. J. Anaesth. **40**, 903—906 (1968).

BROOKES, C., GOLDMAN, V.: Dental anaesthesia using premixed gases. Brit. J. Anaesth. **40**, 985—990 (1968).

BROOKS, W., STUART, P., GABEL, P. V.: The T-piece technique in anesthesia. Anesth. Analg. Curr. Res. **37**, 191—196 (1958).

BOUGAS, T. P., SMITH, R. M.: Pathologic airway obstruction in children. Anesth. Analg. Curr. Res. **37**, 137—146 (1958).

BOURNE, J. G.: Nitrous oxide in dentistry, 1st ed. London: Lloyd-Luke 1960.

BUCHMÜLLER, G.: Klinische Erfahrungen mit der Neuroleptanalgesie Typ II in der Kieferchirurgie. Anaesthesiologie u. Wiederbelebung **18**, 52—63 (1966).

CADLE, D. R., BOULTON, T. B., SWAINE, M. SPENCER: Intermittent intravenous anaesthesia for outpatient dentistry. Anaesthesia **23**, 65—74 (1968).

CAINE, C. W.: Endotracheal intubation. Anesthesiology **9**, 553—554 (1948).

COLE, P. V.: Nitrous oxide and oxygen from a single cylinder. Anaesthesia **19**, 3—11 (1964).

COPLANS, M. P.: The logistics of dental anaesthesia. Brit. J. Anaesth. **40**, 197—201 (1968).

DAPLYN, PH. F. L.: Vinesthene anaesthesia for repair of hare-lip and cleft palate. Brit. med. J. **1946 I**, 117—119.

DAVIES, R. M.: Modification of Dott gag. Lancet **1954 II**, 635.

— DANKS, S.: Anaesthetic care in cleft lip and palate surgery. Anaesthesia **8**, 275—283 (1953).

— SCOTT, J. G.: Anaesthesia for major oral and maxillofacial surgery. Brit. J. Anesth. **40**, 202—208 (1968).

DEUTSCH, E. V.: A stilet for endotracheal intubation. Anesthesiology **12**, 667—670 (1951).

DOCKHORN, R., LAUTENBACH, E.: Zwischenfälle bei zahnärztlichen Eingriffen in Zusammenhang mit Lokalanaesthesie. Dtsch. Zahnärztl. Z. **22**, 1352—1356 (1967).

DRISCOLL, E. J., HEBERT, C. L., WHITE, C. L.: Physiology under ambulatory anesthesia conditions. Oral Surgery, Transactions 2nd Congr. Internat. Ass. Oral Surgeons, Copenhagen 1965. Copenhagen: Munksgaard 1967.

DROH, R.: Der Kuhn-Tubus, eine neue Möglichkeit der Intubation. Anaesthesist **14**, 229—233 (1965).

— Anaesthesiologische Fortschritte in der Kinder- und Erwachsenen-Kieferchirurgie. Dtsch. Zahnärztl. Z. **21**, 1200—1206 (1966).

DYKES, E. R., ANDERSON, R.: Technic for fixation of endotracheal tubes. Anesth. Analg. Curr. Res. **43**, 238—240 (1964).

EMMINGER, E.: Chronischer Nierenschaden als Grundlage von postoperativem Gehirnödem bei Kindern mit Gesichtsspalten. Klin. Med. (Wien) **1**, 578—595 (1946).

FEIGEL, A.: Die einzeitige, totale Gebißrehabilitation in Vollnarkose. Dtsch. Zahnärztl. Z. **17**, 1162—1167 (1962).

FEURSTEIN, V.: Die intravenöse Barbiturat-Kurznarkose in der Zahnheilkunde. Öst. Z. Stomat. **53**, 570—575 (1956).

FOLDES, F. F.: Anesthetic considerations in oral surgery and dentistry. Amer. J. Orthodont. **33**, 379—387 (1947).

FUCHS, E.: Die zentrale Analgesie und Kurznarkose mit Stickoxydul, 3. Aufl. Hamburg: Hüllenhagen & Griehl 1954.

GOLDMAN, V.: Deaths under anaesthesia in the dental surgery. Brit. dent. J. **105**, 160—165 (1958).

— Inhalation anaesthesia for dentistry in the chair. Brit. J. Anaesth. **40**, 155—165 (1968).

GRIMM, G.: Intubationsschwierigkeiten bei besonders gelagerten kieferchirurgischen Fällen. Fortschr. Kiefer-Gesichtschir. **5**, 62—67 (1959).

HALL, J. E.: The physiology of respiration in infants and young children. Proc. roy. Soc. Med. **48**, 761—764 (1955).

HAMELBERG, W., ROCHE, W. C., WALLACE, W. R., POINDEXTER, J. B.: Anesthetic management of maxillofacial injuries. Anesth. Analg. Curr. Res. **42**, 43—46 (1963).

HAVERS, L., KRÜGER, E., KÜPPERS, G.: Halothannarkose bei Säuglingen und Kindern in der Chirurgie der Lippen-Kiefer-Gaumenspalten. Dtsch. Zahnärztl. Z. **21**, 1206—1210 (1966).

HORATZ, K.: Diskussion. Anaesthesiologie u. Wiederbelebung **16**, 25 (1966).

HOVELL, J. H., MCCONNELL, W. S.: Practical aspects of dental anaesthesia. Anaesthesia **5**, 14—20 (1952).

HOWELLS, T. H.: Intravenous anaesthesia agents in dental anaesthesia. Brit. J. Anaesth. **40**, 182—187 (1968).

— HARNIK, E., KELLNER, G. A., ROSENOER, V. M.: Propanidid and methohexitone: their comparative potency and narcotic action. Brit. J. Anaesth. **39**, 31—34 (1967).

HUNTER, J. D., FRASER, A. C.: A new gas-oxygen dental anaesthetic machine compared with present day standard machines. Brit. J. Anaesth. **31**, 367—372 (1959).

INKSTER, J. S.: The T-piece technique in anaesthesia. Brit. J. Anaesth. **28**, 512—519 (1956).

— The induction of anaesthesia in patients likely to vomit with special reference to intestinal obstruction. Brit. J. Anaesth. **35**, 160—167 (1963).

JORGENSEN, N. B., LEFFINGWELL, F.: Premedication in dentistry. Dent. Clin. N. Amer. 299—307 (1961).

JÜNGLING, O.: Zit. bei GRIMM, G.

KLOCK, J. H.: Amnalgesia. Technique of supplemental anesthesia in oral surgery. Anesth. Analg. Curr. Res. **30**, 151—158 (1951).

— New concept of nitrous oxide anesthesia. Anesth. Analg. Curr. Res. **34**, 379—384 (1955).

— TOM, A.: Nitrous oxide amnalgesia. North Conway, New Hamshire, USA: Reporter Press, Paul and Blanchardine, 1965.

KÖLBL, H., ULLIK, R.: Die primäre Mortalität nach Lippen- und Gaumenspaltenoperationen. Dtsch. Zahn-, Mund- u. Kieferheilk. **21**, 132—137 (1954).

KÖLE, H., HOLDZIEWICZ, E.: Ein neuer Vasokonstriktor und seine Anwendung in der zahnärztlichen und Kiefer-Gesichtschirurgie. Zahnärztl. Prax. **20**, 205—208 (1969).

KÖRNER, M.: Die nasotracheale Intubation. Anaesthesiologie und Wiederbelebung, Bd. 39. Berlin-Heidelberg-New York: Springer 1969.

KROGH, H. W.: Extraction of teeth in the presence of acute infections. J. oral Surg. **9**, 138—146 (1951).

KUCHER, R., MERSICH, E., STEINBEREITHNER, K.: Narkoseprobleme bei Kleinkindern in der Kieferchirurgie Anaesthesist **9**, 96—100 (1960).

LARSON, A. G.: Deliberate hypotension. Anaesthesiology **25**, 682—706 (1964).

LATHAM, J., PARBROOK, G. D.: The use of pre-mixed nitrous oxide and oxygen in dental anaesthesia. Anaesthesia **21**, 472—479 (1966).

LEHNERT, S.: Inwieweit bestehen Kontraindikationen für die Anwendung der Lokalanaesthesie bei Allgemeinerkrankungen. Dtsch. Zahnärztl. Z. **21**, 1247—1252 (1966).

LEIGH, M. D., KESTER, H. A.: Endotracheal anesthesia for operations on cleft lip and cleft palate. Anesthesiology **9**, 32—41 (1948).

LEWIS, A., SPOEREL, W. E.: A. modification of Ayre's technique. Canad. Anaesth. Soc. J. **8**, 501—504 (1961).

LOVE, S. H. S.: The complications of dental anaesthesia. Brit. J. Anaesth, **40**, 188—196 (1968).

MACCOLLUM, D. W., RICHARDSON, S. O.: Management of the patient with cleft lip and cleft palate. Pediatrics **20**, 573—580 (1957).

MACINTOSH, R. R.: Neue Endotrachealtuben. Anaesthesist **15**, 22 (1966).

— BANNISTER, F. B.: Essentials of general anaesthesia, 4th ed. Oxford: Blackwell Scientific Publ. 1947.

MAGILL, I. W.: Discussion on anesthesia in children. Proc. roy. Soc. Med. **40**, 544 (1947).

MAPLESON, W. W.: The elimination of rebreathing in various semiclosed anaesthetic systems. Brit. J. Anaesth. **26**, 323—332 (1954).

MEAD, ST. V.: The status of general anesthesia in dental practice. J. oral Surg. **9**, 207—213 (1951).

Ministry of Health: Report of a joint sub-committee in dental anaesthesia. London: Her Majesty's Stationary Office 1967.

MOLYNEUX, L., PASK, E. A.: The flow of gases in a semiclosed anaesthetic system. Brit. J. Anaesth. **23**, 81—91 (1951).

MOORE, J. R.: The surgeon's requirements for intra-oral surgery. Brit. J. Anaesth. **40**, 152—154 (1968).

NAINBY-LUXMOORE, R. C.: Some hazards of dental gas machines. Anaesthesia **22**, 545—555 (1967).

NOLTE, H.: Komplikationen während der Lokalanaesthesie in der zahnärztlichen Praxis. Öst. Z. Stomat. **64**, 103—108 (1967).

Pape, H. D., Otten, M.: Erfahrungen mit der Propanidid-Narkose bei kieferchirurgischen Eingriffen. Dtsch. Zahnärztl. Z. **21**, 1233—1236 (1966).
— Schettler, D.: Untersuchungen von Todesursachen nach Lippen-Kiefer-Gaumenspaltenoperationen. Dtsch. Zahnärztl. Z. **24**, 272—279 (1969).
Parbrook, G. D.: Hypoxia during anaesthesia in the dental chair. Brit. dent. J. **117**, 115—119 (1964).
— Rees, G. A. D., Robertson, G. S.: Relief of postoperative pain: comparison of a 25% nitrous oxide and oxygen mixture with morphine. Brit. med. J. **1964II**, 480 bis 482.
Porges, P.: Kindernarkosen in der Kieferchirurgie. Dtsch. Zahnärztl. Z. **21**, 1188—1190 (1966).
— Die Anaesthesie bei Lippen-Kiefer-Gaumenspalten. Proc. 4. Fortb.kurs Klin. Anaesth., Wien 14.—18. 6. 69. Verlag Wien. Med. Akad. 1969.
— Zur Technik der blinden nasalen Intubation. Anaesthesist **18**, 340—341 (1969).
Powell, C. S., Keller, S. E.: Audio-analgesia and pain threshold. Ala. J. med. Sic. **1**, 153—162 (1964).
Rendell-Baker, L., Soucek, D. H.: New pediatric facemask and anaesthetic equipment. Brit. med. J. **1962I**, 1690.
Rollason, W. N., Dundas, C. R.: Portable dental anaesthetic machine for premixed nitrous oxide/oxygen. Anaesthesia **24**, 96—100 (1969).
Rothbauer, G.,Trauschke, W., Danielczik, W.: Zahnärztlich-chirurgische Eingriffe in Kurznarkose. Wien. klin. Wschr. **79**, 555—556 (1967).
Rovenstine, E. A.: The prevention of anesthetic fatalities. J. oral Surg. **10**, 40—43 (1952).
Rowbotham, E. S., Magill, I. W.: Anaesthetics in the plastic surgery of the face and jaws. Proc. roy. Soc. Med. **14**, 17—27 (1921).
Royster, H. P., Pendergass, H. P., Walker, J. M., Barnes, M.: The value of blood volume determination in radical operations for cancer of the head and neck, including measurement of operative blood loss. Ann. Surg. **133**, 830—836 (1951).
Salanitre, E., Rackow, H.: Changing trends in the anesthetic management of the child with cleft lip-palate malformation. Anesthesiology **23**, 610—617 (1962).
Scheefer, B., Schröder, F.: Über die Tracheotomie zur Durchführung der Allgemeinanaesthesie. Fortschr. Kiefer- und Gesichtschir. **5**, 68—71 (1959).
Scheunemann, H.: Narkosenachsorge bei stationären Patienten nach Eingriffen im Kieferbereich. Dtsch. Zahnärztl. Z. **21**, 1215—1218 (1966).
Schilli, W., Mayer, H., Tunkel, J.: Das Kreislaufverhalten unter zahnärztlicher Lokalanaesthesie mit und ohne Epinephrinzusatz. Dtsch. Zahnärztl. Z. **21**, 1252—1255 (1966).
— Scholler, K. L.: Besonderheiten der Anaesthesie in der Kieferchirurgie. Anaesthesiologie und Wiederbelebung **16**, 17—20 (1966).
Schön, F.: Theorie und Praxis der allgemeinen Anaesthesie. München: C. Hanser 1952.
Scholler, K. L., Schilli, W.: Intubationsnarkose bei Säuglingen mit schweren Kieferfehlbildungen (mandibulofacialen Dysplasien). Anaesthesist **14**, 144—147 (1965).
— — Anaesthesie und Freihaltung der Atemwege bei Säuglingen zur operativen Korrektur mandibulofacialer Dysplasien. Dtsch. Zahnärztl. Z. **21**, 1191—1193 (1966).
Schuchardt, K.: Indikationen und Ausführung der Narkose und der zentralen Analgesie in der Zahn-, Mund- und Kieferchirurgie. Dtsch. Zahn-, Mund- und Kieferheilk. **12**, 61—73 (1952).
Schuster, L.: Die Gebißsanierung in Intubationsnarkose bei schwierig zu behandelnden Kindern. Dtsch. Zahnärztl. Z. **21**, 1194—1196 (1966).
Smith, R. M.: Anesthesia for infants and children. St. Louis: C. V. Mosby Comp. 1959.
Smith, W. D. A.: The performance of a Walton five anaesthetic machine. Brit. J. Anaesth. **33**, 440—453 (1961).
Spiessl, B.: Allgemeine Komplikationen bei der Schmerzausschaltung in der zahnärztlichen Praxis. Öst. Z. Stomat. **63**, 2—14 (1966).
Spoerel, W. E., McFarlane, R. M.: Anesthetic technics for operations about the face. Anesth. Analg. Curr. Res. **45**, 170—175 (1966).
Stellmach, R.: Die blinde nasale Intubation zur Überwindung von Intubationsschwierigkeiten infolge Kieferklemme. Dtsch. Zahnärztl. Z. **21**, 1210—1215 (1966).
Stephen, C. R., Slater, H. M.: A nonresisting, non rebreathing valve. Anesthesiology **9**, 550—552 (1948).
Tarsitano, J. J.: Contour configuration .J. Amer. dent. Ass. **70**, 1194—1196 (1965).
Taylor, C., Stoelting, V. K.: A modified Ayre's T-tube technic — anesthesia for cleft lip and palate surgery. Anesth. Analg. Curr. Res. **42**, 55—62 (1963).
Thompson, P. W.: Apparatus for dental anaesthesia. Brit. J. Anaesth. **40**, 166—176 (1968).
Tom, A.: An innovation in technique for dental gas. Brit. med. J. **1956I**, 1085—1087.
— Inhalation analgesia in dentistry. Brit. J. Anaesth. **40**, 177—181 (1968).
Tracksdorf, H.: Die Lachgasanalgesie. Öst. Z. Stomat. **51**, 554—559 (1954).
Trauner, R.: Ergebnisse von Lippenspaltenoperationen. Klin. Med. (Wien) **2**, 320—325 (1947).
Ullik, R.: Über einige Neuerungen in der Kieferchirurgie. Öst. Z. Stomat. **47**, 1—6 (1950).
— Operative Korrekturen nach plastischem Verschluß von Lippenspalten. Öst. Z. Stomat. **53**, 565—569 (1956).
Vonow, P.: Voraussetzungen zur einfachen und sicheren Durchführung der zahnärztlichen Lachgas-Sauerstoffanalgesie. Anaesthesist **3**, 88—90 (1954).
Woodbridge, P. D.: Formula for estimating size of child's endotracheal tube. Anesthesiology **12**, 255 (1951).
Woodfield-Davies, H.: Anaesthesia for the repair of cleft palate in infancy. In: Evans, F. T.: Modern practice in anaesthesia, p. 470—477. London: Butterworth & Co. 1949.
Zellner, R.: Die Anaesthesie des Kindes in der Kieferchirurgie. Dtsch. Zahnärztl. Z. **16**, 1253—1258 (1961).

4. Die Anaesthesie in der plastischen Chirurgie

H. Lutz

Die Anzahl schwerer Unfallverletzungen und die absolute Zahl angeborener Mißbildungen steigt von Jahr zu Jahr. Zur Wiederherstellung von Form und Funktion des menschlichen Körpers hat deshalb die plastische Chirurgie große Bedeutung erlangt.

Dem Anaesthesisten fällt bei diesen Eingriffen eine besondere Aufgabe zu. Die größte Anzahl dieser Operationen wird bei organisch gesunden Patienten durchgeführt. Das Narkoserisiko muß daher nach menschlichem Ermessen gleich Null sein. Die Gesetze der allgemeinen Anaesthesie hinsichtlich Voruntersuchung, Vorbereitung, Durchführung der Narkose und Nachbehandlung sind, wie bei jeder Operation, bei den plastisch-chirurgischen Eingriffen in besonderem Maße zu beachten. Erschwerend kommt hinzu, daß die Narkose in einer Form gegeben werden muß, die dem Operateur auch bei Eingriffen im Gesichtsbereich ein ungestörtes Arbeiten im Operationsfeld ermöglicht. Die endotracheale Intubation gewinnt somit hier eine besondere Bedeutung, sie hat ganz wesentlich zur Entwicklung der plastischen Chirurgie beigetragen.

Die Aufgabenstellung der plastischen Chirurgie umfaßt vier Hauptgebiete:

a) Die konstruktive Chirurgie (z. B. bei Mißbildungen).

b) Die rekonstruktive Chirurgie (z. B. nach kriegs- oder unfallbedingten Defekten).

c) Die ästhetische Chirurgie (z. B. die Beseitigung von Formfehlern des Gesichtes, der Nase, der Ohren, der Brüste usw.).

Der Operationsverlauf der wichtigsten plastisch-chirurgischen Eingriffe sollte dem Anaesthesisten wenigstens in den Grundzügen bekannt sein, um eine adäquate Narkoseführung zu ermöglichen.

a) Die konstruktive Chirurgie

Die Beseitigung von Mißbildungen betrifft vor allem das Säuglings- und Kleinkindesalter. Die Anaesthesie in der konstruktiven Chirurgie hat deshalb in besonderem Maße den Gegebenheiten des kindlichen Organismus Rechnung zu tragen (s. Kap. „Die Anaesthesie im Kindesalter“, S. 779).

Folgende Mißbildungen kommen in diesem Lebensalter zur Operation:

α) Mißbildungen im Säuglings- und Kleinkindesalter

1. *Gesichtsspalten*
   a) Totale Lippen-, Kiefer-, Gaumenspalten (einseitig, doppelseitig),
   b) partielle Spalten (einseitige unvollständige Lippen- und Kieferspalte; unvollständige Kiefer-Gaumenspalte, Gaumenspalte).
2. *Mißbildungen der Nase*
   a) Arhinie (meistens kombiniert mit anderen Mißbildungen des Gesichtes, z. B. der Arhinencephalie),
   b) Proboscis medialis (rüsselförmige Ausstülpung in der Stirnmitte),
   c) Aplasie (einer oder beider Nasenhälften),
   d) Rhinodymie (Verdoppelung der Nase).
3. *Mißbildungen der Ohrmuschel*
   a) Anotie,
   b) Mikrotie,
   c) Auricularanhänge,
   d) angeborene Ohrfisteln,
   e) Kolobom der Ohrmuschel (Teilung der Ohrmuschel durch eine Spalte in zwei Teile).
4. *Mißbildungen des Zentralnervensystems*
   a) des Hirns und seiner Höhlen (Encephalocele, Mikrocephalie, angeborener Hydrocephalus),
   b) des Rückenmarkes (Meningomyelocelen in allen Variationen).
   c) Die Kraniosynostosen (Turmschädel).
5. *Mißbildungen der Geschlechtsorgane*
   a) Uterus bicornis,
   b) Semiuterus,
   c) Hypospadiasis,
   d) Mißbildung von Hymen und Clitoris,
   e) Epispadie, Hypospadie,
   f) Mißbildung des Hodens.
6. *Mißbildungen der Extremitäten*
   a) Amelie,
   b) Phokomelie,
   c) Peromelie,
   d) Mikromelie,
   e) Systemmißbildungen der oberen und unteren Extremität,
   f) Mißbildungen einzelner Teile der Hand.

Bei der Wahl des *Operationstermines* für Korrekturoperationen muß sich die Indikation unter Berücksichtigung des Allgemeinzustandes, sozialer und psychischer Faktoren weitgehend nach den Wachstumsperioden richten, um ein gutes ästhetisches und funktionelles Spätresultat zu erreichen. Weichteilkorrekturen sollten, soweit sie keine wachstumshemmenden Narben bilden, so früh wie möglich vorgenommen werden. Eingriffe an Knorpel und Knochen dagegen werden nur dann vor Ende des Wachstums ausgeführt, wenn mit Hilfe von orthopädischen und prothetischen Mitteln das

Wachstum des Stützgerüstes nicht beeinträchtigt wird.

So wird von den meisten Operateuren als günstigster Operationstermin für die ein- und doppelseitigen Lippenspalten das Alter von 3—4 Monaten, für die Gaumenplastik das Alter von 4—6 Jahren und für die Pharyngoplastik als auch für die Sekundärplastiken das spätere Schulalter angesehen.

β) Besonderheiten in der Anaesthesietechnik

Als *Betäubungsverfahren* hat die *Allgemeinnarkose* für derartige Eingriffe in den letzten Jahren große Bedeutung gewonnen, da die *Lokalanaesthesie* durch die Gewebsaufquellung die Konturen, Form- und Größenverhältnisse verwischt und somit der symmetrischen Abstimmung bei einseitigen Operationen im Wege steht.

Um für den plastischen Chirurgen optimale Voraussetzungen zu schaffen, müssen für die Anaesthesietechnik folgende Bedingungen erfüllt sein:

1. Keine Einengung des Operationsfeldes oder Behinderung des Operateurs.
2. Vermeidung jeglicher Gewebsverziehung.
3. Sichere Fixation des Trachealtubus und der Verbindungsstücke außerhalb des Operationsfeldes.

Als Anaesthesieverfahren wird deshalb die Narkose unter *endotrachealer Intubation* in sehr starkem Maße bevorzugt.

Die Intubation bringt für Anaesthesist, Operateur und Patient bei plastisch-chirurgischen Eingriffen folgende entscheidende Vorteile:

1. Der Anaesthesist kann vom Operationsgebiet und vom Kopf des Patienten abrücken, so daß der Operateur ungestört arbeiten kann.
2. Dem Patienten sind auch bei Operationen im Mundbereich stets freie Atemwege garantiert.

Eine sorgfältige Narkoseführung, sowie die Anwendung spezieller Anaesthesieverfahren kann störende Komplikationen während der Operation, z. B. Blutungen, weitgehend ausschalten und das Operationsergebnis gefährdende postnarkotische Komplikationen, wie Erbrechen, verhindern.

Der Endotrachealtubus sollte bei Patienten bis etwa zum 6. bis 7. Lebensjahr keine Luftmanschette haben; denn der Verzicht auf den Ballon kommt dem Lumen zugute. Außerdem kann bei unbemerktem Überdruck im System die Luft notfalls neben dem Katheter entweichen, bevor das Lungenparenchym zerreißt. Zum Schutz gegen herabfließendes Blut und Sekret tamponiert man den Rachenraum aus. Bei Eingriffen im Bereich des Kopfes, des Halses und des Mund-, Nasen-, Rachenraumes ist die endotracheale Intubation obligatorisch. Nur damit können freie Atemwege garantiert werden. Außerdem verhindert die endotracheale Intubation bei Eingriffen im Halsbereich Luftaspirationen durch eröffnete Venen, weil bei Anwendung einer einphasischen Überdruckbeatmung der intrathorakale Druck über Null gehalten werden kann. Im Säuglingsalter hat sich der Cole-Tubus bewährt. Bei Eingriffen im Bereich von Kopf und Hals ist vom Kleinkindesalter an auch der Spiraltubus zu empfehlen. (Zum Problem der Intubation beim Kind s. Kap. „Anaesthesie im Kindesalter“, S. 782.)

Die Narkose wird über ein halboffenes System nach Digby-Leigh oder Ayre etwa mit Lachgas, Sauerstoff und Halothan aufrechterhalten. In Einzelfällen kann zwischen endotrachealem Tubus und der Beatmungseinheit ein kurzer Faltenschlauch eingeschaltet werden, um das Applikationssystem so vom Patienten abzurücken, daß der Operateur nicht behindert ist, die Atmung aber doch an dem Füllungszustand des Atembeutels kontrolliert werden kann.

Nach Beendigung des Eingriffes ist erst dann zu extubieren, wenn außer einer vollständig suffizienten Spontanatmung auch der Husten- und Schluckreflex wieder hergestellt sind.

Zur Erfüllung optimaler Operationsbedingungen werden in den einzelnen Kliniken verschiedene *Möglichkeiten der Lagerung* des Patienten und der Intubationstechnik vorgenommen. *Für die Lippen-Naseneingangsplastik* wird im allgemeinen die orale Intubation mit Ableitung des Tubus nach caudal bevorzugt. Zur Vermeidung einer Aspiration und zur Fixierung des Tubus wird eine Tamponade in die Mundhöhle eingelegt.

Für den Verschluß *einseitiger Gaumenspalten* hat sich die nasotracheale Intubation bewährt, wobei der Tubus das Operationsfeld umgeht. Der Kopf des Kindes ruht dabei stark retroflektiert auf dem Schoß des sitzenden Operateurs. Um das Operationsfeld frei darzustellen, werden zusätzlich Mundsperrer (Green-Davies; Dott-Killner; Schuchardt-Rosenthal) eingesetzt, bei denen der Spatel die Zunge herunterdrückt und der Tubus zwischen Zunge und Spatel fixiert wird. Vielfach wird dieser Eingriff aber auch in halbsitzender Lagerung des Kindes oder mit oraler Intubation durchgeführt.

Für die *doppelseitigen durchgehenden Gaumenspalten* wirkt sich die nasotracheale Intubation dagegen oft nachteilig aus, da der Tubus den direkten Weg durch die Gaumenspalte nimmt und somit störend inmitten des Operationsfeldes liegen kann. Deshalb bevorzugt man für diese Operation die orale Intubation in Verbindung mit einem Mundsperrer. Nach der gleichen Methode werden meistens auch die *Pharyngoplastik* und die *Sekundärplastiken* durchgeführt.

Machen eine *Kieferklemme* oder andere anatomische Verhältnisse, wie *Mikrogenie*, *Mikroglossie* oder *Prognathie* die direkte Laryngoskopie unmöglich, kann die blinde transnasale Intubation versucht werden. Dabei sollte diese Intubation bei erhaltener Spontanatmung mit Oberflächenanaesthesie der Schleimhäute von Larynx und Trachea erfolgen. Bei Anwendung von Muskelrelaxantien kann die künstliche Beatmung mit der Maske bei diesen Fällen infolge abnormer Verlagerung der Weichteile unmöglich werden.

In solchen Fällen kann man sich auch durch Einführen eines sog. nasopharyngealen Tubus behelfen, den man blind bis zum Kehlkopfeingang einführt und das Narkosegemisch insuffliert. Allerdings muß man bei dieser eher gefährlichen Methode durch sorgfältige Tamponade und durch ständiges Absaugen eine Aspiration von Blut und Sekret verhindern.

Sollte bei ausgedehnten Eingriffen jedoch die blinde nasotracheale Intubation nicht gelingen, so ist man gezwungen, präoperativ eine Tracheotomie auszuführen (s. auch Kap. „Die Anaesthesie in der Zahn-, Mund- und Kieferheilkunde", S. 711).

Vor größeren und längerdauernden Eingriffen ist die Blutgruppenbestimmung und die Bereitstellung von verträglichem Konservenblut erforderlich. Ein sicherer intravenöser Zugang sollte beim Erwachsenen durch Plastikkanüle, beim Säugling am besten durch venae sectio im Bereich des Innenknöchels geschaffen werden. Blutverluste sind fortlaufend und sorgfältig zu korrigieren. Die Herztätigkeit und die Atmung muß mit einer über dem Thorax befestigten Stethoskopmembrane, mit einem präkordialen Stethoskop oder über akustische Monitore kontrolliert werden.

Für alle anderen konstruktiven Eingriffe im Bereich der Extremitäten und der Geschlechtsorgane gelten die Grundsätze der allgemeinen Anaesthesie. Bei voraussichtlichen Operationszeiten bis zu einer Stunde wird man die Maskennarkose bevorzugen. Längerdauernde Eingriffe sollten ebenfalls in endotrachealer Intubationsnarkose durchgeführt werden.

Eine besondere Problematik bieten lediglich die Operationen bei *siamesischen Zwillingen*. Die Narkose wird dabei so durchgeführt, als handle es sich um zwei selbständige Individuen. Deshalb sind auch zwei Anaesthesisten zur Steuerung der Narkose erforderlich. Besonderer Wert ist auf Freihaltung der Atemwege, zeitgerechten und ausreichenden Blutersatz und Konstanterhaltung der Körpertemperatur zu legen. Wegen der außergewöhnlichen anatomischen und operativen Situation bei diesen Eingriffen ist es ratsam, die operative Trennung siamesischer Zwillinge erst im späteren Säuglingsalter vorzunehmen. Die sofortige Trennung siamesischer Zwillinge ist allerdings angezeigt, wenn ein Partner bereits verstorben ist.

b) Die rekonstruktive Chirurgie

Die rekonstruktive Chirurgie umfaßt folgende Teilgebiete:

α) die Versorgung von Verbrennungen,
β) die Transplantation,
γ) die Osteosynthese.

Die Durchführung dieser Eingriffe kann in allen Lebensabschnitten erforderlich sein. Das Hauptkontingent der Patienten ist aber aus der berufstätigen Bevölkerung zu erwarten, so daß die Anaesthesie hinsichtlich des Lebensalters kein besonderes Problem bietet. Sie entspricht vielmehr den allgemeingültigen Regeln der Anaesthesiologie.

α) Versorgung von Verbrennungen

Verbrennungspatienten bieten eine Vielzahl von Problemen. Die operative Versorgung solcher Patienten stellt deshalb außerordentlich hohe Anforderungen an den Anaesthesisten. Ausgebreitete und tiefe Verbrennungen führen nicht nur während der Schockperiode, sondern auch später wegen der sich ausbildenden großen Wundflächen und der Gefahren der Wundinfektion und Sepsis zu Komplikationen (s. Kap. „Anaesthesie bei Verbrennungen", S. 689).

β) Die Hauttransplantation

Transplantationen von Haut sind auf zwei Wegen möglich:

1. als Lappenplastiken (Steleoplastik) oder
2. als freie Transplantationen (Asteleoplastik).

Für den Erfolg jeder Hauttransplantation ist die Homoiostase unbedingte Voraussetzung. Transplantationen bei Patienten mit niedrigem Hb-Gehalt und stark reduziertem Plasma-Eiweiß verlaufen im allgemeinen nicht erfolgreich. Es ist daher wichtig, vor einer umfangreichen Transplantation entsprechende Voruntersuchungen durchzuführen und den Kranken erforderlichenfalls mit Blut- und Plasmatransfusionen vorzubereiten.

Mit unterstützender Digitalisbehandlung in besonders weiter Indikationsstellung darf bei Patienten im mittleren und späten Alter nicht gespart werden, weil von seiten des Herzens besondere Gefahr droht. Die Narkose sollte möglichst oberflächlich gesteuert werden, jedoch gerade nach Lappenplastiken erst dann beendet sein, wenn das Operationsgebiet mit Verbänden so gesichert ist, daß durch das postnarkotische Unruhestadium der Operationserfolg nicht gefährdet wird.

γ) Die Osteosynthese

Die Osteosynthese kommt in den letzten Jahren in steigendem Maße als Operationsverfahren zur Frakturbehandlung zur Anwendung. Diese Operationsmethode ist von der Arbeitsgemeinschaft für Osteosynthese in der Schweiz gefördert worden und inzwischen mit Erfolg klinisch erprobt. Das Prinzip dieses Verfahrens besteht in einer idealen Frakturreposition unter direkter oder indirekter Sicht des Auges und Fixierung der frakturierten Knochenteile durch Metalldruckplatten und Schrauben. Solche Eingriffe werden — besonders bei Frakturen im Oberschenkelbereich — auch bei sehr alten Patienten durchgeführt. Die operative Stellung von Knochenfrakturen bietet im allgemeinen keine anaesthesiologischen Probleme, vielfach befinden sich in diesem Krankengut jedoch Patienten höheren Lebensalters, so daß sich dadurch anaesthesiologische Besonderheiten ergeben können. Es wird auf das Kapitel „Anaesthesie im Greisenalter", S. 810, verwiesen.

c) Die ästhetische Chirurgie

Die sog. „Kosmetischen Operationen" werden im Bereich von

a) Kopf (face-lifting, Nasenplastiken, Ohrenkorrekturen),

b) Hals (Hautraffung),

c) Brust (Mammaplastik) und

d) Stamm (Kugelbauch, Fettschürze, Reithosenplastik)

durchgeführt.

Der Patient erwartet von diesen Operationen eine ganz entscheidende Änderung, unter Umständen das Glück seines Lebens. Das Mißlingen des Eingriffes oder postoperative Komplikationen enttäuschen ihn in hohem Maße. Kaum irgendwo anders in der Chirurgie wird das Endresultat einer Operation vom Patienten so kritisch betrachtet, wie gerade in der ästhetischen Chirurgie. Kosmetische Operationen stellen deshalb an den Chirurgen und Anaesthesisten große Anforderungen.

α) Ausschaltung erhöhter Blutungsneigung

Der Erfolg einer kosmetischen Operation ist ganz wesentlich von einem intakten Blutgerinnungssystem abhängig. Neben den allgemein üblichen präoperativen Untersuchungen ist die Erhebung eines Gerinnungsstatus erforderlich (s. auch „Die erhöhte Blutungsneigung", S. 541). Jede Störung der Blutgerinnung erfordert die entsprechende Korrektur. Schon Sickerblutungen beeinträchtigen die Sicht des Operateurs bei feineren Arbeiten und gefährden den Erfolg des Eingriffes.

Deshalb wird auch heute noch häufig auf die Lokalanaesthesie zurückgegriffen, weil dabei, besonders unter Adrenalinzusatz, die Blutungsneigung gegenüber der Allgemeinanaesthesie deutlich reduziert ist. Will man jedoch auf die Vorteile der Allgemeinanaesthesie nicht verzichten, so können folgende Maßnahmen zur *Ausschaltung der erhöhten Blutungsneigung* angewendet werden:

1. Kombination der Allgemeinanaesthesie mit Lokalanaesthesie und Suprarenin- bzw. Octapressinzusatz

Bei höheren Adrenalinkonzentrationen sind unter Halothannarkose Herzrhythmusstörungen möglich, die unter Umständen zum Kammerflimmern führen. Wird anstelle von Adrenalin Octapressin zugesetzt, treten derartige Komplikationen nicht auf. Aus operationstechnischen Gründen kann jedoch die Infiltration ungünstig sein, weil die Struktur des Gewebes verändert wird. Schließlich ist der Zusatz von Vasoconstrictoren wegen der dadurch bedingten Ischämie für die Durchblutung der Hautlappen sehr ungünstig. Es erweist sich deshalb als vorteilhaft, nur Lokalanaesthetica ohne Adrenalin- bzw. Octapressinzusatz zu verwenden.

2. Methoden der künstlichen Hypotension

a) Durch *Hochlagerung* des Operationsgebietes über das Niveau des Herzens fließt das Blut in tiefer liegende Gebiete ab. Dadurch wird zugleich der venöse Rückstrom zum Herzen vermindert. Die herabgesetzte arterielle Blutzufuhr und die verbesserte venöse Drainage verursachen somit ein trockenes Operationsfeld.

b) Die *Ganglienblockade* bewirkt eine Leitungsunterbrechung in den autonomen Ganglien. Kompensationsvorgänge des Gefäßsystems, z.B. bei Lageveränderung, werden dadurch unmöglich. Das kurz wirkende Präparat Trimetaphan-Camphersulfat (Arfonad) hat sich für diesen Zweck bewährt, weil es in Form einer Dauertropfinfusion gut steuerbar ist. Die Wirkung dieses Mittels klingt schon kurze Zeit nach dem Absetzen wieder ab (s. Kap. „Die künstliche Blutdrucksenkung“, S. 378).

Für die kosmetische Chirurgie hat sich die *Kombination beider Verfahren* — Lagerung und Ganglienblockade — besonders bewährt.

β) Spezielle Probleme

Nasenplastiken, die heute noch sehr häufig in Lokalanaesthesie durchgeführt werden, stellen für die Patienten außerordentlich unangenehme Ereignisse dar. Auch durch sorgfältigste Lokal- und Leitungsanaesthesie ist bei diesen Techniken ein völlig schmerzfreies Operieren nicht möglich. Dabei sind besonders Eingriffe, die mit einer Knochenmeißelung verbunden sind, wie Septumresektionen und Osteotomien, sehr schmerzhaft.

Gerade für diese Eingriffe bietet die Allgemeinanaesthesie mit endotrachealer Intubation wesentliche Vorteile. Zur Intubation empfiehlt sich hier der Spiraltubus. Er wird nach caudal über das Kinn in Richtung Sternum abgeleitet und dort an das Kreislaufsystem angeschlossen. Da nach dem Eingriff die Nasengänge zur Erhaltung der Form austamponiert werden, können bei den Patienten im unmittelbaren postoperativen Verlauf Störungen der Atmung auftreten, weil die reine Mundatmung ungewohnt ist. Die Patienten sind deshalb erst im wachen Zustand zu extubieren und bedürfen auch im weiteren postoperativen Verlauf in ventilatorischer Hinsicht einer besonders sorgfältigen Überwachung.

Hautraffungen im Gesichts- und Halsbereich stellen stets größere chirurgische Eingriffe dar. Das Operationsgebiet, die Dauer des chirurgischen Eingriffes und die Gefahr der Luftembolie bei Halsoperationen machen die endotracheale Intubation und die Überdruckbeatmung notwendig.

Als Tubusmaterial sollte auch hier der Spiraltubus bevorzugt werden. Er wird wie bei einer Strumaoperation über die Stirn abgeleitet, wobei Augen und Ohren durch feuchte Mulltupfer geschützt werden müssen.

Haut- und Fettplastiken kommen im Bereich von Mamma (Mammaplastik), Bauch (Kugelbauch, Fettschürze) und Gesäß (Reithosenplastik) zur Ausführung. Sie stellen die umfangreichsten operativen Eingriffe der plastischen Chirurgie dar und gehen teilweise mit erheblichen intraoperativen Blutverlusten einher. Da diese Operationen teilweise in Bauchlage durchgeführt werden müssen und die Operationszeiten kaum weniger als 2 Std betragen, ist die endotracheale Intubation und kontrollierte Beatmung absolut indiziert.

In der Prämedikation wird sich die zusätzliche Verabreichung eines Antiemetikums als vorteilhaft erweisen, weil nach großflächigen Operationswunden fast regelmäßig eine erhöhte Neigung zu Brechreiz und Erbrechen besteht.

Blutgruppenbestimmung und Bereitstellung mehrerer verträglicher Blutkonserven sind für diese Eingriffe unbedingte Voraussetzung.

Wenn für jede ärztliche Handlung der Satz „Nihil nocere“ gilt, so hat dieser Begriff für die Anaesthesie in der plastischen Chirurgie eine besondere Bedeutung. Niemals sind der Patient und seine Angehörigen bereit, eine Komplikation, die durch die Narkose entstanden ist, zu entschuldigen. Für den Anaesthesisten ergibt sich daraus die zwingende Forderung, alle Sicherheitsvorkehrungen, wie natürlich bei jeder Anaesthesie, in besonderem Maße zu treffen.

Literatur

Allgöwer, M., Sigrist, J.: Verbrennungen. Berlin-Göttingen-Heidelberg: Springer 1957.

Bush, G. H., Graham, H. A. P.: Die Gefährlichkeit von Succinylcholin und endotrachealer Intubation bei Narkosen von Verbrennungen. Brit. med. J. **1962II**, 1081.

Denecke, H. J., Meyer, R.: Plastische Operationen an Kopf und Hals, Bd. I, Korrigierende und rekonstruktive Nasenplastik. Berlin-Göttingen-Heidelberg-New York: Springer 1964.

Dohrmann, R.: Einführung in die prä- und postoperative Wasser- und Elektrolyttherapie. Berlin-Göttingen-Heidelberg: Springer 1959.

Enderby Hale, G. E.: Blutdrucksenkung in Anaesthesie und Chirurgie. Anaesthesist **13**, 22 (1964).

Finer, B. L., Nylén, B. O.: Cardiac arrest in the treatment of burns and report of hypnosis as a substitute for anaesthesia. Plast. reconstr. Surg. **27**, 49 (1961).

Foldes, F. F.: Some problems of geriatric anesthesia. Anesthesiology **11**, 737 (1950).

Forgues, J.: Bewertung der Anwendung künstlicher Blutdrucksenkung. Anaesthesist **15**, 208 (1966).

Frey, R., Kolb, E., Henneberg, U.: Allgemeine Anaesthesie. In: Gohrbrandt, Gabka, Berndorfer, Handbuch der Plastischen Chirurgie. Berlin: de Gruyter 1966.

— Lutzki, H. v., Nolte, H., Pfeiffer, H.: Der heutige Stand der Lokalanaesthesie. Stuttgart: Ferd. Enke 1967.

Gleiss, J.: Die Physio-pathologischen Besonderheiten des Säuglingsalters. Anaesthesist **9**, 77 (1960).

Gohrbrandt, E., Gabka, I., Berndorfer, A.: Handbuch der Plastischen Chirurgie. Berlin: de Gruyter 1966.

Henschel, W. F.: Erfahrungen bei der Allgemeinanaesthesie für Plastische Operationen im Kopf- und Halsbereich. Aesthet. Med. **11**, 236 (1962).

Hofmeister, L.: Infusionstherapie bei Verbrennungen. Anaesthesist **8**, 38 (1959).

HORATZ, K., KREUSCHER, H.: Anaesthesiologische Probleme in der Hals-Nasen-Ohrenheilkunde und der Kieferchirurgie. In: Anaesthesiologie und Wiederbelebung, Bd. 16. Berlin-Heidelberg-New York: Springer 1966.

JUST, O. H., WAWERSIK, J.: Anaesthesiologische Probleme bei der operativen Trennung siamesischer Zwillinge (Cranioencephalopagen). Chirurg **35**, 511 (1964).

KERN, E. R.: Die Differentialindikation verschiedener Methoden operativer Blutungsverminderung. Anaesthesist **11**, 69 (1962).

— Die Narkose bei schweren Verbrennungen. Anaesthesist **14**, 54 (1965).

KERN, F.: Künstliche Blutdrucksenkung mit Arfonad in der Chirurgie. Anaesthesist **5**, 105 (1956).

KIRCHNER, E.: Fehler und Gefahren der präoperativen Kreislauftherapie in der Alterschirurgie. Dtsch. Z. Chir. **298**, 131 (1961).

LEIGH, M., DIGBY, M., BELTON, M. K.: Pediatric anesthesia. Springfield: Ch. C. Thomas 1955.

LUTZ, H.: Prämedikation mit Triflupromazin. Med. Welt **1963**, 1673.

— Zur Prophylaxe von Nausea und Erbrechen in der frühen postoperativen Phase. Chirurg **37**, 27 (1966).

MCINDOE, A.: Hypotensive anesthesia in surgery. Plast. reconstr. Surg. **17**, 1 (1956).

NILSSON, E.: Wert und Grenzen der gesteuerten Blutdrucksenkung. Anaesthesist **7**, 257 (1958).

PELLNITZ, D.: Anästhesie in der Hals-Nasen-Ohrenheilkunde unter besonderer Berücksichtigung der Zwischenfälle. In: Handbuch für Hals-Nasen-Ohrenheilkunde, in 3 Bdn. von BERENDES-LINK-ZÖLLNER, Bd. I. Stuttgart: Georg Thieme 1964.

PFLÜGER, H.: Anaesthesiologische Gesichtspunkte zur Operation von Lippen-Kiefer-Gaumenspalten. Anaesthesist **7**, 294 (1958).

SCHILLI, W., SCHOLLER, K. L.: Besonderheiten der Anästhesie in der Kieferchirurgie. In Anaesthesiologie und Wiederbelebung, Bd. 16. Berlin-Heidelberg-New York: Springer 1966.

SCHOLLER, K. L., SCHILLI, W.: Intubationsnarkosen bei Säuglingen mit schweren Kieferfehlbildungen. Anaesthesist **14**, 144 (1965).

SCHRÖDER, F.: Der Zeitpunkt für Korrekturoperationen bei Kindern und Jugendlichen mit Lippen-Kiefer-Gaumenspalten. Fortschr. Kiefer- u. Gesichtschir. **1**, 28 (1966).

SCHWAB, W.: Die Operationen an Nase, Mund und Hals. Leipzig: Johann Ambrosius Barth 1964.

SCHWECKENDIEK, W.: Der Zeitplan bei der Behandlung der Lippen-Kiefer-Gaumenspalten. Z. Laryng. Rhinol. **43**, 246 (1964).

SERCER, A., MÜNDNICH, K.: Plastische Operationen an der Nase und an der Ohrmuschel. Stuttgart: Georg Thieme 1962.

SPIESSL, B.: Probleme der Allgemeinanästhesie im Säuglings- und Kleinkindesalter bei Operationen im Kiefer-Gesichtsbereich. Fortschr. Kiefer- u. Gesichtschir. **4**, 243 (1958).

STELLMACH, R., SCHEUNEMANN, H., BICK, W.: Über die Endotrachealnarkose in der Kiefer- und Gesichtschirurgie. Fortschr. Kiefer- u. Gesichtschir. **4**, 43 (1958).

STEPHEN, C. R.: Elements of pediatric anaesthesia. Springfield: Ch. C. Thomas 1954.

STOFFREGEN, J.: Einführung in Pathophysiologie und Technik der modernen Anästhesie unter besonderer Berücksichtigung der plastischen und wiederherstellenden Chirurgie. In: Wiederherstellende und plastische Chirurgie von GELBKE, H., Bd. I. Stuttgart: Georg Thieme 1963.

VISHNEVSKY, A. V., KRAKOVSKY, N. I., SHRAIER, M. I.: Some problems in the treatment of burns. In: ARTZ, C. P., Research in burns, 224 (1962).

WAWERSIK, J., STRÜWING, H. W.: Intubationsnarkosen bei Säuglingen und Kleinkindern. Z. prakt. Anaesth. Wiederbeleb. **1**, 215 (1966).

WEGENER, E. H.: Beitrag zur Vermeidung von postoperativen Komplikationen in der plastischen Chirurgie. Zbl. Chir. **40**, 1975 (1960).

WIEMERS, K., KERN, K.: Die postoperativen Frühkomplikationen. Stuttgart: Georg Thieme 1957.

5. Die Anaesthesie bei schweren Verletzungen

W. HÜGIN

a) Einleitung

Bei der Betreuung eines erheblich Verletzten stellen sich dem Anaesthesisten immer wiederkehrende, gleichartige Probleme bei Patienten, die bisweilen eine Vielfalt von anatomischen und funktionellen Läsionen aufweisen. Das Thema greift auf verschiedene andere Probleme der praktischen Anaesthesie über, die in besonderen Abschnitten dieses Lehrbuches eingehend behandelt werden. Es sei deshalb ergänzend auf die einschlägigen Kapitel über Schock, Respiratorbehandlung, Aspirationsgefahr, Thorax- bzw. Neurochirurgie etc. verwiesen. Trotz der Ausklammerung dieser Abschnitte sind gewisse Wiederholungen und Überschneidungen nicht ganz zu vermeiden, bisweilen sind sie sogar erwünscht, wo es sich um besonders wichtige Dinge handelt. In weitaus den meisten Fällen wird ein Mensch aus voller Gesundheit heraus von einem Trauma betroffen und vorwiegend handelt es sich um Menschen im mittleren Lebensalter. Kinder stellen aber einen erheblichen Anteil am Krankengut der „großen Traumatologie" und der Anaesthesist eines allgemeinen Krankenhauses muß sein Gerät ausrüstungsmäßig auf alle Größen ausrichten. Daneben werden große Traumata aber auch Leute in höherem Alter betreffen, wo mit Nebenkrankheiten verschiedener Art zu rechnen ist, und in einem kleineren Prozentsatz werden Krankheiten am Unfall direkt schuld sein, wie beim Adam-Stokesschen und epileptischen Anfall, bei vasculären Hirnstörungen oder insulinbedingter Hypoglykämie. Die Abklärung der Natur der Verletzung und die Indikationsstellung zur sofortigen oder späteren Intervention erfordert vom Chirurgen große Kenntnisse, Erfahrung und Umsicht. Die Mitarbeit eines tüchtigen Anaesthesisten ist eine unschätzbare Hilfe, und in wenigen anderen Subspezialitäten der Chirurgie ist eine so enge und reibungslose Zusammenarbeit von verschiedenen Spezialisten Voraussetzung für den Erfolg wie in der Behandlung schwerer Verletzter, vom Augenblick des Spitaleintritts an bis weit in die postoperative Heilungsphase hinein. Es steht dem Anaesthesisten zu, in diesem Team ein progressives Mitglied zu sein. Je nach Organisation der Aufnahme und Sofortbehandlung Verletzter stellen sich dem Anaesthesisten Fragen der Koordination, der Diagnostik, der Schmerz- und Schockbekämpfung und der Wiederbelebung. Gerade die Maßnahmen zur Wiederbelebung und Wiederherstellung der Homoiostase müssen nicht nur sofort begonnen werden, sie müssen effektvoll und kontinuierlich während und nach der Operation fortgesetzt werden. Ziel ist es, einen möglichst guten Allgemeinzustand schon vor der Anaesthesie herzustellen, aber mit Verständnis dafür, daß in vielen Fällen erst die Operation die Voraussetzungen zur Erreichung dieses Zieles schafft. Obwohl die Sorge um die kardio-respiratorischen Funktionen im Vordergrund steht, darf man den Blick auf's Ganze nicht verlieren. Die Maßnahmen zur Stützung der Zirkulation und Atmung dürfen andere, ebenso wichtige und dringliche Dinge nicht aufhalten, besonders wenn Verdacht besteht, daß noch weitere, vorerst nicht erkannte Läsionen an der Unterhaltung des schlechten Zustandes schuld sein könnten. Man muß sich umstellen können und seinen Behandlungsplan revidieren, wenn neue Feststellungen hinzukommen. Beispielsweise können bei einer dringlichen Thorakotomie noch eine schwere Verletzung von Zwerchfell und Leber, vielleicht sogar Perforationen des Intestinaltraktes gefunden werden. Der Anaesthesist muß bisweilen auch bei schlechtestem Allgemeinzustand die Intervention ermöglichen um überhaupt Aussicht auf Rettung zu bieten. Es ist nicht möglich die vielen Sachlagen der „großen Traumatologie" aufzuzählen, bei denen an die Beweglichkeit der Beteiligten besonders große Anforderungen gestellt werden. Man muß den Ärzten auch die Freiheit einräumen, unorthodox vorzugehen, obwohl die wichtigsten Maßnahmen bis zu einem gewissen Grad vereinheitlicht werden können (s. unten). Beispiele mögen aufzeigen, wie das gemeint ist.

Während des 2. Weltkrieges gab es in einer großen Stadt zwei weit auseinanderliegende Operationsabteilungen für die Versorgung der Zivilbevölkerung nach Luftangriffen. Die beiden hatten, wie sich herausstellte, ein vergleichbares Krankengut, darunter viele Verletzte im hämorrhagischen Schock. Das eine Team hielt sich an die damals anerkannte Regel, daß der Blutdruck durch Infusionen und Transfusionen möglichst auf 85 mm Hg systolisch gehoben sein soll, bevor die Anaesthesie beginnt. Das andere Team zögerte nicht, die Operation viel früher, bei noch ausgeprägtem Schockbild, zu beginnen. Die Endresultate der beiden Abteilungen waren etwa gleich gut mit dem in Katastrophensituationen bedeutsamen Unterschied, daß das Team mit der mehr abwartenden Haltung viermal mehr Blut- und Plasmatransfusionen gab.

Obwohl bei gewissen Läsionen unverzüglich etwas geschehen muß, vor allem bei schwer insuffizienter Atmung und schwerer innerer Blutung, muß man doch in jedem Fall umsichtig entscheiden und darf sich nicht in Abenteuer stürzen. Läsionen, die eine schnelle chirurgische Intervention erfordern, sind z. B. die penetrierenden oder perforierenden Verletzungen des Thorax oder des Abdomens, Abrisse der Trachea oder eines Bronchus, ferner die Herztamponade. Auch bei Umschnürungen einer Gliedmaße sind sobald wie möglich offene Gefäße chirurgisch zu versorgen und die Zirkulation der Gliedmaßen wieder freizugeben. Wo möglich wird man als erstes den kleinsten Eingriff vornehmen, der der Lebenserhaltung dient. In der Reihenfolge der Wichtigkeit bestehen die Maßnahmen in:

1. Herstellung eines freien Luftweges;
2. Sorge für eine adäquate Lungenventilation;
3. Wiederherstellung eines ausreichenden, zirkulierenden Blut- und interstitiellen Flüssigkeitsvolumens;
4. Korrektur einer metabolen Acidose.

Hand in Hand damit gehen die diagnostischen Untersuchungen und größere oder kleinere operative Verrichtungen. Beim Ausgebluteten muß die Blutungsquelle unbedingt so schnell als möglich gestillt werden, sonst hat alles keinen Sinn, und das kann eine sofortige Laparatomie, Thorakotomie oder Craniotomie erfordern. In einem solchen Fall sollte der Anaesthesist auf dem schnellsten Weg die Luftpassage frei machen und für ausreichende Lungenventilation sorgen. Alles andere kommt nachher. Im übrigen ist, wie immer in der Anaesthesie, die Wahl der Mittel und der Technik hauptsächlich vom Zustand des Patienten und vom Ausbildungsgrad des Anaesthesisten abhängig, ferner von der Art der Operation und von speziellen Wünschen des Chirurgen.

Selbstverständlich hängen die Erfolge der Krankenhausbehandlung oft davon ab, was unmittelbar nach dem Trauma an Ort und Stelle und auf dem Transport getan oder unterlassen worden ist. Zur weiteren Verbesserung der Resultate bedarf auch der allgemeine Unfall- und Rettungsdienst außerhalb des Krankenhauses noch erheblicher Verbesserungen, sinngemäß zu dem bisher Ausgeführten.

b) Die Sorge für freien Luftweg

Obwohl in diesem Lehrbuch an mehreren Stellen die Wichtigkeit des freien Luftweges betont und das zweckmäßige Vorgehen beschrieben worden ist, soll auch in diesem Abschnitt wegen der überragenden Bedeutung nochmals unterstrichen werden: der freie Luftweg ist das A und O jeder dringlichen Behandlung und entscheidet oft allein über Erfolg oder Fiasko. Die schwere Obstruktion wird in der Regel leicht erkannt, jedoch die leichtere, partielle Atemwegsverlegung wird erstaunlich oft übersehen. Ihre Bedeutung ist keineswegs geringer als die der schweren Ateminsuffizienz mit dem einzigen Unterschied, daß sie etwas länger ausgehalten wird. Die Folgen sind größere intrathorakale Druckschwankungen, vermehrte Atemarbeit, abnehmende Ansprechbarkeit der Atemzentren auf den physiologischen CO_2-Anreiz, respiratorische Acidose, Hypoxie, Umstellung auf anaeroben Stoffwechsel mit metabolischer Acidose, Hirnschwellung, Lungenödem und Herz-Kreislaufversagen. Bei Bewußtlosen ist ohne spezielle Maßnahmen so gut wie immer eine partielle oder totale Luftwegsobstruktion vorhanden.

Der Beweis einer Ateminsuffizienz ist erbracht, wenn im arteriellen Blut die Spannung von CO_2 erhöht, oder die des Sauerstoffs vermindert ist. Bei einem arteriellen PO_2 von 50 mm Hg oder weniger besteht höchste Lebensgefahr und es kann sein, daß beim Traumatisierten selbst dann keine Cyanose sichtbar ist. Es ist keine schlechte Taktik, beim Schwerverletzten eine Ateminsuffizienz anzunehmen, bis durch Blutgasanalyse das Gegenteil bewiesen ist. Selbstverständlich wird man bei schwerer Ateminsuffizienz zuallererst für einen freien Luftweg und Oxygenation sorgen, wozu bisweilen größte Anstrengungen, ja heroische Maßnahmen nötig sind. Zeit für eine primäre Blutgasuntersuchung hat man nur in leichten Fällen oder beim Verdacht auf Ateminsuffizienz.

Die *endotracheale Intubation* wird man frühzeitig vornehmen, aber wenn immer möglich erst nach vorheriger Oxygenation mit Beutel und Maske, eventuell unter Zuhilfenahme eines Rachentubus. Die Indikation zur Intubation ist gegeben, wenn die Seitenlage, Absaugung des Pharynx und ein einfacher Rachentubus zu keinen befriedigenden Verhältnissen führen. Im Zweifel soll man intubieren. Weitere Indikationen sind die Notwendigkeit der bronchialen Absaugung, der Gefahr der Aspiration bei nicht-leerem Magen und die Respiratorbehandlung. Auch wenn eine Tracheotomie nötig wird, ist die Intubation die schnellere Methode zur Befreiung des Luftweges und sollte vor der Tracheotomie erfolgen, um diesen Eingriff unter bestmöglichen Verhältnissen in Ruhe vornehmen zu können. Aber auch die Intubation soll unter bestmöglichen Verhältnissen durchgeführt werden: gewünscht werden Prä-Oxygenation, Relaxation und zweckmäßige Lagerung.

Eine *Bronchoskopie* zur Absaugung ist bei Verlegungen der tieferen Luftwege indiziert, wenn die Absaugung durch den Endotrachealtubus nicht genügt, oder wenn Zeichen massiver Atelektasen vorhanden sind. Bei Verdacht auf — oder bei sicherem Bronchialabriß — ist die Einführung des Bronchoskopes, Beatmung und Operation bei liegendem Bronchoskop oft die beste Art der Notbehandlung.

Wenn immer die endotracheale Intubation, Absaugung oder Bronchoskopie nötig sind, dann besteht auch Grund, einen Magenschlauch (ca. 6 mm Durchmesser) einzuführen und abzuleiten. Man wird das am besten erst tun, nachdem der Gasaustausch verbessert worden ist und gegebenenfalls das Laryngoskop und die Magill-Zange zu Hilfe nehmen.

c) Lungenventilation und Sauerstoffversorgung, Thoraxtrauma

Unmittelbar nach der Herstellung des freien Luftweges wird man durch Überdruckbeatmung (I.P.P.B.) mit hoher O_2-Konzentration für eine adäquate Oxygenierung sorgen. Meistens darf man nach einigen Minuten auf Luftbeatmung mit O_2-Zusatz zurückgehen, am besten unter Kontrolle des arteriellen PO_2 und PCO_2. Diese sind für die Einstellung der Beatmungsvolumina und die Größe des O_2-Zusatzes maßgebend. Wir tendieren vorerst, die Ventilation und arterielle O_2-Spannung über der Norm zu halten, da der physiologische Shunt in den Lungen nach einem Trauma gewöhnlich größer ist als normalerweise, und da der Ventilationsbedarf wechselt. Man kann überdies die O_2-Spannung des gemischt-venösen Blutes messen um Hinweise auf die Güte der Zirkulation zu erhalten.

Die Beatmungsdrucke wollen sehr sorgfältig reguliert sein (s. Kap. „Atmung und Beatmung", S. 455), damit der intrathorakale Mitteldruck möglichst niedrig bleibt, sonst kommt es zu einer merklichen Hemmung des venösen Rückstromes. Sobald die Lungen adäquat ventiliert sind und eine CO_2-Retention behoben ist, kann es zu einem drastischen Blutdrucksturz als Ausdruck einer vorher maskierten Hypovolämie kommen. Die häufige Messung des arteriellen und des zentralvenösen Drucks sowie der Diurese gehört jetzt mit zu der intensiven Überwachung und werden für die Steuerung der Flüssigkeitszufuhr wegleitend sein.

Während normalerweise die Regel gilt, daß die alveoläre Ventilation etwa gleich groß sein soll wie das Herzminutenvolumen, muß bei Hypovolämie dem vergrößerten physiologischen Totraum der Lungen und der Luftverteilungsstörung durch eine übernormale alveoläre Ventilation Rechnung getragen werden. Die Messung der arteriellen CO_2-Spannung ist, wie oben schon ausgeführt, maßgebend und man darf nicht erstaunt sein, wenn zur Normalisierung dieses Parameters eine weit über der Norm liegende Ventilation nötig ist. Man beobachtet auch bei spontan und frei atmenden wachen Patienten im hämorrhagischen Schock eine auffallende „Hyperventilation" und die Notwendigkeit einer auf 30—40% erhöhten O_2-Konzentration der Atemluft, um die arterielle O_2-Spannung auf befriedigender Höhe zu halten. Der Shunt in den Lungen kann sich jedoch bei Atelektase, Lungenstauung oder Ödem so sehr vergrößern, daß 50—100% O_2 nötig werden. Unter diesen Umständen wird man durch Absaugung via Trachealtubus oder via Bronchoskop und Überdruckbeatmung versuchen, die Belüftung verstopfter Lungenbezirke zu verbessern. Der Erfolg zeigt sich am schnellen Anstieg der PaO_2.

Bemerkungen zum Gasaustausch nach Thoraxtrauma. Eine regelmäßige Erscheinung nach erheblichen Traumata des Thorax ist Hyperventilation und erniedrigte $PaCO_2$ mit respiratorischer Alkalose. Oft ist auch die PaO_2 erniedrigt und die A-aDO_2 als Ausdruck einer schlechten Ventilation von kontusionierten Lungenbezirken vergrößert. Diese Erscheinung tritt bisweilen erst nach einigen Stunden auf, wenn sich Blutungen ins Lungengewebe ereignen und wenn sich ein Ödem ausbildet. Dann ist regelmäßig auch die bronchiale Sekretion vermehrt und behindert ihrerseits die Ventilation. Man gibt in einer solchen Situation vorerst möglichst hohe O_2-Konzentrationen zu atmen. Nach TORPEY u. SAFAR kann der Anstieg der PaO_2 wegleitend sein, denn wenn unter reiner O_2-Atmung die arterielle O_2-Spannung 200 mm Hg nicht übersteigt, ist mit Atelektasen zu rechnen, die auf Überdruckbeatmung ansprechen, und die Spontanatmung sollte durch Beatmung ersetzt werden. Danach wird die arterielle O_2-Spannung höher steigen und nun darf die eingeatmete O_2-Konzentration gesenkt werden. Bekanntlich hat O_2 in hoher Konzentration auf die Dauer toxische Wirkungen; eine Senkung auf Werte unter 60 Vol.-% inspiratorisch ist erwünscht. Jedoch möchten wir andererseits die arterielle O_2-Spannung über 80 mm Hg halten. Obwohl man nach massivem Thoraxtrauma durch Beatmung so etwas wie eine Stabilisierung des haltlosen Thoraxgerüstes von innen erreicht, ist ihr erster Zweck die Verhütung von Atelektasen und von Hypoxämie. Für die Einstellung des Respirators und der O_2-Konzentration sind also die Blutgase maßgeblich. Die Beatmung wird 1—3 Wochen dauern und eine Tracheotomie ist zu erwägen. In so gelagerten Fällen ist auch mit plötzlichen Herzrhythmusstörungen zu rechnen, die man am kontinuierlichen EKG feststellen möchte und sofort behandeln sollte. In den ersten Stunden ist mit dem Auftreten zahlreicher weiterer Komplikationen zu rechnen, die schnell lebensgefährlich werden können, wie Blutung in den Herzbeutel, ins Mediastinum oder in Pleurahöhlen.

Man muß nach jedem Trauma mit Beteiligung des Thorax, der Wirbelsäule, des Halses oder des Oberbauches mit der Möglichkeit eines *Spannungspneumothorax* rechnen, eine Gefahr, die bei Beatmung noch steigt. Der Anaesthesist muß, wie jeder Arzt, wissen, daß er im Falle einer akuten Verschlechterung des Zustandes infolge eines „Druckpneus" die Lebensgefahr durch Ablassen des Überdruckes in der Pleurahöhle abwenden kann. Dazu braucht es vorerst nur eine etwas stärkere Injektionskanüle, die man durch die Thoraxwand sticht. Eine zweckmäßige Punktionsstelle ist der zweite Intercostalraum, ungefähr in der Medioclavicularlinie. Selbstverständlich wird diese Notlösung baldmöglichst durch eine regelrechte Pleuradrainage ersetzt.

Sollte es wegen Spannungspneumothorax zu einem Herz-Kreislaufstillstand gekommen sein, dann wäre äußere Herzmassage wirkungslos. In einem solchen Falle ist die breite Eröffnung des Thorax Voraussetzung einer Wiederbelebung.

Bei bekanntem traumatischem Pneumothorax wird man keine Anaesthesie beginnen, bevor eine Luftdrainage angelegt ist, einmal weil es möglich ist, daß plötzlich intrapleuraler Überdruck entsteht, bei Gasnarkosen auch weil das Volumen abgeschlossener Luftkammern durch Gasdiffusion zunimmt. Die Erkennung eines Spannungspneumothorax ist nach einem größeren Thoraxtrauma bisweilen gar nicht leicht. Die Verschiebung der Trachea nach einer Seite ist bei geschwollenem Hals schwierig zu erkennen und die Perkussion läßt bei großem Hautemphysem im Stich. Bei der Auskultation können in einem solchen Fall über beiden Thoraxhälften laute Nebengeräusche bestehen. Der Verdacht auf Spannungspneumothorax wird erhärtet, wenn die Beatmung zunehmende Schwierigkeiten macht, wenn sich die Zirkulation aus keinem anderen ersichtlichen Grund verschlechtert, wenn der Thorax und vor allem auch wenn das Abdomen an Umfang zunehmen (angenommen es sei ein Drainageschlauch in den Magen eingeführt worden). Auch stark zunehmendes Hautemphysem am Hals ist ein Hinweis.

d) Schock, Fettembolie

Ein *traumatischer Schock* wird bei schwerer Verletzung in einem hohen Prozentsatz vorhanden sein, er besteht in einer Vielfalt von Veränderungen, primär ausgelöst durch Blutverlust, „Flüssigkeits-Sequestierung" in traumatisiertes Gewebe, Behinderung der freien Lungenventilation und Verschlechterung der Organdurchblutung mit der Folge einer gemischt respiratorisch-metabolen Acidose; nicht selten kommen die Allgemeinwirkungen einer sich ausbreitenden Infektion großer Körperhöhlen und Bakteriämie hinzu. Darüber wird in besonderen Kapiteln dieses Buches ausführlich berichtet, ebenso wie über die *Fettembolie*, die einen direkten Zusammenhang mit Schock zu haben scheint (s. S. 503 und 532). Dazu nur wenige ergänzende Bemerkungen: Die Diagnose liegt nahe, wenn die alveolo-arterielle O_2-Differenz (A-aDO_2) vergrößert ist, oder wenn ein asthma-ähnliches Bild vorliegt. Der Beweis kann manchmal erbracht werden, wenn im Urin, im Speichel, im Liquor oder in den retinalen Gefäßen Fett gefunden wird. Die Fettembolisierung scheint nicht ein einmaliger, sondern bisweilen ein kontinuierlicher Prozeß zu sein, der erst nach Behebung der Hypovolämie aufhört (FUCHSIG u. BLÜMEL; COPE u. LITWEIN). Bestimmt sind die Anti-Schock-Maßnahmen die beste Therapie gegen Fettembolie, zu denen man noch Heparin und große Steroidgaben hinzufügen kann.

e) Luftembolie (s. auch S. 528)

Die Gefahr einer Luftembolie droht bei jeder erheblichen Verletzung im Bereich des Thorax und nahe seiner oberen und unteren Apertur. Die Gefahr ist größer, wenn eine Luftwegsobstruktion zu verstärktem inspiratorischem Sog führt, und in diesem Sinne ist die Sorge für freien Luftweg zugleich präventiv gegen Luftembolie.

In diesem Zusammenhang ergibt sich bei erheblich Verletzten die *Berechtigung gewisser Routinemaßnahmen* sofort nach Ankunft im Spital:

1. eine intravenöse Verweilkanüle zur Entnahme von Blut (Blutgruppen und Crossmatching, Blutchemismus) und zur Infusion von Expanderlösung oder was immer i.v. gegeben werden muß.
2. O_2-Inhalation, vorerst in hoher Konzentration.
3. Zentralvenenkatheter.
4. Blasenkatheter.
5. Blutdruck- und Pulsmessung und Führung eines Protokolls.

f) Blutgerinnungsstörungen
(s. auch „Erhöhte Blutungsneigung", S. 541)

In Verbindung mit einem Trauma kommen Störungen der Blutgerinnung vor, denen eine Thrombocytopenie und Mangel der Faktoren 5 und 8, intravasculäre Blutgerinnung und Fibrinolyse zugrunde liegen. Bei Verdacht einer solchen Störung kann nur ein gutes Labor Klärung verschaffen und damit die Therapie leiten, die möglichst vor einer chirurgischen Intervention beginnen soll. Man muß hier daran erinnern, daß Fibrinolyse, je nachdem ob es sich um eine primäre oder sekundäre handelt, die Indikation für Epsilonaminocapronsäure oder für Heparin sein kann, ein Entscheid, der nur mit Hilfe eines Labors gefällt werden soll. Die Frischbluttransfusion ist eine wesentliche Unterstützung bei Mangel an Thrombocyten oder Gerinnungsfaktoren. Nach einer massiven Transfusion von Blutkonserven kommt es meistens zur Thrombocytopenie und es wäre in solchen Fällen erwünscht, mit Frischblut fortzufahren oder ein Thrombocytenkonzentrat zu geben. Es scheint, daß Blutgerinnungsstörungen zum Teil durch Auswirkungen des Schocks hervorgerufen oder verschlimmert werden, und daß in diesem Sinne die schnelle und intensive Schocktherapie auch prophylaktisch gegen Coagulopathien wirkt.

g) Herz-Kreislaufstillstand

In Verbindung mit einem schweren Trauma ist das Versagen des Myokards in der Regel durch Asphyxie und/oder Exsanguination verursacht und deshalb ist der Versuch der Wiederbelebung oft erfolglos. Chancen bestehen praktisch nur bei jungen, sonst gesunden Leuten, wenn große Mengen Blut schnell übertragen, wenn die Lungen sofort mit hoher Sauerstoffkonzentration belüftet und wenn die Blutung schnell gestillt werden kann. Wenn der Kreislauf wieder in Gang gebracht worden ist, bzw. schon während der Wiederbelebungsversuche, muß eine intensive Schockbekämpfung (s. Kap. „Schock“, S. 503) eingeleitet werden und wenn sich der Patient allmählich erholt, stellt sich oft die Frage, ob eine dringliche Operation in Narkose durchgeführt werden kann. Man kommt in den meisten dieser Fälle nicht um eine operative Versorgung des Nötigsten herum und wird das Risiko durch möglichste Korrektur der abnormen Verhältnisse verkleinern. Diese Patienten sind immer unterkühlt, oft noch hypovolämisch, und haben u. a. eine Hyperkaliämie. Sobald als möglich wird man bei massiven Übertragungen Transfusionsblut und Infusionen nahe auf Körpertemperatur wärmen und einen weiteren Wärmeverlust z. B. durch Infrarotbestrahlung des ganzen Körpers hintanhalten. Succinylcholin ist nach den Erfahrungen bei Verbrennungen mit Hyperkaliämie als gefährlich zu taxieren.

h) Wahl des Anaestheticums

Der Wahl des Anaestheticums ist auch in der Traumatologie ein weiter Spielraum gelassen, aber nach schwersten Verletzungen ist es geboten, negativ inotrope Effekte zu vermeiden und eine höhere Sauerstoffkonzentration zu geben. Das schränkt die Wahl auf stark wirkende Inhalationsanaesthetica oder morphinartige Substanzen ein. Äther, Cyclopropan oder Morphin stehen im Erachten des Autors im Vordergrund.

Bisweilen hat man einen schwierigen, motorisch erregten Patienten vor sich, der im Alkoholrausch verunfallte und der zur Untersuchung und Behandlung erst sediert werden muß. Ein intravenöses Mittel aus der Gruppe der major tranquillizers, beispielsweise Diazepam 10—40 mg i.v., ist dann am Platz.

i) Schädel-Hirn-Trauma

In Ergänzung zu den Ausführungen im Abschnitt Neurochirurgie dieses Buches darf hier auf die Häufigkeit von Schädel-Hirn-Traumata hingewiesen werden, die sich mit großen Läsionen anderer Körperhöhlen kombinieren. Auch hier hängt das Endergebnis davon ab, ob der Luftweg dauernd freigehalten und die Lungen regelrecht ventiliert worden sind. Leider kommt es bei Schädel-Hirn-Verletzten oft schon am Unfallort und auf dem Transport zu Aspiration, oder sie erreichen das Spital aus anderen Gründen mit verlegter Atmung. Aber auch im Krankenhaus ereignen sich bei diesen Patienten asphyktische Episoden während sie von mehr oder weniger instruiertem Personal zur Röntgenabteilung und an andere Orte gefahren werden. Wir müssen fordern, daß Atmung und Kreislauf auch während diagnostischer Maßnahmen unter Kontrolle stehen. Unbefriedigende Blutgasverhältnisse mögen von einem gesunden Hirn bis zu einem gewissen Grad ertragen werden. Nach einem Schädel-Trauma ist die Bluthirnschranke oft nicht mehr intakt und die Toleranz des Gehirns vermindert. Auch hier sind die arteriellen Blutgase für das weitere Vorgehen wegleitend. Hypoxie und Hypercarbie, aber auch ein erhöhter intrathorakaler Mitteldruck begünstigen Hirnschwellungen.

Demgegenüber beobachtet man beim spontan atmenden komatösen Patienten nicht selten eine Hyperventilation mit Senkung des $PaCO_2$ auf 20 mm Hg und darunter, und es besteht Gefahr einer stark reduzierten Hirnzirkulation. Durch Vorschalten von Totraum und Sauerstoffanreicherung läßt sich eine so stark erniedrigte CO_2-Spannung wieder heben. Torpey u. Safar halten ein $PaCO_2$ von 25—35 und ein PaO_2 von wenigstens 100 mm Hg als erstrebenswert, wobei man gleichzeitig danach trachtet, das pH zu normalisieren und die Körpertemperatur bei 37° C oder leicht darunter zu halten. Wiederum ist in einer derartigen Situation die freizügig vorgenommene Intubation eine große Hilfe. Für das allgemeine Vorgehen bei Schädel-Hirn-Verletzungen sollte man unbedingt den respiratorischen Problemen Priorität einräumen.

Die *Kontrolle über die Körpertemperatur* ist ebenso wichtig wie die Kontrolle über die Lungenventilation. Unbedingt vermeiden muß man Hyperpyrexie, und wenn der Patient bereits hypertherm ins Krankenhaus kommt, sind rigorose Maßnahmen nötig. Dahin gehört die Gabe einer hohen Sauerstoffkonzentration, wenn nötig unter Beatmung, und die Unterdrückung jeder muskulären Hyperaktivität, wie erhöhter Tonus, Rigidität und Shivering. Zur Temperatursenkung ist eine Dilatation der Hautgefäße anzustreben. Das alles kann unter

Zuhilfenahme eines Curarepräparates, eines Inhalationsanaestheticums, von Chlorpromazin und anderen Substanzen erzielt werden. Außer speziellen Kühlmatten kommt auch das Anblasen mit Ventilatoren in Frage, mit oder ohne gleichzeitigem Besprayen der Haut mit 50% Alkohol in Wasser, dem man eine kleine Menge Schaummittel zugesetzt hat. Das Ziel ist eine Temperatursenkung auf die Norm oder leicht darunter. Im Falle einer Hirnstammschädigung kann Hypothermie nach Ansicht gewisser Autoren die Erholungsaussichten verbessern, aber eine Temperatursenkung unter 32° C ist wegen ihrer Kreislaufeffekte nicht erwünscht. Bis zu dieser Temperatur ist beim Komatösen eine Rückkehr des Bewußtseins möglich und die Pupillenreaktionen und andere Reflexe lassen sich noch beurteilen. Hingegen unter etwa 32° C sind Reflexe und Bewußtsein temperaturbedingt pathologisch. Muß ein Patient narkotisiert werden, der Chlorpromazin, lytische Cocktails und ähnlich wirkende Substanzen erhalten hat, dann ist mit der Möglichkeit eines starken Blutdruckabfalls zu rechnen, einmal durch Narkose, zum andern durch Lageveränderungen. Horizontallage, höhere O_2-Konzentration, womöglich eine Vergrößerung des Blutvolumens und flache Narkose sind geboten.

Nach einem Schädel-Hirn-Trauma, mit und ohne Kombination mit anderen Verletzungen, stellt sich bei einer dringlichen Operation die Frage der Anaesthesie und Ruhigstellung für den Eingriff. Grundsätzlich ist festzustellen, daß nach einer Hirnläsion jede Art von Narkose gegeben werden darf, vorausgesetzt, daß sie geschickt gegeben wird und daß die allgemeine Reanimation vor, während und nach der Anaesthesie weiterläuft. Die verschiedenen Anaesthetica haben an und für sich keine Verschlimmerung des Hirnzustandes zur Folge. Eine solche müßte auf andere Ursachen zurückgeführt werden, z. B. exzessive intrathorakale Drucksteigerung oder Verschlechterung des Kreislaufs, im weitesten Sinne auf eine unvollkommene Allgemeinbehandlung. Man kann nicht genug unterstreichen, daß die allgemeinen Maßnahmen der Reanimation und Normalisierung ein fortwährender Prozeß sind, der nebenher laufen muß. Der wache oder aus dem Koma wiedererwachte Patient bedarf zur Operation einer Schmerzbetäubung, die je nach Zustand und Bedürfnissen der Operation verschiedenartig sein kann, von einer lokalen Infiltrationsanaesthesie bis zur vollen Narkose mit Relaxans, Intubation und Beatmung. Der Bewußtlose, der motorisch unruhig ist oder auf Schmerzreize mit Unruhe reagiert, benötigt nur eine Immobilisierung und Kontrolle über die Atmung. Dazu kann eine flache Narkose dienen oder nur ein Relaxans. Wenn aber ein Hirndruck operativ behoben wird, wie im Falle eines größeren epiduralen Hämatoms, kann das Bewußtsein schnell zurückkehren und der Patient Schmerzen leiden. In solchen Fällen ist eine flache Allgemeinbetäubung geeignetes Mittel zur Ruhigstellung und Schmerzausschaltung. In diesem Zusammenhang ist erwähnenswert, daß ein fortschreitendes epidurales Hämatom zu den wenigen Fällen gehört, bei denen so rasch wie möglich operiert werden muß. Jede Verzögerung verschlechtert die Chancen für eine Erholung des komprimierten Hirns so sehr, daß auch vom Anaesthesisten ein schneller Entschluß und gewandtes Handeln gefordert werden müssen. Viele Rücksichten, die im elektiven Fall eine große Rolle spielen, entfallen beim rasch progredienten Hirndruck zugunsten des Zeitgewinns und der Vitalitätserhaltung des Hirns.

k) Organisatorisches

Die baulichen und betrieblichen Voraussetzungen für die Aufnahme und Behandlung erheblich Verletzter wird von lokalen Gegebenheiten abhängen. Der Anaesthesist muß sich in diese Belange einschalten und seinen Wünschen zur Realisierung verhelfen. Idealerweise richtet man eine gewisse zentral gelegene Zone des Krankenhauses als Notfallstation ein, die von Ärzten internistischer und chirurgischer Richtung gemeinsam betrieben wird. Wichtig sind eine 24stündige Besetzung, eine praktische und vollständige Ausrüstung, die im Prinzip mit der einer Intensivpflegestation weitgehend übereinstimmt, ferner genügend und dauernd besetzte Laboratorien und eine leistungsfähige fahrbare Röntgeneinrichtung incl. Bedienungspersonal im 24stündigen Dienst. Der Konsiliardienst mit verschiedenen Spezialisten wie ORL und Ophtalmologen, muß verabredet sein.

Operateur und Anaesthesist werden u. a. den Zeitpunkt des Eingriffs gemeinsam festlegen und vorteilhafterweise soll der Anaesthesist einige wegleitende, schnell durchführbare Laboruntersuchungen auf der Notfallstation selbst vornehmen können.

Wenn sich aber ein allgemeines Krankenhaus, besonders in ländlichen Verhältnissen, nicht ausreichend mit Spezialisten und Laboratorien versehen kann, dann soll man sich bei erheblich Verletzten auf die dringlichsten, lebenserhaltenden Maßnahmen beschränken und den Patienten schnellstens einem Zentrum zuführen. Leider ist es nicht selbstverständlich, daß unter diesen Umständen der schwer Traumatisierte von einem der erfahrendsten Ärzte begleitet werden soll, der unterwegs die Reanimation fortsetzen kann.

Als Letztes noch der Hinweis, daß im kleinen allgemeinen Spital auch vorausgeplant und abgesprochen sein sollte, was bei einem Großunfall mit zahlreichen Schwerverletzten geschehen soll. Als Regel wird man die Traumatisierten auf verschiedene umliegende Hospitäler, ihrer Kapazität entsprechend, verteilen. Aber immer sollte man sich so vorsehen, daß auch unterwegs die lebenserhaltenden Maßnahmen fortgesetzt werden können.

Literatur

Fuchsig, P., Blümel, G.: A new clinical and experimental concept on fat embolism. New Engl. J. Med. **276**, 1192 (1967).

Cope, O., Litwein, S. B.: Contribution of lymphatic system to resplenishment of plasma volume following hemorrhage. Ann. Surg. **156**, 655 (1962).

Torpey, D., Safar, P.: Preoperative resuscitation and preparation of the traumatized patient. In: Anesthesia for trauma. Internat. Anesth. Clinics **6**, 4 (1968).

6. Die Anaesthesie in der Geburtshilfe und die Wiederbelebung des Neugeborenen

J. Brunner

a) Allgemeines

Die *Geschichte* der geburtshilflichen Anaesthesie beginnt mit James R. Simpson, der 1847 in Edinburgh als erster Geburtshelfer Chloroform zur Bekämpfung der Wehenschmerzen anwandte. 1853 stand John Snow mit dem gleichen Agens Königin Viktoria von England bei der Geburt ihres Sohnes Leopold bei.

Von den anderen Gebieten, bei denen wir Schmerzbekämpfung betreiben, unterscheidet sich die Geburtshilfe vor allem darin, daß wir es gleichzeitig mit zwei Lebewesen zu tun haben, wobei das eine zweckmäßigerweise als „Risikopatient" zu betrachten ist, mit dem der Anaesthesist nur in indirekter Verbindung steht. Eine weitere Besonderheit der geburtshilflichen Anaesthesie liegt darin, daß die Mehrzahl der geburtshilflichen Operationen nicht geplant werden kann, sondern aus der Situation heraus zu den verschiedensten Tages- und Nachtzeiten erfolgt. Dies erfordert die ständige Bereitschaft eines Anaesthesisten und seinen Einsatz an einer Patientin, die nicht immer für einen operativen Eingriff vorbereitet ist.

Wer sich mit geburtshilflicher Anaesthesie beschäftigt, sollte auch die wichtigsten *physiologischen Veränderungen*, welche die Schwangerschaft hervorruft, bedenken und vor allem die pathologischen Zustände, die die Gravidität nicht selten begleiten, sowie die daraus resultierenden Verhaltensweisen kennen.

Die einschneidendsten Änderungen spielen sich im *hämodynamischen System* ab. Allein die Größenzunahme der Gebärmutter bedingt eine bis zum Ende der Schwangerschaft notwendige Vergrößerung des Blutvolumens um mindestens 500 ml. Die Auflockerung fast aller übrigen Körpergewebe beruht auf einer extravasculären Wasser- und Salzspeicherung. Während der Schwangerschaft tritt eine zunehmende aber mäßige Pulsfrequenzsteigerung ein, der *Blutdruck* jedoch bleibt normalerweise unverändert. Erst im Lauf der Geburt kommt es zu einer Blutdrucksteigerung teils reflektorisch schmerzbedingt, teils als Folge der Uteruskontraktionen und des dadurch entstehenden Mehrangebots an Blut für den Kreislauf.

Die *Atmung* erfährt in der Gravidität eine Zunahme in der Frequenz und im Atemzugvolumen. Die zunehmende Größe des Uterus und der dadurch bedingte Zwerchfellhochstand erklärt den Übergang von der abdominalen zur thorakalen Atmung. Die gesteigerte Atemfrequenz kann unter Umständen zur Dyspnoe führen, z. B. bei Anstrengung, ungünstiger Lagerung oder Infektion der Atemwege, deren Schleimhäute in der Schwangerschaft sukkulenter sind. An diese Veränderung sollte beim Anlegen eines Nasopharyngealkatheters wegen der leichten Auslösung einer Schleimhautblutung gedacht werden.

Der *Verdauungstrakt* interessiert den Anaesthesisten insofern, als nach dem Einsetzen regulärer Wehen zu diesem Zeitpunkt vorhandener Mageninhalt stark verzögert entleert wird. Die normal geforderte 5—6 Std-Grenze zwischen letzter Nahrungsaufnahme und Anaesthesiebeginn besitzt daher ab dem Beginn der Wehen keine Gültigkeit. Außerdem besteht am Ende der Gravidität eine Insuffizienz des Kardiaverschlußmechanismus. Umso eher führt die Steinschnitt- oder gar Kopftieflagerung der Patientin bei Narkoseeinleitung zur Regurgitation von Mageninhalt in den Oesophagus, den Rachen und den Mund. So entsteht eine der schwersten Gefahren für die Mutter in Narkose: die *Aspiration*. Der Anaesthesist sollte in dieser Hinsicht kein Risiko eingehen.

Die Nierenfunktion ist in der normalen Gravidität nicht verändert.

Die *physiologischen Funktionen des Kindes* sind weitgehend von der guten Leistung der Placenta abhängig. Sie stellt das Organ dar, durch das der Fetus seinen Sauerstoff erhält, sein Kohlendioxyd abgibt, seine Ernährung bekommt und seine Stoffwechselendprodukte ausscheidet. Durch die Placenta wird dem Kinde auch ein adäquater Teil der an die Mutter verabreichten Analgetika, Barbiturate und Narkotica übermittelt. Unabhängig von jeder medikamentösen Beeinflussung des Kindes über die Mutter können auch Degenerations- und Alterserscheinungen der Placenta — wie sie bei den Toxämien und der Übertragung zu beobachten sind —, und mangelhafte Durchblutung infolge Dauerkontraktion des Uterus oder Blutdruckabfall bei der Mutter unter etwa 80 mm Hg das Kind in Gefahr bringen.

b) Mittel und Methoden

Wenn die z. Z. in Verwendung stehenden Agentien hinsichtlich ihrer Wirkung auf den Fetus, auf den Uterus und unter Berücksichtigung des nicht unwesentlichen Zeitpunktes ihrer Applikation betrachtet werden, muß man erkennen, daß es kein ideales Narkoticum für die geburtshilfliche Anaesthesie gibt. Es kommt daher weniger auf die Agentien selbst, als vielmehr auf ihre rationale Anwendung an. Grundsätzlich ist festzustellen, daß alle gebräuchlichen *Inhalationsnarkotica* die Placenta in kurzer Zeit überschreiten und daher in Konzentrationen, die für eine tiefere Anaesthesie erforderlich sind, zu einer Narkotisierung und damit möglichen Depression des Kindes führen können. Außerdem bewirkt die stark dosierte Narkose mit Halothan oder Äther eine meist nicht erwünschte Erschlaffung der Uterusmuskulatur. Halothan und Cyclopropan führen, wenn stark dosiert, zu einer Sensibilisierung des Herzmuskels für uterustonische Substanzen (HHL-Hormone). Lachgas kommt vor allem wegen seiner geringen oder überhaupt fehlenden Wirkung auf den Uterus und das Kind dem geforderten idealen Anaestheticum am nächsten. Der Nachteil liegt in der mangelnden Narkosetiefe, die meist die zusätzliche Anwendung von i.v. applizierbaren Muskelrelaxantien erforderlich macht.

Soweit die *Barbiturate* die Menge von z. B. 100 bis maximal 200 mg Thiopental — ein nicht vorgeschädigtes Kind und eine nicht anämische Mutter vorausgesetzt — nicht überschreiten, konnten wir bisher keinen Nachteil für das Kind beobachten, obwohl auch die Barbiturate in kurzer Zeit das Kind erreichen.

Von den *Muskelrelaxantien* hat Succinylcholinchlorid wegen der Kürze der meisten geburtshilflichen Operationen den Vorzug vor dem nichtdepolarisierenden d-Tubocurarin. Letzteres überschreitet die Placentaschranke zwar ebenfalls nur in unwirksamer Menge (BARTH u. MEYER), wirkt aber für die meisten Eingriffe zu lange. Succinylcholin gestattet es, die Mutter in oberflächlicher Narkose zu halten, wie sie durch Lachgas und Sauerstoff zu erreichen ist. Seine Anwendung setzt allerdings den routinemäßigen Umgang mit Beatmung und Intubation voraus. Da es nur auf die quergestreifte Muskulatur wirkt, fehlt der Einfluß auf den Uterus. Die Placenta wird bei klinischer Dosierung von 1 mg/kg und ca. 5 mg/min nicht überschritten.

Neben der Allgemeinanaesthesie bieten die Methoden der *regionalen Schmerzausschaltung*, nämlich Peridural-, Sacral-, Spinalanaesthesie und Pudendusblock Möglichkeiten der Erleichterung und Beseitigung der Wehen- und Geburtsschmerzen. Beide Verfahren, sowohl Allgemeinanaesthesie als auch regionale Schmerzausschaltung sollten nicht in Konkurrenz zueinander stehen, sondern sich ergänzen, eine Erweiterung der Möglichkeiten darstellen. Voraussetzung dazu ist allerdings, daß jemand zur Verfügung steht, der beide Methoden gleich gut beherrscht. Bei dem heutigen Fortschritt der Allgemeinanaesthesie und dem zunehmenden Stand an gut ausgebildeten Anaesthesisten erhält die Allgemeinanaesthesie mehr und mehr die Oberhand. Trotzdem gibt es noch Schulen, die der Tradition der überwiegenden regionalen Schmerzausschaltung in der Geburtshilfe treu geblieben sind und diese bis zu 90% der Fälle anwenden. Dort gibt es in dieser Methode auch die besten Erfolge und die geringste Versagerhäufigkeit. Jedenfalls sollte niemand seine ersten Erfahrungen in der regionalen Schmerzausschaltung an der Gebärenden selbst sammeln. Auch für den Geübten kann der Effekt der versuchten rückenmarksnahen Anaesthesie oder des Pudendusblocks in einem kleinen Prozentsatz ausbleiben und die Unterstützung durch eine Allgemeinanaesthesie erforderlich machen.

Seit der Einführung der periduralen Daueranaesthesie durch Einlegen eines Katheters gelingt es, die Anaesthesie nach Dauer und Dosis über längere Zeit, etwa bereits in der späteren Eröffnungsperiode an die Erfordernisse des Geburtsverlaufes anzupassen. Die einmalig durchgeführte Peridural- oder Spinalanaesthesie läßt sich oft nicht so exakt dosieren, daß sie hinsichtlich lokaler Ausdehnung und zeitlicher Dauer optimal wirkt. Wo die oben erwähnten Bedingungen, nämlich einwandfreie technische Beherrschung und ausreichende Erfahrung selbst im Hinblick auf die physiologischen Besonderheiten der Schwangeren für die Durchführung einer regionalen Anaesthesie bestehen, kommen die *Vorteile* dieser Methode erst richtig zur Geltung. Diese sind: Geringere Auswirkung auf den Gesamtorganismus, besonders bei Toxämie, Herzleiden und Erkrankungen der Atemwege, wache und kooperative Mutter und geringste Gefährdung des Kindes durch die diaplacentare Übertragung depressorischer Medikamente.

Als *Nachteile* der regionalen Anaesthesiemethoden, vor allem der Peridural- und Spinalanaesthesie, sind zu nennen:

Erhöhung der Saugglocken- und Zangenfrequenz. Durch das Wegfallen der Bauchpresse und die Erschlaffung der Beckenbodenmuskulatur bleibt die physiologische Rotation des kindlichen Kopfes aus.

Verzögerung der Geburt, besonders dann, wenn die Anaesthesie zu früh angelegt wird.

Hypotonie mehr oder weniger starken Ausmaßes in $^2/_3$ aller Fälle. Die Schwangere darf daher ab dem Beginn der lokalen Anaesthesie nicht mehr aus dem Auge gelassen werden. Der Blutdruck und die kindlichen Herztöne sind in kurzen Abständen zu kontrollieren.

Bei etwa 20% aller Patientinnen kommt es zu Brechreiz oder Erbrechen.

Schließlich kann es bei der Periduralanaesthesie zur unbeabsichtigten Punktion des Duralsackes und damit zur Überdosierung des injizierten Anaestheticums kommen.

Ein zu hohes Aufsteigen des Anaestheticums kann zur Ateminsuffizienz führen. Die Bereitstellung einer Wiederbelebungseinrichtung mit Sauerstoff ist daher unumgänglich notwendig.

Alle diese Nachteile können jedoch durch den Geübten praktisch ausgeschaltet werden.

Als *Kontraindikationen* für die Peridural- bzw. Spinalanaesthesie gelten: 1. bestehendes Geburtshindernis von seiten der Mutter oder des Kindes, 2. Mehrlingsschwangerschaft, 3. Hypotonie, Anämie oder Blutung bei der Mutter, 4. Placenta praevia, 5. Infektion der Einstichstelle, 6. Überempfindlichkeit gegen L.A., 7. frühere neurologische Erkrankungen, 8. Ablehnung durch die Mutter (s. auch Kap. „Extraduralanaesthesie“, S. 314, und Kap. „Spinalanaesthesie“, S. 326).

c) Die Schmerzausschaltung bei der normalen Geburt

In der *Eröffnungsperiode* können bei starker Schmerzempfindung ab dem Auftreten gleichmäßiger Wehen und wenn der Muttermund 3 bis 5 Querfinger mißt Pethidin 50—100 mg i.m. gegeben werden. Pethidin besitzt gegenüber äquivalenten Morphindosen (5—10 mg) eine erwünschte spasmolytische, weniger atemdämpfende und weniger wehenabschwächende und nur 2 Std anhaltende Wirkung. Diese Dosis kann in Abständen von nicht weniger als 3 Std wiederholt werden. Die letzte Pethidingabe sollte nicht kürzer als 3 Std vor der Geburt erfolgen. Es ist empfehlenswert, jeder Pethidinverabreichung einen Morphinantagonisten (Nalorphin z. B. im Verhältnis 100:1,25) hinzuzufügen, wodurch die depressorische Wirkung des ersten Medikaments weitgehend aufgehoben wird. Diese Kombination erlaubt eine großzügigere Dosierung hinsichtlich Menge und Intervall, wie Ulm nachweisen konnte. Da aber anscheinend auch die analgetische Komponente bei der Mutter dadurch vermindert wird, kann Nalorphin auch später, mindestens aber 5 min vor der Geburt des Kindes der Mutter i.v. oder letzten Endes dem bereits geborenen Kinde in die Nabelschnurvene allerdings in der geringeren Dosierung von 0,25 mg gegeben werden.

Zur Verstärkung geringerer Pethidinmengen (50 mg) ist die Verabreichung von Phenothiazinen (Promethazin) in einer Dosis von 25—50 mg empfohlen worden. Diese Substanz tritt zwar wie das Analgeticum auf das Kind über, beeinträchtigt die Atmung des Kindes aber nur unbedeutend. Die Wehen sistieren u. U. bei zu früher Verabreichung des Gemisches.

In letzter Zeit wird der schwache Morphinantagonist Phentazocine wegen seiner guten, dem Pethidin vergleichbaren analgetischen Wirkung in der Eröffnungsperiode angewendet. 30 mg bei etwa 2 bis 3 cm weitem Muttermund und kräftigen Wehen i.m. gegeben entsprechen in ihrem „geburtsbeschleunigenden und spasmolytischen Effekt“ etwa 100 mg Pethidin und haben keinen negativen Einfluß auf Atmung oder Kreislauf der Mutter oder des Kindes. Da sich Morphin und Pethidin zum Phentazocine antagonistisch verhalten, soll man einem Patienten nur die eine oder andere Substanz geben und nicht abwechseln.

Anstelle der injizierbaren Analgetika kann ab der frühen Eröffnungsperiode eine *Inhalations-*

analgesie durchgeführt werden. Dabei wird die intermittierende Ausschaltung des Wehenschmerzes für jeweils eine Uteruskontraktion ohne gleichzeitigen Bewußtseinsverlust für die Gebärende durch Inhalation von Stickoxydul, Trichloräthylen oder Methoxyfluran angestrebt. Die Inhalation von Lachgas und Sauerstoff kann durch jeden Narkoseapparat am besten im halboffenen System oder wesentlich rationeller durch den Lachgasapparat Modell „E 2" der Fa. Draeger erfolgen, der automatisch Lachgas und Sauerstoff nur dann abgibt, wenn die Gebärende mit dicht aufsitzender Maske einatmet. Die bei beiden Geräten veränderbare Sauerstoffeinstellung sollte nie unter 25% des Gesamtgasgemisches liegen.

Trichloräthylen sollte nicht höher als initial 0,5% und dann 0,35% in Luft konzentriert unter Verwendung geeigneter Inhalatoren verabreicht werden.

Die meisten Anhänger der Inhalationsmethode zur Linderung der Geburtsschmerzen beginnen damit zum Zeitpunkt des größten Bedarfs für die Inhalationsanalgetika und zwar in der späten Eröffnungs- bzw. in der *Austreibungsperiode*. Der Erfolg der intermittierenden Analgesie, sei sie nun vom Arzt, von der Hebamme oder von der Patientin selbst — immer natürlich unter fachkundiger Aufsicht — ausgeführt, hängt im wesentlichen vom Verständnis und von der Mitarbeit der Gebärenden ab. Vom spürbaren Beginn der Wehe bis zum Moment, in dem sie als schmerzhaft empfunden wird, verstreichen etwa 15—30 sec. In dieser Zeit muß die Patientin 5—6 rasche und möglichst tiefe Atemzüge machen, um eine schmerzdämpfende Plasmakonzentration des Narkoticums zu erreichen. Es spielt sich also jeweils ein Wettlauf zwischen Wehen und Narkoticum ab, den die Gebärende durch richtige Inhalationstechnik zugunsten des letzteren entscheiden muß.

In der *Durchtrittsperiode* gelingt es wegen der Preßatmung meist nicht mehr, eine ausreichende Analgesie für den Wehenschmerz durch die oben beschriebene Methode zu erlangen. Hier ist es günstiger, bereits vor dem abzuschätzenden Wehenbeginn das Narkoticum inhalieren zu lassen. Analgesie und Höhepunkt des Schmerzes, besonders beim Durchtritt des vorliegenden Kindesteiles lassen sich aber auch dadurch nicht immer zeitlich genau aufeinander abstimmen. Deshalb ist, wenn eine völlige Schmerzfreiheit erwünscht ist, in diesem Stadium eine Vertiefung der Anaesthesie erforderlich, die prinzipiell mit jedem rasch und stark wirkenden Inhalationsnarkoticum möglich ist, wobei die prolongierte Anwendung dieser Mittel aber besonders im Hinblick auf eine mögliche atemdämpfende Wirkung auf das Kind und ihre bereits oben geschilderten Nachteile zu vermeiden ist.

Der sicher zu Unrecht viel zu wenig geübte *Pudendusblock* gestattet es — bei Erstgebärenden vor dem Einschneiden des Kopfes und bei Mehrgebärenden nach vollständiger Eröffnung des Muttermundes angelegt —, nicht nur, allen von seiten der Allgemeinanaesthesie drohenden Gefahren auszuweichen, sondern ermöglicht meist auch die Versorgung einer eventuell notwendig gewordenen Episiotomie.

d) Anaesthesie für geburtshilfliche Operationen

Für die Durchführung einer Anaesthesie für geburtshilfliche Operationen ist es selbst im dringendsten Fall angezeigt, sich über den Zustand der Patientin zu informieren und zwar über den Nüchterngrad, vorangegangene Herzerkrankungen oder Erkrankungen der Atemwege, der Leber und Niere, Diabetes usw. Die vom Geburtshelfer mitgeteilte Indikationsstellung gibt meist zugleich einen Hinweis auf den Zustand des Kindes. Die Operationsvorbereitung geschieht am besten mit Atropin allein, kurz vor Anaesthesiebeginn i.v., das außer einer Pulsbeschleunigung beim Kind keinerlei depressorische Wirkung hat.

Für die Schmerzausschaltung bei geburtshilflichen Eingriffen sind nicht nur die vorhandenen Möglichkeiten und die Erfahrung des Anaesthesisten, sondern auch die Indikationsstellung und jeweilige Situation der Gebärenden entscheidend. Wo, wie oben erwähnt, die Möglichkeit einer regionalen Schmerzausschaltung besteht und keine Gegenindikation vorliegt, können vor allem alle vaginalen geburtshilflichen Operationen in dieser ausgeführt werden. Die abdominale Entbindung kann entweder in Spinal- oder Periduralanaesthesie vorgenommen werden. Letztere wird vor allem dann empfohlen, wenn aufgrund einer Eklampsie die Indikation zur Sectio caesarea gestellt wird. Die in solchen Fällen häufig vorliegende placentare Insuffizienz und Nierenfunktionsstörung wird durch die Periduralanaesthesie wesentlich gebessert.

Wird die Schnittentbindung in Narkose ausgeführt, was für die Mutter gewisse Vorteile mit sich bringt und heute selbst für das Kind keine Gefährdung zu sein braucht, so empfiehlt sich folgende Methode, die sich sowohl für dringliche, wie auch für geplante Schnittentbindungen sehr bewährt hat:

Zuerst wird die Mutter psychisch beruhigt. Nach Anlegen einer Infusion bekommt sie Atropin 0,1 mg auf je 10 kg K.G. i.v. zur Vorbereitung. Eingeleitet wird die Anaesthesie mit einer Einschlafdosis von Thiopental (ca. 2 mg/kg K.G.) oder Propanidid. Dann erfolgt nach Verabreichung von Succinylcholin die orotracheale Intubation. Meist ist es bis zur Entwicklung des Kindes höchstens 1—2mal nötig Succinylcholin nachzuinjizieren. Die Beatmung und damit die Erhaltung einer oberflächlichen Anaesthesie erfolgt mit Lachgas und Sauerstoff. Von der Incision der Cervix bis zur Entwicklung des Kindes wird nur Sauerstoff gegeben. Die Zeit vom Beginn der Anaesthesie bis zur Geburt des Kindes spielt vom Standpunkt einer möglichen Dämpfung des kindlichen Atemzentrums bei der Verwendung von Propanidid überhaupt keine Rolle. Bei der Einleitung mit Thiopental ist es eher günstig, wenn diese Zeit 3 min überschreitet, weil dadurch die Plasmakonzentration beim Kind analog der bei der Mutter bereits wieder absinkt. Nach der Entwicklung des Kindes wird ein Uterustonikum verabreicht. Man hat jetzt die Freiheit, die Narkose durch Zugabe eines i.v. Analgeticums, eines i.v. Barbiturats oder eines stark wirkenden Dampfes zu verstärken. Meist atmet die Mutter zu diesem Zeitpunkt wieder spontan, so daß sich der Anaesthesist um das Kind kümmern kann, das bei dieser Methode fast stets den ersten Atemzug oder Schrei bereits am Operationstisch vollführt. Die weitere Anaesthesie wird eventuell unter Ergänzung durch ein Relaxans zu Ende geführt.

Neben der Sectio caesarea kommen als geburtshilfliche Operationen in Betracht: Zangenentbindung, Saugglockenextraktion, Beckenendlagenentwicklung und innere Wendung.

Postpartale Komplikationen oder Eingriffe, die eine Anaesthesie erforderlich machen können, sind: manuelle Placentalösung, Nachtastung, Uterusatonie und Naht einer Episiotomie oder eines Dammrisses.

Bei der *Zangenextraktion* empfiehlt sich eine ähnliche Methode wie für die Sectio, d. h. oberflächliche Anaesthesie mit Relaxation (des Beckenbodens) vor dem Anlegen der Zange. Dadurch werden die notwendigen Wehen nicht beeinträchtigt. Die Periduralanaesthesie gewährt gleichfalls völlige Schmerzfreiheit und einen schlaffen Beckenboden, vermindert aber meist die Bauchpresse. Der Pudendusblock ist nur für die Beckenausgangszange geeignet.

Für die *Vacuumextraktion* genügen meist Lachgas und Sauerstoff für das Anlegen der Saugglocke und evtl. intermittierende Inhalation knapp vor dem Einsetzen der Wehen und dem Zug an der Saugglocke.

Bei der *Beckenendlage* ist die Mitarbeit der Gebärenden von wesentlicher Bedeutung. Sacralanaesthesie und Pudendusblock erfüllen neben der Schmerzausschaltung diese Forderung am besten. Bei der Verabreichung von Inhalationsnarkotica sollten diese nur intermittierend in Form der Inhalationsanalgesie gegeben werden, um ein Mitpressen der noch ansprechbaren Mutter am Höhepunkt der Wehen zu gewährleisten.

Für die Wendung eignet sich eine stärker dosierte Narkose mit Äther oder Halothan wegen seiner den Uterustonus vermindernden Wirkung am besten. Die Einleitung sollte aber wiederum mit einer Einschlafdosis von Thiopental oder Propanidid, die Fortsetzung mit Lachgas und Sauerstoff erfolgen. Succinylcholin hat keine Wirkung auf die Uterusmuskulatur und ist daher ungeeignet.

Manuelle Placentalösung oder *Nachtastung* können wie jede postpartale Manipulation an der Mutter in oberflächlicher Allgemeinanaesthesie unter Vermeidung atoniefördernder Agentien ausgeführt werden. Besonderes Augenmerk sollte dem Blutdruck und vermehrtem Blutverlust gewidmet werden, der entsprechend zu ersetzen ist.

In gewissen geburtshilflichen Situationen, z. B. bei retroplacentarem Hämatom bzw. vorzeitiger Lösung der Placenta, bei Fruchtwasserembolie, starken postpartalen Blutungen, sowie missed abortion kann es zur Hypo- oder Afibrinogenämie der Mutter kommen. Unstillbare Blutungen sind neben Uterusatonie immer verdächtig auf das Vorliegen dieser schweren, lebensbedrohenden Gerinnungsstörung. Fibrinogenkonserven sollten daher in jedem geburtshilflichen Operationssaal stets bereitliegen. Um die mögliche oder laborchemisch nachgewiesene Begleitfibrinolyse zu beseitigen, wird gleichzeitig ein Fibrinolyseinhibitor empfohlen. (s. auch „Erhöhte Blutungsneigung“, S. 549).

Für die Anaesthesie an stark ausgebluteten Patientinnen — sei ihr Zustand nun durch Uterusatonie, Uterusruptur oder Placenta accreta bedingt —, gelten dieselben Richtlinien wie in anderen operativen Fächern: oberflächliche Narkose, größte Vorsicht mit Barbituraten, reichlich Sauerstoff, rascheste Auffüllung des Gefäßsystems mit gruppengleichem Blut oder Plasmaexpandern, Vermeidung von Vasopressoren und solange die Harnsekretion sistiert Förderung der Diurese, mit einem Wort: Schocktherapie.

e) Die Rolle des Anaesthesisten bei Schwangerschaftstoxikosen

Ein schwieriges Problem, zu dessen Lösung der Anaesthesist wesentlich beitragen kann, stellt die Schwangerschaftstoxikose dar, besonders in ihrer schwersten Form, der *Eklampsie*. Die dabei durch Arteriolenspasmus und Hirnödem ausgelösten tonisch-klonischen Krämpfe bringen die Patientin in höchste Gefahr der zentralen und peripheren

Atemstörung und Aspiration. Die *Freihaltung der Atemwege* durch Intubation, die sorgfältige Tracheobronchialtoilette und die Sorge für ausreichende Ventilation sind die vordringlichsten Aufgaben des Anaesthesisten, sollte er — im ungünstigsten Falle — erst gerufen werden, wenn es bereits zu einem eklamptischen Anfall gekommen ist. Besser, aber nicht immer möglich, ist es, diese Notfallsituation zu vermeiden, indem sofort nach der Diagnosestellung, die sich auf die bekannten Symptome Albuminurie, Oligurie, Hypertonie und Ödeme stützt, der Blutdruck gesenkt und eine die Krampfbereitschaft herabsetzende Sedierung der Patientin eingeleitet wird.

Zur *Blutdrucksenkung* wird die kontinuierliche Peridural- bzw. Sacralanaesthesie empfohlen. Diese Verfahren beinhalten als weiteren Vorteil die Verbesserung der Nieren- und Placentadurchblutung durch die Sympathicusblockade. Ähnliche Resultate werden durch die kombinierte Behandlung mit Hydrazinophthalazin (Nepresol) und Protoveratrin (Puroverin) erreicht. Je nach Schwere der Hypertonie und Dringlichkeit werden beide Medikamente entweder oral in einer Dosierung von 3 × 1 Tablette Adelphan (10 mg Dihydrazinophthalazin + 0,1 mg Reserpin) und 3 × 1 Tablette Puroverin à 0,25 mg oder i.v. als Dauertropfinfusion in Lävulose und zwar Nepresol 25 mg und Puroverin 0,4 mg verabreicht, bis der systolische Blutdruck auf die Hälfte des pathologischen Ausgangswertes, aber nie weniger als 100 mm Hg reduziert ist. Der Abfall soll hierbei langsam und zwar pro Stunde um etwa 20—30 mm Hg und stets kombiniert mit Vergrößerung des Blutvolumens erfolgen. Der Blutvolumsmangel dieser Patienten wird leicht unterschätzt. In kurzen Zeitabständen vorzunehmende Blutdruckkontrollen, etwa alle 5—10 min, sind unerläßlich, da die Gefahr des Blutdruckabfalles und Kreislaufkollapses besteht.

Zur *Sedierung* und damit zur Verminderung der Krampfbereitschaft eignet sich die lytische Mischung aus Pethidin 100 mg, Promethazin 50 mg und Hydergin 0,6 mg in fraktionierten Dosen je nach Wirkung intramuskulär verabreicht.

Bei Vorliegen von *Ödemen* und *Oligurie* empfiehlt es sich, *diuresefördernde Mittel* wie Mannitol oder Sorbit und evtl. Furosemid (Lasix) zu verabreichen. Ihr Effekt ist durch genaue Harnmessungen zu kontrollieren und einer Wirkung im Überschuß durch entsprechende Infusionen vorzubeugen.

Ziel der symptomatischen Behandlung ist es, die Krämpfe zu verhindern, den Blutdruck zu normalisieren und die Diurese in Gang zu bringen. Erst wenn dies gelungen ist, kommen aktivere Maßnahmen zur Beendigung der Geburt in Frage. Bei der dazu etwa erforderlichen Narkose sollte alles vermieden werden, was die durch die Toxikose geschädigte Leber-, Nieren- und Placentafunktion erheblich beeinträchtigen kann.

f) Die Reanimation des Neugeborenen

Bei jedem normal geborenen Kind besteht eine respiratorische Acidose. Diese kann jedoch durch Einsetzen der ersten Atemzüge innerhalb weniger Minuten beseitigt werden. Bei dem durch einen prolongierten Geburtsverlauf, durch Analgetika oder Narkoseagentien zentral gedämpften Kind setzt die Atmung verzögert ein oder fehlt vollständig. Die physiologische Hypoxämie wird daher nicht beseitigt, das Atemzentrum wird durch die vermehrte Kohlensäure im Blut weiter geschädigt. Dieser Zustand kann nur durch künstliche Beatmung überwunden werden.

Folgendes Vorgehen hat sich bewährt: In jedem Falle sofort nach der Abnabelung des Kindes gründliche Absaugung der Mundhöhle, des Pharynx und der Nasengänge. Während dieses Vorgehens, mindestens aber nach einer Minute, Beurteilung des Zustandes des Kindes nach dem Schema nach Apgar.

Tabelle. *Schema nach* Apgar

	0 Punkte	1 Punkt	2 Punkte
Herzfrequenz	fehlt	unter 100	über 100
Atemtätigkeit	fehlt	unregelmäßig schwaches Schreien	regelmäßig kräftiges Schreien
Muskeltonus	schlaff	geringe Beugung der Extremitäten	guter Tonus, gute Bewegung
Reflexerregbarkeit (Reaktion auf Beklopfen der Fußsohlen)	keine	Verziehen des Gesichts, schwache Extremitäten-Bewegung	Schreien, kräftiges Zurückziehen der Beine
Farbe	blaß oder blau	Körper rosig, Extremitäten blau	Körper und Extremitäten rosig

Ergibt die Anzahl der Punkte nach obigem Schema 10—7, so befindet sich das Kind in einem ausgezeichneten bis guten Zustand. Bei Vorliegen von nur 6—3 Punkten besteht eine mittelschwere zentrale Depression. Weist das Kind nur 2 bis 0 Punkte auf, handelt es sich um eine schwere Depression.

Setzt durch das Absaugen selbständige Atmung ein, die anfangs noch unregelmäßig sein kann, erfolgt am besten Verabreichung von Sauerstoff mit der Maske und Setzen von Hautreizen durch Beklopfen der Fußsohlen. Bleibt der erste Atemzug trotz dieser Maßnahmen aus, sollte unverzüglich die orotracheale Intubation und evtl. Absaugung der Trachea und Hauptbronchien und anschließende Beatmung mit O_2 vorgenommen werden. Hierzu eignet sich besonders das Ayresche T-Stück. Zur passiven Entfaltung der noch kollabierten Alveolen kann ein initialer Beatmungsdruck von 40 cm Wassersäule erforderlich sein. Er sollte aber nur kurz einwirken. Für die weitere Beatmung genügen Drucke von 10—20 cm Wassersäule. Die günstigste Atemfrequenz beträgt 40—60/min. Die Absaugung aus dem Pharynx ist neben all diesen Maßnahmen mehrmals zu wiederholen. Die Beurteilung nach dem Apgar-Schema erfolgt 60 sec nach der Geburt sowie nach weiteren 5 und 10 min.

Als Folge einer intrauterin entstandenen Asphyxie zeigt sich beim Neugeborenen neben der respiratorischen stets auch eine beträchtliche metabolische Acidose mit pH-Werten unter 7,2 und einer Verminderung der Pufferreserven bis zu minus 10 mval. Diese Veränderungen können durch künstliche Beatmung allein nicht mehr behoben werden, sondern erfordern eine Korrektur durch alkalisierende Puffersubstanzen. Hierzu eignen sich:

1. Natriumbicarbonat zur „blinden" Sofortbehandlung in einer Dosis von 3 mval/kg Körpergewicht plus der doppelten Menge 10% Glucose oder

2. die 0.3 molare Trispufferlösung, welche mit 100 ml 5% Glucose pro kg Körpergewicht für 24 Std langsam durch einen Nabelschnurkatheter infundiert werden. Die Dosierung erfolgt nach der Formel: Base excess $\times$ kg Körpergewicht $=$ ml der 0,3 molaren Trispufferlösung.

Die Therapie soll sobald wie möglich nach der Geburt einsetzen und unter Kontrolle des Säurebasenhaushaltes sowie der Atmung erfolgen.

Fehlt auch die Herztätigkeit, muß neben der Beatmung auch gleichzeitig die externe Herzmassage angewendet werden. Hierbei wird das mittlere Sternumdrittel am besten durch 2 Finger oder beide Daumen der den Thorax umfassenden Hände mit einer Frequenz von 100—120/min 2—3 cm tief eingedrückt. Wird der Druck im unteren Drittel des Sternums ausgeübt, besteht infolge der anatomischen Besonderheiten des Neugeborenen die Gefahr einer Leberruptur.

Literatur

Monographien, Lehrbücher, Handbücher

Barth, L., Meyer, M.: Moderne Narkose. Jena 1965.

Beck, L.: Geburtshilfliche Anaesthesie und Analgesie. Stuttgart: Thieme 1968.

Crawford, J. S.: Grundlagen und Praxis der geburtshilflichen Anaesthesie. Aus dem Englischen von H. F. Poppelbaum. Berlin: Volk u. Gesundheit 1965.

Moore, D. C.: Regional Block. Springfield 1965.

Wendl, H. K., Dietel, H.: Die allgemeine und örtliche Betäubung in der Geburtshilfe. Sonderdruck aus Klinik der Frauenheilkunde und Geburtshilfe von H. Schwalm u. G. Döderlein. München-Berlin: Urban & Schwarzenberg 1965.

Wylie, W. D., Churchill-Davidson, H. C.: A practice of anaesthesia. London 1962.

Einzelarbeiten

Anselmino, K. J., Beck, L., Buntscheck, A.: Über den Rückgang der Kindersterblichkeit bei der hypertensiven Spätgestose seit Anwendung blutdrucksenkender Medikamente und vermehrter Schwangerenbetreuung. Geburtsh. u. Frauenheilk. **24**, 923—929 (1964).

Apgar, V.: Proposal for new method for evaluation of newborn infants. Anaesth. Analg. Curr. Res. **32**, 260 (1953).

Bach, H. G.: Barbiturateinleitung der Narkose für die Sectio caesarea. Anaesthesist **8**, 337 (1959).

Baechler, C., De Watteville, H.: Le rôle de l'anestésie peridurale en ostetrique à la maternité de Geneve. Gynaecologia (Basel) **160**, 1—10 (1965).

Bargh, W.: Pneumothorax in the neonate. Brit. J. Anaesth. **36**, 456 (1964).

Behn, W. M., Frahm, M., Fretwurst, E.: Über den diaplazentaren Übergang von Phenothiazinderivaten. Klin. Wschr. **34**, 872 (1956).

Benson, F.: Postnatal respiratory complications in the lungs. acta anaesth. scand. suppl. VIII, 23—24 (1961).

Benzer, H., Brunner, J., Muhar, F.: Über die Beeinflussung der Atmung durch eine Kombination des morphinähnlich wirkenden Pethidins mit dem Morphin-Antagonisten Nalorphin. Wien. med. Wschr. **17/18**, 459—465 (1967).

Drasche, E., Ploberger, O.: Zum Problem der respiratorischen Störungen bei schwerer Eklampsie und ihrer Behandlung. Anaesthesist **13**, 1—3 (1964).

Foldes, F. F., Schapira, M., Torda, T. A. G., Duncalf, D., Shiffman, H. P.: Studies on the specificity of narcotic antagonists. Anaesthesiology **26**, 320—328 (1956).

Hehre, F. W., Moyes, A. Z., Senfield, R. M., Lilly, E. J.: I. Continuous lumbar peridural anaesth. in obstetrics. II. Use of minimal amounts of local anesthetics during labor. Anesth. Analg. Curr. Res. **44**, 89—93 (1965).

HELLMANN, K.: Epidural anesthesia in obstetrics: a second look at 26127 cases. Canad. Anaesth. Soc. J. **12**, 398—404 (1965).
HODGES, R. J. H., BENNET, J. R., TUNSTALL, M. E., KNIGHT, R. F.: General anaesthesia for operative obstetrics. Brit. J. Anaesth. **31**, 152—163 (1959).
— TUNSTALL, M.E.: Choice of anaesthesia and its influence on perinatal mortality in caesarean section. Brit. J. Anaesth. **33**, 572 (1961).
— WILSON, E. J., KNIGHT, R. F., TUNSTALL, M. E.: Some factors associated with neonatal depression in operative obstetrics. Brit. J. Anaesth. **32**, 16—20 (1960).
HOSEMANN, H.: Schmerzlinderung mit Trichloraethylen. München-Berlin: Urban & Schwarzenberg 1952.
HÜGIN, W.: Anästhesie für gynäkologische und geburtshilfliche Eingriffe. Geburtsh. u. Frauenheilk. **21**, 1004 (1961).
JAMES, L. S., WEISBROT, C. E., PRINCE, D. W., HOLADAY, D. A., APGAR, V.: Acidbase status of human infants in relation to birth asphyxia and the onset of respiration. J. Paediat. **52**, 379 (1958).
MCKECHNIE, R. B., COVERS, J. G.: Placental transmission of thiopental. Amer. J. Obstet. Gynec. **70**, 639 (1955).
MORISHIMA, H. O., DANIEL, S. S., FINSTER, M., POPPERS, P. J., JAMES, L. S.: Transmission of mepivacaine hydrochloride (Carbocaine) across the human placenta. Anaesthesiology. **27**, 147—154 (1966).
MOYA, F., KVISSELGARD, N.: Placental transmission of succinylcholin. Anesthesiology **22**, 1—6 (1961).
SHNIDER, S. M., MAY, E. L., LORD, M. J.: Rate of appearence and disappearenc of meperidine in fetal blood after administration of narcotic to the mother. Anesthesiology **27**, 227—228 (1966).
SLIOM, C. M., MORLEY, E. C., CRICHTON, D.: The choice of anaesthesia for caesarean section. A comparison between general anaesthesia and spinal analgesia. S.Afr. med. J. **39**, 1083—1088 (1965).
ULM, R.: Erweiterung der medikamentösen Geburtsanalgesie. Wien. klin. Wschr. **52**, 929—931 (1960).
UTER, FR.: Die Barbiturat-Anaesthesie in der Geburtshilfe. Z. Geburtsh. Gynäk. **158**, 180—185 (1962).
WILSON, K. B., VANDEWATER, S. L.: Halothane in obstetrics: Five years experience. Anaesth. Analg. Curr. Res. **44**, 34—38 (1965).
WINTER, W., UTER, FR.: Halothan-Narkose und Uterusrelaxation. Anaesthesist **14**, 83—86 (1965).

7. Die Anaesthesie in der Gynäkologie

J. BRUNNER

a) Vaginale Operationen

Für diese Eingriffe wird im allgemeinen kein besonderer Erschlaffungsgrad gefordert. Von praktischer Bedeutung sind jedoch gewisse vagale Reflexe, die bei Manipulationen am Perineum, in der Vagina und im Uterus — z.B. Aufdehnen der Cervix — auftreten und zu Hustenstößen, Brechreiz, Laryngospasmus, Apnoe, Bradykardie und Arrhythmie führen können. Eine entsprechende vagolytische und sedierende, evtl. auch antiemetische Prämedikation mit Atropin oder Scopolamin und Pethidin, evtl. auch Promethazin, erscheint daher auch für kleinste vaginale Eingriffe erforderlich. Dauert der Eingriff längere Zeit, sollte die durch die Steinschnittlage ungünstig beeinflußte Atmung assistiert werden. Außerdem ist bei dieser Lagerung größtes Augenmerk auf die Vermeidung einer Druckschädigung des N. peronaeus durch die Beinstützen zu richten.

Je nach dem Zustand der Patientin, der Ausbildung des Anaesthesisten und der Ausdehnung des vaginalen Eingriffes kann die Anaesthesie entweder in Form einer kombinierten Allgemeinnarkose oder einer rückenmarksnahen regionalen Anaesthesie durchgeführt werden.

Bei der ersteren Methode ist die endotracheale Intubation für größere vaginale Operationen meist indiziert, vor allem aber dann unbedingt erforderlich, wenn der schlechte Allgemeinzustand der Patientin oder deren anatomische Besonderheiten, wie kurzer Hals, schwere Adipositas u.ä., eine Gefährdung des freien Atemweges erwarten lassen.

b) Abdominelle Operationen

Für abdominelle Eingriffe in der Gynäkologie eignen sich ganz allgemein alle für die Abdominalchirurgie bewährten Narkose- und Anaesthesiemethoden, die gute und dauerhafte Muskelerschlaffung gewährleisten (s. Kap. „Abdominalchirurgie“, S. 677). Die Relaxation zusammen mit der praktisch immer geforderten mehr oder weniger starken Beckenhochlagerung geben stets die Indikation zur endotrachealen Intubation.

Durch das Zurücksinken der Eingeweide und das Abstopfen des Bauches mit Tüchern kommt es zu einer oft beträchtlichen mechanischen Einschränkung der Zwerchfellatmung. Es empfiehlt sich daher in jedem Fall, ganz besonders aber bei dicken Patientinnen, reichlich Sauerstoff zuzuführen und ausreichend zu beatmen.

Herz und Kreislauf werden durch die starke Kopftieflage, die der Anaesthesist nach Möglichkeit in eine schwache von 15° umzuändern bestrebt sein sollte, in folgender Weise beeinflußt: zunächst kommt es zu einer Vermehrung des venösen Rückflusses zum Herzen, Erhöhung des Schlagvolumens und Blutdruckanstieg, dann zu Dilatation des Herzens und Blutdruckabfall. In der oberflächlichen Allgemeinnarkose sind diese Veränderungen infolge des Erhaltenseins von Kompensationsmechanismen nicht so ausgeprägt. Sauerstoffmangel und tiefe Narkose verstärken die ungünstige Wirkung der Beckenhochlagerung auf Herz und Kreislauf (GORDH). Die Neigung und Wiederaufrichtung des Tisches sollte sowohl bei spinalanaesthesierten als auch bei narkotisierten Patienten nur schrittweise erfolgen (LEE).

Beachtung verdient die Frage der Verhütung der Plexusparese. Letztere ist gerade bei gynäkologischen Eingriffen nicht allzu selten (DHUNÉR). Wird zur Durchführung einer intravenösen Narkose bzw. Infusion ein Arm nach der Seite herausgelagert und dann im Verlauf der Operation der Kopfteil des Tisches gesenkt, dann wird durch den Druck der Schulterstützen auf die Schulter die Clavicula der ersten Rippe genähert und der zwischen beiden Knochen verlaufende Plexus brachialis kann somit druckgeschädigt werden. Um dies zu vermeiden, wird vorgeschlagen: entweder Aufhängung an den Beinen und Weglassen der Schulterstützen oder Unterlegen eines kleinen Polsters unter die Schulter, wodurch die Clavicula nach vorne gedrückt wird (HÜGIN).

c) Narkoseuntersuchungen

Die bei nervösen, sehr dicken Patientinnen oder bei Frauen mit gespannten Bauchdecken gelegentlich notwendigen diagnostischen Palpationsuntersuchungen in Narkose wurden früher meist in Äthernarkose, manchmal auch unter Hexobarbital durchgeführt. Heute stehen uns neben kurzwirkenden intravenösen Narkosemitteln zusätzlich das kurzwirkende Muskelrelaxans Succinylcholin zur Verfügung, durch das es möglich ist, die Bauchdecken für die kurze Zeit der Untersuchung völlig zu entspannen. Voraussetzung zur Verwendung dieses Mittels ist jedoch ein gut ausgebildeter Anaesthesist und das Vorhandensein eines Narkose- oder Beatmungsgerätes.

Die mancherorts immer häufiger geübte, diagnostischen Zwecken dienende Laparoskopie wird am besten in kombinierter Allgemeinanaesthesie und Intubation mit Relaxation durch Succinylcholin durchgeführt.

Literatur

DHUNÉR, K. G.: Nerve injuries following operations: A survey of cases occuring during a six-years period. Anesthesiology **11**, 289—293 (1950).

DUNDEE, J. W.: Clinical pharmacology of general anesthetics. Clin. Pharmacol. Ther. **8**, 91—123 (1967).

FREY, R., HÜGIN, W., MAYRHOFER, O.: Lehrbuch der Anaesthesiologie. 1. Aufl. Berlin-Göttingen-Heidelberg: Springer 1955.

GORDH, T.: Postural circulatory and respiratory changes during ether and intravenous anesthesia. Acta chir. scand. **92** (Suppl.), 102 (1945).

HÜGIN, W.: Fehler und Gefahren der Narkose mit Berücksichtigung neuzeitlicher Methoden. Anaesthesist **1**, 46—58 (1952).

— Anaesthesie für gynäkologische und geburtshilfliche Eingriffe. Geburtsh. u. Frauenheilk. **21**, 1004 (1961).

LEE, J. A.: A Synopsis of anaesthesia. Bristol: J. Wright & Sons, Ltd. 1959.

8. Die Anaesthesie in der Urologie

K. MIYAMOTO

a) Allgemeines

Die allgemeinen anaesthesiologischen Prinzipien bei Voruntersuchung und Vorbereitung der Patienten, Wahl und Durchführung der Anaesthesie sowie der postoperativen Behandlung haben auch in der urologischen Anaesthesiepraxis volle Gültigkeit. Wegen der Art der Erkrankung ist ein taktvoller Umgang mit dem Patienten erwünscht, um sein Vertrauen zu gewinnen. Notfälle sind nicht selten, und dem Anaesthesisten wird zuweilen eine schwierige Aufgabe, wie z. B. Anaesthesie für Nephrostomie oder Cystostomie wegen postrenaler Anurie und Azotämie, gestellt. Steineinklemmung, traumatische Verletzung der Urogenitalorgane, Nachblutung nach Elektroresektion der Prostata mit Blasentamponade sind weitere Beispiele. Nierenfunktionseinschränkung, urämischer Ileus, reflektorischer Subileus bei Koliken, renale oder durch Hämaturie bedingte Anämie, renale Hypertonie sind häufige Nebenbefunde.

Im Hinblick auf die Technik gehört die Urologie zu dem Gebiet, in dem neben der Narkose die Lokalanaesthesie in Form der Schleimhaut- sowie der Spinal- und der Epiduralanaesthesie häufig Anwendung findet. Der Gebrauch der Hochfrequenz-Chirurgie-Geräte — z. B. Resektionscystoskop — verbietet bei endoskopischen Eingriffen ein explosives Gasgemisch. Dasselbe gilt jedoch oft auch für Operationen im gefäßreichen Gebiet wie Prostatektomie, totale Cystektomie, Hypernephromoperation, wo die Diathermie zur Blutstillung erwünscht ist. Im endoskopischen Operationssaal ist es angebracht, einen Scheinwerfer anzubringen, mit dessen Hilfe die Gesichtsfarbe der Patienten während Verdunkelung im natürlichen Farbton beobachtet werden kann. Die Lithotomie- und Nierenlagerung, die in der Urologie häufig angewendet wird, ist nicht ohne Auswirkung auf Atmung und Kreislauf (s. Kap. „Lagerung“, S. 342).

Nach Manipulationen in den Harnwegen, z.B. Bougierung der Urethra oder Elektroresektion der Prostata, tritt der durch gramnegative Keime — am häufigsten E. coli — verursachte septische Endotoxinschock als eine seltene, aber schwerwiegende postoperative Frühkomplikation auf, die nicht etwa mit einer Transfusionsreaktion oder Shivering nach Halothan verwechselt werden darf, sondern eine unverzügliche symptomatische und kausale Behandlung erfordert (KENNELLY; HOOPER u. HARE; MARX u. ORKIN). Mannit i.v. als osmotisches Diuretikum wird in der Urologie oft verwendet, und zwar prophylaktisch gegen eine ischämische Nierenschädigung nach Abklemmen des Nierenstiels oder als „innere Spülung" durch ausgiebige Diurese, z.B. bei Ureterosigmoidostomie, Elektrokoagulation der Blasenpapillome oder auch zur Ausschwemmung resorbierter Spülflüssigkeit bei Elektroresektion der Prostata (BARRY u. MALLOY; NOSOWSKY u. KAUFMANN; BODNER et al.; FIGDOR). Beim Vorliegen einer fixierten Nierenfunktionsstörung soll man jedoch mit Mannit vorsichtig sein, da seine Elimination ausschließlich durch die Nieren erfolgt (AVIRAM et al.; SARRE u. HEINZE; LAPIDES et al., 1968).

Im folgenden werden spezielle Probleme behandelt, die einigen urologischen Operationen eigen sind und deren Verständnis zur besseren anaesthesiologischen Betreuung der Patienten nötig ist.

b) Anaesthesie für endoskopische Eingriffe

α) Transurethrale Resektion der Prostata (TUR)

Es handelt sich hier in der überwiegenden Mehrzahl um alte Patienten, bei denen außer Folgen der Harnstauung häufig andere pathologische Veränderungen gleichzeitig vorkommen. Als Beispiele seien erwähnt: coronare und hypertensive Kardiopathie, obstruktives Lungenemphysem, Diabetes mellitus, deformierende Polyarthritis, cerebrale Arteriosklerose. Durch eine genaue Erhebung der Anamnese und eine zielbewußte Untersuchung muß man anstreben, dekompensierte Organfunktion oder gestörtes Milieu interieur zu eruieren und diese durch geeignete Vorbehandlung zu korrigieren. Die Antikoagulantientherapie muß wegen Gefahr erheblicher Blutung abgesetzt werden (BAUMRUCKER, 1968).

Die Schätzung und der Ersatz des Blutverlustes während der transurethralen Prostataresektion ist eine wichtige Aufgabe des Anaesthesisten. Eine ziemlich genaue Schätzung ist hier möglich, wenn man mittels einer colorimetrischen Messung die verlorene Hämoglobinmenge ermittelt (PILCHER u. SHEARD; NESBIT u. CONGER; SCHMUTZLER u. FÜRSTENBERG). Zu diesem Zweck wird die gesamte, durch das Resektoskop die Blase verlassende, mit Blut vermischte Spülflüssigkeit in einem großen geeichten Eimer gesammelt. Aus dem Volumen (V_F) und der Hämoglobinkonzentration (Hb_F) dieser Irrigationsflüssigkeit kann man die verlorene Hämoglobinmenge errechnen. Diese, dividiert mit dem Hämoglobinwert des Patienten (Hb_P), ergibt den gesuchten Blutverlust, wie folgt:

$$\frac{V_F\,(\text{Liter}) \times Hb_F\,(\text{mg-\%})}{Hb_P\,(\text{g-\%})} = \text{Blutverlust (ml)}.$$

Eine Schätzung mit bloßen Augen ist unzuverlässig und nach eigener Erfahrung bis zum Vielfachen der Realwerte ungenau. Da es sich meistens um alte Patienten handelt, die am kardiovasculären System über eingeschränkte Reserven verfügen und

Tabelle 1. *Der Blutverlust während der transurethralen Resektion der Prostata in Narkose bei 83 Patienten*

Blutverlust[a] während TUR (ml)	Zahl der Patienten
0—100	33
101—250	18
251—500	14
501—750	10
751—1000	5
1001—1500	2
1501—2000	1
Total	83

[a] Colorimetrische Bestimmung nach der Cyanhämoglobin-Methode (SCHMUTZLER u. FÜRSTENBERG).

beeinträchtigte Regulationsmechanismen aufweisen, ist es von Bedeutung, von Zeit zu Zeit den Blutverlust zu messen und ihn adäquat zu ersetzen, es könnte sonst leicht zur Kreislaufüberlastung mit Lungenödem oder zu einem Volumendefizit mit plötzlicher Hypotonie kommen (ROBERTSON). Der peroperative Blutverlust schwankt von Fall zu Fall beträchtlich und kann im allgemeinen durch sorgfältige Blutstillung weitgehend reduziert werden (PILCHER u. SHEARD; KRETSCHMER u. OKULY). Tabelle 1 zeigt eigene Untersuchungsergebnisse, die gut mit denjenigen anderer Autoren (PILCHER u. SHEARD; NESBIT u. CONGER; PERKINS u. MILLER) übereinstimmen. Die Analysen der Meßwerte ergaben, daß der Blutverlust zu dem Gewicht des resezierten Prostatagewebes und der Operationsdauer einigermaßen proportional ist (NESBIT u. CONGER; PERKINS u. MILLER; GOODYEAR u. BEARD; EMMETT et al.). Da jedoch eine beträchtliche Streubreite für Einzelwerte existiert, besagt diese Erkenntnis nur eine allgemeine Tendenz; der wirkliche Blutverlust kann nur durch eine objektive Messung erfaßt werden.

Ein nicht zu vermeidendes Problem während der transurethralen Prostataresektion stellt die Resorption der Spülflüssigkeit dar, die von zahlreichen Autoren qualitativ (LANDSTEINER u. FINCH; CREEVY; GRIFFIN; CONGER u. KARAFIN) sowie quantitativ (HAGSTROM; GRIFFIN et al.; MALUF et al.; BEIRNE et al.; MADSEN u. MADSEN, 1965b; MADSEN u. OESTER, TAYLOR et al.) festgestellt worden ist. Abgesehen von der seltenen, akzidentellen Perforation der freien Blasenwand kommt es während der Elektroresektion der Prostata regelmäßig zur Eröffnung von Kapselvenen und zu Kapselperforationen und als Folge davon ergibt sich ein freier Eintritt der Irrigationsflüssigkeit direkt in den Kreislauf bzw. eine Flüssigkeitsinfiltration in das periprostatische und das retroperitoneale Gewebe (CONGER u. KARAFIN; GRIFFIN et al.; MADSEN u. OESTER; WEAR). Der Umfang dieser Flüssigkeitsresorption ist von der Ausdehnung der Läsion, dem hydraulischen Druck, unter dem sich die Spülflüssigkeit in der Blase befindet, sowie der Dauer des Eingriffs nach Auftreten der Läsion abhängig (TAYLOR et al.; CONGER) und kann zuweilen eine beachtliche Menge (HAGSTROM; GRIFFIN et al.; TAYLOR et al.) — sogar bis 4500 ml (MALUF et al.; MADSEN u. OESTER) — betragen. Tabelle 2 zeigt die resorbierte Flüssigkeitsmenge nach eigenen Untersuchungen; das Resultat stimmt weitgehend mit demjenigen von MADSEN u. MADSEN (1965b) überein.

Tabelle 2. *Die Resorption der Irrigationsflüssigkeit (3,5%ige Sorbit-Mannit-Lösung) während der transurethralen Resektion der Prostata in Narkose bei 59 Patienten*

Menge der resorbierten Spülflüssigkeit [a] (ml)	Zahl der Patienten
0	12
1—250	13
251—500	15
501—1000	10
1001—2000	5
2001—3000	3
3001—4000	1 [b]
Total	59

[a] Differenz zwischen der benutzten und der wieder aufgefangenen Menge.
[b] Dieser Patient resorbierte 3500 ml Spülflüssigkeit.

Die Beschaffenheit der resorbierten Flüssigkeit bestimmt dabei im wesentlichen die pathophysiologische Konsequenz. Als Irrigationsmedium für endoskopische Eingriffe kommt nur eine sterile, klare Flüssigkeit ohne elektrische Leitfähigkeit, d.h. ohne Elektrolyte, in Frage (EMMETT et al.; LANDSTEINER u. FINCH; MCLAUGHLIN et al.). Verständlicherweise wurde für die transurethrale Prostataresektion zuerst destilliertes Wasser verwendet, bis es sich herausstellte, daß bei postoperativen Todesfällen durch akutes Nierenversagen neben Blutverlust, Hypotonie, akuter Pyelonephritis vor allem die intravasculäre Hämolyse, bedingt durch Resorption von Aqua dest., eine nicht zu übersehende Rolle spielt (LANDSTEINER u. FINCH; MCLAUGHLIN et al.; CREEVY u. WEBB; ROSOFF u. WALTER). Auf dieser Erkenntnis beruht der seither immer mehr verbreitete Gebrauch von nicht-hämolysierenden, elektrolytfreien Lösungen als Irrigationsmedien, was tatsächlich die Morbidität wie die Mortalität nach Elektroresektion der Prostata verminderte (EMMETT et al.; CREEVY u. REISER). Die meist verwendeten Lösungen sind die 3,2%ige Sorbit-Mannit-Lösung (178 mOs.), die pro Liter 27 g Sorbit und 5,4 g Mannit enthält, sowie die 1,5%ige Glycinlösung (200 mOs.) und die 2,5%ige Glucoselösung (139 mOs.) (MADSEN u. MADSEN, 1965a). Die Einführung dieser Spülflüssigkeiten löste jedoch das Problem der massiven Flüssigkeitsresorption nicht gänzlich. Denn wenn diese direkt durch eröffnete Kapselvenen in einer kürzeren Zeitspanne erfolgt, kann es zur Kreislaufüberlastung mit Lungenödem kommen (MADSEN u. MADSEN, 1965b; BULKLEY u. O'CONOR; MARX et al.; DRINKER et al.). Durch den Verdünnungseffekt entstehen Hyponatriämie und metabolische Acidose (DRINKER et al.; BERG et al.; GLENN et al.; ASANO et al.). Die Infiltration des periprostatischen und des retroperitonealen Raums mit einer größeren Menge elektrolytfreier Lösungen wird wie die subcutane Verabreichung von Glucoselösung (DANOWSKI et al.) einen Salzentzug in das Infiltrat verursachen. Infolgedessen entsteht Hypoosmolalität der extracellulären Flüssigkeit mit Verschiebung freien Wassers in die Zellen, ihr Volumen, einschließlich des Plasmavolumens, wird sich verkleinern und kann in der Folge einen hypovolämischen Schock herbeiführen. Die Verdünnungshyponatriämie als solche dürfte nicht für die postoperative Hypotonie verantwortlich sein (BERG et al.). Da diese Medien, wie oben angedeutet, zwar nicht-hämolysierend, jedoch stark hypoosmolar sind, wird das Entstehen der Wasserintoxikation mit Hirn- und Lungenödem begünstigt (MALUF et al.; DRINKER et al.).

Das klinische Bild der massiven Resorption von Irrigationsflüssigkeit wird einerseits von der Menge der resorbierten Flüssigkeit und andererseits von ihrer Lokalisation abhängen. Wieviel direkt in die Venen und wieviel in den retroperitonealen Raum gelangt, ist von Fall zu Fall recht verschieden und nicht voraussehbar (MADSEN u. OESTER). Häufig beobachtete Zeichen sind bei wachen Patienten in Regionalanaesthesie Unruhe, Verwirrung, Brechreiz, Erbrechen, Dyspnoe, Cyanose, Bradykardie, Blutdruckveränderung — meistens Anstieg —, Koma, Konvulsionen (CONGER u. KARAFIN; HAGSTROM; MALUF et al.; TAYLOR et al.; DRINKER et al.; HARRISON et al.; CECCARELLI u. MANTELL). Seltener beherrscht Lungenödem das Bild (MADSEN u. MADSEN, 1965b; BULKLEY u. O'CONOR; MARX et al.; DRINKER et al.). Während der Narkose werden nicht nur die subjektiven, sondern teilweise auch die objektiven Symptome wie Dyspnoe und Cyanose verdeckt (MARX et al.). Bei Verabreichung von Halothan kommt nach eigener Erfahrung auch der Blutdruckanstieg nicht deutlich zum Vorschein. Während der ersten Stunden nach Beendigung der Operation kann bei diesen Patienten — trotz adäquatem Blutersatz — plötzlich eine bedrohliche Hypotonie mit Oligurie auftreten. Die Untersuchung der Serumelektrolyte ergibt regelmäßig Hyponatriämie (MALUF et al.; DRINKER et al.; HARRISON et al.; CECCARELLI u. MANTELL). Die rationale Behandlung dieser sog. „TUR-Reaktion" besteht in der Salzzufuhr, z.B. in Form von 5%iger NaCl-Lösung unter einer strengen Kontrolle des zentralen Venendrucks sowie der Infusion von 20%iger Mannitlösung zur Entwässerung und Diurese (MALUF et al.; DRINKER et al.; HARRISON et al.; CECCARELLI u. MANTELL).

Zur Vermeidung der massiven Flüssigkeitsresorption während der Elektroresektion der Prostata wurden verschiedene Ratschläge erteilt, die das Operationstechnische betreffen; vor allem wird empfohlen, bei Eröffnung der Kapselvenen oder bei Kapselperforation sowie beim Auftreten verdächtiger klinischer Zeichen die Operation zu unterbrechen (CONGER u. KARAFIN; TAYLOR et al.). Der Anaesthesist soll ein Auge auf Zeichen einer TUR-Reaktion haben. Während der Operation soll er den Blutverlust, die mögliche Resorption von Irrigationsflüssigkeit und den Bedarf an Blutersatz ausbalancierend erwägen, um eine möglichst physiologische Hämodynamik aufrechtzuerhalten. Die peroperative Messung des zentralen Venendrucks kann dabei eine wertvolle Hilfe sein (DRINKER et al.; KUNIN u. LIMBERT). Auch muß an eine eventuelle Störung des Wasser-, Elektrolyt- und Säure-Basen-Haushalts gedacht werden, daher kontrolliert man die Serumelektrolyte, hauptsächlich das Serumnatrium, prä- und postoperativ, evtl. auch peroperativ. Eine namhafte intravenöse Infusion ist wegen der geschilderten Probleme bei diesem Eingriff peroperativ nicht erwünscht (CONGER u. KARAFIN; TAYLOR et al.), der eingelegte Venenkatheter wird vorwiegend für Bluttransfusionen freigehalten.

Bei der Wahl der Anaesthesie ist zu bedenken, daß eine möglichst große Blasenkapazität die Voraussetzung für eine sichere und unbeschwerte Resektion ist (CONGER). Brüske Bewegungen des Patienten sind wegen der Perforationsgefahr strikt zu vermeiden. Explosive Anaesthetica sind kontraindiziert. Eine oberflächliche Intubationsnarkose, beispielsweise N_2O:O_2:Halothan, kombiniert mit einem Muskelrelaxans — d-Tubocurarin — bewirkt durch Entspannung der Bauchdecken adäquate Operationsbedingungen. In der Prämedikation verabreichtes Anticholinergikum — Atropin oder Bellafolin — wirkt auf den Detrusor paretisch, indem es den durch Acetylcholin übermittelten motorischen Impuls an den postganglionären parasympathischen Endigungen des N. pelvicus hemmt (LAPIDES et al., 1958; HUKOVIĆ et al.). Die Muskelrelaxantien, d-Tubocurarin und Succinylcholin, vermindern die Erregbarkeit des Detrusors, indem sie vermutlich die intramuralen Ganglien des N. pelvicus hemmen (CHESTER u. THORP; GRABER u. RUTISHAUSER; HALD u. MYGIND). Die Spinal- und Epiduralanaesthesie erzeugen durch Erschlaffung der Bauchdecken und Lähmung des N. pelvicus im spinalen Niveau optimale Verhältnisse für die Resektion. Nachteilig wäre eine Hypotonie, die bei dieser Technik auftreten kann. Zu ihrer Bekämpfung sind oft beträchtliche Mengen Flüssigkeit i.v. oder die Verabreichung eines Vasopressors notwendig, was in Anbetracht der möglichen Resorption von Irrigationsflüssigkeit unerwünscht ist.

Von Wichtigkeit sind nach Beendigung der Operation vor allem eine vorsichtige Umlagerung des Patienten von der Steinschnitt- zur Horizontallage, häufige Kreislaufüberwachung in den ersten Stunden wegen der TUR-Reaktion, regelmäßige Kontrolle der Durchgängigkeit des Ballonkatheters und der Urinmenge sowie intensive Atemgymnastik und Frühmobilisation, dies besonders wegen des häufigeren Vorkommens von Thromboembolien nach Prostataoperationen (SCHMUTZLER u. FÜRSTENBERG). Die postoperative Mannittherapie wurde bereits erwähnt. Da peroperativ oft mehr oder weniger

Spülflüssigkeit resorbiert wird, ist auch postoperativ eine größere Routine-Infusion nicht angezeigt, obgleich es in den ersten Stunden ratsam ist, die Vene durch eine langsame Tropfinfusion (0,9% NaCl) gerade frei zu halten. Später kann der Patient den Flüssigkeitsbedarf per os decken. Wenn präoperativ die Untersuchung auf Bakterien im Urin positiv war, ist eine prophylaktische Antibioticumtherapie berechtigt, da Bakterien zusammen mit der Spülflüssigkeit in den Blutstrom gelangen können (Biorn et al.). Auf den Endotoxinschock als Frühkomplikation wurde schon hingewiesen. Bei Blasenschmerzen ist zu prüfen, ob sie durch Spasmen bedingt sind, oder ob eine Blasenüberdehnung durch Verstopfung des Katheters vorliegt. Gegen die ersteren sind Dixamonum (Banthin oder Pro-Banthin) wirksam. Letztere muß kausal behandelt werden.

Bei der postoperativen Blutung nach der transurethralen Elektroresektion und den offenen Ektomien der Prostata kommt der im Urin physiologisch vorhandenen Urokinase eine wichtige Rolle zu (Schmutzler u. Fürstenberg). Diese aktiviert Plasminogen zu Plasmin und löst im Wundbett die lokale fibrinolytische Reaktion aus. Auf diese theoretische Überlegung gründet sich die Verabreichung von Epsilonaminokapron- (EACA) (Schmutzler u. Fürstenberg; Madsen u. Strauch) und P-aminomethyl-Cyclohexan-Carbonsäure (AMCA) (Hedlund; Kaufmann u. Siefker), also von Hemmstoffen der Plasminogenaktivierung und der Plasminwirkung, mit welchen sich der postoperative Blutverlust deutlich reduzieren läßt. Abgesehen von der schweren fibrinolytischen Blutung ist die routinemäßige Behandlung aller an Prostata Operierten mit diesen Fibrinolysehemmern wegen ihrer Nebenwirkungen, vor allem thromboembolischer Komplikationen, umstritten, besonders wenn nicht gleichzeitig eine medikamentöse Thrombose-Prophylaxe durchgeführt wird und keine Kontrolle der Gerinnungsfaktoren möglich ist (Baumrucker, 1968; Schmutzler u. Fürstenberg; Kaufmann u. Siefker; Bergin; Charytan u. Purtilo); (s. auch „Erhöhte Blutungsneigung", S. 541).

β) Transurethrale Koagulation und Resektion der Blasentumoren

Patienten mit Blasentumoren leiden wegen rezidivierender Hämaturien oft an einer subakuten oder chronischen Anämie, die zuweilen präoperativ durch Transfusion von Vollblut oder von Erythrocytenkonzentrat korrigiert werden muß. Eine direkte Resorption von Irrigationsflüssigkeit in die Venen, wie bei der Elektroresektion der Prostata, ist hier nicht bekannt, so daß steriles Aqua dest. als Spülflüssigkeit verwendet werden darf. Aqua dest. hat den Vorteil der Billigkeit und bewahrt wegen seiner hämolysierenden Eigenschaft dem Operateur ein klares Gesichtsfeld. Bei der Wahl der Anaesthesiemethode stellt sich sonst die gleiche Problematik wie im vorangegangenen Abschnitt. Die Regionalanaesthesie — Epidural- oder Sacralanaesthesie — ist geeignet.

Bei einer seltenen akzidentellen Perforation der freien Blasenwand, die auch während der Elektroresektion der Prostata, Fremdkörperentfernung und Lithotrypsie vorkommen kann und seltener durch Überblähen der Blase mit einem Evakuator oder durch Explosion eines in der Blase angesammelten Gases bedingt ist (Kenyon; Baumrucker, 1966) (s. auch „Sicherheitsprobleme im Operationstrakt", S. 580), kommt es je nach der Menge in die Peritonealhöhle ausgetretener Spülflüssigkeit und je nach verstrichener Zeit zu einem mehr oder weniger schweren Bild des hypovolämischen Schocks mit Oligurie (Mahoney et al.). Dieses Bild beruht pathophysiologisch im wesentlichen auf dem Verlust von extracellulären Salzen in die intraperitoneale lokalisierte elektrolytfreie Spülflüssigkeit — gleichzeitig diffundiert freies Wasser in umgekehrter Richtung. Unmittelbare Folge ist eine verminderte Osmolalität der extracellulären Flüssigkeit, sodann Verschiebung von Wasser aus dem extracellulären Raum in die Zellen und Schrumpfung des extracellulären Raumes. Beim Tierversuch findet man im Serum eine Herabsetzung von Natrium, Chlorid und der Osmolalität, der Hämatokritwert nimmt zu und das Blutvolumen ab (Glenn et al.; Mahoney et al.). Diese Veränderungen sind sowohl mit Aqua dest., als auch mit den oben erwähnten nicht-hämolysierenden Flüssigkeiten, qualitativ und quantitativ ähnlich, nur wird beim Aqua dest. zusätzlich eine leichte Hämoglobinämie beobachtet (Mahoney et al.).

Klinisch läßt ein plötzliches Auftreten von Abdominalschmerzen mit Bauchdeckenspannung bei einem wachen Patienten trotz Spinal- oder Epiduralanaesthesie eine Perforation vermuten; Blässe, Nausea und Erbrechen können folgen (Marx u. Orkin; Kenyon). Auch während der Narkose kann sich eine Perforation durch eine plötzliche Veränderung der Atmung oder Abnahme der Compliance während der Beatmung bemerkbar machen (Marx u. Orkin). Eine Hypotonie kann sofort oder im Anschluß an einen kurzfristigen Blutdruckanstieg eintreten (Kenyon). Der Operateur kann die Perforation an dem inkompletten Rückfluß der Irrigationsflüssigkeit durch das Endoskop vermuten und sie mit Hilfe eines Cystogramms feststellen (KENYON; BAUMRUCKER, 1966). Die kausale Therapie besteht in der Eröffnung des Abdomens mit Absaugung der Irrigationsflüssigkeit, Versorgung der Perforationsstelle und dem Anlegen einer Cystostomie (BAUMRUCKER), 1966). Verabreichung von Antibiotica ist angezeigt. Zu den Aufgaben des Anaesthesisten gehört die Bekämpfung des drohenden Schocks durch adäquate Infusion von Plasma und isotoner Kochsalzlösung. Die Bestimmung des zentralen Venendrucks und des Hämatokrits sowie des Säure-Basen-Status und der Elektrolytwerte leistet dabei eine wertvolle Hilfe. Zur Diurese und Entwässerung wird 20%ige Mannitlösung infundiert.

γ) Cystoskopie

Für die Cystoskopie zu diagnostischen Zwecken wird bei Frauen normalerweise keine Anaesthesie benötigt. Bei Männern ist eine Oberflächenanaesthesie der Harnröhrenschleimhaut ausreichend (SENGER u. ZORGNIOTTI), beispielsweise mit Lidocain-Gel, das 1—2% Lidocain-Hydrochlorid enthält (BRYCE-SMITH; DIX u. TRESIDDER). Durch Beimischung einer Kolloidalsubstanz wie Methylcellulose wird die örtliche Kontaktzeit und somit die Wirkungsdauer des Lokalanaestheticums verlängert, wobei das Mischungsverhältnis von Kolloid nicht nur die Wirkungsdauer, sondern auch die Wirkungsstärke des Präparates entscheidend beeinflußt (LANGSTON et al.). Das anaesthetische Gel ist in einer Tube zum einmaligen Gebrauch steril verpackt und darf nur die klinisch erlaubte Maximaldosis an Wirkstoff enthalten (DIX u. TRESIDDER). Die Maximaldosis von Lidocain zu diesem Zweck ist klein, da es im allgemeinen durch die Schleimhaut viel rascher resorbiert wird, als nach subcutaner Infiltration (ADRIANI u. CAMPBELL). Nach DIX u. TRESIDDER darf bei einem Patienten innerhalb 24 Std höchstens einmal 15 ml 1% Lidocain-Gel (= 150 mg Lidocain-Hydrochlorid) urethral appliziert werden. Bei einer Schleimhautläsion ist die Resorption des Lokalanaestheticums wesentlich beschleunigt, so daß auch die klinisch übliche Dosis eine toxische Reaktion hervorrufen kann. Aus diesem Grunde ist die Schleimhautanaesthesie der Urethra bei folgenden Zuständen kontraindiziert (SENGER u. ZORGNIOTTI): kürzlich durchgeführte Instrumentierung der Urethra, Harnröhrenblutung, Strikturen und akut entzündliche Prozesse der Urethra. Das Anaestheticum darf keinesfalls unter Druck instilliert werden, da es dann direkt in die Blutbahn gelangen kann (SENGER u. ZORGNIOTTI). Bei Patienten mit beeinträchtigter Leberfunktion ist Vorsicht am Platz. Zu empfehlen ist die Prämedikation mit einem Barbiturat, z.B. Pentobarbital. Es ist zu betonen, daß sich die optimale Anaesthesie nach Instillation des Anaestheticums und Abklemmen der Glans penis erst 10—15 min später einstellt (BRYCE-SMITH).

Für die Cystoskopie bei Kindern und psychisch labilen Männern sowie für kürzere Eingriffe, wie Schlingenextraktion eines Uretersteins oder Lithotrypsie, ist eine Narkose, z.B. Lachgas-Sauerstoff-Halothan angezeigt. Wir bedienen uns des Magill's Attachment mit relativ hohem Frischgasstrom zur speditiven Einleitung.

c) Chirurgisch-urologische Eingriffe

α) Operation an der Niere und am Ureter

Der Anaesthesist muß sich bewußt sein, daß es während des Eingriffes an der Niere durch Verletzung akzessorischer Gefäße, des Nierenstiels oder der V. cava plötzlich zu einer erheblichen Blutung kommen kann, die unter Umständen massive Bluttransfusionen erheischt (KREBS). Bei Verletzung der Vena cava inferior besteht außerdem Gefahr einer Luftembolie (LINDNER; TZSCHIRNTSCH). Da bei Hypernephrom der Tumor nicht selten in die V. renalis und V. cava einwächst, muß er zuweilen unter Eröffnung der Cava entfernt werden (KREBS). Ein peroperatives Losreißen der Tumormasse mit tödlicher Tumorembolie in die Lunge ist bekannt (MIMPRISS u. BIRT). Gelegentlich wird der Operateur gezwungen, die Vena cava inferior mit oder ohne Absicht zu ligieren (FRITZSIMONS u. GARVEY; DEUCHER; JAENECKE; CAPLAN et al.).

Eine Erörterung verdient die Nierenlagerung oder die laterale „Jackknife-Lagerung" wegen ihres ungünstigen Effektes auf die Atmung und den Kreislauf, (s. auch Kapitel „Lagerung", S. 342). Sie ist die übliche Lagerung für Operationen an der Niere und dem oberen Harnleiter. Der Patient wird in Seitenlage durch Abkippen beider Tischhälften und Anheben der „Nierenbank" in der Höhe der Lendenwirbelsäule stark geknickt, so daß der retroperitoneale Zugang durch einen schrägen Flankenschnitt möglich wird. Nach POTGIETER (1959, 1960) wird der untere Hemithorax komprimiert und in seiner Motilität eingeschränkt, außerdem kommt es zum Hochstand und zur Behinderung der Beweglichkeit der zugehörigen Zwerchfellhälfte, da die caudalen Rippen gegen die Wirbelsäule eingedrückt werden. Das Mediastinum wird nach unten verschoben. Die funktionelle Residualkapazität des unten liegenden Lungenflügels nimmt ab. Der obere Hemithorax dehnt sich im Gegenteil auf, dabei vermindert sich die Reserve für Atemexkursionen. In bezug auf den Lungenkreislauf kommt es durch Gravität zu einer vermehrten Durchblutung der unten gelegenen Partien. In einfacher Seitenlage wird die vermehrte Zirkulation im unteren Hemithorax durch entsprechend gesteigerte diaphragmatische Atmung ausgeglichen. Dies kommt in Nierenlagerung wegen der erwähnten Hemmung der Zwerchfellbewegung nicht zustande; es ergibt sich in der unteren Thoraxhälfte ein Mißverhältnis zwischen Ventilation und Zirkulation. Während der Narkose nimmt außerdem das Atemminutenvolumen des Patienten bei Spontanatmung in dieser Lagerung beträchtlich — bis 20% — ab (Wood-Smith et al.). Eine alveoläre Hypoventilation läßt sich unter diesen Verhältnissen nur durch eine adäquate künstliche Ventilation vermeiden (Potgieter, 1959, 1960; Little). Eine Tendenz zur Bildung von miliaren Atelektasen im unten gelegenen Lungenflügel ist offenkundig (Potgieter, 1959). Der kardiovasculäre Effekt der Nierenlagerung besteht darin, daß vor allem die untere Hohlvene durch eine extreme Lagerung verzogen und angedrückt werden kann und daß es in den herabhängenden unteren Extremitäten zum Versacken von Blut kommt (Potgieter, 1960; Little). Durch den Sympathicus übermittelte Regulationsmechanismen wirken kompensierend (Dick et al.), eine Blockade dieser Mechanismen würde durch Verminderung des venösen Rückflusses und des Herzminutenvolumens zur Hypotonie führen (Slocum et al.; Eather et al.). Tiefe Narkose ist zu vermeiden, besonders bei Zuständen, in denen mit einer Reduktion der regulatorischen Reserve zu rechnen ist: Hypovolämie, Herzinsuffizienz, antihypertensive Therapie, längere Bettlägrigkeit, Läsion des Rückenmarks. Eine oberflächliche Intubationsnarkose — z. B. $N_2O:O_2$: Halothan —, kombiniert mit einem Muskelrelaxans wie d-Tubocurarin, ist zweckmäßig. Die Atemkonzentration eines Kreislaufhemmers wie Halothan ist aufgrund der sorgfältigen Überwachung des Kreislaufs zu bestimmen. Bei kardiovasculären Risiko-Patienten ist Äther in niedriger Konzentration ein bewährtes Mittel. Eine kontrollierte Ventilation ist wegen des atemhemmenden Effektes der Lagerung obligatorisch (Potgieter, 1960). Übertriebene Lagerung ist zu mildern und die stützenden Stellen müssen gut gepolstert sein (Little). Der Kopf soll nicht stark nach unten hängen und der Hals muß frei liegen. Wenn nach der Lagerung eine erhebliche Hypotonie auftritt, soll die Narkose verflacht und die Lagerung korrigiert werden, indem man die Nierenbank senkt und die Knickung des Tisches reduziert. Als Alternative zur geknickten Nierenlagerung ist vor allem für „Poor Risk"-Patienten oder Kranke mit atrophischen Knochen — z. B. Paraplegiker wegen Gefahr von Rippenbrüchen — oder Veränderung der Wirbelsäule ein anteriorer Zugang zu erwägen, so daß der Patient in Rückenlage bleiben kann (Lyon; Bourne). Bei Erweiterung des schrägen Flankenschnittes durch die partielle Resektion der 12. oder 11. Rippe kann die Pleurahöhle versehentlich eröffnet werden, was vom Anaesthesisten Aufmerksamkeit erfordert, um einen größeren Pneumothorax zu vermeiden. Wegen der oben erwähnten Tendenz zur Atelektasenbildung ist außer einer gezielten postoperativen Physiotherapie zu empfehlen, daß der Patient erst auf den Rücken gebracht und einige Minuten lang mit niedriger Frequenz und tiefen Atemzügen beatmet wird, bevor man ihn extubiert (Potgieter, 1959, 1960).

Ein transthorakaler oder transthorakoabdomineller Zugang ist für Operationen übergroßer Nierentumoren üblich. Die intra- und postoperativen Probleme der Thorakotomie und der Zweihöhlenoperation sind im betreffenden Kapitel, S. 607, beschrieben.

β) Operation an Blase und Prostata

Das allgemeine Problem bei Patienten mit Prostatahypertrophie ist bereits erörtert worden. Die Prostatektomie ist, sei sie suprapubisch, retropubisch oder perineal, oft mit einer verstärkten Blutung verbunden, die im Anschluß an die Durchtrennung der Prostatakapsel und der Ausschälung des Adenoms rasch erfolgen kann. Da die alten Patienten Hypovolämie schlecht vertragen und diese sich durch eine plötzliche Hypotonie manifestiert, ist es ratsam, verträgliche Blutkonserven in greifbarer Nähe zu halten. Eine oberflächliche Intubationsnarkose, kombiniert mit einem Muskelrelaxans, verschafft adäquate Operationsverhältnisse. Zur Verminderung der peroperativen Blutung wurde die künstliche Blutdrucksenkung mit guten Resultaten angewendet (Bodman, 1959, 1964; Shepperd). Es scheint uns jedoch geboten, auf die größere Gefahr dieser Methode bei dieser Altersgruppe besonders hinzuweisen. Die sichere Anwendung dieser Technik im höheren Alter erfordert eine besondere Erfahrung des Anaesthesisten und eine gute Zusammenarbeit zwischen diesem und dem

Chirurgen (SHEPPERD; LARSON). Ein gutes Indikationsgebiet für die Epiduralanaesthesie stellt die Prostatektomie dar. Nach MORRIS u. CANDY geht diese im Vergleich zur Narkose mit künstlicher Ventilation mit deutlich weniger Blutverlust einher.

Bei einer totalen Prostatektomie wegen Carcinoms, bestehend in der Entfernung des Tumors, der Prostatakapsel und der Samenblasen, oder bei einer totalen Cystektomie wegen Blasencarcinoms — Entfernung von Urethra, Prostata, Samenblasen, Harnblase und der zugehörigen Lymphknoten beim Mann, Entfernung der Harnblase, Scheide, Uterus, der regionären Lymphknoten bei der Frau — muß mit einer beträchtlichen operativen Blutung gerechnet werden, so daß es sich empfiehlt, möglichst frische Blutkonserven zu bestellen, das Blut von vornherein aufzuwärmen und sonst alle Maßnahmen für eine rasche massive Bluttransfusion zu treffen. Eine oberflächliche Intubationsnarkose, kombiniert mit einem Muskelrelaxans, ist wohl die geeignete Methode. Hier wurde die absichtliche Hypotonie erfolgreich angewendet (HAID).

γ) Operation am äußeren Genitale

Manche Eingriffe an Penis und Scrotum sowie Vasektomien können bei gut sedierten Patienten in Infiltrations- und Leitungsanaesthesie sowie in Sacral- und Epiduralanaesthesie durchgeführt werden. Bei Narkose ist eine Muskelerschlaffung nicht erforderlich.

Gelegentlich kommt es vor, daß bei einem Hodencarcinom außer der Semikastration die radikale Ausräumung der retroperitonealen und paraaortalen Lymphknoten durchgeführt wird, wobei der Anaesthesist für eine gute Erschlaffung der Bauchdecken zu sorgen hat. Er muß mit einer erheblichen peroperativen Blutung rechnen und sich entsprechend auf eine massive Bluttransfusion vorbereiten. Wegen des nach solchen Eingriffen häufig postoperativ auftretenden paralytischen Ileus ist es zu empfehlen, bereits präoperativ eine Miller-Abbott-Sonde einzulegen.

Literatur

ADRIANI, J., CAMPBELL, D.: Fatalties following topical application of local anesthetics to mucous membranes. J. Amer. med. Ass. **162**, 1527 (1956).

ASANO, S., KATO, E., YAMAUCHI, M., OZAWA, Y., IWASA, M., WADA, T., HASEGAWA, H.: The mechanism of the acidosis caused by infusion of saline solution. Lancet **1966I**, 1246.

AVIRAM, A., PFAU, A., CZACZKES, J. W., ULLMANN, T. D.: Hyperosmolality with hyponatremia, caused by inappropriate administration of mannitol. Amer. J. Med. **42**, 648 (1967).

BARRY, K. G., MALLOY, J. P.: Oliguric renal failure — evaluation and therapy by the intravenous infusion of mannitol. J. Amer. med. Ass. **179**, 510 (1962).

BAUMRUCKER, G. O.: Transurethral resection: accidents, hazards and pitfalls. J. Urol. (Baltimore) **96**, 250 (1966).

— Transurethral prostatectomy. Baltimore: The Williams & Wilkins Co. 1968.

BEIRNE, G. J., MADSEN, P. O., BURNS, R. O.: Serum electrolyte and osmolality changes following transurethral resection of the prostate. J. Urol. (Baltimore) **93**, 83 (1965).

BERG, G., FEDOR, E. J., FISHER, B.: Physiologic observation related to the transurethral resection reaction. J. Urol. (Baltimore) **87**, 596 (1962).

BERGIN, J. J.: Complications of therapy with epsilon-aminocaproic acid. Med. Clin. N. Amer. **50**, 1669 (1966).

BIORN, C. L., BROWNING, W. H., THOMPSON, L.: Transient bacteremia immediately following transurethral prostatic resection. J. Urol. (Baltimore) **63**, 155 (1950).

BODMAN, R.: Blood loss during prostatectomy. Brit. J. Anaesth. **31**, 484 (1959).

— Dangers of hypotensive anaesthesia. Proc. roy. Soc. Med. **57**, 1184 (1964).

BODNER, H., HOWARD, A. H., ROSS, S. C.: Use of mannitol in transurethral prostatectomy. J. Urol. (Baltimore) **91**, 287 (1964).

BOURNE, CH. W.: Anterior extraperitoneal approach to the kidney and proximal ureter. J. Urol. (Baltimore) **100**, 158 (1968).

BRYCE-SMITH, R.: Topical analgesia for the urethra. Brit. med. J. **1955I**, 462.

BULKLEY, G. J., O'CONOR, V. J.: Overhydration during transurethral prostatic resection. J. Amer. med. Ass. **156**, 1042 (1954).

CAPLAN, B. B., HALASZ, N. A., BLOOMER, W. E.: Resection and ligation of the suprarenal inferior vena cava. J. Urol. (Baltimore) **92**, 25 (1964).

CECCARELLI, F. E., MANTELL, L. K.: Studies on fluid and electrolyte alterations during transurethral prostatectomy. J. Urol. (Baltimore) **85**, 75 (1961).

CHARYTAN, CH., PURTILO, D.: Glomerular capillary thrombosis and acute renal failure after epsilon-amino caproic acid therapy. New Eng. J. Med. **280**, 1102 (1969).

CHESTER, G. B., THORP, R. H.: The atropine-resistance of the response to intrinsic nerve stimulation of the guinea-pig bladder. Brit. J. Pharmacol. **25**, 288 (1965).

CONGER, K. B.: Transurethral prostatic surgery. Baltimore: The Williams & Wilkins Co. 1963.

— KARAFIN, L.: A study of irrigating medium extravasation during transurethral surgery. J. Urol. (Baltimore) **78**, 633 (1957).

CREEVY, C. D.: The importance of hemolysis during transurethral prostatic resection; a clinical investigation. J. Urol. (Baltimore) **59**, 1217 (1948).

— REISER, M. P.: The importance of hemolysis in transurethral prostatic resection: severe and fatal reactions associated with the use of distilled water. J. Urol. (Baltimore) **89**, 900 (1963).

— WEBB, E. A.: Fatal hemolytic reaction following transurethral resection: a discussion of its prevention and treatment. Surgery **21**, 56 (1947).

DANOWSKI, T. S., WINKLER, A. W., ELKINTON, J. R.: Biochemical and hemodynamic changes following the subcutaneous injection of glucose solution. J. clin. Invest. **26**, 887 (1947).

DEUCHER, F.: Cavaresektion mit renoportaler Anastomose. Helv. chir. Acta **28**, 81 (1961).

DICK, W., KREUSCHER, H., LÖHNER, D., NAHMMACHER, J., RANFT, K.: Untersuchungen über kardiovaskuläre Effekte der Operationslagerung. Anaesthesist **16**, 243 (1967).

DIX, V. W., TRESIDDER, G. C.: Collapse after use of lignocaine jelly for urethral anaesthesia. Lancet **1963I**, 890.

DRINKER, H. R., SHIELDS, TH., GRAXHACK, J. T., LAUGHLIN, L.: Simulated transurethral resection reaction in the dog: early signs and optimal treatment. J. Urol. (Baltimore) **89**, 595 (1963).

EATHER, K. F., PETERSON, L. H., DRIPPS, R. D.: Studies of the circulation of anaesthetized patients by a new method for recording arterial pressure and pressure pulse contours. Anaesthesiology **10**, 125 (1949).

EMMETT, J. L., GILBAUGH, J. H., MCLEAN, P.: Fluid absorption during transurethral resection: comparison of mortality and morbidity after irrigation with water and non-hemolytic solutions. J. Urol. (Baltimore) **101**, 884 (1969).

FIGDOR, P. P.: Infusionstherapie mit Mannit. — Die Verwendung von Mannit in der Urologie. Z. Urol. **58**, 81 (1965).

FRITZSIMONS, L. E., GARVEY, F. K.: Inferior vena cava injury. J. Urol. (Baltimore) **82**, 285 (1959).

GLENN, J. F., JONES, W. R., HENSON, P. E.: Effects of intravenous administration of various irrigant solutions upon urine and blood of dogs. Invest. Urol. **2**, 530 (1965).

GOODYEAR, W. E., BEARD, D. E.: Blood loss in prostatectomy. J. Urol. (Baltimore) **62**, 849 (1949).

GRABER, P., RUTISHAUSER, G.: Vorversuche im Hinblick auf eine klinisch anwendbare elektrische Blasenentleerung. Urol. int. (Basel) **19**, 410 (1965).

GRIFFIN, M.: Toxic symptoms accompanied by hemolysis during transurethral prostatectomy. J. Urol. (Baltimore) **59**, 431 (1948).

— DOBSON, L., WEAVER, J. C.: Volume of irrigating fluid transfer during transurethral prostatectomy, studied with isotopes. J. Urol. (Baltimore) **74**, 646 (1955).

HAID, B.: Erfahrungen mit der künstlichen Blutdrucksenkung. Anaesthesist **2**, 81 (1953).

HAGSTROM, R. S.: Studies on fluid absorption during transurethral prostatic resection. J. Urol. (Baltimore) **73**, 852 (1955).

HALD, T., MYGIND, TH.: Effect of curare on canine micturition. J. Urol. (Baltimore) **97**, 101 (1967).

HARRISON, R. H., BOREN, J. S., ROBISON, J. R.: Dilutional hyponatremic shock: another concept of the transurethral prostatic resection reaction. J. Urol. (Baltimore) **75**, 95 (1956).

HEDLUND, P. O.: Antifibrinolytic therapy with cyklokapron in connection with prostatectomy. Scand. J. Urol. Nephrol. **3**, 177 (1969).

HOOPER, J. W., HARE, R. B.: Bacteremia producing shock following transurethral prostatectomy. J. Urol. (Baltimore) **83**, 742 (1960).

HUKOVIĆ, S., RAND, M. J., VANOV, S.: Observations on an isolated, innervated preparation of rat urinary bladder. Brit. J. Pharmacol. **24**, 178 (1965).

JAENEKE, G.: Mitteilung über eine Unterbindung der verletzten Vena cava inferior bei einer Nephrektomie. Z. Urol. **56**, 549 (1963).

KAUFMANN, J., SIEFKER, K.: Medikamentöse Senkung postoperativer Blutungen nach Prostatektomien (Erfahrungen mit dem Fibrinolysehemmer AMCA). Urologe **8**, 57 (1969).

KENNELLY, J. M.: Bacteremic shock: sequel to genitourinary tract instrumentation. J. Urol. (Baltimore) **79**, 549 (1958).

KENYON, H. R.: Perforations in transurethral operations; technic for immediate diagnosis and management of extravasations. J. Amer. med. Ass. **142**, 798 (1950).

KREBS, W.: Zur Versorgung abundanter Blutungen bei Operationen an den Harnorganen. Z. Urol. **59**, 81 (1966).

KRETSCHMER, H. L., OCKULY, E. F.: Determination of blood loss during transurethral resection. J. Urol. (Baltimore) **51**, 69 (1944).

KUNIN, S. A., LIMBERT, D. J.: Central venous pressure monitoring during transurethral prostatectomy. J. Urol. (Baltimore) **102**, 469 (1969).

LANDSTEINER, E. K., FINCH, C. A.: Hemoglobinemia accompanying transurethral resection of the prostate. New Engl. J. Med. **237**, 301 (1947).

LANGSTON, J. B., YEAGER, P. A., SIMRELL, W. D., HOGG, M.: Evaluation of a topical anesthetic for use in urology. Invest. Urol. **5**, 149 (1967).

LAPIDES, J., ALKEMA, H. D., MCDONALD, L. P., SLOAN, J. B., ZIERDT, D., HERWIG, K., PETRONE, A. F.: Correlation of urinary output with serum and spinal fluid mannitol levels in normal and azotemic patients. J. Urol. (Baltimore) **99**, 662 (1968).

— HODGSON, N. B., BOYD, R. E., SHOOK, E. L., LICHTWARDT, J. R.: Further observations on pharmacologic reactions of the bladder. J. Urol. (Baltimore) **79**, 707 (1958).

LARSON, A. G.: Deliberate hypotension. Anesthesiology **25**, 682 (1964).

LINDNER, H.: Beiträge zur Nierenchirurgie. Münch. med. Wschr. **48—2**, 1910 (1901).

LITTLE, D. M.: Posture and anaesthesia. Canad. Anaesth. Soc. J. **7**, 2 (1960).

LYON, R.: A anterior extraperitoneal incision for kidney surgery. J. Urol. (Baltimore) **79**, 383 (1958).

MADSEN, P. O., MADSEN, R. E.: Clinical and experimental evaluation of different irrigating fluids for transurethral surgery. Invest. Urol. **3**, 122 (1965a)).

— — Über die Irrigationsflüssigkeiten bei den transurethralen Prostataresektion. Z. Urol. **58**, 705 (1965b)).

— OESTER, A.: Radioisotopen in der Bestimmung von Spülflüssigkeitsabsorption während der transurethralen Prostataresektion. Urologe **7**, 110 (1968).

— STRAUCH, A. E.: The effect of aminocaproic acid on bleeding following transurethral prostatectomy. J. Urol. (Baltimore) **96**, 255 (1966).

MAHONEY, S. A., FORSYTHE, W. E. III, PERSKY, L.: Intraperitoneal extravasation of irrigant solutions. J. Urol. (Baltimore) **94**, 276 (1965).

MALUF, N. S. R., BOREN, J. S., BRANDES, G. E.: Absorption of irrigating solution and associated changes upon transurethral electroresection of prostate. J. Urol. (Baltimore) **75**, 824 (1956).

MARX, G. F., KOENIG, J. W., ORKIN, L. R.: Dilutional hypervolemia during transurethral resection of the prostate. J. Amer. med. Ass. **174**, 1834 (1960).

— ORKIN, L. R.: Complications associated with transurethral surgery. Anesthesiology **23**, 802 (1962).

McLaughlin, W. L., Holyoke, J. B., Bowler, J. P.: Oliguria following transurethral resection of the prostate gland. J. Urol. (Baltimore) **58**, 47 (1947).
Mimpriss, T. W., Birt, St. J. M.: Sudden death at operation due to tumour embolus. Brit. J. Surg. **36**, 429 (1949).
Morris, D. D. B., Candy, J.: Anaesthesia for prostatectomy. Brit. J. Anaesth. **29**, 376 (1957).
Nesbit, R. M., Conger, K. B.: Studies of blood loss during transurethral prostatic resection. J. Urol. (Baltimore) **46**, 713 (1941).
Nosowsky, F. E., Kaufman, J. J.: The protective action of mannitol in renal artery occlusion. J. Urol. (Baltimore) **80**, 295 (1963).
Perkins, J. B., Miller, H. C.: Blood loss during transurethral prostatectomy. J. Urol. (Baltimore) **101**, 93 (1969).
Pilcher, F., Sheard, Ch.: Measurements on the loss of blood during transurethral prostatic resection and other surgical procedures, determined by spectrophotometric and photelometric methods. Proc. Mayo Clin. **12**, 209 (1937).
Potgieter, S. V.: Atelectasis: its evolution during upper urinary tract surgery. Brit. J. Anaesth. **31**, 472 (1959).
— Posture and its influence on anaesthesia during upper urinary tract surgery. S. Afr. med. J. **34**, 140 (1960).
Robertson, J. D.: Anaesthesia and the difficult patient, with particular reference to patients with cardio-respiratory disease and to the aged. In: General anaesthesia, by Evans & Gray, vol. 2, p. 496. London: Butterworth & Co. 1965.
Rosoff, Ch. B., Walter, C. W.: The controlled laboratory production of hemoglobinuric nephrosis. Ann. Surg. **135** 324 (1952).
Sarre, H., Heinze, V.: Therapie des akuten Nierenversagens. Dtsch. med. Wschr. **92**, 1570 (1967).
Schmutzler, R., Fürstenberg, H.: Fibrinolyse und Blutverlust nach Prostata-Operationen und deren Beeinflußbarkeit durch Antifibrinolytika. Dtsch. med. Wschr. **91** 297 (1966).
Senger, F. L., Zorgniotti, A. W.: Cystoscopic safety: a study of topical anesthesia in diagnostic urology. J. Urol. (Baltimore) **72**, 748 (1954).
Shepperd, N. L.: Prostatectomy under hypotensive anaesthesia. Proc. roy. Soc. Med. **54**, 1127 (1961).
Slocum, H. C., Hoeflich, E. A., Allen, C. R.: Circulatory and respiratory distress from extreme positions on the operating table. Surg. Gynec. Obstet. **84**, 1051 (1947).
Taylor, R. O., Maxon, E. S., Carter, F. H., Bethard, W. F., Prentiss, F. J.: Volumetric, gravimetric and radioisotopic determination of fluid transfer in transurethral prostatectomy. J. Urol. (Baltimore) **79**, 490 (1958).
Tzschirntsch, K.: Ein Beitrag zur Verletzung der Vena cava bei der Nephrektomie. Z. Urol. **49**, 112 (1956).
Wear, J. B.: Some observations on the technique of transurethral prostatic resection. J. Urol. (Baltimore) **62**, 470 (1949).
Wood-Smith, F. F., Horne, G. M., Nunn, J. F.: Effect of posture on ventilation of patients anaesthetised with halothane. Anaesthesia **16**, 340 (1961).

9. Die Anaesthesie bei Krankheiten der inneren Medizin

L. Wilken

Fortschritte in der Anaesthesie wie auf allen anderen Gebieten der Medizin haben zur Ausweitung der operativen Eingriffe geführt und die Ausdehnung der Indikationsstellung auf Patienten ermöglicht, die früher aus funktionellen Gründen von einer Operation ausgeschlossen werden mußten. Im Zuge dieser Entwicklung hat die Erkennung und Behandlung von Funktionsstörungen der inneren Organe und Regulationssysteme immer größere Bedeutung erlangt. Je weiter die Indikation gestellt wird, desto eingehender muß der Gesamtstatus erfaßt und die Therapie und Anaesthesie diesem angemessen werden. Wenn es dem Anaesthesisten gelingt, das eingeschränkte Anpassungsvermögen des Kranken durch aufmerksame Beachtung der pathophysiologischen Reaktionen zu kompensieren, trägt er entscheidend zum günstigen Ausgang des Operations- und Heilverlaufes bei.

a) Krankheiten der Atmungsorgane

Mechanische Einengungen des oberen Luftweges. Hindernisse im Bereich des oberen Luftweges (große Tonsillen, Stimmbandlähmungen, Einengung der Trachea durch Struma, u. a.) bedeuten Asphyxiegefahr, sobald das Bewußtsein erlischt, die Kontrolle über den Atemweg verlorengeht, und die Funktion der auxilliären Atemmuskeln aufhört. Besteht bereits eine Ruhedyspnoe, kann die Narkoseeinleitung eine schwere Asphyxie und als deren Folge den Herzstillstand heraufbeschwören. Sitz und Ausdehnung des Atemhindernisses müssen vor der Anaesthesie genau geklärt werden. Danach ist zu entscheiden, ob der Patient aus Sicherheitsgründen vor Beginn der Narkose in Schleimhautanaesthesie intubiert oder tracheotomiert werden muß.

Akute Entzündungen der Atmungsorgane. Alle nicht dringlichen Operationen werden besser aufgeschoben bis der Infekt abgeklungen ist. Dies gilt insbesondere für größere, belastende Eingriffe und Operationen, nach denen das Abhusten und die Atmung vorübergehend behindert sind.

Besteht eine zwingende Indikation für einen Eingriff, der nicht in Lokalanaesthesie durchgeführt werden kann (z. B. Ileus, Peritonitis), wird man schleimhautreizende Mittel und Thiobarbiturate vermeiden, die die Neigung zum Laryngo- und Bronchospasmus steigern (MAYRHOFER, 1954). Hexobarbital ist vorzuziehen, Lachgas und Halothan sind zur Unterhaltung der Narkose geeignet. Das Vorgehen richtet sich sowohl nach dem Zustand des Patienten als auch nach dem geplanten Eingriff. Falls der Infekt noch auf den Rachen beschränkt ist, wird man die Indikation zur Intubation wegen der Verschleppungsgefahr streng stellen. Ist jedoch reichlich Bronchialsekret vorhanden, ergibt sich allein daraus eine relative Indikation zur Intubation, denn der Trachealtubus erleichtert gründliche Absaugungen. Für einen reichlichen Sauerstoffanteil im Gasgemisch und genügende Belüftung muß gesorgt werden, wenn pneumonische Infiltrationen den Gasaustausch behindern.

Senkung des Fiebers mit Antipyretika und physikalischen Maßnahmen sowie Infektbekämpfung mit Antibiotica werden in das Programm zur dringlichen Vorbereitung aufgenommen. Mit Atemübungen und Inhalationen muß bereits am Operationstag begonnen werden.

Chronische Bronchitis, Asthma bronchiale, Lungenemphysem. Diese Krankheiten verlaufen schubweise mit interkurrenten Verschlimmerungen und relativ freien Intervallen. Dyspnoe mit erschwerter und verlängerter Exspiration, erhöhte Atem- und Herzfrequenz, zeitweilig auch Husten und Auswurf stehen im Vordergrund des klinischen Bildes. Im Lauf der Zeit nehmen die Atemreserven ab, eine alveoläre Hypoventilation tritt auf, und mit zunehmendem Ausfall an funktionstüchtiger Lungenoberfläche sinkt die Diffusionskapazität. In fortgeschrittenen Stadien entwickelt sich ein Cor pulmonale.

Lungenfunktionsproben und Blutgasanalysen geben Aufschluß über den Grad der Funktionsminderung und damit auch über das Operations- und Anaesthesierisiko (s. auch „Die Lungenfunktionsdiagnostik", S. 183). Diese Kranken neigen zu Husten, Laryngo- und Bronchospasmus während der Einleitung der Narkose und sind für postoperative Lungenkomplikationen prädisponiert, insbesondere wenn tiefes Atmen und Abhusten durch Schmerzen gehemmt oder von allgemein schwer beeinträchtigten Patienten nicht aufgebracht werden kann.

Eine intensive *Vorbehandlung* mit dem Ziel, die Bronchusobstruktion und Infektion zu beheben oder zu vermindern, ist das beste Mittel um Komplikationen vorzubeugen. Dazu dienen:

Atemgymnastik, Vibrationen und Lagerungsdrainage.

Aerosol-Inhalationen → Sekretolyse. / Broncholyse. / evtl. Antibiotika.

Antibiotika oral oder parenteral (Erregernachweis, Resistenzprüfung).

Digitalis und Diuretika bei Herzinsuffizienz.

Bei schwerem, anhaltenden Bronchiolenspasmus können diese Maßnahmen durch Aminophyllin und Isoprenalin (Aludrin) oder Orciprenalin (Alupent) unterstützt werden. Nebennierenrindenhormone sollten dem schweren Asthmaanfall vorbehalten bleiben. Ist der Kranke auf Prednison eingestellt oder längere Zeit damit behandelt worden, empfiehlt es sich, die Operationsphase unter Hormon- und Antibiotikaschutz durchzuführen (s. Nebenniere, S. 753).

Prämedikation. Kranke, die unter Luftmangel leiden, sind meist ängstlich und leicht erregbar. Dadurch wird der Sauerstoffbedarf gesteigert und die Bereitschaft zum Asthmaanfall erhöht. Deshalb sind neben einer kräftigen Atropindosis auch Sedativa angezeigt, während Opiate und Opioide wegen der erhöhten Gefahr der Atemdepression vermieden werden sollten.

Zur *Einleitung* der *Narkose* kann die Einschlafdosis eines Barbiturats gegeben werden. Der Vorteil der psychischen Schonung ist groß, die vorübergehende Atemdepression ohne Bedeutung, wenn Hypoxämie vermieden wird. Soll die Spontanatmung belassen werden, kommt Propanidid zur Einleitung auf intravenösem Wege in Betracht.

Der Intubation sollte eine sorgfältige Schleimhautanaesthesie des Larynx und der Trachea vorangehen. Bei der *Beatmung* ist zu beachten, daß der erhöhte Ausatemwiderstand die Exspirationszeit beträchtlich verlängert. Das Verhältnis von Inspiration zu Exspiration kann 1:3 und mehr betragen. Das Ende der Ausatmung läßt sich durch Auskultation und durch Beobachtung des Zeigerstillstands an einem Volumeter feststellen. Beginnt die Inflation der Lunge, bevor die Exspiration beendet ist, wird die Lunge zunehmend gebläht, das Residualvolumen und der intrapulmonale Mitteldruck nehmen zu, die Atemmittellage wird mehr und mehr zur inspiratorischen Seite verschoben und das effektive Atemvolumen vermindert. Gasaustauschstörungen, Abnahme des Herzzeitvolumens, Blutdruckabfall und unter Umständen ein schwerer Kollaps sind die Folgen der falschen Beatmungstechnik.

Vor der Anwendung einer starken Sogphase, die in der durch den Krankheitsprozeß veränderten Lunge einen Bronchiolenkollaps mit „air trapping“ hervorrufen kann, wird gewarnt. Besser ist die Einstellung eines geeigneten Atemzeitverhältnisses.

Besondere Aufmerksamkeit verlangt die Übergangsphase von der Beatmung zur Spontanatmung. Einem Kranken, der infolge eines chronischen Lungenleidens an eine herabgesetzte arterielle Sauerstoff- und erhöhte Kohlendioxydspannung adaptiert ist, fehlt nach Beatmung und Normalisierung oder gar Überkorrektur der Blutgasspannungen der physiologische Antrieb für die Spontanatmung. Ferner genügt, da diese Kranken eine gesteigerte Atemarbeit aufbringen müssen, eine geringe restliche Relaxanswirkung, um bei Spontanatmung zur Ateminsuffizienz zu führen. Längere aufmerksame Überwachung ist bei der Überwindung dieser kritischen Phase erforderlich.

Lungentuberkulose. Liegt ein aktiver Lungenprozeß vor, werden notwendige Operationen unter dem Schutz von Tuberkulostatica durchgeführt. Wichtig ist eine sorgfältige Narkoseführung, die starkes Husten, Pressen und übermäßige Druckbelastungen bei der Beatmung vermeidet.

Narkoseapparat und Anaesthesiezubehör müssen, was natürlich prinzipiell gefordert werden muß, nach Gebrauch bei Patienten mit infektiösen Prozessen der Atmungsorgane besonders gründlich gereinigt und sterilisiert werden.

b) Krankheiten des Herz-Kreislaufsystems

Bei Kranken mit Herz- und Gefäßschäden stellt sich die Frage, ob die Leistungsbreite des Kreislaufsystems ausreicht, um den erhöhten Anforderungen per- und postoperativ gewachsen zu sein. Dafür bieten die gezielte Anamnese, die speziellen Untersuchungsbefunde und das Verhalten bei einfachen Belastungen einen Anhalt. Müdigkeit und Schwäche sind oft die ersten Symptome eines verminderten Herzzeitvolumens. Dyspnoe, Lungenstauung, periphere Ödeme und Leberschwellung zeigen eine fortgeschrittene Herzinsuffizienz an. Unter den Voraussetzungen guter Anaesthesiebedingungen wird eine lebensnotwendige Operation wegen eines schweren Herzleidens heute kaum noch abgelehnt. Wird hingegen ein Wahleingriff erwogen, muß zunächst eine gründliche internistische Therapie durchgeführt und danach das Für und Wider erneut überprüft werden. Einen einzelnen befriedigenden Kreislauftest zur Objektivierung des Operationsrisikos gibt es nicht.

Angina pectoris und Herzinfarkt. Pectanginöse Beschwerden sind als Zeichen der Myokardhypoxie zu werten, auch wenn diese durch das EKG nicht objektiviert wird. Eindeutige EKG-Befunde einer Coronarinsuffizienz weisen stets darauf hin, daß die Leistungsfähigkeit des Myokards eingeschränkt ist und zusätzliche Durchblutungsminderung sowie Sauerstoffmangel mit besonderen Gefahren verbunden sind. Im Frühstadium nach einem Herzinfarkt ist das Operationsrisiko sehr hoch; alle nicht dringlichen Eingriffe werden 1—2 Jahre aufgeschoben.

Hypertonie. Bei der Klinikaufnahme haben viele Patienten einen erhöhten Blutdruck, der sich nach Eingewöhnung spontan normalisiert. Häufige Blutdruckkontrollen, die Höhe des diastolischen Drukkes und der Befund des Augenhintergrundes sind zur Bewertung der Hypertonie wichtig. Nach Nierenfunktionsstörungen, sekundärer Herz- und Coronarinsuffizienz sowie cerebralen Schäden muß stets gefahndet werden.

Erst wenn Ruhe, Diät, Sedativa und Saluretika nicht zur gewünschten Blutdrucksenkung führen, kommen spezifische Mittel wie Reserpin, Hydralazine, Guanethidin, Guanoxan, α-Methyldopa u. a. in Betracht. Reserpin und Guanethidin hemmen auf unterschiedliche Weise das Speicherungsvermögen für Noradrenalin. Durch den Mangel an Überträgersubstanz wird der Sympathicotonus herabgesetzt. Auch α-Methyldopa und Guanoxan schwächen die sympatho-adrenalen Kreislaufreflexe ab. Der Ausfall dieses Schutzmechanismus ist in der per- und postoperativen Periode an sich unerwünscht. Bei raschem Lagewechsel und akutem Blutverlust kann ein starker Blutdruckabfall auftreten. Es ist im allgemeinen jedoch nicht erforderlich, diese Mittel vor der Operation abzusetzen. Stets ist aber eine vorsichtige Dosierung aller Hypnotika und Narkotica angezeigt, da die Antisympathicotonica auch zentrale Angriffspunkte haben und sedativ wirken. Durch Aufrechterhaltung eines normalen Blutvolumens, leichte Kopftieflagerung und Vermeidung tiefer Narkosestadien kann einem Blutdrucksturz wirksam vorgebeugt werden. Gelingt dies nicht, läßt sich ein ausreichendes Blutdruckniveau mit direkten Sympathomimetika in niedriger Dosierung wiederherstellen.

Hypotonie. Ein niedriger Blutdruck kommt in Begleitung von Infektionen und Intoxikationen, Natrium- und Kaliummangel und bei endokrinen Störungen vor. Die Hypotonie kann auch Symptom von Schock oder Herzinsuffizienz sein. Die Ursache muß vor der Anaesthesie geklärt und eine entsprechende Therapie eingeleitet werden.

Rhythmusstörungen. Alle Frequenz- und Rhythmusanomalien bedürfen der Klärung durch das EKG. Bei der Beurteilung und Behandlung dieser Störungen lasse man sich von einem kardiologisch geschulten Internisten beraten.

Zwischen praktisch bedeutungslosen Sinusarrhythmien und dem unmittelbar lebensbedrohlichen Adams-Stokesschen Anfall gibt es zahlreiche Reizbildungs- und Erregungsleitungsstörungen mit unterschiedlichen Auswirkungen auf die Hämodynamik. Art und Schweregrad der Herzkrankheit sind für die Gesamtbeurteilung maßgeblich. Rhythmusanomalien, die einen beträchtlichen Abfall des Herzzeitvolumens zur Folge haben, gehen mit einer Durchblutungsminderung einher, von der auch der Herzmuskel betroffen sein kann. Abhängig vom Grad und von der Dauer der Rhythmusstörung ergeben sich daraus hypoxämische Myokardschädigungen. Deshalb ist eine rasche und wirksame Behandlung erforderlich.

Die Indikationen für die verschiedenen Digitalisglykoside, für Regularisierungsversuche mit Chinidin, Procainamid, Lidocain und für die Anwendung der Elektrokonversion bleiben dem Internisten überlassen. Hypokaliämie steigert die Digitalistoxicität. Kaliumverluste bei Anwendung von Saluretika, Sekretverlusten aus dem Magendarmkanal und auf anderen Wegen müssen täglich substituiert werden.

β-Receptorenblocker haben neue Möglichkeiten für die Behandlung von Rhythmusstörungen eröffnet. Propranolol (Dociton, Inderal) blockiert das Herz von chronotropen und inotropen Wirkungen der Katecholamine und beseitigt Arrhythmien in der Cyclopropan- und Halothannarkose (JOHNSTONE) sowie anderer Genese. Der Ausfall des sympatho-adrenergen Antriebs des Herzmuskels kann jedoch gefährlich werden, wenn Mittel oder Bedingungen (Hypoxie, metabolische Acidose) wirksam sind, die das Myokard hemmen. Kontraindiziert ist die Anwendung von β-Receptorenblockern bei Herzinsuffizienz, wie auch in frühen Stadien nach Behebung eines Kreislaufstillstands. Bei Kranken mit Asthma bronchiale und obstruktivem Lungenemphysem kann ein Bronchospasmus ausgelöst werden.

Mittel, die vorwiegend die β-Receptoren stimulieren, wie Isoprenalin (Aludrin) und Meta-proterenol (Alupent) sollten zur Hand sein, wenn Patienten anaesthesiert werden müssen, bei denen Überleitungsstörungen mit Adams-Stokesschen Anfällen vorkommen können (s. auch „Thoraxchirurgie" sowie „Der Kreislaufstillstand unter Anaesthesie", S. 641, 524).

Vorbehandlung. Auch vor kleinen Eingriffen muß ein geschädigtes Herz in den bestmöglichen Zustand gebracht werden. Ist eine Digitalisierung erforderlich, wird der Eingriff verschoben, bis die Sättigung erreicht und die Insuffizienzerscheinungen behoben sind. Alle den Kreislauf belastenden Begleitumstände müssen berücksichtigt werden. Minutiöser Ausgleich von Störungen im Wasser- und Elektrolythaushalt und Säure-Basengleichgewicht schützt vor Kreislaufinstabilität unter der Anaesthesie. Anämien, die die Sauerstofftransportkapazität beschränken, sollen behoben, Fieber und psychische Erregung, die den Sauerstoffbedarf steigern, gedämpft werden. Sehr wichtig sind ferner Maßnahmen, die den Funktionszustand der Atmungsorgane bessern.

Angst und Aufregung können bei Herzkranken Angina pectoris, Asthma cardiale und Lungenödem auslösen. Eine rechtzeitig begonnene und bis zum Moment des Einschlafens fortgesetzte psychologische Vorbehandlung trägt sehr zur Schonung des Patienten bei. Die eher schwach dosierte *Prämedikation* richtet sich nach Alter, Allgemeinzustand und individuellen Besonderheiten.

Alle kräftigen *Narkosemittel* und auch die Barbiturate üben eine hemmende Wirkung auf das Myokard aus. Mit zunehmender Konzentration und Narkosetiefe nimmt die Kontraktilität des Herzmuskels ab. Von der Neuroleptanalgesie scheint das Herz und Gefäßsystem vergleichsweise weniger beeinflußt zu werden.

Sauerstoffmangel stellt die größte Gefahr für den geschädigten Herzmuskel dar. Ein abrupter Blutdruckabfall, sei dieser durch tiefe Narkose, akuten Blutverlust oder fehlerhafte Beatmung bedingt, leitet einen Circulus vitiosus ein, der fatal ausgehen kann. Bei schwerer Hypotonie sinkt der coronare Blutdurchfluß, die Kontraktionskraft des Herzmuskels nimmt ab, das Herzzeitvolumen wird vermindert und der Blutdruck fällt weiter ab. Ebenso bedrohlich wirkt sich eine herabgesetzte Sauerstoffspannung als Folge von Atmungsstörungen oder Gasdosierungsfehlern aus.

Das Auftreten von Arrhythmien unter der Anaesthesie wird durch Hypoxie, respiratorische und metabolische Acidosen, Reize aus dem Operationsgebiet und die Verabfolgung von Vasopressoren provoziert. Treten Rhythmusstörungen auf, so sind stets zuerst die Atmung, der Sauerstoffanteil im Gasgemisch, der Kohlendioxydabsorber und die Narkosetiefe zu überprüfen, und die Operationsphase zu beobachten, ehe die Anwendung von spezifischen Mitteln erwogen wird.

Für die *Einleitung* der Narkose mit einer kleinen Barbituratdosis muß man sich Zeit lassen, um einen Blutdruckabfall zu vermeiden. Bei der Beurteilung des Effektes intravenös injizierter Mittel ist die eventuell verlängerte Kreislaufzeit einzukalkulieren. Die Indikation zur Intubation wird großzügig gestellt, damit der Atemweg sicher freizuhalten und Beatmung jederzeit möglich ist. Ausgiebige Voratmung und Beatmung mit Sauerstoff und Intubation am komplett relaxierten Patienten schützen am besten vor reflektorischen Herzrhythmusstörungen in dieser Phase.

Die *Beatmung* muß den hämodynamischen Verhältnissen angepaßt werden. Liegt eine Lungenstauung vor, ist die Compliance vermindert und ein höherer Beatmungsdruck zur Förderung eines ausreichenden Atemvolumens erforderlich. Bei primär niedrigem Schlagvolumen kann eine forcierte Beatmung und Erhöhung des intrapulmonalen Mitteldruckes zum Kreislaufzusammenbruch führen.

Eine sorgfältige *intraoperative Überwachung* des Kreislaufs ist auch ohne größeren apparativen Aufwand möglich. Häufige Blutdruckmessungen, Kontrollen der Pulsfrequenz und -qualität, der Herztöne, Venenfüllung und peripheren Durchblutung sind unerläßlich. Bei Eingriffen mit großem Blutverlust sollte auch der zentrale Venendruck gemessen, und bei Patienten mit Neigung zu Rhythmusstörungen das EKG beobachtet werden.

In der Übergangsphase von künstlicher zu spontaner Atmung drohen dem Herzkranken ernste Gefahren durch Hypoxämie und Hyperkapnie, wenn der Versuch unternommen wird, die Spontanatmung vorzeitig zu erzwingen. Kontrollierte und assistierte Beatmung müssen fortgesetzt werden, bis der Patient sicher über eine voll ausreichende Spontanatmung verfügt; vorteilhafterweise wird der Tubus postoperativ zunächst belassen. Bei Rhythmusstörungen wird auf die Gabe von Anticholinesterasen zur Beseitigung einer restlichen Curarewirkung besser verzichtet, wenn auch diese bei fehlender Hypoxie und ausreichender i.v. Gabe von Atropin ungefährlich sind. Postoperative Sauerstoffgabe ist häufig indiziert. Schwere Herzinsuffizienz und bedrohliche Rhythmusstörungen ergeben eine Indikation zu fortlaufender postoperativer Überwachung und intensiver Therapie, auch wenn nur eine kleine Operation vorgenommen wurde.

c) Leberfunktionsstörungen

Mit der weitgehenden Durchseuchung mit Virushepatitis steigt die Zahl der Patienten, die an Folgezuständen leiden. Pfortaderhochdruck, aber auch gänzlich unabhängige Krankheitszustände und Verletzungen führen den Leberkranken zur operativen und damit auch zur anaesthesiologischen Behandlung. Neben diesen und anderen primären Leberparenchymschäden verlangen sekundäre Funktionsstörungen bei chronischen Gallenleiden und Magen-Darmkrankheiten die Aufmerksamkeit des Anaesthesisten. Bei länger bestehendem Verschlußikterus liegt stets eine erhebliche Leberschädigung vor.

Tabelle 1. *Präoperative Labordiagnostik bei Leberfunktionsstörungen*

1. Blutstatus, einschließlich Thrombocytenzahl
2. Blutungs- und Gerinnungszeit, Gerinnungsfaktoren, TEG
3. Gesamteiweiß und Elektrophorese
4. Gallenfarbstoffe im Serum und Harn
5. Fermentaktivitäten im Serum (Transaminasen, alkalische Phosphatase, Cholinesterase)
6. Bromphthaleintest
7. Natrium, Kalium, Chloride im Serum und Harn
8. Rest-Stickstoff, Harnstoff, Ammoniak
9. Harnstatus

Krankheiten, Operation und Anaesthesie belasten die Leber und können Funktionsstörungen aller Schweregrade bis zur akuten Leberinsuffizienz nach sich ziehen. Jeder Eingriff an Kranken mit vorgeschädigter Leber erfordert eine spezielle Diagnostik zur Orientierung über Grad und Aktivität des Leberschadens und im Zusammenhang damit über die Gerinnungsverhältnisse und die Nierenfunktion, eine gründliche Vorbereitung, eine schonende Anaesthesie, ein zielstrebiges und zügiges Operationsverfahren und eine auf die Leberfunktionsstörung ausgerichtete Nachbehandlung unter Kontrolle des Wasser- und Mineralhaushaltes und des Säure-Basengleichgewichts.

Umfang und Dauer der *Vorbehandlung* richten sich nach den Untersuchungsbefunden (Tabelle 1). Nach Oesophagusvaricenblutungen und bei Ascites ist eine besonders intensive Therapie zur Vorbereitung auf eine Anastomosenoperation erforderlich. Zur Anwendung gelangen:

Strenge Bettruhe, milde Wärme, regelmäßige Darmentleerungen, Kohlehydrat- und eiweißreiche Diät;

Wiederholte Humanalbumininfusionen, Bluttransfusionen;

Ascitesausschwemmung (Etacrynsäure, Furosemid, Spironolacton);

Kaliumsubstitution unter Kontrolle der Serumelektrolyte, sowie

Lävuloseinfusionen mit Zusatz von Vitamin B-Komplex, C und K_4.

Bei der *Anaesthesie* für einen Leberkranken sind viele Gesichtspunkte zu berücksichtigen. Mit größter Vorsicht müssen alle Mittel verabreicht werden, an deren Inaktivierung die Leber maßgeblich beteiligt ist. Dies trifft für die Opiate und analog wirkende synthetische Analgetika, Phenothiazine und die meisten Lokalanaesthetika zu. Auch am Abbau der kurzwirkenden Barbiturate scheint die Leber wesentlich beteiligt zu sein, wenn auch die Wirkungsdauer einer kleinen Dosis in erster Linie durch die Verteilung bestimmt wird. Ist bei schweren Leberfunktionsstörungen der Serumcholinesterasegehalt herabgesetzt, muß mit einer verlängerten Wirkung von Succinylcholin gerechnet werden, das durch die Pseudocholinesterase gespalten wird (FOLDES). Hingegen kommt es vor, daß Leberkranke höhere d-Tubocurarindosen zur Entspannung brauchen, als aufgrund ihres Allgemeinzustandes zu erwarten wäre (DUNDEE u. GRAY; DINNICK). Grundsätzlich tut man gut, alle Muskelrelaxantien bei Kranken in reduziertem Gesamtzustand und Neigung zum Kaliummangel vorsichtig zu dosieren.

Keines der heute gebräuchlichen Narkosemittel zählt zu den echten Lebergiften vom Typ des Tetrachlorkohlenstoffs. Eine Sonderstellung nimmt das Chloroform ein, dessen Lebertoxizität lange erwiesen, und das auch deshalb nicht allgemein gebräuchlich ist. In großen Untersuchungsreihen haben sich keine signifikanten Unterschiede im Ausfall der sog. Leberfunktionsproben und bezüglich der Häufigkeit postoperativen Leberversagens nach Anwendung von Cyclopropan, Äther und Halothan durch erfahrene Anaesthesisten ergeben (FAIRLIE et al.; LITTLE et al.; DAWSON et al.).

Gegenüber Hypoxie ist die Leber sehr empfindlich. Von größerer Bedeutung als die Wahl der Narkosemittel ist die Vermeidung von Hypoxämie, Hypercarbie und Hypotonie (ENGSTRAND u. FRIBERG; SIMS et al.). Diese können durch Überdosierung oder Fehler in der Narkoseführung, aber auch als Folge von intra- und postoperativen Komplikationen auftreten.

Intubation zur Sicherung eines freien Atemweges und künstlicher Beatmung mit einem genügend hohen Sauerstoffanteil gehören zu den unerläßlichen Voraussetzungen für die Narkose bei Leberkranken. Ebenso wichtig ist die Aufrechterhaltung stabiler Kreislaufverhältnisse. Wenn Blutvolumen, Serumeiweißspiegel und Wasser- und Elektrolythaushalt normalisiert sind, läßt sich ein Blutdruckabfall bei schonender Narkoseeinleitung vermeiden. Während der Operation muß der Blutverlust ständig kontrolliert und ersetzt werden.

Postoperativ ist größter Wert auf eine ausreichende Atemfunktion zu legen. Mit gleicher Sorgfalt wird der Kreislauf überwacht, damit beginnende Komplikationen sofort erfaßt und wirksam behandelt werden können. Nachblutungen infolge Gerinnungsstörungen, Entgleisungen des Wasser- und Mineralhaushalts, paralytischer Ileus und Pneumonie sind sehr gefährliche Komplikationen, die die Funktionsreserven der Leber bedrohen und ein Coma hepaticum einleiten können.

d) Nierenfunktionsstörungen

Sehen wir von urologischen Krankheiten ab, finden sich Einschränkungen der Nierenleistung nicht nur bei und nach Glomerulo- und Pyelonephritis, sondern auch bei vielen älteren Menschen, Hypertonikern und Diabetikern. Es kommen auch Patienten mit akuten Nierenschäden als Folge eines Schocksyndroms zu streng indizierten Operationen. Ferner gewinnt die Nierentransplantation an Bedeutung. Somit reicht die Skala von der nur mit Hilfe von Belastungsproben nachweisbaren Einschränkung der Leistungsbreite bis zum völligen Funktionsverlust der Nieren.

Alle extrarenalen Angriffe auf die Wasser- und Elektrolythomeostase und den Säure-Basenhaushalt belasten und gefährden einen Organismus mit herabgesetzter Nierenfunktion ungleich schwerer als den gesunden. Manche Fehler und Ungenauigkeiten in der Infusionstherapie werden von intakten Nieren ausgeglichen, während Nierenkranke je nach dem Grad der Funktionsminderung hierzu nicht oder nicht ausreichend in der Lage sind.

Vor jeder Anaesthesie sollten das Harnsediment und die Eiweiß- und Zuckerausscheidung kontrolliert werden. Ergeben sich dabei oder aus der Anamnese Hinweise auf eine Nierenerkrankung, sind eingehendere Voruntersuchungen erforderlich (Tabelle 2).

Eine gezielte und intensive *Vorbehandlung* trägt wesentlich zur Senkung postoperativer Komplikationen bei. Die wichtigsten Maßnahmen sind:

Stickstoffarme, hochcalorische Diät;

Ausgleich des gestörten Wasser- und Mineralhaushaltes unter genauer Bilanzierung;

Regulierung des Säure-Basengleichgewichts;

Behebung von Hypoproteinämie und Anämie (bei Urämie sind Blut und Plasma sparsam anzuwenden);

Infektionsbekämpfung unter Beachtung der Kumulationsgefahr der Antibiotica bei Niereninsuffizienz;

Digitalisierung bei Herzinsuffizienz unter Berücksichtigung der Kumulationsneigung bei Oligo-Anurie.

Tabelle 2. *Präoperative Diagnostik bei Nierenfunktionsstörungen*

1. Harnstoff und Kreatinin im Plasma
2. Natrium, Kalium, Calcium, Chloride, Standardbicarbonat im Plasma
3. Blutstatus und Hämatokrit
4. Gesamteiweiß
5. Konzentrationsversuch
6. Phenolrotprobe
7. Endogene Kreatinin-Clearance
8. Urinkultur und Resistenzprüfungen
9. Harnstoff, Natrium, Kalium im Urin

Die Anwendung eines Dialyseverfahrens ist prä- und postoperativ indiziert bei Urämie und Präurämie, Überwässerung sowie hohen Harnstoff- und Kaliumkonzentrationen im Plasma, die medikamentös nicht beeinflußbar sind. Zur Durchbrechung eines funktionellen Nierenversagens, auch der Antidiurese in der Operationsphase, sind osmotische Diuretika (Mannit, Sorbit) und Furosemid (Lasix) geeignet. Eine erfolgreiche operative Behandlung dieser Kranken setzt eine sehr enge Zusammenarbeit von Anaesthesisten, Chirurgen und Nephrologen bzw. Internisten voraus.

Nierenkranke mit ausgeprägter Funktionsinsuffizienz sind in ihrem Allgemeinzustand schwer beeinträchtigt und brauchen meist keine kräftige *Prämedikation.* Opiate und ähnlich wirkende synthetische Analgetika setzen die Nierenfunktion vorübergehend herab. Kurzwirkende Barbiturate können ohne Schaden gegeben werden. Bei urämischer Intoxikation enthält der Magen oft große Mengen von Flüssigkeit. Vor Narkosebeginn sollte ein Magenschlauch eingelegt und das Sekret entleert werden.

Alle stark wirkenden *Narkosemittel* führen zu einer reversiblen Erhöhung des Nierengefäßwiderstandes, einer Verminderung der Nierendurchblutung und des Glomerulumfiltrates, sie rufen eine Antidiurese hervor. Diese Veränderungen nehmen mit zunehmender Narkosetiefe zu und sind unter vergleichbaren Bedingungen unter Äther und Cyclopropan stärker ausgeprägt als in der Halothannarkose (DEUTSCH et al., 1966, 1967). Reize aus dem Operationsgebiet, großer Blutverlust, Kreislaufinsuffizienz und Hypoxämie setzen die Nierenleistung ebenfalls herab. Es ist zu erwarten, daß alle diese Faktoren bei vorbestehender Nierenschädigung zu ausgeprägteren Funktionseinschränkungen führen als bei Gesunden.

Die meisten *Muskelrelaxantien* werden größtenteils durch die Nieren ausgeschieden. Dies gilt in absteigender Reihenfolge für Gallamin, Dekamethonium, Dimethyl-Tubocurarin und d-Tubocurarin (FOLDES). Gallamin gilt bei vorbestehenden schweren Nierenfunktionsstörungen als kontraindiziert. Nach d-Tubocurarin fanden CHURCHILL-DAVIDSON et al. in einer kleinen, eingehend untersuchten Serie keine verlängerte Wirkungsdauer. Die Relaxation kann auch durch eine begleitende metabolische Acidose unterhalten werden und spricht dann nicht auf Neostigmin, wohl aber auf Natriumbicarbonat an (BROOKS). Schwere Störungen des Wasser- und Mineralhaushaltes, die als Ursache oder Folge von Nierenfunktionsstörungen vorkommen, gehen ebenfalls mit Veränderungen der neuromuskulären Erregbarkeit einher und modifizieren die Wirkung der Muskelrelaxantien (COHEN). Succinylcholin wird rasch und weitgehend hydrolysiert und deshalb von manchen Autoren bei Nierenkranken bevorzugt, obgleich es vornehmlich bei intermittierender Verabfolgung Bradykardie und Arrhythmien auslösen kann.

Bei der Anwendung der Lokalanaesthesie sollte auf den Zusatz von Vasoconstrictoren verzichtet werden, wenn eine ausgeprägte Hypertonie vorliegt. Adrenalin und Noradrenalin reduzieren die Nierendurchblutung.

Über die Wahl der Mittel hinaus kommt der *Anaesthesieführung* entscheidende Bedeutung zu. Im Vordergrund der Bemühungen steht die Aufrechterhaltung stabiler Kreislaufverhältnisse. Neben Puls- und Blutdruckkontrollen ist die elektrokardiographische Überwachung bei Hyperkaliämie angezeigt. Unter rascher Transfusion von älterem Konservenblut steigt der Kaliumgehalt an. Dies kann zu ventrikulären Tachykardien und Arrhythmien, zum plötzlichen Kammerstillstand oder Kammerflimmern führen. Nierenkranken sollte möglichst frisch entnommenes Blut transfundiert werden. Pro 500 ml Konservenblut werden 10 ml 10% Calciumgluconat injiziert. Läßt das EKG bedrohliche Hyperkaliämiezeichen erkennen, kann die Calciumdosis erhöht werden. Ferner sollten sofort Natriumbicarbonat oder THAM zum Ausgleich der Acidose und notfalls eine Glucose-Insulin-Infusion (200 ml 50% Glucose mit 40 E Altinsulin in 30 min) zur akuten Therapie einer Hyperkaliämie angewendet werden.

Im postoperativen Verlauf muß der Wasser- und Elektrolythaushalt besonders sorgfältig kontrolliert und bilanziert werden. Im Zustand der Anurie droht die Gefahr der Überwässerung, in der polyurischen Phase der Wasser- und Mineralverlust. Nach Nierentransplantation sind außerdem die immunsuppressive Therapie und der Schutz des hierdurch und infolge der Urämie in seiner Abwehr gegen Infekte sehr geschwächten Patienten von großer Bedeutung für das Endresultat.

e) Krankheiten des endokrinen Systems

Die Organe mit innerer Sekretion sind durch komplexe Wechselbeziehungen miteinander verknüpft und stehen unter dem koordinierenden Einfluß des zentralen Nervensystems. Die chirurgische Entfernung aktiven inkretorischen Gewebes hat deshalb nicht nur den Ausfall der von diesem produzierten Hormone zur Folge, sondern stets auch Rückwirkungen auf die übrigen Glieder des Funktionskreises.

Da das endokrine System zusammen mit dem Nervensystem auch die Abwehr- und Anpassungsvorgänge des Organismus reguliert, können bei Trauma, Infektion, Anaesthesie und Operation im Falle von Unterfunktionszuständen schwere Störungen des normalen Reaktionsablaufes vorkommen. Eine bewährte Dauersubstitution kann unter akuten Belastungen unzureichend werden.

Überfunktionen und maligne Tumore bilden die häufigsten Indikationen für chirurgische Interventionen an hormonproduzierenden Organen. Vor, während und nach solchen Operationen können dramatische Dysregulationen eintreten, auf die der Anaesthesist vorbereitet sein muß.

α) Hypophyse

Die Hypophyse nimmt eine besondere Stellung im System der endokrinen Drüsen ein. Inkrete des HVL stimulieren die Nebennieren, Schilddrüse und Keimdrüsen. Diese atrophieren nach vollständigem Funktionsausfall der Hypophyse. Bedrohliche Zustände treten auf, wenn die Substitution der lebenswichtigen peripheren Hormone unterlassen wird.

Hormonal aktive Tumoren des HVL, das eosinophile Adenom (Gigantismus, Akromegalie) und das basophile Adenom (Morbus Cushing) sind meist klein und gelangen kaum noch zur Operation. Es sind vorwiegend die endokrin inaktiven intra- und suprasellären Tumoren (chromophobe Adenome, Kraniopharyngeome), die wegen Kompression der Nn. optici oder benachbarter Strukturen eine entlastende Operation erfordern. Diese hormonal stummen Tumoren können durch Schädigung des hormonproduzierenden HVL-Gewebes endokrine Störungen im Sinne eines partiellen oder totalen Hypopituitarismus hervorrufen (SCHATTENFROH).

Die komplette Hypophysektomie wird als palliativer Eingriff bei metastasierenden, hormonabhängigen Mamma-Carcinomen durchgeführt.

Eingehende Untersuchungen zur Feststellung von Unter- und Überfunktionszeichen sowie Hormonbestimmungen im Serum sollen jedem Eingriff vorausgehen. Liegen hormonale Ausfallserscheinungen vor, wird die Substitutionstherapie vor der Operation eingeleitet und danach konsequent fortgesetzt. Lebenswichtig ist die Zufuhr von NNR-Hormonen, insbesondere in der Operationsphase, auch wenn eine NNR-Insuffizienz noch nicht manifest geworden ist.

Nach Exstirpation oder Zerstörung der Hypophyse nimmt bei Diabetikern die Insulinempfindlichkeit stark zu, bedingt durch den Ausfall der Insulinantagonisten in der Hypophyse (Somatotropin) und der NNR (Glucocorticoide). Funktionsausfall des HHL kann einen meist vorübergehenden Diabetes insipidus zur Folge haben.

Bei der Anaesthesie zu operativen Eingriffen an der Hypophyse sind im übrigen die allgemeinen Grundsätze zu berücksichtigen, die für Operationen in der vorderen Schädelgrube gelten (s. Kap. „Neurochirurgie", S. 701).

Kranke mit *chronischem Hypopituitarismus* (nach Hypophysektomie, Sheehan-Syndrom, Simmondsche Kachexie) sind in akuten chirurgischen Situationen sehr gefährdet. Spärliche oder fehlende Scham- und Achselhaare, auffallende Blässe infolge Pigmentmangels und Neigung zu Hypothermie weisen darauf hin, daß ein endokrines Versagen am Zustandekommen der Kreislaufinsuffizienz beteiligt ist. Langfristige und ausgeprägte HVL-Insuffizienz führt zu Hyponatriämie, Hypovolämie, Hypoglykämie, Glykogenschwund und Hypothermie. Liegt bereits ein ausgeprägter Schockzustand vor, muß die *Notfalltherapie* rasch und energisch einsetzen. Die zügige und großzügige Auffüllung des Blutvolumens mit Plasmaexpandern, Plasma und Blut wird durch Gaben von hochprozentiger Kochsalzlösung, Glucose und großen Dosen von Hydrocortison und Aldosteron ergänzt.

β) Nebenniere

Die Nebennierenrinde (NNR) produziert Mineralocorticoide, Glucocorticoide, anabol wirksame Androgene und in geringer Menge Oestrogene. Die wichtigsten NNR-Hormone sind Aldosteron und Cortisol, sie haben lebens- und leistungserhaltende Funktionen im Stoffwechsel des Organismus. Während Aldosteron auch unabhängig vom ACTH sezerniert wird, sind Bildung und Abgabe des Cortisols normalerweise an den hypothalamisch-hypophysären Rückkoppelungsmechanismus gebunden. HVL-Insuffizienz, anhaltend hohe Cortisolzufuhr oder gesteigerte Cortisolbildung in einem NNR-Tumor führt zur Atrophie der NNR.

Überfunktionszuständen der NNR können hormonproduzierende Geschwülste, beidseitige NNR-Hyperplasien oder Hyperfunktionen infolge hypophysärer oder diencephal-hypophysärer Regelstörung zugrundeliegen. Hormonbestimmungen und Testkombinationen ermöglichen die Unterscheidung.

Conn-Syndrom, primärer Aldosteronismus. Das führende klinische Symptom bei diesen in ihrem Habitus nicht auffälligen Kranken ist die Hypertonie. Die oft ausgeprägte Hypokaliämie kann zu Muskelschwäche, Paraesthesien und Tubulusschädigung mit Hypo- oder Isosthenurie und Polyurie führen. Präoperativ muß das Kaliumdefizit beseitigt und eventuell ein Aldosteron-Antagonist (z. B. Spirolactone) gegeben werden.

Cushing-Syndrom, Hypercortisolismus. Vollmondgesicht, Stammfettsucht und Striae kennzeichnen das Aussehen dieser Kranken. Hypertonie mit kardiovasculären Folgen und Resistenzlosigkeit gegenüber Infekten bedrohen das Leben. Hypokaliämie, Muskelschwäche und sekundärer Diabetes müssen vom Anaesthesisten beachtet werden.

Bilaterale Adrenalektomie bei Carcinomkranken. Das Wachstum hormonabhängiger maligner Tumoren und Metastasen (Mamma-Carcinom) kann durch Ausschaltung der entsprechenden Hormone gebremst werden. Zur Beseitigung der in der NNR gebildeten Androgene und Oestrogene wird die bilaterale NN-Exstirpation durchgeführt. Bei der Anaesthesie dieser Kranken ist auf Tumorkachexie und Anämie, Knochenmetastasen mit Neigung zu Spontanfrakturen, Tumorinfiltration der Brustwand (Cancer en cuirasse) und Pleuraexsudate mit Behinderung der Atmung zu achten.

Nach allen Eingriffen an den NN und bei Kranken mit NNR-Funktionsstörungen sind Kreislaufüberwachung und genaue Elektrolyt- und Flüssigkeitsbilanzen unumgänglich. Schwere hypotone Kreislaufkrisen kommen vornehmlich nach Operationen wegen Überfunktionszuständen vor.

Planmäßige intra- und postoperative Cortison-Substitution ist indiziert bei:

1. *Operationen an Hypophyse und Nebenniere*

a) Hypophysektomie

b) Beidseitige totale oder subtotale Adrenalektomie

c) Einseitige NN-Exstirpation wegen eines hormonaktiven Tumors (Atrophie der kontralateralen NNR).

Am Operationstag und an den beiden folgenden Tagen beträgt die durchschnittliche Dosis 300 mg Hydrocortison über 24 Std verteilt in Infusionen oder fraktioniert i.m. injiziert. Die weitere Einstellung auf eine Erhaltungsdosis erfolgt durch den Endokrinologen.

2. *Eingriffen an Patienten mit chronischer Unterfunktion der Hypophyse oder NNR.* In Stress-Perioden muß die sonst zur Substitution ausreichende Hormondosis erhöht werden.

3. *Dringlichkeitsoperationen während einer Corticoidtherapie.* Längere Pharmakotherapie mit NNR-Steroiden führt in Abhängigkeit von der Dauer und Dosis zur funktionellen Hemmung des HVL und der NNR bis zur Atrophie. Folglich bleibt in Stress-Situationen der übliche Cortisolanstieg aus.

Bei Verletzungen und Operationen wird die NNR-Hormondosis für einige Tage verdoppelt und in Form von Hydrocortison injiziert oder infundiert, zusätzlich werden Antibiotika gegeben. In einer Stress-Periode darf die Corticoidtherapie nicht unterbrochen werden!

4. *Operationen an Kranken, die im vorangegangenen Jahr mit Corticoiden behandelt wurden.* Nach monatelanger Prednisontherapie und bei objektiven Zeichen einer latenten NNR-Insuffizienz ist Cortisonschutz für einige Tage indiziert. Im übrigen kann auf die Routineverordnung verzichtet und Hydrocortison bei Bedarf gegeben werden, da in diesen Fällen selten Schockerscheinungen auftreten, die nach Ausschluß aller geläufigen Ursachen auf eine NNR-Insuffizienz zurückgeführt werden müssen (Nelson).

Unterfunktionszustände der NNR sind stets mit einer Einschränkung der Leistungsbreite verbunden. Belastungen aller Art gefährden den Kranken, selbst geringer Blutverlust und flache Narkose können eine schwere Kreislaufinsuffizienz auslösen.

Die akute, *primäre NNR-Insuffizienz* (Addison-Krise) verläuft unter den klinischen Zeichen der zunehmenden Adynamie und Hypotonie mit subnormalen Körpertemperaturen bei auffälligen Pigmentierungen. Hyponatriämie, Hyperkaliämie, Verminderung des extracellulären Flüssigkeitsvolumens, Zunahme des Hämatokrits, Hypoglykämie und Koma sind die lebensbedrohlichen Folgen des Aldosteron- und Cortisolmangels.

Therapie. Nach rascher Infusion eines Plasmaexpanders erfolgt die Auffüllung des extracellulären Raumes mit NaCl-Lösung unter Zusatz von Glucose, Hydrocortison und Aldosteron unter Kontrolle von Kreislauf, Harnausscheidung, Hämatokrit und Körpertemperatur.

Phäochromocytom. Tumoren des chromaffinen Gewebes bilden Noradrenalin und Adrenalin. Hormonausschüttung in den Kreislauf ruft extreme Hypertension, Tachykardie, Hyperglykämie und Stoffwechselsteigerung hervor. Strukturveränderungen an Herz und Gefäßen, Retinopathie und cerebrale Insulte sind die Spätfolgen, kardiovasculäre Komplikationen die häufigste Todesursache.

Furcht und Erregung, Hypoxie, Hyperkarbie, Histaminfreisetzung durch Curarin und andere Medikamente, rasche Lageveränderungen und alle anderen Störungen der Homöostase können Blutdruckkrisen auslösen. Exzessive Katecholaminausschüttung mit schweren adrenergischen Krisen bei der Freilegung und Isolierung, abrupter Blutdruckabfall und Schock nach Entfernung des NN-Tumors sind die Hauptgefahren der Operation.

Die *Vorbehandlung* zielt auf eine Senkung des Hochdrucks, Vermeidung der gefährlichen Blutdruckkrisen, Beseitigung einer sekundären Herzinsuffizienz und Auffüllung des infolge anhaltender Vasoconstriction herabgesetzten Blutvolumens (BRUNJES et al.). Adrenergische α-Blockade mit Phenoxybenzamin und zur Beseitigung von Herzarrhythmien zusätzliche β-Blockade mit Propranolol werden empfohlen (DE BLASI; SACK et al.). Es hat sich bewährt, in der Vorbehandlung β-Blocker und während der Operation α-Blocker in relativ niedriger Dosierung, so daß Noradrenalin noch wirkt, zu geben.

Zur *Prämedikation* haben sich neben Barbituraten Chlordiazepoxid oder Diazepam bewährt. Sanfte Einleitung der *Narkose*, Intubation, Relaxation und adäquate Beatmung gehören zu den selbstverständlichen Bedingungen. Ständige aufmerksame Kontrolle des Kreislaufs und Beobachtung des EKG durch einen zusätzlichen Assistenten sind unerläßlich. Extreme Blutdrucksteigerungen werden mit i.v. Gaben von Phentolamin abgefangen. Anhaltende ventriculäre Arrhythmien lassen sich mit β-Blockern, z. B. Propranolol, am verläßlichsten ausschalten. Für die prompte Behandlung eines Kreislaufstillstands muß Vorsorge getroffen sein.

Nach Entfernung des Tumors fällt mit dem plötzlichen Abfall des vorher im Übermaß vorhandenen adrenergen Transmitters die starke vasoconstrictorische Wirkung auf die Gefäßmuskulatur und der kräftige inotrope Reiz auf den Herzmuskel fort. In dieser Situation kann ein schwerer Blutdruckabfall auftreten. Bleibt die Hypotonie trotz Transfusion um 500—1000 ml über den geschätzten Blutverlust hinaus und Abflachung der Narkose bestehen, ist eine Noradrenalininfusion indiziert. Diese sollte jedoch so selten und so kurz wie möglich und stets unter Kontrolle der Diurese und des EKG zur Anwendung gelangen. Bis Speicherung, Freisetzung und Empfindlichkeit für Noradrenalin sich normalisiert haben, bleibt der Kreislauf labil und bedarf in den ersten Tagen nach der Operation ständiger Überwachung.

γ) Schilddrüse

Das Schilddrüsenhormon regt den Stoffwechsel an und ist dadurch von großer Bedeutung für den Gesamtorganismus.

Hyperthyreose und Morbus Basedow (s. auch „Anaesthesie in der Kopf- und Halschirurgie", S. 603). Hochgradige psychische Erregbarkeit und Stoffwechselsteigerung mit erhöhtem Sauerstoffverbrauch belasten den Kranken. Überbeanspruchung und toxische Wirkungen führen zur Herzmuskelschädigung und Dekompensation. Extrasystolen, paroxysmale Tachykardien und Vorhofflimmern mit absoluter Arrhythmie werden nicht selten gefunden. Die Thyreokardiopathie spricht nur bei gleichzeitiger thyreostatischer Therapie auf Digitalis an.

Die oft mehrere Wochen in Anspruch nehmende *Vorbehandlung* strebt eine Senkung des erhöhten Grundumsatzes, Normalisierung der Herzfrequenz und psychische Beruhigung des Patienten an. Sedativa, Thyreostatika und Digitalis werden in der Regel durch eine 10tägige Jodvorbehandlung nach PLUMMER mit Lugolscher Lösung oder Endojodin ergänzt. Ist das Wirkungsoptimum erreicht, wird die Operation durchgeführt.

Der Anaesthesist sollte diese Kranken frühzeitig kennenlernen und seine Besuche zur *psychologischen Vorbereitung* nutzen. Diese muß durch eine kräftige *Prämedikation* ergänzt werden. Eine gute *Narkose* ist viel schonender als die technisch durchaus mögliche Regionalanaesthesie. Gegenüber Adrenalin und seinen Abkömmlingen besteht eine gesteigerte Empfindlichkeit, sie sind kontraindiziert. Bei erhöhtem Grundumsatz, gesteigertem Sauerstoffverbrauch und Myokardschädigung stellt Hypoxie die Hauptgefahr dar. Deshalb ist kontrollierte Beatmung mit Hilfe von Muskelrelaxantien der Anwendung von starken Inhalationsnarkosemitteln und Spontanatmung vorzuziehen.

Maximale Hyperextension des Halses verbessert zwar den Zugang zur Schilddrüse, gefährdet aber die Hirndurchblutung. Die Augen müssen, zumal wenn ein Exophthalmus besteht, während der Narkose in einer feuchten Kammer geschützt werden.

Die nach gründlicher Vorbereitung selten gewordene *thyreotoxische Krise* kündigt sich durch Ansteigen von Pulsfrequenz, Blutdruck und Temperatur, Unruhe und Schlaflosigkeit an. Dijodtyrosin und Endojodin in hohen Dosen, Hydrocortison, Sedativa, Sauerstoff und Senkung der Körpertemperatur werden zur Behandlung dieses bedrohlichen Zustandes eingesetzt, der eine Indikation zur Intensivtherapie darstellt.

Die *sehr große Struma* ist meist nicht mit einer wesentlichen Abweichung der endokrinen Gesamtfunktion verbunden. Hier stehen venöse Einflußstauung, Verdrängung und Einengung der Trachea und bei älteren Kranken häufig Rechtsüberlastung des Herzens im Vordergrund. Bei starker Dyspnoe kann es aus Sicherheitsgründen notwendig sein, die Intubation in Schleimhautanaesthesie *vor* Beginn der Narkose vorzunehmen.

Während der Extubation ist es zweckmäßig, die Stimmbandfunktion zu beobachten und den Patienten erst abzugeben, wenn diese eindeutig intakt ist. Das Intubationsinstrumentarium muß in den ersten Stunden und Tagen in Bettnähe in Bereitschaft gehalten werden. Atemnot mit inspiratorischem Stridor kann auftreten und durch Larynxödem, Recurrensparese oder Tracheomalacie bedingt sein. Einseitige Recurrensparesen können von der gesunden Seite kompensiert werden. Beidseitige Paresen erfordern nach dringlicher Intubation die Tracheotomie. Schädigung des N. laryngeus sup. hat Sensibilitätsstörung mit Ausfall des laryngealen Hustenreflexes zur Folge. Schluckstörungen zwingen zum Trinkverbot, bis die Sensibilität zurückgekehrt ist.

Hypothyreose — Myxödem. Patienten mit einem unbehandelten Myxödem neigen in akuten chirurgischen Situationen zu schwerem Kreislaufkollaps und Hypothermie. Sie brauchen sofort Trijodthyronin und Hydrocortison in hohen Dosen i.v., die Operation wird bis zum Wirkungseintritt aufgeschoben. Alle starken Analgetika, Narkotica und Sedativa sind zu vermeiden. Stickoxydul und Relaxantien werden gut vertragen und reichen meistens aus (ABBOTT).

δ) Nebenschilddrüsen

Der Calciumaustausch zwischen dem Knochendepot und der extracellulären Flüssigkeit steht unter der Kontrolle des Parathormons und des Thyreocalcitonins. Die biologisch aktive Fraktion des Gesamtcalcium im Plasma, das ionisierte Calcium (4,5—5,0 mg/100 ml) ist von Bedeutung für die neuromuskuläre Erregbarkeit und Muskelkontraktilität.

Primärer Hyperparathyreoidismus. Gesteigerte hormonale Aktivität der Parathyreoidea, verursacht durch Adenome, Carcinome oder primäre Hyperplasie, führt durch Stimulierung der Osteoclastentätigkeit und Mobilisierung von Knochensalzen zu Hypercalcämie und Hypercalcurie und durch Hemmung der tubulären Rückresorption zu Hyperphosphaturie und Hypophosphatämie.

Die Folgen manifestieren sich am Skelet als Osteodystrophia fibrosa generalisata (v. RECKLINGHAUSEN). Nierensteine werden häufig gefunden, seltener Nephrocalcinose, ferner Polyurie, Isosthenurie und nach längerem Verlauf Niereninsuffizienz. Hypercalcämie ist mit einer Neigung zu Bradykardie und Herzrhythmusstörungen, Verkürzung der QT-Strecke im EKG und gesteigerter Digitalistoxicität verbunden.

Vorbehandlung. Polyurie und Erbrechen erfordern Bilanzierung des Flüssigkeits- und Elektrolythaushaltes. Strophanthin und Digitalisglykoside sowie Adrenalin und seine Derivate sind kontraindiziert (Kammerflimmern!). Unter der *Anaesthesie* müssen Kreislauf und Herztätigkeit ständig beobachtet werden.

Hypoparathyreoidismus. Absoluter oder relativer Funktionsverlust kommt als Folge einer Mitentfernung oder Schädigung der Nebenschilddrüsen bei Strumaoperationen, nach Resektion wegen Hyperparathyreoidismus und aus anderen Ursachen vor.

Im Vordergrund steht Hypocalcämie mit gesteigerter neuromuskulärer Erregbarkeit, die in latenter und manifester *Tetanie* zum Ausdruck kommen kann. Im EKG ist die QT-Strecke verlängert. Der akute tetanische Anfall wird mit i.v. Injektion von Calciumchlorid oder -gluconat beendet, bei schweren und gehäuften Anfällen ist Calciumchlorid in einer Dauertropfinfusion vorzuziehen.

ε) Organischer Hyperinsulinismus

Hypoglykämie infolge Insulinüberschuß kann durch vorwiegend aus β-Zellen bestehende Inseladenome im Pankreas, Carcinome oder diffuse Hyperplasie hervorgerufen werden.

Paroxysmale Insulinausschüttung löst hypoglykämische Anfälle aus, die sich durch Heißhunger und Schwächegefühl ankündigen und mit Herzklopfen, Unruhe, Zittern, Schwitzen, Kopfschmerzen, Schwindel und Benommenheit verlaufen, aber auch sehr plötzlich zu Krämpfen und tiefem Koma führen können. Schwere und gehäufte Anfälle hinterlassen irreparable Hirnschäden. Der Glucosegehalt ist im hypoglykämischen Anfall niedrig (50 mg/100 ml und darunter). Zuckergaben, bei Bewußtlosen i.v. Glucoseinjektion, kupieren den Anfall sofort. Exstirpation des Insuloms bringt Heilung.

Mehrere Stunden vor der Anaesthesie erhält der Patient eine i.v. Dauertropfinfusion mit Fructose, Sorbit oder Xylit, die während der Operation mit Glucose fortgeführt wird. Da bei chirurgischen Manipulationen am Pankreas mit einer Ausschüttung von Insulin gerechnet werden muß, und hypoglykämische Reaktionen unter der Anaesthesie klinisch kaum diagnostiziert werden können, sind Blutzuckerkontrollen in Abständen von 15 min zu empfehlen. Die Anwendung von Ganglienblockern zur Blutdrucksenkung ist kontraindiziert (s. Kap. „Diabetes", S. 757).

Nach Entfernung des Tumors oder Teilresektion des Pankreas steigt der Glucosespiegel für einige Tage über den Normbereich an, Insulin ist jedoch meistens nicht erforderlich. Die totale Pankreatektomie hinterläßt einen Diabetes, der mit Insulin eingestellt werden muß.

ξ) Diabetes mellitus

Neben der steigenden Anzahl manifester Diabetiker enthält unser Krankengut zunehmend mehr Patienten, die sich in diabetischen Vorstadien befinden. Unter physischen und psychischen Belastungen und somit auch in der prä- und perioperativen Periode können latente Stadien in einen manifesten Diabetes übergehen, der durch Hyperglykämie und Glykosurie nachweisbar wird.

Die durch Insulinmangel ausgelöste Störung des Kohlehydratstoffwechsels ist mit tiefgreifenden Veränderungen im Eiweiß- und Fettstoffwechsel verbunden. Gluconeogenese, Bildung von Glucose aus Körpereiweiß, trägt zur Hyperglykämie bei. Mit der Abnahme der Glucoseoxydation ist eine Steigerung der Lipolyse verbunden. Die vermehrte Bildung von Ketonkörpern führt zur Ketonämie und Ketonurie und zur metabolischen Acidose.

Mit steigendem Glucosegehalt steigt die Osmolarität der extracellulären Flüssigkeit. Die Ausscheidung von Glucose, Ketonkörpern und stickstoffhaltigen Metaboliten beansprucht Wasser und ruft eine Zwangspolyurie hervor. Dabei gehen auch Elektrolyte verloren, aber der Wasserverlust überwiegt und führt zur Dehydratation. Der Volumenverlust und die Auswirkungen der metabolischen Acidose auf den Herzmuskel und die Gefäße haben eine Kreislaufinsuffizienz zur Folge. Unter der peripheren Minderdurchblutung und zirkulatorisch bedingten Hypoxämie steigt der Lactatgehalt an und steigert die Acidose. Und so entwickelt sich ein Circulus vitiosus, der nur mit energisch begonnener und konsequent fortgesetzter Therapie unterbrochen werden kann. Koma, Kussmaulsche Atmung und Kreislaufinsuffizienz sind die Zeichen der umfassenden, bedrohlichen Stoffwechselentgleisung.

Beim primären, genetischen Diabetes werden unterschieden:

a) *Juveniler Diabetes (Insulinmangel-Diabetes).* Diabetische Kinder und Jugendliche neigen zur Ketose und brauchen reichlich Kohlenhydrate (KH) und Insulin.

b) *Altersdiabetes (Gegenregulationsdiabetes).* Der erst im späteren Lebensalter auftretende Diabetes spricht weniger gut auf Insulin an; Ketosen kommen seltener vor. Knappe und strenge Diät reicht bei manchen dieser Patienten zur Kompensation der Stoffwechselstörung aus. Orale Antidiabetika haben ihr Hauptanwendungsgebiet in dieser Gruppe.

Langzeit- und Altersdiabetes sind häufig mit Angiopathien, Nephropathien und Neuropathien verbunden, die bei der Voruntersuchung und -behandlung besonderer Beachtung bedürfen. Liegt eine Nephropathie vor, kann die Nierenschwelle für Glucose erhöht sein und die Glykosurie vermißt werden. Auch die Polyurie fehlt im höheren Lebensalter nicht selten.

Es sind insbesondere die Angiopathien verschiedener Lokalisation und deren Folgen, die die Lebenserwartung des Diabetikers begrenzen und das Operationsrisiko erhöhen. Weist eine Retinopathia diabetica (Funduskontrolle!) auf generalisierte Gefäßprozesse hin, sollte die Indikation für größere Eingriffe sehr zurückhaltend gestellt werden.

Die *Vorbehandlung* berücksichtigt vorhandene Komplikationen und strebt eine optimale Stoffwechseleinstellung an. Dabei ist der Harn ketonfrei und enthält Spuren von Glucose.

Präoperative Stoffwechselführung

a) Wahloperationen:

Stoffwechselsituation unter angepaßter Diabeteskost überprüfen. Tägliche quantitative Harnzuckerbestimmungen in 3 Portionen oder im 24 Std-Sammelurin. Blutzuckertagesprofil.

1. *Diätetisch eingestellte Diabetiker* mit Blutzuckerwerten bis 180 mg-% brauchen vor der Operation kein Insulin. Bei höheren Blutzuckerwerten ist mindestens vorübergehend Insulin erforderlich.

2. *Orale Antidiabetika* werden bis zum Abend vor der Operation belassen. Nach peripheren Eingriffen kann die Medikation nachmittags fortgesetzt und eine leichte Mahlzeit gegeben werden. Ist der Stoffwechsel nicht ausreichend kompensiert, erfolgt Umstellung auf Insulin. Dies empfiehlt sich auch vor größeren Eingriffen, die die orale Nahrungsaufnahme vorübergehend unmöglich machen.

3. *Auf Insulin eingestellte Diabetiker*, deren Stoffwechsel gut kompensiert ist, beläßt man am besten bei ihrer üblichen KH- und Insulindosierung. Insbesondere labile Diabetiker und Jugendliche sollten nicht ohne zwingenden Grund von einem bewährten Depot-Präparat auf Alt-Insulin umgestellt werden.

Der Übergang auf Alt-Insulin ist erforderlich bei Stoffwechselentgleisungen mit Acidose und vor großen Operationen, die eine längere parenterale Ernährung bedingen. Die Umstellung erfolgt am besten 3 Tage vor dem Eingriff, damit sie kontrolliert und korrigiert werden kann.

4. *Stoffwechselentgleisungen* müssen vor Wahloperationen unbedingt regularisiert werden!

b) Notfalloperationen:

Blut- und Harnglucose sowie Aceton sollten sofort bestimmt werden, selbst wenn das Ergebnis in Ausnahmefällen nicht abgewartet werden kann. Die gezielte Anamnese gibt Auskunft über die bisherige Einstellung, die Nahrungsaufnahme und Insulindosierung in den letzten Stunden und Tagen vor der Einweisung. Von der Schwere des Diabetes und der momentanen Stoffwechselsituation, dem akuten Zustandsbild und der geplanten Operation hängt das Vorgehen ab. Ist der Stoffwechsel entgleist, sind nicht nur Insulin und i.v. Zuckergaben erforderlich, sondern auch die Substitution des Wasser- und Elektrolytdefizits und die Korrektur der metabolischen Acidose vor der Operation einzuleiten.

Stoffwechselführung am Operationstag. In der perioperativen Periode verändern zahlreiche Faktoren die endokrine Reaktionslage und damit das Stoffwechselgleichgewicht. Mangelernährung und Fasten, Furcht und Erregung, Infektion, Trauma und akute Blutung setzen die KH-Toleranz herab. Der operative Eingriff löst neuro-endokrine Regulationen aus, die mit einem Anstieg des Adrenalin- und Corticoidspiegels einhergehen. Diese Balanceverschiebung zugunsten der Insulinantagonisten kann selbst bei Stoffwechselgesunden eine vorübergehende Hyperglykämie zur Folge haben. Bei der Stoffwechselführung des Diabetikers müssen Toleranzverschlechterungen durch den zusätzlichen relativen Insulinmangel in der Operationsphase berücksichtigt werden.

Ein schwerer Diabetes einerseits, ein großer, langwieriger Eingriff andererseits ergeben Veranlassung, den Glucosegehalt des Blutes am Operationstag in 2—4stündlichen Abständen zu kontrollieren. Nach der morgendlichen Insulindosis werden die KH in Form einer i.v. Infusion mit Glucose und Fructose zugeführt. Für alle länger dauernden Operationen ist eine Dauertropfinfusion mit Fructose, Sorbit oder Xylit unbedingt zu empfehlen, während intraoperative Insulingaben in der Regel nicht erforderlich sind.

Hypoglykämische Phasen sind viel gefährlicher als vorübergehend höhere Glykämien und in der Narkose kaum erkennbar, da die klinische Symptomatik maskiert und mehrdeutig ist. Unter der kombinierten Wirkung von Insulin und Ganglienblockern ist die Gefahr der Hypoglykämie beträchtlich gesteigert (GRIFFITH). Diese Mittel blockieren nicht nur die durch das sympatho-adrenerge System vermittelte Blutdruck-, sondern auch die Blutzuckerregulation, indem sie die Glykogenolyse und Glucoseausschüttung als normale Reaktion auf den Blutzuckerabfall inhibieren. Ganglienblocker sollten deshalb bei Diabetikern nicht zur Anwendung gelangen.

Postoperative Stoffwechselführung. Nach der Operation soll der Diabetiker sobald als möglich zu der Stoffwechseleinstellung zurückgeführt werden, bei der er vorher gut kompensiert war. Eine ausreichende KH-Menge (120 g für den Altersdiabetiker, rund 240 g für den Jugendlichen) muß täglich gegeben und notfalls parenteral zugeführt werden. Der Insulinbedarf ist nach sehr schweren Eingriffen und bei Komplikationen vorübergehend erhöht. Mit häufigen Blut- und Harnzuckerkontrollen und fraktionierten Alt-Insulingaben lassen sich Stoffwechselschwankungen am besten erfassen und steuern. Nach erfolgreicher chirurgischer Behandlung von Infektionsherden pflegt der Insulinbedarf erheblich abzusinken. Frühzeitige aktive Muskelbewegungen fördern den Glucoseumsatz und sind auch als Thromboembolieprophylaxe erwünscht.

Bei der Wahl der *Anaesthesie* ist die Wirkung der dabei verabreichten Mittel auf den KH-Stoffwechsel von untergeordneter Bedeutung. Die Verfahren der Lokal- und Leitungsanaesthesie beeinträchtigen die Nahrungsaufnahme am wenigsten. Gegen diesen eindeutigen Vorteil müssen in jedem Einzelfall die möglichen Nachteile abgewogen werden, die sich aus dem Vorliegen von Angio- und Neuropathien bei Diabetes ergeben können.

Bei stoffwechselgesunden Menschen rufen Thiopental und Lachgas mit und ohne Muskelrelaxantien unter reinen Anaesthesiebedingungen keine signifikante Änderung des Glucosegehalts des Blutes hervor (Dundee; Hougs u. Thorshauge; Sessoms et al.). In der Halothannarkose verändert sich der Blutzucker ebenfalls nicht, während unter Äther und in geringerem Maße auch unter Cyclopropan Steigerungen der Glucosekonzentration nachweisbar sind (Bass et al.; Drucker et al.; Henneman u. Vandam; Wilken). Während der Operation treten unter gleichen Narkosebedingungen Blutzuckersteigerungen auf, die bei peripheren Eingriffen gering und bei abdominalen Operationen stärker ausgeprägt sind. Vergleichbare Blutzuckererhöhungen wurden bei Operationen in Neuroleptanalgesie festgestellt. Nach diesen Befunden ist es nicht korrekt, intra- und postoperative Blutzuckersteigerungen als „Narkosehyperglykämie" zu bezeichnen.

Bei komplikationslosem Anaesthesieverlauf üben alle heute gebräuchlichen Narkosemittel keine schwerwiegenden oder nachhaltigen Wirkungen auf den Stoffwechsel des Diabetikers aus. Hypoxämie, Hyperkapnie und Schockphasen haben ungünstige Folgen auf den Stoffwechsel *und* Kreislauf. Die so häufig mit dem Diabetes vergesellschafteten Angiopathien verlangen größte Aufmerksamkeit bei der Führung der Anaesthesie. Wenn die Regelung der Durchblutung durch Gefäßwandveränderungen eingeschränkt ist, müssen Verminderungen des arteriovenösen Druckgefälles und der arteriellen Sauerstoffspannung sorgfältig vermieden werden, um hypoxische Schäden als schwerwiegende Komplikationen der Anaesthesie zu verhüten.

Literatur

Abbott, T. R.: Anaesthesia in untreated myxoedema. Brit. J. Anaesth. **34**, 510 (1967).

Adriani, J.: The chemistry and physics of anesthesia, 2nd ed. Springfield, Illn.: Ch. C. Thomas Publ. 1962.

Ahnefeld, F. W., Frey, R., Halmágyi, M.: Erkennung, Verhütung und Behandlung des Schocks in den operativen Fächern. Internist (Berl.) **3**, 543 (1962).

Ambiavagar, M., Sherwood Jones, E., Roberts, D. V.: Intermittent positive pressure ventilation in severe asthma. Anaesthesia **22**, 134 (1967).

Auberger, H., Heinrich, J.: Methoxyflurane und Nierenfunktion. Anaesthesist **14**, 202 (1965).

Barach, A. L.: Regulated oxygen therapy and adaptive values of CO_2-retention in patients with pulmonary emphysema. Ann. Allergy **23**, 361 (1965).

Barth, L., Meyer, M.: Moderne Narkose, 2. Aufl. Jena: VEB Gustav Fischer 1965.

Bass, P., Watts, D. T., Chase, H. F.: Ether hyperglycemia as influenced by premedication and pentothal induction. Anesthesiology **14**, 8 (1953).

Bässler, K. H.: Die Rolle der Kohlenhydrate in der parenteralen Ernährung. In: Parenterale Ernährung, hrsg. von K. Lang, R. Frey und M. Halmágyi, p. 20—27. Berlin-Heidelberg-New York: Springer 1966.

Baum, P.: Dialyse-Behandlung der Niereninsuffizienz. Anaesthesist **16**, 136 (1967).

Bayliss, R. I. S.: Endocrine disorders in anaesthesia. Brit. J. Anaesth. **32**, 529 (1960).

Belinkoff, S.: Choice of anesthesia in cardiac disease. Anesthesiology **7**, 268 (1946).

Bellet, S.: Preoperative preparation for the patient with coronary artery disease. Anesthesiology **17**, 391 (1956).

Bellville, J. W., Schweizer, O., Howland, W. S.: Anesthesia for bilateral adrenalectomy: a statistical and clinical analysis. Anesthesiology **19**, 217 (1958).

Benad, G.: Anästhesieprobleme beim Asthma bronchiale. Anästh. prax. **2**, 1 (1967).

Benke, A.: Anaesthesie und Ikterus. Wien. klin. Wschr. **75**, 842 (1963).

— Über einige Ursachen des Coma hepaticum. Anaesthesist **13**, 302 (1964).

Bennike, K.-AA.: Der Hypoxietest als präoperative Coronarfunktionsuntersuchung. Anaesthesist **15**, 1 (1966).

— Hagelsten, J. O., Hansen, E. P.: Leberstörungen nach Halothannarkose — post oder propter? Anaesthesist **13**, 289 (1964).

Beringer, A.: Diabetes und Narkose. Anaesthesist **4**, 13 (1955).

Boutros, A. R.: Anaesthesia and the thyroid gland. Canad. Anaesth. Soc. J. **8**, 586 (1961).

— Diabetic acidosis. Canad. Anaesth. Soc. J. **10**, 395 (1963).

Brooks, D. K.: Resuscitation. London: Edward Arnold Publ. 1967.

Brunjes, S., Johns, V. J., Crane, M. G.: Pheochromocytoma: postoperative shock and blood volume. New Engl. J. Med. **262**, 393 (1960).

Bühlmann, A.: Zur Therapie des chronischen obstruktiven Lungenemphysems. Dtsch. med. Wschr. **91**, 82 (1966).

Campbell, E. J. M.: Mechanisms of airway obstruction in emphysema and asthma. Proc. roy. Soc. Med. **51**, 108 (1958).

Churchill-Davidson, H. C., Way, W. L., Jong, R. H. de: The muscle relaxants and renal excretion. Anaesthesiology **28**, 540 (1967).

Clauberg, G.: Die Verlegung der oberen Luftwege und ihre Bedeutung für die Anaesthesie. Anaesthesist **14**, 307 (1965).

Cohen, E. N.: Patients with altered sensitivity. In: Muscle relaxants, edit. by Foldes, F. F., Clinical Anesthesia

Series 2, p. 75—93 (1966). Oxford: Blackwell Scient. Publ. 1966.

COMROE, J. H., DRIPPS, R. D.: The histamine-like action of curare and tubocurarine injected intracutaneously and intraarterially in man. Anesthesiology **7**, 260 (1946).

— FORSTER, R. E., DUBOIS, A. B., BRISCOE, W. A., CARLSEN, E.: The lung, 2nd edit. Chicago: Year Book Medical Publ. 1963.

COOPERMAN, L. H., ENGELMAN, K., MANN, PH. E. G.: Anesthetic management of pheochromocytoma employing halothane and beta adrenergic blockade. Anesthesiology **28**, 575 (1967).

CRANDELL, L. R.: Pheochromocytoma. In: Anesthesia for patients with endocrine disease, edit. by M. T. JENKINS, Clinical Anesthesia Series (1963). Oxford: Blackwell Scient. Publ. 1963.

CROUT, J. R.: Pheochromocytoma. Pharmacol. Rev. **18**, 651 (1966).

CSÁSZÁR, J., WÖLFER, E., MIHALECZ, K.: Unsere Erfahrungen mit der Neurolept-II-Analgesie unter besonderer Berücksichtigung der Nierenfunktionsveränderungen. Anaesthesist **16**, 107 (1967).

DAWSON, B., JONES, R. R., SCHNELLE, N., HARTRIDGE, V. B., PAULSON, J. A., ADSON, M. A., SUMMERSKILL, W. H. J.: Halothane and ether anesthesia in gallbladder and bile duct surgery: A retrospective study into mortality and hepatobiliary complications. Anesth. Analg. Curr. Res. **42**, 759 (1963).

DE BLASI, S.: The management of the patient with a phaeochromocytoma. Brit. J. Anaesth. **38**, 740 (1966).

DEUTSCH, S., GOLDBERG, M., STEPHEN, G. W., WEN-HSIEN WU: Effects of halothane anesthesia on renal function in normal man. Anesthesiology **27**, 793 (1966).

— PIERCE, E. C., VANDAM, L. D.: Cyclopropane effects on renal function in normal man. Anesthesiology **28**, 547 (1967).

DINNICK, O. P.: Anaesthesia and disease. In: Modern trends in anaesthesia, edit. by F. T. EVANS and T. C. GRAY, p. 257—275. London: Butterworth & Co. Publ. 1958.

DOENICKE, A.: Vergleichende Serumcholinesteraseaktivitätsbestimmungen nach Barbituratnarkosen und Neuroleptanalgesie. In: Die Neuroleptanalgesie, hrsg. von W. F. HENSCHEL, S. 131—137. Berlin-Heidelberg-New York: Springer 1966.

DRUCKER, W. R., COSTLEY, C., STULTS, R., HOLDEN, W. D., CRAIG, J. W., MILLER, M., HOFFMAN, N., WOODWARD, H.: Studies of carbohydrate metabolism during ether anesthesia; effect of ether on glucose and fructose metabolism. Metabolism **8**, 828 (1959).

DUNDEE, J. W.: Effect of thiopentone on blood sugar and glucose tolerance. Brit. J. Pharmacol. **11**, 458 (1956).

— GRAY, T.: Resistance to d-tubocurarine chloride in the presence of liver damage. Lancet **1953 II**, 16.

— TODD, U. M.: Clinical significance of the effects of thiobarbiturates and adjuvant drugs on blood sugar and glucose tolerance. Brit. J. Anaesth. **30**, 77 (1958).

ECKART, J., PERAZIC, M., NAGEL, R.: Anaesthesie bei homoiplastischen Nierentransplantationen. Anaesthesist **15**, 93 (1966).

EGER, E. I., SEVERINGHAUS, J. W.: Effect of uneven pulmonary distribution of blood and gas on induction with inhalation anesthetics. Anesthesiology **25**, 620 (1964).

ENDERBY, G. E. H.: A report on mortality following 9107 hypotensive anaesthetics. Brit. J. Anaesth. **33**, 109 (1961).

ENGSTRAND, L., FRIBERG, O.: On the function of the liver, as affected by various operations and anaesthetics. Acta chir. scand. **92**, Suppl. 104 (1945).

EPSTEIN, R. M., DEUTSCH, S., COOPERMAN, L. H., CLEMENT, A. J., PRICE, H. L.: Splanchnic circulation during halothane anesthesia and hypercapnia in normal man. Anesthesiology **27**, 654 (1966).

— WHEELER, H. O., FRUMIN, M. J., HABIF, D. V., PAPPER, E. M., BRADLEY, S. E.: The effect of hypercapnia on estimated hepatic blood flow, circulating splanchnic blood volume, and hepatic sulfobromphthalein clearance during general anesthesia in man. J. clin. Invest. **40**, 592 (1961).

ESSER, G.: Die prä- und postoperative Behandlung des Leberzirrhotikers bei planmäßigen Operationen. Med. Welt **1963**, 2388.

EYRICH, K., FRIEDEMANN, M., SCHOLLER, K. L.: Nebenwirkungen von Succinylcholin auf das Herz. Anaesthesist **14**, 303 (1965).

FAIRLIE, C. W., BARSS, T. P., FRENCH, A. B., JONES, C. M., BEECHER, H. K.: Metabolic effects of anesthesia in man. IV. A comparison of effects of certain anesthetic agents on normal liver. New Engl. J. Med. **244**, 615 (1951).

FELLINI, A. A., BERNSTEIN, R. L., ZAUDER, H. L.: Broncho spasm due to suxamethonium. Brit. J. Anaesth. **35**, 657 (1963).

FEURSTEIN, V.: Grundlagen und Ergebnisse der Venendruckmessung zur Prüfung des zirkulierenden Blutvolumens. Anaesthesiologie und Wiederbelebung, Bd. 7. Berlin-Heidelberg-New York: Springer 1965.

FIGDOR, P. P.: Mannittherapie. Wien 1966. Notring der wiss. Verbände Österreichs.

FILIPPINI, L.: Die Therapie der Hyperkaliämie. Dtsch. med. Wschr. **91**, 359 (1966).

FLETCHER, J., LANGMAN, M. J. S., KELLOCK, T. D.: Effect of surgery on blood sugar levels in diabetes mellitus. Lancet **1965 II**, 52.

FOLDES, F. F.: The choice and mode of administration of relaxants. In: Muscle relaxants, edit. by F. F. FOLDES, Clinical Anesthesia Series 2, p. 1—32 (1966). Oxford: Blackwell Scient. Publ. 1966.

FOSTER, P. A., FRANCIS, B. G.: An operation for the diabetic? Brit. J. Anaesth. **27**, 291 (1955).

FRAHM, H., SCHILLING, K.: Endokrinologische und anaesthesiologische Probleme bei Nebennierenoperationen. Anaesthesist **15**, 91 (1966).

FRAZER, R. A.: Hyperinsulinism under anaesthesia. Anaesthesia **18**, 3 (1963).

FREY, H.-H., KAERGAARD NIELSEN, C.: Spezifische und unspezifische Wirkungen von β-Adrenolytica. Anaesthesist **16**, 132 (1967).

FREY, R.: Der Bronchospasmus als Narkosekomplikation. Dtsch. Z. Chir. **268**, 363 (1951).

— Die Stellung des Anaesthesisten zwischen Chirurgie und innerer Medizin. Anaesthesist **12**, 270 (1963).

— HÜGIN, W., MAYRHOFER, O.: Lehrbuch der Anaesthesiologie. Berlin-Göttingen-Heidelberg: Springer 1955.

— LUTZKI, H. v., NOLTE, H., PFEIFFER, H.: Der heutige Stand der Lokalanaesthesie. Stuttgart: Ferdinand Enke 1967.

— SEEGER, R.: Experimental and clinical experience with toxiferine (alkaloid of calabash). Canad. Anaesth. Soc. J. **8**, 99 (1961).

GEDDES, I. C.: Some trends in the biochemistry of anaesthesia. In: Modern trends in anaesthesia, edit. by F. T.

EVANS and T. C. GRAY, Vol. 2, p. 140—163. London: Butterworth 1962.

GEMPERLE, M.: Einfluß der Neuroleptanalgesie auf das cardiovaskuläre System. In: Fortschritte der Neuroleptanalgesie, hrsg. von M. GEMPERLE, p. 117—125. Berlin-Heidelberg-New York: Springer 1966.

GESSLER, U., OPDERBECKE, H. W.: Zur Klinik des postoperativen Nierenversagens. Z. prakt. Anästh. Wiederbeleb. **2**, 205 (1967).

GIEBEL, O.: Präoperative Atemgymnastik. Z. prakt. Anaesth. Wiederbeleb. **2**, 101 (1967).

GRAVENSTEIN, J. S.: Katecholamine in der Anaesthesie. Anaesthesist **13**, 280 (1964).

GREEN, G.: Fluothane und die Leber. In: Leberfunktion und operativer Eingriff, hrsg. von O. H. JUST, S. 2—6. Stuttgart: Georg Thieme 1964.

GREENE, N. M.: Lactate, pyruvate and excess lactate production in anesthetized man. Anesthesiology **22**, 404 (1961).

— Inhalation anesthetics and carbohydrate metabolism. Baltimore: The Williams & Wilkins Comp. 1963.

GRIFFITH, J. A.: The effects of general anaesthesia and hexamethonium on the blood sugar in non-diabetic and diabetic surgical patients. Quart. J. Med. **22**, 405 (1953).

HABIF, D. V., PAPPER, E. M., FITZPATRICK, H. F., LAWRENCE, P., MCC. SMYTHE, C., BRADLEY, S. E.: The renal and hepatic blood flow, glomerula filtration rate and urinary output of electrolytes during cyclopropane, ether and thiopental anesthesia, operation and the immediate postoperative period. Surgery **30**, 241 (1951).

HAGER, W.: Die Digitalisbehandlung und die Therapie von Rhythmusstörungen des Herzens während chirurgischer Eingriffe und der ersten postoperativen Überwachung. Anaesthesist **13**, 356 (1964).

HALE, D. E., SEIDEL, W. C.: Physiologie und Pharmakologie des Herzens. Anaesthesist **11**, 362 (1962).

HARMS, H., RODEWALD, G.: Präoperative und postoperative Lungenfunktionsdiagnostik. Dtsch. med. Wschr. **91**, 658 (1966).

HARTENBACH, W.: Zur prä- und postoperativen Substitution beim Cushing-Syndrom. Chirurg **33**, 253 (1962).

HENNEMAN, D. H., VANDAM, L. D.: Effect of epinephrine, insulin, and tolbutamide on carbohydrate metabolism during ether anesthesia. Clin. Pharmacol. Ther. **1**, 694 (1960).

HOUGS, W., THORSHAUGE, CHR.: Blodsukkervariationer under anestesi og operative indgreb. Nord. Med. **54**, 1592 (1955).

HOWITT, G.: Therapy with adrenergic drugs and their antagonists. Brit. J. Anaesth. **38**, 719 (1966).

HÜGIN, W.: Die Grundlagen der Inhalationsnarkose. Basel: Benno Schwabe & Co. 1951.

— Fragen der Anaesthesie bei Patienten, die unter Hochdruckbehandlung stehen. Anaesthesist **12**, 280 (1963).

INGBAR, S. H.: Thyrotoxic storm. New Engl. J. Med. **274**, 1252 (1966).

JOHNSTONE, M.: Die kardiovasculären Wirkungen der Anaesthesie unter besonderer Berücksichtigung der pharmakologischen Blockade der β-Rezeptoren des Myokards. Anaesthesist **13**, 215 (1964).

— Leberschäden bei chirurgischen Patienten. Anaesthesist **13**, 283 (1964).

— Beta adrenergic blockade with inderal (propranolol) during anaesthesia. Anaesthesist **15**, 96 (1966)

— Propranolol (inderal) during halothane anaesthesia. Brit. J. Anaesth. **38**, 516 (1966).

JONES, R. H., MACNAMARA, J., GAENSLER, E.: The effects of intermittent positive pressure breathing in simulated pulmonary obstruction. Amer. Rev. resp. Dis. **82**, 164 (1960).

KARL, H. J.: Das Cushing-Syndrom. Internist **5**, 1 (1964).

KATZ, R. L., KATZ, G. J.: Complications associated with the use of muscle relaxants. In: Muscle relaxants, edit. by F. F. FOLDES, p. 121—153. Oxford: Blackwell Scient. Publ. 1966.

— — Surgical infiltration of pressor drugs and their interaction with volatile anesthaetics. Brit. J. Anaesth. **38**, 712 (1966).

— WEINTRAUB, H. D., PAPPER, E. M.: Anesthesia, surgery and rauwolfia. Anesthesiology **25**, 142 (1964).

KAVAN, E. M., PARKER, L. A.: Phäochromocytom. Anaesthesist **15**, 239 (1966).

KEATING, V.: Carbohydrate metabolism. The effects of surgery in a tropical population. Anaesthesia **13**, 434 (1958).

KILLIAN, H.: Lokalanästhesie und Lokalanästhetika. Stuttgart: Georg Thieme 1959.

— WEESE, H.: Die Narkose. Stuttgart: Georg Thieme 1954.

KIRCHNER, E.: Die Bedeutung des Blutvolumenmangels bei der Narkoseeinleitung. Anaesthesist **11**, 132 (1962).

KLEINSORGE, H.: Zur Pathogenese und Therapie des Coma basedowicum. Internist **4**, 317 (1963).

KNICK, B.: Besonderheiten der Diabetesbehandlung während operativer Eingriffe. Anaesthesist **15**, 303 (1966).

KOCZOREK, K. P.: Primärer Aldosteronismus (Conn-Syndrom). Internist **5**, 32 (1964).

KOLB, E.: Vegetative Blockade bei der operativen Behandlung der Basedowstrumen. Langenbecks Arch. klin. Chir. **285**, 18 (1957).

KREUSCHER, H.: Der Einfluß von Dehydrobenzperidol auf die Kontraktilität des Herzmuskels. In: Die Neuroleptanalgesie, hrsg. von W. F. HENSCHEL, S. 66—71. Berlin-Heidelberg-New York: Springer 1966.

LEHMANN, H., LIDDELL, J.: The Cholinesterases. In: Modern trends in anaesthesia, edit. by F. T. EVANS and T. C. GRAY, vol. 2, S. 164—205. London: Butterworth & Co. Publ. 1962.

LEONHARDT, K. O., LANDES, R. R., MCCAULEY, R. T.: Anatomy and physiology of intrarenal oxygen tension: preliminary study of the effects of anesthetics. Anesthesiology **26**, 648 (1965).

LINDENSCHMIDT, TH.-O., CARSTENSEN, E.: Kompendium der prä- und postoperativen Therapie. Stuttgart: Georg Thieme 1966.

LINDNER, J.: Leberfunktion und operativer Eingriff aus pathologischer Sicht. In: Leberfunktion und operativer Eingriff, hrsg. von O. H. JUST, S. 7—26. Stuttgart: Georg Thieme 1964.

LIST, W. F.: Kardiale Arrhythmien in der Narkose: Ihre Ursache und pharmakologische Beeinflußbarkeit. Anesthesist **15**, 368 (1966).

— GRAVENSTEIN, J. S.: Atropin und Scopolamin. Anaesthesist **14**, 154 (1965).

LITTLE, D. M., BARBOUR, C. M., GIVEN, J. B.: The effects of fluothane, cyclopropane, and ether anesthesia on liver function. Surg. Gynec. Obstet. **107**, 712 (1958).

— WETSTONE, H. J.: Anesthesia and the liver. Anesthesiology **25**, 815 (1964).

LORENTZ, K., HENNEBERG, U.: Das Verhalten der leberspezifischen Lactatdehydrogenase nach Halothan-Narkosen. Anaesthesist **13**, 234 (1964).

LOVEJOY, F. W., MORROW, P. E.: Aerosols, bronchodilators and mucolytic agents. Anesthesiology **23**, 460 (1962).

LUTZ, H.: Anaesthesie bei gestörter Leberfunktion. In: Leberfunktion und operativer Eingriff, hrsg. von O. H. JUST, S. 70—77. Stuttgart: Georg Thieme 1964.

LYDTIN, H.: Die medikamentöse Blockade der adrenergen β-Rezeptoren. Dtsch. med. Wschr. **92**, 401 (1967).

MACDONALD, A. G., INGRAM, CH. G., MCNEILL, R. S.: The effect of propranolol on airway resistance. Brit. J. Anaesth. **39**, 919 (1967).

MACINTOSH, R. R., BANNISTER, F. B.: Grundlagen der Allgemeinnarkose, übers. von H. F. POPPELBAUM. Berlin: VEB Volk und Gesundheit 1960.

MACKENZIE, A., PEARSON, D. T.: Management of a patient presenting with phaeochromocytoma. Brit. J. Anaesth. **39**, 592 (1967).

MAYRHOFER, O.: Zur Frage des Operationsrisikos bei herz- und kreislaufgeschädigten Patienten. Wien. klin. Wschr. **1951**, 413.

— Experimentelle Untersuchungen über die Wirkung einiger zu Narkosezwecken gebräuchlicher Barbiturate auf die Bronchialmuskulatur. Anaesthesist **3**, 105 (1954).

— Some differences in the action of ultra-short acting barbiturates on the autonomic nervous system. Proceedings of the Third Congr. of the Scand. Soc. of Anaesthesiologists, Copenhagen, 11.—12. June 1954.

— Anaesthesie und Innere Medizin. In: Lehrbuch der Anaesthesiologie, von R. FREY, W. HÜGIN, O. MAYRHOFER u. a., 1. Aufl., S. 734—742. Berlin-Göttingen-Heidelberg: Springer 1955.

MEAD, J., LINDGREN, I., GAENSLER, E. A.: The mechanical properties of the lung in emphysema. J. clin. Invest. **34**, 1005 (1955).

MEHNERT, H.: Aktuelle Diabetesprobleme in Klinik und Praxis. Dtsch. med. Wschr. **91**, 744 (1966).

— Die Verwertung von Xylit bei parenteraler Ernährung. In: Parenterale Ernährung, hrsg. von K. LANG, R. FREY und M. HALMÁGYI, S. 28—39. Berlin-Heidelberg-New York: Springer 1966.

MEIER, J., LYDTIN, H., ZÖLLNER, N.: Über die Wirkung von adrenergen β-Rezeptorenblockern auf ventilatorische Funktionen bei obstruktiven Lungenkrankheiten. Dtsch. med. Wschr. **91**, 145 (1966).

MEYER, E., HÜGIN, W.: Herz-Kreislaufreaktionen auf Succinylcholin. Anaesthesist **12**, 65 (1963).

MICHENFELDER, J. D., TERRY, H. R., DAW, E. F.: Cardiac arrhythmias during surgery and anesthesia. Surg. Clin. N. Amer. **45**, 829 (1965).

MONGAR, J. L., WHELAN: R. F.: Histamine release by adrenaline and d-tubocurarine in the human subject. J. Physiol. (Lond.) **120**, 146 (1953).

MOORE, F. D.: Endocrine changes after anesthesia, surgery, and unanesthetized trauma in man. Recent Progr. Hormone Res. **13**, 511 (1957).

MÜTING, D.: Diagnostik und Therapie des Coma hepaticum. In: Infusionstherapie, hrsg. von K. LANG, R. FREY und M. HALMÁGYI, S. 115—121. Berlin-Heidelberg-New York: Springer 1966.

MUNSON, W. M., JENICEK, J. A.: Effect of anesthetic agents on patients receiving reserpine therapy. Anesthesiology **23**, 741 (1962).

MUSHIN, W. W.: The adrenals and the anaesthetist. Anaesthesia **12**, 15 (1957).

— RENDELL-BAKER, L., THOMPSON, P. W.: Automatische Ventilation der Lungen, übers. von H. G. EPSTEIN und H. F. POPPELBAUM. Berlin: Akademie-Verlag 1962.

MUSHIN, W. W.: ROSEN, M., BOWEN, D. J., CAMPBELL, H.: Halothane and liver dysfunction: a retrospective study. Brit. med. J. **1964 II**, 329.

NELSON, D. H.: Present status of the problem of iatrogenic adrenal cortical insufficiency. Anesthesiology **24**, 457 (1963).

NGAI, S. H., PAPPER, E. M.: Metabolic effects of anesthesia. Springfield, Illn.: Charles C. Thomas Publ. 1962.

PACKOVICH, M. J., MOLNAR, G. D., LEONARD, P. F.: Management of diabetic patients during surgery. Surg. Clin. N. Amer. **45**, 975 (1965).

PAPPER, S., PAPPER, E. M.: The effects of preanesthetic medication, anesthetic and postoperative drugs on renal function. Clin. Pharmacol. Ther. **5**, 205 (1964).

PFLEIDERER, TH.: Zur Diagnostik und Therapie von Lebererkrankungen. In: Leberfunktion und operativer Eingriff, hrsg. von O. H. JUST, S. 27—36. Stuttgart: Georg Thieme 1964.

PFLÜGER, H.: Narkose und Diabetes. Anaesthesist **6**, 351 (1957).

— Kurzlehrbuch der modernen Anästhesie. Stuttgart: F. K. Schattauer Verlag 1966.

PICHLMAYR, I., PICHLMAYR, R.: Zur Frage der Leberschädigung durch Halothan. Anaesthesist **13**, 293 (1964).

PILOT, P., HÜGIN, W.: Grundsätze für die Narkose beim Diabetiker. Praxis **42**, 644 (1953).

PRICE, H. L.: The significance of catecholamine release during anaesthesia. Brit. J. Anaesth. **38**, 705 (1966).

— DEUTSCH, S., COOPERMAN, L. H., CLEMENT, A. J., EPSTEIN, R. M.: Splanchnic circulation during cyclopropane anesthesia in normal man. Anesthesiology **26**, 312 (1965).

— — DAVIDSON, I. A., CLEMENT, A. J., BEHAR, M. G., EPSTEIN, R. M.: Can general anesthesia produce splanchnic visceral hypoxia by reducing regional blood flow? Anesthesiology **27**, 24 (1966).

— LINDE, H. W., JONES, R. E., BLACK, G. W., PRICE, M. L.: Sympatho-adrenal responses to general anesthesia in man and their relation to hemodynamics. Anesthesiology **20**, 563 (1959).

PRYS-ROBERTS, C., KELMAN, G. R.: The influence of drugs used in neuroleptanalgesia on cardiovascular and ventilatory function. Brit. J. Anaesth. **39**, 134 (1967).

RAND, M. J., TRINKER, F. R.: Pharmacological agents affecting the release and activity of catecholamines. Brit. J. Anaesth. **38**, 666 (1966).

REICHEL, G.: Krankheitszustände mit respiratorischer Insuffizienz. Z. prakt. Anästh. Wiederbeleb. **1**, 77 (1966).

ROBERTSON, G. S.: Serum cholinesterase deficiency. I. Disease and inheritance. Brit. J. Anaesth. **38**, 355 (1966).

ROLLASON, W.: Halothane and phaeochromocytoma. Brit. J. Anaesth. **36**, 251 (1964).

ROSS, E. D. T.: General anaesthesia in complete heart block. Brit. J. Anaesth. **34**, 102 (1962).

ROSSIER, P. H., BÜHLMANN, A., WIESINGER, K.: Physiologie und Pathophysiologie der Atmung, 2. Aufl. Berlin-Göttingen-Heidelberg: Springer 1958.

ROWLANDS, D. J., HOWITT, G., LOGAN, W., CLARKE, A. D., JACKSON, P. W.: Haemodynamic changes during methohexitone anaesthesia in patients with supraventricular arrhythmias. Brit. J. Anaesth. **39**, 554 (1967).

SACK, H., NEUHAUS, J., SCHEGA, W., KÖRNER, M.: Die Bedeutung der medikamentösen Blockade adrenerger alpha- und beta-Rezeptoren für die konservative und operative

Behandlung des Phäochromozytoms. Dtsch. med. Wschr. **93**, 151 (1968).
SARRE, H., HEINZE, V.: Therapie des akuten Nierenversagens. Dtsch. med. Wschr. **92**, 1570 (1967).
SAUER, H.: Orale Antidiabetika. Gastroenterologia (Basel), Suppl. **104**, 86 (1965).
— Diagnostik des diabetischen Komas. Dtsch. med. Wschr. **92**, 894 (1967).
— SCHEIBE, O.: Diabetesbehandlung bei operativen Eingriffen. Chirurg **34**, 392 (1963).
SCHATTENFROH, C.: Endokrine Organe. In: Lehrbuch der Chirurgie, hrsg. von H. HELLNER, R. NISSEN u. K. VOSSSCHULTE, 5. Aufl., S. 248—267. Stuttgart: Georg Thieme 1967.
SCHELER, F., QUELLHORST, E., HÖFFLER, D., WIGGER, W.: Beeinflussung der Nierenfunktion durch Mannitinfusion bei akuter und chronischer Niereninsuffizienz. Schweiz. med. Wschr. **95**, 1133 (1965).
SCHELLENBERGER, A., DOENICKE, A., GÜRTNER, TH.: Klinische und tierexperimentelle Untersuchungen zur Leberbelastung nach Neuroleptanalgesie. In: Fortschritte der Neuroleptanalgesie, hrsg. von M. GEMPERLE, S. 8—16. Berlin-Heidelberg-New York: Springer 1966.
SCHMID, M.: Laboratoriumsbefunde bei chronischer Hepatitis. Dtsch. med. Wschr. **92**, 305 (1967).
SCHRIEFERS, K. H., WENN, B.: Über den Ikterus nach operativen Eingriffen. Dtsch. med. Wschr. **92**, 540 (1967).
SEEGER, R., AHNEFELD, F., HAUENSCHILD, E.: Erfahrungen mit dem neuen synthetischen Muskelrelaxans Ro 4-3816, einem Derivat des Calebassenalkaloides Toxiferin. Anaesthesist **11**, 37 (1962).
SESSIONS, J. T., MINKEL, H. P., BULLARD, J. C., INGELFINGER, F. J.: The effect of barbiturates in patients with liver disease. J. clin. Invest. **33**, 1116 (1954).
SESSOMS, G. W., WATTS, D. T., CHASE, H. F., ANDREWS, P. M.: Effect of pentothal and pentothal plus nitrous oxide-oxygen anesthesia upon blood sugar levels in man. Anesthesiology **16**, 235 (1955).
SHNIDER, S. M., PAPPER, E. M.: Anesthesia for the asthmatic patient. Anesthesiology **22**, 886 (1961).
SIEGENTHALER, W., MÖHRING, J., WEIDMANN, P.: Zur Diagnostik des Conn-Syndroms. Dtsch. med. Wschr. **92**, 1569 (1967).
SIMS, J. L., MORRIS, L. E., ORTH, O. S., WATERS, R. M.: The influence of oxygen and carbon dioxide levels during anesthesia upon postsurgical hepatic demage. J. Lab. clin. Med. **38**, 388 (1951).
SMITH, N. L.: Histamine release by suxamethonium. Anaesthesia **12**, 293 (1957).
SNIPER, W.: The estimation and comparison of histamine release by muscle relaxants in man. Brit. J. Anaesth. **24**, 232 (1952).
SPENCE, A. A., LINTON, A. L., PATEL, A. R.: The influence on renal function of chloroform and halothane anaesthesia in man. Brit. J. Anaesth. **39**, 789 (1967).
STOECKEL, H.: Anästhesiologische Vorbereitungen bei Eingriffen am endokrinen System. Z. prakt. Anästh. **2**, 83 (1967).
STRAHL, U.: Anästhesie bei Diabetes mellitus. Zbl. Chir. **80**, 1316 (1955).
STROHMEYER, G., DÖLLE, W., SAUER, H.: Milchsäureacidose mit Excesslactat bei Diabetes mellitus. Dtsch. med. Wschr. **90**, 2225 (1965).
STRUNIN, L.: Some aspects of anaesthesia for renal homotransplantation. Brit. J. Anaesth. **38**, 812 (1966).
TAMM, J.: Die Diagnostik der primären und sekundären Nebennierenrindeninsuffizienz. Dtsch. med. Wschr. **91**, 957 (1966).
THEYE, A.: Cardiac performance during anesthesia and operation. Surg. Clin. N. Amer. **45**, 841 (1965).
TURNER, P., GRANVILLE-GROSSMAN, K. L., SMART, J. V.: Effect of adrenergic receptor blockade on tachycardia of thyrotoxicosis and anxiety state. Lancet **1965 II**, **1316**.
UGOCSAI, GY., SCULTÉTY, S.: Kritik und Wahl der verschiedenen Anaesthesieverfahren bei Nierenstörungen. In: Anaesthesie und Notfallmedizin, hrsg. von K. HUTSCHENREUTER, S. 50—53. Berlin-Heidelberg-New York: Springer 1966.
ULMER, W. T., REIF, E.: Die obstruktiven Erkrankungen der Atemwege. Dtsch. med. Wschr. **90**, 1803 (1965).
VANDAM, L. D., HARRISON, J. H., MURRAY, J. E., MERRILL, J. P.: Anesthetic aspects of renal homotransplantation with notes on the anesthetic care of the uremic patient. Anesthesiology **23**, 783 (1962).
— MOORE, F. D.: Adrenocortical mechanisms related to anesthesia. Anesthesiology **15**, 658 (1954).
VICKERS, M. D.: Adrenergic drugs and their antagonists in anaesthesia. Brit. J. Anaesth. **38**, 728 (1966).
— DINNICK, O. P.: Postoperative hepatic morbidity with special reference to the role of halothane. Anaesthesia **20**, 29 (1965).
VINZ, H., JAHN, H.: Die Bedeutung der Reizleitungsstörungen für Operationsrisiko und Vorbehandlung. Erster Kongreß d. Sektion Anaesthesiologie i. d. DDR, Berlin Juli 1966. Kongr.-Bericht, hrsg. von M. MEYER, vol. 1, S. 413. Berlin-Buch 1967.
WALTER, S. I.: Labordiagnostik und Leberfunktion. In: Leberfunktion und operativer Eingriff, hrsg. von O. H. JUST, S. 84—91. Stuttgart: Georg Thieme 1964.
WEIMANN, H., SCHNEEWEISS, J.: Anaesthesieverfahren bei Diabetes mellitus unter besonderer Berücksichtigung der intravenösen Barbituratnarkose. Anaesthesist **6**, 214 (1957).
WESTGATE, H. D., GORDON, J. R., VAN BERGEN, F. H.: Changes in airway resistance following intravenously administered d-tubocurarine. Anesthesiology **23**, 65 (1962).
— SCHULTZ, E. A., VAN BERGEN, F. H.: Urticaria and angioneurotic edema following d-tubocurarine administration. Anesthesiology **22**, 286 (1961).
WIEMERS, K.: Narkotika und Leberfunktion. In: Leberfunktion und operativer Eingriff, hrsg. von O. H. JUST, S. 37—47. Stuttgart: Georg Thieme 1964.
WILKEN, L.: Zur Anaesthesie bei Diabetes mellitus. Erster Kongr. d. Sektion Anaesthesiologie i. d. DDR, Berlin, Juli 1966. Kongr.-Bericht, hrsg. von M. MEYER, vol. 1, S. 151—155. Berlin-Buch 1967.
WOLFF, G., GIGON, J. P., ENDERLIN, F.: Über die Wirkung von Vasopressoren und Volumenzufuhr auf die nach Blutdruckabfall eingeschränkte Nierenfunktion. Langenbecks Arch. klin. Chir. **312**, 103 (1965).
WOLFF, H. P.: Ergebnisse und Probleme der Nierentransplantation. Dtsch. med. Wschr. **91**, 738 (1966).
WYLIE, W. D., CHURCHILL-DAVIDSON, H. C.: A practice of anaesthesia, 2nd edit. London: Lloyd-Luke 1966.
ZIEGLER, R., PFEIFFER, E. F.: Thyreocalcitonin. Dtsch. med. Wschr. **92**, 613 (1967).

10. Anaesthesie in der Neurologie und Psychiatrie

I. Remes

Bei gewissen neurologischen Erkrankungen, und zwar bei solchen, die mit einer Einschränkung bzw. dem Sistieren der Spontanatmung des Patienten einhergehen, kann auf die Mitarbeit des Anaesthesisten nicht verzichtet werden. Zu diesen Erkrankungen zählen z. B. die Myasthenia gravis, die Poliomyelitis und der Tetanus (wird an anderer Stelle des Buches, S. 960, behandelt).

a) Die Myasthenia gravis

(s. auch Kap. „Thymektomie bei Myasthenia gravis“, S. 604)

Die *Myasthenia gravis* ist eine chronische Erkrankung, die äußerst selten — im Kindesalter fast nie — auftritt. Von verschiedenen Autoren wird die Häufigkeit der Erkrankung mit 1:15000 bis 1:40000 angegeben. Sie zeigt als Symptomatik eine auffallend rasche Ermüdbarkeit der Muskulatur. Das häufigste Zeichen stellt eine ein- oder doppelseitige Ptosis dar. Als Ursache dafür wird angenommen: Abnormität an der neuromuskulären Verbindung, mangelhafte Acetylcholinsynthese oder -freisetzung und Desensibilisation der Endplatte gegenüber Acetylcholin. Zur Sicherstellung der Diagnose wurden von Viets u. Schwab der Neostigmintest und der Edrophoniumtest von Ossermann et al. entwickelt. Diese Tests beurteilen die Steigerung der vorher gemessenen Muskelkraft (Beiß- und Greifkraft), den Schluckakt und die Vitalkapazität. Bennett u. Cash gaben 1934 den Curaretest an. Dieser wird mit 1 mg d-Tubocurarin i.v. begonnen und bei nicht eintretender Wirkung alle 3—5 min durch Gabe eines weiteren Milligramms d-Tubocurarin bis zu einer Gesamtdosis von 4 mg gesteigert. Ist bis dahin keine Verminderung der Muskelkraft eingetreten, so ist eine allgemeine myasthenische Erkrankung auszuschließen. Da bei diesem Test mit einer Atemdepression gerechnet werden muß, ist sowohl der Antagonist (Neostigmin) als auch eine Beatmungsmöglichkeit bereitzuhalten. Der Anaesthesist wird also mit dem myasthenischen Patienten entweder bei der Diagnostik oder im Zuge eines operativen Eingriffes in Kontakt kommen.

α) Anaesthesie beim myasthenischen Patienten

Zur Anaesthesie beim myasthenischen Patienten hat sich die nachfolgende Technik bewährt: Man beginnt mit der Einstellung des Patienten auf die geringstmögliche orale Dosierung von Neostigmin (Tabletten) und mit der geringstnötigen Gabe von Atropin, um den abnormen Speichelfluß zu vermindern. Die orale Dosierung beträgt ungefähr das 15fache der parenteralen Gabe. Am Operationstag wird die Neostigmintherapie weggelassen und die Anaesthesie mit der i.v. Atropinprämedikation eingeleitet. Anschließend erfolgt assistierte Beatmung mit Lachgas und Sauerstoff im Verhältnis 3:1. Nach fließendem Übergang zur Hyperventilation wird unter Weglassung jeglichen Muskelrelaxans intubiert. Nach ca. 10 min assistierter Beatmung mit Hyperventilation erreicht man ein Stadium, in dem sowohl Analgesie hergestellt, als auch eine kontrollierte Beatmung möglich ist. Zirka 15 min nach der Narkoseeinleitung ist der Patient für einen operativen Eingriff bereit. Da unter Umständen bei dieser oberflächlichen Anaesthesie der Patient fallweise gewisse Gehörsensationen haben kann, empfiehlt es sich, seine Ohren mit Wattepfropfen zu verschließen, denn selbst bei völliger Schmerzfreiheit könnte der in oberflächlicher Allgemeinnarkose dämmernde Patient nach der Operation stattgehabte akustische Eindrücke mit Schmerzempfindungen verwechseln. (Wenn wir die akustischen Sensationen ausgeschaltet haben, waren niemals Klagen von seiten der Patienten zu hören.) Sollte der analgetische Effekt von N_2O allein nicht ausreichen (was bei unseren eigenen Fällen niemals eintrat), so werden von Wylie u. Churchill-Davidson intermittierende Gaben von Halothan oder Cyclopropan in kleinsten Dosen empfohlen. Die Anaesthesie wird beendet, indem man nach gründlicher Tracheobronchealtoilette mit der geringst nötigen Dosis von Atropin und Neostigmin ein normales Respirationsvolumen wieder herstellt.

β) Postoperative Betreuung (s. auch Kap. „Nachbehandlung nach Thymektomie“, S. 604)

Äußerst wichtig ist der gute persönliche Kontakt des Patienten mit dem behandelnden Anaesthesisten, sowie zu allen anderen Ärzten und Schwestern, da Patienten mit dieser Grundkrankheit besonders sensibel sind und beim geringsten Angstzustand in eine myasthenische Krise geraten können. Sollte mit einer dem präoperativen Zustand des Patienten entsprechenden Dosis an Neostigmin eine ausreichende Ventilation nicht erreicht werden, wird der Patient künstlich beatmet. Vor einer starken Dosissteigerung raten wir ab, denn nach kurzer Zeit würde dadurch fast mit Sicherheit eine myasthenische Krise ausgelöst werden. In der postoperativen Behandlung ist die orale Therapie vorzuziehen, da es weniger leicht zu Überdosierungen kommt, der Speichelfluß ein relativ geringerer ist und die Muskelkraft gleichmäßig und besser aufrechterhalten wird. Bei der postoperativen Schmerzbekämpfung ist jedes Mittel zu vermeiden, das mit einer Atemeinschränkung oder die Muskelkraft vermindernden Wirkung einhergeht. Die Notwendigkeit zur künstlichen Beatmung des Patienten kann zwischen Stunden und Wochen befristet sein. Keinesfalls darf man sich von der peripheren Muskelkraft des Patienten täuschen lassen. Entscheidend ist nicht nur das Atem-Minuten-Volumen, sondern das Hubvolumen des einzelnen Atemzuges. Die Überwachung macht somit laufende blutgasanalytische Kontrollen notwendig.

b) Myasthenieartige Krankheitsbilder

Die *carcinomatöse Neuropathie* zeigt beim curarisierten Patienten ein der Myasthenie ähnliches Bild. Beinahe alle Patienten mit einem neoplastischen Prozeß reagieren jedoch auf Muskelrelaxantien normal. Im Ausnahmefall ist lediglich eine prolongierte künstliche Beatmung nötig, einige Stunden postoperativ sind in der Regel wieder normale Verhältnisse hergestellt.

Auch bei der *Dermatomyositis* ist eine vorsichtige Anwendung von Muskelrelaxantien zu empfehlen. Solche Patienten können auf Dekamethonium eine myasthenische Reaktion zeigen.

c) Die Poliomyelitis

Der Entwicklung von Impfstoffen durch SALK (subcutan) und SABIN (peroral) ist es zu verdanken, daß in den letzten Jahren von keiner großen Epidemie mehr berichtet wurde. Die für den Anaesthesisten in Frage kommenden Fälle sind bulbopontine Formen der Poliomyelitis, die im höheren Lebensalter relativ häufiger als bei Kindern vorkommen, und zwar solche, bei denen auch die unteren Hirnnerven (Nervus vagus, N. accessorius, N. hypoglossus) betroffen und Atmungs- und Schluckakt gestört sind. Die gefährlichste Form ist die bulbäre mit Beteiligung der vegetativen Zentren, der Atmung und des Kreislaufes. Die Respiratorbehandlung, sowie die intensive Überwachung anderer vitaler Funktionen, machen die Mitarbeit des Anaesthesisten wünschenswert bzw. unerläßlich. Solche Patienten werden am besten an einer Intensivbehandlungsstation betreut.

d) Anaesthesie und Psychiatrie

Der mit *Psychopharmaka* behandelte Personenkreis ist in den letzten Jahren so sprunghaft angestiegen, daß eine genaue Erfassung der von Patienten konsumierten Präparate in allen Fällen als notwendig erscheint. Es ist zu bedenken, daß im Zuge einer Allgemeinanaesthesie bei einem solchermaßen vorbehandelten Patienten Schwierigkeiten in der Narkoseführung, z. B. Kreislaufschwankungen, auftreten können. Dem kann nur dann wirksam begegnet werden, wenn die vorher eingenommenen Medikamente in ihrer Art und Dosis bekannt sind.

Das *Delirium tremens*, welches oft erst im Anschluß an eine Operation auftritt, kann eine ernsthafte Komplikation darstellen. Dämpfung mit Glykoderivaten (Meprobamaten) und Benzothiazepinderivaten in parenteralen Gaben oder eines cyclischen Alkohols (Amylenhydrat 2—8 g oder Paraldehyd 5—10 g) sind zu empfehlen. Von Phenothiazinderivaten wird wegen ihrer Wirkung auf die elektrische Aktivität der Formatio reticularis abgeraten.

Barbiturate. 1934 verwendete HAUPTMANN erstmalig kleine Barbituratdosen, um rascher eine Hypnose einleiten zu können. Eine weitere Indikation für Barbiturate in der Psychiatrie ist der Status epilepticus, der eine tiefe Barbituratnarkose erfordert und damit durchbrochen werden kann. Anderseits vermag eine Einschlafdosis eines Barbiturats einen Anfall beim Epileptiker auszulösen. In diesem Falle muß die Dosis sofort bis zur Anfallsfreiheit erhöht werden. Auf die möglichen Komplikationen, wie z.B. Atemdepression, Bronchospasmus und Erbrechen sei hingewiesen.

Muskelrelaxantien finden bei schweren motorischen Erregungszuständen manischer oder agressiver Art ihre Anwendung. Es wird damit schwerer körperlicher Erschöpfung vorgebeugt (FREY). Nach Angaben von ARNOLD u. BÖCK-GREISSAU war die Komplikationsrate durch Wirbelfrakturen bei der Elektroschockbehandlung mit 3—25% in der Weltliteratur angegeben. Durch Verwendung von Succinylcholin (ARNOLD u. BÖCK-GREISSAU; HOLMBERG u. THESLEFF), welches im letzten Dezennium die langwirkenden Muskelrelaxantien aus diesem Anwendungsgebiet praktisch verdrängt hat, ist die Elektroschockbehandlung bei einem viel größeren Patientenkreis anwendbar. Als Kontraindikation dieser Behandlung bleibt nur mehr die Blutgerinnungsstörung, die schwere Herzinsuffizienz und schwerste Ateminsuffizienz erhalten (FREY; ARNOLD u. BÖCK-GREISSAU). Die angegebene Dosierung schwankt beträchtlich, und zwar von 0,1—0,5 mg Succinylcholin pro kg und mehr. Auch eine vorherige Barbituratdosis wird nicht von allen Autoren empfohlen. Prämedikation mit Atropin i.v. erscheint jedenfalls zweckmäßig. Beatmungsmöglichkeit und Absaugungsmöglichkeit müssen stets bereit stehen.

Literatur

Arnold, O. H., Böck-Greissau, W.: Elektroschock und Muskelrelaxantien. Wien. Z. Nervenheilk. **4**, 235—258 (1951).

Bennett, A. E., Cash, P. T.: Myasthenia gravis and curare sensivity. Dis. nerv. Syst. **4**, 299 (1943).

Foldes, F. F., McNall, P. G.: Myasthenia gravis: A guide for anaesthesiologists. Anesthesiology **23**, 837 (1962).

Frey, R.: Vergleichende Untersuchung muskelerschlaffender Mittel. Ergebn. Chir. Orthop. **38**, 286—367 (1953).

Hauptmann, A.: Versuche zur rascheren Herbeiführung einer Hypnose. Klin. Wschr. **1934**, 437—439.

Holmberg, G., Thesleff, S.: Succinyl Choline-Jodide as a muscular relaxant in electroshock therapy. Amer. J. Psychiat. **108**, 842—846 (1952).

Ossermann, K. E., Kaplan, L. I., Besson, G.: Studies in myasthenia gravis: edrophonium chloride (Tensilon) test as a new approach to management. J. Mt Sinai Hosp. **20**, 165 (1953).

Steinbereithner, K., Holzer, H.: Lehrbuch der Anaesthesiologie, hrsg. v. R. Frey, W. Hügin, O. Mayrhofer, S. 742—748. Berlin-Göttingen-Heidelberg: Springer 1955.

Viets, H. R., Schwab, R. S.: The diagnosis and treatment of myasthenia gravis: J. Amer. med. Ass. **113**, 559 (1939).

Wylie, W. D., Churchill-Davidson, H. C.: A practice of anaesthesia, S. 626. London: Lloyd-Luke (Medical Books) LTD 1960.

11. Die Anaesthesie in der Oto-Rhino-Laryngologie und bei Endoskopien

H. Kreuscher

a) Oto-Rhino-Laryngologie

α) Allgemeines

Die Anaesthesie bei Eingriffen im Hals-, Nasen-, Ohrenbereich hat ihre eigene Problematik, die über die allgemeinen anaesthesiologischen Probleme hinausgeht. Die Ursache liegt in der Tatsache, daß das Operationsfeld bei diesen Eingriffen in unmittelbarer Nähe oder im Bereich der Atemwege des Patienten liegt. Der Anaesthesist muß daher bei sicherer Freihaltung der Atemwege den Operateur möglichst wenig bei seiner Arbeit behindern, d.h. ihm einen guten Zugang zum Operationsfeld ermöglichen. In diesem Bestreben wurden für HNO-ärztliche Eingriffe bestimmte Anaesthesieverfahren entwickelt.

Darüber hinaus sind zwei weitere Faktoren für den Anaesthesisten von Bedeutung. Die Nasen-, Rachen- und Halsbereiche sind mehr als andere Körperregionen mit sensiblen Nerven und neurovegetativen Reflexreceptoren ausgestattet. Diese anatomische Eigentümlichkeit hat zur Folge, daß operative Eingriffe hier außerordentlich schmerzhaft sind und zu Irritationen des vegetativen Nervensystems führen können. Die Allgemeinanaesthesie muß diesen Bedingungen durch ausreichende Analgesie und Reflexdämpfung entsprechen.

β) Eingriffe am äußeren Ohr

Operationen an den Ohrmuscheln und den Gehörgängen bieten für den Anaesthesisten die geringsten Schwierigkeiten von allen HNO-ärztlichen Eingriffen. Die Atemwege werden nicht direkt durch die Tätigkeit des Operateurs eingeschränkt. Irritationen des vegetativen Nervensystems durch Reizung neurovegetativer Receptoren spielen in diesem Bereich eine untergeordnete Rolle. Allerdings macht die Lagerung des Kopfes und der Zugang zum Operationsfeld die Anwendung einer endotrachealen Intubation, insbesondere bei länger dauernden Eingriffen, erforderlich.

1. Incisionen, Paracentese

Am häufigsten handelt es sich um die Incision von Gehörgangsfurunkel oder um Paracentesen bei Otitis media. Diese Patienten haben in der Regel präoperativ außerordentlich starke Schmerzen, oft auch Fieber. Sie sehnen die in Aussicht gestellte Schmerzbefreiung durch den Eingriff herbei und stellen sich darum besonders bereitwillig der Operation. Der Schmerz verdrängt die Angst vor Narkose und Operation. Die *Prämedikation* sollte auf diese Gegebenheiten Rücksicht nehmen und neben dem üblichen Vagolytikum besonders Analgetika enthalten. Etwas höhere Dosen von Pethidin oder anderen morphinartigen Analgetika sind hier angezeigt. Dagegen sind Neuroleptika oder Neuroplegika von geringerer Bedeutung.

Der Eingriff selbst dauert in der Regel nur wenige Sekunden, selten länger als 1—2 min. Daher sollte man der *intravenösen Kurznarkose* den Vorzug geben. Die Narkose wird erst begonnen, wenn der Patient bereits auf dem Operationstisch liegt und der Operateur für den unverzüglichen Beginn seines

Eingriffes bereit ist. Die Injektion des Narkosemittels erfolgt in den dem Operateur gegenüberliegenden Unterarm oder Handrücken mit einer verschließbaren Kanüle (GORDH; KREUSCHER; MITCHELL), so daß Nachinjektionen möglich sind.

Auf das Zeichen des Anaesthesisten beginnt der Operateur mit seinem Eingriff. Wegen der außerordentlich kurzen Wirkungsdauer hierfür geeigneter moderner intravenöser Kurznarkotica (Propanidid, Methohexital etc.) bedarf es einer vorherigen Absprache mit dem Operateur. Die intravenöse Injektion von 7—8 mg/kg Propanidid (Epontol) oder 1—2 mg/kg Methohexital (Brietal oder Brevital) oder 1—2 mg/kg Ketamine (Ketanest) hat sich bei solchen Eingriffen gut bewährt. Es ist wichtig, daß sich der Anaesthesist einen Zugang zum Gesicht des Patienten sichert, so daß er in der Lage ist, unter den Abdecktüchern die Atemwege des Patienten durch Reklination des Kopfes und Vorziehen des Unterkiefers freizuhalten.

2. Plastische Operationen an der Ohrmuschel

Mit wenigen Ausnahmen handelt es sich hier um Eingriffe aus kosmetischen Gründen bei Patienten aller Altersgruppen, häufig jedoch bei Kindern vor Beginn der Schulzeit. Diese Operationen sind daher wie die meisten kosmetischen Operationen nicht lebensnotwendig. Desto mehr muß daher vom Anaesthesisten ein besonders strenger Maßstab bei der präoperativen Beurteilung des Anaesthesierisikos angewendet werden. Erkrankungen der kardiovasculären und respiratorischen Systeme werden durch die Voruntersuchung erkannt und gegebenenfalls einer Behandlung zugeführt. Bei rein kosmetischer Indikation sollten jedoch im allgemeinen nur Gesunde narkotisiert werden.

Ähnlich wie bei Operationen am Innenohr benötigt der Operateur einen ungehinderten Zugang zum Ohr der betreffenden Seite. Das Gesicht und die Atemwege sind während der Operation ohne Gefährdung der aseptischen Bedingungen für den Anaesthesisten nicht mehr zugängig. Der Patient liegt auf dem Rücken bei seitwärts gedrehtem Kopf. Aufgrund dieser Bedingungen muß der Patient mit einem nicht knickenden flexiblen drahtverstärkten Tubus endotracheal intubiert werden (Woodbridge- oder Magill-armoured-Tubus). Auf sorgfältige Befestigung des Tubus mit Heftpflasterstreifen zum Schutz gegen versehentliche Extubation oder endobronchiale Intubation ist besonders zu achten.

Die oft mehr als 1 Std dauernde Operation erfordert keine Muskelentspannung. Muskelrelaxantien sind deshalb nur zur Durchführung der endotrachealen Intubation erforderlich. Allerdings können häufige Lageveränderungen des Kopfes notwendig sein. Dabei entstehen leicht starke Reizungen der Kehlkopf- und Trachealschleimhaut durch Verschiebungen des Tubus. Wenn die Narkose nicht sehr tief ist, treten Hustenanfälle auf. Man vermeidet diese unangenehme Störung des Narkoseverlaufes durch eine gründliche Oberflächenanaesthesie der Kehlkopf- und Trachealschleimhaut mit einem Tetracain- oder Lidocain-Spray. Hierbei hat sich der Macintosh-Laryngealspray bewährt.

Unter dieser Voraussetzung kann die Narkose flach gehalten werden (Stadium III/1). Trotzdem werden auch bei Lageveränderungen des Kopfes keine unerwünschten Reflexe ausgelöst. Die Atmung bleibt spontan und kann bei Bedarf leicht assistiert werden.

γ) Eingriffe am Innenohr

Grundsätzlich gelten für Eingriffe am Innenohr die gleichen anaesthesiologischen Voraussetzungen. Da Innenohr-Eingriffe in der Regel unter Anwendung eines Operationsmikroskopes durchgeführt werden, muß der Anaesthesist für ein besonders ruhig liegendes Operationsfeld sorgen. Dementsprechend muß er seine Anaesthesietechnik ausrichten. Grundsätzlich könnte der Patient spontan atmen. Gelegentlich werden aber die Atembewegungen auf den Kopf übertragen. In solchen Fällen kann eine kontrollierte Beatmung erforderlich sein.

Ein besonderes Problem ist die Erzeugung eines blutfreien Operationsfeldes. Schon geringe Blutungsneigung kann bei den außerordentlich subtilen Verhältnissen im Mittel- und Innenohr den Operationserfolg zunichte machen. Zur Beherrschung dieses Problems sind viele Versuche unternommen worden. Grundsätzlich sollte jede Steigerung des intrathorakalen Druckes vermieden werden. Bei Spontanatmung ist, sofern der Kopf gerade steht, der venöse Druckgradient am größten, d.h. die Blutungsneigung im Kopfbereich durch „Stauung" gering. Sogenannte Preßatmung bei zu flacher Narkose und Intoleranz gegen den Endotrachealtubus führt zur Steigerung des intrathorakalen Druckes und Abnahme des venösen Druckgradienten. Das gleiche gilt für die kontrollierte Beatmung mit intermittierenden positiven Drucken (IPPB), wenn der mittlere intrathorakale Druck zu hoch gewählt wurde. Wenn eine kontrollierte Beatmung erforderlich sein sollte, dann ist die Anwendung einer sog.

Wechseldruckbeatmung (STOFFREGEN), d.h. gleich hohe positive und negative Beatmungsdrucke, zumindest aber die Anwendung negativen Druckes (PNPB) in der Exspiration zu empfehlen. Die Verwendung einer starken Hyperventilation zur Senkung der Blutungsneigung ist wegen der mit dieser Technik verbundenen unerwünschten Nebenwirkungen auf die Gehirndurchblutung nicht zu empfehlen.

Die lokale Applikation vasopressorischer Pharmaka (Adrenalin, Noradrenalin, Felypressin, Octapressin) durch Tupfen oder Einträufeln hat den überzeugendsten Effekt auf die Stillung lokaler Blutungen im Operationsfeld. Bei gleichzeitiger Anwendung von Adrenalin oder Noradrenalin und Halothan oder Cyclopropan zur Anaesthesie besteht allerdings die Gefahr von Herzrhythmusstörungen, nicht dagegen bei Kombination mit Octapressin. Da die Resorptionsmenge an eingebrachten Katecholaminen und die individuelle Empfindlichkeit vorher nicht bekannt sind, sollte man erstere Kombination aus Sicherheitsgründen vermeiden. Bei Anwendung einer sog. Neuroleptanaesthesie (NLA) mit Dehydrobenzperidol, Fentanyl und Stickoxydul besteht bei gesunden Herz-Kreislaufverhältnissen diese Kontraindikation nicht, da Dehydrobenzperidol eine antiarrhythmische Wirkung auf das Myokard hat (BAUER; KREUSCHER; YELNOWSKI et al.). Die Anwendung einer NLA in Kombination mit ausgiebiger Oberflächenanaesthesie der Kehlkopf und Trachealschleimhaut hat darüber hinaus den Vorteil, daß die Extubation am Ende der Operation in der Regel ohne Husten und Pressen gelingt und eine dadurch bedingte Gefährdung des Operationsergebnisses vermieden wird.

δ) Eingriffe an der Nase und ihren Nebenhöhlen

Von vielen HNO-Ärzten wird für Eingriffe an der Nase und ihren Nebenhöhlen die örtliche Anaesthesie bevorzugt, weil sie neben der Schmerzausschaltung im Operationsgebiet gleichzeitig auch zur Minderung der Blutung aus den stark vascularisierten Schleimhäuten beiträgt. Die oft erhebliche Blutungsneigung bei Eingriffen in diesen Regionen bei Anwendung der Allgemeinanaesthesie kann eine nicht unerhebliche Behinderung des Operateurs und nicht zuletzt auch eine Gefährdung des Patienten verursachen.

Auf der anderen Seite führt die Lokalanaesthesie nicht immer zu einer befriedigenden Schmerzausschaltung. Bereits ihre Applikation ist für den Patienten oft unangenehm. Bei plastischen Eingriffen stört die Deformierung des Operationsgebietes durch die Injektion des erforderlichen Volumens an Lokalanaestheticum. Bei den gelegentlich sehr lange Zeit in Anspruch nehmenden plastischen Eingriffen reicht die Wirkungsdauer der örtlichen Betäubung oft nicht aus. Diese Überlegungen und Erfahrungen haben dazu geführt, daß auch für diese Art von HNO-ärztlichen Operationen in zunehmendem Maße die Narkose verwendet wird. Versuche, die Blutungsneigung durch Anwendung kontrollierter Hypotension mit Ganglienblockern (WIRTINGER) oder durch sitzende Position des Patienten zu verringern, wurden wegen des damit verbundenen Risikos im Verhältnis zur Lebensnotwendigkeit des Eingriffes aufgegeben.

Allgemeinanaesthesie, subtile Operationstechnik mit sorgfältiger Blutstillung, Vermeidung der Aspiration von Fremdkörpern in die Atemwege und notfalls Blutersatz müssen als die optimale Art der Zusammenarbeit zwischen Operateur und Anaesthesist bei Eingriffen an der Nase und ihren Nebenhöhlen angesehen werden.

Bei doppelseitiger Kieferhöhlen- und Stirnhöhlenoperation ist immer mit einem größeren Blutverlust zu rechnen. Deshalb empfiehlt sich die Bereitstellung von Blutkonserven vor solchen Eingriffen. Die orale endotracheale Intubation mit einem flexiblen, drahtverstärkten, nicht knickenden Tubus ist durch Tamponade des Hypo- und Mesopharynx mit einem Gazestreifen zu ergänzen. Mit dieser Maßnahme kann die Aspiration des vom Epipharynx herablaufenden Blutes bei undichter Tubusmanschette als auch das Verschlucken von Blut mit nachfolgendem Erbrechen vermieden werden. Ähnlich wie bei der Anaesthesie für die meisten HNO-ärztlichen Operationen atmet der Patient spontan. Dadurch wird die unerwünschte intrathorakale Drucksteigerung vermieden. Um eine „Preßatmung“ durch den Reiz des Endotrachealtubus auf die Tracheal-Schleimhaut zu vermeiden, kann die Applikation einer Oberflächen-Anaesthesie im Bereich des Kehlkopfes und der Trachea nützlich sein. Diese Methode muß allerdings vermieden werden, wenn es sich um Eingriffe von sehr kurzer Dauer handelt: Die Aufhebung des Larynx-Reflexes könnte sonst in der postoperativen Phase zur Aspiration von Blut und Schleim führen. Aus dem gleichen Grunde bedürfen Patienten, die im Bereich der Atemwege operiert wurden, grundsätzlich einer besonders sorgfältigen postoperativen Überwachung.

ε) Tonsillektomie und Adenotomie

Die Anaesthesie für diese häufigsten Routine-Eingriffe des HNO-Arztes hat ihre ganz besondere

Problematik, die aus der Tatsache entsteht, daß das Operationsfeld im Bereich der Atemwege liegt. Die besonders bei Erwachsenen noch oft geübte Lokalanaesthesie wird immer mehr von der Allgemeinanaesthesie verdrängt. Der Patient unserer Tage ist weniger als der Patient früherer Zeit bereit, die unangenehmen Begleiterscheinungen der Tonsillektomie in örtlicher Betäubung zu ertragen. Der HNO-Arzt ist heute mehr als früher bestrebt, auch bei der Tonsillektomie ohne Zeitdruck anatomisch exakt zu operieren und eine sorgfältige Blutstillung zu erzielen. Die Häufigkeit der Nachblutung und auch die postoperativen Beschwerden können auf diese Weise gesenkt werden. Kindern mutet man ohnehin nicht gerne das psychische Trauma der Tonsillektomie und Adenotomie in örtlicher Betäubung zu. Die immer wieder auftretenden Diskussionen über das beste Anaesthesieverfahren bei Tonsillektomie und Adenotomie haben in Wirklichkeit meist ihre Ursache darin, daß nicht immer ein erfahrener Anaesthesist zur Durchführung eines optimalen Anaesthesieverfahrens zur Verfügung steht. Die Verwendung der sog. „Rauschnarkose“ mit Chloräthyl oder Divinyläther (Vinydan) bei sitzender Position des Patienten muß heute als überholt angesehen werden. Diese Methode entspricht nicht den unbedingt zu fordernden Sicherheitskautelen gegen die Gefahr der Aspiration und Störung der Herz-Kreislauf-Funktion. In einer gewissen Konkurrenz zueinander stehen die endotracheale Intubation und die Insufflationstechnik unter Verwendung eines Boyle-Davis- oder Negus-Spatels: Vor- und Nachteile beider Methoden werden gegeneinander abgewogen (Horatz u. Kreuscher).

1. Die endotracheale Intubation

Die Narkose wird beim *Erwachsenen* durch intravenöse Injektion eines kurzwirkenden Barbiturates eingeleitet. Bei Kindern kann die Narkose auch durch Inhalation eines N_2O-O_2-Halothan-Gemisches eingeleitet werden. Nach Relaxierung mit Succinylcholin wird in üblicher Weise ein flexibler, nicht knickender Trachealtubus in die Trachea eingeführt und durch Aufblasen der Luftmanschette gegen die Trachealwand gut abgedichtet. Der Patient wird mit einem N_2O-O_2-Gemisch (2:1 Liter/min) unter Zusatz von Halothan beatmet. Nach Wiederkehr der Spontanatmung wird diese assistiert. Der Patient wird nun durch Unterschieben eines festen Kissens unter die Schulter so gelagert, daß der Kopf rekliniert ist. Nun wird ein Kiefersperrer eingesetzt; die Zunge und der Tubus werden mit einem Spatel mundbodenwärts und seitwärts gehalten, damit das Operationsfeld frei zugängig ist. Besonders bewährt hat sich hierbei auch der Boyle-Davis-Spatel, der Mundsperrer und Spatel in einem Instrument vereinigt (Abb. 1). Durch fraktionierte Applikation kleiner Dosen von Succinylcholin kann die Narkose relativ flach gehalten werden. Hierbei bewährt sich die Verwendung selbstschließender Kanülen (Mitschell; Kreuscher) oder Kanülen mit durchstechbarer Gummikappe (Gordh).

Wenn keine Adenotomie vorgesehen ist, kann auch die nasale endotracheale Intubation mit einem überlangen Magill-Tubus durchgeführt werden. Diese Methode hat den Vorteil, daß die Mundhöhle nicht durch den Tubus eingeengt wird.

2. Die Insufflationstechnik mit dem Boyle-Davis-Spatel

Diese Methode hat sich in der Hand des damit geübten Anaesthesisten vor allem bei Kindern bis zu einem Alter von etwa 10 Jahren bewährt. Die Anaesthesie wird durch Inhalation eines N_2O-O_2-Halothan-Gemisches über ein System ohne Rückatmung eingeleitet. Nach Erreichen des Toleranz-Stadiums und Erschlaffung der Kiefer- und Mundbodenmuskulatur wird das Kind durch Unterschieben eines festen Kissens unter die Schultern so

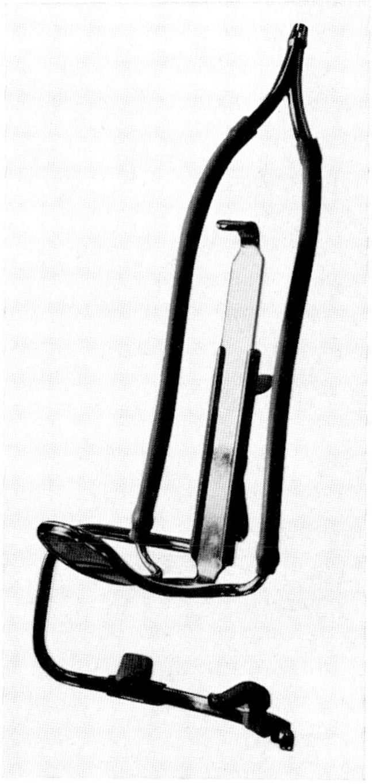

Abb. 1. Mundsperrer mit Zungenspatel und Insufflationsvorrichtung nach Boyle-Davis für die Tonsillektomie und Adenotomie

gelagert, daß der Kopf stark rekliniert auf der Operationstischplatte aufliegt. Der Boyle-Davis-Spatel (Abb. 1) wird jetzt vorsichtig in der Weise eingesetzt, daß die gummigepolsterten Zahnstützen gegen die Prämolaren drücken (der Druck auf die Schneidezähne ist zu vermeiden). Der Zungenspatel wird vorsichtig so weit angespannt, daß der Zungenkörper mundbodenwärts gedrückt wird. (Abb. 2). Die Epiglottis muß aufgerichtet sein, so daß der Kehlkopf-Eingang (meist sichtbar) frei ist. Über den Anschlußschlauch des Instrumentes werden

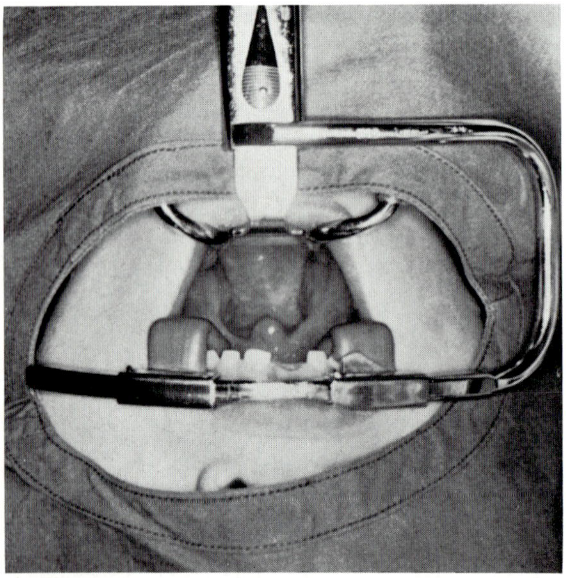

Abb. 2. Boyle-Davis-Spatel *in situ*. Die gummigepolsterten Zahnstützen dürfen nicht den Schneidezähnen, sondern müssen den Prämolaren oder Molaren aufliegen

2 Liter Sauerstoff, 4 Liter Stickoxydul unter Zugabe von Halothan in den Mesopharynx des Kindes insuffliert. Auf diese Weise kann die Narkose in der gewünschten Tiefe gehalten werden. Vor Beginn der Operation ist der Operationstisch um 15° kopfwärts zu senken. Reklination und Tieflagerung des Kopfes verhindern die intraoperative Aspiration von Fremdkörpern oder Blut, weil der Kehlkopf der höchste Punkt der Atemwege ist. Blut und Schleim sammeln sich im Epipharynx an und können hier leicht abgesaugt werden.

Wie bei jeder anderen Allgemeinanaesthesie sollte auch bei Durchführung der Insufflationstechnik mit dem Boyle-Davis-Spatel zur Sicherheit stets eine intravenöse Kanüle gelegt und durchgängig gehalten und ein Besteck zur endotrachealen Intubation bereitgestellt werden.

Sowohl nach Anwendung der Intubation als auch der Insufflationsmethode sollte der Patient nach Entfernung des Endotrachealtubus bzw. des Boyle-Davis-Spatels in „stabile Seitenlage“ gebracht und sorgfältig überwacht werden, bis die Schutzreflexe wieder funktionsfähig sind.

ζ) Eingriffe im Pharynx und Oesophagus

Bei Wahl eines *extra-oralen* operativen Vorgehens kommen die *Standard-Verfahren* der Allgemeinanaesthesie mit endotrachealer Intubation zur Anwendung. Die Abstopfung des Meso- und Hypopharynx-Raumes mit Gazestreifen sollte nur nach Absprache mit dem Operateur erfolgen, da für ihn unter Umständen eine Behinderung eintreten könnte. Vor der Extubation müssen Meso- und Hypopharynx sorgfältig von Blut und Schleim und anderen Fremdkörpern befreit werden.

Bei Wahl eines *enoralen* operativen Vorgehens und sehr kurz dauernden Eingriffen kommt bei Kindern auch das *Insufflationsverfahren* wie bei der Tonsillektomie und Adenotomie in Frage. Bei Erwachsenen und längere Zeit in Anspruch nehmenden Operationen ist der endotrachealen Intubation der Vorzug gegeben.

In jedem Fall muß vor Beendigung der Anaesthesie vom Anaesthesisten und Operateur gemeinsam geprüft werden, ob freie Atemwege nach der Extubation gewährleistet sind. Eine sorgfältige postoperative Überwachung ist erforderlich.

η) Endo-laryngeale Eingriffe

Die besondere anaesthesiologische Problematik bei endolaryngealen Eingriffen ist durch die Lage des Operationsgebietes im Bereich eines Engpasses der Atemwege bedingt. Nur selten wird es möglich sein, eine endotracheale Intubation durchzuführen. Das Insufflationsverfahren bietet in Verbindung mit dem Seiffertschen Stützautoskop (Abb. 3) gute Operationsbedingungen: Narkoseeinleitung durch intravenöse Injektion eines Barbiturates, Vertiefung der Narkose durch assistierte Beatmung mit einem N_2O-O_2-Halothan-Gemisch über eine dichtsitzende Gesichtsmaske (evtl. kurzzeitige Relaxierung mit 1 mg/kg Succinylcholin), Einstellen des Larynx mit dem Laryngoskop und Applikation einer gründlichen Oberflächenanaesthesie auf Zungengrund, Epiglottis und Larynx mit einem Macintosh-Laryngeal-Spray. Danach wieder Beatmung des Patienten bis bei ausreichend tiefer Narkose eine suffiziente spontane Atemtätigkeit eintritt (Macintosh, 1954).

Ein Insufflations-Katheter (Charriere 12) wird durch die Nase in den Mesopharynx eingeführt und bis in die Trachea vorgeschoben. Applikation eines Gasstromes von etwa 6 Liter/min (2 Liter Sauerstoff, 4 Liter Stickoxydul) unter Zusatz von Halothan über den Insufflations-Katheter. Jetzt wird das Seiffertsche Stützautoskop in typischer Weise eingesetzt (Abb. 3).

Blut und Fremdkörper müssen besonders sorgfältig abgesaugt werden, damit eine Aspiration in die tieferen Atemwege vermieden wird.

Bei Operationen an den Stimmbändern wird gelegentlich die Möglichkeit der Phonation vom

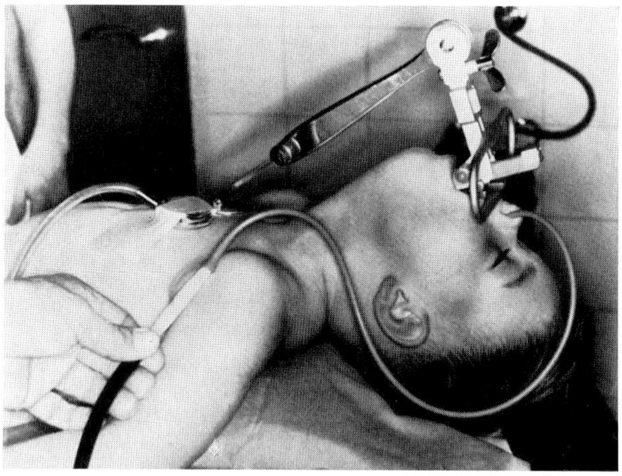

Abb. 3. Seiffertsches Stützautoskop *in situ*. Die Applikation des Narkosegases erfolgt über eine Nasensonde, deren distale Öffnung im Mesopharynx liegt

Operateur gewünscht. In diesem Falle kann eine Neuroleptanalgesie (NLA) mit Dehydrobenzperidol und Fentanyl in Kombination mit einer Schleimhautanaesthesie durchgeführt werden. Der Patient bleibt bei Bewußtsein und atmet spontan bzw. auf Kommando (Kreuscher et al.). Auch bei diesem Verfahren kann das Seifertsche Stützautoskop angewendet werden. Die Dosierung des Neuroleptikums und des Fentanyls muß so gesteuert werden, daß der verbale Kontakt zwischen Anaesthesist und Patient stets erhalten bleibt. Nach Beendigung des Eingriffes muß ein Morphin-Antidot (Lorfan) appliziert werden, falls die spontane Atemtätigkeit nicht ausreichen sollte.

ϑ) Eingriffe im Halsbereich (Neckdissection)

Die Intubationsnarkose unter Verwendung eines flexiblen, nicht knickenden Endotracheal-Tubus bei Eingriffen im Halsbereich ist unumgänglich. Muskelrelaxantien sind in der Regel nicht erforderlich, wenn die Narkose ausreichend tief gehalten und außerdem eine Schleimhautanaesthesie von Larynx und Trachea verabreicht wurde. Bei länger dauernden Eingriffen ist die Atmung zu assistieren. Die Pulsfrequenz und der Herzrhythmus sollten sorgfältig fortlaufend beobachtet werden, weil bei Präparationen im Bereich des Nervus vagus und des Carotissinus bedrohliche Bradykardie und Herzrhythmusstörungen auftreten können. In diesem Fall müssen sofort 0,25—0,5 mg Atropin i.v. injiziert werden. Die Verwendung von Pulsmonitoren oder Cardioscopen hat sich bei Eingriffen im Halsbereich bewährt. Mit ihrer Hilfe kann der Anaesthesist sofort Herzrhythmusstörungen erkennen und entsprechende therapeutische Maßnahmen durchführen.

ι) Laryngektomie

Die Laryngektomie gehört zu den größten und langdauerndsten HNO-ärztlichen Operationen. Die anaesthesiologische Problematik liegt einerseits in der Operationsdauer von mehreren Stunden, andererseits in der Tatsache, daß die Operation im Bereich der Atemwege stattfindet.

Neben der üblichen Kombinationsnarkose hat sich die Neuroleptanaesthesie mit Dehydrobenzperidol, Fentanyl und Stickoxydul bewährt. Vor Beginn der Anaesthesie sollte sich der Anaesthesist eingehend über den Zustand des Larynx informieren. Ausgedehnte exophytische Tumoren im Larynxbereich können bei der endotrachealen Intubation ein unüberwindliches Hindernis sein. In diesem Falle ist die primäre Tracheotomie in Lokalanaesthesie und die Intubation über das Tracheostoma vorzuziehen. Diese Frage sollte vor jeder Laryngektomie mit dem Operateur gemeinsam diskutiert werden. Die Einlegung einer Magensonde vor Beginn der Operation oder spätestens vor Durchführung der Schlundnaht ist für die postoperative Ernährung notwendig und wird in der Regel vom Anaesthesisten durchgeführt. Für den stets zu erwartenden intraoperativen Blutersatz sollten Blutkonserven bereitgestellt werden.

b) Endoskopie in der Oto-Rhino-Laryngologie

α) Allgemeines

Die in der HNO-Heilkunde zur Anwendung kommenden endoskopischen Eingriffe finden überwiegend an den Atemwegen, seltener am Oesophagus statt. Meistens handelt es sich um diagnostische Maßnahmen, die nur eine kurze Anaesthesiedauer beanspruchen. Sowohl die Endoskopie des Tracheo-Bronchialbaumes als auch der Speiseröhre können grundsätzlich in Oberflächenanaesthesie durchgeführt werden (Proctor). Die hierbei oft unzureichende Anaesthesie, das damit verbundene psychische Trauma und die Gefahr der Intoxikation durch Überdosierung des Oberflächenanaestheticums brachten jedoch der Allgemeinanaesthesie mit Muskelrelaxation und kontrollierter Beatmung zunehmende Bedeutung für die Endoskopie in der O.R.L.

β) Indirekte Laryngoskopie

Hierbei genügt, wenn überhaupt eine Anaesthesie gewünscht wird, eine Oberflächenanaesthesie durch Applikation eines Lidocain- oder Tetracain-Sprays. Selbst kleine Probe-Excisionen von den Stimmbändern können auf diese Weise unter günstigen Bedingungen für Patient und Arzt durchgeführt werden.

Bei empfindlichen Patienten ist allerdings eine Prämedikation mit einem Tranquilizer, z.B. Diazepam (Valium), zu empfehlen.

γ) Direkte Laryngoskopie

Mit Hilfe des Seiffertschen Stützautoskops sind Anaesthesieverfahren anzuwenden, wie sie für endolaryngeale Eingriffe (s. dort) beschrieben wurden.

δ) Tracheo- und Bronchoskopie
(s. Kap. „Die Bronchoskopie", S. 939)

ε) Oesophagoskopie

Die Oesophagoskopie setzt eine gute Muskelentspannung voraus, um das Endoskoprohr schnell in den Oesophagus einführen zu können. Bei Muskelspannung oder gar Abwehrbewegungen des Patienten infolge zu flacher Anaesthesie und Muskelrelaxation besteht die Gefahr der Perforation.

Die endotracheale Intubation ist daher die beste Methode, um die Atemwege während des Eingriffes sicher freihalten und eine Beatmung durchführen zu können.

Vielfach wird der Magill-Tubus bevorzugt, weil er leichter mit dem Endoskop zur Seite gedrängt werden kann als der flexible Tubus.

Die Anaesthesie wird mit einem der bewährten Standardverfahren durchgeführt. Als Muskelrelaxans wird Succinylcholin wegen seiner kurzen Wirkungsdauer bevorzugt. Da wiederholte intravenöse Einzeldosen zur Unterhaltung der Relaxation während der Endoskopie erforderlich sind, haben sich selbstschließende Nadeln bewährt (Gordh; Kreuscher; Mitchell). (s.auch „Technik der Infusionen und Transfusionen", S. 389).

Literatur

I. Allgemeines

Becker, W.: Zum Thema: Stapesplastiken. Z. Laryng. Rhinol. **41**, 442 (1962).

Bergmann, H.: Zur Neuroleptanalgesie mit Phenoperidin (R 1406) und Haloperidol (R 1625). Anaesthesist **11**, 109 (1962).

Bogomolov, S. A., Korolev, F.: Combined endotracheal nitrousoxide anesthesia in the analgesic state with controlled respiration in some oto-laryngological operations and endoscopic examinations. Zh. ushn. nos. gorlov. Bolezn. **6**, 15—18 (1965).

Dontchev, K., Tzenova, S.: Comparative results of local and general anesthesia in operations of laryngeal carcinoma (Bulgarien). Oto-Rino-Laring. (Sofia) **4** (2), 71—78 (1967).

Frey, R., Kolb, E., Berndorfer, A.: Allgemeine Anaesthesie. Handbuch der plastischen Chirurgie, Bd. 1, Beitr. 5, S. 1—81. Berlin: de Gruyter 1965.

Horatz, K., Kreuscher, H.: Anaesthesiologische Probleme in der HNO-Heilkunde und Kieferchirurgie. Anaesthesiologie und Wiederbelebung, Bd. 16. Berlin-Heidelberg-New York: Springer 1966.

Ireland, P. E., Ferguson, J. K., Stark, E. J.: The clinical and experimental comparison of cocaine and pantocaine as topical anesthetics in otolaryngological practice. Laryngoscope (St. Louis) **61**, 767 (1951).

Körner, M.: Propanidid (Epontol) als Einleitungsnarcoticum bei Operationen in der HNO-Klinik. Anesthesiology **3**, 602 (1968).

Kreuscher, H.: Die Rolle des Halothans bei der Anaesthesie für Operationen im Hals-Nasen-Ohrengebiet. Z. Laryng. Rhinol. **6**, 402—417 (1962).

— Zur Technik der Anaesthesie bei HNO-ärztlichen Eingriffen. Anaesthesiologie und Wiederbelebung, Bd. 16, HNO-Heilkunde und Kieferchirurgie. Berlin-Heidelberg-New York: Springer 1966.

— Frey, R., Madjidi, A.: Die Neuroleptanalgesie. Dtsch. med. Wschr. **16**, 721—725 (1965).

Leicher, H., Gosepath, J., Kreuscher, H.: Notre expérience O.R.L. de la neuroleptanalgésie aux déhydrobenzpéridol et fentanyl. Comptes Rendus du 61. Congr. d'O.R.L., Paris, Octobre 1964.

Pellnitz, D.: Anaesthesie in der HNO-Heilkunde unter besonderer Berücksichtigung der Zwischenfälle. Handbuch der HNO-Heilkunde, Bd. 1, S. 819—885. Stuttgart: Thieme 1964.

Plath, P., Salehi, E.: Die Anaesthesie bei hörverbessernden Operationen. Anesthesiology **3**, 1449 (1968).

Preobrazhenskii, N. A., Rimon, I. V., Tsukerberg, L. I.: The use of controlled arterial hypotension in stirrup operations. Vestn. Oto-rino-laring. **3**, 68—72 (1965).

Proctor, D. F.: Anesthesia and otolaryngology. Baltimore: Williams and Wilkens 1957.

Riecker, O. E.: Neuzeitliche Anesthesiemethoden für die Hals-Nasen-Ohrenheilkunde. Z. Laryng. Rhinol. **32**, 689 (1953).

Rutkowsky, J., Pokrzywnicki, S., Hankiewicz, J.: Untersuchungen über die gesteuerte Blutdrucksenkung. Schweiz. med. Wschr. **83**, 212 (1953).

Stoffregen, J.: Atmung und Beatmung. Heidelberg: Hüthig 1961.

SZABO, E., ORBÁN, L.: Our experience with current anesthesia in oto-rhino-laryngology. Wien. med. Wschr. **115**, 883—885 (1965).

THURIES, J., GUYEN, J., BROSSARD, P., GOUZI ARMEE, J. L.: Anesthesia in surgery for chronic otitis. J. franc. Otorhino-laryng. **1495**, 467—483 (1965).

WAUN, J. E., SWEITZER, R. S., HAMILTON, W. K.: Effect of nitrous oxide on middle ear mechanics and hearing acuity. Anesthesiology **3**, 241 (1968).

WIRTINGER, W.: Erfahrungen mit der künstlichen Blutdrucksenkung in der operativen Hals-Nasen-Ohren-Heilkunde. Anaesthesist **2**, 85 (1953).

— Bedeutet die Anaesthesie unter kontrollierter Blutdrucksenkung einen Fortschritt für die operative Hals-Nasen-Ohren-Heilkunde? Mschr. Ohrenheilk. **87**, 63 (1953).

YELNOWSKY, J., GARDOCKI, J. F.: A study of some of the pharmacologic actions of fentanyl citrate and droperidol. Toxicol. appl. Pharmacol. **6**, 63—70 (1964).

— KATZ, R., DIETRICH, E. V.: A study of some of the pharmacologic actions of droperidol. Toxicol. appl. Pharmacol. **6**, 37—47 (1964).

ZEITLIN, G. L., SHORT, D. H., FIELDING, M. E.: Carbon dioxide elimination during insufflation anaesthesia. Brit. J. Anaesth. **37**, 17 (1965).

II. Adenotomie und Tonsillektomie

BAUER, E.: Zur Frage der Lokalanaesthesie oder Allgemeinnarkose bei der Tonsillektomie, insbesondere älterer Personen. Wien. med. Wschr. **105**, 97 (1955).

DECARVALHO LOPES, JR. O.: A study of the loss of blood during removal of tonsils and adenoids in the child, under general anesthesia with intubation. Matern. Inf. (S. Paulo) **24** (3), 459—469 (1965).

CORDES, C.: Das Negusverfahren oder die Adenotomie und Tonsillektomie in Vollnarkose. H. N. O. **5**, 153 (1952).

DENISON, D. D.: Re-anaesthetizing cases of tonsillectomy and adenoidectomy because of persistent postoperative haemorrhage. Brit. J. Anaesth. **36**, 244 (1964).

KÖRNER, M.: Vergleichende Beobachtungen bei verschiedenen Narkotika für die Narkoseeinleitung zur Tonsillektomie der Kinder. Anaesthesist **14**, 321—324 (1965).

PELLNITZ, D.: Experience with 4800 tonsillektomies in children using insufflation anesthesia. Mschr. Ohrenheilk. **100**, 358—363 (1966).

RAJNER, V., SKACEL, J.: Tonsillectomy with general anesthesia in the sitting positions. Anesthesiology **3**, 1862 (1968).

SCHLAG, G.: Allgemeinanaesthesie bei Tonsillektomie im Kindes- und Erwachsenenalter. Med. Klin. **39**, 1641—1643 (1962).

STIERLEN, G.: Zur Tonsillektomie in Lokalanaesthesie und Narkose. (Ein neuer Mundspatel.) Z. Laryng. Rhinol. **36**, 604 (1957).

— Über Durchführung, Vorteile und Gefahren der Narkosetonsillektomie. H. N. O. **9**, 241 (1961).

III. Endoskopie

BOGOMOLOV, S. A., KOROLEV, F.: Combined endotracheal nitrousoxide anesthesia in the analgesic state with controlled respiration in some oto-laryngological operations and endoscopic examinations. Zh. ushn. nos. gorlov. Bolezn. **6**, 15—18 (1965).

BRÜNINGS, W.: Die direkte Laryngoskopie, Bronchoskopie und Oesophaguskopie. Wiesbaden: J. F. Bergmann 1910.

DEUTSCH, D. L., ARNESON, L. A.: Tessalon as a local anesthetic in peroral endoscopy. Gastroit Endosc. **12**, 25 (1965).

FERRARI, H. A., STEPHEN, C. R.: Bronchoscopy and esophagoscopy under neuroleptanalgesia with droperidol-fentanyl. J. thorac. cardiovasc. Surg. **54**, 143 (1967).

GASKILL, J. R., GILLIES, D. R.: Local anesthesia for peroral endoscopy. Arch. Otolaryng. **84**, 654 (1966).

MISSALA, K., HARTMAN, M. M.: Topical anesthesia for endoscopy. Penn. med. J. **68**, 39 (1965).

MORSE, H. R., HARTMAN, M. M.: General anesthesia for peroral endoscopy. Apneic technique Ann. Otol. **75**, 1040 (1966).

POLK, J. W., BAILEY, A. H.: Topical anesthesia for endoscopy: Evaluation of prilocaine (citanest), a new local anesthetic. Dis. Chest **51**, 293 (1967).

PROCTOR, D. F.: Anesthesia for peroral endoscopy and bronchography. Anesthesiology **29**, 1025—1036 (1968).

SHANE, S. M., ASHMAN, H., VELFELD, A.: General anesthesia in bronchoscopy, esophagoscopy and laryngeal surgery employing the emerson „raincoat" respirator. Laryngoscope (St. Louis) **68**, 25 (1958).

IIIa. Laryngoskopie

ALBRECHT, W.: Die Schwebelaryngoskopie und die ihr verwandten Methoden. In: DENKER-KAHLER, Handbuch der HNO-Heilkunde, Bd. I/I, S. 843—857. Berlin: Springer 1925.

FRITSCHE, P., THEISSING, H.: Einfaches Narkoseverfahren bei der Seiffertschen Stütz-Autoskopie. H. N. O. **16**, 8 (1968).

KAY, B., ALLAN, D.: Anaesthesia for laryngoscopy and bronchoscopy in children. Canad. Anaesth. Soc. J. **11**, 509 (1964).

LANGENBECK, B., GABRIEL, W.: Endoskopische Eingriffe im Larynx in kombinierter Narkose mit Wechseldruckbeatmung. Arch. Ohr.-, Nas.- u. Kehlk.-Heilk. **180**, 715 (1962).

IIIb. Bronchoskopie

AXELSSON, A.: Topical anesthesia for bronchoscopy. Acta otol. **58**, 288 (1964).

BARTH, L.: Die Anwendung der Allgemeinbetäubung bei der Bronchoskopie. Thoraxchirurgie **2**, 23 (1954).

— Anwendung der Diffusionsatmung bei der Bronchoskopie. Anaesthesist **3**, 227 (1954).

BAY, J., BRAMS, L.: Anaesthesia for diagnostic bronchoscopy. Dan. med. Bull **12**, 55 (1965).

BOENNINGHAUS, H. G., WAGNER, H. H.: Verzögerter Succinylcholinabbau als Komplikation bei der Narkose-Bronchoskopie. Z. Laryng. Rhinol. **37**, 502 (1958).

FRANCIS, L.: General anesthesia for bronchography. J. Ky. med. Ass. **64**, 418 (1966).

JENKINS, A. V.: Electrocardiographic findings during bronchoscopy. Anaesthesia **21**, 449 (1966).

KAY, B., ALLAN, D.: Anaesthesia for laryngoscopy and bronchoscopy in children. Canad. Anaesth. Soc. J. **11**, 509 (1964).

KÖNIG, G., KÖNIG, I., SIGHART, H.: Die Bronchoskopie in Narkose, ihre Vorteile und Gefahren. Wien. klin. Wschr. **24**, 428—431 (1955).

MITTAG, G.: Anaesthesie bei Bronchoskopien. Z. Laryng. Rhinol. **34**, 654 (1955).

MÜNDNICH, K., HOFLEHNER, G.: Die Narkose-Beatmungsbronchoskopie. Anaesthesist **2**, 121 (1953).

RIECKER, O. E.: Die Diffusionsatmung als Hilfsmittel bei der Bronchoskopie. Z. Laryng. Rhinol. **34**, 217 (1955).

SMITH, F. R., KUNDAHL, P.: The advisability of general anesthesia for bronchoscopy. J. int. Coll. Surg. **43**, 312 (1965).

— KUNDAHL, P. C., FOUTY, R.: The safety of general anesthesia for bronchoscopy demonstrated by a study of arterial and venous oxygen saturation levels. Dis. Chest **51**, 53 (1967).

STENGER, H. H., STOFFREGEN, J.: Bronchoskopie in Nylonhemd-Beatmung mit dem Emerson-Chest-Respirator. Ein Beatmungsverfahren zur Narkose-Endoskopie der oberen Luftwege ohne Arbeitsverhinderung im Rohr. HNO **9**, 69 (1960).

IV. Fehler und Gefahren

BAUER, H.: Zur Dehnungsverletzung des Nervus recurrens durch Intubation bei Narkose. Anaesthesist **7**, 173 (1958).

BOENNINGHAUS, H. G., WAGNER, H. H.: Verzögerter Succinylcholinabbau als Komplikation bei der Narkose-Bronchoskopie. Z. Laryng. Rhinol. **37**, 502 (1958).

DENISON, D. D.: Re-anaesthetizing cases of tonsillectomy and adenoidectomy because of persistent postoperative haemorrhage. Brit. J. Anaesth. **36**, 244 (1964).

GAISFORD, J. G., HANNA, D. C., MONHEIM, L. M.: Endotracheal anesthesia complications associated with head and neck surgery. Plast. reconstr. Surg. **24**, 463 (1959).

HAAS, E.: Heiserkeit nach Endotrachealnarkose. Z. Laryng. Rhinol. **2**, 106—109 (1958).

HARLEY, H. R. S., LAURENCE, K. M., SEAL, R. M. E., STEVENS, J. H.: Fatal cerebral anoxia following the use of lignocaine spray for bronchoscopy. Brit. J. Anaesth. **37**, 61 (1965).

HIKASA, Y., OGATA, T., SATO, T.: Zur Frage der Wärmestauung bei der Narkose mit Intubation. Anaesthesist **7**, 71 (1958).

JAKOBY, J.: Complications of endotracheal intubation. J. Amer. med. Ass. **15**, 168, 1959—1962 (1958).

KEIL, W., VIETEN, H.: Ist der Zusatz von Adrenalin bei der Anaesthesie des Trachealbronchialsystems für die Bronchoskopie noch zu verantworten? Fortschr. Röntgenstr. **76**, 796 (1952).

KLINGL, L.: Short anesthesias in ENT practice. Mistakes and dangers. H.N.O. **13**/7, 213—215 (1965).

KÖNIG, G., KÖNIG, I., SIGHART, H.: Die Bronchoskopie in Narkose, ihre Vorteile und Gefahren. Wiener klin. Wschr. **24**, 428—431 (1955).

— HACKL, H.: Zur Trachealruptur durch aufblasbare Gummimanschetten. Verh. Dtsch. Ges. HNO-Ärzte 1957. Berlin-Göttingen-Heidelberg: Springer 1957—1958.

MATZKER, J.: Larynxschädigung durch Intubationsnarkose. Z. Laryng. Rhinol. **10**, 563—568 (1953).

REINIKAINEN, M., PONTINEN, P.: On cardiac arrhythmias during anaesthesia and surgery. Acta med. scand. **180**, Suppl. 457 (1966).

SCHMIDT, W.: Zur Frage der Anaesthesiezwischenfälle bei der Tonsillektomie und Möglichkeiten ihrer Verhütung. H.N.O. **3**, 155 (1952).

STIERLEN, G.: Über Durchführung, Vorteile und Gefahren der Narkosetonsillektomie. H.N.O. **9**, 241 (1961).

STOFFREGEN, J., HOHMANN, G.: Fehler und Gefahren bei automatischer Narkosebeatmung. Anaesthesist **7**, 31 (1958).

TREMEL, H.: Contraindikations of intubation in ENT. Mschr. Ohrenheilk. **99**, 230—233 (1965).

12. Anaesthesie in der Augenheilkunde

H. L'ALLEMAND und F. E. ADELSTEIN

Bei operativen Eingriffen und speziellen diagnostischen Maßnahmen im Arbeitsbereich der Ophthalmologie sind zur Schmerzausschaltung und Akinese des Bulbus zwei Wege gangbar:

a) Die örtliche Betäubung.

b) Die Allgemeinbetäubung.

a) Die örtliche Betäubung

Bei der örtlichen Betäubung ist zwischen subconjunctivaler, subcutaner und retro-bulbärer Injektion einerseits, und der Oberflächen-Tropfanaesthesie andererseits zu unterscheiden. Diese Einteilung erfolgt nicht nur aus rein formalen Gründen, sondern ist für den Ophthalmologen und den Anaesthesisten insofern von Interesse, als bei der Oberflächenanaesthesie unter Verwendung der heute zur Verfügung stehenden Anaesthetica [Cocain, Lidocain (Xylocain), Mepivacain (Scandicain) etc.] nie Allgemeinreaktionen auftreten. Im Gegensatz dazu kann die Anwendung von Lokalanaesthetica zum Zweck der Infiltrations- und der Leitungsanaesthesie zu mehr oder weniger schweren Zwischenfällen Anlaß geben, die entweder dem Anaestheticum selbst oder vasoaktiven Konstringentien angelastet werden müssen. Das gilt in besonderem Maße bei versehentlicher intravasaler Injektion. Retrobulbäre Hämatome sind nicht selten und konsekutive Sehstörungen infolge Opticusläsionen und sogar Hemiplegien sind bekannt geworden. Eine Zusammenfassung der Analyse möglicher Komplikationen durch Lokalanaesthetica sowie eine Übersicht über therapeutische Maßnahmen beim eingetretenen Zwischenfall findet sich ausführlich im Lehrbuch der Lokalanaesthesie von KILLIAN, wo die spezielle Technik der Leitungsanaesthesie im Rahmen der Ophthalmologie eingehend beschrieben wird. Auf eine detaillierte Darstellung muß hier verzichtet werden.

Trotz dieser Einschränkung wird die Lokalanaesthesie in der Ophthalmologie im Hinblick auf ihre breite Anwendbarkeit ihren festen Platz behaupten, zumal die Häufigkeit von bedrohlichen Zwischenfällen im Verhältnis zur Zahl der Eingriffe niedrig ist. So wird unter anderem von SNOW u. SENSEL über einen Todesfall bei 20000 in Lokalanaesthesie durchgeführten Staroperationen berichtet.

Die Vorteile der Lokalanaesthesie liegen auf der Hand: Die Allgemeinbelastung durch die Vollnarkose wird umgangen, die spezielle Technik der Leitungsanaesthesie ist einfach und leicht zu erlernen und vom Ophthalmologen selbst durchführbar. Bei der Infiltrations- und Leitungsanaesthesie bleibt die Weite der Pupille unverändert. Der Augeninnendruck steigt nicht an.

Bei Anwendung der Lokalanaesthesie ist die präoperative Sedierung des Patienten unbedingte Voraussetzung, wofür sich heute verschiedene Pharmaka und mannigfaltige Kombinationen anbieten [Phenobarbital, Pentobarbital, Pethidin (Dolantin), Chlorpromacin (Megaphen), Promethazin (Atosil), Diazepam (Valium)]. Die Dosierung dieser Medikamente hat Alter, Gewicht und Allgemeinzustand zu berücksichtigen und erfolgt nach den heute allgemein üblichen Regeln (s. auch Kap. „Präoperative Visite", S. 173).

Besondere Bedeutung haben in jüngster Zeit die Drogen der sog. Neuroleptanalgesie (Droperidol und Fentanyl) gewonnen. Eine die normale präoperative Dosis [2 ml Thalamonal (= 0,05 mg Fentanyl und 2,5 mg Droperidol/ml) beim normalgewichtigen und gesunden Patienten] überschreitende Menge zum Zweck einer tiefen Sedierung ist jedoch auch bei intermittierender Verabreichung nicht ungefährlich. Einmal ist die zentrale Atemdepression nicht unerheblich, zum anderen wurden gerade in Verbindung mit der Leitungsanaesthesie recht erhebliche Blutdrucksenkungen beobachtet. Aus diesem Grunde muß vor der Anwendung der Neuroleptanalgesie ohne Intubation und Beatmung gerade beim ophthalmologischen Eingriff gewarnt werden, da infolge der örtlichen Gegebenheiten eine assistierende Maskenbeatmung ohne erhebliche Störung des Operationsvorganges und ohne Verletzung der Sterilitätsbedingungen unmöglich ist. Die früher übliche i.v. Applikation von Morphin und Morphinkombinationen ist u.a. aus den oben erwähnten Gründen verlassen worden.

b) Die Allgemeinbetäubung

Der Einführung der Allgemeinbetäubung in die Augenheilkunde auf breiter Basis stand bis vor kurzem das erhöhte „Narkose-Risiko" und die Schwierigkeit, den speziellen Anforderungen der Ophthalmologie gerecht zu werden, entgegen. Beide Einwände sind in letzter Zeit durch die Entwicklung schonender und spezieller Narkosetechniken weitgehend entkräftet worden, so daß klare Indikationen für die Allgemein-Narkose erarbeitet werden konnten. Eine absolute Indikation ergibt sich bei langdauernden Eingriffen und für Patienten, bei denen trotz psychischer und medikamentöser Vorbehandlung eine Ruhigstellung und damit aktive Mitarbeit beim Eingriff selbst sich nicht erzielen läßt. Dies gilt insbesondere für Säuglinge und Kinder. Der ausgesprochene Wunsch des Patienten nach Narkose sollte berücksichtigt werden.

Zeitgewinn für den Operateur durch ruhigeres Arbeiten ist ein weiterer Vorteil.

Bei der Mehrzahl der Eingriffe in Narkose wird man auf die allgemein bekannten Vorteile der Intubation nicht verzichten können. Die Verwendung von nicht knickenden Spezialtuben verhindert die mechanische Verlegung der Atemwege zuverlässig und garantiert dem Operateur ein freies Operationsfeld.

Bei Kindern ergibt die Verwendung von Nicht-Rückatmungsventilen, z.B. nach DIGBY LEIGH oder STEPHEN-SLATER, einen weiteren Sicherheitsfaktor.

Halothan in Kombination mit N_2O und O_2 hat sich bei ophthalmologischen Anaesthesien bewährt. Seine exakte Dosierbarkeit und Steuerbarkeit sowie das rasche Eintreten der Betäubung vor allem bei Kindern machen es für die ophthalmologische Anaesthesie praktisch unentbehrlich. Das Anlegen einer Infusion ist in der Mehrzahl der Fälle nicht unbedingt erforderlich, jedoch ist es ratsam, immer eine i.v.-Verweilkanüle für die Dauer der Anaesthesie einzulegen. Dies gelingt auch bei kleinen Kindern nach bereits eingeleiteter Halothan-Narkose mühelos. Selbstverständlich erfordert die Narkose beim sog. „Risiko-Patienten" (Hydrocephalus, Spastiker, kongenitale Mißbildungen etc.) vor ihrer Einleitung einen sicheren i.v.-Zugangsweg.

Bei Säuglingen und Kleinkindern ist dann unter Umständen eine Venaesectio angezeigt.

Für den ophthalmologischen Eingriff selbst ist eine ausreichende Narkosetiefe (III/1) aus mehreren Gründen Voraussetzung. Eine zu flache Narkose mit schmerzbedingten Abwehrbewegungen und konsekutivem Blutdruckanstieg oder das Auftreten von Würgen, Husten und Pressen steigert den intraocularen Druck in unerwünschter Weise. Dies kann vor allen Dingen bei intraocularen Eingriffen und perforierenden Verletzungen des Bulbus den operativen Eingriff komplizieren und seinen Erfolg in Frage stellen. Der Einfluß der Tiefe der Narkose auf die mögliche Auslösung des sog. oculo-kardialen Reflexes ist umstritten. Die Frage, ob die Spontanatmung belassen, oder ob der manuellen oder maschinellen Beatmung der Vorzug gegeben werden soll, ist von entscheidender Bedeutung. CO_2-Kumulation muß in jedem Fall vermieden werden. Daraus folgt, daß bei jedem Eingriff, der die Dauer von $^1/_2$ Std übersteigt, beatmet werden muß. Blutgasanalytische Untersuchungen haben gezeigt, daß — richtige Narkoseführung vorausgesetzt — bei spontan atmenden Kindern respiratorisch bedingte Störungen des Säure-Basenhaushaltes in Halothan-Narkose vor Ablauf dieser Frist nicht einsetzen. Beatmung bei präoperativ bestehender Einschränkung der Atemfunktion ist selbstverständlich.

Eine wünschenswerte Senkung des intra-ocularen Druckes kann bereits auf dem Wege über eine Hyperventilation erreicht werden (Abb. 1).

Bei der Beendigung der endotrachealen Narkose gelten die gleichen Regeln wie beim neurochirurgischen Kranken. Die Extubation erfolgt am noch schlafenden Patienten, um die oben erwähnten Gründe einer möglichen intra-ocularen Drucksteigerung auszuschalten. Dieses Vorgehen beinhaltet selbstverständlich eine intensive und längere Überwachung in der unmittelbaren postoperativen Phase.

Lediglich bei diagnostischen Untersuchungen genügt die Masken-Narkose.

Die gebräuchlichen i.v.-Narkotica sind als Mononarkotica (Barbiturate, Propanidid) im Rahmen ophthalmologischer Operationen unbrauchbar.

Erst in jüngster Zeit hat Ketamine, das eine sog. „dissoziative“ Anaesthesie bewirkt, Eingang in die Anaesthesiologie gefunden. CORSSEN und HOY berichten über günstige Erfahrungen in der Ophthalmologie, erwähnen jedoch leichte intra-oculare Drucksteigerung. Das Auftreten eines Nystagmus als charakteristische Nebenwirkung dieser Droge kann sich störend für den Operateur auswirken. Ketamine kann sowohl i.v. (1,5 mg/kg Körpergewicht) als auch i.m. (4,0—6,0 mg/kg Körpergewicht) injiziert werden. Nachinjektionen sind möglich. Eine Intubation ist bei dieser Narkosetechnik, da Kreislauf und Atmung intakt sind und die Schutzreflexe anscheinend erhalten bleiben, nie notwendig geworden (s. auch Kap. „Ketamine“, S. 280).

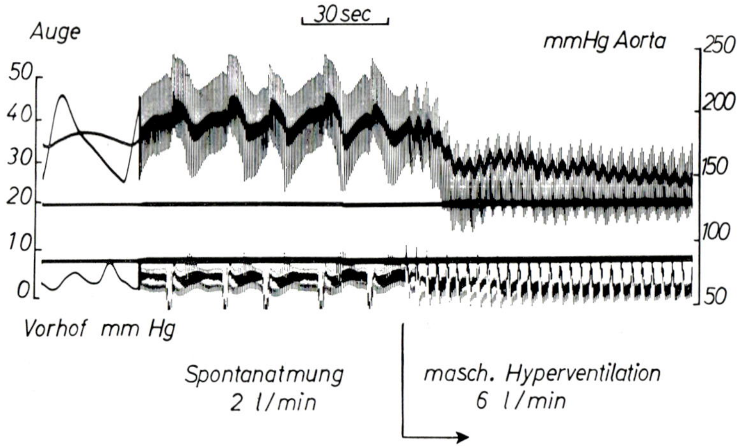

Abb. 1. Einfluß von Hyperventilation und konsekutivem Blutdruckabfall auf den Druck in der vorderen Augenkammer. Hund. Morphin-Chloralose-Narkose. Registrierung von oben nach unten: Arterieller Blutdruck (Aorta), Augeninnendruck, Druck im rechten Vorhof. Hyperventilation mit Engström-Respirator. [Aus: LANGREHR et al., Ophthalmologica **153**, 200 (1967)]

Bei allen Vollnarkosen ist die Verabreichung einer Prämedikation erforderlich. Was in bezug auf die allgemeine Sedierung im Abschnitt „Lokalanaesthesie“ gesagt wurde, gilt uneingeschränkt auch für die Allgemeinbetäubung. Darüber hinaus spielt die vagolytische Komponente der Prämedikation eine entscheidende Rolle.

In jedem Falle sollte grundsätzlich Atropin oder eines seiner Isomere in *ausreichender Dosierung* appliziert werden. Auch das Glaukom macht hiervon keine Ausnahme. Voraussetzung ist allerdings bei diesem Vorgehen die Wirksamkeit einer adäquaten lokalen ophthalmologischen Therapie.

α) Narkose und Augeninnendruck

Die Mechanismen der Regulation des Augeninnendruckes sind im einzelnen noch nicht restlos aufgeklärt. Arterieller Blutdruck, Kammerwasserproduktion, Spiel des cholinergisch innervierten

Ciliarmuskels und akute Tonusänderungen der äußeren Augenmuskel beeinflussen wohl als wesentlichste Faktoren die Höhe des intra-ocularen Drukkes. Stimulierung des Ciliarmuskels durch Parasympathicomimetica bewirkt Druckabfall. Demgegenüber scheinen direkte zentralnervöse Einflüsse hinter den genannten Faktoren zurückzutreten. Der Einfluß von Muskelrelaxantien auf den intra-ocularen Druck ist gut untersucht. D-Tubocurarin bewirkt beim Narkotisierten und Nichtnarkotisierten einen deutlichen Druckabfall, der unter Alkuronium (Alloferin) und Gallamin (Flaxidil) geringer ausgeprägt ist. Dagegen bewirkt Succinylcholin Drucksteigerung, die bei einmaliger Injektion in der gebräuchlichen Dosis (0,5—1,0 mg je kg Körpergewicht) ca. 4 min anhält. Der durch Succinylcholin verursachte Druckanstieg kann durch Vorgabe von hyperpolarisierenden Relaxantien abgefangen werden. Als wirksamstes Mittel erweist sich hier das d-Tubocurarinchlorid. Als Injektionsmenge sind 0,04 mg/kg Körpergewicht Curarin empfohlen worden. So braucht auch bei Operationen an Glaukompatienten nicht auf Succinylcholin zum Zweck der Intubation verzichtet zu werden. Mit der Möglichkeit einer verlängerten Succinylapnoe durch die Vorbehandlung mit Cholinesterasehemmern muß gerechnet werden. Jedoch ist bisher bei mehreren Hundert Schieloperationen, trotz langdauernder, sich über Wochen und Monate erstreckender Therapie mit DFP-Öl nicht ein einziges Mal dieses Phänomen am Krankengut der Gießener Universitäts-Augenklinik beobachtet worden.

Bei der Langzeitrelaxation, vor allem bei perforierenden Verletzungen oder operativer Bulbuseröffnung ist Succinylcholin im Dauertropf oder intermittierend injiziert kontraindiziert. Der Vorrang gebührt Relaxantien vom hyperpolarisierenden Typ.

Alle Narkotica senken den intra-ocularen Druck proportional der steigenden Narkosetiefe. Ketamine als Ausnahme wurde bereits erwähnt. Drucksenkende Wirkung der üblichen Prämedikation, auch mit Atropinkomponente. ist nachgewiesen.

β) Oculokardialer Reflex

Der sog. oculokardiale Reflex, der für tödliche Zwischenfälle bei ophthalmologischen Operationen fast ausschließlich angeschuldigt wird, soll durch mehr oder weniger brüske mechanische Irritation des Bulbus und seiner Adnexe ausgelöst werden. Der afferente Weg der Reflexbahnen über das Ganglion ciliare führt durch dessen Assoziationsbahnen zum N. ophthalmicus über das Ganglion Gasseri weiter zum Trigeminuskern sowie zum Kern des N. Vagus. Die efferenten Bahnen ziehen entweder über den N. Vagus oder über sympathische Nerven zum Herzen. Bradykardie sowie Tachyarrhythmien sind bei Auslösung dieses Reflexes in gleicher Weise möglich. Trotz widersprechender Literaturangaben scheint einer ausreichenden Atropindosierung in Verbindung mit ausreichender Narkosetiefe protektive Wirkung zuzukommen. Auftretende Pulsverlangsamung deutet auf ungenügenden Atropinschutz hin und sollte zur sofortigen i.v.-Atropin-Nachinjektion Anlaß geben.

Demgegenüber ist die Vermeidung tachykarder Arrhythmien schwieriger. Ausreichende Narkosetiefe mit strikter Vermeidung von Hyperkapnie scheint vor allem in Halothannarkose Bedeutung zu haben. Schwere Formen machen den Einsatz von β-Receptorenblockern unter den bekannten Kautelen erforderlich.

Bei der Kombination von Allgemein- und Lokalanaesthesie ist durch Beigabe von Vasokonstringentien zum Lokalanaestheticum der Wunsch nach verminderter Blutung maßgebend. Die Meinungen über die zusätzliche Adrenalin-Applikation unter Halothan-Narkose sind unterschiedlich. Jedenfalls hat sich die Ansicht, daß dabei Herzirregularitäten nur bei bestehender Hyperkapnie auftreten, nicht halten lassen. Neuere Untersuchungen bestätigen, daß bei gleichzeitiger Anwendung von Adrenalin-haltigen Lokalanaesthetica in Halothan- oder auch Barbiturat-Narkose erhöhte Vorsicht am Platze ist. Ist die Adrenalin-Anwendung aus operativen Gründen nicht zu umgehen (Rezidiv-Eingriffe), sollte die Menge des Lokalanaestheticums von 2—3 ml nicht überschritten werden. In der Regel beträgt der Anteil des Adrenalin in diesen Lösungen 1:100000. Ersatz von Adrenalin durch andere Stoffe (z. B. Octapressin), hat bisher keine prinzipielle Verbesserung gebracht. Bei der zusätzlichen Anwendung adrenalinhaltiger Lösungen in Vollnarkose sind fortlaufende Puls- und Blutdruck-Kontrollen erforderlich.

Diagnostische Untersuchungen, wie z. B. Beurteilung des Augenhintergrundes und Bestimmung der Refraktion im Halothan-Rausch setzen Pupillenerweiterung durch lokale Anwendung von Mydriatica voraus. Für die Praxis hat sich eine Kombinationsserie von Homatropin und Tropicamid (Mydriaticum) als vorteilhaft erwiesen.

Besondere anaesthesiologische Technik setzt die Sondierung und Spülung der Tränenwege voraus. Während zur Sondierung selbst eine ausreichend tiefe Narkose zur Vermeidung instrumenteller Verletzung der zarten kindlichen Tränengänge erforderlich ist, muß bei der Spülung die Narkose soweit abgeflacht sein, daß die Schutzreflexe im Pharynx-Kehlkopfbereich gut auslösbar sind. Der ausgelöste Hustenreflex bei der Spülung ist einerseits ein sicheres Zeichen für die Durchgängigkeit der Tränenwege, zum anderen verhindert er die Aspiration der Spülflüssigkeit. Besonders Halothan-Rausch und neuerdings Ketamine haben sich bei der Durchführung dieses Eingriffs bewährt.

Auf die sorgfältige Nachsorge in der unmittelbaren postoperativen Phase wurde bereits hingewiesen. Rechtzeitige Schmerzbekämpfung und Sedierung zur Vermeidung von motorischer Unruhe sind die wesentlichsten Gesichtspunkte. Postoperatives Erbrechen nach Eingriffen an den schrägen Augenmuskeln ist nicht narkosebedingt und wird auch nach Lokalanaesthesie häufig beobachtet. Irritation des Vestibularapparates wird als Ursache diskutiert. Vorbehandlung mit Dimenhydrinat (Vomex A) und Injektion von Atropin unmittelbar vor Beendigung des Eingriffs können die Quote und die Intensität des Erbrechens zwar reduzieren, es aber nicht sicher verhindern.

Ältere Angaben über narkosebedingte Mortalität bei ophthalmologischen Eingriffen schwanken zwischen 1:858 und 1:4950. Verbesserte Technik und vertieftes Wissen um die physiologischen und pathologischen Vorgänge haben ohne Zweifel hier einen Wandel geschaffen.

Bei über 5000 Eingriffen in Allgemeinnarkose ereignete sich an der Gießener Universitäts-Augenklinik kein tödlicher Zwischenfall. Das Krankengut umfaßt Patienten aller Altersgruppen und schließt ausgesprochene Risikopatienten ein. Die Meinung, daß die Allgemeinnarkose prinzipiell für ophthalmologische Eingriffe ein untragbares Risiko beinhalte, muß revidiert werden.

Literatur

Ackermann, U., Foitzik, H., Höltje, W., Lawin, P.: Vergleichende Untersuchungen mit Adrenalin- und Octapressinzusatz zum Lokalanaestheticum während Halothan-Narkosen bei operativen Eingriffen im HNO-Bereich. Z. prakt. Anästh. Wiederbeleb. **4**, 120 (1969).

Arruga, H.: Ocular Surgery. New York-Toronto-London: Salvat Editores S. A. Barcelona, McGraw-Hill Book Co. Inc. 1962.

Aschner, B.: Über einen bisher noch nicht beschriebenen Reflex vom Auge auf Kreislauf und Atmung. Wien. klin. Wschr. **21**, 1529 (1908).

Benzer, H., Kacetl, E., Muhar, F., Rauter, G., Thoma, H.: Pulsfrequenzmessung bei Operationen am Auge. Vorteile einer frequenzlinearen Aufzeichnung am Beispiel des oculo-cardialen Reflexes. Anaesthesist **17**, 157 (1968).

Bosomworth, P. P., Ziegler, C. H., Jakoby, J.: The oculocardialreflex in eye muscle surgery. Anesthesiology **19**, 7 (1958).

Burkhardt, A.: Fluothane-Kindernarkosen in der Ophthalmologie. Anaesthesist **11**, 300 (1962).

Chandler, P. A.: Narrow-angle glaukoma. Arch. Ophthal. **47**, 695 (1952).

Collet, J.: Influence de l'anestie generale sur la tension intraoculaire. Acta anaesth. belg. **11**, 77 (1960).

Corssen, G., Hoy, J. E.: A new parenteral anesthetic. CI-581: Its effect on intraocular pressure. J. Pediatric Ophthalm., 20 (1967).

Craythorne, N. W. B., Rottenstein, H. S., Dripps, R. D.: The effect of succinylcholin on intraocular pressure in adults, infants and children during general anaesthesia. Anaesthesiology **21**, 59 (1960).

Dahlene, O., McKinney, J. W.: Simplified method of curare administration in cataract surgery. Amer. J. Ophthal. **39**, 697 (1955).

Dickmann, P., Goecke, M., Wiemers, K.: Beeinflussung der intraocularen Drucksteigerung nach Succinylcholin durch depolarisationshemmende Relaxantien. Anaesthesist **18**, 370 (1969).

Duncalf, D.: Anaesthesie für ophthalmologische Operationen. Z. prakt. Anästh. Wiederbeleb. **4**, 13 (1969).

Eyrich, K., Doden, W., Schenk, W.: Okulocardialer Reflex und Narkoseproblematik bei Schieloperationen im Kindesalter. Klin. Mbl. Augenheilk. **145**, 66 (1964).

Falls, H. F., Hoy, J. E., Corssen, G.: CI-581: An intravenous or intramuscular anesthetic for office ophthalmic surgery. Amer. J. Ophthal. **61**, 1093 (1966).

Fasanella, R. M.: Komplikationen in der Augenchirurgie und ihre Behandlung. Stuttgart: Enke 1968.

Fassolt, A.: Zur Compatibilität von Hypertensin mit Halothane. Anaesthesist **18**, 189 (1969).

Hofmann, H.: Über die Wirkung von Muskelrelaxantien am Auge. Klin. Mbl. Augenheilk. **130**, 32 (1957).

— Holzer, H., Bock, J., Spath, F.: Die Wirkung von Muskelrelaxantien auf den intraocularen Druck. Klin. Mbl. Augenheilk. **123**, 1 (1953).

— Lembeck, F.: Das Verhalten der äußeren Augenmuskeln gegenüber Curare, Dekamethonium (C 10) und Succinylcholin (M 115). Naunyn-Schmiedebergs Arch. exp. Path. Pharmak. **216**, 552 (1952).

Johnson, E. E.: Adrenaline and Halothane. Brit. J. Anaesth. **35**, 278 (1963).

Kalff, G., Linzen, M.: Über den Einfluß von N-allylnortoxiferin (Alloferin) und Propanidid (Epontol) auf den Augeninnendruck. Anaesthesist **18**, 217 (1969).

Killian, H.: Lokalanaesthesie und Lokalanaesthetika. Stuttgart: Thieme 1959.

Kirsch, R. E., Samet, P., Kugel, V., Axelrod, S.: Elektrocardiographic changes during ocular surgery and their prevention by retrobulbar injection. Arch. Ophthal. **58**, 348 (1957).

Knobloch, R., Lorenz, A.: Über ernste Komplikationen nach Schieloperationen. Klin. Mbl. Augenheilk. **141**, 348 (1962).

Kronschwitz, H., Mackensen, G.: Erfahrungen mit der Vollnarkose in der Ophthalmologie. Klin. Mbl. Augenheilk. **142**, 681 (1963).

KUCHER, R., STEINBEREITHNER, K.: Anaesthesie in der Augenheilkunde. In: Lehrbuch der Anaesthesiologie, S. 756ff. Berlin-Göttingen-Heidelberg: Springer 1955.
LANGE, DE, J. J.: Cardiae arrest with halothane and adrenaline. Anaesthesia **18**, 537 (1963).
LANGREHR, D., ADELSTEIN, F., L'ALLEMAND, H.: Zur Frage der Fluothane-Narkose für chirurgische Eingriffe am Auge. Ophthalmologica (Basel) **153**, 200 (1967).
LINN, F. G., JR.: The effects of injection of anesthetic solution into the optic nerve. Amer. J. Ophthal. **43**, 471 (1957).
LIPECZ, J., HARBAUER, G.: Untersuchungen zum Einfluß von Halothan und Pentothal auf die Adrenalin-Toleranz des Herzens. Anaesthesist **18**, 259 (1969).
LIST, W. F., MARSONER, H. J.: Zur Frage der Dosierung des β-Receptorenblockers Propranolol in der per- und postoperativen Therapie von tachykarden Arrhythmien. Anaesthesist **18**, 394 (1969).
MEIRSMAN-ROOBROECK, G. C., FRANCOIS, J.: L'anesthesie infantile en ophthalmologie. Anesth. Analg. Réanim. **18**, 537 (1961).
MÜLLER-JENSEN, K.: Einfluß der Allgemeinnarkose auf den Augeninnendruck. Klin. Mbl. Augenheilk. **145**, 536 (1964).
OFFRET, G.: Les Complications de l'Anesthesie en Ophthalmologie. Clin. Ophthal. **4**, 9 (1966).
PECOLD, K.: Prophylaxe der Augeninnendrucksteigerung nach Succinylcholin. Anaesthesist **16**, 171 (1967).
PLANTEN, J. TH.: Once again the oculo-cardial reflex. Ophthalmologica (Basel) **141**, 65 (1961).
PONTINEN, P. J.: The importance of the oculocardiac reflex during ocular surgery. Acta ophthal. (Kbh.), Suppl. 86 (1966).
ROETTH, DE, A. JR., DETTBARM, W. D., ROSENBERG, P., WILENSKY, J. G., WONG, A.: Effect of phospholine iodine on blood colinesterase levels of normal and glaukoma subjects. Amer. J. Ophthal. **59**, 586 (1965).
ROSEN, M., ROE, R. B.: Adrenaline infiltration during halothane anaesthesia. Brit. J. Anaesth. **35**, 51 (1963).
SANDIFORD, H. B. C.: Anaesthesie bei intraocularen Eingriffen. Anaesthesist **10**, 203 (1961).
SÁRMÁNY, B. J.: Weitere Untersuchungen über die Wirkung der Narkotica auf den intraocularen Druck mit besonderer Berücksichtigung der Neuroleptanalgesie (NLA). Anaesthesist **18**, 72 (1969).
SCHLAG, G.: Technik und Ergebnisse der Allgemein-Anaesthesie. Klin. Mbl. Augenheilk. **142**, 671 (1963).
SCHWARTZ, H., DE ROETTH, A., JR.: Effect of succinylcholine on intraocular pressure in human beings. Anesthesiology **19**, 112 (1958).
SIEBECK, R., FREY, R.: Die Wirkung muskelerschlaffender Mittel auf die Augenmuskeln. Anaesthesist **2**, 112 (1953).
SNOW, J. C., SENSEL, S.: A review of cataract extraction under lokal and general anesthesia at the Massechusetts eye and ear infirmary. Anesth. Analg. Curr. Res. **45**, 742 (1966).

13. Die Anaesthesie im Kindesalter

W. NIEDERER

Die bedeutenden Abweichungen der Physiologie und Anatomie im Kindesalter, die veränderte Reaktion auf verschiedene Medikamente zwingen dazu, die Durchführung der Anaesthesie und die dazu notwendige Ausrüstung diesen, dem Alter des Kindes entsprechenden Gegebenheiten anzupassen.

Obwohl die Prinzipien, nach denen die Anaesthesie beim Kinde durchgeführt wird, die gleichen sind wie beim Erwachsenen, ergeben sich doch so bedeutende Abweichungen, daß sich die *Anaesthesie beim Kinde* als eigentliches Spezialgebiet innerhalb der Anaesthesiologie entwickelt hat.

a) Anatomische und physiologische Besonderheiten des Kindesalters

Der Beginn der Atmung bei der Geburt ist von eingreifenden, hämodynamischen Veränderungen begleitet. Die Organe der Atmung, die plötzlich ihre Funktion aufnehmen müssen und die Kreislauforgane, die von einem Moment zum andern ganz anderen Belastungen ausgesetzt sind, sind auf ihre neue Aufgabe nur teilweise vorbereitet. Eine Phase der Konsolidierung muß notwendigerweise diesen Umwandlungen folgen, die in einer kurzen Zeitspanne ablaufen, aber umso tiefgreifender sind (GRAHAM). Die Phase der Anpassung reicht über die ganze Zeit des Neugeborenenalters oder etwas darüber hinaus.

Von einem *Neugeborenen* sprechen wir in den ersten 4 Lebenswochen. Das *Kleinkindesalter*, bis zum Ende des 2. Lebensjahres reichend, ist charakterisiert durch einen allmählichen Übergang zum Regulationstypus des Kindesalters. Ist das frühe Kindesalter erreicht, so erfolgt eine graduelle Annäherung an das Erwachsenenalter. Diese Angleichung bringt in erster Linie quantitative, jedoch nur noch geringe qualitative Veränderungen mit sich.

Der einzige Unterbruch in diesem fließenden Übergang findet sich in der Pubertät, die bei einzelnen Kindern durch große Labilität des Kreislaufs gekennzeichnet ist.

Auch in praktischer Hinsicht bestehen darum viel bedeutendere Unterschiede zwischen einem Neugeborenen und einem Schulkind, als zwischen einem Schulkind und einem Erwachsenen.

α) Allgemeine Aspekte beim Vergleich zwischen Erwachsenen und Kindern

Ein Neugeborenes hat $^1/_{20}$ des Gewichtes eines Erwachsenen, $^1/_9$ von dessen Oberfläche und etwa $^{10}/_{33}$ von dessen Länge (HARRIS).

Diese Gegenüberstellung zeigt nicht nur die Verschiedenheit der Proportionen gegenüber dem Erwachsenenalter, sondern weist auch auf eine der Schwierigkeiten hin, denen wir beim Vergleich physiologischer Größen von Erwachsenen und Kindern begegnen.

Auf welchem Parameter soll ein solcher Vergleich fußen? Obwohl gegen jede Art der Vergleichsmöglichkeit ernst zu nehmende Bedenken genannt werden können, ist es üblich, biologische Werte auf die Oberfläche oder auf den Stoffwechsel zu beziehen. Wenn immer möglich, sollten neben relativen auch absolute Normzahlen betrachtet und gegenübergestellt werden. Vergleicht man beispielsweise Minutenvolumen oder Atemzugsvolumen eines Neugeborenen mit einem Erwachsenen, so ergibt der Vergleich auf Gewichtsbasis, daß das Minutenvolumen des Neugeborenen pro Gewichtseinheit mehr als doppelt so groß wie das des Erwachsenen ist. Berücksichtigt man dagegen gleichzeitig den höheren Stoffwechsel beim Kleinkind, so ergibt sich ein Korrekturfaktor, dessen Anrechnung Übereinstimmung zwischen den vorausgesagten und den aktuell gemessenen Werten bringt (WILTON u. WILSON).

Die Entwicklung des Kindes gibt, zusammen mit der detaillierten Krankengeschichte meist einen Hinweis auf krankhafte Abweichungen von der Norm. Gewicht und Länge des Kindes sind die augenscheinlichsten Kriterien des normalen Wachstums. Es ist nötig, für genaue Vergleiche Normtabellen zu benützen (z. B. STUART u. STEVENSON; HEIMENDINGER, 1958, 1964). Für den praktischen Anaesthesisten bieten für die meisten Zwecke einfache Faustregeln, die leicht memoriert werden können, genügende Genauigkeit (DAVENPORT; STALDER et al.).

Gewicht

Geburt	3 kg
6 Monate	6 kg
9 Monate	9 kg
1 Jahr	10 kg
6 Jahre	20 kg
10 Jahre	30 kg

Jährliche Gewichtszunahme zwischen 1 und 7 Jahren: 2 kg.

Jährliche Gewichtszunahme zwischen 7 und 12 Jahren: 3 kg.

Länge

Geburt	50 cm
6 Monate	66 cm
1 Jahr	75 cm = $1^1/_2$mal Geburtslänge
3 Jahre	100 cm = 2mal Geburtslänge.

Längenzunahme von 0—2 Jahren: 5 cm für je 3 Monate.

Längenzunahme von 2—12 Jahren: 6 cm pro Jahr.

Aus Länge und Gewicht läßt sich nach (DU BOIS u. DU BOIS) die Oberfläche berechnen. Meist wird die Oberfläche, die als Grundlage für die Flüssigkeits- und Elektrolyttherapie dienen kann, aus einem Nomogramm abgelesen (z. B. TALBOT et al.; SNIVELY u. SWEENEY). Auch hier kann jedoch eine Vereinfachung die zeitraubende Konsultation von Hilfsmitteln in den meisten Fällen entbehrlich machen.

Oberfläche

Geburt	0,2 m^2
2 Jahre	0,5 m^2
5 Jahre	0,66 m^2
9 Jahre	1 m^2
Erwachsene	1,7 m^2

(TRUNINGER).

β) Stoffwechsel

GUEDELL hat das Verdienst, als Erster auf die Bedeutung des Stoffwechsels für den Verlauf der Anaesthesie hingewiesen zu haben. Die Kurve, die in zahlreichen Publikationen kopiert wurde, zeigt ein Maximum bei 6 und einen weiteren Gipfelpunkt im Alter von 12 Jahren. Sie geht auf die Tabellen von DU BOIS zurück (DU BOIS u. DU BOIS; LEE u. JLIFF). Neuere Untersuchungen (LEWIS et al.) zeigen, daß der höchste Wert von ca. 60 Calorien pro Stunde und Quadratmeter mit 6—18 Monaten erreicht wird, bis zur Pubertät auf 40 Calorien abfällt, um schließlich auf die Erwachsenenwerte von 30—35 Calorien pro Stunde und Quadratmeter zu sinken. Dieser Abfall erfolgt linear.

Leichter zu bestimmen und leichter in Beziehung zu Respiration und Zirkulation zu bringen ist der Sauerstoffverbrauch. Dieser ist mit 6—8 ml/kg Körpergewicht (CROSS et al.) beim Neugeborenen nahezu doppelt so groß, wie beim Erwachsenen mit 3,5—4 ml/kg und Minute.

γ) Die Atmungsorgane

1. Anatomie

Betrachten wir das Neugeborene so fällt auf, daß Thorax und Schultergürtel gegenüber dem großen

Kopf und dem meist prominenten Bauch kümmerlich entwickelt ist. Am besten können wir die für die Funktion relevanten, anatomischen Unterschiede jedoch bei Betrachtung eines Röntgenbildes erkennen (Abb. 1): Beim Neugeborenen ist die untere Thoraxapertur weit, so daß der Thorax im ganzen Glockenform erhält. Die Rippen verlaufen horizontal, der Querschnitt des Brustkorbes kann darum durch Heben der Rippen nicht vergrößert werden. Die Atmung ist fast völlig diaphragmal. Die Rippen dienen nur der Versteifung des Thorax. Die oberen Lungenteile sind deshalb nur schlecht belüftet. Beim Neugeborenen erwarten wir darum bei einer Immobilisierung Atelektasen, besonders im Oberlappen, vor allem rechts, wo der Hauptbronchus steil dorsalwärts verläuft.

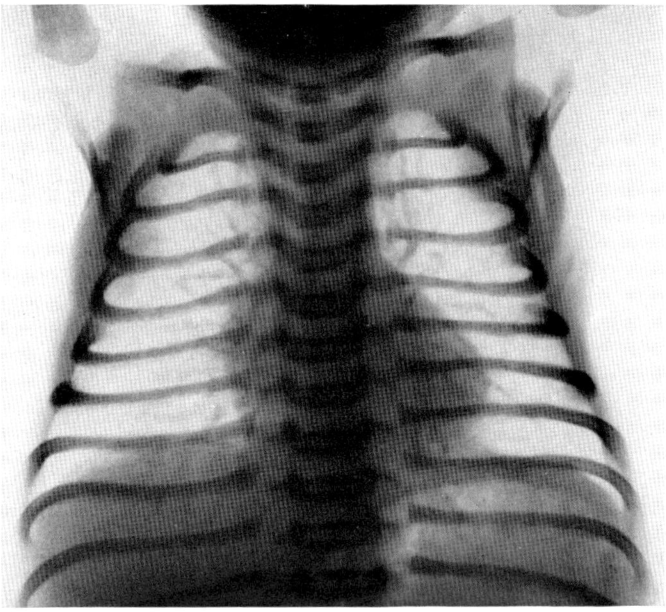

a

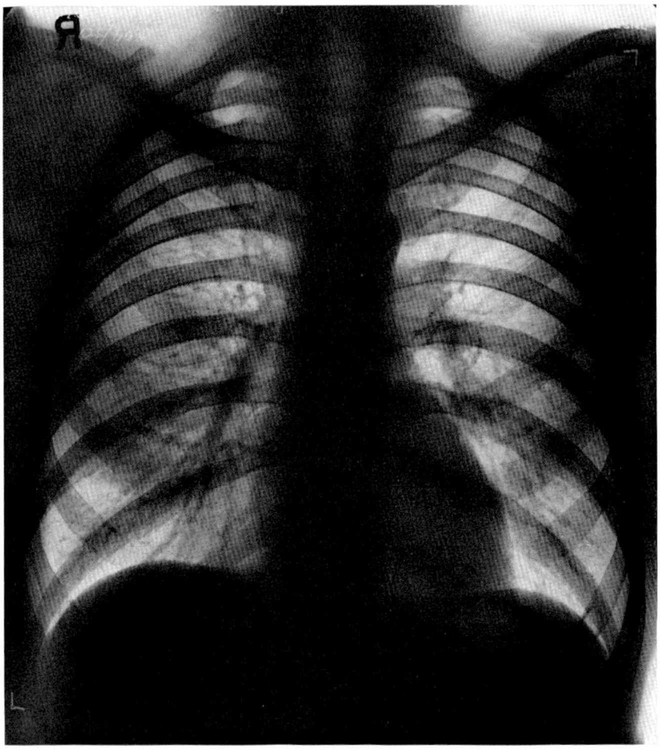

b

Abb. 1a u. b. Thoraxaufnahmen eines Neugeborenen (a) und eines Erwachsenen (b) (s. Text)

Die Zwerchfellkuppen verlaufen viel flacher als beim Erwachsenen. Ein leichtes Einsinken des Thorax entlang dem Zwerchfellansatz muß noch als normal betrachtet werden. Eine Vergrößerung des intraabdominalen Druckes (z. B. Luft im Magen, Darmverschluß) führt zu starker Behinderung der Atmung. Das Lungenvolumen wird außerdem durch das im Verhältnis viel größere Herz eingeschränkt.

2. Physiologie

Frequenz. Der augenfälligste Unterschied zwischen der Atmung eines Erwachsenen und der eines Kleinkindes liegt in der Frequenz. Nicht nur ist die Atemfrequenz beim Kleinkind höher, auch die Variationsbreite der Norm ist beträchtlich. Während die mittlere Frequenz beim Neugeborenen bei 34/min liegt, findet man eine Streuung zwischen 20 und 70 Atemzüge pro Minute.

Atemtypus. Während bei der *regelmäßigen Atmung* Inspiration und Exspiration ungefähr gleich lang sind und ohne exspiratorische Pause aufeinander folgen, kommen zwei weitere Formen vor:

Die Zahnradatmung. Auf das verlängerte Exspirium folgt eine deutliche exspiratorische Pause.

Die periodische Atmung. Perioden von regelmäßiger Atmung werden unterbrochen von apnoischen Intervallen oder von Gruppen von Atemzügen mit reduziertem Volumen. Periodische Atmung kommt bei Frühgeborenen vor, nach Geburtstrauma oder Hypoxie des Atemzentrums. Erhöhung des Sauerstoffgehaltes kann die Symptome zum Verschwinden bringen.

Das Minutenvolumen bleibt von der Kindheit bis zum Erwachsenenalter auf die Oberfläche bezogen ungefähr konstant.

Atemzugsvolumen. Entsprechend der hohen Frequenz sind die Atemzugsvolumina klein (s. Tabelle 1). Als grobe Richtzahl mag gelten: 10 ml Atemzugsvolumen pro kg Körpergewicht.

Tabelle 1. *Atemvolumina*

Alter	Atemzugs-volumen in ml	Frequenz	Atem-minuten-volumen in ml	Anato-mischer Totraum in ml
1 Woche	15—20	30—40	550	5—7,5
1 Jahr	50—80	20—40	1750	20
2 Jahre	90—120	20—30	2200	27
3 Jahre	120—150	20—30	2400	35
5 Jahre	150—200	20—25	2500	45
8 Jahre	180—300	18—22	3000	75
12 Jahre	250—350	16—22	4000	110
15 Jahre	350—400	15—20	5000	140
20 Jahre	500	12	6000	150

Abgerundete Zahlen unter Verwendung der Angaben von Boutourline-Young et al., Comroe, Cook et al., Cross, Deming et al., Hall, Hart et al., Wawersik.

Die Atemarbeit. Beim Erwachsenen ist die Arbeit, die für die Atmung aufgewendet werden muß am kleinsten bei einer Ruhefrequenz von 12—15 Atemzügen pro Minute, steigt aber bei Abweichungen der Frequenz nach oben oder nach unten steil an. Beim Neugeborenen dagegen ist die Atemarbeit bei Frequenzen zwischen ca. 25—60 pro Minute nur wenig verändert (Cook). Die Atemarbeit beträgt bei Ruhe ungefähr 1% des Stoffwechsels.

Der Totraum. Der Totraum geht mit der Körpergröße ungefähr parallel (Hart et al.). Der Quotient Totraum durch Atemzugsvolumen (VD/VT), der häufig zur Beurteilung der Effektivität der Atmung benützt wird, ist von der Kindheit bis zum Erwachsenenalter mit 0,3 ungefähr konstant.

Es ist jedoch wichtig zu wissen, daß eine Vergrößerung des Totraumes, sei er bedingt durch krankhafte Veränderungen, sei es durch äußere Apparate, sich um so stärker auswirkt je kleiner das Kind ist. So muß beispielsweise bei gleichbleibendem Atemzugsvolumen von 15 ml eines Neugeborenen die Vergrößerung des Totraumes von normalerweise 5 ml auf 10 ml zu einer Vergrößerung des Atemminutenvolumens auf das Doppelte durch Verdoppelung der Frequenz führen, um die alveoläre Ventilation konstant zu halten. Erfolgt dagegen die Kompensation durch Vermehrung des Atemzugsvolumens, so genügt eine Vergrößerung des Atemminutenvolumens um einen Drittel.

Je kleiner das Kind, desto geringer ist seine Möglichkeit, die Kompensation durch Vergrößerung des Atemzugsvolumens zu erreichen. Wawersik zeigte, daß beim Neugeborenen bereits ein zusätzliches Totraumvolumen von 1 ml von suffizienter Spontanatmung zu deutlicher, alveolärer Hypoventilation führen kann.

Diese Überlegungen illustrieren deutlich die klinische Erfahrung, daß unter Narkose beim Neugeborenen und Kleinkind bis zum Alter von ca. 1 Jahr der unvermeidliche Apparatetotraum durch künstliche Atmung mit vertieften Atemzügen wettgemacht werden muß.

δ) Der Kreislauf

Der Kreislauf des Neugeborenen und Kleinkindes ist charakterisiert durch eine Zentralisation. Ein großer Anteil des Blutes zirkuliert in den großen Gefäßen, besonders die visceralen Venen enthalten einen viel größeren Anteil auf Kosten der peripheren Zirkulation (z. B. Extremitäten, Haut). Der Blutdruck wird aufrechterhalten durch hohen peripheren Widerstand und große, elastische Resistenz der Aorta und ihrer Verzweigungen. Die Frequenz ist bei kleinem Schlagvolumen hoch. Dieser Regulationstyp ist sehr empfindlich auf kleine Änderungen des Blutvolumens, da weitere Kompensation durch Vasoconstriction nur in geringem Ausmaß möglich ist (Graham; Graser). Schon eine Entnahme von unter 5% des Blutvolumens führt zu markantem Anstieg der Pulsfrequenz (Young u. Cotton).

Dieser Typus der Regulation herrscht während des ersten Lebensjahres vor und wird dann durch den kindlichen Typus abgelöst mit großem Schlagvolumen und Minutenvolumen bei geringem peripherem, stark variablem Widerstand und geringem zentralem Elastizitätskoeffizient.

Der Blutdruck. Der mittlere systolische Blutdruck bei der Geburt beträgt 75—85 mm Quecksilber, um in den nächsten Wochen ca. 5—10 mm anzusteigen. Die Streuung ist groß, so daß Einzelwerte geringe Bedeutung haben. Mit ca. 2 Jahren wird im Mittel der Wert von 90—100 mm Hg erreicht, um vom 6. Jahr an allmählich zu den Erwachsenenwerten anzusteigen.

Die Pulsfrequenz. Die mittlere Pulsfrequenz liegt beim Neugeborenen bei 120—130 pro Minute und sinkt bis zum 4. Jahre auf 100 ab. Vom 4.—10. Jahre sind 80—100 als Norm zu bezeichnen. Nach Vagolytica steigt die Frequenz, besonders bei Kleinkindern zuweilen stark an, die vor der Einleitung der Narkose Pulsfrequenzen von 160—190 pro Minute zeigen können.

Der Hämoglobingehalt des Blutes ist bei der Geburt hoch, im Mittel 20g/100 ml, bei einer großen Streuung (14—27 g-%), die vor allem vom Zeitpunkt der Unterbindung der Nabelschnur abhängig ist (SMITH 1959; USHER u. LIND). Entsprechend ist der Hämatokrit der Neugeborenen im Durchschnitt 52%. Im Verlaufe der ersten 2 Lebensmonate kommt es zu einem Abbau der Erythrocytenzahl, so daß mit 2—3 Monaten mit ca. 10 g-% das Minimum des Hämoglobingehaltes erreicht wird. Innerhalb des ersten Lebensjahres erfolgt nun ein langsamer Wiederanstieg. Erwachsenenwerte werden zwischen dem 4. und 10. Lebensjahr erreicht.

Das Blutvolumen sollte zu Beginn jeder größeren Operation geschätzt werden. Als Basis kann die folgende Zusammenstellung gelten:

Neugeborene	85 ml/kg Körpergewicht
1—2 Jahre	75 ml/kg Körpergewicht
2—16 Jahre	72 ml/kg Körpergewicht

(GRAHAM; USHER; SISSON; RUSSEL).

ε) Die Temperaturregulation

Die Körpertemperatur resultiert aus dem Gleichgewicht zwischen Wärmeproduktion und Wärmeabgabe (MCCANCE; ADAMSONS u. TOWELL; DAWES; SILVERMANN u. SINCLAIR). Der Wärmeverlust ist beim Neugeborenen größer, entsprechend der im Verhältnis zur Masse größeren Oberfläche, die pro kg Körpergewicht 700 cm^2 beim Neugeborenen, 200 cm^2 beim Erwachsenen beträgt. Gleichzeitig ist das subcutane Fettgewebe sehr spärlich entwickelt.

Auf der anderen Seite ist die Wärmeproduktion beim Neugeborenen mit 25—26 Calorien pro m^2 Oberfläche und Stunde klein, gegenüber einem Kind von 2 Jahren, das doppelt so viel produziert. Während darum beim unbekleideten Neugeborenen in kühler Umgebung die Körpertemperatur sinkt, neigt im Kindesalter die Temperatur bei Störungen zu rapidem Anstieg.

b) Präoperative Vorbereitung und Prämedikation

α) Die Vorbereitung zur Operation

Wie beim Erwachsenen ist das Ziel der Vorbereitung, daß die Operation und Anaesthesie in bestmöglichem Zustand mit den bestmöglichen Erfolgsaussichten vorgenommen werden kann. Wie beim Erwachsenen sind Notfälle, die zum sofortigen Eingriff ohne Rücksicht auf den Allgemeinzustand mit zunehmender Kenntnis der Patho-Physiologie seltener und die Erfolgsaussichten größer geworden.

Besonders müssen Störungen des Wasser- und Elektrolythaushaltes vor der Operation behandelt werden (MAYRHOFER). Die Unterbrechung der natürlichen Ernährung soll so kurz wie möglich dauern, damit nicht schon durch kleine Eingriffe große Probleme des Wasserhaushaltes entstehen. Kleine Kinder werden möglichst am Morgen früh operiert. Klare Flüssigkeit ist bis zu 4 Std vor der Operation erlaubt.

Geringfügige Symptome banaler Infektionskrankheiten und Fieber dürfen nicht übersehen werden. Nicht nur können solche Symptome den Beginn einer Krankheit bedeuten, auch ein banaler Husten oder Schnupfen vermehrt die Schwierigkeiten bei der Durchführung der Anaesthesie und das Risiko postoperativer respiratorischer Komplikationen.

Bei losen Stühlen und Erbrechen soll die Ursache und deren Auswirkung auf Flüssigkeits- und Elektrolythaushalt abgeklärt werden.

Der Aufschub der Operation ist in solchen Fällen die weisere Lösung. Die entstehenden Inkonvenienzen sollen nicht davon abhalten, das Beste für den Patienten zu tun.

Während man in der Altersstufe bis zu 1 Jahr Schwierigkeiten, vor allem in der Aufrechterhaltung der physiologischen Homöostase begegnet, beginnen nach dem ersten Jahr psychologische Probleme die Methodik der Anaesthesie mitzubestimmen.

Der kleine Patient ist mit dem Eintritt in das Spital oft genug zum erstenmal vom Elternhaus getrennt, das ihm Sicherheit und Geborgenheit bedeutet hatte. Hier begegnen ihm zum ersten Mal die Unannehmlichkeiten therapeutischer und diagnostischer Maßnahmen, deren Sinn er nicht begreifen kann. Dem Unbekannten gegenüber, das ihn umgibt, reagiert er natürlicherweise mit Angst, die durch die ungewohnte Umgebung und die fremden Leute noch gesteigert wird. Das Erschreckende des Unbekannten erreicht mit Narkose und Operation den Höhepunkt.

Es ist von großer Bedeutung, daß der präoperative Aufenthalt, sei er kurz oder von längerer Dauer, als eine Periode der Angewöhnung und Orientierung benützt wird.

Ein nicht zu unterschätzender Schritt beginnt im Elternhaus, wo die Grundeinstellung des kleinen Patienten gegenüber dem Krankenhaus und zu den Ärzten geschaffen wird.

Die freundliche, ruhige, aber ebenso auch bestimmte Führung des Kindes auf einer Krankenstation kann viel zum störungsfreien Einleben in den ungewohnten Krankenhausbetrieb beitragen. Helle, sonnige Räume, in denen auch der Spiel- und Beschäftigungstrieb nicht vergessen wird, sind dabei wichtige Hilfen.

Die Bedeutung der Persönlichkeit der Krankenschwester kann für das psychische Wohl des kleinen Patienten gar nicht hoch genug eingeschätzt werden.

Die persönliche Kontaktaufnahme des Anaesthesisten hat eine doppelte Bedeutung. Einmal muß er sich, im Rahmen des Vorbesuches, über den klinischen Befund, frühere Therapie und alle für die Wahl seiner Methoden benötigten Faktoren interessieren. Oft wird er auch selbst Untersuchungen vornehmen, dann aber wird durch den persönlichen Kontakt das Vertrauen der Kinder gefestigt. Besonders günstig ist es, wenn dieser erste Kontakt in Gegenwart der Eltern erfolgen kann (SMITH, 1964).

Beim Erwachsenen ist die Orientierung über die Operation durch das Gesetz vorgeschrieben. Auch das Kind muß über das, was geschieht, unterrichtet werden. Es muß einsehen, warum einzelne, nicht vermeidbare Unannehmlichkeiten, notwendig sind. Nur das Verstehen sichert die Mitarbeit auch kleiner Patienten. Die Art der Orientierung muß natürlich den Möglichkeiten des Alters angepaßt sein. Es ist erstaunlich, wie wenige Worte die Haltung der Mehrzahl der Kinder zu beeinflussen vermag. Die Art der Orientierung läßt weiten Spielraum. Sie kann durch die Schwester, den Arzt oder durch die Eltern erfolgen. Sie reicht von wenigen Worten bis zu eigentlichen Erzählungen, die den ganzen Gang durch den Spitalaufenthalt schildern (SHANE; SKEIE et al.; SEVER).

Man muß noch ganz speziell daran erinnern, daß das Kind auch auf Umstände hingewiesen werden muß, die es während der Aufwachphase erschrecken können, z. B. behindernde Verbände, die Einrichtung der Intensivstation, oder ein Binoculus nach Augenoperationen.

Wie immer die Orientierung erfolgt, so muß strikte darauf geachtet werden, daß Unwahrheiten vermieden werden. Auf nicht eingehaltene Versprechen oder eigentliche Unwahrheiten reagiert das Kind mit totalem Entzug des Vertrauens.

Auch andere ungünstige Faktoren, wie schlechte Erfahrungen, vorausgegangene Drohungen der Eltern mit dem Arzt, oder Greuelgeschichten, mit denen Zimmergenossen die unerfahrenen Neuankömmlinge zu erschrecken trachten, können den Aufbau eines freundlichen Kontaktes außerordentlich erschweren. Auch ohne offensichtliche Gründe begegnet man immer wieder einzelnen Kindern, mit denen ein glücklicher Rapport nicht erreichbar scheint. Gerade diese Patienten sind besonders dankbar, wenn durch ein geeignetes, den individuellen Ängsten angepaßtes Verfahren, die Operation trotz schlimmster Befürchtungen glücklich überstanden ist.

Im Gegensatz dazu kennt jeder erfahrene Anaesthesist Patienten, deren kindliche Schreckerlebnisse bei einer forcierten Einleitung sie für den Rest ihres Lebens begleitet. ECKENHOFF stellte psychische Veränderungen nach Anaesthesien in überraschend hoher Zahl fest (ECKENHOFF; LEVY; WISLICKI; REINAND). Diese Störungen sind vermeidbar. Kein Eingriff ist zu klein, um die dazu notwendige Mühe aufzuwenden.

β) Die Prämedikation

Die Prämedikation ist eines der Hilfsmittel, über die der Anaesthesist verfügt, um seinen kleinen Patienten Schreck und Angst zu ersparen. Unter keinen Umständen kann sie eine freundliche Atmosphäre, ein aufrichtiges Gespräch ersetzen, das allein Vertrauen schafft und die Angst bannen kann (JACKSON). Alle Medikamente der Welt können die Kluft nicht schließen, die Unwahrheit oder nicht eingehaltene Versprechen aufgerissen haben.

Das Ziel der Prämedikation ist ein Zustand der Beruhigung und Gelöstheit, ohne daß die Kooperation gestört wird.

Zur Beurteilung der Wirkung muß nicht nur die Einleitungsphase berücksichtigt werden, sondern der ganze Verlauf, besonders auch die postoperative Phase. Beispielsweise kann ein Barbiturat allein in geeigneter Dosierung eine schonende Einleitung gestatten, führt aber durch die ungedämpften Schmerzreize zu Unruhe und Aufschrecken in der postoperativen Phase.

Vagusdämpfung. Neben der sedativen Wirkung wird eine Hemmung der Speichelsekretion und der vagalen Einflüsse auf das Herz angestrebt.

l-Hyoscin (Scopolamin) hat daneben zusätzlich eine zentral depressorische speziell amnestische Wirkung. Dagegen ist die Hemmung der Vagus-Einflüsse auf das Herz weniger intensiv. Die Sekretionshemmung ist sehr gut, ebenso wird aber die Schweißproduktion als wichtiges Mittel der Thermoregulation verhindert (EGER). Atropin, oder was wir dem Racemat vorziehen, das l-Hyoscyamin (Bellafolin) bewirkt in gleicher Dosis eine stärkere

Pulserhöhung und bessere Dämpfung vago-kardialer Einflüsse. Der physiologische Totraum wird durch Vagolytika vergrößert (SEVERINGHAUS u. STUPFEL). Doch ist der Einfluß zu geringfügig, um von klinischer Bedeutung zu sein. Die beschriebene Stoffwechselsteigerung durch Atropin scheint sekundär zur Temperaturerhöhung zu sein, die durch Blockierung der Schweiß-Sekretion hervorgerufen wird. Bei hohem Fieber soll darum die Dosis reduziert werden.

Die empfohlene Dosis beträgt 0,01 mg Hyoscin oder l-Hyoscyamin pro kg Körpergewicht, bis zu einem Maximum von 0,4 mg Atropin, das Racemat aus l- und d-Hyoscyamin muß entsprechend doppelt so hoch dosiert werden, also 0,02 mg/kg Körpergewicht, bis zu einem Maximum von 0,6—0,8 mg. Das Maximum der Wirkung wird 30—45 min nach intramuskulärer, bzw. subcutaner Verabreichung erreicht.

Sedative und analgetische Medikamente. Die Zahl von Medikamenten zur Beruhigung ist in den letzten Jahren ins Unübersehbare angestiegen. Neben den klassischen Barbituraten und Opiaten wurden eine große Gruppe von Medikamenten unter dem Titel „Psychopharmaka" eingereiht (PÖLDINGER). Diese Gruppe ist noch immer in rascher Expansion begriffen. Es ist unmöglich, diese Gruppe zu übersehen und viele dieser Stoffe sind für unsere Zwecke pharmakologisch ungenügend charakterisiert.

Hier sollen darum nur zwei verschiedene Typen von Prämedikation beschrieben werden, die sich bereits bewährt haben. Einige allgemeine Richtlinien gelten für jede sedative Prämedikation:

Für Kinder unter 1 Jahr wird allgemein eine Beruhigung für unnötig gehalten. In vielen Fällen, z. B. wenn repetierte Anaesthesien in kürzeren Abständen nötig sind, empfiehlt es sich, diese Grenze vorzuschieben. Unter 6 Monaten ist eine Beruhigung jedoch nicht nötig.

Nach der Verabreichung der Prämedikation müssen die Kinder überwacht, aber in Ruhe gelassen werden. Notwendige präoperative Verordnungen sollen also vorher ausgeführt werden.

Perorale Prämedikation ist unzuverlässig. Oft fehlt die Wirkung, wenn sie erwünscht wäre, stellt sich jedoch am Ende der Anaesthesie ein. Elixiere und Sirup vermehren die Magensekretion, Kapseln sind gefährlich. Sie können noch nach Stunden unverdaut erbrochen werden.

1. *Die klassische Prämedikation unter Verwendung von Opiaten.* Wohl am meisten werden heute Kombinationen von Morphin oder Pethidin mit Vagolytica verwendet (SMITH, 1968; ANDERSON, 1960, 1965). Besonders Morphin zeigt bei Kindern eine wohltuende sedative Wirkung, die auch in der postoperativen Phase anhält. Erbrechen kann gehäuft vorkommen. Injektionen zur Narkose-Einleitung werden im allgemeinen gut vertragen. Empfohlene Dosierung: Morphin $^1/_{10}$ mg/kg Körpergewicht, Pethidin 1 mg/kg Körpergewicht, 60 min vor der Operation. Diese Prämedikation wird häufig kombiniert mit einem Barbiturat, das früher, mindestens 90 min vor der Operation gegeben werden muß. Mit Vorteil kann das Barbiturat allen Kindern, die im Laufe des Vormittages operiert werden sollen, am Morgen gegeben werden, was ihnen hilft, die Wartezeit ohne Morgenessen leichter zu überbrücken (SMITH, 1968). Das Barbiturat wird bis zum Alter von ca. 8 Jahren rectal als Einlauf oder Suppositorium verabreicht, älteren Kindern intramuskulär. Am meisten wird Pentobarbital (Nembutal), in einer Dosis von 2—4 mg/kg Körpergewicht, benützt.

Diese Prämedikationskombination ergibt in einem hohen Prozentsatz der Fälle günstige Resultate.

2. *Die Prämedikation mit Chlorprothixen* (Taractan) (GAYER; GAYER et al.; GRIMMEISEN). Aus der riesigen Zahl von Psychopharmaka wurden viele mit wechselndem Erfolg zur Prämedikation eingesetzt. Die pharmakologischen Eigenschaften von Chlorprothixen ließen erwarten, daß diese Substanz besonders günstige Eigenschaften für die Prämedikation von Kindern besitze. Chlorprothixen gleicht in vielen Eigenschaften den Phenothiazinen, denen es auch chemisch nahesteht. Es unterscheidet sich aber in einigen wesentlichen Punkten. Neben der sedativen Wirkung sind besonders hervorzuheben: eine ausgesprochene Hemmung der Acetylcholinwirkung, die sich klinisch in einer Steigerung der Pulsfrequenz und einer ausgesprochenen Protektion gegen vagale Herzwirkungen äußert. Ein okulo-kardialer Reflex konnte beispielsweise in der ophthalmologischen Anaesthesie nicht mehr beobachtet werden. Ebenso ist eine Anti-Adrenalin-Wirkung festzustellen. Eine analgetische Komponente ist unverkennbar (HÜRLIMANN). Bei Kindern bis zum Alter von ca. 3 Jahren kann darum meist auf Analgetika, auch in der postoperativen Phase, verzichtet werden. Ebenso ist die starke antiemetische Wirkung vorteilhaft. Der sedative Effekt tritt 10—15 min nach intramuskulärer Gabe ein und ist nach 30 min voll ausgebildet. Die Kinder werden schläfrig, können aber leicht geweckt werden, schlafen aber bald darauf wieder ein. Die

Wirkung hält mehrere Stunden an, so daß die postoperative Phase durch Ruhe und Schmerzfreiheit charakterisiert ist. Analgetica werden nur bei größeren Kindern in reduzierten Dosen benötigt. Trotz der beschriebenen, anticholinergischen Wirkung, wird auf Vagolytika nicht verzichtet. Die Dosis kann jedoch reduziert werden.

Dosierung. Wir verwenden Chlorprothixen in einer Dosis von 1 mg/kg Körpergewicht i.m., dazu l-Hyoscin oder l-Hyoscyamin in einer Dosis von 0,01 mg/kg Körpergewicht. Bei nervösen Kindern wurde die Dosis von Chlorprothixen auf 1,5 mg/kg Körpergewicht erhöht. Die Dosis des Vagolyticums kann ohne Schaden reduziert werden.

Die Narkose kann nach dieser Form der Prämedikation meist durch Inhalation eingeleitet werden, ohne daß der Beginn bemerkt wird. Die Einleitung wird besonders durch die Tatsache erleichtert, daß die Larynxreflexe gedämpft sind. Selbst unbeabsichtigte, brüske Konzentrationsänderungen werden gut ertragen.

Zur Beruhigung und Schmerzstillung in der postoperativen Phase benötigt man viel kleinere Dosen, von 0,2—0,3 mg/kg Körpergewicht.

c) Die Durchführung der Anaesthesie

α) Narkosesysteme und Ausrüstung für Kinder

An ein Narkosesystem für Kinder müssen folgende Anforderungen gestellt werden:

Minimaler Totraum, minimaler Widerstand, kleines Gewicht und Einfachheit.

In bezug auf Einfachheit steht an erster Stelle immer noch die

1. Tropfmaske

Über ein Gitter werden 4—6 Lagen Baumwollgaze gespannt. Die Größe der Maske muß dem Patienten angepaßt werden. Neben den kommerziell erhältlichen Modellen sind viele Improvisationen möglich, die ebenso gute Dienste leisten. Obwohl das System offen ist und viele Undichtigkeiten hat und haben muß, kann es zu erheblicher Rückatmung kommen (Faulconer u. Laterell), wenn die Gase durch den Äther oder Divinyläther zusammen mit dem Kondenswasser, das sich aus der Atemluft niederschlägt, feucht geworden ist. Sobald die Einleitungsphase vorüber ist, soll unter die Maske mit einem Katheter Sauerstoff geblasen werden. Dadurch wird die Rückatmung vermindert und die Sauerstoffkonzentration erhöht. Während das System von nicht zu übertreffender Einfachheit ist, braucht es zur gelungenen Durchführung große Geschicklichkeit und eine genaue Dosierung nach der Wirkung. Die Augen des Patienten müssen abgedeckt und vor Kontakt mit dem Äther geschützt werden. Es muß gewarnt werden vor der leider, besonders zur Erleichterung der Einleitung immer noch propagierten zusätzlichen Abdeckung der Maske und der Bildung eines Kamines (Sykes, 1968). Diese führt zu vermehrter Rückatmung und damit zu Hyperkapnie und Hypoxie.

2. Insufflation

Bei dieser Methode wird die Narkosegasmischung in konstantem Fluß in den Rachen eingeblasen. Sie hat viel von ihrer früheren Popularität verloren, da durch die variierende Beimischung von Luft die Einhaltung einer gleichbleibenden Narkosetiefe große Aufmerksamkeit erfordert. Die Narkosegase werden durch einen Sauerstoffkatheter, einen Mundhaken, oder durch einen Mundtubus eingeblasen. Wir verwenden gerne den Charle's Airway Cap (Abb. 2). Auf diese Weise können z. B. bei den häufigen ophthalmologischen Untersuchungen ohne Intubation gute Bedingungen ohne Behinderung des Untersuchers geschaffen werden.

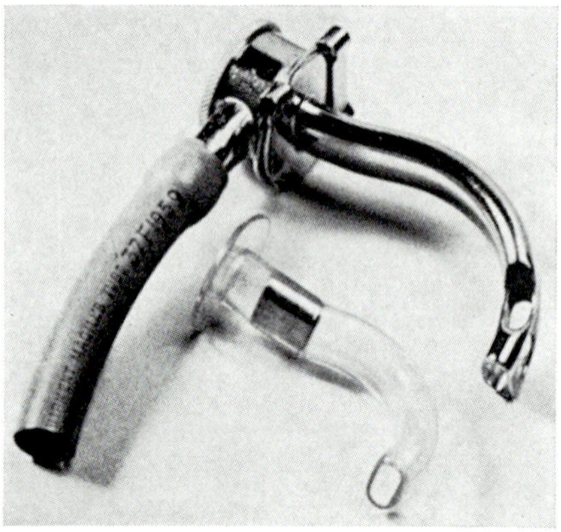

Abb. 2. Charle's Airway Cap für Insufflation durch Mundtubus. Es können Metall- oder Plastikmundtubus in den Halter eingeschoben werden

3. Halboffene Systeme

Die Einführung des Kohlensäureabsorbers erfolgte, um die exzessiven Kosten zu Beginn der Cyclopropan-Ära zu vermindern. Heute ist Ersparnis als Hauptgrund für die Verwendung von Absorbern hinfällig geworden und Kohlensäure kann auch auf andere Weise entfernt werden. Je kleiner die Kinder, desto weniger fällt entsprechend dem geringeren Atemvolumen die Ersparnis ins Gewicht.

a) Doppelventile. Bei Doppelventilen sind in einem Gehäuse 2 Ventile so angebracht, daß die Ausatemluft vollständig nach außen geleitet wird, die Einatmung jedoch nur aus dem Reservoir erfolgen kann. Bei den ursprünglich beschriebenen Ventilen von LEIGH und STEPHEN-SLATER war es bei künstlicher Atmung notwendig, während der Einatmung mit einem Finger die Ausatemöffnung zu verschließen. Die Ventile von FINK, FRUMIN, LEWIS, LEIGH, RUBEN u. a. sind so konstruiert, daß bei inspiratorischem Überdruck der künstlichen Atmung das Ausatemventil automatisch geschlossen wird. Die Funktion der Doppelventile hängt von verschiedenen Faktoren ab und muß dauernd sorgfältig überwacht werden. Scheinbar geringfügige Störungen können zu erheblicher Rückatmung führen (CLEMENTSEN et al.; LOEHNING et al.).

b) Ayre's T-Stück. Bei der T-Stück-Methode wird die Rückatmung allein durch das zuströmende Narkosegas verhindert (AYRE; COLLINS et al.; ADRIANI 1964; SYKES, 1968). AYRE beschrieb des Prinzip bereits 1937 (AYRE). Seither sind zahlreiche Modifikationen, aber keine prinzipiellen Verbesserungen beschrieben worden. BROOKS stellte 18 Modifikationen zusammen (BROOKS et al.), die Zahl könnte jedoch mit Leichtigkeit verdoppelt werden. Bei theoretischen Berechnungen (AYRE, 1956; MAPLESON, 1954, 1958; ONCHI et al.), Messungen an Modellen (INKSTER; HARRISON) und an Patienten (HENNEBERG; NIGHTINGALE et al.) wurde festgestellt, daß eine Rückatmung durch einen Zufluß von Frischgas, dessen Menge 2—3mal das Minutenvolumen beträgt, verhindert werden kann.

Hat das Lumen des Rohres eine Weite von 1 cm oder darüber, wie durch AYRE empfohlen, dann ist der Widerstand nahezu fehlend. Will man die Zumischung von Luft verhindern, dann muß der Reservoirschenkel ungefähr $^1/_3$ des Atemzugsvolumens enthalten (Abb. 3). Werden diese Bedingungen eingehalten, dann erfüllt das T-Stück die Rolle eines Doppelventils ohne Widerstand und ohne mechanische Teile, die versagen können. Künstliche Atmung kann erreicht werden durch intermittierendes Schließen des Reservoirschenkels mit dem Finger, oder weit besser, durch einen kleinen Reservoirbeutel mit doppeltem Ende (REES, 1950; Abb. 4). Ein Faltenschlauch verursacht mehr Turbulenz und Mischung der Außenluft mit dem

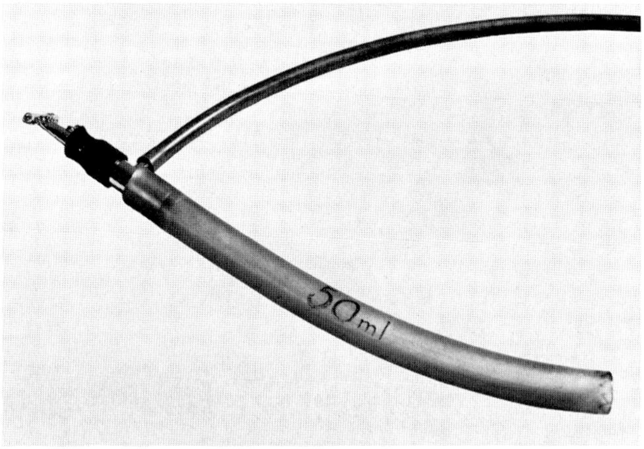

Abb. 3. Ayre's T-Stück. Der Reservoirschenkel wird der Größe des Atemzugvolumens angepaßt

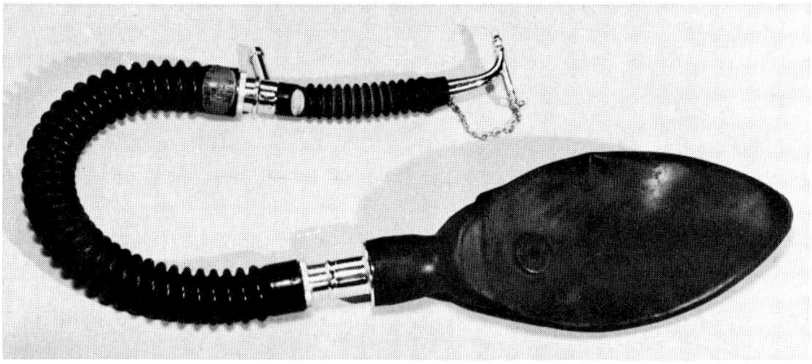

Abb. 4. Einfaches T-Stück-System für Kleinkinder. Es kann ein geschwänzter Atembeutel oder wie hier, ein Beutel nach KUHN, mit seitlicher Öffnung, verwendet werden

Frischgas, macht aber das System handlicher und ebenso kann anstelle des geschwänzten Beutels ein solcher mit seitlichem Loch verwendet werden, was nicht nur bequemer ist, sondern auch gegen unbeabsichtigte Überdehnung sichert (KUHN; DAVENPORT u. PEREZ). Das System ist sehr anpassungsfähig und für Kleinkinder nicht zu übertreffen. Für die Einleitung, bzw. Präoxygenation, kann das gleiche System oder einfach Beutel und Maske ohne Reservoirschenkel verwendet werden (Abb. 5). Für den Unterhalt der Narkose ist jedoch der Reservoirschenkel für die Vermeidung von Rückatmung notwendig.

kapnie durch den spontan atmenden Patienten nicht kompensiert oder korrigiert werden kann (MAPLESON, 1958). Dies kann nur erreicht werden durch Erhöhung der Frischgaszufuhr oder durch künstliche Atmung.

4. Systeme mit Kohlensäure-Absorption

Die Beweggründe, die zur Einführung von Kohlensäure-Absorption führten, sind kaum mehr gültig. Kohlensäure kann durch verschiedene Anordnungen, ohne Absorber, entfernt werden. Cyclopropan wird nicht mehr sehr häufig für längere Zeit angewendet und Halothan wird ohnedies meistens in höherem Fluß gegeben.

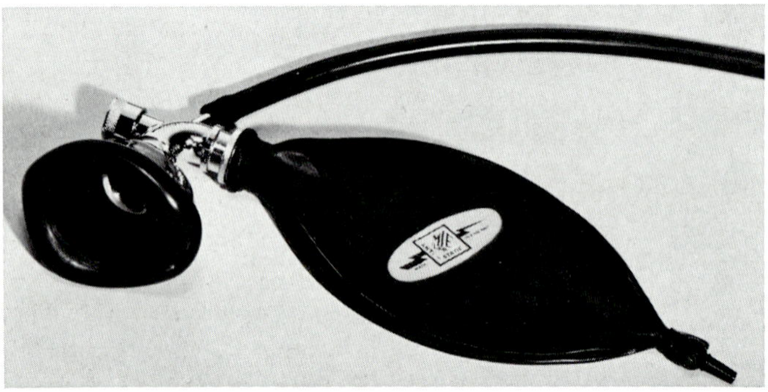

Abb. 5. Einfaches System für die Einleitung oder kurze Narkosen bei Kleinkindern

Trotzdem ist die Kohlensäureabsorption auch in der pädiatrischen Anaesthesie häufig in Gebrauch. Die Gründe dafür sind in ihren Vorzügen zu suchen: Die Leichtigkeit und Bequemlichkeit, mit der die Atmung assistiert oder künstlich durchgeführt werden kann, sowie die Vereinfachung, die entsteht, wenn in allen Altersstufen das gleiche System angewendet werden kann und schließlich die Tatsache, daß die Gase ohne zusätzliche Ausrüstung befeuchtet werden und dadurch die Eindickung des Bronchialschleims verhindert wird.

Das Pendelsystem. Das Pendelsystem hat viel von seiner Popularität verloren. Zu seiner Unhandlichkeit im Gebrauch kommt die Gefahr hinzu, daß ätzender Staub aus dem Kanister in die Luftwege gelangt und vor allem der Totraum durch die fortschreitende Erschöpfung des Absorberkalkes immer größer wird.

Das Kreissystem. Kreissysteme fanden bis vor kurzem in der pädiatrischen Anaesthesie nur eine beschränkte Anwendung. Es wurde befürchtet, daß der Widerstand und der Totraum für Kleinkinder zu groß sei. Besondere Kreissysteme für Kinder bieten gegenüber normalen Kreissystemen nur

c) Magills System (Magills rebreathing attachment). Dieses einfache, auch beim Erwachsenen gebräuchliche System, kam in Gebrauch lange bevor es beschrieben und untersucht wurde (WOOLMER u. LIND; BRACKEN u. SANDERSON; NORMAN et al.). Das Ausatemventil ist zur Vermeidung von Totraum so nahe wie möglich am Patienten und durch ein Stück Faltenschlauch vom Reservoir getrennt. Funktionell stellt es eine Art umgekehrten T-Stück's dar. Das Frischgas verhindert die Rückatmung von Alveolarluft in den Faltenschlauch, so daß die mit CO_2 beladene Ausatemluft durch das Expirationsventil nach außen ausgestoßen wird. Erst neuere Untersuchungen zeigten, daß schon beim Zufluß von weniger als dem Minutenvolumen von Frischgas die Rückatmung verhindert wird (KAIN u. NUNN; NORMAN et al.). Ein Nachteil des Systems ist, daß sobald künstliche Atmung angewendet wird, das Ausatemventil teilweise geschlossen werden muß und darum die Rückatmung ansteigt (SYKES, 1959, 1968). Für Kleinkinder ist auch der mit üblichen Faltenschläuchen und Ventilen erhebliche Totraum nachteilig. Der Widerstand ist klein und hängt von der Qualität des Ausatemventils ab. Es scheint für das Verständnis wichtig zu erklären, daß beim Magill's System eine durch Rückatmung entstandene Hyperbescheidene Vorteile (BLOOMQUIST). Da der Widerstand exponentiell mit dem Fluß steigt, ist er im Kreissystem eher bei großen Patienten als bei Kleinkindern von Bedeutung, die bei Ruheatmung maximale Flußgeschwindigkeiten zwischen 2 und

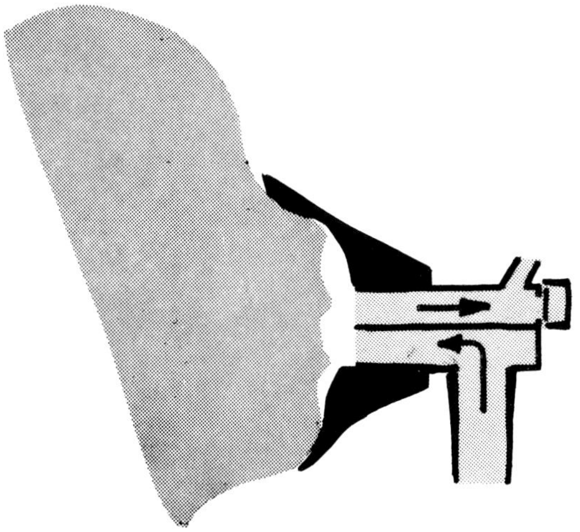

Abb. 6. Trennung des Einatemweges vom Ausatemweg vermindert den Totraum. Die schematische Abbildung zeigt den Maskenadapter von RENDELL-BAKER. (Nach einer Abbildung in WILTON and WILSON: Neonatal Anaesthesia. Oxford: Blackwell 1965)

In jedem Fall bleiben Totraum und Widerstand im Kreissystem marginal. Optimale Funktion der Ventile ist darum eine Voraussetzung für die Sicherheit, die in diesem Fall durch routinemäßige Kontrolle der alveolären Kohlensäurekonzentration garantiert werden sollte (LEIGH).

Es scheint, daß die Einfachheit und leichte Übersichtlichkeit aller Faktoren, die zur Kohlensäureausscheidung führen, sowie die Unmöglichkeit mechanischer Störungen bei einem T-Stück-System für Kleinkinder die besten Voraussetzungen für die Sicherheit schaffen.

Welches System auch gewählt wird, so muß die Verminderung des Totraums auch bei der Wahl der Verbinder und Masken konsequent weitergeführt werden.

Der Totraum in Verbindungsstücken kann verkleinert werden durch Verringerung des Querschnittes. Eine zusätzliche, wesentliche Verminderung erhält man, wenn Einatmungs- und Ausatmungsweg bis in das Gesichtsstück getrennt werden (Abb. 6). Dieses Prinzip wurde von ADRIANI angegeben und seither für 1-Weg-Systeme und für Kreissysteme weiterverfolgt (ADRIANI u. GRIGGS; RENDELL-BAKER u. SOUCEK; KUHN; RACKOW u. SALANITRE). Ungeeignete Masken tragen wesentlich

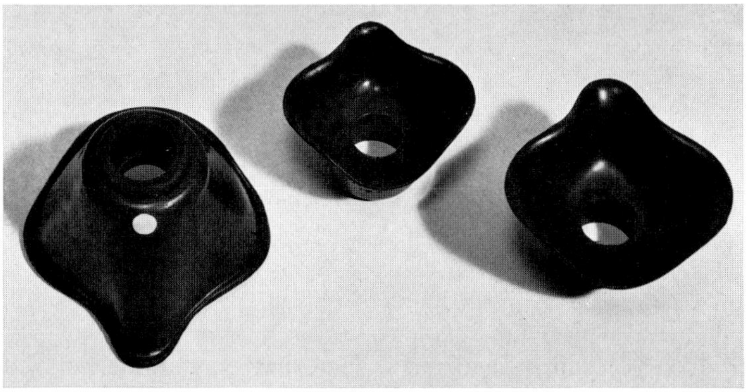

Abb. 7. Masken nach RENDELL-BAKER

9 Litern/min aufweisen. Dabei wird vorausgesetzt, daß der Öffnungsdruck der Ventile klein ist.

Dagegen muß der Beseitigung des Totraumes größte Bedeutung geschenkt werden und zwingt zu besonderen Maßnahmen, unter Verwendung von kleineren Faltenschläuchen, besonderen Ventilen und Verbindern.

REVELL versuchte den Totraum des Systems durch eine kleine Turbine zu vermindern, die das Gas des Kreises in Umlauf setzt (REVELL; ROFFEY et al.). Auch ein Injektorsystem wird zum gleichen Zweck empfohlen (NEFF et al.).

zum Apparatetotraum bei. Die Masken von RENDELL-BAKER und SOUCEK haben einen Totraum von 4 ml und 8 ml in den Größen für Neugeborene und Kleinkinder, was ungefähr einem Viertel des sonst Üblichen entspricht (Abb. 7 u. 8).

β) Die Einleitung der Narkose

Prämedikation und Narkoseeinleitung müssen aufeinander abgestimmt sein. Das Ziel ist in jedem Fall eine schonende und ruhige Überführung in den Zustand der Bewußtlosigkeit. Es können grundsätzlich 3 verschiedene Wege gewählt werden:

1. Einleitung durch Inhalation

Diese wird vorzugsweise mit einer sedativen Prämedikation kombiniert. Wir bevorzugen dafür die Prämedikation mit Chlorprothixen, das die Inhalationseinleitung ungemein erleichtert. Beim schlafenden Kind wird eine Mischung von Lachgas, Sauerstoff und Cyclopropan durch Schwere auf das Gesicht des Kindes fallen gelassen. Große Sorgfalt muß darauf verwendet werden, den Patienten nicht durch brüske Bewegungen, Lärm, Schmerz usw. zu wecken. Erst wenn die Anaesthesie genügend fortgeschritten ist, wird die Maske dicht aufgesetzt und in wenigen Atemzügen die nötige Narkosetiefe erreicht (Deming; Zindler u. v. Deming; France; Paymaster et al., 1964/65). Anstelle von Cyclopropan kann mit ähnlichem Effekt Halothan verwendet werden. Die Vertiefung der Narkose dauert dann etwas länger. Ist die nötige Narkosetiefe erreicht, so wird die Intubation vorgenommen oder, wenn dies nicht benötigt wird, auf die Unterhaltsmethode übergeleitet.

Beim wachen Kind, insbesondere bei nicht sicher leerem Magen, wenn eine kräftige Sedation mit entsprechender Verlängerung der Aufwachphase nicht erwünscht ist, wird die Einleitung unter dauerndem, ruhigem Sprechen durchgeführt. Es ist essentiell, den Kontakt mit dem Patienten während der ganzen Einleitung nicht zu verlieren. Der Kontakt zwischen Anaesthesist und Patient darf daher auch nicht durch hilfreiche Drittpersonen gestört werden. Bei weniger kooperativen Kindern kann durch Ablenkung, wie „Ballonaufblasen" oder Erzählenlassen auf schonende Weise das Ziel erreicht werden.

2. Intravenöse Einleitung

Bei größerer Übung kann schon beim Kleinkind eine Vene punktiert und die Narkose i.v., ähnlich wie beim Erwachsenen, eingeleitet werden. Die Dosis richtet sich nach der Wirkung und soll nur gerade ein schonendes Einschlafen gewähren. Approximativ benötigt man 3 mg/kg Körpergewicht von Thiopental oder 1 mg/kg Körpergewicht von Methohexital. Viele Anaesthesisten bevorzugen heute auch bei Kindern diese Art der Induktion. Als Prämedikation eignet sich besonders eine Kombination mit einem Analgetikum, weniger eine Prämedikation ohne analgetische Komponente, wo durch den Schmerzreiz des Stiches im medikamentösen Halbschlaf Unruhe und Mangel an Kooperation hervorgerufen werden kann.

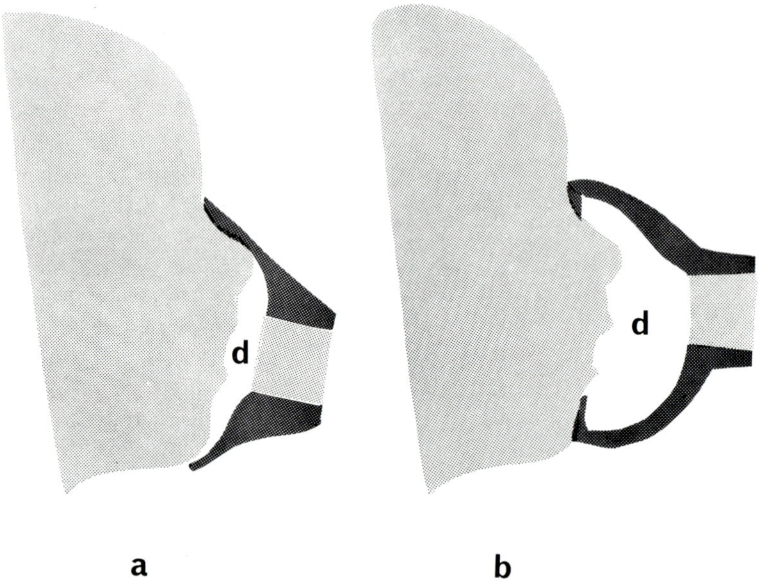

Abb. 8. a Rendell-Baker-Masken. Die innere Kontur ist so beschaffen, daß sie durch das Gesicht weitgehend ausgefüllt wird: Der Totraum (d) wird auf ein Minimum vermindert. b Übliche Maske. [Unter Benützung einer Abbildung von Rendell-Baker und Soucek 1962. Brit. Med. J. **1**, 1690 (1962)]

3. Die rectale Einleitung (Weinstein, 1939, 1948; Gravenstein; Benson u. Saarne)

Bei kleinen Kindern ab ca. 1 Jahr ist dies eine sehr schonende Methode. Das Anaestheticum wird durch einen gleitfähig gemachten Nélaton-Katheter in Seitenlage unmittelbar innerhalb des Sphincters deponiert. Thiopental wird in einer Dosis von 30—40 mg/kg Körpergewicht verwendet, wobei das Gesamtvolumen der Lösung 10—20 ml nicht überschreiten soll, es wird sonst leicht wieder verloren.

Die Konzenzentration der Lösung muß entsprechend 5 oder 10% betragen. Die Gesamtdosis von 1 g soll nicht überschritten werden. Ebenso kann Methohexital in einer Dosis von 20—25 mg/kg Körpergewicht verwendet werden (Budd et al.; Orallo u. Eather; Smith, 1968). Bei rectaler Einleitung soll die Prämedikation keine Sedativa oder Analgetika, ganz besonders keine Opiate enthalten, Kumulation führt sonst zu übermäßiger Depression der Atmung und Verlängerung der Anaesthesie. Ein Nachteil der rectalen Einleitung ist die ungleiche Resorption und die lange Nachwirkung (Buchmann) (s. auch Kap. „Die rectale Narkose", S. 237).

γ) Intubation und Freihaltung der Atemwege

Die Vermeidung von Sauerstoffmangel, die lebenswichtigste Aufgabe des Anaesthesisten, bietet im Kindesalter einige besondere Probleme (Stephen, 1952, 1954). Der auf das Gewicht bezogen höhere Sauerstoffverbrauch und das verhältnismäßig geringe Lungenvolumen lassen eine Hypoxämie mit ungewöhnlicher Geschwindigkeit entstehen. Die Bedeutung freier Atemwege wird dadurch noch unterstrichen.

Bei der Freihaltung der Atemwege begegnen uns im Kindesalter einige Besonderheiten, die besprochen werden müssen.

1. Die Freihaltung der oberen Atemwege

Die Freihaltung der Atemwege wird beim Erwachsenen in Maskennarkose durch den Esmarchschen Handgriff erreicht und die Kiefer in dieser Stellung durch das Andrücken des Unterkiefers an den Oberkiefer retiniert. Tun wir das gleiche beim Kinde, so stellen wir fest, daß in den meisten Fällen der Atemweg ganz oder teilweise blockiert ist. Die Zunge ist verhältnismäßig größer, und ebenso ist der lymphatische Rachenring auch normalerweise voluminöser als beim Erwachsenen. Der Innenraum der Mundhöhle wird durch die Bichat'schen Fettkörper zusätzlich eingeengt. Wird nun der Unterkiefer gegen den Oberkiefer gepreßt, so entsteht eine völlige Verlegung der Atemwege, indem die Zunge nach hinten ausweichen muß und gegen Rachenhinterwand und Gaumensegel gedrückt wird. Der Handgriff muß darum sinngemäß modifiziert werden: Die kleinste passende Maske, die weder die Nasenöffnung behindert noch einen Druck gegen die Orbita verursachen kann, wird sorgfältig aufgesetzt, ohne Druck gegen den Unterkiefer, der in physiologischer neutraler Stellung gehalten wird. Sind die Kiefermuskeln durch Vertiefung der Narkose erschlafft, so wird der Unterkiefer, wie in der bei Erwachsenen üblichen Technik, durch den Ring- oder Kleinfinger hinter dem Kieferwinkel nach vorne geschoben, gleichzeitig aber im Gegensatz dazu durch den unteren Maskenrand und den zweiten und dritten Finger der Mund offen gehalten (Abb. 9).

Bei der im Kindesalter nicht seltenen Hypertrophie der Tonsillen muß der Mund u. U. so lange offengehalten werden, als die Bewußtlosigkeit anhält. Nur so ist es in diesen Fällen möglich, einen freien Atemweg aufrecht zu erhalten.

Der Versuchung, der Schwierigkeit durch Einführung eines Mundtubus zu begegnen, muß widerstanden werden, bis die Narkose so tief ist, daß eine genügende Reflexdämpfung erreicht ist. Die geeignete Größe des Mundtubus wird sorgfältig bestimmt: er soll bis unter den Zungengrund reichen, ohne aber den Larynx oder die Epiglottis zu berühren. Dies entspricht der Strecke vom Ohrläppchen bis zum Nasenloch. Ein zu langer Mundtubus kann durch Irritation der Larynxgegend zu heftigem Laryngospasmus führen. Nasopharyngeale Tubus eignen sich bei Kindern weniger, da auch ein weicher Tubus sich in den leicht verletzlichen Adenoiden verfangen und eine abundante Blutung verursachen kann.

2. Der Laryngospasmus

Der Laryngospasmus hat bei Kindern einen ominösen Ruf, und obschon heute Succinylcholin, das auch intramuskulär verabreicht werden kann, von seinen Schrecken genommen hat, ist die beste Behandlung die Verhütung geblieben. Der Laryngospasmus ist im Grunde ein Schutzreflex, kann sich aber als eine Gefahr erweisen und schwere Obstruktion und damit Hypoxämie verursachen.

Auslösende Momente sind:

1. Irritation durch Fremdkörper, wie zu früh eingeführter Mundtubus, die Spitze des Laryngoskopes, Tubus oder Saugkatheter nach deren Entfernung, Sekrete, Blut und besonders wirksam die Salzsäure des Magensaftes. Es muß dabei besonders auf die stille Regurgitation durch den verstärkten intrathorakalen Druckwechsel bei forcierter Atmung infolge partieller Verlegung der Atemwege hingewiesen werden (O'Mullane).

2. In oberflächlicher Narkose können Fremdreflexe den Spasmus auslösen, wie z. B. Zug an den Mesenterien oder an den Augenmuskeln, Dilatation des Rectums oder starke Konzentrationswechsel von irritierenden Inhalationsanaesthetica, wie Äther oder Cyclopropan.

3. Eine Anzahl von Medikamenten sind bekannt dafür, den Larynxreflex zu verstärken und dadurch die Gefahr des Laryngospasmus zu erhöhen. Besonders trifft dies zu für Barbiturate und Cyclopropan, und schließlich muß darauf hingewiesen werden, daß leichte Hypoxie und Hyperkapnie die oberflächlicher Narkose wird sofort mit 100% Sauerstoff beatmet. Oft gelingt es auf diese Weise, den Circulus vitiosus zu durchbrechen, so daß die Narkose weiter vertieft werden kann. Wenn dies nicht gelingt oder der Spasmus vollständig wird, so muß Succinylcholin intravenös oder intramuskulär

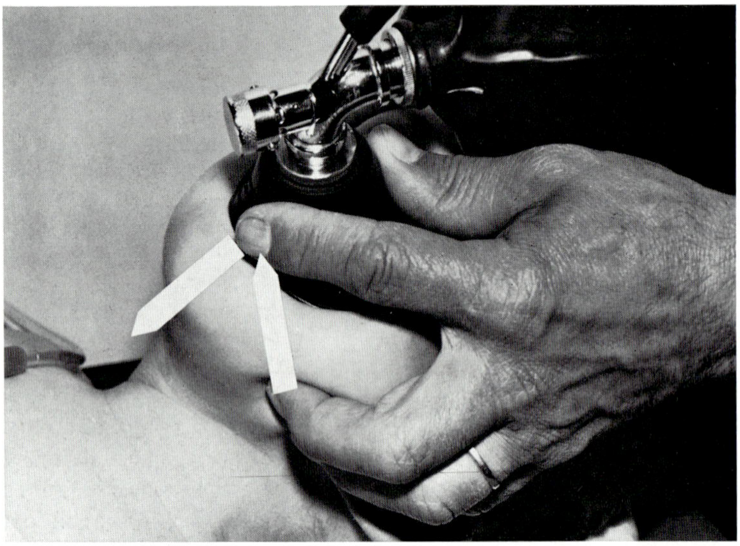

Abb. 9a. Der Unterkiefer wird durch den 4. Finger hinter den Kieferwinkel nach vorne geschoben, während durch die Maske, bzw. den Zeigefinger, der Mund offen gehalten wird

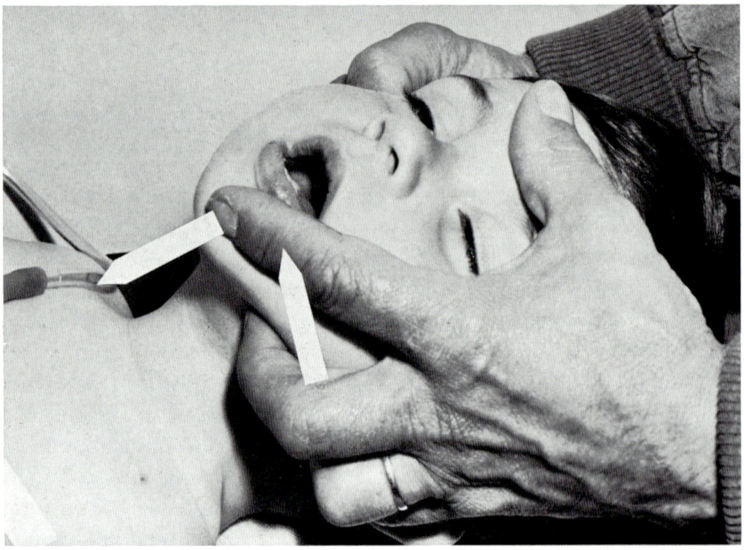

Abb. 9b. Gleicher Vorgang zur Verdeutlichung ohne Maske. Beachte die Öffnung des Mundes

Neigung zu Muskelspannung vermehrt. Durch diese Tatsache schließt sich der Kreis eines Circulus vitiosus.

Laryngospasmus kommt fast immer bei der Einleitung oder am Ende der Narkose in Verbindung mit der Extubation vor. Die Behandlung richtet sich weitgehend nach der bestehenden Situation. Während der Einleitung oder unter zu angewendet werden (Adriani, 1961) (s. auch Kap. „Der Laryngo- und Bronchospasmus", S. 483).

3. Die Intubation

Die Vorzüge der Intubation sind evident. Der Wert der Methode ist bei Kindern wegen der mannigfachen Gefahren für den Atemweg und der geringen respiratorischen Reserve größer als bei Erwachsenen. Ebenso haben aber auch die Nachteile erhöhte Bedeutung. Die Vorteile sind um so größer, je kleiner das Kind. Leider trifft das auch für die Gefahren zu, die sich vorwiegend auf mechanische Probleme beziehen: die Einführung des Tubus muß entsprechend der anatomischen Besonderheit des Kleinkindes modifiziert werden. Laryngospasmus nach der Extubation ist häufiger, und die Weichteile der oberen Atemwege sind verletzlicher. Jede Einengung des Querschnittes muß sich bei den geringen Querschnitten der kindlichen Atemwege besonders bemerkbar machen.

Das Hagen-Poiseuillesche Gesetz sagt aus, daß die Kraft, die notwendig ist, um ein gegebenes Volumen eines Gases oder einer Flüssigkeit durch ein Rohr zu pressen, zu seiner Länge proportional ist und umgekehrt proportional zur vierten Potenz von dessen Radius:

$$K = k \cdot \frac{l}{r^4}\,.$$

K = Kraft, k = Konstante, l = Länge des Rohres, r = Radius.

Aus diesem Gesetz ergibt sich, daß eine Verengerung des Querschnittes, wie z. B. durch die Wandstärke des Tubus, Sekrete oder die Schwellung der Schleimhaut nach der Extubation beim Erwachsenen nur wenig ins Gewicht fallen, viel schwerer dagegen beim Kleinkind. So verursacht beispielsweise eine Verminderung des Radius um 1 mm bei einem ursprünglichen Durchmesser von 4 mm, entsprechend den Verhältnissen beim Neugeborenen einen Anstieg des Widerstandes auf das 16fache, bei einem ursprünglichen Durchmesser von 12 mm (Pubertät) nur noch auf das Doppelte und bei 16 mm (Erwachsener) auf das $1^1/_2$fache. Diese Verhältnisse muß man sich bei der Indikation und bei der Wahl des Tubus vor Augen halten. Ebenso muß die ganze Methodik der Intubation eine Irritation und Infektion der empfindlichen Schleimhäute zu vermeiden trachten, um bedrohlichen postoperativen Stridor zu verhüten.

Auf der anderen Seite fällt die Verminderung des Totraumes durch endotracheale Intubation um so mehr ins Gewicht, je jünger das Kind ist (Wawersik; Hall; Brown und Hustead).

Die Indikationen zur Intubation sind grundsätzlich dieselben wie beim Erwachsenen. In Anbetracht der größeren potentiellen Gefahren muß auch den Kontraindikationen mehr Beachtung geschenkt werden. Es ist unentschuldbar, wegen bloßer Routine oder Bequemlichkeit Schaden zuzufügen. Besonders müssen im Kindesalter auch die banalen Infektionskrankheiten der Atemwege ernster genommen werden und eine endotracheale Anaesthesie bei Wahloperationen wegen der Gefahr der laryngealen Infektion und Ödem bis zur völligen Abheilung abgelehnt werden. Es wäre andererseits ein Fehler, ein so wertvolles Verfahren aus Furcht vor einem einzigen Nachteil zu vermeiden und sich der vielen Vorteile zu berauben. Vielmehr scheint es

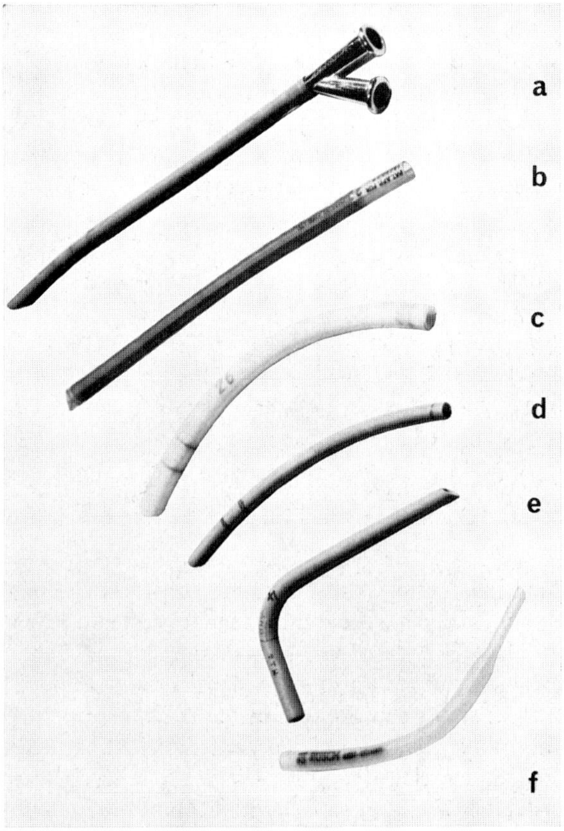

Abb. 10a—f. Tubus für Kleinkinder. a Magill's Flexometallic Tubus; b Spiralverstärkter Tubus; c und d Magill's Tubus mit Ringen in 2 und 3 cm Abstand von der Spitze; c aus Polyvinylchlorid und d aus Gummi; e Oxford nonkinking Tubus; f Cole-Tubus

richtig, alle Sorgfalt darauf zu verwenden, die Gefahren und Nachteile selbst zu umgehen.

Beim Neugeborenen und Kleinkind muß die Atmung assistiert oder künstlich durchgeführt werden, um eine genügende alveoläre Ventilation zu sichern. Endotracheale Anaesthesie ist darum in diesem Alter außer für sicher kurze und unkomplizierte Eingriffe ohne mechanische Behinderung der Atmung vorzuziehen (Leigh u. Belton; Rackow u. Salanitre, 1969; Pender; Rees, 1960; Smith, 1954).

a) Die Wahl des Tubus. 1. Die Art des Tubus. Messungen der Widerstände gegen die Gasströmung in gebräuchlichen Tuben ergaben, daß der Oxford-Non-Kinking-Tubus (ALSOP) geringsten Widerstand bietet, gefolgt von Cole-Tuben (COLE, 1945), bei denen die enge Stelle auf den intratrachealen Teil beschränkt ist. Etwas größeren Widerstand haben Magill-Tuben (Abb. 10) (WAWERSIK; GLAUSER et al.; HENNES u. WALDECK).

Tubus mit Manschetten sind bis zum Alter von 8—10 Jahren unnötig, da sich die lose Schleimhaut dem in richtiger Größe gewählten Tubus völlig dicht anschließt. Sie würde die Wahl kleinerer Tubusquerschnitte nötig machen. Dazu kommt bedeutend größere mechanische Irritation durch die Manschette und besonders durch die Luftleitung zur Manschette. Vom Gebrauch von Manschetten-Tubus in diesem Alter muß daher abgeraten werden.

Die geringen Abmessungen der zarten Tuben haben zur Folge, daß Tubus für Kleinkinder bedeutend leichter abknicken als beim Erwachsenen. Polivinyl Tuben sind bei Körperwärme leicht formbar und passen sich der Form leicht an, knicken aber bedeutend schwerer als Gummi-Tubus. Oxford-Non-Kinking-Tuben wurden speziell konstruiert, um die Gefahr des Abknickens zu vermeiden. Bei gleichbleibendem Innenquerschnitt besitzen diese Tuben eine Biegung von 90°, die der normalen Achsenknickung im Rachen entspricht. Die Wand ist bis unterhalb dieser Biegung stark und schützt wirksam gegen unerwünschte Verformung. Von hier aus läuft die Tubusdicke auf Kosten der Wandstärke nach unten konisch aus.

Wenn wir bisher vom Cole-Tubus oder vom Magill-Tubus gesprochen haben, müssen wir darauf hinweisen, daß die Unterschiede verschiedener Fabrikate sehr bedeutend sind. Maßgeblich für den Widerstand ist selbstverständlich der Innendurchmesser, für die Wahl des Tubus für einen bestimmten Patienten jedoch sein Außendurchmesser.

Die Abb. 11 zeigt die Querschnitte zweier handelsüblicher Tuben vom Außendurchmesser 5,5 mm. Die Innendurchmesser betragen 3,1 und 4,5 mm. Die Innenquerschnitte verhalten sich demgemäß ungefähr wie 1:2, die Strömungswiderstände wie 4,4:1. Dünne Wandungen setzen hohe Materialqualität voraus.

Ein zweites Kriterium der Wahl des Tubus gilt der Vermeidung der endobronchialen Intubation. Die geringe Distanz von 4 cm von der Glottis bis zur Bifurkation beim Neugeborenen und 5 cm im Alter von 5 Jahren macht eine endobronchiale Intubation sehr leicht möglich. Keine konstruktive Maßnahme am Tubus gibt jedoch absolute Sicherheit gegen diese lebensgefährliche Komplikation und sollte nur als zusätzliche Sicherung aufgefaßt werden. Eine Kontrolle der Lage des Tubus durch Auskultation bleibt in jedem Falle eine Selbstverständlichkeit.

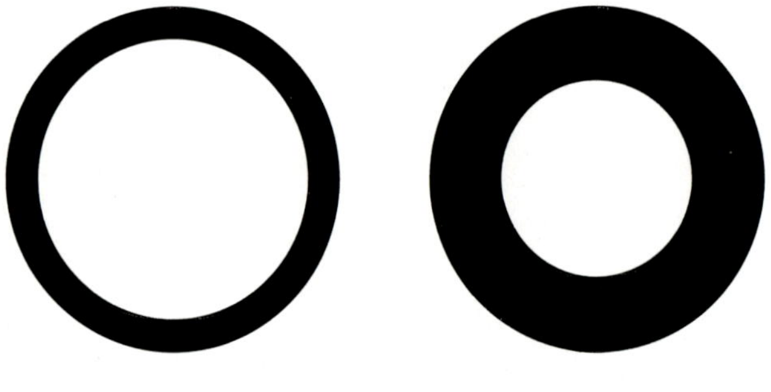

Abb. 11. Querschnitte zweier handelsüblicher Tuben vom Außendurchmesser 5,5 mm (s. Text)

Beim zweilumigen Tubus von COLE ist der intratracheale dünnere Teil entsprechend kurz. Der intratracheale Schenkel des Oxford-Tubus hat eine Länge, die eine endobronchiale Intubation verhindert (außer in Extremfällen, z. B. bei Zwerchfellhochstand).

MAGILL'S Tuben müssen auf entsprechende Länge zugeschnitten und angeschrieben werden. Vorteilhaft ist es, je eine ringförmige Markierung im Abstand von 2 und 3 cm von der Spitze anzubringen. Bei der Intubation kann die genaue Lage des Tubus anhand der Ringe beobachtet werden.

2. Die Größe des Tubus. Die passende Tubusgröße wird der Tabelle 2 entnommen. Eine solche Tabelle gibt naturgemäß nur Anhaltspunkte. Sie gibt die Tubusgröße an, die erfahrungsgemäß am häufigsten paßt (SLATER et al.; WAWERSIK; MCINTYRE). Daneben sollten in jedem Fall die zwei benachbarten Größen griffbereit sein (s. „Tubus Maßstab“ als Falttafel am Schluß des Bandes.

Es können außerdem einige Faustregeln zur Ermittlung der Tubusgrößen angegeben werden.

1. Die Dicke in Charrière ergibt sich zwischen dem Alter von 2 und 12 Jahren durch eine modi-

Tabelle 2. *Tubusgrößen*. (Unter Mitverwendung der Angaben von SLATER et al., 1955; WAWERSIK, 1967; MCINTYRE, 1957)

Alter (Jahre)	Außenumfang = Charriére (mm)	Außendurchmesser (mm)	Innendurchmesser ONK-Tubus (mm)	Länge Spitze-Zahnreihe (cm)
Frühgeborenes	12—14	4—4,5	(2,5—) 3—3,5	10—11
$0—{}^{3}/_{12}$	14—16	4—5,5	3—3,5	10—11
${}^{3}/_{12}—{}^{6}/_{12}$	14—18	6	3,5	10—11
${}^{6}/_{12}—1$	16—18	6	4	11—12,5
$1—1^{6}/_{12}$	18—21	6—7	4	12
$1^{6}/_{12}—2$	18—22	6—7	4,5	13
2	20—22	7	4,5	13,5
3	21—23	7—8	5	13,5
4	24—25	8	5	13,75
5	24—26	8—9	5; 6	14,25
6	25—27	8—9	5; 6	14,25
7	26—28	9	6; 7	14,5
8	26—28	9	7	15,25
9	27—30	9—10	7	15,5
10	29—30	10	7; 8	15,75
11	29—31	10	8	16,25
12	29—33	10—11	8	16,5
13	30—33	10—11	8	18
14	36—42	12—14		20—22

fizierte Regel nach COLE (COLE, 1953): Alter in Jahren + 20.

2. Die Länge des Tubus wird nach LEIGH (LEIGH et al.) aus der Distanz zwischen Nase und Ohrläppchen bestimmt, zu der man bei Kleinkindern 1—2 cm, bei älteren Kindern 2—5 cm hinzuzählt.

Um die passende Länge eines Nasentubus zu erhalten, wird bei Kindern von 1—4 Jahren die gleiche Distanz multipliziert mit $1^{1}/_{4}$, bei älteren Kindern mit $1^{1}/_{2}$.

3. Die Länge kann auch approximativ durch die Faustregel von LEVINE bestimmt werden (LEVINE): $\text{Länge} = 12 + \frac{\textit{Alter in Jahren}}{2}$

b) Die Technik der Intubation. Anatomische Besonderheiten (ECKENHOFF, 1951). Die Anatomie der oberen Atemwege und des Larynx der Kleinkinder und Neugeborenen unterscheidet sich in verschiedenen Punkten, die die Intubation betreffen, vom Erwachsenen. Die Zunge ist relativ größer, der Larynx steht bei der Geburt höher. Der Larynxeingang befindet sich zu dieser Zeit auf Höhe des 3. und 4. Wirbels, nach dem 13. Altersjahr gegenüber dem 5. Wirbelkörper oder anderthalb bis zwei Wirbelhöhen tiefer. Die Epiglottis ist kahnförmig, steif und steht in den Rachenraum hinaus vor. Das Zungenbein ist mit dem Schildknorpel verbunden, der Zungengrund tendiert darum, die Epiglottis weiter vorzudrängen und erschwert die Exposition durch das Laryngoskop (s. auch Kap. „Zur Anatomie des Respirationstraktes", S. 22).

Das Cricoid ist ein kompletter Ring und beim Kleinkind nicht selten der engste Punkt der oberen Atemwege. Die hintere Platte des Schildknorpels ist in ihrem oberen Teil nach hinten geneigt, so daß

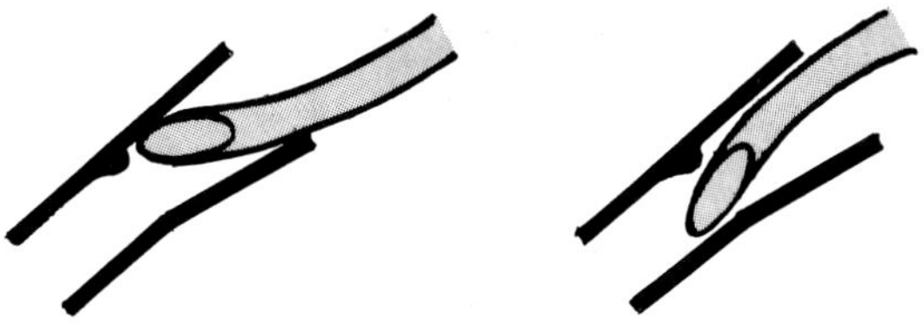

Abb. 12. Der Tubus stößt gegen das wulstförmig vorspringende Cricoid. Eine Drehung um 180° läßt das Hindernis leicht überwinden

eine Trichterform entsteht. Ein gebogener Tubus (MAGILL, COLE) wird durch diese hintere Platte leicht gegen die Vorderwand geführt und kann dort anstoßen und wegen des in das Lumen vorspringenden Circoidwulstes steckenbleiben. Eine Drehung des Tubus um 180° kann zur schonenden Einführung benützt werden. Eine bohrende Bewegung muß aber unter allen Umständen vermieden werden (Abb. 12).

Die Processus vocales der Aryknorpel nehmen die Hälfte der Stimmritze ein, gegenüber einem

Viertel bei Erwachsenen. Der entsprechende Anteil ist relativ steif, so daß die verletzliche Schleimhaut leichter geschädigt wird. Bei Kleinkindern findet sich außerdem ein lockeres Bindegewebe unter der Mucosa, das sich vor allem auf der Zungenseite und an den Rändern der Epiglottis findet. Das gleiche, leicht schwellbare Gewebe findet sich auch im subglottischen Raum, auch dort, wo das Cricoid als einziger, völlig geschlossener Knorpelring die Trachea umgibt. Eine Schwellung muß deshalb dort in jedem Fall auf Kosten des freien Atemweges erfolgen. Die hohe Atemfrequenz, die mit Obstruktion verbunden ist, trägt ihrerseits dazu bei, daß sich über den entzündeten Bezirken leicht Krusten bilden, die so charakteristisch sind, daß sie zur Definition der durch Intubation hervorgerufenen Laryngitis gehören. HOLINGER hat darauf hingewiesen, daß diese Faktoren neben dem kleinen Querschnitt für die Entstehung von Obstruktion nach Intubationen maßgeblich sind.

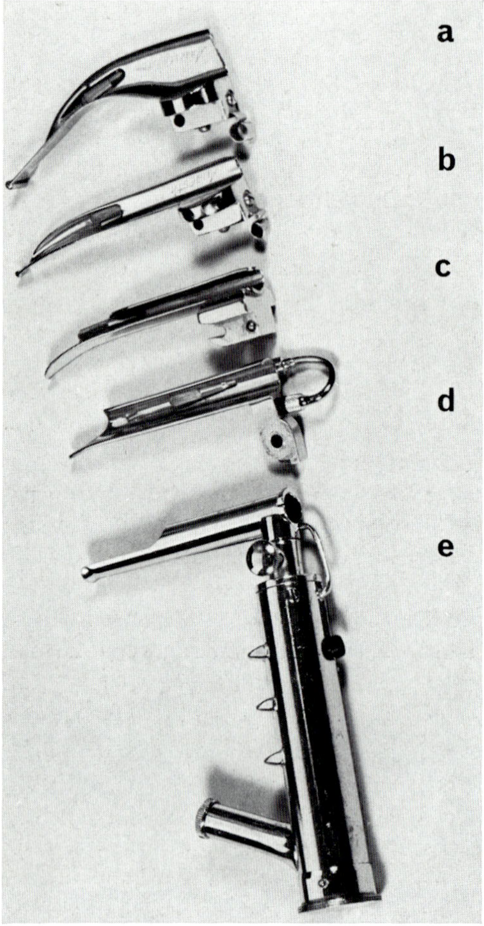

Abb. 13a—e. Laryngoskope für Kleinkinder. Spatel nach a MACINTOSH, klein (nach dem 1. Altersjahr); b SEWARD; c MILLER; d ANDERSON; e Shadwell-Laryngoskop

Die Bereitstellung der Ausrüstung. Laryngoskope. Für über 1 Jahr alte Kinder kann die gleiche Laryngoskopform wie beim Erwachsenen, jedoch mit kürzerem Spatel, angewandt werden. Meist wird heute die gebogene Form nach MACINTOSH vorgezogen, die eine einfache und schonende Intubationstechnik erlaubt.

Bei Kindern unter 1 Jahr wird ein mehr gestreckter Spatel verwendet. Abb. 13 zeigt eine Auswahl üblicher Formen. Für Neugeborene hat der Spatel nach MILLER am meisten Anhänger. Die Spatel von SEWARD und ROBERTSHAW haben nach unserer Erfahrung den Vorteil, daß sie über eine große Altersspanne hinweg vom Neugeborenen bis gegen das 5. Altersjahr gebraucht werden können, ein nicht zu unterschätzender Vorzug. Sie werden wie Macintosh-Spatel angewendet, also ohne die Epiglottis aufzuladen.

Neben dem passenden Laryngoskop wird der Tubus entsprechender Größe bereitgestellt und mindestens der nächst größere und der nächst kleinere in Bereitschaft gelegt. Ebenso sollen alles Material für die Befestigung und ein Beißblock bereitgestellt werden. Wird ein Gleitmittel verwendet, so muß es steril und wasserlöslich sein. Vor Beginn der Intubation wird alles, was für die Intubation benötigt wird, die notwendigen Verbinder und ein passender Absaugkatheter, vorbereitet.

Strikte Reinlichkeit ist die beste Prävention gegen postoperative Laryngitis (SMITH, 1953). Tubus und Laryngoskopspatel werden nach jedem Gebrauch peinlich mechanisch gereinigt und dann sterilisiert. Tubus werden am besten in Nylonfolienbeutel sterilisiert und in dieser Weise, einzeln steril verpackt, aufbewahrt. Cave Überreste von irritierenden Desinfektionsmitteln an den Tubus!

Das distale Ende des Tubus wird nicht mehr berührt, obwohl sich das Gebot der Reinlichkeit selbstredend auch auf die Hände bezieht. Bei Neugeborenen und Frühgeborenen sind sterile Handschuhe zu empfehlen.

Der Zeitpunkt der Intubation. Bei der Majorität der Patienten ist der richtige Zeitpunkt zur Intubation dann gekommen, wenn die Anaesthesie durch Inhalation oder unter Wirkung eines Relaxans eine schonende Einführung eines Tubus erlaubt und der eingeführte Tubus ohne Würgen oder Pressen ertragen wird. Bei Neugeborenen bestehen eine Reihe von Indikationen, die Intubation im Wachzustand durchzuführen. Diese sind in erster Linie:

1. Schwache Neugeborene und Frühgeborene.

2. Wenn anatomische Anomalien oder entzündliche Veränderungen die Intubation voraussichtlich erschweren.

3. Bei allen Zuständen, bei welchen Aspirationsgefahr besteht oder die Atmung stark behindert ist (z. B. kongenitale Zwerchfellhernie).

In jedem Falle ist die richtige Zeit zur Intubation erst nach 2—3 min Präoxygenierung gekommen. Bei Mißerfolg, innerhalb kurzer Zeit eine Intubation zu erreichen, soll das Manöver durch eine gleiche Periode der Oxygenierung unterbrochen werden, bevor eine Hypoxämie entsteht.

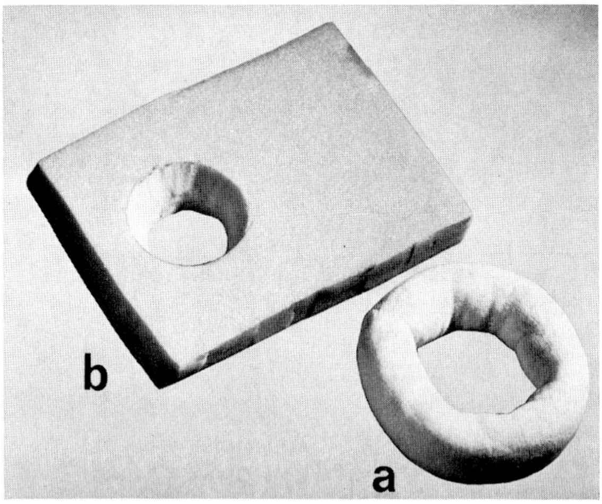

Abb. 14a u. b. Unterlagen zur Erreichung der Schnüffelstellung bei Kleinkindern. a Ring; b Schaumstoffplatte mit excentrischem Loch für den Kopf. (Nähere Erläuterung s. Text)

Die Lagerung zur Intubation. Die Schnüffelstellung ist auch bei Kindern Voraussetzung für eine schonende Intubation. Wegen der schwachen Halsmuskulatur werden als Unterlage unter dem Kopf Ringe empfohlen. Der unverhältnismäßig große Hinterkopf macht eine gleichzeitige Unterstützung der Nackengegend nötig, da sonst der Kopf in eine ungünstige Flexionsstellung kommt. Die Ringe müssen darum in der Größe genau passen. Ein rechteckiges, 6—8 cm dickes Stück Schaumstoff mit exzentrischem Loch für den Hinterkopf ersetzt vier Ringgrößen, indem nun die Kante in passender Distanz unter den Nacken gebracht werden kann (Abb. 14).

Die Exposition des Larynx. Die Exposition erfolgt in grundsätzlich gleicher Weise wie beim Erwachsenen. Beim Kleinkind ist wegen der hochstehenden Glottis der Larynxeingang etwas schwieriger zu exponieren. Ein sanfter Druck auf den Kehlkopf von außen bringt den Eingang ins Gesichtsfeld. Dies kann durch eine Hilfsperson oder durch den Kleinfinger der linken Hand, die auch das Laryngoskop hält, geschehen. Die Epiglottis muß bei allen Laryngoskopspateln mit leichter Wölbung am distalen Ende nicht aufgeladen werden (z. B. Miller, Seward usw.).

Während des Zahnwechsels muß besonders darauf geachtet werden, daß keine losen Zähne aspiriert werden.

Die nasale Intubation. Wegen der kleinen Atemwege und wegen der Blutungsgefahr durch die Adenoide soll die Indikation zur nasalen Intubation strenger als beim Erwachsenen gestellt werden

Nasale Intubation wird bei Säuglingen auch als Alternative zur Tracheotomie angewendet, speziell, wenn die respiratorische Insuffizienz voraussichtlich nur von kurzer Dauer ist (Allen u. Steven; McDonald u. Stocks; Rees u. Owen-Thomas; Markham et al.). In diesen Fällen ist es meist zweckmäßiger, zuerst oral zu intubieren und nach einer Periode guter Ventilation zu einem nasalen Tubus zu wechseln.

Eine weise Vorsichtsmaßnahme nach jeder Intubation, oral oder nasal, besteht darin, mit dem Stethoskop die Lage zu prüfen.

4. Die Extubation

Die Gefahren bei der Extubation wie Laryngospasmus, Apnoe und Aspiration werden im allgemeinen unterschätzt. Sie verlangen genauso wie die Intubation Sorgfalt und Beobachtung der Details.

Der Zeitpunkt der Extubation. Kleinkinder bis zum 3. Monat werden am besten erst extubiert, wenn sie völlig wach sind. Ältere Kinder zeigen größere Irritation des Larynx durch den Tubus und werden darum extubiert, sobald die Reflexe wiederkehren, mit Ausnahme derjenigen, deren Magen nicht sicher leer ist.

Die Technik der Extubation. Zuerst werden durch den Tubus die Trachea und die Bronchien abgesaugt. Für die Saugkatheter gilt die gleiche Forderung, nach Reinlichkeit wie für die Tubus. Auch sie werden am besten steril einer Folientüte entnommen. Das Saugmanöver soll nur kurz dauern, denn während des Saugens sinkt die Sauerstoffsättigung rasch ab (Stephen et al., 1951). Darauf werden Rachen- und Nasenrachenraum abgesaugt, wenn irgendwelche Zweifel bestehen unter Sicht. Dann wird ohne weiteres Saugen der Tubus entfernt.

Gleichzeitiges Saugen vermehrt die Irritation und führt zu Hypoxie. Die ersten Momente nach der Extubation sind kritisch. Unter Freihaltung der Atemwege wird Sauerstoff zugeführt. Vermeidung von Hypoxämie ist das beste Mittel, um forcierte Atmung und Schwierigkeiten zu verhüten.

Komplikationen nach der Extubation. Stridor nach Extubation muß frühzeitig erkannt und von Anfang an behandelt werden. Befeuchtete und mit Sauerstoff angereicherte Einatmungsluft, optimale Wasser- und Elektrolytverhältnisse und Antibiotica sind die wichtigsten Elemente der Behandlung.

Ob Calcium i.v., Cortico-Steroide und Antihistaminika effektiv sind, ist unbewiesen (DEMING u. OECH; BUSH, 1965).

δ) Die Unterhaltung der Anaesthesie

Die Wahl der Anaesthesie-Methode erfolgt in erster Linie nach folgenden Gesichtspunkten:

1. Alter und Allgemeinzustand des Kindes.
2. Chirurgische Anforderungen. Die Art und der Ort der Operation, deren voraussichtliche Dauer und die Anforderungen an die Muskelerschlaffung müssen die Methode mitbestimmen.
3. Der Anaesthesist. Die Ausbildung des Anaesthesisten und seine persönlichen Präferenzen sind zweifellos bei der Wahl mitbeteiligt. Anaesthesisten, die nur gelegentlich Kinder anaesthesieren oder wenig erfahren sind, tun gut daran, sich an die Methoden zu halten, in der sie am meisten Erfahrung haben.

Alle Anaesthetica, die bei Erwachsenen im Gebrauche sind, können auch für pädiatrische Patienten angewendet werden.

1. Inhalationsanaesthetica

Viele Autoren bevorzugen Inhalationsanaesthetica auch heute für die Majorität der Operationen (STEPHEN, 1965). Die Steuerbarkeit bei Verwendung von Inhalationsanaesthetica scheint um so größer, je kleiner der Patient ist. Größeres Atem- und Herzminutenvolumen in bezug auf die Körpermasse und der geringe Anteil an schlecht durchblutetem Fettgewebe sind dabei von Bedeutung.

Langer Nachschlaf als Nachteil der vollen Äther-Narkose ist darum in dieser Altersstufe weit weniger ausgeprägt.

Halothan nimmt heute den ersten Platz unter den Inhalationsanaesthetica ein und wird bei sachgemäßer Anwendung sehr gut vertragen. Seine einfache Anwendung, seine Annehmlichkeit, rasches Erwachen und seine günstigen, pharmakologischen Eigenschaften machen es auch in der pädiatrischen Anaesthesie zu einem fast universell anwendbaren Anaestheticum.

2. *Kombinationsnarkose*

Methoden mit intravenöser Einleitung und Unterhalt der Narkose durch Lachgas und ein Relaxans, die bei Erwachsenen bei sehr guten Resultaten eine große Verbreitung gefunden haben, können auch im Kindesalter mit Erfolg angewendet werden. Die geringe Beeinflussung des Stoffwechsels durch diese Methode scheint gerade in der Kinderanaesthesie von besonderem Vorteil und es wurde über Serien von über hunderttausend Fällen mit ausgezeichneten Resultaten berichtet (BUSH, 1967). Während Lachgas mit Spontanatmung für Kinder ungenügend wirksam ist, wird der anaesthetische und analgetische Effekt durch Hyperventilation unter der Wirkung von Relaxantien verstärkt (GRAY u. REES; GEDDES u. GRAY).

Der verbreiteten Anwendung der Lachgas-Relaxans-Methode mit Barbiturat-Einleitung standen zwei Hindernisse im Wege:

1. Die Punktion einer Vene zur Einleitung erfordert bei Kindern Erfahrung. Eine geeignete Prämedikation und sehr dünne, scharfe Nadeln helfen die Schwierigkeiten zu überwinden. Die geeignetsten Punktionsstellen sind der Handrücken, Skalpvenen und die Knöchelvenen.
2. Der zweite Punkt von Bedeutung ist die andersartige Reaktion des Neugeborenen und Kleinkindes auf Relaxantien, die mit dem Verhalten der Patienten mit Myasthenia gravis verglichen wurde. Diese Tatsache, verbunden mit Berichten über gehäufte respiratorische Komplikationen bei Verwendung von Relaxantien im Kleinkindesalter (SALANITRE u. RACKOW) führten vielerorts zu großer Zurückhaltung in ihrer Anwendung in der pädiatrischen Anaesthesie. Ein großes Erfahrungsgut und zahlreiche Untersuchungen erlauben heute einen rationalen Zugang zu den Problemen, die im Folgenden besprochen werden sollen. Die Kenntnis der kindlichen Reaktion gegen Relaxantien erlaubt heute, diese Substanzen auch im Kleinkindesalter mit großer Sicherheit anzuwenden.

3. Relaxantien

Curare. STEAD hat als erster aufgrund klinischer Beobachtungen an Neugeborenen mit Ileus darauf hingewiesen, daß sich Neugeborene gegenüber Relaxantien andersartig verhalten als Erwachsene, indem sie, ähnlich Patienten mit Myasthenia gravis, auf Curare eine erhöhte Empfindlichkeit zeigten, dagegen resistenter gegen Succinylcholin waren.

Daß die Empfindlichkeit des Neugeborenen gegenüber d-Tubocurarin bei Dosierung aufgrund des Gewichtes größer ist als bei Erwachsenen, wird in der Klinik heute allgemein anerkannt (BUSH u. STEAD; SMITH, 1968; LONG u. BACHMANN). Dagegen haben experimentelle Untersuchungen widersprechende Ergebnisse gezeigt (CHURCHILL-DAVIDSON u. WISE, 1963, 1964). Während, beurteilt am Atemzugsvolumen, das Neugeborene die erwartete große Empfindlichkeit zeigte, mußten für Neugeborene und Erwachsene gleiche Dosen angewendet werden, um äquivalente Grade von Lähmungen der Handmuskeln zu erzielen. Diese Diskrepanz kann nur ungenügend erklärt werden. Quantitative, klinische Untersuchungen (BUSH u. STEAD) zeigen, daß Neugeborene auf ungefähr die halbe Dosis reagieren und daß diese erhöhte Empfindlichkeit innerhalb des 1. Lebensmonats verschwindet.

Succinylcholin. Im Gegensatz dazu hält die veränderte Reaktion gegen das Succinylcholin weit über das Kleinkindesalter hinaus bis zu Beginn der Pubertät an (TELFORD u. KEATS). Wenn Infusionen oder große Einzeldosen verwendet werden, so beträgt die benötigte Dosis im 1. Jahre ein Mehrfaches der Erwachsenendosis. Genauere Untersuchungen zeigten jedoch, daß diese größeren Dosen nicht auf einer größeren Resistenz gegen die Substanz beruhen, sondern auf einem rascheren Abbau (LIM et al.; NIGHTINGALE et al.).

Kontinuierliche Anwendung in höheren Dosen muß zu größerer Häufigkeit von abnormer Blokkierung und verlängerter Apnoe führen (SMITH, 1966; REES, 1965).

In erster Linie müssen im Kindesalter die kardiovasculären Nebenwirkungen des Succinylcholins beachtet werden (GRAF et al.; KATZ u. KATZ; RACKOW u. SALANITRE). LEIGH (LEIGH et al., 1957) berichtete zuerst über häufiges Auftreten von Bradykardie und Arrhythmien bei intravenöser Anwendung von Succinylcholin bei Kindern. Dieser Effekt wird verstärkt durch repetierte Injektion (BULLOUGH). SCHÖNSTADT zeigte, daß Cholin, das bei der Hydrolyse anfällt, den Patienten gegen das nachfolgende Succinylcholin sensibilisiert.

Diese offensichtlich *cholinergische Wirkung* des Succinylcholins kann durch Vagolytica unterbunden werden. Deren Nutzen wird durch ihre Tendenz, unter Cyclopropan oder Cyclopropan-Succinylcholin selbst Arrhythmien zu produzieren, eingeschränkt. Bei intramuskulärer Anwendung von Succinylcholin wird keine Bradykardie beobachtet.

Unabhängig von der Bradykardie mit Hypotonie und begleitenden Arrhythmien durch parasympathischen Effekt folgt etwas später eine Phase, charakterisiert durch Hypertonie mit Tachykardie, die ebenfalls von Arrhythmien begleitet sein kann. Bei kontinuierlicher Anwendung von Succinylcholin kommt diese Form allein zur Beobachtung. Verschiedene Autoren wiesen eine ganglionstimulierende Wirkung des Succinylcholins nach (KATZ u. KATZ; CRAYTHORNE et al.; WILLIAMS et al.; CONWAY; ADAMS u. HALL; DENTANE u. VOURC'H) und zeigten, daß diese Tachykardie durch Ganglienblocker oder Beta-adrenergische Blocker verhindert werden können. Sie wiesen dadurch nach, daß diese Effekte *sympathischer Natur* sind.

Es muß also eine muscarinartige und eine nicotinartige Wirkung des Succinylcholins unterschieden werden. Von diesen ist die Bradykardie mit Hypotonie wegen der größeren potentiellen Gefahren weit besser bekannt und bei Kindern viel ausgeprägter.

Einer dritten Form von Arrhythmien mit besonderer Gefahr begegnet die Anwendung von Succinylcholin nach Verbrennungen, besonders des Kindesalters (BUSH, 1964; RACKOW u. SALANITRE, 1969). BUSH stellte 18 Fälle von Herzstillstand aus der Literatur zusammen und FINER (FINER u. NYLEN, 1961) stellte eine 13mal größere Häufigkeit von Herzstillstand in Narkose bei Kindern mit Verbrennungen fest, gegenüber einem vergleichbaren Krankengut ohne Verbrennungen. Der Grund liegt in einer abnorm großen Kaliumfreisetzung unter der Einwirkung von Succinylcholin, die aus unbekannten Gründen 20—60 Tage nach Verbrennungen, nach ausgedehnten Weichteilverletzungen und nach zentralen, besonders spinalen Lähmungen auftreten. Wenige Minuten nach der Injektion von Succinylcholin kann in diesen Fällen der Gehalt an Kaliumjonen im Blut um mehrere mval ansteigen und zum hyperkaliaemischen Herzstillstand führen (BIRCH et al.; GRONERT et al.; MAZZE et al.; NIEDERER, TOBEY, TOLMIE).

Anwendung und Dosierung der Relaxantien bei Kindern. Ein Hauptpunkt zur Vermeidung von Komplikationen ist eine exakte Dosierung, die Verdünnung der handelsüblichen Lösungen und genau kalibrierte Spritzen verlangen.

Die initiale Dosis, die auch zur Intubation verwendet werden kann, beträgt 0,5—0,7 mg d-Tubocurarin pro kg Körpergewicht, mit Repetitionsdosen von 0,1—0,2 mg/kg. Bei Neugeborenen am Termin reduziert sich die Dosis auf 0,3—0,5 mg/kg und bei Frühgeborenen auf 0,25 mg/kg (BUSH,

1965, 1967). Anstelle von d-Tubocurarin kann auch Diallyl-nor-toxiferin in Dosen von 0,3 mg/kg (Repetitionsdosis 0,04—0,08 pro kg) und beim Neugeborenen von 0,2 mg/kg oder 0,1 mg/kg bei Frühgeborenen angewendet werden. Die Reversion der Wirkung erfolgt durch Atropin, 0,02 mg/kg,

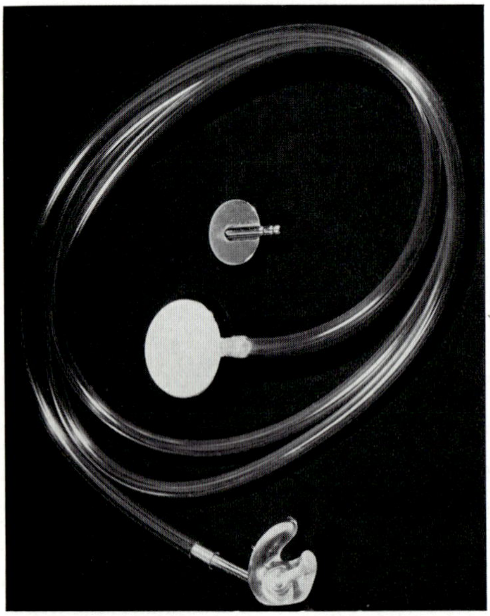

Abb. 15. Präcordiales monoaurales Stethoskop

Werden andere Inhalationsanaesthetica, z. B. Halothan oder Äther mitverwendet, dann können keine festen Angaben über die Dosis mehr gemacht werden, da so viele Variable eingeführt werden, daß Einzelheiten der Technik das Resultat mitbestimmen (Bush, 1967; Hügin, 1967). Außerdem haben Lim et al. einen altersabhängigen Effekt der Inhalationsanaesthetica selbst auf die neuromuskuläre Übertragung beobachtet. Dieser Effekt, nachgewiesen an Diäthyläther, Methoxyfluran und Halothan, ist umso stärker, je jünger das Kind.

Succinylcholin, wird meist für die Intubation vorgezogen. Auch bei kurzen Eingriffen bis zu 20—30 min Dauer wird es mit Vorteil angewendet. Die Dosis für Kleinkinder ist 1,5 mg/kg und bei älteren Kindern 1 mg/kg, für die intramuskuläre Anwendung wird die Dosis auf 2 mg/kg erhöht.

Bei intermittierender Anwendung über längere Zeit können die Einzeldosen vermindert werden, besonders bei gleichzeitiger Vertiefung der Narkose durch Inhalation.

Intramuskuläre Anwendung vermeidet die Bradykardie, sollte jedoch nur zu Beginn der Narkose oder für kurze Zeit angewendet werden. Nach längerer Narkosedauer können örtliche Abkühlung und Vasoconstriction die Resorption verzögern und zu prolongierter Wirkung führen.

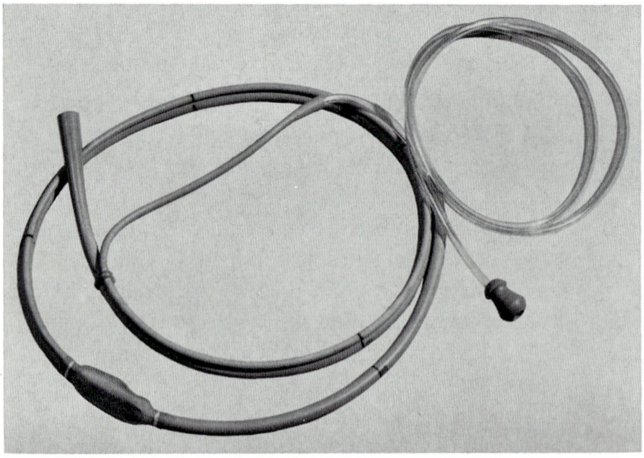

Abb. 16. Oesophagus-Stethoskop

gefolgt nach einigen Minuten von 0,07 mg/kg Neostigmin.

Es muß hier besonders darauf hingewiesen werden, daß sich diese Dosis-Angaben auf die Verwendung mit Lachgas allein beziehen. Man muß realisieren, daß für das klinische Ergebnis die Tiefe der Narkose und die Muskelspannung mitverantwortlich sind.

ε) *Die Überwachung*

Die Sicherheit des Patienten, ganz besonders der kleinen Patienten, steht und fällt mit der ununterbrochenen aufmerksamen Überwachung. Puls und Respiration müssen ununterbrochen beobachtet und die Änderungen entsprechend interpretiert werden. So muß beispielsweise eine Bradykardie den Verdacht auf eine Hypoxie erwecken und dieser solange aufrechterhalten werden, bis das Gegenteil bewiesen werden kann. Gleicherweise müssen bei stabiler Narkose Arrhythmien nach Gründen für Kohlensäureretention und Verminderungen der Atembewegungen am Atembeutel nach Gründen für eine Obstruktion suchen lassen. Der Puls kann natürlich mit dem Finger palpiert werden, doch ist auf diese Weise gerade während kritischer Phasen, wie Einleitung und Intubation, die ununterbrochene Beobachtung nicht gewährleistet. Ein einfaches Stethoskop, das auf die linke Thoraxseite aufgeklebt wird, umgeht diese Schwierigkeit. Sehr bequem sind monoaurale Stethoskope mit genau angepaßtem Ohrstück (PLOSS; Abb. 15). Die Lautstärke der Herztöne geht bei Kleinkindern parallel zum Blutdruck. In allen Fällen, wo die aufgeklebte Membrankapsel die Operation stört, kann an ihrer Stelle ein Oesophagus-Stethoskop verwendet werden (Abb. 16). Gleichzeitig werden bei beiden Alternativen die Atemgeräusche festgestellt.

Eine weitere Möglichkeit ist ein einfacher Plethysmograph, bei dem die Druckschwankungen, hervorgerufen durch den Capillarpuls, Veränderungen eines elektrischen Stromes zur Anzeige bringt (KEATING). Solche Plethysmographen können auch zur Messung des systolischen Druckes unter schwierigen Umständen gebraucht werden (z. B. bei Neugeborenen).

Der Blutdruck. Für die Messung des Blutdruckes braucht es Blutdruckmanschetten verschiedener Größe, die Breite soll ungefähr $^2/_3$ der Länge des Oberarms betragen. so daß Schulter- und Ellbogengelenk unbehindert bleiben. Die Länge des aufblasbaren Teiles soll ungefähr dem Umfang entsprechen. Zu große Manschetten ergeben fehlerhaft tiefe, zu kleine dagegen zu fehlerhaft hohe Blutdruckwerte. Für Neugeborene und Kleinkinder paßt eine Breite von 2,5—4 cm, zwischen dem Kleinkindesalter und dem Schulalter eine solche von 4—7 cm und von 5—13 Jahren eine solche von 7—12 cm.

Bei Kleinkindern, besonders bei Neugeborenen, ist die Bestimmung des Blutdrucks mittels der Korotkowschen Töne oft mit Schwierigkeiten verbunden. Es können folgende Alternativmethoden angewandt werden:

1. Die Beobachtung der Oscillationen am Manometer. Diese Methode ist ungenau und wenig zuverlässig.

2. Die Flush-Methode. Dabei wird das Wiedererscheinen der rosigen Farbe beim Nachlassen des Manschettendruckes beobachtet. Diese Methode ergibt eher einen Mitteldruck (SMITH, 1968; MOSS u. ADAMS).

3. Die Verwendung eines einfachen Plethysmographen, z. B. des Keating Puls-Monitors (WILLIAMS et al.).

In speziellen Fällen empfiehlt sich die Verwendung eines Sichtgerätes zur Überwachung des Elektrokardiogrammes. Komplizierte Überwachungsgeräte dürfen aber nicht dazu führen, daß die Geräte anstatt des Patienten überwacht werden.

Die Temperatur. Bei allen Operationen ist bei Kindern die Messung der Temperatur eine Notwendigkeit. Neben kontinuierlich anzeigenden oder registrierenden elektrischen Geräten gibt es kleine, rasch anzeigende Quecksilberthermometer, die im unteren Nasengang, im Gehörgang oder Rachen angewendet werden können.

Die Atmung. Durchflußmesser, wie Wrights Respirometer, oder das Volumeter, sind leider für die kleinen Volumina der Kleinkinder nicht geeignet. Bei Kleinkindern muß daher um so mehr Gewicht auf die Überwachung der Blutgase gelegt werden. Als besonders wertvoll hat sich auch die kontinuierliche Messung der exspiratorischen Kohlensäurekonzentration erwiesen (LEIGH et al.; PODLESCH et al.).

d) Besondere Probleme der Anaesthesie im Kindesalter

α) *Accidentelle Hypothermie*

Beim Neugeborenen und Kleinkind in den ersten Lebensmonaten führt das thermische Gleichgewicht in kühler Umgebung zum Sinken der Körpertemperatur. Unter Anaesthesie und Operation kommen einige zusätzliche Faktoren hinzu, die zum Wärmeverlust führen:

Die medikamentöse Ausschaltung der Regulation, die künstliche Atmung, ein großer Gasstrom mit trockenem Gas, Eröffnung großer Körperhöhlen und Zufuhr von kaltem Blut. Verschiedene Autoren stellten deshalb beträchtliche Abkühlungen während der Operation fest (STEPHEN et al. 1960; STEPHEN, 1961; FRANCE, 1957; HARRISON et al.; BILGER u. MCQUISTON; HERCUS). Während einzelne Autoren einen bescheidenen Temperaturabfall als wünschenswert erachteten, stellten verschiedene Autoren fest, daß der Sauerstoffverbrauch beim Neugeborenen am geringsten bei normaler Körpertemperatur ist (ADAMSONS u. TOWELL; SILVERMANN u. SINCLAIR). Außerdem wurden verschiedene unerwünschte Nebenwirkungen beobachtet, wie verlängerte Apnoe mit und ohne Relaxantien sowie verstärkte Wirkungen der Anaesthetica (BOWER et al.).

Obwohl die optimale Temperatur unter Anaesthesie nicht endgültig festgelegt scheint, muß sicher ein Abfall, der über 2—3 Grade hinausgeht, verhindert werden. Die Temperatur muß fortlaufend kontrolliert werden. Die Auskühlung kann verhindert werden, durch eine mit Wasser durchströmte Matratze, wie sie auch für die Abkühlung für induzierte Hypothermie verwendet wird. Weniger aufwendig sind elektrische Heizkissen (TAYLOR). Große Sorgfalt muß bei allen Methoden darauf verwendet werden, flächenhafte Verbrennungen zu vermeiden. Störungen durch die Induktionsströme bei Verwendung von elektronischen Überwachungsgeräten (EKG) können durch Abdecken der Heizkissen mit feinmaschigem Kupfernetz vermieden werden. Ebenso wichtig wie die Zufuhr von Wärme ist es jeden unnötigen Wärmeverlust zu vermeiden: Langes Abdecken, Verdunstungskälte durch Desinfektionsmittel oder Sprays. Körperteile, deren Exposition bei der Operation nicht nötig ist, werden in Polsterwatte eingewickelt.

β) Konvulsionen und Hyperthermie

Konvulsionen unter Anaesthesie (CASSELS et al.; RAY u. MARSHALL) sind bei guter Vorbereitung der Kinder zur Operation glücklicherweise Raritäten geworden. Viele Ursachen können zu Konvulsionen führen. Die gleichen rufen einen Anstieg der Temperatur hervor. Hyperthermie wird dadurch zu einem Warnsignal, das gestattet, aussichtsreiche Prophylaxe zu treiben, anstatt von Krämpfen überrascht zu werden, deren Mortalität mit 25—50% angegeben wurde. Dies weist erneut auf die Bedeutung der Temperaturmessung in der pädiatrischen Anaesthesie hin.

Einzelfaktoren, die zum Anstieg der Temperatur führen, können sich so summieren, daß Konvulsionen ausgelöst werden. Solche Faktoren sind Infektionen, Dehydration, Störungen der Atmung wie Hypoxie, Hyperkapnie und Steigerung der Atemarbeit durch Obstruktion, hohe Außentemperatur, besonders bei hoher relativer Feuchtigkeit, übermäßiges Abdecken, Atropin-Prämedikation, Äther- oder speziell Divinyläther-Anaesthesie (DAWKINS; HÜGIN, 1951). Die meisten Schwierigkeiten lassen sich durch gute präoperative Vorbereitung vermeiden. Dehydration muß vor der Operation korrigiert und bei Infektionen die Steigerung der Temperatur festgestellt werden.

Ist präoperativ die Temperatur erhöht, beispielsweise durch eine Infektion, eine Operation aber unaufschiebbar, so sind Narkosemethoden mit vollständiger Muskelerschlaffung und künstlicher Atmung im halboffenen System mit hohem Frischgaszustrom besonders geeignet, wobei übermäßige Abdeckung vermieden werden muß. Steigt die Temperatur weiter gegen 39—40° C, dann muß energisch gekühlt werden. Einsprühen des Körpers mit 50%igem Alkohol, unter gleichzeitigem Anblasen mit Ventilatoren ist am wirkungsvollsten.

Ist die Operation bereits im Gange, so können Eisbeutel und Instillationen von eisgekühlter Kochsalzlösung in den Magen die Temperatur senken.

γ) Blutersatz (DAVENPORT u. BARR)

Die Toleranz gegenüber Blutverlust ist bei Kindern um so geringer, je kleiner das Kind ist. Neben dem kleineren Blutvolumen ist die Regulation des Kreislaufes mit hohem peripherem Widerstand und Zentralisation des Blutes in den großen Gefäßen von Bedeutung. Entsprechend muß für den Blutersatz bei Verlusten größere Genauigkeit gefordert werden. Dies ergibt sich schon aus einer Gegenüberstellung der absoluten Mengen (Tabelle 3). Blutersatz ist bis zu 10% des Blutvolumens, guter Allgemeinzustand vorausgesetzt, nicht nötig. Bei 14% ist Blutersatz empfehlenswert, bei 20% ist er obligat. Der Sinn eines solchen Konzeptes ist, unnötige Transfusionen zu vermeiden. Von ebenso großer Bedeutung ist es aber, daß signifikante Blutverluste ohne Zeitintervall gedeckt werden. Bei größeren Operationen müssen Verlust und Zufuhr gemessen werden. Die Genauigkeit beim Blutersatz hat Genauigkeit in der Messung der Verluste zur Voraussetzung. Bei jedem Blutverlust sind drei Komponenten getrennt zu betrachten:

1. das abgesaugte Blut,
2. das in Gazetüchern und Tupfern aufgesaugte Blut,
3. schließlich das Blut in den Abdecktüchern, Schürzen und auf dem Boden.

Während die ersten beiden Komponenten gemessen werden können, ist die letzte meist, zumindest während der Operation, nur der Schätzung zugänglich.

1. Das abgesaugte Blut kann am leichtesten gemessen werden. Vor die Saugpumpe wird ein Meßzylinder in geeigneter Größe vorgeschaltet und mit etwas Silicon-Entschäumer behandelt.

2. Bestimmung der Blutmenge in Gazetüchern und Tupfern. Es gibt verschiedene gangbare Wege:

a) Die Gazetücher und Tupfer werden gewogen. Das Gewicht der trockenen Tücher muß genau bekannt sein, und die Verwendung feuchter Tücher

Tabelle 3. *Das Verhältnis zwischen Blutvolumen und Blutverlust bei Kindern.* (Nach DAVENPORT et al., 1963)

	Neugeborenes	Kleinkind 6 Monate	Kind 5 Jahre	10 Jahre	Erwachsener
Gewicht	3 kg	7 kg	20 kg	32 kg	70 kg
Blutvolumen	260 ml	525 ml	1440 ml	2300 ml	5000 ml
10% des Blutvolumens	26 ml	53 ml	144 ml	230 ml	500 ml
14% des Blutvolumens	36 ml	74 ml	202 ml	323 ml	700 ml
20% des Blutvolumens	52 ml	105 ml	288 ml	460 ml	1000 ml

zum Abtupfen ist ausgeschlossen. Viele Chirurgen verwenden ungern trockene Tücher.

b) Die blutigen Tücher werden in einem großen Volumen von Wasser bekannter Leitfähigkeit ausgewaschen. Die Zunahme der Leitfähigkeit ist proportional der Blutmenge. Kontamination durch andere Elektrolyte muß natürlich verhindert werden (LE VEEN u. RUBRICIUS). Beim Hämoporrhometer (GODDART) kann das ausgewaschene Blutvolumen direkt abgelesen werden.

c) Die colorimetrische Methode. Das ausgewaschene Blut färbt die Spülflüssigkeit um so stärker, je größer der Gehalt an Hämoglobin ist. Dieser wird colorimetrisch bestimmt und daraus die Blutmenge errechnet (RICKHAM; ROE et al.; THORNTON et al.).

In gleicher Weise wie für die verlorenen Blutmengen größere Genauigkeit gefordert werden muß, so müssen auch bei der Zufuhr die kleinen Mengen durch geeignete Methoden gemessen werden. Es ist zweckmäßig, mit diesem System eine Sicherung gegen accidentelle Übertransfusion, bzw. Infusion zu großer Mengen zu verbinden. Eine Bürette wird zwischen Flasche und Tropfkammer eingeschaltet und nur intermittierend gefüllt. Solche Systeme sind auch zum Einmalgebrauch erhältlich. Ebenso gute Dienste leistet auch ein Dreiweghahn mit Spritze, die nach Bedarf intermittierend gefüllt und zur Transfusion verwendet wird.

Neben diesen einfachen Methoden zur Messung der Blutverluste, die eine fortlaufende Bilanzierung und einen Ausgleich ohne großes Zeitintervall erlauben, muß pro memoria noch auf zwei Verfahren hingewiesen werden, deren Wert auch in der pädiatrischen Anaesthesie unbestritten ist, jedoch bereits an anderer Stelle beschrieben wurden:

1. Die Blutvolumenbestimmung nach der Verdünnungsmethode mit radioaktiv markiertem Plasma oder mit markierten Erythrocyten (ALBERT).

2. Die Messung des Zentralvenendruckes (BURRI).

δ) Flüssigkeitsersatz und Stoffwechsel

Viel häufiger als im Erwachsenen-Alter werden bei Kindern Störungen des Stoffwechsels, des Wasserhaushaltes und des Säure-Basen-Gleichgewichtes beobachtet. Diese Tatsache ist erklärlich, wenn man sich einige der Gegebenheiten des Kindesalters vor Augen hält:

1. Der Umsatz an Wasser geht parallel dem Stoffwechsel, der eine lineare Funktion der Oberfläche ist. Diese ist im Kindesalter im Verhältnis zum Gewicht 2—3mal größer. Der Stoffwechsel erreicht seine höchsten Werte mit 6—18 Monaten. Dagegen steht das extracelluläre Flüssigkeitsvolumen in einem Verhältnis zum Gewicht. Da dieses während der Entwicklung rascher zunimmt als die Oberfläche, nimmt auch der extracelluläre Raum verhältnismäßig zu. Das begründet die Tatsache, daß im Laufe der Entwicklung die Stabilität des Wasserhaushaltes größer wird.

2. Der höhere Grundumsatz des Kleinkindes führt zu einer Vermehrung der Perspiratio insensibilis und zu erhöhter Urinsekretion. Die minimal notwendige Urinsekretion ist dabei wegen der fehlenden Kompensationsfähigkeit etwa $2^1/_2$mal so groß wie beim Erwachsenen (MACCANCE).

3. Der tägliche Umsatz an Wasser ist darum beim Kind viel größer und erreicht die Hälfte der extracellulären Flüssigkeit verglichen mit $^1/_7$ bei Erwachsenen (Abb. 17), (GAMBLE).

4. Die obligate Wasserausscheidung ist beim Kind größer als beim Erwachsenen. Ohne Zufuhr ist darum ihr Gesamtvorrat doppelt so rasch aufgebraucht, und sie sterben in der Hälfte der Zeit (MARRIOTT).

5. Die Natrium-Ausscheidung benötigt ein bedeutend größeres Flüssigkeitsvolumen als bei Erwachsenen; beim Neugeborenen ca. $2^1/_2$mal so viel (MACCANCE). Das NaCl sollte deshalb auf die Liste der gefährlichen Medikamente gesetzt werden, die nur nach sorgfältiger Überlegung und Dosierung angewendet werden sollten.

Während die Notwendigkeit der verminderten NaCl-Zufuhr im Kleinkindesalter Allgemeingut der Vorschriften für den Flüssigkeitsersatz geworden ist, wird in der Praxis oft zu wenig darauf geachtet, daß auch durch Spülflüssigkeit, Bankblut und Bicarbonat erhebliche Natriummengen zugeführt werden können.

6. Der geringeren Puffer-Kapazität des Blutes beim Kleinkind steht ein höherer Stoffwechsel gegenüber.

Um Schwierigkeiten zu vermeiden, soll die orale Flüssigkeitszufuhr so kurz als möglich unterbrochen werden. Kleine Kinder sollen wenn möglich zu Beginn des Operations-Programmes operiert werden und können klare, gezuckerte Flüssigkeit bis 4 Std vor der Operation erhalten.

Alle Vorschriften für den Flüssigkeitsersatz müssen als grobe Richtlinien aufgefaßt werden, die erlauben, einen Plan für die Behandlung aufzustellen, der aber kurzfristig aufgrund der Klinik kontrolliert und wenn nötig, korrigiert werden muß. In den Infusionsflaschen soll höchstens die Menge für 6 Std auf einmal vorhanden sein, um schwere Unfälle durch accidentelles Einfließen in kürzerer Zeit zu vermeiden.

Bei Fieber muß pro Grad Temperaturerhöhung 10% zur Plan-Menge zugesetzt werden.

Jede Flüssigkeitsbehandlung hat drei Ziele:

1. Die Deckung des täglichen metabolen Bedarfes: Die Unterhaltungsbehandlung.

2. Der fortlaufende Ersatz abnormer Verluste, z. B. aus Drains, Fisteln, Sonden, durch Fieber, Erbrechen usw.: Die Ersatzbehandlung.

3. Der Ersatz von Defiziten, auch vorausgegangenen Verlusten, z. B. Durchfälle, Erbrechen: Die Korrekturbehandlung.

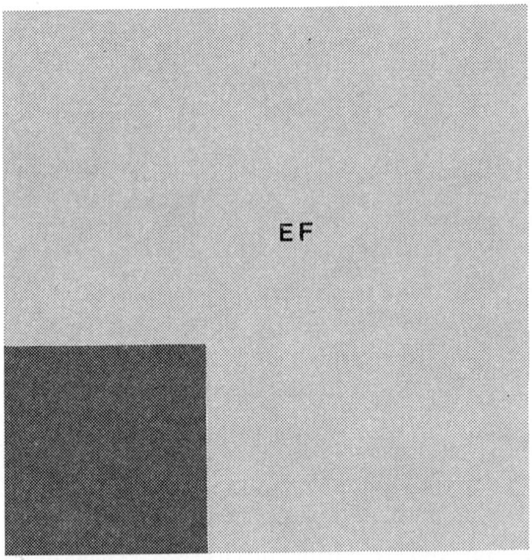

Abb. 17. Vergleich des extracellulären Flüssigkeitsvolumens (helle Flächen) und des täglichen Umsatzes (dunkle Flächen) beim Erwachsenen und Kleinkind. Beispiel der Abbildung:

	Extracelluläre Flüssigkeit (EF)	Täglicher Umsatz
Erwachsener 70 kg	14000 ml	2000 ml = $^1/_7$ der EF
Kleinkind 7 kg	1400 ml	700 ml = $^1/_2$ der EF

Abgeändert nach GAMBLE, 1952. [GAMBLE, J. L.: Chemical Anatomy, Physiology and Pathology of extracellular Fluid. Cambridge (Mass.): Harvard University Press 1952]

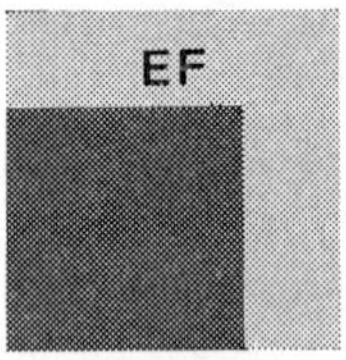

1. Die Unterhaltsbehandlung

Die Unterhaltsbehandlung hat zum Ziel, die täglichen Bedürfnisse des Stoffwechsels zu decken. Da der Stoffwechsel in jedem Alter der Oberfläche parallel geht, ergibt sich eine für alle Altersstufen gültige, einfache Vorschrift, z. B. 1500—1800 ml pro $m^2 + 30$ mval $Na^+ + 20$ mval K^+.

Vielerorts wird diese Form als Grundlage vorgezogen. Die Oberfläche muß nach einem Nomogramm aus Gewicht und Länge bestimmt werden. Die Grundlagen für diese Nomogramme sind dürftig (OLIVER et al.), und außerdem muß für Korrektivbehandlungen das Gewicht allein benützt werden. Es scheint darum logischer, die Behandlung nach dem durch eine einzige, einfache Messung bestimmten Gewicht zu planen und dauernd zu kontrollieren. Der Flüssigkeitsbedarf ist entsprechend dem Stoffwechsel beim Neugeborenen 3 bis 4mal so groß wie beim Erwachsenen. Die Mengen werden zweckmäßig einem Nomogramm entnommen (OLIVER et al.; CARRÉ, 1963, 1958; FEYCHTING). Eine einfach zu memorierende Regel lautet:

2 kg	140 ml/kg/24 Std
3 kg	135 ml/kg/24 Std
4 kg	130 ml/kg/24 Std

usw. bis 10 kg; (100 ml/kg/24 Std) darauf wird für jedes weitere Kilogramm 1 ml abgezogen (DAVENPORT).

In den ersten 10 Tagen muß die Menge mit dem Faktor $\frac{\text{Alter in Tagen}}{10}$ multipliziert werden (Carré, 1963).

Die Zusammensetzung der Lösungen für die Unterhaltsbehandlung muß den verschiedenen Bedürfnissen in den entsprechenden Altersstufen gerecht werden. Als Richtlinie darf man von Natrium und Kalium je 1 mval/kg Körpergewicht pro Tag annehmen (Stalder et al.).

2. Die Ersatzbehandlung

Die Verluste durch andauerndes Erbrechen, Durchfälle, Drainagen oder Fieber müssen fortlaufend gedeckt werden. Die Quantität an Wasser und Elektrolyten wird soweit als möglich durch Messung bestimmt, oder die Elektrolyte werden aus der bekannten Zusammensetzung der Körpersäfte errechnet. Können die laufenden Verluste nur unvollständig gemessen werden, bleibt die Gewichtskurve die wichtigste Bestätigung der Schätzung.

Bei Fieber beträgt pro Grad Temperaturerhöhung der Mehrverlust ca. 10% des Erhaltungsbedarfs an Flüssigkeit.

Die Forderung, die laufenden Verluste quantitativ zu ersetzen, hilft, grobe Irrtümer zu vermeiden, darf aber nicht darüber hinwegtäuschen, daß damit oft nur die äußere Erscheinungsform einer zugrunde liegenden Stoffwechselstörung behandelt wird.

In schwierigen Fällen muß die Therapie unter genauer Führung von Bilanzen und häufigen Laborbestimmungen und dem Rat eines erfahrenen Pädiaters durchgeführt werden.

3. Die Korrekturbehandlung

Der Anaesthesist ist vor einer Operation in erster Linie an einer möglichst physiologischen Korrekturbehandlung interessiert. Die Situationen, wo die chirurgische Indikation wirklich dringend ist, sind selten und die Erkenntnis, daß der Behebung von Störungen des Flüssigkeits- und Elektrolythaushaltes das Primat vor dem Messer zukommt, hat die Erfolgsaussichten in der pädiatrischen Chirurgie zweifellos verbessert.

Aufschlüsse über die Art der Störung kann in erster Linie die Anamnese liefern. Die Hauptpunkte beziehen sich dabei auf die Art der Entstehung (Erbrechen, Durchfälle, Fieber, Drainagen), die Dauer der Krankheit und die bisherige Behandlung (Eß- und Trinkmenge, Infusionen, Zusammensetzung).

Das klinische Bild kann Anhaltspunkte über die Schwere der Störung geben. Es ist üblich, drei Schweregrade der Dehydration zu unterscheiden:

Leichte Dehydration: Irritabilität, Durst, trokkene Zunge und Mund, leicht eingesunkene Augen, warme Haut.

Mittelschwere Dehydration: Unruhe, Angst, sehr trockene Zunge und Mund, schwerer Durst, Augen und Fontanellen eingesunken, Oligurie, Fieber, Pulsbeschleunigung, verminderter Hautturgor.

Schwere Dehydration: Apathie, langsame Reaktion, allgemeine Hypotonie, Mund sehr trocken, Augen tief, Fontanellen eingesunken, rascher Puls, Cyanose der Extremitäten, Haut blaß und kalt mit deutlich vermindertem Turgor (Carré, 1963).

Therapie. Anhaltspunkte über die benötigten Flüssigkeitsmengen ergeben sich aus der folgenden Zusammenstellung:

	Wasserdefizit (% Körpergewicht)	Therapeutische Flüssigkeitsmenge (ml/kg Körpergewicht)
Leichte Dehydration	—5	40—50
Mittelschwere Dehydration	—10	80—100
Schwere Dehydration	—15	100—120 (—150)

Die therapeutischen Flüssigkeitsmengen, die sich aus dieser Zusammenstellung ergeben, beziehen sich auf Säuglinge. Für größere Kinder müssen diese Mengen um ein Drittel vermindert werden.

Die entsprechenden Elektrolytverluste belaufen sich auf 5—10 mval/kg Körpergewicht, je nach Schwere der Exsiccose.

Der erste Schritt der Therapie hat eine Verbesserung des Kreislaufs und der Nierenfunktion zum Ziel. Die Wiederherstellung dieser Funktionen hängt von einer raschen Vergrößerung des extracellulären Flüssigkeitsvolumens ab (Cooke).

Ohne Kenntnis der Laborwerte kann die Therapie begonnen werden mit einer Infusion von Glucose und isotoner Kochsalz-Lösung zu gleichen Teilen. Bei schwereren Fällen wird die Hälfte der Kochsalzlösung durch isotone Bicarbonatlösung ersetzt (Stalder et al.). Andere Autoren ziehen für den gleichen Zweck Ringer's Lactatlösung anstelle der Kochsalzlösung vor (Cooke).

Sobald als möglich wird diese Therapie aufgrund der Laborwerte durch eine gerichtete Therapie ersetzt.

Chronisches Erbrechen von Magensaft wie z. B. bei der häufigen Pylorusstenose führt zu hypochlorämischer Alkalose durch vorwiegenden Verlust an Chlorid. Die Therapie muß demgemäß in der Zufuhr von Natriumchlorid und Kaliumchlorid bestehen. Durchfälle erzeugen meist eine isotonische Dehydration, während bei Ileus meist eine hypotone Dehydration besteht. Fieber, fehlerhafte Therapie und in einzelnen Fällen Durchfälle, können zur selteneren hypertonen Dehydration führen, die durch erhaltenen Turgor über die Schwere des Bildes hinwegtäuschen kann.

Literatur

Adams, A. K., Hall, L. W.: An eperimental study of the action of suxamethonium on the circulatory system. Brit. J. Anaesth. **34**, 445 (1962).

Adamsons, K., Towell, M. E.: Thermal homeostasis in the foetus and newborn. Anesthesiology **26**, 531 (1965).

Adriani, J.: Laryngospasm in children: causes and treatment. Kap. 24. In: Appraisal of current concepts of anesthesiology, vol. 1. St. Louis: Mosby Co. 1961.

— The ayre T piece. Kap. 34. In: Appraisal of current concepts in Anesthesiology, vol. 2. St. Louis: Mosby Co. 1964.

— Griggs, T.: Rebreathing in pediatric anesthesia; recommendations and descriptions of improvements in apparatus. Anesthesiology **14**, 337 (1953).

Albert, S. N.: Blood volume. Springfield (Ill.): Charles Thomas 1963.

Allen, T. H., Steven, J. M.: Prolonged endotracheal intubation in infants and children. Brit. J. Anaesth. **37**, 566 (1965).

Alsop, A. F.: Non-kinking endotracheal tubes. Anaesthesia **10**, 401 (1955).

Anderson, S. M.: Premedication of children for surgery. Brit. J. Anaesth. **32**, 125 (1960).

— Principles and practice of paediatric anaesthesia, Kap. 23. In: Evans, F. T., and Gray, T. C., General anaesthesia. London: Butterworts 1965.

Ayre, Ph.: Anaesthesia for intracranial operations. Lancet **1937I**, 561.

— Endotracheal anesthesia for babies: with special reference to harelip and cleft palate operations. Anesth. Analg. Curr. Res. **16**, 330 (1937).

— The T-piece technique. Brit. J. Anesth. **28**, 520 (1956).

Bennett, E. J., Tsuchiya, T., Stephen, R. C.: Stridor and upper airway obstruction in infant. Anesth. Analg. Curr. Res. **48**, 75 (1969).

Benson, F., Saarne, A.: Rectal pentothal in paediatric anaesthesia. Acta anaesth. scand. **4**, 51 (1960).

Bigler, J. A., McQuiston, W. O.: Body temperature during anesthesia in infants and children. J. Amer. med. Ass. **146**, 551 (1951).

Birch, A. A., Mitchell, G. D., Playford, G. A., Lang, C. A.: Serum potassium response to Succinylcholine after trauma. J. Amer. med. Ass. **210**, 490 (1969).

Bloomquist, E. R.: Paediatric circle absorber. Anesthesiology **18**, 787 (1957).

Boutourline-Young, H. J., Smith, C. A.: Respiration of full term and of premature infants. Amer. J. Dis. Child **80**, 753 (1950).

Bower, B. D., Jones, L. F., Weeks, M. M.: Cold injury in infants. Brit. med. J. **1960I**, 303.

Bracken, A., Sanderson, D. M.: Carbon dioxide concentrations found in various anaesthetic circuits. Brit. J. Anaesth. **28**, 196 (1956).

Brooks, W., Stuart, P., Gabel, P. V.: The T-piece technique in anesthesia. Anest. Analg. Curr. Res. **37**, 191 (1958).

Brown, E. S., Hustead, R. F.: Rebreathing in pediatric anaesthesia systems. Anesthesiology **28**, 241 (1967).

Buchmann, G.: Plasma levels of thiopentone in children after rectal and intravenous administration. Acta anaesth. scand., Suppl. 24, Proc. II, 1966.

Budd, D. C., Dornette, W. H. L., Wright, J. T.: Methohexital for rectal basal narcosis. Anesth. Analg. Curr. Res. **44**, 222 (1965).

Bullough, J.: Intermittent suxamethonium injections. Brit. med. J. **1959I**, 786.

Burri, C.: Der zentrale Venendruck. St. Gallen: Hausmann 1969.

Bush, G. H.: The use of muscle relaxants in burnt children. Anaesthesia **19**, 231 (1964).

— Anaesthetic implications of stridor in children. Proc. roy. Soc. Med. **58**, 270 (1965).

— The clinical comparison between tubocurarine and diallyl-nortoxiferine in children. Brit. J. Anaesth. **37**, 540 (1965).

— Curare and alloferin in pediatrics. Bull. schweiz. Akad. med. Wiss. **23**, 80 (1967).

— Stead, A. L.: The use of d-tubocurarine in neonatal anaesthesia. Brit. J. Anaesth. **34**, 721 (1962).

Cailar, J. du, Attisso, M., Rioux, J., Herail, J., Malaterre, J.: Essais cliniques en anesthesiologie d'un nouveau neuroplegique dérivé de la série du thioxanthène. Agressologie **1**, 255 (1960).

Carre, I. J.: A guide to intravenous fluid and electrolyte therapy in children. Practitioner **181**, 184 (1958).

— Parenteral fluids in paediatric surgery. Brit. J. Anaesth. **35**, 488 (1963).

Cassels, W. H., Becker, T. J., Seevers, M. H.: Convulsions during anesthesia. Anesthesiology **1**, 56 (1940).

Churchill-Davidson, H. C., Wise, R. P.: Neuromuscular transmission in the newborn infant. Anesthesiology **24**, 271 (1963).

— The response of the newborn infant to muscle relaxants. Canad. Anaesth. Soc. J. **11**, 1 (1964).

Clementsen, H. J., Wolff, G., Hügin, W.: Die Funktionsveränderungen des E.M.O. Inhalers durch Kombination mit dem Ambu-Beatmungsbeutel und Ruben-Ventil. Anaesthesist **13**, 15 (1964).

Cole, F.: A new endotracheal tube for infants. Anesthesiology **6**, 87 (1945).

— An endotracheal tube for babies. Anesthesiology **6**, 627 (1945).

— Correspondence. Anesthesiology **14**, 506 (1953).

Collins, V. J., Bronner, B., Rovenstine, E. A.: The Ayre T-tube technic. Anesth. Analg. Curr. Res. **40**, 392 (1961).

Comroe, J. H.: The lung. Chicago: Year Book Medical Publishers Inc. 1962.

Conway, C. M.: The cardiovascular action of suxamethonium in the cat. Brit. J. Anaesth. **33**, 560 (1961).

COOK, C. D., CHERRY, R. B., O'BRIEN, D., KARLBERG, P., SMITH, C. A.: Studies of respiratory physiology in the newborn infant. J. clin. Invest. **34**, 975 (1955).

— SUTHERLAND, J. M., SEGAL, S., CHERRY, R. B., MEAD, J., MCILROY, M. B., SMITH, C. A.: Studies of respiratory physiology in the newborn infant. III. Measurements of mechanics of respiration. J. clin. Invest. **86**, 440 (1957).

COOKE, R. E.: Parenteral fluid therapy. In: NELSON, W. E., Textbook of pediatrics 7. Aufl. Philadelphia: Saunders Co. 1959.

CRAYTHORNE, N. W. B., TURNDORF, H., DRIPPS, R. D.: Changes in pulse rate and rhythm associated with the use of succinylcholine in anaesthetized children. Anaesthesiology **21**, 465 (1960).

CROSS, K. W.: The respiratory rate and ventilation of the newborn baby. J. Physiol. (Lond.) **109**, 459 (1949).

— TIZARD, J. P. M., TRYTHALL, D. A. H.: The gaseous metabolism of the newborn infant. Acta paediat. (Uppsala) **46**, 265 (1957).

DAVENPORT, H. T.: Paediatric anaesthesia. London: Heinemann 1967.

— BARR, M. N.: Blood loss during pediatric operations. Canad. med. Ass. J. **89**, 1309 (1963).

— PEREZ, E.: Infant anesthesia set. Anesthesiology **21**, 776 (1960).

DAWES, G. S.: Oxygen consumption and temperature regulation in the newborn, Kap. 15. In: Foetal and neonatal physiology. Chicago: Year Book Medical Publishers Inc. 1968.

DAWKINS, C. M. J.: Convulsions occuring under vinesthene anaesthesia. Brit. med. J. **1940I**, 163.

DEMING, J., HANNER, J. P.: Respiration in infancy. Amer. J. Dis. Child. **51**, 823 (1936).

DEMING, M. VAN: Agents and techniques for induction of anesthesia in infants and children. Anesth. Analg. Curr. Res. **31**, 113 (1952).

— OECH, S. R.: Steroid and antihistamine therapy for post intubation subglottic oedema in infant and children. Anesthesiology **22**, 933 (1961).

DENTAN, M., VOURC'H, G.: Cardiac rhythm disturbance following intravenous injection of succinylcholine. Anesth. Analg. Réanim. **24**, 529 (1967).

DUBOIS, E. F.: Basal metabolism in health and disease. Philadelphia: Lea & Febiger 1927.

DUBOIS, D., DUBOIS, E. F.: Clinical calorimetrie: Formula to estimate approximate surface area if weight and height be known. Arch. intern. Med. **17**, 863 (1916).

ECKENHOFF, J. E.: Some anatomic considerations of the infant larynx influencing endotracheal anaesthesia. Anesthesiology **12**, 401 (1951).

— Relationship of anesthesia to postoperative personality changes in children. Amer. J. Dis. Child. **86**, 587 (1953).

EGER, E. I.: Atropine scopolamine an related compounds. Anesthesiology **23**, 365 (1962).

FAULCONER, A., LATERELL, K. E.: Tensions of oxygen and ether vapor during use of the semi-open, air-ether method of anesthesia. Anesthesiology **10**, 247 (1949).

FEYCHTING, H.: Fluid and electrolytebalance and nutrition in infant and children. Acta anaesth. scand., Suppl. **8**, 33 (1961).

FINER, B. L., NYLEN, B. O.: Cardiac arrest in the treatment of burns and report on hypnosis as a substitute for anesthesia. Plast. reconst. Surg. **27**, 49 (1961).

FINK, B. R.: A non-rebreathing valve of new design. Anesthesiology **15**, 471 (1954).

FRANCE, G. G.: Cyclopropan anesthesia: A technique suitable for infants. Brit. J. Anesth. **29**, 76 (1957).

— Hypothermia in newborn: body temperatures following anaesthesia. Brit. J. Anesth. **29**, 390 (1957).

FRUMIN, H. J., LEE, A. S. J., PAPPER, E. M.: New valve for non-rebreathing systems. Anesthesiology **20**, 383 (1959).

GAMBLE, J. L.: Extracellular fluid. Cambridge (Mass.): Harvard University Press 1952.

GAYER, W.: Beitrag zur Prämedikation bei Kindern. Praxis **51**, 642 (1962).

— MORGER, R., DANGEL, P.: Die Prämedikation bei Kindern mit Chlorprothixen. Berichte, Erster Europ. Kongr. f. Anaesthesie, Vortrag 137/1, Wien, 1962.

GEDDES, I., GRAY, T. C.: Hyperventilation for the maintenance of anaesthesia. Lancet **1959II**, 4.

GLAUSER, E. M., COOK, C. D., BOUGAS, T. P.: Pressure-flow characteristics and dead spaces of endotracheal tubes used in infants. Anesthesiology **22**, 339 (1961).

GRAF, K., STRÖM, G., WÅHLIN, Å.: Circulatory effect of succinylcholine in man. Acta anaesthesiol. scand., Suppl. **14** (1963).

GRAFF, T. D., HOLZMANN, R. S., BENSON, D. W.: Acid-base balance in infants during halothane anesthesia with use of adult circle absorption. Anesthesiology **27**, 229 (1966).

GRAHAM, G. R.: Circulatory and respiratory physiology of infancy and childhood. Brit. J. Anaesth. **32**, 97 (1960).

— Blood volume in children. Ann. Roy. Coll. Surg. Engl. **33**, 149 (1963).

GRASER, F.: Der Kreislauf vom Säuglings- bis Pubertätsalter. In: Die physiologische Entwicklung des Kindes, Hrsg. LINNEWEH, F. Berlin-Göttingen-Heidelberg: Springer 1959.

GRAVENSTEIN, J. S.: Über einen schonenden Narkosebeginn bei Kindern. Anaesthesist **1**, 107 (1952/53).

GRAY, T. C., REES, G. J.: The role of apnoea in anaesthesia for major surgery. Brit. Med. J. **2**, 893 (1952).

GRIMMEISEN, H.: Erfahrungen mit einem neuartigen Neuroleptieum in Anaesthesie und klinischer Praxis. Münch. med. Wschr. **103**, 1923 (1961).

GRONERT, G. A., DOTIN, L. N., RITCHEY, CH. R., MASON, A. D.: II. Succinyl choline induced hyperkalemia in burned patients. Anesth. Analg. Curr. Res. **48**, 958 (1969).

GUEDELL, A. E.: Inhalation anaesthesia. New York: The Macmillan Co. 1943.

HALL, J. E.: The physiology of respiration in infants and young children. Proc. roy. Soc. Med. **48**, 761 (1955).

HARRIS, J. S.: Special pediatric problems in fluid and electrolyte therapy in surgery. Ann. N.Y. Acad. Sci. **66**, 966 (1957).

HARRISON, G. A.: Ayre's T-piece A review of its modifications. Brit. J. Anaesth. **36**, 115 (1964).

— The effect of the respiratory flow pattern on rebreathing in a T-piece-system. Brit. J. Anaesth. **36**, 206 (1964).

HARRISON, G. G., BULL, A. B., SCHMIDT, H. J.: Temperature changes in children during general anaesthesia. Brit. J. Anaesth. **32**, 60 (1960).

HART, M. C., ORZALESI, M. M., COOK, C. D.: Relation between anatomic respiratory dead space and body size and lung volume. J. appl. Physiol. **18**, 519 (1963).

HEIMENDINGER, J.: Die Ergebnisse von Körpermessungen an 5000 Baslerkindern von 0—18 Jahren. Schweiz. med. Wschr. **88**, I. 785, II. 807 (1958).

HEIMENDINGER, J.: Neue Standardmasse für Kinder. Helv. paediat. Acta **13**, 471 (1958).
— Gemischt longitudinale Messungen von Körperlänge, Gewicht, oberem Segment, Thoraxumfang und Kopfumfang bei 1—24 Monate alten Säuglingen. Helv. paediat. Acta **19**, 406 (1964).
HENNEBERG, U.: Kontrolle der Ventilation in der Neugeborenen- und Säuglingsanaesthesie. Anaesthesiologie u. Wiederbelebung **29** (1968).
HENNES, H. H., WALDECK, F.: Über die Durchgängigkeit von Endotrachealtuben für Kleinkinder. Anaesthesist **12**, 66 (1963).
HERCUS, V.: Temperature changes during thoracotomy in children, infants and the newborn. Brit. J. Anaesth. **32**, 476 (1960).
HOLINGER, P. H., JOHNSTON, K. C.: Factors responsible for laryngeal obstruction in infants. J. Amer. med. Ass. **143**, 1229 (1950).
HÜGIN, W.: Dosierungsrelationen von Relaxantien und Narcotica. Bull. schweiz. Akad. med. Wiss. **23**, 25 (1967).
— Die Grundlagen der Intubationsnarkose. Basel: Schwabe 1951.
HÜRLIMANN, F.: Postoperative Schmerzbekämpfung mit Taractan, einem neuen Thiaxanthen-Derivat. Praxis **50**, 223 (1961).
INKSTER, J. S.: The T-piece technique in anaesthesia. Brit. J. Anaesth. **28**, 512 (1956).
JACKSON, K.: Psychological preparation as a method of reducing emotional trauma of anesthesia in children. Anesthesiology **12**, 293 (1951).
KAIN, M. L., NUNN, J. F.: Fresh gas flow and rebreathing in the Magill anaesthetic circuit with spontaneous respiration. Proc. roy. Soc. Med. **49**, 220 (1967).
KATZ, R. L., KATZ, G. J.: Complications associated with the use of muscle relaxants. In: Clinical Anesthesia, 2 (1966), FOLDES, F. F. (ed.), Muscle Relaxants. Philadelphia: F. A. Davis Co. 1966.
KEATING, V.: A simple puls indicator. Brit. med. J. **1952I**, 1188.
KUHN, F.: Vorführung eines Kindernarkosegerätes und eines Endotrachealkatheters. Anaesthesist **13**, 104 (1964).
LEE, V. A., JLIFF, A.: The energy of infants and young children during postprandial sleep. Pediatrics **18**, 739 (1956).
LEIGH, D. M.: Persönliche Mitteilung 1968.
— JENKINS, L. C., BELTON, M. K., LEWIS, G. B.: Continuous alveolar carbondioxide analysis as a monitor of pulmonary blood flow. Anesthesiology **18**, 878 (1957).
LEIGH, M. D., BELTON, M. K.: Pediatric anesthesiology. New York: The Macmillan Co. 1960.
— MCCOY, D. D., BELTON, M. K., LEWIS, G. B.: Bradycardia following intravenous administration of succinylcholine chloride to infants and children. Anesthesiology **18**, 689 (1957).
LE VEEN, H. H., RUBRICIUS, J. L.: Continuous automatic electronic determinations of operative blood loss. Surg. Gynec. Obstet. **106**, 368 (1958).
LEVINE, J.: Endotracheal tube in children. Anaesthesia **13**, 40 (1958).
LEVY, D.: Psychic trauma of operations in children. Amer. J. Dis. Child. **69**, 7 (1945).
LEWIS, G. B., LEIGH, M. D.: Lewis-Leigh non rebreathing valve. Anesthesiology **17**, 618 (1956).
LEWIS, R. C., DUVAL, A. M., JLIFF, A.: Standard for the basal metabolism of children from 2 to 15 years of age inclusive. J. Pediat. **23**, 1 (1943).
LIM, H. S., DAVENPORT, H. T., ROBSON, J. G.: The response of infants and children to muscle relaxants. Anesthesiology **25**, 161 (1964).
LOEHNING, R. W., DAVIS, G., SAFAR, P.: Rebreathing with nonrebreathing valve. Anesthesiology **25**, 854 (1964).
LONG, G., BACHMANN, L.: Neuromuscular blockade by d-tubocurarine in children. Anesthesiology **28**, 723 (1967).
MAPLESON, W. W.: The elimination rebreathing in various semiclosed anaesthetic systems. Brit. J. Anaesth. **26**, 323 (1954).
— Theoretical considerations of the effect of rebreathing in in two semiclosed anaesthetic systems. Brit. med. Bull. **4**, 64 (1958).
MARKHAM, W. G., BLACKWOOD, M. J. A., CONN, A. W.: Prolonged nasotracheal intubation in infants and children. Canad. Anaesth. Soc. J. **14**, 11 (1967).
MARRIOTT, H. L.: Water and salt depletion. Springfield (Ill.): Charles Thomas 1950.
MAYRHOFER, O.: Die Anaesthesie beim Neugeborenen und Säugling. Anaesth. Praxis **3**, 101 (1968).
MAZZE, R. I., ESCUE, H. M., HOUSTON, J. B.: Hyperkalemia and cardiovascular collapse following administration of succinylcholine to the traumatized patient. Anesthesiology **31**, 540 (1969).
MCCANCE, R. A.: Renal physiology in infancy. Amer. J. Med. **9**, 229 (1950).
— The maintenance of stability in the newly born. II. Thermal balance. Arch. Dis. Child **34**, 459 (1959).
MCDONALD, I. H., STOCKS, J. G.: Prolonged nasotracheal intubation: a review of its development in a pediatric hospital. Brit. J. Anaesth. **37**, 161 (1965).
MCINTYRE, J. W. R.: Endotracheal tube for children. Anaesthesia **12**, 94 (1957).
MCQUISTON, W. O.: Anesthesia for pediatric surgery. The surgical clinics of North America, vol. 36, Nr 6, 1441. Philadelphia: Saunders Co 1956.
MOSS, A. J., ADAMS, F. H.: Flush blood pressure and intra-arterial pressure. Amer. J. Dis. Child. **107**, 489 (1964).
NEFF, W. B., BURKE, S. F., THOMPSON, R.: A venturi circulator for anesthetic systems. Anesthesiology **29**, 838 (1968).
NIEDERER, W.: Abnorme Kaliumfreisetzung als Ursache von Kreislaufstillstand. (In Vorbereitung.)
NIGHTINGALE, D. A., GLASS, A. G., BACHMANN, L.: Neuromuscular blockade by succinylcholine in children. Anesthesiology **27**, 736 (1966).
— RICHARDS, CH. C., GLASS, A.: An evaluation of rebreathing in a modified T-piece system during controlled ventilation of anaesthetized children. Brit. J. Anaesth. **37**, 762 (1965).
NORMAN, J., ADAMS, A. P., FREEDMAN, S., SYKES, M. K.: Rebreathing with the magill circuit. Brit. J. Anaesth. **39**, 517 (1967).
— — SYKES, M. K.: Rebreathing with the magill attachement. Anaesthesia **23**, 75 (1968).
OLIVER, W. J., GRAHAM, B. D., WILSON, J. L.: Lack of scientific validity of body surface as basis for parenteral fluid dosage. J. Amer. med. Ass. **167**, 1211 (1958).
O'MULLANE, E. J.: Vomiting and regurgitation during anaesthesia. Lancet **1954I**, 1209.

ONCHI, J., HAYASHI, T., UEYMA, H.: Studies on the Ayre's T-piece technique. Far East J. Anesth. **1**, 30 (1957).
ORALLO, M. O., EATHER, K. F.: Sodium methohexital as a rectal agent in pediatric anesthesia. Anesth. Analg. Curr. Res. **44**, 97 (1965).
PAYMASTER, M. J., WOLLMANN, H., BACHMANN, L.: A method of induction of anesthesia in children. Anesthesiology **25**, 107 (1964).
— — — Cyclopropan induction to endotracheal ether anaesthesia in infants and children. Brit. J. Anaesth. **37**, 29 (1965).
PELLMONT, B., STEINER, F. A., BESENDORF, H., BÄCHTOLD, H. P., LÄUPPI, E.: Einführung in die Pharmakologie von Taractan einem Neurolepticum mit besonderem Wirkungscharakter. Schweiz. med. Wschr. **90**, 598 (1960).
PENDER, J. W.: Endotracheal anesth. in children: advantages and disadvantages. Anesthesiology **15**, 495 (1954).
PLOSS, R. E.: A simple constant monitor system. Anesthesiology **16**, 466 (1955).
PODLESCH, I., DUDZIAK, R., ZINGANELL, K.: Inspiratory and exspiratory CO_2-concentrations during halothane anesthesia in infants. Anesthesiology **27**, 823 (1966).
PÖLDINGER, W.: Kompendium der Psychopharmakotherapie. Basel: Hoffmann-La Roche 1967.
RACKOW, H., SALANITRE, E.: Modern concepts in pediatric anaesthesiology. Anesthesiology **30**, 208 (1969).
— — A new pediatric circle valve. Anesthesiology **29**, 833 (1968).
RAY, B. S., MARSHALL, V. F.: Convulsions during general anesthesia. Ann. Surg. **118**, 130 (1943).
REES, G. J.: Anaesthesia in the newborn. Brit. med. J. **1950 II**, 1419.
— Paediatric anaesthesia. Brit. J. Anesth. **32**, 132 (1960).
— Aspects of anaesthesia in infants and neonates. In: EVANS, F. T., and GRAY, T. C., General Anaesthesia. 2nd ed. London: Butterworths 1965.
— OWEN-THOMAS, J. B.: A technique of pulmonary ventilation with a nasotracheal tube. Brit. J. Anaesth. **38**, 901 (1966).
REINAND, T.: Psychiatric complications in paediatric Anaesthesiology. Acta anaesth. scand., Suppl. **8** (1960); The child and Anaesthesia.
RENDELL-BAKER, L., SOUCEK, D. H.: New paediatric facemasks and anaesthetic equipment. Brit. med. J. **1962 I**, 1690.
REVELL, D. G.: Circulator to eliminate mechanical dead space in circle absorption systems. Canad. Anaesth. Soc. J. **6**, 98 (1959).
— Improved circulator for closed circle anaesthesia. Canad. Anaesth. Soc. J. **6**, 104 (1959).
RICKHAM, P. D.: An investigation of blood loss during operations on the newborn infant. Arch. Dis. Childh. **29**, 304 (1954).
ROBERTSHAW, F. L.: A new laryngoskope for infants and children. Lancet **1962 II**, 1034.
ROE, C. F., GARDINER, A. J. S., DUDLEY, H. A. F.: A simple instrument for rapid continuous determination of operative blood loss. Lancet **1962 I**, 672.
ROFFEY, P. J., REVELL, D. G., MORRIS, L. E.: An assessment of the revell circulator. Anesthesiology **22**, 583 (1961).
RUBEN, H.: A new nonrebreathing valve. Anesthesiology **16**, 643 (1955).
RUSSEL, S. J. M.: Blood volume studies in healthy children. Arch. Dis. Childh. **24**, 88 (1949).
SALANITRE, E., RACKOW, H.: Respiratory complications anociated with the use of muscle relaxants in young infants. Anesthesiology **22**, 194 (1961).
SCHOENSTADT, D. A., WHITCHER, C. E.: Observations on the mechanism of succinylcholine — induced cardiac arrhythmias. Anesthesiology **24**, 358 (1963).
SEVER, J. A.: Johnny goes to the hospital. Cambridge (Mass.): The Riverside Press 1953.
SEVERINGHAUS, J. W., STUPFEL, M.: Respiratory dead space increase following atropine in man and atropine, vagal or ganglionic blockade and hypothermia in dogs. J. appl. Physiol. **8**, 81 (1955).
SEWARD, E. H.: Laryngoscope for resuscitation of the newborn. Lancet **1957 II**, 1041.
SHANE, S. M.: Anesthesia for Frankie. Philadelphia: F. A. Davis Co. 1955.
SILVERMANN, W. A., SINCLAIR, J. C.: Temperature regulation in the newborn infant. New Engl. J. Med. **274**, 92 (1966); **274**, 146 (1966).
SISSON, T. R. C., WHALEN, L. E.: The blood volume of infants. J. Pediat. **56**, 42 (1960).
SKEIE, H. G., DEVONE, A., KOPERSKI, E.: Dede has her tonsils out. New York: Pageant Press Inc. 1956.
SLATER, H. M., SHERIDAN, C. A., FERGUSON, R. H.: Endotracheal tube sizes for infants and children. Anesthesiology **16**, 950 (1955).
SMITH, C. A.: The physiology of the newborn infant. 3. Aufl. Springfield (Ill.): Ch. Thomas 1959.
SMITH, R. M.: The prevention of tracheitis in children following anesthesia. Anesth. Analg. Curr. Res. **32**, 180 (1953).
— Indications for endotracheal anesthesia in pediatric anesthesia. Anesth. Analg. Curr. Res. **33**, 107 (1954).
— Children, hospitals and parents. Anesthesiology **25**, 461 (1964).
— Chapter 2: Pediatric patients. In: Clinical Anesthesia 2 (1966), Muscle Relxants, FOLDES, F. F. (ed.). Philadelphia: F. A. Davis Co. 1966; Oxford: Blackwell 1966.
— Anesthesia for infants and children. 3. Aufl. Saint Louis: C. V. Mosby Co. 1968.
SNIVELY, W. D., SWEENEY, M. J.: Elektrolyt- und Wasserhaushalt. Berlin: Urban & Schwarzenberg 1958.
SNYDER, H. C.: Practical scheme for fluid and electrolyte therapie in children. J. Amer. med. Ass. **158**, 1004 (1955).
STALDER, G., EGLI, F., WEISSER, K.: Flüssigkeitstherapie im Kindesalter. In: Infusion. Neuhausen, 1968.
STEAD, A. L.: Response of newborn infants to muscle relaxants. Brit. J. Anaesth. **27**, 124 (1955).
STEPHEN, C. R.: Operating room fatalities in pediatric surgery. Anesth. Analg. Curr. Res. **31**, 36 (1952).
— Elements of pediatric anaesthesia. Springfield: Charles Thomas 1954.
— Postoperative temperature changes. Anesthesiology **22**, 795 (1961).
— Muscle relaxant — drugs — why? Proc. roy. Soc. Med. **58**, 636 (1965).
— DENT, S. J., HALL, K. D., KNOX, P. R., NORTH, W. C.: Body temperature regulation during anesthesia in infants and children. J. Amer. med. Ass. **174**, 1579 (1960).
— SLATER, H. M.: A non-resisting, non-rebreathing valve. Anaesthesiology **9**, 550 (1948).
— — JOHNSON, A. L., SEKELJ, P.: The oximeter — a technical aid for the anaesthesiologyst. Anesthesiology **12**, 541 (1951).

STUART, H. C., STEVENSON, S. S.: Physical growth and development. In: NELSON, W. E., Textbook of pediatrics, 7. Aufl. Philadelphia: Saunders 1959.
SYKES, M. K.: Rebreathing during controlled respiration with the magill attachment. Brit. J. Anaesth. **31**, 247 (1959).
— Rebreathing circuits. Brit. J. Anaesth. **40**, 666 (1968).
TALBOT, N. B., SOBEL, E. H., MCARTHUR, J. N., CRAWFORD, J. D.: Functional endocrinology from birth through adolescence. Cambridge (Mass.): Harvard University Press 1952.
TAYLOR, G. J.: Open incubator for neonatal surgery. Anaesthesia **16**, 367 (1961).
TELFORD, J., KEATS, A. S.: Succinylcholine in cardiovascular surgery of infants and children. Anesthesiology **18**, 841 (1957).
THORNTON, J. A., SAYNOR, R., SCHROEDER, H. G., TAYLOR, D. G., VEREL, D.: Estimation of blood loss with particular reference to cardiac surgery. Brit. J. Anesth. **35**, 91 (1963).
TOBEY, R. E.: Paraplegia, succinylcholine and cardiac arrest. Anesthesiology **32**, 359 (1970).
TOLMIE, J. D., JOYCE, T. H., MITCHELL, G. D.: Succinylcholine danger in the burned patient. Anesthesiology **28**, 467 (1967).
TRUNINGER, B.: Wasser- und Elektrolytfibel, 2. Aufl. Stuttgart: Thieme 1969.
USHER, R., LIND, J.: Bloodvolume of the newborn premature infant. Acta paediat. (Uppsala) **54**, 419 (1965).
VER STEEG, J., STEVENS, W. C.: A comparison of respiratory effort of infants anesthetized with adult and pediatric systems. Anesthesiology **27**, 229 (1967).
WAWERSIK, J.: Ventilation und Atemmechanik bei Säuglingen und Kleinkindern unter Narkosebedingungen. Berlin-Heidelberg-New York: Springer 1967.
WEINSTEIN, M. L.: Rectal pentothal sodium. Anesth. Analg. Curr. Res. **18**, 221 (1939).
— Rectal sodium pentothal in 2500 anesthesias. Anesth. Analg. Curr. Res. **27**, 343 (1948).
WILLIAMS, C. H., DEUTSCH, S., LINDE, H. W., BULLOUGH, J. W., DRIPPS, R. D.: Effects of intravenously administered succinylcholine on cardiac rate, rhythm and arterial blood pressure in anesthetized man. Anesthesiology **22**, 947 (1961).
WILLIAMS, G. S., EASTWOOD, D. W.: Bloodpressure determination in the newborn with a photosphygmometer. Anesthesiology **22**, 237 (1961).
WILTON, T. N. P., WILSON, F.: Neonatal anaesthesia. Oxford: Blackwell 1965.
WISLICKI, L.: Collective Fear of anesthesia in institutional children. Anesth. Analg. Curr. Res. **43**, 232 (1964).
WOOLMER, R., LIND, B.: Rebreathing with a semiclosed system. Brit. J. Anaesth. **26**, 316 (1954).
YOUNG, M., COTTON, D.: An investigation of baroreceptor responses in the newborn infant. In: CASSELLS, D. E. (ed.), The heart and circulation in the newborn and infant. New York: Grune & Stratton 1966.
ZINDLER, M., DEMING, M. VAN, N.: The anesthetic management of infants for the surgical repair of congenital atresia of the oesophagus with tracheobronchial fistula. Curr. Res. Anesth. **32**, 180 (1953).

14. Die Anaesthesie im Greisenalter

O. MAYRHOFER und F. CHOTT

Die Lebensstatistiken der letzten Jahrzehnte zeigen in sämtlichen Kulturländern eine ständige Zunahme der oberen Altersgruppen, und wir können annehmen, daß diese Verschiebung in der Altersverteilung der Bevölkerung noch nicht abgeschlossen ist. Die erhöhte Lebenserwartung hat, sozusagen als Gegenstück zur Pädiatrie, zur Entwicklung eines neuen Sonderfaches der Medizin, der sog. Geriatrie geführt. Da die Besonderheiten und die speziellen Probleme, die das hohe Alter bieten, auch bei Anaesthesien in Betracht zu ziehen sind, erscheint es gerechtfertigt, sie in einem besonderen Kapitel zu behandeln.

Während bis in das 4. Jahrzehnt dieses Jahrhunderts das 50. Lebensjahr zumeist als die oberste Grenze für elektive Operationen angesehen wurde (CLAIRMONT u. BRUNNER), ist heutzutage ein erheblicher Prozentsatz von Patienten in unseren Operationssälen 70 Jahre und darüber. Ursache dafür ist nicht nur die höhere Lebenserwartung, sondern die Tatsache, daß das Operationsrisiko durch Fortschritte auf vielen Teilgebieten der Medizin wesentlich herabgesetzt werden konnte (GEORG u. EHLERS; MAYRHOFER, 1960).

Es besteht kein Zweifel, daß die Probleme der Anaesthesie beim alten Menschen sich von denen beim Menschen im mittleren Lebensalter in manchen Dingen unterscheiden. Dabei sind es nicht so sehr Verschiedenheiten der Technik, als vielmehr Fragen der Dosierung, der Abstimmung der einzelnen Medikamente aufeinander, an die gedacht werden muß (LAWIN). Die persönliche Erfahrung des Anaesthesisten spielt dabei eine große Rolle. Die Narkose im Greisenalter ist eine verantwortungsvolle Aufgabe, die dem jeweils ältesten und erfahrensten Anaesthesisten des Hauses zufallen sollte.

Die Frage, ab wann ein Patient vom Standpunkt des Anaesthesisten als alt zu gelten hat, ist nicht leicht zu beantworten. Altern ist bei natürlicher Entwicklung ein physiologischer Vorgang, der sehr lange mit hoher Leistungsfähigkeit vereinbar sein kann. Die irreversiblen Veränderungen der lebenden Substanzen, die das Altern setzt, beginnen bereits in frühen Jahren, sie sind ein progredienter Prozeß, der bei jedem einzelnen Entwicklungsstadium verschieden ausgeprägt und lokalisiert ist und individuell große Unterschiede zeigt. Die Alterserscheinungen, die schließlich auftreten, stellen den Zustand der Anpassung des gesamten Organismus an den Alterungsprozeß dar. Erst wenn zwischen Forderung und Leistung ein Mißverhältnis entsteht, das nicht mehr ausgeglichen werden kann, ergibt sich aus den an sich natürlichen Abnutzungsvorgängen ein pathologischer Zustand.

Es fällt allerdings oft nicht leicht, im hohen Alter zwischen dem, was bereits als pathologisch anzusehen ist und dem, was noch normal ist, eine strenge Grenze zu ziehen.

Als Folge des individuell verschiedenen Ablaufs des Alterungsprozesses ist daher als Kriterium zur Beurteilung eines älteren Patienten das chronologische Alter nur von sekundärer Bedeutung, denn ungleich wichtiger ist das physiologische oder biologische Alter. Dieses läßt sich jedoch im Gegensatz zum chronologischen nicht errechnen, sondern man kann es nur aus dem Aussehen des Patienten, seiner physischen Leistungsfähigkeit und den erhobenen klinischen und Laboratoriumsbefunden abschätzen.

Obwohl der irreversible physiologische Involutionsvorgang des menschlichen Körpers bereits früh einsetzt, verhält sich ein gesunder 65jähriger unter der Narkose im allgemeinen kaum anders als ein 40- oder 50jähriger. Erst etwa vom 70. Lebensjahr aufwärts zeigt sich eine deutliche Verminderung der Widerstandskraft gegen Narkose und Operation. CAMPAN steht sogar auf dem Standpunkt, daß die Probleme der Geriatrie sich für den Anaesthesisten erst ab dem 75. Lebensjahr des Patienten einstellen.

a) Pathophysiologie des alten Menschen aus der Sicht des Anaesthesisten

α) Allgemeine Vorbemerkungen

Charakteristisch für die anatomischen Veränderungen im hohen Alter ist die senile Atrophie. Sie äußert sich an allen Organen des Körpers, ist aber namentlich im Gehirn, Herzen, in der Leber, der Haut und den Knochen besonders deutlich ausgeprägt. Man findet dabei nicht nur eine Zellverkleinerung, eventuell mit gleichzeitigen degenerativen Veränderungen, sondern auch eine Verminderung ihrer Zahl durch Zellverfall. Da die spezifischen Parenchymzellen der Organe in weit höherem Grade betroffen werden als die Zwischensubstanzen, scheinen letztere vermehrt zu sein. Ferner ist der Wassergehalt aller Gewebe geringer.

Als wichtigste physiologische Veränderungen sind eine Verminderung der Leistungsreserven und eine Herabsetzung der Widerstandskraft anzusehen.

β) Herz und Kreislauf

COHN hat die im Vordergrund stehenden Veränderungen am alternden Herzen im einzelnen wie folgt angeführt:

1. Vermehrung des subperikardialen Fettes.
2. Gestörter Klappenschluß infolge Sklerose.
3. Verdickung des Endokards.
4. Veränderungen der quergestreiften Muskelfasern.
5. Vermehrte Pigmentation an den Polen der Muskelzellkerne.
6. Degeneration des elastischen Gewebes der Aorta, sowie der Ventrikel und Vorhöfe.
7. Veränderungen der Coronargefäße.
8. Verlangsamung der Herzfrequenz.
9. Verschiedene Rhythmusstörungen, wie z. B. Extrasystolen und paroxysmales Vorhofflimmern.
10. Verminderte Fähigkeit zur Sauerstoffaufnahme.
11. Herabgesetzte Empfindlichkeit gegen Carotissinusstimulation.
12. Veränderung der kleinen Arterien und Capillaren.

Das normale Altersherz ist klein und atrophisch. Sklerose der Coronararterien führt zu einer verminderten Durchblutung des Myokards, dementsprechend findet sich Fibrose und Sklerose im Herzmuskel. Auch die Klappen können sklerosiert bzw. verkalkt sein. Die funktionellen Klappenstörungen, die dadurch entstehen, führen zu einer Verschlechterung der Hämodynamik und erhöhen die Herzarbeit.

Es wurde behauptet, daß der Mensch so alt ist wie sein Gefäßsystem, wobei sich dies vorwiegend auf den als Organ zu wertenden Zellkomplex der intimalen Gewebe bezieht, die vom Alterungsprozeß vorwiegend in Mitleidenschaft gezogen werden. Chronisch entzündliche und degenerative Veränderungen führen zu einem Verschleiß des Kreislaufapparates und zu Zirkulationsstörungen. Im Vordergrund steht hier die Arteriosklerose mit ihren mannigfachen Auswirkungen. Wir finden sie gewöhnlich am ausgeprägtesten in der Aorta und den anderen Körperarterien, gelegentlich tritt sie aber auf einzelne Gefäßbezirke (z. B. des Gehirns, der Nieren, des Herzens) beschränkt auf.

Der Blutdruck soll in der Regel höchstens 100 mm Hg höher als das Alter des Menschen sein. Fortgeschrittene Gefäßsklerose erhöht den peripheren Widerstand, führt zur Hypertrophie des Herzens und verminderter Reservekraft. Damit ist beim Hypertoniker das Operationsrisiko in jeder Altersgruppe erhöht. Die Kreislaufzeit ist beim alten Menschen merklich verlängert.

Eine Pulsfrequenz von 60 und darunter ist die Regel. Das Herz reagiert nur im geringen Maß auf äußere Einflüsse. Auch nach Atropin ist die Pulsbeschleunigung meist nur gering. Andererseits kommen häufig Arrhythmien vor, die, wenn sie als gelegentliche Extrasystolen auftreten, keine Bedeutung haben. Kritischer ist das gehäufte Auftreten von Extrasystolen, besonders wenn diese ventrikulären Ursprungs sind. In diesen Fällen liegt meist ein besonders irritables Myokard als Ausdruck einer Hypoxie vor. Ungünstig ist auch das Vorliegen von Vorhofflimmern oder -flattern, weil dieses der Vorläufer einer ventrikulären Tachykardie sein kann, die vom alten Patienten immer schlecht vertragen wird. Besondere Beachtung verdient eine Anamnese von anginösen Beschwerden.

Folgende EKG-Veränderungen, die wir bei alten Patienten häufig finden, sind als normal zu betrachten (LORHAN, 1955).

1. Verkleinerte Amplitude der P-Zacken.
2. Geringe Verlängerung der PQ-Distanz, des QRS-Komplexes und der ST-Strecke.
3. Vergrößerung der R-Zacke in Ableitung II und Niedervoltage in Ableitung III.

Die häufigsten abnormen Veränderungen im EKG sind Veränderungen der T-Zacke entweder im Sinne einer Niedervoltage oder Inversion und Verlängerung der intraventriculären Überleitung.

Verminderte Herzleistung, Elastizitätsverlust der Gefäße und der Zustand der chronischen Hypovolämie (ALBERT) tragen ihren Teil dazu bei, daß die Kompensationsmechanismen des Zirkulationssystems bei alten Patienten teilweise verlorengegangen sind. Die normale Reaktion auf Blutverlust, nämlich Blutverdünnung durch Übertritt von Gewebswasser in die Blutbahn, ist wegen der Austrocknung der alternden Gewebe verzögert. Gerade beim alten Patienten ist daher der rechtzeitige Flüssigkeitsersatz vor, während und nach operativen Eingriffen von ausschlaggebender Bedeutung.

γ) Atmung

Für die Atmung bestehen im Greisenalter ganz bestimmte Probleme, die einmal durch Veränderungen der Lunge selbst und zum anderen durch Funktionseinschränkungen des Atmungsapparates bedingt sind. Ein optimaler Gasaustausch setzt ausreichende Atemexkursionen voraus. Diese Voraussetzungen sind aber im hohen Alter nicht gegeben. Verknöcherungen der Rippenknorpel und der Wirbelsäule, sowie Querstellung der Rippen verursachen eine zunehmende Thoraxstarre. Hinzu kommen eine mehr oder weniger ausgeprägte Kyphose der Brustwirbelsäule mit Vergrößerung des sternovertebralen Durchmessers, Erweiterung der Intercostalräume und Vorwölbung des Sternums. Dadurch erhält der Thorax eine für das Alter charakteristische Faßform und nimmt eine zunehmende Inspirationsstellung ein (JUST u. LUTZ). Verengung der Bronchiolen und Schwund von Lungenparenchym führen zum charakteristischen Altersemphysem, was seinerseits wieder Rückwirkungen für den Gesamtgasaustausch mit sich bringt.

Nach CAMPAN beträgt der Unterschied im Thoraxumfang zwischen maximaler Inspiration und maximaler Exspiration beim Greis höchstens 5 bis 10 mm. Er versucht deshalb den erhöhten Widerstand des starren Thorax dadurch zu umgehen, daß er vorwiegend die Bauchatmung einsetzt. Die Zwerchfellmuskulatur selbst bleibt aber von degenerativen Prozessen ebenfalls nicht verschont, so daß schließlich der Atemleistung im Greisenalter enge Grenzen gesetzt sind. Die Vitalkapazität sinkt beim 70jährigen auf $2^1/_2$ Liter, beim über 80jährigen auf etwa $1^1/_2$ Liter ab. Das Volumen eines Atemzuges (beim normalen Erwachsenen etwa 500 ml) nimmt ebenfalls ab und beträgt beim 70jährigen 400, beim 80jährigen um 350 ml. Das anatomische und funktionelle Residualvolumen vergrößert sich absolut durch die Elastizitätsabnahme und das Emphysem, relativ durch die gleichzeitige Verminderung der Vitalkapazität. Ist beim jungen Erwachsenen die Relation zwischen Vitalkapazität und Residualvolumen etwa 3:1, so sinkt sie beim Greis bis auf 1:1 ab. Das bedeutet, daß die alveoläre Gasdurchmischung bei der Atmung ungünstiger wird, die O_2-Konzentration zu einer Abnahme und die Konzentration der Kohlensäure zu einer Zunahme neigen wird. Durch Frequenzsteigerung versucht der alternde Organismus die Verminderung des Atemvolumens zu kompensieren, um damit ein ausreichendes Atemminutenvolumen zu gewährleisten. Trotzdem kommt es aber zu einem geringen Abfall desselben. Die Einschränkung der Lungenfunktion konnte auch bei spirographischen Untersuchungen mit Bestimmung von Atemgrenzwert und Atemstoßwert gezeigt werden (JUST u. LUTZ). Das alles bedeutet, daß die Reserven der Atmung mit zunehmendem Alter geringer werden.

δ) Nieren

Atrophische und arteriosklerotische Veränderungen an den Nieren verschlechtern deren Funktion. Die Diurese ist normal oder subnormal. Nach RABIT ist im Greisenalter bei 20% aller Patienten eine Albuminurie und bei 15% sind granulierte Zylinder zu finden. Vermindert ist die Ausscheidung von „Stickstoff" und die Zunahme des „Reststickstoffes" im Blut ist ein praktisch normaler Befund.

Die glomeruläre Filtrationsrate und die tubuläre Rückresorptionsrate sind vermindert. Dabei ist die Einschränkung der tubulären Funktion größer als die der Glomeruli. Als Folge der gestörten tubulären Rückresorption ist der Endharn niedriger konzentriert. Größere Harnmengen sind zur Ausscheidung der Abfallprodukte notwendig.

Die Blasenwand wird mit zunehmendem Alter atrophisch, und die dadurch bedingte Erweiterung der Harnblase begünstigt eine Harnretention. Beim Mann ist noch an eine zusätzlich vorhandene Hypertrophie der Prostata zu denken.

b) Präoperative Maßnahmen

α) Allgemeines

Bei keiner anderen Altersgruppe ist eine vollkommene und gewissenhafte Durchuntersuchung und Vorbehandlung der Patienten vor Operationen so wichtig wie im Senium. WYANT u. COCKINGS konnten z. B. zeigen, daß bei Schenkelhalsnagelungen die postoperative Mortalität in jenen Fällen, die sofort nach der Einlieferung ins Krankenhaus operiert wurden, 3mal so hoch war (17,3%) als bei jenen, die zwei und mehr Tage vorbehandelt wurden (6,3%). Vermindertes Blutvolumen, Anämien, Dehydration, Störungen des Elektrolyt- und Säurebasenhaushaltes, Vitaminmangelzustände, sind nach Möglichkeit zu korrigieren und Diabetes, latente oder manifeste kardiale Dekompensationen zu behandeln. Ferner sollte im Greisenalter vor jeder Operation eine genügend lange Vorbehandlung mit Atemgymnastik, Inhalations- und Ärosoltherapie wie bronchodilatatorische Maßnahmen stehen (DEMMEL u. HENSCHEL).

Bei Transfusionen und Infusionen ist zu beachten, daß auch eine Überlastung des Kreislaufs schlecht vertragen wird. Überhaupt ist alles, was sich zur Vorbehandlung als notwendig erweist, so schonend wie möglich durchzuführen, da Anaesthesie und Operation für den Organismus alter Patienten genug an zusätzlichen Belastungen verursachen.

β) Prämedikation

Ältere Patienten kommen meist ruhig zur Operation. Stoffwechsel und Reflexerregbarkeit sind im hohen Alter deutlich herabgesetzt. Es genügen daher zur Prämedikation *kleine Dosen.* Als Analgetikum hat sich in der geriatrischen Anaesthesiepraxis Pethidin (Dolantin) sehr bewährt. Von besonderem Wert ist sein antispasmodischer Effekt sowohl auf den Respirations- als auch auf den Gastrointestinaltrakt. Pethidin wird in einer Dosierung, die ca. 10mal so hoch wie die des Morphins ist, empfohlen. Es werden bei Patienten ab 70 Jahren selten mehr als 50 mg i.m. notwendig sein, vielfach kann auf die Anwendung eines Analgetikums in der Prämedikation überhaupt verzichtet werden. Scopolamin löst in seltenen Fällen bei alten Patienten Unruhe- und Erregungszustände aus, die einige Tage anhalten können, so daß es besser ist, als Vagolytikum Atropin zu verwenden. Besteht keine Indikation für die gleichzeitige Gabe eines Analgetikums, dann ist es zweckmäßig, Atropin unmittelbar vor Anaesthesiebeginn i.v. zu geben. Schließlich soll nicht unerwähnt bleiben, daß bei alten Patienten die Wirkung von subcutan oder intramuskulär applizierten Medikamenten manchmal infolge verlangsamter Resorption später als bei jüngeren Patienten eintritt, dafür aber länger anhält.

c) Agentien und Methoden

Der Grundsatz, sich bei einer Anaesthesie für jene Narkosemittel und Narkosetechnik zu entscheiden, die die geringsten Störungen im Gesamtorganismus eines Patienten verursachen, ist an sich kein Privileg, das nur alten Patienten reserviert sein sollte und tatsächlich können wir auch in der geriatrischen Anaesthesie dieselben Narkosemittel und -techniken wie bei Patienten im mittleren Lebensalter anwenden. Einen Unterschied kann man nur daran ersehen, daß dieser Forderung bei alten Patienten ungleich größere Bedeutung zukommt und daß die Durchführung der Anaesthesie daher ein Maximum an Aufmerksamkeit und Gewissenhaftigkeit erfordert. Der geriatrische Patient wird sich bei striktester Befolgung der Grundprinzipien der Anaesthesie nicht anders verhalten als Patienten jüngerer Altersgruppen. Vielfach erleichtert die verminderte Narkoseresistenz die Arbeit des Anaesthesisten nicht unwesentlich, denn es sind dadurch mit geringen Mengen von Narkoseagentien beste Operationsbedingungen zu erreichen, ohne lebenswichtige Funktionen nennenswert zu beeinflussen.

Die Mortalität und die Häufigkeit auftretender Komplikationen intra operationem ist bei richtigem Vorgehen unwesentlich höher als bei jüngeren Patienten und auf jeden Fall geringer als vielfach noch angenommen wird (TURVILLE u. DRIPPS; LORHAN, 1967; LORHAN u. SHELBY, 1964; WYANT u. COCKINGS). Anders verhält es sich mit der Neigung zu postoperativen Komplikationen, für die alte Patienten zweifellos anfälliger sind. Eine unmittelbar postoperativ einsetzende Nachbehandlung ist eine der wichtigsten Maßnahmen, die wir dagegen kennen und dies setzt ein unmittelbar postoperatives Wachwerden des Patienten voraus. Es kann dies nicht genug betont werden und wir haben dies im Auge zu behalten, was immer auch für eine Methode wir anwenden (GEORG).

α) Lokalanaesthesie

Die Lokalanaesthesie stellt sicherlich eine der schonendsten Methoden dar, die wir kennen, vorausgesetzt, man erreicht damit eine vollständige Schmerzfreiheit. Bei ambulatorischen und anderen kleineren Eingriffen wird man sich daher gerne ihrer bedienen. Ist aber bereits im Vorhinein mit großer Wahrscheinlichkeit damit zu rechnen, daß zusätzlich eine Allgemeinnarkose, wenn auch nur für kurze Zeit, sich als notwendig erweisen wird, dann ist nicht einzusehen, warum nicht gleich in Allgemeinnarkose oder mit einer Form der Leitungsanaesthesie begonnen werden soll. Dies gilt besonders für Fälle der Dringlichkeitschirurgie. Das Risiko der Aspiration von Mageninhalt, das bei akuten Fällen bei Anwendung einer Allgemeinnarkose immer besteht, ist zu diesem Zeitpunkt viel größer, als wenn man vor Operationsbeginn in aller Ruhe mit der Narkoseeinleitung anfangen oder sich für eine Leitungsanaesthesie entschließen kann.

β) Spinal- und Epiduralanaesthesie

Die Spinal- und Epiduralanaesthesie sind zwar durch die Verbesserung der modernen Allgemeinnarkosemethoden in den letzten Jahren etwas in den Hintergrund getreten, haben jedoch in der Greisenchirurgie nach wie vor ihre Berechtigung (MEYER et al.; FREY; BERGMANN; LORHAN) für Eingriffe im Unterbauch und an den unteren Extremitäten. Sie sollten jedoch Anaesthesisten vorbehalten bleiben, die in ihrer Anwendung größere Erfahrung besitzen. Ein endgültiges Urteil darüber abzugeben, ob diese Methode der Regionalanaesthesie eindeutige Vorteile gegenüber der Allgemeinanaesthesie besitzen, ist derzeit noch nicht möglich. Der Trend zur letzteren ist jedoch unverkennbar.

γ) Allgemeinanaesthesie

O_2-Mangel und CO_2-Akkumulation sind bei jeder Allgemeinanaesthesie bei alten Patienten besonders gefährlich. Deren Vermeidung ist als Voraussetzung jeder Anaesthesie zu betrachten. Lachgas hat sich in der Anaesthesie beim alten Patienten bewährt. Falls man damit keine ausreichende Narkosetiefe erreicht, kann man diese durch zusätzliche Gaben kleiner Dosen eines Analgetikums i. v. oder besser durch Zusatz von Äther oder Halothane in geringer Konzentration erzielen, wobei die Auswahl der persönlichen Gewohnheit überlassen bleiben kann. Die notwendige Entspannung bei Laparotomien sichern die Muskelrelaxantien, wobei dem Succinylcholin für kurz- und den Curarepräparaten für längerdauernde Relaxierung der Vorzug zu geben ist. Es ist nur darauf zu achten, daß die Patienten bis zum vollkommenen Wiedereintritt der Spontanatmung beatmet werden.

In den letzten Jahren trat mit der Neuroleptanalgesie eine neue Narkoseform in den Vordergrund, die gerade für das Greisenalter gewisse Vorteile bringt (s. S. 277). Ein Vorteil der NLA liegt u. a. darin, daß die Patienten postoperativ den endotrachealen Tubus gut tolerieren und für einige Zeit nach Operationsende ohne Mühe beatmet werden können. AUBRY et al. konnten eine deutliche Senkung der postoperativen Mortalität nach Einführung der postoperativen Beatmung mit Respiratoren bei Patienten im Greisenalter feststellen.

Da man einen freien Atemweg am sichersten durch die endotracheale Intubation erreicht, sollte man von diesem Hilfsmittel ausgiebig Gebrauch machen.

d) Postoperative Maßnahmen

Während eine intraoperative Mortalität bei Patienten im hohen Alter weitgehend vermeidbar ist, beträgt die postoperative Mortalität nach elektiven Eingriffen bis 20% und nach dringlichen Operationen bis 70% (STAHLGREN). Postoperative Komplikationen treten in dieser Altersgruppe somit nicht nur viel häufiger auf, sondern sind auch viel ernster zu beurteilen. An erster Stelle sind dabei die Lungenkomplikationen und hier wieder vorwiegend die Pneumonie, und an zweiter Stelle Herz- und Kreislaufkomplikationen zu nennen.

Die Überwachung von Atmung und Kreislauf zählt somit zu den wichtigsten Aufgaben nach einem operativen Eingriff. Manche Autoren (Frey; Hazell) empfehlen die routinemäßige postoperative Verabreichung von O_2 beim alten Patienten. Jede merkliche Atemeinschränkung sollte durch Beatmung behandelt werden. Ferner sind die präoperativ durchgeführten Maßnahmen zur Verhütung von Lungenkomplikationen, wie Atemgymnastik, Inhalations- und Ärosoltherapie (Mayrhofer, 1957) so bald als nur irgend möglich fortzusetzen. Dazu kommt noch die Erhaltung einer möglichst feuchten Atmosphäre im Krankenzimmer. Als sicherste Prophylaxe gilt jedoch die frühzeitige Mobilisation und das frühzeitige Aufstehen der Patienten.

Puls und Blutdruck sollten beim alten Patienten nach jeder Operation in kurzen Abständen gemessen und ebenso wie während des Eingriffes jeder Volumenverlust sofort ersetzt werden. Selbst wenn hypotonische Zustände von kurzer Dauer keine unmittelbar deletären Folgen haben, besteht die Möglichkeit, daß sie der auslösende Faktor für spätere kardiale oder thromboembolische Komplikationen sind. Eine präoperativ eingeleitete Behandlung mit Herzglykosiden muß sinngemäß auch postoperativ fortgesetzt werden.

Für die Flüssigkeits- und Elektrolyttherapie gelten die allgemein gültigen Richtlinien. Analgetica sind nur sehr sparsam zu verwenden.

Dem Arzt und vor allem dem Pflegepersonal erwachsen während der Zeit der Nachbehandlung somit große Aufgaben, die sich wohl am besten im Rahmen einer Frischoperierten- oder einer Wachstation lösen lassen.

e) Schlußwort

Prinzipiell unterscheidet sich die Anaesthesie in der Geriatrie in keiner Weise von der für jüngere Patienten. Bei gewissenhaftester Befolgung ihrer Grundprinzipien hat sie keinen Einfluß auf die nach wie vor hohe postoperative Mortalität im Greisenalter (Cogbill). Würde man nun eine Rangordnung aufstellen über die wichtigsten Faktoren, die den Ausgang von Operationen an alten Patienten beeinflussen, dann hätte die *adäquate präoperative Behandlung an erster Stelle* zu stehen. Zweitens sollten dringliche Eingriffe auf solche Fälle beschränkt bleiben, bei denen ein Aufschub der Operation mit der Erhaltung des Lebens oder mit der Erhaltung von Gliedmaßen nicht vereinbar ist und schließlich hat die postoperative Behandlung und Pflege mit einem Maximum an Sorgfalt durchgeführt zu werden (Volpitto). Da die Erfüllung dieser Forderungen nur zum Teil in die Kompetenz des Anaesthesisten fällt, werden sich weitere Fortschritte somit nur durch eine enge Zusammenarbeit mit Chirurgen, Internisten *und* Pflegepersonal erzielen lassen. Daß eine erhebliche Senkung der Mortalität in dieser Altersgruppe im Bereich des Möglichen liegt, steht außer Zweifel.

Literatur

Albert, S. N.: Blood volume. Springfield (Ill.): Ch. C. Thomas 1963.

Aubry, U., Denis, R., Keéri-Szanto, M., Parent, M.: Factors affecting survival of the geriatric patient after major surgery. Canad. Anaesth. Soc. J. **12**, 510 (1965).

Bergmann, H.: Zur Indikation der Spinalanaesthesie in der Alterschirurgie. Anaesthesist **12**, 233 (1963).

Campan, L.: L'anaesthesie en grand gériatrie. Suppl. XXIII an Tome III. Agressologie 1962.

Clairmont, P., Brunner, W.: Allgemeine Gegenanzeigen bei nicht dringlichen chirurgischen Eingriffen. Stuttgart: F. Enke 1936.

Cogbill, C. L.: Operation in the aged. Mortality related to concurrent disease, duration of anaesthesia and elective or emergency operations. Arch. Surg. **94**, 202 (1967).

Cohn, A. E.: Geriatric medicine. In: Stieglitz, E. V., The care of the aging and the aged. Philadelphia: W. B. Saunders Co. 1949.

Danielson, H. E., Converse, J. G.: Anaesthesia for the aged. A comparative evaluation. Southern med. J. **52**, 1132 (1959).

Demmel, E., Henschel, W.: Zur Anaesthesie im Greisenalter. Bremer Ärztebl. **5**, 25 (1966).

Foldes, F. F.: Some problems of geriatric anaesthesia. Anaesthesiology **11**, 737 (1950).

Frey, R.: Kap. Anaesthesie, Vor- und Nachbehandlung. In: Alken-Dix-Weyrauch-Wildbolz, Handbuch der Urologie. Berlin-Heidelberg-New York: Springer 1961.

Georg, H.: Betäubungsverfahren bei der Chirurgie im Greisenalter. Anaesthesist **2**, 152 (1953).

— Ehlers, E. N.: Erprobte Betäubungsverfahren in der Chirurgie im Greisenalter. Anaesthesist **6**, 104 (1957).

Hazell, K.: Elderly patients. Their medical care before and after operations. London: Hutchinson Medical Publ. 1962.

Hügin, W.: Die Grundlagen der Inhalationsnarkose. Basel: Benno Schwabe & Co. 1951.

Just, O. H., Lutz, H.: Respiratorische Probleme bei der Anaesthesie im Greisenalter. Anaesthesist **12**, 12 (1965).

Lawin, P.: Alter Patient und Anaesthesie. Anaesthesist **14**, 103 (1965).

Lorhan, P. H.: Geriatric anesthesia. Springfield (Ill.): Ch. C. Thomas 1955.

— Anaesthesia experiences with the octogenarian. Anesth. Analg. Curr. Res. **46**, 601 (1967).

— Shelby, E. A.: Factors influencing mortality in hip fractures. Anesth. Analg. Curr. Res. **43**, 539 (1964).

Mayrhofer, O.: Über den Einfluß der Aerosoltherapie mit einem Benetzungsmittel zur Verhütung postoperativer

Lungenkomplikationen nach Thoraxoperationen. Anaesthesist **6**, 304 (1957).
MAYRHOFER, O.: Die Anaesthesie bei alten Patienten in Klinik und Praxis. In: W. DOBERAUER: Geriatrie und Fortbildung. Wien: Bergland-Verlag 1960.
— Kap. „Anaesthesiologie“ in DOBERAUER-HITTMAIR-NISSEN-SCHULZ Handbuch der praktischen Geriatrie. Stuttgart: F. Enke 1969 (S. 22—105).
MEYER, K. A., JACOBSEN, H. A., BEACONSFIELD, P.: Surgical treatment of the octogenarian. J. int. Coll. Surg. **29**, 263 (1958).
RABIT, P. V.: Zit. nach CAMPAN 1962.
STAHLGREN, L. H.: An analysis of factors which influence mortality following extensive abdominal operations upon geriatric patients. Surg. Gynec. Obstet. **113**, 283 (1961).
TURVILLE, C. S., DRIPPS, R. D.: Anaesthetic management of the aged. Penn. med. J. **51**, 434 (1948).
VOLPITTO, P. P.: Diskussion zu LORHAN 1967.
WYANT, G. M., COCKINGS, E. C.: A study in geriatric anaesthesia. Fractured neck of the femur. Canad. Anaesth. Soc. J. **10**, 567 (1963).

15. Die Anaesthesie in der Röntgenologie

J. BRUNNER und I. REMES

a) Einleitung

Viele der neueren diagnostischen Maßnahmen in der Röntgenologie sind für den Patienten so belastend, daß mit bloßer Sedierung und Schmerzausschaltung selbst beim willigen Patienten nur schwer oder gar nicht das Auslangen gefunden werden kann. Handelt es sich aber um Patienten im Kindesalter, dann setzt man sie schon im diagnostischen Stadium des Krankenhausaufenthaltes einer Belastung aus, die dem Arzt das Vertrauen des kleinen Patienten und seine Mitarbeit für später endgültig rauben kann. Die moderne Anaesthesie bietet nun die Möglichkeit, diese Eingriffe für den Patienten angenehmer zu gestalten und durch Ausschaltung von Schmerz und Abwehrreflexen für den Röntgenologen ideale Bedingungen zu schaffen. Viele dieser Untersuchungen erfordern, um gute Aufnahmen zu erzielen, bei liegenden Nadeln und Kathetern eine mehr oder weniger lange Apnoe, die dem wachen Patienten nicht zumutbar ist. Nicht zuletzt sei auch angeführt, daß der Patient vom modernen Krankenhausbetrieb eine gewisse persönliche Bequemlichkeit und Sicherheit erwartet. Dazu rechnet er unter anderem eine schmerzfreie Voruntersuchungsperiode. Es sei auch noch erwähnt, daß evtl. auftretende allergische Reaktionen gegen Kontrastmittel in Allgemeinbetäubung in leichterer Form ablaufen und intensiver und mit mehr Aussichten auf Erfolg bekämpft werden können.

b) Indikationen

Zu den häufigsten in Allgemeinbetäubung durchzuführenden Röntgenuntersuchungen zählen: die Bronchographie, die Nierenangiographie, die Splenoportographie, evtl. unter gleichzeitiger Einbeziehung der Laparoskopie, die Angiokardiographie, die Aorto- bzw. Arteriographie, die Coronarangiographie, die Coeliakographie, die cerebrale Angiographie und Ventriculographie.

Daß die Narkose für eine auch noch so kurze Röntgenuntersuchung dieselbe Sorgfalt wie für einen großen Eingriff verlangt, braucht wohl nicht eigens erwähnt zu werden. Die Freihaltung eines intravenösen Weges und des Luftweges ist von größter Bedeutung und muß auch nach oftmaliger Umlagerung, die während der Röntgenuntersuchung häufig erforderlich ist, noch gewährleistet sein. Die zu den genannten Untersuchungen vorgesehenen Patienten können jeder Altersstufe angehören und sind oft ernsthaft kranke Personen. Außer in dringenden Notfällen ist eine interne Voruntersuchung und eine vollständige Information des Anaesthesisten obligat.

c) Die Prämedikation

Der Patient muß vom Krankenbett zur Röntgenstation und umgekehrt meist einen weiten Weg zurücklegen. Der Transport ist für einen stark gedämpften Patienten wesentlich gefährlicher als für einen wachen Menschen. Deshalb sollte die Prämedikation am besten wie beim ambulanten Patienten nur aus Atropin i.m. eine halbe Stunde vor dem Eingriff bestehen. Die Röntgenstation ist in der Regel auch vom Anaesthesie-Zentrum abgelegen und nicht operationssaalmäßig ausgerüstet, dies impliziert,

daß man vorher vollständig im Bild über den Patienten ist,

daß man kein Gerät oder Instrumentarium vergißt mitzunehmen,

daß dem Patienten unterwegs, hin und zurück, nichts passiert, daß im Untersuchungsraum erhöhte Explosionsgefahr besteht und

daß im Röntgenraum die Möglichkeit einer Infusion bei anaphylaktischem Schock vorhanden sein muß.

d) Narkoseeinleitung und Durchführung

Eingeleitet wird die Narkose bei Erwachsenen und größeren Kindern intravenös mit einem Barbiturat. Die Aufrechterhaltung der Anaesthesie erfolgt mit Lachgas und Sauerstoff für den Erwachsenen in einem Verhältnis von 3:1. Die Inhalationseinleitung bei Kindern wird mit Lachgas-Sauerstoff im Verhältnis 2:1 begonnen, später wird die Narkose mit Halothan vertieft. Nach ausreichender Erschlaffung erfolgt die Intubation und das Anlegen einer intravenösen Verweilkanüle. Vor Applikation des Kontrastmittels wird jeweils eine Dosis von Succinylcholin 0,5—0,75 mg/kg Körpergewicht verabfolgt, um eine sichere Ruhigstellung des Patienten im Verlauf der Aufnahmen zu erreichen. Routinemäßige Intubation wird bei der Aortographie, der Angiokardiographie, bei Encephalographien und bei der Bronchographie vorgenommen. In allen anderen Fällen genügt im allgemeinen die Maskenbeatmung. Das Instrumentarium zur Intubation muß immer bereitliegen.

e) Die Bronchographie und ihre speziellen Probleme

Die häufigste Indikation stellt der Verdacht auf Bronchiektasien dar. Die dabei stark vermehrte eitrige Sekretion des Bronchialbaumes erhöht das Risiko der Anaesthesie durch die Einschränkung einer ausreichender Ventilation. Der Patient sollte daher mit dem Ziel einer möglichsten Verminderung seines Bronchialsekretes vorbehandelt werden. Diese Vorbereitung besteht in Inhalationen, antibiotischer Therapie, Atemgymnastik und Aushusten in Seitenlage und Tieflagerung des Oberkörpers mit Beklopfen desselben. Die bestmögliche Entleerung des Bronchialsystems ist nicht nur zur Verbesserung der Ventilation, sondern auch für die genaue Darstellung des Bronchialbaumes eine unabdingbare Forderung. Diesen Eingriff in *Lokalanaesthesie* auszuführen, bietet den Vorteil des wachen Patienten mit aktiver Haltung bei dem oftmals nötigen Lagewechsel im Zuge der Untersuchung. Der Nachteil besteht neben der stärkeren psychischen Belastung des Kranken in einer möglichen Unverträglichkeit gegen das verwendete Oberflächenanaestheticum, dem größeren Zeitaufwand und einer stärkeren Dämpfung des Hustenreflexes und damit einer verminderten Elimination des eingebrachten Kontrastmittels. Daher wird dessen Menge so niedrig wie möglich gehalten werden müssen (1949 wurde von HUITZINGA u. SMELT 8—12 ml Kontrastmittel für eine Seite angegeben). Die gezielte Bronchographie nur eines Lappens in Lokalanaesthesie wird in den meisten Fällen äußerst schwierig, ja praktisch unmöglich sein.

Die *Allgemeinanaesthesie* schont den Patienten psychisch wesentlich mehr und bietet auch sonst mehr Vorteile. Zu ihrer Prämedikation genügt Atropin 0,5 mg i.m. oder i.v. für Erwachsene, für Kinder entsprechend weniger (s. Kap. „Kinderanaesthesie", S. 784). Bei besonders nervösen Patienten kann Atropin mit Pethidin bis zu 100 mg kombiniert werden. Nach Narkoseeinleitung mit einem kurzwirkenden Barbiturat (z. B. durchschnittlich 2 mg/kg Thiopental) wird Succinylcholin 0,5 bis 0,75 mg/kg zur Erschlaffung gegeben. Darauf erfolgt zuerst Maskenbeatmung mit reinem Sauerstoff, dann die orotracheale Intubation mit dem größtmöglichen Tubus, ausgiebige Bronchialtoilette und schließlich Aufrechterhaltung der Narkose durch Lachgas-Sauerstoffgemisch 1:1. Die jeweils nötige Erschlaffung wird durch weitere Gaben von Succinylcholin erzielt. Durch eine Öffnung im Tubusverbinder wird unter Röntgensicht ein bereits kontrastmittelgefüllter Metraskatheter gezielt eingeführt. Der Kaliberunterschied zwischen Tubus und Katheter soll möglichst groß sein, damit der Luftweg keine allzu starke Einengung erfährt und damit der Ausatmungswiderstand gering bleibt. Es empfiehlt sich, den Abdichtungsballon am Tubus nicht aufzublähen, so daß es auch bei starkem Einatmungsdruck (um das eingespritzte Kontrastmittel zu zerstäuben) zu keiner schädlichen Überblähung der Lunge kommen kann. Der Anaesthesist verschließt die Öffnung im Tubusverbinder mit seinem Daumen und fixiert damit gleichzeitig den Metraskatheter. Das Kontrastmittel wird nun in kleinen Einzeldosen eingespritzt und durch intermittierende positive Druckbeatmung zerstäubt. Den Röntgentisch neigt man je nach erwünschter Region (Ober-, Mittel-, Unterlappen) in Kopfhoch- oder Beckenhochlagerung. Die Umlagerung des Patienten muß rasch vor sich gehen und erfordert entsprechende Hilfskräfte, da jeder Zeitverlust eine unnötige Parenchymfüllung der Lunge nach sich zieht. Unmittelbar nach der Aufnahme wird mit der Absaugung des Kontrastmittels durch den noch liegenden Katheter begonnen und es gelingt auch auf diesem Wege, wieder eine größere Menge zu evakuieren. Man erspart damit dem Patienten quälende Hustenstöße. Die schwache Prämedikation und die oberflächliche Allgemeinnarkose lassen den Kranken am Ende des Eingriffes wach vom Röntgentisch kommen. Die Restmenge des Kontrastmittels, die durch tracheobronchiale Absaugung nicht entfernt werden konnte, hustet der wache Patient in relativ kurzer Zeit selbst aus. Eine doppelseitige, einzeitige Bronchographie ist aus atemphysiologischen Gründen abzulehnen. Daß an aufschlußreichen und klaren Bildern, die eine einwandfreie Diagnostik zulassen, die Technik des Anaesthesisten einen wesentlichen Anteil hat, steht wohl außer Zweifel. Ist diese für den Patienten besonders schonende Methode einmal eingeführt, wird sie auch jeder Röntgenologe schätzen, weil er der Sorge um die Kooperationswilligkeit des Patienten enthoben ist und gut verwertbares Untersuchungsmaterial erhält.

f) Angiokardiographie

Die Angiokardiographie wird häufig mit der Druckmessung und der Gasanalyse des Blutes in verschiedenen Herzhöhlen verbunden. Die Kombination dieser Untersuchungen, vor allem aber das häufig angeborene Leiden der Patienten, das die Leistungs- und Belastungsfähigkeit ihres Kreislaufs und ihrer Atmung bereits oft wesentlich eingeschränkt hat, stellen besondere Bedingungen an die Anaesthesie hinsichtlich der Wahl der Mittel. Die Narkose soll ein ruhiges Einschlafen und eine absolute Ruhigstellung für längere Zeit ermöglichen, möglichst oberflächlich und damit ohne besondere Rückwirkung auf Kreislauf und Atmung sein. Vorübergehend sollte die Atmung ohne wesentliche Änderung der Druckverhältnisse im Thorax (Shuntumkehr) kontrolliert werden können. Die Gasanalyse auch während der Narkose sollte den Verhältnissen des wachen Patienten möglichst entsprechen und die Diagnose zusammen mit der Röntgenuntersuchung abklären.

Die intravenöse und rectale Barbituratnarkose allein vermag diese Forderungen nicht zu erfüllen. Sie reduziert Atmung und Kreislauf bei entsprechend hoher Dosierung, die allein die erforderliche Ruhigstellung im entscheidenden Augenblick der Untersuchung garantieren würde. Die als Folge der Kreislaufwirkung entstandene Hypotonie kann durch das Kontrastmittel noch wesentlich verstärkt werden. Die Blutdrucksenkung vermindert die periphere Zirkulation und verändert so die Sauerstoffsättigung des Blutes und damit die Blutgaswerte.

Aber auch die Gasnarkosen wie Lachgas-Sauerstoff und Cyclopropan verändern die Blutgaswerte. Sie können zur Einleitung verwendet werden, wie auch geringe Barbituratmengen.

Nach Hügin eignen sich hierzu am besten flüchtige Narkosemittel in Luft verdampft, wie Halothan oder das azeotrope Halothan-Äthergemisch. Ihre Applikation kann mit dem E.M.O. Inhaler kombiniert mit dem Oxford Inflating Bellows oder über Preßluft, Reduzierventil, Rotameter und einen der gebräuchlichen Halothanverdampfer erfolgen.

Die für das Gelingen einer guten Röntgenaufnahme erforderliche Apnoe kann durch geringe Succinylcholingaben erreicht werden. Besonderes Augenmerk ist während der Anaesthesie dem Blutdruck, vor allem während der Einleitung und unmittelbar nach der Verabreichung des Röntgen-Kontrastmittels, dem Puls und den Pupillenveränderungen zu widmen. Dies erspart von einem EKG-Sichtgerät abgesehen meist kompliziertere Überwachungsapparaturen. Unverträglichkeitserscheinungen als Reaktion auf das injizierte Kontrastmittel sind gemessen an der ständig steigenden Zahl der Röntgen-Untersuchungen relativ selten, was sicherlich auf die Verbesserung der Kontrastmittel zurückzuführen ist. Sie manifestieren sich durch die Symptome des anaphylaktischen Schocks, können bei exakter Beobachtung des Patienten relativ früh erkannt und müssen sofort energisch behandelt werden.

Literatur

Adams, A. K., Parkhouse, J.: Anaesthesia for cardiac catheterization in children. Brit. J. Anaesth. **32**, 69 (1960).

Balatresi, P., Buttini, C.: Metodologia, tecnica e limiti della broncografia in anaesthesia generale. Acta anaesth. (Padova) **16**, 763 (1965).

Black, G. W.: A review of the pharmacology of halothane. Brit. J. Anaesth. **37**, 688 (1965).

Freifeld, St., Zalduendo, P.: A technic for anaesthesia in pediatric bronchography. Anesth. Analg. Curr. Res. **43**, 45 (1964).

Holzer, H., Mayrhofer, O.: Anaesthesie in der Röntgenologie, S. 775—780. Lehrbuch der Anaesthesiologie (R. Frey, W. Hügin, O. Mayrhofer). Berlin-Göttingen-Heidelberg: Springer 1955.

Hügin, W.: Anaesthesie für Angiokardiographie. Anaesthesist **12**, 19 (1963).

Huizinga, E., Smelt, G. J.: Bronchography, S. 229. Assen (Netherlands): Van Gorcum & Comp. Ltd. Verl. 1950.

Irmer, W., Liebschner, K.: Bronchographie in Endotrachealnarkose. Zbl. Chir. **77**, 52 (1952).

Johnstone, M., Nisbet, H. I. A.: Ventricular arhythmia during halothane anaesthesia. Brit. J. Anaesth. **33**, 9 (1961).

Price, H. L., Linde, H. W., Morse, H. T.: Central nervous actions of halothane affecting the systemic circulation. Anesthesiology **24**, 770 (1963).

16. Die Anaesthesie bei ambulanten Patienten

W. Hügin

Operationen bei ambulanten Patienten in Allgemeinbetäubung haben in den letzten Jahren stark zugenommen, einmal, weil es heute möglich ist, Narkose so zu geben, daß sich der Patient in wenigen Stunden davon erholt und heimgehen kann, zum andern, weil die Bettennot der Krankenhäuser kleinere Operationen beim Ambulanten nahelegt. Wie weit man in dieser Hinsicht ohne Gefährdung gehen darf, ist nicht leicht zu entscheiden und gemeinsames Anliegen von Anaesthesist und Chirurg. Einzelne zählen Eingriffe bis zur Größe der inguinalen Hernienplastik zu den ambulant durchführbaren Operationen.

Das besondere der Anaesthesie bei „ambulanter Operation" liegt darin, daß der Patient bald nach dem Eingriff nach Hause entlassen wird. Er soll schon von der Operationsabteilung aus zu Fuß zum Fahrzeug gehen, das ihn nach Hause bringt, und daheim die Treppen hochsteigen können, sofern das aus chirurgischen Gründen geht. Er muß selbst zu sich sehen und sich ernähren können. Man hat den Ausdruck geprägt „der Patient soll straßenfähig sein", aber da ist eine Präzisierung anzubringen: wir dürfen dem Patienten unmittelbar nach einer Narkose, auch wenn er sich scheinbar vollkommen erholt hat, niemals erlauben, sich allein auf die Straße zu begeben oder gar selbst ein Fahrzeug zu lenken; dies darf er erst am nächsten Tag tun, wenn er sich ausgeschlafen hat. Diese Anweisung wird am besten nicht erst nach der Operation erteilt; der Patient könnte sie vergessen haben, oder Nachwirkungen der Anaesthesie dafür verantwortlich machen, daß er sie nicht zur Kenntnis genommen hat. Man gibt sie am besten vorher und erinnert den Operierten und seinen Begleiter vor dem Weggehen nochmals daran.

Wie schon angedeutet, wäre es schwer zu verantworten, den Patienten allein gehen zu lassen. Wir verlangen, daß er von einem Erwachsenen begleitet wird, der im Falle eines unerwarteten Verhaltens etwas Zweckmäßiges unternehmen kann.

Eine weitere Besonderheit, an die man bei Ambulanten denken muß, ist die gegenseitige Beeinflussung von Alkohol und den Medikamenten der Anaesthesie, wobei es zu unvorhersehbaren oder zu unerwarteten Reaktionen kommen kann. Man untersagt deshalb die Einnahme alkoholischer Getränke am Operationstag bis zum nächsten Tag.

Sodann wollen wir uns versichern, daß der Magen leer ist und schreiben vor, daß der Patient in den 6 Std vor der Anaesthesie nichts mehr essen und nichts mehr trinken darf. Wenn die ambulante Operation erst am Nachmittag erfolgt, darf man ein leichtes Frühstück erlauben, das vor 8 Uhr früh eingenommen wird. Würde man auch das verbieten, dann wären viele Patienten am späten Vormittag so von Hunger und Durst geplagt, daß sie die Vorschrift übertreten und in der Karenzzeit etwas einnehmen würden. Die Vorschrift allein genügt jedoch nicht. Wir fragen deshalb vor Beginn der Anaesthesie: „was haben Sie heute gegessen?" und „was haben Sie getrunken?"; erst dann erkundigen wir uns nach dem Zeitpunkt dieser Einnahmen. Auf diese Weise kann man Unfolgsame herausfinden, aber vermutlich nie alle. Das ist einer der Gründe für eine freizügige Intubation bei Ambulanten.

Alle diese Vorschriften sind so wichtig, daß wir sie unseren Ambulanten schon bei der Bestellung zur Operation schriftlich mitgeben, und zwar in ihrer Muttersprache. Die Kopie lassen wir als Beleg unterschreiben.

Die baldige Entlassung des Operierten nach Hause impliziert die Vermeidung länger wirkender Substanzen mit Angriff am Zentralnervensystem. Wir unterlassen deshalb eine Prämedikation mit narkotischen Analgetika des Typus Pethidin oder Morphin, sowie intravenöse Barbiturate von der Wirkungsdauer des Thiopentals oder noch länger wirkende, ebenso vermeiden wir Sedativa vom Charakter der Major Tranquillizers. Zweckmäßig sind Substanzen wie Methohexital i.v., oder Propanidid i.v., in einer Einschlafdosis und als eigentliche Narkosemittel Lachgas, verstärkt durch eine geringe Konzentration von Halothan oder Trichloräthylen. Für kürzere Eingriffe eignen sich auch Divinyläther oder Cyclopropan. Von Relaxantien machen wir reichlich Gebrauch, denn sie gestatten die Flachhaltung der Narkose mit schnellem Erwachen am Operationsende und helfen zur Erfüllung der wichtigsten Voraussetzung der „ambulanten Narkose": die möglichst vollständige Elimination zentral angreifender Substanzen in kurzer Zeit.

Der Wunsch, die Narkose möglichst flach zu halten, darf andererseits nicht zu Übertreibungen führen, so daß der relaxierte Patient die Operation mehr oder weniger wach miterlebt. Es ist ratsam, die Narkose am Anfang, d.h. für den Hautschnitt, bis ins Stadium III zu vertiefen und dann mit oder ohne Unterstützung eines Relaxans zu verflachen, sofern die Operation länger dauert.

Gegen die endotracheale Intubation bei Ambulanten ist eingewendet worden, daß es in einzelnen Fällen einige Stunden nach der Entlassung zu Stridor gekommen sei, vermutlich wegen Schwellung der Taschenbänder oder der ary-epiglottischen Falten. Infolgedessen bestand früher die Meinung, man solle Patienten, die für eine ambulante Operation vorgesehen waren, über Nacht im Krankenhaus behalten, wenn intubiert werden mußte. Der Autor erinnert sich an einige Fälle von Stridor bei Kindern, die intubiert waren, aber aus der Zeit vor etwa 1950. Indessen ist die Technik der Intubation verbessert worden und das Gerät ist gegenüber früher sterilisiert. Dadurch ist die Gefahr einer erheblichen Schleimhautschwellung nach der Extubation gebannt, und es wäre heute eine unnötig rigorose Vorsichtsmaßnahme, die Patienten, die intubiert waren, zurückzuhalten. In der Tat machen wir von der endotrachealen Intubation bei Ambulanten reichlich Gebrauch, einmal um bei längeren Eingriffen die Narkose mit Unterstützung eines Relaxans flach zu halten, aber auch im Sinne einer Aspirationsprophylaxe. Andere, nicht seltene Indikationen sind Adipositas oder Operation in Bauchlage. Wir führen bei der Laryngoskopie routinemäßig auch einen Magenschlauch von ca. 6 mm Durchmesser ein, um den Magen von Gas und Flüssigkeit zu entlasten. Dabei entdeckt man, wenn auch selten, Patienten, in deren Magen sich mehr als nur Flüssigkeit befindet. Dann ist man gewarnt und kann am Schluß der Narkose den Tubus bis zum Erwachen liegenlassen.

Eine wichtige Maßnahme vor Narkosen bei Ambulanten ist die Ausscheidung von Leuten, die außer der lokalisierten Affektion allgemein nicht gesund sind. Es liegt in der Natur der ambulanten Chirurgie, daß die Patienten nicht sehr eingehend untersucht werden. Wohl gibt die Tatsache, daß der Patient ambulant behandelt werden kann, eine gewisse Rücksicherung, denn schwerer Kranke wären bettlägerig, aber wir dürfen keine risikoerhöhenden Faktoren übersehen oder in Kauf nehmen. Ambulant sollen nur Leute narkotisiert werden, die allgemein gesund sind, vergleichbar mit der Gruppe 1 nach der Risikoeinteilung von SAKLAD. Alle anderen sollen stationär aufgenommen und ihr Zustand näher geklärt werden. Die stationäre Aufnahme soll gegenüber dem Patienten und seinen Angehörigen auch die Sorgfalt dokumentieren, mit der wir uns um ihn kümmern, und führt auch postoperativ automatisch zu einer klaren Kompetenzverteilung.

Letzte Sicherung in der Auslese der Patienten für ambulante Operationen in Narkose ist der Anaesthesist, der sich genügend Zeit nimmt, um diese Patienten zu untersuchen. Die wertvollsten Hinweise über Leistungsfähigkeit und Leistungsreserve erhält man durch die Anamnese. Es folgt eine klinische Untersuchung, die sich hauptsächlich auf die Organe der Atmung und des Kreislaufs konzentriert. Indessen ist auch das Gewicht bestimmt und der Urin auf Eiweiß und Zucker geprüft worden.

Die Besprechung mit dem Patienten gibt auch Aufschluß über die psychologische Situation und schafft das Vertrauensverhältnis, das so wichtig ist, um die Behandlung frei von Angst und Emotionen vorzunehmen. In der Tat fand ich es mit wenigen Ausnahmen nie notwendig, eine sedative Prämedikation bei Ambulanten zu geben, sondern beschränkte mich auf die intravenöse Gabe von Atropin (resp. Bellafolin) kurz vor dem Einschläfern. Wenn ein für die ambulante Operation vorgesehener Patient den Eindruck unbeherrschter Angst gibt, dann sollte er stationär aufgenommen und vorbehandelt werden. Eine Ausnahme machen wir nur bei erregten Imbezillen, die schwer in einem allgemeinen Krankenhaus zu halten sind. Bei solchen Patienten ist die ambulante Narkose und Operation oft das einzig Mögliche, auch wenn der Beginn nicht ohne Emotionen und Kraftproben abgeht. Unter diesen Umständen ist es besser, Substanzen wie Halothan oder Trichloräthylen zu vermeiden, die bei einem höheren Katecholamingehalt des Blutes zu gefährlichen Herzrhythmusstörungen führen können. Seit der Einführung des Methohexitals, das man i.m. geben kann, ist aber der unschöne Narkosebeginn bei vielen Geistesgestörten, die man verbal nicht zur Vernunft bringt, verschwunden, denn meist lassen sie die intramuskuläre Injektion von etwa 2 mg pro kg mehr oder weniger gelassen zu und schlafen in 4—8 min ein. Eine Inhalationsnarkose läßt sich in Ruhe anschließen. Trotz der größeren Menge Methohexital sind diese Patienten bald wieder wach und können entlassen werden.

Es sind noch zwei Sonderfälle der Narkose bei ambulant Operierten zu erwähnen, nämlich die Zahnextraktionen in Kurznarkose (s. auch Kap. „Die Anaesthesie in der Zahn-, Mund- und Kieferchirurgie“, S. 707) und die Narkose des praktischen Arztes. Im Gegensatz zu England, wo Zahnextraktionen in Kurznarkose traditionell sind, wird im deutschen Sprachgebiet die zahnärztliche Behandlung fast ausschließlich in Lokalanaesthesie vorgenommen. Seit den Verbesserungen der Allgemeinanaesthesie werden aber auch auf diesem Gebiet größere Sanierungen bei Ambulanten zunehmend in endotrachealer Narkose ausgeführt. Die Problematik dieser Fälle unterscheidet sich von den oben beschriebenen nicht. Hier bleibt noch das zu besprechen, was der Engländer "dental gas" nennt: eine kürzere Lachgasnarkose mit Nasenmaske und hohem Gasstrom, oft eingeleitet mit einem intravenösen Kurznarkoticum und leicht verstärkt durch Halothan. Bei Zahnextraktionen in dental gas handelt es sich um einen Eingriff, der keine Präzision erfordert, und dessen Schmerzreaktionen durch Allgemeinbetäubung leicht zu unterdrücken sind. Die Narkosetechnik des "dental gas" eignet sich nicht für längere Operationen und dementsprechend wählt der Zahnarzt die Fälle aus, bei denen maximal etwa 6 Zähne gezogen werden müssen, die voraussichtlich keine Wurzelschwierigkeiten verursachen, bei Leuten, die sich vor dem Eingriff im Wachzustand fürchten. Auch andere zahnärztliche Operationen von nicht mehr als etwa 5 min Dauer lassen sich auf diese Weise vornehmen, vorausgesetzt, daß keine größere Blutung oder keine größere Eiterentleerung zu befürchten ist. Diese Narkoseart erfreut sich zunehmender Beliebtheit, wenn sie einmal eingeführt worden ist. Man kann speditiv arbeiten und die postoperativen Beschwerden sind geringer, die Heilung ist etwas schneller. Die Technik dieser Narkose ist aber nicht leicht und es braucht längere Übung unter Anleitung eines Erfahrenen. Wer die Narkose für große Chirurgie beherrscht, ist nicht selbstverständlich auch ein guter dental gas-Anaesthesist. Im Hinblick darauf und auf die noch geringe Verbreitung dieser Technik in den Deutsch sprechenden Ländern, darf ich den Leser auf das ausgezeichnete und reich illustrierte Kapitel im Lehrbuch von R. R. MACINTOSH und F. B. BANNISTER verweisen[1].

Es bleibt noch die Frage der Narkose in der Sprechstunde. Sie wird immer eine kleine Rolle spielen, denn der Arzt, der Operateur und Anaesthesist in einer Person sein muß, wird seine kleine Chirurgie mit wenigen Ausnahmen in Lokalanaesthesie durchführen, es sei denn, er habe eine speziell geschulte Praxishilfe zur Verfügung.

Die erste Empfehlung, die man dem praktischen Arzt geben kann, ist die, daß er sich in keine Abenteuer stürzen darf. Von der medizinischen Ausbildung her soll er die Technik der Freihaltung des Atemweges durch Kopf- und Kieferhaltung und mit Hilfe einfacher airways können, ebenso die Beatmung mit dem Mund und mit einfachen Hilfsmitteln wie Safar Resuscitube oder mit einem Beatmungsbeutel. Es sollte ihm ferner eine Absaugpumpe zur Verfügung stehen, z. B. ein Wasserstrahlsauger, Ambu-Tretsauger oder ein Dräger-Handsauger. Die Patienten sollen nach den oben erwähnten Regeln ausgelesen und vorbereitet sein.

Unter diesen Voraussetzungen kann er mit einem intravenösen Einschlafmittel und einem Inhalationsnarkoticum auskommen. Als erstes eignet sich beispielsweise Methohexital oder Propanidid, als zweites steht meines Erachtens Divinyläther (Vinydan, Vinesthene) im Vordergrund; in Frage kommt auch Halothan (Fluothan). Zur Applikation dieser Mittel eignet sich die Schimmelbusch-Maske oder ein mit Gaze überzogenes Kaffeesieb. Wir empfehlen eine Verweilkanüle (Typ Mitchell-Nadel, Viggonadel) in eine Vene des Handrückens oder des Vorderarmes einzuführen und als erstes Atropin langsam i.v. zu spritzen (0,1 mg auf je 10 kg Körpergewicht). Dann wird eine Einschlafdosis i.v. appliziert, d.h. bis zum Verschwinden des Wimpernreflexes, anschließend das Inhalationsanaestheticum in steigender Tropfenzahl gegeben. Je nach Fall wird die Praxishilfe noch weitertropfen, während der Arzt die Operation vornimmt und selbstverständlich, als Nachteil dieser Technik, ein Auge bei der Narkose haben muß. Eventuell reicht es, wenn die Hilfskraft nur noch den Luftweg freihält und der Arzt die Operation bei abflutender Narkose ausführt.

Für kurze, nicht stark schmerzerregende Eingriffe, die keine große Präzision erfordern, genügt die i.v. Narkose allein, wobei man nach Erlöschen des Wimpernreflexes noch halb so viel nachspritzt, wie bis dahin verbraucht worden ist. In jedem Fall wird bei dieser Technik die Atmung eine Weile insuffizient, beim Methohexital sofort nach der Einspritzung, beim Propanidid erst nach der Hyperventilationsphase. Obwohl das von allgemein gesunden Leuten ertragen wird, ist es besser, Hypoxämie durch künstliche Beatmung zu vermeiden. Die Technik ist einfach, und wir erwarten heute von jedem Samariter, daß er beatmen kann.

Nach der Narkose soll der ambulante Patient noch eine Weile unter Aufsicht liegenbleiben können. In einem fleißigen Poliklinikbetrieb bewährt es sich, die Kranken bis zum vollständigen Aufwachen an einem Ort zu konzentrieren, wo

1 MACINTOSH, R. R., BANNISTER, F. B.: Grundlagen der Allgemeinnarkose. Berlin: VEB Verlag Volk und Gesundheit 1960; resp. Essentials of Anaesthesia. Springfield, Ill.: Thomas 1965.

dauernd jemand zugegen ist. Besonders praktisch sind normierte Krankenwagen (Trolleys) mit leicht gehenden, schwenkbaren Rädern, mit Seitengittern, die das Herunterfallen verhindern und mit einer wasserdicht überzogenen Matratze, die nicht zu hart ist. Auf diesen Wagen kann man die Patienten schnell und leicht in Kopftieflage bringen oder den Oberkörper aufrichten (eine Aufhängung für Infusionen ist ebenfalls vorhanden). Sie eignen sich in vielen Fällen auch als Operationstisch, was das Umlagern erspart.

Die Dauer der Narkose, die Menge der gegebenen Substanzen und die Schnelligkeit des Aufwachens am Operationsende geben dem Anaesthesisten Hinweise dafür, wie lange der Patient noch liegenbleiben muß. Mehr als 2 Std sind selten nötig.

Der Zeitpunkt der Entlassung ist gekommen, wenn die Klarheit des Denkens wiedererlangt ist, und wenn sich der Patient zuerst beim Aufrichten und danach beim Stehen und Gehen sicher fühlt. Wir haben es meistens einer bewährten Schwester überlassen, die zum Abholen des Patienten bestimmte Person zu bestellen, den Patienten auf „Straßenfähigkeit" zu prüfen und zu entlassen. Beim geringsten Zweifel berichtet sie dem verantwortlichen Anaesthesisten.

Bei der Entlassung übergeben wir ein Papiersäckchen mit ein paar Schmerztabletten (Typ Cibalgin, Allonal, Phenacetin) mit der Weisung, nötigenfalls eine Dosis einzunehmen, aber erst zu Hause. Wir erinnern ferner nochmals an die Vorschrift, bis zum nächsten Tag keinen Alkohol zu trinken und kein Fahrzeug zu lenken.

17. Die Anaesthesie bei Risikopatienten (Narkoserisiko und Risikonarkose)

J. Stoffregen

Im letzten Jahrzehnt wurden die technischen Möglichkeiten der Anaesthesiologie durch die Entwicklung neuer Narkosemittel, Narkoseapparate, Respiratoren und Überwachungsgeräte in einer Weise erweitert, die noch in der Mitte der 50er Jahre als Utopie gegolten hätte. Insgesamt wurden dadurch die Überlebenschancen von Risikopatienten wesentlich verbessert, nicht nur im Zusammenhang mit operativen Eingriffen, sondern ebenso bei Vergiftungen, bestimmten Nervenkrankheiten und vielen anderen ausgesprochenen Risikozuständen. Entgegen der von Skeptikern nicht-anaesthesistischer Fächer vereinzelt geäußerten Ansicht hat gerade die apparative Evolution den Anaesthesisten nicht überflüssig gemacht, sondern vielmehr als notwendigen Spezialisten für die virtuose Handhabung des komplizierter gewordenen Instrumentariums bestätigt.

a) Allgemeines Narkoserisiko (s. auch „Das Risiko einer Anaesthesie", S. 596)

1894 schrieb C. L. Schleich in seinem Buch „Schmerzlose Operationen": „Wie, wenn alle Patienten wüßten, daß die Narkose oft unendlich viel gefährlicher ist als selbst die größte Operation!" Dieses tendenziöse Zitat enthält ein Körnchen Wahrheit, das noch heute, ein Dreivierteljahrhundert später, aktuell und besonders bitter ist, da doch die Entdeckung der Narkose mit Recht als eine der größten und schönsten Taten in der medizinischen Geschichte gefeiert wird.

Dennoch ist sie nur ein Hilfsmittel, ein Mittel zum Zweck des schmerzlosen Operierens bzw. Diagnostizierens. Aber sie deswegen für ungefährlicher zu halten als diese Tätigkeiten, ist ein gefährlicher Trugschluß. Seit den Tagen eines Schleich, der leidenschaftlich gegen die Narkose Sturm lief, die er oft auch als „gesteuerte Vergiftung" bezeichnete, um dem von ihm maßgeblich inaugurierten Verfahren der lokalen Infiltrationsanaesthesie zum Durchbruch zu verhelfen, seit jenen Tagen hat sich angesichts des Exitus in tabula an der logischen Konsequenz nichts geändert: *Tod in Narkose bedeutet* (zu allermeist) *auch Tod an Narkose.* Egal, ob durch Aspiration infolge von angeblich unvermeidbarem Erbrechen oder durch reflektorischen Herzstillstand, Narkoseüberempfindlichkeit, Status thymolymphaticus, oder, was das häufigste ist, durch den schlechten Allgemeinzustand — all dies erklärt natürlich nichts, sondern ist nur Ausdruck des verständlichen Wunsches, der bitteren Erkenntnis auszuweichen, daß mit der Narkose etwas falsch gemacht wurde. Folgenschwererweise wird damit auch die Einsicht in die tatsächlichen Zusammenhänge verhindert und nicht, was allein wichtig gewesen wäre, die Wiederholung desselben Fehlers, soweit dieser vermeidbar war.

Dank der Bemühungen ungezählter Anaesthesisten, Chirurgen, Physiologen und Pharmakologen sollte die Narkose seit Schleich sicherer geworden sein und nicht nur für alle Beteiligten, insbesondere den Patienten, angenehmer. Aber dieses Fazit gilt nur, wenn ein qualifizierter Spezialist die Narkose durchführt, der die Fortschritte der Anaesthesie-Technik einschließlich ihrer Indikationen beherrscht. In der

Hand ungeübter Gelegenheitsnarkotiseure dagegen erweisen sich diese technischen Fortschritte leider oft als zweifelhaft, jedenfalls im Hinblick auf die Sicherheit.

Das deckt sich durchaus mit den Erfahrungen jener Chirurgen, die die alte, oft auch zu Unrecht geschmähte Äthertropfnarkose noch mit den Resultaten der „Neuzeit" vergleichen können. Für den kritischen Beobachter werden nicht selten die angenehmen Vorteile moderner Narkoseverfahren, *wenn sie durch Nicht-Anaesthesisten angewandt werden*, durch eine Reihe von Nachteilen wieder in Frage gestellt.

Daß es jedoch nie gelingen wird, die Narkose „narrensicher" zu machen, liegt in der Natur der Sache. Schließlich bedeutet jede Narkose einen schwerwiegenden Eingriff in die Lebensfunktionen des Patienten, der durch bestimmte Maßnahmen bewußtlos gemacht werden soll und dessen Schmerzempfindung und Reflexapparat ausgeschaltet und dessen Atemmuskulatur mehr oder weniger gelähmt werden muß. Aber das Risiko ernster oder gar tödlicher Narkosezwischenfälle kommt dem mathematischen Nullwert heute doch sehr nahe, wenn die Narkose von einem ausgebildeten Spezialisten durchgeführt wird. Denn nicht das Narkosemittel an sich ist entscheidend, auch nicht das Fehlen oder Vorhandensein bestimmter Apparate, sondern der Umgang mit diesen Dingen: „Allein das Wissen um die Zusammenhänge unterscheidet den Anaesthesisten unserer Tage vom Narkotiseur der alten Zeit" (HELLNER).

Im Gegensatz zur Chirurgie, die kleine, mittlere und große Eingriffe unterscheidet, gibt es keine kleine und große Narkose im eigentlichen Sinne, auch keine Spezialanaesthesie für einzelne Fächer. *Narkose ist ein bestimmter Zustand* (von gesteuerter Vergiftung), der zunächst von der Größe, und Dauer der Operation unabhängig ist. Dem Zustand an sich haftet ein bestimmtes Risiko an, das es zu vermindern gilt. Natürlich um so konsequenter, je länger der Eingriff dauert, je mehr Blut der Patient dabei verliert und je schlechter sein Allgemeinzustand, also seine Ausgangslage ist.

Da sich die Narkose von der Vergiftung grundsätzlich nur durch die Steuerung unterscheidet, ist ihre *tatsächliche Steuerbarkeit* für die Sicherheit ein entscheidender Faktor. Neben der Wahl des (Haupt-) Narkosemittels spielt bei dieser Frage der Zufuhrweg eine relevante Rolle. Die beste und klassische Art, dem Organismus Narkosemittel zuzuführen, ist die Inhalation. Sie steht im Hinblick auf Wirkungsgeschwindigkeit der intravenösen Injektion kaum nach, hat aber den unschätzbaren Vorteil, reversibel und damit im Fall der versehentlichen Überdosierung korrigierbar zu sein. Während das Schicksal per injectionem zugeführter Medikamente allein von ihrer Abbau-, Abflutungs- oder Ausscheidungsgeschwindigkeit abhängt, läßt sich eine Inhalationsnarkose wirklich steuern. Wird die alveoläre Konzentration verändert, ändert sich im gleichen Moment auch die Blutkonzentration und damit die Narkosetiefe. Wie schnell, hängt von der Wahl des inhalierten Narkosemittels ab.

Von allen charakteristischen Unterschieden ist die Schnelligkeit der Wirkung der wichtigste: Je träger ein Inhaliationsnarkoticum wirkt (z. B. Äther, Penthrane), umso schlechter läßt es sich steuern — je rascher (z. B. Halothan), umso besser. Aber das ist *nicht* unbedingt gleichbedeutend mit der Sicherheit, weil mit der Schnelligkeit der Wirkung zwangsläufig auch die Gefahr der Überdosierung wächst. So ist beispielsweise Halothan zwar das „am besten steuerbare" Inhalationsnarkoticum, zugleich aber auch das „gefährlichste"; Äther und Penthrane verhalten sich umgekehrt. Aber auch die Neuroleptanaesthesie ist ebensogut steuerbar wie die Inhalationsnarkose, wenn Droperidol (Dehydrobenzperidol) und Fentanyl in entsprechender Dosierung (z. B. 12,5 mg DHB und 1,0 mg FE in 500 ml) *per infusionem* zugeführt werden und die Narkosetiefe in jedem Augenblick durch Variation der Tropfenzahl dem tatsächlichen Bedarf entsprechend angepaßt wird, am besten über eine Infusionspumpe.

b) Die Risikonarkose (s. auch einschlägige Abschnitte im Kapitel „Komplikationen und Gefahren der Anaesthesie", S. 468).

Im Gegensatz zum allgemeinen Narkoserisiko werden unter dem Begriff „Risikonarkose" jene Narkosen zusammengefaßt, die infolge des reduzierten Allgemeinzustandes des Patienten a priori ein erhöhtes Risiko erwarten lassen. Das ist der Versuch, die Risikovermehrung durch höheres Alter, die zur Operation führende Grundkrankheit selbst, durch Begleitkrankheiten, den psychischen Zustand des Patienten, also durch den Faktor „Patient" von den anderen „technischen" Risikofaktoren zu unterscheiden. Die Übergänge sind selbstverständlich fließend. Zwar bezeichnet im Einzelfall die primäre oder post festum erfolgte Zuordnung zu dieser Gruppe den größeren Schwierigkeitsgrad der Narkose, kann aber selbstverständlich nichts aussagen über die wirkliche Ursache, die zum ernsten oder tödlichen Narkosezwischenfall geführt hat. Es ist nicht einzusehen, warum bei höherem Risiko der gleiche, letztlich tödliche Narkosefehler etwa geringer gewertet werden sollte als beim „unkomplizierten" Patienten. Wenn z.B. ein älterer Infarktpatient mit AV-Block zur Implantation eines Pacemakers über $2^1/_2$ Std narkotisiert werden muß, ist zwar das Narkoserisiko groß, aber doch nicht so groß, daß im Fall des plötzlichen Herzstillstandes allein deshalb jeder Zusammenhang mit der Narkoseführung indiskutabel wäre.

Das Risiko der Risikonarkose läßt sich vermindern durch

1. rechtzeitiges Erkennen,
2. Mitwirkung eines Narkosefacharztes,
3. adäquate (d.h. gelegentlich auch fehlende) Prämedikation,
4. Auswahl des geeigneten Narkoseverfahrens,
5. sorgfältige Überwachung während der Narkose,
6. Verkürzung der Operationszeit,
7. gute apparative Ausrüstung und
8. postoperative Überwachung und gezielte Nachbehandlung.

Wie bei allen ärztlichen Maßnahmen steht auch hier am Anfang die Diagnose, d.h. die Aufgabe, den Allgemeinzustand des Patienten zum allgemeinen Narkoserisiko richtig einzuschätzen. So kann unter Umständen schon übergroße Ängstlichkeit Grund genug sein, den Patienten in die Gruppe der Risikonarkosen einzustufen, oder der ausdrückliche Wunsch, von einem Fachanaesthesisten narkotisiert zu werden. Die Erfahrung hat gezeigt, daß gerade in diesen Fällen über psychosomatische Faktoren vermehrt mit gefährlichen Komplikationen zu rechnen ist, die ohne die Routine eines erfahrenen Spezialisten nur schwer beherrscht werden können.

In der Regel aber handelt es sich um somatische Veränderungen, die eine risikohöhere Einstufung geraten sein lassen. Diese Patienten können entweder durch das zur Operation führende Grundleiden (z.B. mechanischer Ileus, stridoröse — retrosternale — Struma, Panzerherz, hypovolämischer Schock bei Milzruptur, AV-Block) gefährdet sein, oder aber durch mehr oder weniger zufällige Begleitkrankheiten (Herzinfarkt, Niereninsuffizienz, Hypertonus, Basedow, asthmatoide Emphysembronchitis, durch Fieber, Marasmus, Diabetes mellitus, Leberinsuffizienz, Myasthenia gravis, durch übergroße Adipositas usw.). Schließlich sind es auch physiologische Zustände, die eine „einfache" Narkose zur Risikonarkose machen (z.B. extremes Alter oder Narkose-Reposition einer Fraktur bei vollem Magen) bzw. die zur Operation erforderliche spezielle Lagerung (Eingriffe im Bereich der hinteren Schädelgrube im Sitzen). Auf der anderen Seite muß heute die Vorstellung, intrathorakale Eingriffe bedeuteten für den Patienten per se eine größere Gefährdung als andere Operationen, als historisch bezeichnet werden. *In all diesen Risikofällen sollte für die Narkose ein Facharzt herangezogen werden, notfalls aus dem Nachbarkrankenhaus.*

Die nächste Maßnahme, die das Narkoserisiko beeinflußt, ist die Prämedikation. Dabei ist der Vorteil der größeren Dämpfung individuell gegen mögliche Nachteile abzugrenzen. Die apodiktische Forderung, „keine Narkose ohne Prämedikation" (im engeren Sinn: ohne Vagolytikum), ist keineswegs mehr unumstritten. Allein in der unterlassenen Atropin- oder Scopolamin-Injektion die Ursache schwerer oder gar tödlicher Narkosezwischenfälle sehen zu wollen („Kunstfehler"), scheint dem Autor übertrieben und eher geeignet, den wirklichen Fehler, der zum Herzstillstand geführt hat, zu verschleiern.

Abgesehen von den bekannten Kontraindikationen (Glaukom, Thyreotoxikose, Prostatahypertrophie u.a.) führt Atropin auch bei normaler Dosierung zur Austrocknung der Mund- und Tracheobronchialschleimhaut, erschwert dadurch die Eskalatorfunktion des Flimmerepithels und inhibiert die Schweißsekretion. Die trocken-warme Haut schränkt die physikalische Wärmeregulation ein und kann, besonders bei Kleinkindern, (Mit-)Ursache unerwünschter, ja gefährlicher Temperatursteigerung sein.

Gerade Säuglinge und Kleinkinder fühlen sich durch den intramuskulären Einstich schockiert, werden verärgert und mißtrauisch, schütten Adrenalin aus und beginnen sofort wieder in großer Angst zu weinen, wenn eine halbe Stunde später die Narkose eingeleitet werden soll. Dieser Verlust an kindlichem Vertrauen wiegt im allgemeinen schwerer als der fragliche Nutzeffekt einer Sedierung. Deshalb prämedizieren wir schon seit Jahren nur ältere Kinder (etwa ab 6 Jahren), und auch die nicht immer. Unserer Erfahrung nach sollte die Indikation zur Prämedikation enger gefaßt und auf diejenigen Patienten beschränkt werden, für die eine spezifische, die Narkoseeinleitung oder -führung erleichternde Wirkung erwartet werden darf. Eine gezielte Prämedikation (z. B. ohne Atropin beim Basedow, mit Depot-Novadral bei Hypotension, Infusion bei (relativer) Hypovolämie, O_2-Voratmung bei schwerer Herzinsuffizienz usw) ist eine äußerst sinnvolle Maßnahme, die Sicherheit für den Patienten während der Narkose zu vermehren; die pauschale, zur gedankenlosen Routine gewordene „Schrot-Schuß"-Prämedikation dagegen sicher nicht (s. auch Kap. „Die Prämedikation", S. 176).

Selbstverständlich müssen vor Narkosebeginn alle Vorbereitungen zur sofortigen Intubation und Beatmung abgeschlossen sein, einschließlich aller zur Wiederbelebung notwendigen Medikamente.

Die allgemeine, unmittelbare Narkosevorbereitung des Risikopatienten läßt sich auf die Formel bringen: *Sauerstoffatmung, Kreislauftonisierung und Kreislaufauffüllung*. Vor der Narkoseeinleitung atmet der Patient 5 min lang reinen Sauerstoff über die

Narkosemaske, um Stickstoff aus dem Körper auszuwaschen und in der Lunge ein Sauerstoff-Depot anzulegen. Außerdem gibt der Autor dem Patienten zu Beginn der O_2-Atmung Norfenefrin (10 oder 20 mg Depot-Novadral) intramuskulär zur Tonisierung des Gefäßsystems, ein Kleinkind oder Säugling erhält dieselbe Menge subcutan. Gegebenenfalls — im Erwachsenenalter ist das die Regel — wird der Kreislauf gleichzeitig mit etwa 500 ml Plasmaexpander aufgefüllt, die innerhalb von 5 min unter Atmosphärendruck einlaufen sollten. [Selbstverständlich ist eine solche Infusion wegen der Gefahr des Lungenödems bei dekompensierten (Linksfehler-)Herzen kontraindiziert.]

Die schwierigste Aufgabe ist beim Risikopatienten die *Auswahl des geeigneten Narkoseverfahrens.* Sie wird entscheidend bestimmt vom Wissen und der persönlichen Erfahrung des Anaesthesisten, aber auch von den technischen Möglichkeiten und nicht zuletzt der apparativen Ausrüstung des Operationssaales. Dabei müssen Vor- und Nachteile der verschiedenen Verfahren gegeneinander abgewogen werden. *Entscheidend* wird der Gesamtablauf der Narkose durch die *Narkoseeinleitung* beeinflußt, die beispielsweise per inhalationem folgendermaßen erfolgen kann: Beim Risikopatienten wird etwa von der 6. min an dem Sauerstoff in steigender Konzentration Halothan zugesetzt, bis der Patient so weit schläft, daß er nach intravenöser (bei Kleinkindern intramuskulärer) Injektion von 50 bis 100 mg Succinylcholin intubiert und unter Zusatz der üblichen Lachgas-Konzentration automatisch mit PNP hyperventiliert werden kann. Dann wird die Halothan-Konzentration unverzüglich zugunsten einer großzügigen Relaxierung auf weniger als 0,5% reduziert, unter Umständen unter Zuhilfenahme einer intravenösen und intramuskulären Injektion von je 50 mg Pethidin (Dolantin) (bei Kleinkindern 2 mg pro kg i.m.) sogar auf Null. Da gerade für den Risikopatienten die Regel gilt, daß „an der zu flachen Narkose noch keiner gestorben ist, an der zu tiefen jedoch alle", muß die Narkose ständig so flach wie möglich gehalten werden.

Nach Ansicht vieler Anaesthesisten eignet sich zur Einleitung einer Risikonarkose per injectionem auch Propanidid (Epontol). Allerdings wurden vereinzelt (histaminbedingte) Zwischenfälle berichtet, auch mit tödlichem Ausgang. Ob diese Komplikationen bei auf die Hälfte verdünnter Konzentration und betont langsamer Injektion sicher zu vermeiden sind, ist noch nicht bewiesen.

Der Autor bevorzugt Methohexital (Brevimytal), ein methyliertes Barbiturat, das auch nicht länger wirkt als Propanidid, aber den Vorteil hat, keine Exzitation zu machen und kein Histamin freizusetzen. Die Dosierung beträgt beim Erwachsenen 80—100 mg „im Schuß", bei Kindern etwa die Hälfte, unmittelbar gefolgt von Succinylcholin, Intubation und automatischer N_2O-O_2-Beatmung.

Alle anderen Barbiturate dagegen sind für die Einleitung einer Risikonarkose nach einhelliger Meinung kontraindiziert, insbesondere bei gleichzeitig bestehendem Schockzustand.

Droperidol zeichnet sich wegen der fehlenden Myokarddepression in der Risikochirurgie besonders aus. Mit oder ohne vorherige Methohexital (Brevimytal)-Injektion erhält der erwachsene Patient z. B. 10—15 mg Droperidol intravenös (Kleinkinder 2—5 mg) und anschließend eine Infusion von 1,0 mg (Kleinkinder 0,5 mg) Fentanyl in 500 ml mit einer durchschnittlichen Tropfenzahl von 20 pro Minute, die individuell ermittelt werden muß. So ist auch bei Neuroleptanaesthesie jederzeit eine Steuerung der Narkosetiefe möglich (s. auch S. 277 u. 823). Selbstverständlich sind auch diese Patienten intubiert, relaxiert und beatmet.

Entscheidend für den Verlauf einer Risikonarkose ist nicht zuletzt die *sorgfältige Überwachung* des Patienten. Dazu bedarf es vor allem häufiger Blutdruckmessungen, Pulskontrollen und ständiger Aufmerksamkeit seitens des Anaesthesisten. Monitore für diese Kreislaufgrößen und die Funktion des Respirators bedeuten dabei eine große Hilfe. Der systolische Blutdruck sollte möglichst nicht unter 100 Torr sinken, sonst sind geeignete Maßnahmen zu treffen, in erster Linie durch Kreislaufauffüllung, gegebenenfalls auch durch Vasopressoren [z. B. 10 mg Norfenefrin (Depot-Novadral) i.m.]. Wenn der Druck zu niedrig wird, sollte rechtzeitig eine Arterenol-Infusion (5 mg pro 500 ml) angeschlossen werden. In der Regel genügen schon wenige Tropfen pro Minute, um den Druck zu normalisieren. Diese Entscheidung muß beim Hypertoniker entsprechend früher getroffen werden, da sein „Erfordernishochdruck" nicht für längere Zeit um mehr als ein Drittel absinken sollte.

Natürlich gilt bei der Risikonarkose noch die sonst vorwiegend historische Regel, die *Operationszeit* nicht unnötig auszudehnen. Deshalb sollte die Narkose möglichst erst begonnen werden, wenn die Operationsmannschaft gewaschen und steril gekleidet ist.

Optimale anaesthesiologische Bedingungen existieren in einem Krankenhaus jedoch nur dann, wenn nicht nur der operative Akt im Operationssaal, sondern auch die unmittelbare *postoperative Phase* mit in die anaesthesistische Betreuung einbezogen wird. Sonst wird die tödliche Gefahr beim Risikopatienten nur vom Operationstisch in das Krankenbett, auf die Station verlagert. Wenn keine entsprechend eingerichtete Wachstation vorhanden ist, bleibt der Patient am besten für die ersten Stunden nach der Operation im Aufwachraum innerhalb der Operationsabteilung.

Vor allem aber sollte der Patient postoperativ durch geeignete Respiratoren zunächst kontrolliert-assistiert, dann *assistiert beatmet* werden. Gerade für Risikopatienten bedeuten die Assistoren eine sinnvolle und lebenswichtige Atemhilfe, die sich nicht nur auf die unmittelbare Überleitungsphase von der Narkose in den Wachzustand beschränkt, sondern auf die ersten postoperativen Stunden, unter Umständen sogar Tage ausgedehnt werden sollte. Dabei wird die Intensität der Lungenbelüftung unter Zuhilfenahme der endexspiratorischen Pause des Assistors in physiologischer Weise vom Atemzentrum des Patienten selbst gesteuert (s. Kap. „Atmung und Beatmung“, S. 430).

Die Hauptgefahren der Narkose sind Erstickung und Überdosierung. Beide Möglichkeiten sind ungleich verteilt. Nach der statistischen Wahrscheinlichkeit sterben sonst gesunde, jugendliche Patienten bei der Narkose in erster Linie an Erstickung, während den Risikopatienten wegen ihrer geringeren Toleranz gegenüber Narkosemitteln eher der Tod durch Überdosierung droht.

Von den lebensgefährlichen Komplikationen, die sich erst in der postoperativen Phase dokumentieren und meist entweder auf den Patienten selbst oder auf das Operationstrauma bezogen werden, sollen die respiratorische Insuffizienz (Acidose), der Kreislaufschock (Hypovolämie), das Hepatorenalsyndrom (bis zur Schockniere) und die Atonie nur erwähnt werden. Auch sie sind keineswegs immer schicksalhaft, sondern nicht selten die Folge schlechter Narkosetechnik.

Abschließend sei noch einmal C. L. Schleich zitiert: „Chloroformanwendung bei Trauerfeierlichkeiten, um Angehörigen das Geräusch des Zunagelns des Sarges zu ersparen, ist vor einem Jahr in einer norddeutschen Stadt von einem Arzt geleistet worden und kann wohl nur unter dem Kapitel grober Unfug abgehandelt werden.“ Trotz aller Situationskomik, die diesem grotesken Beispiel aus dem Jahr 1894 anhaftet, ist der zugrunde liegende Sachverhalt der totalen Verkennung des Narkoserisikos auch heute noch aktuell. Das Risiko ist noch immer zu groß, solange ein Patient ohne Fachanaesthesist narkotisiert wird.

18. Die Anaesthesie unter Katastrophenbedingungen

F. W. Ahnefeld

a) Definition der Katastrophensituation

Vor Besprechung der Möglichkeiten ärztlicher Hilfe im Katastrophenfall muß man sich um eine Definition der Katastrophensituation bemühen, die den medizinischen Gesichtspunkten gerecht wird. Die in den letzten Jahren erkennbare Tendenz, nur die Großkatastrophe unter Annahme eines Massenanfalles von Verletzten zu diskutieren, kann einer Lösung der anstehenden Probleme nicht dienlich sein. In dem Augenblick, wo das menschliche Vorstellungsvermögen überschritten wird, müssen Resignation und Fehlplanungen zwangsläufig die Folge sein. Unter medizinischen Aspekten ist das wesentlichste Kriterium der Katastrophe in der gestörten Relation zwischen Verletztenzahl und den für eine optimale Versorgung zu fordernden personellen und materiellen Voraussetzungen zu sehen. Diese Definition deutet darauf hin, daß man Katastrophensituationen häufiger gegenübersteht als man im allgemeinen annimmt. Werden z. B. nur 10 Schwerverletzte gleichzeitig in eine gut funktionierende, personell und materiell für den Normalbedarf hinreichend ausgestattete Klinik eingeliefert, so läßt sich ein Zusammenbruch der Versorgung nur dann vermeiden, wenn alle Improvisationsmöglichkeiten voll ausgenutzt werden, klare Vorstellungen über die notwendigen Variationen des Ablaufes einer Versorgung bestehen und wenn außerdem ein fachlich hochqualifiziertes Hilfspersonal vorhanden ist. Unabhängig davon treten aber schon bei einer begrenzten Anzahl von Verletzten andere Probleme auf, von denen nur die Erstversorgung am Unfallort und die Organisation des Abtransportes als Beispiel dienen mögen. Nur eine lückenlose, den jeweiligen Erkenntnissen der Medizin angepaßte Versorgungskette, die im Normalfall zu jeder Tages- und Nachtzeit störungsfrei funktioniert, kann die Basis für die Lösung der speziellen anaesthesiologischen Aufgaben im Katastrophenfall darstellen. Der in der Klinik auf einem immer enger umgrenzten Fachgebiet tätige Arzt ist gezwungen, in der Diagnostik und Therapie die modernsten und damit oft auch aufwendigsten Methoden einzusetzen. Dieser klinischen Einstellung diametral entgegengesetzt laufen die Forderungen für den Katastrophenfall. Die notwendige Umschaltung auf primitivste Voraussetzungen und Hilfsmittel übersteigt, kurzfristig gefordert, im allgemeinen die Möglichkeiten des Spezialisten. Nur wenn die einzelnen medizinischen Fachdisziplinen Überlegungen anstellen und daraus Empfehlungen entwickeln, die den Gegebenheiten unter Katastrophenbedingungen entsprechen, wird es einmal möglich sein, entsprechende und ausreichende Vorkehrungen zu treffen, d.h. Material, Medikamente und Geräte bereitzuhalten, zum anderen die sich ergebenden spezifischen Aspekte in der Ausbildung der Ärzte, aber auch des Hilfspersonals zu verwerten. Nur dann läßt sich die für jede Katastrophensituation geltende Grundforderung erfüllen: Mit einem Minimum an Aufwand ein Maximum an Wirkung zu erzielen. Im folgenden soll das Aufgabengebiet der Anaesthesie im Katastrophenfall skizziert werden, um daraus Empfehlungen für die Durchführung der den Anaesthesisten betreffenden Maßnahmen in den einzelnen Versorgungsphasen aufzustellen.

b) Aufgaben der Anaesthesie im Katastrophenfall

Im Katastrophenfall erwachsen die größten Schwierigkeiten aus der verlängerten Zeitspanne zwischen Unfallereignis und endgültiger Versorgung. Die Therapie am Unfallort, in den ersten Sammelstellen und auf dem Transport entscheidet über das Schicksal des Patienten. Noch bevor der Verletzte der endgültigen klinischen Versorgung, also einem operativen Eingriff, zugeführt werden kann, noch bevor die Notwendigkeit zur Durchführung einer Narkose entsteht, sehen sich der Anaesthesist und seine Helfer den Aufgaben der Wiederbelebung gegenübergestellt. Nur wenn diese Maßnahmen zeitgerecht und in ausreichendem Umfange einsetzen und bis zur Klinikaufnahme fortgesetzt werden, läßt sich die verlängerte Zeitspanne überbrücken, der Operationstermin, ohne daß der Patient irreparable Schäden erleidet, hinausschieben und somit die Voraussetzung für eine Wiederherstellung schaffen. Würde man diese grundsätzlichen Forderungen unbeachtet lassen, so wären alle Überlegungen, die die eigentliche Narkose betreffen, sinnlos (Abb. 1).

Reanimation, Anaesthesie und operative Versorgung sind die Maßnahmen, die das Fundament für eine Wiederherstellung schaffen. Auch die modernste Anaesthesie und die beste Operationstechnik sind nicht imstande, Schäden auszugleichen, die in den vorausgehenden Phasen eintreten. Auch ein Massenanfall von Verletzten ändert nichts an den allgemeingültigen Behandlungsprinzipien. Die Anzahl der Schwerverletzten, die Art der Verletzungen, die Transportmöglichkeiten, die Entfernung zu den aufnehmenden Krankenhäusern, die Vorräte an Medikamenten und äußere Gegebenheiten bestimmen den Ablauf der Versorgung. Immer wieder wird die Improvisation oberstes Gebot sein, um die Versorgung des Verletzten den optimalen Behandlungsprinzipien soweit wie möglich angleichen zu können.

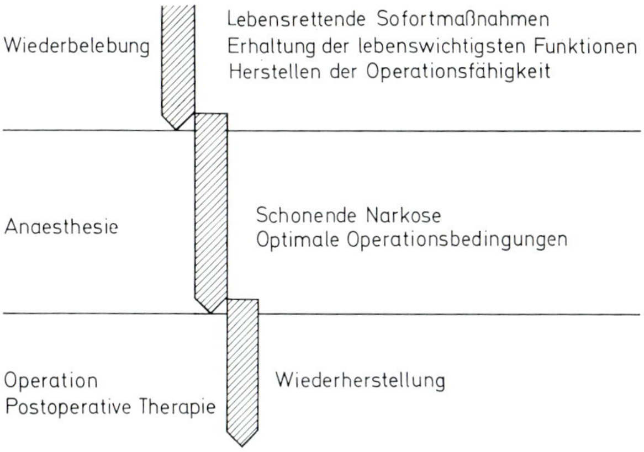

Abb. 1. Maßnahmen im Katastrophenfall

c) Stadien der Versorgung

Im Ablauf der Erstversorgung sind unabhängig davon drei Stadien vorzusehen, die als Orte der ersten, zweiten und dritten Hilfe gekennzeichnet werden (Abb. 2).

Am Orte des Geschehens setzt sofort nach dem Trauma die Laienhilfe ein, sie kann durch das Eingreifen von Arzt-Laienhelfer-Gruppen ergänzt und erweitert werden. Sobald Personal und behelfsmäßige Transportmöglichkeiten zur Verfügung stehen, erscheint es ratsam, die Verletzten zunächst in provisorischen Sammelstellen zu konzentrieren. Durch diese Konzentration wird die notwendige Überwachung der Schwerverletzten erleichtert, der Nachschub an Medikamenten auf einige Punkte beschränkt, die Beladung der Krankentransportfahrzeuge beschleunigt und die Möglichkeit gegeben, eine Auswahl unter den Verletzten zu treffen, die die Dringlichkeit des operativen Eingriffes berücksichtigt. Gebildet können diese provisorischen Sammelstellen wiederum aus Ärzten und Laienhelfern werden. Voraussetzung für eine wirkungsvolle Arbeit in diesem Bereich ist jedoch die Verbesserung der bisher immer noch mangelhaften Koordination in der Ausbildung und Ausstattung der Ärzte und Laienhelfer. Bereits am Ort der zweiten Hilfe könnten als mobile Einrichtungen die heute für die Versorgung von Notfallpatienten eingesetzten Rettungswagen stationiert werden. Diese Fahrzeuge ermöglichen aufgrund ihrer konstruktiven Merkmale und ihrer Ausstattung die Anwendung erweiterter lebensrettender Sofortmaßnahmen. Sie könnten im Katastrophenfall zusätzlich mit Fachärzten besetzt werden. Eine solche mobile Einheit würde das überbrückende Glied zwischen dem Katastrophenort und der Klinik darstellen.

der Grundsatz, den Patienten erst dann einer Operation zuzuführen, wenn Atmung und Kreislauf stabilisiert sind und anzunehmen ist, daß die nachfolgende Anaesthesie und der Eingriff selbst keine erneute lebensbedrohliche Dysregulation hervorrufen. Ausnahmen stellen lediglich intraabdominelle oder intrathorakale Blutungen dar, die nur durch einen Eingriff zu stillen sind.

Die Tabelle enthält eine Aufstellung der Infusionslösungen, die für den Katastrophenfall in den einzelnen Versorgungsbereichen zur Verfügung stehen müssen (Tabelle).

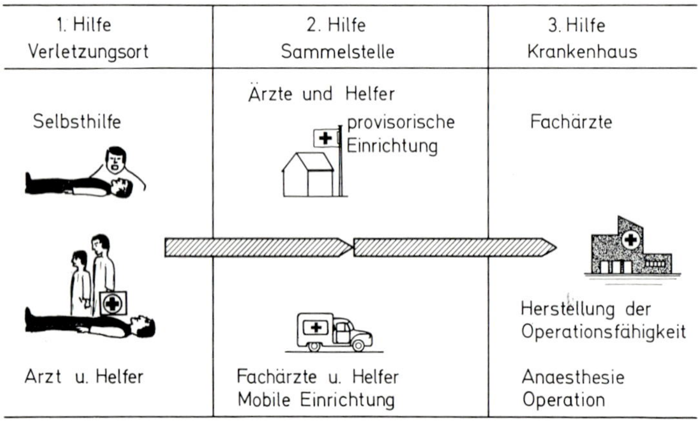

Abb. 2. Stadien der Versorgung

Bis zum Erreichen des Krankenhauses oder eines Hilfskrankenhauses stehen, wie bereits ausgeführt, die lebensrettenden Sofortmaßnahmen (s. Kap. „Wiederbelebung", S. 843) im Vordergrund.

Tabelle. *Transfusions- und Infusionstherapie*

	Lösungen für die Therapie im Katastrophenfall
1	Substanz zur Herstellung einer oral verabreichbaren Elektrolytlösung
2	Kombinierte Elektrolyt-Zucker-Lösung
3	Kolloidale Volumenersatzmittel
4	Blut und Blutbestandteile
5	Vollelektrolytlösung
6	Kohlehydratlösungen
7	Invertzuckerlösung 20%ig
8	Aminosäurelösungen
9	Lösungen zur Osmotherapie (Sorbit, Mannit)
10	Alkalisierende Lösungen
11	1-molare Lösungen

1—3 = Erstversorgung; 4—11 = definitive Versorgung.

Am Ort der dritten Hilfe müssen Anaesthesisten und Chirurgen ihre Arbeit so koordinieren, daß sie gemeinsam den günstigsten und frühestmöglichen Operationstermin bestimmen. Im allgemeinen gilt

d) Methoden der Anaesthesie

(s. auch „Die Anaesthesie bei schweren Verletzungen", S. 722)

Nach Abschluß oder noch während der Wiederbelebung werden in Katastrophensituationen Noteingriffe bereits in den ersten Sammelstellen erforderlich. Die Grundforderungen für die dabei anzuwendende Anaesthesie stimmen etwa mit denen überein, die für die Poliklinik Gültigkeit haben. Zusätzliche Probleme entstehen allerdings dadurch, daß die Verletzten nicht nüchtern sind, infolge des erlittenen Traumas, der damit verbundenen Schmerzen und Angst zu vegetativen Fehlregulationen neigen oder nach einem überstandenen Schock über Stunden kreislauflabil bleiben.

Versorgungsschwierigkeiten im Bereich klinischer Einrichtungen ergeben sich unter Katastrophenbedingungen dadurch, daß eine Vielzahl von Verletzten, zum Teil Polytraumatisierten, in einer möglichst kurzen Zeitspanne operationsfähig gemacht werden müssen. Bis zur Durchführung der Eingriffe sollen die vitalen Funktionen soweit wie möglich stabilisiert werden, um die Ausgangslage zu verbessern. Gerade bei Polytraumatisierten wird diese Aufgabe nur in engster Zusammenarbeit mit den verschiedenen operativen Spezialdisziplinen (allgemeine Chirurgie, Traumatologie, Neurochirurgie, Kieferchirurgie etc.) zu lösen sein, da die Basisbeurteilung, die der Anaesthesist über den Zustand der vitalen Funktionen abgibt, die Reihenfolge und die Dringlichkeit der Versorgung festzulegen ist. Auf jeden Fall wird sich daher, um Personal zu sparen und die Arbeiten soweit wie möglich zu konzentrieren, die Einrichtung eines Deschockierungsraumes empfehlen. Personelle Unzulänglichkeiten, die sehr schnell sowohl bei dem Hilfspersonal, also Schwestern und Pflegern, als auch bei Ärzten eintreten, lassen sich überbrücken, wenn man aus anderen, bei der Notversorgung nicht beteiligten klinischen Einrichtungen Schwestern und Ärzte für Hilfeleistungen im Deschockierungsraum und für andere nicht spezielle Arbeiten abordnet. Voraussetzung für eine ausreichende Funktion wäre auch hier eine in Normalzeiten bereits festgelegte Planung und Koordination. Schließlich kann es vorkommen, daß die Vorräte an bestimmten Medikamenten, Narkotica und Adjuvantien, unter anderem auch Narkosegase, nicht ausreichen und der Nachschub versagt. Hier bleibt dem Anaesthesisten nur die Möglichkeit der Improvisation. Die zur Verfügung stehenden wichtigsten Narkosemethoden und -verfahren, die auch unter Katastrophenbedingungen zur Anwendung kommen, werden im folgenden besprochen.

Für die Dringlichkeitschirurgie muß unter Katastrophenbedingungen die Lokalanaesthesie weiter an erster Stelle stehen. Einer Narkose ist nur dann der Vorzug zu geben, wenn der operative Eingriff zu groß ist oder Frakturen und Luxationen zur Reposition eine bessere Muskelentspannung erfordern. Selbstverständlich sind die Indikationen für die Lokalanaesthesie genau zu beachten. Geht man jedoch davon aus, daß unter Katastrophenbedingungen, wo mit einer großen Verletztenzahl zu rechnen ist, die Durchführung der Anaesthesie einfach und zeitsparend sein muß, also keinen größeren Aufwand an Vorbereitung, Personal und komplizierten Apparaturen erfordern darf, dann ist die Anwendung der örtlichen Schmerzausschaltung in einer Vielzahl von Fällen vertretbar und berechtigt.

Ist eine Allgemeinbetäubung unumgänglich, so können nur solche Anaesthetica verwandt werden, die

1. keinen großen apparativen Aufwand erfordern,
2. schnell an- und abfluten (kurze postnarkotische Überwachung),
3. die Kreislauf- und Atemfunktion möglichst wenig beeinflussen und
4. auch von entsprechend ausgebildetem Pflegepersonal (Anaesthesieschwestern und -pflegern) unter Aufsicht eines Anaesthesisten angewandt werden können.

Die intravenöse Narkose ist in der Anwendung einfach, ihre Gefahren lassen sich von Erfahrenen weitgehend ausschalten. Bei Beachtung der notwendigen Sicherheitsmaßnahmen, zu denen die Bereitstellung einer Beatmungsmöglichkeit und die niedrige Dosierung gehören, ist diese Anaesthesiemethode auch bei Frischverletzten ohne Nachteile oder Zwischenfälle anwendbar. Eine Dosierung von 200—300 mg Thiopental reicht im allgemeinen aus, die Gesamtmenge von 500 mg sollte bei Frischverletzten nie überschritten werden.

Für die reine Rauschnarkose bzw. als Einleitungsanaestheticum sollte das Chloräthyl durch den Divinyläther ersetzt werden.

Äther wird auch heute immer noch als das sicherste Narkoticum dargestellt. Nicht zuletzt deswegen spielt die Äthernarkose bei der Diskussion über die in einem Katastrophenfall anwendbaren Anaesthesieformen auch weiterhin eine große Rolle. Bei eigenen Untersuchungen konnten zwar die relativ große Narkosebreite des Äthers und die während der Narkose vorhandene gute Entspannung der Muskulatur bestätigt werden, es fanden sich darüber hinaus jedoch zahlreiche Nachteile. Äther ist feuergefährlich (s. auch Kap. „Inhalationsnarkose", S. 255), führt zu häufigem postnarkotischem Erbrechen und hat bei längerer Vollnarkose eine lange Nachwirkung. Die Steuerung der Äthernarkose ist von dem Augenblick an leicht, wenn der Patient das Stadium III/1 erreicht hat. Im Exzitationsstadium liegen jedoch erhebliche Gefahren, die insbesondere der weniger erfahrene Arzt und auch die Anaesthesieschwester nicht erkennen. Diese Nachteile sind gerade in Katastrophensituationen von großer Bedeutung. Die Einleitung einer Äthernarkose dauert selbst bei einem geübten Anaesthesisten 15 min, eine Zeit, die im Katastrophenfall nicht diskutabel erscheint. Entscheidend ist aber die Tatsache, daß heute selbst Anaesthesisten kaum noch in der Anwendung der Äthernarkose, schon gar nicht mehr in der Anwendung der Äthertropfnarkose ausgebildet werden. Es erscheint unverantwortlich, eine Narkoseform für den Katastrophenfall zu empfehlen, die in Normalzeiten nur noch selten zur Anwendung kommt. Halothan stellt ein stark wirksames Inhalationsnarkoticum dar, das schnell an- und abflutet, gut steuerbar und sparsam im

Gebrauch ist. Exzitationen sind selten und die postoperative Überwachung ist auf ein Minimum reduziert. Bei entsprechenden materiellen und personellen Voraussetzungen dürfte es als vorzügliches Narkoticum anzusehen sein. Die beste und heute für den Frischverletzten auch unter Katastrophensituationen zur Verfügung stehende Narkoseform ist die Kombinationsnarkose, bestehend aus einer niedrig dosierten Barbiturateinleitung und fortgesetzt mit einem Sauerstoff-Lachgas-Halothan-Gemisch. Hierzu ist natürlich eine entsprechende apparative Einrichtung, also ein Kreislaufnarkosegerät, erforderlich. Um allen sich ergebenden und notwendigen Improvisationen gerecht werden zu können, wurde für die Bundeswehr ein Dräger-Gerät entwickelt, mit dem zunächst, falls Sauerstoff, Lachgas, Halothan und Atemkalk zur Verfügung stehen, wie mit jedem anderen Kreisnarkosesystem gearbeitet werden kann. Sollten Nachschubschwierigkeiten auftreten, so läßt sich dieses Gerät durch kleine Umbauten auch ohne Lachgas, evtl. ohne Atemkalk (halboffenes System) und schließlich auch ohne Sauerstoff, dann allerdings nur unter der Voraussetzung der Intubationsmöglichkeit und der dann möglichen Anwendung geringer Halothankonzentrationen (0,3—0,5 Vol. %), verwenden (Abb. 3).

Selbstverständlich ist in Abhängigkeit von den örtlichen Gegebenheiten im Augenblick einer Katastrophe jede andere, heute gebräuchliche Anaesthesiemethode anwendbar, falls die personellen und apparativen Voraussetzungen gegeben sind. Sicher ist, daß sich der Anaesthesist während seiner Ausbildung auch mit der Frage beschäftigen muß, wie er bei einer nicht den Idealvorstellungen entsprechenden Ausrüstung noch eine den Grundprinzipien genügenden Narkoseform sicherstellen kann.

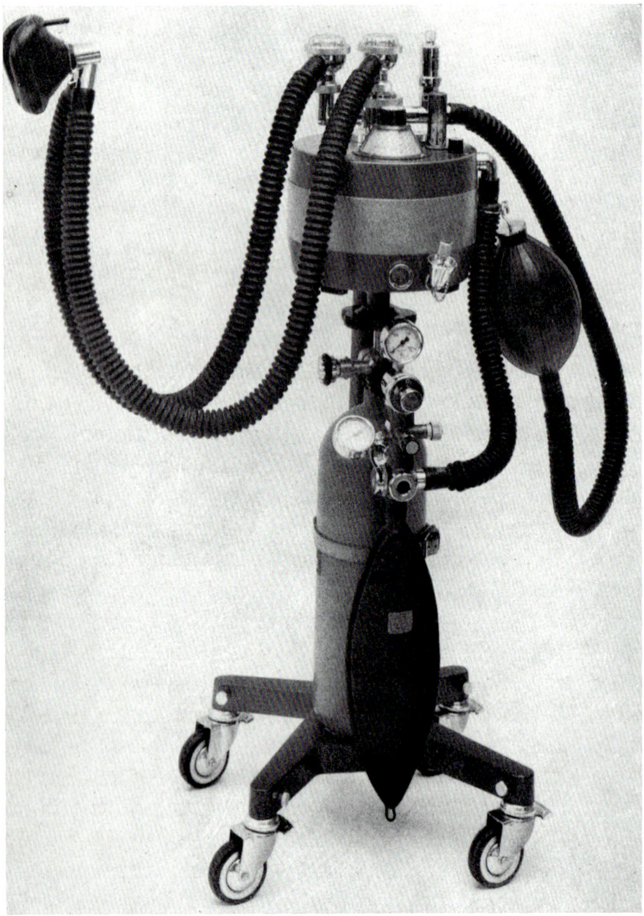

Abb. 3. Für die Bundeswehr entwickeltes Dräger-Narkosegerät

Zahlreiche andere, für die Katastrophensituation speziell entwickelte Narkoseverfahren oder Apparate, wie z. B. der in England propagierte CON-Apparat (Stephens und Bourne) haben sich nicht durchgesetzt, da eben gerade diese Apparaturen oder Verfahren in Normalzeiten nicht zur Anwendung kommen und damit auch ein Einsatz in Katastrophenfällen nicht möglich erscheint.

Zusammenfassend kann zur Frage der Anaesthetica und der apparativen Ausrüstung für den Katastrophenfall festgestellt werden:

1. Die Lokalanaesthesie wird auch in Zukunft in der Dringlichkeitschirurgie von Bedeutung sein.

2. Die Barbituratkurznarkose ist bei Beachtung bestimmter Anwendungsprinzipien auch im Katastrophenfall brauchbar.

3. Als Inhalationsnarkotica kommen vorzugsweise Divinyläther und Halothan in Frage. Die Anwendung von Äther muß aus den näher dargelegten Gründen soweit wie möglich eingeschränkt werden.

4. Neben einem Kreisnarkosegerät können Apparate zur Anwendung kommen, die zahlreiche Variationsmöglichkeiten bieten.

5. Für den Anaesthesisten steht eine Anaesthesienotausrüstung zur Verfügung, die sich aus den in allen Kliniken vorhandenen Geräten zusammenstellen läßt. Sie besteht aus dem Ruben-Beutel, einer Ambu-Absaugpumpe, einem Laryngoskop, Endotrachealtuben, Barbituraten und Relaxantien (Ruben et al.).

6. Die größten Schwierigkeiten unter Katastrophensituationen sind darin zu sehen,

a) die verlängerte Zeitspanne zwischen Verletzung und Aufnahme in die klinische Behandlung so zu überbrücken, daß keine vitalen Funktionen irreversibel geschädigt werden und

b) alle Improvisationsmöglichkeiten ausgenutzt werden müssen, um traumatisch ausgelöste Dysregulationen an den vitalen Funktionen so schnell wie möglich zu beseitigen und durch wenig aufwendiges, personalsparendes Anaesthesieverfahren den jeweils notwendigen operativen Eingriff zu ermöglichen.

Literatur

Ahnefeld, F. W.: Therapiewoche **24**, 1070 (1962).
— Hennes, H. H.: Wehrmed. Mitt. **8**, 113 (1963).
Beecher, K. H.: J. Amer. med. Ass. **145**, 193 (1953).
Frey, R.: Therapiewoche **10**, 215 (1959).
Friedhoff, E.: Zbl. Verkehrs-Med. **2**, 75 (1958).
Hossli, G.: Anaesthesist **12**, 136 (1963).
Koslowski, L.: Ref. Deutsche Gesellschaft für Chirurgie, München 1964.
Kraus, H.: Ref. Deutsche Gesellschaft für Chirurgie, München 1964.
Ruben, H., Knudsen, E. J., Winkel, E., Hjorth, A. A.: Anaesthesist **7**, 161 (1958).
Stephens, K. F., Bourne, J. G.: Lancet **1960 II**, 481.
Vosschulte, K.: Ref. Deutsche Gesellschaft für Chirurgie, München 1964.
Weis, K. H.: Anaesthesist **11**, 334 (1962).
— Ahnefeld, F. W.: Kongreßber. 1. Europ. Kongr. für Anaesthesiologie, Wien, Sept. 1962, Vortr. Nr. 82. Anaesthesist **2**, 213 (1962).

19. Die Anaesthesie bei Genußmittel- und Medikamentenabusus

K. H. Martin

a) Allgemeine Richtlinien

Patienten, die an einem chronischen Abusus leiden oder nach einem Exzeß zur operativen Versorgung kommen, bedürfen unserer besonderen Aufmerksamkeit. Sie sind in der großen Mehrzahl Neurastheniker oder Psychopathen mit ihren Eigenarten. Der Mißbrauch oder die Sucht wird oftmals verschwiegen, entweder aus der Befürchtung, das geliebte Mittel werde vor der Operation entzogen, oder einfach aus Nachlässigkeit. Gesteht der Patient die Abhängigkeit ein, so wird sie bagatellisiert oder sie wird auch aus Angst vor postoperativen Entziehungserscheinungen hervorgehoben. Somit kann oft nur eine geschickte anamnestische Erhebung mit eingehenden Fragen nach den Lebensgewohnheiten, verbunden mit einer klinisch-neurologischen Untersuchung, das Übel aufdecken. Insgesamt sind die Angaben dieser Patienten sehr kritisch zu werten. Inwieweit eine Entziehung vor und nach einer geplanten Operation zu erfolgen hat, ist mit dem Operateur, gegebenenfalls unter Hinzuziehung eines Psychiaters, zu klären. Bei dieser Überlegung ist weniger die Anaesthesie und die Operation selbst, als vielmehr die postoperative Phase, die Persönlichkeitsstruktur des Kranken, sowie Art und Dauer des Mißbrauchs von Bedeutung.

Um unerfreulichen Anwürfen von seiten dieser Patienten sicher zu begegnen, ist ein betont korrektes ärztliches Verhalten angezeigt. Dazu gehört auch, daß klinische Untersuchung und Narkoseeinleitung nur in Anwesenheit einer zweiten Person, Kollege oder Schwester, erfolgt.

Da der Anaesthesist in größerem Umfang suchtmachende Medikamente verordnet, besteht für ihn eine erhöhte Verpflichtung, auf deren Indikation zu achten. Innerhalb seines Arbeitsbereiches muß er eine ausreichende Kontrolle über die Einhaltung der gesetzlichen Bestimmungen durchführen.

b) Äthylalkohol

Der Äthylalkohol (Äthanol), C_2H_5OH, wird aus Magen und Darm schnell resorbiert und vorzugsweise in der Leber über Acetaldehyd und Essigsäure zu CO_2 und H_2O oxydiert. Unabhängig von der im Körper vorhandenen Menge werden etwa 10 ml pro Stunde metabolisiert. In geringen Mengen wird er transpulmonal, durch die Nieren, mit dem Schweiß und mit der Muttermilch ausgeschieden. Er tritt diaplacentar auf den Fetus über.

Eine Indikation für die Alkoholapplikation besteht in der anaesthesiologischen Praxis in seltenen Fällen. Seine euphorisierende oder sedierende Wirkung kann zur Beruhigung von älteren Personen ausgenutzt werden. Dagegen sollen keinesfalls Säuglinge und Kleinkinder mit alkoholischen Getränken „beruhigt" werden.

Als Calorienspender eignet sich Alkohol in 5%iger Lösung i.v. und bis 10%ig peroral. Über 12%ige Lösungen können eine akute Alkoholgastritis auslösen. Durch die Inhalation von Dämpfen des absoluten Alkohols wird bei einem Lungenödem die Oberflächenspannung herabgesetzt. Dadurch bricht der Schaum im Tracheobronchialbaum schnell zusammen, die Atmung respektive Beatmung wird effektiv und das Sekret kann durch eine Bronchialtoilette entfernt werden.

In der Ersten Hilfe des Herzinfarktes sind 100—150 ml stark alkoholischer Getränke indiziert.

Auf die additive Wirkung von Alkohol mit Sedativa und Narkotica ist vor allem beim ambulanten Patienten zu achten.

Die alkoholischen Getränke enthalten in 100 g durchschnittlich folgende Mengen Alkohol in Gramm: Obstweine 4—10, Weißweine 7,5, Rotweine 8, Süßweine 8—16 (Sherry), Branntweine und Weinbrand 30 bis über 50, Liköre 20—48 (Absinth herb). Biere enthalten 3—5 g-% Alkohol.

Zur Umrechnung von Volumsprozent auf Gewichtsprozent dient die Formel:

$$\frac{\text{Vol.-\%}}{1{,}32} = \text{Gewichtsprozent } (0{,}76 \text{ Vol.-\%} = 1 \text{ g-\%})$$

Der Konsum dieser Getränke richtet sich nach regionalen Trinkgewohnheiten, nach der sozialen Schicht des Trinkers und nach seinem individuellen Geschmack. Für den Anaesthesisten ist nicht unwichtig zu wissen, ob große Mengen alkoholarmer Getränke (Bier, Wein) oder kleinere Mengen alkoholreicher Getränke (Weinbrand, Branntwein) vom Patienten bevorzugt werden oder während eines akuten Alkoholabusus getrunken wurden.

α) Der chronische Alkoholabusus (Alkoholismus)

Durch den Alkoholismus sind eine Reihe von Organschäden zu erwarten, die für die Anaesthesie und für die postoperative Nachsorge Bedeutung haben (Tabelle).

Tabelle. *Schäden bei chronischem Alkoholabusus*

Allgemeinzustand	Adipositas → Kachexie, Trinkergesicht
Psyche	Persönlichkeitsverfall, Eifersuchtswahn, Korsakowsches Syndrom, akute Halluzinose, Delirium tremens. (Auf Wahrheitsgehalt der anamnestischen Angaben achten)
Nervensystem	Pachymeningitis haemorrhagica chronica, Polioencephalitis haemorrhagica superior, Polyneuritis (Beachtung bei der Beurteilung von intraoperativen Lagerungsschäden)
Herz — Kreislauf	Energetische Herzinsuffizienz, „Münchner Bierherz", Kreislaufregulationsstörungen
Magen — Darm	Chronische Gastritis, Obstipation
Leber	Leberzellverfettung, Cirrhose
Pankreas	Pankreatitis
Niere	Chronische Nephritis

Präoperativ sollte einem schweren Potator aus psychischen wie physischen Gründen der Alkohol nur vorsichtig entzogen werden. Ein Teil der gewohnten Trinkmenge kann am Operationsvortage gestattet werden. Der streitsüchtige, mit Wahnvorstellungen behaftete Trinker benötigt am Operationstag eine größere Menge an Sedativa in der Prämedikation, um eine ruhige Narkoseeinleitung zu gewährleisten. Bei Patienten mit fortgeschrittenen Organschäden ist Zurückhaltung mit barbiturathaltigen Sedativa geboten. Die Atropinisierung und die Gabe von Analgetica richtet sich nach den üblichen Gesichtspunkten.

Bei dem Patienten, dessen psychische Führung gut möglich ist, kann eine der Lokalanaesthesien bevorzugt werden, wenn sonst keine Gegenindikation besteht. Bei Trinkern mit größeren Körperkräften sind selbst mit hochprozentigen initialen Halothangemischen starke Abwehrreaktionen nach allgemeiner Enthemmung nicht sicher zu verhindern. Bei schwerem Leberschaden muß mit einer verlängerten Succinylcholin-Wirkung gerechnet werden.

In der postoperativen Phase können Entziehungserscheinungen auftreten, starke Unruhe und schwere Schlafstörungen, ebenso ein Delirium tremens, vorzugsweise bei Branntweintrinkern. Diese Alkoholpsychosen sind mit oftmaligen kleinen Barbituratgaben i.v. oder besser mit Diazepam bzw. Droperidol zu bekämpfen. Eine Alkoholinfusion ist nur bei akuter Lebensgefahr zu verabfolgen. Vorbestehende Herz-Kreislaufstörungen erfordern aufmerksamste Überwachung und ausgewogene Dosierung der Medikamente.

β) Der akute Alkoholabusus

Diese Hirnvergiftung ist in ihrer Symptomatik nicht alkoholspezifisch und der Ablauf von endogenen Faktoren mehr abhängig als von Art und Menge des konsumierten Getränkes. Es kann bei einer pathologischen Alkoholreaktion, im pathologischen Rausch, zu erheblichen Aggressionsakten gegen Personal und Einrichtung des Krankenhauses kommen. Dabei treten echte Erinnerungslücken auf, die allerdings auch als Schutzbehauptungen vorgebracht werden. Bei der Dipsomanie (Quartalssaufen) werden im Anfall oft unglaubliche Mengen alkoholischer Getränke genossen, wobei die klinischen Zeichen des Rausches geringer sein können als nach der aufgenommenen Alkoholmenge zu erwarten ist.

Auch aus forensischen Gründen soll die Symptomatik schriftlich fixiert werden, eine Blutentnahme zur Bestimmung des Blutalkoholgehaltes kann im Interesse des Patienten sein.

Der Umgang mit betrunkenen Patienten verlangt ein strenges Regime, möglicherweise verbunden mit der Anwendung physischer Gewalt, wobei jedoch jegliche Brutalität, auch von seiten des Hilfspersonals, strikt zu untersagen ist. In einer solchen Situation wird am besten die Polizei gerufen. Autoritäres Auftreten des Arztes, monotone Beeinflussung und geschickte Ausnutzung freundlich-läppischer Phasen sind allerdings jeder Gewaltanwendung vorzuziehen, die überschießende Gegenreaktion auslösen kann. Der Betrunkene, der zur Hilfeleistung gebracht wird, verdient zu jeder Tageszeit unsere vollsten ärztlichen Bemühungen, auch wenn er wegen seiner manchmal sehr großen Uneinsichtigkeit und verbalen Aggression hohe Anforderungen an die Besonnenheit und den zeitlichen Einsatz des Anaesthesisten stellt. Erst dann, wenn ein gewisser Kontakt zum Patienten gewonnen wurde oder er nötigenfalls auf dem Operationstisch festgeschnallt ist, beginnen die diagnostischen und therapeutischen Maßnahmen.

Die Abgrenzung zwischen Trunkenheit und Schädel-Hirn-Trauma ist schwierig und wird beim Vorliegen beider Schädigungen fast unmöglich. Die Anamnese der Alkoholaufnahme und des Unfallherganges, klinisch-neurologische Herdzeichen, Bewußtseinslage, Pupillenweite und Auslösbarkeit der Reflexe, die Röntgenkontrolle des Schädels sowie die Angiografie helfen das schwerwiegendere Schädel-Hirn-Trauma zu diagnostizieren. Die Überwachung des Patienten erfolgt wie bei einem Schädel-Hirn-Trauma, bis dieses mit größter Wahrscheinlichkeit ausgeschlossen ist.

Zur Anaesthesievorbereitung wird der Magen des Patienten mit einem Magenschlauch entleert. Trotz spontanem oder induziertem Erbrechen ist aber der Patient für die Anaesthesie wie ein „Patient mit vollem Magen" (s. Kap. „Aspiration und Erbrechen", S. 471) zu behandeln. Die Blase ist beim somnolenten Patienten zu katheterisieren, auch wenn er sich eingenäßt hat (Überlaufblase).

Als Anaesthesie ist für den Patienten, der unter Alkoholeinfluß steht, eine Narkose mit möglichst kurzer Einleitung (Barbiturat, Epontol) zu wählen. Intubation und Muskelrelaxantien sollen freizügig verwendet werden. Die Narkoticakonzentration kann während der Anaesthesie unter das übliche Maß gesenkt werden. Die Extubation soll erst erfolgen, wenn der Patient seine Schutzreflexe sicher wiedererlangt hat.

Die Versorgung auch kleiner Platzwunden ohne Anaesthesie ist abzulehnen. Eine Lokalanaesthesie ist nur dann angezeigt, wenn bei einem gut kooperativen oder volltrunkenen Patienten kleinere Operationen durchzuführen sind.

Der Patient bleibt so lange in Überwachung, bis keine Gefahr mehr besteht, daß er in seiner Trunkenheit sich selbst oder andere schädigt. Nach dem Genuß größerer Flüssigkeitsmengen ist zu beachten, daß diese weiter resorbiert und in die Blase ausgeschieden werden.

Die Therapie der schweren Alkoholintoxikation erfolgt nach den Richtlinien der Wiederbelebung. Es ist dabei zu berücksichtigen, daß beim Erwachsenen die Atemdepression und beim Kind das Kreislaufversagen im Vordergrund steht.

c) Tabak, Nicotin

Die Art des Tabakgenusses — Kauen, Schnupfen, Rauchen — und bei Rauchern die Rauchgewohnheit — Pfeife, Zigarre, Zigarette — sind für das Auftreten von Schädigungen bestimmend. Da das Tabakrauchen bei Frauen und Männern zugenommen hat, befindet sich auch unter den Patienten ein hoher Prozentsatz an Rauchern. Von diesen, auch Jugendlichen, raucht ein großer Teil sehr stark, mehr als 24 g Tabak täglich. Von den Schädigungen, die durch chronischen Tabakabusus auftreten, interessieren den Anaesthesisten zwei: der Raucherkatarrh mit Atrophie des Flimmerepithels und die Veränderungen im Magen-Darmtrakt. Die chronische Tracheobronchitis kann postoperativ der Ausgangspunkt für eine ernstere Lungenkomplikation werden, und die chronische Gastritis in Verbindung mit einer Operation den Boden für ein akutes Ulcus abgeben. Nicht zu unterschätzen ist die Auswirkung des plötzlichen Nicotinentzuges bei einem starken Raucher auf die Motilität des Darmes. Eingestellt auf die ständige Zufuhr von Nicotin, kann der Darm mit einer so starken Verlangsamung der Peristaltik reagieren, daß dem paralytischen Ileus ähnliche Erscheinungen auftreten. Daher ist der Tabakentzug oder zumindest die Reduzierung des Tabakgenusses schon 3—4 Wochen vor einer geplanten Operation durchzuführen.

Wenn auch die Frage des Rauchverbotes für Patienten selbst innerhalb eines Krankenhauses sehr unterschiedlich beantwortet wird, so ergeben sich für den Anaesthesisten folgende Gesichtspunkte: Bis auf eventuelle Störungen der Darmmotilität kann Nicotin auch bei chronischem, starken Abusus ohne Abstinenzerscheinungen abgesetzt werden. Eine Absprache mit dem Patienten über einen schrittweisen Abbau oder Abbruch des Tabakkonsums ist einem unpersönlichen Rauchverbot vorzuziehen. Letzteres wird versucht, heimlich zu umgehen, und dann ist das Vertrauensverhältnis gestört. Auch ist die Ausnahmesituation der bevorstehenden Operation und die Persönlichkeit, besonders des „nervösen Rauchers“, zu sehen. Prämedikation und Anaesthesie sind bei Rauchern und Nichtrauchern gleich zu handhaben.

d) Morphin

Beim Morphinismus treten etwa 6—12 Std nach der letzten Gabe des Suchtgiftes mit Sicherheit Abstinenzerscheinungen auf. Von den Abstinenzsymptomen sind außer den psychischen — Erregung, Schrei-, Weinkrämpfe — die des Kreislaufes hervorzuheben: Herzinsuffizienz, Kreislaufregulationsstörungen, Schock. Letztere können lebensgefährliche Ausmaße annehmen und sind *nur* durch Zuführung von Morphin zu beherrschen. Aus diesen Gründen darf bei einem Morphinisten nicht kurzfristig vor einer Operation das Morphin abgesetzt werden. Es ist dagegen eine „Erhaltungsdosis“ prä- und postoperativ zu geben. Da der Süchtige selbst Angst vor den ihm bekannten Entziehungserscheinungen hat, wird er sich entweder sein Suchtgift besorgen oder sich als Süchtiger zu erkennen geben. Bei einem Unfallpatienten kann die Diagnose schwierig sein. Die Entdeckung von vielen, nicht selten vereiterten Injektionsnarben am Oberschenkel oder entlang der Venen, der Beruf, medizinische oder pharmazeutische Tätigkeit, und das psychisch abwegige Verhalten werden bei einer Abstinenzsymptomatik den Verdacht erhärten. Die Verwendung eines Morphinantagonisten (N-Allylmorphin) als „Suchtdiagnostikum“ ist unter diesen Umständen nicht angezeigt.

Die Neugeborenen von Morphinistinnen können ebenfalls Entziehungserscheinungen zeigen, wie starke Unruhe und Kreislaufstörungen, die durch vorsichtige Morphingaben anzugehen sind.

Die gleichen Überlegungen wie beim Morphinismus gelten auch bei der Sucht nach morphinähnlichen Analgetica. Aus ihrer Vielzahl seien einige genannt: Pethidin (Dolantin, Dolcontral), Methadon (Polamidon), Dihydromorphinon (Dilaudid), Dihydrokodeinon (Dicodid), Dihydroxykodeinon (Eukodal), Levorphanol (Dromoran).

Dagegen können das Methyl- und Äthylmorphin (Kodein und Dionin) sofort entzogen werden. Wegen der übergroßen Suchtgefahr soll das Heroin (Diazetylmorphin) auch in den Ländern, in denen Herstellung, Vertrieb und Gebrauch noch erlaubt sind, vom Anaesthesisten selbst bei Kindern nicht verordnet werden.

e) Cocain, Halluzinogene, Weckamine

Die hier besprochenen Suchtgifte haben das Gemeinsame, daß sie ohne Abstinenzerscheinungen zu entziehen sind.

Bei der Cocainomanie können dann Probleme für eine dringliche Anaesthesie auftreten, wenn der Süchtige nach einem Rausch in eine schwere Depression mit selbstzerstörerischen Ideen verfällt oder durch den chronischen Abusus eine Psychose oder ein Delirium auftritt. Diese Zustände sind wie bei einem Alkoholdelirium zu behandeln.

Das Kauen von Cocablättern führt rasch zu geistigem und körperlichem Verfall. Bei den oft sehr stark abgemagerten Cocakauern ist anaesthesiologisch wie bei jedem anderen Marasmus vorzugehen. Unter dem Begriff der Halluzinogene sind hier eine Reihe von Stoffen zusammengefaßt, die nur bedingt eine Bedeutung für den Anaesthesisten haben: LSD (Lysergsäurediäthylamid), Mescalin, Haschisch (Marihuana). Kommt ein Notfallpatient, heute häufiger Jugendliche, nach der Einnahme eines dieser Suchtgifte zur Aufnahme, erweckt er möglicherweise durch sein abnormes psychisches Verhalten den Verdacht. Wahrheitsgemäße Angaben sind von Begleitpersonen nicht immer zu erwarten. Mit Abklingen der Giftwirkung werden auch die Halluzinationen verschwinden. Ist es nicht möglich, diese Zeit abzuwarten, soll eine Narkose mit kurzer Einleitungszeit (Barbiturat) angewendet werden, da alle Eindrücke vom Patienten psychotisch verarbeitet werden.

Die chronische Verwendung der Weckamine, Methamphetamin (Pervitin) und Amphetamin (d,l-Benzedrin), führt durch die entstehende Schlaflosigkeit zum Schlafmittelmißbrauch. Diese Kombination ist bei der Prämedikation durch eine Dosiserhöhung der Sedativa zu berücksichtigen.

f) Schlafmittel und Psychosedativa

Der um sich greifende Unfug der Tablettensucht zeigt sich deutlich am steigenden Schlafmittel- und Psychosedativa-Konsum. Nur durch gezieltes Befragen wird man oftmals vom Patienten seinen ständigen Verbrauch an diesen Mitteln erfahren, da ihm ihre Einnahme schon zur Selbstverständlichkeit geworden ist. Der Patient bringt sein Mittel auch ins Krankenhaus mit. Besteht eine stärkere psychische Bindung an eines dieser Mittel, sollte es der Anaesthesist in seine Prämedikation mit einbeziehen. Nur die gestattete Menge bleibt in der Hand des Patienten. Postoperativ wird den Wünschen des Patienten nach seinem Medikament nur so weit stattgegeben, wie es strenger ärztlicher Indikationsstellung entspricht. Bei langem Abusus größerer Einzeldosen benötigen die Patienten etwas mehr als die sonst übliche Menge an Sedativa und Narkotica sowohl vor, als auch während der Anaesthesie.

Literatur

Hauschild, F.: Pharmakologie und Grundlagen der Toxikologie. Leipzig: VEB Georg Thieme 1960.

Lemke, R., Rennert, H.: Neurologie und Psychiatrie. Leipzig: Johann Ambrosius Barth 1960.

Schall, H., Sen., Schall, H., Jr.: Nahrungsmitteltabelle. Leipzig: Johann Ambrosius Barth 1958.

Wood-Smith, F. G., Stewart, H. C.: Drugs in anaesthetic practice. London: Butterworths 1964.

20. Die Anaesthesie beim Versuchstier

R. Fritsch

Bei der Narkose von Versuchstieren ist es zweckmäßig, zwischen den sog. Laboratoriumstieren und den kleinen Haustieren zu unterscheiden. Die Nagetiere — Kaninchen, Ratte, Meerschweinchen, Goldhamster und Maus — werden meist als Laboratoriumstiere zu pharmakologischen und auch physiologischen Untersuchungen gebraucht, während an den Haustieren — Katze, Hund, Schwein und Schaf — auch die komplizierten Eingriffe der experimentellen Medizin ausgeführt werden. Bei den Laboratoriumstieren sind intravenöse Injektion und endotracheale Narkose sehr schwierig durchzuführen, weshalb man hier meist offenen Inhalationsverfahren oder intramuskulärer oder intraperitonealer Applikation von Injektionsnarkoticis den Vorzug gibt. Bei den kleinen Haustieren aber sind alle Methoden und Geräte, die auch in der Narkose des Menschen üblich sind, anwendbar.

Die Narkose von Versuchstieren dient nicht nur dem Hauptzweck der Schmerzausschaltung, sondern auch zur Bändigung und Ruhigstellung. Sie verhindert auch die beim unvernünftigen Tier starke und schädliche psychische Belastung durch Zwangsmaßnahmen. Lokalanaesthesie allein genügt nicht, um die Abwehr des Tieres und seine ungehemmte Angst, die zu schweren Stressreaktionen, zu Kreislaufbelastungen und sogar zum Herzstillstand führen kann, auszuschalten.

a) Allgemeines

Will man eine Narkose bei einem Versuchstier durchführen, so richtet man sich bei der *Auswahl der Narkoseform* in erster Linie nach dem Zweck der Narkose. Für kurze Eingriffe, Untersuchungen und dergleichen wird man eine offene Inhalationsnarkose, von der sich das Tier rasch erholt, oder eine nur kurz wirkende Neuroleptanalgesie wählen. Für länger dauernde Eingriffe ist es zweckmäßig, Injektionsnarkosen oder bei größeren Tieren auch endotracheale Inhalationsnarkosen durchzuführen. Letzterem Verfahren wird man wegen der Steuerbarkeit dieser Narkose insbesondere bei risikoreichen Eingriffen und bei Tieren mit reduziertem Allgemeinzustand den Vorzug geben. Bei letzteren ist auch zu bedenken, daß die zur Toleranz nötige Dosis von Injektionsnarkoticis oft bis auf die Hälfte verringert sein kann.

Ferner ist zu berücksichtigen, ob eine *tiefe, reflexlose Narkose* für Operationen erwünscht ist oder nur eine *oberflächliche Narkose* mit Erhaltung aller vegetativen Reflexe, etwa für pharmakologische Untersuchungen.

Für sog. *non survival*-(non recovery-)*Experimente*, bei denen die Tiere nicht überleben müssen, wird man eher zur Narkose mit den gefährlicheren, langwirkenden Schlafmitteln greifen, die keine dauernde Narkoseüberwachung erfordern.

Tiere sollen mindestens 12 Std vor der Narkose hungern, um prä- und postnarkotisches Erbrechen zu vermeiden und um Laparatomien oder intraperitoneale Injektionen zu erleichtern.

Außer bei zahmen Tieren, die keinen Widerstand leisten, ist es bei den kleinen Laboratoriumstieren empfehlenswert, zur Vornahme von Injektionen die Tiere mit Inhalationsnarkose in Schlaf zu legen.

Eine *sedative Prämedikation* ist bei den kleinen Haustieren zur Erleichterung der Einleitung und Durchführung der Narkose angebracht, sofern keine Neuroleptanalgesie durchgeführt wird. Bei den Laboratoriumstieren ist sie in der Regel unnötig, aber eine *Atropinprämedikation* ist vor Inhalationsnarkosen zur Unterdrückung der Speichelsekretion zu empfehlen.

Subcutane Injektionen werden bei größeren Tieren unter die lockere Haut der Brustseite, bei kleinen Laboratoriumstieren unter die Rückenhaut gegeben.

Intramuskuläre Injektionen sind bei den kleinen Nagern Maus und Goldhamster wegen der Kleinheit der Muskeln nicht zu empfehlen. Bei den anderen Tieren injiziert man in den M. triceps brachii zwischen Ellbogenhöcker und Schulterblatt oder in den M. quadriceps dorsal am Oberschenkel.

Intravenöse Injektionen können bei Kaninchen, Katzen und Hunden in die dorsal am Unterarm verlaufende *V. cephalica antebrachii* erfolgen oder in die *V. saphena parva*, die seitlich oberhalb des Sprunggelenks nach caudo-proximal verläuft. Bei schlafenden Tieren kann man auch in die *V. femoralis* medial am Oberschenkel injizieren. Bei Schweinen und bei Kaninchen stehen die *Ohrvenen* zur Injektion zur Verfügung. Bei Schafen wird die intravenöse Injektion an der *V. jugularis* vorgenommen. Bei Ratten und Mäusen kann man mit dünnen Kanülen und bei langsamer Injektionsgeschwindigkeit in eine *Schwanzvene* injizieren. Durch einminütiges Erwärmen des Schwanzes im Wasserbad von 45—50° C oder durch Abreiben mit Äther oder Xylol erweitern sich die Venen etwas und sind dann leichter auffindbar. Beim Meerschweinchen und Goldhamster stehen zur Injektion geeignete Venen nicht zur Verfügung.

Die *intraperitoneale Injektion* wird bei kleinen Tieren (kleine Schweine, Katzen, Laboratoriumstiere) ausgeführt, wenn keine zur Injektion geeigneten Venen auffindbar sind oder die Venenpunktion zu schwierig ist. Dazu wird das Tier an den Hinterbeinen hochgehoben. Mit einem kurzen Ruck durchsticht man mit einer kurz angeschliffenen Kanüle die Bauchwand in der Mitte zwischen Nabel und Kniefalte. Vor der Injektion prüft man, ob die Nadelspitze frei beweglich ist und vergewissert sich durch Aspiration, ob nicht Blase oder Eingeweide angestochen wurden.

Bei intraperitonealen Narkosen, besonders mit kurzwirkenden Barbituraten, ist aber eine gewisse Versagerquote zu berücksichtigen, weil das Injectum auch in subperitoneale Fettdepots gelangen kann oder weil die Dosierung, die ja nicht „nach Wirkung", wie bei intravenöser Injektion, gegeben werden kann, individuell zu niedrig war.

Während der Narkose besteht besonders bei kleinen Tieren die Gefahr einer *zu starken Unterkühlung*. Größere Tiere zeigen dann eine verlängerte Aufwachphase mit Muskelzittern und Unruhe, kleine Tiere können ohne Wärmezufuhr von außen oft nicht mehr aus der Narkose erwachen. Es ist daher empfehlenswert, kleine Laboratoriumstiere während längerer Narkose auf Wärmedecken zu lagern und die Tiere in der Aufwachzeit vorsichtig, etwa mit Infrarotstrahlen, zu erwärmen. Auch das Verbringen kleiner Tiere in einen auf 38° C eingestellten Inkubator hat sich bewährt.

Haustiere sollte man erst am Tag nach der Narkose wieder füttern. Laboratoriumstieren kann man den Zugang zum Futter erlauben, sobald sie wieder koordiniert laufen können. Trinkwasser darf sofort nach der Narkose angeboten werden.

Die narkotischen *Konzentrationen der Inhalationsnarkotica* liegen auch bei Tieren in den für den Menschen üblichen Bereichen.

Von den *Barbituraten* wirken die Thiobarbiturate bei Tieren etwas länger als beim Menschen. Sie gelten hier nicht als Ultrakurznarkotica, sondern nur als Kurznarkotica wie auch die N-methylierten Barbiturate (z. B. Hexobarbital).

Allgemein gilt der Grundsatz, daß innerhalb einer Tierart kleinere Tiere (kleine Rassen), junge Tiere und organisch gesunde Tiere mehr Narkosemittel bzw. höhere Konzentrationen von Inhalationsnarkotica benötigen als größere, ältere und kranke oder geschwächte Tiere. Die nachstehend angegebenen Breiten in der Dosierung sind in diesem Sinne zu verstehen.

Um individuelle Überdosierungen zu vermeiden, soll man bei der *Einleitung von i.v. Barbituratnarkosen* nur etwa die Hälfte der im allgemeinen nötigen Menge des Narkoticums rasch spritzen, nach etwa $^1/_2$ min die erreichte Narkosetiefe kontrollieren und dann bedarfsweise langsam „nach Wirkung" bis zur gewünschten Narkosetiefe weiter injizieren. Bei langwirkenden Barbituraten (z.B. Pentobarbital) ist wegen des langsameren Wirkungseintrittes 2—3 min zu warten. Zur Verlängerung einer i.v. Barbituratnarkose genügt meist etwa ein Viertel der Einleitungsdosis.

Morphinartige Analgetika wirken unter den kleinen Haustieren nur beim Hund und beim Kaninchen sedativ. Hier muß aber relativ zum Gewicht etwa 10fach höher dosiert werden als beim Menschen. Bei den anderen Tieren bewirken sie Spasmen und Erregungszustände. Die Analgetika können aber nach neuesten Erkenntnissen bei verschiedenen Laboratoriumstieren und bei der Katze trotzdem im Sinne der Neuroleptanalgesie eingesetzt werden, wenn ihre Nebenwirkungen durch Kombination mit dem Hypnoticum Metoxymol (= Metomidat, ein kurzwirkendes Hypnoticum mit zentral relaxierender Wirkung) (Janssen) unterdrückt werden oder wenn sie mit Neuroleptika kombiniert werden (Neuroleptanalgesie). Hierzu s. Narkose der einzelnen Tierarten.

Während die *Neuroleptanalgesie* beim Hund seit langem einen festen Platz in der Veterinäranaesthesie einnimmt, wurde sie für kleinere Tiere erst in jüngster Zeit eingeführt. Bei einigen Tierarten ergibt die Kombination mit Metoxymol bessere Betäubung als mit Neuroleptika. Die Neuroleptanalgesie eignet sich insbesondere zur Betäubung für diagnostische Maßnahmen und für kleinere Eingriffe. Ein besonderer Vorteil ist ihre einfache Applikation mittels i.m. oder s.c. Injektion und ihre große Dosierungsbreite. Als gewisser Nachteil mag gelten, daß trotz der Immobilisierung der Tiere und bei ausreichender Analgesie noch Reflexe vorhanden sind, die subtile Operationen, insbesondere im Kopfbereich, stören können. Auch ist in der Regel eine Hyperakusie zu beobachten, die bei scharfen Geräuschen (Instrumentengeklapper) zu einem Zusammenzucken des ganzen Tieres führt. Wenn die Betäubung nicht ganz ausreicht, kann sie aber leicht durch Injektion kurzwirkender Barbiturate in niedriger Dosierung (etwa $^1/_5$ der zur alleinigen Barbituratnarkose benötigten Dosis) oder durch Inhalation vertieft werden. Dabei reicht oft schon ein Lachgas-Sauerstoff-Gemisch aus.

Auf *Ketamine* (Ketalar, Ketanest-Parke Davis) sprechen besonders Katzen an, sowie Meerschweinchen und Mäuse.

Gut geeignet ist die *Neuroleptanalgesie*kombination auch zur *Narkoseprämedikation.* Man injiziert 15 min vor Narkosebeginn die halbe Neuroleptanalgesiedosis intramuskulär und kann dann am stark sedierten oder schlafenden Tiere die Narkose einleiten.

Die Verwendung von *Muskelrelaxantien* ist im allgemeinen bei Laboratoriumstieren nicht üblich. Bei den kleinen Haustieren können sie mit Beatmung zur besseren Muskelentspannung und zu Thorakotomien in gleicher Weise wie beim Menschen eingesetzt werden.

Die *Intubation* läßt sich bei kleinen Haustieren mit Ausnahme des Schweines ohne Muskelrelaxantien in genügend tiefer Narkose oder Neuroleptanalgesie leicht durchführen. Von den kleinen Laboratoriumstieren ist orale Intubation bisher nur bei Kaninchen und Ratten beschrieben, sonst wird per tracheotomiam intubiert.

b) Die Anaesthesie beim Laboratoriumstier

α) *Überwachung der Narkosetiefe*

Während man bei kleinen Haustieren die Narkosetiefe nach dem Guedelschen Schema durch Prüfung der Reflexe, insbesondere am Auge, bestimmt, kann man sich bei den Laboratoriumstieren nur nach dem Lidreflex, dem Zehenreflex (Zwischenzehenreflex) und der Reaktion auf Schmerzreize richten. Der Lidreflex ist positiv, wenn das Tier bei Berührung des Lidrandes die Lider schließt; der Zehenreflex ist positiv, wenn auf Kneifen der Haut zwischen den Zehen oder auf Zusammenpressen der Pfoten ein ruckartiges Anziehen der Extremität erfolgt. Bei Barbituratnarkosen verschwindet der Zehenreflex vor dem Lidreflex, bei Inhalationsnarkosen meist zuerst der Lidreflex. Die Toleranz ist ausreichend, wenn einer der beiden Reflexe ausgefallen und der andere abgeschwächt ist. Nagetiere weisen eine besonders starke Reflexaktivität auf, so daß, besonders bei Injektionsnarkosen, *völlige Reflexfreiheit bereits eine zu tiefe Narkose* bedeutet. (Eventuell durch Lokalanaesthesie ergänzen!)

In der Pharmakologie bestimmt man nach Girndt bei kleinen Versuchstieren die Narkosetiefe auch mittels der Körperstell- und Labyrinthreflexe:

1. Stadium: Ataxien beim Laufen, Sitzen normal. (Halsstellreflex auf den Hinterkörper stark abgeschwächt.) Entspricht dem Stadium I nach GUEDEL.

2. Stadium: Hinterhand in Seitenlage. Laufen stark gestört, Kopf und Vorderkörper noch normal gestellt. Entspricht Stadium II nach GUEDEL.

3. Stadium: Völlige Seitenlage. (Stellreflex auf den Körper erlöscht, Kopf aber noch gerade gestellt.) Übergang zum Toleranzstadium.

4. Stadium: Völlige Seitenlage. (Alle Stellreflexe auch auf den Kopf erloschen, übrige Reflexe noch erhalten.) Entspricht oberflächlichem Toleranzstadium.

5. Stadium: Auch kompensatorische Augenstellung und Augenreflexe sind aufgehoben. Die Rückenmarksreflexe (Zehenreflex, Sehnenreflexe) sind noch positiv. Entspricht dem tiefen Toleranzstadium.

6. Stadium: Völlige Reflexlosigkeit. Entspricht dem Übergang zum Asphyxiestadium.

β) Inhalationsnarkose

Zur *Einleitung* einer Inhalationsnarkose setzt man das Tier in ein entsprechend großes Gefäß, am besten ein Glasgefäß. Kaninchen kann man in den Katzennarkosekasten (s. Kap. „Anaesthesie bei kleineren Haustieren", S. 840) setzen. In das Gefäß leitet man über eine Sprudelflasche ein Äther-, Halothan- oder Methoxyfluran-Luftgemisch. Die Sprudelflasche soll bei Äther in ein Wärmebad mit 40° C gesetzt werden. Methoxyfluran hat den Vorteil, keine übermäßige Speichelsekretion zu produzieren. Man kann auch in das Gefäß einen mit dem Inhalationsnarkoticum getränkten Watte- oder Gazebausch geben, der durch Einwickeln oder durch ein Gitter vor Berührung mit den Schleimhäuten der Tiere geschützt wird. Auch über spezielle Verdampfer können Sauerstoff-Narkose-Gemische in das Gefäß geleitet werden.

Die *Weiterführung der Narkose* geschieht dann entweder mittels Injektions- oder als Inhalationsnarkose.

Zur *Weiterführung der Inhalationsnarkose* kann man, besonders bei größeren Nagetieren, ein *halboffenes Narkosesystem* verwenden. Man pumpt über eine mit dem Narkoticum beschickte Wulfsche Flasche Luft in eine kleine, mit einem Ausatemventil versehene, Narkosemaske. Die Steuerung der Narkose erfolgt durch Öffnen oder Schließen einer Brücke zwischen den beiden Rohren der Sprudelflasche. Bei Verwendung des Katzennarkosekastens beim Kaninchen beläßt man den Kopf des Tieres im Kasten. Eine einfache Maske kann nach THER aus einem Gummihandschuh hergestellt werden. Der Handschuh wird über den Kopf gezogen, über eine abgeschnittene Fingerkuppe wird das Narkosegemisch zugeleitet, die abgeschnittene Daumenkuppe funktioniert als Ausatmungsventil.

Zur *offenen Inhalationsnarkose* verwendet man entweder kleine, becherförmig geformte und mit Gaze überzogene Drahtmasken, auf die man das Narkoticum auftropft, oder eine kleine Narkosemaske aus einem Metall- oder unlöslichen Plastikbecher mit durchlöchertem Boden. Man legt einige Lagen Gaze hinein (Watte verklebt), die mit dem Narkosemittel getränkt wurde. Die Narkosetiefe wird gesteuert, indem man die Maske mehr oder weniger dicht an die Nase des Tieres heranhält.

Nach KOOSE (1928) kann man zur Inhalationsnarkose kleiner Nager ein rechtwinklig gebogenes 17 cm weites Glasrohr mit 14 cm langen und am Ende trichterförmig geweiteten Schenkeln verwenden. Der Kopf des Tieres wird in das waagrechte Ende eingeschoben, in die Öffnung des senkrechten Schenkels kommt ein mit Äther getränkter Gazetupfer. Die heruntersinkenden Ätherdämpfe inhaliert dann das Tier. Nach 10 sec bei der Maus, nach 25 sec bei der Ratte wird der Tupfer entfernt und die noch im Rohr verbleibenden Dämpfe unterhalten die Narkose für 10—15 min. Bei Bedarf wird der Tupfer wieder eingelegt.

Für längere Eingriffe ist die Inhalation mit Hilfe eines *Narkoseapparates* nach vorheriger Intubation vorteilhafter. Beim Kaninchen kann man dazu auch ein geschlossenes Narkosesystem mit kleinem Atembeutel verwenden.

Die *Intubation* erfolgt beim *Kaninchen peroral* mit dem Cole-Tubus oder einem anderen Tubus von weniger als 18 Charriere. Man stellt sich dazu in Barbituratnarkose den Kehlkopf mit Hilfe eines Nasenspekulums und eines Ohrenspiegels als Lichtquelle ein und anaesthesiert mit 1% Tetracainspray (Pantocain). Bei *kleineren Nagern* führt man besser *nach Tracheotomie* ein Plastikrohr mit seitlicher Ausatemöffnung (kein Totraum) in die Trachea ein. KLÖSS (1960) hat auch die perorale Intubation der Ratte mit einem dünnen Plastiktubus beschrieben.

Bei einem Sauerstoffstrom von ca. 5 cm Wassersäule Druck kann man durch rhythmisches Verschließen der Ausatemöffnung auch *beatmen*. Noch besser ist es, wenn man über ein T-Rohr und ein Ventil die Ausatmung durch einen Sog (Wasserstrahlpumpe mit 2—5 cm Wassersäule-Unterdruck) unterstützt.

γ) Injektionsnarkose

Von den *Barbituraten* können für kurzdauernde Narkosen Thiobarbiturate (Thiopental, Methitural) oder auch Hexobarbital verwendet werden. Für langdauernde Narkosen hat sich Pentobarbital (Nembutal; Narcoren, 16%ig) bewährt.

Hypnotika (Chloralhydrat, Urethan) werden für langdauernde Versuche, bei denen die Tiere nicht überleben sollen, gegeben.

Tabelle 1. *Dosierung zur Anaesthesie beim Laboratoriumstier*

	Prämedikation	Barbiturate		Schlafmittel	Neuroleptanalgesie
		kurzwirkend	langwirkend		
Kaninchen	Atropin 0,1—0,25 mg s.c. oder i.m.; 0,4 ml Polamivet/kg (= Methadon + Parasympathicolyticum) i.m.	(Thiopental, Methitural): 30—40 mg/kg i.v.: 10—15 min Narkose, 1/2 Std Nachschlaf 80—100 mg/kg i.p.: 1/2 Std Narkose	Pentobarbital 30 mg/kg i.v. oder i.p.: 1 Std Narkose, 2—3 Std Nachschlaf	Äthylurethan 1,5 g/kg 20—25% i.v. oder 1—2 g/kg s.c.: Schlaf bis 24 Std; Chloralose (10%) + Urethan (25%) 0,75—1 ml/kg i.v.: 6—10 Std Schlaf	Hypnorm 0,5 ml/kg i.m. Innovar 0,22 ml oder Thalamonal (1 ml = 2,5 mg Droperidol und 0,05 mg Fentanyl) 1,76 ml/kg i.m.: 1/2 Std Wirkungsdauer evtl. durch Thiobarbiturate i.v. (5—10 mg/kg) oder Inhalation ergänzen
Ratte	Atropin 0,2 mg/kg s.c.	Methitural ca. 30 mg/kg 1—2%ig i.v., Methitural ca. 120 mg/kg 1—2%ig i.p.: ca. 20—30 min Narkose; Hexobarbital 100—200 mg/kg 10% i.p.: 1/2—1 Std Narkose + Hyaluronidase (1/5—2/5 VRE) gibt weniger Exzitationen	Pentobarbital 30—40 mg/kg 0,6% i.p.: 1/2—1 Std Narkose	Urethan 1,5 g/100 g 25% i.p.: 5—6 Std Schlaf; 1—2 g/100 g 10—25% s.c.: bis 24 Std Schlaf	Thalamonal 0,2—0,4 ml/100 g i.m.
Maus	Atropin 0,1—0,25 mg/kg s.c.	Hexobarbital 0,7—1,7 mg/10 g 10%ig i.p.: 1 Std Narkose Methitural 30 mg/kg i.v.: 1/4 Std Narkose; 100 mg/kg i.p.: 1/2 Std Narkose	Pentobarbital 2 mg/100 g 0,26% in 10% Äthylalkohol gelöst: 1/2—1 Std Narkose	Urethan 1—2 g 10—25%ig/kg s.c.: bis 24 Std Schlaf	Pro Maus 1 ml einer Mischung aus Metoxymol (1 mg/ml) und Fentanyl (0,002 mg/ml) s.c.: Schlaf ca. 20 min, manchmal mit Katatonien Ketamin 100—200 mg/kg i.p.
Meerschweinchen	Atropin 0,5 ml 0,5% s.c.	Methitural 80—100 g 5% i.p.: 1/2 Std Narkose; Hexobarbital 70—80 mg/kg 1% i.v.: 1—2 Std Narkose oder 120—185 mg/kg 1% i.p.: 3—4 Std Narkose	Pentobarbital 30 mg/kg 3% i.p.: 1—2 Std Narkose	Äthylurethan 1—2 g 10—25%ig/kg s.c.; Chloralhydrat 300 mg/kg i.v. 100—150 mg Chloralhydrat 10% + 0,05% Morphin/kg i.p.: bis 24 Std Schlaf	Hypnorm 0,5 ml/kg Ketamin 100—200 mg/kg i.p. 1 Std Narkose 3 Std Katalepsie
Goldhamster	Atropin 0,1 — 0,25mg/kg s.c.	wie Meerschweinchen	Pentobarbital 1ml 0,65% in 10% Alkohol/100 kg Körpergewicht i. p.		

Das Kombinationspräparat *Equi-Thesin* (Jensen-Salsbury, Kansas City: = 21,3 g Chloralhydrat; 4,8 g Pentobarbital und 10,6 g Magnesiumsulfat in 500 ml wäßriger Lösung mit 9,5% Alkohol), auch zur Vogelnarkose brauchbar, führt bei Meerschweinchen und Goldhamstern (0,275 ml/100 g) zu kurzdauernden Narkosen.

Die Dosierungen sind der Tabelle 1 zu entnehmen.

c) Die Anaesthesie bei kleineren Haustieren

α) *Überwachung der Narkosetiefe*

Die Überwachung der Narkosetiefe geschieht in gleicher Weise wie beim Menschen durch Prüfung der Reflexe. Man richtet sich dabei nach dem Guedelschen Schema. Ein speziell am Tier gut zu prüfender Reflex ist der *Zwischenzehenreflex*. Sein Ausfall zeigt an, daß ein tiefes Toleranzstadium erreicht wurde. Beim Hund ist zu beobachten, daß im Toleranzstadium die Nickhaut (3. Augenlid) vorfällt und die Bulbi nach unten innen rotiert sind, insbesondere bei Barbituratnarkosen.

Der *Nickhautvorfall* zeigt sich bei Tieren auch unter der Wirkung sympathicolytischer Neuroleptika, die zur Prämedikation gegeben werden (Hornersches Syndrom).

β) *Prämedikation*

Zur *sedativen Prämedikation* verwendet man *Neuroleptika* oder noch besser, wegen der gleichzeitigen Analgesierung, *Neuroleptanalgesie-Kombinationen* i.m. Auch zu Operationen unter Lokalanaesthesie ist diese Sedierung notwendig. Wenn man am ruhigen Tier die Narkose ohne vorherige Sedation einleitet oder wenn man bei der Katze die Inhalationsnarkose mit dem Narkosekasten beginnt, sollte man vorher *Atropin* geben.

Unter den *Neuroleptika* hat sich beim Tier besonders das Propionylpromazin (Combelen — Bayer, 1%ig) bewährt. Aber auch andere Neuroleptika (z.B. Prothipendyl-Dominal-, Triflupromazin-Psyquil-, Chlorprothixen-Taractan) können in vergleichbaren Dosierungen gegeben werden. Beim Hund sind auch die Butyrophenonderivate (Dehydrobenzperidol) anwendbar. Ein besonders beim Schwein gut wirksames Neuroleptikum ist Azaperon (Stresnil — Janssen).

γ) *Inhalationsnarkose*

Die *offene Inhalationsnarkose* (Tropfnarkose) kann mit becherförmigen gazeüberzogenen Drahtmasken (Schimmelbusch-Maske) nach sedativer Prämedikation oder i.v. Narkoseeinleitung ausgeführt werden. Bei der Katze verwendet man zur Einleitung den Narkosekasten (Fa. Hauptner). Das ist ein der Größe einer Katze entsprechender Blechkasten mit zwei Glaswänden. Eine Stirnwand ist herausschiebbar mit einer kopfgroßen verschließbaren Öffnung. Man leitet das Narkosegasgemisch in den Kasten, bis die Katze eingeschlafen ist, und kann die Narkose auch weiter unterhalten, wenn man den Kopf des Tieres im Kasten beläßt.

Mit dem *Narkoseapparat* können Inhalationsnarkosen halboffen oder geschlossen in gleicher Weise wie beim Menschen gegeben werden. Passende Atemmasken werden in Deutschland von der Firma Stiefenhofer, München, hergestellt.

Zur *Intubation* legt man das mittels Inhalation oder Injektion narkotisierte Tier in Rückenlage und stellt den Kehlkopf mit einem geraden Larynxspatel ein. Die für den Menschen gebräuchlichen Trachealtuben sind beim Tier bis zur Größe von Schaf und mittelgroßen Schweinen verwendbar. Größere Endotrachealtuben für große Schweine stellt die Firma Rüsch her. Beim Schwein kann die Intubation Schwierigkeiten bereiten, weil der Kehlkopf hinter der Stimmritze nach ventral ausgebuchtet und das Tracheallumen enger als die Stimmritze ist. Man muß dann den gebogenen Endotrachealtubus nach Passieren der Stimmritze um 180° drehen. Relaxation mit Succinylcholin, das beim Schwein nur 2—3 min wirkt, erleichtert hier die Intubation.

δ) *Injektionsnarkose*

Zur Injektionsnarkose dienen die beim Menschen üblichen *Barbiturate*. Langwirkende Barbiturate (Pentobarbital) sind wegen der langdauernden Atemdepression und der Gefahr von Herzschädigung nur für non-recovery-Experimente zu empfehlen. Das gleiche gilt für die *Schlafmittelnarkosen*. Lediglich das Hypnotikum *Metoxymol* ist *beim Schwein* in Verbindung mit Azaperon zu empfehlen.

Für *Propanidid*-Narkosen gibt es im allgemeinen wegen der sehr kurzen Wirkungszeit keine Indikationen beim Tier. Zudem ist es beim Hund nicht verträglich.

Die *Neuroleptanalgesie* ist ein besonders beim Hund gerne verwendetes Betäubungsverfahren. Sie kann i.m., für eilige Fälle auch i.v., appliziert werden. Man verwendet bei gesunden Hunden die Kombination *Propionylpromazin* (Combelen — Bayer) + *Methadon*[1], bei älteren und geschwächten

1 1-Polamivet-Hoechst = 2,5 mg l-Polamidon + 0,125 mg Diphenylpiperidinoäthylacetamid (parasympathikolytisch)/ml (= Polamidon C).

	Prämedikation	Barbiturate		Schlafmittel	Muskelrelaxation	Neuroleptanalgesie
		kurzwirkend	langwirkend			
Katze	Atropin 0,5—1 mg i.m. oder s.c.; Combelen 0,1 ml/kg Körpergewicht i.m. Metoxymol 5 mg+ Fentanyl 0,005 mg i.m.	Thiobarbiturate 25—50 mg in 5% Lösung/kg i.v.: 10—15 min Narkose; 60 mg (Thiopental) — 80 mg (Methitural) 10%ig/kg i.p. nach Combelen-Prämedikation: 1/2 Std Narkose	Pentobarbital 30 mg/kg i.v. oder i.p.: 1 Std Narkose, 5 Std Nachschlaf	Äthylurethan 20—25% 2 g/kg: bis 24 Std; Chloralose 5% in 25% Urethan: 1,5—2 ml/kg i.v.: 2—6 Std	Gallamin 1 mg/kg: 10—20 min atemlähmend; Succinylcholin 3—5 mg/kg: 5—6 min atemlähmend	Methoxymol 10—15 mg + Fentanyl 0,01—0,015 mg/kg i.m.: ca. 30 min Betäubung Ketamin 10—20 mg/kg i.m. 10—20 min Narkose 2—3 Std Katalepsie
Hund	Atropin 0,25—2,5 mg (0,05 mg/kg sbc. oder i.m.) Combelen 0,02 ml/kg i.m. (o.ä. Neuroleptikum) oder Combelen 0,01 ml + Polamivet 0,1—0,2 ml/kg oder Thalamonal 0,2—0,4 ml/kg (alte Tiere, Risikooperationen)	20—40 mg 10% (bei kleineren Hunden 5%) i.v.: 10—15 min Narkose; 80—100 mg 10% i.p.: ca. 30 min Narkose	Pentobarbital 30 mg/kg i.v. oder i.p. (nur bei gesunden Tieren: 1 Std Narkose und bis 5 Std Nachschlaf	Chloralose 100—500 mg/kg 1%ig langsam i.v.: mehrere Stunden bis Tage Schlaf; Urethan 1—2 g/kg 10—20%ig: ca. 24 Std Schlaf; Chloralose+ Urethan wie bei der Katze	Gallamin 1 mg/kg: 20—30 min atemlähmend; Succinylcholin 0,3 mg/kg: 15—20 min atemlähmend	Combelen 0,02 ml/kg und Polamivet 0,2—0,4 ml/kg i.m. Stärkere Wirkung wird bei getrennter Verabreichung im Abstand von 10 min und mehr erzielt. Wirkungseintritt nach 10 min: ca. 1 Std; Hypnorm 0,25—0,5 ml kg: ca. 1 Std; Dehydrobenzperidol 1—2 mg und 0,2—0,4 ml Polamivet/kg i.m. (für ältere und geschwächte Hunde): ca. 1 Std; Dehydrobenzperidol 1—2 mg und Fentanyl 0,02—0,04 mg (= 0,4—0,8 ml Thalamonal oder 0,1—0,2 ml Innovar)/kg i.m.: 20 bis 30 min
Schwein	Atropin 0,06 mg/kg; 1—4 mg Azaperon (Stresnil)/kg i.m. Bei 1 mg/kg können die sedierten Tiere noch laufen, ab 2 mg/kg legen sie sich	10%ig 10—25 mg/kg i.v.; bei Ferkeln 30—40 mg/kg i.p.: 5—15 min Narkose	Pentobarbital 10—25 mg/kg i.v.: 3/4—1 Std Narkose, bis 5 Std Nachschlaf (bei gesunden Tieren)	Azaperon — Metoxymol Azaperon 1—2 mg/kg i.m.; nach 10 min Metoxymol 3—4 mg/kg i.v. oder 10—15 mg/kg i.p.: mitteltiefe Narkose für ca. 30 min	Succinylcholin 2 mg/kg: 2—3 min atemlähmend; Gallamin 0,3 mg/kg; D-Tubocurarin > 2 mg/kg: 20—30 min atemlähmend	
Schaf	Atropin 0,6 mg/kg sbc. oder i.m.	Thiobarbiturate 10—20 mg/kg i.v. Nur 1/4 der Dosis rasch injizieren, Rest nach Wirkung: 15—20 min Narkose		Chloralose 0,05 g/kg in 1 oder 10% i.v. gibt einen oberflächlichen Schlaf für 4—6 Std. Insbesondere für physio-pharmakologische Untersuchungen		

das Neuroleptikum *Dehydrobenzperidol* zusammen mit *Methadon* (längere Wirkung) oder mit dem kürzer wirkenden Fentanyl (*Thalamonal*).

Für *Katzen* ist *Ketamin* das beste i.m. applizierbare Betäubungsmittel.

ε) Kombinationsnarkose und Beatmung

Der geübte Anesthesist kann auch bei den Haustieren Injektions- und Inhalationsnarkose kombinieren und bedarfsweise bessere Muskelentspannung durch Relaxantien erzielen und künstlich beatmen. Beatmungstiefe und -frequenz richten sich nach den physiologischen Werten für die entsprechende Tierart. Der Beatmungsdruck sollte in der Regel für Katzen und kleine Hunde 20 cm H_2O, bei größeren Hunden, Schweinen und Schafen 30 cm H_2O nicht übersteigen.

Muskelrelaxantien wirken tierartlich sehr unterschiedlich. D-Tubocurarin ist beim Hund wegen Histaminfreisetzung (Blutdruckabfall) nicht zu empfehlen. Hier ist das Gallamin einzusetzen. *Succinylcholin* wirkt nur beim Schwein ähnlich kurz wie beim Menschen. Besonders beim Hund relaxiert Succinylcholin sehr stark und langdauernd.

Die erforderlichen Dosierungen für die betreffenden Tierarten sind aus der Tabelle 2 zu entnehmen.

Für längere *tiefe Narkosen bei kleinen Wiederkäuern* (Schaf) ist Inhalationsnarkose zu empfehlen, da die Vormagentätigkeit möglichst rasch postoperativ wieder einsetzen soll. Während der Narkose besteht die Gefahr einer Pansentympanie, die man durch Magensonden beheben kann.

Diese gedrängte Übersicht sollte im Tierexperiment tätigen Ärzten Hinweise über Unterschiede und Gemeinsamkeiten der Narkose von Tier und Mensch geben. Dabei konnte auf nähere Einzelheiten der Narkose von Tieren nicht eingegangen werden. Dem eingehenderen Studium seien daher nachstehende Bücher über die Narkose von Tieren empfohlen.

Literatur

Berge, E., Westhues, M.: Tierärztliche Operationslehre, 24. Aufl. Berlin-Hamburg: Parey 1969.

Bolz, W.: Allgemeinnarkose beim Tier. Stuttgart: Enke 1961.

Croft, Ph. G.: An introduction to the anaesthesia of laboratory animals. London: UFAW 1960.

Graham-Jones, O.: Small animal anesthesia. (Symposium London 1963.) Pergamon Press 1964.

Hall, L. W.: Wright's veterinary anaesthesia and analgesia, 6. Aufl. London: Baillère, Tindall & Cassell 1966.

Lumb, W. V.: Small animal anesthesia. Philadelphia: Lea & Fiebiger 1963.

Sawyer, D. C.: Experimental animal anaesthesiology (Symposium 1964). USAF School of Aerospace Medicine Brooks Air Force Base, Texas, 1965.

Westhues, M., Fritsch, F.: Die Narkose der Tiere, Bd. I, Lokalanästhesie (1960), Bd. II, Allgemeinnarkose (1961). Berlin-Hamburg: Paul Parey; engl.: Edinburgh-London: Oliver & Boyd 1965; jap.: Tokio: Gakusoscha 1968.

Worden, A. N., Lane-Petter, W.: UFAW Handbook on the care and management of laboratory animals, 2. Aufl. London: UFAW 1958.

Kapitel D: Wiederbelebung

I. Definition, Bedeutung und Methoden

F. W. AHNEFELD

1. Grundlagen der Wiederbelebung

Obwohl wissenschaftlich exakt begründete, einfache und dennoch wirkungsvolle Wiederbelebungsmethoden erst seit wenigen Jahren zur Verfügung stehen, lassen sich in der Geschichte der Medizin zahlreiche Beispiele für Wiederbelebungsversuche bei plötzlich eingetretenem Tod oder auch Beschreibungen von Beatmungsmethoden, nicht zuletzt der Atemspende, finden.

Alle diese Methoden und Erkenntnisse setzten sich zunächst nicht durch, da Untersuchungen über die Pathophysiologie des plötzlichen Todes fehlten, die die Grundlage für den gezielten Einsatz und die Koordination der verschiedenen Maßnahmen bilden müssen.

Neue Impulse für die Erforschung dieser Zusammenhänge ergaben sich aus den in den letzten Jahrzehnten stetig ansteigenden Zahlen von Schwerverletzten sowie der Ausweitung operativer Eingriffe auf alle Altersklassen und Organe. Die Anaesthesie übernahm in der Klinik die Aufgabe der Wiederbelebung, da der Anaesthesist täglich bei der Durchführung von Narkosen die vitalen Funktionen der reflex- und bewußtlosen Patienten zu überwachen und aufrechtzuerhalten hat. Da die Durchführung der Wiederbelebung jedoch sofortiges Handeln erfordert, sind, abgesehen von der Verbesserung der klinischen Reanimationsmöglichkeiten, alle im Rettungsdienst Tätigen, die Laienhelfer, das medizinische Hilfspersonal und nicht zuletzt alle Ärzte mit den Methoden vertraut zu machen, die ein Überleben des Patienten bis zur endgültigen Versorgung in der Klinik ermöglichen. Im folgenden sind zunächst einige Grundsätze, die für jede Wiederbelebung Gültigkeit haben, der Beschreibung der einzelnen Methoden vorangestellt:

1. Unter Wiederbelebung verstehen wir gezielte Maßnahmen, die dann zur Anwendung kommen, wenn die lebenswichtigsten Funktionen des Organismus, also die Atmung und der Kreislauf, gestört sind und sich aufgrund dieser Störung die Todesursache anbahnt oder bereits akut der klinische Tod eingetreten ist.

2. Atmung und Kreislauf stellen zwei hintereinandergeschaltete Transportsysteme für die Zufuhr von Sauerstoff und die Elimination von Kohlensäure dar. Ist nur eine der Teilfunktionen nicht mehr dem aktuellen vitalen Bedarf angepaßt oder fällt sie ganz aus, so muß zwangsläufig, wiederum unabhängig von der Ursache und der primär betroffenen Teilfunktion, eine globale, Atmung und Kreislauf erfassende Störung resultieren.

3. Der sich anbahnende klinische Tod kann verhindert werden, wenn durch gezielte Anwendung lebensrettender Sofortmaßnahmen innerhalb der kritischen Zeitspanne zumindest eine Normalisierung eingeleitet oder auch nur einer weiteren Verschlimmerung vorgebeugt wird. Ist der klinische Tod dagegen bereits eingetreten, so verbleibt noch eine kurze Zeitspanne von wenigen Minuten, um den Übergang in den irreversiblen biologischen Tod zu verhindern und den klinischen Tod reversibel zu machen. In diesem Falle liegt aber nicht mehr nur eine Störung einer Teilfunktion vor. Die Wiederbelebungsmaßnahmen müssen sofort und gleichzeitig an beiden vitalen Funktionen einsetzen.

4. Die Wiederbelebung stellt insgesamt gesehen ein Problem der ausreichenden Sauerstoffversorgung aller Organe dar. Bei einem drohenden Tod geht es nicht mehr um die Feststellung der Ursache und die Diagnose, sondern um die Beantwortung der Frage: Welche vitalen Funktionen sind betroffen? Aus der Antwort ergibt sich, welche Sofortmaßnahmen notwendig und in welcher Reihenfolge sie anzuwenden sind. Erst durch die Abwendung der bereits vorhandenen Todesursache läßt sich die Zeit für die Diagnose und die sich daran anschließende, auf den Einzelfall ausgerichtete, also spezifische Therapie gewinnen.

5. Eine kontinuierliche Versorgungskette vom Augenblick des Geschehens bis zum Eintreffen in

die Klinik ist Voraussetzung für die Wirksamkeit. Die Glieder dieser Kette müssen in ihrer Wirkung aufeinander abgestimmt und den jeweiligen Erfordernissen angepaßt sein. Entspricht nur ein Glied der Versorgungskette nicht den heute aufzustellenden Forderungen, werden also eingeleitete lebensrettende Sofortmaßnahmen irgendwann auch nur für eine kurze Zeitspanne unterbrochen oder der Versuch unternommen, sie mit zu geringen oder ungeeigneten Mitteln durchzuführen, so ist das Überleben des Patienten in vielen Fällen nicht sicherzustellen (Abb. 1).

6. Werden Fragen der Wiederbelebung erörtert, so ist aus medizinischer Sicht der Notfallpatient von besonderem Interesse. Dieser Patient ist durch Verletzung, Krankheit oder andere Umstände jener nötig, eine Diagnose zu stellen. Die im Vordergrund stehende Frage lautet: Woran wird dieser Patient sterben, falls wir ihm nicht helfen? BAUR prägte den Begriff der *akuten Elementargefährdung*, d.h. der Gefährdung einer oder mehrerer für das Überleben notwendiger Funktionen. Die eigentliche Ursache erscheint für die erste Phase der Maßnahmen von untergeordneter Bedeutung. Das ärztliche Denken muß sich demnach auf die Suche nach einer Störung konzentrieren, die am Hergange des Todes wesentlich beteiligt ist und die sich gleichzeitig als Angriffspunkt der gezielten Soforthilfe eignet. Definierbare Gefährdungen des Lebens sind nicht wesensgleich mit dem Krankheitsbegriff im Sinne der gebräuchlichen Krankheitsbezeichnungen und ihrer systematischen Ordnung. Statt mit der Pathogenese,

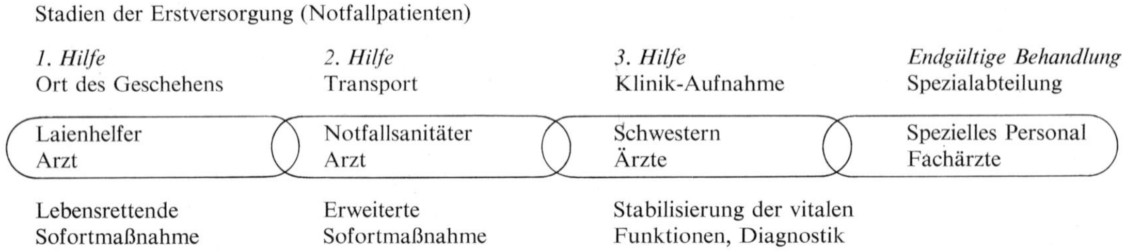

Abb. 1. Versorgungskette

Fähigkeiten beraubt, die ihm unter normalen Verhältnissen Leben, Gesundheit und Selbständigkeit garantieren. Natur und Ausmaß der Schädigung sind oftmals nicht sofort in vollem Umfange erkennbar. Auch in zunächst anscheinend unkomplizierten Fällen können jederzeit noch vor oder während eines Transportes Veränderungen eintreten, die die vitalen Funktionen wie Atmung und Kreislauf beeinträchtigen. Jeder Patient, bei dem eine Verletzung der Körperhöhlen, des Gesichtsschädels, des Halses oder der Wirbelsäule vorliegt oder eine aus anderer, nicht traumatischer Ursache bedingte Störung vitaler Funktionen eintritt oder auch nur zu befürchten und nicht sicher auszuschließen ist, muß als Notfallpatient angesehen werden. Neben Unfällen gehören unter diesen Gesichtspunkten z.B. größere innere Blutungen, gynäkologische, pädiatrische, internistische, aber auch psychiatrische Notfälle und Vergiftungen zu dem Patientenkreis, der gezielte Hilfemaßnahmen bereits am Unfall- oder Erkrankungsort und während des Transportes benötigt.

Über die Definition des Notfallpatienten ergibt sich eine völlig neue Betrachtungsweise der notwendigen Erstversorgung. Am Orte des Geschehens ist es häufig unmöglich, sicher aber un-also der Lehre vom Hergang der Krankheiten, muß sich der Arzt mit der Thanatogenese, also den Entstehungsursachen des akuten Todes auseinandersetzen. Die aus äußeren oder inneren Ursachen entstandene Grundkrankheit mit definierter Pathogenese bewirkt bei schweren Verletzungen oder Erkrankungen fast immer direkt oder indirekt eine Zweitkrankheit, die schließlich einen eigengesetzlichen Verlauf nimmt und zur Todesursache wird, d.h. eine kausale Therapie des Grundleidens würde nicht imstande sein, die inzwischen eingetretene und für den Ablauf der vitalen Funktionen wichtigere Zweitkrankheit in günstigem Sinne zu beeinflussen (Abb. 2) (s. auch „Prinzipien der Intensivtherapie“ S. 884).

Wie das Wort Thanatogenese sagt, geht es nicht nur um die Definition einer wirklichen Todesursache, sondern auch und besonders im Ablauf einer Erstversorgung um die Aufklärung des Herganges. Schlagartig kann ein universeller Ausfall aller lebenswichtigen Funktionen eintreten. Häufiger aber handelt es sich um ein Aufeinanderfolgen von Ereignissen, an deren Ende der Tod steht. Zergliedern wir diese Ereignisse, so ergeben sich daraus die Ansatzpunkte der gezielten Soforthilfe, aber auch der eventuellen möglichen Prophylaxe, falls frühzeitig genug der Zustand analysiert und die Zusammenhänge der lebenswichtigen Funktionen bedacht werden.

Eine biologische Leistung verlangt stets zwei Voraussetzungen:

1. Eine dem jeweiligen Bedarf angepaßte Leistungsfähigkeit (Suffizienz) der zuständigen Organe und

2. adäquate Voraussetzungen (Leistungsbedingungen) der für die Organarbeit notwendigen Funktionskreise.

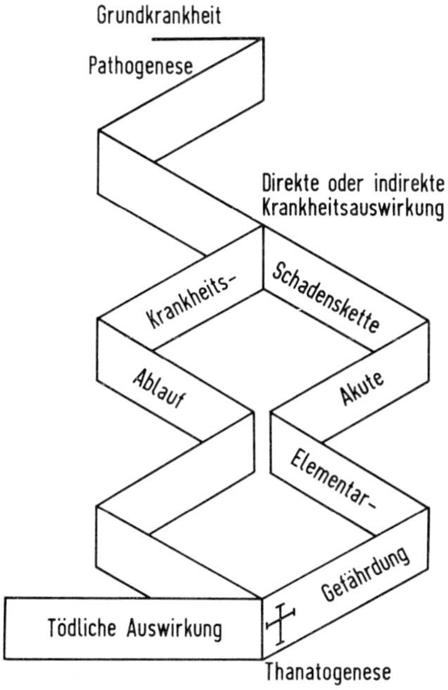

Abb. 2. Akute Elementargefährdungen als Seitenketten im Krankheitsablauf

Ein Funktionsausfall kann daher zwei prinzipiell deutlich unterscheidbare Ursachen haben:

1. Eine Leistungsunfähigkeit (Insuffizienz) der betreffenden Organe und

2. eine Störung der benötigten Leistungsbedingungen.

Auch völlig intakte Organe müssen eine Leistungsbehinderung erfahren, falls die für ihre Leistung notwendigen Bedingungen nicht erfüllt sind. Wegen der engen Verflechtung aller Organfunktionen (Verbundsystem) entsteht daraus wiederum zwangsläufig die Leistungseinschränkung an anderen, zunächst überhaupt nicht betroffenen Organen und Organsystemen. Hierfür ein Beispiel: Das Vorhandensein eines dem Individuum und dem Bedarf angepaßten Blutvolumens ist eine selbstverständliche Voraussetzung für den Effekt der Herzleistung. Seit man die Bedeutung der Hypovolämie als echte Leistungsbehinderung des Herzens und Kreislaufes erkannte, wurde die vorangegangene, falsch gezielte, deshalb in jedem Falle auch wirkungslose oder gar schädliche Polypragmasie mit Herz- und Kreislaufmitteln bei jeder Art eines Volumenmangels durch eine adäquate Flüssigkeitszufuhr wirksam abgelöst. Aus diesem Beispiel ergibt sich die Aufgabe: Der Sitz einer vorhandenen Leistungsbehinderung ist zu analysieren und so schnell wie möglich zu beseitigen, oder aber zumindest einer weiteren Verschlimmerung vorzubeugen.

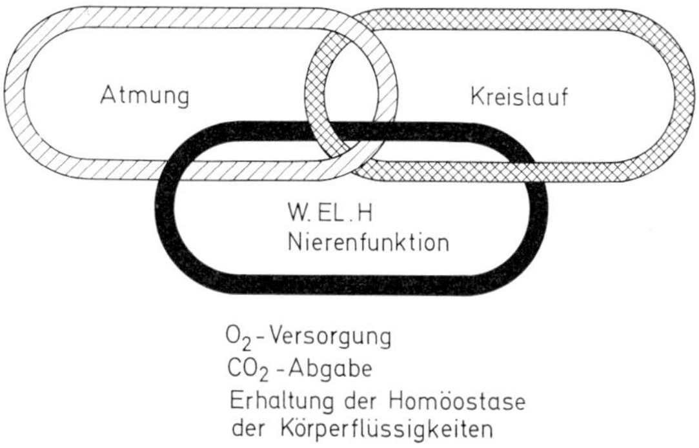

Abb. 3. Elementare Voraussetzungen (Sicherungen) des Lebens

Atmung und Kreislauf haben die Aufgabe, alle Körpergewebe mit einer dem Bedarf angepaßten Menge arterialisierten Blutes zu versorgen. Die Funktion des Wasser- und Elektrolythaushaltes einschließlich der Nierenfunktion ist für die Aufrechterhaltung der Homöostase aller Körperflüssigkeiten verantwortlich. Hiermit wird die elementare Sicherung, nämlich die Zufuhr von Sauerstoff, der Abtransport von Kohlensäure und die Aufrechterhaltung der notwendigen Konstanten in den Körperflüssigkeiten und damit die Funktion aller Organe sichergestellt (Abb. 3).

Diese drei sich gegenseitig beeinflussenden Funktionskreise tragen bei der Sicherung des Lebens die fundamentalen Aufgaben. Unsere Erfahrungen zeigen, daß alle immer wiederkehrenden definierbaren Gefährdungen des Lebens von einem oder mehreren dieser Funktionskreise ausgehen. Wir sprechen daher für den Bereich der Erstversorgung von den Elementargefährdungen und kennzeichnen die sich aus der Analyse des Geschehens ergebenden Sofortmaßnahmen als die Elementar- oder Notfalltherapie.

Da man einem Notfallpatienten meistens überraschend gegenübersteht und die notwendige Orientierung über die Art der akuten Elementargefährdung wenig Zeit läßt, ist es zweckmäßig, eine Suchliste für die Elementargefährdungen aufzustellen.

a) Störungen der Atmung

Am augenfälligsten sind die Störungen der Atmung. Diese können sowohl in einer ungenügenden Sauerstoffaufnahme als auch in einer unzureichenden Kohlensäureabgabe liegen. Bezogen auf die Lokalisation in den verschiedenen Etagen des Respirationstraktes lassen sich mehrere Störfaktoren finden (Abb. 4):

4. Diffusion und Lungenkreislauf. Reizgase können das Alveolarepithel schädigen, aber auch ein Lungenödem oder eine Lungenembolie können die Diffusion oder die Funktion des Lungenkreislaufes einschränken.

Außerhalb des Respirationstraktes liegen zwei weitere Faktoren:

5. Störungen der Atemregulation. Eine zentrale Störung kann sowohl traumatisch als auch durch eine akute Erkrankung bedingt sein. Eine Bradypnoe, Apnoe oder eine Hypoventilation — freie Atemwege vorausgesetzt — sind die Leitsymptome.

6. Die Transportfähigkeit des Blutes für Sauerstoff kann infolge eines akuten Mangels an Hämoglobin oder bei Vorhandensein pathologischer Hämoglobinveränderungen (CO-Hb) vermindert sein.

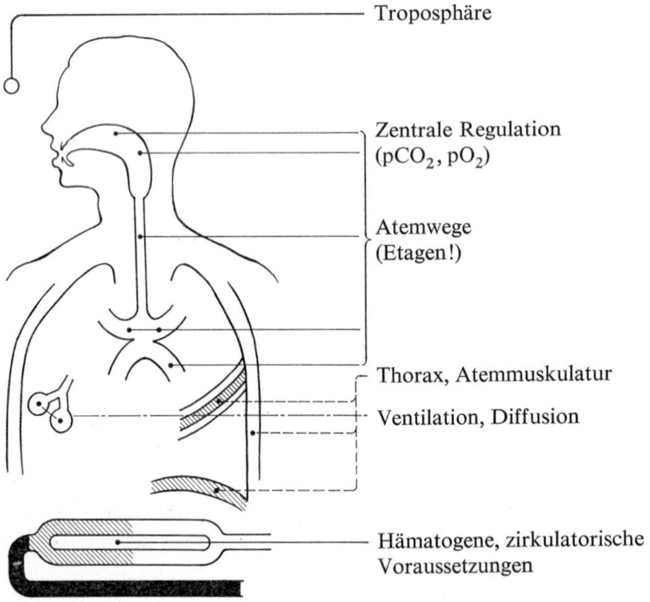

Abb. 4. Störungsmöglichkeiten in den verschiedenen Etagen des Respirationstraktes. (Nach BAUR)

1. Die Atemluft. Hier handelt es sich um eine schnell erkennbare oder ausschließbare Veränderung der Troposphäre, z. B. bei Anreicherung von CO oder CO_2.

2. Hindernisse in den Atemwegen. Eine interkurrente Verlegung führt zur Leistungsbehinderung des Gasaustausches. Diese Verlegung ist in allen Etagen und durch eine Vielzahl von Faktoren, z. B. Fremdkörpern, Sekretüberflutung, Aspiration von Blut und Erbrochenem, möglich.

3. Veränderungen am Thorax, an der Atemmuskulatur und an der Lunge. Eine Asphyxie kann durch einen Spannungspneumothorax, durch eine Atembehinderung infolge starker Schmerzen (Rippenserienfrakturen), aber auch durch eine periphere Atemlähmung (Poliomyelitis) und Krämpfen der Atemmuskulatur (Tetanus) hervorgerufen werden.

b) Störungen des Kreislaufs

Die Störungen im zweiten Funktionssystem, dem Kreislauf, können ebenfalls akut auftreten. Die Veränderungen am Kreislauf bedingen immer eine Störung der adäquaten Versorgung der Gewebe mit Sauerstoff bei eingeschränktem oder fehlendem Abtransport von Kohlensäure.

1. Veränderungen der hämodynamischen Leistung des Herzens. Der hämodynamische Effekt kann bei einer Asystolie, bei Kammerflimmern, aber auch bei Arrhythmien unzureichend werden. Störungen im Bereich der Reizbildung und -leitung treten häufig als Folge von Durchblutungsstörung,

z. B. bei einem Infarkt, auf, aber auch Elektrolytverschiebungen und Digitalisintoxikation können den gleichen Effekt zeigen. Eine sekundäre Leistungsbehinderung ist schließlich durch Volumenmangel bedingt.

2. Veränderungen des Blutvolumens. Blut- und Flüssigkeitsverluste, gleich welcher Art und Ursache, sind hier zu nennen: Nicht nur eine sichtbare Blutung sollte entsprechende Hinweise geben, es muß auch z. B. die erhebliche Schwellung im Bereich einer Fraktur sofort als Verlust der zirkulierenden Blutmenge gedeutet werden. Erhebliche Flüssigkeitsverluste treten auch bei Verbrennungen, Vergiftungen und beim Ileus auf; werden sie übersehen, führen sie zu einer Erweiterung der Elementargefährdung durch die Leistungsbehinderung der Nierenfunktion. Der Organismus kann die obligaten Verluste, die er durch Urinproduktion, Perspiratio insensibilis etc. erleidet, nur bis zu einem bestimmten Maße einschränken. Schwitzen, Temperaturerhöhung und viele andere Ursachen führen zu vermehrten Flüssigkeitsverlusten und damit zu einer akuten Elementargefährdung. Natürlich kann auch eine Hypervolämie mit Lungen- und Hirnödem als Folge einer zu großen Flüssigkeitszufuhr in Erscheinung treten.

3. Veränderungen am Gefäßsystem. Als Beispiele sind hier die unterschiedlichen Angiopathien, ein relativer Volumenmangel durch Gefäßerweiterung oder Verlegung bestimmter Versorgungsgebiete zu nennen.

4. Änderungen in der Zusammensetzung des Blutes. Nach Plasma- oder Flüssigkeitsverlusten kann es aus unterschiedlicher Ursache, z. B. bei Verbrennungen, beim Ileus oder Diarrhoeen zu einer erheblichen Veränderung der Fließeigenschaften, insbesondere zu einer Bluteindickung und damit wiederum zu einer Leistungsbehinderung der Funktion kommen.

c) Störungen im Wasser- und Elektrolythaushalt

Der dritte Funktionskreis betrifft die Störungen im Wasser- und Elektrolythaushalt. Sie entstehen im Gegensatz zu dem bisher Besprochenen vorwiegend als Zweitkrankheit, nicht selten werden sie auch iatrogen ausgelöst. Der Entstehungsmechanismus läßt sich in wenigen Worten skizzieren: Hervorgerufen durch eine Grundkrankheit, wie z. B. eine Magenstenose, eine Darmfistel, einen Ileus, entstehen größere Wasser- und Elektrolytverluste. Bleiben diese Verluste unbeachtet oder entspricht die Substitution qualitativ und quantitativ nicht den tatsächlichen Verlusten, so wird wiederum, trotz an sich ausreichender Behandlung der Grundkrankheit, eine Störung der Homöostase hervorgerufen, die als Zweitkrankheit einen eigengesetzlichen Verlauf nimmt und zur akuten Lebensbedrohung führt. Thanatogenetisch sind in diesen Fällen der Elektrolyt- und Säure-Basen-Haushalt verantwortlich. Die Differenzierung (Anamnese) und Therapie auch dieser Störung gehören dann zu den lebensrettenden Sofortmaßnahmen. Bei der gleichen Wertigkeit der drei lebenserhaltenden Funktionskreise ist die Beseitigung der Veränderungen im Wasser- und Elektrolythaushalt genauso wichtig wie die Herzmassage oder die Atemspende.

d) Ursachen, die zur Störung vitaler Funktionen führen

Die am Orte des Geschehens bei einem Notfallpatienten notwendigen *Hilfeleistungen* lassen sich wie folgt zusammenfassen:

1. Die Lagerung,
2. das Freimachen und Freihalten der Atemwege,
3. die Beatmung,
4. die Blutstillung,

Tabelle 1. *Störungen vitaler Funktionen durch Traumen*

Art der Verletzung	Störungen der Atemfunktion	⟵ ⟶	Störungen der Herz-Kreislauffunktion
1. Schädel-Hirntraumen 2. Thoraxverletzungen 3. Bauchtraumen 4. Verletzungen mit größeren Blutverlusten einschließlich Verbrennungen, Verschüttungen und ausgedehnten Quetschungen 5. Fremdkörperaspiration Vergiftung durch Gase 6. Starkstromverletzungen	Mechanische Verlegung der Atemwege in verschiedenen Etagen Ateminsuffizienz: infolge Rippenfrakturen infolge Pneumothorax infolge Hämatothorax zentrale Atemlähmung Störungen des O_2-Transportes und/oder CO_2-Abtransportes		Schock Versagen der Herztätigkeit direkte Einflüsse (z. B. Strom) indirekte Ursachen (z. B. O_2-Mangel)

5. die Schockbehandlung und
6. die äußere Herzmassage.

In Abhängigkeit davon, wo, unter welchen Bedingungen, bei welchem Ereignis und von wem die Wiederbelebung durchgeführt wird, ist die Auswahl unter den zur Verfügung stehenden lebensrettenden Sofortmaßnahmen zu treffen. In Abhängigkeit vom Orte des Geschehens werden die verschiedenen Methoden mit unterschiedlichen Kenntnissen und in vielen Fällen auch ohne jedes Hilfsmittel begonnen werden müssen.

Da bisher außerhalb der Klinik ärztliche Einsätze vorwiegend am Unfallort erfolgten, besitzen wir die größten Erfahrungen über traumatisch ausgelöste Störungen der vitalen Funktionen. Eine tabellarische Übersicht läßt die wesentlichsten Verletzungsarten und die dadurch ausgelösten Dysregulationen an den lebenswichtigsten Funktionen erkennen (Tabelle 1).

Tabelle 2. *Ursachen für Kreislauf- und Atemstillstand*

Kreislaufstillstand	Atemstillstand
a) Myokardinfarkt	a) Verlegung der Atemwege
b) Elektrischer Strom	b) Massives Erbrechen
c) Trauma des ZNS	c) Zentrale Atemstörung
d) Massive Hämorrhagie	d) Neuromusculäre Paralyse
e) Ertrinken	e) Chemische Vergiftungen
f) Anaph. Reaktionen	f) Überdosierung von Medkamenten
g) Pulmonale Embolie	g) Überdosierung von Muskelrelaxantien
h) Luftembolie	h) Hypoxie jeder Art
i) Digitalisintoxikation	
j) Überdosierung von Anaesthetica	
k) Elektrolytstörungen	
l) AV-Block	
m) Herzkatheteruntersuchung	

In jedem Falle resultiert, gleichgültig, wo im Einzelfall die Störung beginnt, eine Verminderung oder gar Unterbrechung der lebensnotwendigen Sauerstoffzufuhr. Dem Versagen der Atmung folgt unweigerlich der Zusammenbruch des Kreislaufes und umgekehrt. Die Wiederbelebung darf aber, das sei nochmals ausdrücklich hervorgehoben, heute nicht mehr nur auf Unfallverletzte beschränkt bleiben. Zahlreiche andere, in der Tabelle 2 zusammengefaßte Ursachen können in gleicher Weise zu einer akuten Lebensbedrohung oder sogar zum Eintritt des klinischen Todes führen.

2. Methoden der Wiederbelebung

a) Die Störungen der Atemfunktion

Auf die unterschiedlichen Ursachen, die zu einer Störung der Atemfunktion führen können, wurde bereits eingegangen.

α) Lagerung

Bei der Versorgung eines Notfallpatienten gebührt dem Bewußtlosen besondere Aufmerksamkeit, gleichgültig, wodurch die Bewußtlosigkeit entstand. Bei diesem Patienten sind die Schutzreflexe, die insbesondere freie Atemwege garantieren, erloschen. Obwohl zunächst keine eigentliche Störung der Atemtätigkeit vorzuliegen braucht, kann eine solche schnell nach plötzlich eintretendem Erbrechen oder bei einer Blutung im Nasen-Rachenraum infolge einer Aspiration entstehen. Wegen dieser, bei einem Bewußtlosen nicht auszuschließenden und jederzeit möglichen Komplikation sollte grundsätzlich sofort eine Seitenlagerung hergestellt werden, falls nicht mit anderen, später näher zu beschreibenden Methoden die Freihaltung der Atemwege garantiert werden kann.

Durchführung der Lagerung: Der Helfer tritt seitlich an den Bewußtlosen, greift das ihm gegenüberliegende Bein in Höhe des Kniegelenkes und den Arm in Höhe des Handgelenkes, zieht den Bewußtlosen zu sich herüber, indem er gleichzeitig die ergriffene Hand und das Knie einander nähert. Mit dieser in wenigen Sekunden durchzuführenden Seitenlagerung (nach Rautek) wird der Kopf zum tiefsten Punkt. Blut, Schleim oder Erbrochenes können nach außen abfließen (Abb. 5a und b).

Die „Rautek-Lagerung" ist zwar schnell und einfach durchzuführen, besitzt jedoch nur eine geringe Stabilität und eignet sich weniger für den Transport auf der Trage. Als weitere Methode steht die „stabile Seitenlagerung" zur Verfügung. Hierbei wird zunächst das dem Helfer zugewandte Bein im Knie- und Hüftgelenk extrem gebeugt, der Fuß steht in Höhe des anderen Kniegelenkes. Anschließend legt der Helfer den ihm zugewandten Arm eng an den Rumpf und die Hand dieses Armes unter das Gesäß des Notfallpatienten. Nach dieser Vorbereitung ergreift man die Schulter- und Gesäßpartie der gegenüberliegenden Seite, zieht den Bewußtlosen zu sich herüber und erreicht sofort eine stabile Seitenlagerung. Das untenliegende Bein ist gebeugt, das obenliegende gestreckt, der untenliegende Arm wird auf der Rückenseite leicht abgewinkelt gelagert. Es bleibt nun nur noch die Überstreckung des Kopfes, wobei das Gesicht leicht

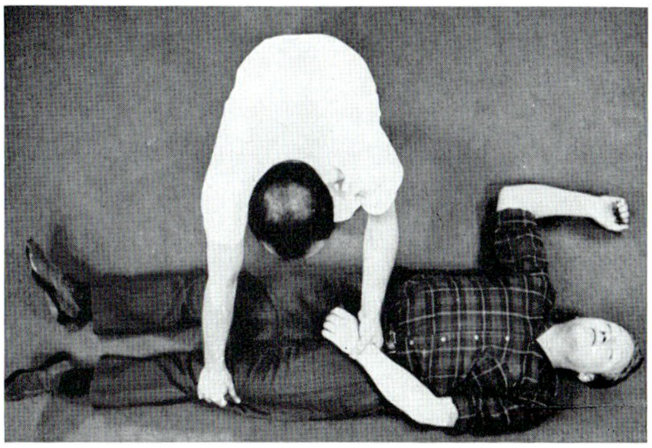

a

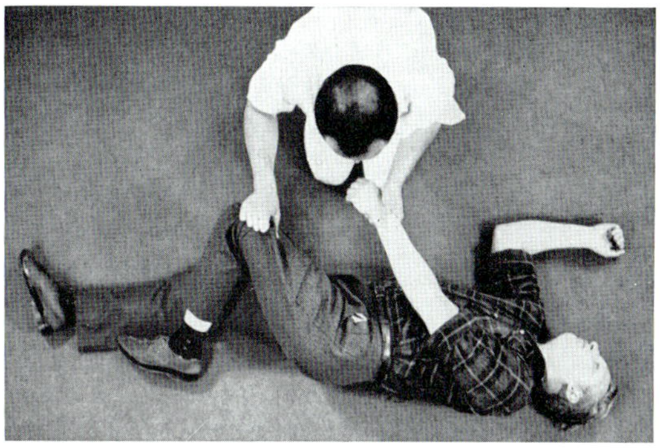

b

Abb. 5a u. b. Rautek-Lage

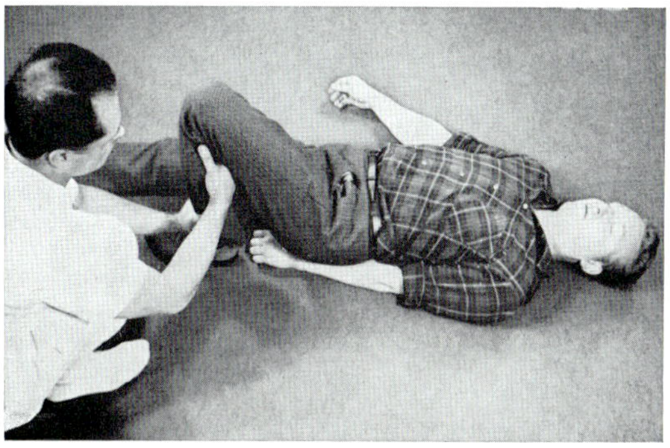

a

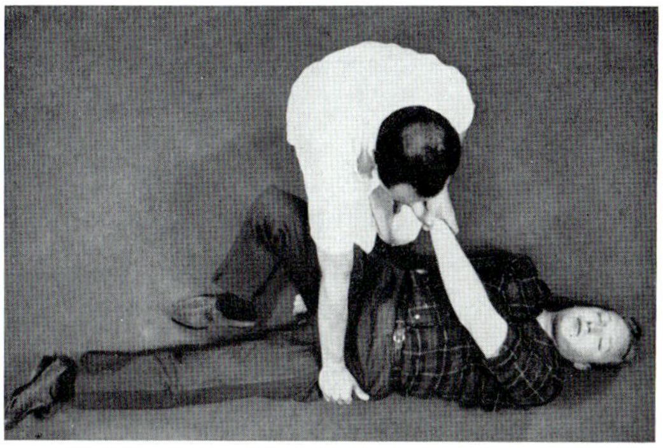

b

Abb. 6a u. b. Stabile Seitenlagerung

zur Unterlage hingedreht wird, der obenliegende Arm ist im Ellenbogengelenk gebeugt, die Fingerspitzen oder die Faust liegen vor dem Kinn (Abb. 6a und b).

Mit einer dieser hier beschriebenen Seitenlagerungen lassen sich Komplikationen vermeiden, die ohne Hilfsmittel und Geräte praktisch nicht mehr behebbar sind. Eine erforderliche Beatmung ist auch in der beschriebenen Seitenlage ohne und mit Gerät durchführbar.

Darüber hinaus erfordern bestimmte Verletzungen oder Erkrankungen eine adäquate Lagerung. Die folgende Abbildung gibt Hinweise, die beim Transport von Notfallpatienten zu beachten sind (Abb. 7).

β) Freimachen und Freihalten der Atemwege

Liegt zusätzlich eine Störung der Atemtätigkeit vor, so gliedern wir die sich sofort an die Seitenlagerung anschließenden Maßnahmen in das Freimachen und Freihalten der Atemwege.

Hat der Bewußtlose bereits erbrochen, ist von außen her eine Blutung im Nasen-Rachenraum feststellbar oder sind Fremdkörper von außen in die Mundhöhle eingedrungen, so ist schnell und ohne jeden Zeitverlust die Mund- und Rachenhöhle zu reinigen, um dadurch eine freie Passage für die Atemluft zu erreichen. Der Mund wird hierbei mit dem Esmarchschen Griff geöffnet, die Mund- und Rachenhöhle anschließend mit einem um zwei Finger gewickelten Taschentuch gereinigt. Steht eine entsprechende Ausrüstung zur Verfügung, so haben sich kleine, mit Fußbetrieb arbeitende, wenig störanfällige und dennoch leistungsfähige Absaugpumpen bewährt. Hierbei ist allerdings zu bedenken, daß größere Partikel, wie sie häufig nach Erbrechen in der Mund- und Rachenhöhle vorhanden sind, mit einer solchen Absaugpumpe nicht entfernt werden können, da die relativ dünnen Katheter schnell verstopfen. In diesen Fällen bewährt sich wiederum die manuelle Mundreinigung.

Liegt ein Bewußtloser auf dem Rücken, so sinkt als Folge des fehlenden Spannungszustandes der Muskulatur der Unterkiefer mit der Zunge nach hinten. Die Zunge blockiert dann unvollständig, häufig jedoch auch vollständig die Atemwege im Rachenbereich. Hält dieser Zustand länger als 5 min an, so kann der Notfallpatient irreversible Schäden erleiden, evtl. sogar sterben, und zwar nicht an den Folgen der erlittenen Verletzung, sondern eben nur, weil er wegen der bestehenden Bewußtlosigkeit nicht mehr imstande ist, aus eigener Kraft die Atemwege freizuhalten. Es besteht kein Zweifel daran, daß

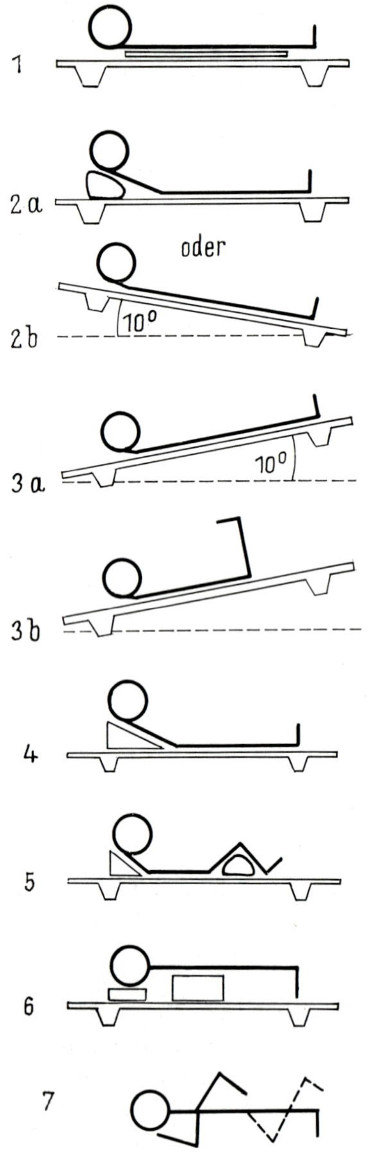

Transportlagerung bei Verdacht auf Wirbel- und Beckenfrakturen (Bewußtsein erhalten).

Schädelverletzte, insbesondere offene Schädelfrakturen (bei erhaltenem Bewußtsein und ohne Anzeichen eines Schocks).

Bei 2b: Schräglagerung — Kopf hoch, Beine tief — nie mehr als 10—15°.

Lagerung bei schockgefährdeten Patienten oder bereits ausgeprägtem Schock. Schräglagerung — Kopf tief, Beine hoch — nie mehr als 10—15°.

Evtl. zusätzlich Beine in Taschenmesserposition bringen.

Alle Brustkorbverletzungen, bei ausgeprägter Dyspnoe, bei Asthmaanfällen und Atemnot aus anderer Ursache.

Bei Verletzungen und Erkrankungen des Bauchraumes (Entspannen des Bauches).

Bei Blutungen und Verletzungen des Gesichtsschädels evtl. Bauchlagerung.

Seitenlagerung grundsätzlich zum Transport Bewußtloser ohne Intubation, zusätzlich bei schweren, insbesondere offenen Schädelverletzungen, Kopfende leicht anheben.

Abb. 7. Hinweise für Lagerung auf dem Transport

viele Verletzte oder Erkrankte heute auf dem Wege zwischen dem Orte des Geschehens und der Klinikaufnahme sterben, weil niemand zur Stelle ist, der für die Freihaltung der Atemwege sorgt (Abb. 8).

Früher wurde zur Beseitigung dieses Zustandes die Anwendung des Esmarchschen Griffes gelehrt. Durch die Untersuchungen von Ruben wissen wir, daß dafür eine einfachere Maßnahme, nämlich die Überstreckung des Kopfes in den Nacken, ausreicht. Dabei liegt eine Hand auf der Stirnhaargrenze, die andere flach unter dem Kinn. Der Kopf wird nun so weit wie möglich, ohne jedoch Gewalt anzuwenden, nach hinten überstreckt. Unabhängig vom Konstitutionstyp und Alter des Patienten lassen sich durch diesen einfachen Griff praktisch in jedem Falle freie Atemwege erreichen. Setzt die Eigenatmung auch nach der exakten Überstreckung des Kopfes nicht ein, so besteht noch die Möglichkeit, daß durch eine vorausgegangene Erkrankung oder aber auch durch die Verletzung selbst die Nase verlegt ist. In solchen Zweifelsfällen wird daher der Mund für einen etwa querfingerbreiten Spalt geöffnet. Ein weiteres Öffnen ist nicht erforderlich und auch nicht angebracht, da mit jeder weiteren

Öffnung des Mundes der Unterkiefer mit der Zunge nach hinten sinkt und somit erneut die Gefahr der teilweisen oder vollständigen Verlegung der Atemwege entsteht. Die beschriebenen Maßnahmen können durch das zusätzliche Einführen eines Tubus (z. B. Guedel-Tubus oder Nasopharyngealtubus) ergänzt und verbessert werden. Hierzu ist jedoch zu bemerken, daß solche Tuben nur von dem angewandt werden sollten, der über genügende Erfahrung und Übung verfügt. Der Ungeübte kann sehr leicht Nebenverletzungen setzen, evtl. sogar ein tracheotomie durchzuführen in der Lage sein müßte, geht die Forderung heute dahin, daß jeder Arzt imstande sein sollte, eine Intubation, insbesondere als Noteingriff, vorzunehmen. Die Intubation ist sicher die bessere und weniger gefahrvolle Methode, dennoch verlangt auch diese an sich einfache Maßnahme Übung und vor allem Instrumentar. Jeder Versuch, ohne entsprechende Übung einen Tubus einzuführen, sollte unterlassen werden, da außerhalb der Klinik häufig ungünstige Vorbedingungen (Entspannung, Lagerung etc.) bestehen; nicht selten

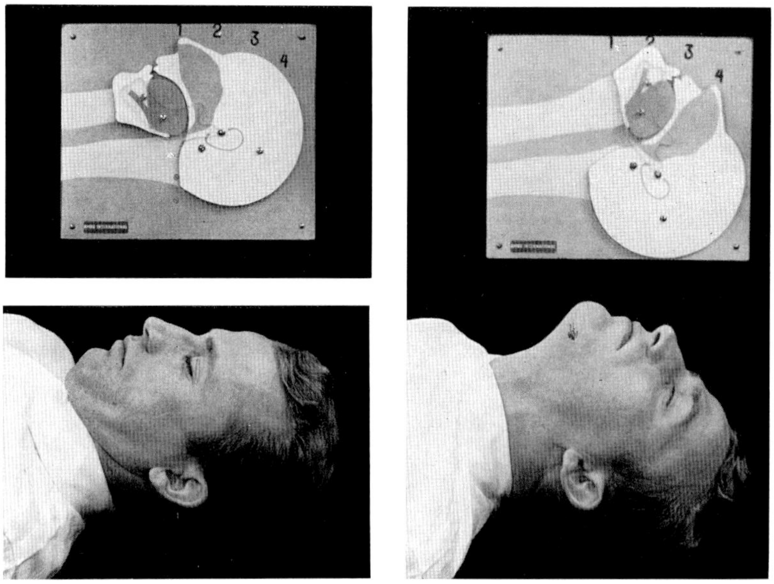

a b

Abb. 8a u. b. Verschluß der Atemwege durch die Zunge (a), Freimachen der Atemwege durch Überstreckung des Kopfes (b)

Erbrechen auslösen und damit den Zustand des Notfallpatienten eher verschlechtern. Auch an dieser Stelle sei hervorgehoben, daß der Erfolg der Wiederbelebungsmaßnahmen primär nicht von den zur Verfügung stehenden Hilfsmitteln, sondern von der exakten Durchführung der empfohlenen Methoden abhängt.

Bereits VESALIUS konnte im Tierexperiment nachweisen, daß eine ungestörte Atemfunktion am sichersten durch das Einführen eines Trachealtubus zu erreichen ist. Die Intubation wird heute im Klinikbereich als Routinemethode angewandt. Der mit Hilfe eines Laryngoskops eingeführte Endotrachealkatheter verhindert mit Sicherheit eine Aspiration und ermöglicht neben einer ausreichenden Beatmung auch das Absaugen evtl. bereits in die Luftwege eingedrungener flüssiger oder fester Bestandteile. Während in älteren Lehrbüchern die Ansicht vertreten wird, daß jeder Student der Medizin notfalls mit einem Taschenmesser eine Not-

mißlingt dann die Intubation, während gleichzeitig zusätzliche Nebenverletzungen gesetzt werden.

Führen das Freimachen und Freihalten der Atemwege nicht zum Erfolg, bewirkt auch eine nochmalige Korrektur der Kopfhaltung nicht das Einsetzen der Spontanatmung, so liegt eine Atemlähmung vor. Gleichgültig, aus welchen Gründen sie entstand, muß nun sofort mit einer Beatmung begonnen werden. Die in der Praxis gewonnenen Erfahrungen lassen jedoch die Feststellung zu, daß bei etwa 80% aller Bewußtlosen, die zunächst mit einer Atemstörung angetroffen werden, bereits das Freimachen und Freihalten der Atemwege zu einer Normalisierung der Atemtätigkeit führen.

γ) Beatmung

Während früher die Durchführung einer künstlichen Beatmung nur mit Hilfe der manuellen Methoden möglich war, steht seit einigen Jahren eine an sich alte, nunmehr neu entdeckte und wissenschaftlich exakt untersuchte Methode, die sich in der Praxis ausgezeichnet bewährt hat, zur Verfügung. Wir bezeichnen diese Methode als Atemspende. Sie kann als Mund-zu-Mund- und auch als Mund-zu-Nase-Methode zur Anwendung kommen. Es besteht aufgrund der experimentellen Untersuchungen, aber auch der in der Praxis gewonnenen Erfahrungen heute kein Zweifel mehr daran, daß die Atemspende allen manuellen Methoden in der Wirkung weit überlegen ist und daher stets an erster Stelle angewandt werden sollte. Es gibt heute praktisch keine Indikation mehr für die manuellen Methoden (NOLTE). Die wesentlichsten Vorteile ergeben sich aus folgenden Gründen: Nur bei der Atemspende sind beide Hände frei, um durch eine exakte Kopfhaltung die Atemwege in jedem Falle freizuhalten und damit überhaupt die Voraussetzungen für einen ausreichenden Beatmungseffekt zu schaffen. Die Atemspende ist ohne jede Vorbereitung und ohne jedes Hilfsmittel praktisch in jeder Situation anwendbar. Selbst wenn bei einem Bewußtlosen noch eine vom Ersthelfer nicht erkannte Restatmung bestehen sollte, kann die Anwendung der Atemspende keinerlei Schädigungen bei dem Beatmeten hervorrufen. Sie kann ohne Gefahr selbst dann durchgeführt werden, wenn Verletzungen der oberen Gliedmaßen oder des knöchernen Brustkorbes vorliegen. Auch auf engstem Raum, z. B. während des Transportes in einem Krankenwagen, braucht die mit dieser Methode begonnene Beatmung nicht unterbrochen zu werden. Als einzige aller Beatmungsmethoden erlaubt sie außerdem eine Kontrolle des Beatmungseffektes, indem der Beatmende auf das Heben und Senken des Brustkorbes achtet und gleichzeitig in der Exspirationsphase das Ausströmen der eingeblasenen Luft aus der Nase hören und fühlen kann. Schließlich ist sie im Gegensatz zu den manuellen Methoden leicht, am besten an Phantomen erlernbar und erfordert einen wesentlich geringeren Kraftaufwand als die manuellen Beatmungsverfahren. Selbst Kinder können Erwachsene in ausreichender Weise beatmen.

Zusammenfassend läßt sich feststellen, daß die Indikation zur Durchführung der Atemspende in Form der Mund-zu-Nase- oder Mund-zu-Mund-Beatmung immer dann gegeben ist, wenn, gleichgültig aus welchem Grunde, die Atemtätigkeit des Verletzten oder Erkrankten erheblich eingeschränkt ist oder vollkommen fehlt. Früher fanden zur Überprüfung der Atemfunktion Spiegel, Watte oder dergleichen Verwendung. Diese Teste liefern nicht nur ungenaue Ergebnisse, sie vergeuden kostbare Zeit. Bei verlegten Atemwegen kann eine inverse Atmung vorhanden sein, d. h. Atemexkursionen sind sowohl am Thorax als auch am Abdomen feststellbar, dennoch findet kein oder nur noch ein geringer Luftaustausch statt. Ist bei freien Atemwegen dagegen noch eine geringe Restatmung nachweisbar, so reicht dennoch diese Ventilation nicht mehr aus, um eine dem vitalen Bedarf angepaßte Oxygenierung des Blutes sicherzustellen. Mit anderen Worten: Auch eine deutlich reduzierte Atemfunktion stellt eine absolute Indikation zur Beatmung, eventuell zur assistierten, also dem noch vorhandenen Eigenrhythmus des Patienten angepaßten Beatmung dar. Ist die Atemfunktion deutlich eingeschränkt, sind bei freien Atemwegen mit den beiden flach auf den unteren Thorax und das obere Abdomen aufgelegten Händen keine deutlichen Atembewegungen feststellbar oder liegen andere Zeichen einer insuffizienten Atmung, wie z. B. eine Cyanose der Schleimhäute oder des Nagelbettes vor, so muß ohne weitere Verzögerung mit der Atemspende begonnen werden. Die Mund-zu-Nase-Methode ist in jedem Falle zu bevorzugen, da der Ungeübte seinen Mund über der Nase des Verletzten besser abdichten kann und außerdem das Freihalten der Atemwege bei geschlossenem Mund sicherer zu erreichen ist. Außerdem wird der Einblasdruck in den Nasenhöhlen reduziert. Damit entfällt weitgehend die Gefahr der gleichzeitigen Aufblähung des Magens, die wiederum eine Regurgitation und Aspiration bewirken könnte.

Durchführung der Atemspende: Nachdem die Kopfhaltung in der bereits beschriebenen Form (eine Hand an der Stirnhaargrenze, eine Hand unterhalb des Kinns, Überstreckung des Kopfes nach hinten) durchgeführt ist, wird sofort mit der Beatmung begonnen, d. h. 10—15mal schnell hintereinander insuffliert, um das bereits vorhandene Sauerstoffdefizit und die Kohlensäureanreicherung in möglichst kurzer Zeit zu beseitigen. Gleichzeitig wird der Beatmungseffekt am Heben und Senken des Thorax beobachtet. Dort, wo keine ausreichenden Thoraxbewegungen nachweisbar sind, muß nochmals die Kopfhaltung oder der Einblasdruck korrigiert werden. Die Beatmung wird anschließend mit einer Frequenz von 12—15mal/min fortgesetzt. Über die Größe des erforderlichen Beatmungsvolumens geben die Thoraxexkursionen die beste Auskunft. Nur dann, wenn die Nase verlegt ist, kommt die Mund-zu-Mund-Methode zur Anwendung. Hierbei wird der Mund des Geschädigten etwa querfingerbreit geöffnet, der Beatmende öffnet seinen Mund weit, dichtet durch Anwendung eines leichten Druckes die Lippen gut über dem Mund des Verletzten ab und verschließt die Nasenöffnungen des Patienten mit seiner Wange oder hält die Nase mit Daumen und Zeigefinger der auf der Stirn liegenden Hand zu.

Bei Säuglingen und Kleinkindern geschieht das Freihalten der Atemwege in der gleichen Weise.

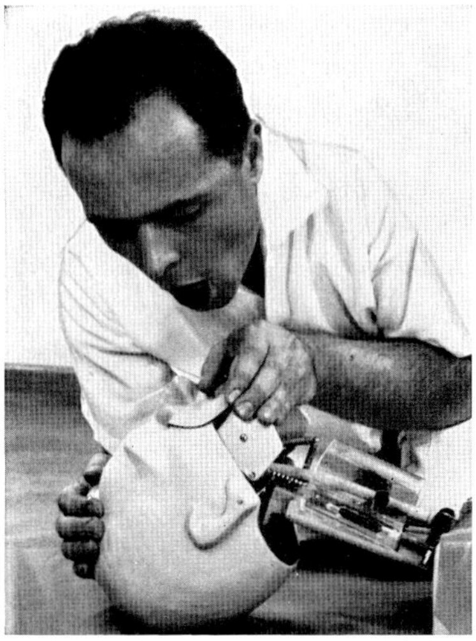

a

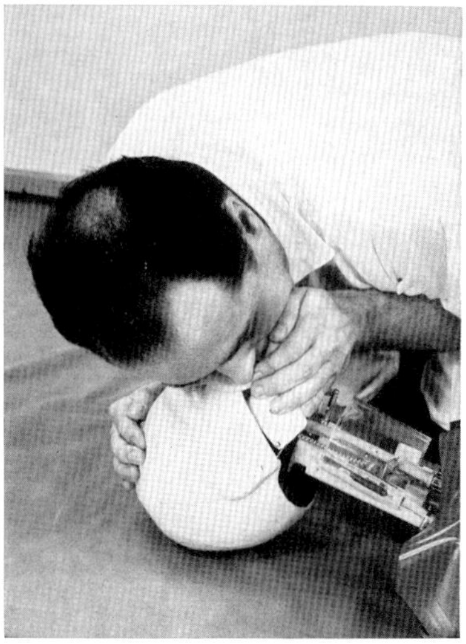

b

Abb. 9a u. b. Technik der Atemspende

Wegen des relativ großen Kopfes ist hier die Unterpolsterung der Schulterblattgegend anzuraten, um freie Atemwege herzustellen. Bei der Beatmung wird jedoch gleichzeitig durch den Mund und die Nase eingeblasen. In diesen Fällen sind wegen des wesentlich geringeren Fassungsvermögens der Lungen der Einblasdruck und die eingeblasene Luftmenge zu reduzieren, die Frequenz auf 20—40/min zu erhöhen. Die Grundsätze der Technik der Atemspende ergeben sich aus den folgenden Abbildungen (Abb. 9a u. b).

Die seit Einführung der Atemspende immer wieder vorgebrachten psychologischen Bedenken, die vor allem den direkten Kontakt mit dem Verletzten betreffen, haben sich, wie die Erfahrung in der Praxis zeigt, nicht bestätigt. Da zu den Notfallpatienten auch Vergiftete gehören, muß in diesem Zusammenhang allerdings darauf aufmerksam gemacht werden, daß für den Beatmenden dann eine Gefahr besteht, wenn Kontaktgifte zur Anwendung kamen. Die äußeren Umstände, enge Pupillen bei gleichzeitig vorhandenen Krämpfen, können entsprechende Hinweise geben.

Durch das Auflegen eines Taschentuches oder eines anderen luftdurchlässigen Stoffes läßt sich die Mund- und Nasenpartie des Bewußtlosen abdecken und dennoch die Atemspende mit gleichem Effekt durchführen. Neben diesen einfachen, stets greifbaren Hilfsmitteln werden Beatmungstuben angeboten. Diese Tuben haben sowohl Vor- als auch Nachteile. Sie verhindern zwar den direkten Kontakt, können andererseits aber Nebenverletzungen bewirken, insbesondere, wenn sie aus einem relativ starren Kunststoff bestehen. Außerdem beinhalten sie die Gefahr, daß kostbare Zeit verloren geht, falls ein solcher Tubus nicht direkt am Orte des Geschehens zur Verfügung steht und erst herbeigeholt wird. In einer Notsituation muß daher die Beatmung grundsätzlich ohne jedes Hilfsmittel beginnen. Ungeachtet dessen ist die Ausstattung mit einem Tubus zu empfehlen. Der Oro-Tubus (Dräger-Werke) hat sich am besten bewährt. Dieser Tubus besitzt im Gegensatz zu anderen nur einen kurzen Mundansatz, die Gefahr von Nebenverletzungen im Rachenraum besteht nicht. Mit dem am Oro-Tubus befestigten Gummischild und einer Nasenklemme kann die erforderliche Abdichtung der Mundpartie durch den weniger Geübten besser hergestellt werden als mit einer Maske (Abb. 10a u. b).

Zur Ausrüstung der Krankenwagen und Arzttaschen, aber auch zur Anwendung im Bereich der Klinik, wurden in den letzten Jahren einfache, wirkungsvoll arbeitende Beatmungsgeräte entwikkelt. Die zunächst als Sofortmaßnahme zur Anwendung gekommene Atemspende wird im weiteren Verlauf durch eine Gerätebeatmung ersetzt. Allerdings erfordert die notwendige Abdichtung der Beatmungsmaske Übung. Nochmals ist der Grundsatz zu nennen: Jeder sollte nur die Hilfsmittel einsetzen, mit denen er in ausreichender Weise geübt hat und vertraut ist.

Zur Durchführung einer Wiederbelebung, zumindest zur Überbrückung der kritischen Zeitspanne, reicht der Sauerstoffgehalt der Ausatemluft aus. Die einfachen Beatmungsgeräte können daher zunächst ebenfalls ohne zusätzliche Sauerstoffzufuhr zur Anwendung kommen. In besonders

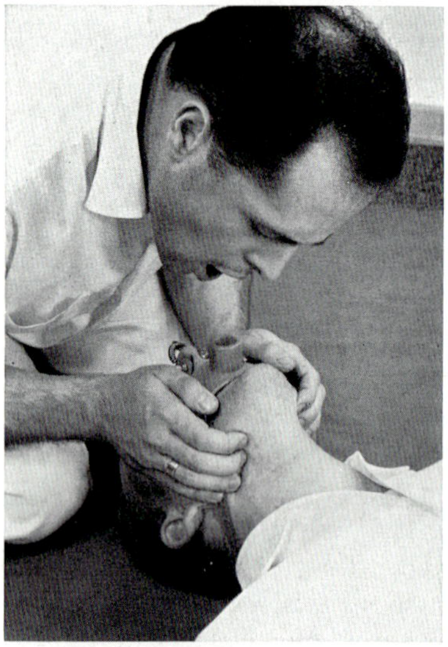

a

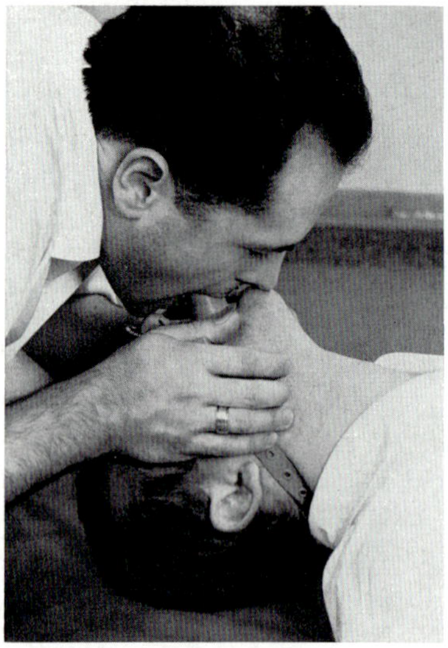

b

Abb. 10a u. b. Atemspende mit Oro-Tubus

gelagerten Fällen, bei bestimmten Vergiftungen, aber auch bei Störungen der Lungenfunktion kann jedoch die Anreicherung der Beatmungsluft mit O_2 oder sogar die vorübergehende Beatmung mit reinem Sauerstoff von Vorteil sein.

Zusammenfassend darf festgestellt werden, daß jede Wiederbelebung mit der Normalisierung der Atemfunktion beginnt. Die Seitenlagerung, das Freimachen und Freihalten der Atemwege sowie die Beatmung mit Hilfe der Atemspende oder einfachen Geräten bringen in den meisten Fällen schon nach wenigen Minuten den Erfolg oder ermöglichen zumindest die Zeit zu überbrücken, bis es gelingt, durch spezielle Maßnahmen oder eine spezifische Therapie die Ursache der eingetretenen Störung zu beseitigen. Das schnelle Erkennen der im Einzelfall vorliegenden Situation, die gezielte Anwendung der notwendigen Maßnahmen und die Normalisierung der Atemtätigkeit verhindern die Beeinträchtigung der übrigen vitalen Funktionen und damit die Ausbildung einer schweren, den Gesamtorganismus erfassenden globalen Störung.

b) Die Störungen der Kreislauffunktion-Schock

Die Definition, die Ursachen und die Pathogenese des Schocks sind eingehend im Kapitel „Schock" (s. S. 503) dargestellt. Es werden daher hier im folgenden nur die im Rahmen der Erstversorgung bei Notfallpatienten notwendigen Maßnahmen und die Soforttherapie abgehandelt.

α) Sofortmaßnahmen beim Schock

Unabhängig von der auslösenden Ursache besteht bei einem nachgewiesenen Schock die Aufgabe darin, zunächst einer weiteren Verschlimmerung vorzubeugen und dafür zu sorgen, daß die übrigen vitalen Funktionen, in diesem Falle insbesondere die Atmung, keine Einschränkung erfahren oder je nach Ausgangslage so schnell wie möglich normalisiert werden, um die wegen des engen Verbundsystems bestehende Gefahr der gegenseitigen negativen Beeinflussung zu verhindern. Die symptomatologische, aber auch anamnestische Charakteristik des im Einzelfall vorliegenden Zustandsbildes legen dann das weitere Vorgehen fest; das durch einfache überbrückende Maßnahmen oder später eine Therapie anzustrebende Ziel ist in jedem Falle gleich: Die Wiederherstellung der ausgewogenen Relation zwischen Herzzeitvolumen und peripherem aktuellen Bedarf.

Die einfachen Sofortmaßnahmen beginnen mit der Flachlagerung, um eine trotz der reduzierten Perfusion noch ausreichende Hirndurchblutung sicherzustellen. Falls eine Krankentrage zur Verfügung steht, ist zusätzlich die *Schocklage* durchzuführen (Kopf tief, Beine hoch). Hierbei ist jedoch darauf zu achten, daß das Fußende der Trage oder auch des Operationstisches nicht mehr als 10—15° angehoben werden darf, da anderenfalls die Atemexkursionen des Zwerchfelles durch den vermehrten Eingeweidedruck eingeschränkt werden und daraus eine Störung der Atemfunktion resultieren könnte. Nur wenn sich der Zwischenfall während einer Narkose beim intubierten Patienten ereignet, ist eine stärkere Schräglage erlaubt, da in diesem Falle die ausreichende Atemfunktion durch kontrollierte Beatmung sicherzustellen ist. Führt die als Erstmaßnahme genannte Schocklage nicht zu einer Besserung der Kreislaufsituation, so können zusätzlich die Beine erhoben (Taschenmesserposition), ausgestrichen und eventuell mit elastischen Binden gewickelt werden. Diese einfachen Maßnahmen bewirken eine Verbesserung des venösen Rückflusses, d. h. eine Verlagerung der noch vorhandenen zirkulierenden Restblutmenge in das „Zentrum". Oft reicht dieser zusätzliche venöse Rückstrom aus, um eine kurze, aber kritische Zeitspanne zu überbrücken. Besteht kein Blutverlust, wurde der Schock durch eine vagovagale Reaktion infolge von Schmerz, Schreck oder Angst ausgelöst, so genügt in den meisten Fällen, unter der Voraussetzung, daß die auslösende Ursache beseitigt wird, die Schocklage, um in wenigen Minuten stabile Kreislaufverhältnisse zu erreichen. Eine weitere Therapie ist in diesen speziellen Fällen im allgemeinen nicht notwendig. Nur ausnahmsweise wäre hier, bei Fortbestehen der Regulationsstörung, die intravenöse Anwendung vasoconstrictorisch wirkender Mittel angezeigt, da es sich bei dieser Schockform eben nicht um ein Volumendefizit, sondern um eine durch den verstärkten Vaguseinfluß ausgelöste Verteilungsstörung handelt. Als Leitsymptom ist bei dem vagovagal ausgelösten Schock die ausgesprochene Bradykardie zu nennen.

Tritt der Schock dagegen infolge einer Verletzung auf, so läßt sich ein weiterer Volumenverlust, der hier als Ursache die entscheidende Rolle spielt, nur durch eine exakte und sofortige Blutstillung vermeiden. Der weitaus größte Teil der Blutungen kann in ausreichender Weise mit einem *Druckverband* versorgt werden. Abbindungen sind nur in seltenen Fällen bei Durchtrennung größerer arterieller Gefäße erforderlich. Ohne hier auf die Technik des Druckverbandes oder der Abbindung eingehen zu können, soll darauf hingewiesen werden, daß leider immer noch durch falsche oder unnötigerweise angelegte Abbindungen Schäden entstehen, die häufig nicht mehr behebbar sind.

Für die Frage des Abtransportes ist im Rahmen der Sofortmaßnahmen wichtig, eine Entscheidung darüber herbeizuführen, ob eine Blutung im Bereich der Körperhöhlen zu vermuten ist, die mit den am Orte des Geschehens zur Verfügung stehenden Mitteln sicher nicht zu beeinflussen ist. Hier können nur die einfachen Sofortmaßnahmen, besser eine zusätzliche, im nächsten Abschnitt beschriebene Volumensubstitution bei möglichst baldigem Transport in eine Klinik zur Anwendung kommen.

β) Volumensubstitution

Bei allen Schockformen, die durch Flüssigkeitsverluste entstehen, kann die Soforttherapie nur in der ausreichenden intravenösen Volumensubstitution bestehen, da nur der adäquate Ausgleich des eingetretenen Defizits die reduzierte Perfusion und den damit verbundenen Sauerstoffmangel in den Geweben beseitigen kann. Für Notsituationen außerhalb und innerhalb der Klinik hat sich die Verwendung der kolloidalen Volumenersatzmittel (Plasmaexpander) bewährt. Für die Erstversorgung werden weder Blut noch Blutderivate benötigt. Das Überleben ist durch kolloidale Volumenersatzmittel, die natürlich nur eine Teilfunktion des Vollblutes, vorwiegend die onkotische Wirkung der Albumine übernehmen, zu sichern. Stehen kolloidale Lösungen nicht zur Verfügung, so läßt sich eine kurze Zeitspanne auch durch den Einsatz von Elektrolytlösungen überbrücken. Diese Lösungen haben jedoch eine deutlich geringere Volumenwirkung und Verweildauer. Aus diesem Grunde muß die 3—4fache Menge des tatsächlichen Verlustes substituiert werden, um die gleiche Kreislaufwirkung zu erzielen. Auch die im Handel befindlichen kolloidalen Volumenersatzmittel unterscheiden sich in ihrer Wirksamkeit erheblich. Eine dem Blut identische Volumenwirkung haben die auf Dextranbasis (Molekulargewicht 60—70000) hergestellten Präparate, während die Gelatinezubereitungen einen im Vergleich zum Blut nur etwa 60%igen Volumeneffekt besitzen. Diese Unterschiede müssen beim Ausgleich der Hypovolämie beachtet werden; unabhängig davon bestimmt die anamnestische Charakteristik die Flüssigkeitsauswahl. Nicht in jedem Falle sind kolloidale Lösungen indiziert. Auch die Zufuhr von Natriumwasser kann bei entsprechenden Verlusten (z. B. Ileus oder Verbrennungen) zur Normalisierung des intravasalen Volumens führen (s. auch Kap. „Infusion von Volumenersatzmitteln", S. 411).

Fällt nach Blut- oder Plasmaverlusten der systolische Blutdruck unter 100 mm Hg ab und steigt die Pulsfrequenz gleichzeitig auf über 100/min an, ist die periphere Zirkulation deutlich vermindert, sind die Venen eng gestellt und läßt sich eine verminderte Zirkulation sowie eine leichte livide Verfärbung im Nagelbett beobachten, so besteht mit Sicherheit ein Schock. Dieser Zustand tritt erst dann ein, wenn der Verlust mehr als 1000 ml beträgt. Hieraus lassen sich gleichzeitig Rückschlüsse auf die notwendige Bemessung der Volumenzufuhr ziehen. Die Zufuhr reicht aus, wenn sich die genannten Kreislaufsymptome wieder normalisieren, insbesondere, wenn die Anzeichen der ausreichenden peripheren Durchblutung sowie die Erwärmung der Akren nachweisbar werden.

In Abhängigkeit von der Intensität und Dauer des Schocks kann die endgültige Kreislaufstabilisierung einen erheblichen therapeutischen Aufwand erfordern, insbesondere, wenn ausgelöst durch die hämodynamischen Veränderungen bereits ausgeprägte metabolische Störungen vorliegen. Einzelheiten hierüber sind im Kapitel „Schock“ (s. S. 503) ausführlich dargestellt.

Zu den Erstmaßnahmen der von einem Arzt durchgeführten Schocktherapie gehört die Beseitigung der Schmerzen, um zusätzliche neurogene Dysregulationen zu vermeiden. Hierfür hat sich die intravenöse Injektion kleiner Pethidin-Dosen (25, höchstens 50 mg langsam i.v.) am besten bewährt. Wegen der Abschaltung peripherer Gefäßgebiete und der damit weitgehend aufgehobenen Resorption muß die subcutane, aber auch die intramuskuläre Injektion im Schock abgelehnt werden. Häufig steht hier noch nicht der Schmerz, sondern eine als Folge des Unfallereignisses eingetretene psychische Alteration im Vordergrund. Hier bewähren sich nebenwirkungsarme Phenothiazinderivate, die ebenfalls intravenös in einer auf $^1/_3$ der Normaldosis reduzierten Menge injiziert werden.

Die Anwendung von Corticosteroiden in der Erstbehandlung eines Schocks ist nach den heute vorliegenden Ergebnissen nicht indiziert. Mit diesen Präparaten läßt sich keine kausale Schocktherapie durchführen, wenn es sich um eine durch Blutverluste bedingte Kreislaufdysregulation handelt. Nur bei einem anaphylaktischen Schock, der hier jedoch nicht im einzelnen zu besprechen ist, stellen die Corticosteroide das Mittel der Wahl dar.

Aus der Besprechung der Pathophysiologie des Schocks ergibt sich, daß Kreislaufmittel, abgesehen von der hier dargestellten Sonderform der vagovagalen Reaktion, absolut kontraindiziert sind. Sie verbessern nicht, sondern verschlechtern die bereits vorhandene hämodynamische Störung. Bei einem schweren Schock ist daher aus den bereits genannten Gründen in jedem Falle die möglichst frühzeitige Sauerstoffinsufflation anzuraten, falls die Spontanatmung noch als ausreichend angesehen wird. Liegen dagegen zusätzliche Störungen der Atemtätigkeit vor, z. B. bei Thoraxverletzungen, oder treten sie im Verlauf der Schockbehandlung auf, so muß ohne Zeitverlust mit einer assistierten oder vollständigen Beatmung begonnen werden.

c) Die Störungen der Herztätigkeit — der Kreislaufstillstand

(s. auch „Der Kreislaufstillstand unter Anaesthesie“, S. 520)

α) Ursachen und Formen des Herzstillstandes

Falls eine primäre Störung der respiratorischen Funktion vorliegt, zirkuliert hypoxisches Blut noch für einige Minuten, bis eine Asystolie oder Kammerflimmern eintritt. Nach durchschnittlich 2 min werden Hyperventilationsversuche sichtbar, die von Krämpfen und einer schweren Cyanose gefolgt sind. Die Tachykardie erscheint als letztes Symptom. Bei frühzeitigem Erkennen dieser Situation ist der sich aufgrund einer respiratorischen Insuffizienz anbahnende oder bereits eingetretene Kreislaufstillstand prognostisch am günstigsten. Liegt dagegen die primäre Störung am Herzen, so ist die Überlebenszeit der Organe, damit auch die Wiederbelebungszeit deutlich verkürzt.

Wir haben grundsätzlich drei Typen des Herzstillstandes zu unterscheiden: 1. die Asystolie, 2. das Kammerflimmern und 3. die Hyposystolie.

Da bei den verschiedenen Formen nicht in jedem Falle ein „Stillstand“ des Herzens, wohl aber des Kreislaufes eintritt, ist die Kennzeichnung des Erscheinungsbildes als Kreislaufstillstand vorzuziehen. Im Operationssaal und auf der Wachstation ist der Herzstillstand in Asystolie viermal häufiger als das Kammerflimmern. Nach Myokardinfarkten dagegen tritt das Kammerflimmern dreimal häufiger als die Asystolie auf. Bei Anwendung der hier im einzelnen dargestellten Wiederbelebungsmethoden beträgt die Überlebensrate im Durchschnitt, also auch unter Mitverwertung der von vornherein prognostisch ungünstigen Fälle, ca. 25%.

β) Symptomatik des Kreislaufstillstandes

Als sichere Anzeichen eines Kreislaufstillstandes und damit des klinischen Todes sind zu nennen:

1. fehlende Atmung,
2. fehlende Pulsation im Bereich der Karotiden,
3. maximale Erweiterung beider Pupillen und
4. blaßgraue oder cyanotische Verfärbung der Haut und Schleimhäute.

Da der Kreislaufstillstand in den meisten Fällen unerwartet eintritt, wird es fast nie möglich sein, den genauen Zeitpunkt des klinischen Todes festzulegen. Das Verhalten der Pupillen gibt gewisse Anhaltspunkte. Etwa 45 sec nach Beginn der Anoxie setzt die Erweiterung der Pupillen ein, die komplette Dilatation ist in ca. 90 sec erreicht. Die Hautfarbe ist als diagnostisches Kriterium nicht immer verläßlich. Nimmt die sich schnell entwickelnde globale Störung ihren Ausgang von einem Herzstillstand, so kann die Cyanose erst nach einigen Minuten erkennbar werden, während sie bei primärer Störung der Atemtätigkeit als erstes Symptom in Erscheinung tritt.

γ) Die Therapie des Kreislaufstillstandes

1. Sofortmaßnahmen

Auch bei einem Kreislaufstillstand beginnt die Wiederbelebung unabhängig von der Ursache grundsätzlich mit dem Versuch, die Atemfunktion durch Bereitstellung ausreichender Mengen O_2 zu normalisieren, wobei davon auszugehen ist, daß im Stadium der Ersten Hilfe einer Herzwiederbelebung alle Maßnahmen ohne jedes Hilfsmittel zur Anwendung kommen, um weitere Zeitverluste zu vermeiden. Das Freimachen und Freihalten der Atemwege sowie die Technik der Beatmung wurden eingangs ausführlich beschrieben. Die Herzmassage ist erst dann sinnvoll, wenn Sauerstoff für die Oxygenierung des Blutes zur Verfügung steht. Die künstliche Zirkulation soll den Eintritt des biologischen Todes verhindern. Sowohl die innere als auch die äußere Herzmassage sind mit Erfolg angewandt worden. Als Notmaßnahme hat sicher die äußere Herzmassage die meisten Vorteile. Sie ist ohne jedes Hilfsmittel auch außerhalb des Operationssaales durchführbar. Bei geschlossenem Thorax entsteht zudem während der Entlastungsphase ein negativer Druck im Thoraxraum, der sich günstig auf den venösen Rückfluß auswirkt. Abgesehen davon, beherrschen nur wenige Ärzte die exakte Technik der inneren Herzmassage, da es sich beim Kreislaufstillstand um ein relativ seltenes Ereignis handelt. Die innere Herzmassage wird daher nur noch eine Rolle in der Herzchirurgie oder dann spielen, wenn für die externe Massage absolute Kontraindikationen bestehen, vor allem bei perforierenden Thoraxverletzungen mit Rippenfrakturen oder einem Pneumothorax.

Zur Durchführung der äußeren Herzmassage wird der Patient sofort flach auf eine feste Unterlage gelegt. Eine effektive Massage im Bett oder auf einer Trage ist nur möglich, wenn mit Hilfe eines unter den Oberkörper geschobenen Brettes die notwendige Stabilität der Unterlage gesichert wird. Die Lokalisation des Druckpunktes, der im Bereich des unteren Anteils des Sternums liegt, ergibt sich aus der folgenden Abb. 11.

Für die Durchführung der äußeren Herzmassage kniet der Arzt oder der Helfer seitlich vom Patienten, die Ellenbogengelenke sind gestreckt, nur die übereinandergelegten Handballen werden auf dem Druckpunkt aufgesetzt. Der Druck muß senkrecht von oben erfolgen und so stark sein, daß das

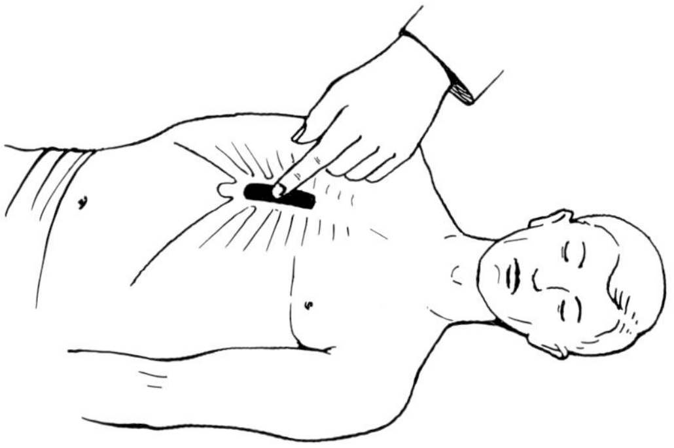

Abb. 11. Lokalisiere den Druckpunkt. Taste das elastische Ende des Brustbeines. Der Druckpunkt liegt etwas höher, in der unteren Hälfte des Brustbeines

Sternum für etwa 4 cm der Wirbelsäule genähert wird. Bei exakter Technik und einer Frequenz von 70—90/min ist ein Blutdruck von 80—120 mm Hg, ein Minutenvolumen von etwa 30—50% der Norm und damit ein für das Überleben noch ausreichender Minimalkreislauf zu schaffen. In Abhängigkeit davon, ob die kardiopulmonale Wiederbelebung von ein oder zwei Ärzten bzw. Helfern durchgeführt wird, ist die in der folgenden Abb. 12 verzeichnete Technik strikt einzuhalten.

Der palpable Carotispuls, das Kleinerwerden der Pupillen und die Normalisierung zumindest der Gesichtsfarbe verdeutlichen den ausreichenden Beatmungs- und Massageeffekt. Die externe Herzmassage ist bei jedem Kreislaufstillstand unabhängig von den eingangs erwähnten Typen indiziert. Auch bei Kammerflimmern konnte das Überleben bereits für einen Zeitraum von über 2 Std gesichert werden.

Ursache für Komplikationen ist in den meisten Fällen eine fehlerhafte Technik. Rippen- und Brustbeinfrakturen, ein Pneumothorax, Kontusionen des Mediastinums, Leber- und Milzverletzungen sind in diesem Zusammenhang zu nennen.

Im Stadium der zweiten Hilfe einer Wiederbelebung bei Kreislaufstillstand steht eine begrenzte Zahl von Geräten und Ärzten zur Verfügung. Jetzt ist der Übergang zumindest auf die Beatmung mit einfachen Geräten und die Anreicherung der Beatmungsluft mit Sauerstoff, besser die Intubation und Beatmung mit reinem Sauerstoff unter Anwendung automatisch arbeitender Beatmungsgeräte bei gleichzeitiger Fortführung der externen Herzmassage notwendig. Von entscheidender Wichtigkeit ist die möglichst schnelle Schaffung eines sicheren Zuganges zum Gefäßsystem, also die Punktion einer Vene, eventuell die Durchführung einer Venae sectio. Diese Maßnahme ist besonders dann vordringlich, wenn ein Volumenmangel als auslösender oder mitwirkender Faktor eine Rolle spielt. Eine exakt durchgeführte Herzmassage bleibt bei fehlendem oder zu geringem venösen Rückstrom ohne Erfolg. Allein aus diesem Grunde sollte gleichzeitig mit Beginn der äußeren Herzmassage der venöse Rückfluß zum Herzen durch Anheben beider Beine (Taschenmesserposition) verbessert werden.

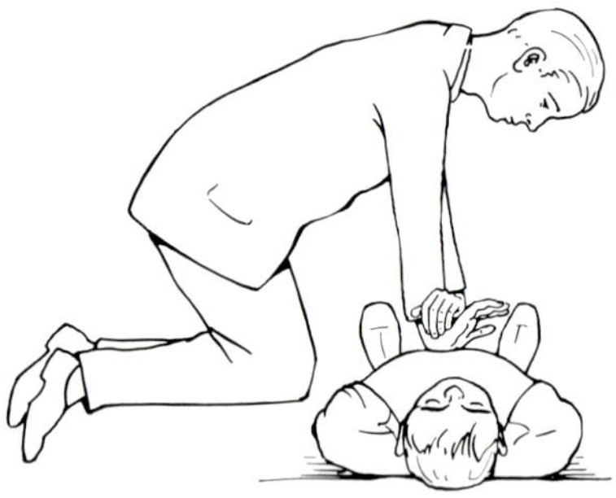

Abb. 12a. 1. Der Patient wird 5mal schnell hintereinander beatmet. 2. Es schließt sich daran sofort 15mal die äußere Herzmassage an, 3. die Atemspende wird jetzt 3mal durchgeführt und 4. die äußere Herzmassage wird sofort wieder mit 15 Kompressionen fortgesetzt

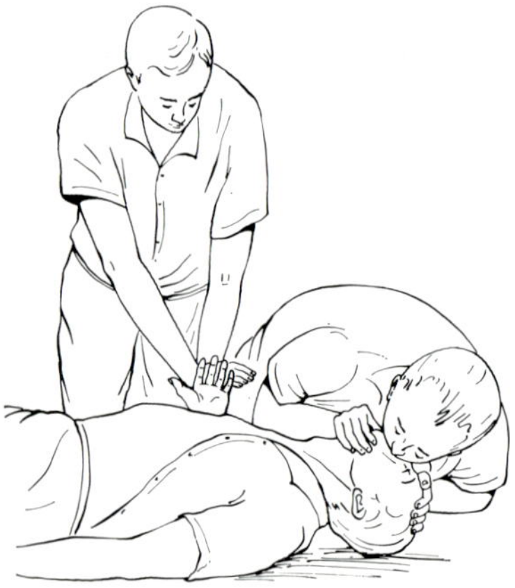

Abb. 12b. 1. Nach einer 5maligen Beatmung des ersten beginnt 2. der zweite mit der Herzmassage und führt sie kontinuierlich mit einer Frequenz von 70—90/min durch, 3. der erste beatmet nach jeder Herzmassage einmal

2. Die medikamentöse Therapie bei Kreislaufstillstand

Medikamente kommen während einer Herzwiederbelebung mit folgender Zielsetzung zur Anwendung:

1. Erhöhung des durch die Herzmassage erreichten Blutdruckes,
2. Stimulation des Myokards zur Wiederherstellung der Spontanaktivität,
3. Beseitigung oder zumindest Kontrolle der metabolischen Acidose,
4. Ausschaltung zusätzlicher myokardialer Erregungsfoci,
5. Verbesserung der capillären Durchblutung nach Einsetzen spontaner Herztätigkeit (Tabelle 3).

Eine intravenöse Zufuhr von Medikamenten ist nur dann sinnvoll, wenn die Herzmassage einen deutlichen Effekt erkennen läßt, sie ist dann allerdings trotz eines gewissen Zeitverlustes vorzuziehen, um die bei intrakardialen Injektionen immer wieder beachteten Schäden, insbesondere an den Coronararterien zu vermeiden. In allen anderen Fällen bleibt natürlich nur der intrakardiale Zugang. Alle stark wirksamen Stoffe sollten dabei grundsätzlich nur in 0,9%igem NaCl verdünnt zur Anwendung kommen. Eine 12 cm lange Kanüle wird am linken

Tabelle 3. *Herzwiederbelebung. Medikamentöse Therapie*

1. Adrenalin	0,5 mg Erwachsene 0,1—0,3 mg Kinder	i.v. oder i.c. (3—5 min) i.v. oder i.c. (3—5 min)
2. Alupent	0,5 mg	i.v. oder i.c. (3—5 min)
3. Calcium (-chlorid oder -gluconat)	0,5—1 g	i.v. oder i.c. (10 min)
4. Atropin sulf.	0,4—0,6 mg	(10—15 min)
5. a) Natriumbicarbonat	4,75 g (44,6 mval) möglichst nur i.v. Kinder halbe Dosierung	(8—10 min)
b) Trispuffer	9,0 g	

Sternumrand im 4. ICR in Richtung auf die Wirbelsäule eingestochen und langsam unter ständigem Sog vorgeschoben, bis sich Blut aspirieren läßt.

Zur Stimulierung des Myokards wird auch heute noch von amerikanischen Autoren dem Adrenalin in einer Dosierung von 0,5 mg bei Erwachsenen und 0,1—0,3 mg bei Kindern der Vorzug gegeben. Aufgrund der vorliegenden Erfahrungen kann folgendes Vorgehen empfohlen werden: Falls die beschriebene Herzwiederbelebung nach ca. 3 min nicht zum Erfolg führt, ist die intravenöse oder intrakardiale Injektion von 0,5 mg Alupent angezeigt. Eine Indikation für Adrenalin ergibt sich erst dann, wenn diese Medikation wirkungslos bleibt. Die Contraktilität des Herzmuskels kann durch Calcium (0,5—1 g/dosi) verbessert werden. Der Effekt resultiert aus einer Korrektur der Störung zwischen Kalium- und Calciumionen an der Zellmembran des Myokards. Ist die Herzaktion noch vorhanden, jedoch stark verlangsamt, kann Atropin in einer Dosierung von 0,5 mg zur Anwendung kommen.

Auch bei exakter Technik sind mit der äußeren oder inneren Herzmassage nur 30—50% des normalen Herzzeitvolumens zu fördern. Die sich schnell infolge der unzureichenden Perfusion entwickelnde Acidose wirkt depressiv auf das Herz-Kreislauf-System. Die weitgehende Beseitigung der Acidose ist eine wichtige Voraussetzung für die Wiederaufnahme einer spontanen Herztätigkeit. Es werden daher sobald als möglich ca. 50 mval Natriumbicarbonat als Anfangsdosis injiziert und die gleiche Menge im Abstand von 8—10 min in Abhängigkeit vom Effekt der Wiederbelebungsmaßnahmen gegeben.

In den folgenden Tabellen 4, 5 und 6 sind die drei Typen des Kreislaufstillstandes und die wesentlichsten therapeutischen Maßnahmen angegeben.

Die bisher besprochenen Medikamente kommen im allgemeinen schon im Stadium der zweiten Hilfe zur Anwendung, in dem zwei Ärzte, jedoch noch nicht in jedem Falle weitere diagnostische Möglichkeiten, insbesondere ein EKG, zur Verfügung stehen. In diesem Stadium muß, das ist zusammenfassend festzustellen, das Überleben gesichert werden.

Im Stadium der dritten Hilfe sind alle die Maßnahmen anzuwenden, zumindest einzuleiten, die einen ausreichenden Funktionsstoffwechsel des Organismus ermöglichen. Diese spezifische und nun auch kausale Therapie setzt eine exakte Diagnostik voraus. Der Anaesthesist muß nunmehr vorwiegend um die Sicherstellung einer ausreichenden Atemfunktion bemüht bleiben und in enger Zusammenarbeit mit dem Kardiologen, eventuell unter Fortsetzung der externen Herzmassage für eine weitere Erschließung des Gesamtkreislaufes sorgen, da der bis zu dieser Zeit durch Erstmaßnahmen erhaltene Minimalkreislauf natürlich für eine endgültige Reanimation nicht ausreicht. Im Abstand von 1—2 min, insbesondere nach der Verabreichung von Medikamenten, wird die fortgeführte Beatmung und Herzmassage für einige Sekunden unterbrochen, um den EKG-Befund zu kontrollieren. Diese Kontrolle gibt dem Internisten die Möglichkeit, die weitere Therapie für die Stabilisierung der Herz- und Kreislaufverhältnisse festzulegen. In diesem Stadium beginnen selbstverständlich auch zunächst die Grob-

Tabelle 4. *Kreislaufstillstand — Hyposystolie (kardio-vasculärer Kollaps)*

EKG	Langsame koordinierte elektr. Aktivität ohne tastbaren Carotispuls, evtl. atrioventriculäre Dissoziation = Übergang in Asystolie
Therapie	1. Beatmung + Herzmassage, evtl. Volumenzufuhr 2. Calcium 3. Alupent 4. Evtl. Vasopressoren, wenn Carotispuls tastbar

Tabelle 5. *Kreislaufstillstand — Asystolie*

EKG	Keine elektrische Aktivität = diffuse myokardiale Asphyxie oder tiefe Depression des Myokards
Therapie	1. Beatmung + Herzmassage, evtl. Volumenzufuhr 2. Alupent und/oder Adrenalin (3—5 min) 3. Calcium (10 min) 4. Natriumbicarbonat oder Trispuffer (8—10 min)
Verlauf	Langsam ablaufende QRS-Darstellungen palpabler Carotis-, dann peripherer Puls Herzmassage fortsetzen bis systolischer RR bei mindestens 80 mm Hg liegt

Tabelle 6. *Kreislaufstillstand — Kammerflimmern*

EKG	Fehlende koordinierte Herzaktionen = insuffiziente myokardiale elektrische und funktionelle Aktivität
Therapie	1. Beatmung + Herzmassage 2. Natriumbicarbonat oder Trispuffer 3. Adrenalin oder Alupent 4. Defibrillation
Verlauf	Nach Defibrillation: a) normale Herztätigkeit b) Asystolie c) Kammerflimmern besteht weiter AV-Block, Vorhof-Flimmern } Übergangsformen

Tabelle 7. *Defibrillation*

	Äußere Defibrillation	Innere Defibrillation
Wechselstromdefibrillator	0,25 sec 400—880 V	0,1 sec 120—180 V
Gleichstromdefibrillator	80—400 W/sec	20—60 W/sec
	Dauer des Stromstoßes gleichbleibend 4—5 msec	

korrekturen des Elektrolyt- und Wasserhaushaltes, die ja stets gemeinsam mit den Veränderungen des Säure-Basen-Haushaltes gesehen werden müssen. Eine alkalotische Stoffwechsellage fördert, die acidotische hemmt die Entwicklung von Eigenreizen. Eine Hyperkaliämie bewirkt eine Erhöhung der Reizschwelle, eine Hypokaliämie erhöht dagegen die Reizbildungsfähigkeit. Daraus ist zu folgern, daß sich eine Hyperkaliämie und Acidose sowie eine Hypokaliämie und eine Alkalose in ihren Auswirkungen summieren. Auch das Zusammentreffen einer Hyperkaliämie mit einer Hypocalcämie, wie wir sie z. B. bei Einschränkung der Nierenfunktion finden können, würde sich besonders ungünstig auswirken. Auf den Wechsel zwischen Hyper- und Hypokaliämie beim Coma diabeticum vor und nach Einsetzen der Therapie müßte auch im Rahmen einer Wiederbelebung geachtet werden.

Die Besprechung der verschiedenen Möglichkeiten einer äußeren und inneren Defibrillation sowie der Anwendung von Wechsel- oder Gleichstromdefibrillatoren, der eventuell zusätzlichen im Einzelfall sehr unterschiedlichen medikamentöse Therapie erfolgte im Kapitel „Kreislaufstillstand unter Anaesthesie", S. 520. Der Gleichstromdefibrillator und die äußere Defibrillation kommen bevorzugt zur Anwendung (Tabelle 7).

Als wesentlichste Anzeichen einer Wiederbelebung sind das Einsetzen der Spontanatmung, ein tastbarer Carotispuls, die Verengung der Pupillen und die sichtbare Durchströmung der Haut und Schleimhäute zu nennen. Die Reaktion der Pupillen und die peripher tastbaren Pulse ergeben zunächst das sicherste Kriterium. Die spontane Atemtätigkeit kehrt beim Erwachsenen dagegen nicht selten erst nach Stunden (kritische Grenze ca. 12 Std), bei Kindern eventuell sogar noch nach 3—4 Tagen zurück, ohne daß später irgendwelche Dauerschädigungen nachweisbar werden. Als Faustregel darf jedoch gelten, daß nur in den Fällen ein Dauererfolg zu erwarten ist, in denen die Wiederbelebung innerhalb der ersten 5 min beginnt und nach spätestens 20—30 min zumindest eine ausreichende Hautdurchblutung und die Pupillenreaktion nachweisbar werden. Konnte durch die verschiedenen, hier besprochenen Maßnahmen zumindest eine spontane Herzaktion wieder herbeigeführt werden, erreicht der Patient das vierte Stadium der Wiederbelebung, d. h. er wird unter Fortführung der notwendigen therapeutischen Maßnahmen in die Intensivtherapieeinheit verlegt.

Die folgenden Tabellen 8 und 9 sollen in zusammengefaßter Form nochmals die Stadien der Wieder-

Tabelle 8. *Kardio-pulmonale Wiederbelebung (Ausrüstung)*

Stadium der *1. Hilfe:* — keine Hilfsmittel = lebensrettende Sofortmaßnahmen		
Stadium der *2. Hilfe:*		
1. Atmung:	*2. Medikamente:*	*3. Zusätzliche Ausrüstung:*
a) Guedeltuben	Adrenalin 1:1000 (5)	Einmalspritzen und Kanülen
b) Nasopharyngealtuben	Alupent (5)	Kanülen für intrakardiale Injektion
c) Endotrachealtuben	Kochsalzlösung 10 ml (15)	Pneumothoraxkanüle
d) Laryngoskop	Natriumbicarbonat 44,6 mval (5)	Tupfer
e) Beatmungsbeutel und Masken	Trispuffer	Venae sectio-Besteck
f) O_2 zum Anschluß an Beatmungsbeutel	Noradrenalin (6)	1 Brett (für Thoraxteil)
g) Absaugpumpe	Calciumchlorid (4)	
Stadium der *3. Hilfe:*		
1. Atmung:	*2. Geräte:*	*3. Medikamente:*
Beatmungsgerät	EKG mit Kardioskop	Chinidin
Tracheotomiebesteck	Defibrillator (Gleichstrom)	Procainamid
Intensivtherapie:		
Überwachung, Beatmung, Laborkontrollen		
Herz- und Kreislauftherapie, Korrektur Säure-Basen-, Wasser- und Elektrolythaushalt, Vollbilanzierung und parenterale Ernährung, Unterkühlung, dehydrierende Therapie, Intensivpflege		

Tabelle 9. *Kardio-pulmonale Wiederbelebung (Organisation)*

1. Organisationskomitee
   Anaesthesist, Chirurg, Internist (Kardiologe), Oberschwester
   Aufgaben Aufstellen des Planes
   Aufstellen des Ausbildungsprogrammes
   Erörterung der Wiederbelebungsfälle
2. Vorschlag für Ablauf der Wiederbelebung
   a) Schwester oder Pfleger beginnt Sofortmaßnahmen
   b) Alarmierung der Schwestern, die Ausrüstung für 2. und 3. Hilfe bereitstellen
   c) Alarmierung des Diensthabenden der Klinik und des Anaesthesisten
   d) Schwestern bereiten Medikamente und Geräte vor
   e) Ärzte übernehmen Wiederbelebungsmaßnahmen
   Anaesthesist Ventilation
   1. Arzt Herzmassage
   2. Arzt Venae sectio
   f) Pfleger und Schwestern
   Anschließen des EKG
   Vorbereiten des Defibrillators
   Vorbereitung der Medikamente
   g) Nach erfolgreicher Wiederbelebung Verlegung zur Intensivtherapieeinheit

belebung sowie die dabei benötigten Medikamente und Geräte zusammenfassen, sowie ergänzend hierzu ein Beispiel für die Planung einer Wiederbelebung innerhalb einer Klinik aufzeigen (s. auch Kap. „Organisation der Wiederbelebung im Krankenhaus", S. 865).

Zusammenfassend ist festzustellen, daß heute einfache und wirkungsvolle Methoden zur Anwendung kommen können, um das Überleben auch in kritischen Situationen bei Ausfall einer oder mehrerer vitaler Funktionen zu sichern. Der zeitgerechte und koordinierte Einsatz, der Ablauf der Wiederbelebung ohne Unterbrechung, die Mitarbeit der hier genannten verschiedenen medizinischen Fachdisziplinen sind jedoch unabdingbare Voraussetzungen für den Erfolg.

Literatur

Aus der großen Zahl von Veröffentlichungen über Fragen der Wiederbelebung ist im folgenden Literaturverzeichnis nur eine begrenzte Anzahl von Arbeiten ausgewählt worden.

Ahnefeld, F. W.: Sekunden entscheiden — Lebensrettende Sofortmaßnahmen. Heidelberger Taschenbücher, Bd. 32. Berlin-Heidelberg-New York: Springer 1967.

— Allgöwer, M.: Der Schock: Entstehung, Verlauf und Therapie. Dtsch. med. Wschr. **87**, 425—431 (1962).

— Halmágyi, M., Überla, K.: Untersuchungen zur Bewertung kolloidaler Volumenersatzmittel. Anaesthesist **14**, 137—143 (1965).

— Hossli, G.: Der Notfallwagen — Konstruktion und Ausrüstung. Schriftenreihe Anaesthesiologie und Wiederbelebung, Bd. 15, S. 102. Berlin-Heidelberg-New York: Springer 1966.

Ahrer, E.: Verletzungen des Brustkorbes im Frieden. Hefte Unfallheilk. **77** (1964).

Barth, H., L'Allemand, H.: Beitrag zur Geschichte der Wiederbelebung. Bruns' Beitr. klin. Chir. **210**, 95—97 (1965).

Baur, H.: Bedrohliche Gefährdungen und Entgleisungen des Wasser- und Elektrolythaushaltes. Dtsch. Ärztekalender. München: Urban & Schwarzenberg 1960.

Bürkle de la Camp, H.: Die Bedeutung der Erstversorgung Unfallverletzter. Hefte z. Unfallheilk. **55**, 67—78 (1956).

Dittmar, H. A., Friese, G., Nusser, E.: Transthorakale Defibrillation. Klin. Wschr. **40**, 570 (1962).

Frey, R., Nolte, H.: Beatmung am Unfallort durch Arzt und Laien. Therapiewoche **15**, 481—482 (1965).

— Jude, J., Safar, P.: Die äußere Herzwiederbelebung. Dtsch. med. Wschr. **87**, 857—863 (1962).

— Kolb, E., Henneberg, U.: Gefahren der äußeren Herzwiederbelebung. Dtsch. med. Wschr. **89**, 630—634 (1964).

Friedhoff, E.: Verletztentransportwagen, Notfallarztwagen, Operationswagen. Therapiewoche **15**, 441—443 (1965).

Friese, G.: Ergebnisse der modernen Behandlung des akuten Kreislaufstillstandes. Dtsch. med. Wschr. **88**, 2175 (1963).

Gögler, E.: Chirurgische Erstversorgung am Unfallort. Hefte Unfallheilk. **78**, 182—187 (1964).

— Katastrophenschutz — Aufgaben und Organisation. Therapiewoche **15**, 424 (1965).

Gruber, U. F.: Sofortmaßnahmen bei Schockpatienten. Fortschr. Med. **83**, 293—297 (1965).

— Allgöwer, M.: Soforttherapie bei Verbrennungen. Fortschr. Med. **81**, 615—618 (1965).

Hirsch, W.: Der bewußtlose Patient. Therapiewoche **14**, 444—448 (1964).

Hoffmann, H.: Anforderungen an den Krankenwagen für den Transport von Patienten mit Erkrankungen innerer Organe. Zbl. Verkehrs-Med. **8**, 140 (1962).

Horatz, K.: Verkehrsunfall und praktischer Arzt. KVDA-Mitt. **1**, 3—4 (1960).

Hossli, G.: Die Behandlung des Bewußtlosen durch den praktischen Arzt. Z. ärztl. Fortbild. **51**, 955—967 (1962).

Hügin, W.: Ist eine Wiederbelebung von Herz und Kreislauf am Unfallort möglich? Therapiewoche **15**, 485—489 (1965).

Hutschenreuter, K.: Wiederbelebung von Atmung und Kreislauf am Unfallort. Mkurse ärztl. Fortbild. **13**, 341—345 (1963).

Just, O. H.: Respiratorische und zirkulatorische Wiederbelebung. Fortschr. Med. **82**, 763—767 (1964).

Kouwenhoven, W. B., Jude, J. R., Knickerbocker, G. G.: Closed-chest cardiac-massage (Herzmassage am geschlossenen Thorax). J. Amer. med. Ass. **173**, 1064—1067 (1960).

Läuppi, E.: Die Aspiration bei Opfern des Straßenverkehrs. Schweiz. med. Wschr. **84**, 335—338 (1954).

Leers, H.: Ausrüstung und Ausbildung für die Erste Hilfe am Unfallort in der Bundeswehr. Therapiewoche **15**, 432—437 (1965).

Loennecken, S. J.: Neue Wege in der Ersten Hilfe. Zbl. Verkehrs-Med. **5**, 67—71 (1959).

Moeschlin, S.: Klinik und Therapie der Vergiftungen, 4. Aufl. Stuttgart: Georg Thieme 1964.

NOLTE, H.: Untersuchungen über die Effektivität verschiedener Methoden der Wiederbelebung der Atmung ohne Hilfsgerät. Habil.-Schr. Med. Fakultät, Johannes-Gutenberg-Universität Mainz, 1967.
— FREY, R.: Welche einfachen Beatmungsmethoden sind bei der Reanimation am Unfallort empfehlenswert? Münch. med. Wschr. **107**, 1664—1666 (1965).
ORBACH, H.: Erstversorgung am Unfallort. Stuttgart: Georg Thieme 1965.
REHN, J.: Der Schock in der Unfallchirurgie und seine Behandlung. Mschr. Unfallheilk. **66**, 190—196 (1963).
— Ärztliche Probleme am Unfallort. Rhein. Ärzteblatt **19**, 700—701 (1965).
SAFAR, P., BROSE, R. A.: Ambulance design and equipment for resuscitation. Arch. Surg. **90**, 343—348 (1965).
— BROWN, T. C., HOLTEY, W. J., WILDER, R. J.: Ventilation and circulation with closed chest cardiac massage in man. J. Amer. med. Ass. **176**, 574, 576 (1961).
— ESCARRAGA, L. A., ELAM, J. O.: Comparison of mouth-to-mouth and mouth-to-airway methods of artificial respiration with chest-pressure arm-lift-methods. New Engl. J. Med. **258**, 671—677 (1958).
SCHAEFFER, H.: Die Punktion der Vena anonyma und ihre Technik. Mkurse ärztl. Fortb. **13**, 457—458 (1963).
STOECKEL, W.: Sofortmaßnahmen am Unfallort. Med. Welt **59**, 1396—1402 (1965).
TÖNNIS, W., FROWEIN, R. A.: Wie lange ist Wiederbelebung bei schweren Hirnverletzungen möglich? Mschr. Unfallheilk. **66**, 169—189 (1963).
ULMER, W. T., HARRFELDT, H. P., REICHEL, G.: Die Durchführung der verschiedenen Mund-zu-Mund-Beatmungsmethoden. Dtsch. med. Wschr. **87**, 67 (1960).
UNGEHEUER, E., CONTZEN, H.: Erste Hilfe am Unfallort durch den Arzt. Z. ärztl. Fortbild. **51**, 948—954 (1962).
WENDL, H. K.: Die Wiederbelebung des asphyktischen Neugeborenen als Notfallmaßnahme. Med. Welt **13**, 1730 (1964).
ZUKSCHWERDT, L.: Möglichkeiten des ärztlichen Einsatzes am Unfallort zur Minderung der Unfallfolgen. Zbl. Verkehrs-Med. **4**, 15—18 (1958).

II. Die Organisation der Wiederbelebung im Krankenhaus

H. Nolte

Im folgenden Kapitel wird die Organisation der Wiederbelebung und der Versorgung von Notfallpatienten im Krankenhaus besprochen werden. Es ist nicht beabsichtigt, hier noch einmal die technischen Möglichkeiten und Behandlungsprinzipien aufzuzählen, die bereits in den anderen Kapiteln eingehend behandelt wurden. Der Leser wird gebeten, zur Beantwortung von detaillierten Fragen in den speziellen Kapiteln dieses Buches nachzuschlagen.

Jedes Krankenhaus — gleichgültig welcher Größe — trägt heute die Verantwortung dafür, daß die unverzügliche und effektive Versorgung aller Notfälle innerhalb des Krankenhauses zu jeder Tages- und Nachtzeit gewährleistet ist. Daß die sofortige Durchführung der kardio-pulmonalen Wiederbelebung das Leben vieler erhalten kann, ist nicht nur experimentell, sondern auch klinisch bewiesen worden. Die Opfer eines plötzlichen Atem- oder Herzstillstandes sollten innerhalb des Krankenhauses aufgrund der organisierten Wiederbelebung eine reelle Überlebenschance haben.

Es können sich in der Zukunft forensische Probleme ergeben, wenn ein Krankenhaus auf die korrekte und unverzügliche Versorgung dieser Notfallpatienten nicht vorbereitet ist. Besonders das wachsende Interesse an der Wiederbelebung und die Zunahme der Kenntnisse über deren moderne Methoden in Laienkreisen bedeuten einen weiteren Druck auf die Krankenhäuser, ihre Wiederbelebungsmaßnahmen besser zu organisieren und effektiver zu gestalten.

1. Komitee für Wiederbelebung

Als erster Schritt zur Organisation und Durchführung der Wiederbelebung im Krankenhaus sollte ein Komitee gegründet werden. Neben der fachlichen Qualifikation und einem ausreichenden Verständnis für die Probleme der modernen Wiederbelebung sollen die Personen, die in dieses Komitee gewählt werden, noch eine besondere Qualifikation besitzen:

„Eine positive Einstellung gegenüber den Aufgaben der Wiederbelebung, die nicht von einer übertriebenen Skepsis getrübt sein sollte!"

Die „American Heart Association" empfiehlt in ihrem Buch: „Emergency Resuscitation Team Manual: A Hospital Plan" folgende Zusammensetzung des „Komitee für Wiederbelebung":

1. Ein Anaesthesiologe (als Vorsitzender).
2. Ein Internist (möglichst Kardiologe).
3. Ein Chirurg (möglichst Thorax-Chirurgie).
4. Eine Krankenschwester (möglichst eine leitende Schwester).
5. Ein leitender Vertreter der Krankenhausverwaltung.

Die Entscheidungen dieses Komitees hinsichtlich der Organisation und Durchführung seiner Beschlüsse sollten für alle Abteilungen innerhalb des Krankenhauses oder des Klinikums bindend sein und keiner Beeinflussung von außen unterliegen.

2. Aufgaben des Komitees

Folgende wichtige Aufgaben ergeben sich besonders zu Beginn der Arbeit dieses Komitees:

a) Ausbildung

Das gesamte Krankenhauspersonal soll in der Durchführung der lebensrettenden Sofortmaßnahmen ausgebildet werden. Die Ausbildung sollte mit Hilfe von Phantomen und Übungspuppen durchgeführt werden (z. B. Ambu-Phantom oder Resuscie-Anne). Unserer Erfahrung nach ist es wichtig, daß die Ausbildung des Hilfspersonals schon in der Schwesternschule oder Schule der med.-techn. Assistenten beginnt. Für das Erlernen der lebensrettenden Sofortmaßnahmen genügen bei intensivem Unterricht mit praktischen Übungen in der Regel 6—8 Doppelstunden. Es ist jedoch erforderlich, auch nach Abschluß der Schule mit den ausgebildeten Schwestern und Technikern des Krankenhauses, genau wie mit dem ärztlichen Personal, in regelmäßigen Abständen — wenigstens einmal jährlich — die technischen Belange der kardio-pulmonalen Wiederbelebung zu wiederholen. Das ärztliche Personal sollte in der endotrachealen Intubation ausgebildet werden, da diese wesentliche technische Maßnahme bis heute noch nicht pflichtmäßig in das Medizinstudium aufgenommen worden ist. Für das medizinische Hilfspersonal genügt es, wenn alle im Krankenhaus arbeitenden Personen mit dem Atembeutel und der Maske die Beatmung durchführen können. Eine Ausnahme hiervon bilden selbstverständlich Anaesthesieschwestern und -Pfleger, da diese ohnehin mit der endotrachealen Intubation vertraut sein müssen. Die äußere Herzmassage muß von allen beherrscht werden.

b) Weiterbildung

Die Weiterbildung von Ärzten und Schwestern, besonders in der medikamentösen Therapie, der Diagnostik und der externen Defibrillation, sollte vertieft und möglichst durch Tierversuche erweitert werden. In letzter Zeit hat die Durchführung von Tierversuchen zur Ausbildung in der Defibrillation mehr und mehr an Bedeutung verloren, da es gelungen ist ein Phantom mit einem kleinen Computer zu konstruieren, mit dem alle Formen der kardialen Rhythmusstörungen simuliert werden können, und auch gleichzeitig mit Defibrillation zu behandeln sind. Da die Kosten für dieses Gerät nicht sehr groß sind, besteht der Vorteil nicht nur in der ständigen Wiederholbarkeit der Defibrillation, sondern auch in der Ersparnis, die durch das unnötig werden von Tierversuchen gegeben ist (Abb. 1).

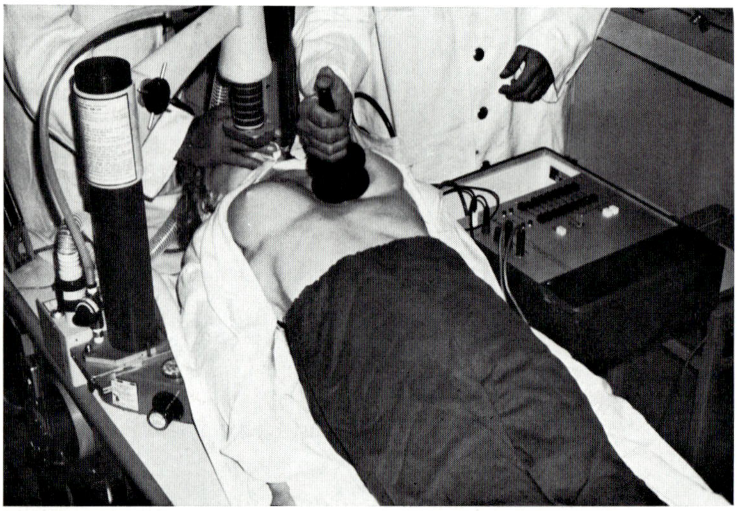

Abb. 1. Darstellung der Arrythmia-Resuscie-Anne der Firma Laerdal/Stavanger/Norwegen (in Deutschland vertreten durch die Firma Weinmann/Hamburg). Rechts steht der Computer, mit dem die verschiedensten Formen der kardialen Rhythmusstörung simuliert werden können. Das Phantom liegt auf einem sog. Wiederbelebungstisch, auf dem links das automatische Herzmassagegerät zu sehen ist

c) Aufbau einer Wiederbelebungsgruppe

Der Aufbau einer Wiederbelebungsgruppe, die Tag und Nacht einsatzbereit ist, muß geplant und durchgeführt werden. Diese Wiederbelebungsgruppe soll möglichst aus 5 Personen bestehen. Dem Team müssen möglichst 3 — mindestens jedoch 2 — Ärzte angehören. Hierfür kommen in erster Linie 1 Anaesthesiologe und 1 Kardiologe in Frage. Wenn darüberhinaus ein dritter Arzt in das Team abgestellt werden kann, sollte dies ein Thoraxchirurg sein. Des weiteren empfehlen sich für die Gruppe eine Anaesthesieschwester und eine med.-technische Assistentin.

d) Alarmsystem

Besonders wichtig ist der Aufbau eines reibungslos funktionierenden Notruf- und Alarmsystems, das durch die Einschaltung der krankenhauseigenen Telefonzentrale funktionieren und jederzeit — d.h. über 24 Std täglich — voll einsatzfähig sein muß. Ein wesentlicher Punkt ist hier die Tatsache, daß die Telefonzentrale innerhalb von wenigen Sekunden erreicht werden muß. Die Erfahrung aus dem klinischen Routinebetrieb zeigt, daß es oft Minuten dauert, bis eine überlastete Telefonzentrale im

Krankenhaus angesprochen werden kann. Daher empfiehlt es sich für diese besonderen Notrufe einen Extraapparat zu haben, der nur für diese speziellen Fälle reserviert ist. Außerdem muß dieser Apparat nicht nur von allen normalen Telefonen erreichbar sein, sondern auch von den entlegeneren Stellen des Krankenhauses, wie z. B. Treppenaufgängen, Fahrstühlen, Bäderabteilungen und ähnlichem. Der von der Zentrale an das Wiederbelebungsteam ausgehende Notruf sollte von diesem via Funk innerhalb von Sekunden empfangen werden. Hierbei ist es erforderlich, daß nicht nur ein Zeichensignal einen Notfall ankündigt, sondern daß der Betreffende direkt mit seinem Empfänger die Anweisung von der Zentrale entgegennehmen kann, wo sich der Notfall ereignet hat. Wenn telefonische Rückfragen erst erforderlich sind, um den Ort des Notfalles zu erfragen, dann geht unnötige Zeit verloren.

e) Ausrüstung

Die Bereitstellung des nötigen Instrumentariums und die Einrichtung von Notfalltaschen — mit für die Wiederbelebung wichtigen Geräten — ist eine absolute Notwendigkeit. Hierfür ist eine gewisse Mindestausrüstung auf jede Station zu beordern. Die transportablen, größeren Geräte, wie z. B. ein EKG-Schreiber, ein Defibrillator und evtl. ein Respirator, sollten schwerpunktmäßig so über das Krankenhaus verteilt werden, daß sie innerhalb kürzester Zeit, d. h. in max. 5 min, an jedem Ort einsatzbereit sein können. Außerdem muß die reibungslose Zusammenarbeit mit dem Blutgaslaboratorium gewährleistet sein. Da die Blutgasanalyse gerade in der akuten Phase der Wiederbelebung von äußerster Wichtigkeit ist, sollte durch unnötige Manipulationen bei der Entnahme ein Zeitverlust vermieden werden. Es hat sich bewährt, wenn für diese Fälle ein steril verpacktes und jederzeit greifbares Instrumentarium zur arteriellen Punktion zur Verfügung steht.

Die Mindestausrüstung, die auf jeder Station vorhanden sein sollte, kann z. B. aus folgendem bestehen:

1. Ein Beatmungsbeutel (selbstentfaltend mit Nichtrückatemventil).
2. Drei Beatmungsmasken von verschiedener Größe.
3. Sauerstoffspender mit Druckminderer und Dosierungseinrichtung.
4. Ein Intubationsbesteck mit Trachealtuben verschiedener Größe.
5. Eine Hand- oder Fußabsaugevorrichtung mit Kathetern.
6. Orale und nasale Zungenhalter (z. B. Güdel-Tuben).
7. Medikamente — wie Adrenalin, Calciumgluconat, Isoproterenol, Natriumbicarbonat, Infusionslösungen ect.
8. Injektionsspritzen (5, 10 und 20 ml) und Kanülen (lange und kurze, auch für Infusionen).
9. Schere, Heftpflaster, Tupfer und Alkohol 80 Vol.-%.

Für die schwerpunktmäßig verteilten größeren Geräte empfiehlt es sich, einen Rollwagen zu benutzen, um alles mit einem Handgriff sofort zur Verfügung zu haben. Neuerdings setzen sich jedoch mehr und mehr von der Industrie vorfabrizierte Wiederbelebungswagen durch. In diesen Wagen ist das gesamte erforderliche größere Instrumentarium zusammengesetzt und fest montiert. Auf einem solchen Wagen liegt die in der Abb. 1 beschriebene Arrythmia-Resuscie-Anne (s. dort). Sollte wegen des relativ hohen Preises dieser Wagen eine Anschaffung nicht möglich sein, dann kann sich jedes Krankenhaus mit dem oben erwähnten Rollwagen sein erforderliches Instrumentarium selbst zusammenstellen. Zu dieser Ausrüstung gehören folgende Einrichtungsgegenstände:

1. Ein EKG-Direktschreiber mit Kardioskop und Zubehör.
2. Ein externer Defibrillator (möglichst Gleichstrom-Defibrillator) mit Zubehör.
3. Ein externer Schrittmacher mit Zubehör.
4. Elektrische Verlängerungsleitungen.
5. Eine starke Absaugvorrichtung.
6. Ein leichter transportabler Respirator (z. B. Bennett PR II, bzw. Bird) oder ein Gerät zur kombinierten Herzmassage mit Beatmung.
7. Ausrüstung und Medikamente zur Durchführung der Hypothermie.
8. Spezielle Medikamente und Infusionslösungen.

f) Nachbehandlung auf der Intensivtherapiestation

Die Organisation und die Möglichkeit zur sofortigen Nachbehandlung nach erfolgreicher Wiederbelebung sollte vom Komitee ebenfalls ins Auge gefaßt werden. Die Möglichkeiten ergeben sich in erster Linie in der Einrichtung von Intensivtherapiestationen. Da nach erfolgreicher Wiederbelebung jederzeit ein erneuter Herzstillstand eintreten kann, ist es eine unabdingbare Forderung, daß diese wiederbelebten Patienten der intensiven Überwachung und Behandlung zugeführt werden. Aus diesem Grund scheint es nicht geeignet, den Patienten auf der operativen oder medizinischen Wachstation unterzubringen. Es hat sich bewährt, diese Patienten auf die vom Anaesthesiologen geleitete Intensivtherapieabteilung zu verlegen. Einmal steht der Patient dann unter der ständigen Überwachung des in diesen Dingen spezialisierten Anaesthesisten und gleichzeitig stehen auf dieser Abteilung ja alle Fachgebiete *jederzeit* und *schnell* konsiliarisch zur Verfügung.

g) Dokumentation

Dem Komitee obliegt es schließlich, die Durchführung seiner Anordnungen laufend zu kontrollieren und außerdem die erzielten Ergebnisse zu dokumentieren. Hierdurch können Verbesserungen oder Modifikationen in der Behandlung und Organisation erreicht werden.

h) Aufstellung der Wiederbelebungsgruppe

Unter den hier aufgezählten Aufgaben, die das Komitee für Wiederbelebung zu erfüllen hat, sollte der Aufstellung der Wiederbelebungsgruppe besonderes Augenmerk geschenkt werden. Die Zusammenstellung dieser Gruppe mag entsprechend den lokalen Gegebenheiten weit schwanken. Funktionell sollte sie 5 Personen für die entsprechenden Aufgabengebiete umfassen:

1. Eine Person zur Ventilation.
2. Eine Person zur Zirkulation.
3. Eine Person zur Medikation.
4. Eine Person zur Instrumentation.
5. Eine Person zur Dokumentation.

Um den allgemeinen Arbeitsablauf dieser Gruppe reibungslos zu gestalten, ist es empfehlenswert, daß der Anaesthesist die Beatmung und der Chirurg die äußere oder evtl. spätere innere Herzmassage durchführt. Dem Kardiologen obliegt die gesamte Medikation während des Vorgangs der Wiederbelebung und außerdem die instrumentelle Behandlung. Die Schwester hat für die Bereitstellung der Geräte zu sorgen und darauf zu achten, daß alle evtl. benötigten Instrumente und Medikamente zur Hand sind. Die technische Assistentin übernimmt die Dokumentation und steht für die erforderlichen Laboruntersuchungen zur Verfügung. Dies bezieht sich ganz besonders auf die Durchführung der Blutgasanalysen.

Die allgemeinen Anforderungen, die man an eine Wiederbelebungsgruppe stellen muß, sind folgende:

1. Schnelligkeit. Jeglicher Zeitverlust bis zum Beginn der Wiederbelebungsmaßnahmen muß vermieden werden. Die Einsatzgeschwindigkeit ist an ein gut funktionierendes Alarmsystem gebunden. Es muß immer feststehen, wer an welchem Tage der Wiederbelebungsgruppe angehört, und wo der Betreffende erreichbar ist.

2. Effektivität. Jedes Mitglied der Gruppe muß sich über seinen Aufgabenbereich im klaren sein. Das „wer — was — wo ?" ist hier von entscheidender Wichtigkeit.

3. Kontinuität. In der Dienst- und Einsatzbereitschaft der Gruppe dürfen durch die im normalen Dienst gegebenen Pausen keine Unterbrechungen entstehen. Das bedeutet, daß die der Wiederbelebungsgruppe zugeteilten Personen jederzeit — bei Tag und Nacht — abrufbereit sind.

3. Die zentrale Aufnahmestation

Während das bisher Gesagte sich nur auf die Versorgung der Notfallpatienten innerhalb des Krankenhauses bezieht, so kommt doch ein beträchtlicher Teil von Patienten bereits als Notfall zur Aufnahme in das Krankenhaus. Erfahrungsgemäß gehen gerade hier bei der Aufnahme kostbare Minuten verloren, bevor eine ausreichende, effektive Therapie anläuft. Man sollte daher auch in Deutschland dem Beispiel vieler anderer Länder folgen und dazu übergehen, zentrale Aufnahmestationen einzurichten.

Die zentrale Aufnahmestation ist praktisch als Filter gedacht, durch den alle akut zur Aufnahme kommenden Patienten hindurch müssen.

Zusammengefaßt kann man die Aufgaben einer zentralen Aufnahmestation wie folgt definieren:

1. Diagnostik (Röntgen, Labor, EKG, ect.).

2. Notfall-Therapie (operative und konservative Erstbehandlung, Schockbekämpfung und Wiederbelebung).

3. Überwachung bis zur Sicherung der Diagnose.

4. Weiterleitung auf die richtige Spezialabteilung.

5. Die Ausbildung von Medizinalassistenten und Studenten in der Behandlung akuter Notfälle.

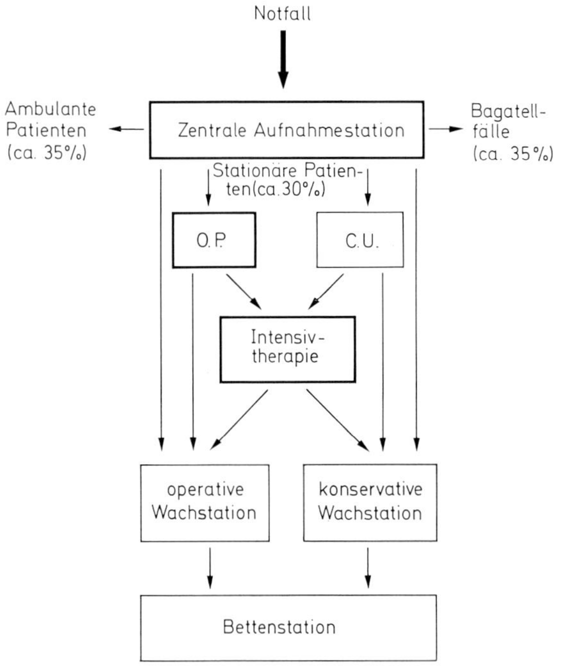

Abb. 2. Die schematische Übersicht zeigt die wichtige Filterfunktion, die der zentralen Aufnahmestation zukommt. Die schwarzumrandeten Bereiche weisen auf die hauptsächlichen Arbeitsstellen des Anaesthesisten hin

Die zentrale Aufnahmestation sollte von einem unabhängigen Arzt geleitet werden. Ihm sollte ständig ein Chirurg, ein Internist und ein Anaesthesist in einem größeren Klinikum zur Verfügung stehen. Des weiteren können Medizinalassistenten dort beschäftigt werden. Technische Assistenten und mehrere Krankenschwestern sind ebenfalls erforderlich.

Von großer Wichtigkeit ist es, daß alle im Krankenhaus befindlichen Spezialabteilungen auf Abruf sofort konsiliarisch zur Verfügung stehen.

Erfahrungen — besonders in den USA — haben gezeigt, daß die zentralen Aufnahmestationen nicht nur eine erhebliche Arbeitsentlastung für die einzelnen Spezialabteilungen bedeuten, sondern auch — und das ist von entscheidender Wichtigkeit — die Notfallpatienten sofort und richtig versorgt werden.

Welche zentrale Stellung die Notfallaufnahmestation in einem Klinikum einnehmen kann, das zeigt die Abb. 2.

4. ABC der Wiederbelebung

Da die Größe und topographische Anordnung eines Klinikums oder Krankenhauses schwanken, sind auch die gegebenen Möglichkeiten von Fall zu Fall unterschiedlich. Für den Aufbau und die Organisation einer Notfallversorgung kann damit als Hauptregel gelten:

Je kleiner das Krankenhaus und somit der ärztliche Stab, desto größer die Verantwortung und die Aufgaben, die dem medizinischen Hilfspersonal zu übertragen sind!

Hieraus ergibt sich, daß der Schwerpunkt der Arbeit in diesen Fällen in erster Linie auf einer soliden und gründlichen Ausbildung des Personals liegen muß. Um dem Personal die Wichtigkeit seiner Aufgaben ständig vor Augen zu führen, hat es sich uns bewährt, das sog. ABC der Wiederbelebung auf allen Stationen unseres Klinikums aufzuhängen. Hierdurch können sich Ärzte und Schwestern immer wieder schnell informieren und werden fortlaufend an ihre Aufgaben während der akuten Phase der Wiederbelebung erinnert (s. Abb. 3).

Abschließend darf gesagt werden, daß viele Enttäuschungen und bittere Erfahrungen am Anfang einer solchen Arbeit stehen, daß ihre Wichtigkeit und der sich einstellende Erfolg jedoch ein Trost für denjenigen sein kann, der sich dieser Aufgabe mit Begeisterung annimmt.

Allan Burns, Professor für Chirurgie und Anatomie an der Universität Glasgow, sagte 1809:

„Wo jedoch die vitale Funktion vollständig zum Stillstand kommt, sollten wir die Lungen aufblasen und elektrische Schocks durch den Brustkorb senden. Wenn der Tod plötzlich eintritt, und die Person nicht sehr alt gewesen ist, sollte ein Arzt niemals an dem Erfolg zweifeln, bis er unwiderrufliche Zeichen eines echten Todes sieht!“

Diese Prinzipien gelten heute, nach ihrer wissenschaftlichen Untermauerung, mehr denn je. Die Aufgabe unserer Zeit ist es, sie in die praktische Tat am Krankenbett umzusetzen und dadurch Menschenleben zu retten, die bisher verloren gewesen sind.

Bewußtlosigkeit **Sauerstoffgabe**

Atemwege freimachen
Reklination des Kopfes

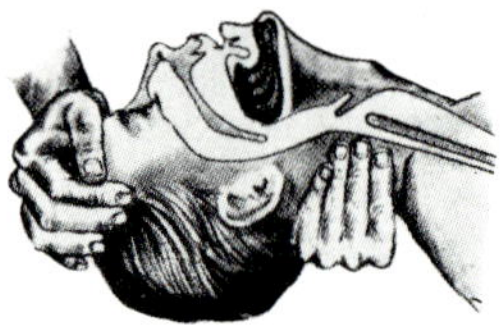

Atemstillstand

Beatmung
5 x in die Lunge einblasen
Mund-zu-Nase, Mund-zu-Mund
oder mit Maske und Atembeutel

Atemwege freihalten
Carotispuls tasten
Beatmung fortsetzen (12 x/min.)

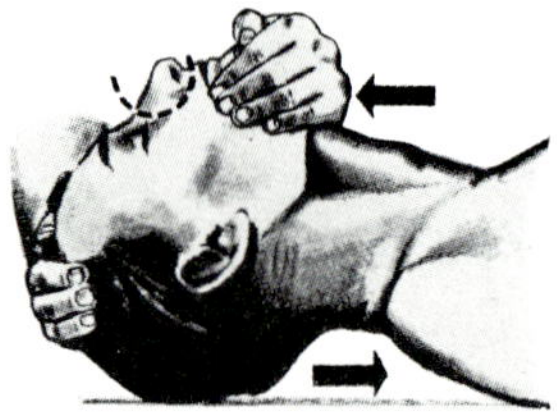

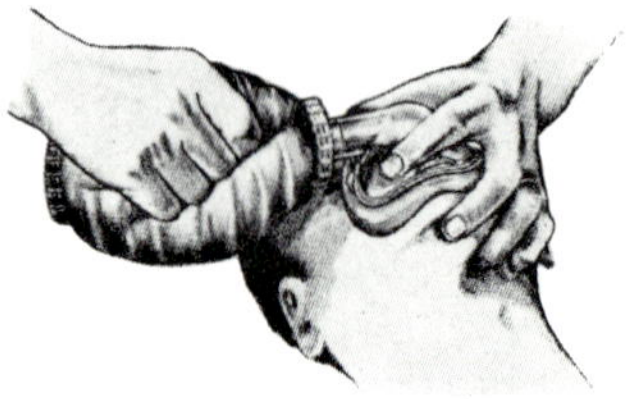

Kreislaufstillstand
Pulslosigkeit (Carotispuls)
weite, reaktionslose Pupillen

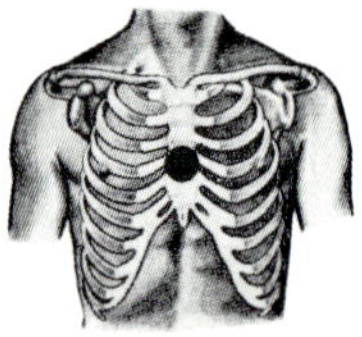

Compression des Herzens
Sternum 1 x/sec. (3—5 cm herabdrücken)

1 Helfer:
3 x beatmen, 15 x Massage usw.
2 Helfer: (mit Atembeutel)
2 x beatmen, 10 x Massage usw.
Nach Intubation:
1 x beatmen, 5 x Massage usw.

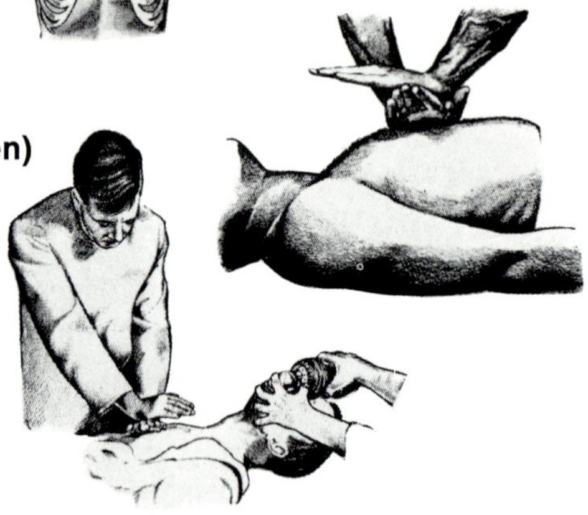

Abb. 3. Das ABC der Wiederbelebung

Literatur

Emergency resuscitation team manual: A hospital plan. American Heart Association 1968.

Gordan, A. S.: Cardiopulmonary Resuscitation conference Proceedings. National Research Council, Washington, D.C. 1967.

Haid, B., Hossli, G.: Respiratorische und Zirkulatorische Wiederbelebung. Wissenschaftlicher Dienst „Roche" 1965.

Jude, J. R., Elam, J. O.: Fundamentles of cardiopulmonary resuscitation. Philadelphia: F. A. Davis & Company 1965.

Wiederbelebung fortsetzen, bis spontaner Puls zurückkehrt.

Drogen:

Alupent 0,5–1 mg i.v. oder

Adrenalin 0,5–1 mg i.v. evtl. wiederholen

Natriumbicarbonat (1 molare-Lsg.) 250 ml i.v.

Infusionen (Ringerslaktat, Blut etc.)

Ekg.

Fibrillation

Asystolie

Cardiovaskulärer Kollaps

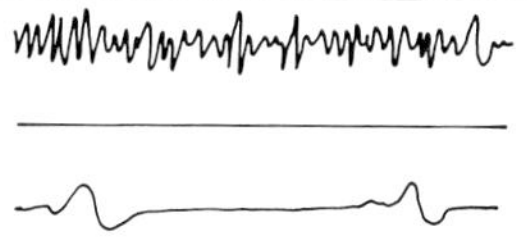

Fibrillation behandeln

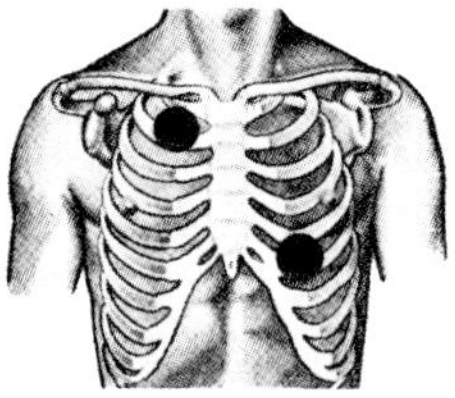

Extern: D.C. 100–400 W/sec.

evtl. wiederholen

evtl. Procainamid 100–200 mg i.v.

Genaue Ursache des Herzstillstandes finden

Hypothermie

bis 30–32°c wenn ZNS sich nicht erholt.

Intensive Therapie

Tracheotomie, künstliche Beatmung, Blutgasanalysen, Monitoring, kausale Behandlung und Intensivpflege.

Abb. 3

LUND, I., LIND, B.: Aspects of resuscitation. Acta anaesth. scand., Suppl. **29** (1968).

MEYER, J., NOLTE, H.: Praktische Ausbildung in der Defibrillation des Herzens. Münch. med. Wschr. **112**, 1804 (1970).

NOLTE, H.: Die Organisation der Wiederbelebung im Krankenhaus. Münch. med. Wschr. **108**, 2044 (1966).

NOLTE, H.: Die Organisation der Wiederbelebung und Notfallversorgung im Krankenhaus. Therapiewoche **18**, 1979 (1968).

— AHNEFELD, F.: Die organisatorischen, personellen und materiellen Voraussetzungen zur modernen Wiederbelebung im Krankenhaus. Krankenhausarzt **40**, 5 (1967).

III. Grenzsituationen in der Anaesthesie und Wiederbelebung (Anhang: Die Festlegung des Zeitpunktes des Todes)

P. Fritsche und O. Mayrhofer

Die Anaesthesiologie, der ein erheblicher Anteil an den erzielten Fortschritten der Medizin in den letzten Jahrzehnten zuzuschreiben ist, wird in zunehmendem Maße mit Problemen konfrontiert, auf die die meisten Ärzte ziemlich unvorbereitet stoßen. Es darf hier keine Lösung der anstehenden Fragen oder eine endgültige Stellungnahme erwartet werden; dazu kann der Einzelne sich auch keineswegs kompetent genug dünken. In Gewissensfragen gibt es keine Zuständigkeit, aber auch keine Unzuständigkeit.

Zweifellos haben die Erweiterung und Vertiefung der Kenntnisse der Medizin und der reinen Naturwissenschaften sowie die Verbesserung der technischen Möglichkeiten in den letzten Jahrzehnten gewaltige Fortschritte auf allen Gebieten der Heilkunde erzielen lassen. Je länger und intensiver wir jedoch diese Möglichkeiten den Patienten dienstbar machen, desto mehr erkennen wir neben und hinter der Fülle dieses Lichtes auch die Schattenseiten. Wir müssen uns mit v. Weizsäcker der Zweischneidigkeit der erzielten technischen Möglichkeiten bewußt werden, „... denn es treten bei jeder Veränderung der Welt auch Wirkungen ein, die wir nicht gewollt haben, die aber kausal anschließen an das, was wir getan haben, d.h. die die Folge dessen sind, was wir getan haben. Und ob die gewollten Wirkungen eintreten, hängt wesentlich davon ab, ob die ungewollten Wirkungen gemeistert werden."

Erfreulicherweise sind uns heute erweiterte Möglichkeiten gegeben, das Lebensende eines Patienten, sein Sterben zu beeinflussen. Doch müssen wir dabei auch die Gefahren erkennen: Viel häufiger und in weit größerem Ausmaße als früher gelingt es, die Grenzen und den Zeitpunkt des Todes zu verschieben. Auch hier kommt der Anaesthesiologie ein entscheidender Anteil an diesen Fortschritten zu. Durch die Methoden der Wiederbelebung und der sonstigen erst in den letzten Jahren ausgebauten Verfahren können ausgefallene Organfunktionen wieder hergestellt oder künstlich, auch über längere Zeit aufrechterhalten werden, deren ständiger Ausfall sonst den Tod des ganzen Organismus bedeutet hätte. Jeder Einzelfall stellt für alle Beteiligten eine „Sternstunde der Medizin" dar, was z.B. auch für die erfolgreiche Durchführung von operativen Behandlungen der fulminanten Lungenembolie gilt (Schober et al.).

Freilich bleibt in vielen Fällen allen Bemühungen um eine Erhaltung des Lebens oder Wiederbelebung der Erfolg versagt, und schon innerhalb kurzer Zeit beweist der Tod seine überlegene Macht. Wir müssen hier unsere Begrenztheit eingestehen, uns allerdings auch veranlaßt sehen, die Gründe dafür aufzuspüren, die Methoden unseres Vorgehens künftig zu verbessern und die technischen Möglichkeiten zu erweitern. Indessen ist die Behandlung dieser Patientengruppen nicht mit besonderen Konfliktsituationen verbunden.

Aus Berichten aus aller Welt und aus eigenen Erlebnissen muß jedoch auch von einer ganzen Gruppe von Patienten berichtet werden, wo eine befriedigende Wiederherstellung versagt blieb und eher erschütternde Endzustände erreicht wurden. Kritisch müssen wir dann feststellen, daß unsere Maßnahmen nur zu einem protrahierten Martyrium, zu einer künstlich verlängerten Agonie geführt haben (Mörl). Es erhebt sich dann die Frage, ob an sich bekannte und zur Verfügung stehende Methoden der Lebensverlängerung in solchen Fällen überhaupt angewendet oder ob und wann sie schließlich hätten abgebrochen werden sollen. Es sind dies Situationen, in denen es für den Arzt unserer Vätergeneration, ja noch bis vor wenigen Jahren, keine Alternative gab.

Es drängen sich dann Fragen auf, die die Grundlagen unseres ärztlichen Handelns und der Beziehungen unter den Menschen überhaupt betreffen. Sie gehen über den eigentlichen medizinischen Bereich hinaus und reichen in die Gebiete der Philosophie, Religion, Soziologie und Jurisprudenz hinein. Daher müssen auch eingeweihte und berufene Vertreter dieser Wissensgebiete zur Lösung der auftauchenden Probleme herangezogen werden.

Zur Entscheidung der Frage, ob bei einer Atemlähmung die Bemühungen, z. B. die künstliche Beatmung, einzustellen sind, ist unbedingt das Kriterium der Hirnfunktion heranzuziehen. Wenn so auch die körperlichen Funktionen eines Patienten weitgehend eingeschränkt sind, so können die des Geistes doch voll und ganz erhalten sein. Dann handelt es sich nicht nur um rein vegetatives Leben. Die „Person“ und die Beziehungen zu den Mitmenschen können fortbestehen, mithin alle Kriterien des menschlichen Lebens (nach ARNAUD et al.; CARBALLO; HUBACH u. POECK; KRETSCHMER; MOLLARET; HUBACH u. POECK). „Wir dürfen uns dabei nicht zur Rolle des Herrn über Leben und Tod verführen lassen, sondern vielmehr die klare Erkenntnis suchen, wo die Grenze unserer ärztlichen Pflicht liegt, wo der Heilauftrag des Arztes endet“ (WACHSMUTH). Auch der Wunsch der Angehörigen, vor allem bei Minderjährigen, darf dabei für den Arzt keine Richtschnur sein, wird er doch in dem einen Fall bedrängt, alle Bemühungen fortzusetzen, im anderen, sie aufzugeben. Diese Entscheidungen können auch nicht mit Hilfe genau festgelegter Regeln und allgemein anerkannter Grundsätze getroffen werden, sondern die jeweilige konkrete Situation ist maßgebend.

Freilich ist der Arzt, der nur über begrenzte Möglichkeiten verfügt, der Versuchung ausgesetzt, diesen Problemen der heutigen Medizin auszuweichen, indem er nur die ihm zugänglichen Heilverfahren anwendet und ansonsten den weiteren Krankheitsverlauf als naturgegeben abwartet oder den Patienten in ein großes Klinikum überweist. Hier, wo alle neuzeitlichen technischen Möglichkeiten zur Verfügung stehen, kann der Arzt sich nur allzu leicht dazu verführen lassen, gleichsam wie im Experiment das gesamte Rüstzeug der heutigen Therapie einzusetzen, einer übertriebenen Fortschrittsgläubigkeit zu erliegen und den Sinn seines ärztlichen Auftrages zu vergessen. Er kann dann Gefahr laufen, in der technischen Durchführbarkeit eines Eingriffs die alleinige Veranlassung zur Indikationsstellung zu sehen. Eine technisch perfekt durchgeführte und gelungene Operation kann jedoch im Hinblick auf das Gesamtwohl des Patienten und sein weiteres Schicksal sinnlos sein, auch wenn dabei der Arzt der Selbstsuggestion unterliegt, nunmehr alles, was der heutigen Medizin zur Verfügung steht, bis zum letzten Atemzug, in der Wiederbelebung sogar noch über diesen Zeitpunkt hinaus, getan zu haben. Die Durchführung der technisch möglichen Wiederbelebung z. B. braucht also noch nicht unbedingt gut und erstrebenswert zu sein und dem Wohle des Patienten zu dienen. Hier kann der Weg des Inhumanen nur zu leicht beschritten werden.

Eine Lebensverlängerung darf nicht um den Preis eines protrahierten Martyriums angestrebt werden, vielmehr sollte man sich, falls für den Patienten ein menschenwürdiges Dasein nicht mehr resultieren kann, der Worte des amerikanischen Anaesthesisten PETER SAFAR erinnern: "Let them die in dignity!" („Laßt sie mit Würde sterben!“). Wir müssen uns zuweilen zu dem Entschluß durchringen können: sterben lassen zu können, wenn die Würde des Menschen, die Einheit von Geist und Körper verlorengegangen sind. In der Erhaltung des Menschen als System von Organfunktionen dürfen wir nicht allein das Ziel unserer Bemühungen sehen.

Sehr oft ergeben sich aber große Schwierigkeiten, wenn eine auf einigermaßen sicheren Grundlagen beruhende Prognose aufgestellt werden soll, besonders bei Schädelhirnverletzungen, Blutungen aus Aneurysmen oder Hirntumoren, schweren hypoxischen Schäden des Gehirns infolge zu spät begonnener Wiederbelebungsmaßnahmen bei Herzstillstand oder Atemlähmung. In vielen Fällen handelt es sich dann um eine mehr oder weniger ausgeprägte Decerebration mit Bewußtlosigkeit, wobei auch das Atem- und das Herz-Kreislaufzentrum geschädigt oder gelähmt sein können.

Solche vor wenigen Jahren noch unbekannten Patientengruppen belasten heute viele Kliniken, vor allem die neurochirurgischen Stationen schwer und erfordern einen ungeheuren personellen und apparativen Aufwand. Sie binden nicht nur Fachärzte der verschiedenen Fachrichtungen, sondern auch wertvolle Pflegekräfte. Da es sich dabei oft um Zustandsbilder handelt, bei denen mit einer Besserung oder gar Ausheilung nicht mehr zu rechnen ist, taucht schließlich bei allen Beteiligten die verantwortungsvolle Frage auf, ob dieser Einsatz an der richtigen Stelle erfolgt. Auch verfügt ja nicht jedes Krankenhaus über unerschöpfliche Möglichkeiten personeller und materieller Art. Zudem muß die ökonomische Belastung für die Familie und Gesellschaft bei aller Anerkennung der Würde und des Rechtes des Einzelmenschen überdacht werden.

Möglichkeiten zur prospektiven Beurteilung bieten sich bei Decerebrationszuständen, wenn infolge akut entstandenen Hirndrucks die arteriovenöse Druckdifferenz im Schädelinnern nahezu aufgehoben ist und somit die arterielle Blutversorgung des Gehirns sistiert. Eine Carotis-Angiographie liefert dann bei einwandfreier Technik den Beweis. Eine *isoelektrische Linie im EEG kann zwar zur Diagnose des Gehirntodes beitragen, stellt jedoch allein kein sicheres Zeichen eines irreversiblen totalen Verlustes der Gehirnfunktion dar*, vor allem nicht bei einmaliger Ableitung, und kann sich selbst noch nach Stunden normalisieren.

Aus allen diesen Tatbeständen und Überlegungen sowie den großen Möglichkeiten der modernen Wiederbelebung ergibt sich für alle Beteiligten und Interessierten die Frage nach der Grenze zwischen Leben und Tod, und die Kriterien zur Feststellung des Todes sind in der überlieferten Form nicht mehr haltbar und sicher genug. Die neuzeitlichen Möglichkeiten der Medizin haben diese Grundlagen erschüttert, die Grenzen zwischen Leben und Tod verschoben und aufgelockert. In vielen Fällen können wir zwischen Leben und Tod nicht mehr eine scharf verlaufende Grenze erkennen, es handelt sich vielmehr um eine Grenzphase, und in diesen Bereich fallen nun unsere Wiederbelebungsmaßnahmen (NEGOWSKI, 1959, 1962, 1963). Atem- und Herz-Kreislaufstillstand brauchen heute nicht mehr den definitiven, irreversiblen Tod zu bedingen. Durch die Methoden der Wiederbelebung können sie in vielen Fällen wieder behoben werden, so daß u. U. noch über Tage und Wochen eine normale Herzfunktion gegeben ist, obwohl das Gehirn bereits in einzelnen Abschnitten oder völlig abgestorben ist. Tod und Herzstillstand sind also keineswegs in allen Fällen mehr identisch, vielmehr muß in solchen Zustandsbildern der Gehirntod die Grundlage für unser Handeln darstellen.

Im Wissen um solche Krankheitsbilder und in Anbetracht der erweiterten Möglichkeiten der Wiederbelebung und der künstlichen Erhaltung wichtiger Organfunktionen, vor allem auch im Hinblick auf die Organtransplantationen, ist daher die Frage, ob im Falle des gesicherten Gehirntodes alle Bemühungen um einen Patienten einzustellen sind, immer intensiver erörtert worden. Die Verpflichtung aus dem Eid des Hippokrates, alles zur Erhaltung eines Lebens zu tun, besteht doch wohl im Bereich des Todes nicht mehr, denn nicht um jeden Preis und nicht mit allen Mitteln, sondern auch unter den Gesichtspunkten der Ethik sollte das Leben erhalten werden. ALBERT SCHWEITZERS Forderung der Ehrfurcht vor dem Leben schließt die Ehrfurcht vor dem Tode nicht aus.

Bereits 1957 hat Papst *Pius XII.* zu religiössittlichen Fragen hinsichtlich der Wiederbelebung Stellung genommen und dabei dem Arzt, besonders dem Anaesthesisten, das Recht zugebilligt, eine genaue Wesensbestimmung des Todes und des Todeszeitpunktes eines Kranken zu geben. Er hat auch die Frage, ob der Arzt bei entsprechenden Umständen die künstliche Beatmung einstellen könne, bevor der Kreislauf endgültig zum Erliegen gekommen ist, eindeutig bejaht (HAID). Damit wurde also auch von seiten des Papstes die letzte Entscheidung in derartigen Situationen dem Arzt zugestanden.

Inzwischen haben diese Fragen vor allem durch die weitere Entwicklung der Wiederbelebungsmethoden und der Transplantationsverfahren an Aktualität und Bedeutung gewonnen (FRITSCHE), so daß sich medizinische, juristische, theologische und sozial-politische Gremien in vielen Ländern der Welt wie auch Einzelpersönlichkeiten aus den verschiedensten Wissensgebieten dazu geäußert haben. Auch die Deutsche Gesellschaft für Chirurgie und die Deutsche Gesellschaft für Anaesthesie und Wiederbelebung haben eine entsprechende Stellungnahme veröffentlicht, ebenso wie die Schweizerische Akademie der Medizinischen Wissenschaften. Diesen ist zu entnehmen, daß nach Eintritt des Gehirntodes Wiederbelebungsmaßnahmen einzustellen sind, auch wenn das Herz noch schlägt. Überdies werden dort Empfehlungen für die Bestimmung des Todeszeitpunktes gegeben. Der Weltärztebund hat sich ebenfalls in längeren Beratungen mit diesen Fragen befaßt und auf seiner Tagung in Sydney im August 1968 eine Stellungnahme veröffentlicht (s. Anhang, S. 875).

Die darin gegebene Empfehlung hinsichtlich einer Entscheidung eines Ärzteteams in solch schwierigen Fragen kann wohl besonders vor dem Vorwurf der unterlassenen Hilfeleistung (§ 330c des StGB der BRD) schützen und die Verantwortung des einzelnen Arztes erleichtern. *Mehr denn je darf es auch hierbei keinen blinden Gehorsam geben, vor allem wenn die Grundsätze der Sittlichkeit und Ethik verletzt werden.*

Auch von seiten des Gesetzgebers wird man keine festen Regeln und Anhaltspunkte erwarten dürfen, zumal das Vertrauensverhältnis zwischen Patient und Arzt gewahrt bleiben muß.

Mit der Erweiterung der Möglichkeiten und damit der Machtbefugnisse in der Medizin müssen wir bewußt eine größere Verantwortung übernehmen. Nicht allein der Erfolg darf als Wertmaßstab für unser Handeln gelten, und nach v. WEIZSÄCKER „muß eine allgemeinverbindliche Ethik des Lebens inmitten der Technik entwickelt werden". „Verantwortung des Menschen in der technischen

Welt heißt also zum mindesten: er muß inmitten der Planung und Apparate lernen, Mensch zu bleiben."

Anhang: Die Festlegung des Zeitpunktes des Todes

1) Deklaration der Weltärzteorganisation, beschlossen von der 22. Generalversammlung in Sydney, August 1968: *A Statement on Death.*

Die Festlegung des Zeitpunktes des Todes obliegt in den meisten Ländern nach dem Gesetz der Verantwortung des Arztes; so sollte es auch bleiben. Im allgemeinen wird der Arzt den Tod eines Menschen ohne Inanspruchnahme besonderer Hilfe feststellen können, indem er die klassischen Kriterien, die allen Ärzten bekannt sind, beachtet.

Zwei moderne Behandlungsmethoden in der Medizin haben es jedoch notwendig gemacht, die Frage des Eintritts des Todes einer weiteren Untersuchung zu unterziehen:

a) die Möglichkeit, durch künstliche Maßnahmen die Zirkulation von sauerstoffhaltigem Blut in Körpergeweben, die irreversibel geschädigt sein können, aufrechtzuerhalten, und

b) die Verwendung von Organen einer Leiche, wie z.B. Herz und Nieren, für Transplantationen.

Eine Schwierigkeit ist dadurch gegeben, daß der Tod ein stufenweiser Prozeß im cellulären Bereich ist, weil das Gewebe unterschiedlich auf den Entzug von Sauerstoff reagiert. Das klinische Interesse liegt aber nicht in der Erhaltung einzelner Zellen, sondern im Schicksal eines Menschen. Dabei ist der Todeszeitpunkt der verschiedenen Zellen und Organe nicht so wichtig wie die Gewißheit, daß der Prozeß irreversibel geworden ist, welche Technik der Wiederbelebung auch angewendet werden mag.

Diese Feststellung beruht auf klinischem Urteil, das, wenn nötig, durch eine Reihe von diagnostischen Hilfen, von denen die Elektroencephalographie die anerkannt beste ist, ergänzt werden kann. Kein einzelnes technisches Kriterium ist jedoch bei dem heutigen Stand der Medizin völlig ausreichend, noch kann irgendein technischer Vorgang die allumfassende Beurteilung des Arztes ersetzen.

Wenn die Verpflanzung eines Organs beabsichtigt ist, sollte die Festsetzung des Todes von zwei oder mehreren Ärzten getroffen werden, und die Ärzte, die diese Todesfeststellung treffen, sollten in keiner Weise unmittelbar mit der Durchführung der Transplantation selbst zu tun haben.

Die Feststellung des Todeszeitpunktes bei einem Menschen erlaubt es ethisch, die Versuche der Wiederbelebung einzustellen und — in Ländern, wo es gesetzlich gestattet ist — Organe der Leiche unter der Voraussetzung zu entnehmen, „daß die bestehenden gesetzlichen Erfordernisse der Einwilligung" erfüllt werden.

2) Stellungnahme der Deutschen Gesellschaft für Chirurgie (April 1968): *Todeszeichen und Todeszeitbestimmung.*

Grundsätzlich können aus medizinischer Sicht als Zeichen des Todes wie bisher die fehlende Atmung und Herztätigkeit sowie die sekundären Erscheinungen der Abkühlung, Muskelstarre und Totenflecke gelten.

In Sonderfällen kann sich unter den Methoden einer modernen Reanimation (Herzmassage, künstliche Beatmung) der Prozeß des Sterbens jedoch so verändern, daß es nicht mehr ohne weiteres möglich ist, die Todeserklärung allein aufgrund eines Atem- und Kreislaufstillstandes auszusprechen. Es ist vielmehr notwendig, diese Kriterien dann in eine Analyse des gesamten Krankheits- oder Unfallverlaufes einzubeziehen. Dabei ist vor allem der Zustand des Gehirns und dessen Abhängigkeit vom Kreislauf zu berücksichtigen.

Da ein zeitlich begrenzter, desintegrierter Fortbestand peripherer Organfunktionen vorkommt, ist in Zweifelsfällen der Todeszeitpunkt vom Organtod des Gehirns abhängig zu machen. Hierunter ist die grobanatomische oder feinstrukturelle Zerstörung des Gehirns in seiner Gesamtheit zu verstehen, die zur Auflösung der biologischen Funktionseinheit führt und nach einem kürzeren oder längeren Zeitintervall den definitiven Verfall peripherer Organfunktionen nach sich zieht.

In der Praxis ergeben sich im wesentlichen drei verschiedene Situationen:

I. Der Gehirntod ist anzunehmen, wenn

1. die bisher gültigen Todeskriterien vorhanden sind oder

2. nach einer therapeutisch nicht mehr beeinflußbaren Kreislaufdepression ein Atem- und Herzstillstand eintritt;

a) am Ende einer progredienten und unheilbaren Krankheit aufgrund des definitiven, unersetzlichen Verlustes eines lebenswichtigen Organs oder

b) bei fortschreitendem Verfall der vitalen Funktionen in ihrer Gesamtheit.

Hierbei besteht zwar eine geringe zeitliche Differenz von wenigen Minuten zwischen Herzstillstand und Gehirntod. Trotzdem darf der Gehirntod bereits zum leichter faßbaren Zeitpunkt des Herzstillstandes postuliert werden, um so mehr, als in

Anbetracht der inkurablen Gesamt-Situation Wiederbelebungsmaßnahmen nicht indiziert sind.

II. Der Gehirntod ist schon vor dem Aussetzen der Herzaktion bewiesen, wenn es im Falle einer direkten Schädigung des Gehirns durch äußere Gewalteinwirkung oder intrakraniellen Druckanstieg

1. zu folgenden gleichzeitigen Ausfallserscheinungen des Zentralnervensystems über 12 Std kommt:

a) Bewußtlosigkeit,

b) fehlende Spontanatmung,

c) beidseitige Mydriasis und fehlende Lichtreaktion,

d) isoelektrische Linie im Elektrencephalogramm unter angemessenen Ableitebedingungen während einstündiger kontinuierlicher Beobachtungsdauer,

e) Fortbestand der Kriterien a)—c) und nochmaliger Nachweis der isoelektrischen Linie im EEG (wie bei d) nach 12 Std, oder wenn es aus den gleichen Ursachen

2. zu einem angiographisch nachgewiesenen intrakraniellen Kreislaufstillstand kommt und diese cerebrale Zirkulationsunterbrechung wenigstens 30 min bestanden hat.

III. Der Gehirntod ist noch nicht anzunehmen, wenn es wegen zentraler oder peripherer Ateminsuffizienz oder wegen Ursachen, die von der Atmung unabhängig sind, zu einem Herzstillstand kommt, aber das Zentralnervensystem bis dahin intakt oder erfahrungsgemäß erholungsfähig war. Handelt es sich bei dem Unglücks- oder Zwischenfall, der zum Atem- und Herzstillstand führte, um eine akute Ursache sui generis, die momentan beseitigt werden kann, so ist zunächst mit Wiederbelebungsmaßnahmen zu beginnen, sofern die Wiederbelebungszeit des Gehirns wahrscheinlich noch nicht überschritten ist.

Im weiteren Verlauf ergeben sich zwei Möglichkeiten:

1. Die spontane Herzaktion setzt trotz adäquater Herzmassage nicht wieder ein. In diesem Fall gilt der Eintritt des primären Kreislaufstillstandes als Todeszeitpunkt.

2. Die Herzaktion kommt zwar wieder zustande, der Patient bleibt jedoch bewußtlos und ohne Spontanatmung. Er gilt dann als lebend und ist nach den üblichen Regeln der Intensivpflege zu behandeln, solange die übrigen Zeichen des Gehirntodes (s. *II.*) nicht erfüllt sind.

Die Deutsche Gesellschaft für Chirurgie erkennt die Notwendigkeit, diese Stellungnahme zum jetzigen Zeitpunkt zu veröffentlichen.

Dieser Stellungnahme schließt sich die Deutsche Gesellschaft für Anaesthesie und Wiederbelebung an.

3) Stellungnahme der Schweizerischen Akademie der Medizinischen Wissenschaften (April 1969): *Richtlinien für die Definition und die Diagnose des Todes.*

1. Die Entwicklung der Reanimationstechnik hat es notwendig gemacht, die biologischen Kriterien des menschlichen Todes neu festzulegen.

2. Es ist möglich, beim Menschen den Ausfall der Atemfunktion durch künstliche Beatmung und den der Herztätigkeit durch Herzmassage und Pumpensysteme zu kompensieren.

3. Es ist nicht möglich, die gesamthaften Auswirkungen des vollständigen irreversiblen Funktionsausfalls des Gehirns durch irgendwelche Maßnahmen zu beheben.

Ein solcher Funktionsausfall ist dem Tod des Gehirns gleichzusetzen. Er führt zwangsläufig zum Absterben des übrigen Organismus.

4. Ein Mensch ist als tot zu betrachten, wenn eine oder beide der folgenden Bedingungen erfüllt sind:

a) Irreversibler Herzstillstand mit der dadurch unterbrochenen Blutzirkulation im Organismus und damit auch im Gehirn: Herz-Kreislauf-Tod.

b) Vollständiger, irreversibler cerebraler Funktionsausfall oder Tod des Gehirns: cerebraler Tod.

5. Der vollständige, irreversible cerebrale Funktionsausfall trotz vorhandener Herzaktion ist beim normo-, hyper- oder höchstens geringgradig hypothermen (Körpertemperatur nicht unter 34° C), nicht narkotisierten und nicht im Zustand einer akuten Vergiftung sich befindenden menschlichen Organismus anzunehmen, wenn bei mehrfacher Untersuchung die fünf folgenden Symptome zusammentreffen:

5. 1. Kein Ansprechen auf irgendwelche sensorischen und sensiblen Reize.

5. 2. Keine spontane Atmung und keine anderen spontanen zentralgesteuerten motorischen Erscheinungen im Bereich der Augen, des Gesichts, des Gaumens und des Rachens, des Stammes und der Extremitäten.

5. 3. Extremitäten schlaff und reflexlos.

5. 4. Beide Pupillen weit und lichtstarr.

5. 5. Rascher Blutdruckabfall gegebenenfalls nach dem Absetzen der künstlichen Stützung des Kreislaufes.

Dieser vollständige cerebrale Funktionsausfall ist dem Tod des Gehirns gleichzusetzen. Ein

Elektroencephalogramm kann ihn bestätigen und dekumentieren.

Beim Kleinkind müssen die besseren Restitutionsmöglichkeiten berücksichtigt werden.

6. Das Gehirn ist ebenfalls als tot zu betrachten,

a) wenn beim normo-, hyper- oder geringgradig hypothermen (Körpertemperatur nicht unter 34° C) menschlichen Organismus während mindestens 20 min kein cerebraler Stoffwechsel mehr festzustellen ist oder

b) wenn im Carotisangiogramm eindeutig nachgewiesen wird, daß kein Blut mehr ins Gehirn gelangt.

7. Der Zeitpunkt des Todes ist derjenige des Hirntodes. Es ist dies

a) beim primären irreversiblen Herz- und Kreislaufstillstand der Zeitpunkt des Auftretens von weiten und lichtstarren Pupillen;

b) beim primär cerebralen Tod der Zeitpunkt des Auftretens aller Symptome des vollständigen irreversiblen cerebralen Funktionsausfalls.

8. Zur Feststellung des Todes ist nur ein Arzt (der behandelnde oder der nach dem Tod beigezogene) berechtigt.

9. Nach Eintritt des Herz-Kreislauf-Todes oder des cerebralen Todes ist

a) das endgültige Absetzen der evtl. eingeleiteten künstlichen Beatmung oder einer evtl. eingeführten Kreislaufstützung durch den Arzt gerechtfertigt.

b) die Entnahme überlebender Organe zulässig.

10. a) Sofern nicht eine eindeutige, vollständige Zerstörung des Gehirns vorliegt, muß vor der Entnahme von überlebenden Organen zu Transplantationszwecken der cerebrale Tod durch elektroencephalographische Untersuchungen oder durch den Nachweis des fehlenden cerebralen Stoffwechsels bzw. der fehlenden Blutzirkulation (z. B. Carotisangiogramm) dokumentiert sein.

b) Ist bei primär cerebralem Tod die Entnahme von überlebenden Organen zu Transplantationszwecken vorgesehen, so hat der behandelnde Arzt zur Feststellung des cerebralen Todes einen Neurologen oder Neurochirurgen und zur Beurteilung des Elektrencephalogramms einen in dieser Hilfsmethode erfahrenen Spezialisten beizuziehen.

c) Die den cerebralen Tod feststellenden Ärzte müssen vom Transplantationsteam unabhängig sein.

Literatur

Arnaud, M., Vigouroux, R., Vigouroux, M.: Etats frontières entre la vie et la mort en neuro-traumatologie. Neurochirurgia (Stuttg.) **6**, 1—21 (1963).

Carballo, J. R.: Thanatos. Ciba Symp. **12**, 79—86 (1964).

Deutsche Gesellschaft für Chirurgie: Todeszeichen und Todeszeitbestimmung. Chirurg **39**, 196/197 (1968).

Fritsche, P.: Konfliktsituationen in der heutigen Medizin. Z. Laryng. Rhinol. **47**, 317—329 (1968).

Haid, B.: Religiös-sittliche Fragen betreffend die Wiederbelebung (Resuscitation, Reanimation). Anaesthesist **7**, 241—244 (1958).

Hubach, H., Poeck, K.: Erkennung, Behandlung und Prognose der traumatischen Dezerebration. Dtsch. med. Wschr. **89**, 556—563 (1964).

Kretschmer, E.: Medizinische Psychologie, 12. Aufl. Stuttgart: Thieme 1963.

Mayrhofer, O.: Wann endet das Leben, wann beginnt der Tod? Österr. Ärztezeitung **19**, 2089—2091 (1968).

Mörl, F.: Über Fragen der verlängerten Agonie und des „künstlichen Lebens". Nova Acta Leopoldina, N.F. **30**, 339—347 (1965).

Mollaret, P.: Über die äußersten Möglichkeiten der Wiederbelebung. Münch. med. Wschr. **104**, 1539—1545 (1962).

Negowski, V. A.: Pathophysiologie und Therapie der Agonie und des klinischen Todes. Berlin: Akademie-Verlag 1959.

— Resuscitation and artificial hypothermia. New York: Consultants Bureau 1962.

— Zur Wiederbelebung des Organismus. Anaesthesist **12**, 277—280 (1963).

Safar, P.: Resuscitation, controversial aspects. Berlin-Göttingen-Heidelberg: Springer 1963.

Scharfetter, Ch., Schmoigl, S.: Zum isoelektrischen Encephalogramm. Dtsch. med. Wschr. **92**, 472—475 (1967).

Schober, K.-L., Huth, J., Baust, G., Benad, G., Fritsche, P., Martin, K.-L.: Erfahrungen mit der pulmonalen Embolektomie. Bruns' Beitr. klin. Chir. **205**, 191—207 (1962).

— — Fritsche, P.: Pulmonale Embolektomie. Zbl. Chir. **87**, 2038—2041 (1962).

Schweizerische Gesellschaft der Medizinischen Wissenschaften: Richtlinien für die Definition und die Diagnose des Todes. Schweiz. Ärzteztg **50**, 431—432 (1969).

Spann, W., Kugler, J., Liebhardt, E.: Tod und elektrische Stille im EEG. Münch. med. Wschr. **109**, 2161—2167 (1967).

Wachsmuth, W.: Eröffnungsansprache des Präsidenten der 84. Tagung der Deutschen Gesellschaft für Chirurgie. Langenbecks Arch. klin. Chir. **319**, 3—11 (1967).

Weizsäcker, C. F., v.: Die Verantwortung der Wissenschaft im Atomzeitalter. Göttingen: Vandenhoeck & Ruprecht 1963.

— Gedanken über unsere Zukunft. Göttingen: Vandenhoeck & Ruprecht 1967.

— Der Weltfriede als Lebensbedingung des technischen Zeitalters. Universitas **22**, 1121—1132 (1967).

Kapitel E: Die Intensivbehandlung

I. Definition, Funktion und Bedeutung der Intensivmedizin

O. MAYRHOFER

1. Begriffsbestimmung

„Intensivpflege", „Intensivtherapie" — und, zuletzt, „Intensivmedizin" sind im abgelaufenen Jahrzehnt in der medizinischen Literatur zu Schlagworten, ja geradezu zu Kampfparolen, geworden. Jedes Krankenhaus und fast jedes medizinische Fachgebiet beansprucht heute „Intensivstationen" für sich. Dabei versteht jeder, der darüber schreibt und spricht, darunter etwas anderes. Eine Klärung der Definition und eine Zuordnung der Begriffe zu bestimmten Funktionen ist daher dringend erforderlich. Besondere Verdienste um die Klärung der Begriffsbestimmung haben sich POULSEN als

Tabelle. *Schematische Gliederung der Intensivmedizin* (nach H. POULSEN, 1969)

	Postoperative Überwachung	Intensiv-Pflege	Intensiv-Therapie
Einheiten (Beispiele und Synonyme)	Aufwachraum, Post-Narkoseraum, Wachstation	Intensiv-Pflegestation, Intensiv-Beobachtungsstation Akut-Aufnahmestation, postoperative Station (z. B. nach offener Herzoperation), Station für Vergiftungsbehandlung, „Coronary-Care-Unit", Dialyse-Zentrum, Spezialstation für Früh- und Neugeborene	Intensiv-Behandlungsstation, Wiederbelebungszentrale, Beatmungsstation („Respiratory Care Unit")
Definition	Räume für die unmittelbare postnarkotische Überwachung	Station für intensive Pflege und Überwachung, häufig fachgebunden	Station zur Überwachung und Behandlung akut lebensgefährdeter Patienten, meist interdisziplinär
Zweck	Beobachtung und Behandlung bis zum Erwachen aus der Narkose bzw. bis zur Stabilisation der Atem- und Kreislauffunktion	Spezialpflege, kontinuierliche (apparative) Überwachung vitaler Funktionen. intermittierende Spezialbehandlung	Erhaltung, Wiederherstellung, bzw. Substitution (apparativ) vitaler Funktionen; Dauerbeatmung etc.
Empfohlene Bettenzahlen	4—16	6—20	5—15
Bereitschaft	selten über Nacht, Arzt auf Abruf	24 Std, Ärzte in Bereitschaft	24 Std, Arzt ständig anwesend
Behandlungsdauer	Stunden	Tage (Durchschnitt: 3—5 Tage)	Tage, Wochen, Monate (Durchschnitt: 10—14 Tage)
Organisation und Administration	Überwachung durch geschultes Pflegepersonal Operateur zuständig für Behandlung postoperativer Komplikationen, Anaesthesist für Atmung und Kreislauf Bei länger erforderlicher Beobachtung oder Behandlung Transferierung →	a) *Fachgebundene Station:* Chef der Fachabteilung verantwortlich für Organisation des Dienstes und Administration b) *Interdisziplinäre Station:* Administrative Leitung zumeist Anaesthesist, seltener Internist, Chirurg oder Traumatologe Gemeinsamer Behandlungsplan	a) *Interdisziplinäre Station:* Üblicherweise Anaesthesist verantwortlich für Administration *und* Behandlung der Störungen der Vitalfunktionen b) *Fachgebundene Station:* Anaesthesie *oder* Chef der Fachabteilung administrativ verantwortlich *In jedem Fall:* Anaesthesist zuständig für alle Reanimationsmaßnahmen, einweisender Arzt für Weiterbehandlung des Grundleidens

Leiter eines Podiumsgespräches über Intensivbehandlungseinheiten beim 4. Weltkongreß für Anaesthesiologie in London, September 1968 und OPDERBECKE als Organisator eines Symposiums über „Planung, Organisation und Einrichtung von Intensivbehandlungseinheiten am Krankenhaus" in Nürnberg, November 1968, erworben. Sehr wertvoll sind weiters die Empfehlungen, die eine unter dem Vorsitz von MORAN CAMPBELL stehende Arbeitsgruppe der British Medical Association in ihrem Report Nr. 1 im November 1967 gegeben hat.

Die Idee, schwerstkranke Patienten eines Krankenhauses in einer Spezialstation zu konzentrieren, ist durchaus nicht neu und wurde bereits etwa um 1800 in einem Spital in Newcastle, England, zu verwirklichen versucht (KUCHER et al.). Leider hat sich schon damals, ebenso wie heute, interdisziplinäres Denken in der Medizin nicht durchsetzen können.

Nach dem Zweiten Weltkrieg sind dann zunächst an größeren operativen Kliniken Wachstationen („Recovery-Rooms") und postoperative Stationen („Postoperative Wards") eingerichtet worden. Auf dem Gebiet der konservativen Medizin wurde 1949 das erste Behandlungszentrum für Vergiftungen im Bispjeberg-Hospital in Kopenhagen geschaffen. Die schwere Poliomyelitis-Epidemie in Dänemark führte schon im Jahr 1952 die Notwendigkeit der Errichtung spezieller Beatmungsstationen deutlich vor Augen. In den letzten Jahren, schließlich, wurde in zunehmendem Maß die Bedeutung der Konzentration von Kranken mit Nierenversagen an Dialysezentren, bzw. die von Infarktpatienten an sog. „Coronary Care Units" erkannt.

Zweifellos gibt es in vielen medizinischen Fachgebieten, wie z. B. in der Chirurgie, Gynäkologie, Neurochirurgie, Traumatologie, Neurologie, Innere Medizin, Nephrologie, Kardiologie, Pädiatrie etc. eine große Anzahl von Patienten, bzw. Patientengruppen, die einer intensiven Überwachung oder Behandlung bedürfen. Wie aber ist nun die „Intensivmedizin" zu gliedern, wie ist sie in Krankenhäusern verschiedenster Größen zu organisieren und welche Rolle kommt dabei dem Anaesthesisten zu?

Das moderne Krankenhausorganisationskonzept der „Progressiven Patientenbetreuung" („Progressive Patient Care") unterscheidet grundsätzlich zwischen Leichtpflegefällen, Normalpflegepatienten und Intensivpflegefällen. In größeren Fachabteilungen wird sich diese Gliederung innerhalb der Abteilung selbst ergeben, in kleineren Krankenhäusern wird sie, wegen der relativ kleinen Zahl der Intensivpflegepatienten, zumindest auf diesem Sektor interdisziplinär sein müssen.

Die Gliederung der Intensivmedizin nach den heute geltenden Gesichtspunkten wurde, einem Vorschlag POULSEN's (1969) folgend, in tabellarischer Form auf Seite 881 dargestellt.

2. Bettenzahl in Relation zur Gesamtzahl, Größe der Stationen, Ausstattung, Personal etc.

Die Zahl der *Aufwachbetten* wird mit 2—5% der operativen Betten angegeben. Sie ist weitgehend durch die Operationsfrequenz und das operative Krankengut bestimmt. Neurochirurgische und herzchirurgische Patienten sollen, wo immer dies möglich ist, gleich auf eine eigene postoperative Station kommen. Für allgemeinchirurgische Aufwachbetten dürfte die Zahl der Operationstische × 2 eine gute Richtzahl sein.

Für *Intensivpflege*, bzw. *-überwachung* werden heute im allgemeinen 4—5% der Gesamtbetten eines Krankenhauses veranschlagt, für die *Intensivtherapie* 1—3%. Dabei ist es klar, daß die Bedürfnisse sehr variabel sein werden, je nach der Art und dem besonderen Krankengut der einzelnen Abteilungen eines Krankenhauses.

Anhaltszahlen für den Bedarf einzelner Disziplinen gibt (nach HOLMDAHL) die nachfolgende Aufstellung:

Chirurgie	3—5%
Innere Medizin	3—5%
Gynäkologie und Geburtshilfe	1%
Orthopädie	0,5%
HNO	0,5%
Pädiatrie	4%

Als Minimalgröße von Intensivpflege- und -behandlungsstationen werden heute 5—6 Betten angesehen. Da diese Einheiten ja stets aufnahmebereit sein sollen, müßte jeweils mindestens ein Bett unbelegt sein. Bei einem Belag von weniger als 4 Patienten ist das Pflegepersonal nicht sinnvoll ausgelastet. Jeweils 4—8 Intensivbehandlungspatienten können gut von einer Schwesterngruppe betreut werden. Stationen mit mehr als 15 Betten werden zu unübersichtlich und sollten daher unbedingt unterteilt werden. Die optimale Größe einer Intensivtherapiestation liegt nach den bisherigen praktisch-klinischen Erfahrungen zwischen 8 und 12 Betten. Zentren für Vergiftungstherapie oder chronische Dialysen, spezielle Pflege- oder Überwachungseinheiten können hingegen bis zu 20 Betten aufweisen.

Der Bedarf an Bodenfläche variiert zwischen 12 m^2 pro Bett bei Intensivobservation und 25 m^2 pro Bett bei vorwiegender Intensivtherapie (z. B. Respiratorbehandlung) und wird um so größer sein, je mehr Betten in Einzelkojen untergebracht sind. Die Relation zwischen dem Areal der Patientenzimmer und jenem der Nebenräume sollte etwa 1:1 sein. Meist wird nämlich der Bedarf an Nebenräumen gewaltig unterschätzt.

Die Intensivpflegebereiche eines Krankenhauses sollten möglichst zentral und einander benachbart gelegen sein. Räumliche Nähe zu einem Operationstrakt ist ebenfalls anzustreben, um die Transportwege der Schwerstkranken so kurz wie möglich zu halten. Daß entweder ein eigenes Laboratorium oder ein nahe gelegenes Zentrallaboratorium mit Dauerdienst zur Verfügung stehen muß, versteht sich von selbst.

Auf Intensivpflege- und -behandlungsstationen muß es zentrale Leitungen für die medizinischen Gase, Druckluft und Vakuum geben und wesentlich mehr elektrische Steckdosen als an Normalstationen. Bettseitige Monitoren für Puls, EKG, Atmung und Temperatur haben sich besser bewährt als zentrale Überwachungspulte. Alarmsignale sind leider nicht immer so zuverlässig, wie man sie gerne hätte. Die beste Elektronik kann eben keine gute Schwester ersetzen.

Jede Intensivstation ist so gut wie das dort tätige Pflegepersonal. Zu der großen psychischen Belastung darf nicht durch Unterbestückung auch noch eine physische kommen. Für Stationen, die vorwiegend der Intensivpflege und -observation dienen, wird heute ein Schlüssel von 1—2 Schwestern pro Bett gerechnet, für Intensivbehandlungsstationen 2—4 Schwestern pro Bett, je nach dem Prozentsatz von Bewußtlosen und Dauerbeatmungspatienten. Darüber hinaus müssen natürlich Hilfskräfte für die einfachen Reinigungsarbeiten, Botengänge etc. in ausreichender Zahl zur Entlastung der Schwestern zur Verfügung stehen. Für etwa 8 bis 12 Intensivbehandlungspatienten muß bei Tag und Nacht mindestens ein Arzt auf der Station anwesend sein. Für Intensivpflegestationen reicht ein ärztlicher Bereitschaftsdienst zumeist aus.

3. Rückblick und Ausblick

Im Zeitalter der Transplantationschirurgie und der künstlichen Organe läßt sich schwer sagen, wohin sich die Intensivmedizin in den nächsten Jahren und Jahrzehnten noch entwickeln wird. Fest steht aber, daß manche bislang recht isoliert nebeneinander bestehenden medizinische Fachgebiete sich auf diesem interdisziplinären Podium gegenseitig befruchten und bereichern werden. Ist doch schon bisher dem engen Zusammenwirken der verschiedensten Spezialisten die Rettung vieler Menschenleben zu verdanken, die früher unrettbar verloren gewesen wären, wie etwa schwere Schädelhirnverletzte, Patienten mit endogenen oder exogenen Intoxikationen, Tetanus, Herzinfarkten, schwersten Blutungen u. a. m.

Dem Anaesthesisten fällt im Rahmen der Intensivmedizin vor allem die Aufgabe der Erhaltung, Wiederherstellung bzw. des temporären Ersatzes aller vitaler Funktionen zu. Er wird an den Intensivstationen der anderen Fachsparten als Berater bei der Behandlung von Atemstörungen fungieren, an den interdisziplinären Intensivtherapiestationen ist er als der verantwortliche Administrator und Koordinator die eigentliche Schlüsselfigur. Dies bedeutet aber nicht Alleinbehandlung und Alleinverantwortung, die er bei diesen oft sehr komplexen Krankheitsbildern ebensowenig tragen kann und soll, wie etwa der Internist oder der Chirurg. In der Intensivmedizin steht die Behandlung der lebensbedrohenden Funktionsstörung im Vordergrund, die des Grund- und der Begleitleiden ist zunächst von sekundärer Bedeutung. Oder, um es mit den Worten des um die Mitte des vorigen Jahrhunderts weltberühmten französischen Klinikers TROUSSEAU zu sagen: *Es gibt keine Krankheiten, es gibt nur kranke Menschen.*

Literatur

British Medical Association: Intensive care. Planing Unit Report No 1, 1967.

HOLMDAHL, M. H.: Zit. bei OPDERBECKE.

KUCHER, R., MAYRHOFER, O., STEINBEREITHNER, K.: The intensive treatment unit: Two years of practical experience. In: European trends in anaesthesiology, S. 793—827. Boston: Little, Brown & Co. 1965.

OPDERBECKE, H. W. (ed.): Planung, Organisation und Einrichtung von Intensivbehandlungseinheiten am Krankenhaus. Anaesthesiologie und Wiederbelebung Bd. 33. Berlin-Heidelberg-NewYork: Springer 1969.

POULSEN, H. (ed.): Symposium on Intensive Therapy Units. Proc. Fourth World Congr. of Anaesthesiologists, London 1968. Excerpta Medica 1969.

— Intensive therapy units. Ind. J. Anesth. **17**, 322—338 (1969).

II. Allgemeine Praxis der Intensivbehandlung

Siehe u. a. auch folgende, schon in anderen Abschnitten des Buches beschriebene Kapitel: „Überwachungsgeräte auf Wachstationen und Intensivbehandlungseinheiten“ (S. 351); „Desinfektion und Sterilisation in der Intensivbehandlung“ (S. 426); „Der Wasser- und Elektrolythaushalt“ (S. 73); „Der Säure-Basenhaushalt“ (S. 83); „Infusion von Volumenersatzmitteln“ (S. 411); „Verabreichung von Blut und Blutbestandteilen“ (S. 398); „Technik der Infusionen und Transfusionen“ (S. 387); „Atmung und Beatmung (Respiratoren)“ (S. 430); „Die Lungenfunktionsdiagnostik (S. 183); „Atemstörungen“ (S. 479); „Aspiration“ (S. 471); „Cyanose, Hypoxie, Hypercarbie und Asphyxie“ (S. 496); „Lungenkollaps und Atelektase“ (S. 487); „Das Lungenödem“ (S. 484); Physiotherapie“ (Methode der Totraumvergrößerung) (S. 492); „Der Schock“ (S. 503); „Der Kreislaufstillstand“ (S. 520); „Wiederbelebung“ (S. 843); „Embolien“ (S. 528); „Die erhöhte Blutungsneigung“ (S. 541); „Das akute postoperative Nierenversagen“ (S. 566); „Peritonitis, Ileus“ (S. 559).

1. Prinzipien der Intensivtherapie

M. Halmágyi

Ein sinnvoller diagnostischer und therapeutischer Zugang zu den Funktionsstörungen der Homoiostase setzt die Anwendung zweier grundlegender Prinzipien der Intensivtherapie voraus:

a) Das thanatogenetische[1] Prinzip der Diagnose

Bei der herkömmlichen pathogenetischen Betrachtung ist man genötigt, den Tod rückblickend auf das jeweilige Grundleiden oder auf definitionslose Feststellungen eines „Versagens“, sei es des Kreislaufs oder der Niere, auf Unfallgeschehen oder auf „Altersschwäche“ zurückzuführen. Ein Patient stirbt aber nicht allein an einem Unfall, einem blutenden Magenulcus, einer Bronchopneumonie usw. Die sich an die pathogenetische Betrachtung anlehnenden Definitionen beschreiben nicht adäquat diejenigen pathophysiologischen Vorgänge, die bei der Entstehung des Todes von Bedeutung sind (Ahnefeld et al., 1968; Baur, 1963). Bei korrekter Definition des Hergangs liegt der sinnvolle Weg der Therapie in der Benennung der Störung.

Die pathogenetische Terminologie ist an das nosologische System der Krankheiten gebunden. Ein Operateur z. B. wird die Operationsindikation und die operativen Maßnahmen entsprechend der Pathogenese der Grundkrankheit ausrichten. Für die eigengesetzlich verlaufenden, zum Tode führenden pathophysiologischen Vorgänge der Störungen der vitalen Funktionen wurde zum Unterschied zu der an die Krankheiten gebundenen Pathogenese sinngemäß die Bezeichnung Thanatogenese von Bauer (1963, 1966) eingeführt (Tabelle 1).

1 Thanatos (griech.) = Tod.

Tabelle 1. *Thanatogenese — Pathogenese*

Thanatogenese	Entstehung des Todes durch Störungen von lebenswichtigen Funktionssystemen	=	Leistungsbehinderung aller Organe
Pathogenese	Entstehung einer Krankheit durch Störungen von Organfunktionen	=	Leistungsbehinderung einzelner Organe

Das thanatogenetische Prinzip der Diagnose verlangt also die Klärung potentieller Todesursachen, die in den relevanten Größen der vitalen Funktionen zu suchen sind.

Die Gesamtdiagnose in der Intensivtherapie ergibt sich somit einerseits aus der ätiologischen Bedeutung der Grundkrankheit für die Zweitkrankheiten und andererseits aus der thanatogenetischen Analyse der pathophysiologischen Vorgänge der Funktionsstörungen, die durch die Zweitkrankheiten ausgelöst worden sind.

Zum besseren Verständnis dieser notwendigen Methodologie sei das folgende Beispiel aufgeführt: In der Abb. 1 ist der klinische Verlauf bei einer Patientin nach zweimaliger Unterbauchoperation mit anschließender Fistelbildung im hohen Jejunumbereich dargestellt. Diese Patientin kam ursprünglich wegen eines Uterus myomatosus zur Operation. Am 5. postoperativen Tag erfolgte ein völliger

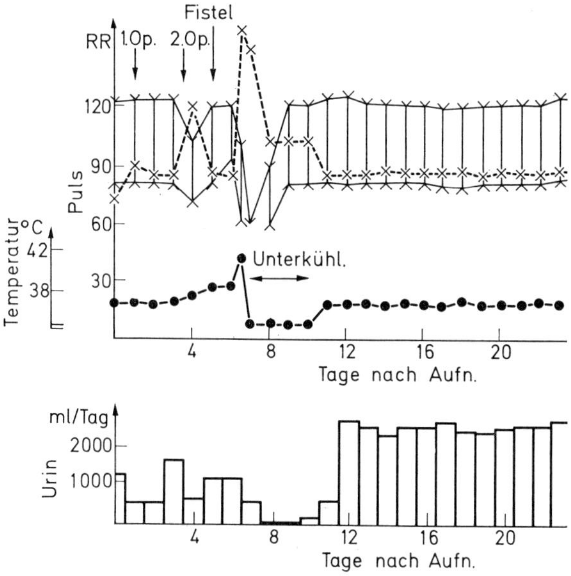

Abb. 1. Klinischer Verlauf bei einer Patientin mit Unterbauchoperation

Tabelle 2. *Analyse des Krankheitsgeschehens aus pathogenetischer Sicht*

Diagnose		Therapie
Uterus myomatosus	→	Operation
	↙	
Platzbauch Magenatonie Darmatonie Erbrechen	→	Operation Magensonde Prostigmin
↓	↙	
Blutdruckabfall Pulsanstieg Oligurie Fistelbildung Peritonitis Temperaturanstieg Cyanose	→	Bluttransfusion Kreislaufmittel Cardiaca „Nierenstarter" Diuretica Antibiotica Antipyretica Sauerstoff
↘		↙
Herz-Kreislaufversagen		

Zusammenbruch aller vitalen Funktionen, der zu einem letalen Ausgang hätte führen können. Diese Entwicklung wurde zwar rechtzeitig erkannt und — von der *pathogenetischen Betrachtungsweise* her gesehen — eine folgerichtige Therapie eingeleitet, die aber dann „naturgemäß" nicht imstande war, den eigengesetzlichen Verlauf der Störungen der vitalen homoiostatischen Funktionen günstig zu beeinflussen. Die Ursache hierfür lag ohne Zweifel in der inadäquaten diagnostischen Denkweise, die zu einer Therapie führte, die teilweise den ungünstigen Verlauf noch beschleunigte (Tabelle 2).

Tabelle 3. *Analyse der Störungen vitaler Funktionen aus thanatogenetischer Sicht*

Gestörte Bilanz durch	Thanatogenetische Faktoren
Eingeschränkte Zufuhr von Wasser, Na^+, K^+, Cl^-, Eiweiß, calorienspendenden Substanzen durch Nahrungskarenz	Wassermangel Na^+, K^+, Cl^--Mangel Metabolische Acidose
Vermehrte Abgabe von Wasser, Na^+, K^+, Cl^-, H^+ nach außen durch Magen-Darm-Atonie, Erbrechen, Magensonde, Diuretica, Fistelbildung, Peritonitis, Fieber	Einschränkung des zirkulierenden Plasmavolumens, Hämokonzentration, Zentralisation des Kreislaufes, zirkulatorische und ventilatorische Verteilungsstörungen im kleinen Kreislauf
Mehrbedarf an K^+, Eiweiß, Calorien, O_2 durch Operation, endokrine Störungen, Fieber, erhöhte Atemarbeit	Respiratorische Acidose, arterielle und venöse Hypoxie, Hypoxidose der Gewebe
↘	↙
Gesamtdiagnose: Leistungsbehinderung der Atem-, Kreislauf- und Nierenfunktion durch primäre Störungen des Wasser-, Elektrolyt- und Säure-Basen-Haushaltes	

Aufgrund einer folgerichtigen *thanatogenetischen Analyse* (Tabelle 3) vermochten die eingeleiteten Behandlungsmaßnahmen der Intensivtherapie eine Umkehr der letalen Entwicklung herbeizuführen, die den Anfang einer völligen Genesung bedeutete (HALMÁGYI, 1967).

b) Das Prinzip der multilateralen Therapie

Eine Kette von komplizierten Transportvorgängen — die in der Abb. 2 schematisch dargestellt sind —

sorgt für die adäquate Sauerstoffzufuhr und den Abtransport und die Ausscheidung von Metaboliten im menschlichen Organismus.

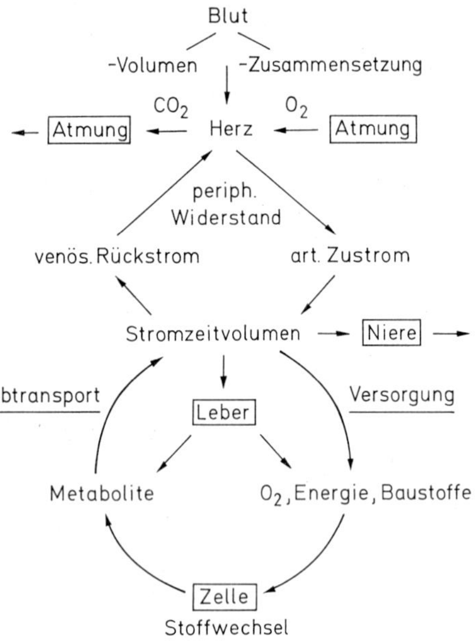

Abb. 2. Schematische Darstellung der Transportmechanismen des Kreislaufes

Tabelle 4. *Die multilaterale Therapie*

Diagnose	Therapie
Wassermangel Na^+-, K^+-, Cl^--Mangel Metabolische Alkalose	Infusion von Elektrolytlösungen Intravenöse Ernährung Infusion von l-Lysin HCl
Hypalbuminämie Defizit an Plasma Hämokonzentration	Infusion von Humanalbumin Infusion von Plasma
Zentralisation	Panthesin-Hydergin
Zirkulatorische Verteilungsstörung	Volumenersatz Cardiaca
Arterielle und venöse Hypoxie	O_2-Zufuhr
Respiratorische Acidose (Pneumonie, Tachypnoe) O_2-Mehrbedarf (Fieber)	Relaxierung mit kontrollierter Beatmung Hibernation mit physikalischer Kühlung

Wenn man sich mit den Problemen der Intensivtherapie befaßt, muß man sich stets vor Augen halten, daß jede Aufgliederung der physiologischen und pathophysiologischen Grundlagen der Diagnose und der Therapie mit einer Schnittführung durch die unlösbare Verflechtung der Lebensvorgänge verbunden ist. Ist nur eine der Teilfunktionen nicht mehr dem aktuellen vitalen Bedarf angepaßt oder fällt sie ganz aus, so wird zwangsläufig eine globale Störung aller vitalen Funktionen die Folge sein. Die monomane Anschauungsweise, die die einzelnen Stoffwechselvorgänge und Funktionssysteme als in sich abgeschlossene Reaktionskreise ansieht, ist keine geeignete Grundlage der Intensivtherapie. Die Bezeichnungen Wasser- und Elektrolythaushalt, Energiehaushalt, Eiweißhaushalt, Säure-Basen-Haushalt, Herz- und Kreislauffunktion, Atemfunktion usw. haben selbstverständlich ihre Berechtigung für didaktische Zwecke und für die Systematisierung der einzelnen Erscheinungsformen im Stoffwechselgeschehen, ebenfalls sind sie bei der Analyse der vorliegenden Störungen für klinische Belange unentbehrlich; in der Tat existieren sie aber nicht selbständig (AHNEFELD et al., 1969; HALMÁGYI et al.).

In dem vorangehenden klinischen Beispiel mußten die Störungen aller vitalen Funktionskreise von mehreren Seiten therapeutisch angegangen werden (Tabelle 4).

Das Prinzip der multilateralen Therapie besagt also, daß Störungen der Homoiostase nie isoliert auftreten; daher sollen alle maßgebenden relevanten Einflußgrößen (z. B. Blutvolumen, Hb, peripherer Widerstand, Pa_{O_2}, Pa_{CO_2}, Standard-Bicarbonatwert, Na^+-Konzentration, K^+-Konzentration usw.) *der einzelnen vitalen Funktionssysteme gleichzeitig normalisiert bzw. lebensbedrohliche Auswirkungen durch vorübergehend nicht normalisierbare Parameter kompensiert werden.*

Nur so ist es möglich, bei der Vielzahl der Störungen, die jede für sich potentielle Todesursachen sind, die für die oxydativen Stoffwechselvorgänge erforderlichen Leistungsbedingungen wieder zu normalisieren.

Literatur s. am Schluß des Beitrags „Infusionstherapie“, S. 901.

2. Diagnostik und Überwachung

M. HALMÁGYI

In der überwiegenden Zahl der Fälle werden die Patienten erst nach mehreren hypoxämischen Insulten auf die Intensivtherapiestation verlegt. Die Untersuchungen von SCHNEIDER et al. haben jedoch eindeutig gezeigt, daß sich die Erholungsrückstände nach den einzelnen hypoxämischen Zuständen addieren und zu irreparablen Schäden führen können. Diese Tatsache unterstreicht die Wichtigkeit, die Diagnose und Überwachung in der Intensivtherapie so zu gestalten, daß bereits sich anbahnende Störungen noch vor dem Auftreten der Hypoxie aufgedeckt und therapeutisch angegangen werden können. Das wiederholte Auftreten hypoxämischer Zustände ist in diesem Sinne als eine ver-

Tabelle 1. *Diagnose der Hypoxie*

Funktionsstörung	Untersuchungsgrößen
Äußere Atmung:	
Alveoläre Hypoventilation	Atemvolumen, Atemfrequenz, Atemminutenvolumen, Vitalkapazität, forcierte Vitalkapazität, maximale exspiratorische Atemstoßstärke, maximale inspiratorische Atemstoßstärke, maximale Einatmungskraft, Gesamtcompliance[a], O_2- und CO_2-Partialdruck, pH und Standardbicarbonat im arteriellen Blut, endexspiratorische CO_2-Konzentration, Berechnung der Totraumventilation[b], Rtg, Perkussion und Auskultation
Arterio-venöse Beimischung (Shunt)	O_2-Partialdruck im arteriellen Blut unter 100% O_2-Atmung. Zur Berechnung des Shuntvolumens[c]: O_2-Konzentration im gemischtvenösen und arteriellen Blut sowie Herzzeitvolumen
Verteilungsstörung (ventilatorische und zirkulatorische)	O_2- und CO_2-Partialdruck im arteriellen Blut, Verlauf der CO_2-Konzentrationskurve gemessen in der Exspirationsluft, Berechnung der Größe des physiologischen Totraumes[b]
Diffusionsstörungen	keine am Krankenbett bestimmbaren direkten Parameter
O_2-Transport im Blut:	
Störungen der Perfusion der Gewebe	RR, Puls, zentraler Venendruck, Blutvolumen, Htk, Herzzeitvolumen, EKG, O_2-Partialdruck im arteriellen Blut, O_2-Partialdruck im gemischt-venösen Blut, Stunden-Urin, Durchblutung der Haut und Schleimhäute
Störungen der normalen Sauerstoffkapazität	Hb
Störungen der normalen Sauerstoffaffinität	O_2-Partialdruck und O_2-Sättigung im arteriellen Blut, O_2-Partialdruck im gemischt-venösen Blut und die Einflußgrößen CO_2-Partialdruck und pH im arteriellen Blut und Temperatur
Innere Atmung:	
Hypoxidose der Gewebe	Bewußtseinszustand, Reflexe, EEG (Gehirn), Excess-Lactat (XL)

[a] Compliance $= \frac{\text{Volumenänderung}}{\text{Druckänderung}}$ in Liter/cm H_2O. Die Messung erfolgt unter statischen Bedingungen.

[b] Man kann die Größe des anatomischen und des funktionellen (physiologischen) Totraumes (V_D) mit Hilfe der Bohrschen Formel

$$V_D = \frac{C_{CO_2A} - C_{CO_2E}}{C_{CO_2A}} \times V_E$$

berechnen (V_D = Totraum, C_{CO_2A} = alveoläre CO_2-Konzentration, C_{CO_2E} = CO_2-Konzentration in der Exspirationsluft).

Für die Berechnung des physiologischen Totraumes setzt man die P_{CO_2}-Werte ein. Für den P_{CO_2} in der Alveolarluft kann man den arteriellen P_{CO_2} (cave: Fehler bei großen anatomischen Kurzschlüssen) einsetzen.

[c] Die Bestimmung des anatomischen Shuntvolumens erfolgt nach der Formel:

$$\frac{\dot{Q}_s}{\dot{Q}} = \frac{C_{O_2}c - C_{O_2}a}{C_{O_2}c - C_{O_2}\bar{v}}$$

($\dot{Q}_s$ = Shuntvolumen, $\dot{Q}$ = Herzzeitvolumen, C = Konzentration, $\frac{\dot{Q}_s}{\dot{Q}} \times 100$ = Shuntvolumen in % des HZV, c = cap).

Der P_{O_2C} kann bei 100% O_2-Atmung dem P_{O_2A} gleichgesetzt werden. Mit Hilfe des P_{O_2A} und der Hb-Konzentration kann man die Größe des C_{O_2C} errechnen.

Tabelle 2. *Normalwerte*[a]

Meßgrößen	Normalwerte[a]
Blutdruck	80—130 mm Hg
Puls (P)	60—80/min
Zentraler Venendruck (ZVD)	8—14 cm H_2O
Herzzeitvolumen (HZV, $\dot{Q}$)	5100—5400 ml/min
Blutvolumen (BV)	5,5—7,5%/kg Körpergewicht
Hämatokritwert (Htk)	40—46%
Hämoglobinkonzentration	13—16 g%
Periphere Durchblutung	Haut trocken, Schleimhäute feucht und rosig, stündliche Urinmenge über 30 ml, Capillarpuls abnehmbar
Atemfrequenz (f)	12—16/min
Atemvolumen (V_T)	450—500 ml
Atemminutenvolumen	6000—7200 ml/min
Alveoläre Ventilation ($\dot{V}_A$)	3800—4200 ml/min
Anatomischer Totraum ($V_{D\,nat}$)	unter 30% des Atemvolumens
Physiologischer Totraum ($V_{D_{phys}}$)	$V_{D\,nat}$
Vitalkapazität (VK)	4500—5200 ml
Forcierte Vitalkapazität (FVK)	über 70% der Vitalkapazität
Maximale exspiratorische Atemstoßstärke (MEAS)	über 400 ml
Maximale inspiratorische Atemstoßstärke (MIAS)	über 300 ml
Maximale Einatmungskraft (IF)	über 20 cm H_2O
Gesamtcompliance (C)	0,08—0,23 Liter/cm H_2O
Endexspiratorische Kohlendioxyd-Konzentration (C_{CO_2})	4,8—5,6 Vol.%
Alveolärer Sauerstoffdruck (P_{AO_2}) bei O_2-Atmung 100%	650—673 mm Hg
Arterieller Sauerstoffdruck (Pa_{O_2}) bei Luftatmung	80—105 mm Hg
Arterieller Sauerstoffdruck (Pa_{O_2}) bei O_2-Atmung 100%	610—670 mm Hg
Alveolo-arterielle Sauerstoffdruckdifferenz (AaD_{O_2})	10—60 mm Hg
Arterieller Sauerstoffgehalt (Ca_{O_2}) bei Luftatmung	18—21 ml/100 ml Blut
Arterieller Sauerstoffgehalt bei O_2-Atmung 100%	19,5—22,5 ml/100 ml Blut
Sauerstoffbindungsvermögen des Hämoglobins	1,34 ml O_2/g Hb
Gemischtvenöser Sauerstoffdruck ($P\bar{v}_{O_2}$) bei Luftatmung	35—40 mm Hg
Gemischtvenöser Sauerstoffgehalt ($C\bar{v}_{O_2}$) bei O_2-Atmung 100%	14,8—17,8 ml/100 ml Blut
Physiologischer Shunt ($\dot{Q}s$)	unter 5% des Herzzeitvolumens
Arterieller Kohlendioxydpartialdruck (Pa_{CO_2})	35—43 mm Hg
pH-Wert im arteriellen Blut (pHa)	7,35—7,45
Gemischtvenöser Kohlendioxydpartialdruck ($P\bar{v}_{CO_2}$)	41—46 mm Hg
Sauerstoffaufnahme (V_{O_2})	240—250 ml/min
Kohlendioxyd-Abgabe (V_{CO_2})	180—200 ml/min
Lactat/Pyruvat-Verhältnis im Blut	5, XL = 0

[a] Die Werte sind für gesunde Erwachsene angegeben, weitere Tabellen und Diagramme s. Bendixen et al.; Comroe et al.; Halmágyi et al.

paßte Gelegenheit der Diagnose und der Therapie zu werten, vorausgesetzt, daß der hypoxämische Zustand noch zu beheben ist.

Die Diagnose und die Überwachung, die in der Intensivtherapie eine Identität erlangten, sollen die Beantwortung aller thanatogenetisch wichtigen Fragen ermöglichen, da sie entscheidende therapeutische Konsequenzen haben. Die richtige Deutung der Einzelwerte setzt jedoch die Kenntnis ihrer physiologischen und pathophysiologischen Zusammenhänge voraus.

Bei der Interpretation der Einzelwerte muß man weiterhin berücksichtigen, daß unter pathologischen Verhältnissen der „Normalwert" nicht immer der adäquate Wert ist. Die für das Aufrechterhalten des Lebens entscheidenden Parameter sind fast immer Bilanzwerte. So darf z. B. ein erhöhter — nicht normaler — Standard-Bicarbonat-Wert nicht als therapiebedürftig angesehen werden, wenn dieser zur Kompensation einer respiratorischen Acidose im Interesse der Normalisierung des pH-Wertes besteht. Ganz im Gegenteil: solche Möglichkeiten einer Kompensation müssen therapeutisch genutzt werden. Dies bedeutet, daß man in der Intensivtherapie auch eine sinnvolle „Abnormalisierung" der einzelnen Einflußgrößen (z. B. Hypothermie,

Stoffwechselbilanz von Uhr bis Uhr

Nr.	Name:			Alter:		Größe:		Datum:		
	Lösung	Flüssigkeit in ml	Fett in g	Zucker in g	Alkohol in g	Stickstoff in g	Na+	Cl−	K+	Ca++
Einfuhr – i.v. Therapie										
Einfuhr – per os										
Gesamtmenge										
Oxydationswasser										
Ausfuhr – Urin										
Persp. ins. / Schweiß										
Stuhl										
Trachea / Speichel										
Kondenswasser										
Drainage / Fistel										
Erbrech. / Magens.										
Gesamtmenge										
Tagesbilanz (+/−)										

Fortl. Bilanz (+/−)						
Na+	mäq	Blut	ml	Ges. Cal.	Soll:	Cal
					Ist:	Cal
K+	mäq	Wasser	ml	Blut-Zufuhr:		ml
				Blut-Verlust:		ml
Ca++	mäq	Stickstoff	g	Tagestemperatur:		°C
Cl−	mäq	Gewicht	kg	Gewicht:		kg

Laboruntersuchung

Nr. / Bestandteil	Einheit	Blut / Serum Norm	Blut / Serum Befund	Urin Norm	Urin Befund
Natrium	mäq/l	135—145		100—180	
Chlorid	mäq/l	98—107		100—200	
Kalium	mäq/l	3,8—5,1		60—90	
Ery.-Kalium	mäq/l	81—107		—	
Calcium	mäq/l	4,4—5,2		0,4—15	
Osmolalität	mosm/kg	299—301		200—1200	
Ges. Eiweiß	g %	6,5—7,9		—	
Ges. Stickstoff	g/Tag	—		10—18	
α-Amino-N	g/Tag	—		0,4—0,8	
Rest-N	mg %	28—39		—	
Harnstoff	mg %	14—40		2000—3500	
Kreatinin	mg %	0,5—1,2		54—160	
Zucker	mg %	65—120		—	
Ketonkörper	mg %	0,3—0,9		1—3	
pH-Wert (art.)	-log d. H^+-Konz.	7,35—7,45		5—9	
pCO_2	mm Hg	35—43		Spez. Gew.:	
Stand.-Bic.	mäq/l	21,3—24,8		Bemerkungen:	
Bas.-Übersch.	mäq/l	± 2,3			
pO_2	mm Hg	85—98			
O_2-Sättig.	%	95—97			
Erythrocyt.	M/μl	4,5—5,0			
Hämoglobin	g %	13—16			
Hämatokrit	%	40—46			
MCHC	%	34			
MCV	μ^3	86			
Blut-Vol.	ml	5,5–7,5% d. Körp.-Gew.		Unterschrift	
Prothrombinz.	%	100			

Abb. 1. Intensivtherapie-Bilanzblatt

Hyperventilation, Hyperhämoglobinämie usw.) vorübergehend vornehmen muß, um die Bilanzwerte in für das Leben noch tragbaren Grenzen zu halten. Dies ist im Grunde genommen nichts anderes als z. B. eine Umgehungsanastomose, die in der Chirurgie oft praktiziert wird.

In diesem Sinne müssen nicht nur die Einzelwerte, sondern auch die gegebenen Konstellationen analysiert werden, um die möglichen Wege einer notwendigen therapeutischen Kompensation aufzuzeichnen. Hierdurch sind trotz vorläufig nicht behebbarer Störungen irreparable Schäden noch zu vermeiden.

Die zur Diagnose der Hypoxie notwendigen Parameter sind in der Tabelle 1 so angeordnet, daß hierdurch eine Charakterisierung der bestehenden Störungen in der Sauerstoffversorgung möglich ist (Bendixen et al.; Comroe et al.; Frey et al.; Grosse-Brockhoff; Halmágyi et al.; Thews, 1965). Alle diese Parameter können mit einfachen, am Krankenbett gut durchführbaren diagnostischen Maßnahmen erfaßt werden. Die wichtigen Normalwerte können aus Tabelle 2 entnommen werden.

Die Behebung von Störungen des Wasser-, Elektrolyt- und Säure-Basen-Haushaltes und die tägliche Überwachung der diesbezüglichen Bilanzen und Bilanzwerte geschieht mit Hilfe eines Stoffwechselbilanzblattes (Abb. 1).

Alle diese Kontrollgrößen müssen im Rahmen der Überwachung mit den laufenden therapeutischen Maßnahmen in eine zeitliche Beziehung gesetzt werden. Nur hierdurch ist eine rechtzeitige und sinnvolle Anpassung der Therapie zu erreichen, da die Intensivtherapie-Patienten sich in einem sehr labilen Zustand befinden, in dem schnelle Entgleisungen zu jeder Zeit möglich sind. Für diese Belange ist die genaue Führung eines Überwachungsbogens (Abb. 2) unerläßlich.

Die einzelnen Fragen, die man bei der Diagnose klären muß und bei der Überwachung immer wieder beantworten soll, sind — in der Reihenfolge der Dringlichkeit:

1. Sind klinische Zeichen einer Hypoxie, wie Cyanose, Tachy- oder Bradyarrhythmie, Hyper- oder Hypotonie, Dyspnoe, Verwirrtheit oder Bewußtlosigkeit vorhanden?

Institut für Anaesthesiologie der Universität Mainz

– Intensivtherapie –

Adressette: (Name, Vorname [bei verh. Frauen Mädchenname] Geb.-Datum)

Lauf. Diagnosen

Datum	Blatt Nr.

Durchschn. Tagestemp. °C	Gewicht kg

Ausfuhr / 24 Stunden		
	Urin / Spez. Gew.	ml / 10
	Perspiratio	ml
	Stuhl	g
	Trachealsekret	ml
	Kondenswasser	ml
	Drainage / Fistel	ml
	Magensaft	ml
	Blut für Labor	ml

Zeit:

Phys. Therapie	Absaugen												
	Beatmung mit Rubenbeutel												
	Inhalation												
	Vibrationsmassage												
	Bewegungsübungen												
	Umlagerung												
(Be-) Atmung	Druck + / –												
	Luft / O_2 l/min												
	Volumen l/min												
	Frequenz /min												
	Respirator:												

Blutdruck ∨ | ∧

Pulsfrequenz ●

220 200 180 160 140 120 100 80 60 40

Zentr. Venendruck (cm H_2O)

Temperatur rectal °C													
Relax.													
Sedativa													
Sonst. Medikamente													
Infusionen													
Sonde													
Ausfuhr													

Abb. 2. Intensivtherapie-Überwachungsbogen

2. Wie hoch sind die systolischen und diastolischen Blutdruckwerte?
3. Wie hoch ist die Atemfrequenz?
4. Wie groß ist das Atemhubvolumen?
5. Ist die alveoläre Ventilation adäquat?
6. Ist der arterielle Sauerstoffpartialdruck unter Luftatmung und unter Gabe von 100% Sauerstoff adäquat?
7. Wie hoch ist der Sauerstoffgehalt des arteriellen Blutes?
8. Ist der gemischt-venöse Sauerstoffgehalt und Sauerstoffpartialdruck oberhalb der kritischen Grenze?
9. Ist die zirkulierende Blutmenge adäquat?
10. Ist das Herzzeitvolumen adäquat?
11. Wie hoch ist der zentralvenöse Druck?
12. Besteht eine Zentralisation des Kreislaufes?
13. Welche Veränderungen zeigt das EKG?
14. Welche Störungen des Säure-Basen-Haushaltes liegen vor?
15. Ist eine Hyper- oder Hypokaliämie vorhanden?
16. Sind anderweitige Störungen des Wasser-Elektrolythaushaltes einschließlich Nierenfunktion zu registrieren?
17. Ist die alveolo-arterielle Sauerstoffdruckdifferenz unter Gabe von 100% Sauerstoff erhöht?
18. Ist die Sauerstoffaufnahme erhöht?
19. Ist eine kardiale Kompensation bei einer arteriellen Hypoxämie vorhanden?
20. Ist der physiologische Totraum vergrößert?
21. Besteht eine restriktive oder obstruktive Ventilationsstörung?
22. Ist die ventilatorische Leistungsreserve ausreichend?
23. Was zeigt die Thoraxübersichtsaufnahme?
24. Wie hoch ist die Körperkerntemperatur?
25. Wie verhalten sich die Reflexe und das EEG?
26. Welche mechanischen oder chemisch-toxischen Noxen und welche Zweitkrankheiten sind für die bestehenden Störungen der Homoiostase von ätiologischer Bedeutung?
27. Welchen Verlauf nimmt die Grundkrankheit?

Diese Zusammenstellung in der Reihenfolge der Dringlichkeit geschieht lediglich unter Berücksichtigung der klinischen Gegebenheiten. Sie darf nicht als eine Reihenfolge der Wichtigkeit gedeutet werden. Alle hier aufgeführten Fragen sind gleich wichtig und müssen für die exakte Diagnose und adäquate Therapie beantwortet werden.

Tabelle 3. *Geräte. Diagnose und Überwachung*

Kreislauffunktion — diagnostische Geräte:
Stethoskop
Blutdruckmeßgerät für unblutige Messung (nicht automatisch)
EKG-Gerät
Phonokardiograph
Herzzeitvolumenmeßgerät (Farbstoffverdünnungsmethode oder Thermodilutionsmethode) mit Digitalanzeige
Venotonometer nach PFRIMMER
Thoraxschubleere nach BURRI

Atemfunktion — diagnostische Geräte:
Whright-Spirometer
Whright-Peak-Flowmeter
Supersyringe nach JANNEY
Douglas-Sack
Uras-M
Rückatmungsbeutel zur Messung des gemischtvenösen CO_2-Druckes
Vitalor oder Vitalograph
Manometer zur Messung der maximalen inspiratorischen Einatmungskraft
Bronchoskop
transportables Röntgengerät

Überwachungssystem mit:
Kardioskop (mindestens 13 cm ⌀) — EKG-Kurve
Anzeigeinstrument für
  Atemfrequenz (Abnahme durch Thermistor)
  Atemfrequenz (Abnahme mechanisch)
  Pulsfrequenz (zentraler und peripherer Puls)
  Temperatur (eventuell zweimal)
Geräte zur blutigen Druckmessung (arterieller und zentralvenöser Druck; nach dem Arbeitsprinzip von GRANDJEAN)
Alarmsystem für die Überwachungsgrößen an Patient und Beatmungsgeräten mit Rückmeldung (optisch und akustisch)
EEG-Gerät
Ophthalmoskop

Notfall-Labor:
Blutgasanalyse-Gerät
Scholander
Oxymeter
Flammenphotometer
Chloridmeter
Osmometer
Photometer
Ery-, Leuko- und Thrombocytenzählgerät (automatisch oder Mikroskop)
Hämatokritmeßgerät (Zentrifuge oder elektronisch)
Blutvolumenmeßgerät
Einrichtung für Elektrophorese
Thrombelastograph und weitere Einrichtung zur Ermittlung des Gerinnungsstatus
Zusatzeinrichtung:
  Kühlschrank, Trockenschrank, Zentrifuge, Thermostat usw.

Derart eingehende Analysen der einzelnen Parameter der Homoiostase und die kontinuierliche Kontrolle der klinischen Meßgrößen, wie Atemfrequenz, EKG, Blutdruck, Puls und Temperatur können nur mit Hilfe der modernen Laboratoriums- und Überwachungsgeräte — die in Tabelle 3 zusammengestellt sind — durchgeführt werden (AHNEFELD et al., 1968; AHNEFELD u. HALMÁGYI, 1966; ALLGÖWER u. BURRI; ALLGÖWER et al.; BENDIXEN et al.; BURRI, 1967, 1968; BUSHART u. RITTMEYER, 1966; DEMMEL u. HENSCHEL; GIGON et al.; GRUBER, 1967; HALMÁGYI et al.; IBE; LAWIN, 1968; LEHMANN; NEUMANN u. BOEDER; SCHÖLMERICH).

Die Bedeutung, die heute den elektronischen Überwachungsgeräten zukommt, darf jedoch nicht überbewertet werden. Sie geben Auskunft über die klinischen Meßgrößen, die lediglich eine globale Aussagekraft haben. Ihre pathologischen Veränderungen können ebenso Folgen wie Ursache einer Hypoxie sein. Diese Meßgrößen können auch noch zu einem Zeitpunkt unverändert bleiben, zu dem bereits irreparable hypoxämische Schädigungen, insbesondere im Gehirn, aufgetreten sind. Aus diesen Überlegungen heraus ist es grundsätzlich falsch, diese Geräte als Alarmanlagen einzusetzen, unter der Annahme, daß sie andere wichtige diagnostische Maßnahmen ersetzen oder sogar an die Stelle der Schwester oder des Arztes treten können. *Die Intensivtherapiestation ist keine Alarmstation, die lediglich auf die Wiederbelebung ausgerichtet ist.*

Die Wiederbelebungsmaßnahmen sind integrierender Bestandteil der Intensivtherapie. Sie dürften jedoch dann selten erforderlich sein, wenn die Diagnose und Überwachung in engem Zusammenhang mit einer sinnvollen Kombination der einzelnen therapeutischen Maßnahmen zur Anwendung kommen.

Literatur s. am Schluß des Beitrags „Infusionstherapie", S. 901.

3. Infusionstherapie

M. HALMÁGYI

Zahlreiche therapeutische Probleme werden im Rahmen der Intensivtherapie durch intravenöse Verabreichung von Infusionen gelöst. Die einzelnen Aufgabengebiete der Infusionstherapie können wie folgt gruppiert werden:

1. Die sofortige Wiederherstellung der Funktion des Kreislaufes durch Normalisierung des zirkulierenden Plasmavolumens mit Volumenersatzlösungen und durch Aufrechterhaltung einer ausreichenden Sauerstoffkapazität des Blutes mit erythrocytenhaltigen Lösungen.

2. Die Stabilisierung des zirkulierenden Blutvolumens durch Normalisierung des Bestandes und der Bestandteile des extracellulären Raumes mit elektrolythaltigen Ersatzlösungen.

3. Die Korrektur der Störungen des Säure-Basen-Haushaltes mit alkalisierenden oder ansäuernden Lösungen.

4. Die Behebung evtl. vorhandener Mikrozirkulationsstörungen mit Hilfe der rheologisch aktiven Lösungen.

5. Die Vorbeugung einer ischämischen Nekrose der Nierentubuli durch Aufrechterhaltung einer kontinuierlichen osmotischen Diurese und die Herabsetzung eines erhöhten intracranialen Druckes mit Hilfe von hypertonen kristalloiden Lösungen.

6. Die Wiederherstellung und Aufrechterhaltung des Bestandes und der Bestandteile aller Flüssigkeitsräume des menschlichen Organismus mit Hilfe der intravenösen Ernährung.

a) Verabreichung von erythrocytenhaltigen Lösungen

Die Verabreichung von erythrocytenhaltigen Lösungen wie Blutkonserven, Erythrocytenkonzentraten und gewaschenen Erythrocyten soll wegen des hohen Hepatitisrisikos und der antigenen Eigenschaften der Erythrocyten nur unter strenger Indikation erfolgen. Die Gesamtmorbidität der Serumhepatitis beträgt laut Literatur (GRUBER) 10—29% mit einer Mortalitätsrate von 0,9—1‰. Die Infusion von erythrocytenhaltigen Lösungen ist dann unbedingt erforderlich, wenn

a) ein akuter Blutverlust auftritt, der ca. 15% der zirkulierenden Blutmenge überschreitet. Diese Menge entspricht etwa 1,5% des Körpergewichtes, d. h. etwa 900 ml bei Erwachsenen und 25 ml bei Frühgeborenen;

b) Austauschtransfusionen durchgeführt werden müssen;

c) eine Anämie mit Hämoglobinkonzentration unter ca. 10 g% vorliegt, vorausgesetzt, daß keine zusätzliche Störung des Sauerstoffbindungsvermögens des Hämoglobins vorhanden ist und keine weiteren Blutverluste zu erwarten sind.

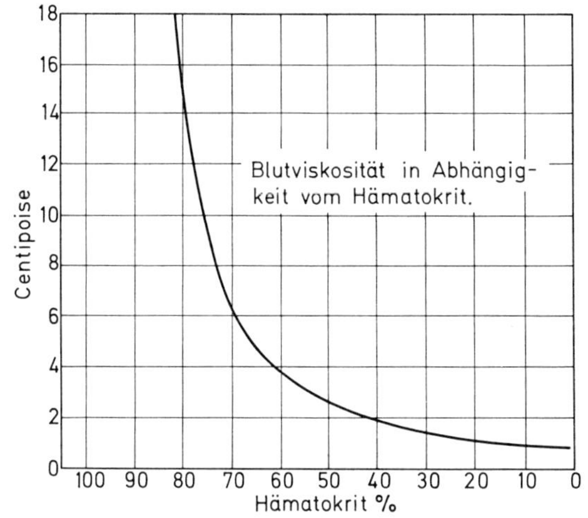

Abb. 1. Blutviscosität in Abhängigkeit vom Hämatokritwert

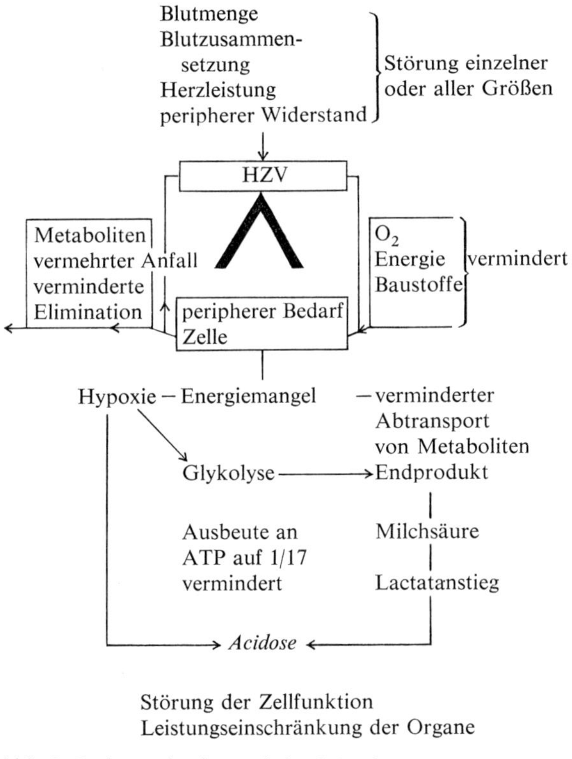

Abb. 2. Pathomechanismen beim Schock

In der Intensivtherapie muß man jedoch auch noch daran denken, daß eine Abnahme des Herzzeitvolumens mit einer Herabsetzung der Sauerstofftransportkapazität des Blutes verbunden ist. Eine hierdurch entstandene Störung der Sauerstoffversorgung der Gewebe kann man auch durch eine völlige Normalisierung der Hämoglobinkonzentration im Blut beheben. Eine Erhöhung der Hämoglobinkonzentration im Blut auf übernormale Werte ist therapeutisch nur dann sinnvoll, wenn hierdurch der Hämatokritwert nicht wesentlich erhöht wird. Die Erhöhung des Hämatokritwertes, insbesondere bei einem verlangsamten Blutfluß, ist mit einem Anstieg der Blutviscosität verbunden (Abb. 1). Es kann hierbei durch eine Mehrbelastung zum Herzversagen kommen.

b) Normalisierung des zirkulierenden Plasmavolumens

Die Normalisierung des zirkulierenden Plasmavolumens berührt im wesentlichen die Probleme der Schockbehandlung. Im Schock ist die Relation zwischen Herzzeitvolumen und peripherem Bedarf gestört. Es treten durch Einschränkung der Durchblutung der Gewebe Hypoxie und Energiemangel sowie ein verminderter Abtransport von Metaboliten auf, die zur komplexen Dysregulation und infolge Funktionseinschränkung der Organe zu Störungen der Gesamthomoiostase führen (Abb. 2). Die Normalisierung des zirkulierenden Blutvolumens durch Auffüllung des Plasmaraumes soll frühzeitig erfolgen, um weitere Störungen der Homoiostase zu vermeiden (AHNEFELD et al.; DUESBERG u. SCHROEDER; FINE; LILLEHEI).

Tabelle 1. *Kontrollgrößen bei der intravasalen Volumensubstitution*

Parameter	Anzustrebender Zustand
Blutdruck	über 100 mm Hg
Pulszahl/min	unter 100 Schläge/min
Zentraler Venendruck	5—15 cm H_2O
Urinausscheidung	über 30 ml/Std
Füllungszustand der Venen	normal
Beschaffenheit der Haut	gut durchblutet, warm und trocken
Überdosierung	zentraler Venendruck über 20 cm H_2O
Unterdosierung	Harnmenge unter 30 ml pro Stunde

Die klinischen Kriterien für die Steuerung der Infusion kolloidaler Lösungen sind in der Tabelle 1 zusammengestellt.

Gleichzeitig muß betont werden, daß der Kreislauf bei „fixierter Zentralisation“ nicht allein anhand des Blutdruckes beurteilt werden darf. Die Kreislaufzentralisation, der man nach länger bestehendem Schock begegnet und die durch Flüssigkeitszufuhr allein nicht beseitigt wird, diagnostiziert man aus:

1. der Diskrepanz zwischen Kreislaufverhalten und Infusionsmenge,

2. dem Anstieg der Körperkerntemperatur bei kühler Peripherie und schlechter peripherer Zirkulation,

3. dem Verhalten der Nierenfunktion.

Zur Therapie hat sich die Infusion von Panthesin-Hydergin (4—5 Amp./100 ml Flüssigkeit) bei Regulierung der Tropfgeschwindigkeit nach Wirkung bewährt. Blutdrucksenkung, Verbreiterung der Amplitude, Verbesserung der peripheren Durchblutung (Erwärmung der Acren), Zunahme der Urinausscheidung sind Zeichen, die eine exakte Dosierung bei sorgfältiger Überwachung ermöglichen (AHNEFELD et al.; KIRCHNER; NICKERSON) (s. auch Kap. „Schock", S. 503).

Als Volumenersatzmittel zur Normalisierung des zirkulierenden Plasmavolumens können Plasmaprotein- und Humanalbuminlösungen Verwendung finden. Sie stehen jedoch oft nicht in ausreichenden Mengen zu diesem Zwecke zur Verfügung, daher sollte man auch in der Intensivtherapie auf die kristalloiden Lösungen mit künstlichen Kolloiden zurückgreifen. Heute sind nur die dextran- und gelatinehaltigen Lösungen für den Ersatz des intravasalen Volumens geeignet. Die polyvinylpyrrolidonhaltigen Lösungen haben nicht die erforderliche intravasale Volumenwirkung, da das mittlere Molekulargewicht wegen der Gefahr der Speicherung reduziert wurde (s. auch S. 411).

Frischplasma, gelagertes Poolplasma, lyophylisiertes Trockenplasma und alle Serumeiweißpräparate — mit Ausnahme der Plasmaproteinlösung und der Humanalbuminlösung — sind ebenfalls in gleichem Maße wie die erythrocytenhaltigen Blutderivate mit Hepatitisrisiken belastet, daher sollen sie nicht als Volumenersatzmittel infundiert werden. Sie kommen nur dann zur Anwendung, wenn hämostatische oder immunologische Störungen es erfordern.

Die Infusion der *rheologisch aktiven*, d. h. viscositätsvermindernden, hochprozentigen niedermolekularen *Dextranlösung* kommt dann zur Anwendung, wenn nach einer erfolgreichen Volumensubstitution eine Störung der Mikrozirkulation fortbesteht. Die Verabreichung dieser Lösung muß langsam erfolgen und die Dosierung darf die Grenze von 1,5 g/kg Körpergewicht/24 Std nicht überschreiten. Es sei an dieser Stelle ausdrücklich festgestellt, daß diese Lösung kein Volumenersatzmittel ist, sie soll nur bei sonst gut hydrierten Patienten sozusagen als Medikament zur Anwendung kommen (AHNEFELD et al.; GELIN; SCHNEIDER).

c) Normalisierung des extracellulären Raumes

Die Normalisierung des Volumens und der Bestandteile des extracellulären Raumes setzt eine eingehende Analyse der evtl. bestehenden Störungen voraus. Die hierfür erforderlichen diagnostischen Maßnahmen sind in dem Kapitel „Wasser- und Elektrolythaushalt" beschrieben (s. S. 73). Die Therapie der bestehenden Störungen erfolgt mit Hilfe der elektrolythaltigen Ersatzlösungen. Diese Lösungen sind in Form von reinen Elektrolytlösungen oder als Mischpräparate (Elektrolyte und Zucker wie Glucose und Lävulose bzw. Zuckeralkohole wie Sorbit und Xylit) vorhanden. Abhängig von ihrer Elektrolytzusammensetzung werden sie als sog. „Basislösungen", „Halbelektrolytlösungen" und „normotone Elektrolytlösungen" bezeichnet.

Basislösungen sind Elektrolytlösungen, die den angeblichen „Basisbedarf" des traumatisierten Patienten an Elektrolyten decken, wenn sie entsprechend dem Verlust an Wasser infundiert werden.

Die Halbelektrolytlösungen weisen eine Konzentration an Elektrolyten auf, die der Hälfte der Elektrolytkonzentration der extracellulären Flüssigkeit entspricht. Sie sind durch ihren zusätzlichen Gehalt an Kohlehydraten meistens hyperton.

Die meisten normotonen Elektrolytlösungen entsprechen in ihrer Ionen-Zusammensetzung und -Konzentration denen der extracellulären Flüssigkeit.

Gleichgültig, welche der elektrolythaltigen Ersatzlösungen zur Therapie einer bestehenden Störung des Wasser- und Natriumhaushaltes herangezogen wird, muß man stets bedenken, daß in der überwiegenden Zahl der Fälle keine der Fertiglösungen eine adäquate Elektrolytzusammensetzung aufweist. So muß man mit Hilfe der sog. Elektrolytkonzentrate die Zusammensetzung der Fertiglösung entsprechend den jeweiligen Erfordernissen von Fall zu Fall ändern. Abgesehen von einer inadäquaten Natriumkonzentration enthalten die Fertiglösungen überwiegend zuviel alkalisierende Ionen (Lactat, Acetat, Malat). Diese Kombination bringt die Gefahr der metabolischen Alkalose mit sich.

Noch weniger kann die routinemäßige Verabreichung der sog. physiologischen Kochsalzlösung und derjenigen Fertiglösungen empfohlen werden, die als „Nierenstarter" oder als Ersatzlösungen für Sonderverluste (Magensaft, Galle, Darmsekrete) angepriesen werden.

Die 0,9%ige Natriumchlorid-Lösung hat bekanntlich zuviel Chlorid-Ionen.

Die alkalisierenden „Nierenstarter-Lösungen" sind insbesondere in der posttraumatischen Phase gefährlich, da sie wegen des hohen Anteils an freiem Wasser die intracelluläre Ödembildung begünstigen.

Die gleichen Körpersäfte weisen bei verschiedenen Patienten unterschiedliche Elektrolytkonzentrationen auf. Daher können sie nicht durch dem Wasserverlust äquivalente Mengen Fertiglösungen ersetzt werden.

In diesem Sinne sollen die diagnostizierten Störungen des Wasser-Elektrolyt-Haushaltes durch eine gezielte Infusionstherapie behoben werden. Nur hierdurch sind zusätzliche iatrogene Störungen vermeidbar (BAUR; HALMÁGYI).

Die adäquate Substitution der extracellulären Flüssigkeit ist posttraumatisch nicht ganz einfach. In den letzten Jahren haben insbesondere amerikanische Autoren darauf hingewiesen, daß die Zufuhr von Ringerlactatlösung die posttraumatisch-postoperative Oligurie und Natriumretention verhindert. Die Substitution der nach Traumatisierung „sequestrierten" extracellulären Flüssigkeit und die Substitution für die Expansion des funktionellen extracellulären Raumes sorgen offensichtlich für ein normales Plasmavolumen und damit für eine adäquate Nierendurchblutung (BUCHBORN u. EIGLER; TETZLAFF). Diese Tatsache weist darauf hin, daß für klinische Belange die Normalgrößen nicht immer adäquat sind.

d) Infusionstherapie mit alkalisierenden oder ansäuernden Lösungen

Die Infusionstherapie mit alkalisierenden oder ansäuernden Lösungen wird nicht nur zur Behebung der metabolischen Störungen des Säure-Basen-Haushaltes durchgeführt. Diese Lösungen müssen ebenfalls bei nicht behebbaren respiratorischen Störungen des Säure-Basen-Haushaltes im Interesse der Bewahrung der Elektronenneutralität infundiert werden, falls durch körpereigene Regulationsmechanismen keine ausreichende metabolische Kompensation der respiratorischen Störungen vorliegt. Darüber hinaus kann durch schnelle Infusion der Puffersubstanz THAM der CO_2-Partialdruck im Blut kurzfristig gesenkt werden (ZIMMERMANN).

Zur Differentialdiagnose der Störungen des Säure-Basen-Haushaltes ist die Bestimmung des CO_2-Bindungsvermögens, d.h. der sog. Alkalireserve, nicht ausreichend.

Die chemische Reaktionslage des extracellulären Raumes im menschlichen Organismus ist in erster Linie von der Reaktionsfähigkeit des Bicarbonat-Kohlensäure-Puffersystems abhängig. Die Fähigkeit dieses Systems, die Elektronenneutralität zu bewahren, beruht auf der Flüchtigkeit der schwachen Säure. Damit können Störungen des Säure-Basen-Haushaltes auch durch Störungen der Lungen- bzw. Atemfunktion verursacht werden. Eine Differenzierung, ob die Entgleisung im Säure-Basen-Haushalt durch eine Störung der Lungenfunktion (respiratorische Acidose oder Alkalose) oder durch eine Imbalance zwischen fixen Säuren und Basen (metabolische Acidose oder Alkalose) verursacht wurde, kann nur durch die gleichzeitige Bestimmung des pH-Wertes, des PCO_2-Wertes (Anzeige für respiratorische Veränderungen) und des Standardbicarbonatwertes (Anzeige für nicht respiratorische bzw. für metabolische Veränderungen) erfolgen. Diese Differenzierung ist heute durch die Anwendung der blutgasanalytischen Untersuchungen möglich (s. auch Kap. „Säure-Basen-Haushalt", S. 83). sowie „Die Lungenfunktionsdiagnostik", S. 183).

Zur Behebung einer metabolischen Acidose oder zur Kompensation einer respiratorischen Acidose werden alkalisierende Substanzen wie Natriumbicarbonat, -lactat, -acetat oder -malat bzw. die Puffersubstanz THAM infundiert.

Die Anwendung lactathaltiger Lösungen bei bestehender Hypoxie ist nicht sinnvoll, da hier ein Lactatstau besteht (HUCKABEE). Die Anwendung von THAM ist insoweit ein zweischneidiges Schwert, da die schnelle Infusion größerer Mengen zu einem Atemstillstand führen kann. Diese Puffersubstanz kann jedoch bei gleichzeitiger künstlicher Beatmung ohne Bedenken infundiert werden.

Die Dosierung einer alkalisierenden Lösung erfolgt nach dem Basenüberschuß entsprechend der Formel:

Basenüberschuß $\times$ 0,3 $\times$ kg Körpergewicht =
ml molare Lösung, die infundiert werden soll.

Für die Berechnung der erforderlichen Menge THAM läßt man den Faktor 0,3 außer acht, da diese Substanz in einer 0,3molaren Lösung vorliegt (GOLDBERGER; ZIMMERMANN).

Die Anwendung der Formel setzt allerdings ein normales extracelluläres Volumen voraus.

Zur Behebung einer metabolischen Alkalose oder zur Kompensation einer nicht behebbaren respiratorischen Alkalose werden ansäuernde Infusionslösungen herangezogen.

Die metabolische Alkalose entsteht bei Intensivtherapiepatienten am häufigsten durch Absaugen von großen Mengen an Magensaft. Normalerweise wird in den Belegzellen der Magenschleimhaut aus CO_2 und H_2O mit Hilfe der Carboanhydrase Kohlensäure gebildet. Die Kohlensäure dissoziiert in die Hydrogen- und Bicarbonationen. Während das Hydrogenion in das Magenlumen hineintritt und mit Chlor Salzsäure bildet, kehrt das Bicarbonation in das Blut zurück (Abb. 3).

Auf dem gleichen Wege wird das Bicarbonation und das Hydrogenion im Darm produziert. Hier wird jedoch das HCO_3^- in das Lumen abgegeben und das Hydrogenion in das Blut zurückgeführt. Somit wird die Elektronenneutralität des Blutes bewahrt (Davies, Demling u. Zach; Halmágyi et al.; Heinz; Konrad u. Schmitz).

Durch das Absaugen von Magensaft gehen H-, K- und Cl-Ionen verloren. Infolge dieser Verluste wird das Bicarbonat, das durch spätere Resorption des alkalischen Dünndarmsaftes ins Blut zurückkehrt, nicht mehr neutralisiert und das Bicarbonat-Kohlendioxyd-Verhältnis verschoben. Es entsteht eine metabolische Alkalose, eine Hypochlorämie und eine Hypokaliämie. Letztere wird durch Nahrungskarenz und durch die vermehrte Kaliumausscheidung in der posttraumatischen Phase noch verstärkt.

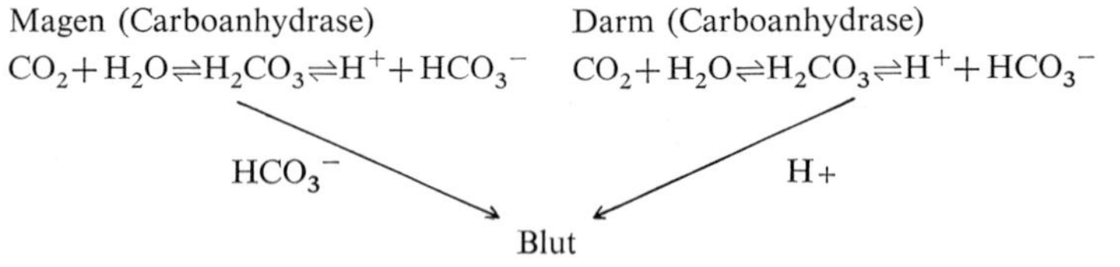

Abb. 3. Schematische Darstellung der Kohlensäurebildung im Magen und Darm und der Rückresorption von H^+- und HCO_3^--Ionen

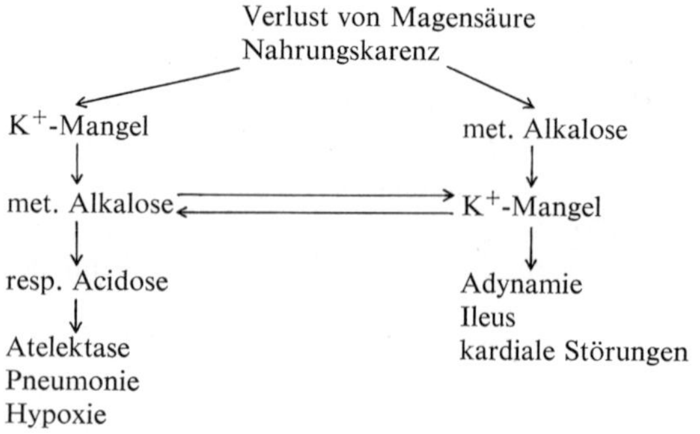

Abb. 4. Metabolische Störungen durch Absaugen des Magensaftes bei operierten Patienten

Die Hypokaliämie verstärkt die metabolische Alkalose, wie die metabolische Alkalose die Hypokaliämie verstärkt (Abb. 4). Diese Wechselwirkung geschieht auf folgendem Wege: Einerseits treten bei intracellulärem Kaliumverlust Natrium- und Hydrogenionen in die Zelle ein, um das Kaliumion zu ersetzen. Für 3 Kaliumionen gehen nur 2 Natriumionen und 1 H-Ion in die Zelle (Goldberger, Hollander, Wolf u. Wolf).

Dieser Austausch findet auch in den Tubuluszellen der Niere statt. Somit verliert die Tubuluszelle die Fähigkeit, gegenüber den H-Ionen K-Ionen auszutauschen. Das Ergebnis ist ein zusätzlicher H-Ionen-Verlust durch den Urin.

Andererseits wird K^+ bei der Alkalose aus dem extracellulären Raum in das Zellinnere verschoben. Dieser Vorgang ist mit dem Austritt von H-Ionen aus der Zelle verbunden. Das Resultat ist die Verminderung der extracellulären Kalium-Ionen-Konzentration.

Die Folgen der metabolischen Alkalose sind abhängig davon, ob eine kompensatorische respiratorische Acidose entsteht oder nicht. Die Gefahr dieser Kompensation liegt in einer Hypoxämie, die durch Atelektasenbildung und evtl. durch eine Pneumonie noch verstärkt wird (Ahnefeld et al.; Baur; Halmágyi).

Zur Ansäuerung der Körperflüssigkeiten kann man heute Ammoniumchlorid nicht mehr empfehlen, da es hierdurch zu einer Ammoniakvergiftung kommen kann. Diese Gefahr ist insbesondere bei Kindern zu groß.

Die Verwendung von Natrium- oder Kaliumchloridlösungen erlaubt oft keine adäquate Therapie der bestehenden Störung des Säure-Basen-Haushaltes bzw. führt zu einer zu hohen Dosierung der beiden Kationen (K^+, Na^+).

Die Verwendung von l-Lysinhydrochlorid und l-Argininhydrochlorid hat sich in letzter Zeit für die Ansäuerung der Körperflüssigkeiten gut bewährt. Die Dosierung dieser Substanzen erfolgt ebenfalls entsprechend dem jeweiligen Wert des Basenüberschusses.

Man muß weiterhin beachten, daß eine hypokaliämische metabolische Alkalose nur unter gleichzeitiger Zufuhr von Kaliumionen ausgeglichen werden kann.

e) Infusionstherapie mit hypertonen kristalloiden Lösungen

Der gegenwärtige Wert der Infusionstherapie mit hypertonen kristalloiden Lösungen wie Sorbit- und Mannitlösungen für die Behandlung der beginnenden Niereninsuffizienz ergibt sich aus zwei physiologischen Tatsachen:

1. Aus dem Umstand, daß die Aufrechterhaltung einer kontinuierlichen osmotischen Diurese eine Schutzwirkung hat, wenn Gefahr einer ischämischen Nekrose der Nierentubuli besteht. Diese könnte aus dem Effekt einer ischämischen Schädigung und einer Pigmentbelastung resultieren.

2. Aus dem Umstand, daß es bei der postoperativen und posttraumatischen Nierenhemmung unter dem Einfluß von Aldosteron und antidiuretischem Hormon möglich ist, ein großes Harnvolumen zu erreichen.

Am wenigsten gefährlich und gleichzeitig am wirksamsten kann für diese Belange die hochprozentige Mannitlösung angewendet werden. Es liegt eine zunehmende Zahl von Beweisen vor, daß Mannit im Gegensatz zu Sorbit eine Vermehrung der Nierendurchblutung bewirkt. Abhängig von dem therapeutischen Zweck sollte die Mannitlösung in zwei Konzentrationen und Dosierungen verabreicht werden. Prophylaktisch ist die langsame intravenöse Gabe der 10%igen Lösung in Mengen von 1000—2000 ml anzuraten. In dieser Form ist die Mannitlösung z. B. bei einer durch Spülflüssigkeit verursachten Hämolyse bei Prostataoperationen zweckmäßig oder bei Hämolyse, die durch die Herz-Lungen-Maschine verursacht ist. Andererseits wird man bei Oligurie zur Erhöhung der renalen Durchblutung eine Stoßdosis von 250 ml einer 20%igen Mannitlösung in 20—30 min geben. Im hohen Alter ist jedoch wegen einer vorübergehenden Überladung des Kreislaufes Vorsicht geboten (HALMÁGYI; MOORE).

Unter den therapeutischen Maßnahmen zur Behandlung des akuten Gehirnödems jeglicher Genese zeigt auch heute noch die Osmotherapie den überzeugendsten Effekt. Jegliche Art der akuten Hypoxie oder Anoxie führt durch die Schädigung der Capillarmembran auch zum Gehirnödem. Der so gesteigerte intracraniale Druck bewirkt eine zusätzliche Einschränkung der Gesamtdurchblutung des Gehirns. Von dem Grad und der Zeitdauer einer Hypoxie hängt es ab, ob reversible Funktionsstörungen oder irreversible Schäden im Gehirn auftreten. Daher ist die Anwendung der hypertonen Lösung zur künstlichen Durchbrechung der Isotonie des Blutes oder der Gewebe mit dem Ziel, die bei der Rückregulation zwangsläufig einsetzende Wasserbewegung therapeutisch auszunutzen, ein wesentlicher Bestandteil der Therapie bei hypoxiegeschädigten Patienten. Für diese Belange hat sich am besten die hochprozentige Sorbitlösung bewährt. Es werden 250 ml der 40%igen Sorbitlösung innerhalb von 30 min infundiert, um einen maximalen Entwässerungseffekt des Gehirns zu erzielen. Da in den ersten 3 Tagen nach einer hypoxämischen Schädigung das Gehirnödem mit Abklingen der therapeutischen Wirkung der Sorbitlösung immer wieder entstehen kann, sollte man die Infusion in 6—8stündigen Abständen wiederholen. Eine Ergänzung dieser Therapie mit der sorbithaltigen rheologisch aktiven niedermolekularen Dextranlösung hat sich ebenfalls als sinnvoll erwiesen, es sollten jedoch hiervon nicht mehr als etwa 250 ml des Kombinationspräparates pro Tag infundiert werden.

Die erwünschten therapeutischen Wirkungen der Osmotherapie, wie Verbesserung der Nierendurchblutung bzw. das Aufrechterhalten einer kontinuierlichen Diurese und die Verminderung eines erhöhten intrakraniellen Druckes stellen nur die eine Seite der Osmotherapie dar. Man muß dabei ihre unerwünschten Nebenwirkungen berücksichtigen. Es werden nämlich in großen Mengen nicht nur Wasser, sondern auch Natrium, Kalium und Chlor ausgeschieden. Nach Abnahme der osmotischen Wirksamkeit der infundierten Substanzen verringert sich das zirkulierende Plasmavolumen. Den hierdurch ausgelösten Störungen des Wasser-Elektrolythaushaltes und der Zirkulation muß man durch einen adäquaten Ersatz mit Wasser und Elektrolyten begegnen (HALMÁGYI).

f) Intravenöse Ernährung

Im Interesse der ausgedehnten pflegerischen Maßnahmen, die bei Intensivtherapiepatienten — insbesondere bei den relaxierten Patienten — erforderlich sind, kann *die Ernährung* wegen der Gefahr einer Aspiration peroral oder per sondam nicht oder nicht in ausreichendem Maße durchgeführt werden.

Die Unterlassung einer ausreichenden Ernährung bei diesen Patienten führt jedoch zu einer wesentlichen Schwächung der allgemeinen Abwehrlage des Organismus, es treten folgenschwere Infektionen auf.

Die Immobilisation durch Muskelrelaxantien bei gleichzeitigem Hunger verursacht ebenfalls regelmäßig einen hochgradigen Muskelschwund. Die Patienten werden „Haut und Knochen". Diese Muskelatrophie verhindert die rechtzeitige Mobilisation des Patienten in der Rekonvaleszenz. Es ist sogar oft der Fall, daß infolge der Schwäche der Atemmuskulatur und Atemhilfsmuskulatur die schwache Spontanatmung des Patienten sehr lange unterstützt werden muß. Eine Gefährdung durch sekundäre Pneumonien ist dann sehr groß.

Aus diesen Gründen ist die Durchführung einer intravenösen Ernährung unerläßlich. Sie muß aber in jedem Falle gezielt durchgeführt werden (s. auch Kap. „Diagnostik und Überwachung", S. 887). Diese Feststellung bezieht sich nicht nur auf die Verabreichung von Wasser und Elektrolyten, sondern auch auf die der eiweiß- und calorienspendenden Substanzen sowie der Vitamine.

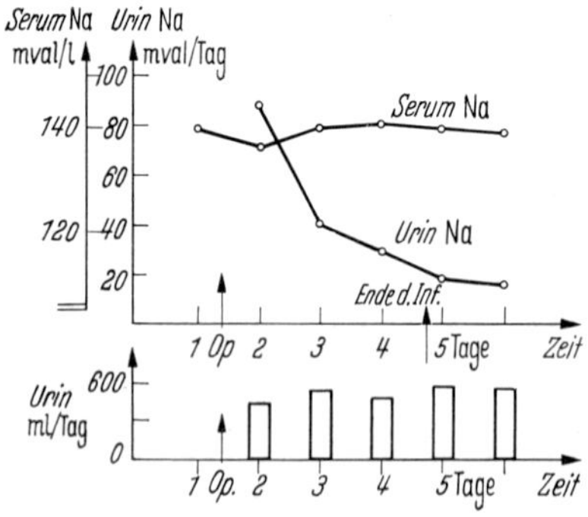

Abb. 5. Intra- und postoperative Veränderungen des Wasser- und Natriumhaushaltes (30 Fälle)

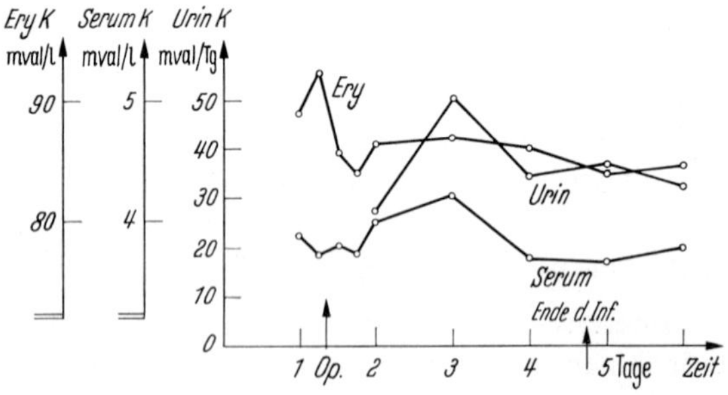

Abb. 6. Postoperative Störungen des Kaliumstoffwechsels (10 Fälle)

Die charakteristischen pathophysiologischen Vorgänge, denen traumatisierte Patienten zwangsläufig unterworfen sind, haben einen wesentlichen Einfluß auf die Dosierung und auf die Auswahl der einzelnen Substanzen. Diese Störungen sind in der Literatur unter der Bezeichnung „posttraumatisches Syndrom" zusammengefaßt (Frey et al.; Halmágyi; Heftner).

Unter dem *posttraumatischen Syndrom* verstehen wir:

1. Eine Einschränkung der Urinausscheidung und der Konzentrationsfähigkeit der Niere. Nach einer kurzfristigen hohen Natriumausscheidung kommt es zu einer Natriumretention mit subnormalen Serumnatriumwerten (Abb. 5) und Erhöhung des extracellulären Wassers.

2. Ein Freiwerden von Kalium mit hoher Kaliumausscheidung bei normalen oder subnormalen Serumkaliumwerten und herabgesetzter Erythrocytenkaliumkonzentration (Abb. 6).

3. Störungen der Glucoseverwertung.

4. Eine ketogene Stoffwechsellage, begleitet von einer metabolischen Acidose, die durch eine respiratorische Alkalose kompensiert wird.

Es liegt nahe, diese Veränderungen der Homoiostase mit der Stress-Reaktion in Zusammenhang zu bringen (Bücherl et al.). Hierbei ist die Aktivierung

des sympathico-adrenalen Systems mit vermehrter Ausschüttung von Katecholaminen,

des Vorderlappen-Nebennierenrinden-Systems mit vermehrter Freisetzung von ACTH und

des endokrinen reno-adrenocorticalen Systems mit gesteigerter Renin-Angiotensin-Aktivität und mit vermehrter Produktion von Aldosteron von ursächlicher Bedeutung (Abb. 7).

Die Natriumretention, die erhöhte Kaliumausscheidung und die Zunahme der extracellulären Wasserbestände lassen sich auf diese Weise erklären.

Die primäre Wasserretention ist auf eine erhöhte Inkretion des antidiuretischen Hormons zurückzuführen. Eine glomerulo-tubuläre Imbalanz infolge leichter Minderdurchblutung der Niere ist für die Aufrechterhaltung der Natriumretention an den späteren posttraumatischen Tagen verantwortlich (Friedberg; Halmágyi; Kreuscher, Moore u. Ball).

Die Freisetzung von Kalium erfolgt primär durch die Zellzerstörung und die Eiweißverbrennung. Der posttraumatische Kaliumverlust ist jedoch größer als es dem Eiweißzerfall entspricht. Außer in einem Zellzerfall ist die Ursache hierfür in dem ungünstigen energetischen Zustand des Organismus zu suchen. Wegen des Energiemangels werden die Glykogenreserven erschöpft und die sog. Natriumpumpe ist nicht mehr voll gewährleistet. Die postoperativ erniedrigte Konzentration von Adenosintriphosphat und dessen Vorstufen unterstützt dieses Geschehen. Es kommt zur Verringerung des Membranpotentials, Kalium tritt aus der Zelle heraus, Natrium in die Zelle hinein. So kann man die zusätzlichen Kaliumverluste und den normalen Serum-Kalium-Spiegel bei erhöhter Kalium-Ausscheidung sowie die subnormalen Serum-Natrium-Werte bei Natriumretention erklären.

Die Tatsache, daß die absolute Menge der Kalium-Ausscheidung unter der Norm liegt, ist durch die mangelhafte Kaliumzufuhr begründet.

Die diabetogene Stoffwechsellage, als Folge des Traumas und die damit verbundene Hyperglykämie werden zweifelsohne durch die erhöhte Adrenalin-Ausschüttung und die vermehrte Aktivität der 17-Hydrocortico-Steroide bzw. die der Glucocortico-Steroide verursacht. Hierdurch wird der Glykogenabbau beschleunigt, die Gluconeogenese gesteigert und die periphere Verwertung der Glucose gestört.

Die ketogene Stoffwechsellage steht offensichtlich in Zusammenhang mit der Glucoseverwertungs-

evtl. sogar in entscheidendem Ausmaß (CARSTENSEN; HALMÁGYI; KOLB).

In Anbetracht dieser Veränderungen der Homoiostase stehen nun folgende Möglichkeiten der Substitution zur Verfügung:

Der *erforderliche Energiebedarf* kann durch Infusion von Zucker, Zuckeralkohol, Äthanol und Fett gedeckt werden (AHNEFELD et al.; HELLER; JÜRGENS).

Bereits im Jahre 1887 erkannte LANDERER, daß Kohlenhydrate für die intravenöse Verabreichung

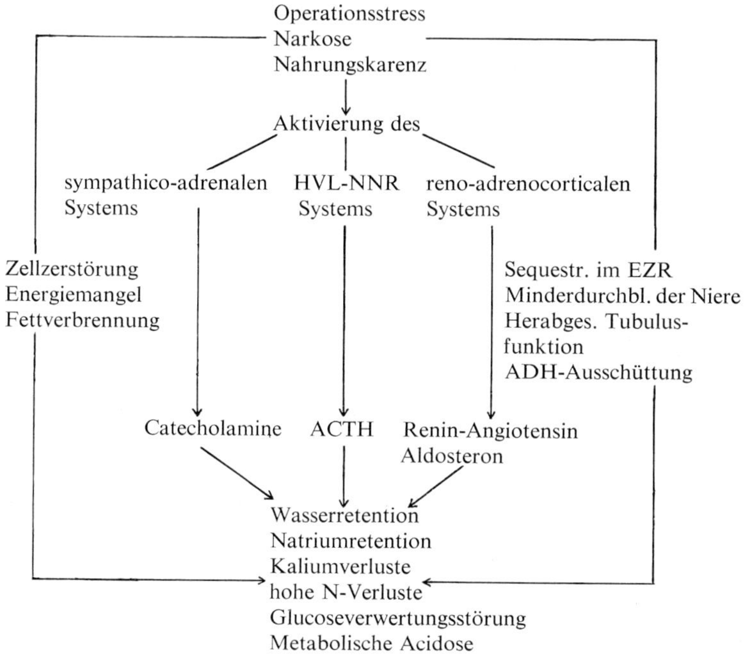

Abb. 7. Das posttraumatische Syndrom

störung und einer vermehrten Fettverbrennung infolge der Nahrungskarenz, wobei die Stoffwechselacidose noch durch die Minderdurchblutung der Gewebe verstärkt werden kann.

Zusammenfassend kann man sagen:

Das Trauma, die Narkose, der Operationsstress, die Gewebsschädigung, die orale Flüssigkeits- und Nahrungskarenz sowie evtl. Erbrechen oder Absaugen von Verdauungsflüssigkeiten führen durch erhöhte Inkretion der Nebennierenrinden-Hormone und des ADH, durch die Störung der Nierentätigkeit und der Glucoseverwertung, durch Abbau von Zelleiweiß und Glykogen zum Verlust von intra- und extracellulärem Kalium, zur Retention von Natrium und Wasser. Somit gerät der Organismus in einen Energiemangelzustand und seine Fähigkeit zur Restitution ist vermindert, in kritischen Fällen

geeignet sind; er führte die Infusion von Glucose-Lösungen in die Klinik ein. Die alleinige Anwendung von Glucose-Infusion ist jedoch in der posttraumatischen Phase nicht effektvoll. Erst die intravenöse Verabreichung von fructosehaltigen Lösungen hat das Bild des „posttraumatischen Syndroms" wesentlich verändert. Die relativ schnelle Metabolisierung von Fructose führt zu einer ausreichenden Produktion von ATP und damit zu einer schnellen Phosphorylierung der Glucose. Hierdurch wird die postoperative Verwertungsstörung von Glucose und die Hyperglykämie günstig beeinflußt. Die Fructose ist ebenfalls ein schneller Glykogenbildner.

Ihre intravenöse Verabreichung führt ferner zu einer Verbesserung der negativen Stickstoffbilanz. Die Ursache hierfür ist darin zu suchen, daß Fructose vermehrt Brenztraubensäure bildet. Somit wird der Wasserstoff der freien Sulfhydrilgruppe, die zur Aktivierung der Proteasen erforderlich ist, vom Organismus für die Umsetzung von Brenztraubensäure in Milchsäure vermehrt verbraucht. Eine Verminderung der Aktivität der endocellulären Proteasen wäre hierdurch zu erklären (Bässler).

Die antiketogene Wirkung sowie die Herabsetzung der Kaliumverluste sind weitere Vorzüge der Fructose.

Diese günstigen Eigenschaften weisen ebenfalls die Polyalkohole Xylit und Sorbit auf. Untersuchungen über den Abbau von Xylit in der postoperativen Phase zeigen eindeutig, daß für diese Substanz keine Verwertungsstörung vorliegt (Mehnert; Halmágyi et al.).

Betrachtet man nun die Umsatzgeschwindigkeiten der einzelnen Zucker- und Polyalkohole, so läßt sich erkennen, daß keine der erwähnten Substanzen für sich die erforderlichen Energiebeträge decken könnten. Aus diesem Grunde sollte man die besprochenen Zucker- und Polyalkohole miteinander kombinieren. Dabei muß man selbstverständlich berücksichtigen, welche Substanzen eine additive Lactatbildung aufweisen. In diesem Sinne sind die Kombinationen Xylit-Glucose oder Xylit-Fructose und Sorbit-Glucose sinnvoll (Bässler; Lang).

Außer den hier besprochenen Eigenschaften kommt den Polyalkoholen noch aus anderen Gründen eine Bedeutung in der Infusionstherapie zu. Man darf nämlich reduzierende Zucker, wie Glucose oder Fructose, nicht mit Aminosäure-Gemischen zusammen sterilisieren, sonst entstehen zahlreiche Reaktionsprodukte entsprechend der sog. Maillardschen Reaktion. Sie führen nicht nur zur Minderung der biologischen Wertigkeit, sondern auch zu toxischen Reaktionen. Diese Schwierigkeiten sind durch die Anwendung von Polyalkoholen wie Sorbit und Xylit leicht zu umgehen (Lang et al.).

Die intravenöse Alkoholzufuhr erfolgt durch 5%ige Äthanol-Lösung. Die infundierte Menge soll 75 g/Tag nicht überschreiten. Man darf keinesfalls mehr als 6—7 g/Std infundieren. Diese Form der Energiezufuhr ist bei Säuglingen und Kleinkindern nicht zu empfehlen.

Bei der intravenösen Zufuhr von Fett sollte das Verhältnis zum Zucker etwa $^1/_3$ in Gramm betragen, denn bei ausschließlicher Fettverbrennung liegt ein erhöhter Bedarf an Sauerstoff vor. Dies kann unter Umständen zu respiratorischen Komplikationen führen (Rodewald). Bei gleichzeitiger ausreichender Zuckerzufuhr stellen die Kohlenhydrate in ausreichender Menge Sauerstoff zur Verfügung. Von dem infundierten Fett werden etwa 10 g/Std aus dem Serum eliminiert, dagegen werden nur 6—9 g/Std verwertet. Die maximale Tagesmenge beträgt etwa 1,5 g/kg Körpergewicht. Bei langdauernder Anwendung liegt diese Maximaldosis niedriger und beträgt höchstens 1 g/kg Körpergewicht. Bei Bestehen einer Hyperlipämie sollten keine weiteren Fettinfusionen verabreicht werden (Plasmakontrolle).

Kontraindikationen bestehen bei Lebererkrankungen, Schock, Koma, Koagulopathien, Sepsis und in der Schwangerschaft (Berg; Dohrmann; Pezold; Schön; Schultis; Wretlind).

Eine weitere Verbesserung der negativen Stickstoffbilanz ist nur durch die Verabreichung von Aminosäurelösungen möglich. Die erforderlichen Stickstoffmengen sind entgegen einer weitverbreiteten Ansicht keineswegs durch die Zufuhr von Blut und Blutderivaten zu erbringen. Die infundierten fremden Plasmaproteine können nicht unmittelbar von den Körperzellen verwertet werden, sondern müssen sich zuerst einem Abbauprozeß unterwerfen. Da dies mit relativ geringer Geschwindigkeit geschieht, erfolgt die Eiweißneubildung aus freien Aminosäuren wesentlich schneller als aus den Plasmaproteinen. Humanserumalbuminzufuhr ist nur angebracht, wenn das Gesamteiweiß oder die Serumalbuminkonzentration erniedrigt sind. Für den kurzfristigen Aufbau von Körpereiweiß sollten deshalb Aminosäuregemische infundiert werden. Der Nutzeffekt der handelsüblichen Lösungen wird je nach Ausgangslage und Krankheitsbild des Patienten verschieden sein.

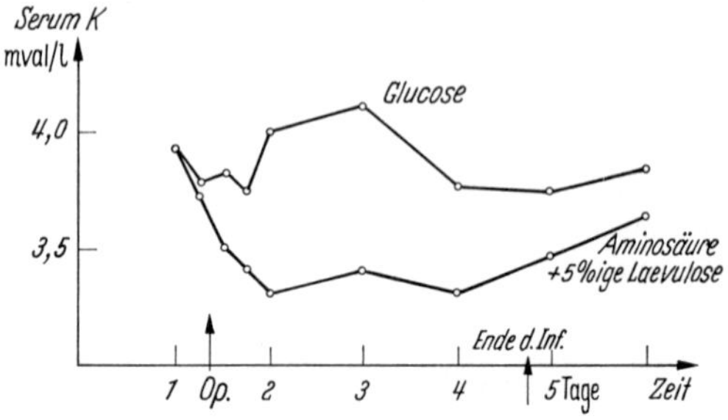

Abb. 8. Kaliumkonzentration im Serum nach Operation bei Infusion von Glucose sowie Aminosäure und Lävulose (je 10 Fälle)

Kontraindikationen, von denen die Niereninsuffizienz mit Rest-N-Anstieg an erster Stelle steht, sind natürlich zu berücksichtigen (Bansi et al.; Bansi; Jürgens).

Auf eine Komplikation bei der Durchführung der intravenösen Ernährung muß unbedingt hingewiesen werden (CARSTENSEN; FREY et al.). Infundiert man nämlich calorienspendende Substanzen und versucht gleichzeitig, die Eiweißverluste nach Möglichkeit mit Aminosäure zu ersezten, ohne die entsprechende Kaliumzufuhr zu sichern, entsteht bei Patienten nach größeren abdominalchirurgischen Eingriffen oder nach längerer Nahrungskarenz eine bedrohliche Hypokaliämie (Abb. 8). Die Ursache ist zu suchen

1. in der Verminderung der negativen Stickstoffbilanz, da 1 g Stickstoff 2,38 mval Kalium bindet,

Tabelle 2. *Tagesbedarf des normalen und frischoperierten Erwachsenen*

	normal	Frischoperierte
Wasser (ml/kg)	30—45	40—60
Calorien (Cal/kg[a])	25,0	35—40
Eiweiß (g/kg)	1,0	1,5—2,0
Elektrolyte (mval) Na^+	90—180	50—70
Elektrolyte (mval) K^+	60—90	35—50

[a] Zucker, Zuckeralkohole 1 g = 4,1 Cal; Äthanol 1 g = 7,4 Cal; Fett 1 g = 9,3 Cal.

Tabelle 3. *Täglicher Vitaminbedarf*

Thiaminhydrochlorid	5 mg
Riboflavin	5 mg
Nicotinsäureamid	100 mg
Calciumpantothenat	20 mg
Pyridoxinhydrochlorid	2 mg
Folsäure	1,5 mg
Vitamin B_{12}	1 mcg
Vitamin C	250 mg

2. in der Verhinderung des Glykogen-Abbaus in der Leber, da 1 g Glykogen 0,36 mval Kalium bindet und

3. in der Aufrechterhaltung der sog. „Natriumpumpe", mit deren Hilfe das Kalium in der Zelle zurückgehalten wird.

Der durchschnittliche Tagesbedarf an Wasser, Elektrolyten, Eiweiß und calorienspendenden Substanzen ist aus der Tabelle 2 ersichtlich.

Ein täglicher Stickstoffverlust von 18 g und mehr ist nach größeren Traumata keineswegs ungewöhnlich. Das Ausmaß dieser Verluste kann man am besten ermessen, wenn man bedenkt, daß dieser Verlust etwa dem Abbau von 500 g Muskulatur pro Tag entspricht.

Bei einer Temperatur-Erhöhung um etwa 1°C steigt der Energiebedarf überdies um weitere 200 Cal/Tag an.

Für die Dosierung der einzelnen Vitamine können die in der Tabelle 3 angegebenen Werte herangezogen werden.

Literatur

zu den Beiträgen „Prinzipien der Intensivtherapie", S. 884, „Diagnostik und Überwachung", S. 887, „Infusionstherapie", S. 892, „Die Sauerstofftherapie", S. 913 und „Die Behandlung der Tetanuskrankheit mit Muskelrelaxantien und künstlicher Beatmung", S. 968.

AHNEFELD, F. W., FREY, R., FRITSCHE, P., NOLTE, H.: Wiederbelebung am Unfallort und auf dem Transport. Münch. med. Wschr. **109**, 2157 (1967).

— — HALMÁGYI, M.: Ursachen und Therapie des Herzstillstandes. Gynäkologe **1**, 41 (1968).

— — — Intensivtherapie bei Schock und Kollaps. Hefte Unfallheilk. **99**, 22 (1968).

— — — Die Wiederbelebung bei Kreislaufstillstand. Verh. dtsch. inn. Med. **74**, 279 (1968).

— — — Reanimation. Med. Prisma **5**, 3 (1969).

— — — Die akuten Elementargefährdungen des Lebens. Phys. Med. Rehab. **10**, 10 (1969).

— — — KREUSCHER, H.: Infusionstherapie und parenterale Ernährung bei chirurgischen Patienten. Dtsch. med. Wschr. **89**, 1871 (1964).

— HALMÁGYI, M.: Welche diagnostischen Möglichkeiten bietet die direkte Blutvolumenbestimmung im Rahmen der Intensivtherapie? In: Probleme der Intensivbehandlung. Berlin-Heidelberg-New York: Springer 1966.

— — Räumliche Gliederung und apparative Ausrüstung von Intensivbehandlungseinheiten. In: Planung, Organisation und Einrichtung von Intensivbehandlungseinheiten am Krankenhaus. Berlin-Heidelberg-New York: Springer 1969.

— — ÜBERLA, K.: Untersuchungen zur Bewertung kolloidaler Volumenersatzmittel. Anaesthesist **14**, 137 (1965).

ALLGÖWER, M., BURRI, C.: Schockindex. Dtsch. med. Wschr. **92**, 1947 (1967).

— FREY, R., HALMÁGYI, M.: Venendruckmessung. Berlin-Heidelberg-New York: Springer 1969.

— GRUBER, U. F.: Schockpathogenese und ihre Differentialdiagnose. Chirurg **38**, 97 (1967).

ASKROG, V. F., DAM, W. H., HAGELSTEN, J. O.: Treatment of patients with pulmonary oedema in an intensive therapy department. Brit. J. Anaesth. **39**, 252 (1968).

ASTRUP, P.: Erkennung der Störungen des Säure/Basen-Stoffwechsels und ihre klinische Bedeutung. Klin. Wschr. **35**, 749 (1957).

BANSI, H. W.: Verwertung intravenös verabfolgter Aminosäuregemische. Wiss. Veröff. dtsch. Ges. Ernährung **11** (1963).

— JÜRGENS, P., MÜLLER, G., ROSTIN, M.: Stoffliche und energetische Verwertung von Aminosäuren bei parenteraler Anwendung. In: Parenterale Ernährung. Berlin-Heidelberg-New York: Springer 1966.

BÄSSLER, K. H.: Die Rolle der Kohlenhydrate in der parenteralen Ernährung. In: Parenterale Ernährung. Berlin-Heidelberg-New York: Springer 1966.

Baur, H.: Respiration und Kohlensäurehaushalt. Stuttgart: Schattauer 1963.
— Angewandte Pathophysiologie der Atmung. Regensburg. Jb. ärztl. Fortbild. **11**, 1 (1963).
— Elementargefährdung und Elementartherapie. Dtsch. Ärztebl. — Ärztl. Mitt. **62**, 1705, 1742 (1964).
— Aktuelle Gefährdungen des Lebens als Notfälle. Regensburg. Jb. ärztl. Fortbild. **14**, 57 (1966).
Belinkoff, E. S.: Introduction to inhalation therapy. Boston: Little Brown 1969.
Bendixen, H. H., Egbert, L. D., Hedley-Whyte, J., Laver, M. B., Pontoppidan, H.: Respiratory care. Saint Louis: Mosby Comp. 1965.
Berg, G.: Fetttransport im Serum bei enteraler und parenteraler Fettzufuhr. Melsung. Med. Mitt. **99** (1962).
Berger, A., Dinstl, K.: Die chirurgischen Probleme in der Intensivpflegestation. Wien. klin. Wschr. **77**, 962 (1965).
Björk, V. O., Engström, C.: The treatment of ventilatory insuffiency by tracheostomy and artificial ventilation. J. thorac. Surg. **34**, 228 (1957).
Björk, V. O., Engström, C., Friberg, O., Feychting, H., Swenson, A.: Ventilatory problems in thoratic anaesthesia. J. thorac. Surg. **31**, 117 (1956).
Bösmüller, H.: Verhütung und Behandlung von Sekundärkrisen nach Schädeloperationen und -traumen. In: Probleme der Intensivbehandlung. Berlin-Heidelberg-New York: Springer 1966.
Bonhoefer, K., Standfuss, U., Muser, U.: Erfahrungen mit langfristig assistierter Beatmung an 100 Patienten. In: Probleme der Intensivbehandlung. Berlin-Heidelberg-New York: Springer 1966.
Buchborn, E., Eigler, J.: Schock und Niere. Chirurg **38**, 1+9 (1967).
Bücherl, E. S.: Neue Gesichtspunkte zur Pathogenese und Therapie verschiedener Schockformen. Berl. Med. **15**, 695 (1964).
— Der postoperative Verlauf. Stuttgart: Thieme 1969.
— Krück, F., Leppla, W., Scheler, F.: Postoperative Störungen des Elektrolyt- und Wasserhaushaltes. Stuttgart-New York: Schattauer 1968.
Bühlmann, A.: Ventilatorische Notfallsituationen. In: Anaesthesie und Notfallmedizin. Berlin-Heidelberg-New York: Springer 1966.
Burri, C.: Kriterien zur Beurteilung hypovolämischer Zustände. Schweiz. Z. Militärmed. **44**, 3 (1967).
— Blood volume replacement. Surg. Dig. **2**, 25 (1967).
— Arterieller Blutdruck, Puls, „Schockindex" und zentraler Venendruck bei 30 hypovolämischen Patienten. Langenbecks Arch. klin. Chir. **320**, 1 (1968).
— Allgöwer, M.: Klinische Erfahrungen mit der Messung ZVD. Schweiz. med. Wschr. **97**, 1414 (1967).
— Enderlin, F., Gigon, J. P., Gruber, U. F., Wolff, G.: Experimentelle Grundlagen und klinische Erfahrungen bei der Venendruckmessung. In: Venendruckmessung. Berlin-Heidelberg-New York: Springer 1969.
Bushart, W., Rittmeyer, P.: Über die prognostische Bedeutung des EEG-Befundes nach Wiederbelebung des Herzens. In: Anaesthesie und Notfallmedizin. Berlin-Heidelberg-New York: Springer 1966.
— — Die Bedeutung des EEG-Befundes im Rahmen der Intensivbehandlung. In: Probleme der Intensivbehandlung. Berlin-Heidelberg-New York: Springer 1966.
Carstensen, E.: Infusionstherapie und parenterale Ernährung in der Chirurgie. Stuttgart: Schattauer 1964.
Clarmann, M. v.: Indikation zur Respiratorbeatmung bei Intoxikationen. In: Ateminsuffizienz und ihre klinische Behandlung. Stuttgart: Thieme 1967.
Comroe, J. H., Forster, R. E., Dubois, A. B., Briscoe, W. A., Carlsen, E.: Die Lunge. Stuttgart: Thieme 1966.
Dam, W. H., Askrog, V. F., Hagelsten, J. O.: The concept of intensive therapy. Anaesth. Analg. Curr. Res. **46**, 388 (1967).
Davies, R. E.: Hydrochlorid acid production by isolated gastric mucosa. Biochem. J. **42**, 6+9 (1954).
De Kornfeld, T., Gilbert, D. E.: Inhalation therapy procedure manual. Springfield, Ill.: C. C. Thomas 1968.
Demling, L., Zach, J.: Durchblutung, Temperatur und Säurebildung des Magens. Klin. Wschr. **32**, 1+56 (1954).
Demmel, E., Henschel, F. W.: Einrichtung, Organisation und Aufgaben der Intensivpflegeeinheit der Allgemeinen Anaesthesieabteilung der Städt. Krankenanstalten, Zentral-Krankenhaus St.-Jürgen-Straße. Bremer Ärztebl. **11**, 1 (1967).
Dönhardt, A.: Künstliche Dauerbeatmung. Berlin-Göttingen-Heidelberg: Springer 1955.
Dohrmann, R.: Erfahrungen mit Fettemulsionen in der Chirurgie. In: Parenterale Ernährung. Berlin-Heidelberg-New York: Springer 1966.
Duesberg, R., Schroeder, W.: Pathophysiologie und Klinik der Kollapszustände. Leipzig: Hirzel 1944.
Edwards, F. R., Richardson, J. C., Ashworth, P. M.: Experiences with intensive-care ward. Lancet **1965I**, 855.
Eisenhardt, W.: Fortschritte auf dem Gebiet der Wiederbelebung. Dtsch. Schwesternz. **18**, 196 (1965).
Eisterer, H., Fraundorfer, G., Porges, P., Seidl, H.: Probleme der Dauerbeatmung in der Intensivpflegestation. Wien. klin. Wschr. **77**, 964 (1965).
Eyrich, K.: Die Klinik des Wundstarrkrampfes im Lichte neuzeitlicher Behandlungsmethoden. Berlin-Heidelberg-New York: Springer 1969.
Feurstein, V.: Grundlagen und Ergebnisse der Venendruckmessung zur Prüfung des zirkulierenden Blutvolumens. Berlin-Heidelberg-New York: Springer 1965.
Figdor, P. P.: Urologie und Intensivpflegestation. Wien. klin. Wschr. **77**, 966 (1965).
Fine, J.: Current status of the problem of traumatic shock. In: Shock and hypotension. New York-London: Grune & Stratton 1965.
Finn, R., Haggart, B. G., White, W. F., Jones, R. H.: A general intensive therapy unit. Brit. med. J. **1966I**, 39.
Fischer, F., Dietz, H., Halmágyi, M.: Klinische Erfahrungen mit dem Vena cava-Katheter. In: Infusionstherapie. Berlin-Heidelberg-New York: Springer 1966.
Frey, R., Halmágyi, M., Lang, K., Thews, G.: Hypoxie, Grundlagen und Klinik. Berlin-Heidelberg-New York: Springer 1969.
Friedberg, V.: Untersuchungen über die Ursachen der postoperativen Wasser- und Elektrolytretention. Melsung. med. Mitt. **93**, 1881 (1964).
Gattiker, R., Terzic, R., Hossli, G.: Beitrag zur Frage der Sauerstoffaufnahme und adäquaten Ventilation in Hypothermie. In: Störungen des Säure-Basen-Haushaltes. Berlin-Heidelberg-New York: Springer 1969.
Gelin, L.: Disturbance of flow properties of blood and its counteractions in surgery. Acta chir. scand. **122**, 287 (1961).

GIEBEL, O.: Ventilation, Gasaustausch und Kreislauf unter künstlicher Totraumvergrößerung. Berlin-Heidelberg-New York: Springer 1969.

GIGON, J. P., ENDERLIN, S., WOLFF, G., ALLGÖWER, M.: Sorgfältige Patientenüberwachung als wichtige Maßnahme in der Schockprophylaxe. Therap. Ber. **39**, 194 (1967).

GOLDBERGER, E.: A primer of water, electrolyt and acid-base syndrom. Philadelphia: Lea & Febinger 1965.

GROSSE-BROCKHOFF, F.: Pathologische Physiologie, 2. Aufl. Berlin-Heidelberg-New York: Springer 1969.

GROTE, J.: Physiologie und Pathophysiologie des Sauerstofftransportes im Blut. In: Hypoxie, Grundlagen und Klinik. Berlin-Heidelberg- New York: Springer 1969.

GRUBER, U. F.: Neue Gesichtspunkte bei der Behandlung Schwerkranker. Akt. Chir. **2**, 71 (1967).

— Blutersatz. Berlin-Heidelberg-New York: Springer 1969.

HALMÁGYI, M.: Die Bedeutung der klinischen Vollbilanzierung bei der parenteralen Ernährung. In: Fettstoffwechsel 2. Lochham: Pallas 1967.

— Die intravenöse Ernährung in der operativen Gynäkologie. Gynäkologe **1**, 41 (1968).

— Wiederbelebung bei Störungen des Wasser- und Elektrolythaushaltes. Phys. Med. Rehab. **10**, 95 (1969).

— Die respiratorischen Störungen des Säure-Basen-Gleichgewichtes in der operativen Medizin. In: Störungen des Säure-Basen-Haushaltes. Berlin-Heidelberg-New York: Springer 1969.

— Die Probleme der Langzeiternährung in der Intensivtherapie. Vortrag: VIIIth Int. Congr. of Nutrition, Prag 28. 8.—5. 9. 1969.

— Veränderungen des Wasser- und Elektrolythaushaltes durch Osmotherapeutika. Berlin-Heidelberg-New York: Springer 1970.

— Die Erfolge und Komplikationen der Intensivtherapie bei der Behandlung der Tetanuskrankheit. Langenbecks Arch. klin. Chir. **325**, 945 (1969).

— Die Infusionstherapie in der operativen Urologie. Akt. Urol. **1** (1970).

— AHNEFELD, F. W.: Der Einfluß der Osmotherapeutika auf das Blutvolumen. In: Anaesthesie und Notfallmedizin. Berlin-Heidelberg-New York: Springer 1966.

— FREY, R., ISRANG, H.: Intensivtherapie der akuten respiratorischen Insuffizienz. Internist **10**, 209 (1969).

HARDAWAY, R. M., JAMES, P. M., ANDERSON, R. W., BREDENBERG, C. E., WEST, R. L.: Intensive study and treatment of shock in man. J. Amer. med. Ass. **199**, 779 (1967).

HARMS, H.: Gasstoffwechsel und Elektrolyte. In: Probleme der Intensivbehandlung. Berlin-Heidelberg-New York: Springer 1966.

HECKER, W. CH.: Die akute Atemnot im Kindesalter aus chirurgischer Sicht. Münch. med. Wschr. **107**, 552 (1968).

HEFTNER, E.: Die Voraussetzung des Zell-Stoffwechsels als Grundlage zur Planung der Infusionsbehandlung in der Unfallchirurgie. Arch. orthop. Unfall-Chir. **57**, 147—155 (1965).

HEILMEYER, L., HOLTMEIER, H.-J.: Herzinfarkt und Schock. Stuttgart: Thieme 1969.

HEINZ, E.: Grundmechanismus der Magensäuresekretion und deren Regulation. Klin. Physiol. **2**, 185 (1960).

HELLER, L.: Anwendung der parenteralen Ernährung in der operativen Gynäkologie. In: Parenterale Ernährung. Berlin-Heidelberg-New York: Springer 1966.

HOLLANDER, F.: Gastric secretion of electrolytes. Fed. Proc. **11**, 706 (1962).

HORATZ, K., FREY, R.: Probleme der Intensivbehandlung. Berlin-Heidelberg-New York: Springer 1966.

HOSSLI, G.: Schwesternprobleme auf der Intensivbehandlungsstation. In: Probleme der Intensivbehandlung. Berlin-Heidelberg-New York: Springer 1966.

— BÜHLMANN, A.: Überdruckbeatmung beim akuten Lungenödem. In: Anaesthesie und Notfallmedizin. Berlin-Heidelberg-New York: Springer 1966.

HUCKABEE, W. E.: Relationship of pyruvate and lactate during anaerobic metabolism; effect of infusion of pyruvate or glucose and of hyperventilation. J. clin. Invest. **37**, 244 (1958).

HUTSCHENREUTER, K.: Anaesthesieprobleme beim Schock. In: Anaesthesie und Notfallmedizin. Berlin-Heidelberg-New York: Springer 1966.

IBE, K.: Aufgaben, Einrichtung und Organisation des Reanimationszentrums der I. Medizinischen Klinik und Poliklinik der Freien Universität Berlin. In: Planung, Organisation und Einrichtung von Intensivbehandlungseinheiten am Krankenhaus. Berlin-Heidelberg-New York: Springer 1969.

— KAATZ, W.: Der Techniker im Reanimationszentrum. Medizinalmarkt, Acta Medicotechnica **11**, 450 (1967).

ILLINGSWORTH, CH.: Bedside biochemistry in surgical care. Lancet **1963I**, 1275.

JÜRGENS, P.: Spezielle Probleme der parenteralen Ernährung. Hamburg. Ärztebl. **19** (1965).

JUST, O. H., LUTZ, H.: Zirkulatorische Probleme bei der Intensivpflege unter besonderer Berücksichtigung von Defibrillation und Impulsation des Herzens. In: Probleme der Intensivbehandlung. Berlin-Heidelberg-New York: Springer 1966.

— — Genese und Therapie des hämorrhagischen Schocks. Stuttgart: Thieme 1966.

— STOECKEL, H.: Die Ateminsuffizienz und ihre klinische Behandlung. Stuttgart: Thieme 1967.

KIRCHNER, E.: Die Bedeutung des Blutvolumenmangels bei der Narkoseeinleitung. Anaesthesist **11**, 132—134 (1962).

— Schock — akute hämodynamische Störung in Symptomatik und Diagnostik. Therap. Ber. **3**, 166 (1967).

KÖRNER, K.: Spezielle Probleme der Intensivbehandlung bei Patienten mit apallischem Syndrom. In: Probleme der Intensivbehandlung. Berlin-Heidelberg-New York: Springer 1966.

KOLB, E.: Der Elektrolythaushalt und seine Beeinflussung durch den Operations-„Stress". Melsung. med. Mitt. **88**, 1588 (1957).

— ECKART, J.: Das Verhalten des Laktat-Pyruvatspiegels und des Excesslaktats bei Störungen des Säuren-Basen-Gleichgewichtes. In: Störungen des Säure-Basen-Haushaltes. Berlin-Heidelberg-New York: Springer 1969.

KONRAD, R., SCHMITZ, TH.: Das Verhalten des Magensaftes während operativer Eingriffe (mit besonderer Berücksichtigung der Herzchirurgie). Langenbecks Arch. klin. Chir. **300**, 559 (1962).

KREUSCHER, H.: Die akuten Störungen des Elektrolyt-Wasser- und Energiehaushaltes. Wehrmed. Mitt. **4**, 49 (1963).

KUCHER, R.: Funktion und Einrichtung einer Intensivbehandlungsstation. Wien. klin. Wschr. **77**, 969 (1965).

— Krankengut und Ergebnisse, Aufbau und Organisation der Intensivbehandlungsstation der I. Chirurgischen

Univ.-Klinik Wien. In: Probleme der Intensivbehandlung. Berlin-Heidelberg-New York: Springer 1966.

KUCHER, R.: Indikationen und Komplikationen der Tracheotomie. In: Hypoxie, Grundlagen und Klinik. Berlin-Heidelberg-New York: Springer 1969.

LANDERER, D.: Langenbecks Arch. klin. Chir. **34**, 807 (1887).

LANG, K.: Xylit als Nahrungskohlenhydrat. Med. Ernähr. **4**, 45 (1963).

— FREY, R., HALMÁGYI, M.: Parenterale Ernährung. Berlin-Heidelberg-New York: Springer 1966.

— — — Infusionstherapie. Berlin-Heidelberg-NewYork Springer 1966.

— — — Kohlenhydrate in der dringlichen Infusionstherapie. Berlin-Heidelberg-New York: Springer 1969.

— RANKE, O. F.: Stoffwechsel und Ernährung. Berlin-Göttingen-Heidelberg: Springer 1950.

LANGENDORF, H.: Biochemische Folgen der Anoxie. In: Hypoxie, Grundlagen und Klinik. Berlin-Heidelberg-NewYork: Springer 1969.

— Aktuelle Fragen der Physiologie des Säure-Basen-Gleichgewichtes. In: Störungen des Säure-Basen-Haushaltes. Berlin-Heidelberg-New York: Springer 1969.

LAWIN, P.: Zur Ausbildung der Schwestern auf Intensivpflegestationen. In: Probleme der Intensivbehandlung. Berlin-Heidelberg-New York: Springer 1966.

— Ausbildung und Aufgaben der Schwester auf Intensivpflegeabteilungen. 12. Folge: Die elektronische Überwachung von Patienten auf Intensivpflegestationen. Die Schwester **6**, 24 (1967).

— Intensivbehandlung im Großkrankenhaus. Krankenhausarzt **40**, 116 (1967).

— Praxis der Intensivbehandlung. Stuttgart: Thieme 1968.

— Prophylaxe und Therapie respiratorischer Störungen. München-Berlin-Wien: Urban & Schwarzenberg 1969.

LEHMANN, CH.: Die Intensivbehandlungseinheit — Ausstattung, Organisation und Erfahrungen. Krankenhausarzt **40**, 124 (1967).

LILLEHEI, R. C.: Intestinal factors in irreversible endotoxin shock. Ann. Surg. **184**, 513 (1958).

LÜBBERS, D. W.: Die kritische Sauerstoffversorgung des Gehirns. In: Hypoxie, Grundlagen und Klinik. Berlin-Heidelberg-New York: Springer 1969.

LUTZ, H., STOECKEL, W.: Physiologie und Pathophysiologie des zentralen Venendrucks. In: Venendruckmessung. Berlin-Heidelberg-New York: Springer 1969.

MEHNERT, H.: Die Verwertung von Xylit bei der parenteralen Ernährung. In: Parenterale Ernährung. Berlin-Heidelberg-New York: Springer 1966.

MOORE, F. D.: Tris buffer, mannitol and low viscous dextran. Three new solutions for old problems. Surg. Clin. N.Amer. **43**, 577—596 (1963).

— BALL, M. P.: Metabolic response to surgery. Springfield, Ill.: Thomas 1952.

MÜLLER-WIELAND, K., FREYBERGER, H., MAETZEL, F. K.: Funktionelle Organisation der Intensivstation einer medizinischen Klinik. Med. Klin. **62**, 831 (1967).

MUSHIN, W. W., RENDELL-BAKER, L., THOMPSON, P. W., MAPLESON, W. W.: Automatic ventilation of the lungs, 2. edit. Oxford-Edinburgh: Blackwell Scient. Publ. 1969.

NEUMANN, H., BOEDER, K.-J.: Funktionsprüfungen in der Herz-Kreislaufdiagnostik. 2. Aufl. Berlin: De Gruyter 1959.

NICKERSON, M.: Pharmacology of adrenergic blockade. Pharmacol. Rev. **1**, 27 (1949).

NICKERSON, M.: Vasoconstriction and vasodilation in shock. Inter. Anesth. Clib. **2**, 393 (1964).

NUNN, J. F.: Applied respiratory physiology. London: Butterworths 1969.

OEHMIG, H.: Probleme bei der Patientenüberwachung durch Geräte. In: Probleme der Intensivbehandlung. Berlin-Heidelberg-New York: Springer 1966.

OPDERBECKE, H. W.: Erfahrungen mit der Anwendung eines Vena cava-Katheters zur langfristigen Infusionstherapie bei 800 Kranken. In: Infusionstherapie. Berlin-Heidelberg-New York: Springer 1966.

— Planung, Organisation und Einrichtung von Intensivbehandlungseinheiten am Krankenhaus. Berlin-Heidelberg-New York: Springer 1969.

PENIN, H., KÄUFER, CH.: Der Hirntod. Stuttgart: Thieme 1969.

PEZOLD, F. A.: Probleme der parenteralen Ernährung mit Fettemulsionen. In: Parenterale Ernährung. Berlin-Heidelberg-New York: Springer 1966.

POULSEN, H.: Abteilungen für intensive Therapie. Anaesthesist **14**, 9 (1965).

— Zur hygienischen Problematik der Intensivbehandlung aus der Sicht des Klinikers. In: Planung, Organisation und Einrichtung von Intensivbehandlungseinheiten am Krankenhaus. Berlin-Heidelberg-New York: Springer 1969.

RANDALL, H. T., HARDY, J. D., MOORE, F. D.: Manual of preoperative and postoperative care. Philadelphia-London: Saunders 1968.

REISSIGL, H.: Praxis der Flüssigkeitstherapie. München-Berlin: Urban & Schwarzenberg 1965.

RODEWALD, G.: Vergleichende Untersuchungen über Ventilation und Gasaustausch nach Operationen. Langenbecks Arch. klin. Chir. **301** (1962).

— HARMS, H.: Hyperbare Oxygenation in der postoperativen Phase. In: Anaesthesie in der Gefäß- und Herzchirurgie. Berlin-Heidelberg-New York: Springer 1967.

RÜGHEIMER, E.: Die Komplikationen der Tracheotomie, ihre Verhütung und deren Probleme. In: Probleme der Intensivbehandlung. Berlin-Heidelberg-New York: Springer 1966.

— Die Inhalationstherapie. In: Hypoxie, Grundlagen und Klinik. Berlin-Heidelberg-New York: Springer 1969.

SADOVE, M. S., BECKA, D., GIBBS, F. C.: Electroencephalography for anaesthesiologists and surgeons. Philadelphia-Toronto: Lippincott Comp. 1967.

SAFAR, P.: Respiratory therapy. Oxford: Blackwell 1965.

SCHNEIDER, H., MASSHOFF, W., NEUHAUS, G. A.: Zerebraler Tod und Reanimation. Wiederbeleb. u. Organersatz **4**, 88 (1967).

SCHNEIDER, M.: Zur Pathophysiologie des Schocks. In: Schock und Plasmaexpander. Berlin-Göttingen-Heidelberg: Springer 1963.

SCHÖN, H.: Klinische Untersuchungen über die intravenöse Fettzufuhr. Mels. med. Mitt. **99** (1962).

SCHÖLMERICH, P.: Planung, Organisation und Einrichtung einer internen Intensivbehandlungseinheit. In: Planung, Organisation und Einrichtung von Intensivbehandlungseinheiten am Krankenhaus. Berlin-Heidelberg-New York: Springer 1969.

SCHUCHHARDT, S.: Die kritische Sauerstoffversorgung des Herzens. In: Hypoxie, Grundlagen und Klinik. Berlin-Heidelberg-New York: Springer 1969.

SCHULTIS, K.: Erfahrungen bei der parenteralen Ernährung chirurgischer Patienten. In: Parenterale Ernährung. Berlin-Heidelberg-New York: Springer 1966.

SHOEMAKER, W. C.: Shock, chemistry, physiology and therapy. Springfield, Ill.: Ch. C. Thomas 1967.

SLONIM, N. B., CHAPIN, J. L.: Respiratory physiology. Saint Louis: Mosby Comp. 1967.

STEINBEREITHNER, K.: Probleme des Stoffwechselgleichgewichtes bei Intensivpflegepatienten. Wien. klin. Wschr. **77**, 967 (1965).

— Zur blutgasanalytischen Überwachung schwer Schädelverletzter. In: Probleme der Intensivbehandlung. Berlin-Heidelberg-New York: Springer 1966.

SYKES, M. K., MCNICOL, M. W., CAMPBELL, E. J. M.: Respiratory failure. Oxford-Edinburgh: Blackwell Scient. Publ. 1965.

THEWS, G.: Neuere Methoden der Blutgasanalyse in der Lungenfunktionsdiagnostik. Ärztebl. Rheinl.-Pfalz **18**, 511 (1965).

— Physiologie und Pathophysiologie der cerebralen Sauerstoffversorgung. Ärtzebl. Rheinl.-Pfalz **20**, 67 (1967).

— Physiologie des Sauerstofftransportes und Pathophysiologie der Gewebshypoxie. In: Hypoxie, Grundlagen und Klinik. Berlin-Heidelberg-New York: Springer 1969.

TETZLAFF, A. O.: Der primäre Volumenersatz mit Ringerlaktat. Berlin-Heidelberg-New York: Springer 1969.

ULMER, W. T., REIF, E., WELLER, W.: Die obstruktiven Atemwegserkrankungen. Stuttgart: Thieme 1966.

UNGEHEUER, E., SCHÜLKE, K.: Zentrale Patientenüberwachung im Rahmen der Intensivpflege. In: Probleme der Intensivbehandlung. Berlin-Heidelberg-New York: Springer 1966.

UTER, P.: Der Einfluß des intrapulmonalen Druckes auf die Bildung des Lungenödems. In: Anaesthesie und Notfallmedizin. Berlin-Heidelberg-New York: Springer 1966.

VALERIUS, TH.: Gedanken zur Intensivpflege aus der Sicht der Schwester. Anaesthesist **16**, 17 (1967).

VANNAGAT, L.: Leber, Endokrinium und Wasserhaushalt. Stuttgart: Thieme 1969.

WEST, J. B.: Ventilation/blood flow and gas exchange. Oxford: Blackwell 1965.

WIEMERS, K.: Allgemeine Gesichtspunkte, Organisation und Aufbau von Intensivbehandlungsstationen. In: Probleme der Intensivbehandlung. Berlin-Heidelberg-New York: Springer 1966.

— KERN, E., GÜNTHER, M., BURCHARDI, H.: Postoperative Frühkomplikationen. Stuttgart: Thieme 1969.

WOLF, S., WOLF, H. G.: Human gastric function. Oxford: Blackwell 1947.

WOLTER, H. H.: Überwindung des Kreislaufstillstandes. Dtsch. Ärztebl. **46**, 2611 (1968).

WRETLIND, A.: Intravenöse Ernährung in der postoperativen Phase. Anaesthesist **5**, 278 (1957).

ZIMMERMANN, E.: Der Trispuffer in der klinischen Anwendung. Dtsch. med. Wschr. **83**, 1305 (1963).

— Veränderungen des Säure-Basen-Haushaltes und deren Auswirkung auf die Organdurchblutung von Leber und Niere beim hämorrhagischen und traumatischen Schock. In: Störungen des Säure-Basen-Haushaltes. Berlin-Heidelberg-New York: Springer 1969.

4. Die Inhalationstherapie

E. RÜGHEIMER

Mit zunehmender Luftverschmutzung infolge fortschreitender Industrialisierung, Ansteigen des Tabakkonsums und Erhöhung des durchschnittlichen Lebensalters werden Erkrankungen der Atmungsorgane immer häufiger (Heyer GmbH; SCHMIDT; WORTH et al.).

Man schätzt, daß heute in klimatisch ungünstigen Gegenden Englands bereits ein Drittel der Bevölkerung — soweit sie das 50. Lebensjahr überschritten hat — an chronischer Bronchitis leidet und daß 10% der Menschen über 40 Jahre an den Folgen der chronischen Bronchitis sterben (MARX, 1966, 1969).

In Deutschland sind diese Krankheits- und Todesraten etwas niedriger, aber auch hier muß man im klinischen Krankengut mit 6—8% solcher Krankheitsfälle rechnen.

Über das Vorhandensein und das Ausmaß von Atemwegs- und Lungenerkrankungen muß der Anaesthesist voll orientiert sein, weil sich für die Durchführung der Narkose und der postoperativen Behandlung eine Reihe von Problemen daraus ergibt.

Narkotica — ob injiziert oder inhaliert —, aber auch Muskelrelaxantien verändern das Bronchiallumen, hemmen die Ciliar-Aktivität und sind postoperativ zusammen mit dem Schmerz Hauptursache eingeschränkter Atemfunktion, deshalb ist die Therapie von Erkrankungen des Respirationstraktes für den Anaesthesisten von größtem Interesse.

a) Allgemeines zur Inhalationstherapie

Seit Jahrhunderten ist bekannt, daß durch Einatmen von Heilmitteln bestimmte therapeutische Erfolge erzielt werden können. Trotzdem gelang der Inhalationstherapie der eigentliche Durchbruch erst mit Einführung der Antibiotica. Schon die Atemluft stellt ein kolloidales Zweistoffsystem dar und unterliegt deshalb allen Gesetzen, die für Aerosole gelten; streng theoretisch gibt es deshalb keine Inhalationen ohne Aerosole. In der Praxis unterscheidet man jedoch zwischen einer Dampfinhalation und einer Aerosolinhalation. Ob ein Inhalat als Dampf, Aerosol oder Spray einzustufen ist, ergibt sich aus der Größe der Partikel.

Ein Aerosol ist eine quasi stabile Feinstsuspension fester oder flüssiger Stoffe in einem gasförmigen Medium. Durch Masse und Größe der dispergierten Teilchen ist also das Aerosol klar gegen andere Dispersionsarten abgegrenzt. Gassuspensionen mit Teilchen von mehr als 5 μ sind infolge der relativ großen Fallgeschwindigkeit nicht mehr quasi stabil und werden als Spray bezeichnet. Bei Zerteilungen unter 0,001 μ erreichten die suspendierten Teilchen Molekülgröße, wir sprechen von einem Gas bzw. Dampf.

Da die inhalierten Partikel um so länger im Schwebezustand bleiben, je kleiner ihre Masse ist, kann der Arzt durch Wahl des Tröpfchenspektrums die Eindringtiefe in die Atemwege bestimmen. Die Tröpfchen eines Sprays können den Biegungen der

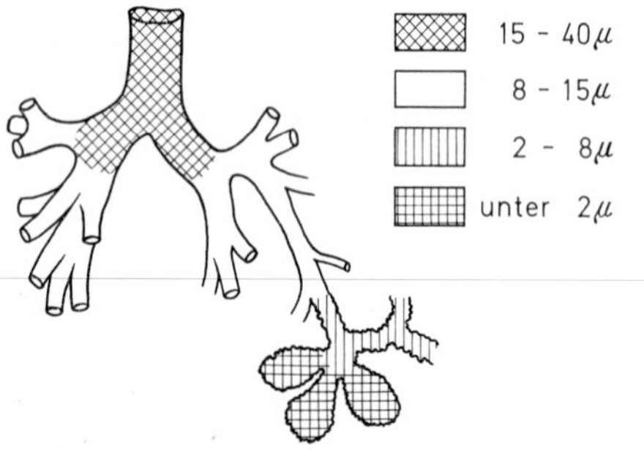

Abb. 1. Bevorzugte Sedimentation von Aerosol-Partikeln im Bronchialsystem

Atemwege nicht folgen, werden deshalb frühzeitig ausgeschleudert und gelangen zumeist nur in die Trachea und die großen Bronchien. Aerosolpartikel werden in den Bronchioli terminales und in den Alveolen deponiert. Dampf oder Gas schließlich erreicht die Alveolarmembran, kann durch sie hindurch diffundieren und mit dem Blutstrom in jeden Gewebsbezirk des Körpers gebracht werden (Abb. 1) (CUSHING u. MILLER; RÜGHEIMER, 1967).

Aufgrund dieser physikalischen Grundlagen ist die Inhalation in besonderem Maße zur lokalen Therapie von Erkrankungen der Atemwege geeignet. Dabei ist jedoch zu bedenken, daß sie zumeist keine ätiologische Behandlung darstellt, sondern sich in erster Linie gegen die einzelnen Symptome richtet.

Für die Wahl der Inhalationsart und der Medikamente sind somit die zu behebenden Störungen im Tracheo-Bronchial-System maßgebend.

Wir unterscheiden im wesentlichen vier solcher Hauptsymptome, die sich jedoch meistens überdecken (BISSEGGER).

1. Den Bronchospasmus.
2. Entzündliche Schleimhautaffektionen mit Anschwellung und vermehrter Schleimabsonderung.
3. Die Dyskrinie und Mucostase mit allen Folgen der Sekretobstruktion der Atemwege.
4. Die Infektion, d.h. die bakterielle Ansiedlung in schlecht ventilierten oder atelektatischen Lungenbezirken.

Entsprechend den genannten Hauptsymptomen unterscheiden wir vier nach ihrem Wirkungsmechanismus unterschiedliche Medikamentengruppen:

1. Bronchospasmolytika,
2. Antiphlogistika,
3. Sekretolytika bzw. Sekretomotorika,
4. Antibiotica.

Den *Bronchospasmolytika* kommt im Rahmen der Inhalationstherapie eine besondere Bedeutung zu. Sie haben in all den Fällen, wo bronchospastische Zustände beseitigt oder durch Weiterstellung des Bronchiallumens der Strömungswiderstand herabgesetzt werden soll, ihre Domäne. Die endobronchiale Anwendung von Bronchodilatatoren hat gegenüber der parenteralen Applikation den Vorzug, daß das Medikament direkt an den Ort des krankhaften Geschehens gebracht werden und angreifen kann. Die Dosis des Medikamentes ist dadurch um ein Vielfaches geringer und die Resorption der wirksamen Substanz zu vernachlässigen. Nebenwirkungen der inhalierten Sympathicomimetika auf das kardiovasculäre System und das Zentralnervensystem sind deshalb selten.

Zur Anwendung kommen in erster Linie Epinephrin und Isoproterenol. Bei Zuständen von asthmatischer Atemnot kann auch Theophyllin oder einer seiner zahlreichen Abkömmlinge als Aerosol eingesetzt werden; intravenöse Applikation erwies sich jedoch in der Regel als überlegen (Nordwestdeutsche Gesellschaft für innere Medizin).

Als *Antiphlogistika* sind Calciumgluconat und Dexamethason zu empfehlen. Calciumgluconat in der Aerosolform ist ein sehr gutes, reizlinderndes und entzündungshemmendes Mittel. Wegen seiner Hemmung der lokalen Histaminausschüttung eignet es sich als Kombinationspräparat bei der Inhalation von Stoffen, die eine allergische Reaktion befürchten lassen.

Dexamethason entfaltet nach Inhalation eine lokale Wirkung an den Bronchien ohne resorbiert zu werden. Nach langjährigen Erfahrungen von BOPP bedarf es zur Bereinigung der Atemwege von Schleim oft nur der Corticoid-Medikation, da hierdurch die Permeabilität der Capillarwände herabgesetzt wird. Besonders günstig ist der Effekt in der Kombination mit Antibiotica in hohen Dosen; diese bremsen zusammen mit den Corticoiden in gezieltem Einsatz entzündliche Vorgänge und fördern die Säuberung der Atemwege. Die Corticoide wirken wesentlich länger als die Theophyllinderivate, erfordern aber eine ausgesprochen individuelle Anwendung und Dosierung (Arzneimittelkommission; Bopp; Böhlau; Jores; Schmidt).

Zur *Sekretolyse* im Bronchialsystem sind 1- bis 5%ige NaCl-Lösungen oder das ammoniumchloridhaltige Bisolvon geeignet. Leicht hypertone Lösungen von Kochsalz führen zur Verdünnung und Verflüssigung einer zähen, nur schwer beweglichen, von Fremdkörpern und Bakterien beladenen Schleimdecke und erleichtern somit dem Flimmerepithel die Arbeit.

Eine andere Form der Verflüssigungstherapie im Bronchialsystem ist die Vernebelung von Detergentien. Netzmittel wie Tacholiquin und Fugin setzen die Oberflächenspannung des Sputums herab, erleichtern das Abhusten und Befeuchten trockener Schleimhäute. Besonders stark mucolytisch wirkende Mittel sind Desoxyribonuklease (Streptodornase) und Acethylcystein (Mucolyticum Lappe). Enzymatische und schaumhemmende Präparate können jedoch unter Umständen erhebliche Nebenwirkungen ausüben. Neben Reizerscheinungen und Überempfindlichkeitsreaktionen besteht die Gefahr einer Provokation von Hämoptysen. Außerdem greifen Mucolytica Gummi- und Kunststoffteile der Respiratoren an und eignen sich daher nicht für die Inhalationstherapie mit intermittierendem Überdruck (Gosepath; Lyons).

Die Wahl der *Antibiotica* richtet sich nach Art und Resistenz der Bakterien. Vor jeder antibiotischen Aerosoltherapie steht daher die kulturelle Sputumuntersuchung und die Resistenzbestimmung der vorgefundenen Keime. Die Sputumuntersuchungen sind wiederholt vorzunehmen, da die Bakterienflora wechselt und in verschiedenen Bronchialabschnitten durchaus unterschiedlich sein kann. Handelt es sich um ein reichliches und zäh-gallertiges Sputum, dann wird den antibiotischen Aerosolen eine Inhalation mit einem Netzmittel wie Tacholiquin und einem Bronchodilatator als Lungenöffner vorhergeschickt. Nicht zu vergessen ist in diesen Fällen eine aktive Bronchialtoilette durch blindes oder bronchoskopisches Absaugen. Denn nur wenn der Angriffspunkt — nämlich die Bakterien, die z.T. intramural liegen — freigelegt ist, hat die antibiotische Aerosoltherapie Aussicht auf Erfolg.

Bewährt haben sich Neomycin und Bacitracin, Oxytetracylin und Polymyxin. Sie sind schwer resorbierbar und gegen die meisten sonst resistenten Bakterien wirksam. Penicillinaerosole — insbesondere in Mischpräparaten — dürfen wegen der großen Gefahr der Überempfindlichkeitsreaktionen nicht mehr angewandt werden. Gleiche Einwände sind gegenüber allen wasserlöslichen Antibiotica zu erheben. Außerdem muß festgestellt werden, daß Breitband-Antibiotica bei enteraler oder parenteraler Applikation viel besser wirken (Junge; Krieger, 1967, 1968; Marx u. Ulrich).

b) Methoden der Inhalationstherapie

α) Dampfinhalation

Die Inhalation von Wasserdampf zur Anfeuchtung der Einatemluft ist in der Anaesthesie von besonderer Bedeutung. Unter physiologischen Bedingungen ist nämlich die Schleimhaut des Tracheobronchialsystems mit einem kontinuierlichen Film wäßrigen Schleims bedeckt, der unabhängig von der Schwerkraft durch die Tätigkeit der Cilien etwa 1 cm/min in Richtung zur Glottis hin bewegt wird.

Dieser unermüdlichen Fließbandarbeit des Flimmerepithels verdankt der Respirationstrakt die Entfernung von Fremdkörpern und Zellteilen. Aber der Selbstreinigungs- und Selbstschutzmechanismus funktioniert nur bei einer konstanten Wärme von 37°C, einer relativen Luftfeuchtigkeit von 100%, einer Natriumchlorid-Konzentration zwischen 0,9 und 2% und einem pH von 6,8—7,2. Um dieses physiologische Tropenklima zu erhalten, werden vom Respirationstrakt erstaunliche Leistungen erbracht. 390 kcal Wärme und 570 g Wasser müssen vom Nasen-Rachenraum in 24 Std abgegeben werden, um einem in Ruhe und Zimmertemperatur atmenden Menschen konstante Wärme- und Feuchtigkeitsverhältnisse in seinem Tracheobronchialsystem zu gewährleisten. Wird diese Leistungsgrenze des Respirationstraktes jedoch überschritten, so z.B. durch Einatmen von Raumluft mit einem Feuchtigkeitsgehalt unter 11 mg/Liter oder durch teilweise oder gänzliche Umgehung des oberen Respirationstraktes bei Mundatmern und Tracheotomierten, so fällt die relative Feuchtigkeit im Tracheo-Bronchialsystem unter 70% ab, der Flimmerstrom sistiert und es kommt zur Austrocknung der Schleimhaut, verminderter Resistenz und Bildung von zähem Sekret. Atelektasen und Pneumonie sind häufig die Folge (Balagot u. Brandelin; Cushing u. Miller; Rügheimer, 1967).

Besonders problematisch ist die Anfeuchtung in der Sauerstofftherapie. Da nahezu alle Lungenerkrankungen zu einer Hypoxie führen, ist es sinnvoll, Sauerstoff oder ein Sauerstoffluftgemisch als Trägergas bei der Inhalationstherapie anzuwenden. Aber komprimierter Sauerstoff ist trocken und verbraucht zu seiner Aufsättigung auf 100% relative Feuchte bei 37° C 44 mg Wasser/Liter Gas. Das sind bei einem Atemminutenvolumen von 10 Litern nahezu 650 g Wasser in 24 Std (BENDIXEN; INGELSTEDT u. TOREMALM; MORGAN; RÜGHEIMER, 1969).

Die von der Industrie angebotenen Befeuchter, bei denen Sauerstoff über oder durch ein unbeheiztes Wasserreservoir geleitet wird, haben nach den Untersuchungen von EISTERER und STEINBEREITHNER einen völlig unzureichenden Nutzeffekt. Nach ihren Messungen ist keiner der Befeuchter in der Lage, mehr als 19—20 mg Wasser/Liter Sauerstoff zu liefern. Diese Ausgangsleistungen fallen sogar nach mehrstündigem Gebrauch wegen der entstehenden Verdunstungskälte noch deutlich ab. *Ungeheizte Befeuchter* sollten deshalb in der Sauerstofftherapie nur verwendet werden, wenn Nasenkatheter oder Gesichtsmasken im Einsatz sind. Dabei sollten Nasenkatheter, durch ein Schaumstoffschwämmchen gebohrt, nur etwa 1—1$^1/_2$ cm in den Naseneingang gelegt werden, um den Nasen-Rachenraum als Wärme- und Befeuchtungsaggregat voll auszunützen. Besonders gefährlich und deshalb zu verbieten ist die Einleitung von Sauerstoff über einen Nasenkatheter in ein Tracheostoma oder in einen noch liegenden Endotrachealtubus (EISTERER u. STEINBEREITHNER).

Zur Sättigung der Einatmungsluft mit 100% relativer Feuchte bei 37° C gibt es zwei Wege.

1. Die *Erhitzung des Wasserreservoirs*, über oder durch welches das Inhalationsgas geleitet wird.

Der Vorteil dieser Systeme ist, daß sie bei geeigneter Größe praktisch jede Gasmenge mit Wasserdampf absättigen können. Um jedoch Feuchtigkeitsverluste durch Kondensation zu vermeiden, muß die Wegstrecke, die das feuchtigkeitsgesättigte Gas zu überwinden hat, entweder sehr kurz sein — wie z.B. beim Beatmungsstativ von Dräger —, oder die Überleitungsschläuche müssen ebenfalls geheizt sein. Eine andere Möglichkeit ist, das Wasserreservoir auf Temperaturen anzuwärmen, die über der Körpertemperatur liegen; dabei tritt der Kondenswasserverlust durch Temperaturabfall während der Überleitung des Dampfes zum Patienten nicht in Erscheinung.

In der Praxis bedeutet das, je länger der Zuführungsschlauch ist, desto höher muß die Wassertemperatur eingestellt werden. Aber diese Methode ist nicht frei von Gefahren. Wasserdampf, der über die Körpertemperatur erwärmt ist, irritiert die Schleimhaut des Respirationstraktes und bringt den Patienten in die Gefahr der Überhitzung. Andererseits bildet sich in zu langen Schlauchleitungen reichlich Kondenswasser, das entweder die Zuleitung verlegt oder in das Bronchialsystem gepumpt wird.

2. Der bessere Weg zur Vollsättigung eingeatmeter Luft oder von Sauerstoff mit Feuchtigkeit ist die *Verwendung eines Aerosols.*

β) Die Aerosolinhalation

Ziel jeglicher Aerosolinhalation ist es, das Medikament direkt an den Ort der Erkrankung zu bringen. Um es jedoch lokal wirksam werden zu lassen, sind einige Vorbedingungen erforderlich (LEICHER; RÜGHEIMER, 1969; SCHMENGLER u. SIMON):

1. die oberen Luftwege müssen frei sein;
2. die Lungenpartien, in die das Aerosol gelangen soll, müssen ventiliert werden.

Und hier begegnen wir der Hauptschwierigkeit jeglicher Inhalationstherapie. Sie besteht in der mangelnden Beatmung gerade derjenigen Lungenabschnitte, die wir durch die Inhalation erreichen möchten. Eine solche Ventilationsstörung ist zu 90% auf eine Obstruktion des Bronchiallumens durch Schleim, Bronchospasmus, Schleimhautschwellung oder narbige Veränderungen zurückzuführen, und nur in 10% auf restriktive Veränderungen des Atemapparates wie Pleuraverschwartung, narbige pulmonale Prozesse oder andere Erkrankungen, die zu einem Substanzverlust der Lunge führen, z.B. dem panlobulären, nichtobstruktiven Emphysem (REICHEL; SCHMIDT). Ist bei einem Patienten eine solche Ventilationsstörung festgestellt, so ist es sinnvoll, die medikamentöse Aerosoltherapie durch Atemgymnastik zu unterstützen. Lagerungsdrainage, Klopfmassagen, Atemübungen mit Totraumvergrößerern, aktive Bronchialtoilette durch blindes oder bronchoskopisches Absaugen und Verminderung des Gewichts bei Adipositas sind die elementaren Grundzüge dieser Therapie.

Zur optimalen *Durchführung der Aerosoltherapie* ist langsames und tiefes Atmen eine der wesentlichsten Voraussetzungen, denn schnelle und flache Atmung lenkt den Hauptteil des Aerosols in die gesunden Gebiete der Lunge und das Medikament wird nutzlos vergeudet. Kann der Kranke der Therapieanweisung zum tiefen Durchatmen aber nicht Folge leisten, weil er zu schwach dazu ist, oder weil er bei der Bewältigung der mit der Hyperventilation verbundenen erhöhten Atemarbeit und des um das Vierfache erhöhten Sauerstoffverbrauches dyspnoisch wird, so ist durch Inhalation mit assistierender Überdruckbeatmung die Ventilation zu fördern (EHRENBERG; HERBERG; HERDEN u. LAWIN; LAWIN u. FOITZIK).

Der Bronchospasmus kann durch Inhalation von bronchialerweiternden Medikamenten beseitigt werden. Sekretolytika verflüssigen den Schleim und Corticoide erwirken eine Schleimhautabschwellung. Aber erst durch Überdruckbeatmung wird der Bronchus aufgedehnt, der Schleimpfropf bei eingedicktem Sekret von der Wand gelöst oder bei dünnflüssigem Sekret durchrissen. Luft wird in die Alveole gepreßt und löst zurückfließend Schleimpfröpfe ab. Dieser Mechanismus ist um so wichtiger, als es bekanntlich in den Bronchioli terminales und Ductus alveolares kein Flimmerepithel zur Selbstreinigung gibt (Abb. 2 und 3).

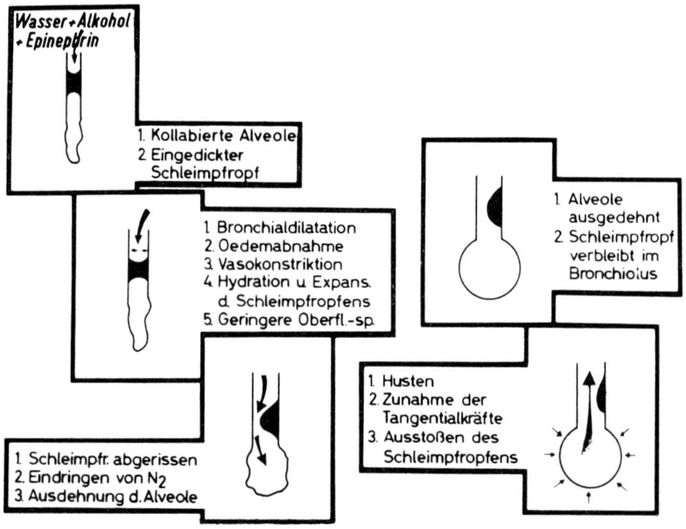

Abb. 2

Abb. 2 u. 3. Mechanismus der Entfernung eingedickten (Abb. 2) und dünnflüssigen (Abb. 3) Sekrets aus Alveolen und Bronchien

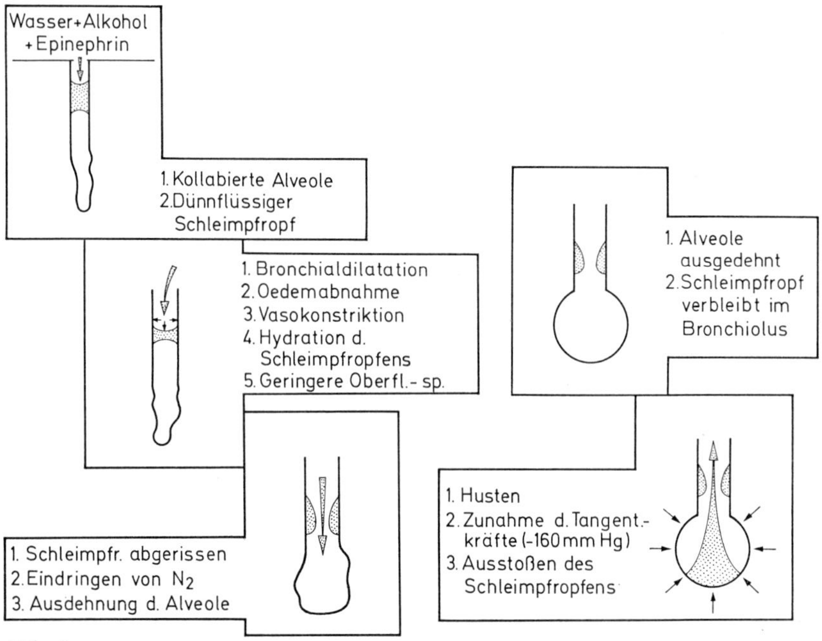

Abb. 3

Die *Technik der Beatmung* wird am folgenden Beispiel erläutert: Auf der Abbildung sind drei verschiedene Lungenabschnitte wiedergegeben, wie sie bei chronisch-pulmonalen Leiden zu finden sind (Abb. 4).

Ein Lungenabschnitt mit vollständiger Ventilation, der zweite mit teilweisem Verschluß, der dritte atelektatisch. Wird eine solche Lunge beatmet, so füllen sich die offenen Lungenabschnitte bereits bei einem niedrigen Druck, während die schlecht ventilierbaren einen höheren Druck zu ihrer Eröffnung benötigen. Hier aber liegt das Problem der Beatmung. Kurze Insufflationszeit mit hohem Flow ergibt wegen der im Bronchialsystem auftretenden Turbulenz rasch einen hohen Widerstand, die vorgewählte Druckgrenze am Apparat wird erreicht und es erfolgt bereits die Ausatmung, noch ehe Gas in die schlecht belüftbaren Lungenabschnitte gelangen konnte. Dagegen wächst bei langsamem Flow der Widerstand gering und es kann mit gleichem Druck ein weitaus größeres Volumen in die Lungen eingedrückt werden. Zur Beatmung obstruktiver Lungenerkrankungen ist deshalb ein großes Volumen mit möglichst langsamem Flow zu wählen. Bei dieser Art der Hyperventilationsbeatmung reicht eine Beatmungsfrequenz von 8—10 Atemzügen pro Minute völlig aus. Wegen der niedrigen Respirationsfrequenz beträgt zwar die Zeit, in der der intraalveolare Druck höher ist als 10 cm Wasser, annähernd 1 sec. Trotzdem ist die Befürchtung, daß durch diese Überdruckbeatmung eine vermehrte Rechtsbelastung des Herzens auftritt, grundlos; der mittlere Beatmungsdruck liegt weit unter 5 cm Wasser und damit unter dem durchschnittlichen diastolischen Druck der Lungenarterie. Im Gegenteil, die Beatmung führt durch Eröffnung weiterer Capillargebiete der Lunge zu einer Erhöhung der Sauerstoffspannung im arteriellen Blut und damit zu einer verbesserten Sauerstoffversorgung des Herzmuskels (Bernsmeier; Böhner; Sheldon).

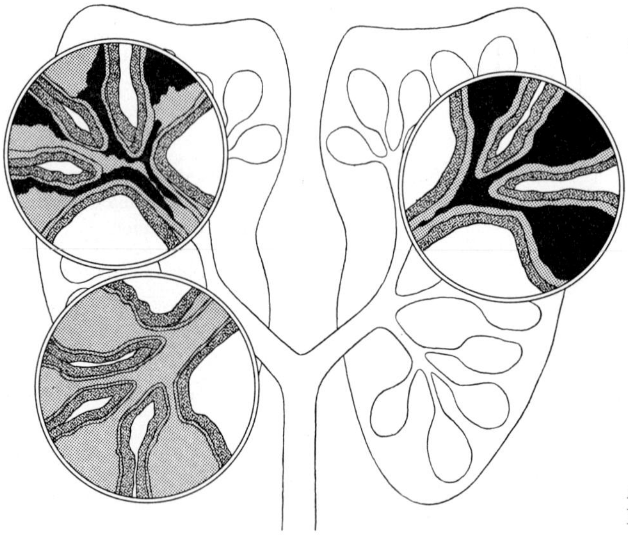

Abb. 4. Ungleichmäßige Ventilation verschiedener Lungenabschnitte (bei chronischer Bronchitis)

c) Geräte zur Aerosoltherapie

Ein Aerosol kann erzeugt werden durch *Druckluft und Düse* oder durch *Ultraschall* (Abb. 5). Der Unterschied zwischen Ultraschall und der pneumatischen Vernebelung liegt darin, daß beim ultraschallerzeugten Aerosol relative Häufigkeit und relatives Volumen der Flüssigkeitspartikel eng zusammenliegen, also ein dichter homogener Nebel erzeugt wird, während beim Düsenvernebler relative Häufigkeit und relatives Volumen der Partikel stark voneinander abweichen; bei den herkömmlichen Düsenverneblern liegt die größte Zahl der Tröpfchen — nämlich 93% — zwar auch im Aerosolbereich und nur 7% aller Partikel sind größer als 4,8 μ, aber diese enthalten 75% des gesamten Flüssigkeitsvolumens, so daß im Höchstfall nur 25% des Flüssigkeitsvolumens in die tiefen Abschnitte des Respirationstraktes gelangen. Die restlichen 75% gehen in der tiefen Inhalation verloren. Ein derartiges Aerosol ist deshalb nur zur Therapie des Nasen-Rachenraumes und des Tracheo-Bronchialsystems bis zu den Bronchien erster Ordnung geeignet. Zur Befeuchtung tieferer Bronchialabschnitte, aber auch zur medikamentösen Therapie ist es besser, ein ultraschallerzeugtes Aerosol zu verwenden.

Die *gebräuchlichsten Geräte* zur Aerosoltherapie mit Überdruckbeatmung sind der Bird Mark 7, der Bennet-Respirator und der Dräger-Assistor, die alle mit einem Düsenvernebler arbeiten. Beatmungsgeräte mit ultraschallerzeugten Aerosolen sind z. B.

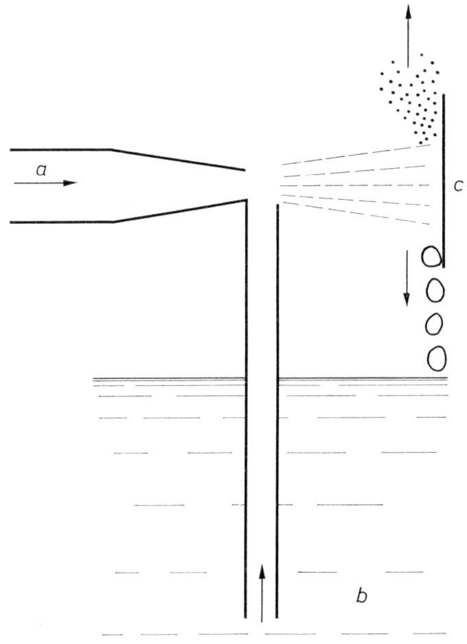

a

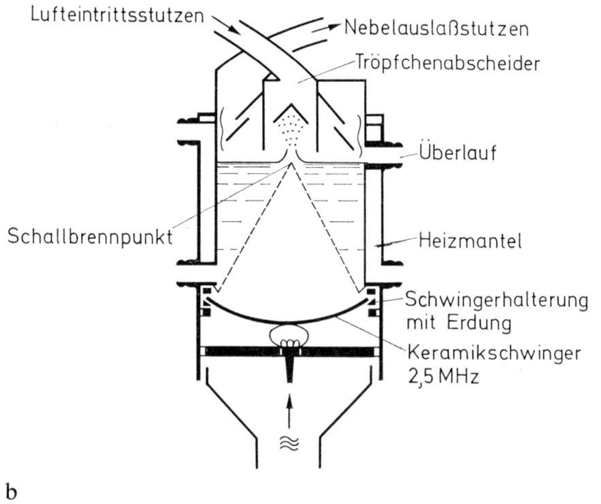

b

Abb. 5. a Schematische Darstellung einer Verneblerdüse. (*a*) Luftzuführung; (*b*) Medikamentenzuführung; (*c*) Prallwand. b Schema eines Ultraschall-Einzelverneblers

der Engström-Respirator von LKB in Schweden und das Beatmungsgerät von Heyer, Bad Ems. Hierzu ist allerdings zu bemerken, daß der Engström-Respirator nur mit kontrollierter Beatmung zu verwenden ist und deshalb in der präoperativen Aerosoltherapie überhaupt nicht und in der postoperativen nur unter der Voraussetzung der kontrollierten Beatmung eingesetzt werden kann. Das neue Beatmungsgerät von Heyer hat den Vorzug, daß es zur assistierenden, zur kontrollierten Beatmung, aber auch zur einfachen Inhalation über den oberen Respirationstrakt und für Tracheotomierte eingesetzt werden kann.

d) Komplikationen der Aerosoltherapie

Der Gebrauch von Düsenaerosolen, speziell aber von Ultraschallaerosolen, insbesondere bei Kindern mit einer schweren Nierenerkrankung, Fieber, Cor pulmonale oder drohende Herzinsuffizienz, ist nicht harmlos und hat unter besonderen Vorsichtsmaßnahmen zu erfolgen. Die ungewöhnlich rasche Wasserabsorption bei gleichzeitiger Einschränkung der Wasserabgabe über die Lungen, die normalerweise 6% des täglichen Flüssigkeitsbedarfs beträgt, kann zu schweren Entgleisungen im Wasser- und Elektrolythaushalt mit Wasserretentionen bis zu 22% des täglichen Flüssigkeitsbedarfs und damit zur Gefahr der Wasserintoxikation führen. Wird gleichzeitig die Wärmeabgabe über den Respirationstrakt durch eine zu hohe Umgebungstemperatur vermindert oder blockiert, so ergibt sich daraus eine erhebliche zusätzliche Belastung des kardiovasculären Systems. Um die Wärmeretention, die bis zu 10% der gesamten Wärmeproduktion betragen kann, zu kompensieren und eine Hyperpyrexie zu vermeiden, reagiert das Herz mit einer Zunahme des Schlagvolumens und der Herzfrequenz (Thomas et al.).

Nach Verwendung von Düsenverneblern — insbesondere aber nach dem Gebrauch von Ultraschallverneblern — ist eine Zunahme an Infektionen mit Pseudomonas und Bacterium flavum nicht selten. Mit der Inhalation von lungengängigen Tröpfchen zwischen 5 und 1 μ kommt es zur Ablagerung von infizierten Wasserpartikeln in den peripheren Lungenbezirken und damit zur Gefahr der Bronchopneumonie. Um die Vermehrung und Absiedlung von Bakterien am Kranken zu vermeiden, müssen die Grundsätze der chirurgischen Sterilisationslehre und der Mikrobiologie berücksichtigt werden. Es empfiehlt sich deshalb, alle Geräte, die in der Inhalationstherapie zur Anwendung kommen, sorgfältig mechanisch zu reinigen und nach Lufttrocknung vor jeder Anwendung zu sterilisieren. Wasserbehälter, Kunststoffkammern, Verbindungsschläuche und sonstige Adaptionsgeräte müssen täglich durch neue sterile Teile ersetzt werden.

Da es sich bei den Inhalationsapparaten um Geräte handelt, die aus verschiedenen Materialien zusammengesetzt sind, hat sich die Sterilisation mit Äthylenoxyd besonders bewährt. Als Flüssigkeit für Wasserbehälter und Kunststoffkammern darf nur steriles Wasser oder isotonische Kochsalzlösung verwendet werden. Ferner soll man bei sämtlichen Geräten der Inhalationstherapie in regelmäßigen Zeitabständen einen Bakterienabstrich mit Kulturbestimmung vornehmen.

e) Organisation der Inhalationstherapie

Vor dem Beginn jeglicher Inhalationstherapie steht die Frage, welche Patienten sollen einer Inhalationsbehandlung zugeführt werden und welche Maßnahmen sind notwendig, um geeignete Patienten aus dem Krankengut einer operativen Klinik herauszufinden. Erste Hinweise auf eine Affektion der Bronchien oder Lungen ergeben sich aus einer sorgfältig erhobenen Anamnese. Werden Atembeschwerden beim Treppensteigen oder Verrichtung körperlicher Arbeit angegeben, sind Husten oder Auswurf vorhanden, so vermitteln diese Angaben oft einen weit besseren Eindruck von der Leistungsgrenze der Lungen, als die Erhebung eines einmaligen physikalischen Befundes. Auskultation und Perkussion geben nur eine grobe Orientierung. Das Röntgenbild gibt nur in fortgeschrittenen Stadien, etwa beim Emphysem, Aufschluß vom Zustand der Lungen. Die Funktion — und darauf kommt es an — kann nur durch eine Reihe von Prüfungen nachgewiesen werden. Als praktisch, wenn auch grobe Prüfung einer Ventilationsstörung, hat sich die Messung der Atemexkursion und das Ausblasen eines Streichholzes mit weitgeöffnetem Mund erwiesen. Beträgt die Differenz des Thoraxumfanges — gemessen in Höhe der Mamillen — bei tiefster Ex- und Inspiration mehr als 5 cm, so liegt vermutlich keine ernste restriktive Erkrankung vor. Kann der Proband in einer Entfernung von 20—25 cm bei offenem Mund eine Flamme ausblasen, so darf angenommen werden, daß er keine schwere obstruktive Lungenerkrankung hat (Kinney).

Sind Zeit und Einrichtung vorhanden, so ist es besser, den Patienten einer Lungenfunktionsprüfung zuzuführen. Die statischen Atemwerte wie Vitalkapazität und Reservevolumen sind allerdings unzureichend und müssen durch dynamische Funktionsanalysen ergänzt werden. Der Tiffeneau-Test und die Bestimmung des Atemgrenzwertes geben Auskunft über den bronchospastisch wirksamen Anteil einer obstruktiven Lungenventilationsstörung und das Vorhandensein einer ausreichenden Atemreserve. Liegen Vitalkapazität und Atemgrenzwert unter 60—40%, so ist die Gefahr einer ventilatorischen Komplikation erheblich. Solche Patienten müssen einer mehrtägigen Inhalationstherapie zugeführt werden (Herberg). Erreicht man durch Isoproterenolinhalation eine deutliche Volumenverbesserung, so gibt das einen Hinweis auf den rückbildungsfähigen Anteil der Belüftungsstörung. Ist die Vitalkapazität kleiner als 1 Liter und der Atemgrenzwert kleiner als 30 Liter pro Minute, so sind die Grenzen der absoluten Operabilität erreicht (s. „Die Lungenfunktionsdiagnostik, S. 183). Die Inhalationstherapie ist zeitlich und apparativ aufwendig, aber außerordentlich wirkungsvoll, wenn sie nach ökonomischen Gesichtspunkten geführt wird. Das heißt: Leitung einer solchen Abteilung durch einen fachkundigen Arzt und Ausübung durch ein speziell dafür geschultes Personal. Der Anaesthesist bietet sich für eine solche Aufgabe direkt an. Er verfügt über genügend Grundkenntnisse der Atmungsphysiologie und ist wohl der beste Kenner der Beatmungspraxis. Außerdem hat er wohl selbst das meiste Interesse an einer intakten Atemfunktion, denn sie ist nach wie vor der entscheidende Faktor in der Narkoseführung.

Literatur

Arzneimittelkommission der deutschen Ärzteschaft: Richtlinien für die Verordnung des adrenocorticotropen Hypophysenvorderlappenhormons (ACTH) und der Nebennierenrindenhormone Cortison und Hydrocortison und ihrer synthetischen Derivate Prednison und Prednisolon. Ärztl. Mitt. (Dtsch. Ärztebl.) **42**, 479—482 (1957).

Balagot, R. C., Brandelin, V.: Preoperative and postoperative inhalation therapy. Surg. Clin. N. Amer. **48**, 29—36 (1968).

Bendixen, H. H.: Humidification. In: Respiratory care, p. 104—108. Saint Louis: The C. V. Mosby Company 1965.

Bernsmeier, A.: Intoxikationen durch Kohlensäure und Sauerstoff bei Herz- und Lungeninsuffizienz. Bayer. Ärztebl. **6**, 415—416 (1966).

Bissegger, A.: Inhalationsbehandlung mit Aerosolen. Praxis **52**, 171—177 (1963).

Böhlau, V.: Aerosole und Inhalationsbehandlung. In: Chronische Bronchitis, S. 382—389. Stuttgart: Schattauer 1968.

Böhner, H.: Bronchitis und Lungenemphysem. Dtsch. Ärztebl. **8**, 403—404 (1967).

Bopp, K.: Inhalationstherapie ohne und mit Aerosolen. Schriftenreihe der Bay. Landesärztekammer, Bd. 5, S. 115—130, Dez. 1965.

Cushing, I., Miller, W.: Nebulization therapy. In: Respiratory therapy von P. Safar, p. 170—218. Clinical Anesthesia 1/1965. Philadelphia: F. A. Davis Company.

Ehrenberg, H.: Atemtherapie bei obstruktiven Ventilationseinschränkungen. Dtsch. Ärztebl. **45**, 2549—2550 (1968).

EISTERER, H., STEINBEREITHNER, K.: Die Leistungsfähigkeit gebräuchlicher Gasbefeuchter. Wien. med. Wschr. **17**, 283—285 (1964).
GOSEPATH, J.: Über die wichtigsten Indikationen zur Inhalationstherapie. Med. Mschr. **18**, 398—402 (1964).
HERBERG, D.: Lungenfunktionsuntersuchungen beim chronischen Cor pulmonale. Fortschr. Med. **82**, 883—885 (1964).
— Alveoläre Hypoventilation bei chronisch obstruktiven Atemwegserkrankungen. In: Chronische Bronchitis, S. 214—222. Stuttgart: Schattauer 1968.
HERDEN, H. N., LAWIN, P.: Inhalationstherapie. In: Praxis der Intensivbehandlung, S. 219—226. Stuttgart: Thieme 1968.
Heyer GmbH: Aerosole-Inhalation. Hausmitteilungen Carl Heyer.
INGELSTEDT, S., TOREMALM, N. G.: Indications for vapourtherapy in acute laryngo-tracheitis. Acta oto-laryng., Suppl. **158**, 80—92, Juni 1960.
JORES, A.: Therapie mit Kortikosteroiden. Dtsch. Ärztebl. Nr. 14, 743—744 (1967).
JUNGE, W.: Inhalationstherapie bei Atemwegserkrankungen. Die Heilkunst, Heft 1, 76. Jg., München 1963.
KINNEY: Evaluation and management of ventilation. In: Manual of preoperative and postoperative care, p. 149—166. Philadelphia and London: W. B. Saunders Company 1967.
KRIEGER, E.: Klinische Anwendung der Inhalationstherapie. Med. Mitt. (Melsungen) **41**, 67—78 (1967).
— Die physikalisch-balneologische Behandlung des chronischen bronchitischen Syndroms. Dtsch. Ärztebl. **49**, 2825—2830 (1968).
LAWIN, P., FOITZIK, H.: Inhalationstherapie. Dtsch. Ärztebl. **19**, 1085—1086 (1968).
LEICHER: Sinubronchiale Syndrome. In: Chronische Bronchitis. S. 141—147. Stuttgart: Schattauer 1968.
LYONS, H. A.: Use of therapeutic aerosols. Amer. J. Cardiol. October 1963, 461—463.
MARX, H. H.: Chronische Bronchitis. Dtsch. Ärztebl. **51**, 2959—2961 (1966).
— Die chronische Bronchitis: Naturwissenschaft und Medizin. Nr. **27**, 56—64 (1969).
— ULRICH, H.: Antibakterielle Therapie der chronischen Bronchitis. In: Chronische Bronchitis, S. 353—361. Stuttgart: Schattauer 1968.
MORGAN, G.: Problems of humdification. In: Modern trends in anaesthesia, p. 242—255. London: Butterworths 1967.
Nordwestdeutsche Gesellschaft für innere Medizin Hamburg: Chronische Bronchitis und Emphysem. Dtsch. Ärztebl. **17**, 1190—1193 (1969).
REICHEL, G.: Krankheitszustände mit respiratorischer Insuffizienz. Prakt. Anaesth. **1**, 77—87 (1966).
RÜGHEIMER, E.: Physikalische Voraussetzungen der Inhalationstherapie. Med. Mitt. (Melsungen) **41**, 51—66 (1967).
— Die Inhalationstherapie. In: Anaesthesie und Wiederbelebung, S. 30. Berlin-Heidelberg-New York: Springer 1969.
SCHMENGLER, F. E., SIMON, E.: Die Anwendung moderner Aerosoltherapie im Rahmen der Behandlung der Syndrome der Atemwege. Internist (Berl.) **3**, 387—392 (1962).
SCHMIDT, O. P.: Luftverschmutzung. In: Das Bronchitische Syndrom, S. 39. München: Lehmanns 1965.
— Cor pulmonale. In: Das Bronchitische Syndrom, S. 58—62. München: Lehmanns 1965.
— Corticoide. In: Das Bronchitische Syndrom, S. 117. München: Lehmanns 1965.
SHELDON, P.: Asthma, Chronic Bronchitis and Emphysema. In: Calif. Med. **98**, 4 (1963).
THOMAS, D., GRAFF, M. D., DONALD, W. B.: Systemic and Pulmonary changes with inhaled humid atmosphery. Anaesthesiology **30**, 199—207 (1969).
WORTH, G., SCHMIDT, U., MUYSERS, K.: Zur Therapie der chronischen Bronchitis. Fortschr. Med. **86**, 983—985 (1968).

5. Die Sauerstofftherapie

a) Sauerstofftherapie unter atmosphärischen Verhältnissen

M. HALMÁGYI

Durch Erhöhung des prozentualen Volumenanteils von Sauerstoff in der Inspirationsluft will man den Sauerstoffpartialdruck in den Alveolen steigern, um damit die Oxygenisierung des Blutes zu verbessern. Die maximale alveoläre Sauerstoffspannung ($P_{A_{O_2}}$), die man unter normalen atmosphärischen Verhältnissen (760 mm Hg) durch Gabe von 100% Sauerstoff erreichen kann, liegt um 673 mm Hg. Eine weitere Steigerung des alveolären Sauerstoffpartialdruckes erreicht man durch die Anwendung der „Sauerstoffüberdruckkammer" (s. S. 916).

Die Verabreichung von O_2 bzw. die Anreicherung der Einatmungsluft mit Sauerstoff ist die häufigste prophylaktische oder therapeutische Maßnahme, die bei Hypoxiegefahr oder bei bereits bestehender Hypoxie vorgenommen wird.

Das eigentliche therapeutische Ziel ist, eine adäquate O_2-Konzentration bzw. einen adäquaten Sauerstoffpartialdruck (Transportdruck für O_2-Diffusion) auch am venösen Ende der Versorgungscapillare sicherzustellen (Abb. 1). Die untere Grenze des Normalwertes für den Sauerstoffpartialdruck liegt an diesem Abschnitt der Versorgungscapillare bei 34 mm Hg. Unterhalb der kritischen Schwelle von 17—19 mm Hg im venösen Blut des Gehirns tritt Bewußtlosigkeit auf (COMROE et al.; FREY et al.; LÜBBERS; THEWS, 1969).

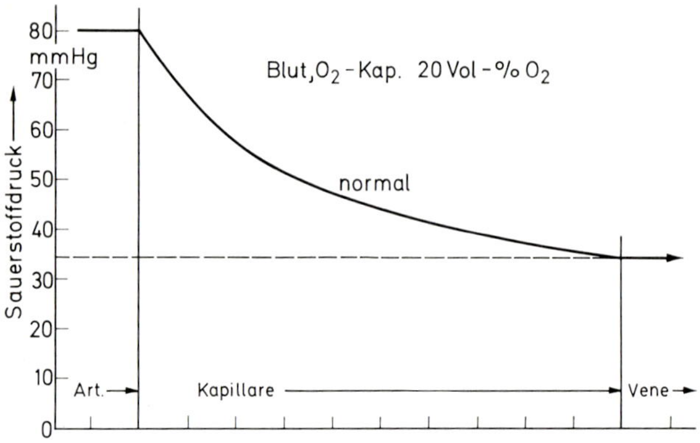

Abb. 1. Das Verhalten des Sauerstoffpartialdruckes in der Versorgungscapillare

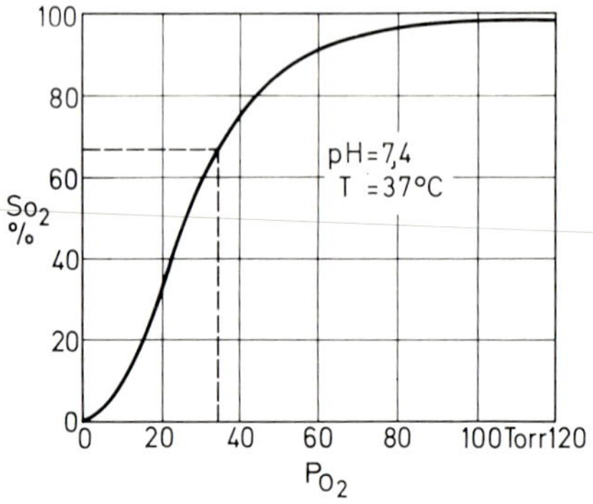

Abb. 2. Sauerstoffbindungskurve des menschlichen Blutes unter Standardbedingungen

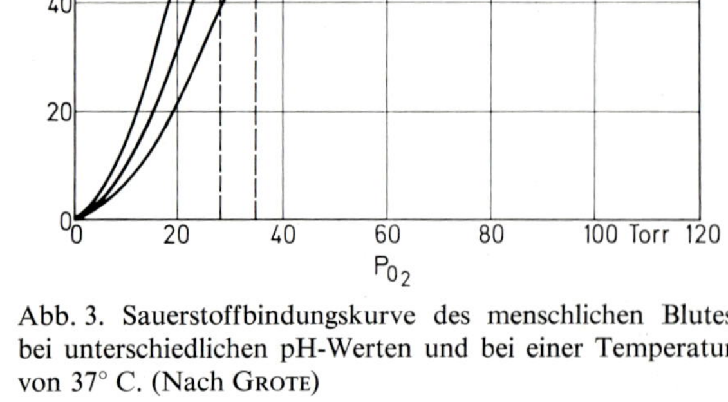

Abb. 3. Sauerstoffbindungskurve des menschlichen Blutes bei unterschiedlichen pH-Werten und bei einer Temperatur von 37° C. (Nach GROTE)

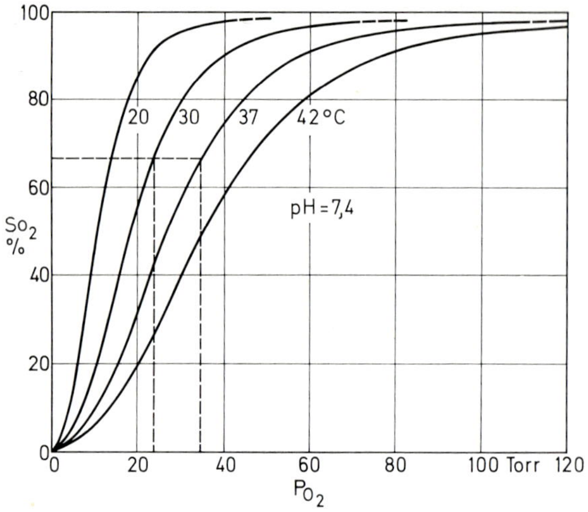

Abb. 4. Sauerstoffbindungskurve des menschlichen Blutes bei unterschiedlichen Temperaturen und bei einem pH-Wert von 7,4. (Nach GROTE)

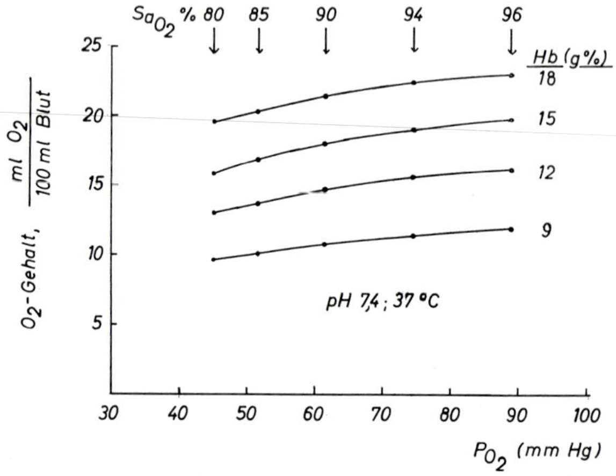

Abb. 5. Sauerstoffbindungskapazität des Blutes in Abhängigkeit vom Hämoglobingehalt und der arteriellen Sauerstoffspannung

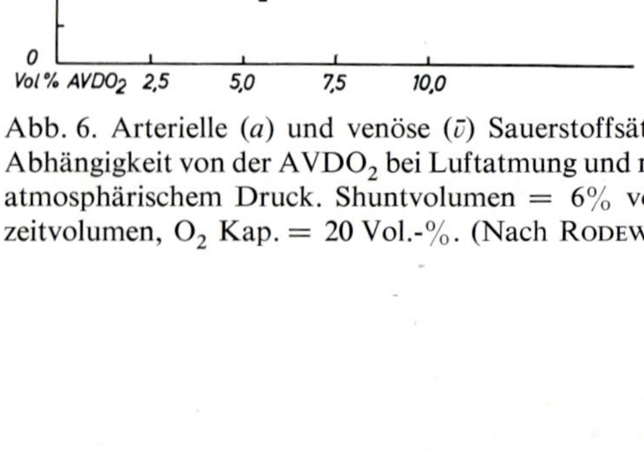

Abb. 6. Arterielle (a) und venöse ($\bar{v}$) Sauerstoffsättigung in Abhängigkeit von der $AVDO_2$ bei Luftatmung und normalem atmosphärischem Druck. Shuntvolumen = 6% vom Herzzeitvolumen, O_2 Kap. = 20 Vol.-%. (Nach RODEWALD)

Unter der Voraussetzung, daß keine Änderung der normalen O_2-Affinität des Hämoglobins vorliegt (pH 7,4; $T = 37°C$) entspricht ein PO_2 von 34 mm Hg einer Sauerstoffsättigung des Hämoglobins (S_{O_2}) von etwa 68% (Abb. 2).

Jede Linksverschiebung der Sauerstoffbindungskurve durch eine Alkalose (Abb. 3) und/oder durch eine Abnahme der Körpertemperatur (Abb. 4) bringt bei gleicher S_{O_2} von 68% die Gefahr der Hypoxie der Gewebe mit sich, da der zu der gleichen S_{O_2} gehörende PO_2 bereits unter 34 mm Hg liegt (Gattiker et al.; Grote). Derart niedrige O_2-Partialdrucke reichen nicht mehr aus, um genügend viel O_2 über die normale Diffusionsstrecke (Capillare — Cytochromoxydase) zu transportieren (Schuchhardt).

Die Verabreichung von O_2 erfolgt ohne Berücksichtigung der eigentlichen Ursachen der Hypoxie. Die Dosierung muß jedoch entsprechend dem allgemeinen Prinzip: „so wenig wie möglich, so viel wie nötig" gezielt erfolgen. Unnötig hohe O_2-Zufuhr bringt auf die Länge die Gefahr der Schädigung des Lungenparenchyms mit sich. Die Verabreichung nach falschen Kautelen ist leicht mit einer Unterdosierung verbunden.

Auf der Suche nach den maßgebenden Parametern für die Steuerung der O_2-Therapie muß man folgende Fakten bedenken:

1. Eine Abnahme der Hämoglobinkonzentration im Blut bedeutet eine Herabsetzung der Sauerstoffbindungskapazität des Blutes (Abb. 5). Hierdurch ist der Sauerstoffgehalt des arteriellen Blutes erniedrigt. Diese Form der arteriellen Hypoxämie wird nicht durch die Werte Pa_{O_2} und Sa_{O_2} widergespiegelt. Daher sollte immer die Hämoglobinkonzentration des Blutes bekannt sein.

2. Eine arterielle Hypoxämie ist immer mit einer venösen Hypoxie verbunden. Eine venöse Hypoxie kann jedoch ohne eine arterielle vorhanden sein. Alle Faktoren, die die arterio-venöse Sauerstoffdifferenz ($AVDO_2$) erhöhen (Fieber, Verbrennungskrankheit, erhöhte Atemarbeit, erhöhte Herzarbeit, erniedrigtes Herzzeitvolumen usw.), bringen die Gefahr einer venösen Hypoxie mit sich (Abb. 6).

Aus diesen Tatsachen läßt sich eindeutig ableiten, daß nur der venöse Sauerstoffpartialdruck alle Variationen einer Hypoxämie anzeigt. Zur Behebung einer venösen Hypoxie infolge erhöhter $AVDO_2$ können wesentlich über der Norm liegende arterielle PO_2-Werte erforderlich sein (Rodewald u. Harms).

Die maßgebende Meßgröße für die Steuerung der O_2-Dosierung ist somit der venöse Sauerstoffpartialdruck (Pv_{O_2}). Dieser Wert ist für die einzelnen Organe verschieden. Für den Gesamtorganismus hat sich jedoch in der Klinik die Messung des gemischt-venösen Sauerstoffdruckes ($P\bar{v}_{O_2}$) in der A. pulmonalis, aber auch die des zentralvenösen Sauerstoffdruckes in der V. cava superior als ausreichend erwiesen.

Die Verabreichung des Sauerstoffes bis zur Normalisierung des altersabhängigen Pa_{O_2}-Wertes (Abb. 7) sichert nur dann die normalen Bedingungen

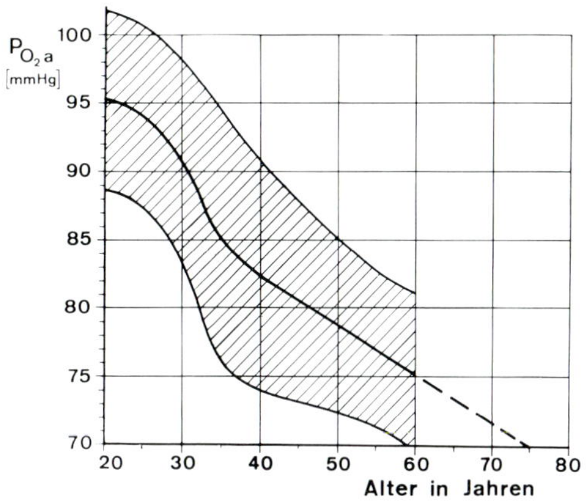

Abb. 7. Normale Werte des arteriellen Sauerstoffpartialdruckes in Abhängigkeit vom Alter (nach Loew und Thews). Bereich der Standardabweichung schraffiert

für die O_2-Versorgung der Gewebe, wenn Hb-Konzentration, Sa_{O_2} und $AVDO_2$ normal sind.

Es ist im Grunde genommen gleichgültig, durch welche der Techniken die zusätzliche Verabreichung von O_2 erfolgt, wenn der gewünschte Effekt erreicht wird. Wissen sollte man jedoch, daß die verschiedenen Applikationsformen mit unterschiedlichen Vor- und Nachteilen behaftet sind (s. auch „Die Inhalationstherapie", S. 905).

Die Anwendung der Nasensonde ist die verbreitetste Methode. Etwa 4—8 Liter O_2/min garantieren eine O_2-Konzentration in der Einatmungsluft von 30 bis 40% in Abhängigkeit von der Größe des Atemminutenvolumens. Die Lokalisation der Katheterspitze ist dabei wichtig. Zu tiefe Einführung kann zum Aufblasen des Magens führen. Die Fixierung des kurz in den Nasengang eingeführten Katheters mit einem Schaumgummistück, wie es Poulsen angab, kann zur starken Irritation der Nasenschleimhaut und der Nasennebenhöhle führen. Die inspiratorische O_2-Konzentration schwankt bei dieser Methode sehr stark. Die Verletzung der

Schleimhaut kann in jedem Falle ein Schleimhautemphysem nach sich ziehen (BENDIXEN et al.; SAFAR).

Aus diesen Gründen sollte die Einführung der Sonde schonend erfolgen und die Spitze des Katheters in dem Mesopharynx liegen.

Eine Plastikmaske mit zusätzlichen seitlichen Öffnungen garantiert bei ausreichend hohen O_2-Mengen (8–10 Liter/min) eine inspiratorische Sauerstoffkonzentration von 60—80%, die weitgehend konstant ist.

Die O_2-Maske mit Vorratsbeutel und einem regulierbaren Ventil erlaubt die Verabreichung von fast 100% O_2 und ermöglicht die Regulierung des Ausatmungswiderstandes. Sie ist somit für die Behandlung von Emphysembronchitis, aber auch für die des Lungenödems geeignet (SAFAR).

Das sog. Sauerstoffzelt ist zwar für den Patienten subjektiv angenehm, die Pflege des Patienten ist jedoch fast unmöglich, da beim Öffnen des Zeltes die Sauerstoffkonzentration stark abfällt. Die erforderliche O_2-Zufuhr liegt hier um 12—16 Liter/min. Die Sauerstoffkonzentration beträgt etwa 50%.

Verabreicht man Sauerstoff über Beatmungsgeräte, muß man beachten, daß bei druckgesteuerten Geräten in „air-mix"-Stellung die inspiratorische O_2-Konzentration sehr stark flow-abhängig ist. Daher sollten Hilfsgeräte, die eine exakte Dosierung ermöglichen, benutzt werden.

Bei jeder Form der O_2-Applikation muß man daran denken, daß der Sauerstoff vollständig trocken ist. Daher muß man für eine ausreichende Befeuchtung sorgen.

Nicht immer gewährleistet die Sauerstofftherapie unter normalen atmosphärischen Bedingungen ein adäquates Sauerstoffangebot. Zu hohes Shuntvolumen (über 29% des HZV), zu hohe $AVDO_2$ (über 7,5 Vol.-%), zu niedrige Hb-Konzentration im Blut (unter 6 g-%) und Zunahme der O_2-Diffusionsstrecke in der Peripherie (z. B. Gehirnödem, Herzinfarkt) können über spezifische Indikationen hinaus die Anwendung der Sauerstoffüberdruckkammer erforderlich machen.

Literatur s. am Schluß des Beitrags „Infusionstherapie", S. 901

b) Die hyperbare Sauerstofftherapie

H. POULSEN

α) Definition

Hyperbare Sauerstofftherapie bedeutet klinische Sauerstoffapplikation unter Bedingungen, bei denen der Druck der umgebenden Luft, des Sauerstoffes selbst oder eines Gemisches von Sauerstoff und anderen Gasen höher ist als 1 Atmosphäre.

Historisches. Die Anwendung von Sauerstoff unter erhöhtem Druck mit dem Ziel, die Sauerstoffzufuhr zum Organismus zu verbessern, ist keine neue Methode. Die Behandlung fußt auf einfachen physikalischen und physiologischen Überlegungen und hat bereits 200 Jahre lang Anwendung gefunden. Moderne wissenschaftliche Untersuchungen der therapeutischen Wirkung sehr hohen Sauerstoffpartialdruckes wurden jedoch erst Mitte der 50er Jahre vorgenommen (BOEREMA, ILLINGWORTH, CHURCHILL-DAVIDSON), und seither hat die Behandlung in der Überdruckkammer steigende Ausbreitung gefunden.

Terminologie. In Höhe des Meeresspiegels beträgt der Druck der Atmosphäre 1 kg/cm² oder 760 mm Hg. Dieser Druck wird als 1 atm bezeichnet (1 ata) und macht gleichzeitig die Druckdifferenz aus, die zwischen dem Druckminimum des äußeren Weltraumes, das wir gleich 0 setzen, und dem Luftdruck am Meeresspiegel herrscht. Manometer sind in der Regel so geeicht, daß sie den Druck 0 bei normalem Atmosphärendruck angeben (1 ata) und wenn man den Druck in einer Überdruckkammer mit solchen Manometern auf 1 kg/cm² erhöht, bedeutet dies, daß man bei einem Druck von 2 ata arbeitet, einem absoluten Druck von 2 kg/cm².

Bisweilen wird der Druck in der Kammer auch als Wasserdruck gemessen, als die Länge derjenigen Wassersäule, die auf einen untergetauchten Körper (z. B. einen Taucher) drückt. Da 10 m Wassersäule einem Druck von 1 kg/cm² entsprechen, bedeutet diese Angabe wiederum, daß die Überdruckkammer mit 2 ata (atmosphärischer Druck + 10 m Wasserdruck) arbeitet, wenn die Manometer, wie hier, entweder 1 kg/cm² oder 10 m H_2O anzeigen.

β) Physiologie

Prinzipiell wünscht man durch die Sauerstoffapplikation unter erhöhtem Druck die *physikalisch im Plasma gelöste O_2-Menge* zu vermehren, wodurch die Sauerstofftension im Blute steigt. Die hohe

Sauerstofftension vergrößert den Druckgradienten vom Plasma zu den Zellen und ermöglicht dadurch, daß eine größere Anzahl von Molekülen die Zellen des capillären Versorgungsgebietes erreicht.

1. Sauerstofftransport unter normalen Verhältnissen

Der Sauerstofftransport durch das Blut erfolgt auf zwei verschiedenen Wegen:

a) chemisch, an das Hämoglobin der Erythrocyten gebunden,

b) physikalisch im Plasma gelöst.

Die *chemisch gebundene* Menge ist für den Sauerstofftransport unter normalen Verhältnissen die bei weitem wichtigste. 1 g Hämoglobin kann 1,34 ml Sauerstoff binden, und gehen wir davon aus, daß 100 ml Blut 15 g Hämoglobin enthalten, dann können 100 ml Blut 15× 1,34 also 20 ml chemisch gebundenen Sauerstoff transportieren.

Die *physikalisch gelöste* Menge ist, verglichen hiermit, sehr gering, sie beträgt nur 0,3 ml Sauerstoff per 100 ml Arterienblut.

Das venöse Blut wird in den Lungen oxygeniert und kommt durch Aufnahme von Sauerstoff und Abgabe von Kohlendioxyd ins Gleichgewicht mit dem in den Alveolen enthaltenen Gasgemisch. Das Resultat ist Arterienblut mit einer Sauerstoffspannung von 100 mm Hg und einer Sauerstoffsättigung von 97%. Die Kohlendioxydtension beträgt 40 mm Hg.

Während der Gewebspassage wird Sauerstoff abgegeben und Kohlendioxyd aufgenommen. Die Sauerstoffspannung ist in den Capillaren höher als im Gewebe und der physikalisch gelöste Sauerstoff diffundiert daher aus den Capillargefäßen ins Gewebe. Die Sauerstoffspannung in den Capillaren fällt und das Oxyhämoglobin wird teilweise dissoziiert. Die *chemisch gebundene Sauerstoffmenge wird über die physikalisch gelöste Form an das Gewebe weitergegeben.* Im Durchschnitt werden 6 ml Sauerstoff per 100 ml Blut an das Gewebe abgegeben. Das Resultat ist eine Sauerstoffspannung im gemischten venösen Blut von 36 mm Hg und eine Sauerstoffsättigung von 65—70%.

Die Kohlendioxydaufnahme aus dem Gewebe wird durch Bindung an eine OH-Gruppe gesichert, die durch die Umbildung von Oxyhämoglobin zu reduziertem Hämoglobin freigeworden ist. Dieser Teil des Kohlendioxyds wird also als Bicarbonat transportiert, der andere Teil ist im Plasma aufgelöst und ist für die leicht erhöhte Kohlendioxydspannung von 46 mm Hg im gemischten venösen Blut verantwortlich.

2. Sauerstoffverabreichung unter normalem Druck

Wenn, statt atmosphärischer Luft, Sauerstoff bei normalem Atmosphärendruck (1 ata) verabreicht wird, spricht man von isobarer Sauerstofftherapie, sie hat ein Ansteigen des Sauerstoffpartialdruckes in der Alveolarluft und im Blute zur Folge. Bereits bei einer Sauerstofftension von 150 mm Hg ist das Hämoglobin zu 99—100% mit Sauerstoff angereichert, dies bedeutet jedoch nur eine zuzügliche Aufnahme von 0,5—1 ml Sauerstoff auf 100 ml Blut, da die Sättigung ja im voraus fast vollständig war. Darüber hinaus kann überschüssiger Sauerstoff nicht mehr chemisch gebunden werden, wie hoch die Sauerstofftension auch immer steigen mag.

Die physikalisch gelöste Menge hingegen erhöht sich bedeutend und ist *dem Partialdruck des Sauerstoffes direkt proportional* (Henrysches Gasgesetz).

Bei Einatmen reinen Sauerstoffes unter normalem Druck (1 ata) beträgt der Sauerstoffpartialdruck in den Alveolen, wenn aller Stickstoff ausgewaschen ist, 670 mm Hg, und die physikalisch aufgelöste Sauerstoffmenge etwa 2 ml per 100 ml Blut.

3. Sauerstoffverabreichung unter Überdruck

Wird während der Sauerstoffbehandlung der Gesamtdruck auf z.B. 2 ata erhöht, also hyperbare Sauerstofftherapie eingeleitet, dann steigt der Partialdruck des Sauerstoffes in den Alveolen auf 1430 mm Hg und die physikalisch gelöste Menge auf 4 ml per 100 ml Blut, wohingegen die chemisch gebundene Menge nicht weiter ansteigt, da das Hämoglobin bereits voll gesättigt ist.

Bei der Einatmung von Sauerstoff unter hyperbaren Bedingungen stammt die Extramenge Sauerstoff, die dabei dem Gewebe zur Verfügung gestellt wird, fast ausschließlich aus der erhöhten Gasmenge, die im Plasma gelöst ist. Es ist weiterhin charakteristisch, daß der hohe Partialdruck, unter welchem der Sauerstoff bei stark erhöhtem Totaldruck aufgelöst ist, einen hohen Diffusionsgradienten vom Plasma zum Gewebe herstellt, der die Sauerstoffmoleküle geradezu in die hypoxischen Zellen hineintreibt.

Bei einem Totaldruck von 3 ata, also 2 atm mehr als normalem Druck, beträgt die im Plasma physikalisch gelöste Sauerstoffmenge etwa 6 ml per 100 ml und die Sauerstofftension etwa 2200 mm Hg. Die physikalisch gelöste Sauerstoffmenge entspricht nun dem arteriovenösen Sauerstoffdefizit bei einer Person unter Grundumsatzbedingungen. Die Löslichkeit eines Gases in Wasser steigt jedoch bei fallender Temperatur und die im Plasma gelöste Sauerstoffmenge kann bei einer auf 25° C induzierten Hypothermie auf etwa 7 ml/100 ml Blut ansteigen, wenn 100% Sauerstoff bei 3 ata gegeben wird. Diese Menge genügt, um auch ohne Gegenwart von Hämoglobin alle Gewebe des Organismus reichlich mit Sauerstoff zu versorgen.

Experimentelle Untersuchungen an Tieren von Haldane und Boerema haben gezeigt, daß der an das Hämoglobin gebundene Sauerstoff bei Einatmung von reinem O_2 bei 3 ata keine Rolle spielt, jedenfalls nicht direkt als Sauerstoffquelle. Solange die Sauerstofftension des Blutes über 150 mm Hg gehalten wird, wird von dem großen Hämoglobindepot überhaupt kein Sauerstoff abgegeben.

4. Einfluß hyperbarer Sauerstofftherapie auf Respiration und Kreislauf

Es ist unerläßlich, die Wirkung hyperbaren Sauerstoffes auf Respiration und Blutkreislauf zu kennen, ehe man aus dem PO_2 der Alveolarluft irgendwelche Schlüsse auf den PO_2 der Gewebe ziehen kann.

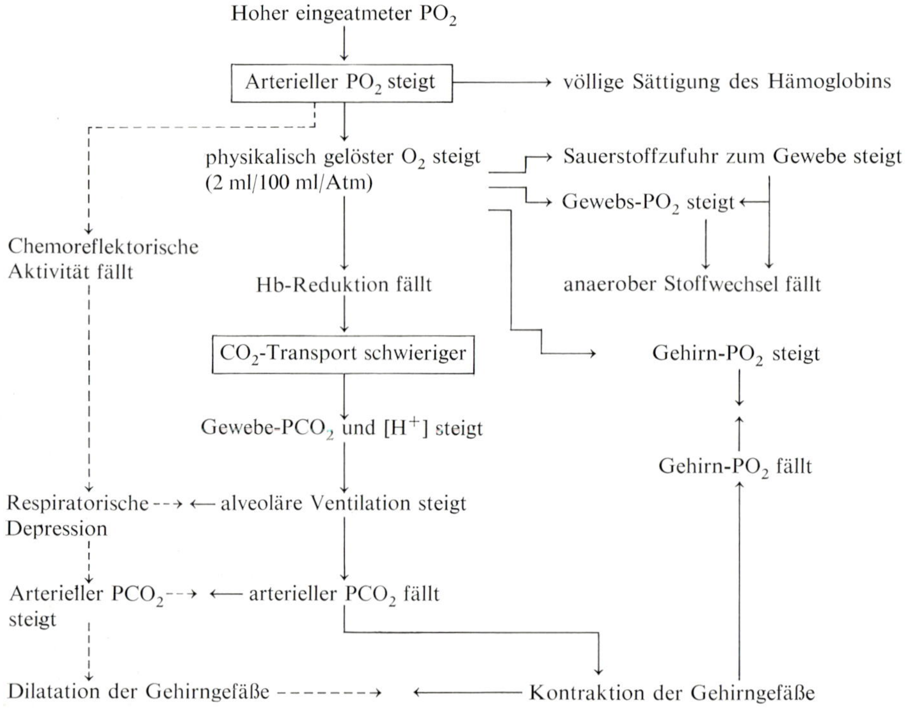

Abb. 1. Der physiologische und pathophysiologische Funktionskreis hohen Sauerstoffdruckes

Abb. 1 stellt den physiologischen und pathophysiologischen Funktionskreis hohen Sauerstoffdruckes im Zusammenhang dar.

Hohe arterielle Sauerstofftension hat eine *Wirkung auf den CO_2-Transport* aus dem Gewebe in die Lungen. Unter normalen Verhältnissen wird, wie erwähnt, ein erheblicher Teil des vom Gewebe abgegebenen CO_2 als Bicarbonat gebunden, und gleichzeitig damit wird die stärkere Säure Oxyhämoglobin während der Gewebspassage in reduziertes Hämoglobin verwandelt. Besteht während der Sauerstoffzufuhr ein Überdruck, so findet eine Reduktion des Hämoglobins nur in begrenztem Umfange statt, und daher muß ein größerer Teil des anfallenden Kohlendioxyds in physikalisch gelöstem Zustande transportiert werden. Hierdurch ergibt sich eine Steigerung des PCO_2 im venösen Blut und in den Geweben, und demzufolge eine Stimulation des Respirationszentrums mit entsprechender *Hyperventilation*. Schon während der Zufuhr von reinem Sauerstoff bei Atmosphärendruck kann man diese Hyperventilation beobachten. LAMBERTSEN hat gezeigt, daß die genannte Hyperventilation einen Abfall der arteriellen Kohlendioxydtension hervorruft, und daß hierdurch das Ansteigen der PCO_2 im Gewebe begrenzt wird. Er fand eine Erniedrigung der arteriellen Kohlendioxydtension von 5 mm Hg bei einem Druck von 3,5 ata. Diese Resultate zeigen, daß eine größere Retention von CO_2 im Gewebe während hyperbarer Sauerstoffbehandlung unwahrscheinlich ist.

Über die physiologischen Veränderungen der Atmung, die bereits erwähnt wurden, hinaus, führt der Überdruck Änderungen der Atmungsmechanik mit sich. Die Dichte des eingeatmeten Gases ist erhöht, der Strömungswiderstand und die Turbulenz der Strömung im Bronchialsystem steigert sich hierdurch und damit *erhöht sich der Atmungswiderstand und die Atmungsarbeit*.

Die Reaktion des Kreislaufs auf hyperbaren Sauerstoff ist charakteristisch. Hohe arterielle Sauerstoffspannung ergibt vermehrten Vagustonus und führt zu *Bradykardie*. Das *Minutenvolumen des Herzens fällt* infolgedessen um 12—15%, Verabreichung von Atropin normalisiert das Minutenvolumen jedoch vollständig.

Wird bei Inhalation von reinem Sauerstoff der Druck von 1 ata auf 3,5 ata erhöht, so hat dies eine *cerebrale Vasoconstriction* und eine *Verminderung der Gehirndurchblutung* um 12—15% zur Folge. Ob es die erhöhte Sauerstofftension oder die verminderte arterielle Kohlenoxydtension ist, die für diese Reaktion verantwortlich ist, ist unsicher, wahrscheinlich spielt beides eine Rolle.

Der *vasoconstrictorische Effekt hyperbaren Sauerstoffes* scheint überwiegend einer direkt lokalen Wirkung auf die Gefäße zugeschrieben werden zu müssen, sie kann an den Retina-, Nieren- und Muskelgefäßen beobachtet werden.

Der diastolische Blutdruck steigt während hyperbarer Sauerstoffbehandlung aufgrund vermehrten peripheren Widerstandes, der systolische Blutdruck hält sich einigermaßen unverändert, da das Minutenvolumen gleichzeitig fällt.

γ) Sauerstoffvergiftung

Obwohl Sauerstoff für die Aufrechterhaltung des Lebens notwendig ist, wirkt er bei übermäßigem Angebot nichtsdestoweniger toxisch auf alle lebenden Zellen. Es ist erwiesen, daß die Giftigkeit des Sauerstoffs auf eine *Hemmung der cellulären Oxydationsenzyme*, die Sulfhydrylgruppen enthalten, zurückzuführen ist.

Klinisch zeigt sich eine Sauerstoffvergiftung vor allem durch Ausfallssymptome am Nervensystem und den Respirationsorganen. Da die zugrundeliegende Veränderung sich jedoch im cellulären Bereich abspielt, ist es wahrscheinlich, daß alle Organsysteme betroffen werden.

Sauerstoffkonzentrationen, die das Normalmaß überschreiten, können hervorrufen:

1. Hemmung cellulärer Enzymsysteme *in vitro* und in isoliertem Gewebe, besonders bei erhöhtem Gesamtdruck. Hierdurch wird die Oxydation von Glucose, Fructose, Lactose und Brenztraubensäure gehemmt, ohne daß eine allgemeine Hemmung des oxydativen Stoffwechsels vorliegt.
2. Hemmung der Chemoreceptoren in der Aorta und des Glomus caroticum.
3. Erhöhten Vagustonus mit vermindertem Herzminutenvolumen.
4. Dilatation der Lungengefäße.
5. Vasoconstriction in den cerebralen, renalen und in geringem Umfange peripheren Gefäßgebieten. Bei Frühgeborenen führt diese Wirkung zu retrolentaler Fibroplasie.
6. Krämpfe, wenn 100% Sauerstoff bei 2 ata oder mehr längere Zeit zugeführt wird.
7. Veränderungen in den Schleimhaut- und Alveolarzellen der Atemwege, die zu Lungenödem, Atelektasen, Pneumonien und alveolo-capillärer Blockierung (Diffusionsstörung) führen.

Die akute Vergiftung in Form von *Sauerstoffkrämpfen* wird durch ernstliche neurologische Ausfallssymptome geprägt. Diese Art der Sauerstoffvergiftung tritt auf, wenn Sauerstoff bei Überdruck (2 ata oder mehr) „zu lange" verabreicht wird. Die Symptome beginnen mit leichten Zuckungen der Gesichts- und Halsmuskulatur, und gehen später in epileptiforme Konvulsionen über, die Atmung ist oberflächlich und im Endstadium treten Herzarrhythmien und Koma auf. Die EEG-Veränderungen sind typisch für grand mal-Anfälle, die Krämpfe können mit Muskelrelaxantien, Barbituraten und Antikonvulsiva unter Kontrolle gebracht werden. Es muß jedoch erwähnt werden, daß *permanente neurologische Ausfallserscheinungen* auftreten können, selbst wenn es gelungen ist, die Krämpfe zu beherrschen. Permanente Schäden an Gehirnzellen sind sogar nachgewiesen, ohne daß Konvulsionen vorausgegangen sind.

Die chronische Form der Sauerstoffvergiftung tritt meistens auf, wenn reiner Sauerstoff bei normalem Atmosphärendruck (1 ata) über längere Zeit verabreicht wird.

Die Symptome sind von überwiegend respiratorischer Art und zeigen sich als Lungenödem, Atelektasen, Pneumonien usw., die nach Verlauf einiger Tage auftreten. Diese Form der Vergiftung hat für Patienten, die einer hyperbaren Sauerstofftherapie unterworfen werden, nur begrenzte Bedeutung, für Respiratorpatienten u.a. spielt sie jedoch eine bedeutende Rolle.

Die toxischen Wirkungen des Sauerstoffes sind sowohl an Tieren wie an Menschen vielfach untersucht worden und stellen ohne Zweifel das größte Risiko bei der Sauerstoffbehandlung unter erhöhtem Druck dar.

Zusammenfassend kann man sagen, daß Sauerstoffkonzentrationen von mehr als 60 Vol.-% oder über etwa 450 mm Partialdruck nur in seltenen Fällen und während kürzest möglicher Zeit angewendet werden sollten. Der Sauerstoff soll den physiologischen Bedarf des Organismus decken, nicht mehr. Die Wirkungen der Hyperoxygenation zeigen sich im cellulären Bereich. Die meisten Autoren sind der Ansicht, daß Sauerstoff in *Konzen-*

trationen unter 60% bei einem Gesamtdruck von 1 ata unbegrenzt und ohne toxische Wirkungen verabreicht werden kann. Eine Ausnahme von dieser Regel sind Frühgeborene, bei denen die Maximalkonzentration bei 40% liegt, da höhere Konzentrationen bereits nach einer Exposition von 4—6 Std Retinaschäden verursachen können.

Ein gesunder Erwachsener kann 100% Sauerstoff bei 1 ata 4 Std lang, bei 2 ata 3 Std und bei 3 ata 2 Std lang einatmen, ohne daß Vergiftungssymptome auftreten. Bei 4 ata können bereits nach weniger als 40 min plötzlich Krämpfe kommen. Die genannten Zeiten können jedoch bei Vorliegen von CO_2-Akkumulation, Fieber, hohem Alter, Adipositas und individuellen Schwankungen der Empfindlichkeit bedeutend kürzer sein.

Bleibende Zellschäden können fast immer vermieden werden, wenn die Behandlung augenblicklich abgebrochen wird, sobald sich Konvulsionen oder andere toxische Manifestationen zeigen.

An den existierenden Zentren für hyperbare Sauerstofftherapie hat man nur wenige Vergiftungsfälle gesehen. Bei den bisher vorgekommenen Intoxikationen hat es sich um leichte Krämpfe gehandelt, die nach Behandlung (Herabsetzung der Sauerstofftension) sofort ohne Nachwirkungen aufhörten. Es erscheint somit kaum gerechtfertigt, die Möglichkeit der Sauerstoffintoxikation eines Patienten als ernstlichen Hinderungsgrund gegen eine hyperbare O_2-Behandlung zu betrachten, besonders nicht dort, wo die Behandlung in der Überdruckkammer lebensrettend sein kann.

δ) Methoden der Verabreichung hyperbaren Sauerstoffes

Um Sauerstoff bei großem Überdruck einatmen zu können, ist es absolut notwendig, daß der Druck im umgebenden Medium — sei es Luft, sei es Wasser wie beim Tauchen — der gleiche ist wie der der eingeatmeten Luft. Der Patient muß daher während der hyperbaren Sauerstoffbehandlung in einer *gasdichten Druckkammer* eingeschlossen werden. Würde man den Überdruck ausschließlich auf die Luftwege einwirken lassen, dann würde die Druckdifferenz zu einer Lungenruptur mit Sprengung des Lungengewebes, Pneumothorax und letaler Luftembolie führen und darüber hinaus eine Herztamponade mit Kreislaufkollaps hervorrufen.

Es gibt 2 Arten von Druckkammern zur hyperbaren Sauerstofftherapie. Die eine Art ist *groß*, von der Größe eines Operationsraumes, und sowohl der Patient als auch das Behandlungspersonal halten sich in der Druckkammer auf. Die andere Art ist *klein* mit Platz für eine Person — also den Patienten — und das Personal hält sich außerhalb des Überdrucktanks auf.

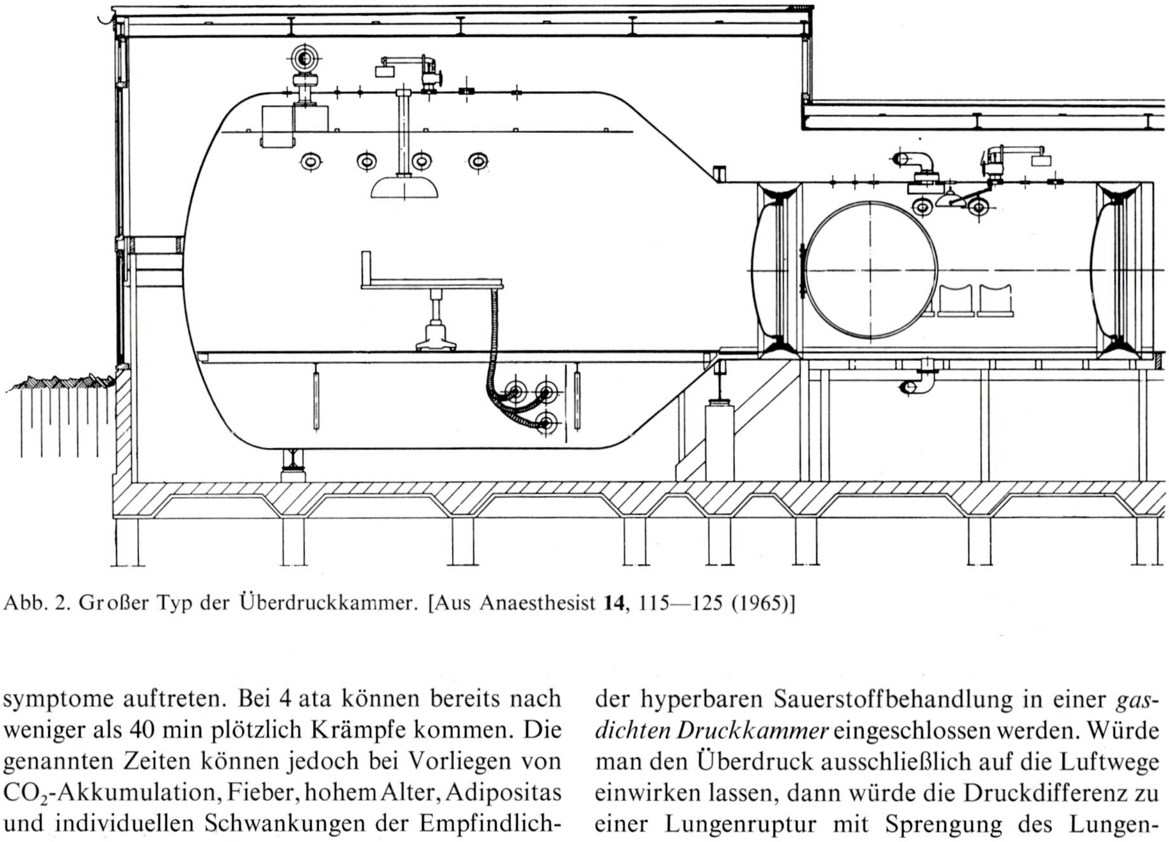

Abb. 2. Großer Typ der Überdruckkammer. [Aus Anaesthesist **14**, 115—125 (1965)]

1. Großer Typ der Überdruckkammer

Derartige Anlagen bestehen aus großen stählernen Drucktanks, die geräumig genug für 1—2 Patienten und ein vollständiges Operationsteam sind. Sie können sowohl für eine intern-medizinische Behandlung als auch für chirurgische Eingriffe unter Überdruckbedingungen benutzt werden. Abb. 2 und 3 zeigen schematisch eine solche große Anlage. Der Tank besteht aus einer großen Kammer (Operationsraum) und einer Schleuse. Die beiden Räume sind so eingerichtet, daß der Druck in jeder Kammer unabhängig vom Druck in der anderen geregelt werden kann.

Die Kammern werden mit Preßluft gefüllt, diese wird vom Behandlungspersonal eingeatmet, während der Patient bei gleichem Gesamtdruck Sauerstoff entweder durch einen Trachealtubus oder eine gutschließende Narkosemaske erhält. Wenn die Maske nicht absolut luftdicht schließt, vermindert sich die Sauerstoffkonzentration in der inspirierten Luft, die Sauerstofftension fällt bedeutend und die Wirkung der ganzen Behandlung ist in Frage gestellt.

Die großen Überdrucktanks, die mit Preßluft gefüllt werden, erfordern erhebliche bauliche Installationen sowohl wegen ihrer Größe, als auch wegen der Notwendigkeit, über große Kompressoranlagen, Einrichtungen zur Luftkonditionierung u. a. zu verfügen. Auch personalmäßig sind die Ansprüche groß, nicht zumindest was die Mitwirkung von ausgebildeten Ingenieuren angeht. Die Anlagen sind daher teuer in der Anschaffung und im Betrieb.

2. Kleine Überdruckkammer für eine Person

Dieser Kammertyp ist auf Abb. 4 gezeigt. Der Patient wird auf eine Trage gebettet, die bei Schließen des Tanks in diesen hineingleitet. Eine Zweiweg-Sprechanlage zwischen Patient und Arzt ist notwendig, elektronische Überwachung wird durch eingebaute EKG, EEG, Blutdruckapparate u. a. ermöglicht.

Die kleine Kammer wird bis zum gewünschten Überdruck mit reinem Sauerstoff gefüllt, nicht mit Preßluft wie die große, und die halbautomatische Druckregulierung erfolgt von einem Kontrollpult aus. Sowohl Kammern mit offener Sauerstoffspülung als auch solche mit Kreislauf und CO_2-Absorption, sowie voller Kontrolle der Feuchtigkeit, Temperatur und der CO_2-Konzentration werden auf dem Markt angeboten.

Da die Kammer mit reinem Sauerstoff, der den Patienten völlig umgibt, unter Überdruck gefüllt ist, ist eine Sauerstoffmaske natürlich nicht nötig.

Die kleinen Kammern sind viel billiger als die großen Überdruckkammern und erfordern bedeutend weniger Personal. Andererseits haben sie den wesentlichen Nachteil, daß der Patient während der Behandlung nicht direkt versorgt werden kann. Bei bewußtlosen Patienten muß vor der Behandlung für freie Luftwege gesorgt werden. Künstliche Beatmung im Tank läßt sich ermöglichen, stößt jedoch

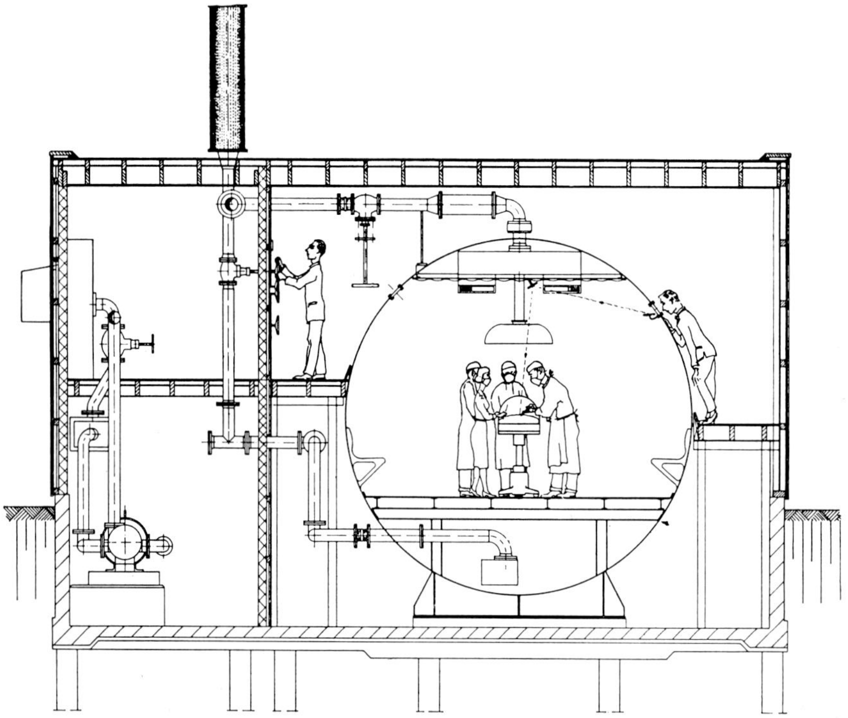

Abb. 3. Großer Typ der Überdruckkammer. [Aus Anaesthesist **14**, 115—125 (1965)]

auf viele Probleme. Der verständliche Wunsch des Anaesthesisten, einen suffizienten Kreislauf und eine freie Atmung zu sichern und evtl. mit seiner Substitutionstherapie im Laufe von Sekunden eingreifen zu können, kann in derartigen Kammern schwer verwirklicht werden, trotzdem sind sie für die Behandlungen überwiegend intern-medizinischer Art geeignet.

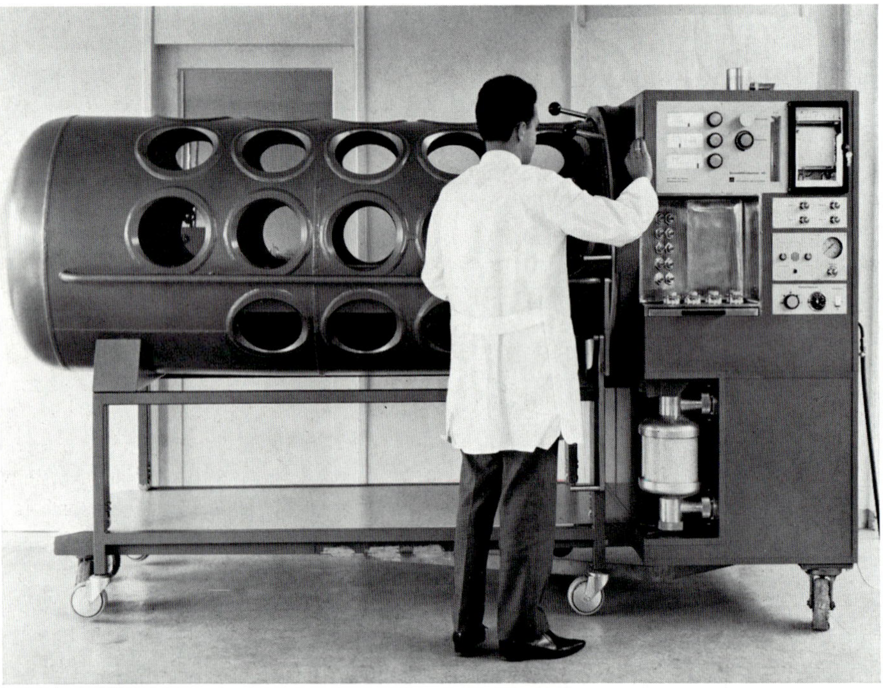

Abb. 4. Beispiel eines fahrbaren Sauerstoff-Drucktankes (Dräger), geschlossen

ε) Klinische Anwendung der hyperbaren Sauerstofftherapie

1. Allgemeine Indikation

Die Sauerstoffüberdruckbehandlung strebt folgendes an:

a) *Den Sauerstoffgehalt der Gewebe zu erhöhen* — bei hypoxischen Zuständen.

b) *Die Diffusion des Sauerstoffes aus dem Blut ins Gewebe zu steigern* — durch Erhöhung des Sauerstofftensionsgradienten.

c) *Die Effektivität von Kollateralkreisläufen zu verbessern*, wodurch die gesamte Sauerstofftransportkapazität gesteigert wird.

d) *Als spezifisch-therapeutischer Faktor zu wirken*, z.B. bei anaeroben Infektionen, bei gewissen Tumoren usw.

2. Spezielle Indikation

Es ist zum jetzigen Zeitpunkt nicht möglich, das Indikationsfeld der Sauerstoffüberdruckbehandlung endgültig festzulegen. Im folgenden soll jedoch eine Zusammenstellung über bereits etablierte Anwendungsgebiete und solche, die sich noch im Versuchsstadium befinden, gegeben werden. Hyperbare Sauerstoffbehandlung wird zur Zeit, oder kann in naher Zukunft wahrscheinlich bei folgenden Zuständen Anwendung finden:

a) In der *Strahlenbehandlung*, um die Strahlenempfindlichkeit relativ anoxischer Tumoren zu erhöhen. Hierdurch können höhere Strahlendosen ohne Beschädigung umgebender normaler Gewebe angewendet werden.

b) Es scheint, daß hyperbarer Sauerstoff die *Wirkung chemotherapeutischer Mittel in der Carcinombehandlung verstärkt*. Eine klinische Bestätigung steht noch aus.

c) *Kohlenmonoxydvergiftungen* stellen ein wichtiges Behandlungsgebiet für hyperbaren Sauerstoff dar. Die toxische Wirkung des Kohlenmonoxyds besteht aus 2 Faktoren: a) Bildung von Carboxy-Hämoglobin, welches die Transportfähigkeit des Hämoglobins für Sauerstoff blockiert, die Affinitätskonstante des Hämoglobins für CO ist 250mal größer als die für O_2. b) CO verschiebt die Dissoziationskurve des Oxyhämoglobins nach links, wodurch die Sauerstoffabgabe des Blutes im Gewebe vermindert wird.

Durch Überdruckbehandlung mit Sauerstoff bei 2 oder 3 ata wird ein doppelter Effekt erzielt, nämlich a) schnellere Abatmung von CO aus dem Blut, und b) schnellere Aufhebung der Gewebshypoxie durch erhöhtes Angebot von physikalisch aufgelöstem Sauerstoff (SMITH, SLUYTER, POULSEN).

d) *Anaerobe Infektionen* sind mit gutem Ergebnis mit hyperbarem Sauerstoff behandelt worden. Durch Clostridium Welchii verursachter Gasbrand stellt ein gesichertes Indikationsgebiet dar, und auch Oberflächeninfektionen mit anaeroben Bakterien sind erfolgreich behandelt worden.

e) *Ischämische Transplantate* in der plastischen Chirurgie.

f) *Ischämische Extremitäten* nach traumatischen Läsionen oder gefäßchirurgischen Eingriffen.

g) Überzeugende Ergebnisse sind klinisch und experimentell bei der Behandlung von *Coronarinfarkten* erzielt worden. Andere Untersuchungen haben jedoch keinen sicheren Unterschied im Prozentsatz der Überlebenden zweier Gruppen von je 20 Patienten gezeigt, von denen die eine mit Sauerstoff bei 2 ata und die andere mit Sauerstoff bei 1 ata behandelt wurde. Es muß in diesem Zusammenhang bemerkt werden, daß das arteriovenöse Sauerstoffdefizit des Myokards doppelt so groß ist, wie der Durchschnitt der übrigen Körpergewebe, also 10—12 ml O_2 per 100 ml Blut. Es ist daher höchstwahrscheinlich so, daß 2 ata nicht genügen, um gegen eine Ischämie des Myokards zu schützen. Bei 2 ata sind, wie erwähnt, 4 ml Sauerstoff in 100 ml Plasma physikalisch gelöst und erst bei 4—5 ata wird eine physikalisch gelöste Menge von 8—10 ml O_2 per 100 ml Blut erreicht. Diese hohen Totaldrücke können jedoch aufgrund des Risikos einer Sauerstoffvergiftung bei der Behandlung von Infarkten des Myokards kaum angewendet werden.

Die Diskrepanz zwischen den sehr guten experimentellen und den unsicheren klinischen Resultaten mag auch darauf beruhen, daß Menschen in geringerem Grade dazu befähigt sind, einen suffizienten Coronarkreislauf zu regenerieren als Hunde und daher die intermittierende hyperbare Sauerstoffbehandlung schlechter vertragen.

h) Die hyperbare Sauerstofftherapie hat sich als wertvoll erwiesen bei der chirurgischen *Behandlung kongenitaler Vitien des Herzens und der Pulmonalgefäße*, die durch Cyanose charakterisiert sind. Die Methode muß wohl besonders auf diesem Gebiet als eine Ergänzung der sonstigen angewandten Prinzipien, also der extrakorporalen Zirkulation und der tiefen Hypothermie angesehen werden.

i) *Neurologische und neurochirurgische Leiden* sind in dieser Verbindung ein interessantes Gebiet. Infolge der großen Anoxieempfindlichkeit des Nervengewebes müßte eine Reihe von neurologischen Leiden — cerebrale Infarkte, Thrombosen, Hämorrhagien usw. — ein Indikationsgebiet für Sauerstoffüberdruckbehandlung abgeben. Die klinischen Erfahrungen sind gering, gute Resultate sind jedoch erzielt worden.

Es ist indessen die Frage zu klären, ein wie großes Handicap die durch den Sauerstoff hervorgerufene Vasoconstriction in der Praxis ist, und ob man durch Anwendung von Halothan als Anaestheticum in Kombination mit einer mäßigen Hypercapnie eine Reduktion der cerebralen Durchblutung vermeiden kann. Halothan vermindert den Sauerstoffverbrauch des Gehirns und die Hypercapnie erzeugt eine cerebrale Gefäßerweiterung, gleichzeitig erhöht sich jedoch das Risiko von Herzarrhythmien.

k) Die *Asphyxia neonatorum* ist mit hyperbarem Sauerstoff bei kürzeren Anwendungszeiten erfolgreich behandelt worden.

l) Bei der *prophylaktischen Behandlung der Dekompressionskrankheit* von Tauchern und Personal an hyperbaren Behandlungszentren wird Sauerstoffeinatmung vor und nach der Dekompressionsphase angewandt, um auf diese Weise den Stickstoff auszuwaschen und das Risiko unmittelbarer Komplikationen (bends) oder späterer aseptischer Knochennekrosen zu vermindern.

m) Die *Aufbewahrung von Organen zur späteren Organtransplantation* geschieht zweckmäßig in einem Milieu mit sehr hoher Sauerstofftension, d.h. in Überdrucktanks.

ζ) *Risiko und Komplikationen der hyperbaren Sauerstoffbehandlung*

Die Druckkammerbehandlung ist mit einem gewissen Risiko sowohl für den Patienten als auch für das Behandlungspersonal belastet. Die möglichen Komplikationen können in 3 Gruppen zusammengefaßt werden:

a) Intoxikationen durch hohe Gasspannungen (Sauerstoffvergiftung und „Stickstoffnarkose").

b) Barophysiologische Komplikationen (Wirkungen der Kompression und Dekompression).

c) Explosions- und Brandgefahr.

1. Sauerstoffvergiftung

Diese Komplikation ist oben ausführlich beschrieben und stellt ein Risiko für den *Patienten* dar, der einer Behandlung mit reinem Sauerstoff unter einem Druck von mehr als 3 ata 2 Std lang ausgesetzt wird. Das Personal unterliegt diesem Risiko nicht.

2. Narkose durch Stickstoff und andere inaktive Gasarten

Bei erhöhtem Druck sollen Stickstoff und andere inaktive Gase nach Ansicht vieler Autoren eine depressorische Wirkung auf das Zentralnervensystem haben. Bei einem Druck von 3,5—6 ata könne „Stickstoffnarkose" eintreten, die mit Euphorie beginnt und in Bewußtlosigkeit übergeht. Diese Gefahr trifft das *Personal* in den großen Kammern, die mit komprimierter atmosphärischer Luft gefüllt sind. Wenn das Personal in komprimierter Luft bei über 3 ata arbeitet, sind komplizierte und ungewohnte Prozeduren schwer auszuführen.

3. Kompressionskomplikationen

Der menschliche Organismus ist, abgesehen von seinen luftgefüllten Hohlräumen, nicht kompressibel und erträgt große Überdrücke (18—20 ata), wenigstens für kürzere Zeit.

Die lufthaltigen Hohlräume, Lungen, Intestinalkanal, Mittelohr, die paranasalen Sinus, Kavitäten in Zähnen usw. können Anlaß zu gewissen Komplikationen bei Kompression und Dekompression geben, wenn eine Verstopfung des Zuganges zu diesen Räumen besteht.

Barotrauma. Ist die Verbindung zwischen Atmosphäre und paranasalen Sinus sowie Mittelohr unterbrochen, so hat die Druckerhöhung während der Kompressionsphase heftige Schmerzen zur Folge, weil der Druck in der betreffenden Kavität relativ zu niedrig bleibt. Um den nötigen Druckausgleich beiderseits der Membrana tympani zu sichern, ist es oft notwendig, VALSALVAS Manöver (aktive Exspiration mit geschlossenem Mund und geschlossener Nase) auszuführen. Das Personal und Patienten bei Bewußtsein können diese Maßnahme durchführen. Handelt es sich um die Behandlung bewußtloser Patienten, wendet man vielfach eine Katheterisierung der Tuba Eustachii oder eine Tympanotomie an, bevor die Druckanstiegsphase eingeleitet wird, um eine Ruptur des Trommelfells zu vermeiden. Permanente Obstruktion der Tuba Eustachii oder vorübergehende Obstruktion aufgrund z.B. einer Erkältung ergibt für das Personal eine Kontraindikation zur Kompression, da ein Barotrauma in Gestalt einer Aerotitis media, eine Ruptur des Trommelfells, evtl. eine Otitis media oder Sinusitis die wahrscheinliche Folge sein wird.

Pulmonale Atelektasen. Wenn ein Bronchienabschnitt durch Schleim oder andere Fremdkörper verlegt ist, kann die Absorption der Luft in den entsprechenden Lungenabschnitten segmentäre oder totale Atelektasen hervorrufen, besonders bei hohem Sauerstoffinhalt. Die Gefahr des Entstehens von Atelektasen ist daher am größten für den Patienten, geringer für das Personal.

4. Dekompressionskomplikationen

Während der Dekompressionsphase melden sich andere Probleme.

Dekompressionskrankheit. Nach dem Henryschen Gasgesetz ist die Gasmenge, die sich in einer Flüssigkeit physikalisch auflöst, dem Partialdruck des Gases über der Flüssigkeit direkt proportional.

Das bedeutet, daß der Stickstoffgehalt des Blutes proportional mit dem Partialdruck des Stickstoffes ansteigt. Aus der Gefäßbahn diffundiert das Gas in die Gewebe. Die Löslichkeit des Stickstoffes ist in Fett und Öl bedeutend größer als in der Wasserphase, und aufgrund dieser Tatsache bildet sich im Fettgewebe des Organismus ein Stickstoffdepot. Das Fettgewebe sättigt sich jedoch aufgrund seiner geringen Vascularisierung nur langsam mit Stickstoff. Nach HALDANE wird die volle Sättigung erst nach 5 Std erreicht, in der Praxis muß man jedoch damit rechnen, daß die Sättigung bereits nach 3 Std nahezu vollständig ist.

Während der Dekompressionsphase findet dieser Prozeß in umgekehrter Richtung statt. Wird die Dekompression zu schnell vorgenommen, dann können sich im Gewebe und im Blut Stickstoffbläschen bilden. Diese Erscheinung nennt man *Dekompressionskrankheit* oder Taucherkrankheit. Es ist nicht erstaunlich, daß adipöse Personen mehr zu diesem Zustand neigen als magere.

Die Dekompressionskrankheit kann sich, in Abhängigkeit von der Lokalisation der Luftbläschen, in verschiedener Form manifestieren. Man unterscheidet zwischen 1. der *peripheren Lokalisation*, bei der heftige Gliederschmerzen (bends) das Bild beherrschen, 2. *der pulmonalen Lokalisation*, bei der brennende retrosternale Schmerzen, die sich bei forcierter Inspiration noch verschlimmern, charakteristisch sind; heftige Hustenanfälle, Cyanose und schließlich Synkopen können in diesen Fällen auftreten; 3. *Lokalisation in der Medulla spinalis* usw.

kann Sensibilitätsstörungen, Hemiplegie und Paraplegie hervorrufen. Lokalisation in anderen Teilen des Zentralnervensystems ist selten, kann jedoch vorkommen; 4. *Lokalisation im inneren Ohr und im Labyrinth.* Bei dieser Form tritt Nausea, Vertigo und Schwerhörigkeit auf.

Während der Dekompression werden besondere Zeittabellen angewendet, um die Entwicklung der Dekompressionskrankheit zu verhindern. Eine langdauernde Kompression auf hohen Druck erfordert auch eine sehr langsame, schrittweise Dekompression.

Besonders für das *Personal*, das mit der Druckkammerarbeit in großen Einheiten beschäftigt ist, ist der Dekompressionsprozeß sehr wichtig. Die Patienten selbst sind der Dekompressionskrankheit weniger ausgesetzt, da ihr Gewebe während der Sauerstoffbehandlung mehr oder weniger von dem Stickstoff, der während der Dekompression Luftbläschen bilden kann, befreit worden ist.

Die Dekompression muß anhand von *neuen*, für Krankenhauspersonal ausgearbeiteten Tabellen vorgenommen werden, und nicht nach solchen, die für junge, wohltrainierte Taucher errechnet wurden. Man muß in diesem Zusammenhang erwähnen, daß neuere englische Untersuchungen an Tunnelarbeitern, die während längerer Zeit unter moderatem Überdruck beschäftigt waren, zeigten, daß trotz sorgfältiger Einhaltung der für die Dekompression bis jetzt gültigen Normen, noch Monate nach der Exposition und ohne daß initial Dekompressionssymptome aufgetreten wären, bei mehreren Arbeitern *aseptische Knochennekrosen* entstanden waren.

Aufgrund dieser Erfahrungen empfiehlt sich eine fortlaufende röntgenologische Kontrolle der Gelenke und langen Röhrenknochen bei dem in den Überdruckkammern beschäftigten Personal.

Pneumothorax und Luftembolien. In Lungenabschnitten mit geringem oder durch Sekretstauung, Bronchospasmen oder akutes Emphysem aufgehobenem Luftaustausch können während der Dekompression Alveolenmembranen platzen und ein interstitielles Emphysem, einen Pneumothorax oder eine massive Luftembolie hervorrufen. *Personal* mit Asthma oder Emphysem darf daher nicht für die Arbeit in der Kammer zugelassen werden. Für die Patienten, die ja reinen Sauerstoff atmen, ist diese Gefahr bedeutend geringer.

Die Auswahl des Personals für die Druckkammerarbeit ist schwierig und wird an jedem Krankenhaus Probleme mit sich führen, da Personen, die nicht imstande sind, einen Druckausgleich im Mittelohr und den Nebenhöhlen vorzunehmen, adipöse, sowie Personen mit Emphysem, Asthma und ähnlichen Leiden nicht beschäftigt werden dürfen.

5. Feuer- und Explosionsgefahr

Die Gefahr eines verheerenden Brandes oder einer Explosion ist in den Überdruckkammern groß, besonders bei sauerstoffreicher Atmosphäre. Ein plötzlicher Brand in einer Druckkammer würde katastrophale Folgen haben, teils aufgrund der explosiven Heftigkeit des Brandes, in dem eine bekleidete Person im Laufe von 5—20 sec tödliche Verbrennungen erleiden kann, und teils infolge der Tatsache, daß das Personal augenblicklich versuchen würde, die Kammer zu verlassen und sich dadurch den Gefahren einer plötzlichen Dekompression aussetzt, die zu Lungenrissen und Luftembolien führen würde.

Alle elektrischen Apparate und Installationen müssen explosions- und funkensicher sein, explosives und brennbares Material darf nicht angewendet werden, resp. muß mit gegen Brand schützenden Mitteln imprägniert werden usw.

Die Drucktanks müssen mit einer automatischen Feuerlöscheinrichtung in Gestalt einer effektiven Wasserberieselung versehen sein.

η) Zusammenfassung

Hyperbare Sauerstofftherapie ist eine Behandlungsform, die den vollen Einsatz wohlausgebildeter, wissenschaftlich geschulter und kritischer Ärzte fordert. Kohlenmonoxydvergiftungen, Gasbrand und Strahlentherapie sind sicher dokumentierte Indikationsgebiete. Andere medizinische und chirurgische Gebiete für die Behandlung sind in der Entwicklung, jedoch noch nicht eindeutig abgesteckt. Die Behandlung führt sowohl für Patienten als auch für das Personal Gefahren mit sich, diese können jedoch, wenn entsprechende Verhütungsmaßnahmen getroffen werden, stark begrenzt werden.

Literatur

Adriani, J. (ed.): Appraisal of current concepts in anesthesiology, vol. 3, p. 63—95. Saint Louis: C. V. Mosby Co. 1966.

Boerema, I., Brummelkamp, W. H., Meijne, N. G. (eds.): Clinical application of hyperbaric oxygen. Amsterdam: Elsevier Publ. Co. 1964.

Bour, H., Ledingham, I. McA. (eds.): Carbon monoxide poisoning. Amsterdam: Elsevier Publ. Co. 1967.

LEDINGHAM, I. MCA. (ed.): Hyperbaric oxygenation. Edinburgh: Livingstone Ltd. 1965.
SLACK, W. K.: Hyperbaric oxygen. In: LANGTON HEWER, C. (ed.), Recent advances in anaesthesia and analgesia, p. 212—245. London: Churchill Ltd. 1967.
SLUIJTER, M. E.: The treatment of carbon monoxide poisoning by administration of oxygen at high atmospheric pressure. Amsterdam: Born N. V. 1963.
WHIPPLE, H. E. (ed.): Hyperbaric oxygenation. Ann. N.Y. Acad. Sci. **117** (1965).

6. Die Tracheotomie

E. RÜGHEIMER

a) Indikation zur Tracheotomie

Die Tracheotomie ist seit 2000 Jahren als unmittelbar lebensrettender Eingriff bei drohender Erstickung bekannt. In den letzten Jahren kam zu dieser klassischen Anzeigestellung eine beträchtliche Ausweitung des Indikationsspektrums. CARTER und GUISEFFI erkannten, daß der Tracheotomie neben ihrer rein mechanischen Wirksamkeit eine elemen-

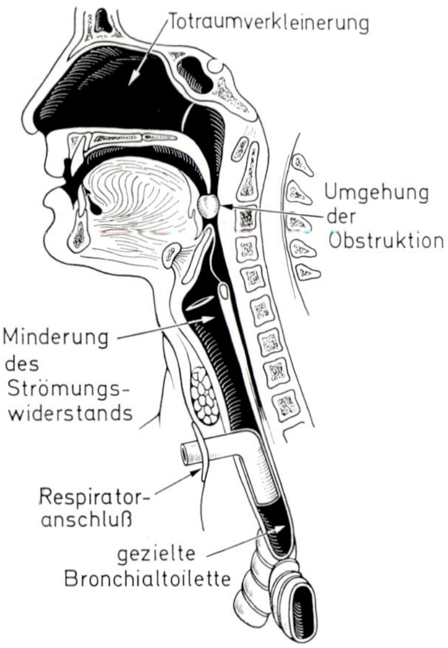

Abb. 1a. Vorteile der Tracheotomie

tare Bedeutung in der Behandlung ateminsuffizienter Patienten zukommt.

Hauptargumente für die Anwendung der Tracheotomie bei Atmungsinsuffizienz sind:

1. Verbesserung der alveolaren Ventilation durch Reduktion des anatomischen Totraumes.
2. Verringerung des Atemwiderstandes und damit der Atemarbeit durch Wegfall der oberen Luftwege.
3. Trachea und tiefere Bronchialabschnitte können durch direkte und gezielte Absaugung freigehalten werden.
4. Vermeidung einer Aspiration durch Trennung des Larynx vom Pharynx.
5. Sofortige Anschlußmöglichkeit an einen Respirator (Abb. 1a und b).

Diese Vorteile der Tracheotomie sind bis heute unumstritten, die Wirksamkeit wird jedoch häufig z. Teil überschätzt. So versprach man sich bisher durch *Reduktion der Totraumventilation* von 150 ml pro Atemzug auf 50 ml pro Atemzug eine entscheidende Verbesserung der effektiven alveolaren Ventilation. Inzwischen haben aber TYLER, OTIS, FROEB

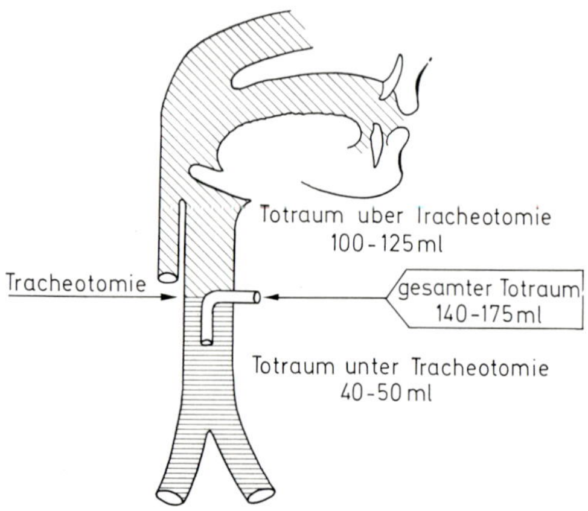

Abb. 1b. Schematische Darstellung des Effektes der Tracheotomie auf Totraum und Atemvolumen [Nach CARTER u. GUISEFFI: J. Thorac. Surg. **21**, 495 (1951)]

u. KIM und zuletzt REICHEL — aufgrund blutgasanalytischer Untersuchungen — nachgewiesen, daß selbst, wenn es gelingt, die alveolare Ventilation durch Totraumverkleinerung um 10—20% zu verbessern, der Kohlensäuredruck bestenfalls um 4—12 mm Hg absinkt.

Auch die *Senkung des Atemwiderstandes* und damit der Atemarbeit durch Einlegen einer Trachealkanüle ist problematisch. Neuere Untersuchungen von GARZON et al. haben ergeben, daß der Innendurchmesser einer Trachealkanüle mindestens 8,5—9,4 mm betragen muß, wenn der elastische und viscöse Widerstand dem normal-physiologischen Widerstand der Mundatmung entsprechen soll, das Innenlumen aber mindestens 10 mm betragen muß, wenn ein deutliches Absinken der Atemarbeit erreicht werden soll. Die meisten der bisher gebräuchlichen Trachealkanülen — insbesondere die angebotenen dickwandigen Gummi- und Kunststoffkanülen — haben jedoch einen geringeren Innendurchmesser. Ein Faktor, der bei der Auswahl der Kanülen zu beachten ist.

Letztlich hat auch die Ansicht über den *optimalen Zeitpunkt zur Tracheotomie* eine Revision erfahren. Früher war man ganz allgemein der Ansicht, möglichst frühzeitig zu tracheotomieren. Heute hat sich der Standpunkt durchgesetzt, bei vorübergehender alveolarer Mangelbelüftung — aufgrund einer Beeinflussung des Atemzentrums durch Hypnotica und Narkotica — den Patienten nach der Narkose intubiert zu lassen oder bei den geringsten Anzeichen einer Atemwegsbehinderung oder einer Mangelbelüftung sofort neu zu intubieren. Auf keinen Fall sollte gewartet werden, bis das Bild der respiratorischen Insuffizienz erreicht ist oder Blutgasanalysen die Atmungsinsuffizienz bestätigen.

Eine klinische Symptomatik mit motorischer Unruhe, Angstzuständen, kaltem Schweiß und Cyanose der Acren sowie mit frequenter Atmung, raschem Puls bei ansteigendem systolischen Druck erfordert die sofortige Reintubation und auch gleichzeitig die Beatmung.

Der Tubus kann bei Erwachsenen ohne weiteres 48 Std, bei Kindern 5—7 Tage *in situ* belassen werden, ohne daß man bei guter Pflege schwere Dauerschäden an den Stimmbändern oder der Trachealschleimhaut befürchten muß. Der Tubus wird von den Kranken fast immer toleriert. Zeichen der Unruhe oder Versuche, den Tubus herauszuziehen, sind zumeist Ausdruck einer Hypoxie oder alveolaren Hypoventilation und nur selten gegen die Unbequemlichkeit gerichtet, die durch den Intubationstubus entstehen. Bestätigen blutgasanalytische Untersuchungen den einwandfreien Gasaustausch, so kann bei unruhigen Patienten ohne Schmerzen 5—10 mg Diazepam (Valium) oder bei schmerzhaften Ursachen 2,5—5 mg Droperidol kombiniert mit 0,05—0,1 mg Fentanyl (1—2 ml Thalamonal) i.m. zur Sedierung gegeben werden (GLOVER; RÜGHEIMER, 1966; STOCKS).

Das Gegenargument, die Intubation würde vagovagale Reflexe auslösen und könne zum Herzstillstand führen, erscheint nicht stichhaltig. Bei asphyktischen Patienten ist die Intubation die Methode der Wahl zur raschen Wiederherstellung einer ausreichenden alveolaren Ventilation. Jede Verzögerung der Intubation bringt in dieser Situation mehr Nachteile als die Stimulation des Nervus vagus. Sollte jedoch eine Epiglottitis oder eine Verletzung des Kehlkopfes die Intubation unmöglich machen, so bleibt nur die Nottracheotomie (SAFAR).

Sieht man die Möglichkeiten der Tracheotomie unter diesen Aspekten, so ergibt sich daraus eine Neuorientierung in der Indikationsstellung. Die Entscheidung zur Tracheotomie sollte demnach getroffen werden:

1. wenn die Möglichkeiten der Intubation erschöpft sind;
2. bei Fortbestehen einer alveolaren Hypoventilation aufgrund obstruktiver oder restriktiver Lungenerkrankungen oder bei Fortdauer anderer Formen der Ateminsuffizienz über die 48-Std-Grenze hinaus;
3. bei Bewußtlosen oder Atemgelähmten mit abgeschwächten oder fehlenden Hustenreflexen, deren schicksalhafter Krankheitsverlauf auf Wochen oder Monate voraussehbar ist;
4. bei Patienten mit Kehlkopfverletzungen, aber auch bei Verletzungen am Hals, die mit Ödemen, submukösen Hämatomen oder Schleimhautblutungen (Bluter) einhergehen;
5. bei Brustwandverletzungen mit instabilem Thorax und/oder paradoxen Atembewegungen;
6. immer dann, wenn man auf nachstehende Vorteile der Tracheotomie nicht verzichten will:

a) leichter Zugang zu den Luftwegen und dem Sekret,

b) einfache Pflege und Ernährung des Patienten,

c) leichtes und regelmäßiges Wechseln der Kanüle,

d) weniger Reizhusten und Schluckbewegungen, die insbesondere bei intrakraniellen Krankheitszuständen vermieden werden sollten (DUGAN u. SAMSON; RÜGHEIMER, 1966).

b) Technik der Tracheotomie

Neben der Indikation ist der Erfolg der Tracheotomie abhängig von der Geschicklichkeit des Operateurs und ganz wesentlich von der nachbehandelnden Fürsorge. Operativ-technische Fehler sind am leichtesten durch Kenntnis der Anatomie der Halsregion und der topographischen Lage der Trachea zu vermeiden.

α) Anatomische Voraussetzungen (s. auch Kap. „Zur Anatomie des Respirationstraktes", S. 22)

Die Trachea beginnt unmittelbar unter dem Krikoid und endet im Brustkorb an der Bifurkation. Sie besteht aus 16—20 hufeisenförmigen Knorpelspangen und einer fibröselastischen Grundlage, die sich zwischen den Spangen als

Ligamenta anularia darstellt. Die Dorsalwand der Luftröhre ist abgeplattet, entbehrt knorpeliger Versteifung und wird Pars membranacea genannt. Bei gerader Kopfhaltung entspricht das craniale Ende der Luftröhre dem Körper des 7. Halswirbels und ihr caudales Ende liegt in Höhe des 4. oder 5. Brustwirbels, das entspricht einer Transversalebene durch den Ansatz der 2. Rippe am Brustbein.

Die Länge der Trachea schwankt in weiten Grenzen. Der Durchschnitt beträgt beim Mann 12 cm, bei der Frau 10 cm, beim 10jährigen Kind 7 cm und beim Säugling 4 cm. Die Länge der Luftröhre ist keine unveränderliche Größe: sie schwankt je nach der Spannung, der sie unterworfen ist, beim Erwachsenen um 3—4 cm — also um etwa $^1/_3$ ihrer Länge in Normalhaltung. Die Weite der Luftröhre nimmt gegen die Mitte ihrer Länge hin etwas zu, dann wieder ab. Transversal gemessen beträgt der Durchmesser der Lichtung etwa 12 mm, in der sagittalen Richtung etwas weniger. Beim Neugeborenen beträgt der Durchmesser etwa 5 mm, beim 5jährigen Kind 7 mm. Der Abstand von Knorpeloberrand zu Knorpeloberrand beträgt 0,5—0,75 cm, dieses Maß ist für den Luftröhrenschnitt und für die Kanülenwahl außerordentlich wichtig. Wird beispielsweise eine Kanüle mit einem Querdurchmesser von 11 mm in die Luftröhre eingeführt, so ist das spannungsfrei und ohne Verkantung des oberen Tracheostomapols nach innen oder nach außen nur möglich, wenn mindestens 2 Trachealknorpel durchtrennt werden (PERNKOPF).

Seitlich der Trachealwand liegt beiderseits ein Schilddrüsenlappen. Die Vorderwand wird vom Isthmus der Drüse überquert. Unter normalen Verhältnissen bedeckt der Isthmus den Anfangsteil der Trachea bis zum 4. Ring herab. Nach oben reicht er bei Kindern unter 6 Jahren bis zum Ringknorpel hinauf; bei Erwachsenen bis zum ersten Trachealring. Häufig findet sich nach oben vom Isthmus noch ein zungenförmiger Mittellappen (Lobulus pyramidalis). Die Befestigung der Schilddrüse am Luftrohr geschieht durch Bänder, von denen für die Tracheotomie nur das mittlere (Ligamentum thyreolaryngeum) von Bedeutung ist, das vom Ringknorpel nach abwärts zieht und sich in zwei Blätter spaltet, welche den Isthmus zwischen sich fassen. Unterhalb des Schilddrüsenisthmus ist die Trachea von mächtigen Venen überlagert (V. thyreoideae imae). Gelegentlich ist noch eine abnorme Arterie vorhanden (A. thyreoidea ima), die meist aus dem Aortenbogen entspringt und im prätrachealen Fettgewebe median oder ein wenig seitwärts zum unteren Umfang der Schilddrüse zieht. In der Höhe des Jugulum beim Eintritt in das Mediastinum überkreuzt der aus der Aorta entspringende Truncus brachiocephalicus die vordere Trachealwand in schräg nach rechts emporsteigender Richtung oder verläuft manchmal fast senkrecht auf der Vorderwand der Luftröhre und reicht bis knapp an den Isthmus der Schilddrüse. Links von der Trachea befindet sich noch die Arteria carotis comm. sin., die in Höhe der Brustapertur unterhalb des unteren Schilddrüsenpols der seitlichen Trachealwand unmittelbar anliegt. In den oberflächlichen Schichten sind die vielfach variierenden Subcutanvenen zu beachten. Sie sind bei dyspnoeischen Patienten als prallgefüllte Stränge durch die Haut zu sehen und ziehen nahe der Mittellinie zur Fossa jugularis, wo sie durch den Arcus venosus juguli verbunden sind (HOFMEISTER, u. v. LÄWEN).

β) Durchführung der Operation

Die Durchführung der Operation geschieht am besten im Operationssaal mit einem im Tracheotomie-Set bereitgehaltenen Instrumentarium, ausreichender Assistenz und guter Beleuchtung.

Die Frage, ob man die Operation in endotrachealer Narkose oder in Lokalanaesthesie ausführen soll, muß aufgrund eindeutiger Vorzüge zugunsten der Narkose beantwortet werden. Schon allein durch die Lagerung des Patienten mit Überstreckung des Kopfes und des Halses wird nach Untersuchungen von NELSON u. BOWERS die Vitalkapazität um 300—400 ml eingeschränkt. Außerdem verhütet die präliminare Intubation Luftembolien und Spannungspneumothorax, verhindert die Aspiration von Blut und Gewebsteilen und garantiert eine freie Ventilation bis zum Einlegen der Trachealkanüle (BAILEY; JUST et al.; NELSON u. BOWERS; SAFAR).

Vieldiskutierte Probleme sind:

1. welchem Hautschnitt man den Vorzug gibt;

2. ob man die obere, mittlere oder untere Tracheotomie anwenden soll und

3. welche Form die Trachealwandincision haben muß (HAMELMANN; HUTSCHENREUTER; MAURER; REICHEL; ROCKEY).

Um zu klären, welche Schnittführung günstiger sei, führten NELSON u. BOWERS vertikale und horizontale Schnitte bis auf die Trachea durch. Sie fanden, daß ein 6 cm langer, senkrechter Hautschnitt die gleiche Übersicht gab, wie ein 10 cm langer, horizontaler, eingreifend unterminierender Hautschnitt. Weitere Nachteile der horizontalen Schnittführung sind, daß die Schnittebene genau über der Mittellinie der Trachealwandincision liegen muß, da es sonst nach der Vernähung der einzelnen Gewebsschichten zu Verziehungen der Trachealkanüle kommt. Außerdem sammelt sich ständig eitriges Sekret unter dem unteren Hautlappen an und macht selbst das kosmetisch bessere Ergebnis des Horizontalschnittes zweifelhaft (KLEINSCHMIDT; NELSON u. BOWERS).

Die Trachea kann man — wie aus nachstehendem Schema ersichtlich ist — auf drei Wegen erreichen (Abb. 2a u. b).

Bei der *Tracheotomia superior* wird die Trachea oberhalb des Isthmus der Glandula thyreoidea, bei der *Tracheotomia inferior* unterhalb derselben eröffnet. Bei der *Tracheotomia media* schließlich dringt man durch den Isthmus zur Trachea vor. Bei der Tracheotomia superior besteht die Gefahr einer Verletzung des Ringknorpels und des 1. Trachealringes. Durch Chondritis und Perichondritis führt diese häufig zu subglottischen Stenosen und zu einem erschwerten Decanulement. Das gleiche kann eintreten, wenn durch Gegendruck von dem in seine normale Lage zurückstrebenden Isthmus die Kanüle cranial gegen das Krikoid gedrückt wird.

Die tiefe Tracheotomie, die insbesondere für Kinder empfohlen wird, ist aus nachstehenden Gründen abzulehnen:

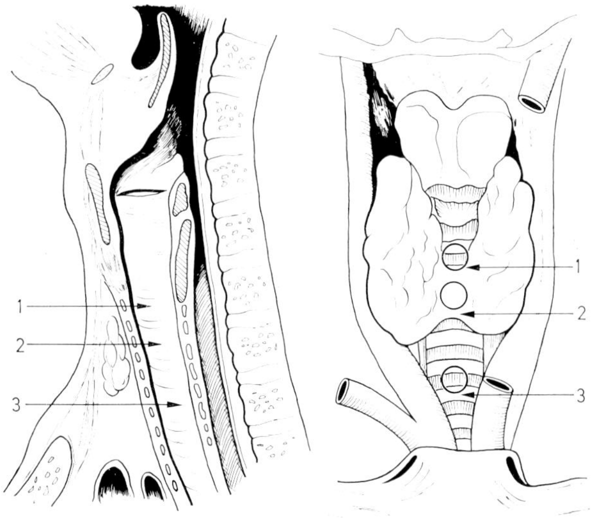

Abb. 2 a u. b. Schematische Darstellung der Zugangswege zur Trachea in seitlicher (a) und in frontaler (b) Darstellung: *1* Tracheotomia superior; *2* Tracheotomia media; *3* Tracheotomia inferior

blutungen aus dem Truncus brachiocephalicus bzw. Infektionen des vorderen Mediastinums und die Gefahr der einseitigen endobronchialen Intubation bei zu bifurkationsnaher Kanülenlage keine allzu seltenen Komplikationen dieses Zugangs.

Die Methode der Wahl ist die Tracheotomia media. Dazu ist es notwendig, den Isthmus bzw. dessen oberen Teil einzuschneiden, um später die Kanüle in Höhe des 3.—4. Trachealringes spannungsfrei einlegen zu können. Dieses Vorgehen ist noch immer der beste Schutz vor Stenosen (Abb. 3).

Als *Trachealwandincision* hat es sich bewährt, aus der Trachea ein kreisrundes Loch auszustanzen, das der Größe der einzulegenden Kanüle entspricht. Der Wanddefekt wird nach Dekanülierung ohne stenotische Einstülpung durch Bindegewebe geschlossen.

Bei Kindern warnt LOEBELL vor der Knorpelexcision, da sie zu Stenosen führen sollen. Hier sollte man den Substanzverlust möglichst klein halten, denn die leicht deformierbaren Knorpelspangen sind dem Narbenzug der Weichteile nicht gewachsen. Gewebeschonendes Operieren und Kreuzincision der Trachealwand sind die beste Gewähr, Stenosen zu vermeiden.

Um den *Kanülenwechsel* innerhalb der ersten Tage zu erleichtern, empfiehlt es sich, lateral neben

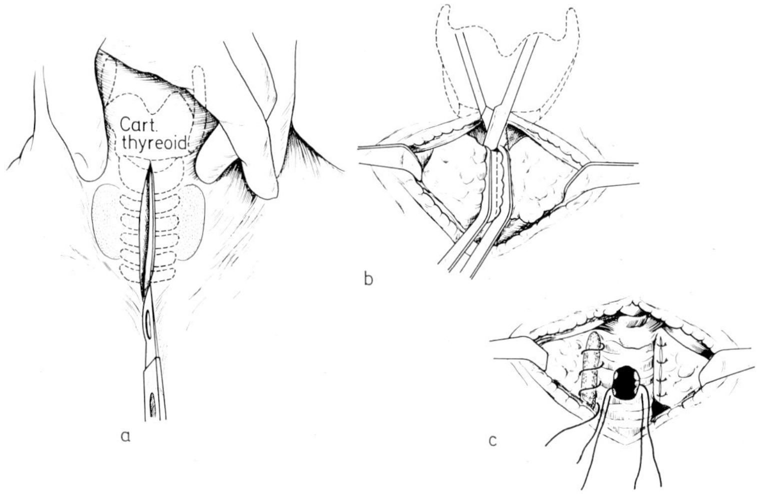

Abb. 3a—c. Technik der Tracheotomia media. a 3—4 cm langer vertikaler Hautschnitt in der Medianlinie vom Unterrand des Krikoid nach caudal verlaufend, Durchtrennung der Fascia colli und Unterbindung der vielfach variierenden Subcutanvenen; b Mobilisation und Spaltung des Isthmus; c Ausstanzen eines kreisrunden Loches aus der Trachea und Anlegen von zwei Haltefäden

Die Entfernung zwischen Haut und Trachea beträgt etwa 4—6 cm, die Kanüle muß dementsprechend länger sein und reicht wegen der Lokalisation auch weiter nach caudal. Mithin ist die Gefahr einer bifurkationsnahen Tracheomalacie und späteren Stenose gegeben. Außerdem sind tödliche Arrosions-

dem Tracheostoma zwei Haltefäden um einen Trachealring zu legen und sie nach außen zu leiten.

Damit ist es jederzeit möglich, noch ehe sich ein Granulationskanal vom Tracheostoma bis zur Haut gebildet hat, die Trachea bis zur äußeren Hautöffnung herauszuziehen und eine neue Kanüle einzusetzen.

Eine andere Möglichkeit, um den Kanülenwechsel in den ersten Tagen zu erleichtern, empfiehlt BJOERK. Nach seiner Technik wird eine hufeisenförmige Incision der Trachea in Höhe des 2. bis 3. Trachealringes vorgenommen, so daß ein schmaler, etwa 1 cm breiter türflügelförmiger Lappen entsteht, der sich zum Jugulum hin aufklappen läßt und direkt an die Subcutis des unteren Hautschnittrandes fixiert wird. Nach Meinung FELDMANN'S, WATTS ist die Einheilung des oft dystrophischen

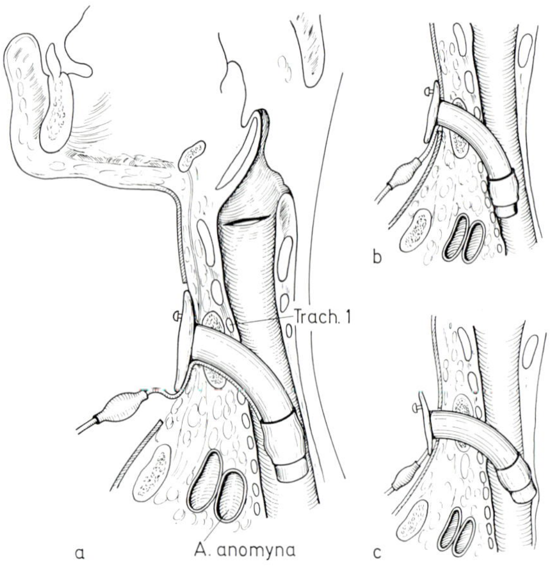

Abb. 4a—c. Lage einer Metallkanüle. a Richtiger Sitz; b Druck der Kanülenspitze gegen die Vorderwand der Trachea; c Druck der Kanülenspitze gegen die Hinterwand der Trachea

Lappens erheblich verzögert und soll dadurch die Stenosenbildung fördern.

Muß in den ersten Tagen die Kanüle gewechselt werden, kann man dies vorteilhafterweise über einen eingeführten Saugkatheter durchführen. Die neue Kanüle wird über den Katheter gestülpt und findet leichter den Weg.

Nach jeder Tracheotomie ist eine Röntgenaufnahme des Thorax, a.p. und seitlich, sinnvoll. Sie geben Aufschluß über die Lage der Kanüle und das mögliche Vorhandensein von Komplikationen, wie Mediastinalemphysem und Pneumothorax (SHAW; THOMPSON).

c) Trachealkanülen

Die Wahl der Kanüle ist von größter Wichtigkeit, da sie häufig über Wohl und Wehe des Patienten entscheidet. Bestimmt wird die auszusuchende Type von der vorliegenden Erkrankung. Beim Vorhandensein einer Luftwegsobstruktion genügt eine einfache Kanüle ohne Blockermanschette, hingegen ist bei einer respiratorischen Insuffizienz eine Beatmungskanüle erforderlich. Vom Handel werden solche Kanülen in verschiedenartigen Formen und aus unterschiedlichen Materialien angeboten. Man kann unterscheiden zwischen:

1. doppellumigen Metallkanülen,
2. Gummi- und Kunststoffkanülen,
3. Sprechkanülen und
4. Bypasskanülen.

Metallkanülen sind dünnwandig, formstabil, führen zu keiner Abnützung des Materials und bewirken nur eine minimale chemische Irritation der Trachealschleimhaut. Ihr größter Vorteil aber ist die Ausstattung mit einem Innenrohr, das leicht zu entfernen und zu reinigen ist. Dieser Vorteil bedingt aber auch zugleich ihren wesentlichsten Nachteil. Doppellumige Metallkanülen können nur als Segment eines Kreisbogens angefertigt werden, eine anatomisch völlig unzweckmäßige Formgestaltung, denn die Längsachsen der Trachea und der Hautoberfläche stehen in einem Winkel von 100—120° zueinander. Deshalb müssen nach dem Kreisbogenprinzip gebaute Kanülen immer auf das umgebende Gewebe drücken. Prädilektionsstellen sind je nach Sitz und Krümmungsradius der Kanüle der obere Rand der Trachealwandincision, die Trachealhinterwand und die Vorderwand der Trachea an der Kanülenöffnung (Abb. 4). Druck jedoch erzeugt Ischämie und führt zu Schleimhautnekrosen, die einen idealen Nährboden für vorhandene oder auch eingeschleppte Mikroorganismen bieten. Die Geschwürbildung und die Perforation in den Oesophagus bzw. bei zu tiefem Sitz Einbruch der scharfkantigen Kanülenvorderwand in die großen Halsgefäße sind bekannt und nicht allzu seltene Komplikationen. Für den Gebrauch von doppellumigen Silberkanülen empfiehlt es sich deshalb, im täglichen Turnus Kanülen mit verschiedener Länge und verschiedener Krümmung einzulegen, um Druckgeschwüre zu vermeiden (BIHLER u. HUTSCHENREUTER).

Gummi- und Kunststoffkanülen haben eine bessere Paßform. Die Weichheit des Materials aber erfordert eine größere Wanddicke als bei den Metallkanülen. Sie sind deshalb strömungstechnisch ungünstig und führen zu einer deutlichen Erhöhung des Atemwiderstandes.

Ein neuer Typ — aus der Reihe der Kunststoffkanülen — ist die vollflexible *Tracheoflex-Kanüle.*

Im Prinzip ist sie der Hummerschwanzkanüle ähnlich, jedoch ist das Skelet nicht aus groben Metallringen gefertigt, sondern aus einem äußerst dünnen hochelastischen Walzstahldraht von 0,20 mm Dicke und einem 1 mm dicken Kunststoffüberzug. Diese Kanülen haben den Vorzug, daß sie sich jeder Lageveränderung der Trachea anpassen und somit Drucknekrosen verhindern. Das Drahtskelet garantiert Formstabilität und vermeidet das Abknicken der Kanüle. Ein ganz wesentlicher Vorteil ist die geringe Wanddicke. Man erreicht dadurch ein möglichst großes Innenlumen. Das ist keineswegs eine zu vernachlässigende Bagatelle, sondern, wie

Die abgewinkelte Biegung der Kanüle entspricht der idealen Krümmungslinie für Trachealkanülen. Zum Anschluß an ein Beatmungsgerät ist die Kanüle mit einem 15 mm-Konnektor nach internationaler Norm versehen, der direkt an der Metallspirale ansetzt, um ein Abknicken zu verhindern.

Der Nachteil der Kanüle, die fehlende Innenkanüle, kann durch die materialbedingte glatte Oberfläche und die zusätzliche Siliconisierung mit Silicon-Spray weitgehend aufgehoben werden. Trotzdem sollte die Kanüle vom 3. Tag nach der Tracheotomie an täglich gewechselt werden, um Sekretinkrustierung zu umgehen.

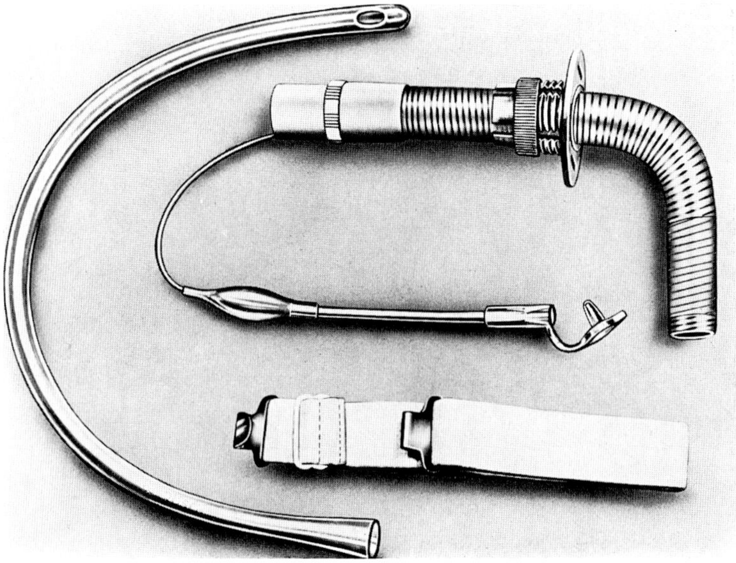

Abb. 5. Tracheotomie-Set mit flexibler Beatmungskanüle (nach Rügheimer)

die bereits oben angeführten Untersuchungen von Garzon et al. beweisen, entscheidend wichtig hinsichtlich der Senkung des Atemwiderstandes und damit der Atemarbeit. Um den Vorzug des großen Innenlumens aufrechtzuerhalten, ist die Blockermanschette nicht auf die Trachealkanüle aufgeklebt, sondern niveaugleich in die Kanülenwand eingearbeitet. Hierdurch wird nicht nur der Entstehung eines „Manschettenaneurysmas“ vorgebeugt, es ist auch die Druckbelastung der Trachealwand bei aufgeblähter Manschette geringer als bei einer überziehbaren und festaufgeklebten Blockermanschette. Die Luftzuführung zur Manschette erfolgt innerhalb der Kanülenwand, um Läsionen der Trachea bzw. eine Einengung des Kanülenlumens zu vermeiden. Im aufgeblasenen Zustand ist der Cuff nicht kugelförmig, sondern walzenförmig, damit wird ein gleichmäßiger Druck der ganzen Anlagefläche erreicht.

Die Tracheoflexkanüle wird in einem Plastikset, steril verpackt mit einem dazugehörigen Konnektor, einer Halteplatte mit Kunststoffzylinder, einer Klemmschraube, einem Führungsinstrument, das zugleich als Absaugekatheter dient, und einem Kanülenband geliefert (Hersteller Rüsch) (Abb. 5) (Dwyer; Rügheimer, 1968).

Für Patienten, die nicht mehr beatmet werden, bei denen keine Gefahr der Aspiration besteht und die wenige Tage vor der endgültigen Dekanülierung stehen, empfiehlt sich die Verwendung von *Sprechkanülen.* Durch das Fenster der Sprechkanüle ist eine ausreichende Ventilation gewährleistet, wenn der Patient gleichzeitig die äußere Kanülenöffnung mit dem Finger verschließt. Sollte eine assistierende Beatmung erforderlich werden, so kann man die Sprechkanüle jederzeit wieder durch eine Beatmungskanüle ersetzen. Vor allem aber wächst mit der Wiederherstellung des normalen Luftweges und der Funktion des Kehlkopfes das Selbstvertrauen des Patienten. Es ist oft zweckmäßig, das Fenster der Sprechkanüle selbst in Handarbeit anzufertigen, denn eine Sprechkanüle muß nicht nur eine optimale Formgestaltung besitzen, sondern das Fenster muß auch ausreichend groß sein und sich an der richtigen Stelle befinden. Ist das Fenster zuweit proximal oder zuweit distal in der Kanüle angelegt, wird es durch Trachealschleimhaut bedeckt und teilweise oder gänzlich verschlossen (BENDIXEN).

Bei sekretorischer Obstruktion der tieferen Luftwege, die häufiges und gezieltes Absaugen erfordern,

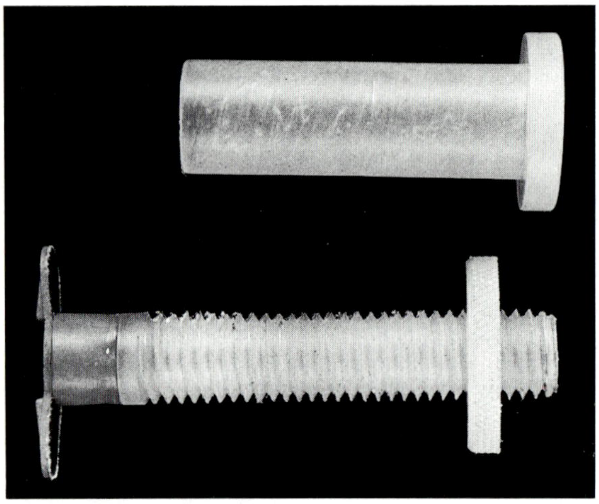

Abb. 6. Bypass-Kanüle

kann eine *Bypasskanüle* eingelegt werden. Es gibt hier zwei Kanülenarten:

1. Kistner-Tuben,
2. Bypass-Kanülen der Firma Rüsch.

Beide Kanülen sind im Prinzip nichts anderes als eine im Nebenschluß zur Trachea liegende Röhre. Sie erlauben eine normale Phonation, einwandfreies Abhusten, und das Trachealllumen bleibt für die Atempassage frei. Während aber zur Fixierung von Kistner-Tuben die Halteplatte mit der Trachealwand vernäht werden muß, um eine Dislokation der Kanüle zu vermeiden, wird die Bypasskanüle der Firma Rüsch in der Trachea durch zwei ausstellbare halbmondförmige Gummiplättchen gehalten und über den Weichteilen von einem in der Längsachse zur Kanüle verschraubbaren anschmiegsamen Kunststoffschild fixiert. Sie hat den Vorzug, daß sie nach jeder Absaugung verschlossen werden kann, um die physiologischen Respirationsverhältnisse zu erhalten (Abb. 6) (KISTNER u. HANLON; SAFAR).

Diesem Prinzip ähnlich sind die Methoden von BUCHWALD und YASARGIL. BUCHWALD führt einen feinen Katheter transcutan in die Trachea ein, um Hustenreiz zu erzeugen und um Bronchialsekret abzusaugen. Der wesentlichste Nachteil dieser einfachen und verlockenden Methode liegt aber darin, daß nur auf einer bestimmten Höhe des Bronchialbaumes abgesaugt werden kann und daß sich nur dünnflüssiges Sekret entfernen läßt. YASARGIL hingegen empfiehlt zum gleichen Zweck eine dünne Trachealkanüle aus rostfreiem Stahl. Durch diese Kanüle läßt sich ein Plastik-Katheter mit einem erheblich größeren Durchmesser einführen. Auch bei dieser Methode bleibt die Mundatmung erhalten und das Bronchialsekret kann abgesaugt werden. Die Atempassage aber wird durch die im Trachealllumen liegende Kanüle behindert. Ein weiterer Nachteil ist, daß bei Drehbewegungen des Kopfes die Metallkanüle gegen die Wand gepreßt wird und Hustenreiz auslöst (BUCHWALD; YASARGIL).

d) Nachbehandlung

Die größten Schwierigkeiten erwachsen dem Tracheotomierten aus dem abnormen Zustand seiner Respirationsverhältnisse. Es fehlt der Nasen-Rachenraum als Staubfilter, Wärme- und Befeuchtungsaggregat, die Glottis als physiologisches Überdruckventil für den Hustenmechanismus und als Bakteriensperrer. 390 kcal und 570 g Wasser sind die erstaunlichen Mindestleistungen des Nasen-Rachenraumes, um einen in Ruhe und Zimmertemperatur atmenden Menschen konstante Wärme- und Feuchtigkeitsverhältnisse zu gewährleisten (Abb. 7).

Selbst Temperaturschwankungen von +50°C und —50°C vermögen das physiologische Klima tieferer Bronchialabschnitte nicht zu verändern. Das ist ein sicherer Beweis dafür, wie wichtig diese klimatischen Bedingungen für die volle Funktion der Luftwege und der Atmung sind.

Wärmeverlust und mangelnde Befeuchtung führen zur Trockenheit der Schleimhaut, und der nach außen gerichtete Flimmerstrom der Cilien stellt seine Funktion bereits ein, wenn die relative Feuchtigkeit unter 70% absinkt. Es kommt zu Mucostase und Eindickung des Bronchialsekretes mit Borkenbildung und der Gefahr des Bronchialverschlusses. Atelektasen und Bronchopneumonie bzw. Lobärpneumonie oder abscedierende Eiterungen sind je nach Höhe des Bronchialverschlusses die Folgen, die insbesondere bei Patienten in den Altersextremen oder nach schwer konsumierenden Erkrankungen unbeeinflußbar durch Antibiotica tödlich verlaufen (Abb. 8).

Es hat seither nicht an Vorschlägen gefehlt, diese Komplikationen durch Anfeuchten der Atemluft zu vermeiden. Feuchte Mulläppchen auf die Trachealkanüle gelegt, sind zwecklos, da sie nach kurzer Zeit austrocknen. Der Bronchitiskessel ist wertlos, denn der Dampf kondensiert bereits am Gesicht des Patienten, ist fiebernden Patienten unangenehm und birgt die Gefahr akzidenteller Verbrennungen. Ungefährlicher und zweifellos nutzbringender ist die Verwendung von Wärme- und Feuchtigkeitskondensatoren, auch künstliche Nasen genannt. Alle Modelle arbeiten nach dem Prinzip der Feuchtigkeitskondensation über einer großen Metalloberfläche. Wärme und Feuchtigkeit der ausgeatmeten Luft werden zurückgehalten und bei Einatmung wieder freigegeben. TOREMALM gebührt das Verdienst, als erster diese Idee aufgegriffen zu haben und genaue mathematische Berechnungen über den Wärme- und Feuchtigkeitsaustausch beim tracheotomierten Patienten angestellt zu haben. Für die praktische Verwendung gibt es verschiedene Modelle:

1. der Wärme- und Feuchtigkeitsaustauscher nach RÜGHEIMER, Hersteller Firma Dräger, Lübeck;

2. der Wärme- und Feuchtigkeitsaustauscher der Firma Garthur, England, und

3. der Wärme- und Feuchtigkeitsaustauscher der Firma Petsi, Frankreich.

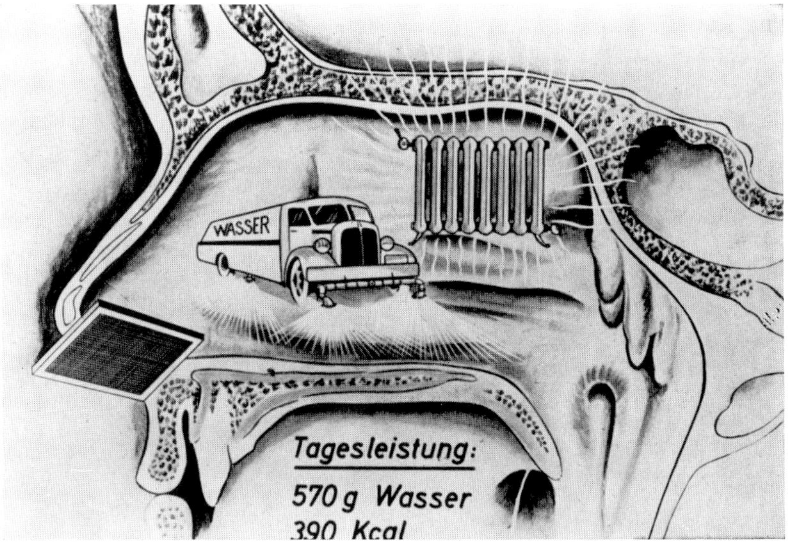

Abb. 7. Die physiologische Funktion des Nasen-Rachen-Raumes

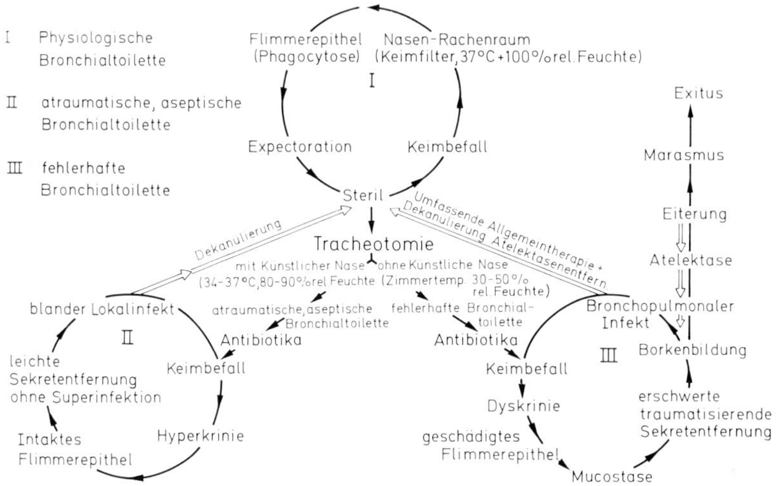

Abb. 8. Einfluß der Bronchialtoilette auf den Verlauf nach Tracheotomie

Mit der von uns inaugurierten und von der Firma Dräger gebauten künstlichen Nase ist ein überraschend günstiger Effekt zu erzielen. Die Feuchtigkeitskondensation findet dabei an Nickelsieben statt und hat eine Nutzleistung zwischen 80 und 90% relativer Feuchtigkeit.

Der Atemwiderstand mit 1 mm Wassersäule bei einem Atemvolumen von 10 Liter/min und 2 mm Wassersäule bei einem Ventilationsvolumen von 16 Liter/min ist außerordentlich gering. Der Totraum für Kondensator und Anschlußstück beträgt 12 ml. Ein Wert, der in dieser Größenordnung keinen Einfluß auf die Atmung des Tracheotomierten hat. Das Gerät selbst ist bestechend einfach in der Konstruktion und bereitet auch in der Handhabung keinerlei Schwierigkeiten. Der Siebkondensator ist an dem pfeifenkopfartigen Einsatz nur durch einen Sprengring gehalten, so daß er ohne weiteres mehrfach am Tag zur Säuberung ausgewechselt werden kann (Abb. 9) (RÜGHEIMER, 1966).

Ähnlich wie beim Dräger-Modell findet auch bei dem englischen Modell die Feuchtigkeitskondensation an übereinander gelagerten Drahtnetzen statt.

Das Modell der Firma Petsi verwendet für die Feuchtigkeitskondensation spiralig aufgerollte Aluminiumfolien, in denen es nach kurzer Zeit zu erheblichen Verschmutzungen durch Schleimansammlungen in den Rillen der Folien kommt. Eine exakte Reinigung ist nicht möglich; dieses Modell ist demnach nur zum Einmalgebrauch geeignet.

Auf die Dauer ist keine der künstlichen Nasen imstande, den Feuchtigkeitsverlust auszugleichen. Der beste Weg zur Vollsättigung eingeatmeter Luft oder eines Gases mit Feuchtigkeit ist die Verwendung einer körperwarmen dampfgesättigten Luft oder, noch besser, eines Aerosols. Das Bronchialsekret bleibt dadurch dünnflüssig und kann vom Patienten — zumindest bis in die zugänglichen Hauptäste des Bronchialsystems — gehustet und von dort ohne Mühe abgesaugt werden (s. „Die Inhalationstherapie", S. 905).

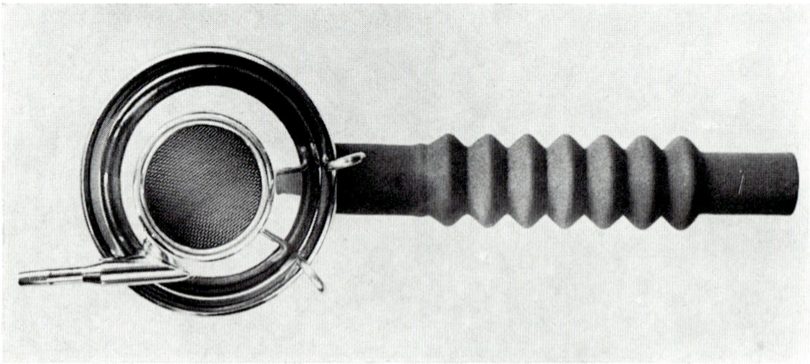

a

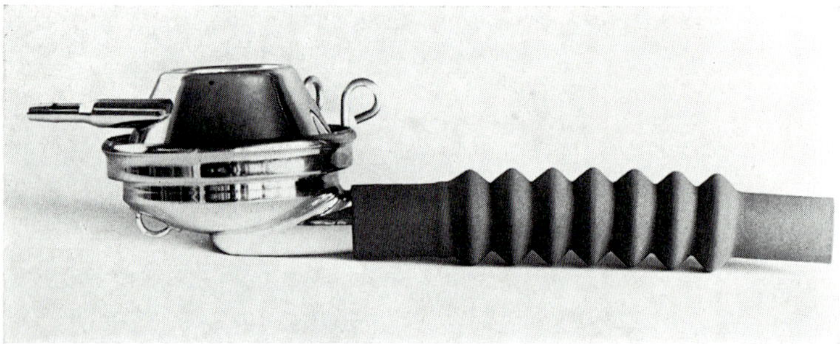

b

Abb. 9a u. b. Wärme- und Feuchtigkeitsaustauscher (nach RÜGHEIMER) (Hersteller Dräger-Lübeck)

e) Bronchialtoilette

Die Konstanterhaltung des Klimas im Tracheobronchialsystem mit Hilfe der künstlichen Nasen in Kombination mit einem Aerosol oder gesättigter körperwarmer Luft ist ganz zweifellos eine wesentliche Voraussetzung für die volle Funktion der sekretproduzierenden Becherzellen und des Flimmerepithels. Trotzdem aber bleibt die Bronchialtoilette Kernstück in der nachbehandelnden Fürsorge Tracheotomierter. Aber das scheinbar harmlose Absaugen von Bronchialsekret mit Gummi-

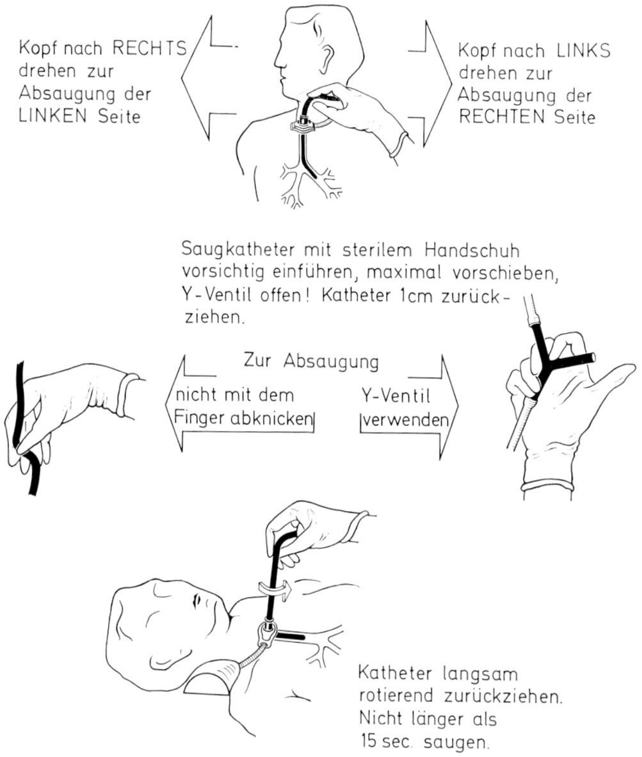

Abb. 10. Grundregeln der Bronchialtoilette

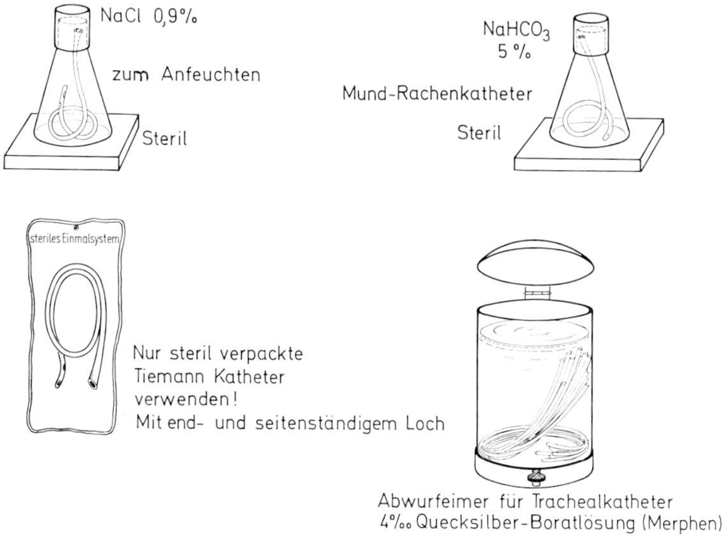

Abb. 11. Grundregeln der Bronchialtoillette

katheter und Pumpe ist vielfach Anlaß zu schweren Komplikationen, wie das autoptische Befunde vieler Langzeit-Tracheotomierter bewiesen haben.

Absolut steriles Arbeiten mit Handschuhen und sterilem Katheter im Einmalsystem und genau dimensionierter Sog sind die einzige Möglichkeit, Keimeinschleppung und Trauma zu reduzieren. Für jede Absaugprozedur sind deshalb notwendig:

1. sterile Einmalhandschuhe,
2. sterile Absaugekatheter mit korrekter Trennung von Mund und Trachealkatheter,
3. sterile Kochsalzlösung zur Anfeuchtung des Absaugekatheters,
4. Y-Stück aus Plastik zur Verbindung des Absaugkatheters mit der Zuleitung vom Absaugsekret zur Regelung des Sogs,

5. Abwurfeimer für Katheter,

6. Abwurfeimer für gebrauchte Handschuhe.

Als Absaugekatheter verwendet man am besten nur weiche Katheter mit einem end- und einem seitständigen Loch. Gerade Katheter — ohne Biegung der Spitze — eignen sich nur, um Sekret aus der Trachea zu aspirieren. Für tiefere Bronchialabschnitte eignen sie sich nicht, da sie fast zu 90% in den rechten Hauptbronchus geführt werden und bei unachtsamer Handhabung zu einer Störung des zarten Flimmerepithels und der Schleimhäute führen. Hingegen sind zur Sekretaspiration tieferer Bronchialabschnitte Katheter mit angebogener Spitze, wie der Norm-Saug-Katheter von Rüsch oder der Tiemann-, Lezius- und Metras-Katheter empfehlenswert.

Um eine optimale Durchführung der Bronchialtoilette zu gewährleisten, sind *Grundregeln* zu beachten, die zweckmäßigerweise über dem Bett des Tracheotomierten anzubringen sind (Abb. 10 und 11):

1. Zur Absaugung der linken Seite des Bronchialsystems „Kopf nach rechts drehen".

2. Zur Absaugung der rechten Bronchialseite „Kopf nach links drehen".

3. Saugung anschließen und Y-Stück offen lassen.

4. Absaugekatheter mit sterilem Handschuh vorsichtig einführen und maximal vorschieben, d.h. bis der Katheter auf Widerstand stößt.

5. Dann den Katheter 1 cm zurückziehen und das Y-Stück schließen.

6. Öfter mit dem Daumen das Y-Stück wieder öffnen.

7. Unter drehenden Bewegungen den Katheter langsam zurückziehen.

8. Die Absaugung soll nicht länger als 15 sec dauern.

9. Vor und nach jedem Absaugen wird der Patient mit reinem Sauerstoff beatmet, besonders wenn es sich um massive Sekretansammlung handelt und ausnahmsweise ein großer dicker Katheter verwendet werden muß.

10. Der Katheter soll vor Einführung in das Bronchialsystem mit 0,9%iger Kochsalzlösung angefeuchtet werden.

11. Die Frequenz des endotrachealen Absaugens richtet sich nach der klinischen Indikation (Rügheimer, 1964, 1966).

Es wird nicht routinemäßig zu einem jeweils bestimmten Zeitpunkt abgesaugt, sondern nur, wenn es notwendig erscheint. Das heißt, bei Husten, Stridor und Rasselgeräuschen. Vor jeder Absaugung erfolgt eine Entblähung der Manschette, um ein Trauma der Trachealschleimhaut zu vermeiden. Zuvor müssen aber Mund und Rachen mit einem Rachenabsaugkatheter, z.B. nach Muelli, von Sekret und Blutansammlungen gereinigt sein.

Mit Hilfe der atraumatisch-aseptischen Bronchialtoilette bei gleichzeitiger Verwendung künstlicher Nasen ist es möglich, die Keiminvasion in das Tracheobronchialsystem zu verzögern, aber nicht zu verhindern. Abstriche vom Tracheostoma, aus der Trachealkanüle und der von hier erreichbaren Trachealregion — sowie tägliche Kultur- und Resistenzbestimmungen aus dem abgesaugten Sekret — sind notwendig.

Zumeist handelt es sich um eine Mischflora aus Staphylokokken, gramnegativen Keimen der Coli-, Pyocyaneus- und Proteusgruppe, sowie Enterokokken und vergrünend wachsende Streptokokken (Naumann u. Kempf; Schmidt).

Durch eine gezielte antibiotische Behandlung ist es möglich, eine Wachstumshemmung der Mikroorganismen im Bronchialsekret zu erreichen. Eine gänzliche Befreiung davon ist aber ausgeschlossen. Sehr wirksam hat sich Nebacetin, als Aerosol eingeatmet, gezeigt. In der bakteriologischen Resistenzprüfung ist Nebacetin anderen Antibiotica überlegen. Die Kontrollen — auch nach mehrfacher Anwendung — zeigen kaum jemals einen Rückgang der Erregerempfindlichkeit. Durch Einatmung dieser Substanz und der Wahl der richtigen Tröpfchengröße, ist eine gezielte intensive Behandlung von lokalisierten Krankheitserscheinungen an bestimmten Abschnitten der Atemwege möglich. Die hohe Ausbeute an lungengängigen Medikamententröpfchen mit einem Ultraschallaerosol erlaubt eine entsprechend starke Verdünnung der Medikamentenlösung. Wir geben 1,5 ml Nebacetin-Lösung = 150 mg und 10—20 mg Dexamethason als Inhalat, evtl. Zusätze von Isoprenalin und Calcium (s. Kap. „Inhalationstherapie", S. 905). Dennoch, auf eine gezielte Allgemeinantibiose kann und darf nicht verzichtet werden, da eine Keiminvasion insbesondere in Lungenbezirken, die dem Inhalat nicht zugänglich sind, nicht aufzuhalten ist. Und ganz zweifellos wirken Chloramphenicol, Tetracycline und vor allen Dingen die Penicilline, deren Inhalation wegen ihrer allergisierenden Wirkung verboten ist, um ein Vielfaches besser, wenn sie parenteral gegeben werden.

Bewährt hat sich die Gabe von Penicillin-G in Megadosierung gleich nach Anlegen des Tracheostomas oder Ampicillin 4 × 500 mg parenteral pro Tag bis zu insgesamt 500 mg pro Kilogramm und

Tag. Ampicillin darf aufgrund seiner Säurestabilität auch oral appliziert werden und hat dabei eine etwa 10fach stärkere Wirkung als Penicillin-G gegen Bacterium proteus, Enterokokken und nicht penicillinasebildende Colistämme. Darüber hinaus wirkt es auch gegen die sensiblen Keime des klassischen Penicillin-Spektrums. Befall der Trachea mit penicillinasebildenden Staphylokokken — vor allem Staphylococcus aureus haemolyticus — ist stets Indikation für den Einsatz der penicillinasestabilen Staphylokokken-Penicilline, Methicillin, Oxacillin, Cloxacillin und Dicloxacillin. In letzter Zeit haben Cephalotin und Cephaloridine gerade in der Behandlung von Tracheotomierten stark an Bedeutung gewonnen; sie verbinden die Eigenschaften der penicillinasestabilen Staphylokokken-Penicilline mit denen des Ampicillins. Sie kumulieren nicht und sind nicht nephrotoxisch. Sie wirken bactericid und haben ein breites Spektrum, das mit Ausnahme der Enterokokken auch gerade die so gefürchteten grammnegativen Keime in den Beatmungslungen umfaßt. Zudem soll bei ihnen eine Resistenzentwicklung erst nach 14—21 Tagen eintreten. Weder die neuen Penicilline und Cephalosporine noch die Breitbandantibiotica haben einen Effekt auf Bact. pyocyaneum. Für die Therapie dieses „Problemkeims Nr. 1" stehen als einzig wirksame Substanzen lediglich Polymyxin-B-Sulfat und Colistin (Polymyxin-E) zur Verfügung. Trotz ihrer beträchtlichen Toxicität und der lästigen parenteralen Applikationsweise (nach oraler Gabe erfolgt keine Resorption!) haben sich diese Präparate bei den in den letzten Jahren gehäuft auftretenden Pyocyaneus-Infektionen vielfach als lebensrettend erwiesen (NAUMANN u. KEMPF).

Ist durch die Tracheotomie eine akute mechanische oder chronische funktionelle Atmungsinsuffizienz behoben und bedarf der Patient nicht länger einer Beatmungs- oder Bypasskanüle, so müssen noch, ehe man sich zur endgültigen Dekanülierung entschließt, folgende Kriterien erfüllt sein:

1. Spontanatmung für wenigstens 24 Std, unabhängig vom Respirator;
2. ausreichende alveoläre Ventilation;
3. tiefe Atemzüge und wirksames Abhusten;
4. die Vitalkapazität muß etwa das Dreifache des normalen Atemzugvolumens betragen;
5. volle Funktionsfähigkeit der Würg- und Schluckreflexe;
6. nach Dekanülierung folgt eine bronchoskopische Inspektion der Trachea und Bronchien, anschließend werden die Wundränder durch einen Heftpflasterzugverband adaptiert und das Tracheostoma heilt spontan (BENDIXEN).

f) Spätkomplikationen

Zu den Spätkomplikationen gehören in erster Linie die Trachealstenosen. Sie werden nach ihrer topographischen Lage eingeteilt in:

1. subglottische Stenosen,
2. orificielle Stenosen,
3. carinanahe Stenosen,
4. funktionell stumme Stenosen (Abb. 12).

Subglottische Stenosen befinden sich in Höhe des Krikoids und des 1. Trachealringes und sind — wie

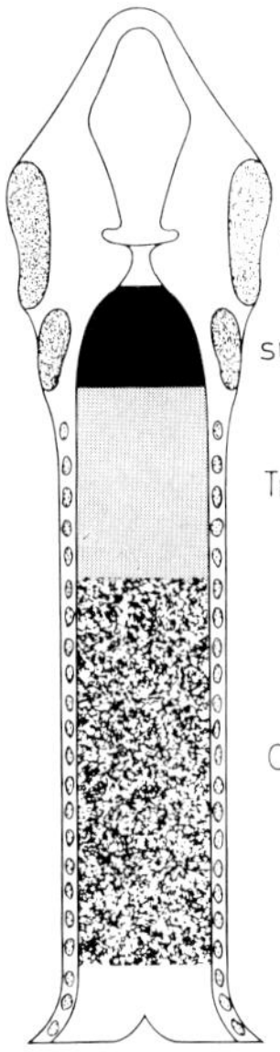

Abb. 12. Schematische Darstellung der Prädilektionsstellen von Trachealstenosen

bereits erwähnt — durch operativ technische Fehler bedingt. Orificielle Stenosen kommen im Bereich des Tracheostomas vor; ihre Entstehung ist abhängig von der Art und Formgestaltung der Kanüle, deren Verweildauer in der Trachea sowie der Beatmungszeit und Beatmungsmethode. Sie sind besonders häufig nach der Anwendung von Metallkanülen zu beobachten (LINDHOLM, 1969; WATTS, 1963).

Carinanahe Stenosen sind auf den Druck der Kanülenspitze, auf medikamentös-chemische Ursachen — wie z.B. Vorbehandlung mit Steroiden, welche zu einer Herabsetzung der Infektionsresistenz und Aktivieren von latenten Infekten führen — oder auf eine Überblähung der Manschette zurückzuführen. Bei einer zu stark geblähten Blockermanschette und länger dauernden Beatmung kommt es zu zirkulär-ischämischen Drucknekrosen, zu Blutungen und Perforation der Trachealhinterwand oder Bildung einer tracheo-oesophagealen Fistel. Auch eine Ruptur der Trachea ist möglich, besonders wenn zur Überwindung eines hohen pulmonalen Widerstandes, bei einer chronischen restriktiven oder obstruktiven Erkrankung, ein hoher inspiratorischer Druck des Respirators erforderlich ist. Die Manschette darf daher nur so stark gebläht werden, daß sie eben der Trachealwand anliegt und diese gerade luftdicht verschließt. Dann entspricht der von der Manschette auf die Trachealwand ausgeübte Druck dem normalen Druck innerhalb der Trachea. Er beträgt nur einige mm Hg und ist gewöhnlich nicht größer als der Überdruck bei künstlicher Beatmung, also zwischen 15—20 cm Wassersäule. Eine nicht weniger große Bedeutung für die klinische Praxis spielen Oberflächengestaltung und Residualvolumen der Manschette, ihre elastischen Eigenschaften, Compliance und Materialbeschaffenheit, sowie ihre Länge. Bei einer Manschette mit walzenförmiger Gestalt und hohem Residualvolumen — wie bei der Tracheoflexkanüle — entspricht die Belastung der Trachealwand etwa dem capillären Blutdruck, während kleine kugelförmige Manschetten mit geringem Residualvolumen auf die Trachealwand einen erheblich größeren Druck ausüben (Fairley; Barth; Hackl u. König; Larson).

Die Frage, ob man Kanülen mit oder ohne Manschetten verwenden soll, ist bei Erwachsenen zugunsten der Manschette zu entscheiden. Sie verhütet eine Aspiration von Blut und Erbrochenem und erlaubt eine einwandfreie assistierte oder kontrollierte Beatmung, wenn diese notwendig sein sollte.

Für Säuglinge, Kleinkinder und Kinder bis zum Alter von 15 Jahren sind jedoch Kanülen ohne Manschette besser. Die leicht deformierbaren Knorpelspangen der Trachea sind hier auf Drucknekrosen durch die aufgeblasene Manschette besonders empfindlich.

Eine häufige Komplikation ist der „Bulging Cuff" oder „Aneurysma" genannt. Zumeist ist er darauf zurückzuführen, daß zu alte Kanülen mit aufgeklebter Blockermanschette gebraucht werden. Wird dann bei einer aufgeklebten und aufgeblasenen Manschette versucht, die Position der Kanüle zu korrigieren, so wird dabei entweder nur die Kanüle bewegt, während die Manschette ihre Lage beibehält oder das Ausmaß der Manschettenbewegung bleibt hinter dem der Kanüle zurück. In beiden Fällen kann eine lebensbedrohliche Obstruktion entstehen (Barth u. Meyer) (s. auch „Die Gefahren der endotrachealen Intubation", S. 475).

Unter den postoperativen Spätkomplikationen nicht zu vernachlässigen, sind die *funktionell stummen Stenosen* und Verziehungen der Trachea bis auf die Hälfte bzw. $^2/_3$ des normalen Lumens. Sie verursachen keine Beschwerden und werden nur als Zufallsbefund entdeckt. Sie finden sich aber regelmäßig bei einer großen Zahl von Patienten, die sich einer Tracheotomie unterzogen haben (Stöckel).

Literatur

Bailey, H.: The neck. In: Emergency surgery, hrsg. von Bailey, H. Bristol: J. Wright and Sons Ltd. 1958.

Barth, L.: Die Beziehungen zwischen Manschetten-Innendruck und Druckbelastung der Trachea bei Benutzung von Manschettentuben. Anaesthesist **12**, 358—359 (1959).

— Meyer, M.: Moderne Narkose. S. 269—271. Stuttgart: Fischer 1965.

Bendixen, H. H.: The airway. In: Respiratory care. Hrsg. Bendixen, H. H., L. D. Egbert, J. Hedley-Whyte, M. B. Laver, H. Pontoppidan. St. Louis: C. V. Mosby Comp. 1965.

Bihler, K., Hutschenreuter, K.: Z. prakt. Anästh. Wiederbeleb. **5**, 312—319 (1966); (Arrosionsblutungen).

Bird Catalog, 35—37, Direkt orders to your distributor or bird corporation, Mark 7, Richmond, California 94804.

Buchwald, H.: Surgery **51**, 760 (1962).

Dugan, D. J., Samson, P. C.: Tracheotomy: Present day indications and techniques. Amer. J. Surg. **106**, 290—306 (1963).

Dwyer, B.: Tracheostomy and its management. Excerp. Med. International Congreß Series, vol. 168, p. 22 (Sydney).

Fairley, H.: Tracheal stenosis following tracheotomy and IPP-ventilation. Excerp. Med. International Congress series, Vol. 168, p. 150.

Feldman, S. A.: Tracheostomy and artificial ventilation in the treatment of respiratory failure. London: Arnold 1967.

Froeb, H. F., Kim, B. M.: Tracheostomy and respiratory dead space in emphysema. J. appl. Physiol. **19**, 92 (1964).

Garzon, A. A., Seltzer, B., Karlson, K. E.: Influence of tracheostomy cannula size on work of breathing. Surg. Forum **14**, 219 (1963).

Glover, W.: Tracheostomy in the intensive care of infants. Excerp. Med., Internat. Congr. Series, vol. 168, p. 143 (London).

Hackl, H., König, G.: Experimentelle Untersuchungen über die Widerstandsfähigkeit der Trachea gegenüber aufblasbaren Gummimanschetten. Anaesthesist **5**, 134—137 (1959).

Hamelmann, H.: Gebrauch und Mißbrauch der Tracheotomie. I. Technik und Komplikationen. Chirurg **35**, 118—123 (1964).

Hofmeister, F. v., Läwen, A.: Die Operation an den Luftwegen. In: Handbuch der praktischen Chirurgie, Bd. II, Hrsg. Garre, C., H. Küttner, E. Lexer. Stuttgart: Ferdinand Enke 1930.

HUTSCHENREUTER, K.: Anaesthesiologische und chirurgische Gesichtspunkte zur Tracheotomie. Brun's Beitrag klin. Chir. **196**, 213 (1958).

JUST, O. H., LUTZ, H., WAWERSIK, J., DEICHL, J.: Die Tracheotomie aus anaesthesiologischer Sicht. Dtsch. med. Wschr. **90**, 505—511 (1965).

KISTNER, R. L., HANLON, C. R.: A new tracheotomy tube. Arch. Surg. **81**, 259—262 (1960).

KLEINSCHMIDT, O.: Die Eingriffe am Halse. In: Operationslehre, Bd. III/2, Hrsg. M. KIRSCHNER. Berlin: Springer 1934.

LARSON, C. PH.: Tracheostomy cuffs. Physical characteristics and physiologic sequelae. Anaesthesiology **3**, 335—354 (1969).

LAWIN, P.: Theoretische Maßnahmen bei respiratorischen Störungen. Die Schwester **6**/66.

LOEBELL, G.: Tierexperimentelle Untersuchungen über Trachealstenosen. Arch. Ohren-Nasen-Kehlkopf-Heilkunde **180**, 680—685 (1962).

LINDHOLM, G. E.: Survey of the literature concerning intubation and tracheostomy. Acta anaesth. scand., Suppl. **33**, 10—26 (1969).

— Acute damage in the larynx and trachea following prolonged endotracheal intubation and its healing course. Acta anaesth. scand., Suppl. **33**, 52—69 (1969).

— Late damage in the larynx and trachea found at follow-up examination. Acta anaesth. scand., Suppl. **33**, 70—80 (1969).

MAURER, R.: Erweiterte Indikationen zur Tracheotomie und ihre Technik. Dtsch. Ärztebl. **60**, 1347—1353 (1963).

NAUMANN, P., KEMPF, J. B.: Bakteriologische Probleme beim tracheotomierten Patienten. Z. prakt. Anästh. Wiederbeleb. **5**, 305—312 (1966).

NELSON, T. G., BOWERS, W. F.: Tracheotomy-indications, advantages, techniques, complications and results analysis of three hundred ten recent operations. J. Amer. med. Ass. **164**, 1530—1534 (1957).

OTIS, H. B.: The work of breathing. Physiol. Rev. **34**, 449 (1954).

PERNKOPF, E.: Topik des Oesophagus und der Trachea, des cervicalen Abschnittes dieser Organe. In: Topographische Anatomie, Bd. III, Hrsg. PERNKOPF, E. Wien-Innsbruck: Urban & Schwarzenberg 1952.

REICHEL, G.: Krankheitszustände mit respiratorischer Insuffizienz. Z. prakt. Anästh. Wiederbeleb. **2**, 77—87 (1967).

ROCKEY, E. E.: Detailed surgical technique of tracheal fenestration. Arch. Surg. **79**, 875—888 (1959).

— J. N.Y. Med. Coll. Flower Fifth Av. Hosp. **2**, 1—21 (1960).

RÜGHEIMER, E.: Chir. Praxis **8**, 227—240 (1964).

— Die Komplikation der Tracheotomie, ihre Verhütung und deren Behandlung. In: Probleme der Intensivbehandlung, Hrsg. HORATZ, K., u. R. FREY. Berlin-Heidelberg-New York: Springer 1966.

— Neue Gesichtspunkte zur Tracheotomie. Z. prakt. Anästh. Wiederbeleb. **1**, 277—288 (1966).

— Technische Neuerungen. Eine neue vollflexible Trachealkanüle (Tracheoflex). Z. prakt. Anästh. Wiederbeleb. **2**, 189—190 (1968).

— Tracheotomie — Indikation, Technik, Kanülenprobleme. 3. Int. Heidelberger Anaesthesie-Symposion, 5.—6. 5. 67, aus: Die Ateminsuffizienz und ihre klinische Behandlung, S. 25—35. Stuttgart: Thieme.

SAFAR, P.: Respiratory therapy. Clinical anaesthesia, vol. 1. Philadelphia: Davis 1965.

SCHMIDT, K.: Tracheotomie und Hospitalismus. Chirurg **4**, 149—151 (1962).

STOCKS, J.: Prolonged nasal intubation in paediatric intensive care. Excerp. Med., J., vol. 168, p. 143 (Melbourne).

STÖCKEL, H.: Spätkomplikationen nach Tracheotomie. Excerp. Med. Internat. Congr. Series, vol. 168, p. 85 (Heidelberg).

SHAW, R. R.: Prevention and treatment of pulmonary complications. In: Care of the trauma patients, Hrsg. G. T. SHIRES. New York-Toronto-Sydney-London: The Blakiston Division McGraw-Hill, Book Comp. 1966.

THOMPSON, S. G.: Hazards of tracheostomy. Brit. med. J. **1966 I**, 1358.

TOREMALM, N. G.: Postoperative care and complications after tracheotomy in infants and children. Acta otolaryng. (Stockh.) **52**, 5—6 (1960).

TYLER, J. M.: Failure to improve effetive ventilation on shifting from mouth to tracheostomy breathing in clinically stable emphysema. New Engl. J. Med. **265**, 414 (1961).

WATTS, J. MCK.: Tracheostomy in modern practice. Brit. J. Surg. **50**, 954—975 (1963).

— Tracheostomy. In: Head and neck, Hrsg. CH. ROB and R. SMITH. London: Butterworths 1965.

YASARGIL, E. G.: Vereinfachte Tracheotomie zur Bronchialtoilette mit Absaugkanüle. Schweiz. med. Wschr. **93**, 1397—1398 (1963).

7. Die Bronchoskopie

K. WIEMERS und G. FRANZ

a) Historische Einleitung

Die Entwicklung der Bronchoskopie ist jünger als die Entdeckung der endoskopischen Methoden zur Untersuchung der Speiseröhre, des Magens und der Harnblase. Sie geht vor allem auf KILLIAN zurück, der 1897 als erster einen Fremdkörper mit Hilfe eines Oesophagoskops und einer langen schlanken Zange aus dem rechten Hauptbronchus entfernte und die Methode der translaryngealen Bronchoskopie ausbaute. Einen entscheidenden Fortschritt brachte die Erfindung des elektrischen Lichts. Die proximale Beleuchtung wurde von BRÜNINGS, die distale von JACKSON (1907) eingeführt. Die Entwicklung leistungsfähiger Optiken, insbesondere der Winkeloptiken, ermöglichte eine verfeinerte Diagnostik, da man durch sie in die Lappenostien bis zu den Aufteilungen in die Subsegmente sehen kann. Mit der Photographie und Kinematographie innerhalb des Tracheobronchialsystems lassen sich heute die endoskopischen Befunde dokumentieren und demonstrieren. Die Kaltlichtbeleuchtung des Bronchoskops und der Optiken, sowie die gezielte Sondierung eines peripheren Bronchus unter dem Röntgenbildverstärker und Fernsehschirm brachten in den letzten Jahren weitere Verbesserungen.

b) Anaesthesist und Bronchoskopie

Obwohl die bronchologische Diagnostik und die lokale Bronchusbehandlung nicht unmittelbar in das Aufgabengebiet des Anaesthesisten gehören, sondern zumeist von Laryngologen, Bronchologen, Lungenfachärzten und Thoraxchirurgen ausgeführt werden, muß auch der Anaesthesist die bronchoskopische Technik beherrschen, um folgenden Situationen gerecht zu werden:

1. Selbst bei großer Vorsicht sind Erbrechen und Aspiration bei der Narkoseein- oder -ausleitung oder eine Regurgitation von Mageninhalt während der Operation nicht immer zu vermeiden. Bei der Aspiration von Nüchternsekret ist weniger eine Verlegung des Bronchialbaums zu fürchten als eine diffuse Reizung und Schwellung der Schleimhaut durch den sauren Magensaft, die zu einem asthmaähnlichen Bild führt. In diesem Fall genügt eine Spülung durch den Endotrachealtubus mit isotoner Kochsalzlösung, 1,4%iger Natriumbicarbonatlösung oder Plasma. Wenn jedoch eine Aspiration von Speiseresten stattgefunden hat oder nicht auszuschließen ist, sollte man besser unter bronchoskopischer Sicht alle Äste des Bronchialbaums aufsuchen und gezielt absaugen. (In jedem Fall anschließend hochdosierte Antibiotica- und Corticoidgabe!)

2. Die sog. Bronchialtoilette in der postoperativen Phase und vor allem bei Intensivtherapiepatienten gehört ebenfalls zum Aufgabengebiet des Anaesthesisten. Wenn ein Patient nicht fähig ist, sein Bronchialsekret abzuhusten, muß man es absaugen, um den normalen Gasaustausch wiederherzustellen und einer Bronchopneumonie vorzubeugen. Nach Lungenoperationen und Thoraxkontusionen geschieht dies zweckmäßig durch das Bronchoskop, vor allem wenn eine Atelektase aufgetreten ist, die eine gezielte Absaugung eines bestimmten Abschnitts des Bronchialsystems erfordert. In dieser Situation wird sich gerade der Anaesthesist mit der Bronchoskopie befassen müssen.

3. Unfallverletzte, die bewußtlos eingeliefert werden, haben häufig Mageninhalt, Blut oder auch Zähne, Prothesenbruchstücke und andere Fremdkörper aspiriert. Da sie sich oft bereits in einem lebensbedrohlichen Zustand befinden, ist die Entscheidung, ob man ihnen noch eine Bronchoskopie zumuten kann, schwierig und verantwortungsvoll.

4. Bei schweren Thoraxtraumen kommt es nach Krauss u. Zimmermann in 2—4% zu Bronchusrupturen. Bei Pneumothorax, Haut- und Mediastinalemphysem, Bluthusten und Lungenatelektase sollte daher sobald wie möglich bronchoskopiert werden, um die Verdachtsdiagnose auf Bronchusabriß gegebenenfalls zu bestätigen und dadurch die frühzeitige chirurgische Versorgung zu ermöglichen.

5. Bei Lungenoperationen hat der Anaesthesist dafür zu sorgen, daß eitrige Sekrete, Kaverneninhalt, Blut oder Teile eines endobronchialen Tumors nicht in andere Abschnitte des Bronchialbaums aspiriert werden und eine ausreichende Ventilation während der Operation gewährleistet ist. Er muß daher nicht nur über die Lungenfunktion, die Röntgenaufnahmen und den geplanten Eingriff im Bilde sein, sondern auch den bronchoskopischen Befund kennen, um die Indikation für eine bronchiale Intubation, eine Bronchusblockade oder die Einführung eines Doppellumentubus nach Carlens stellen zu können (s. Kap. „Anaesthesie in der Thoraxchirurgie“, S. 625). Ist eine Tamponade z. B. bei einem Lungenabsceß im Unterlappen erforderlich, so muß diese unter bronchoskopischer Sicht eingeführt werden. Auch wenn keine Blockaden oder Tamponaden vorgesehen sind, sollte der Anaesthesist über den endobronchialen Befund aus eigener Anschauung informiert sein. Bei Bronchiektasen oder poststenotischer Sekretverhaltung ist eine gezielte bronchoskopische Absaugung unmittelbar vor Beginn der Operation zweckmäßig. Hat der Anaesthesist genaue Kenntnis von der Anatomie des Bronchialbaums, so wird es ihm leichter gelingen, während der Operation (oder auch bei tracheotomierten Patienten!) mit gekrümmten Absaugkathetern, auch ohne Sicht des Auges, die einzelnen Lappenbronchien gezielt abzusaugen.

Diagnostische Bronchoskopien, die zur Beurteilung der Operabilität eines Bronchus-Carcinoms oder -Adenoms notwendig sind, sollten nach Möglichkeit dort vorgenommen werden, wo auch die Operation durchgeführt wird. Exakte Angaben über Sitz und Aussehen des Tumors, über den Ort der Probeexcision, die Form und Beweglichkeit der Carina, Stenosen oder Infiltrationen der Schleimhaut sind notwendig, um zu entscheiden, ob überhaupt noch ein operativer Eingriff möglich ist bzw. in welcher Ausdehnung reseziert werden muß. Ebenso sind evtl. vorhandene anatomische Varianten genau festzuhalten. Vor einer Resektions- oder Kollapsbehandlung wegen Tuberkulose ist in jedem Fall der Zustand der Bronchialschleimhaut bronchoskopisch zu untersuchen und gegebenenfalls eine Probeexcision vorzunehmen, um eine spezifische Entzündung im Absetzungsbereich des Bronchus auszuschließen. Bei auswärts durchgeführter Diagnostik und nicht eindeutigem Befund empfiehlt es sich, spätestens nach der Narkoseeinleitung und vor Operationsbeginn den bronchoskopischen Befund

Diese Situation sollte den Anaesthesisten aber nicht verleiten, bronchoskopische *Diagnostik* zu betreiben, wenn er nicht über die nötige Erfahrung in der Auswertung der Befunde verfügt. Wenn ein Bronchialcarcinom aufgrund eines dürftigen Instrumentariums oder unzulänglicher Erfahrung des Untersuchers nicht verifiziert wird, vergehen erfahrungsgemäß oft Wochen und Monate mit röntgenologischen Verlaufskontrollen. Inzwischen ist der Tumor häufig inoperabel geworden.

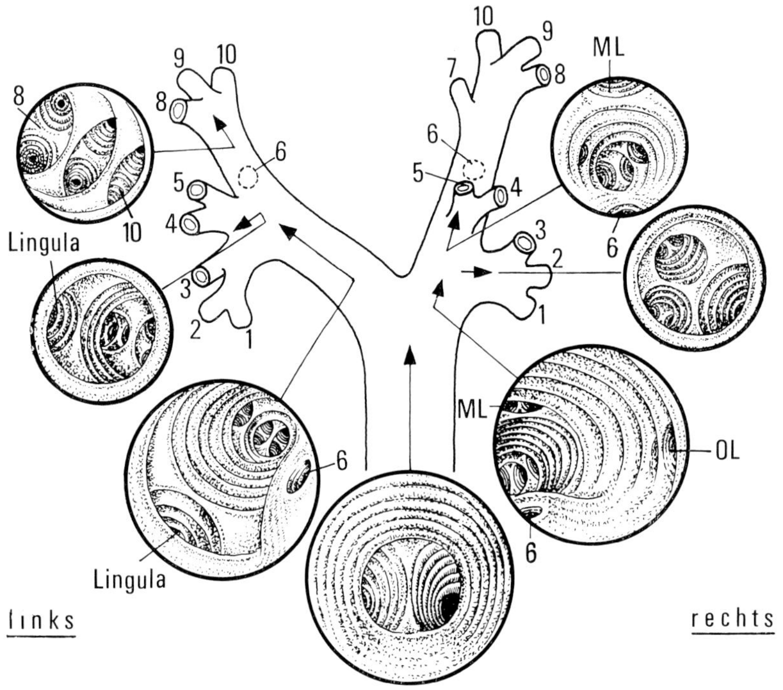

Abb. 1. Schema des Bronchialbaums (abgewandelt nach Link). In den Kreisen ist die räumliche Lage der Lappen- und Segmentostien zueinander dargestellt, wie man sie durch das Bronchoskop bzw. die Optik sieht (rechter und linker Oberlappenbronchus mit der 90°-Optik betrachtet)

zu kontrollieren, um eine unnötige Thorakotomie bei bereits inoperablem Bronchialcarcinom zu vermeiden.

6. Auch bei der malignen Struma kann es empfehlenswert sein, daß der Anaesthesist sich noch vor Operationsbeginn vergewissert, ob der Tumor bereits in die Trachea eingebrochen ist; gegebenenfalls ist hierzu ein kleinkalibriges Bronchoskop zu verwenden.

Schließlich ist noch ein weiterer Gesichtspunkt hervorzuheben:

Die Technik der Bronchoskopie mag dem Anaesthesisten nicht schwierig erscheinen, weil er mit den Beatmungsproblemen vertraut und am ehesten in der Lage ist, Zwischenfälle zu beherrschen. Ohne Beatmungsmöglichkeit und ohne entsprechende Erfahrung in Anaesthesie und Wiederbelebung ist die Bronchoskopie heute nicht mehr zu verantworten.

Die folgenden Ausführungen müssen sich auf die anaesthesiologischen Voraussetzungen und die für den Anaesthesisten notwendigen Kenntnisse der bronchoskopischen Technik beschränken. Wer an der bronchologischen Diagnostik näher interessiert ist, sei auf die einschlägige Literatur verwiesen (Dietzel; Huzly; Huzly u. Böhm; Lemoine; Link u. Strnad; Soulas u. Mounier-Kuhn).

c) Anatomie

(s. auch „Zur Anatomie des Respirationstraktes", S. 28)

Voraussetzung für eine schnelle und genaue Orientierung im Bronchialbaum ist eine gründliche Kenntnis der Anatomie (Abb. 1, 2 und 3).

Die Distanz zwischen Bifurkation und rechtem Oberlappenabgang (= Länge des rechten Hauptbronchus) beträgt im Durchschnitt 2,3 (1,5—3,5) cm. Das Oberlappenostium ist häufiger nach proximal disloziert. Es kann der Trachealbifurkation direkt gegenüber liegen, so daß kein Hauptbronchus mehr vorhanden ist. In etwa 2% aller Fälle befindet sich der rechte Oberlappenbronchus sogar oberhalb der Trachealbifurkation, oder es zweigt hier isoliert ein apikaler Oberlappensegmentbronchus ab. Diese anatomischen Varianten sind von großer praktischer Bedeutung für eine Lungenresektion; sie sollten im Zweifelsfall bronchographisch gesichert werden. Die Entfernung zwischen Abgang des rechten Oberlappenbronchus und dem des rechten Mittellappenbronchus (= Zwischenbronchus) entspricht im Durchschnitt der Länge des rechten Hauptbronchus mit 2,3 (1,5—3,5) cm. Das Ostium des rechten Mittellappenbronchus ist in der Mehrzahl der Fälle zwischen 11,30 Uhr und 12 Uhr zu finden. Der Abgang des rechten Unterlappenspitzenbronchus (= apikales Segment) liegt meist 0,5 (0—1) cm unterhalb des Mittellappenostiums. Die basalen Segmentbronchien vaiieren beiderseits in ihren Lumina und Abgangswinkeln. Der kardiale Segmentbronchus des rechten Unterlappens geht jedoch stets etwas oberhalb der basalen Segmentaufteilungen nach medial ab.

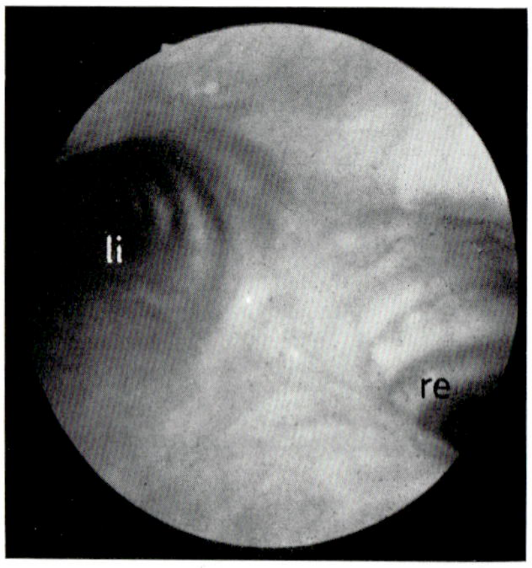

a

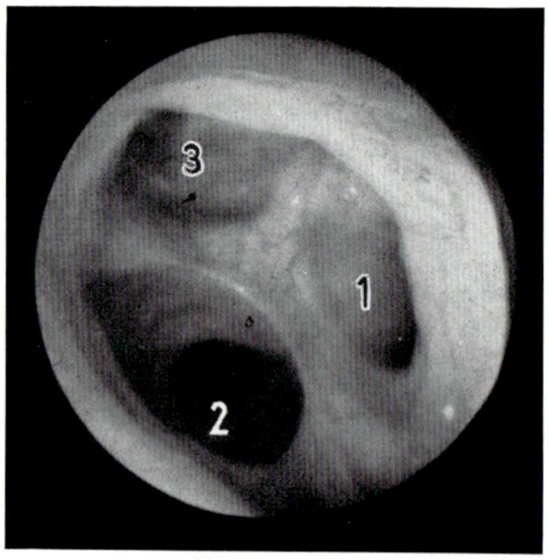

b

Mittellappen-Ostium

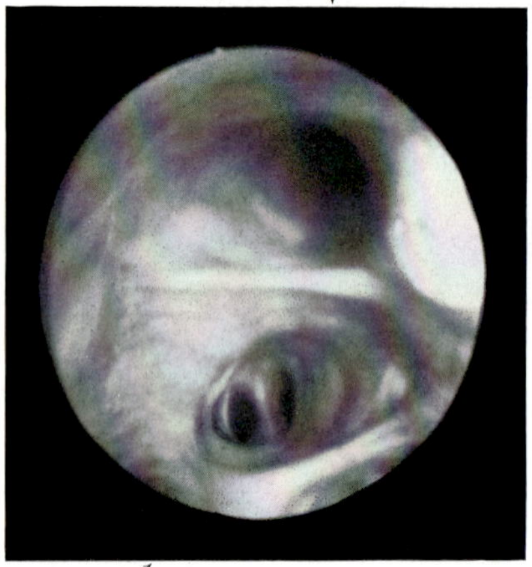

Unterlappen-Bronchus

c

Abb. 2a—g. Endoskopische Farbphotos (hier schwarz-weiß wiedergegeben) eines normalen Tracheobronchialsystems. a Blick (ohne Optik) in die untere Trachea mit Bifurkation. Die Carina ist mittelständig, sagittal gestellt, nicht verbreitert b Einblick in den rechten Oberlappenbronchus mit der 90°-Optik. Man sieht die typische Dreiteilung in das anteriore, apikale und posteriore Oberlappen-Segment, dessen Subsegmente zu erkennen sind. c Blick vom Zwischenbronchus (rechts) in den Unterlappen-Bronchus; Vorausblick-Optik. Man sieht vor allem den Mittellappen-Bronchus (oben) und die Aufteilung des Unterlappenbronchus in die basalen Segmente, während das Ostium des apikalen Unterlappensegment-Bronchus nur angedeutet sichtbar ist (bei 5 Uhr). d Blick in den linken Oberlappenbronchus (90°-Optik) mit Teilung in aufsteigende Segmentgruppe und Lingula. e Teilung zwischen Oberlappen- und linkem Unterlappenbronchus (Vorausblick-Optik). f Blick in den linken Unterlappen-Bronchus mit seinen basalen Segmenten und dem Ostium des apikalen Segments (Vorausblick-Optik). In der linken Bildhälfte die Carina zwischen Unterlappen und Lingula. g Blick in das apikale Unterlappen-Segment links mit der 90°-Optik. Man sieht die Teilung in die drei Subsegmente, von denen ein Ostium (bei 6 Uhr) nur angedeutet ist

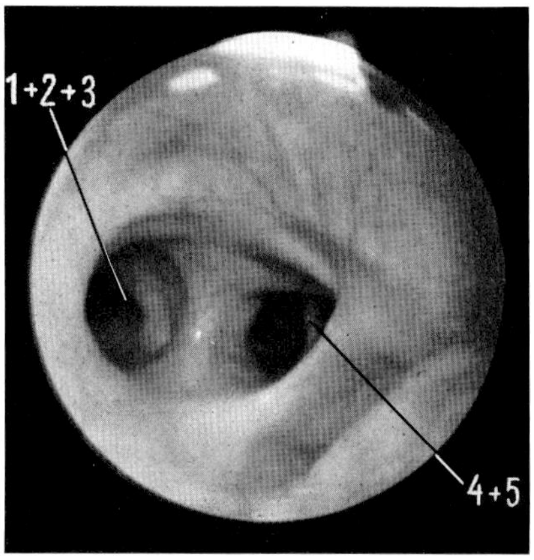

d

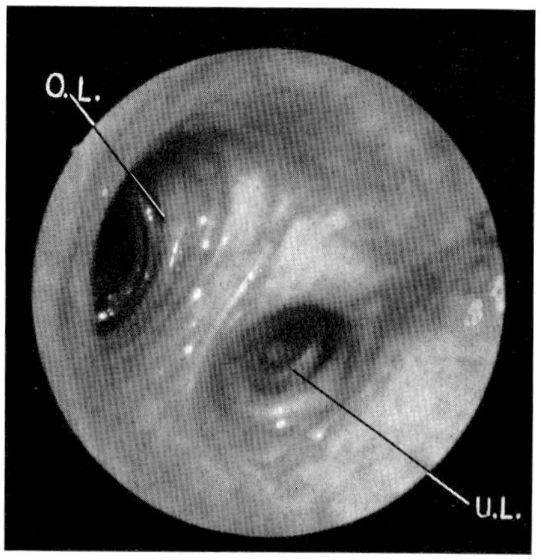

e

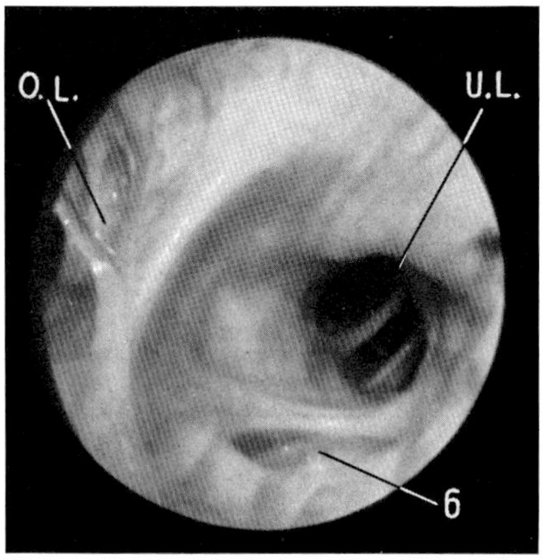

f

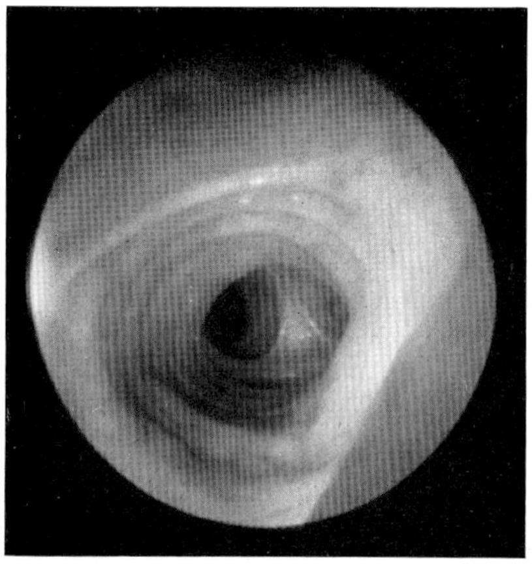

g

Abb. 2d—g

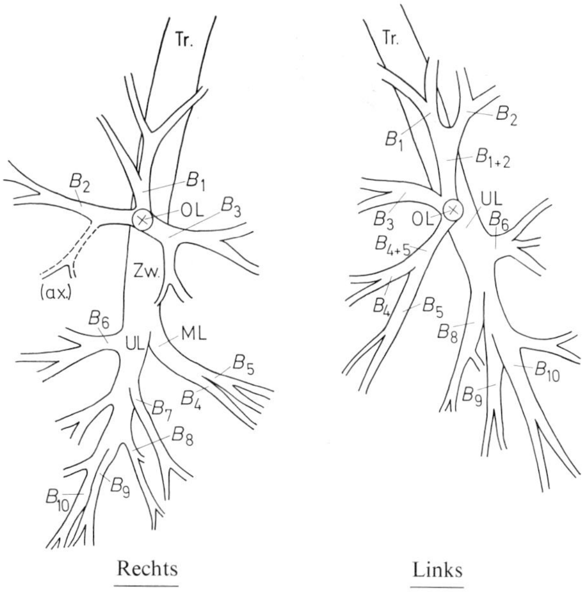

Abb. 3. Seitliche Ansicht des rechten und linken Bronchialsystems (nach HUZLY). Internationale Nomenklatur der Segmentbronchien. *Rechts:* OL: *1* apikal, *2* posterior, *3* anterior; ML: *4* lateral, *5* medial; UL: *6* apikal, *7* kardial, *8* anterobasal, *9* laterobasal, *10* posterobasal. *Links:* OL: *1* apikal, *2* posterior, *3* anterior, *4* Lingula superior, *5* Lingula inferior; UL: *6* apikal, *8* anterobasal, *9* laterobasal, *10* posterobasal

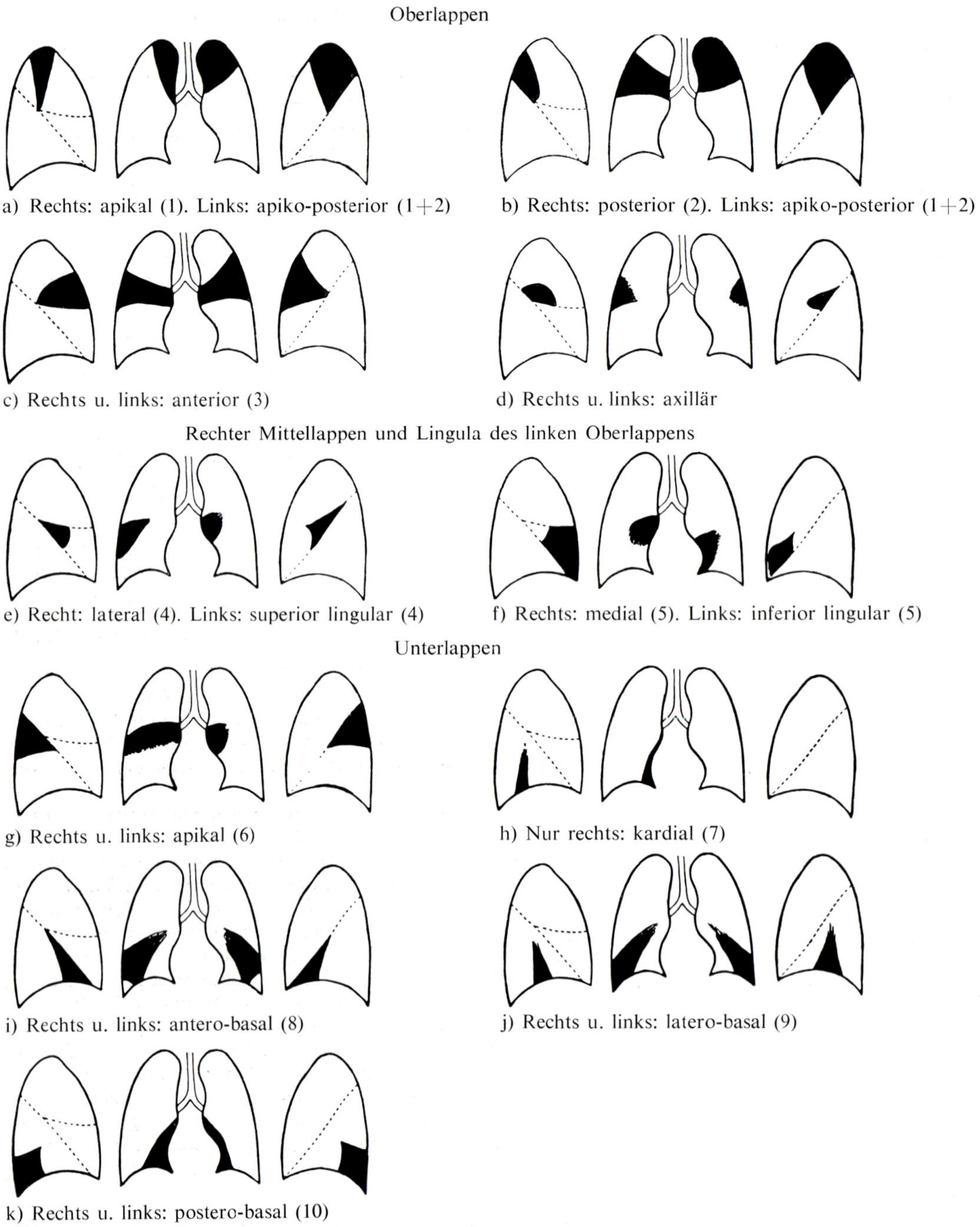

Abb. 4a—k. Die Lungensegmente auf dem Röntgenbild (a.p. und seitlich) schematisch. (Nach COCCHI)

Der *linke* Hauptbronchus ist mit 4,3 (3—6) cm wesentlich länger als der rechte und weicht mit durchschnittlich 35° (25—45°) stärker als der rechte Hauptbronchus (17°) von der Mittellinie ab. Der linke Oberlappenbronchusabgang zeigt eine geringfügige Tendenz nach ventral (zwischen 9 Uhr und 9,30 Uhr), während der rechte Oberlappenbronchus häufiger genau nach lateral (3 Uhr) abgeht. Zuweilen findet man einen selbständigen Abgang des Lingulabronchus. Die Entfernung zwischen Oberlappenostium und Abgang des Unterlappenspitzenbronchus links beträgt 0,7 (0—1,5) cm. Er zeigt, wie auch der rechte Unterlappenspitzenbronchus, meist nicht genau nach dorsal, sondern ganz leicht nach lateral (WOLFART u. PUFF).

Einen wichtigen Hinweis auf die Lokalisation eines krankhaften Prozesses kann die Röntgenaufnahme der Lunge in *zwei Ebenen* geben. Um eine gezielte Diagnostik und Therapie betreiben zu können, muß deshalb der Untersucher vor jeder Bronchoskopie die Röntgenbilder genau betrachten und überlegen, welchem Segment die Verschattung vermutlich angehört. Die Abb. 4 gibt die Projektion der Lungensegmente auf dem Röntgenbild (von vorn und seitlich) schematisch wieder. Die einzelnen Segmentbezirke können jedoch durch Atelektasen zu schmalen Keilen geschrumpft sein. Zu starken Verziehungen des Bronchialbaumes mit deutlichen Veränderungen der Abzweigungswinkel der Bronchialäste kann es kommen, wenn größere Lungenabschnitte kollabiert sind.

d) Physiologie

Das starre Bronchoskopierohr kann in den Bronchialbaum eingeführt werden, weil Trachea und

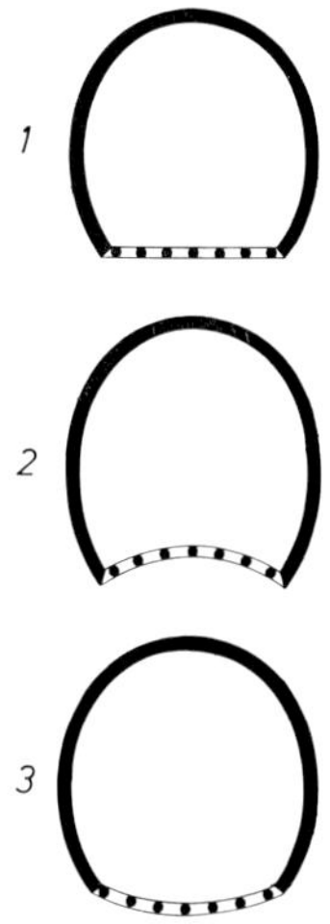

Abb. 5. Form und respiratorische Änderungen des Luftröhrenquerschnittes beim Normalen: 1. bei Atemstillstand, 2. bei Exspiration, 3. bei Inspiration. Bei pathologischer Erschlaffung der Hinterwand kann diese sich bei der Expiration weit in das Lumen einstülpen, so daß die Lichtung dadurch stark eingeengt wird und der Querschnitt die Form eines Hufeisens annimmt (Nach HERZOG)

Bronchien beweglich und im Thorax elastisch aufgehängt sind. Nur die Bifurkationscarina ist relativ stark fixiert. Bei der Inspiration werden die Bronchien erweitert und verlängert, gleichzeitig die Abgangswinkel verändert und die Lage der Ostien verschoben. Diese Bewegungen sind rein passiv und abhängig vom Ausmaß der Atemexkursionen und den dabei auftretenden Druckdifferenzen. Die respiratorischen Schwankungen des Bronchialkalibers sind normalerweise gering. Bei forcierter Ausatmung und beim Husten kann jedoch, durch den exspiratorischen Überdruck im Thorax, die Pars membranacea der größeren Bronchien und der Trachea in das Lumen eingewölbt werden. Der Querschnitt der Trachea geht dabei aus der annähernd querovalen Form bei der Inspiration in die Hufeisenform über (Abb. 5) (HERZOG).

Sympathicomimetica erweitern die Bronchien, während eine Reizung des Parasympathicus eine Bronchoconstriction hervorrufen kann.

e) Anaesthesie bei Bronchoskopien
(s. auch „Die Anaesthesie bei Endoskopien" S. 771)

α) Voruntersuchungen und Gegenindikationen

Wie vor jeder Anaesthesie ist eine möglichst genaue Anamnese und Voruntersuchung des Patienten notwendig, insbesondere wenn es sich um diagnostische Bronchoskopien bei ambulanten Patienten handelt. Wird der Patient von einer anderen Station des gleichen oder eines anderen Krankenhauses geschickt, so sind neben den Röntgenbildern (die möglichst nicht älter als 2 Wochen sein sollten) Krankenblatt und Fieberkurve oder ein für Bronchoskopien speziell angelegter und vom Stationsarzt ausgefüllter Fragebogen mitzugeben.

Folgende Punkte sind besonders zu beachten:

1. Wann hat der Patient zuletzt gegessen? — Da sich das Bronchoskop nicht vollständig gegen den Kehlkopf abdichten läßt, besteht die Gefahr einer Aspiration von Mageninhalt.

2. Zustand des Gebisses und Kiefergelenkes? — Zahnlosigkeit oder -lücken erleichtern die Bronchoskopie meist wesentlich. Lockere Zähne sind durch das Manipulieren mit dem starren Bronchoskopierohr besonders gefährdet. Versteifung des Kiefergelenkes, evtl. kombiniert mit kurzem Kinn und Hals, kann eine Bronchoskopie unmöglich machen.

3. Wie ist der Röntgenbefund (Thoraxübersicht in *2 Ebenen!*)? Den Anaesthesisten interessieren vor allem die Atemreserven (Ausdehnung des intrapulmonalen Prozesses, Emphysem, Zwerchfellhochstand, Pleuraerguß etc.). Aber auch eine Verziehung des Mediastinums oder eine abnorme Herzkonfiguration oder vermehrte Gefäßzeichnung werden den Anaesthesisten zu erhöhter Vorsicht veranlassen.

4. Anamnese, insbesondere der Lungenerkrankung: Atemnot (in Ruhe, bei geringer Belastung oder bei Anstrengung), Asthma! Husten, Auswurf (Menge, Aussehen), Hämoptoe.

Da es sich bei den diagnostischen Bronchoskopien häufig um alte Patienten mit Verdacht auf Bronchial-Carcinom handelt, sollte man sich in diesen Fällen stets überlegen, ob eine bronchoskopische Untersuchung auch zu therapeutischen Konsequenzen führen würde. Ist der bronchopulmonale Befund sehr ausgedehnt oder der Allgemeinzustand schlecht oder liegt ein zweites, nicht behebbares Leiden vor (kardiale Insuffizienz, Nieren- oder Leberinsuffizienz, schwerer dekompensierter Diabetes), kommt weder ein operativer Eingriff, noch eine Strahlen- oder cytostatische Behandlung in Frage, so sollte man nicht bronchoskopieren.

Weitere Gegenindikationen sind (außer bei den Notfallsbronchoskopien):

1. Akute entzündliche Erkrankungen im Bereich des Nasenrachenraumes.
2. Fehlende oder ungenügende Digitalisierung bei kardialer Insuffizienz.
3. Ein Quickwert unter 80% und bei Frauen u. U. die Menstruation.
4. Spontanpneumothorax ohne vorherige Anlage einer Pleuradrainage (Gefahr des Spannungspneu! Deshalb Drainage vor Narkosebeginn auf Durchgängigkeit prüfen!).
5. Verdacht auf Aortenaneurysma (Wa.R.!).

Besondere Vorsicht ist bei Erkrankungen im Bereich der Hals- und Brustwirbelsäule geboten.

Säuglinge sollten nur im Notfall bronchoskopiert werden.

β) Lokalanaesthesie oder Narkose?

Die alte Streitfrage, ob eine Lokalanaesthesie oder eine Narkose vorteilhafter sei, läßt sich dahingehend beantworten, daß jedes Verfahren seine spezielle Indikation hat. In Zweifelsfällen wird der Untersucher die Methode wählen, in der er die größere Erfahrung besitzt. Man muß sich aber darüber im klaren sein, daß die Patienten ausnahmslos die Vollnarkose der Lokalanaesthesie vorziehen, und daß eine zu starke Prämedikation vor der Lokalanaesthesie gefährlicher ist als eine kurze Narkose. Empfehlenswert ist die Lokalanaesthesie dann, wenn der Untersucher weitgehend auf sich allein angewiesen ist oder keine anaesthesiologische Erfahrung besitzt.

Die Narkose ist in der Regel vorzuziehen bei

1. Fremdkörperextraktionen.
2. Palliativer Abtragung von Tumoren.
3. Präoperativen Bronchoskopien.
4. Zur Entnahme von Bronchialsekret zur bakteriologischen und kulturellen Untersuchung, da die Oberflächenanaesthetika bakteriostatisch wirken.
5. Bei Kindern oder überängstlichen Erwachsenen.
6. Bei Asthma bronchiale und Verdacht auf Allergie (da es bei dieser zu schweren allergischen Schockzuständen durch das Oberflächen-Anaestheticum kommen kann).

Außerdem ist bei starker Bronchialsekretion die Wirkung der Lokalanaesthesie in Frage gestellt.

γ) Die Lokalanaesthesie

1. Psychische Vorbereitung und Prämedikation

Bei einem Eingriff in Lokalanaesthesie ist der Untersucher auf die Mitarbeit des Patienten angewiesen. Der Kranke sollte mit einer bronchoskopischen Untersuchung nicht überrumpelt werden, sondern der Arzt sollte vorher mit dem Patienten über die Notwendigkeit des Eingriffs und den Vorgang sprechen. Wenn der Arzt mit der Lokalanaesthesie beginnt, sagt er dem Patienten jeweils, was er verspüren wird und wie er sich verhalten soll (Ausspucken des Anaestheticums, Einatmen bei Einbringen des Anaestheticums in die Trachea etc.).

Zur Prämedikation wird meist ein Barbiturat, das sedativ und zugleich antikonvulsiv wirkt, empfohlen. Wir haben jedoch auch mit Tranquillizern gute Erfahrungen gemacht. Zur Vermeidung vagaler Reflexe und zur Verminderung der Speichelsekretion gibt man Atropin.

2. Instrumentarium zur Lokalanaesthesie

1. Stirnreflektor und Kehlkopfspiegel oder Kehlkopfspiegel mit eigener Lichtquelle;
2. Flamme zum Anwärmen des Kehlkopfspiegels;
3. graduierter Spray mit verstellbarem Ende oder geradem und gebogenem Sprayansatz;
4. Mullkompresse zum Zungehalten;
5. Schale;
6. Kehlkopfspritze mit gebogenem Ansatz;
7. Lokalanaestheticum, wegen seiner guten Verträglichkeit hat Oxybuprocain (Novesin) bei der Schleimhautanaesthesie weite Verbreitung gefunden (Wirkungen und Nebenwirkungen s. Kap. „Pharmakologie der Narkose", S. 142, und Kap. „Die Lokalanaesthesie", S. 291).

3. Technik der Lokalanaesthesie

1. Mundhöhle und Rachen mehrmals innerhalb einiger Minuten mit insgesamt 1—2 ml 1%iger Novesin-Lösung besprühen. Der Patient soll danach jedesmal in die Schale ausspucken.
2. Nach 2 min Pause (der Patient muß jetzt seine Zunge mit der rechten Hand herausziehen und phonieren): Sprayen des Hypopharynx einschließlich Epiglottis und Stimmbändern mit etwa 1 ml Novesin durch gebogenen Spray-Ansatz.
3. Nach 1 min Pause: Im Moment der Inspiration 1 ml Novesin mit einer Kehlkopfspritze in die Trachea spritzen. Der ausgelöste Hustenstoß verteilt das Medikament in den Bronchien.

δ) Narkose und Relaxation

Bei der *Prämedikation* zu einer Bronchoskopie sollte man Atropin höher dosieren als üblich. Die mechanische Reizung durch das Bronchoskopierohr ist stärker als durch einen Tubus, es kommt daher leicht zum Laryngospasmus, Bronchospasmus und Herzirritationen. Wir geben im allgemeinen 1,0 mg Atropin sowie 5 mg Droperidol und 0,1 mg Fentanyl (2 ml Thalamonal) $^1/_2$—$^3/_4$ Std vor der Untersuchung i.m. Zur Prophylaxe von Muskelschmerzen wird 0,2 mg/kg Diazepam (= Valium) als Prämedikation empfohlen.

Die Narkose erfordert keine Besonderheiten. Im Grunde läßt sich mit jedem Narkoticum eine Bronchoskopie-Narkose durchführen, wenn der Anaesthesist damit entsprechende Erfahrungen hat. Eine Kombination mit Halothan hat jedoch den Vorteil, daß es viel seltener als bei einer reinen Barbituratnarkose zum Laryngospasmus kommt.

Propanidid (Epontol), evtl. mit Halothan verlängert, eignet sich besonders für postoperatives bronchoskopisches Absaugen, da der Patient, wenn die Einführung des Rohres ohne Relaxation gelingt, sofort abhustet. Sonst verwenden wir meist zur Einleitung Thiopental (beim Erwachsenen 250 bis 350 mg), injizieren 60—80 mg Succinylcholin und beatmen anschließend mit reinem Sauerstoff über die Maske. Bei kräftigen Personen geben wir gleich 0,3—0,7 Vol.-% Halothan hinzu. Ist das Bronchoskopierohr eingeführt, wird es mit einem Gummischlauch und Tubusansatzstück an den Narkoseapparat angeschlossen und sofort mit der manuellen Beatmung begonnen.

Die Narkose wird mit Halothan aufrechterhalten und Succinylcholin nach Bedarf nachinjiziert. Lachgas sollte nicht gegeben werden, weil die Gefahr eines Sauerstoffmangels ohnehin besteht (s. unten) und das Lachgas durch seine rasche Abflutung bei Öffnen des Bronchoskopierohres die Alveolen nahezu allein ausfüllt.

Will man den Muskelkater vermeiden, der durch das Succinylcholin hervorgerufen wird, so kann man 3 mg d-Tubocurarin vorspritzen (MAYRHOFER). Alte Patienten in reduziertem Ernährungszustand können danach allerdings bei kurzer Untersuchungsdauer nachrelaxiert sein; deshalb lassen wir es in diesen Fällen meist weg.

ε) Die Beatmung während der Bronchoskopie

Die Frage der *Beatmung* während der Bronchoskopie ist von entscheidender Bedeutung, da die meisten der zur Bronchoskopie kommenden Patienten kardiorespiratorische Risikofälle sind. Man muß sich, bei aller Bemühung um ausreichende Beatmung, jedoch von vornherein darüber im klaren sein, daß die Ventilation durch das Bronchoskop nie über längere Zeit physiologische Bedingungen aufrechterhalten kann (EY et al.). Bei Risikofällen ist daher besonders auf eine kurze Untersuchungszeit zu achten. Auch bei Bronchoskopien in Lokalanaesthesie ist eine Sauerstoff-Insufflation indiziert. Die Sauerstoff-Versorgung während der Beatmung mit reinem O_2 reicht meist aus. Sie ist nur dann in Frage gestellt, wenn technische Schwierigkeiten bei der Einführung des Bronchoskopes bestehen, wenn kein zweckmäßiges Bronchoskop vorhanden ist (z.B. kleinkalibriges Rohr bei großem Larynx), wenn dieses zu früh entfernt wird oder der O_2-Vorrat vorzeitig zur Neige geht.

Dagegen ist es praktisch nicht möglich, einen Anstieg der Kohlensäure im Blut und in der Alveolarluft zu vermeiden. Die Ursachen hierfür sind

1. die unvermeidlichen Beatmungspausen während der Intubation und während des Wechselns der Optiken,
2. die ungenügende Beatmung der anderen Thoraxhälfte bei der einseitigen Untersuchung,
3. die mangelnde Abdichtung des Bronchoskopierohres im Larynx.

Man muß bei der Beatmungsbronchoskopie eine Kompromißlösung zwischen möglichst geringer Behinderung des Untersuchers und möglichst guter Beatmung des Patienten finden.

Dies wird ermöglicht durch

1. ausgiebige O_2-Beatmung vor der Intubation (bei Risikofällen O_2-Inhalation schon vor Narkosebeginn);
2. ausgiebige Ventilation vor und nach jeder Beatmungspause, die nicht länger als 30 sec dauern sollte, evtl. unter gleichzeitigem Zurückziehen des Bronchoskopierohres bis oberhalb der Bifurkation;
3. zeitweiliges Abdichten des Bronchoskopierohres gegen den Kehlkopf durch leichten Druck zweier Finger auf den Schildknorpel;
4. Anbringen einer eigenen Führungskappe an jeder einzelnen Optik (um die Zeit des Auswechselns der Optiken zu verkürzen) und rechtzeitigen Ersatz ausgeweiteter Gummidichtungsringe;
5. Optimale Zusammenarbeit zwischen dem Untersucher und dem Anaesthesisten!

Vor der Extubation saugt man das Sekret oder Blut aus dem Bronchialsystem und den Speichel aus der Mundhöhle ab. Das Bronchoskopierohr wird erst entfernt, wenn der Patient beim Absaugen kräftig hustet, da sonst die Gefahr der Aspiration besteht. Nach der Extubation führt man dem Patienten noch kurze Zeit Sauerstoff zu.

Die i.v. Kanüle wird erst entfernt, wenn man sicher ist, daß kein Laryngospasmus auftritt, der gegebenenfalls Injektionen oder eine erneute Intubation erfordern könnte. Nach dem Umlagern auf die Trage oder ins Bett muß der Patient weiter überwacht werden.

f) Bronchoskopische Technik

α) Das Beatmungsbronchoskop

Zur bronchoskopischen Sekretabsaugung genügt eine relativ einfache Ausrüstung, während für die komplette Diagnostik, vor allem, wenn sie Kinder jeden Alters einschließt, ein aufwendigeres Instrumentarium erforderlich ist (Abb. 6). Bei der Anschaffung eines Bronchoskops ist darauf zu achten, daß der seitliche Ansatzstutzen für die Sauerstoffzufuhr einen möglichst großen Innendurchmesser hat, denn auch bei einer Bronchoskopie in Lokalanaesthesie kann es zu Zwischenfällen kommen, die eine künstliche Beatmung erforderlich machen. Muß das Beatmungsgerät an einen zu dünnen Sauerstoffzufuhrnippel angeschlossen werden, so ist die Ventilation durch den Strömungswiderstand in diesem Ansatzrohr stark behindert. Außerdem muß das Bronchoskop für die künstliche Beatmung durch eine Verschlußkappe mit Beobachtungsfenster luftdicht verschließbar sein.

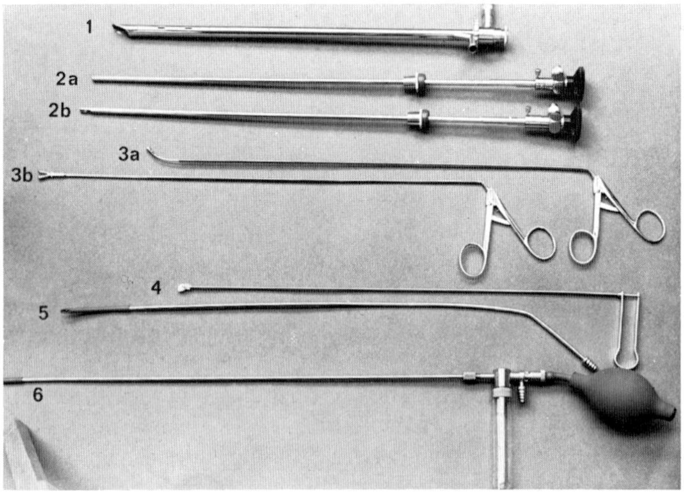

Abb. 6. Mindestinstrumentarium für die Diagnostik bei Erwachsenen (außer einer zuverlässigen Beatmungs- und Absaugvorrichtung). *1* Beatmungsbronchoskop (8 mm lichte Weite und 40 cm lang) dazu passend: Verschlußkappe mit Beobachtungsfenster, Lampenträger (bzw. Lichtleitstab), elektrisches Kabel (bzw. Glasfaserkabel), Transformator (bzw. Kaltlichtfontäne); *2* Optiken (mit konventioneller oder Kaltlichtbeleuchtung): a Voraus- oder Geradeausblick-Optik, b rechtswinklige Optik mit jeweils einer Optikdichtungskappe, Heizkissen oder Anwärmeapparat; *3* Zangen a zur Probeexcision mit Doppellöffel und biegsamem Schaftende, b Probeexcisionszange mit Hechtmaul; *4* Tupfer- oder Watteträger (für Abstriche etc.); *5* Saugrohr mit flexibler Gummispitze; *6* Aspirator und Bronchusspüler

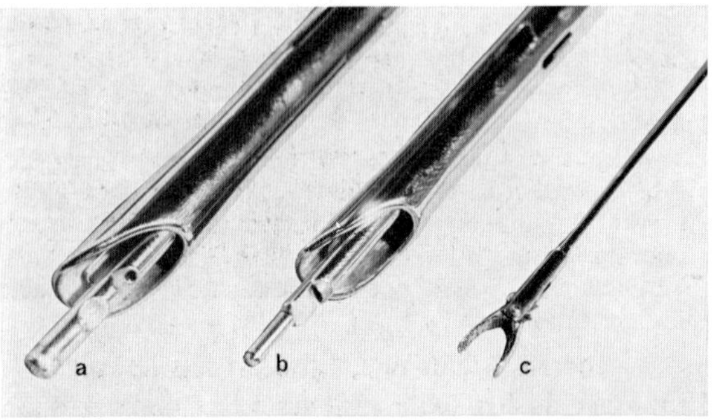

Abb. 7. Instrumentarium für Kinder. *a* 6 mm-Rohr mit Winkeloptik; *b* 5 mm-Rohr mit Vorausblickoptik; *c* Fremdkörperzange

Eine verbesserte Technik der Ventilationsbronchoskopie wurde von P. J. Mette und R. D. Sanders angegeben [Anaesthesist **17**, 316—321 (1968)]. Am proximalen Ende des Bronchoskops wird ein Ansatzstück montiert und über einen Druckregulator und ein von Hand zu bedienendes Durchlaßventil mit einer Sauerstoffflasche oder der O_2-Leitung einer zentralen Gasversorgung verbunden. Durch ein dünnes, der Innenwand des Bronchoskops anliegendes Metallröhrchen (Durchmesser 0,875 mm), wird der Gasstrom unter einem Druck von maximal 3,5 atü in rhythmischen Stößen gegen das distale Rohrende gerichtet. Das proximale Ende des Bronchoskops bleibt dabei *offen*, so daß Zangen und Optiken ohne Unterbrechung der Beatmung benutzt werden können. Der Sauerstoffstrahl saugt nach dem Venturi-Prinzip ein mehrfaches Volumen an Außenluft mit, so daß in der Inspirationsphase am proximalen Rohrende eine lungenwärts gerichtete Strömung entsteht; die Ausatmung erfolgt in der Insufflationspause passiv aufgrund der Thorax-Elastizität. Der Insufflationsdruck muß dem jeweils verwendeten Bronchoskop angepaßt und bei weiten Rohren höher sein als bei Kindergrößen.

Der Beatmungsansatz kann mit einer zweiten Zuleitung versehen werden, durch die ein hochkonzentriertes Halothangemisch dem Gasstrom beigemischt wird. Dieses Verfahren eignet sich besonders bei Kindern, während bei Erwachsenen infolge des hohen, zur Beatmung notwendigen Gasstroms, eine so starke Verdünnung eintritt, daß die resultierende Halothankonzentration zur Aufrechterhaltung der Narkose nicht ausreicht.

Je größer der Innendurchmesser des Bronchoskopierohres, desto leichter ist die Orientierung im Bronchialbaum und um so weniger ist man in der Verwendung von Optiken, Zangen, Saugern usw. eingeschränkt (Abb. 7). Da die distale Öffnung hierfür maßgebend ist, bieten konische Rohre in dieser Hinsicht keinen Vorteil. Der Außendurchmesser wird durch die Weite des Tracheobronchialsystems begrenzt, wobei ein möglichst dichter Abschluß im Kehlkopf die Beatmung erleichtert. Mit dem „Universalbronchoskop", dessen lichte Weite 8 mm beträgt, lassen sich alle Aufgaben bis zur Photographie im Bronchialbaum lösen. Bei Trachealstenosen, grazilen Frauen oder Jugendlichen benötigt man gelegentlich ein etwas dünneres Rohr (7 mm). Die 9-, 8- und 7-mm-Bronchoskope sind 40 cm, die üblichen Kinderbronchoskope (6, 5 und 4 mm) noch die normalen Kaltlichtoptiken verwenden, während man bei allen Rohren von 6 mm abwärts nur die besonders dünnen Kinderoptiken einführen kann.

Die Beleuchtung ist bei den größeren Rohren meist distal an der schrägen Rohröffnung an einem herausnehmbaren Lampenträger angebracht. Eine proximale Lichtquelle bewirkt zwar eine bessere Tiefenausleuchtung (da der Helligkeitsabfall vom Rohrende zum betrachteten Objekt nicht so steil

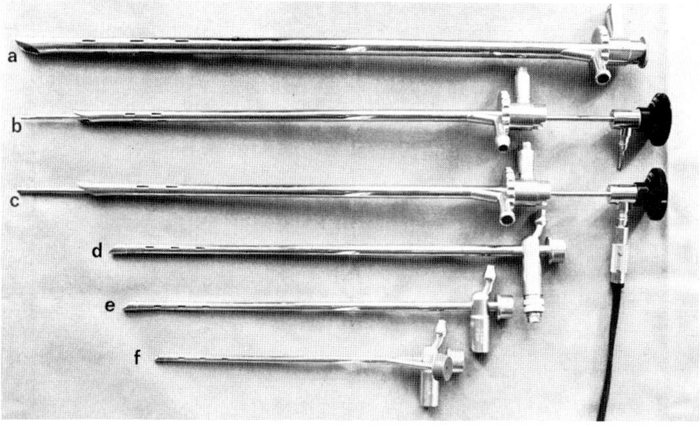

Abb. 8. Beatmungsbronchoskope verschiedener Größe und Ausführung. Von oben nach unten: *a* 8 mm-Universal-Bronchoskop, 40 cm lang, mit Verschlußkappe; distale Kaltlichtbeleuchtung; *b* 6 mm-Rohr, 30 cm lang, gleiche Ausführung wie *a*; mit Vorausblick-Kinderoptik (am Trafo anzuschließen); *c* 5 mm-Rohr, 30 cm lang, mit 90°-Kinderoptik; Kabel angeschlossen; *d* 4 mm-Rohr, 30 cm lang, mit proximaler Beleuchtung; *e* 3,5 mm-Rohr, 25 cm lang, dto.; *f* 3 mm-Rohr, 20 cm lang, für Säuglinge und Neugeborene

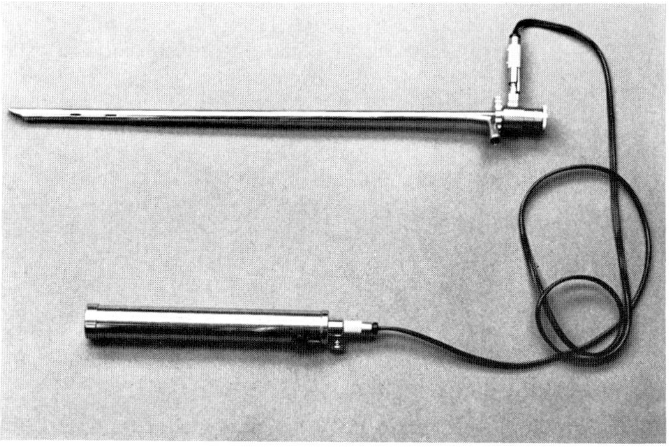

Abb. 9. Instrumentarium für die Notfallbronchoskopie. Beatmungsbronchoskop (7 mm lichte Weite und 40 cm Länge): dazu passend: Verschlußkappe mit Beobachtungsfenster, Lampenträger, Anschlußkabel, Batteriegriff mit Batterien. Dazu grundsätzlich notwendig (nicht abgebildet) Beatmungsvorrichtung: Narkosegerät oder Atembeutel mit Rubenventil und O_2-Anschluß, Gesichtsmaske, Verbindungsschlauch zum Beatmungsstutzen des Bronchoskops. Absaugvorrichtung: z. B. Motorpumpe, Saugkatheter mit möglichst durchsichtigem, aber unzerbrechlichem Zwischenstück zum Absaugschlauch

30 cm lang. Für Neugeborene benötigt man ein Instrument mit 3 mm Innendurchmesser und 16 oder 20 cm Länge, darf sich aber über die diagnostischen Möglichkeiten mit einem derart engen Rohr keine Illusionen machen. Für gelegentliche Bronchoskopien bei Kindern braucht man nicht alle Zwischengrößen anzuschaffen (Abb. 8).

Als besonders schlankes, dünnwandiges und daher relativ großlumiges (7 mm) Instrument hat sich uns ein sog. Tubusbronchoskop von 40 cm Länge bewährt, das neben seinem ursprünglichen Zweck (Einführung durch einen liegenden Endotrachealtubus) auch bei Kindern und bei Trachealstenosen Erwachsener Verwendung finden kann. Nach Herausnahme des Lichtträgers kann man bei diesem Rohr

wie bei der distalen Beleuchtung ist), stört aber beim Gebrauch von Optiken und Zangen. Sie wird bevorzugt bei Kinderbronchoskopen benutzt, weil der Lampenträger das schmale Rohr zusätzlich einengen würde. Bei der proximalen Beleuchtung kann man stärkere Lichtquellen verwenden, weil die Erwärmung nicht zu Verbrennungen führen kann. Der Lichtstrahl wird über ein Prisma in die Längsachse des Rohrs eingespiegelt.

Bei den meisten Bronchoskopen wird die Lampe über ein Kabel von einem Transformator mit Regulierwiderstand gespeist. Die Spannung sollte stets von Null langsam unter Kontrolle der Helligkeit hochgedreht und vor Anschluß eines anderen Gerätes wieder reduziert werden. Die kleinen Glühlampen haben keine lange Lebensdauer und brennen bei Überspannung sehr rasch durch. Dies passiert vor allem, wenn bei einem Wackelkontakt zu rasch hochgedreht wird. Da selbst bei Geräten *einer* Firma für Bronchoskope und Optiken eine große Anzahl verschiedener Birnchen verwendet wird, ist jeder Wechsel mit Zeitverlust und oft mit Ärger verbunden.

Bei den sog. Notfallsbronchoskopen wird der Batteriegriff eines Laryngoskops als Lichtquelle verwendet. Der relativ schwere Griff ist aber bei der Bronchoskopie hinderlich. Ein Batterieträger, den man in die Kitteltasche stecken kann, mit Anschlußkabel zum Bronchoskop erscheint daher für Notfälle, bei denen man vom Lichtnetz und Trafo unabhängig sein will, praktischer (Abb. 9).

Die derzeit beste Lösung des Beleuchtungsproblems stellen die Fiberglaskabel dar, die das Licht einer abseits stehenden Speziallampe in das Rohr bzw. die Optik leiten, so daß ohne Wärmeentwicklung, Wackelkontakt und Explosionsgefahr der Bronchialbaum sehr hell ausgeleuchtet wird (Abb. 10).

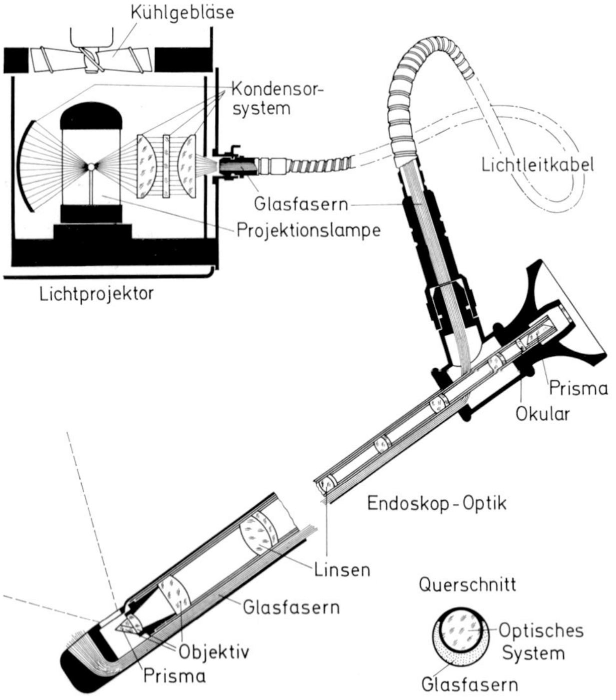

Abb. 10. Die „Kaltlicht-Beleuchtung". Bei dieser Beleuchtungsart wird das Licht einer getrennten Lichtquelle (Projektor) durch ein abnehmbares flexibles Lichtleitkabel zum Instrument und durch einen Leiter aus Glasfasern im Inneren des Instruments zum distalen Ende geleitet. Die Beleuchtung erfolgt also nicht wie bisher durch eine kleine Glühlampe. Die von der Lampe abgestrahlte Wärme wird zum größten Teil durch ein Wärmeabsorptions-Filter aufgenommen. Den Rest absorbiert das Glasfaserbündel, so daß am distalen Ende Kaltlicht austritt. Damit sich die Projektionslampe und das Kondensor-System nicht zu stark erwärmen, werden sie von einem Gebläse gekühlt (Fa. Wolf, Knittlingen)

β) Lagerung des Patienten und Einführung des Bronchoskops

Der Patient liegt in der Regel flach auf dem Untersuchungs- bzw. Operationstisch. Eine bewegliche Kopfstütze mag gelegentlich vorteilhaft sein, ist aber entbehrlich. Beim relaxierten Patienten benötigt man allenfalls zur Einführung des Rohrs einen Helfer, der den Kopf hält.

Der Tisch sollte zur leichteren Beherrschung von Zwischenfällen und zur Bequemlichkeit des Untersuchers zu kippen sein. Der Untersucher kann stehen, sitzen oder knien. Bettlägerige Patienten, bei denen das Brett am kopfseitigen Bettende nicht herausgenommen werden kann, bronchoskopieren wir evtl. in halbsitzender Stellung, wobei der Untersucher hinter dem hochgestellten Kopfteil auf dem Sprungrahmen des Bettes steht. Die „verbesserte" Kopfhaltung zur Intubation (Schnüffelstellung mit einem Kissen unter dem Hinterkopf) erleichtert zwar in vielen (nicht allen) Fällen die Einstellung des Kehlkopfeingangs; bei der Einführung des Bronchoskops muß man aber nicht nur die Mundöffnung, den Rachen und die Stimmritze, sondern auch die Achse der Trachea in *eine* gerade Linie bringen. In der Regel gelingt dies am besten, wenn man ein Kissen unter die *Schulter* des Patienten legt und den Kopf nach hinten fallen bzw. durch einen Helfer überstrecken läßt.

Dem Anaesthesisten mag die Einführung des Bronchoskops leichter erscheinen, wenn er die Stimmritze wie bei der Intubation zuerst mit dem Laryngoskop einstellt. In schwierigen Fällen haben aber nicht beide Instrumente gleichzeitig Platz, so daß es ratsam ist, die Einführung des Bronchoskops auch ohne Laryngoskop zu üben. Normalerweise führt man das Bronchoskop genau in der Mittellinie ein; bei Kieferklemme, engem Rachen und gefährdeten Frontzähnen ist es zweckmäßiger, das Rohr seitlich von einem Mundwinkel schräg so einzuführen, daß man in Höhe der Epiglottis wieder die Mittellinie erreicht.

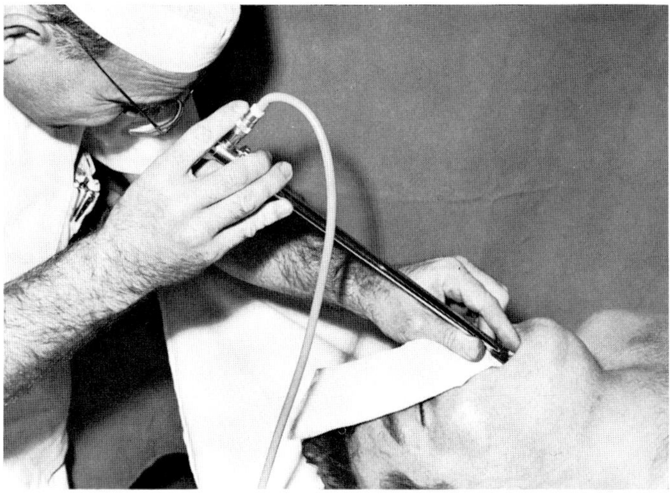

Abb. 11. Einführung des Bronchoskops. Das Rohr gleitet über den Daumen der linken Hand, der — zusammen mit dem Mittelfinger — den Druck auf die Zähne des Oberkiefers abfängt; die Schmelzkante der Schneidezähne wird zusätzlich durch eine Kompresse geschützt. Der Zeigefinger schiebt die Unterlippe beiseite. (Relativ schwierige Intubation bei einem Patienten mit kurzem dicken Hals und vollem Gebiß; Einführung ohne Laryngoskop, für das in diesem Falle kaum Platz wäre)

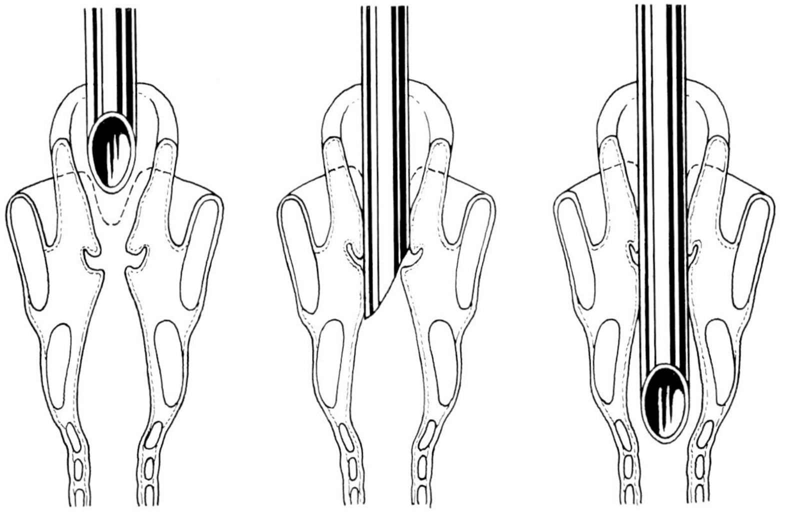

a b c

Abb. 12a—c. Gleiten des Bronchoskops durch die Stimmritze (Drehung um 90°). (Nach MÜLLY)

Das Bronchoskop wird mit der rechten Hand wie ein Bleistift gefaßt, während die linke den Mund öffnet und den Unterkiefer anhebt (Abb. 11). Man führt die Spitze des Bronchoskops mit der Schrägung nach unten in den Rachen ein, ohne die Unterlippe oder die Zunge zwischen dem Rohr und den unteren Schneidezähnen einzuquetschen. Die linke Hand dient, wenn kein Laryngoskop benutzt wird, als Zahnschutz, d.h. das Rohr gleitet zwischen Daumen und Zeigefinger der linken Hand, wobei der Daumen als Widerlager dient und das Rohr von den Oberkieferzähnen wegdrückt. 3. und 4. Finger stützen sich dabei auf die obere Zahnreihe bzw. den Oberkiefer. Dann gleitet man, durch die Lichtung des Rohres blickend, mit dem Bronchoskop auf dem Zungengrund entlang, wobei das äußere Ende des Bronchoskops gesenkt werden muß, bis der freie Rand der Epiglottis sichtbar wird. Die Epiglottis wird unterfahren, indem man das Rohr proximal etwas steiler aufrichtet, ein wenig weiter vorschiebt und dann wieder in die Horizontale senkt. Mit dem linken Daumen hebt man das Bronchoskopierohr an und drückt so den Zungengrund gegen den Unterkiefer, bis die Stimmbänder sichtbar werden. Man dreht das Rohr um 90° nach rechts, stellt also die Breitseite der Rohröffnung senkrecht und kann jetzt das Rohr schonend durch die Stimmbänder gleiten lassen (Abb. 12).

Benutzt man ein Laryngoskop, so setzt man es im rechten Mundwinkel ein, sucht sich die Epiglottis auf und hebt sie mit dem Zungengrund nach ventral, so daß der Kehlkopf sichtbar wird. Dann führt man das Rohr ebenfalls vom rechten Mundwinkel aus bis vor die Stimmbänder. Jetzt legt man das Laryngoskop beiseite, blickt durch das Fenster des Bronchoskops und schiebt es unter drehender Bewegung durch die Stimmritze in die Trachea. Wiederum übernimmt die linke Hand den Zahnschutz, so daß keine Hebelwirkung auf die obere Zahnreihe ausgeübt werden kann. Beim weiteren Vorgehen muß die Kopfhaltung stets so korrigiert werden, daß die Längsachse des Bronchoskops mit der Achse des Tracheobronchialbaums übereinstimmt. Das Schulterkissen ist hierbei meist hinderlich. Will man in den linken Hauptbronchus eingehen, neigt man den Kopf nach rechts und hebt ihn etwas an, besonders wenn man den Lingulabronchus einsehen will.

Bei einer diagnostischen Bronchoskopie sind grundsätzlich alle Abschnitte des Bronchialsystems zu inspizieren. Man gewöhnt sich zweckmäßig eine bestimmte Reihenfolge an: So beginnen wir stets mit der vermutlich gesunden Seite, die im Eifer der Untersuchung leicht einmal vergessen wird, und suchen die einzelnen Segmentostien stets nach dem gleichen Schema auf. Nach der Inspektion folgt gegebenenfalls die Photographie, dann die Spülung oder Saugbiopsie, die Probeexcision und zuletzt gegebenenfalls die transbronchiale Punktion.

γ) Gebrauch der Optiken (Abb. 13)

Mit bloßem Auge kann man die zentralen Abschnitte des Bronchialbaums bis zu den Abgängen der Lappenbronchien mehr oder weniger gut besichtigen und meist die basalen Unterlappensegmente einsehen. Zur Erkennung feinerer Details, vor allem aber zum Blick „um die Ecke“ benötigt man Optiken, die in der heutigen Qualität hervorragend scharfe, sehr plastisch wirkende und stark vergrößerte Bilder liefern. Am wichtigsten ist eine *90°-Optik* (Blickwinkel 50—130°), mit der man beide Oberlappenbronchien bis zu den Segmentostien (speziell auch den aufsteigenden Ast des linken Oberlappenbronchus oft bis zur Teilung in die einzelnen Segmente) und das apikale Unterlappensegment beiderseits bis zur Aufteilung in die Subsegmente einsehen kann. Zweckmäßiger als eine *Geradeausblick*-Optik ist die sog. „*Vorausblick-Optik*“ nach Broyles mit einem Blickwinkel von 27,5° (0—55°), mit der man nicht nur „gerade nach vorn“, sondern unter leichtem Winkel die verschiedenen basalen Unterlappensegmente, die Lingula bis zur Aufteilung in ihre beiden Äste, sowie zumindest die Ostien des Mittellappenbronchus und des kardialen Segments sehen kann. Eine 45°- oder 60°-Optik ist hier gelegentlich vorteilhafter, aber selten von diagnostisch entscheidender Bedeutung und in der Regel entbehrlich. Bei schrumpfenden Spitzenprozessen oder Oberlappenatelektase ist die retrograde (80—160°) Optik günstig.

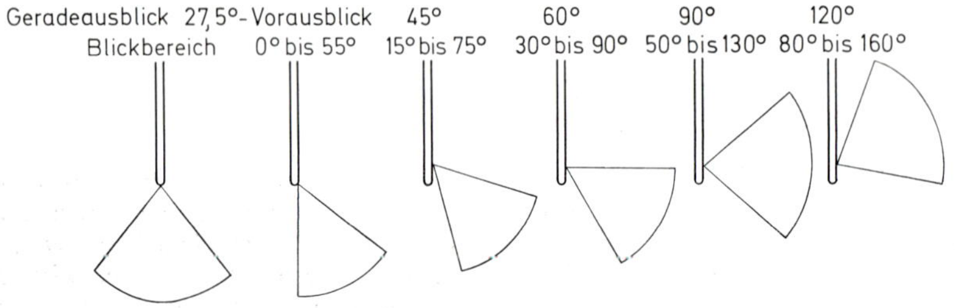

Abb. 13. Blickbereich der Optiken. (Manche Firmen bezeichnen die Geradeausblickoptik als 180°-Optik und die retrograde entsprechend mit 60° statt wie bisher mit 120°)

Zuerst besichtigt man die Trachea, dann die Bifurkation. Sie zeigt sich normalerweise als scharfer Kamm genau median oder leicht nach links gerückt. Neigt man den Kopf des Patienten jetzt gegen die linke Schulter, kann man den rechten Oberlappenabgang fast gegenüber der Bifurkation als dunkle Grube erkennen. Beläßt man das Bronchoskop genau in dieser Höhe und führt nun die rechtwinklige Optik so ein, daß der Kabelansatzstutzen nach links zeigt und damit die Optik nach rechts gerichtet wird, sieht man die Aufteilung des Oberlappens in seine drei Segmente. Um den Abgang des Mittellappens zu finden, dreht man die Optik um 90° nach ventral (Kabelansatz nach dorsal) und schiebt sie etwa 2 cm tiefer. Den Mittellappenbronchus kann man noch besser mit der 45°-Optik einsehen. Auf gleicher Höhe oder etwas tiefer und nach dorsal abgehend, befindet sich das apikale Unterlappensegmentostium. Etwa 1 cm distal von diesem entspringt nach medial das kardiale Unterlappensegment. Die drei basalen Segmente des Unterlappens lassen sich mit der Geradeaus- oder Vorausblickoptik genau besichtigen. Auf der *linken* Seite ist der Oberlappenabgang etwa 4—5 cm von der Bifurkation entfernt. Man findet ihn am besten, indem man zunächst den Kopf etwas anhebt und zur rechten Seite neigt, da hierdurch der Lingulaabgang meist direkt einsehbar wird. Die apikale Segmentgruppe des linken Oberlappens ist dann mit der 90°-Optik zu erkennen; ebenso das 6. Segment des Unterlappens, das etwa 1 cm tiefer und nach dorsal abgeht.

Der dokumentarische Wert der Photographie ist begrenzt, da man dem einzelnen Photo meist nicht sicher ansehen kann, welche Stelle des Bronchialbaums aufgenommen wurde; die Photographie ersetzt also nicht die exakte topographische Beschreibung. Außerdem ist sie aus technischen Gründen nur in einem relativ weiten Bronchus möglich.

δ) Absaugung und Spülung

Zum Absaugen von Blut und Sekret verwendet man neben Gummikathetern auch Metallrohre, deren Ende einen kurzen geraden oder gebogenen Gummischlauch trägt. Bei der Saug- oder Katheterbiopsie werden dünnere, aber relativ steife Plastikkatheter

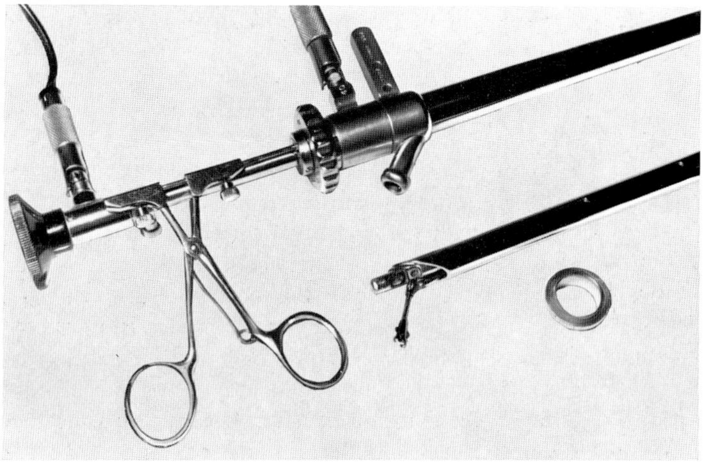

Abb. 14. Die steuerbare Zange (Fa. Storz, Tuttlingen). Die steuerbare Zange wird unter Kontrolle der Vorausblickoptik in den Segmentbronchus eingeführt. Danach wird die Vorausblickoptik gegen die 90°-Optik ausgetauscht. (Eine Abstandshülse begrenzt die Einführungstiefe der Optiken.) Durch Rechtsdrehung am Triebrad richtet sich die flexible Zange auf

Damit die Optiken nicht beschlagen, werden sie in beheizten Röhren oder unter einem Heizkissen, aber nicht in heißem Wasser, vorgewärmt. Notfalls hilft man sich nach dem allen Brillenträgern bekannten Rezept, indem man die Frontlinse der Optik dünn mit einem Antibeschlagmittel oder Seife bestreicht und mit einem sauberen Lappen trocken abwischt.

Man kann heute im Bronchialbaum farbig photographieren und filmen, benötigt hierzu aber besondere Photooptiken. Das Licht wird entweder von einem Elektronenblitz über einen Quarzstab eingespiegelt oder von einer starken „Kaltlichtfontäne“ geliefert. Zur Aufnahme können verschiedene Systemkameras mit einäugiger Spiegelreflex-Vorrichtung adaptiert werden.

Durch Verwendung neuer Glassorten und Einführung neuer optischer Systeme wurde es in den letzten Jahren möglich, die Lichtausbeute und den Bildwinkel zu vergrößern. Dadurch wird eine bessere Qualität der Abbildung und eine universellere Verwendbarkeit erzielt (Lumina-Optiken, Hopkins-Optik).

verwendet. Man führt sie am besten unter Kontrolle eines Röntgenbildverstärkers in den tumorverdächtigen Bezirk und schließt sie an einen starken Sauger an. Bei peripher gelegenen, nicht sichtbaren Tumoren können auf diese Weise ganze Zellkomplexe gewonnen werden (MAASSEN et al.). Der Bronchusspüler nach HUZLY wird zur Sekretgewinnung für cytologische oder mikrobiologische Untersuchungen benutzt, wobei man einige Milliliter physiologischer Kochsalzlösung in einen Lappenbronchus instilliert und sofort wieder absaugt. In ähnlicher Weise kann man zu therapeutischen Zwecken antibiotische Lösungen instillieren.

ε) Probeexcision und transtracheale Punktion

Bei der Spülung werden meist nur einzelne Zellen gewonnen, während zur sicheren Diagnose malignen Wachstums Zellverbände und möglichst Übergänge zu normalem Gewebe notwendig sind. Deshalb ist bei Verdacht auf ein Bronchialcarcinom stets eine Probeexcision anzustreben. Bei direkt sichtbaren

Veränderungen ist die Probeexcision meist nicht schwierig, das Carcinom aber, zumindest wenn es vom Oberlappen ausgeht, häufig schon inoperabel. Auch bei peripher gelegenen Bronchialtumoren kann man in einem hohen Prozentsatz Material gewinnen, wenn man eine flexible steuerbare Probeexcisionszange unter Sicht der Optik gezielt in *den* Segmentbronchus einführt, dem die verdächtige Verschattung angehört. Das Instrument (Abb. 14) ist zwar nicht ganz leicht zu handhaben und sehr störanfällig, die Ausbeute beträgt aber bei entsprechender Erfahrung 40% (WIEMERS). Vergrößerte Lymphknoten im Mediastinum kann man vor allem durch die Bifurkationscarina transtracheal punktieren. Mit einer an die spezielle Kanüle aufgeschraubten Spritze aspiriert man Gewebezylinder von 0,6 mm Durchmesser. Die trans*bronchiale* Punktion ist nicht ungefährlich, weil man die Aorta, eine Pulmonalarterie oder den rechten Vorhof verletzen kann.

ζ) Fremdkörperentfernung

Wenn aufgrund der Anamnese Verdacht auf Fremdkörperaspiration besteht, sollte der Patient zunächst in 2 Ebenen geröntgt werden. Ist der Fremdkörper nicht schattengebend, so können indirekte Röntgensymptome, wie Atelektase durch Bronchusobturation, Aufhellung durch Obstruktionsemphysem bei exspiratorischer Ventilstenose oder eine pendelförmige Mediastinalverschiebung bei partieller Obturation Hinweise geben. In lebensbedrohlichen Situationen muß man sich auf die Inspektion und Auskultation des Thorax beschränken.

Zur Entfernung eines Fremdkörpers stehen verschiedene Zangenmodelle zur Auswahl. Kleine Fremdkörper lassen sich gut mit der scharfmäuligen Universalzange fassen, die auch zur Probeexcision benutzt wird. Bei größeren Fremdkörpern müssen die Branchen der Zange länger und weiter auseinanderspreizbar sein und kleine scharfe Zacken besitzen, wie z. B. die hechtmaulförmige Zange. Schwierigkeiten hat man mit Glasperlen und anderen harten runden Gebilden, die vor den zu kurzen Branchen der Zange weggleiten. Unter Umständen kann man sie mit der Katheterspitze ansaugen und so extrahieren. Wenn der Fremdkörper größer ist als die Lichtung des Bronchoskops, zieht man ihn nur bis an das distale Ende des Rohrs heran und extrahiert ihn zusammen mit dem Instrument.

Bei der akuten Aspiration von Fremdkörpern besteht oft eine dramatische Situation mit schwerer Dyspnoe, Hustenanfällen, Cyanose, Laryngospasmus und allseitiger Aufregung. Unter diesen Bedingungen kommt es bei der Bronchoskopie leicht zu Zwischenfällen bis zum Herzstillstand. Man versichere sich gut eingespielter Helfer und überprüfe vor Beginn nochmals das Instrumentarium, die Lichtquellen, die Funktion des Motorsaugers und die Füllung der Sauerstoffflasche. Wenn die nötigen Voraussetzungen erfüllt sind, hat man den Patienten unter Narkose sicherer „in der Hand" als in Lokalanaesthesie.

g) Zwischenfälle und Komplikationen

Die häufigste Komplikation während einer Bronchoskopie ist eine *Herzrhythmusstörung*. Diese kann entweder durch eine direkte mechanische Reizung des Herzens durch das Bronchoskopierohr bedingt sein, wenn dieses im linken Hauptbronchus liegt, oder durch einen CO_2-Anstieg bei vorgeschädigtem Herzen, durch eine Hypoxie oder durch die Narkoticagabe. Die Herztätigkeit sollte daher während des ganzen Eingriffs durch die Hand eines Helfers am Puls, durch ein aufgeklebtes Thoraxstethoskop oder einen Monitor überwacht werden; meist spürt auch der Untersucher die Aortenpulsationen gegen das Rohr. Bei Pulsunregelmäßigkeiten ist es ratsam, das Bronchoskop bis oberhalb der Bifurkation zurückzuziehen und den Patienten ausgiebig zu beatmen (gegebenenfalls auch Zudrehen des Halothan-Verdampfers!). Sollte es trotzdem zu einem Herzstillstand kommen, ist dieser entsprechend zu behandeln. Das Bronchoskop bleibt zunächst unbedingt in der Trachea. Falls kein Beatmungsgerät griffbereit ist, z. B. bei der Lokalanaesthesie — ein solches Gerät sollte jedoch auf keinen Fall fehlen! —, beatmet man den Patienten mit dem Mund durch das Rohr. Da ungenügender Sauerstoffvorrat schon mehrfach zu Todesfällen geführt hat, sollte man vor der Narkoseeinleitung — besonders bei Bronchographien! — kontrollieren, ob reichlich Sauerstoff vorhanden ist und stets eine Reserveflasche in unmittelbarer Nähe haben, so daß bei verlängerter Apnoe, z. B. durch Cholinesterasemangel, die Beatmung mit Sauerstoff sichergestellt ist. In diesen Fällen, sowie bei Herzstillstand oder Erbrechen ist baldmöglichst statt des Bronchoskops ein passender Tubus mit aufblasbarer Manschette zu legen.

Im Anschluß an die Probeexcision, Saugbiopsie, Punktion oder Abtragung eines endobronchialen Tumors (besonders bei Bronchusadenomen!) können heftige *Blutungen* auftreten und rasch zur Erstickung führen. Sofern nicht ein größeres arterielles Gefäß arrodiert ist, kommen diese Blutungen meist nach einigen Minuten spontan zum Stehen. Man läßt die Spitze des Saugkatheters in unmittelbarer Nähe der Blutungsquelle liegen (ohne diese selbst zu berühren) und den Patienten spontan atmen, hält aber die Narkose aufrecht. Falls der Patient noch relaxiert ist, läßt man mindestens 20 Liter Sauerstoff pro Minute fließen und beatmet, indem man das proximale Ende des Rohrs intermittierend mit dem Daumen verschließt, ohne den Saugkatheter zu entfernen oder den Sauger abzustellen. Das Bronchoskop wird nicht entfernt, bevor die Blutung steht und der Patient wieder kräftig abhusten kann. In der Literatur wird empfohlen, die blutende Stelle mit einem Adrenalintupfer zu komprimieren oder mit einer Hochfrequenzsonde zu koagulieren. Beides ist von fraglichem Erfolg und in der Regel nicht nötig. Kommt die Blutung jedoch nicht zum Stehen, muß man den betreffenden Bronchus am besten mit resorbierbarer Gaze (z.B. Tabotamp der Fa. Ethicon) oder Topostasin-Streifen (Fa. Roche) tamponieren und den Patienten unverzüglich mit liegender Infusion in eine Klinik bringen, in der gegebenenfalls eine Lungenresektion durchgeführt werden kann. Bei Tamponade mit nicht resorbierbarer Gaze muß diese spätestens nach 24 Std entfernt werden. Besteht Verdacht auf eine K-Hypovitaminose (z.B. bei lebergeschädigten Patienten), gibt man einige Tage zuvor Vitamin K_1 (1—2 A = 10—20 mg Konakion) i.v. Außerdem hat sich uns die Gabe von 1—2 A (= 2—4 g) Epsilon-Aminocapronsäure (oder 50000 KIE Trasylol) zur Prophylaxe einer Hyperfibrinolyse bewährt. Die Blutgruppe sollte möglichst schon vor der Bronchoskopie bestimmt sein.

Außer einer *guten* Saugvorrichtung — die Sauginjektoren an den Narkosegeräten sind meist *nicht* ausreichend! — mit entsprechenden Ansatzstücken für die Absaugkatheter, ist ein kippbarer Tisch zur sofortigen Kopftieflagerung erforderlich.

Einen *Bronchospasmus* während einer Bronchoskopie haben wir selbst noch nicht beobachtet. Dagegen können Asthmatiker unmittelbar nach der Bronchoskopie einen schweren Anfall bekommen, der sich mit Orciprenalin (Alupent), Euphyllin oder einem wasserlöslichen Corticoidpräparat beheben läßt. Ein Bronchospasmus ist mit den gleichen Medikamenten zu behandeln.

Auch bei sonst glattem Verlauf kommt es beim Herausziehen des Bronchoskops gelegentlich zu einem *Laryngospasmus*. Wir haben ihn besonders häufig nach Barbituratnarkosen *ohne* Halothan-Zusatz und bei nicht zeitgerechter Prämedikation mit Atropin gesehen. Klingt der Spasmus nicht in wenigen Minuten ab, hat sich uns die Gabe von Alupent i.v. gut bewährt. Bleibt er aber trotzdem bestehen, muß man erneut relaxieren und über die Maske beatmen. Eine erneute Intubation, am besten mit einem weichen Nasotrachealtubus, ist in allen Fällen ratsam, bei denen der Patient sich nach Entfernung des Bronchoskops nicht rasch erholt (Nachrelaxation, Herzinsuffizienz etc.). Den venösen Zugang muß man sich nach jeder Bronchoskopie erhalten, bis die Situation endgültig geklärt ist.

Bei anhaltendem *Hustenreiz* sollte man Patienten mit mediastinalen Tumoren etwas aufsetzen, damit der Druck auf die Trachea und Bronchien und damit auch der Hustenreiz vermindert wird. Bei Patienten mit starker bronchitischer Reizung, ohne daß Bronchialsekret oder Blut abgehustet werden muß, hilft zumeist 1 Amp. Silomat i.v. oder ein anderes hustenstillendes Mittel. Dieses kann auch schon vor dem Eingriff, besonders vor einer Lokalanaesthesie gegeben werden.

Um eine *Exacerbation einer Infektion* zu vermeiden, behandelt man den Patienten *nach* einer Bronchoskopie mit Antibiotica bzw. mit Tuberkulostatica für einige Tage.

Beim *Glottisödem*, das besonders bei Kleinkindern zu lebensbedrohlicher Atemnot führen kann, ist die Gabe von Calcium-gluconat und Corticoiden bei maximaler Luftbefeuchtung und vor allem sorgfältige Beobachtung erforderlich.

Literatur

COCCHI, U.: Die Lungensegmente und die Segmentpneumonien. Fortschr. Röntgenstr. **75** (Festschr. Schinz) 1951.

DIETZEL, K.: Anatomie und Physiologie der Luftröhre und der Bronchien, sowie endoskopische Untersuchungstechnik der unteren Luftwege. Kurzgefaßtes Handbuch der HNO-Heilkunde, Bd. 1, S. 581—628. Stuttgart: Thieme 1964.

EY, W., SCHWAB, W., ULMER, W. T.: Über den Gasaustausch bei der Bronchoskopie in Narkose mit Relaxation. Anaesthesist **9**, 350—355 (1960).

HERZOG, H.: Exspiratorische Stenose der Trachea und der großen Bronchien durch die erschlaffte Pars membranacea. Thoraxchirurgie **5**, 281—319 (1958).

HUZLY, A.: Atlas der Bronchoskopie. Stuttgart: Thieme 1960.

— BÖHM, F.: Bronchus und Tuberkulose. Stuttgart: Thieme 1955.

IRMER, W., BAUMGARTL, F., GREWE, M. E., ZINDLER, M.: Dringliche Thoraxchirurgie. Berlin-Heidelberg-NewYork: Springer 1967.

ISELIN, H., LAUENER, H.: Zur Lokalanaesthesie bei der Bronchoskopie. Schweiz. med. Wschr. **96**, 219—222 (1966).

KILLIAN, H.: Gustav Killian, sein Leben, sein Werk. Zugleich ein Beitrag zur Geschichte der Bronchologie und Laryngologie. Remscheid-Lennep: Dostri 1958.

KRAUSS, H., ZIMMERMANN, W. E.: Bronchusabriß. Ergebn. ges. Tuberk.- u. Lung.-Forsch. **15**, 1—37 (1967).

LEMOINE, J. M.: Pathologie bronchique; Etudes cliniques et endoscopiques. Paris: G. Doin 1956.

LINK, R., STRNAD, F.: Tumoren des Bronchialsystems unter besonderer Berücksichtigung bronchoskopischer und röntgenologischer Untersuchungsmethoden. Berlin- Göttingen-Heidelberg: Springer 1956.

MAASSEN, W., MÜLLER, W.: Methodik und Ergebnisse der Katheterbiopsie nach FRIEDEL (kombinierte röntgenologisch-endoskopische Herdsondierung) beim Bronchial-Karzinom. Fortschr. Röntgenstr. **1965**, Beih. 179—184.

MAYRHOFER, O.: Die Wirksamkeit von d-Tubocurarin zur Verhütung der Muskelschmerzen nach Succinylcholin. Anaesthesist **8**, 313—315 (1959).

MÜLLY, K.: In Lehrbuch der Anaesthesiologie, 1. Aufl. Berlin-Göttingen-Heidelberg: Springer 1955.

SOULAS, A., MOUNIER-KUHN, P.: Bronchologie. Technique endoscopique et pathologie trachéo-bronchique, 2. ed. Paris: Masson & Cie. 1956.

STENGER, H. H., STOFFREGEN, J.: Bronchoskopie in Nylonhemd-Beatmung mit dem Emerson-Chest-Respirator. H.N.O. **9**, 69—73 (1960).

WIEMERS, K.: Die Leistungsfähigkeit der Bronchoskopie bei der Diagnostik des Bronchialcarcinoms. Thoraxchirurgie **10**, 130—133 (1962).

WOLFART, W., PUFF, G.: Bronchoskopische Messungen zur Topographie des menschlichen Bronchialbaumes. Beitr. Klin. Tuberk. **128**, 113—123 (1964).

8. Die postoperative Behandlung

K. WIEMERS und M. GÜNTHER

Bei Operationsende ist der Patient günstigenfalls ansprechbar, unterliegt aber stets noch für einige Zeit den Nachwirkungen der Anaesthesie; er bedarf deshalb einer besonderen Überwachung und Betreuung.

a) Erläuterung der Begriffe Aufwachraum — Frischoperiertenstation — Wachstation. Abgrenzung der organisatorischen und ärztlichen Verantwortung

(s. auch Kap. „Definition, Funktion und Bedeutung der Intensivmedizin“, S. 881)

Je nach Größe und Struktur der Klinik bzw. des Krankenhauses kann die postoperative Behandlung ganz unterschiedlich organisiert sein. Wenn eine für alle operativen Fächer gemeinsame Operationsabteilung vorhanden ist, empfiehlt es sich, dieser einen *Aufwachraum* (recovery-room) anzugliedern. Ein Aufwachraum ist vor allem dann notwendig, wenn die Nutzung der Operationsabteilung sehr intensiv ist, so daß die Patienten unmittelbar nach Beendigung der Operation ins Bett umgelagert werden müssen, damit der Operationstisch und der Anaesthesist wieder für die nächste Narkoseeinleitung frei sind. Die ärztliche Verantwortung liegt hier beim Anaesthesisten; auch das Pflegepersonal wird meist von der Anaesthesieabteilung gestellt. Die Patienten verbleiben im Aufwachraum, bis sie voll wach sind und auf die zuständigen Stationen zurückverlegt werden. Die Aufwachabteilung kann dann am Spätnachmittag geräumt werden.

Wenn die verschiedenen operativen Disziplinen eigene Operationsabteilungen besitzen oder gar in weit auseinanderliegenden Gebäuden untergebracht sind, läßt sich eine gemeinsame Aufwachabteilung nicht verwirklichen; eine Aufteilung in mehrere kleine Aufwachräume wäre aber unwirtschaftlich. Hier ist es zweckmäßig, die postnarkotische Überwachung mit anderen Funktionen zu verknüpfen, die einen ähnlichen personellen und apparativen Aufwand erfordern. Zwangsläufig kommt es hierbei auch zu einer Überschneidung ärztlicher Aufgabenbereiche.

Wenn im Anschluß an die Operation in der Regel mit einer längeren Periode erheblicher physischer Beeinträchtigung zu rechnen ist (dies gilt z. B. für die Neurochirurgie, die Thoraxchirurgie und besonders für die Herzchirurgie), empfiehlt sich die Einrichtung einer *Frischoperierten-Station*, die ebenfalls nahe bei den Operationsräumen liegen sollte. Sie gewährleistet, daß die postnarkotische Überwachung nahtlos in die postoperative Behandlung übergeht. Entsprechend läßt sich keine scharfe zeitliche Grenze zwischen der Verantwortung des Anaesthesisten und des Operateurs ziehen; vielmehr kommt es — meist aufgrund kollegialen Einvernehmens — zu einer sachorientierten Aufgabenteilung, indem z. B. der Anaesthesist die Sorge für Atmung und Kreislauf, der Chirurg die Wundbehandlung, antibiotische Therapie und die Stoffwechselprobleme übernimmt; die Überschneidung wird vor allem in der Infusionstherapie offensichtlich; sie sollte, wie alle Kompetenzfragen, allein unter dem Gesichtspunkt des größten Nutzens für den Patienten geregelt werden. Hierbei sind andere Fachvertreter einzubeziehen, z. B. der Pädiater bei der Behandlung operierter Säuglinge.

In Abdominal- und Unfallchirurgie werden die Aufgaben der Frischoperierten-Station meist erweitert durch die präoperative (oder auch: konservativ-abwartende) Behandlung besonders gefährdeter Patienten mit stumpfen Bauch- oder Schädel-Hirn-Verletzungen, Ileus und Peritonitis, Pankreatitis, Thrombo-Embolie, Fettembolie, akut aufgetretenen arteriellen Durchblutungsstörungen u.a.m.; man spricht dann von einer chirurgischen *Wachstation*. Ein Anaesthesist, der pathophysiologisch denken und sich zugleich in die operativen Probleme einfühlen kann, findet bei derartigen Patienten reiche Möglichkeiten aktiver Betätigung, für die ihm ein aufgeschlossener Chirurg dankbar sein wird. Vom Fachgebiet her bleibt sein Anspruch jedoch auf die postnarkotische Phase beschränkt, sofern ihm nicht vom Krankenhausträger weitergehende Aufgaben (wie die organisatorische Leitung der Wachstation) übertragen wurden.

b) Bauliche, apparative und personelle Ausstattung des Aufwachraumes

Für die folgenden Erörterungen bedeutet es keinen wesentlichen Unterschied, ob der Patient nach Beendigung der Operation in einen Aufwachraum, eine Frischoperiertenstation oder eine sog. Wachstation verbracht wird. Der Raum sollte von der Operationsabteilung nicht weit entfernt sein und möglichst auf dem gleichen Stockwerk liegen, damit der Anaesthesist, neben seiner Tätigkeit im Operationssaal, rasch einen Blick auf den Patienten werfen kann.

Jeder Bettenplatz sollte mit Wandanschlüssen für O_2 und Vacuum (bzw. einem Sauginjektor für O_2 oder Preßluft) ausgerüstet sein, sowie mit einem Blutdruckgerät und Stethoskop. Ein EKG- oder Pulsmonitor ist wünschenswert, aber durchaus nicht für alle Patienten notwendig. Zentrale Überwachungs- und Registrieranlagen mögen für Intensivpflegeeinheiten von Vorteil sein — im Aufwachraum sind sie entbehrlich; wichtiger ist die aufmerksame Betreuung durch eine mit allen Zwischenfällen vertraute Schwester. Wieviele Patienten sie gleichzeitig versorgen kann, hängt ganz vom Krankengut ab. Alle zur Behebung eines Atem- oder Kreislaufstillstandes erforderlichen Geräte und Medikamente (Beatmungsgerät, am besten ein Narkoseapparat; Intubationsbesteck; ein mechanischer Respirator; Defibrillator und elektrischer Schrittmacher; Bestecke für Venae sectio, Subclaviakatheter, intrakardiale Injektion und Thorakotomie) sollten greifbar sein. Ein Brett als feste Unterlage für die äußere Herzmassage darf nicht fehlen. Ferner müssen Blasenkatheter, Absaugkatheter, Guedel-Tuben und Magensonden in den erforderlichen Größen vorhanden sein. An Medikamenten sind vor allem Infusionslösungen, Plasma, Plasmaersatzmittel, $NaHCO_3$ und Tris-Puffer, Sympathicomimetica und Cardiaca zu erwähnen.

c) Die Behandlung des Frischoperierten

Das Umlagern des Patienten vom Operationstisch ins Bett (ggf. unter Zwischenschaltung einer Krankentrage) sollte in jedem Falle vom Anaesthesisten überwacht werden. Besondere Aufmerksamkeit ist darauf zu verwenden, daß Infusionen, Magensonden, Blasenkatheter und Drainagen dabei nicht versehentlich herausgezogen werden. Pleuradrainagen sollten noch vor der Extubation an ein Saugsystem oder ein Bülau-Gefäß (Ableitung unter einen Flüssigkeitsspiegel) angeschlossen und *nicht* für den Transport zur Station abgeklemmt werden!

In der unmittelbar postnarkotischen Phase ist der Patient hauptsächlich durch Komplikationen der *Atmung* gefährdet. Auch wenn er bei Operationsende infolge der Schmerzen durch die letzten Hautnähte und durch die Umlagerung vom Operationstisch ins Bett hinreichend wach zu sein schien, kann er nach Wegfall dieser Weckreize wieder in einen tieferen Schlaf zurücksinken; die Kiefermuskulatur erschlafft erneut und die Atemwege können durch die zurückfallende Zunge verlegt werden. Oft ist die Wirkung der Relaxantien bei Operationsende noch nicht vollständig abgeklungen, so daß sich restliche Muskelerschlaffung und Narkosenachwirkung addieren; es kommt zur Hypoxämie und Hyperkarbie, wodurch schließlich auch das Atemzentrum geschädigt wird. Je nach Art des angewendeten Narkosemittels kann es in der Aufwachphase auch zur Exzitation kommen.

Wenn die Spontanatmung — aus welchen Gründen auch immer — nicht ganz ausreichend erscheint, sollte man den Trachealtubus belassen und die Extubation erst dann vornehmen, wenn der Patient wach ist; in jedem Falle sind die Luftwege zuvor abzusaugen. Anschließend sollte die Lunge mit Zimmerluft passiv aufgebläht werden, um Mikroatelektasen vorzubeugen. Wenn die Spontanatmung insuffizient bleibt, obwohl die Narkose abgeflutet ist, muß der Patient vorerst intubiert bleiben und über einen Respirator (Assistor) weiter beatmet werden. In allen Zweifelsfällen liefert die Messung des Atemminutenvolumens [etwa mit dem *Wright*-Volumeter (Abb. 1)] oder der endexspiratorischen CO_2-Konzentration (mit dem *URAS*-Capnographen) einen ungefähren Anhaltspunkt: Gewißheit

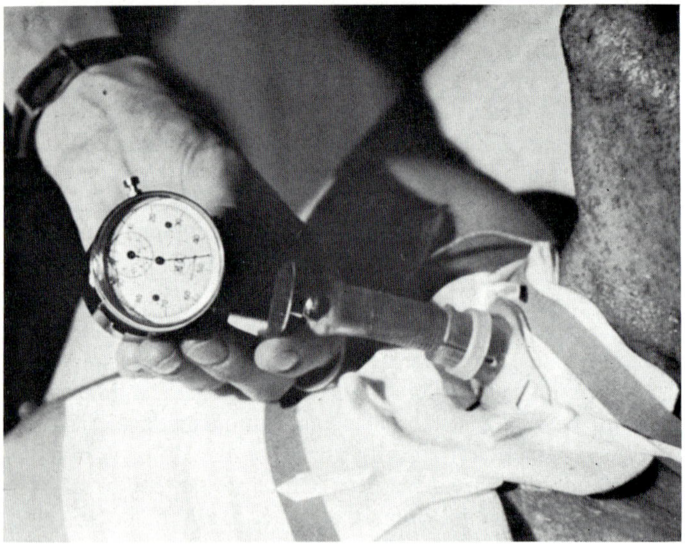

Abb. 1. Messung des Atemminutenvolumens mit dem Wright-Volumeter

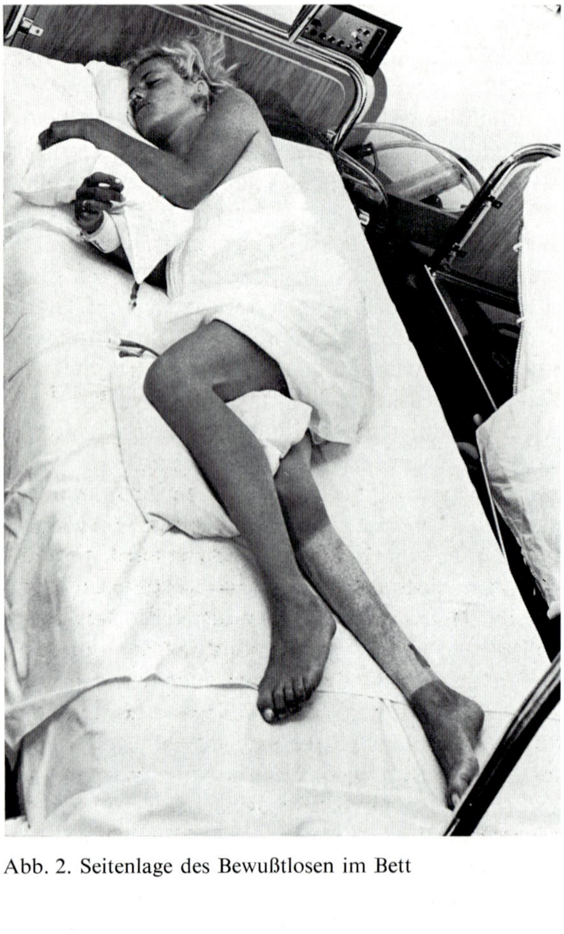

Abb. 2. Seitenlage des Bewußtlosen im Bett

verschafft nur die arterielle Blutgasanalyse (s. auch „Überwachungseinrichtungen", S. 346).

Wenn der Patient vom Operationstisch ins Bett verbracht wird, sollte man ihn auf die Seite lagern und in dieser Stellung belassen, bis er wieder im Vollbesitz seiner Schutzreflexe ist. Die Seitenlagerung verhütet eine Blockierung der oberen Luftwege durch Zurückfallen der Zunge, und beugt der Aspiration bei Erbrechen vor. Im Gegensatz zur sog. „stabilen Seitenlagerung" liegen beide Arme vor dem Oberkörper. Das obenliegende Bein ist in Knie und Hüfte gebeugt, das untere Bein bleibt gestreckt. Ein Sandsack im Rücken verhindert, daß der Patient in Rückenlage rollt. Ein weiteres Kissen wird zwischen die Knie gelegt, um einen Decubitus zu verhüten (Abb. 2), (s. auch „Methoden der Wiederbelebung", S. 850).

Falls der Patient postoperativ längere Zeit *Sauerstoff* inhalieren soll, muß dieser bei Körpertemperatur mit Wasserdampf gesättigt sein, um ein Austrocknen der Schleimhäute des Respirationstraktes mit Versagen der Transportfunktion des Flimmerepithels zu verhüten. Einfache Sprudler sind ungenügend; statt dessen sind beheizte Verdampfer (z. B. Puritan Oxygen, Bennett-Cascade oder Aerosolvernebler — Ultraschall-Vernebler oder Aerosol-Vernebler der Firmen Bird, Draeger) zu verwenden. Die Zuführung des Sauerstoffs wird beim intubierten oder tracheotomierten Patienten über ein T-Stück, sonst über einen Nasalkatheter, eine Gesichtsmaske, eine Gesichtshaube (Abb. 3) oder ein großes O_2-Zelt durchgeführt (s. auch „Inhalationstherapie", S. 905).

Die *Kreislaufkontrolle* erfolgt durch regelmäßige Messung von Blutdruck und Pulsfrequenz, etwa im Abstand von 15—30 min. Im „Normalfall" kann der Erfahrene sich bereits durch einfaches Abtasten des Radialispulses ausreichend informieren; Farbe,

Temperatur und Feuchtigkeit der Haut, Blutdruck, Pulsfrequenz und -qualität erlauben in den meisten Fällen eine ausreichende Beurteilung. Da der Kreislauf in dieser Phase hauptsächlich durch Hypovolämie gefährdet ist, sind Blutverluste in den Verband oder aus den Drainagen, aber auch unsichtbare Blutungen in Körperhöhlen oder Weichteil-Hämatome in Rechnung zu stellen. Bei problematischen Fällen ist eine kontinuierliche EKG-Überwachung mit einem Oscilloskop angezeigt. Es bleibt der Erfahrung des Anaesthesisten überlassen, die verfügbaren Pflegekräfte und Apparaturen sinnvoll einzusetzen. In Zweifelsfällen sind die Messungen des de, so benutzt man Infrarotstrahler, Heizkissen oder wasserdurchströmte Wärmematten, die zum Schutz gegen Verbrennungen mit einem Thermostat ausgerüstet sind. Die Kern-(Rectal)-Temperatur ist laufend zu kontrollieren und die Wärmezufuhr rechtzeitig, d. h. je nach Steilheit des Temperaturanstieges bei 35—36° C abzubrechen, damit es nicht zu einer Hyperthermie kommt.

Bestimmungen der arteriellen Blutgase, des Säure-Basen-Haushaltes, der Serum-Elektrolyte, des Hämoglobins und Hämatokritwertes sollten möglich sein, gehören aber bereits zur allgemeinen postoperativen Behandlung.

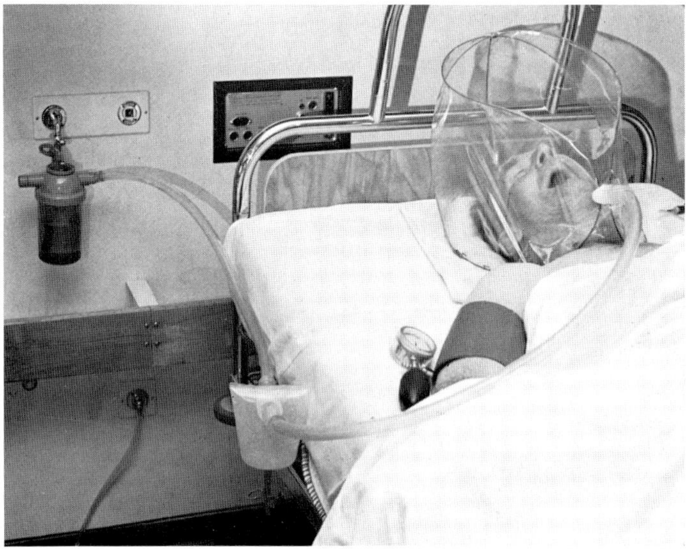

Abb. 3.
Postoperative O_2-Zufuhr über Gesichtshaube

zentralen Venendruckes und des Blutvolumens sowie die EKG-Schreibung nützlich, um eine Hypovolämie gegen eine Herzinsuffizienz oder einen Herzinfarkt abzugrenzen.

Bei langdauernden Eingriffen, vor allem bei weit eröffneter Brust- oder Bauchhöhle, kommt es zur *Auskühlung* und beim Erwachen zur Fröstelreaktion mit Vasoconstriction, Muskelzittern und unerwünschtem Energieverlust. Das Bett ist deshalb vorzuwärmen; Heizkissen, Lichtbogen oder Wärmflasche dürfen aber nicht beim Frischoperierten belassen werden, weil es infolge der postnarkotisch noch erhöhten Schmerzschwelle leicht zu Verbrennungen kommen kann. Bei starker Frierreaktion kann das Wärmezentrum durch eine Mischspritze von Pethidin-Promethazin oder entsprechende Kombinationen gedämpft werden. War die Kerntemperatur so tief abgesunken, daß das Aufwärmen durch die eigene Wärmeproduktion zu lange dauern wür-

Bei „normalem" Verlauf geht die Verantwortung für den Allgemeinzustand des Patienten innerhalb der ersten 12—24 Std vom Anaesthesisten wieder auf den Operateur über. Diese „Nahtstelle" ärztlicher Kompetenzen läßt sich zeitlich nicht exakt definieren; daher könnte es vorkommen, daß in der ärztlichen Überwachung Lücken entstehen, wenn einer sich auf den anderen verläßt. Dieser Gefahr kann nur dadurch vorgebeugt werden, daß Operateur und Anaesthesist alle Visiten bei Frischoperierten gemeinsam vornehmen und die aus ihrem Fachgebiet aufkommenden Probleme miteinander abstimmen.

Aus vielfältiger Erfahrung erscheint es notwendig, in diesem Zusammenhang besonders auf das Problem der postoperativen Analgesie hinzuweisen. Eine postoperativ auftretende motorische Unruhe kann Ausdruck einer unzureichenden Analgesie, aber auch einer Ateminsuffizienz mit Hypoxie sein. Eine Injektion von Morphin oder einem ähnlich wirkenden Präparat, etwa Pethidin (Dolantin), wirkt im ersten Falle günstig, im zweiten deletär. Deshalb sollte der Anaesthesist (aus seiner Kenntnis der Situation bei Operationsende) der übernehmenden Schwester schriftliche Anweisungen erteilen, wie sie sich bis zum nächsten Morgen zu verhalten hat. Zweckmäßig ist eine detaillierte Wachstationskurve (für 24 Std), die für alle diagnostischen und therapeutischen Anordnungen genügend Raum bietet.

Literatur

BRANDT, G., KUNZ, H., NISSEN, R.: Intra- und postoperative Zwischenfälle. Stuttgart: Thieme 1965.

GARDNER, E. K., SHELTON, B.: The intensive therapy unit and the nurse. London: Faber and Faber 1967.

LAWIN, P.: Praxis der Intensivbehandlung. Stuttgart: Thieme 1968.

SADOVE, M. S., CROSS, J. H.: The recovery room. Philadelphia and London: W. B. Saunders Co. 1956.

WIEMERS, K., KERN, E., GÜNTHER, M., BURCHARDI, H.: Postoperative Frühkomplikationen, 2. Aufl. Stuttgart: Thieme 1969.

9. Die Behandlung chirurgischer Infektionskrankheiten

R. KUCHER und H. EISTERER

Tetanus und Gasbrand werden im folgenden unter der Bezeichnung „chirurgische Infektionskrankheiten" zusammengefaßt, da ihrem Zustandekommen pathogenetisch eine Wundinfektion zugrunde liegt; entweder nach einem Unfall oder auch als Komplikation eines chirurgischen Eingriffes. Die Infektion erfolgt durch sporenbildende Anaerobier (Clostridien), welche hoch-wirksame Toxine produzieren, die zu einer weit über banale Wundinfektionen hinausgehenden schweren Allgemeinintoxikation führen. Trotz der engen bakteriologischen Verwandtschaft der Keime zeigen die beiden Infektionen ein grundverschiedenes klinisches Erscheinungsbild, was vorwiegend in den Unterschieden der von ihnen produzierten Toxine begründet ist.

a) Gasbrand

α) Pathogenese

Von der Vielzahl sporenbildender Anaerobier sind, von den Neurotoxinbildnern Clostridium (Cl.) tetani und Cl. botulini abgesehen, nur 6 Arten infolge ihrer Toxinproduktion fakultativ pathogen und können als Erreger von Gasbrandinfektionen wirksam werden. Am häufigsten sind Cl. perfringens, der Fraenkel-Welchsche Gasbrandbacillus, und Cl. Novyi, seltener Cl. septicum und Cl. histolyticum, während Cl. bifermentas (Cl. Sordelli) und Cl. fallax zahlenmäßig stark in den Hintergrund treten. Fakultativ pathogene Cl. werden in Schmutz, Staub, Erde, im Wasser, in Nahrungsmitteln und im Verdauungstrakt fast aller Tierspecies angetroffen, sind also praktisch ubiquitär vorhanden. Die widerstandsfähigen Gasbrandsporen werden selbst in aseptischen Operationssälen und Desinfektionslösungen gar nicht selten gefunden; in verschmutzten Wunden bildet ihre Anwesenheit eher die Regel als die Ausnahme (FLAMM; MACLENNAN). Daß paradoxerweise trotz häufiger Exposition die Morbidität an Gasbrand sehr gering ist, findet ihre Erklärung in den hohen Ansprüchen der Keime an ihre Umweltsbedingungen. Obgleich die Erforschung der für das Auftreten einer manifesten Gasbranderkrankung im Gewebe günstigen Bedingungen bereits Gegenstand intensiver experimenteller und klinischer Untersuchungen war, ist man noch weit von einer endgültigen Abklärung entfernt. Abgesehen von der Notwendigkeit eines anaeroben Milieus und einer Schädigung oder Nekrose des umgebenden Gewebes, scheinen die verschiedenartigsten Faktoren begünstigend oder auch hemmend sowohl auf die Auskeimung der Sporen und das Wachstum der Keime als auch auf das Ausmaß der Toxinproduktion zu wirken, welche ihrerseits das entscheidende Moment für die Manifestation der klinischen Erkrankung, sowie einer eventuellen Ausbreitung der Infektion auf primär gesundes Gewebe sein dürfte. Zustandekommen und Art einer Gasbrandinfektion sind also weniger von den bakteriologischen Gegebenheiten abhängig als von klinischen; sie müssen deshalb auch nach klinischen Gesichtspunkten beurteilt und abgehandelt werden. Klinisch unterscheidet man nach MACLENNAN 3 Manifestationen von Wundinfektionen durch Gasbrandkeime, die trotz unterschiedlicher Prognose und klinischem Bild nicht immer genügend differenziert werden, woraus sich fehlerhafte therapeutische Konsequenzen ergeben können:

1. den einfachen Keimbefall
2. die anaerobe Cellulitis,
3. die clostridienbedingte Muskelnekrose, die eigentliche schwere Gasgangrän.

Ad 1. Der einfache Keimbefall stellt eine relativ harmlose Komplikation einer primär bestehenden Wundinfektion dar. Die Anaerobier leben sozusagen als Saprophyten auf dem nekrotischen Material einer pyogenen Infektion. Derartige Wunden zeigen eine schlechte Heilungstendenz, werden faul, mißfärbig und wäßrig. Sie zeigen jedoch kaum Ödembildung in der Umgebung und sind indolent; Allgemeinreaktionen des Organismus fehlen. Eine derartige Mischinfektion rechtfertigt keineswegs radikales chirurgisches Vorgehen. Die Entfernung nekrotischen Materials bringt im allgemeinen die Anaerobier zum Verschwinden und die Wunde zur Abheilung.

Ad 2. Die anaerobe Cellulitis, auch als Gasabsceß, lokale Gasgangrän, braune Gasgangrän oder epifasciale Gasgangrän bezeichnet, ist eine schwere Infektion mit Cl., wobei jedoch nur nekrotisches Gewebe befallen wird, welches durch Trauma, Ischämie oder die Tätigkeit anderer Keime bereits abgetötet worden ist. Die anaerobe Cellulitis zeigt jedoch keine Tendenz zur Propagation, gesundes Gewebe wird nicht ergriffen, es zeigt sich keine intramuskuläre Gasbildung. Es besteht nur eine geringgradige Allgemeinintoxikation des Organismus. Das für die echte Gasgangrän typische Ödem fehlt weitgehend, so daß die Gasbildung besonders deutlich zutage tritt. Es findet sich kaum eine Verfärbung der umgebenden Haut, der Patient ist weitgehend schmerzfrei. Bei Mischinfektionen durch pyogene Keime kann sich die Differentialdiagnose jedoch schwierig gestalten, da das charakteristische Freibleiben gesunden Gewebes nicht deutlich zur Ansicht kommt und das klinische Bild durch die Tätigkeit anderer Keime verwischt wird. Die meist über 3 Tage dauernde Inkubationszeit, eine genaue Wundrevision, der mitigierte langsame Verlauf, weitestgehendes Fehlen einer Allgemeinreaktion können zur Abklärung der Diagnose führen. Auch die anaerobe Cellulitis rechtfertigt kein radikales chirurgisches Vorgehen. Mit großzügigen Incisionen und Drainagen des befallenen Gebietes kann im allgemeinen das Auslangen gefunden werden.

Ad 3. Die Muskelnekrose, echte Gasgangrän oder auch malignes Ödem genannt, ist durch den primär stürmischen Verlauf gekennzeichnet. Kurze Inkubationszeit, meist unter 48 Std, unerträgliche Schmerzen, schwerster toxischer Schock, oft mit Beeinträchtigung des Sensoriums, kennzeichnen den schweren Verlauf der Krankheit. Lokal findet sich ein eigenartig sulziges Ödem, mit dünnflüssigem, oft hämorrhagischen Exsudat. Die Haut in befallenen Gebieten ist auffallend blaß, kalt, gespannt, oft blau marmoriert. Die Gasbildung kann infolge starker Schwellung schwer zu sehen sein, oder auch fehlen, da nicht alle Cl. Gasbildung zeigen (Cl. histolyticum, Cl. Novyi). Charakteristisch ist die rasche, schrankenlose Ausbreitung der Infektion. Als Ausdruck der schweren Allgemeinintoxikation findet man neben dem Bild des schweren Schocks mit ausgeprägter Tachykardie (bei oft nicht wesentlich erhöhter Temperatur) Hämoglobinämie, Hämoglobinurie, begleitet von rascher Entwicklung eines Ikterus und einer Anämie, meist mit einem rapiden Abfall des Serumeiweißgehaltes kombiniert.

β) Diagnose

Diagnostisch ist man leider fast ausschließlich auf das klinische Bild angewiesen. Die Röntgenaufnahme liefert zwar eine schöne Dokumentation der Gasbildung im Gewebe, hilft jedoch diagnostisch kaum weiter, da die Gasbildung einerseits fehlen kann, ja eine starke Gasbildung sogar mehr für die anaerobe Cellulitis spricht als für invasive Gasbrandinfektion und andererseits Gasbildung auch bei Infektionen mit anderen Keimen, z. B. Bacterium coli, vorkommen kann. Auch die bakteriologische Untersuchung läßt uns weitgehend in Stich, da die Anwesenheit von Cl. in der Wunde keinen Schluß auf die Art der Infektion zuläßt und einen harmlosen Zufallsbefund darstellen kann. Zur Differentialdiagnose gegenüber der äußerst seltenen anaeroben Streptokokkenmyositis und zur Abklärung einer evtl. Mischinfektion leistet aber der bakteriologische Befund wertvolle Dienste. Die bakteriologische Differenzierung von Cl. ist schwierig und zeitraubend (LINZENMEYER; MACLENNAN). Da die Prognose einer schweren invasiven Gasbrandinfektion weitestgehend vom frühzeitigen Einsetzen einer zielstrebigen Therapie abhängt, ist ein Zeitverlust durch langwierige diagnostische Maßnahmen nicht vertretbar. In diesem Zusammenhang sei nochmals auf den im Verhältnis zum Lokalbefund außergewöhnlich starken *Schmerz* als wichtiges Frühsymptom verwiesen.

Für das klinische Bild scheint das Ausmaß der Toxinproduktion der Anaerobier verantwortlich zu sein. Diese ist, wie bereits erwähnt, ebenso wie das Wachstum der Keime vorwiegend von den Verhältnissen abhängig, welche die eingedrungenen Cl. im Gewebe vorfinden. Nur in einem besonders günstigen Milieu kommt eine derart massive Toxinproduktion zustande, daß sie zur Nekrose des umliegenden gesunden Gewebes führt und so eine Propagation der Infektion ermöglicht. Diesem Umstand ist es zuzuschreiben, daß schwere Gasbrandinfektionen in der zivilen Medizin glücklicherweise äußerst selten sind. — Die Vielzahl der Toxine von vorwiegend fermentativem Charakter kann hier nicht im Detail abgehandelt werden. Sie führen in ihrer Gesamtwirkung zur Schädigung und schließlich zum Untergang des umliegenden Gewebes und schaffen so die Voraussetzung für die Ausbreitung der Cl.-Infektion. Für die schwere toxische Beeinträchtigung des Gesamtorganismus muß ein Übertritt von Toxinen in die Blutbahn postuliert werden, obwohl bisher der Nachweis von Toxinen im Blut nicht erbracht werden konnte (MacLennan).

γ) Therapie

Bevor die Anwendung von hyperbarem Sauerstoff Eingang in die Therapie gefunden hatte, lag das Schwergewicht einer kausalen Therapie in radikalem chirurgischen Vorgehen. Nur die großzügige Entfernung des Infektionsherdes, nötigenfalls unter Opferung einer Extremität, hatte bei Fällen von schwerer Gasgangrän Aussicht auf Erfolg. Auch heute stellt die radikale chirurgische Intervention die weitaus wichtigste Maßnahme dar, wenn keine Möglichkeit besteht, den Patienten unverzüglich einer Sauerstofftherapie zuzuführen. Der Wert der Gabe von Gasbrandserum ist ebenso umstritten wie die Anwendung von Antibioticis oder sonstiger Chemotherapeutica. Die meisten Autoren vertreten jedoch die Ansicht, daß hohe Dosen von polyvalentem Gasbrandserum als unterstützende Maßnahme die Erfolgschancen einer chirurgischen Therapie zu verbessern imstande seien. Es werden Dosierungen von mindestens 9000 I.E. Cl. perfringens-, 9000 I.E. Cl. Novyi- und 4500 I.E. Cl. septicum-Antitoxin empfohlen. Ohne chirurgische Sanierung des Infektionsherdes scheinen Gasbrandsera weder den Allgemeinzustand noch die Lokalinfektion beeinflussen zu können. Obwohl Cl. in vitro gegen Sulfonamide und Antibiotica, vor allem Penicillin, Tetracycline und Bacitrazin empfindlich sind, sind diese Chemotherapeutica nach Ausbruch der Erkrankung wirkungslos, unabhängig davon, ob sie parenteral oder lokal verabreicht werden. In Hinblick auf die meist bestehende Mischinfektion oder zur Verhütung einer Sekundärinfektion sind sie aber dennoch in hoher Dosierung indiziert. Wir bevorzugen die Verabreichung von 2 × 10 Millionen Einheiten Penicillin in Kombination mit 2 × 1 g Oxacillin oder Ampicillin.

Die Anwendung von *hyperbarem Sauerstoff*, welche erstmalig Boerema und Brummelkamp inaugurierten, eröffnete der Therapie neue Aspekte. Während eine Sauerstoffexposition bis zu einem Druck von 2 ATA kaum eine Wirkung auf Cl. zeigt, bewirken 3 ATA schon nach $1^1/_2$ Std ein vollständiges Sistieren der Toxinproduktion. Auch klinisch sieht man meist schon nach der 1. Behandlung in der Überdruckkammer eine schlagartige Besserung des Allgemeinzustandes des Patienten, die Wundinfektion lokalisiert sich, die Gasbildung schwindet und das Ödem schwillt ab. Nach 1—2 weiteren Expositionen sind Cl. meist auch bakteriologisch nicht mehr aus dem Wundsekret zu kultivieren (Brummelkamp et al.; Hanson u. Slack; Maudsley). (Näheres über die Therapie mit hyperbarer Oxygenation s. S. 922.)

Durch die Möglichkeit des Einsatzes eines derart potenten Mittels zur Bekämpfung von Cl.-Infektionen, muß konsequenterweise auch unser übriges therapeutisches Handeln den neuen Gegebenheiten angepaßt werden. Chirurgisch ist größte Zurückhaltung angezeigt, da die frühzeitige chirurgische Intervention durch die weitaus wirksamere Bekämpfung der Infektion mittels hyperbarem Sauerstoff ersetzt wird. Ein primär chirurgisches Vorgehen ist hierbei nicht nur überflüssig, sondern kontraindiziert, sofern nicht eine schwerste Mischinfektion dazu zwingt, welche durch die Überdrucktherapie nur unwesentlich beeinflußt wird (Maudsley). Als Begründung hierfür können folgende Momente ins Treffen geführt werden: Erstens birgt der schlechte Allgemeinzustand des unter der Gasbrandintoxikation stehenden Patienten ein hohes Risiko für chirurgische Eingriffe in sich. Zweitens begünstigt die Schaffung großer Wundflächen das Auftreten von Sekundärinfektionen, um so mehr, als das durch die Anaerobier geschädigte, teilweise nekrotische Material einen idealen Nährboden für Keime aller Art darstellt. Drittens zeigen frische Incisionen unter Überdrucktherapie eine starke Blutungstendenz, was zu nicht unerheblichen Blutverlusten führen kann, und schließlich kann ein Eingriff nach Abklingen der Anaerobierinfektion sich evtl. auf das Abtragen nekrotischer Gewebsteile beschränken und günstigenfalls sogar unter aseptischen Kautelen durchgeführt werden. — Auch auf die Verabreichung von Gasbrandsera kann man verzichten. Dies stellt einen weiteren Vorteil der Überdrucktherapie dar, da die Gabe von Gasbrandserum naturgemäß mit den üblichen Komplikationen einer Serumtherapie belastet ist. Die Verwendung von hyperbarem Sauerstoff konnte die Prognose schwerer Gasbrandinfektionen entscheidend verbessern. Maudsley hatte bei Gasgangränfällen, die einer Überdrucktherapie unterzogen wurden, eine Letalität von 25,3 %, wobei nur 13,3 % der Gasbrandinfektion zur Last gelegt werden konnten, der Rest verstarb an Komplikationen der primären Verletzungen. Bei Ausschluß von Patienten, welche moribund zur Aufnahme kamen und innerhalb der ersten Stunden ad exitum kamen, zeigte sich nur eine Mortalität von 2,9 %.

Neben der Kausaltherapie bedarf die schwere Allgemeinintoxikation einer intensiven symptomatischen Therapie. Die massive Hämolyse mit konsekutiver Anämie macht Bluttransfusionen in größerem Ausmaß erforderlich. Daneben zwingt der rapide Abfall des Serumeiweißgehaltes zu zusätzlicher Verabreichung von Plasma und Humanalbumin. Blut- und Plasmatransfusionen erweisen sich auch zur Bekämpfung des Schocks als die wirkungsvollsten Maßnahmen. Besondere Obsorge ist der Erhaltung einer ausreichenden Diurese zu widmen. Die durch Schock, Hämolyse und Toxinwirkung gefährdete Niere bedarf der Unterstützung. Der Versuch, mittels Gaben von Mannit, Sorbit, hochkonzentrierter Lävulose oder Glucoselösung eine osmotische Diurese zu erzielen, scheint der beste Weg zu sein, einer Nierenschädigung vorzubeugen. Eine genaue Bilanz von Ein- und Ausfuhr unter Berücksichtigung extrarenaler Verluste ist ebenso nötig wie die laufende Kontrolle von Serum- und Harnelektrolyten, des Blutbildes, Hämatokritwertes und Serumeiweißgehaltes, um die Stoffwechsellage im Gleichgewicht halten zu können. Bei eingetretenem Nierenversagen muß der frühzeitige Einsatz einer Dialyse vorgeschlagen werden, wobei in Hinblick auf die bestehende Hämolyse der Peritonealdialyse der Vorzug zu geben ist. Der bestehenden Leberschädigung ist Rechnung zu tragen. Zufuhr von Vitaminen, Lävulose und sonstige Leberschutztherapie ist anzuraten, zumindest sind lebertoxische Medikationen zu meiden. Digitalisierung zur Stützung des Herzens ist empfehlenswert. Abschließend sei nochmals die entscheidende Bedeutung des frühzeitigen Beginns der Therapie und somit der Frühdiagnose betont, da auch bei Therapie mit hyperbarem Sauerstoff die Prognose weitgehend vom Zeitpunkt des Einsetzens der Behandlung bestimmt wird.

δ) *Prophylaxe*

Die weite Verbreitung von Gasbrandsporen in unserer Umwelt läßt von hygienischen Maßnahmen zur Verhütung des Keimbefalls einer Wunde nicht viel erhoffen. Es muß jedoch einschränkend gesagt werden, daß die geringe Wahrscheinlichkeit einer iatrogen gesetzten Gasbrandinfektion nicht zur Sorglosigkeit verleiten soll. Obwohl es zweifelhaft erscheint, mit hygienischen Maßnahmen so ubiquitär verbreitete Sporen, wie Gasbrandsporen, aus unserem Arbeitsbereich verbannen zu können, so muß doch alles Menschenmögliche unternommen werden, um eine iatrogene Einbringung von Gasbrandkeimen oder deren Sporen ins Gewebe auf ein Minimum zu reduzieren. Die Anwesenheit von Gasbrandsporen in zur Hautdesinfektion verwendetem Alkohol oder sonstigen Desinfizientien, in Behältern, die zur Aufbewahrung von Injektionsspritzen oder chirurgischem Instrumentarium dienen, sollte jedenfalls ebensowenig hingenommen werden, wie eine massive Verschmutzung von Klimaanlagen oder Staubschichten in Operationsräumen und Krankensälen. Wie Flamm berichtet, konnte in einigen injektionsbedingten Gasbrandfällen Sporen in der zur Hautdesinfektion verwendeten Alkohollösung gefunden werden. Es ist deshalb die Verwendung von sterilem Alkohol zu fordern! In diesem Zusammenhang scheint erwähnenswert, daß Injektionen von gewebsschädigender oder ischämisierender Nebenwirkung, wie Adrenalin, Asthmolytica, Butazolidin etc., neben gewebstraumatisierenden Operationen, wie Osteotomien etc., vor allem, wenn sie unter Verwendung einer Esmarchschen Staubinde durchgeführt werden, das Hauptkontingent iatrogener Gasbrandinfektionen stellen (Flamm; MacLennan).

b) Tetanus

α) *Pathogenese*

Der Wundstarrkrampf tritt als Folge der Toxinwirkung von Cl. tetani auf. Während bei der Gasbrandinfektion neben der Allgemeinintoxikation eine foudroyant ablaufende Wundinfektion imponiert, ist der Lokalbefund der tetanischen Wundinfektion charakteristischerweise äußerst bescheiden. Die auffallend indolente, reaktionsarme Wunde, zeigt bisweilen eine livide Verfärbung der umgebenden Hautpartie. In vielen Fällen muß erst mühevoll nach der Eintrittspforte gefahndet werden, oft ist die primäre Wundinfektion bereits abgeheilt, in einem relativ hohen Prozentsatz kann die Eintrittspforte überhaupt nicht aufgefunden werden (sog. idiopathischer Tetanus) und das Bild wird allein von der schweren Intoxikation beherrscht (Stirnemann; Eckmann). Das natürliche Vorkommen von Cl. tetani ist identisch mit denen anderer Cl. Auch seine Sporen können ubiquitär angetroffen werden, doch ist ihr Vorkommen wesentlich seltener. Trotzdem ist die Tetanuserkrankung viel häufiger als die Gasgangrän. Dies findet in der relativen Anspruchslosigkeit des Tetanusbacillus seine Erklärung. Wenn auch nur in anaerobem Milieu wachstumsfähig, ist er auch unter schlechten Lebensbedingungen der Toxinproduktion fähig und auch das rasche Abklingen der Infektion kann nach Eindringen der Toxine in den Organismus den Ausbruch der Krankheit nicht mehr verhindern. Die Toxine werden im Gewebe fixiert und sind im Gegensatz zu den labilen Gasbrandtoxinen äußerst langlebig.

Tetanus tritt in tropischen Ländern viel häufiger auf als in unseren Breiten. Ob dies auf die andersartige Beschaffenheit des Bodens als Brutstätte des Tetanuskeims, oder auf die schlechten hygienischen Verhältnisse sog. „unterentwickelter" Länder zurückzuführen ist, kann hier nicht diskutiert werden. Beispielsweise sterben in Indien 8% der Bevölkerung an Tetanus, 1,7% aller Klinikeinweisungen in Bombay sind Tetanuskranke und in manchen indischen Provinzen steht der Wundstarrkrampf als Todesursache an erster Stelle unter allen infektiösen und parasitären Erkrankungen. In Mitteleuropa zählt man jährlich etwa 2000 Todesfälle an Tetanus, wovon ca. 400 auf Deutschland, 100 auf Österreich und 35—40 auf die Schweiz entfallen. Klingen diese Zahlen im Vergleich zu Indien recht bescheiden, so möge man sich vor Auge halten, daß auch bei uns mehr Kinder dem Wundstarrkrampf zum Opfer fallen, als allen anderen infektiösen Erkrankungen zusammen, einschließlich der Todesfälle an Diphtherie und Poliomyelitis (BÖSEL; ECKMANN; MAYRHOFER et al.; PAI; STIRNEMANN). Die Letalität der Erkrankung liegt trotz intensiver therapeutischer Bemühungen noch immer über 40% und erst in jüngster Zeit scheint sie unter Einsatz aller Mittel der modernen Medizin etwas abzusinken (WIEMERS). Die Prognose des Wundstarrkrampfes wird mit zunehmendem Alter schlechter, wobei der Tetanus neonatorum insofern eine Ausnahme bildet, als er mit einer besonders hohen Letalität behaftet ist. Wenn auch die Genese der Erkrankung als Toxinwirkung des Tetanusbacillus seit langem bekannt ist, weist auch heute noch die Pathogenese des Wundstarrkrampfes eine Vielzahl ungeklärter Fragen auf, welche Gegenstand zahlreicher Diskussionen sind. Weder was die Ausbreitung des Toxins im Organismus, noch was den Angriffspunkt des für das Zustandekommen der Krämpfe verantwortlichen Toxins betrifft, konnte bisher eine Übereinstimmung erzielt werden. Ohne auf die Vielzahl der experimentellen und klinischen Untersuchungen mit teilweise widersprechenden und schwer zu interpretierenden Ergebnissen eingehen und das „Für und Wider" der einzelnen Theorien diskutieren zu wollen, sollen sie hier nur kurz wiedergegeben werden. Die Nervenwanderungstheorie nimmt eine Ausbreitung des Toxins innerhalb der Nervenscheiden zu den Vorderhornzellen des Rückenmarks an. Die Nervenwanderungstheorie wird jedoch heute von vielen Autoren abgelehnt und eine Verbreitung der Toxine auf dem Blut- und Lymphwege als wahrscheinlicher hingestellt. Auch eine Weiterleitung des Toxins auf dem Lymphweg direkt zur neuromuskulären Endplatte oder direkt an die Muskulatur wurde ventiliert. Anlaß für das lebhafte Interesse an der Art der Toxinausbreitung gab das Phänomen des sog. „lokalen Tetanus" auch als „ascendierender Tetanus" bezeichnet, wobei die Krämpfe primär am Ort der Eintrittspforte beobachtet werden und erst später gegen den Kopf zu aufsteigen. (Daher der Name „ascendierender Tetanus".) Der lokale Tetanus tritt im Tierexperiment relativ häufig auf, bei Menschen stellt er eine Rarität dar und wird fast ausschließlich als sog. „Kopftetanus" bei Eintrittspforte am Kopf beobachtet. Ansonsten wird beim Menschen in der Regel der sog. „descendierende Tetanus" gesehen, d.h. die Erkrankung beginnt am Kopf und schreitet gegen den Stamm zu fort, während die Extremitäten zuletzt ergriffen werden (ECKMANN; STIRNEMANN). Auch über den Angriffspunkt herrscht keineswegs Übereinstimmung. Die motorischen Vorderhornzellen und die Zwischenneuronenlager des Rückenmarks werden ebenso ins Treffen geführt, wie die neuromuskuläre Endplatte, und nach den neuesten histologischen und elektronenoptischen Untersuchungen ist auch ein direkter Angriffspunkt an der Muskulatur nicht ausgeschlossen (ECKMANN), so daß man geneigt ist, eine multizentrische Wirksamkeit des Toxins anzunehmen. Neben der zu Krämpfen führenden Intoxikation, müssen heute auch andere Toxinwirkungen postuliert werden, an deren Existenz kaum mehr ein Zweifel bestehen kann und die zumindest bei schweren Fällen von Wundstarrkrampf von entscheidender Bedeutung für die Prognose der Erkrankung sein dürften. Im Vordergrund steht dabei eine weitere neurotoxische, welche für die Hyperthermie verantwortlich zeichnet, eine kardiotoxische und eine hämolysierende Wirkung, wobei die Frage offen gelassen werden soll, ob es sich dabei um die Wirkung desselben Toxins auf andere Organsysteme handelt, oder eigene Toxine im Spiel sind. Wenn diese Toxineffekte bisher wenig Beachtung fanden und nur sporadisch erwähnt wurden (diencephaler Tetanus nach FRANK), findet dies in der Tatsache seine Erklärung, daß die beobachteten Organschäden als Folgewirkungen des das klinische Bild beherrschenden Krampfgeschehens oder der konsekutiven Ateminsuffizienz gedeutet wurden. Erst die Beherrschung der Krämpfe durch Vollrelaxation unter künstlicher Dauerbeatmung, ließen weitere Toxinwirkungen unverschleiert zutage treten und zeigte in aller Deutlichkeit, daß das Problem der Tetanuskrankheit leider nicht allein durch die Beseitigung des Krampfgeschehens und die Beherrschung der Dauerbeatmung zu lösen ist (BÖTTGER).

β) Diagnose und klinisches Bild

Nach unspezifischen Prodromen, wie Paraesthesien, vor allem im Gesicht, Nacken- und Rückenschmerzen, Kopfschmerzen, Abgeschlagenheit und Schlaflosigkeit, beginnt die Erkrankung meist mit Schluckstörungen und Trismus, welcher jedoch nicht konstant vorhanden ist. Im weiteren Verlauf treten leichte tonische Krämpfe der mimischen Muskulatur auf, welche zu Stirnrunzeln und Verziehung des Gesichtes führen, was infolge seiner Ähnlichkeit mit einem Lächeln als „Risus sardonicus" bezeichnet wird. In der weiteren Folge treten Nackensteifigkeit, Opisthotonus und meist schon als Frühsymptom eine tonische Spannung der Bauchdecken (Rigor) auf, welche differentialdiagnostische Schwierigkeiten gegenüber akuten Abdominalerkrankungen bieten kann. Erst spät werden die Extremitäten betroffen, die Beine früher als die Arme. Primär ist immer eine tonische Starre zu finden und erst später treten Anfälle von klonischen generalisierten Krämpfen auf, welche durch Mitbeteiligung von Zwerchfell und Glottis zur akuten Asphyxie führen. Sie kommen meist als Antwort auf Reize aus der Umwelt zustande, können jedoch auch ohne ersichtliche Ursache in Erscheinung treten. Auch im Intervall kann die Atmung durch die Starre des Thorax schwerst behindert sein. Nicht immer kommt es zum Vollbild der Erkrankung. Die unterschiedlichen Verlaufsformen, die wahrscheinlich durch die Menge des resorbierten Toxins bestimmt werden und naturgemäß unterschiedliche Prognosen zeigen, haben zur Einteilung nach Schweregraden geführt, um die Erkrankung hinsichtlich Prognose und objektiver Beurteilungsmöglichkeit verschiedener Therapieverfahren zu klassifizieren. Obwohl noch nicht allgemein gebräuchlich, scheint die Einteilung nach PATEL (PATEL u. JOAG) in 5 Schweregrade am ehesten den Gegebenheiten Rechnung zu tragen und erfolgt nach 5 Kriterien:

1. Prodromalsymptomatik mit Kiefersperre.
2. Rigor der Muskulatur und Krämpfe.
3. Eine Inkubationszeit von 7 Tagen oder weniger. Alter über 50 Jahre.
4. Eine „period of onset" (Ausbruchszeit) von 36 Std oder weniger. Als solche wird die Zeit zwischen den ersten Symptomen (üblicherweise Kiefersperre) und den ersten Krämpfen definiert. Alter über 60 Jahre.
5. Hyperthermie über 38,5° C und Zwerchfellkrämpfe bei der Aufnahme oder innerhalb der nächsten 24 Std. Alter über 70 Jahre.

Fälle, die alle 5 Punkte erfüllen, sind dem Schweregrad 5 zuzuordnen, solche, die 4 Punkten gerecht werden, dem Schweregrad 4 usw.

Der Tetanus besitzt normalerweise eine Inkubationszeit von 1—3 Wochen. Fälle mit kürzerer Inkubationszeit sollen eine schlechtere Prognose haben. Bei Inkubationszeiten von über 3 Wochen spricht man vom *Spättetanus*. Die Inkubationszeit wurde in ihrer prognostischen Bedeutung überschätzt. Zeigen doch gerade Fälle von Spättetanus oft schwere Verlaufsformen (STIRNEMANN). Dagegen wird die „onset time" allgemein bereits als das verläßlichste Kriterium für die Prognose des Tetanus angesehen (PASCALE et al.; PATEL u. JOAG; STIRNEMANN).

γ) Therapie

Es sei gleich vorweggenommen, daß eine wirksame Kausaltherapie des manifesten Tetanus bis heute nicht bekannt ist (BÖTTGER; GEIKLER et al.; MAYRHOFER et al.; MAYRHOFER u. KUCHER). Weder die chirurgische Sanierung der Eintrittspforte, noch eine Serumtherapie, noch eine aktive Schnellimmunisierung oder der Einsatz von Antibioticis können den fast schicksalhaften Ablauf der Erkrankung wesentlich beeinflussen und auch der Versuch, die tückische Krankheit mit hyperbarem Sauerstoff zu bekämpfen, brachte vorwiegend enttäuschende Resultate. Die chirurgische Sanierung der Eintrittspforte ist sicherlich indiziert, doch sollte man von allzu radikalem Vorgehen unbedingt Abstand nehmen. Amputationen ganzer Extremitäten oder auch von Zehen und Fingern sind kaum gerechtfertigt, da es heute als gesichert angesehen werden kann, daß die chirurgische Intervention nach Ausbruch der Erkrankung keinen nennenswerten Einfluß auf den Ablauf des Krankheitsgeschehens auszuüben vermag. Auch die hochdosierte Zufuhr von Antitoxin hat schon mehr Schaden gestiftet als Nutzen gebracht und ist schon im Hinblick auf die Toxicität des darin enthaltenen Phenols abzulehnen (MACLEN-

NAN). Zur Serumtherapie sollte man heute, wenn immer möglich, humanes Hyperimmunglobulin verwenden (AUERSWALD et al.; AUERSWALD et al.; MOESE). Es hat eine wesentlich längere Verweildauer im Blut und zeigt außerdem keine Nebenreaktionen. Eine Dosierung von 5000 E i.v. und 5000 E i.m. und eine Wiederholung der Dosis nach 8 Tagen erweist sich als ausreichend, um evtl. neugebildete Toxine in der Blutbahn abzufangen. Die im Gewebe fixierten Toxine sind auch durch noch so hohe Dosen von Antitoxin nicht zu neutralisieren. Die aktive Immunisierung mittels Toxoid beginnen wir nach Abklingen der Erkrankung, um den Patienten für spätere Zeiten zu schützen, da auch die überstandene Tetanuserkrankung nicht vor einer neuen Infektion schützt (WOZIWODZKI u. GRÄSSER). Die manifeste Erkrankung vermag die Toxoidgabe nicht mehr zu beeinflussen, da die Antitoxinbildung zu langsam vor sich geht. Die Verabreichung von Antibioticis ist schon aus Gründen der Prophylaxe stets zu erwartender infektiöser pulmonaler Komplikationen indiziert, wobei wir Penicillin in hoher Dosierung bevorzugen. Ermutigt durch die ausgezeichneten Erfolge der Therapie mit hyperbarem Sauerstoff bei Gasbrandinfektionen, wurde seine Anwendung auch beim Tetanus versucht. PASCALE et al. berichten über gute Erfolge bei 9 Fällen, im übrigen wird fast ausschließlich über Mißerfolge referiert (DOSTÁL et al.). Die Anzahl der behandelten Fälle ist jedoch noch zu klein, um ein endgültiges Urteil zu fällen.

Infolge Fehlens einer suffizienten Kausaltherapie tritt die symptomatische Therapie in den Vordergrund und sie bietet auch für schwere Fälle durchaus Aussicht auf Heilung. Das Schwergewicht der symptomatischen Therapie liegt in der Unterdrückung der Krämpfe und der Sorge für eine ausreichende Atmung (GEIKLER et al.; KUCHER; MAYRHOFER et al.; MAYRHOFER u. KUCHER; WIEMERS u. EYRICH; WIEMERS u. EYRICH). Die Beherrschung des Krampfgeschehens kann auf zweierlei Weise erfolgen; entweder in „klassischer Weise“ durch Sedierung oder durch Relaxation, wobei die Sicherstellung der Respiration durch künstliche Beatmung erfolgt. Auf diese als sog. „große Tetanustherapie“ bezeichnete Methode soll nicht eingegangen werden, da sie an anderer Stelle abgehandelt wird (s. S. 968).

Ausgehend von der Beobachtung, daß Krämpfe vor allem durch äußere Reize ausgelöst werden, wird durch sedierende Medikation versucht, unvermeidliche sensible Perzeptionen nicht zur Wirkung kommen zu lassen und so Krampfanfälle zu vermeiden oder zumindest auf ein Minimum zu beschränken. Es wurden hierzu eine Unzahl der verschiedenartigsten Sedativa versucht und auch Vollnarkosen aller Arten zum Einsatz gebracht. Unter Verzicht auf eine vollständige Aufzählung sämtlicher, oft obsoleter Substanzen, welche in der Therapie des Wundstarrkrampfes in Verwendung standen, sollen nur jene Medikationen besprochen werden, deren Anwendung heute noch empfehlenswert erscheint. Am besten geeignet erscheinen Barbiturate und Diazepam oder die Kombination von beiden. Die Dosierung muß den jeweiligen Gegebenheiten angepaßt werden. Schweregrad der Erkrankung, Alter des Patienten spielen hierbei eine ebenso große Rolle, wie individuelle Verträglichkeit und das Verhalten der Atmung. In leichten Fällen genügt, vor allem bei älteren Patienten, die alleinige Anwendung von Diazepam in einer Dosierung bis zu 100 mg/die und mehr. Es bewährt sich die gleichmäßige Verabreichung in Form der Infusion. Schwere Fälle machen zusätzliche Barbituratmedikation nötig, wobei wir das langwirksame Luminal mit dem kurzwirkenden Nembutal alternierend durch die Nährsonde geben, sofern wir nicht zu einer parenteralen Applikation gezwungen werden. Als Richtlinie der Dosierung kann die 4stündlich abwechselnde Gabe von je 0,2 g angesehen werden. Es sei jedoch nochmals betont, daß die Dosierung den klinischen Erfordernissen entsprechen muß, und die angegebenen Werte nur als Durchschnittswert gelten können. Die Sedierung soll nicht stärker gewählt werden, als gerade zur Unterdrückung von Krämpfen nötig. Die Anwendung von „lytischer Mischung“ beschränken wir im allgemeinen auf Fälle, wo eine bestehende Hyperthermie eine physikalische Kühlung erforderlich macht, oder eine schlechte periphere Zirkulation ihre Anwendung gerechtfertigt erscheinen läßt. Die Möglichkeiten der sedierenden Therapie sind erschöpft, wenn die zur Verhütung von schweren Krämpfen nötige Medikation zu einer höhergradigen Atemdepression führt (WIEMERS u. EYRICH). Kurzzeitige Atemdepressionen infolge überschießender Medikation können mit dem Respirator überbrückt werden. Ist jedoch eine Dauerbeatmung vonnöten, um eine suffiziente Atmung zu garantieren, wird man besser unter Verwendung von Muskelrelaxantien die „große Tetanustherapie“ einleiten.

Die Überwachung der Atmung ist von ausschlaggebender Bedeutung. Eine fortlaufende klinische und blutgasanalytische Kontrolle ist unerläßlich. Sowohl in Hinblick auf eine ausreichende Atmung als auch zur Verhütung pulmonaler Komplikationen ist in den meisten Fällen eine Tracheotomie indiziert. Sie stellt die beste Präventivmaßnahme gegen Aspirationen dar und erleichtert das Absaugen von Sekreten aus dem Bronchialbaum.

Der hohe Calorienverbrauch des Tetanuspatienten erfordert es, die Ernährung möglichst optimal zu gestalten. Auch im Bewußtsein des Aspirationsrisikos führen wir neben einer parenteralen auch eine Ernährung mittels Sonde durch, da wir den Eindruck haben, daß Ulcerationen des Magen-Darmtraktes unter Nahrungskarenz häufiger auftreten. Eine laufende Kontrolle des Wasser- und Elektrolythaushaltes sollte ebenso selbstverständlich sein, wie die Kontrolle des Blutbildes und Serumeiweißes. Der Tendenz des Tetanuskranken zur Wasserretention muß hierbei Rechnung getragen werden. Besondere Sorgfalt ist der Darmfunktion zu widmen und jeder Neigung zur Obstipation aktiv entgegenzutreten. Die exakte Durchführung pflegerischer Maßnahmen stellt einen Grundstein des Erfolges dar. Neben der regelmäßigen Tracheobronchialtoilette stellt der mindest 4stündliche Lagewechsel eine der wichtigsten Erfordernisse zur Verhütung pulmonaler Komplikationen und des Decubitus dar. Auch die Pflege von Mund, Augen und evtl. Decubitalerscheinungen, sowie des Tracheostomas sind keineswegs zu vernachlässigen. Abschließend sei hervorgehoben, daß die aufwendige Therapie des Tetanus, welche hier kurz zu skizzieren versucht worden ist, an entsprechend apparativ und personell eingerichteten Arbeitsstätten am erfolgversprechendsten ist, und es deshalb empfehlenswert erscheint, den Tetanuskranken frühzeitig an eine Intensivbehandlungsstation zu überweisen (MAYRHOFER et al.; WIEMERS u. EYRICH).

δ) Prophylaxe

Die Unterlassung einer Tetanusprophylaxe bei Verletzungen wird heute noch vielfach als Kunstfehler angesehen, obwohl die üblichen prophylaktischen Maßnahmen keinen ausreichenden Schutz gewähren und fallweise sogar mit tödlichen Komplikationen belastet sind (MOESE). Die Gabe von 1500 I.E. TAT ist vollkommen unzureichend, da nach wenigen Tagen kein Antitoxin mehr im Blut zu finden ist und eine wiederholte Gabe die Zahl der Serumkomplikationen auf ein nicht mehr vertretbares Maß ansteigen ließe, eine derartige Prophylaxe sollte somit generell verlassen werden. Unter Verwendung von homologem Serum könnte zwar den Bedingungen einer gefahrlosen passiven Immunisierung mit Gewährung eines ausreichenden Schutzes nachgekommen werden, doch ist dieses Verfahren generell nicht durchführbar, da, abgesehen von den enormen Kosten, die benötigten Mengen von humanen Hyperimmunglobulin nicht beschafft werden können. Die große Zahl von Bagatellverletzungen, die einen hohen Prozentsatz der Tetanuserkrankungen stellen, werden meist dem ärztlichen Zugriff entzogen und sind also einer Prophylaxe nicht zugänglich. Die aktive Immunisierung kommt nach eingetretenem Trauma zu spät, da die Entwicklung von Antikörpern einen zu langen Zeitraum in Anspruch nimmt, um eine evtl. auftretende Tetanusinfektion noch beeinflussen zu können. Sie sollte jedoch trotz der bestehenden Bedenken einer evtl. Bindung des zugeführten Antitoxins simultan durchgeführt werden, um die Gelegenheit des Unfalls zu nützen, den Patienten für spätere Zeiten zu immunisieren.

Die *aktive Schutzimpfung* mit absorbiertem Toxoid stellt die *einzige verläßliche und sichere Maßnahme* dar, eine Erkrankung an *Tetanus vorzubeugen*. Es soll hierbei 3 × 0,5 ml Toxoid verabreicht werden, wobei das Intervall zwischen 1. und 2. Impfung 4 Wochen, zwischen 2. und 3. Impfung 8 bis 12 Monate betragen soll. Im Verletzungsfalle bewirkt eine „booster"-Injektion einen sicheren Impfschutz, auch wenn die Impfung jahrelang zurückliegen sollte. Dieser Schutz ist schon nach 2maliger Impfung gegeben und selbst nach einmaliger Impfung bewirkt die neuerliche Toxoidgabe eine Immunisierung.

Hygienische Präventivmaßnahmen zur Vermeidung einer Wundstarrkrampfinfektion im Anschluß an Operationen oder Injektionen sind nach den gleichen Kautelen durchzuführen, wie eine Prophylaxe gegenüber Gasbrandinfektionen (FLAMM).

Obwohl eine allgemein durchgeführte Tetanusschutzimpfung, die absolut ungefährlich ist, den Wundstarrkrampf ebenso zum Verschwinden bringen könnte, wie die Jennersche Impfung die Pocken, ist eine allgemeine Immunisierung der Bevölkerung auf gesetzlicher Grundlage nur in wenigen Ländern verwirklicht und wir sind leider gezwungen, dieser entsetzlichen Seuche mit einem Aufwand entgegenzutreten, der die Kosten einer allgemeinen Impfung der Bevölkerung bei weitem übersteigt.

Literatur

AUERSWALD, W., BRÜCKE, P., KUCHER, R., MARSONER, F., MÜLLER, H., SEIDL, H., STEINBEREITHNER, K., WAGNER, E.: Zur Frage der Anwendung von homologem Tetanusantitoxin bei der Behandlung des schweren Tetanus. Wien. med. Wschr. **116**, 229 (1966).

AUERSWALD, W., MÜLLER, H., KRENN, J., STEINBEREITHNER, K., KUCHER, R.: Über die Verschwinderate homologer, parenteral zugeführter Tetanus-Antikörper bei manifestem schweren Wundstarrkrampf. Wien. med. Wschr. **118**, 164 (1968).

BÖSEL, B.: Auswertung von 4839 Tetanusfällen in einem indischen Krankenhaus. Die gelben Hefte **8**, 287 (1964).

BÖTTGER, G.: Zur Behandlung des Wundstarrkrampfes. Münch. med. Wschr. **104**, 853 (1962).

BRUMMELKAMP, W. H., BOEREMA, I., HOOGENDYK, L.: Treatment of clostridial infections with hyperbaric oxygen drenching. A report on 26 cases. Lancet **1963I**, 235.

DOSTÁL, J., VYMOLA, F., BOSCHETTY, V., SEVCIK, V.: Der Einfluß des hyperbaren Sauerstoffs auf den Tetanus der Meerschweinchen. Anaesthesist **17**, 324 (1968).

ECKMANN, L.: Prinziples on tetanus. Bern-Stuttgart: Hans Huber 1967.

EYRICH, K., AGOSTINI, B., SCHULZ, A., MÜLLER, E., NOETZEL, H., REICHENMILLER, H. E., WIEMERS, K.: Klinische und morphologische Beobachtungen von Skelettmuskelveränderungen beim Tetanus. Dtsch. med. Wschr. **92**, 530 (1967).

FLAMM, H.: Der Gasbrand als ärztlicher Kunstfehler. Wien. klin. Wschr. **74**, 592 (1962).

FRANK, M.: Diskussionsbeitrag zu P. SCHOSTOCK: Die Erfolgsaussichten bei der Behandlung des schweren Tetanus. Langenbecks Arch. klin. Chir. **284**, 149 (1956).

GEIKLER, H. G., GMYREK, G., WAGNER, W.: Die moderne Behandlung des schweren Tetanus. Langenbecks Arch. klin. Chir. **300**, 287 (1962).

HANSON, G. C., SLACK, W. K.: Hyperbaric oxygenation. Bio-med. Engng. **1**, 1 (1967).

KUCHER, R.: Muskelrelaxantien in der Behandlung des schweren Tetanus. 3. Internat. Fortbildungskurs f. Anaesthesiologie (Wien, 15.—17. Sept. 1967), Separatum, S. 55.

LINZENMEYER, G.: Ein Jahrhundert Anaerobierforschung. Münchn. med. Wschr. **110**, 2181 (1968).

MACLENNAN, J. D.: The histotoxic clostridial infections of man. Bact. Rev. **26**, 177 (1962).

MAUDSLEY, R. H.: The present status of Hyperbaric Oxygen in Accident Surgery. Paper for Accident Conference Radcliff Infirmary, Oxford (17. April 1967).

MAYRHOFER, K. O., KUCHER, R.: Some new aspekts in the treatment of severe tetanus. Intern. anesthest. clin. **3**, 843 (1965).

MAYRHOFER, O., KUCHER, R., CHOTT, F.: Moderne Aspekte der Tetanusbehandlung. Wien. klin. Wschr. **76**, 469 (1964).

MOESE, J. R.: Bericht des Obersten Sanitätsrates über Tetanusprophylaxe. Mitt. öst. Sanit.-Verwalt. **66**, 297 (1965).

PAI, D. N.: Tetanus Mortality in India. International Conference of Tetanus. Bombay, 8.—10. Nov. 1963.

PASCALE, L., WALLYN, R. J., GOLDFEIN, S., GUMBINER, S.: The treatment of tetanus with hyperbaric oxygenation. J. Amer. med. Ass. **189**, 408 (1964).

PATEL, J. C., JOAG, G. G.: Grading of tetanus to evaluate prognosis. Ind. J. med. Sci. **13**, 834 (1959).

STIRNEMANN, H.: Tetanus. Bern-Stuttgart: Hans Huber 1966.

WIEMERS, K.: Indikationen zur Respiratorbehandlung beim Tetanus. In: JUST, O. H., und STOECKEL, H.: Die Ateminsuffizienz und ihre klinische Behandlung, S. 139. Stuttgart: Thieme 1967.

— EYRICH, K.: Die Therapie des manifesten Tetanus. Dtsch. med. Wschr. **92**, 1113 (1967).

— — Behandlungsergebnisse bei 222 Fällen von manifestem Tetanus. Dtsch. med. Wschr. **92**, 1298 (1967).

WOZIWODZKI, G., GRÄSSER, R.: Der Antitoxintiter im menschlichen Blut nach überstandenem Wundstarrkrampf sowie nach aktiver Schutzimpfung. Chirurg **37**, 97 (1966).

ε) Die Behandlung der Tetanuskrankheit mit Muskelrelaxantien und künstlicher Beatmung

M. HALMÁGYI

Die Gruppierung der Tetanuspatienten nach Schweregrad der Krankheit ist mit Hilfe der vorhandenen Kombination der Einzelsymptome — wie es in dem vorangehenden Kapitel angegeben wurde — möglich. Man muß jedoch bemerken, daß eine gruppenspezifische starre Zuordnung der therapeutischen Maßnahmen nicht begründet ist (EYRICH, HALMÁGYI).

Auch die mittelschweren Fälle müssen kontinuierlich überwacht werden. Insbesondere bei Alterspatienten sowie bei Kleinkindern sollte die Therapie mit Muskelrelaxantien und Beatmung lieber frühzeitig als zu spät eingeleitet werden. In diesen Altersklassen beobachtet man des öfteren ohne jegliche Vorzeichen das plötzliche Auftreten von schwersten Krampfanfällen mit tödlichem Ausgang.

Eine Hinauszögerung der „großen Therapie" bis zum Auftreten einer Ateminsuffizienz kann nicht empfohlen werden. Die Endotoxine der Tetanusbacillen greifen das Myokard und das Gefäßsystem an. Leichte hypoxämische Zustände — seien sie auch nur für Minuten vorhanden — sind wegen der Vorschädigung des Gefäßsystems mit Blutungen im Magen-Darm-Trakt und im Myokard verbunden. Die Prognose der Krankheit wird hierdurch wesentlich verschlechtert. Daher sollten Tetanuspatienten ohne Beeinträchtigung der Atemfunktion auch dann relaxiert und beatmet werden, wenn die Rigidität der Gesamtmuskulatur trotz starker Sedierung nicht nachläßt. Hierdurch kann man einer metabolischen Acidose und einem wesentlichen Mehrbedarf an Sauerstoff entgegentreten (HALMÁGYI).

Patienten mit schweren Formen der Tetanuskrankheit sollten als Notfälle behandelt werden. Die Durchführung einer Tracheotomie und die Einleitung der künstlichen Beatmung nach Gaben von Muskelrelaxantien sollten ohne jegliche Verzögerung vorgenommen werden.

Die Behandlung aller dieser Patienten erfolgt heute — wo die Möglichkeit hierfür gegeben ist — auf der Intensivtherapiestation (AHNEFELD et al., 1969; EDWARDS et al.; FINN et al.; IBE u. KAATZ; KUCHER; LAWIN; MÜLLER-WIELAND et al.; WIEMERS).

Außer der Immuntherapie müssen bei der Relaxierung und Dauerbeatmung noch zahlreiche andere therapeutische Maßnahmen bzw. pflegerisch-therapeutische Handlungen zur Behandlung der Tetanuspatienten durchgeführt werden. Im einzelnen können folgende Maßnahmen hervorgehoben werden:

1. Sedierung und Hibernation. Lytische Mischung (Promethazin, Pethidin, Hydergin) sowie Phenobarbital, Reserpin oder Diazepam.

2. Physikalische Temperaturregulation. Eisbeutel, Frostoform, Ventilator.

3. Dauerrelaxierung. Hexcarbacholin (Imbretil) (EYRICH).

4. Dauerbeatmung. Über Trachealkanüle mit volumengesteuerten Respiratoren (z.B. Engström) unter Beachtung der in der Literatur hierfür aufgestellten Richtlinien (ASTRUP; BAUR; BJÖRK et al.; BONHOEFER et al.; DÖNHARDT; EISTERER et al.; HOSSLI u. BÜHLMANN; JUST u. STOECKEL; LANGENDORF; LAWIN, 1969; MUSHIN et al.; RÜGHEIMER, 1966; SYKES et al.; ULMER et al.; WEST).

5. Aseptische Bronchialtoilette und Lagerungsdrainage (LAWIN, 1966; POULSEN, 1969; OPDERBECKE, 1969; WIEMERS, 1969).

6. Inhalationstherapie. Entsprechend den Ergebnissen der bakteriologischen Untersuchung des Trachealabstriches (BELINKOFF; BÜHLMANN; v. CLARMANN; DE KORNFELD u. GILBERT; POULSEN, 1969; RÜGHEIMER, 1969; SAFAR).

7. Krankengymnastische Maßnahmen. Thoraxvibrationsmassage, Ganzkörpermassage, Bewegungsübungen.

8. Thorax-Röntgen. Zweitägig.

9. Ausgedehnte prophylaktische Maßnahmen. Zur Vermeidung von Thrombosen, Embolien und Decubitus.

10. Cardiaca. Strophanthin oder Digoxin (Lanicor).

11. Antibiotica. Die Verabreichung erfolgt entsprechend den Ergebnissen der bakteriologischen Untersuchungen und der Resistenzbestimmung (OPDERBECKE, 1969; POULSEN, 1969; RÜGHEIMER, 1969).

12. Bilanzierung und parenterale Ernährung. Vollständige und regelmäßige Kontrolle des Wasser-Elektrolyt- und Säure-Basen-Haushaltes sowie der Eiweiß- und Energiebilanzen, ferner der Zusammensetzung des Blutes, des Urins und des Magensaftes. Ersatztherapie der Verluste an Wasser und Elektrolyten sowie an Eiweißsubstanz unter Zuführung der erforderlichen täglichen Calorienmenge mit Hilfe von Elektrolytlösungen, Aminosäurelösungen und Fettemulsionen. Die Infusionstherapie erfolgt in jedem Falle über einen Vena cava-Katheter (BÜCHERL, 1969; BÜCHERL et al.; BURRI, 1967; FISCHER et al.; HALMÁGYI, 1969; HALMÁGYI et al.; HARMS; HUTSCHENREUTER; ILLINGSWORTH; JUST u. LUTZ; KOLB u. ECKART; OPDERBECKE, 1966; RANDALL et al.; REISSIGL; SHOEMAKER; STEINBEREITHNER, 1965).

13. Überwachung. Kontinuierliche Überwachung aller klinisch faßbaren Funktionsgrößen wie Blutdruck, Puls, ZVD, Temperatur, Atemvolumen, Atemminutenvolumen, Atemfrequenz, sowie die der Körperkerntemperatur, der Pupillenreaktion, des EEG, des EKG. Ferner müssen alle elektronischen Überwachungsgeräte bzw. die Beatmungsgeräte auf ihre Funktionsfähigkeit immer wieder überprüft werden (AHNEFELD et al.; BERGER u. DINSTL; BJÖRK et al.; BÖSMÜLLER; BURRI et al.; BURRI et al.; BUSHART u. RITTMEYER; FEUERSTEIN; FIGDOR; HALMÁGYI, 1969; HALMÁGYI et al.; HARDAWAY et al.; HEILMEYER u. HOLTMEIER; JUST u. LUTZ; KÖRNER; KUCHER, 1966; LAWIN, 1969; LUTZ u. STOECKEL; OEHMIG; PENIN u. KÄUFER; SADOVE et al.; UNGEHEUER u. SCHÜLKE).

Alle diese therapeutischen Maßnahmen werden über mindestens 4 Wochen durchgeführt, ohne daß man zwischendurch einen „Aufwachversuch", d.h. die Unterbrechung der Muskelrelaxierung und der Beatmung vornimmt. Es hat sich immer wieder im Laufe der schwersten Form der Tetanuskrankheit gezeigt, daß mit einem früheren Abklingen der Krampfbereitschaft nur in einer sehr geringen Zahl der Fälle zu rechnen ist. Jede zu frühe Unterbrechung der Therapie ist mit wesentlichen Gefahren verbunden. Die Komplikationsrate nach solchen frustranen Versuchen ist wesentlich erhöht.

Am Ende der Respiratorbehandlung muß die Ausleitung der Therapie mit größter Sorgfalt erfolgen. Alle Maßnahmen der kontinuierlichen Überwachung und der Bilanzierung werden nur schrittweise abgesetzt. Die Überleitung der Patienten zur

Tabelle. *Mortalität der Tetanuskrankheit an der Universitätsklinik Mainz (nur Chirurgie und Anaesthesie) in den Jahren* 1958—1968

	Schweregrad			
	abortiv (Behandlung: Sedierung, Beobachtung)	mittelschwer (Behandlung: Sedierung [Tracheotomie])	schwer (Behandlung: Intensivtherapie [Beatmung])	Gesamt
Zahl der Patienten	5	13	29	47
Geheilt	5	11	18	34
Gestorben	—	2	11	13
Mortalität %	0	15,4	37,9	27,7

Spontanatmung sollte immer mit Hilfe von druckgesteuerten Geräten in Form einer assistierten Atmung erfolgen. Man muß sehr darauf achten, daß auch nach Mobilisierung der Patienten eine Emboliegefahr vorliegt und infolge der Tracheotomie eine Einengung der Luftröhre entweder durch Granulationsgewebe oder durch Tracheomalacie auftreten kann.

Die Einführung der Relaxierung und künstlichen Beatmung zur Behandlung der schweren Form der Tetanuskrankheit im Rahmen der Intensivtherapie hat zu einer wesentlichen Senkung der Mortalität geführt (Tabelle).

Literatur s. am Schluß des Beitrags „Infusionstherapie“, S. 901.

10. Akute Vergiftungen

S. J. Loennecken

a) Die Behandlung des Vergifteten außerhalb der Klinik

α) Herstellen der Transportfähigkeit

1. Allgemeines

Für den vergifteten Patienten, der oft bewußtlos und mit stark abgeschwächten Abwehrreflexen, bisweilen mit eingeschränktem Atemvolumen aufgefunden wird, sind die therapeutischen Maßnahmen vom Auffinden bis zur Ankunft im Wiederbelebungszentrum von vitaler Bedeutung. Die vielfach vertretene Ansicht, der Vergiftete sei so schnell wie möglich ins Krankenhaus zu bringen, ist nur bedingt richtig und provoziert nicht selten zusätzliche Komplikationen (Aspiration, Schock und Tod). Gerade die schwerintoxizierten Patienten sind hier am meisten gefährdet. Die Beobachtungen über den Einlieferungszustand bewußtloser Menschen zeigen die Wichtigkeit, das Augenmerk auf die Herstellung der Transportfähigkeit zu richten. Mehrfach erreichten die Vergifteten die Klinik in moribundem Zustand oder waren auf dem Transport verstorben, obwohl nach Aussagen der Begleitpersonen der Zustand des Vergifteten vor dem Transport zwar bedrohlich, die Kreislauffunktion aber ausreichend war. Die Verschlechterung war also während des Transportes eingetreten.

Der „Herstellung der Transportfähigkeit“ kommt demnach die gleiche Bedeutung wie der klinischen (ärztlichen) Behandlung zu.

2. Die ersten Maßnahmen des Arztes

Als erstes überzeugt man sich, daß der Patient nicht aspiriert hat. Der Mund des Tiefbewußtlosen läßt sich ohne Widerstand öffnen, und mit dem tastenden Finger fühlt man, ob Fremdkörper den Schlund verlegen. Wesentlich besser ist es aber, unter Sicht des Auges mit Hilfe eines Leuchtspatels (Laryngoskop) den Rachen und den Luftröhreneingang zu übersehen. Gegebenenfalls werden Rachen und Bronchialbaum mit dem Sauggerät gereinigt (Bronchialtoilette) zur Sicherung einer ungehinderten Lungenventilation. Es reicht nicht aus, nur den Rachen mit einem Mulltupfer auszuwischen, da bei schweren Vergiftungen der Hustenreflex mehr oder weniger erloschen ist und Schleim und Sekret leicht in die Luftröhre fließen. Bei Schwervergifteten ist der Muskeltonus so stark herabgesetzt, daß Magensekret durch Fremdbewegung des Patienten (z.B. eiliger Transport!), aber auch passiv in der Speiseröhre hochläuft und dann in die Luftröhre gelangt.

Die Sorge um freie Atemwege steht voran. Es genügt nicht, daß Brust und Bauch sich bewegen, man muß auch vor dem Mund *hören*, ob die Atmung frei durchkommt, um eine paradoxe Atmung auszuschließen. Gelingt es nicht, mit einfacher Kopflagerung den Atemweg freizuhalten — das kommt bei zahnlosen, älteren Leuten mit erschlaffter Halsmuskulatur und bei adipösen, kurzhalsigen Patienten vor —, wird ein Mundtubus (Guedel) eingelegt. Sein Ende soll kurz vor den Luftröhreneingang zu liegen kommen. Man muß die richtige Größe wählen. Im allgemeinen wählt der Unerfahrene einen zu kurzen Tubus, wodurch der hintere Zungengrund ungenügend zurückgehalten wird und eher ein Hindernis für die freie Atmung gebildet wird. Die Atmung muß wiederholt mit dem Ohr kontrolliert werden. Die Intubation am Auffindort ist die sicherste Lösung, die Atemwege freizuhalten, zumal, wenn eine künstliche Beatmung notwendig sein sollte. Die Intubation erfordert praktische Übung und gilt bislang als eine ärztliche Aufgabe.

Werden bei dem vergifteten Patienten am Auffindungsort Zeichen unzureichender Spontanatmung festgestellt, wird unverzüglich mit künstlicher Beatmung begonnen.

Für die künstliche Beatmung stehen folgende bewährte Methoden zur Verfügung:

1. Mund-zu-Mund-Beatmung.
2. Beatmungsbeutel. (Die Technik dieser Formen der Beatmung ist im Kapitel „Wiederbelebung", S. 853, beschrieben.)

Die Suche am Auffindort nach Anhaltspunkten (Tabletten, Medizinflaschen, Schachteln und Einpackmitteln) für die Art der Intoxikation wird leider oft vergessen.

3. Das AKW-Gerät

Die notwendige Mindestausrüstung zur modernen Wiederbelebung von Vergifteten außerhalb der Klinik, wurde in Form des AKW-Koffers (Atmung-Kreislauf-Wiederbelebung) (LOENNECKEN) zusammengestellt. Dieser Koffer enthält u.a. einen Beutelbeatmer, ein Absauggerät, ein vollständiges Intubationsbesteck, Infusionsgeräte mit Blutersatz, Medikamente und Verbandstoff, kurz, alles Notwendige für die ärztliche Hilfe.

β) Der Transport (s. auch „Lagerung" im Kapitel Wiederbelebung)

Nach den ersten Maßnahmen am Auffindort dürfte der Patient den Belastungen des Transportes gewachsen sein. Der bewußtlose Patient wird erst jetzt vorsichtig in Seitenlage auf die Tragbahre gelegt und je nach Außentemperatur deckt man ihn zu, damit kein weiterer Temperaturverlust hinzutritt. Für den Transport, der ohne überhöhte Geschwindigkeit durchgeführt werden soll, bestehen keine besonderen Schwierigkeiten. Es ist wesentlich, daß der Beifahrer nicht vorne sitzt, sondern beim Patienten bleibt, damit eine fortlaufende Kontrolle von Atmung und Kreislauf garantiert ist.

γ) Die Ausbildung des Krankentransportpersonals

Um dem vergifteten Patienten bereits vor und auf dem Transport eine optimale Behandlung angedeihen zu lassen, ist es erforderlich, daß das Transportpersonal entsprechend ausgebildet ist. Diese Ausbildung kann in jeder Anaesthesieabteilung durchgeführt werden. Das Personal der Unfallwagen wird über die Erste-Hilfe-Ausbildung hinaus mit der Theorie und Praxis der modernen Wiederbelebung, der sachgemäßen Lagerung und fortlaufenden Kontrolle von Atmung, Blutdruck und Puls vertraut gemacht. Die Notwendigkeit einer solchen Ausbildung hat sich erwiesen und das allgemeine Interesse an solcher Schulung nimmt stets zu.

b) Die Behandlung des Vergifteten in der Klinik

Die ersten Tage der Vergiftung sind gekennzeichnet durch eine Reihe direkter Auswirkungen auf Atmung und Kreislauf, die bei entsprechenden anaesthesiologischen Maßnahmen zunächst voll reversibel sind.

α) Klinische Stadien der Vergiftung

Im Verlauf einer Vergiftung, beispielsweise einer Schlaftablettenvergiftung, beobachtet man folgende Stadien:

a) Die kreislauflabile Initialphase mit Atemdepression.

b) Die stabilisierte Sekundärphase („Steady state") mit gleichmäßigem Abfall der Giftkonzentration.

c) Die Aufwachphase.

d) Die Postintoxikationsphase.

Die Initialphase, der kritischste Zeitabschnitt einer mit Bewußtlosigkeit einhergehenden Vergiftung, ist von den Zeichen peripherer und zentraler Regulationsstörungen geprägt, als klinische Symptome stehen dementsprechend Hypotonie, Atemstörungen, Hypothermie, Magen- und Darmatonie im Vordergrund.

Bei geeigneter Behandlung läßt sich die Initialphase im Laufe von 12—24 Std in das zweite Stadium, die *stabilisierte Phase*, überleiten. Dieses Stadium darf als erreicht gelten, wenn folgende Kriterien erfüllt sind.

1. Der Blutdruck bleibt bei adäquater Flüssigkeitszufuhr im Bereich der Norm.
2. Die Spontanatmung ist ausreichend und unbehindert.
3. Die Diurese entspricht der Flüssigkeitszufuhr.
4. Die Giftkonzentration im Serum nimmt gleichmäßig ab.
5. Die Wiederkehr der Reflexe entspricht dem Abfall der Giftkonzentration.
6. Die Hypo- oder Hyperthermie lassen sich ohne Schwierigkeiten normalisieren.
7. Die Magenatonie ist überwunden, künstliche Nahrung kann durch Sonde gegeben werden.

Die Aufwachphase ist gekennzeichnet durch das Wiedereinsetzen der vegetativen Regulationen. Die Beobachtungen zeigen, daß zu diesem Zeitpunkt eine Reihe Komplikationen einsetzen, insbesondere bei älteren und körperlich verbrauchten Personen. Selbst wenn bis zu diesem Stadium die Stabilisierung des Kreislaufes und Mineralhaushaltes ohne spezielle Schwierigkeiten verlief, treten hier Lungen-, Herz- und Kreislaufkomplikationen ein sowie schwer beeinflußbare Hyperthermien. Ein Teil der Patienten erlag erst in diesem Stadium den Folgen der Vergiftung. Gelegentlich sahen wir ein langsames therapieresistentes „Versanden" des Kreislaufes. Es dürfte sich hier zum Teil um Folgen einer Hypoxie vor der Klinikaufnahme handeln.

In diesem Stadium werden gelegentlich Verwirrtheitszustände von 24—36 Std gesehen und davon auffallend häufig Patienten betroffen, die mit Analeptica behandelt wurden.

Unter *Postintoxikationsphase* wird die Zeit zwischen Aufwachen und Entlassung aus der Behandlung verstanden. Während dieser Zeit werden oft Paresen und neuritisähnliche Symptome festgestellt, ferner verschiedene psychische Zustände, die weniger mit der Vergiftung als mit der Primärsituation der Patienten in Zusammenhang stehen. Dieser Zustand wird unter dem Begriff des Durchgangssyndromes zusammengefaßt. Er betrifft mehr die psychiatrisch-neurologische Seite der Vergiftung und entzieht sich der Behandlung durch den Anaesthesisten.

β) Allgemeine Behandlungsmethoden

1. Das Prinzip der Behandlung

Geht eine Vergiftung mit Bewußtlosigkeit einher, so darf die Therapie nie darauf ausgerichtet werden, den Patienten mit „Gewalt" wach zu bekommen. Es wird vielmehr eine Normalisierung der einzelnen Organfunktionen angestrebt. Da die Barbiturate und andere moderne Schlaf-, Beruhigungs- und Schmerzmittel im Rahmen der akuten Vergiftung von sich aus keine nachweisbaren irreversiblen Organschäden verursachen, ist die Verkürzung der Vergiftungsdauer nicht vordringlich.

Die Behandlung teilt sich in:

1. Allgemeinbehandlung,
2. Spezialbehandlung.

Grundlage der Therapie generell aller Vergiftungen ist die sog. Allgemeinbehandlung. Sie stellt im wesentlichen eine modifizierte Schockbehandlung dar.

Diese Allgemeinbehandlung ist so gehalten, daß sie in jedem Krankenhaus durchgeführt werden kann. Dies gilt für 80% der Vergiftungen. Nur etwa 20% der Vergifteten bedürfen zusätzlich spezieller Maßnahmen, die routinierten Intensivpflegestationen — Vergiftungsbehandlungszentralen — vorbehalten sind. Diese Zentralen sind in Notfällen außerdem Tag und Nacht telefonisch erreichbar.

Die Allgemeinbehandlung zielt darauf hin, jede der physiologischen Norm nichtentsprechende Körperfunktion einzeln anzugehen. Diese Art der Behandlung ist unspezifisch und läßt sich bei allen Vergiftungen ohne Nachteil einsetzen. Sie ist darauf ausgerichtet, während des Stadiums der Bewußtlosigkeit physiologische Kreislaufwerte und eine optimale Nierenfunktion wiederherzustellen, damit der Patient selbst in die Lage versetzt wird, den Abbau und die Ausscheidung der eingenommenen Medikamente zu bewältigen. Die Allgemeinbehandlung bedient sich dabei der praktischen Erkenntnisse der Anaesthesiologie vom Umgang mit Patienten in Narkose. Da bei Einlieferung der vergifteten Patienten meistens keine exakten Auskünfte über Art und Menge der eingenommenen Mittel zu erhalten sind, ergibt sich die Notwendigkeit, die Allgemeinbehandlung der Vergifteten von vornherein so zu gestalten, als ob immer eine schwerste Intoxikation vorläge; denn es kommt nicht selten vor, daß zunächst gut ansprechbare Patienten Stunden nach der Aufnahme das Bewußtsein verlieren und in ein tiefes Koma versinken.

Zur Allgemeinbehandlung zählen auch die allgemeinen pflegerischen Maßnahmen, die alle Bewußtlosen und bewußtseinsgetrübten Patienten — ganz gleich, aus welcher Ursache — in besonderem Maße benötigen.

2. Die klinische Aufnahmeuntersuchung

Der neurologische Status zu Anfang der Behandlung gibt sowohl einen Anhalt für die Schwere der Intoxikation als auch eine gute Vergleichsbasis für spätere Untersuchungen.

Bei *allen* Patienten werden besondere Tageskurven für Vergiftete angelegt, in die alle Beobachtungen möglichst einheitlich einzutragen sind.

Bewußtseinslage. Tief bewußtlos; bewußtlos, aber bewegungsunruhig; sehr schläfrig; geringe Bewußtseinstrübung; noch gerade ansprechbar; Augenaufschlagen; Schluckbewegungen.

Reaktion auf Reize. Würgreiz und Husten beim Absaugen; Blinzelreflex beim Anblasen; Tränenbildung.

Pupillenreaktion. Pupillen weit, Pupillen eng, Pupillen unterschiedlich weit, Pupillen reagieren, Pupillen reaktionslos.

Atmung. Freie Atmung, flache Atmung, gepreßte Atmung, regelmäßige Atmung, unregelmäßige Atmung, Atemstillstand, Beatmung.

Hautveränderungen und Hautfarbe. Rosige Gesichtsfarbe — bläuliche Gesichtsfarbe; kühle Extremitäten — warme Extremitäten; kühler Rumpf — stark erhitzter Rumpf; Lidödeme. Infiltrate an der Injektionsstelle.

Erbrechen.

Einkoten und Einnässen.

Sonstiges. In der Spalte „Sonstiges" werden ergänzende pflegerische Maßnahmen aufgeschrieben, die weniger regelmäßig durchgeführt werden als die übrigen Messungen und Behandlungen in den vorgedruckten Spalten:

Mundtubus eingelegt, Mundtubus gereinigt, Sauerstoffsonde gewechselt, Trachealkanüle gereinigt, Trachealkanüle gewechselt, Trachealkanüle entfernt.

Intravenöse Infusionskanüle gewechselt.

Mundpflege — Lippenpflege. Sondenernährung.

Magensaft durch Sonde abgesaugt.

Magendauersonde eingelegt — Magendauersonde entfernt.

Einlauf.

Ventilator eingeschaltet — Ventilator abgestellt.

Nach den Erfahrungen der letzten Jahre dürften klinische Untersuchungen und Verlauf so am besten erfaßt werden. Bei den schwersten Vergiftungen kommt dazu die Kreislauf- und Atmungskontrolle mit Überwachungsgeräten.

3. Störungen der Spontanatmung

a) Mechanische Atemstörungen:

Die Bronchialtoilette. Die Atemwege müssen so weit gereinigt werden, daß alle Nebengeräusche der Atmung wie Schnarchen, Ziehen, Röcheln usw. während der Ein- und Ausatmung verschwinden. Durch anatomische Eigenarten, wie dicke Zunge, kurzer Hals, schlaffe Kiefermuskulatur kann die Atmung besonders erschwert werden. Mit den bekannten einfachen Maßnahmen wie Seitenlage der Patienten, Anlegen einer Zungenzange oder Einführen eines Mayotubus läßt sich in vielen Fällen eine Freihaltung der Atemwege erreichen. Sehr vorteilhaft ist das Einsetzen eines Nasopharyngealtubus. Der Tubus wird am besten über eine gebogene Leitsonde eingeführt, wobei man immer den größtmöglichen Tubusdurchmesser wählt. Der Nasentubus muß regelmäßig herausgenommen und gesäubert werden, da die Sekrete das Lumen schnell einengen. In den meisten Fällen wird jedoch die endotracheale Intubation mehr Sicherheit gegen Atemwegsverlegung geben und zusätzlich die Aspiration verhindern.

Es genügt nicht, nur die Mundhöhle und Rachen abzusaugen bzw. mit Tupfern auszuwischen. Auch wenn der bewußtlose Patient ruhig atmet, fließen Sekrete langsam und sicher in die tiefer liegenden Lungenabschnitte. Die einzig richtige Therapie besteht daher im Absaugen auch der unteren Luftwege. Ohne Trachealtoilette ertrinkt der Patient in seinen eigenen Sekreten. Man ist bei der Trachealtoilette immer wieder überrascht, wieviel Sekret sich unauffällig ansammelt. Das Absaugen aus der Trachea ist so lange erforderlich, bis der Patient selbst ausreichend expektorieren kann. Aushusten bedeutet, daß das Sekret auch tatsächlich aus der Trachea herausbefördert wird.

Bei bewußtlosen, reflexarmen Patienten läßt sich der Kehlkopfeingang mit Hilfe des Laryngoskopes leicht einstellen. Unter Sicht des Auges wird der Absaugkatheter zwischen die Stimmbänder eingeführt.

Als Absaugkatheter eignet sich bestens der Blasenkatheter nach NELATON mit Mercier-Krümmung an der Spitze und zwei Augen. Die gebogene Katheterspitze erleichtert nicht nur das Passieren der hinteren Rachenwandkrümmung, insbesondere, wenn die Einführung durch die Nase erfolgt, sondern auch das Hineingleiten des Katheters in die beiden Hauptbronchien.

Das sog. „blinde" Einführen eines Katheters ist mit einiger Übung ohne Hilfsmittel durchführbar.

Mit diesen beiden Methoden kommt man stets zum Ziel. Auch Hilfspersonal ist nach kurzer Übung in der Anaesthesieabteilung imstande, endotracheal abzusaugen. Beim Absaugen wird der Katheter immer leicht gedreht und gleichzeitig etwas vor- und zurückgeschoben. Es empfiehlt sich, nach 10 bis 15 sec stets eine kleine „Verschnaufpause" mit Sauerstoffzufuhr einzulegen.

Der Ausfall des Hustenreflexes bei entsprechender Vergiftungstiefe erfordert gelegentlich besondere Maßnahmen, um die Sekrete der tieferen Luftwege zu entfernen.

Mit der Bronchialtoilette können die großen Bronchialäste durch einfaches Absaugen von Schleim und Sekreten befreit werden. Die feineren Bronchialäste werden dagegen nicht erfaßt. Da bereits bei tiefer Narkose (Vergiftung) die Flimmerepithelbewegungen erloschen sind, stagnieren die Sekrete in den tieferen Atemwegen.

Der Hustenstoß wurde schon früher imitiert, z. B. durch Abklopfen der Thoraxwand und manuelle Unterstützung der Ausatmung. Für den natürlichen Hustenstoß ist der plötzliche explosionsartige, exspiratorische Luftstoß charakteristisch, der durch Pressen und plötzliches Öffnen der Stimmritze zustande kommt. Dieser Vorgang ist durch einfache klinische Methoden nicht zu ersetzen, wurde aber von OEHMIG und STOFFREGEN technisch elegant mit Hilfe des „*Tussomaten*" nachgeahmt (s. S. 453).

Intubation und Tracheotomie. Ein Trachealtubus, vor allem der Portex-Plastik-Tubus, kann ohne Gefahren für die Stimmbänder tagelang belassen werden. Die *Intubation bietet volle Sicherheit für eine ungehinderte Ventilation, verhindert die Aspiration, sollte großzügigst angewendet werden* und ist der sofortigen Tracheotomie vorzuziehen. Oft kann hierdurch die Tracheotomie erspart bleiben. Viele der neueren, kurzwirkenden Schlafmittel verursachen bei Überdosis eine bedrohliche Einschränkung der Atmung, die sich aber wegen der kurzen Wirkung innerhalb von 24—36 Std so weit zurückbilden kann, daß weitere Maßnahmen überflüssig sind. Da bei der Einlieferung oft nicht bekannt ist, welche Mittel eingenommen worden sind, sollte der Patient zuerst intubiert statt tracheotomiert werden.

Stößt die Erhaltung freier Atemwege mit konservativen Mitteln auf Schwierigkeiten, muß unverzüglich die Tracheotomie durchgeführt werden („Indikation, Methode und Pflege der Tracheotomie" s. S. 926).

Zufuhr von Sauerstoff. Die Erhöhung des Sauerstoffpartialdruckes in der Atemluft durch Sauerstoffzufuhr hat sich als wirksamste Maßnahme erwiesen, um eine optimale Sauerstoffsättigung des Blutes zu erreichen (Methodik s. S. 905).

b) Zentrale Atemstörungen:

Jede schwerere Vergiftung mit Bewußtlosigkeit geht mit einer zentralen Atemdepression einher, die in einer Hypoventilation ihren Ausdruck findet. Damit bleiben — trotz des auf Grundumsatzwerte gesenkten Stoffwechsels — Sauerstoffaufnahme und Kohlensäureabgabe hinter den Sollwerten zurück.

Klinische Hinweise für den unzureichenden Gasaustausch sind: Unterschiedliche Grade einer Cyanose, frequenter Puls, erweiterte oder gar reaktionslose Pupillen und nicht zuletzt augenfällige Atemstörungen, sei es als Ausfall der Thorakalatmung bei erhaltener Zwerchfellfunktion, oder als mehr unregelmäßiger bzw. periodischer Atemtyp (Cheyne-Stokes).

Erhöhter systolischer Blutdruck, frequenter Puls und verbreiterte Blutdruckamplitude als Ausdruck der CO_2-Retention lassen oft im Stich, da sich durch die vergiftungsbedingte Hypotonie ein mittleres Blutdruckniveau einstellt und einen normalen Blutdruck vortäuscht; nur regelmäßige Blutgasanalysen ermöglichen eine Objektivierung der ventilatorischen Situation.

4. Störungen des Kreislaufs

Die Therapie des Kreislaufversagens ist in den Abschnitten „Schock", S. 503, „Wiederbelebung", S. 843, sowie „Kreislaufstillstand", S. 520, dargestellt.

5. Störungen der Ernährung

Magen-Darmatonie. In den ersten Tagen nach schwerer Vergiftung besteht regelmäßig — durch die Schlaftiefe bedingt — eine Magen- und Darmatonie. Während dieser Zeit ist eine Zufuhr von Flüssigkeit durch den Magenschlauch nicht nur zwecklos, sondern mit erheblichen Gefahren verbunden, da immer die Möglichkeit eines Refluxes und damit der Aspiration besteht. Bei der Einlieferung in die Klinik wird der Magen in jedem Fall so gut wie möglich abgesaugt und das Abgesaugte chemisch untersucht. Bei klinischem Verdacht auf Magenatonie wird eine Magensonde (Ch. 18—20) eingelegt und der Magen entlastet. Bei Wiedereinsetzen der Peristaltik wird die Sonde für die Ernährung benutzt.

Die parenterale Ernährung. Ist die parenterale Ernährung nur für die relativ kurze Zeitspanne von

2—4 Tagen notwendig, wird die parenterale Calorienzufuhr auf Glucose, Lävulose und aufgeschlossene Aminosäuren beschränkt. Bei jeder Intoxikation hat die Leber als wichtiger Ort der Entgiftung einen großen Glucosebedarf. Durch intravenöse Glucose- und Fructosezufuhr wird die Glykogenbildung und somit die Leberfunktion gefördert. Elektrolytverschiebungen, die ausgeglichen werden müssen, sind am ehesten dann zu erwarten, wenn wegen Magen-Darmatonien viel infundiert werden mußte.

Sofern die Peristaltik rasch in Gang kommt und der Vergiftete Nahrung zu sich nimmt bzw. für die Dauer der Bewußtlosigkeit mit der Sonde ernährt werden kann, bleibt der Elektrolythaushalt in normalen Grenzen. (Über die Durchführung einer parenteralen Ernährung s. S. 892.)

Die orale Sondenernährung. Bei Patienten in durchschnittlichem Ernährungszustand ist die geringe Calorienzufuhr mit intravenöser Infusion während einiger Tage ohne wichtige Folgen. Bei länger dauernder Vergiftung, insbesondere durch Barbital (Veronal) und Phenobarbital (Luminal), wird mit Wiedereinsetzen der Peristaltik von intravenöser Calorienzufuhr auf Ernährung durch den Magenschlauch übergegangen. Als Sondenernährung wird ein Gemisch von geschlagenen Eiern, Fleischbrühe und leicht verdaulichen Kohlehydraten (Mondamin) gegeben. Zu dieser Sondenernährung, die anfangs zur Vermeidung einer Überlastung des Magens nur 3mal täglich 200 ml betragen soll, wird ein kleines Gläschen Branntwein und eine halbe Tasse gesiebter Bohnenkaffee hinzugefügt. Hierdurch wird nicht nur die periphere Durchblutung sichtbar angeregt, sondern auch die Peristaltik in allen Fällen günstig beeinflußt. Wird die künstliche Ernährung gut vertragen, steigert man die orale Zufuhr von Flüssigkeit und Calorien und reduziert die intravenöse Infusion. Von der pharmazeutischen Industrie gelieferte standardisierte Nährmittelgemische für konzentrierte Calorienzufuhr per os sind empfehlenswert.

6. Störungen der Temperaturregulation

a) Die Hypothermie. Eine mit Bewußtlosigkeit einhergehende Vergiftung setzt wie bei einer Narkose die Empfindlichkeit der Temperaturregulation herab. Dadurch verlieren die Patienten in kühler Umgebung schnell an Körpertemperatur, falls sie ungenügend zugedeckt sind. Sehr oft wird vergessen, Arme und Beine ausreichend zuzudecken, z. B. wenn der Arm zur Blutdruckmessung bzw. das Bein für die Infusion benötigt wird.

Bei einer Körpertemperatur unterhalb 30° C (rectal) besteht zunehmend die Gefahr der Herzarrhythmie und des Herzstillstandes.

Entsprechend der Temperatursenkung werden alle vitalen Funktionen verlangsamt (Schneider). Die Unterkühlung bedeutet deshalb für die Barbituratintoxikation eine Potenzierung der Barbituratauswirkung, deren Grad mit zunehmender Unterkühlung steigt. Ebenfalls sind Elimination und Abbau der Schlafmittel verlangsamt. *Die Intoxikation wird bei Untertemperatur protrahiert.*

Bei Wiedererlangen der normalen Körpertemperatur erfolgt die Schlafmittelelimination schneller.

Die Behandlung der Hypothermie besteht in der aktiven, aber vorsichtigen Wärmezufuhr. Am einfachsten geschieht dies durch Lagerung des Patienten auf einem Wasserkissen (37° C) oder mehreren, unter dem Rumpf verteilten Wärmflaschen; diese sollen etwa 2° C über der Kerntemperatur und maximal 37° C warm sein, Lagewechsel ist mindestens $^1/_2$stündlich notwendig.

Überdies hat sich die Anwendung von Infrarotstrahlern oder thermostatisch regulierter Wolldecken bewährt.

b) Die Hyperthermie. Besonders im Aufwachstadium der Vergiftung steigt gelegentlich die Körpertemperatur stark an (Hyperthermie), ohne daß dabei klinische Zeichen einer Pneumonie oder anderer Infektionen bestehen.

Die Hyperthermien sind oft schwer beeinflußbar.

Die Hyperthermie führt zu einem erhöhten Sauerstoffbedarf des ganzen Organismus, so auch des Gehirns, und damit zu einer eklatanten Verkürzung der Wiederbelebungsmöglichkeiten. Die besonderen Nachteile der Hyperthermie für die Schlafmittelintoxikation liegen darin, daß neben der Erhöhung des O_2-Bedarfs die Eliminationskurve der Schlafmittel stagniert.

Zwei Formen der Hyperthermie werden unterschieden:

a) Hyperthermie *ohne* periphere Vasoconstriction,

b) Hyperthermie *mit* peripherer Vasoconstriction.

Ad a) Die Hyperthermie *ohne* periphere Vasoconstriction mit einem gleichmäßig den ganzen Körper betreffenden Temperaturanstieg ist einfach zu behandeln: Der Rumpf des Patienten wird bei zugedeckten Extremitäten mit Hilfe elektrischer Kaltluftventilatoren angeblasen, wodurch sich die Temperatur leicht zur Norm senken läßt.

Zur Erhöhung der Wärmeabgabe wird der Stamm alle 10 min leicht angefeuchtet. In einzelnen

Fällen normalisiert sich die erhöhte Temperatur auch ohne besondere Maßnahmen. Oft genügt schon das Abdecken des Oberkörpers im normaltemperierten Raum, um die Temperatur langsam zu senken. Die Kühlung mit Ventilatoren ist gefahrlos bei relativ starker Dämpfung. Nähert sich der Patient der Aufwachphase, dann ist die Verhütung unerwünschter gegenregulatorischer Reflexe empfehlenswert.

Ad b) Hyperthermie *mit* peripherer Vasoconstriction (kalten Extremitäten).

Die Hyperthermie *ohne* periphere Vasoconstriction sieht man mehr in der stabilen Phase einer Vergiftung, die Hyperthermie *mit* peripherer Vasoconstriction sehr oft in der Aufwachphase.

Die Hyperthermie *mit* peripherer Vasoconstriction ist schwieriger zu beeinflussen, denn außer den Temperaturregulationszentren ist auch die Vasomotorenfunktion in Mitleidenschaft gezogen: Die zirkulierende Blutmenge ist verkleinert, da die physiologische vasculäre Reaktion auf Hyperthermie, nämlich eine periphere Gefäßerweiterung, ausbleibt.

Beim Kühlungsversuch wird die periphere Vasoconstriction noch verstärkt; die Kreislaufverhältnisse werden schlechter, so daß das Bild eines Schocks entsteht. Am besten hat sich hier eine Bluttransfusion oder eine makromolekulare Infusion (Dextran) mit einem Zusatz von Hydergin bewährt. Die periphere Constriction läßt dann langsam nach, und mit Hilfe von Ventilatoren sinkt die Körpertemperatur nun ohne weitere Kreislauferscheinungen ab. Die Extremitäten bleiben zugedeckt.

7. Störungen des Elektrolyt- und Wasserhaushaltes

Während der Vergiftung sind Änderungen im Elektrolyt- und Wasserhaushalt festzustellen. (Zur „Diagnose und Therapie“ s. in den einschlägigen Kapiteln S. 73 u. 892.)

c) Spezielle Hilfsmethoden bei schweren Vergiftungen

α) Die forcierte Diurese

Die Barbiturate — besonders die langwirkenden — und ihre Abbauprodukte werden weitgehend über die Niere ausgeschieden.

Eine gute Nierenfunktion wird deshalb seit langem für die Therapie der Barbituratintoxikation angestrebt und die Infusion nach Erreichen normaler physiologischer Kreislaufverhältnisse so hoch wie individuell verträglich gehalten. Das bedeutet für den Erwachsenen je 24 Std eine Zufuhr von 1800—2000 ml ohne Gefahr der Kreislaufüberlastung und des Lungenödems.

Allerdings kann diese Infusionsmenge bei guter Herz- und Nierenfunktion auf das Vielfache gesteigert werden, besonders in Kombination mit Diureticis (z. B. Furosemid — Lasix — 40—60 mg/24 Std, Harnstoff, 250 ml einer 30%igen Lösung mit Zusatz von Lävulose oder Mannitol bzw. Sorbitol), läßt sich die Diurese stark fördern (bis zu 11 Liter in 24 Std; Clemmesen u. Nilsson).

Eine derart gesteigerte Diurese fordert aber eine genaue Kontrolle von Kreislauf und Elektrolythaushalt.

Zur Beschleunigung des Barbituratabbaues kann man sich zusätzlich des Umstandes bedienen, daß die Barbiturate in alkalischem Milieu — durch Infusion von Bicarbonat — gegen Molekülzerstörung empfindlicher sind. Es gelang Lassen mit dieser Therapie, die Barbituratausscheidung so zu erhöhen, daß die Patienten im Vergleich zur bisherigen Behandlung viel früher ansprechbar wurden, günstigenfalls in $^1/_3$ der bisherigen Zeit. Analog den Ergebnissen mit der künstlichen Niere war ein deutlicher Unterschied in der Barbituratausscheidung je nach chemischer Konstitution der eingenommenen Präparate festzustellen. Zum Beispiel konnte Barbital (Veronal) relativ schneller als Plasmobarbital (Luminal) eliminiert werden.

Im Rahmen der speziellen Behandlung dürften diese Methoden in geeigneten Fällen ihre Berechtigung haben und die Ausscheidung der vielen neuen barbituratfreien Schlaf- und Beruhigungsmittel sicher verbessern.

β) Die extrakorporale Hämodialyse

Die gesunde Niere hat auch bei forcierter Diurese eine begrenzte Leistungsfähigkeit, und Schwervergiftete kommen nicht selten im Zustand des totalen Nierenversagens zur Aufnahme. Um die Ausscheidung der Schlafmittel dennoch zu steigern und eine insuffiziente Niere zu unterstützen, wurde die Methode der extrakorporalen Hämodialyse auch für die Therapie der Schlafmittelintoxikation eingesetzt.

Das Prinzip der extrakorporalen Hämodialyse ist einfach: Durch einen aufgerollten langen Kunststoffschlauch (meistens aus Cellophan), der in eine tyrodeähnliche Lösung getaucht ist, fließt das voll- bzw. teilheparinisierte Blut des Patienten, welches in kontinuierlichem Strom (ca. 250 ml/min), einer Arterie oder Vene entnommen, durch die künstliche Niere geführt und zum Patienten zurückgeleitet wird.

Uneinheitliche experimentelle Ergebnisse werden durch unterschiedliche Dialysierbarkeit der Barbiturate erklärt.

In technischer Hinsicht erfordert die Hämodialyse einen großen Aufwand. Bei stark organgeschädigten Kranken (Leber, Niere, Herz), Patienten also, bei denen durch eine langdauernde Bewußtlosigkeit ernste Komplikationen zu erwarten sind, hat die Hämodialyse ihre besondere Indikation.

γ) Behandlung bei Vergiftung mit schnellwirkenden Pflanzenschutz- und Schädlingsbekämpfungsmitteln aus der Reihe der Alkylphosphate (E605 u. a.) und Carbamate

Die Behandlung der obengenannten Gruppe soll deshalb besonders hervorgehoben werden, da diese Chemikalien heute eine weite Verbreitung gefunden haben und die Rettung des Vergifteten von der frühzeitigen Atropinbehandlung stark abhängt.

Die Alkylphosphate und Carbamate sind Cholinesterasehemmer. Man erkennt die Vergiftung durch diese Gruppen, der Patient zeigt stecknadelkopfgroße Pupillen, eine zunehmende Bradykardie, die bis zum Herzstillstand führen kann, maximal erhöhte Salivation und Tränenfluß, extreme Darm-Peristaltik sowie Muskelkrämpfe von feinfibrillären Zuckungen bis tonisch-klonischen Krämpfen. Unter diesen Symptomen kommt der Patient ohne Behandlung in kürzester Zeit ad exitum. Die Behandlung duldet keinen Aufschub, sofort wird folgendermaßen vorgegangen:

> i.v. Injektion von Atropinum sulf. bis die Pulsfrequenz nahe zur Norm angestiegen ist und repetieren, wenn der Puls wieder sinkt, sowie Anlegen einer Infusion.

Da die Atropinwirkung nur kurz anhält, muß ohne Zögern laufend nachgespritzt werden. Als Gradmesser für die Dosierung dient die Pulsfrequenz: sinkt diese unter 50 Schläge pro Minute, gibt man wiederholt Atropin.

Die dabei erforderliche Atropinmenge überschreitet die in der Pharmakopoe angegebene Maximaldosis um ein Vielfaches! Wir beobachteten einen Fall, der nach Einnahme von 10 ml E 605-Standardlösung erst nach 5stündiger Behandlung mit insgesamt 92 mg Atropin und zwischenzeitlicher künstlicher Beatmung ansprechbar wurde.

Cholinesterasereaktivatoren wie Toxogenin (Merck) und PAM (Bayer) können als Adjuvantien versucht werden, man darf sich aber auf diese sog. Reaktivatoren der Cholinesterase nicht allein verlassen; die Grundlage der Therapie besteht in der hinreichenden Atropininjektion. Erst beim Abklingen der Bradykardie und Krampfneigung dürfen Atropindosis und Injektionsfrequenz verringert werden.

δ) Die hyperbare Sauerstofftherapie zur Behandlung der Kohlenmonoxydvergiftung

Die Möglichkeit zur hyperbaren O_2-Therapie ist heute in vielen Intensivstationen gegeben. Diese Therapie hat sich auch für die CO-Vergiftung hervorragend bewährt. Schon bei 1,5—2 atü Kammerdruck läßt sich dadurch in wenigen Stunden das Kohlenoxyd weitgehend eliminieren und die drohende Gewebshypoxie verhindern (s. Kap. „Hyperbare O_2-Therapie“, S. 916).

Literatur

1. Handbücher und Monographien

Bensley, E. H., Joron, G. E.: Handbook of treatment of acute poisoning, 3. ed. London 1963.

Klimmer, O. R.: Pflanzenschutz- und Schädlingsbekämpfungsmittel. Hattingen: Hundt 1964.

Loennecken, S. J.: Akute Schlafmittelvergiftung. Stuttgart: Schattauer 1965.

— Acute barbiturate poisoning. Bristol: Wright & Sons 1967.

Mellan, J. u. E.: Dictionary of poisons. New York 1956.

Teleky, L.: Gewerbliche Vergiftungen. Berlin-Göttingen-Heidelberg: Springer 1955.

2. Zeitschriften

Clemmesen, C., Nilsson, E.: Therapeutic trends in the treatment of barbiturate poisoning. Clin. Pharmacol. Ther. **2**, 220 (1961).

Gottstein, U., Bernsmeyer, A., Lehn, H., Niedermeyer, W.: Hämodynamik und Stoffwechsel des Gehirns bei Schlafmittelvergiftung. Dtsch. med. Wschr. **86**, 2170 (1961).

Hauschild, F.: Pharmakologie und Grundlagen der Toxikologie. Leipzig: Thieme VEB 1960.

Nilsson, E.: On treatment of barbiturate poisoning. Acta med. scand. **139**, Suppl. 253 (1951).

Schneider, M.: Zur Pathophysiologie des Gehirnkreislaufes. Acta neurochir. (Wien), Suppl. **7** (1961).

Kapitel F: Der Anaesthesist

I. Das Verhältnis Patient — Anaesthesist

P. Fritsche

Bei der in den letzten Jahrzehnten notwendigerweise erfolgten Spezialisierung in der Medizin konnte es nicht ausbleiben, daß namentlich in großen Krankenhäusern und Kliniken das Verhältnis zwischen Patient und Arzt eine wesentliche Veränderung erfahren hat. Die ärztliche Betreuung ist aufgesplittert, und die einzelnen Spezialisten teilen sich in die Behandlung des Patienten. Der Anaesthesiologie ist jedoch aus ihrem Aufgabenbereich heraus und trotz ihrer Absplitterung von den operativen Fächern die Möglichkeit gegeben, die einzelnen Fachdisziplinen der Medizin wieder zu verbinden. Wenn der Anaesthesist seine Hauptaufgaben gewissenhaft erfüllen will, den Patienten vor allem während des operativen Eingriffs schmerzfrei und schonend „über die Runden zu bringen", so muß er ihn in seiner Gesamtheit, seiner Komplexität von körperlichen und geistig-seelischen Vorgängen mit ihren Auswirkungen auf das vegetative Nervensystem betrachten und darf nicht nur den Körperabschnitt berücksichtigen, in dem die Operation durchgeführt werden soll, oder seine Aufgaben allein in der technischen Durchführung der Anaesthesie sehen.

Diese Aufgaben beginnen bereits bei der präoperativen Visite. Da es heutzutage auch den meisten Laien bekannt ist, daß die Narkose kein natürlicher Schlaf ist, sondern einen eindeutigen Eingriff in die Integrität des Organismus darstellt, der Patient sogar oft mehr Angst vor der Narkose als vor der Operation empfindet, sollte es dem Anaesthesisten bereits bei der ersten Kontaktaufnahme gelingen, ein wahres Vertrauensverhältnis zu dem Patienten herzustellen und ihm die Zuversicht auf ein erfolgreiches Überstehen der Operation zu geben. Dazu muß er unter Umständen all sein Wissen und seine Fähigkeiten in der Menschenkenntnis und Menschenführung aufbieten und ihn in seiner gegebenen Situation zu verstehen versuchen, die durch seine Krankheitsanamnese, persönliche, familiäre und berufliche Gegebenheiten bedingt ist. In einem vertrauensvollen Gespräch muß der Anaesthesist im Wissen um die psychosomatischen Zusammenhänge versuchen, dem Patienten die Angst vor der Narkose und Operation zu nehmen. Es darf gerade von seiten des Anaesthesisten nicht geschehen, daß der Patient nur als Fall und nicht als Person gewertet wird. Er muß über die Art der Anaesthesie in großen Umrissen aufgeklärt werden und die Gewißheit erhalten, daß er während des operativen Eingriffs keine Schmerzen verspüren wird und seine vitalen Organfunktionen laufend vom Anaesthesisten überwacht werden.

Zur Herstellung dieses Vertrauensverhältnisses muß sich der Anaesthesist genügend Zeit nehmen, und diese Kontaktaufnahme darf nicht gehetzt erscheinen. Auch in Ausnahmefällen darf der Patient nicht die Eile des Arztes verspüren. Sehr oft geschieht es, daß der Kranke dem Anaesthesisten bei seinem Besuch noch besondere Wünsche und Sorgen anvertraut aus dem Bewußtsein heraus, daß er ihm sozusagen sein Leben anvertraut.

Der beruhigende Einfluß des Anaesthesisten muß erst recht kurz vor Beginn der Anaesthesie durch sein Verhalten und seine Worte gewährleistet sein, auch wenn sogar Bedenken über den erfolgreichen Ausgang der Behandlung von medizinischer Seite bestehen. Die Einleitung der Narkose soll auf jeden Fall ohne Hast vor sich gehen, wobei es sich immer wieder bewährt hat, den Patienten auch auf die postoperative Phase zu verweisen, damit er allein schon daraus die Hoffnung schöpft, den unmittelbar bevorstehenden Eingriff zu überstehen. Dazu genügen zumeist nur wenige, aber gezielte und der geistig-seelischen Verfassung des jeweiligen Patienten angepaßte Worte. Bei der Einleitung wie bei der Führung der Narkose zeigt es sich, ob er vertrauensvoll und mit einem relativ stabilen vegetativen Nervensystem die Anaesthesie und Operation erwartet hat. Angsterfüllte Patienten bieten für die Durchführung der Anaesthesie zumeist erhebliche Schwierigkeiten.

Aus medizinischen wie auch aus verschiedenen psychologischen Gesichtspunkten muß der Anaesthesist am Nachmittag des Operationstages den Patienten aufsuchen, um die Nachwirkungen der Anaesthesie zu erkennen und an der weiteren Betreuung des Patienten mitzuarbeiten.

Aus den Berichten vieler Patienten und Kollegen ergibt sich jedenfalls eindeutig die große Bedeutung, die dem Verhältnis Patient — Anaesthesist nicht nur im Hinblick auf eine erleichterte Narkoseführung zukommt, sondern vor allem mit Rücksicht auf den Patienten, der ebenfalls heute weiß, daß die Anaesthesie kein physiologischer Zustand ist, vielmehr bei unsachgemäßer Durchführung schnell zum Tode führen kann. Gerade deshalb sollte der Anaesthesist alles aufbieten, um ihm das Gefühl des Geborgenseins in seiner Obhut zu vermitteln.

II. Die Ausbildung

1. Die Ausbildung zum Anaesthesisten

M. ZINDLER

a) Vorbemerkung

Die Schwierigkeit der medizinischen Ausbildung liegt in dem ungeheuer großen, ständig anwachsenden Wissensstoff, der für die richtige, kunstgerechte Behandlung unserer Patienten notwendig ist.

Die Anaesthesiologie erfordert als Querschnittsfach nicht nur Wissen im engeren Fachgebiet, sondern auch Kenntnisse der Inneren Medizin, Kinderheilkunde, Neurologie etc. sowie über die Besonderheiten der operativen Fachgebiete. Außerdem hat sich der Tätigkeitsbereich des Anaesthesisten in letzter Zeit durch die Intensivtherapie der schwerstkranken Patienten bedeutend erweitert. Deshalb wurde die Ausbildungszeit zum Facharzt für Anaesthesie in allen Ländern verlängert und intensiviert.

Das Ausbildungsprogramm muß sorgfältig überlegt und zusammengestellt werden, um die verfügbare Zeit und die Ausbildungsmöglichkeiten optimal zu nutzen. Eine Zusammenstellung über den Lehr- und Wissensstoff gibt ADRIANI.

Nur diejenigen Ausbildungsstätten können voll zur Facharztausbildung zugelassen werden, die neben vollständigen klinischen Ausbildungsmöglichkeiten, einschließlich einer Intensivbehandlungs- und Wachstation, ein geregeltes theoretisches Ausbildungsprogramm durchführen.

Für die Zukunft und Entwicklung unseres Fachgebietes gibt es wohl nichts Wichtigeres und Entscheidenderes als die Verbesserung der Qualität der Ausbildung von Assistenten, Medizinalassistenten und Studenten in der Anaesthesiologie (SMITH u. CULLEN; MUSHIN; PARKHOUSE).

b) Bestimmungen für die Anerkennung zum Facharzt für Anaesthesie bzw. Anaesthesiologie

α) Bundesrepublik Deutschland

Alte Bestimmungen. Auf dem Ärztetag 1953 wurden die folgenden Bestimmungen angenommen: Anaesthesie: 4 Jahre.

a) 1 Jahr Weiterbildung in der Chirurgie,

b) 2 Jahre praktische und theoretische Weiterbildung in der Anaesthesie,

c) $^1/_2$ Jahr Weiterbildung in der Inneren Medizin,

d) $^1/_2$ Jahr Weiterbildung auf dem Gebiet der Physiologie oder Pharmakologie.

Die Facharztausbildung beginnt nach der Approbation, also nach der 2jährigen Medizinalassistentenzeit.

Neue Bestimmungen. Der 71. Ärztetag 1968 billigte den folgenden Entwurf einer Weiterbildungsordnung und der Richtlinien über den Inhalt der Weiterbildung. Er beauftragte den Vorstand der Bundesärztekammer, den Entwurf abschließend zu überarbeiten und den Landesärztekammern zur Beschlußfassung für deren Wirkungsbereich zu übermitteln.

Im Jahre 1970 sind diese neuen Bestimmungen in den meisten Bundesländern in Kraft getreten. Es ist gesondert geregelt, wann noch nach den alten Bestimmungen die Facharztanerkennung erteilt werden kann, wenn die Weiterbildung schon vorher begonnen wurde. Die Ärztekammern erteilen hierüber Auskünfte.

Anaesthesie:

Definition des Fachgebietes. Das Fachgebiet der Anaesthesie umfaßt die allgemeine und lokale Anaesthesie einschließlich deren Vor- und Nachbehandlung, die Aufrechterhaltung der vitalen Funktionen während operativer Eingriffe, die Wiederbelebung und die Intensivtherapie in Zusammenarbeit mit den für das Grundleiden zuständigen Fachärzten.

Weiterbildungszeit 4 Jahre. Anrechnungsfähig ist bis zu 6 Monaten die Tätigkeit in einem der folgenden Gebiete: Chirurgie, Innere Medizin, Pharmakologie, Physiologie, Lungenfunktionsdiagnostik oder Blutgruppenserologie.

Inhalt der Weiterbildung: 1. Vermittlung und Erwerb eingehender Kenntnisse und Erfahrungen a) in der Durchführung von Narkosen, unter angemessener Berücksichtigung sämtlicher einschlägiger Verfahren, dazu gehört die selbständige Durchführung von

1000 Narkosen vorwiegend in der allgemeinen Chirurgie,
50 Narkosen bei Säuglingen und Kindern bis zum 5. Lebensjahr,
200 Narkosen bei Eingriffen außerhalb der allgemeinen Chirurgie in wenigstens 2 der Fächer: Augenheilkunde, Gynäkologie und Geburtshilfe, HNO-Heilkunde, Mund- und Kieferchirurgie, Neurochirurgie, Orthopädie, Urologie;

Mitwirkung bei mindestens 25 Narkosen bei großen intrathorakalen Eingriffen;

b) in der Lokal- und Leitungsanaesthesie, dazu gehört die selbständige Durchführung von mindestens 50 Anaesthesien dieser Art;

c) in dem Gebiet des Bluttransfusionswesens;

d) in der Wiederbelebung und Schockbehandlung, dazu gehört die künstliche Beatmung (Atemspende, Handhabung einfacher Beatmungsgeräte, orale und nasale Intubation, Notfallbronchoskopie, Tracheotomie) und die Behandlung des akuten Kreislaufstillstandes (externe Herzmassage, Notthorakotomie, interne Herzmassage, Defibrillation des Herzens, Anwendung künstlicher Schrittmacher);

e) in der Dauerbeatmung mit maschinellen Respiratoren unter Beurteilung von Analysen der Blutgase und des Säure-Basen-Haushaltes und den damit verbundenen Problemen der Intensivbehandlung;

f) in der Infusionstherapie und der parenteralen Ernährung.

2. Vermittlung und Erwerb von Kenntnissen

a) in den physikalischen, anatomischen, physiologischen und pharmakologischen Grundlagen der Anaesthesiologie;

b) in der künstlichen Blutdrucksenkung und der Hypothermie;

c) in dem Gebiete der Erkennung und Behandlung von Störungen des Wasser-, Elektrolyt- und Säure-Basen-Haushaltes;

d) in der Lungenfunktionsdiagnostik und Inhalationstherapie.

Diese Mindestforderungen im Ausbildungskatalog erscheinen in ihrer Gesamtheit als viel zu gering. In der Praxis werden sie jedoch auf fast allen Gebieten weit überschritten. Da aber oft ein Gebiet zum limitierenden Faktor werden kann, wurden im Interesse einer genügend großen Zahl von Ausbildungsmöglichkeiten die auf jeden Fall zu erfüllenden Forderungen auf ein Minimum festgelegt.

β) Deutsche Demokratische Republik

Die Bestimmungen über die Ausbildung und Anerkennung der Fachärzte für Anaesthesiologie sind im Gesetzblatt der Deutschen Demokratischen Republik vom 1. 2. 1967, Teil II, Nr. 14, niedergelegt.

Die zentrale Fachkommission der Deutschen Akademie für Ärztliche Fortbildung hat u.a. die Aufgabe, nach den Grundsätzen des Ministeriums für Gesundheitswesen bei der Auswahl der Ausbildungsstätten zu beraten, deren Ausbildungsstandard zu kontrollieren, die Ausbildungsleiter in methodisch-pädagogischen Fragen zu beraten sowie Facharztprüfungen durchzuführen.

Die *Ausbildungszeit* beträgt für alle Fachrichtungen 5 Jahre nach der Approbation.

Die Räte der Bezirke, Abteilung Gesundheits- und Sozialwesen, übermitteln einmal jährlich vor Beginn des Bewerbungszeitraumes der Absolventen des Medizinalstudiums ihre Übersicht über die zur Gesamt- oder Teilausbildung zugelassenen Fachabteilungen an die Deutsche Akademie für Ärztliche Fortbildung.

Bestimmungen über den Ausbildungsstandard und die Durchführung der Facharztprüfung wurden in den Verfügungen und Mitteilungen des Ministeriums für Gesundheitswesen, Nr. 23, vom 5. Dezember 1967, veröffentlicht.

γ) Österreich

Die Gesamtdauer der Ausbildung zum Facharzt dauert 6 Jahre. Als Grundlage (Pflichtfächer) gilt die abgeschlossene Ausbildung zum praktischen Arzt (laut Ärzteausbildungsordnung 3 Jahre nach der Promotion) oder die Anerkennung als Facharzt für Chirurgie, für Frauenheilkunde und Geburtshilfe, für Hals-, Nasen- und Ohrenkrankheiten, für Orthopädie oder Unfallchirurgie (mindestens 6 Jahre). Die daran anschließende eigentliche Fachausbildung in der Anaesthesiologie dauert 3 Jahre. Dabei ist im 1. Jahr ein theoretischer Ausbildungskurs an einer Universitätsklinik im Hauptfach Anaesthesiologie und den einschlägigen Sparten der Fächer Physiologie, Pharmakologie, Interne Medizin (Kardiologie) und Laryngologie zu absolvieren und im 3. Jahr die möglichst selbständige praktische Ausübung der modernen Anaesthesie-Methoden nachzuweisen.

Beim Sonderfach Anaesthesiologie kann die 3jährige Grundausbildung im Hauptfach an einer der Universitätsinstitute für Anaesthesiologie bzw. chirurgischen Universitätskliniken in Wien, Graz und Innsbruck oder an einem Krankenhaus erfolgen, das über eine eigene Anaesthesie-Abteilung verfügt, deren Leiter den Rang eines Primarius einnimmt. Ein solches Krankenhaus muß ferner eine Abteilung für Chirurgie, für Frauenheilkunde, für Hals-, Nasen- und Ohrenkrankheiten sowie für Augenkrankheiten aufweisen und in die Liste der Ausbildungsstätten aufgenommen sein.

Erfolgt die praktische Ausbildung nicht an einem Universitätsinstitut für Anaesthesiologie bzw.

Tabelle. *Facharzt-Ausbildungsbestimmungen in den deutschsprachigen Ländern (Stand vom 1. 1. 1970)*

Land (Fach anerkannt seit)	Offizieller Titel des Facharztes	Titel wird verliehen von	Voraussetzung für die Facharztanerkennung			
			andere Fächer	Anaesthesie-ausbildung	Prüfungen	von wem abgenommen
Bundesrepublik Deutschland (1953)	Facharzt für Anaesthesie	Landes-Ärztekammern	Muß: 1 Jahr Medizinalassistent Kann: $^1/_2$ Jahr Chirurgie, Physiologie Pharmakologie oder Innere Medizin	4 Jahre an anerkannter Ausbildungsstätte	keine	—
Deutsche Demokratische Republik (1956)	Facharzt für Anaesthesiologie	Ministerium für das Gesundheitswesen	2 Jahre, vorwiegend Chirurgie und Innere Medizin	3 Jahre an anerkannter Ausbildungsstätte	verpflichtend	Zentrale Fachkommission Anaesthesie der Deutschen Akademie für Ärztliche Fortbildung
Österreich (1952)	Facharzt für Anaesthesiologie	Landes-Ärztekammern	3 Jahre Spitalturnus Anerkennung zum praktischen Arzt bzw. Facharzt einer operativen Fachrichtung	3 Jahre an anerkannter Ausbildungsstätte (Kliniken oder Zentralkrankenhaus)	keine	—
Schweiz (1954)	Spezialarzt FMH für Anaesthesiologie	Verbindung der Schweizer Ärzte (FMH)	1 Jahr Krankenhaustätigkeit	4 Jahre an anerkannter Ausbildungsstätte	nicht verpflichtend	Fachgesellschaft für Anaesthesie

einer chirurgischen Universitätsklinik, so ist den in Betracht kommenden Ärzten Gelegenheit zu geben, innerhalb des 1. Ausbildungsjahres einen einschlägigen theoretischen Kurs an einer Universitätsklinik zu besuchen.

Die Österreichische Gesellschaft für Anaesthesiologie und Reanimation bemüht sich darum, daß in der Grundausbildung bis zu einem Jahr Physiologie und Pharmakologie oder ein Jahr Interne Medizin angerechnet werden kann und der Facharzttitel auf „Anaesthesiologie und Reanimation" erweitert wird. Sie befürwortet die allgemeine Einführung von Facharztprüfungen.

δ) Schweiz

Die Mindestdauer der erforderlichen Facharztausbildung beträgt in der Anaesthesiologie 5 Jahre, wovon 4 Jahre Anaesthesiologie und 1 Jahr andere Disziplin. 1 Jahr der 4 Jahre Anaesthesiologie kann durch Innere Medizin ersetzt werden.

Für die anaesthesiologischen Ausbildungsstätten sind derzeit *3 Kategorien* festgelegt. Die I. Kategorie (voll anerkannt) umfaßt die selbständigen Anaesthesieabteilungen der Universitäts- und anderen Spitäler, die von einem Spezialarzt FMH für Anaesthesiologie geleitet werden, zudem über einen Oberarzt verfügen, der eine mindestens 2jährige anaesthesiologische Erfahrung besitzt. In die II. Kategorie (anerkannt für 2 Jahre) gehören selbständige, von einem Spezialarzt FMH für Anaesthesiologie geleitete Abteilungen, an welchen außer dem Chefarzt noch mindestens 1 Assistent mit wenigstens 1 Jahr anaesthesiologischer Erfahrung außer dem Ausbildungskandidaten tätig ist. In Ausbildungsstätten der III. Kategorie wird eine Ausbildungsperiode bis zu 1 Jahr anerkannt; diese können unselbständige anaesthesiologische Abteilungen sein, deren Leiter über eine anaesthesiologische Ausbildung verfügen, ohne daß sie den Spezialarzttitel FMH für Anaesthesiologie besitzen.

Über die jeweils gültigen Facharztbestimmungen und anerkannten Ausbildungsstätten kann der Vorstand der Schweizerischen Gesellschaft für Anaesthesiologie oder das Zentralsekretariat der Verbindung Schweizer Ärzte in Bern Auskunft geben.

c) Fortbildung der Assistenten

α) Praktisch-klinische Ausbildung

Am Anfang der Ausbildung gibt es meist die größten Schwierigkeiten, weil gleich zu Beginn soviel Neues bewältigt werden muß. Hauptprobleme sind dabei die Angst, daß eine gefährliche unbekannte Komplikation eintritt, und die Unsicherheit, die oft noch durch widersprechende Ansichten verschiedener Ausbilder verstärkt wird.

Deshalb soll ein Anfänger zuerst immer nur *einem* Ausbilder für wenigstens 4 Wochen zugeteilt werden. Nach dem Prinzip „erläutern, zeigen, dann selbst machen lassen" gibt der Ausbilder praktische Anleitungen, die durch eine intensive Einführung in Bedienung der Narkosegeräte, Prämedikation, Narkoseverfahren, Führung des Narkoseprotokolls, Überwachung des Patienten und die praktisch wichtigsten pharmakologischen und physiologischen Grundlagen ergänzt wird.

Nach einer genügenden Grundausbildung unter Aufsicht und Anleitung bei Narkosen in der allgemeinen Chirurgie wird der Assistent dann systematisch den anderen operativen Fachgebieten zugeteilt. Damit er intensiver die besonderen Probleme der einzelnen Gebiete kennenlernt, wird er in einem Blocksystem jeweils für eine bestimmte Zeit — in der Regel etwa 3 Monate — auf einem Fachgebiet tätig. Es ist wünschenswert, daß bei einem solchen Einteilungsplan auch Zeit bleibt für ein Wahlgebiet, in dem sich der Assistent besonders weiterbilden möchte. Die Tätigkeit auf der Intensivbehandlungs- oder Wachstation sollte etwa 6 Monate betragen.

Fehlt in einer Anaesthesieabteilung die Möglichkeit zur Ausbildung in einem Fachgebiet, z.B. Anaesthesie bei Kindern, in der Neurochirurgie oder Thoraxchirurgie, so ist ein regelmäßiger Assistentenaustausch mit einer anderen Klinik zu empfehlen.

Über die selbst durchgeführten Narkosen und sonstigen Tätigkeiten ist Buch zu führen, das bei dem Antrag zur Facharztanerkennung vorgelegt wird. Eine monatliche zahlenmäßige Zusammenstellung der verschiedenen Narkoseverfahren und der sonstigen Tätigkeiten auf einem Formular erleichtert die Übersicht über den Ausbildungsstand.

Der technische Fortschritt führt zu immer komplizierter werdenden Geräten zur Überwachung, zur künstlichen Beatmung und zur Behandlung. Diese Geräte können nur richtig verwendet werden, wenn auch der technisch weniger begabte Arzt mit ihrer Funktion und Bedienung gut vertraut ist. Deshalb sollen in einem sich wiederholenden Cyclus diese Geräte ausführlich erläutert und demonstriert werden.

β) Theoretische Ausbildung

Selbstverständlich erfolgt gleichzeitig mit der praktischen Ausbildung ein eigenes intensives Studium von Lehrbüchern und Zeitschriften sowie ein Ausbildungsprogramm durch Vorträge, Kolloquien und andere Veranstaltungen, die im folgenden besprochen werden.

1. Vorträge, Referate und Seminare

Damit alle Gebiete der Anaesthesiologie berücksichtigt werden, muß ein langfristiges Lehrprogramm aufgestellt werden.

Das Ausbildungsprogramm kann gegliedert werden in

a) Vorträge über theoretische Grundlagen (Physiologie, Pharmakologie, angewandte Anatomie und Physik etc.).

b) Referate über klinische Probleme (z.B. künstliche Beatmung, Lungenödem, Aspiration, Herzrhythmusstörungen, Besonderheiten der operativen Fachgebiete, Narkose bei endokrinen Störungen, Stoffwechselleiden, Altersextremen, Schockbehandlung, Wiederbelebung etc.).

c) Seminare über Methoden der allgemeinen und regionalen Anaesthesie (z.B. endotracheale Intubation, Barbiturat-Lachgas-Halothan-Narkose, Neuroleptanaesthesie, Axillaris-Block, Stellatum-Block, spinale und epidurale Anaesthesie etc.).

Am besten hat sich ein 2jähriges Programm mit Vorträgen über Grundlagen bewährt, in dem alle wichtigen Gebiete behandelt werden.

Parallel dazu sollten die klinisch wichtigsten Methoden in einem jährlichen Cyclus wiederholt werden, da sich vieles, z.B. die künstliche Beatmung, so schnell weiterentwickelt, daß bis zu einer erneuten Abhandlung nicht 24 Monate gewartet werden kann.

Wenn zu einem bestimmten Zeitpunkt eine größere Anzahl von Assistenten neu eintritt, ist es zweckmäßig, zuerst in konzentrierter Form die praktisch wichtigsten Grundlagen und Narkosemittel etc. zu besprechen. Das ist auch für die Fortgeschrittenen eine wertvolle Wiederholung und trägt zur Überprüfung und evtl. auch Vereinheitlichung ihrer Methoden und Ansichten bei. Für neue Assistenten ist besonders zu empfehlen, daß sie Ausarbeitungen anfertigen über die wichtigsten Gebiete, z.B. Prämedikation, Pharmakologie und Anwendungstechnik der Narkosemittel, spezielle Probleme wie Narkose bei Ileus oder bei endokrinen Krankheiten, Pathogenese und Therapie des Schocks oder des Lungenödems etc. Für diese Ausarbeitungen können jeweils einige Jahrgänge von Zeitschriften wie Anesthesiology, Anesthesia and Analgesia, British Journal of Anaesthesia, Anaesthesist oder Praktische Anaesthesie und Wiederbelebung zugeteilt und ausgewertet werden.

Bei den Vorträgen und Referaten soll nicht der Inhalt von Lehrbüchern wiederholt, sondern der Lehrbuchstoff vertieft und erweitert werden, z. B. in der Pharmakologie, Physiologie und Pathophysiologie die Beziehung zur Anaesthesie, und die klinische Bedeutung hervorgehoben werden.

Wenn Referate an Assistenten übertragen werden, besteht die Gefahr, daß ohne eine genügende Erfahrung und Anleitung die Qualität der Vorträge mäßig ist. Die Assistenten sollten genügend Zeit zum Literaturstudium und zur Vorbereitung haben und das Manuskript vor dem Referat mit einem zugewiesenen Oberarzt oder erfahrenen Assistenten besprechen.

Gemeinsame Veranstaltungen mit den verschiedenen operativen Fachgebieten, wo jeweils ein Vertreter dieses Fachgebietes und ein Anaesthesist ein Referat halten, mit anschließender Diskussion, vermitteln nicht nur den Anaesthesisten Kenntnisse über die besonderen Probleme eines Spezialgebietes, sondern auch den Assistenten der operativen Fächer Kenntnisse über die Anaesthesieprobleme. Das gegenseitige Verständnis wird so gefördert.

Die vollständige Ausbildung aller Assistenten erfordert, daß die Teilnahme an diesen Veranstaltungen Pflicht sein muß, auch dann, wenn z. B. für einen anstrengenden Nachtdienst ein Freizeitausgleich zusteht. Auch Medizinalassistenten, Famuli sowie Anaesthesieschwestern und Pfleger sollen an diesem Ausbildungsprogramm, zumindestens an der Wochenkonferenz über Komplikationen und besondere Fälle, teilnehmen.

Über die verschiedenen Veranstaltungen soll jeweils Buch geführt werden, mit einer Zusammenfassung des Besprochenen. Dazu soll auch notiert werden, wer anwesend war und wer fehlen mußte.

2. Wochenkonferenz über Komplikationen und besondere Fälle

Die Wochenkonferenz gehört zu den lehrreichsten und interessantesten Lehrveranstaltungen. Sie muß auch in der kleinsten Abteilung regelmäßig durchgeführt werden.

Bei besonderen Fällen und bei Komplikationen, wo die Narkose möglicherweise als Haupt- oder Nebenursache beteiligt ist, soll dem betreffenden Anaesthesisten gesagt werden, ob er den Fall bei der Wochenkonferenz vortragen soll. Gleichzeitig sollen ihm Literaturhinweise gegeben werden. Besser als Protokolle dieser Kolloquien hat es sich uns bewährt, daß der Leiter der Wochenkonferenzen die Ergebnisse der Diskussionen zusammenfassend schriftlich niederlegt, damit sich die jüngeren Assistenten über Prophylaxe und Behandlung von früher besprochenen Komplikationen informieren können.

Über alle Todesfälle und schwere Komplikationen mit einem möglichen Zusammenhang mit der Anaesthesie ist vom beteiligten Anaesthesisten ein schriftlicher Bericht mit einer Diskussion über die wahrscheinliche Ursache anzufertigen. Der Leiter der Abteilung oder ein damit beauftragter Oberarzt fügt noch einen abschließenden Kommentar hinzu und dann werden diese Berichte in einem Ordner abgeheftet.

3. Literaturkonferenz

Ein sog. Journal Club, wobei jedem Assistenten eine oder mehrere Zeitschriften zugeteilt werden, aus denen er dann die für den Anaesthesisten wichtigen Veröffentlichungen referiert, ist in der Regel vergeudete Zeit. Dem Assistenten fehlt oft die Erfahrung und Fähigkeit zur kritischen Beurteilung und da die referierten Publikationen sehr verschiedene Gebiete behandeln, ist der Ausbildungseffekt sehr gering.

Ein besseres Verfahren ist die Zuteilung von verschiedenen guten Veröffentlichungen über *ein* wichtiges Gebiet, die dann referiert werden. Mit der Diskussion der verschiedenen Aspekte kann so ein Gebiet vollständig nach den neuesten Gesichtspunkten behandelt werden.

Eine weitere Möglichkeit besteht darin, jeweils zu einer neuen Veröffentlichung, die einen wichtigen Fortschritt darstellt, die zu diesem Gebiet gehörige klassische (erste) Publikation auszuwählen, z. B. von Bier über die Spinalanaesthesie oder Adriani über CO_2-Absorption, sie zu vervielfältigen, jedem Assistenten auszuhändigen und dann in Seminarform darüber und die erzielten Fortschritte zu diskutieren.

Man kann auch vorbildliche Veröffentlichungen auswählen und über den Autor selbst (Ausbildung und wissenschaftlichen Werdegang), über Untersuchungsmethoden, statistische Bearbeitung, Stil und Form etc. ausführlich diskutieren und die Resultate kritisch beurteilen.

Bei der heutigen Überproduktion an Veröffentlichungen ist es nicht mehr möglich, eine allgemeine vollständige Übersicht zu geben. Als Zweck einer Literaturkonferenz bleibt, die Beurteilungs- und

Kritikfähigkeit zu entwickeln sowie das Interesse am eigenen Literaturstudium zu fördern.

4. Selbständiges Literaturstudium

Es gibt kaum etwas Schwierigeres, als alle Assistenten zum eigenen regelmäßigen Literaturstudium zu bewegen. Das ist aber nicht nur eine der wichtigsten Möglichkeiten, das Wissen während der Ausbildung zu erweitern, sondern es ist auch von eminenter Bedeutung für die lebenslange Weiterbildung, zu der jeder Arzt verpflichtet ist.

Neben der Beratung, Lehrbücher in einer sinnvollen Reihenfolge zu studieren, ist eine Liste von wichtigen Veröffentlichungen in den verschiedenen Gebieten, die gelesen werden sollen, wertvoll. Es sollen außerdem immer wieder individuelle Anregungen zum Literaturstudium gegeben werden.

Eine *Handbibliothek*, die wichtigsten *Zeitschriften* und eine *Sonderdrucksammlung* sollen leicht zugänglich sein, damit auch Wartezeiten und freie Stunden im Krankenhaus gut genutzt werden können. Eine neue Buchart zum Selbststudium mit Fragen und Antworten, wie z. B. WINTERS et al.: Acid Base Physiology in Medicine, Cleveland, Ohio, The London Co. 1967, wird nachdrücklich empfohlen.

5. Prüfungen

Die Frage von Prüfungen während des Ausbildungsprogrammes wird sehr unterschiedlich beurteilt. Sie werden von einigen abgelehnt oder für eine ärztliche Fortbildung unpassend gehalten. Jeder Arzt müßte selbst soviel Verantwortungsbewußtsein haben, um sich ohne Kontrolle den notwendigen Wissensstoff zu erarbeiten.

Andere weisen darauf hin, daß das leider nicht für alle Assistenten zuträfe und daß gerade für diese Ausnahmen, die nicht aus eigenem Antrieb neben den Belastungen des Dienstbetriebes den Wissensstoff wiederholen und selbst das ihnen fehlende Wissen ergänzen, regelmäßige Prüfungen zur Anregung des eigenen Studiums dringend erforderlich wären.

Für alle sind Prüfungen eine gute Selbstkontrolle. Auch die Ausbildungsleiter können erkennen, ob ihre Lehrbemühungen und das Programm den erwünschten Erfolg hatten.

Es sind eigentlich nur schriftliche Prüfungen sinnvoll. Für den Essaytyp eignen sich nur wenige Gebiete von besonderer Bedeutung, wie z. B. die Behandlung des Herzstillstandes oder ähnliches.

Die beste und schnellste objektive Übersicht über einen größeren Wissensstoff geben Fragen mit schon formulierten Auswahlantworten (multiple choice), die entsprechend angekreuzt werden. ADRIANI sowie HUBBARD und CLEMENS haben gute Hinweise für die Formulierung von Fragen und die verschiedenen Systeme, wie Richtiges ankreuzen oder ergänzen, Falsches ankreuzen oder Passendes zusammenfügen, gegeben. Beispiele und verwertbare Fragen finden sich bei BROWN und in der Sammlung der Fragen für das American Board of Anesthesiologists, die von TARROW mit den jeweiligen Literaturreferenzen zusammengestellt wurden.

Es erscheint zweckmäßig, monatlich oder auch vierteljährlich aus den in diesem Zeitraum behandelten Gebieten Auswahlfragen über den wichtigsten Wissensstoff zusammenzustellen. Wie bei jeder Prüfung liegt der Wert weniger in einer Kontrolle als in der Anregung, systematisch zu studieren und zu wiederholen.

6. Ausbildungskritik

Am Jahresende sollen alle Assistenten sich schriftlich im Sinne einer Kritik mit Wünschen und Verbesserungsvorschlägen zur Fortbildung und zu den einzelnen Veranstaltungen äußern. Diese Kritik, Wünsche und Vorschläge werden gemeinsam besprochen und dann bei der Aufstellung des Ausbildungsprogrammes für das nächste Jahr verwertet.

γ) Austausch von Assistenten und Gastprofessuren

Von den vielen anderen Fortbildungsmöglichkeiten möchte ich nur auf diejenigen eingehen, die viel zu selten realisiert werden.

Der Austausch von Assistenten stößt häufig auf viele äußere Schwierigkeiten; er ist aber wie kein anderes Verfahren geeignet, den Horizont zu erweitern und viele wichtige gegenseitige Anregungen zu geben.

Gastvorlesungen von Experten aus anderen Zentren werden auch zu selten durchgeführt. Da die Möglichkeiten dazu an sehr vielen Krankenhäusern gegeben sind, sollte diese interessante Bereicherung des Ausbildungsprogrammes doch häufiger angestrebt werden.

Für die schwieriger zu realisierenden *Gastprofessuren*, besonders aus anderen Ländern, gibt es zahlreiche Unterstützungsmöglichkeiten durch Stiftungen etc., die noch viel zu wenig genutzt werden.

Kurzfristige Besuchsaufenthalte von auswärtigen Experten sind viel leichter zu arrangieren, werden aber in unseren Ländern kaum durchgeführt. In den USA hat sich der "*visiting professor*", der etwa 2 Wochen an einer Klinik bleibt und nicht nur einige Vorträge hält, sondern auch täglich mit den Assistenten Narkose durchführt und mit ihnen diskutiert, außerordentlich bewährt.

δ) Kongresse und Fortbildungskurse

Die wissenschaftlich tätigen Assistenten werden naturgemäß eher die Möglichkeit haben, an Kongressen teilzunehmen; aber auch die anderen sollten nach einer gewissen Ausbildungsdauer dazu Gelegenheit bekommen.

Viele Kongresse bringen neben den wissenschaftlichen Fortschritten wenig für die Praxis. Es wäre deshalb zu begrüßen, wenn ein Tag vor dem eigentlichen Kongreßbeginn Fortbildungsvorträge von eingeladenen Experten veranstaltet würden.

ε) Wissenschaftliche Ausbildung

Das Ziel einer Assistentenausbildung ist nicht nur die Vermittlung von Anaesthesietechniken.

Der Anaesthesist soll ein klinisch tätiger Pharmakologe und Physiologe sein, der als Arzt nicht nur während der Narkose, sondern auch vorher und nachher für das Gleichgewicht der physiologischen Funktionen verantwortlich ist und der auch die schwierigen Probleme der Intensivbehandlung meistern kann (BEECHER, 1965).

Kenntnisse, Fähigkeiten und Erfahrungen, die während einer Facharztausbildung vermittelt werden können, sind in einigen Jahren überholt und veraltet.

Für die notwendige lebenslängliche Fortbildung sollen auch die wissenschaftlichen Grundprinzipien — Fragen stellen, Daten sammeln, Ergebnisse kritisch verwerten — vermittelt werden. Diese allgemeine wissenschaftliche Einstellung ist gerade für die Zeit nach der Ausbildung notwendig. Nur so kann unser Fachgebiet die seinen Aufgaben entsprechende Stellung unter den anderen Fachgebieten erringen und behaupten (BENDIXEN).

Die wissenschaftliche Ausbildung bedeutet keineswegs, daß jeder Assistent Veröffentlichungen schreiben oder Experimente machen muß. Nur derjenige, der sich dazu berufen fühlt, wird die Opfer an Zeit und Arbeitskraft zusätzlich zu seiner klinischen Tätigkeit aufbringen. Diese Möglichkeit, seine Fähigkeiten zu erproben und zu erweitern, sollte aber jeder haben (DRIPPS).

Unser Fachgebiet erfüllt nur dann seine Aufgaben, wenn es nicht nur die Patienten optimal versorgt, sondern auch mit wissenschaftlichen Methoden die Qualität dieser Versorgung ständig prüft, weiterentwickelt und verbessert.

d) Ausbildung von Studenten und Medizinalassistenten

Auf die Ausbildung der Studenten durch Vorlesungen, klinische Visite und Praktika kann hier nicht näher eingegangen werden. Da bei unserem Studiumsystem die Beteiligung an nicht schein- oder testatpflichtigen Vorlesungen recht mäßig ist, ist eine Beteiligung der Anaesthesiologiedozenten an Pflichtvorlesungen wie Chirurgische Propädeutik, Chirurgische Poliklinik, klinische Visite und an der Chirurgischen Hauptvorlesung sowie in der Pharmakologie sehr zu empfehlen.

Für die *Famulatur* soll der Student einem Assistenten, der besonders geeignet für eine Lehrtätigkeit ist, zugeteilt werden. Nach einem detaillierten Plan soll der Student systematisch die vielfältigen Tätigkeiten des Anaesthesisten kennenlernen (SMITH u. CULLEN; PAPPER).

Es hat sich gezeigt, daß gerade aus der Gruppe der interessierten Studenten und Doktoranden und aus den Medizinalassistenten die besten Assistenten kommen. Die positive Entscheidung für ein gewisses Fachgebiet fällt oft relativ früh (DRIPPS). Diejenigen, die sich für ein Gebiet erst sehr spät, sozusagen „per exclusionem“, entscheiden, weil sie merken, daß sie für andere Gebiete nicht geeignet sind, sind oft kein Gewinn für das Fachgebiet.

Es ist deshalb wichtig, besonderen Wert gerade auf die Betreuung und Ausbildung von Studenten und Medizinalassistenten zu legen. Ein *Medizinalassistent* soll nicht nur im wichtigsten der Wiederbelebung und in den einfachen Narkoseverfahren ausgebildet werden, er soll auch über die Tätigkeit des Anaesthesisten bei den großen Operationen und außerhalb des Operationssaales auf der Intensiv- bzw. Wachstation sowie über wissenschaftliche Untersuchungen informiert werden (STEINHAUS).

Literatur

ADRIANI, J.: Writing examination questions, in Appraisal of current concepts in anesthesiology, vol. 3, p. 447—460. St. Louis: Mosby 1966.

— What to teach residents in anesthesiology and what they should know, in Appraisal of current concepts in anesthesiology, vol. 3, p. 461—503. St. Louis: Mosby 1966.

BEECHER, H. K.: Anesthesist as investigator. Anesthesiology **25**, 445—453 (1965).

— The anesthesist as a physician. J. Amer. med. Ass. **188**, 49—55 (1965).

Bendixen, H. H.: Research and training in anesthesia. In: Medical education and anesthesia. Hrsg. White, J. M., Clinical anesthesia, Bd. I/1966, p. 79. Oxford: Blackwell 1966.

Brown, R. C.: Medical examination review book, vol. 12, Anesthesiology. New York: Medical Examination Publ. 1964.

Cullen, S. C.: Residency training in anesthesia. In: Medical education and anesthesia, Hrsg. White, J. M., Clinical anesthesia, Bd. I/1966, p. 73. Oxford: Blackwell 1966.

Dripps, R. D.: Research: The environment of maximal development. Anesthesiology **25**, 440—444 (1964).

— Objective analysis of a medical specialty: the anesthesia survey. In: Medical education and anesthesia, Hrsg. White, J. M., Clinical anesthesia, Bd. I/1966, p. 1. Oxford: Blackwell 1966.

Hubbard, J. P., Clemens, W. V.: Multiple choice examinations in medicine. Philadelphia: Lea & Fiebiger 1961.

Mushin, W. W.: The teaching of anaesthesia. Anesthesiology **19**, 131 (1958).

Papper, E. M.: Anesthesiology in the medical curriculum. In: Medical education and anesthesia, Hrsg. White, J. M., Clinical anesthesia, Bd. I/1966, p. 33. Oxford: Blackwell 1966.

Parkhouse, J.: Anaesthetic training today. Brit. J. Anaesth. **37**, 623 (1965).

Smith, R. H., Cullen, S. C.: One method of teaching anesthesia to medical students. Anesthesiology **24**, 68 (1963).

Steinhaus, J.: The internship and anesthesiology. In: Medical education and anesthesia, Hrsg. White, J. M., Clinical anesthesia, Bd. I/1966, p. 57. Oxford: Blackwell 1966.

Tarrow, A. B.: Basic sciences in anesthesiology. 6. Aufl. San Antonio, Texas: Lydette Publ. 1966.

Winters, R. W., Engel, K., Dell, R. B.: Acid base physiology in medicine. Cleveland, Ohio: The London Company 1967.

Das hier wiederholt zitierte Buch "Medical education and anesthesia", Hrsg. White, J. M., *Clinical Anesthesia Bd. I/ 1966, Oxford: Blackwell, wird als besonders lesenswert empfohlen.*

2. Die Ausbildung von Anaesthesieschwestern und -pflegern

M. Halmágyi und Th. Valerius

a) Einleitung

Nur in einer sinnvollen Synthese des ärztlichen und pflegerischen Bereiches, in der man sich um eine gemeinsame Verantwortung bemüht, ist eine optimale Patientenversorgung möglich. Somit zeichnet sich bereits heute für die Schwestern und Pfleger im klinischen Dienst die Notwendigkeit der Spezialausbildung in den einzelnen Gebieten der Medizin ab, wie sie im ärztlichen Bereich vorgegeben ist. Damit werden dem Arzt in seinem Spezialgebiet Mitarbeiter zur Seite stehen, die ihm für die Effektivität der von seinem Spezialwissen bestimmten Therapie eine echte Garantie sein können (Valerius).

Sachliche Kalkulationen lassen klar erkennen, daß der Fachanaesthesist für die Wahrnehmung seiner immer ausgedehnteren klinischen Aufgaben gut ausgebildete Mitarbeiter auch aus dem Krankenpflegeberuf benötigt.

Die Tätigkeit der Anaesthesie umfaßt die allgemeine und lokale Anaesthesie, einschließlich der Vor- und Nachbehandlung; Überwachung, Aufrechterhaltung und Wiederherstellung der vitalen Funktionen; Intensivtherapie einschließlich Dauerbeatmung; respiratorische und zirkulatorische Wiederbelebung.

In allen diesen Bereichen wird den Schwestern und Pflegern in der Durchführung der Therapie in zunehmendem Maße eine Verantwortung abverlangt, auf die sie nach Absolvierung der Grundausbildung noch nicht ausreichend vorbereitet sind. Es besteht kein Zweifel daran, daß die Schülerinnen und Schüler im Laufe der Grundausbildung zahlreiche Kenntnisse erwerben, die in der klinischen Anaesthesiologie von Nutzen sein können. Spezialkenntnisse im Fachgebiet der Anaesthesie zu vermitteln, bleibt jedoch der theoretischen und praktischen Ausbildung der Klinik überlassen (Halmágyi).

Die Prinzipien der klinischen Aufgaben der Anaesthesieschwestern (AS) und -pfleger (AP) sind von Land zu Land sehr verschieden und uneinheitlich. Die wichtigsten Gründe dafür sind in erster Linie die Tradition der Schwesternnarkose und die gegenwärtige Situation an den ländlichen Krankenhäusern, sowie der Mangel an Fachärzten. Es kann aus diesem Grund noch keine allgemein gültige Lehrmeinung gegeben werden, vielmehr eine geordnete Übersicht des augenblicklichen Entwicklungsstandes:

b) Schulungstypen in der Schweiz

Seit 1953 besteht beispielsweise in Basel eine reglementierte Berufsschule für Anaesthesie, an der AS und AP in einem $2^1/_2$-jährigen Kurs ausgebildet werden. Zu ihren Aufgaben gehört nicht allein die Assistenz des Facharztes und der technische Dienst an einer Anaesthesieabteilung, sondern auch das weitgehend selbstverantwortliche Geben von Narkosen. Ziel der Ausbildung ist es letztlich, diese Leute zu befähigen, an kleineren Krankenhäusern Patienten zu betreuen, die sich kleineren oder mittleren Operationen unterziehen müssen, bei kleinem oder mäßig erhöhtem Risiko. Sie sollen sich dabei einer einfachen Technik mit oder ohne Intubation bedienen und die i.v. Therapie nach Anordnung des Operateurs durchführen.

Nach dem Konzept der Basler Schule sollen alle angehenden Spitalchirurgen einen Turnus von 3—6 Monaten an einer Anaesthesieabteilung absolvieren, um in Zusammenarbeit mit den AS und AP die Probleme lösen zu können, die sich an einem ländlichen Spital ergeben. Nach diesem Konzept würden sehr große Eingriffe oder Operationen bei stark erhöhtem Risiko entweder in entsprechende Zentren verlegt oder unter Zuzug eines Fachanaesthesisten aus einem Zentrum vorgenommen.

Diese Modalität ist also auf schweizerische Verhältnisse ausgerichtet, wo aus geographischen Gründen eine große Zahl kleiner, ländlicher Krankenhäuser mit Fachpersonal versehen werden sollte.

Das Ausbildungsprogramm der Basler Schule ist in den letzten Jahren noch erweitert und vertieft worden; ferner sind Examina eingeführt worden, bei denen unter Beweis gestellt werden muß, ob die AS und AP auch über die theoretischen Kenntnisse verfügen, die man von Leuten verlangen muß, die weitgehend selbstverantwortlich Narkosen geben.

In der Schweiz werden aber AS und AP noch nach anderen Prinzipien ausgebildet. 1964 bildete sich privat ein Konkordat zwischen Fachärzten und dem schweizerischen Verband der Krankenpflegerinnen und -pfleger. Gemäß seinem Ausbildungsreglement ist die Anaesthesie eine ärztliche Handlung. Die Anaesthesieschwestern (-pfleger) sollen bei der Durchführung der Narkose assistieren, unter Aufsicht und Verantwortung eines Anaesthesisten oder eines fachlich kompetenten Arztes Narkosen durchführen; auf der Reanimationsstation oder anderen spezialisierten Pflegeeinheiten die Patienten überwachen und pflegen. Die Ausbildung dauert 2 Jahre und umfaßt einen praktischen und theoretischen Teil. Ein endgültiges Ausbildungsreglement wurde in der Schweiz am 1. Januar 1969 in Kraft gesetzt. Dieses stimmt mit der „Stellungnahme der Deutschen Gesellschaft für Anaesthesie und Wiederbelebung zur Ausbildung von Schwestern und Pfleger für den Anaesthesiedienst und die Intensivpflege“ nicht überein, denn im Deutschen Reglement ist expressis verbis vorgesehen, daß die AS und AP nicht selbst Narkosen geben; sie entsprechen also der "anaesthetic nurse" der Engländer.

Der Klarheit halber soll erwähnt werden, daß beide schweizerischen Schulungstypen nicht staatlich reglementiert sind. Es handelt sich um privatrechtliche Unternehmen.

c) Deutsche Empfehlungen

Die deutschen Empfehlungen, die im Juli 1969 veröffentlicht wurden, lauten:

1. *Begriffsbestimmung.* Als Anaesthesieschwester und Anaesthesiepfleger werden die im Anaesthesiedienst und auf einer von einem Facharzt für Anaesthesie geleiteten Intensivbehandlungseinheit tätigen Schwestern, Kinderkrankenschwestern und Krankenpfleger bezeichnet, die sich nach der gesetzlich vorgeschriebenen Ausbildung und bestandenem staatlichen Krankenpflegeexamen der im folgenden vorgesehenen Weiterbildung mit Erfolg unterzogen haben und das in Ziffer 7 erwähnte Zeugnis besitzen.

2. *Abgrenzung des Aufgabenbereiches.* Die Anaesthesieschwestern und Anaesthesiepfleger sind Helfer des Anaesthesisten. Ihnen obliegt die Bereitstellung, Wartung und Ergänzung von Geräten, Medikamenten und Infusionen. Sie unterstützen den Anaesthesisten bei der praktischen Durchführung und Überwachung der Anaesthesie; bei Intensivbehandlungspatienten übernehmen sie die Krankenpflege sowie die Wartung und Bedienung von Überwachungs- und Beatmungsgeräten, soweit diese Aufgaben nicht dem Arzt vorbehalten sind. Sie müssen mit den Vorgängen im Operationssaal und mit den auf Intensivbehandlungseinheiten vorkommenden klinischen Krankheitsbildern vertraut sein, bei plötzlichen Zwischenfällen zweckentsprechend reagieren und gegebenenfalls bis zum Eintreffen eines Arztes gezielte Wiederbelebungsmaßnahmen einschließlich künstlicher Beatmung und externer Herzmassage anwenden können. Dadurch ist ihnen ein hohes Maß an kritischer Beobachtung, rascher Entschlußkraft und eigener Verantwortung auferlegt.

Die selbständige Ausführung von Narkosen ist weder Aufgabe der Anaesthesieschwester und des Anaesthesiepflegers, noch Ziel ihrer Ausbildung, da die Anaesthesie ihrem Wesen und ihren Risiken entsprechend eine ärztliche Aufgabe darstellt.

3. *Ausbildungszeit.* Geeignete Krankenschwestern, Kinderkrankenschwestern oder Krankenpfleger sollen durch eine zusätzliche Ausbildung für die genannten Aufgaben qualifiziert werden. Die

praktische Ausbildung ist durch einen regelmäßig stattfindenden theoretischen Unterricht zu ergänzen, mit einer schriftlichen und mündlichen Prüfung abzuschließen und durch ein Zeugnis zu bestätigen.

4. *Ausbildungsstätten.* Die Ausbildung erfolgt an Universitätskliniken und großen Krankenanstalten, die eine selbständige Anaesthesie-Abteilung mit Intensivbehandlungseinheiten besitzen.

5. *Ausbildungsinhalt.* Die Ausbildung besteht aus einer mindestens einjährigen praktischen Tätigkeit an einer Anaesthesie-Abteilung und einer theoretischen Ausbildung von 100 Unterrichtsstunden über folgende Stoffgebiete:

Anatomie und Physiologie des Herzens, des Kreislaufes und der Atmungsorgane. — Pharmakologie der gebräuchlichen Narkosemittel, Muskelrelaxantien und Herz-Kreislaufmittel. — Prämedikation. — Lokalanaesthesie und regionale Blockaden. — Freihalten der Luftwege, Intubation, Tracheotomie und Verhinderung der Aspiration. — Gebräuchliche Techniken und Verfahren der Kombinationsnarkose. — Spezielle Anwendungsgebiete der Anaesthesie. — Fehler und Gefahren der Anaesthesie. — Postoperative Betreuung im Aufwachraum. — Infusionsbehandlung, Bluttransfusion und Schockbekämpfung. — Intensivüberwachung und Intensivpflege. — Wiederbelebung der Atmung und des Herzens. — Dauerbeatmung.

Der Unterricht soll nach dem im Anhang beigefügten Lehrplan erfolgen[1].

6. *Abschlußprüfung.* Die schriftliche, mündliche und praktische Prüfung ist durch den Facharzt für Anaesthesie vorzunehmen, der den Kurs verantwortlich geleitet hat. Bei der Prüfung sollte ein Vertreter der zuständigen Gesundheitsbehörde anwesend sein.

7. *Zeugnis.* Über den Ausbildungsgang und das Ergebnis der Prüfung wird von dem ausbildenden Arzt im Benehmen mit dem Krankenhausträger ein Zeugnis nach einheitlichem, im Anhang als Muster beigefügtem Wortlaut ausgestellt. Das Zeugnis sollte von dem Vertreter der zuständigen Gesundheitsbehörde gegengezeichnet werden.

d) Empfehlungen österreichischer Anaesthesiologen

In einer Erwiderung zu diesen Empfehlungen haben maßgebende österreichische Anaesthesiologen die Ansicht vertreten, daß eine Ausbildungszeit von 2 Jahren für die Anaesthesieschwestern und Anaesthesiepfleger das wünschenswerte Minimum darstellt (Kucher et al.). Die Wiener-Schule entschloß sich sogar, die Laufbahnen der Anaesthesie- und „Intensiv"-Schwestern, trotz vielfacher Überschneidungen im Fachlichen, lehrgangsmäßig zu trennen.

e) Kompetenz der Anaesthesieschwestern und -pfleger, Ausbildung in anderen Ländern

Es muß angeführt werden, daß die Differenzen letztlich auf einer Unklarheit beruhen, nämlich auf der Frage, ob man unter AS und AP Gehilfen versteht, die keine Narkose geben (entsprechend der englischen anaesthetic nurse) oder ob es sich um Leute handelt, die nach intensiver Ausbildung und Prüfung kompetent sind, weitgehend selbstverantwortlich Anaesthesien durchzuführen. Das ist ein fundamentaler Unterschied, und die Diskussion kann nie zur Einigkeit führen, bevor die Kompetenz der AS und AP in *juristisch gültiger Form* definiert ist. Dasselbe ist zum Reglement des schweizerischen Konkordats anzuführen, in welchem nicht definiert ist, was unter einem „fachlich kompetenten Arzt" zu verstehen ist, der die AS und AP unter seiner Aufsicht Narkosen durchführen lassen darf.

Während das Deutsche Reglement auf dem Grundsatz fußt: Anaesthesie ist eine ärztliche Behandlung, die AS und AP sind Gehilfen, und dementsprechend 1 Jahr Ausbildung für genügend betrachtet, gelten sonst 2 Jahre Fachausbildung als Minimum für Leute von der Kompetenz der amerikanischen (nicht-ärztlichen) Anaesthetists. (In USA werden Fachärzte als Anaesthesiologists bezeichnet.)

Die Gesamtausbildung der Schwestern in Amerika dauert im allgemeinen 4 Jahre, davon sind 2 Jahre Grundausbildung.

Die 2jährige Fachausbildung für die „Schwesteranaesthesisten" erfolgt immer in einer Anaesthesieabteilung unter der Leitung eines Fachanaesthesisten und wird genauso gründlich durchgeführt wie bei den Anaesthesieärzten, praktisch und theoretisch.

In Aarhus, Dänemark, werden seit 1955 Narkoseschwestern in 2jährigen Ausbildungskursen praktisch und theoretisch unterrichtet. Ausbildungskurse für Intensivpflegeschwestern werden seit 1958 abgehalten, diese Lehrgänge dauern 6—12 Monate.

In Schweden wird die Mehrzahl der Anaesthesien unter der Leitung von Anaesthesisten ebenfalls durch Schwestern ausgeführt. Die Ausbildung ist an eine Anaesthesieabteilung gebunden, wo sie nach

1 Ein detaillierter Lehrplan ist in dem Anhang der Empfehlungen gegeben, ebenso ist das Muster für das Abschlußzeugnis dort zu finden.

amerikanischem Muster von einem Fachanaesthesisten geleitet wird (LOENNECKEN).

Nichts kennzeichnet besser die Gedankenentwicklung über die Gestaltung des Berufsbildes der Anaesthesieschwestern und -pfleger für die Zukunft als die Worte des Präsidenten der World Federation of Societies of Anaesthesiologists, Dr. F. FOLDES: „Wenn die Zahl der ärztlichen Anaesthesisten nicht ausreichend ist, halten wir es für richtiger, qualifizierte Ärzte für wesentliche Tätigkeiten außerhalb des Operationssaales (z. B. in der Wiederbelebung) zur Verfügung zu haben und uns lieber an Lehr- und Forschungsarbeiten zu beteiligen, als daß Fach-Anaesthesisten bei jeder unkomplizierten chirurgischen Operation selbst die Anaesthesien durchführen. Nur wenn wir uns bemühen, interessante Aufgaben außerhalb des Operationssaales zu erschließen, werden wir jene Anerkennung und jenen Status erreichen, der talentierte junge Ärzte in unsere Reihen zieht“ (KUCHER et al.).

Die Ausbildung muß dieser Entwicklung und den gegebenen Realitäten Rechnung tragen. Die gute Beobachtung, exakte Protokollführung, klare und umfassende Berichterstattung, logisches Mitdenken in der Erfassung des Krankheits- und Therapieverlaufes, überlegtes und zielsicheres Handeln in Notsituationen verlangt von den Personen, die die Kontinuität des ärztlichen Wirkens, besonders in der Intensivtherapie, über 24 Std sicherstellen, ein Verständnis für die diagnostischen und therapeutischen Maßnahmen von hohem Niveau. Die Erfüllung dieser Forderung sollte jedoch nicht durch die Trennung der beiden Gebiete — Narkose und Intensivtherapie — in der Ausbildung der Anaesthesieschwestern und -pfleger erkauft werden (VALERIUS).

Die Kombination der Einsatzgebiete: Narkoseassistenz, Aufwachraum und Intensivtherapiestation ergänzen sich auch hinsichtlich der Ausbildung. Die beste Ausbildung für die Intensivtherapie ist nämlich die Tätigkeit im Operationssaal. Die Narkose bedeutet ein stetes Training in der Ein- und Ausleitung der künstlichen Beatmung, in der kontinuierlichen Überwachung von Atmung und Kreislauf und in den Aufgaben bei Notsituationen. Umgekehrt resultieren aus der stetigen Auseinandersetzung mit den Problemen in der Intensivtherapie gut fundierte Kenntnisse für die Arbeit im Operationssaal. Hierdurch wird außerdem ein Wechsel zwischen den Einsatzgebieten, die dasselbe Wissen und Können fordern, gleichzeitig aber eine völlig andere Atmosphäre bieten, ermöglicht. Dies bedeutet einerseits eine echte Rationalisierung im Personalsektor und verhütet andererseits eine Überforderung der Schwestern in der Intensivtherapie.

Die Entwicklung der Medizin macht es notwendig, die Krankenpflege als eine wesentliche Voraussetzung für die praktische Anwendung wissenschaftlicher Erkenntnisse auf dem Gebiet der klinischen Anaesthesiologie anzusehen. Die Ausbildung und Fortbildung der Anaesthesieschwestern und -pfleger muß sich an der medizinischen Entwicklung orientieren und dementsprechend stets weiterentwickeln.

Literatur

Deutsche Gesellschaft für Anaesthesie und Wiederbelebung: Stellungnahme zur Ausbildung von Schwestern und Pflegern für den Anaesthesiedienst und die Intensivpflege. Anaesthesist **18**, 229 (1969).

HALMÁGYI, M.: Die anaesthesiologische Ausbildung von Ärzten und Schwestern für die Intensivmedizin. Vortrag am 16. Int. Krankenhauskongr., Düsseldorf 22.—28. 6. 1969.

KERN, F.: Erwiderung zur Stellungnahme zur Ausbildung von Schwestern und Pflegern für den Anaesthesiedienst und die Intensivpflege. Anaesthesist **18**, 231 (1969).

KUCHER, R., MAYRHOFER, O., STEINBEREITHNER, K.: Erwiderung zu den Empfehlungen der Deutschen Gesellschaft für Anaesthesie und Wiederbelebung zur Ausbildung von Schwestern und Pflegern für den Anaesthesiedienst und die Intensivpflege. Anaesthesist **18**, 280 (1969).

LOENNECKEN, S. J.: Die Ausbildung von Narkoseschwestern- und -pflegern. In: Lehrbuch der Anaesthesiologie, S. 99, hrsg. von R. FREY, W. HÜGIN, O. MAYRHOFER. Berlin-Göttingen-Heidelberg: Springer 1955.

VALERIUS, TH.: Die Organisation der Intensivpflege aus der Sicht der Schwester. In: Planung, Organisation und Einrichtung von Intensivbehandlungseinheiten am Krankenhaus. Berlin-Heidelberg-New York: Springer 1969.

— Probleme der zusätzlichen Spezialausbildung im Krankenpflegeberuf. Dtsch. Schwesternztg. **22**, 543 (1969).

III. Der Anaesthesist und das Recht*

W. WEISSAUER

Die Anaesthesie ist in Deutschland im Jahre 1953, also rund 100 Jahre nach der Entdeckung und ersten Erprobung wirksamer Narkosemittel und Narkoseverfahren im Rahmen einer weltweiten Entwicklung als selbständiges Fachgebiet anerkannt worden. Man mag den Prozeß der Spezialisierung aus der Sorge um die Einheit der Medizin bedauern; es kann andererseits aber keinem Zweifel unterliegen, daß ohne diese weitreichende Spezialisierung die erstaunlichen Fortschritte der Medizin nicht denkbar wären. So hat die Entwicklung der Anaesthesie die Grenzen der Operabilität weit hinausgeschoben; sie war eine der entscheidenden Voraussetzungen für die Entwicklung der modernen operativen Medizin.

1. Die rechtliche Verantwortung des Anaesthesisten

Aus rechtlicher Sicht wirft die Spezialisierung eine Reihe von Problemen auf. Sie eröffnet neue und bessere Behandlungsmöglichkeiten, aber auch neue Gefahren für den Patienten in der Form der Verständigungs- und Koordinationsfehler bei der Zusammenarbeit der Ärzte der verschiedenen Fachgebiete. Diese Fehlerquellen lassen sich nur durch die klare Abgrenzung der Aufgabenbereiche der beteiligten Ärzte und eine sorgfältige wechselseitige Unterrichtung und Verständigung beherrschen.

Voraussetzung einer sinnvollen Arbeitsteilung ist aber zunächst, daß jeder der beteiligten Ärzte auf den diagnostischen und therapeutischen Ergebnissen des vor- oder mitbehandelnden Arztes aufbauen darf, ohne diese Ergebnisse einer ins einzelne gehenden kritischen Nachprüfung unterziehen zu müssen. Eine solche Nachprüfung, die dem Zweck der Arbeitsteilung widerspräche, müßte schon daran scheitern, daß der mit- oder nachbehandelnde Arzt häufig nicht über die dazu erforderlichen Spezialkenntnisse und Spezialerfahrungen verfügen würde. Sie wäre für den Patienten unzumutbar, weil sie die Wiederholung von Untersuchungen erfordern würde, die für ihn nicht nur unbequem, sondern die in vielen Fällen auch medizinisch nicht vertretbar wäre.

Rechtlich ist diese Problematik durch die Anerkennung des Vertrauensgrundsatzes als Grundlage der Zusammenarbeit zwischen den Vertretern der verschiedenen Fachgebiete und zwischen den Spezialisten und dem Allgemeinpraktiker befriedigend gelöst worden. Der Vertrauensgrundsatz basiert auf dem Prinzip der Eigenverantwortung. Er besagt, daß jeder der an einer gemeinsamen Behandlung beteiligten Ärzte für die Erfüllung der ihm im Rahmen der Arbeitsteilung obliegenden Aufgaben — und nur dafür — die volle rechtliche Verantwortung trägt. Außerhalb dieses Bereichs seiner primären Sorgfaltspflichten darf er grundsätzlich darauf vertrauen, daß die Leistungen der an der gemeinsamen Behandlung beteiligten Kollegen den Anforderungen der ärztlichen Kunst entsprechen. Dieses Vertrauen ist nur dann nicht gerechtfertigt, wenn sich Zweifel an der persönlichen Qualifikation des mitbehandelnden Arztes aufdrängen. Auf offenkundige Mängel oder Fehler im fremden Aufgabenbereich oder auf Fehler, die er auch ohne nähere Prüfung zufällig bemerkt, muß der mitbehandelnde Arzt den primär Verantwortlichen hinweisen und notfalls für ihre Abstellung sorgen (SCHMIDT; ENGISCH; HANACK; FISCHER; STRATHENWERT).

Nach der Anerkennung der Anaesthesie als selbständiges Fachgebiet ist zunächst bezweifelt worden, ob dem Anaesthesisten die volle ärztliche und rechtliche Verantwortung für sein Fachgebiet obliegt. Ausgehend von der These, die Verantwortung von Operateur und Anaesthesist sei nicht teilbar, sie könne von beiden nur gemeinsam getragen werden (BAUER), kam ENGISCH zu dem Ergebnis, die Verantwortung des Operateurs sei nach der heute herrschenden rechtlichen Auffassung immer noch eine so allumfassende, daß sie ungeachtet der Geltung des Vertrauensgrundsatzes niemals in einem Sektor schlechthin entfiele. Trotz

* Dieser Beitrag basiert hauptsächlich auf Deutschem Recht und Rechtsprechung, natürlich bestehen Unterschiede in anderen deutschsprechenden Ländern.

der Berechtigung des Operateurs, sich in gewissen Grenzen auf den Anaesthesisten zu verlassen, bleibe die im Interesse des dem Operateur sich anvertrauenden Patienten begründete allgemeine Sorgfaltspflicht des Chirurgen bei Bestand und suprema lex.

Dieser Auffassung wurde entgegengehalten (WEISSAUER): Sie gehe von einer rechtlichen Beziehung aus, wie sie für das Verhältnis des operierenden Arztes zu den nachgeordneten Ärzten und zum Heilhilfspersonal typisch sei. Das historische Bild sei insoweit jedoch durch die Anerkennung der Anaesthesie als selbständiges Fachgebiet überholt. Fachliche Weisungsrechte zwischen den Vertretern verschiedener Fachgebiete widersprächen strikte den Prinzipien der Facharztordnung, verfehlten den Sinn der Spezialisierung in der Medizin und ebenso den der Arbeitsteilung: Nur wenn der Anaesthesist die volle Verantwortung für die Schmerzausschaltung und die Aufrechterhaltung der vitalen Funktionen des Patienten übernehme, ermögliche er es dem Operateur, sich voll auf den Eingriff zu konzentrieren. Der Anaesthesist werde bei der Erfüllung seiner Aufgaben, wie andere mitbehandelnde Fachärzte, nicht als Erfüllungsgehilfe des Operateurs tätig, sondern schließe mit dem Privatpatienten einen selbständigen Behandlungsvertrag (EBERMAYER; LIERTZ-PAFFRATH; SCHMELCHER; KALLFELZ).

Der lange und lebhafte Meinungsstreit um die rechtliche Verantwortung des Anaesthesisten, der zunächst die Entwicklung des Fachgebietes stark behinderte, ist im Jahre 1964 durch die zwischen der Deutschen Gesellschaft für Anaesthesie und der Deutschen Gesellschaft für Chirurgie vereinbarten *Richtlinien über die Stellung des leitenden Anaesthesisten* beendet worden (Information der DGAW, 1964). Seitdem steht außer Streit, daß der Anaesthesist für seinen Aufgabenbereich die volle ärztliche und rechtliche Verantwortung trägt und daß ihm daher auch die gleiche Selbständigkeit zusteht wie den Vertretern der anderen Fachgebiete.

2. Abgrenzung der Aufgaben von Operateur und Anaesthesist

Für die Zusammenarbeit zwischen Operateur und Anaesthesist gilt sonach heute unbestritten der Vertrauensgrundsatz in seiner vollen Tragweite. Das bedeutet, daß der Operateur sich zum Wohle des Patienten in strikter Arbeitsteilung auf den speziellen Eingriff konzentrieren kann, während der Anaesthesist die volle Verantwortung für das Betäubungsverfahren einschließlich der Wahl des Verfahrens, für die erforderliche anaesthesiologische Voruntersuchung, Vorbehandlung, Nachuntersuchung und Nachbehandlung sowie für die Aufrechterhaltung und Wiederherstellung der vitalen Funktionen trägt. Operateur und Anaesthesist treffen die in ihren Aufgabenbereichen notwendigen Entscheidungen. Vor selteneren und problematischen Eingriffen werden sie sich über die zweckmäßige Gestaltung ihrer Zusammenarbeit besprechen; daß der Anaesthesist dabei Wünschen des Operateurs im Rahmen des fachlich Vertretbaren Rechnung trägt, sollte im Interesse guter kollegialer Zusammenarbeit selbstverständlich sein.

Es ist jedoch nicht zu verkennen, daß sich die sachlichen Anforderungen, die an die Durchführung der Operation aus der Sicht der beiden Fachgebiete zu stellen sind und damit die dem Operateur und Anaesthesist in ihren Aufgabenbereichen obliegenden Entscheidungen gelegentlich widersprechen können. Ein Widerstreit der sachlichen Anforderungen kann sich beispielsweise bereits bei der Lagerung des Patienten auf dem Operationstisch ergeben. Routinemäßig wird der Anaesthesist den Patienten nach der Einleitung der Narkose so auf den Operationstisch lagern, wie es bei der in Frage stehenden Operation allgemein oder in der betreffenden Klinik üblich ist und wie ihm dies aus den Interessen des eigenen Fachgebietes geboten erscheint (Vermeidung von Druck und Zerrungen).

Andererseits trägt der Operateur aber die Verantwortung dafür, daß der Patient so gelagert wird, wie es sein operatives Vorgehen erfordert. Die Lagerung, die er im konkreten Fall für zweckmäßig hält, kann für das anaesthesiologische Vorgehen besondere Risiken bedingen, so insbesondere die der peripheren mechanischen Nervenschädigung (Narkoselähmung) und die Kollapsgefahr; die Abwendung dieser typischen Narkosegefahr ist Sache des Anaesthesisten. Der Anaesthesist muß deshalb den Operateur auf die aus der speziellen Lagerung drohenden Narkosegefahren hinweisen. Der Operateur hat sie gegen die Risiken und Erschwernisse abzuwägen, die sich aus der Sicht seines Fachgebietes bei einer anderen — unter dem Gesichtspunkt der Abwendung der Narkosegefahren günstigeren — Lagerung ergeben. Kommt er zu dem Ergebnis, daß die Nachteile der vom Anaesthesisten vorgeschlagenen Lagerung überwiegen, so wird er, wenn die Operation trotz des erhöhten Narkoserisikos unter Abwägung aller Umstände indiziert erscheint, auf seiner Forderung nach der für ihn günstigeren Lagerung bestehen. Der Anaesthesist darf im Rahmen des Vertrauensgrundsatzes, also soweit nicht offenkundige Zweifel an der Sorgfalt des Operateurs bestehen müssen, davon ausgehen, daß dieser die ihm obliegende Abwägung sachgerecht vorgenommen hat. Er darf die Narkose sonach trotz der erhöhten Risiken einleiten, ist aber selbstverständlich verpflichtet, alles in seinen Kräften stehende zu tun, um die durch die spezielle Lagerung erhöhten Narkoserisiken abzuwenden. Wirken sie sich gleichwohl zum Nachteil des Patienten aus und sollte sich erweisen, daß die vom Operateur getroffene Abwägung fehlerhaft war, der Eingriff also ebensogut auch in der vom Anaesthesisten vorgeschlagenen Lage hätte ausgeführt werden können, so trägt der Operateur insoweit die Verantwortung für die Erhöhung des Risikos.

Ähnlich ist die rechtliche Situation bei der wohl schwierigsten Problemstellung, die sich aus der Zusammenarbeit von Operateur und Anaesthesist ergibt: Wer soll entscheiden, wenn der Operateur den Eingriff hic et nunc für erforderlich hält, der Anaesthesist aus der Sicht seines Fachgebietes aber schwerwiegende Bedenken anmelden muß? Auch hier liegt die letzte Entscheidung beim Operateur, der die aus der Sicht beider Fachgebiete für und gegen den Eingriff sprechenden Umstände gewissenhaft abwägen muß. Der Anaesthesist darf auch hier grundsätzlich darauf vertrauen, daß der Operateur die ihm obliegende Abwägung unter Berücksichtigung der ihm vom Anaesthesisten mitgeteilten Bedenken sachgerecht vorgenommen hat.

Liegen jedoch der Entscheidung des Operateurs offenkundige Fehler zugrunde, so muß ihn der Anaesthesist darauf hinweisen. Führt der Operateur den Eingriff gleichwohl durch, etwa unter Übernahme der Verantwortung auch für die Anaesthesie, so kann den Anaesthesisten kein Vorwurf treffen, wenn er nun gleichwohl die Weiterführung der Narkose übernimmt oder wenigstens ihre Ausführung überwacht, weil er damit die unabwendbaren Risiken für den Patienten reduziert. Für eine Zusammenarbeit auf der Basis des Vertrauensgrundsatzes fehlen in einem solchen extremen Falle jedoch die Voraussetzungen. Bestehen auf seiten eines Krankenhausarztes offenkundige Qualifikationsmängel, so ist jeder der an der Zusammenarbeit beteiligten Ärzte verpflichtet, den verantwortlichen leitenden Abteilungsarzt oder bei leitenden Ärzten den ärztlichen Direktor und den Krankenhausträger über diese Mängel zu unterrichten, um die Patienten vor Schäden und den Krankenhausträger vor Schadensersatzansprüchen zu bewahren.

Die Aufgaben, für die Operateur und Anaesthesist bei ihrer Zusammenarbeit die (primäre) Verantwortung tragen, folgen im übrigen der Abgrenzung der Fachgebiete. Für die operative Phase können sich bei dieser Kompetenz-Abgrenzung kaum Schwierigkeiten ergeben. Für die prä- und postoperative Phase steht außer Zweifel, daß die Voruntersuchung, Vorbehandlung, Nachuntersuchung und Nachbehandlung, soweit sie unmittelbar mit dem Betäubungsverfahren in Zusammenhang steht (z.B. Behandlung komplizierender Nebenerkrankungen und von Anaesthesiefolgen) in den Aufgabenbereich des Anaesthesisten fällt. Schwieriger ist die Aufgabenteilung hinsichtlich der Herz- und Kreislauf-Vor- und -Nachbehandlung. Die fachliche Kompetenz des Anaesthesisten auch hierfür ist schon deshalb zu bejahen, weil er während der Operation selbst die Verantwortung für die Aufrechterhaltung und Wiederherstellung der vitalen Funktionen trägt. Die gleiche fachliche Kompetenz muß aber auch dem Operateur zuerkannt werden, der den Eingriff nur unternehmen darf, wenn er die erforderliche Vorsorge getroffen hat, um ihn möglichst gefahrlos durchführen zu können. In diesem Bereich überschneiden sich sonach, wie dies nach dem System der Facharztordnungen auch sonst häufig vorkommt, die Aufgaben der beiden Fachgebiete. Es empfiehlt sich, durch eine Vereinbarung zwischen Operateur und Anaesthesist die wechselseitigen Aufgaben in diesem prä- und postoperativen Bereich nach den individuellen Interessen, wie vor allem nach der Arbeitsbelastung der Beteiligten sowie ihren praktischen Erfahrungen und wissenschaftlichen Interessen abzugrenzen. Ergeben sich positive Kompetenzkonflikte, so sollte der Anaesthesist, soweit sich die fachlichen Zuständigkeitsbereiche überschneiden, dem Operateur die Vor- und Nachbehandlung im Interesse einer guten kollegialen Zusammenarbeit schon deshalb überlassen, weil der Operateur die älteren und meist auch die engeren Beziehungen zum Patienten hat.

3. Stellung und Aufgaben des leitenden Anaesthesisten

Die Krankenhäuser sind herkömmlich in Fachabteilungen gegliedert, die sich in ihren Aufgabenbereichen mit den medizinischen Fachgebieten decken. Jede Abteilung steht unter der Leitung eines Arztes, der die Verantwortung für die ordnungsgemäße medizinische Behandlung der Patienten auf seinem Fachgebiet trägt. Da der Fachanaesthesist, wie näher dargelegt, in der Zusammenarbeit mit anderen Fachgebieten die volle ärztliche und rechtliche Verantwortung für sein Fachgebiet trägt, steht ihm im Krankenhaus die gleiche Selbständigkeit zu, wie den Vertretern der anderen Fachgebiete. In den größeren und mittleren Krankenhäusern, aber selbst in kleineren Häusern sind in den letzten Jahren zahlreiche Anaesthesieabteilungen unter Leitung eines Fachanaesthesisten in Chefarztposition eingerichtet worden. Die (bürgerlich-rechtlichen) Dienstverträge, mit denen leitende Ärzte angestellt werden, und die Zusicherungen, die ihnen bei Berufung in das Beamtenverhältnis von ihren Dienstherren gegeben werden, differieren inhaltlich und in ihrer Formulierung oft beträchtlich. Wesentlich sind für die Stellung des leitenden Arztes folgende Kriterien:

a) volle Unabhängigkeit und Weisungsfreiheit für die ärztliche Tätigkeit auf seinem Fachgebiet;

b) das Liquidationsrecht für die Patienten der I. und II. Pflegeklasse (bei total 3 Klassen);

c) das Weisungsrecht gegenüber dem nachgeordneten Personal im eigenen Aufgabenbereich.

Anzustreben ist eine Chefarztposition, die auch in der Dienstbezeichnung (Chefarzt, leitender Arzt oder Abteilungsarzt) derjenigen der anderen leitenden Ärzte des gleichen Hauses möglichst weitgehend entspricht, und dem Anaesthesisten eine angemessene Lebensstellung sichert (Berufung ins Beamtenverhältnis oder bei bürgerlich-rechtlichem Dienstvertrag Kündigung nach Ablauf einer Probezeit nur noch aus wichtigem Grund sowie Zuschuß des Krankenhausträgers zur Altersversorgung („Mustervertrag", OPDERBECKE u. WEISSAUER).

Der leitende Arzt hat das ihm vom Krankenhausträger für die Erfüllung seiner Dienstaufgabe zugeteilte nachgeordnete Personal, das von vorneherein unter seiner Mitwirkung so ausgewählt werden sollte, daß es den verantwortungsvollen Aufgaben auf der Anaesthesieabteilung gewachsen ist, so auszubilden, anzuleiten und zu überwachen, daß eine den Regeln der ärztlichen Kunst entsprechende Behandlung aller Patienten gewährleistet ist. Nachgeordneten Ärzten und den Heilhilfspersonen darf er nur die Aufgaben übertragen, für die sie eine ausreichende fachliche Qualifikation besitzen. Die ärztliche und rechtliche Verantwortung für die ihm übertragene Narkose trägt unmittelbar der nachgeordnete und mittelbar der leitende Arzt der Anaesthesieabteilung. Für Kunstfehler seiner nachgeordneten Ärzte und seines Hilfspersonals kann der leitende Arzt strafrechtlich nur zur Verantwortung gezogen werden, wenn er bei der Anleitung, Überwachung oder bei der Einteilung für die Aufgabe die ihm als leitender Arzt obliegenden Sorgfaltspflichten verletzt hat.

Sind mehrere Eingriffe gleichzeitig auszuführen und steht dem leitenden Anaesthesisten kein ausreichend qualifiziertes Personal für alle Operationstische zur Verfügung, so kann er die Verantwortung für die Anaesthesie nur insoweit übernehmen, als er sie selbst überwachen oder durch hierzu qualifizierte nachgeordnete Ärzte seiner Abteilung überwachen lassen kann. Da die Narkose, gleich welcher Art und Schwere, ein ärztlicher Eingriff ist, ist eine selbständige und eigenverantwortliche Ausführung von Narkosen durch Heilhilfspersonen ausgeschlossen (WEISSAUER). Kann eine „Schwesternnarkose" nicht von der Anaesthesieabteilung überwacht werden, so trägt der Operateur für sie die ärztliche und rechtliche Verantwortung. Damit ist freilich wegen der unzureichenden Besetzung der Anaesthesieabteilung der eigentliche Zweck der Arbeitsteilung (Entlastung des Operateurs von der Verantwortung) verfehlt.

Der Vertrauensgrundsatz gilt auch im Verhältnis zwischen Arzt und Hilfspersonal. Der Arzt darf sich auf erprobtes, sachgemäß unterwiesenes und in längerer Zusammenarbeit als vertrauenswürdig befundenes Hilfspersonal verlassen; die Rechtsprechung stellt aber meist verhältnismäßig strenge Anforderungen an die Überwachungspflicht.

4. Die Haftung für Narkosezwischenfälle

Die Rechtsprechung geht (im Gegensatz zur Rechtslehre) davon aus, daß der Heileingriff des Arztes in die Körperintegrität, wozu auch das Versetzen des Patienten in einen Betäubungszustand durch Narkose oder Lokalanaesthesie gehört, den Tatbestand der Körperverletzung erfüllt. Der Heileingriff ist jedoch nicht rechtswidrig, wenn der Patient in ihn einwilligt. Als wirksam erkennt die Rechtsprechung die Einwilligung des Patienten jedoch nur dann an, wenn er sie in Kenntnis der für ihn wesentlichen Umstände erteilt. Es ist Sache des Arztes, den Patienten, falls nicht dieser ihm die Entscheidung vertrauensvoll überläßt, über diese wesentlichen Umstände zu unterrichten (Aufklärungspflicht).

Da der Patient weiß, daß ein operativer Eingriff heute in aller Regel in lokaler oder allgemeiner Betäubung durchgeführt wird, darf davon ausgegangen werden, daß die Einwilligung in die Operation grundsätzlich auch die Einwilligung in das Betäubungsverfahren umfaßt. Eine ausdrückliche Einwilligung in die Narkose sollte jedoch dort eingeholt werden, wo der Patient nach der Art des Eingriffs vielleicht nur mit einer Lokalanaesthesie rechnet. Lehnt er ein bestimmtes anaesthesiologisches Verfahren, sei es auch aus sachlich unbegründeten Befürchtungen, ab, so darf es nicht angewendet werden.

Die Aufklärungspflicht erstreckt sich auch auf die typischen Risiken des Eingriffs, soweit sie eine gewisse Komplikationsdichte (etwa 3—4%) allgemein oder in der betreffenden Klinik überschreiten. Die Narkosemortalität liegt nach PERRET bei 1:2680. Keines der üblichen anaesthesiologischen Verfahren weist typische Risiken mit einer Komplikationsdichte auf, die im Regelfall eine Aufklärungspflicht des Patienten erfordern würden. Ausnahmen können sich jedoch bei komplizierenden Nebenerkrankungen oder bei Patienten mit Sonderinteressen (z.B. Sängern, wegen der Gefahr der Stimmbandschädigung) ergeben.

Der Behandlungsvertrag zwischen Arzt und Patient, der auch stillschweigend geschlossen werden kann, ist in aller Regel ein Dienstvertrag (höherer Art), kein Werkvertrag. Der Arzt, insbesondere auch der Operateur, übernimmt im Behandlungsvertrag keine Gewähr dafür, daß seine Behandlung zu dem beabsichtigten Erfolg führt. Hat der Patient in die Behandlung wirksam eingewilligt, so ergeben sich aus dem Mißlingen einer lege artis indizierten und ausgeführten Behandlung für den Arzt keine nachteiligen rechtlichen Folgen.

Treten während oder bald nach einer ärztlichen Behandlung Schäden an Leib oder Leben ein, so wird die Annahme, daß das Handeln des Arztes ursächlich für diese Schäden war, insbesondere beim exitus in tabula, aber auch bei Schäden nach schweren Operationszwischenfällen, häufig naheliegen; schwieriger wird dabei gelegentlich schon zu entscheiden sein, ob der Schaden durch den speziellen Eingriff oder durch die Anaesthesie verursacht wurde. Nur selten werden sich vor allem beim exitus in tabula Anhaltspunkte dafür ergeben, daß der gleiche Schaden (z.B. infolge eines unmittelbar bevorstehenden Herzinfarkts) auch ohne den Eingriff eingetreten wäre, also das Handeln des Arztes nicht ursächlich für den Schaden war. Die Tatsache allein, daß der Eingriff zu einem Schaden für Leib oder Leben des Patienten geführt hat, macht das Handeln des Arztes nicht rechtswidrig (BGHZ 24, 21; BGHSt 3, 203). Die ärztliche Tätigkeit ist mit erheblichen Risiken belastet, die trotz größter ärztlicher Gewissenhaftigkeit nicht restlos beherrscht werden können. Atypische Reaktionen und anomale anatomische Verhältnisse lassen sich trotz sorgfältiger Voruntersuchung oft nicht vorhersehen. Eine Operation wird unter Umständen selbst dann durchgeführt werden müssen, wenn die Gefahr ihres Mißlingens naheliegt, andere Mittel zur Rettung des Lebens des Patienten jedoch nicht zur Verfügung stehen. Wirken sich hier die unvermeidbaren Risiken des Eingriffs zum Nachteil des Patienten aus, so trifft die beteiligten Ärzte (Operateur und Anaesthesist) kein Vorwurf. Es handelt sich bei dem lege artis indizierten und ausgeführten ärztlichen Heileingriff, in den der Patient eingewilligt hat, um einen typischen Fall des von der Rechtsordnung erlaubten Risikos.

Die strafrechtliche und die zivilrechtliche Haftung für einen den Patienten schädigenden Eingriff setzt voraus, daß der Arzt das (erlaubte) Risiko durch eine unsachgemäße Handlungsweise (Verletzung der objektiv gebotenen Sorgfalt) über das den Umständen nach unvermeidliche Maß hinaus erhöht hat. Der Sorgfaltsmangel kann in einem positiven Tun (z.B. Injektion eines Narkoticums in zu hoher Dosierung) oder in der Unterlassung einer medizinisch gebotenen Behandlung bestehen (z.B. Wiederbelebungsversuche werden nicht durchgeführt, obwohl sie aussichtsreich sind); die Rechtspflicht des Arztes zur sorgfältigen Durchführung der medizinisch gebotenen Heilmaßnahmen ergibt sich aus der Übernahme der Behandlung, selbst wenn kein Behandlungsvertrag zustande gekommen ist (vgl. zur Garantenstellung des Arztes BGHSt 7, 211).

Bei der Prüfung, ob das Verhalten des Arztes objektiv fehlerhaft war, ist nicht auf einen abstrakten Leistungsmaßstab unter idealen oder auch nur durchschnittlichen äußeren Umständen, sondern auf die konkrete Situation abzustellen, in der sich der Arzt, dem die Pflichtverletzung vorgeworfen wird, befand. Maßstab ist die Sorgfalt, die ein ordentlicher Arzt in der Situation des Handelnden angewendet hätte. Ungünstige äußere Umstände, wie z.B. die besondere Eilbedürftigkeit eines Eingriffs, können Vorsichtsmaßnahmen ausschließen, die sonst geboten wären. Auch werden an den Leiter einer Universitätsklinik mit der ihm zur Verfügung stehenden apparativen Ausrüstung, aber auch an einen Facharzt, im allgemeinen höhere Anforderungen zu stellen sein als an einen praktischen Arzt. Die konkrete Situation ist ex ante zu beurteilen, so wie sie sich für den Arzt im Zeitpunkt seines Handelns darstellte. Nachträglich (etwa durch Obduktion) gewonnene Erkenntnisse des Sachverständigen — z. B. über komplizierende Nebenerkrankungen oder anomale anatomische Verhältnisse —, die dem behandelnden Arzt trotz sorgfältiger Untersuchung nicht zur Verfügung standen, können der Beurteilung, ob das Verhalten des Arztes objektiv fehlerhaft war, nicht zugrunde gelegt werden. Auszugehen ist vom Stande der Wissenschaft und den praktischen Erfahrungen sowie den daraus abzuleitenden Kunstregeln, die im Zeitpunkt der in Frage stehenden Behandlung galten.

Daß eine zwingende Kunstregel vorliegt, deren Verletzung als Kunstfehler zu gelten hat, kann nur angenommen werden, wenn sie in Wissenschaft und Praxis allgemein anerkannt ist. Wie der nicht seltene Meinungsstreit der Sachverständigen im Prozeß über die im konkreten Fall gebotenen Maßnahmen zeigt, ist hier Vorsicht geboten. Auf dem Gebiete der Anaesthesie verbieten es zwingende Kunstregeln, bestimmte anaesthesiologische Verfahren zu wählen, wenn sie durch die Umstände des individuellen Falles kontraindiziert sind, wie etwa die Lokalanaesthesie bei eitrigen Wunden und Abscessen wegen der Gefahr der Keimverschleppung oder bei psychischer Labilität des Patienten. Im übrigen wird aber davon auszugehen sein, daß dem Arzt bei der Wahl des anaesthesiologischen Verfahrens ein breiter Spielraum offensteht. Er wird das Verfahren wählen, durch das er den Zweck, nämlich die Schmerzlosigkeit des Eingriffs und etwaige beabsichtigte Nebenwirkungen (Muskelrelaxation, Blutdrucksenkung) im individuellen Fall mit den geringsten Risiken und der geringsten physischen wie psychischen Belastung des Patienten erreicht. Dabei entscheidet in weitem Umfang auch die persönliche Erfahrung des Narkotiseurs, die personelle Besetzung des Operationsteams und die technische Ausrüstung, die ihm zur Verfügung steht.

Der Operateur, der die Anaesthesie selbst ausführt, wird bei kleineren Eingriffen, wie z. B. der Tonsillektomie, meist (und zu Recht) der Lokalanaesthesie den Vorzug vor der Narkose geben. Generell kann jedoch keineswegs davon ausgegangen werden, daß etwa die Lokalanaesthesie an sich ungefährlicher wäre als die Narkose; selbst tödliche Zwischenfälle sind bei der Lokalanaesthesie nicht ausgeschlossen, vor allem wenn das Anaestheticum unmittelbar in die Blutbahn gerät. Der Fachanaesthesist wird häufig auch bei verhältnismäßig kleinen Eingriffen der Intubationsnarkose den Vorzug geben, weil sie in der Hand des Erfahrenen das sicherste Betäubungsverfahren darstellt und darüber hinaus bei Zwischenfällen deren sofortige Therapie erleichtert.

Da die fahrlässige Tötung (§ 222 StGB) und die fahrlässige Körperverletzung (§ 230 StGB) keine Gefährdungs-, sondern Verletzungsdelikte sind, müssen für die strafrechtliche Beurteilung Verletzungen der Sorgfaltspflicht außer Betracht bleiben, deren Ursächlichkeit für den eingetretenen Schaden nicht nachgewiesen werden kann. Nach der im Strafrecht herrschenden Bedingungstheorie gilt als Ursache oder Mitursache jede Handlung oder Unterlassung, die nicht hinweggedacht werden kann, ohne daß auch der (negative) „Erfolg" (hier Körperschaden oder Tod des Patienten) entfiele; besonders ungünstige Umstände (z. B. Überempfindlichkeit des Patienten gegen ein bestimmtes Anaestheticum), die für den Schaden mitursächlich sind, beseitigen die strafrechtliche Kausalität nicht. Zu verneinen ist beispielsweise die Kausalität zwischen dem Kunstfehler und dem Tod des Patienten, wenn der Operateur infolge Sorgfaltsmangels einen Tupfer in der Operationswunde zurückläßt, der Patient aber an einem Narkosezwischenfall stirbt; zu bejahen ist sie dagegen, wenn das Zurücklassen des Tupfers infolge einer Verkettung unglücklicher Umstände zum Tode des Patienten bei einer späteren Operation führt, bei der dieser Tupfer entfernt werden soll.

Schwierigkeiten bereitet die Beurteilung der Kausalität in den Fällen, in denen feststeht, daß zwar gerade dasjenige positive Tun oder Unterlassen, in dem die objektive Pflichtwidrigkeit des Arztes zu finden ist, den Tod des Patienten herbeigeführt hat, wo aber fraglich ist, ob nicht der Tod auch ohne diese Pflichtverletzung (also bei Beachtung des lex artis) eingetreten wäre, so z. B. wenn das Narkoticum überdosiert war, aber Anzeichen dafür vorhanden sind, daß der Patient wegen einer nicht erkennbaren individuellen Überempfindlichkeit auch an der normalen Dosis gestorben wäre. Zu Recht vertritt die Rechtsprechung (vgl. BGHSt 11, S. 1) die Auffassung: Wäre der Tod auch dann eingetreten, wenn sich der Täter einwandfrei verhalten hätte oder läßt sich dies aufgrund von erheblichen Tatsachen nicht ausschließen, so darf der ursächliche Zusammenhang zwischen der pflichtwidrigen Handlung (also dem Leistungsdefizit, das die Erhöhung der Behandlungsgefahr herbeiführte) und dem „Erfolg" (dem Tod des Geschädigten) nicht bejaht werden. Die bloße gedankliche Möglichkeit, daß der gleiche Erfolg auch bei pflichtgemäßem Verhalten eingetreten wäre, reicht allerdings zur Verneinung der Ursächlichkeit nicht aus; der Grundsatz „im Zweifel für den Angeklagten", der auch für die Prüfung der Kausalität gilt, greift nur durch, wenn der Richter aufgrund bestimmter Tatsachen beachtliche Zweifel hat, ob der Tod nicht auch ohne Verletzung der Sorgfaltspflichten eingetreten wäre. Liegt dem Arzt eine Unterlassung zur Last, so ist anhand des hypothetischen Kausalverlaufs zu prüfen, ob die Maßnahme, deren Unterlassung ihm zum Vorwurf gemacht wird, den Patienten mit an Sicherheit grenzender Wahrscheinlichkeit gerettet hätte (vgl. BGHSt 6, S. 2). Die Prüfung der Kausalität der Pflichtwidrigkeit gewinnt besondere Bedeutung in den Fällen, in denen eine Kunstregel verletzt wurde, deren Beachtung zwar ein bestimmtes Risiko vermindert, aber nicht völlig ausschaltet.

Das Korrektiv des strengen im Strafrecht herrschenden Kausalitätsbegriffs liegt in der individualisierenden Prüfung der Schuld. Fahrlässig handelt nach der im Strafrecht üblichen Definition, wer die Sorgfalt außer Acht läßt, zu der er nach den Umständen und seinen persönlichen Verhältnissen verpflichtet und fähig ist, und deshalb nicht erkennt, daß sich der Tatbestand der strafbaren Handlung verwirklichen kann, oder obwohl er dies für möglich hält, darauf vertraut, daß es nicht geschehen werde.

Abzustellen ist danach im Strafrecht bei der Prüfung der Schuld immer auf die individuellen Kenntnisse und Fähigkeiten des Arztes, dem der Sorgfaltsmangel zur Last fällt. Hat er bei einem schwierigen Eingriff eine lex artis verletzt, die er nach seinem theoretischen und praktischen Ausbildungsstande nicht beherrschte, so trifft ihn insoweit keine Schuld. Meist wird er es sich aber zum Verschulden anrechnen lassen müssen, daß er die Behandlung übernahm, obwohl ihm dafür eine ausreichende fachliche Qualifikation fehlte (Übernahmeverschulden). Jeder Arzt, der eine Narkose übernimmt, muß prüfen, ob er die hierfür erforderlichen Kenntnisse und Erfahrungen besitzt; er muß nicht nur die Narkosetechnik beherrschen und die Gefahren des speziellen Verfahrens kennen, sondern auch die Therapie der Zwischenfälle und die Technik der Wiederbelebung. Ist ein Fachanaesthesist erreichbar, so sollte ihn der Operateur schon deshalb zuziehen, weil er dadurch die vor allem bei Zwischenfällen gefährliche Doppelbelastung mit der Verantwortung für den speziellen Eingriff und für die Narkose vermeidet.

Steht fest, daß der Arzt durch eine (objektive und subjektive) Pflichtwidrigkeit den Schaden an Leib oder Leben verursacht hat, so ist weiter zu prüfen, ob der (negative) Erfolg in der konkreten Situation des Arztes und bei der ihm nach seinen persönlichen Verhältnissen zuzumutenden Sorgfalt voraussehbar war. Verletzt der Arzt eine Kunstregel, so wird für ihn freilich meist auch voraussehbar sein, daß sein Sorgfaltsmangel den Patienten schädigen kann ; denn die ärztlichen Kunstregeln sind von der medizinischen Wissenschaft und Praxis eben deshalb entwickelt worden, weil sie geeignet sind, die dem Patienten in bestimmten Situationen erfahrungsgemäß drohenden, also vorhersehbaren Gefahren abzuwenden oder zu verringern. Als vorhersehbar muß dabei auch ein Schaden gelten, der nicht die regelmäßige, sondern nur eine mögliche Folge des in Frage stehenden Kunstfehlers ist. Die Voraussehbarkeit darf aber nicht abstrakt bestimmt werden. Sie ist nur zu bejahen, wenn der wirkliche Ursachenverlauf im Einzelfall noch im Rahmen der Lebenserfahrung liegt. Die Voraussehbarkeit muß sich auf den allgemeinen Kausalverlauf erstrecken; alle konkreten Einzelheiten brauchen nicht voraussehbar zu sein. Nicht voraussehbar ist im allgemeinen ein Schaden, der als Folge eines Sorgfaltsmangels nur aufgrund einer Verkettung unglücklicher Umstände (Zwischenursachen) oder des Verhaltens eines Dritten eintritt, das außerhalb aller Lebenserfahrung liegt, oder den der Patient durch sein ganz unvernünftiges eigenes Verhalten mit herbeigeführt hat (vgl. auch BGH NJW 57, 1526).

Das Strafrecht kennt weiter nur eine Verantwortung für eigene Schuld. Läßt sich nicht feststellen, ob ein für den Schaden ursächlicher Kunstfehler dem Operateur oder dem Anaesthesisten zur Last fällt, so kann keiner von beiden bestraft werden. Für einen Fehler des nachgeordneten Personals haftet der Arzt strafrechtlich nur, wenn er ihn durch einen eigenen schuldhaften Mangel an Sorgfalt bei der Unterweisung, Überwachung oder Aufgabenzuteilung ermöglicht hat. Einzelmaßnahmen seiner Ärzte braucht der leitende Arzt nicht zu überwachen, wenn sie genügend Erfahrung für die in Frage stehende Behandlung haben.

Die *zivilrechtliche* Haftung aus Vertrag (§ 276 BGB) oder aus unerlaubter Handlung (§ 823 BGB) unterscheidet sich von der strafrechtlichen Verantwortlichkeit vor allem durch einen abweichenden Begriff der Fahrlässigkeit und der Kausalität. Abzustellen ist im Zivilrecht auf einen objektivierten und typisierten Sorgfaltsmaßstab, der mit der objektiv gebotenen Sorgfalt übereinstimmt, von der bei der Beurteilung der strafrechtlichen Verantwortlichkeit auszugehen ist. Die individuellen Fähigkeiten des Arztes, der den Kunstfehler verursacht hat, bleiben im Zivilrecht dagegen außer Betracht. Entscheidend ist allein, ob er die Sorgfalt seines Berufskreises beachtet hat, wobei an einen Facharzt in der Regel höhere Anforderungen zu stellen sind als an einen Praktiker. Zivilrechtlich gilt als für den Schaden bedeutsame Ursache nur diejenige Handlung des Arztes, die mit dem Schaden in adäquatem Zusammenhang steht. Dieser Zusammenhang ist zu verneinen, wenn der Eintritt des Schadens außerhalb jeder menschlichen Erfahrung lag.

Das Zivilrecht kennt — im Gegensatz zum Strafrecht — auch die Haftung für das Verschulden Dritter, deren der Arzt sich zur Erfüllung seiner Pflichten aus dem Behandlungsvertrag bedient (Erfüllungsgehilfen). Er haftet für das Verschulden seiner Erfüllungsgehilfen (nachgeordnete Ärzte, Heilhilfspersonal) dem Patienten gegenüber nach § 278 BGB wie für eigenes Verschulden. Weiter haftet er für seine Hilfspersonen (Verrichtungsgehilfen) außerhalb des Schuldverhältnisses nach § 831 BGB. Er kann sich hier aber mit dem Nachweis exkulpieren, daß er bei der Auswahl und Überwachung des Hilfspersonals die erforderliche Sorgfalt aufgewendet hat.

Unterschiede bestehen auch hinsichtlich der *Beweislast*. Im *Strafprozeß* hat das Gericht von Amts wegen die Be- und Entlastungspunkte und ihre Beweismittel zu erforschen. Es gibt im Strafprozeß keine Beweislast des Beschuldigten. Er hat nicht seine Unschuld, sondern das Gericht hat seine Schuld zu beweisen. Tatzweifel, die nicht aufgeklärt werden können, kommen gemäß dem Grundsatz „in dubio pro reo" dem Angeklagten zugute. Die Schuld des Angeklagten braucht allerdings nicht mit mathematischer Sicherheit unter Ausschluß der entferntesten gegenteiligen Möglichkeiten festzustehen.

Im *Zivilprozeß* ist der Ausgangspunkt ähnlich. Der Geschädigte muß beweisen, daß der Arzt das schadenstiftende Ereignis schuldhaft herbeigeführt hat. Es kommt ihm dabei jedoch in gewissem Umfang der Beweis des ersten Anscheins und unter engeren Voraussetzungen auch eine Umkehrung der Beweislast zustatten. Beim Anscheinsbeweis schließt der Richter mit Hilfe der Lebenserfahrung von einem feststehenden Ereignis darauf, daß bestimmte Tatsachen oder Tatsachenreihen vorliegen, auf die es für die Entscheidung ankommt. Hat z. B. die ärztliche Behandlung einen Schaden zur Folge, der nach medizinischer Erfahrung typischerweise auf einen schuldhaften Behandlungsfehler zurückzuführen ist, so kann der Geschädigte damit den Anscheinsbeweis führen. Es ist dann Sache des Arztes, den Anscheinsbeweis zu erschüttern, indem er Tatsachen beweist, welche die Möglichkeit eines anderen Zusammenhangs in ernste Betrachtung rücken. Bei einer nach einer Operation auftretenden Lähmung könnte z. B. die medizinische Erfahrung dafür sprechen, daß es sich um eine typische Narkoselähmung handelt und weiter, daß solche Lähmungen durch geeignete Vorkehrungen bei der Lagerung des Patienten in der Regel vermieden werden können. Der Anaesthesist könnte den Anscheinsbeweis einer schuldhaften Verletzung der Kunstregeln hier etwa dadurch erschüttern, daß er beweist, er habe zunächst die erforderliche Vorkehrungen getroffen, dann aber wegen eines schwerwiegenden, lebensbedrohenden Narkosezwischenfalls seine Aufmerksamkeit zeitweise nicht mehr der Verhinderung peripherer Nervenschädigungen zuwenden können.

Die Beweislastverteilung kehrt sich zu Lasten des Arztes um, wenn er vorsätzlich oder grob leichtfertig eine Gefahr herbeigeführt hat, die den Umständen nach geeignet ist, gerade den Schaden herbeizuführen, der eingetreten ist. Die Umkehrung der Beweislast tritt zu Lasten des Arztes auch dann ein, wenn er dem Geschädigten die Beweisführung schuldhaft erschwert oder sie vereitelt, etwa indem er die Beweismittel (z. B. die Reste injizierter Narkotica) beseitigt.

Der Richter wird für die Beurteilung medizinischer Sachverhalte nur selten eine ausreichende eigene Sachkunde besitzen und sich deshalb im Kunstfehlerprozeß in aller Regel medizinischer Sachverständiger bedienen müssen. Er ist aber nicht an ihre Gutachten gebunden, sondern hat sie selbständig zu würdigen.

Die Gefahr der Anaesthesiezwischenfälle und damit der Kunstfehlerprozesse wird häufig erheblich unterschätzt. Die Narkose, gleich welcher Art und Dauer, erfordert neben der persönlichen Qualifikation des Arztes (Beherrschung des speziellen Verfahrens und seiner Gefahren) — von ausgesprochenen Notfällen abgesehen — auch ein Minimum an personellen und sachlichen Voraussetzungen: Es sollte eine Hilfsperson anwesend sein, die dem Arzt bei Zwischenfällen an die Hand gehen kann; benötigt wird als apparative Ausstattung für etwaige Zwischenfälle zumindest ein Intubationsbesteck, ein Absauggerät und ein einfaches Beatmungsgerät.

Nach einer Statistik stehen in den USA Narkosezwischenfälle ihrer Zahl nach an vierter und hinsichtlich der Höhe der eingeklagten Schadenssummen sogar an erster Stelle unter allen ärztlichen Kunstfehlerprozessen. Am häufigsten wird dabei der Vorwurf erhoben, der Patient sei vor der Narkose nicht oder nicht ausreichend untersucht worden. Die Narkose gehört danach unzweifelhaft zu den gefährlichsten Verrichtungen für den Arzt.

Nach den fachanaesthesiologischen Gutachten, die in den letzten Jahren erstattet worden sind, sind häufige Ursachen für schwerwiegende Narkosezwischenfälle das Fehlen der Prämedikation und von Vorkehrungen gegen die Aspirationsgefahr, die Verwendung von Betäubungsmitteln in zu hohen Dosierungen und die versehentliche intraarterielle Injektion. Damit ist vor allem bei Aspirationszwischenfällen und bei der versehentlichen intraarteriellen Injektion aber noch keineswegs gesagt, daß der Arzt hier immer objektiv fehlerhaft gehandelt, geschweige denn fahrlässig gegen Regeln der ärztlichen Kunst verstoßen haben müßte. Auch bei größter Sorgfalt lassen sich erfahrungsgemäß schwerwiegende Narkosezwischenfälle nicht völlig vermeiden.

Für den Patienten oder seine Angehörigen wird es oft unfaßbar sein, daß die Narkose oder eine Lokalanaesthesie bei einem kleinen Eingriff durch eine Verkettung unglücklicher Umstände auch bei einer ordnungsgemäßen Behandlung zu schweren Zwischenfällen führen kann. Ein sorgfältig geführtes Narkoseprotokoll, die Sicherstellung der bei der Anaesthesie verwendeten Betäubungsmittel und eine vom Anaesthesisten angeregte pathologische Untersuchung können hier dazu dienen, den Sachverhalt aufzuklären und damit den Verdacht einer schuldhaften Verletzung ärztlicher Kunstregeln zu entkräften.

Literatur

Zum Vertrauensgrundsatz vgl. im einzelnen EBERHARD SCHMIDT in: Ponsolds Lehrbuch der gerichtlichen Medizin, 2. Aufl., S. 67. ENGISCH: Langenbecks Arch. klin. Chir. **288**, 573, 297, 236; HANACK: Ärzt. Mitt. (Köln) **59**, 497; FISCHER: Ärzt. Mitt. (Köln) **58**, 210; STRATHENWERT: Festschrift für E. SCHMIDT 1961, S. 383.

BAUER, K. H.: Langenbecks Arch. klin. Chir. **282**, 163 (1955).

EBERMAYER, L.: Der Arzt im Recht, S. 80; LIERTZ-PAFFRATH, Handbuch des Arztrechts, S. 345; SCHMELCHER bei KUHNS, Das gesamte Arztrecht, I 487 und KALLFELZ ebendort I 577.

ENGISCH, K.: Langenbecks Arch. klin. Chir. **297**, 236 (1961).

Informationen der DGAW und des Berufsverbands deutscher Anaesthesisten IV/V, S. 2. 1964.

PERET, W.: Arzthaftpflichtrecht, S. 106.

Richtlinien über die Stellung des leitenden Anaesthesisten, veröffentlicht in Anaesthesist **1965**, 31.

Vgl. wegen der Vetragsgestaltung OPDERBECKE, H. W., WEISSAUER, W.: Ein Mustervertrag für leitende Anaesthesisten, Informationen der DGAW und des Berufsverbands deutscher Anaesthesisten 6/1969.

WEISSAUER, W.: Anaesthesist **11**, 28; im Ergebnis übereinstimmend NISSEN, HINDERLING, STRATTENWERT, FREY im Anaesthesist **12**, 265—271 sowie nun auch MAIHOFER, Arch. klin. exp. Ohr.-, Nas.- u. Kehlk.-Heilk. **1966**, 510.

WEISSAUER, W.: Die Problematik der Schwesternnarkose und die Ausbildung von Anaesthesieschwestern. Anaesthesist **1963**, 156f. und die dort angegebene Literatur.

IV. Die Organisation von Anaesthesie-Abteilungen und die praktische Berufsausübung des Anaesthesisten

S. J. LOENNECKEN und O. MAYRHOFER

Die praktische Berufsausübung des Facharztes für Anaesthesiologie ist untrennbar mit seiner Tätigkeit in einem Krankenhaus verbunden. Im Gegensatz etwa zum praktischen Arzt, zum Dermatologen, Ophthalmologen oder Röntgenologen — um nur einige Beispiele zu nennen —, wird auch für den frei praktizierenden, „niedergelassenen" Anaesthesisten die Tätigkeit in einer „Ordination" niemals Hauptaufgabe sein können.

Es ist wohl denkbar — und wird auch de facto von manchen Kollegen praktiziert —, daß der Anaesthesie-Facharzt in seinen eigenen Ordinationsräumen in gewissem Umfang Infusions- und Inhalationstherapie betreibt, daß er diagnostische und therapeutische Nervenblockaden vornimmt und daß er auch Voruntersuchungen und eventuelle Vorbereitungsbehandlungen bei solchen Patienten durchführt, die er einige Zeit später in einem Privat- oder Belegspital narkotisieren wird. Das Schwergewicht seiner Tätigkeit wird aber immer im Krankenhaus liegen, wo er einerseits in den Operationssälen und Diagnostikräumen Anaesthesien durchführt und andererseits den ihm zufallenden Anteil an der Patientenbehandlung übernimmt, sei es im Rahmen der prä- und postoperativen Obsorge oder im Rahmen der Reanimation und Intensivtherapie.

Der Aufgabenkreis des Anaesthesisten im Krankenhaus und die Organisation des Anaesthesiedienstes sind weitestgehend abhängig von der Art und Größe des Krankenhauses. In den 15 Jahren seit dem Erscheinen der ersten Auflage dieses Buches haben sich — in Anlehnung an bewährte Muster in den angelsächsischen und in den skandinavischen Ländern — auch in den deutschsprachigen Ländern Mitteleuropas gewisse Organisationsformen herausgebildet, die sich als durchaus brauchbar für die anaesthesiologische Versorgung von Krankenhäusern jeder Art erwiesen haben und die im Nachstehenden beschrieben werden sollen.

Wir wollen dabei vier Typen von Krankenhäusern jeweils gesondert betrachten und die möglichen Organisationsformen für den Anaesthesiedienst aufzeigen:

1. Universitätskrankenhäuser.

2. Große Stadtspitäler, Landeskrankenhäuser, Provinz- oder Kantonspitäler mit allen Fachabteilungen.

3. Mittlere Krankenhäuser, Stadt- oder Bezirksspitäler mit Abteilungen für Innere Medizin, Chirurgie, Gynäkologie und Geburtshilfe, HNO — insgesamt zwischen 150 und 500 operative Betten.

4. Kleinere Krankenhäuser, Beleg- oder Privatspitäler mit insgesamt weniger als 150 operativen Betten.

1. Universitätskrankenhäuser

Die beste Organisationsform für ein großes Klinikum ist das *Zentralinstitut für Anaesthesiologie*. Zu seinen Aufgaben gehört neben der anaesthesiologischen Versorgung sämtlicher Universitätskliniken auch die Ausbildung von Ärzten, der Unterricht für Studenten (evtl. auch für Schwestern) und die Forschung. Es ist administrativ und budgetär völlig selbständig und den übrigen Kliniken und Instituten gleichrangig. Universitätsinstitute für Anaesthesiologie werden in Deutschland, Österreich und der Schweiz von Ordinarien oder Extraordinarien geleitet.

Eine Zwischenstufe zu diesem Stadium war — und ist auch heute noch an manchen Universitäten — die *Abteilung für Anaesthesiologie in administrativer Verbindung mit der Chirurgischen Klinik*. Die Stufenleiter der Leiter dieser Abteilungen reicht vom habilitierten Oberarzt über den außerplanmäßigen Professor bis zum Extraordinarius oder Ordinarius. Die Funktion dieser Abteilungen ist im Prinzip wohl die gleiche wie die eines Zentralinstitutes, doch hat die teilweise personelle Abhängigkeit von der chirurgischen Mutterklinik mancherorts dazu geführt, daß an einzelnen Fachkliniken (z. B. Frauenheilkunde, Neurochirurgie, Otorhinolaryngologie) eigene Anaesthesiedienste unter der Leitung von Fachanaesthesisten aufgebaut wurden, die ihrerseits wieder in nachgeordneter Stellung zum jeweiligen Klinikdirektor stehen.

Diese Lösungen sind nicht nur nachteilig für die Ausbildung der jungen Anaesthesisten, weil diese dadurch lückenhaft oder einseitig wird, sondern auch für die betreffenden Kliniken selbst, weil der gleichzeitige Ausfall von zwei oder drei Anaesthesisten durch Urlaub und Erkrankung zum Zusammenbruch des Operationsbetriebes führen kann.

Der Personalstand, ärztlich und nicht-ärztlich, hinkt an den Universitätsinstituten bzw. -abteilungen stets hinter den wachsenden Anforderungen nach. Da neben den klinischen Anaesthesien in zunehmendem Maße auch die Betreuung von Wach- und Intensivbehandlungsstationen dazukommt und die meisten Institute auch experimentelle Laboratorien bzw. Abteilungen betreiben, läßt sich der Personalbedarf schlecht in einer Formel, die etwa auf der Zahl der Operationstische oder der Operationen pro Jahr basiert, ausdrücken. Als anzustrebende Richtzahlen könnten die des Anaesthesie-Institutes am Columbia-Presbyterian-Medical Center von New York dienen, einem Klinikum mit ca. 2500 Betten, an dem 1965 über 26000 Anaesthesien durchgeführt wurden. Die Hauptlast der klinischen Arbeit wird dort von 27 Residents (d. s. in Ausbildung stehende Assistenten) getragen, denen 29 Attendings (d. s. Instruktoren) zur Seite stehen. Von den letzteren ist allerdings jeweils nur etwa die Hälfte klinisch tätig, die andere teilt sich mit den 8 Research-Fellows die Arbeit in den Forschungslaboratorien. An nicht-ärztlichem Personal kommen dazu noch 10 Schwestern bzw. -helferinnen und 26 Techniker bzw. technische Assistentinnen, sowie 10 Sekretärinnen.

Dort, ebenso wie bei uns, liegt der Jahresdurchschnitt zwischen 600 und 800 Anaesthesien pro Arzt, wie dies auch aus den Zahlen hervorgeht, die uns aus deutschen und österreichischen Universitätskrankenhäusern bekannt sind. So hat z. B. die von Prof. O. H. Just geleitete Anaesthesieabteilung der Chir. Univ.-Klinik Heidelberg im Jahr 1967 über 13000 Anaesthesien durchgeführt, wofür 2 Oberärzte, 16 Assistenzärzte und 10 Schwestern, bzw. Pfleger zur Verfügung standen. Aus dem Bericht des Institutes für Anaesthesiologie der Universität Mainz (Direktor: Prof. Dr. R. Frey) geht hervor, daß 1968 2 Oberärzte, 3 Akademische Räte und 18 Assistenten für ca. 12000 Anaesthesien zur Verfügung standen. Daneben wurden noch 117 Intensivtherapiefälle mit über 1300 Behandlungstagen betreut. Nicht-ärztliches Personal waren 28 Schwestern und Pfleger, 5 MTAs, 3 Techniker und 4 Sekretärinnen.

Am Institut für Anaesthesiologie der Universität Wien (Vorstand: Prof. Dr. O. Mayrhofer) waren im Jahr 1969 3 habilitierte Oberärzte (davon 2 Titular-a. o. Professoren), 1 beamteter und 8 nicht-habilitierte Oberärzte, sowie 27 klinische Assistenzärzte und 15 weitere Ausbildungsärzte tätig. Dazu kamen noch 8 Anaesthesieschwestern und 4 Putzhilfen, sowie 2 Techniker, 4 MTAs und 3 Sekretärinnen. Die ca. 40 Schwestern der beiden Intensivstationen (11 + 12 Betten) wurden im Personalstand der beiden Chirurgischen Kliniken geführt. Die Zahl der 1969 — durchschnittlich an 35 Operationstischen gleichzeitig — durchgeführten Narkosen lag bei ca. 18000. Über 350 Intensivtherapiefälle wurden in ca. 5600 Behandlungstagen betreut. Rund die Hälfte dieser Patienten waren Beatmungsfälle. Durchschnittlich waren zwei Ärzte im experimentellen Labor tätig, doch wird diese Zahl zunehmen, wenn 1971 die ca. 350 m² umfassende neue Experimentelle Abteilung in Betrieb genommen wird. Wie der Dienst an einer großen klinischen Anaesthesieabteilung organisiert ist, geht wohl am besten aus der nachstehenden Dienstordnung des Institutes für Anaesthesiologie der Universität Wien hervor.

Dienstordnung des Institutes für Anaesthesiologie der Universität Wien

1. Aufgabenbereich des Institutes. Das Institut für Anaesthesiologie ist ein Lehr- und Forschungsinstitut der Universität Wien und zugleich Ausbildungsstätte zum Facharzt für Anaesthesiologie.

Das Institut versieht den Anaesthesie- und Reanimationsdienst für alle Universitätskliniken am Allgemeinen Krankenhaus der Stadt Wien. Aus räumlichen Gründen wird dieser Dienst von zwei getrennten Gruppen geleistet, die für das Alte Haus, bzw. für die Neuen Kliniken zuständig sind.

2. Organisation des Anaesthesiedienstes, Dienstzeiten. Der Anaesthesiedienst gliedert sich in einen Tag- und einen Nachtdienst, sowie in sog. Sonderdienste.

a) Der Tagdienst. Der Tagdienst wird getrennt für das Alte Haus bzw. für die Neuen Kliniken versehen. Die Einteilung und Zuteilung zu den Narkosen und anderen Dienstaufgaben erfolgt durch den jeweils dienstältesten Oberarzt.

Prinzipiell gilt für die Ärzte des Anaesthesieinstitutes die sog. durchgehende Dienstzeit, und zwar von Montag bis Freitag jeweils von 7.30 Uhr bis 16 Uhr mit $^1/_2$ Std Mittagspause. Im Bedarfsfall kann der dienstälteste Oberarzt einen früheren Dienstantritt und ein späteres Dienstende vorschreiben, doch ist er anderseits auch berechtigt, zum Ausgleich dafür an Tagen mit kürzerem Operationsprogramm früher freizugeben. Jeder Anaesthesist muß aber vor Verlassen des Hauses die ihm für den nächsten Tag zugeteilten Patienten besucht und vorbereitet haben. An Samstagen dauert der Tagdienst von 7.30 Uhr bis 11.30 Uhr, wobei jedoch im Prinzip an jedem zweiten Samstag für die Hälfte der Institutsangehörigen dienstfrei ist.

b) Der Nachtdienst. Der Nachtdienst, der gesondert honoriert wird, beginnt nach Ende des Tagdienstes und dauert bis zum nächsten Morgen 7.30 Uhr. An Sonn- und Feiertagen beginnt der Nachtdienst bereits um 7.30 Uhr früh.

Auch der Nachtdienst wird in zwei getrennten Gruppen besorgt, und zwar wie folgt:

Für das Alte Haus: Ein Oberarzt, ein 1. Hauptdienst (für I. Chirurgische und Urologische Klinik), ein 2. Hauptdienst (für die übrigen Kliniken), ein Beidienst (nur an Unfallaufnahmetagen), eine Anaesthesieschwester (nur an unfallfreien Tagen).

Für die Neuen Kliniken: Ein Oberarzt, ein 1. Hauptdienst (für II. Chirurgische und I. Frauenklinik), ein 2. Hauptdienst (für II. Frauen- und sonstige Kliniken), ein Beidienst (nur an Unfallaufnahmetagen), eine Anaesthesieschwester (fallweise an unfallfreien Tagen).

Die Diensteinteilung liegt bei allen vom Anaesthesiedienst zu betreuenden Kliniken im Sekretariat und in den Operationssälen auf. Sie wird jeweils für ein Monat im voraus von den Vertretern des Institutsvorstandes festgelegt und ist für alle Anaesthesisten bindend. Diensttausch ist nur mit Zustimmung des Instituts-Vorstandes oder seiner Vertreter zulässig.

c) Sonderdienste. Für die vom Anaesthesieinstitut betreuten Bettenstationen — Intensiv-Behandlungs-Station an der I. Chirurgischen Klinik und an der II. Chirurgischen Klinik — sowie die dort zugeteilten Ärzte und sonstiges Institutspersonal gelten gesonderte Dienstregelungen, die jeweils nach Bedarf festgelegt werden.

3. *Dienstpflichten. a) Für alle Ärzte des Institutes.* Montag bis Donnerstag wird um 15 Uhr in den Dienstgruppen vom dienstältesten Oberarzt das Anaesthesieprogramm für den nächsten Tag eingeteilt. Anschließend besucht jeder Anaesthesist die ihm zugeteilten Patienten und verordnet die Prämedikation. Die Vorbereitungsvisiten für Montag-Narkosen machen die Diensthabenden des Sonntags.

Zur Teilnahme an den Montag-Nachmittag-Diskussionen sind alle Oberärzte, Assistenzärzte und Gastärzte des Institutes verpflichtet. Der Besuch der Montag-Abend-Vorlesung ist für die im 1. Ausbildungsjahr stehenden Ärzte verbindlich, wird aber auch allen übrigen Ärzten des Institutes empfohlen. Entschuldigungen für die oben angeführten Dienstveranstaltungen werden nur in Ausnahmefällen vom Institutsvorstand bzw. dessen Vertretern entgegengenommen.

b) Für die Oberärzte. Die Oberärzte, bei Bedarf eventuell auch ältere Assistenzärzte mit abgeschlossener Fachausbildung, unterstützen den Vorstand des Anaesthesieinstitutes in seinen Lehr- und Forschungsaufgaben, sowie bei der theoretischen und praktischen Ausbildung der Anaesthesisten. Sie besorgen den Anaesthesie-Nachtdienst laut Diensteinteilung und sind in dieser Funktion während der Abwesenheit des Institutsvorstandes dessen Vertreter. Der diensthabende Oberarzt muß zwecks Konsultation und zur Durchführung schwieriger Narkosen für die übrige Dienstmannschaft jederzeit erreichbar sein. Er kontrolliert ferner das Dienstbuch und bestätigt durch seine Unterschrift die Richtigkeit der Eintragungen.

c) Für die Hauptdienste. Die Hauptdienste führen alle anfallenden Narkosen und Anaesthesien an den operativen Kliniken ihres Dienstbereiches durch. Außerdem besorgen sie bei Bedarf den Anaesthesiedienst an einer der übrigen Kliniken unter Berücksichtigung der Dringlichkeit bei eventueller gleichzeitiger Anforderung. Von allen schwierigen Fällen, wie z. B. Operationen an Säuglingen, schweren Unfällen bzw. Wiederbelebung oder Anaesthesiekomplikationen, ist der diensthabende Oberarzt zu verständigen, der dann die Entscheidung über die Art der zu treffenden Maßnahmen fällt, bzw. deren Durchführung selbst übernimmt. Die Hauptdienste müssen stets über die auf der jeweiligen Dienst-einteilung angeführten Telephonnummern erreichbar sein. Sie führen das — in den Anaesthesiezimmern des Alten Hauses bzw. der Neuen Kliniken aufliegende — Dienstbuch, in das vor allem Konsiliarbesuche und etwaige Zwischenfälle einzutragen sind.

d) Für die Beidienste. Der an Unfallaufnahmetagen eingeteilte Beidienst ist vorwiegend für die an der Unfallstation anfallenden Narkosen und Anaesthesien zuständig und muß dauernd für diese erreichbar sein. Für schwierige Fälle (etwa Schädel- oder Thoraxverletzungen) ist der Hauptdienst beizuziehen. Anderseits kann der Hauptdienst den Beidienst auch bei klinischen Narkosen zur Unterstützung heranziehen.

e) Für die Spezialdienste. Diese versehen, entsprechend den Weisungen ihrer Vorgesetzten, die ärztliche Arbeit an den betreffenden Stationen. Sie dürfen ihren Arbeitsplatz nur mit ausdrücklicher Genehmigung des ihren im Dienst vorgesetzten Oberarztes verlassen.

f) Für die Schwestern. Den Anaesthesieschwestern obliegt die Betreuung der Geräte und Instrumente, Führung des Inventars, Besorgung von Medikamenten etc. Sie assistieren bei Narkosen und führen solche unter der verantwortlichen Aufsicht von Anaesthesisten durch. Ihr Tag- und Nachtdienst wird von der Stationsschwester des Anaesthesieinstitutes eingeteilt. Ihre Dienstvorgesetzte ist derzeit die Oberschwester der II. Chirurgischen Universitäts-Klinik.

g) Für das sonstige, nicht-ärztliche Personal. Das übrige nicht-ärztliche Personal versieht die ihm zugeteilten Dienstobliegenheiten nach den Weisungen der ihnen vorgesetzten Ärzte. Bezüglich der Dienstzeiten gelten die jeweils individuell getroffenen Vereinbarungen.

4. *Urlaube.* Die Urlaubstermine werden vom Institutsvorstand rechtzeitig festgelegt und bekanntgegeben. Die Eintragung sämtlicher Angehöriger des Institutes in die aufliegenden Urlaubslisten hat zeitgerecht und den Anforderungen eines regelrechten Betriebes während der Urlaubszeit entsprechend zu erfolgen. Dabei ist darauf zu achten, daß für alle festgelegten Urlaubstermine sowohl eine zahlenmäßige, als auch dem Ausbildungszustand entsprechende Verteilung gewährleistet ist. Erweist sich eine einvernehmliche Lösung als unmöglich, so entscheiden die Stellvertreter des Institutsvorstandes. Ein während der festgesetzten Urlaubstermine aus eigener Schuld nicht konsumierter Urlaub gilt als verfallen. Ausnahmen von den Urlaubsterminen können nur vom Vorstand des Institutes bewilligt werden.

2. Großkrankenhäuser

Für Großkrankenhäuser mit allen oder fast allen Fachabteilungen und einer Zahl von über 500 operativen Betten ist sicherlich die beste Organisationsform die *zentrale Anaesthesie-Abteilung* unter der Leitung eines den übrigen Abteilungsvorständen gleichberechtigten und gleichrangigen Chefarztes. Diese Abteilungen haben bis auf die Lehr- und Forschungsaufgaben praktisch die gleichen Funktionen wie die Universitätsinstitute für Anaesthesiologie an den Kliniken.

Entsprechend den, von der Deutschen Krankenhausgesellschaft am 19. 9. 1969 empfohlenen Anhaltszahlen sollten die Anaesthesie-Abteilungen mit $n + 15\%$ Ärzten bestückt sein, wobei *n* die Zahl der täglich gleichzeitig in Betrieb stehenden Operationstische ist. Diese Zahl reicht nicht ganz an die Forderung des Berufsverbandes Deutscher Anaesthesisten heran, der bereits 1967 die Formel $n + 25\% + 1$ aufgestellt hat. Obliegt der zentralen Anaesthesie-Abteilung auch die Betreuung einer oder mehrerer Intensivbehandlungsstationen, dann muß im Stellenplan zusätzlich berücksichtigt werden, daß pro Einheit stets mindestens ein Arzt jederzeit anwesend sein muß. In der Praxis bedeutet dies eine Oberarzt- und 4 Assistentenstellen pro Intensivtherapiestation.

Selbstverständlich sind in den meisten mitteleuropäischen Krankenhäusern die oben genannten Wunschzahlen noch für lange Zeit als utopisch anzusehen. In der Praxis behilft man sich allerorts damit, daß Anaesthesieschwestern eingesetzt werden, die unter der verantwortlichen Aufsicht der Anaesthesisten einen mehr oder weniger großen Teil der anfallenden Narkosen machen. Die Zahl der Anaesthesieschwestern sollte idealerweise gleich der Zahl der Operationstische sein, wenn die Schwestern sowohl einen Teil der Narkosen durchführen als auch sich um die Reinigung und Bereitstellung des Instrumentariums kümmern sollen. Falls der Großteil der Anaesthesien von Ärzten gemacht wird, genügt es, etwa eine Anaesthesieschwester pro 3—4 Anaesthesisten in der Abteilung zu haben.

In manchen Häusern (z. B. in den größeren Städtischen Spitälern Wiens), wo mehrere große operative Abteilungen bestehen, haben sich zwei oder mehr von einander unabhängige Anaesthesieabteilungen herausgebildet, die jeweils einen bestimmten Teil des Krankenhauses versorgen. Es gibt dann eben mehrere leitende Anaesthesisten, denen eine wechselnd große Zahl von nachgeordneten Ärzten — und evtl. Schwestern — zur Seite steht.

Selbstverständlich muß an allen Großkrankenhäusern ein kontinuierlicher Tag- und Nachtdienst eingerichtet werden, wobei die Zahl der diensthabenden Anaesthesisten von der Gesamtgröße des Hauses und der Zahl der operativen Abteilungen abhängig sein wird. Zumeist ist dies so geregelt, daß 1—3 Assistenzärzte der Anaesthesieabteilung über Nacht im Krankenhaus anwesend sind und jeweils ein Oberarzt (oder auch der Chefarzt selbst) sich auf Abruf bereithält.

3. Mittlere Krankenhäuser

Für *mittelgroße Krankenhäuser* mit 150—500 operativen Betten hat sich ebenfalls die *zentrale Anaesthesie-Abteilung* als beste Organisationsform herausgestellt, vor allem dort, wo mehr als eine operative Abteilung vorhanden ist. Die Anaesthesie-Abteilung sollte unter der Leitung eines Chefarztes oder „Leitenden Arztes" stehen, der einen oder mehrere nachgeordnete Ärzte und eine ausreichende Zahl von Schwestern zu seiner Unterstützung hat, um alle im Hause anfallenden Anaesthesien in eigener Verantwortung durchführen zu können.

In Häusern, in denen der Facharzt für Anaesthesie den Dienst in der Stellung eines Assistenten oder Oberarztes der Chirurgischen Abteilung versehen muß, ergeben sich erfahrungsgemäß immer wieder Schwierigkeiten mit der Versorgung der anderen Abteilungen, weil der Chirurg zumeist die Dienste des Anaesthesisten für sich allein, bzw. vorwiegend für sich, beansprucht. Diese Organisationsform kann daher nur als Not- oder Übergangslösung bis zur Errichtung einer selbständigen Anaesthesie-Abteilung angesehen werden.

Wegen des Mangels an ärztlichen Anaesthesisten kann die Einrichtung eines regelmäßigen Nachtdienstes in mittelgroßen Krankenhäusern auf Schwierigkeiten stoßen. Vielerorts können die Anaesthesieärzte nur einen telephonischen Bereitschaftsdienst aufrecht erhalten, der für besonders schwierige Fälle zur Verfügung steht, während für die Routinenarkosen eine Anaesthesieschwester im Hause Dienst macht. Der Operateur muß sich in diesen Fällen aber dessen bewußt sein, daß er in Abwesenheit eines ärztlichen Anaesthesisten die Verantwortung für die Tätigkeit der Anaesthesieschwester trägt!

4. Kleinere Krankenhäuser

Für kleinere Krankenhäuser läßt sich sehr schwer eine verbindliche Empfehlung geben. Es gibt eine ganze Reihe von Organisationsmöglichkeiten, deren Auswahl von den örtlichen Gegebenheiten und der Finanzlage der Häuser abhängen wird. Kleinere Privat- oder Belegspitäler, die im Bereich einer größeren Stadt liegen, können sich die Dienste frei praktizierender Anaesthesie-Fachärzte sichern, wobei der Anaesthesist, oder die Anaesthesisten, auf Abruf bereit stehen und mit dem Patienten, bzw. dessen Krankenkasse direkt verrechnen. Kleinere Stadtkrankenhäuser können sich mit solchen benachbarter Orte einen Fachanaesthesisten teilen, eine Regelung, die sich sowohl in Deutschland als auch in Österreich und in der Schweiz in den letzten Jahren vielerorts bewährt hat.

Bezüglich der Anstellungsverträge der Anaesthesisten und ihrem Liquidationsrecht kann heute gesagt werden, daß die, bis in die Mitte der 60er Jahre noch manchmal bestandenen Schwierigkeiten als überwunden betrachtet werden können. Dank der Bemühungen unserer Berufsverbände ist die Frage der geteilten Verantwortung zwischen Operateur und Anaesthesist ebenso kein Problem mehr wie die der Kompetenzabgrenzung. Als selbstverantwortliches und gleichberechtigtes Mitglied des Operationsteams hat der Fachanaesthesist, der eine Narkose durchführt, automatisch den gleichen ungeschriebenen „Behandlungsvertrag" mit dem Patienten wie der Operateur und daher selbstverständlich auch das gleiche Recht zur direkten Honorarverrechnung. Dies gilt in gleicher Weise für den frei praktizierenden Facharzt wie für den leitenden Arzt einer Anaesthesie-Abteilung oder den Vorstand eines Anaesthesie-Institutes, die ihrerseits wieder für die ihnen nachgeordneten Ärzte liquidieren, für deren Tätigkeit sie ja die Verantwortung tragen.

Abschließend kann ganz allgemein festgehalten werden, daß die zentraleuropäischen Länder heute den Vergleich mit jenen Staaten, in denen das Fachgebiet der Anaesthesiologie schon länger besteht, nicht mehr scheuen müssen. Naturgemäß ist die Versorgung der Universitäts- und großen Zentralkrankenhäuser schon höher entwickelt als in den mittleren und kleineren Spitälern, speziell in den dünner besiedelten Gebieten unserer Länder. Die Organisation der Anaesthesiedienste macht aber auch dort gute Fortschritte und es ist nur mehr eine Frage der Zeit, bis die lückenlose Versorgung überall durchgeführt sein wird.

V. Grundsätzliches zur Planung und Auswertung klinischer Versuche

K. Steinbereithner und F. X. Wohlzogen

Klinische Versuche sind von grundlegender Bedeutung für die experimentelle Medizin, die ihrerseits ein Teilgebiet der experimentellen Biologie ist. Die mathematische Behandlung biologischer Probleme und Phänomene ist das Anliegen der *Biometrie*; soweit es sich dabei um statistische Verfahren handelt, werden diese unter dem Begriff *Biostatistik* zusammengefaßt. Die statistische Planung und Auswertung klinischer Versuche fällt somit in den Aufgabenkreis der Biostatistik.

Die Hervorhebung biostatistischer Methoden unter denjenigen statistischen Verfahren, die bei wissenschaftlichen Versuchen zum Einsatz kommen, ist durch die Besonderheiten des biologischen Experiments begründet. In den exakten Naturwissenschaften sind Versuche im allgemeinen exakt reproduzierbar, und zwar dann, wenn die den Versuch beeinflussenden Faktoren kontrollierbar sind und somit konstant gehalten werden können. Grundsätzlich anders liegen die Verhältnisse beim biologischen Versuch am lebenden Substrat. Hier kommen immer unkontrollierbare und teilweise unbekannte Faktoren ins Spiel, die in ihrer Gesamtheit die *biologische Variabilität* bedingen. Demgemäß steht bei der statistischen Versuchsauswertung in den exakten Naturwissenschaften der, von der Präzision der Meßinstrumente abhängige, Meßfehler im Vordergrund, in der Biologie die biologische Variabilität, die unabhängig vom Meßfehler eine dem biologischen Material inhärente charakteristische Eigenschaft darstellt. *Aufgrund einer Stichprobe zu einer Abschätzung der biologischen Variabilität in der Grundgesamtheit zu kommen, ist das primäre Anliegen der Biostatistik.*

Allgemein lassen sich wissenschaftliche Versuche hinsichtlich ihrer Zielsetzung einer von zwei Gruppen zuordnen: 1. Versuche, um Hypothesen zu testen; 2. Versuche, um Hypothesen aufzustellen. Demgemäß lassen sich die biostatistischen Verfahren auf eines der beiden Grundprobleme zurückführen: 1. Der Unterschied zwischen zwei oder mehreren Stichproben hinsichtlich eines oder mehrerer Parameter ist auf Signifikanz zu prüfen (*Prüfverfahren*). 2. Aus dem in einer Stichprobe beobachteten Parameter soll dessen „wahrer" Wert geschätzt und die Vertrauensgrenzen für den Parameter in der Grundgesamtheit angegeben werden (*Schätzverfahren*). Die statistische Analyse kann in beiden Fällen nur zu Wahrscheinlichkeitsaussagen führen; ihr Ziel ist die Berechnung der *Zufallswahrscheinlichkeit* aufgrund einer Abschätzung der biologischen Variabilität.

Mitunter besteht eine Konfusion der Begriffe Zufallswahrscheinlichkeit und biologische Variabilität. Während die biologische Variabilität Ausdruck der grundsätzlich unterschiedlichen Merkmalsverteilung bei den Einheiten eines biologischen Kollektivs ist, bezieht sich der Begriff Zufallswahrscheinlichkeit darauf, daß Einheiten mit bestimmten Merkmalen zufällig aus der Grundgesamtheit in die Stichprobe aufgenommen werden. Allgemein folgt daraus die Forderung nach strikt zufälliger Stichprobenentnahme (*random sampling*) als unabdingbare Voraussetzung für jede gültige statistische Analyse. Eine *Zufallsstichprobe* kommt dann und *nur* dann zustande, *wenn jede Einheit der Grundgesamtheit die gleiche Chance hat, in die Stichprobe aufgenommen zu werden.* Es kann nicht genug betont werden, daß jeder gewollte oder ungewollte Verstoß gegen diese Regel alle aufgrund der statistischen Versuchsanalyse gezogenen Schlüsse entwertet.

Neben der Gefahr, einen systematischen, nicht abschätzbaren Fehler bei der Stichprobenentnahme zu begehen, der man am besten durch Verwendung von Zufallszahlen aus entsprechenden Tabellenwerken begegnet, besteht bei klinischen Versuchen noch die Gefahr einer Verzerrung der Versuchsergebnisse durch die Besonderheiten der Versuchsobjekte und des Experimentators, der Patienten und des Arztes. Wenn ein Patient weiß, daß an ihm ein klinischer Versuch mit einer bestimmten Therapieform durchgeführt wird, kann dieses Wissen bereits das Behandlungsergebnis in irgendeiner Weise beeinflussen und damit zu einem verzerrenden systematischen Fehler (*Bias*) im Versuch führen. Klinische Versuche sind deshalb grundsätzlich als *einfache Blindversuche* anzustellen, d. h. die Versuchspersonen dürfen nicht wissen, welche der zu prüfenden Behandlungen sie erhalten. Ist der Behandlungseffekt nicht objektiv meßbar, sondern von der subjektiven Beurteilung durch den Arzt abhängig, so ist darüber hinaus zu fordern, daß auch der beurteilende Arzt nicht weiß, welchem Patienten welche Behandlung gegeben wurde; man spricht dann von einem *doppelten Blindversuch*. Nur so kann ein bewußter oder unbewußter, das objektive Versuchsergebnis verzerrender Bias ausgeschaltet werden.

Bisher wurde auf einige Fehlermöglichkeiten bei klinischen Versuchen hingewiesen, die durch entsprechende Versuchsplanung weitgehend ausgeschaltet werden können. Wie manche Fehler bei der Beurteilung und Deutung klinischer Versuche vermieden werden können, soll im Folgenden kurz angedeutet werden.

Das Fundament jedes Versuches ist die *Problemstellung*. Eine exakte Problemstellung ist ein wesentlicher Schritt auf dem Wege zur Lösung des Problems. Die Problemstellung hat, außer der Definition des Problems selbst, auch eine möglichst genaue Definition der Grundgesamtheit zu beinhalten, auf die sich die Aussage nach Bewertung der Versuchsergebnisse beziehen soll. Erst diese Definition gestattet die Auswahl einer *repräsentativen Stichprobe* und bietet so die Gewähr für gültige Schlußfolgerungen aus den Versuchen. Neben den qualitativen Forderungen für eine repräsentative Stichprobe treten quantitative Gesichtspunkte, wie die Frage nach dem erforderlichen Stichprobenumfang, zurück. Für die Wahl des Stichprobenumfanges ist einerseits die biologische Variabilität maßgebend, andererseits Forderungen hinsichtlich der Genauigkeit und der noch zulässigen Irrtumswahrscheinlichkeit der Aussage. Diese Überlegungen, wie genau die Aussage sein soll, d. h. welche Effekte noch entdeckt werden sollen, und welche Risiken hinsichtlich einer falschen Entscheidung noch tragbar sind, bilden ebenfalls einen wesentlichen, die Versuchsplanung beeinflussenden Teil der Problemstellung und sind die Voraussetzung für eine exakt definierte Aussage.

Neben die Forderung nach rein zufälliger Auswahl einer Stichprobe, wenn diese wirklich repräsentativ für die Grundgesamtheit sein soll, tritt bei Bewertung eines Unterschiedes zwischen Stichproben hinsichtlich eines bestimmten Merkmales noch die Forderung nach *Vergleichbarkeit der Stichproben*. Sollen z. B. verschiedene Behandlungsverfahren in einem klinischen Versuch verglichen werden, so ist jede Gruppe von Patienten, die die gleiche Behandlung erhalten, als eine Stichprobe aufzufassen. Um allfällige, nach der Behandlung feststellbare Unterschiede zwischen den Patientengruppen ursächlich auf die verschiedenen Behandlungen zurückführen zu können, muß aber gewährleistet sein, daß nicht schon vor Beginn des Versuches Unterschiede zwischen den Patientengruppen bestanden hatten. Bei klinischen Prüfungen ist demnach ein in allen für die Untersuchung relevanten Punkten möglichst homogenes Patientenkollektiv zu fordern, so daß sich die Stichproben, die Patientengruppen, wesentlich nur bezüglich des zu untersuchenden Faktors, z. B. des Behandlungsverfahrens, unterscheiden. Ist diese Forderung nach Vergleichbarkeit der Stichproben nicht erfüllt, erscheint die Kausalität bei Bewertung der Untersuchungsergebnisse in Frage gestellt.

Es sei nur am Rande vermerkt, daß aus diesen Gründen klinische Beobachtungen, zum Unterschied von kontrollierten klinischen Versuchen, im Allgemeinen zu keinen Kausalschlüssen berechtigen: Bei Beobachtungen erfolgt weder eine gewollte zufällige Zuteilung (*random allocation*) der Patienten zu den zu vergleichenden Gruppen, noch ist die Vergleichbarkeit der Patientengruppen gewährleistet. Daher sollte auch eine straffe Korrelation zwischen den Faktoren, auf die sich die Beobachtung bezieht, nicht zum Schluß auf einen Kausalzusammenhang verleiten. Eine „signifikante“ Korrelation kann dadurch zustande kommen, daß die Faktoren ursächlich mit einem anderen, nicht bekannten Faktor zusammenhängen, dessen Einfluß nur bei entsprechend geplanten klinischen Versuchen, durch die Zufallszuteilung, wenn nicht ausgeschaltet, so doch auf Zufallswahrscheinlichkeit reduziert wird.

Die Forderung nach Vergleichbarkeit der Stichproben ist in der Praxis des klinischen Versuches oft nur schwer zu erfüllen. Darüber hinaus wird durch Erhöhung der Homogenität des Patientenkollektivs die induktive Basis des Versuches und damit sein Aussagewert eingeschränkt. Die Ergebnisse gelten dann nur für Patienten mit den speziellen Kriterien, nach denen sie in den Versuch aufgenommen wurden. Einen Ausweg aus dem Dilemma bieten sog. *geschichtete (stratifizierte) Stichproben* einerseits, der *Paarvergleich* andererseits.

Wenn man die für einen Versuch vorgesehenen Patienten in „Schichten“ ordnet (z. B. nach Geschlecht, Alter, Schwere und Dauer der Erkrankung und dergleichen) und innerhalb der Schichten die Patienten vollkommen zufällig den zu prüfenden Behandlungsverfahren zuteilt, so kann man aufgrund dieser „geschichteten Stichproben“ zu einer gültigen Beurteilung des Behandlungsverfahrens kommen, ohne daß die induktive Basis des Versuches ungebührlich eingeschränkt ist.

Eine andere, oft leicht zu erfüllende Voraussetzung für die Vergleichbarkeit von Stichproben ist durch den *Paarvergleich* gegeben. Es bereitet meist keine Schwierigkeiten, Paare von Patienten zu bilden, die sich in den für die Untersuchung relevanten Merkmalen möglichst ähnlich sind. Die Zuteilung der beiden Partner eines Paares auf die zu vergleichenden Behandlungsverfahren muß wiederum streng zufällig erfolgen. Der Vorteil des Paarvergleiches liegt darin, daß die Streuung innerhalb der Paare meist kleiner ist als zwischen den Paaren, wodurch der Versuchsfehler verkleinert wird und geringere Unterschiede zwischen den Behandlungen „statistisch gesichert" werden können.

Einen Sonderfall des Paarvergleiches stellen Versuche am gleichen Patienten dar („*the patient as his own control*"), d. h. am gleichen Patienten werden die gegeneinander zu prüfenden Verfahren entweder simultan, wie dies z. B. bei lokalen Behandlungen möglich ist, oder sukzessiv geprüft.

Es muß hier noch auf die Begriffe „statistische Sicherung" und „Signifikanz" eingegangen werden. Dazu ist erforderlich, sich das Grundlegende der statistischen Denkweise beim Prüfen von Hypothesen vor Augen zu halten. Wird ein Versuch zum Prüfen einer bestimmten Hypothese durchgeführt, so erfolgt die Beurteilung des Versuchsergebnisses aufgrund der *Zufallswahrscheinlichkeit*, die sich aus der im Versuch, an der Stichprobe, beobachteten und der daraus für die Grundgesamtheit geschätzten biologischen Variabilität *und unter Annahme der Richtigkeit der zu prüfenden Hypothese* ergibt. Ist diese Zufallswahrscheinlichkeit entsprechend klein, so wird die aufgestellte Hypothese abgelehnt. Es wäre aber falsch, im gegenteiligen Falle, bei großer Zufallswahrscheinlichkeit, die Hypothese als bewiesen anzusehen: Es sind immer eine Reihe anderer Hypothesen denkbar, mit denen das Versuchsergebnis ebenso, wenn nicht besser, übereinstimmen würde. Da es bei klinischen Versuchen meist auf die Prüfung eines Unterschiedes zwischen den Wirkungen von Behandlungsverfahren ankommt, wird daher zweckmäßig die *Nullhypothese* aufgestellt, d. h. es bestehe kein Unterschied zwischen den Behandlungserfolgen. Wird unter Annahme der Richtigkeit der Nullhypothese eine große Zufallswahrscheinlichkeit für das beobachtete Versuchsergebnis gefunden, so wird diese nicht abgelehnt, ohne aber als erwiesen zu gelten. Eine passende Formulierung wäre: „Die Ergebnisse stehen nicht in Widerspruch zur Hypothese". Ist die Zufallswahrscheinlichkeit für das beobachtete Versuchsergebnis hingegen klein, so kann die Nullhypothese mit der entsprechenden „statistischen Sicherheit" abgelehnt werden, es liegt ein „signifikantes" Ergebnis vor.

Die Frage, wann die Zufallswahrscheinlichkeit als „entsprechend klein" anzusehen ist, um die Nullhypothese abzulehnen, ist nicht so sehr ein statistisches als ein fachliches Problem. Es gibt dafür keine generelle Regel, wenn auch Zufallswahrscheinlichkeiten von 1:20 oder 1:100 ($P<0{,}05$ bzw. $P<0{,}01$) in der medizinischen Forschung meist als hinreichend klein angesehen werden. Der Untersucher hat aus fachlichen, medizinischen Gründen zu beurteilen, wie schwerwiegend die Folgen einer Fehlentscheidung sind. Eine solche liegt vor, wenn entweder eine richtige Nullhypothese abgelehnt wird (z. B. die Entscheidung getroffen wird, ein Behandlungsverfahren ist besser als ein anderes, obwohl tatsächlich kein Unterschied zwischen den Erfolgen der beiden Behandlungen besteht), oder wenn aufgrund der Versuchsergebnisse keine Ablehnung der Nullhypothese erfolgt, obwohl diese falsch ist. Die *Irrtumswahrscheinlichkeit* α, für die fälschliche Ablehnung einer richtigen Nullhypothese, ergibt sich aus der unter dieser Hypothese berechneten Zufallswahrscheinlichkeit für das beobachtete Versuchsergebnis (und alle noch weniger mit der Nullhypothese übereinstimmenden möglichen Ergebnissen). Diese Irrtumswahrscheinlichkeit kann also durch die Wahl der *Signifikanzstufe* (z. B. $P<0{,}05$ oder $P<0{,}01$) vom Untersucher festgelegt werden. Dies gilt aber nicht für die Wahrscheinlichkeit einer Fehlentscheidung, wenn die Nullhypothese tatsächlich nicht zutrifft, aber aufgrund der Versuchsergebnisse nicht abgelehnt wird. Allgemein ist die Wahrscheinlichkeit für eine derartige Fehlentscheidung umso größer, je kleiner α gewählt wurde, d. h. je strengere Forderungen hinsichtlich der Signifikanzstufe gestellt wurden. Deren Wahl läuft demnach auf einen Kompromiß zwischen den beiden möglichen Fehlentscheidungen: Ablehnung einer richtigen bzw. Nichtablehnung einer falschen Hypothese hinaus und ist der persönlichen Einschätzung des Untersuchers anheimgestellt. Daraus folgt, daß es nicht genügt, ein Versuchsergebnis bloß als „signifikant" oder „nicht signifikant" zu bezeichnen, sondern es muß die gewählte Signifikanzstufe definiert werden. Damit ist auch die *statistische Sicherheit*, der Komplementärwert der Irrtumswahrscheinlichkeit, $1-\alpha$ festgelegt. *Diese gilt aber nur für die Ablehnung der*

Nullhypothese. Es wäre daher falsch, die statistische Sicherheit folgendermaßen zu interpretieren: Es wurde einer Signifikanzstufe von z. B. $P = 0{,}01$ gewählt; daher beträgt die Irrtumswahrscheinlichkeit $\alpha = 0{,}01$ und die statistische Sicherheit $1 - \alpha = 0{,}99$ oder 99%, d. h. es ist zu erwarten, daß 99% der Entscheidungen richtig sind. Die Sicherheit von 99% gilt nur für die Entscheidung auf Ablehnung der Nullhypothese. Die Wahrscheinlichkeit für die Richtigkeit der gegenteiligen Entscheidung, die Nullhypothese kann nicht abgelehnt werden, ist unbekannt. Sie hängt davon ab, in wievielen Fällen die Nullhypothese aufgrund der Versuchsergebnisse nicht mit der gewählten Signifikanz abgelehnt werden kann, obwohl sie falsch ist.

Es sei ausdrücklich davor gewarnt, die statistische Signifikanz eines Ergebnisses, die ja eine persönliche Ermessensfrage ist, als ein Werturteil für eine medizinische Untersuchung anzusehen. Im Vordergrund hat immer die *medizinische Relevanz* zu stehen. Ergebnisse klinischer Untersuchungen können statistisch signifikant sein, ohne daß ihnen eine medizinische Bedeutung zukommt. Der Wert einer Untersuchung liegt in den Überlegungen, aus denen sie angestellt wird, in der Exaktheit der Problemstellung, in der Art der Planung und Durchführung. Die Ergebnisse, ob sie nun mit dem Epitheton „signifikant" versehen sind oder nicht, ändern nichts an dem ideellen Wert einer Untersuchung; sie geben aber immer, wenn sie medizinisch relevant sind, wertvolle Hinweise für eine zweckmäßige Weiterführung der Untersuchungen. Die *statistische Analyse* der Versuche gestattet eine *Beurteilung der Zuverlässigkeit* der Schlüsse, die aus den Ergebnissen gezogen werden.

Der Wert einer adäquaten Versuchsplanung und -auswertung in der medizinischen Forschung läßt sich in einem Satz zusammenfassen: Ein Maximum an Information mit einem Minimum an Aufwand zu erreichen. Bei klinischen Versuchen bedeutet aber Information: zuverlässige, medizinisch relevante Erkenntnisse, und Aufwand: Zahl der erforderlichen Versuche an Patienten. Daraus folgt, daß adäquate Versuchsplanung und -auswertung restlos den Forderungen der ärztlichen Ethik entsprechen und somit für den klinischen Forscher nicht nur ein wertvolles methodisches Werkzeug, sondern vor allem auch eine ärztliche Verpflichtung darstellen[1].

1 Auf dem für diesen Beitrag zur Verfügung stehenden Raum konnte nur auf die wichtigsten grundsätzlichen Überlegungen bei der Planung und statistischen Auswertung klinischer Versuche hingewiesen werden. Einem tieferen Eindringen in die damit verbundenen Probleme kommt die begrüßenswerte und notwendige Entwicklung entgegen, jede medizinische Fakultät mit einem Institut für medizinische Statistik auszustatten. Aus diesem Grunde konnte auch auf eine Aufzählung der statistischen Literatur verzichtet werden, die entweder im Verhältnis zum Ausmaß des Beitrages, viel zu umfangreich ausgefallen wäre oder notgedrungen eine nicht vertretbare Willkür in der Auswahl der angeführten Werke aufgewiesen hätte.

Sachverzeichnis

Geradestehende Zahlen beziehen sich auf den Text, *kursive* Zahlen auf Abbildungen und Tabellen